Rubin
Patologia
Bases Clinicopatológicas da Medicina

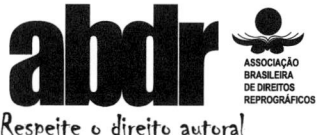

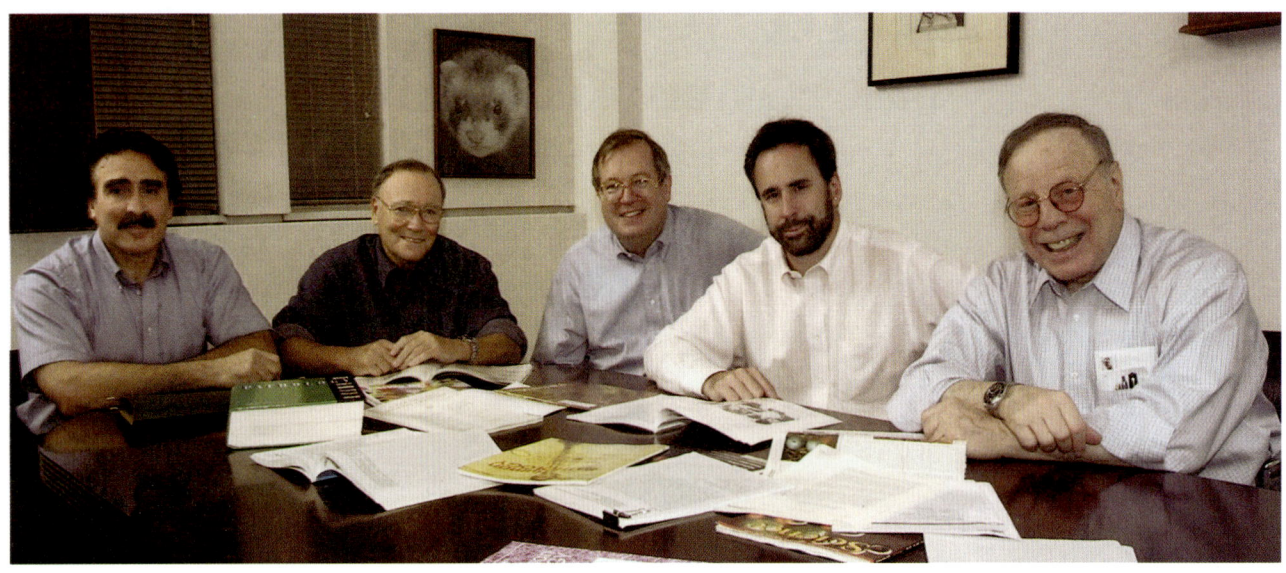

Equipe editorial a postos. Da esquerda para a direita:
David Strayer, Emanuel Rubin, Roland Schwarting, Raphael Rubin e Fred Gorstein.

Rubin
Patologia

BASES CLINICOPATOLÓGICAS DA MEDICINA, 4.ª EDIÇÃO

EDITOR-CHEFE:

Emanuel Rubin, MD
Gonzalo E. Aponte
Distinguished Professor of Pathology

EDITORES ASSOCIADOS:

Fred Gorstein, MD
Professor of Pathology

Raphael Rubin, MD
Professor of Pathology

Roland Schwarting, MD
Professor of Pathology

David Strayer, MD, Ph.D.
Professor of Pathology

Todos são membros do Department of Pathology, Anatomy, and Cell Biology
Jefferson Medical College of Thomas Jefferson University
Philadelphia, Pennsylvania

COM 44 COLABORADORES

Esta obra é uma tradução de
Rubin's Pathology: Clinicopathologic Foundations of Medicine

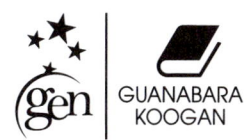

Os autores e a editora não podem ser imputados (no tocante a responsabilidade, negligência ou qualquer outro motivo) por qualquer prejuízo resultante da utilização de qualquer material aqui contido. Esta publicação contém informações relacionadas aos princípios gerais de assistência médica e não pode ser considerada para a indicação de condutas específicas para pacientes em particular. Informações sobre os produtos fornecidas pelos fabricantes e bulas, folhetos e anexos contidos nas embalagens devem ser revistas para obtenção de informação atualizada correntemente, inclusive com relação a contra-indicações, dosagens e precauções sobre o uso de medicamentos.

Os autores e a editora empenharam-se para citar adequadamente e dar o devido crédito a todos os detentores dos direitos autorais de qualquer material utilizado neste livro, dispondo-se a possíveis acertos caso, inadvertidamente, a identificação de algum deles tenha sido omitida.

RUBIN'S PATHOLOGY: Clinicopathologic Foundations of Medicine, Fourth Edition
Copyright © 2005 by Lippincott, Williams & Wilkins
All rights reserved.
530 Walnut Street
Philadelphia, PA 19106 USA
LWW.com
Published by arrangement with Lippincott, Williams & Wilkins, Inc., U.S.A.

Direitos exclusivos para a língua portuguesa
Copyright © 2006 by
EDITORA GUANABARA KOOGAN LTDA.
Uma editora integrante do GEN | Grupo Editorial Nacional

Travessa do Ouvidor, 11
Rio de Janeiro – RJ – CEP 20040-040
Tels.: (21) 3543-0770/(11) 5080-0770 | Fax: (21) 3543-0896
www.grupogen.com.br | faleconosco@grupogen.com.br

Reservados todos os direitos. É proibida a duplicação ou reprodução deste volume, no todo ou em parte, sob quaisquer formas ou por quaisquer meios (eletrônico, mecânico, gravação, fotocópia, distribuição na internet ou outros), sem permissão expressa da Editora.

Editoração Eletrônica: Nova Estrutura

CIP-BRASIL. CATALOGAÇÃO-NA-FONTE
SINDICATO NACIONAL DOS EDITORES DE LIVROS, RJ.

R834

Rubin, patologia : bases clinicopatológicas da medicina / editor-chefe Emanuel Rubin ; editores associados Fred Gorstein... [et al.]; com 44 colaboradores ; [revisão técnica João Lobato dos Santos ; tradução Giuseppe Taranto... et al.]. - [Reimpr.]. - Rio de Janeiro : Guanabara Koogan, 2019.
il. ;

Tradução de: Rubin's pathology : clinicopathologic foundations of medicine, 4th ed
Inclui bibliografia
ISBN 978-85-277-1144-9

1. Patologia.
I. Rubin, Emanuel, 1928-. II. Gorstein, Fred. III. Título: Patologia.

05-3519.   CDD 616.07
                CDU 616

Dedicatória:
Aos meus Pais, Jacob e Sophie Rubin, e à minha esposa, Linda Anne Emanuel Rubin

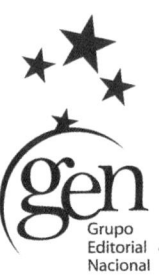

O GEN | Grupo Editorial Nacional – maior plataforma editorial brasileira no segmento científico, técnico e profissional – publica conteúdos nas áreas de ciências da saúde, exatas, humanas, jurídicas e sociais aplicadas, além de prover serviços direcionados à educação continuada e à preparação para concursos.

As editoras que integram o GEN, das mais respeitadas no mercado editorial, construíram catálogos inigualáveis, com obras decisivas para a formação acadêmica e o aperfeiçoamento de várias gerações de profissionais e estudantes, tendo se tornado sinônimo de qualidade e seriedade.

A missão do GEN e dos núcleos de conteúdo que o compõem é prover a melhor informação científica e distribuí-la de maneira flexível e conveniente, a preços justos, gerando benefícios e servindo a autores, docentes, livreiros, funcionários, colaboradores e acionistas.

Nosso comportamento ético incondicional e nossa responsabilidade social e ambiental são reforçados pela natureza educacional de nossa atividade e dão sustentabilidade ao crescimento contínuo e à rentabilidade do grupo.

Revisão Técnica

João Lobato dos Santos

Professor de Anatomia Patológica da
Universidade Federal do Rio de Janeiro.
Professor de Anatomia Patológica da Escola de Medicina da
Fundação Souza Marques

Tradução

Giuseppe Taranto

Caps. 13, 15, 20, 21, 27

Lélis Borges do Couto

Cap. 11

Paulo A. Motta

Cap. 6

Roxane Gomes dos Santos Jacobson

Caps. 1 a 5, 7 a 10, 12, 14, 16 a 19, 22 a 26, 28, 29 e 30

Material Suplementar

Este livro conta com o seguinte material suplementar:

- Autoavaliação em patologia

O acesso ao material suplementar é gratuito. Basta que o leitor se cadastre e faça seu *login* em nosso *site* (www.grupogen.com.br), clicando em *GEN-IO* no *menu* superior do lado direito.

É rápido e fácil. Caso haja alguma mudança no sistema ou dificuldade de acesso, entre em contato conosco (gendigital@grupogen.com.br).

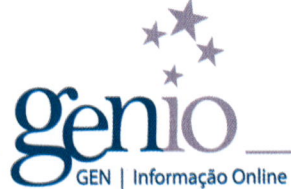

GEN-IO (GEN | Informação Online) é o ambiente virtual de aprendizagem do GEN | Grupo Editorial Nacional, maior conglomerado brasileiro de editoras do ramo científico-técnico-profissional, composto por Guanabara Koogan, Santos, Roca, AC Farmacêutica, Forense, Método, Atlas, LTC, E.P.U. e Forense Universitária. Os materiais suplementares ficam disponíveis para acesso durante a vigência das edições atuais dos livros a que eles correspondem.

Colaboradores:

Stuart A. Aaronson, MD
Professor and Director
Derald H. Ruttenberg Cancer Center
Mount Sinai School of Medicine
New York, New York

Michael F. Allard, MD, FRCPC
Associate Professor
Department of Pathology and Laboratory Medicine
University of British Columbia
Scientist and Cardiovascular Pathologist
St. Paul's Hospital—Providence Health Care
Vancouver, British Columbia

Mohammad Alomari
Department of Pathology and Laboratory Medicine
King Faisal Specialist Hospital and Research Center
Riyadh, Saudi Arabia

Karoly Balogh, MD
Associate Professor of Pathology
Harvard Medical School
Boston, Massachusetts

Mary Beth Beasley, MD
Department of Pathology
Providence Portland Medical Center
Portland, Oregon

Marluce Bibbo, MD
Professor
Department of Pathology, Anatomy, and Cell Biology
Jefferson Medical College
Director of Cytopathology
Thomas Jefferson University Hospital
Philadelphia, Pennsylvania

Thomas W. Bouldin, MD
Professor of Pathology and Laboratory Medicine
University of North Carolina School of Medicine
Attending Pathologist
University of North Carolina Hospitals
Chapel Hill, North Carolina

Daniel H. Connor, MD
Visiting Professor of Pathology
Georgetown University School of Medicine
Rockville, Maryland

Mary Cunnane, MD
Clinical Associate Professor
Department of Pathology, Anatomy, and Cell Biology
Jefferson Medical College
Philadelphia, Pennsylvania

Ivan Damjanov, MD, PhD
Professor
Department of Pathology
University of Kansas School of Medicine
Kansas City, Kansas

David Elder, MB, ChB, FRCPA
Professor
Department of Pathology and Laboratory Medicine
University of Pennsylvania
Director of Anatomic Pathology
Hospital of the University of Pennsylvania
Philadelphia, Pennsylvania

Robert M. Genta, MD
Professor and Chairman
Department of Pathology
University of Geneva
Geneva, Switzerland
Adjunct Professor
Department of Pathology and Medicine
Baylor College of Medicine
Houston, Texas

Barry J. Goldstein, MD, PhD
Professor of Medicine, Biochemistry, and Molecular
 Pharmacology
Director, Division of Endocrinology, Diabetes, and
 Metabolic Diseases
Jefferson Medical College
Philadelphia, Pennsylvania

Avrum I. Gotlieb, MDCM, FRCP
Professor and Chairman
Department of Laboratory Medicine and Pathobiology
University of Toronto
Toronto, Ontario

J. Charles Jennette, MD
Brinkhous Distinguished Professor and Chairman
Department of Pathology and Laboratory Medicine
University of North Carolina School of Medicine
Chapel Hill, North Carolina

Anthony Alexander Killeen, MB, BCh, PhD, FCAP, FFPath RCPI
Clinical Associate Professor
Department of Pathology
University of Michigan
Ann Arbor, Michigan

Michael J. Klein, MD
Professor of Pathology
Head, Section of Surgical Pathology
University of Alabama at Birmingham
Birmingham, Alabama

Gordon K. Klintworth, MD, PhD
Professor
Department of Pathology and Ophthalmology
Duke University Medical Center
Durham, North Carolina

Robert Kisilevsky, MD, PhD, FRCPC
Professor
Department of Pathology and Department of Biochemistry
Queen's University
Kingston, Ontario

William D. Kocher, MD
Clinical Assistant Professor
Department of Pathology
Jefferson Medical College
Philadelphia, Pennsylvania

Robert J. Kurman, MD
Professor of Pathology and Obstetrics and Gynecology
Johns Hopkins University School of Medicine
Director of Gynecologic Pathology
Johns Hopkins Hospital
Baltimore, Maryland

Maria J. Merino, MD
Chief, Surgical Pathology
Laboratory of Pathology
National Cancer Institute
National Institutes of Health
Bethesda, Maryland

Steven McKenzie, MD, PhD
Professor of Medicine and Pediatrics
Jefferson Medical College
Philadelphia, Pennsylvania

Bruce McManus, MD, PhD
Professor
Department of Pathology and Laboratory Medicine
University of British Columbia
Vancouver, British Columbia

Hedwig S. Murphy, MD, PhD
Assistant Professor
Department of Pathology
University of Michigan
Ann Arbor, Michigan

Juan P. Palazzo, MD
Professor of Pathology
Department of Pathology, Anatomy, and Cell Biology
Jefferson Medical College
Philadelphia, Pennsylvania

Stanley J. Robboy, MD
Professor
Department of Pathology, Obstetrics, and Gynecology
Duke University Medical Center
Durham, North Carolina

Emanuel Rubin, MD
Gonzalo E. Aponte Distinguished Professor and Chairman Emeritus
Department of Pathology, Anatomy, and Cell Biology
Jefferson Medical College
Philadelphia, Pennsylvania

Raphael Rubin, MD
Professor
Department of Pathology, Anatomy, and Cell Biology
Jefferson Medical College
Philadelphia, Pennsylvania

Jeffrey E. Saffitz, MD, PhD
Paul E. Lacy and Ellen Lacy Professor of Pathology
Department of Pathology
Washington University School of Medicine
St. Louis, Missouri

Alan Lewis Schiller, MD
Irene Heinz Given and John LaPorte Given Professor and Chairman
Department of Pathology
Mount Sinai School of Medicine
New York, New York

Gregory C. Sephel, PhD
Associate Professor of Pathology
Vanderbilt University School of Medicine
Nashville, Tennessee

Craig A. Storm, MD
Assistant Professor of Pathology
Department of Pathology
Dartmouth Medical School
Hanover, New Hampshire

David Strayer, MD, PhD
Professor
Department of Pathology, Anatomy, and Cell Biology
Jefferson Medical College
Philadelphia, Pennsylvania

Roland Schwarting, MD
Professor
Department of Pathology, Anatomy, and Cell Biology
Jefferson Medical College
Philadelphia, Pennsylvania

Ann D. Thor, MD
Lloyd E. Rader Professor and Chairman
Department of Pathology
University of Oklahoma
Oklahoma City, Oklahoma

William D. Travis, MD
Adjunct Professor of Pathology
Georgetown University
Chairman
Department of Pulmonary and Mediastinal Pathology
Armed Forces Institute of Pathology
Washington, D.C.

John Q. Trojanowski, MD, PhD
Professor
Department of Pathology and Laboratory Medicine
University of Pennsylvania School of Medicine
Center for Neurodegenerative Disease Research
University of Pennsylvania
Philadelphia, Pennsylvania

Beverly Y. Wang, MD
Assistant Professor
Department of Pathology
The Mount Sinai School of Medicine
New York, New York

Jianzhou Wang, MD, PhD
Assistant Professor
Department of Pathology
University of Oklahoma Health Science Center
Oklahoma City, Oklahoma

Peter A. Ward, MD
Godfrey D. Stobbe Professor and Chairman
Department of Pathology
University of Michigan
Ann Arbor, Michigan

Jeffrey S. Warren, MD
Warthin-Weller Professor of Pathology
Department of Pathology
University of Michigan
Ann Arbor, Michigan

Bruce M. Wenig, MD
Professor
Department of Pathology
Albert Einstein College of Medicine
Bronx, New York

Vice Chairman
Department of Pathology
Beth Israel Medical Center
New York, NY

Stephen C. Woodward, MD
Professor
Department of Pathology
Vanderbilt University
Nashville, Tennessee

Bobby Yanagawa, PhD
Visiting Scientist
Department of Pathology and Laboratory Medicine
University of British Columbia
Vancouver, BC, Canada

Introdução à Quarta Edição do Rubin/Patologia

A maioria dos estudantes de medicina parece encarar o curso de patologia com certo grau de temeridade. Longe vão os dias em que se sentava para uma prova, enfocando estritamente a disciplina de ciências básicas à mão: anatomia, bioquímica, fisiologia etc. Para a maior parte dos alunos, a patologia constitui-se no primeiro contato com o verdadeiro raciocínio de síntese, a verdadeira base da medicina. Acostumado ao método científico de desconstrução, o estudante de medicina atualmente precisa dominar a integração de disciplinas aparentemente díspares dentro da abrangência da patologia.

Essa mudança no paradigma intelectual é suficientemente difícil em si mesma, sem considerar os efeitos que produz. Sem uma orientação clara e detalhada para essa jornada, muitos alunos se vêem desesperadamente perdidos. Durante anos, o *Rubin/Patologia* tem sido um dos melhores guias para os alunos de patologia. Com o surgimento desta Quarta Edição, muitas mudanças bem-vindas surgiram, e os alunos de medicina devem agradecer a seus próprios colegas.

Há pouco mais de um ano, os editores de *Rubin/Patologia* me procuraram com uma proposta para criar formalmente um Conselho de Revisão dos Estudantes. Pela primeira vez, um livro importante para o aluno de medicina seria avaliado — página por página — pelos próprios usuários finais. Esse conselho de revisão representa alguns dos melhores e mais brilhantes dos nossos futuros médicos, organizado por sexo, localização geográfica e formato da grade curricular. Nosso objetivo consistiu em enfocar o conteúdo do livro nas informações mais relevantes para a primeira etapa da prova de residência clínica norte-americana (*USMLE Step 1*) e para os plantões de clínica.

Esta Quarta Edição do *Rubin/Patologia* representa a melhor e única fonte da essência da patologia para os estudantes de medicina. O conteúdo revisto, além das melhoras substanciais nas figuras e quadros, proporciona ao leitor todos os fatos altamente produtivos, importantes e necessários para o sucesso, e tudo de uma forma visualmente envolvente. Graças ao conhecimento especializado e à clareza dos autores dos capítulos, além da visão crítica de diversos revisores estudantes, os alunos de medicina têm em mão a melhor diretriz para o sucesso em patologia.

Review Board Coordinator: Michael Tomblyn, Rush University Medical School
Nihar Desai, Drexel University School of Medicine
Teresa A. Everson, Medical College of Ohio
Kelly Horton, University of Texas
Jamie Morano, Harvard School of Public Health
Alexa Oster, University of Pennsylvania School of Medicine
James Richter, University of Nevada School of Medicine
Erica Schockett, Brown University School of Medicine
Thomas Semrad, Rush University Medical School
Minesh Shah, University of Illinois Chicago
Sneha Shah, Rush University Medical School

Prefácio

"Uma história verdadeira é mais rapidamente passada adiante quando contada de forma simples."
(Shakespeare, Ricardo III)

Como afirmamos no Prefácio das edições anteriores do *Rubin/Patologia*, esta quarta edição continua a ver a patologia como a ciência médica que lida com todos os aspectos da doença, mas com atenção especial à natureza básica, às causas e ao desenvolvimento de condições anormais. Nesse sentido, o conhecimento da patologia é a pedra fundamental da prática e da pesquisa para o estudante de ciências médicas. Assim, sempre que possível, relacionamos alterações patológicas com manifestações clínicas da doença, conforme refletido no novo subtítulo do livro.

Como nas edições prévias, o *Rubin/Patologia* mantém o costume tradicional de dividir o assunto em patologia geral (Caps. 1–9) e sistêmica (Caps. 10–30). A patologia geral enfatiza as realizações mais importantes no estudo da biologia celular e molecular, da bioquímica e da imunologia, ciências relacionadas ao entendimento atual da patogenia da doença. Embora a patologia sistêmica se preocupe principalmente com a descrição de doenças específicas, os conceitos detalhados na patologia geral são utilizados para explicar suas causas subjacentes. Nesta abordagem, estamos atentos ao conselho de Edmond Halley (1687): "A verdade, por ser uniforme e sempre a mesma, possibilita-nos observar, admiravelmente, com que facilidade conseguimos decifrar questões tão complexas e difíceis quando lidamos com Princípios verdadeiros e genuínos."

Continuamos a dar atenção especial ao impacto da genética molecular sobre nossa percepção acerca das causas e manifestações da doença, incluindo as correlações entre genótipo e expressão fenotípica. Para fins de referência, identificamos muitas das mutações genéticas relevantes e suas localizações cromossômicas.

Nossa decisão original de apresentar duas doenças sistêmicas em capítulos separados, a saber, diabetes e amiloidose, justifica-se pelo acúmulo surpreendente de novos conhecimentos nessas áreas. Também reconhecemos a importância crescente da citopatologia como modalidade diagnóstica, dedicando um capítulo a esse assunto.

Na sua obra *Sobre as Faculdades Naturais* (*On the Natural Faculties*), Galeno escreveu: "O principal mérito da linguagem é a clareza, e nada a prejudica tanto quanto os termos pouco familiares." Como nas edições anteriores, sempre tivemos esse conselho em mente quando da edição do texto e do material gráfico. Para aumentar a clareza da apresentação, a quarta edição enfatiza conceitos importantes por meio da incorporação de frases declarativas curtas em subtítulos. Mantivemos o critério de designar, para cada doença, seções separadas de epidemiologia, patogenia, patologia e manifestações clínicas, cada uma indicada por um ícone específico. Freqüentemente, chamamos a atenção para os pontos importantes por meio do uso de fios e de termos em negrito.

Com o objetivo de ajudar o estudante na compreensão e na retenção de informações complexas e detalhadas, mantivemos a ênfase nas representações gráficas da patogenia da doença, das complicações de diferentes distúrbios e das seqüências de alterações patológicas. Nesse contexto, a edição inicial do *Rubin/Patologia*, publicada em 1988, foi a primeira a utilizar desenhos e esquemas de processos mórbidos com a finalidade de ensinar patologia a estudantes de medicina. Como as imagens gráficas utilizam reconhecimento de padrões, uma das características mais fundamentais do cérebro humano, elas comunicam, eficientemente, material abstrato e complexo, fato que qualquer palestrante que tenha aludido a um gráfico poderá atestar. Ao mesmo tempo, fomos guiados pelo conselho de Einstein de que "tudo deve ser tornado o mais simples possível, mas não mais simples do que é". Para a quarta edição, acrescentamos muitos desenhos novos e revisamos muitos dos anteriores. O número de fotografias coloridas também aumentou bastante. Recebemos com agrado a participação de novos autores na grande maioria dos capítulos. Somos gratos a John Farber, por suas contribuições inestimáveis às primeiras três edições, e temos agora organizado um grupo de editores associados especialistas para continuar esse projeto educacional.

Infelizmente, tentar compilar um livro abrangente de patologia, sem deixar passar erro algum, é como tentar viver sem pecado — vale pelo esforço, mas, provavelmente, é impossível. Como escreveu Isaac Newton (1703): "Explicar toda a natureza é uma tarefa difícil demais para qualquer homem, ou mesmo para qualquer era. É muito melhor realizar um pouco com certeza e deixar o resto para os outros que virão depois." Contudo, o fato de os erros humanos serem inevitáveis não nos impediu de incluir conceitos novos e ainda controversos. Alguns deles sofrerão a prova do tempo; os outros serão corrigidos na próxima edição.

Emanuel Rubin

Agradecimentos

Muito do material contido nesta quarta edição deriva de capítulos da terceira. Os editores agradecem as contribuições importantes dos seguintes autores das edições precedentes:

Adam Bagg
Sue A. Bartow
Hugh Bonner
Stephen W. Chensue
Jeffrey Cossman
John E. Craighead
Maire A. Duggan
Hormoz Ehya
Joseph C. Fantone
John L. Farber
Gregory N. Fuller
Stanley R. Hamilton
Terence J. Harrist
Arthur P. Hays
Robert B. Jennings
Kent J. Johnson
Ernest A. Lack
Antonio Martinez-Hernandez
Wolfgang J. Mergner
Robert O. Peterson
Timothy R. Quinn
Brian Schapiro
Stephen M. Schwartz
Benjamin H. Spargo
Charles Steenbergen, Jr.
Steven L. Teitelbaum
Benjamin F. Trump
F. Stephen Vogel

Conteúdo

Capítulo 1:
Lesão Celular, 3
Emanuel Rubin e David S. Strayer

Capítulo 2:
Inflamação, 42
Hedwig S. Murphy e Peter A. Ward

Capítulo 3:
Reparação, Regeneração e Fibrose, 89
Gregory C. Sephel e Stephen C. Woodward

Capítulo 4:
Imunopatologia, 123
Jeffrey S. Warren e Peter A. Ward

Capítulo 5:
Neoplasia, 171
Emanuel Rubin, Raphael Rubin e Stuart Aaronson

Capítulo 6:
Doenças Genéticas e do Desenvolvimento, 223
Emanuel Rubin e Anthony A. Killeen

Capítulo 7:
Distúrbios Hemodinâmicos, 289
Bruce M. McManus, Michael F. Allard e Bobby Yanagawa

Capítulo 8:
Patologia Ambiental e Nutricional, 321
Emanuel Rubin e David S. Strayer

Capítulo 9:
Doenças Infecciosas e Parasitárias, 367
David Schwartz, Robert M. Genta e Daniel H. Connor

Capítulo 10:
Vasos Sangüíneos, 485
Avrum I. Gotlieb

Capítulo 11:
O Coração, 535
Jeffrey E. Saffitz

Capítulo 12:
Sistema Respiratório, 597
William D. Travis, Mary Beth Beasley e Emanuel Rubin

Capítulo 13:
Trato Gastrintestinal, 673
Emanuel Rubin e Juan P. Palazzo

Capítulo 14:
Fígado e Sistema Biliar, 753
Emanuel Rubin e Raphael Rubin

Capítulo 15:
Pâncreas, 825
Emanuel Rubin e Raphael Rubin

Capítulo 16:
O Rim, 843
J. Charles Jennette

Capítulo 17:
Trato Urinário Inferior e Sistema Reprodutivo Masculino, 903
Ivan Damjanov

Capítulo 18:
Sistema Reprodutivo Feminino, 945
Stanley J. Robboy, Robert J. Kurman e Maria J. Merino

Capítulo 19:
A Mama, 1017
Ann D. Thor, Jianzhou Wang e Sue A. Bartow

Capítulo 20:
Hematopatologia, 1039
Roland Schwarting, William D. Kocher, Steven McKenzie e Mohammad Alomari

Capítulo 21:
Sistema Endócrino, 1147
Raphael Rubin e Emanuel Rubin

Capítulo 22:
Diabetes Melito, 1197
Barry J. Goldstein

Capítulo 23:
Amiloidose, 1211
Robert Kisilevsky

Capítulo 24:
Pele, 1227
Craig A. Storm e David E. Elder

Capítulo 25:
Cabeça e Pescoço, 1295
Bruce M. Wenig, Mary Cunnane e Károly Bálogh

Capítulo 26:
Ossos e Articulações, 1333
Alan L. Schiller, Beverly Y. Wang e Michael J. Klein

Capítulo 27:
Músculo Esquelético, 1415
Lawrence C. Kenyon e Mark T. Curtis

Capítulo 28:
Sistema Nervoso, 1441
John Q. Trojanowski: O Sistema Nervoso Central
Thomas W. Bouldin: O Sistema Nervoso Periférico

Capítulo 29:
Olho, 1533
Gordon K. Klintworth

Capítulo 30:
Citopatologia, 1559
Marluce Bibbo

Índice Alfabético, 1572

CAPÍTULO 1

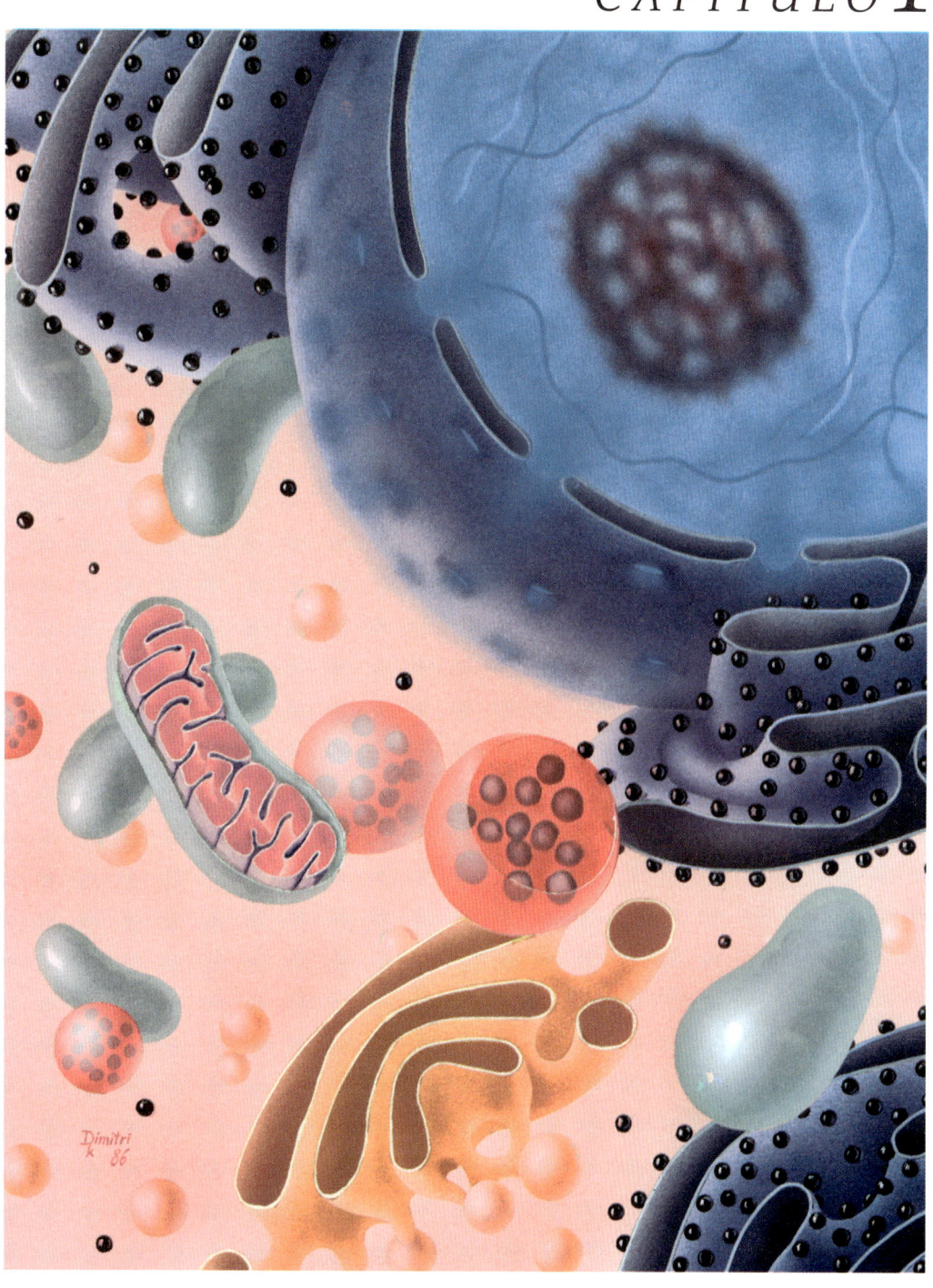

Lesão Celular

Emanuel Rubin
David S. Strayer

Reações ao Estresse Persistente e à Lesão Celular
Atrofia
Hipertrofia
Hiperplasia
Metaplasia
Displasia
Depósito Intracelular
Calcificação
Hialina

Mecanismos e Morfologia de Lesão Celular
Tumefação Hidrópica
Alterações Subcelulares
Lesão Celular Isquêmica
Estresse Oxidativo
Lesão por Isquemia/Reperfusão

Radiação Ionizante
Citotoxicidade Viral
Substâncias Químicas
Atividade Anormal da Proteína G

Morte Celular
Necrose
Apoptose

Envelhecimento Biológico
Tempo Máximo de Vida
Alterações Funcionais e Estruturais
Base Celular do Envelhecimento
Fatores Genéticos
Lesão Somática

FIGURA **1.1** *(ver página anterior)*
Interior de uma célula idealizada.

Em seu sentido mais simples, patologia é o estudo das anormalidades estruturais e funcionais que se expressam como doenças de órgãos e sistemas. As teorias clássicas sobre ocorrência de doença atribuíam todos os distúrbios a desequilíbrios sistêmicos ou aos efeitos nocivos dos humores em determinado órgão. No século XIX, Rudolf Virchow, freqüentemente citado como o pai da patologia moderna, rompeu bruscamente com esses conceitos tradicionais, ao propor que a base de todas as doenças é a lesão da menor unidade viva do corpo humano, a saber, a célula. Um século e meio depois, a patologia, tanto clínica como experimental, continua vinculada à patologia celular de Virchow.

Para apreciar os mecanismos de lesão da célula, suas necessidades globais devem ser consideradas em um sentido filosófico. Na reação contra teorias místicas ou vitalistas da biologia, a teleologia — o estudo do desígnio ou propósito na natureza — foi desacreditada como meio de investigação científica. Todavia, o pensamento teleológico pode ser importante na estruturação de questões, embora fatos só possam ser estabelecidos a partir de observações. Como analogia, pode-se dizer que, sem compreensão dos objetivos do jogo de xadrez e conhecimento prévio de que um determinado computador está programado para jogá-lo, nenhuma análise da máquina seria capaz de descobrir seu método operacional. Além disso, seria inútil procurar as fontes de defeito no programa específico ou sistema operacional global sem uma apreciação dos objetivos do instrumento. Nesse sentido, é útil compreender os problemas com os quais a célula se confronta e as estratégias utilizadas para combatê-los.

Uma célula viva precisa manter uma organização capaz de produzir energia. Por conseguinte, a maior necessidade de uma célula viva e livre, se procariótica ou eucariótica, é estabelecer uma barreira estrutural e funcional entre seu meio interno e um ambiente hostil. A membrana plasmática realiza isso de várias maneiras:

- Ela mantém constante a composição interna de íons contra enormes gradientes químicos e com os compartimentos interno e externo.
- Permite a entrada seletiva de algumas moléculas, enquanto exclui ou expulsa outras.
- Fornece um envelope estrutural que contém os constituintes informacionais, sintéticos e catabólicos da célula.
- Fornece um ambiente que abriga as moléculas sinalizadoras de transdução que mediam a comunicação entre o meio interno e o externo.

Ao mesmo tempo, para sobreviver, a célula precisa ser capaz de se adaptar às condições adversas do ambiente, como as alterações na temperatura, concentração de solutos, ou suprimento de oxigênio; a presença de substâncias tóxicas, e assim por diante. A evolução dos organismos multicelulares diminuiu o risco imposto às muitas células individuais ao estabelecer um ambiente extracelular controlado no qual temperatura, oxigenação, conteúdo iônico e suprimento de nutrientes são relativamente constantes. Também permitiu a exuberância na diferenciação das células para funções bastante divergentes como armazenamento de nutrientes (o glicogênio dos hepatócitos e os adipócitos), comunicação (neurônios), atividade contrátil (músculo cardíaco), síntese de proteínas ou peptídios para exportação (fígado, pâncreas e células endócrinas), absorção (intestino) e defesa contra invasores estranhos (leucócitos polimorfonucleares, linfócitos e macrófagos).

As células encontram muitos tipos de estresse como resultado das alterações em seu ambiente interno e externo. **Os padrões de resposta a esse estresse constituem as bases celulares da doença.** A célula morre se sua capacidade de adaptação for ultrapassada pela lesão. A célula exposta a lesão subletal persistente possui um repertório limitado de resposta, cuja expressão interpreta-se como evidência de lesão celular. De modo geral, a célula dos mamíferos adapta-se à lesão pela conservação de seus recursos; ela diminui ou pára de apresentar suas funções diferenciadas e reverte à sua característica unicelular ancestral, que se relaciona com as funções dedicadas exclusivamente à sua própria sobrevivência. **Nessa perspectiva, patologia é o estudo da lesão da célula e da expressão de uma capacidade preexistente de se adaptar a esta lesão, seja nas células lesadas ou nas hígidas.** Essa abordagem deixa pouca margem para o conceito de biologias paralelas — normal e patológica.

REAÇÕES AO ESTRESSE PERSISTENTE E À LESÃO CELULAR

O estresse persistente freqüentemente acarreta lesão celular crônica. Em geral, a lesão persistente de um órgão está associada à morte de células individuais. Por outro lado, a resposta celular à lesão subletal persistente, seja química ou física, reflete a adaptação da célula a um meio hostil. Além disso, essas operações são, em sua maioria, reversíveis se o fator do estresse for removido. Em resposta a estresse persistente, a célula morre ou se adapta. Dessa forma, no que concerne ao nível celular, seria mais adequado falar sobre adaptação crônica, em vez de lesão crônica. Atrofia, hipertrofia, hiperplasia, metaplasia, displasia e armazenamento intracelular constituem as principais respostas adaptativas. Além disso, certas formas de neoplasia podem ocorrer a partir de respostas adaptativas.

A Atrofia É a Diminuição do Tamanho e da Função da Célula

Na prática clínica, freqüentemente a atrofia é reconhecida pela diminuição do tamanho ou função de um órgão. Em geral, observa-se atrofia em áreas de insuficiência vascular ou inflamação crônica, podendo resultar de pouca utilização da musculatura esquelética. Pode-se considerar a atrofia como uma resposta adaptativa ao estresse, na qual a célula diminui de volume e paralisa suas funções diferenciadas, reduzindo assim sua necessidade de energia a um mínimo. Em geral, os genes existentes nas células dividem-se em duas categorias, a saber: os genes responsáveis pela "administração interna da casa", necessários para a manutenção e a sobrevivência de qualquer célula, e os que determinam o fenótipo diferenciado de cada célula. A expressão dos genes de diferenciação está suprimida na atrofia, sem repercussões significativas na expressão dos genes de administração interna. Com a restauração das condições normais, as células atróficas mostram-se completamente capazes de reassumir suas funções diferenciadas; o tamanho aumenta até a normalidade, e as funções especializadas, como a síntese de proteínas ou a força de contração, retornam ao seu nível original.

É necessário estabelecer a diferença entre atrofia de um órgão e atrofia celular. A redução do tamanho de um órgão pode refletir atrofia celular reversível ou pode ser causada pela perda irreversível de células. Como exemplo, a atrofia do cérebro na doença de Alzheimer é secundária a morte celular extensa, e o tamanho do órgão não pode ser recuperado (Fig. 1.2). Por outro lado, a atrofia dos ovários nas mulheres na pós-menopausa deve-se principalmente à diminuição da massa do estroma ovariano. A atrofia ocorre sob várias condições descritas a seguir.

Redução da Demanda Funcional

A forma mais comum de atrofia surge após redução da demanda funcional. Por exemplo, após a imobilização gessada de um membro como tratamento para uma fratura óssea, ou após repouso prolongado no leito, as células musculares sofrem atrofia e a força muscular é reduzida. Com o retorno à atividade normal, há restauração do tamanho e função normais.

Suprimento Inadequado de Oxigênio

A interferência na vascularização tecidual é conhecida como isquemia. Isquemia total, com interrupção da perfusão tecidual pelo oxigênio, acarreta morte celular. Isquemia parcial ocorre após oclusão incompleta de um vaso sangüíneo ou em áreas de circulação colateral inadequada após oclusão vascular completa. Isso acarreta uma redução crônica no fornecimento de oxigênio, uma condição freqüentemente compatível com a viabilidade celular. Nessas circunstâncias, a atrofia celular é comum. Ela ocorre, em geral, ao redor das bordas pouco perfundidas da necrose isquêmica (infartos) do coração, cérebro e rins, após oclusão vascular nesses órgãos.

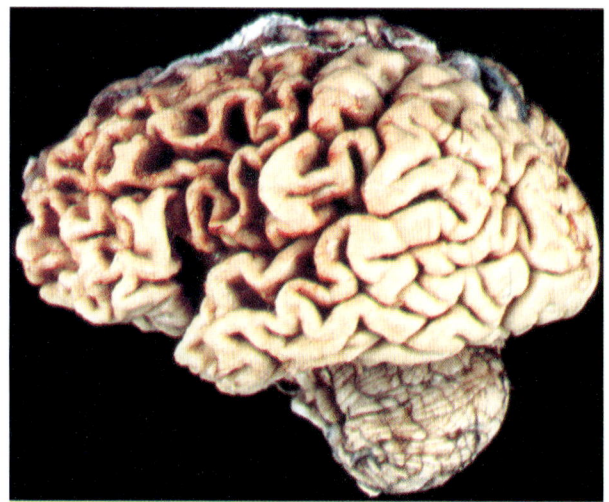

FIGURA *1.2*
Atrofia cerebral. Verifica-se atrofia acentuada do lobo frontal nesta fotografia do cérebro. As circunvoluções apresentam-se adelgaçadas e os sulcos notavelmente alargados.

Nutrientes Insuficientes

A inanição ou nutrição inadequada associada à doença crônica ocasiona atrofia celular, em particular na musculatura esquelética. É surpreendente o fato de a redução na massa ter proeminência particular nas células que não são vitais à sobrevivência do organismo. Não se pode descartar a possibilidade de que uma parte da atrofia celular causada pela isquemia parcial esteja relacionada com a falta de nutrientes.

Interrupção dos Sinais Tróficos

As funções de muitas células dependem dos sinais transmitidos pelos mediadores químicos. Os melhores exemplos são o sistema endócrino e a transmissão neuromuscular. As demandas colocadas sobre a célula pelas ações dos hormônios ou, no caso da musculatura esquelética, pela transmissão sináptica podem ser eliminadas pela remoção da fonte do sinal. Isso seria alcançado, por exemplo, pela ablação de uma glândula endócrina ou desnervação. A ressecção cirúrgica da hipófise anterior, com perda do hormônio estimulante da tireóide (TSH), hormônio adrenocorticotrópico (ACTH, também denominado corticotrofina), e hormônio folículo-estimulante (FSH), acarreta atrofia, respectivamente da tireóide, córtex supra-renal e ovários. A atrofia secundária à insuficiência endócrina não se restringe a condições patológicas — verifique a atrofia do endométrio causada pela diminuição dos níveis de estrogênio após a menopausa (Fig. 1.3). Além disso, até mesmo células neoplásicas podem ser induzidas a apresentar atrofia, em certo grau, pela privação hormonal. O câncer de próstata dependente de androgênio regride após a administração dos antagonistas da testosterona. O crescimento de certos tipos de câncer de tireóide pode ser interrompido pela inibição da secreção do TSH hipofisário usando-se a tiroxina. Patologias neurológicas que produzem desnervação do músculo e, por conseguinte, perda da transmissão neuromuscular necessária para o tônus muscular, ocasionam atrofia dos músculos acometidos. A emaciação causada pela poliomielite e pela paraplegia traumática enquadra-se nessa categoria.

Lesão Celular Persistente

Lesão celular persistente ocorre, com maior freqüência, por inflamação crônica associada a viroses ou a infecções bacterianas prolongadas. Inflamação crônica pode ser observada em várias outras circunstâncias, inclusive distúrbios imunológicos e granulomatosos. Um bom exemplo consiste na atrofia da mucosa gástrica que ocorre associada à gastrite crônica (ver Cap. 13). Da mesma forma, a atrofia vilosa da mucosa do intestino delgado surge após a inflamação crônica característica da doença celíaca. Até mesmo a lesão de natureza física, como a compressão prolongada em locais inadequados, ocasiona atrofia. A insuficiência cardíaca provoca aumento da pressão nos sinusóides hepáticos porque o coração não consegue bombear de forma eficiente o sangue venoso proveniente desse órgão. Por conseguinte, as células submetidas à pressão máxima — localizadas no centro do lóbulo hepático — tornam-se atróficas.

Envelhecimento

Uma das principais características do envelhecimento, em particular nas células não-replicativas como as cerebrais e

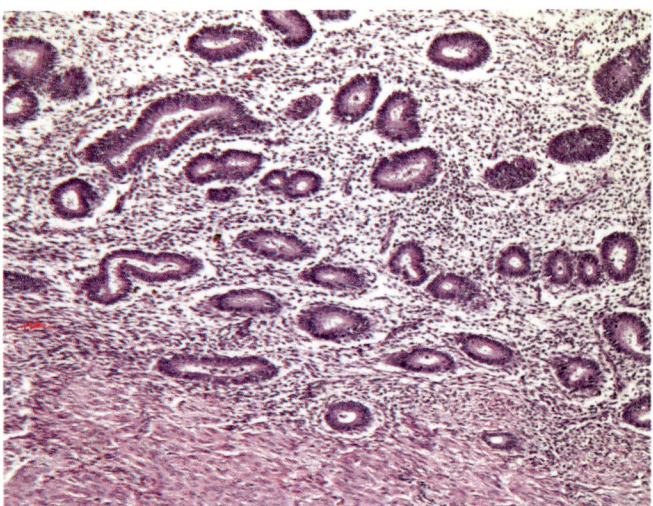
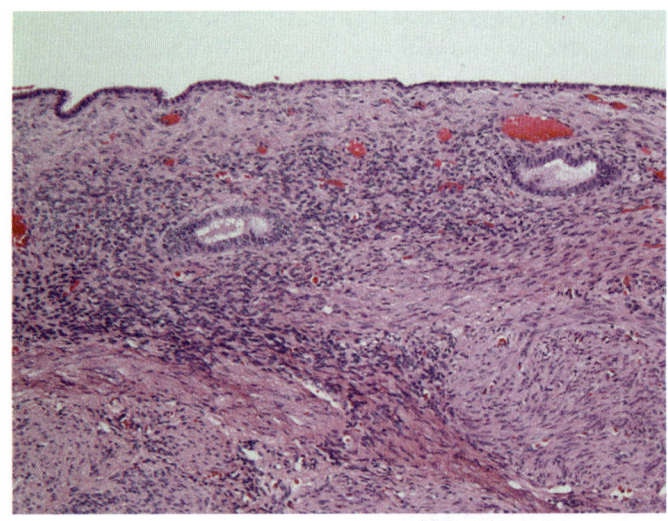

FIGURA 1.3
Endométrio proliferativo. A. O corte do útero de uma mulher em idade reprodutiva revela endométrio espesso, composto de glândulas proliferativas em estroma abundante. B. O endométrio de uma mulher de 75 anos de idade (com o mesmo grau de ampliação) apresenta-se adelgaçado e contém somente algumas glândulas císticas e atróficas.

cardíacas, é a atrofia celular. O tamanho de todos os órgãos parenquimatosos do corpo diminui com a idade. O tamanho do cérebro diminui de forma invariável, e no idoso o tamanho do coração chega a diminuir tanto que se passa a utilizar o termo **atrofia senil**.

A Hipertrofia É um Aumento do Tamanho da Célula Acompanhado por Maior Capacidade Funcional

A hipertrofia é uma resposta aos sinais tróficos ou ao aumento das demandas funcionais, sendo comumente um processo normal. A hipertrofia representaria o oposto da atrofia, com maior expressão dos genes de diferenciação.

Assim como na atrofia, o aumento do tamanho e da capacidade funcional (hipertrofia) de um órgão pode refletir hipertrofia celular, aumento do número de células (hiperplasia), ou ambos. Nos órgãos compostos de células não-replicativas (coração e musculatura esquelética), a hipertrofia do órgão é invariavelmente secundária a hipertrofia celular. Por outro lado, a hipertrofia de órgãos compostos de células que mantêm a capacidade de se replicar (p. ex., órgãos endócrinos ou rim) envolve tanto a hipertrofia quanto a hiperplasia celulares.

Hipertrofia Fisiológica (Hormonal)

A hipertrofia fisiológica ocorre sob a influência de vários hormônios. A maior produção de hormônios sexuais na puberdade promove a hipertrofia dos órgãos sexuais juvenis e dos órgãos associados às características sexuais secundárias. A nutriz apresenta hipertrofia do tecido mamário devido à influência da prolactina e do estrogênio.

Embora a hipertrofia resulte da existência de determinados sinais hormonais normais, também representa uma resposta a níveis anormais de hormônios. Os atletas ingerem esteróides anabólicos exógenos precisamente por sua capacidade de induzir hipertrofia muscular. A superprodução endógena de TSH pela hipófise é responsável pelo aumento da tireóide (bócio) que ocorre na deficiência nutricional de iodo. O hormônio da tireóide não é produzido se não houver quantidades suficientes de iodo. Dessa forma, não se verifica inibição da secreção do TSH por retroalimentação e, dessa forma, o TSH sem oposição, atuando como um hormônio trófico, induz hipertrofia das células foliculares da tireóide. Aumentos dos níveis hormonais também podem ser conseqüentes à produção hormonal anormal pelos tumores. Por exemplo, a secreção de ACTH por tumores da hipófise resulta em hipertrofia do córtex supra-renal.

Maior Demanda Funcional

A hipertrofia causada pelo aumento da demanda funcional é exemplificada pelo aumento do tamanho e da força da musculatura após exercícios físicos repetidos. De modo análogo, as células hepáticas recebem o impacto da demanda metabólica exógena devido à administração de medicamentos a serem detoxificados pelo sistema oxidase de função mista. O citocromo P450 e outras enzimas desse sistema de metabolização de drogas localizam-se no retículo endoplasmático agranular. A célula hepática responde à demanda metabólica de detoxificação com aumento da quantidade do retículo endoplasmático agranular e subseqüente hipertrofia celular (Fig. 1.4).

Também ocorre aumento da demanda em estados patológicos. O coração pode ser requisitado a aumentar sua força de contração devido à interferência mecânica no fluxo aórtico ou por hipertensão sistêmica, entidades que exigem que o coração ejete sangue contra um maior gradiente de pressão (Fig. 1.5). As células miocárdicas aumentam de volume, e o coração como um todo pode mais do que dobrar de peso, como na hipertrofia da musculatura esquelética induzida por exercício. O aumento compensatório de um órgão também é conseqüente à perda de massa funcional. Se um rim for removido ou tornar-se inoperante por oclusão vascular, o rim contralateral sofre hipertrofia para suprir a maior demanda.

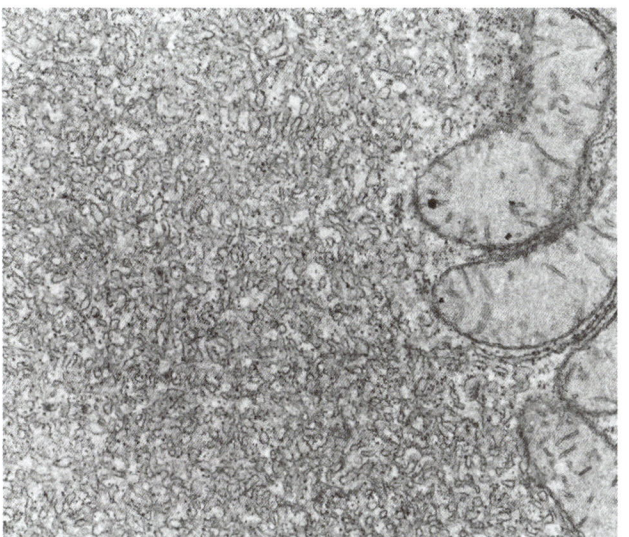

FIGURA 1.4
Proliferação do retículo endoplasmático agranular em uma célula hepática devido à administração de fenobarbital.

Mecanismos Celulares de Hipertrofia

A explicação dos mecanismos celulares e moleculares responsáveis pela resposta hipertrófica ainda está sob investigação, embora já se tenha conhecimento de que as etapas finais do processo incluem o aumento nas proteínas e no RNA, mensageiro e ribossômico. Por conseguinte, a hipertrofia celular resulta, de certa forma, da regulação na transcrição. O aumento do tamanho da célula e da replicação de DNA pode ser regulado de forma independente por fatores de crescimento diferentes. A hipertrofia cardíaca experimental é o melhor modelo estudado até hoje e será analisada no Cap. 11.

A base molecular da hipertrofia também foi estudada no rim. Após a extirpação experimental de um rim, o órgão remanescente exibe um aumento tanto do número quanto do tamanho das células tubulares. Essa resposta hipertrófica compensatória, como ocorre no coração, é acompanhada de maior expressão dos genes promotores do crescimento (protoncogenes), como *myc*, *fos* e *ras*. A exposição das células tubulares renais em cultura aos mitógenos provoca a síntese de DNA e divisão dessas células. Todavia, quando os mitógenos são adicionados à cultura em presença dos inibidores da síntese de DNA, as células não se replicam, mas manifestam hipertrofia. Por conseguinte, o mesmo estímulo pode acarretar hipertrofia ou hiperplasia, dependendo da presença de outros fatores ou inibidores do crescimento.

A Hiperplasia É um Aumento do Número de Células de um Órgão ou Tecido

Hipertrofia e hiperplasia não são mutuamente exclusivas e, quase sempre, ocorrem de forma concomitante.

Estimulação Hormonal

Os sinais hormonais podem induzir um efeito hiperplásico fisiológico. Por exemplo, a elevação normal dos níveis de estrogênio que ocorre na puberdade e também na fase inicial do ciclo menstrual acarreta aumento no número de células do estroma uterino e do endométrio. Uma resposta hiperplásica semelhante é, em geral, produzida pela administração de estrogênio exógeno à mulher na pós-menopausa. Os estrogênios também ocasionam hiperplasia em homens. A ginecomastia, aumento da mama masculina que se caracteriza por hiperplasia das células epiteliais que revestem os ductos, ocorre após o tratamento do carcinoma de próstata com estrogênios exógenos. Da mesma maneira, a ginecomastia pode ser encontrada em pacientes com hepatopatia crônica, patologia em que ocorre elevação dos níveis circulantes de estrogênio em virtude de sua menor inativação hepática. Os hormônios produzidos por tumores também provocam hiperplasia. Por exemplo, a secreção de eritropoetina pelo câncer de rim produz aumento do número dos precursores dos eritrócitos na medula óssea.

Maior Demanda Funcional

A hiperplasia, como a hipertrofia, também pode surgir após maior demanda fisiológica. A residência em grandes altitudes, nas quais o teor de oxigênio do ar é relativamente baixo, provoca hiperplasia compensatória dos precursores dos eritrócitos na medula óssea e aumento do número de eritrócitos circulantes (policitemia secundária) (Fig. 1.6). A diminuição da quantidade de oxigênio carreada por cada eritrócito é equilibrada pelo aumento do número de células. O número de eritrócitos volta prontamente ao normal com o retorno ao nível do mar. Da mesma forma, a perda sangüínea crônica, como se verifica na hemorragia uterina anormal, causa hiperplasia dos elementos eritrocíticos.

A resposta do sistema imunológico a diversos antígenos — um mecanismo vital para a proteção contra invasores externos — é outro exemplo de hiperplasia induzida por demanda. Morfologicamente, a hiperplasia linfocítica é notável na inflamação crônica provocada por entidades como infecção bacteriana ou rejeição de transplante. A maior demanda do hormônio da paratireóide resulta em hiperplasia das glândulas paratireóides, uma seqüência encontrada em alguns casos de nefropatia crônica. Nesses casos, a menor absorção de cálcio pelo intestino delgado resulta em mobilização do cálcio ósseo, de forma a manter adequados os níveis sangüíneos de cálcio. Essa demanda é mediada pelo hormônio da paratireóide, e a glândula responde com um aumento do número de suas células.

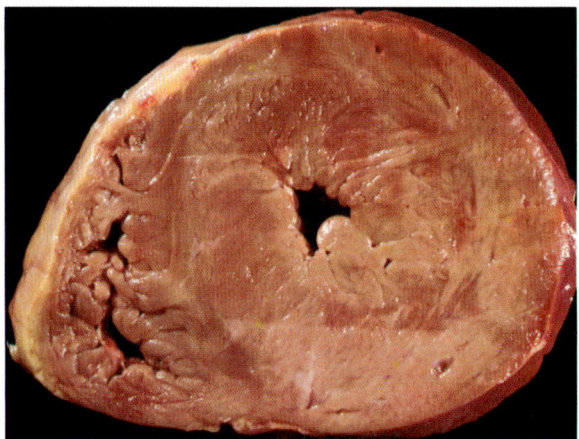

FIGURA 1.5
Hipertrofia miocárdica. O corte transversal do coração de um hipertenso de longa data revela hipertrofia ventricular esquerda concêntrica acentuada.

Lesão Celular Crônica

A lesão celular persistente pode causar hiperplasia. A inflamação crônica ou a exposição crônica a lesão física ou química resulta em uma resposta hiperplásica. Por exemplo, a compressão provocada por sapatos mal ajustados provoca hiperplasia da pele do pé, denominada calos ou calosidades. Não é muito estranho considerar a função primária da pele como proteção das estruturas subjacentes. Nessa perspectiva, tal hiperplasia, com espessamento cutâneo subseqüente, serve para aumentar a capacidade funcional. A inflamação crônica da bexiga (cistite crônica) com freqüência ocasiona hiperplasia do epitélio vesical, uma condição facilmente verificada na endoscopia como placas esbranquiçadas no revestimento da bexiga. A hiperplasia inadequada por si só pode ser danosa — verifique as conseqüências desagradáveis da psoríase, uma patologia de etiologia desconhecida que se caracteriza por hiperplasia cutânea importante (Fig. 1.6).

Os mecanismos celulares e moleculares responsáveis pela resposta hiperplásica relacionam-se, sem sombra de dúvida, com o controle da proliferação celular. Esses tópicos são discutidos no Cap. 3 e sob o título de regeneração hepática no Cap. 14.

A Metaplasia É a Conversão de um Tipo de Célula Diferenciada em Outro Tipo

O exemplo mais comum de metaplasia consiste na substituição do epitélio glandular pelo escamoso. Essa seqüência constitui a resposta quase invariável à lesão persistente e pode ser considerada um mecanismo de adaptação. As células de revestimento colunares ou cuboidais relacionadas com funções diferenciadas, como a produção de muco, assumem uma forma mais simples, fornecendo mais proteção contra a ação de um agente químico nocivo ou contra os efeitos da inflamação crônica. A exposição brônquica prolongada à fumaça do tabaco acarreta metaplasia escamosa do epitélio brônquico. Uma resposta comparável, associada à infecção crônica, ocorre na endocérvice (Fig. 1.7). Em termos moleculares, a metaplasia representa a substituição da expressão de um conjunto de genes de diferenciação por outro.

A metaplasia não se restringe à diferenciação escamosa. O epitélio escamoso é, às vezes, substituído por mucosa glandular do tipo gás-

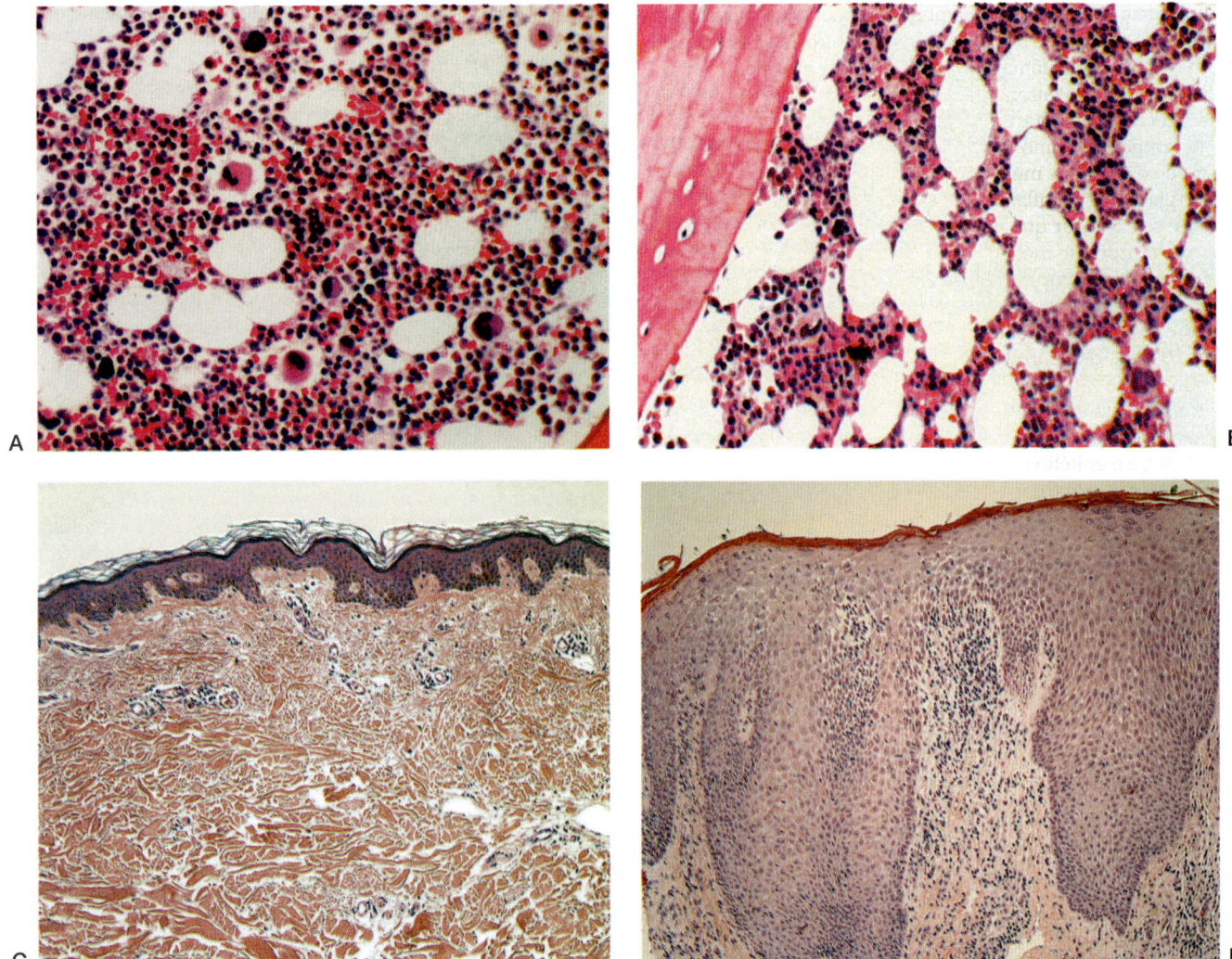

FIGURA 1.6

Hiperplasia. (A) Hiperplasia da medula óssea. (B) Medula óssea adulta normal. (C) Epiderme normal. (D) Hiperplasia epidérmica na psoríase, mostrada com a mesma ampliação de C. A epiderme encontra-se espessada devido a um aumento do número de células escamosas.

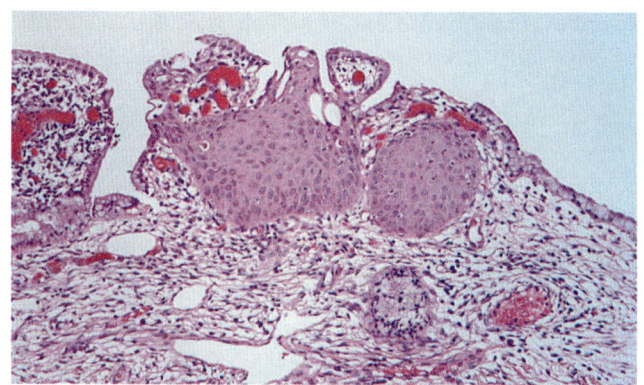

FIGURA 1.7
Metaplasia escamosa. O corte da endocérvice apresenta epitélio colunar normal nas bordas e um foco de metaplasia escamosa no centro.

trico (epitélio de Barrett) nos casos de refluxo crônico do conteúdo gástrico, altamente ácido, para a parte inferior do esôfago. Isso representaria uma resposta adaptativa que protege o esôfago dos efeitos lesivos do ácido e pepsina gástricos, aos quais a mucosa gástrica normal apresenta resistência. A metaplasia também pode corresponder à substituição de um epitélio glandular por outro. Na gastrite crônica, um distúrbio do estômago caracterizado por inflamação crônica, as glândulas gástricas atróficas são substituídas por células semelhantes às encontradas no intestino delgado. O valor adaptativo dessa entidade, conhecida como metaplasia intestinal, não é conhecido. Observa-se também metaplasia do epitélio de transição para epitélio glandular na inflamação crônica da bexiga (*cistite glandular*).

Deve-se enfatizar que a metaplasia não constitui, necessariamente, um processo inócuo, mesmo que possa ser uma resposta adaptativa. Por exemplo, em um brônquio, a metaplasia escamosa pode proteger contra a lesão produzida pela fumaça do tabaco, mas também compromete a produção de muco e a depuração ciliar. Além disso, pode ocorrer transformação neoplásica no epitélio metaplásico; os cânceres de pulmão, colo uterino, estômago e bexiga originam-se em tais áreas. No entanto, com a ausência da lesão mantenedora, não ocorre estímulo suficiente para a proliferação celular, e o epitélio metaplásico não se torna canceroso.

A metaplasia é, de modo geral, completamente reversível. Se o estímulo for removido (p. ex., o abandono do tabagismo), o epitélio metaplásico acaba retornando ao normal.

A Displasia Refere-se ao Crescimento e Maturação Desordenados dos Componentes Celulares de um Tecido

As células que compõem um epitélio normalmente exibem uniformidade de tamanho, forma e núcleo. Além disso, encontram-se dispostas em uma forma regular, como verificado na progressão das células basais arredondadas até as células superficiais achatadas no epitélio escamoso. Ao se considerar a displasia, imagina-se que esse aspecto monótono seja perturbado por (1) variações no tamanho e na forma das células; (2) aumento, irregularidade e hipercromatismo dos núcleos; e (3) arranjo desordenado das células no epitélio (Fig. 1.8). A displasia ocorre mais comumente no epitélio escamoso hiperplásico, como observado na ceratose actínica epidérmica (causada pela luz solar) e em áreas de metaplasia escamosa, como no brônquio ou no colo uterino. Todavia, não é exclusiva do epitélio escamoso. A colite ulcerativa, doença inflamatória do intestino grosso, muitas vezes é complicada por alterações displásicas nas células da mucosa.

Como a metaplasia, a displasia reflete a persistência das influências nocivas, mas costuma regredir, por exemplo, na interrupção do tabagismo ou no desaparecimento do papilomavírus humano da cérvice. Contudo, a displasia compartilha com o câncer muitas características citológicas, podendo ser bastante tênue a linha que os separa. Por exemplo, um problema diagnóstico comum para o anatomopatologista é o diagnóstico diferencial entre displasia grave e câncer da cérvice em estágio inicial. **A displasia é uma lesão pré-neoplásica, no sentido de que representa uma fase necessária na evolução celular de múltiplos estágios até o aparecimento do câncer.** Na realidade, a displasia está atualmente incluída nas classificações morfológicas dos estágios de neoplasia intra-epitelial em uma variedade de órgãos (p. ex., colo uterino, próstata, bexiga). Da mesma forma, a displasia grave é considerada uma indicação de instituição de tratamento preventivo agressivo para curar a causa subjacente, eliminar o agente nocivo, ou remover cirurgicamente o tecido agressor.

De forma semelhante à do desenvolvimento de câncer, a displasia é conseqüente a mutações seqüenciais em uma população celular em proliferação. A fidelidade de replicação do DNA é imperfeita, e são inevitáveis as mutações ocasionais. Quando uma determinada mutação confere uma vantagem quanto a crescimento ou sobrevida, a progênie da célula afetada tenderá a predominar. Por sua vez, sua proliferação continuada proporciona a oportunidade para mutações adicionais. O acúmulo dessas mutações progressivamente distancia a célula das limitações reguladoras normais. **A displasia é a expressão morfológica do distúrbio na regulação do crescimento.** No entanto, em oposição a células de câncer, as células displásicas não são completamente autônomas, e o aspecto histológico do tecido ainda pode reverter para o normal.

O Depósito Intracelular É a Retenção de Materiais Dentro da Célula

A substância que se acumula pode ser normal ou anormal, endógena ou exógena, lesiva ou inócua.

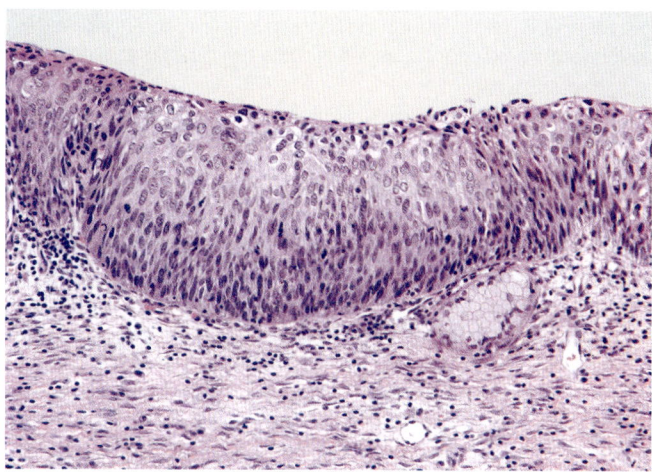

FIGURA 1.8
Displasia. O epitélio displásico da cérvice uterina não apresenta a polaridade normal, e as células individuais mostram núcleos hipercrômicos, relação núcleo-citoplasma maior e disposição desordenada.

- **Nutrientes,** como gordura, glicogênio, vitaminas e minerais, são armazenados para uso posterior.
- **Fosfolipídios degradados,** que resultam da renovação de membranas endógenas, são armazenados nos lisossomas e podem ser reciclados.
- **As substâncias que não podem ser metabolizadas** acumulam-se nas células. Dentre essas (1) substratos endógenos que não são processados adicionalmente porque uma enzima-chave está ausente (doenças de depósito hereditárias), (2) pigmentos endógenos insolúveis (p. ex., lipofuscina e melanina) e (3) partículas exógenas, como a sílica e o carbono inalados ou os pigmentos de tatuagem injetados.
- **Sobrecarga de constituintes corporais normais,** incluindo ferro, cobre e colesterol, lesa várias células.
- **Proteínas anormais** podem ser tóxicas quando retidas em uma célula. Como exemplo, corpúsculos de Lewy na doença de Parkinson e α_1-antitripsina mutante.

Gordura

As bactérias e outros microrganismos unicelulares ingerem nutrientes de modo contínuo. Por outro lado, os mamíferos estão livres da necessidade de se alimentar continuadamente. Eles podem se alimentar de forma periódica e sobreviver ao jejum prolongado porque armazenam nutrientes em células especializadas para utilização posterior — gordura nos adipócitos e glicogênio no fígado, coração e músculo.

O acúmulo anormal de gordura é mais evidente no fígado, assunto tratado em detalhes no Cap. 14. Resumidamente, as células hepáticas sempre contêm alguma gordura, porque os ácidos graxos livres liberados pelo tecido adiposo são captados pelo fígado, no qual sofrem oxidação ou são convertidos em triglicerídeos. A maioria dos triglicerídeos recém-sintetizados é secretada pelo fígado na forma de lipoproteínas. Os triglicerídeos acumulam-se nas células hepáticas quando ocorre maior liberação de ácidos graxos livres para o fígado, como no diabetes, ou quando ocorre alteração no metabolismo intra-hepático dos lipídios, como sucede no alcoolismo. A esteatose hepática é identificada, morfologicamente, pela presença de glóbulos de lipídio no citoplasma. Outros órgãos, inclusive o coração, rim e músculo esquelético, também armazenam gordura. É importante reconhecer que o armazenamento de gordura é sempre reversível, não existindo evidências de que a presença de excesso de gordura no citoplasma interfira na função celular.

Glicogênio

O glicogênio é um polímero de glicose de cadeia longa formado e armazenado principalmente no fígado e, em menor escala, no músculo. Sua despolimerização até glicose e posterior liberação são regidas pelas necessidades do organismo. A degradação do glicogênio é realizada em várias etapas, por uma série de enzimas, que podem estar deficientes devido a um erro congênito do metabolismo. Independentemente da deficiência enzimática específica, o resultado final é a doença de depósito de glicogênio (ver Cap. 6). Esses distúrbios herdados afetam o fígado, coração e músculo esquelético e variam desde condições leves e assintomáticas até doenças inexoravelmente progressivas e fatais (ver Caps. 11, 14 e 27).

A quantidade de glicogênio armazenada nas células é regulada normalmente pela glicemia, e os estados hiperglicêmicos correlacionam-se com maior acúmulo de glicogênio. Por conseguinte, os hepatócitos e células epiteliais dos túbulos renais proximais encontram-se ampliados pelo glicogênio em excesso nos casos de diabetes descompensado.

Doenças de Depósito Lisossômico Herdadas

A degradação de certos lipídios e mucopolissacarídeos complexos (glicosaminoglicanos) é realizada, como no metabolismo do glicogênio, por uma série de etapas enzimáticas. Como essas enzimas ficam localizadas nos lisossomos, sua ausência resulta em acúmulo no lisossomo de lipídios sem degradação completa, como os cerebrosídeos (p. ex., doença de Gaucher) e gangliosídeos (p. ex., doença de Tay-Sachs), ou produtos do catabolismo de mucopolissacarídeos (p. ex., síndromes de Hurler e de Hunter). Esses distúrbios são todos progressivos, mas variam desde organomegalia assintomática até doença cerebral rapidamente fatal. Ver Cap. 6 para as bases metabólicas desses distúrbios e Caps. 26 e 28 para patologia específica dos órgãos.

Colesterol

O corpo humano apresenta uma relação de amor e ódio com o colesterol. Por um lado, ele é um componente fundamental de todas as membranas plasmáticas. E por outro lado, quando armazenado em excesso, está intimamente associado a aterosclerose e doença cardiovascular, a principal causa de morte no mundo ocidental. Esse assunto é discutido em detalhe no Cap. 10.

Resumidamente, a lesão inicial da aterosclerose (estria gordurosa) reflete o acúmulo de colesterol e de ésteres de colesterol nos macrófagos dentro da íntima arterial. À medida que a doença progride, as células da musculatura lisa também armazenam colesterol. Lesões avançadas de aterosclerose caracterizam-se pelo depósito extracelular de colesterol.

Em muitos distúrbios caracterizados por níveis sangüíneos elevados de colesterol (p. ex., hipercolesterolemia familiar ou cirrose biliar primária), os macrófagos armazenam colesterol. Quando conjuntos dessas células nos tecidos subcutâneos tornam-se visíveis macroscopicamente, são denominados **xantomas.**

Proteínas Anormais

Muitas doenças adquiridas e hereditárias caracterizam-se pelo acúmulo intracelular de proteínas anormais. A estrutura terciária diferente da proteína pode ser conseqüente a uma mutação herdada que altera a seqüência primária normal de aminoácidos ou pode refletir um defeito adquirido na dobra protéica. Seguem-se exemplos:

- **Deficiência de α_1-antitripsina** é um distúrbio hereditário no qual mutações no gene codificador para a α_1-antitripsina produzem uma proteína insolúvel. Tal proteína mutante não é facilmente exportada pelos hepatócitos, dessa forma acarretando lesão celular e cirrose (ver Cap. 14).
- **Doenças pelo príon** compreendem um grupo de distúrbios neurodegenerativos (encefalopatias espongiformes) causados pelo acúmulo de proteínas do príon dobradas de forma anormal. A anomalia reflete a conversão da estrutura α-helicoidal normal em uma lâmina pregueada em β. As proteínas do príon anormais podem ser conseqüentes a uma condição hereditária ou a exposição à forma aberrante da proteína (ver Cap. 28).
- **Corpúsculos de Lewy** (α-sinucleína) são encontrados nos neurônios da substância negra na doença de Parkinson (Cap. 28).
- **Emaranhados neurofibrilares** (proteína de tau) caracterizam neurônios corticais na doença de Alzheimer (Cap. 28).

- **Corpúsculos de Mallory** (filamentos intermediários) consistem em inclusões hepatocelulares na lesão hepática alcoólica (Cap. 14).

Patogenia: Após polipeptídios nascentes emergirem dos ribossomos, eles se dobram assumindo a configuração terciária das proteínas maduras. A dobra correta exige que proteínas adotem uma determinada estrutura a partir de uma miríade de conformações possíveis, porém incorretas. Curiosamente, é mais favorável para a célula, em termos de energia, produzir diversas dobras e depois editar o repertório da proteína do que produzir apenas uma única conformação correta. As chaperonas moleculares associam-se a peptídios no retículo endoplasmático e promovem dobra correta, após a qual dissociam-se das proteínas que adotaram a conformação correta (Fig. 1.9). Por outro lado, as proteínas dobradas incorretamente permanecem ligadas às suas chaperonas e são subseqüentemente degradadas por um mecanismo de demolição denominado sistema ubiquitina-proteassomo. A preferência evolutiva pela conservação de energia obrigou uma proporção substancial de proteínas recém-formadas a serem elementos nocivos inadequados à sociedade das células civilizadas.

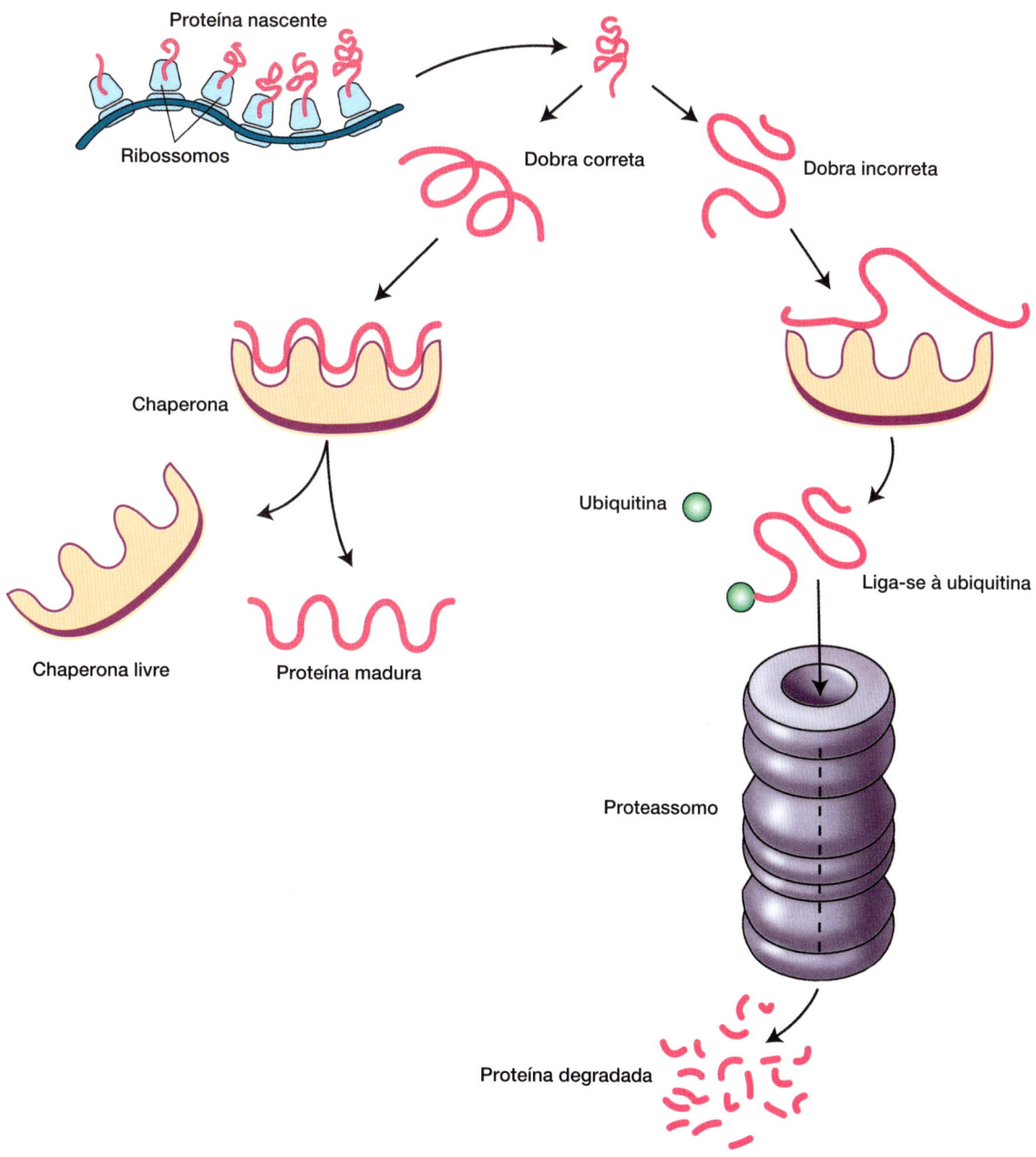

FIGURA 1.9
Manejo diferenciado da proteína que é dobrada corretamente (*setas à esquerda*) e a proteína que é dobrada incorretamente (*setas à direita*). As proteínas dobradas corretamente são acompanhadas [pelas chaperonas] desde os ribossomos que as produzem até seu destino celular final. As proteínas dobradas incorretamente ligam-se à ubiquitina, uma associação que direciona a proteína para proteassomos, nos quais a proteína dobrada incorretamente é degradada.

Muitas doenças hereditárias e adquiridas são provocadas pela evasão do sistema de controle de qualidade projetado para promover a dobra correta e eliminar proteínas defeituosas. As proteínas dobradas incorretamente podem lesar a célula de muitas maneiras.

- **Perda da função:** Certas mutações impedem a dobra correta de proteínas cruciais, as quais, dessa forma, não desempenham suas funções adequadamente ou não conseguem ser incorporadas no local correto. Por exemplo, algumas mutações que provocam a fibrose cística causam a dobra inadequada de uma proteína do canal de íons, a qual a seguir é seqüestrada no retículo endoplasmático e degradada. Como a proteína não alcança seu destino original na membrana celular, o defeito resultante no transporte de cloreto produz a síndrome denominada fibrose cística. Outros exemplos de perda da função incluem mutações do receptor de LDL (lipoproteína de baixa densidade) em certos tipos de hipercolesterolemia e mutações em uma trifosfatase de adenosina (ATPase) relacionada com o transporte do cobre na doença de Wilson.
- **Formação de proteínas tóxicas:** Muitas das proteínas dobradas anormalmente que se acumulam na célula, seja porque formam agregados seja devido a defeitos no sistema que degrada proteínas defeituosas, são tóxicas e acarretam lesão ou morte da célula. Na grande maioria das vezes, os mecanismos subjacentes à lesão celular permanecem obscuros, e os alvos precisos das proteínas tóxicas ainda devem ser elucidados. Os exemplos mais notáveis dos efeitos de proteínas tóxicas são muitas doenças neurodegenerativas, como a doença de Alzheimer e a doença de Parkinson.
- **Retenção de proteínas secretoras:** Muitas proteínas destinadas a serem secretadas da célula precisam de uma conformação corretamente dobrada para serem transportadas através dos compartimentos celulares e liberadas na membrana celular. Mutações em genes que codificam tais proteínas (p. ex., α_1-antitripsina) provocam lesão celular devido ao acúmulo maciço de proteínas dobradas incorretamente dentro do hepatócito. A falência em secretar essa antiprotease na circulação também provoca a proteólise desregulada de tecido conjuntivo no pulmão e perda de elasticidade pulmonar (enfisema).
- **Deposição extracelular de proteínas agregadas:** As proteínas dobradas incorretamente tendem a exibir uma conformação pregueada em β, em vez de espirais ou hélices α ao acaso. Essas proteínas anormais freqüentemente formam agregados insolúveis, que podem ser visualizados como depósitos extracelulares, cujo aspecto depende da doença específica. Esses acúmulos muitas vezes assumem as formas de tipos variados de amilóide e produzem lesão celular em amiloidoses sistêmicas (ver Cap. 23) e diversas doenças neurodegenerativas (ver Cap. 28).

Lipofuscina

A lipofuscina, conhecida classicamente como pigmento "de desgaste natural", é composta de grânulos amarelo-acastanhados encontrados predominantemente nas células que apresentam diferenciação terminal (neurônios e miócitos cardíacos) ou ciclam de forma infreqüente (hepatócitos) (Fig. 1.10). Esse material é um constituinte normal de muitas células e aumenta com o passar dos anos. Apresenta-se mais evidente nos casos associados a atrofia de um órgão.

A lipofuscina deriva da renovação normal dos constituintes da membrana celular. Os fragmentos de organelas subcelulares são segregados de forma contínua para dentro dos vacúolos autofágicos, nos quais ocorre a degradação de lipídios e proteínas. A peroxidação dos lipídios insaturados e a formação de complexos lipídico-protéicos heterogêneos tornam esses materiais resistentes à digestão adicional. Os produtos insolúveis são depositados indefinidamente como corpos residuais derivados dos lisossomos. Não há motivo para acreditar que esse pigmento interfira de alguma forma no funcionamento da célula, apesar da proeminência ocasional de lipofuscina intracelular.

Melanina

A melanina é um pigmento preto-acastanhado insolúvel encontrado principalmente nas células epidérmicas da pele, mas também no olho e outros órgãos (Fig. 1.10). A melanina localiza-se nas organelas intracelulares conhecidas como melanossomos e resulta da polimerização de certos produtos de oxidação da tirosina. A quantidade de melanina é responsável pelas diferenças na coloração da pele observada entre as várias raças, bem como pela cor dos olhos. Ela possui uma função protetora, devido a sua capacidade de absorver a luz ultravioleta. A exposição à luz solar aumenta a formação de melanina (bronzeamento) na raça branca. A incapacidade hereditária de produzir melanina resulta no distúrbio conhecido como albinismo. A presença de melanina também constitui um marcador do câncer originário dos melanócitos (melanoma). A melanina é analisada com mais detalhes no Cap. 24.

Pigmentos Exógenos

Antracose refere-se ao acúmulo de partículas de carvão no pulmão e linfonodos regionais (Fig. 1.10). Praticamente todos os moradores dos centros urbanos inalam partículas de carvão geradas pela queima de combustíveis fósseis. Essas partículas acumulam-se nos macrófagos alveolares e também são transportadas para os linfonodos hilares e mediastinais, nos quais o material indigerível fica indefinidamente armazenado dentro dos macrófagos. O aspecto macroscópico dos pulmões de indivíduos com antracose pode ser alarmante, embora o quadro seja inteiramente inócuo.

As **tatuagens** resultam da introdução de pigmentos vegetais e metálicos insolúveis na pele, na qual são engolfados por macrófagos da derme e permanecem por toda a vida.

Ferro e Outros Metais

Cerca de 25% do conteúdo total de ferro do organismo encontra-se em um *pool* de armazenamento intracelular composto das proteínas **ferritina** e **hemossiderina**, responsáveis pelo armazenamento do ferro. O fígado e a medula óssea são particularmente ricos em ferritina, embora ela esteja presente em quase todas as células. A hemossiderina é uma forma parcialmente desnaturada da ferritina que se agrega com facilidade e pode ser reconhecida, ao microscópio, como grânulos amarelo-acastanhados no citoplasma. Normalmente, a hemossiderina é encontrada principalmente no baço, medula óssea e células de Kupffer do fígado.

O ferro total do organismo pode ser aumentado por maior absorção intestinal de ferro, como ocorre em algumas anemias, ou pela administração parenteral de eritrócitos contendo ferro (transfusão). Nos dois casos, o excesso de ferro seria armazenado no meio intracelular como ferritina e hemossiderina. O aumento no conteúdo total de ferro do organismo resulta em um acúmulo progressivo de hemossiderina, uma entidade denominada **hemossiderose.** Nessa alteração, o ferro encontra-se presente não somente nos órgãos nos quais é normalmente encontrado, mas também em todo o organismo, como na pele,

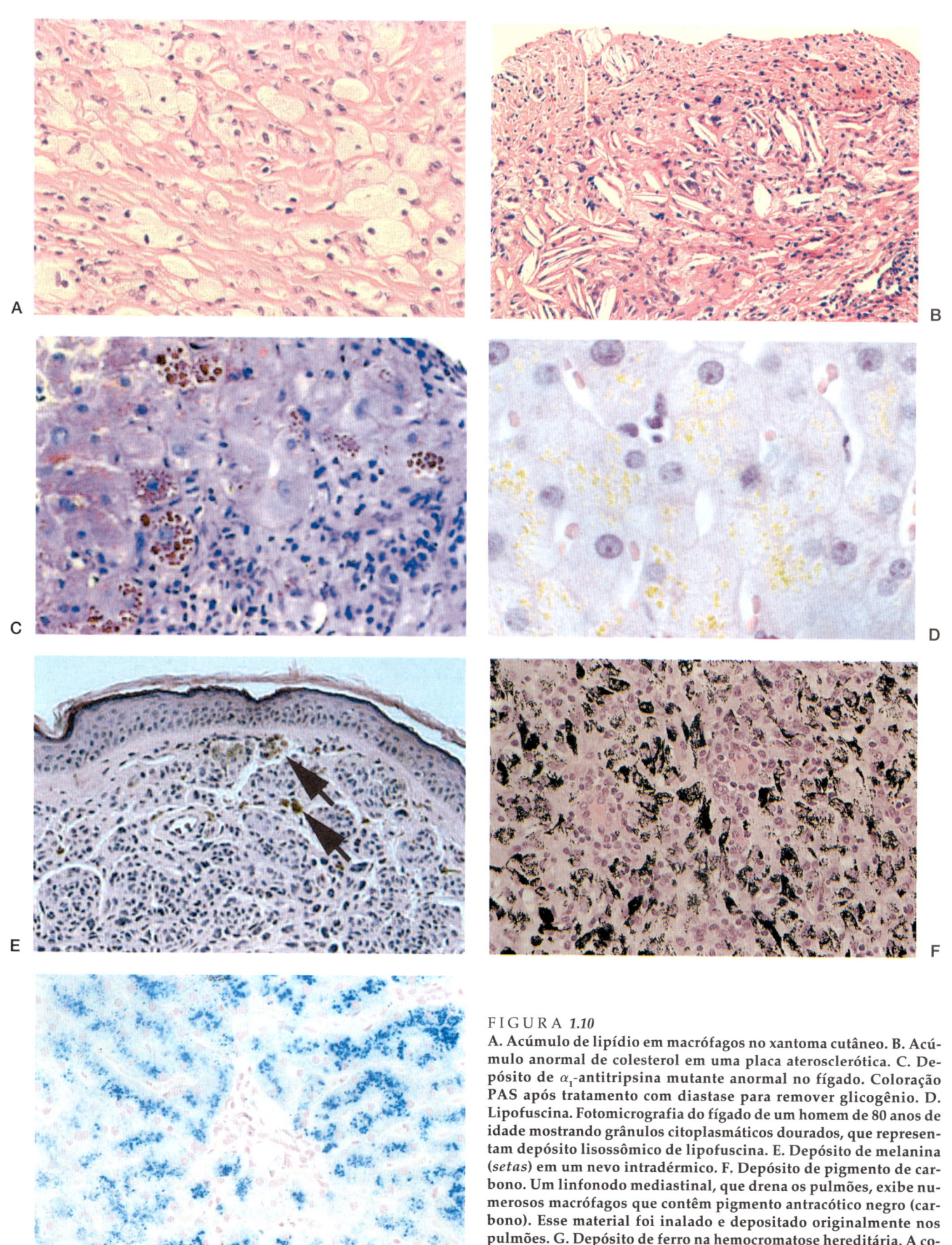

FIGURA *1.10*
A. Acúmulo de lipídio em macrófagos no xantoma cutâneo. B. Acúmulo anormal de colesterol em uma placa aterosclerótica. C. Depósito de α_1-antitripsina mutante anormal no fígado. Coloração PAS após tratamento com diastase para remover glicogênio. D. Lipofuscina. Fotomicrografia do fígado de um homem de 80 anos de idade mostrando grânulos citoplasmáticos dourados, que representam depósito lisossômico de lipofuscina. E. Depósito de melanina (*setas*) em um nevo intradérmico. F. Depósito de pigmento de carbono. Um linfonodo mediastinal, que drena os pulmões, exibe numerosos macrófagos que contêm pigmento antracótico negro (carbono). Esse material foi inalado e depositado originalmente nos pulmões. G. Depósito de ferro na hemocromatose hereditária. A coloração pelo azul-da-Prússia do fígado releva grandes depósitos de ferro dentro de lisossomos hepatocelulares.

pâncreas, coração, rins e órgãos endócrinos. Em geral, o acúmulo intracelular de ferro na hemossiderose não lesa as células. Todavia, há situações em que o aumento do conteúdo total de ferro do organismo é extremo; trata-se, então, das **síndromes de sobrecarga de ferro** (ver Cap. 14), distúrbios em que os depósitos de ferro são tão grandes que acabam lesando órgãos vitais — o coração, fígado e pâncreas. A sobrecarga intensa de ferro pode ser decorrente de alteração genética na absorção desse mineral, conhecida como **hemocromatose hereditária** (Fig. 1.10). Por outro lado, sobrecarga intensa de ferro pode ocorrer após transfusões sangüíneas múltiplas, como as necessárias no tratamento da hemofilia ou de certas anemias hereditárias.

O acúmulo excessivo de ferro em alguns órgãos também se correlaciona com maior risco de câncer. A siderose pulmonar encontrada em alguns polidores de metal vem acompanhada de maior risco de desenvolvimento de câncer pulmonar. A hemocromatose acarreta maior incidência de câncer hepático.

O acúmulo excessivo de chumbo, particularmente em crianças, provoca retardamento mental e anemia. O armazenamento de outros metais também apresenta perigo. Na doença de Wilson, um distúrbio hereditário do metabolismo do cobre, o acúmulo excessivo de cobre no fígado e no cérebro provoca doença crônica grave nesses órgãos.

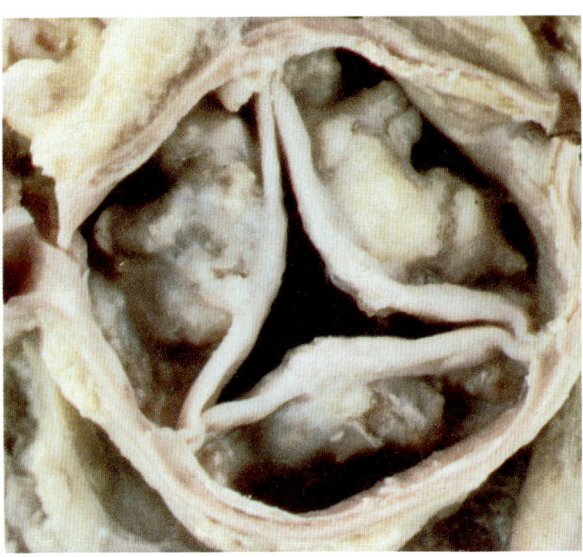

FIGURA *1.11*
Estenose aórtica calcificada. Verificam-se grandes depósitos de sais de cálcio nas cúspides e nas bordas livres da valva aórtica espessada, vista de cima.

A Calcificação Pode Ser um Processo Normal ou Anormal

O depósito de sais minerais de cálcio é, naturalmente, um processo normal na formação óssea a partir da cartilagem. Como já analisado, o cálcio penetra nas células mortas ou em processo de morte, devido à incapacidade dessas células de manter o enorme gradiente de cálcio. Essa calcificação celular em geral não é visível, exceto como inclusões no interior da mitocôndria.

A *calcificação distrófica refere-se ao depósito macroscópico de sais de cálcio nos tecidos lesados*. Esse tipo de calcificação não reflete apenas o acúmulo de cálcio derivado dos corpos das células mortas, mas também representa a deposição extracelular de cálcio a partir da circulação ou do líquido intersticial. A calcificação distrófica aparentemente exige a persistência do tecido necrótico; com freqüência é visível a olho nu e varia de grãos tipo areia até material bem firme e duro como rocha. A calcificação não acarreta conseqüências funcionais em muitas localizações, como nos casos de necrose caseosa da tuberculose no pulmão ou linfonodos. Todavia, a calcificação distrófica também pode ocorrer em localizações críticas, como nas valvas aórtica ou mitral (Fig. 1.11). Nesses casos, a calcificação produz obstrução do fluxo sangüíneo porque produz folhetos valvares inflexíveis e estreitamento dos orifícios valvares (estenose aórtica e mitral). A calcificação distrófica na aterosclerose coronariana contribui para a estenose desses vasos. Embora as moléculas envolvidas na deposição fisiológica de cálcio no osso, por exemplo, osteopontina, osteonectina e osteocalcina, sejam encontradas associadas à calcificação distrófica, os mecanismos subjacentes desse processo permanecem obscuros.

A calcificação distrófica também tem importância na radiografia utilizada para firmar o diagnóstico. A mamografia baseia-se principalmente na detecção de calcificações no câncer de mama; a toxoplasmose congênita, infecção que compromete o sistema nervoso central, é cogitada ao se visualizar calcificação no cérebro de lactentes.

A *calcificação metastática reflete uma alteração no metabolismo do cálcio, ao contrário da calcificação distrófica, que tem origem na lesão celular*. A calcificação metastática relaciona-se com o aumento da concentração sérica de cálcio (hipercalcemia). Em geral, quase todas as patologias que aumentam a taxa sérica de cálcio podem causar calcificação em locais impróprios, como os septos alveolares dos pulmões, túbulos renais e vasos sangüíneos. A calcificação é encontrada em diversas patologias, como na insuficiência renal crônica, intoxicação por vitamina D e hiperparatireoidismo.

A formação de cálculos contendo carbonato de cálcio, em localizações como a vesícula biliar, pelve renal, bexiga e ducto pancreático é outra forma de calcificação patológica. Em certas circunstâncias, verifica-se precipitação dos sais minerais a partir de uma solução, com cristalização ao redor de focos de material orgânico. Os pacientes que já apresentaram quadros álgicos intensos causados por cólica biliar ou cólica renal podem atestar as conseqüências desagradáveis desse tipo de calcificação.

O Termo "Hialina" Refere-se a qualquer Material que Exibe um Aspecto Homogêneo e Avermelhado quando Corado com Hematoxilina e Eosina

O estudante encontrará o termo *hialina* nas descrições clássicas de diversas lesões não relacionadas. A terminologia padrão inclui a arteriolosclerose hialina, hialina alcoólica no fígado, membranas hialinas no pulmão e gotículas hialinas em diversas células. As várias lesões denominadas hialina não possuem de fato coisa alguma em comum. A hialina alcoólica é composta de filamentos citoesqueléticos; a hialina encontrada nas arteríolas renais deriva das membranas basais; e as membranas hialinas consistem no depósito alveolar de proteínas plasmáticas. O termo é anacrônico e de valor questionável, embora ainda seja empregado como um descritor morfológico.

MECANISMOS E MORFOLOGIA DE LESÃO CELULAR

Todas as células possuem mecanismos eficientes para lidar com alterações nas condições do ambiente. Por conseguinte, canais de íons abrem ou fecham, substâncias químicas nocivas são detoxificadas, depósitos metabólicos do tipo gordura ou glicogênio podem ser mobilizados e processos catabólicos acarretam a segregação de material particulado interno. Ocorre lesão celular aguda quando as alterações do ambiente superam a capacidade da célula de manter a homeostasia normal. A lesão celular é reversível, com restauração completa da sua integridade estrutural e funcional, caso se remova o estresse a tempo, ou se a célula resistir ao ataque. Por exemplo, quando se interrompe a irrigação cardíaca por um período inferior a 30 minutos, todas as alterações estruturais e funcionais mostram-se reversíveis. A célula também pode ficar exposta a estresse subletal persistente, como na irritação mecânica da pele ou exposição da mucosa brônquica à fumaça do cigarro. Nesses casos, a célula tem tempo para se adaptar à lesão reversível de diversas maneiras, cada uma delas tendo sua contrapartida morfológica. Por outro lado, caso o estresse seja intenso, a lesão irreversível acarreta morte celular. O momento preciso em que a lesão reversível passa a ser irreversível, "o ponto sem retorno", não pode ser identificado atualmente.

A Tumefação Hidrópica É um Aumento Reversível do Volume Celular

A tumefação hidrópica caracteriza-se por citoplasma pálido e grande, com núcleo de localização normal (Fig. 1.12). O maior volume corresponde a aumento no teor de água. A tumefação hidrópica reflete a lesão celular aguda reversível e pode ser causada por inúmeras etiologias, como toxinas biológicas ou químicas, viroses ou infecções bacterianas, isquemia, frio ou calor excessivo, e assim por diante.

A microscopia eletrônica revela que o número de organelas permanece sem alteração, embora elas pareçam dispersas em maior volume. O líquido em excesso parece se acumular, de preferência, nas cisternas do retículo endoplasmático, que se mostra visivelmente dilatado, talvez devido às trocas iônicas nesse compartimento (Fig. 1.13). A tumefação hidrópica é totalmente reversível com a remoção da causa.

A tumefação hidrópica resulta do comprometimento na regulação do volume celular, um processo que controla as concentrações iônicas no citoplasma. Essa regulação, em particular no caso do sódio, opera em três níveis: (1) a membrana plasmática, (2) a bomba de sódio da membrana plasmática e (3) o suprimento de trifosfato de adenosina (ATP). A membrana plasmática cria uma barreira ao fluxo de sódio segundo o gradiente de concentração na célula e evita uma saída semelhante de potássio da célula. A barreira ao sódio não é perfeita e, assim, a relativa permeabilidade para esse íon permite a entrada passiva de sódio na célula. A bomba de sódio na membrana plasmática dependente de energia (Na^+/K^+-ATPase), que é alimentada por ATP, procura compensar a entrada de sódio excluindo-o da célula. Os agentes lesivos podem interferir nesse processo regulado pela membrana (1) aumentando a permeabilidade

FIGURA *1.12*
Tumefação hidrópica. Uma biopsia hepática por agulha em paciente com lesão hepática tóxica revela tumefação hidrópica intensa na zona centrolobular. Os hepatócitos afetados exibem núcleo central e citoplasma distendido (insuflado) por excesso de líquido.

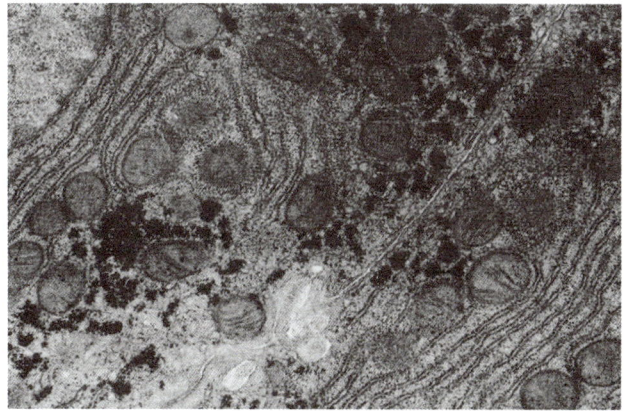
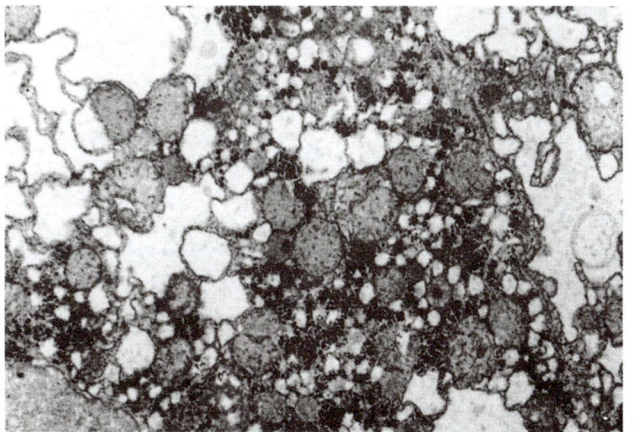

FIGURA *1.13*
Ultra-estrutura de tumefação hidrópica de uma célula hepática. A. Dois hepatócitos normais justapostos, com retículo endoplasmático granular disposto em paralelo e bem organizado. B. Hepatócito tumefeito com as cisternas do retículo endoplasmático dilatadas pelo excesso de líquido.

da membrana plasmática ao sódio e, por conseguinte, superando a capacidade da bomba de expulsar o sódio; (2) lesando diretamente a bomba, ou (3) interferindo na síntese de ATP e retirando o combustível da bomba de sódio. Em qualquer situação, o acúmulo de sódio na célula leva a um aumento do teor hídrico para manter as condições isosmóticas, provocando então a tumefação celular.

As Alterações Subcelulares Ocorrem em Células Lesadas de Modo Reversível

- **Retículo endoplasmático:** As cisternas do retículo endoplasmático encontram-se distendidas por líquido na tumefação hidrópica (ver Fig. 1.13). Em outras formas de lesão celular aguda e reversível, os polissomos ligados à membrana podem ser submetidos a desagregação e desligamento da superfície do retículo endoplasmático granular rugoso (Fig. 1.14).
- **Mitocôndrias:** As mitocôndrias apresentam tumefação em algumas formas de lesão aguda, em particular na isquemia (Fig. 1.15). Esse aumento de volume seria provavelmente causado pela dissipação do gradiente de energia, com comprometimento subseqüente no controle do volume mitocondrial. Pode-se observar o aparecimento de densidades amorfas, ricas em fosfolipídios, totalmente reversíveis no caso de recuperação.
- **Membrana plasmática:** Vesículas das membranas plasmáticas — sob a forma de extrusões focais no citoplasma — são notadas ocasionalmente. Estas podem ser eliminadas para o meio externo sem perda da viabilidade celular.
- **Núcleo:** A lesão reversível no núcleo reflete-se principalmente na alteração nucleolar. Os componentes fibrilar e granular do nucléolo podem se segregar. Alternativamente, o componente granular pode diminuir, deixando apenas um centro fibrilar.

Essas alterações nas organelas celulares (Fig. 1.16) refletem-se em desarranjos funcionais (p. ex., menor síntese protéica e comprometimento da produção de energia). **Após a retirada do estresse agudo responsável pela lesão celular reversível, a célula retorna, por definição, ao seu estado normal.**

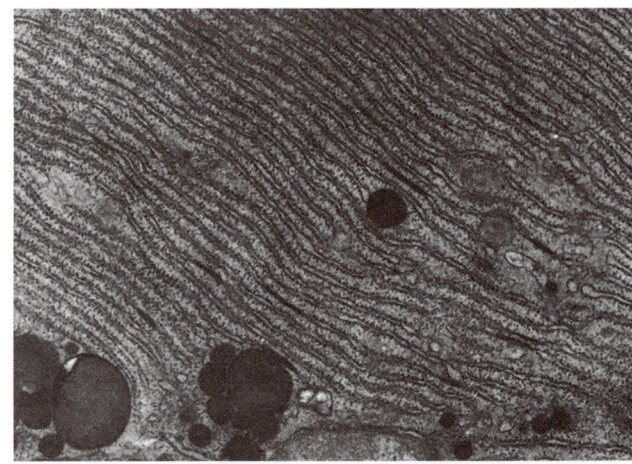
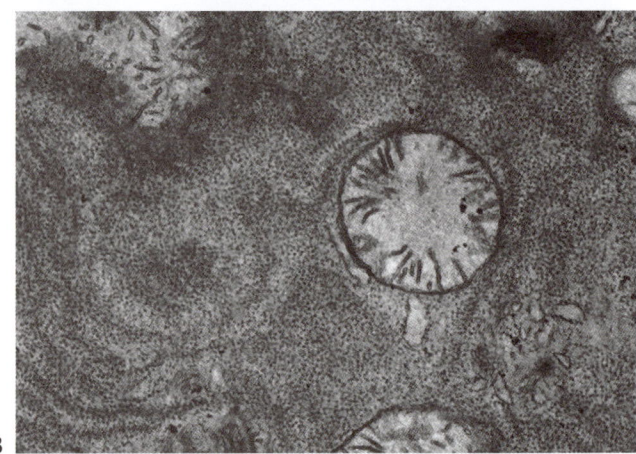

FIGURA *1.14*
Desagregação dos polirribossomos ligados à membrana na lesão hepática aguda reversível. A. Hepatócito normal, no qual o corte de perfil demonstra retículo endoplasmático salpicado com ribossomos. B. Hepatócito lesado, mostrando separação entre os ribossomos e as membranas do retículo endoplasmático, bem como o acúmulo de ribossomos livres no citoplasma.

A Lesão Celular Isquêmica Geralmente Resulta de Obstrução ao Fluxo Sangüíneo

Quando os tecidos são privados de oxigênio, o ATP não pode ser produzido por metabolismo aeróbico e então é gerado de modo ineficiente por metabolismo anaeróbico. A isquemia inicia uma série de desequilíbrios químicos e de pH, acompanhados por maior geração de espécies prejudiciais de radicais livres. O dano produzido por períodos curtos de isquemia tende a ser reversível se a circulação for restabelecida. Contudo, as células submetidas a períodos longos de isquemia tornam-se irreversivelmente lesadas e morrem. Os mecanismos de lesão celular são discutidos a seguir.

O Estresse Oxidativo Acarreta Lesão Celular em Muitos Órgãos

Para a vida humana, o oxigênio é ao mesmo tempo uma bênção e uma maldição. Sem ele, a vida é impossível, porém seu metabolismo pode produzir espécies de oxigênio parcialmente reduzido que reagem com praticamente qualquer molécula que encontram.

Formas de Oxigênio Reativas (FOR)

As FOR foram identificadas como causas prováveis de lesão celular em muitas doenças (Fig. 1.17). O processo inflamatório, seja agudo ou crônico, pode ocasionar destruição tissular considerável. Nessas circunstâncias, as formas de oxigênio parcialmente reduzido produzidas pelos fagócitos constituem mediadores importantes de lesão celular. As lesões celulares causadas pelos radicais de oxigênio formados pelas células inflamatórias foram implicadas nas doenças articulares e em muitos órgãos, inclusive rim, pulmões e coração. A toxicidade de muitos produtos químicos pode refletir a formação de formas tóxicas de oxigênio. Por exemplo, a morte celular por radiação ionizante tem maior probabilidade de resultar da formação direta de radicais hidroxila a partir da radiólise da água. Há também evidência da importância das formas de oxigênio na formação de mutações durante carcinogênese química. Por fim, a lesão oxidativa foi relacionada com o envelhecimento biológico (ver adiante).

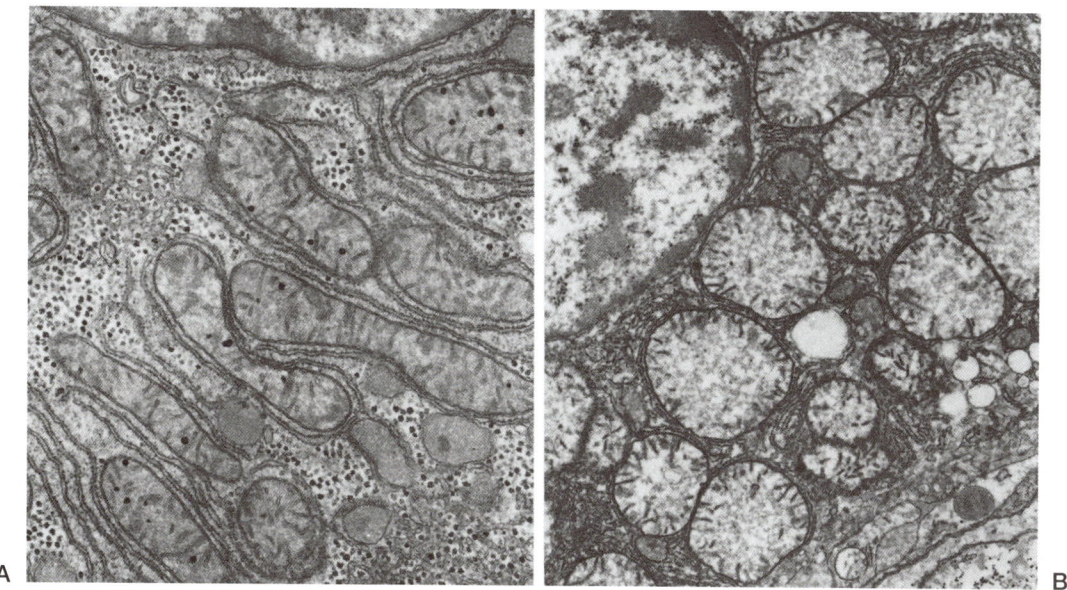

FIGURA 1.15
Tumefação mitocondrial na lesão celular por isquemia aguda. A. As mitocôndrias normais são alongadas e apresentam cristas proeminentes, que atravessam a matriz mitocondrial. B. As mitocôndrias provenientes de uma célula submetida à isquemia mostram-se tumefeitas e arredondadas e exibem menor densidade na matriz. As cristas são menos proeminentes que na organela normal.

As células também podem ser lesadas quando o oxigênio apresenta-se em concentrações acima do normal. No passado, isso ocorreu mais nas indicações terapêuticas em que se administrava oxigênio ao paciente em concentração superior aos 20% encontrados no ar inspirado. Os pulmões dos adultos e os olhos dos recém-nascidos prematuros foram os principais alvos dessa toxicidade por oxigênio.

O oxigênio tem um papel metabólico importante como aceptor terminal do transporte mitocondrial de elétrons. A citocromo-oxidase catalisa a redução de quatro elétrons do O_2 até água. A energia resultante é aproveitada como um potencial eletroquímico através da membrana mitocondrial interna.

A redução completa de O_2 até H_2O envolve a transferência de quatro elétrons. Existem três formas parcialmente reduzidas que

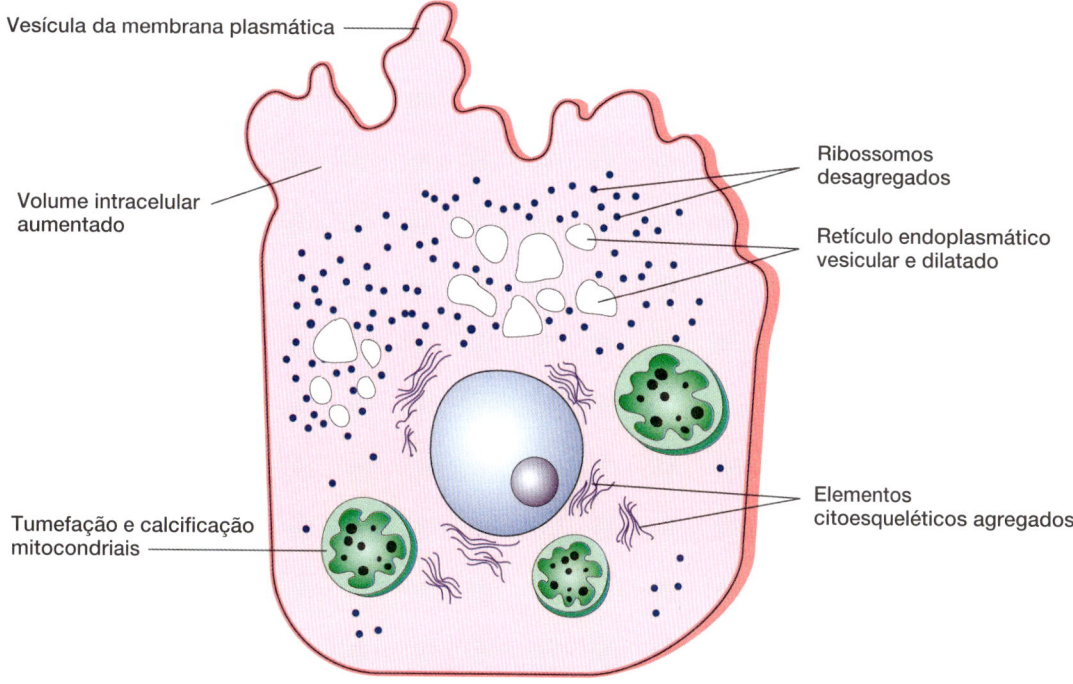

FIGURA 1.16
Características ultra-estruturais da lesão celular reversível.

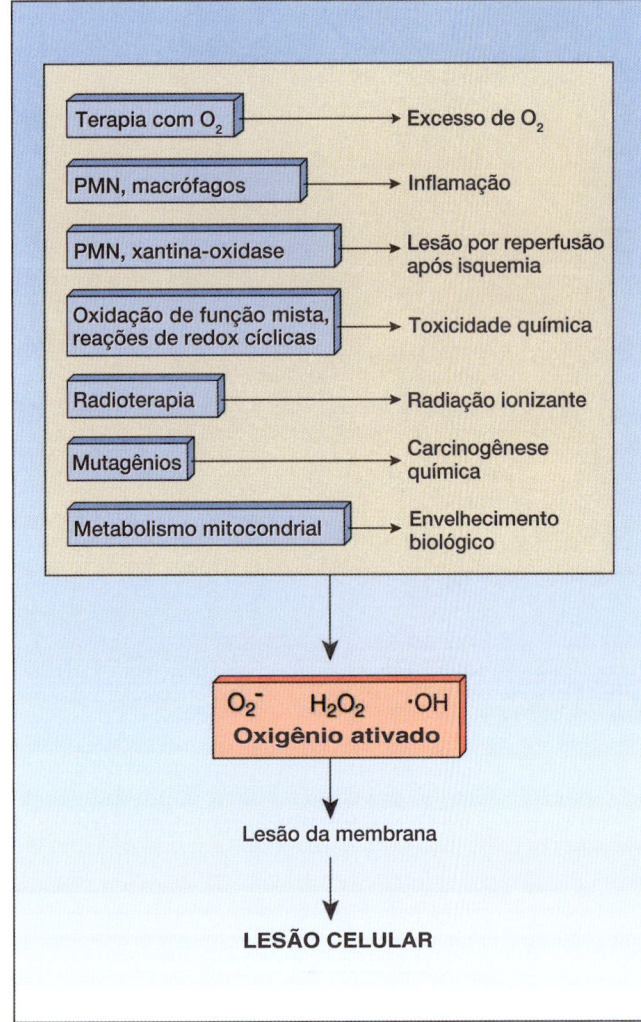

FIGURA 1.17
O papel das formas de oxigênio ativado na doença humana.

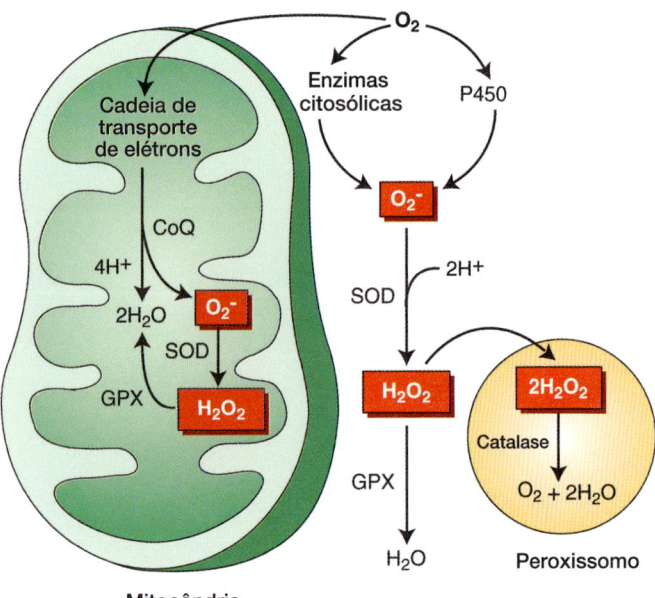

FIGURA 1.18
Mecanismos pelos quais radicais de oxigênio reativos são gerados a partir de oxigênio e depois detoxificados por enzimas celulares. CoQ = coenzima Q. GPX = glutationa peroxidase. SOD = superóxido dismutase.

Peróxido de Hidrogênio

Os ânions O_2^- são catabolizados pela superóxido dismutase, produzindo H_2O_2. O peróxido de hidrogênio também é produzido diretamente por muitas oxidases nos peroxissomos citoplasmáticos (ver Fig. 1.18). Por si só, o H_2O_2 não é particu-

são intermediárias entre O_2 e H_2O, representando a transferência de um número variável de elétrons (Fig. 1.18). Elas são O_2^-, superóxido (um elétron); H_2O_2, peróxido de hidrogênio (dois elétrons); e •OH, o radical hidroxila (três elétrons). A maioria dessas FOR é produzida principalmente por extravasamentos no transporte mitocondrial de elétrons, com uma contribuição adicional vinda do sistema oxigenase de função mista (P450). Os principais tipos de FOR estão relacionados no Quadro 1.1.

Superóxido

O ânion superóxido (O_2^-) é produzido principalmente por extravasamentos no transporte mitocondrial de elétrons ou como parte da resposta inflamatória. No primeiro caso, a grande abrangência da coenzima Q (CoQ) e outras imperfeições na cadeia de transporte de elétrons permite a transferência de elétrons para O_2, produzindo O_2^-. No caso de células inflamatórias fagocitárias, a ativação de uma oxidase da membrana plasmática produz O_2^-, o qual, a seguir, é convertido a H_2O_2 e, finalmente, a outras FOR (Fig. 1.19). Por sua vez, essas FOR atacam patógenos, fragmentos de células necróticas ou outros materiais fagocitados (ver Cap. 2).

QUADRO 1.1 Formas de Oxigênio Reativas (FOR)

Molécula	Atributos
Peróxido de hidrogênio (H_2O_2)	Forma radicais livres via reação de Fenton catalisada por Fe^{2+}
	Difunde-se bastante dentro da célula
Ânion superóxido (O_2^-)	Gerado por extravasamentos na cadeia de transporte de elétrons e em algumas reações citosólicas
	Produz outras FOR
	Não se difunde prontamente para longe de sua origem
Radical hidroxila (•OH)	Gerado a partir de H_2O_2 pela reação de Fenton catalisada por Fe^{2+}
	O principal radical intracelular responsável pela agressão a macromoléculas
Peroxinitrito (ONOO•)	Formado a partir da reação de óxido nítrico (NO) com O_2^-, danifica macromoléculas
Radicais peróxido lipídicos (RCOO•)	Radicais orgânicos produzidos durante peroxidação lipídica
Ácido hipocloroso (HOCl)	Produzido por macrófagos e neutrófilos durante explosão respiratória que acompanha a fagocitose
	Dissocia-se liberando o radical hipoclorito (OCl^-)

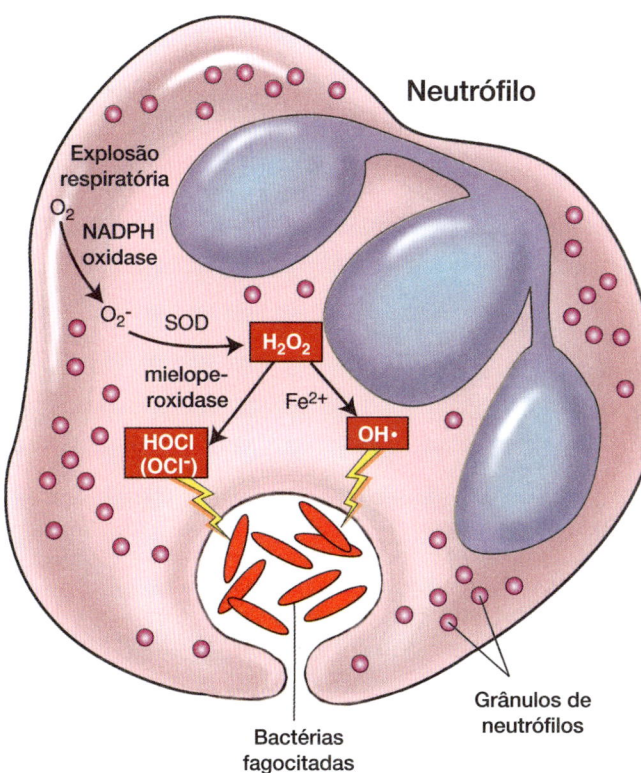

FIGURA 1.19
Geração de formas de oxigênio reativas em neutrófilos como conseqüência de fagocitose de bactérias. SOD = superóxido dismutase.

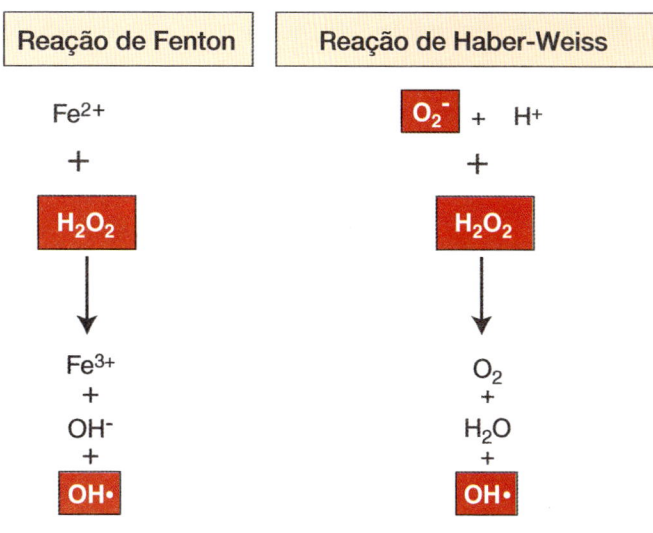

FIGURA 1.20
Reações de Fenton e Haber-Weiss gerando o radical hidroxila altamente reativo. As formas reativas são mostradas em vermelho.

larmente lesivo, e é metabolizado em grande parte até H_2O pela catalase. Entretanto, quando produzido em excesso, é convertido em •OH altamente reativo. Nos neutrófilos, a mieloperoxidase transforma H_2O_2 no potente radical hipoclorito (OCl^-), que é letal para microrganismos e células.

A maioria das células possui mecanismos eficientes para a remoção do H_2O_2. Duas enzimas diferentes reduzem o H_2O_2 até água: a catalase localizada nos peroxissomos e a glutationa peroxidase no citosol e nas mitocôndrias (ver Fig. 1.18). A glutationa peroxidase utiliza a glutationa reduzida (GSH) como co-fator, produzindo duas moléculas de glutationa oxidada (GSSG) para cada molécula de H_2O_2 reduzida até água. A GSSG é reduzida a GSH pela glutationa redutase, tendo como co-fator o dinucleotídeo de nicotinamida-adenina-fosfato reduzido (NADPH).

Radical Hidroxila

Os radicais hidroxila (•OH) são formados por (1) radiólise da água, (2) reação de H_2O_2 com ferro ferroso (reação de Fenton) e (3) reação de O_2^- com H_2O_2 (reação de Haber-Weiss) (Fig. 1.20). O radical hidroxila é a molécula mais reativa das FOR, e existem diversos mecanismos pelos quais ela pode lesar macromoléculas.

- **Peroxidação lipídica:** O radical hidroxila remove um átomo de hidrogênio dos ácidos graxos insaturados dos fosfolipídios da membrana, um processo que forma um radical lipídico livre (Fig. 1.21). O radical lipídico, por sua vez, reage com oxigênio molecular e forma um radical peróxido lipídico. Este radical peróxido pode, por sua vez, funcionar como um iniciador, removendo o outro átomo de hidrogênio de um segundo ácido graxo insaturado. Verifica-se, então, a formação de peróxido lipídico e novo radical lipídico, dando início à reação em cadeia. Os peróxidos lipídicos são instáveis e se fragmentam em moléculas menores. A destruição dos ácidos graxos insaturados dos fosfolipídios resulta na perda de integridade da membrana.
- **Interações protéicas:** Os radicais hidroxila também podem lesar proteínas. Os aminoácidos cisteína e metionina, que contêm enxofre, bem como a arginina, histidina e prolina, são especialmente vulneráveis ao ataque pelo •OH. Como conseqüência de lesão oxidativa, as proteínas sofrem fragmentação, ligação cruzada, agregação e, finalmente, degradação.
- **Lesão de DNA:** O DNA representa um alvo importante para o radical hidroxila. As diversas alterações estruturais incluem quebras do filamento, bases modificadas e ligações cruzadas entre os filamentos. Na maioria dos casos, a integridade do genoma pode ser reconstituída pelas diversas vias de reparação do DNA. Todavia, a célula morre se a lesão oxidativa do DNA for suficientemente extensa.

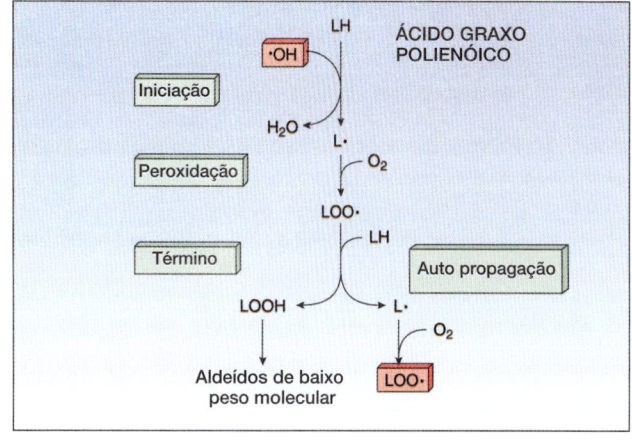

FIGURA 1.21
Peroxidação lipídica iniciada pelo radical hidroxila.

A Fig. 1.22 resume os mecanismos de lesão celular por formas de oxigênio ativado.

Peroxinitrito

O peroxinitrito ($ONOO^-$) é formado pela interação de superóxido (O_2^-) com óxido nítrico ($NO\bullet$).

$$NO\bullet + O_2^- \rightarrow ONOO^-$$

O radical livre $ONOO^-$ ataca uma grande variedade de moléculas biologicamente importantes, incluindo lipídios, proteínas e DNA. O óxido nítrico, molécula gerada em muitos tecidos, é um potente vasodilatador e mediador de muitos processos biológicos importantes. Assim, a formação de peroxinitrito ocupa lugar importante na toxicologia dos radicais livres.

Defesas Celulares Contra Radicais Livres de Oxigênio

As células manifestam defesas antioxidantes potentes contra FOR, inclusive enzimas de detoxificação e eliminadores de radicais livres exógenos (vitaminas). As principais enzimas que convertem FOR a moléculas menos reativas são a superóxido dismutase, catalase e glutationa peroxidase.

Enzimas de Detoxificação

- **Superóxido dismutase (SOD)** é a primeira linha de defesa contra O_2^-, convertendo-o a H_2O_2 e O_2.

$$2 O_2^- + 2 H^+ \rightarrow O_2 + H_2O_2.$$

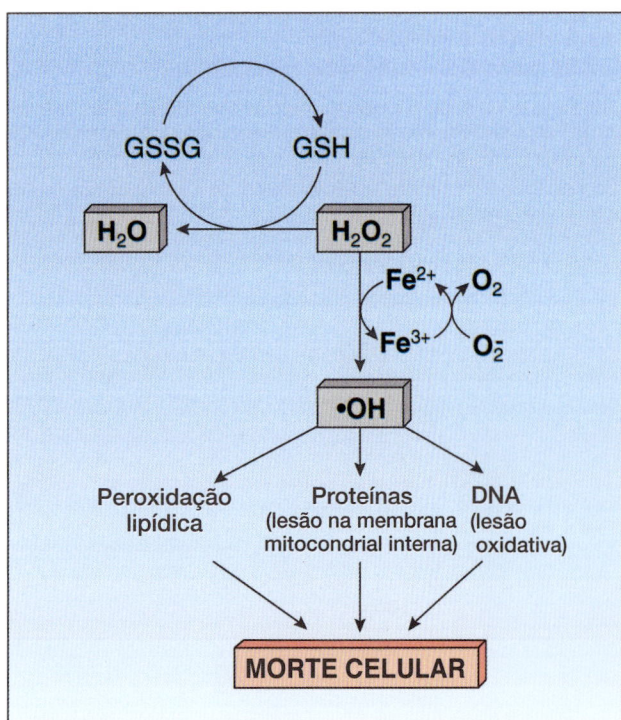

FIGURA 1.22
Mecanismos de lesão celular por formas de oxigênio ativado.

- **Catalase**, localizada principalmente nos peroxissomos, é uma das duas enzimas que completam a dissolução de O_2^- pela eliminação de H_2O_2 e, dessa forma, sua conversão potencial a $\bullet OH$.

$$2 H_2O_2 \rightarrow 2 H_2O + O_2$$

- **Glutationa peroxidase (GPX)** catalisa a redução de H_2O_2 e peróxidos lipídicos na mitocôndria e no citosol.

$$H_2O_2 + 2\ GSH \rightarrow 2\ H_2O + GSSG$$

Eliminadores de FOR

- **Vitamina E (α-tocoferol)** é um aceptor terminal de elétrons e, dessa forma, bloqueia reações de cadeia de radicais livres. Como é lipossolúvel, exerce sua atividade nas membranas lipídicas, protegendo-as contra a peroxidação lipídica.
- **Vitamina C (ascorbato)** é hidrossolúvel e reage diretamente com O_2, $\bullet OH$ e alguns produtos da peroxidação lipídica. Também regenera a forma reduzida da vitamina E.
- **Retinóides**, precursores da vitamina A, são lipossolúveis e funcionam como antioxidantes que quebram a cadeia.

A Lesão por Isquemia/Reperfusão Reflete Estresse Oxidativo

A lesão por isquemia/reperfusão (I/R) é um problema clínico comum que surge associada a doença cardiovascular oclusiva, infecção, choque e muitas outras circunstâncias. A gênese da lesão I/R está relacionada com a inter-relação entre isquemia transitória e restabelecimento de fluxo sangüíneo (reperfusão). Inicialmente, a isquemia produz um tipo de lesão celular que acarreta a geração de formas de radicais livres. Subseqüentemente, a reperfusão fornece oxigênio molecular (O_2) em abundância para combinar com os radicais livres, constituindo formas de oxigênio reativas. A evolução da lesão I/R também envolve a participação de muitos outros fatores. Entre esses encontram-se mediadores inflamatórios [fator de necrose tumoral-α (TNF-α), interleucina-1 (IL-1)], fator ativador de plaquetas (FAP), óxido nítrico sintase (NOS) e $NO\bullet$, moléculas de aderência intercelular e muitos mais.

Xantina Oxidase

A xantina desidrogenase pode ser convertida por proteólise durante um período de isquemia a xantina oxidase. Quando o fornecimento de oxigênio retorna com a reperfusão, as purinas em abundância derivadas do catabolismo de ATP durante a isquemia proporcionam substratos para a atividade da xantina oxidase. Essa enzima precisa de oxigênio na catalisação da formação de ácido úrico, e formas de oxigênio ativadas são subprodutos dessa reação.

A Participação de Neutrófilos

Uma fonte adicional de formas de oxigênio ativado durante a reperfusão é o neutrófilo. As alterações na superfície celular que ocorrem durante a isquemia e a reperfusão induzem a aderência e ativação de neutrófilos circulantes. Essas células liberam grandes quantidades de formas de oxigênio ativado e enzimas hidrolíticas, que podem lesar as células previamente isquêmicas.

A reperfusão também faz com que as células endoteliais movam selectina-P pré-formada para a superfície celular, permitindo que neutrófilos se liguem à molécula de aderência intercelular da membrana endotelial-1 (ICAM-1) e rolem ao longo de células endoteliais (ver Cap. 2). O recrutamento dessas células inflamatórias para a área afetada aumenta a produção local de radicais livres de oxigênio.

A Participação do Óxido Nítrico

Existem duas formas principais de NOS: uma forma constitutiva, comum a células endoteliais e células parenquimatosas (p. ex., hepatócitos, neurônios) e uma forma induzível (iNOS), encontrada principalmente nas células inflamatórias. O óxido nítrico dilata a microvasculatura por relaxar a musculatura lisa, inibe a agregação plaquetária e diminui a aderência entre leucócitos e a superfície endotelial. Todas essas atividades são mediadas pela capacidade que o NO• tem de diminuir o Ca^{2+} citosólico, tanto pela exclusão do cálcio da célula quanto por seu seqüestro dentro de depósitos intracelulares.

O NO• também reage com superóxido (O_2^-), formando o peroxinitrito ($ONOO^-$), que é muito reativo. Em circunstâncias normais, o O_2^- é detoxificado pela SOD, e pouco $ONOO^-$ é produzido. Contudo, a I/R rompe esse equilíbrio porque inativa SOD e estimula iNOS, elevando assim a quantidade de NO• e favorecendo a produção de peroxinitrito. O radical livre provoca quebras em filamentos de DNA e peroxidação lipídica nas membranas celulares.

Citocinas Inflamatórias

A lesão I/R provoca a liberação de citocinas que (1) promovem vasoconstrição, (2) estimulam a aderência de células inflamatórias e plaquetas ao endotélio e (3) afetam locais distantes da própria lesão isquêmica.

A liberação local de TNF-α na região da lesão I/R resulta em quimiotaxia e seqüestro de neutrófilos pela regulação para cima da expressão das moléculas de adesão celular tanto nos neutrófilos quanto nas células endoteliais. Essa citocina também é responsável por incrementos no tráfego de neutrófilos e lesão relacionada a neutrófilos em locais distantes do ponto da própria lesão I/R, dessa forma provocando efeitos sistêmicos. Ao elevar os níveis de FAP, a lesão I/R prejudica a função vascular nos níveis local e sistêmico. Ademais, a maior liberação de endotelina durante a lesão I/R promove a aderência de células inflamatórias e aumenta o tônus vascular e a permeabilidade.

Pode-se ter uma visão panorâmica da lesão por reperfusão ao se enfatizar que existem três estágios diferentes de lesão celular, dependendo da duração da isquemia:

- Nos períodos curtos de isquemia, a reperfusão (e, por conseguinte, o ressuprimento de oxigênio) restaura por completo a integridade funcional e estrutural da célula. Nesse caso, a lesão celular é completamente reversível.
- Nos períodos mais prolongados de isquemia, a reperfusão não se associa à restauração da função e estrutura celular, mas sim à deterioração e morte das células. Nesse caso, a lesão celular letal ocorre no período de reperfusão.
- A lesão celular letal pode se desenvolver durante o próprio período de isquemia, quando então a reperfusão não seria considerada um fator decisivo. É necessário um período mais longo de isquemia para produzir esse terceiro tipo de lesão celular. Nesse caso, a lesão celular independe da formação das formas de oxigênio ativado.

A Radiação Ionizante Provoca Estresse Oxidativo

O termo "ionizante" com referência a radiação eletromagnética conota uma habilidade de efetuar a radiólise da água, desse modo formando diretamente radicais hidroxila. Conforme observado anteriormente, os radicais hidroxila interagem com o DNA e inibem a sua replicação. Para uma célula não-proliferativa, como o hepatócito ou o neurônio, a incapacidade de replicar o DNA tem pequena importância. Todavia, a incapacidade de replicar o DNA representa uma perda de função catastrófica para a célula proliferativa. A célula proliferativa não consegue mais se dividir, morre por *apoptose*, que elimina do organismo as células que perderam sua função principal. Os efeitos mutagênicos diretos da radiação ionizante sobre o DNA também são importantes. Os efeitos citotóxicos da radiação ionizante também são dependentes de dose. Enquanto a exposição a fontes importantes de radiação compromete a capacidade de replicação de células que ciclam, doses maciças de radiação podem destruir tanto as células em proliferação quanto as quiescentes diretamente. A Fig. 1.23 resume os mecanismos de morte celular pela radiação ionizante.

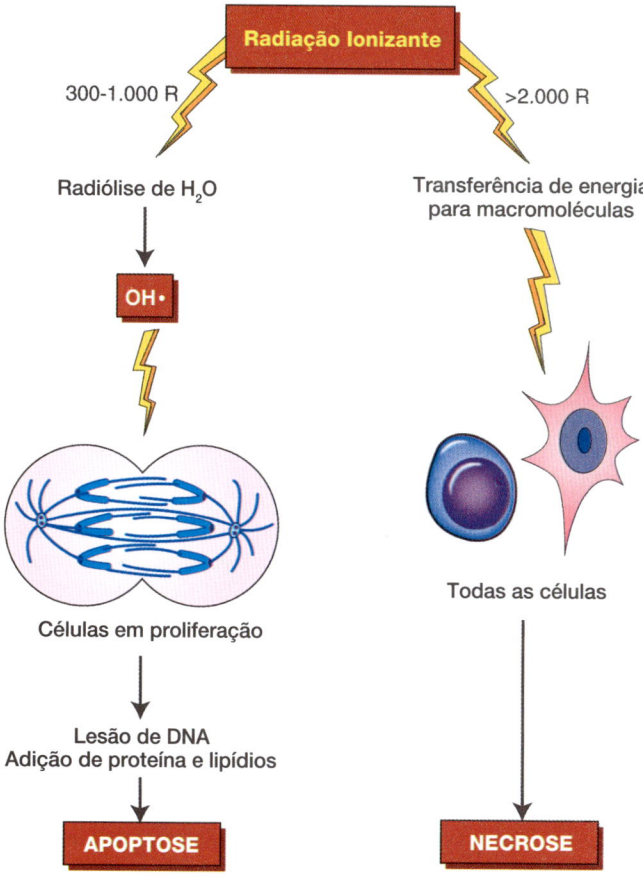

FIGURA *1.23*
Mecanismos pelos quais a radiação ionizante em doses baixas e altas provoca morte celular.

A Citotoxicidade Viral Pode Ser Direta ou Mediada Imunologicamente

Os meios pelos quais os vírus provocam lesão e morte celulares são tão diferentes quanto os próprios vírus. Em oposição às bactérias, um vírus precisa de hospedeiro celular para (1) abrigá-lo; (2) proporcionar as enzimas, substratos e outros recursos para a replicação viral; e (3) funcionar como uma fonte para disseminação quando os virions maduros estiverem prontos para se disseminar para outras células. Os vírus evoluíram mecanismos pelos quais evitam morder a mão que os alimenta (pelo menos até que estejam prontos para outras mãos). A habilidade de um vírus persistir numa célula infectada exige uma relação parasitária, embora temporária, com a célula hospedeira. Durante essa fase vulnerável, o vírus brinca de gato e rato com o sistema imunológico como uma maneira de evitar a eliminação da célula infectada. Esse período é seguido por uma fase na qual o vírus se dissemina, seja por brotamento (que não destrói necessariamente a célula) ou por lise. Em algumas infecções virais (p. ex., herpes simples, sarampo, varicela zoster), a infecção da célula hospedeira pode perdurar muitos anos ou toda uma vida, em cujo caso a célula não é destruída. Existem padrões de lesão celular relacionados com infecções virais que merecem uma breve citação:

- **Toxicidade direta:** Os vírus podem lesar as células diretamente ao subverter enzimas celulares e exaurir os nutrientes da célula, rompendo assim os mecanismos normais de homeostase. Contudo, os mecanismos subjacentes à lise celular induzida por vírus provavelmente são mais complexos (Fig. 1.24A).
- **Manipulação de apoptose:** Durante seu ciclo de replicação, e antes de a montagem viriônica estar completa, existem muitas atividades virais que podem ocasionar a apoptose. Por exemplo, a apoptose é ativada quando a célula detecta replicação de DNA epsônica (extracromossômica). Como os vírus devem evitar a morte celular antes de terem produzido progênie infecciosa, eles desenvolveram mecanismos para contrabalançar esse efeito ao regular para cima proteínas antiapoptose e inibindo as proteínas pró-apoptose. Alguns vírus também codificam proteínas que induzem a apoptose quando os virions-filhos estão maduros (Fig. 1.24A).
- **Citotoxicidade mediada imunologicamente:** Tanto o braço humoral quanto o celular do sistema imune protegem contra os efeitos lesivos de infecções virais, eliminando células infectadas. Assim, a apresentação de proteínas virais ao sistema imunológico no contexto de um complexo de histocompatibilidade principal (MHC) sobre a superfície celular imuniza o organismo contra o invasor e provoca tanto células *killer* quanto anticorpos antivirais. Esses braços do sistema imunológico eliminam as células infectadas por vírus ao induzir a apoptose ou ao lisar a célula com complemento (Fig. 1.24B) (ver Cap. 4).

As Substâncias Químicas Lesam as Células Direta e Indiretamente

Muitas substâncias químicas podem lesar quase qualquer célula no organismo. A ciência da toxicologia tenta definir os mecanismos que determinam a especificidade da célula-alvo e o mecanismo de ação dessas substâncias químicas. As substâncias químicas tóxicas são divididas em duas classes gerais: (1) as que interagem diretamente com constituintes celulares sem precisar de ativação metabólica e (2) as que por si só não são tóxicas, mas são metabolizadas produzindo uma toxina que interage com a célula-alvo. Qualquer que seja o mecanismo, o resultado geralmente é a morte celular necrótica (ver adiante).

Necrose Hepática Causada pela Metabolização de Substâncias Químicas

Estudos realizados em roedores com alguns compostos que produzem necrose da célula hepática aumentaram nossa compreensão de como os agentes químicos lesam as células. Esses estudos focalizaram principalmente os compostos convertidos a metabólitos tóxicos. O tetracloreto de carbono e o acetaminofeno são hepatotoxinas bem estudadas. São metabolizados pelo sistema oxidase de função mista do retículo endoplasmático e causam necrose da célula hepática. Essas hepatotoxinas são metabolizadas de maneira diferente, e é possível relacionar a evolução subseqüente de lesão celular letal com as características específicas desse metabolismo.

Tetracloreto de Carbono

O metabolismo do tetracloreto de carbono (CCL_4) é um sistema modelo para os estudos toxicológicos. O CCL_4 é metabolizado pela via do sistema oxigenase de função mista (P450) do fígado até um íon cloreto e um radical triclorometila bastante reativo.

$$CCL_4 + e^- \xrightarrow{P450} CCL_3\bullet + Cl^-$$

Este radical, como o radical hidroxila, representa um iniciador potente da peroxidação lipídica, embora também possa interagir com outras macromoléculas. Contudo, considerando-se a rapidez com que o CCL_4 destrói as células (horas), a lesão peroxidativa à membrana plasmática é a principal responsável.

Acetaminofeno

O acetaminofeno, importante constituinte de muitos analgésicos, é inócuo nas doses recomendadas, mas, quando consumido em excesso, é muito tóxico para o fígado. A maior parte do acetaminofeno é convertida enzimaticamente no fígado a metabólitos de glicuronídeo ou de sulfatos não-tóxicos. Menos de 5% do acetaminofeno são metabolizados normalmente por isoformas de citocromo P450 a NAPQI (*N*-acetil-*p*-benzoquinona imina), uma quinona muito reativa (Fig. 1.25). Entretanto, quando doses grandes de acetaminofeno sobrecarregam a via da glicuronidação, formam-se quantidades tóxicas de NAPQI. Este composto é responsável pela toxicidade relacionada ao acetaminofeno devido à sua conjugação com GSH ou grupos sulfidrila sobre proteínas hepáticas, formando tiol ésteres. Estes ésteres provocam disfunção celular extensa e acarretam lesão. Ao mesmo tempo, a NAPQI exaure a GSH antioxidante, tornando a célula mais suscetível a lesão provocada por radicais livres. Dessa forma, as alterações que exaurem a GSH (p. ex., inanição) aumentam a toxicidade do acetaminofeno. Além disso, o metabolismo do acetaminofeno é acelerado pelo consumo crônico de álcool, um efeito mediado por um aumento da isoforma 3A4 da P450, induzido por etanol. Como consequência, quantidades tóxicas de NAPQI acumulam-se rapidamente e podem destruir o fígado.

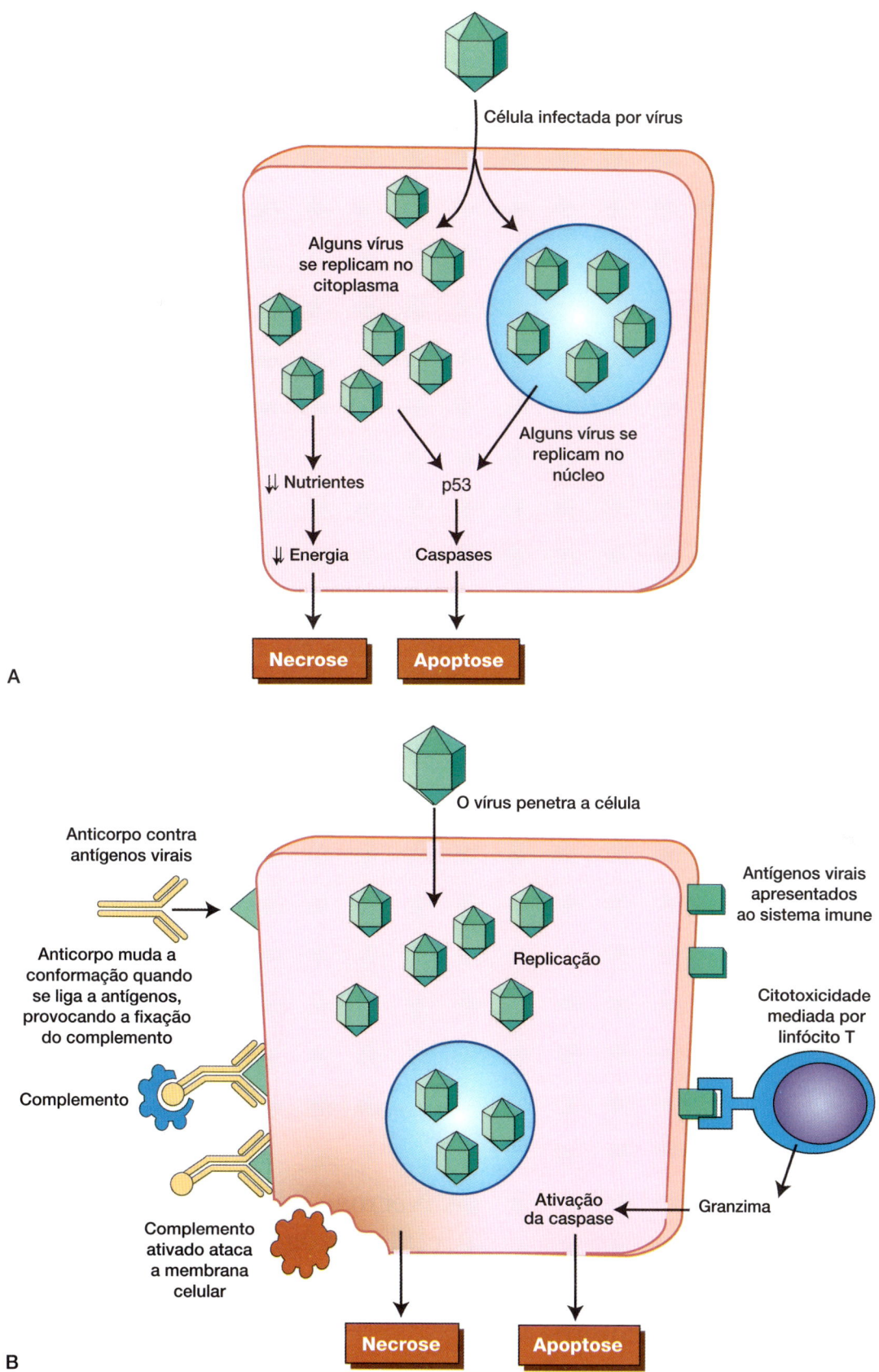

FIGURA 1.24
Lesão celular provocada por infecção viral. A. Lesão direta provocada por infecção viral, envolvendo tanto depleção dos recursos celulares quanto ativação dos mecanismos sinalizadores apoptóticos. **B.** Mecanismos que provocam a destruição imunomediada de células infectadas por vírus.

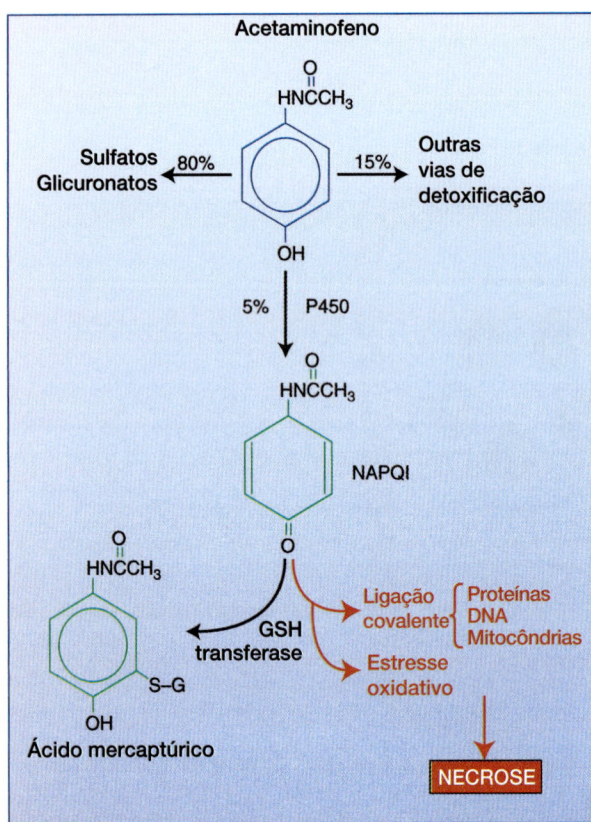

FIGURA 1.25
Reações químicas envolvidas na hepatotoxicidade do acetaminofeno.

Em resumo, o metabolismo de substâncias químicas hepatotóxicas pela oxidação de função mista acarreta lesão celular através da ligação covalente de metabólitos reativos e peroxidação de fosfolipídios da membrana. A peroxidação lipídica é iniciada por (1) um metabólito do composto original (como no CCL_4) ou (2) por formas de oxigênio ativado constituídas durante o metabolismo da toxina (como no caso do acetaminofeno), neste último amplificado pelas defesas antioxidantes enfraquecidas.

Substâncias Químicas que Não São Metabolizadas

Os agentes químicos diretamente citotóxicos não precisam ser metabolizados para lesar a célula-alvo e interagir diretamente com os constituintes celulares. Os alvos celulares críticos são diversos e incluem, por exemplo, mitocôndrias (metais pesados e cianeto), citoesqueleto (faloidina, Taxol) e DNA (agentes quimioterapêuticos alquilantes). Além disso, a interação entre os agentes químicos diretamente citotóxicos com a glutationa (agentes alquilantes) pode enfraquecer as defesas antioxidantes das células.

A Atividade Anormal da Proteína G Acarreta Lesão Celular Funcional

A função celular normal exige a coordenação de muitas cascatas sinalizadoras de ativação e de regulação. A interferência hereditária ou adquirida na transdução correta da sinalização pode acarretar disfunção celular significativa, conforme ilustrado pelas doenças associadas a proteínas G defeituosas (ver Figs. 5.28 e 9.24). Diferentes receptores de membrana (p. ex., receptores adrenérgicos ou da vasopressina) estão associados a proteínas G intracelulares, que ativam a sinalização seqüencial. Defeitos hereditários em subunidades da proteína G podem acarretar a ativação constitutiva da proteína. Em tal síndrome hereditária, predominam as manifestações endócrinas, inclusive múltiplos tumores na hipófise e na tireóide. Uma outra mutação da proteína G parece predominar em muitos casos de hipertensão essencial, em que a ativação exagerada da sinalização da proteína G ocasiona maior resposta vascular a estímulos que causam vasoconstrição. Certos microrganismos (p. ex., *Vibrio cholerae* e *Escherichia coli*) produzem seus efeitos porque elaboram toxinas que ativam proteínas G.

A resposta reduzida das proteínas G a interações ligante-receptor também pode ser causada por certas mutações nas subunidades da proteína G. Além disso, a atividade da proteína G pode ser inibida por certos produtos bacterianos, sendo o exemplo mais importante a toxina da coqueluche, que provoca a doença.

MORTE CELULAR

A compreensão dos mecanismos subjacentes à morte celular não é simplesmente um exercício acadêmico; a manipulação da viabilidade celular por meio de intervenção bioquímica e farmacológica é, atualmente, uma área de pesquisa importante. Por exemplo, se entendermos a bioquímica da morte isquêmica dos miócitos cardíacos, responsável pela principal causa de morte no mundo ocidental, podemos conseguir prolongar a sua sobrevida após uma oclusão coronária até que a circulação seja restabelecida.

Paradoxalmente, a sobrevivência de um organismo exige o sacrifício de células individuais. A morte celular fisiológica é parte integrante para a transformação do primórdio embrionário em órgãos completamente desenvolvidos. Também é crucial para a regulação dos números de células em vários tecidos, incluindo epiderme, trato gastrintestinal e sistema hematopoético. A morte celular fisiológica envolve a ativação de um programa interno de suicídio, que resulta na morte celular por um processo denominado **apoptose**.

Por outro lado, a morte celular patológica não é regulada e é invariavelmente lesiva ao organismo. Pode ser conseqüente a diferentes danos à integridade da célula (p. ex., isquemia, queimaduras e toxinas). Quando a agressão interfere em uma estrutura ou função vitais de uma organela (membrana plasmática, mitocôndrias etc.) e não desencadeia a cascata enzimática da apoptose preexistente, o processo é denominado **necrose**. Contudo, a morte celular patológica pode resultar de apoptose, conforme exemplificado por infecções virais e radiação ionizante.

A Necrose É Conseqüente a Lesão Celular Exógena e se Reflete em Áreas Geográficas de Morte Celular

No nível celular, a necrose caracteriza-se por tumefação celular e de organelas, depleção de ATP, aumento da permeabilidade da membrana plasmática, liberação de macromoléculas e, por fim, inflamação. Embora os mecanismos responsáveis pela necrose dependam da natureza da agressão e do órgão envolvido, a maioria dos exemplos de necrose compartilha certas semelhanças quanto ao mecanismo. O modelo de morte celular necrótica estudado mais extensamente em termos de mecânica é a lesão isquêmica a miócitos cardíacos. A seqüência de eventos é considerada única para os miócitos cardíacos, porém a maior parte das características é pertinente a outros tipos celulares e agentes lesivos.

A Necrose Refere-se ao Processo pelo Qual o Estresse Exógeno Destrói a Célula

As células existem em equilíbrio assimétrico com o meio externo. A membrana plasmática é a barreira que separa o líquido extracelular do meio interno. Qualquer que seja a natureza da agressão letal, a necrose celular é marcada por ruptura da função de barreira à permeabilidade da membrana plasmática. Nesse contexto, concentrações extracelulares de sódio e cálcio encontram-se mais altas do que as concentrações intracelulares, ocorrendo o oposto quanto ao potássio. A permeabilidade seletiva a íons exige (1) energia considerável, (2) integridade estrutural da bicamada lipídica, (3) proteínas intactas no canal de íons e (4) uma associação normal entre a membrana e os constituintes citoesqueléticos. Quando um ou mais desses elementos é gravemente atingido, o distúrbio do equilíbrio iônico interno resultante parece representar o "ponto sem volta" para a célula lesada.

O papel do cálcio na patogenia da morte celular merece menção especial. A concentração de Ca^{2+} nos líquidos extracelulares encontra-se na faixa de variação milimolar (10^{-3} M). Por outro lado, o nível no citosol é de 10.000 vezes mais baixo, uma ordem de 10^{-7} M. Muitas funções celulares vitais são reguladas de modo sofisticado por flutuações minúsculas na concentração citosólica de cálcio livre. Assim o fluxo maciço de Ca^{2+} através de uma membrana plasmática lesada assegura a perda da viabilidade celular.

Necrose de Coagulação

Necrose de coagulação refere-se às alterações observadas à luz da microscopia óptica em uma célula morta ou em processo de morte (Fig. 1.26). Logo após a morte de uma célula, seu contorno é mantido. Quando corada com a combinação usual de hematoxilina-eosina, o citoplasma de uma célula necrótica é mais eosinofílico do que o normal. O núcleo exibe uma condensação inicial de cromatina, seguida por sua redistribuição ao longo da membrana nuclear. Seguem-se três alterações morfológicas:

- **Picnose:** O núcleo se torna menor e mais profundamente basofílico conforme continua a condensação da cromatina.
- **Cariorrexe:** O núcleo picnótico se rompe formando muitos fragmentos menores distribuídos pelo citoplasma.
- **Cariólise:** O núcleo picnótico pode ser expelido da célula ou pode manifestar perda progressiva da coloração da cromatina.

As alterações ultra-estruturais iniciais em uma célula em processo de morte ou morta refletem a extensão das alterações associadas à lesão celular reversível (ver Figs. 1.14, 1.15). Além das alterações nucleares descritas anteriormente, a célula morta exibe retículo endoplasmático dilatado, ribossomos desagregados, mitocôndrias tumefeitas e calcificadas, elementos citoesqueléticos agregados e vesículas na membrana plasmática.

Certo tempo variável após a morte de uma célula, dependendo do tecido e das circunstâncias, ela fica sujeita à atividade lítica de enzimas intracelulares e extracelulares. Como conseqüência, a célula sofre desintegração. Esse é o caso particular quando células necróticas provocam uma resposta inflamatória aguda.

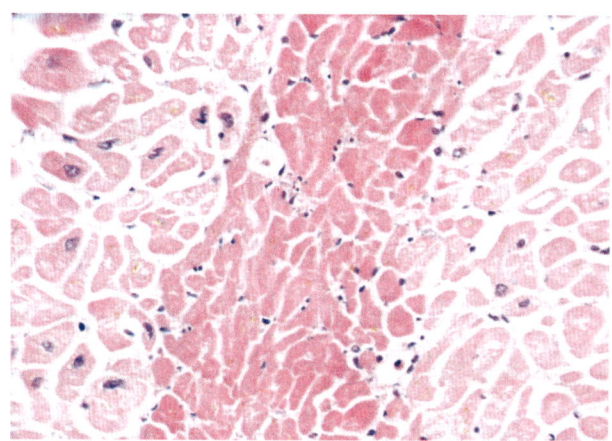

FIGURA *1.26*
Necrose de coagulação. Fotomicrografia do coração de um paciente com infarto agudo do miocárdio. Observa-se, no centro, que as células necróticas bastante eosinofílicas perderam seu núcleo. O foco de necrose é envolvido por miócitos cardíacos viáveis, de coloração mais pálida.

A característica morfológica da célula necrótica é chamada tradicionalmente *necrose coagulativa* devido a sua semelhança com a coagulação de proteínas que ocorre sob calor. Entretanto, a utilidade desse termo histórico atualmente é questionável.

Embora as características morfológicas associadas à morte de células individuais tendam a ser uniformes entre os diferentes tipos celulares, as respostas tissulares são mais variáveis. Essa diversidade é descrita por muitos termos que refletem padrões histológicos específicos que dependem do órgão e das circunstâncias.

Necrose de Liquefação

Quando a velocidade de dissolução das células necróticas é consideravelmente maior do que a velocidade de reparação, a característica morfológica resultante é denominada *necrose de liquefação*. Os leucócitos polimorfonucleares da reação inflamatória aguda possuem hidrolases potentes capazes de digerir as células mortas. A coleção bem localizada dessas células inflamatórias agudas, de modo geral como resposta a uma infecção bacteriana, produz morte rápida e dissolução do tecido. Com freqüência, o que se obtém é um **abscesso** (Fig. 1.27), definido como uma cavidade formada por necrose de liquefação em um tecido sólido. Com a evolução do processo, o abscesso é envolvido por uma cápsula fibrosa que guarda seu conteúdo.

A necrose de coagulação do cérebro, em virtude de oclusão da artéria cerebral, acompanha-se, com freqüência, de decomposição rápida — necrose de liquefação — do tecido morto, por um mecanismo que não pode ser atribuído à ação de uma resposta inflamatória aguda. Ainda não se esclareceu por que a necrose de coagulação no cérebro, e não em outro local, acompanha-se de dissolução das células necróticas, mas o fenômeno pode estar relacionado com a presença de mais abundância de enzimas lisossômicas

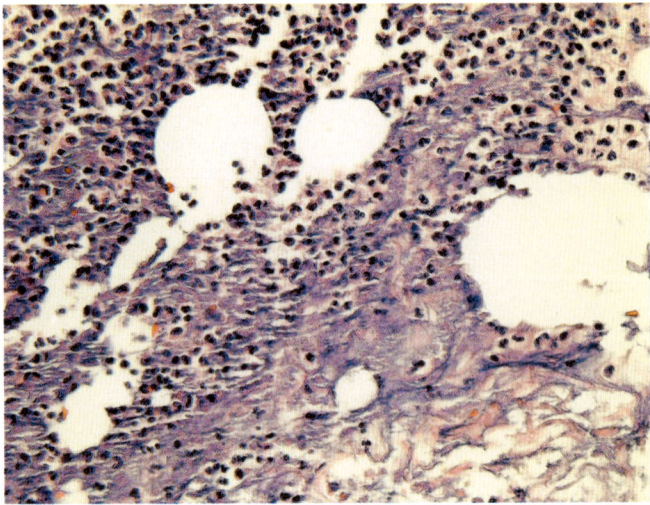

FIGURA *1.27*
Necrose de liquefação em um abscesso cutâneo. A cavidade do abscesso é preenchida pelos leucócitos polimorfonucleares.

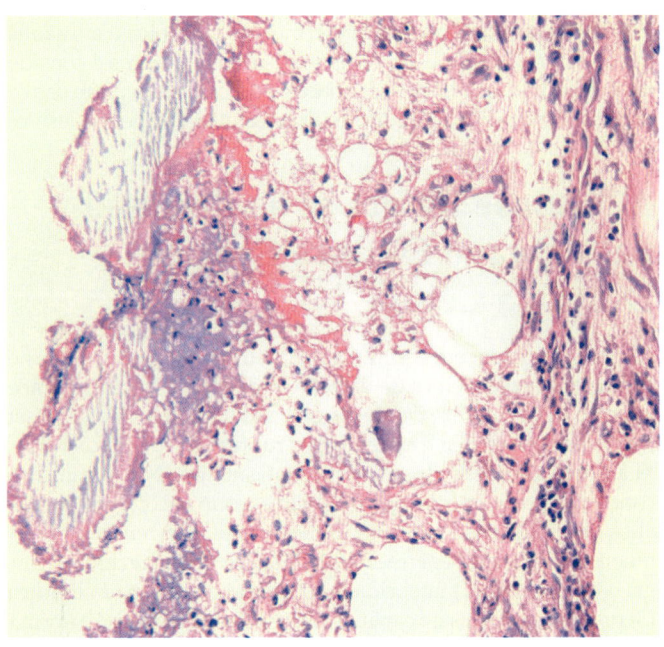

FIGURA *1.28*
Necrose gordurosa. A fotomicrografia do tecido adiposo peripancreático de um caso de pancreatite aguda mostra uma ilha de adipócitos necróticos adjacente a uma área de inflamação aguda. Os ácidos graxos precipitam-se como sabões de cálcio, que se acumulam como depósitos basófilos amorfos na periferia da ilha irregular de adipócitos necróticos.

ou diferentes hidrolases específicas para as células do sistema nervoso central. A necrose de liquefação de grandes áreas do sistema nervoso central pode resultar na formação de uma verdadeira cavidade ou cisto que irá persistir por toda a vida do indivíduo.

Necrose Gordurosa

A necrose gordurosa afeta, de forma mais específica, o tecido gorduroso e com maior freqüência resulta de pancreatite ou traumatismo (Fig. 1.28). O aspecto mais determinante desse tipo de necrose é a presença de triglicerídeos no tecido adiposo. O processo começa quando as enzimas digestivas, em geral encontradas apenas no ducto pancreático e no intestino delgado, são liberadas a partir dos ductos e células acinares pancreáticas, lesados, para dentro dos espaços extracelulares. Essas enzimas, após ativação extracelular, digerem o próprio pâncreas, bem como os tecidos circundantes, inclusive as células adiposas, da seguinte maneira:

1. As fosfolipases e proteases atacam a membrana plasmática das células adiposas, liberando os triglicerídeos estocados.
2. A lipase pancreática hidrolisa então os triglicerídeos, processo que produz ácidos graxos livres.
3. Os ácidos graxos precipitam-se como sabões de cálcio, que se acumulam microscopicamente como depósitos basófilicos amorfos na periferia das ilhas irregulares de adipócitos necróticos.

À macroscopia, a necrose gordurosa apresenta-se como uma área irregular, de coloração esbranquiçada, tipo giz, embebida em um tecido adiposo aparentemente normal. No caso de necrose gordurosa traumática, presume-se que os triglicerídeos e lipases são liberados pelos adipócitos lesados. Na mama, a necrose gordurosa associada a traumatismo não é rara e pode mimetizar um tumor.

Necrose Caseosa

A necrose caseosa é uma lesão característica da tuberculose (Fig. 1.29). As lesões da tuberculose são os granulomas tuberculosos, ou tubérculos. No centro desse granuloma, as células mononucleares que medeiam a reação inflamatória crônica contra as micobactérias agressoras são mortas. Na necrose caseosa, ao contrário do observado na necrose de coagulação, as células necróticas não conseguem manter a sua definição celular. Contudo, também não chegam a desaparecer por meio de lise, como na necrose de liquefação. Na realidade, as células mortas permanecem de forma indefinida como restos celulares eosinofílicos, amorfos e grosseiramente granulares. Esses restos celulares parecem moles e friáveis e de coloração branco-acinzentada à macroscopia. Têm grande semelhança com o queijo cremoso, daí a designação *necrose caseosa*. Esse tipo distinto de necrose é, em geral, atribuído aos efeitos tóxicos da parede celular incomum da micobactéria, que contém ceras complexas (peptidoglicolipídios) e exercem efeitos biológicos potentes.

Necrose Fibrinóide

Necrose fibrinóide refere-se a uma alteração dos vasos sangüíneos lesados, nos quais o insudato e o acúmulo de proteínas plasmáticas fazem com que a parede se core intensamente com eosina (Fig. 1.30). Todavia, a designação está errada, porque a eosinofilia das proteínas plasmáticas acumuladas obscurece as alterações subjacentes no vaso sangüíneo, tornando difícil, se não impossível, determinar a real existência de necrose na parede vascular.

A Necrose Geralmente Envolve o Acúmulo de Muitas Agressões Intracelulares

Os processos pelos quais as células sofrem morte por necrose variam de acordo com a causa, o órgão e o tipo celular. O exemplo mais estudado e mais importante clinicamente é a necrose isquêmica dos

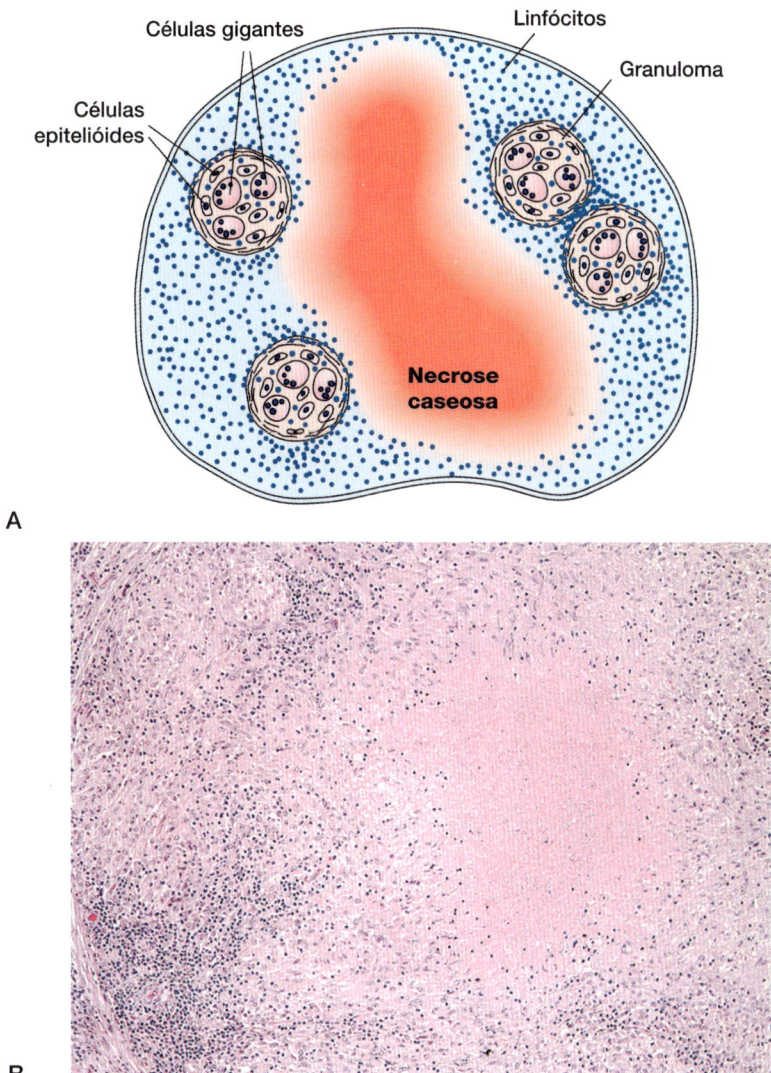

FIGURA *1.29*
Necrose caseosa em um linfonodo tuberculoso. A. O centro necrótico amorfo, granular e eosinofílico típico encontra-se envolvido por inflamação granulomatosa. **B.** A fotomicrografia mostra um granuloma tuberculoso com necrose caseosa central.

miócitos cardíacos, a principal causa de morte no mundo ocidental. Os mecanismos subjacentes à morte dos miócitos cardíacos são, em parte, exclusivos, mas os processos básicos envolvidos são comparáveis àqueles em outros órgãos. Alguns dos eventos desenvolvidos podem ocorrer simultaneamente; outros podem ser seqüenciais (Fig. 1.31).

1. **A interrupção do suprimento sangüíneo diminui o aporte de O_2 e glicose.** Anoxia, derivada de isquemia (p. ex., aterosclerose) ou de outras causas (p. ex., perda sangüínea por traumatismo), diminui o aporte tanto de oxigênio quanto de glicose ao miócito. Para a maioria das células, porém especialmente os miócitos cardíacos (que não armazenam muita energia), essa agressão combinada é formidável.
2. **A glicólise anaeróbica acarreta a produção excessiva de lactato e diminuição do pH intracelular.** A falta de O_2 durante a isquemia miocárdica não apenas bloqueia a produção de ATP, como também inibe a oxidação de piruvato nas mitocôndrias. Em vez disso, o piruvato é reduzido a lactato no citosol, e seu acúmulo no citosol diminui o pH intracelular. Então, a acidificação do citosol inicia uma espiral de eventos sucessivos que empurra a célula para a destruição.

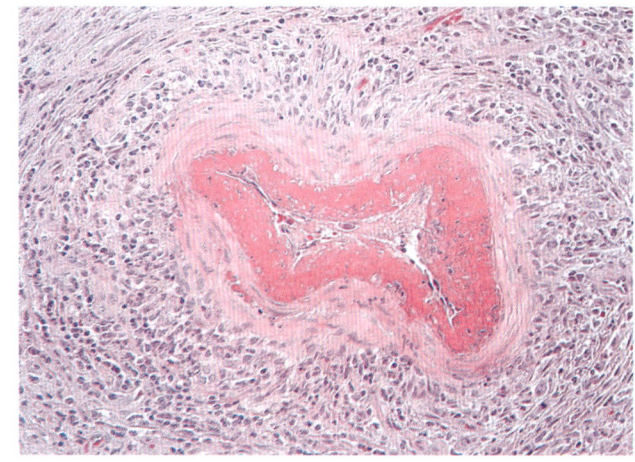

FIGURA *1.30*
Necrose fibrinóide. A artéria muscular inflamada, em um caso de arterite sistêmica, revela zona de necrose bem demarcada, homogênea e intensamente eosinofílica.

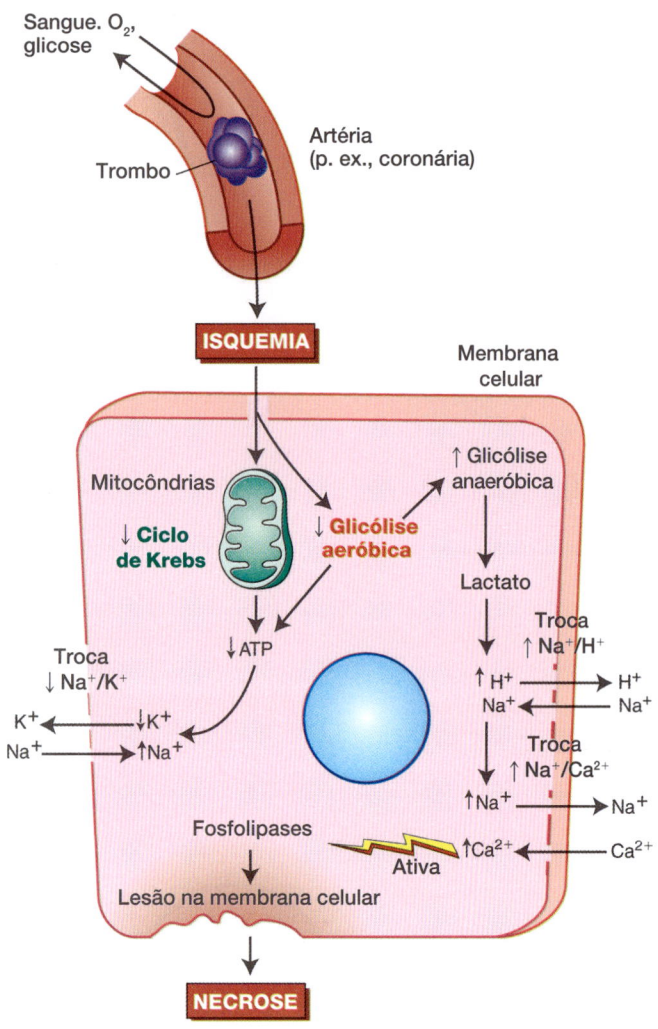

FIGURA 1.31
Mecanismos pelos quais a isquemia acarreta morte celular.

3. **A distorção das atividades das bombas na membrana plasmática altera o equilíbrio iônico da célula.** O Na^+ acumula-se porque a falta de ATP torna a troca de íons Na^+/K^+ inativa, um efeito que provoca ativação da troca de íons Na^+/H^+. Normalmente essa bomba é quiescente, porém, quando existe ameaça de acidose intracelular, bombeia H^+ para fora da célula em troca de Na^+ para manter o pH intracelular adequado. Por sua vez, o aumento resultante do sódio intracelular ativa a troca de íons Na^+/Ca^{2+}, dessa forma estimulando a entrada de cálcio. Comumente, o Ca^{2+} intracelular em excesso é expulso por meio de uma bomba de cálcio dependente de ATP. Contudo, nessa situação o ATP encontra-se em suprimento muito baixo, e, dessa forma, o Ca^{2+} se acumula na célula.
4. **A ativação da fosfolipase A_2 e proteases rompe a membrana plasmática e o citoesqueleto.** Concentrações altas de cálcio no citosol de uma célula isquêmica ativam a fosfolipase A_2 (PLA_2), acarretando a degradação de fosfolipídios da membrana e a conseqüente liberação de ácidos graxos livres e lisofosfolipídios. Estes atuam como detergentes que solubilizam as membranas celulares. Tanto os ácidos graxos quanto os lisofosfolipídios são mediadores potentes da inflamação (ver Cap. 2), um efeito que pode comprometer ainda mais a integridade da célula já alterada.

O cálcio também ativa uma série de proteases que atacam o citoesqueleto e suas aderências à membrana celular. Conforme as interações entre as proteínas citoesqueléticas e a membrana plasmática são rompidas, formam-se vesículas na membrana, e a forma da célula é alterada. A associação entre desequilíbrio eletrolítico e aumento da permeabilidade da membrana celular provoca tumefação celular, um prelúdio morfológico freqüente da dissolução da célula.

5. **A falta de O_2 compromete o transporte de elétrons mitocondrial, diminuindo assim a síntese de ATP e facilitando a produção de FOR.** Sob circunstâncias normais, cerca de 3% do oxigênio que penetra na cadeia de transporte de elétrons mitocondrial é convertido a FOR. Durante isquemia, a geração de FOR aumenta devido a (1) menor disponibilidade de substratos preferidos para a cadeia de transporte de elétrons, (2) agressão a elementos da cadeia e (3) redução da atividade da SOD mitocondrial. A FOR provoca a peroxidação da cardiolipina, uma membrana fosfolipídica exclusiva de mitocôndrias e sensível a lesão oxidativa devido a seu alto teor de ácidos graxos insaturados. Essa agregação inibe a função da cadeia de transporte de elétrons e diminui sua habilidade de produzir ATP.
6. **A lesão mitocondrial promove a liberação de citocromo C no citosol.** Nas células normais, o poro de transição de permeabilidade mitocondrial (PTPM) se abre e fecha esporadicamente. A lesão isquêmica das mitocôndrias provoca a abertura sustentada do PTPM, com resultante perda de citocromo C da cadeia de transporte de elétrons. Esse processo diminui adicionalmente a síntese de ATP e também pode, sob certas circunstâncias, desencadear a morte celular apoptótica (ver adiante).
7. **A célula morre.** Quando a célula não consegue mais manter-se como uma unidade metabólica, ocorre morte celular necrótica. A linha entre lesão celular reversível e irreversível (ou seja, o "ponto sem volta") não é definida com precisão, mas provavelmente é atingida no momento em que o PTPM se abre. Embora esse evento, por si só, não seja necessariamente letal, quando ocorre, a ruptura da cadeia de transporte de elétrons já se tornou irreparável e, conseqüentemente, a morte celular necrótica é inevitável.

Amplas evidências advindas de estudos experimentais e clínicos indicam que a interferência farmacológica em muitos eventos envolvidos na patogenia da necrose celular podem preservar a viabilidade celular após uma agressão isquêmica. A troca Na^+/H^+ se tornou um alvo interessante para a intervenção terapêutica a fim de manter a viabilidade de miócitos cardíacos durante isquemia aguda. Os tratamentos que aumentam a captação da glicose e corrigem alguns dos desequilíbrios iônicos podem preservar a viabilidade de miócitos sob condições isquêmicas. De fato, relatou-se algum sucesso com a simples administração de uma associação de glicose, insulina e potássio.

A Apoptose, Também Denominada Morte Celular Programada, Refere-se a um Mecanismo de Suicídio Celular

A apoptose é uma via pré-organizada de morte celular, desencadeada por diferentes sinais extracelulares e intracelulares. A apoptose é parte do equilíbrio entre a vida e a morte das células e determina que uma célula deve morrer quando não tiver mais utilidade ou quando puder ser lesiva ao organismo maior. Também é um mecanismo de autodefesa, destruindo as células infectadas com patógenos ou aquelas em que ocorreram alterações genômicas. Nesse contexto, muitos patógenos desenvolveram mecanismos de sobrevivência pelos quais inativam componentes fundamentais das cascatas sinalizadoras apoptóticas. A apoptose detecta e destrói células que abrigam mutações perigosas, mantendo assim a consistência genética e prevenindo o desenvolvimento de câncer. Por outro lado, como no caso de agentes infecciosos, clones bem-sucedidos de células tumorais freqüentemente desenvolvem mecanismos para impedir a apoptose.

Morfologia da Apoptose

As células apoptóticas são reconhecidas por fragmentação nuclear e picnose, geralmente contra um fundo de células viáveis. É importante notar que células individuais ou pequenos grupos de células sofrem apoptose, enquanto a necrose caracteristicamente envolve áreas geográficas maiores de morte celular. As características ultra-estruturais das células apoptóticas incluem (1) condensação e fragmentação nuclear, (2) segregação de organelas citoplasmáticas em regiões distintas, (3) vesículas da membrana plasmática e (4) fragmentos celulares ligados à membrana, que freqüentemente não possuem núcleos (Fig. 1.32).

As células que sofreram morte celular necrótica tendem a desencadear respostas inflamatórias intensas. Contudo, a inflamação em geral não é vista na vizinhança de células apoptóticas (Fig. 1.33). Fagócitos mononucleares podem conter fragmentos celulares advindos de células apoptóticas, porém o recrutamento de neutrófilos ou de linfócitos não é comum (ver Cap. 2). Considerando as muitas funções de desenvolvimento, fisiologia e proteção, da apoptose, a falta de inflamação é evidentemente benéfica ao organismo.

A Apoptose É Importante nos Processos de Desenvolvimento e Fisiológicos

O desenvolvimento fetal envolve o surgimento e a regressão seqüenciais de muitas estruturas anatômicas: alguns arcos aórticos não persistem, o mesonéfron regride em favor do metanéfron, tecidos interdigitais desaparecem permitindo a individualização de dedos e artelhos e neurônios em excessos são podados do cérebro em desenvolvimento. Na geração da diversidade imunológica, os clones de células que reconhecem antígenos *self* normais são deletados por apoptose.

A apoptose fisiológica envolve principalmente a progênie de células-tronco que se encontram em divisão contínua (p. ex., células-tronco do sistema hematopoético, mucosa gastrintestinal e epiderme). A apoptose de células maduras nesses órgãos previne a população excessiva dos compartimentos celulares respectivos por meio da remoção de células senescentes e, dessa forma, mantendo a arquitetura e o tamanho normais dos sistemas de órgãos.

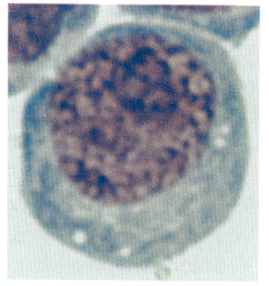
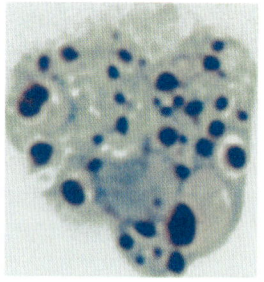

FIGURA 1.32
Apoptose. A célula leucêmica viável (à *esquerda*) contrasta com a célula que manifesta apoptose (à *direita*), cujo núcleo apresenta condensação e fragmentação.

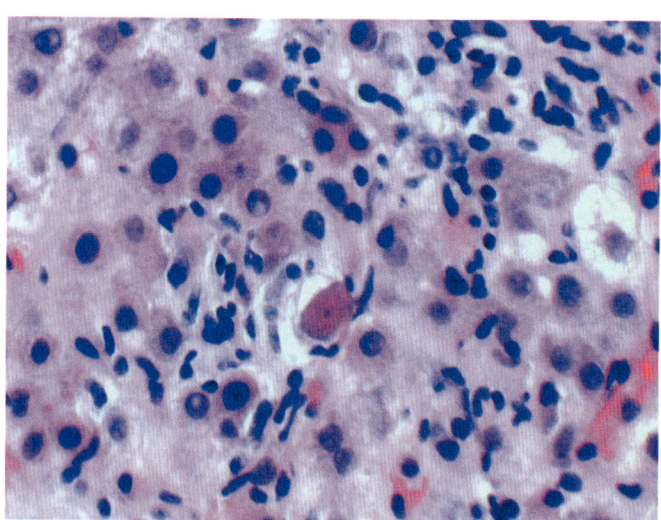
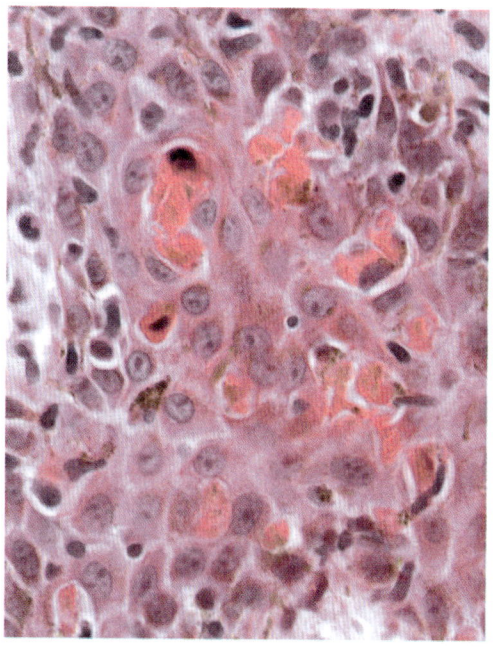

FIGURA 1.33
Ilustrações histopatológicas de apoptose no fígado, em caso de hepatite viral (A), e na pele, em caso de eritema multiforme (B).

A Apoptose Elimina Células que Estão Caindo em Desuso

Em muitos órgãos, uma renovação normal de células é essencial para manter o tamanho e a função de tal compartimento celular. Por exemplo, como células são fornecidas continuamente ao sangue circulante, leucócitos mais velhos e menos funcionais devem ser eliminados para manter o complemento normal das células. De fato, o acúmulo patológico de leucócitos polimorfonucleares na leucemia mielógena crônica é conseqüente à mutação que inibe a apoptose e, dessa forma, acarreta a persistência dessas células. Na mucosa do intestino delgado, as células migram da profundeza das criptas até a ponta das vilosidades, onde sofrem apoptose e são descamadas na luz.

A apoptose também mantém o equilíbrio de celularidade em órgãos que respondem a estímulos tróficos, como os hormônios. Como ilustração desse efeito há a regressão da hiperplasia mamária lactacional em mulheres que pararam de amamentar seus bebês. Na outra extremidade do período reprodutivo, as mulheres na pós-menopausa sofrem atrofia do endométrio após o fim do suporte hormonal.

A Apoptose Deleta Células Mutantes

A integridade de um organismo exige o reconhecimento de lesão irreparável do DNA, após o que as células lesadas devem ser eliminadas por apoptose. Existe uma taxa finita de erros na replicação do DNA devido à infidelidade de polimerases de DNA. Além disso, estresses ambientais como a radiação UV, radiação ionizante e substâncias químicas que se ligam a DNA também podem alterar a sua estrutura. Existem vários meios, o mais importante provavelmente sendo o p53, pelos quais a célula reconhece anormalidades genômicas e "avalia" se podem ser reparadas. Se o dano do DNA for intenso a ponto de não poder ser reparado, a cascata de eventos que produz a apoptose é ativada, e a célula morre. Esse processo protege um organismo contra as conseqüências de uma célula não-funcional ou de uma que não consiga controlar sua própria proliferação (p. ex., uma célula de câncer).

A Apoptose Defende Contra a Disseminação de Infecção

Quando uma célula "detecta" replicação de DNA epissônica (extracromossômica), como na infecção viral, tende a iniciar a apoptose. Esse efeito pode ser visto como um meio de eliminar células infectadas antes que possam disseminar o vírus. Muitos vírus desenvolveram mecanismos protetores para manipular a apoptose celular. Em muitos vírus, foram identificados produtos genéticos virais que inibem a apoptose, incluindo HIV, papilomavírus humano, adenovírus e muitos outros. Em alguns casos, essas proteínas virais se ligam e inativam certas proteínas celulares (p. ex., p53) que são importantes na sinalização da apoptose. Em outros casos, podem agir em pontos variados das vias sinalizadoras que ativam a apoptose.

A Apoptose É Sinalizada por Diversos Estímulos

A apoptose é um mecanismo efetor final que pode ser iniciado por muitos estímulos diferentes, cujos sinais são propagados por muitas vias. Diferentemente da necrose, a apoptose é um processo que envolve as cascatas sinalizadoras da própria célula. Em outras palavras, a célula que sofre apoptose é um participante ativo de sua própria morte (suicídio). As muitas enzimas intermediárias que transduzem sinais pró-apoptóticos pertencem a uma família de proteases de cisteína denominadas *caspases*.

A Apoptose É Iniciada por Interações Receptor-Ligante na Membrana Celular

Os desencadeadores de apoptose mais bem conhecidos na membrana celular são o ligante do TNF-α a seu receptor (TNFR) e a proteína ligante Fas a seu receptor (Fas ou receptor Fas). O TNF-α é, com maior freqüência, uma citocina livre, enquanto a proteína ligante Fas localiza-se na membrana plasmática de algumas células, como os linfócitos efetores citotóxicos.

Receptores para TNF-α e proteína ligante Fas tornam-se ativados mediante ligação com seus ligantes. Essas proteínas transmembrana possuem seqüências de aminoácidos em suas caudas citoplasmáticas, denominadas *domínios de morte*, que operam como pontos de atracamento para os domínios de morte de outras proteínas que participam do processo sinalizador acarretando apoptose (Fig. 1.34A). Após se ligar aos receptores, estas últimas proteínas ativam moléculas sinalizadoras na seqüência, especialmente a pró-caspase-8, que é convertida a caspase-8. Por sua vez, a caspase-8 inicia uma cascata de ativação de outras caspases seqüenciais na via da apoptose. Essas caspases (3, 6 e 7) ativam muitas enzimas nucleares (p. ex., a PARP [poli-ADP-ribosil polimerase]) que mediam a fragmentação nuclear da morte celular apoptótica.

A ativação da sinalização da caspase também ocorre quando linfócitos *killer*, principalmente células T citotóxicas, reconhecem a célula como estranha. Então, esses linfócitos liberam perforina e granzima B. A perforina, como o nome sugere, produz um orifício na membrana plasmática da célula-alvo, através do qual a granzima B penetra e ativa a pró-caspase-8 diretamente (Fig. 1.34B).

A Apoptose É Mediada por Proteínas Mitocondriais

A membrana mitocondrial é um regulador essencial do equilíbrio entre morte celular e sobrevida celular. As proteínas da família de Bcl-2 residem na membrana interna mitocondrial e são pró-apoptóticas ou antiapoptóticas (pró-sobrevida). As proteínas pró-apoptóticas nessa família incluem Bax, Bak, Bad e Bik; as proteínas antiapoptóticas são Bcl-2, Bcl-X_L e A1. Esses membros da família Bcl-2 formam tanto homodímeros como heterodímeros na membrana mitocondrial. Uma preponderância de heterodímeros que consistem em proteínas Bcl-2 pró-apoptóticas e antiapoptóticas ou de homodímeros de proteínas antiapoptóticas promove a sobrevida celular. Quando o equilíbrio se desvia para homodímeros compostos de proteínas pró-apoptóticas, a cascata apoptótica é ativada (Fig. 1.34C).

A FOR (p. ex., peróxido) provoca apoptose por abrir os poros de transição de permeabilidade mitocondriais, resultando na liberação de citocromo C (ver adiante). A formação do radical óxido nítrico (NO•) impõe conseqüências semelhantes. A FOR também ativa a esfingomielinase neutra, uma enzima citosólica que libera ceramida da esfingomielina na membrana plasmática. Por sua vez, a ceramida estimula as respostas de estresse celular (proteína quinases ativadas por estresse), as quais então ativam a pró-caspase-8.

A ativação de p53 por lesão no DNA ou outros meios também desencadeia a sinalização apoptótica através da mitocôndria. Como um fator de transcrição, o p53 aumenta a produção da proteína mitocondrial pró-apoptótica Bax e FasR pró-apoptótico. A apoptose também é iniciada pelo p53 através de meios não relacionados com a ativação da transcrição. Os mecanismos pelos quais as mitocôndrias exercem tal efeito poderoso sobre a apoptose foram elucidados recentemente (Fig. 1.34C). Os dímeros Bcl-2 na membrana mitocondrial ligam-se à proteína Apaf-1. Um excesso de constituintes pró-apoptóticos da família Bcl-2 leva à liberação de Apaf-1. Ao mesmo tempo, os poros mitocondriais se abrem, e o citocromo C extravasa através da membrana mitocondrial. O citocromo C ativa a Apaf-1, que, por sua vez, converte a pró-caspase-9 a caspase-9. Esta ativa as caspases seqüenciais (3, 6 e 7) da mesma forma que a caspase-8.

Os Sinais Pró-Apoptóticos e Antiapoptóticos Encontram-se em Equilíbrio

A apoptose pode ser considerada uma via defeituosa, e a sobrevida de muitas células depende de sinais antiapoptóticos (pró-sobrevida) constantes. Em outras palavras, a célula precisa escolher ativamente a vida em vez de sucumbir ao desespero da apoptose. Os sinais de sobrevivência são transduzidos através de receptores ligados a fosfatidilinositol 3-quinase (PI3K), a enzima que fosforila PIP_2 e PIP_3 (fosfatidilinositol bi- e trifosfatos). Ao antagonizar a apoptose, a PI3K desempenha um papel importantíssimo na vitalidade da célula. Um receptor prototípico que sinaliza por meio desse mecanismo é o receptor de fator de crescimento semelhante à insulina-1 (IGFR). Paradoxalmente, a PI3K também é ativada pelo TNFR após se ligar ao TNF-α. Dessa forma, o mesmo receptor de membrana celular que induz a apoptose em algumas circunstâncias também pode iniciar a sinalização antiapoptótica em outras situações.

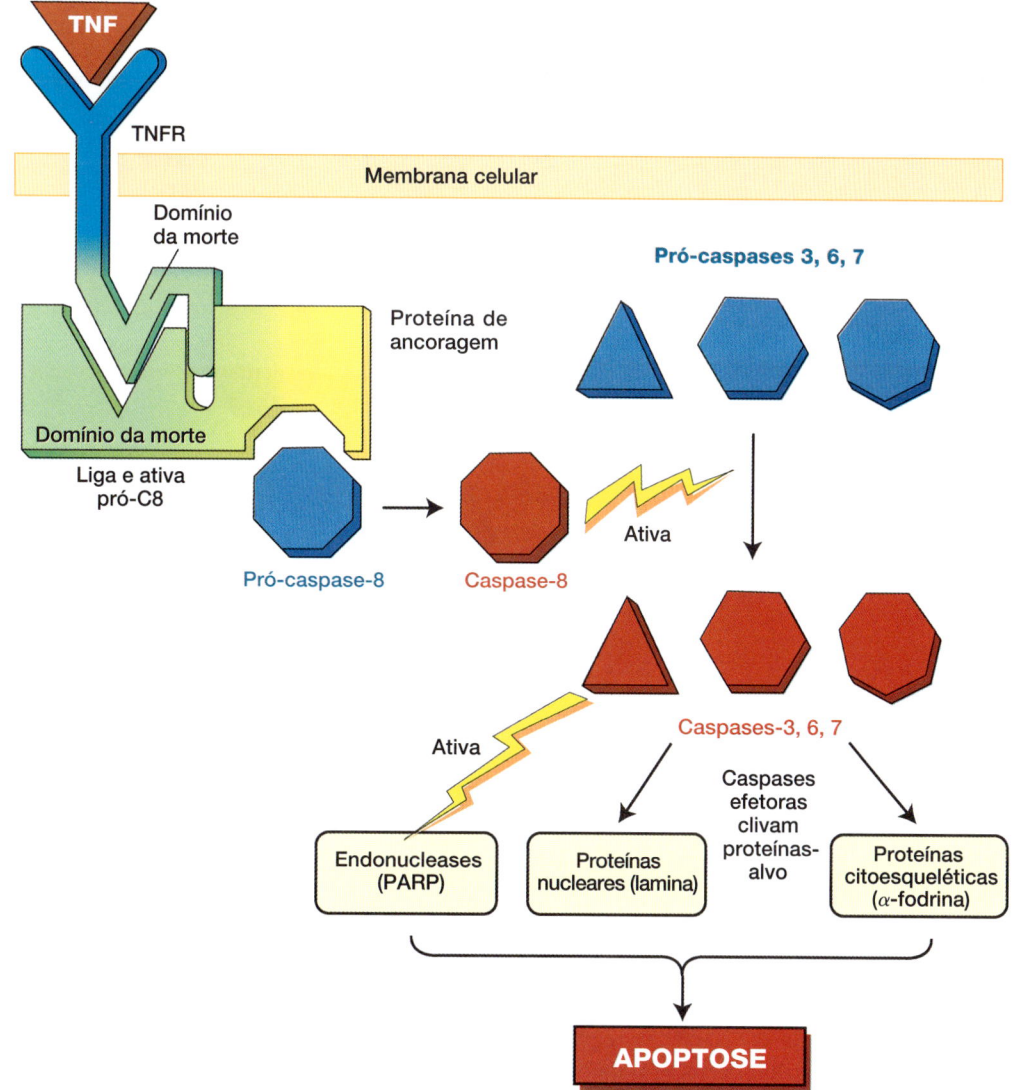

FIGURA 1.34
Mecanismos pelos quais a apoptose pode ser iniciada, sinalizada e executada. A. Interações ligante-receptor que acarretam a ativação da caspase.

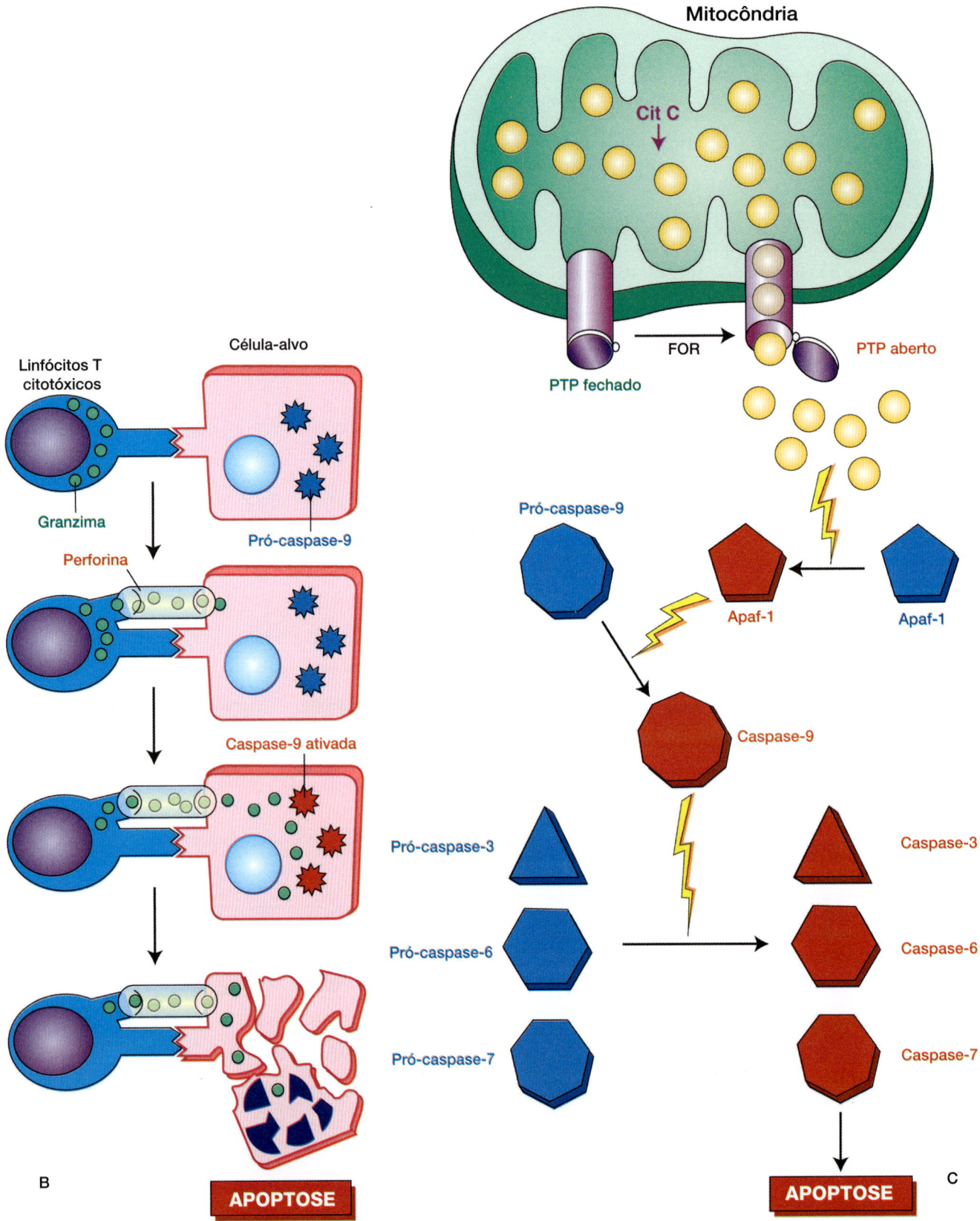

FIGURA 1.34 *(continuação)*
B. Reações imunológicas nas quais a granzima liberada por linfócitos citotóxicos provoca apoptose. C. Abertura do poro de transição de permeabilidade mitocondrial, provocando a ativação de Apaf-1, dessa forma desencadeando a cascata apoptótica.

A PI3K exerce efeitos antiapoptóticos através de mediadores intracelulares, que favorecem a sobrevida ao ativar a proteína quinase B (PKB), também denominada Akt. Esta, por sua vez, inativa diversas proteínas pró-apoptóticas importantes (p. ex., o membro da família Bcl-2, Bad). Mais importante ainda, a PKB ativa o NFκB (fator nuclear κB), um importante fator de transcrição que promove a expressão de proteínas (A1 e Bcl-X_L), que previne a perda de citocromo C da mitocôndria e promove a sobrevivência celular. A PKB também estimula mecanismos de sinalização que ativam a divisão celular.

A Apoptose É Ativada pelo p53

Uma molécula fundamental na dança de vida e morte é a versátil proteína p53, que preserva a viabilidade de uma célula lesada quando o dano do DNA pode ser reparado, mas a propulsiona em direção a apoptose se ocorrer dano irreparável (o p53 é discutido com mais detalhes no Cap. 5).

Homeostase do p53

Existe um equilíbrio delicado entre a estabilização e a destruição do p53. Dessa forma, o p53 se liga a diversas proteínas (p. ex., mdm2), que promovem sua degradação através da ubiquitinação. A capacidade que o p53 apresenta de evitar essa associação prejudicial depende de certas alterações estruturais na proteína em resposta a estresse, agressão do DNA etc. Essas modificações moleculares diminuem sua interação com a mdm2, dessa forma aumentando a sobrevida do p53 e permitindo seu acúmulo.

Função do p53

Após se ligar a áreas de dano de DNA, o p53 ativa proteínas que mantêm a célula em G1 do ciclo celular, conferindo tempo para um processamento do reparo do DNA. Também direciona as enzimas de reparo de DNA até o local da lesão. Se a lesão de DNA não puder ser reparada, o p53 ativa mecanismos que terminam em apoptose.

Existem diversas vias pelas quais o p53 induz a apoptose. Essa molécula diminui a transcrição da proteína antiapoptótica Bcl-2, ao mesmo tempo em que aumenta a transcrição dos genes pró-apoptóticos *bax* e *bak*. Além disso, certas helicases de DNA e outras enzimas são ativadas pelo reconhecimento de lesão de DNA mediado por p53, um efeito que provoca a translocação de muitas proteínas pró-apoptóticas (p. ex., Fas) da membrana celular para o citosol.

O estresse também acarreta acúmulo de p53. A ativação de certos oncogenes, como o *c-myc*, aumenta a quantidade de uma proteína de ligação à mdm2 (p14^{arf}), protegendo assim o p53 contra a destruição induzida pela mdm2. Formas adicionais de estresse que promovem o acúmulo de p53 incluem hipoxia, depressão de ribonucleotídeos e perda de aderência célula-célula durante oncogênese.

Inativação do p53

Proteínas de muitos vírus oncogênicos inativam o p53 por se ligarem a ele. De fato, o p53 foi identificado primeiramente como uma proteína celular que sofria precipitação junto a certas proteínas transformadoras virais. Mutações inativadoras do p53 são as alterações de DNA mais comuns no câncer humano, o que enfatiza adicionalmente seu papel como um interruptor que permite o reparo de DNA, mas desencadeia suicídio celular se o reparo for impossível.

Provas Quantitativas para Apoptose

As células apoptóticas podem ser detectadas pela demonstração de DNA fragmentado. Um método conhecido envolve a demonstração de "formação de escada" nucleossômica. Esse padrão praticamente diagnóstico de degradação de DNA, característico de morte celular apoptótica, é conseqüente à clivagem de DNA cromossômico em nucleossomos por endonucleases ativadas. Como os nucleossomos são espaçados regularmente ao longo do genoma, um padrão de bandas regulares pode ser visto quando fragmentos de DNA celular são separados por eletroforese (Fig. 1.35).

Outras provas também são empregadas para detectar e quantificar a apoptose. Uma consiste na prova TUNEL (*terminal deoxyribonucleotidyl transferase [TdT]-mediated dUTP-digoxigenin nick end labeling*) (identificação e marcação de dUTP-digoxigenina mediados por desoxirribonucleotídeo transferase terminal) em que a TdT transfere um nucleotídeo fluorescente para pontos de fragmentação de DNA expostos. As células apoptóticas que incorporaram o nucleotídeo marcado são a seguir visualizadas por microscopia de fluorescência ou por densitometria de fluxo. As células apoptóticas que expulsaram parte do DNA apresentam conteúdo diplóide abaixo do normal. A medição automatizada da quantidade de DNA em células individualmente por meio de densitometria de fluxo produz, assim, uma distribuição populacional de acordo com o conteúdo de DNA (citofluorográfico). Outros meios para detecção de apoptose dependem da quantificação de for-

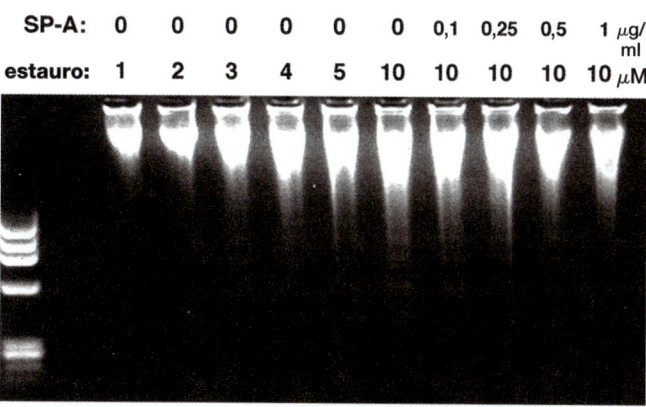

FIGURA 1.35
Fragmentação do DNA na apoptose. Eletroforese em gel de agarose do DNA isolado de células epiteliais pulmonares tratadas com quantidades diferentes de estaurosporina, que induz apoptose, e com quantidades diferentes de proteína A surfactante (*SP-A*), que protege essas células contra apoptose. O esquema na parte inferior ilustra o grau de apoptose observado nessas células como uma função das concentrações desses dois agentes. Sob baixas concentrações de estaurosporina, ou sob altas concentrações de SP-A, o DNA genômico encontra-se praticamente não fragmentado e, dessa forma, permanece na parte superior do gel. Por outro lado, a clivagem internucleossômica de DNA, tal como ocorre na apoptose, reflete-se em múltiplos fragmentos de DNA genômico com espaçamento regular, semelhante a uma escada. Esse fenômeno é denominado "formação de escada".

mas ativadas de enzimas que sinalizam a apoptose, inclusive as proteínas nucleares PARP e lamina A.

Em resumo, as células são postas entre sobrevivência e apoptose, e seu destino reside no equilíbrio de forças poderosas intracelulares e extracelulares, cujos sinais influenciam constantemente as duas forças e as contrabalançam. Em muitas circunstâncias, a apoptose é um mecanismo programado autoprotetor que acarreta o suicídio de uma célula quando sua sobrevivência é considerada prejudicial ao organismo. Em muitos casos, a apoptose é um processo patológico que contribui para muitos distúrbios, especialmente doenças degenerativas. Assim, a manipulação farmacológica da apoptose representa uma fronteira ativa de desenvolvimento de drogas.

ENVELHECIMENTO BIOLÓGICO

A velhice é uma conseqüência da civilização; é uma condição raramente encontrada no reino animal ou nas sociedades primitivas. Do ponto de vista evolutivo, o processo de envelhecimento apresenta dificuldades conceituais. Uma vez que os animais selvagens não alcançam sua longevidade máxima, como o envelhecimento evoluiu? As conseqüências do envelhecimento surgem após o período reprodutivo e, portanto, não devem ter um impacto evolutivo.

O envelhecimento precisa ser diferenciado, por um lado, de mortalidade e, por outro, de doença. A morte é um acontecimento aleatório; o idoso que não sucumbe à causa mais comum de morte vai morrer da segunda, terceira ou décima causa mais freqüente. Embora a maior vulnerabilidade à doença entre os idosos seja um problema interessante, a própria doença é completamente diferente do envelhecimento.

O Tempo Máximo de Vida Permanece Inalterado

Há milênios, os salmistas, que viveram numa época de civilização letrada, proclamavam um tempo de vida natural de 70 anos, que poderia estender-se a 80 anos para os mais vigorosos. Por outro lado, estima-se que a idade habitual de morte dos seres humanos neolíticos era de 20 a 25 anos, e a duração média de vida em algumas regiões subdesenvolvidas hoje, em geral, é de apenas mais 10 anos.

A diferença entre os seres humanos nos ambientes primitivos e civilizados é análoga à observada entre os animais no seu hábitat natural e aqueles em um zoológico (Fig. 1.36). Para os animais selvagens, após uma mortalidade inicial elevada durante a maturidade, verifica-se um declínio linear progressivo na sobrevida, terminando no tempo máximo de vida para a espécie. Essa diminuição constante no número de animais maduros reflete não o envelhecimento, mas sim acontecimentos ao acaso, como confronto com animais predadores, traumatismo acidental, infecções, fome, e assim por diante. Por outro lado, a sobrevivência no ambiente protegido de um zoológico caracteriza-se por desgaste lento até a senescência, quando o declínio agudo na população é atribuído ao envelhecimento. **Tem grande interesse o fato de a longevidade máxima não ser alterada de forma significativa por um ambiente protegido.** Estudos sobre a mortalidade humana mostram uma situação análoga (Fig. 1.37). Há menos de um século, a grande inclinação linear da curva de mortalidade no adulto refletia principalmente os acidentes e infecções ao acaso. A taxa de mortalidade diminuiu bastante nos indivíduos de meia-idade devido à maior observação dos itens de segurança e de medicina sanitária, ao desenvolvimento dos antibióticos e outras drogas específicas, às transfusões de sangue mais

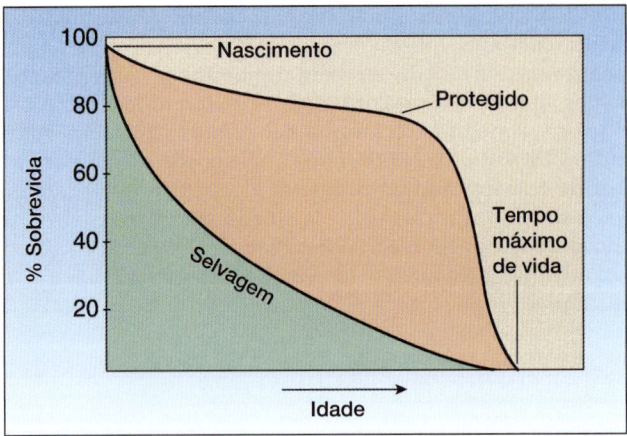

FIGURA **1.36**
Comparação entre o tempo de vida dos animais em seu ambiente natural e em hábitats protegidos. Observar que as duas curvas alcançam a mesma longevidade máxima.

seguras, bem como à melhora nos métodos de diagnóstico e terapêutica. A taxa de mortalidade ajustada pela idade nos Estados Unidos diminuiu em torno de 40% desde 1970, e, em 2002, a expectativa de vida ao nascimento era de 80 anos para o sexo feminino e de 75 anos para o masculino. Aos 50 anos, a expectativa de vida era de 32 anos e de 28 anos, respectivamente, a mais.

Ainda assim, a curva de mortalidade continua elevada em idosos, enquanto a média de vida máxima tem permanecido constante, em cerca de 110 anos. O que aconteceria se as doenças associadas à velhice, como as doenças cardiovasculares e câncer, fossem eliminadas? Tais triunfos conduziriam a uma **curva de sobrevida ideal** (ver Fig. 1.37), mas ocasionariam apenas um aumento modesto na expectativa média de vida. Um período longo de boa saúde e pequena mortalidade seria inevitavelmente seguido de uma elevação repentina na mortalidade, em virtude do próprio envelhecimento; o tempo de vida permaneceria, para propósitos práticos, na parte inferior de 100 anos. Tendo em vista a atual expectativa média de vida, a prevenção ou cura das causas de morte prematura exerceria pequeno impacto na longevidade média.

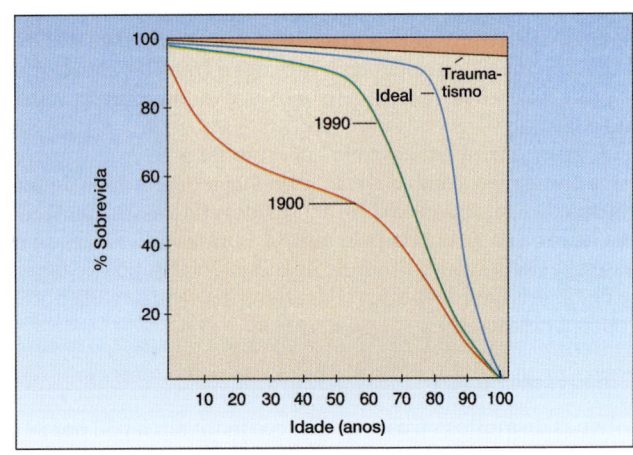

FIGURA **1.37**
Tempo de vida humana ideal comparado ao observado em 1900 e 1990. Observar de novo que o mesmo tempo máximo de vida é alcançado em todos os casos.

Por que as mulheres vivem mais que os homens? A proporção homem:mulher é de 106:100 ao nascimento, mas daí em diante, as mulheres sobrevivem mais do que os homens em qualquer idade analisada, e aos 75 anos a relação homem:mulher é de 2:3. É de grande interesse o fato de a maior longevidade feminina ser quase universal no reino animal. No nível celular, as células somáticas com o genótipo feminino não são mais resistentes do que as com padrão masculino. Os fatores envolvidos na diferença da longevidade média do ser humano incluem maior taxa de mortalidade masculina por causas violentas e maior suscetibilidade a doença cardiovascular, câncer, doença respiratória e cirrose no homem de meia-idade e no idoso. As diferenças históricas entre os sexos com relação ao fumo e ao consumo de álcool são importantes na longevidade de homens e mulheres. De fato, calcula-se que o fumo seja responsável por 4 a 7 anos de diferença na longevidade entre os sexos ao nascer. Por conseguinte, se o homem conseguir escapar dos riscos já observados, a diferença na longevidade entre os sexos diminui de forma progressiva com o passar do tempo, chegando a ser apenas de um pouco mais de 1 ano após os 85 anos de idade.

As Alterações Funcionais e Estruturais Acompanham o Envelhecimento

Os efeitos insidiosos do envelhecimento podem ser detectados até mesmo nos indivíduos hígidos. Os grandes avanços realizados no campo da imaginação por físicos e matemáticos teóricos são conquistas quase exclusivas dos jovens, e um atleta em seus 30 anos de idade pode ser considerado "um ancião". Mesmo na ausência de patologias ou alterações vasculares específicas, o início da quarta década de vida cursa com um declínio progressivo em muitas funções fisiológicas (Fig. 1.38), inclusive parâmetros mensurados com facilidade, como a força muscular, reserva cardíaca, tempo de condução nervosa, capacidade pulmonar vital, filtração glomerular e elasticidade vascular. Tais deteriorações funcionais acompanham-se de alterações estruturais. A massa corporal magra diminui e a proporção de gordura aumenta. Os constituintes da matriz do tecido conjuntivo apresentam ligação cruzada progressiva. O pigmento lipofuscina ("desgaste natural") acumula-se em órgãos como cérebro, coração e fígado.

A característica principal do envelhecimento é que ele consiste mais em uma menor capacidade de adaptação ao estresse ambiental do que na redução da capacidade funcional basal. Embora o pulso em repouso não se altere, o aumento máximo com exercícios físicos é reduzido com a idade, e o tempo necessário para retornar à freqüência cardíaca normal é prolongado. Da mesma forma, os idosos apresentam comprometimento na resposta adaptativa aos carboidratos ingeridos. Embora a glicemia de jejum nos idosos esteja normal em comparação a dos mais jovens, apresenta maior elevação após as refeições e declina de forma mais lenta.

A Base Celular do Envelhecimento É Estudada em Cultura

A base biológica do envelhecimento ainda está envolta em brumas, embora exista consenso de que a sua elucidação, como a de todas as condições patológicas, deve ser procurada em nível celular. Já foram propostas diversas teorias de envelhecimento celular, porém as provas apresentadas são, no melhor dos casos, indiretas e, em geral, provêm de dados obtidos a partir de células cultivadas. A teoria adequada deve ser parcimoniosa, compatível com as diferenças espécie-específicas no tempo de vida, e compatível com o fato de que a maioria das células que não ciclam, como os neurônios e miócitos, apresenta um declínio funcional linear e relativamente uniforme com a idade. Na discussão seguinte, revemos as principais considerações relacionadas com esse campo de pesquisa controverso.

A base para o conceito de tempo de vida geneticamente determinado provém de estudos realizados com células replicantes em cultura de tecido. As células normais em cultura de tecido, ao contrário das células neoplásicas, não exibem uma capacidade de replicação ilimitada. Os fibroblastos humanos em cultura apresentam cerca de 50 duplicações populacionais, após o que são presos irreversivelmente na fase G1 do ciclo celular e não se dividem mais (Fig. 1.39). Se as células forem expostas a um vírus oncogênico (p. ex., SV40) ou a um carcinogênio químico, elas continuam a se replicar; em certo sentido, tornam-se imortais. Uma correlação grosseira entre o número de duplicações populacionais nos fibroblastos e o tempo de vida foi relatada em diversas espécies. Os fibroblastos do rato, por exemplo, exibem bem menos duplicações do que o dos seres humanos. Além disso, as células obtidas de pacientes com uma síndrome de envelhecimento precoce, como a progeria (ver adiante), também exibem uma notável redução no número de duplicação populacional *in vitro*.

Não existe alteração relacionada com a idade demonstrável *in vivo* na capacidade de replicação das células com ciclo rápido (p. ex., células epiteliais do intestino). Por conseguinte, fica-se com o aparente paradoxo de que as células replicadas em cultura possuem um tempo de vida limitado, enquanto o envelhecimento *in vivo* parece afetar principalmente a capacidade funcional das células pós-mitóticas. Em outras palavras, os indivíduos não envelhecem porque as células do trato intestinal ou do sistema hematopoético falham na sua replicação. Todavia, caso se considere a proliferação como função das células *in vitro*, então elas realmente apresentam uma deficiência importante na sua capacidade funcional, e, em muitos estudos, são utilizadas células em cultura como modelo para o estudo do envelhecimento.

A mitologia grega postula que a prole de casamentos entre deuses imortais e seres humanos mortais é mortal, por exemplo, Hércules. Da mesma forma, a senescência celular *in vitro* é aparentemente um traço genético dominante. A evidência para esse conceito reside na demonstração de que híbridos entre células humanas normais *in vitro*, que exibem um número limitado de divisões celulares, e células imortalizadas com uma capacidade indefinida de se dividir, sofrem senescência. Esse achado mostra que a senescência é dominante sobre a

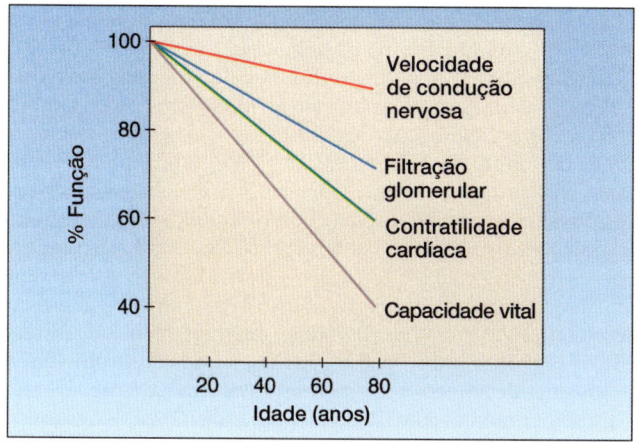

FIGURA 1.38
Diminuição da capacidade fisiológica humana como função da idade.

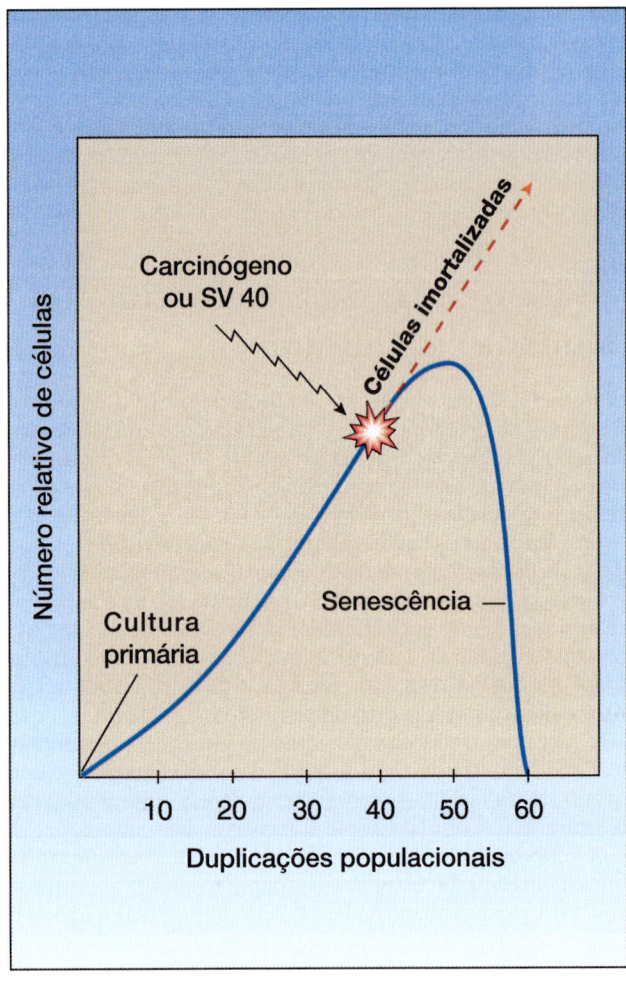

FIGURA *1.39*
Senescência celular em cultura de fibroblastos humanos. O número de células cultivadas constitui uma função do número de duplicações da população. Após 50 duplicações da população, as células param de se dividir e morrem. Contudo, não se observa senescência quando as células são transformadas por vírus ou agentes químicos; as células tornam-se "imortalizadas" e continuam a se dividir indefinidamente.

imortalidade. Os genes relacionados com a senescência replicativos foram identificados em muitos cromossomos humanos, mas a função (ou funções) codificada pela maioria deles não foi elucidada.

Telomerase e Senescência

Uma explicação atraente para a senescência celular *in vitro* baseia-se nos elementos genéticos situados nas extremidades dos cromossomos, denominados *telômeros*. Eles são compostos de seqüências de nucleotídeos curtas e repetitivas (TTAGGG nos vertebrados), que variam em tamanho de 70 nos cromossomos de *Tetrahymena* até 2.000 nos cromossomos dos seres humanos. Como a DNA polimerase não consegue copiar toda a extensão dos cromossomos lineares até a extremidade, os telômeros poderiam tender a ser encurtados em cada divisão celular, até que uma diminuição crítica no seu tamanho viesse a interferir na replicação celular. Além disso, o estresse oxidativo induz lesão unifilamentar em DNA telomérico, e esse defeito não pode ser reparado em telômeros.

Para superar esse problema de "replicação terminal", a maioria das células eucarióticas utiliza uma enzima ribonucleoprotéica denominada *telomerase*, que pode estender as extremidades do cromossomo. Por isso, foi proposto que o encurtamento do telômero age como um relógio molecular ("replicômetro"), que produz senescência após um número definido de divisões celulares *in vitro*. Nesse contexto, a expressão ectópica da telomerase reverte o fenótipo senescente, e após a imortalização de células *in vitro*, a atividade da telomerase também pode ser demonstrada.

A senescência também opera como um mecanismo de supressão de tumor, limitando a capacidade proliferativa de células *in vivo*. Esse conceito depreende que a senescência replicativa relacionada com o encurtamento de telômeros não evoluiu para provocar o envelhecimento, mas, em vez disso, constitui-se em uma característica acidental de um dispositivo biológico que proporciona uma função de supressão tumoral. Assim, o encurtamento de telômeros até um comprimento crítico ativa o sistema de verificação dependente do p53 no ciclo celular. Os camundongos mutantes para uma forma ativada de p53 exibem um início precoce de fenótipos associados ao envelhecimento, inclusive tempo de vida menor, atrofia generalizada de órgãos, osteoporose e diminuição da tolerância a variados tipos de estresse. Esses dados são consistentes com a observação de que camundongos mutantes deficientes em telomerase exibem níveis altos de p53 ativado e também demonstram longevidade reduzida e fenótipos precoces relacionados com a senescência. Outros genes de supressão tumoral também parecem ser ativados pelo encurtamento dos telômeros, e inibidores da quinase dependente da ciclina (p16, p21 e p27) são considerados os efetores-chave da senescência replicativa. Também há evidências de uma via independente de telômeros para a interrupção do crescimento em seres humanos. Com base nesses dados, os conceitos atuais mostram que a parada do crescimento suprime a tumorigênese, mas as alterações funcionais contribuem para o envelhecimento.

Os Fatores Genéticos Influenciam o Envelhecimento

Os invertebrados, inclusive nematelmintos e moscas, representam um nível de complexidade biológica além da representada por cultura tissular. Os tempos de geração curtos desses organismos foram explorados com o intuito de se estudar influências genéticas sobre o envelhecimento e a longevidade.

O *Caenorhabditis elegans* é um verme no qual foram identificadas mutações em um único gene que estendem o tempo de vida. Uma variedade dessas mutações (mutações *Age*) aumenta em até cinco vezes o tempo de vida do nematódeo, incremento maior do que o relatado para qualquer outro modelo. As mutações *Age* no *C. elegans*, além de prolongarem o seu tempo de vida, também conferem uma disposição complexa de outros fenótipos. Por exemplo, as denominadas mutações *clock* [relógio] (*clk*) lentificam a maioria das funções relacionadas com a taxa metabólica geral (progressão do ciclo celular, natação, bombeamento de alimento etc.). As mutações *Age* também conferem resistência aos estresses ambientais (extrínsecos) e intrínsecos, como radicais livres de oxigênio, choque térmico e radiação utlravioleta. Assim, os genes que prolongam a vida no *C. elegans* atuam, aparentemente, de forma a reduzir o acúmulo de "lesões" celulares que comprometem os mecanismos de homeostase e, portanto, encurtam o tempo de vida.

Em experimentos com *Drosophila*, cepas de moscas longevas podem ser prontamente criadas utilizando as moscas mais velhas para procriação. Nesses estudos, a melhor saúde das moscas mais velhas "correlaciona-se" com menor aptidão nas moscas mais novas, como evidenciado por diminuição da atividade e fertilidade, em comparação com as moscas selvagens. Por conseguinte, a população original precisa ter tido um conjunto de alelos que determina maior aptidão em idade mais jovem e menor aptidão em idade mais avançada, um fenômeno denominado "pleiotropia antagônica". Essa doutrina também se aplica à proteção contra o câncer por mecanismos de supressão tumoral a expensas da promoção do processo de envelhecimento.

As Doenças do Envelhecimento Prematuro

Nos seres humanos, a correlação modesta observada na longevidade entre indivíduos aparentados e a concordância excelente do tempo de vida verificado entre gêmeos idênticos possibilitou a postulação do conceito de que o envelhecimento encontra-se sob controle genético. A existência de doenças humanas genéticas associadas a envelhecimento acelerado fortalece esse conceito. Todo o processo de envelhecimento, inclusive características como calvície de padrão masculino, catarata e coronariopatia, fica circunscrito a um período de vida inferior a 10 anos na síndrome hereditária denominada **progeria** ou síndrome de Hutchinson-Guilford. A base biológica dessa doença ainda não foi elucidada.

A **síndrome de Werner (SW)** (Fig. 1.40) constitui uma doença autossômica recessiva rara que se caracteriza por catarata, perda de cabelos, atrofia cutânea, osteoporose e aterosclerose precoces. Os indivíduos com a síndrome também apresentam maior probabilidade de desenvolver diversos tipos de câncer. Os pacientes morrem tipicamente na quinta década de vida devido a câncer ou doença cardiovascular. Esse fenótipo de pacientes com SW dá a impressão de envelhecimento prematuro. O gene para SW, localizado no braço curto do cromossomo 8, codifica a helicase do DNA, enzima que desenrola a dupla hélice de DNA fornecendo acesso à estrutura protéica onde o DNA fica ligado. Por conseguinte, as helicases são fundamentais para a manutenção da estabilidade do genoma. As células dos pacientes com SW apresentam deleções, inversões e translocações recíprocas de cromossomos (ver Cap. 6). Acredita-se que o envelhecimento precoce observado nessa síndrome resulte do acúmulo progressivo de lesão genética e conseqüentes desarranjos funcionais.

A Lesão Somática Acumulada É Refletida pelo Envelhecimento

O estresse oxidativo é uma conseqüência invariável da vida em uma atmosfera rica em oxigênio. Uma hipótese importante afirma que a perda da função característica do envelhecimento é causada pelo acúmulo progressivo e irreversível da lesão molecular oxidativa. Tais lesões se manifestariam como (1) peroxidação dos lipídios da membrana, (2) modificações do DNA (quebra dos filamentos, alterações nas bases, ligação cruzada das proteínas do DNA) e (3) oxidação protéica (perda dos grupamentos sulfidrila, carbonilação). O estresse oxidativo das células normais é apenas trivial, com até 3% do consumo total de oxigênio sendo convertido para a geração de ânions superóxido e peróxido de hidrogênio. Calcula-se que uma única célula sofra cerca de 100.000 ataques ao seu DNA por dia pelos radicais livres de oxigênio, e que em qualquer momento 10% das moléculas protéicas são modificadas por adição de carbonilas. Dessa forma, as defesas antioxidantes não são completamente eficientes, e a lesão oxidativa progressiva das células acarreta, pelo menos em parte, o processo de envelhecimento.

A taxa de geração das formas de oxigênio reativo correlaciona-se com a taxa metabólica geral de um organismo. A teoria de que o envelhecimento relaciona-se com estresse oxidativo baseia-se em diversas observações: (1) animais de maior porte em geral vivem mais do que os de pequeno porte, (2) a taxa metabólica está inversamente relacionada com o tamanho corporal (quanto maior o animal, menor a taxa metabólica) e (3) a geração de formas de oxigênio ativado correlaciona-se inversamente com o tamanho corporal.

O papel do estresse oxidativo no envelhecimento foi enfatizado pelas experiências realizadas com *Drosophila*, na qual a superexpressão dos genes para a SOD ou a catalase prolonga de forma significativa o tempo de vida da mosca. Além disso, como focalizado anteriormente, praticamente todos os vermes e moscas longevos manifestam aumento das defesas antioxidantes. Relatou-se que a atividade da SOD no fígado de diferentes primatas mostrou ser proporcional ao tempo máximo de vida. A correlação entre lesão oxidativa e envelhecimento é exemplificada adicionalmente pela demonstração de maior dano oxidativo a lipídios, proteínas e DNA em animais mais velhos.

As provas adicionais relativas à lesão oxidativa progressiva observada com o envelhecimento incluem o depósito do pigmento lipofuscina, principalmente nas células pós-mitóticas de órgãos como o cérebro, coração e fígado. Esse pigmento acastanhado localiza-se nos lisossomos e contém produtos derivados da peroxidação de ácidos graxos insaturados. Alguns autores propuseram que a presença desse pigmento reflete a peroxidação lipídica contínua das membranas celulares, decorrente das defesas inadequadas contra o estresse do oxigênio ativado, embora nenhuma alteração funcional tivesse sido diretamente atribuída ao acúmulo da lipofuscina.

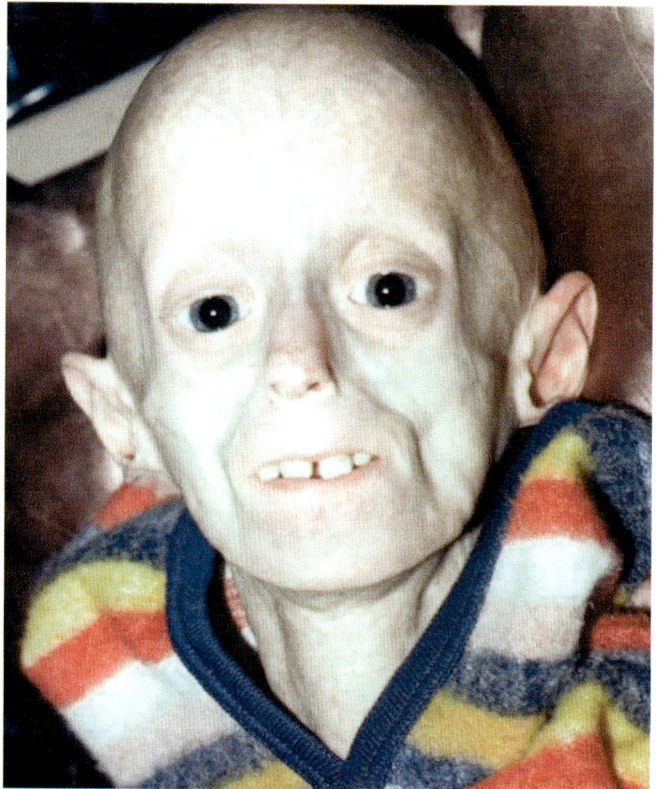

FIGURA *1.40*
Progeria. Uma menina de 10 anos de idade exibe as características típicas do envelhecimento prematuro associado a progeria.

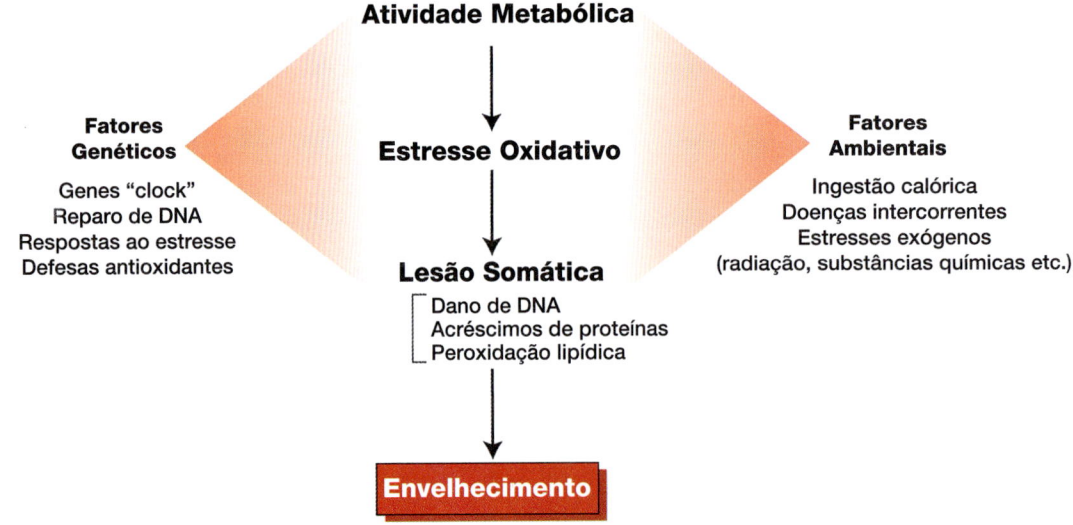

FIGURA *1.41*
Fatores que influenciam o desenvolvimento do envelhecimento biológico.

A lesão oxidativa da mitocôndria também foi proposta como parte integrante do envelhecimento. A respiração aeróbica na mitocôndria representa a fonte celular mais rica das formas de oxigênio reativo. O DNA mitocondrial é extremamente sensível a lesão por radical hidroxila e desenvolve progressivamente mais de 100 deleções diferentes de DNA durante a vida de um ser humano. Por sua vez, esses defeitos do DNA podem acarretar maior produção mitocondrial de formas tóxicas de oxigênio, estabelecendo então um círculo vicioso.

A **restrição calórica** em roedores e espécies inferiores parece aumentar a longevidade, como já reconhecido há mais de meio século. Contudo, o prolongamento do tempo de vida por meio de restrição calórica não foi demonstrado em primatas ou em seres humanos. Há evidências que indicam que o prolongamento do tempo de vida em roedores, por meio da restrição calórica, está associado a um estado hipometabólico, análogo ao efeito das mutações "clock" no *C. elegans*. Os animais submetidos à restrição calórica mostraram atenuação do aumento, relacionado com a idade, nas taxas de produção mitocondrial das formas de oxigênio reativo, menor aumento de lesão oxidativa e menor evidência de peroxidação lipídica e alterações oxidativas nas proteínas.

Resumo da Hipótese de Envelhecimento

Após o período reprodutivo, a evolução perde interesse em um indivíduo e abandona o organismo a eventos contra os quais a natureza não confere proteção. Conforme revisado anteriormente, a doutrina da pleiotropia antagônica pressupõe a existência de genes que são benéficos durante o desenvolvimento e o período reprodutivo, mas exercem influências prejudiciais numa fase posterior da vida. A hipótese alternativa do acúmulo de mutações afirma que a supressão evolutiva de genes que são nocivos aos indivíduos jovens de uma espécie cria pressão, favorecendo alelos que adiam a consecução de um fenótipo prejudicial até o período pós-reprodutivo. Por fim, as principais teorias não-genéticas afirmam que o simples acúmulo de várias lesões celulares resulta em senescência. Evidências atuais apóiam a noção de que essas hipóteses não são mutuamente contraditórias e que todas podem contribuir para o envelhecimento (Fig. 1.41). Segundo esse conceito, embora o envelhecimento esteja de alguma forma sob controle genético, **é improvável que exista um programa genético predeterminado para o envelhecimento**. É provável que os efeitos combinados de diversos genes acarretem finalmente o acúmulo de mutações somáticas, deficiências no reparo de DNA, aumento na lesão oxidativa das macromoléculas e diversos defeitos na função celular, todos culminando na falência progressiva dos mecanismos de homeostase que caracterizam o envelhecimento. Como disse Maimonides, "As mesmas forças que agem no nascimento e na existência temporal do homem também operam na sua destruição e morte."

LEITURAS SUGERIDAS

Baldwin KM, Haddad F: Skeletal muscle plasticity: cellular and molecular responses to altered physical activity paradigms. *American Journal of Physical Medicine & Rehabilitation*. 81:S40–51, 2002.

Bohr VA: Repair of oxidative DNA damage in nuclear and mitochondrial DNA, and some changes with aging in mammalian cells. *Free Radical Biology & Medicine*. 32:804–12, 2002.

Copin MC, Buisine MP, Devisme L, Leroy X, Escande F, Gosselin B, Aubert JP, Porchet N: Normal respiratory mucosa, precursor lesions and lung carcinomas: differential expression of human mucin genes. *Frontiers in Bioscience*. 6:D1264–75, 2001.

Faragher RG: Cell senescence and human aging: where's the link? *Biochemical Society Transactions*. 28:221–6, 2000.

Granger MP, Wright WE, Shay JW: Telomerase in cancer and aging. *Critical Reviews in Oncology-Hematology*. 41:29–40, 2002.

Greider CW: Cellular responses to telomere shortening: cellular senescence as a tumor suppressor mechanism. *Harvey Lectures*. 96:33–50, 2000–2001.

Harkema JR, Wagner JG: Non-allergic models of mucous cell metaplasia and mucus hypersecretion in rat nasal and pulmonary airways. *Novartis Foundation Symposium*. 248:181–97, 2002.

Henry CJ: Mechanisms of changes in basal metabolism during ageing. *European Journal of Clinical Nutrition.* 54 Suppl 3:S77–91, 2000.

Higami Y, Shimokawa I: Apoptosis in the aging process. *Cell & Tissue Research.* 301:125–32, 2000.

Hodes RJ. Hathcock KS. Weng NP. Telomeres in T and B cells. Nature Reviews. *Immunology.* 2:699–706, 2002.

Holleyman CR. Larson DF. Apoptosis in the ischemic reperfused myocardium. *Perfusion.* 16:491–502, 2001.

Hursting SD, Lavigne JA, Berrigan D, Perkins SN, Barrett JC: Calorie restriction, aging, and cancer prevention: mechanisms of action and applicability to humans. *Annual Review of Medicine.* 54:131–52, 2003.

Jaeschke H: Molecular mechanisms of hepatic ischemia-reperfusion injury and preconditioning. *American Journal of Physiology—Gastrointestinal & Liver Physiology.* 284:G15–26, 2003.

Jaeschke H, Knight TR, Bajt ML: The role of oxidant stress and reactive nitrogen species in acetaminophen hepatotoxicity. *Toxicology Letters.* 144:279–88, 2003.

Jassem W, Fuggle SV, Rela M, Koo DD, Heaton ND: The role of mitochondria in ischemia/reperfusion injury. *Transplantation.* 73:493–9, 2002.

Jenkins GJ, Doak SH, Parry JM, D'Souza FR, Griffiths AP, Baxter JN: Genetic pathways involved in the progression of Barrett's metaplasia to adenocarcinoma. *British Journal of Surgery.* 89:824–37, 2002.

Kaminski KA, Bonda TA, Korecki J, Musial WJ: Oxidative stress and neutrophil activation—the two keystones of ischemia/reperfusion injury. *International Journal of Cardiology.* 86:41–59, 2002.

Kolesnick R, Fuks Z: Radiation and ceramide-induced apoptosis. *Oncogene.* 22:5897–906, 2003.

Kowald A: The mitochondrial theory of aging. *Biological Signals & Receptors.* 10:162–75, 2001.

Lalu MM, Wang W, Schulz R: Peroxynitrite in myocardial ischemia-reperfusion injury. *Heart Failure Reviews.* 7:359–69, 2002.

Lawen A: Apoptosis—an introduction. *Bioessays.* 25:888–96, 2003.

Li C, Jackson RM: Reactive species mechanisms of cellular hypoxia-reoxygenation injury. *American Journal of Physiology—Cell Physiology.* 282:C227–41, 2002.

Liaudet L, Szabo G, Szabo C: Oxidative stress and regional ischemia-reperfusion injury: the peroxynitrite-poly-(ADP-ribose) polymerase connection. *Coronary Artery Disease.* 14:115–22, 2003.

McBride WH, Iwamoto KS, Syljuasen R, Pervan M, Pajonk F: The role of the ubiquitin/proteasome system in cellular responses to radiation. *Oncogene.* 22:5755–73, 2003.

Mentzer RM Jr., Lasley RD, Jessel A. Karmazyn M: Intracellular sodium hydrogen exchange inhibition and clinical myocardial protection. *Annals of Thoracic Surgery.* 75:S700–8, 2003.

Murphy E, Cross HR, Steenbergen C: Is Na/Ca exchange during ischemia and reperfusion beneficial or detrimental?. *Annals of the New York Academy of Sciences.* 976:421–30, 2002.

Nieminen AL: Apoptosis and necrosis in health and disease: role of mitochondria. *International Review of Cytology.* 224:29–55, 2003.

Ostler EL, Wallis CV, Sheerin AN, Faragher RG: A model for the phenotypic presentation of Werner's syndrome. *Experimental Gerontology.* 37:285–92, 2002.

Piper HM, Meuter K, Schafer C: Cellular mechanisms of ischemia-reperfusion injury. *Annals of Thoracic Surgery.* 75:S644–8, 2003.

Rensing L, Meyer-Grahle U, Ruoff P: Biological timing and the clock metaphor: oscillatory and hourglass mechanisms. *Chronobiology International.* 18:329–69, 2001.

Ryazanov AG, Nefsky BS: Protein turnover plays a key role in aging: *Mechanisms of Ageing & Development.* 123:207–13, 2002.

Sack MN, Yellon DM: Insulin therapy as an adjunct to reperfusion after acute coronary ischemia: a proposed direct myocardial cell survival effect independent of metabolic modulation. *Journal of the American College of Cardiology.* 41:1404–7, 2003.

Salvemini D, Cuzzocrea S: Superoxide, superoxide dismutase and ischemic injury. *Current Opinion in Investigational Drugs.* 3:886–95, 2002.

Saretzki G, Von Zglinicki T: Replicative aging, telomeres, and oxidative stress. *Annals of the New York Academy of Sciences.* 959:24–9, 2002.

Sax JK, El-Deiry WS: p53 downstream targets and chemosensitivity. *Cell Death & Differentiation.* 10:413–7, 2003.

Schmidt-Ullrich RK, Dent P, Grant S, Mikkelsen RB, Valerie K: Signal transduction and cellular radiation responses. *Radiation Research.* 153:245–57, 2000.

Schultz DR, Harrington WJ Jr.: Apoptosis: programmed cell death at a molecular level. *Seminars in Arthritis & Rheumatism.* 32:345–69, 2003.

Shearer MJ: Role of vitamin K and Gla proteins in the pathophysiology of osteoporosis and vascular calcification. *Current Opinion in Clinical Nutrition & Metabolic Care.* 3:433–8, 2000.

Sohal RS: Role of oxidative stress and protein oxidation in the aging process. *Free Radical Biology & Medicine.* 33:37–44, 2002.

Squier TC: Oxidative stress and protein aggregation during biological aging. *Experimental Gerontology.* 36:1539–50, 2001.

Steensma DP, Timm M, Witzig TE: Flow cytometric methods for detection and quantification of apoptosis. *Methods in Molecular Medicine.* 85:323–32, 2003.

Tatar M, Bartke A, Antebi A: The endocrine regulation of aging by insulin-like signals. *Science.* 299:1346–51, 2003.

Thompson LH, Schild D: Recombinational DNA repair and human disease. *Mutation Research.* 509:49–78, 2002.

Walter L, Miyoshi H, Leverve X, Bernard P, Fontaine E: Regulation of the mitochondrial permeability transition pore by ubiquinone analogs. A progress report. *Free Radical Research.* 36:405–12, 2002.

Wymann MP, Zvelebil M. Laffargue M. Phosphoinositide 3-kinase signalling—which way to target? *Trends in Pharmacological Sciences.* 24:366–76, 2003.

Yoshida H: The role of Apaf-1 in programmed cell death: from worm to tumor. *Cell Structure & Function.* 28:3–9, 2003.

Yu BP, Lim BO, Sugano M: Dietary restriction downregulates free radical and lipid peroxide production: plausible mechanism for elongation of life span. *Journal of Nutritional Science & Vitaminology.* 48:257–64, 2002.

Yuasa Y: DNA methylation in cancer and ageing. *Mechanisms of Ageing & Development.* 123:1649–54, 2002.

CAPÍTULO 2

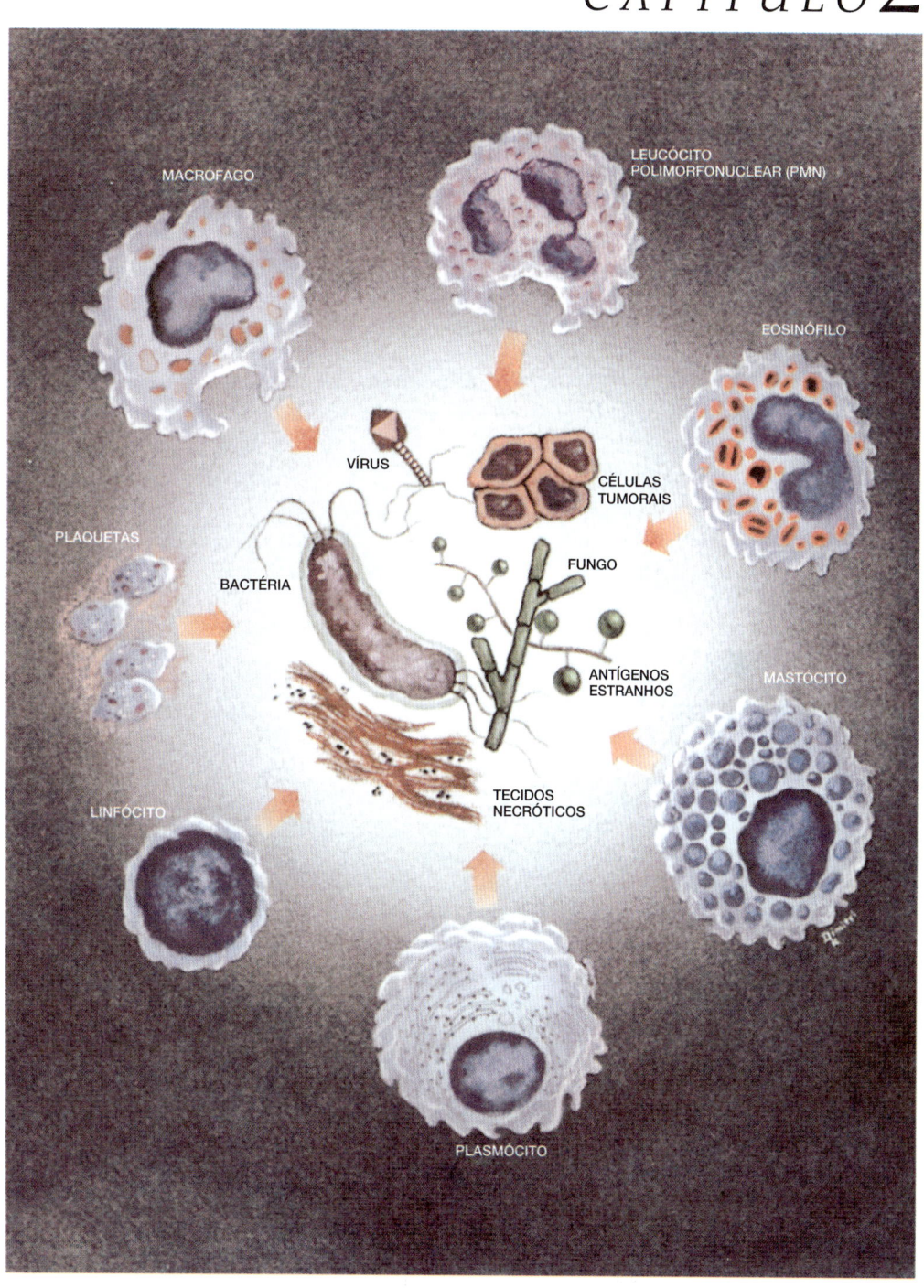

Inflamação

Hedwig S. Murphy
Peter A. Ward

Considerações Gerais

Eventos Vasculares
Líquidos Vasculares e Tissulares

Mediadores da Inflamação Derivados do Plasma
Fator Hageman
Cininas
Complemento

Mediadores da Inflamação Derivados de Células
Ácido Araquidônico e Fator Ativador de Plaquetas
Prostanóides, Leucotrienos e Lipoxinas
Citocinas
Formas de Oxigênio Reativas
Proteínas do Estresse
Neurocininas

Mediadores da Matriz Extracelular
Interação das Células com a Matriz Extracelular

Células da Inflamação
Células Inflamatórias e Células Tissulares Residentes
Vias Intracelulares Comuns

Recrutamento de Leucócitos na Inflamação Aguda
Adesão de Leucócitos
Moléculas Quimiotáticas

Funções dos Leucócitos na Inflamação Aguda
Fagocitose
Enzimas de Neutrófilos
Atividade Bactericida Oxidativa e Não-oxidativa

Regulação da Inflamação

Desfechos da Inflamação Aguda

Inflamação Crônica

Células Envolvidas na Inflamação Crônica

Lesão e Reparo na Inflamação Crônica
Resposta Inflamatória Prolongada
Mecanismos de Reparo Alterados

Inflamação Granulomatosa

Inflamação Crônica e Malignidade

Manifestações Sistêmicas da Inflamação

FIGURA *2.1 (ver página anterior)*
Participantes das reações inflamatórias aguda e crônica.

Inflamação é a reação de um tecido e de sua microcirculação a uma agressão patogênica. Caracteriza-se pela produção de mediadores inflamatórios e movimentação de líquido e leucócitos do sangue para os tecidos extravasculares. Por meio desse mecanismo, o hospedeiro localiza e elimina metabolicamente células alteradas, partículas estranhas, microrganismos ou antígenos.

Os sinais clínicos de inflamação, denominada *phlogosis* pelos gregos e *inflammatio* em latim, foram descritos na era clássica. No segundo século d.C., o enciclopedista romano Aulus Celsus descreveu os quatro sinais cardinais da inflamação, **rubor** (eritema), **calor** (temperatura elevada), **tumor** (edema) e **dor** ("algia"). A inflamação representava, segundo os conceitos medievais, um desequilíbrio entre os diversos "humores", como o sangue, muco e bile. A compreensão moderna da base vascular da inflamação começou no século XVIII com as observações de John Hunter, que verificou a dilatação dos vasos sangüíneos e percebeu que o pus representava o acúmulo de material derivado do sangue. Rudolf Virchow descreveu que a inflamação, em geral, constituía a reação contra uma lesão tecidual anterior, e seu pupilo Julius Cohnheim foi o primeiro a associar inflamação a emigração de leucócitos através das paredes da microvasculatura. O papel da fagocitose no processo inflamatório foi enfatizado pelo grande zoólogo russo Eli Metchnikoff, no final do século XIX. Por fim, a importância dos mediadores químicos na resposta inflamatória foi descrita em 1927 por Thomas Lewis, ao demonstrar que a histamina e outras substâncias produziam um aumento na permeabilidade vascular e a migração dos leucócitos para os espaços extravasculares.

CONSIDERAÇÕES GERAIS

O propósito básico da resposta inflamatória é eliminar a lesão patogênica e remover os componentes do tecido lesado. Esse processo de **inflamação aguda** promove a regeneração da arquitetura normal do tecido, com retorno da função fisiológica, ou a formação de tecido fibrótico para substituir o que não pode ser reparado. A inflamação processa-se da seguinte forma:

1. O **início** dos mecanismos responsáveis pela localização e depuração das substâncias estranhas e tecidos lesados é estimulado pelo reconhecimento de que houve lesão tecidual.
2. A **amplificação** da resposta inflamatória, na qual ocorre ativação dos mediadores solúveis e dos sistemas celulares inflamatórios, acompanha o reconhecimento da lesão.
3. O **término** da resposta inflamatória, após formação dos agentes inflamatórios e eliminação do agente estranho, é promovido pelos inibidores específicos dos mediadores.

Em certas circunstâncias, a capacidade de eliminar substâncias estranhas e tecido lesado fica comprometida, ou os mecanismos reguladores da resposta inflamatória são alterados. Nesses casos, a inflamação não traz benefícios para o hospedeiro e provoca destruição e lesão tecidual excessiva, acarretando perda da função do órgão ou do tecido. Em outras ocasiões, a resposta imunológica contra os produtos microbianos residuais ou contra os componentes teciduais alterados também desencadeia uma reação inflamatória persistente, denominada **inflamação crônica.**

O início da resposta inflamatória ocorre em virtude da lesão direta ou estimulação dos componentes estruturais ou celulares de um tecido, como os seguintes:

- Células parenquimatosas
- Microvasculatura
- Macrófagos e mastócitos teciduais
- Células mesenquimatosas (p. ex., fibroblastos)
- Matriz extracelular (MEC)

Uma das respostas mais precoces após lesão tecidual ocorre dentro da microvasculatura, no nível do capilar e da vênula pós-capilar. Dentro dessa rede vascular encontram-se os componentes principais da resposta inflamatória, como o plasma, as plaquetas, os eritrócitos e os leucócitos circulantes (Figs. 2.1 e 2.2). Esses componentes ficam normalmente confinados dentro do compartimento intravascular por uma camada contínua de células endoteliais, que se conectam umas às outras por meio de junções íntimas e estão separadas do tecido por uma membrana basal limitante. As alterações na estrutura da parede vascular após lesão tecidual desencadeiam os seguintes fenômenos:

- Ativação de células endoteliais
- Perda da integridade vascular
- Extravasamento de líquido e de componentes do plasma a partir do compartimento intravascular
- Emigração dos eritrócitos e leucócitos do espaço intraluminal até o tecido extravascular.

Mediadores inflamatórios específicos produzidos no local da lesão regulam a resposta vascular à lesão (Fig. 2.3). Dentre esses mediadores, destacam-se as moléculas vasoativas que atuam diretamente sobre a vasculatura para aumentar a permeabilidade vascular. Além disso, há formação de fatores quimiotáticos que recrutam leucócitos, do compartimento vascular até o tecido lesado. Esses leucócitos recrutados, uma vez nos tecidos, secretam outros mediadores inflamatórios que incrementam ou inibem a resposta inflamatória.

Historicamente, a inflamação tem sido denominada aguda ou crônica, dependendo da persistência da lesão, dos sintomas clínicos e da natureza da resposta inflamatória. As características mais importantes da inflamação aguda incluem (1) acúmulo de líquido e componentes do plasma no tecido afetado, (2) estimulação intravascular das plaquetas e (3) presença de leucócitos polimorfonucleares (neutrófilos polimorfonucleares, PMN) (Fig. 2.4). Por outro lado, os componentes celulares característicos da inflamação crônica são os linfócitos, plasmócitos e macrófagos (Fig. 2.5). A resposta inflamatória crônica é prolongada, com persistência de células inflamatórias e dano tissular freqüentemente resultando em reparo aberrante.

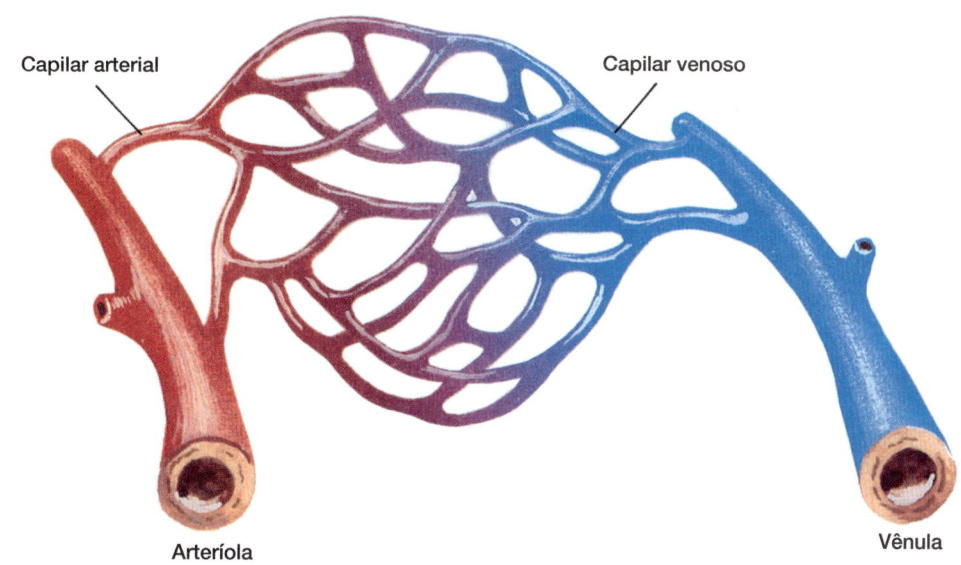
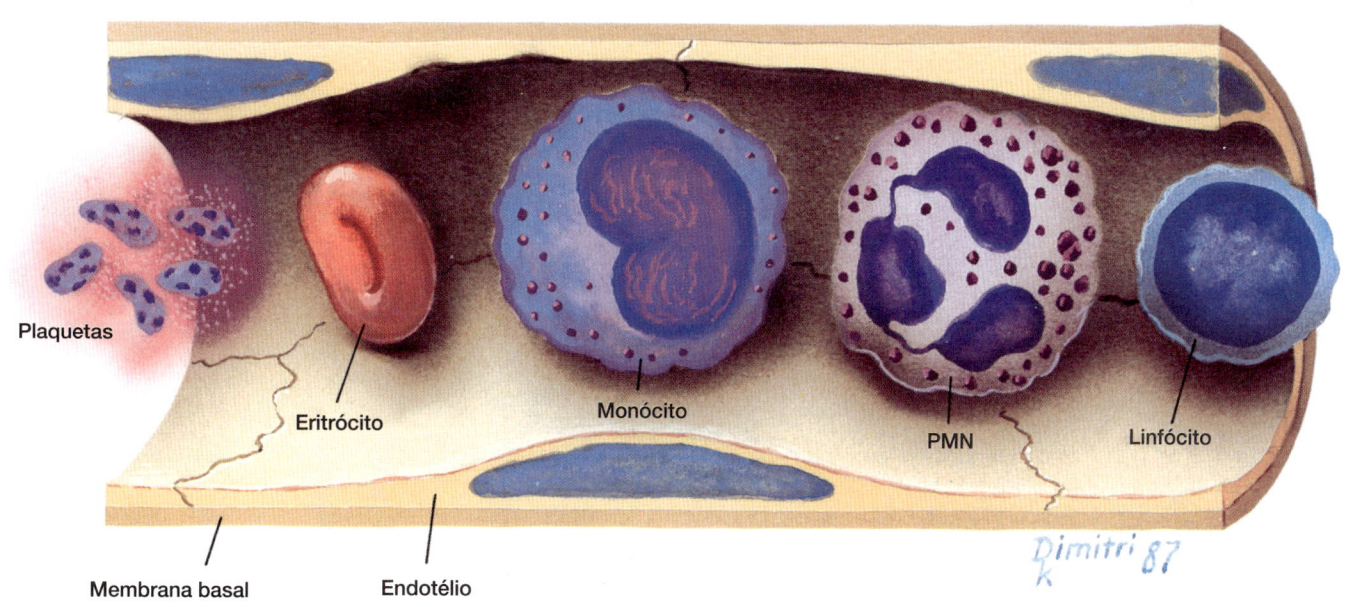

FIGURA 2.2
A microcirculação e componentes celulares do sangue.

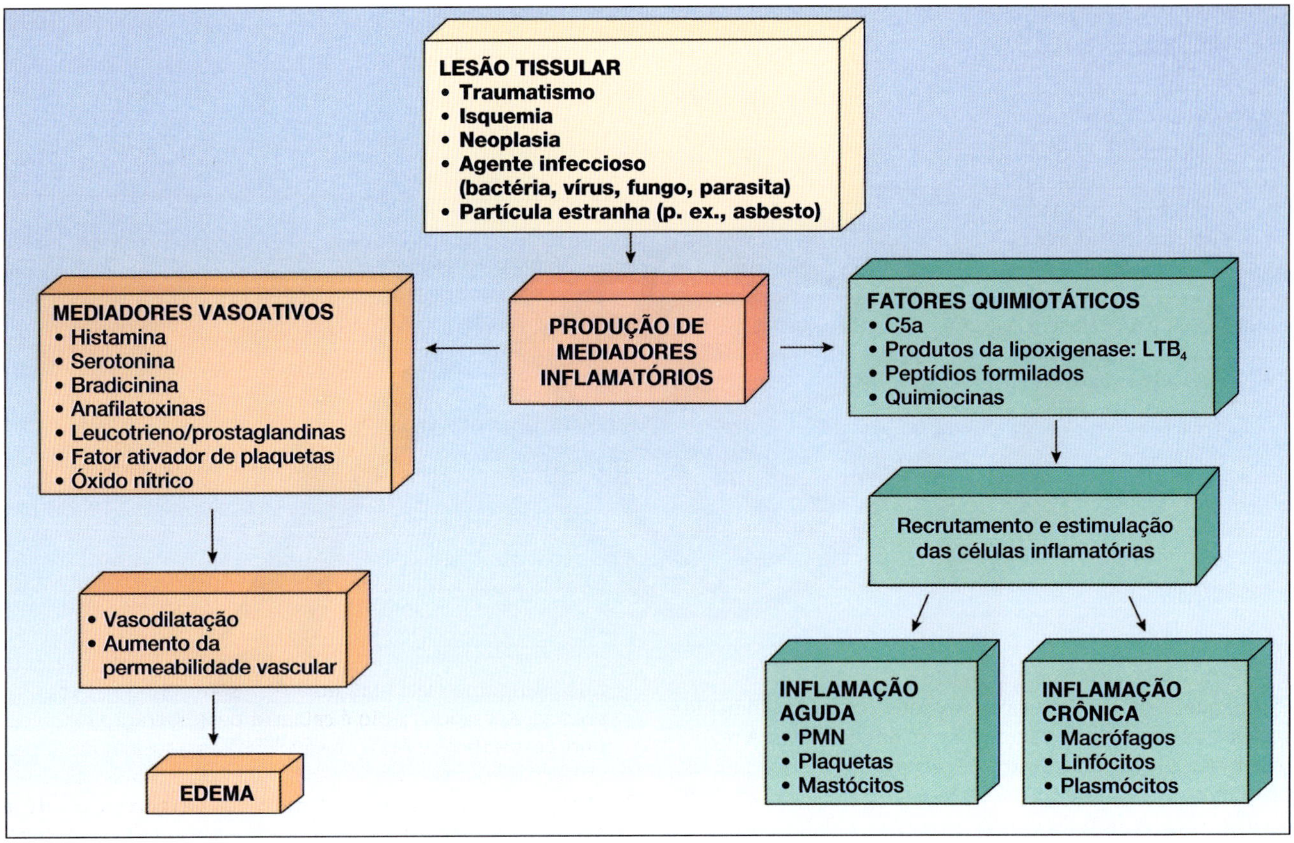

46 INFLAMAÇÃO

LESÃO TISSULAR
- Traumatismo
- Isquemia
- Neoplasia
- Agente infeccioso (bactéria, vírus, fungo, parasita)
- Partícula estranha (p. ex., asbesto)

↓

PRODUÇÃO DE MEDIADORES INFLAMATÓRIOS

← **MEDIADORES VASOATIVOS**
- Histamina
- Serotonina
- Bradicinina
- Anafilatoxinas
- Leucotrieno/prostaglandinas
- Fator ativador de plaquetas
- Óxido nítrico

↓
- Vasodilatação
- Aumento da permeabilidade vascular

↓
EDEMA

→ **FATORES QUIMIOTÁTICOS**
- C5a
- Produtos da lipoxigenase: LTB_4
- Peptídios formilados
- Quimiocinas

↓
Recrutamento e estimulação das células inflamatórias

↓   ↓

INFLAMAÇÃO AGUDA
- PMN
- Plaquetas
- Mastócitos

INFLAMAÇÃO CRÔNICA
- Macrófagos
- Linfócitos
- Plasmócitos

FIGURA 2.3
Mediadores da resposta inflamatória.

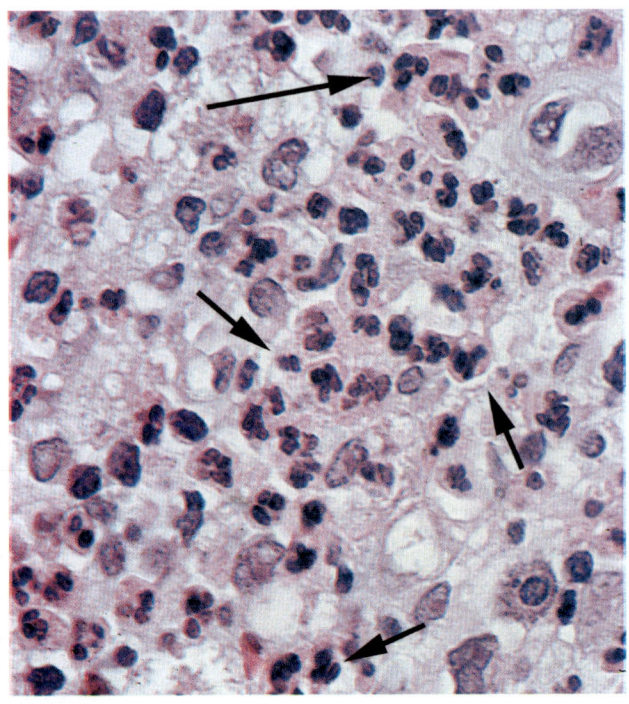

FIGURA 2.4
Inflamação aguda com PMN densamente aglomerados com núcleos multilobulados (*setas*).

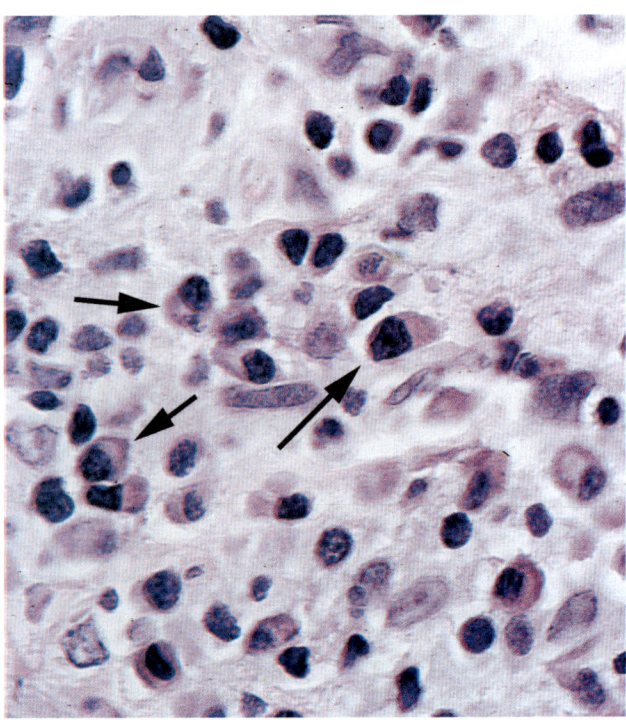

FIGURA 2.5
Inflamação crônica. Observam-se linfócitos, plasmócitos (*setas*) e alguns macrófagos.

EVENTOS VASCULARES

Ocorre troca de líquido normalmente entre os espaços intravascular e extravascular, e o endotélio funciona como uma barreira de permeabilidade. O comprometimento dessa função de barreira é um marco fundamental da inflamação aguda. As alterações na permeabilidade vascular podem ocorrer transitoriamente em resposta a mediadores químicos, como a histamina e a bradicinina. Os mecanismos de extravasamento vascular incluem contração de células endoteliais, retração de células endoteliais e alterações na transcitose. Quando a barreira endotelial sofre um dano, seja diretamente por lesão endotelial seja indiretamente por dano mediado por leucócitos, a perda da barreira de permeabilidade pode ser extensa e resultar em edema.

Os Líquidos Vasculares e Tissulares São Regulados por um Equilíbrio de Forças

Em circunstâncias normais, ocorre movimentação contínua de líquido do compartimento intravascular para o espaço extravascular. O líquido que se acumula no espaço extravascular normalmente é depurado e devolvido à circulação através dos linfáticos. A regulação do transporte do líquido através da parede vascular é descrita, pelo menos em parte, pela **lei de Starling**. De acordo com essa lei, a troca de líquido entre os compartimentos vascular e extravascular é conseqüente a um equilíbrio de forças que propulsionam líquido para dentro do espaço vascular ou para fora, para os tecidos (ver também Cap. 7). Essas forças incluem:

- A **pressão hidrostática** é conseqüente ao fluxo sangüíneo e força o líquido para fora da vasculatura.
- A **pressão oncótica** reflete a concentração de proteínas plasmáticas, a qual propulsiona líquido para dentro dos vasos.
- A **pressão osmótica** é determinada pelas quantidades de sódio e água nos espaços vasculares e tissulares.
- O **fluxo linfático** (passagem de líquido ao longo do sistema linfático) drena líquido continuamente para fora dos tecidos e para dentro dos espaços linfáticos.

Edema Não-inflamatório

Quando o equilíbrio de forças que regulam o transporte vascular de líquido é alterado, o fluxo para dentro do compartimento extravascular ou sua depuração através dos linfáticos é interrompido. Como conseqüência, ocorre acúmulo de líquido nos espaços intersticiais, denominado *edema*. Esse líquido em excesso expande os espaços entre as células e os elementos da MEC, provocando a tumefação tissular. Várias condições clínicas, sistêmicas ou órgão-específicas estão associadas a edema. A obstrução do fluxo de saída venoso (trombose) ou a função ventricular direita diminuída (insuficiência cardíaca congestiva) provocam pressão retrógrada na vasculatura, dessa forma aumentando a pressão hidrostática. A perda de albumina (distúrbios renais) ou a síntese diminuída de proteínas plasmáticas (doença hepática, desnutrição) reduzem a pressão oncótica plasmática. Qualquer anormalidade de retenção de sódio ou água altera a pressão osmótica e o equilíbrio das forças hídricas. Por fim, a obstrução do fluxo linfático pode ocorrer em muitas manifestações clínicas, porém é mais comum devido à remoção cirúrgica de linfonodos ou obstrução tumoral. Esse acúmulo de líquido é denominado **linfedema** (ver Cap. 7).

Edema Inflamatório

Entre as respostas iniciais à lesão tissular estão as alterações na anatomia e na função da microvasculatura, que podem promover o acúmulo de líquido nos tecidos (Figs. 2.6 e 2.7). Essas alterações patológicas caracterizam a clássica "resposta tripla", descrita inicialmente por Sir Thomas Lewis. Os experimentos originais mostravam a ocorrência de uma *linha vermelha* obscura nos locais de lesão cutânea leve, seguida do aparecimento de um *fulgor* (halo avermelhado) e depois de um *vergão* (edema). Lewis postulou a presença de um mediador vasoativo capaz de causar vasodilatação e aumento da permeabilidade vascular no local da lesão. A resposta tripla pode ser explicada da seguinte forma:

1. A **vasoconstrição transitória das arteríolas** no local da lesão é a resposta mais precoce da lesão cutânea leve. Esse processo é mediado por sistemas químicos e neurogênicos, resolvendo-se, de modo geral, em segundos a minutos.
2. A **vasodilatação de arteríolas pré-capilares** aumenta então o fluxo sangüíneo tecidual, uma condição conhecida como *hiperemia*. A vasodilatação é causada pela liberação de mediadores específicos e é responsável, pelo menos em parte, pelo eritema e calor encontrados nos locais de lesão tecidual.
3. O **aumento da permeabilidade da barreira de células endoteliais** resulta em *edema*. A perda de líquido dos compartimentos intravasculares, à medida que o sangue passa pelas vênulas capilares, promove estase local e tamponamento dos pequenos vasos dilatados com eritrócitos. Essas alterações mostram-se reversíveis após lesão leve, e o líquido extravasado pode ser totalmente retirado pelos linfáticos em minutos a horas.

A lesão da vasculatura é um evento dinâmico e com freqüência envolve uma série de alterações fisiológicas e patológicas. Os **mediadores vasoativos**, provenientes de fontes plasmáticas e celulares, são produzidos nos locais de lesão tecidual por diversos mecanismos. Esses mediadores ligam-se a receptores específicos localizados nas células de músculo liso e do endotélio vascular, causando vasoconstrição ou vasodilatação. A vasodilatação das arteríolas aumenta o fluxo sangüíneo e pode exacerbar o extravasamento de líquido para o tecido. Ao mesmo tempo, a vasoconstrição das vênulas pós-capilares aumenta a pressão hidrostática no leito capilar, potencializando a formação de edema. A vasodilatação das vênulas diminui a pressão hidrostática capilar e inibe a movimentação de líquido para os espaços extravasculares.

Embora a vênula pós-capilar seja o local primário no qual os mediadores vasoativos induzem as alterações endoteliais, essas moléculas afetam também vasos pré-capilares. A ligação dos mediadores vasoativos com receptores específicos das células endoteliais resulta em sua ativação, provocando contração reversível das células endoteliais e formação de lacuna (Fig. 2.6B). Essa ruptura na barreira endotelial promove o extravasamento de líquidos intravasculares para o espaço extravascular. Em oposição a essa ação dos mediadores vasoativos, a lesão direta do endotélio, como a provocada por queimaduras ou substâncias químicas cáusticas, pode resultar em lesão irreversível. Nesses casos, verifica-se a separação entre o endotélio e a membrana basal. Esse efeito promove o aparecimento de vesículas celulares (a ocorrência de bolhas ou vesículas entre o endotélio e a membrana basal) e áreas de desnudamento da membrana basal (Fig. 2.6C). A lesão direta leve do endotélio resulta em uma resposta bifásica: ocorre uma alteração inicial na permeabilidade 30 minutos após a lesão, seguida por outro aumento na permeabilidade vascular 3 a 5 horas depois. Quando a lesão é intensa, a exsudação de líquido intravascular para o compartimento extravascular aumenta de forma progressiva, alcançando o máximo 3 a 4 horas após a lesão.

Várias definições são importantes para compreender as conseqüências da inflamação:

- **Edema** representa o acúmulo de líquido no compartimento extravascular e tecidos intersticiais.
- **Derrame** corresponde ao excesso de líquido nas cavidades corporais, como na pleura ou no peritônio.
- **Transudato** descreve o líquido de edema com baixo teor protéico (densidade < 1.015).
- **Exsudato** corresponde ao líquido de edema com teor protéico elevado (densidade > 1.015), que freqüentemente contém células inflamatórias. Exsudatos são observados precocemente nas reações inflamatórias agudas e são produzidos por lesões de natureza leve, como queimaduras solares ou bolhas traumáticas.
- **Exsudato seroso,** ou **derrame,** caracteriza-se pela coloração amarela tipo palha e pela ausência de uma resposta celular proeminente.
- **Serossanguinolento** refere-se ao exsudato seroso, ou derrame, que contém eritrócitos e apresenta coloração avermelhada.
- **Exsudato fibrinoso** contém grande quantidade de fibrina devido à ativação do sistema de coagulação. Quando ocorre um exsudato fibrinoso numa superfície serosa, como a pleura ou pericárdio, é denominado *pleurite fibrinosa* ou *pericardite fibrinosa* (Fig. 2.8).
- **Exsudato ou derrame purulentos** contêm grande quantidade de componentes celulares. Os exsudatos e os derrames purulentos freqüentemente estão associados a alterações patológicas, como infecções bacterianas piogênicas, em que o tipo celular predominante é o leucócito poli-morfonuclear (Fig. 2.9).

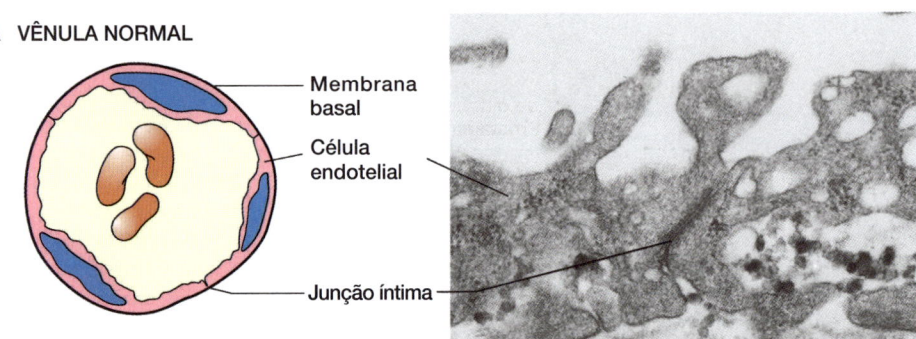

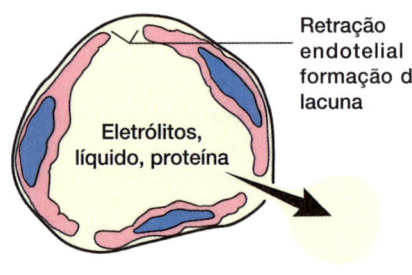
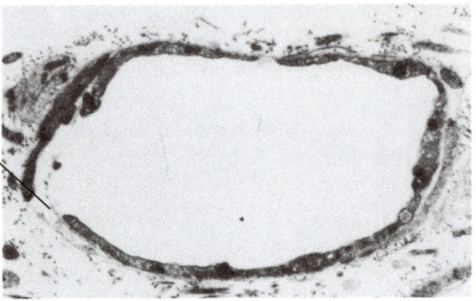
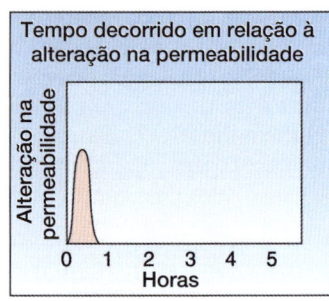

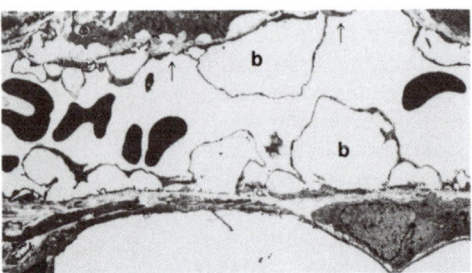
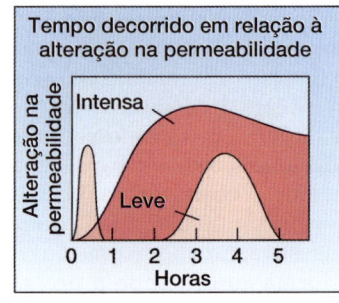

FIGURA 2.6
Respostas causadas por lesão da microvasculatura. A. A parede da vênula normal é selada por junções íntimas localizadas entre células endoteliais adjacentes. B. Durante lesão leve induzida por mediador vasoativo, as células endoteliais se separam e permitem a passagem de componentes líquidos do sangue. C. No caso de lesão direta grave, as células endoteliais formam vesículas (*b*) e se separam da membrana basal subjacente. As áreas de membrana basal desnudas (*setas*) permitem o escape prolongado de elementos líquidos da microvasculatura.

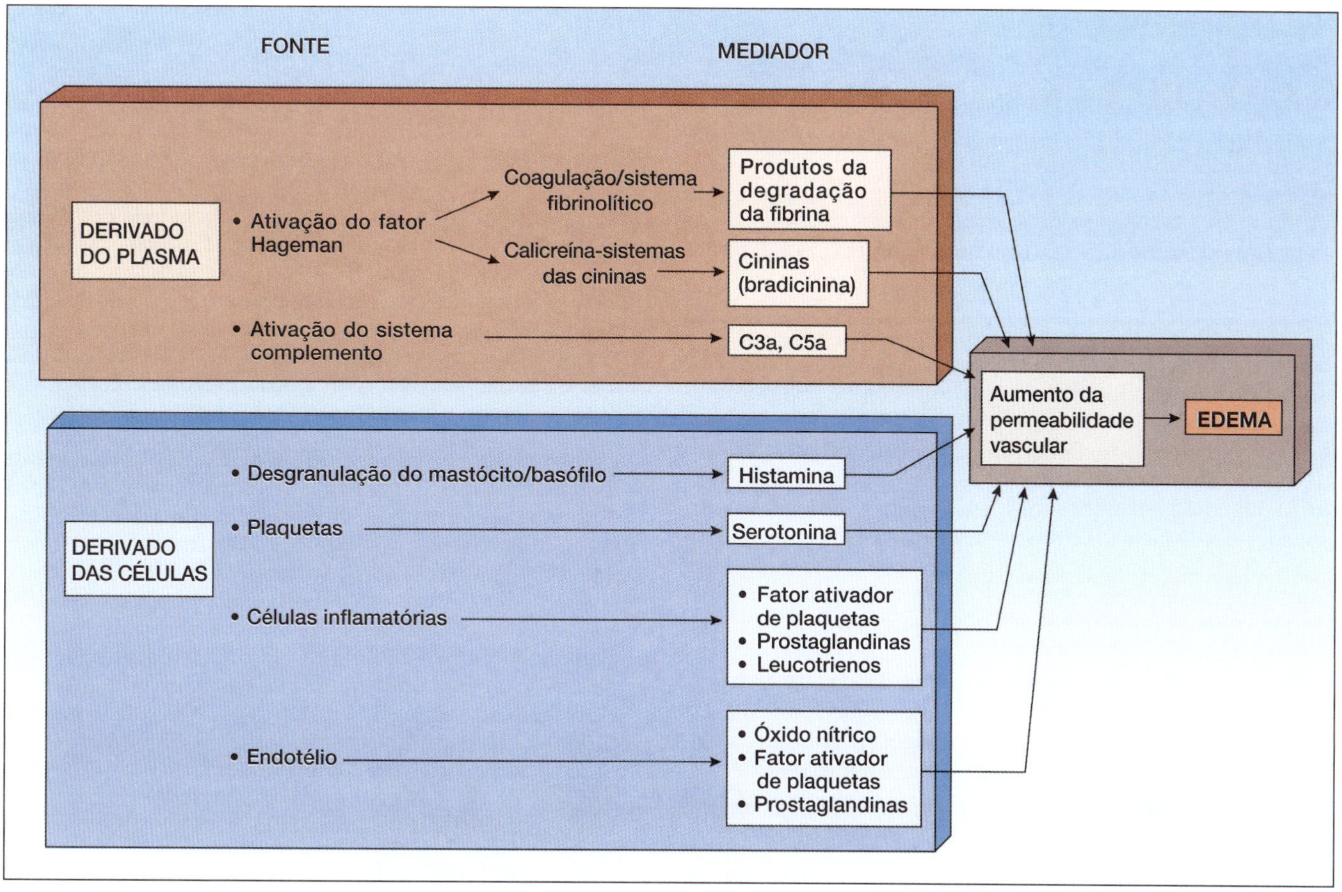

FIGURA 2.7
Mediadores vasoativos que aumentam a permeabilidade vascular.

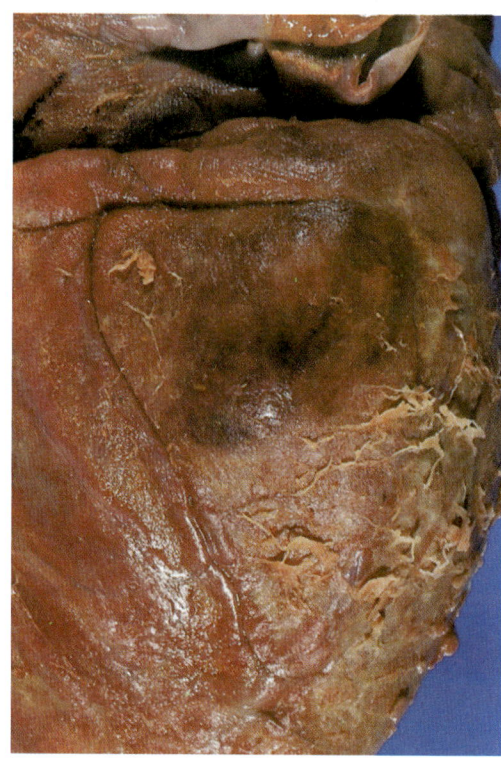

FIGURA 2.8
Pericardite fibrinosa. O coração do paciente que morreu em insuficiência renal e uremia exibe um exsudato fibrinoso e felpudo, que recobre todo o pericárdio visceral.

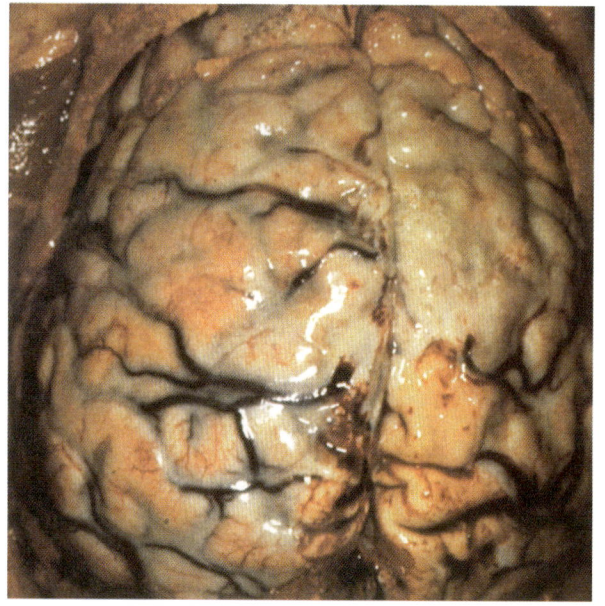

FIGURA 2.9
Exsudato purulento. Observa-se exsudato inflamatório agudo viscoso e de coloração amarelada dentro do espaço subaracnóideo neste caso de meningite bacteriana.

- **Inflamação supurativa** descreve o quadro em que se encontra exsudato purulento acompanhado de necrose por liquefação significativa; é o equivalente do pus.

MEDIADORES DA INFLAMAÇÃO DERIVADOS DO PLASMA

Fontes celulares potentes de mediadores vasoativos incluem plaquetas circulantes, mastócitos tissulares, basófilos, polimorfonucleares neutrófilos, células endoteliais, monócitos/macrófagos e o próprio tecido lesado. Em geral, esses mediadores (1) derivam do metabolismo de fosfolipídios e do ácido araquidônico (p. ex., prostaglandinas, tromboxanos, leucotrienos, lipoxinas, fator ativador de plaquetas), (2) são pré-formados e estocados em grânulos citoplasmáticos (p. ex., histamina, serotonina, hidrolases lisossômicas), ou (3) representam a produção alterada de reguladores normais da função vascular (p. ex., óxido nítrico e neurocininas).

O plasma contém as três principais cascatas de enzimas, cada uma composta de uma série de proteases ativadas seqüencialmente. Esses sistemas inter-relacionados compreendem (1) a cascata da coagulação, (2) geração de cinina e (3) o sistema complemento. A cascata da coagulação é discutida no Cap. 10, e os sistemas cinina e complemento são apresentados aqui.

O Fator Hageman É uma Fonte Essencial de Mediadores Vasoativos

O fator Hageman (fator de coagulação XII), gerado no plasma, proporciona uma fonte adicional de mediadores vasoativos (Fig. 2.10). O fator Hageman é ativado por exposição a superfícies com carga negativa, como as membranas basais, enzimas proteolíticas, lipopolissacarídeo bacteriano e materiais estranhos (inclusive cristais de urato na gota). Por sua vez, esse processo resulta na ativação de outras proteases plasmáticas, que promovem o seguinte:

- **Conversão do plasminogênio em plasmina:** A plasmina gerada pelo fator Hageman ativado induz fibrinólise. Os produtos da degradação da fibrina aumentam a permeabilidade vascular na pele e nos pulmões. A plasmina também acarreta a clivagem dos componentes do sistema complemento e, assim, gera produtos com atividade biológica, como as anafilatoxinas C3a e C5a.
- **Conversão da pré-calicreína em calicreína:** A calicreína plasmática, gerada pelo fator Hageman ativado, promove a clivagem do cininogênio de alto peso molecular e produz, então, vários peptídios vasoativos de pequeno peso molecular, denominados em conjunto *cininas*.
- **Ativação da via alternativa do complemento.**
- **Ativação do sistema de coagulação** (ver Cap. 10).

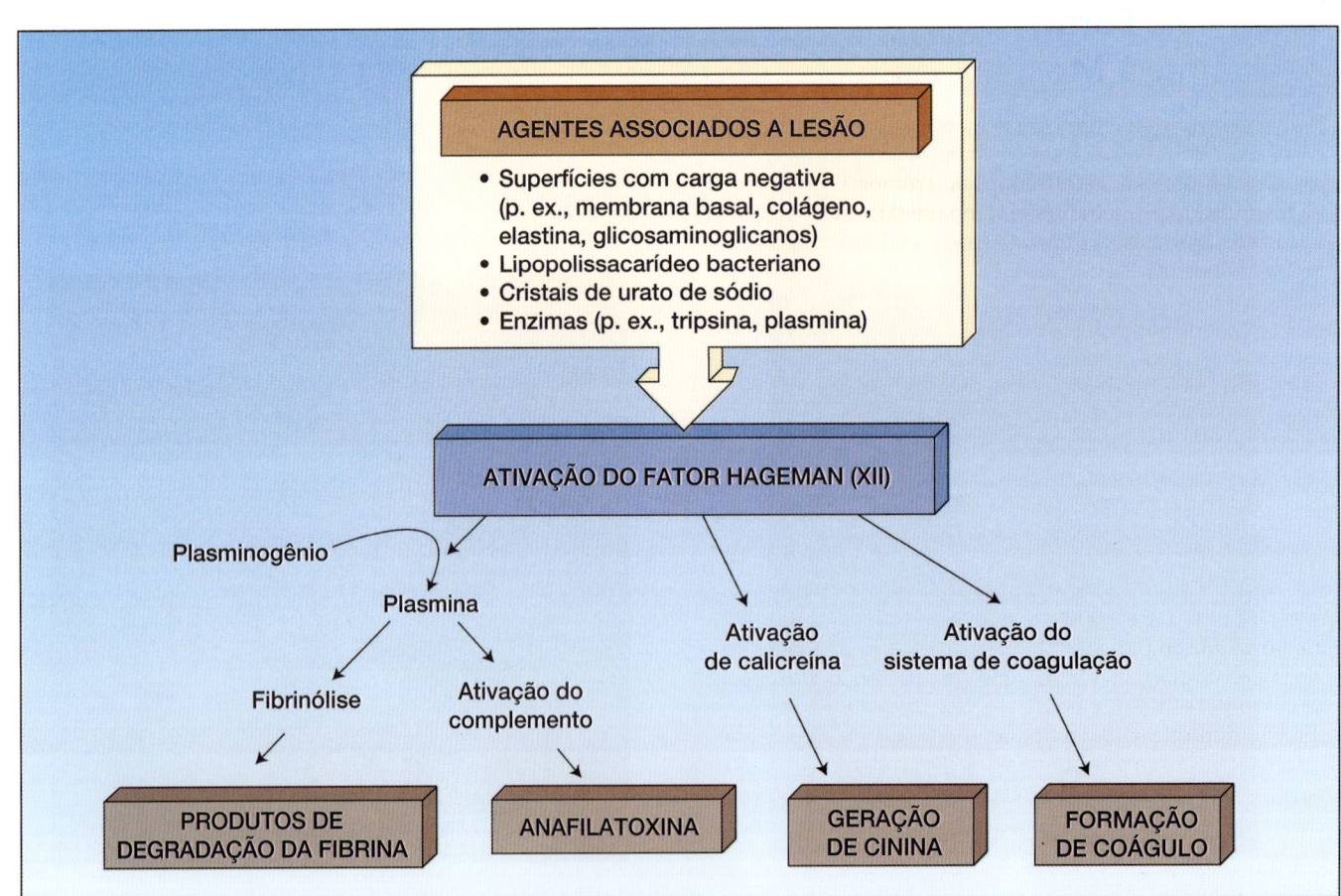

FIGURA 2.10
Ativação do fator Hageman e produção de mediadores inflamatórios.

As Cininas Amplificam a Resposta Inflamatória

As cininas são formadas no plasma e no tecido pela ação de calicreínas de serina protease sobre os cininogênios de alto peso molecular, que são glicoproteínas plasmáticas. Esses agentes inflamatórios potentes, que incluem a **bradicinina** e peptídios relacionados, participam de múltiplos processos fisiológicos, incluindo o controle da pressão arterial, contração e relaxamento da musculatura lisa, extravasamento de plasma, migração celular, ativação de células inflamatórias e respostas inflamatórias mediadas pela dor. Os efeitos imediatos das cininas são mediados por dois receptores: os receptores B_1 são induzidos por mediadores inflamatórios e são ativados seletivamente por metabólitos da bradicinina, e os receptores B_2, expressos de modo constitutivo e amplo. As cininas são degradadas rapidamente a produtos inativos pelas cininases e, portanto, apresentam funções rápidas e de curta duração. Talvez a função mais significativa das cininas seja sua habilidade de amplificar a resposta inflamatória por meio da estimulação de células teciduais locais e células inflamatórias gerando mediadores, incluindo prostanóides, citocinas (especialmente fator de necrose tumoral-α [TNF-α] e interleucinas), óxido nítrico e taquicininas.

O Complemento É Ativado por Três Vias, Formando o Complexo de Ataque à Membrana

O sistema complemento consiste em um grupo de proteínas encontradas no plasma e em superfícies celulares, cuja função primária consiste na defesa contra micróbios. O complemento foi identificado primeiramente como um fator sérico termolábil que destruía bactérias e "complementava" anticorpos. Atualmente, sabe-se que o sistema complemento consiste em mais de 30 proteínas, incluindo enzimas plasmáticas, proteínas reguladoras e proteínas de lise celular, cujo local principal de síntese é o fígado. Além de ser uma fonte de mediadores vasoativos, os componentes do sistema complemento são parte integrante do sistema imunológico e desempenham um papel importante na defesa do hospedeiro contra infecção bacteriana. As atividades fisiológicas do sistema complemento incluem (1) defesa contra infecção bacteriana piogênica por opsonização, quimiotaxia, ativação de leucócitos e lise de bactérias e células; (2) estabelecimento de ponte entre imunidade inata e adaptativa para a defesa contra agentes microbianos por meio do aumento das respostas humorais e estimulando a memória imunológica; e (3) eliminação de produtos imunológicos e produtos da lesão inflamatória por meio da depuração de complexos imunológicos oriundos de tecidos e remoção de células apoptóticas. Os componentes do complemento também funcionam como mediadores vasoativos, denominados *anafilatoxinas*. Componentes específicos fixam opsoninas nas superfícies celulares e outros induzem a lise celular por meio da geração do complexo lítico C5b-9 (complexo de ataque à membrana [CAM]). As proteínas envolvidas na ativação do sistema complemento são também ativadas por três vias convergentes denominadas *clássica, de ligação de lectina à manose (MBL) e alternativa*.

Via Clássica

Os ativadores da via clássica incluem complexos antígeno-anticorpo (Ag-Ab) e produtos de bactérias e vírus, proteases, cristais de urato, células apoptóticas e poliânions (polinucleotídios). As proteínas dessa via são denominadas C1 até C9, e a nomenclatura segue a ordem histórica da descoberta. A via começa quando complexos Ag-Ab ativam C1 e termina com a lise da célula. A cascata que conduz desde a ativação do complemento até à formação do CAM ocorre da seguinte forma (Fig. 2.11):

1. **Anticorpos ligados a antígenos na superfície da célula bacteriana ligam-se ao complexo C1.** O complexo C1 consiste em C1q, duas moléculas de C1r e duas moléculas de C1s. Os anticorpos dentro dos complexos imunológicos ligam-se a C1q, dessa forma desencadeando a ativação de C1r e C1s.
2. **C1s cliva primeiramente C4, que se liga à superfície bacteriana e, a seguir, cliva C2.** As moléculas clivadas resultantes formam o complexo enzimático C4b2a, também denominado **C3 convertase**, que permanece ligado de modo covalente à superfície bacteriana. Esse conjunto prende o sistema complemento

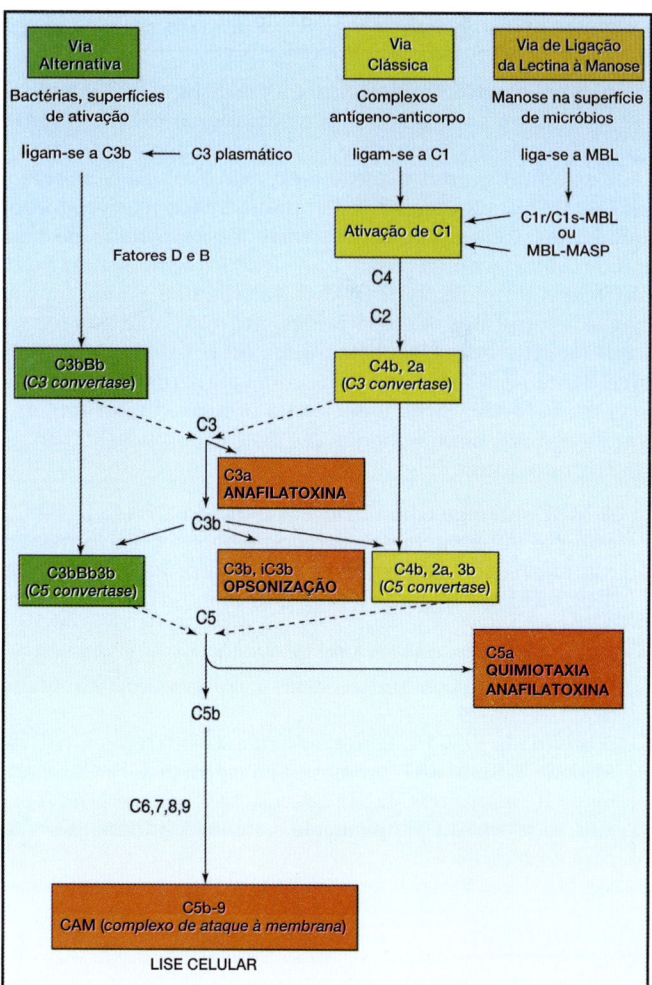

FIGURA *2.11*
Ativação do complemento: As vias alternativa, clássica e de ligação à manose acarretam a geração da cascata do complemento dos mediadores inflamatórios e a lise celular pelo complexo de ataque à membrana.

em locais específicos dos tecidos. Se uma ligação covalente não for formada, o complexo é inativado, prevenindo assim a manutenção da cascata do complemento em células ou tecidos normais do hospedeiro.

3. **A C3 convertase cliva C3 formando C3a e C3b.** Esta é uma das etapas mais críticas na geração de componentes do complemento biologicamente ativos. C3a é liberado como uma *anafilatoxina*, e C3b reage com proteínas celulares para localizar, ou "fixar" sobre a superfície celular. C3b e seus produtos de degradação, especialmente iC3b, na superfície de patógenos estimulam a fagocitose. Esse processo de revestir um patógeno com uma molécula que estimula a fagocitose é denominado *opsonização*, e a molécula é denominada *opsonina*.
4. **O complexo C4b, C2a e C3b (denominado C5 convertase) cliva C5 formando C5a e C5b.** C5a tem funções de uma anafilatoxina, e C5b funciona como o nicho para a ligação seqüencial de C6, C7 e C8, formando o CAM.
5. O CAM é constituído sobre células-alvo, inserindo-se diretamente na membrana plasmática por meio da ligação hidrofóbica de C7 à bicamada lipídica. O canal transmembrana cilíndrico resultante prejudica a função de barreira da membrana plasmática e provoca a lise celular.

Via de Ligação de Lectina à Manose

A segunda via do complemento é a via de ligação de manose ou lectina, que apresenta alguns componentes em comum com a via clássica. Essa via é iniciada pela ligação de micróbios exibindo grupos manose terminais à *lectina de ligação à manose* (MBL), um membro da família de lectinas cálcio-dependentes, denominadas *colectinas*. Essa proteína de fase aguda multifuncional possui propriedades semelhantes às do anticorpo imunoglobulina M (IgM) (liga-se a uma ampla gama de estruturas oligossacárides), IgG (interage com receptores fagocíticos) e C1q. Esta última propriedade torna possível a interação com C1r-C1s ou com uma serina protease denominada MASP (MBL associada a protease de serina), ativando a via do complemento. A ativação da via MBL ocorre da seguinte forma (Fig. 2.11):

1. **A MBL interage com C1r e C1s gerando atividade de C1 esterase.** Alternativa e preferencialmente, a MBL forma um complexo com um precursor da serina protease MASP. A MBL e a MASP ligam-se a grupos de manose nas glicoproteínas ou carboidratos expressos na superfície da célula bacteriana. Após a ligação da MBL a um substrato, a pré-enzima MASP é clivada em duas cadeias e expressa uma atividade de C1-esterase.
2. **A atividade da C1-esterase, advinda da interação C1r/C1s-MBL ou MBL-MASP, promove a clivagem de C4 e C2, resultando na montagem da via clássica da C3 convertase.** A seguir, a cascata do complemento continua conforme descrito para a via clássica.

Via Alternativa

A ativação da via alternativa do sistema complemento é desencadeada por produtos derivados de microrganismos, como endotoxina (a partir de superfícies de células bacterianas), zimosan (paredes de células de leveduras), polissacarídeos, fator de veneno de cobra, vírus, células tumorais e materiais estranhos. As proteínas da via alternativa são denominadas *fatores*, seguidos por uma letra. A ativação da via alternativa ocorre da seguinte forma (Fig. 2.11):

1. **Uma pequena quantidade de C3 no plasma é clivada formando C3a e C3b.** Este C3b é ligado de forma covalente a carboidratos e proteínas expressos na superfície de células microbianas. Liga-se ao fator B e ao fator D, formando a via alternativa da C3 convertase, C3bBb. A C3 convertase é estabilizada pela *properdina*.
2. **A C3 convertase gera C3b e C3a adicionais.** A ligação de uma segunda molécula de C3b à C3 convertase converte-a em uma convertase de C5, C3bBb3b.
3. Como na via clássica, a clivagem de C5 pela C5 convertase gera C5b e C5a e acarreta a montagem do CAM.

O Sistema Complemento É Regulado Rigorosamente de Forma a Gerar Moléculas Pró-inflamatórias

Atividades Biológicas dos Componentes do Complemento

O objetivo da cascata do complemento é a formação do CAM e a lise celular. Os produtos de clivagem gerados a cada etapa no sistema não apenas catalisam a etapa seguinte na cascata, como, por si sós, apresentam propriedades adicionais que os tornam moléculas inflamatórias importantes. Os seguintes componentes do complemento apresentam atividade biológica (Fig. 2.12):

- **Anafilatoxinas** (C3a, C4a, C5a)
- **Opsoninas** (C3b, iC3b)
- **Moléculas pró-inflamatórias** (CAM, C5a)

As anafilatoxinas C3a, C4a e C5a incrementam a contração da musculatura lisa e aumentam a permeabilidade vascular. Tanto C3a quanto C5a induzem a desgranulação de mastócitos e basófilos, e a conseqüente liberação de histamina potencializa o aumento da permeabilidade vascular. Uma vez ativado o sistema complemento, pode-se seguir a bacteriólise, seja por meio do CAM montado seja pela depuração bacteriana incrementada após a opsonização. A *opsonização* bacteriana é o processo pelo qual uma molécula específica (p. ex., IgG ou C3b) liga-se à superfície da bactéria. O processo aumenta a fagocitose porque capacita receptores expressos na membrana da célula fagocítica (p. ex., o receptor Fc ou o receptor C3b) a reconhecerem e se ligarem à bactéria opsonizada. Vírus, parasitas e células transformadas também ativam o sistema complemento por meio de mecanismos semelhantes, um efeito que acarreta sua inativação ou morte. Receptores para componentes do complemento, especialmente C3b e seus produtos de degradação, são essenciais não apenas para a fagocitose bacteriana, mas também para a depuração de complexos imunes antígeno-anticorpos solúveis (ver Cap. 4). Os receptores do complemento expressos em eritrócitos ligam-se e "varrem" complexos imunológicos circulantes que se ligaram a C4b ou C3b. No baço e no fígado, células fagocíticas mononucleares ligam-se a complexos ligados a eritrócitos e os degradam, devolvendo as células à circulação.

O CAM e o C5a ativam leucócitos e células tissulares, e o CAM ativa células fagocíticas, gerando oxidantes e citocinas. O C5a

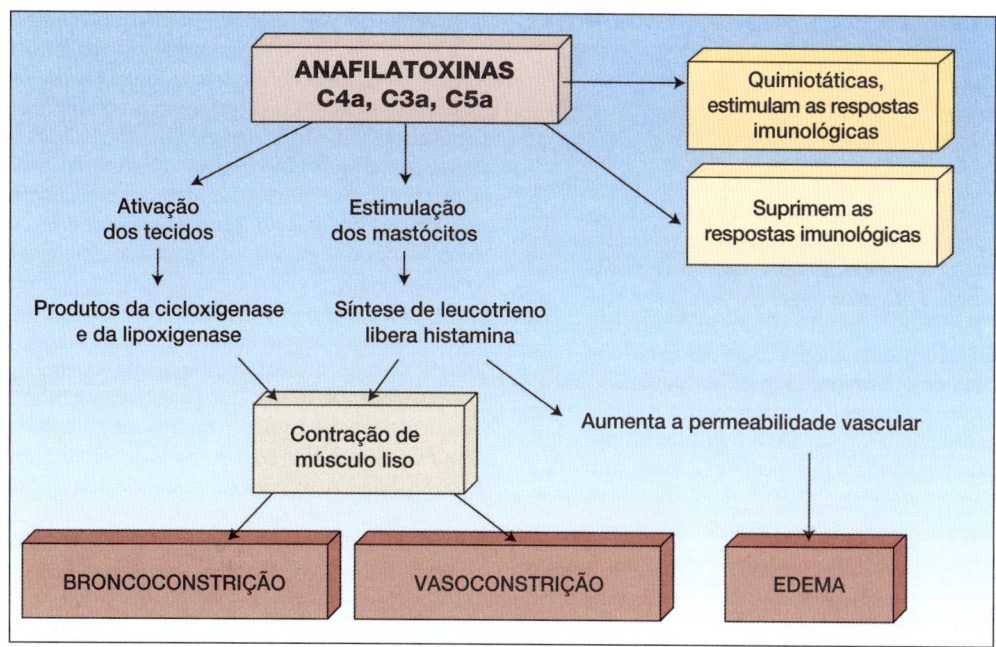

FIGURA 2.12
Atividade biológica das anafilatoxinas.

aumenta a permeabilidade vascular e é um fator quimiotático potente, especificamente para neutrófilos. O CAM provoca a supra-regulação das moléculas de adesão de células endoteliais, ICAM-1, VCAM-1 e E-selectina. O CAM, assim como o C5a, incrementa a expressão da P-selectina.

Regulação do Sistema Complemento

As proteínas no soro e as expressas nas superfícies celulares protegem o hospedeiro contra lesão indiscriminada por produtos de ativação do complemento. Deficiências de várias dessas proteínas reguladoras estão associadas a síndromes clínicas específicas. A ativação do sistema complemento é regulada basicamente por quatro mecanismos:

- **Decomposição espontânea:** Os complexos com atividade enzimática (C4b2a e C3bBb) e seus produtos de clivagem (C3b e C4b) se decompõem, resultando na diminuição desses produtos intermediários ativos.
- **Inativação proteolítica:** Componentes específicos são inativados pela interação com inibidores plasmáticos. Esses inibidores compreendem o fator I (inibidor de C3b e C4b) e a carboxipeptidase N sérica (SCPN). Esta promove a clivagem da arginina do carboxi-terminal das anafilatoxinas C4a, C3a e C5a. A remoção desse único aminoácido diminui acentuadamente a atividade biológica de cada uma dessas moléculas.
- **Ligação dos componentes ativos:** O inibidor da C1 esterase (C1 INA) liga-se a C1r e C1s, formando um complexo inativo irreversível. Outras proteínas de ligação no plasma incluem o fator H e as proteínas de ligação de C4b. Essas proteínas formam complexos, respectivamente, com C3b e C4b, e incrementam a sua suscetibilidade à clivagem proteolítica pelo fator I.
- **Moléculas associadas à membrana celular:** As moléculas da membrana possuem efeitos reguladores potentes sobre a ativação do complemento. O co-fator protéico da membrana (protectina, CD59) liga-se ao C4b e C3b associados à membrana e promove a sua inativação pelo fator I. Duas proteínas ligadas à membrana celular pelas âncoras de glicofosfoinositol (GPI) ancoram o fator de aceleração de decomposição (DAF), que degrada a C3 convertase da via alternativa, e a protectina (CD59), que previne a formação do CAM.

O Sistema Complemento e Doença

O sistema complemento é regulado de modo sofisticado, de maneira que a ativação do complemento tem por foco a superfície de microrganismos, enquanto a deposição sobre células e tecidos normais é limitada. Quando os mecanismos reguladores desse equilíbrio não funcionam adequadamente,

QUADRO 2.1 Deficiências Hereditárias de Complemento

Deficiência de Complemento	Associação Clínica
C3b, iC3b, C5, MBL	Infecções bacterianas piogênicas
	Glomerulonefrite membranoproliferativa
C3, properdina, proteínas do CAM	Infecção por *Neisseria*
Inibidor de C1	Angioedema hereditário
CD59	Hemólise, trombose
C1q, C1r e C1s, C4, C2	Lúpus eritematoso sistêmico
Fator H e Fator I	Síndrome hemolítico-urêmica
	Glomerulonefrite membranoproliferativa

o sistema complemento pode provocar lesão tissular (Quadro 2.1).

Complexos Imunológicos

Os complexos imunológicos (complexos antígeno-anticorpo) formam-se na superfície bacteriana e se associam ao componente C1q, dessa forma desencadeando a ativação da via clássica. A seguir, o complemento promove a depuração fisiológica de complexos imunológicos circulantes. No entanto, quando esses complexos são formados continuamente e em excesso (p. ex., nas respostas imunológicas crônicas), a ativação contínua do complemento resulta no seu consumo e, dessa forma, em depleção do complemento. A ineficiência do complemento, provocada quer por depleção do complemento, por ligação deficiente do complemento, ou por defeitos na ativação do complemento, resulta em depósito imune e inflamação, que, por sua vez, podem desencadear a auto-imunidade.

Doença Infecciosa

A defesa contra infecção é o papel fundamental dos produtos do complemento, e o desempenho defeituoso do sistema complemento acarreta aumento da suscetibilidade a infecção. C3b e iC3b, fragmentos da clivagem de C3, normalmente ligam-se à superfície bacteriana promovendo fagocitose das bactérias. A maior suscetibilidade à infecção piogênica por microrganismos como *Haemophilus influenzae* e *Streptococcus pneumoniae* está associada a defeitos na produção de anticorpos, proteínas do complemento ou da função fagocitária. Deficiências na formação de CAM também estão associadas a maior incidência de infecções, particularmente com organismos do tipo meningococos. A deficiência de MBL em crianças novas com infecções recorrentes sugere que a via da MBL é importante na defesa contra infecção bacteriana no início da infância. Algumas bactérias, além disso, podem resistir ao complemento. Por exemplo, cápsulas bacterianas espessas podem impedir a lise pelo complemento. Enzimas podem inibir os efeitos de componentes do complemento, especialmente C5a, ou aumentar o catabolismo de componentes, como C3b, reduzindo assim a formação da C3 convertase.

Os vírus, por outro lado, podem tirar vantagem do sistema complemento, utilizando componentes e receptores de ligação celular como uma porta de entrada para as células. *Mycobacterium tuberculosis*, vírus Epstein-Barr, vírus do sarampo, picornavírus, vírus da imunodeficiência humana (HIV) e flavivírus usam componentes do complemento para atingir células inflamatórias ou epiteliais.

Inflamação e Necrose

Uma das principais funções do sistema complemento é a amplificação da resposta inflamatória. As anafilatoxinas C5a e C3a ativam leucócitos, e C5a e CAM ativam células endoteliais, induzindo a geração de oxidantes e citocinas que são lesivas aos tecidos quando em excesso. A ativação do complemento pode causar necrose tissular, após o que os tecidos necróticos não conseguem realizar a regulação normal do complemento.

Deficiências de Complemento

A importância de um sistema complemento intacto e bem regulado é exemplificada nos indivíduos que apresentam deficiências, adquiridas ou congênitas, de componentes específicos do complemento ou de proteínas reguladoras (Quadro 2.1). O defeito congênito mais comum é uma deficiência de C2, herdada como traço autossômico co-dominante, com uma freqüência genética aproximada de 1%. As deficiências adquiridas de componentes mais iniciais do complemento ocorrem em pacientes com certas doenças auto-imunes, em especial as associadas a imunocomplexos circulantes. Elas incluem certas formas de glomerulonefrite membranosa e lúpus eritematoso sistêmico. Deficiências congênitas nos componentes iniciais do sistema complemento, incluindo C1q, C1r, C1s e C4, estão fortemente associadas a suscetibilidade ao lúpus eritematoso sistêmico. Pacientes com deficiências de componentes intermediários (C3, C5) apresentam infecções piogênicas recorrentes, glomerulonefrite membranoproliferativa e erupções cutâneas, enquanto os que não possuem componentes terminais do complemento (C6, C7 ou C8) são vulneráveis a infecções por espécies de *Neisseria*. Tais diferenças de suscetibilidade enfatizam a importância dos componentes individuais do sistema complemento na vigilância do hospedeiro contra a infecção bacteriana. Defeitos congênitos já foram relatados nas proteínas de regulação do sistema complemento, inclusive inibidor de C1 e SCPN. A deficiência do inibidor de C1, com clivagem excessiva de C4 e C2 pelo C1s, associa-se à síndrome do *angioedema hereditário*, caracterizado por edema episódico, indolor, sem deixar cacifo dos tecidos moles. Esse distúrbio resulta da ativação crônica do complemento, com a formação de peptídio vasoativo a partir de C2, e pode chegar a representar risco de morte devido a ocorrência de edema de laringe.

MEDIADORES DA INFLAMAÇÃO DERIVADOS DE CÉLULAS

O Ácido Araquidônico e o Fator Ativador de Plaquetas Derivam de Fosfolipídios da Membrana

Derivados de fosfolipídios e ácidos graxos liberados das membranas plasmáticas são metabolizados até mediadores e reguladores homeostáticos por células inflamatórias e tecidos lesados. Como parte de uma rede reguladora complexa, prostanóides, leucotrienos e lipoxinas, que derivam do ácido araquidônico, tanto promovem quanto inibem a inflamação (Quadro 2.2). O impacto depende de diversos fatores, incluindo nível e perfil da produção de prostanóides, ambos com a capacidade de sofrer alteração no curso da resposta inflamatória (Fig. 2.13).

QUADRO 2.2 Atividades Biológicas dos Metabólitos do Ácido Araquidônico

Metabólito	Atividade Biológica
PGE_2, PDG_2	Induzem vasodilatação, broncodilatação; inibem função de células inflamatórias
PGI_2	Induz vasodilatação, broncodilatação; inibe função de células inflamatórias
$PGF_{2\alpha}$	Induz vasodilatação, broncoconstrição
TxA_2	Induz vasoconstrição, broncoconstrição; incrementa funções de células inflamatórias (especialmente plaquetas)
LTB_4	Quimiotático para células fagocitárias; estimula a aderência de célula fagocitária; incrementa permeabilidade microvascular
LTC_4, LTD_4, LTE_4	Induz contração de músculo liso; contrai vias aéreas pulmonares; aumenta a permeabilidade microvascular

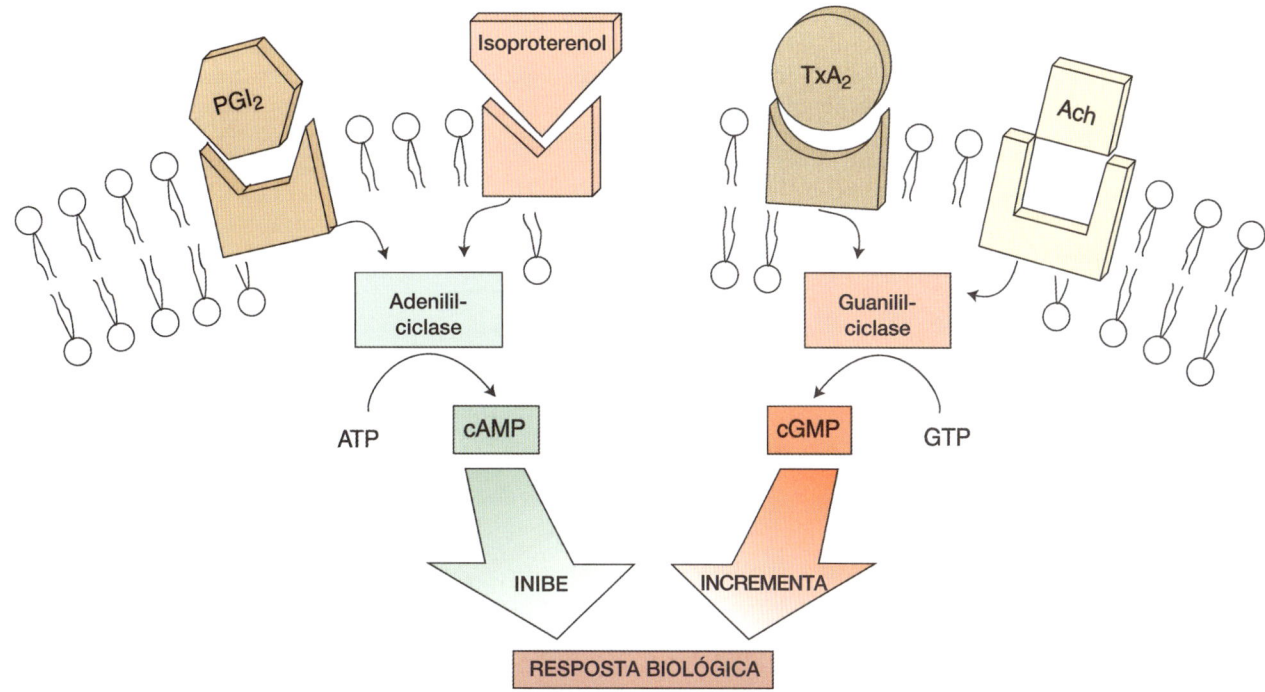

FIGURA 2.13
A resposta biológica das células inflamatórias é modulada pelos nucleotídeos cíclicos ativadores e inibidores. *TxA*, tromboxano A_2; *Ach*, acetilcolina.

Ácido Araquidônico

Dependendo da célula inflamatória específica e da natureza do estímulo, as células ativadas geram ácido araquidônico por uma dentre duas vias (Fig. 2.14). Uma via envolve a liberação de ácido araquidônico da estrutura de glicerol dos fosfolipídios da membrana celular (em particular, fosfatidilcolina) por ativação mediante estímulo da fosfolipase A_2 (PAL_2). O outro mecanismo para a geração de ácido araquidônico consiste no metabolismo de fosfatidilinositol fosfatos até diacilglicerol e fosfatos de inositol pela fosfolipase C. A seguir, a diacilglicerol lipase cliva o ácido araquidônico separando-o do diacilglicerol. Uma vez gerado, o ácido araquidônico é metabolizado posteriormente por duas vias: (1) *cicloxigenação*, com a produção subseqüente de prostaglandinas e tromboxanos, e (2) *lipoxigenação*, formando leucotrienos e lipoxinas.

Os corticosteróides são amplamente utilizados na supressão da destruição tissular associada a muitas doenças inflamatórias, inclusive respostas alérgicas, artrite reumatóide e lúpus eritematoso sistêmico. Os corticosteróides induzem a síntese de um inibidor de PAL_2 e bloqueiam a liberação de ácido araquidônico nas células inflamatórias. Embora os corticosteróides (p. ex., prednisona) sejam empregados amplamente para suprimir as respostas inflamatórias, a administração prolongada desses compostos pode provocar efeitos deletérios importantes, inclusive maior risco de infecção, lesão de tecido conjuntivo e atrofia das glândulas supra-renais.

Fator Ativador de Plaquetas

Um outro mediador inflamatório potente derivado de fosfolipídios da membrana é o fator ativador de plaquetas (FAP), sintetizado por praticamente todas as células inflamatórias ativadas, células endoteliais e células tissulares lesadas (Fig. 2.14). Durante as respostas inflamatória e alérgica, o FAP deriva de glicerofosfolipídios contendo colina na membrana celular, inicialmente pela PAL_2, seguindo-se a acetilação por uma acetiltransferase. No plasma, a FAP-acetil-hidrolase controla a atividade do FAP. Uma outra via, de novo, media a síntese constitutiva de FAP em órgãos como o cérebro e o rim e é menos importante durante a inflamação.

O FAP pode desempenhar suas funções de uma maneira *parácrina* (afetando as células próximas), *endócrina* (afetando células distantes), ou *justácrina* (afetando células adjacentes).

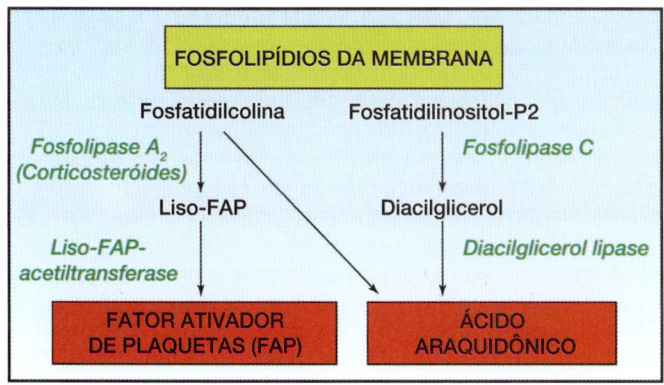

FIGURA 2.14
Mediadores derivados da membrana. O fator ativador de plaquetas e o ácido araquidônico derivam de fosfolipídios da membrana.

Nesta última função, o FAP gerado por células endoteliais coopera com a P-selectina. Esta fixa levemente um leucócito à célula endotelial, permitindo que o FAP oriundo da célula endotelial ligue-se a seu receptor no leucócito e induzindo a sinalização intracelular. O FAP possui uma variada gama de atividades, entre as quais a de efeitos estimuladores sobre plaquetas, neutrófilos, monócitos/macrófagos, células endoteliais e células da musculatura lisa vascular. Induz a agregação e a desgranulação plaquetárias em locais de lesão tissular e incrementa a liberação de serotonina, dessa forma causando alterações na permeabilidade vascular. Como o FAP prioriza leucócitos, incrementa respostas funcionais (p. ex., produção de O_2, desgranulação) a um segundo estímulo e induz a expressão da molécula de adesão, especificamente das integrinas. O FAP também é um vasodilatador extremamente potente, aumentando a permeabilidade da microvasculatura em locais de lesão tissular.

Prostanóides, Leucotrienos e Lipoxinas São Metabólitos Biologicamente Ativos do Ácido Araquidônico

Prostanóides

O ácido araquidônico é adicionalmente metabolizado pelas cicloxigenases 1 e 2 (COX-1, COX-2) gerando prostanóides (Fig. 2.15). A COX-1 é expressa na constituição da maioria das células, embora alguns estudos sugiram que pode aumentar mediante ativação celular. É uma enzima fundamental na síntese das prostaglandinas, que (1) protegem o revestimento da mucosa gastrointestinal, (2) regulam o equilíbrio de líquido/eletrólitos, (3) estimulam a agregação plaquetária para manter a hemostase normal e (4) mantêm a resistência à trombose sobre superfícies de células endoteliais. A expressão da COX-2 em geral é baixa ou indetectável, mas aumenta substancialmente mediante estímulo, gerando metabólitos importantes na indução da dor e inflamação. A resposta prostanóide inflamatória inicial é dependente de COX-1; a COX-2 torna-se a principal fonte de prostanóides à medida que a inflamação progride. As duas isoformas de COX geram prostaglandina H (PGH_2), que, por sua vez, é o substrato para a produção de prostaciclina (PGI_2), PGD_2, PGE_2, $PGF_{2-\alpha}$ e TXA_2 (tromboxano). O perfil da produção de prostaglandina (quantidade e variedade produzida durante a inflamação) depende, em parte, das células presentes e de seu estado de ativação. Dessa forma, os mastócitos produzem predominantemente PGD_2; os macrófagos geram PGE_2 e TXA_2; as plaquetas constituem a principal fonte de TXA_2; e as células endoteliais produzem PGI_2. Os prostanóides afetam a função de imunidade celular por se ligarem a receptores da superfície celular acoplados à proteína G, acarretando a ativação de diferentes vias sinalizadoras nas células imunológicas e células do tecido residente. PGF_2, PGI_2 e TXA_2 ligam-se a receptores individuais, enquanto PGD_2 e PGE_2 ligam-se a múltiplos receptores e subtipos de receptores. O repertório dos receptores prostanóides expressos por diferentes células imunológicas varia e, por conseguinte, as respostas funcionais dessas células são modificadas diferentemente de acordo com os prostanóides presentes.

A inibição da COX é um mecanismo pelo qual *antiinflamatórios não-esteróides* (AINES), incluindo a aspirina, indometacina e ibuprofen, exercem seus efeitos analgésicos e antiinflamatórios potentes. Os AINEs bloqueiam a formação de prostaglandinas induzida pela COX-2, diminuindo assim a dor e a inflamação. Contudo, também afetam COX-1 e provocam diminuição das funções homeostáticas, resultando em efeitos gástricos e renais adversos. Esse problema levou ao desenvolvimento de inibidores específicos da COX-2.

Leucotrienos

A substância de reação lenta da anafilaxia (SRS-A) há muito foi identificada como um estimulante da musculatura lisa e mediador de reações de hipersensibilidade. A SRS-A é, na verdade, não uma única substância, mas uma mistura de leucotrienos, a segunda maior família de derivados do ácido araquidônico (Fig. 2.15). A enzima 5-lipoxigenase (5-LOX) é responsável pela síntese de ácido 5-hidroperoxieicosatetraenóico (5-HpETE) e leucotrieno A_4 (LTA_4) a partir de ácido araquidônico; o LTA_4 contém três ligações duplas conjugadas e atua como um precursor para outras moléculas de leucotrienos. No neutrófilo e em certas populações de macrófagos, o LTA_4 é metabolizado a LTB_4, um composto com atividade quimiotática potente para neutrófilos, monócitos e macrófagos. Em outros tipos celulares, especialmente mastócitos, basófilos e macrófagos, o LTA_4 é convertido em LTC_4 seguido por LTD_4 e LTE_4. Esses leucotrienos contendo cisteinil, LTC_4, LTD_4 e LTE_4 (1) estimulam a contração da musculatura lisa, (2) incrementam a permeabilidade vascular e (3) são responsáveis pelo desenvolvimento de muitos dos sintomas clínicos associados a reações do tipo alergia. Através desses mecanismos, desempenham um papel importante no desenvolvimento da asma. Os leucotrienos exercem sua ação através de receptores específicos de alta afinidade que podem se revelar alvos importantes da terapia medicamentosa.

Lipoxinas

A terceira classe de produtos do ácido araquidônico, as lipoxinas, é gerada dentro da luz vascular por meio de interações célula-célula (Fig. 2.15). As lipoxinas são eicosanóides pró-inflamatórios contendo triidroxitetraeno, gerados durante inflamação, aterosclerose e trombose. Diversos tipos celulares podem sintetizar lipoxinas a partir de leucotrienos. LTA_4, liberado por leucócitos ativados, encontra-se disponível para a conversão enzimática transcelular por tipos de células vizinhas. Quando as plaquetas estão aderidas a neutrófilos, o LTA_4 de neutrófilos é convertido por lipoxigenase 12 plaquetária, resultando na formação de lipoxina A_4 e B_4 (LXA_4 e LXB_4). Monócitos, eosinófilos e células epiteliais das vias aéreas geram o ácido 15S-hidroxieicosatetraenóico (15S-HETE), que é captado pelos neutrófilos e convertido a lipoxinas na via da 5-LOX. A ativação dessa via também pode inibir a biossíntese de leucotrienos, dessa forma proporcionando uma via reguladora.

A aspirina inicia a biossíntese transcelular de um grupo de lipoxinas denominadas *lipoxinas desencadeadas por aspirina*, ou 15-epi-lipoxinas (15-epi-LXs). Quando a aspirina é administrada na presença de mediadores infamatórios, o 15R-HETE é gerado pela COX-2. Neutrófilos ativados então convertem o 15R-HETE em lipoxina epimérica 15 (15-epi-LXs), que são mediadores lipídicos antiinflamatórios. Essa é uma outra via para os efeitos benéficos da aspirina.

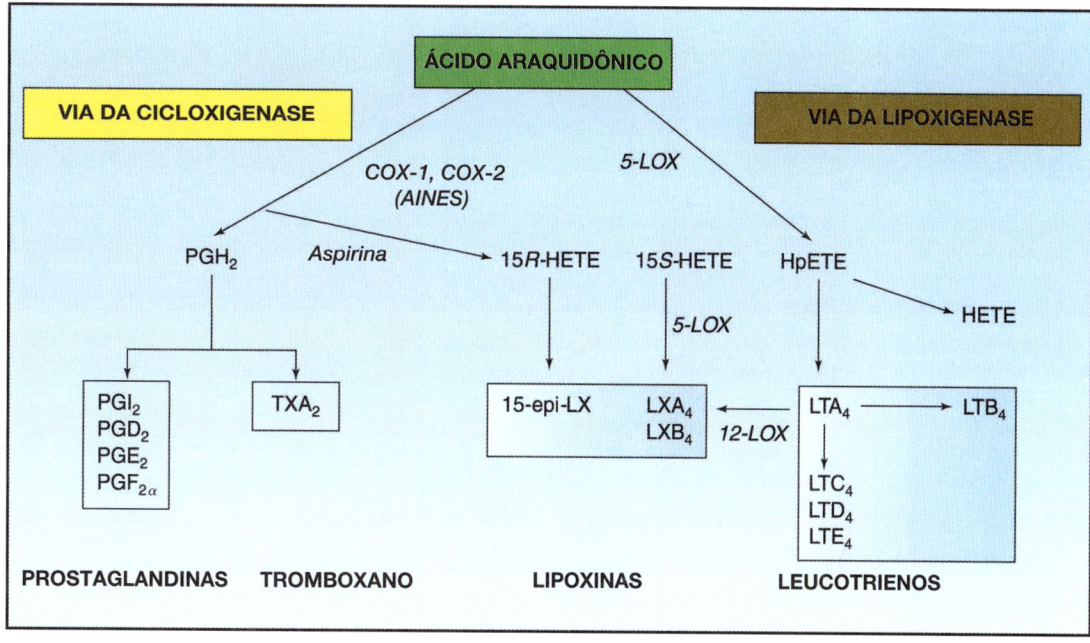

FIGURA 2.15
Metabolismo do ácido araquidônico. A via da cicloxigenase do metabolismo do ácido araquidônico gera prostaglandinas e tromboxano. A via da lipoxigenase forma lipoxinas e leucotrienos.

As Citocinas São Hormônios Inflamatórios Derivados de Células

As citocinas constituem um grupo de proteínas de baixo peso molecular secretadas por células. Muitas dessas citocinas são produzidas em locais de inflamação e incluem:

- Interleucinas
- Fatores do crescimento e fatores estimuladores de colônia
- Interferons
- Quimiocinas

Citocinas

A produção de citocinas em locais de lesão tissular regula as respostas inflamatórias variando desde alterações iniciais na permeabilidade vascular até a resolução e a restauração da integridade tissular (Fig. 2.16). Essas moléculas atuam como hormônios inflamatórios que exibem funções autócrinas (afetando a si mesmas), parácrinas (afetando células próximas) e endócrinas (afetando células em outros tecidos) (Fig. 2.17). A maioria das células pode produzir citocinas, embora as células difiram no seu conjunto de citocinas. Através de sua produção de citocinas, o macrófago é a célula essencial na orquestração da resposta inflamatória dentro dos tecidos. O *lipopolissacarídeo* (LPS), uma molécula derivada da membrana celular externa de bactérias Gram-negativas, é um dos estímulos mais potentes de macrófagos e também de outras células, incluindo células endoteliais e leucócitos. O LPS pode ativar células através de receptores específicos, diretamente ou após se ligarem a uma proteína sérica de ligação do LPS (LBP). É um estímulo potente para a produção de TNF-α e interleucinas (IL-1, IL-6, IL-8, IL-12 e outras). As citocinas derivadas de macrófagos modulam a aderência entre células endoteliais e leucócitos (TNF-α), o recrutamento de leucócitos (IL-8), a resposta da fase aguda (IL-6, IL-1) e funções imunológicas (IL-1, IL-6, IL-12).

Um segundo estímulo potente para a ativação dos macrófagos e a produção de citocina é o interferon-gama (IFN-γ). Embora seja produzido por uma subsérie de linfócitos T como parte da resposta imune (ver Cap. 4), o IFN-γ também é sintetizado pelas células destruidoras naturais (*natural killer*, NK) como resposta primária do hospedeiro a patógenos intracelulares (p. ex., *Listeria monocytogenes*) e certas infecções virais. As células NK são linfócitos que possuem grânulos citoplasmáticos grandes contendo proteínas de lise celular, que migram para tecidos em locais de lesão. Quando expostas ao IL-12 e TNF-α, as células NK são ativadas, produzindo IFN-γ. Por conseguinte, existe uma via amplificadora pela qual os macrófagos teciduais ativados produzem TNF-α e IL-12 e, assim, estimulam a produção de IFN-γ pelas células NK, com estimulação subseqüente de macrófagos adicionais (Fig. 2.18).

Quimiocinas

As citocinas quimiotáticas, ou quimiocinas, direcionam o processo de migração celular, ou quimiotaxia, que é uma atividade dinâmica e dependente de energia. O acúmulo de células inflamatórias no local de uma lesão tissular exige a migração dessas células a partir do espaço vascular para o tecido extravascular. Durante a migração, a célula estende um pseudópodo na direção do gradiente quimiotático crescente. Na parte dianteira do pseudópodo, alterações intensas nos níveis de cálcio intracelular estão associadas a reunião e contração das proteínas citoesqueléticas. Esse processo resulta na movimentação da parte posterior da célula ("cauda") segundo o gradiente químico. Os fatores quimiotáticos mais importantes para os PMN são os seguintes:

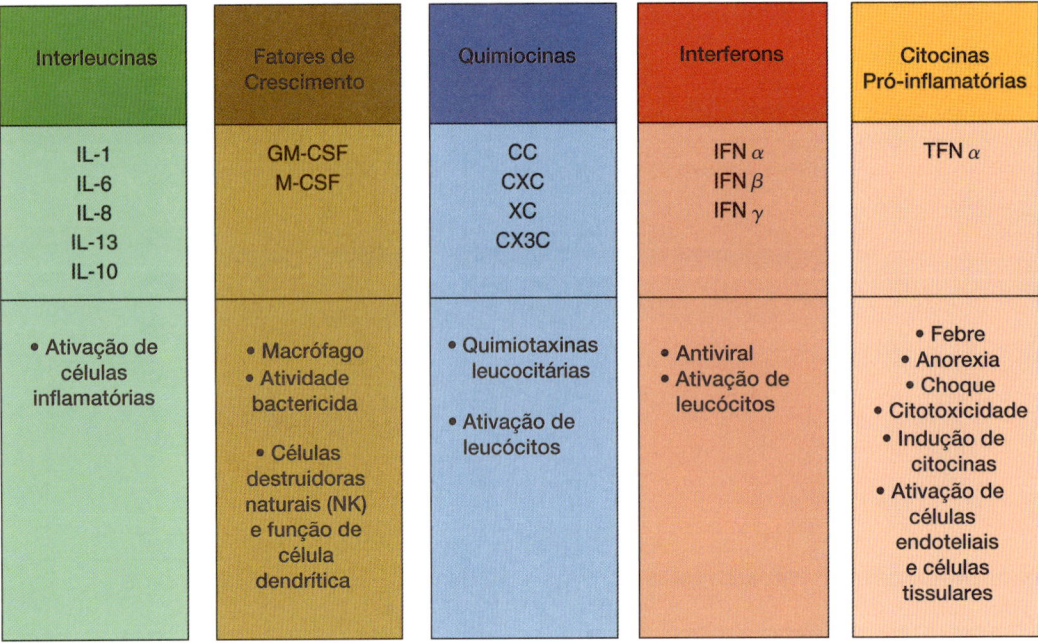

FIGURA 2.16
Citocinas importantes na inflamação.

- C5a, derivado do complemento
- Produtos bacterianos e mitocondriais, em particular os peptídios N-formilados de baixo peso molecular (tal como N-formil-metionil-leucil-fenilalanina [FMLP]).
- Produtos do metabolismo do ácido araquidônico, em especial o LTB_4
- Quimiocinas

As quimiocinas constituem uma grande classe de citocinas (mais de 50 membros) que regulam o tráfego leucocitário na inflamação e na imunidade. Ao contrário de outras citocinas, as quimiocinas são moléculas menores que interagem com receptores acoplados à proteína G em células-alvo. Essas proteínas secretoras são produzidas por uma ampla variedade de tipos celulares, seja de modo constitutivo seja após indução, e diferem bastante nas suas ações biológicas. Essa diversidade pode ser justificada pelos tipos celulares específicos que constituem os alvos, pela ativação de receptor específico ou pelas diferenças na sinalização intracelular.

Foram diferenciadas duas classes funcionais de quimiocinas: quimiocinas inflamatórias e quimiocinas autodirecionais. As quimiocinas inflamatórias são produzidas em resposta a toxinas bacterianas e citocinas inflamatórias (especialmente, IL-1, TNF-α e IFN-γ) por diversas células tissulares e também leucócitos. Essas moléculas recrutam leucócitos durante a resposta inflamatória do hospedeiro. As quimiocinas autodirecionais, que são expressas constitutivamente e são supra-reguladas durante estados mórbidos, direcionam o tráfego e o direcionamento de linfócitos e célu-

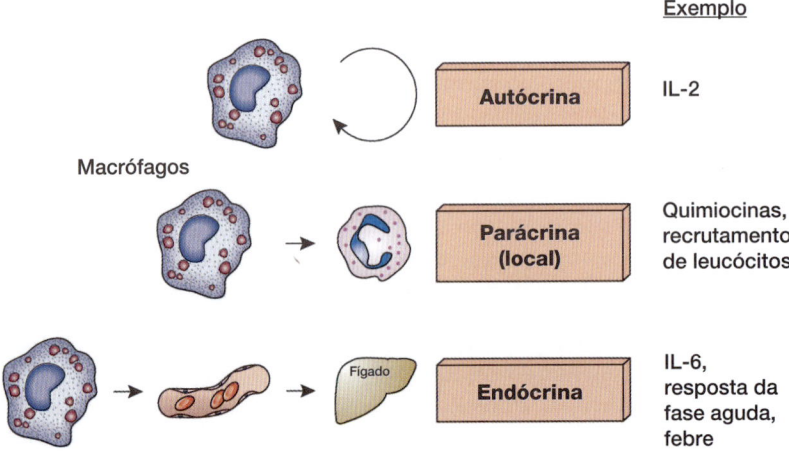

FIGURA 2.17
Funções das citocinas.

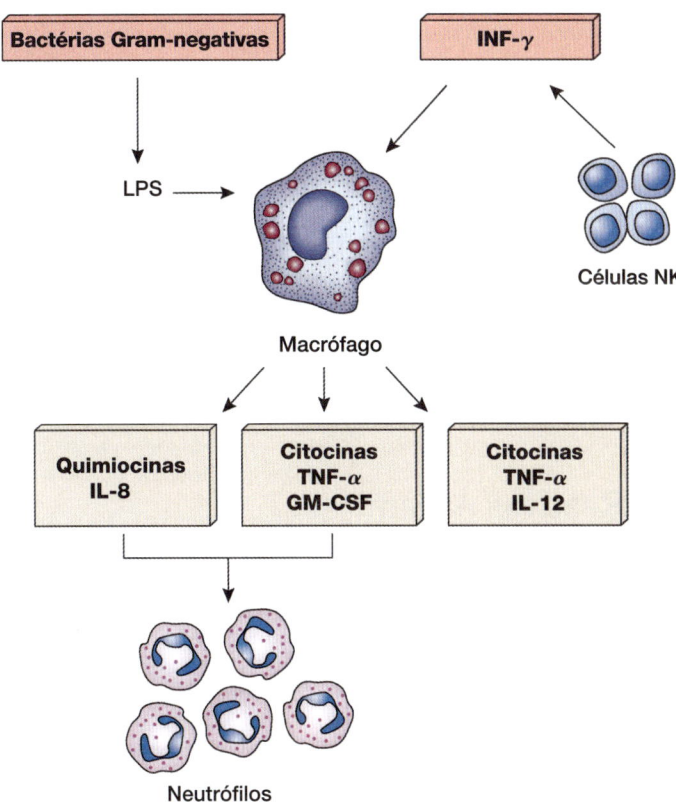

FIGURA 2.18
Redes de citocina: Regulação da ativação de macrófagos.

las dendríticas em tecidos linfóides durante uma resposta imune. Essas quimiocinas são constituintes expressos e supra-regulados durante estados mórbidos (ver Cap. 4).

Estrutura e Nomenclatura

As quimiocinas são sintetizadas como proteínas secretoras consistindo em aproximadamente 70 a 130 aminoácidos, com quatro cisteínas conservadas unidas por pontes bissulfeto. As duas principais subpopulações, denominadas *CXC ou CC quimiocinas* (anteriormente denominadas quimiocinas α e β) são diferenciadas pela posição das duas primeiras cisteínas, que são separadas por um aminoácido (CXC) ou são adjacentes (CC). As ligações bissulfeto entre os dois pares de cisteínas determinam sua estrutura de alça rígida tridimensional e são essenciais para o reconhecimento do receptor e a atividade biológica. O local dentro da alça rígida atua como um "sítio de ancoragem" e o ponto de ligação da região amino-terminal é o "domínio desencadeante", que ativa o receptor. Foram identificadas duas classes adicionais de quimiocinas, cada uma com um único membro. A linfotactina possui duas cisteínas conservadas, em vez de quatro (XC), e a fractalina (ou neurotactina) possui três aminoácidos entre as duas primeiras cisteínas (CX_3C). As quimiocinas são denominadas de acordo com sua estrutura, seguidas por "L" e o número do gene (CCL1, CXCL1 etc.). Contudo, muitos dos nomes tradicionais para quimiocinas persistem em uso corrente. Os receptores de quimiocina são denominados de acordo com sua estrutura, "R", e um número (CCR1, CXCR1 etc.). Foram caracterizados em termos de função e estrutura seis receptores para quimiocinas CXC (CXCRs) e 10 receptores para quimiocinas CC (CCRs). A maior parte dos receptores reconhece mais de uma quimiocina, e a maioria das quimiocinas reconhece mais de um receptor. A ligação de receptor de quimiocinas a seus ligantes pode resultar em uma atividade agônica ou antagônica, e a mesma quimiocina pode atuar como um agonista para um receptor e antagonista para um outro. O recrutamento de leucócitos ou o direcionamento de linfócitos é modulado por uma combinação de atividades agônicas e antagônicas.

Ancoragem e Atividade

As quimiocinas operam de duas formas, como moléculas imobilizadas ou moléculas solúveis. Um dos mecanismos pelos quais as quimiocinas geram um gradiente quimiotático consiste na ligação a proteoglicanos da MEC ou a superfícies celulares. Como conseqüência, persistem concentrações altas das quimiocinas nos locais de lesão tissular. Receptores específicos na superfície dos leucócitos migrantes ligam-se às quimiocinas da matriz e moléculas de adesão associadas, um processo que tende a movimentar as células ao longo do gradiente quimiotático até o local da lesão. Esse processo de resposta a um quimioatrativo ligado à matriz é denominado **haptotaxia**. Durante o recrutamento de leucócitos para tecidos inflamados, as quimiocinas também podem ser encontradas sobre células endoteliais vasculares ativadas por citocinas. Esse processo pode aumentar a adesão de leucócitos muito tardia, dependente de antígeno-4 (VLA-4) integrina, resultando em sua contenção firme. Como moléculas solúveis, as quimiocinas também controlam a motilidade e a localização de leucócitos dentro do tecido extravascular por meio do estabelecimento de um gradiente quimiotático. A multiplicidade e a combinação de receptores de quimiocina nas células permitem uma grande variedade de funções biológicas.

Neutrófilos, monócitos, eosinófilos e basófilos compartilham alguns receptores, mas exprimem outros com exclusividade. Dessa forma, combinações específicas de quimiocinas podem recrutar populações celulares seletivas.

Quimiocinas na Doença

As quimiocinas estão implicadas em uma grande variedade de doenças agudas e crônicas, dentre elas distúrbios com um componente inflamatório pronunciado, em cujo caso múltiplas quimiocinas são expressas nos tecidos inflamados. Os exemplos são artrite reumatóide, colite ulcerativa, doença de Crohn, inflamação pulmonar (bronquite crônica, asma), doenças auto-imunes (esclerose múltipla, artrite reumatóide, lúpus eritematoso sistêmico) e doenças vasculares, como a aterosclerose.

As Formas de Oxigênio Reativas Atuam como Moléculas de Sinalização-Transdução, Bactericidas e Citotóxicas

As formas de oxigênio reativas (FOR) são moléculas quimicamente reativas derivadas do oxigênio. Sob circunstâncias normais, são rapidamente inativadas, mas, quando são geradas de forma inadequada, são tóxicas. As FOR ativam vias de sinalização-transdução e associam-se a proteínas, lipídios e DNA, um estado denominado *estresse oxidativo*. O estresse oxidativo sustentado acarreta a perda da função celular e, por fim, apoptose ou necrose. As FOR derivadas de leucócitos, liberadas dentro de fagossomos, são bactericidas (ver adiante).

As FOR importantes mais comuns na inflamação incluem superóxido (O_2^-), óxido nítrico (NO•), peróxido de hidrogênio (H_2O_2) e radical hidroxila (•OH) (ver Cap. 1). As duas primeiras formas encontram-se envolvidas basicamente na lesão tissular e na defesa antimicrobiana e são descritas a seguir.

Superóxido

O oxigênio molecular é convertido a ânion superóxido (O_2^-) por meio de diversas vias. Dentro das células, a formação de O_2^- ocorre espontaneamente próximo da membrana mitocondrial interna. Nas células endoteliais vasculares, o O_2^- é gerado por flavoenzimas como a xantina oxidase, bem como pela lipoxigenase e cicloxigenase. É importante notar que, quando existe inflamação, os leucócitos, assim como as células endoteliais, utilizam uma nicotinamida adenina dinucleotídeo fosfato reduzida (NADPH) oxidase, produzindo O_2^-.

A enzima citosólica metabolizadora de purina, a xantina oxidase, converte a xantina e a hipoxantina a ácido úrico, dessa forma gerando O_2^-. Essa via está envolvida em uma fonte intracelular importante de O_2^- na lesão celular mediada por neutrófilos. Diversos mediadores pró-inflamatórios, incluindo elastase de leucócitos e diversas citocinas, convertem a xantina desidrogenase a xantina oxidase ativa. O O_2^- intracelular interage com moléculas como NF-κB e AP-1 e ativa muitas vias de transdução de sinais. O O_2^- é posteriormente metabolizado, gerando outros radicais livres tóxicos, particularmente •OH, que participa da lesão celular mediada por inflamação.

A NADPH oxidase de células fagocíticas, neutrófilos e macrófagos é um complexo enzimático de múltiplos componentes, pelo qual concentrações altas de O_2^- extracelular e intracelular são geradas, com funções predominantemente bactericidas e citotóxicas. Essa oxidase utiliza um NADH e NADPH como substrato para a transferência de elétrons para o oxigênio molecular. Um complexo enzimático semelhante está presente nas células endoteliais vasculares, nas quais gera concentrações de O_2^- importantes, embora pequenas.

Óxido Nítrico

O óxido nítrico (NO•) é sintetizado pela óxido nítrico sintase (NOS), que promove a oxidação do nitrogênio da guanidina presente na L-arginina na presença de oxigênio molecular. Existem três isoformas principais da enzima, expressas de modo constitutivo a óxido nítrico sintase neuronal (nNOS), a óxido nítrico sintase endotelial (eNOS) e uma isoforma induzível (iNOS). As citocinas inflamatórias aumentam a expressão da forma induzível de NOS, gerando NO• intracelular e extracelular. O radical NO•, independentemente da fonte da enzima, possui diferentes papéis na fisiologia e na fisiopatologia do sistema vascular, inclusive o seguinte:

- NO• gerado por eNOS opera como *fator de relaxamento derivado do endotélio* (EDRF), responsável pela mediação do relaxamento da musculatura lisa vascular.
- O NO• em concentrações fisiológicas, individualmente ou em equilíbrio com O_2^-, funciona como um mensageiro intracelular.
- NO• previne a aderência e a agregação plaquetárias em locais de lesão vascular, reduz o recrutamento leucocitário e varre radicais de oxigênio.
- A produção excessiva de NO•, em especial paralelamente a O_2^-, resulta na geração de moléculas muito citotóxicas.

As Proteínas do Estresse Protegem Contra Lesão Inflamatória

Quando as células ficam sujeitas a condições de estresse, muitas sofrem lesão irreversível e morrem, e outras são intensamente lesadas. No entanto, o tratamento com calor leve antes de lesão letal proporciona tolerância à lesão subseqüente. Esse fenômeno está associado ao aumento da expressão da família de choque térmico das proteínas de estresse (HSPs). As proteínas do estresse pertencem a famílias multigênicas e são denominadas de acordo com o tamanho molecular. Por exemplo, Hsp27, Hsp70 e Hsp90. Essas moléculas são supra-reguladas por diversos estresses, inclusive estresse oxidativo/isquêmico e inflamação, e estão associadas a proteção durante sepse e estresse metabólico. Dano a proteína e proteínas mal dobradas são denominadores comuns na lesão e na doença. A proteção contra estresse não-letal mediada por HSPs é atribuída a sua função de chaperona molecular, que aumenta a expressão protéica por incrementar a dobra de proteínas nascentes. As funções potenciais das proteínas do estresse incluem supressão de citocinas pró-inflamatórias e NADPH oxidase, aumento da citoproteção mediada por óxido nítrico e incremento da síntese de colágeno.

As Neurocininas Ligam os Sistemas Endócrino, Nervoso e Imune

A família de peptídios da neurocinina inclui a substância P (SP), a neurocinina A (NKA) e a neurocinina B (NKB). Esses peptídios estão distribuídos pelo sistema nervoso central e periférico e representam um elo entre os sistemas endócrino, nervoso e imunológico. Uma ampla gama de processos biológicos está associada a esses peptídios, incluindo extravasamento de proteínas plasmáticas e edema, vasodilatação, contração e relaxamento de musculatura lisa, secreção salivar, contração de vias aéreas e transmissão de respostas nociceptivas. Já em 1876, Stricker observou uma associação entre nervos aferentes sensoriais e inflamação. Atualmente, sabe-se que a lesão de terminais nervosos durante a inflamação provoca um aumento de neurocininas, que, por sua vez, influencia a produção de mediadores inflamatórios, incluindo histamina, óxido nítrico e cininas. As ações das neurocininas são mediadas pela ativação de pelo menos três classes de receptores, NK1, NK2 e NK3, que estão distribuídos nos tecidos por todo o corpo. O sistema de neurocininas está ligado à inflamação nas seguintes circunstâncias:

- **Formação de edema:** SP, NKA e NKB induzem a formação de edema porque promovem a liberação de histamina e serotonina de mastócitos.
- **Lesão térmica:** SP e NKA são produzidos após lesão térmica e medeiam o início do edema.
- **Artrite:** SP encontra-se amplamente distribuído nos nervos em articulações e medeia a permeabilidade vascular. SP e NKA podem modular a atividade de células inflamatórias e imunológicas.
- **Inflamação de vias aéreas:** SP e NKA foram implicados na broncoconstrição, edema da mucosa, adesão e ativação de leucócitos e aumento da permeabilidade vascular.

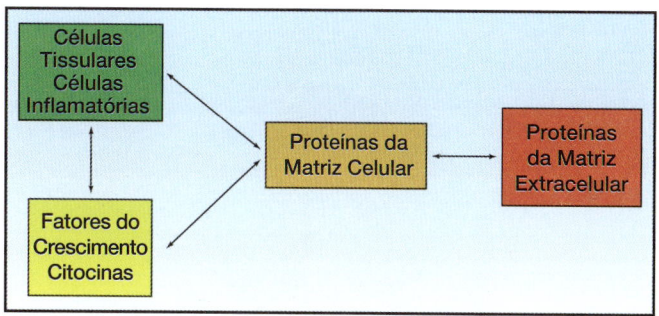

FIGURA *2.19*
O meio extracelular contribui para a resposta inflamatória.

MEDIADORES DA MATRIZ EXTRACELULAR

A Interação das Células com a Matriz Extracelular Regula a Resposta Tissular à Inflamação

O meio extracelular consiste em uma matriz macromolecular específica para um determinado tecido. Células inflamatórias residentes interagem com essa matriz, especialmente durante lesão. Colágeno, fibras elásticas, proteínas da membrana basal, glicoproteínas e proteoglicanos estão entre as macromoléculas estruturais que constituem a MEC (ver Cap. 3). As proteínas da matriz celular são macromoléculas secretadas que atuam ligando células à MEC ou rompendo as interações célula-MEC. As citocinas e os fatores de crescimento influenciam as associações entre células, MEC e proteínas da matriz celular (Fig. 2.19). As proteínas da matriz celular incluem:

- **SPARC (proteína secretada ácida e rica em cisteína)** é uma glicoproteína multifuncional que organiza os componentes da MEC e modula a atividade de fatores do crescimento. Afeta a proliferação, migração e diferenciação celulares, e atua como uma proteína de contra-adesão, especialmente nas células endoteliais.
- **Trombospondinas** são glicoproteínas secretadas que modulam interações célula-matriz, influenciam agregação plaquetária e apóiam a quimiotaxia e a adesão de neutrófilos.
- **Tenascinas, C, X e R** são proteínas de contra-adesão expressas durante o desenvolvimento, lesão tissular e cicatrização de ferida.
- **Sindecanos** são proteoglicanos de sulfato de heparana envolvidos nas cascatas de coagulação, sinalização de fator de crescimento, adesão celular à MEC e tumorigênese.
- **Osteopontina** é uma glicoproteína fosforilada importante na mineralização do osso. Também (1) medeia interações célula-matriz, (2) opera como uma citocina ativando vias de sinalização celular (particularmente nas células T), (3) é quimiotática para a adesão de leucócitos e a apóia, e (4) possui efeitos antiinflamatórios através da regulação da função de macrófagos.

CÉLULAS DA INFLAMAÇÃO

Os leucócitos são os principais componentes celulares da resposta inflamatória e incluem neutrófilos, linfócitos T e B, monócitos, macrófagos, eosinófilos, mastócitos e basófilos. Embora tenham sido descritas funções específicas para cada um desses tipos celulares, essas funções se sobrepõem e variam com a fase da inflamação. Além disso, as células do tecido local interagem umas com as outras e com células inflamatórias, numa resposta contínua a lesão e infecção.

As Células Inflamatórias e as Células Tissulares Residentes Interagem Durante a Inflamação

Neutrófilos

O neutrófilo polimorfonuclear, ou (PMN), constitui o marco celular da inflamação aguda. Essa célula apresenta citoplasma granular e núcleo com dois a quatro lóbulos. Os PMN são estocados na medula óssea, circulam no sangue, e rapidamente se acumulam em locais de lesão ou infecção (Fig. 2.20). São ativados em resposta a estímulos fagocíticos, citocinas, mediadores quimiotáticos ou complexos antígeno-anticorpo que se ligam a receptores específicos sobre sua membrana celular. Especificamente, os receptores de neutrófilos reagem com a porção Fc de moléculas de IgG e IgM; também com componentes do sistema complemento C5a, C3b e iC3b; metabólitos do ácido araquidônico (p. ex., LTB_4), fatores quimiotáticos (p. ex., FMLP, IL-8) e citocinas (p. ex., TNF-α). Nos tecidos, os PMN fagocitam micróbios invasores e tecido morto (ver adiante). Após recrutados para o tecido, não retornam à circulação.

Células Endoteliais

As células endoteliais são células achatadas que formam uma monocamada de revestimento dos vasos sangüíneos. Elas mantêm a patência e o fluxo sangüíneo através da produção de agentes antiplaquetários e antitrombóticos e regulam o tono vascular através da produção de vasodilatadores e vasoconstritores (Fig. 2.21). O revestimento de células endoteliais intacto inibe a adesão plaquetária e a coagulação sangüínea, enquanto uma lesão na parede do vaso sangüíneo altera a barreira endotelial e expõe um sinal pró-coagulante local (Fig. 2.22). A célula endotelial vascular possui a

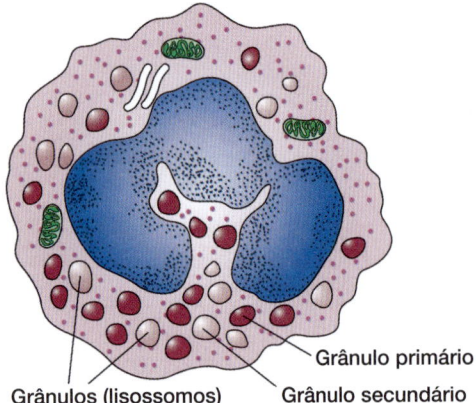

CARACTERÍSTICAS E FUNÇÕES
- Central para inflamação aguda
- Fagocitose de microrganismos e restos tissulares
- Medeia lesão tissular

MEDIADORES INFLAMATÓRIOS PRIMÁRIOS
- Metabólitos do oxigênio reativos
- Conteúdo dos grânulos de lisossomo

Grânulos primários	Grânulos secundários
Mieloperoxidase	Lisozima
Lisozima	Lactoferrina
Defensinas	Colagenase
Bactericida/proteína de incremento da permeabilidade	Ativador do complemento
Elastase	Fosfolipase A_2
Catepsinas Protease 3	CD11b/CD18
Glicuronidase	CD11c/CD18
Manosidase	Laminina
Fosfolipase A_2	

Grânulos terciários
Gelatinase
Ativador do plasminogênio
Catepsinas
Glicuronidase
Manosidase

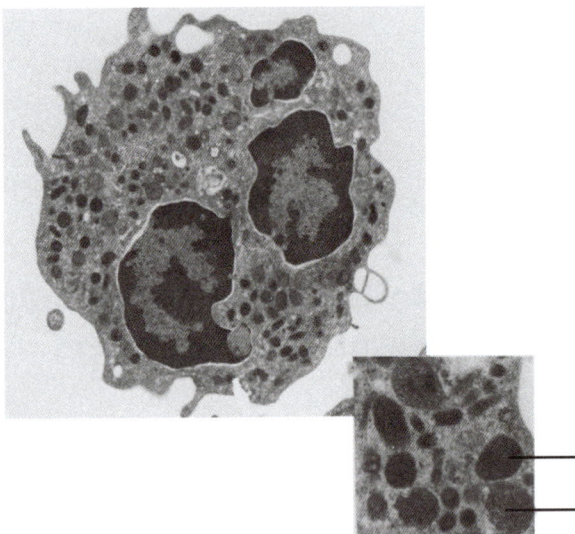

FIGURA 2.20
PMN: Morfologia e função.

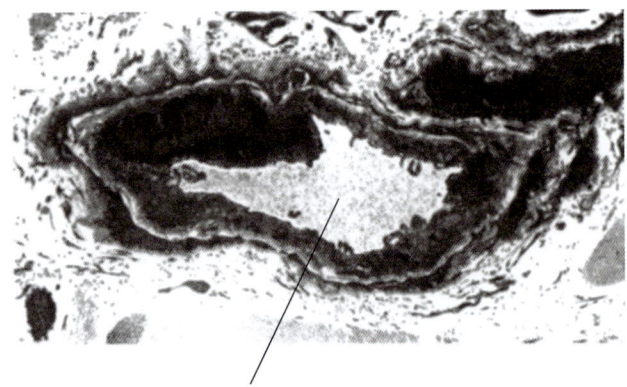

CARACTERÍSTICAS E FUNÇÕES
- Mantém a integridade vascular
- Regula a agregação plaquetária
- Regula contração e relaxamento vasculares
- Medeia recrutamento leucocitário na inflamação

MEDIADORES INFLAMATÓRIOS PRIMÁRIOS
- Fator de von Willebrand
- Óxido nítrico
- Endotelinas
- Prostanóides

FIGURA 2.21
Célula endotelial: Morfologia e função.

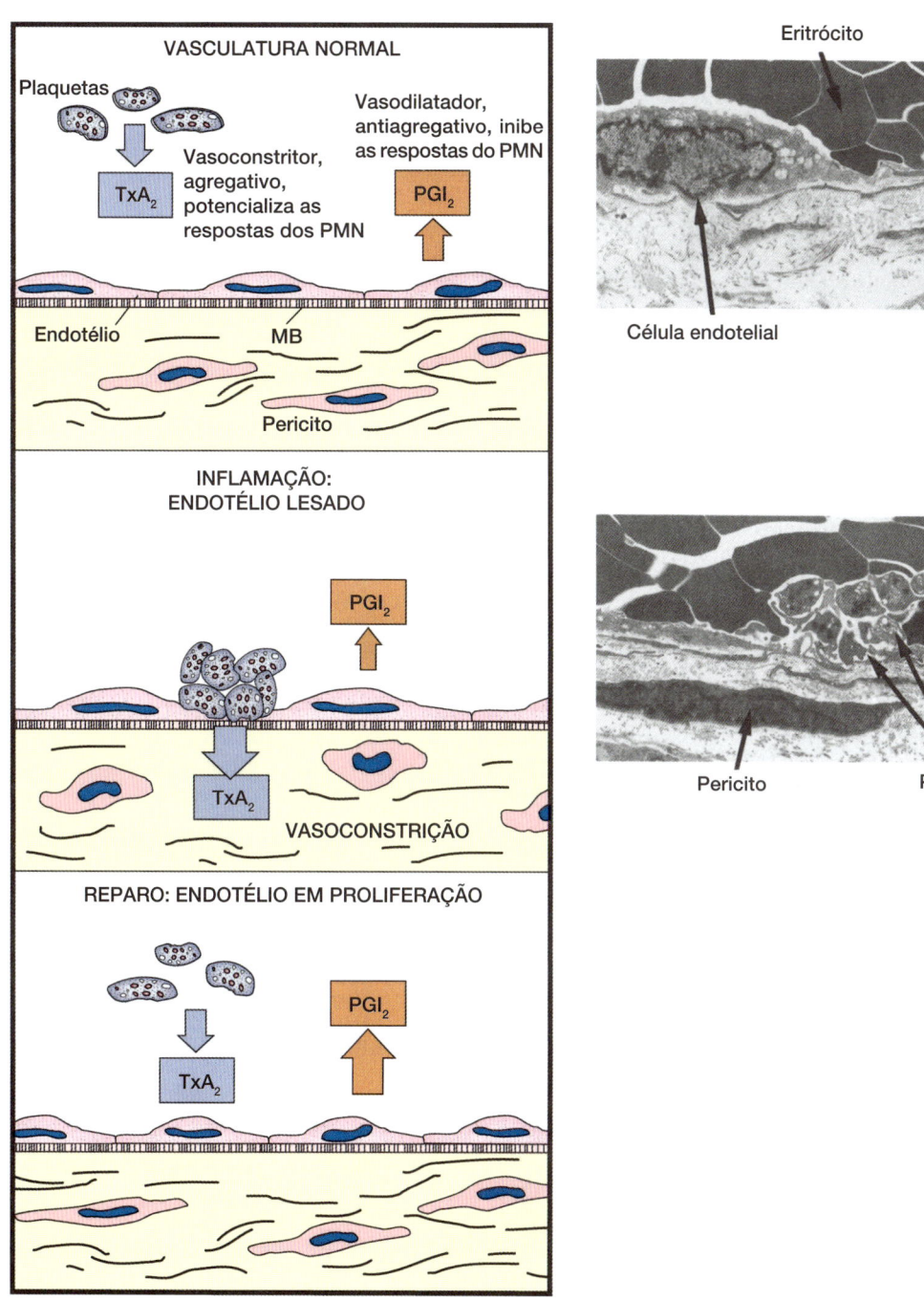

FIGURA 2.22
Regulação das interações entre as plaquetas e células endoteliais pelo tromboxano A_2 (TXA_2) e prostaglandina I_2 (PGI_2). Durante inflamação, o equilíbrio normal é desviado para vasoconstrição, agregação plaquetária e resposta dos leucócitos polimorfonucleares. Durante o reparo, os efeitos da prostaglandina predominam.

capacidade de promover ou de inibir a perfusão tissular e o influxo de células inflamatórias por meio de diversos mecanismos, dessa forma modulando a função tissular e o desenvolvimento da resposta inflamatória.

Qualquer célula inflamatória que circule ao longo do sistema vascular deve atravessar o endotélio vascular para extravasar para o tecido. As células endoteliais apresentam a função de porteiros no recrutamento de células inflamatórias, apresentando moléculas de adesão para a ancoragem dos leucócitos em movimentação.

Elas ativam leucócitos por meio dessas interações de adesividade, e também pela geração de citocinas e apresentação de moléculas de classes I e II do complexo de histocompatibilidade principal (MHC). As células endoteliais respondem rapidamente a agentes inflamatórios como a bradicinina e a histamina, a endotoxina e as citocinas. Essas substâncias alteram a expressão das moléculas de adesão necessárias para o recrutamento de leucócitos e a produção de mediadores vasoativos e inflamatórios importantes. Dentre esses mediadores estão:

- **Óxido nítrico (NO•):** Originalmente identificado como fator de relaxamento do endotélio (EDRF), o radical NO• é um vasodilatador de baixo peso molecular que inibe a agregação plaquetária, regula o tono vascular ao estimular o relaxamento da musculatura lisa e interage com radicais de oxigênio mediando a lesão celular.
- **Endotelinas:** As endotelinas-1, -2 e -3 são peptídios de baixo peso molecular produzidos por células endoteliais. São agentes vasoconstritores e pressores potentes, que induzem vasoconstrição prolongada da musculatura lisa vascular.
- **Fatores de contração derivados do ácido araquidônico:** Os radicais de oxigênio gerados pela atividade do tipo hidroxiperoxidase de cicloxigenase e prostanóides como TXA_2 e PGH_2 provocam a contração da musculatura lisa.
- **Fatores de relaxamento derivados do ácido araquidônico:** O oponente biológico do TXA_2, a prostaciclina (PGI_2) inibe a agregação plaquetária e causa vasodilatação.
- **Citocinas:** IL-1, IL-6, TNF-α e outras citocinas inflamatórias são geradas por células endoteliais ativadas.
- **Anticoagulantes:** Moléculas semelhantes à heparina e à trombomodulina inativam a cascata da coagulação (ver Cap. 10).
- **Fatores fibrinolíticos:** O ativador de plasminogênio do tipo tissular (t-PA) promove atividade fibrinolítica.
- **Agentes protrombóticos:** O fator de von Willebrand facilita a adesão de plaquetas, e o fator tissular ativa a cascata extrínseca da coagulação.

Monócitos/Macrófagos

Os monócitos circulantes (Fig. 2.23) apresentam um único núcleo lobulado ou em forma de rim. Derivam da medula óssea e podem deixar a circulação, migrando para o tecido e se tornando macrófagos residentes. Em resposta a mediadores inflamatórios, acumulam-se em locais de inflamação aguda. Os macrófagos são células fagocitárias que capturam e processam micróbios e apresentam antígenos ligados ao **complexo de histocompatibilidade principal** (MHC) da classe II a linfócitos. Essas células também podem se diferenciar em células dendríticas, que são bastante eficientes na apresentação de antígenos. Os monócitos/macrófagos constituem uma fonte de mediadores vasoativos potentes, incluindo os produtos do metabolismo do ácido araquidônico (prostaglandinas, leucotrienos), FAP e citocinas inflamatórias. Os macrófagos são especialmente importantes na manutenção de um estado inflamatório crônico.

Mastócitos e Basófilos

Os mastócitos e basófilos (Fig. 2.24) são células granuladas que contêm receptores para IgE na sua superfície celular. São fontes celulares adicionais de mediadores vasoativos, particularmente em resposta a alérgenos. Os mastócitos localizam-se dentro do tecido conjuntivo do corpo e são especialmente prevalentes ao longo das superfícies mucosas do pulmão e do trato gastrointestinal, a derme da pele e a microvasculatura. Os basófilos estão presentes em pequeno número na circulação e podem migrar para o tecido.

Quando um mastócito ou basófilo sensibilizado pela IgE é estimulado com antígeno, diversos mediadores inflamatórios contidos nos grânulos citoplasmáticos densos são secretados nos tecidos extracelulares. A desgranulação também pode ser induzida por agonistas físicos, como o frio e traumatismo, e por proteínas catiônicas derivadas de plaquetas e de grânulos lisossômicos de neutrófilos. Os grânulos contêm mucopolissacarídeos ácidos (inclusive a heparina), serina proteases, mediadores quimiotáticos para neutrófilos e eosinófilos, e histamina. Esta última é um dos mediadores primários do início da permeabilidade vascular aumentada.

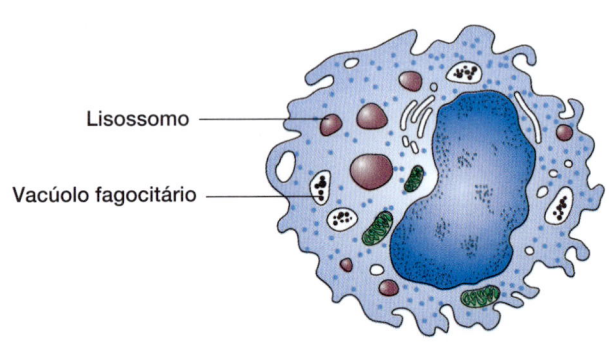

CARACTERÍSTICAS E FUNÇÕES
- Regula a resposta inflamatória
- Regula a coagulação/via fibrinolítica
- Regula a resposta imune (ver Cap. 4)

MEDIADORES INFLAMATÓRIOS PRIMÁRIOS
- citocinas
  - IL-1
  - TNF-α
  - IL-6
  - Quimiocinas (p. ex., IL-8, MCP-1)
- enzimas lisossômicas
  - hidrolases ácidas
  - serina proteases
  - metaloproteases (p. ex., colagenase)
- proteínas catiônicas
- prostaglandinas/leucotrienos
- ativador de plasminogênio
- atividade pró-coagulante
- formação de metabólito do oxigênio

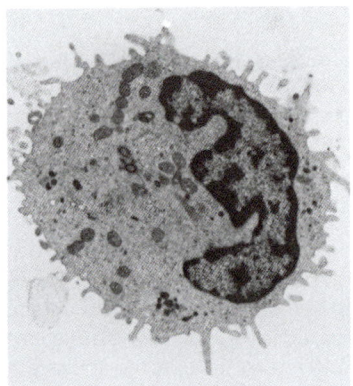
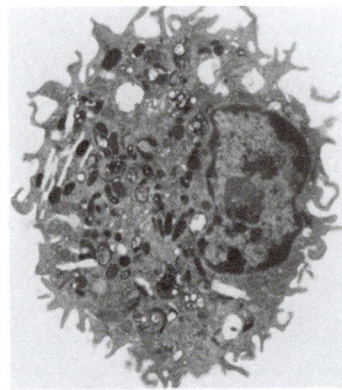

FIGURA 2.23
Monócito/macrófago: Morfologia e funções.

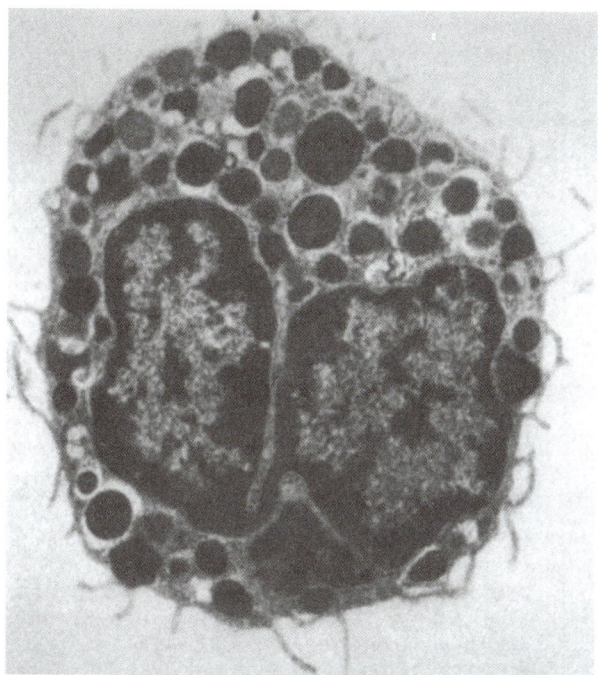

Mastócito (Basófilos)

CARACTERÍSTICAS E FUNÇÕES
- Liga moléculas de IgE
- Contém grânulos elétron-densos

MEDIADORES INFLAMATÓRIOS PRIMÁRIOS
- Histamina
- Leucotrienos (LTC, LTD, LTE)
- Fator ativador de plaquetas
- Fatores quimiotáticos de eosinófilo
- Citocinas (p. ex., TNF-α, IL-4)

FIGURA 2.24
Mastócitos: Morfologia e funções.

Atua sobre a vasculatura, ligando-se a receptores H_1 específicos na parede vascular, induzindo à contração da célula endotelial, à formação de lacuna e ao edema, um efeito que pode ser inibido farmacologicamente pelos antagonistas do receptor H_1. A estimulação de mastócitos e basófilos também ocasiona a liberação de produtos do metabolismo do ácido araquidônico, incluindo LTC_4, LTD_4 e LTE_4, e citocinas, como TNF-α e IL-4. Os produtos dos mastócitos desempenham um papel importante na regulação da permeabilidade vascular e do tono da musculatura lisa brônquica, especialmente em muitas formas de reações de hipersensibilidade alérgica (ver Cap. 4).

Eosinófilos

Os eosinófilos circulam no sangue e são recrutados para os tecidos de maneira semelhante à dos PMN. São característicos de reações mediadas por IgE, como as que ocorrem na hipersensibilidade e nas respostas alérgicas e asmáticas (Fig. 2.25). Os eosinófilos contêm leucotrienos e FAP, e também fosfatase ácida e peroxidase. Expressam receptores IgA e contêm grânulos grandes com proteína básica principal eosinofílica, ambos envolvidos na defesa contra parasitas.

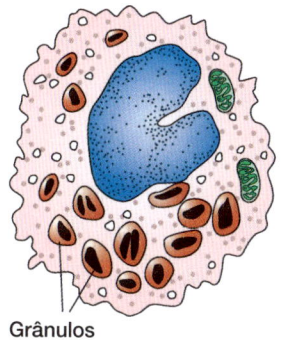

Grânulos

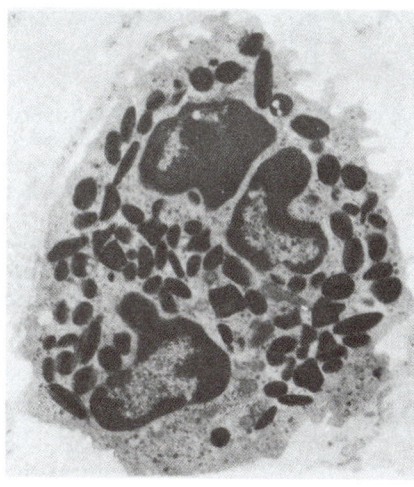

CARACTERÍSTICAS E FUNÇÕES
- Associado a:
  - Reações alérgicas
  - Reações inflamatórias associadas a parasitas
  - Inflamação crônica
- Modula as reações mediadas por mastócitos

MEDIADORES INFLAMATÓRIOS PRIMÁRIOS
- Metabólitos de oxigênio reativos
- Enzimas dos grânulos lisossômicos
  (grânulos cristalóides primários)
  - Proteína básica principal
  - Proteína catiônica do eosinófilo
  - Peroxidase do eosinófilo
  - Fosfatase ácida
  - β-glicuronidase
  - Arilsulfatase B
  - Histaminase
- Fosfolipase D
- Prostaglandinas da série E
- Citocinas

FIGURA 2.25
Eosinófilo: Morfologia e funções.

Plaquetas

As plaquetas desempenham um papel importante na homeostase normal e no início e regulação da formação do coágulo. São fontes importantes de mediadores inflamatórios, inclusive de substâncias vasoativas potentes e fatores do crescimento que modulam a proliferação das células mesenquimais (Fig. 2.26). A plaqueta é pequena (2 μm de diâmetro), não possui núcleo e contém três tipos distintos de inclusões: (1) grânulos densos, ricos em serotonina, histamina, cálcio e difosfato de adenosina (ADP); (2) grânulos α, contendo fibrinogênio, proteínas da coagulação, fator de crescimento derivado de plaqueta (PDGF), e outros peptídios e proteínas; e (3) lisossomos, que seqüestram hidrolases ácidas.

A adesão, a agregação e a desgranulação plaquetárias ocorrem quando as plaquetas entram em contato com colágeno fibrilar (após lesão vascular por exposição das proteínas da matriz intersticial) ou trombina (após ativação do sistema de coagulação) (Fig. 2.22). A desgranulação está associada à liberação de serotonina (5-hidroxitriptamina), a qual provoca alterações diretas na permeabilidade vascular. Além disso, as plaquetas produzem TXA_2, que desempenha papel importante na segunda onda de agregação plaquetária e medeia a constrição da musculatura lisa. Quando ativadas, as plaquetas, assim como as células fagocitárias, secretam proteínas catiônicas que neutralizam as cargas negativas do endotélio e promovem o aumento da permeabilidade.

As Vias Intracelulares Comuns Estão Associadas à Ativação de Células Inflamatórias

O processo pelo qual diversos estímulos acarretam as respostas funcionais das células inflamatórias (p. ex., desgranulação ou agregação) é denominado *acoplamento estímulo-resposta*. Os estímulos podem incluir produtos microbianos e a ampla gama de mediadores inflamatórios derivados do plasma ou derivados de células, descritos neste capítulo. Embora as vias de sinalização intracelular sejam complexas e variem com o tipo celular e o estímulo, algumas vias intracelulares comuns estão associadas a ativação de células inflamatórias, inclusive as vias da proteína G, receptor TNF (TNFR) e JAK-STAT.

Vias da Proteína G

Muitas quimiocinas, hormônios e neurotransmissores, bem como outros mediadores inflamatórios, utilizam proteínas da família da ligação com o nucleotídeo da guanina (proteínas G) de transdutores de sinalização. Existem quatro membros amplos dessa família, que podem variar em suas conexões intracelulares, porém os conceitos comuns incluem o seguinte (Fig. 2.27):

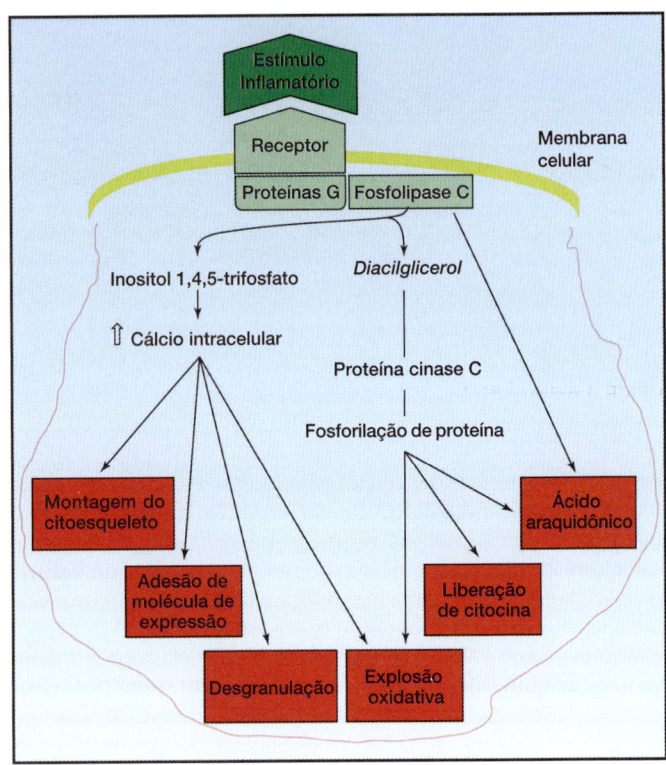

FIGURA 2.27
Via da transdução de sinalização intracelular mediada por proteína G, comum a muitos estímulos inflamatórios.

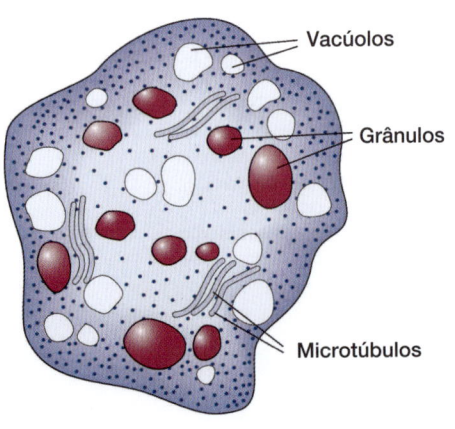

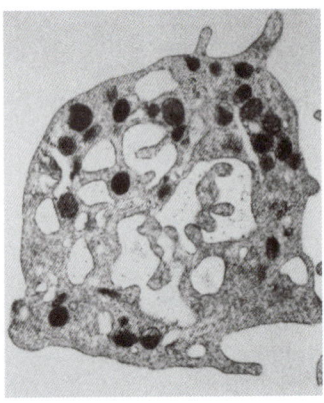

CARACTERÍSTICAS E FUNÇÕES
- Trombose; promove a formação do coágulo
- Regula a permeabilidade
- Regula a resposta proliferativa de células mesenquimatosas

MEDIADORES INFLAMATÓRIOS PRIMÁRIOS
- Grânulos densos
  - Serotonina
  - Ca^{2+}
  - ADP
- grânulos-α
  - Proteínas catiônicas
  - Fibrinogênio e proteínas da coagulação
  - Fator de crescimento derivado de plaquetas (PDGF)
- Lisossomos
  - Hidrolases ácidas
- Tromboxano A_2

FIGURA 2.26
Plaqueta: Morfologia e funções.

- **Ligação ligante-receptor:** A ligação de um fator estimulador a um receptor específico na membrana celular resulta na formação de um complexo ligante-receptor. Ao ligar o estímulo ao receptor, uma troca de GDP por GTP ativa a proteína G, a qual se dissocia em subunidades. Estas subunidades ativam a fosfolipase C e fosfatidilinositol-3-cinase (PI-3-cinase).
- **Metabolismo fosfolipídico de membranas celulares:** A fosfolipase C hidrolisa um fosfoinositídio na membrana plasmática (fosfatidilinositol bifosfato [PIP_2]), desse modo formando dois metabólitos potentes, diacilglicerol e inositol trifosfato (IP_3).
- **Cálcio livre citosólico elevado:** O IP_3 provoca a liberação de cálcio intracelular armazenado. Junto a um influxo de íons de cálcio oriundos do meio extracelular, o IP_3 aumenta o cálcio livre citosólico, um evento crítico para a ativação da maioria das células inflamatórias.
- **Fosforilação e desfosforilação de proteínas:** Tirosina quinases específicas ligam o complexo ligante-receptor e iniciam uma série de fosforilações protéicas.
- **Ativação de proteinoquinase C:** A proteinoquinase C e outras proteinoquinases ativam diversas vias de sinalização intracelular, inclusive a transcrição de genes.

Vias TNFR

O TNF é primordial para o desenvolvimento da inflamação. Também induz apoptose de células tumorais e regula funções imunológicas (Fig. 2.28). O TNF e proteínas relacionadas interagem com dois receptores de superfície celular, resultando na formação de um complexo de sinalização multiprotéico na membrana celular. Esse complexo pode desencadear (1) enzimas relacionadas com a apoptose, denominadas *caspases*, (2) inibidores da apoptose, ou (3) ativação de um fator de transcrição nuclear denominado NF-κB, que regula a transcrição de genes. O NF-κB é regulado pela sua associação e dissociação com IκB, um componente inibidor que previne a translocação do NF-κB para o núcleo. Esta última via é crítica para a regulação de eventos mediados por TNF durante inflamação.

Vias JAK-STAT

Essa via proporciona uma rota de sinalização direta a partir de polipeptídios extracelulares (p. ex., fatores do crescimento) ou citocinas (p. ex., interferons ou interleucinas), através de receptores celulares, alcançando promotores de genes no núcleo. As interações ligante-receptor geram complexos de transcrição compostos de JAK-STAT (*Janus kinase-signal transducer and activator of transcription proteins*) (proteínas Janus cinase-transdutor e ativador de transcrição sinalizadora). As proteínas do STAT translocam-se para o núcleo, onde interagem com promotores de genes (Fig. 2.29).

O desfecho desses mecanismos sinalizadores envolve a indução ou o incremento de respostas funcionais específicas, incluindo fagocitose, desgranulação, agregação celular e plaquetária, produção de oxidante, expressão de molécula de adesão, produção de citocinas e transcrição de genes. A compreensão da estimulação de células inflamatórias proporciona a base para novas estratégias de modulação terapêutica da inflamação na doença humana.

RECRUTAMENTO DE LEUCÓCITOS NA INFLAMAÇÃO AGUDA

Uma das características essenciais da inflamação é o acúmulo de leucócitos, particularmente PMN, nos tecidos afetados. Os leucócitos aderem ao endotélio vascular, tornando-se ativados no processo. A seguir, tornam-se achatados e migram da vasculatura, pela camada de células endoteliais, e alcançam o tecido circundante. No tecido extravascular, os PMN ingerem material estranho, micróbios e tecido morto (Fig. 2.30).

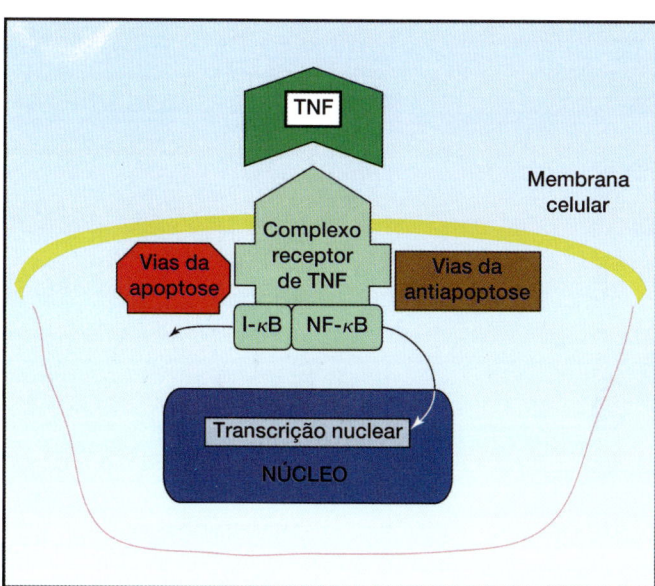

FIGURA 2.28
Via de transdução de sinalização intracelular mediada por receptor TNF.

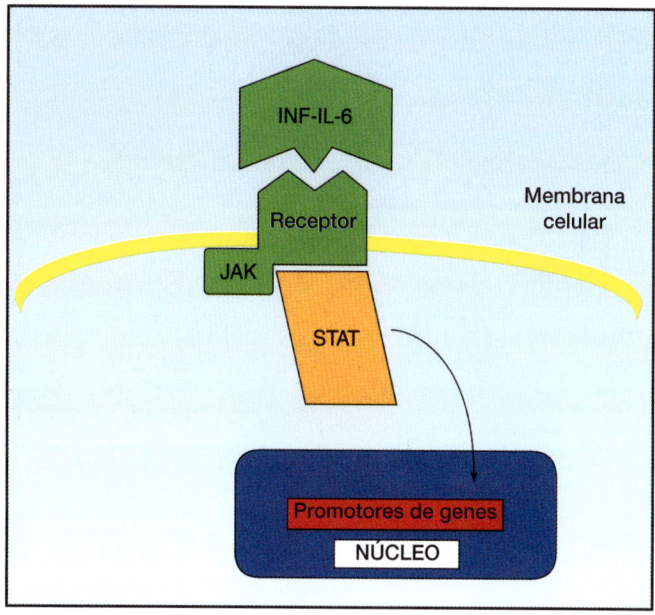

FIGURA 2.29
Via de transdução intracelular mediada por JAK-STAT.

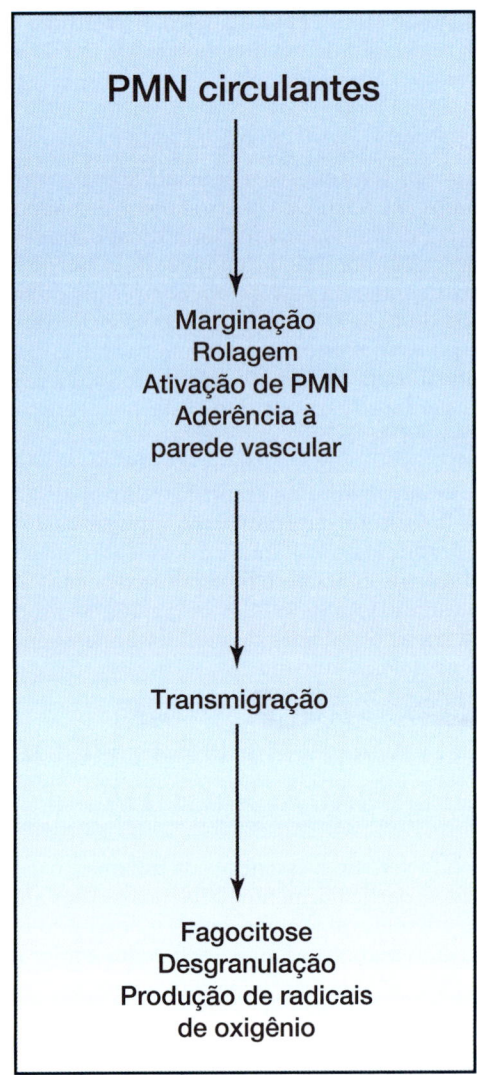

FIGURA 2.30
Recrutamento e ativação de leucócitos.

A Adesão de Leucócitos ao Endotélio É Conseqüente à Interação de Moléculas de Adesão Complementares

O recrutamento de leucócitos nas vênulas pós-capilares envolve a adesão, que segue uma cascata de eventos iniciada pela interação de leucócitos com as selectinas das células endoteliais, um evento denominado *desaceleração* (Fig. 2.31). Essa interação desacelera leucócitos no fluxo sangüíneo, de forma que eles se movem ao longo da superfície de células endoteliais vasculares com um movimento saltador denominado *rolagem* (Fig. 2.32A). Os PMN tornam-se ativados pela proximidade com o endotélio e pela presença de mediadores inflamatórios e formam forte *adesão* com o endotélio, resultando no seu aprisionamento (Fig. 2.32B). A seguir, ocorre a *emigração* de leucócitos a partir do espaço vascular e migração pelo tecido extravascular até o ponto de lesão. Os eventos envolvidos no recrutamento de leucócitos são regulados por (1) expressão de moléculas de adesão sobre a superfície da célula endotelial vascular, as quais se ligam a moléculas recíprocas na superfície de leucócitos circulantes; (2) fatores quimiotáticos, que atraem leucócitos ao longo de um gradiente químico até o local da lesão; e (3) mediadores inflamatórios, que estimulam células tissulares residentes, inclusive células endoteliais vasculares.

Moléculas de Adesão

Quatro famílias moleculares de moléculas de adesão estão envolvidas no recrutamento de leucócitos (Fig. 2.33).

Selectinas

As moléculas de adesão na família da selectina incluem P-selectina, E-selectina e L-selectina. Elas se expressam na superfície de plaquetas, células endoteliais e leucócitos. As selectinas compartilham uma estrutura molecular semelhante, que inclui um domínio extracelular de ligação da lectina. Esse domínio se

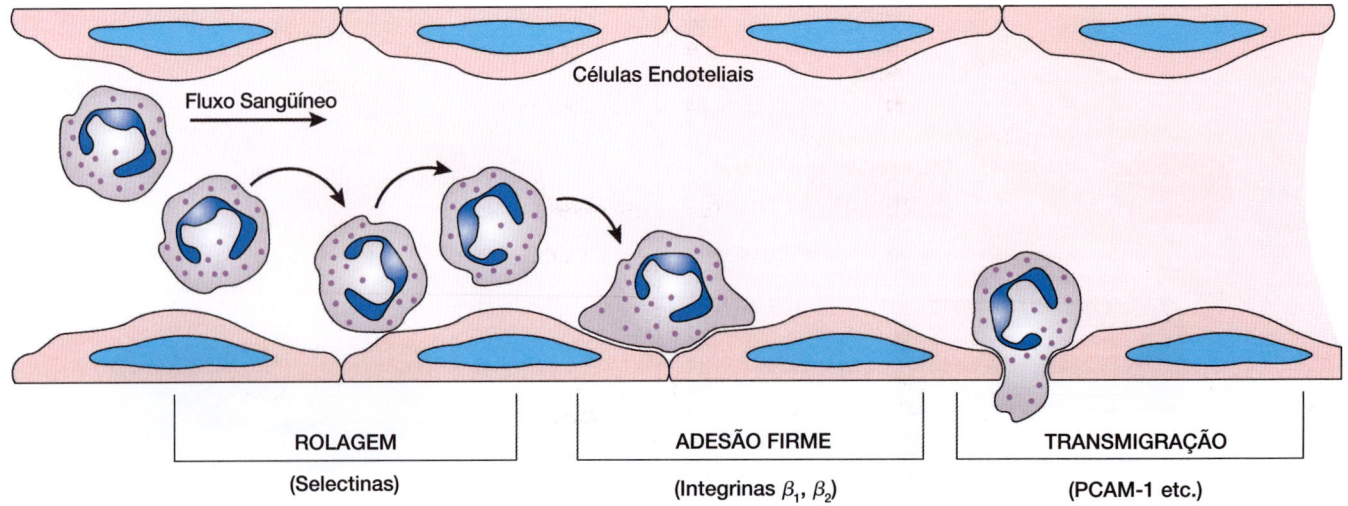

FIGURA 2.31
Mecanismos de adesão de leucócitos.

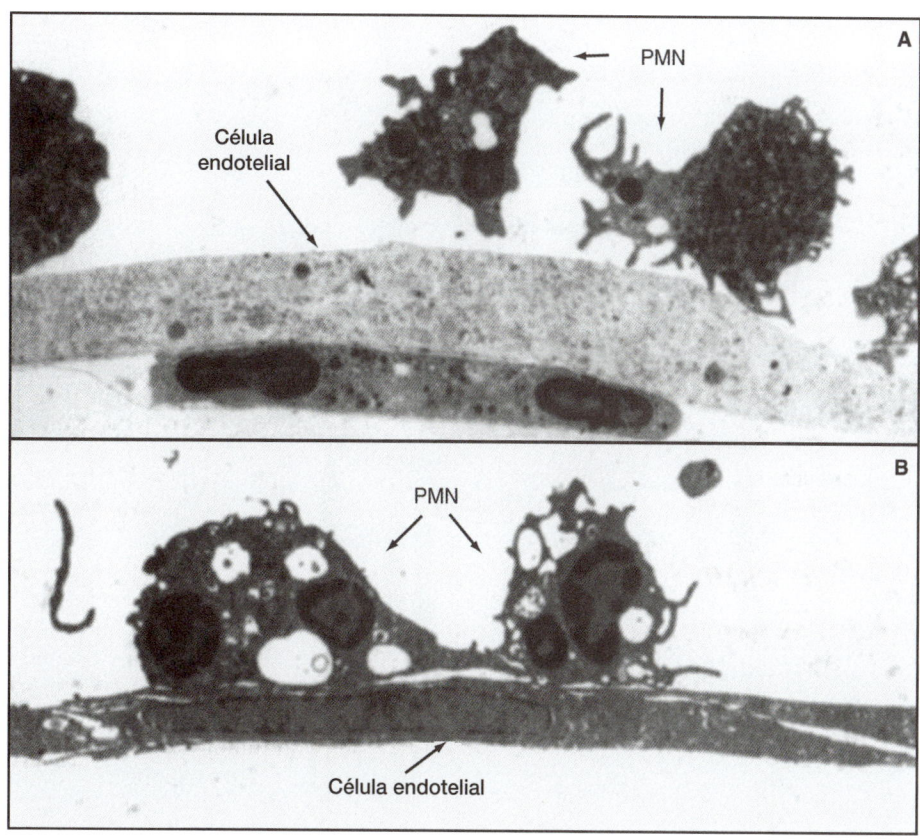

FIGURA 2.32
Adesão de leucócitos ao endotélio vascular. A. Rolagem de PMN ao longo da superfície da célula endotelial. B. Adesão firme de PMN à superfície da célula endotelial.

liga a oligossacarídeos sialilados, especialmente, a porção sialil-Lewis X nas adressinas.

A **P-selectina** (CD62P, GMP-140, PADGEM) é pré-formada e estocada dentro de corpúsculos de Weibel-Palade em células endoteliais e grânulos α de plaquetas. Quando estimulada com histamina, trombina ou citocinas inflamatórias específicas, a P-selectina é rapidamente transportada para a superfície celular, onde se liga ao sialil-Lewis X na superfície dos leucócitos. A P-selectina pré-formada pode ser transportada rapidamente para a superfície celular, permitindo a rápida interação de adesão entre as células endoteliais e os leucócitos.

A **E-selectina** (CD62E, ELAM-1) não é expressa normalmente em superfícies de células endoteliais, mas é induzida por mediadores inflamatórios, como citocinas ou lipopolissacarídeos bacterianos (LPS). A E-selectina medeia a adesão de neutrófilos, monócitos e certos linfócitos.

A **L-selectina** (CD62L, LAM-1, Leu-8) é expressa em muitos tipos de leucócitos e foi definida originalmente como o "receptor de direcionamento" para linfócitos. Atua ligando linfócitos a vênulas endoteliais altas em tecido linfóide, dessa forma regulando seu tráfego através desse tecido.

Adressinas

As adressinas vasculares são glicoproteínas semelhantes a mucina, como GlyCAM-1, PSGL-1, ESL-1 e CD34. Essas moléculas possuem regiões de carboidratos, a porção sialil-Lewis X, que se liga ao domínio de lectina das selectinas. As adressinas são expressas na superfície de leucócitos e endotélio tissular específico e regulam a localização de subpopulações de leucócitos. Também estão envolvidas na ativação de linfócitos (ver Cap. 4).

Integrinas

Quimiocinas, mediadores lipídicos e moléculas pró-inflamatórias ativam uma segunda família de moléculas de adesão, as integrinas. Estas consistem em cadeias transmembrana α e β organizadas como heterodímeros. As moléculas nessa família participam de interações célula-célula, bem como da ligação célula-MEC. As integrinas β_1, β_2 e β_7 estão envolvidas no recrutamento de leucócitos. O VLA-4 ($\alpha 4\beta 1$) em leucócitos e linfócitos liga-se a VCAM-1 nas células endoteliais. As integrinas β2 (CD18) formam moléculas por meio da associação com cadeias de integrina α: $\alpha_L\beta_2$ (também denominada CD11a/CD18 ou LFA-1) e $\alpha_m\beta_2$ (também denominada CD11b/CD18 ou Mac-1) ligam-se a ICAM-1 e ICAM-2.

Imunoglobulinas

As moléculas de adesão da superfamília das imunoglobulinas incluem ICAM-1, ICAM-2 e VCAM-1, e todas interagem com integrinas sobre leucócitos, mediando o recrutamento. São expressas nas superfícies de células endoteliais estimuladas por citocinas e de alguns leucócitos, e também de algumas células epiteliais, como as células alveolares pulmonares.

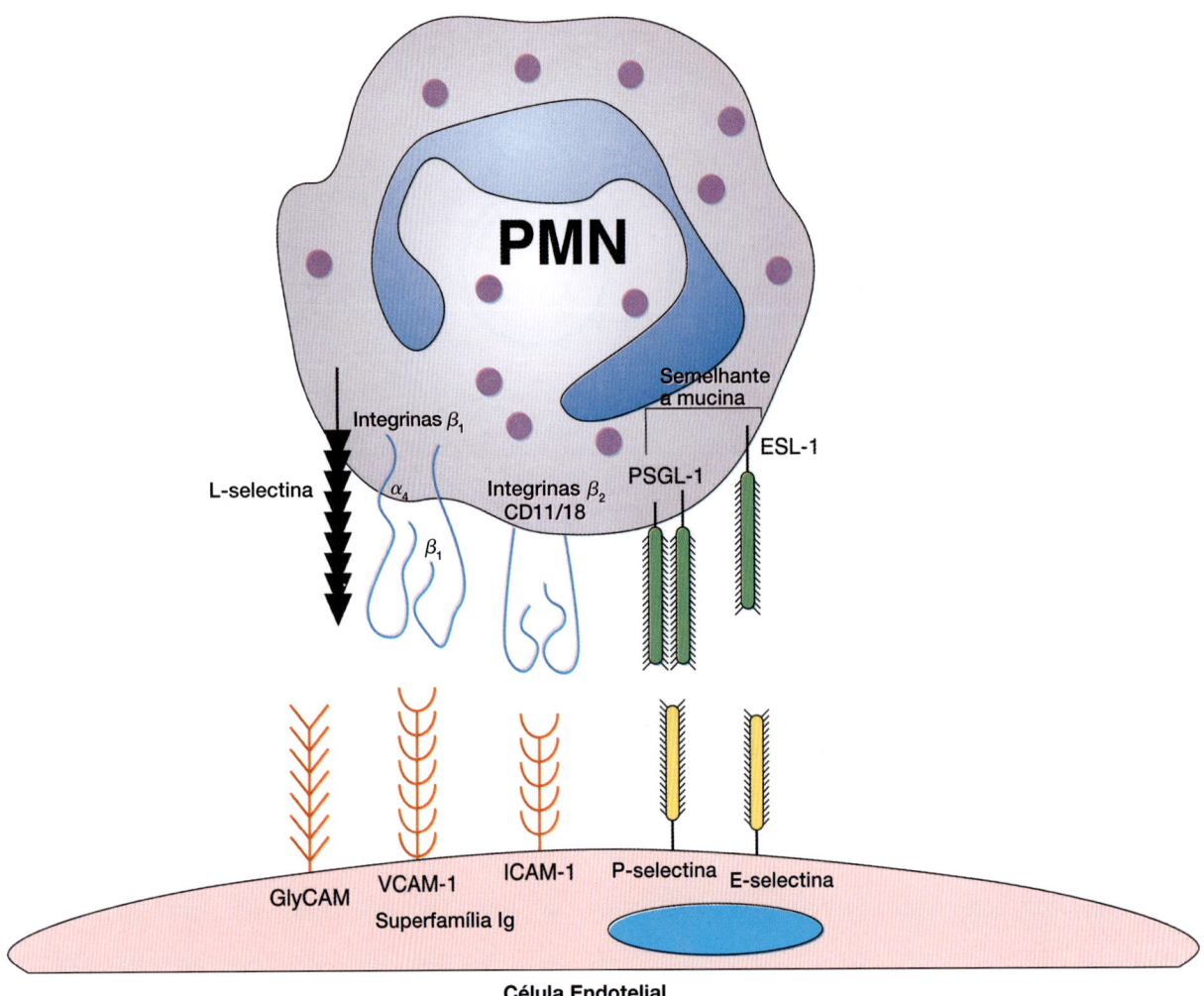

FIGURA 2.33
Moléculas de adesão do leucócito e da célula endotelial.

Recrutamento de Leucócitos

A desaceleração e a rolagem, mediadas pelas selectinas, e a adesão firme, envolvendo as integrinas, são pré-requisitos para o recrutamento de leucócitos da circulação para os tecidos e, por fim, para a resposta inflamatória. Para que uma célula "rolante" adira, diversas situações devem ocorrer. Primeiro, deve haver uma redução na velocidade da rolagem, que pode ocorrer por um incremento na densidade de selectinas. A fase inicial da rolagem depende de P-selectina, enquanto a E-selectina induzida por citocinas inicia os primórdios da adesão. Os membros da família da integrina funcionam em cooperação com as selectinas, facilitando a rolagem e a adesão firme de leucócitos, o que é crucial para a transmigração. As integrinas leucocitárias ligam-se à superfamília Ig de ligantes expressa no endotélio vascular. Essas interações atuam adicionalmente retardando leucócitos, aumentando o comprimento de exposição de cada leucócito ao endotélio. O envolvimento de moléculas de adesão também ativa vias de transdução de sinais intracelulares por meio da geração de sinais transmembrana. Como conseqüência, leucócitos e células endoteliais vasculares são ativados adicionalmente, com subseqüente regulação para mais da ligação de L-selectina e integrinas. O resultado final é a adesão firme.

O recrutamento de subtipos específicos de leucócitos para áreas de inflamação pode ser conseqüente a padrões únicos ou densidades relativas de moléculas de adesão nas superfícies celulares. No caso de subtipos de leucócitos, cada tipo celular pode expressar moléculas de adesão específicas. As citocinas ou as quimiocinas específicas para o processo inflamatório induzem a exibição de moléculas de adesão no endotélio vascular e alterações na afinidade dessas moléculas por seus ligantes (Fig. 2.34). Por exemplo, na inflamação alérgica ou asmática, a indução por citocinas de VCAM-1 nas células endoteliais aumenta o recrutamento dos eosinófilos que sustentam VLA-4 preferencialmente a neutrófilos, que não expressam o VLA-4.

O recrutamento de leucócitos em alguns tecidos pode não seguir o paradigma anteriormente descrito. No fígado, por exemplo, os leucócitos não precisam "rolar" nos sinusóides estreitos antes de aderirem ao endotélio. A adesão de leucócitos a arteríolas e capilares também pode apresentar necessidades diferentes, refletindo as diferentes forças hidrodinâmicas nesses vasos.

As Moléculas Quimiotáticas Direcionam Neutrófilos a Locais de Lesão

Os leucócitos devem estar posicionados de modo preciso no local da lesão inflamatória para realizar suas funções biológicas.

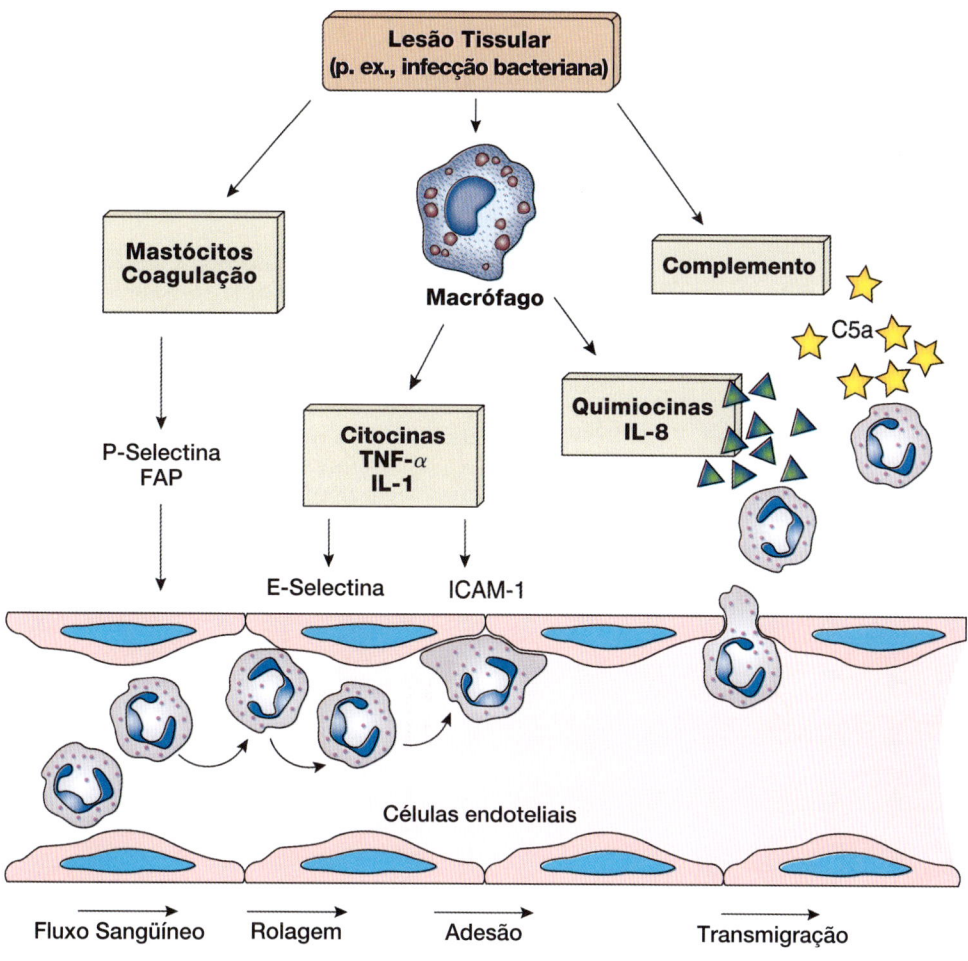

FIGURA 2.34
Regulação do recrutamento de leucócitos.

Para os subtipos específicos de leucócitos se apresentarem no local da lesão no momento preciso, devem receber orientações muito específicas. Essas células são guiadas ao longo dos espaços vasculares e extravasculares por meio de uma interação complexa de atraentes, repelentes e moléculas de adesão. A *quimiotaxia* refere-se ao processo de migração celular dirigido, uma atividade dinâmica e dependente de energia. Os leucócitos recrutados do sangue pelos quimioatraentes liberados pelas células endoteliais subseqüentemente migram para fora do endotélio, em direção ao tecido-alvo. Percorrem um gradiente funcional de um quimioatraente em resposta a um segundo gradiente quimioatraente mais distal. Os neutrófilos precisam integrar os diferentes sinais para chegar ao local correto e no momento correto, a fim de realizar suas tarefas determinadas. Os fatores quimiotáticos mais importantes para PMN são C5a, produtos bacterianos e mitocondriais (particularmente peptídios N-formilados de baixo peso molecular, como o FMLP), produtos do metabolismo do ácido araquidônico (especialmente LTB_4), produtos de degradação da MEC e quimiocinas. Estas representam um dos mecanismos mais importantes de recrutamento de leucócitos porque geram um gradiente quimiotático por se ligarem a proteoglicanos da MEC. Como conseqüência, concentrações altas das quimiocinas persistem em locais de lesão tissular. Por sua vez, receptores específicos na superfície dos leucócitos em migração ligam-se às quimiocinas ligadas à matriz, um processo que tende a movimentar as células ao longo do gradiente quimiotático até o ponto de lesão.

Fatores quimiotáticos para outros tipos celulares, incluindo linfócitos, basófilos e eosinófilos, também são produzidos nos locais de lesão tissular e podem ser secretados por células endoteliais ativadas, células parenquimatosas tissulares ou outras células inflamatórias. Dentre eles, o FAP, fator transformador do crescimento β (TGF-β), proteínas catiônicas neutrofílicas e linfocinas. A mistura de quimiocinas apresentadas dentro de um tecido determina em grande parte o tipo de leucócito atraído para o local. As células que chegam a seu destino devem conseguir parar no tecido-alvo. Orientação de contato, adesão regulada ou sinais inibitórios podem determinar a parada final de células específicas em localizações tissulares específicas.

Os Leucócitos Atravessam a Barreira de Células Endoteliais Ganhando Acesso ao Tecido

Diapedese

Os leucócitos aderidos ao endotélio vascular emigram passando entre células endoteliais adjacentes, um processo denominado *diapedese paracelular*. Atuando em resposta a gradientes de quimiocinas, os neutrófilos estendem pseudópodes e se insinuam entre as células ganhando caminho para fora do espaço vascular (Fig. 2.35). As células endoteliais vasculares são conectadas por junções íntimas e junções aderentes. Ambas as junções se separam sob a influência de mediadores inflamatórios, sinais intracelulares gerados por comprometimento de molécula de adesão e sinais advindos de neutrófilos aderentes. Os neutrófilos mobilizam elastase para sua membrana de pseudópodes, induzindo a retração da célula endotelial na porção do neutrófilo que avança. Essas células também induzem incrementos no cálcio intracelular das células endoteliais, ao qual respondem exibindo retração.

Os neutrófilos também conseguem migrar através de células endoteliais, por *diapedese transcelular*. Os PMN podem atravessar o citoplasma das células endoteliais, comprimindo-se através de pequenos poros circulares, em vez de induzir a retração das células endoteliais. Em certos tecidos, como a mucosa gastrointestinal e glândulas secretoras, que contêm microvasos fenestrados, os PMN podem atravessar regiões delgadas do endotélio denominadas *fenestrações*, sem lesar a célula endotelial. Nos microvasos não fenestrados, os PMN podem atravessar o endotélio usando cavéolas ou vesículas pinocitóticas da célula endotelial, que formam pequenas passagens através da célula ligadas à membrana.

Interação Tissular

O acúmulo seletivo de subgrupos de leucócitos em locais de inflamação depende basicamente de sinais na interface sangue-célula endotelial. A seleção também ocorre dentro do próprio estroma tissular. Após atravessar as células endoteliais, os leucócitos encontram um microambiente do estroma no qual devem interagir com células e com a MEC, aderir e se tornar imóveis. Os sinais locais incluem quimiocinas, citocinas e fatores do crescimento, que influenciam os leucócitos a ancorarem dentro de tecido e se tornarem adicionalmente ativados.

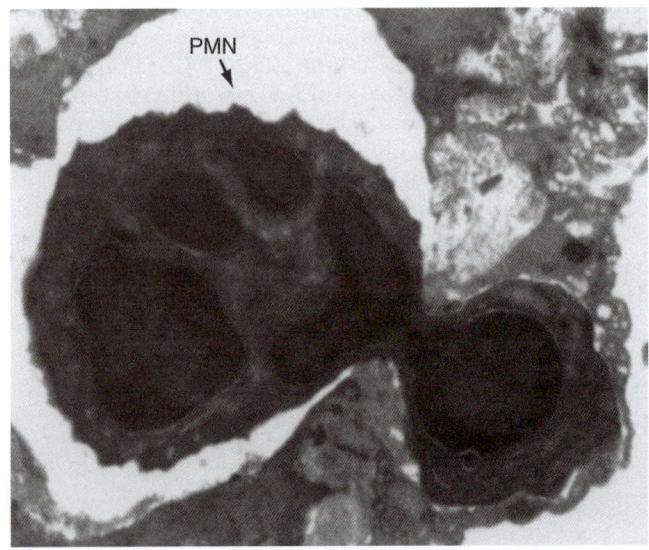

FIGURA 2.35
Transmigração leucocitária. PMN deixando o espaço vascular por meio de diapedese através do endotélio vascular.

FUNÇÕES DOS LEUCÓCITOS NA INFLAMAÇÃO AGUDA

Os Leucócitos Fagocitam Microrganismos e Detritos Tissulares

Muitas células inflamatórias, incluindo monócitos, macrófagos tissulares, células dendríticas e neutrófilos reconhecem, internalizam e digerem material estranho, microrganismos ou fragmentos celulares, um processo denominado *fagocitose*. Esse termo foi usado pela primeira vez há mais de um século por Elie Metchnikoff e atualmente é definido como a ingestão, por células eucarióticas, de grandes partículas (geralmente acima de 0,5 μm) insolúveis e microrganismos. As células efetoras são conhecidas como *fagócitos*. O processo fagocitário consiste em diversos eventos sinalizadores transmembrana e intracelulares, resultando em uma seqüência complexa.

1. **Reconhecimento:** (Fig. 2.36) A fagocitose é iniciada pelo reconhecimento de partículas pelos receptores específicos na superfície do fagócito. A fagocitose da maior parte dos agentes biológicos é potencializada por, se não dependente de, seu revestimento (opsonização) com componentes do plasma (opsoninas), particularmente imunoglobulinas ou o fragmento C3b do complemento. O fagócito possui receptores específicos de opsoninas, incluindo os da imunoglobulina Fcγ e dos componentes do complemento. Contudo, muitos patógenos desenvolveram mecanismos para evitar a fagocitose pelos leucócitos. Cápsulas de polissacarídeos, proteína A, proteína M ou peptidoglicanos ao redor da bactéria podem impedir a deposição de complemento ou o reconhecimento do antígeno e a ligação ao receptor.
2. **Sinalização:** O acúmulo de opsoninas na superfície bacteriana acarreta o acúmulo dos receptores Fcγ na membrana plasmática do fagócito. A fosforilação subseqüente de motivos de imunorreceptores com ativação por tirosina (ITAM), localizados no domínio citosólico ou na subunidade γ do receptor, aciona eventos sinalizadores intracelulares. Tirosina cinases que se associam ao receptor Fcγ são necessárias para a sinalização durante a fagocitose (Fig. 2.37).
3. **Internalização:** No caso do receptor Fcγ ou do CR3, a organização da actina ocorre diretamente sob o alvo fagocitado. Filamentos de actina polimerizados empurram a membrana plasmática para a frente, resultando na formação de um cálice fagocítico e engolfamento do agente estranho pela membrana celular. Esse processo envolve o remodelamento da membrana plasmática a fim de aumentar a superfície e permitir que a membrana plasmática forme pseudópodes circundando o material estranho. O "fechamento" da membrana ao redor da partícula opsonizada engloba o material estranho em um vacúolo citoplasmático denominado *fagossomo* (Figs. 2.36, 2.37).
4. **Digestão:** O fagossomo contendo a partícula estranha ou o microrganismo se funde a grânulos lisossômicos citoplasmáticos formando um *fagolisossomo*, dentro do qual as enzimas lisossômicas são liberadas. Essas enzimas hidrolíticas são ativadas pelo pH ácido dentro do fagolisossomo, após o que degradam o material fagocitado. Alguns microrganismos desenvolveram mecanismos para impedir a desgranulação de grânulos lisossômicos ou inibir enzimas de neutrófilos, dessa forma evitando sua destruição por essas células.

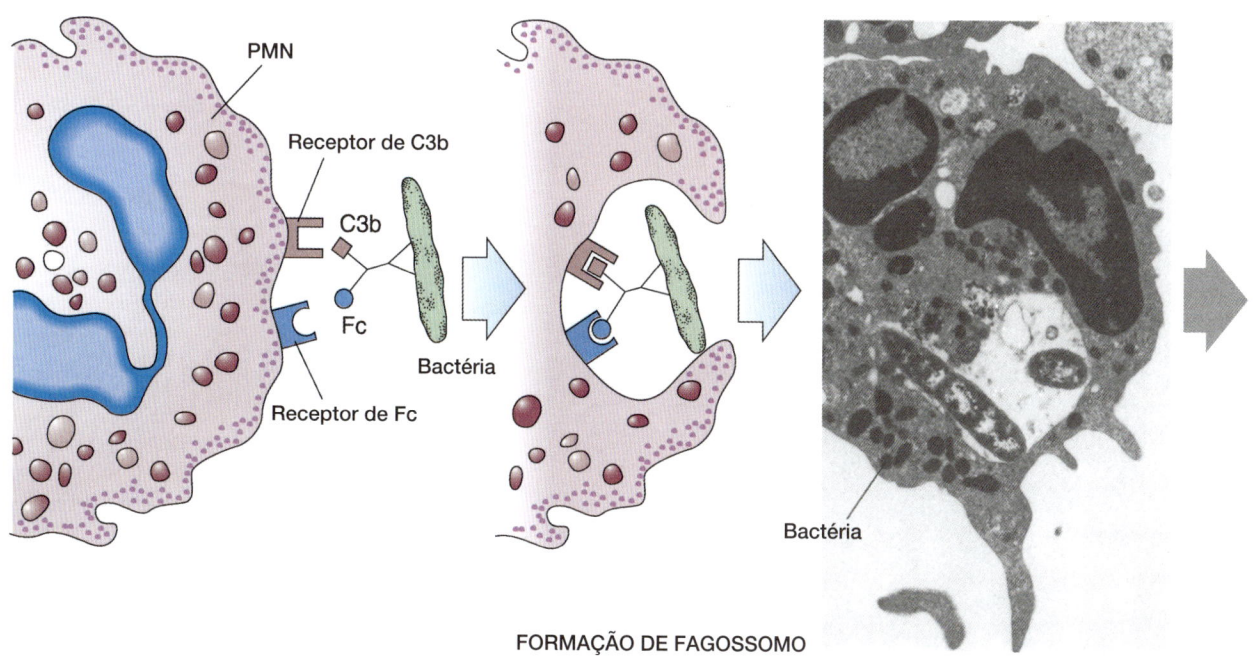
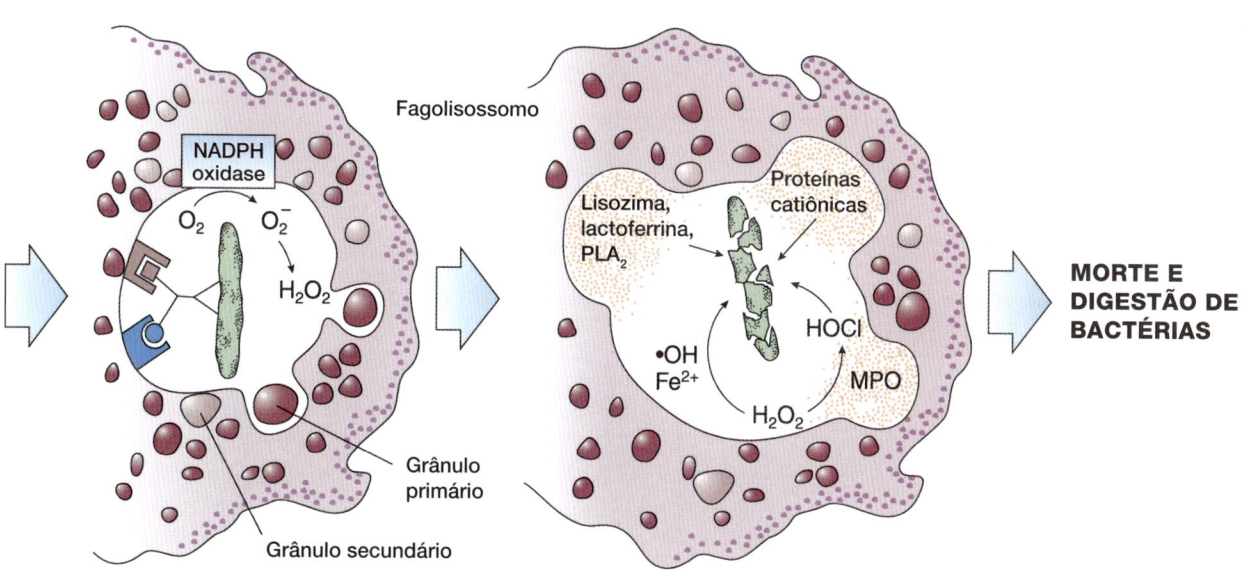

FIGURA 2.36
Mecanismos de fagocitose bacteriana e morte celular por PMN.

As Enzimas de Neutrófilos São Necessárias para a Defesa Antimicrobiana e o Desbridamento

Embora os PMN sejam críticos na degradação de micróbios e fragmentos celulares, também contribuem para a lesão tissular (Fig. 2.38). Mediadores inflamatórios derivados de células e do plasma, bem como endotoxina oriunda de organismos microbianos, ativam PMN. O resultado consiste no recrutamento dessas células inflamatórias para o local da lesão, onde liberam o conteúdo de seus grânulos. Esse processo tem conseqüência dicótoma. Por um lado, o desbridamento de tecido lesado pela degradação proteolítica do tecido é benéfico. Por outro lado, o dano tissular é causado por lesão de células endoteliais e epiteliais e degradação contínua de tecido conjuntivo.

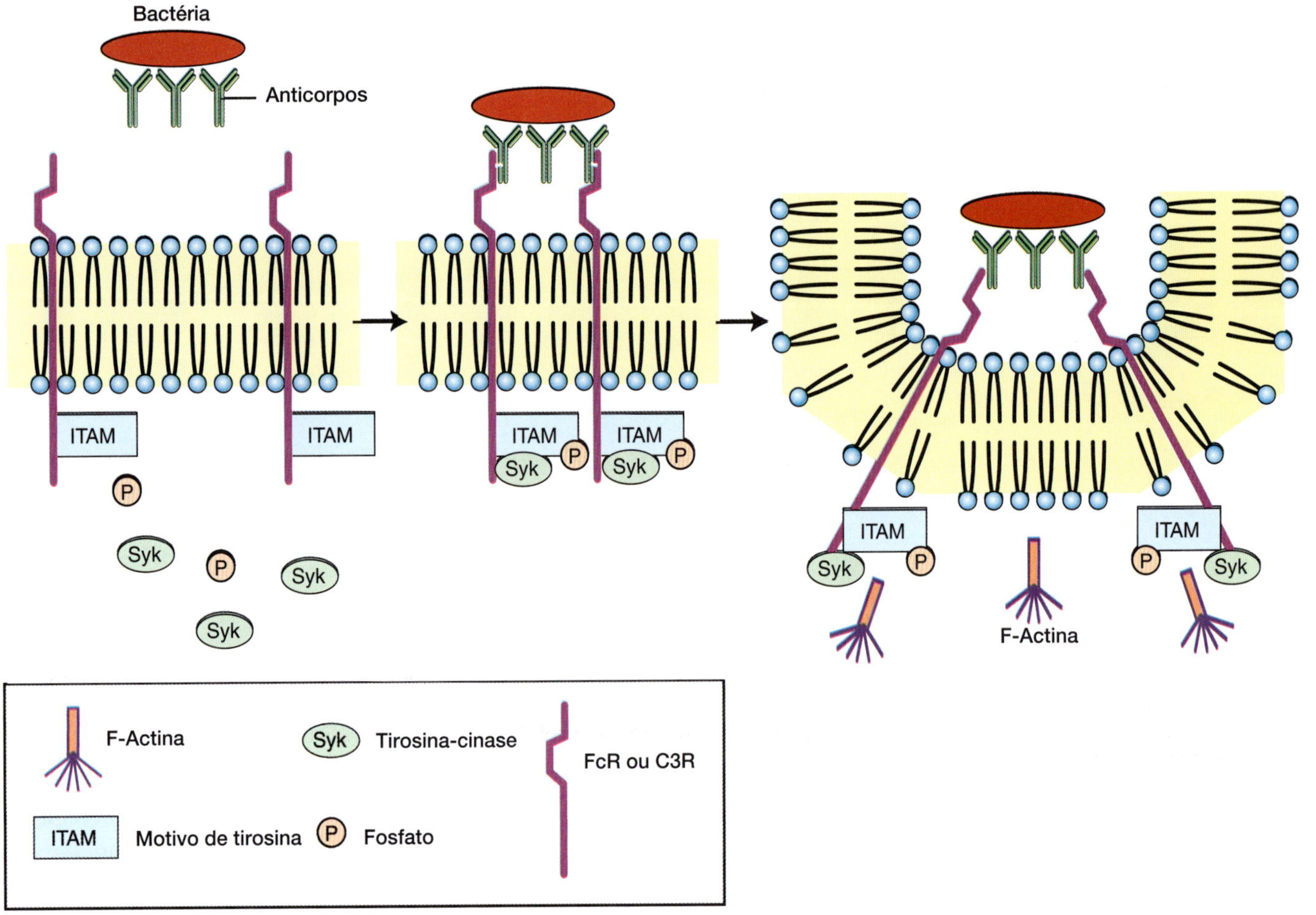

FIGURA 2.37
Sinalização intracelular durante fagocitose leucocitária.

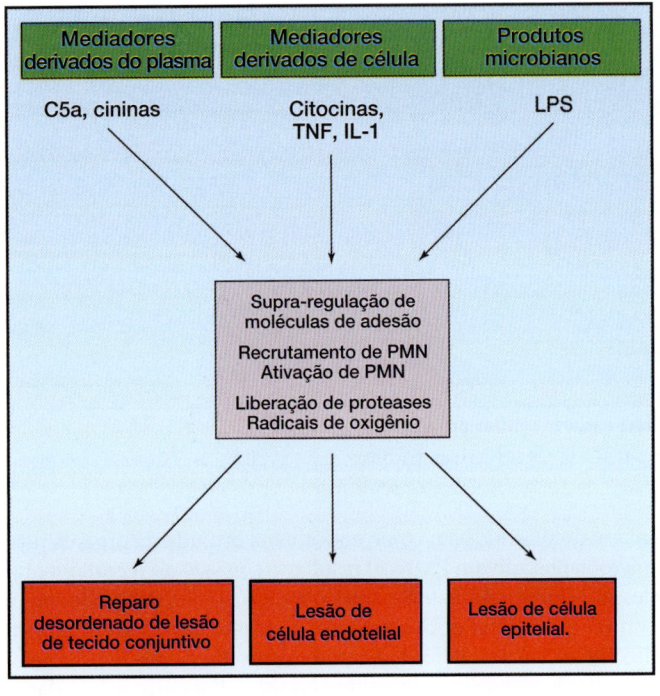

FIGURA 2.38
Lesão inflamatória mediada por leucócitos.

Grânulos de Neutrófilos

O conjunto de enzimas necessárias para a degradação de micróbios e tecido é gerado e mantido dentro de grânulos distintos no citoplasma de PMN. Esses grânulos primários, secundários e terciários são diferenciados morfológica e bioquimicamente, cada um deles exibindo um espectro único de enzimas (ver Fig. 2.20).

- **Grânulos primários (grânulos azurófilos):** Os constituintes desses grânulos apresentam atividade antimicrobiana e de proteinase e podem ativar diretamente outras células inflamatórias. Hidrolases ácidas potentes e serina proteases neutras digerem uma ampla variedade de macromoléculas. Lisozima e PLA_2 são enzimas antimicrobianas que degradam paredes de célula bacteriana e membranas biológicas e são importantes na destruição de bactérias. Mieloperoxidase, que é fundamental para o metabolismo de peróxido de hidrogênio, acarreta a geração de radicais de oxigênio tóxico.
- **Grânulos secundários (grânulos específicos):** Essas estruturas contêm PLA_2 e lisozima. Além disso, seu conteúdo inclui a proteína catiônica, lactoferrina, uma vitamina de ligação à B_{12} e uma metaloproteinase da matriz (colagenase) específica para o colágeno do tipo IV. Também presentes nesses grânulos estão as proteínas que iniciam a destruição de células específicas.
- **Grânulos terciários (pequenos grânulos de estocagem, grânulos C):** Esses grânulos contêm as proteinases catepsina,

gelatinase, e ativador de plasminogênio do tipo uroquinase (u-PA). Os grânulos terciários são liberados na porção frontal principal dos neutrófilos durante a quimiotaxia e constituem a fonte de enzimas que promovem a migração de células através de membranas basais e tecidos. Grânulos semelhantes estão presentes em monócitos e macrófagos.

Proteinases

As enzimas proteolíticas (proteinases) são estocadas em grânulos citoplasmáticos e vesículas secretoras de neutrófilos. Conforme essas células surgem da circulação, proteinases liberadas permitem que elas penetrem a MEC e migrem para locais de lesão. No local de tecido lesado, as proteinases degradam a matriz, fragmentos celulares e patógenos. No entanto, os neutrófilos não constituem a única fonte de proteinases. Essas enzimas também são expressas pela maioria das células inflamatórias, incluindo monócitos, eosinófilos, basófilos, mastócitos e linfócitos. Além disso, são produzidas por células tissulares, incluindo células endoteliais vasculares.

As proteinases são enzimas que clivam ligações peptídicas em polipeptídios. São classificadas em quatro grupos, de acordo com a atividade catalítica: serina proteinases e metaloproteinases são enzimas neutras capazes de exibir atividade em espaços extracelulares; cisteína proteinases e aspártico proteinases são ácidas e funcionam em meio ácido de lisossomos (Quadro 2.3). Essas enzimas têm por alvo uma variedade de proteínas intra e extracelulares, incluindo:

- Produtos inflamatórios, fragmentos de células lesadas, proteínas microbianas e proteínas da matriz
- Microrganismos
- Proteínas plasmáticas, incluindo componentes do complemento, fatores da coagulação, imunoglobulinas e citocinas
- Macromoléculas da matriz (p. ex., colágeno, elastina, fibronectina e laminina)
- Linfócitos e plaquetas, que são ativados por proteinases

Serina Proteinases

Estocadas como enzimas ativas dentro de grânulos de leucócitos, as serina proteinases degradam uma ampla variedade de proteínas extracelulares, restos celulares e bactérias. A elastase de leucócito humano (HLE) é responsável basicamente pela degradação da fibronectina. A catepsina G (CG) converte a angiotensina I em angiotensina II, dessa forma mediando a contração da musculatura lisa e a permeabilidade vascular. A proteinase 3 (PR3) possui propriedades antigênicas relacionadas com a granulomatose de Wegener. A u-PA dissolve coágulos de fibrina, gerando plasmina em locais de ferida. Essa enzima desempenha um papel fundamental na migração de leucócitos a partir da vasculatura, degradando proteínas da MEC e ativando pró-colagenases para criar uma via para leucócitos. Embora as serina proteinases sejam mais importantes pela sua participação na digestão de moléculas da MEC, a modificação da atividade de citocinas é uma função igualmente importante. As serina proteinases solubilizam citocinas e receptores ligados à membrana por meio da clivagem de citocinas ativas oriundas de seus precursores inativos. Também destacam receptores de citocina das superfícies celulares, dessa forma regulando a bioatividade de citocinas.

Metaloproteinases

A classe de enzimas metaloproteinases encontra-se em expansão, com pelo menos 25 membros identificados até agora. As metaloproteinases da matriz (MMPS, matrixinas) degradam todos os componentes da MEC, inclusive a membrana basal. São subclassificadas, de acordo com a especificidade do substrato, em colagenases intersticiais, gelatinases, estromelisinas, metaloelastases e matrilisina. As proteínas com domínios de desintegrina e metaloproteinase (ADAM) regulam a infiltração de neutrófilos ao estabelecerem como alvo as desintegrinas. Essas moléculas são polipeptídios que rompem a ligação, mediada por integrina, de células umas com as outras e com a matriz.

Cisteína Proteinases e Aspártico Proteinases

Essas proteinases ácidas têm por função primária degradar proteínas intracelulares dentro dos lisossomos de leucócitos.

Inibidores de Proteinase

O meio proteolítico é regulado por uma bateria de inibidores sintetizados por células inflamatórias e tissulares e presentes em líquidos corporais e espaços tissulares. Durante a cicatrização da ferida, essas antiproteases protegem contra lesão limitando a atividade de proteases. O remodelamento da MEC ocorre dentro do contexto do equilíbrio entre enzimas e inibidores. Nas feridas crônicas, o influxo contínuo de neutrófilos, com suas proteases e formas de oxigênio reativas, supera e inativa esses inibidores, permitindo a continuação da proteólise (ver Cap. 3). Inibidores conhecidos de proteinases incluem os seguintes:

- α_2-**Macroglobulina:** Inibidor inespecífico de todas as classes de proteinases, basicamente encontrado no plasma
- **Serpinas:** Os principais inibidores das serina proteinases
- α_1-**Antiproteases (α_1-antitripsina, α_1-antiquimiotripsina):** Inibem a elastase leucocitária humana e a catepsina G
- **Inibidor de proteinase leucocitária secretora (SLPI), Elafina:** Inibem a proteinase 3
- **Inibidores de ativador de plasminogênio (PAIs):** Inibem o u-PA
- **Inibidores tissulares de metaloproteinases (TIMP-1, -2, -3, -4):** Específicos para metaloproteinases da matriz em tecido

QUADRO 2.3 Proteinases na Inflamação

Classe de Enzima	Exemplos
Proteinases Neutras	
Serina proteinases	Elastase leucocitária humana
	Catepsina G
	Proteinase 3
	Ativador de plasminogênio do tipo uroquinase
Metaloproteinase	Colagenases (MMP-1, MMP-8, MMP-13)
	Gelatinases (MMP-7, MMP-9)
	Estromelisinas (MMP-3, MMP-10, MMP-11)
	Matrilisina (MMP-7)
	Metaloelastase (MMP-12)
	ADAM-7, -9, -15, -17
Proteinases Ácidas	
Cisteína proteinases	Catepsinas, S, L, B, H
Aspártico proteinases	Catepsina D

MMP: metaloproteinase da matriz.
ADAM: proteínas com domínio de *Desintegrina A* e *Metaloproteinase A* (em inglês, *A Disintegrin* and *A Metalloproteinase* domain).

As Células Inflamatórias Apresentam Atividade Bactericida Oxidativa e Não-oxidativa

A atividade bactericida dos PMN e macrófagos é mediada em parte pela produção de formas de oxigênio reativas e, em parte, por mecanismos independentes de oxigênio.

Morte Bacteriana pelas Formas de Oxigênio

A fagocitose acompanha-se de reações metabólicas no interior das células inflamatórias, que acarretam a produção de muitos metabólitos do oxigênio (ver Cap. 1). Esses produtos são mais reativos do que o próprio oxigênio e contribuem para a destruição das bactérias ingeridas (Quadro 2.4).

- **Ânion superóxido** (O_2^-): O processo de fagocitose ativa uma NADPH oxidase na membrana celular de PMN. Essa enzima é um complexo de transporte de elétrons com múltiplos componentes que reduz o oxigênio molecular a O_2^-. A ativação dessa enzima é aumentada pela exposição prévia das células a um estímulo quimiotático ou um polissacarídeo bacteriano. A ativação de NADPH oxidase está associada a um aumento do consumo de oxigênio e à estimulação do shunt da hexose monofosfato. Em conjunto, essas respostas celulares são denominadas *explosão respiratória*.
- **Peróxido de hidrogênio** (H_2O_2): O radical O_2^- é rapidamente convertido a H_2O_2 pela superóxido dismutase na superfície celular e dentro dos fagolisossomos. O H_2O_2 é estável e serve como substrato para a geração de outros reativos oxidantes.
- **Ácido hipocloroso:** A mieloperoxidase (MPO), um produto de neutrófilos com uma carga catiônica muito forte, é secretada dos grânulos durante exocitose e catalisa a conversão de H_2O_2, na presença de um halóide, formando o ácido hipocloroso. O halogênio mais proeminente nos sistemas biológicos é o cloro e, dessa forma, o ácido hipocloroso (HOCl) é produzido após a estimulação de neutrófilos. Esse oxidante poderoso é um agente bactericida importante produzido pelas células fagocitárias. Além disso, o HOCl também participa da ativação da colagenase e da gelatinase derivadas de neutrófilos, ambas secretadas como enzimas latentes. O HOCl também inativa a α_1-antitripsina.
- **Radical hidroxila** (•OH): A redução de H_2O_2 ocorre através da reação de Haber-Weiss, formando o radical hidroxila (•OH) altamente reativo. Embora essa reação ocorra lentamente no pH fisiológico, na presença de ferro ferroso (Fe^{2+}) a reação de Fenton converte rapidamente H_2O_2 a •OH, um radical com atividade bactericida potente. A redução adicional de •OH acarreta a formação de H_2O.
- **Óxido nítrico** (NO•): As células fagocitárias, bem como as células endoteliais vasculares, produzem óxido nítrico (NO•) e seus derivados, que apresentam uma variação considerável de efeitos fisiológicos e não-fisiológicos. O NO• e outras formas de radical de oxigênio interagem uns com os outros para equilibrar seus efeitos citotóxicos e citoprotetores. O NO• pode reagir com radicais de oxigênio, formando moléculas tóxicas como peroxinitrito e S-nitrosotióis ou pode eliminar O_2^-, dessa forma reduzindo a quantidade de radicais tóxicos.

QUADRO 2.4 Reações Envolvendo Metabólitos de Oxigênio Reativos Produzidos por Células Fagocitárias

Reação	Produto
Redução de oxigênio molecular	
$O_2 + e^- \rightarrow O_2^-$	Ânion superóxido
Dismutação de O_2^-	
$O_2^- + O_2^- + 2H^+ \rightarrow O_2 + H_2O_2$	Peróxido de hidrogênio
Reação de Haber-Weiss	
$H_2O_2 + O_2^- + H^+ \rightarrow OH^{\cdot} + H_2O + O_2$	Radical hidroxila
Reação de Fenton (catalisada pelo ferro)	
$H_2O_2 + Fe^{2+} \rightarrow Fe^{3+} + OH^- + \cdot OH$	Radical hidroxila
Reação da mieloperoxidase	
$H_2O_2 + Cl^- + H^- \rightleftharpoons HOCl + H_2O$	Ácido hipocloroso

Monócitos, macrófagos e eosinófilos também produzem radicais de oxigênio, dependendo do seu estado de ativação e do estímulo a que foram submetidos. A produção de metabólitos de oxigênio reativos por essas células foi implicada na sua atividade bactericida e fungicida, bem como na sua capacidade de matar certos parasitas. A importância dos mecanismos dependentes de oxigênio na destruição bacteriana pelas células fagocitárias é exemplificada na doença granulomatosa crônica da infância. As crianças com essa doença sofrem de uma deficiência hereditária da NADPH oxidase, com conseqüente falha na produção de ânion superóxido e peróxido de hidrogênio durante a fagocitose. As pessoas com esse distúrbio são mais suscetíveis a infecções recorrentes, especialmente com cocos Gram-positivos. Da mesma forma, os pacientes com deficiência de mieloperoxidase não conseguem produzir HOCl e experimentam maior suscetibilidade a infecções causadas pelo fungo *Candida* (Quadro 2.5).

Morte Bacteriana Não-oxidativa

As células fagocitárias, em particular PMN e monócitos/macrófagos, exibem substancial atividade antimicrobiana independente de oxigênio. Essa atividade baseia-se principalmente em diversas proteínas bactericidas que são constituintes pré-formados dos grânulos citoplasmáticos. Dentre elas, tem-se muitas hidrolases ácidas lisossômicas e proteínas não-catalíticas especializadas com atividade microbiana encontrada exclusivamente nas células inflamatórias.

QUADRO 2.5 Doenças Congênitas por Defeito na Função da Célula Fagocitária Caracterizadas por Infecções Bacterianas Recorrentes

Doença	Defeito
Adesão leucocitária deficiente	Expressão ou função defeituosa de B2-integrina de LAD-1 (CD11/CD18)
	LAD-2 (fucosilação defeituosa, ligação de selectina)
Infecção recorrente de hiper-IgE, síndrome (de Job)	Quimiotaxia comprometida
Síndrome de Chédiak-Higashi	Grânulos lisossômicos defeituosos, quimiotaxia comprometida
Deficiência de grânulos específicos de neutrófilos	Grânulos neutrofílicos ausentes
Doença granulomatosa crônica	Deficiência de NADPH oxidase, sem produção de H_2O_2
Deficiência de mieloperoxidase	Deficiência na produção de HOCl

- **Hidrolases lisossômicas:** Os grânulos primários e secundários dos neutrófilos e os lisossomos de fagócitos mononucleares contêm diversas hidrolases que possuem atividade antimicrobiana, inclusive proteases, lipases e hidrolases ativas contra polissacarídeos e DNA, e outras enzimas, como as sulfatases e fosfatases.
- **Proteína bactericida/incrementadora de permeabilidade (BPI):** Essa proteína catiônica foi isolada de grânulos primários de PMN e mostra-se potencialmente bactericida contra muitas bactérias Gram-negativas, mas não é tóxica para bactérias Gram-positivas ou para células eucarióticas. A BPI insere-se na membrana externa do envelope bacteriano e aumenta sua permeabilidade. A ativação de determinadas fosfolipases e enzimas, a seguir, degrada os peptidoglicanos bacterianos.
- **Defensinas:** Os grânulos primários dos PMN e os lisossomos de alguns fagócitos mononucleares contêm uma família de proteínas catiônicas, denominadas *defensinas*, que matam uma ampla variedade de bactérias Gram-positivas e Gram-negativas, fungos e alguns vírus com envelope. Alguns desses polipeptídios também podem destruir células hospedeiras de uma forma que depende do metabolismo ativo do tecido-alvo. As defensinas são quimiotáticas para leucócitos fagocitários, células dendríticas imaturas e linfócitos, participando assim da mobilização e amplificação da imunidade antimicrobiana.
- **Lactoferrina:** A lactoferrina é uma glicoproteína ligadora de ferro encontrada nos grânulos secundários dos neutrófilos. Ela também ocorre na maioria dos líquidos secretados pelo organismo. Suas propriedades antimicrobianas estão relacionadas com sua capacidade de quelar o ferro, o que lhe permite competir pelo ferro com as bactérias. Além disso, a lactoferrina também pode participar da morte oxidativa das bactérias ao incrementar a formação de •OH.
- **Lisozima:** Essa enzima bacteriana é encontrada em muitos tecidos e líquidos corporais e fica contida em grânulos primários e secundários de neutrófilos e nos lisossomos de fagócitos mononucleares. Os peptidoglicanos nas paredes celulares das bactérias Gram-positivas são especialmente sensíveis à degradação pela lisozima; as bactérias Gram-negativas, em geral, são resistentes a sua ação.
- **Proteínas bactericidas dos eosinófilos:** Os eosinófilos contêm diversas proteínas catiônicas em seus grânulos, sendo as mais importantes a proteína básica principal (MBP) e a proteína catiônica eosinofílica. A MBP é responsável por aproximadamente metade da proteína total dos grânulos dos eosinófilos. As duas proteínas não são eficientes contra bactérias, mas constituem agentes citotóxicos potentes para muitos parasitas.

Defeitos na Função Leucocitária

A importância da proteção conferida pelas células da inflamação aguda é enfatizada pela freqüência e intensidade de infecções nos indivíduos com células fagocitárias defeituosas. **O defeito mais comum é realmente neutropenia iatrogênica secundária a quimioterapia contra o câncer.** O comprometimento funcional de células fagocitárias pode ocorrer quase em qualquer ponto na seqüência que inclui adesão, emigração, quimiotaxia e fagocitose. Esses distúrbios podem ser adquiridos ou congênitos. Doenças adquiridas, como leucemia, diabetes melito, desnutrição, infecções virais e sepse freqüentemente são acompanhadas de defeitos na função de células inflamatórias. Exemplos representativos de doenças congênitas associadas a função fagocitária defeituosa são mostrados no Quadro 2.5.

REGULAÇÃO DA INFLAMAÇÃO

Os mediadores pró-inflamatórios derivados do plasma e de células descritos anteriormente amplificam a resposta tissular e representam uma alça de retroalimentação positiva, com uma amplificação progressiva da resposta e subseqüente lesão tissular. Se não for controlada, essa intensa lesão inflamatória acarreta a falência do órgão. Fatores complementares, citocinas pró-inflamatórias e, em alguns casos, complexos imunológicos ativam as vias de transdução de sinal que controlam a expressão de genes de mediadores pró-inflamatórios, incluindo TNF-α, IL-1, quimiocinas e moléculas de adesão (Figs. 2.27 a 2.29). A seguir, as citocinas secretadas propagam a resposta pela ativação de outros tipos celulares, usando essas vias e outras semelhantes.

A resposta de células e tecidos dá-se basicamente numa direção pró-inflamatória. Contudo, mediadores endógenos controlam a extensão da lesão inflamatória pela inibição por retroalimentação negativa da transcrição de genes pró-inflamatórios, desse modo prevenindo a inflamação descontrolada. Os seguintes pontos são particularmente importantes na regulação da inflamação:

- **Citocinas:** IL-6, IL-10, IL-11, IL-12, e IL-13 encontram-se entre as citocinas que limitam a inflamação por reduzir a produção da poderosa citocina pró-inflamatória, o TNF-α. Em alguns casos, esse efeito ocorre porque a degradação do componente inibitório do NF-κB, o IκB, é impedida, inibindo assim a ativação celular e a liberação adicional de mediadores inflamatórios.
- **Inibidores de proteases:** SLPI e TIMP-2 são particularmente importantes na redução das respostas de variados tipos celulares, incluindo macrófagos e células endoteliais, e na diminuição do dano em tecido conjuntivo.
- **Lipoxinas:** As lipoxinas e as lipoxinas desencadeadas por aspirina são mediadores lipídicos antiinflamatórios que inibem a biossíntese de leucotrienos.
- **Glicocorticóides:** A estimulação do eixo hipotálamo-pituitária-adrenal resulta na liberação de glicocorticóides imunossupressores.
- **Cininases:** O potente mediador pró-inflamatório bradicinina é degradado por cininases no plasma e no sangue.
- **Fosfatases:** Um dos mecanismos mais comuns empregados pelas vias de transdução de sinal que regulam a sinalização das células inflamatórias consiste na fosforilação rápida e reversível de proteínas (Fig. 2.27). As fosfatases e suas proteínas reguladoras associadas proporcionam um sistema equilibrado de desfosforilação.

DESFECHOS DA INFLAMAÇÃO AGUDA

Como conseqüência dos componentes reguladores e do curto ciclo de vida dos neutrófilos, as reações inflamatórias agudas são em geral autolimitantes e sofrem resolução. Essa resolução envolve a remoção de células mortas, a depuração de células de resposta aguda e o crescimento novamente do estroma. A ativação da resposta inflamatória resulta em muitos desfechos diferentes:

- **Resolução:** Sob condições ideais, a fonte da lesão tissular é eliminada, a resposta inflamatória sofre resolução e a arquitetura e a função fisiológica tissulares normais são restabelecidas. A progressão da inflamação depende do equilíbrio entre recrutamento celular, divisão celular, emigração celular e morte celular. Para que o tecido retorne ao normal, esse processo precisa ser revertido: o estímulo para a lesão deve ser removido, os sinais pró-inflamatórios devem ser desligados, o influxo de células inflamatórias agudas deve ser concluído, o equilíbrio de líquido tissular deve ser restabelecido, os fragmentos de células e tecidos devem ser removidos, a função vascular normal deve ser restabelecida, as barreiras epiteliais devem ser reparadas e a MEC deve ser regenerada. À medida que os sinais para inflamação aguda diminuem, a apoptose de PMN limita a resposta imunológica e aciona essa fase de resolução.
- **Abscesso:** Se a área de inflamação aguda for isolada por células inflamatórias e fibrose, ocorre a destruição do tecido por produtos dos PMN, formando um abscesso.
- **Cicatriz:** Se o tecido for lesado de modo irreversível, freqüentemente a arquitetura normal é substituída por uma cicatriz, apesar da eliminação da lesão patológica inicial.
- **Linfadenite:** A inflamação aguda e a inflamação crônica localizadas provocam uma reação nos linfáticos e linfonodos que drenam o tecido afetado. Lesão grave provoca inflamação secundária dos canais linfáticos (*linfangite*) e linfonodos (*linfadenite*). Clinicamente, os canais linfáticos inflamados na pele manifestam-se como estrias vermelhas, e os linfonodos tornam-se aumentados e dolorosos. Microscopicamente, os linfonodos exibem hiperplasia dos folículos linfóides e proliferação de fagócitos mononucleares nos seios (*histiocitose sinusal*).
- **Inflamação persistente:** A falência na eliminação da agressão patológica ou a incapacidade de desencadear a resolução resulta na persistência da reação inflamatória. Esse fato pode se manifestar como resposta aguda prolongada, com influxo continuado de neutrófilos e destruição tissular, ou, mais comumente, sob a forma de inflamação crônica.

INFLAMAÇÃO CRÔNICA

Quando a fase de resolução da inflamação aguda é impedida ou se torna desorganizada, ocorre a inflamação crônica. Nessas circunstâncias, existe persistência de células inflamatórias, resposta hiperplásica do estroma, e, por fim, destruição tissular e formação de cicatriz. O resultado final consiste em disfunção do órgão devido à perda da integridade tissular normal.

A inflamação aguda e a inflamação crônica representam extremidades de um contínuo dinâmico, no qual as características morfológicas dessas respostas inflamatórias freqüentemente se sobrepõem: (1) inflamação, com recrutamento de células inflamatórias crônicas, seguida por (2) lesão tissular devido ao prolongamento da resposta inflamatória e (3) reparo, freqüentemente uma tentativa desordenada de restabelecer a integridade tecidual. Os eventos que acarretam uma resposta inflamatória amplificada assemelham-se aos da inflamação aguda em muitos aspectos:

- **Desencadeantes específicos,** produtos microbianos ou lesão iniciam a resposta.
- **Mediadores químicos** direcionam o recrutamento, a ativação e a interação de células inflamatórias. A ativação das cascatas da coagulação e do complemento gera pequenos peptídios que funcionam prolongando a resposta inflamatória.
- **Células inflamatórias** são recrutadas da circulação vascular. As interações celulares entre linfócitos, macrófagos, células dendríticas e fibroblastos geram respostas antígeno-específicas.
- **Ativação de células do estroma e o remodelamento da matriz extracelular** ocorrem, ambos afetando a resposta imune celular. Graus variáveis de fibrose podem ocorrer, dependendo da extensão da lesão tissular e da persistência do estímulo patológico e da resposta inflamatória.

Embora inflamação crônica não seja um sinônimo de infecção crônica, o processo pode se tornar crônico se a resposta inflamatória não conseguir eliminar o agente lesivo. Também pode ser uma seqüela de inflamação aguda ou de uma resposta imunológica contra um antígeno estranho. Os sinais que resultam em resposta prolongada incluem:

- **Parasitas, bactérias e vírus:** Esses agentes podem proporcionar os sinais para a persistência da resposta inflamatória, a qual, nesse caso, é direcionada para o isolamento do organismo do hospedeiro.
- **Traumatismo:** Dano tissular extenso libera mediadores capazes de induzir uma resposta inflamatória prolongada.
- **Câncer:** A presença de células inflamatórias crônicas, especialmente macrófagos e linfócitos T, é a expressão morfológica de uma resposta imune a células malignas. A quimioterapia pode provocar a supressão da resposta inflamatória normal, resultando em aumento da suscetibilidade a infecção.
- **Fatores imunológicos:** Muitas doenças auto-imunes, incluindo artrite reumatóide, tireoidite crônica e cirrose biliar primária caracterizam-se por uma resposta inflamatória crônica nos tecidos afetados. Essa condição pode estar associada à ativação de mecanismos imunológicos tanto do tipo humoral quanto do tipo celular (ver Cap. 4). Acredita-se que a resposta auto-imune contribua para lesão celular nos órgãos afetados.

CÉLULAS ENVOLVIDAS NA INFLAMAÇÃO CRÔNICA

Os componentes celulares da resposta inflamatória crônica incluem células recrutadas da circulação (macrófagos, plasmócitos, linfócitos e eosinófilos) e células tissulares (fibroblastos e células endoteliais vasculares).

Monócitos/Macrófagos

Os macrófagos acumulam-se através do recrutamento de monócitos circulantes em resposta a estímulos quimiotáticos e a sua diferenciação em macrófagos tissulares (ver Fig. 2.23). A proliferação de macrófagos teciduais residentes também contribui para o aumento local dos fagócitos mononucleares. O macrófago é a célula fundamental na regulação das reações que acarretam inflamação crônica, já que funciona como uma fonte de mediadores tanto inflamatórios quanto imunológicos. Além disso, os macrófagos regulam as respostas de linfócitos contra antígenos e secretam outros mediadores que modulam a proliferação e a função de fibroblastos e células endoteliais (Fig. 2.39).

No interior de diferentes tecidos, os macrófagos residentes diferem em seu conjunto de enzimas e podem responder a si-

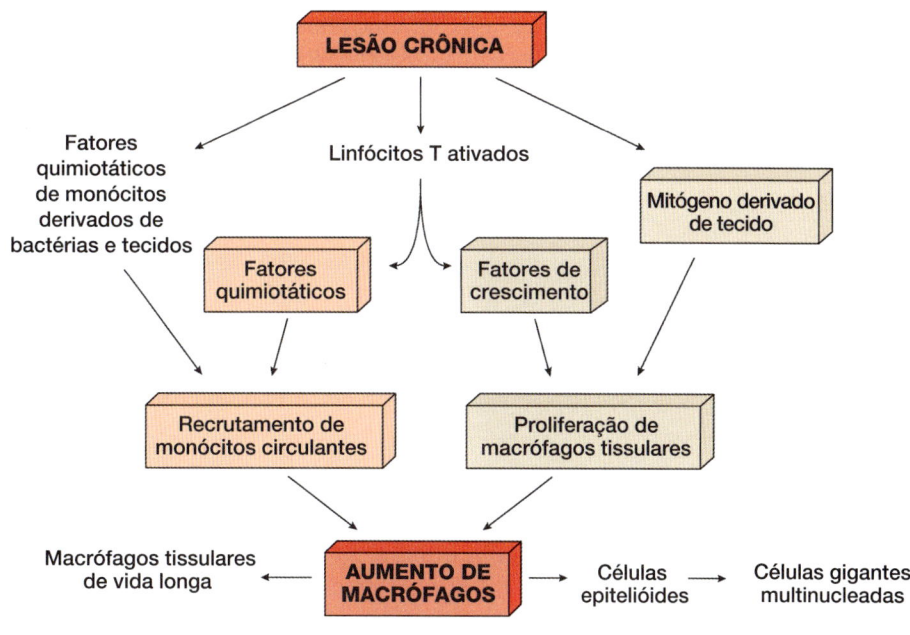

FIGURA 2.39
Acúmulo de macrófagos na inflamação crônica.

nais inflamatórios locais. Os monócitos sangüíneos contêm grânulos com serina proteinases semelhantes às encontradas em neutrófilos. Conforme os monócitos circulam no sistema vascular, sintetizam enzimas adicionais, particularmente MMPs. Quando os monócitos penetram no tecido, e posteriormente se diferenciam tornando-se macrófagos, adquirem a capacidade de gerar MMPs adicionais e cisteína proteinases, mas perdem a habilidade de produzir serina proteinases. A atividade dessas enzimas é central para a destruição tissular na inflamação crônica. Por exemplo, no enfisema macrófagos residentes geram proteinases, particularmente MMPs com atividade elastolítica, que destroem paredes alveolares e recrutam monócitos sangüíneos para o pulmão.

Plasmócitos

Essas células linfóides, ricas em retículo endoplasmático granular, constituem a fonte primária de anticorpos (Fig. 2.40). A produção de anticorpos contra antígenos específicos em locais de inflamação crônica é importante na neutralização do antígeno, na depuração de antígenos estranhos e partículas e na citotoxicidade celular anticorpo-dependente (ver Cap. 4).

Linfócitos

As células T e B desempenham funções vitais nas respostas imunológicas tanto humorais quanto celulares. Os linfócitos T operam na regulação da ativação e do recrutamento de macrófagos através da secreção de mediadores específicos (linfocinas), modulam a produção de anticorpos e a citotoxicidade celular, e mantêm uma memória imunológica (Fig. 2.41). As células NK, bem como outros subtipos de linfócitos, participam da defesa contra infecções virais e bacterianas.

Os linfócitos ainda não estimulados direcionam-se para órgãos linfóides secundários, nos quais encontram células apresentadoras de antígeno. Em resposta a essa interação, tornam-se linfócitos antígeno-específicos. Plasmócitos e células T que deixam os órgãos linfóides secundários circulam no sistema vascular e são recrutados para tecidos periféricos.

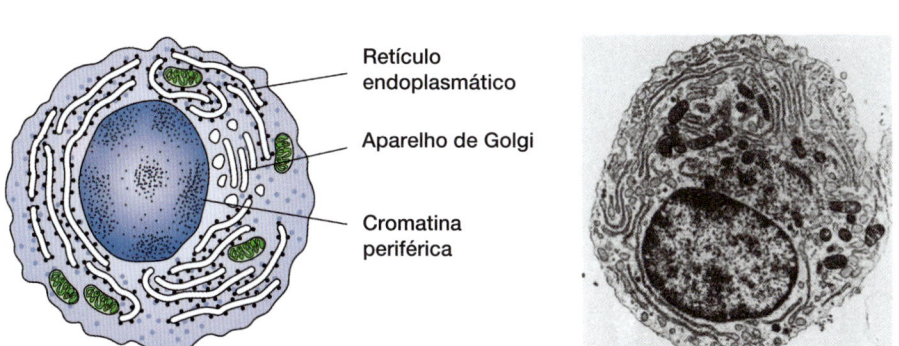

FIGURA 2.40
Plasmócito: Morfologia e funções.

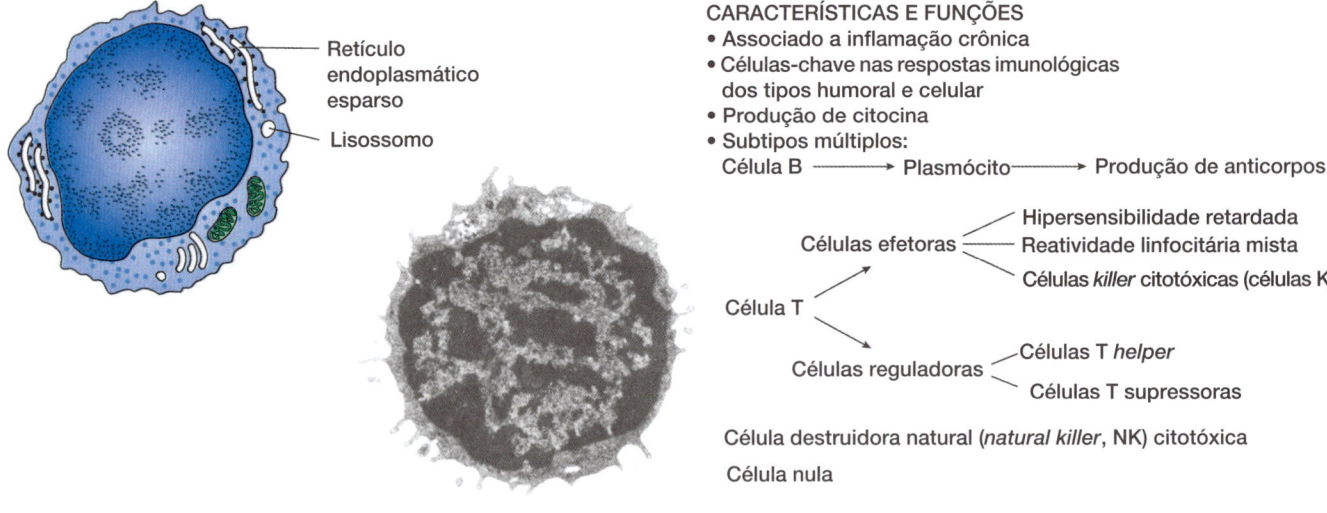

FIGURA 2.41
Linfócito: Morfologia e funções.

Células Dendríticas

As células dendríticas são fundamentais para a geração de uma resposta imunológica ao antígeno (ver Cap. 4). Fagocitam antígeno e migram para linfonodos, nos quais apresentam o antígeno no contexto de uma molécula de MHC sobre sua superfície celular. O reconhecimento do antígeno e de outras moléculas co-estimuladoras pelas células T resulta no recrutamento de subtipos celulares específicos para o processo inflamatório. Durante a inflamação crônica, as células dendríticas estão presentes no tecido inflamado, no qual auxiliam a manter a resposta prolongada.

Fibroblastos

Os fibroblastos são células onipresentes e de vida longa cuja função principal consiste na geração de elementos da MEC (Fig. 2.42).

Derivam do mesoderma ou do tecido da crista neural e podem sofrer diferenciação transformando-se em outras células do tecido conjuntivo, inclusive condrócitos, adipócitos, osteócitos e células da musculatura lisa. Os fibroblastos são os operários do tecido, remodelando a estrutura da MEC sob a qual o tecido é reorganizado.

Os fibroblastos respondem não apenas aos sinais imunológicos que induzem sua proliferação e ativação como também ativam participantes na resposta imunológica. Essas células interagem com células inflamatórias, particularmente linfócitos, via moléculas de superfície e receptores em ambas as células. Por exemplo, CD40 nos fibroblastos liga-se ao ligante sobre linfócitos, resultando na ativação de ambos os tipos celulares. Os fibroblastos ativados produzem citocinas, quimiocinas e prostanóides, criando um microambiente tissular que posteriormente regula o comportamento de células inflamatórias no tecido lesado. Quando a mistura de moléculas imuno-reguladoras é inadequada, a transição de resposta inflamatória aguda para restituição de tecido

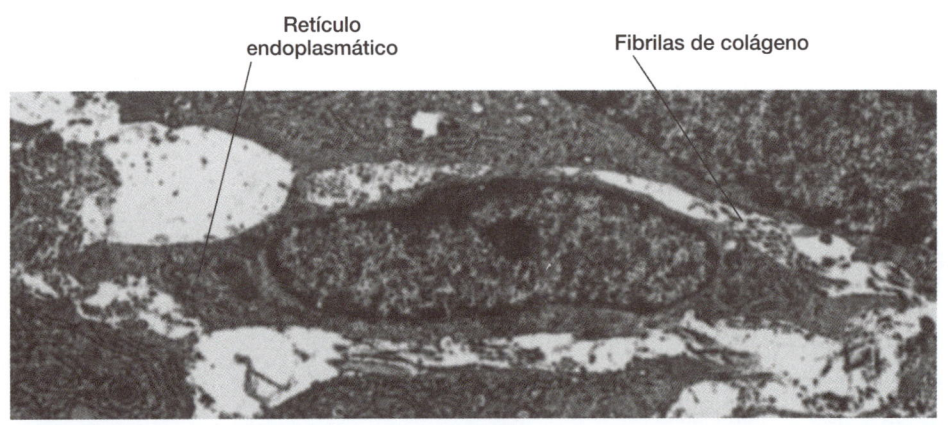

FIGURA 2.42
Fibroblasto: Morfologia e funções.

normal não ocorre. Os fibroblastos mantêm um fenótipo ativado persistente, resultando em hiperabundância e, freqüentemente, MEC desordenada. A função dos fibroblastos é discutida mais completamente no contexto de cicatrização de ferida no Cap. 3.

Células Inflamatórias Agudas

Embora os neutrófilos sejam geralmente importantes no contexto da inflamação aguda, também estão presentes durante inflamação crônica, em resposta a infecção e dano tissular que se mantém. Os eosinófilos são componentes importantes de tipos específicos de respostas inflamatórias crônicas. São particularmente evidentes durante reações do tipo alérgica e infestações parasitárias.

LESÃO E REPARO NA INFLAMAÇÃO CRÔNICA

A inflamação crônica é mediada por mecanismos tanto imunológicos quanto não-imunológicos e freqüentemente é observada associada a respostas de reparo, a saber, tecido de granulação e fibrose.

Uma Resposta Inflamatória Prolongada Determina Lesão Persistente

O papel primário dos neutrófilos na inflamação é a defesa do hospedeiro e o desbridamento do tecido lesado. Contudo, a resposta dos neutrófilos é uma faca de dois gumes. Quando a resposta é adequada, os produtos dos neutrófilos ajudam a proteger o hospedeiro por participar da defesa antimicrobiana e do desbridamento do tecido lesado. Quando a resposta é extensa ou desregulada, os mesmos produtos prolongam o dano tissular e promovem inflamação crônica. As mesmas enzimas de neutrófilos que são benéficas quando intracelularmente ativas durante a fagocitose podem ser prejudiciais aos tecidos quando liberadas no meio extracelular. Durante o desenvolvimento da inflamação, os neutrófilos se acumulam no tecido, e o tecido conjuntivo é digerido pelas enzimas dessas células.

A lesão tissular persistente produzida por células inflamatórias está relacionada com a patogenia de diversas doenças, por exemplo, enfisema pulmonar, artrite reumatóide, certas doenças que envolvem complexo imunológico, gota e síndrome da angústia respiratória do adulto. A adesão das células fagocitárias, o escape de metabólitos de oxigênio reativos e a liberação de enzimas lisossômicas funcionam de maneira sinérgica para incrementar a citotoxicidade e a degradação tissular. A atividade da proteinase encontra-se significativamente elevada nas feridas crônicas, criando um meio proteolítico que impede a cicatrização.

Os Mecanismos de Reparo Alterados Impedem a Resolução

Os processos de reparo iniciados como parte da resposta inflamatória podem restabelecer a arquitetura e a função normais. Os esforços iniciais de reparo mimetizam a cicatrização de ferida. Contudo, quando a resposta inflamatória é prolongada, os processos de reparo são incompletamente efetivos e resultam em arquitetura tissular alterada e disfunção tissular.

- A proliferação contínua de células epiteliais pode resultar em *metaplasia*. Por exemplo, a metaplasia de células caliciformes caracteriza as vias aéreas de fumantes e asmáticos.
- A proliferação e a ativação de fibroblastos resultam em uma MEC aumentada e anormal. Considerando-se que os componentes da MEC, como o colágeno, nessas circunstâncias ocupam espaço que normalmente seria devotado a células funcionais do tecido, a função do órgão torna-se alterada.
- A MEC pode estar anormal. A degradação e a produção da matriz alteram a mistura normal de proteínas extracelulares. Por exemplo, a degradação da elastina desempenha um papel importante no desenvolvimento de enfisema.
- A MEC alterada (p. ex., fibronectina) pode ser um quimioindutor para células inflamatórias e apresentar uma estrutura diferente para as células, resultando em modulação de migração celular.

INFLAMAÇÃO GRANULOMATOSA

Os neutrófilos comumente removem agentes que incitam uma resposta inflamatória aguda. No entanto, existem circunstâncias em que as substâncias que provocam a reação inflamatória aguda não podem ser digeridas pelos neutrófilos reativos. Tal situação é potencialmente perigosa, porque pode acarretar um círculo vicioso de (1) fagocitose, (2) falência da digestão, (3) morte do neutrófilo e (4) liberação do agente provocador não digerido. O material agressor, uma vez livre do neutrófilo, poderia ser fagocitado novamente por um neutrófilo recém-recrutado. O resultado seria inflamação aguda persistente e destrutiva. No entanto, existe um mecanismo para lidar com substâncias indigeríveis, a saber, inflamação granulomatosa (Fig. 2.43).

As principais células envolvidas na inflamação granulomatosa são macrófagos e linfócitos. Os macrófagos têm vida muito mais longa do que os neutrófilos. Se não forem destruídos pelo agente nocivo, podem seqüestrá-lo em seu citoplasma durante períodos indefinidos, impedindo-o assim de continuar a provocar uma reação inflamatória aguda. Os macrófagos são células móveis que continuamente migram através dos tecidos conjuntivos extravasculares do corpo. Seu recrutamento para locais de lesão, bem como sua ativação são regulados pela geração local de fatores quimiotáticos, particularmente produtos bacterianos (p. ex., LPS) e citocinas secretadas por linfócitos T ativados. Diversas citocinas estimulam a função de macrófagos (p. ex., IFN-γ), enquanto outras inibem a ativação de macrófagos (p. ex., IL-4, IL-10). Assim, os linfócitos são vitais para a regulação do desenvolvimento e da resolução de respostas inflamatórias. Após englobar substâncias que não conseguem digerir, os macrófagos perdem sua motilidade, acumulam-se no local da lesão e sofrem uma alteração característica em sua estrutura que os transforma em células epitelióides pálidas. Coleções nodulares dessas células epitelióides formam *granulomas*, um marco morfológico da inflamação granulomatosa.

Os granulomas são coleções pequenas (< 2 mm) de células epitelióides (freqüentemente circundadas por um halo de linfócitos) e células gigantes multinucleadas, que são formadas pela fusão citoplasmática de macrófagos (Fig. 2.44). Quando os núcleos são organizados ao redor da periferia da célula em um padrão de ferradura, a célula é denominada *célula gigante tipo Langhans* (Fig. 2.45). Freqüentemente, um agente patogênico estranho (p. ex., sílica ou um esporo de *Histoplasma*) ou outro material indigerível é identificado dentro do citoplasma de uma célula gigante multinucleada,

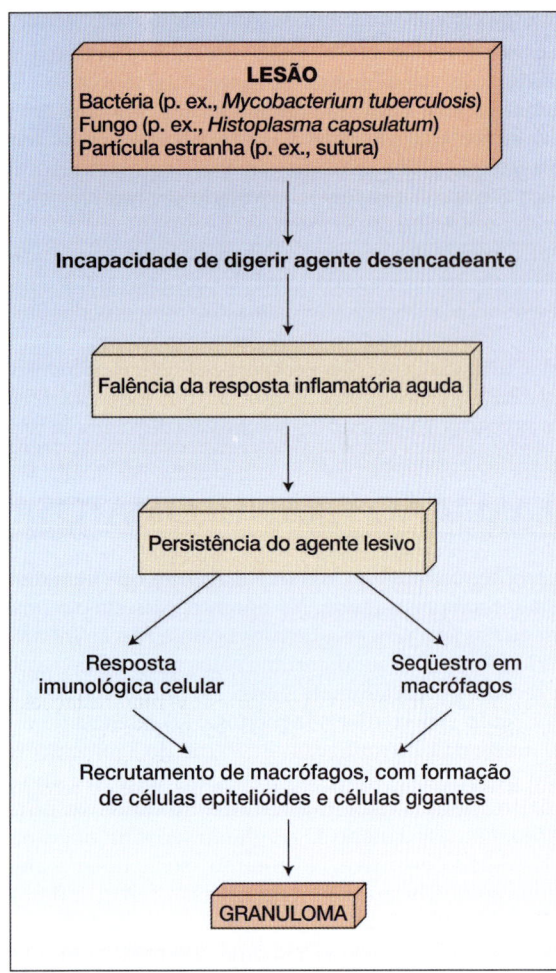

FIGURA 2.43
Mecanismo de formação de granuloma.

em cujo caso emprega-se o termo *célula gigante tipo corpo estranho* (Fig. 2.46). Todos os outros tipos celulares característicos de inflamação crônica, inclusive linfócitos, eosinófilos e fibroblastos, também podem estar associados a granulomas.

Apesar da vida longa dos macrófagos nas reações granulomatosas, essas células se renovam, embora lentamente. Com a morte do macrófago, o agente agressor indigerível é liberado e pode continuar a provocar uma reação inflamatória aguda. Dessa forma, muitas reações granulomatosas exibem números variáveis de PMN. A renovação de células epitelióides também é influenciada pela toxicidade do agente agressor. Quanto mais inerte o agente, mais lenta a renovação das células. O destino de uma reação granulomatosa é influenciado não apenas pela citotoxicidade do agente agressor, mas também por sua imunogenicidade. Pode haver o desenvolvimento de sensibilidade imunológica a um agente nocivo que é liberado lentamente de macrófagos e de células epitelióides. Em particular, as respostas imunológicas celulares ao agente agressor podem modificar a reação granulomatosa pelo recrutamento e ativação de mais macrófagos e linfócitos.

A inflamação granulomatosa é típica da resposta tissular provocada por infecções fúngicas, tuberculose, hanseníase, esquistossomose e pela presença de material estranho (p. ex., sutura ou talco). Está caracteristicamente associada a áreas de necrose caseosa produzidas por agentes infecciosos, particularmente *Mycobacterium tuberculosis*. Algumas doenças de etiologia desconhecida, especialmente a sarcoidose, são diferenciadas pela inflamação granulomatosa abundante, embora o agente agressor não seja evidente.

INFLAMAÇÃO CRÔNICA E MALIGNIDADE

Diversas doenças infecciosas crônicas estão associadas ao desenvolvimento de malignidade. Por exemplo, a AIDS induzida pelo HIV está associada a linfomas e sarcoma de Kaposi; a esquistossomose provoca câncer da bexiga; a hepatite viral crônica está associada a câncer do fígado. A inflamação que não está ligada especificamente a uma infecção também impõe um fator de risco para o câncer. Os pacientes com bronquite crônica e enfisema, esofagite e doença intestinal inflamatória apresentam uma incidência aumentada de câncer nesses órgãos. O meio criado pela inflamação crônica contribui para a promoção de tumores malignos e pode envolver muitos mecanismos (ver também Cap. 5):

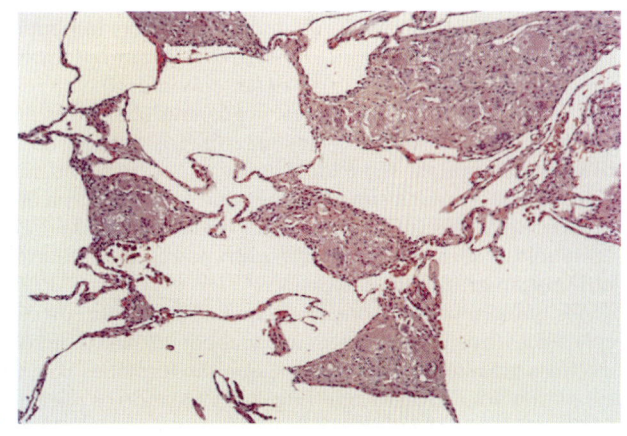
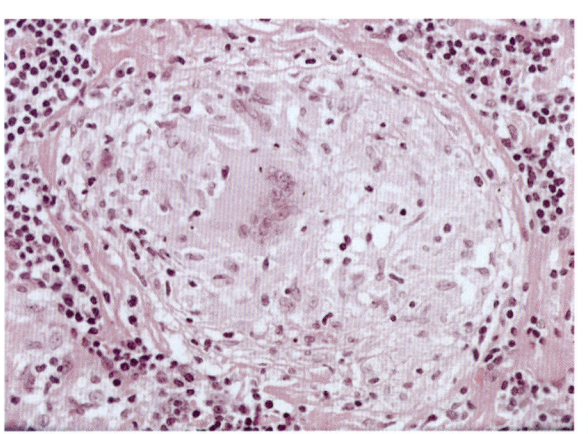

FIGURA 2.44
Inflamação granulomatosa. A. O corte do pulmão de um paciente com sarcoidose revela inúmeros granulomas distintos. B. Fotomicrografia em aumento maior de um único granuloma em linfonodo do mesmo paciente mostrando uma célula gigante multinucleada entre numerosas células epitelióides pálidas. Um pequeno halo de fibrose separa o granuloma das células linfóides do linfonodo.

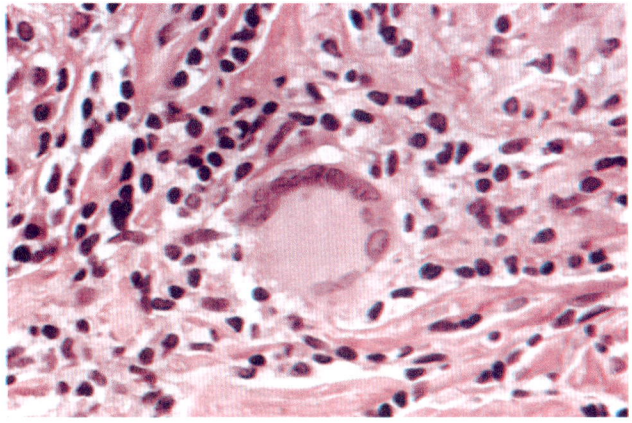

FIGURA 2.45
A célula gigante do tipo Langhans mostra núcleos dispostos na periferia de um citoplasma abundante.

- **Proliferação celular aumentada**: Existem condições mutagênicas sempre que houver divisão celular aumentada, como em focos inflamatórios.
- **Metabólitos de oxigênio e óxido nítrico**: Metabólitos inflamatórios, como as nitrosaminas, podem causar dano genômico.
- **Ativação imunológica crônica**: A exposição crônica do antígeno induz um perfil alterado de citocinas, acarretando a supressão das respostas imunológicas do tipo celular e a criação de um meio permissivo para o crescimento maligno.
- **Angiogênese**: O crescimento de novos vasos associa-se a inflamação e cicatrização da ferida e é necessário para a manutenção de lesões neoplásicas.
- **Inibição da apoptose**: A inflamação crônica suprime a apoptose. O incremento da divisão celular e a diminuição da apoptose provocam a sobrevivência e a expansão de uma população celular mutante.

MANIFESTAÇÕES SISTÊMICAS DA INFLAMAÇÃO

O objetivo da resposta inflamatória consiste em (1) confinar a área da lesão, (2) eliminar o agente patológico desencadeante e o tecido lesado e (3) restabelecer a função do tecido. Contudo, sob certas circunstâncias, a lesão local pode acarretar efeitos sistêmicos proeminentes que, por si sós, podem ser debilitantes. Com freqüência, esses efeitos são conseqüentes à entrada de um patógeno na corrente sangüínea, uma condição conhecida como *sepse*. Esse evento provoca a ativação sistêmica de sistemas mediadores no plasma e células inflamatórias. A lesão local também pode ser tão intensa que provoca a liberação de mediadores inflamatórios (especialmente citocinas) na circulação, dessa forma provocando efeitos sistêmicos. As citocinas, incluindo IL-1α, IL-1β, TNF-α, IL-6 e interferons, freqüentemente agindo de modo sinérgico, são responsáveis direta ou indiretamente pelos efeitos da inflamação tanto locais quanto sistêmicos. Os sintomas associados a inflamação, incluindo febre, mialgia, artralgia, anorexia e sonolência, são atribuíveis às citocinas. As manifestações sistêmicas mais proeminentes da inflamação, denominadas *síndrome da resposta inflamatória sistêmica* (SRIS), consistem na ativação do eixo hipotálamo–pituitária–adrenal, leucocitose ou resposta de fase aguda, febre e choque.

Eixo Hipotálamo–Pituitária–Adrenal

A descoberta de que os glicocorticóides sistêmicos têm efeitos antiinflamatórios relacionou a ativação do eixo hipotálamo–pituitária–adrenal como uma resposta a inflamação crônica e doença imunológica crônica. A inflamação resulta na liberação de glicocorticóides antiinflamatórios oriundos do córtex suprarenal, e a perda da função da supra-renal pode aumentar a gravidade da inflamação. Muitos dos efeitos sistêmicos da inflamação são mediados por meio desse eixo.

Leucocitose

A leucocitose é definida como o aumento do número de leucócitos circulantes e, comumente, acompanha inflamação aguda. Neutrofilia consiste no aumento de PMN, quando PMN imaturos (formas em "bastão") também podem ser visualizados no sangue periférico. É comum principalmente associada a infecções bacterianas e lesão tissular. A leucocitose é provocada pela liberação de mediadores específicos por macrófagos e talvez outras células que promovem inicialmente uma liberação acelerada de PMN da medula óssea. Subseqüentemente, macrófagos e linfócitos T são estimulados, produzindo um grupo de proteínas (denominadas *fatores estimuladores de colônia*) que induzem a proliferação de células precursoras hematopoéticas da medula óssea. Às vezes, os níveis circulantes de leucócitos e seus precursores podem alcançar patamares muito altos. Numa situação assim, denominada *reação leucemóide,* algumas vezes é difícil estabelecer as diferenças da leucemia. Ao contrário das infecções bacterianas, as infecções virais (inclusive mononucleose infecciosa) caracterizam-se por linfocitose (aumento absoluto do número de linfócitos circulantes). Infestações parasitárias e certas reações

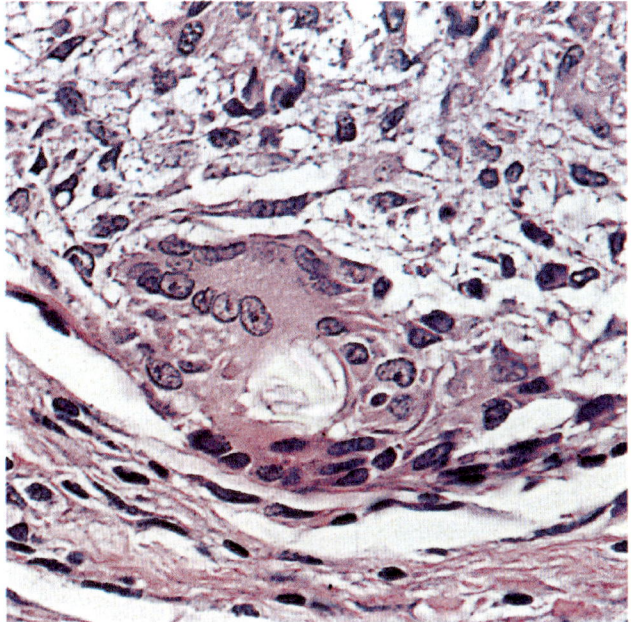

FIGURA 2.46
Célula gigante do tipo corpo estranho. Os numerosos núcleos ficam dispostos ao acaso no citoplasma.

alérgicas provocam eosinofilia (aumento do número de eosinófilos no sangue periférico).

Leucopenia

A leucopenia é definida como uma diminuição absoluta do número de leucócitos circulantes. Ocasionalmente é encontrada sob condições de inflamação crônica, em especial em pacientes desnutridos ou que sofrem de uma doença debilitante crônica, como câncer disseminado. A leucopenia também pode ser causada por febre tifóide e certas infecções virais e por riquétsia.

Resposta da Fase Aguda

A resposta da fase aguda consiste numa reação fisiológica regulada que ocorre em condições inflamatórias. Caracteriza-se clinicamente por febre, leucocitose, diminuição do apetite e padrões de sono alterados e, quimicamente, por alterações nos níveis plasmáticos de proteínas da fase aguda. Essas proteínas (Quadro 2.6) são sintetizadas basicamente pelo fígado e liberadas em grande número na circulação em resposta a um desafio inflamatório agudo. As alterações nos níveis plasmáticos de proteínas da fase aguda são mediadas basicamente por IL-1, IL-6 e TNF-α. Níveis plasmáticos aumentados de algumas proteínas da fase aguda refletem-se no aumento da velocidade de hemossedimentação, que se constitui em um índice qualitativo usado clinicamente para monitorar a atividade de muitas doenças inflamatórias.

Febre

A febre é o marco clínico da inflamação. A liberação de pirogênios (moléculas que provocam febre) exógenos por bactérias, vírus ou células lesadas pode afetar diretamente o centro termorregulador hipotalâmico. Mais importante ainda, esses pirogênios estimulam a produção de pirogênios endógenos, denominados citocinas, inclusive IL-1α, IL-1β e TNF-α, bem como de IL-6 e interferons, menos potentes. Essas citocinas, liberadas basicamente de macrófagos, mas também de células tissulares, apresentam efeitos locais e sistêmicos. A IL-1 é uma proteína de 15-kd que estimula a síntese de prostaglandina nos centros termorreguladores hipotalâmicos, dessa forma alterando o "termostato" que controla a temperatura corporal. Os inibidores da cicloxigenase (p. ex., aspirina) bloqueiam a resposta da febre por inibirem a síntese de PGE$_2$ estimulada pela IL-1 no hipotálamo. O TNF-α e a IL-6 também aumentam a temperatura corporal por meio de uma ação direta sobre o hipotálamo. Calafrios (sensação de frio), rigor (calafrios profundos com tremores e piloereção) e suores (para permitir a dissipação do calor) são sintomas associados à febre.

Dor

O processo da dor está associado a (1) nocicepção (detecção de estímulos nocivos e transmissão dessa informação ao cérebro), (2) percepção da dor e (3) sofrimento e comportamento relacionado com a dor. A nocicepção é basicamente uma resposta neural iniciada em tecidos lesados por nociceptores específicos, que são receptores de limiar alto para estímulos térmicos, químicos e mecânicos. A maioria dos mediadores químicos da inflamação descritos neste capítulo, incluindo íons, cininas, histamina, óxido nítrico, prostanóides, citocinas e fatores do crescimento, seja diretamente ou indiretamente, ativa nociceptores periféricos. As cininas, especialmente a bradicinina, são formadas após traumatismo tissular e inflamação; ativam neurônios sensoriais primários via receptores B$_2$, mediando a transmissão da dor. Uma outra cinina, a bradicinina des-arg, ativa receptores B$_1$, produzindo dor apenas durante a inflamação. As citocinas, particularmente TNF-α, IL-1, IL-6 e IL-8, produzem hipersensibilidade dolorosa a estímulos mecânicos e térmicos. As prostaglandinas e os fatores do crescimento podem ativar diretamente nociceptores, mas mostram-se mais importantes no incremento da sensibilidade nociceptora. A percepção da dor e o comportamento subseqüente surgem em resposta a essa sensibilidade aumentada aos estímulos tanto nocivos quanto normalmente inócuos.

Choque

Sob condições de lesão tecidual maciça ou de infecção que se dissemina para o sangue (sepse), quantidades importantes de citocinas, especialmente TNF-α, e de outros mediadores químicos da inflamação podem ser geradas na circulação. Por seus efeitos sobre o coração e o sistema vascular periférico, a presença sustentada desses mediadores induz a descompensação cardiovascular. Os efeitos sistêmicos incluem vasodilatação generalizada, com aumento da permeabilidade vascular e perda de volume intravascular, e depressão miocárdica com débito cardíaco diminuído, denominados *síndrome da resposta inflamatória sistêmica* (ver Cap. 6). Nos casos graves, a ativação das vias da coagulação pode gerar microtrombos ao longo do corpo, com consumo de componentes da coagulação e subseqüente predisposição a sangramento, uma condição definida como *coagulação intravascular disseminada*. Como conseqüência, ocorre *disfunção múltipla de órgãos (DMO)* e morte (ver Cap. 20).

QUADRO 2.6 Proteínas de Fase Aguda

Proteína	Função
Proteína de ligação da manose	Opsonização/ativação do complemento
Proteína C reativa	Opsonização
α_1-Antitripsina	Inibidor de serina protease
Haptoglobina	Liga a hemoglobina
Ceruloplasmina	Antioxidante, liga o cobre
Fibrinogênio	Coagulação
Proteína amilóide A sérica	Apolipoproteína
α_2-Macroglobulina	Antiprotease
Inibidor da cisteína protease	Antiprotease

LEITURAS SUGERIDAS

Livros

Collins T: Leukocyte Recruitment, Endothelial Cell Adhesion Molecules, and Transcriptional Control: Insights for Drug Discovery. Kluwer Academic Publishers, Philadelphia, 2001.

Cronstein BN, Weissmann G, Koch A, Serhan CN, Sitkovsky M: Inflammation Kluwer Academic/Plenum Publishers, Philadelphia, 2004.

Gallin JI, Synderman R, Fearon DT, Haynes BF, Nathan C: Inflammation Basic Principles and Clinical Correlates. Lippincott Williams & Wilkins, Philadelphia, 1999.

Gorski A, Krotkiewski H, Zimecki M: Inflammation. Kluwer Academic Publishers, Philadelphia, 2001.

Honn KV, Marnett LJ, Nigam S, Serhan CN, Dennis EA: Eicosanoids and Other Bioactive Lipids In Cancer, Inflammation, and Radiation Injury. Kluwer Academic/Plenum Publishers, Philadelphia, 2003.

Ley K: Physiology of Inflammation. American Physiological Society; 2001.

Pearson JD: Vascular Adhesion Molecules and Inflammation. Springer Verlag, New York, 2002.

Salvemini D, Billiar TM, Vodovotz Y: Nitric Oxide and Inflammation. In Progress in Inflammation Research. Birkhauser Boston, 2001.

Van Eden W: Heat Shock Proteins and Inflammation Research. Birkhauser Boston, 2004.

Whicher JT, Evans SW: Biochemistry of Inflammation. Kluwer Academic/Plenum Publishers, Philadelphia, 1992.

Winyard PD, Blake C. Evans: Free Radicals in Inflammation. In Progress in Inflammation Research. Birkhauser Boston, 2004.

Yazici Z, Folco GC, Drazen JM, Nigam S, Shimizu T, Yazc Z, Yazici Z: Advances in Prostaglandin, Leukotriene and Other Bioactive Lipid Research: Basic Science and Clinical Applications. In Advances in Experimental Medicine and Biology, 525) Kluwer Academic Publishers, 2003.

Artigos de Periódicos

Baggiolini M: Chemokines in pathology and medicine. *J Intern Med* 250:91, 2001.

Biedermann BC: Vascular endothelium: checkpoint for inflammation and immunity. *News Physiolo Sci* 16:84, 2001.

Booth JW, Trimble WS, and Grinstein S: Membrane dynamics in phagocytosis. *Semin Immunol* 13:357, 2001.

Bornstein P, Sage EH: Matricellular Proteins: extracellular modulators of cell function. *Curr. Opin. Cell Biol.* 14:608, 2002.

Buckley CD, Pilling D, Lord JM, Akbar AN, Scheel-Toellner D, and Salmon M: Fibroblasts regulate the switch from acute resolving to chronic persistent inflammation. *Trends in Immunol* 22:199, 2001.

Fitzgerald GA, Loll P: Cox in a crystal ball: Current status and future premise of Prostaglandin. *J Clin Invest* 107:1335, 2001.

Grisham MB, Jourd'heuil D, and Wink DA: Review article: chronic inflammation and reactive oxygen and nitrogen metabolism—implications in DNA damage and mutagenesis. *Alimentary Pharmacol & Therap* 14:3, 2000.

Ley K: Pathways and Bottlenecks in the Web of Inflammatory Adhesion Molecules and Chemoattractants. *Immunolo Res* 24:87, 2001.

McIntyre TM, Prescott SM, Weyrich AS, Zimmerman GA: Cell-cell interactions: leukocyte-endothelial interactions. *Cur Opin Hematol.* 10:150, 2003.

Nussler AK, Wittel UA, Nussler NC, and Beger HG: Leukocytes, the Janus cells in inflammatory disease. *Langenbecks Arch Surg* 384:222, 1999.

Rossi D, and Zlotnik A: The biology of chemokines and their receptors. *Ann Rev Immunol* 18:217, 2000.

Sears MR: 2000. Consequences of long-term inflammation. The natural history of asthma. *Clin Chest Med* 21:315, 2000.

Steeber DA, and Tedder TF. Adhession molecule cascades direct lymphocyte recirculation and leukocyte migration during inflammation. *Immunolo Res* 22:299, 2001.

Vaday GG, Franitza S, Schor H, Hecht I, Brill A, Cahalon L, Hershkoviz R, and Lider O. Combinatorial signals by inflammatory cytokines and chemokines mediate leukocyte interactions with extracellular matrix. *J Leuk Biology* 69:885, 2001.

Walport MJ: Complement I. *New Eng J Med* 344:1058, 2001.

Walport MJ: Complement II. *New Eng J of Med* 344:1140, 2001.

Watts C, and Amigorena S. Phagocytosis and antigen presentation. *Semin in Immunol* 13:373, 2001.

Willoughby DA, Moore AR, Colville-Nash PR, and Gilroy D. Resolution of inflammation. *Internat J Immunopharmacol* 22:1131, 2000.

Yoshie O: Role of chemokines in trafficking of lymphocytes and dendritic cells. *Internat J Hematol* 72:399, 2000.

CAPÍTULO 3

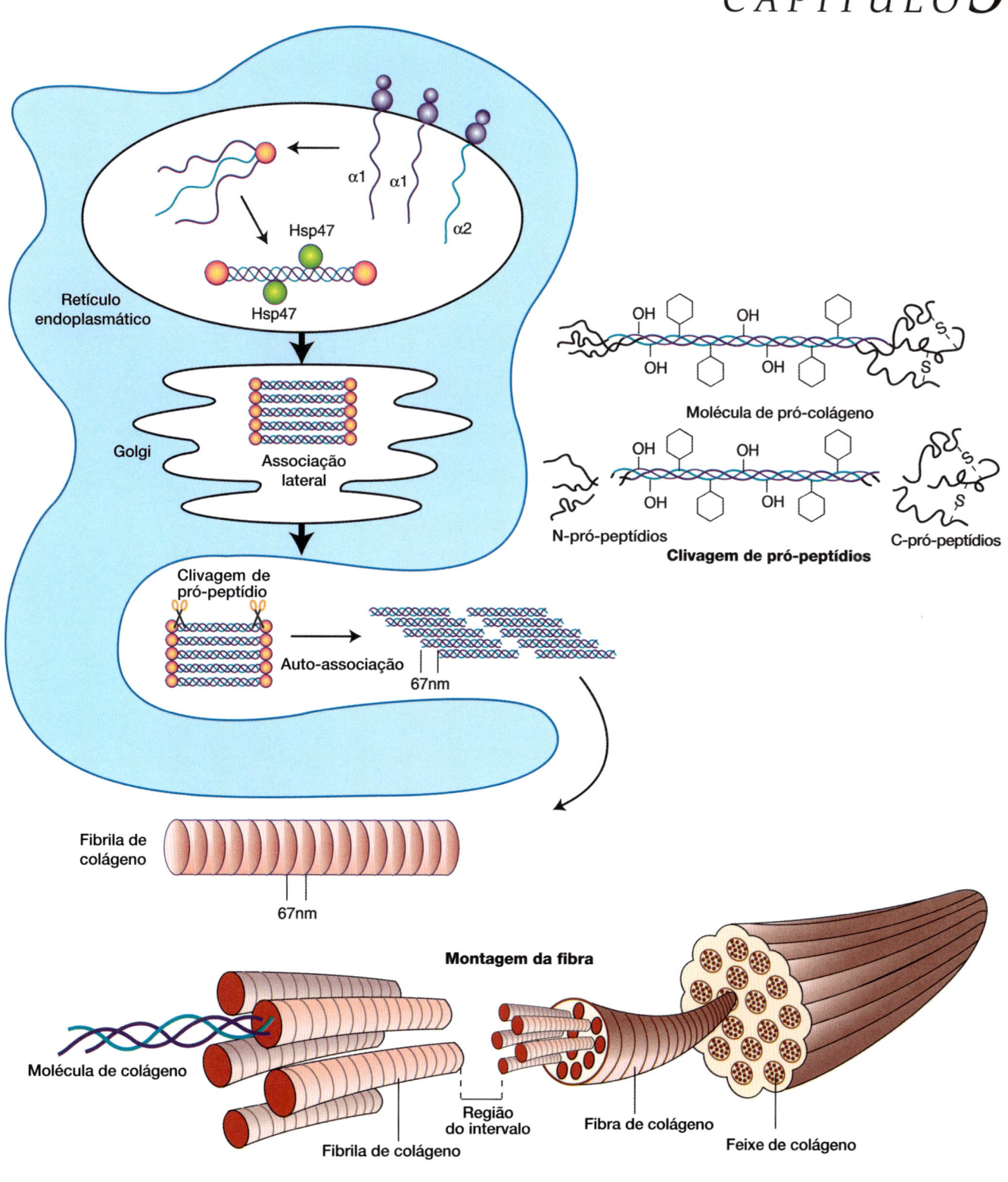

Reparação, Regeneração e Fibrose

Gregory C. Sephel
Stephen C. Woodward

Os Processos Básicos de Cicatrização da Ferida
Migração de Células
Matriz Extracelular e Reparação
Componentes da Matriz Extracelular
Remodelagem
Proliferação Celular
Sinais Moleculares Integrados
Transdução de Sinais

Reparação
Reparação e Regeneração
Cicatrização da Ferida

Regeneração
O Ciclo Celular
Proliferação Celular
Regeneração

Condições que Modificam a Reparação
Fatores Locais
Padrões de Reparação
Falha na Reparação da Ferida

FIGURA *3.1 (ver página anterior)*
Síntese, secreção e montagem do colágeno. As etapas da síntese do colágeno seguem vias comuns a todas as proteínas destinadas a secreção e incluem muitas modificações pós-tradução. Os colágenos fibrilares são secretados sob a forma de pró-petídios, a partir dos quais os domínios não colagenosos N- e C-terminais devem ser clivados antes que a montagem da fibra possa continuar. Diversas moléculas de colágeno associam-se de modo coordenado em quadrantes, formando fibrilas de colágeno, as quais se associam formando fibras de colágeno com suas ligações cruzadas características (visualizadas à microscopia eletrônica). Por sua vez, as fibras de colágeno associam-se formando feixes reconhecíveis à microscopia óptica.

A reparação de feridas (cicatrização de ferida) foi descrita no passado remoto. Os médicos no Egito antigo observaram a cicatrização em casos individuais, e cirurgiões em campos de batalha na Grécia clássica relataram lesões produzidas por espadas e outras armas. A coagulação do sangue para prevenir a exsanguinação foi uma preocupação dos primeiros a escreverem sobre reparação de ferida, os quais reconheceram a hemostasia como o primeiro evento necessário na cicatrização da ferida. Na época da guerra civil norte-americana, o "pus saudável" estava na moda. Embora na verdade um sinal de infecção, o desenvolvimento de pus nas feridas era considerado necessário, e seu surgimento era visto como um sinal positivo no processo de cicatrização. Estudos posteriores sobre infecção de ferida levaram à descoberta de que as células inflamatórias eram os atores primários no processo de reparação. Embora o escorbuto (ver Cap. 8) fosse descrito na Marinha britânica no século XVI, somente no século XX descobriu-se que a vitamina C (ácido ascórbico) era necessária para a função da propil-hidroxilase, uma enzima importante para a dobra correta e a estabilização do colágeno em uma hélice tríplice (ver Fig. 3.1).

O estudo sobre cicatrização de ferida atualmente engloba um meio complexo contendo muitas proteínas da matriz, fatores de crescimento e citocinas, que regulam e modulam o processo de reparação. Quase todo estágio no processo de reparação é controlado de modo redundante, e não existe uma etapa individual limitadora do grau, com a possível exceção do ingresso de células inflamatórias.

A reparação bem-sucedida baseia-se no equilíbrio crucial entre o *yin* da deposição da matriz e o *yang* da degradação da matriz. Dessa forma, as feridas que não cicatrizam podem refletir atividade excessiva de proteinase ou acúmulo insuficiente da matriz. Por outro lado, a formação de fibrose e a formação de tecido cicatricial podem ser conseqüentes a atividade diminuída de proteinase ou maior acúmulo de matriz. Embora a formação de colágeno novo durante a reparação seja necessária para maior força do local da cicatrização, a fibrose crônica é um componente importante de doenças que envolvem lesão crônica.

OS PROCESSOS BÁSICOS DE CICATRIZAÇÃO DA FERIDA

Muitos dos mecanismos celulares e moleculares, básicos, necessários para a cicatrização da ferida são encontrados em outros processos que envolvem alterações tissulares dinâmicas, como o desenvolvimento e o crescimento de tumor. São necessários três mecanismos celulares básicos para a cicatrização da ferida:

- Migração celular
- Organização e remodelagem da matriz extracelular
- Proliferação celular

A Migração das Células Inicia o Reparo

Células que Migram para a Ferida

O ingresso de células em uma ferida começa por mediadores que ou são liberados de novo por células residentes ou provêm de reservas depositadas nos grânulos de plaquetas e basófilos. Esses grânulos contêm citocinas, quimioatrativos, proteases e mediadores da inflamação. Estes (1) controlam o aporte vascular, (2) degradam tecido lesado e (3) iniciam a cascata de reparação. As plaquetas são ativadas quando ligadas ao colágeno exposto em locais de dano endotelial, e sua subseqüente agregação, junto à ligação cruzada de fibrina, limita a perda de sangue. As plaquetas ativadas liberam fator de crescimento derivado de plaquetas (PDGF) e outras moléculas que facilitam a adesão, coagulação, vasoconstrição, reparação e reabsorção do coágulo. Os mastócitos são células derivadas da medula óssea cujos grânulos contêm concentrações altas de heparina. Localizam-se em tecido conjuntivo perto de pequenos vasos sangüíneos e respondem a antígenos estranhos por meio da liberação do conteúdo de seus grânulos, grande parte angiogênicos.

Os macrófagos residentes, as células mesenquimatosas fixas em tecidos e as células epiteliais liberam mediadores que não apenas contribuem para a resposta inicial, como também a perpetuam. Seu número aumenta ao longo da proliferação e do recrutamento até o local da lesão (Fig. 3.2). Os seguintes aspectos são características de feridas da pele:

- Os **leucócitos** chegam ao local da ferida precocemente e migram com rapidez, formando pequenas adesões focais (contatos focais). Uma família de pequenos quimioatrativos peptídicos, denominados *quimiocinas*, consegue recrutar, de modo restrito ou amplo, leucócitos particulares (ver Cap. 2).
- Os **leucócitos polimorfonucleares** são recrutados rapidamente da medula óssea e invadem o local da ferida no primeiro dia. Degradam e destroem tecido não-viável por meio da liberação de seu teor granular.
- Os **macrófagos** chegam logo após os neutrófilos, porém persistem dias ou mais. Fagocitam debris e osquestram o desenvolvimento do tecido de granulação por meio da liberação de citocinas e quimioatrativos.
- Os **fibroblastos, miofibroblastos, pericitos** e as **células de músculo liso** são recrutados por fatores do crescimento e por produtos da degradação da matriz, alcançando a ferida na pele até o terceiro ou quarto dia. Essas células são responsáveis por fibroplasia, síntese de matriz de tecido conjuntivo, remodelamento tissular, contração da ferida e força da ferida.
- As **células endoteliais** formam capilares nascentes por meio da resposta a fatores do crescimento e são visíveis em uma ferida cutânea além do terceiro dia. O desenvolvimento de capilares é necessário para a troca de gases, a chegada de nutrientes e o influxo de células inflamatórias.
- As **células epiteliais** na epiderme movem-se através da superfície de uma ferida cutânea, penetram a matriz provisória e migram sobre o colágeno do estroma, que é recoberto com glicoproteínas do plasma, fibrinogênio e fibronectina. O processo de reepitelização se prolonga se as células epiteliais em migração precisarem reconstituir uma membrana basal lesada. Além disso, o fenótipo da camada epitelial encontra-se alterado na ausência de membrana basal.

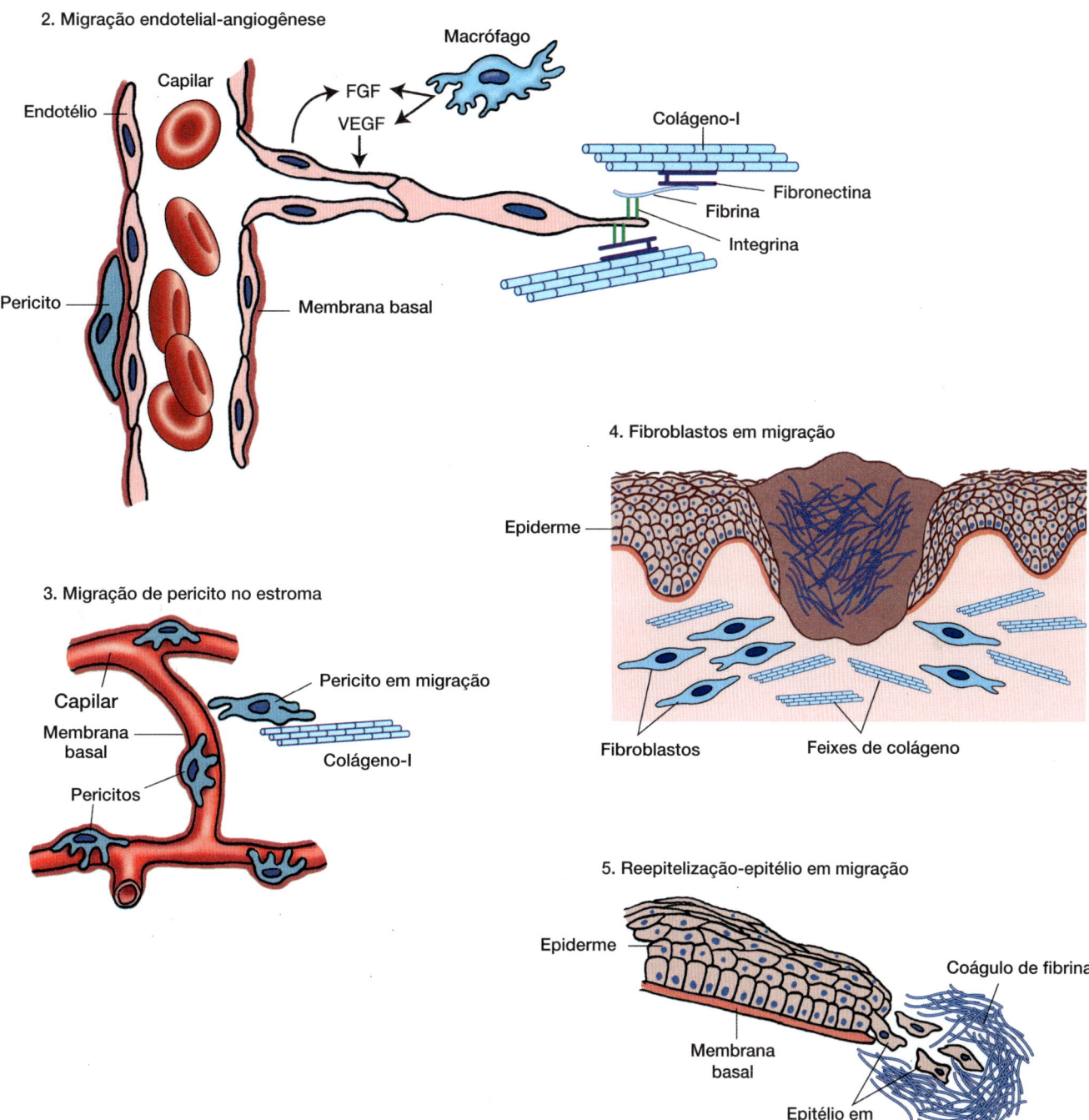

FIGURA 3.2
Migrações celulares durante a reparação. *(1)* Os leucócitos aderem a células endoteliais capilares e migram entre elas, penetram a membrana basal e a matriz. *(2)* Células endoteliais capilares, liberadas da membrana basal, migram através da matriz formando novos capilares. *(3)* Pericitos se destacam de células endoteliais e suas membranas basais migrando para a matriz. *(4)* Os fibroblastos tornam-se bipolares e migram através da matriz até o local da lesão. *(5)* Ceratinócitos epiteliais se desprendem de células vizinhas e membranas basais e migram entre a crosta e a ferida ao longo da matriz provisória da derme.

Mecanismos de Migração Celular

A migração celular emprega o mecanismo mais importante de cicatrização da ferida, a saber, a resposta das células a sinais químicos (citocinas) e substratos insolúveis da matriz extracelular. A locomoção de leucócitos em migração rápida é potencializada por amplas extensões da membrana, semelhantes a ondas, denominadas *lamelipódios*. Células com movimentação mais lenta, como os fibroblastos, estendem protrusões mais estreitas da membrana, semelhantes a dedos, denominadas *filipódios*. A polarização celular e as extensões da membrana são iniciadas por fatores do crescimento ou quimiocinas, que desencadeiam uma resposta por se ligarem a seus receptores específicos na superfície celular. As fibrilas de actina polimerizam-se e formam uma rede na borda principal da membrana, dessa forma propulsionando os lamelipódios e os filopódios para a frente, sendo a tração promovida por meio de fixações ao substrato da matriz extracelular. As proteínas relacionadas com a actina (ARP) estimulam a organização da actina, e muitas proteínas de ligação da actina atuam como "funileiros ambulantes" moleculares, rapidamente construindo, estabilizando e desestabilizando redes de actina.

A borda principal da membrana celular se lança contra a matriz extracelular e adere a ela através de receptores de adesão transmembrana denominados *integrinas* (ver Cap. 2). Essas moléculas são abundantes, e muitas combinações diferentes de heterodímeros reconhecem os mesmos componentes da matriz (Quadro 3.1). As integrinas transmitem sinais tanto mecânicos quanto químicos às células, regulando assim a sobrevivência, proliferação, diferenciação e migração celulares. É interessante notar que outros ativadores celulares, como citocinas, podem "sinalizar" através de caudas citoplasmáticas de integrinas a partir da parte interna da célula para a matriz no lado externo, dessa forma influenciando a organização e tensão na matriz e no tecido. Os fatores de crescimento e as integrinas compartilham diversas vias sinalizadoras comuns, mas as integrinas são únicas na habilidade de organizar e ancorar o citoesqueleto. As conexões citoesqueléticas são controladas por receptores envolvidos em conexões célula-célula e célula-matriz e determinam a forma e a diferenciação de células epiteliais, endoteliais e outras células.

Adesões Focais (Contatos Focais)

Os contatos focais desenvolvem-se pela aderência do domínio extracelular da integrina à matriz de tecido conjuntivo. As adesões focais formam-se sob o corpo celular, enquanto contatos focais menores formam-se na borda principal das células em migração. Mais de 50 proteínas foram associadas à formação de placas de adesão. A família Rho de GTPases (Rho, Rac e Cdc42) atua como interruptor molecular que interage com receptores da superfície para regular a organização da matriz, gerar adesões focais e organizar o citoesqueleto de actina. O domínio citoplasmático de integrinas constitui a fundação de uma cascata de proteínas que age ancorando as fibras de estresse da actina. As proteínas denominadas adaptadoras ligam a actina e as proteínas ligantes de integrina, promovendo assim uma conexão para as fibras de actina interagirem com a matriz extracelular. Ademais, muitas das proteínas da placa de adesão focal possuem atividades de cinase, fosfatase, GTPase e protease, que agem sobre integrinas e as capacitam a participar da sinalização química e mecânica. As integrinas sentem mecanicamente a permeabilidade ou a resistência na matriz e respondem através de complexos de adesão focal a fim de regular a contratilidade citoesquelética. Esse efeito controla a protrusão de lamelipódios e a migração, diferenciação e crescimentos celulares. O contato focal ancora as fibras de estresse da actina, contra as quais as miosinas exercem tração, estendendo ou contraindo o corpo celular. À medida que a célula se move para a frente, adesões mais antigas na parte posterior da célula são enfraquecidas ou desestabilizadas, permitindo que a borda arrastada se retraia.

A Matriz Extracelular Sustenta o Processo de Reparação

Três tipos de matriz extracelular contribuem para a organização, propriedades físicas e função do tecido:

- **Membrana basal**
- **Tecido conjuntivo (matriz ou estroma intersticial)**
- **Matriz provisória**

Membranas Basais

As membranas basais, também denominadas *lâminas basais*, são camadas delgadas e bem definidas de matriz extracelular especializada que separam as células que a sintetizam a partir de tecido conjuntivo (Fig. 3.3). Epitélio, adipócitos, células musculares, células de Schwann e endotélio capilar produzem membranas basais.

- As membranas basais são construídas a partir de moléculas da matriz extracelular, incluindo colágeno do tipo IV, laminina, entactina/nidogênio, e perlecan, um proteoglicano de sulfato de heparana (Quadro 3.2). Elas se auto-organizam formando uma estrutura semelhante a sanduíche composta de duas redes que interagem. Uma rede de moléculas de colágeno do tipo IV, ligadas por dissulfeto, é unida ionicamente pela entactina/nidogênio, estabelecendo uma associação em planos de moléculas de laminina ligadas de modo não-covalente (ver ilustrações no Quadro 3.2). As associações em rede são moduladas pelo perlecan, que pode interagir com os outros

QUADRO 3.1 Integrinas e Moléculas da Matriz

Ligantes da Integrina na Matriz Extracelular	Dímeros Associados a Receptores Celulares de Integrina[a]
Colágeno	
Estroma ou membrana basal	β_1 com α_1 ou α_2
Membrana basal	
Lamininas	β_1 com $\alpha_{1,2,3,6\ ou\ 7}$
	β_4 com α_6 (hemidesmossomo)
Matriz da ferida (provisória)	
Fibronectinas	β_1 com $\alpha_{2,3,4,5\ ou\ 8}$
	α_v com $\beta_{1,3,5\ ou\ 6}$
Fibrinogênio	$\alpha_v\beta_3$
Vitronectina	α_v com $\beta_{1,3,ou\ 5}$
	$\alpha_8\beta_1$
Colágeno desnaturado	$\alpha_3\beta_1$, $\alpha_v\beta_3$

[a]Integrinas de leucócitos excluídas.

QUADRO 3.2 Constituintes e Organização da Membrana Basal

Componentes da Membrana Basal	Cadeias	Estrutura Molecular	Associações Moleculares	Forma Agregada da Membrana Basal
Perlecan (proteoglicano de sulfato de heparana)	1 núcleo protéico 3 cadeias GAG de sulfato de heparana	Cadeias GAG	Laminina, colágeno IV, fibronectina, fatores de crescimento (VEGF, FGF), quimiocinas	
Laminina	Família de 12 membros Heterotrímeros com cadeias α, β, γ 5 cadeias α, 3 cadeias β, 3 cadeias γ	α, β, γ	Receptores de integrina e distroglicano em diferentes células (epitélio, endotélio, músculo, células de Schwann, adipócitos) Forma rede não-covalente auto-associada assistida por perlecan Laminina, nidogênio/entactina, perlecan, agrina, fibulina	
Nidogênio/entactina	Família de 2 membros monomérica		Colágeno IV, laminina, perlecan, fibulina Estabiliza membrana basal através da associação entre laminina e redes de colágeno do tipo IV	
Colágeno do tipo IV	Família de ≥ 3 membros Heterotrímeros Cadeias selecionadas de 2 ou 3 de 6 cadeias α únicas		Receptores de integrina em muitas células Forma rede covalente auto-associada Colágeno do tipo IV, perlecan nidogênio/entactina, SPARC	

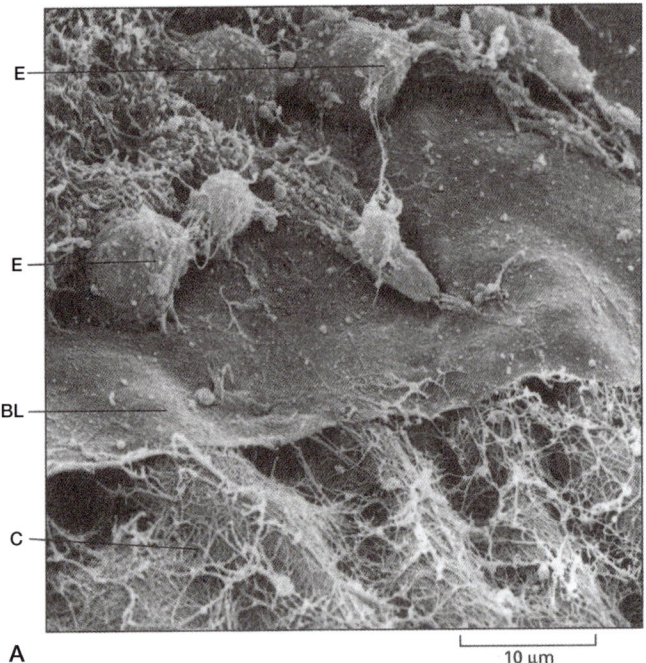
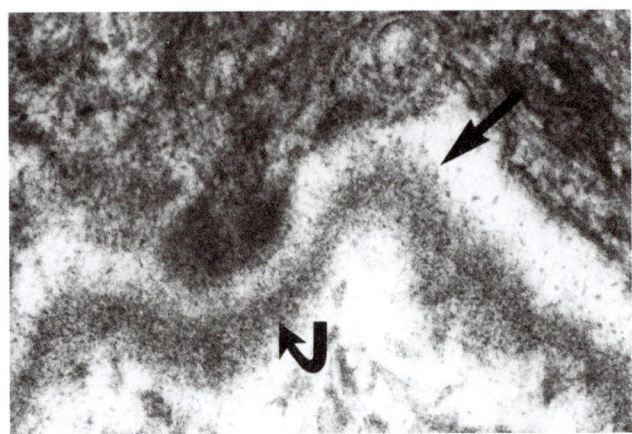

FIGURA 3.3
Microscopia eletrônica de varredura da membrana basal. A. Membrana basal (*BL*, lâmina basal) separando células epiteliais corneanas de embrião de pinto (*E*) do tecido conjuntivo do estroma subjacente com fibrilas de colágeno (*C*). B. Membrana basal da epiderme. A camada de densidade eletrônica menor (*seta reta*), a lâmina rara, situa-se contra a membrana plasmática de um ceratinócito. A lâmina densa (*seta curva*) encontra-se adjacente ao estroma.

três componentes principais. Outros constituintes menores associam-se a membranas basais e posteriormente definem suas características tecido-específicas. O colágeno do tipo XVIII, recentemente reclassificado como proteoglicano de sulfato de heparan, está associado a membranas basais. Um peptídio do colágeno XVIII denominado *endostatina* foi demonstrado recentemente como antiangiogênico.

À microscopia óptica, a membrana basal mostra-se como uma lâmina delgada, corada pelo ácido periódico de Schiff (PAS). À microscopia eletrônica (Fig. 3.3), apresenta 40 a 80 nanômetros de espessura e, com freqüência, mostra conter duas camadas com densidades de coloração diferentes, possivelmente um artefato da fixação.
- Dentro de tecidos diferentes e durante o desenvolvimento, a expressão de membros únicos das famílias do colágeno IV e da laminina conferem diversidade à membrana basal e às muitas estruturas e funções que ela proporciona.
- As membranas basais atuam como filtros, âncoras celulares e uma superfície para a migração de células epidérmicas após lesão. Também funcionam restabelecendo a junção neuromuscular após lesão a nervo. As membranas basais também determinam a forma da célula, contribuem para a morfogênese do desenvolvimento e, é importante notar, proporcionam um repositório para fatores do crescimento e peptídios quimiotáticos.

Matriz Provisória

Matriz provisória é um termo que descreve as organizações extracelulares temporárias de proteínas da matriz derivadas do plasma e de componentes derivados do tecido que se acumulam em locais de lesão (p. ex., hialuronano, tenascina e fibronectina). Essas moléculas associam-se à *matriz do estroma preexistente* e funcionam interrompendo a perda de sangue ou de líquido. Também apóiam a migração de monócitos, células endoteliais, células epidérmicas e fibroblastos para o local da ferida.

As proteínas da matriz provisória derivadas do plasma incluem fibrinogênio, fibronectina e vitronectina. Essas proteínas tornam-se insolúveis por se ligarem à matriz do estroma e por estabelecerem ligações cruzadas.

Matriz do Estroma (Tecido Conjuntivo)

- O tecido conjuntivo forma um contínuo entre os elementos tissulares, como os epitélios, nervos e vasos sangüíneos e proporciona proteção física ao conferir resistência a compressão ou a estiramento. O estroma do tecido conjuntivo também é um meio importante para a estocagem e troca de proteínas bioativas.
- O tecido conjuntivo contém tanto elementos da matriz extracelular quanto células individuais que sintetizam a matriz. As células são basicamente de origem mesenquimatosa e incluem fibroblastos, miofibroblastos, adipócitos, condrócitos, osteócitos e células endoteliais. As células derivadas da medula óssea (p. ex., mastócitos, macrófagos e leucócitos transitórios) também povoam o tecido conjuntivo.
- A matriz extracelular de tecido conjuntivo, comumente denominada estroma ou interstício, é definida por fibras formadas a partir de uma grande família de moléculas de colágeno (Quadro 3.3). Dos colágenos fibrilares, o colágeno do tipo I é o principal constituinte do osso, os colágenos dos tipos I e III são proeminentes na pele; o colágeno do tipo II é a forma predominante na cartilagem. Fibras de elastina, que conferem elasticidade à pele, vasos sangüíneos calibrosos e pulmões, são constituídas por proteínas microfibrilares, como a fibrilina. A

QUADRO 3.3 Composição e Estrutura Molecular do Colágeno

Tipo	Cadeias (Hetero- ou Homo- Trímero)	Associação Macromolecular	Forma Agregada
Forma fibrila			
I	α1 e α2 (I)		I, II
II	α1 (II)		
III	α1 (III)		III
V	α1-α4 (V)		
Não formador de fibrila (entremeado com domínios não-colagenosos)			
VI	α1-α3 (VI)	Dímero Tetrâmero	Filamento em rosário
IX	α1-α3 (IX)		Fibrila tipo II
XII	α1 (XII)		
XV / XVIII	α1 (XV) / α1 (XVIII)		Fibrila tipo I
Formador de rede			
IV	α1-α6 (IV)	7S Tetrâmero	
VIII	α1 e α2 (VIII)		
X	α1 (X)		
Transmembrana e ancoragem			
VII	α1 (VII)	Dímero	Placa de ancoragem no estroma / Fibrila de ancoragem / Membrana basal / hemidesmossomo
XVII	α1 (XVII)		

então denominada substância fundamental representa muitas moléculas, inclusive glicosaminoglicanos (GAG), proteoglicanos e fibronectina que proporcionam muitas funções biológicas importantes do tecido conjuntivo além de suporte e modulação da aderência celular.

Os Componentes da Matriz Extracelular São Elaborados e Modificados na Reparação

Colágenos

O colágeno é a proteína mais abundante no reino animal; é essencial para a integridade estrutural de tecidos e órgãos. Quando a síntese de colágeno é reduzida, retardada ou anormal, o resultado consiste na falência da cicatrização da ferida, conforme visto no escorbuto. O excesso de deposição de colágeno acarreta *fibrose*. A fibrose é a base das doenças do tecido conjuntivo como a esclerodermia e os quelóides e também contribui para o comprometimento funcional dos tecidos que acompanha a lesão crônica a muitos órgãos, inclusive rim e fígado.

A superfamília de colágeno de proteínas extracelulares insolúveis compreende os constituintes do tecido conjuntivo em todos os órgãos, principalmente córnea, artérias, derme, cartilagem, tendões, ligamentos e osso. Existem mais de 20 proteínas de colágeno, organizadas a partir de, pelo menos, 38 cadeias polipeptídicas diferentes. Comuns a todas as cadeias de colágeno são os segmentos helicoidais, principalmente compostos de glicina, prolina, hidroxiprolina e hidroxilisina, em que cada terceiro aminoácido é a glicina (Gli-X-Y). O domínio do colágeno que codifica a repetição da glicina é importante na formação da estrutura helicoidal tríplice.

A síntese de colágeno é complexa e freqüentemente usada como um exemplo da complexidade da modificação protéica pós-tradução (ver Fig. 3.1). Cada molécula é feita por auto-associação de três cadeias alfa que se enrolam entre si formando uma hélice tríplice. Esta hélice tríplice inclui membros oriundos da família da cadeia alfa que é específica a cada tipo de colágeno (Quadro 3.3). A molécula pode ser um homotrímero, constituída de três cadeias alfa idênticas, ou um heterotrímero, que possui duas cadeias alfa idênticas e uma cadeia alfa diferente ou três cadeias alfa distintas. As cadeias de colágeno perdem estabilidade quando ocorrem erros que alteram a seqüência Gli-X-Y, em cujo caso a molécula é mais vulnerável à atividade da proteinase. Em geral, o sucesso da síntese de colágeno é resultante de uma série de modificações pós-tradução: (1) alinhamento das três cadeias; (2) formação da hélice tríplice; (3) clivagem de peptídios terminais não-colagenosos; (4) alinhamento e associação moleculares; e (5) ligação cruzada covalente, mediada pela enzima dependente de cobre, a lisil oxidase (ver Fig. 3.1).

Os **colágenos fibrilares**, a saber, tipos I, II e III, são os colágenos mais abundantes e mostram-se como fibrilas longas formadas a partir de um acúmulo escalonado de moléculas de colágeno longas, de ligações cruzadas, cuja hélice tríplice encontra-se sem interrupção (Quadro 3.3). Esses colágenos *fibrilares* são repostos lentamente e, em geral, resistem a digestão pela proteinase, exceto pelas metaloproteinases específicas da matriz. As estruturas únicas de membros diferentes de famílias de colágeno derivam da presença ou da ausência de seqüências não-colagenosas que interrompem as regiões helicoidais tríplices. As mutações em colágenos fibrilares, que não contêm interrupções não-helicoidais, variam de letal até de pouca importância. O colágeno do tipo I é o colágeno mais abundante, e as mutações no gene que codifica essa molécula, conforme observado na osteogênese imperfeita, resultam em defeitos da organização da hélice tríplice, acarretando aumento de fraturas ósseas, derme delgada e fácil formação de equimoses (ver Cap. 6).

A diversidade molecular na família de colágeno apóia a variedade de formas necessárias para construir estruturas tissulares. Os colágenos possuem muitas propriedades biológicas que são importantes para a morfogênese e a cicatrização da ferida, incluindo aderência e migração celulares e a habilidade de concentrar glicoproteínas biologicamente ativas na matriz extracelular. A força tênsil da fibra de colágeno capacita o tecido e, particularmente, os elementos esqueléticos a restituírem a pressão e tensão extrema. Numa ferida, a síntese de colágeno e a ligação cruzada aumentam a força do tecido recém-formado até que a ferida completamente cicatrizada possa resistir a 70% da tensão do tecido não-ferido.

Os **membros da família de colágeno não-fibrilar** contêm números variados de domínios não-helicoidais que interrompem os segmentos da hélice tríplice e conferem flexibilidade estrutural (Quadro 3.3). Esses domínios de colágeno IV, VIII e X facilitam a formação de redes, permitem associações exclusivas com colágenos fibrilares e modulam o colecionamento de fibras de colágeno. Os colágenos não-fibrilares V, XII e XI conferem propriedades mecânicas e deformabilidade ou suportam a aderência de bainhas epiteliais à matriz dérmica. Os fragmentos proteolíticos de colágeno exibem um conjunto diferente de propriedades biológicas que também são importantes no remodelamento tissular. Por exemplo, fragmentos de colágeno IV e XVIII da membrana basal inibem a angiogênese e o crescimento tumoral.

Organização Macromolecular do Colágeno

Os colágenos são denominados *escleroproteínas*, significando que são ao mesmo tempo brancos e rígidos; porém em uma circunstância, as camadas de colágeno podem ser translúcidas, como exemplificado pela córnea transparente. A córnea consiste em 10 a 20 camadas de fibras de colágeno do tipo I, cada camada contendo fibras de colágeno de tamanho uniforme, paralelas, orientadas em ângulos retos com relação à subjacente (Fig. 3.4). Na cicatrização, a córnea lesada forma cicatrizes colagenosas brancas desorganizadas, que são opacas e interferem na visão.

A estrutura da córnea surpreende quem viu apenas colágeno dérmico, em uma trama semelhante a rede de basquete, frouxa e aleatória. Por outro lado, há muito se conhece a orientação estruturada do colágeno na pele humana. Os cirurgiões plásticos empregam linhas de rugas para promover cicatrização imperceptível, as rugas indicando a direção básica do colágeno dérmico subjacente. A força tênsil da pele que é quebrada paralelamente às fissuras e às linhas de rugas excede a que é quebrada perpendicularmente a estas linhas, sugerindo adicionalmente uma orientação estruturada do colágeno dérmico.

Elastina e Fibras Elásticas

A elastina é uma proteína da matriz secretada que, ao contrário de outras proteínas do estroma, não é glicosilada (Quadro 3.4). A elastina permite que tecidos deformáveis, como pele, útero, ligamento, pulmão, cartilagem elástica e aorta, estirem-se e

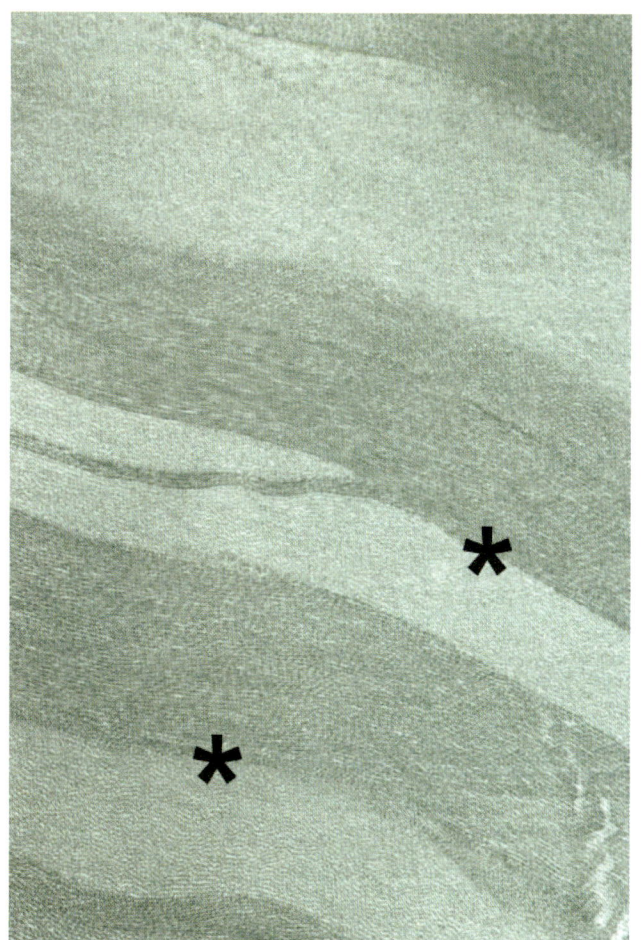
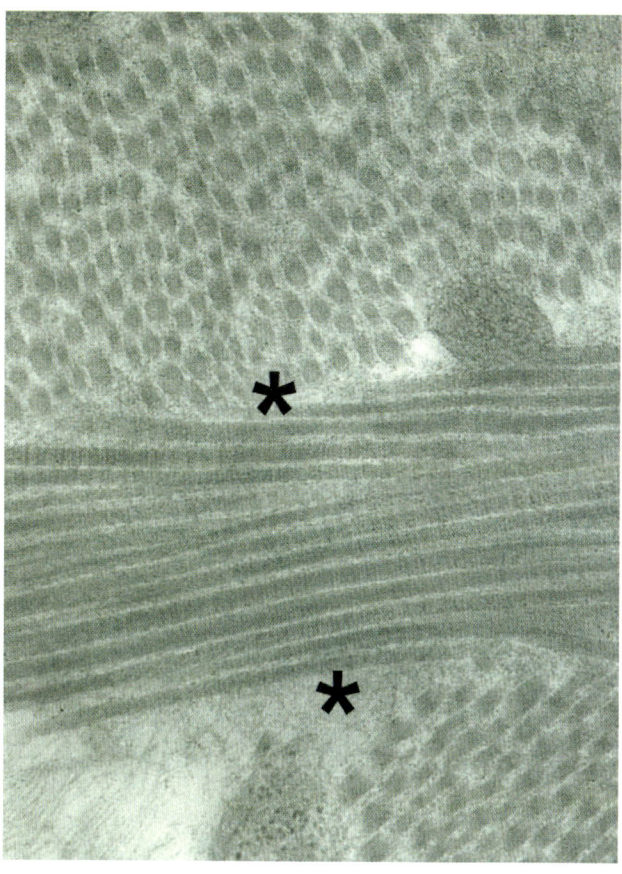

FIGURA 3.4
Córnea humana, próximo do centro. A. Múltiplos arranjos, semelhantes a madeira compensada, de fibras de colágeno apresentam quase a mesma largura e estão bem demarcados entre asteriscos (*). B. As lamelas (*) encontram-se numa orientação de aproximadamente 90°. O arranjo central mostra fibras de colágeno com faixas cruzadas típicas.

encurvem-se e, ainda assim, revertam. Sua falta de carboidratos e sua seqüência de aminoácidos a tornam a mais insolúvel de todas as proteínas de vertebrados. Por isso, pode surpreender que as fibras de elastina sejam lesadas pelo envelhecimento e pela exposição ao sol, condições que provocam a perda de flexibilidade dérmica relacionada com a idade. A fibra elástica é crucial para a função de diversos tecidos vitais; por outro lado, não é eficientemente reposta durante a reparação da pele e do pulmão. O acúmulo lento de elastina funcional após lesão da pele ou do pulmão é compensado pelo fato de que ela é degradada com dificuldade e é renovada lentamente. A estabilidade da elastina é conseqüente a sua (1) capacidade hidrofóbica, (2) ligação cruzada covalente extensa (mediada pela lisol oxidase, a mesma enzima que estabelece ligações cruzadas no colágeno) e (3) resistência à maior parte das enzimas proteolíticas. A lesão na parede arterial, em oposição a lesão na pele e no pulmão, provoca a reestruturação rápida dos anéis concêntricos de lamelas elásticas. Essa observação ilustra a diferença nas capacidades de síntese da elastina da célula da musculatura lisa vascular e as capacidades de fibroblastos dérmicos ou pulmonares.

A elastina é depositada como fibrilas, que formam complexos com diferentes glicoproteínas (microfibrilas) que fazem parte do perímetro da fibra elástica. A proteína microfibrilar mais bem caracterizada é a *fibrilina* (Quadro 3.4). Quando sofre mutação, a fibrilina anormal provoca a síndrome de Marfan, cujas manifestações pleomórficas incluem aneurisma dissecante da aorta (ver Cap. 6).

Glicoproteínas da Matriz

As glicoproteínas da matriz contribuem com funções biológicas essenciais à membrana basal e ao tecido conjuntivo do estroma. Em geral, essas moléculas são proteínas multiméricas e multidomínios grandes (150.000 a 1.000.000 kd), com braços longos que ligam outras moléculas da matriz e suportam ou modulam a aderência celular. As glicoproteínas da matriz ajudam a (1) organizar a topografia tissular, (2) apoiar a migração celular, (3) orientar células e (4) induzir o comportamento celular. A principal glicoproteína de matriz da membrana basal é a *laminina*, e a do tecido conjuntivo do estroma é a *fibronectina*.

Lamininas

As lamininas são uma família biologicamente versátil de glicoproteínas da membrana basal cuja estrutura cruzada é formada por produtos de três subfamílias de genes relacionadas formando heterotrímeros α, β e γ (Quadro 3.2). Existem 12 isotipos co-

QUADRO 3.4 Constituintes da Matriz Não-colagenosa do Estroma

Componentes do Tecido Conjuntivo do Estroma	Cadeias	Estrutura Molecular	Associações Moleculares	Estruturas Tissulares
Fibronectina	Proteína dimérica Cadeias escolhidas a partir de ~ 20 variantes de encaixe de um gene		Receptores de integrina de muitas células (local de união RGD) A fibronectina plasmática é solúvel A fibronectina celular pode se auto-associar em fibrilas na superfície celular Colágeno, heparina, decorina, fibrina, certas bactérias (opsonina), LTBP (*latent transforming growth factor-β binding proteins*) [fator transformador do crescimento β latente ligando proteínas]	
Elastina	Monômero com diversas variantes de encaixe, um gene		Auto-associação formando fibras de ligação cruzada Formada sobre estrutura de microfibrilas	Fibra de elastina decorada com microfibrilas
Fibrilina	2 membros, 2 genes		Outros componentes de microfibrilas (LTBP), fibulina, laminina, versican	
Versican (proteoglicanos ligantes de hialuronano)	Família de 4 genes relacionados 10-30 cadeias de GAG de sulfato de condroitina e sulfato de dermatan		Associado ao hialuronano via CD-44 (proteína de ligação)	Hialuronano
Decorin Pequenos proteoglicanos ricos em leucina	1 cerne protéico, 1 gene Uma cadeia de GAG de sulfato de condroitina ou de sulfato de dermatan Biglicano e Fibromodulina estruturalmente relacionados, geneticamente distintos		Colágeno dos tipos I e II, fibronectina, TGF-β, trombospondina	Colágeno do tipo I ou II

nhecidos de laminina, formados a partir de diferentes combinações das três cadeias. A expressão dos isotipos de laminina em tecidos específicos contribui para a heterogeneidade da morfologia e função tissulares, em parte, por apoiar a aderência celular. As moléculas de laminina se auto-organizam em dois folhetos bidimensionais que se associam a lâminas de colágeno do tipo IV e outras proteínas da membrana basal.

A expressão apropriada da laminina epidérmica é fundamental tanto para a função epidérmica normal quanto para a reepitelização de feridas. A força epidérmica é conferida pelos hemidesmossomos, que se desenvolvem a partir da ligação da laminina da membrana basal à integrina epitelial e ao colágeno do tipo VII. O colágeno do tipo VII é a fibrila de ancoragem que conecta a célula epidérmica e a membrana basal ao tecido conjuntivo dérmico. Mutações na laminina epidérmica, integrina ou colágeno VII produzem uma doença formadora de vesículas cutâneas, potencialmente fatal, denominada *epidermólise bolhosa*.

Fibronectinas

As fibronectinas são glicoproteínas aderentes e versáteis amplamente distribuídas no tecido conjuntivo estromal e depositadas na matriz provisória da ferida (Quadro 3.4). As cadeias de fibronectina formam um homodímero ou heterodímero em forma de V que é conectado ao terminal C por duas pontes dissulfeto. Domínios específicos dentro da fibronectina ligam-se a bactérias, colágeno, heparina, fibrina, fibrinogênio e ao receptor da matriz celular, a integrina. De fato, a família de receptores de integrina foi parcialmente definida por estudos demonstrando sua ligação específica à fibronectina. O dímero multifuncional está projetado de forma a ligar moléculas da matriz a uma outra ou a células. Trombos dão apoio à migração celular na fibronectina que liga faixas de fibrina e são estabilizados por ligação cruzada do fator XIII (transglutaminase) a outros componentes provisórios e da matriz dérmica.

Dois tipos de fibronectina são formados a partir de fontes diferentes: (1) a forma celular menos solúvel e (2) uma forma solúvel, derivada de hepatócito, no plasma. Assim, o trombo derivado do plasma contém concentrações altas de fibronectina, necessária para a trombose e a defesa do hospedeiro, esta última por meio da opsonização de bactérias. A fibronectina também apóia a associação entre plaquetas e trombos e promove a reepitelização de feridas corneanas e cutâneas ao promover a aderência e migração de queratinócitos. A fibronectina sintetizada por células mesenquimais é polimerizada até fibrilas insolúveis, encontradas no tecido de granulação e tecido conjuntivo frouxo.

Glicosaminoglicanos

Os GAG são polímeros lineares longos de dissacarídeos com repetição específica organizados em seqüência. O nome da cadeia de GAG é determinado pelas subunidades de dissacarídeos no polímero. As cadeias de GAG possuem carga negativa por causa da presença de grupamentos carboxilato e, com exceção do hialuronano, da aderência de grupamentos sulfato ligados a N ou O ao dissacarídeo. Quando as cadeias sulfatadas de GAG estão ligadas por meio do O a resíduos de serina de núcleos protéicos são denominadas *proteoglicanos*.

Hialuronano

O hialuronano, o único GAG que não está ligado de modo covalente a uma proteína, existe como uma espiral aleatória de 2.000 a 25.000 dissacarídeos. O hialuronano pode se associar a proteoglicanos (definidos adiante) que contêm regiões ligantes de hialuronano. Certos proteoglicanos ligam-se ionicamente por meio de uma proteína de ligação ao longo do suporte principal de hialuronano, formando grandes compostos hialuronano/proteoglicano, como as moléculas de *agrecan* e *versican* (ver Quadro 3.4), encontradas na cartilagem e tecidos do estroma. O suporte principal de carboxilato com carga negativa do hialuronano liga quantidades grandes de água, criando um gel viscoso que produz turgor na matriz. O tamanho grande e a viscosidade hidratada do hialuronano fornecem resiliência e lubrificação às articulações e ao tecido conjuntivo, e o acúmulo dessas moléculas pericelulares facilita a migração celular através da matriz extracelular.

Proteoglicanos

Os proteoglicanos consistem em números variáveis de GAG, heparana, sulfato de condroitina e sulfato de queratano, ligados por ligações do tipo O-glicosídicas a serinas ou treoninas em proteínas específicas do núcleo. Eles possuem um teor mais alto de carboidratos do que as glicoproteínas da matriz e, embora não sejam ramificados, demonstram modificações variadas com sulfatação, ligações exclusivas e seqüências variadas. Proteoglicanos individuais diferem em tamanho, proteínas do cerne, escolha de cadeias de GAG e distribuição tecidual.

Assim como as glicoproteínas da matriz, os proteoglicanos participam da organização da matriz, integridade estrutural e aderência celular. Embora o cerne protéico de proteoglicanos freqüentemente apresente atividade biológica, as propriedades de vários proteoglicanos são mediadas em grande parte pelas próprias cadeias de GAG. As cadeias de GAG do sulfato de heparana da membrana basal (perlecan e colágeno do tipo XVIII) e proteoglicanos associados a células modulam a disponibilidade e as ações de fatores de crescimento ligadores de heparina, como o fator de crescimento endotelial vascular (VEGF), fator de crescimento de fibroblastos (FGF), e fator de crescimento epidérmico ligador da heparina (EGF) (ver adiante). Um grupo de pequenos proteoglicanos, que compartilham um domínio protéico central de repetições ricas em leucina, regula a atividade do fator transformador do crescimento β (TGF-β) e a formação de fibrila nos colágenos dos tipos I e II.

As expressões tissulares de proteínas da matriz extracelular e proteoglicanos estão resumidas no Quadro 3.5.

A Remodelagem É a Fase Duradoura da Reparação

Nos estágios posteriores do processo de reparação, as células inflamatórias diminuem de número, e a formação de capilar é completada. A remodelagem indica que o equilíbrio entre a deposição e a degradação de colágeno foi restabelecido. As metaloproteinases são as principais enzimas digestivas na remodelagem, mas a protease de neutrófilo e as serina proteases também estão presentes.

Metaloproteinases e Degradação da Matriz

Uma grande família de 25 proteinases, as metaloproteinases (MMP), são componentes fundamentais na cicatrização da ferida, porque capacitam células a migrar através do estroma por meio da degradação de proteínas da matriz. Também ativam e inativam moléculas bioativas. As MMP são sintetiza-

QUADRO 3.5 Expressão Tissular de Moléculas da Matriz Extracelular

Tecido ou Líquido Corporal	Célula Mesodérmica Primária	Tipos Principais de Colágeno	Proteínas Não-colagenosas da Matriz	Glicosaminoglicanos/ Proteoglicanos (PG)
Plasma			Fibronectina, fibrinogênio, vitronectina	Hialuronano
Derme Reticular/papilar	Fibroblasto	I, III, V, VI, XII	Fibronectina, elastina, fibrilina	Hialuronano, decorina, biglicano, versican
Junção epidérmica		VII, VXII (BP 180) fibrilas de ancoragem, hemidesmossomo		
Músculo Peri-, epimísio Média/adventícia aórtica	Célula muscular Fibroblasto	I, III, V, VI, VIII, XII	Fibronectina, elastina, fibrilina	Agrecan, biglicano, decorina, fibromodulina
Tendão	Fibroblasto	I, III, V, VI, XII	Fibronectina, tenascina (junção do miotendão), elastina, fibrilina	Decorina, biglicano, fibromodulina, lumican, versican
Ligamento	Fibroblasto	I, III, V, VI	Fibronectina, elastina, fibrilina	Decorina, biglicano, versican
Córnea	Fibroblasto	I, III, V, VI, XII		Lumican, ceratocan, mimecan, biglicano, decorina
Cartilagem	Condrócito	II, IX, VI, VIII, XI cartilagem hipertrófica X	Ancorina CII, fibronectina, tenascina	Hialuronano, agregan, biglicano, decorina, fibromodulina, lumican, perlecan (menos)
Osso	Osteócito	I, V	Osteocalcina, osteopontina, sialoproteína óssea, SPARC (osteonectina)	Decorina, fibromodulina, biglicano
Zonas de membrana basal	Epitelial, endotelial, adipócitos, células de Schwann, células musculares (endomísio), pericitos	IV, XV, XVIII	Laminina Nidogênio/entactina	Perlecan, PG Sulfato de heparana Colágeno XVIII (vascular) Agrina (junções neuromusculares)

QUADRO 3.6 Expressão de Metaloproteinases da Matriz no Tecido

Substrato da Matriz Extracelular	Reconhecimento Compartilhado de Substratos das Metaloproteinases da Matriz	Reconhecimento Parcialmente Compartilhado de Substratos das Metaloproteinases da Matriz	Incluído/Excluído
Matriz do estroma			
Colágeno do tipo I			
Colágeno do tipo III	MMP 1,2,13,14	MMP 3,10 (não o colágeno do tipo I)	
		MMP 7,12 (não o colágeno do tipo III)	MMP 9 (excluído)
Fibronectina		MMP 8 (colágenos apenas)	
Elastina	MMP 2		MMP 1,13,14 (excluídos)
			MMP 9 (incluído)
Membrana basal			
Laminina			
Entactina/nidogênio	MMP 2,3,7,12	MMP 1 (não o colágeno do tipo VI)	MMP 8,13,14 (excluídos)
Colágeno do tipo IV		MMP 9 (não a entactina)	MMP 7,9,12 (incluídos)
Cartilagem			
Colágeno do tipo II	MMP 1,8,13,14		MMP 2,9 (excluídos)
Matriz da ferida (provisória)			
Fibronectina			
Fibrinogênio	MMP 1,2,3,14	MMP 7,12 (não a fibrina)	MMP (excluído, exceto
Vitronectina		MMP 9 (não a fibronectina)	fibrinogênio)
Fibrina			

MMP1, colagenase-1; MMP2, gelatinase A; MMP3, estromelisina-1; MMP7, matrilisina; MMP8, colagenase-2; MMP9, gelatinase-B; MMP10, estromelisina-2; MMP12, elastase de macrófago; MMP13, colagenase-3; MMP14, MT1-MMP.

das sob a forma de zimogênios inativos e requerem ativação extracelular por MMP já ativadas ou por serina proteinases. São classificadas pelo acrônimo MMP seguido por um sufixo numérico (p. ex., MMP-1) ou são chamadas por nomes comuns como colagenase, estromelisina e gelatinase. As MMP clivam inúmeros substratos extracelulares, muitos dos quais são degradados por mais de uma MMP (Quadro 3.6). Assim como ocorre como as integrinas, tal redundância enfatiza a importância dessas moléculas no controle regulador. A relação de moléculas necessárias para a cicatrização da ferida é indistinguível da relação de substratos de MMP. Esses substratos incluem:

- Fatores da coagulação
- Proteínas da matriz extracelular
- Fatores de crescimento latentes e proteínas ligantes de fator de crescimento
- Receptores para moléculas da matriz e moléculas de adesão célula-célula
- Outras MMP, outras proteinases e inibidores de proteinases
- Moléculas quimiotáticas

A maior parte das MMP é regulada rigidamente no nível da transcrição, com exceção da MMP-2 (gelatinase A), que freqüentemente é expressa de modo constitutivo. A transcrição é regulada por (1) sinalização da integrina, (2) sinalização de fator de crescimento, (3) ligação a certas proteínas da matriz ou (4) força de tensão sobre uma célula. Como seria de se esperar pela localização de seus substratos, as MMP são secretadas na matriz extracelular ou encontram-se ligadas à membrana. As MMP ligadas à membrana ou são moléculas transmembrana ou estão ligadas a glicosilfosfatidilinositol (GPI). As MMP-1 e 2 associam-se a integrinas, dessa forma facilitando a migração celular. Além de estimular a migração e a remodelagem da matriz, as MMP podem romper as adesões célula-célula e liberar mo-

léculas bioativas depositadas na matriz; dentre essas, fatores de crescimento, quimiocinas, proteínas ligantes de fator de crescimento, fatores angiogênicos/antiangiogênicos e fragmentos bioativos de moléculas da matriz. Uma vez secretadas, a atividade das MMP pode ser minimizada pela ligação com inibidores específicos de proteinase. Além do importante inibidor de proteinase derivado do plasma, α_2-macroglobulina, existe uma família de inibidores tissulares endógenos de metaloproteinases (TIMP).

A Proliferação Celular É Estimulada por Citocinas e Matriz

Um aspecto inicial proeminente no tecido lesado consiste em um aumento transitório da celularidade, que serve para iniciar e perpetuar o tecido de granulação e substituir células lesadas. As células do tecido de granulação acumulam-se a partir de populações celulares lábeis (ver adiante), incluindo leucócitos circulantes e células epiteliais basais, e a partir de células estáveis, como células dos endotélios capilares e células mesenquimais residentes (fibroblastos, miofibroblastos, pericitos e células de músculo liso). As células-tronco derivadas da medula também podem povoar feridas, sofrendo diferenciação em populações endoteliais e de fibroblastos. As células diferenciadas terminalmente (p. ex., miócitos cardíacos, neurônios) não contribuem para a reparação ou a regeneração.

Os fatores de crescimento e os pequenos peptídios quimiotáticos (quimiocinas) proporcionam sinais autócrinos e parácrinos solúveis para a proliferação, diferenciação e migração celulares. Os sinais advindos de fatores solúveis e de matriz extracelular também funcionam em conjunto, influenciando o comportamento celular.

Os Sinais Moleculares Integrados Medeiam a Proliferação e a Diferenciação

Os comportamentos apresentados pelas células na cicatrização de feridas — proliferação, migração e expressão alterada de genes — são iniciados principalmente por três sistemas de receptores que compartilham vias integradas de sinalização (Fig. 3.5).

- Receptores protéicos de tirosina quinase para fatores de crescimento peptídicos
- Receptores associados à proteína G para quimiocinas e outros fatores
- Receptores de integrina para matriz extracelular.

Os receptores de tirosina quinase, os receptores de fatores de crescimento de integrina da matriz e os receptores associados à proteína G atuam em conjunto para direcionar o comportamento celular. Essas famílias distintas de receptores ligam ligantes não relacionados, mas transmitem sinais dentro de uma rede de vias em etapas e entrecruzadas que amplificam as mensagens, com freqüência ativando processos semelhantes. Até mesmo processos diferentes, como proliferação, diferenciação e migração podem compartilhar sinais, como os que iniciam as alterações citoesqueléticas.

Receptores Protéicos de Tirosina Quinase (Fator de Crescimento)

Quando ligados a fatores de crescimento, esses receptores dimerizam e se autofosforilam, atraindo outras proteínas com homologia Src no lado citoplasmático da membrana plasmática. Os receptores de fator de crescimento ativam cascatas de GTPase e vias de PI3K, ambas iniciando uma cascata de eventos conduzindo a diversas vias de transdução de sinais.

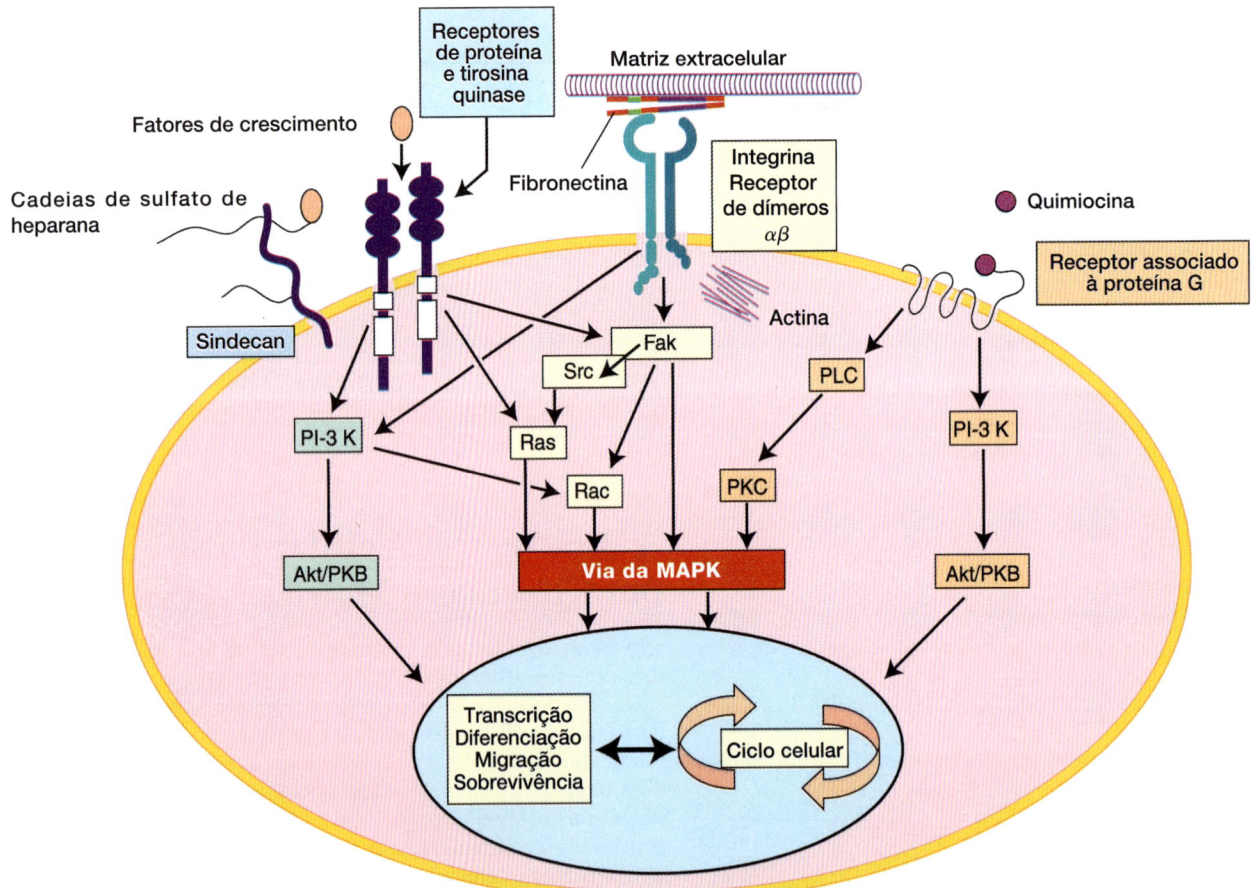

FIGURA 3.5
Resumo das vias compartilhadas de sinalização para integrina, tirosina quinase e receptores de quimiocinas na superfície celular. A matriz extracelular está ligada a receptores de dímeros de integrina-$\alpha\beta$, que ancoram o citoesqueleto de actina ativada e sinalizam através de Src e quinase de adesão focal (FAK) e através das vias da GTPase (ras, Rac) e PI3K. Os fatores de crescimento estão ligados pelos receptores de proteína tirosina quinase, levando-os a sofrer dimerização, autofosforilação e sinalização através das GTPase e PI3K. A sinalização de GEVF e bFGF é modulada por receptores do proteoglicano sulfato de heparana (sindecan), que criam um reservatório na superfície celular desses fatores de crescimento e possibilitam a ligação eficiente aos receptores de PTK. As quimiocinas e algumas outras citocinas ligam-se aos receptores 7-transmembrana ligados à proteína G, que sinalizam através das vias PI3K, ou da fosfolipase C (PLC) e proteína quinase C (PKC). Esses sinais são transduzidos para Akt/proteína quinase B (PKB) ou proteínas quinases ativadas por mitógeno (MAP quinases) e para dentro do núcleo, estimulando genes envolvidos na proliferação, diferenciação, transcrição e migração.

Receptores Associados à Proteína G

Esses sete receptores transmembrana para quimiocinas desencadeiam o AMP cíclico, a fosfolipase C e as vias JAK-STAT (*Janus kinase-signal transducer and activator of transcription*) ou PI3K, dependendo do (1) ligante, do (2) receptor específico de quimiocina, do (3) tipo celular e da (4) proteína G particular disponível.

Receptores de Integrina

Esses receptores celulares funcionam exclusivamente para discernir informação química e informação mecânica na matriz extracelular e para responder a ambas por meio da criação de sítios de aderência para o citoesqueleto da actina. Desse modo, iniciam a proliferação e a diferenciação. Proteínas acessórias ajudam a ancorar o citoesqueleto da actina por meio da aderência de complexos protéicos à cauda citoplasmática curta da integrina e à actina, finalmente conectando as fibras de estresse da actina com a matriz extracelular através do receptor de integrina (ver "migração celular"). Duas tirosinas quinases que não são de receptor, a saber, quinase de adesão focal (FAK) e Src, são iniciadores fundamentais da sinalização que interagem desencadeando cascatas precoces de sinalização. A autofosforilação de FAK cria um sítio de ligação para a Src, que fosforila outras proteínas e constrói um esqueleto protéico que se liga à actina. Além disso, a Src fosforila a FAK, provocando uma seqüência separada de interações protéicas que acarretam a ativação de Ras, uma GTPase que ativa a cascata da quinase de proteína ativada por mitógeno (MAP). A ativação da integrina também inicia a via de PI3K.

Três Famílias de Proteínas Transduzem os Sinais ao Núcleo

A via da MAP quinase consiste em uma série de reações de serina-treonina direcionada para o núcleo a fim de iniciar a transcrição que provoca a proliferação e a diferenciação. Os sinais oriundos desses receptores diferentes cruzam-se em vias comumente utilizadas.

GTPases

GTPases como as subfamílias dos tipos Ras ou Rho (Rho, Rac, Cdc42) são ativadas indiretamente por receptores protéicos de tirosina quinase e receptores de integrina, após o que liberam sinais para iniciar alterações citoesqueléticas (Rho, Rac). As GTPases iniciam uma série de reações de serina-treonina quinase na cascata da MAP quinase.

Fosfatidilinositol-3 Quinase (PI3K)

A PI3K catalisa a produção de lipídios fosfinositídio-3,4,5-trifosfato (PIP_3), que se acumulam na membrana celular em resposta a ativação de receptores de tirosina quinase ou receptores associados à proteína G. A serina-treonina quinase Akt (também denominada proteína quinase B) é fosforilada por quinase 1 dependente de fosfoinositídio (PDK1). A seguir, o complexo Akt/PKB fosforila proteínas nucleares que afetam o crescimento e o comportamento celulares em uma cascata distinta da apresentada pela via da MAP quinase. A via PI3K apresenta interseções com as vias de receptor de fator de crescimento e de receptor de integrina por meio da ativação de Rac GTPase derivada de PIP_3, que afeta alterações citoesqueléticas e estimula a via da MAP quinase.

Fosfolipase C

A via $G\alpha_1$ é ativada por diversos receptores de quimiocinas encontrados em células endoteliais, epiteliais e mastócitos e também leucócitos. As proteínas G e os receptores protéicos de tirosina quinase podem sinalizar tanto pela via da fosfolipase C quanto da PI3K. A fosfolipase C hidrolisa fosfoinositídio bifosfato (PIP_2) formando inositol trifosfato (IP_3) e diacilglicerol (DAG). O IP_3 estimula a liberação de cálcio, que, junto com DAG, ativa a proteína quinase C (PKC). Então, a PKC ativa a via da MAP quinase.

REPARAÇÃO

Os Destinos da Lesão Incluem Reparação e Regeneração

A reparação e a regeneração se desenvolvem após respostas inflamatórias, sendo a inflamação por si só a resposta primária a lesão tissular (ver Cap. 2). Para entender o modo pelo qual a inflamação influencia a reparação, é útil revisar os diferentes desfechos possíveis da inflamação aguda. A inflamação aguda transitória pode sofrer resolução completa, com elementos parenquimatosos lesados localmente sendo regenerados sem formação importante do tecido cicatricial. Por exemplo, na recuperação de uma queimadura solar moderada, pequeno número de células inflamatórias agudas temporariamente acompanha a vasodilatação transitória abaixo da epiderme lesada pelo sol. Por outro lado, a inflamação aguda progressiva, com o surgimento de inflamação com predomínio de macrófagos, é intrínseca à seqüência de elaboração e reparação do colágeno.

Organização

A organização representa um desfecho patológico de uma resposta inflamatória. Ocorre em cavidades serosas como o pericárdio e cavidades peritoneais. Na pericardite, os fibroblastos secretam e organizam colágeno dentro de filamentos de fibrina, dessa forma ligando o pericárdio visceral ao parietal (Fig. 3.6). Como conseqüência, ocorre constrição do preenchimento ventricular do coração e poderá ser necessária intervenção cirúrgica para correção. Algumas vezes os filamentos de fibrina tornam-se organizados dentro da cavidade peritoneal após cirurgia intra-abdominal. Tais adesões (fios de colágeno) podem aprisionar alças de intestino delgado e provocar obstrução intestinal.

A Cicatrização da Ferida Exibe uma Seqüência Definida

Como as feridas na pele e nas extremidades são facilmente acessíveis, foram estudadas extensamente como modelos. Embora

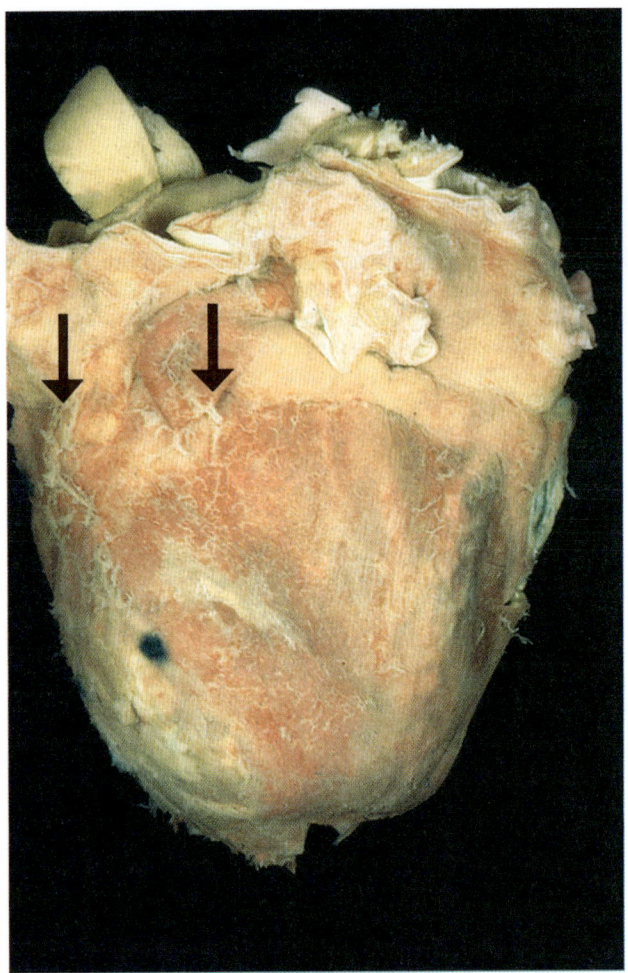

FIGURA 3.6
Faixas organizadas de colágeno na pericardite constritiva (*setas*).

QUADRO 3.7	Reparação na Pele
INICIAL	1. Trombose: Formação de uma barreira rica em fatores de crescimento apresentando importante força tênsil
	2. Inflamação: Fragmentos necróticos e microrganismos devem ser removidos por neutrófilos; o surgimento de macrófagos sinaliza e inicia a reparação
	3. Reepitelização: Epitélio recém-formado estabelece uma barreira permanente contra microrganismos e líquido
MEDIANA	4. Formação e função de tecido de granulação: Esse órgão de reparação especializado é o local de secreção de matriz extracelular e colágeno; é vascular, edematoso, sem sensibilidade e resistente a infecção
	5. Contração: Fibroblastos e possivelmente outras células também transformam-se em miofibroblastos contendo actina, ligam-se entre si e com o colágeno e sofrem contração, estimulados por TGF-β_1 ou β_2
POSTERIOR	6. Acréscimo de força tênsil final é conseqüente basicamente à ligação cruzada do colágeno
	7. Remodelagem: O local da ferida sofre desvascularização e adequa-se às linhas de estresse na pele

mais difícil de se estudar, a cicatrização dentro de vísceras ocas e cavidades corporais em geral equivale à seqüência de reparação na pele (Quadro 3.7 e Fig. 3.7).

Trombose

Um trombo (coágulo), aludido como uma *crosta* ou *escara*, após secar, forma uma barreira na pele ferida contra invasão de microrganismos superficiais. Também previne a perda de plasma e de líquido tissular. Formado basicamente a partir de fibrina plasmática, o trombo é rico em fibronectina. No local da lesão, a fibronectina é logo ligada de modo cruzado pela transglutaminase a fim de proporcionar força tênsil local e manter o fechamento. O trombo também contém plaquetas em contração, uma fonte inicial de fatores de crescimento. Bem mais tarde o trombo sofre proteólise, após o que é penetrado por epitélio em regeneração. A seguir a crosta se solta.

Inflamação

Os locais de reparação variam na quantidade de destruição tissular local. Por exemplo, a excisão cirúrgica de uma lesão da pele deixa pouco ou nenhum tecido desvitalizado. Necrose localizada, demarcada, acompanha os infartos miocárdicos de tamanho médio. Por outro lado, necrose irregularmente definida e disseminada é uma característica de uma queimadura grande de terceiro grau. Inicialmente, uma resposta inflamatória neutrofílica aguda liquefaz o tecido necrótico. A inflamação aguda persiste enquanto necessário, já que o reparo não pode progredir até que as estruturas necróticas sejam liquefeitas e removidas. Subseqüentemente, a fibronectina derivada do plasma liga-se ao colágeno e às membranas celulares para facilitar a fagocitose. A fibronectina e os restos celulares são fatores quimiotáticos para macrófagos e fibroblastos (Fig. 3.7). O surgimento de macrófagos como a célula predominante no local da lesão sinaliza o início do processo de reparação. Os macrófagos ingerem produtos proteolíticos de neutrófilos e secretam colagenase, desta forma promovendo liquefação adicional. Também proporcionam fatores de crescimento que estimulam a proliferação de fibroblastos, a secreção de colágeno e a neovascularização.

Macrófagos

Uma etapa fundamental no desenvolvimento do tecido de granulação é o recrutamento de monócitos para o sítio da lesão pelas quimiocinas e pelos fragmentos da matriz lesada. A *matriz provisória* é uma estrutura temporária de glicoproteínas plasmáticas, plaquetas e outras células de origem sangüínea, entrecruzadas, que, por fim, é substituída por tecido de granulação. Macrófagos ativados coordenam o desenvolvimento de tecido de granulação através da liberação de fatores de crescimento e citocinas. Estas moléculas direcionam a angiogênese, ativam fibroblastos formando estroma novo e continuam a degradação e a remoção da matriz provisória.

Tecido de Granulação

O tecido de granulação é um órgão de reparação especializado e transitório. Assim como a placenta, está presente apenas onde e quando necessário. É enganosamente simples, com um

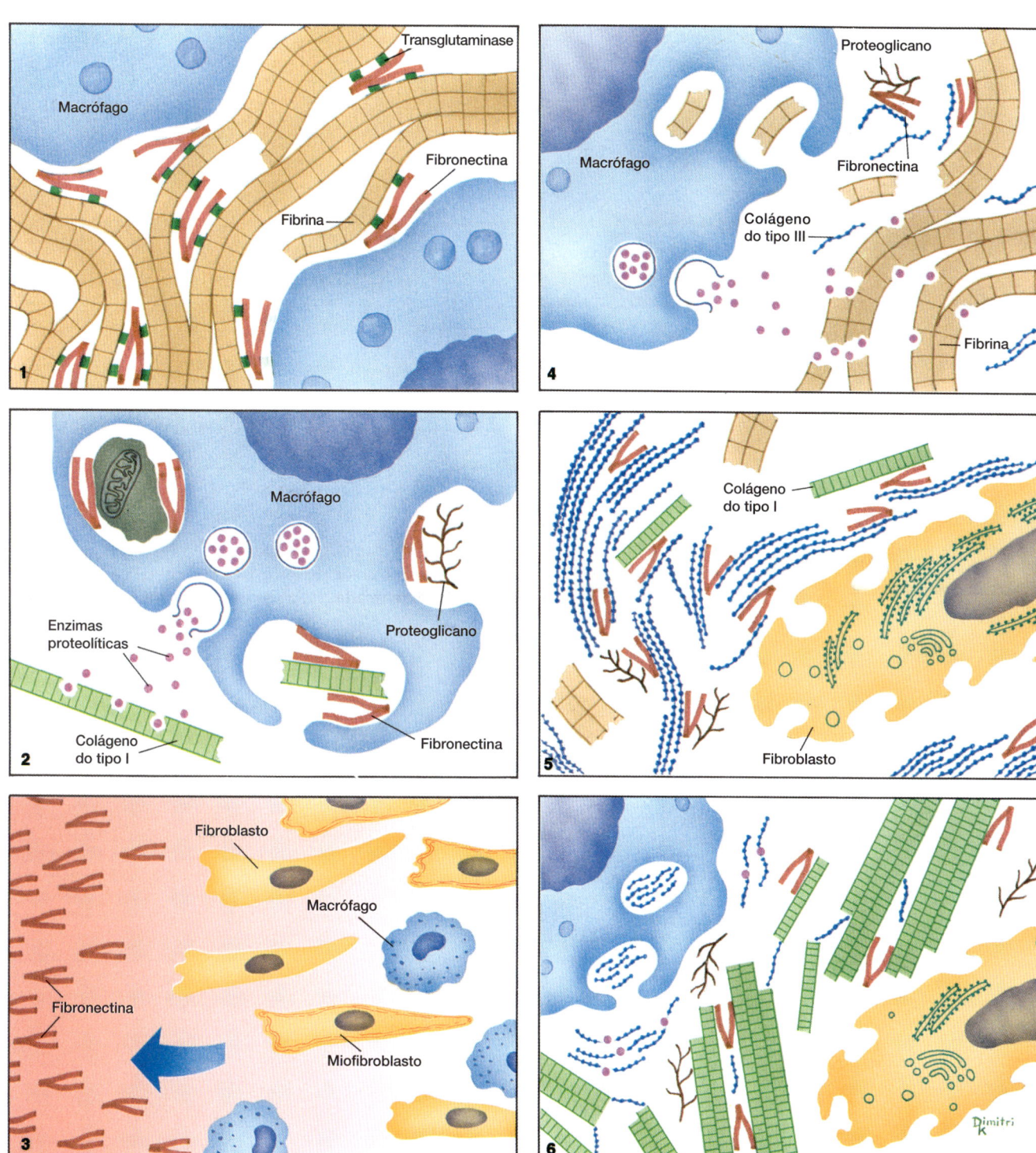

FIGURA 3.7

Resumo do processo de cicatrização. Fase inicial da reparação, que tipicamente começa com hemorragia nos tecidos. (1) Forma-se um coágulo de fibrina que preenche o espaço criado pelo ferimento. A fibronectina no plasma extravasado sofre ligação cruzada com a fibrina, o colágeno e outros componentes da matriz extracelular pela ação de transglutaminases. Essa ligação cruzada proporciona uma mecânica provisória de estabilização da ferida (0-4 horas). (2) Os macrófagos recrutados para a área da ferida processam remanescentes celulares e matriz extracelular danificada. A ligação da fibronectina a membranas celulares, colágenos, proteoglicanos, DNA e bactérias (opsonização) facilita a fagocitose por esses macrófagos e contribui para a remoção dos detritos (1-3 dias). (3) A fibronectina, os detritos celulares e produtos bacterianos são quimioatrativos para uma série de células que são recrutadas para o local da ferida (2-4 dias). Fase intermediária da reação de reparação. (4) À medida que uma nova matriz extracelular é depositada no local da ferida, o coágulo de fibrina inicial é lisado por uma combinação de enzimas proteolíticas extracelulares e fagocitose (2-4 dias). (5) Simultaneamente à remoção de fibrina, ocorre deposição de uma matriz temporária formada por proteoglicanos, glicoproteínas e colágeno do tipo III (2-5 dias). (6) Fase final da reação de reparação. Por fim, a matriz temporária é removida por uma combinação de digestão extracelular e intracelular, e a matriz definitiva, rica em colágeno do tipo I é depositada (5 dias-semanas).

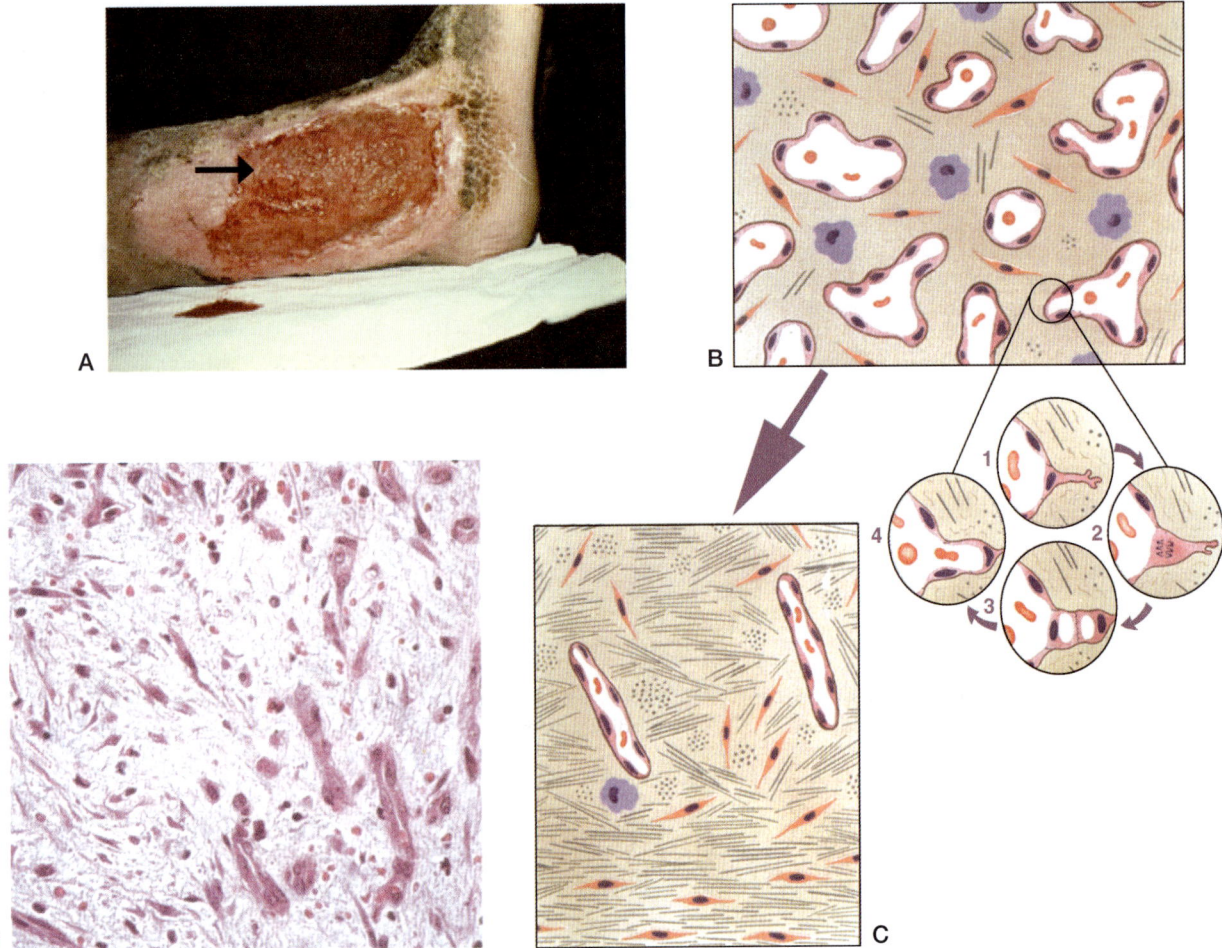

FIGURA 3.8
Tecido de granulação. A. Uma úlcera do pé está coberta por tecido de granulação. B. O tecido de granulação apresenta dois componentes principais: células e capilares em proliferação. As células são constituídas principalmente por fibroblastos, miofibroblastos e macrófagos. Estes derivam de monócitos e macrófagos. Os fibroblastos e os miofibroblastos derivam de células-tronco mesenquimais, e os capilares surgem de vasos adjacentes por meio de divisão das células endoteliais de revestimento (*detalhe*) num processo denominado *angiogênese*. As células endoteliais projetam extensões celulares, denominadas *pseudópodes*, que crescem na direção do local da ferida. O crescimento citoplasmático aumenta os pseudópodes, e finalmente as células se dividem. Os vacúolos formados nas células-filhas finalmente se fundem, criando uma nova luz. Todo o processo continua até que o broto encontre um outro capilar, com o qual se conectará. No seu pico, o tecido de granulação é o tecido mais ricamente vascularizado no corpo. C. Quando a reparação tiver sido feita, a maioria dos capilares recém-formados é obliterada e depois reabsorvida, deixando uma cicatriz avascular descorada. D. Uma fotomicrografia de tecido de granulação mostra vasos de parede delgada embebidos em uma matriz de tecido conjuntivo frouxo contendo células mesenquimais e células inflamatórias ocasionais.

aspecto brilhoso e granular (Fig. 3.8). Microscopicamente, uma mistura de fibroblastos e hemácias surge primeiramente, seguida pelo desenvolvimento de capilares patentes revestidos por uma camada de células, circundados por fibroblastos e células inflamatórias. Os outros constituintes celulares iniciais do tecido de granulação são monócitos/macrófagos. Os macrófagos constituem uma fonte importante de fatores de crescimento (Quadro 3.8) e são reconhecidos por suas funções fagocíticas. Mais tarde, os plasmócitos são proeminentes, até mesmo predominantes.

O tecido de granulação é cheio de líquido e seus constituintes celulares fornecem anticorpos antibacterianos e fatores de crescimento. É bastante resistente à infecção bacteriana, permitindo que o cirurgião crie anastomoses em pontos não-estéreis como o cólon, em que um terço completo do conteúdo fecal consiste em bactérias.

Proliferação de Fibroblastos e Acúmulo de Matriz

A matriz inicial temporária do tecido de granulação contém proteoglicanos, glicoproteínas e colágeno do tipo III (ver Fig. 3.7). A liberação de citocinas a partir de células fixas no tecido lesado provoca hemorragia e atrai células inflamatórias para o local. Cerca de 2 a 3 dias após a lesão, os fibroblastos ativados e os brotos de capilares são detectados. A forma dos fibroblastos na ferida altera-se de oval para bipolar à medida que começam a formar colágeno (Fig. 3.9) e sintetizar outras proteínas da matriz, como a fibronectina. A secreção de colágeno do tipo III, inicialmente 20% do colágeno total, é transitória e prognóstica da formação de colágeno do tipo I, que confere maior força tênsil. Quando se aproxima o pico de acúmulo de matriz em 5 a 7 dias, a libe-

QUADRO 3.8 Sinalizações na Reparação da Ferida

Fase	Fator(es)	Fonte	Efeitos
Coagulação	XIIIA	Plasma	Trombose
	TGF-α, TGF-β, PDGF, ECGF	Plaquetas	Quimioatração de células envolvidas subseqüentemente
Inflamação	TGF-β	Neutrófilos	Atraem monócitos/macrófagos e fibroblastos, diferencia fibroblastos
Formação de tecido de granulação	FGF básico, TGF-β	Monócito/macrófago, a seguir fibroblastos	Diferentes fatores estão ligados à matriz de proteoglicanos
Angiogênese	VEGF	Monócito/macrófago	Desenvolvimento de vasos sangüíneos
Contração	TGF-β_1, β_2	Várias	Surgem miofibroblastos, ligam-se entre si e ao colágeno e contraem
Amadurecimento-parada da proliferação	TGF-β_1	Plaquetas, monócitos/macrófagos	Acúmulo de matriz extracelular
	Proteoglicano sulfato de heparana, decorina	Fibroblastos secretores	Captura de TGF-β e FGF básico
	Interferon	Monócitos plasmáticos	Suprime proliferação de fibroblastos e acúmulo de colágeno
Remodelagem	Aumento de oxigênio local	Processo de reparação	Suprime liberação de citocinas
	PDGF-FGF	Plaquetas, fibroblastos	Indução de MMP
	Metaloproteinases da matriz, t-PA, u-PAS	Capilares brotados, células epiteliais	Remodelagem por permitir a involução de vasos e a reestruturação da matriz extracelular
	Inibidores tissulares de metaloproteinases	Local, não definida adicionalmente	Equilibra os efeitos de MMP no local de reparação em evolução

ração de TGF-β aumenta a síntese de colágeno e fibronectina e diminui a transcrição de metaloproteinase e a degradação da matriz. A ligação cruzada extracelular de colágeno recém-sintetizado aumenta progressivamente a força da ferida.

Fatores de Crescimento e Fibroplasia

A descoberta inicial de EGF e a subseqüente identificação de, pelo menos, 20 outros fatores de crescimento forneceram explicações para muitos dos eventos rapidamente modificados na reparação e regeneração. A superabundância e interação entre fatores de crescimento, outras citocinas e metaloproteinases são ilustradas nas Figs. 3.10 e 3.11. As ações de fatores de crescimento não são completamente redundantes, pois cada uma apresenta uma função predominante no reparo. A especificidade deriva de (1) expressão temporal de diferentes receptores e seus isotipos em populações celulares heterogêneas, (2) respostas variáveis por receptores individuais e (3) latência ou ativação de fatores de crescimento. Os Quadros 3.8, 3.9

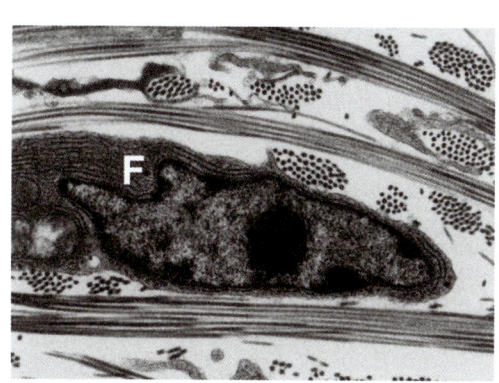 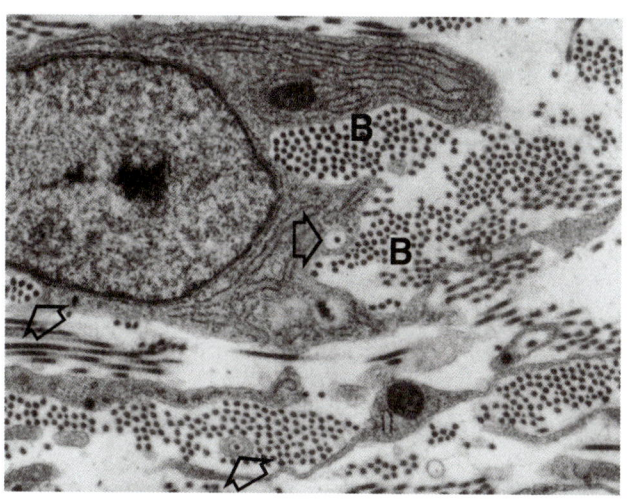

FIGURA 3.9
Fibroblastos e fibras de colágeno. Micrografias eletrônicas. A. Fibroblasto de embrião de pinto (F) situado entre fibras de colágeno e uma fibra de elastina no canto direito inferior. As fibras de colágeno são visualizadas como tiras cruzadas atravessando o campo e ao longo do eixo longo, em um ângulo reto, como pontos. B. Um fibroblasto dérmico de embrião de pinto com feixes de fibrila de colágeno associados à superfície celular (B); alguns feixes estão envolvidos por membrana de fibroblasto (setas). As fibrilas são visualizadas no eixo longo como pontos.

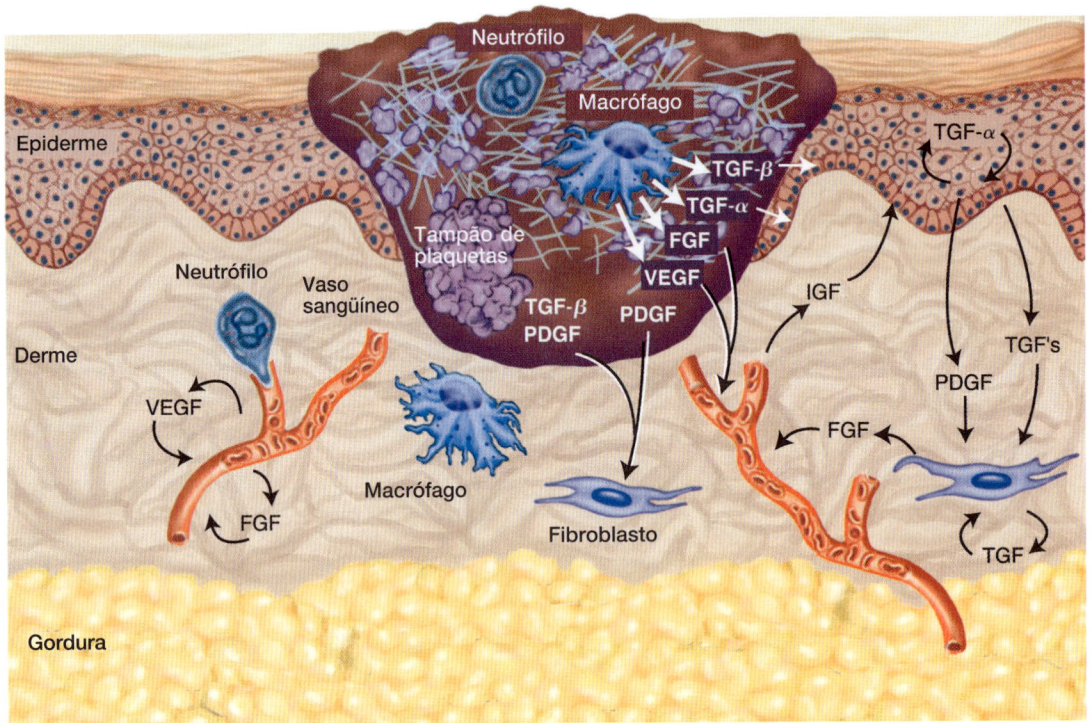

FIGURA 3.10
Ferida cutânea (2-4 dias). Os fatores de crescimento que controlam a migração de células estão ilustrados. Existe superabundância extensa, e nenhum fator de crescimento é limitador do índice. A maior parte dos fatores apresenta efeitos múltiplos, conforme relacionado no Quadro 3.10.

e 3.10 mostram como os fatores de crescimento controlam os eventos específicos na reparação. Os fatores de crescimento expressos precocemente (FGF, PDGF, EGF e fator de crescimento de ceratinócito [KGF]) apóiam a migração e proliferação celulares, enquanto os que alcançam pico posteriormente (TGF-β e IGF-1) sustentam a fase de maturação do tecido de granulação.

Embora os papéis dos fatores de crescimento na iniciação e progressão da reparação sejam razoavelmente bem compreendidos, os eventos que limitam e terminam esses processos não estão bem definidos. Talvez a chave da interrupção do processo de reparação seja a diminuição da anoxia conforme a reparação progride. A reparação também pode cessar devido à menor renovação de matriz extracelular. Finalmente, o aumento da estocagem e a diminuição da disponibilidade de fatores de crescimento podem estabilizar a matriz, transmitindo sinais que reduzem os efeitos de fatores de crescimento.

Angiogênese

O Crescimento de Capilares

No seu pico, o tecido de granulação possui mais capilares por unidade de volume do que qualquer outro tecido. O crescimento de novos capilares é essencial para o aporte de oxigênio e nutrientes às células. Novos capilares são formados por angiogênese (o brotamento de células endoteliais) a partir de vênulas capilares preexistentes (Fig. 3.8) e criam o aspecto granular, motivo pelo qual o tecido de granulação tem esse nome. Com menor freqüência, novos vasos sangüíneos são formados de novo a partir de angioblastos. Este último processo é conhecido como *vasculogênese* e está associado basicamente aos processos de desenvolvimento.

A angiogênese na reparação da ferida é bastante regulada. Células endoteliais de capilares quiescentes são ativadas pela liberação local de citocinas e fatores de crescimento. As células endoteliais e pericitos são margeados por membranas basais, que devem ser degradadas localmente antes da migração de células endoteliais e pericitos para a matriz provisória. A passagem endotelial através da matriz exige a cooperação de ativadores de plasminogênio, metaloproteinases da matriz e receptores de integrina. O crescimento de novos capilares é apoiado pela proliferação e fusão de células endoteliais (Fig. 3.8), e estudos recentes sugerem que células progenitoras endoteliais derivadas de medula óssea também podem ser recrutadas para um vaso em crescimento. A migração de células para o local da ferida é direcionada por ligantes solúveis (*quimiotaxia*) e ocorre ao longo de substratos da matriz aderentes (*haptotaxia*). Uma vez imobilizadas as células endoteliais capilares, formam-se contatos entre as células e ocorre o desenvolvimento de uma membrana basal organizada na parte exterior do capilar nascente. A associação com pericitos e sinais oriundos de angiopoietina, TGF-β e PDGF estabelecem um fenótipo vascular maduro e ajudam a formar capilares que não extravasam. Novos capilares que não amadureceram podem sofrer apoptose endotelial.

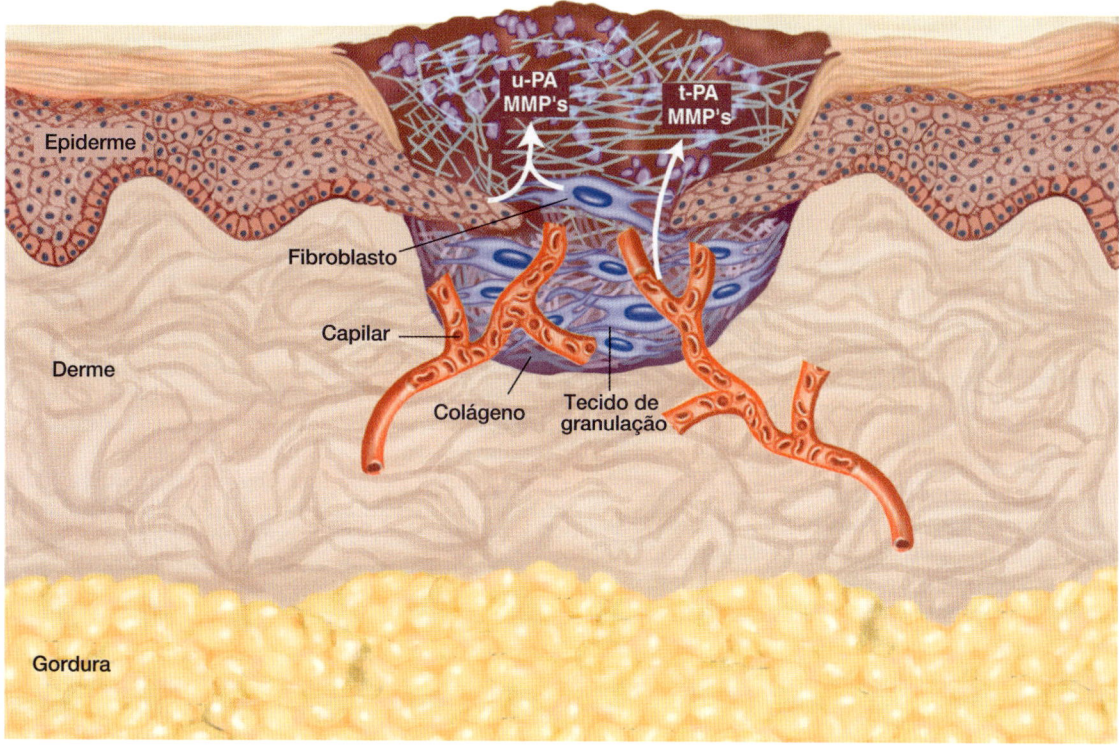

FIGURA 3.11
Ferida cutânea, 4-8 dias. Os vasos sangüíneos encontram-se em proliferação, e a epiderme está penetrando o trombo, porém não sua superfície. A porção superior se tornará uma escara ou crosta.

Experimentalmente, a estimulação da angiogênese em cultura de células requer matriz extracelular e fatores de crescimento. A angiogênese *in vivo* é iniciada por hipoxia e superabundância de citocinas, fatores de crescimento e especificamente lipídios, que atraem os fatores angiogênicos bFGF e VEGF. Os macrófagos e as células endoteliais do tecido de granulação ativados produzem bFGF e VEGF, e as células epidérmicas da ferida liberam VEGF em resposta a fator de crescimento de ceratinócito (KGF ou FGF-7). Como o alvo principal do VEGF é a célula endotelial, essa molécula é um regulador crítico do desenvolvimento vascular e da angiogênese embrionários, regulando a sobrevida, a diferenciação e a mi-

QUADRO 3.9 Fatores de Crescimento Controlam Estágios Específicos na Reparação

Atração de monócitos/ macrófagos	PDGF, FGF, TGF-β
Atração de fibroblastos	PDGF, FGF, TGF-β, CTGF, EGF
Proliferação de fibroblastos	PDGF, FGF, EGF, IGF, CTGF, TNF
Angiogênese	VEGF, FGF
Síntese de colágeno	TGF-β, PDGF, IGF, CTGF, TNF
Secreção de colágeno	PDGF, FGF, CTGF, TNF
Migração e proliferação de epitélio-epiderme	KGF, TGF-α, IGF

QUADRO 3.10 Fatores de Crescimento, Enzimas e Outros Fatores Regulam a Progressão da Reparação e Fibrose

Secreção de colagenase	PDGF, EGF, IL-1, TNF, proteases
Movimentação de células da superfície e do estroma	t-PA (ativador de plasminogênio tissular)
	u-PA (ativador de plasminogênio do tipo uroquinase)
	MMP (metaloproteinase da matriz)
	MMP-1 (colagenase 1)
	MMP-2 (gelatinase A)
	MMP-3 (estromelisina 1)
	MMP-13 (colagenase 3)
Amadurecimento ou estabilização de vasos sangüíneos	Angiopoietinas (Ang1, Ang2)
Inibição de secreção de colágeno	TGF-β
Redução da produção e renovação de colágeno	Redução da anoxia
Ligação cruzada e amadurecimento do colágeno	Lisil oxidase, fator desconhecido

gração endoteliais. Nesse contexto, a perda de um alelo de VEGF provoca defeitos letais na vasculatura embrionária.

A ligação de fatores de crescimento angiogênicos a sulfato de heparana contendo cadeias de GAG é um aspecto fundamental da angiogênese. A associação com cadeias de sulfato de heparana afeta a disponibilidade e a ação de fatores de crescimento porque (1) cria um reservatório de estocagem de VRGF e bFGF nas membranas basais capilares e (2) usa receptores de proteoglicanos da superfície celular para regular o aporte de ligante a receptores de VEGF e bFGF (ver Fig. 3.5).

Angiogênese e Intercâmbio de Informações entre Receptores

Os receptores de integrina da superfície sentem alterações na matriz extracelular e conseguem reagir modulando a resposta celular a fatores de crescimento. Essa conversação cruzada é possível porque os sinais de integrina e fator de crescimento convergem, desencadeando muitas das mesmas cascatas de sinalização que apóiam a sobrevivência, proliferação celular, diferenciação e migração (ver Fig. 3.5). Diferentemente dos fatores de crescimento, os receptores de integrina direcionam a locomoção celular por organizarem alterações citoesqueléticas na membrana. Quando expostas a fatores de crescimento ou à perda de uma membrana basal organizada, células endoteliais quiescentes expressam novas integrinas que modulam a migração endotelial nas proteínas da matriz provisória. O brotamento capilar baseia-se principalmente nas integrinas do tipo β_1, embora outras integrinas também sejam supra-reguladas durante a angiogênese.

Reepitelização

A epiderme renova-se constantemente por mitose na camada basal. As células escamosas a seguir sofrem cornificação ou queratinização à medida que amadurecem e são descamadas alguns dias depois. Para que a maturação ocorra, é necessária uma camada íntegra de células basais que estejam em contato direto entre si. Se esse contato for rompido, as células epiteliais basais restabelecem contato com outras células basais através de mitose. O outro sinal necessário para a diferenciação epidérmica é o contato com uma membrana basal. Na pele, o folículo piloso é a fonte primária do epitélio em regeneração. A regeneração epitelial está ilustrada nas Figs. 3.10 e 3.11. Uma vez restabelecida, a barreira epitelial demarca a crosta da ferida recém-coberta. Quando a continuidade epitelial é restabelecida, a epiderme recomeça seu ciclo normal de amadurecimento e descamação.

A epitelização fornece uma barreira protetora contra infecção e perda de líquido. Além das células epiteliais, a epiderme inclui importantes células imunológicas, como as células dendríticas e as células de Langerhans. Em geral, as células epiteliais fecham as feridas por migração cobrindo a superfície lesada ou, com menor freqüência, por meio de um processo de fechamento denominado *fechamento em cordão de bolsa*. A pele oferece o melhor exemplo estudado de reparo epitelial.

A camada basal de células epiteliais cutâneas, também denominadas *células epidérmicas* ou *ceratinócitos*, contribui com importantes citocinas (IL-1, VEGF, TGF-α, PDGF, TGF-β) para o início da cicatrização e a resposta imunológica. Para começar a migração, os ceratinócitos devem sofrer diferenciação celular antes de formar uma nova cobertura sobre a ferida. Normalmente, essas células encontram-se aderidas à laminina na membrana basal subjacente por meio de complexos protéicos de hemidesmossomo contendo integrina $\alpha_6\beta_4$. A cauda citoplasmática longa da cadeia de integrina β_4 forma um elo entre a membrana basal e os filamentos intermediários de ceratinócitos. Entre as moléculas associadas ao complexo de hemidesmossomo encontram-se diversos membros da família do colágeno, a saber, colágeno do tipo XVII (BP-180) e colágeno do tipo VII, também denominado *fibrila de ancoragem* (Quadro 3.3). A fibrila de ancoragem conecta o complexo hemidesmossomo-membrana basal às fibras de colágeno do tecido conjuntivo dérmico.

As células epiteliais encontram-se conectadas nas suas bordas laterais por *junções aderentes* compostas de receptores de caderina. As caderinas são proteínas integrantes da membrana, dependentes de cálcio, que formam conexões extracelulares entre as células e ancoram conexões citoesqueléticas intracelulares. As caderinas nas junções aderentes ligam feixes estáveis de actina a um complexo citoplasmático de cateninas α, β e γ. A camada de actina que circunda o citoplasma epitelial cria tensão e força laterais e é chamada de *cinto de adesão*. Uma segunda conexão lateral epitelial que se liga ao citoesqueleto consiste no *complexo desmossômico*, que é um outro complexo de receptor que contém caderina. Essa organização associa-se intracelularmente à γ-catenina, porém liga filamentos de queratina, em vez de filamentos de actina. A forma e a força das bainhas epiteliais resultam da tensão criada pelas conexões citoesqueléticas com a membrana basal e de conexões entre as células. As células epiteliais "medem" a presença de aderências laterais com base na caderina por meio da disponibilidade de catenina β ou γ livres. As cateninas livres são degradadas normalmente, mas, na presença de certos fatores de crescimento da superfamília do TGF-β, as cateninas β e γ são poupadas da degradação e migram para o núcleo, onde agem como ativadores de transcrição. Dessa forma, as cateninas organizam o citoesqueleto e realizam uma importante função de diferenciação.

A migração celular é o meio predominante pelo qual a superfície da ferida é reepitelizada. As células epidérmicas migratórias originam-se na margem da ferida e nos folículos pilosos ou nas glândulas sudoríparas. Se a membrana basal for perdida, as células entram em contato com componentes estromais não familiares, um efeito que estimula a locomoção celular e a expressão de proteinase.

A ativação da motilidade epitelial é direcionada pela organização de fibras de actina em adesões focais organizadas por receptores de integrina recém-expressos ($\alpha_5\beta_1$, $\alpha v \beta_{5\text{ ou }6}$ e $\alpha_2\beta_1$). Essas integrinas ligam colágeno I, fibronectina, vitronectina e fibrinogênio (Quadro 3.1) e direcionam as células em migração ao longo da margem da derme viável. O movimento através da fibrina de ligação cruzada aposta à derme exige a ativação de plasmina oriunda do plasminogênio a fim de degradar a fibrina. A ativação pericelular de plasminogênio ligado à célula é regulada pelo ativador de plasminogênio do tipo uroquinase (u-PA) e pode ser localizada na superfície celular pelo receptor de u-PA (u-PAR) ancorado à GPI. Esse receptor também interage com receptores de integrina, iniciando eventos de sinalização para a migração e a proliferação celulares. Além de degradar fibrinogênio e fibrina, a plasmina auxilia na ativação de MMP. Colagenase intersticial (MMP-1), gelatinase 2 (MMP-2) e estromelisina 1 (MMP-3) são supra-reguladas por ceratinócitos migrando na matriz estromal. A clivagem proteolítica de colágenos estromais dos tipos I e III em contatos focais de adesão atua como um mecanismo de liberação que permite a migração de ceratinócitos. As células epidérmicas retomam seu fenótipo normal após os ceratinócitos formarem uma camada confluente sobre o local da ferida e aderirem à membrana basal.

Contração da Ferida

À medida que cicatrizam, as feridas abertas se contraem e deformam. O meio pelo qual as feridas se contraem foi um mistério até a descoberta de uma célula especializada do tecido de granulação, a saber, o *miofibroblasto* (Fig. 3.12). Esse fibroblasto modificado não é distinguível do fibroblasto secretor de colágeno por meio da microscopia óptica convencional. Diferentemente do fibroblasto, o miofibroblasto exprime actina do músculo liso-α, desmina e vimentina, e responde a agentes farmacológicos que levam a musculatura lisa a se contrair ou relaxar. Em resumo, é um fibroblasto que reage como uma célula de músculo liso. **O miofibroblasto é a célula responsável pela contração da ferida e também pelo processo patológico deformante denominado** *contratura da ferida*. O surgimento do miofibroblasto, geralmente em torno do terceiro dia de cicatrização da ferida, está associado ao aparecimento súbito de forças contráteis, que a seguir diminuem gradualmente nas semanas seguintes. Os miofibroblastos exercem seus efeitos contráteis formando sincícios nos quais os miofibroblastos são ligados por junções íntimas. Por outro lado, os fibroblastos tendem a ser células solitárias, circundados por fibras de colágeno. O miofibroblasto pode originar-se de um pericito, de um fibroblasto ou de uma célula-tronco.

Força da Ferida

As incisões cutâneas e as anastomoses cirúrgicas em vísceras ocas por fim desenvolvem 75% da força do local não ferido. Apesar de um aumento rápido na força tênsil com 7 a 14 dias, ao final de duas semanas a ferida adquire apenas cerca de 20% de sua força final. A maior parte da força da ferida cicatrizada resulta de ligação cruzada intermolecular de colágeno do tipo I. A incisão após dois meses, embora cicatrizada, ainda é visivelmente óbvia. A linha de incisão e as marcas de sutura são distintas, vasculares e vermelhas. Com 1 ano, a incisão encontra-se branca e avascular, porém, geralmente, identificável. À medida que a cicatriz desvanece mais, com freqüência é lentamente deformada até uma linha irregular pelos estresses na pele.

REGENERAÇÃO

A regeneração é a renovação de um tecido lesado ou de um apêndice perdido, idêntico ao original. A compreensão da regeneração exige uma discussão sobre o ciclo celular.

O Ciclo Celular Acarreta Mitose

A manutenção da estrutura dos tecidos compostos de células de vida curta (p. ex., epitélio gastrintestinal, epiderme, neutrófilos) e a regeneração de tecidos lesados exigem proliferação celular rigorosamente controlada para manter um número de células adequado. O ciclo celular (ou seja, o intervalo entre duas divisões celulares bem-sucedidas) está dividido em quatro fases de duração diferente (Fig. 3.13):

- **Fase M** (M, mitose): Essa fase descreve o intervalo entre o início da prófase mitótica e a conclusão da telófase, quando a célula se dividiu.
- **Fase G_1** (G, *gap* [lacuna]): Após a mitose, a célula entra na fase G_1, durante a qual dedica-se às suas próprias

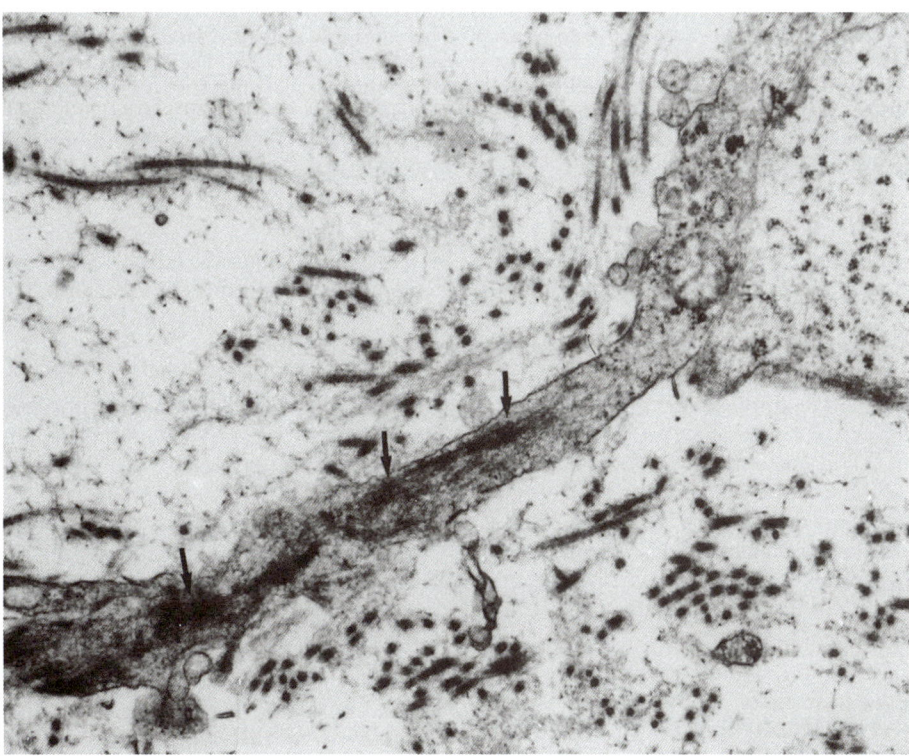

FIGURA 3.12
Miofibroblasto visto por microscopia eletrônica. Os miofibroblastos representam um papel importante na reação de reparação. Essas células, com características intermediárias entre as das células de musculatura lisa e fibroblastos, caracterizam-se pela presença de feixes individualizados de miofilamentos no citoplasma (*setas*).

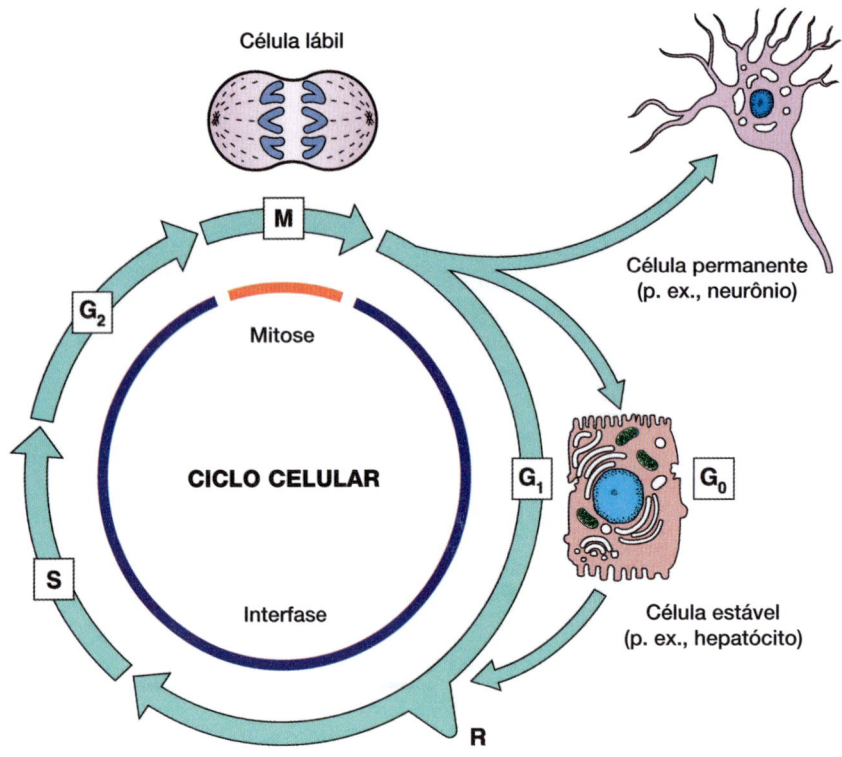

FIGURA 3.13
Ciclo celular. As células lábeis (p. ex., células das criptas intestinais) sofrem replicação contínua, e o intervalo entre duas mitoses consecutivas é denominado ciclo celular. Após a divisão, as células entram em uma fase intermediária (G_1), na qual exercem suas próprias atividades especializadas. Se continuam nesse ciclo, após passarem o ponto de restrição (R) elas dedicam-se a uma nova rodada de divisão. A fase (G_1) é seguida por um período de síntese de DNA nuclear (S) no qual todos os cromossomos são replicados. A fase S é seguida de uma breve fase intermediária (G_2), e, a seguir, por uma mitose. Após cada ciclo, uma célula-filha irá se tornar comprometida com a diferenciação e a outra prosseguirá o ciclo. Outros tipos celulares, como os hepatócitos, são estáveis, isto é, após mitose, as células assumem suas funções especializadas (G_0). Elas não repetem o ciclo, a não ser quando estimuladas pela perda de outras células. As células permanentes (p. ex., neurônios) tornam-se definitivamente diferenciadas após mitose e não podem reentrar no ciclo celular.

atividades especializadas. A principal diferença entre células em divisão rápida e divisão lenta é a extensão da fase G_1.
- **Fase S** (S, síntese): Após a fase G_1, ocorre uma duplicação de DNA na fase S.
- **Fase G_2:** Com a conclusão da duplicação do DNA nuclear, a célula entra na fase G_2, que é seguida pela próxima mitose, ou fase M. Dessa forma, a *interfase* se compõe de fases sucessivas de G_1, S e G_2, que constituem 90% ou mais do tempo necessário para o ciclo celular total.
- **Fase G_0:** Algumas células permanecem quiescentes após uma fase M e não se dividem a menos que estimuladas. Após um estímulo adequado, podem entrar novamente no ciclo em G_1 e continuar, através do ciclo, até a mitose.

As Células Podem Ser Classificadas por seu Potencial Proliferativo

As células do corpo dividem-se em velocidades diferentes. Algumas células maduras não se dividem de forma alguma, enquanto outras completam um ciclo a cada 16 até 24 horas.

- As **células lábeis** são encontradas nos tecidos que estão em um estado constante de renovação, por exemplo, o epitélio de revestimento do trato gastrintestinal ou o sistema hematopoiético.
- As **células estáveis** povoam tecidos que normalmente são renovados muito lentamente, porém são capazes de renovação mais rápida após perda tissular. O fígado e os túbulos proximais renais são exemplos de populações de células estáveis.
- As **células permanentes** são diferenciadas de forma terminal e já perderam toda a capacidade de regeneração. Os neurônios são representantes de células permanentes.

Células Lábeis

Os tecidos nos quais mais de 1,5% das células se encontram em mitose em qualquer dado momento são compostos de células lábeis. Esses tecidos incluem a epiderme; a mucosa dos tratos gastrintestinal, respiratório, urinário e genital; a medula óssea; e os órgãos linfóides. Entretanto, nem todas as células nesses tecidos ciclam continuamente.

As **células-tronco** são constituintes de tecidos lábeis programadas para se dividirem continuamente. Uma célula-filha de cada divisão torna-se uma outra célula-tronco, enquanto a outra segue uma via irreversível para a diferenciação terminal. As células basais da epiderme e das criptas gastrintestinais são exemplos de células-tronco.

As **células-tronco unipotentes** originam a progênie que se diferencia em apenas um tipo de célula. Por exemplo, as células-filhas de uma célula epidérmica basal madura diferenciam-se somente em células queratinizadas, que finalmente descamam.

As **células-tronco pluripotentes** geram mais de um tipo celular. Os hemocitoblastos da medula óssea originam eritrócitos, neutrófilos, eosinófilos, basófilos, monócitos, linfócitos e megacariócitos.

Os tecidos compostos de células lábeis regeneram-se após uma lesão, desde que permaneçam células-tronco suficientes.

Células Estáveis

As células estáveis povoam tecidos nos quais menos de 1,5% das células encontra-se em mitose. Os tecidos estáveis (p. ex., glândulas endócrinas, endotélio e fígado) não possuem células-tronco notáveis. Em vez disso, suas células precisam de um estímulo apropriado para se dividir. **É o potencial de replicação, e não o número real de mitoses permanentes, que determina a habilidade de um órgão se regenerar.** Por exemplo, o fígado, ou um tecido estável com menos de uma mitose para 15.000 células, regenera-se rapidamente após uma perda de até 75% de sua massa.

Células Permanentes

As células permanentes são diferenciadas de forma terminal e não entram no ciclo celular. Neurônios, miócitos cardíacos e células do cristalino são células permanentes. **Se perdidas, as células permanentes não podem ser repostas.** Embora as células permanentes não sofram divisão, a maioria delas renova suas organelas. O exemplo extremo de célula permanente é o cristalino. Cada célula do cristalino gerada durante o desenvolvimento embrionário e a vida pós-natal é preservada no adulto sem renovação de seus constituintes.

A Regeneração É Mediada por Células-Tronco ou por Células Estáveis

Alguns processos regenerativos podem ser pensados como uma recapitulação parcial da morfogênese embrionária a partir de células-tronco pluripotentes. Ao contrário das salamandras, os seres humanos não conseguem regenerar os membros, porém existem exemplos notáveis de processos regenerativos no osso, músculo esquelético e fígado. Conforme observado anteriormente, o epitélio cutâneo e os folículos pilosos regeneram-se a partir de células-tronco se a ferida não romper a membrana basal epidérmica ou os bulbos pilosos. As células-tronco da medula óssea, que são postas de lado durante o desenvolvimento embrionário, repõem a população hematopoiética.

As células-tronco do adulto na medula óssea e outros tecidos diferenciados diferem de células-tronco embrionárias porque sua habilidade de se diferenciar em muitas linhagens é restrita. A medula óssea também contém células-tronco mesenquimatosas e endoteliais, fornecendo uma capacidade regeneradora multifacetada. O osso é um local de depósito protegido com capacidade de acesso imediato à circulação. As células-tronco endoteliais oriundas da medula óssea foram implicadas na angiogênese tissular e podem suplementar hiperplasia endotelial durante regeneração de vasos sangüíneos. Além disso, fibroblastos derivados da medula óssea podem povoar tecido de reparação.

O epitélio intestinal renova-se rapidamente e é substituído por células-tronco intestinais que residem nas criptas de Lieberkuhn. Regeneração hepática é, de certa forma, um nome inadequado, já que o recrescimento do fígado após hepatectomia parcial é uma resposta hiperplásica por hepatócitos diferenciados maduros e, em sua maior parte, não envolve células-tronco. Contudo, há evidências de regeneração hepática direcionada por células-tronco quando hepatócitos são lesados por hepatite viral ou por toxinas. Acredita-se que o potencial regenerativo surja de "células ovais" no epitélio de pequenos ductos biliares. Essas supostas células-tronco apresentam características tanto de hepatócitos (α-fetoproteína e albumina) quanto de células de ductos biliares (γ-glutamil transferase e citoqueratinas ductais) e podem permanecer nas células ductais terminais no canal de Hering.

CONDIÇÕES QUE MODIFICAM A REPARAÇÃO

Fatores Locais Podem Retardar a Cicatrização

Localização da Ferida

Além do tamanho e da forma da ferida, sua localização também afeta a cicatrização. Locais em que a pele cobre o osso com pouco tecido interposto, como a pele sobre a porção anterior da tíbia, são aqueles em que a pele não consegue se contrair. As lesões cutâneas em tais áreas, particularmente queimaduras, freqüentemente exigem enxertos de pele, porque suas bordas não podem ser apostas. As complicações ou outros tratamentos, como infecção ou radiação ionizante, também atrasam o processo de reparação.

Suprimento Sangüíneo

As feridas nas extremidades inferiores de diabéticos freqüentemente cicatrizam mal ou até mesmo indicam amputação quando, se não fosse pelo diabetes, não haveria necessidade. Nesses casos, a aterosclerose avançada nas pernas compromete o suprimento sangüíneo e impede a reparação. As veias varicosas das pernas desaceleram o retorno venoso e também podem causar ulceração em vez de cicatrização. As escaras de decúbito (úlceras de decúbito) são conseqüentes à pressão dependente localizada e prolongada, que diminui tanto o fluxo arterial quanto o venoso. A cartilagem articular é praticamente avascular e apresenta capacidade limitada de difusão; com freqüência, não consegue organizar uma resposta inflamatória vigorosa. Como conseqüência, a cartilagem articular repara mal, um fenótipo que geralmente se agrava com o envelhecimento.

Fatores Sistêmicos

Não foi encontrado efeito algum específico da idade individualmente sobre a reparação. Embora a pele de uma pessoa de 90 anos de idade, que exibe redução de colágeno e elastina, possa cicatrizar lentamente, a extração da catarata do mesmo indivíduo ou a ressecção do cólon cicatriza normalmente porque o intestino e o olho praticamente não são afetados pela idade.

Defeitos de coagulação, trombocitopenia e anemia impedem a reparação. Trombose local diminui a ativação de plaquetas, dessa forma reduzindo o fornecimento de fatores de crescimento e limitando a cascata da cicatrização. A diminuição do oxigênio tissular que acompanha a anemia grave também interfere na reparação. Corticosteróides exógenos retardam a reparação da ferida porque inibem a síntese de colágeno e proteína e exercem efeitos antiinflamatórios.

Locais Específicos Exibem Padrões Diferentes de Reparação

Pele

A cicatrização na pele envolve dupla reparação, basicamente cicatrização dérmica, e a regeneração, principalmente da epiderme e da vasculatura. As características principais da cicatrização primária e secundária são mostradas na Fig. 3.14.

A **cicatrização primária** ocorre quando o cirurgião aproxima bastante as bordas de uma ferida. As ações de miofibroblastos são minimizadas e a regeneração da epiderme é ótima, já que as células epidérmicas migram apenas por uma distância mínima.

A **cicatrização secundária** ocorre quando uma área grande de hemorragia e necrose não pode ser corrigida completamente por cirurgia. Nessa situação, os miofibroblastos contraem a ferida, e a cicatrização subseqüente repara o defeito.

Fígado

A lesão química aguda ou a hepatite viral fulminante provocam necrose disseminada de hepatócitos. Contudo, se a insuficiência hepática não for fatal, e se o estroma do tecido conjuntivo, a vasculatura e os ductos biliares sobreviverem, o parênquima se regenera e a forma e a função normais são restabelecidas. Por outro lado, a lesão crônica na hepatite viral ou no alcoolismo está associada ao desenvolvimento de grandes cicatrizes colagenosas dentro do parênquima hepático, processo denominado *cirrose* do fígado (Fig. 3.15). Os hepatócitos formam nódulos regenerativos que não possuem as veias centrais e expandem-se obstruindo vasos sangüíneos e o fluxo biliar. Seguem-se hipertensão portal e icterícia, apesar de número adequado de hepatócitos regenerados, porém desconexos.

No mito grego de Prometeu, um abutre lhe arrancava o fígado todas as noites, e o órgão já tinha crescido de novo toda manhã. Foi necessário que mais 2.000 anos passassem para que fosse demonstrada a capacidade verdadeira de tremenda regeneração que o fígado possui, embora o parênquima hepático normal seja quase desprovido de mitoses e praticamente todos os hepatócitos encontrem-se em G_0. No rato, a ressecção de até 80% do fígado é seguida pela restauração rápida de um fígado de aspecto normal. As condições necessárias para a regeneração hepática são complexas e além do escopo desta discussão. Basta dizer que a regeneração é interrompida quando o índice normal entre fígado e peso corporal total é restabelecido; a chave de regulação molecular que controla esse índice é obscura. No transplante hepático humano, a doação parcial do lobo direito do fígado oriundo de um doador vivo é seguida pela regeneração completa do fígado normal, tanto no receptor quanto no doador.

Rim

Embora o rim apresente capacidade limitada de regeneração, a remoção de um rim (nefrectomia) é seguida pela hipertrofia compensatória do rim remanescente. No caso de lesão renal, se ela não for extensa e a estrutura da matriz extracelular não for destruída, o epitélio tubular regenera-se. No entanto, na maioria das doenças renais, ocorre total destruição da estrutura. Então a regeneração é incompleta, e a formação de cicatriz é o desfecho usual. A capacidade regenerativa do tecido renal é máxima nos túbulos corticais, menor nos túbulos medulares e inexistente nos glomérulos.

Túbulos Renais Corticais

Normalmente, existe uma certa renovação do epitélio tubular, acarretando a descamação de células na urina. Não se identificou reserva de células, e a divisão simples realiza a reposição. O desfecho da lesão depende de a membrana basal tubular estar rompida. Se a lesão não produz descontinuidades na membrana basal, as células tubulares sobreviventes na vizinhança da ferida se achatam, adquirem um aspecto escamoso e migram para a área necrótica ao longo da membrana basal. As mitoses são freqüentes, e grupos ocasionais de células epiteliais projetam-se para dentro da luz. Em breve, as células achatadas tornam-se mais cuboidais, e surgem elementos citoplasmáticos diferenciados. A morfologia e a função tubulares são normais com 3 a 4 semanas.

Tubulorrexe

A tubulorrexe refere-se à ruptura da membrana basal tubular. A freqüência de eventos assemelha-se à da lesão tubular na qual a membrana basal encontra-se íntegra, exceto pelas alterações intersticiais mais proeminentes. Observa-se a proliferação de fibroblastos, o aumento da deposição de matriz extracelular e o colapso da luz tubular. O resultado final é a regeneração de alguns túbulos e fibrose de outros, geralmente provocando perdas focais de néfrons funcionais.

Túbulos Renais Medulares

As doenças medulares do rim freqüentemente estão associadas a necrose extensa, que envolve túbulos, interstício e vasos sangüíneos. Se a lesão não for fatal, o tecido necrótico se solta na urina. A cicatrização por fibrose produz obstrução urinária dentro do rim. Embora ocorra uma certa proliferação epitelial, não há regeneração significativa.

Glomérulos

Ao contrário dos túbulos, os glomérulos não se regeneram. As lesões que produzem necrose das células endoteliais ou epiteliais glomerulares, sejam focais, segmentares ou difusas, cicatrizam por formação de tecido conjuntivo (Fig. 3.16). As células mesangiais estão relacionadas com células da musculatura lisa e parecem ter alguma capacidade de regeneração. Em seguida a nefrectomia unilateral, os glomérulos no rim remanescente sofrem hipertrofia e hiperplasia, produzindo glomérulos bastante aumentados.

Pulmão

O epitélio de revestimento do trato respiratório apresenta uma capacidade regenerativa efetiva, desde que a estrutura da matriz extracelular subjacente não seja destruída. As lesões superficiais do epitélio da traquéia e dos brônquios cicatrizam por regeneração a

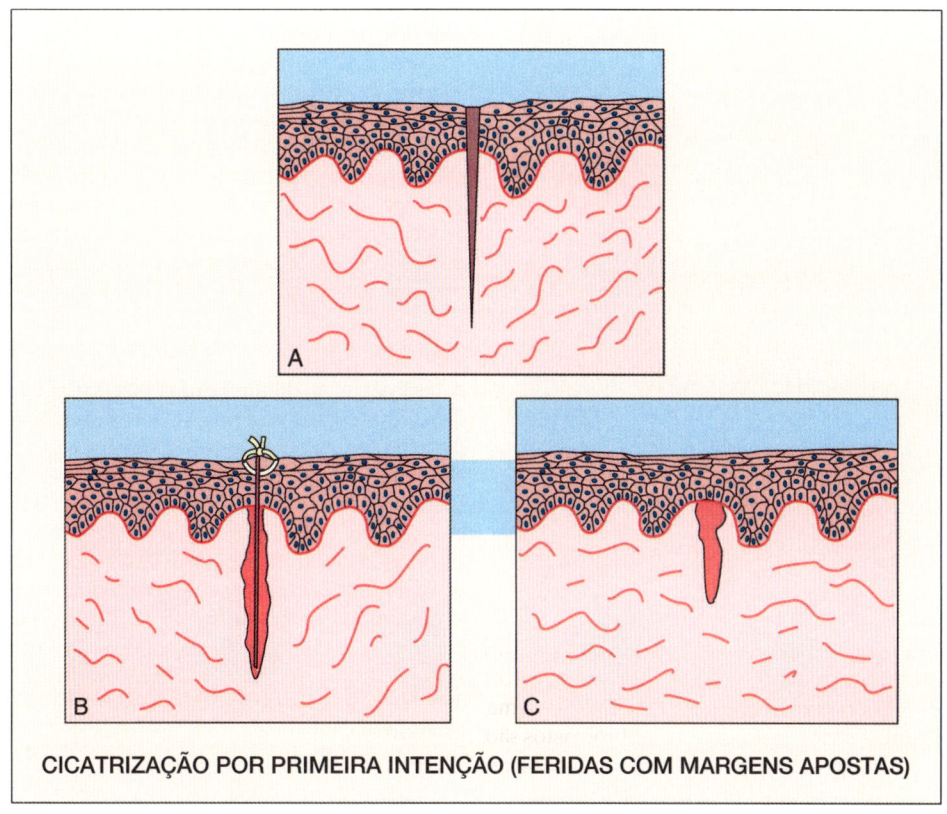
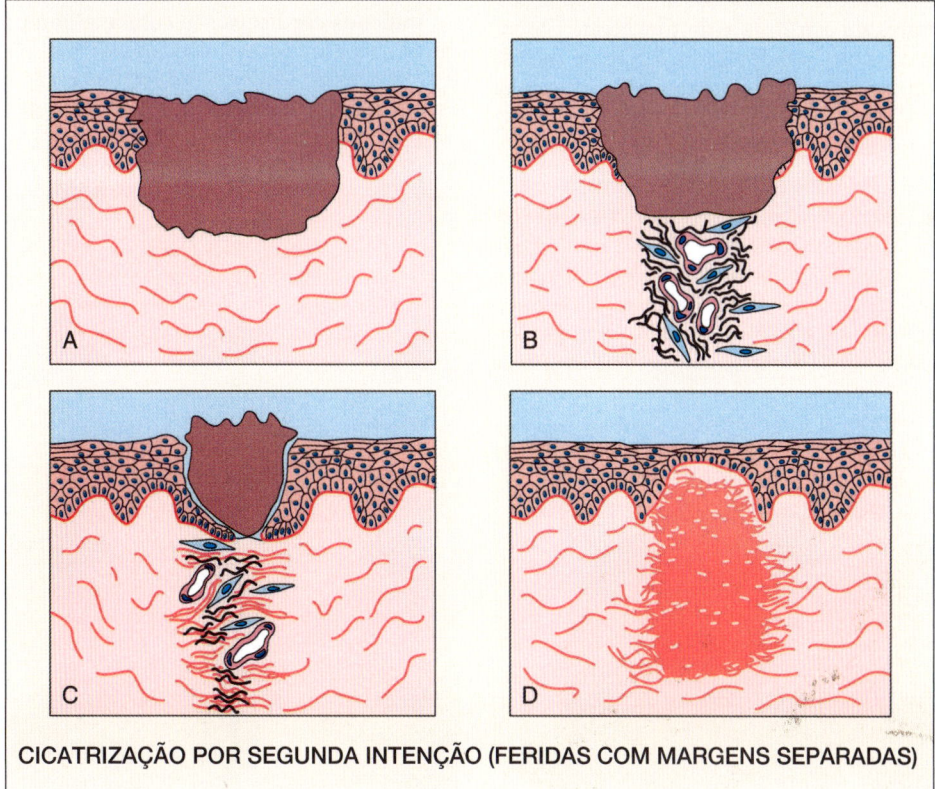

FIGURA 3.14
Cicatrização por primeira intenção (A). Uma ferida com as margens proximamente apostas e perda mínima de tecido. (B) Essa ferida exige apenas proliferação celular e neovascularização mínimas para cicatrizar. (C) O resultado é uma pequena cicatriz. Cicatrização por segunda intenção. (A) Uma ferida dilacerada, na qual as margens encontram-se separadas e onde há perda substancial de tecido. (B) Essa ferida precisa sofrer contração, proliferação celular extensa e neovascularização (tecido de granulação) para cicatrizar. (C) A ferida é reepitelizada a partir de suas bordas, e as fibras colágenas são depositadas no tecido de granulação. (D) O tecido de granulação é finalmente reabsorvido e substituído por uma cicatriz grande, funcional e esteticamente insatisfatória.

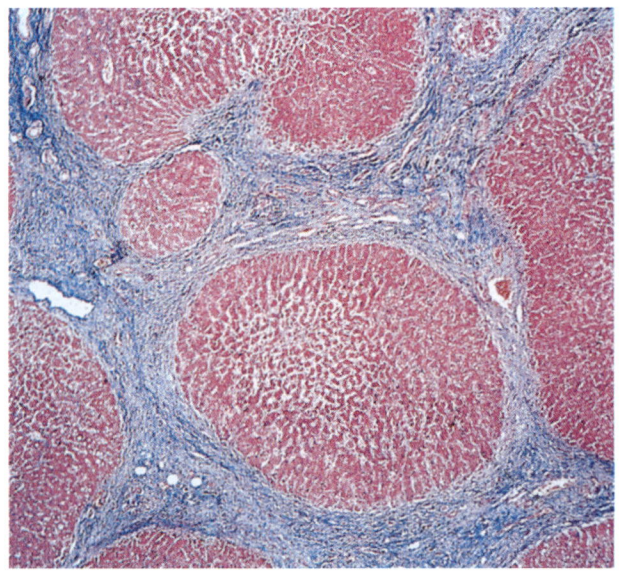

FIGURA *3.15*
Cirrose do fígado. A conseqüência de lesão hepática crônica é a formação de nódulos de regeneração separados por faixas fibrosas. Um corte microscópico mostra nódulos em regeneração (*vermelho*) circundados por faixas de tecido conjuntivo (*azul*).

partir do epitélio adjacente. O desfecho da lesão alveolar varia desde regeneração completa da estrutura e da função até fibrose incapacitadora. Assim como no caso do fígado, o grau de necrose celular e a extensão da lesão da estrutura da matriz extracelular determinam o desfecho (Fig. 3.17).

Lesão Alveolar com Membranas Basais Intactas

A lesão alveolar é conseqüente a muitas agressões, por exemplo, infecções, choque e toxicidade do oxigênio. A lesão produz um grau variável de necrose celular alveolar. Os alvéolos são invadidos por exsudato inflamatório particularmente rico em proteínas plasmáticas. Desde que a membrana basal alveolar permaneça íntegra, a cicatrização dá-se por regeneração, e neutrófilos e macrófagos limpam o exsudato alveolar. Se essas células não conseguirem liquefazer o exsudato alveolar, ele é organizado por tecido de granulação e ocorre fibrose intra-alveolar. Os pneumócitos alveolares do tipo II (as células de reserva alveolar) migram para áreas desnudas e sofrem mitose, formando células com características intermediárias entre as do pneumócito do tipo I e as do tipo II. À medida que essas células cobrem a superfície alveolar, estabelecem contato com outras células epiteliais. Então a mitose é interrompida e as células se diferenciam em pneumócitos do tipo I.

Lesão Alveolar com Membranas Basais Rompidas

A lesão extensa da membrana basal alveolar origina a formação de tecido conjuntivo e fibrose. As células mesenquimatosas oriundas dos septos alveolares proliferam e se diferenciam em fibroblastos e miofibroblastos. O papel de produtos de macrófagos na indução da proliferação de fibroblastos no pulmão está bem documentado. Os miofibroblastos e os fibroblastos migram para os espaços alveolares, nos quais secretam componentes da matriz extracelular, principalmente colágeno do tipo I e proteoglicanos, produzindo fibrose pulmonar. A doença pulmonar crônica mais comum é o enfisema, que envolve o aumento do espaço aéreo e a destruição de paredes alveolares. A reposição ineficaz de elastina está associada a perda irreversível de elasticidade e função tissulares.

Coração

Os miócitos cardíacos são células diferenciadas no nível terminal, permanentes e indivisíveis. No entanto, estudos recentes forneceram evidências de regeneração mínima de miócitos cardíacos a partir de células-tronco ou de reserva não conhecidas anteriormente. Não se definiu a origem dessas células, se elas residem no miocárdio ou se migram de locais desconhecidos após lesão. Para fins práticos, a necrose do miocárdio, qualquer que seja a causa, cicatriza pela formação de tecido de granulação e conseqüente formação de tecido conjuntivo (Figs. 3.17 e 3.18). A cicatrização miocárdica não apenas resulta na perda de elementos contráteis como também diminui a eficácia de contração do tecido fibrótico no miocárdio sobrevivente.

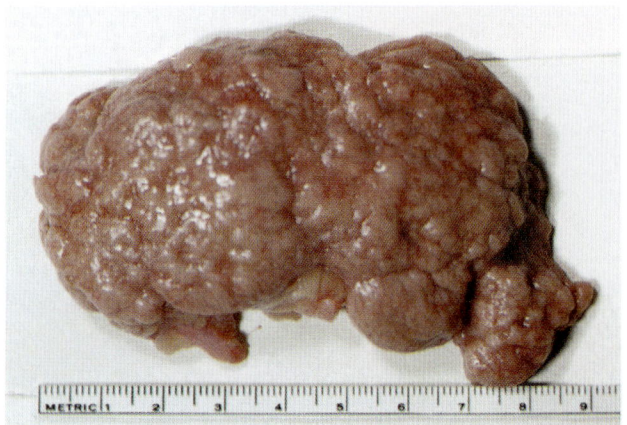
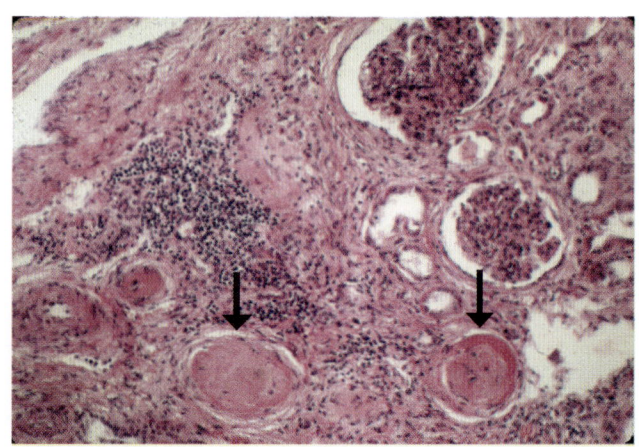

FIGURA *3.16*
Glomérulos obsolescentes. A. Infecções bacterianas repetidas do trato urinário fibrosaram o rim. B. Muitos glomérulos foram destruídos e aparecem como cicatrizes circulares (*setas*).

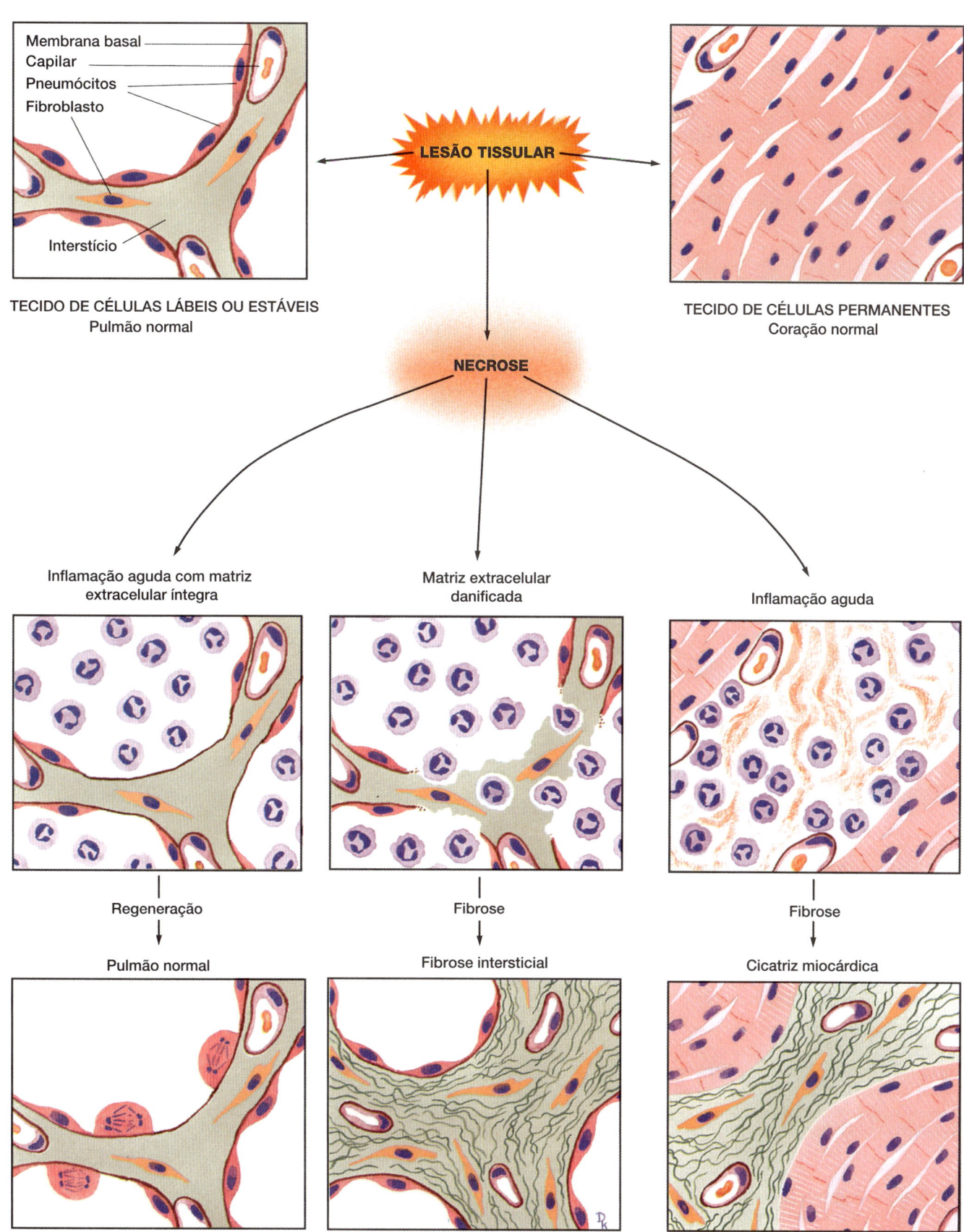

FIGURA 3.17
Panorama da reparação. Essa figura faz um panorama que inter-relaciona os eventos dinâmicos iniciais da reparação. A escala de tempo nessa ilustração não é linear. A força tênsil inicial, a primeira fase, desenvolve-se quase que imediatamente. A remodelagem é maldefinida, estendendo-se desde seu início precoce na reparação durante semanas ou meses.

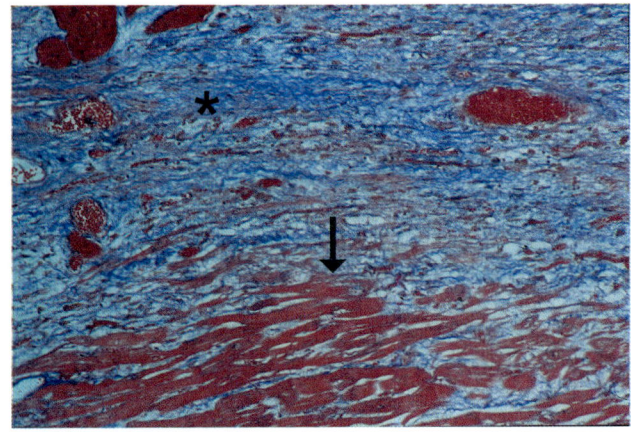

FIGURA 3.18
Infarto do miocárdio. O corte através de um infarto miocárdico cicatrizado mostra fibrose madura (*) e fibras miocárdicas rompidas (seta).

Sistema Nervoso

Os neurônios maduros foram descritos como células permanentes e pós-mitóticas, e estudos recentes que sugerem possível capacidade de regeneração não alteraram observações bem estabelecidas sobre lesão no sistema nervoso. Após traumatismo, apenas o recrescimento e a reorganização dos processos celulares neuronais sobreviventes podem restabelecer conexões neurais. Embora o sistema nervoso periférico tenha a capacidade de regeneração axonal, o sistema nervoso central não possui esta habilidade.

Sistema Nervoso Central

Qualquer dano ao cérebro ou à medula espinhal é seguido pelo crescimento de capilares e gliose (proliferação de astrócitos e micróglia). A gliose no sistema nervoso central é o equivalente da formação de cicatriz em outros lugares; uma vez estabelecida, permanece para sempre. Nas lesões de medula espinhal, pode ser observada regeneração axonal até duas semanas após a lesão. Após esse período, já ocorreu gliose e as tentativas de regeneração axonal findam. No sistema nervoso central, a regeneração axonal ocorre apenas na região hipotalâmico-hipofisária, na qual as barreiras gliais e capilares não interferem na regeneração axonal. Esta parece necessitar do contato com líquido extracelular contendo proteínas plasmáticas.

Sistema Nervoso Periférico

Os neurônios no sistema nervoso periférico conseguem regenerar seus axônios e, sob circunstâncias ideais, a interrupção na continuidade de um nervo periférico resulta em recuperação funcional completa. Entretanto, se as extremidades de corte não estiverem em alinhamento perfeito ou forem impedidas de estabelecer continuidade devido a inflamação ou cicatriz, ocorre neuroma traumático (Fig. 3.19). Essa lesão bulbosa consiste em axônios desorganizados e proliferação de células de Schwann e fibroblastos. A capacidade de regeneração do sistema nervoso periférico pode ser atribuída (1) ao fato de que a barreira hematonervosa, que isola os axônios periféricos de líquidos extracelulares, não é restabelecida por 2 a 3 meses e (2) à presença de células de Schwann com membranas basais. A laminina, um componente da membrana basal, e o fator de crescimento de nervos (NGF) orientam e estimulam o crescimento nervoso.

Reparação da Ferida Fetal

Atualmente, com o grande progresso na área da cirurgia, são possíveis operações cirúrgicas a serem realizadas *in utero*. As feridas fetais cicatrizam sem a formação de tecido conjuntivo embrionário, e no parto, os locais de incisão cutânea cicatrizada são invisíveis. A falta de cicatriz é atribuída à epiderme embrionária de dupla camada (comparada com a derme estratificada do adulto) e à ausência de TGF-β na pele fetal. Esta também contém mais MMP do que a pele do adulto, uma circunstância que promove resolução sem cicatriz. A reepitelização também difere na pele fetal e na pele pós-fetal. Na pele pós-fetal, as células epiteliais avançam através da superfície da feridas. Por outro lado, as células epiteliais fetais embrionárias são tracionadas para a frente pela contração de fibras de actina, produzindo um efeito de "cordão de fechar bolsa". As feridas fetais também cicatrizam mais rapidamente do que as pós-fetais, um efeito que pode estar relacionado com o maior teor de ácido hialurônico da matriz extracelular e outros fatores característicos da imaturidade.

Efeitos da Fibrose

Se não houvesse a capacidade de formar cicatrizes, a vida dos mamíferos seria quase impossível. Por outro lado, a formação de tecido fibroso em órgãos parenquimatosos modifica sua estrutura complexa e nunca melhora sua função. Por exemplo, no coração, a cicatriz de um infarto do miocárdio serve para prevenir ruptura do coração, mas reduz a quantidade de tecido contrátil. Se for suficientemente extensa, pode provocar insuficiência cardíaca congestiva ou a formação de um aneurisma ventricular. Da mesma forma, a aorta enfraquecida e fibrosada por aterosclerose está propensa a se dilatar como um aneurisma. Valvas mitral e aórtica fibrosadas após inflamação local causada por febre reumática freqüentemente são estenóticas, regurgitantes, ou ambas, acarretando insuficiência cardíaca congestiva. A inflamação persistente dentro do pericárdio produz adesões fibrosas, que resultam em pericardite constritiva e insuficiência cardíaca.

A fibrose alveolar no pulmão provoca insuficiência respiratória. A infecção dentro do peritônio ou até mesmo a explora-

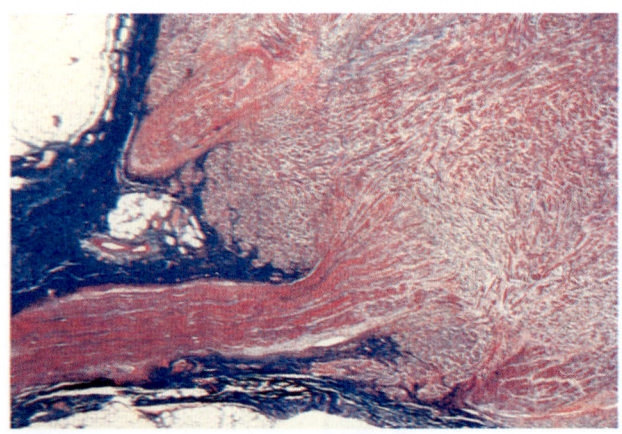

FIGURA 3.19
Neuroma traumático. Nesta fotomicrografia, o nervo original (*esquerda inferior*) penetra o neuroma. O nervo está circundado por tecido colagenoso denso, que assume cor azul escura com essa coloração tricrômica.

ção cirúrgica podem provocar adesões ou até obstrução intestinal. Lesão imunológica dos glomérulos renais finalmente resulta em sua substituição por uma cicatriz colagenosa e, se o processo for extenso, insuficiência renal. A formação de fibrose na pele após queimaduras ou excisão cirúrgica de lesões produz resultados cosméticos insatisfatórios. Um objetivo importante da intervenção terapêutica consiste na criação de condições ótimas para a formação de fibrose "construtiva" e a prevenção de "exagero" desse processo.

A Reparação da Ferida Freqüentemente É Subótima

Anormalidades em qualquer um dos três processos de cicatrização — reparação, contração e regeneração — resultam em insucesso ou prolongamento da cicatrização da ferida. Com freqüência, a habilidade do cirurgião tem importância crítica.

Formação Deficiente de Cicatriz

A formação inadequada de tecido de granulação ou a incapacidade de formar uma matriz extracelular adequada provoca formação deficiente de cicatriz e suas complicações.

Deiscência da Ferida e Hérnias Incisionais

A *deiscência* (abertura da ferida) é mais freqüente após cirurgia abdominal e pode ser uma complicação de ameaça à vida. O aumento do estresse mecânico sobre a ferida devido a vômito, tosse ou obstrução intestinal algumas vezes provoca deiscência da ferida abdominal. Fatores sistêmicos que predispõem à deiscência incluem deficiência metabólica, hipoproteinemia e a fraqueza generalizada que freqüentemente acompanha câncer metastático. Uma *hérnia incisional* da parede abdominal refere-se a um defeito causado por cirurgia prévia. Tais hérnias resultantes de cicatrizes fracas freqüentemente são conseqüentes a deposição insuficiente de matriz extracelular ou ligação cruzada inadequada na matriz do colágeno. Algumas vezes as alças do intestino são aprisionadas em hérnias incisionais.

Ulceração

As feridas ulceram devido a um suprimento sangüíneo intrínseco inadequado ou vascularização insuficiente durante a cicatrização. Por exemplo, feridas nas pernas em pessoas com veias varicosas ou com aterosclerose grave freqüentemente ulceram. Feridas que não cicatrizam também podem se desenvolver em áreas desprovidas de sensibilidade devido a traumatismo persistente. Essas úlceras *tróficas* ou *neuropáticas* comumente são encontradas na neuropatia periférica diabética. Ocasionalmente ocorrem em pacientes com envolvimento da coluna por sífilis terciária e hanseníase.

Formação Excessiva de Cicatriz

A deposição excessiva de matriz extracelular, principalmente colágeno em excesso, no local da ferida resulta em uma cicatriz hipertrófica. O *quelóide* é uma cicatriz exuberante que tende a progredir além do ponto da lesão inicial e recidiva após a excisão (Fig. 3.20). Histologicamente, esses dois tipos de cicatriz exibem feixes de colágeno amplos e irregulares, com mais capilares e fibroblastos do que o esperado para uma cicatriz da mesma idade. Mais claramente definidos no quelóide do que em cicatrizes hipertróficas, a velocidade de síntese de colágeno, a proporção de colágeno do tipo III em relação ao do tipo I e o número de ligações cruzadas reduzíveis permanecem altos, uma situação que indica uma "parada do amadurecimento", ou bloqueio, no processo de cicatrização. Um argumento adicional para a parada do amadurecimento como explicação para quelóide e cicatrizes hipertróficas é a expressão excessiva de fibronectina nessas lesões. Além disso, em oposição ao tecido com cicatrização normal, esses tecidos cicatriciais não conseguem infra-regular a síntese de colágeno quando são administrados glicocorticóides. Os quelóides são desagradáveis à visão e as tentativas de reparo cirúrgico são sempre problemáticas, com o desfecho provável sendo um quelóide ainda maior. As pessoas de pele escura são afetadas com maior freqüência por quelóides do que as pessoas de pele clara e a tendência é algumas vezes hereditária. Por outro lado, a ocorrência de cicatrizes hipertróficas não se associa a coloração da pele ou hereditariedade.

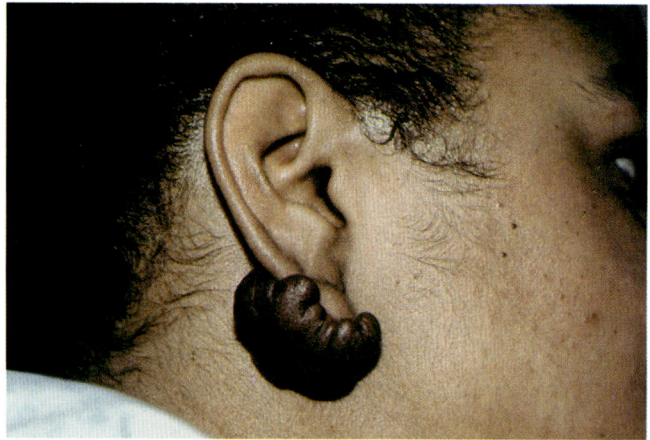
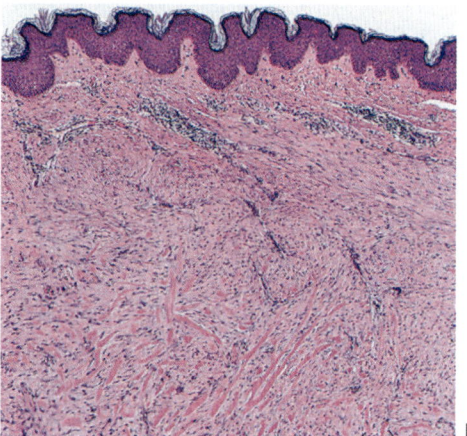

FIGURA 3.20
Quelóide. Uma mulher negra de pele clara desenvolveu um quelóide como reação à perfuração do lóbulo de sua orelha. B. Microscopicamente, a derme encontra-se acentuadamente espessada pela presença de feixes de colágeno com orientação ao acaso e células abundantes.

Contração Excessiva

Uma diminuição do tamanho de uma ferida depende da presença de miofibroblatos, desenvolvimento de contatos entre células e contração celular sustentada. Um exagero desses processos é chamado de *contratura* e resulta em deformidade intensa da ferida e tecidos circunvizinhos. É interessante notar que as regiões que normalmente mostram contração de ferida mínima (p. ex., palmas, solas e face anterior do tórax) são as mais propensas a contraturas. As contraturas são particularmente conspícuas na cicatrização de queimaduras graves e podem ser graves o suficiente a ponto de comprometer o movimento das articulações. No trato alimentar, uma contratura (estenose) pode resultar em obstrução à passagem de alimento no esôfago ou bloqueio no fluxo de conteúdo intestinal.

Diversas doenças se caracterizam por contratura e fibrose irreversível da fáscia superficial, incluindo contratura de Dupuytren (contratura palmar), doença de Pederhosen (contratura plantar) e doença de Peyronie (contratura dos tecidos cavernosos do pênis). Nessas doenças, não existe lesão desencadeante conhecida, embora o processo básico seja semelhante ao da contratura na cicatrização de ferida.

Regeneração e Reparação Excessivas

Além das muitas respostas a lesões descritas até o momento, uma lesão adicional merece consideração, a saber, *granuloma piogênico*. Essa lesão é um crescimento excessivo, localizado, persistente e exuberante de tecido de granulação encontrado mais comumente em tecido da gengiva em mulheres grávidas. Também se desenvolve na junção escamocolunar da cérvice uterina e em outros locais. Em geral, não é encontrada uma lesão precedendo o desenvolvimento de granuloma piogênico. Assim como no tecido de granulação induzido por lesão, esse tipo não possui nervos e pode ser desbastado cirurgicamente sem anestesia. Conceitualmente, o granuloma piogênico é uma lesão transitória, semelhante a tecido de granulação, porém comportando-se quase como uma neoplasia benigna autônoma.

LEITURAS SUGERIDAS

Livros

Alberts B, Johnson A, et al: *Molecular Biology of the Cell*, 4th ed., New York: Garland, 2002.

Falanga, V: *Cutaneous Wound Healing*, first ed., London: Martin Duntiz, Ltd, 2001.

Lodish H, Berk A, et al: *Molecular Cell Biology*, 4th ed., New York: Freeman, 2000.

Royce PM, Steinman B: *Connective Tissue and Its Heritable Disorders: Molecular, Genetic, and Medical Aspects*, 2nd ed., New York: Wiley-Liss, Inc., 2002.

Artigos de Periódicos

Current Opinion in Cell Biology, Annual October Issue: Cell-to-cell Contact and Extracellular Matrix.

Fine, NA, Mustoe TA: *Wound Healing*: In: *Surgery: Scientific Principles and Practice*, Eds Greenfield LJ, Mulholland MW, Oldham KT, Zelenock GB, and Lillemoe KD, 3rd Ed, Lippincott Williams & Wilkins, Philadelphia, Chap 3 pages 69–85.

Kalluri, R: Basement Membranes: Structure, Assembly and Role in Tumour Angiogenesis. *Nat Rev Cancer* 3(6): 422–433, 2003.

Korbling M and Estrov Z: Adult Stem Cells for Tissue Repair—A new Therapeutic Concept *New Eng J Med* 349: 570–582, 2003.

Pozzi A, Zent R: Integrins: sensors of extracellular matrix and modulators of cell function. *Nephron Exp Nephrol.* 94(3):e77–84, 2003.

Ray LB, Gough NR: Orienteering strategies for a signaling maze. *Science* 296:1633–1657, 2002.

Rosenthal N: Prometheus's Vulture and the Stem-Cell Promise. *New Eng J Med:* 267–274, 2003.

Singer AJ, Clark RAF: Cutaneous wound healing. *New Eng J Med* 341:738–746, 1999.

Steed, DL, Guest Editor: Wound Healing, *Surgical Clinics of North America* 83 (3):entire edition, 2003.

Sternlicht MD and Werb Z: How Matrix Metalloproteinases Regulate Cell Behavior. *Annu Rev Cell Dev Biol* 17: 463–516, 2001.

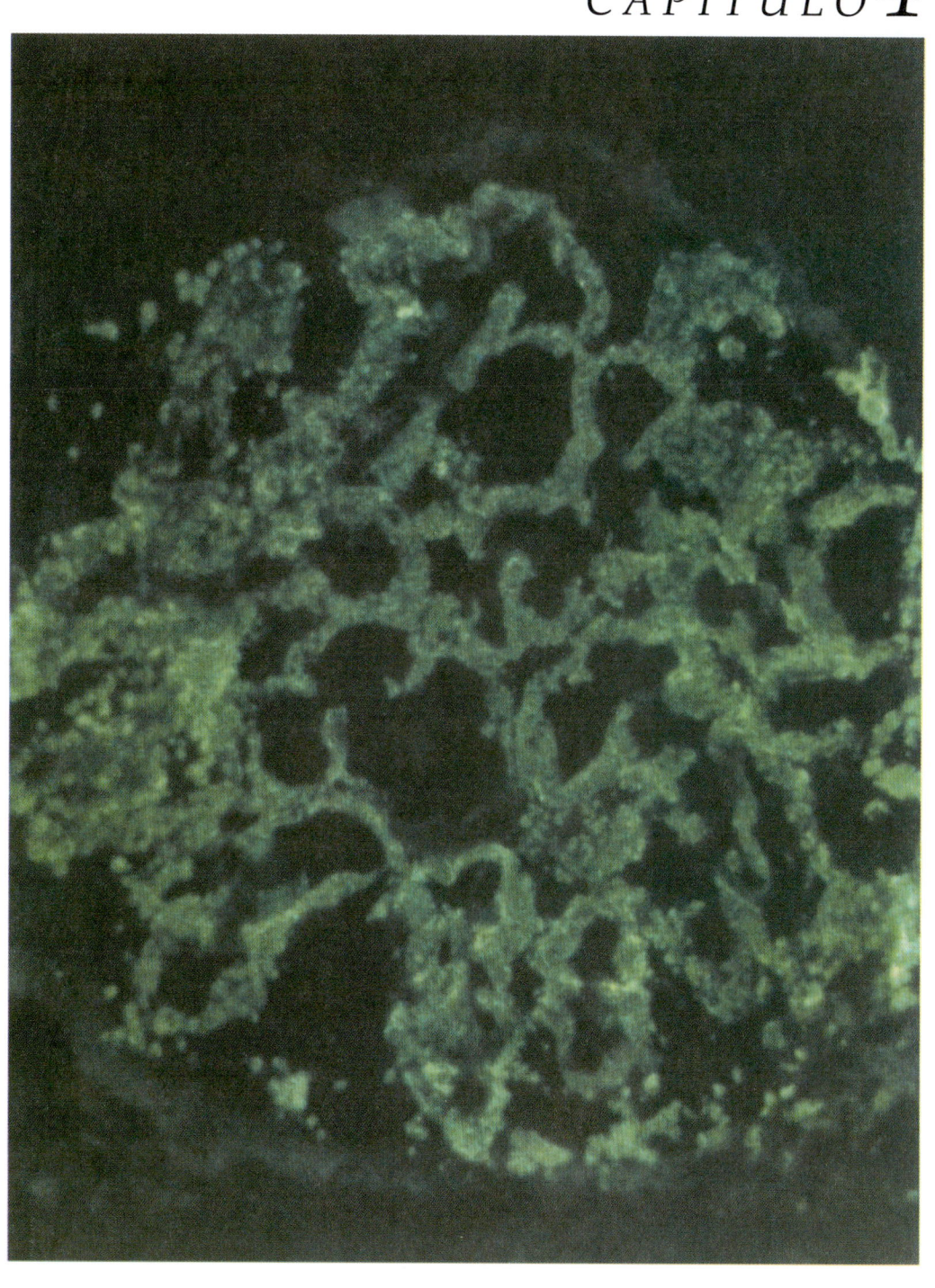

CAPÍTULO 4

Imunopatologia

Jeffrey S. Warren
Peter A. Ward

Biologia do Sistema Imune
Componentes Celulares do Sistema Imune
O Complexo de Histocompatibilidade Principal (MHC)
Respostas Imunes Celular e Humoral Integradas

Lesão Tissular Imunologicamente Mediada
Reações de Hipersensibilidade Imediata
Reações de Hipersensibilidade Mediadas por Anticorpos Não-IgE
Reações por Imunocomplexos
Reações de Hipersensibilidade Mediadas por Células

Reações Imunes Contra Tecidos Transplantados
Rejeição Hiperaguda
Rejeição Aguda
Rejeição Crônica
Doença Enxerto-*Versus*-Hospedeiro

Avaliação do Estado Imune
Níveis de Imunoglobulinas

Imunidade Dependente de Anticorpos
Imunidade Mediada por Células
Populações de Linfócitos

Doenças por Imunodeficiência
Doenças por Deficiência Primária de Anticorpos
Doenças por Imunodeficiência Primária de Células T
Doenças por Imunodeficiência Combinada
Deficiência de Purina-nucleosídeo Fosforilase
Síndrome de Wiskott-Aldrich
Síndrome da Imunodeficiência Adquirida (AIDS)

Auto-imunidade e Doenças Auto-imunes
Doença Auto-imune e Tolerância Imunólogica
Lúpus Eritematoso Sistêmico (LES)
Doenças Lúpus-símiles
Síndrome de Sjögren
Esclerodermia (Esclerose Sistêmica Progressiva)
Polimiosite e Dermatomiosite

FIGURA *4.1 (ver página anterior)*
A imunofluorescência direta revela depósitos glomerulares de IgG em biopsia renal de um paciente com lúpus eritematoso sistêmico.

O sistema imune é o principal mecanismo que protege o hospedeiro contra a invasão de agentes estranhos. Uma resposta imune pode ser provocada por uma ampla gama de agentes, incluindo parasitas, bactérias, vírus, substâncias químicas, toxinas e drogas. Atuando como um componente das defesas do hospedeiro, as respostas imunológicas são caracterizadas (1) pela habilidade de distinguir o próprio [*self*] do não-próprio [*nonself*], (2) pela habilidade de discriminar entre invasores potenciais (especificidade) e (3) pela memória imunológica associada à capacidade de amplificação (habilidade de recordar exposições anteriores e organizar uma resposta intensificada ou anamnéstica).

A hierarquia da complexidade dos sistemas de defesa do hospedeiro dentro do reino animal é exemplificada pela seguinte comparação extrema: os protozoários podem fagocitar e digerir bactérias. Os seres humanos possuem barreiras físicas como os epitélios adaptados regionalmente (p. ex., pele grossa, epitélio respiratório ciliado e urotélio quase impermeável), barreiras químicas-mecânicas (p. ex., lipídios antibacterianos e muco) e flora microbiana nativa que compete com patógenos potenciais. Respostas hemodinâmicas padronizadas, sistemas mediadores associados à superfície celular e solúveis (p. ex., sistema complemento e sistema de coagulação) e fagócitos antígeno-inespecíficos (p. ex., macrófagos permanentes, neutrófilos) são parte integrante das respostas inflamatórias protetoras (ver Cap. 2). As defesas do hospedeiro que não são antígeno-específicas são denominadas sistema imunológico "inato". O sistema imunológico antígeno-específico ou "adaptativo" engloba linfócitos, plasmócitos, células apresentadoras de antígeno (CAA), moléculas efetoras (p. ex., imunoglobulinas) e um vasto conjunto de mediadores reguladores. Conforme observado anteriormente, as características definidoras da imunidade adaptativa são (1) especificidade, (2) memória e (3) capacidade de amplificação. A especificidade e a memória imunológica são resultados diretos da ativação por antígenos de clones de linfócitos que originam receptores específicos. Existem muitas ligações entre as diferentes camadas de defesa do hospedeiro. Por exemplo, o anticorpo pode ligar-se especificamente a um epítope em uma bactéria, acarretando a fixação do complemento e, por sua vez, a geração de peptídios quimiotáticos que atraem neutrófilos fagocíticos.

BIOLOGIA DO SISTEMA IMUNE

Os Componentes Celulares do Sistema Imune Desenvolvem-se a Partir de Células-tronco Hematopoéticas

Os componentes celulares do sistema imunológico derivam de células-tronco hematopoéticas (HSC) pluripotentes. Perto do final do primeiro mês de embriogênese, as HSC surgem nas ilhas eritropoéticas extra-embrionárias adjacentes ao saco vitelino. Com 6 semanas, o sítio primário de hematopoese se desvia das ilhas sangüíneas extra-embrionárias para o fígado fetal e depois para a medula óssea. O processo começa com 2 meses, mas com 6 meses já se deslocou completamente para a medula óssea. Embora existam alterações seqüenciais bem definidas no sítio primário de hematopoese, existem períodos de sobreposição. Com 8 semanas de gestação, as células-tronco linfóides derivadas de HSC e destinadas a se tornarem células T circulam até o timo, no qual sofrem diferenciação em linfócitos T maduros. As células-tronco linfóides destinadas a se tornarem células B sofrem diferenciação primeiramente no fígado fetal (8 semanas) e mais tarde dentro da medula óssea (12 semanas). No desenvolvimento de linfócitos T do timo e de linfócitos B da medula óssea, os microambientes (p. ex., epitélio tímico, células estromais da medula óssea, fatores de crescimento) são críticos. Os linfócitos maduros deixam o timo e a medula óssea e "destinam-se" a tecidos linfóides periféricos (p. ex., linfonodos, baço, pele e mucosa). O povoamento de tecidos linfóides periféricos por linfócitos T e B maduros e o desenvolvimento e recirculação rápidos de linfócitos maduros para partes diferentes, freqüentemente remotas, do sistema imune são anatomicamente específicos. "A destinação dos linfócitos e a circulação" são orquestradas por uma série de moléculas da superfície endotelial e de leucócitos denominadas *selectinas* e *adressinas*.

As células do sistema imune expressam uma grande variedade de moléculas de superfície importantes para a diferenciação celular e a comunicação intercélulas. Essas moléculas de superfície funcionam como marcadores úteis da identidade celular. A International Workshop on Human Leukocyte Differentiation Antigens [Oficina Internacional sobre Antígenos de Diferenciação Leucocitários Humanos] é responsável pela nomenclatura desses marcadores e lhes determina números de grupamento de diferenciação (CD [cluster of differentiation]). Atualmente estão denominadas mais de 250 moléculas diferentes com números de CD.

Células-tronco Hematopoéticas

As HSC pluripotentes somam 1% das células mononucleares da medula óssea. Elas exibem propriedades de dispersão a luz características conforme demonstrado por citometria de fluxo, em geral expressam uma proteína de superfície celular denominada CD34 e, comumente, são "linhagem-negativas". Linhagem negativa refere-se à ausência de moléculas de superfície celular que, em células mais maduras, são características de subpopulações linfocitárias específicas (p. ex., CD2, CD3, CD5, CD7, CD14, CD15 e CD16). Recentemente, foi descrita uma população menor de HSC do tipo CD34$^-$. HSC do tipo CD34$^+$ também podem ser encontradas na circulação, na qual somam 0,01 a 0,1% das células mononucleares. A medula óssea e as HSC do sangue periférico demonstram heterogeneidade em termos de expressão de marcadores linfocitários selecionados, marcadores mielóides e antígenos de ativação, e também diferem em termos de capacidade de enxertar medula óssea. A infusão de HSC do sangue periférico em números suficientes nos receptores de transplante da medula óssea provoca recuperação medular mais rápida do que a observada em pacientes que recebem HSC derivadas de medula. No transplante clínico de células-tronco, atualmente é prática comum os doadores receberem fatores de crescimento recombinantes antes da colheita de HSC. Essa prática levou a quantidades maiores de HSC colhidas e diminuição de tempos de enxertamento. A proporção de receptores de transplante de medula óssea que receberam HSC de sangue periférico colhido (e não HSC derivadas de medula) aumentou muito nos últimos anos.

Linfopoese e Hematopoese

Todas as células linfóides e hematopoéticas maduras derivam de uma população comum de HSC pluripotenciais (Fig. 4.2). Cada etapa da linfopoese e da hematopoese depende de um microambiente que engloba características estruturais específicas e uma organização completa de fatores de crescimento. O ponto de ramificação primário na diferenciação encontra-se entre progenitores linfóides e progenitores mielóides. Os progenitores linfóides por fim originam linfócitos T, linfócitos B e células destruidoras naturais (NK [*natural killer*]), enquanto os progenitores mielóides desenvolvem unidades formadoras de colônias (UFC) granulocíticas, eritróides, monocíticas-dendríticas e megacariocíticas (GEMM-UFC). Posteriormente, as UFC tornam-se mais linhagem-específicas. Os exemplos são UFC-GM (granulócito-monócito), UFC-Eo (eosinófilo), UFC-E (eritrócito) etc. *UFC* refere-se a uma célula que, por fim, origina uma população específica de "prole", como granulócitos, eritrócitos, monócitos, células dendríticas e megacariócitos.

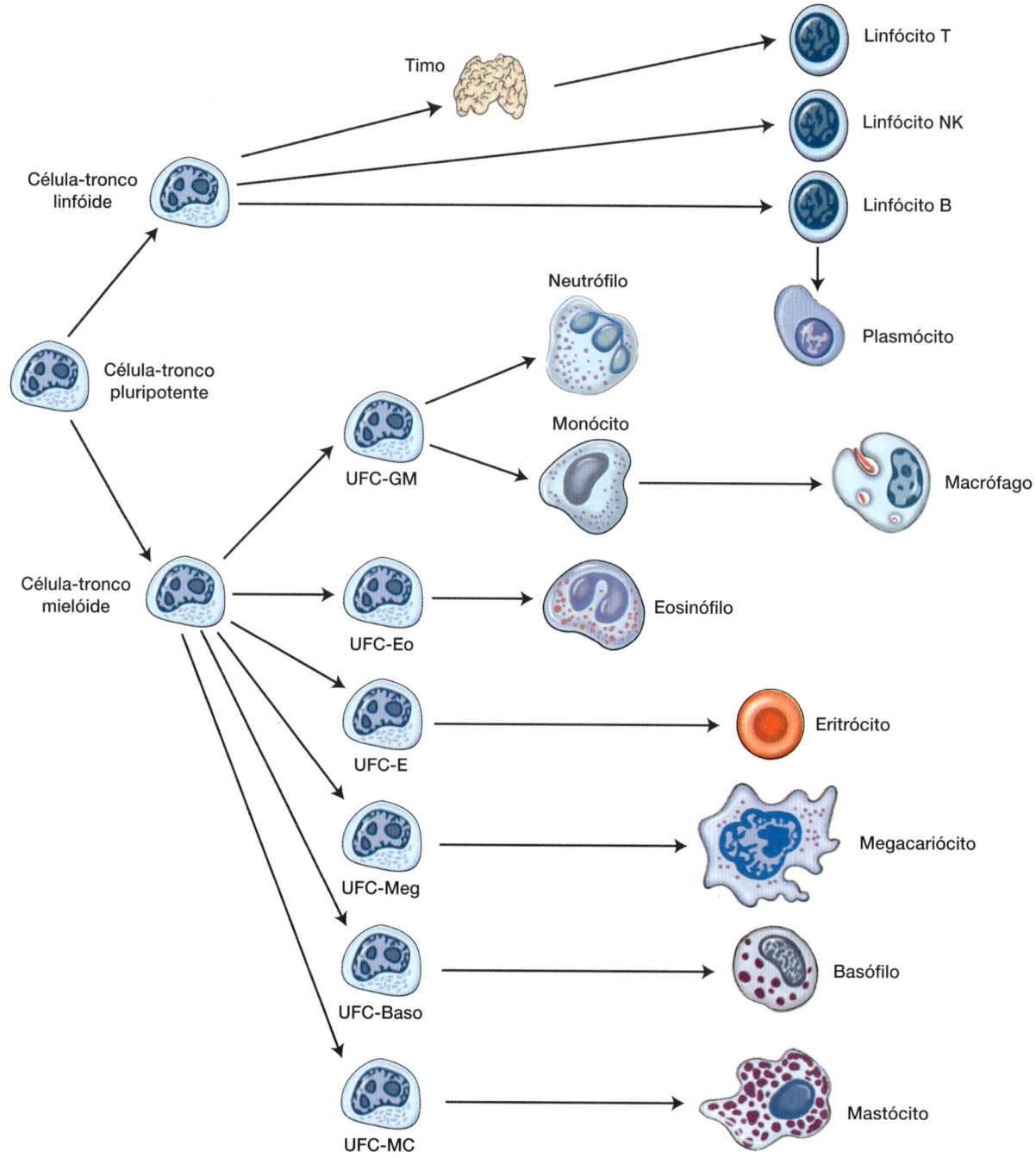

FIGURA 4.2
As células-tronco hematopoéticas pluripotentes se diferenciam em células-tronco linfóides ou mielóides e, no caso de células-tronco mielóides, em unidades formadoras de colônia linhagem-específicas (UFC). Sob a influência de um microambiente adequado, as UFC originam tipos celulares definitivos. As células-tronco linfóides são precursoras de células NK, linfócitos T e linfócitos B. Estes últimos originam os plasmócitos.

Células progenitoras linfóides deixam a medula óssea e migram para o timo, no qual são formados linfócitos T tanto do tipo alfa/beta (α/β) quanto gama/delta (γ/δ). "Alfa/beta" e "gama/delta" referem-se às duas principais classes de receptores de células T (RCT) heterodiméricos que reconhecem especificamente e se ligam a diferentes antígenos. O microambiente tímico é determinado pelo estroma epitelial. O timo primitivo é formado a partir do ectoderma e do endoderma derivados da terceira fenda branquial e da terceira e quarta bolsas faríngeas. Esse primórdio tímico é a seguir colonizado por HSC que originam células T, macrófagos e células dendríticas. O córtex tímico compõe-se de uma rede de processos celulares epiteliais que circundam grupos de timócitos imaturos os quais sustentam moléculas de superfície CD4+ e CD8+ (Fig. 4.3). À medida que os linfócitos T amadurecem, eles permeiam para a medula tímica, na qual, em proximidade íntima com grupos aninhados de células epiteliais, formam as células mais maduras — CD4+ ou CD8+ (Fig. 4.3). A junção corticomedular tímica contém muitas células dendríticas e macrófagos derivados de HSC da medula óssea. Grande parte do processo de "seleção positiva" de timócitos ocorre no córtex; a "seleção negativa" tende a ocorrer através da exposição de timócitos em desenvolvimento a células dendríticas corticomedulares. A *seleção tímica positiva* refere-se ao processo no qual a ligação transitória de RCT da superfície celular a moléculas de MHC de classe I ou II do próprio indivíduo impede a morte celular. A *seleção tímica negativa* é o processo inverso, no qual a ligação mediada por RCT de alta afinidade a moléculas de MHC de classe I ou II do próprio indivíduo resulta em morte celular por apoptose. Esses processos de seleção tímica complementares são fundamentais para o desenvolvimento de linfócitos T, que podem interagir com as próprias células do hospedeiro, mas não de uma maneira que resulte em auto-reatividade excessiva (ver a discussão sobre tolerância). O amadurecimento de linfócitos T do timo inclui diversos processos. As células T em

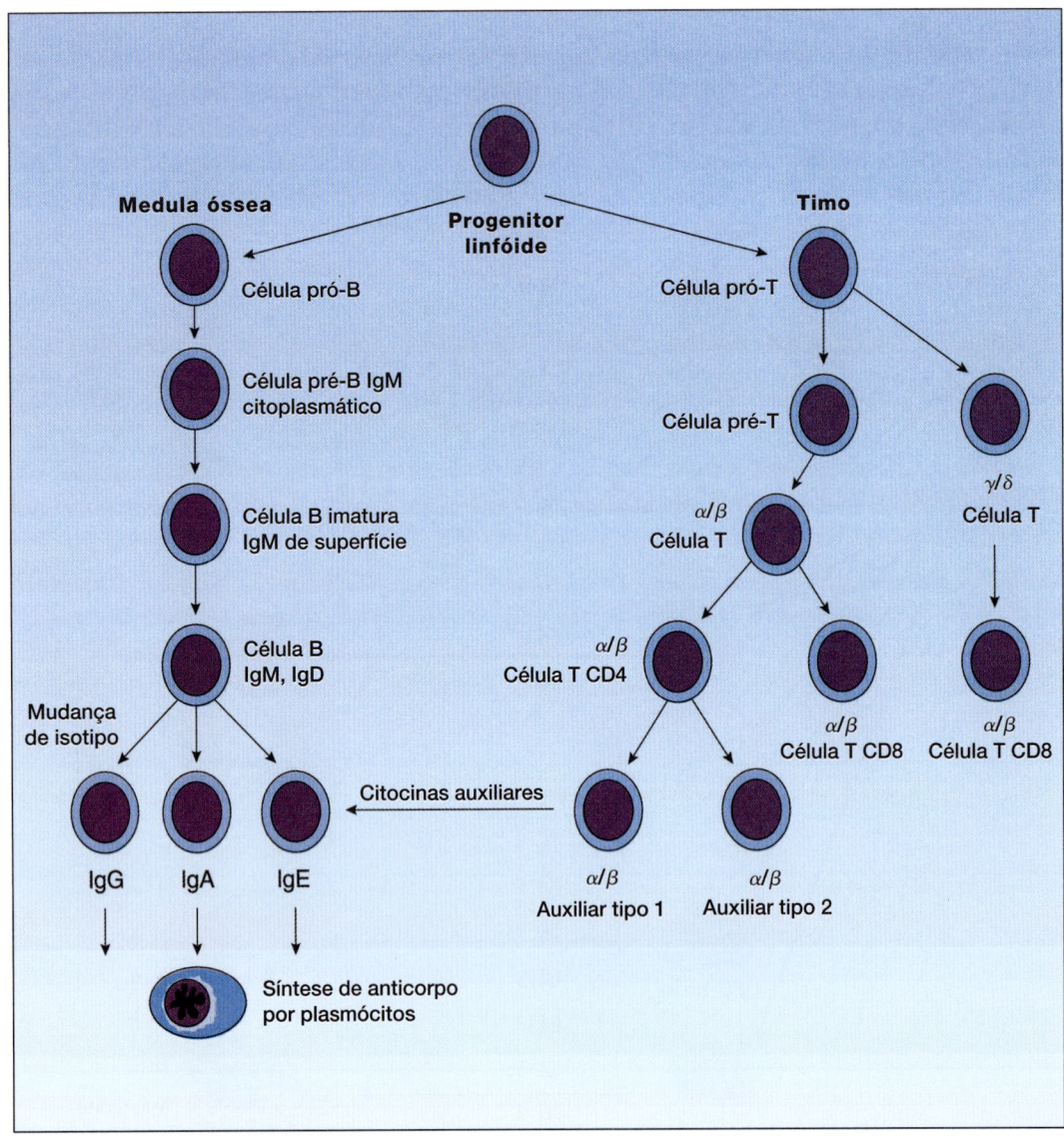

FIGURA 4.3
Progenitores linfóides (células-tronco linfóides) originam linfócitos T e linfócitos B maduros, porém virgens (*naïve*). Os linfócitos destinados a se tornarem linfócitos T migram para o timo, onde se transformam em células T do tipo α/β ou do tipo γ/δ. As células auxiliares do *tipo 1* e *tipo 2* referem-se às características funcionais de células T (ver texto). Outros linfócitos se diferenciam na medula óssea e originam populações clonais de células B produtoras de imunoglobulina de superfície, que, por sua vez, formam os plasmócitos.

desenvolvimento recombinam genes dispersos que codificam os RCT α/β ou γ/δ heterodiméricos. Os linfócitos T α/β progridem através de estágios de desenvolvimento caracterizados como CD4⁻, CD8⁻, depois CD4⁺, CD8⁺, e depois ou CD4⁺, CD8⁻ ou CD4⁻, CD8⁺ (Fig. 4.4). A maior parte das células T CD4⁺, CD8⁻ funcionam como células citotóxicas.

Conforme observado anteriormente, a linfopoese de células B no adulto ocorre na medula óssea. De maneira semelhante a do desenvolvimento de linfócitos T, o microambiente do fígado fetal ou, nos adultos, da medula óssea, é crítico para o desenvolvimento de linfócitos B. Em ambos os órgãos, apenas os linfócitos B que atravessam os muitos estágios necessários para produzir imunoglobulina de superfície sobrevivem. De modo inverso, células B em desenvolvimento, nas quais imunoglobulina de superfície liga-se de forma muito ávida a auto-antígenos, são selecionadas negativamente e eliminadas. Acredita-se que células NK sejam formadas tanto no timo quanto na medula óssea.

Linfócitos

Existem três tipos principais de linfócitos — células T, células B e células NK — que somam 25% dos leucócitos do sangue periférico. Cerca de 80% dos linfócitos circulantes são células T, 10% células B e 10% células NK. As proporções relativas de linfócitos no sangue periférico e nos tecidos linfóides centrais e periféricos variam. Comparando com as proporções no sangue, apenas 30 a 40% dos linfócitos esplênicos e da medula óssea são células T.

Os **linfócitos T** podem ser subdivididos em subpopulações com base em suas funções especializadas, com base nas moléculas CD de superfície e, em alguns casos, com base nas características morfológicas. Os progenitores linfóides comprometidos em se tornar linfócitos T destinam-se ao timo em ondas durante a embriogênese. Após seleção positiva e negativa ou "educação", os linfócitos T deixam o timo e povoam tecidos linfóides periféricos. No timo, RCT antígeno-específicos são formados e expressos junto a CD3, uma molécula acessória essencial. Quase 95% dos linfócitos T circulantes expressam RCT α/β. Por sua vez, células T α/β circulantes também expressam ou CD4 ou CD8. Uma população menor (5%) de células T exprime RCT γ/δ e CD3, mas nem CD4 nem CD8.

Os **linfócitos B** diferenciam-se em plasmócitos secretores de anticorpos na medula óssea. Análogos às células T, exprimem um receptor de ligação a antígeno na superfície, denominado imunoglobulina de membrana (mIg), que possui a mesma especificidade de ligação antigênica como a imunoglobulina solúvel que por fim será secretada pelos plasmócitos terminalmente diferenciados cor-

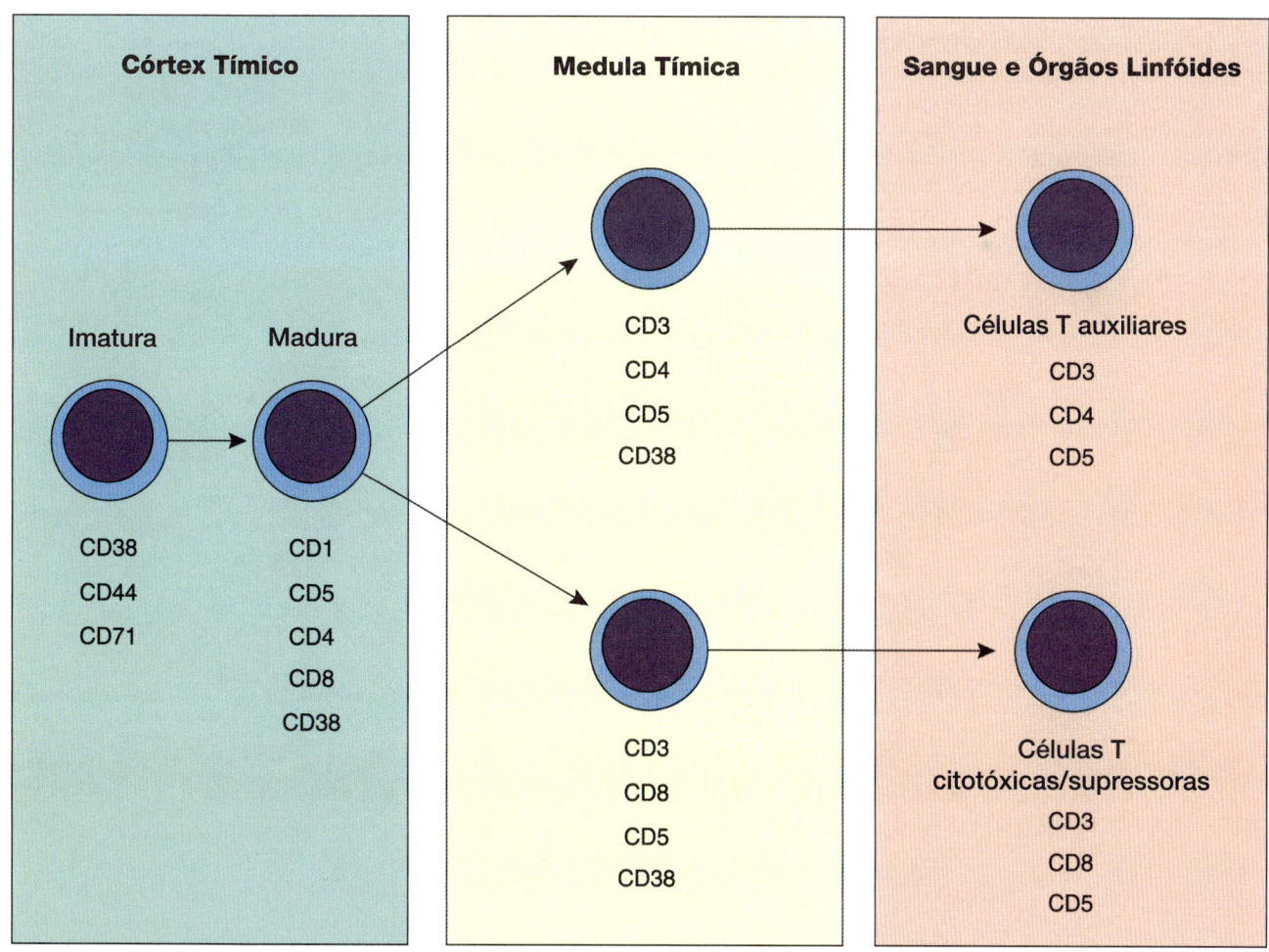

FIGURA 4.4
Os progenitores linfóides destinados a se tornarem células T maduras, porém, *naïve*, diferenciam-se à medida que permeiam através do timo. Células T CD4⁺ e CD8⁺ periféricas derivam de células tímicas precursoras que são CD3⁺, CD4⁺ e CD8⁺.

respondentes. Assim como as células T, os linfócitos B também exibem um grau de heterogeneidade (p. ex., CD5+ [B]) e (CD5- [B2]).

As **células NK** reconhecem células-alvo basicamente através de mecanismos independentes de antígenos. As células NK possuem diversos tipos de receptores de moléculas MHC de classe I, que, quando verdadeiramente ocupados, *inibem* a capacidade da célula NK de secretar produtos citolíticos. Certas células tumorais e células infectadas por vírus apresentam números reduzidos de moléculas de MHC de classe I e, dessa forma, não inibem células NK. Nesse cenário, as células NK comprometem-se com as células infectadas por vírus ou as células tumorais e secretam proteínas citolíticas semelhantes a complemento (perforina), granzimas A e B e outros fatores líticos. As células NK também secretam granulizina, uma proteína catiônica que induz a apoptose de células-alvo. Em um outro exemplo de ligação entre facetas diferentes do sistema imune, as células NK também podem lisar células-alvo através da via de citotoxicidade celular dependente de anticorpos (CCDA). Na CCDA, as células NK, através de seus receptores Fc, ligam-se ao domínio Fc da IgG que é ligado especificamente a antígeno na superfície de uma célula-alvo. Assim como ocorre com células T e B, as células NK exibem um grau de heterogeneidade (p. ex., CD16+, CD16-).

Os RCT, além das imunoglobulinas e das moléculas de MHC de classe I e de classe II (ver adiante), conferem especificidade ao sistema imunológico por causa de sua capacidade de ligação específica com antígenos estranhos. O RCT, a imunoglobulina e uma porção da molécula de MHC de classe I são codificados por membros da família de supergenes de imunoglobulinas. A variabilidade estrutural e, por sua vez, a alta especificidade de RCT e imunoglobulinas são alcançadas pela recombinação genética de RCT segmentados e genes de Ig. Conforme observado anteriormente, um RCT individual é um heterodímero que forma um sítio de ligação a antígeno (Fig. 4.5). As proteínas que constituem os RCT e as imunoglobulinas possuem, cada qual, um domínio variável (V) de ligação a antígeno amino-terminal e um domínio constante (C) carboxi-terminal. Os RCT ancoram o antígeno à superfície celular, enquanto as imunoglobulinas ou ancoram o receptor à superfície de células B como mIg ou, no caso de imunoglobulina solúvel, medeiam sua função biológica (Fig. 4.5).

Fagócitos Mononucleares, Células Apresentadoras de Antígeno e Células Dendríticas

Os **fagócitos mononucleares**, principalmente monócitos, somam 10% dos leucócitos circulantes. Os monócitos circulantes originam macrófagos tissulares permanentes, incluindo, entre outros, células de Kupffer, macrófagos alveolares e células da micróglia. Os monócitos e macrófagos exprimem um conjunto de moléculas de superfície celular específicas importantes para suas funções de defesa do hospedeiro. Entre essas, estão moléculas de MHC de classe II, CD14 (um receptor que se liga a lipopolissacarídeo bacteriano e pode desencadear ativação celular), diversos tipos de receptores de imunoglobulina Fc, moléculas de adesão e uma variedade de receptores de citocinas que participam da regulação da função monócito/macrófago. Os macrófagos ativados produzem uma variedade de citocinas e mediadores solúveis de defesa do hospedeiro (p. ex., interferon-γ [IFN-γ], interleucina 1β [IL-1β], fator de necrose tumoral-α [TNF-α] e componentes do complemento).

As **células apresentadoras de antígeno (CAA)**, definidas por sua função e derivadas das HSC, adquirem a capacidade de apresentar antígeno a linfócitos T no contexto de histocompatibilidade, após a supra-regulação, dirigida por citocinas, de moléculas de MHC de classe II (Fig. 4.6). Monócitos, macrófagos, células dendríticas e, em certas condições, linfócitos B, células endoteliais e células epiteliais podem funcionar como CAA. Em algumas localizações, as CAA são muito especializadas para essa função. Por exemplo, nos folículos de linfonodos ricos em células B e no baço, as CAA especializadas são denominadas *células dendríticas foliculares*. Nesses locais, pelo comprometimento de anticorpos e complemento via receptores Fc e C3b, as

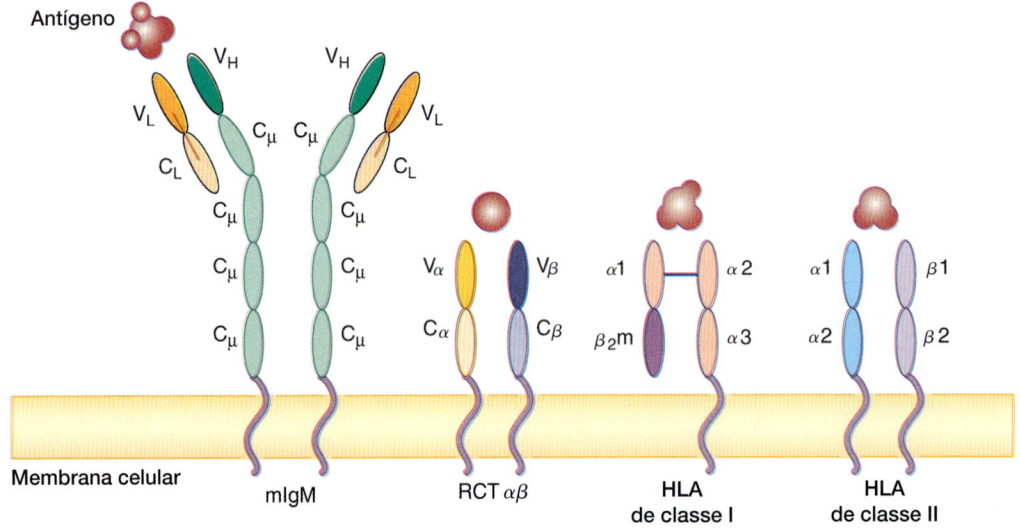

FIGURA 4.5
Os sítios de ligação a antígeno de receptores de células T (RCT) e mIg são formados pelo alinhamento de domínios variáveis N-terminais de duas cadeias de peptídios. Cada domínio variável (V) deriva de um transcrito que é o produto de uma reorganização de segmento de gene aleatória VJ (RCT) ou V(D)J (Ig). As ranhuras de ligação a antígeno das moléculas de MHC são formadas pelo alinhamento dos domínios α1 e α2 das moléculas de classe I e os domínios α1 e β1 das moléculas de classe II. C indica um domínio constante e "β2m" representa microglobulina β_2, que é um componente de uma molécula de HLA de classe I íntegra.

CAA aprisionam complexos antígeno-anticorpo. No caso de linfonodos, tais complexos chegam via linfáticos aferentes, e, no baço, pelo sangue. A apresentação de antígenos pelas células dendríticas foliculares provoca a geração de linfócitos B de memória.

As **células dendríticas** são CAA especializadas que foram denominadas *dendríticas* devido a seu aspecto morfológico semelhante a aranha. São encontradas em folículos linfóides ricos em linfócitos B, na medula do timo e em muitos sítios periféricos, inclusive lâmina própria intestinal, pulmão, trato geniturinário e pele. As células dendríticas localizadas perifericamente são menos maduras do que as CAA encontradas em folículos linfóides e expressam níveis mais baixos de moléculas de ativação celular acessórias (CD80 [B7-1], CD86 [B7-2]) do que as células dendríticas maduras. Um exemplo proeminente de uma CAA periférica é a célula de Langerhans epidérmica. Sob exposição, a célula de Langerhans engolfa antígeno, migra para um linfonodo regional através de um linfático aferente e se diferencia em uma célula dendrítica mais madura. As células dendríticas derivadas da célula de Langerhans, que expressam densidades grandes de moléculas

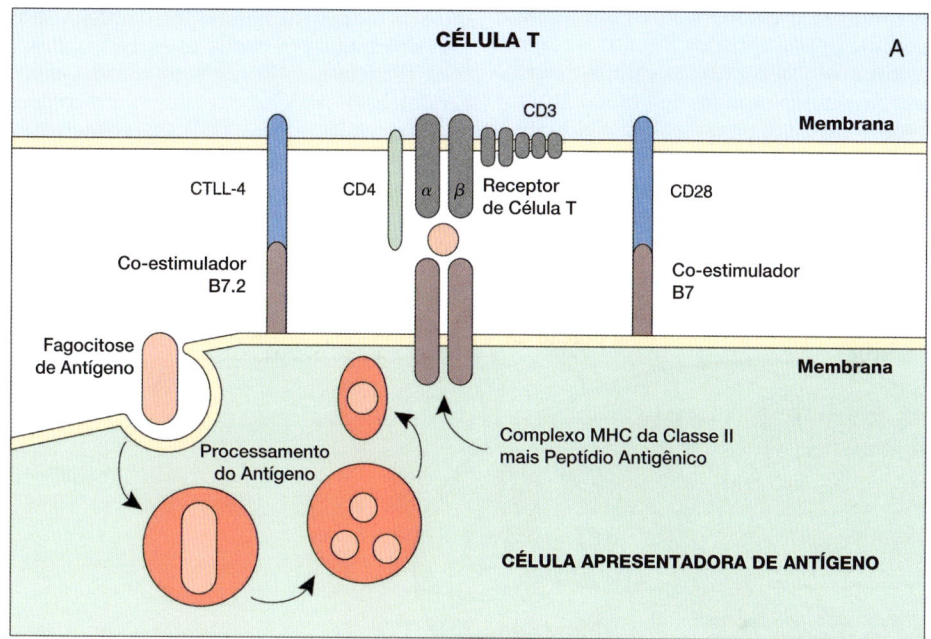

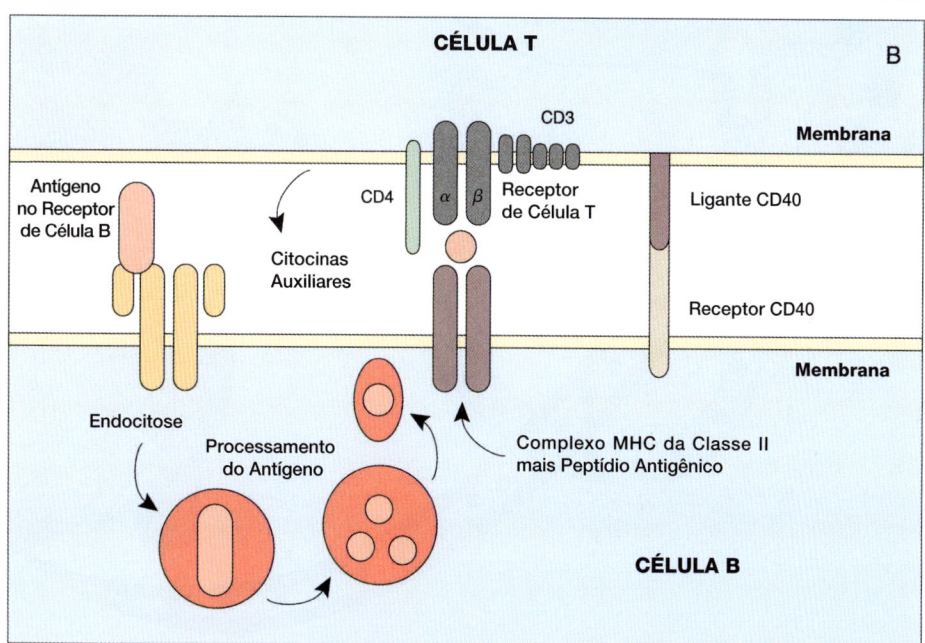

FIGURA *4.6*

A. Ativação de linfócitos T (pelo RCT) ocorre por meio dos peptídios clivados a partir de antígeno fagocitado (processamento antigênico) e apresentado ao RCT no contexto de uma molécula de MHC de classe II histocompatível. Sinais acessórios ou co-estimuladores para CTLL-4 ou CD28 também são necessários para a ativação de células T. B. Um processo semelhante aplica-se às interações células B-células T. O receptor de antígeno de linfócitos B é uma imunoglobulina da membrana.

de MHC de classe I e classe II e moléculas co-estimuladoras (CD80, CD86), apresentam antígeno eficientemente a linfócitos T. Aí também, a apresentação de antígeno a células T ocorre através de RCT no contexto de histocompatibilidade determinada por moléculas de MHC de classe II.

Destino e Recirculação de Linfócitos

Os segmentos de DNA que codificam os domínios de ligação de antígeno de RCT e Ig são reorganizados nas células T e células B em desenvolvimento, respectivamente, formando "novos" genes. Por esse processo de combinação e por vários outros mecanismos contribuintes, muitos receptores diferentes de antígenos são gerados. Um adulto possui cerca de 10^{12} linfócitos, dos quais apenas 10% encontram-se na circulação em um determinado momento. Apesar do grande número de linfócitos, o número com qualquer receptor de antígeno específico é relativamente pequeno. Além disso, a superfície corporal, que freqüentemente funciona como porta de entrada para invasores estranhos, é muito grande (p. ex. a pele, 2 m^2; trato respiratório, 100 m^2; trato gastrintestinal, 400 m^2). O tráfego de linfócitos é um aspecto necessário na defesa do hospedeiro porque permite que pequenos números de qualquer conjunto de linfócitos antígeno-específicos se movam se para locais de "necessidade". O tráfego de linfócitos, que envolve a destinação e a recirculação, evoluiu de modo a proporcionar a distribuição rápida, flexível e ampla de linfócitos e um meio de objetivar processos imunológicos específicos em locais anatomicamente individualizados (p. ex., córtex de linfonodo) (Fig. 4.7).

Após o término do desenvolvimento inicial, os linfócitos B e T virgens (*naïve*) circulam pelo sistema vascular até órgãos e tecidos linfóides secundários. Entre esses tecidos estão linfonodos, tecidos linfóides associados a mucosa (p. ex., placas de Peyer) e o baço. No caso de linfonodos, o tráfego de linfócitos ocorre através de vênulas pós-capilares especializadas denominadas *vênulas endoteliais altas (VEA)* devido a forma cuboidal alta das células endoteliais. As VEA exprimem um conjunto de moléculas de adesão celular (p. ex., CD31), que permitem a ligação de linfócitos. A forma cuboidal das células das VEA contribui para redução das forças de cisalhamento mediadas pelo fluxo, e conexões intercelulares especializadas facilitam a saída de linfócitos do espaço

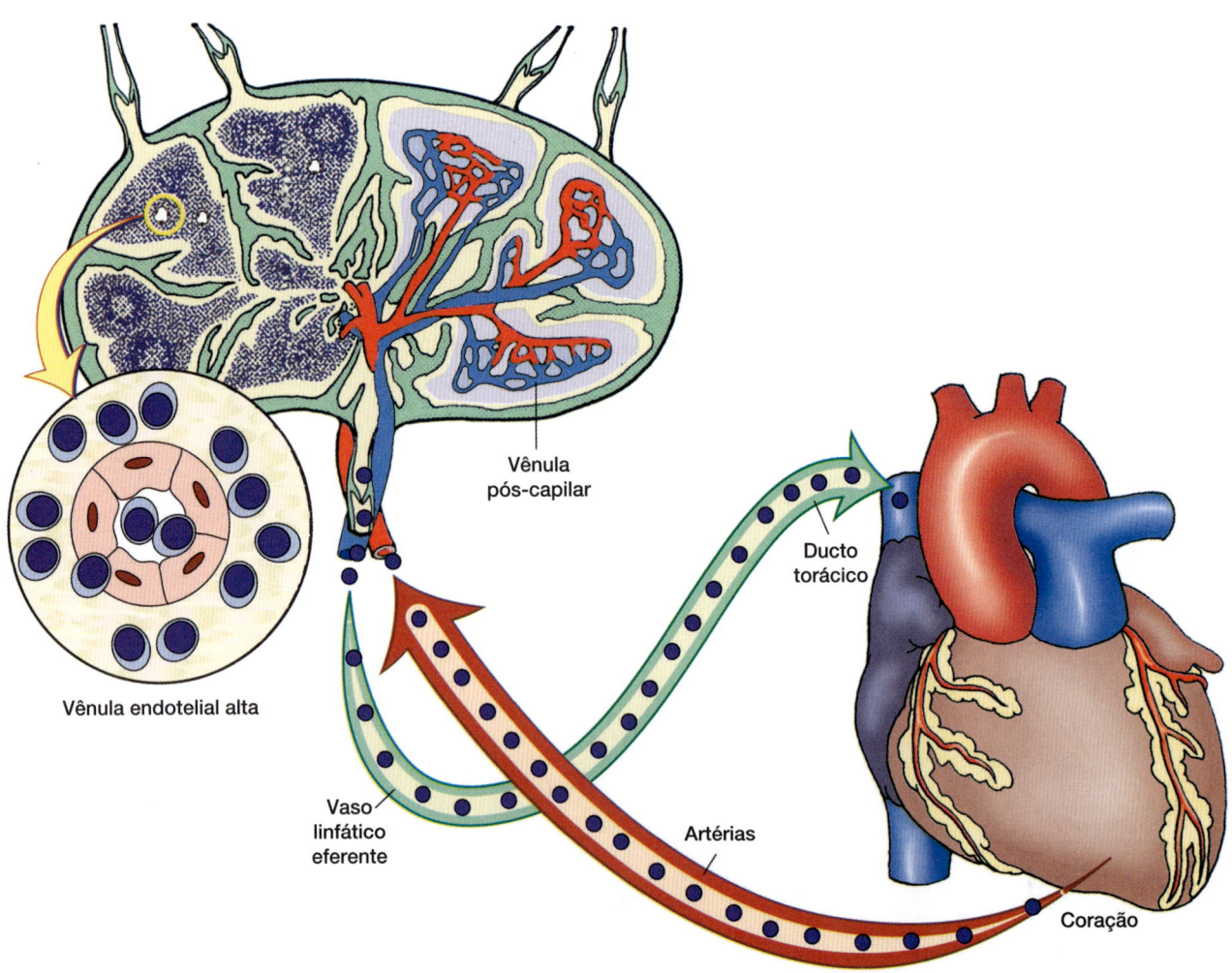

FIGURA 4.7
Linfócitos circulantes penetram os tecidos linfóides periféricos (p. ex., linfonodos) por meio de vênulas pós-capilares especializadas denominadas *vênulas endoteliais altas* (VEA). Estas são revestidas por células endoteliais altas (cuboidais) especializadas que expressam uma densidade alta de moléculas CD31 de superfície celular. Após a extravasão por meio das VEA, os linfócitos permeiam o tecido linfóide e ganham novamente a circulação através dos linfáticos eferentes e do ducto torácico.

vascular. Os linfócitos que não encontram seu antígeno cognato conforme permeiam ao longo de tecidos linfóides secundários penetram novamente na circulação através de linfáticos eferentes e do ducto torácico. Por outro lado, os linfócitos que se comprometeram com um antígeno deixam o tecido linfóide secundário e ganham a circulação via linfáticos e ducto torácico. A seguir, eles ligam-se preferencialmente a tecidos periféricos (p. ex., linfonodos ou tecido linfóide associado a mucosa) a partir dos quais o antígeno ativador foi introduzido. Por esta razão, existem pelo menos dois circuitos principais, a saber, linfonodo e associado à mucosa. Dentro do sistema associado à mucosa, linfócitos não virgens (*naïve*) podem estabelecer a diferença entre os tratos intestinal, respiratório e geniturinário. A destinação de linfócitos (e neutrófilos) para locais de inflamação é mediada por conjuntos diferentes de leucócitos e de moléculas de adesão de células endoteliais (ver Cap. 2). As moléculas de adesão mais bem compreendidas envolvidas no tráfego de linfócitos-tecido linfóide são as L-selectinas (sobre linfócitos) e as adressinas de linfonodos periféricos (AdLP), que funcionam como locais de aderência para linfócitos. Entre outras, as adressinas incluem CD34, podocalixina, molécula de adesão celular de adressina da mucosa-1 (MadCAM-1) e molécula de adesão celular dependente de glicosilação-1 (GlyCAM-1).

O Complexo de Histocompatibilidade Principal (MHC) Coordena as Interações entre Células Imunológicas

A descoberta de que o soro de mulheres multíparas e de pacientes submetidos a múltiplas transfusões contém anticorpos contra leucócitos sangüíneos estranhos levou à definição de um sistema complexo de proteínas da superfície celular conhecido como *antígenos principais de histocompatibilidade*. Esses antígenos também são conhecidos como *antígenos de leucócitos humanos (HLA)* porque foram identificados primeiramente em leucócitos e são expressos em concentrações altas sobre linfócitos. Ficou claro durante os últimos 25 anos que os HLA coordenam muitas das interações intercelulares fundamentais para a resposta imune. Interações importantes entre células do sistema imunológico não ocorrem se houver histoincompatibilidade importante. Por outro lado, esses antígenos são imunogênios importantes e são alvos na rejeição de transplante. O complexo de histocompatibilidade principal inclui os antígenos de classe I, II e III (Fig. 4.8). Os antígenos de classe III representam certos componentes do complemento e não são antígenos de histocompatibilidade.

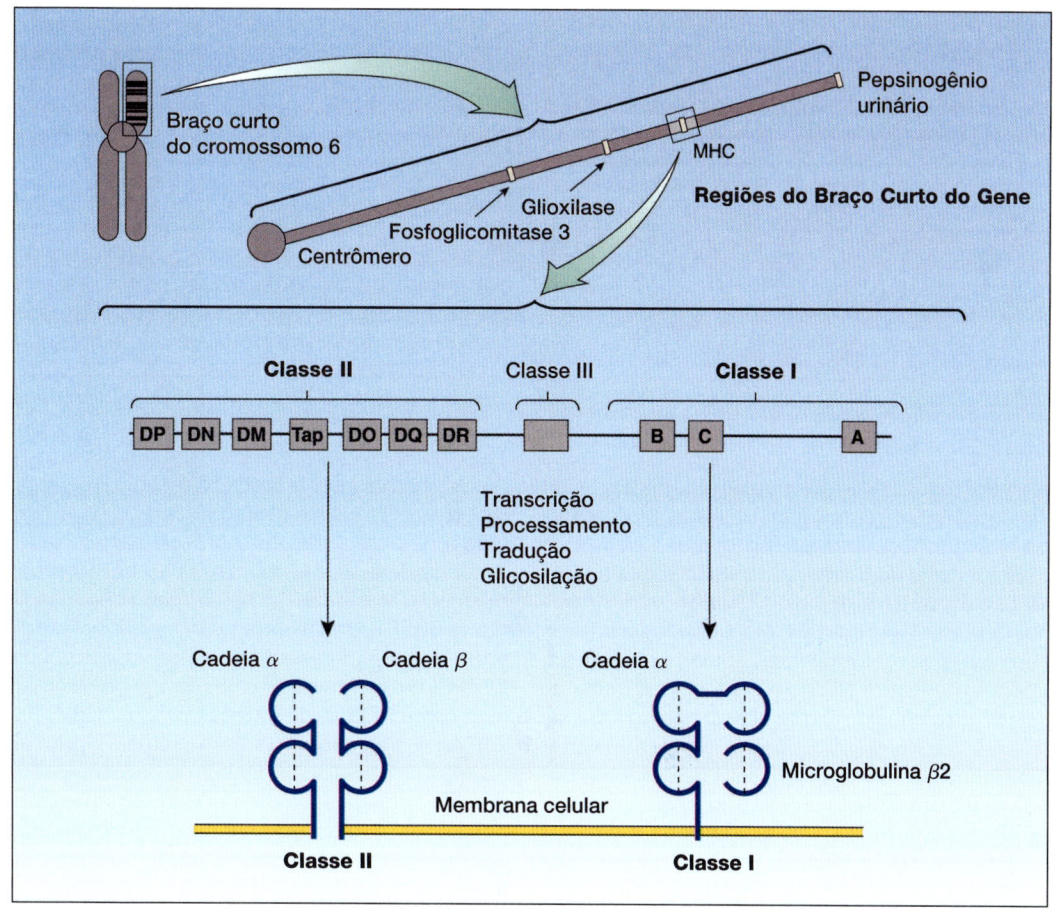

FIGURA 4.8
Os *loci* bastante polimórficos que codificam os antígenos do complexo de histocompatibilidade principal localizam-se no braço curto do cromossomo 6. As moléculas de classe I e classe II exibem estruturas diferentes, mas cada uma participa de interações intercélulas fundamentalmente importantes.

Moléculas de Histocompatibilidade de Classe I

As moléculas de classe I são codificadas por genes muito polimórficos nas regiões A, B e C do MHC (Fig. 4.8). Esses *loci* codificam moléculas de estrutura semelhante expressas em praticamente todos os tecidos. Os antígenos de histocompatibilidade de classe I são estruturas heterodiméricas consistindo em duas cadeias, uma glicoproteína transmembrana polimórfica de 44 kd e uma molécula não polimórfica de 12 kd denominada microglobulina β_2. Esta é uma proteína de superfície superficial que não possui um componente da membrana e está associada de modo não-covalente à cadeia pesada maior. A microglobulina β_2 é codificada por um gene no cromossomo 15. O polimorfismo estrutural ocorre basicamente nos domínios extracelulares da cadeia α. Como os alelos são expressos de modo co-dominante, os tecidos possuem antígenos de classe I herdados de cada genitor. Esses antígenos são reconhecidos por células T citotóxicas durante a rejeição de enxerto ou durante a destruição de células infectadas por vírus mediada por linfócitos T.

Moléculas de Histocompatibilidade de Classe II

As moléculas de classe II são codificadas por múltiplos *loci* na região D: DP, DN, DM, DO, DQ e DR (Fig. 4.8). Os *loci* da região D codificam moléculas estruturalmente semelhantes que são expressas basicamente em células acessórias envolvidas na apresentação de antígeno. Conforme observado anteriormente, as CAA incluem monócitos, macrófagos, células dendríticas e linfócitos B. Os antígenos de classe II também são denominados antígenos "Ia" (associados a imunidade). As moléculas de classe II são heterodímeros que consistem em duas cadeias glicoprotéicas ligadas de modo não-covalente. A cadeia β de 34 kd possui uma única ponte bissulfeto; seu domínio extracelular é o local principal da variabilidade antigênica de classe II. A cadeia α de 29 kd exibe duas pontes bissulfeto. As duas cadeias são proteínas transmembrana. Como no caso de antígenos de classe I, os alelos D são expressos de modo co-dominante e os tecidos possuem antígenos de cada genitor.

Tipagem Tissular Clínica

Os laboratórios clínicos de "histocompatibilidade, HLA ou tipagem tissular" atualmente empregam diversas abordagens para identificar o conjunto de antígenos de classe I e classe II expressos tanto nos tecidos do doador em potencial quanto nos do receptor antes do transplante de órgão. Durante várias décadas, os antígenos de classe I têm sido definidos sorologicamente. Os anti-soros direcionados contra diversos antígenos são testados contra linfócitos do doador (ou do receptor). O sistema de nomenclatura para antígenos de classe I baseia-se no *locus* de origem (A1, A2, A3, B4, B6, C1, C2, etc.). A tipagem tissular revela os dois antígenos diferentes expressos de modo co-dominante em cada *locus*; um antígeno (dose dupla) quando existe homozigose. Da mesma forma, um tecido pode expressar antígenos A1, A2, B4, B6, DR3 e DR4. Os produtos de todos os *loci* não são tipificados universalmente em laboratórios clínicos. Os laboratórios de tipagem tissular estão usando cada vez mais os métodos moleculares (ver adiante) para identificar os antígenos de classe I.

Os antígenos de classe II foram definidos tradicionalmente por métodos de ensaios sorológicos e funcionais, mas esses métodos foram praticamente substituídos por técnicas de genética molecular. Está claro que existe variabilidade genética (e estrutural) maior do que previamente sabido quando o padrão para tipagem era sorológico. Da mesma forma, a nomenclatura para os genes e antígenos de histocompatibilidade tornou-se mais complexa.

As Respostas Imunes Celular e Humoral Integradas Protegem Contra a Invasão por Agentes Estranhos

Interações de Linfócitos T

Os linfócitos T reconhecem antígenos específicos, geralmente proteínas ou haptenos ligados a proteínas. Sofrem uma série de eventos de amadurecimento quando comprometidos por meio do RCT no contexto de uma CAA histocompatível (MHC-emparelhado). Os sinais exógenos são liberados por citocinas. As células CD4+ e CD8+ são subgrupos de células T que possuem uma variedade de funções efetoras e reguladoras. As funções efetoras incluem a secreção de citocinas pró-inflamatórias e a destruição de células que exprimem antígenos de membrana estranhos ou alterados. Os exemplos de funções reguladoras incluem o aumento e a supressão de respostas imunológicas, geralmente pela secreção de citocinas específicas auxiliares [*helper*] ou supressoras.

O subgrupo CD4+ de células T, e possivelmente também o subgrupo CD8+, pode ser diferenciado adicionalmente pelos tipos de citocinas produzidas. As células *helper* de tipo 1, ou Th1, produzem interferon-gama (IFN-γ) e interleucina-2 (IL-2), enquanto as células *helper* de tipo 2, ou Th2, secretam IL-4, IL-5 e IL-10. Os linfócitos Th1 foram associados aos fenômenos mediados por células e as células Th2, a respostas alérgicas. Em geral, as células T CD4+ promovem respostas humorais e inflamatórias. Por outro lado, as células CD8+, em sua maioria, exercem funções supressoras e citotóxicas. As células supressoras inibem a fase de ativação das respostas imunológicas; as células citotóxicas podem destruir células-alvo que exprimem antígenos específicos. Contudo, existe claramente uma sobreposição, já que as células CD8+ secretam citocinas auxiliares, e células CD4+ Th1 e Th2 exibem efeitos supressivos reguladores cruzados.

Um aspecto importante do reconhecimento de antígeno pelas células T consiste na necessidade de o antígeno ser apresentado na superfície de uma outra célula associado a uma proteína de membrana histocompatível (Fig. 4.6). Conforme notado anteriormente, as células T possuem complexos de receptor de membrana (RCT α/β mais moléculas acessórias de CD3) em sua superfície. Para uma resposta imunológica máxima, o complexo RCT-CD3 deve interagir com o antígeno estranho no contexto de histocompatibilidade entre as células. Como conseqüência, os antígenos são apresentados a células T por células acessórias (CAA) que possuem antígenos de histocompatibilidade adequados. Os antígenos também podem ser apresentados a células T por células que não apresentam antígenos quando expressam em sua superfície uma proteína estranha ou alterada associada a uma molécula de histocompatibilidade adequada.

As células CD8+ (células T citotóxicas) reconhecem antígenos associados a moléculas de classe I, ao passo que células CD4+ (células T *helper*) reconhecem antígenos junto a moléculas de classe II. As moléculas CD4 e CD8 de membrana de células T α/β ajudam a estabilizar as interações de ligação. As células T γ/δ também podem adquirir CD8 fora do timo e, dessa forma, usar antígenos de classe I para se ligarem a células-alvo. **Lembre-se, moléculas estranhas de classe I e de classe II, que não são histocompatíveis com o hospedeiro (p. ex., antígenos de histocompatibilidade transplantados), são, elas mesmas, imunógenos potentes e podem ser reconhecidas por células T do hospedeiro.** Este é o motivo pelo qual é necessário procurar tecidos de doadores equivalentes em termos de HLA para receptores de transplante. Além da ligação de peptídeos estranhos apresentados por moléculas de MHC ao complexo RCT, muitas outras interações receptor-ligante devem ocorrer para ativar os linfócitos de modo máximo. A Fig. 4.6 resume algumas das interações principais que ocorrem entre células T *helper* CD4$^+$ e CAAs. A célula T CD4$^+$ torna-se uma célula efetora ativada quando estimulada via complexo RCT e receptores "acessórios" (CD28 e CTLL-4), que comprometem moléculas co-estimuladoras (p. ex., B7 e B7.2). Por sua vez, a célula T *helper* ativada reconhece uma célula B antígeno-específica por meio de seu receptor. A célula T *helper* a seguir promove sinais co-estimuladores e reguladores, como o ligante CD40 e as citocinas *helper* [auxiliares] (p. ex., IL-4 e IL-5).

Interações de Linfócitos B

Os linfócitos B maduros existem basicamente em um estado de repouso, aguardando a ativação por antígenos estranhos. Para que a ativação ocorra, são necessárias (1) a ligação cruzada de receptores de imunoglobulina da membrana por antígenos apresentados por células acessórias e (2) interações com moléculas de membrana de células T auxiliares (ver Fig. 4.6). O estímulo inicial provoca proliferação e a expansão clonal de células B, um processo amplificado por citocinas derivadas das células acessórias e das células T. Se não houver sinal adicional, as células B em proliferação retornam ao estado de repouso e entram no reservatório (*pool*) de células de memória. Esses eventos ocorrem em grande parte em tecidos linfóides e podem ser vistos como centros germinativos. Dentro dos centros germinativos, as células B sofrem reorganizações genéticas somáticas adicionais, acarretando a geração de células que produzem os diferentes isotipos e subclasses de imunoglobulinas.

O termo *isotipo* refere-se à classe da cadeia pesada definidora de uma molécula de imunoglobulina. Em contrapartida, cada subtipo de imunoglobulina exibe um arranjo diferente de atividades biológicas. Na ausência de estimulação antigênica, os clones de célula B diferentes expressam vários isotipos de cadeia pesada e subclasses: IgG ($\gamma 1$, $\gamma 2$, $\gamma 3$, $\gamma 4$), IgA ($\alpha 1$, $\alpha 2$) ou IgE (ε). As células T também estão envolvidas na diferenciação de células B. Na presença de antígeno, as células T produzem citocinas auxiliares que estimulam a mudança de isotipo de célula B ou induzem a proliferação de populações de isotipos previamente comprometidas. Por exemplo, a IL-4 induz a mudança para o isotipo de IgE.

O estágio final da diferenciação de células B em plasmócitos sintetizadores de anticorpos exige a exposição a produtos adicionais de linfócitos T (p. ex., IL-5, IL-6), especialmente no caso de antígenos protéicos. Contudo, alguns agentes polivalentes induzem diretamente a proliferação de células B e sua diferenciação em plasmócitos, contornando as necessidades de fatores de crescimento e diferenciação de células B. Tais agentes são denominados *ativadores de células B policlonais* porque não interagem com sítios de ligação de antígeno e, portanto, não são antígenos específicos. Os exemplos de ativadores de células B policlonais são produtos bacterianos (lipopolissacarídeo, proteína A estafilocócica) e certos vírus (vírus Epstein-Barr, citomegalovírus).

O tipo predominante de imunoglobulina produzida durante uma resposta imune muda com a idade. Os neonatos tendem a produzir principalmente IgM, por outro lado, crianças maiores e adultos inicialmente produzem IgM após desafio antigênico, mas, a seguir, rapidamente mudam para a síntese de IgG.

Atividades Fagocíticas Mononucleares

Fagócito mononuclear é um termo geral aplicado a populações de células fagocitárias em praticamente todos os órgãos e tecidos conjuntivos. Entre essas células estão os macrófagos, monócitos, células de Kupffer do fígado e os macrófagos alveolares dos pulmões. O termo antigo *histiócito* é sinônimo de *macrófago*, seja circulante seja como macrófago tissular fixo. Existem subpopulações de macrófagos com características funcionais e fenotípicas diferentes. As células precursoras (monoblastos e pró-monócitos) surgem na medula óssea, penetram na circulação como monócitos e a seguir migram para tecidos, onde permanecem como macrófagos tissulares. No pulmão, fígado e baço, muitos macrófagos povoam os seios e as zonas pericapilares formando um sistema de filtração eficaz que remove células esgotadas e material particulado estranho do sangue. Esse sistema era conhecido anteriormente como "sistema reticuloendotelial", porém atualmente é denominado "sistema fagocitário mononuclear". Além de suas funções de "governanta", os macrófagos desempenham um papel crítico na indução de respostas imunes e na manutenção e na resolução de reações inflamatórias.

Os macrófagos são células acessórias importantes devido a sua expressão de antígenos de histocompatibilidade de classe II. Eles ingerem e processam antígenos para apresentação a células T junto a moléculas de MHC de classe II. As respostas subseqüentes das células T são posteriormente amplificadas por citocinas derivadas de macrófagos. Uma das citocinas mais bem caracterizada é a IL-1, a qual, entre um conjunto pleiotrófico de atividades, promove a expressão do receptor de IL-2 nas células T. Como conseqüência, a proliferação de células T, que é dirigida por IL-2, é aumentada. Entre o amplo espectro de efeitos da IL-1 em outros tecidos está a preparação do corpo para combater infecção. Por exemplo, IL-1 induz febre e promove metabolismo catabólico.

Os macrófagos são participantes dominantes nas reações inflamatórias subagudas e crônicas. Durante inflamação persistente, números aumentados de monócitos são recrutados da medula óssea. Sob influências quimiotáticas, eles migram para locais de inflamação, amadurecendo aí até macrófagos. Tanto os macrófagos recrutados quanto os tissulares locais proliferam nesses focos, nos quais secretam proteínas, lipídios, nucleotídeos e metabólitos de oxigênio reativos. Funcionalmente, essas moléculas são digestivas, opsônicas, citotóxicas, promotoras do crescimento e inibidoras do crescimento.

As atividades funcionais dos macrófagos e o espectro de moléculas que eles produzem são regulados por fatores externos, como citocinas derivadas de células T. Os macrófagos expostos a tais fatores tornam-se "ativados", ou seja, adquirem maior capacidade de produzir metabólitos de oxigênio reativos, destruir células tumorais e eliminar microrganismos intracelulares.

Se o agente que desencadeia um processo inflamatório for pouco digerível, uma reação granulomatosa poderá ocorrer em seguida. Sob tais condições, os macrófagos exibem amadurecimento adicional e se tornam células "epitelióides" e células gigantes multinucleadas. As células gigantes resultam da fusão de macrófagos e assumem o aspecto de sincícios que contêm múltiplos núcleos. Dependendo do agente desencadeador, podem ser formados tipos diferentes de células gigantes. Por exemplo, os granulomas provocados por micobactérias freqüentemente contêm células gigantes do tipo Langhans, que apresentam uma organização de núcleos semicircular. As células gigantes de granulomas de corpo estranho exibem uma distribuição de núcleos aleatória. Tanto as células epitelióides quanto as células gigantes são fagócitos fracos; elas principalmente seqüestram e digerem material estranho.

LESÃO TISSULAR IMUNOLOGICAMENTE MEDIADA

As respostas imunológicas, além de protegerem contra invasão de organismos estranhos, também podem provocar dano tissular. Assim, muitas doenças inflamatórias refletem "dano colateral", ou seja, são "produtos intermediários" de reações imunes. Uma ampla variedade de substâncias estranhas (p. ex., poeira, pólen, bactérias e vírus) pode atuar como antígenos e provocar uma resposta imune protetora. Em certas situações, os efeitos protetores de uma resposta imunológica resultam em eventos deletérios que podem produzir um espectro de lesões. Tais lesões podem produzir manifestações que variam desde desconforto temporário até lesão substancial. Por exemplo, no processo de fagocitose e destruição de bactérias, as células fagocíticas (neutrófilos e macrófagos) freqüentemente causam lesão ao tecido circundante. Uma resposta imunológica que resulta em lesão tissular é, de modo geral, descrita como reação de "hipersensibilidade". Muitas doenças são classificadas como distúrbios imunes ou alterações imunologicamente mediadas. Nessas doenças, é a resposta imune a um antígeno estranho ou um auto-antígeno que provoca a lesão. As doenças imunes ou mediadas por hipersensibilidade são comuns e incluem entidades como urticária, asma, febre do feno, hepatite, glomerulonefrite e artrite.

As reações de hipersensibilidade são classificadas de acordo com o tipo de mecanismo imune (Quadro 4.1). As reações de hipersensibilidade dos tipos I, II e III exigem a formação de um anticorpo específico contra um antígeno exógeno (estranho) ou endógeno (próprio). Constitui-se uma exceção um subgrupo de reações do tipo I. A classe de anticorpo é um determinante crítico do mecanismo pelo qual a lesão tissular ocorre.

Na maior parte das reações do tipo I, ou *reações de hipersensibilidade do tipo imediata*, ocorre a formação de anticorpos IgE, que se ligam a receptores de alta afinidade em mastócitos e basófilos por meio de seu domínio Fc. A ligação subseqüente de antígeno à IgE desencadeia a liberação de produtos dessas células e resulta nos sintomas característicos de doenças como urticária, asma e anafilaxia.

Nas reações de hipersensibilidade do tipo II, anticorpos do tipo IgG ou IgM são formados contra um antígeno, geralmente uma proteína na superfície celular. Com menos freqüência, o antígeno é um componente estrutural intrínseco da matriz extracelular (p. ex., parte da membrana basal). Essa ligação antígeno-anticorpo provoca a ativação do complemento que, por sua vez, é responsável pela lise da célula (citotoxicidade) ou lesão da matriz extracelular. Em algumas reações do tipo II, outros efeitos mediados por anticorpos também operam.

Nas reações de hipersensibilidade do tipo III, o anticorpo responsável pela lesão tissular em geral pertence à classe IgM ou IgG, porém o mecanismo de lesão tissular é diferente. O antígeno não se encontra fixo na superfície celular, mas circula no compartimento vascular até que se liga a anticorpo, após o que o complexo imune resultante é depositado nos tecidos. A ativação de complemento em locais de deposição de antígeno-anticorpo leva ao recrutamento de leucócitos, que são responsáveis pela lesão tissular subseqüente. Em algumas reações do tipo III, o antígeno é ligado pelo anticorpo *in situ*.

As reações do tipo IV, também conhecidas como reações de hipersensibilidade mediada por células ou tardia, não precisam da formação de um anticorpo. Com efeito, a ativação antigênica de linfócitos T, em geral com o auxílio de macrófagos, provoca a liberação de produtos por essas células, dessa forma acarretando a lesão tissular.

Muitas doenças imunológicas são mediadas por mais de um tipo de reação de hipersensibilidade. Um bom exemplo é a pneumonite por hipersensibilidade, uma afecção na qual a lesão pulmonar é conseqüente à hipersensibilidade a antígenos

QUADRO 4.1 Classificação das Reações de Hipersensibilidade de Gell e Coombs Modificada

Tipo	Mecanismo	Exemplos
Tipo I (tipo anafilático): Hipersensibilidade imediata	Ativação e desgranulação de mastócitos mediada por anticorpos IgE	Febre do feno, asma, urticária, anafilaxia
	Não mediada por IgE	Urticárias físicas
Tipo II (tipo citotóxico): Anticorpos citotóxicos	Anticorpos citotóxicos (IgG, IgM) formados contra antígenos de superfície celular; complemento geralmente envolvido	Anemias hemolíticas auto-imunes, doença de Goodpasture
	Anticorpos não-citotóxicos contra receptores de superfície celular	Doença de Graves
Tipo III (tipo imunocomplexo): Doença por imunocomplexos	Anticorpos (IgG, IgM, IgA) formados contra antígenos exógenos ou endógenos; complemento e leucócitos (neutrófilos, macrófagos) freqüentemente envolvidos	Doenças auto-imunes (LES, artrite reumatóide), muitos tipos de glomerulonefrite
Tipo IV (tipo mediado por células): Hipersensibilidade do tipo tardio	Células mononucleares (linfócitos T, macrófagos) com produção de interleucina e linfocina	Doença granulomatosa (tuberculose, sarcoidose)

fúngicos inalados. As reações de hipersensibilidade dos tipos I, III e IV parecem todas estar envolvidas na pneumonite por hipersensibilidade.

As Reações de Hipersensibilidade do Tipo I ou Imediatas São Desencadeadas por IgE Ligada a Mastócitos

A hipersensibilidade do tipo imediato manifesta-se por uma reação localizada ou generalizada que ocorre imediatamente (dentro de poucos minutos) após a exposição a um antígeno ou "alérgeno" ao qual o indivíduo tornou-se previamente sensibilizado. As manifestações clínicas de uma reação dependem do local da exposição ao antígeno e da extensão da sensibilização. Por exemplo, quando uma reação envolve a pele, a reação local característica consiste em tumefação e edema, ou *urticária*. Quando as manifestações localizadas da hipersensibilidade imediata envolvem as vias respiratórias superiores e a conjuntiva, provocando espirros e conjuntivite, estamos diante de *febre do feno* (rinite alérgica). Em sua forma generalizada e mais grave, a reação de hipersensibilidade imediata está associada a broncoconstrição, obstrução de vias aéreas e colapso circulatório, conforme visto no choque anafilático.

As reações de hipersensibilidade do tipo I apresentam a formação de anticorpo do tipo IgE. Os anticorpos IgE são formados por um mecanismo dependente de células T $CD4^+$, Th2 e se ligam avidamente a receptores Fc-epsilon (Fcε) em mastócitos e basófilos. A grande avidez de ligação da IgE é responsável pelo termo anticorpo *citofílico*. Uma vez exposto a um alérgeno específico que tenha resultado na formação de IgE, o indivíduo torna-se sensibilizado; as respostas subseqüentes ao alérgeno induzem uma reação de hipersensibilidade imediata. Após a formação de anticorpo do tipo IgE, a reexposição ao antígeno tipicamente resulta na produção de anticorpos do tipo IgE adicionais, e não na formação de anticorpos de outras classes, como IgM ou IgG.

A IgE ligada a receptores Fcε em mastócitos e basófilos pode persistir durante muito tempo, uma característica exclusiva da IgE. Com reexposição subseqüente, o antígeno solúvel ou alérgeno liga-se à IgE associada a seu receptor de superfície Fcε e ativa o mastócito ou basófilo. Esse evento libera os mediadores inflamatórios potentes responsáveis pelas manifestações dessa reação de hipersensibilidade do tipo I. Conforme ilustrado na Fig. 4.9, o antígeno (alérgeno) liga-se ao anticorpo do tipo IgE por meio de seus sítios Fab. A ligação cruzada do antígeno com mais de uma molécula de anticorpo do tipo IgE é necessária para ativar a célula. A maioria das células e

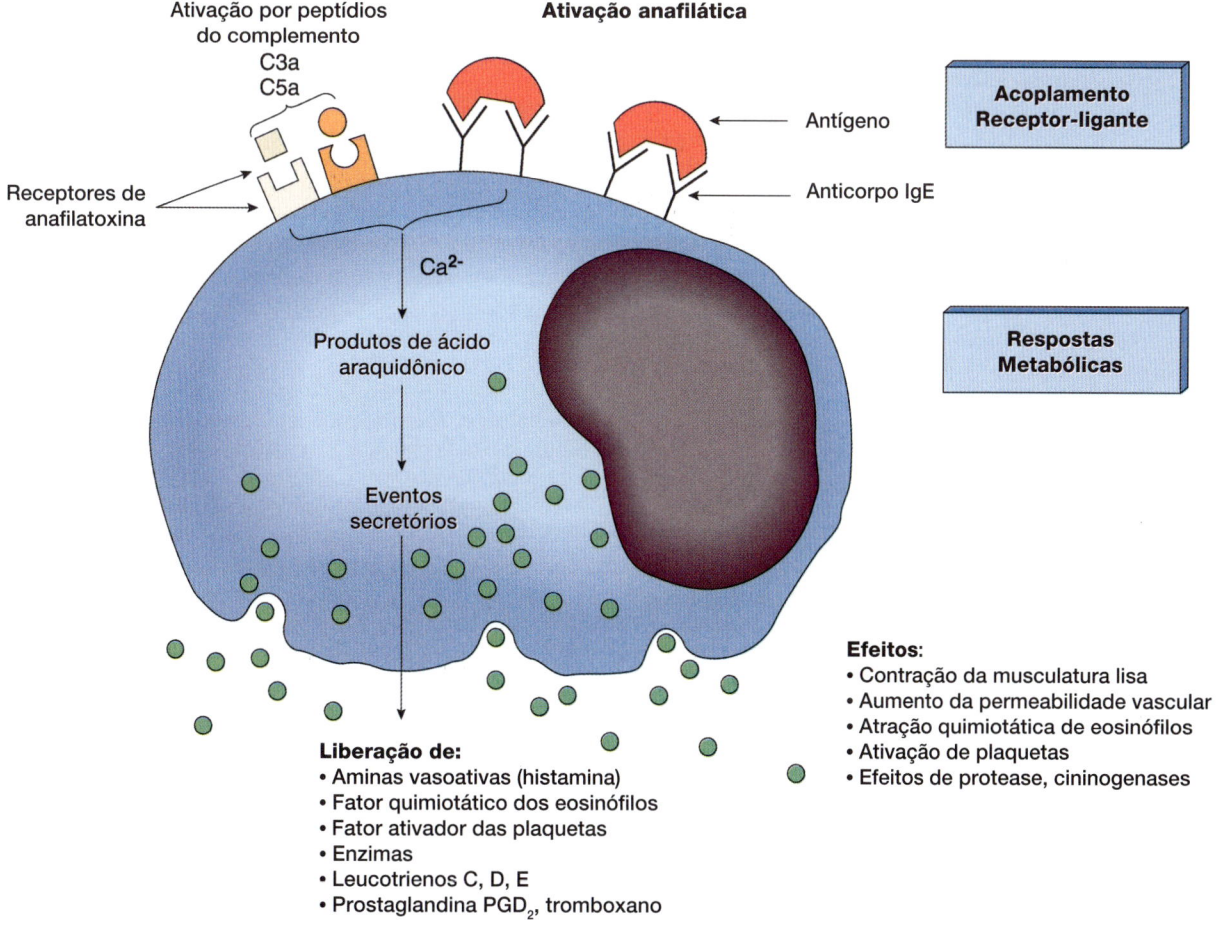

FIGURA 4.9
Na reação de hipersensibilidade do tipo I, o alérgeno se liga a anticorpo IgE de superfície citofílico em um mastócito ou um basófilo e desencadeia a ativação celular e a liberação de uma cascata de mediadores pró-inflamatórios. Esses mediadores são responsáveis pela contração da musculatura lisa, formação de edema e recrutamento de eosinófilos.

dos basófilos também pode ser ativada por outros agentes além dos anticorpos. Por exemplo, algumas pessoas podem desenvolver urticária após a exposição a uma pedra de gelo (urticária física). Conforme também ilustrado na Fig. 4.9, os peptídios anafilatóxicos derivados de complemento C3a e C5a podem estimular mastócitos diretamente por meio de um processo mediado por um receptor diferente. Esses eventos ativadores de células desencadeiam a liberação de constituintes granulares estocados e a síntese e liberação rápidas de outros mediadores. Alguns compostos, como a melitina (derivada do veneno de abelha), e algumas drogas (p. ex., morfina) ativam mastócitos diretamente e induzem a liberação do conteúdo dos grânulos. Nos Estados Unidos, são registrados anualmente muitos casos de morte anafilática por picadas de abelhas.

Independentemente do modo pelo qual a ativação de mastócitos é deflagrada, é necessário um influxo de cálcio para o citoplasma da célula. A elevação do cálcio livre citoplasmático está associada a elevações da 3',5'-monofosfato de adenosina cíclico (AMPc), ativação de diversas vias metabólicas dentro do mastócito e subseqüente secreção de produtos tanto pré-formados quanto recém-sintetizados.

Muitos mediadores potentes são liberados dos grânulos dentro de minutos. Como são pré-formados e estocados em grânulos, exercem seus efeitos biológicos imediatamente após a liberação. Dentre os constituintes de grânulos relacionados na Fig. 4.9, a amina biogênica histamina talvez seja o mais importante. A histamina induz a constrição de músculo liso vascular e não vascular, provoca dilatação microvascular e aumenta a permeabilidade de vênulas. Esses efeitos biológicos são em grande parte mediados por receptores de histamina do tipo H_1. A histamina também aumenta a secreção de ácido gástrico através de receptores de histamina do tipo H_2. Na pele, a histamina provoca a reação de pápula e eritema. No pulmão, é responsável pelas manifestações precoces da hipersensibilidade imediata, incluindo broncospasmo, congestão vascular e edema. Outros produtos pré-formados liberados de grânulos de mastócitos são heparina, uma série de proteases neutras (tripsina, quimotripsina, carboxipeptidase e hidrolases ácidas) e pelo menos dois fatores quimiotáticos: um fator quimiotático de neutrófilos e um fator quimiotático de eosinófilos. Este é responsável pelo acúmulo de eosinófilos, um achado característico na hipersensibilidade imediata.

A ativação de mastócitos também resulta na síntese de mediadores inflamatórios potentes. À frente dessas moléculas estão diferentes produtos da via do ácido araquidônico que são formados após a ativação de fosfolipase A_2. São formados produtos derivados das atividades da cicloxigenase (prostaglandinas D_2, E_2, F_2 e tromboxano) e da lipoxigenase (leucotrienos B_4, C_4, D_4, E_4). Os produtos do ácido araquidônico, que também são gerados por uma variedade de outros tipos celulares, induzem a contração da musculatura lisa, a vasodilatação e o edema. Os leucotrienos C_4, D_4 e E_4, também conhecidos como *substâncias de reação lenta da anafilaxia* (SRS-A [*slow reacting substances*]), são moléculas importantes na fase de broncoconstrição tardia da anafilaxia. O leucotrieno B_4, um fator quimiotático potente para neutrófilos, macrófagos e eosinófilos, é formado durante a anafilaxia e está envolvido na atração de células inflamatórias para os tecidos.

Um outro mediador inflamatório sintetizado pelo mastócito é o *fator ativador de plaquetas* (FAP) [do inglês, *platelet activating factor* – PAF], um lipídio derivado de fosfolipídios da membrana. Como o nome indica, o FAP é um potente indutor da agregação plaquetária e da liberação de aminas vasoativas de plaquetas. Possui uma ampla variação de atividades biológicas e pode ativar todos os tipos de células fagocitárias.

Conforme mencionado anteriormente, as células T ativadas, especificamente as do tipo Th2, produzem diferentes citocinas que têm papéis importantes na resposta alérgica. Os subgrupos de células T Th2 ativadas produzem IL-4, IL-5 e IL-6 no camundongo, acarretando a produção de IgE e o aumento do número de mastócitos e eosinófilos. Nas pessoas propensas a alergia, ocorre uma resposta semelhante por meio de clones de células T que produzem IL-4, IL-6 e IL-2, cujas concentrações também se encontram aumentadas em indivíduos alérgicos. Essas pessoas também apresentam níveis reduzidos de IFN-γ, que suprime o desenvolvimento de clones de Th2 e a subseqüente produção de IgE.

Em resumo, as reações de hipersensibilidade do tipo I (imediata) caracterizam-se por um anticorpo citofílico específico (IgE), que se liga a receptores de grande afinidade em basófilos e mastócitos e reage com um antígeno específico. Os mastócitos e basófilos ativados liberam produtos pré-formados (grânulo) e sintetizam mediadores que provocam as manifestações clássicas da hipersensibilidade imediata.

As Reações de Hipersensibilidade do Tipo II ou Mediadas por Anticorpos Não-IgE Provocam Doenças por Meio de Diversos Mecanismos

As reações de hipersensibilidade do tipo II (ou tipo citotóxica) são mediadas por anticorpos direcionados contra antígenos fixos. As reações do tipo I envolvem, em grande parte, a IgE, porém as reações do tipo II são mediadas por IgG e IgM. A característica mais importante da IgG e da IgM é sua capacidade de ativar o sistema complemento através do domínio Fc da imunoglobulina. Existem diversos mecanismos de citotoxicidade dependentes de anticorpos.

O modelo clássico de citotoxicidade mediada por anticorpo dirigido contra eritrócitos está ilustrado na Fig. 4.10. Os anticorpos de classe IgM ou IgG ligam-se a um antígeno na superfície da membrana do eritrócito. Sob densidade suficiente, a imunoglobulina ligada provoca a fixação do complemento por meio de C1q e a via clássica (ver Cap. 2).

Uma vez ativado, o complemento pode provocar a destruição da célula-alvo por meio de vários mecanismos diferentes. Os produtos do complemento podem lisar diretamente as células-alvo por meio da formação de complexos de complemento C5b-9 (Fig. 4.10). Esse complexo é conhecido como *complexo de ataque à membrana* devido à sua capacidade de se inserir na membrana plasmática como as aduelas de um barril e formar orifícios ou canais iônicos, dessa forma destruindo a barreira de permeabilidade e induzindo a lise celular. Esse tipo de lise celular mediada por complemento é exemplificada por certos tipos de anemia hemolítica auto-imune que envolvem a formação de anticorpos contra antígenos de grupos sangüíneos nos eritrócitos. Nas reações transfusionais que resultam de incompatibilidade de grupos sangüíneos principais, ocorre hemólise devido à ativação do complemento.

O complemento pode estimular indiretamente a destruição de uma célula-alvo por *opsonização*. A ativação do complemento na proximidade da superfície de uma célula-alvo acarreta a formação e a ligação covalente de C3b (Fig. 4.11). Muitas célu-

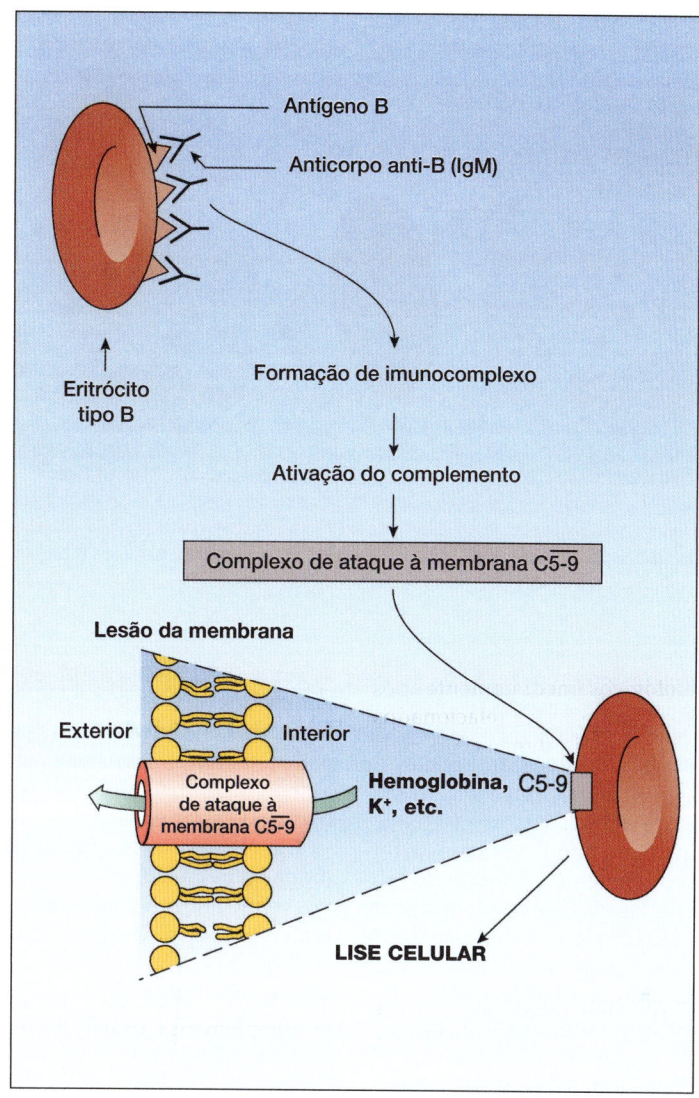

FIGURA 4.10
Na reação de hipersensibilidade do tipo II, a ligação do anticorpo do tipo IgG ou IgM a um antígeno imobilizado promove a fixação do complemento. A ativação do complemento provoca uma amplificação da resposta inflamatória e da lise celular mediada pelo complexo de ataque à membrana (CAM).

las fagocitárias, incluindo neutrófilos e macrófagos, expressam receptores de C3b nas membranas celulares. Ligando-se ao seu receptor, o C3b estabelece a ponte entre a célula-alvo e a célula efetora (fagocítica), dessa forma estimulando a fagocitose e a subseqüente destruição intracelular da célula revestida por complemento. Certos tipos de anemia hemolítica auto-imune e algumas reações medicamentosas são mediadas pela opsonização associada ao complemento.

Existe um outro tipo de citotoxicidade mediada por anticorpo que não exige o sistema complemento. A **citotoxicidade mediada por células e dependente de anticorpos (CCDA)** envolve leucócitos citolíticos que atacam células-alvo revestidas por anticorpos após se ligarem por meio de receptores Fc. As células fagocíticas e as células NK podem funcionar como células efetoras na CCDA. Os mecanismos pelos quais as células-alvo são destruídas nessas reações não estão completamente compreendidos. Dentre um conjunto de mediadores, as células efetoras sintetizam homólogos de proteínas de complemento terminais (p. ex., perforinas), que participam de eventos citotóxicos (ver discussão precedente sobre células NK). É raro apenas o anticorpo individualmente ser citotóxico de forma direta. Nos casos que envolvem basicamente células linfóides, os mecanismos apoptóticos são ativados. A CCDA também pode estar envolvida na patogenia de algumas doenças auto-imunes (p. ex., tireoidite auto-imune).

Em algumas reações do tipo II, a ligação do anticorpo a um receptor específico de célula-alvo não provoca a morte da célula, e sim alterações na sua função. Doenças auto-imunes, como a doença de Graves e a miastenia grave, caracterizam-se por auto-anticorpos dirigidos contra o receptor do hormônio (Fig. 4.12). Na doença de Graves, o auto-anticorpo direcionado contra o receptor do hormônio tireoestimulante (TSH) em tirócitos mimetiza o efeito do TSH, dessa forma estimulando a produção de tiroxina e provocando hipertireoidismo. Por outro lado, na miastenia grave, auto-anticorpos ligam-se a receptores de acetilcolina na placa terminal neuromuscular e bloqueiam

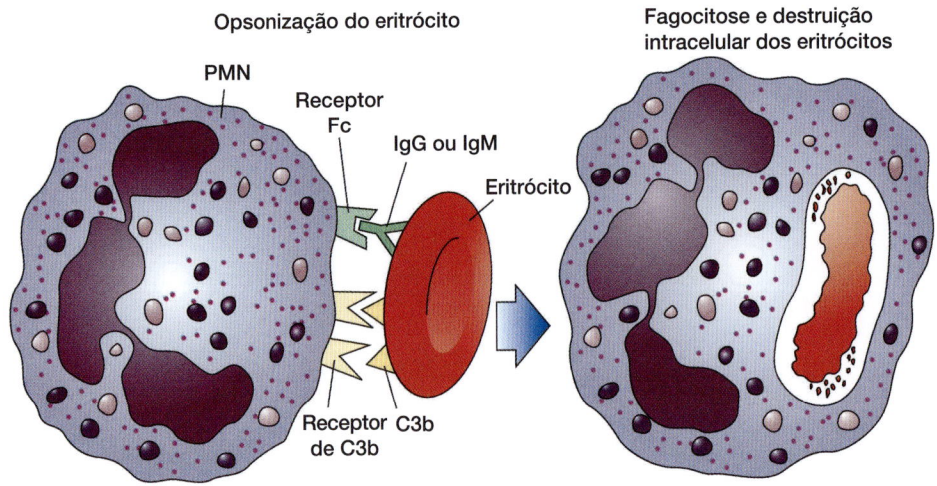

FIGURA *4.11*
Na reação de hipersensibilidade do tipo II, a opsonização por anticorpo ou complemento provoca a fagocitose por meio dos receptores Fc ou C3b, respectivamente.

a ligação da acetilcolina ou medeiam a internalização ou a destruição de receptores, inibindo assim a transmissão sináptica eficiente. Por isso os pacientes com miastenia grave sofrem de fraqueza muscular. Foram descritos outros auto-anticorpos moduladores contra receptores de insulina, prolactina, hormônio do crescimento e outros mensageiros.

As reações de hipersensibilidade do tipo II resultam da formação de anticorpo contra um componente estrutural do tecido conjuntivo. Constituem exemplos clássicos a síndrome de Goodpasture e as doenças cutâneas bolhosas, pênfigo e penfigóide. Nessas doenças, o anticorpo circulante liga-se a um antígeno intrínseco do tecido conjuntivo e provoca uma resposta inflamatória local. No caso da síndrome de Goodpasture (Fig. 4.13), um auto-anticorpo liga-se ao domínio não-colagenoso do colágeno do tipo IV, que é o principal componente estrutural das membranas basais pulmonar e glomerular.

A ativação local de complemento resulta no recrutamento de neutrófilos para o local, lesão tissular, e hemorragia pulmonar e glomerulonefrite. O dano direto, mediado por complemento, das membranas basais nos glomérulos e alvéolos pulmonares através da formação de complexos de ataque à membrana também pode estar envolvido.

Em resumo, as reações de hipersensibilidade do tipo II são direta ou indiretamente citotóxicas por meio da ação de anticorpos contra antígenos em superfícies celulares ou em tecidos conjuntivos. O complemento participa de muitos desses eventos citotóxicos. A lise é mediada diretamente por complemento, indiretamente por opsonização e fagócitos ou por meio da atração quimiotática de células fagocíticas, que produzem uma grande variedade de produtos que lesam tecidos. As reações que não dependem do complemento, como a CCDA, também podem ser classificadas nessa categoria.

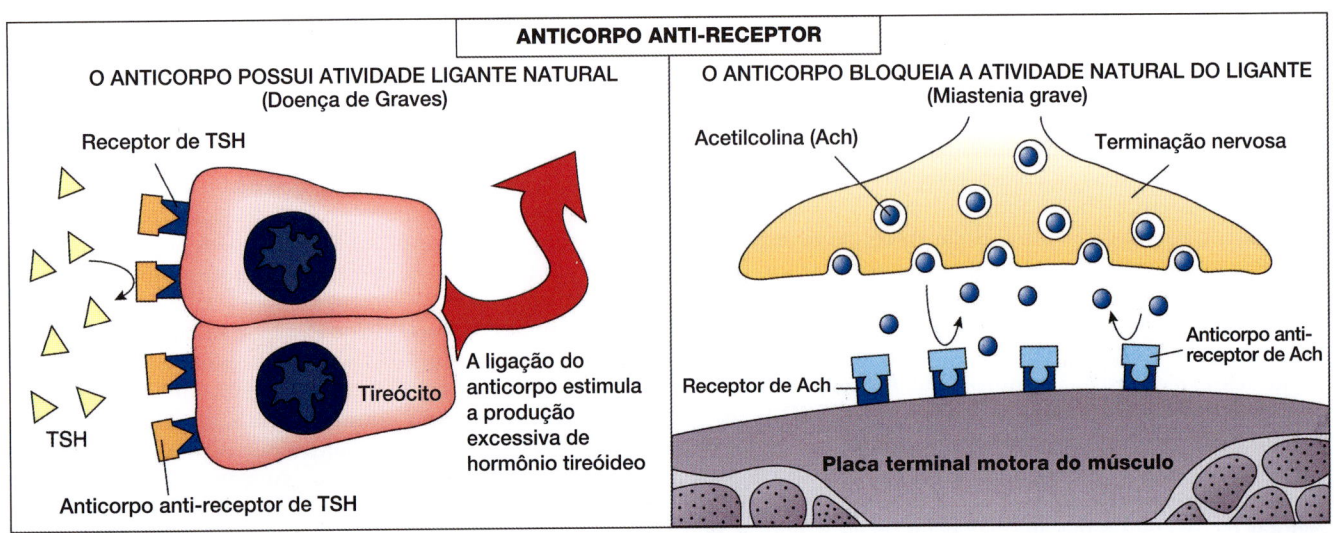

FIGURA *4.12*
Na reação de hipersensibilidade do tipo II, os anticorpos se ligam a um receptor de superfície celular e induzem a ativação (p. ex., receptores de TSH na doença de Graves) ou inibição/destruição (p. ex., receptores de acetilcolina na miastenia grave).

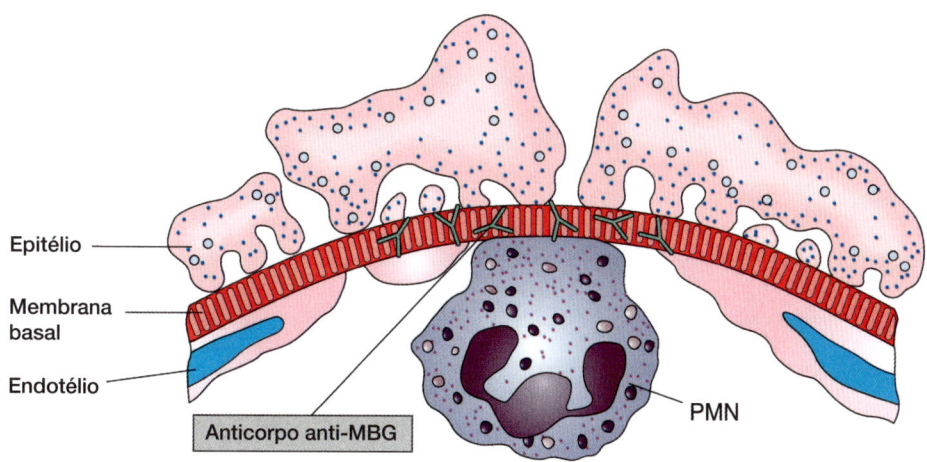

FIGURA 4.13
Na reação de hipersensibilidade do tipo II, o anticorpo liga-se a um antígeno de superfície, ativa o sistema complemento e provoca o recrutamento de células inflamatórias lesivas ao tecido. Vários peptídios derivados de complemento (p. ex., C5a) constituem fatores quimiotáticos potentes.

As Reações de Hipersensibilidade do Tipo III ou por Imunocomplexos Provocam Vasculite

As reações de hipersensibilidade do tipo III caracterizam-se pela deposição de complexos imunológicos (ou a formação in situ), a fixação de complemento e a inflamação localizada. Um anticorpo da classe IgG, IgM e, ocasionalmente, IgA direcionado contra um antígeno circulante ou um antígeno depositado ou "plantado" em um tecido pode originar uma resposta do tipo III. As características físico-químicas dos complexos imunológicos, como tamanho, carga e solubilidade, determinam se um complexo imune pode se depositar em tecido ou fixar complemento. Os complexos imunes flogísticos provocam uma resposta inflamatória por ativarem o complemento, dessa forma provocando o recrutamento quimiotático de neutrófilos e monócitos para o local. Essas células a seguir são ativadas e liberam seus mediadores lesivos ao tecido, como proteases e intermediários de oxigênio reativos.

Os complexos imunológicos foram arrolados na patogenia de muitas doenças humanas. Os casos mais notáveis são aqueles em que a demonstração de imunocomplexos no tecido lesado correlaciona-se com o desenvolvimento da lesão. Exemplos ilustrativos desse fato são a vasculite crioglobulinêmica associada à infecção por hepatite C, a púrpura de Henoch-Schönlein (quando depósitos de IgA são encontrados em locais de vasculite) e lúpus eritematoso sistêmico (anti-DNA de duplo filamento nas lesões vasculíticas). Em muitas doenças, os imunocomplexos podem ser detectados no plasma sem evidência concomitante de lesão tissular. As propriedades físico-químicas de imunocomplexos circulantes freqüentemente diferem daquelas dos complexos depositados em tecidos. Em alguns casos, fatores de vasopermeabilidade podem participar da localização de complexos imunológicos circulantes. As doenças que parecem ser mais claramente atribuíveis à deposição de complexos imunológicos são as doenças auto-imunes do tecido conjuntivo, como o lúpus eritematoso sistêmico (LES) e a artrite reumatóide, alguns tipos de vasculite e muitas variedades de glomerulonefrite.

A **doença do soro** é uma doença autolimitada aguda que quase sempre ocorre 6 a 8 dias após a injeção de uma proteína estranha. Embora a doença do soro humana seja incomum, acomete pacientes que receberam proteínas estranhas como agentes terapêuticos (p. ex., globulina antilinfócito). A doença do soro caracteriza-se por febre, artralgias, vasculite e glomerulonefrite aguda. Na doença do soro aguda experimental, os níveis de antígeno injetado de forma exógena na circulação permanecem constantes até por volta do sexto dia, após o que caem rapidamente (Fig. 4.14). Ao mesmo tempo, imunocomplexos (contendo IgM ou IgG ligada a antígeno) surgem na circulação. Alguns desses complexos circulantes depositam-se em tecidos como os glomérulos renais e as paredes de vasos sangüíneos. Mostram-se mais solúveis devido a sua interação com o sistema complemento, um processo que aumenta a deposição tissular. A interação de complexos imunes com o complemento também gera C3a e C5a, que elevam a permeabilidade vascular por meio dos mecanismos descritos anteriormente.

Uma vez depositados nos tecidos, os imunocomplexos flogísticos desencadeiam uma resposta inflamatória. O mecanismo dessa reação está centrado na ativação local do sistema do complemento pelos complexos e pela formação resultante de C5a, que é um quimioatraente neutrofílico potente. O recrutamento de células inflamatórias é mediado por agentes quimiotáticos como C5a, leucotrieno B_4 e IL-8. A aderência e a migração de neutrófilos para os locais de deposição de imunocomplexos são então mediadas por uma série de interações de adesão mediada por citocinas (ver Cap. 2). Muitas citocinas foram arroladas na modulação dessa resposta. A produção precoce de IL-1 e TNF-α medeia a supra-regulação de moléculas de adesão em células endoteliais e a produção de outras citocinas pró-inflamatórias. Dentre essas, estão o fator de crescimento derivado de plaquetas (PDGF), o fator de crescimento de transformação beta (TGF-β) e as interleucinas IL-4, IL-6 e IL-10, que modulam a ativação de leucócitos e fibroblastos. Nem todas as citocinas são pró-inflamatórias; a IL-10, em particular, infra-regula a resposta inflamatória. Quando os neutrófilos chegam, são ativados pelo contato com imunocomplexos e sua ingestão. Os leucócitos ativados liberam muitos mediadores inflamatórios, incluindo proteases, intermediários de oxigênio reativos e produtos do ácido araquidônico, que, juntos, produzem lesão tissular. A lesão tissular associada a doença do

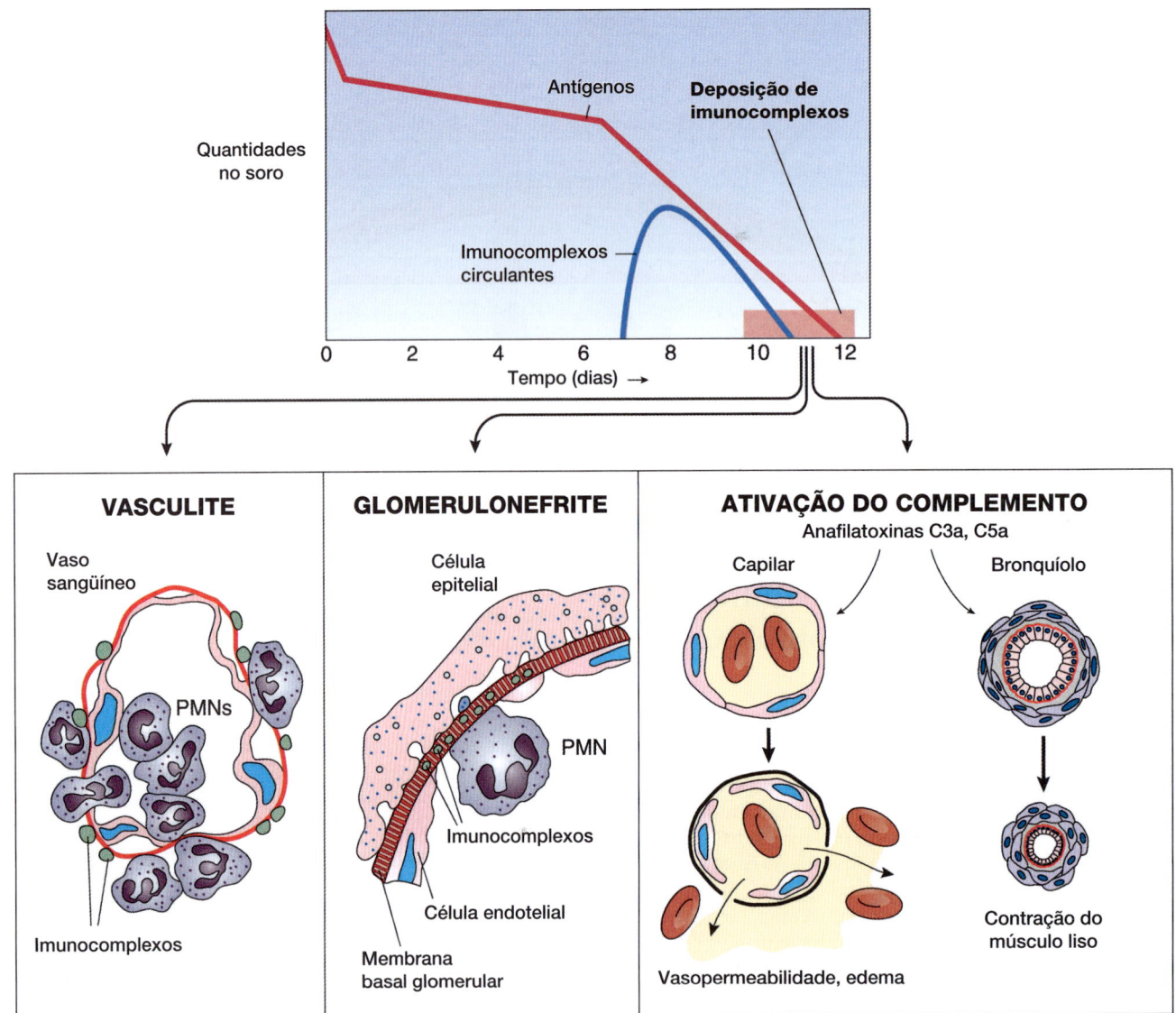

FIGURA 4.14
Na hipersensibilidade do tipo III, os imunocomplexos são depositados e podem provocar a ativação do complemento e o recrutamento de células inflamatórias lesivas ao tecido. A habilidade dos imunocomplexos de mediar lesão tissular depende do tamanho, solubilidade, carga elétrica resultante e habilidade de fixar complemento.

soro experimental mimetiza aquela vista em muitos tipos de vasculite humana e glomerulonefrite.

A **"reação de Arthus"** foi caracterizada em um modelo experimental de vasculite no qual uma lesão localizada é induzida por imunocomplexos (Fig. 4.15). Essa reação é vista classicamente nos vasos sangüíneos dérmicos após a injeção local de um antígeno ao qual o indivíduo foi sensibilizado anteriormente. O anticorpo circulante e o antígeno injetado localmente difundem-se um em direção ao outro e formam depósitos de imunocomplexos nas paredes dos pequenos vasos sangüíneos. A lesão vascular resultante é mediada por fixação do complemento, seguida pelo recrutamento e ativação de neutrófilos, que, a seguir, liberam seus mediadores nocivos aos tecidos. Como a lesão na reação de Arthus é causada por neutrófilos recrutados e seus produtos, são necessárias 2 a 6 horas para a evidência de lesão tissular. Esse fato estabelece contraste importante com as reações de hipersensibilidade do tipo I (imediata) que evoluem mais rapidamente. Em termos histológicos, as paredes dos vasos afetados contêm muitos neutrófilos e exibem evidências de lesão, com edema e hemorragia no tecido circundante (Fig. 4.15). Além disso, a presença de fibrina cria o aspecto clássico da vasculite induzida por imunocomplexos, a saber, necrose fibrinóide. Esse modelo experimental de vasculite localizada é o protótipo de muitas formas de vasculite diagnosticadas no homem, por exemplo, as vasculites cutâneas que caracterizam certas reações a medicamentos.

Em resumo, as reações de hipersensibilidade do tipo III representam o exemplo clássico de lesão mediada por imunocomplexos. Os complexos antígeno-anticorpo são formados na circulação e depositados nos tecidos ou são formados *in situ*. A seguir, os imunocomplexos induzem uma resposta inflamatória localizada por meio da fixação de complemento, que provoca o recrutamento de neutrófilos e monócitos. A ativação dessas células inflamatórias pelos complexos imunes e pelo complemento,

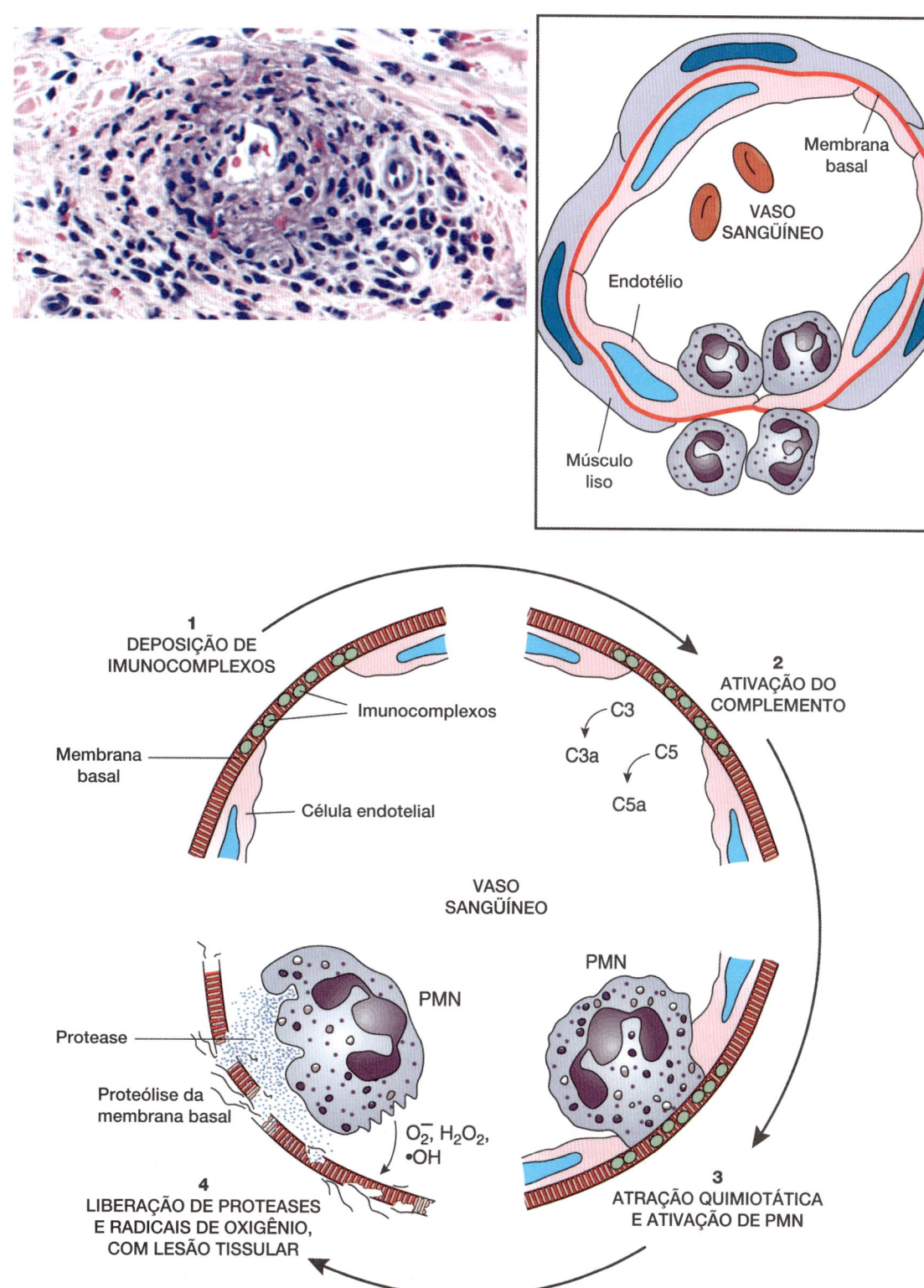

FIGURA 4.15
Reação de Arthus na reação de hipersensibilidade do tipo III caracterizada pela deposição de imunocomplexos e indução de uma resposta inflamatória aguda dentro das paredes dos vasos sangüíneos. Algumas lesões vasculíticas exibem necrose fibrinóide.

acompanhada pela liberação de mediadores inflamatórios potentes, é responsável diretamente pela lesão. Muitas doenças humanas, inclusive doenças auto-imunes como o LES e muitos tipos de glomerulonefrite, são mediadas por reações de hipersensibilidade do tipo III.

As Reações de Hipersensibilidade do Tipo IV ou Mediadas por Células Envolvem Linfócitos, Macrófagos e Células Apresentadoras de Antígeno

A hipersensibilidade do tipo IV ou mediada por células refere-se a uma reação imunológica celular provocada por antígeno que resulta em lesão tissular e não exige a participação de anticorpos. Dentre essas reações estão as respostas inflamatórias celulares de tipo tardio e os efeitos citotóxicos mediados por células. Com freqüência, essas reações ocorrem junto com reações humorais sobrepostas, o que, muitas vezes, dificulta a definição desses processos. Estudos com diversos modelos experimentais sugerem que o tipo de resposta tissular é, em grande parte, determinado pela natureza do agente desencadeante.

Classicamente, a hipersensibilidade do tipo tardio é definida como uma reação tissular, basicamente envolvendo linfócitos e fagócitos mononucleares, e que ocorre em resposta a um antígeno protéico solúvel e alcança intensidade maior em 24 a 48 horas após o início. Um exemplo de uma reação clássica do tipo IV consiste na resposta de sensibilidade de contato à hera venenosa. Embora os ligantes químicos na hera venenosa não sejam proteínas, ligam-se de modo covalente a proteínas celulares, após o que as moléculas do composto são reconhecidas por linfócitos antígeno-específicos.

A Fig. 4.16 resume os estágios de uma reação de hipersensibilidade do tipo tardio. Na fase inicial, os antígenos protéicos ou os ligantes químicos, estranhos, interagem com células acessórias (macrófagos) que possuem moléculas HLA de classe II. Os antígenos protéicos são processados ativamente até peptídios curtos dentro de fagolisossomos de macrófagos e, a seguir, são apresentados na superfície celular em conjunto com as moléculas HLA de classe II. Estas são reconhecidas por células T CD4$^+$, que se tornam ativadas e sintetizam um conjunto de citocinas. Por sua vez, as citocinas recrutam e ativam linfócitos, monócitos, fibroblastos e outras células inflamatórias. Se o estímulo antigênico for eliminado, a reação sofre resolução espontânea após cerca de 48 horas. Se o estímulo persistir, a tentativa de seqüestrar o agente desencadeante pode resultar em uma reação granulomatosa.

Um outro mecanismo pelo qual as células T medeiam a lesão tissular é a citólise direta de células-alvo. Esse mecanismo imunológico é importante na destruição e eliminação de células infectadas por vírus e, possivelmente, em células tumorais que exprimem neo-antígenos. As células T citotóxicas também participam de forma importante na rejeição a enxerto transplantado.

A Fig. 4.17 resume os eventos que ocorrem na citotoxicidade mediada por células T. Ao contrário da situação observada nas reações de hipersensibilidade do tipo tardio, as células T CD8$^+$ citotóxicas devem interagir simultaneamente com antígenos-alvo unidos a moléculas de MHC de classe I. No caso de células infectadas por vírus e células tumorais, os antígenos estranhos são apresentados ativamente junto a auto-antígenos do tipo MHC. Na rejeição de enxerto, antígenos do tipo MHC estranhos são por si só ativadores potentes de células T CD8$^+$. Uma vez ativadas

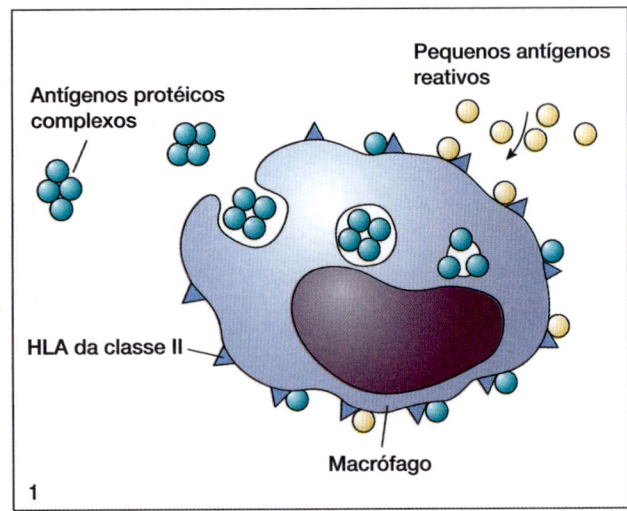

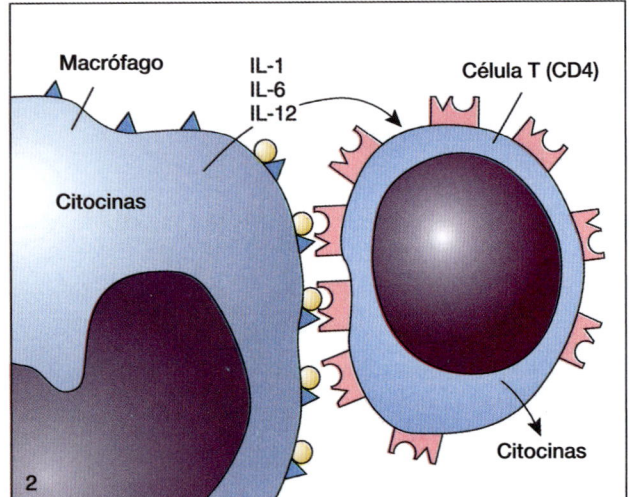

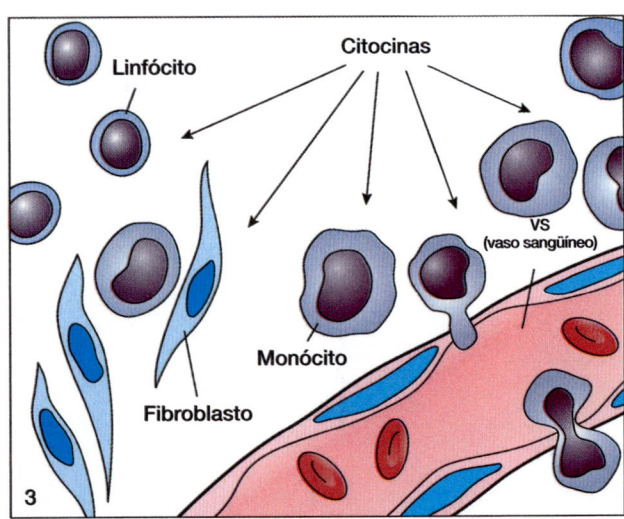

FIGURA 4.16

Na reação de hipersensibilidade do tipo IV (tipo tardio), antígenos complexos são fagocitados, processados e apresentados em membranas de células macrofágicas junto a antígenos de MHC de classe II. Linfócitos T citotóxicos, histocompatíveis, antígeno-específicos ligam-se aos antígenos apresentados e são ativados. As células T citotóxicas ativadas secretam citocinas que amplificam a resposta.

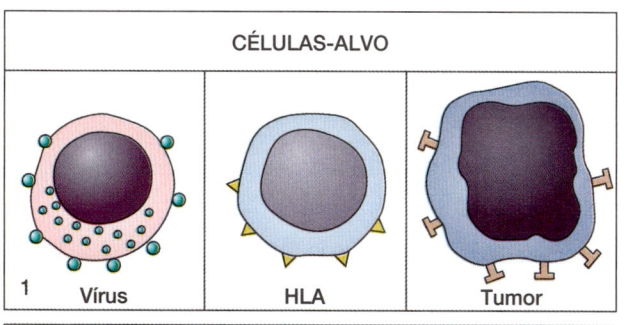
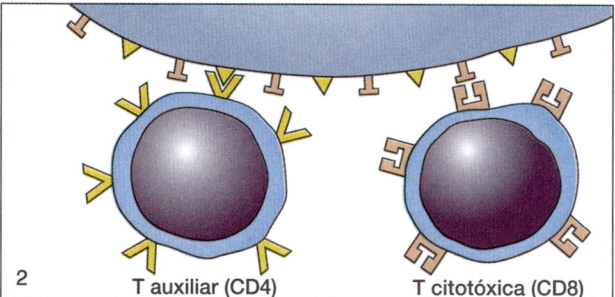
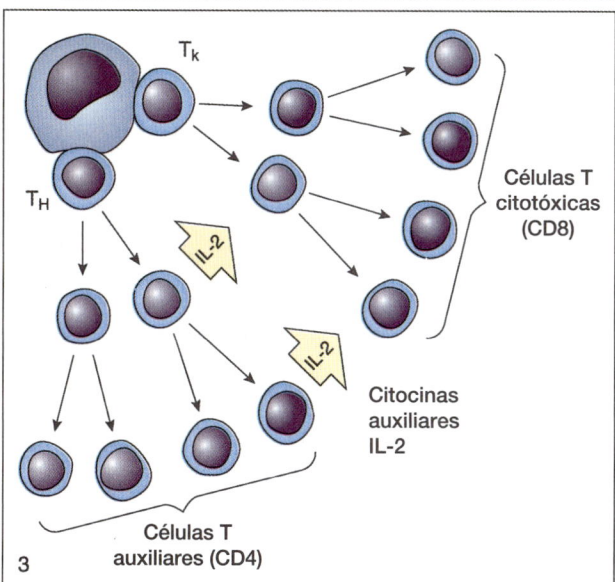
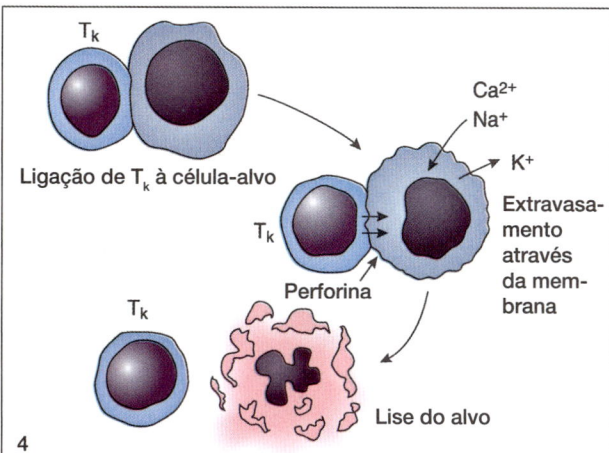

FIGURA *4.17*
Na citotoxicidade mediada por células T, células-alvo potenciais incluem células do hospedeiro infectadas com vírus, células do hospedeiro malignas e células estranhas (transplante histoincompatível). Os linfócitos T citotóxicos reconhecem antígenos estranhos no contexto de moléculas de HLA de classe I. As células T ativadas secretam compostos líticos (p. ex., perforina e outros mediadores) e citocinas que amplificam a resposta.

pelo estímulo antigênico, a proliferação das células citotóxicas é promovida pelas células auxiliares e é mediada por fatores de crescimento solúveis, como a IL-2. Assim, é gerada uma população expandida de células destruidoras antígeno-específicas. A destruição celular propriamente dita envolve a ligação da célula T citotóxica à célula-alvo, após o que o linfócito libera os sinais moleculares necessários para induzir a lise celular.

As características definidoras de células NK já foram estabelecidas, porém a extensão da participação dessas células nas reações imunes de lesão tissular ainda não está clara. Muitas evidências indicam que as células NK exercem funções tanto efetoras quanto imunorreguladoras. A Fig. 4.18 resume a destruição de células-alvo pelas células NK. Estas células conseguem reconhecer várias células-alvo. As moléculas-alvo incluem glicoproteínas de membrana expressas por algumas células infectadas por vírus e células tumorais. Em uma série de eventos semelhantes àqueles descritos para células T citotóxicas, as células NK ligam-se à célula-alvo através de seus receptores de membrana e depois liberam sinais moleculares que resultam em lise. As células NK também expressam receptores Fc de membrana, que podem ligar anticorpos que permitem a destruição celular pela CCDA. A atividade de células NK é influenciada por diferentes mediadores. Por exemplo, a atividade de células NK é aumentada por IL-2, IL-12 e IFN-γ e é diminuída por diferentes prostaglandinas.

Em resumo, as reações de hipersensibilidade do tipo IV, ao contrário dos outros tipos de reações de hipersensibilidade, não é uma resposta mediada por anticorpos. Em vez disso, os antígenos são processados por macrófagos e apresentados a linfócitos T antígeno-específicos. Esses linfócitos tornam-se ativados e liberam uma variedade de mediadores que recrutam e ativam linfócitos, macrófagos e fibroblastos. A lesão resultante é causada pelos próprios linfócitos T, macrófagos ou ambos. A inflamação crônica característica de uma ampla variedade de doenças auto-imunes, incluindo tireoidite crônica, síndrome de Sjögren e cirrose biliar primária, é o resultado da hipersensibilidade do tipo IV.

REAÇÕES IMUNES CONTRA TECIDOS TRANSPLANTADOS

Os antígenos codificados pelo MHC no cromossomo 6 são moléculas imunogênicas críticas que podem estimular a rejeição de tecidos transplantados. Assim, ocorre a sobrevida ideal de enxerto quando o receptor e o doador são submetidos a tipagem rigorosa com relação a antígenos de histocompatibilidade. Na prática, uma tipagem HLA exata é obtida raramente, exceto no caso de transplante entre gêmeos monozigóticos. Por conseguinte, são necessárias monitorização atenta do estado funcional do enxerto e terapia imunossupressora após a realização do transplante. Nos últimos anos, avanços terapêuticos (p. ex., ciclosporina e tacrolimo) melhoraram bastante os índices de sucesso dos transplantes, mesmo quando existe uma certa histoincompatibilidade conhecida. Quando ocorrem reações imunológicas hospedeiro-contra-enxerto (rejeição) qualquer combinação de respostas imunológicas pode lesar o enxerto. As reações de rejeição a transplante têm sido classificadas tradicionalmente como rejeição "hiperaguda, aguda e crônica", com base no tempo clínico da resposta e nos mecanismos fisiopatológicos envolvidos em cada processo. Contudo, na prática, pode haver uma sobreposição de características e ambigüidade no diagnóstico. O diagnóstico de rejeição a transplante é complicado adicionalmente pelos efeitos tóxicos de drogas imunossupressoras e pelo potencial de problemas mecânicos (p. ex., trombose vascular) ou recidiva da doença original (p. ex., alguns tipos de glomerulonefrite). As seções seguintes descrevem os tipos de rejeição no contexto do transplante renal (Fig. 4.19). Ocorrem respostas semelhantes em outros tecidos transplantados, embora cada tipo de tecido transplantado exiba seus problemas exclusivos.

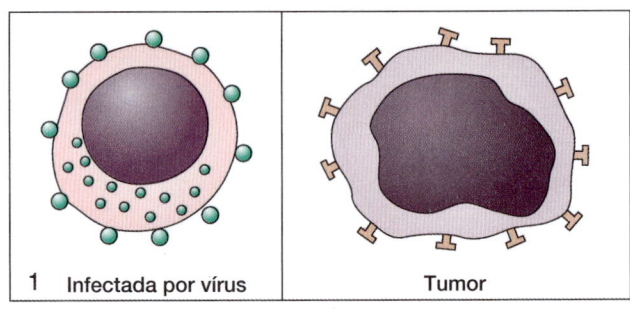
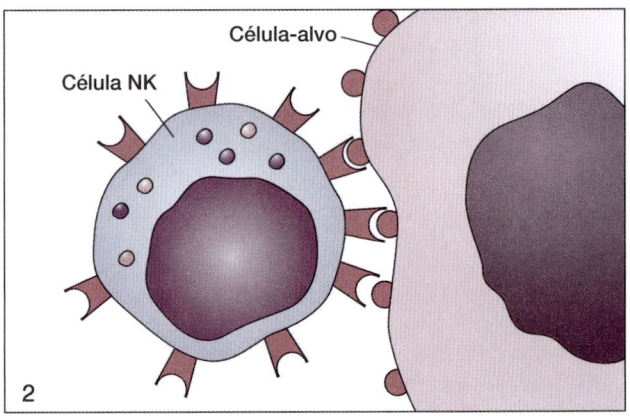
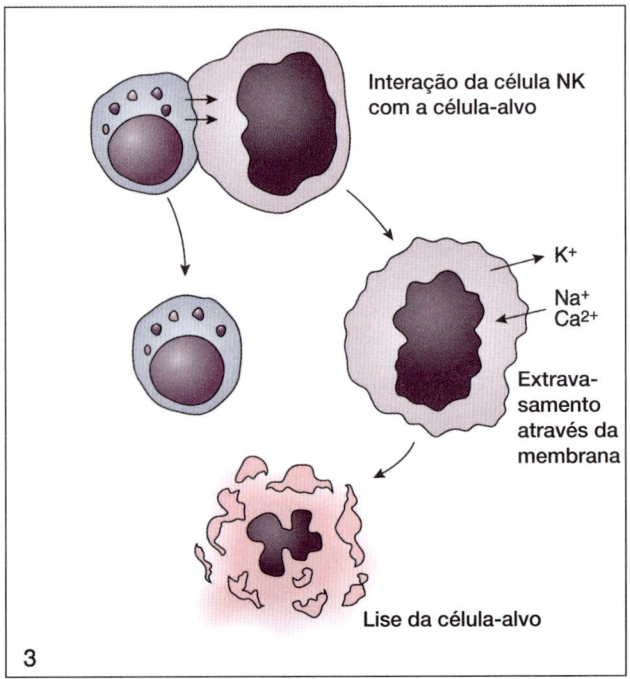

FIGURA 4.18
Na citotoxicidade mediada por células NK, as células-alvo potenciais incluem células infectadas com vírus e células neoplásicas. As células NK ligam-se a células-alvo, são ativadas e secretam compostos líticos.

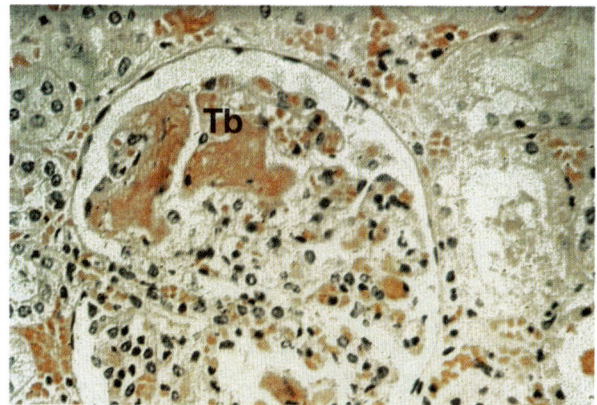
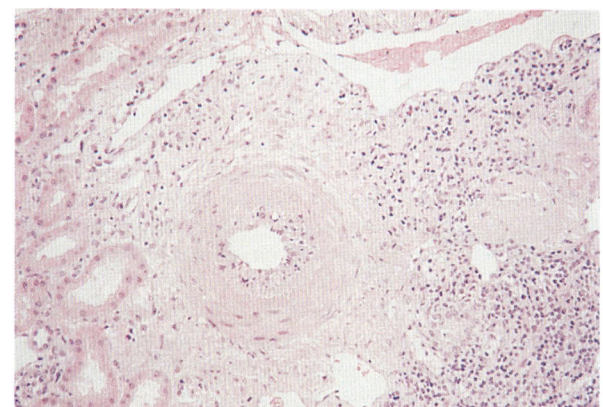
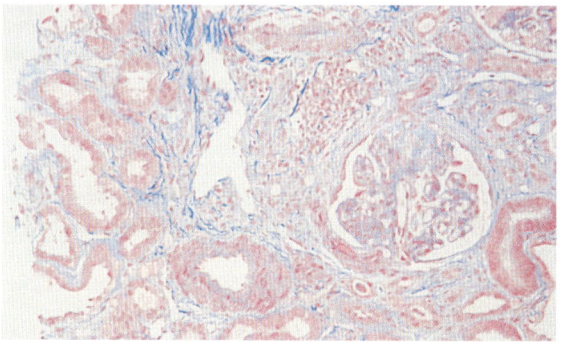

FIGURA 4.19
Ocorrem três formas principais de rejeição a transplante renal. A. A rejeição hiperaguda ocorre em minutos a horas após o transplante e se caracteriza por trombos de fibrina-plaquetas intravasculares. B. A rejeição celular aguda ocorre em semanas a meses após o transplante e se caracteriza por lesão tubular e infiltração de leucócitos mononucleares. Nesse exemplo, a artéria pequena (*no centro do painel*) exibe vasculite. C. A rejeição crônica é observada meses a anos após o transplante e se caracteriza por atrofia tubular, infiltrados de células mononucleares intersticiais focais e fibrose. Neste exemplo, as paredes dos capilares glomerulares encontram-se focalmente espessadas.

A Rejeição Hiperaguda Ocorre nos Primeiros Minutos até Horas após o Transplante

A rejeição hiperaguda manifesta-se clinicamente pela interrupção súbita do débito urinário, além de febre e dor na área do local do enxerto. Essa reação imediata é catastrófica e demanda a remoção cirúrgica imediata do rim. As características histológicas da rejeição hiperaguda dentro do rim transplantado são (1) congestão vascular, (2) trombos de fibrina-plaquetas dentro dos capilares, (3) vasculite neutrofílica com necrose fibrinóide, (4) edema intersticial notável e (5) infiltrados neutrofílicos (Fig. 4.19). Essa forma de rejeição é mediada por anticorpos pré-formados e produtos de ativação do complemento, incluindo mediadores quimiotáticos e outros mediadores inflamatórios. Felizmente, a rejeição hiperaguda não é comum quando se realiza o rastreamento adequado de anticorpos pré-transplante.

A Rejeição Aguda É Vista nas Primeiras Semanas ou Meses após o Transplante

A rejeição aguda caracteriza-se por um início súbito de azotemia e oligúria, que podem estar associadas a febre e sensibilidade do enxerto. Com freqüência, realiza-se uma biopsia com agulha para estabelecer a diferença entre um episódio de rejeição e necrose tubular aguda ou toxicidade devido a agentes imunossupressores. Os achados microscópicos incluem (1) infiltrados intersticiais de linfócitos e macrófagos, (2) edema, (3) tubulite linfocítica e (4) necrose tubular (Fig. 4.19). A forma mais grave também exibe lesão vascular, manifesta como arterite, necrose fibrinóide e trombose. O envolvimento vascular é um sinal preocupante porque geralmente significa que o episódio de rejeição será refratário à terapia. A rejeição aguda provavelmente envolve os mecanismos de lesão tissular tanto mediados por célula quanto humorais. Se detectada nos estágios iniciais, a rejeição aguda pode ser revertida por meio de terapia imunossupressora.

A Rejeição Crônica Surge Meses a Anos após o Transplante

Na rejeição crônica, o paciente desenvolve azotemia, oligúria, hipertensão e ganho de peso progressivamente. As características histológicas dominantes são (1) espessamento da íntima arterial e arteriolar, provocando estenose ou obstrução vasculares, (2) espessamento das paredes capilares glomerulares, (3) atrofia tubular e (4) fibrose intersticial (Fig. 4.19). Freqüentemente o interstício exibe infiltrados mononucleares esparsos, e os túbulos contêm cilindros proteináceos. A rejeição crônica pode ser o resultado final de episódios repetidos de rejeição celular, seja assintomática seja clinicamente evidente. Esse estado avançado de lesão não responde à terapia. Como no diagnóstico clínico, os aspectos histológicos da rejeição aguda e da rejeição crônica podem se sobrepor e variar em grau, de forma que uma diferenciação clara não é evidente na biopsia renal.

A Doença Enxerto-*Versus*-Hospedeiro Ocorre Quando Linfócitos no Tecido Enxertado Reconhecem o Receptor e Reagem contra Ele

O advento do transplante de medula óssea em pacientes cujo sistema imune foi suprimido ou em pacientes imunodeficientes resultou na complicação denominada doença enxerto-*versus*-hospedeiro. Linfócitos imunocompetentes na medula enxertada "rejeitam" tecidos do hospedeiro. A doença enxerto-*versus*-hospedeiro também pode ocorrer quando um paciente profundamente imunodeficiente é transfundido com produtos sangüíneos contendo linfócitos HLA-incompatíveis.

Os principais órgãos afetados na doença enxerto-*versus*-hospedeiro são a pele, trato gastrointestinal e o fígado. A pele e o intestino apresentam infiltrados de células mononucleares e necrose de células epiteliais. O fígado exibe inflamação periportal, ductos biliares lesados e lesão de células hepáticas. Clinicamente, a doença enxerto-*versus*-hospedeiro manifesta-se como erupção cutânea, diarréia, cólicas abdominais, anemia e disfunção hepática. Uma forma crônica da doença enxerto-*versus*-hospedeiro caracteriza-se por esclerose dérmica, síndrome seca (ressecamento dos olhos e da boca secundário a inflamação crônica das glândulas lacrimais e salivares) e imunodeficiência. O tratamento da doença enxerto-*versus*-hospedeiro envolve a terapia imunossupressora.

AVALIAÇÃO DO ESTADO IMUNE

A suspeita clínica de um distúrbio imunológico deve levar à testagem da função imune. Por exemplo, se um paciente apresenta infecções crônicas, recorrentes ou incomuns, deve-se suspeitar de uma deficiência imunológica. Ademais, os indivíduos que constantemente apresentam edema e prurido após contato com um objeto em seu meio podem ter uma resposta de hipersensibilidade a um antígeno associado a tal objeto. Em geral, são necessários exames laboratoriais para a confirmação do diagnóstico.

Os Níveis de Imunoglobulinas São Medidos por Eletroforese

As concentrações totais de diferentes imunoglobulinas são medidas grosseiramente por eletroforese de proteínas séricas. As proteínas séricas são separadas eletroforeticamente, coradas com corantes que se ligam a proteínas e depois quantificadas por densitometria. O padrão eletroforético característico de uma pessoa normal e de uma pessoa com hipogamaglobulinemia é comparado na Fig. 4.20A, junto dos traçados densitométricos. As imunoglobulinas compreendem a fração globulínica gama, que migra na direção do catódio e está reduzida no paciente com hipogamaglobulinemia.

A determinação mais precisa das concentrações de anticorpos é feita pela quantificação dos isotipos, ou classes, de imunoglobulinas, por meio do uso de anticorpos específicos direcionados contra os diferentes isotipos de cadeias pesadas. A quantificação permite a identificação de deficiências seletivas de subclasses de imunoglobulinas e proporciona uma medida da concentração sérica total de imunoglobulinas. Existem muitas afecções que envolvem a deficiência seletiva de IgM, IgG, IgA ou IgA secretora.

A Imunidade Dependente de Anticorpos Pode Ser Avaliada pela Testagem de Anticorpos contra Antígenos Específicos

Deficiências imunológicas sutis podem ser testadas por métodos sorológicos que quantificam níveis de anticorpos circulantes contra antígenos específicos aos quais a maioria das pessoas é exposta. A exposição nesses casos pode se dar via vacinação ou contato ambiental comum. Os exemplos de tais antígenos são toxóide tetânico, toxóide diftérico e vírus da rubéola. Esses métodos sorológicos podem ser úteis na revelação de deficiências em facetas específicas do sistema de células B, quando os níveis séricos totais de imunoglobulinas não são anormais.

A Imunidade Mediada por Células Pode Ser Medida Empregando-se Células T do Sangue Periférico ou Teste de Sensibilidade Cutânea

Como a grande maioria dos linfócitos sangüíneos é de células T, a contagem total de linfócitos é um índice grosseiro da capacidade do corpo de gerar números adequados de células T. O rastreamento funcional da função de células T pode ser realizado por teste cutâneo para hipersensibilidade do tipo tardio a antígenos com os quais a maioria das pessoas possivelmente entrou em contato. Os pacientes recebem injeções intradérmicas de pequenas quantidades desses antígenos (p. ex., *Candida albicans*). Uma resposta normal consiste em edema e vermelhidão acima de 5 mm de diâmetro no local da injeção.

Análises mais sofisticadas da função das células T podem envolver estudos *in vitro* empregando-se preparados de linfócitos oriundos do sangue. Por exemplo, a proliferação de células T em resposta a estímulos específicos ou inespecíficos pode fornecer uma indicação da adequação da função dos linfócitos T. A base para esses tipos de estudos é mostrada na Fig. 4.20B. As células T normais proliferam em respostas a tais estímulos mitogênicos. A proliferação das células T precisa de nova síntese de DNA, que pode ser medida pelo acréscimo de nucleotídeos marcados ao meio de cultura tissular. Por exemplo, uma resposta proliferativa forte à lectina vegetal fitohemaglutinina (PHA) indica que o braço de reconhecimento de células T do sistema imunológico provavelmente se encontra íntegro. A proliferação fraca em resposta à PHA sugere um defeito ou qualitativo ou quantitativo nas células T ou um problema na regulação da proliferação de células T.

A Quantificação de Populações de Linfócitos É Feita Comumente por Citometria de Fluxo

Uma outra abordagem para a avaliação dos braços de células T e B do sistema imune consiste na quantificação de linfócitos B e T no sangue periférico, em geral por meio de citometria de fluxo. Os linfócitos do sangue periférico são tratados com anticorpos direcionados contra antígenos de membrana de células B ou T. Muitos dos antígenos de membrana plasmática usados para essas análises foram classificados pelo sistema de "grupo de diferenciação", ou CD [cluster of differentiation/cluster designation]. Por exemplo, um antígeno de linfócito B que pode ser empregado para esse fim é o CD 20, enquanto um marcador de células T comumente utilizado é o CD3. Com freqüência, as células T são adicionalmente subclassificadas pela sua expressão de CD4 (células T auxiliares [*helper*]) ou CD8 (células T efetoras). O CD4 não é exclusivo das células T; também é expresso por alguns fagócitos mononucleares.

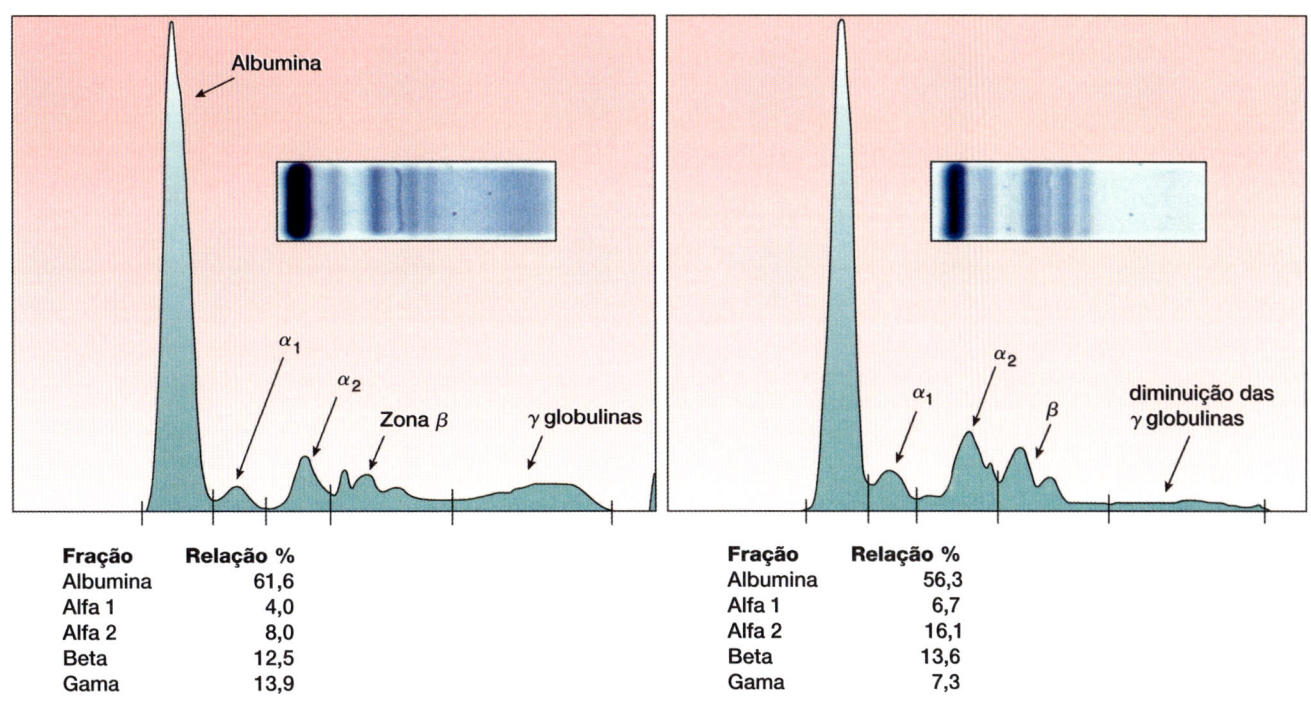

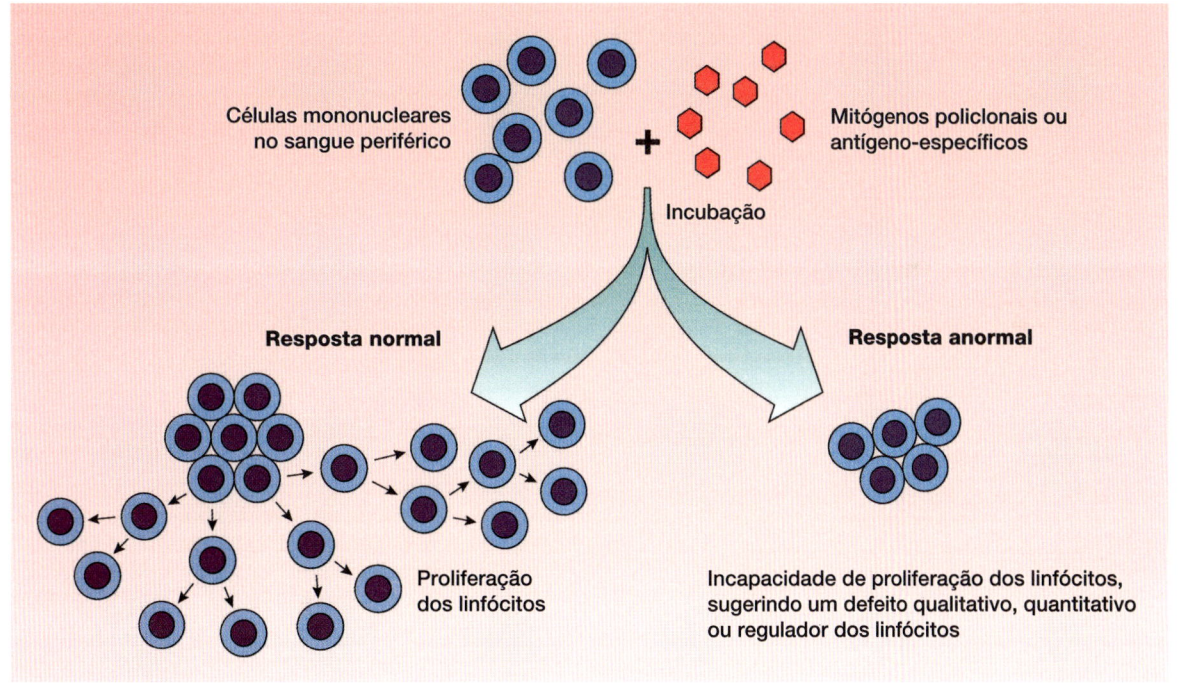

FIGURA 4.20
A. Eletroforese (EFPS) de proteínas séricas normal e na hipogamaglobulinemia. A EFPS fornece um meio rápido de avaliar os principais componentes protéicos do soro. B. Ensaio da resposta mitogênica ou blastogênica das células T. Esse ensaio avalia a capacidade das células T do sangue periférico de responderem a estímulos mitogênicos ou antigênicos.

Permite-se que anticorpos monoclonais contra antígenos individuais liguem-se às células em questão. Esses anticorpos são conjugados com corantes fluorescentes como a fluoresceína ou a rodamina (fluoróforos). Um citômetro de fluxo distribui as células a partir da população inteira em microgotículas, cada gotícula contendo uma única célula. À medida que a célula cai, atravessa diversos lasers projetados para excitar os fluoróforos comuns. Se uma célula transportar o antígeno reconhecido pelo anticorpo marcado, o fluoróforo é excitado e emite luz de um comprimento de onda particular, que é medido por um detector. A seguir, o citômetro de fluxo fornece uma relação do número de células que emitiu luz do comprimento de onda particular (ou dos comprimentos de onda) em questão, além da intensidade dessas emissões. Dependendo do número de lasers disponíveis na máquina, um ou mais marcadores de membrana celular podem ser analisados simultaneamente.

DOENÇAS POR IMUNODEFICIÊNCIA

As doenças por imunodeficiência são classificadas de acordo com o defeito ser adquirido ou congênito e o tipo de sistema de defesa do hospedeiro que se encontra com problema. Os distúrbios do sistema complemento e os defeitos primários de fagócitos não são discutidos aqui. Em contraste absoluto com a baixa prevalência de distúrbios de imunodeficiência congênita, as infecções por HIV-1 e a AIDS são comuns, afetando dezenas de milhões de pessoas no mundo todo. Os defeitos funcionais nos linfócitos podem ser localizados em estágios particulares de amadurecimento na ontogenia do sistema imune ou na interrupção de eventos individualizados de ativação imunológica (Fig. 4.21).

As Doenças por Deficiência Primária de Anticorpos São Demonstrações da Produção Prejudicada de Anticorpos Específicos

As doenças por deficiência primária de anticorpos caracterizam-se por (1) infecções bacterianas recorrentes, (2) número limitado de tipos específicos de infecções virais (p. ex., infecções do sistema nervoso central por ecovírus em pacientes com agamaglobulinemia de Bruton) e (3) concentrações séricas subnormais de todos ou de alguns isotipos específicos de imunoglobulina.

Agamaglobulinemia de Bruton Ligada ao X

O distúrbio congênito agamaglobulinemia de Bruton ligada ao X acomete lactentes do sexo masculino com 5 a 8 meses de idade, período durante o qual os níveis de anticorpos maternos começam a declinar. O lactente sofre de infecções piogênicas recorrentes e hipogamaglobulinemia grave envolvendo todos os isotipos de imunoglobulinas. Existe uma ausência de células B maduras no sangue periférico e de plasmócitos nos tecidos linfóides. Contudo, as células pré-B podem ser detectadas. O defeito genético, localizado no braço longo do cromossomo X, é uma mutação inativadora do gene da tirosina quinase de células B (tirosina quinase de Bruton [*BTK*]), uma enzima crítica para o amadurecimento de linfócitos B (Quadro 4.2).

Existem vários estados de deficiência de isotipos e subclasses de imunoglobulinas (Quadro 4.2). Dentre esses, estão as deleções seletivas de cadeias pesadas de imunoglobulinas e a perda seletiva da expressão de cadeias leves. Ademais, alguns pacientes apresentam níveis normais de imunoglobulinas, mas não conseguem produzir anticorpos que reajam com antígenos específicos, geralmente polissacarídeos. As manifestações clínicas dessas entidades são muito variáveis; alguns pacientes são acometidos por infecções recorrentes de mucosas, enquanto outros são assintomáticos.

Deficiência Seletiva de IgA

Caracterizada por concentrações séricas baixas de IgA, a deficiência seletiva de IgA é a síndrome de imunodeficiência primária mais comum, com um incidência que varia entre 1:700 entre europeus até 1:18.000 em japoneses. Embora os pacientes freqüentemente sejam assintomáticos, ocasionalmente apresentam infecções respiratórias ou gastrointestinais de gravidade variável. Também exibem uma forte predileção por alergias e doenças vasculares do colágeno. Os pacientes com deficiência de IgA apresentam números normais de células B portadoras de IgA, e seus defeitos variáveis resultam em incapacidade de sintetizar e secretar subclasses de IgA (Quadro 4.2).

Imunodeficiência Variável Comum (IDVC)

A IDVC é um grupo heterogêneo de distúrbios caracterizados por hipogamaglobulinemia pronunciada (Quadro 4.2). Os pacientes acometidos apresentam infecções piogênicas graves recorrentes, especialmente pneumonia e diarréia, esta última freqüentemente decorrente de infestação por *Giardia lamblia*. As crises recorrentes de herpes simples são comuns, e desenvolve-se herpes zoster em um quinto dos pacientes. A doença surge anos a décadas após o nascimento, com uma média de idade de início de 30 anos. Estima-se a incidência entre 1:50.000 e 1:200.000. O padrão de hereditariedade é variável, e a doença manifesta diversos defeitos de amadurecimento e regulação do sistema imunológico. Uma incidência considerável de doença maligna é encontrada na IDVC, incluindo um aumento de 50 vezes nos casos de câncer do estômago. É interessante notar que o linfoma é 300 vezes mais freqüente em mulheres com essa imunodeficiência do que em homens acometidos. A má absorção secundária a hiperplasia linfóide e a doenças intestinais inflamatórias são mais freqüentes. Os pacientes com IDVC também são suscetíveis a outros distúrbios auto-imunes, incluindo anemia hemolítica, neutropenia, trombocitopenia e anemia perniciosa.

Hipogamaglobulinemia Transitória do Lactente

Uma hipogamaglobulinemia prolongada ocorre na hipogamaglobulinemia transitória do lactente após os anticorpos maternos no lactente terem alcançado seu valor mínimo. Alguns lactentes acometidos desenvolvem infecções recorrentes e precisam ser tratados, mas todos por fim produzem imunoglobulinas. Os lactentes com hipogamaglobulinemia transitória possuem células B maduras que são temporariamente incapazes de produzir anticorpos. O defeito não está bem compreendido, mas acredita-se que represente um atraso na capacidade de geração de sinais das células T auxiliares.

Síndrome de Hiper-IgM

A síndrome de hiper-IgM é classificada freqüentemente como uma imunodeficiência humoral porque a produção de imunoglobulina é desordenada. Contudo, também poderia ser classificada como um defeito humoral e de linfócitos T combinado, porque a lesão genética que contribui para a forma mais comum ligada ao X resulta em falência em expressar uma molécula de células T, a saber, o ligante CD40 (Quadro 4.3). Esta síndrome na verdade representa um grupo de entidades, das quais 70%

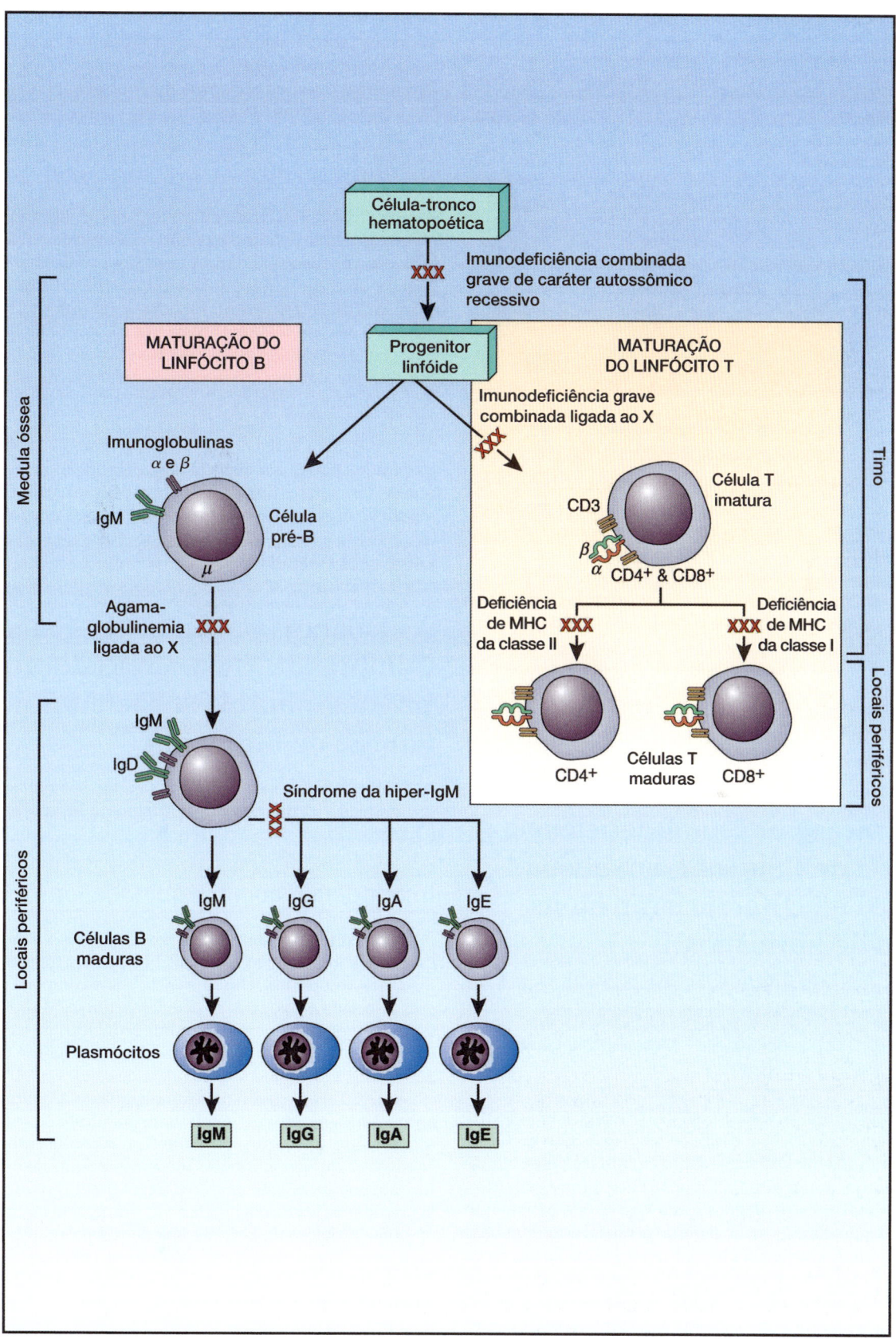

FIGURA 4.21
As células-tronco hematopoéticas dão origem a células progenitoras linfóides que, de uma forma predeterminada, situam-se ou na medula óssea ou no timo. Muitos distúrbios de imunodeficiência primária foram caracterizados nos níveis de mecanismos genético e molecular. Em muitos distúrbios de imunodeficiência, um defeito molecular individual resulta numa forma de "parada do amadurecimento" no desenvolvimento de linfócitos totalmente diferenciados e funcionais.

QUADRO 4.2 Distúrbios de Imunodeficiência Humoral Primária

Doença	Modo de Herança[a]	Locus/Gene
Agamaglobulinemia	XL	Xq21.3/BTK
Deficiências seletivas de classe/ subclasse de anticorpos		
isotipo γ1	AR	14q32.33
isotipo γ2	AR	14q32.33
Isotipo γ3 parcial	AR	14q32.33
isotipo γ4	AR	14q32.33
Subclasse IgG ± deficiência de IgA	?	—
isotipo α1	AR	14q32.33
isotipo α2	AR	14q32.33
isotipo ε	AR	14q32.33
Deficiência de IgA	Variado	—
Imunodeficiência variável comum	Variado	—

[a]XL, ligado ao X; AR, autossômico recessivo.

ligadas ao X. Os lactentes com a forma da doença ligada ao X demonstram infecções piogênicas e oportunistas, especialmente por *Pneumocystis carinii*. Também tendem a desenvolver doenças auto-imunes envolvendo os elementos formados do sangue, especialmente a anemia hemolítica auto-imune, púrpura trombocitopênica e neutropenia grave recorrente. Os níveis séricos de IgG e IgA são baixos, mas os de IgM encontram-se no limite maior da normalidade ou bastante elevados. As células B circulantes possuem apenas IgM e IgD. O defeito parece estar no nível da "mudança" de IgD/IgM para outros isotipos de cadeia pesada. Nesse contexto, a interação do receptor de CD40 na superfície da célula B com ligantes CD40 é necessária para a mudança do isotipo (ver Fig. 4.6).

As Doenças por Imunodeficiência Primária de Células T Envolvem Defeitos na Diferenciação ou na Função de Linfócitos T

Os defeitos na função de linfócitos T quase sempre resultam em infecções virais e fúngicas recorrentes ou prolongadas.

Síndrome de DiGeorge

Em sua forma completa, a síndrome de DiGeorge é um dos distúrbios de imunodeficiência de linfócitos T mais graves. Geralmente, a síndrome de DiGeorge surge em um lactente com defeitos cardíacos congênitos e hipocalcemia grave (devido a hipoparatireoidismo) e é diagnosticada logo após o nascimento. Os lactentes que sobrevivem ao período neonatal estão sujeitos a infecções virais, bacterianas, fúngicas e por protozoários, recorrentes ou crônicas. A síndrome de DiGeorge é causada por desenvolvimento embriológico inadequado da terceira e quarta bolsas faríngeas, que originam o timo e as glândulas paratireóides. A maioria dos pacientes apresenta uma deleção pontual no braço longo do cromossomo 22. Na ausência de timo, o amadurecimento das células T é interrompido no estágio pré-célula T. A doença pode ser corrigida por transplante de tecido tímico. A maioria dos pacientes apresenta síndrome de DiGeorge parcial, quando existe um pequeno remanescente do timo. Com o tempo, esses indivíduos recuperam a função de células T sem necessidade de tratamento. Alguns pacientes com a mutação no 22p não são imunodeficientes, mas sofrem apenas de defeitos cardíacos conotronculares.

Candidíase Mucocutânea Crônica

A infecção leveduriforme mucocutânea crônica, candidíase, é o resultado de um defeito congênito na função de células T. Caracteriza-se por suscetibilidade a infecções por *Candida* e está associada a uma endocrinopatia (hipoparatireoidismo, doença de Addison, diabetes melito). Embora a maioria das funções das células T estejam íntegras, existe um comprometimento da resposta a antígenos de *Candida*. A causa precisa do defeito da candidíase mucocutânea crônica não é conhecida, mas talvez ocorra em algum dos diversos pontos durante o desenvolvimento das células T. Estudos recentes sugerem que as pessoas com esse distúrbio reagem a antígenos de *Candida* de modo diferente ao dos indivíduos normais. Em particular, organizam uma resposta de células T auxiliares do tipo 2 (IL-4/IL-6), que não é eficiente para resistir ao organismo. Em oposição, a resposta normal dá-se com células T do tipo 1 (IL-2/IFN-γ), que efetivamente controlam as infecções por *Candida*.

As Doenças por Imunodeficiência Combinada Mostram Redução de Imunoglobulinas e Defeitos na Função de Linfócitos T

As imunodeficiências combinadas graves são notadamente heterogêneas e representam distúrbios que ameaçam a vida (Quadro 4.3).

Imunodeficiência Combinada Grave (IDCG)

A IDCG é um grupo de distúrbios de linfócitos T e de linfócitos B caracterizados por infecções virais, bacterianas, fúngicas e por protozoários, recorrentes. Uma ausência quase completa de células T está associada a hipogamaglobulinemia grave. Muitos desses lactentes apresentam volumes bastante reduzidos de tecido linfóide e timo imaturo sem linfócitos. Em alguns pacientes, os linfócitos não conseguem se desenvolver além de células pré-B e pré-T.

A IDCG ocorre tanto na forma ligada ao X quanto na forma autossômica recessiva e geralmente manifesta-se antes de 6 meses de idade. Em alguns pacientes com a forma autossômica recessiva, os linfócitos B estão presentes porém não apresentam função, possivelmente devido a uma falta de atividade de células auxiliares. Na forma ligada ao X, o defeito mais comum deve-se a uma mutação da cadeia gama do receptor de IL-2, que também é usado por receptores para outras citocinas, a saber IL-4, IL-7, IL-9 e IL-15. Os pacientes com a forma autossômica recessiva da IDCG demonstram mutações do gene *Jak-3*, que codifica uma proteína quinase que se associa à cadeia γ dos receptores de citocinas. Assim, as anormalidades na via de sinalização de Jak/STAT podem contribuir para essas duas formas de IDCG. Ainda menos comuns do que os distúrbios de IDCG T-B positivo são as doenças de IDCG T-B-negativo, em que não existem nem linfócitos T nem B em números apreciáveis (Quadro 4.3).

QUADRO 4.3 Imunodeficiências Humorais e Celulares Combinadas

Doença	Locus/Gene	Herança[a]
Imunodeficiência combinada grave (IDCG)		
TB + IDCG		
Deficiência de JAK3	19p13.1/*JAK3*	AR
Cadeia γc ligada ao X	Xp13.1-q13.3	X
TB- IDCG		
Síndrome de Omenn	11p13/*RAG1, RAG2*	AR
Deficiência de RAG1	11p13/*RAG1*	AR
Deficiência de RAG2	11p13/*RAG2*	AR
Disgenesia reticular	—	AR
Metabolismo anormal da purina		
Deficiência de adenosina desaminase (ADA)	20q13.2-q13.11	AR
Deficiência de purina-nucleosídeo fosforilase (PNP)	14q13.1	AR
Síndrome da hiper-IgM		
Ligada ao X (deficiência de CD40L)	Xq26.3-q27.1	X
Não ligada ao X	—	—
Deficiências do complexo de histocompatibilidade principal		
Deficiência da classe I do MHC	6q21.3/*TAP2*	AR
Deficiências da classe II do MHC	Múltiplos	AR
Outras imunodeficiências combinadas		
Deficiências de CD3	11q23/*CD3E, CD3G*	AR
Deficiência de cadeia α de receptor de IL-2	10p14-p15/*IL2RA*	AR
Deficiência de ZAP-70	2q12/*ZAP70*	AR

[a]XL, ligado ao X; AR, autossômico recessivo.

Deficiência de Adenosina Desaminase (ADA)

A deficiência de ADA é uma forma autossômica recessiva de imunodeficiência combinada devido a mutações no gene da adenosina desaminase (Quadro 4.3). A adenosina desaminase participa do catabolismo de nucleotídeos da purina, convertendo adenosina em inosina ou desoxiadenosina a desoxiinosina. Se a enzima estiver defeituosa ou ausente, ocorre o acúmulo de desoxiadenosina e desoxiadenosina trifosfato. O desoxiadenosina trifosfato inibe a ribonucleotídeo redutase, dessa forma provocando depleção de trifosfatos de desoxirribonucleosídeo e comprometimento da função linfocitária. As manifestações clínicas da deficiência de ADA variam desde disfunção leve a grave de células T e células B e incluem anormalidades da cartilagem, relacionadas com o desenvolvimento, características.

Deficiência de Purina-nucleosídeo Fosforilase

Uma outra síndrome de imunodeficiência congênita envolve uma enzima relacionada com o metabolismo da purina. Essa entidade muito rara caracteriza-se por defeitos imunes atribuídos a uma escassez de células T circulantes, mas, em oposição à deficiência de ADA, a função das células B é preservada.

As imunodeficiências combinadas são observadas em indivíduos com disgenesia de células-tronco, expressão comprometida de moléculas de classe II do MHC, RCT (CD3) defeituosos e mutações nas enzimas de transdução de sinal associadas a receptor (Quadro 4.3). Todas essas condições são de caráter autossômico recessivo e demonstram que a função imunológica adequada pode ser afetada em muitos estágios.

A Síndrome de Wiskott-Aldrich É um Defeito Ligado ao X na Função Tanto de Células B Quanto de Células T

Essa síndrome rara caracteriza-se por (1) infecções recorrentes, (2) hemorragias secundárias a trombocitopenia e (3) eczema. Quase sempre manifesta-se em meninos nos primeiros meses de vida como petéquias e infecções recorrentes (p. ex., diarréia).

A síndrome de Wiskott-Aldrich (WAS) é causada por muitas mutações diferentes em um gene do cromossomo X (Xp11.22-11.23) que codifica uma proteína denominada WASP (*Wiskott-Aldrich syndrome protein*), que é expressa sob níveis altos em linfócitos e megacariócitos. A WASP liga membros da família Rho das GTPases. Essas enzimas controlam muitos processos celulares, inclusive a morfologia e a mitogênese. A própria WASP controla a montagem dos filamentos de actina necessários para a formação de microvesículas.

Anormalidades Imunológicas na WAS

Tanto a imunidade celular quanto a humoral encontram-se prejudicadas na WAS. Embora os níveis da maioria das imunoglobulinas sejam elevados ou normais, os níveis de IgM encontram-se apenas em torno da metade dos níveis normais. As respostas humorais a muitos antígenos são normais, mas as respostas a muitos outros podem estar totalmente ausentes. Como muitos antígenos polissacarídeos, particularmente alguns polissacarídeos bacterianos, provocam respostas de anticorpo principalmente da classe IgM, os pacientes com WAS são suscetíveis à infecção por microrganismos encapsulados, como os pneumococos.

Os meninos com WAS também apresentam deficiências seletivas na imunidade celular. Embora os números de células T CD4$^+$ e CD8$^+$ sejam normais, essas crianças são bastante anérgicas para hipersensibilidade tardia cutânea. Os linfócitos de pacientes com WAS respondem normalmente a lectinas vegetais que são mitógenos poderosos de células T (p. ex., PHA), porém as respostas a antígenos específicos (p. ex., *Candida albicans*) geralmente são fracas. Além disso, a imunidade de células T citotóxicas específica para vírus em geral encontra-se ausente, embora as respostas humorais vírus-específicas pareçam estar normais.

Os pacientes com WAS quase sempre apresentam infecções recorrentes por *Streptococcus pneumoniae*, *Haemophilus influenzae* e patógenos oportunistas como *P. carinii*. Essas pessoas também são propensas a infecções virais, como citomegalovírus, e não raro morrem de herpes simples disseminado ou varicela. A trombocitopenia pode ser intensa ($< 30.000/\mu L$), e em geral as plaquetas são pequenas. Um terço desses pacientes tipicamente morre de hemorragia. Raramente, a trombocitopenia apenas pode ser a manifestação única da mutação na WASP.

Diversas doenças auto-imunes também complicam a WAS. Dentre essas, a anemia hemolítica auto-imune e trombocitopenia, poliartrite e vasculite de artérias coronárias e cerebrais. Esses pacientes também apresentam uma incidência alta de cânceres linfoproliferativos. A forma principal de trombocitopenia (não-imune) é quase sempre curada por esplenectomia. O transplante de medula óssea cura a WAS em mais de 90% dos casos.

A Síndrome da Imunodeficiência Adquirida (AIDS) Envolve a Destruição do Sistema Imune pelos Vírus da Imunodeficiência Humana (HIV)

A AIDS é uma doença disseminada causada principalmente pelo HIV-1, embora um pequeno número de pacientes seja infectado pelo HIV-2. As pessoas infectadas pelo HIV demonstram uma variedade de defeitos imunológicos, sendo o mais devastador a perda completa da imunidade celular. Como conseqüência, infecções oportunistas catastróficas são praticamente inevitáveis. A progressão incessante da infecção pelo HIV atualmente é reconhecida como um contínuo que se estende desde um estado assintomático inicial até a depleção imunológica que caracteriza os pacientes com AIDS franca. A lesão fundamental é a infecção de linfócitos T CD4$^+$ (auxiliares) pelo HIV, que provoca a exaustão dessa população celular e o conseqüente comprometimento da função imune. Como conseqüência, em vez de morrer devido à própria infecção pelo HIV, os pacientes com AIDS geralmente morrem devido a infecções oportunistas. Também existe uma alta incidência de tumores malignos, principalmente linfomas de células B e sarcoma de Kaposi. Por fim, a infecção do sistema nervoso central pelo HIV freqüentemente acarreta uma forma de encefalopatia denominada *complexo de demência da AIDS*.

Epidemiologia: A AIDS foi identificada pela primeira vez nos Estados Unidos em 1981 com a descrição da pneumonia por *P. carinii* em cinco homens homossexuais diagnosticados em um período de 8 meses em Los Angeles. Contudo, foram encontrados anticorpos anti-HIV em amostras de sangue estocadas no Zaire em 1959, embora as análises recentes baseadas na reação da cadeia da polimerase (PCR) tenham questionado esse achado. De qualquer modo, casos esporádicos da doença que podem ser retrospectivamente atribuídos à AIDS foram relatados na África na década de 1960. No final da década de 1970, foram relatados surtos de doenças infecciosas estranhas em Nova York e Miami entre homens homossexuais, usuários de drogas endovenosas e haitianos; atualmente, sabe-se que essas doenças estavam associadas à AIDS. Em 1982, constatou-se que as infecções incomuns e a ocorrência de sarcoma de Kaposi refletiam uma imunodeficiência subjacente, e foi criado o acrônimo "AIDS". Ao mesmo tempo, tornou-se claro que a AIDS era transmitida pelo contato com sangue de pessoas com suspeita de abrigar um agente infeccioso. Além dos homens homossexuais e dos usuários de drogas endovenosas que compartilhavam agulhas, ficou demonstrado que os receptores de transfusões, contatos heterossexuais e os lactentes nascidos de mães usuárias de drogas também corriam risco. Em 1983, foi identificado o vírus da AIDS, atualmente denominado *HIV-1*. O desenvolvimento de um teste sorológico para anticorpos anti-HIV-1 em 1985 permitiu o estabelecimento do diagnóstico preciso da infecção e a execução de uma vigilância mais bem desenvolvida no nível de saúde pública.

Embora se acredite que a AIDS tenha se originado na região subsaariana da África, a doença se tornou uma pandemia mundial. A disseminação do HIV é atribuível à facilidade das viagens internacionais e à mobilidade das populações, que, em muitas sociedades, coincidiram com um rápido aumento da promiscuidade sexual e das doenças sexualmente transmitidas. Em 1996, a Organização Mundial da Saúde (OMS) estimou a ocorrência de um número total cumulativo de 6 milhões de casos de AIDS em adultos e crianças no mundo todo. Atualmente, mais de 40 milhões de pessoas encontram-se infectadas pelo HIV.

No meio da década de 1990, foram relatadas mais de 1 milhão de pessoas HIV-positivas nos Estados Unidos. A princípio, os homens homossexuais representavam dois terços desses casos, e 30% eram atribuídos a usuários de drogas endovenosas e seus parceiros sexuais. No entanto, devido a mudanças de comportamento, a prevalência da infecção entre homossexuais diminuiu. Os homens totalizam a grande maioria dos casos de AIDS nos Estados Unidos, embora a prevalência em mulheres continue a crescer. Cerca de 70% dos pacientes com hemofilia A e 35% com hemofilia B que receberam produtos sangüíneos antes de 1985 foram infectados pelo HIV-1. Felizmente, desde 1985, as doações de sangue e plasma têm sido rastreadas para anticorpos anti-HIV-1, e concentrados de fatores da coagulação utilizados no tratamento da hemofilia são tratados para inativar o HIV.

Os habitantes da África subsaariana sofrem mais os efeitos devastadores da AIDS do que as pessoas em outras regiões. Embora estatísticas precisas nessa região não sejam tão facilmente disponíveis quanto nos países industrializados, em partes da África subsaariana estima-se que 25% da população sejam HIV-positivos. O padrão epidemiológico difere daquele dos Estados Unidos, e os pacientes africanos raramente relatam homossexualidade ou uso de droga endovenosa. A proporção com relação ao sexo para AIDS na África mostra apenas um leve predomínio masculino, apontando para a predominância de disseminação heterossexual da infecção.

Foram relatados muitos casos de AIDS na Europa Ocidental. Como nos Estados Unidos, a maioria ocorreu em homens homossexuais, usuários de drogas endovenosos e seus parceiros sexuais e prostitutas. A AIDS tem crescido na Ásia, e alguns países dessa região (Tailândia, Índia) descreveram um crescimento exponencial dos números de infecções pelo HIV.

Transmissão do HIV

Atualmente, sabe-se que, à exceção da transmissão direta do HIV pelo sangue ou hemoderivados, como nos usuários de drogas endovenosas e nos receptores de transfusão, a AIDS é transmitida principalmente como uma doença venérea, tanto entre homossexuais quanto entre heterossexuais. Foram isoladas quantidades significativas do vírus não apenas do sangue, como também do sêmen, das secreções vaginais, do leite e do líquido cefalorraquidiano. À exceção do líquido cefalorraquidiano, a detecção do HIV nesses líquidos reflete a existência tanto de linfócitos quanto do vírus livre.

Entre os homens homossexuais, o parceiro receptivo na relação anal corre um risco particularmente elevado de ser infectado pelo HIV. O vírus é transmitido pelo sêmen através de lacerações da mucosa retal e pode infectar as células epiteliais do reto diretamente. No contato heterossexual, a transmissão do homem para a mulher é mais provável do que o inverso, refletindo, talvez, a maior concentração de HIV no sêmen do que nos líquidos vaginais. O risco de infectar uma mulher com o HIV é evidenciado pela demonstração de que 8 a 50% das mulheres submetidas a inseminação artificial com sêmen de doadores que posteriormente foram identificados como HIV-positivos tornaram-se infectadas pelo vírus da AIDS. Além disso, as lesões genitais, habitualmente causadas por outras doenças sexualmente transmitidas, facilitam a entrada do vírus e acarretam um risco particularmente alto de contrair a AIDS.

A AIDS não é transmissível por exposição casual não-sexual a indivíduos infectados. Uma preocupação particular dos profissionais da saúde é a possibilidade de infecção por HIV em decorrência da exposição acidental ao vírus. Em estudos prospectivos envolvendo centenas de profissionais da saúde que tiveram "picadas de agulhas" ou outras exposições acidentais a sangue de pacientes com AIDS, menos de 1% desenvolveu anticorpos anti-HIV. O tratamento imediato com agentes antivirais é benéfico.

Patogenia: O agente etiológico primário da AIDS é o HIV-1, um retrovírus de RNA com envelope que contém uma transcriptase reversa (DNA-polimerase RNA-dependente). O HIV-1 é um membro da família de retrovírus e, especificamente, da subfamília dos lentivírus. Os lentivírus de animais já são conhecidos há um século, porém os lentivírus humanos foram identificados há menos de três décadas.

O genoma do HIV-1 consiste em dois filamentos simples idênticos de RNA de 9,7 kd no interior de um cerne de proteínas virais. O cerne, por sua vez, encontra-se envolvido por uma bicamada fosfolipídica derivada da membrana celular do hospedeiro, na qual são encontradas glicoproteínas codificadas pelos vírus (gp 120 e gp 41). Além dos genes *gag*, *pol* e *env* característicos de todos os vírus de RNA de replicação competente, o HIV-1 contém seis outros genes que codificam proteínas envolvidas na regulação da replicação viral. As células-alvo específicas do HIV-1 são os linfócitos T auxiliares $CD4^+$ e os fagócitos mononucleares, embora ocorra a infecção de outras células, como linfócitos B, células da glia e células epiteliais intestinais.

O ciclo de vida de replicação do HIV-1 ocorre conforme demonstrado na Fig. 4.22.

1. **Ligação:** O HIV livre ou o linfócito infectado podem transmitir o vírus a uma célula não infectada. A glicoproteína gp120 do envelope do HIV, sobre o vírus livre ou sobre a superfície de uma célula infectada, liga-se à molécula CD4 na superfície de linfócitos T auxiliares.

2. **Internalização:** A ligação da gp120 ao CD4 permite a inserção da gp41 na membrana celular do linfócito, dessa forma promovendo a fusão do envelope viral com a membrana do linfócito, com a conseqüente internalização do vírus. A entrada do HIV-1 na célula-alvo *in vivo* precisa da ligação viral a um co-receptor, o receptor de β-quimiocina 5 (CCR-5). Os ligantes de quimiocina desse receptor são RANTES e proteína inflamatória de macrófagos 1α e 1β (MIP-1α, MIP-1β). Cerca de 1% dos indivíduos da raça branca são homozigotos para as principais deleções do gene CCR-5 e não são infectados pelo HIV, a despeito da extensa exposição ao agente. Até mesmo a heterozigosidade para o alelo mutante de CCR-5 fornece proteção parcial contra a infecção pelo HIV. É interessante assinalar que o alelo mutante é encontrado em até 20% dos brancos, mas está ausente em negros e asiáticos. Algumas pessoas submetidas a múltiplas exposições ao HIV-1 e que não apresentam soroconversão e possivelmente algumas pessoas infectadas por tempo prolongado pelo HIV e que não progridem para AIDS apresentam níveis altos de quimiocinas, que podem bloquear os co-receptores para o HIV.

3. **Síntese de DNA:** No citoplasma do linfócito T, o vírus sofre desnudamento e seu RNA é copiado em um DNA de duplo filamento pela transcriptase reversa retroviral.

4. **Integração viral:** O DNA derivado do vírus é integrado ao genoma do hospedeiro pela proteína viral integrase, dessa forma produzindo a forma pró-viral latente do HIV-1. Os genes virais são replicados junto aos cromossomos do hospedeiro, e, assim, persistem durante toda a vida da célula.

5. **Replicação viral:** O RNA é reproduzido pela ativação transcricional do pró-vírus HIV integrado, um processo que precisa da "ativação" da célula T e da presença de certos fatores de transcrição induzíveis do hospedeiro.

6. **Disseminação viral:** Para completar o ciclo de vida, o vírus nascente é organizado no citoplasma e disseminado para outras células-alvo. Esse processo exige a fusão de uma célula infectada com outra não infectada ou o brotamento de virions a partir da membrana plasmática da célula infectada (Fig. 4.23).

O mecanismo pelo qual o HIV destrói os linfócitos T infectados ainda não está bem compreendido. Entre os mecanismos potenciais para a depleção de linfócitos $CD4^+$ estão a citotoxicidade viral direta, a depuração imune das células infectadas e as ações de mediadores secundários, como as citocinas. Qualquer que seja o mecanismo, existe uma clara associação entre o aumento da carga viral e o declínio do número de linfócitos $CD4^+$.

O intervalo prolongado entre a infecção pelo HIV-1 e o surgimento dos sintomas clínicos da AIDS está relacionado com o pequeno número de linfócitos T infectados e a latência do vírus. Apenas 1/100.000 a 1/10.000 das células mononucleares circulantes exibem mRNA viral detectável, porém cerca de 1% das células T circulantes contêm DNA pró-viral. Embora muitas células infectadas não repliquem o vírus, mas abriguem o HIV-1 latente, muitas outras células contêm vírus em processo de replicação ativa. Durante a infecção latente, o vírus pode existir em três formas: o RNA viral não transcrito pode existir no citoplasma de células T em repouso; o DNA viral não integrado e, portanto, não transcrito, pode estar presente na célula; o DNA pró-viral integrado, em uma célula T em repouso, pode permanecer não transcrito. Os mecanismos subjacentes à latência e à conversão para uma infecção lítica são completamente desconhecidos.

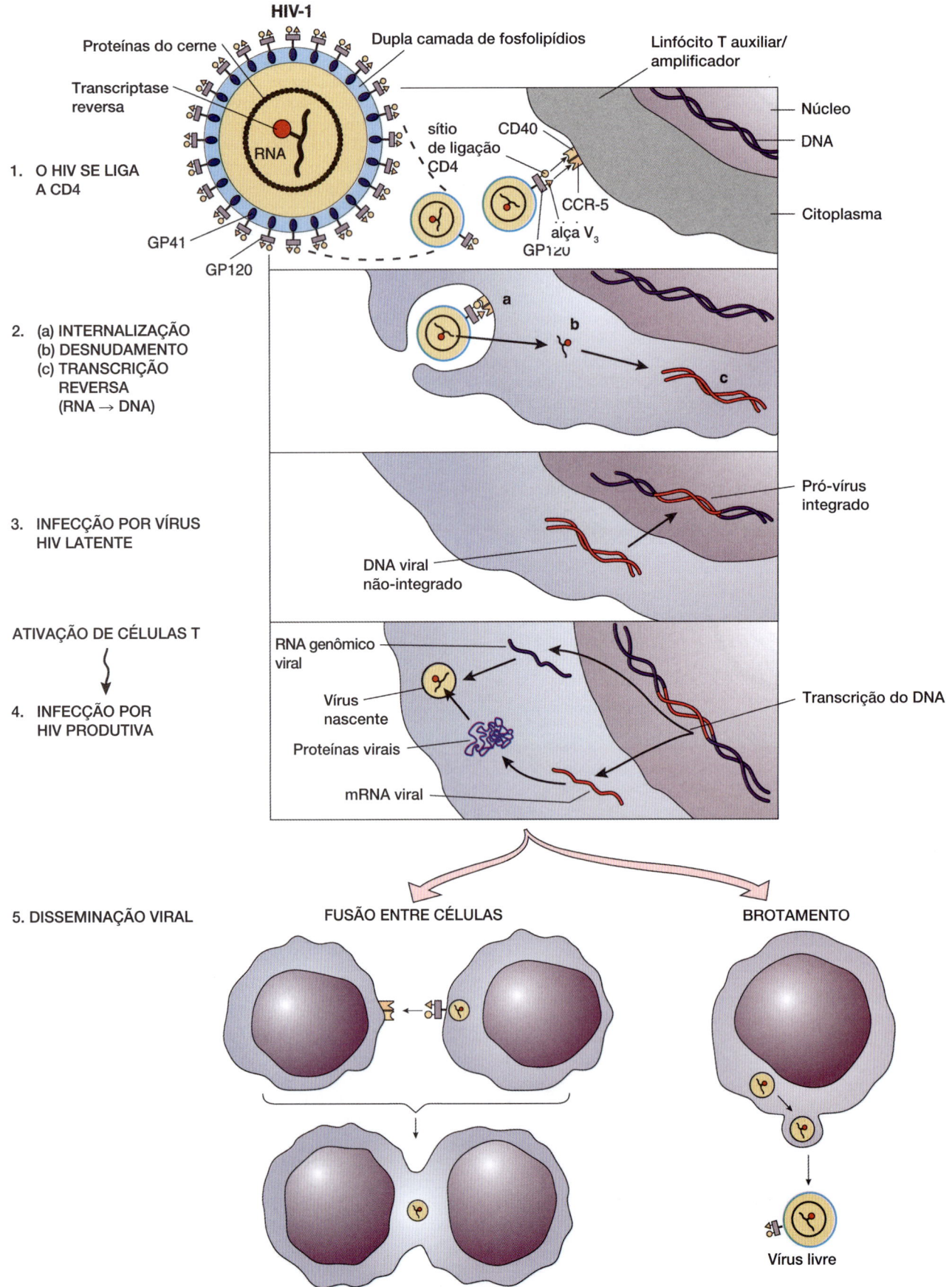

FIGURA 4.22
O ciclo de vida do HIV-1 é um processo de múltiplas etapas.

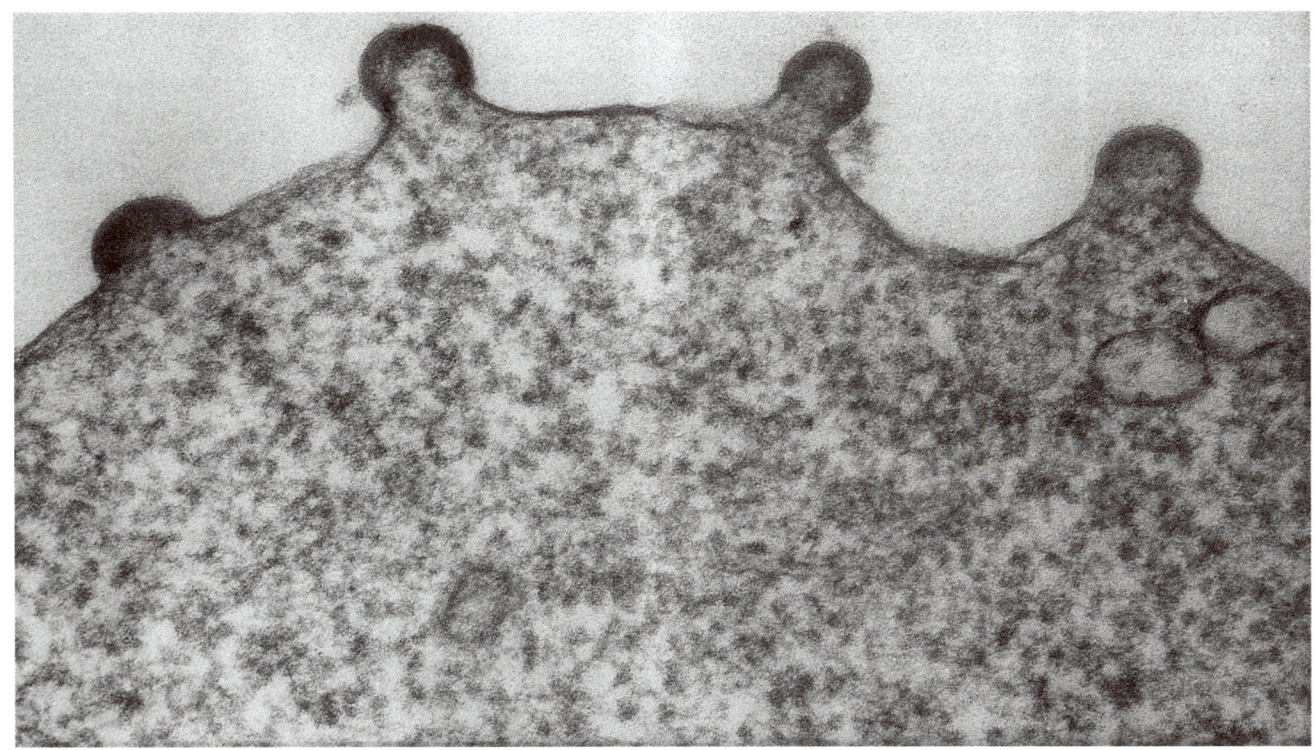

FIGURA 4.23
Virions do HIV-1 são vistos brotando de uma célula infectada.

O início da replicação viral na infecção latente pelo HIV-1 depende fundamentalmente da indução de proteínas do hospedeiro durante a ativação de células T. A regulação da transcrição viral envolve as repetições terminais longas (RTL) em ambas as extremidades do genoma viral. As RTL são ativadas por muitos mitógenos de células T e por diferentes citocinas produzidas por monócitos/macrófagos, incluindo TNF-α e IL-1. Além disso, as RTL também podem ser ativadas por proteínas produzidas por outros vírus que sabidamente infectam pacientes com a AIDS, como o herpesvírus, o vírus Epstein-Barr, o adenovírus e o citomegalovírus. Dessa forma, a ativação do sistema imunológico por diferentes agentes infecciosos pode promover a replicação do HIV.

Imunologia da AIDS

A destruição das células T $CD4^+$ pelo HIV-1 pode incapacitar essencialmente todo o sistema imune porque esse subgrupo de linfócitos exerce funções reguladoras e efetoras críticas que envolvem tanto a imunidade celular quanto a humoral. Assim, no clássico paciente com AIDS, todos os elementos do sistema imunológico acabam sendo afetados, inclusive células T, células B, células NK e monócitos/macrófagos.

Os linfócitos T $CD4^+$ englobam dois tipos funcionais: as células auxiliares (*helper*) e as células amplificadoras (ou indutoras). A primeira população afetada na infecção pelo HIV é o subgrupo de células amplificadoras. Por fim, o número total de linfócitos $CD4^+$ cai para menos de 500 células/μL, e a proporção entre células T auxiliares e supressoras declina de seu valor normal de 2,0 para 0,50. O número de células $CD8^+$ (citotóxicas/supressoras) é variável, embora a maioria dessas células na AIDS pareça ser da variedade citotóxica.

Os defeitos na função das células T manifestam-se por respostas deficientes a testes cutâneos com uma variedade de antígenos (hipersensibilidade tardia) e por respostas proliferativas reduzidas a mitógenos e antígenos *in vitro*. Além disso, a deficiência de células $CD4^+$ reduz os níveis de IL-2, a citocina produzida em resposta a antígenos que estimulam a destruição pelas células T citotóxicas. Dessa forma, o paciente com AIDS não consegue gerar as células T citotóxicas antígeno-específicas necessárias para a eliminação de vírus e outros agentes infecciosos.

Nos indivíduos infectados pelo HIV, a imunidade humoral também se encontra anormal. A produção de anticorpos em resposta a estimulação antigênica específica encontra-se acentuadamente diminuída, com freqüência para menos de 10% do normal. As células B também demonstram uma resposta proliferativa menor *in vitro* a mitógenos e antígenos. Contudo, o soro de pacientes com AIDS geralmente apresenta níveis elevados de imunoglobulinas policlonais, auto-anticorpos e imunocomplexos. Esse aparente paradoxo é explicado pelo fato de que a infecção concomitante por vírus que atacam células B policlonais (p. ex., vírus Epstein-Barr ou citomegalovírus) estimula constantemente as células B a sintetizarem imunoglobulinas inespecíficas. A falta de linfócitos $CD4^+$ compromete a proliferação de células T citotóxicas que normalmente eliminariam as células B infectadas pelo vírus Epstein-Barr.

A atividade das células NK encontra-se acentuadamente diminuída na AIDS. Como essas células destroem células infectadas por vírus e células tumorais, esse defeito pode contribuir para o surgimento de tumores malignos e infecções virais que devastam esses pacientes. A supressão da atividade das células NK foi relacionada tanto ao decréscimo do seu número quanto à redução dos níveis de IL-2, em conseqüência da perda de células $CD4^+$.

Os lentivírus tendem a atacar os monócitos/macrófagos, de modo que não é surpreendente que os macrófagos sejam infectados pelo HIV-1 e possam atuar como reservatório para a disseminação do vírus. É interessante observar que alguns macrófagos expressam CD4$^+$ em sua superfície. Ao contrário dos linfócitos T, que são destruídos pelo HIV, os macrófagos infectados exibem pouca ou nenhuma citotoxicidade. Os macrófagos de pacientes com AIDS caracterizam-se por comprometimento da fagocitose de imunocomplexos e partículas opsonizadas, diminuição da quimiotaxia e resposta deficiente a estímulos antigênicos.

Patologia e Manifestações Clínicas da AIDS

Os indivíduos com AIDS não tratados exibem um espectro de manifestações clínicas, começando com uma doença autolimitada aguda que, em meses a anos, culmina em imunodeficiência fulminante e suas complicações fatais (Fig. 4.24).

Duas a 3 semanas após a exposição ao HIV, antes do aparecimento de anticorpos contra o vírus, as pessoas infectadas freqüentemente apresentam uma doença aguda que se assemelha à mononucleose infecciosa. Com menos freqüência, exibem sintomas neurológicos que sugerem encefalite ou alguma forma de neuropatia. É comum a ocorrência de febre, mialgia, linfadenopatia, faringite e exantema macular. A maioria desses sintomas desaparece em 2 a 3 semanas, embora a linfadenopatia, a febre e a mialgia possam durar alguns meses. Ocorre soroconversão 1 a 10 semanas após o início dessa doença aguda.

A **linfadenopatia generalizada persistente** é definida como o aumento palpável de linfonodos em dois ou mais sítios extra-inguinais, persistindo por mais de 3 meses em um indivíduo infectado pelo HIV. O distúrbio desenvolve-se como parte da síndrome do HIV aguda ou dentro de poucos meses após a soroconversão. Os locais mais comuns de comprometimento são os linfonodos axilares, inguinais e cervicais posteriores, embora quase qualquer grupo de linfonodos possa ser afetado. Muitas células nos linfonodos acometidos, sobretudo células dendríticas foliculares, abrigam vírus em replicação ativa. As biopsias dos linfonodos revelam alterações reativas com hiperplasia folicular, porém não são diagnósticas. A linfadenopatia generalizada persistente não tem importância prognóstica com relação à progressão da infecção pelo HIV até AIDS.

Em sua maioria, os pacientes infectados pelo HIV exibem antígenos virais e anticorpos em 6 meses após a infecção. A replicação viral permanece em níveis mínimos durante períodos variáveis (até 10 anos ou mais), durante o qual o indivíduo infectado é assintomático. Contudo, conforme discutido anterior-

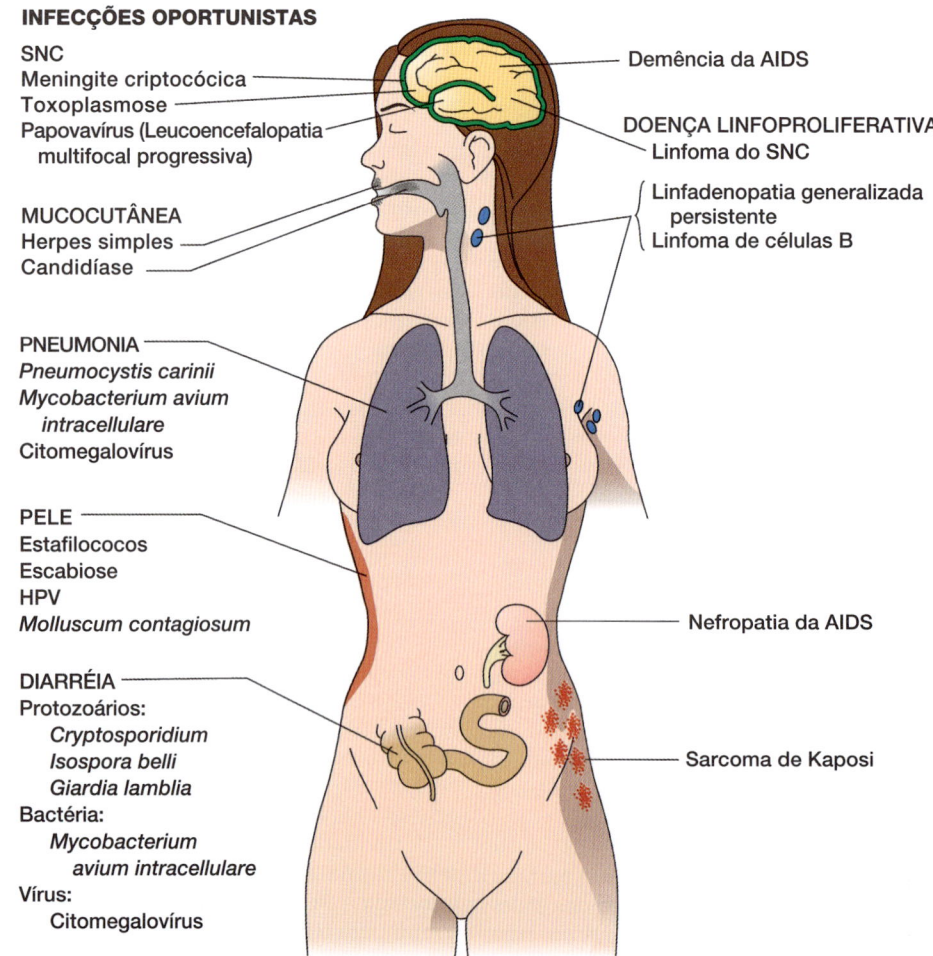

FIGURA 4.24
A destruição do sistema imune celular mediada por HIV-1 provoca a AIDS. As complicações infecciosas e neoplásicas da AIDS podem afetar praticamente qualquer sistema orgânico.

mente, a replicação viral quase sempre recomeça em algum momento, e o número de células T CD4+ começa a diminuir. Em geral, os pacientes continuam assintomáticos até o número de linfócitos CD4+ cair para menos de 500/μL. Nesse momento, podem aparecer sintomas constitucionais inespecíficos, associados a infecções oportunistas. Com contagens inferiores a 150 células CD4+/μL e proporção CD4:CD8 inferior a 0,8, a doença progride rapidamente. Uma ampla variedade de bactérias, vírus, fungos e protozoários ataca o paciente imunocomprometido, podendo haver o desenvolvimento de sarcoma de Kaposi e distúrbios linfoproliferativos, e é comum a doença neurológica.

A diversidade de agentes infecciosos que acometem pacientes com AIDS afigura-se mais como um livro de microbiologia. Seu estudo detalhado ultrapassa os objetivos desta discussão, de modo que apenas alguns exemplos representativos são mencionados.

A grande maioria dos pacientes com AIDS sofre de infecções pulmonares oportunistas. A pneumonia por *P. carinii* ocorre em algum momento em mais de dois terços dos pacientes, e a infecção pulmonar por citomegalovírus e *Mycobacterium avium-intracellulare* é comum. Os pacientes com AIDS também são suscetíveis a tuberculose e infecções por *Legionella*.

A meningite criptocócica é uma complicação devastadora, representando 5 a 8% de todas as infecções oportunistas nos pacientes com AIDS. A toxoplasmose do cérebro constitui a causa mais comum de lesões volumosas intracerebrais. Ocasionalmente, a encefalite herpética complica a AIDS.

A diarréia é o sintoma gastrintestinal individual mais comum na AIDS, acometendo mais de 75% dos pacientes. Infecções simultâneas por mais de um microrganismo são comuns. Os patógenos mais freqüentes são protozoários, como *Cryptosporidium*, *Isospora belli* e *G. lamblia*. As espécies de *M. avium-intracellulare* e de *Salamonella* são as causas bacterianas mais comuns de diarréia nos pacientes com AIDS. A infecção do trato gastrointestinal por citomegalovírus pode se manifestar como uma colite associada a diarréia aquosa.

Praticamente todos os pacientes com AIDS desenvolvem alguma forma de doença cutânea, em que as infecções constituem causas proeminentes. O agressor bacteriano mais comum é o *Staphylococcus aureus*, causando impetigo bolhoso, lesões purulentas mais profundas (ectima) e foliculite. A infecção mucocutânea crônica pelo herpes simples é tão característica da AIDS que é considerada a infecção-índice no estabelecimento do diagnóstico. As lesões da pele produzidas por *Molluscum contagiosum* e por papiloma vírus humano são comuns, assim como a sarna e as infecções por espécies de *Candida*.

Os estudos de necropsia de pacientes que morreram de AIDS têm revelado achados patológicos em mais de 75% dos casos, e os sintomas neurológicos ocorrem em um terço dos pacientes. A infecção direta do cérebro pelo HIV provoca encefalopatia subaguda, também denominada *complexo de demência da AIDS*. A leucoencefalopatia multifocal progressiva é uma outra complicação letal.

O *sarcoma de Kaposi (SK)* é uma neoplasia maligna, multicêntrica e rara nas demais circunstâncias. Caracteriza-se por nódulos cutâneos e (menos freqüentemente) viscerais, em que canais revestidos por endotélio e espaços vasculares se misturam com células fusiformes. A doença era descrita classicamente em homens idosos, mas também estava associada à terapia imunossupressora antes da pandemia da AIDS. Constatou-se a associação de alguns casos de SK com corticosteróides e terapia com azatioprina para transplante renal e doenças auto-imunes. Da mesma forma, os pacientes com AIDS, sobretudo homens homossexuais mais do que usuários de drogas endovenosas, correm risco elevado de desenvolver SK. Com efeito, o desenvolvimento do sarcoma de Kaposi em um indivíduo sadio sob os demais aspectos e com menos de 60 anos de idade é considerado forte evidência para o diagnóstico da AIDS. Ao contrário da variedade indolente clássica do SK, o tumor cutâneo na AIDS costuma ser agressivo, envolvendo freqüentemente o trato gastrointestinal ou os pulmões. Com freqüência, o comprometimento pulmonar resulta em morte.

Estudos recentes incriminaram uma nova cepa de herpesvírus (HHV8) em todas as formas SK, inclusive SK associada à AIDS, a variedade européia clássica em homens idosos e o SK em receptores imunossuprimidos de transplantes de órgãos. Acredita-se também que o HHV8 seja a causa de um linfoma peculiar associado à AIDS (*linfoma de derrame efusão primário*) e da *doença de Castleman associada à AIDS*. O vírus foi detectado tanto nas células fusiformes quanto nas células endoteliais planas das lesões do SK. A presença do HHV8 no sangue é um forte indício do desenvolvimento posterior de SK. De fato, 75% das pessoas infectadas pelo HIV e que apresentam o HHV8 no sangue desenvolveram SK em 5 anos. Acredita-se que o HHV8 seja transmitido sexualmente, já que quase todos os portadores homossexuais do HIV estão infectados, enquanto apenas um quarto dos heterossexuais usuários de drogas e com a infecção pelo HIV abrigam o HHV8.

As **doenças linfoproliferativas de células B** são comuns nos pacientes com AIDS. Os estados de imunodeficiência tanto congênita quanto adquirida estão associados a hiperplasia das células B, que geralmente se manifesta na forma de linfadenopatia generalizada. Essa síndrome linfoproliferativa pode ser seguida do aparecimento de linfomas de célula B de alto grau. Com efeito, os pacientes que foram submetidos a terapia imunossupressora para transplantes renais correm um risco 35 vezes maior de desenvolver linfomas, e em um terço desses casos a doença limita-se ao sistema nervoso central. Os linfomas nos pacientes com imunodeficiência crônica podem se manifestar na forma de proliferação de células B policlonais invasiva ou como linfoma de células B monoclonais. Muitos desses pacientes apresentam evidência sorológica de infecção pelo vírus Epstein-Barr, e o genoma desses vírus foi demonstrado nas células neoplásicas.

A hiperplasia de células B e a linfadenopatia generalizada precedem o surgimento de doença linfoproliferativa maligna. Em geral, os linfomas associados a HIV manifestam-se como a variedade de células grandes, conforme observado com freqüência em outras afecções de imunodeficiência, embora alguns linfomas de células pequenas sejam encontrados. Uma característica notável dos linfomas associados à AIDS é a predileção por tecido extranodal, particularmente linfomas primários do cérebro. Além disso, os linfomas do trato gastrointestinal, fígado e medula óssea são freqüentes. O genoma do vírus Epstein-Barr também foi demonstrado em muitos dos linfomas que ocorrem na AIDS.

Terapia para a Infecção pelo HIV

As abordagens utilizadas no tratamento da infecção pelo HIV têm enfocado as proteínas do HIV que são obrigatórias para a replicação do vírus e são proteínas suficientemente diferentes daquelas da célula normal, conferindo alvos específicos. Os agentes iniciais tinham por finalidade a inibição da função da transcriptase reversa (RT) do HIV, uma enzima não encontrada nos mamíferos. O uso de compostos que inibem a RT e, mais importante ainda, o desenvolvimento de drogas que inibem a HIV protease, proporcionaram a combinação de quimioterapias para inibir o HIV. Essas quimioterapias, em conjunto, são denominadas *terapia anti-retroviral intensamente ativa* (HAART [*highly active antiretroviral therapy*]). A introdução da HAART revolucionou o tratamento da AIDS, reduzindo a mortalidade relacionada com a síndrome e aumentando todos os índices de saúde nos pacientes acometidos.

Em oposição à maioria das transcriptases reversas, a RT do HIV não possui uma função de edição, e o vírus sofre mutações com freqüência muito maior do que os outros vírus. A grande taxa de mutação não apenas facilita seu escape do sistema imunológico, como também aumenta sua capacidade de gerar mutações funcionais insensíveis à HAART. Embora a combinação de três ou mais drogas na maioria dos esquemas de HAART deprima a replicação viral, os mutantes de HIV resistentes a múltiplos agentes quimioterapêuticos atualmente representam uma porcentagem importante de isolados de HIV. As drogas empregadas na HAART não cruzam a barreira hematoencefálica efetivamente, e o cérebro pode proporcionar um refúgio para o vírus. A quantificação de células HIV$^+$ no organismo levou à conclusão de que a erradicação do vírus do corpo não é uma expectativa realista empregando-se os tipos de quimioterapia atualmente disponíveis. Finalmente, mesmo se a HAART provocar a eliminação completa das células HIV$^+$ do sangue (como freqüentemente o faz), a interrupção da terapia, mesmo que temporária, permite a reativação do HIV a partir dos reservatórios fora da circulação.

HIV-2

Em 1985, em prostitutas senegalesas sadias sob os demais aspectos, foram detectados anticorpos que exibem reação cruzada com um retrovírus de macaco, atualmente denominado *vírus da imunodeficiência de símio* (SIV). Um ano depois, foi isolado um retrovírus semelhante ao HIV em pacientes da África Ocidental com AIDS, negativos para anticorpos anti-HIV-1. Os anticorpos dirigidos contra esse novo retrovírus, atualmente denominado *HIV-2*, também exibem reação cruzada com os antígenos do SIV. Foram encontrados anticorpos dirigidos contra o HIV-2 em amostras de soro congelado oriundas da África Ocidental, colhidas na década de 1960. Na Guiné-Bissau, a infecção pelo HIV-2 está presente em 8% das mulheres grávidas, 10% dos doadores do sexo masculino e em mais de um terço das prostitutas. Atualmente, a infecção também foi descrita em outras partes da África, Europa e Estados Unidos.

O HIV-2 é morfologicamente semelhante ao HIV-1, e o estado de imunodeficiência associado à infecção pelo HIV-2 é indistinguível da AIDS causada pelo HIV-1. Os fatores de risco para infecção nas duas doenças parecem ser semelhantes. Contudo, o HIV-2 é muito mais difícil de ser transmitido do que o HIV-1, e os indivíduos infectados pelo HIV-2 apresentam menos probabilidade de evoluir para a AIDS.

AUTO-IMUNIDADE E DOENÇAS AUTO-IMUNES

A Doença Auto-imune Ocorre após a Quebra da Tolerância Imunológica

A auto-imunidade refere-se a uma resposta imune produzida contra auto-antígenos. O conceito de auto-imunidade tem, em sua base, uma perda da capacidade do sistema imunológico de diferenciar entre antígenos próprios e não-próprios. Classicamente, a auto-imunidade era interpretada como uma resposta imune anormal que invariavelmente causava doença. Contudo, atualmente sabe-se que as respostas auto-imunes são comuns e são necessárias para a regulação do sistema imunológico. É normal anticorpos antiidiotípicos (anticorpos contra o local de ligação do antígeno nas imunoglobulinas) atuarem como proteínas reguladoras importantes na resposta imune, e, por definição, sua presença é uma resposta auto-imune. Quando esses mecanismos reguladores são perturbados de alguma forma, a produção descontrolada de auto-anticorpos, ou o surgimento de reconhecimento anormal entre células provocam doença. A presença de auto-anticorpos específicos é útil para o diagnóstico de doenças auto-imunes, mas não é suficiente para a designação de doença auto-imune. É necessária a demonstração de uma relação de causa e efeito na qual a reação auto-imune (celular ou humoral) esteja diretamente relacionada com o processo mórbido. Atualmente, apenas algumas doenças (p. ex., lúpus eritematoso e tireoidite) preenchem estritamente esse critério.

Uma resposta auto-imune anormal a auto-antígenos implica uma perda da tolerância imunológica. O termo *tolerância* tradicionalmente denota uma alteração na qual não existe resposta imunológica detectável contra antígenos específicos (em geral, auto-antígenos). As razões para a perda da tolerância nas doenças auto-imunes não foram elucidadas. Estudos experimentais sugerem que a tolerância normal a auto-antígenos é um processo ativo, demandando um contato entre auto-antígenos e células imunológicas. No feto, verifica-se o rápido estabelecimento da tolerância a antígenos que, no adulto, provocam respostas imunológicas vigorosas. Atualmente, existem evidências extensas de que a indução da tolerância é um conjunto ativo e constante de respostas imunes que podem ser produzidas de diversas formas. Assim, a tolerância é considerada predominantemente como um estado ativo em que a resposta imune é bloqueada por produtos inibitórios. A indução da tolerância a um antígeno está relacionada parcialmente com a dose do antígeno à qual estão expostas as células do organismo íntegro. Tanto as células T quanto as células B tornam-se tolerantes — as células T auxiliares após exposição a doses baixas do antígeno e as células B após exposição a doses grandes.

Teorias da Auto-imunidade

Antígenos Inacessíveis

A hipótese mais simples para explicar a perda da tolerância na doença auto-imune afirma que a reação imunológica desenvolve-se contra um auto-antígeno que não estaria normalmente "acessível" ao sistema imune. Em geral, os antígenos tissulares encontram-se dentro de células e não estão expostos ou não são liberados até que ocorra algum tipo de lesão tissular. Quando esses antígenos são liberados, ocorre o desenvolvimento da resposta imune. Os exemplos desse tipo de resposta são a formação de anticorpos contra espermatozóides, tecido do cristalino e mielina. Se esses auto-anticorpos são capazes de induzir diretamente uma lesão é outro assunto. No caso de anticorpos antiespermatozóides, exceto pela orquite localizada, não há evidências de que induzam lesão generalizada. Dessa forma, embora possam ser formados auto-anticorpos contra antígenos normalmente "seqüestrados", há poucas evidências de que eles sejam patogênicos.

Função Anormal das Células T

Atribui-se o desenvolvimento de reações auto-imunes a anormalidades no sistema de linfócitos T. As respostas imunes precisam da participação de células T para ativar células B antígeno-específicas. Assim, quando ocorrem alterações no número ou nas atividades funcionais de células T auxiliares ou supressoras, espera-se uma influência na capacidade do hospedeiro de desencadear uma resposta imunológica. Com efeito, foram descritos defeitos nas células T, sobretudo das células T supressoras, em muitas doenças auto-imunes. Por exemplo, relatou-se uma deficiência na atividade das células supressoras no lúpus eritematoso sistêmico experimental e em seres humanos. Também foram descritos anticorpos linfocitotrópicos em pacientes com a doença. As anormalidades na função das células supressoras caracterizam outras doenças auto-imunes, inclusive cirrose biliar primária, tireoidite, esclerose múltipla, miastenia grave, artrite reumatóide e esclerodermia. No entanto, o ponto crítico consiste em saber se essas alterações na função das células supressoras constituem a causa primária dessas doenças ou representam meramente um epifenômeno. Também foram descritos defeitos na função de células supressoras em indivíduos sem nenhuma evidência de doença auto-imune.

As anormalidades na função das células T auxiliares em doenças auto-imunes também despertaram interesse. As células T auxiliares são definidas pela sua participação na ativação das células B antígeno-específicas. Acredita-se que essas células mantenham a tolerância de células T auxiliares induzida por doses baixas de antígeno. Evidências recentes indicam que essas células se tornam auto-reativas em muitas doenças auto-imunes. Um mecanismo fundamental na auto-imunidade é a hipometilação de DNA provocada por medicamentos e outros agentes. Esse efeito resulta na supra-regulação do antígeno de função leucocitária 1 (LFA-1) e na ativação de células B independente de antígeno. O lúpus induzido por fármacos fornece um exemplo dessa auto-reatividade das células T e perda de especificidade antigênica. Experimentalmente, também é possível "romper" esse tipo de tolerância alterando-se o antígeno de forma tal que a célula auxiliar é ativada e ativam as células B. Um exemplo é a modificação antigênica pela degradação parcial e formação de complexo do antígeno com uma proteína transportadora. Algumas doenças reumáticas são marcadas por auto-anticorpos contra proteínas do tecido conjuntivo parcialmente degradadas, como o colágeno ou a elastina. Em algumas anemias hemolíticas induzidas por medicamentos, a ligação da droga à membrana eritrocitária induz a hemólise.

Mimetismo Molecular

Um outro mecanismo pelo qual a tolerância de células T auxiliares é superada envolve anticorpos direcionados contra antígenos estranhos que reagem de forma cruzada com auto-antígenos. Nesse caso, as células T auxiliares funcionam "corretamente", e não induzem a formação de auto-anticorpos. Em vez disso, o membro eferente da resposta imunológica é anormal. Um exemplo é a cardiopatia reumática, quando anticorpos formados contra antígenos bacterianos estreptocócicos reagem de forma cruzada com antígenos oriundos do músculo cardíaco — um fenômeno conhecido como *mimetismo molecular*.

Ativação de Células B Policlonais

A perda da tolerância também pode envolver a ativação de células B policlonais, em que linfócitos B são ativados diretamente por substâncias complexas que contêm muitos sítios antigênicos (p. ex., paredes de células bacterianas e vírus). O desenvolvimento do fator reumatóide na artrite reumatóide, de anticorpos anti-DNA no lúpus eritematoso e de outros auto-anticorpos foi descrito após infecções por bactérias, vírus e parasitas.

Lesão Tissular nas Doenças Auto-imunes

Tradicionalmente, as doenças auto-imunes têm sido consideradas protótipos da doença por imunocomplexos que se formam na circulação ou nos tecidos. Assim, as reações de hipersensibilidade do tipo II (citotóxicas) e do tipo III (por imunocomplexos) estão implicadas como causa de lesão tecidual na maioria dos tipos de doenças auto-imunes. Embora seja provavelmente verdade que essas reações de hipersensibilidade podem explicar a maior parte da lesão tecidual auto-imune, o assunto é, na realidade, mais complexo. Em alguns tipos de doença auto-imune, as células T sensibilizadas a auto-antígenos (como a tireoglobulina) podem provocar lesão tissular diretamente (reação do tipo IV), mas não se sabe até que ponto.

Um outro mecanismo de lesão tissular é a citotoxicidade celular direcionada por anticorpos. Contudo, nem todos os auto-anticorpos provocam lesão por meio de reações citotóxicas. Nas doenças com anticorpos anti-receptores, como a doença de Graves e a miastenia grave, o anticorpo liga-se ao receptor, porém não exerce efeito citotóxico algum. Na doença de Graves, o auto-anticorpo contra o receptor de TSH age como um agonista, estimulando a produção de hormônio tireóideo, enquanto na miastenia grave o auto-anticorpo bloqueia a ligação de acetilcolina a seu receptor, dessa forma comprometendo a transmissão sináptica neuromuscular. Também foram descritos anticorpos dirigidos contra o receptor de insulina em certas doenças, como a acantose nigricans e a ataxia-telangiectasia, quando alguns pacientes apresentam uma forma de diabetes caracterizada por extrema resistência a insulina.

As reações de hipersensibilidade do tipo III (doenças por imunocomplexos) explicam a lesão tissular em alguns tipos de doença auto-imune. A doença clássica nessa categoria é o LES. Nesse distúrbio, são formados complexos DNA-anti-DNA na circulação (ou em sítios localizados) e são depositados nos tecidos, nos quais induzem inflamação e lesão, como a que ocorre na vasculite e na glomerulonefrite. Outros exemplos são artrite reumatóide, esclerodermia, polimiosite/dermatomiosite e síndrome de Sjögren. Todos esses distúrbios caracterizam-se por fenômenos imunológicos e são classificados sob a denominação de doenças "vasculares do colágeno". As manifestações clínicas são sistêmicas, e quase sempre muitos órgãos e tecidos estão envolvidos. Por outro lado, as reações auto-imunes citotóxicas (do tipo II) são, em sua maioria, órgão-específicas.

O Lúpus Eritematoso Sistêmico (LES) É um Modelo Clássico de Doença Auto-imune Sistêmica

O lúpus eritematoso sistêmico (LES) é uma doença inflamatória multissistêmica auto-imune crônica que pode afetar quase qualquer órgão, mas que compromete tipicamente os rins, as articulações, as membranas serosas e a pele. São formados auto-anticorpos contra diversos auto-antígenos, incluindo (1) proteínas plasmáticas (componentes do complemento e fatores da coagulação), (2) antígenos de superfície celular (linfócitos, neutrófilos, plaquetas, eritrócitos), (3) componentes citoplasmáticos intracelulares (microfilamentos, microtúbulos, lisossomos, ribossomos, RNA), e (4) DNA nuclear, ribonucleoproteínas e histonas. Os auto-anticorpos diagnósticos mais importantes são aqueles direcionados contra *antígenos nucleares* — em particular, anticorpo contra DNA de duplo filamento e um complexo antigênico nuclear solúvel que é parte do "espliceossomo" e é denominado antígeno Sm (Smith). Títulos altos desses dois auto-anticorpos (denominados anticorpos antinucleares) são praticamente patognomônicos de LES, mas não são diretamente citotóxicos. Os complexos antígeno-anticorpo depositam-se nos tecidos, provocando a vasculite, a sinovite e a glomerulonefrite características. Por esse motivo, o LES é considerado o protótipo das reações de hipersensibilidade do tipo III. Ocasionalmente, existem anticorpos diretamente citotóxicos, particularmente anticorpos formados contra antígenos de superfície celular dos leucócitos e eritrócitos.

A prevalência de LES varia em todo o mundo e na América do Norte e no Norte da Europa é de 40:100.000. Nos Estados Unidos, a doença mostra-se mais grave em negros e latinos, embora fatores sócio-econômicos possam, em parte, ser responsáveis. Mais de 80% dos casos são diagnosticados em mulheres em idade fértil, e o LES pode acometer até 1 em 1.000 mulheres nesse grupo etário.

Patogenia: Ainda não se conhece a etiologia do LES. A presença de muitos auto-anticorpos, particularmente anticorpos antinucleares, sugere uma ruptura dos mecanismos de vigilância imunológica provocando uma perda da tolerância. Muitas das manifestações do LES são conseqüentes à lesão tissular causada por vasculite mediada por imunocomplexos. Outras manifestações clínicas (p. ex., trombocitopenia ou a síndrome antifosfolipídio) são causadas por autoanticorpos direcionados contra componentes do soro ou moléculas nas membranas celulares. No entanto, os anticorpos antinucleares diagnósticos não estão incriminados na patogenia do LES. Parece haver muitos fatores que predispõem ao desenvolvimento do LES (Fig. 4.25).

Embora já tenha havido interesse nas partículas virais do tipo C em modelos experimentais murinos de LES, evidências recentes não indicam uma etiologia viral para o LES humano. A clara predisposição do sexo feminino ao LES é verdadeira para quase todas as doenças auto-imunes, e os hormônios sexuais talvez sejam parte da explicação. A resposta imune em animais é muito influenciada pelos hormônios sexuais. Em modelos de LES em camundongos, os estrogênios aceleram a progressão da doença, enquanto os andrógenos apresentam um efeito moderador. Há controvérsias quanto à evolução do LES humano ser influenciada da mesma forma. No nível experimental, os estrogênios aumentaram a probabilidade de superar a tolerância imune.

Parece haver alguma predisposição genética ao lúpus devido a prevalência mais alta em famílias, e gêmeos monozigóticos apresentam concordância de 30 a 50%, sugerindo que fatores tanto genéticos quanto ambientais participam da alteração. A incidência de LES (e de outras doenças auto-imunes) é mais alta entre indivíduos que expressam certos antígenos de MHC da classe II DR e DQ. Esses produtos genéticos participam de duas funções não relacionadas, a saber, imunorregulação e braço efetor da resposta imune. Dessa forma, o haplótipo HLA-B8, que freqüentemente é encontrado associado a doenças auto-imunes, também está associado aos antígenos DR em certas anormalida-

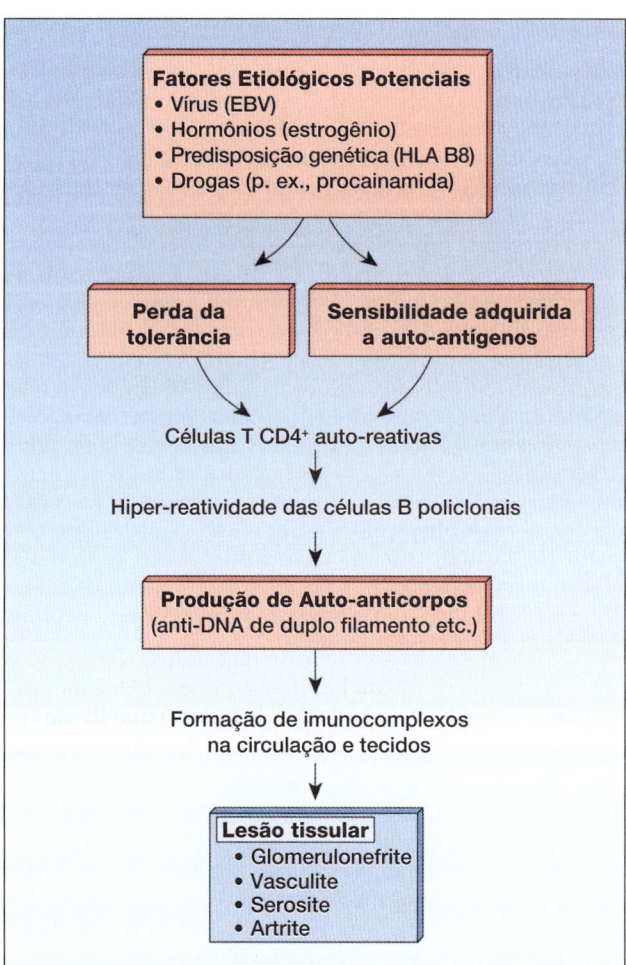

FIGURA 4.25
A patogenia do lúpus eritematoso sistêmico é multifatorial.

des da regulação imune. Dentre esses distúrbios estão resposta anormal dos linfócitos a antígenos, números diminuídos de células supressoras circulantes e aumento do número de células B circulantes. Entre as funções efetoras associadas a esses haplótipos de HLA destaca-se uma redução nos receptores C3b em células que removem imunocomplexos circulantes. Um papel crítico para a região D/DR na patogenia do LES é apoiado pela observação de que deficiências hereditárias de certos componentes do complemento, particularmente C2 e C4, estão associadas a um aumento da incidência da doença. Os genes que codificam esses componentes do complemento iniciais estão na região HLA, próximo do sítio D/DR.

A produção de auto-anticorpos direcionados contra uma ampla variedade de antígenos é característica do LES, mas os mecanismos precisos subjacentes à hiper-reatividade das células B não são conhecidos. Foram propostas duas hipóteses gerais. Uma atribui a doença a uma ativação de células B policlonais inespecífica, embora a natureza do estímulo seja especulativa. A segunda hipótese sustenta que os anticorpos produzidos no LES representam uma resposta a uma estimulação antigênica específica. Esta última hipótese baseia-se na observação de que, com o decorrer do tempo, os anticorpos do LES exibem rearranjos gênicos e mutações que são típicos de uma resposta estimulada por antígenos. Além disso, um paciente com LES freqüentemente possui anticorpos contra mais de um epítope em um único antígeno, sugerindo adicionalmente participação primária de um processo direcionado por antígenos. Embora os antígenos desencadeadores não tenham sido identificados, muitos fatores conferem capacidade imunogênica maior aos constituintes corporais normais, incluindo infecção, exposição à luz ultravioleta e outros agentes ambientais que danificam as células. Os antígenos estranhos que poderiam induzir o mimetismo molecular provavelmente são proteínas virais, embora não haja evidências diretas.

Independentemente de a resposta auto-imune no LES ser ou não primariamente desencadeada por antígenos, a variedade de auto-anticorpos sugere fortemente um transtorno geral da tolerância imunológica. As células T $CD4^+$ tornam-se auto-reativas secundariamente a hipometilação do DNA. Essas células T $CD4^+$ auto-reativas hiperexpressam a molécula de adesão celular LFA-1 (CD11a), que estabiliza a interação entre células T e CAA como os macrófagos. Essas células T $CD4^+$ auto-reativas foram mais bem descritas em modelos em camundongos; em seres humanos, não se encontrou um defeito consistente na população de células T supressoras. Entre outras anormalidades imunológicas descritas no LES está uma elevação dos níveis circulantes de IL-6, que, nesses pacientes, está associada a diferenciação de células B.

As evidências a favor da hipótese de que o LES é mediado predominantemente por hipersensibilidade do tipo III são (1) a ocorrência de imunocomplexos circulantes, que contêm antígeno nuclear, (2) presença de imunocomplexos em tecidos lesados, conforme identificado por imunofluorescência e (3) a observação de que imunocomplexos podem ser extraídos de tecidos que contêm antígenos nucleares. Assim, existem boas razões para se acreditar que a maior parte da lesão observada no lúpus deve-se à deposição de imunocomplexos circulantes formados contra auto-antígenos, particularmente contra o DNA. Outras evidências sugerem que, sob certas condições, a formação de imunocomplexos também ocorre *in situ* — ou seja, nos tecidos, e não na circulação. Os exemplos incluem anticorpo formado contra componentes do tecido conjuntivo e talvez a forma membranosa de glomerulonefrite lúpica. As reações de hipersensibilidade do tipo II também participam do lúpus, já que foram descritos anticorpos citotóxicos direcionados contra leucócitos, eritrócitos e plaquetas.

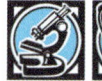 **Patologia e Manifestações Clínicas:** Como os imunocomplexos circulantes depositam-se em quase todos os tecidos, praticamente todo órgão no corpo pode estar envolvido.

O **comprometimento da pele** é comum e se manifesta por exantema eritematoso nas áreas expostas ao sol, sendo mais característico o exantema malar em forma de "borboleta". À microscopia, a pele exibe infiltrado linfóide perivascular e degeneração liquefativa das células basais. Os estudos de imunofluorescência revelam a deposição de imunoglobulinas e de complemento na junção dermoepidérmica (*faixa lúpica*).

A **doença articular** é a manifestação mais comum do LES; mais de 90% dos pacientes apresentam poliartralgia. Ocorre uma sinovite inflamatória, porém, ao contrário da artrite reumatóide, em geral não há qualquer destruição da própria articulação.

A **doença renal**, em particular a glomerulonefrite, acomete 75% dos pacientes com LES. Os anticorpos da classe IgG contra DNA de duplo filamento parecem desempenhar um papel importante na glomerulonefrite induzida pelo LES. Podem ser diferenciados quatro tipos histológicos principais de glomerulonefrite, conforme definido na classificação da OMS de nefrite lúpica.

1. A **nefrite lúpica mesangial** representa a forma mais leve de comprometimento renal. Os imunocomplexos e o complemento depositam-se quase exclusivamente nas regiões mesangiais do glomérulo, porém ocorrem elevações apenas discretas na matriz mesangial e no número de células mesangiais (Fig. 4.26). Esses pacientes apresentam apenas leve disfunção renal, quase sempre proteinúria leve e hematúria. O prognóstico é excelente.

2. A **nefrite lúpica proliferativa focal** caracteriza-se por celularidade aumentada em alguns glomérulos (comprometimento focal) (Fig. 4.27). Os glomérulos demonstram proliferação de células endoteliais e mesangiais e infiltração por neutrófilos e monócitos. Com freqüência, também há necrose e deposição de fibrina. Os estudos de imunofluorescência e a microscopia eletrônica revelam a deposição de imunoglobulina e complemento, basicamente nas regiões mesangiais dos glomérulos. O prognóstico dos pacientes com essa forma de nefrite lúpica é misto. Alguns pacientes permanecem com doença apenas leve, enquanto outros evoluem para insuficiência renal.

3. A **nefrite lúpica proliferativa difusa** é o tipo mais grave de doença renal. Ocorre em até metade dos pacientes com envolvimento renal manifesto clinicamente e está associado a elevações notáveis na celularidade glomerular, deposição de fibrina e necrose (Fig. 4.28). Com freqüência, observam-se crescentes epiteliais. A imunofluorescência e a microscopia eletrônica revelam a deposição disseminada de imunocomplexos por todos os glomérulos, particularmente no mesângio e sob a membrana basal glomerular (subendotelial). Muitos pacientes com essa forma de nefrite lúpica evoluem para insuficiência renal.

4. A **nefrite lúpica membranosa** assemelha-se a outras formas de glomerulonefrite membranosa associadas a proteinúria maciça e síndrome nefrótica. Freqüentemente a hipercelularidade é mínima. Verifica-se a presença de espessamento difuso das alças capilares, causado pela deposição de imunoglobulinas e complemento na superfície subepitelial da membrana basal glomerular.

Embora a glomerulonefrite seja a manifestação renal mais comum do LES, a nefrite intersticial ou (raramente) uma vasculite também podem ser observadas. Em muitos desses casos, existem imunoglobulinas e complemento no interstício e nos vasos sangüíneos do rim. O *comprometimento de membranas serosas* é comum no LES. Mais de um terço dos pacientes apresenta pleurite e derrame pleural. Também ocorrem pericardite e peritonite, porém com menor freqüência.

Os **distúrbios do sistema respiratório** no LES ocorrem com freqüência. As manifestações clínicas são diversas e variam de doença pleural até o comprometimento das vias aéreas superiores e doença parenquimatosa dos pulmões. Acredita-se que a pneumonite seja causada pela deposição de imunocomplexos nos septos alveolares e esteja associada a inflamação aguda focal. Ocorre o desenvolvimento de fibrose intersticial progressiva em alguns pacientes. Foi relatado um aumento da incidência de hipertensão pulmonar.

O *comprometimento cardíaco* é encontrado no LES com freqüência, embora insuficiência cardíaca congestiva seja rara e, em geral, associada a miocardite. Todas as camadas do coração podem estar comprometidas, sendo a pericardite o achado mais comum. A *endocardite de Libman-Sacks,* que, em geral, não é clinicamente importante, caracteriza-se por pequenas

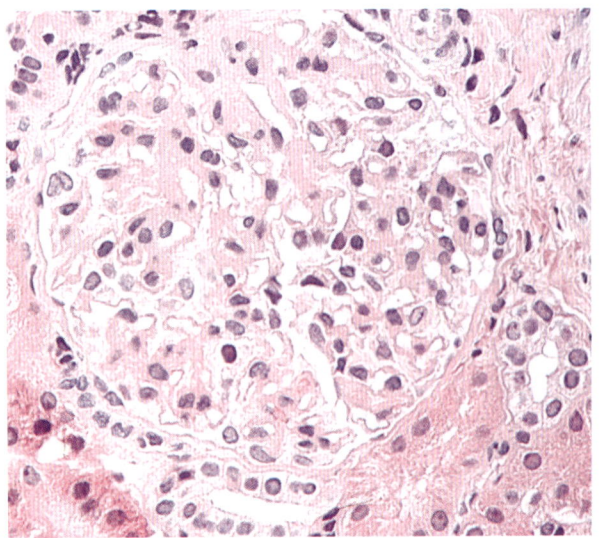 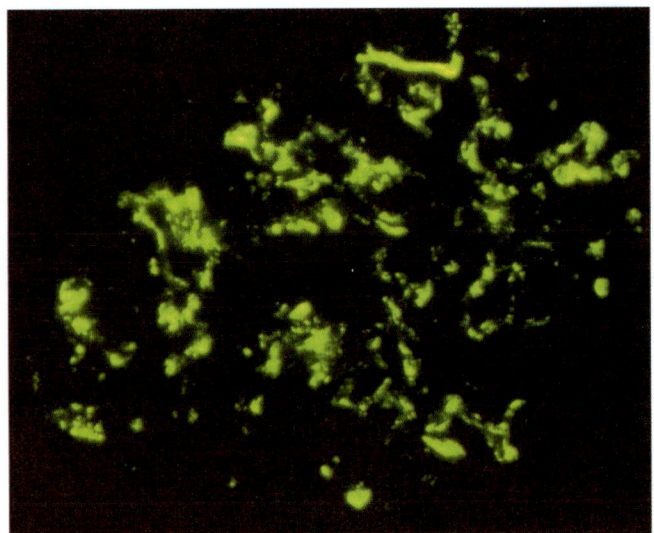

FIGURA 4.26
A forma mesangial da glomerulonefrite lúpica caracteriza-se por (A) hipercelularidade mesangial e (B) presença de imunoglobulina mesangial (e complemento) revelada por imunofluorescência direta.

vegetações não-bacterianas sobre os folhetos valvares. Essas lesões devem ser diferenciadas das vegetações mais volumosas e maiores provocadas pela endocardite bacteriana ou das vegetações da endocardite reumática, que estão confinadas às linhas de fechamento valvar.

A **doença do sistema nervoso central** é uma complicação lúpica que ameaça a vida. Vasculite é a lesão subjacente comum que acarreta hemorragia e infarto do cérebro, que são freqüentemente letais.

Um terço dos pacientes com LES apresenta concentrações elevadas de **anticorpos antifosfolipídios.** O fenômeno auto-imune predispõe os pacientes a complicações tromboembólicas, incluindo acidente vascular cerebral, embolia pulmonar, trombose venosa profunda e trombose de veia portal.

Ocorre o comprometimento de outros órgãos com menos freqüência e, em geral, a causa é *vasculite,* que também é característica do lúpus. As lesões no baço caracterizam-se pelo espessamento e fibrose concêntrica das artérias penicilares, o denominado padrão em casca de cebola.

A evolução clínica do LES é muito variável e apresenta tipicamente exacerbações e remissões. Antes do advento dos corticosteróides e de outras terapias imunossupressoras, o LES era, com freqüência, uma doença fatal. No entanto, com o conhecimento de formas leves da doença, de medicações anti-hipertensivas aperfeiçoadas e do uso de agentes imunossupressores, a sobrevida geral em 10 anos alcança 90%. O pior prognóstico é encontrado nos pacientes com doença grave dos rins e cérebro e naqueles com hipertensão sistólica.

As Doenças Lúpus-símiles Apresentam Imunocomplexos

Lúpus Induzido por Drogas

Uma síndrome semelhante ao LES pode ocorrer após a administração de certas drogas, incluindo principalmente procainamida (arritmias), hidralazina (hipertensão) e isoniazida (tuberculose). O lúpus induzido por fármacos varia de anormalidades laboratoriais assintomáticas (resultado do teste de anticorpos antinucleares [ANA] positivo) até o desenvolvimento de uma síndrome clinicamente semelhante ao LES. Ao contrário do LES, o lúpus induzido por drogas não mostra predominância quanto ao sexo acometido, e a maioria dos pacientes tem mais de 50 anos

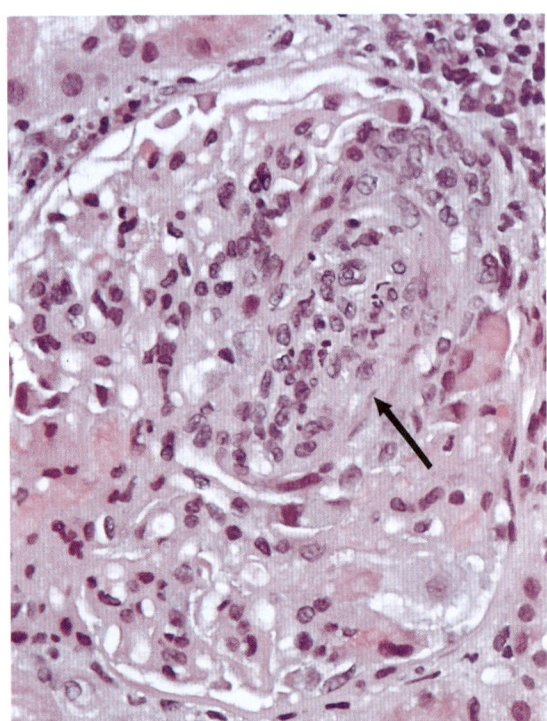

FIGURA 4.27
A glomerulonefrite lúpica proliferativa focal caracteriza-se por proliferação segmentar (*seta*) em alguns glomérulos.

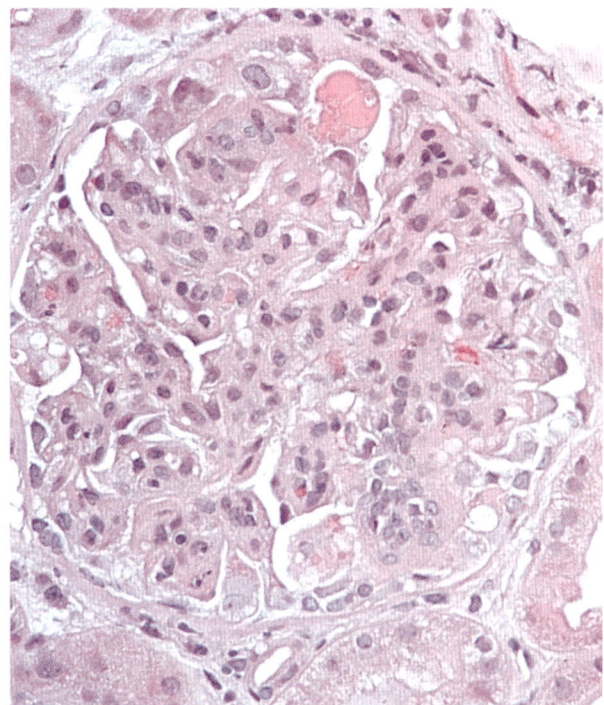 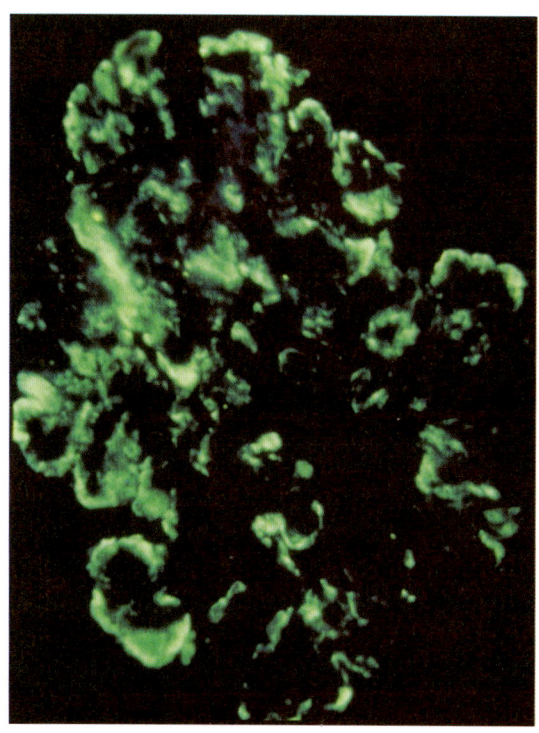

FIGURA *4.28*
A glomerulonefrite lúpica proliferativa difusa caracteriza-se por (A) aumento difuso da celularidade glomerular e (B) deposição no mesângio e na parede capilar de imunoglobulina (e complemento) revelada por imunofluorescência direta.

de idade. Os fatores que predispõem ao desenvolvimento dessa síndrome incluem doses diárias grandes do fármaco agressor, estado de acetilador de drogas lento e (no lúpus induzido por hidralazina) a presença do genótipo HLA-DR4. À semelhança do LES, a deposição de imunocomplexos é uma característica do lúpus medicamentoso. Os pacientes com esse tipo de lúpus quase sempre exibem sinais constitucionais, poliartrite, pleurite e resultado positivo para o teste ANA. Além disso, os pacientes podem desenvolver fator reumatóide, teste para sífilis com resultado falso-positivo e resultado positivo para o teste de Coombs. Entretanto, raramente ocorre comprometimento renal e do sistema nervoso central, e é incomum encontrar anticorpos contra DNA de duplo filamento e contra antígeno Sm. Os auto-anticorpos contra histonas (que contribuem para o teste ANA positivo) são típicos do lúpus induzido por drogas. Assim como ocorre no LES idiopático, células T CD4+ auto-reativas foram implicadas na ativação de células B policlonais. A suspensão da droga agressora é, em geral, curativa.

Lúpus Discóide Crônico

A variedade mais comum de lúpus eritematoso localizado consiste em um distúrbio cutâneo, embora possam ocorrer lesões idênticas em alguns casos de LES. São encontradas placas telangiectásicas despigmentadas e eritematosas, principalmente na face e no couro cabeludo. A deposição de imunoglobulinas e complemento na interface dermoepidérmica no lúpus discóide crônico é semelhante àquela observada no LES. Contudo, a pele não acometida nos pacientes com lúpus discóide, ao contrário do LES, não exibe depósitos imunes. Embora ocorra o desenvolvimento de ANA em cerca de um terço dos pacientes, os anticorpos contra DNA de duplo filamento e antígeno Sm não são encontrados. A maior parte dos pacientes com lúpus discóide é assintomática nos demais aspectos, mas até 10% acabam manifestando as características do LES.

Lúpus Cutâneo Subagudo

O lúpus cutâneo subagudo caracteriza-se por lesões papulares e anulares, principalmente no tronco. O distúrbio é agravado pela exposição à luz ultravioleta (luz solar), embora as lesões sofram resolução sem deixar cicatriz. A presença de anticorpos contra um complexo ribonucleoprotéico (SS-A ou antígeno Ro) e uma associação com o genótipo HLA-DR3 são característicos.

A Síndrome de Sjögren Tem por Alvo as Glândulas Salivares e Lacrimais

A síndrome de Sjögren (SS) é um distúrbio auto-imune caracterizado por ceratoconjuntivite seca (ressecamento dos olhos) e xerostomia (ressecamento da boca) na ausência de outras doenças do tecido conjuntivo. Essa definição separa a SS primária dos tipos secundários que ocasionalmente estão associados a outros distúrbios do tecido conjuntivo, como o LES, a artrite reumatóide, a esclerodermia e a polimiosite. O tipo primário também está associado freqüentemente ao envolvimento de outros órgãos, inclusive a tireóide, pulmão e rim.

A SS primária é o segundo distúrbio do tecido conjuntivo mais comum depois do LES, e afeta até 3% da população. Como a maioria das doenças auto-imunes, ocorre principalmente em mulheres (30 a 65 anos de idade). Existem fortes associações entre a SS primária e certos tipos de MHC, principalmente HLA-

B8, Dw3, HLA-DR3, DRw-52, HLA-Dw2 e MT2, sendo este último um aloantígeno de células B. Ocorre agregação familiar e, nessas famílias, verifica-se também uma alta prevalência de outras doenças auto-imunes.

A etiologia da SS não é conhecida. Tipicamente, verifica-se a produção de auto-anticorpos, sobretudo ANA direcionados contra DNA ou proteínas do tipo não-histona, nos pacientes com SS. Auto-anticorpos contra proteínas nucleares solúveis diferentes da histona, especialmente os antígenos SS-A a (Ro) e SS-B (La), são encontrados em metade dos pacientes com SS primária e estão associados a manifestações glandulares e extraglandulares mais intensas. Auto-anticorpos contra DNA ou histonas são raros e sua presença sugere SS secundária associada ao lúpus. É rara a ocorrência de auto-anticorpos específicos contra determinados órgãos, como aqueles dirigidos contra antígenos das glândulas salivares. A exemplo do LES, há controvérsia quanto ao fato de a produção de auto-anticorpos na SS refletir basicamente uma ativação policlonal de células B ou ser essencialmente estimulada por antígenos, embora os dois processos não sejam mutuamente exclusivos.

A síndrome de Sjögren tornou-se o modelo para a pesquisa de uma etiologia viral na doença auto-imune. O possível papel do vírus Epstein-Barr (EBV) e do vírus da leucemia de células T humana 1 (HTLV-1) tem sido alvo de atenção particular. Embora ainda seja difícil atribuir um papel ao EBV na patogenia da SS, há evidências de que a reativação desse vírus possa estar envolvida na perpetuação da SS, na ativação policlonal de células B e no desenvolvimento de linfoma. No Japão, a soroprevalência do HTLV-1 entre os pacientes com SS é de 23%, em comparação com 3,4% nos doadores de sangue não selecionados. Por outro lado, entre indivíduos soropositivos para HTLV-1, mais de 75% demonstraram sinais de SS.

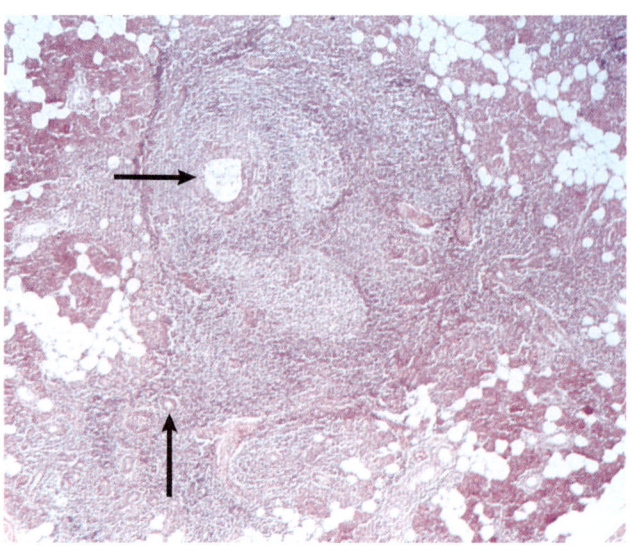

FIGURA *4.29*
A sialadenite de glândula menor associada à síndrome de Sjögren caracteriza-se por infiltrado linfóide intenso e destruição acinar. Os ductos salivares (*setas*) são preservados.

tração linfóide da mucosa gástrica. Doença hepática, especialmente cirrose biliar primária, está presente em 5 a 10% dos pacientes com SS e está associada à destruição de ductos biliares intra-hepáticos e infiltrados linfóides nodulares. Nefrite intersticial e tireoidite crônica ocasionalmente acompanham a SS. Essa síndrome está associada a um risco 40 vezes maior de linfoma maligno, provavelmente através da expansão clonal de células B.

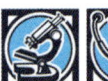 Patologia e Manifestações Clínicas: A síndrome de Sjögren caracteriza-se por intenso infiltrado linfocítico nas glândulas salivares e lacrimais (Fig. 4.29). Os infiltrados linfocíticos focais nessas glândulas são observados inicialmente numa distribuição periductal. A maior parte dos lóbulos, especialmente os centros dos lóbulos, é afetada. São raros centros germinativos bem definidos. Os infiltrados linfóides destroem ácinos e ductos, e estes freqüentemente tornam-se dilatados e preenchidos com restos celulares. O estroma da glândula é preservado, uma característica que ajuda a estabelecer a diferença entre esse distúrbio e o linfoma. Os infiltrados linfocíticos nas glândulas são predominantemente de células T CD4+, porém também estão presentes algumas células B. No estágio tardio da doença, as glândulas sofrem atrofia e podem ser substituídas por tecido hialinizado e fibrose. Devido à ausência de lágrimas, ocorrem ressecamento e fissura da córnea, que pode sofrer ulceração. A ausência de saliva provoca atrofia, inflamação e rachadura da mucosa oral. A patologia das glândulas salivares e lacrimais é descrita com mais detalhes no Cap. 25.

O comprometimento de locais extraglandulares também é comum na SS. A doença pulmonar ocorre na maioria dos pacientes, particularmente a atrofia das glândulas brônquicas associada a infiltração linfóide. Esse efeito provoca secreções viscosas e espessas, atelectasia focal, infecções recorrentes e bronquiectasia. O trato gastrointestinal também é afetado, e muitos pacientes apresentam dificuldade na deglutição (disfagia). As glândulas submucosas do esôfago são infiltradas por linfócitos. Além disso, ocorre atrofia gástrica associada à infil-

A Esclerodermia (Esclerose Sistêmica Progressiva) É uma Doença Auto-imune do Tecido Conjuntivo

 Patogenia: A esclerodermia caracteriza-se por vasculopatia e deposição excessiva de colágeno na pele e nos órgãos internos, como o pulmão, trato gastrointestinal, coração e rim. A doença ocorre quatro vezes mais freqüentemente em mulheres do que homens, principalmente nas pessoas entre 25 e 50 anos de idade. Foi relatada a incidência familiar. Existe uma associação entre HLA-DQB1 e a formação de auto-anticorpos característicos dessa doença.

Os pacientes com esclerodermia apresentam anormalidades do sistema imunológico humoral e celular. O número de linfócitos B circulantes é normal, porém há evidências de hiperatividade, manifesta por hipergamaglobulinemia e crioglobulinemia. Os ANA são comuns, mas, em geral, estão presentes em título mais baixo do que no LES. Os anticorpos praticamente específicos para esclerodermia são (1) auto-anticorpos nucleolares (basicamente contra RNA polimerase); (2) anticorpos contra Scl-70, uma topoisomerase de proteína nuclear do tipo não-histona; e (3) anticorpos anticentrômero, associados à variante "CREST" da doença (ver adiante). O auto-anticorpo Scl-70 é o mais comum e específico para a forma difusa da esclerodermia e é encontrado em 70% desses pacientes. Entretanto, não existe correlação entre o título de ANA e a gravidade do processo mórbido. Comumente o fator reumatóide está presente na esclerodermia, e ocasionalmente ocorrem auto-anticorpos direcionados contra outros tecidos, como musculatura lisa, glândula tireóide e glândulas salivares. Foram descritos anticorpos contra colágeno dos tipos I e IV.

Distúrbios imunológicos do tipo celular também são encontrados em pacientes com esclerose sistêmica progressiva. Ocorre redução das células supressoras T $CD8^+$ na circulação, e há evidências de ativação de células T, alterações nas funções mediadas por IL-1 e elevações da IL-2 e do receptor de IL-2 solúvel na doença ativa. Também foram descritos níveis aumentados de IL-4 e IL-6. Os tecidos exibem inflamação mononuclear ativa, que precede o desenvolvimento da vasculopatia e fibrose características dessa doença. Nesse infiltrado, verifica-se a presença de números aumentados de células T $CD4^+$ e YS^+ (que aderem aos fibroblastos), bem como de macrófagos. São também observados mastócitos (desgranulados) na pele desses pacientes. A incidência de outros distúrbios auto-imunes, como tireoidite e cirrose biliar primária, apresenta-se aumentada em pacientes com esclerose sistêmica progressiva. Foram demonstradas células fetais masculinas circulantes no sangue e nas paredes de vasos sangüíneos de muitas mulheres com esclerodermia que deram à luz crianças do sexo masculino muito antes do início da doença. Sugeriu-se que, nessas pacientes, a esclerodermia assemelha-se a uma reação de enxerto-*versus*-hospedeiro.

A esclerose sistêmica progressiva caracteriza-se por deposição excessiva de colágeno em muitos tecidos. Embora a causa do distúrbio permaneça incerta, há evidência de expansão e ativação de clones fibrogênicos de fibroblastos. Esses clones comportam-se de modo autônomo e se caracterizam pela síntese aumentada de pró-colágeno, incluindo níveis circulantes elevados de aminopropeptídio de colágeno do tipo III. Diversos fatores podem ser responsáveis por essa ativação de fibroblastos. As células T YS^+ aderem a fibroblastos e podem induzir a ativação através da geração de citocinas. Nesse processo, foram implicadas as citocinas TGF-β, cuja concentração está elevada nos tecidos desses pacientes, e também de IL-1 e IL-4, que estimulam a proliferação de fibroblastos e a biossíntese de colágeno. Também são observados níveis aumentados de IL-6, que está envolvida na supra-regulação da metaloproteinase da matriz, além de ser importante na modulação do metabolismo do colágeno. Os próprios fibroblastos ativados produzem citocinas e fatores de crescimento, como IL-1, prostaglandina E (PGE), TGF-β e PDGF, que, por sua vez, podem servir para ativar outros fibroblastos. Finalmente, os fibroblastos ativados também expressam a molécula de adesão ICAM-1 em sua superfície, o que pode ser importante no processo de aderência das células T e dos macrófagos e sua subseqüente ativação.

Patologia: A pele na esclerodermia inicialmente apresenta edema e, a seguir, endurecimento. A pele espessada mostra um aumento notável de fibras de colágeno na derme reticular, adelgaçamento da epiderme com perda das cristas interpapilares, atrofia de apêndices dérmicos, hialinização e obliteração de arteríolas e infiltrados mononucleares variáveis, constituídos basicamente por células T. O estágio de endurecimento pode evoluir para atrofia ou reverter para o normal. As elevações na deposição de colágeno também podem ocorrer na sinóvia, pulmões, trato gastrointestinal, coração e rins.

As lesões nas artérias, arteríolas e capilares são típicas e, em alguns casos, podem constituir o primeiro achado patológico demonstrável na doença. O edema inicial da subíntima com deposição de fibrina é seguido de espessamento e fibrose do vaso e reduplicação ou desgaste da lâmina elástica interna. Os vasos envolvidos tornam-se intensamente restritos em termos de fluxo sangüíneo e podem se tornar ocluídos por trombo.

Os rins estão comprometidos em mais da metade dos pacientes com esclerodermia. Exibem alterações vasculares pronunciadas, freqüentemente com hemorragia focal e infartos corticais. Entre os vasos mais intensamente afetados estão as artérias interlobulares e as arteríolas aferentes. O espessamento fibromuscular inicial da subíntima provoca estenose luminal, seguida por fibrose (Fig. 4.30). A necrose fibrinóide é encontrada com freqüência nas arteríolas aferentes. As alterações glomerulares são inespecíficas, e as alterações focais variam desde necrose, que se estende a partir das arteríolas aferentes, até fibrose. Ocorre deposição difusa de imunoglobulina, complemento e fibrina nos vasos afetados nos estágios iniciais da doença, provavelmente devido ao aumento da permeabilidade vascular.

A fibrose intersticial difusa é a anormalidade principal observada nos pulmões. A doença pode evoluir para fibrose pulmonar de estágio terminal, entidade denominada pulmão em colméia.

A maioria dos pacientes com esclerodermia apresenta fibrose miocárdica focal e, em cerca de um quarto dos casos, há comprometimento de mais de 10% do miocárdio. Essas lesões são conseqüentes a necrose miocárdica focal, que pode refletir isquemia focal associada a reatividade da microvasculatura coronariana do tipo Raynaud.

A esclerose sistêmica progressiva pode envolver qualquer porção do trato gastrintestinal. A disfunção esofágica é a complicação gastrintestinal mais comum e desagradável. No esôfago inferior, ocorrem atrofia de músculo liso e substituição fibrosa. Com freqüência, o intestino delgado está comprometido, com fibrose focal, principalmente das camadas musculares.

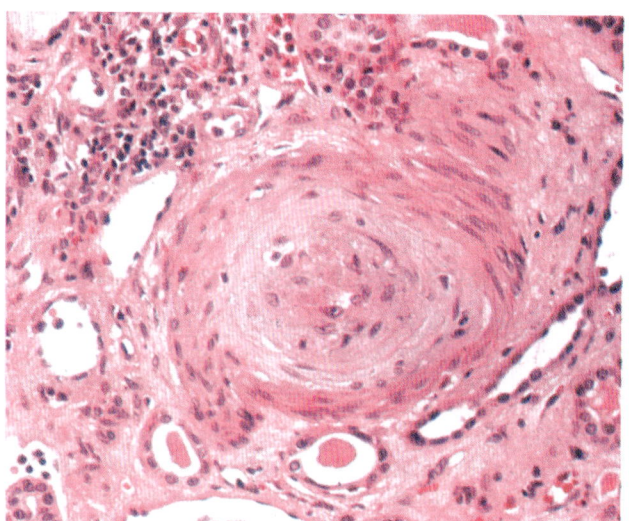

FIGURA 4.30
A esclerodermia que afeta o rim manifesta-se por comprometimento vascular. Neste caso, a artéria interlobular exibe estreitamento luminal acentuado devido a espessamento intenso da íntima.

Manifestações Clínicas: A esclerodermia ocorre na forma de duas entidades clínicas distintas, a forma generalizada (sistêmica progressiva) e a variante cutânea difusa ou CREST. A esclerose sistêmica progressiva caracteriza-se por doença grave e progressiva da pele e pelo início precoce de todas as anormalidades associadas dos órgãos viscerais ou da maioria delas. Em geral, os sintomas começam com o fenômeno de Raynaud, a saber: episódios intermitentes de isquemia dos dedos, marcada por palidez, parestesias e dor. Esses sintomas são acompanhados ou seguidos por edema dos dedos e das mãos, retesamento e espessamento da pele, poliartralgia e queixas relacionadas com o comprometimento de órgãos internos específicos. O paciente clássico com esclerodermia generalizada apresenta "fácies impassível", devido ao esticamento da pele facial e movimento restrito da boca. A evolução das lesões vasculares nos dedos reflete-se no surgimento de ulcerações isquêmicas das pontas dos dedos, com subseqüente encurtamento e atrofia dos dígitos. Muitos pacientes apresentam tendinite dolorosa, sendo comum a dor articular. O comprometimento do esôfago acarreta hipomotilidade e disfagia, e a fibrose no intestino delgado interfere na mobilidade intestinal, com conseqüente crescimento excessivo de bactérias e má absorção associada. A dispnéia ao esforço é o sintoma inicial da fibrose pulmonar na esclerodermia, sendo observada em mais da metade dos pacientes. A doença pulmonar evolui para dispnéia em repouso e, por fim, os pacientes com doença de longa duração correm risco de desenvolver hipertensão pulmonar e *cor pulmonale*. Embora a maioria dos pacientes com esclerodermia tenha algum grau de fibrose do miocárdio, é raro haver insuficiência cardíaca congestiva. No entanto, arritmias ventriculares podem ser uma causa de morte súbita. O comprometimento vascular dos rins na esclerodermia generalizada é responsável pela chamada crise renal da esclerodermia, caracterizada por início súbito de hipertensão maligna, insuficiência renal progressiva e, com freqüência, anemia hemolítica microangiopática. A síndrome, que reflete lesão isquêmica dos rins, geralmente ocorre nos primeiros anos da doença e é marcada por níveis bastante elevados de renina circulante.

A CREST, ou forma cutânea difusa de esclerodermia, é uma doença mais leve do que a esclerodermia generalizada; caracteriza-se por *c*alcinose, fenômeno de *R*aynaud, disfunção *e*sofágica, *e*sclerodactilia e *t*elangiectasia. A variante cutânea difusa geralmente não apresenta o comprometimento sistêmico grave no início da doença, mas depois pode avançar, basicamente na forma de fibrose pulmonar intersticial difusa. Os pacientes com esclerodermia cutânea difusa freqüentemente possuem anticorpos anticentrômero circulantes.

A Polimiosite e a Dermatomiosite São Doenças Auto-imunes do Músculo

Essas miopatias inflamatórias crônicas, além da miosite com corpúsculo de inclusão (MCI), compreendem um grupo de doenças auto-imunes raras (1:100.000) em crianças e adultos. A forma mais comum é a dermatomiosite juvenil. Existe uma incidência maior em algumas famílias e grupos raciais; em negros, a incidência é três vezes maior do que em brancos, e as mulheres são afetadas com freqüência duas vezes maior do que os homens. Existe uma forte associação com HLA-DR3, HLA-DRw52, e HLA-DQ, e também com certos alelos do gene codificador da região constante da molécula de imunoglobulina (o fenótipo Gm). Em muitos pacientes, particularmente homens adultos, existe uma associação entre miosite e câncer. Por fim, a miosite também pode ser encontrada nas síndromes que se sobrepõem a outras doenças auto-imunes, como LES, esclerodermia, doença mista do tecido conjuntivo e síndrome de Sjögren.

Patogenia: À semelhança de outras doenças auto-imunes sistêmicas, a etiologia dessas miopatias inflamatórias ainda precisa ser elucidada. Agentes virais, como o picornavírus e os retrovírus (inclusive o HIV), foram sugeridos como causas, porém, partículas virais não foram detectadas na miosite humana.

Na polimiosite e na MCI, a lesão é mediada por células T ativadas e macrófagos. O dano muscular está associado a células T citotóxicas $CD8^+$ circundando fibras musculares que expressam antígenos da classe I do MHC. *In vitro*, essas células T são diretamente citotóxicas para fibras musculares autólogas. Os macrófagos também são ativados, conforme determinado por sua produção de citocinas.

Na dermatomiosite, as células T $CD4^+$ também estão presentes no músculo, mas há evidência de que mecanismos imunológicos humorais têm a participação principal. As células B ocorrem no músculo, e a produção de anticorpos direcionados contra capilares intramusculares e células endoteliais parece ser importante no processo mórbido. Ocorre depósito de imunoglobulina e complemento nas paredes dos capilares intramusculares. Complemento, em particular C5b-9, foi implicado na patogenia da lesão vascular.

Diferentes auto-anticorpos estão presentes em 60 a 80% dos pacientes com miopatias inflamatórias, incluindo anticorpos contra antígenos musculares como a miosina e diferentes ANA. Os auto-anticorpos mais específicos são denominados *anticorpos miosite-específicos* (AME), uma categoria que inclui auto-anticorpos direcionados contra tRNA sintetases, dos quais o mais comum é o anti-Jo-1. Esses anticorpos são encontrados tanto na polimiosite quanto na dermatomiosite. Outros AME específicos, porém menos comuns, são aqueles direcionados contra um complexo protéico RNA citoplasmático (anti-SRP) encontrado na polimiosite e anticorpos anti-Mi-2 direcionados contra proteínas nucleares na dermatomiosite. O auto-anticorpo anti-PM-Scl direcionado contra proteínas nucleolares é específico para a síndrome de sobreposição esclerodermia-miosite. Não há evidências de que esses auto-anticorpos específicos sejam diretamente patogênicos.

Patologia: As características histológicas dos diferentes tipos de miosite são de certa forma diferenciadoras, refletindo seu mecanismo patogênico diferente. A dermatomiosite exibe uma microangiopatia mediada no nível humoral, com a deposição precoce de imunocomplexos e complemento. O infiltrado inflamatório consiste basicamente em células T CD41, linfócitos B e macrófagos. O resultado final da dermatomiosite crônica é uma redução do número de capilares nas fibras musculares, com atrofia e fibrose refletindo isquemia secundária.

A polimiosite e a MCI não mostram evidências de angiopatia. Mais propriamente, infiltrados de células T citotóxicas $CD8^+$ e macrófagos ativados circundam fibras musculares de aspecto normal que exprimem moléculas da classe I do MHC. Dessa forma, nessas doenças, acredita-se que as células T citotóxicas sejam responsáveis principalmente por lesão dos miócitos. A

MCI também apresenta corpúsculos de inclusão vacuolares patognomônicos nos miócitos afetados.

Em 40% dos pacientes com uma miopatia inflamatória, o comprometimento cutâneo manifesta-se por exantema eritematoso na face (e em qualquer local), semelhante ao encontrado no LES. Se houver o comprometimento das pálpebras (erupção heliotrópica), é considerado específico para dermatomiosite. Assim como ocorre no LES, as alterações cutâneas caracterizam-se por infiltrado linfóide perivascular e degeneração por liquefação das células epiteliais basais. Os testes de imunofluorescência da pele são úteis para estabelecer as diferenças entre essas duas entidades. No LES, a deposição de imunoglobulina granular e de complemento na junção dermoepidérmica ocorre na pele comprometida e na não-comprometida e é praticamente patognomônica da doença. Por outro lado, a dermatomiosite não está associada à deposição de componentes imunológicos na junção dermoepidérmica.

Outros sistemas orgânicos, como articulações, rins, pulmões e o trato gastrointestinal também são afetados. Na forma infantil de polimiosite/dermatomiosite, a vasculite pode também estar presente. Acreditava-se inicialmente que o envolvimento renal era raro, porém, relatos mais recentes sugerem que uma pequena proporção de pacientes (5 a 10%) de fato apresentam doença renal mediada por imunocomplexos.

 Manifestações Clínicas: O diagnóstico dessas miopatias inflamatórias adquiridas baseia-se não apenas no aspecto histológico dos músculos envolvidos, mas também na localização do músculo envolvido, nas alterações eletromiográficas e na elevação da atividade de enzimas musculares no sangue, a saber, aldolase e a isoenzima MM da creatina fosfoquinase.

A proporção de pacientes com polimiosite/dermatomiosite associada à malignidade é discutível e varia desde menos de 10% até 50%. De qualquer forma, a freqüência de câncer é muito maior do que na população geral. A associação com neoplasia maligna é particularmente evidente em homens com mais de 50 anos, entre os quais 75% apresentam um câncer já diagnosticado ou que será diagnosticado em 1 ano. Assim, a polimiosite/dermatomiosite é, com freqüência, uma síndrome paraneoplásica, e justifica-se uma pesquisa mais cuidadosa para uma malignidade subjacente. A maioria dos cânceres situa-se no pulmão, cólon e estômago, embora nas mulheres acometidas também sejam encontrados tumores de mama, ovários e útero.

Freqüentemente, a dermatomiosite responde ao tratamento com corticosteróides, e, em geral, o prognóstico é considerado bom. Contudo, alguns pacientes desenvolvem esclerodermia clássica, e outros apresentam comprometimento pulmonar e cerebral importante.

As miopatias inflamatórias são discutidas com mais detalhes no Cap. 27.

A Doença Mista do Tecido Conjuntivo Combina Características de LES, Esclerodermia e Dermatomiosite

Os sintomas característicos do LES são exantema, fenômeno de Raynaud, artrite e artralgias, enquanto os da esclerodermia são mãos inchadas, hipomotilidade esofágica e doença intersticial pulmonar. Alguns pacientes também desenvolvem sintomas sugestivos de artrite reumatóide. A incidência de doença mista do tecido conjuntivo é desconhecida. Entre 80 e 90% dos pacientes são do sexo feminino e a maioria, adulta (média de idade, 37 anos). Relatou-se que os pacientes com doença mista do tecido conjuntivo respondem de modo satisfatório à terapia com corticosteróides, embora alguns estudos tenham questionado esse dado.

A etiologia e a patogenia da doença mista do tecido conjuntivo são desconhecidas. Com freqüência os pacientes apresentam evidência de ativação de células B com hipergamaglobulinemia e teste de fator reumatóide positivo. Os ANA estão presentes, porém, em oposição ao LES, em geral não estão direcionados contra DNA de duplo filamento. O ANA mais característico está direcionado contra um antígeno nuclear extraível. Especificamente, os pacientes com doença mista do tecido conjuntivo apresentam títulos altos de anticorpo contra ribonucleína rica em uridina (anti-U1-RNP) na ausência de outros antígenos nucleares extraíveis, inclusive PM-1 e Jo-1. Ocasionalmente, os anticorpos anti-RNP também são encontrados no LES, mas, em geral, com títulos inferiores aos da doença mista do tecido conjuntivo.

A causa da formação e da manutenção do título alto de anticorpo anti-RNP não está clara. Entretanto, existe uma associação entre os genótipos HLA-DR4 e HLA-DR2, sugerindo um papel para as células T na produção de auto-anticorpos. Não há evidências diretas de que esses anticorpos induzam o comprometimento característico dos diferentes sistemas orgânicos. Também há controvérsia quanto à doença mista do tecido conjuntivo ser uma entidade mórbida separada ou representar uma coleção heterogênea de pacientes com LES, esclerodermia ou polimiosite que não apresentam inicialmente as manifestações clássicas dessas doenças. Por exemplo, em alguns pacientes, a doença mista do tecido conjuntivo parece ter evoluído para esclerodermia clássica. Outros pacientes desenvolvem evidências de doença renal, um achado compatível com LES. Em outros casos, ocorre diferenciação na artrite reumatóide. Assim, a doença mista do tecido conjuntivo em muitos pacientes parece ser um estágio intermediário numa progressão determinada geneticamente até uma doença auto-imune conhecida. Os indivíduos cuja doença permaneça indiferenciada podem constituir um subgrupo distinto. Neste momento, ainda não se estabeleceu definitivamente se a doença mista do tecido conjuntivo representa uma entidade distinta ou simplesmente uma sobreposição de sintomas em pacientes com outros tipos de doença vascular do colágeno.

LEITURAS SUGERIDAS

Livros

McClatchey KD: *Clinical laboratory medicine*, 2nd ed. Philadelphia: Lippincott Williams & Wilkins, 2002.

Ochs HL, Smith CIE, Puck JM: *Primary immunodeficiency diseases, a molecular and genetic approach*, 1st ed. New York: Oxford University Press, 1999.

Rich RR, Fleisher TA, Shearer WT, et al.: *Clinical Immunology. Principles and Practice*, 2nd ed. London: Mosby, 2001.

Roitt I, Brosoff J, Male D: *Immunology*, 5th ed. London: Mosby, 1998.

Artigos de Periódicos

Anderson MK, Rast JP: Evolution of antigen binding receptors. *Annu Rev Immunol* 17:109, 1999.

Arnett FC, Edworthy SM, Block DA, et al.: The American Rheumatism Association 1987 revised criteria for the classification of rheumatoid arthritis. *Arthritis Rheum* 31:315–324, 1988.

Barnaba V: Viruses, hidden self-epitopes and autoimmunity. *Immunol Rev* 152:47–66, 1996.

Boumpas DT, Austin HA, Fessler BJ, Balow JE: Systemic lupus erythematosus: Emerging concepts. Part 1: Renal, neuropsychiatric, cardiovascular, pulmonary, and hematologic disease. *Ann Intern Med* 122:940–950, 1995.

Boumpas DT, Fessler BJ, Austin HA, et al.: Systemic lupus erythematosus: Emerging concepts. Part 2: Dermatologic and joint disease, the antiphospholipid antibody syndrome, pregnancy and hormonal therapy, morbidity and mortality, and pathogenesis. *Ann Intern Med* 123:42–53, 1995.

Butcher EC, Williams M, Youngman K, et al.: Lymphocyte trafficking and regional immunity. *Adv Immunol* 72:209, 1999.

Cantrell D: T cell antigen receptor signal transduction pathways. *Annu Rev Immunol* 15:125, 1997.

Davies JM: Molecular mimicry: Can epitope mimicry induce autoimmune disease? *Immunol Cell Biol* 75:113–126, 1997.

Ebringer A, Wilson C: HLA molecules, bacteria and autoimmunity. *J Med Microbiol* 49:305, 2000.

Fox RI: Sjögren's syndrome: Controversies and progress. *Clin Lab Med* 17:431–444, 1997.

Frederick M, Grimm E, Krohn E, et al.: Cytokine-induced cytotoxic function expressed by lymphocytes of the innate immune system: Distinguishing characteristics of NK and LAK based on functional and molecular markers. *Interferon Cytokine Res* 17:435–447, 1997.

Germain RN: MHC-dependent antigen processing and peptide presentation: providing ligands for T lymphocyte activation. *Cell* 76:287, 1994.

Gianani R, Sarvetnick N: Viruses, cytokines, antigens and autoimmunity. *Proc Natl Acad Sci USA* 93:2257, 1996.

Goodnow CC: Balancing immunity, autoimmunity, and self-tolerance. *N Y Acad Sci* 815:55–66, 1997.

Hayakawa K, Asono M, Shinton SA, et al.: Positive selection of natural autoreactive B cells. *Science* 285:113, 1999.

Hentges F: B lymphocyte ontogeny and immunoglobulin production. *Clin Exp Immunol* 97(suppl 1):3–9, 1994.

Jameson SC, Hogquist KA, Bevan MJ: Positive selection of thymocytes. *Annu Rev Immunol* 13:93, 1995.

Jiminez SA, Hitraya E, Varga J: Pathogenesis of scleroderma: Collagen. *Rheum Dis Clin North Am* 22:647–674, 1996.

Kunkel SL, Lukacs NW, Strieter RM, Chensue SW: Th1 and Th2 responses regulate experimental lung granuloma development. *Sarcoidosis Vasc Diffuse Lung Dis* 13:120–128, 1996.

Lanier LL. NK cell receptors. *Annu Rev Immunol* 16:359, 1998.

Mills JA: Systemic lupus erythematosus. *N Engl J Med* 330:1871–1879, 1994.

Mitchell H, Bolster MB, LeRoy EC: Scleroderma and related conditions. *Med Clin North Am* 81:129–149, 1997.

Nossal GJV. Negative selection of lymphocytes. *Cell* 76:229, 1994.

Oddis CV, Medsger TA Jr: Inflammatory myopathies. *Baillere's Clin Rheumatol* 9:497–514, 1995.

Pantaleo G, Fauci AS: Immunopathogenesis of HIV infection. *Annu Rev Microbiol* 50:825–854, 1996.

Plotz PH: NIH conference. Myositis: Immunologic contributions to understanding cause, pathogenesis, and therapy. *Ann Intern Med* 122:715, 1995.

Romagnani S: Atopic allergy and other hypersensitivities. Interactions between genetic susceptibility, innocuous and/or microbial antigens and the immune system. *Curr Opin Immunol* 9:773, 1997.

Swanson PC, Yung RL, Blatt NB, et al.: New concepts in the pathogenesis of drug-induced lupus. *Lab Invest* 73:746–759, 1995.

White B: Immunologic aspects of scleroderma. *Curr Opin Rheumatol* 7:541–545, 1995.

Yung RL, Johnson KJ, Richardson BC: New concepts in the pathogenesis of drug-induced lupus. *Lab Invest* 73:746–759, 1995.

Zanoyska R: CD4 and CD8: Modulators of T cell receptor recognition of antigen and of immune responses? *Curr Opin Immunol* 10:82, 1998.

CAPÍTULO 5

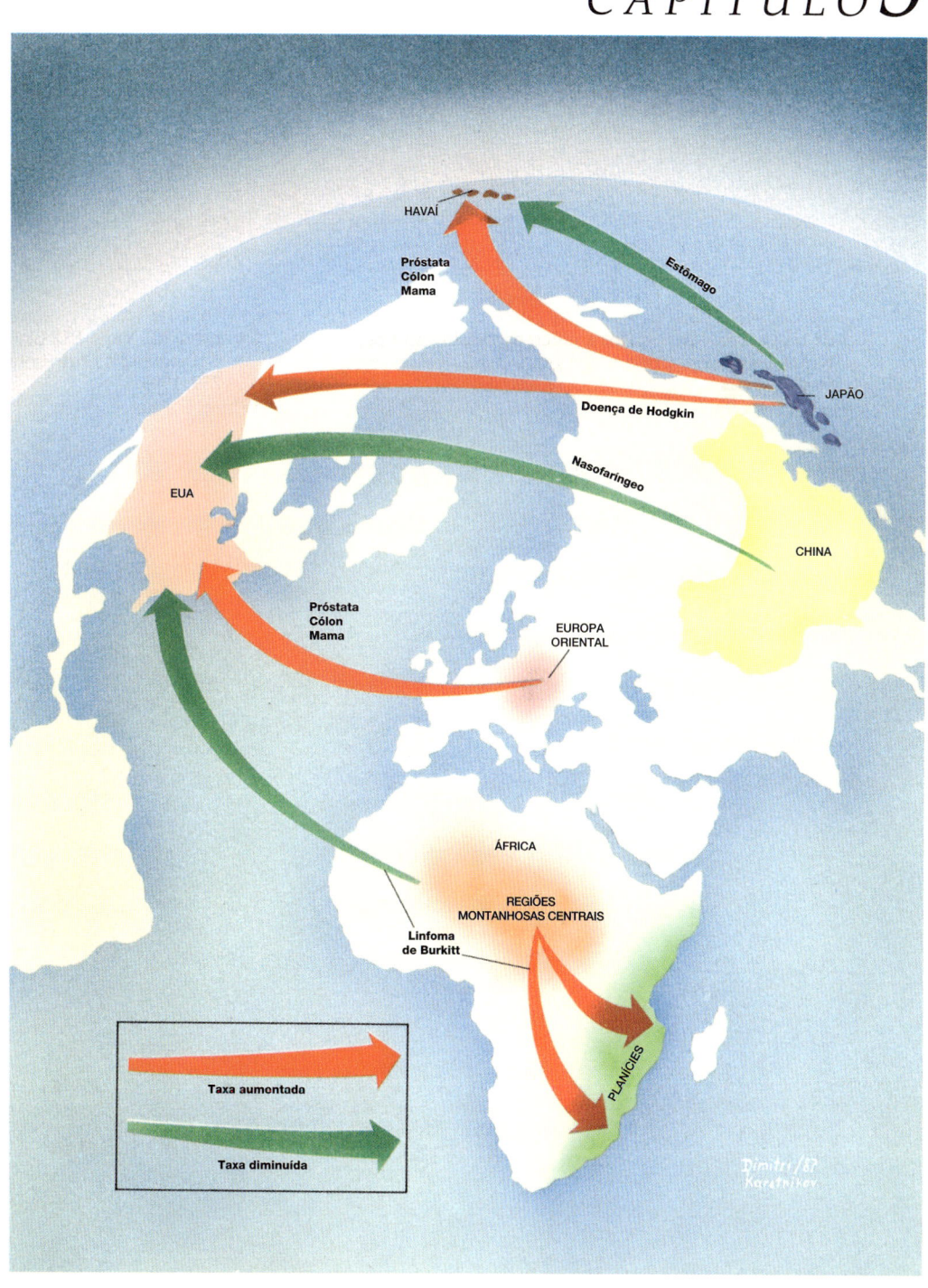

Neoplasia

Emanuel Rubin
Raphael Rubin
Stuart Aaronson

Tumores Benignos *versus* **Malignos**

Classificação das Neoplasias
Tumores Benignos
Tumores Malignos

Diagnóstico Histológico dos Processos Malignos
Tumores Benignos
Tumores Malignos
Microscopia Eletrônica de Tumores Indiferenciados
Marcadores Tumorais Imuno-histoquímicos

Invasão e Metástase
Extensão Direta
Disseminação Metastática
Invasão e Metástase

Graduação e Estadiamento dos Cânceres
Graduação do Câncer
Estadiamento do Câncer

Bioquímica da Célula Cancerígena

Origem Clonal do Câncer

Câncer Como Processo Alterado de Diferenciação

Crescimento dos Cânceres
Taxas de Crescimento Tumoral
Angiogênese Tumoral
Dormência Tumoral

A Genética Molecular do Câncer
Células Transformadas
Oncogenes
Genes Supressores de Tumor
Metilação de DNA
Genes de Reparação de DNA
Telomerase
Síndromes Cancerígenas Hereditárias

(continua)

FIGURA 5.1 *(ver página anterior)*
Epidemiologia do câncer. A influência dos fatores ambientais na incidência de câncer é ilustrada pelos resultados de vários estudos epidemiológicos clássicos de populações migrantes. A prole de imigrantes japoneses no Havaí manifesta (1) uma redução na incidência de câncer do estômago; (2) um aumento da incidência de cânceres de mama, cólon e próstata; e (3) um aumento da incidência da doença de Hodgkin. A incidência de carcinoma nasofaríngeo diminuiu na prole de imigrantes da China nos Estados Unidos. Os indivíduos da Europa oriental que migraram para os Estados Unidos exibem uma incidência aumentada de carcinoma de mama, cólon e próstata. Por fim, a incidência do linfoma de Burkitt mudou em africanos que migraram das regiões montanhosas centrais para a planície litoral ou para os Estados Unidos.

Vírus e Câncer Humano
Vírus da Leucemia de Células T Humana-I (HLTV-I)
Vírus de DNA

Carcinogênese Química
Mutagênese
Carcinogênese de Múltiplas Etapas
Ativação Metabólica
Fatores Endógenos e Ambientais

Carcinogênese Física
Radiação Ultravioleta
Asbesto
Corpos Estranhos

Imunologia Tumoral
Defesas Imunológicas Contra o Câncer

Efeitos Sistêmicos do Câncer sobre o Hospedeiro
Febre
Anorexia e Perda de Peso
Síndromes Endócrinas
Síndromes Neurológicas
Síndromes do Músculo Esquelético
Síndromes Hematológicas
Síndromes Gastrintestinais
Síndrome Nefrótica
Síndromes Cutâneas
Amiloidose

Epidemiologia do Câncer
Diferenças Geográficas e Étnicas
Populações Migrantes

Uma neoplasia (do grego, *neo*, novo + *plasma*, coisa formada) **é o crescimento autônomo de tecidos que escaparam das restrições normais da proliferação celular e exibem graus variáveis de fidelidade a seus precursores.** Porém, em alguns casos, por exemplo no linfoma folicular (ver Cap. 20), o acúmulo de células neoplásicas reflete uma aberração na morte celular programada (apoptose). A semelhança estrutural entre a célula neoplásica e sua célula de origem freqüentemente permite o estabelecimento de conclusões acerca de sua origem e comportamento potencial. Com base em suas propriedades de ocupar espaço, as neoplasias sólidas são denominadas **tumores** (do grego, *inchaço*). Os tumores que permanecem localizados são considerados *benignos*, enquanto os que se disseminam para locais distantes são denominados **processo maligno** ou **câncer**. O processo neoplásico envolve não apenas a proliferação celular, mas também uma modificação da diferenciação dos tipos celulares envolvidos. Dessa forma, em um sentido, o câncer pode ser visto como uma representação burlesca do desenvolvimento normal.

Na verdade, o câncer é uma doença antiga. Foram encontradas evidências de tumores ósseos em restos pré-históricos, e a doença é mencionada em antigos escritos da Índia, Egito, Babilônia e Grécia. Conta-se que foi Hipócrates que distinguiu os crescimentos benignos dos malignos. Ele também introduziu o termo *karkinos*, do qual deriva o termo atual *carcinoma*. Em particular, Hipócrates descreveu o câncer de mama, e no século II d.C., Paulo de Aegina comentou sua freqüência.

A incidência de doença neoplásica aumenta com a idade, e a maior longevidade alcançada hoje em dia necessariamente aumenta a população sob risco de desenvolvimento da doença. Só por esse motivo, a incidência global de câncer está aumentando. Nas gerações anteriores, de modo geral, os seres humanos não viviam tempo suficiente para desenvolver muitos cânceres que são particularmente comuns na meia-idade e na velhice, como os cânceres de próstata, cólon, pâncreas e rim. Apesar das declarações de que a sociedade moderna estará sujeita a uma "epidemia" de câncer, os dados epidemiológicos não confirmam essa opinião. Se todas as mortes por cânceres causados pela fumaça de tabaco forem excluídas das estatísticas, não se registra aumento algum nos últimos 50 anos da taxa de mortalidade global por câncer ajustada por idade em homens, havendo um declínio contínuo na taxa de mortalidade em mulheres. Contudo, a incidência ajustada para idade de cânceres específicos flutuou durante esse intervalo.

Em geral, as neoplasias são irreversíveis, e seu crescimento é, na maioria das vezes, autônomo. Nesse aspecto, várias observações são importantes:

- As neoplasias originam-se de células que normalmente mantêm uma capacidade de proliferação. Assim, os neurônios maduros e os miócitos cardíacos não produzem tumores.
- O tumor pode expressar graus variáveis de diferenciação, desde estruturas relativamente maduras que imitam os tecidos normais até um conjunto de células tão primitivas a ponto de não ser possível identificar a célula de origem.
- O estímulo responsável pela proliferação descontrolada pode não ser identificável; de fato, ainda não é conhecido na maioria das neoplasias humanas.
- A neoplasia surge de mutações em genes que regulam o crescimento celular, a apoptose ou a reparação de DNA.

TUMORES BENIGNOS *VERSUS* MALIGNOS

Por definição, os tumores benignos não penetram (invadem) as margens do tecido adjacente, nem se disseminam (metastatizam) para locais distantes. Permanecem como crescimento excessivo localizado na área em que surgem. Como regra, os tumores benignos são mais diferenciados do que os malignos — ou seja, exibem maior semelhança com o tecido de origem. *Por outro lado, os tumores malignos, ou cânceres, têm a propriedade de invadir tecidos contíguos e metastatizar para locais distantes, nos quais subpopulações de células malignas estabelecem residência, crescem novamente e, mais uma vez, invadem tecidos.*

Em seu uso comum, as expressões *benigno* e *maligno* referem-se mais ao comportamento biológico geral de um tumor do que às suas características morfológicas. Na maioria das circunstâncias, os tumores malignos matam o hospedeiro, enquanto os benignos o poupam. Entretanto, os denominados tumores benignos em locais críticos podem ser fatais. Por exemplo, um tumor intracraniano benigno das meninges (meningioma) pode matar por exercer pressão sobre o cérebro. Um tumor benigno minúsculo das células ependimárias no terceiro ventrículo (ependimoma) pode bloquear a circulação do líquido cefalorraquidiano, com conseqüente hidrocefalia fatal. Um tumor mesenquimatoso benigno do átrio esquerdo (mixoma) pode resultar em morte súbita ao bloquear o orifício da valva mitral. Em certos locais, a erosão produzida por um tumor benigno da musculatura lisa pode resultar em hemorragia grave — por exemplo, a ulceração péptica de um tumor estromal na parede do estômago. Em raras ocasiões, um adenoma endócrino funcionante benigno pode ser potencialmente fatal, como no caso da hipoglicemia súbita associada a insulinoma do pâncreas ou da crise hipertensiva provocada por feocromocitoma da medula supra-renal. Por outro lado, certos tipos de tumores malignos são tão indolentes que muitos são curados por ressecção cirúrgica. Nessa categoria incluem-se proporção considerável de cânceres de mama e alguns tumores malignos do tecido conjuntivo, como fibrossarcoma.

Existem diversos tumores cuja classificação é difícil, já que não preenchem todos os critérios de neoplasia benigna ou maligna. Um exemplo mais conhecido é o carcinoma basocelular da pele, que é histologicamente maligno (caracteriza-se por invasão agressiva), mas não metastatiza para locais distantes. De forma semelhante, o crescimento local de um adenoma pleomórfico de glândula salivar, que é classificado como benigno, pode ser tão agressivo a ponto de resistir à cura cirúrgica.

CLASSIFICAÇÃO DAS NEOPLASIAS

Em qualquer língua, a classificação de objetos e conceitos só é pragmática e útil à medida que sua aceitação geral permite uma comunicação eficiente. De forma semelhante, a nosologia dos tumores reflete conceitos históricos, jargão técnico, localização, origem, modificadores descritivos e indicadores de comportamento biológico. Embora a linguagem da classificação dos tumores não seja rigidamente lógica nem consistente, ainda assim serve razoavelmente como meio de comunicação.

Os Tumores Benignos Possuem o Sufixo "oma"

O principal termo descritivo de qualquer tumor, benigno ou maligno, é sua célula ou tecido de origem. A classificação dos tumores benignos constitui a base para os termos que descrevem suas variantes malignas. **O sufixo "oma" para tumores benignos é precedido pela referência à célula ou tecido de origem.** Por exemplo, um tumor benigno que se assemelha a condrócitos é denominado *condroma* (Fig. 5.2). Se o tumor assemelha-se ao precursor do condrócito, é denominado *condroblastoma*. Quando um condroma se localiza completamente dentro do osso, é denominado *encondroma*. Os tumores de origem epitelial recebem uma variedade de nomes, com base naquilo que se acredita seja sua característica proeminente. Assim, um tumor benigno do epitélio escamoso pode ser chamado simplesmente de *epitelioma* ou, quando ramificado e exofítico, pode ser denominado *papiloma*. Os tumores benignos que se originam no epitélio glandular, como no cólon ou nas glândulas endócrinas, são denominados *adenoma*. Assim, referimo-nos a um adenoma da tireóide (Fig. 5.3) ou a um adenoma de células das ilhotas do pâncreas. Em alguns casos, a característica predominante é seu aspecto macroscópico; nessa situação, fala-se, por exemplo, de um *pólipo adenomatoso* do cólon.

Os tumores benignos que se originam de células germinativas e contêm derivados de diferentes camadas germinativas são denominados *teratomas*. Esses tumores ocorrem principalmente nas gônadas e, em certas ocasiões, no mediastino; podem conter uma variedade de estruturas, como pele, neurônios e células gliais, tireóide, epitélio intestinal e cartilagem. A diferenciação desordenada e localizada durante o desenvolvimento embrionário resulta em um *hamartoma*, uma caricatura desorganizada dos componentes tissulares normais (Fig. 5.4). Esses tumores, que não

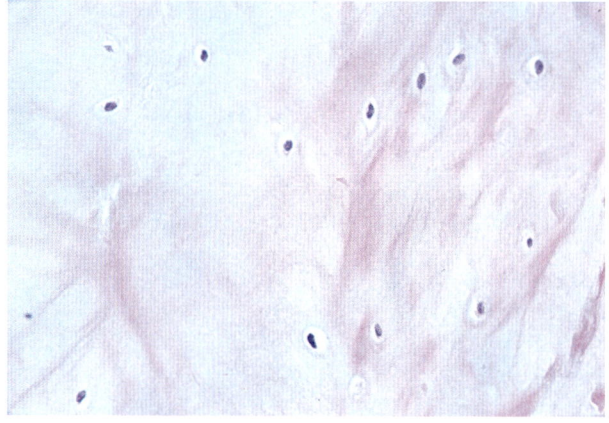
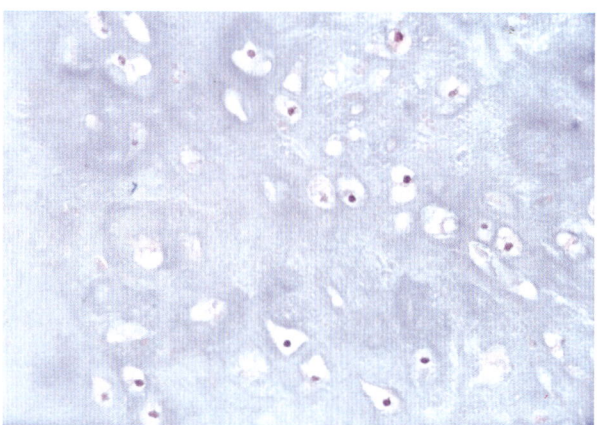

FIGURA 5.2
Condroma benigno. A. Cartilagem Normal. B. Um condroma benigno assemelha-se bastante à cartilagem normal.

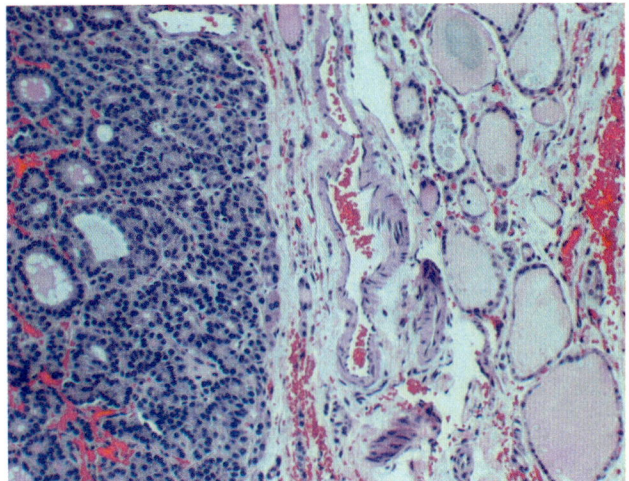

FIGURA 5.3
Adenoma tireóideo benigno. Os folículos de um adenoma tireóideo (*esquerda*) contêm colóide e se assemelham aos do tecido tireóideo normal (*direita*).

são estritamente neoplasias, contêm combinações variáveis de cartilagem, ductos ou brônquios, tecido conjuntivo, vasos sangüíneos e tecido linfóide. Ilhas ectópicas de tecido normal, denominadas *coristoma*, também podem ser confundidas com neoplasias verdadeiras. Essas pequenas lesões consistem em tecido pancreático na parede do estômago e do intestino, em restos supra-renais sob a cápsula renal e nódulos de tecido esplênico na cavidade peritoneal. Certos crescimentos benignos, conhecidos clinicamente como tumores, não são neoplasias verdadeiras, mas representam um crescimento de elementos de tecido normal. Como exemplos, os pólipos das cordas vocais, apêndices cutâneos e pólipos hiperplásicos do cólon.

Os Tumores Malignos São Principalmente Carcinomas ou Sarcomas

Em geral, os correspondentes malignos dos tumores benignos recebem o mesmo nome, porém com o sufixo "carcinoma" para se referir a cânceres epiteliais e "sarcoma" para aqueles de origem mesenquimatosa. Por exemplo, um tumor maligno do estômago é um *adenocarcinoma gástrico* ou *adenocarcinoma do estômago* (Fig. 5.5). O *carcinoma de células escamosas* é um tumor invasivo da pele ou de outros órgãos revestidos por um epitélio escamoso (p. ex., esôfago). Além disso, o carcinoma de células escamosas surge no epitélio escamoso metaplásico do brônquio ou da endocérvice. O *carcinoma de células de transição* é uma neoplasia maligna da bexiga ou dos ureteres. Por outro lado, os termos *condrossarcoma* (Fig. 5.6) ou *fibrossarcoma* são empregados. Algumas vezes, o nome do tumor sugere o tipo de tecido de origem, como nos casos de *sarcoma osteogênico* ou *carcinoma broncogênico*. Alguns tumores exibem elementos neoplásicos de tipos celulares diferentes, mas não são tumores de células germinativas. Por exemplo, o *fibroadenoma* da mama, composto de elementos epiteliais e estromais, é benigno, enquanto, o nome sugere, *carcinoma adenoescamoso* do útero ou do pulmão é maligno. Um tumor maligno raro que contém elementos carcinomatosos e sarcomatosos entremeados é conhecido como *carcinossarcoma*.

A persistência de certos termos históricos contribui para a confusão. O *hepatoma* do fígado, o *melanoma* da pele, o *seminoma* do testículo e o tumor linfoproliferativo, *linfoma*, são bastante malignos. Os tumores do sistema hematopoético constituem um caso especial no qual a relação com o sangue é indicada pelo sufixo

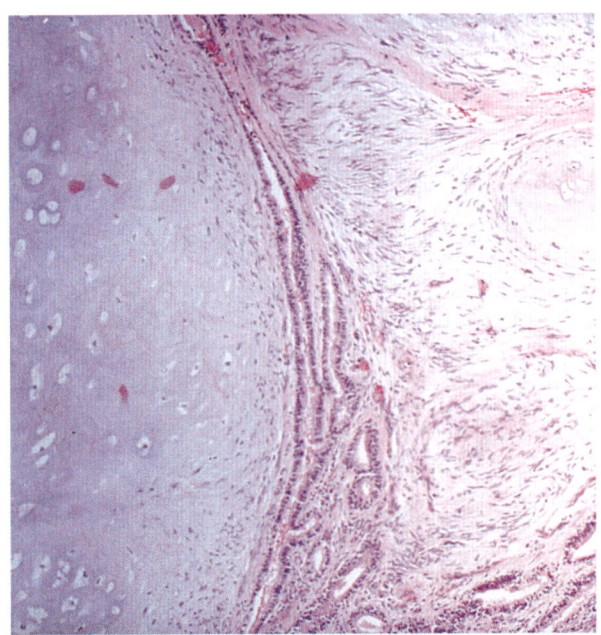

FIGURA 5.4
Hamartoma do pulmão. O tumor contém ilhas de cartilagem hialina e fendas revestidas por epitélio cubóide embebido em um estroma fibromuscular.

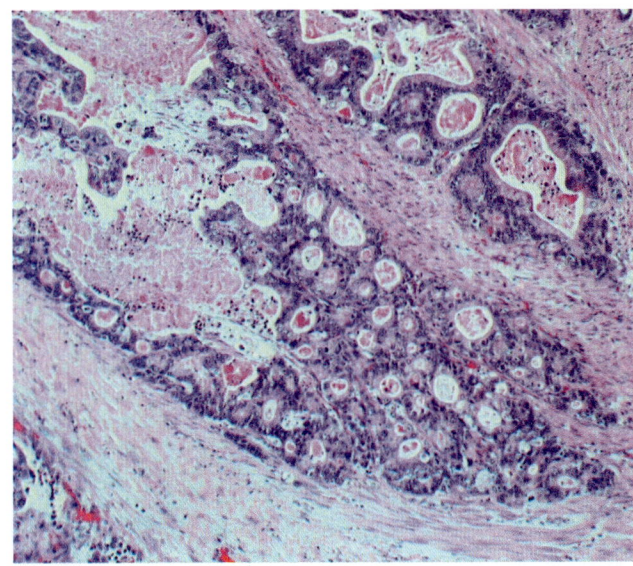

FIGURA 5.5
Adenocarcinoma do estômago. Glândulas neoplásicas irregulares infiltram a parede gástrica.

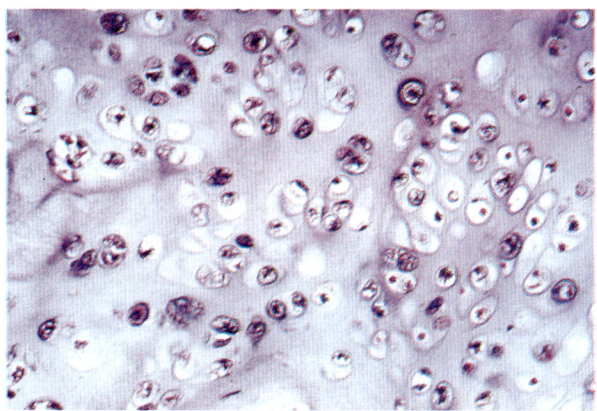

FIGURA 5.6
Condrossarcoma do osso. O tumor compõe-se de condrócitos malignos, que possuem formas bizarras e núcleos hipercromáticos irregulares, embebidos em uma matriz cartilaginosa. Comparar com a Fig. 5.2.

"emia". Assim, *leucemia* refere-se a uma proliferação maligna de leucócitos.

Os termos descritivos secundários (mais uma vez com algumas inconsistências) referem-se a características mor-fológicas e funcionais do tumor. Por exemplo, o termo *papilar* descreve uma estrutura semelhante a uma folhagem (Fig. 5.7). *Medular* significa um tumor celular macio com pouco estroma de tecido conjuntivo, enquanto os termos *cirroso* ou *desmoplásico* indicam o estroma fibroso denso (Fig. 5.8). Os carcinomas *colóides* secretam muco em abundância, no qual flutuam ilhas de células tumorais. O *comedocarcinoma* é uma neoplasia intraductal cujo material necrótico pode ser extraído dos ductos. Certas secreções visíveis das células tumorais são utilizadas na classificação — por exemplo, produção de mucina ou líquido seroso. Uma outra designação descreve o aspecto macroscópico de uma massa cística. A partir de todas essas considerações, são criados termos comuns, como *cistadenocarcinoma seroso papilar* do ovário, *comedocarcinoma* da mama, *carcinoma adenóide-cístico* das glândulas salivares, *adenocarcinoma polipóide* do estômago e *carcinoma medular* da tireóide. Finalmente, os tumores cuja histogênese não está

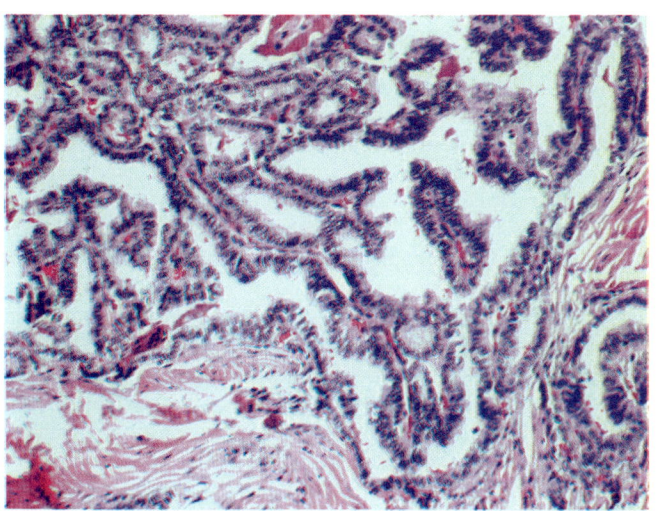

FIGURA 5.7
Adenocarcinoma papilar da tireóide. O tumor exibe inúmeras papilas revestidas por células epiteliais malignas.

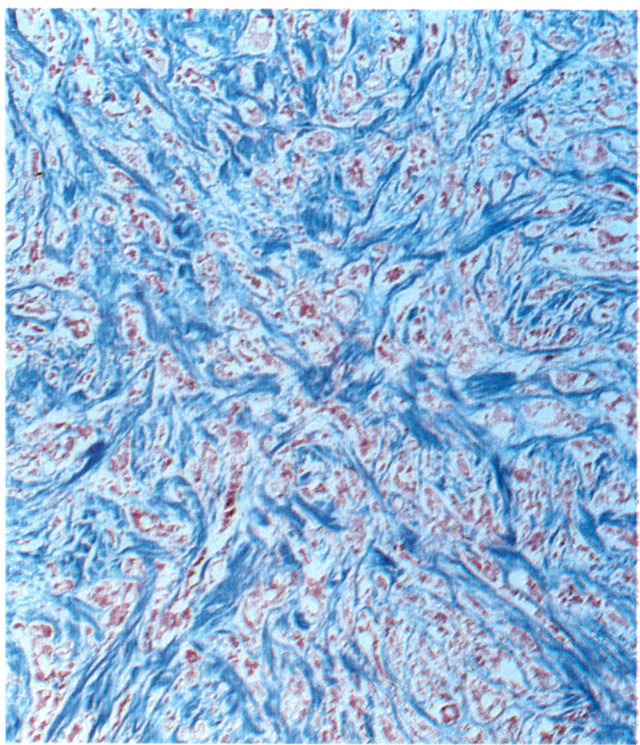

FIGURA 5.8
Adenocarcinoma cirrótico da mama. O corante tricrômico revela ninhos de células câncerígenas (*vermelho*) embebidos em um denso estroma fibroso (*azul*).

bem esclarecida recebem freqüentemente um epônimo — por exemplo, doença de Hodgkin, sarcoma de Ewing do osso ou tumor de Brenner do ovário.

DIAGNÓSTICO HISTOLÓGICO DOS PROCESSOS MALIGNOS

Não existem indicadores moleculares confiáveis de malignidade, e o "padrão ideal" para o diagnóstico do câncer continua a ser a microscopia de rotina. A distinção entre tumores benignos e malignos é, do ponto de vista prático, o desafio diagnóstico mais importante com o qual se defronta o patologista. Na maioria dos casos, a diferenciação é relativamente fácil; em alguns, é necessário um estudo criterioso antes de se concluir um diagnóstico seguro. Entretanto, existem ainda tumores que desafiam as habilidades diagnósticas e a experiência de qualquer patologista; nesses casos, o diagnóstico correto deve aguardar a evolução clínica do processo. Com efeito, os critérios empregados para avaliar a verdadeira natureza biológica de qualquer tumor baseiam-se não em princípios científicos, mas em uma correlação histórica dos padrões histológicos e citológicos com a evolução clínica. Embora sejam reconhecidos os critérios gerais de malignidade, eles devem ser utilizados com cautela em casos específicos. Por exemplo, uma proliferação reativa de células do tecido conjuntivo, denominada *fascite nodular* (Fig. 5.9) tem um aspecto histológico muito mais alarmante do que muitos fibrossarcomas, e seu diagnóstico incorreto pode levar à realização de cirurgia desnecessária. Por outro lado, muitos adenocarcinomas endócrinos bem diferenciados são histologicamente indistinguíveis de adenomas.

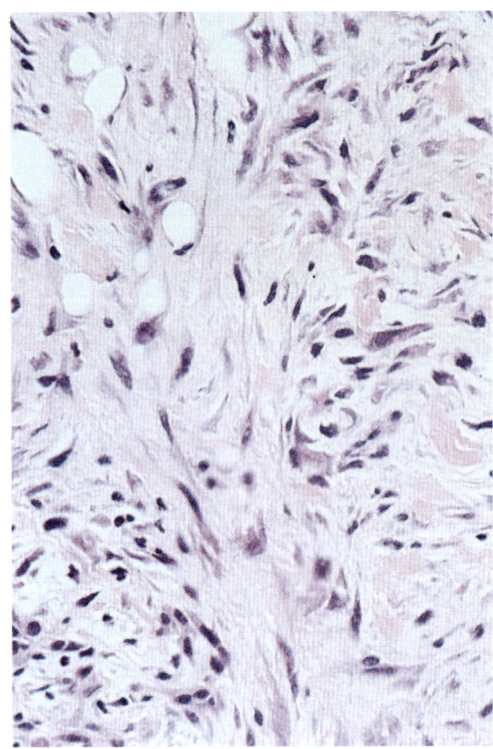

FIGURA 5.9
Fasciite nodular. Esta lesão reativa celular contém fibroblastos atípicos e bizarros, podendo ser confundida com fibrossarcoma.

Os Tumores Benignos Assemelham-se a Seus Tecidos de Origem

Os tumores benignos tendem a ser histológica e citologicamente semelhantes a seus tecidos de origem. Por exemplo, lipomas, apesar de seu aspecto macroscópico lobulado, parecem ser compostos de adipócitos normais (Fig. 5.10). Os fibromas são compostos de fibroblastos maduros e de um estroma colagenoso. Os condromas demonstram condrócitos dispersos em uma matriz cartilaginosa. Os adenomas da tireóide formam ácinos que produzem tireoglobulina. A estrutura macroscópica de um tumor benigno pode se afastar do normal e assumir configurações papilares ou polipóides, como nos papilomas da bexiga e da pele e nos pólipos adenomatosos do cólon. **Contudo, o epitélio de revestimento de um tumor benigno assemelha-se ao do tecido normal.** Embora muitos tumores benignos sejam circunscritos por uma cápsula de tecido conjuntivo, muitas neoplasias igualmente benignas não são encapsuladas. Os tumores benignos não encapsulados incluem papilomas e pólipos dos órgãos viscerais, adenomas hepáticos, muitos adenomas endócrinos e hemangiomas. **Lembre-se de que a definição de um tumor benigno reside acima de tudo em sua incapacidade de invadir tecido adjacente e de formar metástases.**

Os Tumores Malignos Diferem do Tecido de Origem Morfológica e Funcionalmente

Apesar da divergência histológica entre tumores malignos e seu tecido de origem, uma identificação precisa de sua fonte depende não apenas da localização, mas também de uma semelhança morfológica com um tecido normal. Algumas características histológicas que indicam malignidade incluem:

- **Anaplasia ou atipia celular:** Esses termos referem-se à ausência de características diferenciadas em uma célula cancerígena. Em geral, o grau de anaplasia se correlaciona com a agressividade do tumor. A evidência citológica de anaplasia inclui (1) variação no tamanho e na forma das células e núcleos (*pleomorfismo*), (2) núcleos aumentados e hipercromáticos com cromatina grosseiramente agregada e nucléolos proeminentes, (3) mitoses atípicas e (4) células bizarras, incluindo células gigantes tumorais (Fig. 5.11). Muitas dessas características são precedidas por um epitélio displásico pré-neoplásico, que pode provocar carcinoma *in situ* (ver Cap. 1).
- **Atividade mitótica:** Mitoses numerosas são características de muitos tumores malignos, mas não constituem o critério necessário. No entanto, em alguns casos (p. ex., leiomiossarcomas), o diagnóstico de processo maligno baseia-se no achado de até mesmo algumas poucas mitoses.
- **Padrão de crescimento:** Com freqüência, muitos tumores benignos têm em comum com neoplasias malignas um padrão de crescimento desorganizado e aleatório, que pode ser expresso como bainhas uniformes de células, organizações ao redor de vasos sangüíneos, estruturas papilares, espirais, rosetas etc. Freqüentemente, muitos tumores malignos criam seu próprio suprimento sangüíneo e exibem necrose isquêmica.
- **Invasão:** A existência de processo maligno é estabelecida pela demonstração de invasão, sobretudo dos vasos sangüíneos e linfáticos. Em algumas circunstâncias (p. ex., carcinoma de células escamosas da cérvice ou no carcinoma que surge num pólipo adenomatoso), o diagnóstico de transformação maligna é estabelecido com base na invasão local.
- **Metástases:** A presença de metástases identifica um tumor como maligno. Na doença metastática que não foi precedida pelo diagnóstico clínico de um tumor primário, freqüentemente o local de origem não é prontamente identificável com base nas características morfológicas do tumor. Nesses

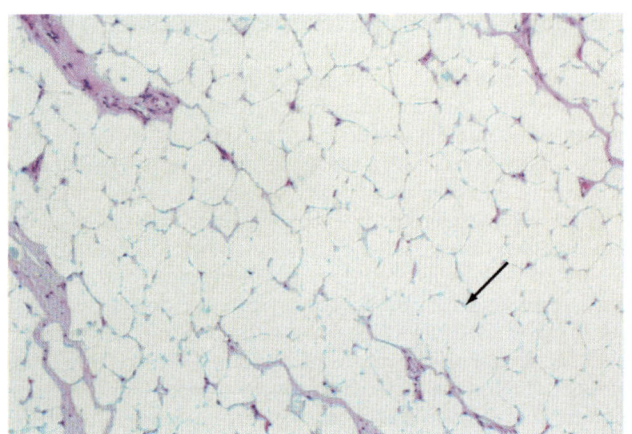

FIGURA 5.10
Lipoma. Este tumor nodular subcutâneo de adipócitos é indistinguível, tanto macroscópica quanto microscopicamente, da gordura normal.

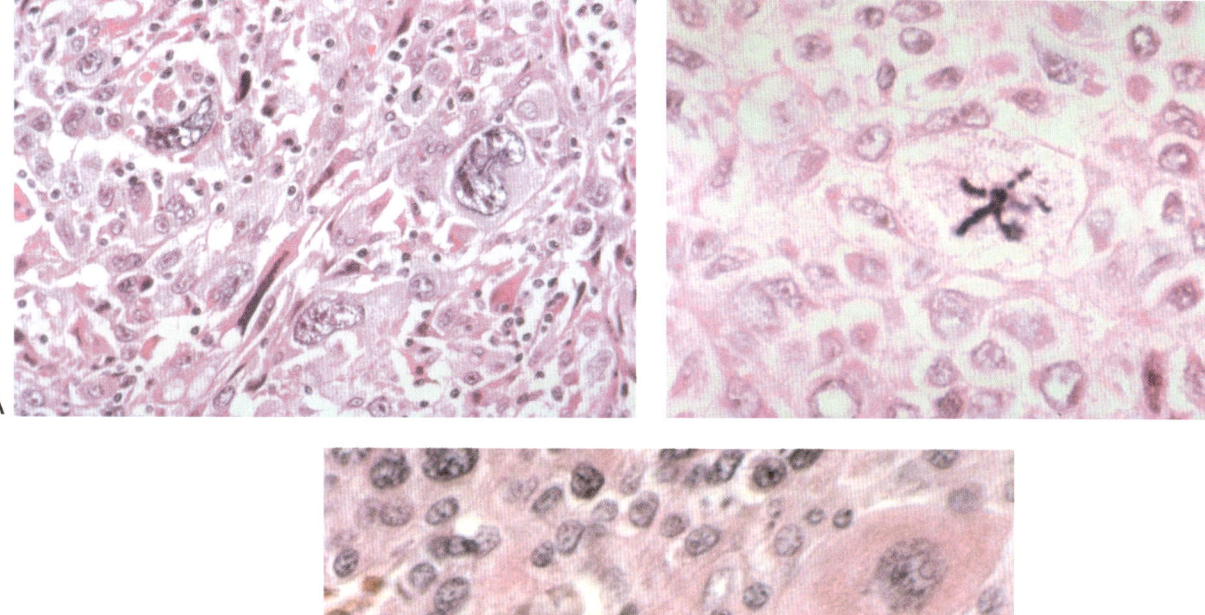

FIGURA 5.11
Características anaplásicas de tumores malignos. A. As células deste carcinoma anaplásico são bastante pleomórficas (variam quanto ao tamanho e à forma). Os núcleos são hipercromáticos e grandes em relação ao citoplasma. B. Uma célula maligna em metáfase exibe uma figura mitótica anormal. C. Célula gigante tumoral multinucleada.

casos, o exame à microscopia eletrônica e a demonstração de marcadores tumorais específicos podem estabelecer a origem correta.

A Microscopia Eletrônica de Tumores Indiferenciados Pode Identificar a Origem

Não há determinantes específicos de malignidade ou mesmo da própria neoplasia que possam ser detectados por microscopia eletrônica. Por outro lado, essa técnica pode auxiliar no diagnóstico de cânceres pouco diferenciados, cuja classificação seja difícil pela microscopia óptica de rotina. Por exemplo, os carcinomas freqüentemente demonstram desmossomas e complexos de junção especializados, estruturas que não são típicas de sarcomas ou linfomas. A presença de melanossomas significa um melanoma, ao passo que pequenos grânulos delimitados por membrana com um cerne denso são características de neoplasias endócrinas (Fig. 5.12). Outro exemplo de um grânulo útil em termos diagnósticos é o grânulo característico contendo cristal de um insulinoma derivado das ilhotas do pâncreas.

Os Marcadores Tumorais Imuno-histoquímicos São Antígenos que Indicam a Origem de Neoplasias

Os marcadores tumorais são produtos de neoplasias malignas que podem ser detectados nas próprias células ou nos líquidos corporais. O marcador tumoral básico seria aquele capaz de permitir uma distinção inequívoca entre células benignas e malignas, porém, infelizmente, não existe tal marcador. Não obstante, existem marcadores que, em geral, são úteis na identificação da célula de origem de um tumor primário metastático ou pouco diferenciado. Os tumores metastáticos podem ser tão indiferenciados ao exame microscópico a ponto de impedir qualquer distinção entre uma origem epitelial e mesenquimatosa. Os marcadores tumorais baseiam-se na preservação de características da célula progenitora ou na síntese de proteínas especializadas pela célula neoplásica para efetuar esta distinção. A determinação da linhagem celular de tumores indiferenciados é mais do que um exercício acadêmico, visto que as decisões terapêuticas devem ter por base a identificação adequada. Por exemplo, o tratamento de carcinoma geralmente envolve cirurgia, enquanto linfomas malignos são tratados por radioterapia e quimioterapia. Dentre esses marcadores diagnosticamente úteis encontram-se diversos pro-

178 NEOPLASIA

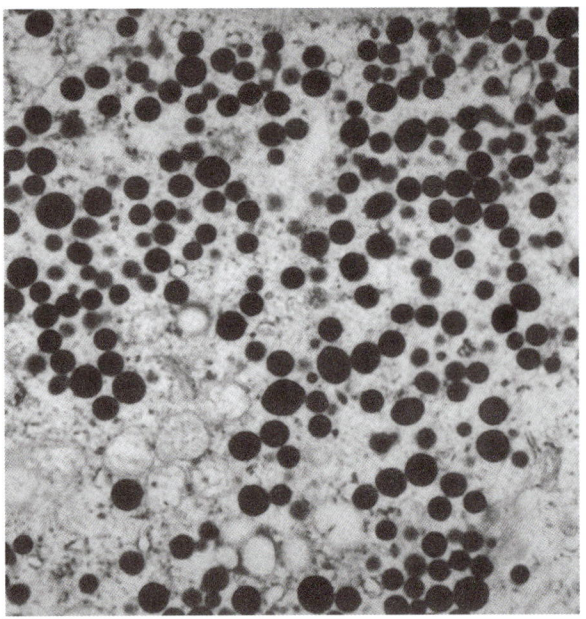

FIGURA 5.12
Micrografia eletrônica de um câncer metastático da medula supra-renal (feocromocitoma). A origem neuroendócrina desse tumor pouco diferenciado foi identificada pela presença de grânulos secretores citoplasmáticos característicos.

dutos como imunoglobulinas, proteínas fetais, enzimas, hormônios e proteínas citoesqueléticas e juncionais.

Os **carcinomas** expressam uniformemente citoqueratinas, que são filamentos intermediários pertencentes a uma família multigênica de proteínas. Com freqüência, os marcadores associados à linhagem são úteis no estabelecimento da origem de um carcinoma pouco diferenciado. Por exemplo, os carcinomas prostáticos expressam consistentemente uma glicoproteína, denominada antígeno prostático específico (PSA, *prostate-specific antigen*) e também são positivos para a fosfatase ácida prostática específica (PSAP, *prostate-specific acid phosphatase*). Em contrapartida, os cânceres de cólon são consistentemente negativos para esses marcadores, porém a maioria expressa o antígeno carcinoembrionário (CEA). Alguns carcinomas da tireóide exibem tireoglobulina, e alguns cânceres freqüentemente mostram receptores nucleares para estrogênio e progesterona. A expressão da forma sialada do antígeno Lewis A (CA 19-9) tem sido associada a câncer pancreático e câncer gastrintestinal, enquanto o CA 125 é um marcador sensível para cânceres ovarianos.

Os **tumores neuroendócrinos** compartilham a positividade para citoqueratinas com outros carcinomas. Entretanto, podem ser identificados por seu conteúdo de cromograninas, uma família de proteínas encontradas em grânulos neurossecretores. A enolase neurônio-específica é outro marcador, ainda que menos específico, de células neuroendócrinas. Outros marcadores de diferenciação neuroendócrina incluem a sinaptofisina e Leu-7 (CD57). Existem anticorpos específicos dirigidos contra diversos hormônios peptídicos, como gastrina, bombesina, hormô-

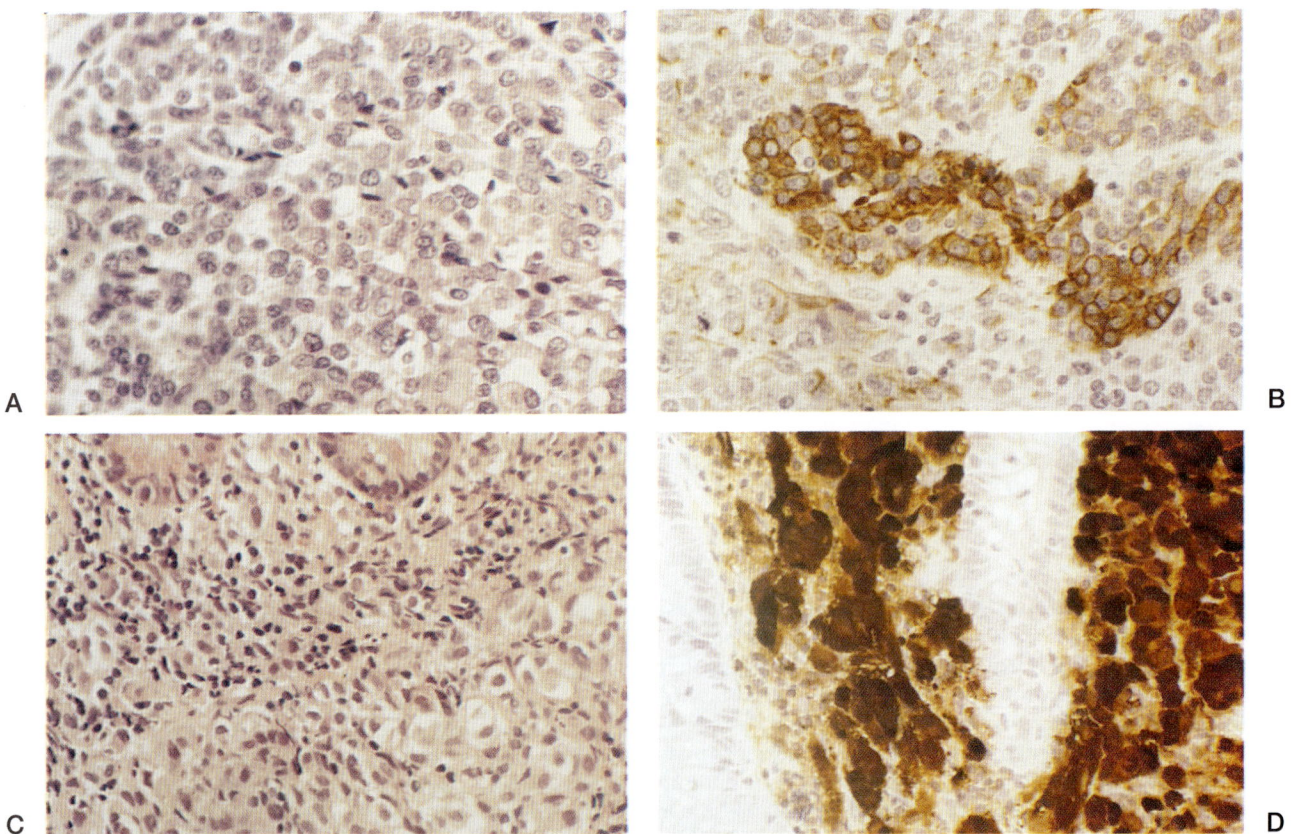

FIGURA 5.13
Marcadores tumorais na identificação de neoplasias indiferenciadas. A. É difícil, pela coloração com hematoxilina e eosina, identificar o câncer de bexiga metastático pouco diferenciado como um carcinoma. B. Um corte do tumor mostrado em A é positivo para citoqueratina com corante de imunoperoxidase, sendo o tumor identificado como carcinoma. C. Uma metástase de melanoma maligno indiferenciado para o cólon não é pigmentada, e sua origem é obscura. D. A coloração de imunoperoxidase do tumor mostrado em C revela inúmeras células positivas para a proteína S-100, um marcador habitualmente empregado para células de origem melanocítica.

nio corticotrófico (ACTH), insulina, glucagon, somatostatina e serotonina.

Os **melanomas malignos** podem não ser pigmentados e se assemelhar a outros carcinomas pouco diferenciados. Podem ser distinguidos por estudos imuno-histoquímicos (Fig. 5.13). Os melanomas expressam HMB-45 e proteína S-100, porém, ao contrário da maioria dos carcinomas, não são positivos para citoqueratinas.

Os **sarcomas de tecido mole** expressam o filamento intermediário, vimentina. Como esse marcador também é encontrado em muitos tumores não-mesenquimatosos, sua expressão tem importância apenas junto a outros marcadores e critérios morfológicos. A desmina, um outro filamento intermediário útil, está presente em neoplasias benignas e malignas com origem em fibras de músculo liso e de músculo estriado. A actina específica do músculo é outro marcador para o tecido muscular. As proteínas dos neurofilamentos são excelentes marcadores para tumores com origem em neurônios, inclusive neuroblastomas e ganglioneuroma. A enolase específica de neurônios também mostra uma forte associação com o tecido neurogênico e é encontrada em quase todos os neuroblastomas. A proteína ácida fibrilar glial (GFAP, *glial fibrillary acidic protein*), o primeiro filamento intermediário descoberto, é expressa fortemente nos astrócitos e na maioria das neoplasias de células gliais.

Os **linfomas malignos** são, em geral, positivos para o antígeno leucocitário comum (LCA, CD45). Os marcadores para linfomas e leucemias são agrupados nos denominados conjuntos de diferenciação (CD), cujo número, atualmente, ultrapassa 200. Os marcadores para antígenos CD ajudam a discriminar os linfócitos T e B, os monócitos e os granulócitos e as variantes maduras e imaturas dessas células. As neoplasias de células B, incluindo plasmocitomas, manifestam restrição das cadeias leves de imunoglobulina. Uma única célula B expressa cadeias leves κ ou λ. A presença de células B positivas tanto para κ quanto para λ é um argumento contra a existência de neoplasia maligna, enquanto a demonstração de apenas um tipo de cadeia nos linfócitos sugere fortemente um linfoma de células B monoclonais.

Os **tumores vasculares** derivados de células endoteliais, incluindo hemangiomas e hemangiossarcomas, são identificados por anticorpos contra antígeno relacionado com o fator VIII ou pela ligação de certas lectinas.

As **células em proliferação** exibem Ki-67 e antígeno nuclear celular de proliferação (PCNA, *proliferating cell nuclear antigen*). Embora a presença de células proliferativas apenas não estabeleça um diagnóstico de malignidade, a presença de células no ciclo celular em locais em que normalmente não há crescimento celular sugere, com freqüência, um câncer.

Os marcadores tumorais séricos não são específicos de doença, porém permitem o monitoramento da recidiva do tumor após a cirurgia. Por exemplo, níveis séricos elevados de CEA estão associados a carcinomas do trato gastrintestinal e da mama. Níveis elevados de α-fetoproteína (AFP) séricos sugerem câncer hepático ou um tumor do saco vitelino. A gonadotrofina coriônica humana (hCG) é utilizada para monitorar a recidiva de tumores trofoblásticos malignos. São encontrados títulos séricos de CA 19-9 em pacientes com cânceres pancreáticos ou gastrintestinais, e os níveis elevados de CA 125 estão associados a carcinomas ovarianos. Os cânceres de próstata são acompanhados dos níveis séricos elevados do PSA. Nos seminomas, ocorrem títulos elevados de fosfatase alcalina placentária humana (HPAP, *human placental alkaline phosphatase*). O Quadro 5.1 relaciona muitos dos marcadores tumorais utilizados com freqüência.

INVASÃO E METÁSTASE

As duas propriedades peculiares das células cancerígenas são a habilidade de invasão local e a capacidade de formar metástase para locais distantes. Essas características são responsáveis pela grande maioria de mortes por câncer; o tumor primário, por si só, em geral é tratável por extirpação cirúrgica.

A Extensão Direta Lesa o Órgão Envolvido nos Tecidos Adjacentes

Os carcinomas começam, em sua maioria, como crescimentos localizados limitados ao epitélio a partir do qual surgem. Se estes cânceres iniciais não penetrarem na membrana basal sobre a qual o epitélio repousa, tais tumores são denominados *carcinoma in situ* (Fig. 5.14). Nesse estágio, é lamentável que sejam assintomáticos, visto que são sempre curáveis. Quando o tumor *in situ* adquire potencial invasivo e se estende diretamente através da membrana basal subjacente, encontra-se numa posição de comprometer os tecidos vizinhos e formar metástases. Nas situações em que o câncer se origina de células que não estão confinadas por uma membrana basal, como células do tecido conjuntivo, elementos linfóides e hepatócitos, não é possível definir um estágio *in situ*.

Tipicamente, os tumores malignos crescem no interior do tecido de origem, no qual aumentam e infiltram estruturas normais. Também podem se estender diretamente além dos confins do órgão, envolvendo tecidos adjacentes. Em alguns casos, o crescimento do câncer pode ser tão extenso a ponto de a substituição do tecido normal resultar em insuficiência funcional do órgão. Essa situação não é incomum no câncer primário do fígado. Tumores do cérebro, como os astrocitomas, infiltram o cérebro até comprometerem regiões vitais. A extensão direta de tumores malignos no interior de um órgão também pode ter potencial fatal devido à sua localização. Um exemplo comum consiste na obstrução intestinal produzida pelo câncer do cólon (Fig. 5.15).

O padrão de crescimento invasivo de tumores malignos freqüentemente acarreta a sua extensão direta para fora do tecido de origem, em cujo caso o tumor pode comprometer secundariamente a função de um órgão adjacente. O carcinoma escamoso da cérvice freqüentemente cresce além do trato genital, produzindo fístulas vesicovaginais e obstruindo os ureteres. Os casos não tratados de câncer de mama são complicados freqüentemente por extensa ulceração da pele. Até mesmo tumores pequenos podem acarretar conseqüências graves quando invadem estruturas vitais. Um pequeno câncer do pulmão pode causar uma fístula broncopleural ao penetrar o brônquio, ou hemorragia grave quando causa erosão de um vaso sangüíneo. A dor atroz do carcinoma pancreático é conseqüente à extensão direta do tumor para o plexo nervoso celíaco. As células tumorais que alcançam cavidades serosas (p. ex., as do peritônio ou da pleura) disseminam-se rapidamente por extensão direta ou podem ser transportadas pelo líquido para novos locais das membranas serosas. O exemplo mais comum consiste na semeadura da cavidade peritoneal por certos tipos de câncer ovariano (Fig. 5.16).

A Disseminação Metastática É a Causa Mais Comum de Morte pelo Câncer

Metástase refere-se à transferência de células malignas de um local para outro na ausência de conexão direta entre ambos. Em decorrência das propriedades invasivas dos tumores malignos, eles acabam entrando em

QUADRO 5.1 Marcadores Freqüentemente Utilizados na Identificação de Tumores

Marcador	Células-alvo
Células epiteliais	
Citoqueratinas	Carcinomas, mesotelioma
CK7	Muitos adenocarcinomas
CK20	Carcinomas gastrintestinais e ovarianos, carcinoma de células transicionais da bexiga, tumor de células de Merckel
Antígeno da membrana epitelial (EMA)	Carcinomas, mesotelioma, alguns linfomas de células grandes
Ber-Ep4	A maioria dos adenocarcinomas, mas não mesotelioma
B72.3 (associado a tumor)	Muitos adenocarcinomas, mas não mesotelioma
CEA (antígeno carcinoembrionário)	Muitos adenocarcinomas, mas não mesotelioma
CD15	Muitos adenocarcinomas, mas não mesotelioma
Células mesoteliais	
Citoqueratinas CK5/6	Mesotelioma
Vimentina	Mesotelioma
HBME	Mesotelioma
Calretinina	Mesotelioma
Melanócitos	
HMB-45	Melanoma maligno
Proteína S-100	Melanoma maligno
MART-1	Melanoma maligno
Células neuroendócrinas e neurais	
Cromograninas	Carcinoma neuroendócrino, tumor carcinóide
Sinaptofisina	Carcinoma neuroendócrino, tumor carcinóide
Enolase neurônio-específica	Carcinoma neuroendócrino, tumor carcinóide
CD57	Carcinoma neuroendócrino
Proteínas de neurofilamentos	Neuroblastoma
Células gliais	
Proteína ácida fibrilar glial (GFAP)	Astrocitoma e outros tumores gliais
Células mesenquimatosas	
Vimentina	A maioria dos sarcomas
Desmina	Tumores musculares (miossarcomas)
Actina músculo-específica	Tumores musculares (miossarcomas)
CD99	Sarcoma de Ewing, tumores neuroectodérmicos periféricos (TNEP)
Órgãos específicos	
Antígeno prostático específico (PSA)	Câncer de próstata
Fosfatase alcalina prostática específica (PSAP)	Câncer da próstata
Tireoglobulina	Câncer da tireóide
α-Fetoproteína (AFP)	Carcinomas hepatocelulares, tumor do saco vitelino
Antígeno carcinoembrionário (CEA)	Cânceres gastrintestinais
Fosfatase alcalina placentária (PLAP)	Seminoma
Gonadotrofina coriônica humana (hCG)	Tumores trofoblásticos
CA19.9	Carcinomas pancreáticos e gastrintestinais
CA125	Carcinoma ovariano
Calcitonina	Carcinoma medular da tireóide
Marcadores CD	
CD1	Timócitos, células dendríticas, algumas leucemias de células T
	Células T, neoplasias malignas de células T
CD2	Células T, neoplasias malignas de células T
CD3	Células T auxiliares, neoplasias malignas de células T
CD4	Células T, leucemia linfocítica crônica de células B
CD5	Células T citotóxicas/supressoras
CD8	Algumas leucemias linfoblásticas agudas, linfoma folicular
CD10 (antígeno ALL comum, CALLA)	Leucemias mielóides
	Linfoma de Hodgkin
CD13	Células B, neoplasias malignas de células B
CD15	Células B, neoplasias malignas de células B
CD19	Linfomas de células grandes, linfoma de Hodgkin
CD20	Leucemias mielóides

QUADRO 5.1 Marcadores Freqüentemente Utilizados na Identificação de Tumores *(continuação)*

Marcador	Células-alvo
CD30	Leucemias
CD33	Leucemias e linfomas
CD34	Plaquetas, leucemia megacarioblástica aguda
CD45 (antígeno comum leucocitário)	Leucemia de células pilosas
Marcadores de leucemia/linfoma do tipo não-CD	
Cadeia leve	Neoplasias malignas de células B
Cadeia leve κ	Neoplasias malignas de células B
TdT	Leucemia linfoblástica
Bcl-1	Linfoma de células do manto
Bcl-2	Linfoma folicular
Marcadores endoteliais	
Fator de von Willebrand (vWF)	Neoplasias vasculares
CD31	Neoplasias vasculares
CD34	Neoplasias vasculares
Lectinas	Neoplasias vasculares

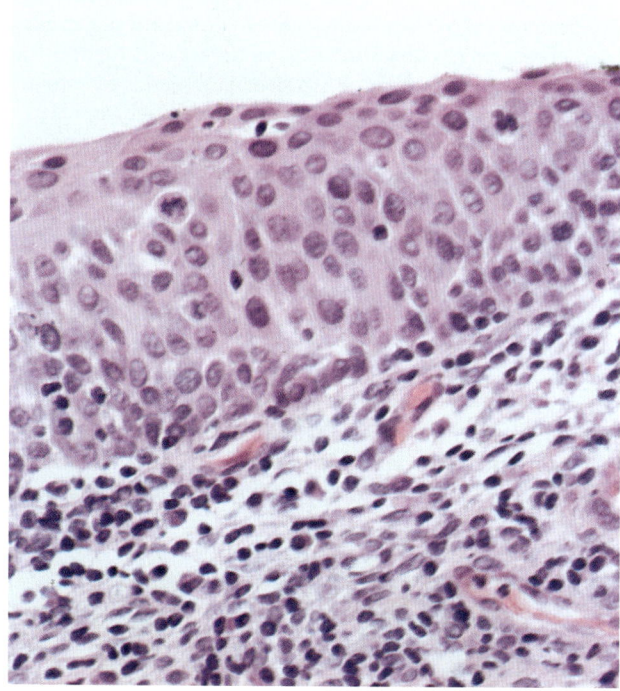

FIGURA 5.14
Carcinoma *in situ*. Corte do colo uterino mostrando células escamosas neoplásicas que ocupam toda a espessura do epitélio e restritas à mucosa pela membrana basal subjacente.

relativamente resistentes. Antes que possam formar metástases viáveis, as células tumorais circulantes precisam se alojar no leito vascular do sítio metastático (Fig. 5.17). Neste local, elas presumivelmente se fixam às paredes dos vasos sangüíneos, nas células endoteliais ou nas membranas basais desnudas. Para muitos tumores, essa seqüência de eventos explica o motivo pelo qual o fígado e o pulmão são locais tão freqüentes de metástases. Como os tumores abdominais disseminam-se pelo sistema porta, resultam em metástases hepáticas, enquanto outros tumores penetram nas veias sistêmicas que acabam drenando na veia cava, produzindo metástases para os pulmões. Nesse aspecto, convém assinalar que

contato com vasos sangüíneos e linfáticos. **Da mesma forma que podem invadir tecido parenquimatoso, as células neoplásicas também podem penetrar os canais vasculares e linfáticos, através dos quais disseminam-se para locais distantes.** Em geral, as metástases assemelham-se histologicamente ao tumor primário, embora ocasionalmente sejam tão anaplásicas que sua célula de origem é obscura.

Metástases Hematógenas

As células cancerígenas comumente invadem capilares e vênulas, enquanto as arteríolas e artérias, de paredes mais espessas, são

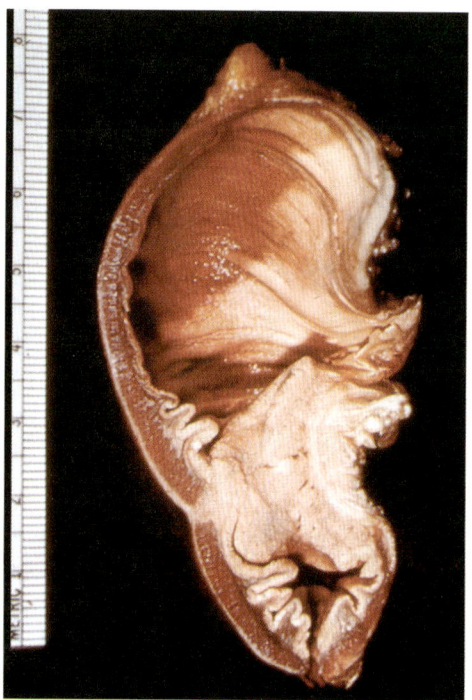

FIGURA 5.15
Adenocarcinoma do cólon com obstrução intestinal. A luz do cólon no local do câncer encontra-se estreita. O cólon acima da obstrução está dilatado.

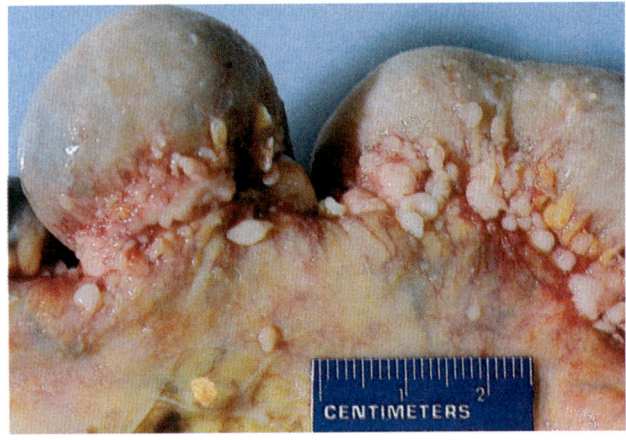

FIGURA 5.16
Carcinomatose peritoneal. O mesentério fixado a uma alça do intestino delgado está repleto de pequenos nódulos de carcinoma ovariano metastático.

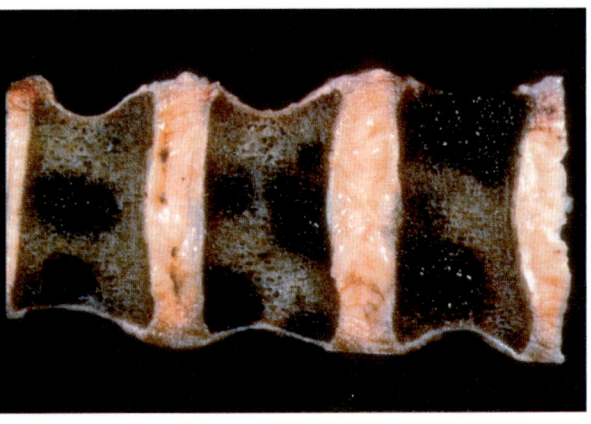

FIGURA 5.18
Metástases pigmentadas múltiplas nos corpos vertebrais de um paciente que morreu de melanoma maligno.

algumas células tumorais liberadas no sistema venoso sobrevivem à sua passagem através da microcirculação e, portanto, são transportadas para órgãos mais distantes. Por exemplo, células tumorais podem atravessar o fígado e produzir metástases pulmonares, e células neoplásicas também podem sobreviver à passagem através da microcirculação pulmonar, alcançando cérebro, ossos (Fig. 5.18) e outros órgãos através da disseminação arterial. As células neoplásicas detidas na microcirculação podem penetrar nas paredes vasculares do local de metástase utilizando os mesmos mecanismos de invasão do tumor primário.

Metástases Linfáticas

Um dogma histórico acerca da disseminação metastática sustenta que os tumores epiteliais (carcinomas) formam metástases preferencialmente através dos canais linfáticos, enquanto as neoplasias mesenquimatosas (sarcomas) são distribuídas por via hematógena. Essa distinção não é mais considerada verdadeira por causa das observações clínicas de padrões de metástase e da demonstração de numerosas associações entre os sistemas linfático e vascular. Os tumores que surgem em tecido com uma rede linfática rica (p. ex., a mama) freqüentemente metastatizam por essa via, embora propriedades particulares de neoplasias específicas possam desempenhar algum papel na via de disseminação.

As membranas basais envolvem apenas os grandes canais linfáticos; elas não existem nos capilares linfáticos. Dessa forma, as células tumorais invasivas podem penetrar os canais linfáticos mais prontamente do que os vasos sangüíneos. Uma vez nos vasos linfáticos, as células são transportadas para linfonodos regionais de drenagem, nos quais inicialmente se alojam no seio marginal e depois se estendem ao longo do linfonodo. Os linfonodos com depósitos metastáticos podem exibir um aumento de várias vezes em relação ao seu tamanho normal, ultrapassando freqüentemente o diâmetro da lesão primária. A superfície de corte do linfonodo assemelha-se habi-

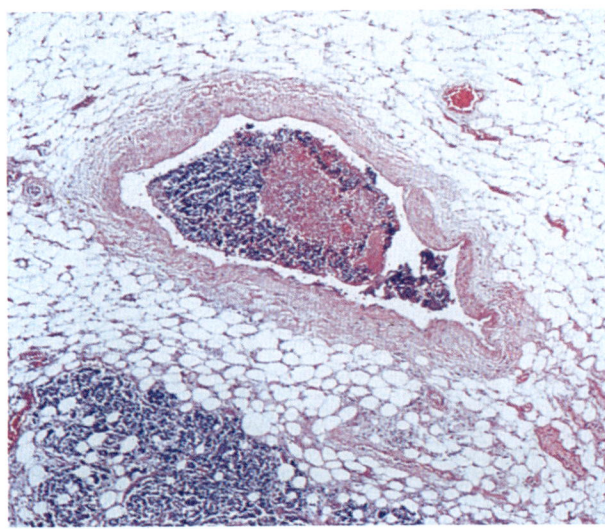

FIGURA 5.17
Disseminação hematogênica de câncer. Um tumor maligno (*parte inferior*) invadiu o tecido adiposo e penetrou em uma pequena veia.

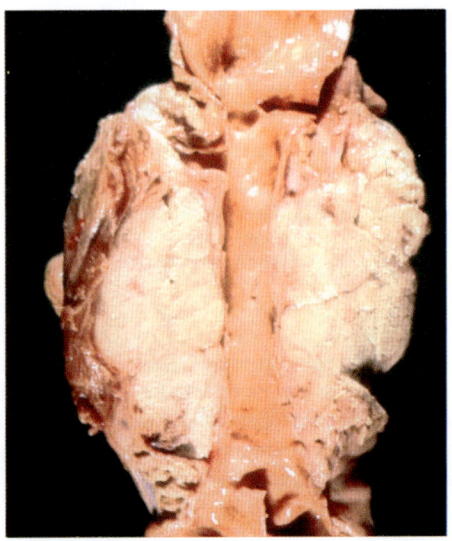

FIGURA 5.19
Carcinoma metastático em linfonodos periaórticos. A aorta foi aberta e os linfonodos, bisseccionados.

tualmente à do tumor primário no que concerne a cor e consistência e também pode exibir a necrose e a hemorragia comumente encontradas nos cânceres primários (Fig. 5.19).

O padrão linfático regional de disseminação metastática é mais notavelmente exemplificado pelo câncer da mama. Nesse tipo de câncer, as metástases iniciais são quase sempre linfáticas, e essas metástases linfáticas regionais possuem importância prognóstica considerável. Os cânceres com origem na face lateral da mama caracteristicamente se disseminam para linfonodos da axila; os que surgem na porção medial drenam para linfonodos mamários internos no tórax.

As metástases linfáticas são encontradas ocasionalmente em linfonodos distantes do local do tumor primário; elas são denominadas *metástases salteadas*. Por exemplo, cânceres abdominais podem ser indicados pelo surgimento de um linfonodo supraclavicular aumentado, o linfonodo sentinela. Um exemplo drástico da relação entre anatomia linfática e a disseminação de tumores malignos é proporcionado pelos cânceres do testículo. Em vez de formar metástases para linfonodos regionais, como outros tumores da genitália externa masculina, os cânceres testiculares tipicamente envolvem linfonodos periaórticos abdominais de drenagem. A explicação reside na descida do testículo a partir de um local intra-abdominal até o escroto, durante a qual é acompanhado por seu próprio suprimento linfático.

Disseminação para Cavidades Corporais

Os tumores malignos com origem em órgãos adjacentes a cavidades corporais (p. ex., ovários, trato gastrintestinal e pulmão) podem liberar células malignas nesses espaços. Tais cavidades corporais incluem principalmente as cavidades peritoneal e pleural, embora seja observada a disseminação para cavidade pericárdica, espaço articular e espaço subaracnóide. De modo semelhante à cultura de tecido, o tumor nesses locais cresce em massas e freqüentemente produz líquido (p. ex., ascite, líquido pleural), algumas vezes em quantidades maciças. O adenocarcinoma mucinoso também pode secretar grandes quantidades de mucina nesses locais.

A Invasão e a Metástase São Eventos com Diversas Etapas

Muitas etapas são necessárias para as células malignas estabelecerem uma metástase (Fig. 5.20):

1. Invasão da membrana basal subjacente ao tumor
2. Movimento através da matriz extracelular
3. Penetração nos canais vasculares ou linfáticos
4. Sobrevida e detenção no sangue ou na linfa circulantes
5. Saída da circulação para o novo local tecidual
6. Sobrevida e crescimento na forma de metástase, um processo que envolve angiogênese

A maioria dos cânceres origina-se da transformação maligna de uma única célula (*origem monoclonal dos tumores*). Entretanto, a inerente instabilidade genética do fenótipo maligno provoca o aparecimento de subpopulações com diversas características biológicas e variações profundas no seu potencial metastático (*heterogeneidade tumoral*). A demonstração da heterogeneidade tumoral levou ao conceito de que, em cada etapa da cascata metastática, apenas as células mais adaptadas sobrevivem. Por conseguinte, o processo metastático pode ser considerado como uma competição na qual uma subpopulação de células no interior do câncer primário acaba prevalecendo como metástase.

Invasão

Inerente na definição de uma célula maligna está sua capacidade de invadir o tecido circundante. Nos tumores epiteliais, a invasão exige a ruptura e a penetração através da membrana basal subjacente e a passagem através da matriz extracelular. De forma semelhante, as células circulantes destinadas a estabelecer metástases devem reproduzir esses mesmos eventos para sair do compartimento vascular ou linfático e estabelecer residência em um ponto distante.

Moléculas de Adesão

Toda a seqüência metastática, desde a ligação inicial da célula tumoral à matriz extracelular subjacente até o crescimento em um local distante, depende da expressão de inúmeras moléculas de adesão pelas células malignas. A exposição dessas moléculas de superfície varia com (1) o tipo de tumor, (2) o clone individual (heterogeneidade tumoral), (3) o estágio da progressão maligna e (4) a etapa específica do processo metastático.

INTEGRINAS: As integrinas são receptores transmembrana, cada um consistindo em duas subunidades α e duas subunidades β que, juntas, conferem especificidade de substrato no receptor. Esses receptores de adesão mediam as interações de adesão entre as células e a matriz e entre as próprias células. A ligação das integrinas a seus substratos também estimula a sinalização intracelular e a expressão gênica que desempenham um papel na migração, proliferação, diferenciação e sobrevida da célula. Além disso, as integrinas afetam a expressão, localização e ativação de colagenases (metaloproteinases [MMP]; ver adiante) e podem orientar essas enzimas até seus alvos na matriz extracelular, na qual degradam tecido conjuntivo e constituem o caminho para a disseminação de células tumorais.

FAMÍLIA DO SUPERGENE DA IMUNOGLOBULINA: Muitas moléculas de adesão intercelular pertencem a essa superfamília, incluindo a molécula de adesão intercelular 1 (ICAM-1), MUC18 e a molécula de adesão da célula vascular 1 (VCAM-1). A expressão da ICAM-1 se correlaciona de forma positiva com a agressividade de diferentes tipos de células tumorais.

CADERINAS E CATENINAS: As caderinas constituem uma família de moléculas de adesão entre as células, e são glicoproteínas transmembrana dependentes de Ca^{2+}. A caderina mais bem caracterizada, a E-caderina, é expressa na superfície de todos os epitélios e medeia a adesão entre as células por meio de interações mútuas do tipo *zíper*. As cateninas (α, β e γ) são proteínas que interagem com o domínio intracelular da caderina E, criando uma ligação mecânica entre esta última e o citoesqueleto, essencial para as interações eficientes das células epiteliais. De modo geral, as caderinas e as cateninas suprimem a invasão e a metástase. A expressão da E-caderina e das cateninas apresenta-se reduzida e perdida na maioria dos carcinomas, um efeito que permite a liberação de células malignas individuais da massa tumoral principal, com conseqüente metástase. É interessante assinalar que a β-catenina também se liga ao produto gênico da polipose adenomatosa do cólon (PAC), um efeito que independe de sua interação com a caderina E e a α-catenina. As mutações no gene de PAC ou da β-catenina estão envolvidas no desenvolvimento de câncer de cólon (ver adiante e no Cap. 13).

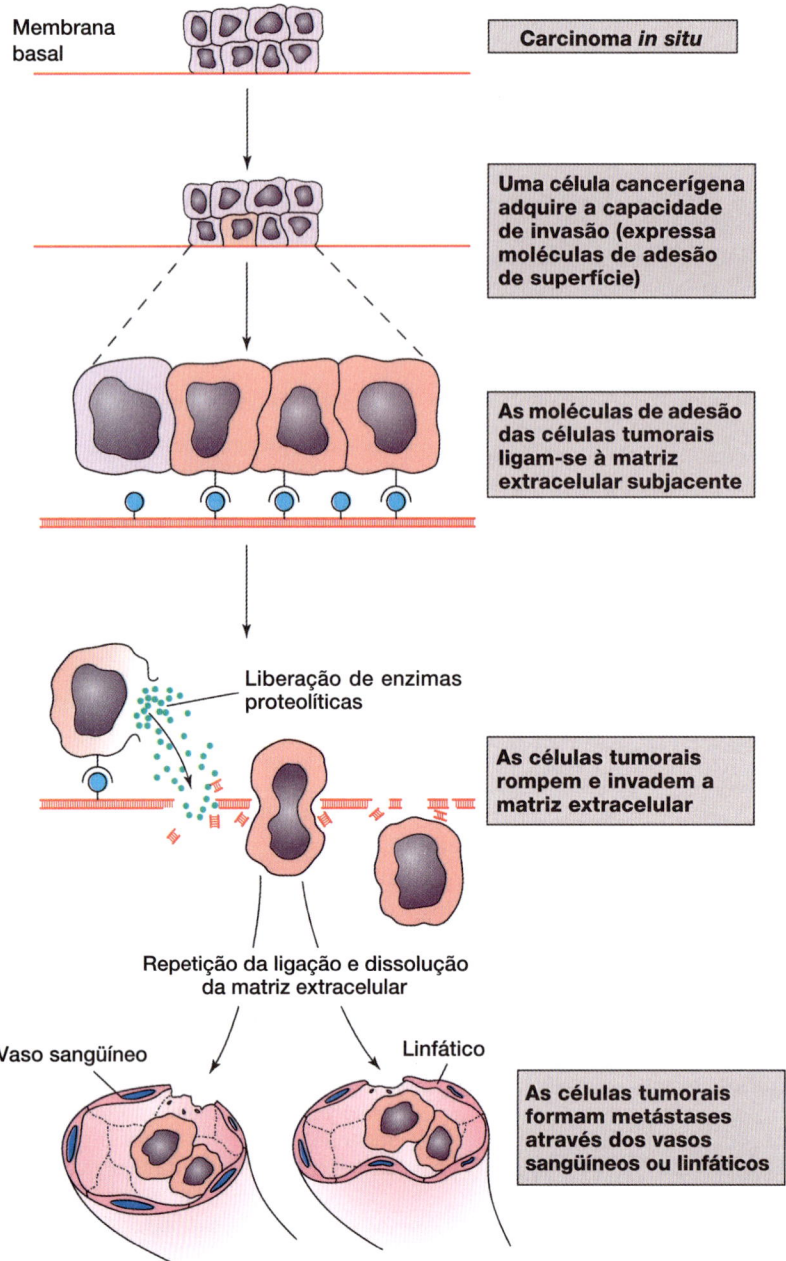

FIGURA 5.20
Mecanismos de invasão e metástases tumorais. O mecanismo pelo qual um tumor maligno penetra inicialmente numa membrana basal confinante e, a seguir, invade o meio extracelular circundante envolve várias etapas. Em primeiro lugar, o tumor adquire a capacidade de se ligar a componentes da matriz extracelular. Essas interações são mediadas pela expressão de diversas moléculas de adesão. A seguir, são liberadas enzimas proteolíticas pelas células tumorais, com degradação da matriz extracelular. Após atravessar o ambiente extracelular, o câncer invasivo penetra os vasos sanguíneos e linfáticos pelos mesmos mecanismos.

Fatores de Crescimento e Citocinas

Os fatores de crescimento e as citocinas comandam as respostas celulares durante desenvolvimento, diferenciação e reparação. A produção aberrante de fatores de crescimento pelos tumores contribui para a neo-angiogênese e a atração de células inflamatórias e estimula a proliferação, migração e propriedades invasivas das células tumorais. Um exemplo notável é o *fator de motilidade autócrina* (AMF), uma molécula pertencente a uma família de citocinas de células tumorais que estimulam a motilidade por meio de uma via sinalizadora mediada por receptor. O AMF não apenas regula a motilidade, como também modula a expressão de integrinas da superfície celular. A expressão do receptor AMF (gp78) em células normais é regulada pelo contato celular, enquanto em muitas células cancerígenas, é expressa de modo constitutivo.

Enzimas Proteolíticas

O primeiro evento na invasão de células tumorais é a ruptura da membrana basal que separa o epitélio do compartimento mesenquimatoso subjacente. A membrana basal compõe-se de muitos componentes da matriz extracelular, incluindo colágeno do tipo IV, laminina e proteoglicanos (ver Cap. 3). As células malignas e as células estromais associadas a cânceres elaboram diversas proteases que degradam um ou mais dos componentes da membrana basal. Essas enzimas incluem o ativador de plasminogênio do tipo uroquinase (u-PA) e as metaloproteinases da matriz (MMP) incluindo as colagenases.

O u-PA converte o plasminogênio sérico em plasmina, uma serina protease que degrada a laminina e ativa a pró-colagenase do tipo IV. A atividade do u-PA é equilibrada pelo inibidor do ativador do plasminogênio (PAI) e foram relatadas alterações na expressão de u-PA, no receptor de u-PA e no PAI em diferentes cânceres.

As MMP compreendem uma família de endopeptidases dependentes de zinco suscetíveis a inibidores tissulares de MMP (TIMP, *tissue inhibitors of MMP*.). As MMP incluem colagenases intersticiais, estromelisinas, gelatinases e MMP do tipo membrana. Essas enzimas são sintetizadas e secretadas por células normais sob condições associadas a remodelação tissular fisiológica, como a cicatrização de ferida e a implantação da placenta. Nessas circunstâncias, o equilíbrio entre MMP e TIMP é regulado de maneira rigorosa. Ao contrário, os fenótipos invasivos e metastásticos de células cancerosas são caracterizados por desregulação deste equilíbrio.

Em muitos cânceres, observou-se uma correlação direta entre a expressão aumentada de MMP e o aumento da capacidade invasiva ou do potencial metastático das células tumorais. Além disso, muitos desses tumores exibem uma redução na expressão de TIMP. As MMP são encontradas nas células tumorais, nas células do estroma circundante ou em ambas, dependendo da neoplasia particular. Em alguns casos, as MMP secretadas por células estromais estão ligadas a integrinas na superfície das células tumorais, dessa forma proporcionando uma concentração local especialmente alta de atividade de proteases no local de invasão tumoral. A atividade desregulada de MMP permite a entrada de células cancerosas na matriz extracelular e sua passagem através dela.

Metástase

Após a invasão de tecido circundante, as células malignas podem se disseminar para pontos distantes por um processo que inclui várias etapas:

1. **Invasão da circulação:** Após invadirem o tecido intersticial, as células malignas penetram nos canais linfáticos ou vasculares. Nos linfonodos, as comunicações entre linfáticos ou tributárias venosas permitem o acesso das células à circulação sistêmica. A maioria das células tumorais não sobrevive à sua jornada pela corrente sangüínea, e menos de 0,1% permanece para estabelecer uma nova colônia.
2. **Escape da circulação:** As células tumorais circulantes podem ser detidas mecanicamente nos capilares e nas vênulas, onde se fixam às células endoteliais. Essa aderência provoca retração do endotélio, expondo a membrana basal subjacente à qual se fixam as células tumorais. Agregados de células tumorais também podem ser detidos nas arteríolas, nas quais crescem dentro da luz vascular. Em ambas as situações, as células tumorais acabam por extravasar por mecanismos semelhantes àqueles responsáveis pela invasão local.
3. **Crescimento local:** Ao encontrarem um local hospitaleiro, as células cancerosas extravasadas crescem em resposta a fatores de crescimento autócrinos e, possivelmente, locais, produzidos pelo tecido do hospedeiro. No entanto, é necessário um novo suprimento vascular para que o tumor cresça e alcance um diâmetro acima de 0,5 mm. Assim, muitos tumores secretam polipeptídios (p. ex., fator de crescimento de fibroblastos [FGF], fator de crescimento endotelial vascular [VEGF], fator de crescimento transformador β [TGF-β] e fator de crescimento derivado das plaquetas [PDGF]), que, em conjunto, desencadeiam e regulam o processo de **angiogênese** (ver adiante). A colônia metastática recém-estabelecida também precisa escapar à detecção e destruição pelas defesas imunes do hospedeiro (ver adiante). As metástases podem formar metástases novamente, dentro do mesmo órgão ou em locais distantes.

O estabelecimento de uma colônia metastática não significa que ela inevitavelmente aumentará de tamanho. É de conhecimento clínico que os tumores podem recidivar localmente ou em pontos de metástases muitos anos após o câncer primário ter sido removido cirurgicamente. Por exemplo, os pacientes tratados para câncer de mama ou melanoma maligno podem estar aparentemente curados por 20 anos ou mais, apresentando subitamente uma recidiva do tumor. A base molecular para esse fenômeno, denominado *"dormência tumoral"*, não é bem conhecida (ver adiante).

Órgãos-alvo na Doença Metastática

Há mais de 100 anos, constatou-se que a distribuição das metástases no câncer de mama não é ao acaso. Em 1889, Paget propôs que a disseminação de células tumorais para locais secundários específicos dependia da compatibilidade entre as células tumorais (a semente) e fatores microambientais favoráveis no local secundário (o solo). Por outro lado, outros argumentaram que a disseminação metastática depende apenas de fatores anatômicos e do fluxo sangüíneo para determinado órgão. Atualmente, há evidência de que ambos os mecanismos operam, dependendo do tumor. Por exemplo, os cânceres de mama, próstata e tireóide formam metástases no osso, um tropismo que sugere um solo favorável. Por outro lado, a despeito de seu tamanho e fluxo sangüíneo abundante, nem o baço nem o músculo esquelético constituem um local comum de metástase. Contudo, para muitos cânceres, a anatomia vascular influencia inquestionavelmente o padrão de disseminação metastática. Os tumores malignos do trato gastrintestinal costumam metastatizar para o primeiro leito capilar que encontram, isto é, o fígado. De forma semelhante, os cânceres de pulmão disseminam-se freqüentemente para o cérebro. Um fator adicional que regula o abrigo de células malignas pode ser a expressão de moléculas de adesão complementares, seja pelas células cancerosas ou pelas células do órgão em que se abrigam.

GRADUAÇÃO E ESTADIAMENTO DOS CÂNCERES

Com o intuito de prever o comportamento clínico de um tumor maligno e estabelecer critérios para a terapia, muitos cânceres são classificados de acordo com esquemas de graduação citológica e histológica ou por protocolos de estadiamento que descrevem a extensão da disseminação.

A Graduação do Câncer Reflete Características Celulares

Os tumores de grau baixo são bem diferenciados; os de grau alto tendem a ser anaplásicos. A graduação citológica e histológica, que é necessariamente subjetiva e no máximo semiquantitativa, baseia-se no grau de anaplasia e no número de células em proliferação. O grau de anaplasia é determinado pela forma e regularidade das células e pela presença de características diferenciadas distintas, como estruturas semelhantes a glândulas funcionais em adenocarcinomas ou pérolas epiteliais em carcinomas escamosos. A presença dessas características identifica um tumor como "bem diferenciado". Por outro lado, as células de malignidades "pouco diferenciadas" possuem pequena semelhança com seus equivalentes normais. A evidência de crescimento rápido ou anormal é proporcionada por (1) grande número de mitoses, (2) mitoses atípicas, (3) pleomorfismo nuclear e (4) células gigantes tumorais. A maioria dos esquemas de graduação classifica os tumores em três ou quatro graus por ordem crescente de malignidade (Fig. 5.21). A correlação geral entre a graduação citológica e o comportamento biológico de uma neoplasia não é invariável: Existem muitos exemplos de tumores com graduação citológica baixa que demonstram propriedades malignas substanciais.

O Estadiamento do Câncer Refere-se à Extensão da Disseminação

A escolha da abordagem cirúrgica ou a seleção das modalidades de tratamento são influenciadas mais pelo estágio do câncer do que por sua graduação citológica. Além disso, os dados estatísticos relacionados com a sobrevida de pacientes com câncer baseiam-se no estágio, e não na graduação citológica do tumor. O estadiamento clínico não depende da graduação citológica. Os critérios importantes empregados para o estadiamento variam de acordo com os diferentes órgãos. Os critérios comumente utilizados são (1) tamanho do tumor; (2) extensão do crescimento local, dentro ou fora do órgão; (3) presença de metástases em linfonodos; e (4) presença de metástases distantes. Esses critérios foram codificados no **sistema de TNM de estadiamento do câncer,** em que "T" refere-se ao tamanho do tumor primário, "N" às metástases em linfonodos regionais e "M" à presença e extensão de metástases distantes. As definições de contagens numéricas para T, N e M (p. ex., T1-T4, N1-N3) variam de acordo com tipos específicos de tumor.

Em alguns casos, a distinção entre tumores benignos e malignos baseia-se apenas no tamanho. Por exemplo, com base na experiência clínica com cânceres renais, os tumores com menos de 2 cm de diâmetro em geral são considerados adenomas, enquanto os com tamanho maior são rotulados de carcinomas renais. A escolha da terapia cirúrgica freqüentemente é influenciada pelo tamanho apenas. Por exemplo, um câncer de mama primário com menos de 2 cm de diâmetro pode ser tratado com excisão local e radioterapia; freqüentemente, massas maiores indicam mastectomia. A extensão local também pode ser usada para estimar o prognóstico, como na classificação de Dukes de câncer colorretal. A penetração do tumor na muscular e na serosa do intestino está associada a um prognóstico pior do que o de um tumor mais superficial. Evidentemente, a presença de metástases para linfonodos exige um tratamento mais agressivo do que na sua ausência, enquanto a presença de metástases distantes constitui geralmente uma contra-indicação para intervenção cirúrgica que não seja paliativa.

ORIGEM CLONAL DO CÂNCER

Estudos de tumores experimentais e humanos forneceram provas contundentes de que a maioria dos cânceres se origina de uma única célula transformada. Essa teoria foi examinada mais cuidadosamente em relação a distúrbios proliferativos do sistema hematopoético. A evidência clínica mais comum a favor dessa teoria consiste na produção de uma única imunoglobulina por plasmócitos neoplásicos em determinado paciente com mieloma múltiplo. Com efeito, esse "pico monoclonal" na eletroforese do soro de um paciente com suspeita de mieloma é considerado uma evidência conclusiva da doença. De forma

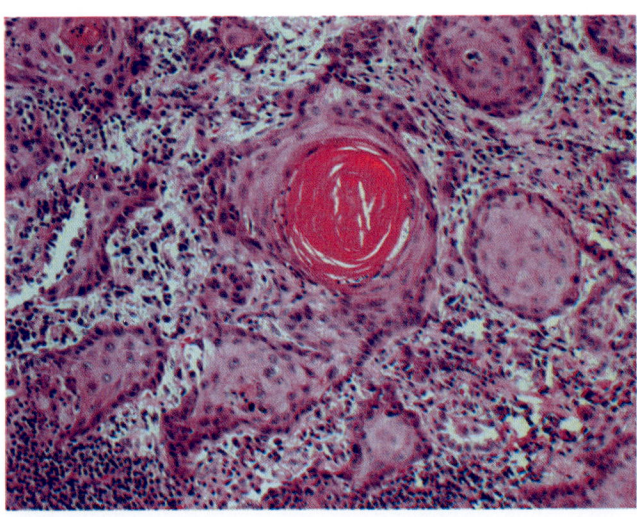
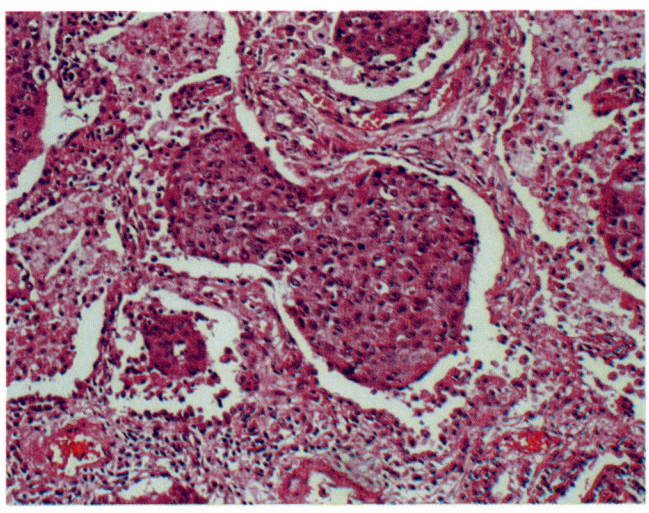

FIGURA 5.21

Graduação citológica do carcinoma de células escamosas do pulmão. A. Carcinoma de células escamosas bem diferenciado (grau 1). As células tumorais exibem forte semelhança com as células escamosas normais e sintetizam queratina, conforme evidenciado por pérolas epiteliais. B. Carcinoma de células escamosas pouco diferenciado (grau 3). É difícil identificar a origem escamosa das células malignas.

semelhante, foram utilizados marcadores de superfície celular para estabelecer a origem monoclonal de muitos outros distúrbios hematopoéticos malignos. Por exemplo, os linfomas de células B são compostos de células que exibem exclusivamente cadeias leves do tipo κ ou do tipo λ na superfície, enquanto proliferações linfóides policlonais caracterizam-se pela presença dos dois tipos de células. A monoclonalidade também foi demonstrada nas metástases individuais de muitos tumores sólidos.

Uma das observações mais importantes com relação à origem monoclonal do câncer derivou do estudo de glicose-6-fosfato desidrogenase em mulheres heterozigotas para duas isoenzimas dessa enzima, A e B (Fig. 5.22). Essas isoenzimas são codificadas nos genes localizados no cromossomo X. Como o cromossomo X é inativado ao acaso, apenas um desses genes é expresso em determinada célula. Por conseguinte, enquanto os genótipos de todas as células são iguais, seus fenótipos variam quanto à expressão da isoenzima A ou B. O exame de tumores benignos do músculo liso uterino (leiomiomas ou "fibróides") revelou que todas as células em determinado tumor expressam A ou B, mas não ambas, indicando que cada tumor deriva de uma única célula progenitora.

CÂNCER COMO PROCESSO ALTERADO DE DIFERENCIAÇÃO

Em muitos cânceres, verifica-se que o fenótipo maligno resulta, pelo menos em parte, de defeitos no controle normalmente estrito da proliferação celular. **Contudo, em alguns cânceres, acredita-se que as células malignas possam resultar de uma parada de maturação na seqüência de desenvolvimento de uma célula-tronco até uma célula completamente diferenciada.** De acordo com essa teoria, as células tumorais acumulam-se porque os mecanismos que controlam o número total de células no compartimento totalmente diferenciado de alguns tecidos não se aplicam quando células precursoras menos diferenciadas não conseguem sofrer maturação.

CARCINOMA DE CÉLULAS ESCAMOSAS: Em muitos tumores, a maior parte das células neoplásicas não se encontra no ciclo celular e, portanto, não contribui para a malignidade do tumor. Por exemplo, conforme assinalado anteriormente, menos de 3% das células em carcinoma escamoso mantêm o potencial maligno do tumor, e a maioria sofre diferenciação e morre de forma espontânea. Quando essas células tumorais de diferenciação completa são transplantadas em hospedeiros apropriados, não crescem, enquanto as células correspondentes indiferenciadas no mesmo tumor formam carcinomas escamosos típicos. Essas observações apóiam a teoria de que a etapa inicial no desenvolvimento de alguns cânceres consiste na incapacidade de diferenciação normal da célula-tronco para completar a seqüência de diferenciação celular.

TERATOCARCINOMA: Evidências adicionais que sustentam o conceito de câncer como uma falha no processo de diferenciação provêm do estudo de tumores de células germinativas malignos (teratocarcinomas) experimentais. Uma única célula de carcinoma embrionário, a célula-tronco de um teratocarcinoma quando transplantada em um camundongo, dá origem a um tumor que contém células derivadas de todas as três camadas germinativas. Evidentemente, a progênie da

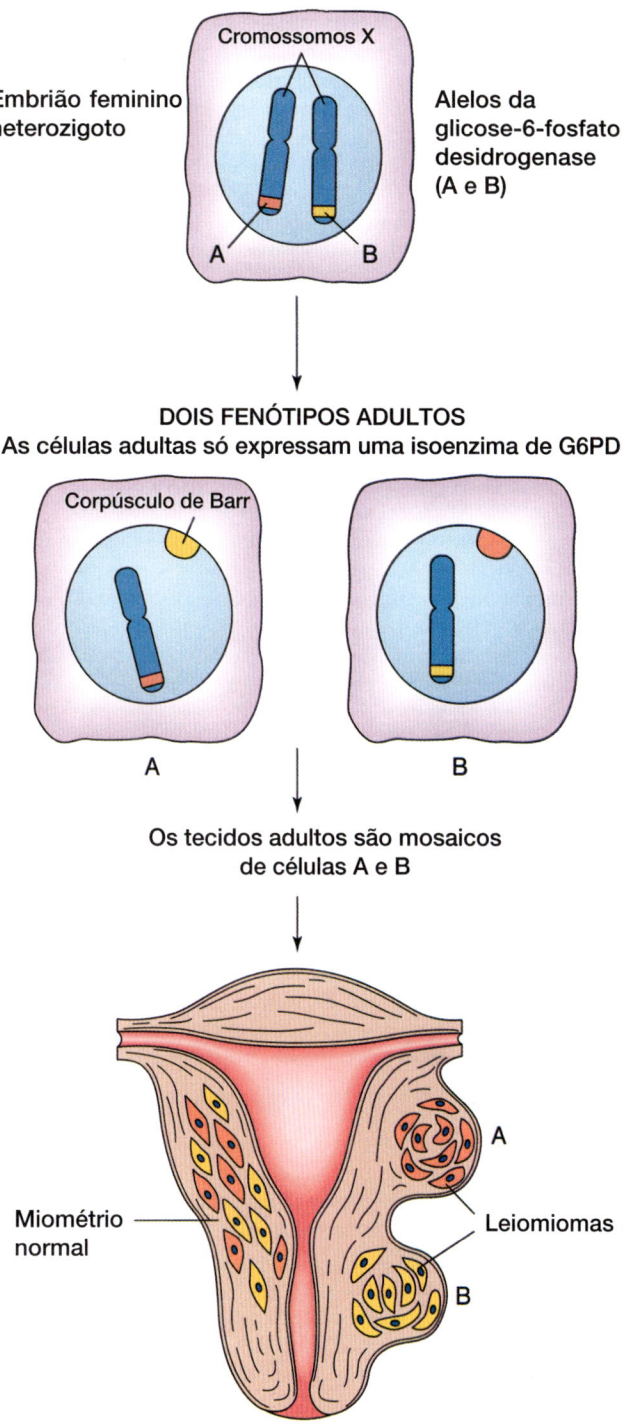

FIGURA 5.22
Origem monoclonal dos tumores humanos. Alguns indivíduos do sexo feminino são heterozigóticos para os dois alelos de glicose-6-fosfato desidrogenase (G6PD) no braço longo do cromossomo X. No início da embriogênese, um dos cromossomos X é inativado ao acaso em toda célula somática e aparece citologicamente como um corpúsculo de Barr ligado à membrana nuclear. Como conseqüência, os tecidos representam um mosaico de células que expressam ou a isoenzima A ou a B da G6PD. Os leiomiomas do útero contêm uma ou outra isoenzima (A ou B) mas não as duas, um achado que demonstra a origem monoclonal dos tumores.

célula tumoral originalmente transplantada diferencia-se em células mais maduras, que expressam fenótipos reconhecíveis de tecidos mais completamente diferenciados. Quando esses tecidos diferenciados do teratocarcinoma são separados das células embrionárias malignas e transplantados em hospedeiros compatíveis, eles não apenas sobrevivem como também desempenham função sem qualquer prejuízo para o hospedeiro. Essas células são claramente benignas, de modo que, nesse caso, o dogma "uma vez uma célula cancerosa, sempre uma célula cancerosa" não pode ser aplicado.

Uma abordagem aprimorada envolve o transplante de uma única célula-tronco de teratocarcinoma de um camundongo em um embrião de camundongo. O filhote a termo totalmente normal é um mosaico composto de células derivadas tanto do embrião propriamente dito quanto do teratocarcinoma. A progênie da célula maligna, sob a influência de controles normais de desenvolvimento, diferencia-se em elementos teciduais maduros. Assim, o crescimento desregulado de células cancerígenas pode ser convertido em padrões normais de crescimento e diferenciação.

Existem analogias clínicas da situação experimental. A mais conhecida é ilustrada pela conversão espontânea rara de um neuroblastoma maligno em seu equivalente benigno mais diferenciado, o ganglioneuroma.

LEUCEMIAS E LINFOMAS: A análise sistemática mais abrangente da neoplasia humana, no contexto da biologia do desenvolvimento, provém do estudo das leucemias e dos linfomas. Durante o processo de maturação normal dos linfócitos T e B, ocorrem alterações seqüenciais bem documentadas de antígenos de membrana e rearranjos dos genes de imunoglobulinas e de receptores de células T. Por exemplo, na leucemia linfoblástica aguda infantil, as células neoplásicas exibem apenas um conjunto parcial das moléculas receptoras da superfície celular que caracterizam os linfócitos maduros. Em outras palavras, o fenótipo da célula leucêmica exibe uma forte semelhança com linfócitos que aparecem transitoriamente durante a seqüência de desenvolvimento do linfócito normal. Assim, as células leucêmicas parecem estar "congeladas" no ato da organização e expressão de genes de receptores.

A leucemia mielóide aguda é semelhante à leucemia linfoblástica aguda, uma vez que as células malignas expressam fenótipos de populações mielóides imaturas transitórias. De forma semelhante, os estudos de leucemias linfocíticas crônicas e linfomas revelaram que esses distúrbios malignos representam expansões clonais de populações de linfócitos que correspondem a subgrupos encontrados no tecido linfóide normal.

No processo de amadurecimento hematopoético normal, a diferenciação está estreitamente acoplada à proliferação — ou seja, ocorre perda contínua de células em processo terminal de diferenciação, que são substituídas por células recém-proliferadas e diferenciadas. Por outro lado, os dados analisados anteriormente sugerem que certas leucemias e linfomas não são distúrbios verdadeiramente proliferativos, mas refletem um desacoplamento entre proliferação e diferenciação, com resultante acúmulo de células que não alcançaram o estágio de diferenciação terminal. De acordo com essa teoria, a leucemia e o linfoma podem representar a estabilização de um fenótipo que também é expresso, ainda que apenas transitoriamente, nas células normais em desenvolvimento. Declarou-se que os fenótipos celulares na leucemia ou no linfoma podem ser comparados ao fenótipo da avestruz, que se acredita seja "mais primitivo e conservado do que degenerado".

RETINÓIDES: O conceito de que certos cânceres podem refletir um comprometimento do processo de diferenciação levou à pesquisa de drogas que envolvem as células cancerígenas na diferenciação terminal e, dessa forma, apoptose. O interesse nos retinóides deriva de experimentos que mostraram que a administração de vitamina A ou de seus derivados em excesso inibe a carcinogênese quimicamente induzida na pele, pulmão, bexiga, cólon e glândula mamária.

Observa-se uma resposta dramática ao ácido *trans*-retinóico total na leucemia pró-mielocítica aguda, em que a administração desse agente induz uma remissão completa na maioria dos pacientes. Nessa doença, a translocação recíproca entre os cromossomos 15 e 17 resulta em um gene de fusão que consiste no receptor do ácido retinóico e no gene da leucemia pró-mielocítica (LPM). A proteína quimérica bloqueia a diferenciação mielóide no estágio de pró-mielócito, um processo que é revertido pelo ácido retinóico. Outras formas de ácido retinóico mostraram atividade limitada contra diversos tumores. Em pacientes com leucemia pró-mielocítica aguda refratários a terapia com ácido retinóico, um composto que induz a diferenciação não-terminal parcial de células leucêmicas, o trióxido de arsênico, é surpreendentemente eficiente.

CRESCIMENTO DOS CÂNCERES

Historicamente, o câncer era considerado o resultado de um crescimento totalmente desregulado das células, e um corolário lógico era o de que as células neoplásicas proliferavam em velocidade mais rápida do que as células normais. **Atualmente está claro que as células tumorais não proliferam necessariamente com mais rapidez do que as células normais correspondentes.** O crescimento do tumor depende de outros fatores, como a fração de crescimento (proporção das células no ciclo celular) e a taxa de morte celular. Em tecidos proliferantes normais, como o intestino e a medula óssea, um equilíbrio notável é mantido rigidamente entre renovação e morte celular. **Por outro lado, o principal determinante do crescimento tumoral consiste claramente no maior número de células produzidas em comparação com o número de células que morrem em determinado tempo.** Tal efeito pode refletir não apenas um excesso de proliferação celular em comparação com a morte celular programada, mas também mostra índices normais de renovação celular em face de redução da apoptose.

As Taxas de Crescimento Tumoral Podem Ser Expressas Como Tempo de Duplicação

O tempo de duplicação do tumor é o tempo necessário para que o número de células na massa duplique. Em geral, os cânceres internos não são detectados antes de alcançarem cerca de 1 cm^3 (1 g) de tamanho, que corresponde a 10^8 a 10^9 células. A origem da maioria dos tumores a partir de uma única célula significa que a massa duplicou pelo menos 30 vezes para atingir esse tamanho. Se o câncer não for tratado e aumentar até atingir o tamanho impressionante de 1 kg, conterá nesse momento 10^{12} células. Contudo, o crescimento de 1 g para 1 kg (admitindo-se não haver morte celular alguma) pode ser alcançado apenas com 10 duplicações da população de células. Assim, quando os cânceres são inicialmente detectados clinicamente, já estão bastante avançados na sua história natural. Devido ao índice de morte variável das células tumorais e às diferenças na cinética do ciclo celular, o tempo de duplicação verdadeiro dos tumores humanos é bastante imprevisível.

O tempo de duplicação não está necessariamente correlacionado com a fração de crescimento (ou seja, a proporção de células que se encontram no ciclo celular). Como a duração da mitose em células cancerígenas freqüentemente é prolongada, o número de mitoses em um corte histológico pode ser enganoso como indicador do crescimento global. Por exemplo, uma duplicação no tempo necessário para a mitose resulta em duas vezes mais mitoses visíveis sem qualquer aumento real do índice de crescimento. Na maioria dos casos, o tempo teórico de replicação do tumor, calculado a partir da fração de crescimento e do tempo do ciclo celular, tem pouca relação com a verdadeira situação clínica. Por exemplo, se o tumor que pesa 1 g (freqüentemente o menor tamanho clinicamente detectável) produzir duas novas células por 1.000 células em cada ciclo mitótico, o aumento teórico efetivo deverá ser de aproximadamente 10^6 células por hora, um número que diverge totalmente da experiência com a maioria dos tumores sólidos. **Devido a essa diferença entre o crescimento teórico e o observado nos tumores, estimou-se que, nos tumores cutâneos humanos, até 97% das células que proliferam morrem espontaneamente.** As causas de morte de células tumorais não foram definidas com precisão, porém provavelmente incluem fatores como morte celular programada (apoptose); suprimento sangüíneo inadequado, com conseqüente isquemia; escassez de nutrientes; e vulnerabilidade a defesas específicas e inespecíficas do hospedeiro. Do ponto de vista prático, a duração de um tumor maligno não pode ser estimada razoavelmente com base em seu tamanho ao ser descoberto.

A Angiogênese Tumoral Refere-se ao Brotamento de Novos Capilares

A angiogênese é um requisito para o crescimento contínuo de cânceres, sejam eles primários ou metastáticos. Na ausência de novos vasos para suprir os nutrientes necessários e remover os produtos de degradação, os tumores malignos não conseguem crescer mais do que 1 a 2 mm de diâmetro. Nesse contexto, a densidade de capilares no interior do tumor primário (p. ex., câncer de mama, próstata e cólon) indica a ocorrência de metástases e a redução da sobrevida. É importante ressaltar que o processo de angiogênese tumoral ocorre no tecido não-neoplásico do hospedeiro e pode ser comparado ao da cicatrização de feridas e outros eventos fisiológicos (ver Cap. 3). A neovascularização do câncer em evolução pode surgir em vários estágios de desenvolvimento do tumor e provavelmente está relacionada a alterações fenotípicas e genéticas nos tumores. Entretanto, ainda não está bem estabelecido se a angiogênese tumoral representa fundamentalmente uma resposta à hipoxia tissular ou um fenótipo tumoral angiogênico distinto pelo qual as células neoplásicas secretam fatores angiogênicos.

Diversos fatores são capazes de estimular uma resposta angiogênica; alguns atuam diretamente sobre as células endoteliais, enquanto outros estimulam as células inflamatórias a promover a formação de novos vasos sangüíneos. Entre esses fatores estão incluídos o FGF, TGF-α e TGF-β, o fator de necrose tumoral alfa (TNF-α), o VEGF, PDGF e o fator de crescimento epidérmico (EGF). Acredita-se que o VEGF e o FGF-2 sejam os fatores angiogênicos mais importantes. A participação desses fatores angiogênicos é ressaltada pela supressão experimental de fator de crescimento pelos inibidores tanto endógenos quanto sintéticos de fatores de angiogênese. Com efeito, relatou-se que inibidores endógenos, angiostatina e endostatina, eliminam tumores disseminados em camundongos. A angiogênese tumoral também pode ser influenciada por variações na produção de inibidores angiogênicos, como trombospondina, TIMP, fator plaquetário 4 e os interferons α e β. Outros fatores que foram documentados como influenciadores da angiogênse são moléculas de adesão, MMP da matriz e plasmina. Infelizmente, a eficácia clínica dos inibidores da angiogênese ainda não foi demonstrada.

A Dormência Tumoral Contribui para o Intervalo Anterior ao Surgimento de Metástases

Com freqüência, a doença metastática não é detectável no momento da remoção de um câncer primário. Com alguns tumores, particularmente o câncer de mama e o melanoma, as metástases podem permanecer dormentes durante muitos anos, tornando-se manifestas sem qualquer causa óbvia. Não se sabe ao certo se a dormência tumoral representa um equilíbrio entre crescimento e morte celular, ou se as células tumorais estão detidas no ciclo celular. Na situação clínica, a maioria dos pacientes submetidos a ressecção devido a câncer primário não mostra evidência de metástases detectáveis, seja radiologicamente seja patologicamente. Assim, as micrometástases, como são chamadas, consistem em células de um único tumor ou aglomerados muito pequenos. No caso de células tumorais dormentes, não se sabe se elas permanecem na fase G_0 do ciclo celular durante intervalos prolongados ou se não crescem devido a interferência de angiogênese, falta de resposta a fatores de crescimento ou presença de restrições imunológicas ao crescimento.

A GENÉTICA MOLECULAR DO CÂNCER

A crença de que o câncer tem uma base genética, incorporada no conceito dos "genes do câncer", prevaleceu durante mais de 50 anos e teve sua origem no reconhecimento de quatro fatores: (1) predisposição hereditária, (2) presença de anormalidades cromossômicas nas células neoplásicas, (3) uma correlação entre reparação comprometida de DNA e a ocorrência de câncer, e (4) estreita associação entre carcinogênese e mutagênese. **Atualmente, sabe-se que o crescimento desregulado das células cancerígenas resulta da aquisição seqüencial de mutações somáticas em genes que controlam o crescimento e a diferenciação celulares ou que mantêm a integridade do genoma.** Mutações semelhantes também podem estar presentes na linhagem germinativa em indivíduos com predisposições hereditárias a vários cânceres. As mutações podem ser produzidas por mutágenos ambientais, como carcinógenos químicos ou radiação (ver adiante). As mutações também podem surgir durante o metabolismo celular normal, particularmente a partir da formação de formas de oxigênio reativas (ver Cap. 1).

É provável que o mecanismo mais comum de mutagênese esteja relacionado com erros espontâneos na replicação e na reparação do DNA. Tendo em vista a ocorrência de 10^{17} mitoses durante o tempo de vida médio do ser humano, que correspondem à incorporação de mais de 10^{26} nucleotídeos no DNA nascente, é impossível que essa magnitude de replicação do DNA ocorra sem a introdução de erros não corrigidos (mutações). Como o corpo é composto de 10^{14} células, e a taxa e mutação é de aproximadamente 10^{-7} por gene por divisão celular, é inevitável que todo indivíduo seja um mosaico somático em muitos *loci* genéticos. A grande maioria dessas mutações não tem nenhuma conseqüência, visto que elas não afetam a função da célula ou desaparecem com a morte da célula. Entretanto, quando a mutação envolve genes que controlam o crescimento ou que protegem a estabilidade do genoma, pode dar origem a um clone de células que possuem uma vantagem de crescimento em relação às células vizinhas normais. A ocorrência de mutações sucessivas em genes semelhantes resulta em clones cada vez mais aberrantes até que finalmente surja um fenótipo maligno. De certa forma, o surgimento de malignidade pode ser encarado como um processo evolutivo no qual encontramos apenas os clones sobreviventes. Além disso, a progressão de neoplasias é influenciada pelas pressões seletivas do hospedeiro.

As Células Transformadas Compartilham Atributos Comuns

A definição exata de transformação celular é difícil, mas, em geral, aceita-se que a transformação maligna envolve mutações somáticas que conferem um conjunto de propriedades em comum. Estima-se que um mínimo de 4-7 genes que sofreram mutações são necessários para a transformação de uma célula normal em um fenótipo maligno. O processo *de múltiplas etapas* ocorre durante um período de anos, uma observação que contribui, pelo menos em parte, para o fato de a incidência de câncer aumentar com a idade. Embora mutações em centenas de genes tenham sido implicadas na patogenia do câncer, cânceres individuais demonstram perfis únicos de alterações genéticas. Mesmo assim, a ruptura de um número limitado de vias reguladoras na célula que acarreta a desregulação da proliferação celular e da supressão da apoptose confere um fenótipo neoplásico a diversos tipos celulares. Os metazoários permitem a proliferação celular sob demanda. Dessa forma, a partir de uma perspectiva teleológica, o câncer reflete a falha na supressão do crescimento desregulado das células que sofreram mutação.

As células cancerígenas são acentuadamente heterogêneas quanto a aspecto, taxa de crescimento, invasividade e potencial metastático, presumivelmente devido à inter-relação entre diversas mutações adquiridas e à expressão gênica inerente de linhagens celulares específicas. Mesmo assim, as células transformadas compartilham certas características biológicas:

- Geração autônoma de sinais mitogênicos
- Insensibilidade a sinais anticrescimento exógenos
- Resistência à apoptose
- Potencial de replicação ilimitado (imortalização)
- Diferenciação bloqueada
- Habilidade de manter a angiogênese
- Capacidade de invadir tecidos circundantes
- Potencial de formar metástase

Os genes normais encontram-se com mutação em diferentes cânceres, como os reguladores do ciclo celular, os fatores de transdução de sinais, os fatores de transcrição, as proteínas de ligação do DNA, os receptores do fator do crescimento, as moléculas de adesão, os efetores da apoptose e a telomerase. Portanto, o conceito de "genes de câncer" específicos é algo fantasioso. Os genes de transformação podem ser agrupados convenientemente em três categorias:

- Os **oncogenes** são versões alteradas dos genes normais, denominados *protoncogenes*, que regulam o crescimento, a diferenciação e a sobrevivência da célula. As mutações de ganho de função (dominantes) ativam os protoncogenes, que se transformam em oncogenes, atuando como efetores positivos dos fenótipos neoplásicos.
- Os **genes supressores de tumor** são genes normais cujos produtos inibem a proliferação celular. As mutações de perda de função (recessivas) inativam as atividades inibidoras dos genes supressores tumorais, permitindo o crescimento celular desregulado.
- Os **genes de mutação (genes de reparação de não equivalência de DNA)** normalmente mantêm a integridade do genoma e a fidelidade da replicação de DNA. Mutações inativadoras desses genes permitem o acúmulo sucessivo de mutações adicionais.

Os Oncogenes São Equivalentes aos Genes Normais

O conceito de oncogenes foi originalmente derivado de um estudo realizado com vírus de tumores animais. Cerca de três décadas atrás, as pesquisas sobre retrovírus em transformação mostraram que um número limitado de genes virais tinha a capacidade de provocar um fenótipo neoplásico em células infectadas por vírus. Subseqüentemente, demonstrou-se que a transferência de genes específicos de células tumorais humanas (*oncogenes*) para células de roedores *in vitro* tinha a capacidade de transformar as células receptoras. Descobriu-se que os genes transformadores eram versões mutantes de genes normais envolvidos na regulação do crescimento e foram denominados *protoncogenes*. Os oncogenes virais transformadores foram denominados genes v-*onc* e seus equivalentes celulares (c-) eram genes normais individuais (p. ex., c-*myc*, c-*jun*, c-*src*).

Mecanismos de Ativação de Oncogenes Celulares

Existem três mecanismos gerais pelos quais a ativação de protoncogenes é realizada:

- A mutação de um protoncogene acarreta a produção de uma proteína anormal que é ativada de modo constitutivo.
- O aumento na expressão do protoncogene provoca produção excessiva de um produto gênico normal.
- Como um princípio geral, a ativação de proteínas de oncogenes é regulada por muitos mecanismos auto-inibidores, que operam como segurança contra atividade inadequada. Assim, muitas das mutações em protoncogenes não "ativam" simplesmente a proteína codificada, mas provocam a insensibilidade aos repressores normais de auto-inibição e regulação.

Ativação por Mutação

As mutações pelas quais os protoncogenes são convertidos em oncogenes podem envolver mutações pontuais, deleções ou translocações cromossômicas. O primeiro oncogene identificado em um tumor humano foi o c-*ras* ativado oriundo de um câncer da bexiga. Constatou-se uma alteração bastante sutil desse gene, isto é, uma mutação pontual no códon 12, resultando na substituição da valina por glicina na proteína *ras*. Estudos subseqüentes de outros cânceres revelaram mutações pontuais envolvendo outros códons do gene *ras*, sugerindo que essas posições são críticas para a função normal da proteína *ras*. Foram descritas alterações em outros genes reguladores de crescimento desde a descoberta de mutações em c-*ras*.

As mutações ativadoras ou de ganho de função nos protoncogenes são quase sempre alterações somáticas, e não alterações na linhagem germinativa. As mutações nas linhagens germinativas em protoncogenes, que são sabidamente reguladores importantes de crescimento durante o desenvolvimento, em geral são letais *in utero*. Existem várias exceções para essa regra, inclusive o c-*ret*, que está incriminado na patogenia de certos cânceres endócrinos hereditários, e o c-*met*, que codifica o receptor para fator de crescimento de hepatócitos e está associado a uma forma hereditária de câncer renal.

Ativação por Translocação Cromossômica

As translocação cromossômica (transferência de parte de um cromossomo para outro) foi implicada na patogenia de diferentes leucemias e linfomas em seres humanos. O primeiro e ainda mais bem conhecido exemplo de translocação cromossômica adquirida em câncer humano é o **cromossomo Philadelphia**, que é encontrado em 95% dos pacientes com leucemia mielógena crônica (Fig. 5.23). O protoncogene c-*abl* no cromossomo 9 é translocado para o cromossomo 22, no qual fica situado em justaposição a um sítio conhecido como região de agrupamento do ponto de ruptura (*bcr* [*breakpoint cluster region*]). O gene c-*abl* e a região *bcr* unem-se, produzindo um oncogene híbrido que codifica uma proteína aberrante com atividade de tirosina quinase muito alta, e que gera sinais mitogênicos e antiapoptóticos. A translocação cromossômica que produz o cromossomo Philadelphia é um exemplo de ativação de oncogene pela formação de uma proteína quimérica (de fusão).

Em 75% dos pacientes com linfoma de Burkitt (um tipo de linfoma de células B; ver Cap. 20), observa-se uma translocação do c-*myc*, um protoncogene envolvido na progressão do ciclo celular, a partir de seu sítio no cromossomo 8 até uma posição no cromossomo 14 (ver Fig. 5.23). Essa translocação coloca o c-*myc* em posição adjacente aos genes que controlam a transcrição das cadeias pesadas de imunoglobulinas. Em conseqüência, o

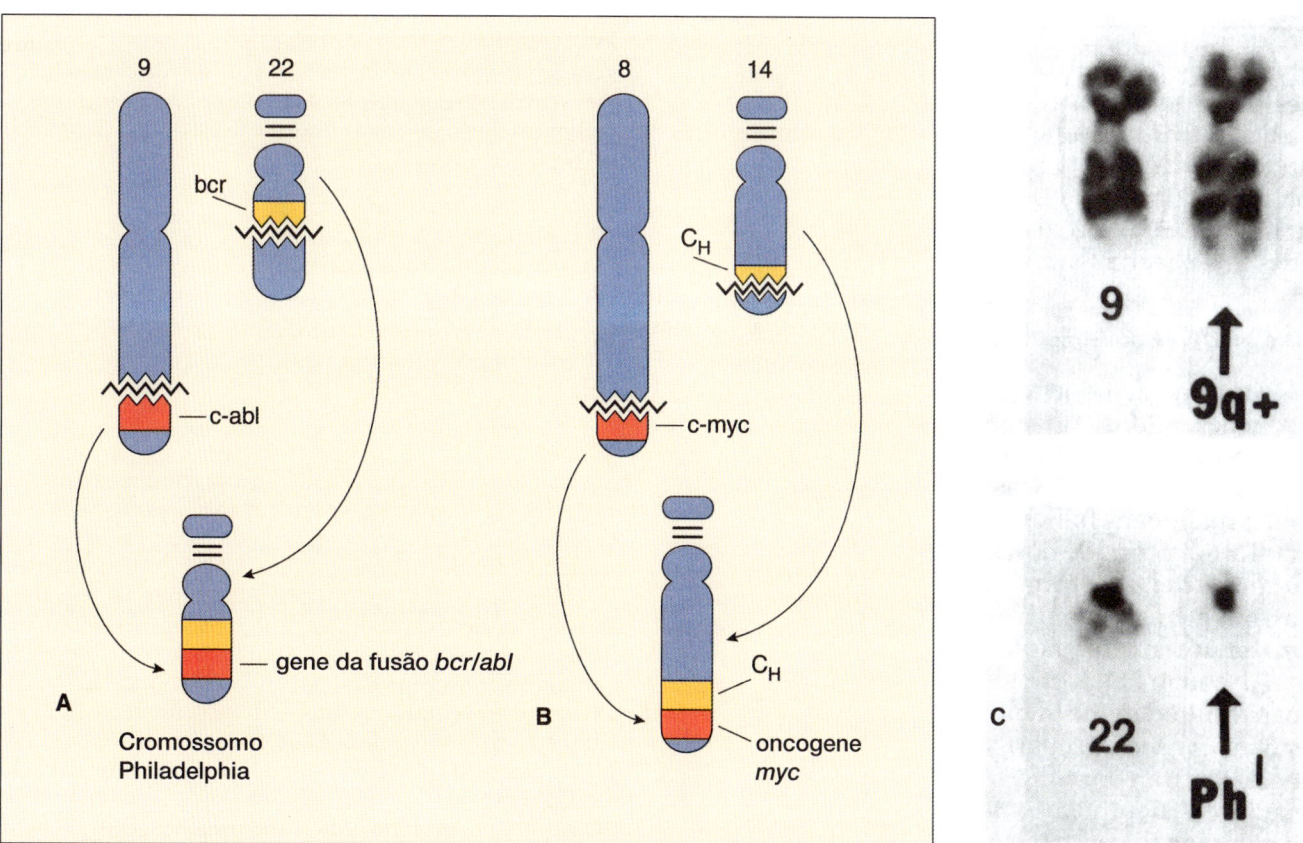

FIGURA 5.23
Ativação de oncogenes por translocação cromossômica. A. Leucemia mielógena crônica. As rupturas nas extremidades dos braços longos dos cromossomos 9 e 22 permitem a ocorrência e translocações recíprocas. O protoncogene c-*abl* no cromossomo 9 é translocado para a região do ponto de fissura (*bcr*) no cromossomo 22. O resultado é o cromossomo Philadelphia, que contém um novo gene de fusão que codifica uma proteína oncogênica híbrida (bcr-abl), presumivelmente envolvida na patogenia da leucemia mielógena crônica. B. Linfoma de Burkitt. Nesse distúrbio, as rupturas cromossômicas envolvem os braços longos dos cromossomos 8 e 14. O gene c-*myc* situado no cromossomo 8 é translocado para uma região do cromossomo 14 adjacente ao gene que codifica a região constante de uma cadeia pesada de imunoglobulina (C$_H$). A expressão de c-*myc* é potencializada por sua associação às regiões promotoras/intensificadoras dos genes de imunoglobulina ativamente transcritos. C. Cariótipos de um paciente com leucemia mielógena crônica mostrando os resultados de translocações recíprocas entre os cromossomos 9 e 22. Um cromossomo Philadelphia é reconhecido por um cromossomo 22 menor do que o normal (22q−). Um cromossomo 9 (9q+) é maior do que o seu par normal.

protoncogene c-*myc* é ativado pelas seqüências promotoras/ intensificadoras desses genes de imunoglobulinas e, conseqüentemente, é expresso de modo constitutivo em vez de sê-lo de um modo regulado. Em 25% dos pacientes com linfoma de Burkitt, o protoncogene permanece no cromossomo 8, mas é ativado pela translocação de genes de cadeia leve de Ig do cromossomo 2 ou 22 para a extremidade 3' do gene c-*myc*. Nos dois casos, a translocação cromossômica não cria uma nova proteína quimérica, mas estimula a produção excessiva de um produto gênico normal. No linfoma de Burkitt, a quantidade excessiva do produto normal c-*myc*, provavelmente associada a outras alterações genéticas, provoca o surgimento de um clone de células B dominante, direcionado continuamente para a proliferação como uma neoplasia monoclonal. Muitas outras malignidades hematopoéticas, linfomas e tumores sólidos refletem a ativação de oncogenes pela translocação cromossômica. Embora algumas afecções malignas sejam *iniciadas* por translocações cromossômicas, durante a *progressão* de muitos cânceres ocorrem muitas anormalidades cromossômicas (translocações, quebras, aneuploidia etc.).

Ativação por Amplificação Gênica

Foram encontradas alterações cromossômicas que resultam em um aumento do número de cópias de um gene (amplificação gênica) primariamente em tumores sólidos. Essas aberrações são conhecidas como: (1) **regiões de coloração homogênea (HSR** [*homogeneous staining regions*]) (Fig. 5.24); (2) **regiões de bandas anormais** nos cromossomos; ou (3) **fragmentos duplos**, que são visualizados como pares de pequenos corpúsculos citoplasmáticos pareados múltiplos (Fig. 5.25). Em alguns casos, constatou-se que a amplificação gênica envolve protoncogenes. Por exemplo, as HSR podem ser detectadas em neuroblastomas e todas derivam de protoncogene N-*myc*. A presença de HRS do N-*myc* está associada a uma amplificação de até 700 vezes desse gene e atua como marcador de doença avançada com um prognóstico sombrio. Demonstrou-se também a ativação de protoncogenes da família *myc* através de amplificação gênica no carcinoma de células pequenas do pulmão, no tumor de Wilms e no hepatoblastoma.

O protoncogene *erb B* encontra-se amplificado em até um terço dos cânceres de mama e ovário. O gene *erb B* (*erb-B2*, também denominado *HER2/neu*), codifica uma tirosina quinase do tipo receptor que mostra estreita semelhança estrutural com o receptor de EGF. A amplificação de *erb B2* no câncer de mama e de ovário pode estar associada a sobrevida geral fraca e tempo de recidiva diminuído.

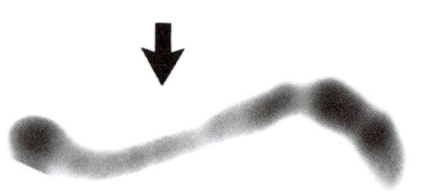

FIGURA 5.24
Região de coloração homogênea (HSR [*homogeneously staining region***]; *seta*) em um cromossomo de carcinoma ovariano.**

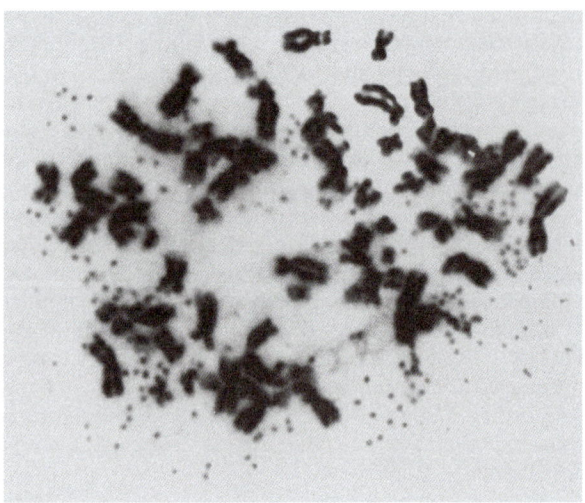

FIGURA 5.25
Os fragmentos duplos em um cariótipo de sarcoma de tecido mole aparecem como múltiplos corpúsculos.

Mecanismos de Ação dos Oncogenes

Os oncogenes podem ser classificados de acordo com as funções de seus genes correspondentes normais (protoncogenes) nas vias bioquímicas que regulam o crescimento e a diferenciação. Entre elas (Figs. 5.26 e 5.27):

- Fatores de crescimento
- Receptores de superfície celular
- Vias de transdução de sinais intracelulares
- Proteínas nucleares de ligação do DNA (fatores de transcrição)
- Proteínas do ciclo celular (ciclinas e proteína quinases dependentes de ciclina)
- Inibidores da apoptose (bcl-2)

Oncogenes e Fatores de Crescimento

A ligação de fatores de crescimento extracelulares solúveis a receptores de superfície específicos inicia as cascatas de sinalização que terminam na entrada da célula no ciclo mitótico. Alguns protoncogenes codificam fatores de crescimento que estimulam o crescimento de células tumorais. Em alguns casos, o fator de crescimento age sobre a mesma célula que o produz (*estimulação autócrina*). Outros fatores de crescimento atuam sobre receptores de células vizinhas (*estimulação parácrina*). Os exemplos de fatores de crescimento envolvidos na transformação neoplásica são fator de crescimento derivado de plaquetas (PDGF) e fator de crescimento de fibroblastos (FGF).

O PDGF é um produto protéico do protoncogene *c-sis* e é um mitógeno potente para fibroblastos, células do músculo liso e células gliais. As células derivadas de sarcomas e glioblastomas humanos (um tumor de células gliais maligno) produzem peptídios semelhantes a PDGF; as células correspondentes normais não o fazem. A transfecção do *c-sis* em fibroblastos de camundongo em cultura resulta na sua transformação. Por conseguinte, um gene humano normal (*c-sis*) que codifica um fator de crescimento (PDGF) adquire capacidade transformadora quando expresso de modo constitutivo em uma célula que responde a esse sinal.

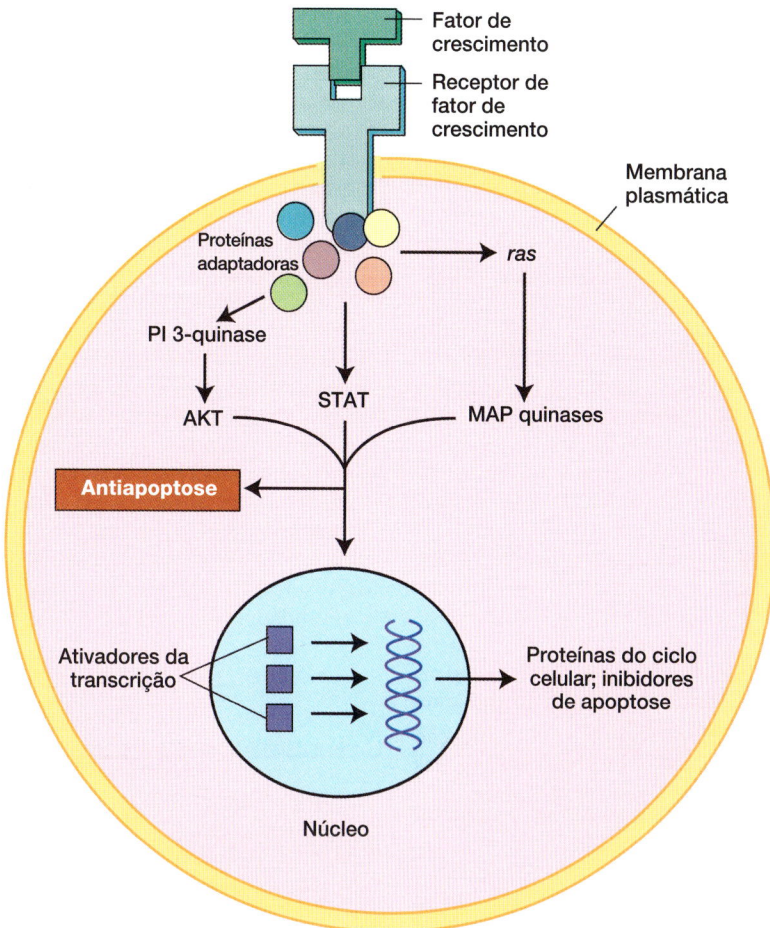

FIGURA 5.26
Vias sinalizadoras que controlam a proliferação e a apoptose. A ativação de receptores de fator de crescimento pelos seus ligantes provoca a ligação de proteínas adaptadoras e a ativação de uma série de moléculas de sinalização intracelulares, levando à ativação da transcrição, à indução de proteínas do ciclo celular e à inibição da apoptose. Os alvos fundamentais incluem *ras,* quinases de proteínas ativadas por mitógenos (MAP), fatores de transdução de sinal e de transcrição de ativador (STAT [*signal transducer and activator transcription factors*]), fosfatidilinositol 3-quinase (PI 3-quinase) e a serina/treonina quinase AKT.

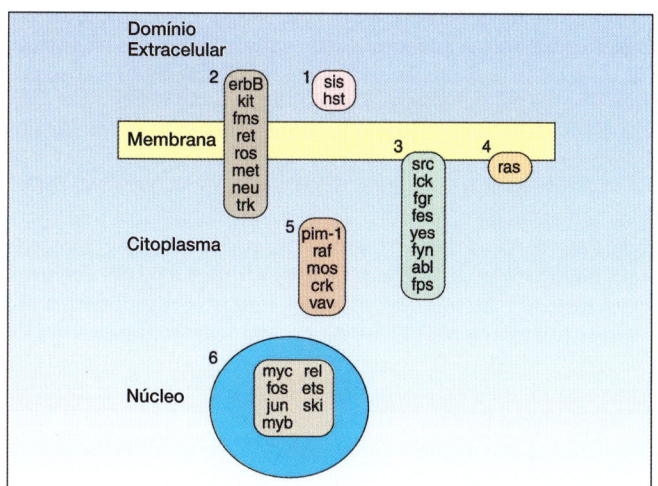

FIGURA 5.27
Compartimentos celulares onde residem os produtos oncogênicos ou protoncogênicos. (*1*) Fatores de crescimento, (*2*) receptores transmembrana de fatores de crescimento (tirosina quinase), (*3*) quinases associadas à membrana, (*4*) família da *ras* GTPase, (*5*) quinases citoplasmáticas, (*6*) reguladores da transcrição nuclear.

Foi identificado um oncogene (*HST*) que codifica uma proteína com homologia com o FGF no câncer de estômago humano e no sarcoma de Kaposi. Além disso, as células neoplásicas freqüentemente expressam o fator de crescimento transformador (TGF) em modelos em roedores.

A ativação mutacional de genes do fator de crescimento não está bem caracterizada nos cânceres em seres humanos. Não obstante, seja causada por mecanismos genéticos ou por mecanismos epigênicos, as células cancerígenas geralmente produzem uma mistura de fatores de crescimento com atividade autócrina ou parácrina, incluindo o fator de crescimento semelhante à insulina-I (IGF-I), PDGF, TGF-α, FGF, fator estimulador de colônia-1 (CSF-1) e fator de crescimento de hepatócitos (HGF).

Oncogenes e Receptores de Fatores de Crescimento

Muitos fatores de crescimento estimulam a proliferação celular por interagirem com uma família de receptores de superfície celular que consistem em proteínas integrais de membrana com atividade de tirosina quinase. De fato, a regulação das respostas funcionais aos fatores de crescimento, incluindo proliferação, diferenciação e sobrevida celulares depende principalmente da expressão de diversos receptores de fatores de crescimento e do equilíbrio relativo entre eles. A ligação de um ligante a um domínio extracelular de seu receptor estimula a atividade de uma quinase intrínseca no domínio citoplasmático do receptor que fosforila resíduos de tirosina nas moléculas de sinalização intracelulares. **Assim, como os receptores de fatores de crescimento podem gerar sinais mitogênicos potentes, eles abrigam um potencial oncogênico latente, o qual, quando ativado, governa os controles normais das vias de sinalização.**

O mecanismo mais comum pelo qual os fatores de crescimento participam da oncogênese é a hiperexpressão de um receptor normal por promotores de ativação estimulados ou por amplificação gênica. Sob circunstâncias normais, a ligação transitória de um fator de crescimento a seu receptor acarreta a ativação do domínio citoplasmático da tirosina quinase, após o que o receptor reverte para seu estado de repouso. Certas mutações de receptores de fatores de crescimento, incluindo a truncagem dos domínios extracelular e intracelular, mutações pontuais e deleções, resultam em ativação sem restrição (constitutiva) do receptor, independentemente da ligação do ligante. Por exemplo, o protoncogene c-*met* codifica o receptor de HGF. Mutações pontuais no domínio catalítico intracelular convertem o protoncogene (c-*met*) em um oncogene que está envolvido em cânceres renais. Da mesma forma, mutações pontuais na linhagem germinativa no c-*ret* acarretam a ativação constitutiva do receptor e estão associadas às síndromes de neoplasia endócrina múltipla (NEM) e ao carcinoma tireóideo medular familiar (ver Cap. 21). Os pacientes com mutações na linhagem germinativa no domínio catalítico da tirosina quinase c-*kit* tendem a desenvolver tumores estromais gastrintestinais (TEGI).

Uma outra anormalidade do receptor de fator de crescimento pode ser conseqüente a translocações cromossômicas que produzem proteínas híbridas com atividade constitutiva de tirosina quinase. No caso do receptor PDGF, uma translocação cromossômica [t(5;12)] gera uma proteína de fusão entre o domínio citoplasmático do receptor PDGF e um motivo codificado por c-*tel*. O receptor anormal foi descoberto em pacientes com leucemia mielomonocítica.

As alterações epigenéticas que resultam no aumento da síntese de fatores de crescimento e seus receptores são igualmente importantes como mutações e hiperexpressão de receptores de fatores de crescimento na patogenia de cânceres humanos. Em algumas malignidades humanas (p. ex., câncer de mama, de ovário e de estômago), a amplificação de *her-2/neu* resulta na ativação autócrina mediada pela hiperexpressão de receptor de fator de crescimento. De grande importância nos cânceres em seres humanos são as alterações epigenéticas que provocam o aumento da síntese de fatores de crescimento e receptores.

Oncogenes e Proteína Quinases de Não-receptores

Muitas proteínas que possuem atividade de tirosina quinase estão vagamente associadas à face interna da membrana plasmática e possuem atividade de tirosina quinase, mas não são proteínas integrantes de membrana nem receptores de fatores de crescimento. O protótipo de oncogene viral que codifica formas mutantes dessas proteína quinases é o v-*src* (ver Fig. 5.27). Muitos outros oncogenes (*abl, lck, yes, fgr, fps, fes*) pertencem à família *src*. O produto do protoncogene c-*src* homólogo é expresso na maioria das células, ao passo que entre os membros da família *src* são expressos em células especializadas, como as células hematopoéticas e epiteliais. As enzimas src são ativadas pela maioria das tirosina quinases de receptor e influenciam a proliferação, sobrevida e capacidade de invasão celulares.

O único membro da família *src* que foi implicado na tumorigênese humana é o c-*abl*. Conforme discutido anteriormente, na leucemia mielógena crônica esse protoncogene, que codifica uma tirosina quinase citoplasmática, é translocado do cromossomo 9 até a região de agrupamento de ponto de ruptura (*bcr*) do cromossomo 22. Um gene da fusão *bcr-abl* codifica uma proteína mutante com notável elevação da atividade da tirosina quinase, que é necessária para a ação oncogênica da proteína quimérica.

Oncoproteínas citoplasmáticas solúveis (*raf, mos, pim*-1) que fosforilam resíduos de serina/treonina também foram descritas. A oncoproteína citoplasmática solúvel mais bem estudada, a *raf*, desempenha um papel na cascata de transdução de sinais que converte a ligação de ligantes de receptores de superfície celular em ativação de transcrição nuclear. As mutações pontuais em c-*raf* ocorrem em até 10% dos cânceres em seres humanos.

As tirosina quinases de receptor e de não-receptor são desfosforiladas e, assim, inativadas por várias fosfatases. Nesse contexto, as mutações na fosfatase PTEN, produto do gene de supressão tumoral (ver adiante), foram associadas a diversas malignidades humanas.

Oncogenes *Ras*

O *ras* é uma molécula efetora na cascata de transdução de sinais que acopla a ativação de receptores de fatores de crescimento a alterações na transcrição gênica no núcleo. O protoncogene *ras* codifica um produto, p21, que pertence a uma família de pequenas proteínas citoplasmáticas (proteínas G) que se ligam a trifosfato de guanosina (GTP) e difosfato de guanosina (GDP). A proteína *ras*, p21, é distinta das proteínas G de membrana integrantes que estão envolvidas na transdução de sinais mediada por receptores (Fig. 5.28). A proteína p21 é ativa quando ligada ao GTP e inativa quando ligada ao GDP. O GTP ligado é convertido em GDP pela atividade intrínseca da GTPase da p21. Essa atividade enzimática normalmente é muito baixa, mas é estimulada mais de 100 vezes por uma proteína ativadora de GTPase (GAP). Assim, o interruptor de inativação da proteína *ras* é a GTPase p21.

A descoberta de uma versão ativada do protoncogene *ras* em células do câncer de bexiga foi a primeira demonstração de oncogene humano. A substituição de valina por glicina na posição 12 da p21 foi a primeira mutação caracterizada em oncogene humano. Atualmente está claro que a ativação de genes *ras* (Ha-*ras*, Ki-*ras* ou N-*ras*) é a mutação dominante mais freqüente nos cânceres humanos.

As formas mutantes de p21 caracterizam-se pela persistência da ligação do GTP, que mantém a proteína em sua configuração ativa. As mutações pontuais no protoncogene *ras* interferem na hidrólise de GTP em GDP por tornar a p21 resistente à ação de GAP. Além disso, algumas mutações diminuem a atividade intrínseca de ATPase da proteína *ras*. A persistência do estado ligado do GTP resulta na estimulação descontrolada de funções relacionadas com *ras*, porque a p21 fica trancada na posição "ligada".

Oncogenes e Proteínas Reguladoras Nucleares

Muitas proteínas nucleares codificadas por protoncogenes estão intimamente envolvidas na expressão seqüencial de genes que regulam a proliferação e a diferenciação. Muitas dessas proteínas podem se ligar ao DNA e regular a expressão de outros genes. A expressão transitória de diversos protoncogenes é necessária para as células atravessarem pontos específicos no ciclo celular.

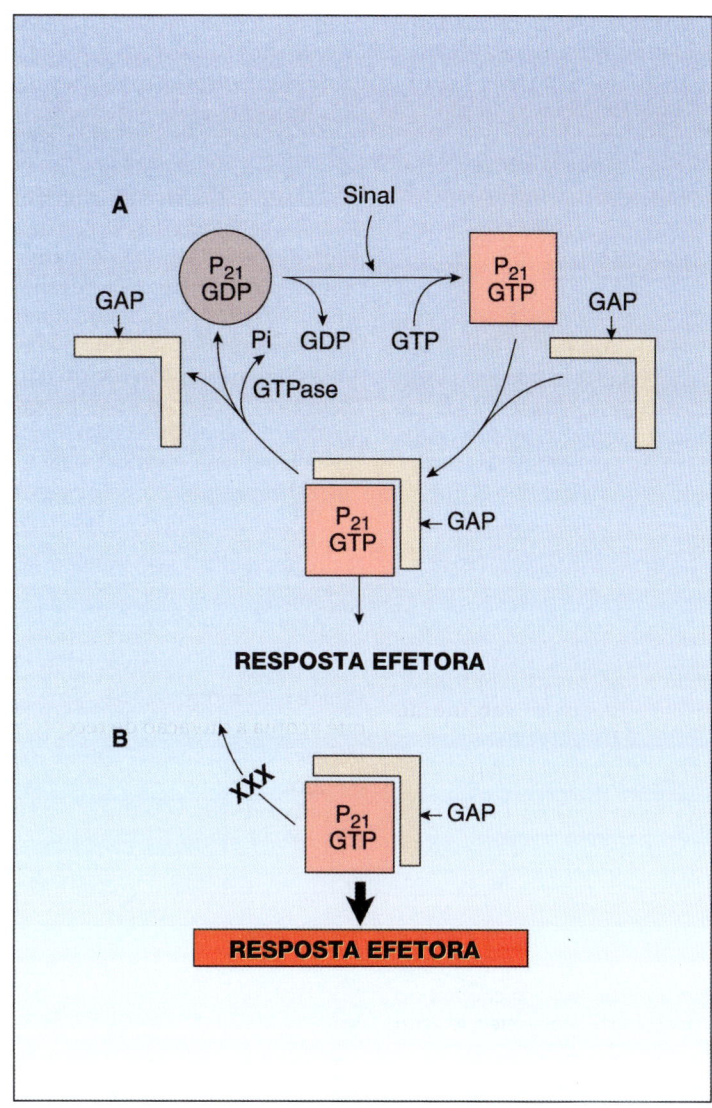

FIGURA 5.28
Mecanismo de ação do oncogene *ras*. A. Normal. A proteína p21 do *ras* ocorre em dois estados de configuração, determinados pela ligação de GDP ou GTP. Normalmente, a maior parte da p21 encontra-se em estado inativo ligado ao GDP. Um estímulo externo, ou sinal, desencadeia a troca de GDP por GTP, um evento que converte a p21 no estado ativo. A p21 ativada, que está associada à membrana plasmática, liga-se à proteína ativadora de GTPase (GAP) do citosol. A ligação da GAP tem duas conseqüências. Em associação a outros constituintes da membrana plasmática, a GAP inicia a resposta efetora. Ao mesmo tempo, a ligação da GAP à p21 ligada à GTP estimula em cerca de 100 vezes a atividade intrínseca de GTPase da p21, promovendo, assim, a hidrólise de GTP a GDP e o retorno da p21 ao seu estado inativo. B. A proteína *ras* que sofreu mutação é mantida no estado ativo ligado à GTP, devido a uma insensibilidade de sua GTPase intrínseca à GAP, ou devido a uma falta da própria atividade de GTPase. Em conseqüência, a resposta efetora é exagerada, e ocorre transformação da célula.

Por exemplo, a ligação do PGDF a fibroblastos em cultura permite que as células passem da fase G_0 para a fase G_1 do ciclo celular. Pouco depois, ocorre expressão de vários genes, incluindo *c-myc*, *c-fos* e *c-jun*. Os protoncogenes que são expressos no início do ciclo celular, como *myc* e *fos*, tornam as células competentes, permitindo que recebam os sinais finais para a mitose e, dessa forma, são denominados **genes de competência.** Em geral, os genes de competência participam de (1) progressão da fase G_1 para a fase S do ciclo celular, (2) estabilidade do genoma, (3) apoptose e (4) efeitos positivos ou negativos do amadurecimento celular. No entanto, as células não estão ainda completamente programadas para se dividirem pela expressão desses genes e entrarão na fase S e na mitose apenas se houver estimulação adicional por outros fatores, como EGF ou IGF-I (**fatores de progressão**).

As proteínas codificadas por *c-fos* e *c-jun* são componentes do AP-1, um fator de transcrição que ativa a expressão de diversos genes. As mutações da proteína *jun* eliminam um domínio regulador negativo, dessa forma prolongando sua meia-vida e estimulando a progressão através de G_1. Foram descritas poucas mutações de *c-jun* em tumores humanos, porém constatou-se a hiperexpressão da proteína nos cânceres de pulmão e colorretal.

Embora as proteínas nucleares codificadas por protoncogenes tenham a capacidade de promover a proliferação celular, em algumas circunstâncias elas estimulam a diferenciação. Ocorre rápido aumento na expressão de *c-fos* após a indução da diferenciação em uma variedade de células *in vitro*, incluindo várias linhagens de células hematopoéticas e teratocarcinomas.

A c-myc é uma proteína nuclear que se liga a outras diferentes proteínas e a DNA, regulando a transcrição gênica. Dentre outras proteínas, estão incluídas a p53 e a ornitina descarboxilase. Conforme discutido anteriormente, a translocação característica do linfoma de Burkitt (t8:14) ativa de modo constitutivo a expressão de *myc*, e a c-*myc* também é hiperexpressa em muitos tumores malignos humanos (p. ex., adenocarcinoma do pulmão e da mama).

Controle do Ciclo Celular

Os detalhes do ciclo celular são discutidos no Cap. 3. Resumidamente, as células penetram no ciclo mitótico pela progressão de G_0 a G_1 em resposta a fatores de crescimento e citocinas ou progridem diretamente da fase M para G_1 em células sob divisão ativa (Fig. 5.29). Durante G_1, um comprometimento em entrar na fase S (a fase de replicação do DNA) é denominado ponto de restrição (R). O processo é regulado pelas ciclinas D e E, que, por sua vez, ativam membros da família de proteína quinases dependentes de ciclinas (Cdk). A ativação de Cdk, que é regulada por inibidores específicos, acarreta a fosforilação de substratos protéicos envolvidos na replicação de DNA. É importante notar que as Cdk 2, 4 e 6 fosforilam a proteína do retinoblastoma (pRb), a qual, por sua vez, libera fatores de transcrição da família E2F. A E2F direciona a célula a ultrapassar o ponto R. Outras ciclinas, Cdks e seus inibidores regulam S a G_2 e G_2 a transições M. Os inibidores de Cdk são regulados pela proteína de supressão tumoral p53 (ver adiante). A progressão do ciclo celular depende de mecanismos reguladores que envolvem "pontos de controle", que asseguram que a célula não progride até mitose se a fase S não estiver completa e se qualquer dano de DNA não tiver sido reparado. Os bloqueios na progressão do ciclo celular em G_1 e G_2 freqüentemente provocam apoptose como uma via de correção. Esse fenômeno contribui para a indução de morte de célula tumoral em resposta a diferentes agentes quimioterapêuticos.

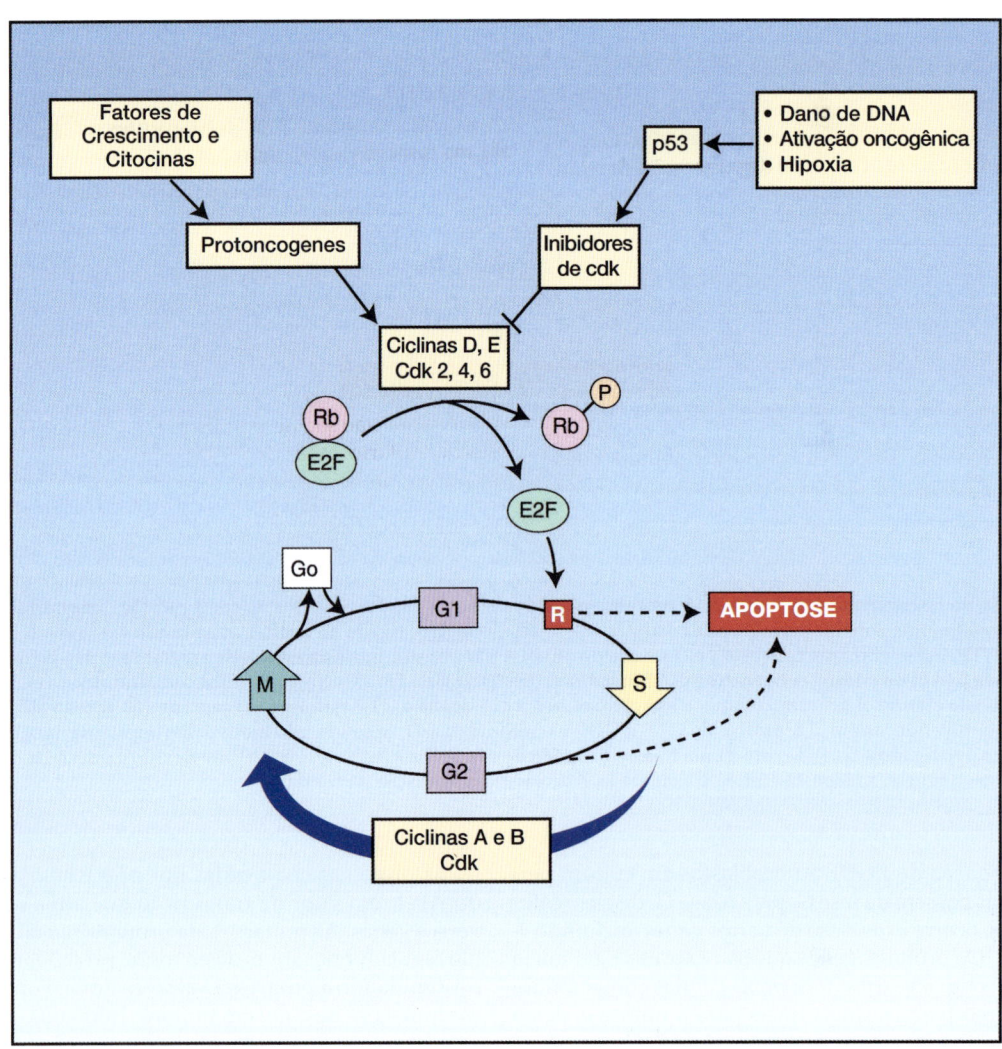

FIGURA 5.29
Regulação do ciclo celular. As células são estimuladas a entrar em G_1 a partir de G_0 por meio de fatores de crescimento e de citocinas pela via de ativação de protoncogenes. Uma junção crítica na transição de células G_1 para a fase S consiste no ponto de restrição (R). Um evento regulador importante nesse processo é a fosforilação de *Rb* pelas cinases dependentes de ciclinas (cdk), que acarreta a liberação do ativador da transcrição E2f. As cdk são suprimidas pelos inibidores de cdk que são regulados pela p53. As proteínas de supressão tumoral bloqueiam o avanço do ciclo celular em grande parte dentro de G_1. A interrupção da progressão do ciclo celular durante G_1 e G_2 pode provocar apoptose como uma via por falta de alternativas. As fases S, G_2 e M também são reguladas por ciclinas, cdk e inibidores de cdk.

As células cancerígenas freqüentemente exibem uma perda do controle do ponto R através de mecanismos como hiperexpressão de ciclina D1, perda de inibidores de Cdk ou inativação da proteína pRb ou da p53 (ver adiante). Uma célula na qual o ponto R não esteja mais controlado tende a mostrar progressão constitutiva (em vez de regulada) ao longo do ciclo celular. Por exemplo, níveis diminuídos do inibidor P27 de Cdk estão associados a um prognóstico sombrio no adenocarcinoma do cólon e certos cânceres do pulmão. Por outro lado, muitos tumores malignos hiperexpressam diversas ciclinas e Cdks.

Bcl-2 e Apoptose

O tecido normal precisa de um equilíbrio complexo entre proliferação celular e morte celular (apoptose, ver Cap. 1). A morte celular programada é afetada através de cascatas moleculares que refletem dois mecanismos principais. A **via mitocondrial** envolve a liberação de citocromo C, que age desencadeando a ativação da caspase, dessa forma acarretando a morte celular. Uma **via do receptor da morte** é liberada pela ligação de certos ligantes (p. ex., Fas, TNF) a receptores de superfície celular, resultando em ativação da caspase. Existe uma inter-relação substancial entre as vias mitocondrial e de receptor da morte.

As células tumorais podem escapar da apoptose ao desorganizarem praticamente todos os aspectos da engrenagem apoptótica. O exemplo mais proeminente da supressão da apoptose em uma célula tumoral é a supra-regulação da proteína anti-apoptótica bcl-2 na neoplasia de células B. A Bcl-2 e sua família regulam a permeabilidade das membranas mitocondriais. A própria Bcl-2 exerce um efeito antiapoptótico por prevenir a liberação de citocromo C, dessa forma protegendo a célula contra a via apoptótica mitocondrial.

Os linfomas de células B foliculares (ver Cap. 20) demonstram uma translocação cromossômica característica, a t(14;18), na qual o gene *bcl-2* no cromossomo 18 é mantido sob controle de transcrição do promotor do gene da cadeia leve de imunoglobulinas, dessa forma acarretando a hiperexpressão de *bcl-2*. Como conseqüência das propriedades antiapoptóticas da bcl-2, o clone neoplásico acumula-se nos linfonodos afetados. Desde sua demonstração em um linfoma folicular, a expressão de *bcl-2* tem sido observada em diferentes cânceres humanos e em afecções não-neoplásicas, embora a contribuição da *bcl-2* ao processo mórbido, nesses casos, não esteja definida. Muitos cânceres humanos mostram outras anormalidades nas cascatas apoptóticas, incluindo a maior expressão de chamarizes dos receptores de morte, hiperexpressão de proteínas que bloqueiam a ativação da caspase, mutações inativadoras de proteínas pró-apoptóticas e muitos outros mecanismos.

Os Genes Supressores de Tumor Regulam Negativamente o Crescimento Celular

O conceito de oncogenes postula uma alteração genética dominante que resulta na hiperprodução de um produto gênico normal ou na síntese de uma proteína mutante anormalmente ativa. O segundo mecanismo geral pelo qual uma alteração genética contribui para a carcinogênese é uma mutação que cria a deficiência de um produto gênico normal que exerce controle regulador negativo do crescimento celular e, dessa forma, suprime a formação de tumor. Esses genes codificam reguladores de transcrição negativos do ciclo celular, moléculas transdutoras dos sinais e receptores de superfície celular. Como os dois alelos desses genes supressores de tumor (genes "guardiões") precisam ser inativados para produzir o déficit que permite o desenvolvimento de um tumor, deduz-se que o gene supressor normal é dominante. Nessa circunstância, o estado heterozigoto é suficiente para prevenir o indivíduo contra o câncer. **A perda da heterozigosidade em um gene supressor de tumor por deleção ou por mutação somática do alelo normal remanescente predispõe ao desenvolvimento do tumor.**

Papel dos Genes Supressores de Tumor na Carcinogênese

Cada vez mais os genes supressores de tumor estão sendo incriminados na patogenia dos cânceres tanto hereditários quanto espontâneos em seres humanos. Dois desses genes estão particularmente bem estudados. Os produtos dos genes de retinoblastoma (Rb) e do p53 atuam restringindo a divisão celular em muitos tecidos, e sua ausência ou inativação estão ligadas ao desenvolvimento de tumores malignos (ver Fig. 5.29). Os vírus DNA oncogênicos também codificam produtos que interagem com essas proteínas supressoras e, assim, inativam suas funções. **Dessa forma, os mecanismos subjacentes ao desenvolvimento de alguns tumores associados à linhagem e às mutações somáticas e infecções por vírus de DNA envolvem os mesmos produtos gênicos celulares.**

Gene do Retinoblastoma

O retinoblastoma, um câncer raro da infância, é o protótipo do tumor humano cuja origem é atribuída à inativação de um gene supressor tumoral específico. Cerca de 40% dos casos estão associados a uma mutação de linhagem germinativa, enquanto os demais casos não são hereditários. Em pacientes com retinoblastoma hereditário, todas as células somáticas apresentam um alelo ausente ou que sofreu mutação de um gene (um gene *Rb*) localizado no braço longo do cromossomo 13. Em contrapartida, ambos os alelos do gene *Rb* são inativos em todas as células do retinoblastoma. Assim, o gene *Rb* tem uma função supressora tumoral e o desenvolvimento do retinoblastoma hereditário foi atribuído a dois eventos genéticos (hipótese de Knudson de "dois eventos" ["two-hit"]) (Fig. 5.30). Conforme mencionado anteriormente, a proteína nuclear p105Rb é fosforilada pelo complexo ciclina/Cdk ativado, que induz a liberação de fator de transcrição de E2F, dessa forma permitindo a transição de fase G_1–S. Além disso, certos produtos de vírus de DNA humanos (p. ex., papilomavírus humano) inativam a p105Rb por se ligarem a ela. **A função da *Rb* é um ponto de controle mais crítico no ciclo celular, e as mutações inativadoras em *Rb* permitem a proliferação celular desregulada.**

Uma criança acometida herda um alelo *Rb* defeituoso, juntamente com um gene normal. Esse estado heterozigótico não está associado a nenhuma alteração observável na retina, presumivelmente porque a presença de 50% do produto do gene *Rb* é suficiente para impedir o desenvolvimento de retinoblastoma. Se um outro alelo *Rb* normal for inativado por deleção ou mutação, a perda de sua função supressora leva ao desenvolvimento de um retinoblastoma. Por conseguinte, a suscetibilidade ao retinoblastoma é herdada como caráter dominante; ou seja, o heterozigoto desenvolve a doença. Paradoxalmente, o defeito genético no próprio tumor é recessivo. Nos casos esporádicos de retinoblastoma, a criança inicia a vida com dois alelos *Rb* normais em todas as células somáticas, mas os dois são inativados por mutações pós-zigóticas na retina. Como muta-

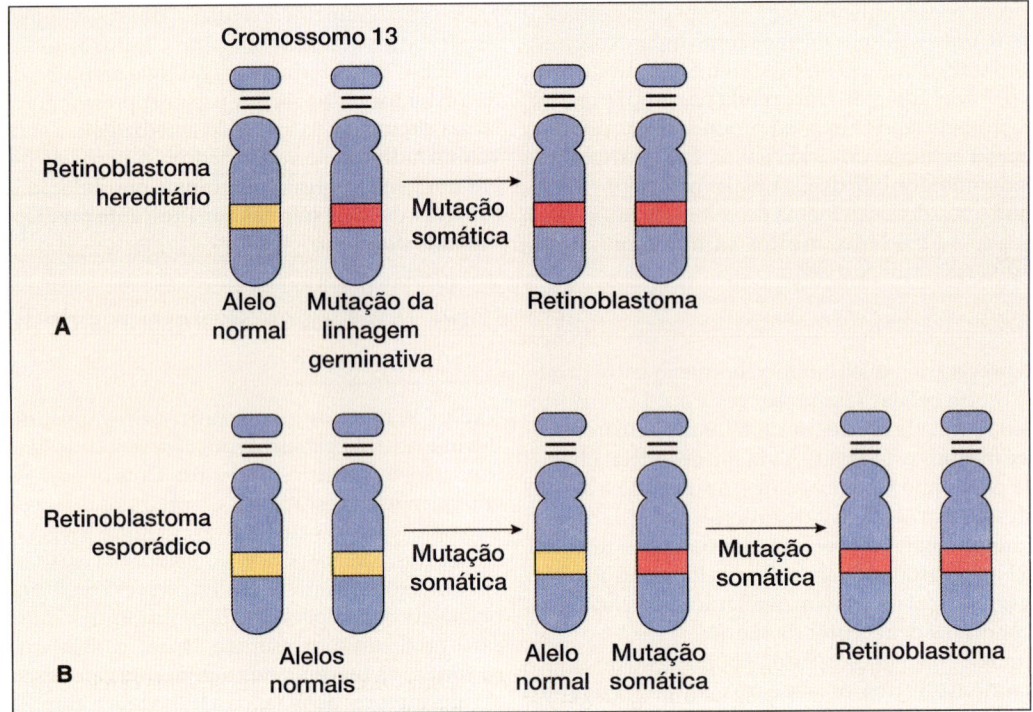

FIGURA 5.30
A origem de "dois eventos" do retinoblastoma. A. Uma criança com a forma herdada do retinoblastoma nasce com uma mutação da linhagem germinativa em um alelo do gene do retinoblastoma localizado no braço longo do cromossomo 13. Uma segunda mutação somática na retina resulta na inativação do alelo *Rb* funcionante, com desenvolvimento subseqüente de retinoblastoma. B. Nos casos esporádicos de retinoblastoma, a criança nasce com dois alelos *Rb* normais. São necessárias duas mutações somáticas independentes para inativar a função do gene *Rb* e permitir o aparecimento de um clone neoplásico.

ções somáticas no gene *Rb* são incomuns, a incidência de retinoblastoma esporádico é muito baixa (1/30.000).

As crianças que herdam um gene *Rb* mutante também correm um risco 200 vezes maior de desenvolver tumores mesenquimatosos no início da vida adulta. Foram descritos mais de 20 cânceres diferentes, sendo o osteossarcoma o mais comum. A análise cromossômica demonstrou anormalidades do *locus Rb* em 70% dos casos de osteossarcoma e em muitos casos de câncer de células pequenas do pulmão, carcinomas de mama, bexiga, pâncreas e outros tumores humanos.

Gene *p53*

O gene *p53* localiza-se no braço curto do cromossomo 17, e seu produto protéico é encontrado praticamente em todos os tecidos normais. Esse gene sofre deleção e mutação em 75% dos casos de câncer colorretal e freqüentemente no câncer de mama, carcinoma de células pequenas do pulmão, carcinoma hepatocelular, astrocitoma e muitos outros tumores. **De fato, as mutações de *p53* parecem ser a alteração genética mais comum no câncer humano.**

A molécula p53 é um regulador negativo da divisão celular. Em resposta a lesão de DNA, ativação oncogênica de outras proteínas e outros estresses (p. ex., hipoxia), os níveis de *p53* se elevam e impedem que as células entrem na fase S do ciclo celular, permitindo portanto tempo para que a reparação de DNA ocorra. Dessa forma, a p53 atua como um guardião do genoma por restringir a proliferação celular descontrolada sob circunstâncias nas quais as células com DNA anormal poderiam se propagar. As mutações inativadoras de *p53* permitem que células com DNA lesado progridam ao longo do ciclo celular.

Muitos cânceres humanos mostram deleção dos dois alelos de *p53*, em cujo caso a célula não contém produto gênico de *p53*. Por outro lado, em alguns cânceres, as células malignas expressam um alelo *p53* normal e uma versão mutante. Nesses casos, a proteína p53 mutante forma complexos com a proteína p53 normal e, assim, inativa a função do gene supressor normal. Quando um alelo mutante inativa o normal, o mutante é denominado gene *dominante negativo*. Teoricamente, uma célula que contém um alelo *p53* mutante (heterozigota) pode ter maior potencial de crescimento em relação às células normais, uma situação que pode aumentar o número de células sujeitas a uma segunda mutação (perda da heterozigosidade) e ao desenvolvimento de câncer.

A proteína p53 é um fator transcricional que promove tanto a expressão de vários outros genes envolvidos no controle da progressão do ciclo celular quanto a apoptose (ver Fig. 5.29). O dano do DNA e outros estresses (p. ex., hipoxia) supra-regulam a expressão de *p53*, que, por sua vez, estimula a síntese de CIP1. Esta última inativa os complexos de ciclina/Cdk, resultando em parada da célula no ponto de controle G_1/S. As células detidas nesse ponto de controle podem proceder ao reparo do DNA lesado e, a seguir, reiniciar o ciclo ou podem sofrer apoptose. A estimulação da transcrição gênica de p53 resulta na síntese de proteínas (CIP1, GADD45), que intensificam a reparação do DNA por se ligarem ao PCNA. Dessa maneira, a supra-regulação de p53 tem duas conseqüências importantes e relacionadas, a saber, interrupção da progressão do ciclo celular e aumento da reparação de DNA.

A regulação negativa de p53 é realizada por meio de sua ligação à proteína MDM2 (*murine double minute 2*). A formação do complexo MDM2-p53 não apenas inibe a função de p53 como também a tem como alvo para a degradação por meio da via da ubiquitina. Por sua vez, a MDM2 é inibida pela ligação com a ARF (p14), uma proteína que é supra-regulada por qualquer estímulo oncogênico (p. ex., *myc, ras,* perda de *Rb*) que induz a fosforilação de *Rb* e intensifica a atividade de E2F. A função de ARF, que mantém a integridade de p53, estabelece a *ARF* como outro gene de supressão tumoral. Alguns cânceres nos quais os dois alelos de *p53* são normais hiperexpressam MDM2, enquanto outros não expressam ARF funcional. Como no caso de *Rb*, certos produtos de DNA virais tumorais, inclusive o papilomavírus humano E6, promovem a degradação de p53. Assim, a maioria dos cânceres humanos exibe mutações inativadoras de *p53* ou anormalidades nas proteínas que regulam a atividade de p53.

A **síndrome de Li-Fraumeni** *refere-se a uma predisposição hereditária ao desenvolvimento de cânceres em muitos órgãos devido a mutações na linhagem germinativa de p53.* As pessoas com essa afecção apresentam mutações de linhagem germinativa em um alelo de *p53*, porém seus tumores exibem mutações nos dois alelos. Essa situação assemelha-se à que determina o retinoblastoma hereditário e fornece outro exemplo da hipótese de dois eventos.

Outros Genes Supressores Tumorais

Atualmente, tem-se demonstrado que diversas síndromes não relacionadas caracterizam-se por mutações na linhagem germinativa em diferentes genes de supressão tumoral.

- **Gene *APC*:** Este gene está envolvido na patogenia da polipose adenomatosa familiar do cólon e de alguns cânceres colorretais esporádicos (ver Cap. 13). O produto do gene *APC* liga-se à β-catenina, e inibe sua função; a β-catenina é uma proteína intracelular que transmite sinais a partir de proteínas de adesão da superfície celular de E-caderina. A β-catenina também ativa certos fatores de transcrição (p. ex., tcf/crf-1) que ativam vários genes, inclusive *myc* e ciclina D, que estão envolvidos na progressão do ciclo celular. Os produtos dos genes *APC* mutantes não se ligam à β-catenina e não conseguem infra-regular sua atividade. Como conseqüência, a expressão de *myc* e ciclina D1 não é reprimida adequadamente, dessa forma promovendo a proliferação celular. Evidências adicionais desse mecanismo de ação vêm da observação de que muitos tumores colorretais nos quais o gene *APC* encontra-se íntegro exibem mutações de ativação no gene da β-catenina. As mutações nos genes tanto de *APC* quanto de β-catenina também foram descritas em outros tumores malignos, inclusive melanoma maligno e câncer ovariano.
- **Gene *WT-1*:** O gene supressor tumoral *WT-1*, que é essencial no desenvolvimento normal do trato urogenital, sofre mutação ou deleção no tumor de Wilms (TW) hereditário. Ele codifica uma proteína de ligação do DNA nuclear e reprime a transcrição de vários genes cujos produtos promovem crescimento e sobrevida, incluindo *PDGF*, e *IGF-I* e *bcl*-2. A perda da expressão do gene *WT-1* também ocorre em muitos cânceres de mama e em alguns outros tumores que foram estudados.
- **Gene *NF-1*:** A neurofibromatose (NF) tipo 1 está relacionada com alterações do gene *NF-1* da linhagem germinativa, que codifica a *neurofibromina*, um regulador negativo de *ras*. A inativação do gene *NF-1* permite função de *ras* irrestrita e, dessa forma, promove o crescimento celular. Os pacientes com neurofibromatose-1 encontram-se sob risco substancial de desenvolvimento de sarcomas neurogênicos.
- **Gene *VHL*:** A inativação do gene de von Hippel-Lindau (*VHL*) provoca a síndrome de VHL associada a carcinoma de células renais, hemangioblastoma do cérebro e feocromocitoma. Também é um gene importante envolvido na patogenia de alguns carcinomas renais. A proteína VHL normal forma complexos com a elongina e a inibe, sendo a elongina uma molécula que promove o alongamento transcricional de genes promotores de crescimento por meio das polimerases de RNA B e C.
- **Gene *FHIT*:** A proteína da tríade da histidina frágil (FHIT [*fragile histidine triad*]) é uma dinucleosídeo-fosfato-hidrolase, que funciona como supressor tumoral. As deleções dentro do gene *FHIT*, que é encontrado dentro de uma região de cromossomo frágil bastante suscetível a lesão de DNA, estão associadas a cânceres de rim, pulmão, trato digestivo e outros órgãos. O mecanismo pelo qual a perda de atividade de FHIT contribui para a tumorigênese ainda não foi observado, mas a proteína tem se mostrado pró-apóptótica e supressora do crescimento.
- **Genes *p15* e *p16*:** A inativação desses genes foi identificada primariamente em tumores de mama, pâncreas e próstata, e em muitas outras malignidades. Os produtos gênicos são inibidores de cdk que funcionam como reguladores negativos no ciclo celular, e sua perda remove um freio na proliferação celular.
- **Gene *DPC4*:** Cerca de 90% dos carcinomas pancreáticos exibem perda alélica ou mutações inativadoras do gene *DPC4* (deletado no câncer pancreático). O produto DPC4 normal é um ativador da transcrição que medeia a resposta inibitória de crescimento ao TGF-β.
- **Genes *BRCA1* e *BRCA2*:** Esses genes de suscetibilidade ao câncer (CA) de mama (BR [*breast*]), que também estão incriminados em alguns cânceres de ovário, são supressores tumorais envolvidos em funções nos pontos de controle do ciclo celular relacionados com a progressão do ciclo celular para a fase S, particularmente pela indução do inibidor p21 de CDK. Acredita-se também que o BRCA1 e BRCA2 promovam reparação de DNA por se ligarem a RAD51, uma molécula que medeia reparações de quebra do duplo filamento de DNA, dessa forma funcionando como genes de reparação de DNA (ver adiante).
- **Gene *PTEN*:** Esse gene, denominado homólogo de fosfatase e tensina deletado no cromossomo 10, sofre mutação na maioria dos cânceres de próstata e em muitos gliomas e cânceres da tireóide, e também em outros tumores. O produto gênico suprime o crescimento da célula tumoral por antagonizar tirosina quinases e também pode revelar a invasão e a metástase através de interações em adesões focais. As mutações na linhagem germinativa em *PTEN* são responsáveis pela *síndrome de Cowder*, um distúrbio que inclui múltiplos hamartomas e risco maior de câncer de mama, tireóide e endométrio.

Genes Supressores Tumorais e Vírus de DNA Oncogênicos

Em oposição a vírus tumorais do tipo RNA, cujos oncogenes apresentam equivalentes celulares normais, os genes transformadores de vírus de DNA não são homólogos com qualquer gene celular. Esse quebra-cabeça foi solucionado com as descobertas que associaram os produtos gênicos dos vírus de DNA oncogênicos à inativação das proteínas de supressão tumoral. Esse fenômeno é análogo à capacidade das proteínas supressoras tumorais mutantes de inibir os correspondentes normais. Além disso, a ligação de uma proteína do papilomavírus humano à p53 acelera a degradação dessa proteína supressora. Hoje em dia, sabe-se que as proteínas transformadoras dos poliomavírus (incluindo SV40), adenovírus e papilomavírus humanos inativam tanto a proteína Rb quanto a p53 ao se ligar a esses supressores tumorais. Essas observações indicam que os vírus de DNA oncogênicos utilizam um mecanismo comum para alterar a regulação do crescimento e, portanto, transformar as células.

A Metilação de DNA É um Fator Epigenético no Câncer

A metilação de DNA representa uma etapa reguladora da transcrição gênica. O principal mecanismo é a metilação de citosinas dentro de dinucleotídeos CpG, que ocorrem cinco vezes mais freqüentemente nas chamadas ilhas de CpG. Essas regiões disseminam o promotor e os primeiros éxons de mais da metade de todos os genes. A metilação dessas seqüências suprime a transcrição gênica ou mantém o silenciamento do gene anterior por meio do bloqueio da ligação de fatores de transcrição. A metilação normal de ilhas de CpG é relatada nos casos de genes impressos, cromossomos X femininos inativados, genes de linhagem germinativa e genes tecido-específicos. Além disso, acredita-se que a metilação no genoma humano silencie "DNA parasita" como os transpósons e os retrovírus endógenos, dessa forma impedindo a instabilidade cromossômica.

A *hipermetilação* de muitos genes de supressão tumoral e de reparação do DNA foi demonstrada em tumores humanos, incluindo a via de p53, a rede de sinalização de APC/β-catenina/E-caderina e em muitos genes de reparação de DNA sem equivalência. Portanto, as vias controladas por esses genes são suprimidas. Por exemplo, cerca de metade dos cânceres humanos mantém p53 sem alteração. Contudo, a via da p53 pode ser inativada por hipermetilação de *ARF*, dessa forma impedindo a inibição da proteína oncogênica MDM2 e a intensificação da degradação de p53. **Nesse contexto, a metilação aberrante de genes de supressão de tumor pode ser um mecanismo epigenético para um "segundo evento", dessa forma acarretando a perda da heterozigosidade.**

O genoma de células cancerígenas também sofre *hipometilação* global conspícua, que pode estar refletida em até 60% menos metilação de DNA do que na célula normal. A hipometilação gênica pode acarretar instabilidade cromossômica, desrepressão dos genes reguladores de crescimento e hiperexpressão de genes anti-apoptóticos. Em oposição a alterações genéticas mutantes, as alterações epigenéticas são potencialmente reversíveis, e atualmente são pesquisadas drogas que influenciam a metilação do DNA.

A **acetilação e a desacetilação das histonas** desempenham papel importante na regulação da transcrição por modificarem a estrutura da cromatina. Um grau alto de acetilação da histona está associado a intensificação da atividade transcricional, enquanto a desacetilação está associada ao silenciamento gênico. O "yin e yang" da acetilação e desacetilação da cromatina é fundamental para o processo de crescimento celular. Experimentalmente, inibidores das histonas desacetilases interrompem o crescimento tumoral e impedem a progressão de metástases. Eles também promovem a apoptose em modelos de leucemia em animais. Embora o mecanismo de ação preciso não esteja claro, esses inibidores assumiram um papel no tratamento da leucemia pró-mielocítica aguda e doenças linfoproliferativas humanas.

Os Genes de Reparação de DNA Protegem a Integridade do Genoma

A terceira classe de genes na qual as mutações contribuem para a patogenia do câncer são os genes envolvidos na reparação inadequada do DNA, os denominados *genes de mutação* ou *genes assistenciais*. O genoma humano contém grosseiramente 3×10^9 pares de bases, distribuídos ao acaso entre cerca de 10^{14} células no corpo. Considerando que o DNA é continuamente atacado por agentes mutagênicos como radiação, estresse oxidativo e substâncias químicas, e que a fidelidade da replicação do DNA não é perfeita, na verdade é surpreendente o fato de o câncer surgir em cerca de apenas um terço da população. Em geral, as versões normais dos genes de reparo de DNA exercem controle sobre a integridade das informações genéticas por meio da participação na resposta celular à lesão de DNA. Nesse aspecto, os genes de reparação de DNA podem ser considerados "genes assistenciais". A perda dessas funções torna o DNA suscetível ao acúmulo progressivo de mutações; quando essas mutações afetam protoncogenes ou genes de supressão de tumor, pode advir o câncer.

CÂNCER DE CÓLON NÃO-POLIPOSE HEREDITÁRIO (CCNPH): *Também conhecido como síndrome de Lynch, o CCNPH é uma predisposição familiar ao desenvolvimento de cânceres colorretais em indivíduos que não apresentam o APC (ver Cap. 13).* Estima-se que cerca de 5% de todos os cânceres colorretais estejam incluídos nessa categoria. Os pacientes com CCNPH exibem mutações de linhagem germinativa em pelo menos um dos cinco genes envolvidos no sistema de reparação de combinação adequada do DNA, enquanto os tumores perdem a função de ambos os alelos no gene afetado. Após replicação completa do DNA, esse sistema permite a excisão e a substituição dos nucleotídeos de combinação inadequada. As mutações nesses genes de correção de erros estão associadas a um aumento geral de até 1.000 vezes na taxa de mutação. Os erros de replicação, denominados *instabilidade microssatélite*, estão presentes no DNA tumoral de pacientes com CCNPH, que surgem de pareamento inadequado não corrigido e do conseqüente mal-alinhamento de filamentos de DNA. A incidência de cânceres do estômago e do intestino delgado também está aumentada nos pacientes com CCNPH, e as mulheres portadoras dessa síndrome exibem um risco maior de câncer endometrial e ovariano.

ATAXIA-TELANGIECTASIA: *A ataxia-telangiectasia (AT) é uma síndrome hereditária rara, caracterizada por degeneração cerebelar, anormalidades imunológicas, telangiectasia oculocutânea e predisposição ao câncer, incluindo linfomas, leucemias, câncer de estômago e câncer de mama.* Cerca de 15% dos pacientes com essa síndrome acabam morrendo de doença maligna. O gene responsável pela AT (AT que sofreu mutação [*ATM*]), localizado no cromossomo 11q22-q23, codifica uma fosfoproteína nuclear que atua em múltiplas respostas à lesão de DNA, incluindo controle dos pontos de controle no ciclo celular, ativação das enzimas da reparação de DNA e regulação da apoptose. Há evidências de que a ocorrência de mutações heterozigóticas no *ATM* aumenta o risco de câncer de mama em mulheres. Considerando-se uma taxa de estado de portador de 1% na população geral, sugeriu-se que as mutações do *ATM* podem contribuir para um número significativo de cânceres de mama esporádicos.

XERODERMIA PIGMENTOSA: A xerodermia pigmentosa é uma doença autossômica recessiva na qual a maior sensibilidade à luz solar vem acompanhada por uma incidência alta de cânceres de pele, incluindo carcinoma basocelular, carcinoma de células escamosas e melanoma maligno. Foram identificados diversos genes de xerodermia pigmentosa envolvidos na excisão de nucleotídeo de DNA lesado por UV.

SÍNDROME DE BLOOM: A síndrome de Bloom (SB) é um distúrbio autossômico recessivo associado a baixa estatura, sensibilidade ao sol, imunodeficiência e predisposição a diversos cânceres. As células de pacientes com SB mostram uma alta freqüência de mutações. O gene da SB codifica uma proteína que apresenta atividade de helicase envolvida na reparação de dano do DNA.

A Telomerase Está Ativada na Maioria dos Cânceres

À medida que as células em cultura de tecido continuam a se dividir, as extremidades dos cromossomos, denominadas *telômeros*, progressivamente se encurtam (ver Cap. 1). Acredita-se que essas estruturas protejam a integridade do DNA nas extremidades dos cromossomos, possivelmente por prevenir o ataque de exonuclease nessas regiões. As células somáticas não expressam a telomerase normalmente, enzima esta que reconhece a extremidade de um cromossomo e acrescenta seqüências teloméricas repetitivas a fim de manter o comprimento do telômero. Assim, em cada ciclo de replicação celular, o telômero encurta progressivamente. Sugeriu-se que o comprimento dos telômeros atua como um relógio molecular que governa o tempo de sobrevida das células em replicação. Como as células cancerígenas expressam uma telomerase, acredita-se que a reativação dessa enzima seja necessária para a imortalização das células do câncer.

A maioria dos cânceres humanos mostra ativação do gene da subunidade catalítica de telomerase, o hTERT (transcriptase reversa da telomerase humana [*human telomerase reverse transcriptase*]). Embora a expressão desregulada da telomerase possa estar associada a maior risco de câncer, a telomerase não é classificada como um oncogene porque não provoca a desregulação do crescimento. Muitas linhagens celulares que expressam telomerase não mostram evidência de capacidade neoplásica. Dessa forma, apesar de muitas pesquisas nesse campo, a participação da telomerase na oncogênese permanece controversa.

As Síndromes Cancerígenas Hereditárias Envolvem uma Grande Variedade de Tumores

As síndromes cancerígenas hereditárias atribuídas a mutações na linhagem germinativa constituem apenas 1% de todos os cânceres. Essas mutações envolvem principalmente genes de supressão tumoral e genes de reparação de DNA. Conforme discutido anteriormente com relação ao *Rb*, a transmissão de um único alelo de um gene de supressão tumoral que sofreu mutação resulta em prole heterozigótica. Como essas pessoas encontram-se sob risco alto de perda da heterozigosidade (inativação do alelo normal), elas sofrem de uma suscetibilidade muito maior a diferentes tipos de câncer. Dessa forma, a hereditariedade da suscetibilidade ao câncer nesses casos é considerada dominante. Contudo, nas células tumorais, os dois alelos de supressão tumoral estão inativados. Por outro lado, muitas síndromes de câncer hereditárias, principalmente envolvendo genes de reparação de DNA, exibem herança recessiva.

Os tumores hereditários podem ser divididos arbitrariamente em três categorias: (1) tumores malignos herdados (p. ex., retinoblastoma, tumor de Wilms e outros tumores endócrinos), (2) tumores herdados benignos que permanecem benignos ou possuem um potencial maligno (p. ex., APC) e (3) síndromes herdadas associadas a risco alto de tumores malignos (p. ex., síndrome de Bloom e AT). A maior parte dessas síndromes é discutida em detalhe nos capítulos que tratam de órgãos específicos, e alguns exemplos estão disponíveis no Quadro 5.2. Em muitos casos, foi identificado o defeito genético subjacente responsável pelo desenvolvimento do tumor. Alguns distúrbios de difícil classificação, denominados **facomatose** (p. ex., esclerose tuberosa, neurofibromatose) apresentam características tanto de desenvolvimento quanto neoplásicas. Os tumores associados a essas síndromes envolvem principalmente o sistema nervoso.

Embora apenas uma pequena proporção de todos os cânceres exiba um padrão mendeliano de herança, certos cânceres têm inegável tendência a ocorrer em famílias. No caso de muitos tumores, estima-se que os outros membros da família de um paciente afetado apresentam um aumento de duas ou três vezes no risco de desenvolver o mesmo câncer. Essa predisposição é particularmente acentuada para o câncer de mama e de cólon. A interação da hereditariedade com o ambiente é exemplificada pelo caso de câncer de pulmão. Os fumantes estreitamente aparentados com pacientes com câncer de pulmão têm risco maior de desenvolver câncer de pulmão do que os fumantes sem essa tendência familiar. **Os mecanismos genômicos subjacentes ao desenvolvimento de neoplasia estão resumidos na Fig. 5.31.**

VÍRUS E CÂNCER HUMANO

A despeito da existência de oncogenes virais, o número de cânceres humanos associados definitivamente a infecções virais é limitado. Não obstante, estima-se que as infecções virais sejam responsáveis por 15% de todos os cânceres humanos. As associações mais fortes entre a presença de vírus e o desenvolvimento de câncer em seres humanos são (1) o retrovírus de RNA envolvido na leucemia de células T humana do tipo I e na leucemia de células T/linfoma, (2) o papilomavírus humano (DNA) e carcinoma da cérvice, (3) vírus da hepatite B (DNA) e vírus da hepatite C (RNA) e carcinoma hepatocelular primário, (4) vírus de Epstein-Barr e certas formas de linfoma e carcinoma nasofaríngeo, e (5) herpesvírus 8 humano (DNA) e o sarcoma de Kaposi. No mundo inteiro, as infecções pelo vírus da hepatite B e por papilomavírus humanos são responsáveis por 80% de todos os cânceres associados a vírus.

O Vírus da Leucemia de Células T Humana-I (HTLV-I) É um Agente Linfotrópico

O único câncer humano que foi associado firmemente a infecção por um retrovírus de RNA é a rara leucemia de células T do adulto, endêmica em partes do Japão, África, bacia do Caribe, e que ocorre esporadicamente em outras partes do mundo. O agente

QUADRO 5.2 Algumas Alterações Hereditárias Associadas a Aumento do Risco de Câncer

Síndrome	Gene	Neoplasias Malignas Predominantes	Função do Gene	Herança[a]
Síndromes cromossômicas instáveis				
Síndrome de Bloom	BLM	Muitos locais	Reparação de DNA	R
Anemia de Fanconi	?	Leucemia mielógena aguda	Reparação de DNA	R
Câncer de pele hereditário				
Melanoma familiar	CDKN2 (p16)	Melanoma maligno	Regulação do ciclo celular	D
Xerodermia pigmentosa	Grupo XP	Carcinoma de células escamosas da pele; melanoma maligno	Reparação de DNA	R
Sistema endócrino				
Paraganglioma hereditário e feocromocitoma	SDHD	Paraganglioma; feocromocitoma	Sensor e sinalizador de oxigênio	D
Neoplasia endócrina múltipla (NEM) tipo 1	MEN1	Tumores de células das ilhotas pancreáticas	Regulação da transcrição	D
Neoplasia endócrina múltipla (NEM) tipo 2	RET	Carcinoma medular da tireóide, feocromocitoma (NEM tipo 2A)	Receptor de tirosina quinase; regulação do ciclo celular	D
Câncer de mama				
Síndrome do câncer de mama/ovário	BRCA1	Carcinomas do ovário, mama e próstata	Reparação do DNA	D
Câncer de mama local-específico	BRCA2	Carcinoma de mama feminino e masculino; carcinomas de próstata, pâncreas e ovário	Reparação de DNA	D
Sistema nervoso				
Retinoblastoma	Rb	Retinoblastoma	Regulação do ciclo celular	D
Facomatoses				
Neurofibromatose tipo 1	NF1	Neurofibrossarcomas; astrocitomas; melanomas malignos	Regulador da sinalização mediada por ras	D
Neurofibromatose tipo 2	NF2	Meningiomas; schwannomas	Regulador do citoesqueleto	D
Esclerose tuberosa	TSC1	Carcinoma de células renais; astrocitoma	Regulador do citoesqueleto	D
Sistema gastrintestinal				
Polipose adenomatosa familiar	APC	Carcinoma colorretal	Regulação do ciclo celular; migração e adesão	D
Carcinoma colorretal não-polipose hereditário (CCNPH)	hMSH2 hMSH6 hMLH1 hPMS1 hPMS2	Carcinomas do cólon; endométrio, ovário e bexiga; melanoma maligno	Reparação do DNA	D
Polipose colônica juvenil	SMAD4 DPC4	Carcinoma colorretal, carcinoma endometrial	Sinalização de TGF-β	D
Rim				
Carcinoma de células renais papilar hereditário	MET	Carcinoma de células renais papilar	Receptor de tirosina quinase; regulação do ciclo celular	D
Tumor de Wilms	WT	Tumor de Wilms	Regulação da transcrição	D
Von Hippel-Lindau	VHL	Carcinoma de células renais	Regulador da adesão	D
Múltiplos locais				
Complexo de Carney	PRKARIA	Neoplasias testiculares; carcinoma da tireóide	Sinalização de CAMP	D
Síndrome de Cowden	PTEN	Carcinomas colorretal, de mama e de tireóide	Fosfatase de proteína tirosina	D
Síndrome de Li-Fraumeni	TP53	Carcinoma de mama; sarcomas de tecido mole; tumores cerebrais; leucemia	Regulação da transcrição	D
Síndrome de Werner	WRN	Sarcomas de tecidos moles	Reparação de DNA	R
Ataxia-telangiectasia	ATM	Linfoma; leucemia	Sinalização celular e reparação de DNA	R

[a] D, autossômico dominante; R, autossômico recessivo.

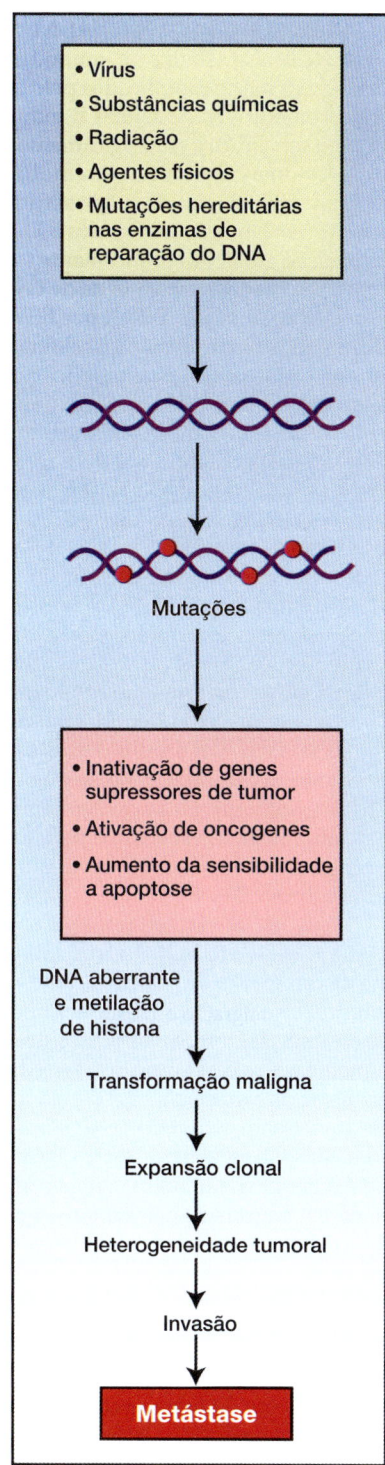

FIGURA 5.31
Resumo dos mecanismos genômicos do câncer.

etiológico, o HTLV-I, é trópico para linfócitos T CD4+ e também foi incriminado na patogenia de muitos distúrbios neurológicos. Estima-se que a leucemia se desenvolva em menos de 5% das pessoas infectadas pelo HTLV-I e que esse câncer tenha um período de latência na ordem de 40 anos até o seu desenvolvimento. Um vírus intimamente relacionado, o HTLV-II, foi associado a apenas alguns casos de distúrbios linfoproliferativos.

O genoma do HTLV-I não contém oncogene conhecido e não integra sítios específicos dentro do genoma do hospedeiro. A estimulação oncogênica pelo HTLV-I é mediada principalmente pela proteína de ativação de transcrição viral *tax*. Essa proteína não apenas aumenta a transcrição a partir de seu próprio genoma viral, mas também promove a atividade de outros genes envolvidos na proliferação celular. Entre estes, estão os genes que codificam IL-2 e seu receptor, o fator estimulador de colônia granulócito/macrófago (GM-CSF) e os protoncogenes c-*fos* e c-*sis*. A transformação de linfócitos *in vitro* pelo HTLV-I é inicialmente policlonal e apenas mais tarde é monoclonal. Assim, a proteína tax provavelmente inicia a transformação, porém são necessários eventos genéticos adicionais para o surgimento do fenótipo maligno completo.

Os Vírus de DNA Codificam Proteínas que se Ligam a Proteínas Reguladoras

Quatro vírus de DNA (papilomavírus, vírus de Epstein-Barr, vírus da hepatite B e herpesvírus 8) estão relacionados com o desenvolvimento de cânceres humanos. Os genes transformadores de vírus de DNA oncogênico praticamente não manifestam homologia com genes celulares, ao passo que os dos retrovírus (oncogenes) são derivados de seus equivalentes celulares (protoncogenes), além de serem homólogos a eles. Conforme discutido anteriormente, os vírus de DNA oncogênicos possuem genes que codificam produtos protéicos que se ligam a, e inativam, proteínas específicas do hospedeiro (os produtos de genes de supressão tumoral, p. ex., *Rb*, *p53*) envolvidas na regulação da proliferação celular e na apoptose.

Papilomavírus Humanos

Os papilomavírus humanos (HPV) induzem lesões em seres humanos as quais evoluem para o carcinoma de células escamosas. Os papilomavírus manifestam acentuado tropismo para tecidos epiteliais, e seu ciclo de vida produtivo completo ocorre apenas nas células escamosas. Foram identificados mais de 80 tipos de HPV diferentes, e a maioria está associada a lesões benignas do epitélio escamoso, incluindo verrugas, papilomas laríngeos e condilomas acuminados (verrugas genitais) da vulva, do pênis e da região perianal. Ocasionalmente, os condilomas acuminados e os papilomas laríngeos sofrem transformação maligna em carcinoma de células escamosas. Embora as verrugas da pele permaneçam invariavelmente benignas, numa rara doença hereditária denominada *epidermodisplasia verruciforme*, o HPV produz verrugas planas que comumente evoluem para carcinoma escamoso. Pelo menos 20 tipos de HPV estão associados a câncer da cérvice uterina, especialmente HPV 16 e 18 (ver Cap. 18).

As principais oncoproteínas codificadas pelo HPV são E6 e E7. A E6 liga-se à p53 e a tem por alvo para degradação. A E7 liga-se à Rb, dessa forma liberando seu efeito inibitório sobre a progressão do ciclo celular. Durante os últimos 50 anos, uma linhagem celular derivada de câncer da cérvice, denominada *células HeLa*, mantém o interesse mundial no estudo do câncer. É interessante notar que essas células expressam E6 e E7 do HPV-18, e a inativação dessas oncoproteínas resulta em parada do crescimento. Assim, após muitos anos crescendo *in vitro* em inúmeros laboratórios, essas células de câncer continuam dependentes da expressão de proteínas de HPV.

Vírus Epstein-Barr

O vírus Epstein-Barr (EBV) é um herpesvírus humano que se encontra tão amplamente disseminado que 95% dos adultos no mundo inteiro apresentam anticorpos contra ele. O EBV infecta linfócitos B, transformando-os em linfoblastos com um ciclo de vida indefinido. Numa pequena proporção de infecções primárias pelo EBV, essa transformação linfoblastóide manifesta-se como mononucleose infecciosa (ver Cap. 9), uma doença linfoproliferativa de evolução curta. Contudo, o EBV também está intimamente associado ao desenvolvimento de certos cânceres humanos.

Quando os linfócitos B estão infectados pelo EBV, eles adquirem a capacidade de proliferar indefinidamente *in vitro*. Vários genes do EBV estão implicados nessa imortalização dos linfócitos, incluindo antígenos nucleares de Epstein-Barr (EBNA) e proteínas de membrana associadas a infecção latente (LMP [*latent-infection-associated membrane proteins*]). Os EBNA mantêm o genoma do EBV no seu estado epissômico e ativam a transcrição de genes virais e celulares. A LMP1 interage com proteínas celulares que normalmente transduzem sinais do receptor de TNF, uma via crítica na ativação e proliferação de linfócitos. Tanto os EBNA quanto as LPM podem ser demonstrados na maioria dos cânceres associados a EBV.

LINFOMA DE BURKITT: O EBV foi o primeiro vírus a ser inequivocadamente associado a desenvolvimento de um tumor humano. Em 1958, Burkitt escreveu uma forma de linfoma infantil em um cinturão geográfico passando pela África equatorial e sugeriu que poderia ter uma etiologia viral. Alguns anos mais tarde, Epstein e Barr descobriram partículas virais em linhagens celulares cultivadas de pacientes com linfoma de Burkitt.

O linfoma de Burkitt africano é um tumor de células B em que os linfócitos neoplásicos invariavelmente contêm EBV em seu DNA e manifestam antígenos relacionados com o EBV (ver Cap. 20). O tumor também foi identificado em populações não-africanas, mas, nesses casos, apenas cerca de 20% contêm o genoma do EBV. A localização do linfoma de Burkitt na África equatorial ainda não foi esclarecida, mas sugeriu-se que a estimulação prolongada do sistema imunológico pela malária endêmica pode constituir um fator importante. Em circunstâncias normais, a proliferação dos linfócitos B estimulada pelo EBV é controlada por células T supressoras. A ausência de uma resposta adequada das células T, que é freqüentemente observada nas infecções crônicas da malária, pode resultar em proliferação descontrolada das células B, proporcionando, assim, uma base para a concorrência de eventos genéticos adicionais que irão resultar em desenvolvimento de linfoma. Conforme discutido anteriormente, um desses eventos consiste em uma translocação cromossômica em que o protoncogene c-*myc* é desregulado ao ficar em proximidade com uma região promotora de imunoglobulina. Uma seqüência postulada na patogenia do linfoma de Burkitt africano em múltiplas etapas é a seguinte:

1. Infecção e transformação linfoblastóide policlonal de linfócitos B pelo EBV
2. Proliferação de células B e inibição de células T supressoras induzidas pela malária
3. Desregulação do protoncogene c-*myc* por translocação cromossômica em um único linfócito B transformado
4. Proliferação descontrolada de um clone maligno de linfócitos B

LINFOPROLIFERAÇÃO POLICLONAL NOS ESTADOS DE IMUNODEFICIÊNCIA: Os estados de imunodeficiência congênita ou adquirida podem ser complicados pelo desenvolvimento de distúrbios proliferativos de células B induzidos por EBV. Essas lesões podem ser clínica e patologicamente indistinguíveis dos verdadeiros linfomas malignos, porém diferem porque a maioria é policlonal. A incidência de neoplasia linfóide em receptores de transplante renal imunossuprimidos é 30 a 50 vezes maior do que a da população geral. Em praticamente todos os casos de linfoproliferações associadas a transplante de órgãos, verifica-se a presença de material genômico EBNA por EBV no tecido neoplásico. São observados distúrbios linfoproliferativos de células B semelhantes em várias outras imunodeficiências adquiridas, notavelmente a AIDS. Em certas ocasiões, pode-se verificar o desenvolvimento de um verdadeiro linfoma monoclonal na presença de distúrbio linfoproliferativo induzido por EBV. Assim como no caso do linfoma de Burkitt, a deficiência de células T direcionadas contra células B infectadas por EBV permite a sobrevida destas últimas.

Os estados de imunodeficiência congênita, incluindo a síndrome linfoproliferativa ligada ao X (LPX), a síndrome de Wiskott-Aldrich e a ataxia/telangiectasia, estão associados a infecções por EBV e a linfoproliferações agressivas. No distúrbio familiar LPX, a imunodeficiência clínica comumente é inaparente até o início de uma forma de mononucleose infecciosa particularmente grave e, com freqüência, fatal. Em muitos desses pacientes que sobrevivem à mononucleose infecciosa, seguem-se distúrbios linfoproliferativos e linfomas. Os pacientes com a LPX não possuem respostas imunológicas específicas para EBV, incluindo a formação de células T citotóxicas que normalmente eliminam células B infectadas por EBV.

CARCINOMA NASOFARÍNGEO: O carcinoma nasofaríngeo é uma variante de carcinoma de células escamosas que tem uma distribuição mundial e é particularmente comum em certas partes da África e da Ásia. O DNA do EBV e o EBNA estão presentes em praticamente todos esses cânceres. Acredita-se que as células epiteliais estejam expostas ao EBV pela lise de linfócitos infectados que atravessam o epitélio rico em linfóide. A patogenia do carcinoma nasofaríngeo pode estar relacionada com a infecção pelo EBV no início da infância, com a reativação aos 40 a 50 anos de idade e o surgimento de tumores 1 a 2 anos depois. Felizmente, 70% dos pacientes com essa doença são curados por radioterapia apenas.

Vírus da Hepatite B

Estudos epidemiológicos estabeleceram claramente uma associação entre infecção crônica pelo HBV (hepatite crônica e cirrose) e o desenvolvimento de carcinoma hepatocelular primário (ver Cap. 14). Foram invocados dois mecanismos para explicar o mecanismo da carcinogênese no câncer de fígado relacionado com o HBV. Uma teoria afirma que a proliferação de hepatócitos contínua que acompanha a lesão hepática crônica acaba por provocar a transformação maligna. De modo semelhante, a infecção crônica por um vírus de RNA hepatotrópico (vírus da hepatite C [HCV]) também impõe um alto risco de desenvolvimento de carcinoma hepatocelular. Assim, a lesão e a regeneração crônicas de hepatócitos podem ser insuficientes para causar o carcinoma hepatocelular, e o HBV e o HCV podem ser oncogênicos em seres humanos devido a sua habilidade de induzir doença hepática crônica.

Uma segunda teoria implica uma proteína codificada por vírus na patogenia do câncer hepático induzido por HBV. Em camundongos transgênicos que expressam o gene HBx, uma pequena proteína reguladora geral, constatou-se também o desenvolvimento de câncer hepático, porém sem lesão ou inflamação preexistente nos hepatócitos. Demonstrou-se que o produto *HBx in vitro* supra-regula muitos genes celulares. Além disso, à semelhança de outras oncoproteínas de vírus de DNA, o HBx ligase à p53 e a inativa. Os mecanismos subjacentes na carcinogênese induzida por HBV ainda são controversos e exigem mais pesquisas.

Herpesvírus Humano 8 (HHV 8)

O sarcoma de Kaposi é uma neoplasia vascular originalmente descrita em homens idosos na Europa Oriental e, posteriormente, em negros na África central (ver Cap. 10). Hoje em dia, o sarcoma de Kaposi constitui a neoplasia mais comum associada à AIDS. As células neoplásicas contêm seqüências de um novo vírus HHV8, também conhecido como herpesvírus associado ao sarcoma de Kaposi (KSHV). É interessante assinalar que o HHV8 também foi detectado em amostras de sarcoma de Kaposi de pacientes HIV-negativos. Além de infectar as células fusiformes do sarcoma de Kaposi, o HHV8 é linfotrópico e foi implicado em duas neoplasias linfóides de células B de ocorrência rara, o *linfoma de efusão primária* e *doença de Castleman multicêntrica*.

Assim como outros vírus de DNA, o genoma do HHV8 codifica proteínas que interferem nas vias de supressão tumoral de p53 e Rb. É interessante notar que o HHV8 também codifica produtos gênicos que infra-regulam a expressão de MHC de classe I, um mecanismo pelo qual as células infectadas podem fugir do reconhecimento por linfócitos T citotóxicos.

CARCINOGÊNESE QUÍMICA

O campo da carcinogênese química surgiu há cerca de dois séculos em descrições de uma doença ocupacional (esta não foi a primeira descrição de um câncer relacionado com a ocupação do indivíduo, visto ter sido reconhecida anteriormente uma predisposição peculiar das freiras ao câncer de mama). Atribui-se ao médico inglês Sir Percival Pott o mérito de ter relacionado o câncer do escroto em limpadores de chaminés com uma exposição química específica, isto é, a fuligem. É interessante assinalar que o grande patologista alemão Rudolf Virchow atribuiu esses tumores escrotais mais a uma irritação do que a substâncias químicas. Ele persistiu nesse conceito incorreto apesar de, quase na mesma época, a elevada incidência de câncer de pele observada em alguns operários alemães ter sido atribuída à exposição ao alcatrão de hulha, cujos ingredientes já eram conhecidos como bastante semelhantes aos da fuligem. Quase um século transcorreu entre essas observações e o reconhecimento de que outros produtos das combustão de materiais orgânicos são responsáveis por uma epidemia de câncer provocado pelo homem, a saber, câncer de pulmão em fumantes de cigarros.

A produção experimental de câncer por substâncias químicas data de 1915, quando pesquisadores japoneses produziram câncer de pele em coelhos com alcatrão de hulha. Desde então, uma relação de carcinógenos orgânicos e inorgânicos cresceu de modo exponencial. Contudo, existiu um curioso paradoxo durante muitos anos. Muitos compostos reconhecidos como potentes carcinógenos são relativamente inertes em termos de reatividade química. **A solução para esse enigma tornou-se evidente no iní-** **cio da década de 1960, quando se constatou que a maioria dos carcinógenos químicos, porém não todos, exige ativação metabólica para poder reagir com constituintes celulares.** Com base nessas observações e na estreita correlação entre mutagenicidade e carcinogenicidade, desenvolveu-se uma década mais tarde um ensaio *in vitro* utilizando *Salmonella* para o rastreamento de carcinógenos químicos potenciais — o teste de Ames. Posteriormente, diversos ensaios para genotoxicidade foram desenvolvidos e ainda são utilizados para o rastreamento de substâncias químicas e novas drogas quanto a sua carcinogenicidade potencial.

Os Carcinógenos Químicos São Principalmente Mutágenos

As associações entre exposição a determinada substância química e os cânceres humanos foram historicamente estabelecidas com base em estudos epidemiológicos. Esses estudos têm numerosas desvantagens inerentes, incluindo incertezas nas doses estimadas, variabilidade da população, latência prolongada e variável, e dependência de registros clínicos e de saúde pública de exatidão questionável. Como alternativa aos estudos epidemiológicos, os pesquisadores passaram a efetuar estudos envolvendo animais. Com efeito, esses estudos são legalmente exigidos antes da introdução de um novo fármaco. Contudo, o aumento logarítmico no número de substâncias químicas sintetizadas anualmente faz com que até mesmo esse método seja produtivamente penoso e dispendioso. A pesquisa de ensaios de rastreamento rápidos, reprodutíveis e confiáveis para a atividade carcinogênica potencial concentrou-se na relação existente entre carcinogenicidade e mutagenicidade.

Um mutágeno é um agente capaz de alterar permanentemente a constituição genética de uma célula. O teste de Ames emprega o surgimento de mutações de matriz de leitura e substituições de pares de bases em uma cultura de bactérias de uma espécie de *Salmonella*. Detecta-se também a ocorrência de mutações e de síntese de DNA não programada (reparação de DNA) em hepatócitos de ratos, células de linfoma de camundongo e células ovarianas de fêmeas de hamster chinês. Atualmente, os ensaios de mutagenicidade utilizam cada vez mais culturas de células humanas. Nesses sistemas, cerca de 90% dos carcinógenos conhecidos são mutagênicos. Além disso, os mutágenos são, em sua maioria, carcinogênicos. Essa estreita correlação entre carcinogenicidade e mutagenicidade presumivelmente ocorre porque ambas refletem uma lesão do DNA. Apesar de não ser infalível, o ensaio de mutagenicidade *in vitro* revelou-se uma ferramenta valiosa no rastreamento de potencial carcinogênico de substâncias químicas.

A Carcinogênese Química É um Processo com Múltiplas Etapas

Os estudos de carcinogênese química em animais experimentais lançaram alguma luz sobre os estágios individuais na progressão das células normais até o câncer. Bem antes de a base genética do câncer ser apreciada, demonstrou-se que uma única aplicação de um carcinógeno na pele de camundongo não era, por si só, suficiente para produzir o câncer (Fig. 5.32). Contudo, quando o estímulo proliferativo era aplicado localmente, na forma de um segundo irritante químico não-carcinogênico (p. ex., um éster de forbol), surgiam tumores. O primeiro efeito foi denominado **iniciação**. A ação da segunda substância química não-carcinogênica foi denominada **promoção**. Subseqüentemente, ou-

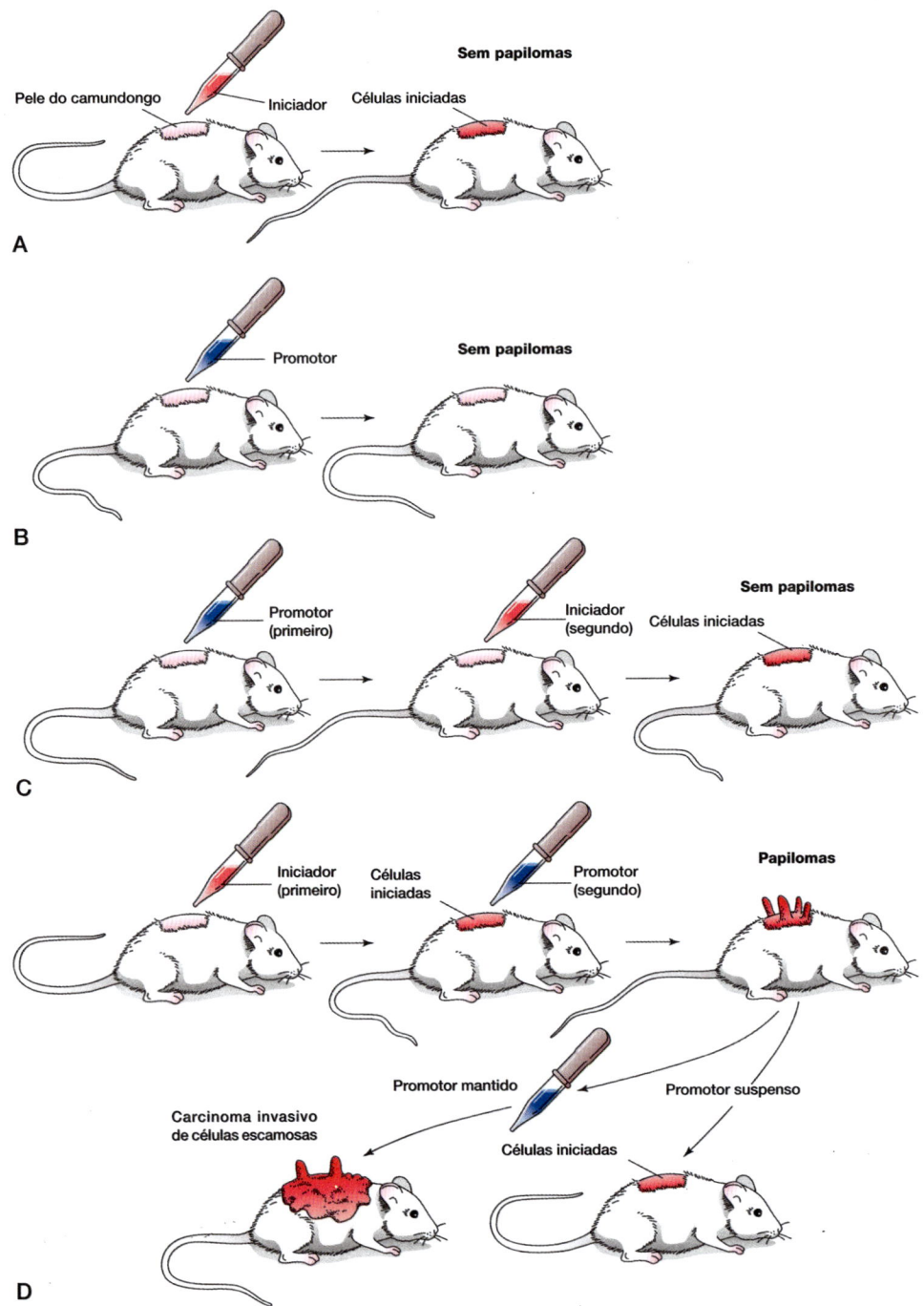

FIGURA 5.32
Conceito de iniciação e promoção. (*A*) A aplicação isolada de um iniciador à pele do camundongo produz células iniciadas, mas não leva à formação de papilomas. (*B*) De forma semelhante, a aplicação isolada de promotor à pele não produz papilomas. (*C*) Se o promotor for aplicado à pele antes da aplicação do iniciador, não há formação de papilomas, apesar da presença de células iniciadas. (*D*) Quando a pele é exposta primeiramente ao iniciador, a aplicação subseqüente do promotor resulta na formação de papilomas. Se o promotor for suspenso, os papilomas regridem, permanecendo as células iniciadas no seu lugar. Quando se aplica o promotor à pele do camundongo com papilomas, são produzidos carcinomas invasivos de células escamosas.

tros experimentos em modelos em roedores envolvendo diferentes cânceres órgão-específicos (fígado, pele, pulmão, pâncreas, cólon etc.) expandiram o conceito de mecanismo em dois estágios para a nossa compreensão atual de carcinogênese como um processo que envolve numerosas mutações.

A partir desses estudos, é possível reconhecer quatro estágios da carcinogênese química:

1. A **iniciação** provavelmente representa uma mutação em uma célula individualmente.
2. A **promoção** segue-se à iniciação e reflete a expansão clonal da célula iniciada, na qual a mutação conferiu uma vantagem de crescimento. Durante a promoção, as células alteradas permanecem dependentes da presença contínua do estímulo promotor. Esse estímulo pode ser uma substância química

exógena ou agente físico ou pode refletir um mecanismo endógeno (p. ex., estimulação hormonal [mama, próstata] ou o efeito de sais biliares [cólon]).
3. A **progressão** é um estágio durante o qual o crescimento se torna autônomo (independentemente do carcinógeno ou do promotor). Nesse momento, já houve o acúmulo de mutações suficientes para imortalizar as células.
4. O **câncer,** resultado final de toda a seqüência, se estabelece quando as células adquirem a capacidade de invadir e formar metástase.

As alterações morfológicas que refletem a carcinogênese em múltiplas etapas nos seres humanos são mais bem ilustradas nos epitélios, como os da pele, cérvice e cólon. Embora a iniciação não tenha equivalente morfológico algum, a promoção e a progressão são representadas pela seqüência de hiperplasia, displasia e carcinoma *in situ*.

Em Geral, os Carcinógenos Químicos Sofrem Ativação Metabólica

A Agência Internacional para Pesquisa de Câncer (IARC [*International Agency for Research in Cancer*]) relacionou cerca de 75 substâncias químicas como carcinógenos humanos. As substâncias químicas provocam câncer diretamente ou, com maior freqüência, após ativação metabólica. Os carcinógenos de ação direta são inerentemente reativos o suficiente para se ligarem de modo covalente a macromoléculas celulares. Além de muitos compostos orgânicos, como mostarda nitrogenada, *bis* (clorometil) éter e cloreto de benzila, certos metais estão incluídos nessa categoria. Contudo, a maioria dos carcinógenos orgânicos precisa da conversão até um composto final, mais reativo. Essa conversão é enzimática e, na maioria das vezes, é efetuada pelos sistemas celulares envolvidos no metabolismo e na detoxificação de fármacos. Muitas células no corpo, particularmente hepatócitos, possuem sistemas de enzimas que podem converter pró-carcinógenos em suas formas ativas. Contudo, cada carcinógeno tem seu próprio espectro de tecidos-alvo, freqüentemente limitado a um único órgão. A base da especificidade orgânica na carcinogênese química não está bem esclarecida.

HIDROCARBONETOS AROMÁTICOS POLICÍCLICOS: Os hidrocarbonetos aromáticos policíclicos, originalmente derivados do alcatrão, estão entre os carcinógenos mais extensamente estudados. Nessa classe estão incluídos compostos como benzo(a)pireno, 3-metilcolantreno e dibenzantraceno. Esses compostos possuem uma ampla gama de órgãos-alvo e, em geral, provocam cânceres no local de sua aplicação. O tipo específico de câncer produzido varia de acordo com a via de administração e inclui tumores de pele, de tecidos moles e de mama. Devido à identificação de hidrocarbonetos policíclicos na fumaça do cigarro, sugeriu-se, mas não foi comprovado, que eles estão envolvidos na produção de câncer de pulmão.

Os hidrocarbonetos policíclicos são metabolizados, por oxidases de função mista, dependente de citocromo P450, até epóxidos eletrofílicos que, por sua vez, reagem com proteínas e ácidos nucléicos. A formação de epóxido depende da presença de uma ligação carbono-carbono não saturada. Por exemplo, o cloreto de vinila, a molécula simples de dois carbonos a partir da qual é sintetizado o plástico cloreto de polivinila amplamente utilizado, é metabolizado a um epóxido responsável por suas propriedades carcinogênicas. Os operários expostos ao monômero cloreto de vinila na atmosfera ambiente desenvolveram angiossarcomas do fígado posteriormente.

AGENTES ALQUILANTES: Muitas drogas quimioterapêuticas (p. ex., ciclofosfamida, cisplatina, bissulfan) são agentes alquilantes que transferem grupos alquila (metil, etil etc.) para macromoléculas, inclusive guaninas, dentro do DNA. Embora essas drogas destruam células cancerígenas por danificarem o DNA, também provocam um risco maior de diversos cânceres por causa da lesão semelhante em células normais. Dessa forma, a quimioterapia alquilante impõe um risco importante de malignidades sólidas e hematológicas posteriormente.

AFLATOXINA: Em contraste com os hidrocarbonetos policíclicos, que, em sua maior parte são formados pela combustão de material orgânico ou sinteticamente, um hidrocarboneto heterocíclico, a aflatoxina B_1, é um produto natural do fungo *Aspergillus flavus*. A exemplo dos hidrocarbonetos aromáticos policíclicos, a aflatoxina B_1 é metabolizada a um epóxido, que é detoxificado ou que se liga de forma covalente ao DNA (Fig. 5.33). A aflatoxina B_1 está entre os mais importantes carcinógenos hepáticos conhecidos, produzindo tumores em peixes, aves, roedores e primatas. Como as espécies de *Aspergillus* são ubíquas, a contaminação de alimentos vegetais, particularmente amendoins e grãos expostos às condições úmidas e quentes que favorecem o crescimento desse fungo, pode resultar na formação de quantidades significativas de aflatoxina B_1. Foi sugerido que, além das hepatites B e C, os alimentos ricos em aflatoxina contribuiriam para a elevada incidência de câncer hepático em partes da África e da Ásia. Em roedores expostos à aflatoxina B_1, os tumores hepáticos resultantes exibem uma mutação inativadora específica no gene *p53* (transversão no códon 249 de G:C → T:A). É interessante observar que os cânceres hepáticos humanos observados em áreas com alta concentração dietética de aflatoxina exibem a mesma mutação no gene *p53*.

AMINAS AROMÁTICAS E CORANTES AZO: Ao contrário dos hibrocarbonetos aromáticos policíclicos, as aminas aromáticas e os corantes azo não são habitualmente carcinogênicos no local de aplicação. Entretanto, costumam provocar tumores de bexiga e hepáticos, respectivamente, quando ingeridos por animais experimentais. Tanto as aminas aromáticas quanto os corantes azo são basicamente metabolizados no fígado. As aminas aromáticas sofrem reação de ativação, que consiste em N-hidroxilação, para formar os derivados hidroxilamina, que são então detoxificados em conjunção com o ácido glicurônico. Na bexiga, a hidrólise do glicuronídeo libera a hidroxilamina reativa. A exposição ocupacional a aminas aromáticas na forma de corantes anilínicos tem produzido câncer de bexiga.

Os corantes aminoazo também são sabidamente carcinogênicos. Antigamente, o amarelo-manteiga (dimetilaminoazobenzeno) era empregado para dar cor à margarina ou à manteiga descorada durante o inverno, simulando a aparência da manteiga durante o verão. As cerejas ao marrasquino eram coloridas com o vermelho escarlate, cujo componente estrutural é o *o*-aminoazotolueno. No entanto, não há casos documentados de câncer por esses agentes em seres humanos.

NITROSAMINAS: As nitrosaminas carcinogênicas são objeto de estudo porque se suspeita que possam desempenhar um papel em neoplasias gastrintestinais humanas e, possivelmente, em outros cânceres. A dimetilnitrosamina é a nitrosamina mais

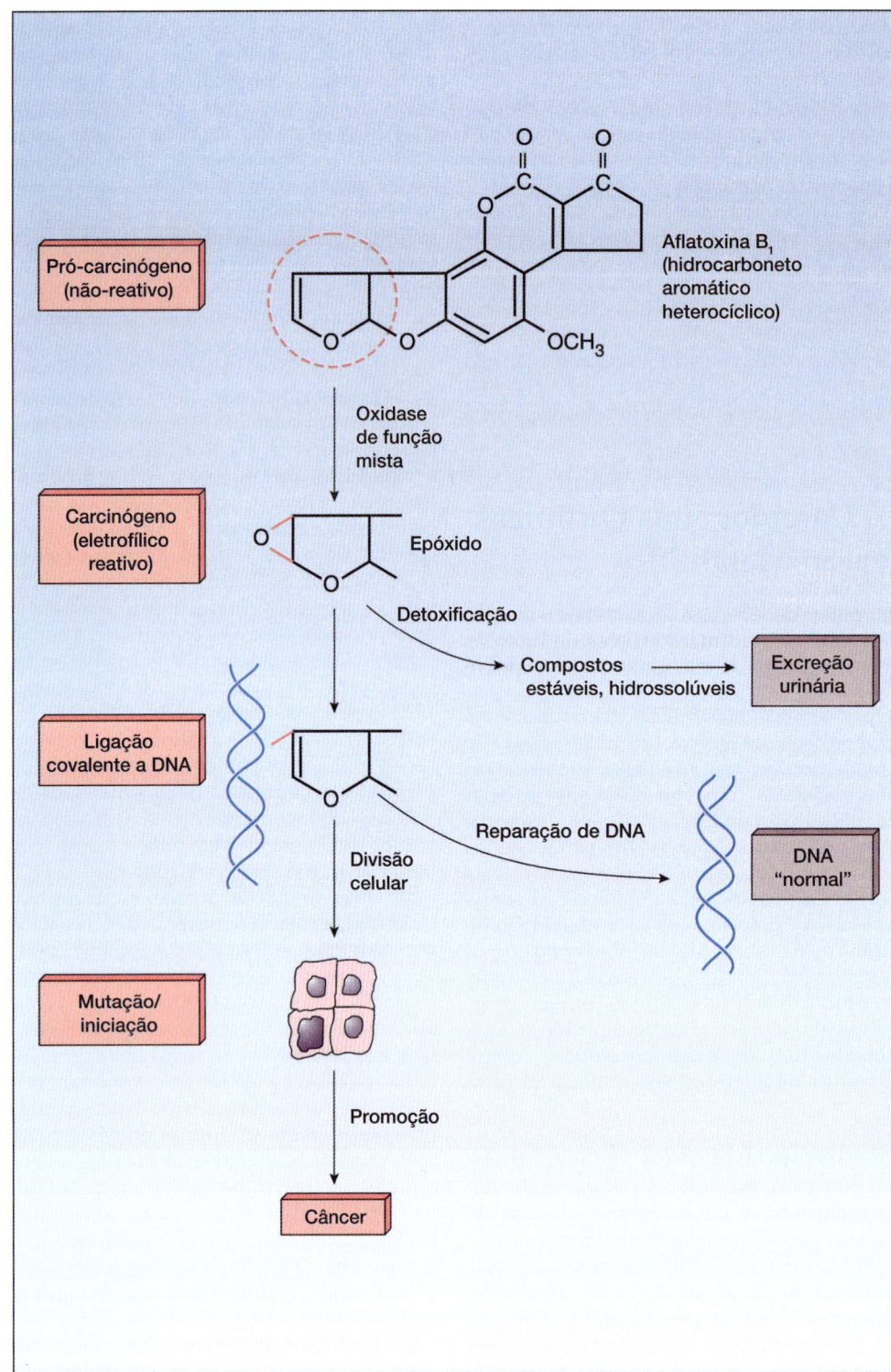

FIGURA 5.33
Ativação metabólica da aflatoxina B_1. O pró-carcinógeno não reativo a aflatoxina B_1 é metabolizado pela oxidase de função mista do retículo endoplasmático hepático, produzindo um epóxido. Esse metabólito eletrofílico pode ser detoxificado por conjugação com glutationa (GSH) e excretado na urina. Uma outra possibilidade é o epóxido de aflatoxina B_1 se ligar de forma covalente a macromoléculas dos hepatócitos e, em particular, podendo se ligar ao DNA. Pode ocorrer reparação da lesão do DNA, um processo que restaura a integridade do DNA. Se o hepatócito sofrer divisão antes que a reparação do DNA se complete, são produzidas células hepáticas iniciadas. Seguindo o esquema apropriado, esses hepatócitos iniciados podem ser promovidos a um carcinoma hepatocelular.

simples e provoca tumores renais e hepáticos em roedores. As nitrosaminas também são carcinógenos potentes em primatas, embora não haja provas incontestáveis de indução de câncer em seres humanos. Entretanto, a incidência extremamente elevada de carcinoma de esôfago na província de Hunan na China (100 vezes maior que em outras regiões) foi relacionada com um alto teor de nitrosaminas na dieta. Existe uma preocupação de que as nitrosaminas também possam estar envolvidas em outros cânceres gastrintestinais porque os nitritos, comumente adicionados para conservar carnes processadas e outros alimentos, podem reagir com outros componentes da dieta, formando nitrosaminas. Além disso, foram identificadas nitrosaminas específicas do tabaco, embora não tenha sido provada sua contribuição para a carcinogênese. As nitrosaminas são ativadas por hidroxilação, seguida pela formação de um íon de alquila-carbônio.

METAIS: Muitos metais ou compostos metálicos podem induzir o câncer, porém os mecanismos envolvidos ainda não são conhecidos. Os cátions metálicos divalentes, como Ni^{2+}, Pb^{2+}, Cd^{2+}, Co^{2+} e Be^{2+} são eletrofílicos e podem, dessa forma, reagir com macromoléculas. Além disso, os íons de metais reagem com grupos guanina e fosfato do DNA. O íon metálico como o Ni^{2+} pode despolimerizar polinucleotídeos. Alguns metais podem se ligar a bases purínicas e pirimidínicas através de ligações covalentes ou elétrons pi das bases. Todas essas reações ocorrem *in vitro*, mas não se sabe até que ponto elas ocorrem *in vivo*. A maioria dos cânceres induzidos por metais ocorre em situações ocupacionais, de modo que o assunto é discutido com mais detalhe no Cap. 9, que trata da patologia ambiental.

Fatores Endógenos e Ambientais Influenciam a Carcinogênese Química

A carcinogênese química em animais experimentais envolve a consideração de aspectos genéticos (espécie e raça, idade e sexo do animal), estado hormonal, dieta e presença ou ausência de indutores de sistemas de metabolização de drogas e promotores de tumores. Foi postulado um papel semelhante para esses fatores em seres humanos com base em estudos epidemiológicos.

METABOLISMO DE CARCINÓGENOS: As oxidases de função mista são enzimas cuja atividade é geneticamente determinada, e foi observada uma correlação entre os níveis dessas enzimas em várias raças de camundongos e sua sensibilidade a carcinógenos químicos. Conforme observado, como a maioria dos carcinógenos químicos precisa de uma ativação metabólica, os agentes que intensificam a ativação de pró-carcinógenos para constituir os carcinógenos devem provocar carcinogenicidade maior, ao passo que os que aumentam as vias de detoxificação devem reduzir a incidência de câncer. Em geral, é isso que ocorre experimentalmente. Como os seres humanos são expostos a muitas substâncias químicas na dieta e no ambiente, essas interações são potencialmente importantes.

SEXO E ESTADO HORMONAL: Esses fatores são determinantes importantes da suscetibilidade a carcinógenos químicos, mas são muito variáveis e, em muitos casos, não são facilmente previsíveis. Na maioria das espécies experimentais, os machos são mais suscetíveis do que as fêmeas aos carcinógenos hepáticos de aminas aromáticas. Por outro lado, as fêmeas de camundongo são mais sensíveis aos efeitos carcinogênicos do aminoazotolueno e da dietilnitrosamina. Além disso, em alguns casos, quando se administra um carcinógeno a um animal sexualmente imaturo, ainda se verifica uma incidência de câncer ligada ao sexo em órgãos que não são primariamente responsivos a hormônios sexuais, como o fígado. Os efeitos do sexo e do estado hormonal sobre a carcinogênese química em seres humanos não estão claros.

DIETA: A composição da dieta pode afetar o nível de enzimas envolvidas no metabolismo de drogas. Uma dieta com baixo teor de proteína, que reduz a atividade hepática das oxidases de função mista, está associada à redução da sensibilidade a carcinógenos hepáticos. No caso da dimetilnitrosamina, a incidência diminuída de tumores hepáticos é acompanhada de incidência aumentada de tumores renais, uma observação que reforça o fato de que o metabolismo dos carcinógenos pode ser regulado de maneira diferente em tecidos diferentes.

CARCINOGÊNESE FÍSICA

Os agentes físicos da carcinogênese discutidos aqui incluem a luz ultravioleta, asbesto e corpos estranhos. A carcinogênese por radiação é discutida no Cap. 9.

A Radiação Ultravioleta Provoca Cânceres de Pele

Entre as pessoas de pele clara, um bronzeamento intenso é comumente considerado a marca de férias bem-sucedidas. Entretanto, essa manifestação patente dos supostos efeitos saudáveis do sol esconde o potencial de lesão tecidual subjacente. Os efeitos prejudiciais da radiação solar já eram reconhecidos pelas mulheres no passado, que se protegiam do sol com sombrinhas para manter uma pele de "rosas e leite" e prevenir rugas. A atual moda de uma pele bronzeada tem sido associada não apenas à deterioração cosmética da pele facial, mas também ao aumento na incidência dos principais cânceres de pele.

Os cânceres atribuídos a exposição ao sol, a saber, carcinoma basocelular, carcinoma de células escamosas e melanoma, ocorrem predominantemente em indivíduos da raça branca. A pele das pessoas das raças mais escuras é protegida pela concentração aumentada do pigmento melanina, que absorve a radiação ultravioleta. Nas pessoas de pele clara, as áreas expostas ao sol têm mais propensão a desenvolver câncer de pele. Além disso, há uma correlação direta entre a exposição total à luz solar e a incidência de câncer de pele.

A radiação ultravioleta (UV) é a porção de comprimento de onda curta do espectro eletromagnético adjacente à região violeta da luz visível. Parece que apenas certas porções do espectro UV estão associadas a dano tissular, e o efeito carcinogênico ocorre em comprimentos de onda entre 290 e 320 nm. **Os efeitos da radiação UV sobre as células incluem inativação enzimática, inibição da divisão celular, mutagênese, morte celular e câncer.**

O efeito bioquímico mais importante da radiação UV é a formação de *dímeros de pirimidina no DNA*, um tipo de lesão do DNA que não é observado com nenhum outro carcinógeno. Os dímeros da pirimidina podem ser formados entre timina e timina, timina e citosina ou entre pares de citosina. A formação de dímeros resulta em um anel de ciclobutano, que deforma o arcabouço fosfodiéster da dupla hélice na região de cada dímero. A menos que seja eficientemente eliminada pela via de reparo de excisão de nucleotídeos, a lesão genômica provocada pela radiação UV é mutagênica e carcinogênica.

A **xerodermia pigmentosa,** uma doença autossômica recessiva, ilustra a importância da reparação do DNA na proteção contra os efeitos prejudiciais da radiação UV. Nesse distúrbio raro, a sensibilidade à luz solar acompanha-se de elevada incidência de cânceres de pele, incluindo carcinoma basocelular, carcinoma de células escamosas e melanoma. Os distúrbios da pele tanto neoplásicos quanto não-neoplásicos na xerodermia pigmentosa são atribuídos a um comprometimento na excisão do DNA lesado pelos raios UV.

O Asbesto Causa Mesotelioma

A asbestose pulmonar e as neoplasias associadas à asbestose são discutidas no Cap. 12. Aqui revisamos os possíveis mecanismos de carcinogênese atribuídos ao asbesto. Nesse contexto, ainda não foi definitivamente estabelecido se os cânceres relacionados com a exposição ao asbesto devem ser considerados exemplos de carcinogênese química ou de tumores induzidos fisicamente.

O asbesto [amianto], um material bastante empregado em construção, isolamento e na indústria, pertence a uma família de silicatos fibrosos relacionados, que são classificados em "serpentinas" ou "anfibólios". As serpentinas, das quais o crisotilo é o único exemplo de importância comercial, ocorrem na forma de fibras flexíveis, enquanto os anfibólios, representados principalmente pelo crocidolito e amosito, consistem em bastões estreitos firmes.

O tumor característico associado à exposição ao asbesto é o mesotelioma maligno das cavidades pleural e peritoneal. Esse câncer, que é extremamente raro na população geral, tem sido detectado em 2 a 3% (e ainda mais em alguns estudos) dos operários intensamente expostos. O período latente (intervalo entre exposição e surgimento de tumor) é habitualmente de cerca de 20 anos, mas pode ser até o dobro. É razoável supor que os mesoteliomas tanto da pleura quanto do peritônio refletem o estreito contato dessas membranas com fibras de asbesto transportada pelos canais linfáticos.

A patogenia dos mesoteliomas associados ao asbesto ainda é obscura. Fibras delgadas de crocidolitos estão associadas a um risco consideravelmente maior de mesotelioma do que as fibras de amosito, mais curtas e espessas, ou as fibras flexíveis de crisotilo. Contudo, a distinção entre essas fibras na patogenia da doença humana não deve ser considerada absoluta, particularmente considerando-se que misturas dessas fibras são encontradas nos pulmões humanos de forma característica. A participação de um vírus símio, o SV40, na patogenia dos mesoteliomas induzidos por asbesto foi postulada, mas permanece controversa.

Existe uma associação claramente estabelecida entre câncer de pulmão e exposição ao asbesto em fumantes. Relatou-se um pequeno aumento na prevalência de câncer de pulmão em não-fumantes expostos ao asbesto, porém essa associação ainda é controvertida devido ao pequeno número de casos. As declarações de que a exposição ao asbesto aumenta o risco de câncer gastrintestinal não resistiram à análise estatística dos dados coletados.

Corpos Estranhos Produzem Câncer Experimental

Foram induzidos diversos sarcomas diferentes em roedores em decorrência da implantação de materiais inertes, como plásticos e películas de metal, diferentes fibras (inclusive fibra de vidro), esponjas plásticas, esferas de vidro e polímeros de dextrano. A natureza química desses implantes não parece ser o aspecto crítico, visto que discos feitos de carbono puro também produzem sarcomas. Com efeito, o tamanho, a maciez e a durabilidade da superfície implantada constituem características importantes. A carcinogênese de corpos estranhos é bastante espécie-específica. Assim, por exemplo, ratos e camundongos são bastante suscetíveis à carcinogênese de corpos estranhos, mas as cobaias são resistentes. **Os seres humanos são, com toda certeza, muito resistentes à carcinogênese de corpos estranhos, conforme comprovado pela ausência de câncer após a implantação de próteses de plástico e de metal.** Alguns relatos de desenvolvimento de câncer na vizinhança de corpos estranhos em seres humanos provavelmente refletem a formação de cicatriz que, em alguns órgãos, parece estar associada a uma incidência aumentada de cânceres. Apesar de muitas reclamações em ações judiciais, não há evidências de que uma lesão traumática isolada possa resultar no desenvolvimento de qualquer tipo de câncer.

IMUNOLOGIA TUMORAL

Sabe-se há muito tempo que os tumores malignos induzem uma resposta inflamatória crônica que não está relacionada com necrose ou infecção do tumor. Essa observação levou os pesquisadores a postular a ocorrência de uma reação imunológica do hospedeiro às células neoplásicas, porém a compreensão minuciosa do processo teve que aguardar o desenvolvimento da moderna imunologia. A reação inflamatória correlaciona-se com o prognóstico mais satisfatório em alguns tumores, como o carcinoma medular de mama e o seminoma; todavia, em geral, não existe nenhuma correlação clara. Embora o infiltrado seja composto principalmente de células T e macrófagos, sugerindo uma resposta imune celular, não foram identificados os antígenos aos quais as células respondem. A despeito da escassez de evidência direta nos cânceres humanos, está claro, com base em experimentos em animais, que existem defesas imunológicas contra tumores malignos.

As Defesas Imunológicas Contra o Câncer Foram Demonstradas em Animais de Experimentação e no Homem

Para atribuir qualquer papel de defesa imunológica contra cânceres, é necessário postular que as células tumorais expressam antígenos diferentes daqueles das células normais e que são reconhecidos como estranhos pelo hospedeiro. Essa condição foi demonstrada indiretamente em experimentos com camundongos endógamos (Fig. 5.34). Quando células de um tumor induzido quimicamente ou por vírus são transplantadas para um camundongo singênico, as células formam um tumor. Quando as células deste tumor são transplantadas para um segundo camundongo, elas tornam a formar um tumor. Por outro lado, se o primeiro tumor transplantado for removido antes de sofrer metástases (o camundongo é curado do tumor), a reinjeção das células tumorais no camundongo curado não produz um tumor. **O tumor transplantado é rejeitado devido à imunidade adquirida em conseqüência do primeiro tumor transplantado.** Além disso, células tumorais irradiadas ou preparações de membranas de células tumorais, quando injetadas experimentalmente, aumentam a resistência ao crescimento tumoral. O motivo pelo qual o

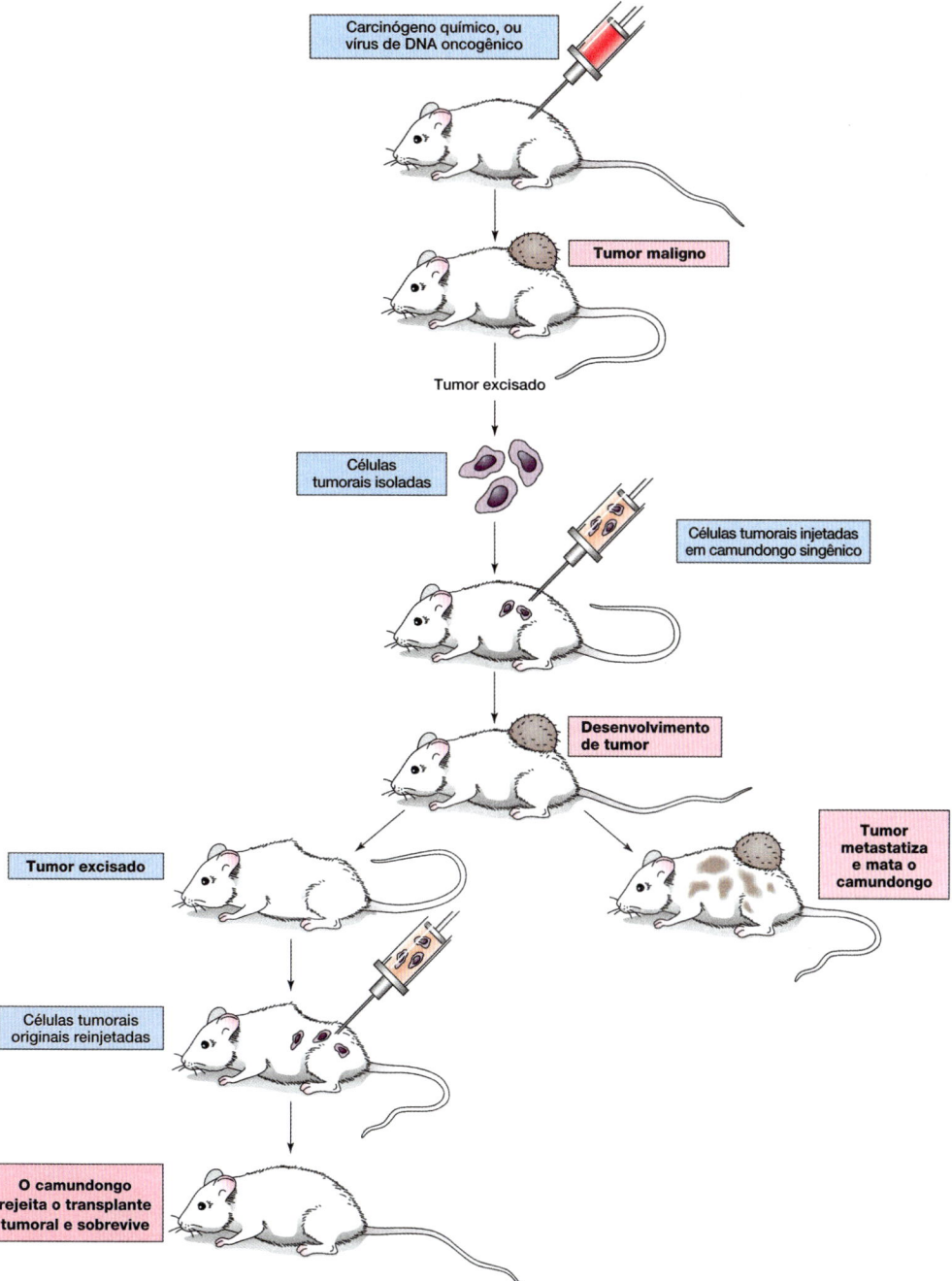

FIGURA 5.34
Imunogenicidade de tumores. As células cancerígenas injetadas em camundongo singênico formam tumores, que metastatizam e matam o animal. A excisão do tumor antes de sofrer metástase permite a rejeição de um segundo implante tumoral, presumivelmente em conseqüência da imunidade adquirida com a exposição ao tumor original.

tumor original não é destruído pela reação imunológica permanece sem explicação.

Uma observação importante é de que os tumores induzidos pela mesma substância química em diferentes camundongos são antigenicamente distintos, enquanto aqueles induzidos pelo mesmo vírus expressam os mesmos antígenos determinados pelo vírus. Por conseguinte, os camundongos sensibilizados a um tumor quimicamente induzido não desenvolvem um segundo tumor provocado pela mesma substância. Por outro lado, os camundongos que receberam um tumor induzido por vírus rejeitam outro tumor semelhante. Esses experimentos fornecem uma prova convincente de que os mecanismos imunológicos podem participar das defesas do hospedeiro contra tumores, pelo menos contra tumores experimentais em animais.

Mais evidências a favor da atuação de mecanismos imunológicos na defesa do hospedeiro contra o câncer provêm de estudos realizados em camundongos atímicos. Esses animais carecem de imunidade mediada por células T e, portanto, aceitam enxertos de diferentes espécies. De forma semelhante, os tumores de diferentes espécies crescem sem qualquer restrição quando transplantados em camundongos atímicos.

A eficácia dos mecanismos imunológicos em limitar o crescimento de células malignas pode ser demonstrada misturando-se células tumorais de camundongo com células efetoras imunes de um camundongo singênico que foi sensibilizado ao tumor. A seguir, a mistura é injetada em um receptor singênico normal (não sensibilizado). Em muitos casos, o crescimento das células tumorais no receptor é inibido, em comparação com o das células tumorais misturadas com células linfóides não sensibilizadas. Abordagens semelhantes foram testadas em casos de melanoma humano. No entanto, não se mostrou possível a cura de melanomas humanos pela reinjeção, no paciente, de linfócitos sensibilizados pelo tumor.

Antígenos Tumorais

A resposta imune a tumores experimentais deve ser necessariamente dirigida contra antígenos tumorais sobre a superfície das células malignas. Esses antígenos podem ser específicos do tumor; ou seja, eles são novos antígenos expressos apenas pelas células cancerígenas, mas não pelos seus equivalentes celulares normais. Por outro lado, outros antígenos tumorais representam proteínas expressas por algumas células normais, como as dos embriões em desenvolvimento. Tais antígenos estão associados a tumor, e não tumor-específicos.

Em animais experimentais, os tumores produzidos por substâncias químicas e vírus exibem antígenos tumor-específicos. Conforme assinalado anteriormente, cada câncer induzido quimicamente expressa antígenos tumorais peculiares; ou seja, não existem dois tumores antigenicamente iguais. A natureza precisa desses antígenos é obscura, embora alguns possam ser antígenos de histocompatibilidade alterados. Por outro lado, todos os tumores induzidos pelo mesmo vírus expressam os mesmos antígenos tumor-específicos, presumivelmente por serem produtos codificados pelo genoma viral. É interessante assinalar que os antígenos tumor-específicos são expressos fracamente ou não são expressos nas neoplasias que surgem espontaneamente em roedores.

É muito mais difícil documentar a presença de antígenos tumor-específicos nos cânceres humanos, visto que os pacientes não podem ser submetidos a estímulo de imunização com células tumorais, como se faz em animais experimentais (ver Fig. 5.34). Assim, apesar dessa limitação experimental, os antígenos tumor-específicos humanos possivelmente candidatos começaram a surgir, por exemplo, antígenos codificados por vírus em tumores cuja patogenia esteja associada a vírus (p. ex., papilomavírus humano). Neo-antígenos codificados por seqüências gênicas alteradas também foram detectados em células malignas resultantes de mutações ou de translocações. Os antígenos tumor-específicos identificados até agora são peptídios que formam complexos com moléculas de antígeno leucocitário humano (HLA) em superfície de células tumorais.

Houve ainda progresso maior na identificação de antígenos associados a tumor tanto em tumores humanos quanto em tumores experimentais em animais. Os primeiros estudos sobre melanoma mostraram que certos antígenos peptídicos associados ao HLA correspondem a proteínas presentes em pequenas quantidades no adulto, mas que são abundantes durante o desenvolvimento. Tais antígenos oncogênicos de desenvolvimento associados a tumor não são específicos para o tumor de um determinado paciente por si só, e sim são compartilhados por cânceres em diferenças pessoas e, algumas vezes, de tipo histológico variável. Embora não haja razão para acreditar que as respostas imunológicas a esses antígenos fetais participam na defesa do hospedeiro contra o câncer, sua presença no sangue ou no tumor (p. ex., antígeno carcinoembrionário, α-fetoproteína) é útil no diagnóstico clínico e tratamento.

Incursões na identificação de antígenos tumorais criaram novas oportunidades para o desenvolvimento de imunoterapias contra cânceres humanos, pelo menos teoricamente. Imunoterapias passivas podem se valer de linfócitos infiltradores de tumor com especificidade para antígenos peptídicos tumorais associados ao HLA e anticorpos direcionados contra várias proteínas de superfície tumoral. Alternadamente, estratégias imunoterapêuticas ativas podem usar antígenos tumorais como vacinas para provocar respostas imunes antitumorais sistêmicas.

Mecanismos de Citotoxicidade Imunológica

A contribuição de qualquer mecanismo imunológico específico de destruição de células tumorais *in vivo* não foi claramente estabelecida. Sabe-se de diversos mecanismos possíveis (Fig. 5.35):

- **Citotoxicidade mediada por células T:** A capacidade citotóxica de células T de mediar a rejeição específica de tumores transplantados é comprovada pela demonstração de que linfócitos de hospedeiros que abrigam tumores podem transferir a imunidade tumoral quando injetados em animais normais. Além disso, a imunidade transferida é eliminada pela administração de anticorpos dirigidos contra antígenos das células T. Os mecanismos da destruição celular imunológica mediado por células T estão discutidos no Cap. 4.

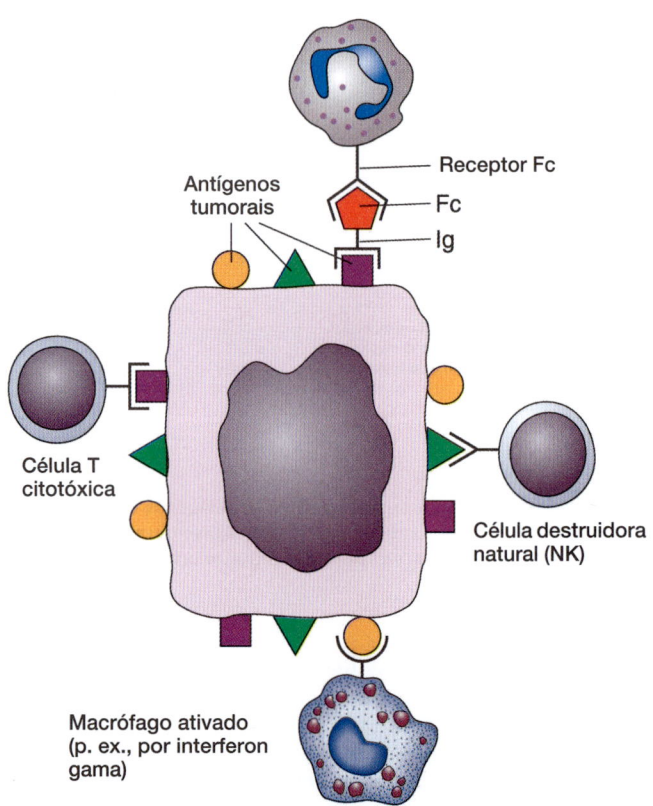

FIGURA 5.35
Possíveis mecanismos de citotoxicidade tumoral imunológica em estudos em animais.

- **Citotoxicidade mediada por células destruidoras naturais:** Um outro conjunto de linfócitos, as células destruidoras naturais (NK [*natural killer*]), possuem atividade tumoricida que não depende de sensibilização prévia. Em geral, esses linfócitos são mais eficazes do que as células não transformadas na destruição das células tumorais. As células tumorais resistentes à ação das células NK podem ser lisadas por células NK que serão ativadas pela interleucina (IL)-2. Essas células NK ativadas são conhecidas como *células destruidoras ativadas por linfocinas* (LAK [*linphokine-activated killer*]).
- **Citotoxicidade mediada por macrófagos:** Os macrófagos têm a capacidade de destruir células tumorais por um mecanismo inespecífico. Contudo, seu papel no controle dos tumores malignos não está bem estabelecido, visto que, em algumas circunstâncias, fatores *in vitro* derivados de macrófagos podem verdadeiramente estimular a proliferação de células tumorais.
- **Citotoxicidade mediada por células anticorpo-dependente (CCAD):** Os antígenos associados a tumores são capazes de deflagrar uma resposta humoral, porém essas imunoglobulinas individualmente não destroem as células tumorais. Contudo, conforme discutido no Cap. 4, esses anticorpos podem participar da CCAD. O anticorpo liga-se tanto ao antígeno tumoral quanto ao receptor Fc da célula efetora, estabelecendo assim um contato direto da célula efetora com seu alvo. Dependendo das condições, as células efetoras podem consistir em um linfócito do tipo célula destruidora (célula nula), um macrófago ou um neutrófilo.
- **Citotoxicidade mediada por complemento:** As células tumorais que foram recobertas com anticorpos específicos podem ser lisadas pela ativação do complemento.

Vigilância Imunológica

Tendo em vista o enorme número de agentes químicos, virais e físicos que são carcinogênicos, é surpreendente que a incidência de câncer não seja muito maior do que a indicada pelas estatísticas atuais. A teoria da vigilância imunológica sustenta que, apesar do aparecimento freqüente de clones mutantes com potencial neoplásico estes são reconhecidos e removidos por meio de respostas imunes do tipo celular. Contudo, a evidência desse conceito é bastante controvertida, e o assunto merece mais estudos.

Defesas Imunológicas Contra o Câncer em Seres Humanos

Embora existam algumas evidências circunstanciais da participação das defesas imunológicas na resistência ao câncer em seres humanos, ainda não há provas conclusivas de que a vigilância imunológica é um processo contínuo. Talvez o argumento mais forte a favor da rejeição imunológica de tumores em seres humanos seja a observação de que a imunodeficiência, adquirida ou congênita, está associada ao aumento da incidência de cânceres, cuja grande maioria consiste em linfomas de células B. Existem três exemplos notáveis amplamente citados: Pacientes com LPX, pacientes com AIDS e os que recebem terapia imunossupressora após transplante de órgão. Na LPX e na AIDS, um risco muito maior pode ser atribuído à hiperplasia linfóide policlonal induzida por infecção por EBV, associada à ausência de células T citotóxicas que normalmente limitam a proliferação de células B infectadas por vírus. Em pacientes transplantados imunossuprimidos e que manifestam um aumento da incidência de linfomas de 75 vezes, ainda não está claro se a causa é um efeito direto de agentes imunossupressores sobre a regulação da proliferação de linfócitos, e sua maturação, ou uma depressão inespecífica das defesas imunes.

Outros argumentos a favor da eficácia das defesas imunológicas contra o câncer em seres humanos tampouco são definitivos. Os raros casos de regressão de tumores primários e metastáticos foram atribuídos a mecanismos imunológicos, porém muitos outros fatores podem ser responsáveis (p. ex., hormonais, nutricionais e vasculares). De forma semelhante, conforme assinalado previamente, o fenômeno de dormência tumoral pode estar relacionado com circunstâncias não-imunológicas comparáveis. A presença de células linfóides e macrófagos no estroma de muitos cânceres pode representar uma reação a antígenos tumorais, porém sua eficácia ao limitar o crescimento é problemática.

Evasão da Citotoxicidade Imunológica

O fato de o câncer sobreviver a despeito da presença de defesas imunológicas potenciais implica que esses mecanismos são ineficazes ou que as células tumorais têm a capacidade de escapar da citotoxicidade imunológica. Foram sugeridos diversos fatores para explicar a incapacidade das respostas imunes em limitar o crescimento tumoral. É preciso ressaltar que essas explicações são teóricas e até mesmo controvertidas.

É intuitivamente claro que a ausência de antígenos tumorais específicos ou que a falta de imunogenicidade desses antígenos permitirá um livre crescimento da neoplasia. **Nesse aspecto, algumas vezes antígenos tumorais estão expressos em níveis baixos em tumores humanos, junto à expressão deficiente de HLA ou processamento peptídico antigênico.** O conceito de heterogeneidade tumoral subentende que até mesmo em tumores fortemente antigênicos surgirão clones que não irão expressar antígenos tumorais nem antígenos de histocompatibilidade, sendo conseqüentemente selecionados para sobrevida. Além da variação antigênica, as células tumorais tendem a não possuir moléculas de superfície como co-estimuladores necessários para a ativação de células T. Além disso, as células malignas podem expressar diversos fatores de imunossupressão que as capacitam a bloquear respostas imunológicas antitumorais. Serão essenciais para o desenvolvimento de imunoterapias eficazes para o câncer a definição e o controle desses mecanismos de evasão imune.

EFEITOS SISTÊMICOS DO CÂNCER SOBRE O HOSPEDEIRO

Os sintomas do câncer são, em sua maioria, atribuíveis aos efeitos locais do tumor primário ou de suas metástases. Entretanto, em uma minoria de pacientes, o câncer produz efeitos remotos que não são atribuíveis à invasão ou metástase do tumor e que são chamados coletivamente de *síndromes paraneoplásicas*. Embora esses efeitos raramente sejam letais, em alguns casos eles dominam a evolução clínica. É importante reconhecer essas síndromes por várias razões. Em primeiro lugar, os sinais e sintomas da síndrome paraneoplásica podem constituir a primeira manifestação clínica de um tumor maligno. Quando reconhecidas, o câncer pode ser detectado em estágio inicial suficiente para permitir a sua cura. Segundo, as síndromes podem ser confundidas com aquelas produzidas por doenças metastáticas avançadas, podendo resultar na instituição de terapia inapropriada. Terceiro, quando a própria síndrome paraneoplásica é incapacitadora, o tratamento destinado a aliviar esses sintomas pode ter importantes efeitos paliativos. Por fim, certos produtos tumorais que resultam em síndromes paraneoplásicas proporcionam um meio de monitorar a ocorrência de recidiva do câncer em pacientes submetidos a ressecções cirúrgicas e a quimioterapia ou radioterapia.

Febre

Não é raro o paciente com câncer ter inicialmente febre de origem indeterminada, que não pode ser explicada pela presença de qualquer doença infecciosa. A febre atribuída ao câncer correlaciona-se com o crescimento do tumor, desaparece após o tratamento e reaparece em caso de recidiva. Os cânceres em que a febre ocorre mais comumente incluem a doença de Hodgkin, o carcinoma de células renais e o sarcoma osteogênico, embora muitos outros tumores sejam ocasionalmente complicados por febre. As próprias células tumorais podem liberar substâncias pirogênicas, ou as células inflamatórias no estroma do tumor podem produzir IL-1.

Anorexia e Perda de Peso

Uma síndrome paraneoplásica de anorexia, perda de peso e caquexia é muito comum nos pacientes com câncer, manifestando-se freqüentemente antes da identificação da causa maligna. Por exemplo, um pequeno câncer assintomático do pâncreas pode levantar suspeitas apenas com base em perda de peso progressiva e inexplicável. Embora o paciente com câncer freqüentemente tenha uma ingestão reduzida de calorias devido a anorexia e alterações do paladar, a ingestão restrita de alimentos não explica a profunda debilidade tão comumente observada. Os mecanismos responsáveis por esse estado não estão bem esclarecidos. Entretanto, sabe-se que, ao contrário da inanição, que está associada a uma redução do metabolismo, o câncer é quase sempre acompanhado de elevação da taxa metabólica. Demonstrou-se que o TNF-α e outras citocinas (interferons, IL-6) podem produzir uma síndrome debilitante em animais de experimentação.

Síndromes Endócrinas

Os tumores malignos podem produzir diversos hormônios peptídicos cuja secreção não está sob controle regulador normal. A maioria desses hormônios é encontrada normalmente no cérebro, no trato gastrintestinal ou em órgãos endócrinos. Sua secreção inapropriada pode causar uma variedade de efeitos.

SÍNDROME DE CUSHING: A secreção ectópica de ACTH por um tumor produz características da síndrome de Cushing, incluindo hipopotassemia, hiperglicemia, hipertensão e fraqueza muscular (ver Cap. 21). A produção de ACTH é vista mais comumente nos cânceres de pulmão, particularmente carcinoma de células pequenas. Complica também os tumores carcinóides e outros tumores neuroendócrinos, como o feocromocitoma, neuroblastoma e carcinoma medular da tireóide.

ANTIDIURESE INAPROPRIADA: A produção de arginina-vasopressina (hormônio antidiurético, ADH) por um tumor pode provocar retenção de sódio e água a ponto de se manifestar na forma de intoxicação hídrica, resultando em alteração do estado mental, convulsões, coma e, por vezes, a morte. O tumor que mais freqüentemente produz essa síndrome é o carcinoma de células pequenas do pulmão. A síndrome também foi relatada em carcinomas da próstata, do trato gastrintestinal e pâncreas, e em timomas, linfomas e na doença de Hodgkin.

HIPERCALCEMIA: A hipercalcemia, complicação paraneoplásica que afeta 10% de todos os pacientes com câncer, é habitualmente provocada por doença metastática do osso. Entretanto, em cerca de 10% dos casos, ocorre na ausência de metástases ósseas. A causa mais comum da hipercalcemia paraneoplásica consiste na secreção de um peptídio semelhante ao paratormônio por um tumor epitelial, geralmente carcinoma de células escamosas do pulmão ou adenocarcinoma da mama. No mieloma múltiplo e no linfoma, a hipercalcemia é atribuída à secreção do fator de ativação dos osteoclastos. Outros mecanismos de hipercalcemia envolvem a produção de prostaglandinas, metabólitos ativos da vitamina D, TGF-α e TGF-β.

HIPOCALCEMIA: Na verdade, a hipocalcemia induzida pelo câncer é mais comum do que a hipercalcemia e complica as metástases osteoblásticas de cânceres de pulmão, mama e próstata. A causa da hipocalcemia ainda não é conhecida. Foram relatados níveis baixos de cálcio em associação a carcinoma medular da tireóide secretor de calcitonina.

SÍNDROMES GONADOTRÓFICAS: As gonadotrofinas podem ser secretadas por tumores de células germinativas, tumores trofoblásticos gestacionais (coriocarcinoma, mola hidatiforme) e tumores hipofisários. Com menos freqüência, observa-se a ocorrência de secreção de gonadotrofinas em associação a hepatoblastomas em crianças e a cânceres de pulmão, cólon, mama e pâncreas em adultos. Os níveis elevados de gonadotrofinas resultam em puberdade precoce nas crianças, ginecomastia no homem e oligomenorréia em mulheres na pré-menopausa.

HIPOGLICEMIA: A causa mais bem definida de hipoglicemia em associação a tumores é a produção excessiva de insulina por tumores de células das ilhotas do pâncreas. Outros tumores, particularmente mesoteliomas e fibrossarcomas grandes e carcinoma hepatocelular primário, também estão associados ao desenvolvimento de hipoglicemia. A causa da hipoglicemia nos tumores não-endócrinos não está estabelecida, porém o fator mais provável é a produção de somatomedinas (IGF), uma família de peptídios produzidos normalmente pelo fígado sob regulação do hormônio do crescimento.

Síndromes Neurológicas

Os distúrbios neurológicos são comuns em pacientes com câncer e, em geral, resultam de metástases ou de distúrbios endócrinos ou eletrolíticos. Alterações vasculares, hemorrágicas e infecciosas que afetam o sistema nervoso também são comuns. Contudo, existe um pequeno grupo de pacientes com câncer que padece de uma variedade de complicações neurológicas, sem qualquer causa demonstrável. A maioria dos casos reflete uma etiologia auto-imune mediada por anticorpos circulantes direcionados contra antígenos neurais ou por células T reativas. As complicações cerebrais incluem demência, degeneração cerebelar subaguda, encefalite límbica e neurite óptica.

Medula Espinhal

A **neuropatia motora subaguda,** um distúrbio da medula espinhal, caracteriza-se pelo desenvolvimento lento de fraqueza do neurônio motor inferior sem alterações sensoriais. Esse distúrbio está tão fortemente associado ao câncer que convém proceder a uma intensa pesquisa de neoplasia oculta, freqüentemente linfoma, em pacientes que apresentam esses sintomas.

A **esclerose lateral amiotrófica** está bem descrita entre os pacientes com câncer. Por outro lado, um câncer é diagnosticado em até 10% dos pacientes com essa doença.

Nervos Periféricos

A **neuropatia periférica sensorimotora,** caracterizada por fraqueza e debilitação distais e perda sensorial, é comum nos pacientes com câncer e, quando não está associada a uma neoplasia franca, sugere a possibilidade de um tumor oculto. É interessante notar que a remoção do tumor primário geralmente não reverte a neuropatia.

A **neuropatia puramente sensorial,** que resulta de alterações degenerativas nos gânglios da raiz dorsal, também pode se desenvolver em pacientes com câncer.

As **neuropatias autônomas e gastrintestinais,** que se manifestam na forma de hipotensão ortostática, bexiga neurogênica e pseudo-obstrução intestinal, estão associadas a carcinoma de células pequenas do pulmão.

Síndromes do Músculo Esquelético

Os pacientes com dermatomiosite ou polimiosite apresentam uma incidência de câncer cinco a sete vezes maior do que a da população geral. A associação é mais notável em homens acometidos com mais de 50 anos de idade; nesse grupo, mais de 70% têm câncer. Na maioria dos casos, o distúrbio muscular e o câncer manifestam-se com intervalo de 1 ano entre si.

A **síndrome de Eaton-Lambert** é um distúrbio miastênico pouco freqüente que se associa fortemente ao carcinoma de células pequenas do pulmão. Embora os sintomas se assemelhem superficialmente aos da miastenia grave verdadeira, a força muscular melhora com a prática de exercícios físicos, e verifica-se uma resposta inadequada aos anticolinesterásicos. A associação da **miastenia grave** e timoma é bem conhecida, embora uma grande variedade de outros tumores tenha sido associada ocasionalmente a esse distúrbio da junção neuromuscular.

Síndromes Hematológicas

As complicações hematológicas mais comuns da doença neoplásica resultam da infiltração direta da medula óssea ou do tratamento. Todavia, são descritas também síndromes paraneoplásicas hematológicas que precederam a era moderna da quimioterapia e radioterapia.

Eritrocitose

A eritrocitose associada ao câncer (policitemia) representa uma complicação de alguns tumores, sobretudo carcinoma de células renais, carcinoma hepatocelular e hemangioblastoma cerebelar. É interessante observar que a doença renal benigna, como a doença cística ou hidronefrose, e os miomas uterinos também podem provocar eritrocitose. São observados níveis elevados de eritropoetina no tumor e no soro de cerca da metade dos pacientes com eritrocitose.

Anemia

Um dos achados mais comuns em pacientes com câncer é a anemia, mas não estão claros os mecanismos envolvidos nesse distúrbio. Em geral, a anemia é normocítica e normocrômica, embora seja comum a ocorrência de anemia ferropriva em cânceres com sangramento no trato gastrintestinal, como o câncer colorretal. Algumas vezes, observa-se a presença de **aplasia eritróide pura,** freqüentemente associada a timomas, bem como anemia megaloblástica. A **anemia hemolítica auto-imune** pode estar associada a neoplasias de células B e a tumores sólidos, particularmente no indivíduo idoso. Com efeito, a anemia hemolítica auto-imune em idosos sugere a possibilidade de neoplasia subjacente. A **anemia hemolítica microangiopática** é diagnosticada ocasionalmente, com freqüência associada a coagulação intravascular disseminada e púrpura trombocitopênica trombótica.

Leucócitos e Plaquetas

A **granulocitose paraneoplásica,** caracterizada por contagens de granulócitos no sangue periférico superiores a 20.000/μl, é um achado que pode levar ao diagnóstico incorreto de leucemia. Em geral, essa afecção é provocada pela secreção de um fator de estimulação de colônias pelo tumor.

Ocasionalmente, observa-se a ocorrência de **eosinofilia** associada ao câncer, sobretudo na doença de Hodgkin, na qual pode ocorrer em um quinto dos casos.

A **trombocitose,** com contagens de plaquetas superiores a 400.000/μl, ocorre em um terço dos pacientes com câncer. O número de plaquetas em geral retorna ao normal com o sucesso do tratamento da doença maligna.

Estado de Hipercoagulabilidade

A associação entre câncer e trombose venosa foi observada há mais de um século. Desde então, foram reconhecidas outras anormalidades decorrentes do estado de hipercoagulabilidade (p. ex., coagulação intravascular disseminada e endocardite trombótica não-bacteriana). A causa desse estado hipercoagulável ainda é controvertida.

TROMBOSE VENOSA: Essa alteração está mais notavelmente associada ao carcinoma do pâncreas, no qual se verifica um aumento de 50 vezes na incidência em comparação com casos de pancreatite crônica. A trombose venosa, geralmente nas veias profundas das pernas, também é particularmente freqüente em associação a outros adenocarcinomas secretores de mucina do trato gastrintestinal e a câncer de pulmão. Em certas ocasiões, tumores de mama, ovário, próstata e outros órgãos também são complicados por trombose venosa.

COAGULAÇÃO INTRAVASCULAR DISSEMINADA: O surgimento disseminado de trombos em pequenos vasos em associação ao câncer pode ser detectado em virtude da ocorrência crônica de fenômenos trombóticos ou de uma diátese hemorrágica aguda. Algumas vezes, detecta-se um distúrbio de coagulação baseando-se apenas em exames laboratoriais. Essa complicação é encontrada mais comumente na leucemia pró-mielocítica aguda e nos adenocarcinomas.

ENDOCARDITE TROMBÓTICA NÃO-BACTERIANA: Verifica-se a presença de depósitos verrucosos não infectados de fibrina e plaquetas nas valvas cardíacas esquerdas de pacientes com câncer, sobretudo nos indivíduos debilitados (ver Cap. 11). Embora os efeitos sobre o coração não sejam importantes clinicamente, os êmbolos para o cérebro constituem uma grande ameaça. Pode-se verificar o desenvolvimento de endocardite paraneoplásica no início da evolução de um câncer, indicando a sua presença bem antes de o tumor se tornar sintomático. Essa complicação cardíaca é mais comum em tumores sólidos, mas pode ocorrer ocasionalmente nas leucemias e nos linfomas.

Síndromes Gastrintestinais

A **má absorção** de diversos componentes dietéticos é um sintoma paraneoplásico em certas ocasiões, e 50% dos pacientes com câncer desenvolvem algumas anormalidades histológicas do intestino delgado, embora o tumor possa não comprometer diretamente o intestino.

A **hipoalbuminemia** pode ser conseqüente à depressão paraneoplásica da síntese de albumina pelo fígado ou, em casos raros, da enteropatia com perda de proteína.

Síndrome Nefrótica

A síndrome nefrótica, uma conseqüência da trombose da veia renal ou amiloidose, é uma complicação bem conhecida do câncer. A síndrome nefrótica também pode representar uma complicação paraneoplásica na forma de doença de lesão mínima (nefrose lipóide) ou glomerulonefrite produzida pela deposição de imunocomplexos.

Síndromes Cutâneas

As lesões pigmentadas e ceratoses representam efeitos paraneoplásicos bem reconhecidos.

A **acantose nigricans** é um distúrbio cutâneo caracterizado por hiperceratose e pigmentação das axilas, do pescoço, dos locais de flexão e região anogenital. **Possui interesse particular, visto que mais de 50% dos pacientes com acantose nigricans apresentam câncer.** O desenvolvimento da doença pode preceder, acompanhar ou ocorrer após a detecção do câncer. Mais de 90% dos casos são observados em associação a carcinomas gastrintestinais, sendo os tumores do estômago responsáveis por metade a dois terços dos casos.

A **dermatite exfoliativa** ocasionalmente complica certos linfomas e a doença de Hodgkin, sem qualquer comprometimento cutâneo pelo tumor.

O **eritema *gyratum repens*** é um distúrbio cutâneo raro, que se manifesta na forma de descamação e prurido, e é observado quase exclusivamente em pacientes com câncer.

Amiloidose

Cerca de 15% dos casos de amiloidose ocorrem em associação a cânceres, sobretudo mieloma múltiplo e carcinoma de células renais, mas também em outros tumores sólidos e linfomas. A presença de amiloidose indica um prognóstico sombrio; em pacientes com mieloma, a amiloidose está associada a uma sobrevida mediana de 14 meses ou menos.

EPIDEMIOLOGIA DO CÂNCER

A mera compilação de dados epidemiológicos sem tratamento tem pouco valor, a menos que sejam submetidos a análise cuidadosa. Na avaliação da importância das observações epidemiológicas da etiologia do câncer, os seguintes critérios (critérios de Hill) são apropriados:

- Força da associação
- Constância sob diferentes circunstâncias
- Especificidade
- Temporalidade (a causa deve preceder o efeito)
- Gradiente biológico (existe uma relação dose-resposta)
- Plausibilidade
- Coerência (uma relação de causa e efeito que não viola princípios biológicos básicos)
- Analogia com outras associações conhecidas

Não é obrigatório que um estudo epidemiológico, para ser válido, preencha todos esses critérios, e tampouco a adesão a eles garante que a hipótese derivada dos dados seja necessariamente verdadeira. No entanto, mostram-se úteis como diretrizes.

O câncer é responsável por 50% da taxa de mortalidade total nos Estados Unidos, constituindo a segunda causa principal de morte após as doenças cardiovasculares e os acidentes vasculares cerebrais. Na maioria dos cânceres, as taxas de mortalidade nos Estados Unidos permaneceram, em grande parte, estáveis por mais de meio século, com algumas exceções notáveis (Fig. 5.36). A taxa de mortalidade por câncer de pulmão entre homens aumentou muito intensamente a partir de 1930, quando era um tumor raro, constituindo, atualmente, a causa mais comum de morte por câncer no sexo masculino. Conforme discutido no Cap. 8, toda a epidemia de câncer de pulmão é atribuível ao tabagismo. Entre as mulheres, o fumo de cigarros só virou moda depois da II Guerra Mundial. Tendo-se em vista o intervalo de tempo necessário entre o início do tabagismo e o desenvolvimento do câncer de pulmão, não surpreende o fato de que o aumento na taxa de mortalidade por câncer de pulmão em mulheres só tenha se tornado significativo depois de 1965. Nos Estados Unidos, a taxa de mortalidade por câncer de pulmão em mulheres ultrapassa atualmente a do câncer de mama, representando, como nos homens, o câncer fatal mais comum. Em contrapartida, por razões difíceis de entender, o câncer de estômago, que, em 1930, representava o câncer mais comum em homens e era mais comum do que câncer de mama em mulheres, sofreu um notável declínio em sua freqüência. De forma semelhante, constatou-se um inexplicável declínio na taxa de mortalidade por câncer do corpo do útero e da cérvice, possivelmente explicado pelos métodos melhores de rastreamento, diagnóstico e tratamento. De modo geral, após décadas de aumento uniforme, a taxa de mortalidade ajustada por idade de todos os cânceres atingiu atualmente um platô. O Quadro 5.3 mostra a taxa da incidência de tumores em homens e mulheres nos Estados Unidos.

Cada câncer tem seu próprio perfil de incidência etária, no entanto, para a maioria dos cânceres, o aumento da idade está relacionado com o aumento da incidência. O exemplo mais surpreendente de dependência etária é o carcinoma de próstata, cuja incidência aumenta 30 vezes entre 50 e 85 anos de idade. Certas doenças neoplásicas, como a leucemia linfoblástica aguda de crianças e o carcinoma testicular de adultos jovens, exibem picos etários de incidência diferentes (Fig. 5.37).

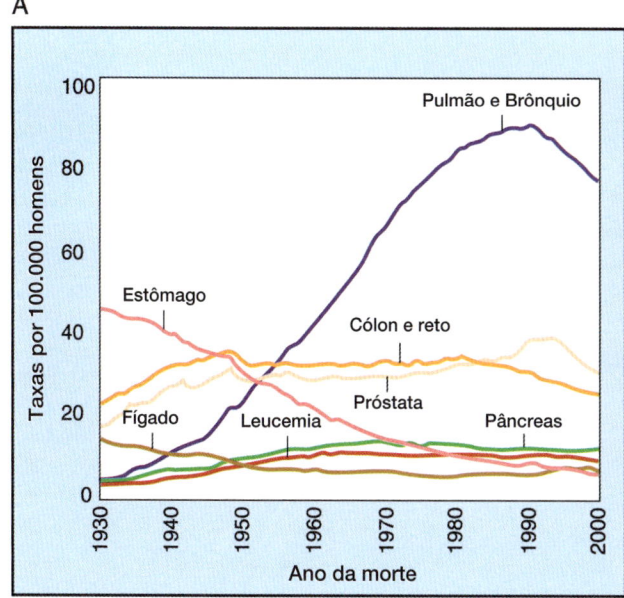

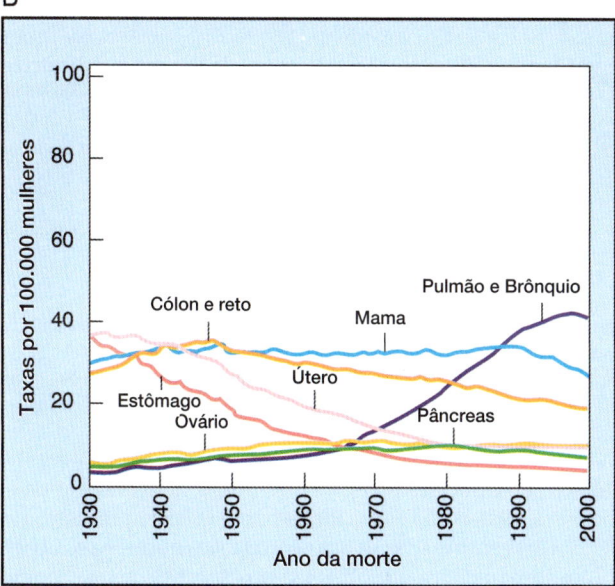

FIGURA 5.36
Taxas de morte pelo câncer nos Estados Unidos, de 1930 a 1999, entre homens (A) e mulheres (B).

Diferenças Geográficas e Étnicas Influenciam a Incidência do Câncer

CÂNCER NASOFARÍNGEO: O câncer nasofaríngeo é raro na maior parte do mundo, exceto em algumas regiões da China, Hong Kong e Cingapura.

CARCINOMA ESOFÁGICO: A incidência de carcinoma esofágico varia desde uma incidência extremamente baixa em mulheres mórmons em Utah até cerca de 300 vezes mais na população feminina do norte do Irã. São observadas taxas particularmente altas de câncer esofágico em um denominado cinturão asiático de câncer esofágico, que inclui a grande extensão de ter-

QUADRO 5.3 Tipos Mais Comuns de Tumores em Homens e Mulheres

Homens

Tipo de Tumor	%
Próstata	33
Pulmão e brônquio	14
Cólon e reto	11
Bexiga	6
Melanoma	4
Linfoma não-Hodgkin	4
Rim	3
Cavidade oral	3
Leucemia	3
Pâncreas	2
Todos os outros locais	17

Mulheres

Tipo de Tumor	%
Mama	32
Pulmão e brônquio	12
Cólon e reto	11
Corpo uterino	6
Ovário	4
Linfoma não-Hodgkin	4
Melanoma	3
Tireóide	3
Pâncreas	2
Bexiga	2
Todos os outros locais	20

ras que vai da Turquia até a China oriental. Em toda essa região, é interessante observar que, à medida que aumenta a incidência, o excesso proporcional de homens diminui; em algumas das regiões de maior incidência, verifica-se até mesmo um excesso de mulheres acometidas. A doença também é mais comum em certas regiões da África habitadas predominantemente por negros, bem como em negros nos Estados Unidos. As causas do câncer esofágico ainda são obscuras, porém sabe-se que ele afeta desproporcionalmente os indivíduos de baixa renda econômica em muitas áreas do mundo, estando a combinação de uso abusivo de álcool e tabagismo associada a risco particularmente alto.

CÂNCER DE ESTÔMAGO: A maior incidência de câncer de estômago é observada no Japão, onde a doença é quase 10 vezes mais freqüente do que entre brancos americanos. Constatou-se também uma incidência alta em países da América Latina, sobretudo no Chile. O câncer de estômago também é comum na Islândia e na Europa oriental.

CÂNCER COLORRETAL: A maior incidência de câncer colorretal é observada nos Estados Unidos, onde é três a quatro vezes mais comum do que no Japão, Índia, África e América Latina. Aventou-se a hipótese de que o elevado conteúdo de fibras na dieta nas regiões de baixo risco e o alto conteúdo de gordura da dieta dos Estados Unidos se relacionem com essa diferença, embora esse conceito tenha sido seriamente questionado.

CÂNCER HEPÁTICO: Há uma forte correlação entre a incidência de carcinoma hepatocelular primário e a prevalência das hepatites B e C. As regiões endêmicas para as duas doenças in-

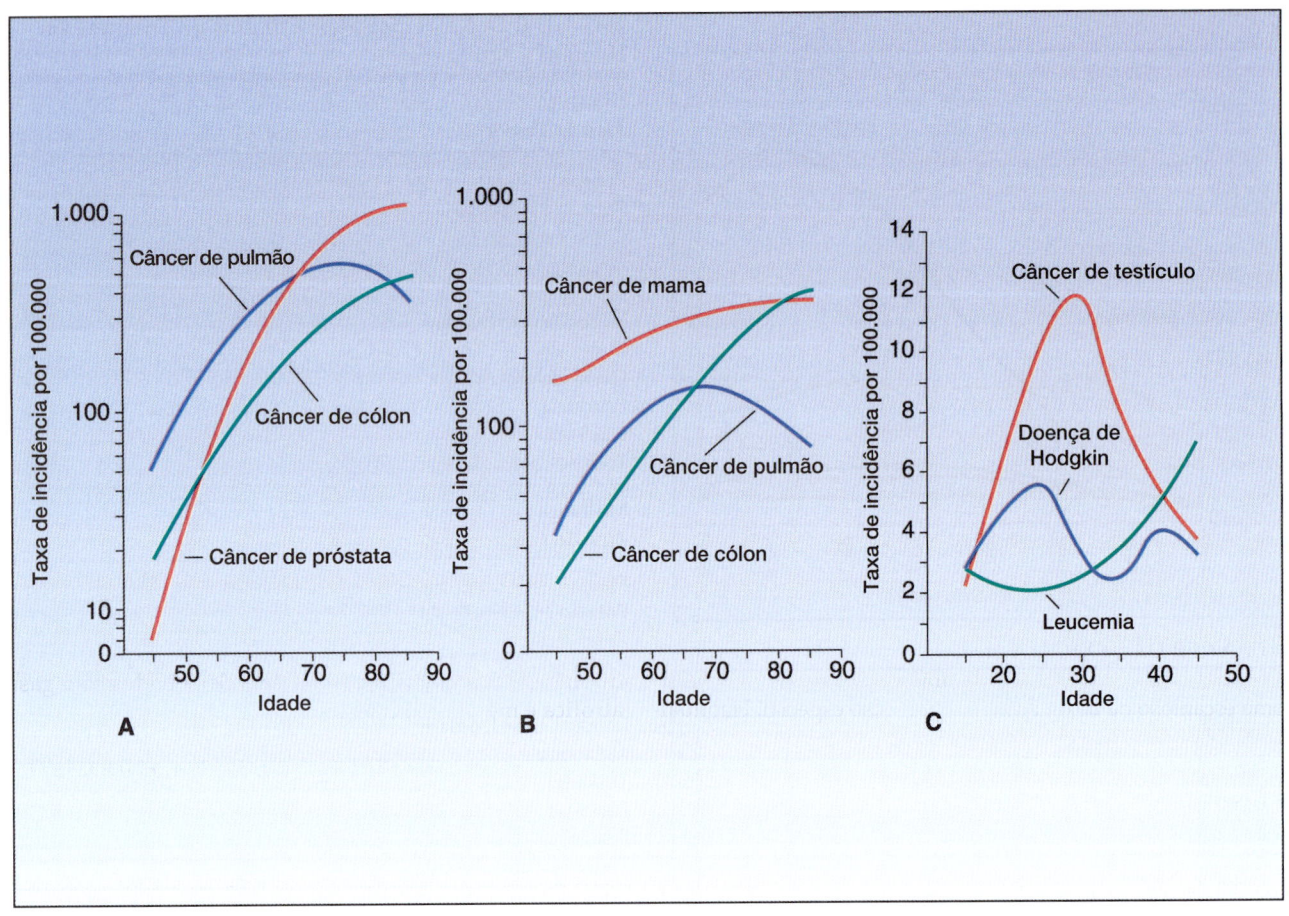

FIGURA 5.37
Incidência de cânceres específicos em função da idade. (A) Homens. (B) Mulheres. (C) Câncer testicular em homens e doença de Hodgkin e leucemia em ambos os sexos. A incidência desses cânceres em C atinge o pico em idades mais jovens do que aquelas em A e B.

cluem grandes partes da África subsaariana e a maior parte do Oriente, Indonésia e Filipinas. É preciso lembrar também que os níveis de aflatoxina B_1 estão elevados nas dietas básicas de muitas das regiões de alto risco.

CÂNCER DE PELE: Conforme assinalado anteriormente, a incidência de câncer de pele varia de acordo com a cor da pele e com a exposição ao sol. Assim, foram relatadas taxas particularmente elevadas no norte da Austrália, onde a população é principalmente de origem céltica, e a exposição ao sol é intensa. Foram também observadas taxas elevadas de câncer de pele entre a população branca do sudoeste da América. As menores taxas são observadas entre indivíduos de pele pigmentada (p. ex., japoneses, chineses e indianos). As taxas relatadas em negros africanos, apesar de sua pele intensamente pigmentada, são algumas vezes mais elevadas do que as de asiáticos, devido à maior incidência de melanomas das plantas dos pés e palmas das mãos em negros.

CÂNCER DE MAMA: O adenocarcinoma de mama, que constitui o câncer feminino mais comum em muitas partes da Europa e da América do Norte, exibe considerável variação geográfica. As taxas em populações africanas e asiáticas são de apenas um quinto a um sexto das que prevalecem na Europa e nos Estados Unidos. Os estudos epidemiológicos pouco contribuíram para a elucidação da etiologia do câncer de mama. Embora fatores hormonais estejam claramente envolvidos, à exceção de uma boa correlação observada com a idade por ocasião da primeira gestação, foram confirmadas poucas correlações hormonais. O papel da gordura dietética na patogenia do câncer de mama continua controvertido.

CARCINOMA DA CÉRVICE: Existem diferenças notáveis na incidência do carcinoma escamoso do colo uterino entre grupos étnicos e diferentes níveis sócio-econômicos. Por exemplo, a taxa muito baixa observada em judeus asquenazi de Israel contrasta com uma taxa 25 vezes maior da população hispânica do Texas. Em geral, os grupos de baixo nível sócio-econômico exibem maior incidência de câncer da cérvice do que os grupos mais prósperos e de nível educacional melhor. Esse câncer também se correlaciona diretamente com atividade sexual precoce e multiparidade, e é raro entre mulheres que não são ativas sexualmente, como as freiras. Também é pouco comum entre mulheres cujos maridos são circuncisados. Foi demonstrada uma forte associação com os papilomavírus humanos, e o câncer de cérvice deve ser classificado como uma doença venérea.

CORIOCARCINOMA: O coriocarcinoma, um câncer raro de diferenciação trofoblástica, é encontrado principalmente em mulheres, após a gestação, embora possa ocorrer como um tumor testicular. As taxas dessa doença são especialmente altas na costa da Ásia banhada pelo Pacífico (Cingapura, Hong Kong, Japão e Filipinas).

CÂNCER DE PRÓSTATA: Foram relatadas incidências muito baixas de câncer de próstata nas populações asiáticas, sobretudo em japoneses, enquanto as maiores taxas são descritas em negros americanos, nos quais a doença é cerca de 25 vezes mais freqüente. A incidência é intermediária em brancos americanos e europeus.

CÂNCER TESTICULAR: Um aspecto notável do câncer testicular reside na sua raridade universal entre as populações negras. Embora a taxa em negros norte-americanos seja de apenas cerca de 25% da dos brancos, é consideravelmente maior do que a taxa observada entre negros africanos.

CÂNCER DO PÊNIS: Esse carcinoma escamoso praticamente não é observado entre homens circuncisados de qualquer raça, porém é comum em muitas partes da África e da Ásia.

CÂNCER DA BEXIGA: A incidência do carcinoma de células de transição da bexiga é bastante uniforme. Entretanto, o carcinoma escamoso da bexiga constitui um caso especial. Habitualmente menos comum que o carcinoma de células de transição, o carcinoma escamoso exibe uma elevada incidência em regiões onde a infestação da bexiga por esquistossomas (bilharziose) é endêmica.

LINFOMA DE BURKITT: O linfoma de Burkitt, uma doença que acomete crianças, foi descrito pela primeira vez em Uganda, onde é responsável por metade de todos os tumores infantis. Desde então, observou-se uma alta freqüência do tumor em outros países da África, particularmente nas planícies úmidas e quentes. Constatou-se que essas áreas também são regiões endêmicas de malária. Foram registradas altas taxas em outras áreas tropicais, como Malásia e Nova Guiné, mas os casos na Europa e na América do Norte são encontrados apenas esporadicamente.

MIELOMA MÚLTIPLO: Esse tumor maligno de plasmócitos é raro entre brancos norte-americanos, porém exibe uma incidência três a quatro vezes mais elevada em negros norte-americanos e sul-africanos.

LEUCEMIA LINFOCÍTICA CRÔNICA: A leucemia linfocítica crônica é comum entre indivíduos idosos na Europa e na América do Norte, porém é consideravelmente menos comum no Japão.

Estudos de Populações Migrantes

Embora seja difícil efetuar experimentos planejados sobre a etiologia do câncer humano, certas populações involuntariamente realizaram esses experimentos ao migrar de um ambiente para outro. Pelo menos no início, as características genéticas nesses indivíduos permaneceram as mesmas, porém o novo ambiente difere quanto a clima, dieta, agentes infecciosos, ocupações etc. **Por conseguinte, os estudos epidemiológicos de populações migrantes** (ver Fig. 5.1) **fornecem muitas pistas curiosas relativas aos fatores que podem influenciar a patogenia do câncer.** Os Estados Unidos, que vêm representando o destino de um dos maiores movimentos populacionais de todos os tempos, representa a fonte da maioria dos dados importantes nessa área de pesquisa.

CÂNCER DO ESTÔMAGO: Um estudo de residentes japoneses no Havaí verificou que os emigrantes de regiões do Japão com maior risco de câncer do estômago continuavam a demonstrar um risco excessivo desse câncer no Havaí. Em contrapartida, os filhos que nasceram no Havaí apresentaram a mesma incidência observada nos brancos norte-americanos. Embora os fatores dietéticos, como vegetais em conserva do tipo picles e peixe salgado, tenham sido sugeridos como responsáveis pela maior incidência no Japão e pela menor incidência no Havaí, não foram obtidas provas definitivas para confirmar essa afirmação. Mais recentemente, constatou-se no Japão que as populações em regiões com alto risco de câncer no estômago também exibem uma elevada prevalência de gastrite atrófica crônica com metaplasia intestinal, lesões que são consideradas precursoras do câncer gástrico. É interessante observar que, quando indivíduos dessas regiões deslocam-se para áreas de baixo risco, transportam com eles a elevada prevalência de metaplasia intestinal. Por conseguinte, os fatores ambientais associados ao câncer do estômago podem não ser diretamente carcinogênicos, porém relacionados com gastrite atrófica e metaplasia intestinal.

CÂNCERES COLORRETAL, DE MAMA, ENDOMETRIAL, OVARIANO E DE PRÓSTATA: Estudos sobre a incidência do câncer colorretal em emigrantes mostraram tendências opostas às do câncer do estômago. Os emigrantes de regiões de baixo risco na Europa e no Japão mostram um aumento do risco de câncer colorretal nos Estados Unidos. Além disso, seus filhos continuam apresentando risco maior e atingem os níveis de incidência da população norte-americana em geral. Essa regra para o câncer colorretal também prevalece para os cânceres de mama, endométrio, ovário e próstata.

CÂNCER HEPÁTICO: Conforme assinalado anteriormente, o carcinoma hepatocelular primário é comum na Ásia e África, onde foi associado à hepatite B e à hepatite C. Contudo, em negros norte-americanos e em asiáticos, a neoplasia não é mais comum do que nos brancos norte-americanos, uma situação que, presumivelmente, reflete a prevalência relativamente baixa de hepatite viral crônica nos Estados Unidos.

LINFOMA DE BURKITT: Na África Central, os emigrantes das regiões montanhosas para as planícies, onde o linfoma de Burkitt é raro, desenvolvem tumores em idade mais avançada do que os indivíduos nascidos em áreas endêmicas. Isso reflete, presumivelmente, uma idade mais avançada de exposição ao EBV ou uma estimulação mais potente da resposta antigênica pela malária. Além disso, a incidência do linfoma de Burkitt é mais alta entre emigrantes para regiões de alto risco do que entre o mesmo grupo que permanece nas regiões de baixo risco. Com efeito, o risco de linfoma de Burkitt é maior em emigrantes para áreas de alto risco do que entre os adultos nascidos na região de alto risco. É provável que muitos adultos na região de alto risco que escaparam ao linfoma de Burkitt quando jovens sejam imunes à doença.

DOENÇA DE HODGKIN: Em geral, nos países pouco desenvolvidos, a forma infantil da doença de Hodgkin é relatada com mais freqüência. Em contrapartida, nos países Ocidentais desenvolvidos, a doença é mais comum entre adultos jovens. Esse padrão é característico de certas infecções virais, embora não haja evidência de uma etiologia infecciosa para a doença de Hodgkin. Uma exceção a essa generalização é observada no Japão, um país desenvolvido onde a doença no adulto jovem é rara. Outra demonstração da influência do ambiente é a maior incidência da doença de Hodgkin em norte-americanos de ascendência japonesa do que a incidência observada no Japão.

LEITURAS SUGERIDAS

Livros

Dabbs D: *Diagnostic immunohistochemistry.* New York: Churchill Livingstone, 2002.

Devita VT Jr, Hellman S, Rosenberg A: Cancer: *Principles and practice of oncology,* 6th ed. Philadelphia: Lippincott Williams & Wilkins, 2001.

Souhami RL, Tannock I, Hohenberger P, Horiot, J-C: *Oxford textbook of oncology.* Oxford: Oxford University Press, 2002.

Vogelstein B, Kinzler KW: *The genetic basis of human cancer.* New York: McGraw-Hill, 2002.

Artigos de Periódicos

Blume-Jensen P, Hunter, T: Oncogenic kinase signaling. *Nature* 411:355–365, 2001.

Brakebusch C, Bouvard D, Stanchi F, et al.: Integrins in invasive growth. *J Clin Invest* 109:999–1006, 2002.

Calvert PM, Frucht H: The genetics of colorectal cancer. *Ann Intern Med* 137:603–612, 2002.

Corn PG, El-Deiry WS: Derangement of growth and differentiation control in oncogenesis. *BioEssays* 24:83–90, 2002.

Evan GI, Vousden KH: Proliferation, cell cycle and apoptosis in cancer. *Nature* 4:342–348, 2001.

Hahn WC, Weinberg RA: Rules for making tumor cells. *N Engl J Med* 347:1593–1603, 2002.

Hickman JA: Apoptosis and tumourigenesis. *Curr Opin Genet Dev*: 12:67–72, 2002.

Jemal A, Murray T, Samuels A, et al.: *CA (Cancer statistics)* 53:5–26, 2003.

Jiang T, Goldberg ID, Shi YE: Complex roles of tissue inhibitors of metalloproteinases in cancer. *Oncogene* 21:2245–2252, 2002.

Marsh DJ, Zori RT: Genetic insights into familial cancers—update and recent discoveries. *Cancer Lett* 181:125–164, 2002.

Munger K: Disruption of oncogene/tumor suppressor networks during human carcinogenesis. *Cancer Invest* 20:71–81, 2002.

Sen F, Vega F, Medeiros J: Molecular methods in the diagnosis of hematologic neoplasms. *Semin Diagn Pathol* 19:72–93, 2002.

White MK, McCubrey JA: Suppression of apoptosis: Role in cell growth and neoplasia. *Leukemia* 15:1011–1021, 2001.

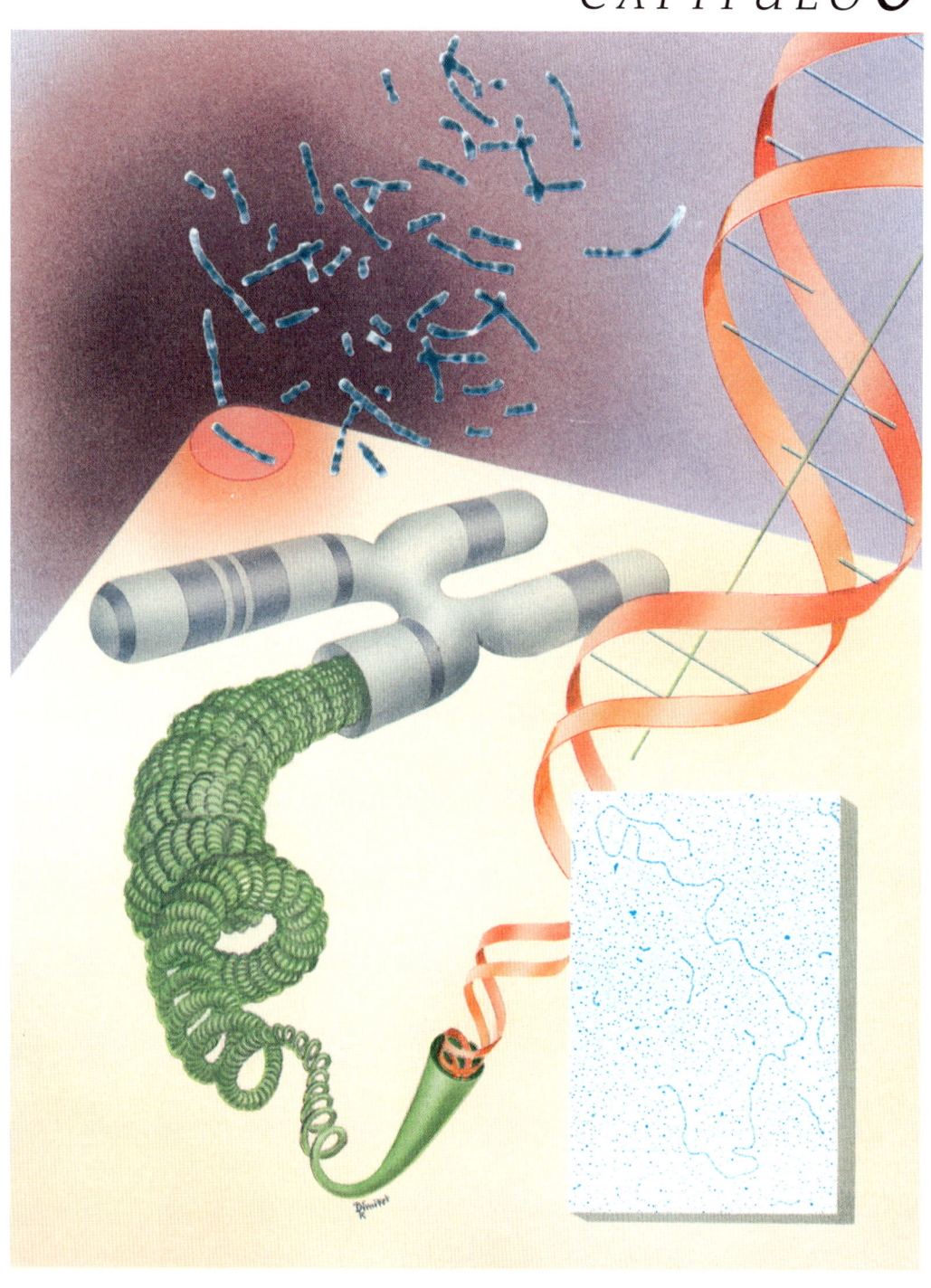

CAPÍTULO 6

Doenças Genéticas e do Desenvolvimento

Emanuel Rubin
Anthony A. Killeen

Magnitude do Problema

Fundamentos de Teratologia

Erros de Morfogênese
Malformações Clinicamente Importantes

Anomalias Cromossômicas
Cromossomos Normais
Anomalias Cromossômicas Estruturais
Causas dos Números Anormais de Cromossomos
Síndromes dos Cromossomos Autossômicos
Anomalias Numéricas de Cromossomos Sexuais
Anomalias Monogênicas
Distúrbios Autossômicos Dominantes
Doenças Herdáveis do Tecido Conjuntivo
Distúrbios Autossômicos Recessivos
Fibrose Cística
Doenças de Armazenamento Lisossômico
Erros Inatos do Metabolismo de Aminoácidos
Distúrbios Ligados ao X

Doenças Mitocondriais

Imprinting Genético

Herança Multifatorial
Fenda Labial e Fenda Palatina

Triagem de Portadores de Distúrbios Genéticos

Diagnóstico Pré-natal de Distúrbios Genéticos

Doenças da Lactância e da Infância

Prematuridade e Retardo do Crescimento Intra-uterino
Imaturidade de Órgão
Síndrome da Angústia Respiratória (RDS) do Neonato
Eritroblastose Fetal
Lesão de Nascimento
Síndrome de Morte Súbita Infantil

Neoplasias da Lactância e Infância
Tumores Benignos e Condições Similares a Tumorais
Cânceres no Grupo Etário Pediátrico

FIGURA 6.1 *(ver página anterior)*
Metáfase de cromossomos humanos corados com a técnica de bandeamento com coloração Giemsa. O cromossomo X está aumentado e representado esquematicamente.

GLOSSÁRIO

Os seguintes termos são usados no texto ou figuras deste capítulo:

Alelo - Forma alternativa de um gene.

Autossomos - Todos os cromossomos nucleares exceto os cromossomos sexuais.

Centrômero - A região de constrição perto do centro de um cromossomo, que tem um papel crítico na divisão celular.

Códon - Uma seqüência de três bases do DNA ou RNA que especifica um único aminoácido.

Códon de fim - Um códon que leva ao término de uma proteína ao invés da adição de um aminoácido. Os três códons finalizadores são TGA, TAA, e TAG.

Desequilíbrio de ligação - A associação não-aleatória em uma população de alelos de *loci* próximos.

Epigenético - Um termo que descreve um fenômeno não-mutacional, tal como a metilação e modificação de histonas, que altera a expressão de um gene.

Éxon - Uma região de um gene que codifica uma proteína.

Fenótipo - A apresentação clínica ou expressão de um gene ou genes específicos, fatores ambientais, ou ambos.

Genômica - O estudo das funções e interações de todos os genes no genoma, incluindo suas interações com fatores ambientais.

Genótipo - A constituição genética de uma pessoa, refletida por sua seqüência de DNA.

Haplótipo - Um grupo de alelos próximos que são herdados juntos.

Hemizigoto - Ter um gene em um cromossomo para o qual não há contraparte no cromossomo oposto.

Heterozigoto - Ter dois alelos diferentes em um *locus* gênico específico autossômico (ou nos cromossomos X em uma mulher).

Homozigoto - Ter dois alelos idênticos em um *locus* gênico específico (ou nos cromossomos X em uma mulher).

Íntron - Uma região de um gene que não codifica uma proteína.

Monogênica - Causada por uma mutação em um só gene.

Motivo - Um padrão de seqüência de DNA dentro de um gene que, devido a sua similaridade com seqüências em outros genes, sugere uma possível função do gene, seu produto protéico, ou ambos.

Mudança de matriz de leitura - A adição ou deleção de um número de bases do DNA que não é múltipla de três, causando assim uma mudança na matriz de leitura do gene. Esta mudança leva a uma alteração na matriz de leitura de todas as partes do gene que estão posteriores à mutação, em geral criando um códon prematuro de fim, e finalmente uma proteína truncada.

Multifatorial - Causada pela interação de vários fatores genéticos e ambientais.

Mutação conservativa - Uma mudança na seqüência de DNA ou RNA que leva à substituição de um aminoácido por um outro bioquimicamente similar.

Mutação de ganho de função - Uma mutação que produz uma proteína que passa a ter uma função nova ou acentuada.

Mutação de perda de função - Uma mutação que diminui a produção ou função de uma proteína (ou ambos).

Mutação de ponto - A substituição de uma única base de DNA na seqüência normal do DNA.

Mutação de sentido trocado - Uma mutação que diminui a produção ou funcionamento de uma proteína (ou ambos).

Mutação não-conservativa - Uma mudança na seqüência do DNA ou RNA que leva à substituição de um aminoácido por um muito diferente.

Mutação reguladora - Uma mutação em uma região do genoma em várias cópias idênticas ou muito correlatas.

Mutação sem sentido - Substituição de uma única base de DNA que resulta em códon de fim, levando assim a uma proteína truncada.

Mutação silenciosa - Substituição de uma única base de DNA que não produz mudança na seqüência de aminoácidos da proteína codificada.

Penetrância - A probabilidade de que uma pessoa portadora de um determinado gene mutante tenha o fenótipo alterado.

Polimorfismo de único nucleotídeo (SNP) - Uma variante comum na seqüência do genoma; o genoma humano contém cerca de 10 milhões de SNPs.

Recomposição alternativa - Um mecanismo regulador pelo qual variações na incorporação de éxons de um gene, ou regiões codificantes, no RNA mensageiro (mRNA) levam à produção de mais de uma proteína correlata, ou isoforma.

Seqüência repetida - Um trecho de bases que ocorre no genoma em várias cópias idênticas ou muito correlatas.

É sabido desde os tempos bíblicos que determinados distúrbios são herdados ou relacionados a perturbações no desenvolvimento intra-uterino. Os primeiros códigos sanitários contêm orientações sobre como escolher um cônjuge saudável, como conceber uma criança saudável, e o que fazer e não fazer durante a gravidez. Entretanto, a maior parte de nosso conhecimento científico sobre os distúrbios genéticos e desenvolvimentais foram obtidos dentro das últimas três décadas, e o crescimento exponencial da genética molecular forneceu as ferramentas para revelar a etiologia e patogenia destes distúrbios. De fato, a base molecular da maioria dos distúrbios herdados causados por mutações monogênicas ou já é conhecida hoje ou é provável sua descrição nos próximos anos.

As doenças que se originam durante o desenvolvimento pré-natal variam de condições causadas apenas por fatores no ambiente fetal às que são exclusivamente determinadas por anomalias genéticas. Existem também doenças que exemplificam a interação de defeitos genéticos e influências ambientais. Um exemplo é a fenilcetonúria, na qual uma deficiência genética da fenilalanina hidroxilase causa retardo mental apenas se a criança for exposta a fenilalanina dietética.

Os distúrbios genéticos e do desenvolvimento são classificados do seguinte modo:

- Erros de morfogênese
- Anomalias cromossômicas
- Defeitos monogênicos
- Doenças de herança poligênica

O feto pode também ser danificado por influências transplacentárias adversas ou por deformidades e danos causados por traumatismo intra-uterino ou durante o parto. Após o nascimento, as doenças adquiridas na lactância e infância também são causas importantes de morbidade e mortalidade.

MAGNITUDE DO PROBLEMA

A cada ano, cerca de um quarto de milhão de crianças nascem nos EUA com um defeito de nascimento. Em todo o mundo, pelo menos 1 em 50 neonatos tem uma anomalia congênita importante, 1 em 100 tem uma anomalia monogênica, e 1 em 200 tem uma anomalia cromossômica importante.

Em mais de dois terços de todos os defeitos de nascimento, a causa não é evidente (Fig. 6.2). Não mais que 6% do total dos defeitos de nascimento podem ser atribuídos a fatores uterinos, distúrbios maternos tais como desequilíbrios metabólicos ou infecções durante a gravidez, e outros danos ambientais, incluindo exposição a drogas, substâncias químicas, e radiação. A maioria das condições restantes são atribuídas a defeitos genéticos, sejam características hereditárias ou mutações espontâneas, e um número menor a anomalias cromossômicas.

Embora as anomalias cromossômicas contribuam com apenas uma pequena fração dos defeitos de nascimento nos neonatos, as análises citogenéticas de fetos espontaneamente abortados no início da gestação indicam que até 50% têm anomalias cromossômicas. **A incidência de anomalias cromossômicas numéricas específicas nos abortos é várias vezes maior do que em crianças a termo, indicando que a maioria dos defeitos cromossômicos é letal.** O concepto morre no início da gestação, e apenas um pequeno número de crianças com anomalias citogenéticas nasce com vida.

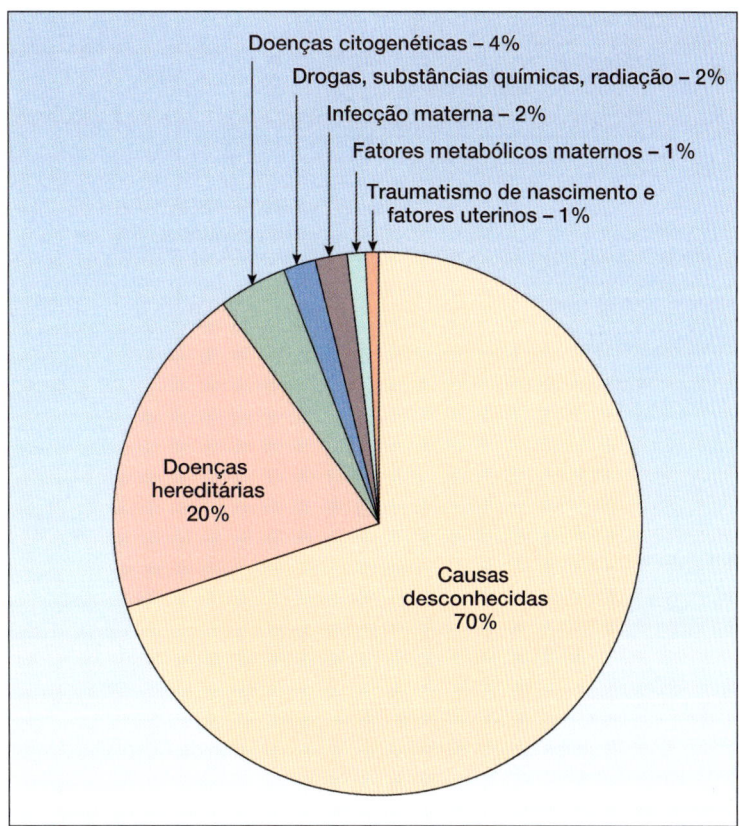

FIGURA 6.2
Causas de defeitos de nascimento nos seres humanos. A maioria dos defeitos de nascimento tem causas desconhecidas.

Nos países ocidentais desenvolvidos, os defeitos genéticos e do desenvolvimento contribuem com metade de toda a mortalidade na lactância e infância. Isto contrasta com a situação nos países menos desenvolvidos, onde 95% da mortalidade infantil é atribuível a causas ambientais tais como doenças infecciosas e subnutrição. Nas sociedades industrializadas, a consulta genética, o diagnóstico pré-natal precoce, a identificação de gestações de alto risco e evitar possíveis teratógenos exógenos são os únicos enfoques práticos que podem reduzir a incidência de anomalias ao nascimento. Neste contexto, demonstrou-se que a suplementação dietética pré-natal com ácido fólico reduz os defeitos congênitos do tubo neural.

FUNDAMENTOS DE TERATOLOGIA

A teratologia é a disciplina envolvida com o estudo das anomalias do desenvolvimento (do grego *teraton*, monstro). Os **teratógenos** são agentes químicos, físicos e biológicos que causam anomalias do desenvolvimento. Existem alguns teratógenos comprovados nos seres humanos, mas muitas drogas e substâncias são teratogênicas em animais e devem, portanto, ser consideradas potencialmente perigosas para os seres humanos.

Malformação refere-se a um defeito morfológico ou anomalia de um órgão, parte de um órgão, ou região anatômica que resulta de uma morfogênese perturbada. A exposição a um teratógeno pode resultar em uma malformação, mas nem sempre é o caso. Tais observações levaram à formulação dos princípios gerais da teratologia:

- **A suscetibilidade a teratógenos é variável.** Supostamente os principais determinantes desta variabilidade são os genótipos do feto e da mãe. As evidências experimentais deste conceito vieram da demonstração de que algumas linhagens de camundongos endocruzados são suscetíveis a alguns teratógenos, enquanto outros não são. Um exemplo da variabilidade humana na vulnerabilidade a teratógenos é a síndrome do álcool fetal, que afeta alguns filhos de mães alcoólatras, enquanto outros são resistentes.
- **A suscetibilidade a teratógenos é específica para cada estágio do desenvolvimento.** A maioria dos agentes são teratogênicos apenas durante estágios críticos do desenvolvimento (Fig. 6.3). Por exemplo, a infecção por rubéola materna causa anomalias no feto apenas durante os 3 primeiros meses de gestação.
- **O mecanismo de teratogênese é específico para cada teratógeno.** As drogas teratogênicas inibem a atividade de enzimas ou receptores cruciais, interferem na formação do fuso

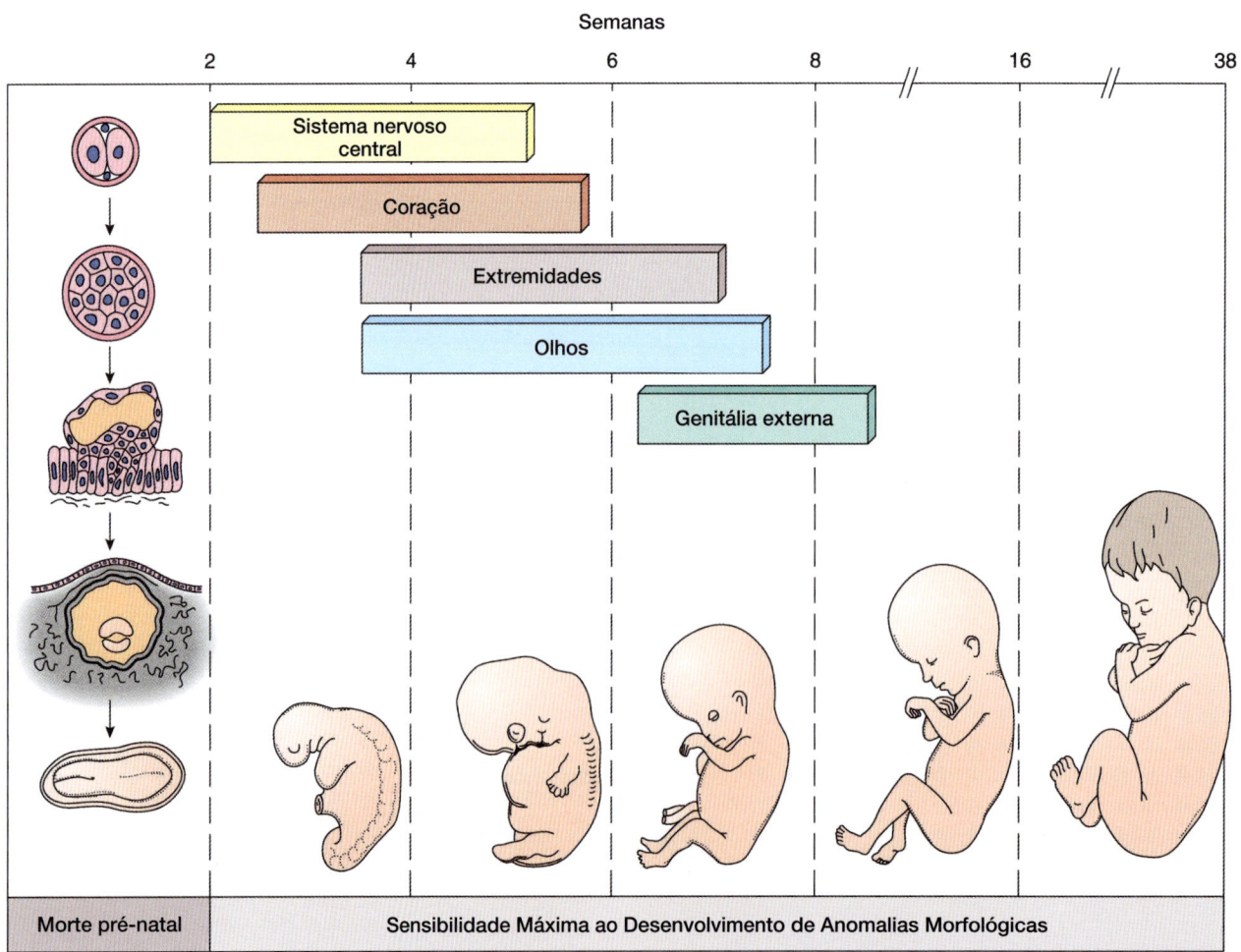

FIGURA 6.3
Sensibilidade de órgãos específicos a agentes teratogênicos em estágios críticos da embriogênese humana. A exposição a influências adversas nos estágios de pré-implantação e início pós-implantatório do desenvolvimento (*à esquerda*) levam à morte pré-natal. Os períodos de máxima sensibilidade a teratógenos (*barras horizontais*) variam para diferentes sistemas orgânicos, mas, em geral, são limitados às primeiras 8 semanas de gestação.

mitótico, ou bloqueiam a produção de energia, inibindo assim etapas metabólicas críticas para a morfogênese normal. Muitas drogas e vírus afetam tecidos específicos (p. ex., neurotropismo, cardiotropismo) e, portanto, danificam alguns órgãos em desenvolvimento mais do que outros.

- **A teratogênese é dependente de dose.** Teoricamente, isto significa que cada teratógeno deve ter uma dose "segura", abaixo da qual não ocorre teratogênese. Na prática, entretanto, devido aos múltiplos determinantes da teratogênese, todos os teratógenos estabelecidos devem ser evitados durante a gestação. Uma dose absolutamente segura não pode ser prevista para cada mulher.
- **Os teratógenos produzem morte, retardo do crescimento, malformação, ou dano funcional.** O resultado depende da interação entre as influências teratogênicas, o organismo materno, e a unidade feto-placenta.

A pesquisa dos teratógenos humanos exige (1) levantamentos populacionais, (2) estudos prospectivos e retrospectivos de malformações isoladas e (3) a investigação de efeitos adversos relatados de drogas ou outras substâncias. A lista de teratógenos comprovados é longa e inclui a maioria das drogas citotóxicas, álcool, algumas drogas antiepilépticas, metais pesados e talidomida. Por outro lado, muitas drogas e substâncias foram declaradas seguras para uso durante a gestação devido a estudos teratogênicos negativos em animais de laboratório. Entretanto, existe uma especificidade para cada tipo de droga, e o fato de que uma droga não é teratogênica para camundongos e coelhos não é necessariamente uma evidência de que seja inócua para humanos. De fato, o incidente mais bem conhecido de teratogênese relacionada a droga — malformações complexas relacionadas a ingestão da drogra hipnótica talidomida — ocorreu após a droga ser vista como não-teratogênica em camundongos e ratos. Curiosamente, muito depois da droga ter sido provada como teratogênica em humanos, sua teratogenicidade também foi demonstrada em coelhos e macacos.

ERROS DE MORFOGÊNESE

O desenvolvimento intra-uterino e pós-natal normal depende da ativação e repressão seqüencial de genes herdados dos genitores. Embora o ovócito fertilizado (zigoto) tenha todos os genes encontrados no organismo adulto, a maioria deles está inativa. À medida que o zigoto entra nos estágios de clivagem do desenvolvimento, genes individuais ou grupos de genes são ativados de um modo específico de estágio. Inicialmente, a ativação envolve apenas genes essenciais para a replicação celular e crescimento, interação célula-célula e a regulação de movimentos morfogenéticos importantes. **Genes ativados anormalmente ou estruturalmente anormais no zigoto e nas primeiras células embrionárias podem resultar em morte precoce.**

As células que formam os embriões de duas células e quatro células (blastômeros) são equipotentes do ponto de vista do desenvolvimento, e cada uma pode dar origem a um organismo adulto. A separação das células embrionárias neste estágio resulta em gêmeos idênticos ou quádruplos. Como os blastômeros são equipotentes e intercambiáveis, a perda de um único deles neste estágio do desenvolvimento pode passar sem quaisquer conseqüências sérias. Por outro lado, como os blastômeros são idênticos, se um deles contiver um conjunto de genes letais, é provável que outros blastômeros contenham os mesmos genes. Assim, sua ativação invariavelmente leva à morte do concepto. Além disso, se o concepto é exposto a influências exógenas prejudiciais, os agentes nocivos exercem o mesmo efeito em todos os blastômeros e também causam a morte.

Concluímos que as influências ambientais adversas no estágio de pré-implantação dos embriões exercem um efeito tipo tudo ou nada: ou o concepto morre ou o desenvolvimento continua ininterrupto, pois os blastômeros intercambiáveis substituem a perda. Como regra, as toxinas exógenas agindo nos embriões no estágio de pré-implantação não produzem erros na morfogênese e não resultam em malformações (ver Fig. 6.3). **A conseqüência mais comum da exposição tóxica no estágio de pré-implantação é a morte embrionária, que em geral passa despercebida ou é notada como um intenso sangramento menstrual retardado.**

Os danos durante os primeiros 8 a 10 dias após a fertilização em geral resultam em uma separação incompleta dos blastômeros, um efeito que leva à formação de gêmeos unidos. Gêmeos unidos simetricamente representam gêmeos incompletamente separados ("gêmeos siameses"), ligados em vários locais anatômicos, como a cabeça (craniópago), tórax (toracópago), ou traseiro (isquiópago). Os gêmeos unidos assimetricamente compõem-se de um bem desenvolvido e outro gêmeo rudimentar ou hipoplásico. O gêmeo rudimentar é sempre anormal e é ou ligado externamente, ou internamente incluído no corpo do irmão mais bem desenvolvido (*fetus in fetu*). Alguns dos teratomas congênitos, especialmente os na área sacrococcígea, são de fato monstros assimétricos.

As anomalias mais complexas do desenvolvimento que afetam vários sistemas orgânicos devem-se a danos oriundos da época da implantação do blastocisto e durante o início da organogênese. Além da rápida divisão celular, este período se caracteriza pela diferenciação de células e formação dos chamados **campos de desenvolvimento**, nos quais as células interagem e determinam o destino do desenvolvimento umas das outras. Este processo leva a uma diferenciação irreversível de grupos de células. Complexos movimentos morfológicos formam os primórdios dos órgãos (*primordium*), e os órgãos são então interconectados em sistemas funcionalmente ativos. **A formação de sistemas primordiais de órgãos é o estágio do desenvolvimento embrionário mais suscetível à teratogênese, e muitas anomalias importantes do desenvolvimento provavelmente se devem a atividade defeituosa de genes ou efeitos deletérios de toxinas exógenas no embrião nesta época** (ver Fig. 6.3). A morfogênese desorganizada ou perturbada pode ter pequenas ou grandes conseqüências no nível de (1) células e tecidos, (2) órgãos ou sistemas orgânicos e (3) regiões anatômicas.

Agenesia é a ausência completa de um primórdio de órgão. Ela pode se manifestar como (1) ausência total de um órgão, como na agenesia unilateral ou bilateral dos rins; (2) a ausência de parte de um órgão, como na agenesia do corpo caloso do cérebro; ou (3) ausência de tecido ou células dentro de um órgão, como na ausência das células germinativas testiculares na infertilidade congênita (síndrome de "apenas células de Sertoli").

Aplasia é a ausência de um órgão acoplada a persistência do primórdio do órgão ou um rudimento que nunca se desenvolve totalmente. Assim, a aplasia do pulmão refere-se a uma condição na qual o brônquio principal termina em fundo cego em um tecido composto de dutos rudimentares e tecido conjuntivo.

Hipoplasia refere-se ao tamanho reduzido devido ao desenvolvimento incompleto de todo um órgão ou parte dele. Os exemplos incluem a microftalmia (olhos pequenos), micrognatia (mandíbula pequena) e microcefalia (cérebro e cabeça pequenos).

Anomalias disráficas são defeitos causados pela falha de estruturas apostas se fundirem. A espinha bífida é uma anomalia na qual o canal espinhal não se fechou completamente, e o osso e a pele que o recobrem não se fundiram, deixando assim um defeito na linha média.

Falhas de involução refletem a persistência de estruturas embrionárias ou fetais que devem involuir em alguns estágios do desenvolvimento. Um duto tireoglossal persistente é o resultado de uma involução incompleta da via que conecta a base da língua com a tireóide em desenvolvimento.

Falhas de divisão são causadas pela clivagem incompleta dos tecidos embrionários, quando um processo depende da morte celular programada das células. Os dedos e artelhos são formados na parte distal do broto dos membros pela perda localizada de células entre o primórdio que contém a cartilagem. Se estas células não morrem de um modo programado, os dedos ficarão ligados ou incompletamente separados (sindactilia).

Atresia refere-se a defeitos causados pela formação incompleta de uma luz. Muitos órgãos ocos se originam como faixas e cordões de células cujos centros são programados para morrer, formando assim uma cavidade central ou luz. A atresia do esôfago é caracterizada pela oclusão parcial da luz, que não se estabeleceu totalmente na embriogênese.

Displasia é causada pela organização anormal de células em tecidos, uma situação que resulta em histogênese anormal. (A displasia tem um significado diferente aqui do usado em caracterizar a displasia epitelial de lesão pré-cancerosa [ver Cap. 1].) A esclerose tuberosa é um exemplo marcante de displasia, sendo caracterizada pelo desenvolvimento anormal do cérebro, que contém agregados de células normalmente desenvolvidas dispostas em "tuberosidades" grosseiramente visíveis.

Ectopia, ou heterotropia, é uma anomalia na qual um órgão está fora de seu local anatômico normal. Assim, um coração ectópico está situado fora do tórax. As glândulas paratireóides heterotópicas podem estar situadas dentro do timo no mediastino anterior.

Distopia refere-se a retenção de um órgão em um local onde está situado durante o desenvolvimento. Por exemplo, os rins estão inicialmente na pelve e então movem-se para uma posição mais lombar. Rins distópicos são os que permanecem na pelve. Os testículos distópicos são retidos no canal inguinal, não tendo completado sua descida para o escroto (criptorquidismo).

As anomalias do desenvolvimento causadas por interferência na morfogênese são em geral múltiplas:

- **Um efeito politópico** refere-se a uma situação na qual o estímulo prejudicial afeta vários órgãos que estão simultaneamente em estágios críticos de desenvolvimento.
- **Um efeito monotópico** indica uma única anomalia localizada que resulta em uma cascata de eventos patogênicos.
- **Uma anomalia de seqüência do desenvolvimento** (anomalad ou anomalia complexa) é um padrão de defeitos que estão relacionados a uma única anomalia ou mecanismo patogênico. Em uma anomalia de seqüência do desenvolvimento, fatores diferentes levam às mesmas conseqüências por meio de uma via comum. Tal situação, que representa o resultado de um efeito monotópico, é bem ilustrada pelo complexo de Potter (Fig. 6.4), no qual a hipoplasia pulmonar, sinais externos de compressão fetal intra-uterina e mudanças morfológicas do âmnion estão todos relacionados ao oligoidrâmnio (uma quantidade severamente re-

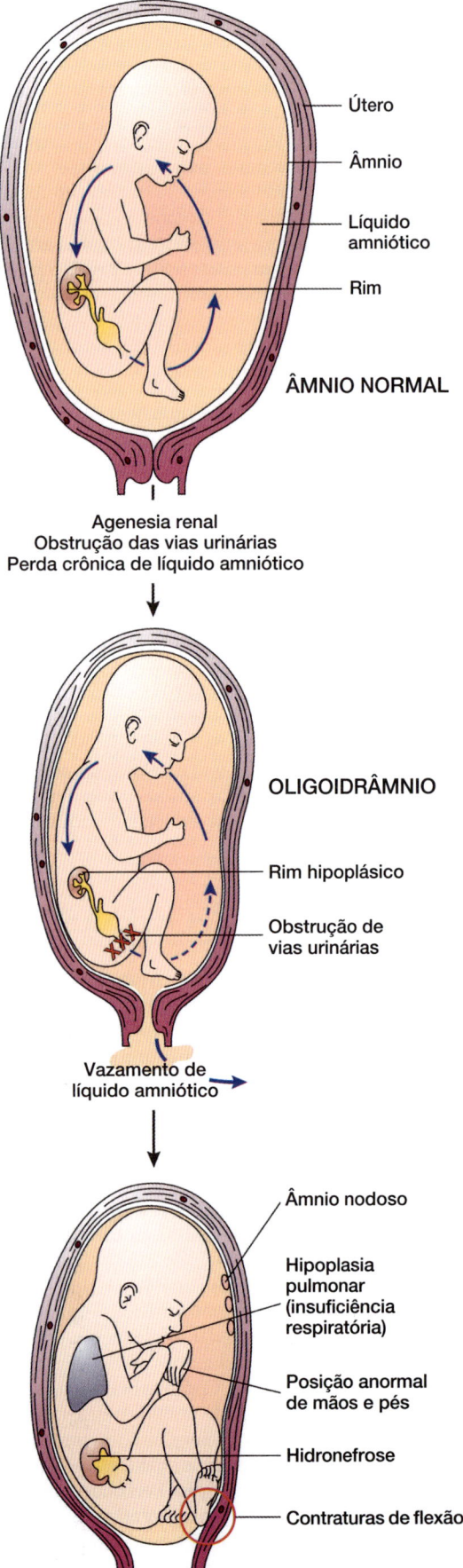

FIGURA 6.4
Complexo de Potter. O feto normalmente engole líquido amniótico e, portanto, excreta urina, mantendo assim seu volume normal de líquido amniótico. Na presença de doença do trato urinário (p. ex., agenesia renal ou obstrução do trato urinário) ou vazamento de líquido amniótico, o volume deste diminui, uma situação chamada de *oligoidrâmnio*. O oligoidrâmnio resulta em várias anomalias congênitas chamadas de *complexo de Potter*, que inclui hipoplasia pulmonar e contraturas dos membros. O âmnion tem um aspecto nodular. Nos casos de obstrução das vias urinárias, também é vista hidronefrose congênita, embora esta anomalia não seja considerada parte do complexo de Potter.

duzida de líquido amniótico). Um feto contido em um saco amniótico com líquido insuficiente desenvolve as características distintivas do complexo de Potter independentemente da causa do oligoidrâmnio.

Uma síndrome do desenvolvimento refere-se a múltiplas anomalias que estão patogeneticamente relacionadas. O termo *síndrome* significa uma única causa para anomalias em vários órgãos que foram danificados pelo efeito politópico durante um período crítico do desenvolvimento. Muitas das síndromes do desenvolvimento estão relacionadas a anomalias cromossômicas ou defeitos monogênicos. Em contrapartida, *associação do desenvolvimento, ou sintropia,* refere-se a várias anomalias que estão associadas estatisticamente mas não compartilham necessariamente os mesmos mecanismos patogenéticos. Muitas das anomalias que hoje parecem não relacionadas poderão um dia ser comprovadas como tendo a mesma causa. Entretanto, até que tais associações sejam provadas, é importante notar que nem todos os defeitos múltiplos congênitos estão inter-relacionados. Em termos práticos, o nascimento de um filho com anomalias múltiplas não prova que a mãe foi exposta a um teratógeno exógeno ou que todas as diversas anomalias sejam causadas pelo mesmo defeito genético. O reconhecimento de síndromes específicas, e sua distinção de associações aleatórias, é essencial para a avaliação do risco de recorrência de anomalias similares nos filhos subseqüentes da mesma família.

Após o terceiro mês de gestação, a exposição do feto humano a influências teratogênicas raramente resulta em importantes erros de morfogênese. Entretanto, as conseqüências morfológicas e, especialmente, as funcionais ainda são encontradas em crianças expostas a teratógenos exógenos durante o segundo e terceiro trimestres. Embora os órgãos já tenham sido formados ao final do terceiro mês de gestação, a maioria ainda sofre a reestruturação e maturação necessárias para a vida extra-uterina. A maturação funcional continua em velocidades diferentes em órgãos diferentes. Por exemplo, o sistema nervoso central não atinge a maturidade funcional senão vários anos após o nascimento e, portanto, está sujeito a influências exógenas adversas não só durante a gestação, mas por algum tempo após o nascimento.

Uma deformação é definida como uma anomalia da forma, aspecto, ou posição de uma parte do corpo causada por forças mecânicas. A maioria dos defeitos anatômicos causados por influências adversas nos dois últimos trimestres de gestação se enquadra nesta categoria. As forças responsáveis podem ser externas (p. ex., bridas amnióticas no útero) ou intrínsecas (p. ex., hipomobilidade fetal causada por dano ao sistema nervoso central). Assim, uma deformidade conhecida como pé equinovarus pode dever-se à compressão das extremidades pela parede uterina no oligoidrâmnio ou a anomalias na coluna dorsal que levam a inervação e movimentação defeituosa do pé.

Malformações Clinicamente Importantes Ocorrem em Muitos Órgãos e Têm Várias Causas

Anencefalia e Outros Defeitos do Tubo Neural

Anencefalia

A anencefalia refere-se à ausência congênita da abóbada craniana, com hemisférios cerebrais totalmente ausentes ou reduzidos a pequenas massas ligadas à base do crânio.

Epidemiologia: A anencefalia é um típico defeito de nascimento multifatorial que exibe uma variação geográfica de incidência mundial. Nos EUA, a freqüência desta anomalia é de 0,3 por 1.000 nativivos e natimortos, enquanto na Irlanda e País de Gales a freqüência é 20 vezes maior (5 a 6 por 1.000 conceptos). Curiosamente, os imigrantes irlandeses nos EUA têm a mais alta incidência de anencefalia no continente, embora seja mais baixa (2 a 3 por 1.000) do que na Irlanda. Uma alta freqüência de anencefalia também foi relatada no Irã. A incidência deste distúrbio é particularmente baixa em negros.

Patogenia e Patologia: A anencefalia é um defeito disráfico do fechamento do tubo neural. Durante o desenvolvimento fetal a placa neural se invagina e é transformada no tubo neural pela fusão das superfícies posteriores (Fig. 6.5). O tecido mesenquimal que recobre o tubo neural primitivo então molda o crânio e os arcos vertebrais posteriores da coluna dorsal. A falha de fechamento do tubo neural resulta na falta de fechamento das estruturas ósseas cranianas e ausência do calvário, pele, e tecidos subcutâneos desta região. O cérebro exposto é incompletamente formado ou mesmo totalmente ausente. Na maioria dos casos, a base do crânio contém apenas fragmentos de tecido neural e ependimal e resíduos das meninges. *Acrania* (ausência completa ou parcial do crânio) resulta de um dano ao feto entre o 23.º e 26.º dias de gestação.

Fatores genéticos parecem ter um papel na patogenia da anencefalia. A anomalia é duas vezes mais comum em mulheres do que em homens e ocorre com freqüência mais alta em algumas famílias. O risco de um segundo feto anencefálico é de 2 a 5%, e após dois fetos anencefálicos o risco sobe para 25% para cada gestação subseqüente.

O **ácido fólico** fornecido no período periconcepcional diminui a incidência de defeitos do tubo neural (NTD). Em 1998, a United States Food and Drug Administration começou a solicitar aos fabricantes de farinha enriquecida, pão e alguns outros produtos que suplementem estes alimentos com folato. Esta exigência foi associada a uma diminuição significativa na incidência de defeitos do tubo neural.

Manifestações Clínicas: Dois terços dos fetos anencefálicos morrem ainda no útero, e os que chegam ao nascimento raramente sobrevivem mais do que uma semana. A triagem de mulheres grávidas quanto a α-fetoproteína e o exame de ultra-sonografia permitem a detecção de todos os fetos anencefálicos. O uso de órgãos de crianças anencefálicas permanece um controverso problema ético.

Outros Defeitos do Tubo Neural

O tubo neural se fecha seqüencialmente em um sentido craniocaudal, e um defeito neste processo resulta em anormalidades da coluna vertebral.

- *Craniorraquisquise ocorre quando um fechamento defeituoso vai desde o crânio até a medula espinhal e a coluna vertebral.*
- *Espinha bífida refere-se ao fechamento incompleto da medula espinhal ou coluna vertebral, ou ambas.* Esta anomalia normalmente está localizada na região lombar e representa a mais branda anomalia disráfica do sistema nervoso central. A espinha bí-

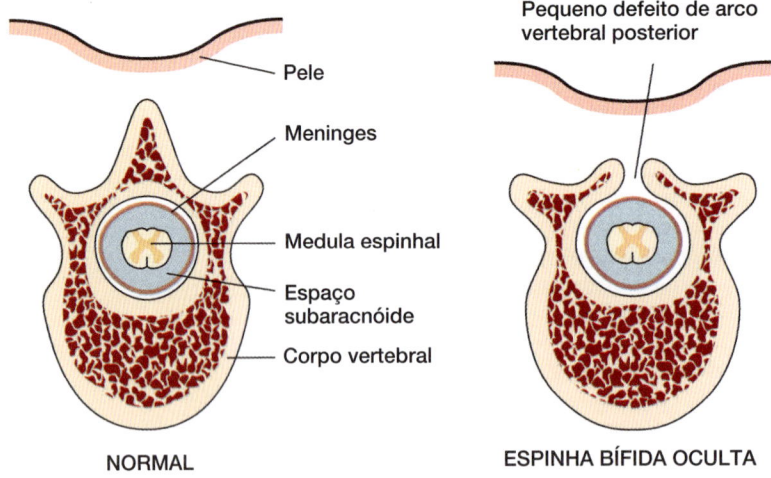
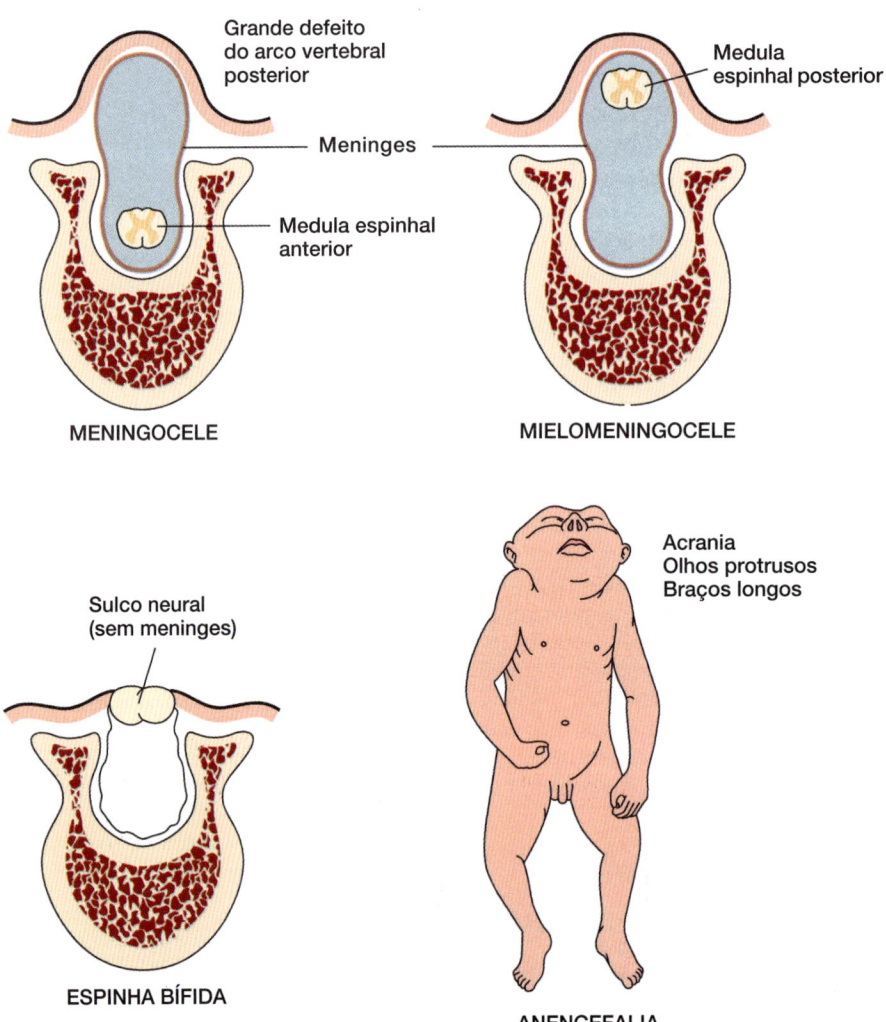

FIGURA 6.5
Defeitos disráficos do tubo neural. A fusão incompleta do tubo neural e ósseo vizinho, tecidos moles, ou pele leva a vários defeitos, variando de pequenas anomalias (p. ex., espinha bífida oculta) a anomalias graves (p. ex., anencefalia).

fida resulta de um dano entre o 25.º e o 30.º dias de gestação, refletindo o fechamento seqüencial do tubo neural.
- **Meningocele** é uma protrusão hernial das meninges através de um defeito na coluna vertebral.
- **Mielomeningocele** refere-se à mesma condição que a meningocele, mas é complicada por uma protrusão hernial da própria medula espinhal.

Os defeitos do tubo neural são ilustrados na Fig. 6.5.

Malformações Induzidas por Talidomida

As deformidades de redução dos membros, envolvendo de uma a todas as quatro extremidades, são raros defeitos congênitos de origem geralmente obscura que afetam de 1 a 5.000 nativivos. Estes defeitos são conhecidos de longa data: uma obra de Goya de um exemplo típico está no museu Louvre de Paris. Nos anos 1960, um súbito aumento da incidência de deformidades de redução dos membros na Alemanha e Inglaterra foi associada à ingestão materna de um sedativo durante os primeiros estágios da gestação. Conhecida com o nome genérico de talidomida, este derivado de ácido glutâmico é teratogênico entre o 28.º e o 50.º dias de gestação. Muitas das crianças nascidas de mães expostas a talidomida apresentam deformidades esqueléticas e defeitos pleomórficos em outros órgãos, mais comumente as orelhas (**microtia** e **anotia**) e o coração. Tipicamente, os braços das crianças afetadas são curtos e malformados (Fig. 6.6) e se assemelham às nadadeiras de uma foca (**focomelia**). Às vezes os membros estão totalmente ausentes (**amelia**). O sistema nervoso central não está envolvido, e as crianças têm inteligência normal. Após ter sido reconhecido que os defeitos eram causados pela talidomida, a droga foi banida do comércio, mas não antes de ter nascido um número estimado de 3.000 crianças malformadas.

Síndrome da Hidantoína Fetal

Dez por cento das crianças nascidas de mães epilépticas tratadas durante a gestação com drogas antiepilépticas como hidantoína apresentam características faciais, hipoplasia das unhas e dedos, e vários defeitos cardíacos congênitos. Como esta síndrome ocorre apenas duas a três vezes mais freqüentemente em epilépticos tratados do que nos não-tratados, é duvidoso se os defeitos são totalmente devidos a efeitos adversos da droga. Entretanto, parece que a suscetibilidade fetal a este distúrbio correlaciona-se com o nível fetal da enzima destoxificadora microssomal epóxido hidrolase. Supostamente, o acúmulo de intermediários reativos pouco destoxificados do metabolismo de hidantoína promove a teratogênese.

Síndrome do Álcool Fetal

A síndrome do álcool fetal refere-se a um complexo de anomalias induzidas pelo consumo materno de bebidas alcoólicas que incluem (1) retardo de crescimento, (2) disfunção do sistema nervoso central e (3) dismorfologia facial característica. Como nem todas as crianças adversamente afetadas pelo abuso do álcool materno exibem todo o espectro de anomalias, a expressão *efeito do álcool fetal* também é usada.

 Epidemiologia e Patogenia: Um efeito prejudicial da exposição intra-uterina ao álcool foi observado em épocas bíblicas e foi relatado durante a histórica epidemia de gin em Londres (1720 a 1750). Entretanto, somente em 1968 foi identificada uma síndrome específica. A prevalência da síndrome do álcool fetal nos EUA e na Europa é de 1 a 3 por 1.000 nativivos. Entretanto, nas populações com taxas extremamente altas de alcoolismo, tais como algumas tribos de índios americanos, a incidência pode ser incrível (20 a 150 por 1.000). **Acredita-se que as anomalias relacionadas ao efeito do álcool fetal, particularmente uma leve deficiência mental e distúrbios emocionais, são muito mais comuns que a síndrome completa do álcool fetal.**

A quantidade mínima de álcool que resulta no dano fetal ainda não está bem estabelecida, mas as crianças com todo o espectro da síndrome do álcool fetal geralmente nascem de mães que são alcoólatras crônicas. O alto consumo de álcool durante o primeiro trimestre de gestação é particularmente perigoso. O mecanismo pelo qual o álcool danifica o feto em desenvolvimento ainda é desconhecido, a despeito de inúmeras pesquisas.

 Patologia e Manifestações Clínicas: As crianças nascidas de mães alcoólatras em geral apresentam retardo pré-natal do crescimento, que continua após o nascimento. A dismorfologia facial da síndrome do álcool fetal inclui microcefalia, pregas epicânticas, fendas palpebrais pequenas, hipoplasia maxilar, lábio superior fino, mandíbula pequena (micrognatia) e filtro pouco desenvolvido. Os defeitos de septação cardíaca são descritos em até um terço dos pacientes, embora muitos deles se fechem espontanea-

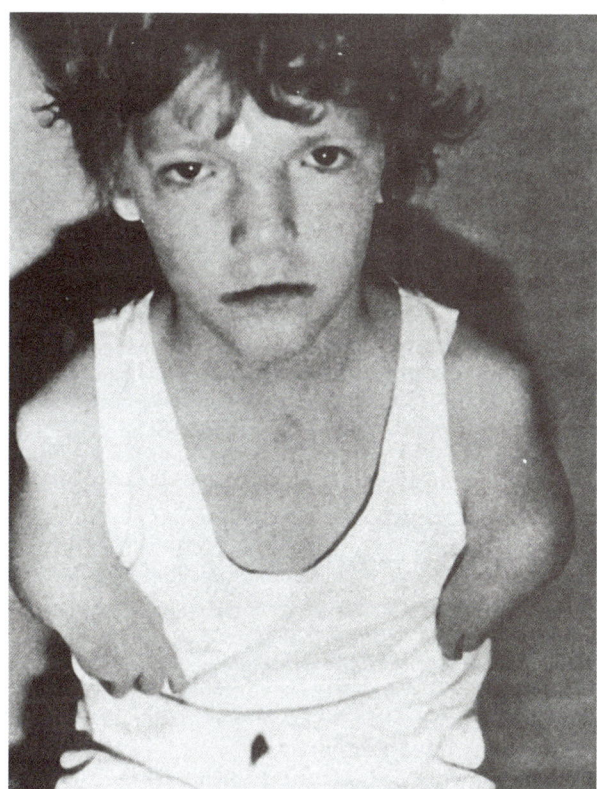

FIGURA 6.6
Deformidade dos braços induzida por talidomida.

mente. Podem ocorrer pequenas anomalias das articulações e membros.

A síndrome do álcool fetal é uma causa comum de retardo mental. Um quinto das crianças com síndrome do álcool fetal tem QI abaixo de 70, e 40% estão entre 70 e 85. Mesmo com um QI normal, estas crianças tendem a ter memória curta, impulsividade e instabilidade emocional (ver Cap. 8).

Complexo TORCH

O acrônimo TORCH refere-se a um complexo de sinais similares e sintomas produzidos por infecção fetal ou neonatal por uma variedade de microrganismos, incluindo Toxoplasma *(T), rubéola (R), citomegalovírus (C) e vírus herpes simples (H). No acrônimo TORCH, a letra "O" representa "outros".* O termo foi criado para alertar os pediatras para o fato de que as infecções no feto e no neonato por agentes de TORCH são em geral indistinguíveis uns dos outros e que o teste para um dos quatro principais agentes de TORCH deve incluir o teste dos outros três e também alguns outros possíveis (Fig. 6.7). "Outras" infecções incluem sífilis, tuberculose, listeriose, leptospirose, infecção por vírus varicela-zoster e infecção por vírus Epstein-Barr. O vírus da imunodeficiência humana (HIV) e o parvovírus humano (B19) foram sugeridos como adicionais à lista.

As infecções com agentes TORCH ocorrem em 1 a 5% de todas as crianças nativivas nos EUA e estão entre as principais causas de morbidade e mortalidade neonatal. O grave dano causado por estes organismos é geralmente irreparável, e a prevenção (quando possível) é a única alternativa. Infelizmente, os títulos de anticorpos do soro contra os agentes de TORCH no neonato ou na mãe em geral não são diagnósticos, e a causa exata da condição em geral ainda é obscura.

- **Toxoplasmose:** A toxoplasmose assintomática é comum, e 25% das mulheres em seus anos reprodutivos exibem anticorpos a este organismo. Por outro lado, a infecção intra-uterina por *Toxoplasma* ocorre em apenas 0,1% de todas as gestações.
- **Rubéola:** A introdução da vacina contra rubéola nos EUA virtualmente eliminou a rubéola congênita, e menos de 10 casos são relatados a cada ano.
- **Citomegalovírus:** Dois terços das mulheres em idade reprodutiva dão positivo no teste para imunoglobulina G (IgG) de citomegalovírus, e até 2% dos neonatos nos EUA são infectados congenitamente por este vírus. Como a maioria das crianças normais porta anticorpos transmitidos pela mãe, o "padrão ideal" para o diagnóstico de citomegalovírus é a cultura de urina.
- **Herpesvírus:** A infecção intra-uterina com o vírus herpes simples tipo 2 (HSV-2) é incomum, e a infecção é mais geralmente adquirida durante a passagem pelo canal da mãe com herpes genital ativo. O diagnóstico é estabelecido pelo exame clínico da mãe, pelo surgimento de lesões típicas de pele no neonato e por testes sorológicos e cultura para HSV-2. A infecção congênita de herpes pode ser evitada por uma cesariana de mães que apresentam lesões genitais.

Os organismos específicos do complexo TORCH são discutidos em maiores detalhes no Cap. 9.

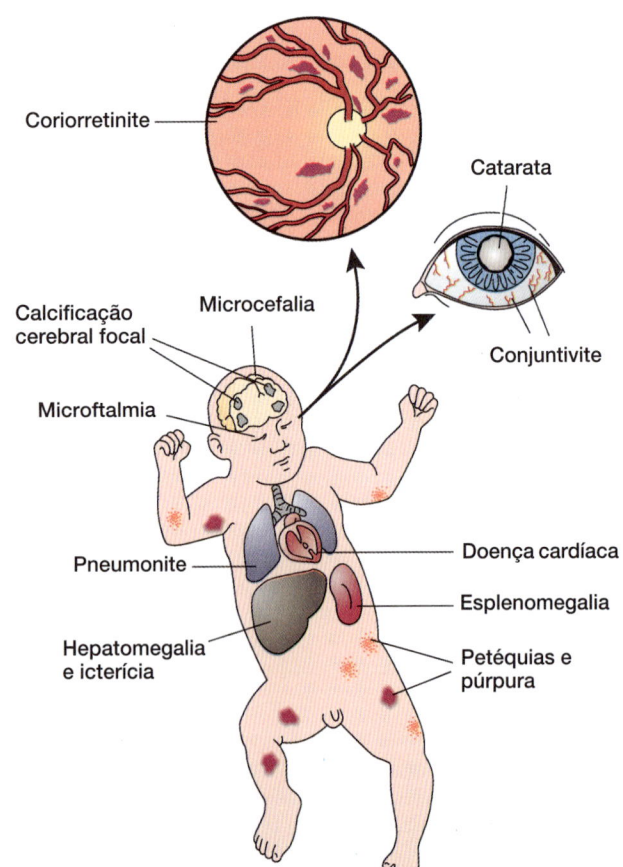

FIGURA 6.7
Complexo TORCH. Crianças infectadas no útero por *Toxoplasma*, vírus da rubéola, citomegalovírus, ou vírus de herpes simples apresentam efeitos marcantemente similares.

 Patologia: Os achados clínicos e patológicos no neonato sintomático variam, e apenas uma minoria apresenta-se com uma doença multissistêmica e o espectro total de anomalias (Quadro 6.1). O retardo de crescimento e as anomalias do cérebro, olhos, fígado, sistema hematopoético e cardíaco são comuns.

As **lesões do cérebro** representam as mudanças patológicas mais graves nas crianças infectadas por TORCH. A encefalite aguda está associada a focos de necrose, que são inicialmente circundados por células inflamatórias. Depois as lesões tornam-se calcificadas e são vistas radiologicamente, mais destacadamente na toxoplasmose congênita. Microcefalia, hidrocefalia e giros e sulcos de forma anormal (microgiria) são freqüentes. Radiologicamente, podem ser identificados os defeitos da matéria cerebral (porencefalia), falta de bulbos olfativos e outros importantes defeitos cerebrais. O grave dano cerebral se reflete em retardo psicomotor, defeitos neurológicos e convulsões.

Os **defeitos oculares** são proeminentes no complexo TORCH, particularmente na embriopatia da rubéola, na qual mais de dois terços dos pacientes apresentam-se com cataratas e microftalmia. Podem ocorrer glaucoma e malformações da retina (coloboma). Coroidorretinite, que é comum nas infecções de rubéola, *Toxoplasma* e citomegalovírus são geralmente bilaterais, e a fundoscopia aparece como áreas claras, pontilhadas, circundadas por um halo pigmentado. A ceratoconjuntivite é a lesão ocular mais comum nos neonatos afetados por herpes simples.

QUADRO 6.1 Achados Patológicos no Feto e em Neonatos Infectados por Agentes TORCH

Gerais	Prematuridade, retardo intra-uterino
Sistema nervoso central	Encefalite
	Microcefalia
	Hidrocefalia
	Calcificações intracranianas
	Retardo psicomotor
Ouvido	Dano ao ouvido interno com perda auditiva
Olho	Microftalmia (R)
	Coriorretinite (TCH)
	Retina pigmentada (R)
	Ceratoconjuntivite (H)
	Catarata (RH)
	Glaucoma (R)
	Prejuízo visual (TRCH)
Fígado	Hepatomegalia
	Calcificações hepáticas (R)
	Icterícia
Sistema hematopoético	Anemia hemolítica e outras
	Trombocitopenia
	Esplenomegalia
Pele e mucosas	Lesões vesiculares ou ulcerativas (H)
	Petéquias e equimoses
Sistema cardiopulmonar	Pneumonite
	Miocardite
	Doença cardíaca congênita
Esqueleto	Várias lesões ósseas

T, toxoplasma; R, vírus da rubéola; C, citomegalovírus; H, herpesvírus.

As **anomalias cardíacas** ocorrem em muitas crianças com o complexo TORCH, mais comumente na rubéola congênita. Ductus arteriosus patente e vários defeitos de septação são as anormalidades mais freqüentes, embora, ocasionalmente, a estenose da artéria pulmonar e anomalias cardíacas complexas sejam encontradas.

Sífilis Congênita

O organismo que causa a sífilis, o *Treponema pallidum*, é transmitido para o feto pela mãe que contraiu sífilis durante a gestação. Há uma possibilidade de que o feto desenvolva sífilis se a mãe for infectada nos 2 anos que antecedem a gestação, embora o risco real não possa ser avaliado com precisão. Foi estimado que a sífilis congênita afete 1 em cada 2.000 nativivos nos EUA. Na mulher sifilítica grávida, ocorrem natimortos em um terço, e das crianças que chegam a termo, dois terços manifestam sífilis congênita.

O *T. pallidum* invade o feto em qualquer momento durante a gestação. As infecções bem no início mais provavelmente induzem abortos, e os sinais mais visíveis de sífilis congênita aparecem apenas em fetos infectados após a 16.ª semana de gestação. Espiroquetas crescem em todos os tecidos fetais, e a apresentação clínica é, portanto, caracterizada por manifestações variáveis.

As crianças que nascem com sífilis congênita são inicialmente normais ou apresentam alterações indistinguíveis das do complexo TORCH. As primeiras lesões em vários órgãos apresentam espiroquetas e são caracterizadas por infiltrados de linfócitos e plasmócitos, particularmente ao redor de vasos sangüíneos e lesões tipo granuloma chamadas **gomas**. Muitas crianças são assintomáticas, apenas desenvolvendo os estigmas típicos da sífilis congênita nos primeiros anos de vida. Os sintomas posteriores da sífilis congênita tornam-se aparentes muitos anos depois e refletem a lenta evolução da destruição e reparo dos tecidos:

- **Rinite:** Uma descarga nasal mucopurulenta conspícua, coloquialmente conhecida como "fungar", está quase sempre presente como um primeiro sinal de sífilis congênita. A mucosa nasal é edematosa e tende a ulcerar, levando a sangramentos nasais. A destruição da ponta nasal eventualmente resulta no achatamento do nariz, chamado de *nariz em sela*.
- **Pele:** Uma erupção maculopapular é um sinal incial comum na sífilis congênita. As palmas e solas são geralmente afetadas (similar a sífilis secundária do adulto), embora possa envolver todo o corpo ou qualquer parte. Rachaduras e fissuras ocorrem ao redor da boca, ânus e vulva. Placas elevadas achatadas (*condiloma lata*) ao redor do ânus e genitália feminina podem se desenvolver logo no início ou após alguns anos.
- **Órgãos viscerais:** Uma pneumonite característica, identificada por pulmões claros e hipocrepitantes (*pneumonia alba*), pode se desenvolver no período neonatal. A hepatosplenomegalia, anemia e linfadenopatia também podem ser observadas na sífilis congênita inicial.
- **Dentes:** Os brotos dos incisivos e os molares do 6.º ano desenvolvem-se cedo na vida pós-natal, a época em que a sífilis congênita é particularmente agressiva. Assim, os incisivos permanentes podem ser chanfrados (*dentes de Hutchinson*) e os molares malformados (*molares em amora*).
- **Ossos:** A lesão óssea mais comum é uma inflamação do periósteo, junto com nova formação óssea (periostite). Esta complicação é particularmente evidente na tíbia anterior, resultando em uma curvatura para fora chamada de *tíbia de sabre*.
- **Olhos:** Uma vascularização progressiva da córnea (*ceratite intersticial*) é uma complicação especialmente irritante da sífilis congênita, ocorrendo tão cedo quanto 4 anos de idade e tão tarde quanto 20 anos. A córnea eventualmente apresenta cicatrizes e torna-se opaca.
- **Sistema nervoso:** O sistema nervoso está comumente envolvido na sífilis congênita, com os sintomas começando na lactância ou após 1 ano de idade. A **meningite** predomina na sífilis congênita inicial, resultando em convulsões, hidrocefalia branda e retardo mental. A **sífilis meningovascular** é uma lesão comum na sífilis mais adiantada, o que pode resultar em surdez, retardo mental, paresia e outras manifestações da neurossífilis. A *tríade de Hutchinson* refere-se à combinação de surdez, ceratite intersticial e dentes incisivos chanfrados.

O diagnóstico da sífilis congênita é sugerido pelos achados clínicos e por uma história de infecção materna. A confirmação sorológica da infecção sifilítica pode ser difícil no neonato porque a transferência transplacentária de IgG dá resultados falso-positivos. A penicilina ainda é a droga preferida tanto para a sífilis intra-uterina quanto pós-natal. Se a penicilina for dada durante a vida intra-uterina ou durante os 2 primeiros anos de vida pós-natal, o prognóstico é excelente, e a maioria dos sintomas da sífilis inicial e tardia serão evitados.

ANOMALIAS CROMOSSÔMICAS

A **citogenética** é a disciplina envolvida com o estudo dos cromossomos e anomalias cromossômicas. O sistema de classificação hoje em uso é o International System for Human Cytogenetic Nomenclature (ISCN).

O Conjunto Cromossômico Normal É de 46 Cromossomos: 44 Autossomos e 2 Cromossomos Sexuais

A análise citogenética pode ser feita em qualquer célula que se divida espontaneamente, mas na maioria dos casos, usam-se linfócitos circulantes, que são facilmente estimulados a entrar em mitose. As células mitóticas são tratadas com colchicina para bloqueá-las em metáfase, após o que elas são espalhadas em lâminas para dispersar os cromossomos. Os cromossomos são corados com técnicas hematológicas padrão que permitem sua identificação mais precisa com base em bandas distintas.

Estrutura do Cromossomo

Usando um corante como o Giemsa, os cromossomos são classificados de acordo com seu **tamanho** e posição da constrição, ou **centrômero**. O centrômero é o ponto no qual os dois filamentos idênticos do DNA cromossômico, chamados de *cromátides irmãs* se juntam durante a mitose. A localização do centrômero é usada para classificar os cromossomos como *metacêntricos*, *submetacêntricos*, ou *acrocêntricos*. Os *cromossomos metacêntricos* (1, 3, 19 e 20) apresentam o centrômero bem no meio. Nos *cromossomos submetacêntricos* (2, 4–12, 16–18 e X), o centrômero divide o cromossomo em um braço curto (p, do francês *petit*) e um braço longo (q, a letra seguinte no alfabeto). Os *cromossomos acrocêntricos* (13, 14, 15, 21, 22 e Y) apresentam braços muito curtos e pedículos e satélites ligados a um centrômero situado fora do centro (ver Figs. 6.8 e 6.12).

Os corantes hematológicos são usados para classificar os cromossomos em sete grupos, convenientemente marcados com letras de A a G. Assim, o grupo A contém dois metacêntricos grandes e um cromossomo submetacêntrico grande, o grupo B contém dois grandes cromossomos submetacêntricos, o grupo C contém seis cromossomos submetacêntricos, e assim por diante.

Hibridização *in Situ* com Fluorescência (FISH)

A FISH usa sondas de DNA marcadas com fluorescência para identificar genes individuais ou pequenas regiões dos cromossomos (Fig. 6.9A). Também é usada para demonstrar perdas ou ganhos de material cromossômico. Com o uso de sondas de fluorocromos diferentes, é possível demonstrar algumas translocações cromossômicas. As aplicações mais recentes, chamadas de *FISH multicolor*, ou *cariotipagem espectral*, envolvem o uso de sondas que se hibridizam com todos os cromossomos, o que facilita a detecção de grandes anomalias cromossômicas (Fig. 6.9).

Bandeamento Cromossômico

Para identificar cada cromossomo individualmente, corantes especiais assinalam bandas específicas com intensidades diferentes de coloração em cada cromossomo. **O padrão de bandas é único para cada cromossomo e possibilita (1) o pareamento de dois cromossomos homólogos, (2) o reconhecimento de cada cromossomo e (3) a identificação dos defeitos em cada segmento de um cromossomo.**

As bandas cromossômicas são marcadas do seguinte modo:

- **Bandas G:** Estes segmentos cromossômicos coram-se com Giemsa (donde o "G").
- **Bandas Q:** Estas bandas coram-se com Giemsa e também fluorescem quando coradas com quinacrina (donde o "Q").
- **Bandas R:** Com coloração apropriada, as bandas R apresentam-se como o reverso (donde "R") das bandas G e Q; isto é, bandas G escuras são bandas R claras, e vice-versa.

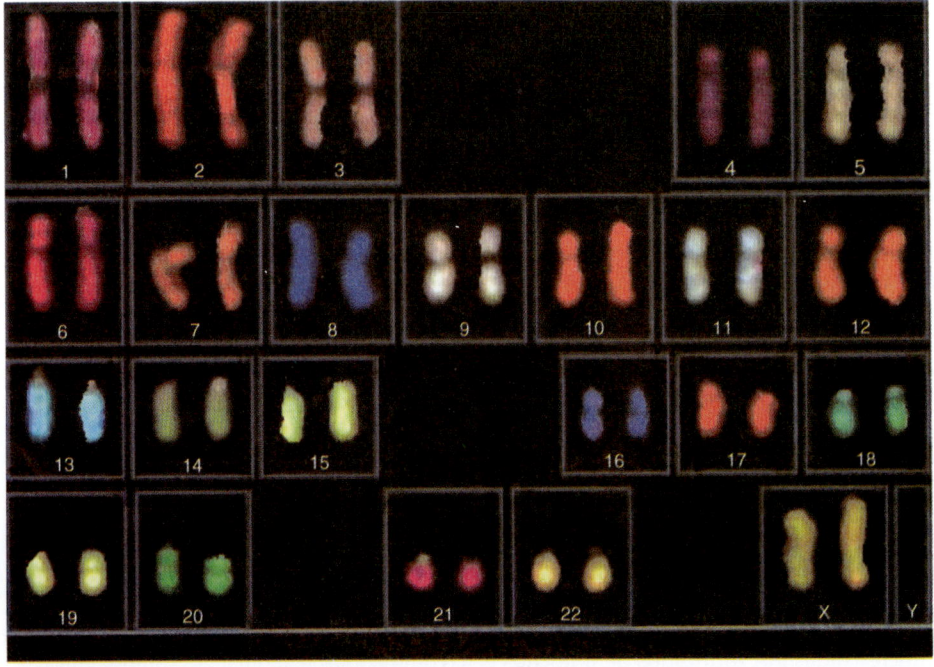

FIGURA *6.8*
Cariótipo espectral de cromossomos humanos.

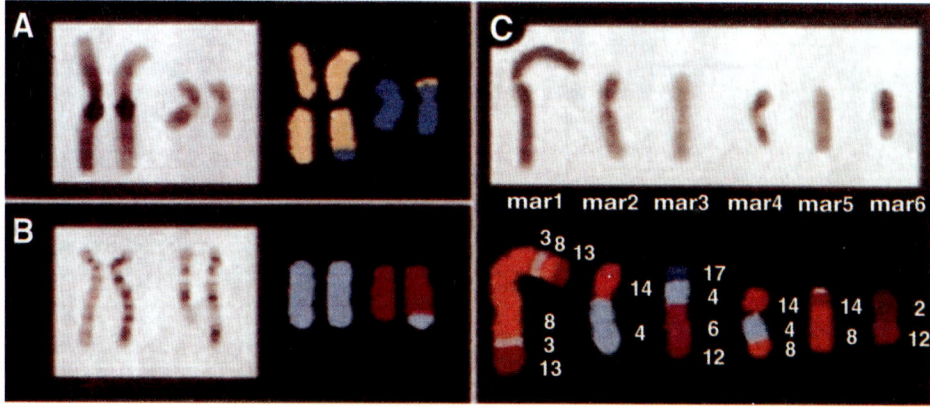

FIGURA 6.9
Translocações em cromossomos humanos demonstradas por cariotipagem espectral. A. Translocação balanceada: t(1;11). B. Cariótipo não balanceado: cromossomo 12 derivado com material de cromossomo 4 ligado (trissomia parcial do 4 e monossomia parcial de 12q). C. Caracterização dos cromossomos marcadores de um câncer de mama aneuplóide mostrando múltiplas translocações.

- **Bandeamento C:** Este é um método para corar centrômeros (donde "C") e outras partes dos cromossomos contendo heterocromatina constitutiva. Em contrapartida, a heterocromatina facultativa forma o cromossomo X inativo (corpúsculo de Barr).
- **Coloração da região organizadora nucleolar (NOR):** As constrições secundárias (pedículos) dos cromossomos com satélites são demonstradas pela coloração NOR.
- **Bandeamento T:** Esta técnica cora os terminais (donde "T") dos cromossomos.

Anomalias Cromossômicas Estruturais Podem Surgir Durante Divisão de Células Somáticas (Mitose) ou Durante a Gametogênese (Meiose)

No caso da divisão de células somáticas (mais comum em tecidos de proliferação rápida, p. ex., intestino ou pele), os cromossomos estruturalmente anormais que surgem durante a mitose ainda podem codificar todas as funções essenciais da célula, permitindo assim a sobrevida do tempo normal (geralmente curto) da célula. Alternativamente, as deficiências estruturais ou metabólicas resultantes de um cromossomo estruturalmente anormal podem ser letais, e neste caso apenas uma única célula morre. Em ambos os casos, as anomalias estruturais que ocorrem durante a divisão das células somáticas não têm conseqüências. Entretanto, sob certas circunstâncias, as anomalias estruturais podem envolver protoncogenes e contribuirem para a patogenia de alguns cânceres (ver Cap. 5).

As anomalias cromossômicas estruturais que se originam durante a gametogênese são importantes em um contexto diferente porque são transmitidas para todas as células somáticas da prole e podem resultar em doenças herdáveis. Durante a meiose normal, os cromossomos homólogos (p. ex., dois cromossomos 1) formam pares, chamados **bivalentes.** Por um processo normal conhecido como *crossing-over*, partes dos cromossomos são trocadas, rearranjando assim os constituintes genéticos de cada cromossomo. Tal troca de material genético também pode ocorrer entre cromossomos não homólogos (p. ex., entre os cromossomos 3 e 21), por um processo anormal chamado **translocação.** São reconhecidas duas formas importantes de translocação, as recíprocas e as robertsonianas.

Translocações Recíprocas

Uma translocação recíproca refere-se à troca de segmentos cromossômicos acêntricos entre dois cromossomos diferentes (não-homólogos) (Fig. 6.10). Uma translocação recíproca é dita **balanceada** quando não há perda de material genético, isto é, quando cada segmento cromossômico é translocado em sua totalidade. Quando tais translocações estão presentes nos gametas (espermatozóides ou ovócitos), a prole mantém a estrutura do cromossomo anormal em todas as células somáticas. **Como as translocações balanceadas não estão associadas a perda de genes ou perturbação de *loci* gênicos vitais, a maioria dos portadores de tais translocações balanceadas é fenotipicamente normal.** As translocações balanceadas recíprocas podem ser herdadas por muitas gerações. As translocações recíprocas são particularmente bem demonstradas pelas atuais técnicas de bandeamento.

Os portadores de translocações balanceadas, entretanto, correm risco de produzir uma prole com cariótipos não balanceados e graves anomalias fenotípicas (Fig. 6.11). As posições anormais de segmentos cromossômicos trocados podem perturbar a meiose e levar a segregação anormal dos cromossomos. Em um portador de translocação, a formação de bivalentes pode ser perturbada. Para conseguir um pareamento completo dos segmentos translocados, é formada uma estrutura em cruz complexa (quadrirradial), que consiste em dois cromossomos portando as translocações e seus homólogos normais. Ao contrário do bivalente normal, que tipicamente se resolve por uma migração ordenada dos dois cromossomos para os pólos opostos, o quadrirradial pode se dividir ao longo de vários planos diferentes. Alguns dos gametas resultantes levam cromossomos desbalanceados e, na fertilização, resultam em zigotos com várias combinações de trissomia parcial e monossomia para segmentos dos cromossomos translocados.

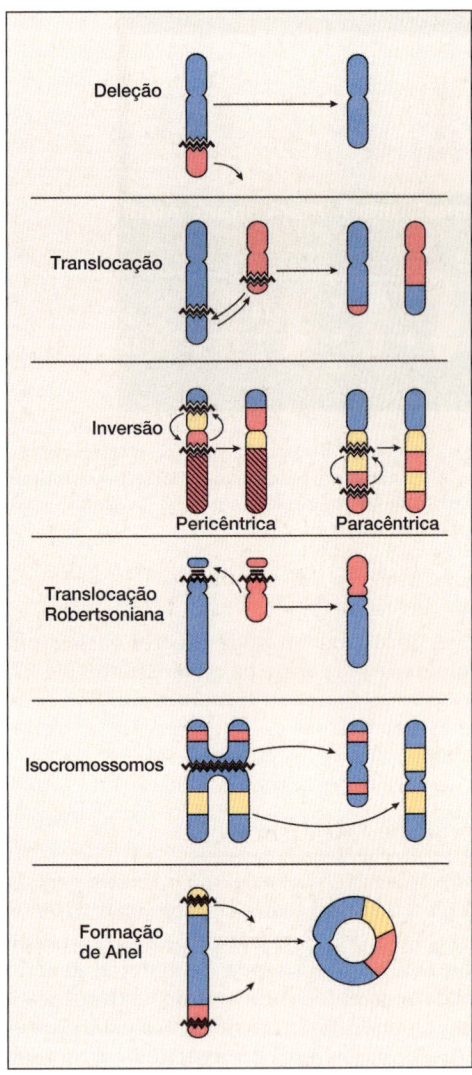

FIGURA 6.10
Anomalias estruturais dos cromossomos humanos. A deleção de uma parte de um cromossomo leva à perda de material genético e um cromossomo encurtado. Uma translocação recíproca envolve a quebra de dois cromossomos não-homólogos, com troca dos segmentos acêntricos. Uma inversão exige duas quebras em um único cromossomo. Se as quebras são em lados opostos do centrômero, a inversão é *pericêntrica*; ela é *paracêntrica* se as quebras são no mesmo braço. Uma translocação robertsoniana ocorre quando dois cromossomos acrocêntricos não-homólogos se partem perto de seus centrômeros, após o que os braços longos se fundem para formar um grande cromossomo metacêntrico. Os isocromossomos surgem de uma divisão defeituosa do centrômero, que leva a duplicação do braço longo (iso q) e deleção do braço curto, ou o reverso (iso p). Os cromossomos em anel envolvem quebras de ambas as partes teloméricas de um cromossomo, deleção dos fragmentos acêntricos e fusão da porção cêntrica restante.

Translocações Robertsonianas

A translocação robertsoniana (fusão cêntrica) envolve o centrômero de cromossomos acrocêntricos. Quando dois cromossomos não homólogos se rompem perto do centrômero, eles podem trocar dois braços para formar um grande cromossomo metacêntrico e um pequeno fragmento cromossômico. O fragmento não tem centrômero e geralmente é perdido durante as divisões subseqüentes. Como em uma translocação recíproca, uma robertsoniana é balanceada se não houver perda significativa de material genético. O portador também é em geral fenotipicamente normal, embora possa sofrer de infertilidade. **Quando férteis, entretanto, os portadores de translocações robertsonianas correm risco de produzir translocações não balanceadas** (ver Fig. 6.9) **em seus gametas e, neste caso, a prole pode nascer com malformações congênitas.**

Deleções Cromossômicas

Uma deleção é a perda de uma parte de um cromossomo e envolve ou um segmento terminal ou intercalar (do meio). Os distúrbios durante a meiose nas células germinativas ou quebras de cromátides durante a mitose nas células somáticas podem resultar na formação de fragmentos cromossômicos que não são incorporados a nenhum cromossomo e são, portanto, perdidos nas divisões celulares subseqüentes.

O encurtamento do cromossomo devido a uma deleção pode ser aparente nas preparações cromossômicas rotineiramente coradas. São aplicadas técnicas de bandeamento para se determinar se o braço do cromossomo é encurtado devido a uma deleção da parte terminal ou devido a uma dupla quebra nas partes mais centrais. Este último evento leva a uma deleção intercalar e subseqüente fusão de fragmentos residuais restantes.

A deleção gamética pode estar associada a desenvolvimento normal ou anormal. Um exemplo desta última é a *síndrome do cri du chat*, que está associada à deleção de parte do braço curto do cromossomo 5. A deleção está relacionada a vários cânceres em seres humanos, incluindo algumas formas hereditárias de câncer. Por exemplo, alguns **retinoblastomas** familiares estão associados a deleções no braço longo do cromossomo 13. A *síndrome de aniridia por tumor de Wilms* está associada a deleções no braço curto do cromossomo 11.

Inversões Cromossômicas

As inversões cromossômicas referem-se a (1) quebra de um cromossomo em dois pontos, (2) inversão do segmento entre as quebras e (3) reunião das pontas quebradas. **Inversões pericêntricas** resultam de quebras em lados opostos do centrômero, enquanto as **inversões paracêntricas** envolvem quebras no mesmo braço do cromossomo (ver Fig. 6.8). Durante a meiose, os cromossomos homólogos que portam inversões não trocam segmentos de cromátides por *crossing-over* tão prontamente quanto os cromossomos normais, devido a interferência no pareamento. Embora isto tenha poucas conseqüências para o fenótipo da prole, pode ser importante em termos evolutivos, pois pode levar a aglomeração de algumas características hereditárias.

Cromossomos em Anel

Os cromossomos em anel são formados por quebras envolvendo tanto as pontas teloméricas de um cromossomo, seguidas da deleção de fragmentos acêntricos e fusão das pontas da porção restante com o centrômero do cromossomo (ver Fig. 6.10). As conseqüências dependem primariamente da quantidade de material genético perdido devido a quebra. O cromossomo de forma anormal pode impedir a divisão meiótica normal, mas, na maioria dos casos, esta anomalia cromossômica não tem conseqüência.

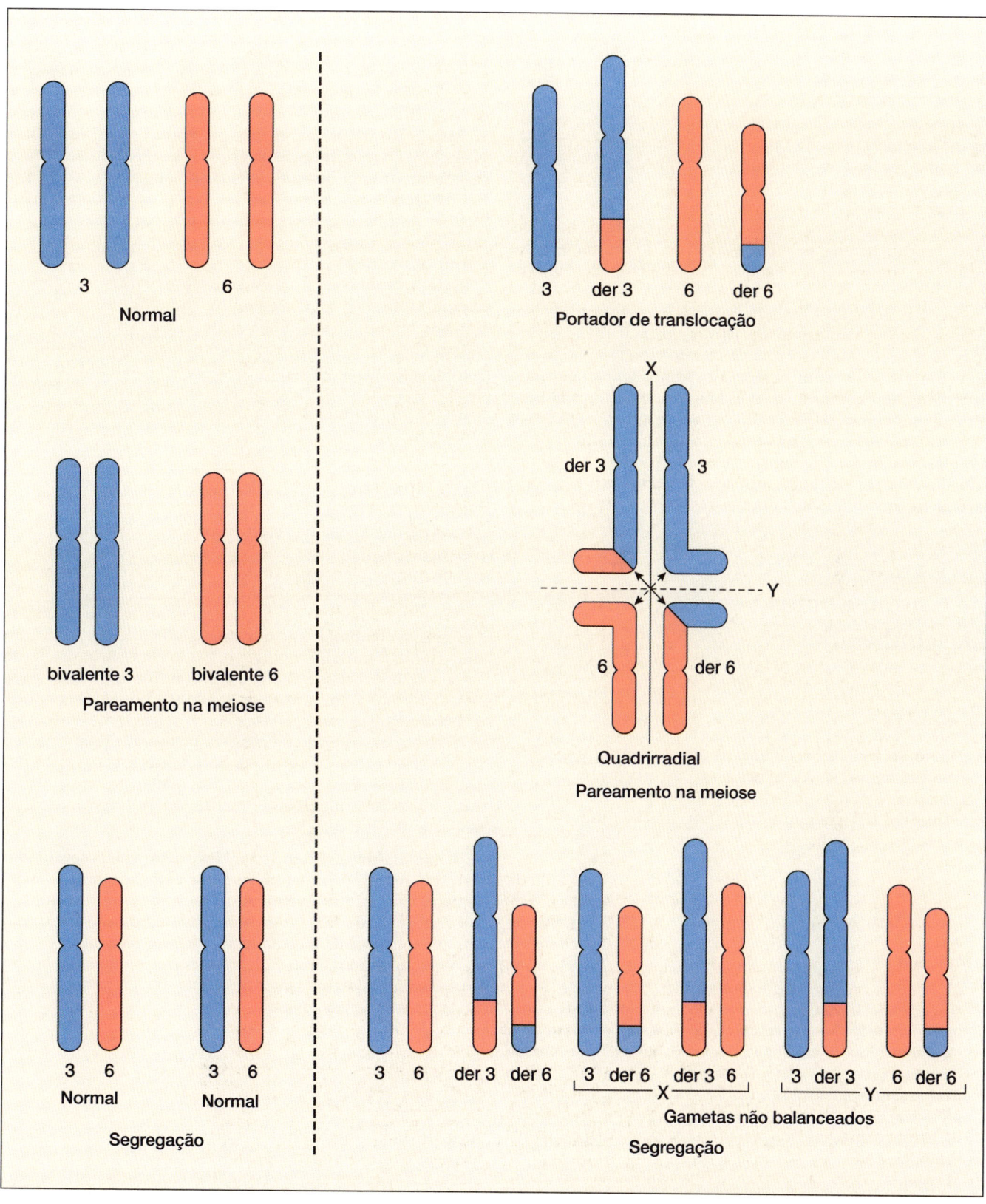

FIGURA 6.11
Segregação meiótica em uma translocação recíproca balanceada envolvendo os cromossomos 3 e 6. O pareamento dos cromossomos homólogos 3 e 6 na meiose normal forma bivalentes, que então se segregam uniformemente para criar dois gametas, cada um dos quais tem um único cromossomo 3 e cromossomo 6. Aqui o portador da translocação possui uma troca balanceada de partes dos braços longos dos cromossomos 3 e 6. Os cromossomos que levam material genético translocado são chamados de *cromossomos derivados* (der 3 e der 6). As células germinativas diplóides contêm pares de cromossomos homólogos 3 e 6, cada um dos quais consiste em um cromossomo normal e um que leva uma translocação. Durante a meiose, em vez do pareamento normal em dois bivalentes, é formada uma estrutura quadrirradial, contendo todos os quatro cromossomos. Nesta circunstância, os cromossomos podem se segregar ao longo de vários planos de clivagem diferentes, mostrados como X e Y. Além disso, os cromossomos podem se segregar diagonalmente (*setas*). Como resultado, podem ser produzidos seis gametas diferentes, quatro dos quais são desbalanceados e podem resultar em anomalias congênitas.

Isocromossomos

Os isocromossomos são formados pela divisão defeituosa do centrômero. Normalmente, a divisão do centrômero ocorre em um plano paralelo ao eixo longo do cromossomo, levando à formação de dois hemicromossomos idênticos. Se o centrômero se dividir em um plano transversal ao eixo longo, são formados pares de isocromossomos. Um par corresponde aos dois braços curtos ligados pela parte superior do centrômero e o outro pelos braços longos ligados pelo segmento inferior (ver Fig. 6.10).

A condição clínica mais importante envolvendo os isocromossomos é a **síndrome de Turner**, na qual 15% das pessoas afetadas têm um isocromossomo do cromossomo X. Assim, uma mulher com um cromossomo X normal e um isocromossomo composto de dois braços longos do cromossomo X é monossômica para todos os genes situados no braço curto ausente (o outro isocromossomo, que é perdido durante a divisão meiótica). Ela também tem três conjuntos de genes situados no braço longo. A ausência de genes do braço curto leva ao desenvolvimento anormal destas pessoas.

As Causas dos Números Anormais de Cromossomos São Amplamente Desconhecidas

Vários termos são importantes para a compreensão dos defeitos de desenvolvimento associados a anomalias no número de cromossomos.

- **Haplóide:** Um único conjunto de cromossomos característico de uma espécie (23 em humanos). Apenas as células germinativas têm um número haplóide (n) de cromossomos.
- **Diplóide:** Um conjunto duplo (2n) de cada um dos cromossomos (46 em humanos). A maioria das células somáticas são diplóides.
- **Euplóide:** Qualquer múltiplo (de n a 8n) do número haplóide de cromossomos. Por exemplo, muitas células hepáticas normais contêm o dobro (4n) do número somático diplóide de DNA e são, portanto, euplóides ou, mais especificamente, tetraplóides. Quando o múltiplo é maior que 2 (maior que diplóide), o cariótipo é dito **poliplóide**.
- **Aneuplóide:** Cariótipos que não são múltiplos exatos do número haplóide. Muitas células cancerosas são aneuplóides, uma característica em geral associada a um comportamento biológico agressivo.
- **Monossomia:** A ausência em uma célula somática de um cromossomo de um par de homólogos. Por exemplo, a síndrome de Turner é caracterizada pela presença de um único cromossomo X.
- **Trissomia:** A presença em uma célula somática de uma cópia extra de um cromossomo normalmente pareado. Por exemplo, a síndrome de Down é causada pela presença de três cromossomos 21.

Não-disjunção

A não-disjunção é uma falha de cromossomos ou cromátides pareadas em se separar e mover-se para pólos opostos no fuso durante a anáfase, seja na mitose ou na meiose. **As anomalias cromossômicas numéricas surgem primariamente de não-***disjunção*. A não-disjunção leva à aneuploidia se apenas um par de cromossomos falhar em se separar. Ela resulta em poliploidia se todo o conjunto não se dividir e todos os cromossomos forem segregados para uma única célula-filha. Nas células somáticas, a aneuploidia secundária à não-disjunção faz com que uma célula-filha apresente trissomia (2n + 1) e a outra monossomia (2n − 1) para o par cromossômico afetado. As células germinativas aneuplóides têm duas cópias do mesmo cromossomo (n + 1) ou falta de todo o cromossomo afetado (n − 1).

Retardo anafásico é uma forma especial de não-disjunção na qual um único cromossomo ou cromátide não se pareia com seu homólogo durante a anáfase. Ele fica para trás dos outros no fuso anafásico e, portanto, não é incorporado, na telófase, ao núcleo da célula-filha. Como resultado do retardo anafásico e perda de um único cromossomo, uma célula-filha é monossômica para o cromossomo ausente; a outra permanece euplóide.

Patogenia das Anomalias Numéricas

As causas das anomalias cromossômicas são obscuras. Fatores exógenos hipotéticos, tais como radiação, vírus, e substâncias químicas afetam o fuso mitótico ou a síntese de DNA e produzem perturbações mitóticas e meióticas em animais experimentais. Entretanto, o papel destes fatores na produção das anomalias cromossômicas humanas ainda é conjectural. Têm sido citados fatores imunológicos, tendo em vista a correlação entre auto-anticorpos e anomalias cromossômicas em famílias com distúrbios auto-imunes da tireóide. A ocorrência familiar da falha meiótica e anomalias cromossômicas fornece algumas evidências da existência de genes humanos que predispõem a uma divisão celular defeituosa. Entretanto, estas explicações são hipotéticas, e existem apenas dois fenômenos documentados conhecidos como tendo importância na origem das anomalias numéricas.

- **A não-disjunção durante a meiose ocorre mais comumente em pessoas com cromossomos estruturalmente anormais.** Isto está provavelmente relacionado ao fato de que tais cromossomos não se pareiam ou segregam durante a gametogênese tão prontamente quanto os normais.
- **As crianças que nascem de mulheres com mais idade têm anomalias numéricas mais freqüentes do que as que nascem de mulheres mais jovens.**

Anomalias Cromossômicas em Vários Estágios da Gestação

As anomalias cromossômicas que são encontradas ao nascimento diferem das encontradas nos abortos espontâneos bem iniciais. Ao nascimento, as anomalias cromossômicas comuns são a trissomia do 21 (mais freqüente), trissomia do 18, trissomia do 13, e trissomia dos cromossomos sexuais (47, XXX; 47, XXY; e 47,XYY). Aproximadamente 0,3% de todos os nativivos tem uma anomalia cromossômica. Entre os abortos espontâneos, as anomalias cromossômicas mais comumente observadas são a 45,X (mais freqüente), trissomia do 16, trissomia do 21 e trissomia do 22. Entretanto, a trissomia de quase qualquer cromossomo pode ser observada em abortos espontâneos. Até 35% dos abortos espontâneos têm uma anomalia cromossômica, uma incidência muito mais alta que a de nativivos. O motivo destas diferenças está supostamente relacionado à sobrevida no útero. Muito poucos fetos com 45,X sobrevivem a termo, e a trissomia do 16 é quase sempre letal no útero; um feto com trissomia do 21 tem uma chance melhor de sobreviver até o nascimento.

Efeitos das Anomalias Cromossômicas

A maioria das anomalias cromossômicas são incompatíveis com a vida. Os defeitos são geralmente letais para o concepto em desenvolvimento, levando à morte precoce e aborto espontâneo. A perda de material genético (p. ex., monossomias autossômicas) resulta em embriões que em geral não sobrevivem ao desenvolvimento. Em contrapartida, a monossomia do cromossomo X (45,X) pode ser compatível com a vida, embora mais de 95% de tais embriões sejam perdidos durante a gestação. A ausência de um cromossomo X (cariótipo 45,Y) invariavelmente resulta em aborto bem no início.

As trissomias autossômicas estão associadas a várias anomalias do desenvolvimento, e o feto afetado em geral morre durante a gestação ou logo após o nascimento. A trissomia do 21, que define a síndrome de Down, é uma exceção, e tais pessoas sobrevivem por anos. A trissomia do cromossomo X pode resultar em desenvolvimento anormal, mas não é letal.

A não-disjunção mitótica pode envolver células embrionárias durante os primeiros estágios do desenvolvimento e resultar em anomalias cromossômicas. Elas são transmitidas seletivamente em algumas linhagens de células, mas não em outras. *A condição na qual o corpo contém duas ou mais linhagens celulares cariotipicamente diferentes é chamada de **mosaicismo***. Como todas as anomalias cromossômicas relacionadas à não-disjunção, o mosaicismo pode envolver autossomos ou cromossomos sexuais. O fenótipo de uma pessoa mosaico depende do cromossomo envolvido e da extensão do mosaicismo. O mosaicismo autossômico é raro, mais provavelmente porque esta condição em geral é letal. Por outro lado, o mosaicismo envolvendo cromossomos sexuais é comum e é encontrado em pacientes com disgenesia gonadal que apresentam síndrome de Turner ou síndrome de Klinefelter.

Nomenclatura das Anomalias Cromossômicas

As anomalias cromossômicas estruturais e numéricas são classificadas de acordo com (1) o número total de cromossomos, (2) a designação (número) dos cromossomos afetados e (3) a natureza e local do defeito no cromossomo (Quadro 6.2). O cariótipo é descrito seqüencialmente na seguinte ordem: (1) o número total de cromossomos, (2) o complemento de cromossomos sexuais e (3) qualquer anomalia. O braço curto de um cromossomo é chamado de **p**, e o braço longo é chamado de **q**. A adição de material cromossômico, seja um cromossomo inteiro ou parte de um, é indicada pelo sinal (+) antes do número do cromossomo afetado, e a perda de material cromossômico por um sinal menos (−). Alternativamente, a perda (deleção) de parte de um cromossomo pode ser designada pelo símbolo **del**, seguido do local do material deletado no cromossomo afetado. Uma translocação é representada por **t**, seguida de parênteses contendo os cromossomos envolvidos. As anomalias cromossômicas estruturais ou numéricas são encontradas em 5 a 7 por 1.000 nativivos, embora a maioria seja de translocações balanceadas e seja assintomática.

QUADRO 6.2 Nomenclatura Cromossômica

Designação numérica dos autossomos	1-22
Cromossomos sexuais	X,Y
Adição de todo ou parte de um cromossomo	+
Perda de todo ou parte de um cromossomo	−
Mosaicismo numérico (p. ex., 46/47)	/
Braço curto de cromossomo (petite)	p
Braço longo de cromossomo	q
Isocromossomo	i
Cromossomo em anel	r
Deleção	del
Inserção	ins
Tanslocação	t
Cromossomo derivado (levando translocação)	der
Terminal	ter

Cariótipos representativos

Homem com trissomia do 21 (síndrome de Down)	47,XY, + 21
Mulher portadora de translocação tipo fusão entre cromossomos 14 e 21	45,XX, −14, −21, + t(14q21q)
Síndrome do *cri du chat* (homem) com deleção de parte do braço curto do cromossomo 5	46,XY,del(5p)
Homem com cromossomo 19 em anel	46,XY,r(19)
Síndrome de Turner com monossomia do X	45,X
Mosaico de síndrome de Klinefelter	46,XY/47,XXY

Síndromes dos Cromossomos Autossômicos Podem Surgir de Anomalias Numéricas ou Estruturais

As anomalias autossômicas numéricas em nativivos são quase todas trissomias (Quadro 6.3). As anomalias estruturais que podem resultar em distúrbios clínicos incluem translocações, deleções e quebras cromossômicas.

QUADRO 6.3 Manifestações Clínicas de Síndromes Cromossômicas Autossômicas

Síndromes	Manifestações
Síndromes Trissômicas	
Cromossomo 21 (síndrome de Down 47,XX ou XY, +21: 1/800)	Pregas epicânticas, íris pontilhada, ponte nasal baixa, doença cardíaca congênita, linha simiesca nas palmas, doença de Hirschsprung, risco aumentado de leucemia
Cromossomo 18 (47,XX ou XY, +18: 1/8.000)	Preponderância feminina, micrognatia, doença cardíaca congênita, rins em ferradura, dedos deformados
Cromossomo 13 (47,XX ou XY, +13: 1/20.000)	Hemoglobina fetal persistente, microcefalia, doença cardíaca congênita, rins policísticos, polidactilia, linha simiesca
Síndromes de Deleção	
Síndrome 5p− (síndrome do *cri du chat* 46,XX ou XY, 5p−)	Choro similar a miado, baixo peso de nascimento, microcefalia, pregas epicânticas, doença cardíaca congênita, mãos e pés curtos, linha simiesca
Síndrome 11p− (46,XX ou XY, 11p−)	Aniridia, tumor de Wilms, gonadoblastoma, ambigüidade genital masculina
Síndrome 13q− (46,XX ou XY, 13q−)	Baixo peso de nascimento, microcefalia, retinoblastoma, doença cardíaca congênita

Todas estas síndromes estão associadas a retardo mental.

Trissomia do 21 (Síndrome de Down)

A trissomia do 21 é a causa isolada mais comum de retardo mental. Além disso, os nativivos representam apenas uma fração de todos os conceptos com este defeito cromossômico. Dois terços são abortados espontaneamente ou morrem no útero. A expectativa de vida também é reduzida. Os avanços recentes na terapia para infecções, operações para defeitos cardíacos congênitos e quimioterapia para leucemia, as principais causas de morte nos pacientes com síndrome de Down, estão aumentando a expectativa de vida.

Patogenia: Existem três mecanismos pelos quais podem estar presentes nas células somáticas as três cópias dos genes do cromossomo 21 que são responsáveis pela síndrome de Down:

- **A não-disjunção** durante a primeira divisão meiótica da gametogênese contribui para a maioria (92-95%) dos pacientes com síndrome de Down que têm trissomia do 21 (Fig. 6.12). O cromossomo 21 extra é de origem materna em cerca de 95% das crianças com síndrome de Down. Curiosamente, quase todas as não-disjunções maternas parecem resultar de eventos que ocorrem na primeira divisão meiótica (meiose I).
- **Translocação** de um braço longo extra do 21 para outro cromossomo acrocêntrico causa cerca de 5% dos casos de síndrome de Down.
- **Mosaicismo** para a trissomia do 21 é causado por não-disjunção durante a mitose de uma célula somática nos primeiros estágios da embriogênese e é responsável por 2% das crianças nascidas com a síndrome de Down.

A incidência de trissomia do 21 está fortemente correlacionada com o aumento da idade materna; assim, as mães com mais idade correm um risco bem maior de ter um filho com síndrome de Down (Fig. 6.13). Até por volta dos 35 anos, as mulheres têm um risco constante de ter um filho trissômico de cerca de 1 por 1.000 nativivos. O risco então aumenta acentuadamente e atinge a incidência de 1 em 30 aos 45 anos de idade. O risco de recorrência de síndrome de Down em filhos subsequentes nascidos da mesma mãe é de 1%, independentemente da idade materna, a menos que a síndrome esteja associada a translocação do cromossomo 21.

O mecanismo pelo qual o aumento da idade materna está associado a um risco maior de ter um filho com trissomia do 21 é pouco compreendido. Até recentemente, as hipóteses alternativas implicavam ou um efeito causado pelo envelhecimento dos ovócitos ou uma habilidade prejudicada pela idade do ambiente uterino em rejeitar um concepto trissômico. Hoje está claro dos estudos moleculares que o efeito da idade materna está relacionado a eventos de não-disjunção, o que significa que o defeito está no processo de meiose dentro do ovócito, e não no útero. A síndrome de Down associada a translocação ou mosaicismo não está relacionada a idade materna.

A síndrome de Down causada pela translocação de uma parte extra do cromossomo 21 ocorre em duas situações. Um dos genitores pode ser um portador fenotipicamente normal de uma translocação balanceada, ou a translocação pode ter surgido *de novo* durante a gametogênese. Estas translocações são tipicamente robertsonianas, tendendo a envolver apenas cromossomos acrocêntricos, com braços curtos consistindo em

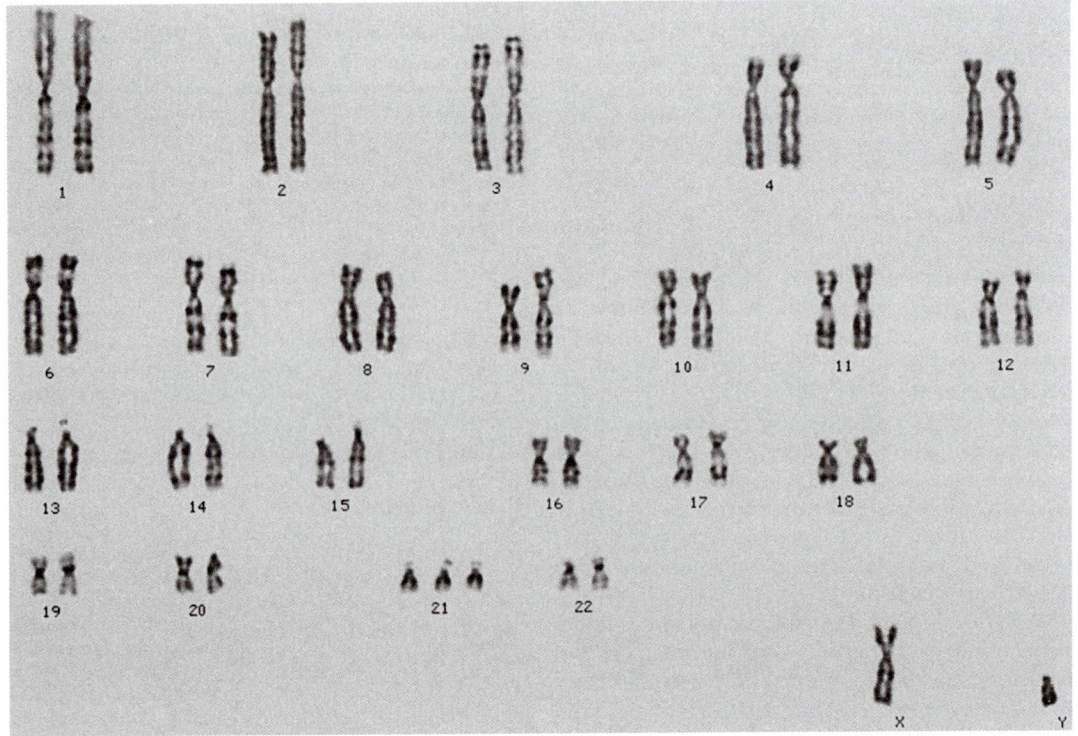

FIGURA *6.12*
Trissomia do 21 no cariótipo de uma criança com síndrome de Down. Todos os outros cromossomos são normais.

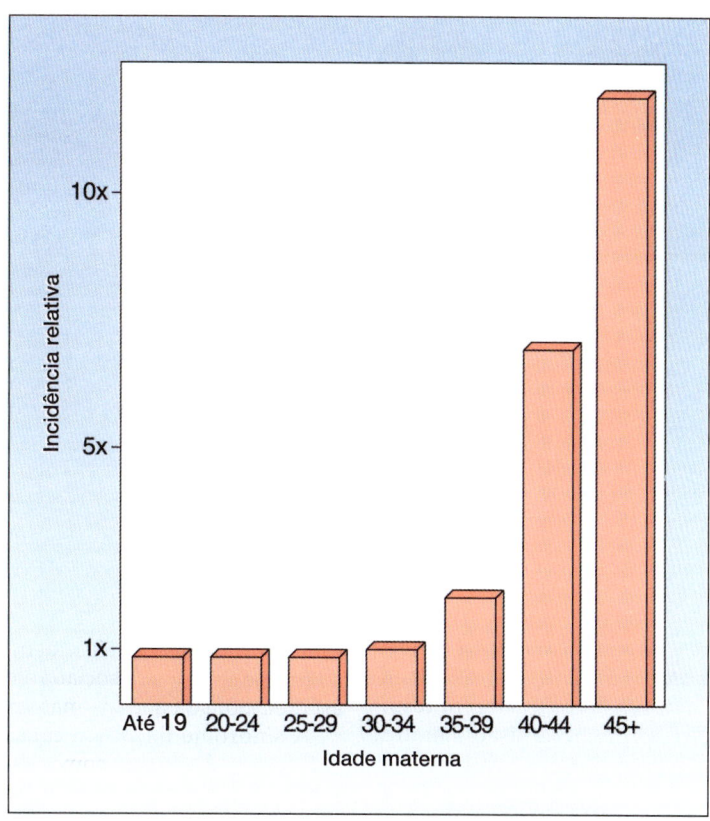

FIGURA 6.13
Incidência da síndrome de Down em relação a idade materna. Um aumento na freqüência deste distúrbio é visto acima dos 35 anos de idade.

um satélite e pedículo (cromossomos 13, 14, 15, 21, e 22). As translocações entre estes cromossomos são particularmente comuns porque se concentram durante a meiose e são, portanto, sujeitas mais freqüentemente do que outros cromossomos a quebras e recombinação. A translocação mais comum na síndrome de Down (50%) é a fusão dos braços longos dos cromossomos 21 e 14, t(14q;21q), seguida, em freqüência (40%), de fusão similar envolvendo dois cromossomos 21, t(21q;21q).

Se a translocação é herdada de um genitor, uma translocação balanceada foi convertida em não balanceada, como ilustrado na Fig. 6.9. De acordo com este esquema, deve-se esperar um risco de 1 em 3 de síndrome de Down entre a prole de um portador de uma translocação robertsoniana balanceada. Entretanto, quando a mãe tem a translocação, a incidência real é de apenas 10 a 15%, e por um motivo desconhecido, ela é menor que 5% quando o pai é o portador. Esta probabilidade reduzida provavelmente está relacionada à perda precoce da maioria dos embriões com trissomia do 21.

Genética Molecular da Síndrome de Down

O cromossomo 21 é o menor autossomo humano, composto de menos de 2% do genoma humano. Ele tem uma estrutura acrocêntrica, e todos os genes de função conhecida (além do RNA ribossômico) estão situados no braço longo (21q). Com base em estudos de translocações herdadas, nas quais apenas uma porção do cromossomo 21 é duplicada, a região no cromossomo 21 responsável pelo fenótipo completo da síndrome de Down foi restrita a 21q22.2, uma região de 4 Mb de DNA chamada de **região crítica da síndrome de Down**. Os genes responsáveis pela síndrome de Down ainda permanecem em discussão. Uma especulação interessante está centrada em um homólogo recentemente identificado do gene de *Drosophila "minibrain"* nesta região. Os camundongos transgênicos que hiperexpressam o gene humano apresentam defeitos de aprendizado e memória.

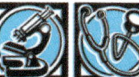 **Patologia e Manifestações Clínicas:** O diagnóstico de síndrome de Down é geralmente feito no momento do nascimento pela observação de flacidez e aspecto físico característico da criança. O diagnóstico é então confirmado pela análise citogenética. À medida que a criança se desenvolve, aparece uma constelação de anomalias (Fig. 6.14).

- **Condição mental:** As crianças com síndrome de Down invariavelmente sofrem de grave retardo mental, com um declínio inexorável e progressivo do QI com a idade. Começando com um QI médio de 70 abaixo da idade de 1 ano, a inteligência se deteriora durante a primeira década de vida para uma média de 30. O principal defeito parece ser a incapacidade em desenvolver estratégias cognitivas e processos mais avançados, problemas que se tornam mais aparentes à medida que a criança fica mais velha. Embora estas crianças tenham sido tradicionalmente descritas como particularmente gentis e carinhosas, estudos mais recentes levantam sérias dúvidas sobre a validade destes estereótipos de personalidade.
- **Características craniofaciais:** A face e o ocipúcio tendem a ser achatados, com ponte nasal baixa, distância interpupilar redu-

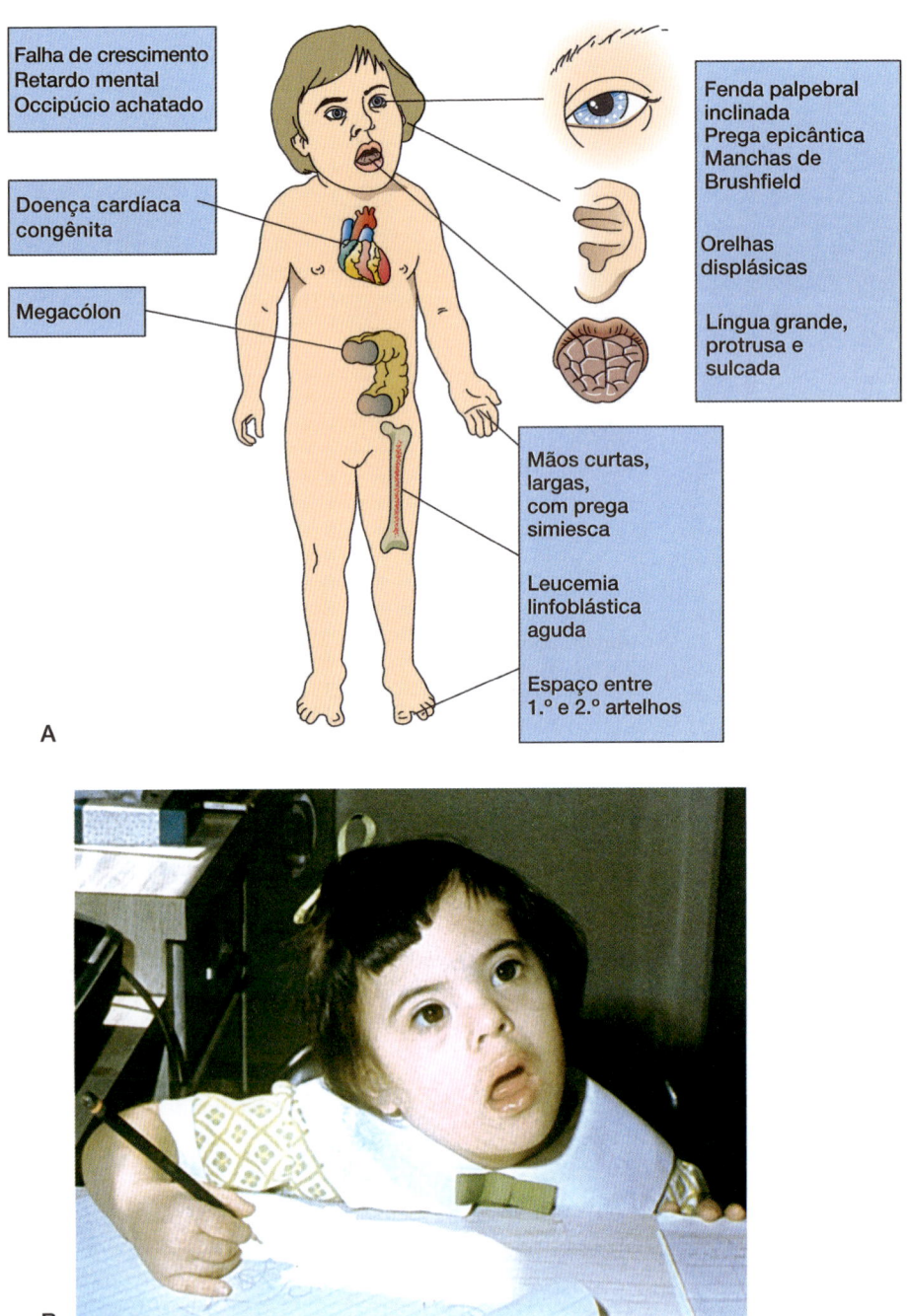

FIGURA 6.14
A. Manifestações clínicas da síndrome de Down. B. Uma menina com as manifestações faciais da síndrome de Down.

zida, e fendas palpebrais oblíquas. As pregas epicânticas nos olhos dão um aspecto oriental, uma característica que contribui para o termo obsoleto *mongolismo*. O aspecto de íris pontilhada é chamado de *manchas de Brushfield*. As orelhas são aumentadas e malformadas. Uma língua proeminente, com típica ausência de fissura central, fica protrusa pela boca aberta.

- **Coração:** Um terço das crianças que nascem com síndrome de Down sofre de doença cardíaca congênita, e a incidência é ainda maior nos fetos abortados. As anomalias tomam a forma de canal atrioventricular, defeitos de septo ventricular e atrial, tetralogia de Fallot e persistência de ductus arteriosus. A maioria dos defeitos cardíacos parecem ser variações de um problema comum na formação da via de influxo venoso do coração.
- **Esqueleto:** Estas crianças tendem a ser pequenas, devido ao encurtamento dos ossos das costelas, pelve e extremidades. As mãos são largas e curtas e apresentam uma "linha simiesca", isto é, um único sulco transverso na palma. A falange média do quinto dedo é hipoplásica, uma anomalia que leva a uma curvatura para dentro deste dedo.
- **Trato gastrintestinal:** A estenose ou atresia duodenal, ânus imperfurado e doença de Hirschsprung (megacólon) ocorrem em 2 a 3% das crianças com síndrome de Down.

- **Sistema reprodutivo:** Os homens com trissomia do 21 são invariavelmente estéreis, devido a parada da espermatogênese. Algumas mulheres com síndrome de Down tiveram filhos, dos quais 40% tinham trissomia do 21.
- **Sistema imune:** Embora o sistema imune na síndrome de Down tenha sido objeto de numerosos estudos, não surgiu nenhum padrão claro de defeitos específicos. Entretanto, as crianças acometidas são incomumente suscetíveis a infecções respiratórias e outras. Antes da era dos antibióticos, a maioria destas crianças morria na lactância de doenças infecciosas.
- **Distúrbios hematológicos:** As pessoas com síndrome de Down correm um risco particularmente alto de desenvolver leucemia em todas as idades. **O risco de leucemia nas crianças com síndrome de Down com menos de 15 anos é cerca de 15 vezes maior que o normal.** Nas crianças com menos de 3 anos, predomina a leucemia não-linfocítica aguda. Após esta idade, quando ocorrem a maioria das leucemias na síndrome de Down, a maioria dos casos são de leucemias linfoblásticas agudas. A base para a alta incidência de leucemia é desconhecida, mas as reações leucemóides (neutrofilia pronunciada transitória) são freqüentes no neonato com síndrome de Down. Curiosamente, na síndrome de Down com mosaicismo, os leucócitos proliferantes são invariavelmente trissômicos para o cromossomo 21.
- **Distúrbios neurológicos:** A pesquisa de alterações neuropatológicas específicas no cérebro associada a síndrome de Down tem se demonstrado infrutífera, e não surgiu nenhum padrão claro de anomalia da atividade neuronal. Além disso, não existem mudanças características no eletroencefalograma. Entretanto, é possível que as células nervosas na trissomia do 21 difiram do normal. Praticamente todos os parâmetros elétricos e vários fisiológicos estão alterados em culturas de neurônios de crianças com síndrome de Down. Uma das características neurológicas mais curiosas da síndrome de Down é sua associação com a doença de Alzheimer, uma correlação que foi apreciada por mais de meio século. As lesões morfológicas características da doença de Alzheimer progridem em todos os pacientes com síndrome de Down e são universalmente demonstráveis aos 35 anos. Estas mudanças no cérebro incluem (1) degeneração granulovacuolar, (2) emaranhados neurofibrilares, (3) placas senis e (4) perda de neurônios (ver Cap. 28). As placas senis e os vasos sangüíneos cerebrais tanto da doença de Alzheimer quanto da síndrome de Down sempre contêm um composto amilóide da mesma proteína fibrilar (proteína β-amilóide). A similaridade entre as características neuropatológicas da síndrome de Down e as da doença de Alzheimer também se reflete no surgimento da demência em um quarto a metade dos pacientes com síndrome de Down com mais idade e na perda progressiva de muitas funções intelectuais que não podem ser atribuídas apenas ao retardo mental.
- **Expectativa de vida:** Durante a primeira década de vida, o principal determinante da sobrevida na síndrome de Down é a presença ou ausência de doença cardíaca congênita. Nos que têm um coração normal, apenas 5% sucumbem antes dos 10 anos, enquanto cerca de 25% dos com doença cardíaca morrem nesta época. Após os 10 anos, a expectativa estimada de vida (a idade de morte) é de 55 anos, um tempo de vida de cerca de 20 anos a menos do que a população geral. Aos 70 anos, apenas 10% ainda estão vivos.

Trissomias dos Cromossomos 18, 13 e 22

A **trissomia do 18** é a segunda síndrome autossômica mais comum, ocorrendo em cerca de 1 em 8.000 nativivos, uma ordem de magnitude menos freqüente que a síndrome de Down. O distúrbio resulta em retardo mental e afeta as mulheres quatro vezes mais freqüentemente do que os homens. Virtualmente todas as crianças com trissomia do 18 sofrem de doença cardíaca congênita e sucumbem nos 3 primeiros meses de vida.

As **trissomias do 13 e do 22** são raras, e ambas estão associadas a retardo mental, doenças cardíacas congênitas e outras anomalias. As síndromes associadas a trissomias dos cromossomos 8 e 9 também já foram descritas.

Síndromes de Translocação

O protótipo de translocação que resulta em trissomia parcial é a síndrome de Down. Muitas outras trissomias parciais foram documentadas, sendo a mais bem documentada a síndrome da trissomia 9p-. Neste distúrbio, o braço curto do cromossomo 9 pode estar translocado para vários autossomos diferentes, e muitos heredogramas nos quais ocorre esta síndrome já foram descritos. Significativamente, como na síndrome de Down, os portadores de uma translocação balanceada do cromossomo 9 são assintomáticos, mas podem transmitir uma translocação não balanceada para sua prole. O distúrbio clínico é caracterizado por retardo mental, microcefalia e outras anomalias cranianas. Uma translocação recíproca entre os braços longos do 22 e do 11 também é conhecida. Os filhos de portadores podem ter um cromossomo extra contendo partes do 11 e do 22, em cujo caso eles têm trissomia parcial de ambos os cromossomos, resultando em microcefalia e uma variedade de outras anomalias.

Síndromes de Deleção Cromossômica

A deleção de um cromossomo autossômico inteiro (monossomia) geralmente não é compatível com a vida. Entretanto, várias síndromes surgem de deleções de partes de vários cromossomos. Na maioria dos casos, as síndromes congênitas são esporádicas, mas em alguns casos, as translocações recíprocas foram demonstradas nos genitores. Praticamente todas as síndromes de deleções são caracterizadas por baixo peso ao nascimento, retardo mental, microcefalia e anomalias craniofaciais e esqueléticas. São comuns a doença cardíaca congênita e anomalias urogenitais.

- **Síndrome 5p- (síndrome do *cri du chat*):** Esta é a síndrome de deleção mais bem conhecida, devido ao choro agudo da criança ser similar ao miado de um gato e chamar a atenção do distúrbio. A maioria dos casos são esporádicos, mas foram relatadas translocações recíprocas em alguns genitores.
- **Síndrome 11p-:** A deleção do braço curto do cromossomo 11, especificamente na banda 11p13, resulta em ausência congênita da íris (aniridia) e é geralmente acompanhada por tumor de Wilms.
- **Síndrome 13q-:** Uma deleção do braço longo do cromossomo 13 está associada ao retinoblastoma, devido à perda do gene supressor tumoral *Rb* (ver Cap. 5).
- **Outras síndromes de deleção:** As deleções tanto do braço curto quanto do longo do cromossomo 18 estão documentadas, levando a padrões variados de retardo mental e anomalias craniofaciais. A perda de material dos cromossomos 19, 20, 21 e 22 está geralmente associada a formação de cromossomos em anel. As síndromes associadas a 21q- e 22q- são as mais comuns, e geralmente se assemelham a síndrome de Down.
- **Deleções e rearranjos de seqüências subteloméricas:** Os telômeros estão presentes nas pontas dos cromossomos e são compostos de uma seqüência repetitiva $(TTAGGG)_n$. As regiões

subteloméricas dos cromossomos são ricas em genes. As deleções e rearranjos destas regiões do genoma foram demonstradas como sendo uma importante causa de retardo mental e características dismórficas. Estas anomalias geralmente não podem ser demonstradas por corantes citogenéticos convencionais e exigem adaptações de FISH para sua detecção.

Síndromes de Quebra Cromossômica

Várias síndromes recessivas associadas a quebra freqüente de cromossomos e rearranjos são acompanhadas de um risco significativo de leucemia e outros cânceres. Estes distúrbios incluem xeroderma pigmentosa, síndrome de Bloom (eritema telangiectático congênito com nanismo), anemia de Fanconi (pancitopenia aplástica constitucional) e ataxia-telangiectasia. As quebras cromossômicas adquiridas e rearranjos (translocações) estão associados a leucemias e linfomas, sendo as mais bem documentadas delas a leucemia mielóide crônica, t(9;22) e o linfoma de Burkitt, principalmente t(8;14) (ver Caps. 5 e 20).

Anomalias Numéricas de Cromossomos Sexuais São Consideradas mais Comuns que dos Autossomos, Exceto Trissomia do 21

Os motivos não estão totalmente claros, mas é possível que cromossomos sexuais adicionais (Fig. 6.15) produzam menos desequilíbrio genético do que autossomos extra e, portanto, não perturbem estágios críticos do desenvolvimento.

O contraste entre os cromossomos X e Y é marcante. Enquanto o cromossomo X é um dos maiores cromossomos, contendo 6% do DNA total, o cromossomo Y é claramene pequeno. Mais de 1.300 genes no cromossomo X já foram identificados, enquanto o cromossomo Y tem apenas cerca de 200 genes, um dos quais é o determinante de testículo (*SRY*, também conhecido como *TDF*).

O Cromossomo Y

Historicamente, o sexo de uma pessoa era tido como sendo determinado pelo número de cromossomos X, a situação que foi observada nos estudos genéticos de *Drosophila*. Entretanto, as descobertas de que o fenótipo XXY (síndrome de Klinefelter) é masculino e o fenótipo XO (síndrome de Turner) é feminino demonstraram o papel do cromossomo Y em conferir o fenótipo masculino. O gene determinante de testículo (*SRY*, região determinante do sexo, Y) é um gene sem íntrons perto da ponta do braço curto do cromossomo Y. O gene *SRY* codifica uma pequena proteína nuclear com um domínio de ligação ao DNA. Esta proteína liga-se a outra proteína (SIP-1) para formar um complexo que funciona como ativador transcricional de genes autossômicos cuja expressão controla o desenvolvimento do fenótipo masculino. Mutações neste gene estão associadas a fêmeas XY, enquanto translocações que introduzem este gene no cromossomo X estão associadas a homens XX.

Gametas Ovócitos \ Espermatozóides	X	Y	XY	O
X	46,XX ♀ Normal	46,XY ♂ Normal	47,XXY ♂ Klinefelter	45,X ♀ Turner
XX	47,XXX ♀	47,XXY ♂ Klinefelter	48,XXXY ♂ Klinefelter	46,XX ♀ Normal
XXX	48,XXXX ♀	48,XXXY ♂ Klinefelter	49,XXXXY ♂ Klinefelter	47,XXX ♀ Triplo X
O	45,X ♀ Turner	45,Y LETAL	46,XY LETAL	44 LETAL

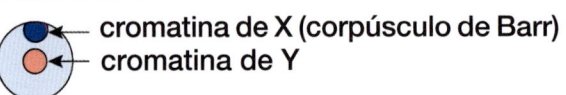
— cromatina de X (corpúsculo de Barr)
— cromatina de Y

FIGURA 6.15
Anomalias numéricas de cromossomos sexuais. A não-disjunção no gameta masculino ou feminino é a causa principal destas anomalias.

Uma pequena proporção de homens inférteis com azoospermia ou oligospermia grave tem pequenas deleções nas regiões do cromossomo Y. Entretanto, o tamanho e a localização das deleções são variáveis e não se correlacionam com a gravidade da falha espermatogênica.

O Cromossomo X

Embora os homens tenham apenas um cromossomo X, tanto homens quanto mulheres produzem as mesmas quantidades de produtos gênicos codificados pelo cromossomo X. Esta aparente discrepância foi explicada pelo **efeito de Lyon**, no qual são baseados os seguintes princípios:

- Nas mulheres, um cromossomo X é irreversivelmente inativado cedo na embriogênese. O cromossomo X inativado é detectável nos núcleos interfásicos como um aglomerado de cromatina heterocromática ligada à membrana interna do núcleo, chamada de **corpúsculo de Barr**. O cromossomo X inativo é amplamente metilado nas regiões de controle gênico e transcricionalmente reprimido. Entretanto, uma minoria significativa de genes ligados ao X escapa da inativação e continua a ser expressa por ambos os cromossomos X. A probabilidade de que um cromossomo X seja inativado parece correlacionar-se com o nível de expressão de outro gene ligado ao X, *XIST*, que é expresso apenas pelo parceiro inativo.
- Tanto o cromossomo X paterno quanto o materno podem ser inativados aleatoriamente.
- A inativação do cromossomo X é quase completa.
- A inativação do cromossomo X é permanente e é transmitida para as células da prole. Em outras palavras, os cromossomos X de origem paterna ou materna são propagados clonalmente. **Assim, todas as mulheres são mosaicos para os cromossomos de origem paterna e materna**. O mosaicismo para a glicose-6-fosfato desidrogenase nas mulheres foi importante na demonstração da origem monoclonal das neoplasias (ver Cap. 5).

A inativação do cromossomo X cria um problema na compreensão de fenótipos de vários distúrbios caracterizados por um complemento anormal de cromossomos X. Se um cromossomo X é tornado quase que totalmente não-funcional, as pessoas com cariótipos XXY (Klinefelter) ou XO (Turner) devem ser fenotipicamente normais. O fato de que tais pessoas apresentam uma variedade de anomalias fenotípicas indica que o cromossomo X inativado conserva alguns genes funcionando. De fato, uma região do braço curto do cromossomo X é conhecida como escapando da inativação do X. Esta região, que pode se parear com uma região homóloga no braço curto do cromossomo Y e sofre recombinação meiótica entre os dois, é conhecida como *região pseudo-autossômica*. Os genes neste local estão presentes em duas cópias funcionais tanto em homens quanto em mulheres. Assim, os pacientes com síndrome de Turner (45,X) são haploinsuficientes para estes genes, e os pacientes com mais de dois cromossomos X (p. ex., síndrome de Klinefelter) têm mais que duas cópias funcionais. Um dos genes nesta região, *SHOX*, está associado a altura, e sua haploinsuficiência na síndrome de Turner pode explicar a baixa estatura associada a esta condição. Existem também vários outros genes fora da região pseudo-autossômica no cromossomo X que escapam a inativação do X. **Tanto em meninos quanto meninas fenotipicamente com um cromossomo X extra, o grau de retardo mental apresenta uma certa correlação com o número de cromossomos X.**

Síndrome de Klinefelter (47,XXY)

A síndrome de Klinefelter, ou disgenesia testicular, está relacionada à presença de um ou mais cromossomos X em excesso ao complemento XY masculino normal. É a condição clínica mais importante associada à trissomia de cromossomos sexuais (Fig. 6.16). Esta síndrome é uma causa proeminente de hipogonadismo masculino e infertilidade.

Patogenia: A maioria das pessoas com síndrome de Klinefelter (80%) tem um cromossomo X extra, isto é, um cariótipo 47,XXY. Uma minoria é de mosaicos (p. ex., 46,XY/47,XXY) ou tem mais de dois cromossomos X (p. ex., 48,XXXY). **Curiosamente, independente do número de cromossomos X supranumerários (até quatro), a presença de um cromossomo Y garante um fenótipo masculino.** Entretanto, os cromossomos X adicionais estão correlacionados com um fenótipo mais anormal, a despeito da inativação dos cromossomos X extra. Supostamente, os mesmos genes que escapam da inativação na mulher normal permanecem funcionais na síndrome de Klinefelter.

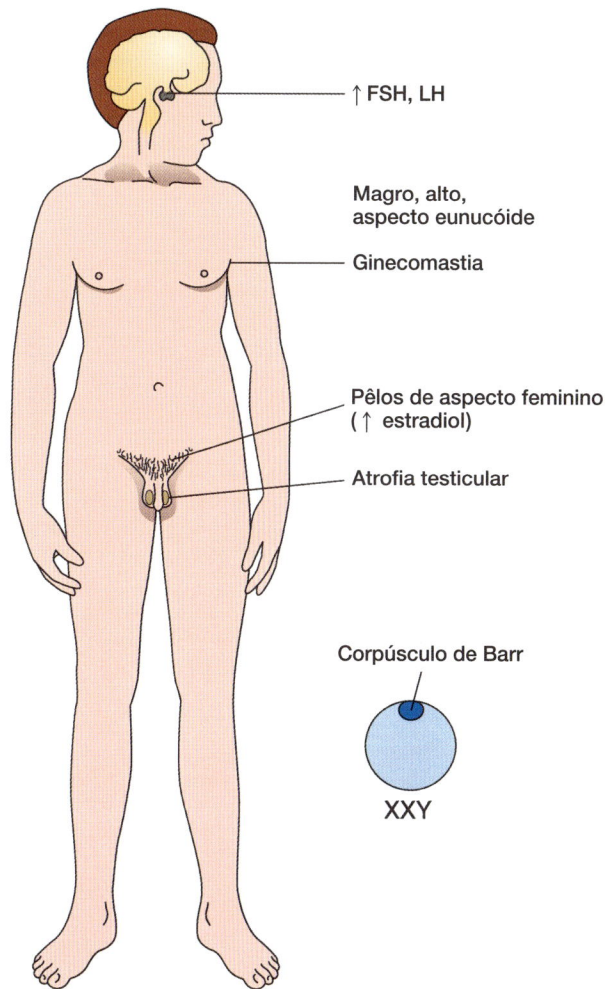

FIGURA **6.16**
Manifestações clínicas da síndrome de Klinefelter.

A síndrome de Klinefelter ocorre em 1 por 1.000 natimortos masculinos, quase comparável com a incidência da síndrome de Down. Curiosamente, metade de todos os conceptos 47,XXY são perdidos como abortos espontâneos. Os cromossomos X adicionais surgem como resultado de não-disjunção meiótica durante a gametogênese. Em metade dos casos, a não-disjunção ocorre durante a meiose I paterna, levando a espermatozóides contendo tanto o cromossomo X quanto o Y. A fertilização de um ovócito normal por tal espermatozóide dá um zigoto com um complemento 47,XXY de cromossomos.

Patologia: Após a puberdade, os testículos intrinsecamente anormais não respondem à estimulação por gonadotrofinas e apresentam alterações seqüencialmente regressivas. Os túbulos seminíferos apresentam atrofia, hialinização e fibrose peritubular. As células germinativas e células de Sertoli estão caracteristicamente ausentes, e eventualmente os túbulos são representados por densos cordões de colágeno. Embora as células de Leydig em geral pareçam estar aumentadas em número, seu funcionamento está prejudicado, como evidenciado pelos baixos níveis de testosterona face aos níveis elevados de hormônio luteinizante (LH).

Manifestações Clínicas: O diagnóstico de síndrome de Klinefelter em geral não é feito senão após a puberdade, pois as principais manifestações do distúrbio durante a infância são comportamentais e psiquiátricas. Um intenso retardo mental é incomum, embora o QI médio seja provavelmente um pouco reduzido. Como a síndrome é tão comum, ela deve ser suspeita em todos os meninos que tenham deficiência mental ou graves problemas comportamentais.

As crianças com síndrome de Klinefelter tendem a ser altas e magras, com pernas relativamente longas (constituição eunucóide). O crescimento testicular normal e masculinização na puberdade não ocorrem, e os testículos e pênis permanecem pequenos. As características femininas são manifestadas como uma voz aguda, ginecomastia e um padrão feminino de pêlos pubianos (pêlos em arranjo triangular). A azoospermia resulta em infertilidade. Todas estas mudanças são uma conseqüência de hipogonadismo e uma resultante falta de andrógenos. Os níveis de testosterona sérica são de baixos a normais, enquanto de LH e hormônio folículo-estimulante são acentuadamente altos, indicando funcionamento hipofisário normal. Os altos níveis de estradiol circulante aumentam a proporção estradiol/testosterona, o que determina o grau de feminização. O tratamento com preparações de testosterona é bem-sucedido na virilização destes pacientes, mas não restaura a fertilidade.

O Homem XYY

O interesse no fenótipo XYY (1 por 1.000 nascimentos masculinos) deriva dos estudos em instituições penais nas quais a prevalência deste cariótipo foi relatada como sendo significativamente maior do que na população em geral. Entretanto, o conceito de que estes "supermachos" manifestam comportamento anti-social agressivo como o resultado do cromossomo Y extra não foi substanciado em outros estudos, e o tópico permanece controverso. As únicas características do fenótipo XYY que são aceitas são a grande estatura, uma tendência para acne cístico e alguns problemas no desenvolvimento motor e de linguagem. A aneuploidia do cromossomo Y é uma conseqüência da não-disjunção meiótica no pai.

Síndrome de Turner (45,X)

A síndrome de Turner refere-se ao espectro de anomalias que resulta da presença de monossomia completa ou parcial do cromossomo X em um fenótipo feminino. É menos comum que a síndrome de Klinefelter, ocorrendo em cerca de 1 por 5.000 nativivos femininos. Em três quartos dos casos, o único cromossomo X da síndrome de Turner é de origem materna, sugerindo que o erro meiótico tende a ser paterno. A incidência da síndrome não se correlaciona com a idade materna, e o risco de produzir uma segunda menina afetada não é maior.

O cariótipo 45,X é de fato uma das anomalias aneuplóides mais comuns nos conceptos humanos, mas quase todos são abortados espontaneamente. De fato, até 2% de todos os abortos manifestam esta aberração. Como os pacientes com síndrome de Turner sobrevivem normalmente após o nascimento, por que a falta do cromossomo X é letal durante o desenvolvimento fetal? Além disso, a presença de apenas um cromossomo significa que o cromossomo X inativado em mulheres normais (ou o cromossomo Y em homens) protege contra a eliminação precoce do embrião. Acredita-se que homólogos dos genes no Y na região pseudo-autossômica do cromossomo X escapam da inativação e são críticos para a sobrevida de um concepto feminino.

Apenas cerca de metade das mulheres com síndrome de Turner não tem um cromossomo X inteiro (monossomia do X). As restantes são mosaicos ou apresentam anomalias estruturais do cromossomo X, tais como isocromossomo do braço longo, translocações e deleções. Os mosaicos caracterizados por cariótipo 45,X/46,XX (15%) tendem a ter manifestações fenotípicas mais brandas de síndrome de Turner, e podem até mesmo ser férteis. Em cerca de 5% das pacientes, o cariótipo mosaico é 45,X/46,XY, em cujo caso um zigoto originalmente masculino foi subseqüentemente modificado por uma não-disjunção mitótica. Tais pessoas mosaico correm um risco de 20% de desenvolverem um câncer de linhagem germinativa, e devem ter a remoção profilática das gônadas anormais.

Patologia e Manifestações Clínicas: O marco clínico da síndrome de Turner é o infantilismo sexual com amenorréia primária e esterilidade (Fig. 6.17). Na maioria dos casos, o distúrbio não é

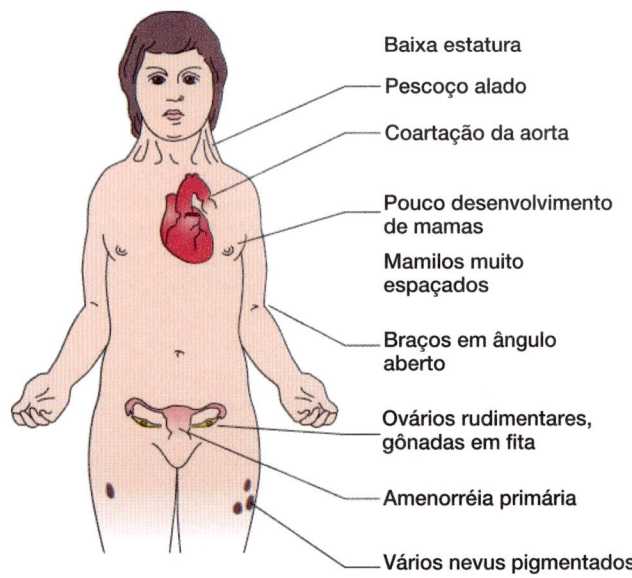

FIGURA 6.17
Manifestações clínicas da síndrome de Turner.

descoberto até que a ausência de menarca chama a atenção dos médicos. Todas estas mulheres têm menos de 1,52 cm de altura. Outras características clínicas incluem um pescoço curto e alado (pterigium coli), linha baixa de implantação dos cabelos, ângulo aberto dos braços (cubitus valgus), tórax em escudo com mamilos muito espaçados e unhas hiperconvexas. Metade das pacientes tem urogramas anormais, sendo a mais comum os rins em ferradura e com má rotação. Muitas têm anomalias faciais, entre as quais estão uma mandíbula pequena, orelhas proeminentes e pregas epicânticas. São comuns os defeitos de audição e visão, e relata-se que até um quinto tem deficiência mental. Os nevus pigmentados tornam-se proeminentes à medida que a paciente envelhece. Por razões desconhecidas, uma mulher com síndrome de Turner tem um risco maior de tireoidite auto-imune crônica e bócio.

As anomalias cardiovasculares são comuns na síndrome de Turner, ocorrendo em quase metade das pacientes. A coartação da aorta é vista em 15%, e uma valva aórtica bicúspide é detectada por eletrocardiografia em até um terço. A hipertensão essencial ocorre em algumas pacientes, e o aneurisma dissecante da aorta ocasionalmente é uma causa de morte.

As alterações patológicas no ovário de mulheres com síndrome de Turner representa uma curiosa aceleração do envelhecimento normal deste órgão. O ovário de um feto feminino inicialmente contém 7 milhões de ovócitos, dos quais menos de metade sobrevive até o nascimento. A perda de ovócitos continua, de modo que, na menarca, apenas cerca de 5% (400.000) do total original permanecem, e na menopausa apenas 0,1% sobreviveu. Embora os ovários dos fetos com síndrome de Turner inicialmente contenham ovócitos, eles são rapidamente degradados, e nenhum permanece até os 2 anos de idade. Os ovários são convertidos em fitas fibrosas, enquanto o útero, as tubas uterinas e a vagina desenvolvem-se normalmente. Pode-se dizer que a criança com síndrome de Turner sofreu menopausa muito antes de atingir a menarca.

Curiosamente, são conhecidas famílias nas quais várias mulheres têm menopausa prematura e apresentam deleções de partes do braço longo de um cromossomo X. Tais dados, junto com observações de síndrome de Turner, apóiam ainda mais o conceito de que os genes que controlam o desenvolvimento e função do ovário no cromossomo X inativado continuam a ser expressos na mulher normal.

As crianças com síndrome de Turner são tratadas com hormônio de crescimento e estrógenos, e têm um excelente prognóstico de uma vida normal.

Síndromes em Mulheres com Vários Cromossomos X

Um cromossomo X extra em uma mulher fenotípica (p. ex., um cariótipo 47,XXX) é a mais freqüente anomalia de cromossomos sexuais nas mulheres, ocorrendo quase na mesma taxa que a síndrome de Klinefelter. A maioria destas mulheres são de inteligência normal, embora sejam relatadas apresentando algumas dificuldades de fala, aprendizagem e respostas emocionais. São encontradas pequenas anomalias físicas, incluindo pregas epicânticas e clinodactilia (curvatura para dentro do quinto dedo). A fertilidade é a regra, mas pode ser encontrada uma incidência aumentada de defeitos congênitos nas meninas com 47,XXX.

Mulheres com quatro e cinco cromossomos X já foram documentadas, todas elas com retardo mental. Estas mulheres se assemelham superficialmente às com síndrome de Down e não têm maturidade sexual. As mulheres com cromossomos X supranumerários têm corpúsculos de Barr adicionais, indicando inativação de todos menos um cromossomo X. Claramente, alguns genes nos cromosomos inativados continuam a se expressar.

Anomalias Monogênicas Conferem Características que se Segregam Claramente nas Famílias

As leis clássicas da herança mendeliana, assim denominadas em homenagem a Gregor Mendel, são as seguintes:

- **Uma característica mendeliana** é determinada por duas cópias do mesmo gene, chamados alelos, que estão situados no mesmo *locus* em dois cromossomos homólogos. No caso dos cromossomos X e Y nos homens, uma característica é determinada por apenas um alelo.
- **Genes autossômicos** referem-se aos situados em um dos 22 autossomos.
- **Características ligadas ao sexo** são codificadas por *loci* no cromossomo X.
- **Uma característica fenotípica dominante** requer a presença de apenas um alelo de um par de genes homólogos. Em outras palavras, o fenótipo dominante está presente sejam os genes alélicos homozigotos ou heterozigotos.
- **Uma característica fenotípica recessiva** necessita que ambos os alelos sejam idênticos, isto é homozigotos.
- **Co-dominância** refere-se a uma situação na qual ambos os alelos em um par de genes heterozigotos sejam totalmente expressos (p. ex., os genes do grupo sangüíneo AB).

As características mendelianas são classificadas como (1) autossômicas dominantes, (2) autossômicas recessivas, (3) dominantes ligadas ao sexo, ou (4) recessivas ligadas ao sexo. As doenças associadas à expressão de genes dominantes ligados ao sexo são raras e de pouco significado prático.

Mutações

O dogma central da biologia molecular diz que o DNA é transcrito em RNA, que é então processado em mRNA, o qual, por sua vez, é traduzido em proteínas. Assim, uma mudança no DNA pode ser refletida ou em uma mudança correspondente na seqüência de aminoácidos de uma proteína específica ou em interferência em sua síntese.

Uma mutação é uma mudança herdável no DNA. As conseqüências das mutações são altamente variáveis. Algumas não têm conseqüências funcionais, enquanto outras são letais e não podem ser transmitidas de uma geração para outra. Entre estes extremos há uma grande gama de mutações que contribuem para os profundos polimorfismos genéticos de qualquer espécie. **Parece que 1 em cada 1.000 pares de bases é polimórfico no genoma humano.** De fato, a evolução é baseada na ocorrência com o tempo de mutações não-letais que alteram a adaptabilidade de uma espécie a seu ambiente. Do ponto de vista das doenças humanas, estamos interessados principalmente nas mutações que resultam em alterações perceptíveis na estrutura e função das proteínas. Os principais tipos de mutações encontradas no estudo dos distúrbios genéticos humanos (Fig. 6.18) são os seguintes:

- **Mutações de ponto:** A substituição de uma base por outra é chamada de *mutação de ponto*. Na região codificante, uma mutação de ponto tem três conseqüências.

    Uma mutação sinônima é aquela na qual o novo códon contendo a mutação ainda codifica o mesmo aminoácido. Por exemplo, UUU e UUC ambos codificam fenilalanina.

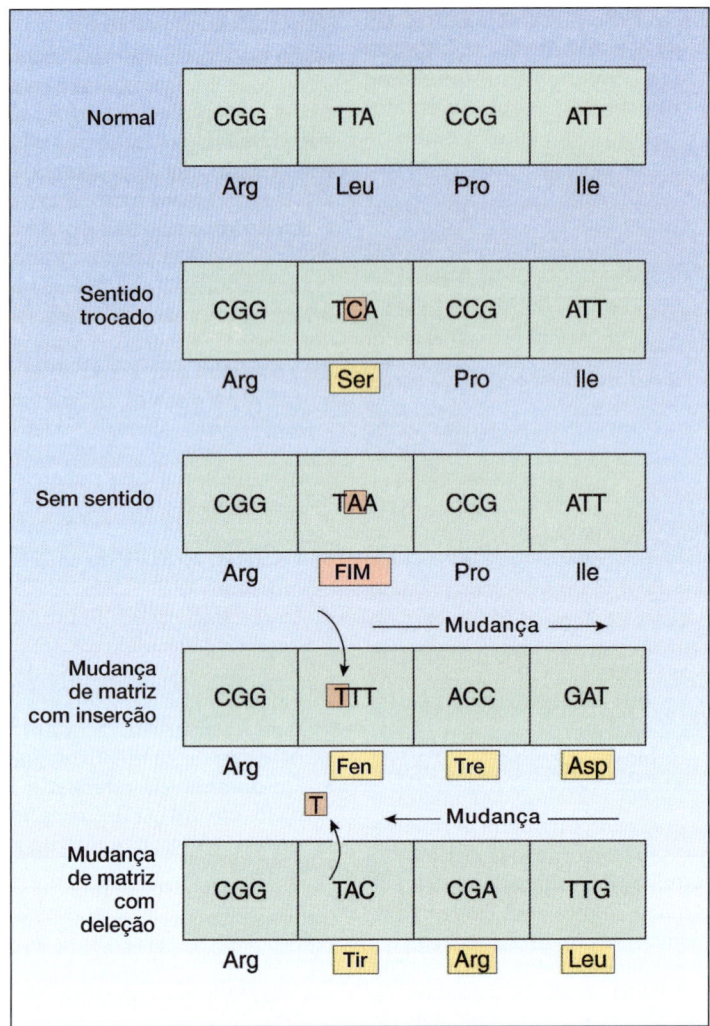

FIGURA 6.18
Mutações de ponto que alteram a matriz de leitura do DNA. É mostrada uma variedade de mutações no segundo códon de uma seqüência normal de quatro aminoácidos. Com uma mutação de sentido trocado, uma mudança de T para C substitui leucina por serina. Com uma mutação sem sentido, uma mudança de T para A converte o códon de leucina em um códon de fim. Uma mudança de matriz de leitura para a direita resulta da inserção de T, mudando assim a seqüência de todos os aminoácidos subseqüentes. Contrariamente, uma deleção de T muda uma base na matriz de leitura para a esquerda e também altera a seqüência dos aminoácidos subseqüentes.

Uma mutação de mudança de sentido (três quartos das substituições de bases na região codificante) refere-se a uma situação na qual o novo códon codifica um aminoácido diferente. Na anemia falciforme, uma substituição de adenina para timina resulta na substituição de ácido glutâmico (GAG) por valina (GUG) na cadeia de β-globina da hemoglobina.

Uma mutação sem sentido (4%) é uma na qual a substituição de base muda o códon normal por um códon de término, de modo que a tradução é parada no local da mutação. Por exemplo, UAU codifica tirosina, mas UAA é um códon de fim.

- **Mudança de matriz de leitura:** A seqüência de bases no RNA mensageiro é lida três de cada vez para determinar o aminoácido que deve ser incorporado ao polipeptídio. *As inserções ou deleções de várias bases que não sejam múltiplo de 3 na região codificante do DNA mudam a matriz de leitura da mensagem.* Nesta situação, cada códon em seguida a partir da mutação no gene tem uma nova seqüência e codifica um aminoácido diferente ou um sinal de término. As mudanças de matriz de leitura também podem alterar a transcrição, recomposição, ou processamento do mRNA.

- **Grandes deleções:** Quando um amplo segmento do DNA é deletado, a região codificante de um gene pode ser inteiramente removida, em cujo caso o produto protéico está ausente. Por outro lado, uma grande deleção pode resultar na aproximação de genes vizinhos, produzindo assim um gene de fusão que codifica uma proteína híbrida, isto é, uma na qual a seqüência terminal de uma proteína é seguida da seqüência inicial da outra.

- **Expansão de seqüências instáveis de trinucleotídeos repetidos:** O genoma humano contém freqüentes seqüências de trinucleotídeos repetidos em tandem, algumas das quais estão associadas a doença. O número de cópias de algumas seqüências repetidas de trinucleotídeos varia entre os indivíduos, representando assim um polimorfismo alélico de genes nos quais eles são encontrados. Em geral, o número de repetições abaixo de um determinado limiar não muda durante a mitose ou meiose, enquanto, acima deste limiar, o número de repetições pode se expandir ou contrair, sendo a expansão o mais comum. Foram identificadas várias expansões distintas de trinucleotídeos em doenças humanas (Quadro 6.4):

QUADRO 6.4 Doenças Representativas Associadas a Repetições de Trinucleotídeos

Doença	Localização	Seqüência	Tamanho Normal	Pré-mutação	Mutação Total
Doença de Huntington	4p16.3	CAG	10–35	—	40–100
Doença de Kennedy	Xq21	CAG	15–25	—	40–55
Ataxia espinocerebelar	6p23	CAG	20–35	—	45–80
Síndrome do X frágil	Xq27.3	CGG	5–55	50–200	200–>1.000
Distrofia miotônica	19q13	CTG	5–35	37–50	50–4.000
Ataxia de Friedreich	9q13	GAA	7–30	—	120–1.700

Doença de Huntington (HD): A HD é uma doença neurodegenerativa herdada causada pela expansão de uma repetição CAG dentro da seqüência codificante do gene que codifica a proteína *huntingtina*. Na HD, os alelos estáveis contêm de 10 a 30 repetições, enquanto as pessoas afetadas pela doença exibem de 40 a 100 repetições. CAG codifica glutamina, e a expansão anormal da via de poliglutamina na HD confere um ganho de função tóxico para huntingtina. Embora o mecanismo preciso pelo qual a huntingtina mutante causa uma perda neuronal seletiva não seja compreendido, existem evidências que sugerem intrações alteradas de proteína-proteína como base deste efeito. Além da HD, as repetições CAG foram identificadas como causa de vários outros distúrbios neurodegenerativos (ver Quadro 6.4).

Síndrome do X frágil: Este distúrbio genético, a causa mais comum de retardo mental herdável (ver adiante), é causado pela expansão de uma repetição CGG na região codificante imediatamente adjacente ao gene *FMR1* no cromossomo X. De um modo pouco compreendido, a repetição expandida CGG silencia o gene *FMR1* por metilação de seu promotor. A repetição anormal também está associada a um "sítio frágil" indutível no cromossomo X, que aparece nos estudos de citogenética como um espaço não corado ou uma falha cromossômica.

Distrofia miotônica (MD): A MD, a distrofia muscular autossômica mais freqüente (ver Cap. 27), é causada pela expansão de uma repetição CTG na região 3' não traduzida do gene de distrofia miotônica. As pessoas normais portam cerca de 35 repetições CTG, enquanto os pacientes MD apresentam até 2.000 repetições. Curiosamente, a estrutura do produto protéico do gene MD, uma cinase protéica, não é afetada pela mutação. Suspeita-se que a expansão anormal torne outros genes vizinhos disfuncionais.

Ataxia de Friedreich (FA): FA é uma doença autossômica recessiva degenerativa que afeta o sistema nervoso central e o coração, que está associada a expansão da repetição GAA no gene de *frataxina* (ver Cap. 28), que codifica uma proteína mitocondrial. As pessoas afetadas têm de 120 a 1.700 repetições no primeiro íntron (não-codificante) do gene de frataxina.

Conseqüências Funcionais das Mutações

Uma via bioquímica representa as ações seqüenciais de uma série de enzimas, que são codificadas por genes específicos. Uma via típica pode ser representada pela conversão de um substrato (A) por intermédio de metabólitos (B e C) no produto final (D).

$$A \rightarrow B \rightarrow C \rightarrow D$$

substrato inicial — metabólitos intermediários — produtos finais

Um único defeito gênico pode ter várias conseqüências:

- **Falha em completar uma via metabólica:** Nesta situação, o produto final (D) não é formado porque está faltando uma enzima que é essencial para o término de uma seqüência metabólica:

$$A \rightarrow B \rightarrow C - // \rightarrow (D) (\downarrow)$$

Um exemplo da falha em completar uma via metabólica é o albinismo, um distúrbio pigmentar causado por uma deficiência de uma tirosinase. Esta enzima catalisa a conversão de tirosina em melanina (pela formação do intermediário diidroxifenilalanina (DOPA). Na ausência de tirosinase, o produto final, chamado melanina, não é formado, e a pessoa afetada (um "albino") é desprovido de pigmento em todos os órgãos que normalmente o contêm, primariamente os olhos e a pele.

- **Acúmulo de substrato não metabolizado:** A enzima que converte o substrato inicial no primeiro metabólito intermediário pode estar faltando, uma situação que resulta no acúmulo excessivo do substrato inicial.

$$A (\uparrow) - // \rightarrow B (\downarrow) C (\downarrow) D (\downarrow)$$

Um exemplo desta situação é a fenilcetonúria, uma doença na qual a fenilalanina dietética se acumula devido a uma deficiência inata de fenilalanina hidroxilase. A resultante concentração tóxica de fenilalanina interfere no desenvolvimento pós-natal do cérebro e causa grave retardo mental.

- **Acúmulo de um metabólito intermediário:** Um metabólito intermediário, que é prontamente processado no produto final e está normalmente presente apenas em pequenas quantidades, acumula-se em grandes quantidades se a enzima responsável por seu metabolismo estiver deficiente.

$$A \rightarrow B (\uparrow) - // \rightarrow C (\downarrow) D (\downarrow)$$

Este tipo de distúrbio genético é exemplificado pela doença de von Gierke, uma doença de armazenamento de glicogênio que resulta de uma deficiência de glicose-6-fosfatase. A incapacidade de converter glicose-6-fosfato em glicose leva a uma conversão alternativa deste substrato em glicogênio.

- **Formação de um produto final anormal:** Nesta situação, um gene mutante codifica uma proteína anormal. A anemia falciforme resulta da substituição de uma valina por ácido glutâmico na cadeia β de hemoglobina.

Pontos Quentes Mutacionais

A análise de distribuição de mutações revelou que certas regiões do genoma têm uma taxa mais alta de mutação do que a média.

O ponto quente mais caracterizado é o par de dinucleotídeos CG, que é propenso a sofrer mutação para TG. O motivo é que a metilação de citosina em dinucleotídeos CG é uma ocorrência comum que está implicada na regulação da expressão gênica. Em geral, o produto de metilação, a 5-metilcitosina, reprime a transcrição gênica. Importante, a 5-metilcitosina pode sofrer desaminação espontânea para formar timina (Fig. 6.19). Se esta mutação ocorre em um gameta, ela pode se tornar uma característica fixa, herdável pela prole.

Distúrbios Autossômicos Dominantes São Expressos em Heterozigotos

Uma doença dominante ocorre quando apenas um gene defeituoso (alelo mutante) está presente, enquanto seu alelo no cromossomo homólogo é normal. As características de destaque da herança autossômica dominante são as seguintes (Fig. 6.20):

- Homens e mulheres são igualmente afetados, pois, por definição, o gene mutante reside em um dos 22 pares de cromossomos autossômicos. Como conseqüência, pode haver transmissão de pai para filho (que está ausente nos distúrbios dominantes ligados ao X).
- A característica codificada pelo gene mutante pode ser transmitida para gerações sucessivas (a menos que a doença interfira na capacidade reprodutiva).
- Os membros não afetados da família não transmitem a característica para sua prole. Como um corolário, todas as pessoas com a doença têm um dos genitores afetado, supondo que o distúrbio não represente uma mutação nova.
- As proporções de prole normal e com a doença dos pacientes com o distúrbio são em média iguais, pois a maioria das pessoas afetadas é de heterozigotos, enquanto seus parceiros normais não possuem o gene defeituoso.

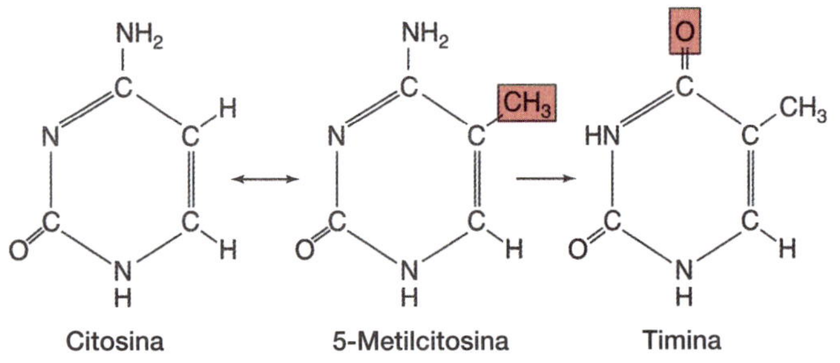

Novas Mutações *Versus* Mutações Herdadas

Como observado anteriormente, uma doença autossômica dominante pode resultar de uma mutação nova, e não da transmissão por um genitor afetado. Entretanto, a prole de pessoas com uma mutação dominante nova corre um risco de 50% de desenvolver a doença. **A proporção de novas mutações para as transmitidas entre pessoas com distúrbios autossômicos dominantes varia com o efeito da doença sobre a capacidade reprodutiva.** Quanto maior o prejuízo para a capacidade reprodutiva, maior a proporção de mutações novas. Em uma extremidade do espectro, uma mutação dominante que leva à infertilidade completa seria invariavelmente uma mutação nova. Quando a capacidade reprodutiva é apenas parcialmente prejudicada, a proporção de mutações novas é correspondentemente menor. Tal situação ocorre na esclerose tuberosa, uma condição autossômica dominante na qual o retardo mental limita o potencial reprodutivo, e na qual as novas mutações correspondem a 80% dos casos. Entretanto, em uma doença dominante que tem pouco efeito na atividade reprodutiva (p. ex., hipercolesterolemia familiar), praticamente todas as pessoas afetadas exibem heredogramas apresentando a clássica transmissão vertical do distúrbio.

FIGURA 6.19
A 5-metilcitosina é formada a partir de citosina. A desaminação espontânea de 5-metilcitosina produz timina.

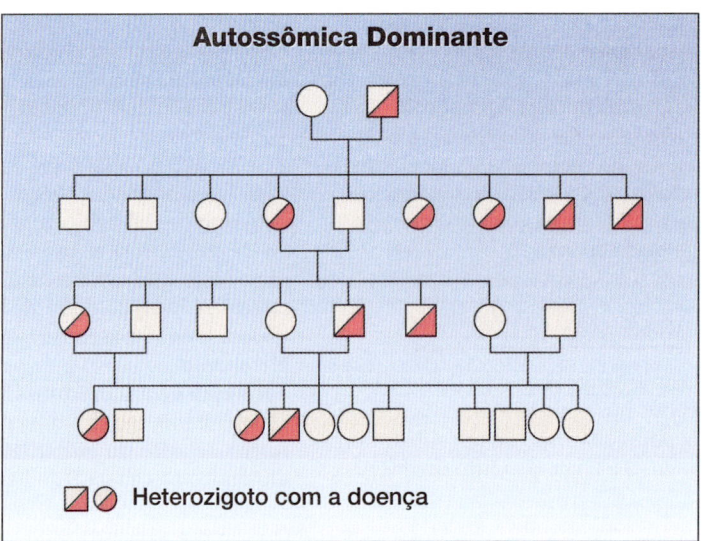

FIGURA 6.20
Herança autossômica dominante. Apenas as pessoas sintomáticas transmitem a característica para a geração seguinte, e os heterozigotos são sintomáticos. Tanto homens quanto mulheres são afetados.

Bases Bioquímicas dos Distúrbios Dominantes

Existem vários mecanismos importantes pelos quais a presença de um alelo mutante e um alelo normal são responsáveis pela doença clínica.

- Quando o produto gênico é um componente limitante de velocidade de uma complexa rede metabólica (p. ex., um receptor ou uma enzima), metade da quantidade normal do produto gênico pode ser insuficiente para manter a condição normal. Isto é conhecido como *haploinsuficiência*. Os exemplos deste mecanismo incluem a β-talassemia e a hipercolesterolemia familiar.
- Em algumas doenças, a presença de uma cópia extra de um alelo dá origem ao fenótipo. Um exemplo disto é a doença de Charcot-Marie-Tooth, tipo IA, que é causada por uma duplicação do gene da proteína 22 da mielina periférica.
- A ativação constitutiva de um gene é vista em algumas síndromes de câncer familiar. Por exemplo, as mutações no protoncogene *RET* são encontradas em famílias com neoplasia endócrina múltipla, tipo 2. Elas causam atividade anormalmente aumentada de uma cinase de tirosina que estimula a proliferação celular.
- As mutações em genes que codificam proteínas estruturais (p. ex., colágeno e constituintes do citoesqueleto) resultam em interações moleculares anormais e na perturbação de padrões morfológicos normais. Tal situação é exemplificada pela osteogênese imperfeita e a esferocitose hereditária.

Mais de 1.000 doenças humanas são herdadas como características autossômicas dominantes, embora a maioria delas seja rara. Os exemplos de doenças autossômicas dominantes humanas são relacionados no Quadro 6.5.

QUADRO 6.5 Distúrbios Autossômicos Dominantes Representativos

Doença	Freqüência	Cromossomo
Hipercolesterolemia familiar	1/500	19p
Doença de von Willebrand	1/8.000	12p
Esferocitose hereditária (formas principais)	1/5.000	14,8
Eliptocitose hereditária (todas as formas)	1/2.500	1,1p,2q,14
Osteogênese imperfeita (tipos I-IV)	1/10.000	17q,7q
Síndrome de Ehlers-Danlos, tipo III	1/5.000	?
Síndrome de Marfan	1/10.000	15q
Neurofibromatose tipo 1	1/3.500	17q
Coréia de Huntington	1/15.000	4p
Retinoblastoma	1/14.000	13q
Tumor de Wilms	1/10.000	11p
Polipose adenomatosa familiar	1/10.000	5q
Porfiria aguda intermitente	1/15.000	11q
Amiloidose hereditária	1/100.000	18q
Doença do rim policístico do adulto	1/1.000	16p

Doenças Herdáveis do Tecido Conjuntivo São Heterogêneas e em Geral Herdadas como Características Autossômicas Dominantes

Esta discussão é limitada a três das entidades mais comuns e mais bem estudadas: síndrome de Marfan, síndrome de Ehlers-Danlos e osteogênese imperfeita. Mesmo nestes distúrbios bem delineados, a sintomatologia clínica em geral se superpõe. Por exemplo, alguns pacientes exibem deslocamentos das articulações típicos da síndrome de Ehlers-Danlos, enquanto outros membros da mesma família sofrem de fraturas múltiplas características da osteogênese imperfeita. Ainda outras pessoas na família, com o mesmo defeito genético, podem ser totalmente assintomáticas. Assim, as classificações atuais, que são baseadas em critérios clínicos, eventualmente serão substituídas por referências a defeitos gênicos específicos, de modo análogo às hemoglobinopatias.

Síndrome de Marfan

A síndrome de Marfan é um distúrbio herdado, autossômico dominante, do tecido conjuntivo caracterizado por uma variedade de anomalias em muitos órgãos, incluindo o coração, aorta, esqueleto, olhos e pele. Um terço dos casos representa mutações esporádicas. A incidência nos EUA é de 1 por 10.000.

 Patogenia: A causa da síndrome de Marfan foi estabelecida como uma mutação de sentido trocado no gene codificante de *fibrilina-1 (FBN1)*, que foi mapeado no braço longo do cromossomo 15 (15q21.1). A fibrilina é uma família de proteínas do tecido conjuntivo análoga aos colágenos, das quais existem hoje cerca de uma dúzia de formas geneticamente distintas. Ela é amplamente distribuída em muitos tecidos sob a forma de um sistema de fibras chamado de **microfibrilas**. À microscopia eletrônica, as microfibrilas são filamentos que formam fibras maiores, as quais são organizadas em bastões, massas e redes entrelaçadas. As **fibras microfibrilares** servem como arcabouços para a deposição de elastina durante o desenvolvimento embrionário, após o que elas constituem parte dos tecidos elásticos. Por exemplo, a deposição de elastina nas lamelas das fibras microfibrilares produz anéis concêntricos de elastina na parede aórtica. Com o uso de microscopia de imunofluorescência, as fibras microfibrilares anormais foram visualizadas em todos os tecidos afetados na síndrome de Marfan.

A fibrilina-1 é uma grande glicoproteína, rica em cisteínas, que forma microfibrilas de 10 nm na matriz extracelular de muitos tecidos. Curiosamente, as zônulas ciliares que suspendem o cristalino do olho são desprovidas de elastina, mas consistem quase exclusivamente em fibras microfibrilares (fibrilina). O deslocamento do cristalino é característico da síndrome de Marfan. As deficiências na quantidade e distribuição de fibras microfibrilares já foram demonstradas na pele e culturas de fibroblastos de pacientes com síndrome de Marfan, o que torna as fibras elásticas incompetentes para resistir ao estresse normal.

 Patologia e Manifestações Clínicas: As pessoas com síndrome de Marfan são geralmente (mas não invariavelmente) altas, e o segmento inferior do corpo (púbis ao solo) é maior do que o segmento superior do corpo. Um aspecto magro, que reflete a carência de gordura subcutânea, extremidades e dedos finos, que contribuem para o termo **aracnodactilia** (dedos de aranha) (Fig. 6.21). Em geral, as pessoas afetadas se assemelham às pinturas de El Greco.

- **Sistema esquelético:** O crânio na síndrome de Marfan é caracteristicamente longo (dolicocefalia), com eminências frontais proeminentes. Os distúrbios das costelas são conspícuos e produzem um pectus excavatum (esterno côncavo) e pectus carinatum (peito de pombo). Os tendões, ligamentos e cápsulas das articulações são fracos, uma condição que leva à hiperextensibilidade das articulações, deslocamentos, hérnias e cifoscoliose, sendo esta última grave.
- **Sistema cardiovascular: O defeito cardiovascular mais importante reside na aorta, na qual a principal lesão é uma média defeituosa.** A fraqueza da média leva a uma dilatação variável da aorta ascendente e a uma alta incidência de aneurismas dissecantes. O aneurisma dissecante, em geral da aorta ascendente, pode se romper na cavidade pericárdica ou abrir caminho na aorta e se romper no espaço retroperitoneal. A dilatação dos anéis aórticos resulta em regurgitação aórtica, que pode ser suficientemente grave para produzir angina pectoris e insuficiência cardíaca congestiva. A valva mitral pode exibir folhetos valvares redundantes e cordas tendíneas, mudanças que resultam na síndrome de prolapso de valva mitral. Os distúrbios cardiovasculares são as causas mais comuns de morte na síndrome de Marfan.

O exame microscópico da aorta revela fragmentação conspícua e perda de fibras elásticas, acompanhada de um aumento de mucopolissacarídeos metacromáticos. Focalmente, o defeito no tecido elástico resulta em aglomerados discretos de material metacromático amorfo, reminiscente do visto na necrose cística da média de Erdheim (idiopática) da aorta. As células dos músculos lisos estão aumentadas e perdem sua disposição circunferencial ordenada.
- **Olhos:** As mudanças oculares são comuns na síndrome de Marfan e refletem a lesão intrínseca no tecido conjuntivo. Elas incluem o deslocamento do cristalino (ectopia lentis), grave miopia devida ao alongamento do olho e descolamento da retina.

Sem tratamento, os homens com síndrome de Marfan geralmente morrem por volta dos 30 anos, e as mulheres não-tratadas, por volta dos 40 anos. Entretanto, com o uso de drogas que reduzem a pressão sangüínea e a substituição da aorta por próteses de enxertos, a expectativa de vida aproxima-se do normal.

Síndromes de Ehlers-Danlos

As síndromes de Ehlers-Danlos (EDS) são um grupo de distúrbios autossômicos dominantes do tecido conjuntivo que apresentam uma marcante hiperelasticidade e fragilidade da pele, hipermobilidade das articulações e, em geral, uma diátese de sangramento. O distúrbio é clínica e geneticamente heterogêneo (Quadro 6.6). Já foram distintas mais de 10 variedades de EDS, e as lesões moleculares foram identificadas em várias.

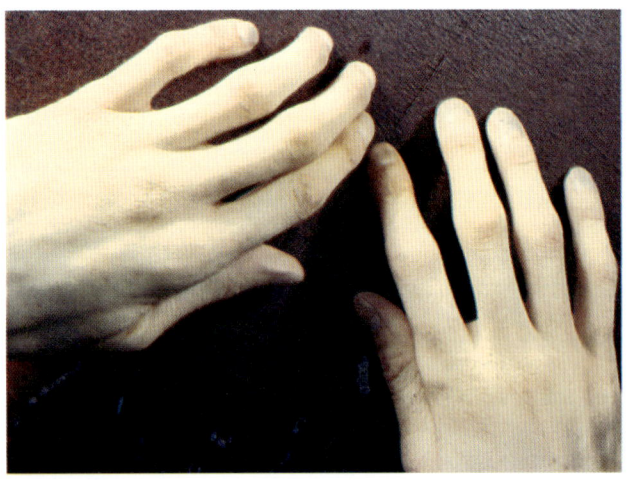

FIGURA *6.21*
Dedos longos e finos (aracnodactilia) em um paciente com síndrome de Marfan.

 Patogenia: As lesões genéticas e bioquímicas em 7 dos 10 tipos de EDS já foram estabelecidas. **A característica comum de todas é um defeito generalizado no colágeno, incluindo anomalias em sua estrutura molecular, síntese, secreção e degradação.** Na EDS I até IV, VI, e X, os estudos de microscopia eletrônica da pele mostraram um tamanho aumentado das fibrilas de colágeno, com feixes incomumente pequenos,

QUADRO 6.6 Síndromes de Ehlers-Danlos

Tipo	Herança	Freqüência	Lesão Bioquímica	Manifestações Clínicas
I	AD	1/30.000	Colágeno tipo V	Pele hiperextensível; articulações hipermóveis
II	AD	1/30.000	Colágeno tipo V	Similar mas menos grave que tipo I
III	AD	1/5.000	Desconhecida	Articulações hipermóveis
IV	AD	1/100.000	Colágeno tipo III	Pele fina, fácil equimose, rompimento das artérias, intestino e útero grávido
V	XLR	Rara	Desconhecida	Similar a tipo II
VI	AR	Rara	Lisil hidroxilase	Lesões oculares e cegueira, hiperextensível, articulações hipermóveis
VII	AD	Rara	Colágeno tipo I	Deslocamento congênito do quadril, articulações hipermóveis
VIII	AD	Rara	Desconhecida	Doença periodontal, pele hiperextensível
IX	XLR	Rara	Lisil oxidase (metabolismo do cobre)	Pele frouxa, divertículo e ruptura da bexiga, deformações esqueléticas
X	AR	Rara	Fibronectina	Similar ao tipo II

AD, autossômica dominante; AR, autossômica recessiva; XLR, recessiva ligada ao X.

características que são consistentes com a presença de colágeno anormal. Tais mudanças envolvem o colágeno tipo III na EDS IV e o colágeno tipo I na EDS VII. A EDS VII surge de mutações que alteram os sítios de clivagem aminoterminais das cadeias de pró-colágeno 1 ou 2 do colágeno tipo I. As deficiências de enzimas específicas processantes de colágeno, incluindo a lisil hidroxilase e a lisil oxidase, foram identificadas em EDS VI e IX, respectivamente. Qualquer que seja o defeito bioquímico subjacente, o resultado final é um colágeno deficiente ou defeituoso. Dependendo do tipo de EDS, estas lesões moleculares estão associadas a fraqueza conspícua das estruturas de suporte da pele, articulações, artérias e órgãos viscerais.

 Patologia e Manifestações Clínicas: Todos os tipos de EDS são caracterizados por pele fina, frágil, hiperextensível. Os pacientes tipicamente podem esticar a pele por vários centímetros, e danos triviais podem levar a graves feridas. Como as suturas não pegam bem, é comum as incisões cirúrgicas se abrirem. A hipermobilidade das articulações permite extensões e flexões incomuns, uma situação que contribui para o "pretzel humano" e outros contorcionistas dos espetáculos circenses dos tempos antigos. A EDS IV é a variedade mais perigosa, devido a uma tendência de rompimento espontâneo das grandes artérias, intestino e útero grávido. A morte por tais complicações é comum na terceira e quarta décadas de vida.

A síndrome de Ehlers-Danlos VI também tem complicações importantes, incluindo uma grave cifoscoliose, cegueira por hemorragia na retina ou rompimento do globo e morte por rompimento aórtico. Várias doenças periodônticas, com perda de dentes na terceira década, caracterizam a EDS VIII. A EDS IX apresenta o desenvolvimento de divertículo da bexiga durante a infância, com perigo de rompimento da bexiga, e deformidades esqueléticas.

Muitas pessoas que apresentam anomalias clínicas sugestivas de EDS não se ajustam a nenhum dos tipos documentados deste distúrbio. Posteriores caracterizações genéticas e bioquímicas de tais casos provavelmente ampliarão a classificação da EDS.

Osteogênese Imperfeita

A osteogênese imperfeita (OI), ou doença dos ossos quebradiços, é um grupo de distúrbios herdados no qual uma anomalia generalizada do tecido conjuntivo é expressa principalmente como fragilidade óssea. A OI é herdada em um padrão autossômico dominante, embora existam casos raros que são autossômicos recessivos.

 Patogenia: Os defeitos genéticos nos quatro tipos de OI são heterogêneos, mas todos afetam a síntese do colágeno tipo I. Em 90% dos casos, as mutações nos genes de colágeno pro-α1(I) e pro-α2(I) estão presentes, a maioria delas resultantes de substituições por outros aminoácidos na glicina obrigatória em cada terceira unidade.

 Patologia e Manifestações Clínicas: O **tipo I** de OI caracteriza-se por um aspecto normal ao nascimento, mas as fraturas de muitos ossos ocorrem durante a lactância e na época em que a criança aprende a andar. Tais pacientes foram descritos como sendo "frágeis como uma boneca chinesa". As crianças com OI tipo I apresentam tipicamente escleras azuis como resultado da deficiência nas fibras de colágeno, que conferem uma translucência às escleras. Uma alta incidência de perda auditiva ocorre devido a fraturas e fusões dos ossos do ouvido médio, que restringem sua mobilidade.

A OI **tipo II** geralmente é fatal ainda no útero ou logo após o nascimento. As crianças têm um aspecto facial característico e anomalias esqueléticas. As que nascem com vida em geral morrem de insuficiência respiratória no primeiro mês de vida.

A OI **tipo III** é a deformidade progressiva, variante, que é comumente detectada ao nascimento pela presença de baixa estatura e deformidades causadas por fraturas ainda no útero. Os defeitos dentários e perda auditiva são comuns. Ao contrário de outros tipos de OI, o tipo III em geral é herdado como uma característica autossômica recessiva.

O **tipo IV** de OI é similar ao tipo I, exceto que as escleras são normais e o fenótipo é mais variável.

A osteogênese imperfeita é discutida em maiores detalhes no Cap. 26.

Neurofibromatose

A neurofibromatose inclui dois distúrbios distintos autossômicos dominantes caracterizados pelo desenvolvimento de múltiplos neurofibromas, que são tumores benignos dos nervos periféricos originados das células de Schwann.

Neurofibromatose Tipo I (Doença de von Recklinghausen)

A neurofibromatose tipo 1 (NF1) é caracterizada por (1) neurofibromas desfigurantes, (2) áreas de pigmentação escura da pele (manchas café au lait), e (3) lesões pigmentadas da íris (nódulos de Lisch). É um dos distúrbios autossômicos dominantes mais comuns, que afetam 1 em cada 3.500 pessoas de todas as raças. O gene *NF1* tem uma taxa de mutação incomumente alta, e metade dos casos é esporádica, em vez de familiar. A condição foi descrita em 1882 por von Recklinghausen, mas referências a este distúrbio podem ser encontradas até no século XIII. O interesse público na doença foi estimulado pelo distúrbio descrito em um filme de um homem gravemente desfigurado, chamado de Homem Elefante. Curiosamente, Joseph Merrick, o paciente original, hoje é tido como tendo sofrido de uma malformação diferente, a síndrome de Proteus.

 Patogenia: As mutações na linhagem germinativa no gene NF1, situado no braço longo do cromossomo 17 (17q11.2), incluem deleções, mudança de sentido e mutações sem sentido. O produto protéico do gene NF1, chamado *neurofibromina*, é expresso em muitos tecidos e pertence a uma família de proteínas ativadoras de GTPase (GAPs), que inativam a proteína ras (ver Cap. 5). Neste sentido, o NF1 é um clássico gene supressor tumoral. A perda de atividade de GAP permite a ativação descontrolada de ras, um efeito que supostamente predispõe à formação dos neurofibromas.

 Patologia e Manifestações Clínicas: As manifestações clínicas de NF1 são altamente variáveis e difíceis de explicar totalmente com base em um único defeito gênico. As características típicas da NF1 incluem as seguintes:

- **Neurofibromas:** Mais de 90% dos pacientes com NF1 desenvolvem neurofibromas cutâneos e subcutâneos no final da infância ou adolescência. Os tumores cutâneos, que podem totalizar mais de 500, manifestam-se como massas pedunculadas moles, geralmente com cerca de 1 cm de diâmetro (Fig. 6.22). Entretanto, ocasionalmente podem atingir proporções alarmantes e dominarem o aspecto físico do paciente, com lesões de até 25 cm na maior dimensão. Os neurofibromas subcutâneos apresentam-se como nódulos macios ao longo do curso dos nervos periféricos. Os **neurofibromas plexiformes** ocorrem apenas no contexto da NF1 e são diagnósticos desta condição. Estes tumores geralmente envolvem os nervos periféricos maiores, mas ocasionalmente podem surgir de nervos cranianos ou intra-espinhais. Os neurofibromas plexiformes em geral são grandes tumores infiltrativos que causam grave desfiguramento na face ou em uma extremidade. O aspecto microscópico dos neurofibromas é discutido no Cap. 28. **Uma das principais complicações da NF1, que ocorre em 3 a 5% dos pacientes, é o surgimento de um neurofibrossarcoma em um neurofibroma, em geral um grande do tipo plexiforme.** A NF1 também está associada a aumento de incidência de outros tumores neurogênicos, incluindo meningioma, glioma óptico e feocromocitoma.
- **Manchas** *café au lait*: Embora as pessoas normais possam exibir ocasionalmente manchas marrom-claro na pele, mais de 95% das pessoas afetadas pela NF1 apresentam seis ou mais destas lesões. Elas têm mais de 5 mm antes da puberdade e mais de 1,5 cm após. As manchas *café au lait* tendem a ser ovóides, com o eixo maior orientado na direção de um nervo cutâneo. Várias sardas, particularmente nas axilas, também são comuns.
- **Nódulos de Lisch:** Mais de 90% das pessoas com NF1 apresentam nódulos pigmentados na íris, que consistem em massas de melanócitos. Estas lesões elevadas são tidas como sendo hamartomas.
- **Lesões esqueléticas:** Várias lesões ósseas ocorrem freqüentemente na NF1. Elas incluem malformações do osso esfenóide e afinamento do córtex dos ossos longos, com arqueamento e pseudo-artrose da tíbia, cistos ósseos, e escoliose.
- **Condição mental:** Um leve prejuízo intelectual é freqüente nos pacientes com NF1, mas um grave retardo não é parte da síndrome.
- **Leucemia:** O risco de distúrbios mielóides malignos nas crianças com NF1 é 200 a 500 vezes o risco normal. Em alguns pacientes, ambos os alelos do gene NF1 são inativados nas células leucêmicas.

Neurofibromatose Tipo II (Neurofibromatose Central)

A neurofibromatose tipo II (NF2) refere-se a uma síndrome definida por tumores bilaterais do oitavo nervo craniano (neuromas acústicos) e, comumente, por meningiomas e gliomas. O distúrbio é consideravelmente menos comum que a NF1, ocorrendo em 1 em 50.000 pessoas. A maioria dos pacientes sofre de neuromas acústicos bilaterais, mas a condição pode ser diagnosticada na presença de um tumor unilateral do oitavo nervo se dois dos seguintes estiverem presentes: neurofibroma, meningioma, glioma, schwannoma, ou opacidade lenticular posterior juvenil.

 Patogenia: A despeito das similaridades superficiais entre NF1 e NF2, elas não são variantes da mesma doença e, de fato, têm origens genéticas separadas. O gene *NF2* reside na metade do braço longo do cromossomo 22 (22q,11.1-13.1). Em contraste com a NF1, os tumores na NF2 apresentam deleções ou perda de marcadores heterozigotos de DNA no cromossomo afetado. O gene *NF2* codifica uma proteína supressora tumoral chamada *merlina*, ou *schwannomina*, que é um membro de uma superfamília de proteínas que ligam o citoesqueleto à membrana celular. Outros membros desta família incluem a ezrina, moesina, radixina, talina e a proteína 4.1. A merlina é detectável na maioria dos tecidos diferenciados, incluindo as células de Schwann.

Nanismo Acondroplásico

O nanismo acondroplásico é um distúrbio hereditário autossômico dominante, do desenvolvimento condroblástico epifiseal que leva à formação inadequada endocondral óssea. Esta anomalia causa uma forma distinta de nanismo caracterizada por membros curtos com cabeça e tronco normais. A pessoa afetada tem uma face pequena, uma testa protrusa e uma ponte nasal profunda. O nanismo acondroplásico não é raro, ocorrendo em 1 a cada 3.000 nativivos. A acondroplasia é discutida no Cap. 26.

Hipercolesterolemia Familiar

A hipercolesterolemia familiar é um distúrbio autossômico dominante caracterizado por altos níveis de lipoproteínas de baixa densidade (LDLs) no sangue, acompanhada de depósito de colesterol nas artérias, tendões e pele. É um dos distúrbios autossômicos dominantes mais co-

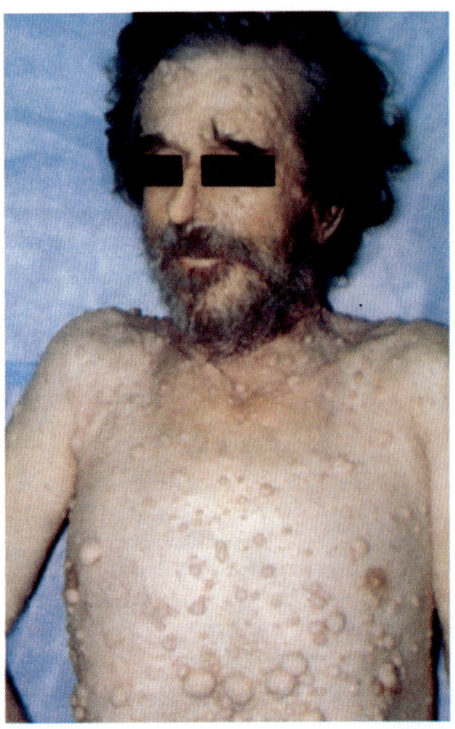

FIGURA 6.22
Neurofibromatose, tipo I. Vários neurofibromas cutâneos são notados na face e tronco.

muns, e em sua forma heterozigota, afeta pelo menos um em cada 500 adultos nos EUA. Apenas 1 em 1 milhão de pessoas é homozigota para a doença. **O interesse nesta doença é baseado na marcante aceleração de aterosclerose e suas complicações.** Este assunto é discutido em detalhe no Cap. 10.

Patogenia: A hipercolesterolemia familiar resulta de anomalias no gene que codifica o receptor de superfície celular que remove LDL do sangue. O gene para receptor de LDL está situado no braço curto do cromossomo 19. Mais de 150 mutações diferentes no gene de receptor de LDL já foram descritas, incluindo inserções, deleções, e mutações de ponto sem sentido e de sentido trocado.

O receptor de LDL é (1) sintetizado no retículo endoplasmático, (2) transferido para o complexo de Golgi, (3) transportado para a superfície da célula e (4) internalizado por endocitose mediada por receptor nas depressões revestidas após ligação do LDL. Foram descritas classes de defeitos genéticos em cada uma destas etapas:

- **Classe 1:** Esta é a classe mais comum de defeito e leva à falha de síntese da proteína receptora de LDL nascente no retículo endoplasmático. A maioria dos defeitos da classe 1 reflete grandes deleções no gene (alelos nulos).
- **Classe 2:** Estas mutações impedem a transferência do receptor nascente do retículo endoplasmático para o aparelho de Golgi (alelos de defeito de transporte). Assim, o receptor mutante nunca aparece na superfície celular.
- **Classe 3:** Os receptores de LDL das mutações classe 3 são expressos na superfície celular, mas são defeituosos no domínio de união do ligando (alelos de defeito de ligação).
- **Classe 4:** Nesta classe rara de mutações, a ligação de LDL ao receptor é normal, mas o defeito genético impede a aglomeração de receptores nas depressões revestidas, bloqueando assim sua internalização por endocitose (alelos de defeito de internalização).
- **Classe 5:** Nesta situação, o complexo internalizado receptor-LDL não é descarregado pelo endossomo, e a reciclagem do receptor para a membrana plasmática é defeituosa (alelos de defeito de reciclagem).

O receptor de LDL reside na superfície dos hepatócitos e até certo ponto em outras células. Após a ligação ao receptor, a LDL é internalizada e degradada nos lisossomos, libertando assim o colesterol para posterior metabolismo. Uma deficiência de receptores de LDL leva a um aumento de LDL no plasma porque a taxa de depuração de LDL é inversamente proporcional ao número de receptores de LDL. Como resultado, o colesterol LDL é captado por macrófagos tissulares e se acumula para formar placas arteriais oclusivas (ateromas) e pápulas ou nódulos de macrófagos cheios de lipídios (xantomas). O papel central do fígado na patogenia da hipercolesterolemia familiar é confirmado pelo tratamento bem-sucedido deste distúrbio pelo transplante de fígado.

Manifestações Clínicas: A hipercolesterolemia familiar heterozigota e homozigota constituem duas síndromes distintas, refletindo um claro efeito genético. Nos heterozigotos, os níveis elevados de colesterol sangüíneo (média, 350 mg/dl; normal, < 200 mg/dl) são notados ao nascimento. Os xantomas tendinosos se desenvolvem em metade dos pacientes antes dos 30 anos de idade, e os sintomas de doença cardíaca coronariana em geral ocorrem antes dos 40 anos de idade. Em homozigotos, o conteúdo de colesterol do sangue atinge níveis astronômicos (600 a 1.200 mg/dl), e praticamente todos os pacientes exibem xantomas tendinosos e aterosclerose generalizada na infância. Os homozigotos não-tratados tipicamente morrem de infarto do miocárdio antes dos 30 anos de idade.

Os Distúrbios Autossômicos Recessivos Estão Associados a Sintomas Clínicos Quando Ambos os Alelos em um *Locus* em Cromossomos Homólogos Estão Defeituosos

Nas doenças autossômicas recessivas, a pessoa afetada é homozigota para uma característica recessiva (Fig. 6.23). **A maioria das doenças genéticas metabólicas exibe um modo autossômico recessivo de herança** (Quadro 6.7). O fato de que os genes recessivos são incomuns e a necessidade de dois alelos mutantes para expressar uma doença clínica determina as características importantes da herança autossômica recessiva. Algumas das características de destaque dos distúrbios autossômicos recessivos são os seguintes:

- Quanto mais raro o gene mutante é na população geral, menor a probabilidade de que genitores não aparentados portem a característica. **Assim, raros distúrbios autossômicos recessivos em geral são o produto de casamentos consangüíneos.**
- Ambos os genitores em geral são heterozigotos para a característica e são clinicamente normais.
- Os sintomas aparecem em média em um quarto da prole. Metade da prole é de heterozigotos para a característica, sendo portanto assintomáticos.
- Como nos distúrbios autossômicos dominantes, as características autossômicas recessivas são transmitidas igualmente para homens e mulheres, pois, por definição, o gene mutante reside em um dos 22 cromossomos autossômicos diferentes.
- A sintomatologia dos distúrbios autossômicos recessivos é geralmente menos variável do que a das doenças dominantes. Como resultado, as características recessivas são mais comumente evidentes na lactância, enquanto os distúrbios dominantes podem aparecer inicialmente em adultos.
- A variabilidade na expressão clínica de muitas doenças autossômicas recessivas é determinada pela atividade residual da enzima afetada. Esta variabilidade é manifesta em (1) graus diferentes de severidade clínica, (2) idade de início, ou (3) a existência de formas aguda e crônica da doença específica.

A maioria dos genes mutantes responsáveis pelos distúrbios autossômicos recessivos são raros na população geral, pois os homozigotos para a característica tendem a morrer antes de atingir a idade reprodutiva. Paradoxalmente, algumas doenças autossômicas recessivas letais são comuns. No caso da anemia falciforme, foi sugerido que a resistência do heterozigoto ao parasita da malária no eritrócito confere uma vantagem biológica que compensa a perda dos homozigotos.

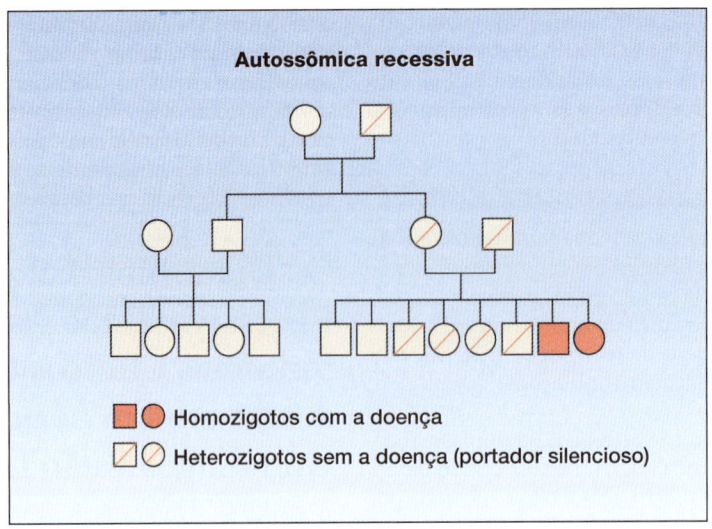

FIGURA 6.23
Herança autossômica recessiva. Os sintomas da doença só aparecem nos homozigotos, homem ou mulher. Os heterozigotos são portadores assintomáticos. Os homozigotos sintomáticos resultam da reprodução de heterozigotos assintomáticos.

QUADRO 6.7 Distúrbios Autossômicos Recessivos Representativos

Doença	Freqüência	Cromossomo
Fibrose cística	1/2.500	7q
α-Talassemia	Alta	16p
β-Talassemia	Alta	11p
Anemia falciforme	Alta	11p
Deficiência de mieloperoxidase	1/2.000	17q
Fenilcetonúria	1/10.000	12q
Doença de Gaucher	1/1.000	1q
Doença de Tay-Sachs	1/4.000	15q
Síndrome de Hurler	1/100.000	22p
Doença de armazenamento de glicogênio Ia (doença de von Gierke)	1/100.000	17
Doença de Wilson	1/50.000	13q
Hemocromatose hereditária	1/1.000	6p
Deficiência de α_1-antitripsina	1/7.000	14q
Albinismo oculocutâneo	1/20.000	11q
Alcaptonúria	< 1/100.000	3q
Leucodistrofia metacromática	1/100.000	22q

Quase todos os homens afetados pela fibrose cística são estéreis devido a ausência congênita bilateral de vas deferens, e as mulheres têm fertilidade diminuída; alguma vantagem adaptativa biológica do heterozigoto permanece obscura.

Novas mutações para doenças recessivas são difíceis de identificar clinicamente, porque os heterozigotos resultantes são assintomáticos. As reproduções não consangüíneas de dois heterozigotos ocorreriam por acaso apenas muitas gerações depois, se ocorrerem.

Bases Bioquímicas dos Distúrbios Autossômicos Recessivos

As doenças autossômicas recessivas caracteristicamente são causadas por deficiências nas enzimas, e não por anomalias em proteínas estruturais. Uma mutação que resulta na inativação de uma enzima não produz comumente um fenótipo anormal, pois mecanismos compensatórios prontamente corrigem o defeito funcional. Por exemplo, como a maioria das enzimas celulares operam em concentrações de substrato significativamente abaixo da saturação, uma deficiência enzimática é facilmente corrigida simplesmente aumentando a quantidade de substrato. Em contrapartida, a perda de ambos os alelos em um homozigoto resulta na perda completa da atividade enzimática, uma situação que não é passível de correção por mecanismos regulatórios. Então, as doenças causadas pelo bloqueio de vias catabólicas que envolvem o acúmulo de substâncias da dieta (p. ex., fenilcetonúria, galactosemia) ou constituintes celulares (p. ex., Tay-Sachs, Hurler) são autossômicas recessivas, pois o acúmulo de substrato supera qualquer defeito enzimático parcial no heterozigoto.

A Fibrose Cística É o Distúrbio Autossômico Recessivo Letal Mais Comum na População Branca

A fibrose cística (CF) é um distúrbio autossômico recessivo que afeta crianças e se caracteriza por (1) doença pulmonar crônica, (2) função pancreática exócrina deficiente e (3) outras complicações de muco espesso em vários órgãos, incluindo intestino delgado, fígado e vias reprodutivas. A doença resulta do transporte anormal de eletrólitos causado pela função prejudicada do canal de cloreto das células epiteliais.

Mais de 95% dos casos foram relatados em brancos, e a doença é encontrada apenas excepcionalmente em negros, e quase nunca em asiáticos. Estima-se que 1 em 25 brancos sejam portadores heterozigotos do gene de *CF*, e a incidência de fibrose cística é de 1 em 2.500 neonatos. A alta prevalência de mutações CF nas populações brancas levantou a hipótese de uma possível vantagem seletiva para os heterozigotos. Embora este tópico tenha sido uma fonte de grandes especulações, a vantagem seletiva para o gene *CF* ainda não foi demonstrada.

Patogenia: O gene responsável pela CF está situado no braço longo do cromossomo 7 (7q31.2) e codifica uma proteína com 1.480 aminoácidos chamada de *regulador de condutância transmembrana da fibrose cística (CFTR)*. A CFTR é um membro da família de ligação de ATP de proteínas de transporte de membrana que constituem um canal de cloreto na maioria dos epitélios. A proteína tem dois domínios integrantes da membrana, dois domínios que ligam ATP, e um domínio "R" que contém sítios de fosforilação. A atividade do canal é regulada pelo balanço entre as atividades de cinase e fosfatase (fosforilação e desfosforilação). A fosforilação do domínio R estimula a atividade do canal de cloreto acentuando a ligação de ATP. A ativação pela fosforilação é principalmente efetuada pela cinase protéica A dependente de cAMP, embora outras cinases também possam contribuir. A secreção de ânions cloreto pelas células epiteliais secretoras de muco controla a secreção paralela de líquido e, conseqüentemente, a viscosidade do muco. Nos epitélios secretores de muco, cAMP ativa a cinase protéica A, que, por sua vez, fosforila o domínio regulador de CFTR e permite a abertura do canal. A ligação de ATP a CFTR também contribui para a regulação do funcionamento do canal.

Na CF, as mutações no gene codificante de CFTR que perturbam o funcionamento do canal de cloreto podem ser classificadas do seguinte modo (Fig. 6.24):

- **Falha na síntese de CFTR:** As mutações do gene *CFTR* que resultam em sinais de término prematuro ocasionam interferência na síntese da proteína CFTR completa. Como resultado há uma ausência total de secreção mediada por CFTR no epitélio envolvido.
- **Falha no transporte de CFTR para a membrana celular:** Algumas mutações impedem o dobramento apropriado da proteína nascente, que é então direcionada para a degradação, e não para o transporte para a membrana plasmática. A mutação responsável por 70% dos casos de CF nos EUA, que é a perda de uma fenilalanina na posição 508 (ΔF_{508}), é desta classe. Entretanto, a contribuição da mutação ΔF_{508} para a CF mostra uma significativa variabilidade geográfica e étnica. Na Dinamarca, esta mutação contribui com quase 90% de todos os casos de CF; entre os judeus ashkenazi, são apenas 30%. Uma análise dos haplótipos sugere que a mutação ΔF_{508} se originou há 50.000 anos no Oriente Médio, de onde progressivamente se espalhou pelo continente europeu.
- **Ligação defeituosa de ATP ao CFTR:** Algumas mutações permitem que as proteínas CFTR atinjam a membrana plasmática mas afetam os domínios de ligação de ATP, interferindo assim na regulação do canal e causando diminuição, mas não o fim, da secreção de cloreto.
- **Secreção defeituosa de cloreto por CFTR mutante:** Mutações no poro do canal inibem a secreção de cloreto.

A correlação entre estes genótipos (são conhecidas mais de 1.000 mutações) e a gravidade clínica da CF é complicada e nem sempre consistente. A melhor correlação parece ser entre crianças com ou sem insuficiência pancreática. Sintomas graves geralmente são encontrados nos com insuficiência pancreática (85% de todos os casos de CF), enquanto casos mais brandos estão associados a preservação da função pancreática. As mutações classe I e classe II geralmente são encontradas entre pacientes gravemente afetados. Em contrapartida, as formas mais brandas de CF apresentam mutações classe III e classe IV.

Todas as conseqüências patológicas da CF podem ser atribuídas à presença do muco anormalmente espesso, que obstrui a luz das vias aéreas, dutos pancreático e biliar, e o intestino fetal, prejudicando o funcionamento mucociliar nas vias aéreas. De fato, um termo mais antigo para a CF era *mucoviscidose*. O CFTR normal foi demonstrado corrigindo a deficiência de secreção de cloreto em células cultivadas de pacientes com CF.

Patologia: A CF afeta muitos órgãos que produzem secreções exócrinas.

***VIAS RESPIRATÓRIAS:* A doença pulmonar é responsável pela maioria da morbidade e mortalidade associadas à CF.** A primeira lesão é a obstrução dos bronquíolos pelo muco, com

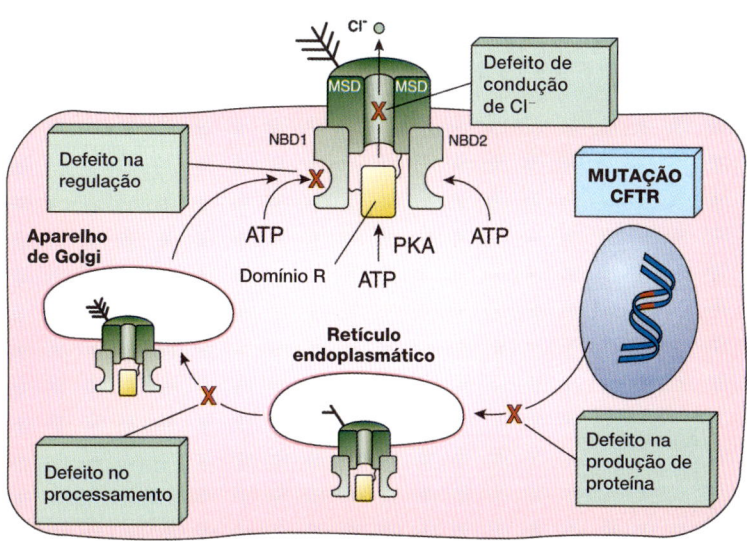

FIGURA 6.24
Sítios celulares de perturbação na síntese e funcionamento de regulador de condutância transmembrana na fibrose cística (CFTR).

infecção secundária e inflamação das paredes bronquilares. Os ciclos recorrentes de obstrução e infecção resultam em **bronquiolite e bronquite crônicas**, que aumentam de gravidade à medida que a doença progride. As glândulas mucosas nos brônquios sofrem hipertrofia e hiperplasia, e as vias aéreas são distendidas por secreções espessas e persistentes. Uma **bronquiectasia** ampla torna-se aparente aos 10 anos de idade e mesmo antes. Nos estágios avançados da doença, são comuns grandes cistos bronquiectásicos e abscessos pulmonares. As alterações vasculares de hipertensão pulmonar secundária complicam a bronquite crônica.

PÂNCREAS: Como notado, a maioria (85%) dos pacientes com CF tem uma forma de **pancreatite crônica**, e nos casos de longa duração, resta pouco ou nenhum pâncreas exócrino funcional. As secreções espessas dos dutos pancreáticos produzem uma dilatação secundária e mudança cística dos dutos distais (Fig. 6.25). A pancreatite recorrente leva à perda de células acinares e fibrose ampla. Na necropsia, o pâncreas é em geral representado simplesmente por tecido fibroadiposo cístico contendo ilhotas de Langerhans, donde a designação original desta doença de *fibrose cística do pâncreas.*

FÍGADO: As secreções de muco espesso no sistema biliar intra-hepático obstruem o fluxo de bile nas áreas de drenagem dos dutos afetados, e são responsáveis pelo desenvolvimento de **cirrose biliar secundária**, vista em um quarto dos pacientes na necropsia. Microscopicamente, o fígado exibe secreções espessadas nos dutos e dúctulos, inflamação portal e fibrose septal. Ocasionalmente (2-5%), as lesões hepáticas são suficientemente amplas para levar a manifestações clínicas de cirrose biliar.

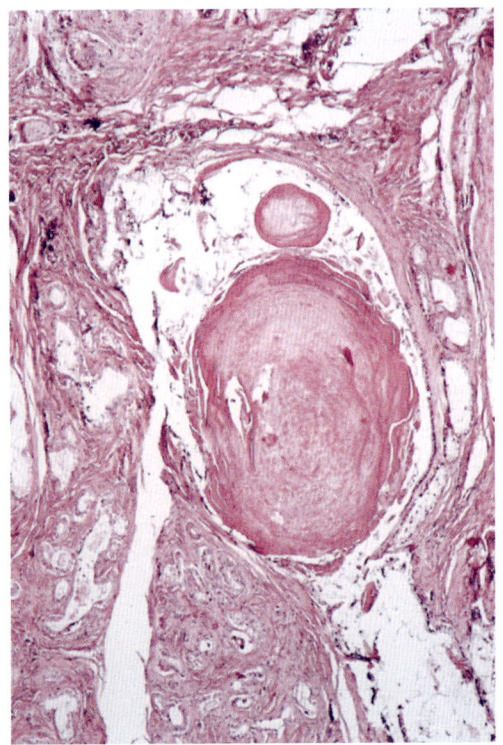

FIGURA 6.25
Concreção intraductal e atrofia dos ácinos no pâncreas de um paciente com fibrose cística.

TRATO GASTRINTESTINAL: Logo após o nascimento, o neonato normal expele os conteúdos intestinais que se acumularam no útero (mecônio). A lesão mais importante no trato gastrintestinal na CF é a obstrução do intestino delgado no neonato, chamada de **íleo meconial**, que é causada pela incapacidade de passar o mecônio no perído imediatamente após o parto. Esta complicação, que ocorre em 5 a 10% dos neonatos com CF, foi atribuída à incapacidade das secreções pancreáticas em digerir o mecônio, possivelmente aumentada pela maior viscosidade das secreções do intestino delgado.

VIAS REPRODUTIVAS: Quase todos os meninos com CF apresentam atrofia ou fibrose dos dutos do sistema reprodutivo, incluindo vas deferens, epidídimo e vesículas seminais. A patogenia destas lesões está relacionada a obstrução da luz por secreções espessas bem cedo na vida e até mesmo no útero. Como resultado, apenas 2 a 3% dos homens tornam-se férteis, a maioria demonstrando uma ausência de espermatozóides no sêmen.

Apenas uma minoria das mulheres com CF é fértil, e muitas delas sofrem de ciclos anovulatórios como resultado de má nutrição e infecções crônicas. Além disso, a rolha de muco cervical é anormalmente espessa e persistente.

 Manifestações Clínicas: **O diagnóstico de CF é mais confiavelmente feito pela demonstração de aumento das concentrações de eletrólitos no suor.** A diminuição da condutância de cloro característica da CF resulta na incapacidade de reabsorção de cloreto pelas células dos dutos das glândulas sudoríparas e, portanto, no acúmulo de cloreto de sódio no suor (Fig. 6.26). De fato, as crianças com CF foram descritas como tendo "suor salgado", e podem até mesmo apresentar cristais de sal em sua pele após suar muito.

O curso clínico da CF é altamente variável. Em um extremo, a morte pode resultar de íleo meconial no período neonatal, enquanto alguns pacientes foram relatados sobrevivendo até os 50 anos. A melhoria dos cuidados médicos e o reconhecimento de casos mais brandos de CF servem para prolongar o tempo médio de vida, que hoje é de cerca de 30 anos.

Os sintomas pulmonares de CF começam com tosse, que eventualmente torna-se produtiva de grandes quantidades de escarro purulento e persistente. Os episódios de bronquite infecciosa e broncopneumonia tornam-se progressivamente mais freqüentes, e eventualmente desenvolve-se a dispnéia. A insuficiência respiratória e as complicações cardíacas de hipertensão pulmonar (cor pulmonale) são seqüelas posteriores.

Os organismos mais comuns que infectam as vias respiratórias na CF são *Staphylococcus* e *Pseudomonas*. À medida que a doença avança, *Pseudomonas* pode ser o único organismo cultivado do pulmão. **De fato, a recuperação de *Pseudomonas*, particularmente da variedade mucóide, dos pulmões de uma criança com doença respiratória crônica é praticamente diagnóstica de CF.** A infecção com *Burkholderia cepacia* está associada a *síndrome de cepacia*, uma infecção pulmonar muito grave que é altamente resistente ao tratamento com antibióticos e é comumente fatal.

A insuficiência de secreção pancreática exócrina leva à má absorção de gordura e proteína, um efeito que se reflete em fezes volumosas, de odor forte (esteatorréia), deficiências nutricionais e retardo de crescimento.

A drenagem postural das vias aéreas, antibioticoterapia, e suplementação de enzimas pancreáticas são os eixos principais

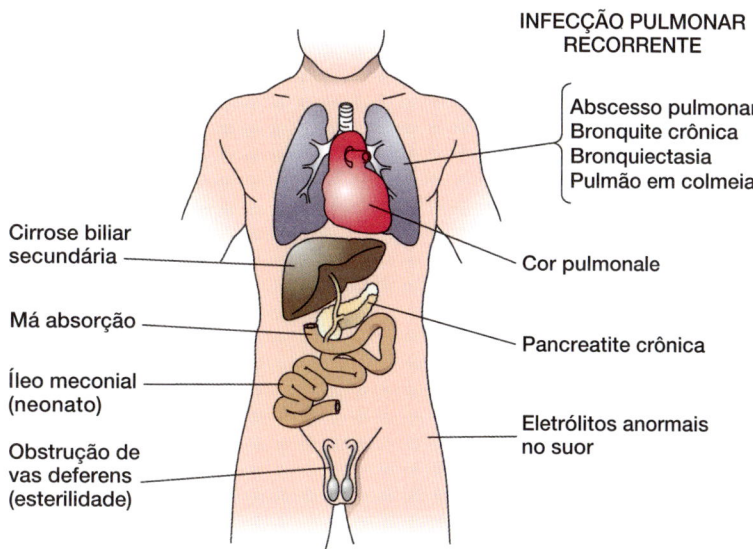

FIGURA 6.26
Manifestações clínicas da fibrose cística.

do tratamento da CF. O diagnóstico molecular pré-natal da CF em amostras obtidas por amniocentese ou punção de vilosidades coriônicas é acurado em 95% dos casos.

Doenças de Armazenamento Lisossômico São Caracterizadas pelo Acúmulo de Substratos Normais Não Metabolizados nos Lisossomos Devido a Deficiências de Hidrolases Ácidas Específicas

Os lisossomos são sacos membranosos de enzimas hidrolíticas usadas para a digestão intracelular controlada de macromoléculas. As enzimas digestivas lisossômicas são chamadas de "hidrolases ácidas" porque funcionam otimamente na faixa ácida (pH 3,5-5,5), um ambiente mantido por uma bomba de prótons dependente de ATP na membrana lisossômica. Estas enzimas degradam quase todos os tipos de macromoléculas biológicas. As macromoléculas extracelulares que são incorporadas por endocitose ou fagocitose e constituintes intracelulares que estão sujeitos a autofagia são digeridos nos lisossomos em seus componentes básicos. Os produtos finais devem ser transportados através da membrana lisossômica para o citosol, no qual são reaproveitados na síntese de novas macromoléculas.

Quase todas as doenças de armazenamento lisossômico resultam de mutações em genes que codificam hidrolases lisossômicas. Uma deficiência em uma ou mais das 40 hidrolases ácidas pode resultar na incapacidade de catabolizar o substrato macromolecular normal desta enzima. Como resultado, o substrato não digerido se acumula nos lisossomos, levando a um ingurgitamento destas organelas e expansão do compartimento lisossômico da célula. A distensão resultante dos lisossomos é feita à custa de outros componentes celulares críticos, particularmente no cérebro e coração, e pode levar a uma insuficiência do funcionamento celular.

As doenças de armazenamento lisossômico são classificadas de acordo com o material retido dentro dos lisossomos. Assim, quando os substratos que se acumulam são esfingolipídios, falamos de *esfingolipidoses*. Similarmente, a estocagem de mucopolissacarídeos (glicosaminoglicanos) leva a *mucopolissacaridoses*. Mais de 30 doenças lisossômicas distintas já foram descritas, mas restringiremos nossa discussão aos exemplos mais importantes.

As **esfingolipidoses** são doenças de armazenamento lisossômico caracterizadas pelo acúmulo de alguns lipídios derivados da renovação de membranas celulares obsoletas. Os cerebrosídeos, gangliosídeos, esfingomielina e sulfatídeos são componentes esfingolipídicos das membranas de uma variedade de células. Estas substâncias são degradadas dentro dos lisossomos por vias metabólicas complexas em esfingosina e ácidos graxos (Fig. 6.27). As deficiências de muitas das hidrolases ácidas que são mediadoras de etapas específicas nestas vias resultam no acúmulo de substratos intermediários não digeridos nos lisossomos.

Doença de Gaucher

A doença de Gaucher é caracterizada pelo acúmulo de glicosilceramida, primariamente nos lisossomos de macrófagos. O distúrbio foi primeiro descrito em 1882, em uma tese de doutorado de Gaucher, mas a ocorrência familiar não foi reconhecida por cerca de 20 anos.

 Patogenia: A anomalia subjacente na doença de Gaucher é uma deficiência de glicocerebrosidase, um tipo de β-glicosidase ácida lisossômica. A deficiência enzimática pode ser associada a uma variedade de mutações em uma base no gene de β-glicosidase, que está no braço longo do cromossomo 1 (1q21). Cada um dos três tipos clínicos

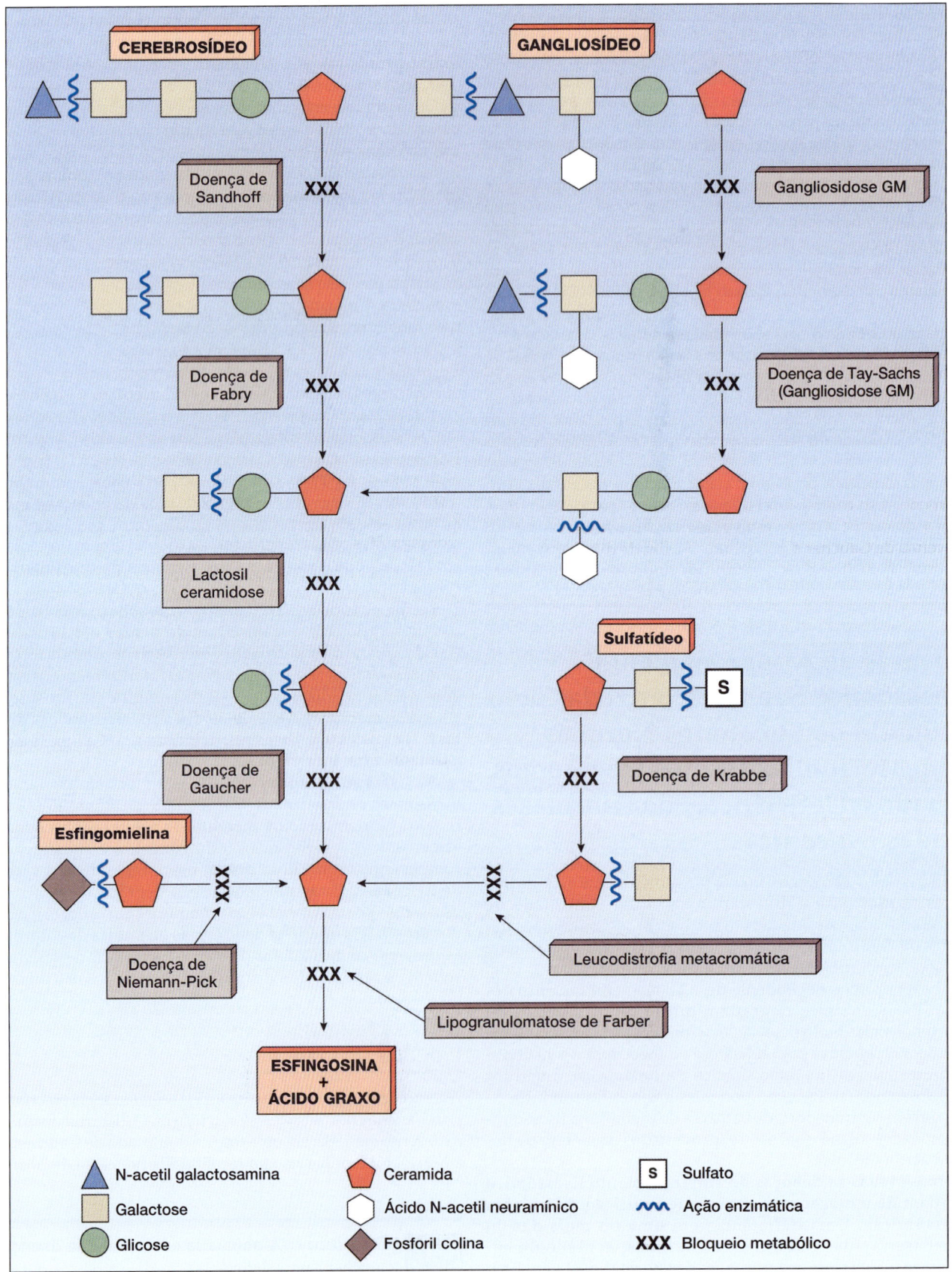

FIGURA 6.27
Perturbações do metabolismo de lipídios em várias esfingolipidoses.

da doença (ver adiante) exibe mutações heterogêneas no gene de β-glicosidase, embora a base molecular para as diferenças fenotípicas ainda não esteja firmemente estabelecida.

A glicosilceramida que se acumula nas células de Gaucher no fígado, baço, medula óssea e linfonodos é derivado principalmente do catabolismo de leucócitos senescentes. As membranas destas células são ricas em cerebrosídeos, e, quando sua degradação é bloqueada pela deficiência de glicocerebrosidase, o metabólito intermediário, glicosilceramida, se acumula. A glicosilceramida das células de Gaucher no cérebro é tida como originando-se da renovação dos gangliosídeos da membrana plasmática das células no sistema nervoso central.

 Patologia: O marco deste distúrbio é a presença das *células de Gaucher*, que são macrófagos carregados de lipídios que estão caracteristicamenre presentes na polpa vermelha do baço, sinusóides hepáticos, linfonodos, pulmões e medula óssea, embora possam ser encontrados em praticamente qualquer órgão do corpo. Estas células são derivadas de macrófagos residentes nos respectivos órgãos, por exemplo, as células de Kupffer no fígado e os macrófagos alveolares no pulmão. Nas variantes incomuns da doença de Gaucher com envolvimento do sistema nervoso central, as células de Gaucher se originam das células periadventícias nos espaços de Virchow-Robin.

A célula de Gaucher é grande (20-100 μm de diâmetro) e tem um citoplasma claro e um núcleo descentrado (Fig. 6.28). Na microscopia óptica, o citoplasma tem um aspecto fibrilar característico, que foi comparado a um "papel amarrotado" e é intensamente positivo com a coloração de ácido periódico-Schiff (PAS). Por microscopia eletrônica, o material estocado é encontrado dentro de lisossomos aumentados, e se apresenta como camadas paralelas de estruturas tubulares.

O aumento do baço é praticamente universal na doença de Gaucher. Na forma adulta da doença, a esplenomegalia pode ser intensa, com o baço pesando até 10 kg. A superfície do baço aumentado é firme e clara, e em geral contém infartos claramente demarcados. Microscopicamente, a polpa vermelha apresenta infiltrados nodulares e difusos de células de Gaucher, juntamente com fibrose moderada.

O fígado é geralmente aumentado pela presença de células de Gaucher dentro dos sinusóides, mas os hepatócitos não são afetados. Nos casos graves, a fibrose hepática e mesmo cirrose podem ocorrer. A amplitude do envolvimento da medula óssea é variável, mas leva a algumas anomalias radiológicas em 50 a 75% dos casos (ver o Cap. 26).

As células de Gaucher também podem ser encontradas em muitos outros órgãos, incluindo os linfonodos, pulmões, glândulas endócrinas, pele, trato gastrintestinal e rins, embora os sintomas referidos a estes órgãos sejam incomuns.

Quando o cérebro é afetado, as células de Gaucher estão presentes nos espaços de Virchow-Robin ao redor dos vasos sangüíneos. Na forma infantil (neuronopática) da doença de Gaucher, estas células também foram encontradas no parênquima, no qual podem estimular gliose e a formação de nódulos microgliais.

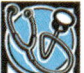 **Manifestações Clínicas:** A doença de Gaucher é classificada em três formas distintas, com base na idade de início e grau de envolvimento neurológico.

- **Tipo 1 (não-neuronopática crônica):** Esta variante da doença de Gaucher é a mais comum de todas as doenças de armazenamento lisossômico, e é encontrada principalmente nos judeus ashkenazi adultos, entre os quais a incidência é entre 1 em 600 e 1 em 2.500. A idade de início é altamente variável, com alguns casos sendo diagnosticados em crianças e outros em pessoas com 70 anos de idade. Similarmente, a gravidade das manifestações clínicas varia muito. A maioria dos casos não é diagnosticada até a vida adulta e se apresenta inicialmente como uma esplenomegalia indolor e as complicações do hiperesplenismo (anemia, leucopenia e trombocitopenia). Embora a hepatomegalia seja comum, a doença hepática clínica é rara. O envolvimento ósseo, sob a forma de dor e fraturas patológicas, é a causa principal da incapacidade e pode ser grave o suficiente para confinar o paciente a uma cadeira de rodas. A expectativa de vida da maioria das pessoas com o tipo 1 de Gaucher é normal. Este tipo de doença de Gaucher é agora tratado com sucesso pela administração intravenosa de cerebrosidase ácida modificada de glicose, embora o custo extremamente alto limite seu uso. O transplante de medula também é efetivo, mas é pouco usado devido aos riscos associados à terapia. O diagnóstico pré-natal, baseado na atividade de β-glicosidase no líquido amniótico ou vilosidade coriônica ou na tecnologia de DNA, está hoje disponível rotineiramente.
- **Tipo 2 (neuronopática aguda):** O tipo 2 de doença de Gaucher é raro e distintamente diferente do tipo 1 na idade de início e apresentação clínica. Está geralmente presente aos 3 meses com hepatosplenomegalia e não tem predileção étnica. Dentro de poucos meses, a criança exibe sinais neurológicos, com a clássica tríade de trismo, estrabismo e flexão retrógrada do pescoço. Segue-se uma rápida deterioração neurológica, e a maioria dos pacientes morre antes da idade de 1 ano.
- **Tipo 3 (subaguda neuronopática):** Esta forma de doença de Gaucher também é rara e combina características dos tipos 1 e 2 da doença. A deterioração neurológica se apresenta em uma idade mais avançada que nos pacientes com o tipo 2, e é de progressão mais lenta.

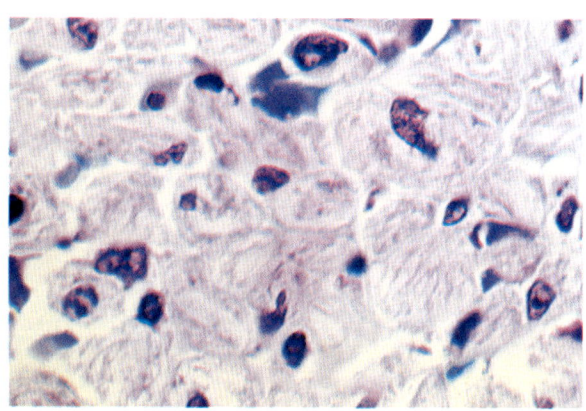

FIGURA 6.28
O baço na doença de Gaucher. Células típicas de Gaucher têm um citoplasma espumoso e núcleos situados fora do centro.

Doença de Tay-Sachs (Gangliosidose GM_2, Tipo 1)

A doença de Tay-Sachs é a variante infantil catastrófica de uma classe de doenças de armazenamento lisossômico conhecida como GM_2 gangliosidose, na qual este gangliosídeo é depositado nos neurônios do *sistema nervoso central, devido a uma falha de degradação lisossômica.* A associação de um "ponto vermelho cereja" na retina e profundo retardo mental e físico foi primeiro indicada em 1881 por Warren Tay, um oftalmologista inglês. Quinze anos mais tarde, Bernard Sachs, um neurologista americano, descreveu as características histológicas do distúrbio e criou o termo "idiotia familiar amaurótica (cego)". A doença de Tay-Sachs é herdada como uma característica autossômica recessiva e é predominantemente um distúrbio de judeus ashkenazi, nos quais a taxa de heterozigotos é de 1 em 30, e a incidência natural de homozigotos é de 1 em 4.000 nativinos. Em contrapartida, a incidência da doença de Tay-Sachs na população americana não-judia é menor que 1 em 100.000 nativinos. Os programas de triagem para heterozigotos entre judeus ashkenazi agora reduziu a incidência da doença em 90%. As outras gangliosidoses GM_2 são extremamente raras.

 Patogenia: Os gangliosídeos são glicoesfingolipídios que consistem em uma ceramida e uma cadeia oligossacarídica que contém ácido *N*-acetilneuramínico (ver Fig. 6.27). Eles estão presentes no folheto externo da membrana plasmática das células animais, particularmente nos neurônios cerebrais.

O catabolismo lisossômico de 1 dos 12 gangliosídeos conhecidos no cérebro, o gangliosídeo GM_2, é feito pela atividade de β-hexosaminidases (A e B), que são compostas de subunidades α e β e requerem a participação da proteína ativadora GM_2. Uma deficiência em qualquer um destes componentes resulta na doença clínica.

A doença clínica (também conhecida como deficiência de subunidade α de hexosaminidase) resulta de cerca de 50 mutações diferentes no gene no cromossomo 15q23-24 que codifica a subunidade α de hexosaminidase A, com um resultante defeito na síntese desta enzima. Uma inserção de quatro nucleotídeos no éxon 11 é a mutação mais comum entre os judeus ashkenazi, contribuindo com mais de dois terços dos portadores, ou cerca de 2% desta população. As subunidades β são sintetizadas normalmente e se associam para formar o dímero conhecido como hexosaminidase B, cujos níveis são normais ou mesmo aumentados na doença de Tay-Sachs.

A **doença de Sandhoff** é o resultado de uma mutação do gene no cromossomo 5 que codifica a subunidade β e ocasiona deficiências tanto de hexosaminidase A quanto B.

Uma terceira e rara variante é o resultado de um defeito na síntese da proteína ativadora de GM_2 (cromossomo 5) face às atividades normais das hexosaminidases.

 Patologia: O gangliosídeo GM_2 acumula-se nos lisossomos de todos os órgãos na doença de Tay-Sachs, mas ele é mais proeminente nos neurônios cerebrais e células da retina. O tamanho do cérebro varia com a duração da sobrevida da criança afetada. Os casos mais precoces são marcados por atrofia cerebral, enquanto o cérebro pode ter até o dobro do peso nos que sobrevivem depois de um ano. O exame microscópico revela neurônios acentuadamente distendidos com estocagem de material que se cora positivamente para lipídios. Por microscopia eletrônica, vê-se que os neurônios estão ingurgitados de "corpos membranosos citoplasmáticos", que são compostos de redemoinhos de estruturas lamelares (Fig. 6.29). À medida que a doença progride, os neurônios são perdidos, e vários macrófagos

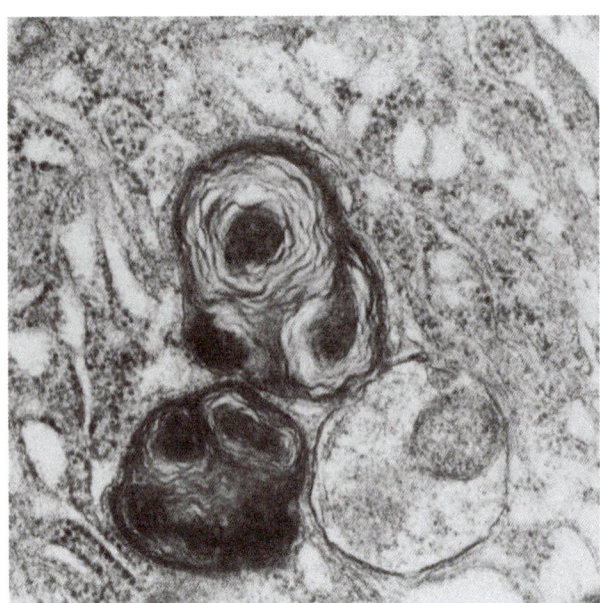

FIGURA 6.29
Doença de Tay-Sachs. O citoplasma das células nervosas contém lisossomos cheios de membranas concêntricas.

cheios de lipídios são conspícuos na substância cinzenta do córtex cerebral. Eventualmente, a gliose torna-se proeminente, e a mielina e os axônios na substância branca são perdidos. As mudanças patológicas nas outras formas de gangliosidose GM_2 são similares às da doença de Tay-Sachs, embora geralmente menos graves.

 Manifestações Clínicas: A sintomatologia da doença de Tay-Sachs aparece entre os 6 e 10 meses de idade e é caracterizada por fraqueza progressiva, hipotonia e atenção diminuída. A deterioração mental e motora progressivas, em geral com convulsões generalizadas, seguem-se rapidamente. A visão é gravemente prejudicada, e a cegueira (do grego *amaurosis*) é a característica que foi responsável pela designação original da doença como idiotia amaurótica familiar. O envolvimento das células ganglionares da retina é detectado pela oftalmoscopia como **ponto vermelho cereja** na mácula. Esta característica reflete a lividez das células afetadas, que acentua a proeminência de vasos subjacentes à fóvea central. A maioria das crianças com doença de Tay-Sachs morre antes dos 4 anos de idade.

Doença de Niemann-Pick

A doença de Niemann-Pick (NPD) refere-se a lipidoses que são caracterizadas pela estocagem lisossômica de esfingomielina em macrófagos de muitos órgãos, em hepatócitos e no cérebro. Estes distúrbios são classificados em duas categorias, chamadas *tipos A e B*. O tipo A de NPD aparece na lactância e é caracterizado por hepatosplenomegalia e neurodegeneração progressiva, com a morte ocorrendo aos 3 anos de idade. O tipo B de NPD é mais variável e apresenta principalmente hepatosplenomegalia e sintomatologia neurológica mínima, com sobrevida até a vida adulta. Uma freqüência particularmente alta de NPD é observada entre judeus ashkenazi, mas o distúrbio está presente em outros grupos étnicos. Entre os primeiros, a incidência do tipo A de NPD é de 1 em 40.000 e do tipo B de 1 em 80.000, com uma prevalência combinada de heterozigotos de 1 em 100.

Patogenia: A esfingomielina é um fosfolipídio da membrana composto de fosforilcolina, esfingosina (uma amino álcool de cadeia longa) e um ácido graxo, que contribui com até 14% do total de fosfolipídios do fígado, baço e cérebro. O defeito metabólico na NPD reflete 12 mutações diferentes no gene (11p15.1-15.4) que codifica a **esfingomielinase**, a enzima lisossômica que hidrolisa a esfingomielina em ceramida e fosforilcolina. A NPD tipo A reflete a ausência completa de atividade de esfingomielinase, enquanto nos pacientes do tipo B pode ser detectada até 10% da atividade normal.

Patologia: A célula de estocagem característica na NPD é uma célula espumosa, isto é, um macrófago aumentado (20-90 μm) no qual o citoplasma está distendido pela presença de vacúolos uniformes que contêm esfingomielina e colesterol. Por microscopia eletrônica, os redemoinhos de estruturas lamelares distendem os lisossomos.

As células espumosas são particularmente numerosas no baço, linfonodos e medula óssea, mas também são encontradas no fígado, pulmões e trato gastrintestinal. O baço está aumentado, em geral em grandes proporções, e microscopicamente, as células espumosas são distribuídas difusamente pela polpa vermelha. Os linfonodos aumentados pelas células espumosas são vistos em muitos locais. Os tecidos hematopoéticos na medula óssea podem ser deslocados por agregados de células espumosas. O fígado está aumentado pela presença de esfingomielina estocada e colesterol nos lisossomos de células de Kupffer e hepatócitos.

O cérebro é o órgão mais importante envolvido na NPD tipo A, e o dano neurológico é a causa usual de morte. À necropsia, o cérebro é atrófico e nos casos graves pode ser reduzido até a metade do peso normal. Os neurônios estão distendidos pela presença de vacúolos contendo os mesmos lipídios estocados encontrados em outras partes do corpo. Os casos avançados são caracterizados por uma perda grave de neurônios e às vezes por desmielinização. As células espumosas são notadas em muitos locais. Metade das crianças afetadas pelo tipo A da doença demonstra um ponto vermelho cereja na retina, similar ao visto na doença de Tay-Sachs.

Manifestações Clínicas: A NPD tipo A manifesta-se no início da lactância com aumento do baço e fígado e retardo psicomotor. Há uma perda progressiva motora e da função intelectual, e a criança tipicamente morre entre 2 e 3 anos de idade. A maioria dos pacientes tipo B são identificados na lactância devido à hepatosplenomegalia. A infiltração pulmonar com macrófagos cheios de esfingomielina pode levar a um comprometimento da função respiratória em muitos pacientes com a doença tipo B. Entretanto, estes pacientes têm poucos sintomas neurológicos, e podem sobreviver por muitos anos.

Mucopolissacaridoses

As mucopolissacaridoses (MPS) constituem uma diversidade de doenças de armazenamento lisossômico caracterizadas pelo acúmulo de glicosaminoglicanos (mucopolissacarídeos) em muitos órgãos. Todos os tipos de MPS são herdados como características autossômicas recessivas, com exceção da síndrome de Hunter, que é recessiva ligada ao X. Estas doenças raras são causadas por deficiências em qualquer uma das 10 enzimas lisossômicas envolvidas na degradação seqüencial de glicosaminoglicanos (Fig. 6.30). São descritos seis fenótipos anormais, cada um variando com a deficiência enzimática específica (Quadro 6.8).

Patogenia: Os glicosaminoglicanos (GAGs) são grandes polímeros compostos de unidades dissacarídicas repetidas contendo *N*-acetilexosamina e uma hexose ou ácido hexurônico. Um dos componentes dissacarídicos pode estar sulfatado. Os GAGs acumulados (sulfato de dermatan, de heparan, de queratan e condroitina sulfato) na MPS são todos derivados da clivagem de proteoglicanos, que são constituintes importantes da matriz extracelular. Os GAGs são degradados de modo gradativo removendo as unidades de açúcar ou grupos sulfato. Assim, uma deficiência em qualquer uma das glicosidases ou sulfatases resulta no acúmulo de GAGs não degradados. Um caso especial é uma deficiência de *N*-acetiltransferase, que leva à deposição de sulfato de heparan na doença de Sanfilippo C.

QUADRO 6.8 Mucopolissacaridose

Tipo	Epônimo	Localização do Gene	Manifestações Clínicas
I H	Hurter	4p16.3	Organomegalia, lesões cardíacas, disostose múltipla, opacidade da córnea, morte na infância
I S	Scheie	4p16.3	Rigidez das articulações, opacidade da córnea, inteligência normal, longevidade
II	Hunter	X	Organomegalia, disostose múltipla, retardo mental, morte antes dos 15 anos de idade
III	Sanfillipo	12q14	Retardo mental
IV	Morquio	16q24	Deformidades esqueléticas, opacidade da córnea
V	Obsoleto	—	—
VI	Marateaux Lamy	5q13–14	Disostose múltipla, opacidade da córnea, morte na 2.ª década
VII	Sly	7q21.1–22	Hepatosplenomegalia, disostose múltipla

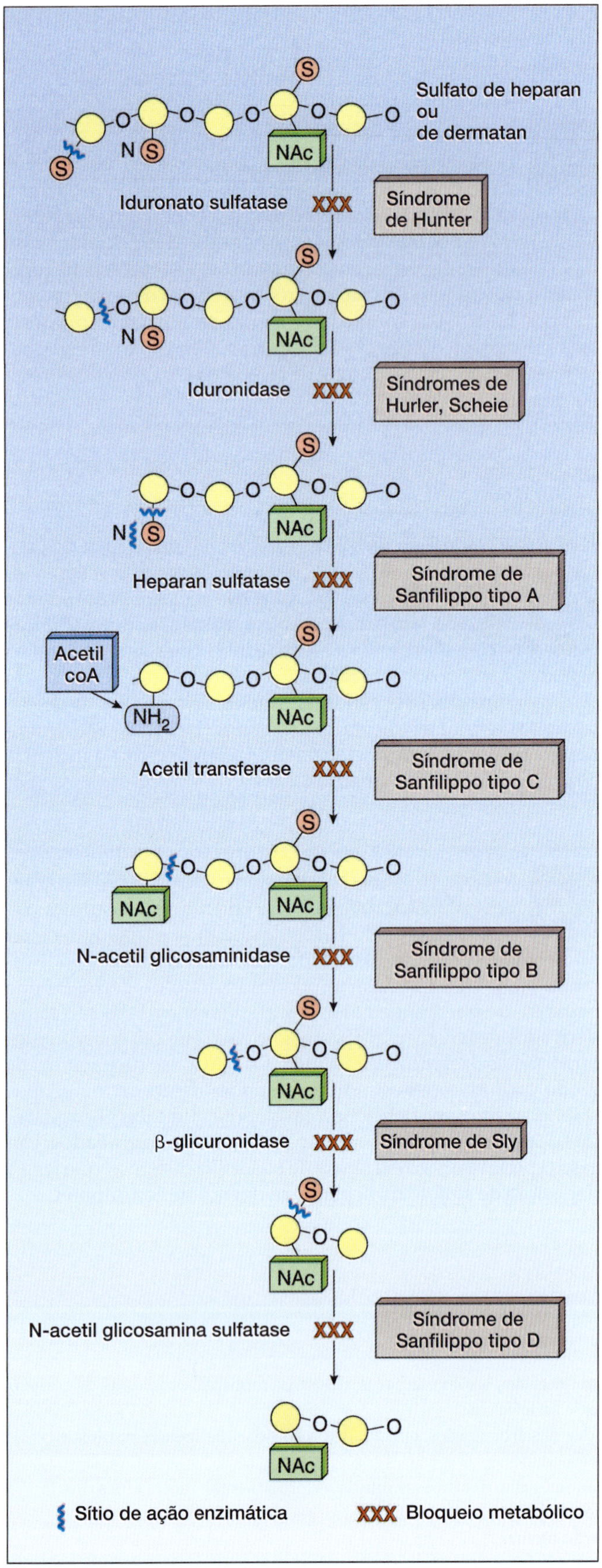

Patologia: Embora a gravidade e localização das lesões na MPS variem com a deficiência enzimática específica, algumas características são comuns à maioria destas síndromes. Os GAGs não degradados tendem a se acumular nas células do tecido conjuntivo, fagócitos mononucleares (incluindo células de Kupffer), células endoteliais, neurônios, e hepatócitos. As células afetadas são aumentadas e claras, e os corantes para metacromasia confirmam a presença de GAGs. Por microscopia eletrônica, são notados vários lisossomos aumentados contendo material granular ou listrado.

As lesões mais importantes nas MPS envolvem o sistema nervoso central, o esqueleto, e o coração, embora a hepatosplenomegalia e a opacidade da córnea sejam comuns.

O **sistema nervoso central** inicialmente demonstra apenas o acúmulo de GAGs, mas com o avanço da doença, há uma perda ampla de neurônios e aumento de gliose, mudanças que se refletem na atrofia cortical. A hidrocefalia comunicante, devido ao envolvimento das meninges, freqüentemente é relatada.

As **deformidades esqueléticas** são uma conseqüência do acúmulo de GAGs nos condrócitos, um processo que eventualmente interfere na seqüência endocondral normal da ossificação. Os focos anormais de osteóide e ossos entrelaçados são comuns nas deformidades esqueléticas.

As **lesões cardíacas** em geral são graves e se caracterizam por espessamento e distorção das valvas, cordas tendíneas e endocárdio. As artérias coronárias são freqüentemente estreitadas por espessamento da íntima causado pelos depósitos de GAGs nas células dos músculos lisos.

A **hepatosplenomegalia** é secundária à distenção das células de Kupffer e hepatócitos no fígado e ao acúmulo de macrófagos com GAGs no baço.

Manifestações Clínicas: A **síndrome de Hurler** (MPS IH), a forma clínica mais grave de MPS, permanece o protótipo destas síndromes. As manifestações clínicas de outras variedades de MPS são resumidas no Quadro 6.8. Os sintomas da síndrome de Hurler tornam-se aparentes entre os 6 meses e 2 anos. Estas crianças manifestam tipicamente deformidades esqueléticas, fígado e baço aumentados, uma face característica e rigidez das articulações. A combinação de características faciais grosseiras e nanismo é reminiscente das figuras de gárgulas que decoravam as catedrais góticas e levou ao termo *gargoilismo* antes associado a esta síndrome.

As crianças com síndrome de Hurler sofrem um retardo de desenvolvimento, perda auditiva, opacidade da córnea e deterioração mental progressiva. O aumento da pressão intracraniana, devido a hidrocefalia comunicante, pode ser problemático. A maioria dos pacientes morre antes dos 10 anos de idade em conseqüência de infecções pulmonares recorrentes e complicações cardíacas.

A detecção de heterozigotos é difícil, devido a superposição na atividade enzimática de células cultivadas com a população normal. O diagnóstico pré-natal é possível para todas as MPS e é rotineiro para as síndromes de Hurler e Hunter.

Glicogenoses (Doenças de Armazenamento de Glicogênio)

As glicogenoses são um grupo de pelo menos 10 distúrbios herdados distintos caracterizados pelo acúmulo de glicogênio, principalmente

FIGURA 6.30
Bloqueios metabólicos em várias mucopolissacaridoses que afetam a degradação de sulfato de heparan e sulfato de dermatan.

no fígado, músculo esquelético e coração. Cada entidade reflete uma deficiência de uma das enzimas específicas envolvidas no metabolismo de glicogênio (Fig. 6.31). Com uma exceção rara (deficiência de fosforilase cinase ligada ao X), todos os tipos de doença de armazenamento de glicogênio representam características autossômicas recessivas. As glicogenoses são doenças raras, variando em freqüência de 1 em 100.000 a 1 em 1 milhão.

O glicogênio é um grande polímero de glicose (20.000–30.000 unidades de glicose por molécula), que é estocado na maioria das células para dar uma fonte imediata de energia durante o estado de jejum. O fígado e os músculos são particularmente ricos em glicogênio, embora suas funções sejam diferentes em cada órgão. O fígado estoca glicogênio não para seu próprio uso, mas para um suprimento rápido de glicose ao sangue, particularmente para beneficiar o cérebro. Em contraposição, o glicogênio nos músculos esqueléticos é usado como combustível local quando o suprimento de oxigênio ou de glicose cai. O glicogênio é sintetizado e degradado seqüencialmente pela ação de várias enzimas, e uma deficiência em uma delas leva ao acúmulo de glicogênio.

Embora cada uma das doenças de armazenamento de glicogênio envolva o acúmulo de glicogênio, o envolvimento significativo do órgão varia com o defeito enzimático específico. Alguns afetam predominantemente o fígado, enquanto outros são principalmente manifestos por disfunção cardíaca ou de músculos esqueléticos. **Importante, os sintomas de uma glicogenose podem refletir o acúmulo do próprio glicogênio (doença de Pompe, doença de Andersen) ou a falta de glicose que é normalmente derivada da degradação de glicogênio (doença de von Gierke, doença de McArdle).**

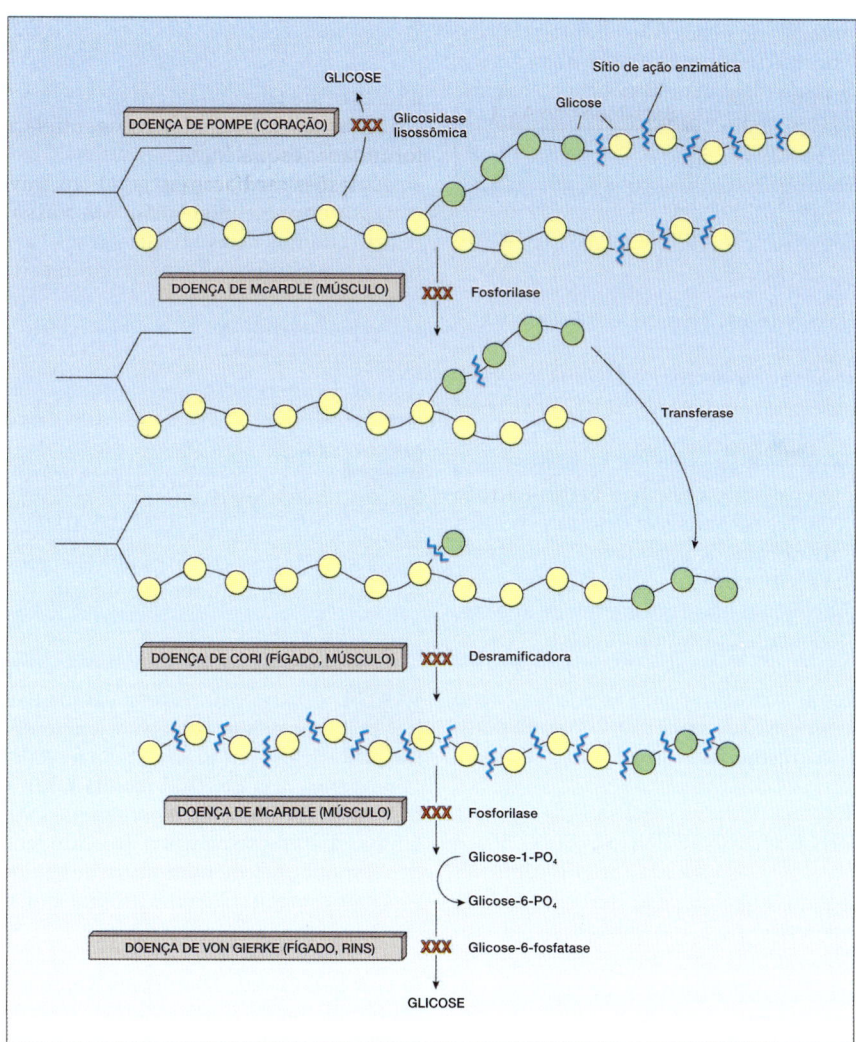

FIGURA 6.31
Catabolismo seqüencial de glicogênio e as enzimas que são deficientes em várias glicogenoses. O glicogênio é um polímero ramificado de cadeia longa de unidades de glicose, que estão conectadas por ligações α-1,4, exceto nos pontos de ramificação, onde está presente uma ligação α-1,6. A fosforilase hidrolisa as ligações α-1,4 até um ponto distal três glicoses de um açúcar com ligação α-1,6. Estas três unidades de glicose são transferidas para a cadeia unida por ligações α-1,4, pela enzima desramificadora bifuncional amido-1,6 glicosidase. Subseqüentemente a mesma enzima remove o açúcar com ligação α-1,6 no ponto original de ramificação. Isto cria uma cadeia α-1,4 linear, que é degradada pela fosforilase em glicose-1-fosfato. Após a conversão em glicose 6-fosfato, a glicose é liberada pela ação da glicose-6-fosfatase. Uma pequena proporção de glicogênio é totalmente degradada dentro dos lisossomos pela α-glicosidase ácida. Vermelho = bloqueio metabólico.

Discutiremos apenas exemplos representativos de glicogenoses conhecidas.

***DOENÇA DE VON GIERKE (GLICOGENOSE TIPO IA):** A doença de von Gierke é caracterizada pelo acúmulo de glicogênio no fígado como resultado de uma deficiência de glicose-6-fosfatase.* Os sintomas refletem a incapacidade do fígado em converter glicogênio para glicose, um defeito que resulta em hepatomegalia e hipoglicemia. O distúrbio geralmente é evidente na lactância ou início da infância. Embora o crescimento seja em geral reduzido, com o tratamento moderno o prognóstico de desenvolvimento mental normal e longevidade é geralmente bom.

***DOENÇA DE POMPE (GLICOGENOSE TIPO II):** A doença de Pompe é uma doença de armazenamento lisossômico que envolve praticamente todos os órgãos e resulta em morte por insuficiência cardíaca antes dos 2 anos de idade.* As variantes juvenil e adulta são menos comuns e têm um prognóstico melhor. Normalmente, uma pequena proporção de glicogênio citoplasmático é degradado dentro dos lisossomos após uma seqüência autofágica. A glicogenose tipo II é causada por uma deficiência na enzima lisossômica α-glicosidase ácida (17q23), que leva a um acúmulo inexorável de glicogênio não degradado nos lisossomos de muitas células diferentes. Curiosamente, os pacientes não sofrem hipoglicemia, pois as principais vias metabólicas de síntese de glicogênio e degradação no citoplasma permanecem normais.

***DOENÇA DE ANDERSEN (GLICOGENOSE TIPO IV):** A doença de Andersen é uma condição muito rara na qual uma forma anormal de glicogênio, chamada* amilopectina, *é depositada principalmente no fígado, mas também no coração, músculos e sistema nervoso. As crianças com glicogenose tipo IV tipicamente morrem de* **cirrose hepática** *entre os 2 e 4 anos de idade.* O distúrbio resulta de uma deficiência de uma enzima ramificadora (amiloglicantransferase) (3p12) responsável por criar pontos de ramificação na molécula normal de glicogênio. A ausência de enzima ramificadora leva a formação e acúmulo de uma forma tóxica e insolúvel de glicogênio que é normalmente ausente nas células animais e se assemelha ao amido vegetal. O transplante de fígado cura a doença de Andersen. Notadamente, os depósitos de amilopectina no coração e outros tecidos extra-hepáticos são significativamente reduzidos após o transplante de fígado, embora o mecanismo para este efeito paradoxal seja obscuro.

***DOENÇA DE McARDLE (GLICOGENOSE TIPO V):** A doença de McArdle é caracterizada pelo acúmulo de glicogênio nos músculos esqueléticos, devido a uma deficiência de fosforilase muscular (11q13), a enzima responsável pela liberação de glicose-1-fosfato do glicogênio.* Os sintomas geralmente aparecem na adolescência ou início da vida adulta e consistem em câimbras musculares e espasmos durante o exercício e às vezes miocitólise e resultante mioglobinúria. Evitar exercícios impede os sintomas.

Cistinose

A cistinose é uma doença de armazenamento lisossômico que se caracteriza pelo acúmulo de cistina cristalina nos lisossomos devido à ausência de *cistinosina*, um transportador transmembrana de cistina. O gene afetado pela mutação está situado no cromossomo 17p13. A cistinose ocorre em 1 por 100.000 a 200.000 nativivos. Caracteriza-se pela síndrome de Fanconi (polidipsia, excreção de grandes quantidades de urina diluída, desidratação, desequilíbrio de eletrólitos, retardo de crescimento e raquitismo) começando entre 6 e 12 meses de idade. Sem tratamento, a cistinose progride para insuficiência renal, em geral antes da adolescência. As anomalias de funcionamento pulmonar e cerebral são comumente observadas em quase todas as células e órgãos. O transplante renal pode ser usado para tratar a insuficiência renal vista na cistinose. O uso de cisteamina para diminuir a cistina lisossômica diminui a progressão da doença e resulta em sobrevida maior para os pacientes com cistinose.

Erros Inatos do Metabolismo de Aminoácidos Manifestam-se com Sintomatologia Variável e Grave

Os distúrbios herdáveis envolvendo o metabolismo de muitos aminoácidos já foram descritos (Quadro 6.9). Alguns são letais no começo da infância; outros são defeitos bioquímicos assintomáticos que não têm significado clínico. Alguns deles são tratados em capítulos que lidam com órgãos específicos. Aqui restringiremos nossa discussão aos exemplos dados por defeitos no metabolismo de fenilalanina e tirosina (Fig. 6.32).

Fenilcetonúria

A fenilcetonúria (PKU, hiperfenilalaninemia) é um distúrbio autossômico recessivo caracterizado por deterioração mental progressiva nos primeiros anos de vida devido a níveis altos de fenilalanina secundária a uma deficiência da enzima hepática fenilalanina hidroxilase. A incidência geral de PKU é de 1 por 10.000 nas populações brancas e asiáticas, mas varia muito entre diferentes áreas geográficas. A freqüência da doença é mais alta (1 em 5.000) na Irlanda e no oeste da Escócia, e entre judeus iemenitas.

 Patogenia: A fenilalanina é um aminoácido essencial que é derivado exclusivamente da dieta e é oxidado no fígado em tirosina pela fenilalanina hidroxilase (PAH). Uma deficiência de PAH resulta tanto na hiperfenilalaninemia quanto na formação de fenilcetonas por transaminação de fenilalanina. A excreção na urina de ácido fenilpirúvico e seus derivados responde pelo nome original de fenilcetonúria. Entretanto, hoje está bem estabelecido que a própria fenilalanina, e não os seus me-

QUADRO 6.9 Distúrbios Representativos Herdados do Metabolismo de Aminoácidos

Fenilcetonúria (hiperfenilalaninemia)
Tirosinemia
Histidinemia
Deficiência de ornitina transcarbamilase (intoxicação por amônia)
Deficiência de carbamil fosfato sintetase (intoxicação por amônia)
Doença da urina em xarope de bordo (cetoacidemia de cadeia ramificada)
Deficiência de arginase
Deficiência de sintetase do ácido argininossuccínico (acúmulo de citrulina)

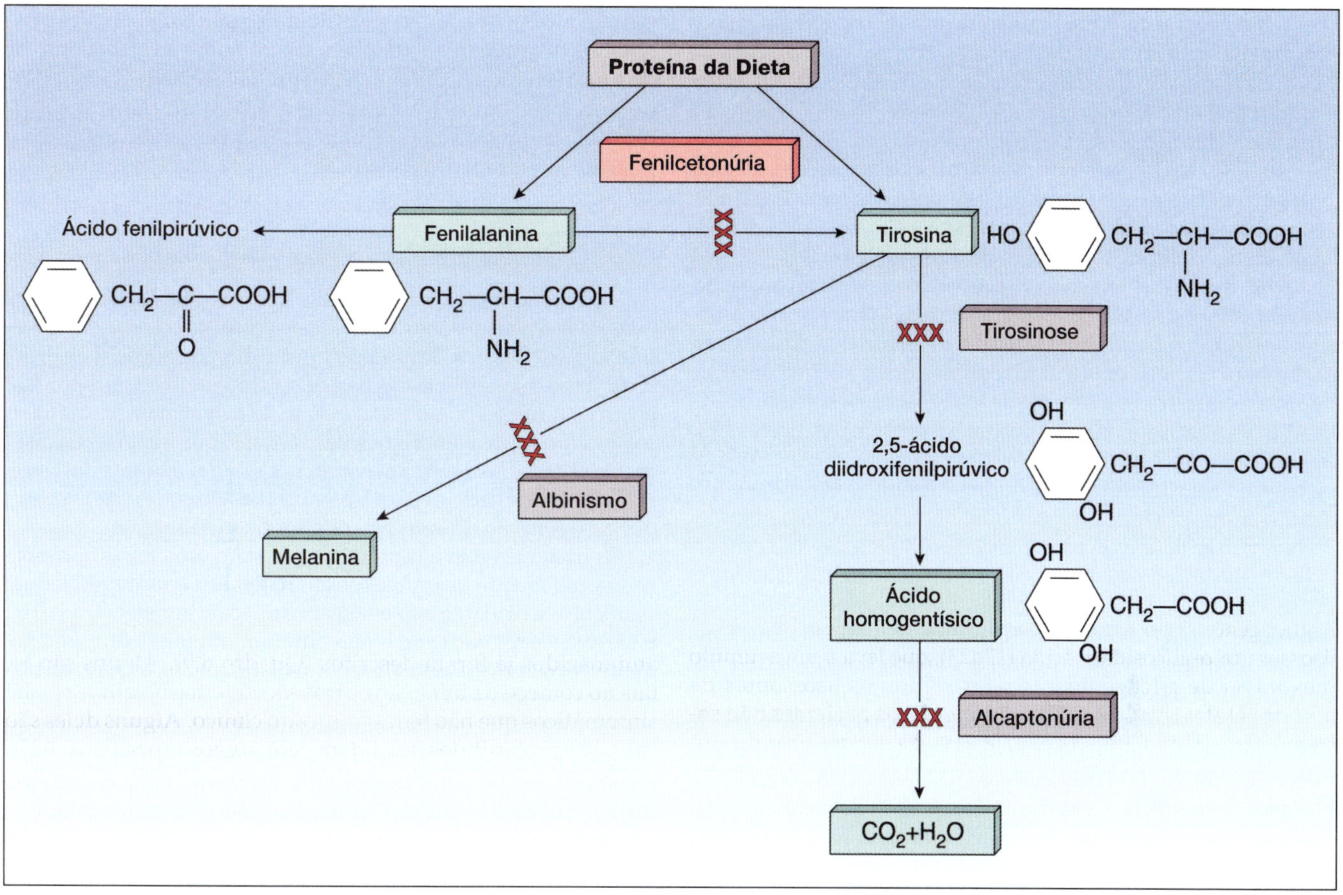

FIGURA 6.32
Doenças causadas por distúrbios de metabolismo de fenilalanina e tirosina.

tabólitos, é responsável pelo dano neurológico central desta doença. **Assim, o termo hiperfenilalaninemia é de fato a designação mais apropriada do que PKU.**

Uma variedade de mutações de ponto no gene *PAH*, situado no braço longo do cromossomo 12 (12q22-24.1), é responsável pela deficiência de PAH na maioria dos pacientes de origem européia. Em contrapartida, a PKU entre os judeus iemenitas foi atribuída a uma única deleção no gene *PAH*. Uma análise das histórias familiares da comunidade de judeus iemenitas relacionou a origem deste defeito a um ancestral comum que viveu em Sanà, a capital do Iemen, antes do século XVIII. Uma deleção diferente no gene *PAH* foi identificada na população escocesa afetada.

O mecanismo de neurotoxidez associado à hiperfenilalaninemia durante a lactância não foi estabelecido com precisão, mas vários processos foram implicados: (1) a interferência competitiva nos sistemas de transporte de aminoácidos no cérebro, (2) inibição da síntese de neurotransmissores e (3) distúrbios de outros processos metabólicos. Estes efeitos supostamente levam ao desenvolvimento inadequado de neurônios e síntese defeituosa de mielina.

A deficiência de atividade de PAH não é necessariamente absoluta, e é descrita uma hiperfenilalaninemia mais branda que ocorre na PKU clássica. Em tais casos, o ácido fenilpirúvico não é excretado na urina. Os pacientes com menos de 1% da atividade normal de PAH em geral têm um fenótipo de PKU, enquanto os com mais de 5% são considerados como exibindo hiperfenilalaninemia não-PKU. Importante, estes últimos não sofrem danos neurológicos e se desenvolvem normalmente. Presume-se que a hiperfenilalaninemia não-PKU seja causada por mutações diferentes das da PKU clássica.

A **hiperfenilalaninemia maligna** ocorre em poucas (< 5%) crianças com hiperfenilalaninemia. Nesta condição, a restrição dietética de fenilalanina falha em deter a deterioração neurológica. Estes pacientes têm uma deficiência em tetraidrobiopterina (BH_4), um co-fator necessário para a hidroxilação de fenilalanina por PAH. Em alguns casos, este defeito resulta de uma falha em regenerar BH_4, devido a uma ausência herdada de diidrobiopteridina redutase (DHPR), a enzima que reduz diiodrobiopterina (BH_2) na forma tetraidro (BH_4). O gene mutante *DHPR* é diferente do gene *PAH*, estando situado no braço curto do cromossomo 4. Alternativamente, em alguns casos a síntese de BH_4 é impedida. Embora estas crianças com hiperfenilalaninemia maligna sejam inicialmente indistinguíveis fenotipicamente das com PKU clássica, a deficiência de BH_4 também interfere na síntese dos neurotransmissores dopamina (dependente de tirosina hidroxilase) e serotonina (dependente de triptofano hidroxilase). Assim, o mecanismo subjacente ao dano cerebral na hiperfenilalaninemia maligna provavelmente envolve mais que uma simples elevação nos níveis de fenilalanina.

 Manifestações Clínicas: A fenilcetonúria ilustra a interação "natureza e nutrição" na patogenia da doença. O distúrbio é baseado em um defeito genético, mas sua expressão depende do fornecimento de um constituinte da dieta. **A criança acometida parece normal ao nascimento, mas o retardo mental é evidente em poucos meses.** Aos 12 meses de idade, a criança não tratada perdeu quase 50 pontos de QI, o que significa que uma criança com inteligência normal foi reduzida a um imbecil que precisa ser internado em uma instituição. As crianças com PKU tendem a ter pele clara, cabelos louros, olhos azuis, pois a inabilidade em converter fenilalanina em tirosina leva a uma síntese reduzida de melanina. Estes pacientes eliminam um odor "de camundongo", devido a formação de ácido fenilacético.

O tratamento da PKU envolve a restrição de fenilalanina na dieta a 250 a 500 mg/dia, o que geralmente exige uma fórmula semi-sintética. A duração necessária de tal terapia dietética é controversa. Embora em uma época se acreditasse que o regime dietético poderia ser afrouxado aos 6 anos de idade, isto é, depois que o cérebro estivesse na maior parte maduro, novas evidências sugerem que muitos pacientes com mais idade sofrem alguns efeitos deletérios na reintrodução de fenilalanina na dieta. Assim, recomenda-se que alguma restrição a fenilalanina seja mantida indefinidamente.

Nos países desenvolvidos, o fenótipo clínico da PKU clássica hoje é mais de interesse histórico do que uma preocupação significativa de saúde pública. Cerca de 10 milhões de neonatos em todo o mundo são triados anualmente para hiperfenilalaninemia por um simples teste de sangue, e a maioria dos cerca de 1.000 novos casos são prontamente tratados.

O sucesso dos programas de triagem neonatal para detecção de PKU e pronta instituição de uma dieta pobre em fenilalanina tem oferecido a muitos homozigotos para PKU uma vida normal e capacidade reprodutiva. Com isto veio a questão de oferecer cuidados para futuras mães que sejam homozigotas para PKU (PKU materna). A reinstituição de uma dieta estritamente controlada e pobre em fenilalanina é essencial durante a gestação para evitar complicações ao feto associadas a hiperfenilalaninemia de origem materna. As crianças expostas a altos níveis de fenilalanina no útero têm uma constelação de anomalias, incluindo microcefalia, retardo mental, retardo de crescimento e defeitos estruturais do coração. Em outras palavras, os altos níveis de fenilalanina são teratogênicos.

Tirosinemia

A tirosinemia hereditária (tirosinemia hepatorrenal, tirosinemia tipo I) é um raro (1 em 100.000) erro inato autossômico recessivo do catabolismo de tirosina que se manifesta como doença hepática aguda no início da lactância ou como uma doença mais crônica do fígado, rins e cérebro na infância. Níveis elevados de tirosina e seus metabólitos são encontrados no sangue. Ambas as formas da doença são causadas por uma deficiência de fumarilacetoacetato hidrolase (15q23-25), a última enzima na via catabólica que converte tirosina em fumarato e acetoacetato. A forma aguda é caracterizada pela falta completa de atividade enzimática, enquanto as crianças com a doença crônica apresentam quantidades variáveis de atividade residual. O dano celular na tirosinemia hereditária é atribuído à formação de metabólitos tóxicos anormais, especialmente succinilacetona e succinilacetoacetato.

A tirosinemia aguda manifesta-se durante os primeiros meses de vida como hepatomegalia, edema, falta de desenvolvimento e odor de repolho. Em alguns meses, a criança morre de insuficiência hepática.

A tirosinemia crônica é caracterizada por cirrose hepática, disfunção tubular renal (síndrome de Fanconi) e anomalias neurológicas. **O carcinoma hepatocelular ocorre em mais de um terço dos pacientes.** A maioria das crianças morre antes da idade de 10 anos. O transplante hepático corrige as anomalias metabólicas hepáticas e impede as crises neurológicas. Transplantes combinados de rim e fígado também foram feitos no tratamento de tirosinemia crônica. O diagnóstico pré-natal é feito demonstrando succinilacetona no líquido amniótico ou deficiência de fumarilacetoacetato nas células obtidas por amniocentese ou punção de vilosidades coriônicas.

Alcaptonúria (Ocronose)

A alcaptonúria é uma rara doença autossômica recessiva caracterizada pela excreção de ácido homogentísico na urina, pigmentação generalizada, e artrite. Uma deficiência de oxidase do ácido homogentísico hepática e renal impede o catabolismo de ácido homogentísico, um produto gênico intermediário no metabolismo de fenilalanina e tirosina. A alcaptonúria tem maior significado histórico que importância clínica. Os estudos há quase um século por Garrod e outros descreveram o modo de herança da alcaptonúria e estão entre os primeiros a definir o conceito de erros hereditários do metabolismo.

Os pacientes com alcaptonúria excretam uma urina que escurece rapidamente quando exposta, refletindo a formação de um pigmento na oxidação não-enzimática de ácido homogentísico (Fig. 6.33). Na alcaptonúria de longa duração, um pigmento similar é depositado em vários tecidos, particularmente na esclera, cartilagem em muitas áreas (costelas, laringe, traquéia), tendões e membranas sinoviais. Embora o pigmento pareça preto-azulado ao exame mais grosseiro, ele é marrom ao microscópio, donde o termo *ocronose* (cor de ocre) criado por Virchow. Uma artropatia degenerativa e freqüentemente incapacitante ("artrite ocronótica") em geral se desenvolve após anos de alcaptonúria. É tentador atribuir a doença articular à deposição de pigmento, mas isto não foi provado. A despeito do envolvimento de muitos órgãos, a alcaptonúria não reduz a longevidade das pessoas afetadas.

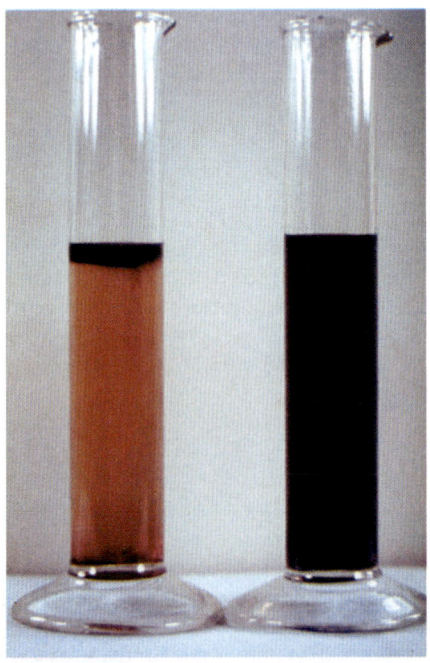

FIGURA 6.33
Urina de um paciente com alcaptonúria. A amostra da esquerda, que ficou exposta por 15 minutos, mostra algum escurecimento na superfície, devido a oxidação do ácido homogentísico. Após 2 horas (*direita*), a urina está totalmente preta.

Albinismo

Albinismo refere-se a um grupo heterogêneo de pelo menos 10 distúrbios herdados caracterizados por hipopigmentação como resultado de biossíntese ausente ou reduzida de melanina. Esta condição é encontrada em quase todo o reino animal (de insetos a seres humanos). O tipo mais comum é o albinismo oculocutâneo (OCA), uma família de doenças proximamente relacionadas que (com uma rara exceção) representa características autossômicas recessivas. O OCA é caracterizado por uma deficiência ou ausência completa do pigmento melanina na pele, folículos pilosos e olhos. A freqüência de OCA nos brancos varia de 1 por 18.000 nos EUA a 1 por 10.000 na Irlanda. Os negros americanos têm a mesma alta freqüência de OCA que os irlandeses.

As duas principais formas de OCA são distintas pela presença ou ausência de tirosinase, a primeira enzima na via de biossíntese que converte a tirosina em melanina (ver Fig. 6.32).

O OCA tirosinase positivo é o tipo mais comum de albinismo tanto em negros quanto em brancos. Estes pacientes tipicamente começam a vida com albinismo completo, mas com a idade, uma pequena quantidade de pigmento clinicamente detectável se acumula. O defeito responsável pelo prejuízo da síntese de melanina no OCA tirosinase positivo é atribuído a mutações no gene *P* (15q11.2-13), que é homólogo ao gene de olho *pink* (*p*) de camundongo. O gene *P* foi postulado como codificante de uma proteína de transporte de tirosina.

O OCA tirosinase negativo é o segundo tipo mais comum de albinismo e é caracterizado pela ausência completa de tirosinase (11q14-21) e melanina, embora os melanócitos estejam presentes e contenham melanossomos não pigmentados. A pessoa afetada tem cabelos brancos, pele rosada, íris azul e pupilas vermelhas proeminentes, devido a ausência de pigmento da retina. As pessoas com OCA tipicamente têm graves problemas oftalmológicos, incluindo fotofobia, estrabismo, nistagmo e acuidade visual reduzida. A pele de todos os tipos de albinos exibe uma marcante sensibilidade à luz do sol e precisa de aplicação de loções de filtro solar nas áreas expostas. Estes pacientes têm um risco muito aumentado de desenvolvimento de carcinoma de célula escamosa da pele nas regiões expostas ao sol. De fato, entre um grupo de mais de 500 albinos na África equatorial, nenhum sobreviveu além dos 40 anos de idade, tendo quase todos sucumbido ao câncer. Curiosamente, os albinos parecem ter uma freqüência menor que o normal de melanoma maligno.

Um Distúrbio Ligado ao X Apresenta um Gene Anormal no Cromossomo X

A expressão de um distúrbio ligado ao X (Fig. 6.34) é diferente em homens e mulheres. As mulheres, tendo dois cromossomos X, podem ser homozigotas ou heterozigotas para uma determinada característica. Ocorre que a expressão clínica da característica em uma mulher é variável, dependendo de ser dominante ou recessiva. Em contrapartida, os homens têm apenas um cromossomo X e são ditos *hemizigotos* para a mesma característica. **Assim, independentemente de a característica ser dominante ou recessiva, ela é invariavelmente expressa nos homens.**

Um atributo cardinal da herança ligada ao X, seja dominante ou recessiva, é a falta de transmissão do pai para o filho. Isto

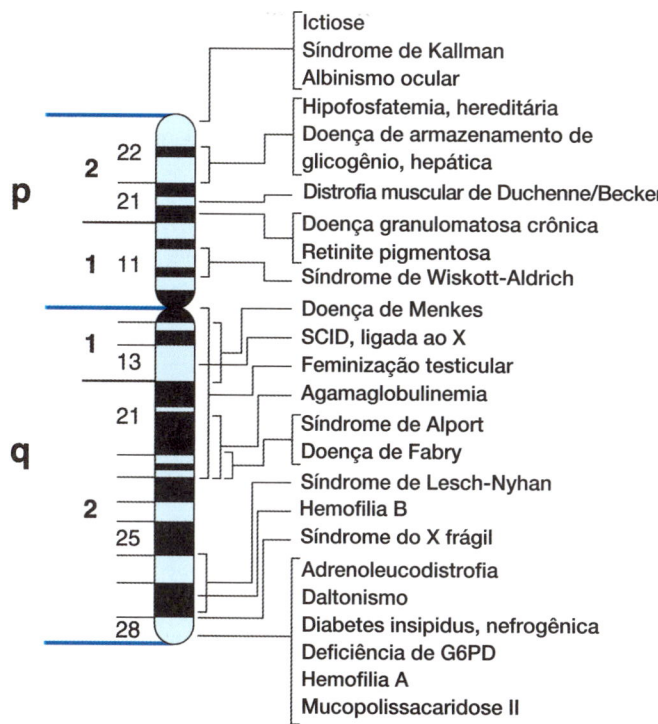

FIGURA 6.34
Localização de doenças herdadas representativas no cromossomo X.

reflete o fato de que o pai sintomático doa seu único cromossomo Y normal para sua prole masculina. Em contrapartida, ele sempre doa seu cromossomo X para suas filhas, que são portanto heterozigotas obrigatórias para a característica. Como conseqüência, a doença classicamente pula uma geração nos homens, e a mulher transmite a característica para os netos do homem sintomático original.

Características Dominantes Ligadas ao X

A dominância ligada ao X refere-se à expressão de uma característica apenas na mulher, pois o estado hemizigoto no homem impede a distinção entre a herança dominante e recessiva (Fig. 6.35). As características distintivas são as seguintes:

- As mulheres são afetadas duas vezes mais freqüentemente do que os homens.
- Uma mulher heterozigota transmite o distúrbio para metade de seus filhos, sejam homens ou mulheres.
- Um homem com um distúrbio dominante ligado ao X transmite a doença apenas para suas filhas.
- A expressão clínica da doença tende a ser menos severa e mais variável nas mulheres heterozigotas do que nos homens hemizigotos.

Apenas alguns distúrbios dominantes ligados ao X foram descritos, dentre os quais estão o raquitismo hipofosfatêmico familiar e a deficiência de ornitina transcarbamilase. Em tais doenças, as relações na expressão fenotípica da característica na mulher podem ser explicadas, pelo menos em parte, pelo efeito de Lyon (a inativação de um cromossomo X). Esta inativação aleatória resulta em mosaicismo do alelo mutante, uma condição que pode estar associada a expressão inconstante da característica.

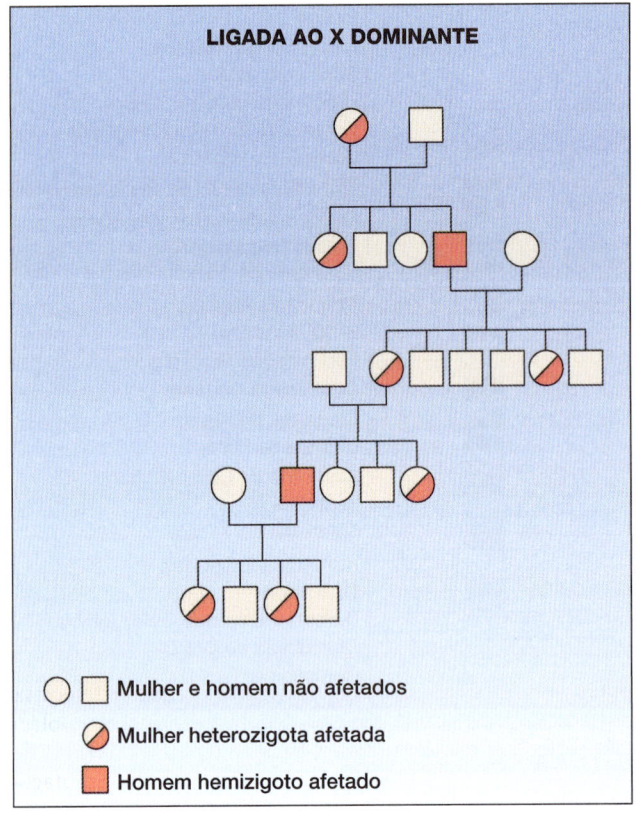

FIGURA 6.35
Herança dominante ligada ao X. Uma mulher heterozigota transmite a característica igualmente para homens e mulheres; os homens transmitem a característica para suas filhas. Os homens e mulheres assintomáticos não possuem a característica.

Características Recessivas Ligadas ao X

A maioria das características ligadas ao X são recessivas; isto é, as mulheres heterozigotas não apresentam clinicamente a doença (Fig. 6.36). As características deste modo de herança são as seguintes:

- Os filhos de mulheres que são portadoras da característica têm 50% de chance de herdar a doença; as filhas não são sintomáticas.
- Todas as filhas de homens afetados são portadoras assintomáticas, mas os filhos destes homens estão livres da característica e, portanto, não podem transmitir a doença para seus filhos.
- As mulheres sintomáticas homozigotas resultam apenas de raras reproduções de um homem afetado e uma mulher heterozigota assintomática.
- A característica tende a ocorrer em tios maternos e primos descendentes das irmãs da mãe.

O Quadro 6.10 apresenta uma lista de distúrbios ligados ao X representativos.

Distrofias Musculares Ligadas ao X (Distrofias Musculares de Duchenne e Becker)

As distrofias musculares são doenças musculares devastadoras, a maioria das quais ligadas ao X, embora algumas sejam autossômicas recessivas. As distrofias musculares ligadas ao X estão entre as

QUADRO 6.10 Distúrbios Recessivos Ligados ao X

Doença	Freqüência nos Homens
Síndrome do X frágil	1/2.000
Hemofilia A (deficiência de fator VIII)	1/10.000
Hemofilia B (deficiência de fator IX)	1/70.000
Distrofia muscular de Duchenne-Becker	1/3.500
Deficiência de glicose-6-fosfato desidrogenase	Até 30%
Síndrome de Lesch-Nyhan (deficiência de HPRT)	1/10.000
Doença granulomatosa crônica	Não rara
Agamaglobulinemia ligada ao X	Não rara
Imunodeficiência combinada grave ligada ao X	Rara
Doença de Fabry	1/40.000
Síndrome de Hunter	1/70.000
Adrenoleucodistrofia	1/100.000
Doença de Menke	1/100.000

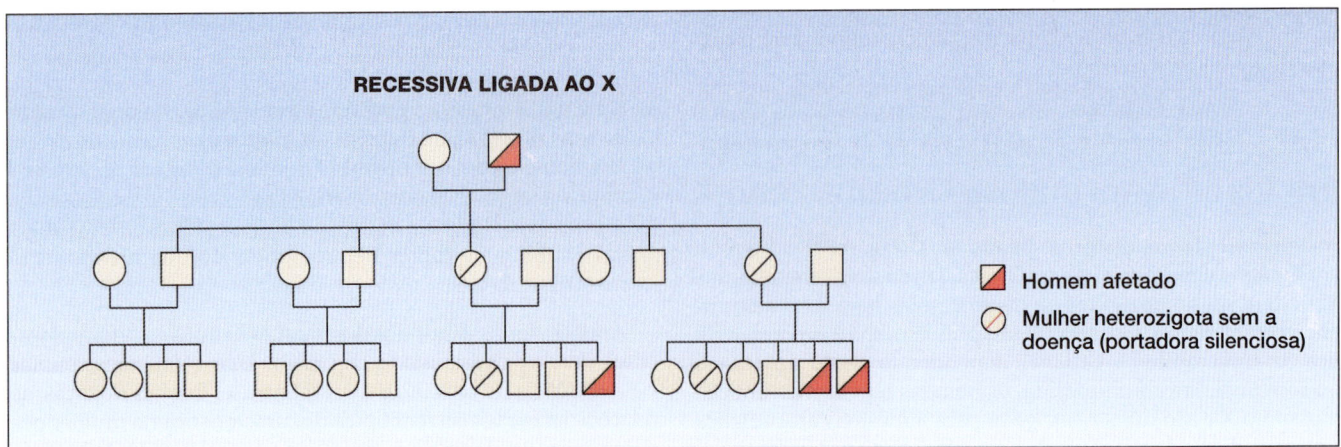

FIGURA 6.36
Herança recessiva ligada ao X. Apenas os homens são afetados; as filhas de homens afetados são todas portadoras assintomáticas. Um homem assintomático não transmite a característica. A expressão clínica da doença pula uma geração.

doenças genéticas humanas mais freqüentes, ocorrendo em 1 por 3.500 meninos, uma incidência próxima da de CF.

Distrofia muscular de Duchenne (DMD), a variante mais comum, é uma degeneração fatal progressiva dos músculos que aparece antes da idade de 4 anos (Fig. 6.37).

Distrofia muscular de Becker (BMD) é alélica da DMD, mas é menos freqüente e mais branda.

Patogenia: Tanto a DMD quanto a BMD são causadas por uma deficiência de *distrofina*, um membro da família de proteínas do citoesqueleto da membrana, que inclui α-actina e espectrina. A proteína está situada na face citoplasmática da membrana das células musculares, e está ligada a ela por glicoproteínas integrantes da membrana (*complexo glicoprotéico associado a distrofina*), que por sua vez são ligadas à laminina extracelular (Fig. 6.38). Assim, as moléculas de distrofina formam uma rede que conecta as fibras de actina à matriz extracelular, uma função que provavelmente mantém as propriedades mecânicas da célula muscular e a flexibilidade que é necessária durante a contração e relaxamento das fibras musculares. Foi proposto que a ausência de distrofina leva a uma membrana defeituosa que é danificada durante a contração, um efeito que predispõe à morte do miócito.

O gene *DMD*, que codifica a distrofina, é um dos maiores genes humanos conhecidos (cerca de 2×10^6 pares de bases) e está situado no braço curto do cromossomo X (Xp21). As deleções no gene *DMD* são responsáveis pelos defeitos em mais de 60% dos casos de distrofia muscular, com a maioria dos casos representando mutações de ponto. Os pacientes mais gravemente afetados por Duchenne não têm distrofina detectável, enquanto os pacientes com a variante Becker têm uma molécula de distrofina menor do que o normal. Um terço dos pacientes com DMD representa mutações novas, um terço mutações na mãe, e apenas um terço das mutações está na família por mais de uma geração.

Na maioria dos casos, as diferenças entre DMD e BMD refletem a natureza da mutação no gene DMD. Quase todos (96%) os pacientes com DMD têm deleções de matriz de leitura que resultam ou na ausência completa de distrofina detectável ou em uma proteína que é reduzida em tamanho e exibe anomalias ou deleções da região C terminal. Em contrapartida, 85% dos pacientes com BMD possuem mutações na matriz que levam a uma versão truncada da proteína, mas uma na qual a região terminal C é conservada.

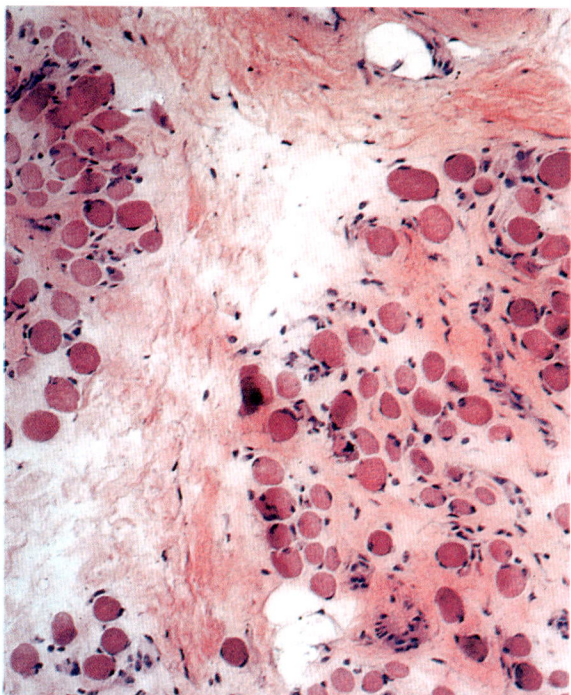

FIGURA 6.37
Músculo esquelético distrófico na distrofia muscular de Duchenne. As células musculares são atróficas e inseridas em fibrose intrafascicular. Estão presentes algumas células inflamatórias.

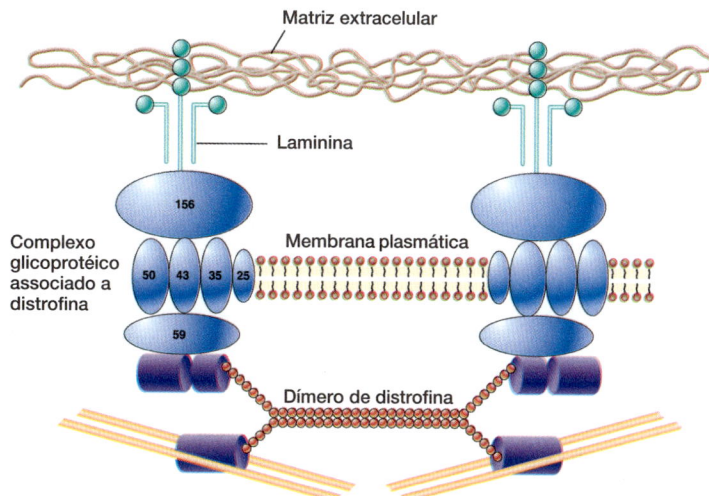

FIGURA 6.38
A correlação de alterações nos domínios de distrofina com a gravidade da distrofia muscular. Pequenas deleções no domínio N-terminal e nas 13 repetições iniciais e 8 terminais resultam na variante branda Becker. As deleções nos domínios ricos em cisteína e C-terminal adjacente levam ao tipo grave de distrofia muscular de Duchenne. Os números referem-se aos domínios na distrofina.

Manifestações Clínicas: Os sintomas de DMD progridem com a idade. No primeiro ano de vida, as crianças parecem normais, mas mais da metade não consegue andar aos 18 meses de idade. Subseqüentemente, o andar é desajeitado. A fraqueza muscular proximal e a pseudo-hipertrofia dos músculos da panturrilha tornam-se óbvias. Mais de 90% dos meninos afetados estão em cadeiras de rodas aos 11 anos. Na doença avançada, os sintomas cardíacos são quase universais, e a cardiomiopatia é uma causa comum de morte. Há uma diminuição geral na inteligência, e um quinto dos pacientes tem retardo significativo. A presença de distrofina no córtex cerebral supostamente contribui para esta associação de DMD com deficiência mental. A média de idade de morte nos meninos com DMD é de 17 anos, um dado que é apenas 2 anos a mais do que o relatado há um século.

A variante Becker da distrofia muscular é similar à forma Duchenne, mas com início mais tardio e sintomatologia clínica mais branda. Praticamente todos os pacientes ainda andam aos 12 anos de idade, e 95% sobrevivem além dos 21 anos. O retardo mental não é uma característica do fenótipo BMD.

O diagnóstico laboratorial de DMD/BMD é feito prontamente pela demonstração de níveis elevados de creatina cinase no sangue, e achados patológicos característicos em uma biópsia muscular (ver Cap. 27). O diagnóstico pré-natal e detecção de portadoras pode ser feito por análise de DNA. Dois terços das mulheres portadoras têm níveis séricos elevados de creatina cinase.

Hemofilia A (Deficiência de Fator VIII)

A hemofilia é um distúrbio recessivo ligado ao X da coagulação sangüínea que resulta em sangramento espontâneo, particularmente nas articulações, músculos e órgãos internos. Hoje está claro que a hemofilia clássica é de fato duas doenças distintas, uma resultante de mutações no gene que codifica o fator VIII (hemofilia A) e a outra que é causada por defeitos no gene de fator IX (hemofilia B). Como a hemofilia A é o distúrbio de sangramento ligado ao X mais freqüentemente encontrado (1 por 5.000 a 10.000 homens), nossa discussão é limitada a esta variante.

A hemofilia é uma das doenças genéticas humanas mais antigas registradas, tendo sido descrita no Talmud há quase 2.000 anos. Os meninos de famílias judaicas com uma história de sangramento fetal após circuncisão eram excluídos deste ritual. A transmissão de uma tendência a sangramento em meninos por suas mães não afetadas é conhecida há 200 anos. Subseqüentemente, o distúrbio tornou-se assunto de interesse público após a disseminação da hemofilia nas famílias reais da Europa pelas filhas da rainha Victoria. Finalmente, o gene para fator VIII foi clonado em 1984, permitindo a investigação da base molecular da hemofilia A.

 Patogenia: As mutações no enorme gene de fator VIII na ponta do braço longo do cromossomo X (Xq28) incluem inversões gênicas, deleções, mutações de ponto e inserções. Cada família com hemofilia em sua história de fato possui uma mutação diferente (alelo mutante privado). Em metade dos casos de hemofilia A, a doença pode ser rastreada por muitas gerações, mas em outra metade, mutações novas que ocorrem em duas gerações são a causa desta diátese de sangramento. Na maioria destas mutações novas, uma origem na mãe, avô materno, ou avó materna já foi identificada.

 Patologia e Manifestações Clínicas: Os pacientes com hemofilia A apresentam uma tendência a sangramento brando, moderado, ou grave. Na maioria destes pacientes, a gravidade da doença é paralela a intensidade de atividade do fator VIII no sangue. Metade dos pacientes não tem atividade de fator VIII, e geralmente sofrem sangramentos espontâneos. Um terço dos pacientes, que têm até 10 unidades de fator VIII por decilitro, tem sangramento espontâneo apenas ocasionalmente, mas as hemorragias são comuns após pequeno traumatismo. Um quinto dos hemofílicos tem mais de 10 U/dl e sangra apenas após traumatismo ou cirurgia significativa.

A complicação mais freqüente da hemofilia A é uma artrite deformante causada por sangramento repetido em muitas articulações. Embora incomum, o sangramento no cérebro era antes a causa mais freqüente de morte nos hemofílicos. Hematúria, obstrução intestinal e obstrução respiratória podem ocorrer com sangramento nos órgãos respectivos.

O tratamento com transfusões de fator VIII para manter os níveis deste fator de coagulação em geral controla a diátese de sangramento. Infelizmente, muitos destes pacientes desenvolveram a síndrome da imunodeficiência adquirida (AIDS) e hepatite viral, como resultado de contaminação das preparações de fator VIII. Estas complicações foram praticamente eliminadas pela triagem do sangue de doadores e pelo tratamento de aquecimento para inativar o HIV no produto purificado de fator VIII. A disponibilidade de fator VIII humano recombinante hoje evita todas as complicações de infecção. A triagem de mulheres para detectar as portadoras e o diagnóstico pré-natal de fetos afetados com o uso de marcadores de DNA são bastante precisos.

Síndrome do X Frágil

A síndrome do X frágil é a forma mais comum de retardo mental hereditário e é causada pela expansão de uma repetição CGG no sítio frágil Xq27. É menos freqüente que a síndrome de Down como causa identificável de retardo mental. A doença aflige 1 em 1.250 homens e 1 em 2.500 mulheres.

 Patogenia: O fato bem conhecido de que mais homens que mulheres são institucionalizados por retardo mental foi tradicionalmente atribuído a fatores sociais. Entretanto, reconheceu-se nos anos 1970 que a herança ligada ao X do retardo mental contribuía para grande parte deste excesso de homens. Embora 20% de todos os casos de retardo mental herdável sejam distúrbios ligados ao X, um quinto deles associa-se a um único defeito genético, um sítio frágil induzível no cromossomo X (Xq27).

Um sítio frágil representa um *locus* específico, ou banda, em um cromossomo que se quebra facilmente. Ele geralmente é detectado em preparações citogenéticas como um espaço não corável ou constrição (Fig. 6.39). Importante, nas condições rotineiras de preparo de células para análise cariotípica, a maioria dos sítios frágeis não é detectada. Entetanto, quando as mesmas células em cultura são submetidas a um tratamento que

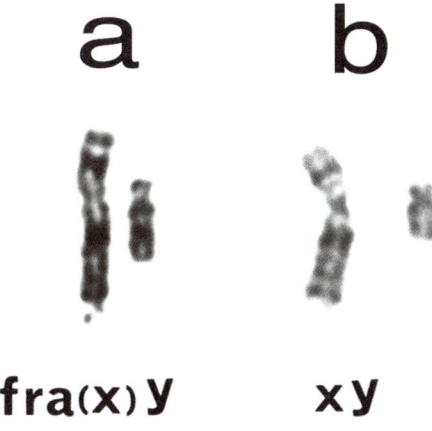

FIGURA 6.39
Cromossomo X frágil.

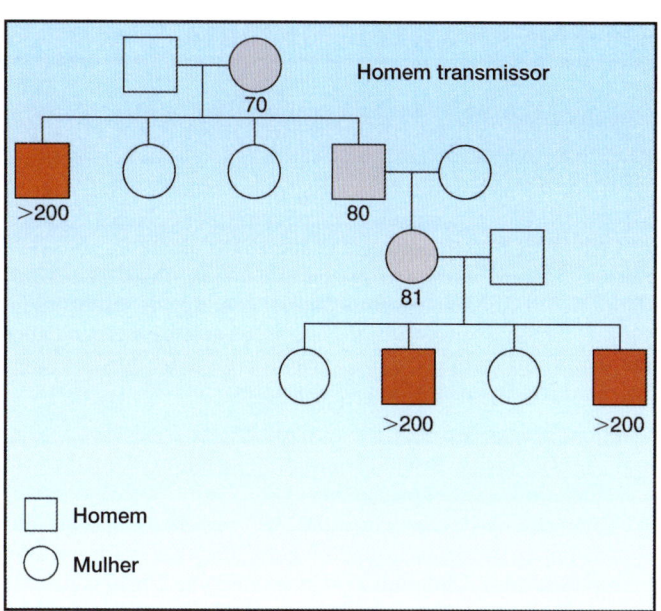

FIGURA 6.40
Padrão de herança da síndrome do X frágil. O número de cópias da repetição do trinucleotídeo (CGG) é mostrado abaixo dos membros selecionados neste heredograma. A expansão ocorre primariamente durante a meiose em mulheres. Quando o número de repetições ultrapassa ~ 200, manifesta-se a síndrome clínica. Os indivíduos em rosa levam a pré-mutação e são assintomáticos.

impede a síntese de DNA (p. ex., metotrexato, floxuridina), os sítios frágeis são revelados. Pelo menos 11, e possivelmente mais de 50, sítios frágeis ocorrem nos genomas da maioria das pessoas, tanto em autossomos quanto no cromossomo X. **Entretanto, o *locus* em Xq27 está associado a retardo mental e outros achados clínicos que caracterizam a síndrome do X frágil.** Como discutido, o sítio frágil no *locus* Xq27 representa um tipo distinto de mutação caracterizada pela amplificação de uma repetição CGG.

Dentro das famílias com X frágil, a probabilidade de ser afetado pelo distúrbio está relacionada à posição no heredograma; isto é, as últimas gerações são mais provavelmente afetadas do que as primeiras (*paradoxo de Sherman ou antecipação genética*). Este fenômeno relaciona a natureza progressiva da expansão da repetição de trinca. Os cromossomos contendo mais do que cerca de 52 repetições podem sofrer um aumento no número de repetições — chamada expansão. Pequenas expansões podem aumentar, particularmente durante a meiose em mulheres, levando a expansões maiores em gerações sucessivas. Elas são conhecidas como *pré-mutações*, e as pessoas com estas pequenas expansões são assintomáticas. As expansões com mais de 200 repetições estão associadas a retardo mental e representam mutações totais. A expansão de uma pré-mutação para mutação total durante a gametogênese ocorre apenas nas mulheres. Assim, as filhas de homens com pré-mutações (portadoras) nunca são clinicamente sintomáticas, enquanto as irmãs dos homens transmissores ocasionalmente produzem filhas afetadas. Entretanto, as filhas de homens portadores sempre possuem a pré-mutação. A freqüência de conversão de uma pré-mutação em uma mutação total em tais mulheres (a probabilidade de que seus filhos sofram de síndrome de X frágil) varia com o tamanho do trecho expandido. As pré-mutações com mais de 90 repetições são quase sempre convertidas em mutações totais. Em vista da natureza recessiva da síndrome do X frágil, a maioria das filhas dos homens acometidos transmite o retardo para 50% de seus filhos. Estas considerações explicam o maior risco do distúrbio em gerações sucessivas de famílias com X frágil (Fig. 6.40).

Manifestações Clínicas: O neonato do sexo masculino acometido pela síndrome do X frágil parece normal, mas durante a infância, surgem as características, incluindo um aumento da circunferência cefálica, face grosseira, hiperextensibilidade das articulações, testículos aumentados e anomalias das válvulas cardíacas. O retardo mental é profundo, com valores de QI que variam de 20 a 60. **Curiosamente, uma proporção significativa de meninos autistas tem um cromossomo X frágil.** Entre as mulheres portadoras que são mentalmente prejudicadas, a gravidade do prejuízo varia desde uma incapacidade de aprendizagem com QI normal até um retardo grave.

Apenas 80% dos homens que apresentam o sítio frágil Xq27 são mentalmente retardados. Os 20% restantes são clinicamente normais, mas podem transmitir a característica. Entre as mulheres que são conhecidas como portadoras do cromossomo X frágil (portadoras obrigatórias), dois terços são intelectualmente normais, e o sítio frágil no cromossomo X não pode ser demonstrado. Em contraposição, de um terço das mulheres que são mentalmente retardadas, praticamente todas apresentam um *locus* Xq27 frágil. Sugeriu-se que esta variabilidade na expressão fenotípica nas mulheres pode estar relacionada ao padrão de inativação do X.

Doença de Fabry

A doença de Fabry é uma deficiência de α-galactosidase A lisossômica. Esta síndrome ligada ao X leva ao acúmulo de globotriaosilceramida e outros glicoesfingolipídios no endotélio dos cérebro, coração, pele, rins e outros órgãos. Um tipo particular de tumor, o angioqueratoma, é característico das manifestações cutâneas da doença de Fabry. A microvascularização funcionalmente afetada torna-se crescentemente comprometida, ocasionando uma insuficiência vascular progressiva que resulta em infartos cerebrais, renais e cardíacos. As pessoas afetadas morrem no início da vida adulta por complicações de sua doença vascular. Os recentes tratamentos usando α-D-galactosidase A mostram-se promissores em deter a evolução desta doença.

DOENÇAS MITOCONDRIAIS

As proteínas mitocondriais são codificadas tanto pelos genomas nuclear quanto mitocondrial. Em particular, a maioria das proteínas da cadeia respiratória são codificadas por genes nucleares, enquanto várias são produtos do genoma mitocondrial. Alguns raros distúrbios autossômicos recessivos (mendelianos), que representam defeitos nas proteínas mitocondriais codificadas pelo núcleo, já foram descritos. Entretanto, a maioria dos defeitos herdados no funcionamento mitocondrial resultam de mutações no próprio genoma mitocondrial. Uma apreciação destas condições demanda uma compreensão da genética única das mitocôndrias. Estas características incluem as seguintes:

- **Herança materna:** Todas as mitocôndrias dos vertebrados são herdadas da mãe via ovócito, que possui até 300.000 cópias do DNA mitocondrial (mtDNA).
- **Variabilidade de cópias do mtDNA:** O número de mitocôndrias e o número de cópias de mtDNA por mitocôndria varia em diferentes tecidos. Cada mitocôndria contém de 2 a 10 cópias de mtDNA, e a necessidade de vários tipos de células do ATP correlaciona-se com o conteúdo de DNA por mitocôndria.
- **Efeito de limiar:** Como qualquer célula determinada contém várias mitocôndrias e, portanto, centenas ou milhares de cópias de mtDNA, as mutações no mtDNA levam a populações mistas de genomas mutantes e normais mitocondriais. Esta situação é chamada de *heteroplasmia*. O fenótipo associado a mutações do mtDNA reflete a gravidade da mutação, a proporção de genomas mutantes e a demanda de tecido por ATP. Neste contexto, tecidos diferentes exigem taxas (ou limiares) mínimas diferentes de produção de ATP para manter sua atividade metabólica característica. O cérebro, o coração e os músculos esqueléticos têm particularmente grandes demandas de energia.
- **Alta taxa de mutação:** A taxa de mutação do mtDNA é consideravelmente mais alta do que o DNA nuclear, devido (pelo menos em parte) a menor capacidade de reparo do DNA.

As doenças causadas por mutações no genoma mitocondrial afetam principalmente o sistema nervoso central, o coração e os músculos esqueléticos. Os déficits funcionais em todos estes distúrbios podem ser correlacionados com fosforilação oxidativa (OXPHOS) inadequada. As **doenças de OXPHOS** foram divididas nas seguintes classes: I, mutações nucleares; II, mutações de ponto no mtDNA; III, deleções de mtDNA; e IV, defeitos ainda não definidos.

Todas as doenças mitocondriais herdadas são raras e têm apresentações clínicas variáveis, baseadas nas considerações discutidas anteriormente. A primeira doença humana causada por uma mutação de ponto no mtDNA foi a **neuropatia óptica hereditária de Leber**, uma condição caracterizada por perda progressiva de visão. Desde aquela época, várias miopatias mitocondriais e encefalomiopatias já foram descritas. Elas são discutidas no Cap. 27. A cardiomiopatia hipertrófica (ver Cap. 11) também é uma manifestação comum das doenças de OXPHOS.

IMPRINTING GENÉTICO

O imprinting *genético refere-se à observação de que o fenótipo associado a alguns genes difere dependendo de se o alelo é herdado da mãe ou do pai.* Este fenômeno significa que no caso dos genes imprintados, ou o alelo materno ou o paterno são mantidos em um estado inativo. Este processo fisiológico normal resulta de metilação do DNA nas citosinas de elementos reguladores no alelo imprintado. O alelo não-imprintado fornece a função biológica do *locus* genético. Se o alelo não-imprintado torna-se alterado por mutação, o alelo imprintado não pode compensar a falta da função biológica. O imprinting ocorre na meiose durante a gametogênese, e o padrão de *imprinting* é mantido em graus variáveis em tecidos diferentes. Ele é refeito na meiose na geração seguinte, logo a seleção de um determinado alelo para *imprinting* pode variar de uma geração para a seguinte.

No caso extremo, foi demonstrado experimentalmente que os embriões de mamífero nos quais ambos os conjuntos de cromossomos são derivados de um genitor, seja da mãe ou do pai, nunca sobrevivem a termo. Uma manifestação menos grave do *imprinting* genético é vista na *dissomia uniparental*, na qual ambos os membros de um único par cromossômico foram herdados do mesmo genitor. O par de cromossomos pode ser cópia de um cromossomo parental (isodissomia uniparental) ou pode ser o mesmo par encontrado em um genitor (heterodissomia uniparental). A dissomia uniparental é uma anomalia rara mas foi implicada em padrões inesperados de herança de características genéticas. Por exemplo, uma criança com isodissomia uniparental pode manifestar uma doença recessiva quando apenas um genitor porta a característica, como foi observado em alguns casos de fibrose cística e hemofilia A. A perda de um cromossomo de uma trissomia ou duplicação de um cromossomo no caso de uma monossomia pode levar à dissomia uniparental. Curiosamente, até 1% das gestações viáveis portam dissomia uniparental para pelo menos um cromossomo.

O *imprinting* genético é bem ilustrado por algumas doenças hereditárias cujo fenótipo é determinado pela fonte parental do alelo mutante. A deleção do *locus* cromossômico 15q11-13 resulta na **síndrome de Prader-Willi** quando o cromossomo afetado é herdado maternamente e em **síndrome de Angelman** quando é de origem paterna. Os fenótipos destes distúrbios são marcantemente diferentes. A síndrome de Prader-Willi apresenta hipotonia, obesidade, hipogonadismo, retardo mental e um fácies específico. Em contrapartida, os pacientes com síndrome de Angelman são hiperativos, apresentam riso inapropriado, têm fácies diferente da síndrome de Prader-Willi e sofrem convulsões. A explicação da síndrome de Prader-Willi está no *imprinting* (silenciamento) de gene(s) maternos no cromossomo 15 e deleção da mesma região do cromossomo paterno. A situação contrária gera a síndrome de Angelman, na qual o gene paterno é imprintado e o outro é deletado. Este padrão é similar a perda de heterozigose nos genes supressores tumorais por metilação aberrante em alguns casos de câncer (ver Cap. 5). O gene que é responsável pela síndrome de Angelman parece ser o *UBE3A*. O gene(s) responsável pela síndrome de Prader-Willi ainda não foi definitivamente identificado.

O *imprinting* genético está implicado em várias outras situações relevantes para doenças humanas. Por exemplo, em alguns cânceres da infância, incluindo o tumor de Wilms, osteossarcoma, retinoblastoma bilateral e rabdomiossarcoma embrionário, o alelo materno de um hipotético gene supressor tumoral é perdido, e o alelo restante está em um cromossomo de origem paterna. No caso do tumor glômico familiar, uma neoplasia de adulto, tanto homens quanto mulheres podem ter a característica, mas ela é transmitida apenas pelos homens. Assim, o gene responsável está ativo apenas quando situado no autossomo paterno. Finalmente, como observado anteriormente, a pré-mutação da síndrome do X frágil é ampliada para mutação total apenas durante a gametogênese feminina, indicando que a repetição do trinucleotídeo é tratada diferentemente ao ser transmitida pela mulher do que quando pelo homem.

HERANÇA MULTIFATORIAL

Herança multifatorial *é um termo que descreve um processo pelo qual uma doença resulta de efeitos aditivos de vários genes anormais e fatores ambientais*. A maioria das características humanas normais não é herdada nem como mendeliana dominante nem como recessiva, mas sim de um modo mais complexo. Por exemplo, a herança multifatorial determina a inteligência, altura, cor da pele, forma do corpo e até mesmo a disposição emocional. Similarmente, a maioria dos distúrbios crônicos comuns dos adultos representa doenças genéticas multifatoriais e é bem conhecida como "ocorrendo em famílias". Tais doenças incluem diabetes, aterosclerose e muitas formas de câncer e artrite, bem como hipertensão. A herança de vários defeitos de nascimento também é multifatorial (p. ex., fenda labial e palatina, estenose pilórica e doença cardíaca congênita) (Quadro 6.11).

O conceito de herança multifatorial é baseado na noção de que vários genes interagem com fatores ambientais para produzir doença em um paciente individual. Tal herança leva a uma agregação familiar que não obedece regras mendelianas simples. Como uma conseqüência, a herança de doenças poligênicas é estudada por métodos de genética de populações, e não pela análise individual de heredogramas familiares.

O número de genes envolvidos não é conhecido para nenhuma doença poligênica. Assim, não é possível avaliar com precisão o risco de um determinado distúrbio em um caso individual. A probabilidade da doença só pode ser prevista pelo número de parentes afetados e pela gravidade de sua doença, suplementado por projeções estatísticas baseadas em análises populacionais. Enquanto a herança monogênica significa um risco específico de doença (p. ex., 25 ou 50%), a probabilidade de sintomas em parentes de primeiro grau de uma pessoa afetada por uma doença poligênica geralmente é da ordem de 5 a 10%.

A base biológica da herança poligênica reside na evidência de que mais de um quarto de todos os *loci* genéticos em seres humanos normais contêm alelos polimórficos. Tal heterogeneidade genética fornece uma base para a ampla variabilidade na suscetibilidade a muitas doenças, que é composta de uma multiplicidade de interações com fatores ambientais.

- **A expressão dos sintomas é proporcional ao número de genes mutantes.** Os parentes próximos de uma pessoa afetada têm mais genes mutantes do que a população em geral e têm uma chance maior de expressar a doença clínica. A probabilidade de expressar o mesmo número de genes mutantes é maior em gêmeos idênticos.
- **Fatores ambientais influenciam a expressão da característica.** Assim, a concordância para a doença pode ocorrer em apenas um terço dos gêmeos monozigóticos.
- **O risco em parentes de primeiro grau (pais, irmãos, filhos) é o mesmo (5-10%).** A probabilidade da doença é consideravelmente mais baixa em parentes de segundo grau.
- **A probabilidade de expressão em uma prole posterior é influenciada pela expressão da característica nos irmãos anteriores.** Se um ou mais filhos nascem com um defeito multifatorial, a chance de recorrência na prole subseqüente é dobrada. Isto contrasta com as características mendelianas, nas quais a probabilidade é independente do número de irmãos afetados.
- **Quanto mais grave o defeito, maior o risco de transmiti-lo para a prole.** Os pacientes com defeitos poligênicos mais graves supostamente têm mais genes mutantes e seus filhos têm, portanto, uma chance maior de herdar os genes anormais do que a prole de pessoas menos gravemente afetadas.
- **Algumas anomalias caracterizadas por herança multifatorial apresentam uma predileção de sexo.** Por exemplo, a estenose pilórica é mais comum em meninos, enquanto o deslocamento congênito do quadril é mais comum em mulheres. Tal suscetibilidade diferencial é tida como representando uma diferença no limiar para a expressão de genes mutantes nos dois sexos. Por exemplo, se o número de genes mutantes necessários para produzir a estenose pilórica nos homens é A, podem ser necessários 4A na mulher. Em tal circunstância, uma mulher que teve estenose pilórica quando criança tem mais genes mutantes do que um homem similarmente afetado para transmitir para seus filhos. De fato, o filho de tal mulher na verdade tem uma chance de 25% de nascer com estenose pilórica, comparado com um risco de 4% para o filho de um homem afetado. **Como regra geral, se há uma proporção sexual alterada na incidência de um defeito poligênico, um membro do sexo menos comumente afetado tem muito mais probabilidade de transmitir o defeito.**

A Fenda Labial e a Fenda Palatina Exemplificam a Herança Multifatorial

No 35.º dia de gestação, as proeminências frontais se fundem com o processo maxilar para formar o lábio superior. Este processo está sob o controle de muitos genes, e as perturbações na expressão gênica (hereditárias ou ambientais) nesta época levam a uma interferência na fusão apropriada e resultam em fenda labial, com ou sem palato fendido (Fig. 6.41). Esta anomalia também pode ser parte de uma síndrome de malformação sistêmica causada por teratógenos (rubéola, anticonvulsivos) e em geral é encontrada em anomalias cromossômicas.

A incidência de lábio leporino, com ou sem fenda palatina, é de 1 em 1.000, e a incidência de palato fendido é de apenas 1 em 2.500. Se uma criança nasce com fenda labial, as chances são de 4% de que o segundo filho apresente o mesmo defeito. Se os primeiros dois filhos são afetados, o risco de fenda labial aumenta para 9% para o terceiro filho. Quanto mais grave o defeito anatômico, maior será a probabilidade de transmitir a fenda labial. Embora 75% dos casos de fenda labial ocorram em meninos, os filhos de mulheres com fenda labial têm um

QUADRO 6.11 Doenças Representativas Associadas a Herança Multifatorial

Adultos	Crianças
Hipertensão	Estenose pilórica
Aterosclerose	Fenda labial e palatina
Diabetes, tipo II	Doença cardíaca congênita
Diátese alérgica	Meningomielocele
Psoríase	Anencefalia
Esquizofrenia	Hipospadias
Espondilite anquilosante	Deslocamento congênito do quadril
Gota	Doença de Hirschsprung

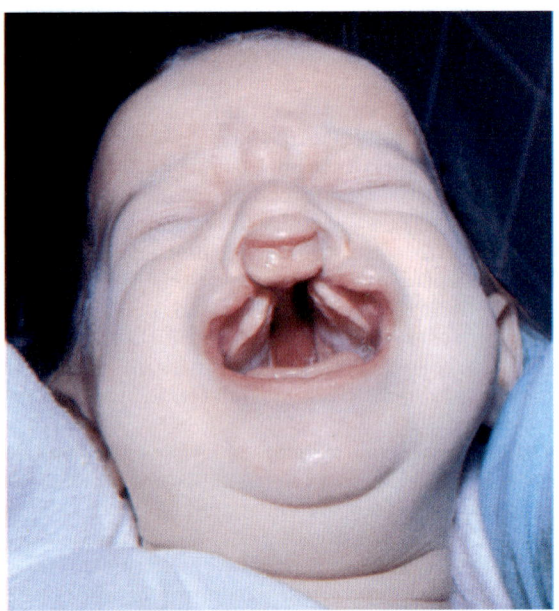

FIGURA 6.41
Fenda labial e palatina em uma criança.

risco quatro vezes mais de ter o defeito do que os filhos de pais afetados.

TRIAGEM DE PORTADORES DE DISTÚRBIOS GENÉTICOS

Até recentemente, a triagem de portadores de doenças genéticas não era uma tarefa comum. Entre a população de judeus ashkenazi, a triagem para identificar os portadores de doença de Tay-Sachs, uma doença autossômica recessiva, era feita devido a freqüência relativamente alta da doença neste grupo. Várias outras condições herdadas também estavam incluídas na chamada "triagem Ashkenazi". O objetivo de tal triagem é identificar casais nos quais ambos os membros são portadores heterozigotos e que portanto tinham um risco de 25% de ter uma prole afetada a cada gestação. A estes casais pode ser oferecido um diagnóstico pré-natal para determinar a condição genética do feto. A fertilização *in vitro*, combinada com o diagnóstico genético pré-implantatório, está disponível em alguns centros para garantir que o embrião implantado não terá esta doença.

Recentemente, a triagem pré-natal de portadores de CF foi recomendada por organizações profissionais nacionais. Isto representa a primeira adoção em grande escala de testes para portadores de doenças genéticas. As orientações recomendam que a triagem para CF seja oferecida a todas as mulheres brancas e judeus ashkenazi devido a freqüência relativamente alta de CF nestes grupos. Foi escolhido um painel de 25 mutações de CF para este teste baseado em DNA. Se uma mulher é portadora de uma mutação de CF, então seu parceiro deve ser testado para se determinar se o casal está em risco de ter uma prole afetada. Devido à distribuição das mutações de CF, o painel recomendado irá detectar apenas cerca de 80% das mutações CF conhecidas em brancos, mas mais de 97% entre judeus ashkenazi. Entre outros grupos étnicos, as taxas de detecção são menores.

DIAGNÓSTICO PRÉ-NATAL DE DISTÚRBIOS GENÉTICOS

A amniocentese e a biópsia de vilosidades coriônicas são os métodos mais importantes para diagnóstico de um distúrbio de desenvolvimento ou genético. Ambos os procedimentos são seguros, confiáveis e fáceis de fazer. As indicações para a punção de vilosidades coriônicas ou amniocentese em mulheres grávidas são as seguintes:

- **Ter 35 anos de idade ou mais:** O risco de ter um filho com síndrome de Down é de cerca de 1 em 300 para a mulher de 40 anos, comparado com 1 em 1.200 aos 25 anos. O risco sobe ainda mais com o avanço da idade materna.
- **Anomalias cromossômicas prévias:** O risco geral de recorrência da síndrome de Down em um filho posterior de uma mulher que já teve um filho com trissomia do 21 é de 1%.
- **Portador de translocação:** As estimativas de riscos da prole de portadores de translocação varia de 3 a 15%. Os portadores de translocações balanceadas correm um risco aumentado de produzir filhos com cariótipos desbalanceados e anomalias fenotípicas resultantes.
- **História de um erro hereditário do metabolismo familiar:** Os erros hereditários recessivos do metabolismo têm um risco de 25% para cada filho se cada um dos genitores for heterozigoto para a característica. O diagnóstico pré-natal pode identificar distúrbios para os quais pode ser feito um diagnóstico bioquímico definitivo.
- **Heterozigotos identificados:** Os programas de detecção de heterozigotos, tais como o Tay-Sachs Disease Prevention Program, identificam casais nos quais ambos são portadores do mesmo gene recessivo. Cada gestação de tais casais tem um risco de 25% de um filho afetado, e o diagnóstico pré-natal pode ser feito rotineiramente.
- **História familiar de distúrbios ligados ao X:** A determinação do sexo fetal, usando células amnióticas, pode ser oferecida a mulheres conhecidas como portadoras de distúrbios ligados ao X. O diagnóstico de algumas destas condições pode ser estabelecido bioquimicamente por análise do líquido amniótico.

Novas técnicas moleculares para detecção de portadores e diagnóstico pré-natal precoce são de crescente utilidade. Sondas de DNA específicas de genes foram desenvolvidas para muitas doenças genéticas, incluindo hemofilias A e B, as hemoglobinopatias, fenilcetonúria e deficiência de α_1-antitripsina. A maioria dos portadores heterozigotos das distrofias musculares de Duchenne e de Becker, coréia de Huntington e CF podem ser identificados por tais técnicas.

DOENÇAS DA LACTÂNCIA E DA INFÂNCIA

O período do nascimento até a puberdade foi tradicionalmente subdividido em vários estágios.

- Idade neonatal (as primeiras 4 semanas)
- Lactância (o primeiro ano)
- Início da infância (1 a 4 anos)
- Infância avançada (5 a 14 anos)

Cada um destes períodos tem suas próprias características anatômicas, fisiológicas e imunológicas distintas, que determinam a natureza e forma de vários processos patológicos. As taxas de morbidade e mortalidade no período neonatal diferem consideravelmente daquelas na lactância e infância. Os lactentes e crianças não são simplesmente "pequenos adultos", e podem ser afetados por doenças únicas a seu determinado grupo etário.

PREMATURIDADE E RETARDO DO CRESCIMENTO INTRA-UTERINO

A duração da gestação humana é normalmente de 40 ± 2 semanas, e a maioria dos neonatos pesa 3.300 ± 600 g. A prematuridade foi definida pela World Health Organization como um período de gestação menor que 37 semanas (desde o primeiro dia do último período menstrual). A definição tradicional de prematuridade era um peso de nascimento abaixo de 2.500 g, independentemente da idade gestacional. Entretanto, hoje se sabe que as crianças a termo podem pesar menos de 2.500 g devido a retardo do crescimento intra-uterino, e não nascimento prematuro. **Assim, crianças com baixo peso de nascimento (> 2.500 g) são classificadas como (1) apropriadas para a idade gestacional (AGA) ou (2) pequenas para a idade gestacional (SGA).**

Nos EUA, a freqüência de baixo peso de nascimento é menor do que 6% entre os brancos, e dois terços destas crianças são prematuras (AGA). Em contrapartida, quando a freqüência de crianças com baixo peso de nascimento excede 10%, como ocorre em negros (> 12%), a maioria destes neonatos sofre de retardo do crescimento intra-uterino e são considerados SGA.

Cerca de 1% de todas as crianças nascidas nos EUA pesam menos que 1.500 g e são chamados de **crianças com peso de nascimento muito baixo**. Tais crianças contribuem com metade de todas as mortes neonatais, e sua sobrevida é determinada por seu peso de nascimento. Historicamente, os neonatos pesando mais de 1.250 g tinham uma taxa de sobrevida de 90%, enquanto 2% dos que pesavam entre 500 g e 600 g eram esperados sobreviver. Hoje em dia, nas sociedades avançadas nas quais as crianças prematuras são cuidadas em unidades de tratamento intensivo, 90% das crianças com mais de 750 g sobrevivem. Entre 500 g e 750 g, 45% sobrevivem, das quais mais de metade se desenvolve normalmente.

- **Etiologia:** Os fatores que predispõem ao nascimento prematuro de uma criança (AGA) são (1) doença materna, (2) incompetência uterina, (3) distúrbios fetais e (4) anomalias da placenta. Quando a vida de um feto é ameaçada por tais condições, pode ser necessário induzir o parto prematuro para salvar a criança. Em uma proporção substancial de crianças AGA, a causa do nascimento prematuro é desconhecida. O retardo do crescimento intra-uterino e o resultante nascimento de crianças SGA estão associados a distúrbios que (1) prejudicam a saúde materna e a nutrição, (2) interferem na circulação placentária ou funcionamento, ou (3) perturbam o crescimento ou o desenvolvimento do feto.

Manifestações Clínicas: Há uma sobreposição considerável entre as complicações da própria prematuridade (AGA) e retardo do crescimento intra-uterino (SGA). Entretanto, aplicam-se alguns princípios gerais. A prematuridade está em geral associada a grave sofrimento respiratório, distúrbios metabólicos (p. ex., hiperbilirrubinemia, hipoglicemia, hipocalcemia), problemas circulatórios (anemia, hipotermia, hipotensão) e sepse bacteriana. Em contrapartida, as crianças SGA constituem um grupo muito mais heterogêneo, incluindo muitas crianças com anomalias congênitas e infecções adquiridas no útero. Mesmo quando estas causas de retardo do crescimento intra-uterino são excluídas, as complicações neonatais das crianças SGA refletem uma idade gestacional maior que o peso de nascimento. Além dos muitos problemas associados à prematuridade, as crianças SGA em geral sofrem de asfixia perinatal, aspiração de mecônio, enterocolite necrosante, hemorragia pulmonar, e distúrbios relacionados aos defeitos de nascimento ou doenças metabólicas herdadas.

Imaturidade de Órgão É uma Causa de Problemas Neonatais

A maturidade do neonato pode ser definida tanto em termos anatômicos quanto fisiológicos. A maturação dos órgãos difere morfologicamente da de crianças a termo, embora a maturidade morfológica e fisiológica completa de muitos órgãos não seja obtida por períodos que variam de dias (pulmões) a anos (cérebro).

OS PULMÕES: A imaturidade dos pulmões cria uma das mais comuns e imediatas ameaças à viabilidade da criança com baixo peso de nascimento. As células que revestem os alvéolos fetais não se diferenciam em pneumócitos tipo I e tipo II até a gestação adiantada. O líquido amniótico, que enche os alvéolos fetais, drena dos pulmões ao nascimento, após o que o ar expande os espaços respiratórios. Geralmente os lentos movimentos respiratórios da criança imatura não são suficientes para evacuar o líquido amniótico dos pulmões. Como resultado, tais neonatos morrem de insuficiência respiratória com pulmões incompletamente expandidos. Ao exame macroscópico, os pulmões não são crepitantes, e microscopicamente, os alvéolos estão variavelmente expandidos. As passagens aéreas contêm células escamosas descamadas (*escamas*) e lanugem da pele fetal e líquido amniótico rico em proteínas (Fig. 6.42). Embora este

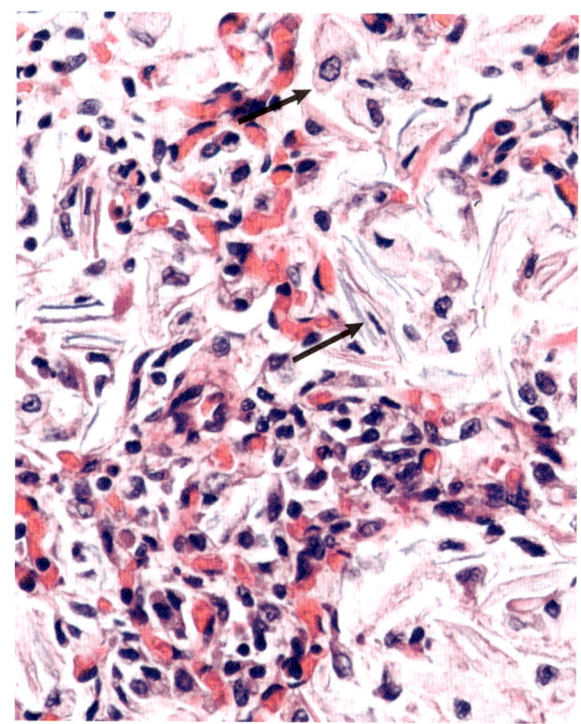

FIGURA 6.42
Retenção de líquido amniótico no pulmão de um neonato prematuro. O pulmão incompletamente expandido contém escamas (*setas*) que consistem em células epiteliais escamosas soltas no líquido amniótico pela pele fetal.

aspecto seja chamado de *aspiração de líquido amniótico*, ele de fato representa líquido amniótico retido.

Os alvéolos são mantidos no estado expandido não apenas pelo tecido conjuntivo, mas também pela redução na tensão superficial obtida pela presença de **surfactante pulmonar**. Este material, que é produzido pelos pneumócitos tipo II, é uma mistura complexa de vários fosfolipídios, 75% de fosfatidilcolina (lecitina) e 10% de fosfatidilglicerol. A composição do surfactante pulmonar muda à medida que o feto amadurece: (1) A concentração de lecitina aumenta rapidamente no começo do terceiro trimestre e depois aumenta rapidamente para atingir um pico perto do termo (Fig. 6.43). (2) Embora a maior parte da lecitina no pulmão maduro seja dipalmitato, no pulmão imaturo é α-palmitato menos ativo na superfície, espécie β-miristato. (3) O fosfatidilglicerol não está presente nos pulmões antes de 36 semanas de gestação. (4) Antes da 35.ª semana, o surfactante imaturo contém uma proporção maior de esfingomielina do que o surfactante adulto.

O surfactante pulmonar é liberado no líquido amniótico, que pode ser obtido por amniocentese para avaliar a maturidade do pulmão fetal. A proporção de lecitina/esfingomielina acima de 2:1 significa que o feto irá sobreviver sem o desenvolvimento da síndrome de angústia respiratória. Após a 35.ª semana, o surgimento de fosfatidilglicerol no líquido amniótico é a melhor prova da maturidade dos pulmões fetais.

O FÍGADO: O fígado das crianças prematuras é morfologicamente similar ao do órgão adulto, com a exceção de uma hematopoese extramedular conspícua. Entretanto, os hepatócitos tendem a ser funcionalmente imaturos. O fígado fetal é deficiente em glicuronil transferase, e a incapacidade resultante do órgão em conjugar bilirrubina em geral leva a icterícia neonatal. Esta deficiência enzimática é agravada pela rápida destruição dos eritrócitos fetais, um processo que resulta em um aumento do suprimento de bilirrubina.

O CÉREBRO: Embora o cérebro do neonato imaturo difira do do adulto, tanto morfológica quanto funcionalmente, esta diferença raramente é fatal. Por outro lado, o desenvolvimento incompleto do sistema nervoso central em geral se reflete em controle vasomotor pobre, hipotermia, dificuldades de se alimentar e apnéia recorrente.

O Escore Apgar

As avaliações clínicas da maturidade neonatal em geral são feitas em 1 minuto e 5 minutos após o parto, e alguns parâmetros são registrados de acordo com o critério recomendado pelo Virginia Apgar (Quadro 6.12). Em geral, quanto mais

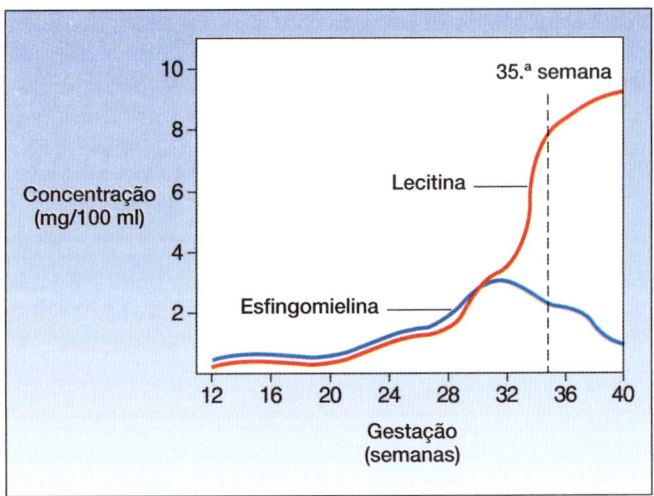

FIGURA 6.43
Mudanças na composição do líquido amniótico durante a gestação.

alto o Apgar, melhor a condição clínica da criança. O valor tomado em 1 minuto é um índice de asfixia e da necessidade de ventilação assistida. O valor de 5 minutos é uma indicação mais precisa de morte iminente ou da possibilidade de dano neurológico persistente. Por exemplo, nos neonatos que pesam menos que 2.000 g que têm um Apgar de 5 minutos de 9 a 10, a mortalidade durante o primeiro mês é menor que 5%; ela é de quase 80% quando o Apgar é reduzido para 3 ou menos.

A Síndrome da Angústia Respiratória (RDS) do Neonato Reflete uma Deficiência de Surfactante

A RDS está associada principalmente à prematuridade. É a principal causa de morbidade e mortalidade entre as crianças prematuras e contribui com metade de todas as mortes neonatais nos EUA. A incidência de RDS varia inversamente com a idade gestacional e o peso de nascimento. Assim, mais de metade dos neonatos mais jovens que 28 semanas de idade gestacional é afetada por RDS, enquanto apenas um quinto das crianças entre 32 e 36 semanas é afetado. Em adição a prematuridade, outros fatores de risco incluem (1) asfixia neonatal, (2) diabetes materna, (3) parto por cesariana, (4) parto precipitado e (5) gestação de gêmeos.

QUADRO 6.12 Índice de Apgar

Sinal	0	1	2
Batimento cardíaco	Não detectável	Abaixo de 100/min	Acima de 100/min
Esforço respiratório	Nenhum	Lento, irregular	Bom, chorando
Tônus muscular	Pobre	Alguma flexão das extremidades	Movimento ativo
Resposta ao cateter nas narinas	Sem reposta	Faz careta	Tosse ou espirro
Cor	Azul, clara	Corpo corado, extremidades azuis	Totalmente rosa

Sessenta segundos após o nascimento, são avaliados estes sinais objetivos, e cada um recebe um valor de 0, 1, ou 2. Um índice máximo de 10 é atribuído à melhor condição possível.

Patogenia: **A patogenia da RDS do neonato é intimamente associada a uma deficiência de surfactante** (Fig. 6.44). No neonato normal, o início da respiração está associado a uma intensa liberação de surfactante estocado. Este material diminui a tensão superficial dos alvéolos em baixos volumes pulmonares e assim impede o colapso (atelectasia) dos alvéolos durante a expiração. Como observado anteriormente, o pulmão imaturo é deficiente tanto na quantidade quanto na composição de surfactante. Além disso, qualquer dano aos pneumócitos tipo II (p. ex., por asfixia) irá interferir na síntese e secreção de surfactante. A atelectasia secundária à deficiência de surfactante resulta em alvéolos perfundidos mas não ventilados, uma situação que leva a hipóxia e acidose, com maior comprometimento da habilidade dos pneumócitos tipo II em produzir surfactante. Além disso, a hipóxia produz vasoconstrição pulmonar arterial, aumentando assim o desvio da direita para a esquerda pelo duto arterial e forame oval e dentro do próprio pulmão. A isquemia pulmonar resultante agrava ainda mais o dano alveolar epitelial e danifica o endotélio dos capilares pulmonares. O vazamento de líquido rico em proteínas para os alvéolos a partir do leito vascular danificado contribui para as características clínicas e patológicas típicas da RDS.

Patologia: Ao exame macroscópico, os pulmões são vermelho-escuro e sem ar. Microscopicamente, os alvéolos estão colapsados, e os dutos alveolares e bronquíolos respiratórios estão dilatados. Dentro dos espaços expandidos, são evidentes os restos celulares, edema de líquido proteináceo e eritrócitos. Os dutos alveolares são revestidos por estruturas eosinófilas conspícuas, ricas em fibrina, estruturas amorfas, chamadas *membranas hialinas*, as quais contribuem para a designação original de RDS como *doença da membrana hialina* (Fig. 6.45). As paredes dos alvéolos colapsados são espessas, os capilares estão congestionados, e os linfáticos estão preenchidos com material proteináceo.

Manifestações Clínicas: A maioria dos neonatos destinados a desenvolver RDS parecem normais ao nascimento e têm Apgar alto. Entretanto, algumas destas crianças precisam de ressuscitação devido a asfixia intraparto. O primeiro sintoma, em geral aparecendo dentro de uma hora de nascimento, é o aumento do esforço respiratório, com retração intercostal forçada e uso dos músculos acessórios do pescoço. A taxa respiratória aumenta para mais de 100 respirações por minuto, e a cianose torna-se aparente. A radiografia do tórax mostra uma granularidade característica tipo vidro fosco ("*ground-glass*"), e nos estágios terminais os alvéolos cheios de líquido parecem um espaço totalmente em branco dos pulmões. Nos casos graves, a criança torna-se progressivamente obtundida e flácida. Seguem-se longos períodos de apnéia, e a criança morre de asfixia. A despeito dos avanços nos cuidados neonatais intensivos, a mortalidade geral por RDS é de cerca de 15%, e um terço das crianças nascidas antes de 30 semanas de idade gestacional morre deste distúrbio. Em casos mais brandos, o distúrbio faz um pico em 3 dias, após o que ocorre uma melhora gradual.

As principais complicações da RDS são relacionadas a anóxia e acidose, e incluem as seguintes:

- **Hemorragia cerebral intraventricular:** A matriz germinativa periventricular no cérebro do neonato é particularmente vulnerável a hemorragia porque as veias dilatadas, de paredes finas, nesta área se rompem facilmente (Fig. 6.46). A patoge-

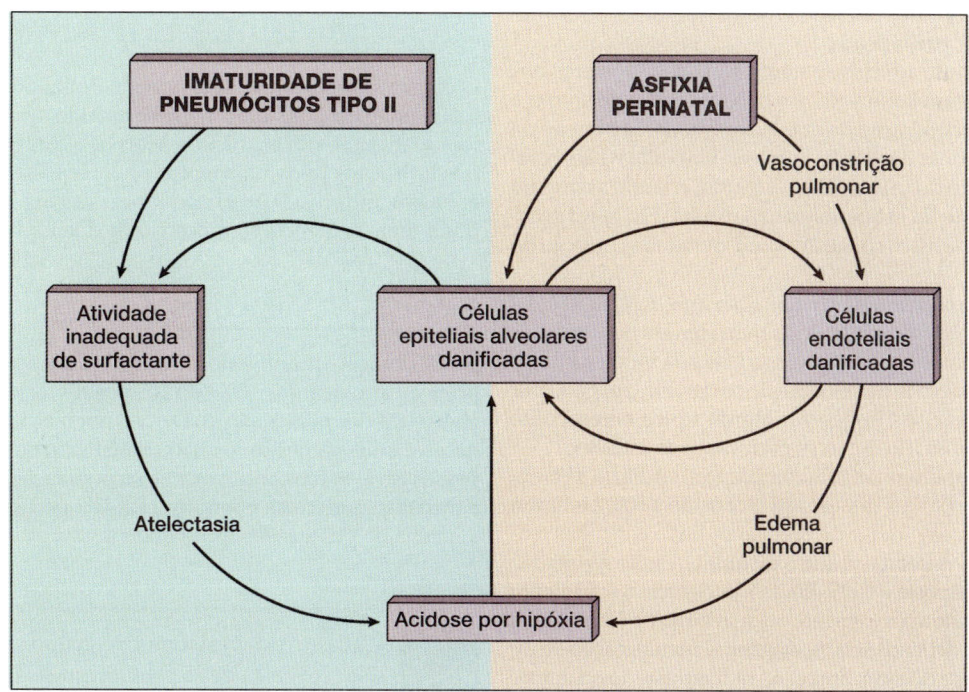

FIGURA 6.44
Patogenia da síndrome da angústia respiratória do neonato. A imaturidade dos pulmões e asfixia perinatal são os principais fatores patogênicos.

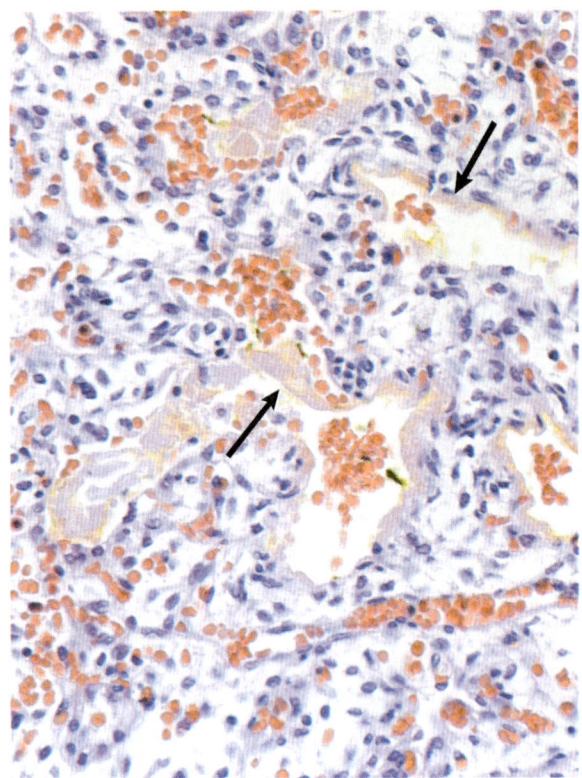

FIGURA 6.45
O pulmão na síndrome da angústia respiratória do neonato. Os alvéolos são atelectásicos, e o duto alveolar dilatado é delineado por uma membrana hialina rica em fibrina (*setas*).

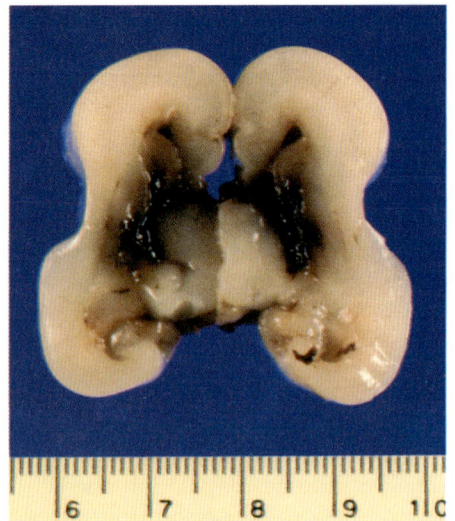

FIGURA 6.46
Hemorragia intraventricular em uma criança prematura que sofre de síndrome da angústia respiratória do neonato.

nia desta complicação não é totalmente compreendida, mas acredita-se que reflita um dano anóxico aos capilares periventriculares, entupimento venoso e trombose, e auto-regulação vascular prejudicada.

- **Persistência de duto arterioso patente:** Em quase um terço dos neonatos que sobrevivem a RDS, o duto arterioso permanece aberto. Com a recuperação da doença pulmonar, a pressão na circulação pulmonar declina, e a pressão mais alta na aorta reverte a direção do fluxo sangüíneo no duto, criando assim um desvio persistente da esquerda para a direita. Em geral ocorre insuficiência cardíaca congestiva, que demanda correção do duto patente.
- **Enterocolite necrosante:** Esta complicação intestinal da RDS é a emergência gastrintestinal adquirida mais comum nos neonatos e é tida como estando relacionada a isquemia da mucosa intestinal. Este dano é seguido de colonização bacteriana, em geral por *Clostridium difficile*. As lesões variam da típica enterocolite pseudomembranosa à gangrena e perfuração do intestino.
- **Displasia broncopulmonar:** Esta complicação tardia da RDS em geral ocorre em crianças que pesam menos de 1.500 g e foram mantidas em um respirador de pressão positiva com altas tensões de oxigênio. Acredita-se que o distúrbio resulte de toxidez de oxigênio superposta a RDS. Em tais pacientes, o sofrimento respiratório persiste após o terceiro ou quarto dia e é refletido em hipóxia, acidose, dependência de oxigênio e manifestação de insuficiência cardíaca do lado direito. As radiografias dos pulmões mostram uma mudança de opacificação quase completa para uma de aspecto esponjoso, caracterizado por pequenas áreas lucentes alternadas com focos mais densos. O exame microscó-

pico dos pulmões revela hiperplasia do epitélio bronquiolar e metaplasia escamosa nos brônquios e bronquíolos. São notadas atelectasias, edema intersticial e espessamento das membranas basais alveolares. A maioria das crianças que sobrevivem eventualmente recuperam o funcionamento pulmonar, mas a insuficiência do lado direito do coração e a bronquiolite necrosante viral criam ameaças a um resultado favorável.

A Eritroblastose Fetal É uma Doença Hemolítica Causada por Anticorpos Maternos contra Eritrócitos Fetais

O distúrbio foi primeiro reconhecido por Hipócrates, mas não foi totalmente compreendido até 1940, quando o antígeno Rh (Rhesus) foi identificado nos eritrócitos. Mais de 60 antígenos de superfície dos eritrócitos podem provocar uma resposta de anticorpo, mas apenas o antígeno D do grupo Rh e o sistema ABO estão associados a uma incidência significativa de doença hemolítica.

Incompatibilidade de Rh

A distribuição de antígenos Rh entre os grupos étnicos varia. Em brancos americanos, 15% são Rh-negativos (Rh D−), enquanto apenas 8% dos negros são Rh D−. As populações de japoneses, chineses e índios americanos não contêm essencialmente nenhuma pessoa Rh D−. Em contrapartida, na população basca, entre a qual a mutação que causa o fenótipo Rh D− pode ter surgido, a prevalência de pessoas Rh D− é de 35%.

 Patogenia: O sistema de grupo sangüíneo Rh consiste em cerca de 25 componentes, dos quais apenas os alelos cde/CDE precisam ser considerados nesta discussão. Entre as crianças com eritroblastose fetal causada por incompatibilidade Rh, 90% devem-se a anticorpos contra D, com os

PREMATURIDADE E RETARDO DO CRESCIMENTO INTRA-UTERINO 281

casos restantes envolvendo C ou E. A introdução de eritrócitos fetais Rh-positivos (> 1 ml) na circulação de uma mãe Rh-negativa na época do parto a sensibiliza para o antígeno D (Fig. 6.47). A eritroblastose fetal comumente não ocorre durante a primeira gravidez, pois a quantidade de sangue fetal necessária para sensibilizar a mãe é introduzida em sua circulação apenas na época do parto, muito tarde para afetar o feto. Entretanto, quando a mãe sensibilizada novamente porta um feto Rh-positivo, quantidades muito menores de antígeno D fetal provocam um aumento no título do anticorpo. Ao contrário do IgM, os anticorpos IgG são pequenos o suficiente para atravessar a placenta e assim produzir hemólise no feto. O ciclo é exagerado nas mulheres multípa-

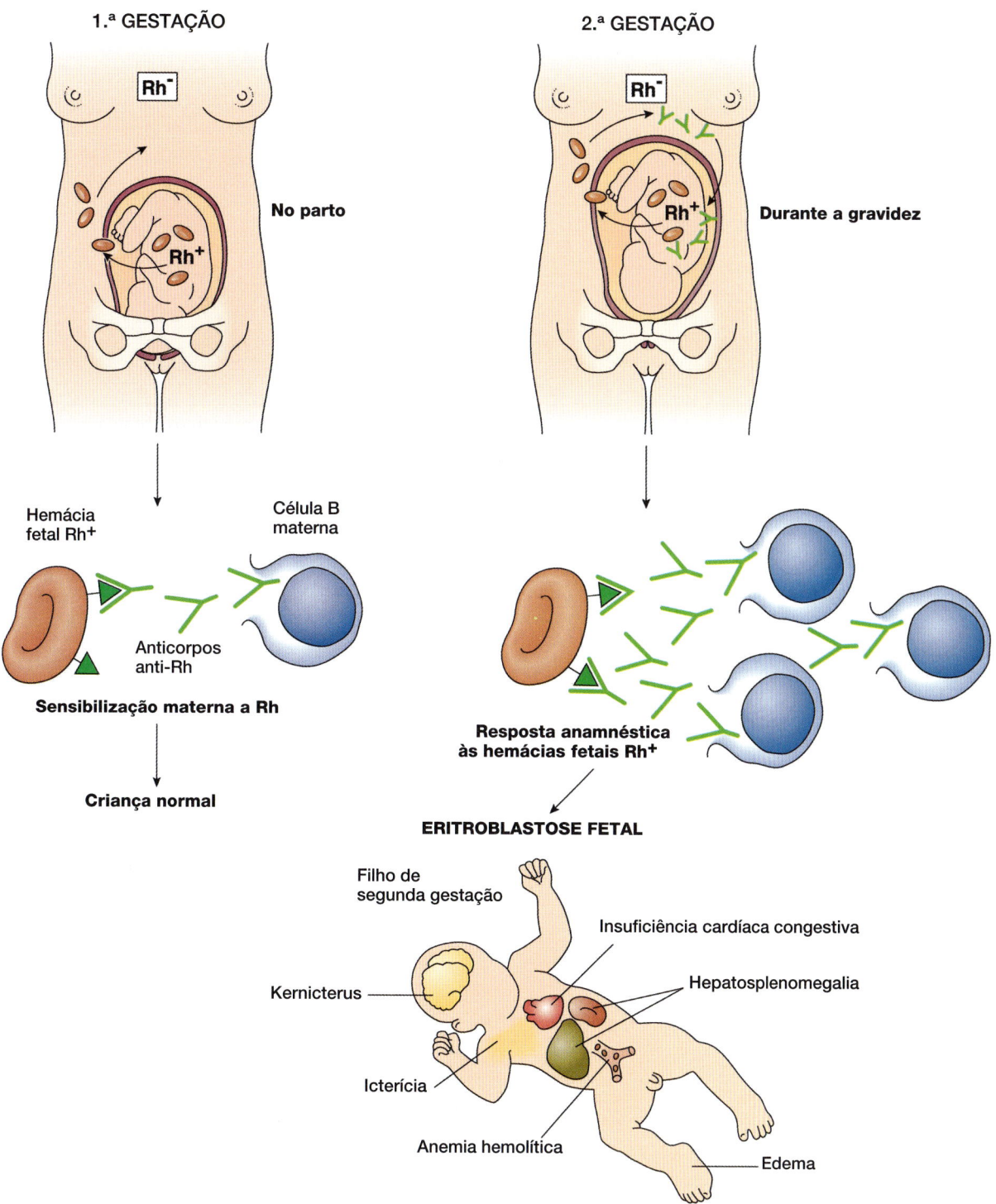

FIGURA 6.47
Patogenia da eritroblastose fetal devida a incompatibilidade materno-fetal de Rh. A imunização da mãe Rh-negativa pelos eritrócitos Rh-positivos na primeira gestação leva à formação de anticorpos anti-Rh do tipo IgG. Estes anticorpos atravessam a placenta e danificam o feto Rh-positivo nas gestações subseqüentes.

ras, e a gravidade da eritroblastose tende a aumentar progressivamente com cada gestação subseqüente.

Como 15% das mulheres brancas são Rh D−, e como elas têm uma chance de 85% de se casar com um homem Rh D+, 13% de todos os casamentos teoricamente correm risco de incompatibilidade materno-fetal de Rh. A incidência real de eritroblastose fetal é, entretanto, muito menor. Esta aparente discrepância é explicada por vários fatores: (1) Mais de metade dos homens Rh-positivos constitui-se de heterozigotos (D/d), e assim apenas metade de sua prole expressa o antígeno D. (2) Apenas metade de todas as gestações tem transfusões suficientemente grandes entre mãe e feto para sensibilizar a mãe. (3) Mesmo nas mulheres Rh-negativas que são expostas a quantidades significativas de sangue Rh-positivo, muitas não criam uma resposta imune substancial. Mesmo após várias gestações, apenas 5% das mães Rh-negativas tiveram filhos com eritroblastose fetal.

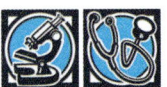 **Patologia e Manifestações Clínicas:** A gravidade da eritroblastose fetal varia de uma hemólise branda a uma anemia fatal, e os achados patológicos são determinados pela magnitude da doença hemolítica.

- **Morte intra-uterina** ocorre na forma mais extrema da doença, em cujo caso a maceração é evidente no parto. Vários eritroblastos são demonstráveis em órgãos viscerais que não são amplamente autolisados.
- **Hidropisia fetal** *refere-se à forma mais grave de eritroblastose fetal* (Fig. 6.48) *em crianças natimortas e é caracterizada por vários edemas secundários à insuficiência cardíaca congestiva causada por anemia grave.* A criança geralmente morre, a menos que transfusões adequadas de sangue com células Rh-negativas corrijam a anemia e melhorem a doença hemolítica. Embora a criança não seja ictérica ao nascimento, rapidamente se desenvolve uma hiperbilirrubinemia progressiva. Nas crianças que morrem, a necropsia revela uma hepatosplenomegalia conspícua e órgãos corados de bile. Microscopicamente, a hiperplasia eritroblástica da medula óssea e hematopoese extramedular no fígado, baço, linfonodos e outros sítios são proeminentes.
- **Kernicterus**, *também chamado de* **encefalopatia de bilirrubina**, *é definido como uma condição neurológica associada a uma grave icterícia e caracterizado por coloração de bile do cérebro, particularmente dos núcleos basais, núcleos pontinos e núcleos dentados no cérebro.* Embora o dano cerebral nos neonatos ictéricos tenha sido mencionado no século XV, a associação de kernicterus com altos níveis de bilirrubina não conjugada só foi apreciada em 1952. Kernicterus (do grego *kern*, núcleo) é essencialmente confinado a neonatos com grave hiperbilirrubinemia não conjugada, geralmente relacionada a eritroblastose. A bilirrubina derivada da destruição de eritrócitos e do catabolismo do heme liberado não é facilmente conjugada pelo fígado imaturo, que é deficiente de glicuronil transferase.

O desenvolvimento de kernicterus está diretamente relacionado ao nível de bilirrubina não conjugada e é raro em crianças a termo quando os níveis de bilirrubina sérica estão abaixo de 20 mg/dl. As crianças prematuras são mais vulneráveis à hiperbilirrubinemia e podem desenvolver kernicterus em níveis tão baixos quanto 12 mg/dl. A bilirrubina é tida como danificando as células do cérebro por interferir no funcionamento

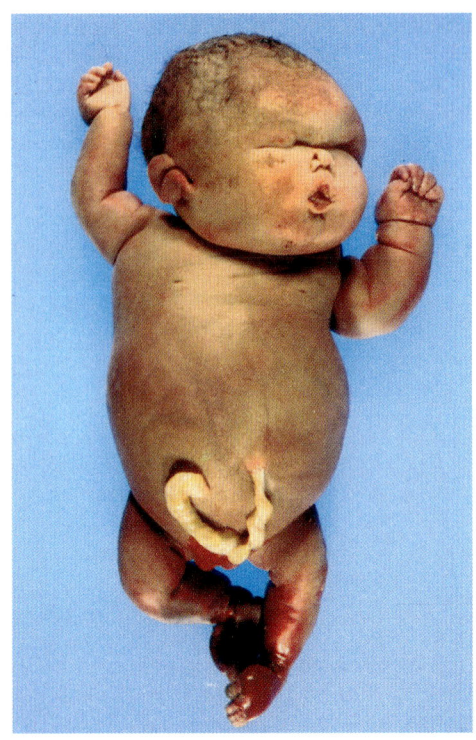

FIGURA *6.48*
Hidropisia fetal. A criança apresenta grave anasarca.

mitocondrial. Um kernicterus grave provoca inicialmente uma perda do reflexo de Moro e movimentos atetóides, os quais, em 75%, progridem para letargia e morte. A maioria dos sobreviventes tem grave coreoatetose e retardo mental; uma minoria tem graus variáveis de retardo intelectual e motor.

PREVENÇÃO E TRATAMENTO: A exsangüineotransfusão pode manter a bilirrubina sérica máxima em um nível aceitável. Entretanto, a fototerapia, que converte a bilirrubina não conjugada em isômeros que não são tóxicos e são excretados na urina, reduziu muito a necessidade da exsangüineotransfusão.

A incidência de eritroblastose fetal secundária a incompatibilidade de Rh foi muito reduzida (para < 1% das mulheres em risco) com o uso de globulina humana anti-D (RhoGAM) nas 72 horas após o parto. A quantidade de RhoGAM administrada à mãe é suficiente para neutralizar 10 ml de células fetais antigênicas que possam ter entrado na circulação materna durante o parto.

Incompatibilidade ABO

Desde a disponibilidade da profilaxia com RhoGAM para as mães Rh-negativas, a incidência de eritroblastose fetal Rh incompatível tem diminuído drasticamente, e hoje a incompatibilidade ABO é a principal causa de doença hemolítica no neonato. A despeito do fato de que 25% das gestações resultam em incompatibilidade ABO entre a mãe e a prole, a doença hemolítica desenvolve-se em apenas 10% de tais crianças, geralmente em crianças com tipo sangüíneo A. A baixa antigenicidade de fatores ABO no feto contribui para a menor intensidade da doença hemolítica por ABO. Os anticorpos naturais anti-A e anti-B são IgM, que não atravessa a placenta. Entretanto, alguns anticorpos incompletos ao antígeno A podem ser IgG, que atravessa a placenta. Portanto, a doença isoimune de ABO pode ser vista em crianças primogênitas. Entretanto, a maioria dos casos de anemia hemolítica por incompatibilidade ABO são vistos após uma prévia gravidez incompatível.

A maioria das crianças com incompatibilidade ABO sofre uma doença branda, e a icterícia é a única característica clínica. As complicações da eritroblastose associada a incompatibilidade de Rh são incomuns na doença de ABO. Entretanto, kernicterus ocasionalmente tem sido relatado.

As Lesões de Nascimento Cobrem o Espectro de Traumatismo Mecânico a Dano Anóxico

Algumas lesões de nascimento estão relacionadas a uma pobre manipulação obstétrica, enquanto muitas são seqüelas inevitáveis do parto de rotina. Os danos de nascimento ocorrem em cerca de 5 por 1.000 nativivos. Os fatores que predispõem aos danos de nascimento incluem a desproporção cefalopélvica, distocia (parto difícil), prematuridade e apresentação de nádegas.

Lesão Craniana

Caput succedaneum refere-se a um edema do escalpo causado por traumatismo na cabeça ocorrido durante a passagem pelo canal de nascimento. A tumefação desaparece rapidamente e é mais uma fonte de ansiedade parental do que uma preocupação clínica.

Cefaloematoma é definido como uma hemorragia subperióstea que é confinada a um único osso craniano e torna-se aparente nas primeiras horas após o nascimento. Pode ou não estar associada a uma fratura linear do osso subjacente. A maioria dos cefaloematomas se resolve sem complicações e não requer tratamento.

As **fraturas cranianas** durante o nascimento resultam do impacto da cabeça nos ossos pélvicos ou da pressão do fórceps obstétrico. As fraturas lineares, a variedade mais comum, são assintomáticas e não demandam nenhum tratamento. As fraturas com depressão em geral são causadas por traumatismo pelo fórceps. Embora muitas fraturas com depressão inicialmente não produzam sintomas, elas geralmente precisam de elevação mecânica devido ao risco de traumatismo craniano subjacente por pressão persistente. Ao contrário da maioria das fraturas, as do osso occipital em geral se estendem pelos seios venosos subjacentes e produzem hemorragia fatal.

A **hemorragia intracraniana** é uma das lesões de nascimento mais perigosas, e pode ser traumática, secundária a asfixia, ou o resultado de uma diátese de sangramento subjacente. A hemorragia intracraniana traumática ocorre no estabelecimento de (1) desproporção cefalopélvica significativa, (2) parto precipitado, (3) apresentação de nádegas, (4) parto prolongado, ou (5) uso impróprio de fórceps. Estes traumatismos podem resultar em **hemorragia subaracnóide ou subdural**, que são comumente secundárias a lacerações do falx cerebri ou tentorium cerebelli que envolvem a veia de Galeno ou os seios venosos. Como observado anteriormente, a lesão anóxica por asfixia, particularmente na criança prematura, em geral está associada a hemorragia intraventricular.

O prognóstico para o neonato com hemorragia intracraniana varia com sua magnitude. Uma hemorragia intensa é em geral rapidamente fatal. Se a criança sobrevive, a recuperação pode ser completa ou a criança pode ser afetada por resíduos neurológicos crônicos, em geral na forma de paralisia cerebral ou hidrocefalia. Entretanto, muitos casos de paralisia cerebral foram mostrados por estudos de ultra-som como estando relacionados a dano cerebral adquirido 2 semanas ou mais antes do nascimento, em vez de por traumatismo de nascimento.

Lesão de Nervo Periférico

A **paralisia braquial**, com graus variáveis de paralisia das extremidades superiores, é causada pela tração excessiva da cabeça e pescoço ou ombros durante o parto. A lesão pode ser permanente se os nervos forem cortados. O funcionamento pode voltar em alguns meses se a paralisia resultar de edema e hemorragia.

A **paralisia do nervo frênico** e a paralisia associada do hemidiafragma pode estar associada a uma paralisia braquial e resultar em dificuldades respiratórias. A condição em geral se resolve espontaneamente em alguns meses.

A **paralisia do nervo facial** em geral se apresenta como uma paralisia flácida unilateral da face causada pelo dano ao sétimo nervo craniano durante o parto, especialmente com fórceps. Quando grave, todo o lado afetado da face é paralisado e até mesmo a pálpebra não pode se fechar. O prognóstico novamente depende de se o nervo foi lacerado ou simplesmente danificado por pressão.

Fraturas

A **clavícula** é mais vulnerável a fratura durante o parto do que qualquer outro osso, e pode estar associada a uma fratura do **úmero**. A imobilização do braço e ombro é quase invariavelmente o único tratamento necessário para a cura completa. As fraturas de outros ossos longos e do nariz ocasionalmente ocorrem durante o nascimento, mas cicatrizam facilmente.

Rompimento do Fígado

O único órgão interno além do cérebro que é danificado com alguma freqüência durante o parto é o fígado. Este órgão é danificado por pressão mecânica durante um parto difícil ou prematuro. O rompimento do fígado pode levar à formação de um hematoma grande o suficiente para causar uma massa abdominal palpável e anemia. Pode ser necessário o reparo cirúrgico da laceração.

A Síndrome da Morte Súbita Infantil Não Tem uma Causa Conhecida

A síndrome da morte súbita infantil (SIDS), também conhecida como "morte no berço", é definida como "morte súbita de uma criança que era inesperada pela história e na qual o minucioso exame pós-morte não demonstrou uma causa adequada de morte". Embora o diagnóstico da SIDS seja obtido apenas pela exclusão de outras causas específicas de morte súbita, esta catástrofe é entretanto considerada uma entidade clinicopatológica distinta. A SIDS foi primeiro descrita nas colônias americanas em 1686, mas a atenção moderna para o distúrbio data apenas de algumas décadas.

Tipicamente, a vítima de SIDS é uma criança aparentemente sadia que foi dormir sem nenhum sinal de calamidade iminente. A criança não acorda espontaneamente no horário usual, e quando não pode ser acordada, o genitor percebe que ela morreu. O exame pós-morte não revela a causa da morte, tal como uma pneumonia, aspiração de alimento, sepse, ou hemorragia cerebral. Esta seqüência trágica despertou grande interesse público, pois deve ser separada de homicídio, que foi demonstrado em vários casos como sendo a verdadeira causa misteriosa da morte da criança.

Epidemiologia: Depois do período neonatal, a SIDS é a causa líder de morte durante o primeiro ano de vida, contribuindo com mais de um terço de todas as mortes neste período. A incidência nos EUA é de 2 por 1.000 nativivos. A maioria (90%) dos casos ocorre antes dos 6 meses de idade. A maioria das mortes por SIDS ocorre durante os meses de inverno, mas não foi estabelecida nenhuma associação entre infecções respiratórias particulares e a morte da criança. A maioria das mortes ocorre à noite ou durante os períodos associados ao sono. As taxas de morte relatadas para SIDS caíram acentuadamente. Isto foi atribuído às campanhas de informação "Back to Sleep" que estimulam os genitores a colocar as crianças de costas para dormir.

Os fatores de risco para SIDS são difíceis de averiguar e são baseados principalmente em estudos retrospectivos. **Os principais fatores de risco materno** parecem ser os seguintes:

- Baixa condição socioeconômica (educação limitada, mãe solteira, pouco cuidado pré-natal)
- Raça negra
- Menos de 20 anos na primeira gestação
- Fumo de cigarros durante a gestação
- Uso de drogas ilícitas durante a gestação

Os fatores de risco para a criança são controversos. O consenso inclui os seguintes:

- Baixo peso de nascimento
- Prematuridade
- Uma doença, em geral gastrintestinal, nas 2 últimas semanas antes da morte
- Irmãos subseqüentes de vítimas de SIDS
- Sobreviventes de um evento aparentemente ameaçador de vida, definido como um episódio caracterizado por alguma combinação de apnéia, mudança de cor, alteração marcante no tônus muscular e sufocação ou engasgamento. Uma causa definida, tal como convulsões ou aspiração após vômito, é estabelecida em apenas metade dos casos de um evento aparentemente ameaçador de vida.

Patogenia: A patogenia da SIDS ainda é obscura e controversa, não existindo respostas claras no momento. Também não está claro se a SIDS é uma entidade única ou o ponto final comum de várias condições diferentes. A hipótese mais popular relaciona a SIDS com uma prolongada apnéia, seguida de arritmia cardíaca ou choque, em crianças que não acordam sozinhas e impede o processo de progredir para um resultado fatal. Entretanto, menos de 10% dos pais de vítimas de SIDS relatam um episódio de apnéia ou um evento aparentemente ameaçador de vida em qualquer momento antes do evento fatal. **Assim, embora seja possível que a apnéia do sono contribua para a seqüência de eventos que levam a SIDS, os dados disponíveis não apóiam uma relação forte e previsível entre as duas condições.**

Várias outras causas para SIDS são citadas como importantes, mas a evidência para qualquer uma delas é fraca. Elas incluem anomalias cardiovasculares que disparam arritmias fatais, sensibilidade anormal do tronco cerebral a estímulos respiratórios, refluxo gastroesofágico, vários tipos de infecções, erros hereditários do metabolismo e displasia broncopulmonar.

Patologia: Na necropsia, várias alterações morfológicas foram descritas nas vítimas de SIDS, mas sua relevância para a etiologia e patogenia deste distúrbio permanece obscura. A hipóxia crônica é dita como sendo evidenciada por gliose do tronco cerebral, hipertrofia da média de pequenas artérias pulmonares, persistência de hematopoese extramedular no fígado, retenção de gordura marrom periadrenal e hipertrofia ventricular direita. Entretanto, com a exceção da gliose do tronco cerebral, nenhuma dessas mudanças ocorre com alguma regularidade. As petéquias na superfície dos pulmões, coração, pleura e timo, que foram relatadas na maioria das crianças que morrem de SIDS, provavelmente são eventos terminais e foram atribuídos a pressão intratorácica negativa produzida por esforço respiratório.

NEOPLASIAS DA LACTÂNCIA E INFÂNCIA

Os tumores malignos entre 1 e 15 anos de idade são distintamente incomuns, mas o câncer permanece a causa líder de morte por doença nesse grupo etário. Nas crianças, 10% de todas as mortes são devidas a malignidades, e apenas os traumatismos acidentais matam um número maior. **Ao contrário dos adultos, nos quais a maioria dos cânceres são de origem epitelial (p. ex., carcinomas do pulmão, mama e trato gastrintestinal), a maioria dos tumores malignos em crianças surge de tecidos hematopoéticos, nervoso e tecidos moles** (Fig. 6.49). Outra característica que distingue os tumores infantis dos de adultos é o fato de que muitos dos primeiros são parte de complexos do desenvolvimento. Os exemplos incluem tumor de Wilms associado a aniridia, malformações geniturinárias e retardo mental (complexo WAGR); hemi-hipertrofia do corpo associada a tumor de Wilms, hepatoblastoma e carcinoma adrenal; e esclerose tuberosa em associação a tumores renais e rabdomiomas do coração. Algumas neoplasias são aparentes ao nascimento e são obviamente tumores do desenvolvimento que evoluíram no útero. Em adição, órgãos anormalmente desenvolvidos, persistência de primórdios de órgão e restos de órgão deslocado são todos vulneráveis a transformação neoplásica.

Os cânceres individuais da infância, incluindo distúrbios como leucemias, neuroblastoma, tumor de Wilms, vários sarcomas e neoplasia de célula germinativa, são discutidos em detalhes nos capítulos que lidam com os respectivos órgãos. Os princípios básicos da neoplasia e carcinogênese, incluindo os aplicáveis a cânceres pediátricos, são discutidos no Cap. 5.

Tumores Benignos e Condições Similares a Tumorais Englobam uma Ampla Gama de Anomalias

HAMARTOMAS: Estas lesões representam crescimentos excessivos benignos focais de um ou mais elementos celulares maduros de um tecido normal, em geral com um elemento predominante. Embora as células de um hamartoma estejam sempre

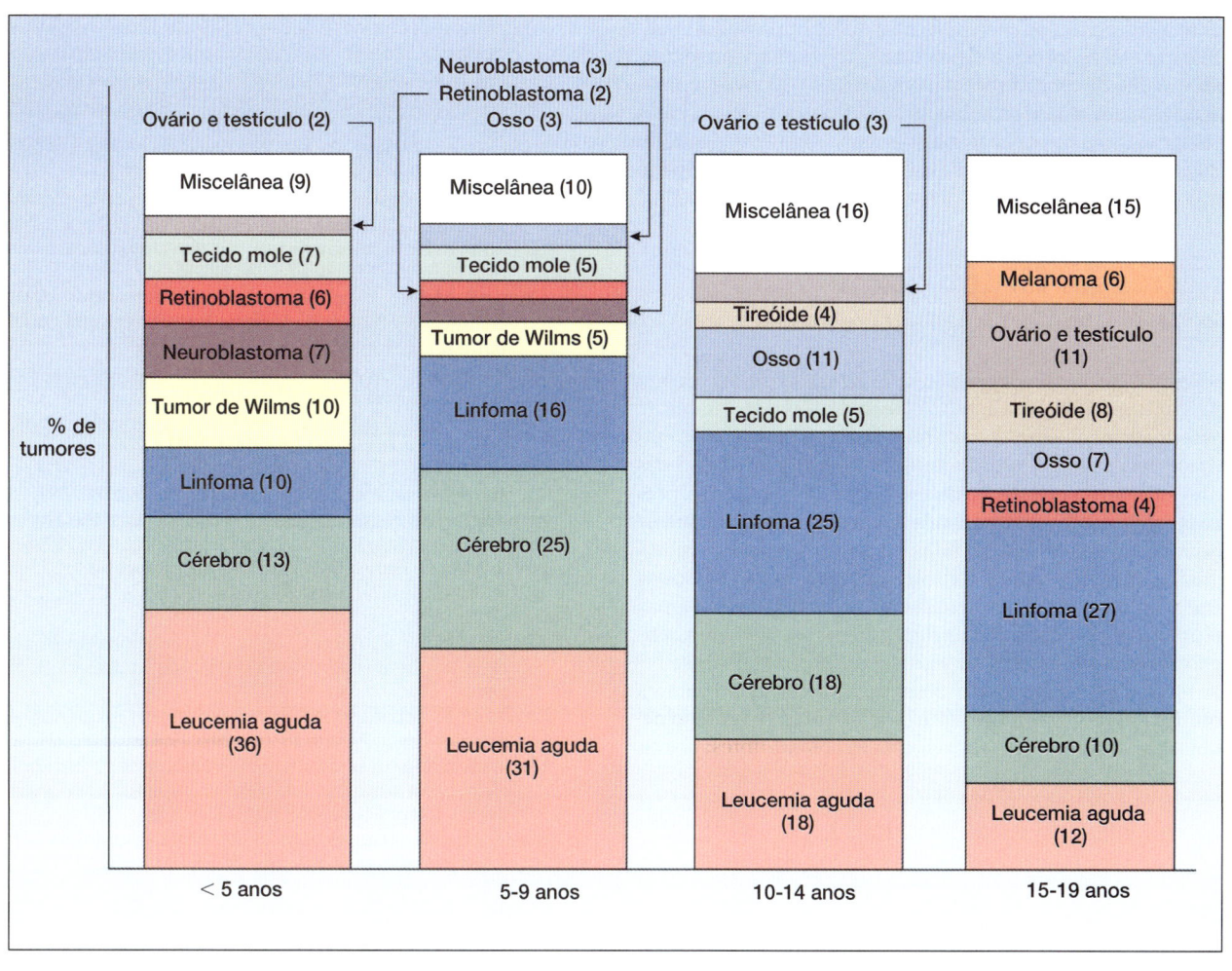

FIGURA 6.49
Distribuição de tumores infantis de acordo com a idade e o local primário.

dispostas de um modo altamente irregular, a distinção entre esta anomalia do desenvolvimento e uma verdadeira neoplasia benigna geralmente é conjectural.

CORISTOMAS: Também chamados *heterotopias*, os coristomas são similares aos hamartomas, mas são agregados diminutos ou microscópicos de componentes de tecido normal em locais aberrantes. Os coristomas são representados por restos de tecido pancreático na parede do trato gastrintestinal ou tecido adrenal no córtex renal.

HEMANGIOMAS: Estas lesões, de tamanho variável e em locais diversos, são os tumores mais freqüentemente encontrados na infância. Não está claro se os hemangiomas são neoplasias verdadeiras ou hamartomas, embora metade esteja presente ao nascimento e a maioria regrida com a idade. Hemangiomas grandes, de crescimento rápido ocasionalmente podem ser lesões graves, especialmente quando ocorrem no pescoço ou cabeça. Uma *coloração vinho do porto* é um hemangioma capilar congênito que envolve a pele da face e escalpo, e é freqüentemente grande o suficiente para ser desfigurante, dando uma coloração púrpura escura ao local afetado. Ao contrário de muitos hemangiomas pequenos, eles persistem durante a vida e não são facilmente tratados.

LINFANGIOMAS: Também chamados de *higromas císticos*, os linfangiomas são crescimentos pouco demarcados que estão geralmente presentes ao nascimento e, a partir de então, aumentam rapidamente de tamanho. A maioria dos linfangiomas ocorre na cabeça e pescoço, mas o assoalho da boca, mediastino e nádegas não são locais incomuns. A classificação destes tumores é imprecisa; alguns pesquisadores os consideram malformações do desenvolvimento ou hamartomas, e outros os chamam de neoplasias. Os linfangiomas surgem como cistos uniloculares ou multiloculares com paredes finas, transparentes, e contendo um líquido cor de palha. Microscopicamente, inúmeros canais linfáticos estão separados por septos fibrosos. Ao contrário dos hemangiomas, estas lesões não regridem espontaneamente e devem ser ressecadas.

TERATOMAS SACROCOCCÍGEOS: Embora raras, estas neoplasias de células germinais são os tumores sólidos mais comuns no neonato, com uma incidência de 1 em 40.000 nativivos. Pelo menos 75% dos teratomas sacrococcígeos ocorrem em meninas, e um número substancial foi encontrado em gêmeos. Os tumores são geralmente notados ao nascimento como uma massa na região escrotal e nádegas. São massas comumente grandes, lobuladas, em geral tão grandes quanto a cabeça da criança. Metade dos tumores cresce externamente e pode conectar-se ao corpo por um pequeno pedículo. Alguns têm tanto componentes externos quanto intrapélvicos, enquanto alguns crescem totalmente na pelve. Microscopicamente, os teratomas sacrococcígeos são compostos de vários tecidos, particularmente de origem neural. A maioria (90%) dos teratomas sacrococcígeos detectados antes dos 2 meses de idade é benigna, mas até metade dos diagnosticados mais tarde na vida é maligna. As anomalias congênitas associadas das vértebras, sistema geniturinário e anorretais são comuns. A lesão deve ser ressecada prontamente.

Cânceres no Grupo Etário Pediátrico São Incomuns

A incidência de malignidades pediátricas é de 1,3 por 10.000 por ano em crianças com menos de 15 anos. A mortalidade varia claramente com o comportamento intrínseco do tumor e a resposta à terapia, mas como dado geral, a taxa de mortalidade de câncer infantil é de apenas cerca de um terço da incidência. Quase metade de todas as doenças malignas em pacientes com menos de 15 anos de idade constitui-se de leucemias agudas e linfomas. Só as leucemias, particularmente a leucemia linfoblástica aguda, contribui com um terço de todos os casos de câncer infantil. A maioria das outras neoplasias malignas são neuroblastomas, tumores cerebrais, tumores de Wilms, retinoblastomas, cânceres ósseos e vários sarcomas de tecido mole.

As influências genéticas no desenvolvimento dos tumores infantis têm sido particularmente bem estudadas no caso do retinoblastoma, tumor de Wilms e osteossarcoma. Os aspectos relacionados à interação de mutações herdadas e influências ambientais na patogenia de tumores malignos, tanto em crianças quanto em adultos, são discutidos no Cap. 5.

LEITURAS SUGERIDAS

Livros

Behrman RE, Kliegman RM, Arvin AM: *Nelson's textbook of pediatrics*, 16th ed. Philadelphia: WB Saunders, 2000.
Killeen AA: *Principles of molecular pathology*. Totowa, NJ: Humana Press, 2003.
Nussbaum RL, McInnes RR, Willard HF: *Thompson & Thompson genetics in medicine*, 6th ed. Philadelphia: WB Saunders, 2001.
Scriver CR, Sly WS, Childs B, et al.: *The metabolic and molecular basis of inherited disease*, 8th ed. New York: McGraw-Hill, 2000.

Artigos de Periódicos

Anonymous: ACOG practice bulletin. Clinical management guidelines for obstetricians-gynecologists. Prenatal diagnosis of fetal chromosomal abnormalities. *Obstet Gynecol* 97(5 pt 1; suppl 1–12), 2001.
Anonymous: National Institutes of Health Consensus Development Conference Statement: phenylketonuria screening and management. *Pediatrics* 108:972–982, 2001.
Gartler SM, Goldman MA: Biology of the X chromosome. *Curr Opin Pediatr* 13:340–345, 2001.
Gelineau-van Waes J, Finnell RH: Genetics of neural tube defects. *Semin Pediatr Neurol* 8:160–164, 2001.
Graeter LJ, Mortensen ME: Kids are different: Developmental variability in toxicology. *Toxicology* 111:15–20, 1996.
Grahame R. Heritable disorders of connective tissue. *Ballieres Best Pract Res Clin Rheumatol* 14:345–361, 2000.
Greger R, Mall M, Bleich M, et al.: Regulation of epithelial ion channels by the cystic fibrosis transmembrane conductance regulator. *J Mol Med* 74:527–534, 1996.
Gutmann DH: The neurofibromatosis: When less is more. *Hum Mol Genet* 10:747–755, 2001.
Hansis C, Grifo J: Tay-Sachs disease and preimplantation genetic diagnosis. *Adv Genet* 44:311–315, 2001.
Hassold T, Hunt P: To err (meiotically) is human: The genesis of human aneuploidy. *Natl Rev Genet* 2:280–291, 2001.
Hendrickx J, Willems PJ: Genetic deficiencies of the glycogen phosphorylase system. *Hum Genet* 97:551–556, 1996.
Hernandez D, Fisher EM: Down syndrome genetics: Unravelling a multifactorial disorder. *Hum Mol Genet* 5:1411–1416, 1996.
Koch R, Fishler K, Azen C, et al.: The relationship of genotype to phenotype in phenylalanine hydroxylase deficiency. *Biochem Mol Med* 60:92–101, 1997.
Lindblad K, Schalling M: Expanded repeat sequences and disease. *Semin Neurol* 19:289–299, 1999.
Mahenthiralingam E, Baldwin A, Vandamme P: Burkholderia cepacia complex infection in patients with cystic fibrosis. *J Med Microbiol* 51:533–538, 2002.
Mannucci PM, Tuddenham EGD: The hemophilias—from royal genes to gene therapy. *N Engl J Med* 344:1773–1779, 2001.
Nagler J: Sudden infant death syndrome. *Curr Opin Pediatr* 14:247–250, 2002.
Ozawa E, Yoshida M, Suzuki A, et al.: Dystrophin-associated proteins in muscular dystrophy. *Hum Mol Genet* 4(spec. no.):1711–1716, 1995.
Paulsen M, Ferguson-Smith AC: DNA methylation in genomic imprinting, development, and disease. *J Pathol* 195:97–110, 2001.
Polifka JE, Friedman JM: Medical genetics: 1. Clinical teratology in the age of genomics. *Can Med Assoc J* 167:265–273, 2002.
Pope FM, Burrows NP: Ehlers-Danlos syndrome has varied molecular mechanisms. *J Med Genet* 34:400–410, 1997.
Scriver CR: Garrod's foresight; our hindsight. *J Inherit Metab Dis* 24:93–116, 2001.
Thackray H, Tifft C: Fetal alcohol syndrome. *Pediatr Rev* 22:47–55, 2001.
Wraith JE: The mucopolysaccharidoses: A clinical review and guide to management. *Arch Dis Child* 72:263–267, 1995.

CAPÍTULO 7

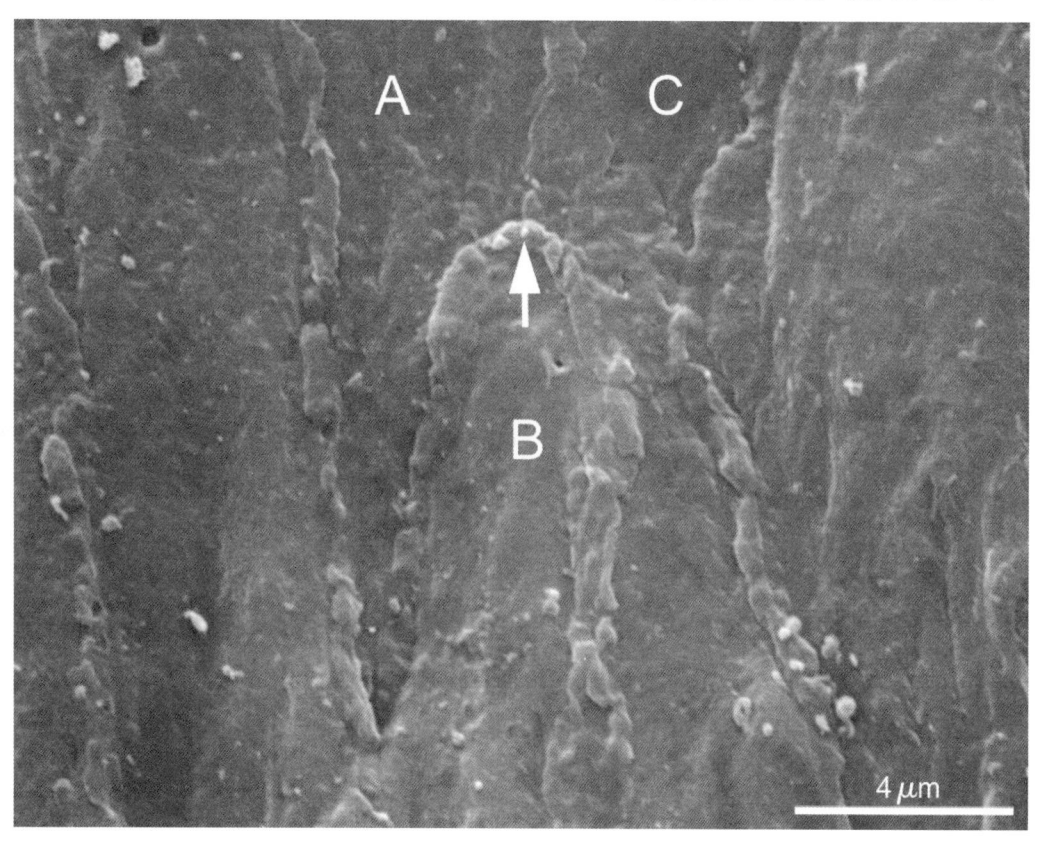

Distúrbios Hemodinâmicos

Bruce M. McManus
Michael F. Allard
Bobby Yanagawa

Circulação Normal
O Coração Como uma Bomba de Dois Lados
Aorta e Artérias
Microcirculação
Endotélio
Veias e Vênulas
Interstício
Linfáticos

Distúrbios da Perfusão
Hiperemia
Hemorragia

Trombose
Trombose no Sistema Arterial
Trombose no Coração
Trombose no Sistema Venoso

Embolia
Embolia Arterial Pulmonar
Embolia Arterial Sistêmica

Infarto
Patologia
Infarto em Locais Específicos

Edema
Insuficiência Cardíaca Congestiva
Edema Pulmonar
Edema na Cirrose
Síndrome Nefrótica
Edema Cerebral
Acúmulo de Líquido nas Cavidades Corporais

Perda e Sobrecarga de Líquido
Desidratação
Hiper-hidratação

Choque
Síndrome da Resposta Inflamatória Sistêmica
Síndrome da Disfunção de Múltiplos Órgãos (SDMO)

FIGURA 7.1 *(ver pág. anterior)*
Fotomicrografia eletrônica de varredura (FEV) de um canto tricelular no endotélio de uma artéria coronária de rato. As margens das células *A*, *B* e *C* convergem, formando o canto tricelular na *seta*. A FEV e a criofratura mostram que as junções impermeáveis são descontínuas e formam um poro através do endotélio nos cantos tricelulares através do qual os tipos moleculares e os leucócitos em migração podem atravessar o endotélio. Neste canto, a célula B forma uma extensão ou aba citoplasmática (*sob a seta*), situada sobre as células A e C.

CIRCULAÇÃO NORMAL

O funcionamento e o metabolismo normais de órgãos e células dependem de um sistema circulatório intacto para a oferta contínua de oxigênio, nutrientes, hormônios, eletrólitos e água e para a retirada de resíduos metabólicos e dióxido de carbono. O sistema circulatório é um circuito vascular composto de uma bomba muscular ligada a tubos (ou vasos sangüíneos) que levam o sangue aos órgãos e tecidos corporais ou retornam o sangue ao coração para completar o circuito. A oferta e a eliminação no nível celular são controladas por trocas entre o espaço intravascular, espaço intersticial, espaço celular e espaço linfático, que ocorrem através dos vasos sangüíneos de menor diâmetro no corpo (denominados microcirculação).

O Coração É uma Bomba de Dois Lados com Circuitos Vasculares em Série

A quantidade de sangue bombeada pelo ventrículo direito, que bombeia sangue para os pulmões (circulação pulmonar), deve, em um determinado tempo, igualar exatamente a quantidade de sangue bombeada pelo ventrículo, que distribui sangue para o corpo (circulação sistêmica). Os parâmetros importantes em termos hemodinâmicos são o débito cardíaco, a pressão de perfusão e a resistência vascular periférica.

- **Débito cardíaco** é o volume de sangue ejetado por cada ventrículo por minuto e representa o fluxo sangüíneo total nas circulações pulmonar e sistêmica. O débito cardíaco depende da freqüência cardíaca e do volume sistólico. O débito cardíaco freqüentemente é relacionado com a área superficial corporal (em metros quadrados), denominada *índice cardíaco,* fornecendo uma indicação da função ventricular.
- **Pressão de perfusão** (também denominada *pressão direcional*) é a diferença na pressão dinâmica entre dois pontos ao longo de um vaso sangüíneo. O fluxo sangüíneo para qualquer segmento da circulação por fim depende da pressão direcional arterial. Contudo, cada órgão pode auto-regular o fluxo e, assim, determinar a quantidade de sangue que recebe da circulação. Tal controle local da perfusão depende da modulação contínua de leitos microvasculares por fatores hormonais, neurais, metabólitos e hemodinâmicos.
- **Resistência vascular periférica** refere-se à soma dos fatores que determinam o fluxo sangüíneo regional em cada órgão. Dois terços da resistência na vasculatura sistêmica são determinados pelas arteríolas.

A soma de todos os fluxos regionais é igual ao retorno venoso, que, por sua vez, determina o débito cardíaco. A determinação da resposta cardíaca ao influxo (pré-carga) e efluxo (pós-carga) baseia-se em reflexos cardíacos e também na integridade da musculatura cardíaca e regulação neuro-hormonal.

A Aorta e as Artérias São Vasos Condutores

As principais funções da aorta e das artérias são o transporte de sangue para os órgãos e a conversão de fluxo pulsátil em fluxo regular sustentado. Esta última função deriva das propriedades elásticas da aorta e da resistência produzida pelos esfíncteres arteriolares.

A Microcirculação Inclui Arteríolas, Capilares e Vênulas

Os vasos sangüíneos da microcirculação têm menos de 100 μm de diâmetro. O sangue oriundo de uma arteríola penetra nos capilares, que formam anastomoses livremente entre si (Fig. 7.2A), seja diretamente seja através de metarteríolas. O comprimento capilar, medido a partir da arteríola terminal até a vênula coletora, varia de 0,1 a 3 mm, apresentando em média 1 mm. No entanto, o comprimento do percurso realizado por cada célula sangüínea nos capilares pode, na verdade, ser mais longo devido às anastomoses extensas. Esse fato provavelmente constitui-se em um fator importante com relação à troca microvascular de substâncias como o oxigênio, porque aumenta o tempo disponível para que a troca ocorra. A grande área superficial agregada de capilares determina que a velocidade do sangue seja lenta, o que incrementa adicionalmente a troca microvascular. A densidade dos capilares em um tecido também influencia a troca microvascular porque afeta a distância de difusão. Por exemplo, nos tecidos com demandas altas de oxigênio, como o coração, a densidade capilar é muito alta (Fig. 7.2B). A entrada no sistema capilar é protegida por esfíncteres pré-capilares, exceto no caso dos *canais de passagem [thoroughfare channels]*, que contornam os capilares e estão sempre abertos. Como nem todos os capilares encontram-se abertos em todos os momentos, o fluxo sangüíneo pode ser aumentado pelo recrutamento de capilares adicionais. A soma do fluxo através do leito capilar, dos canais de passagem e das anastomoses arteriovenosas determina o fluxo sangüíneo regional. O meio exato pelo qual um órgão regula o fluxo sangüíneo de acordo com suas necessidades metabólicas ainda é debatido, mas existe uma conexão entre a necessidade de oxigênio e o fluxo sangüíneo. No coração, o fluxo sangüíneo é ajustado a cada segundo. Os fatores que medeiam e unem a vasodilatação metabólica ao metabolismo celular são a adenosina, outros nucleotídeos, óxido nítrico, certas prostaglandinas, dióxido de carbono e pH. A microcirculação é um contribuidor importante para todas as formas de hiperemia e edema e constitui-se em alvo no choque séptico (ver adiante). A vasorregulação nas artérias condutoras, artérias de resistência e veias baseia-se nas interações delicadas entre sangue, endotélio, células da musculatura lisa e estroma circundante.

O Endotélio Normal Proporciona uma Separação Contínua entre Sangue e Tecidos

As células endoteliais desempenham papéis fisiológicos importantes na anticoagulação, também facilitando a migração de substâncias do sangue para os tecidos e vice-e-versa, regulando o tono vascular (particularmente o das artérias de resistência), e a regulação da vasopermeabilidade.

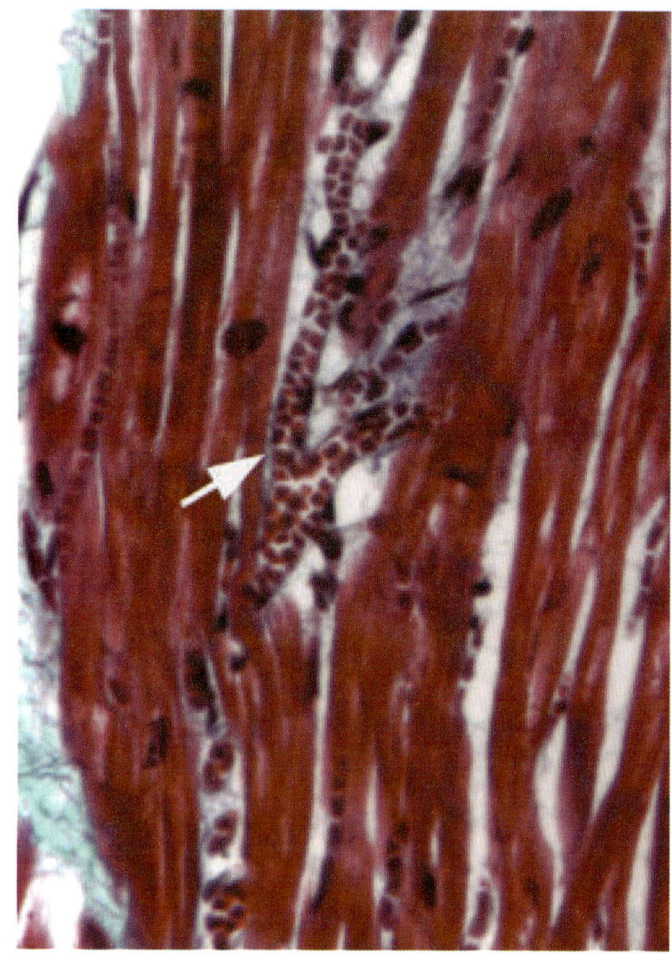
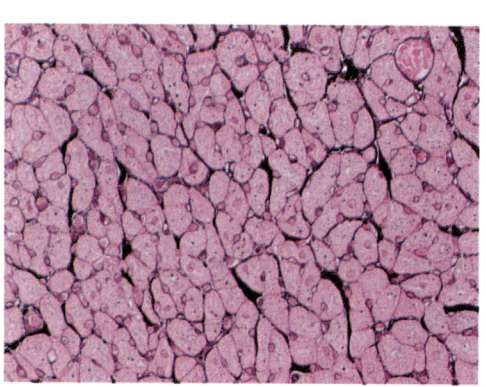

FIGURA 7.2
Microcirculação. Fotomicrografias mostram capilares formando anastomoses (*seta*) (A) e densidade capilar alta no miocárdio (B) (220×).

As Veias e as Vênulas Retornam o Sangue ao Coração

O sangue proveniente dos capilares entra nas vênulas e acaba nas veias em seu retorno ao coração. As veias não só conduzem o sangue, como também atuam como um reservatório sangüíneo, estando 64% da volemia total no sistema venoso.

O Interstício Representa 15% do Volume Corporal Total

O líquido intersticial entre as células proporciona um meio para a chegada de nutrientes e a eliminação de resíduos. A maior parte da água intersticial está presa em uma densa rede de glicosaminoglicanos.

Os Linfáticos Reabsorvem Líquido Intersticial

O líquido intersticial é reabsorvido para a circulação na extremidade venosa do capilar, e uma pequena fração é drenada através dos linfáticos. Os capilares linfáticos conduzem a linfa da periferia para o sistema venoso central através do ducto torácico. As constrições e os relaxamentos oscilatórios normais dos vasos linfáticos contribuem para o retorno constante de líquido linfático para a circulação central. A linfa é um solvente para grandes moléculas que não conseguem retornar à circulação através dos capilares sangüíneos.

DISTÚRBIOS DA PERFUSÃO

Os distúrbios hemodinâmicos caracterizam-se por perfusão alterada que pode acarretar lesão em órgãos e células.

A Hiperemia É o Excesso de Sangue em um Órgão

A hiperemia pode ser causada por fornecimento aumentado de sangue a partir do sistema arterial (hiperemia ativa) ou por um impedimento à saída de sangue através das vias venosas (hiperemia passiva ou congestão).

Hiperemia Ativa

A hiperemia ativa é o aumento da oferta de sangue para um órgão, geralmente como resposta fisiológica à maior demanda funcional, como no caso do coração e do músculo esquelético durante exercício. Influências neurogênicas e hormonais participam da hiperemia ativa, o que é exemplificado em ambos os extremos da vida reprodutiva da mulher — a saber, no rubor da noiva e nos calores da menopausa. Embora esses exemplos não pareçam promover nenhuma função útil, a hiperemia da pele nos estados febris permite a dissipação do calor. Além disso, o músculo esquelético pode aumentar seu fluxo sangüíneo (e assim a oferta de oxigênio) 20 vezes durante o exercício. A maior oferta de sangue é determinada por dilatação arteriolar e recrutamento de capilares não perfundidos.

A hiperemia ativa mais gritante ocorre na inflamação. Substâncias vasoativas liberadas por células inflamatórias (ver Cap. 2) provocam dilatação dos vasos sangüíneos; na pele, isso resulta na clássica tríade "tumor, rubor e calor" da inflamação. Na pneumonia, por exemplo, os capilares alveolares ficam ingurgitados com eritrócitos como uma resposta hiperêmica à inflamação. Como a inflamação também pode danificar células endoteliais e aumentar a permeabilidade capilar, a hiperemia da inflamação geralmente se acompanha de edema e extravasamento local de eritrócitos.

Ocorre uma hiperemia reativa depois da interrupção temporária da oferta de sangue (ou isquemia). A liberação da obstrução é seguida de hiperemia ativa, e provavelmente é conseqüente a lesão tecidual isquêmica e liberação de agentes inflamatórios, como a histamina. **O grau e a duração da hiperemia são proporcionais ao período de oclusão até alcançar um platô de resposta hiperêmica.**

Hiperemia Passiva (Congestão)

Hiperemia passiva, ou congestão, refere-se ao ingurgitamento de um órgão com sangue venoso. Do ponto de vista clínico, a congestão passiva aguda é conseqüência da insuficiência aguda do ventrículo esquerdo ou do direito. No caso de insuficiência ventricular esquerda aguda, o ingurgitamento venoso resultante dos pulmões provoca o acúmulo de um transudato nos alvéolos, uma alteração denominada *edema pulmonar.* Na insuficiência aguda do ventrículo direito, o fígado pode ficar intensamente congesto.

O aumento generalizado da pressão venosa, quase sempre devido a insuficiência cardíaca crônica, acarreta lentidão do fluxo venoso e o conseqüente aumento no volume de sangue em muitos órgãos, incluindo o fígado, o baço e os rins. Antigamente, a insuficiência cardíaca decorrente de estenose mitral reumática era uma causa comum de congestão venosa generalizada, porém tais casos são incomuns com a diminuição da prevalência de febre reumática e o advento da troca cirúrgica da valva. A insuficiência cardíaca congestiva secundária a coronariopatia e hipertensão, e insuficiência do lado direito devido a doença pulmonar, são atualmente causas mais comuns.

A congestão passiva também pode ficar restrita a um membro ou órgão como conseqüência de obstrução mais localizada da drenagem venosa. Como exemplo, temos a trombose venosa profunda das veias da perna com resultante edema da extremidade inferior, e trombose das veias hepáticas (síndrome de Budd-Chiari) com congestão passiva crônica secundária do fígado.

O PULMÃO: A insuficiência crônica do ventrículo esquerdo é um obstáculo à saída de sangue dos pulmões e determina congestão passiva crônica nesse órgão. Como resultado, a pressão nos capilares alveolares aumenta e esses vasos ficam repletos de sangue. O aumento da pressão nos capilares alveolares tem quatro conseqüências importantes:

- Microemorragias liberam eritrócitos nos espaços alveolares, nos quais são fagocitados e decompostos por macrófagos alveolares. O ferro liberado, na forma de hemossiderina, permanece nos macrófagos, que são então chamados de "células da insuficiência cardíaca" (Fig. 7.3).

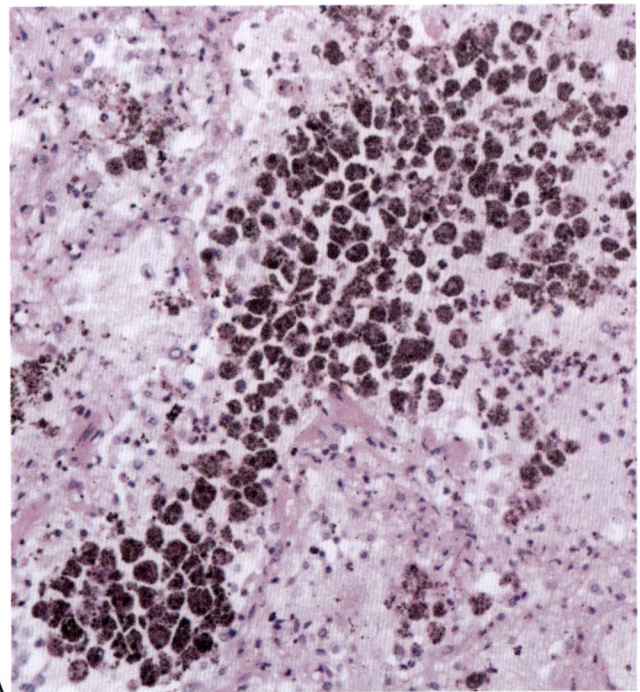
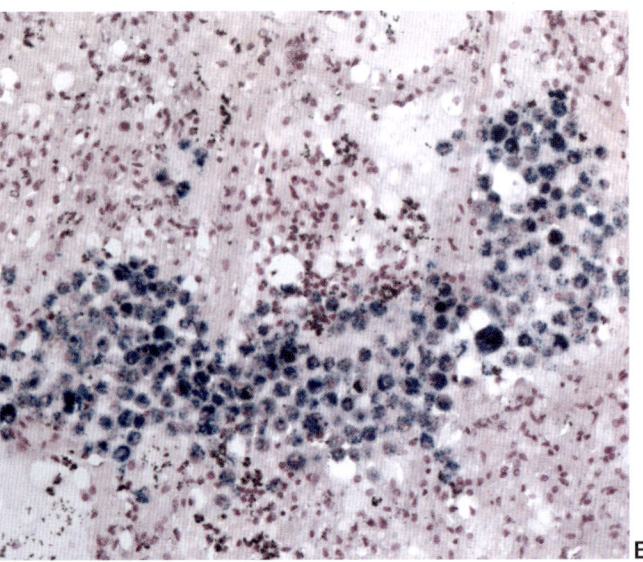

FIGURA 7.3
Congestão passiva do pulmão. A. Macrófagos carregados de hemossiderina no pulmão de um paciente com insuficiência cardíaca congestiva. B. Macrófagos no pulmão corado para ferro pelo corante azul-da-Prússia.

- O aumento da pressão hidrostática força o líquido do sangue para os espaços alveolares, resultando em edema pulmonar (Fig. 7.4), uma condição perigosa que interfere na troca gasosa no pulmão.
- Juntamente com outros fatores pouco compreendidos, a pressão elevada estimula a fibrose nos espaços intersticiais do pulmão. A presença de fibrose e ferro é vista macroscopicamente como um pulmão enrijecido e marrom (*induração parda*).
- A pressão capilar elevada é transmitida ao sistema arterial pulmonar, uma afecção denominada *hipertensão pulmonar*. Esse distúrbio pode acarretar insuficiência cardíaca direita e conseqüente congestão venosa sistêmica generalizada.

O Cap. 12 aborda as alterações morfológicas associadas à congestão passiva crônica dos pulmões.

O FÍGADO: As veias hepáticas desembocam na veia cava imediatamente inferior ao coração, e o fígado encontra-se particularmente vulnerável à congestão passiva aguda ou crônica. As veias centrais do lóbulo hepático tornam-se dilatadas. A pressão venosa aumentada é então transferida aos sinusóides, acarretando sua dilatação e atrofia por pressão dos hepatócitos centrilobulares (Fig. 7.5). Macroscopicamente, a superfície do corte do fígado cronicamente congesto exibe focos escuros de congestão centrilobular circundados por zonas mais pálidas de porções periféricas dos lóbulos não

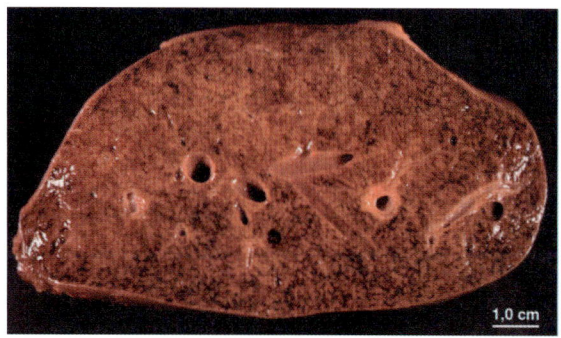
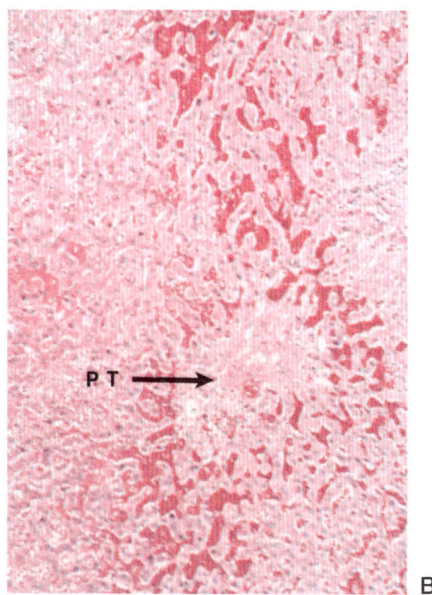

FIGURA 7.5
Congestão passiva do fígado. A. A fotografia macroscópica mostra o padrão em noz-moscada, refletindo insuficiência congestiva do ventrículo direito. **B.** Uma fotomicrografia do fígado mostra sinusóides centrilobulares dilatados com sangue. As placas entre os hepatócitos mostram atrofia por compressão. *PT*, tríade portal.

afetados. O resultado consiste em um aspecto reticulado curioso, semelhante ao corte transversal de uma noz-moscada, e o fenômeno é denominado adequadamente de "fígado em noz-moscada" (Fig. 7.5). Em casos extremos associados a insuficiência ventricular direita aguda, a necrose hemorrágica franca dos hepatócitos nas zonas centrilobulares é evidente. A congestão venosa prolongada do fígado por fim acarreta o espessamento nas veias centrais e fibrose centrilobular. Apenas nos casos mais extremos de congestão venosa (p. ex., pericardite constritiva ou estenose tricúspide) a fibrose é suficientemente generalizada e grave para justificar o título *cirrose cardíaca*.

O BAÇO: O aumento da pressão no fígado, decorrente de insuficiência cardíaca ou de obstrução intra-hepática ao fluxo sangüíneo (p. ex., cirrose), determina hipertensão na veia esplênica e congestão do baço. O órgão torna-se aumentado e tenso, e, ao corte, ocorre extravasamento de sangue escuro. Na congestão prolongada, ocorre fibrose difusa do baço, junto a focos de hemorragia antiga contendo ferro, fibrose e calcificação (corpos de Gamna-Gandy). A esplenomegalia fibrocongestiva pode resultar em um órgão pesando de 250 a 750 g, em comparação com o peso normal de 150 g. Algumas vezes, o baço volumoso apresenta ati-

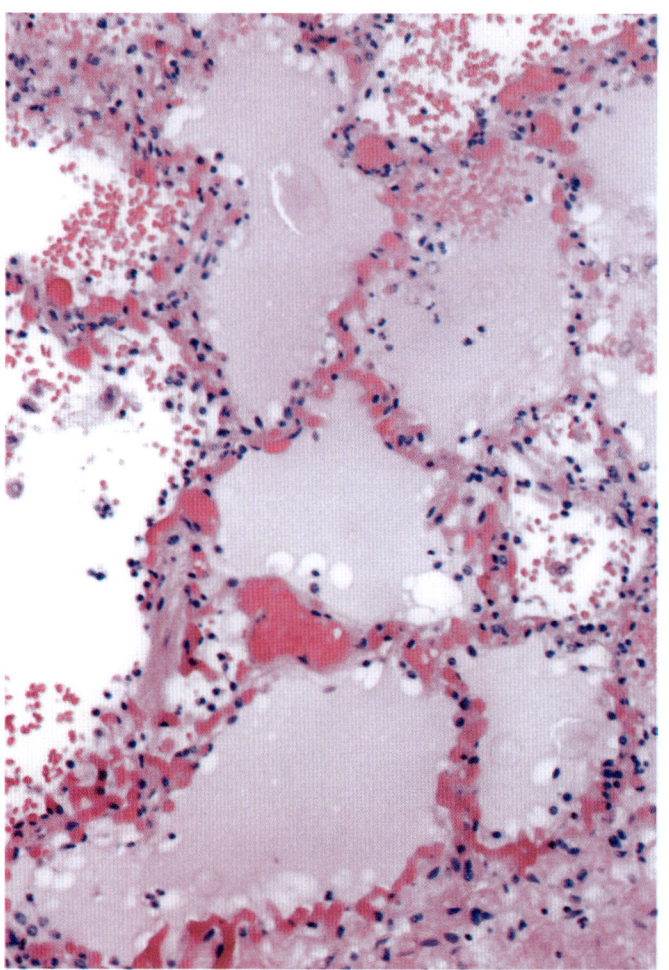

FIGURA 7.4
Edema pulmonar. Um paciente com insuficiência cardíaca congestiva mostra líquido róseo nos alvéolos.

vidade funcional excessiva — uma afecção denominada *hiperesplenismo* — que provoca alterações hematológicas.

EDEMA E ASCITE: A congestão venosa impede o fluxo de sangue nos capilares, aumentando assim a pressão hidrostática e promovendo a formação de edema (ver adiante discussão dos mecanismos de formação de edema). O acúmulo de líquido de edema na insuficiência cardíaca é especialmente observável em tecidos dependentes — pernas e pés, nos pacientes que deambulam, e o dorso, nas pessoas acamadas. Ascite refere-se ao acúmulo de líquido do espaço peritoneal e reflete (entre outros fatores) a falta de rigidez tecidual, uma condição em que não existe pressão externa contrária para antagonizar a pressão hidrostática dentro dos vasos sangüíneos.

Hemorragia É a Saída de Sangue do Compartimento Vascular

O sangue pode deixar a circulação para fora do corpo ou para espaços não-vasculares do corpo. A causa mais comum e óbvia é o traumatismo (geralmente acidental), mas o sangramento também pode ocorrer associado a procedimentos cirúrgicos (p. ex., quando um vaso sangüíneo é lacerado por um bisturi). A aterosclerose grave pode enfraquecer tanto a parede da aorta abdominal a ponto de abaulá-la, formando um aneurisma que, por sua vez, pode romper e sangrar no espaço retroperitoneal. Da mesma forma, um aneurisma pode complicar uma artéria cerebral congenitamente fraca (aneurisma sacular) e provocar hemorragia subaracnóidea. Determinadas infecções (p. ex., tuberculose pulmonar) e neoplasias invasivas podem corroer os vasos sangüíneos e provocar hemorragia.

A hemorragia também resulta de lesão no nível dos capilares. Por exemplo, a ruptura de capilares no traumatismo fechado é evidenciada pelo aparecimento de uma equimose. A pressão venosa elevada também determina extravasamento de sangue dos capilares no pulmão. A deficiência de vitamina C associa-se a fragilidade capilar e sangramento em virtude de um defeito nas estruturas de sustentação. A barreira capilar, por si só, não é suficiente para conter o sangue dentro do espaço intravascular. O traumatismo pequeno nos pequenos vasos e capilares provocado por movimento normal exige um sistema de coagulação íntegro para impedir a hemorragia. Dessa forma, uma redução intensa do número de plaquetas (*trombocitopenia*) ou a deficiência de um fator da coagulação (p. ex., fator VIII na hemofilia) associa-se a hemorragias espontâneas sem relação com qualquer traumatismo evidente (ver Cap. 10 para uma discussão mais detalhada sobre o sistema de coagulação).

Uma pessoa pode exsanguinar para uma cavidade interna, como no caso de hemorragia gastrintestinal por úlcera péptica (hemorragia arterial) ou varizes esofágicas (hemorragia venosa). Nesses casos, grandes quantidades de sangue fresco enchem todo o trato gastrintestinal. A hemorragia em uma cavidade serosa pode acarretar o acúmulo de grande quantidade de sangue, chegando ao ponto da exsanguinação. Cabem algumas definições:

- **Hematoma:** Hemorragia no tecido mole. Tais coleções de sangue podem ser apenas dolorosas, como na contusão muscular, ou fatais, se localizadas no cérebro.
- **Hemotórax:** Hemorragia na cavidade pleural.
- **Hemopericárdio:** Hemorragia no espaço pericárdico.
- **Hemoperitônio:** Sangramento para a cavidade peritoneal.
- **Hemartrose:** Sangramento em um espaço articular.
- **Púrpura:** Hemorragias superficiais difusas na pele, com até 1 cm de diâmetro.
- **Equimose:** Hemorragia superficial maior na pele (Fig. 7.6). Após tal hemorragia, a coloração da pele inicialmente púrpura torna-se esverdeada e depois amarelada antes de desaparecer. Essa seqüência de eventos reflete a oxidação progressiva da bilirrubina liberada da hemoglobina dos eritrócitos decompostos. Um bom exemplo de equimose é o "olho roxo".
- **Petéquia:** Hemorragias puntiformes, geralmente na pele ou na conjuntiva (Fig. 7.7). Essa lesão representa a ruptura de um capilar ou arteríola e ocorre nas coagulopatias ou vasculites. As petéquias também podem ser produzidas por microêmbolos advindos de valvas cardíacas infectadas (*endocardite bacteriana*).

TROMBOSE

Trombose é a formação de um trombo, definido como um agregado de sangue coagulado contendo plaquetas, fibrina e elementos celulares encarcerados dentro da luz de um vaso. Por definição, um **trombo** adere ao endotélio vascular e deve ser diferenciado de um simples coágulo sangüíneo, que reflete apenas a ativação da cascata da coagulação e pode formar-se *in vitro* ou *in situ* no estado pós-morte. Da mesma forma, o trombo é diferente do hematoma, que

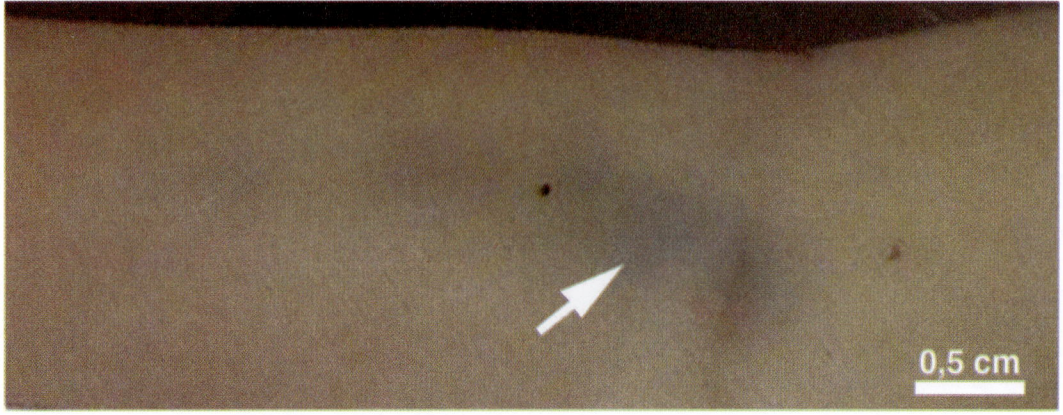

FIGURA 7.6
Equimose (*seta*) no antebraço causada por punção com agulha.

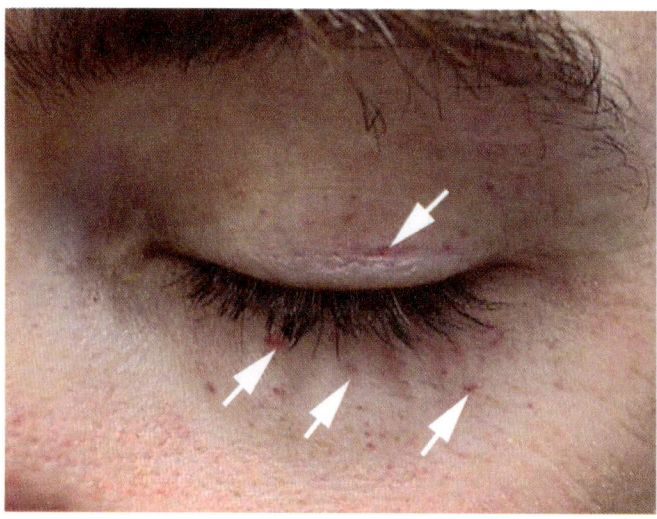

FIGURA 7.7
Petéquias. Microemorragias periorbitárias (*setas*) manifestam-se como focos vermelhos.

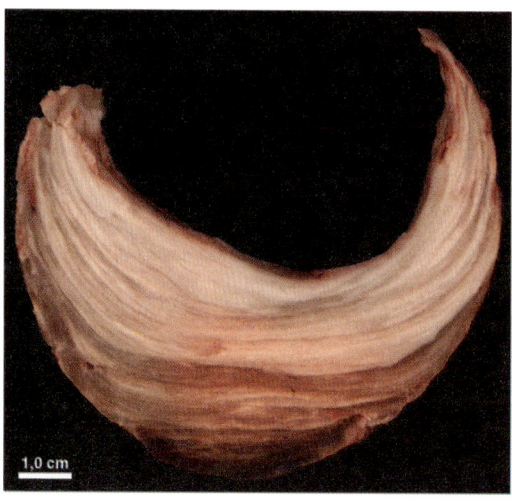

FIGURA 7.8
Trombo arterial. Fotografia macroscópica de um trombo de um aneurisma aórtico mostra as laminações de fibrina e plaquetas conhecidas como as linhas de Zahn.

resulta de hemorragia e subseqüente coagulação fora do sistema capilar. Os detalhes da formação do trombo e da cascata da coagulação são discutidos nos Caps. 10 e 20. Apresentamos aqui as causas e as conseqüências da trombose em diferentes locais.

A Trombose no Sistema Arterial Geralmente É Provocada por Aterosclerose

 Patogenia: Os vasos mais comumente envolvidos na trombose arterial são as artérias coronárias, cerebrais, mesentéricas e renais e as artérias das pernas. Com menor freqüência, ocorre trombose arterial em outros distúrbios, incluindo inflamação das artérias (*arterite*), traumatismo e doenças do sangue. Os trombos são comuns nos aneurismas (dilatações localizadas da luz) da aorta e de seus principais ramos, quando a combinação de alteração do fluxo sangüíneo e doença vascular intrínseca promove a trombose.

A patogenia da trombose arterial envolve principalmente três fatores:

- **Lesão do endotélio**, geralmente por aterosclerose, altera as propriedades anticoagulantes da parede do vaso e atua como um nicho para a agregação de plaquetas e formação de fibrina.
- **Alterações no fluxo sangüíneo**, quer pela turbulência em um aneurisma ou em pontos de bifurcação arterial, provoca trombose. A lentidão nas artérias estreitadas favorece a trombose.
- **Aumento da coagulabilidade do sangue**, conforme observado na policitemia vera ou associado a alguns cânceres, conduz a maior risco de trombose.

 Patologia: A princípio, o trombo arterial aderido à parede do vaso é macio, friável e vermelho escuro, com delicadas faixas alternadas de plaquetas e fibrina amareladas, as chamadas linhas de Zahn (Fig. 7.8). Depois de formados, os trombos arteriais têm vários desfechos possíveis.

- Pode ocorrer **lise** de um trombo arterial em virtude da potente atividade trombolítica do sangue.
- Pode ocorrer **propagação** do trombo (aumento do seu tamanho), uma vez que ele atua como um foco para uma trombose adicional.
- A **organização** refere-se à invasão final dos elementos do tecido conjuntivo, o que faz o trombo endurecer e ficar branco-acinzentado.
- A **canalização** é o processo pelo qual formam-se novas luzes revestidas por células endoteliais em um trombo organizado (Fig. 7.9). A importância funcional dessa alteração é questionada com freqüência.
- A **embolização** ocorre quando uma fração ou todo o trombo se desloca e percorre a circulação, alojando-se em um vaso sangüíneo a alguma distância do local da formação do trombo (ver adiante discussão adicional).

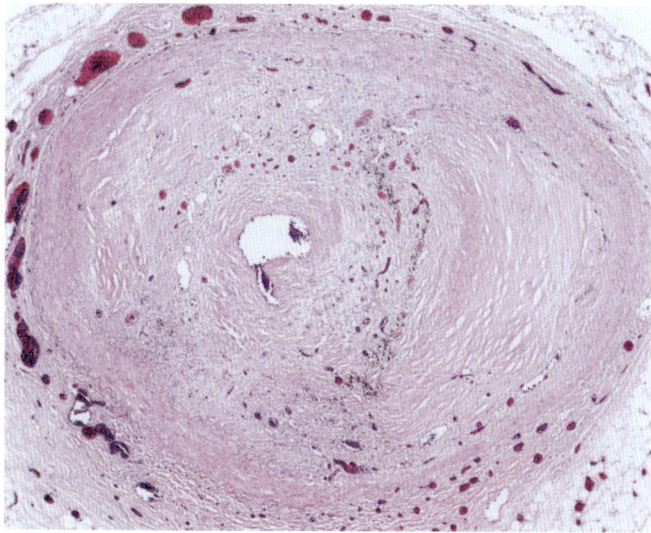

FIGURA 7.9
Canalização do trombo. Fotomicrografia da artéria coronária descendente anterior esquerda mostra aterosclerose grave e canalização (40×).

A estrutura organizada de um trombo reflete uma forte interação entre plaquetas e fibrina e difere em seu aspecto do coágulo pósmorte e daquele formado em um tubo de ensaio. As linhas de Zahn estabilizam o trombo formado em vida, enquanto o coágulo pósmorte tem uma estrutura mais gelatinosa. Ocorrem coágulos pósmorte no sangue estagnado no qual a gravidade fraciona o sangue. A parte do coágulo que contém muitos eritrócitos é chamada de "gelatina de groselha". O coágulo sobrenadante é mais firme e branco-amarelado, representando o plasma coagulado sem hemácias. É denominado "gordura de galinha" devido a sua cor e consistência. A determinação se um coágulo foi formado ou não em vida (coágulo antemortem) ou após a morte (coágulo pós-morte) é, com freqüência, importante na necropsia e na patologia forense.

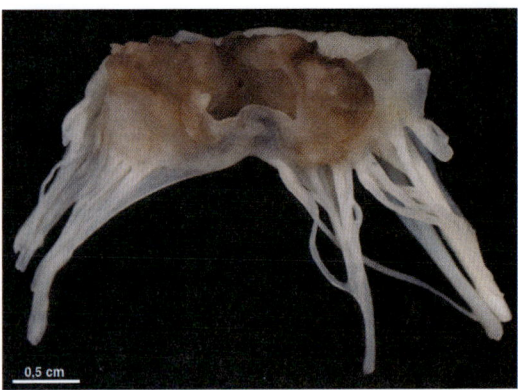

FIGURA 7.10
Endocardite. O folheto anterior da valva mitral está danificado por uma vegetação bacteriana friável.

 Manifestações Clínicas: **A trombose arterial como conseqüência de aterosclerose é a causa mais comum de morte nos países industrializados do Ocidente.** Como muitos trombos arteriais ocluem o vaso, eles geralmente determinam necrose isquêmica do tecido nutrido pela artéria (um **infarto**). Dessa forma, a trombose de uma artéria coronária ou cerebral resulta em **infarto do miocárdio** (ataque do coração) ou **infarto cerebral** (acidente vascular cerebral ou derrame), respectivamente. Outras artérias terminais afetadas pela aterosclerose e que geralmente sofrem trombose são as mesentéricas (infarto intestinal), as renais (infartos renais) e as da perna (gangrena).

A Trombose no Coração se Desenvolve no Endocárdio

Como no sistema arterial, a lesão do endocárdio e as alterações no fluxo sangüíneo no coração associam-se a trombose mural, que se refere a um trombo aderido à parede subjacente do coração. Os distúrbios nos quais ocorre trombose mural incluem:

- **Infarto do miocárdio:** Formam-se trombos murais aderentes na cavidade do ventrículo esquerdo nas regiões de infarto do miocárdio em virtude da lesão do endocárdio e de alterações no fluxo sangüíneo associadas a um segmento com funcionamento inadequado ou adinâmico do miocárdio.
- **Fibrilação atrial:** Um distúrbio do ritmo atrial (fibrilação atrial) acarreta um fluxo sangüíneo mais lento e comprometimento da contratilidade no átrio esquerdo, uma situação que predispõe à formação de trombos murais nesse local.
- **Cardiomiopatia:** Doenças primárias do miocárdio estão associadas a trombos murais no ventrículo esquerdo, presumivelmente devido a lesão endocárdica e hemodinâmica alterada associadas à contratilidade deficiente do miocárdio.
- **Endocardite:** Também podem surgir pequenos trombos, chamados **vegetações,** nas valvas cardíacas, geralmente na mitral ou na aórtica, danificadas por uma infecção bacteriana (*endocardite bacteriana*) (Fig. 7.10). Ocasionalmente, na ausência de infecção valvar, formam-se vegetações em uma valva mitral ou tricúspide lesada por lúpus eritematoso sistêmico (*endocardite de Libman-Sacks*). Nos estados de definhamento crônico, como no câncer terminal, podem surgir vegetações grandes e friáveis nas valvas cardíacas (*endocardite marântica*), possivelmente refletindo um estado de hipercoagulação.

A principal complicação dos trombos em qualquer local no coração é o descolamento de fragmentos e sua migração até locais distantes (*embolização*), nos quais se alojam e ocluem vasos arteriais.

A Trombose no Sistema Venoso É Multifatorial

Antigamente, a trombose venosa era denominada amplamente de *tromboflebite*, significando que um processo inflamatório ou infeccioso havia danificado a veia, dessa forma provocando a trombose. Entretanto, com o reconhecimento de que, na maioria dos casos, não há indícios de inflamação, o termo *flebotrombose* é mais preciso. Não obstante, em geral os dois termos têm sido substituídos pela expressão *trombose venosa profunda*. Esta última denominação é particularmente adequada para a manifestação mais comum do distúrbio, a saber, trombose do sistema venoso profundo das pernas.

 Patogenia: A trombose venosa profunda é provocada pelos mesmos fatores que predispõem à trombose arterial e cardíaca, a saber, lesão endotelial, estase e estado hipercoagulável. Dentre as alterações que favorecem o desenvolvimento da trombose venosa profunda, encontram-se:

- **Estase** (insuficiência cardíaca, insuficiência venosa crônica, imobilização pós-cirúrgica, repouso prolongado no leito)
- **Lesão** (traumatismo, cirurgia, parto)
- **Hipercoagulabilidade** (anticoncepcionais orais, gravidez tardia, câncer)
- **Idade avançada** (veias varicosas, flebosclerose)
- **Doença falciforme** (ver Cap. 20 para detalhes)

 Patologia: A maioria (> 90%) das tromboses venosas ocorre nas veias profundas das pernas; o restante geralmente envolve veias na pelve. A maioria dos trombos venosos começa nas veias da panturrilha, com freqüência nos seios acima das valvas venosas. Nesse local, os trombos venosos apresentam vários destinos possíveis:

- **Lise:** Os trombos venosos geralmente continuam pequenos e acabam lisados, não representando ameaça posterior à saúde.
- **Organização:** Muitos trombos sofrem uma organização semelhante aos trombos de origem arterial. Os trombos venosos organizados pequenos podem ser incorporados à parede do vaso; os maiores podem sofrer canalização, com o restabelecimento parcial da drenagem venosa.

- **Propagação:** Não raro os trombos venosos funcionam como um nicho para trombose adicional e, assim, propagar-se proximalmente até atingir as veias iliofemorais de maior calibre (Fig. 7.11).
- **Embolização:** Os trombos venosos grandes e os que se propagaram proximalmente representam um risco significativo à vida, já que podem se deslocar e serem transportados até os pulmões como êmbolos pulmonares.

 Manifestações Clínicas: Os trombos pequenos nas veias da panturrilha geralmente são assintomáticos, e até mesmo trombos maiores no sistema iliofemoral podem não provocar sintomas. Alguns pacientes apresentam sensibilidade na panturrilha, geralmente associada a dorsiflexão forçada do pé (*sinal de Homans*). A trombose oclusiva das veias femoral ou ilíaca acarreta congestão grave, edema e cianose da extremidade inferior. A trombose venosa profunda sintomática é tratada com anticoagulantes sistêmicos, e a terapia trombolítica tem sido útil em alguns casos. Às vezes, insere-se um filtro na veia cava para prevenir a embolização pulmonar.

A função das valvas venosas está sempre prejudicada na veia sujeita a trombose e organização. Como conseqüência, a insuficiência venosa profunda crônica (comprometimento da drenagem venosa) é praticamente inevitável. A afecção pode permanecer assintomática se a lesão for restrita a um pequeno segmento do sistema venoso profundo. No entanto, o comprometimento mais extenso determina pigmentação, edema e induração da pele da perna. Pode ocorrer ulceração acima do maléolo medial nessa situação e, com freqüência, é de difícil tratamento.

Trombos venosos em outros locais também impõem riscos graves. A trombose de veias mesentéricas pode causar infarto hemorrágico do intestino delgado; a trombose de veias cerebrais pode ser fatal; a trombose de veias hepáticas (síndrome de Budd-Chiari) pode destruir o fígado.

EMBOLIA

Embolia é a passagem através da circulação venosa ou arterial de qualquer material capaz de se alojar em um vaso sangüíneo e, dessa forma, obstruir sua luz. O êmbolo habitual consiste em um tromboêmbolo — um trombo formado em uma localização e que se descola da parede do vaso no seu ponto de origem e migra até um ponto distante.

A Embolia Arterial Pulmonar É Potencialmente Fatal

Para o clínico, a embolia pulmonar continua a ser um desafio diagnóstico e terapêutico importante. De fato, são relatados tromboêmbolos pulmonares em mais da metade de todas as necropsias. Ademais, essa complicação ocorre em 1 a 2% de todos os pacientes pós-cirúrgicos acima de 40 anos de idade. O risco aumenta com o avançar da idade, obesidade, tempo do procedimento cirúrgico, infecção pós-cirúrgica, presença de câncer e doença venosa preexistente.

A maioria dos êmbolos pulmonares (90%) provém das veias profundas das pernas; a maioria dos casos fatais forma-se nas veias iliofemorais (Fig. 7.12). Somente metade dos pacientes com tromboembolia pulmonar apresenta sinais de trombose venosa profunda. Alguns tromboêmbolos provêm do plexo venoso pélvico e outros do lado direito do coração. Os êmbolos também derivam de trombos formados ao redor de tubos colocados no sistema venoso sistêmico ou na artéria pulmonar. As extremidades superiores são uma fonte rara de tromboêmbolos.

Os aspectos clínicos da embolia pulmonar aguda variam dependendo do tamanho do êmbolo, da higidez do paciente e de a embolização ocorrer de modo agudo ou crônico. A embolia pulmonar aguda está dividida nas seguintes síndromes:

- Êmbolos pulmonares pequenos assintomáticos
- Dispnéia e taquipnéia transitórias sem outros sintomas
- Infarto pulmonar, com dor torácica pleurítica, hemoptise e derrame pleural
- Colapso cardiovascular com morte súbita

A embolia pulmonar que ocorre de modo crônico, com numerosos êmbolos (geralmente assintomáticos) alojados nas artérias pequenas do pulmão, pode acarretar hipertensão pulmonar e insuficiência cardíaca direita (ver adiante).

Embolia Pulmonar Maciça

Uma das catástrofes mais dramáticas e trágicas que complicam a internação é o colapso súbito e morte de um paciente que parecia estar bem, a caminho de uma recuperação sem intercorrências. Com freqüência, a causa dessa catástrofe é a embolia pulmonar maciça, como conseqüência do deslocamento de um grande trombo venoso profundo de uma perna. Classicamente,

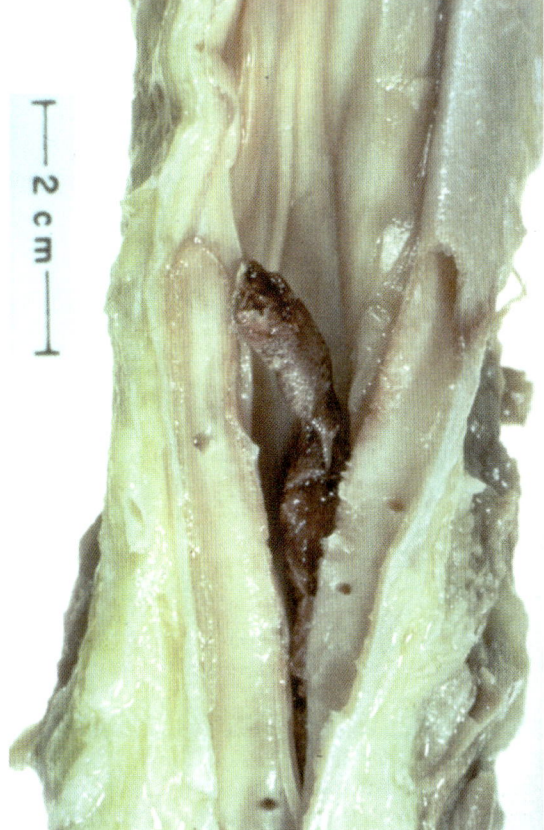

FIGURA 7.11
Trombose venosa. A veia femoral foi aberta para revelar um volumoso trombo dentro da luz.

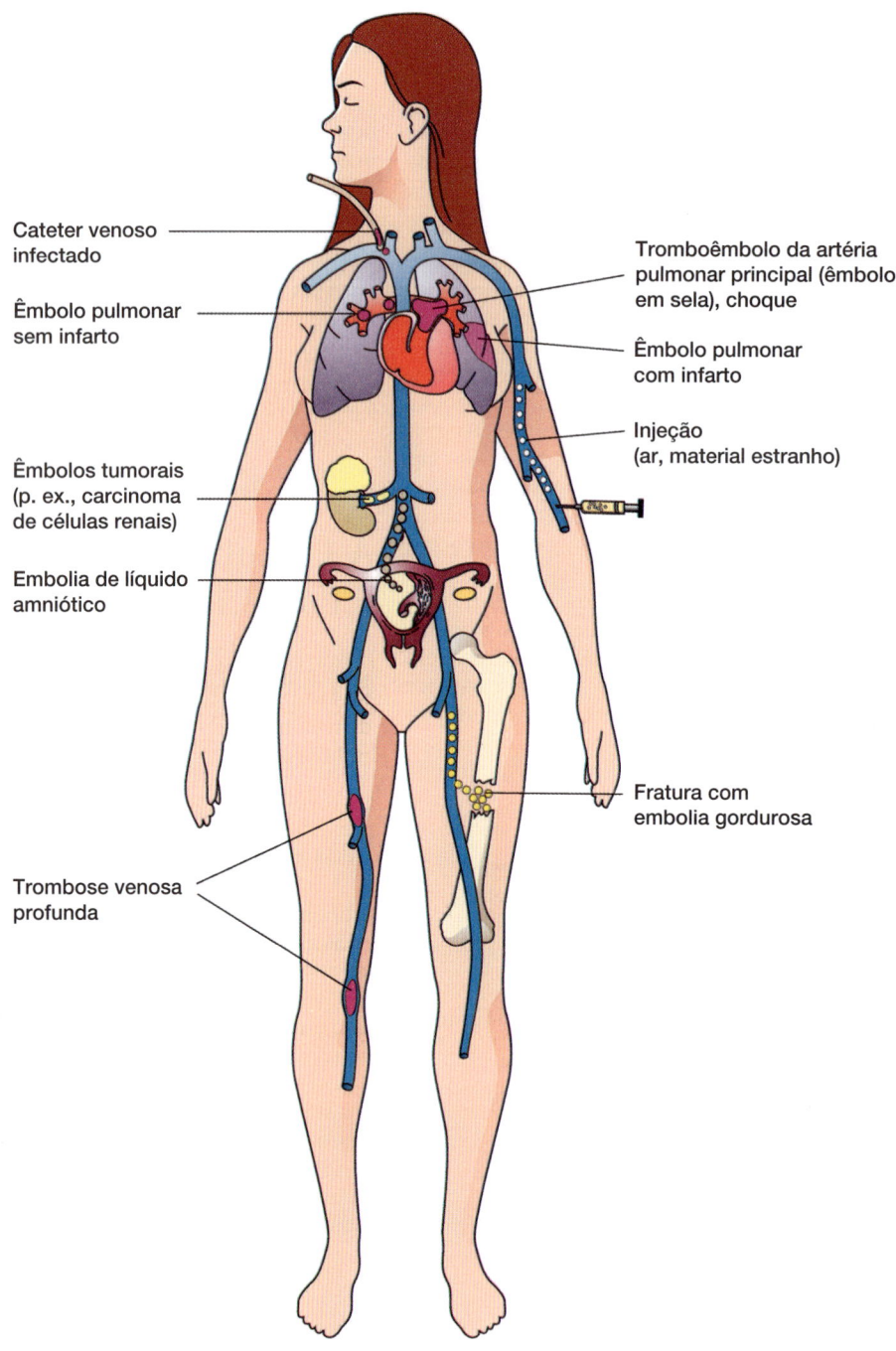

FIGURA 7.12
Fontes e efeitos de êmbolos venosos.

o paciente em pós-cirúrgico sucumbe imediatamente ao levantar-se do leito pela primeira vez. A atividade muscular desloca o trombo formado em decorrência da estase associada ao repouso prolongado no leito. Excluindo os óbitos relacionados com a própria cirurgia, a embolia pulmonar maciça é a causa mais comum de óbito depois de uma cirurgia ortopédica de grande porte e a causa não-obstétrica mais freqüente de morte no puerpério. Também é uma causa especialmente comum de morte nos pacientes que sofrem de doenças cardíacas e pulmonares crônicas e nos sujeitos a imobilização prolongada por qualquer motivo. A imobilização prolongada associada a viagens aéreas também pode provocar trombose venosa e, ocasionalmente, morte súbita devido a um êmbolo pulmonar.

Com freqüência, um grande êmbolo pulmonar aloja-se na bifurcação da artéria pulmonar principal (*êmbolo em sela*), obstruindo o fluxo sangüíneo para ambos os pulmões (Fig. 7.13). Também podem ser encontrados êmbolos letais grandes na primeira bifurcação das artérias pulmonares direita ou esquerda. Múltiplos êmbolos menores podem se alojar em ramificações secundárias e serem fatais. Na obstrução aguda de mais da metade da árvore arterial pulmonar, o paciente freqüentemente entra em hipotensão grave imediata (ou choque) e pode morrer em minutos.

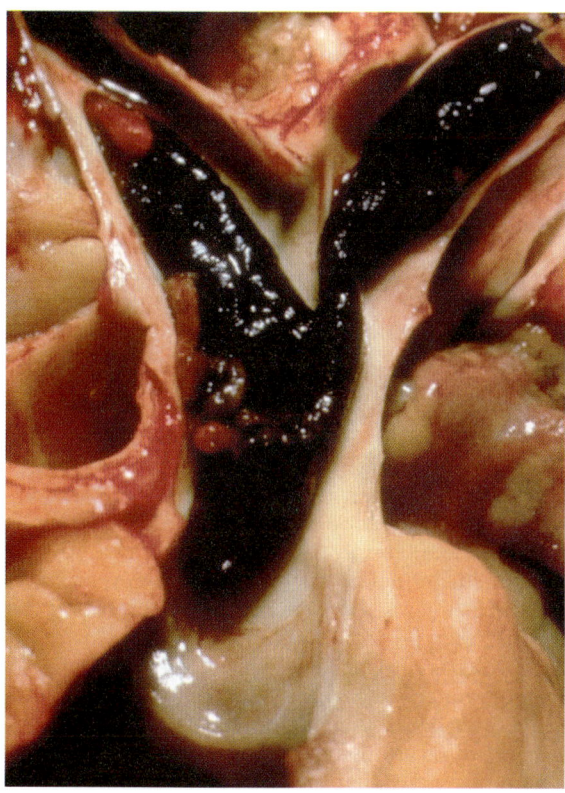

FIGURA 7.13
Embolia pulmonar. A artéria pulmonar principal e sua bifurcação foram abertas para revelar um grande êmbolo em sela.

As conseqüências hemodinâmicas de tal embolia pulmonar maciça decorrem da insuficiência ventricular direita aguda, por causa da súbita obstrução ao efluxo, e da acentuada redução no débito cardíaco ventricular esquerdo, secundária à perda da função do ventrículo direito. O débito cardíaco baixo é responsável pelo aparecimento súbito de hipotensão grave.

Infarto Pulmonar

Em geral, os êmbolos pulmonares pequenos não são letais. Tendem a se alojar nas artérias pulmonares periféricas e, em alguns pacientes (15–20% de todos os êmbolos pulmonares), produzem infartos do pulmão. Do ponto de vista clínico, o infarto pulmonar geralmente é visto no contexto da insuficiência cardíaca congestiva ou da pneumopatia crônica, uma vez que a circulação dupla normal do pulmão costuma protegê-lo da necrose isquêmica; como a artéria brônquica bombeia sangue para a área necrótica, os infartos pulmonares são quase sempre hemorrágicos. Tendem a ser piramidais, com a base da pirâmide na superfície pleural. Os pacientes apresentam tosse, dor pleurítica penetrante, falta de ar e hemoptise ocasional. O derrame pleural é comum e, com freqüência, hemorrágico. Com o passar do tempo, o sangue no infarto é reabsorvido e o centro fica pálido. Forma-se tecido de granulação na periferia do infarto, o qual se organiza e forma uma cicatriz fibrosa.

Embolia Pulmonar sem Infarto

Como o pulmão tem circulação dupla, sendo suprido pelas artérias brônquicas e pela artéria pulmonar, a maioria (75%) dos êmbolos pulmonares pequenos não produz infartos. Embora a maior parte dos êmbolos pequenos não atraia a atenção clínica, alguns provocam uma síndrome caracterizada por dispnéia, tosse, dor torácica e hipotensão. Raramente (3%), êmbolos pulmonares recorrentes produzem hipertensão pulmonar por bloqueio mecânico do leito arterial. Nessa circunstância, a vasoconstrição e a broncoconstrição reflexas decorrentes da liberação de substâncias vasoativas podem contribuir para uma redução do tamanho do leito vascular pulmonar funcional.

Na síndrome clínica do "infarto parcial", os pacientes apresentam os achados clínicos e radiológicos do infarto pulmonar decorrente de tromboembolia. Não obstante, a lesão desaparece, em vez de contrair e deixar uma cicatriz. Nesses casos, ocorrem hemorragia e necrose no parênquima pulmonar na área afetada, porém a estrutura tecidual permanece. A circulação colateral mantém a viabilidade do tecido e permite sua regeneração.

Destino dos Tromboêmbolos Pulmonares

Pequenos êmbolos pulmonares podem desaparecer por completo, dependendo (1) da carga embólica, (2) da suficiência da reserva vascular pulmonar, (3) do estado da circulação colateral brônquica e (4) da atividade do processo trombolítico. Por outro lado, os tromboêmbolos podem se organizar e deixar faixas de tecido fibroso aderidas à parede do vaso na luz das artérias pulmonares. Estudos radiológicos indicam que metade de todos os tromboêmbolos pulmonares é reabsorvida e se organiza em 8 semanas, com pequeno estreitamento dos vasos envolvidos.

Embolia Paradoxal

A embolia paradoxal refere-se a êmbolos que se formam na circulação venosa e não passam pelos pulmões, migrando através de um forame oval incompletamente fechado e, depois, entrando no lado esquerdo do coração e bloqueando o fluxo para as artérias sistêmicas. Como a pressão no átrio esquerdo geralmente excede a do direito, a maioria dos casos ocorre associada a um desvio (*shunt*) da direita para a esquerda (ver Cap. 11).

A Embolia Arterial Sistêmica Freqüentemente Provoca Infartos

Tromboembolia

O coração é a fonte mais comum de tromboêmbolos arteriais (Fig. 7.14), os quais geralmente decorrem de trombos murais (Fig. 7.15) ou de valvas doentes. Esses êmbolos tendem a se alojar em pontos nos quais a luz do vaso estreita subitamente (p. ex., em bifurcações ou na região de uma placa aterosclerótica). A viabilidade do tecido nutrido pelo vaso depende da existência de uma circulação colateral e do destino do êmbolo. O tromboêmbolo pode se propagar localmente e determinar uma obstrução mais grave ou pode se fragmentar e sofrer lise. Os órgãos que mais sofrem embolia arterial são:

- **Cérebro:** Êmbolos arteriais para o cérebro determinam necrose isquêmica do tecido cerebral (acidentes vasculares cerebrais).
- **Intestino:** Na circulação mesentérica, os êmbolos determinam infarto do intestino, uma complicação que se manifesta como abdome agudo e exige cirurgia imediata.

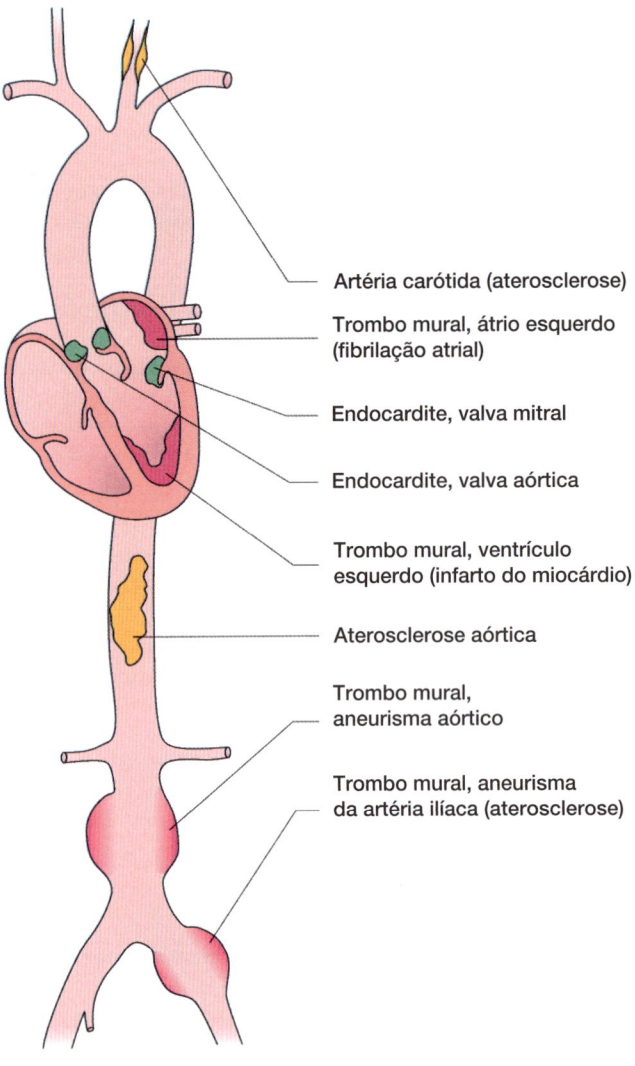

FIGURA 7.14
Fontes de êmbolos arteriais.

- **Extremidade inferior:** Embolia em uma artéria da perna provoca dor súbita, ausência de pulsos e membro frio. Em alguns casos, o membro precisa ser amputado.
- **Rim:** A embolia na artéria renal pode provocar infarto de todo o rim, porém, mais comumente provoca pequenos infartos periféricos.
- **Coração:** Foi descrita a embolia da artéria coronária com resultantes infartos do miocárdio, porém é de rara ocorrência.

Os locais mais comuns de infarto provocado por êmbolos arteriais estão resumidos na Fig. 7.16.

Embolia Gasosa

O ar pode penetrar na circulação venosa através de ferimentos no pescoço, toracocentese, punções de grandes veias durante procedimentos invasivos ou na hemodiálise. Pequenos volumes de ar circulando na forma de bolhas têm pouca conseqüência, porém quantidades de 100 mL ou mais podem provocar morte súbita. As bolhas gasosas tendem a coalescer e obstruir fisicamente o fluxo de sangue no lado direito do coração, na circulação pulmonar e no cérebro. No exame histológico, podem ser vistas bolhas de ar, que aparecem como espaços vazios, nos capilares e pequenos vasos do pulmão.

Os indivíduos expostos a uma pressão atmosférica elevada, como os mergulhadores e os trabalhadores abaixo do nível do mar (p. ex., túneis, construção de plataformas de perfuração) estão sujeitos à *doença da descompressão*, uma forma especial de embolia gasosa. Durante a descida, grandes quantidades de gás inerte (nitrogênio ou hélio) dissolvem-se nos líquidos orgânicos. Quando o mergulhador ascende, o gás é liberado da solução e expirado. Entretanto, se a ascensão for muito rápida, formam-se bolhas de gás na circulação e nos tecidos, obstruindo o fluxo sangüíneo e lesando as células diretamente. A embolia gasosa é a segunda causa mais comum de morte no mergulho esportivo (o afogamento é a primeira).

A **doença da descompressão aguda**, comumente conhecida como "mal dos mergulhadores", caracteriza-se por dor muscular e articular temporária, provocada pela obstrução de pequenos vasos nesses tecidos. Contudo, o comprometimento dos vasos sangüíneos cerebrais pode ser grave o bastante para causar coma ou até mesmo a morte.

A **doença do caixão** refere-se à doença da descompressão no qual a obstrução vascular provoca múltiplos focos de necrose isquêmica (avascular) do osso, afetando especialmente a cabeça do fêmur, a tíbia e o úmero. Essa complicação foi descrita pela primeira vez em operários que trabalhavam em sinos de mergulho (ou caixões).

Embolia de Líquido Amniótico

A embolia de líquido amniótico refere-se à entrada de líquido amniótico contendo células e resíduos fetais na circulação materna através de veias uterinas e cervicais abertas. É uma complicação materna rara do parto, mas, quando ocorre, freqüentemente é catastrófica. Esse distúrbio em geral ocorre ao término do trabalho de parto, quando os êmbolos pulmonares são formados por componentes epiteliais sólidos (escamas) contidos no líquido amniótico (Fig. 7.17). O aparecimento de uma coagulopatia de consumo, potencialmente fatal, causada pela

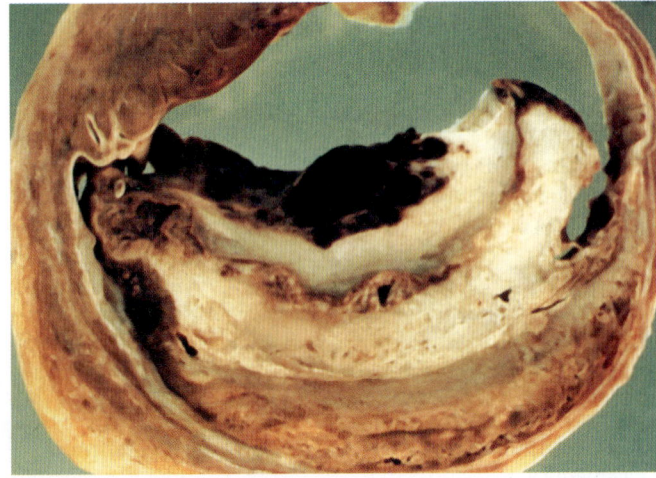

FIGURA 7.15
Trombo mural do ventrículo esquerdo. Um trombo laminado adere ao endocárdio sobre um infarto miocárdico aneurismático cicatrizado.

Embolia Gordurosa

Embolia gordurosa é a liberação de êmbolos da medula óssea gordurosa (Fig. 7.18A) *dentro de vasos sangüíneos lesados após traumatismo grave do tecido que contém gordura, em especial associada a fraturas ósseas.* Na maioria dos casos, a embolia gordurosa é clinicamente oculta. No entanto, os casos de embolia gordurosa grave são marcados pelo aparecimento da *síndrome da embolia gordurosa*, que surge 1 a 3 dias após o traumatismo. Na sua forma mais grave, que pode ser fatal, essa síndrome caracteriza-se por insuficiência respiratória, alterações mentais, trombocitopenia e petéquias generalizadas. A radiografia do tórax mostra opacificação difusa dos pulmões, que pode evoluir para o típico "esbranquiçado" da síndrome da angústia respiratória do adulto. À necropsia, são visualizados inúmeros glóbulos de gordura na microvasculatura dos pulmões (Fig. 7.18B) e cérebro, e algumas vezes de outros órgãos. Os pulmões quase sempre exibem as alterações da síndrome da angústia respiratória do adulto (ver Cap. 12). As lesões no cérebro incluem edema cerebral, hemorragias pequenas e, ocasionalmente, microinfartos.

De maneira geral, a embolia gordurosa é considerada uma conseqüência direta do traumatismo, com a gordura entrando em capilares rotos no local da fratura. Todavia, tal explicação pode ser muito simplista. Sugeriu-se que a hemorragia para a cavidade da medula óssea, e talvez também para a gordura subcutânea, aumenta a pressão intersticial acima da pressão capilar, forçando a gordura para dentro da circulação. Além do mais, a quantidade de gordura no sistema vascular pulmonar é maior do que a que pode ser explicada pela simples transferência de gordura a partir de depósitos periféricos. Adicionalmente, a composição química da gordura do pulmão difere da do tecido. Por fim, há uma discrepância entre a freqüência de embolia gordurosa e de embolia de medula óssea.

Embolia de Medula Óssea

Os êmbolos de medula óssea para os pulmões, com células hematopoéticas e gordura, freqüentemente são vistos no pulmão durante a necropsia após reanimação cardíaca, um procedimento no qual é comum ocorrerem fraturas do externo e das coste-

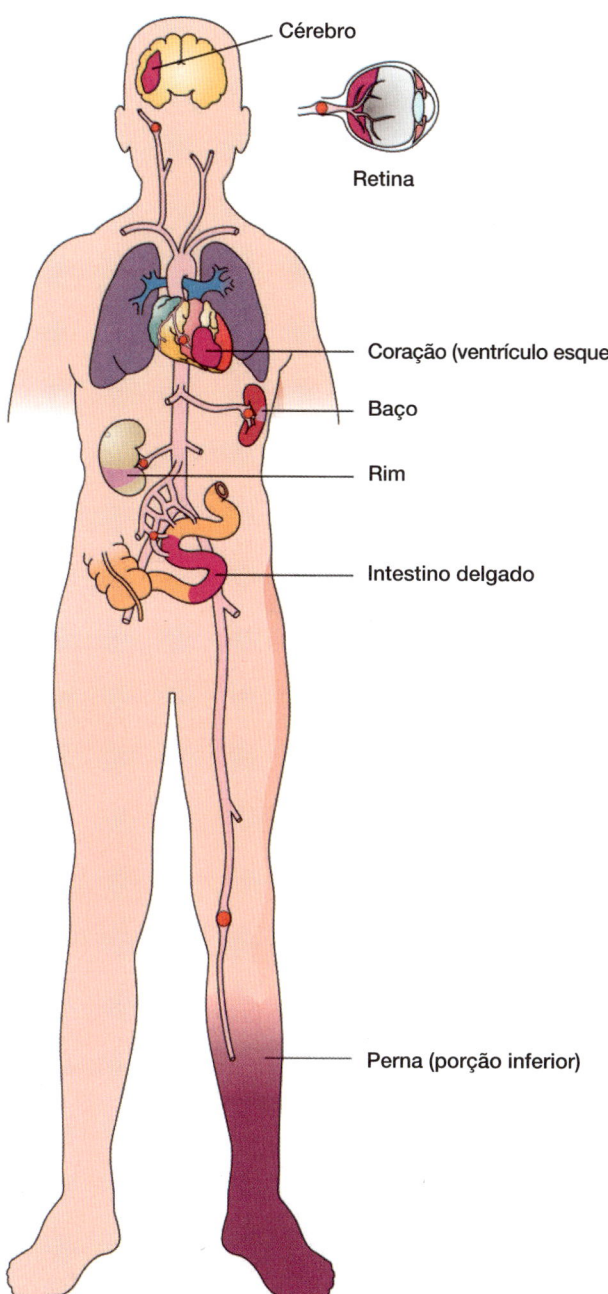

FIGURA 7.16
Locais comuns de infarto decorrente de êmbolos arteriais.

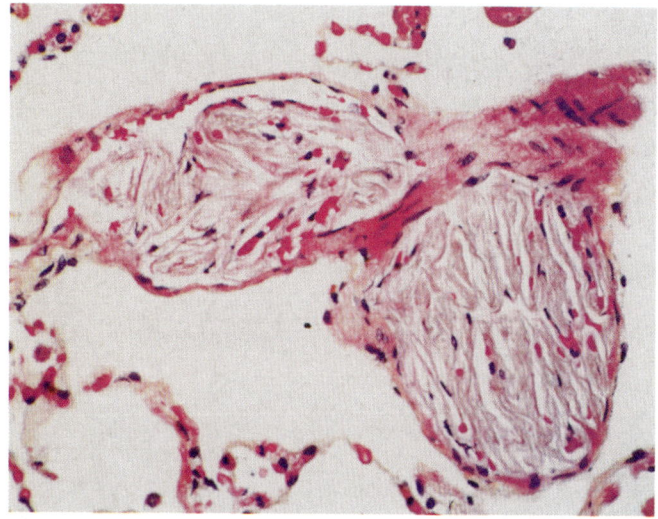

FIGURA 7.17
Embolia de líquido amniótico. O corte microscópico mostra capilares pulmonares distendidos por escamas epiteliais.

atividade alta de tromboplastina no líquido amniótico tem maior importância.

O quadro clínico da embolia de líquido amniótico pode ser dramático, com o aparecimento súbito de cianose e choque, seguidos de coma e morte. Se a mãe sobreviver a esse episódio agudo, poderá morrer de coagulação intravascular disseminada. Se superar essa complicação, encontrar-se-á sob alto risco de desenvolver a síndrome da angústia respiratória aguda. A embolia de líquido amniótico mínima provavelmente é um evento assintomático, visto que necropsias de mães que morreram de outras causas no período perinatal freqüentemente mostram evidências dessa complicação.

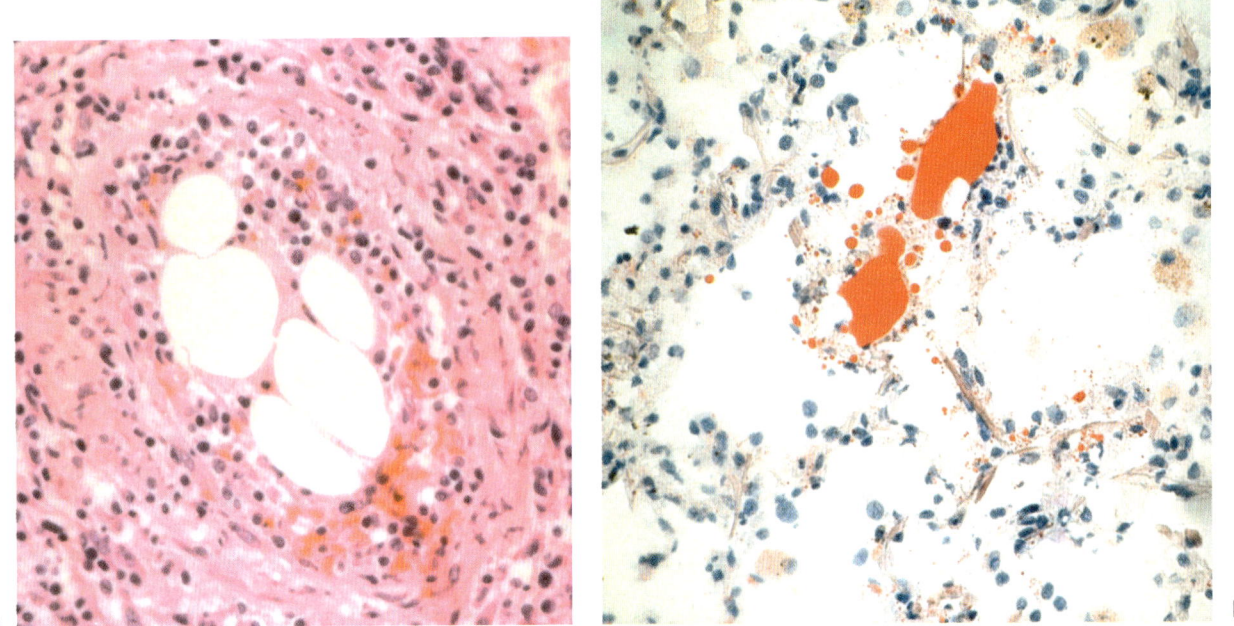

FIGURA 7.18
Embolia gordurosa. A. A luz de uma pequena artéria pulmonar está ocluída por um fragmento de medula óssea consistindo em adipócitos e elementos hematopoéticos. **B.** O corte por congelamento do pulmão, corado com vermelho-Sudão, mostra capilares ocluídos por êmbolos gordurosos de coloração vermelha.

las. Ocasionalmente também ocorrem após fraturas de ossos longos. Na maioria dos casos, não são atribuídos sintomas à embolia de medula óssea.

Outros Êmbolos Pulmonares

Os usuários de drogas endovenosas que misturam talco com as mesmas podem introduzi-lo no pulmão através da corrente sangüínea. Os **êmbolos de talco** produzem uma resposta granulomatosa nos pulmões (Fig. 7.19). Os **êmbolos de algodão** são surpreendentemente comuns e devem-se à limpeza da pele antes da punção venosa. A **esquistossomose** pode estar associada à embolização de ovos para os pulmões a partir da bexiga ou do intestino, nesse caso provocando uma reação granulomatosa do tipo corpo estranho. Os **êmbolos tumorais** são vistos ocasionalmente no pulmão durante a disseminação hematogênica do câncer.

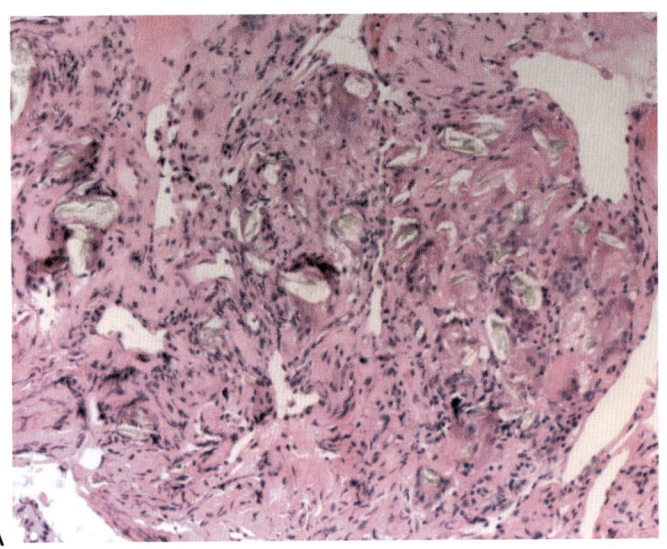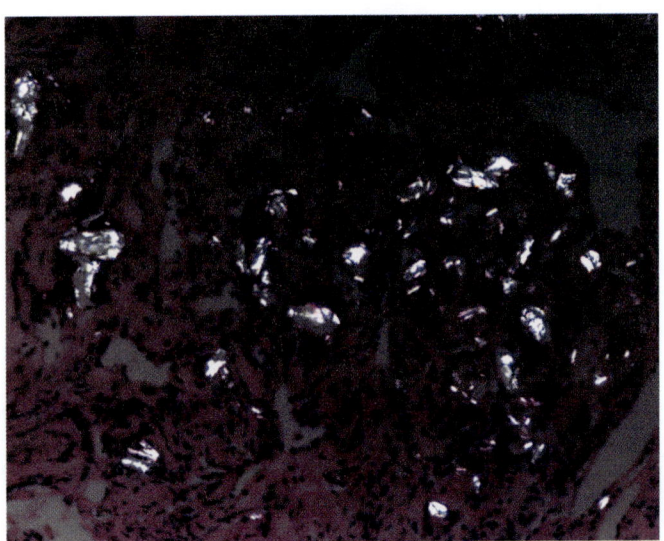

FIGURA 7.19
Êmbolos de talco. O corte do pulmão de um usuário de drogas endovenosas mostra partículas antes (A) e após (B) polarização da luz (125×).

INFARTO

O infarto é definido como o processo pelo qual sobrevém necrose de coagulação em uma zona distal à oclusão de uma artéria terminal. A zona necrótica é chamada de *infarto*. Os infartos de órgãos vitais, como coração, cérebro e intestino, são afecções clínicas graves e causas importantes de morbidade e mortalidade. Quando a vítima sobrevive, o infarto cicatriza com fibrose. A oclusão arterial parcial (estenose) eventualmente provoca necrose, porém, mais comumente, resulta em diferentes alterações atróficas relacionadas com isquemia crônica. Por exemplo, no coração essas alterações incluem vacuolização de miócitos cardíacos, atrofia, perda de miofibrilas de células musculares e fibrose intersticial.

Patologia: **O aspecto macroscópico e microscópico de um infarto depende de sua localização e idade. Na oclusão arterial, a área nutrida pelo vaso torna-se rapidamente edemaciada e bem avermelhada. Microscopicamente, observa-se dilatação vascular e congestão e, às vezes, hemorragia intersticial. Depois disso, diversos tipos de infartos são distinguíveis à macroscopia.**

Os **infartos pálidos** são típicos no coração, rins e baço (Fig. 7.20), embora certos infartos no rim possam ser císticos. A *gangrena seca* da perna provocada por oclusão arterial (freqüentemente observada no diabetes) é, na verdade, um infarto pálido grande. Ao exame macroscópico 1 ou 2 dias após a hiperemia inicial, a zona de infarto torna-se macia, bem delineada e amarelo claro (Fig. 7.21). A margem tende a ficar vermelho escuro, refletindo hemorragia no tecido viável circundante. À microscopia, um infarto pálido exibe necrose de coagulação uniforme.

Os **infartos vermelhos** podem ser conseqüentes a oclusão arterial ou venosa e também se caracterizam por necrose de coagulação. No entanto, são diferenciados pelo sangramento na área necrótica proveniente de artérias e veias adjacentes. Os infartos vermelhos ocorrem principalmente em órgãos com suprimento sangüíneo duplo, como o pulmão, ou naqueles com circulação colateral extensa, como o intestino delgado e o cérebro. No coração, um in-

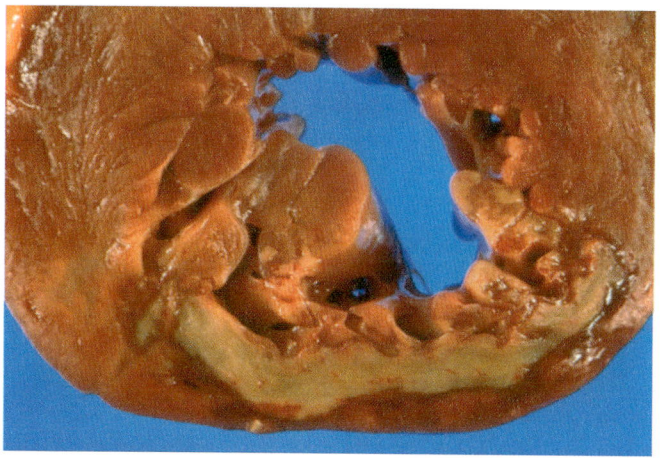

FIGURA 7.21
Infarto agudo do miocárdio. Corte transversal do ventrículo esquerdo mostrando uma área amarelada, amolecida, bem delimitada de necrose na parede livre posterior.

farto vermelho ocorre quando a área infartada é reperfundida, como pode acontecer após lise, espontânea ou induzida terapeuticamente, do trombo oclusor. Macroscopicamente, os infartos vermelhos são bem circunscritos, firmes e de coloração vermelho escuro a púrpura (Fig. 7.22). Após um período de alguns dias, células inflamatórias agudas infiltram a zona necrótica a partir da margem viável. O resíduo celular é fagocitado e digerido por leucócitos polimorfonucleares e, posteriormente, por macrófagos. Por fim, forma-se um tecido de granulação que depois é substituído por fibrose. Em um infarto grande de um órgão como o coração ou o rim, o centro da necrose permanece inacessível ao exsudato inflamatório e pode persistir por meses. No cérebro, o infarto quase sempre sofre necrose de liquefação e pode formar um cisto cheio de líquido, que é denominado (sem surpresa alguma) *infarto cístico* (Fig. 7.23).

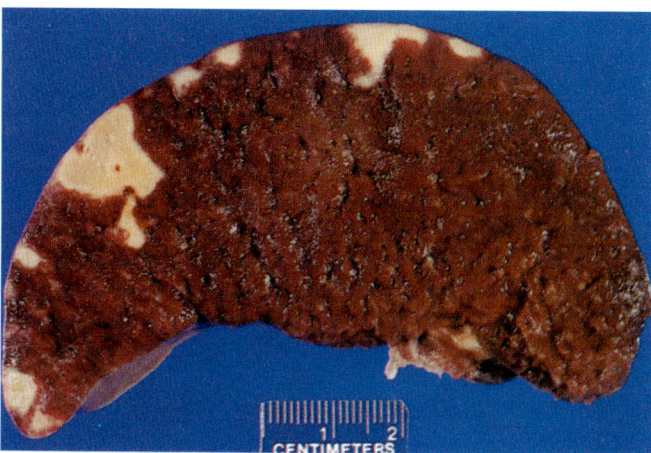

FIGURA 7.20
Infartos do baço. O corte do baço mostra múltiplos infartos pálidos, em forma de cunha, abaixo da cápsula.

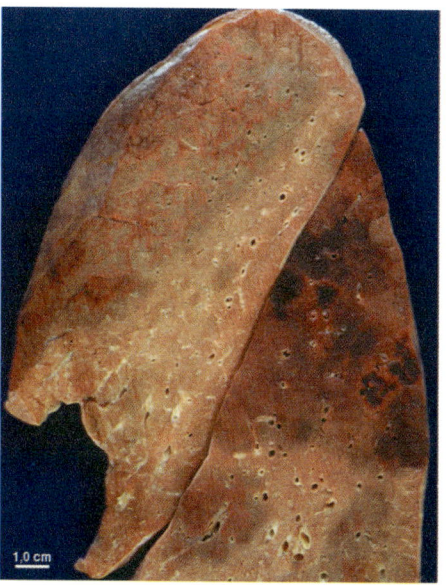

FIGURA 7.22
Infarto vermelho. Corte sagital do pulmão mostra infarto hemorrágico nos segmentos superiores do lobo inferior.

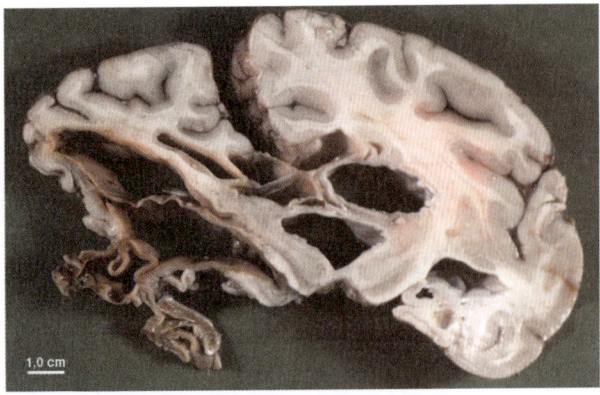

FIGURA 7.23
Infarto cístico. Corte transversal do cérebro no plano frontal mostra infarto cístico cicatrizado.

O *infarto séptico* ocorre quando o tecido necrótico de um infarto é invadido por bactérias piogênicas e se torna infectado. É comum os infartos pulmonares se tornarem infectados, presumivelmente porque o tecido necrótico confere pouca resistência às bactérias inaladas. No caso de endocardite bacteriana, os próprios êmbolos estão infectados e os infartos resultantes são, com freqüência, sépticos. O infarto séptico pode se transformar em abscesso franco (Fig. 7.24).

O Infarto em Locais Específicos É Freqüentemente Fatal

Infartos do Miocárdio

Os infartos do miocárdio são transmurais (atingem toda a parede) ou subendocárdicos. O infarto transmural decorre da oclusão completa de uma artéria coronária extramural calibrosa. O infarto subendocárdico reflete a isquemia prolongada causada por lesões ateroscleróticas estenosantes e parcialmente oclusivas das artérias coronárias, quando a necessidade de oxigênio é maior do que a irrigação proporciona. Tal situação ocorre em distúrbios como o

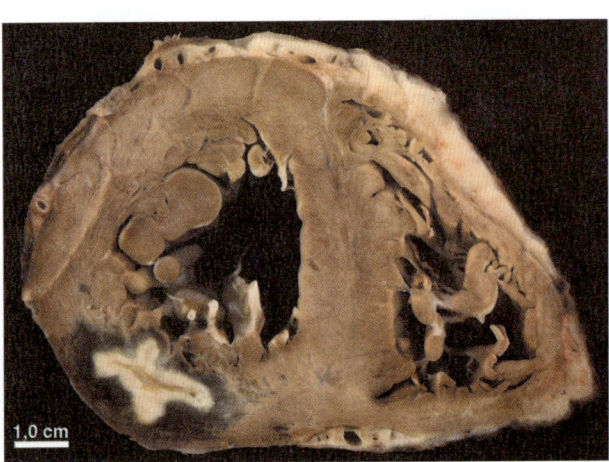

FIGURA 7.24
Infarto séptico. Um abscesso miocárdico dentro da parede livre ventricular esquerda provocado por infecção por *Staphylococcus aureus*.

choque, anoxia ou taquicardia intensa (pulso rápido). Um infarto do miocárdio pode ser pálido ou vermelho, dependendo da extensão do refluxo de sangue na área infartada (Fig. 7.25).

Infartos Pulmonares

Apenas cerca de 10% dos êmbolos pulmonares provocam sintomas clínicos referentes a infarto pulmonar, geralmente depois da oclusão de uma artéria pulmonar de tamanho médio. O infarto só ocorre se a circulação pelas artérias brônquicas compensar inadequadamente a perda de nutrição feita pelas artérias pulmonares. Essa circunstância é vista com freqüência na insuficiência cardíaca congestiva, embora a estase na circulação pulmonar possa contribuir. Ocorre hemorragia nos espaços alveolares do tecido de revestimento necrótico em 48 horas.

Infartos Cerebrais

O infarto do cérebro pode ser conseqüente a isquemia local ou redução generalizada do fluxo sangüíneo. Com freqüência, a redução generalizada resulta de hipotensão sistêmica, como no choque, e provoca infarto nas zonas marginais entre as distribuições das principais artérias cerebrais (*infarto divisório*). Se prolongada, a hipotensão grave pode causar necrose cerebral disseminada. A oclusão de apenas um vaso no cérebro (p. ex., após um êmbolo ter se alojado) provoca isquemia e necrose em uma área bem definida. Esse tipo de infarto cerebral pode ser pálido ou vermelho, sendo este último comum nas oclusões embólicas. A oclusão de uma artéria calibrosa produz uma área ampla de necrose, que pode por fim sofrer resolução como uma cavidade grande preenchida com líquido no cérebro.

Infartos Intestinais

As alterações teciduais iniciais na isquemia intestinal consistem em necrose das extremidades das vilosidades no intestino delgado e necrose da mucosa superficial no intestino grosso. Nos dois casos, a isquemia mais intensa acarreta necrose hemorrágica da submucosa e da muscular, mas não da serosa. Pequenos infartos na mucosa sofrem resolução em alguns dias, porém lesão mais grave provoca ulceração. Essas úlceras podem, por fim, sofrer reepitelização. Entretanto, se as úlceras forem grandes, são reparadas por tecido cicatricial, um processo que pode acarretar estenoses. A necrose transmural grave está associada a sangramento maciço ou a perfuração intestinal, complicações que, freqüentemente, resultam em choque irreversível, sepse e morte.

EDEMA

Edema refere-se à presença de excesso de líquido nos espaços intersticiais do corpo e pode ser localizado ou generalizado. O **edema localizado** na maioria dos casos ocorre associado a inflamação, o "tumor" da tríade "tumor, rubor e calor". O edema localizado de um membro, geralmente a perna, é conseqüente a obstrução venosa ou linfática. As queimaduras provocam edema local proeminente por romperem a permeabilidade da vasculatura local. O edema localizado pode ser um componente importante de uma reação imunológica, por exemplo, urticária ou edema da epiglote ou laringe (edema angioneurótico).

O **edema generalizado**, afetando órgãos viscerais e a pele do tronco e extremidades inferiores (Fig. 7.26), reflete um distúrbio global do metabolismo hidroeletrolítico, mais freqüen-

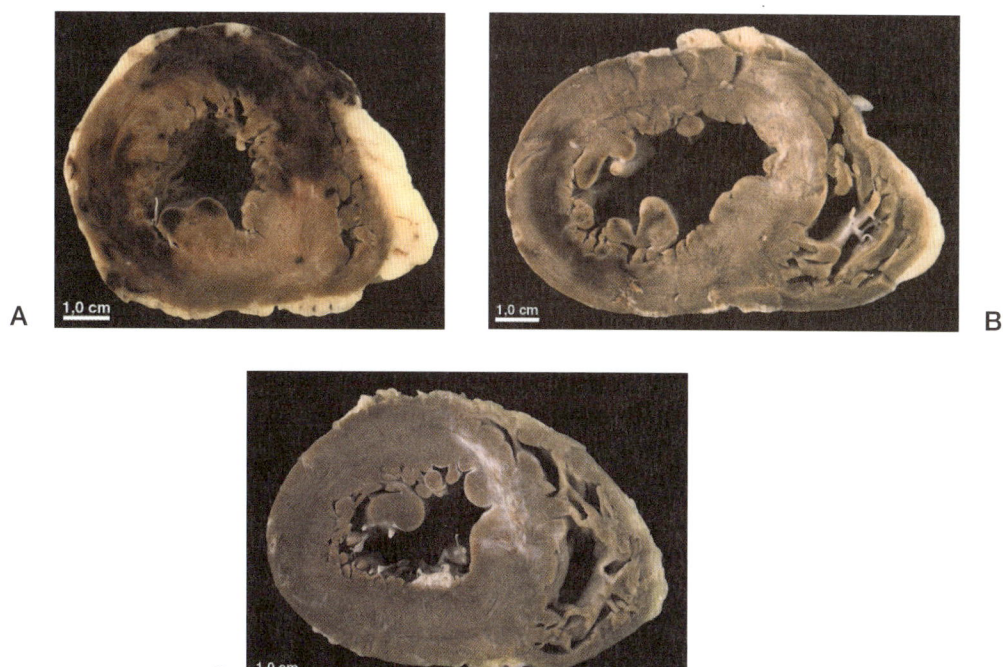

FIGURA 7.25
Infarto do miocárdio. Cortes transversos do miocárdio ventricular mostram infarto reperfundido (A), agudo e cicatrizado juntos (B) e cicatrizado (C). A reperfusão está quase sempre associada a hemorragia como visto em (A) e (B).

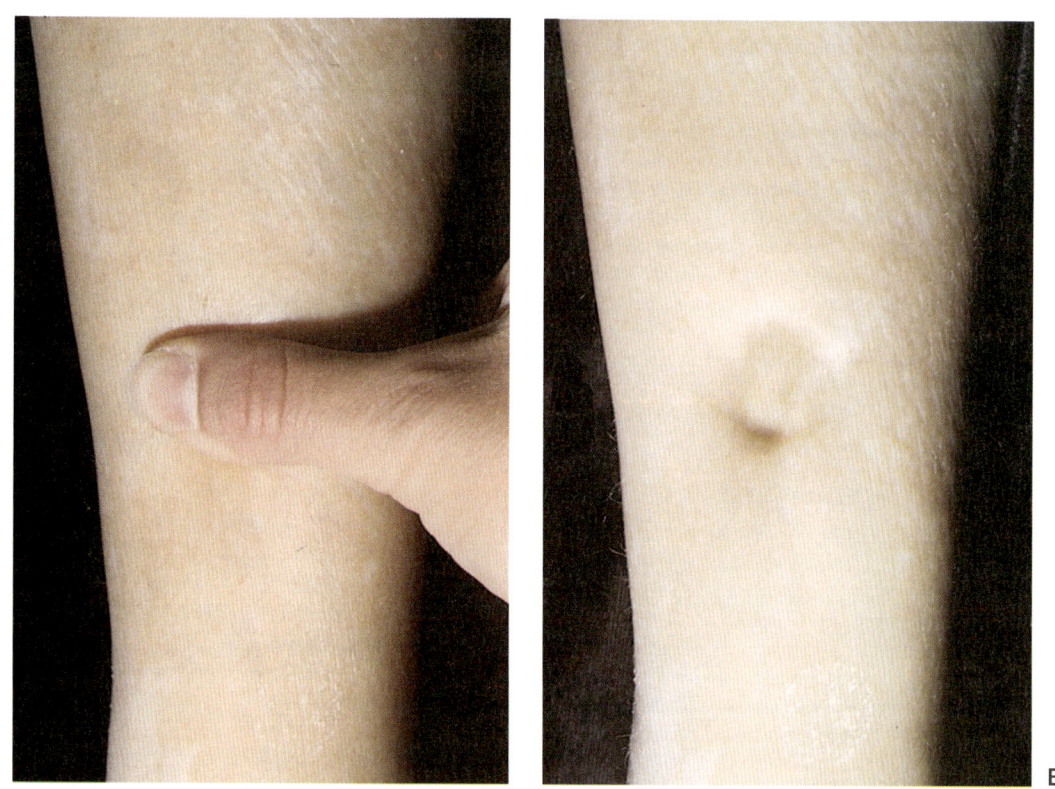

FIGURA 7.26
Edema com cacifo da perna. A. Demonstra-se um edema grave da perna em um paciente com insuficiência cardíaca congestiva comprimindo-se o membro com um dedo. B. O "cacifo" resultante reflete a inelasticidade do tecido cheio de líquido.

temente provocado por insuficiência cardíaca. O edema generalizado também é visto em algumas doenças renais associadas a perda de proteínas séricas na urina (síndrome nefrótica) e na cirrose do fígado. *Anasarca* refere-se a edema generalizado extremo, uma alteração evidenciada por acúmulo intenso de líquido nos tecidos subcutâneos, órgãos viscerais e cavidades corporais. O líquido do edema pode se acumular em espaços corporais, como a cavidade pleural (*hidrotórax*), cavidade peritoneal (*ascite*) ou cavidade pericárdica (*hidropericárdio*).

Filtração Capilar Normal

A formação e a retenção normais do líquido intersticial dependem da filtração e reabsorção no nível dos capilares (forças de Starling). No segmento arteriolar do capilar, a pressão interna ou hidrostática é de 32 mm Hg, e no meio do capilar, é de 20 mm. Como a pressão hidrostática intersticial é de apenas 3 mm Hg, ocorre uma filtração do líquido para fora, de 14 mL/min. A pressão hidrostática é antagonizada pela pressão oncótica do plasma (26 mm Hg), resultando em reabsorção osmótica de 12 mL/min na extremidade venosa do capilar. Dessa forma, o líquido intersticial é formado a uma velocidade de 2 mL/min e reabsorvido pelos linfáticos, de modo que, em equilíbrio, não existe ganho nem perda de líquido no interstício.

Metabolismo de Sódio e Água

A água representa 50 a 70% do peso corporal e está distribuída em dois compartimentos principais — líquido dos espaços extracelular e intracelular. O líquido extracelular é dividido adicionalmente em compartimentos intersticial e vascular. O líquido intersticial constitui cerca de 75% do compartimento extracelular.

O sódio total do organismo é o principal determinante do volume do líquido extracelular, uma vez que o sódio é o principal cátion que determina a osmolalidade do líquido extracelular. Em outras palavras, um aumento do sódio corporal total deve ser equilibrado por mais água extracelular para manter a osmolalidade constante. O controle do volume do líquido extracelular depende, em grande parte, da regulação da excreção renal de sódio, que é influenciada por (1) fator natriurético atrial, (2) sistema renina-angiotensina do aparelho justaglomerular e (3) atividade do sistema nervoso simpático (ver Cap. 10).

Edema Causado por Aumento da Pressão Hidrostática

É intuitivamente claro que um aumento da pressão hidrostática não antagonizado resultará em maior filtração do líquido para o espaço intersticial e sua retenção sob a forma de edema. Tal situação é especialmente importante no caso de cardiopatia descompensada, em que a pressão retrógrada nos pulmões secundária à insuficiência do ventrículo esquerdo provoca edema pulmonar agudo, e a insuficiência do lado direito do coração contribui para o edema sistêmico. Da mesma forma, a pressão retrógrada causada por obstrução venosa na extremidade inferior provoca edema da perna. A obstrução do fluxo sangüíneo portal na cirrose do fígado contribui para a formação de líquido abdominal (ascite).

Edema Causado por Diminuição da Pressão Oncótica

A diferença na pressão entre os compartimentos intravascular e intersticial é determinada em grande parte pela concentração de proteínas plasmáticas, em especial a da albumina. Qualquer afecção que diminua os níveis plasmáticos de albumina, seja albuminúria na síndrome nefrótica ou síntese reduzida de albumina na doença hepática crônica ou na desnutrição grave, tende a promover edema generalizado.

Edema Causado por Obstrução Linfática

Em circunstâncias normais, a quantidade de líquido filtrada para os espaços intersticiais é maior do que a reabsorvida para o leito vascular. Esse excesso de líquido intersticial é removido pelos linfáticos. Assim, a obstrução ao fluxo linfático acarreta a formação de edema localizado. Os canais linfáticos podem ser obstruídos por (1) tumores malignos, (2) fibrose resultante de inflamação ou irradiação e (3) ablação cirúrgica. Por exemplo, a resposta inflamatória às filárias (filariose de Bancroft e da Malásia) pode determinar uma obstrução linfática que produz linfedema volumoso da bolsa escrotal e das extremidades inferiores (*elefantíase*) (Fig. 7.27). O linfedema da extremidade superior freqüentemente complica mastectomias radicais para o câncer de mama, em virtude da remoção dos linfonodos e linfáticos axilares.

O edema linfático difere de outras formas de edema por seu alto teor de proteína, já que a linfa é o veículo através do qual proteínas e células intersticiais retornam à circulação. A concentração elevada de proteína pode ser um estímulo fibrogênico na formação da fibrose dérmica no edema crônico (edema endurado).

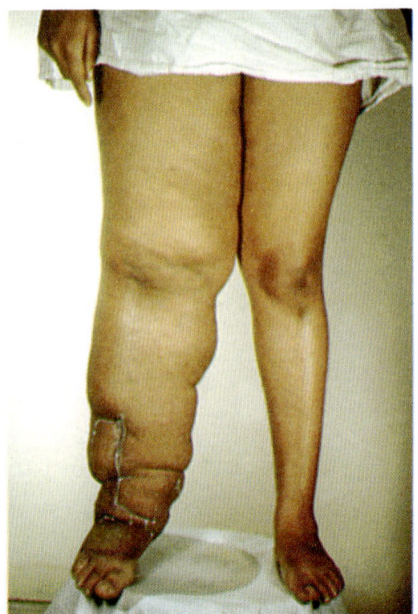

FIGURA 7.27
Edema secundário a obstrução linfática. O edema acentuado da extremidade inferior direita (elefantíase) em uma paciente com obstrução da drenagem linfática.

Participação da Retenção de Sódio no Edema

O edema generalizado e a ascite invariavelmente refletem um aumento no teor corporal total de sódio, como conseqüência da retenção de sódio pelos rins. Quando o edema periférico é observado clinicamente pela primeira vez, o volume de líquido extracelular já se expandiu em, pelo menos, 5 L. As afecções mais comuns nas quais se encontra edema generalizado incluem insuficiência cardíaca congestiva, cirrose do fígado, síndrome nefrótica e alguns casos de insuficiência renal crônica. Os mecanismos da formação de edema e os distúrbios representativos associados a eles estão resumidos na Fig. 7.28 e no Quadro 7.1.

A Insuficiência Cardíaca Congestiva É a Conseqüência de Débito Cardíaco Inadequado

Estima-se que dois a três milhões de pessoas nos Estados Unidos apresentem insuficiência cardíaca congestiva, sendo que 15% morrem anualmente. De fato, metade dos pacientes com insuficiência cardíaca congestiva que precisam ser internados morrerá em 1 ano. Nos Estados Unidos, essa afecção está associada, com maior freqüência, a cardiopatia isquêmica, embora praticamente qualquer distúrbio cardíaco crônico possa terminar em insuficiência cardíaca congestiva (ver Cap. 11).

Patogenia: O argumento sobre as contribuições relativas da "insuficiência anterógrada" (débito cardíaco baixo) *versus* "insuficiência retrógrada" (congestão venosa) na patogenia do edema da insuficiência cardíaca congestiva não é mais um tema em ebulição. Sabe-se agora que tanto a função sistólica quanto a diastólica contribuem para o baixo débito cardíaco e para a elevada pressão de enchimento ventricular característicos da insuficiência cardíaca congestiva, embora a disfunção sistólica seja mais importante na maioria dos pacientes.

A insuficiência do débito cardíaco na falência congestiva do coração provoca redução da filtração glomerular e maior secreção de renina. Esta última ativa a angiotensina, acarretando liberação de aldosterona, subseqüente reabsorção de sódio e retenção de líquido. Além disso, a diminuição do fluxo sangüíneo para o fígado prejudica o catabolismo da aldosterona, dessa forma aumentando ainda mais sua concentração no sangue. Como mecanismo compensatório, o aumento do volume hídrico preserva uma pressão intracardíaca adequada. Além disso, o aumento da descarga simpática provoca incrementos nos níveis de catecolaminas, as quais estimulam a contratilidade cardíaca e antagonizam adicionalmente o comprometimento do desempenho cardíaco. Ao mesmo tempo, a distensão dos átrios pela maior volemia promove a liberação do peptídio natriurético atrial, que estimula a excreção de sódio pelo rim.

Esses mecanismos compensatórios entram em falência depois da insuficiência cardíaca prolongada, e a retenção renal de sódio torna-se de novo importante. A expansão adicional do volume plasmático conduz a um aumento na pressão venosa pulmonar e sistêmica, que determina o aumento da pressão hidrostática nos leitos capilares respectivos. O aumento da pressão capilar, juntamente com a queda da pressão oncótica do plasma, resulta no edema da insuficiência cardíaca congestiva.

Patologia: A insuficiência do ventrículo esquerdo associa-se principalmente à congestão passiva dos pulmões e ao edema pulmonar (Fig. 7.29). Quando crônicas, essas alterações acarretam hipertensão pulmonar e, por fim, insuficiência do ventrículo direito. Esta caracteriza-se por edema subcutâneo generalizado (mais proeminente nas porções declives do corpo), ascite e derrames pleurais. O fígado, o baço e outros órgãos esplâncnicos encontram-se tipicamente congestos. Na necropsia, o coração está volumoso e suas câmaras dilatadas (Fig. 7.30).

Manifestações Clínicas: Os efeitos da insuficiência cardíaca dependem de qual ventrículo está em falência, reconhecendo que ambos podem apresentar falência simultaneamente. Os pacientes com insuficiência cardíaca congestiva esquerda queixam-se de falta de ar (*dispnéia*) ao esforço e quando deitados (*ortopnéia*). Podem acordar devido a episódios súbitos de falta de ar (*dispnéia paroxística noturna*). O exame físico geralmente mostra veias jugulares distendidas. As pessoas com insuficiência direita apresentam edema com cacifo das extremidades inferiores e fígado aumentado e sensível. Quando existe ascite, o abdome encontra-se distendido. Os pacientes com insuficiência cardíaca congestiva e edema pulmonar manifestam sons respiratórios crepitantes (*estertores*) provocados pela expansão de alvéolos cheios de líquido.

Edema Pulmonar É o Aumento de Líquido nos Espaços Alveolares e no Interstício do Pulmão

Essa afecção diminui a troca gasosa no pulmão, provocando hipoxia e retenção de dióxido de carbono (hipercapnia).

QUADRO 7.1 Distúrbios Associados a Edema

Pressão hidrostática elevada	
Dilatação arteriolar	Inflamação
	Calor
Pressão venosa elevada	Trombose venosa
	Insuficiência cardíaca congestiva
	Cirrose (ascite)
	Inatividade postural (p. ex., ortostatismo prolongado)
Hipervolemia	Retenção de sódio (p. ex., função renal diminuída)
Pressão oncótica diminuída	
Hipoproteinemia	Síndrome nefrótica
	Cirrose
	Gastroenteropatia perdedora de proteínas
	Desnutrição
Permeabilidade capilar elevada	Inflamação
	Queimaduras
	Síndrome da angústia respiratória do adulto
Obstrução linfática	Câncer
	Linfedema pós-cirúrgico
	Inflamação

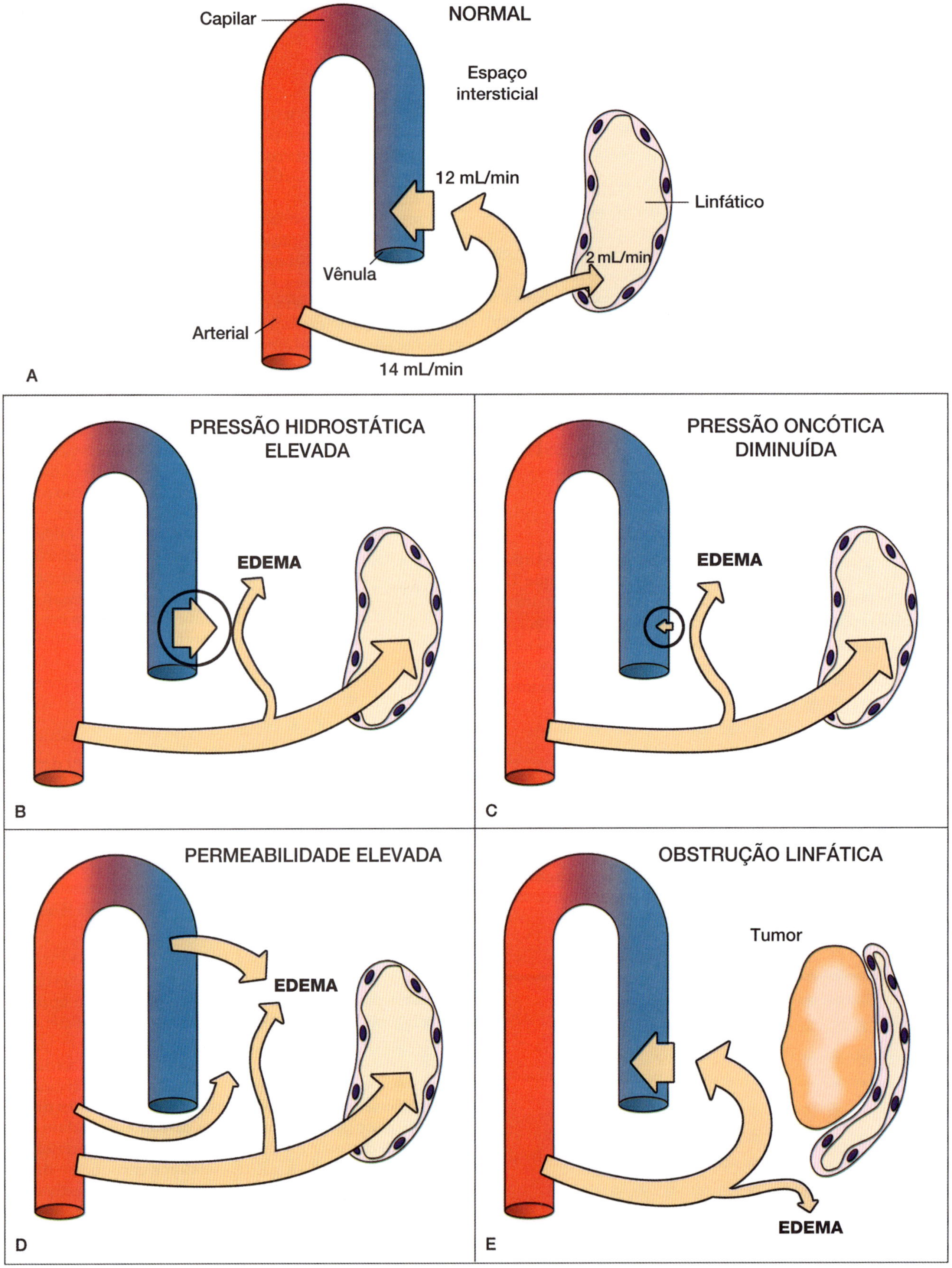

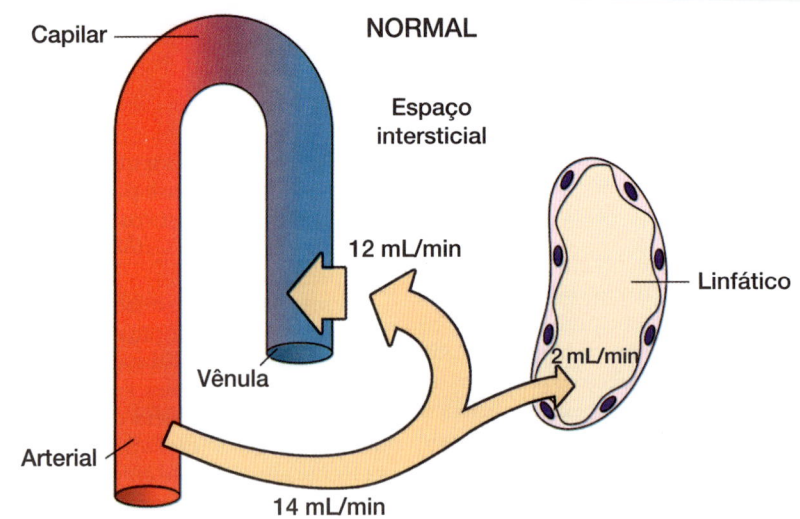

FIGURA 7.28

O sistema capilar e mecanismos de formação de edema. A. Normal. A diferença entre as pressões hidrostática e oncótica da extremidade arterial do sistema capilar é responsável pela filtração para o espaço intersticial de, aproximadamente, 14 mL de líquido por minuto. Esse líquido é reabsorvido na extremidade venosa a uma velocidade de 12 mL/min. Também é drenado pelos capilares linfáticos a uma velocidade de 2 mL/min. As proteínas são removidas do espaço intersticial pelos linfáticos. B. Edema hidrostático. Quando a pressão hidrostática encontra-se elevada na extremidade venosa do sistema capilar, a reabsorção diminui. Não há edema, desde que os linfáticos consigam drenar o excesso de líquido. Contudo, se sua capacidade for ultrapassada, ocorrerá edema. C. Edema oncótico. Também há acúmulo de líquido no edema se a absorção diminuir por causa de decréscimo na pressão oncótica do leito vascular, devido a uma perda de albumina. D. Edema inflamatório e traumático. Há edema local ou sistêmico quando o leito vascular torna-se mal vedado depois de uma lesão do endotélio. E. Linfedema. A obstrução linfática determina acúmulo de líquido intersticial por causa de reabsorção insuficiente e remoção deficiente de proteínas, esta última aumentando a pressão oncótica do líquido no espaço intersticial.

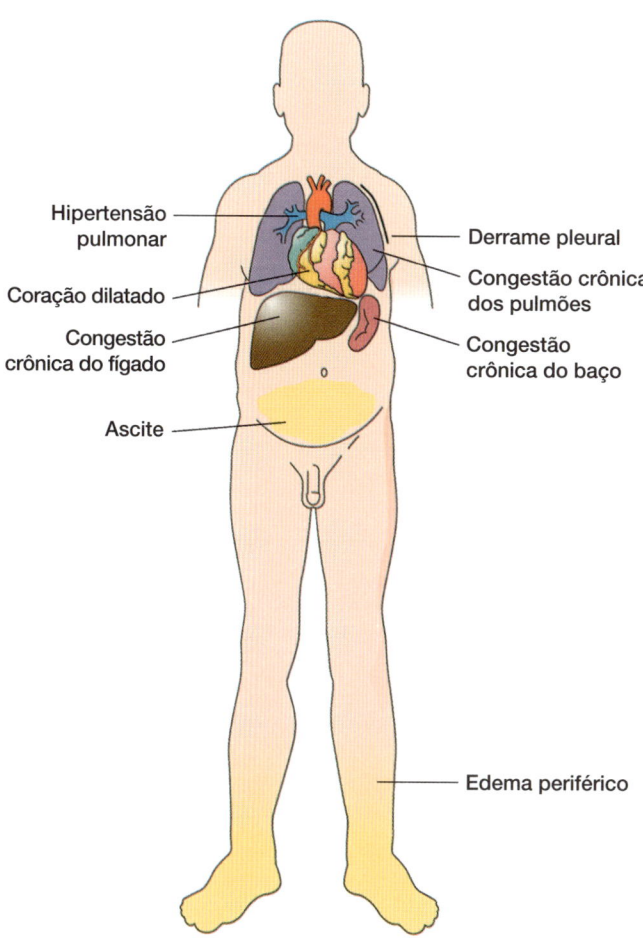

FIGURA 7.29
Conseqüências patológicas da insuficiência cardíaca crônica congestiva.

 Patogenia e Patologia: O pulmão é um tecido frouxo sem muito tecido conjuntivo de apoio e, por isso, precisa de certas condições para prevenir o desenvolvimento de edema. Dentre esses dispositivos protetores estão:

- Baixa pressão de perfusão nos capilares pulmonares, em virtude da baixa pressão no ventrículo direito
- Drenagem eficiente do espaço interstícial do pulmão por linfáticos, que estão sob uma discreta pressão negativa e podem aceitar até 10 vezes o fluxo regular de linfa
- Junções celulares impermeáveis entre as células endoteliais, que controlam a permeabilidade capilar

Sobrevém edema pulmonar se esses mecanismos protetores forem alterados. As causas mais comuns de edema pulmonar relacionam-se com alterações hemodinâmicas no coração que aumentam a pressão de perfusão nos capilares pulmonares e bloqueiam a drenagem eficaz de linfa. Essas condições incluem a insuficiência ventricular esquerda (causa mais comum), estenose mitral e insuficiência mitral. A alteração da permeabilidade capilar é a causa do edema pulmonar na lesão aguda do pulmão associada à síndrome da angústia respiratória do adulto, inalação de gases tóxicos, aspiração de conteúdo gástrico, infecções virais e uremia. A lesão pulmonar aguda reflete-se na destruição de células endoteliais ou na ruptura de suas junções impermeáveis.

O edema pulmonar pode ser intersticial ou alveolar. O edema intersticial representa a fase mais precoce e é um exagero do processo normal de filtração de líquido. Os linfáticos tornam-se distendidos e o líquido se acumula no interstício dos septos lobulares ao redor de veias e feixes broncovasculares. O exame radiológico mostra um padrão reticulonodular, mais acentuado nas bases do pulmão. Os septos lobulares tornam-se edematosos

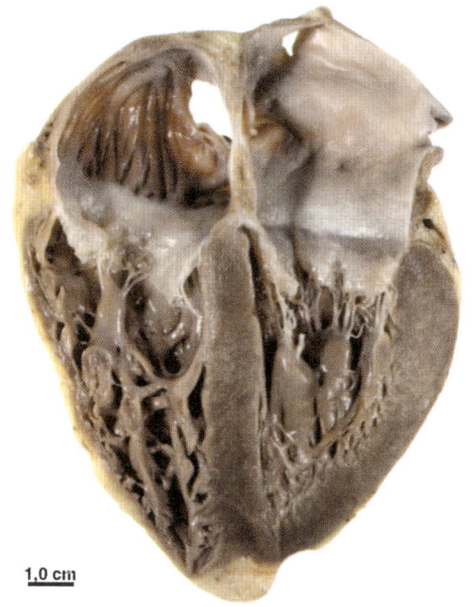 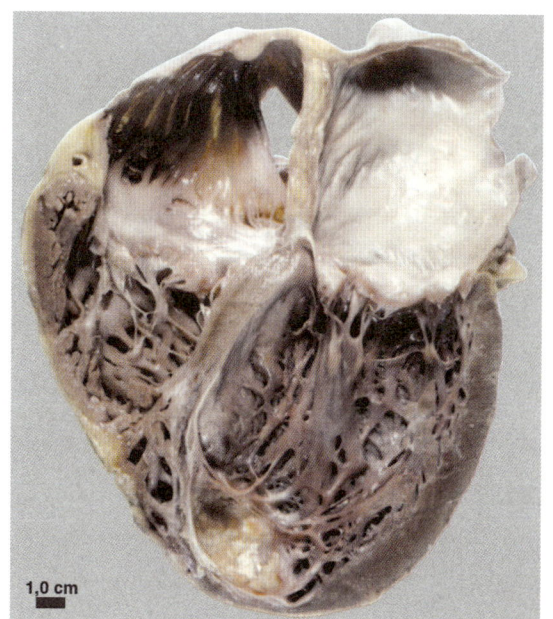

FIGURA 7.30
Insuficiência cardíaca congestiva. O coração normal (A) contrasta com um coração dilatado por causa da insuficiência cardíaca crônica secundária a lesão isquêmica (B).

e produzem sombras lineares (*linhas B de Kerley*) à radiografia torácica. O edema provoca desvio do fluxo sangüíneo das bases para os lobos superiores dos pulmões e sobrevém o aumento da resistência ao fluxo aéreo por causa do edema da árvore broncovascular. Com freqüência, os pacientes são assintomáticos nesse estágio inicial.

Quando o líquido não pode mais ser retido no espaço intersticial, ele extravasa para os alvéolos, uma alteração denominada *edema alveolar*. Nesse estágio, observa-se um padrão radiológico alveolar, geralmente pior nas partes centrais e nas zonas mais inferiores dos pulmões. O paciente apresenta falta de ar aguda e auscultam-se estertores bolhosos. Nos casos extremos, ocorre expectoração de líquido espumoso ou até mesmo sua saída pela traquéia.

O exame microscópico do pulmão edematoso revela capilares alveolares intensamente congestos e alvéolos cheios de líquido homogêneo róseo, permeado com bolhas de ar (ver Fig. 7.4). Nos casos de edema pulmonar causado por lesão alveolar, resíduos celulares, fibrina e proteínas formam películas de material proteináceo chamadas de *membranas hialinas* nos alvéolos (Fig. 7.31).

 Manifestações Clínicas: O acúmulo de líquido nos pulmões pode passar despercebido a princípio, mas, por fim, a dispnéia e a tosse tornam-se proeminentes. Grandes quantidades de escarro espumoso, freqüentemente róseo, são expectoradas quando o edema é grave. A hipoxemia manifesta-se como cianose.

A função pulmonar diminui na congestão grave e no edema pulmonar intersticial porque o acúmulo de líquido no espaço intersticial determina a diminuição da complacência (enrijecimento do tecido pulmonar). Dessa forma, há necessidade de trabalho respiratório maior para manter a ventilação. Como as paredes alveolares encontram-se espessadas, existe uma barreira maior à troca de oxigênio e dióxido de carbono. A troca de dióxido de carbono é menos afetada do que a de oxigênio, uma situação que acarreta hipoxia associada a níveis de dióxido de carbono quase normais. A desigualdade entre ventilação (reduzida) e perfusão (que persiste) contribui para o desenvolvimento de hipoxemia nos pacientes com edema pulmonar.

O Edema na Cirrose do Fígado Freqüentemente É uma Alteração Terminal

Com freqüência, a cirrose do fígado acompanha-se de ascite e edema periférico. A fibrose hepática obstrui o fluxo sangüíneo na veia porta e determina hipertensão portal, uma afecção que aumenta a pressão hidrostática na circulação esplâncnica. Essa situação é complicada pela redução da síntese de albumina, em conseqüência da disfunção do fígado. O conseqüente acúmulo de líquido peritoneal diminui a volemia efetiva, o que resulta em retenção renal de sódio por mecanismos semelhantes àqueles que atuam na insuficiência cardíaca congestiva. Por outro lado, a hepatopatia crônica em si determina retenção renal de sódio. A subseqüente expansão do volume hídrico extracelular também promove ascite e edema, dessa forma estabelecendo um círculo vicioso. Além disso, a maior transudação de linfa pela cápsula hepática aumenta o acúmulo de líquido no abdome.

A Síndrome Nefrótica Reflete Proteinúria Maciça

Na síndrome nefrótica, a magnitude da perda de proteínas na urina excede a taxa sob a qual ela é reposta pelo fígado. O conseqüente declínio na concentração de proteínas plasmáticas, particularmente a albumina, reduz a pressão oncótica do plasma e promove edema. A redução subseqüente na volemia estimula o mecanismo renina-angiotensina-aldosterona, levando à retenção de sódio. O edema é generalizado, mas surge preferencialmente nos tecidos conjuntivos moles, olhos, pálpebras e tecidos subcutâneos. Também ocorrem ascite e derrame pleural.

Com Freqüência o Edema Cerebral Provoca um Incremento Fatal da Pressão Intracraniana

O edema do cérebro é perigoso porque o espaço restrito do crânio permite uma expansão muito pequena. O aumento da pressão intracraniana provocada por derrame compromete a irrigação sangüínea, deforma a estrutura macroscópica do cérebro e interfere na função do sistema nervoso central (ver Cap. 28). O edema cerebral é dividido nas formas vasogênica, citotóxica e intersticial.

O **edema vasogênico**, a variedade mais comum de edema, consiste no excesso de líquido no espaço extracelular do cérebro. Decorre do aumento da permeabilidade vascular, principalmente na

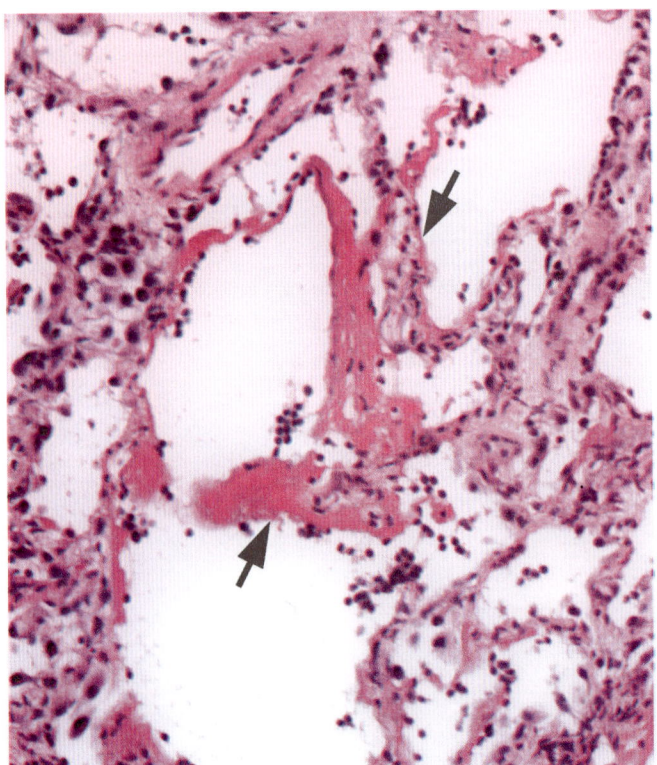

FIGURA 7.31
Edema pulmonar causado por lesão alveolar difusa. O corte do pulmão mostra membranas hialinas (*setas*) nos alvéolos.

substância branca. As junções impermeáveis endoteliais da barreira hematoencefálica são rompidas e o líquido entra no espaço intersticial. Entre os distúrbios clínicos associados a edema vasogênico cerebral estão traumatismo, neoplasias, encefalite, abscessos, infartos, hemorragia e lesão cerebral tóxica (p. ex., envenenamento por chumbo).

O **edema citotóxico** equivale à tumefação celular hidrópica (acúmulo de água intracelular). Em geral corresponde a uma resposta à lesão celular, como a que é produzida por isquemia. O edema cerebral citotóxico afeta preferencialmente a substância cinzenta.

O **edema intersticial** é uma conseqüência de hidrocefalia, quando ocorre acúmulo de líquido nos ventrículos cerebrais e na substância branca periventricular.

À necropsia, o cérebro edematoso encontra-se macio e pesado. Os giros estão achados e os sulcos estreitados. Em virtude das alterações na função cerebral, os pacientes com edema cerebral apresentam vômito, desorientação e convulsões. Edema cerebral grave acarreta herniação das amígdalas cerebrais, geralmente um evento letal.

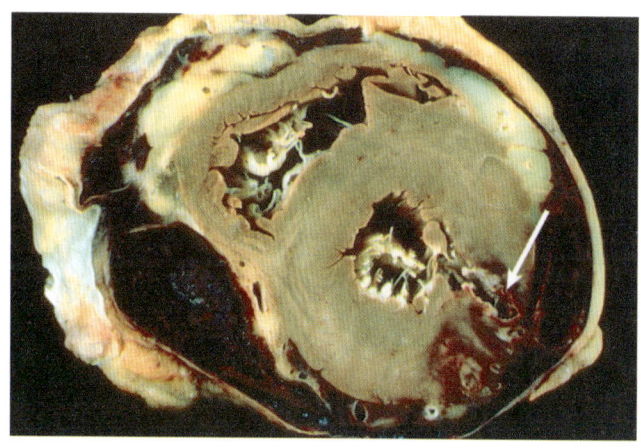

FIGURA 7.32
Tamponamento cardíaco. O corte transversal do coração mostra ruptura de um infarto do miocárdio (*seta*) com o acúmulo de uma grande quantidade de sangue na cavidade pericárdica.

O Acúmulo de Líquido nas Cavidades Corporais Representa Extensões do Espaço Intersticial

O Espaço Pleural

O derrame pleural (líquido no espaço pleural) consiste em um transudato cor de palha, de baixa densidade e que contém poucas células (principalmente células mesoteliais esfoliadas). Com freqüência, o líquido se acumula em decorrência de uma tendência generalizada à formação de edema em doenças como a síndrome nefrótica, cirrose do fígado e insuficiência cardíaca congestiva. O derrame pleural também é uma resposta freqüente a um processo inflamatório ou tumor no pulmão ou na superfície pleural.

O Pericárdio

A presença de líquido no saco pericárdico pode resultar de hemorragia (*hemopericárdio*) ou de lesão do pericárdio (*derrame pericárdico*). Os derrames pericárdicos ocorrem nas infecções do pericárdio, nos tumores metastáticos para o pericárdio, na uremia e no lúpus eritematoso sistêmico. Algumas vezes também são vistos após cirurgias cardíacas (*síndrome pós-pericardiotomia*) ou de radioterapia para o câncer.

O líquido pericárdico pode se acumular rapidamente, em particular associado a hemorragia provocada por infarto do miocárdio roto, aneurisma dissecante da aorta ou traumatismo. Nessa circunstância, a pressão na cavidade pericárdica sobe até ultrapassar a pressão de enchimento do coração, uma afecção denominada *tamponamento cardíaco* (Fig. 7.32). O resultante declínio abrupto do débito cardíaco freqüentemente é fatal. Quando ocorre acúmulo rápido de líquido no pericárdio, o limite tolerável pode ser de apenas 90 a 120 mL, porém um litro ou mais de líquido pode ser aceito nesse espaço quando o processo é gradativo.

O Peritônio

O derrame peritoneal, também chamado *ascite*, é determinado principalmente por cirrose hepática, tumores abdominais, pancreatite, insuficiência cardíaca, síndrome nefrótica e obstrução das veias hepáticas (*síndrome de Budd-Chiari*). A obstrução do ducto torácico por um câncer pode acarretar *ascite quilosa*, na qual o líquido tem aspecto leitoso e elevado teor de gordura. A patogenia da ascite na cirrose do fígado foi discutida anteriormente.

Os pacientes com ascite grave acumulam muitos litros de líquido e apresentam abdome notoriamente distendido. As complicações da ascite decorrem do aumento da pressão abdominal e incluem anorexia e vômito, esofagite de refluxo, dispnéia, hérnia ventral e extravasamento de líquido para o espaço pleural.

PERDA E SOBRECARGA DE LÍQUIDO

A perda excessiva de líquido (desidratação) e a sobrecarga de líquido são situações clínicas com conseqüências potencialmente graves. O desequilíbrio hídrico provoca transtornos hemodinâmicos; as alterações na osmolalidade e quantidade do líquido nos espaços intravascular, intersticial e celular podem afetar a perfusão ou a oferta de substratos, eletrólitos ou líquidos.

A Desidratação Representa Líquido Inadequado para Encher os Compartimentos de Líquido

A desidratação é decorrente de insuficiente ingestão de líquido, excessiva perda de líquido, ou de ambas. A perda de água pode exceder a ingestão nos casos de vômito, diarréia, queimaduras, sudorese excessiva e diabetes insípido. Quando ocorre perda excessiva de líquido, o líquido é recrutado do espaço intersticial para o espaço plasmático. Os líquidos na célula e dentro dos compartimentos intersticial e vascular tornam-se mais concentrados, particularmente se houver perda preferencial de água, como o que ocorre durante secreção inadequada de hormônios antidiuréticos no diabetes insípido. Os pacientes com queimaduras, vômitos, transpiração excessiva ou diarréia não só perdem líquido como também sofrem distúrbios eletrolíticos.

Do ponto de vista clínico, observa-se inicialmente apenas um ressecamento da pele e das membranas mucosas, porém, o turgor cutâneo desaparece à medida que a desidratação progride. Sobrevém *oligúria* (diminuição da diurese) quando a desidratação persiste, o que é uma compensação para a perda de líquido. Perda mais intensa de líquido vem acompanhada por desvio de água do espaço intracelular para o espaço extracelular, um processo que causa disfunção celular grave, particularmente no cérebro. A retração do parênquima cerebral pode acarretar ruptura dos pequenos vasos e subseqüente hemorragia. A pressão arterial sistêmica diminui na desidratação contínua e a perfusão em declínio acaba provocando a morte.

A Hiper-hidratação Representa Ingestão de Líquido que Excede a Capacidade Excretora do Rim

A hidratação excessiva é uma situação normalmente rara, a menos que uma lesão renal limite a função excretora do rim ou o rim esteja impedido de realizar a contra-regulação adequada (através da secreção excessiva de hormônio antidiurético). Atualmente, a sobrecarga hídrica é principalmente iatrogênica, causada pela administração de volumes excessivos de líquidos endovenosos. O efeito mais grave desse tipo de sobrecarga hídrica consiste na indução de edema cerebral ou de insuficiência cardíaca congestiva em pacientes com disfunção cardíaca.

CHOQUE

O choque é uma situação de grave distúrbio hemodinâmico e metabólico, caracterizado pela incapacidade do sistema circulatório de manter irrigação sangüínea adequada à microcirculação, com conseqüente perfusão inadequada de órgãos vitais. Nessa circunstância freqüentemente catastrófica, a perfusão tissular e a oferta de oxigênio caem abaixo dos níveis necessários para satisfazer as demandas normais, inclusive com incapacidade de remover os metabólitos adequadamente. O termo *choque* abrange todas as reações que ocorrem em resposta a tais distúrbios. No decorrer do choque não compensado, um colapso circulatório rápido determina alteração do metabolismo celular e morte. Todavia, em muitos casos, mecanismos compensatórios mantêm o paciente, pelo menos por um certo tempo. O choque torna-se irreversível quando essas adaptações falham. O choque tem sido uma causa importante de morbidade e mortalidade em unidades de tratamento intensivo, e, apesar dos esforços para suprimir partes da resposta imune, o desfecho do choque não se alterou nos últimos 50 anos.

O choque não é sinônimo de pressão arterial baixa, embora a hipotensão seja comumente uma parte da síndrome do choque. Na verdade, a hipotensão é um sinal tardio no choque e indica falência de compensação. Ao mesmo tempo que o fluxo sangüíneo periférico cai abaixo de níveis críticos, a vasoconstrição extrema consegue manter a pressão arterial. Essa distinção entre choque e hipotensão é importante do ponto de vista clínico, porque a rápida normalização do fluxo sangüíneo sistêmico é o objetivo primário no tratamento do choque.

Quando apenas a pressão arterial é elevada com drogas vasopressoras, o fluxo sangüíneo sistêmico pode na verdade estar diminuído.

Patogenia: A redução da perfusão no choque geralmente resulta de uma queda do débito cardíaco, decorrente da incapacidade do coração de bombear o retorno venoso normal ou do menor volume de sangue secundário ao retorno venoso diminuído. Esses dois mecanismos definem dois dos principais tipos de choque: choque cardiogênico e choque hipovolêmico. A vasodilatação sistêmica, com ou sem incrementos na permeabilidade vascular, é responsável pelas outras categorias de choque, a saber, choque séptico, choque anafilático e choque neurogênico (Fig. 7.33).

O **choque cardiogênico** é provocado por falência do bombeamento miocárdico. Em geral, essa condição surge em decorrência de um grande infarto do miocárdio, mas a miocardite também pode ser um agente causal. As afecções que previnem o enchimento cardíaco esquerdo ou direito reduzem o débito cardíaco, resultando em choque "obstrutivo". Tais afecções incluem embolia pulmonar, tamponamento cardíaco e, raramente, mixoma atrial.

O **choque hipovolêmico** é secundário a uma acentuada redução no volume sangüíneo ou plasmático, causada pela perda de líquido do compartimento vascular. Hemorragia, diarréia, formação excessiva de urina, transpiração e traumatismo constituem os principais mecanismos de perda de líquido que podem levar ao choque hipovolêmico. No caso de queimaduras ou traumatismo, o dano direto à microcirculação aumenta a permeabilidade vascular.

O **choque séptico** é causado por infecções microbianas sistêmicas graves. Os mecanismos responsáveis pelo desenvolvimento

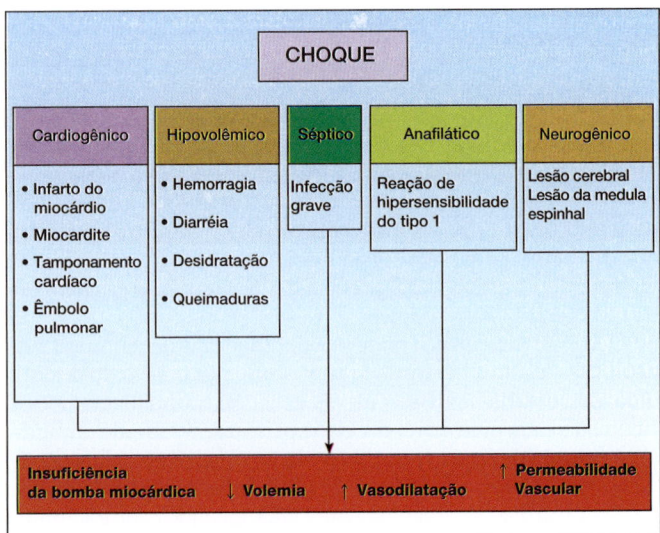

FIGURA 7.33
Classificação do choque. O choque é conseqüente a (1) uma incapacidade do coração de bombear adequadamente (choque cardiogênico), (2) volemia efetiva diminuída como conseqüência de volume sangüíneo ou plasmático intensamente reduzido (choque hipovolêmico), ou (3) vasodilatação disseminada (choque séptico, anafilático ou neurogênico). A permeabilidade vascular aumentada pode complicar a vasodilatação por contribuir para a volemia efetiva diminuída.

de choque nessas circunstâncias são complexos e são discutidos em detalhes adiante.

O **choque anafilático** ocorre em decorrência de uma reação de hipersensibilidade do tipo I sistêmica, que acarreta vasodilatação disseminada e permeabilidade vascular aumentada.

O **choque neurogênico** pode ser conseqüente a lesão aguda do cérebro ou da medula espinhal, comprometendo o controle neural do tono vasomotor, dessa forma provocando vasodilatação generalizada. No caso de choque anafilático e de choque neurogênico, a redistribuição subseqüente de sangue para a periferia, com ou sem aumento da permeabilidade vascular, reduz o volume circulante efetivo de sangue e plasma. Esse efeito por fim leva às mesmas conseqüências as observadas no choque hipovolêmico.

Tanto no choque hipovolêmico quanto no cardiogênico, o débito cardíaco diminuído e a resultante diminuição da perfusão tissular constituem os mecanismos patogênicos essenciais na progressão de choque reversível para irreversível. A hipoxia celular é a conseqüência comum da diminuição inicial na perfusão tissular. Embora tais alterações não resultem em lesão irreversível inicialmente, um círculo vicioso de diminuição da perfusão tissular e lesão celular adicional é perpetuado por diversos mecanismos:

- Lesão das células endoteliais, secundária à hipoxia causada por perfusão tissular diminuída e permeabilidade vascular aumentada, acarretando a saída de líquido do compartimento vascular.
- Exsudação aumentada de líquido da circulação reduz (1) o volume sangüíneo, (2) o retorno venoso e (3) o débito cardíaco, dessa forma agravando a lesão celular hipóxica.
- Perfusão diminuída dos rins e músculos esqueléticos resultando em acidose metabólica, a qual, por sua vez, diminui adicionalmente o débito cardíaco e a perfusão tissular.
- A diminuição da perfusão do coração lesa as células miocárdicas e diminui sua habilidade de bombear sangue, reduzindo adicionalmente o débito cardíaco e a perfusão tissular.

A Síndrome da Resposta Inflamatória Sistêmica Caracteriza o Choque Séptico

A síndrome da resposta inflamatória sistêmica (SRIS) é uma manifestação exagerada e generalizada de uma reação imunológica ou inflamatória local, e, com freqüência, é fatal. Essa alteração é um estado metabólico que manifesta dois sinais ou mais de inflamação sistêmica, como febre, taquicardia, taquipnéia, leucocitose ou leucopenia, em associação a uma causa conhecida de inflamação. O *choque séptico* é definido como SRIS clínica tão grave que provoca disfunção de órgãos e hipotensão. Os mecanismos responsáveis pelo desenvolvimento de choque séptico estão ilustrados na Fig. 7.34. Esses processos freqüentemente evoluem para *síndrome da disfunção de múltiplos órgãos* (SDMO), um termo empregado para descrever anormalidades sem outras explicações da função de órgãos em pacientes criticamente enfermos (ver adiante).

A reação inflamatória maciça definida pela SRIS é a conseqüência da liberação sistêmica de citocinas, a mais importante sendo o fator de necrose tumoral (TNF), a interleucina-1 (IL-1), IL-6 e o fator ativador de plaquetas (FAP). De fato, mais de 30 mediadores endógenos foram descritos nessa condição, e suas interações conjuntas podem ser importantes na patogenia da SRIS.

A septicemia com organismos Gram-negativos é a causa mais comum de choque séptico. As bactérias invasoras são responsáveis pela liberação de **endotoxina**, um termo empregado historicamente para descrever a toxina associada à célula encontrada nas bactérias Gram-negativas. A endotoxina é um lipopolissacarídeo (LPS), cuja atividade tóxica reside no componente lipídico A. Ao entrar na circulação, o LPS, via lipídio A, liga-se à proteína ligante de LPS, após o que o complexo se liga ao receptor CD14 na superfície de monócitos/macrófagos. O complexo de reconhecimento situa-se na membrana plasmática e inclui a família de proteínas do receptor *toll-like* (TLR) e CD14. Os TLRs representam os sensores primários do sistema imune inato, que em conjunto reconhecem bactérias, fungos e protozoários. Eles mediam a sinalização através da ativação do fator de transcrição, fator kapa-B nuclear (NF-κB) e supra-regulam a expressão do TNF. A ligação entre o LPS e o TLR-4 leva a fagocitose mononuclear a secretar grandes quantidades de citocinas, como TNF, IL-1, IL-6, IL-8, IL-12 e outras que mediam uma ampla variedade de respostas. A secreção dessas citocinas e a subseqüente produção de óxido nítrico (NO) e de proteínas pró-coagulantes, por fim, acarretam o colapso cardiovascular grave característico do choque séptico. Nesse contexto, a ativação da sintase de NO induzível (iNOS) pelo TNF supra-regula a síntese de NO a partir de L-arginina, um efeito primariamente responsável pela queda da pressão arterial durante a sepse. O TNF também está envolvido na patogenia do choque não associado a endotoxemia (p. ex., choque cardiogênico). Embora o LPS seja o estímulo mais potente para a liberação de TNF, outros antígenos também promovem sua secreção. Entre eles, a toxina-1 da síndrome do choque tóxico; enterotoxina; antígenos de micobactérias, fungos, parasitas e vírus; e produtos da ativação do complemento.

O TNF também exerce efeitos benéficos por estimular o remodelamento tissular, a cicatrização da ferida e a defesa contra infecções locais. No entanto, no choque séptico, essa proteína é liberada subitamente em quantidades excessivas pela exposição de macrófagos a endotoxina bacteriana, resultando em efeitos freqüentemente letais. A administração de anticorpo anti-TNF previamente à exposição de um animal a endotoxina ou a bactérias Gram-negativas protege completamente contra o desenvolvimento de choque séptico. Infelizmente, os experimentos clínicos de agentes que bloqueiam o TNF ou seu receptor até o momento não foram bem sucedidos na melhora do choque séptico em seres humanos.

O TNF liberado por monócitos/macrófagos exerce um efeito tóxico direto sobre as células endoteliais comprometendo a permeabilidade da membrana e induzindo a apoptose das células endoteliais. Também age indiretamente (1) iniciando uma cascata de outros mediadores que amplificam seus efeitos prejudiciais, (2) promovendo a adesão de leucócitos polimorfonucleares a superfícies endoteliais e (3) ativando a via da coagulação extrínseca. A presença de TNF estimula a liberação de IL-1 e IL-6, PAF e outros eicosanóides que podem mediar a lesão tissular. É interessante notar que doses não-letais de TNF tornam-se fatais quando administradas associadas a IL-1. O TNF também aumenta a expressão das moléculas de adesão, como as moléculas de adesão intercelular (ICAMs), moléculas de adesão de células vasculares (VCAMs), P-selectina e moléculas de adesão endotélio-leucócito (ELAMs) nas superfícies endoteliais, dessa forma promovendo a adesão de leucócitos e a leucostase. Esse mecanismo presumivelmente participa da síndrome da angústia respiratória, quando neutrófilos ativados são seqüestrados na circulação pulmonar

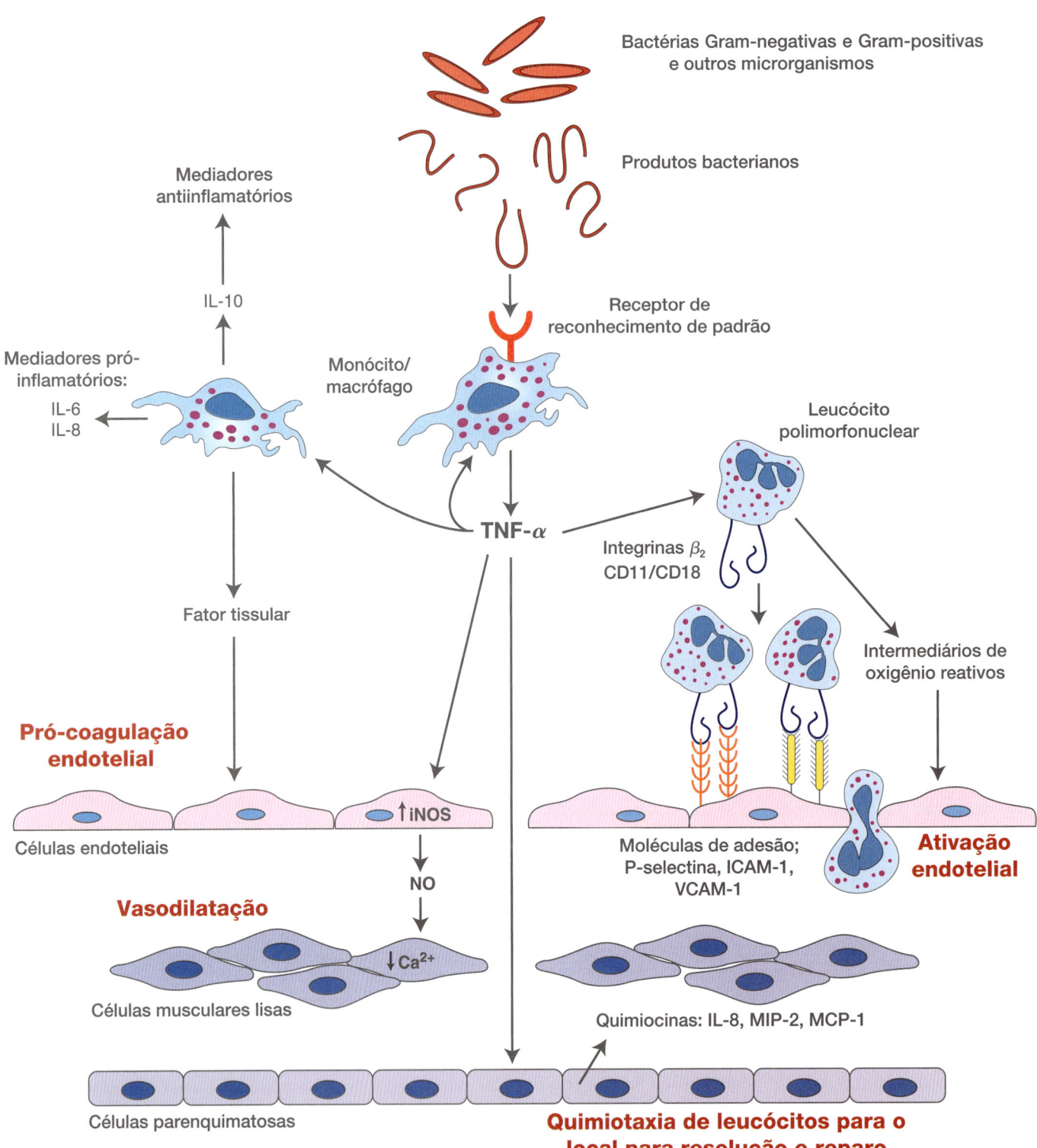

FIGURA 7.34
Patogenia do choque endotóxico. A sepse é causada basicamente por bactérias Gram-negativas e produtos bacterianos como endotoxinas (lipopolissacarídeo [LPS]), que são liberadas na circulação, onde se ligam a um receptor de reconhecimento de padrão na superfície de monócitos/macrófagos. Tal ligação estimula a secreção de quantidades substanciais de fator de necrose tumoral-α (TNF-α). O TNF-α medeia o choque séptico por meio de muitos mecanismos: (1) estimulação da liberação de diferentes mediadores pró e antiinflamatórios; (2) indução de pró-coagulação endotelial pelo fator tissular, dessa forma determinando trombose e isquemia local; (3) dano citotóxico direto de células endoteliais; (4) ativação endotelial, que aumenta a aderência de leucócitos polimorfonucleares; (5) estimulação da produção de óxido nítrico por células endoteliais e vasodilatação; e (6) liberação de quimiocinas para atrair leucócitos para a resolução e o reparo da lesão tissular.

e lesam os alvéolos. Outros peptídios vasoativos são as prostaciclinas vasodilatadoras e a endotelina (ET)-1, um vasoconstritor potente. A patogenia do choque séptico está resumida na Fig. 7.34. Observe que o termo *síndrome séptica* refere-se à resposta fisiológica e metabólica característica da sepse sem infecção.

A Síndrome da Disfunção de Múltiplos Órgãos (SDMO) É a Conseqüência Final do Choque

Os avanços no tratamento precoce do choque e da sepse permitiram que os pacientes sobrevivessem tempo suficiente para manifestar um novo problema, a saber, a deterioração progressiva da função orgânica. Quase todos os pacientes sépticos apresentam disfunção de, pelo menos, um órgão e observa-se SDMO em um terço dos casos. A SDMO também é observada em um terço dos pacientes traumatizados ou queimados e um quarto daqueles com pancreatite aguda. Qualquer que seja a causa, acredita-se que a deterioração clínica da SDMO resulta de mecanismos comuns de lesão tecidual descritos sob o item SRIS. A SRIS/SDMO atualmente totaliza a maioria dos óbitos em unidades de terapia intensiva não-coronariana nos Estados Unidos, com índices de mortalidade acima de 50%. Na maioria das circunstâncias, uma reação inflamatória reflete um equilíbrio entre fatores pró-inflamatórios e antiinflamatórios. Embora os mediadores pró-inflamatórios predominem na SRIS, os fatores antiinflamatórios desempenham um papel importante em alguns pacientes. Como resultado, tem-se a *síndrome da resposta antiinflamatória compensada (SRAC)* em que a paralisia do sistema imunológico indica um desfecho sombrio. Atualmente, acredita-se que subseqüente à infecção bacteriana existe uma resposta inicial de inflamação excessiva e choque séptico característicos da SRIS. Tal indução descontrolada de citocinas é precedida por um estágio de anergia e repressão imunológica, ou SRAC. Os pacientes sépticos podem ciclar entre SRIS e SRAC, quando tendem a apresentar maior mortalidade. Os indivíduos com uma resposta heterogênea apresentam uma *"síndrome da resposta antiinflamatória mista"* (SRAM).

Um fundo genético individual pode influenciar a suscetibilidade a uma grande variedade de doenças complexas, incluindo infecções e sepse. Embora seja difícil a determinação do fundo genético de traços complexos, polimorfismos comuns de nucleotídeos individuais, como os de TNF, IL-6 e IL-8, TGF-β e PDG-F afetam a gravidade da doença.

Mecanismos Compensatórios Vasculares

Os mecanismos compensatórios no choque mantêm o fluxo sangüíneo para o coração e o cérebro, desviando o sangue da periferia, da musculatura esquelética, pele, leito esplâncnico, tecido adiposo, membros e alguns órgãos parenquimatosos. Essas respostas envolvem o sistema nervoso simpático, a liberação de vasoconstritores endógenos e substâncias hormonais e a vasorregulação local. O resultado é o aumento do débito cardíaco conseguido por aceleração da freqüência cardíaca e aumento da contratilidade miocárdica na presença de vasoconstrição arterial e arteriolar aumentada.

- **O aumento da descarga simpática** potencializa a liberação de catecolaminas pela medula da supra-renal. O músculo esquelético, o leito esplâncnico e as arteríolas cutâneas respondem à descarga simpática acentuada, enquanto as arteríolas cardíacas e cerebrais são menos reativas. Dessa maneira, o tônus simpático aumentado tende a desviar o fluxo sangüíneo da periferia para o coração e o cérebro. A grande vasoconstrição arteriolar provoca diminuição da pressão hidrostática capilar e menor desvio de líquido para o interstício, permitindo assim um desvio de líquido osmótico do interstício para o sistema vascular. Essa resposta simpático-supra-renal pode compensar por completo uma perda sangüínea de 10% do volume intravascular. Com um déficit maior de volume, o débito cardíaco e a pressão arterial são afetados, e o fluxo sangüíneo para os tecidos diminui.
- O **sistema renina-angiotensina-aldosterona** também contribui com um mecanismo compensatório por estimular a reabsorção de sódio e água, ajudando assim a manter o volume intravascular. Uma ação preservadora de água semelhante é proporcionada pelo hormônio antidiurético da hipófise.
- A **auto-regulação vascular** preserva o fluxo sangüíneo regional para os órgãos vitais, principalmente o coração e o cérebro, por vasodilatação das circulações coronária e cerebral em resposta à hipoxia e à acidose. A vasoconstrição é mediada em grande parte pelos receptores α-adrenérgicos do sistema nervoso simpático em vênulas e veias mesentéricas, atuando de forma a manter o enchimento cardíaco e a pressão arterial. A circulação periférica de órgãos como a pele e músculos esqueléticos, menos sensíveis à hipoxia, não apresenta essa auto-regulação fortemente controlada.

 Patologia: O choque está associado a alterações específicas em inúmeros órgãos (Fig. 7.35), incluindo a necrose tubular aguda do rim, a síndrome da angústia respiratória aguda, a insuficiência hepática, a depressão dos mecanismos de defesa do hospedeiro e a insuficiência cardíaca.

O Coração

O coração apresenta hemorragias petequiais no epicárdio e no endocárdio. À microscopia, focos necróticos no miocárdio variam desde a perda de fibras isoladas até grandes áreas de necrose. Faixas de contração proeminentes são visíveis à microscopia óptica, mas são mais bem observadas à microscopia eletrônica. Do ponto de vista ultra-estrutural, áreas achatadas do disco intercalado constituem um sinal de tumefação celular, e a invaginação de células adjacentes é considerada uma lesão induzida por catecolaminas.

O Rim

A necrose tubular aguda (insuficiência renal aguda), uma complicação grave do choque, foi dividida em três fases: (1) **a fase inicial,** desde o acontecimento da lesão até o começo da insuficiência renal; (2) **a fase de manutenção,** do início da insuficiência renal até uma função renal diminuída, porém, estável; e (3) **a fase de recuperação**. Naqueles que sobrevivem a um epi-

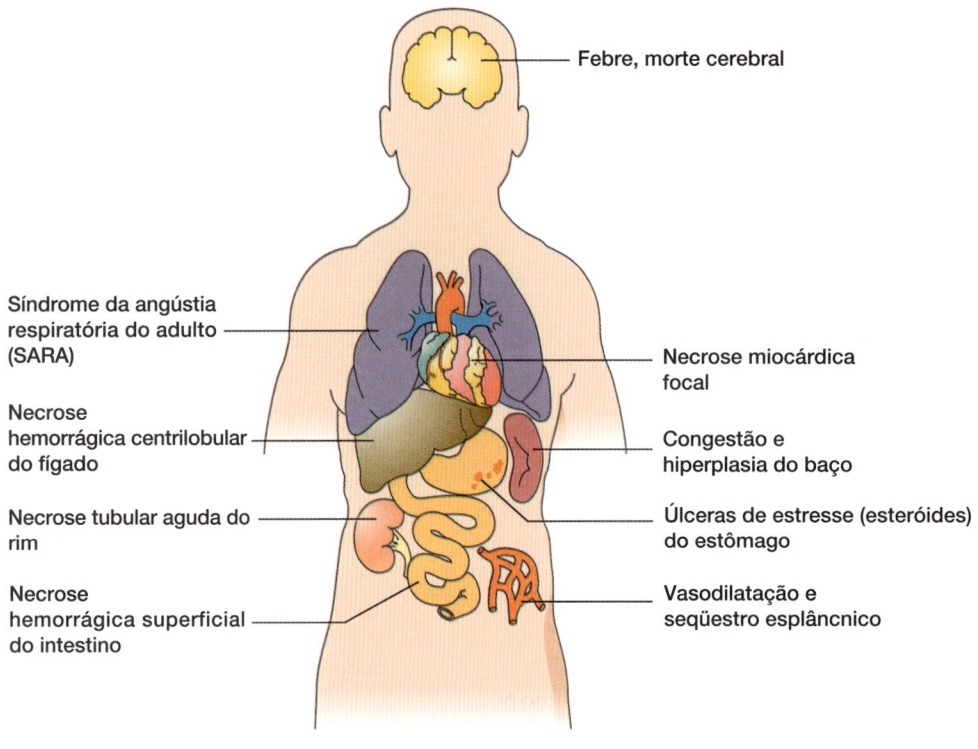

FIGURA 7.35
Complicações do choque.

sódio de choque, a fase de recuperação começa em torno de 10 dias após seu início e pode durar até 8 semanas.

O fluxo sangüíneo renal cai para um terço do normal depois da fase isquêmica aguda, um efeito que é ainda mais grave no córtex externo. A constrição das arteríolas diminui a pressão de filtração, reduzindo assim a quantidade de filtrado e contribuindo para a oligúria. Ocorre edema intersticial, possivelmente através de um processo chamado *fluxo retrógrado*. A vasoconstrição excessiva também está relacionada com o sistema renina-angiotensina.

Durante a insuficiência renal aguda, o rim mostra-se aumentado, edemaciado e congesto, embora o córtex possa estar pálido. O corte transversal revela seqüestro de sangue na faixa externa da medula. Microscopicamente, a necrose tubular aguda totalmente desenvolvida é evidenciada por dilatação dos túbulos proximais e focos de necrose celular (Fig. 7.36). Freqüentemente, cilindros pigmentados na luz tubular indicam extravasamento de hemoglobina ou de mioglobina. Cilindros granulosos, "semelhantes a cordas" são encontrados no néfron distal e nos túbulos contorcidos distais. Edema intersticial é proeminente no córtex, e acumulam-se células mononucleares dentro dos túbulos e interstício circundante. A necrose tubular aguda é discutida mais detalhadamente no Cap. 16.

O Pulmão

Após o início do choque grave e prolongado, a lesão da parede alveolar pode resultar em *choque pulmonar*, que é uma causa de síndrome da angústia respiratória aguda. A seqüência de alterações é mediada por leucócitos polimorfonucleares e inclui edema intersticial, necrose de células epiteliais e endoteliais alveolares, e formação de microtrombos intravasculares e membranas hialinas que revestem a superfície alveolar.

À macroscopia, o pulmão mostra-se firme e congesto, e, com freqüência, um líquido espumoso exsuda da superfície de corte. A princípio, observa-se edema intersticial em torno do tecido conjuntivo e dos linfáticos peribrônquicos, subseqüentemente preenchendo o tecido conjuntivo intersticial. Nesse período inicial, um grande volume de líquido drena para os linfáticos pulmonares. Se

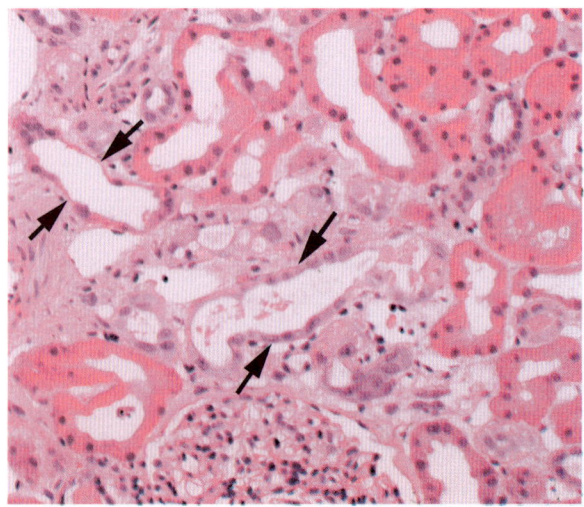

FIGURA 7.36
Necrose tubular aguda. O corte do rim mostra tumefação e degeneração do epitélio tubular. As *setas* indicam o epitélio adelgaçado.

a remoção desse líquido for insuficiente ou se o equilíbrio de forças que mantêm o líquido no espaço intersticial for alterado, sobrevém edema alveolar.

A lesão pulmonar induzida pelo choque acarreta o surgimento de membranas hialinas nos alvéolos (ver Fig. 7.31), que também revestem com freqüência os ductos alveolares e os bronquíolos terminais. Essas alterações pulmonares podem cicatrizar por completo, porém os processos de reparação continuam e determinam espessamento da parede alveolar em metade dos pacientes. Caracteristicamente, os pneumócitos do tipo II proliferam, substituindo os pneumócitos do tipo I lesados e revestindo os alvéolos. A proliferação de tecido fibroso pode provocar a organização do exsudato alveolar. Essas alterações crônicas podem acarretar angústia respiratória persistente e até mesmo a morte. O choque pulmonar e a síndrome da angústia respiratória do adulto são discutidos de forma mais abrangente no Cap. 12.

O Trato Gastrointestinal

Com freqüência, o choque resulta em hemorragia gastrointestinal difusa. As erosões da mucosa gástrica e a necrose isquêmica superficial nos intestinos são as fontes habituais desse sangramento. A interrupção da função de barreira do intestino pode estar relacionada com o desenvolvimento de septicemia. Lesões necrosantes mais graves contribuem para a deterioração na fase final do choque.

O Fígado

Nos pacientes que morrem em choque, o fígado encontra-se aumentado e apresenta superfície de corte mosqueada que reflete seqüestro centrolobular acentuado de sangue. A lesão histológica mais proeminente consiste em congestão e necrose centrolobulares. As células no centro do lóbulo são as mais distantes do suprimento sangüíneo que chega das tríades portais e, portanto, são presumivelmente mais vulneráveis a distúrbios circulatórios. A hipoxia do fígado acarreta o desenvolvimento de vacúolos citoplasmáticos, que representam cisternas dilatadas do retículo endoplasmático. Observa-se regularmente um aumento da gordura intracelular nas pessoas que sobreviveram ao choque.

O Pâncreas

O leito vascular esplâncnico, que irriga o pâncreas, é particularmente afetado pela circulação alterada durante o choque. A resultante lesão isquêmica do pâncreas exócrino libera enzimas catalíticas ativadas e determina pancreatite aguda, uma complicação que adicionalmente promove o choque.

O Cérebro

As lesões cerebrais são raras no choque. Ocasionalmente, observam-se hemorragias microscópicas, mas os pacientes que se recuperam não apresentam déficits neurológicos. Nos casos graves, principalmente nas pessoas com aterosclerose cerebral, podem ocorrer hemorragia e necrose na região superposta entre as distribuições terminais das artérias calibrosas, nos chamados *infartos divisórios.*

As Supra-renais

No choque grave, as glândulas supra-renais exibem hemorragia notória no córtex interno. Com freqüência, essa hemorragia é apenas focal. Contudo, pode ser maciça e acompanhada de necrose hemorrágica de toda a glândula, como se observa na *síndrome de Waterhouse-Friderichsen* (Fig. 7.37), quase sempre associada a septicemia meningocócica grave.

Defesas do Hospedeiro

As alterações do sistema imunológico e das defesas do hospedeiro não estão bem definidas no choque, embora seja comum aos pacientes que sobrevivem à fase aguda sucumbir a uma infecção grave subseqüente. Talvez vários fatores interajam, a saber, colite isquêmica, traumatismo tissular, supressão do sistema imunológico e supressão metabólica das defesas do hospedeiro. A imunidade humoral e a atividade fagocitária dos leucócitos e macrófagos mononucleares estão deprimidas, porém os mecanismos subjacentes a esses efeitos não estão claros.

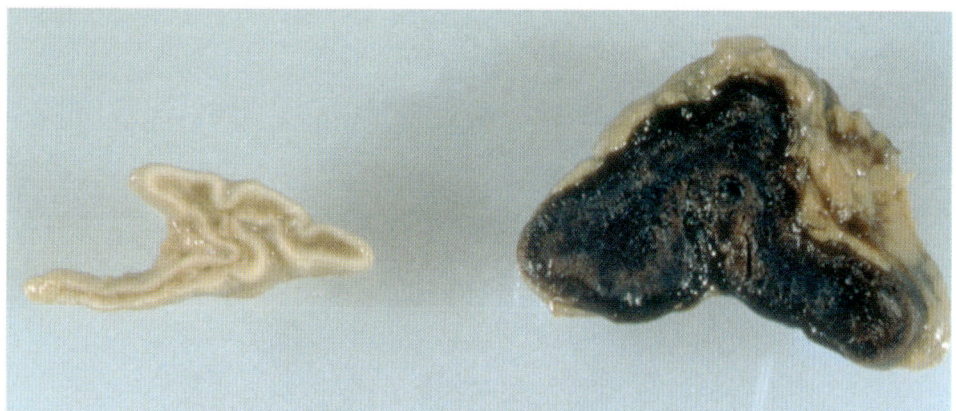

FIGURA 7.37
Síndrome de Waterhouse-Friderichsen. Uma glândula supra-renal normal (*esquerda*) em contraste com uma glândula supra-renal aumentada por hemorragia extensa (*direita*), obtida de um paciente que morreu de choque meningococcêmico.

LEITURAS SUGERIDAS

Livros

Braunwald E: *Heart disease: A textbook of cardiovascular medicine*, 5th ed. Philadelphia: WB Saunders, 1997.

Hall JB, Schmidt GA, Wood LDH: *Principles of critical care*, 2nd ed. New York: McGraw-Hill, 1998.

Kelley WN: *Textbook of internal medicine*, 3rd ed. Philadelphia: Lippincott-Raven, 1997.

Silver, MD, Gotlieb, AI, Schoen, FJ: *Cardiovascular pathology*, 3rd ed. Amsterdam: Churchill Livingstone, 2001.

Virmani R, Burke A, Farb A, Atkinson JB: *Cardiovascular pathology*, Philadelphia: WB Saunders, 2001.

Artigos de Periódicos

Aird WC: The role of the endothelium in severe sepsis and multiple organ dysfunctional Syndrome. *Blood* 101: 3765-77, 2003.

Aldridge AJ: Role of the neutrophil in septic shock and the adult respiratory distress syndrome. *Europ Surg* 168: 204-14, 2002.

Bateman RM, Sharpe MD, Ellis CG: Bench-to-bedside review: microvascular dysfunction in sepsis—hemodynamics, oxygen transport, and nitric oxide. *Crit Care* 7:359-73, 2003.

Bone RC: Toward a theory regarding the pathogenesis of the systemic inflammatory response syndrome: What we do and do not know about cytokine regulation. *Crit Care Med* 24:163-172, 1996.

Ceppa EP, Fuh KC, Bulkley GB: Mesenteric hemodynamic response to circulatory shock. *Curr Opin Crit Care* 9:127-32, 2003.

Deutschman CS: Acute-phase responses and SIRS/MODS: The good, the bad, and the nebulous. *Crit Care Med* 26: 1630-1631, 1998.

Gando S: Disseminated intravascular coagulation in trauma patients. *Semin Thrombosis Hemostasis* 27:585-92, 2001.

Jacobi J: Pathophysiology of sepsis. *Am J Health Syst Pharm* 59(suppl 1):S3-8, 2002.

Kearon C: Natural history of venous thromboembolism. *Circulation* 107:122-30, 2003.

Knuefermann P, Nemoto S, Baumgarten G, et al.: Cardiac inflammation and innate immunity in septic shock: Is there a role for toll-like receptors? *Chest* 121:1329-1336, 2002.

Kumar A, Haery C, Parrillo JE: Myocardial dysfunction in septic shock. *Crit Care Clin* 16: 251-287, 2000.

Okajima K: Regulation of inflammatory responses by natural anticoagulants. *Immunol Rev* 184:258-274, 2001.

Opal SM, Huber CE: Bench-to-bedside review: Toll-like receptors and their role in septic shock. *Crit Care* 6:125-136, 2002.

Parrillo JE: Pathogenetic mechanisms of septic shock. *N Engl J Med* 3328:1471-1477, 1993.

Strassburg CP: Shock liver. *Best Practice Res Clin Gastroenterol.* 17:369-81, 2003.

Tjardes T, Neugebauer E: Sepsis research in the next millennium: Concentrate on the software rather than the hardware. *Shock* 17:1-8, 2002.

Tracey KJ, Cerami A: Tumor necrosis factor: A pleiotropic cytokine and therapeutic target. *Annu Rev Med* 45:491-503, 1994.

Van Amersfoort ES, Van Berkel TJ, Kuiper J: Receptors, mediators, and mechanisms involved in bacterial sepsis and septic shock. *Clin Microbiol Rev* 16:379-414, 2003.

CAPÍTULO 8

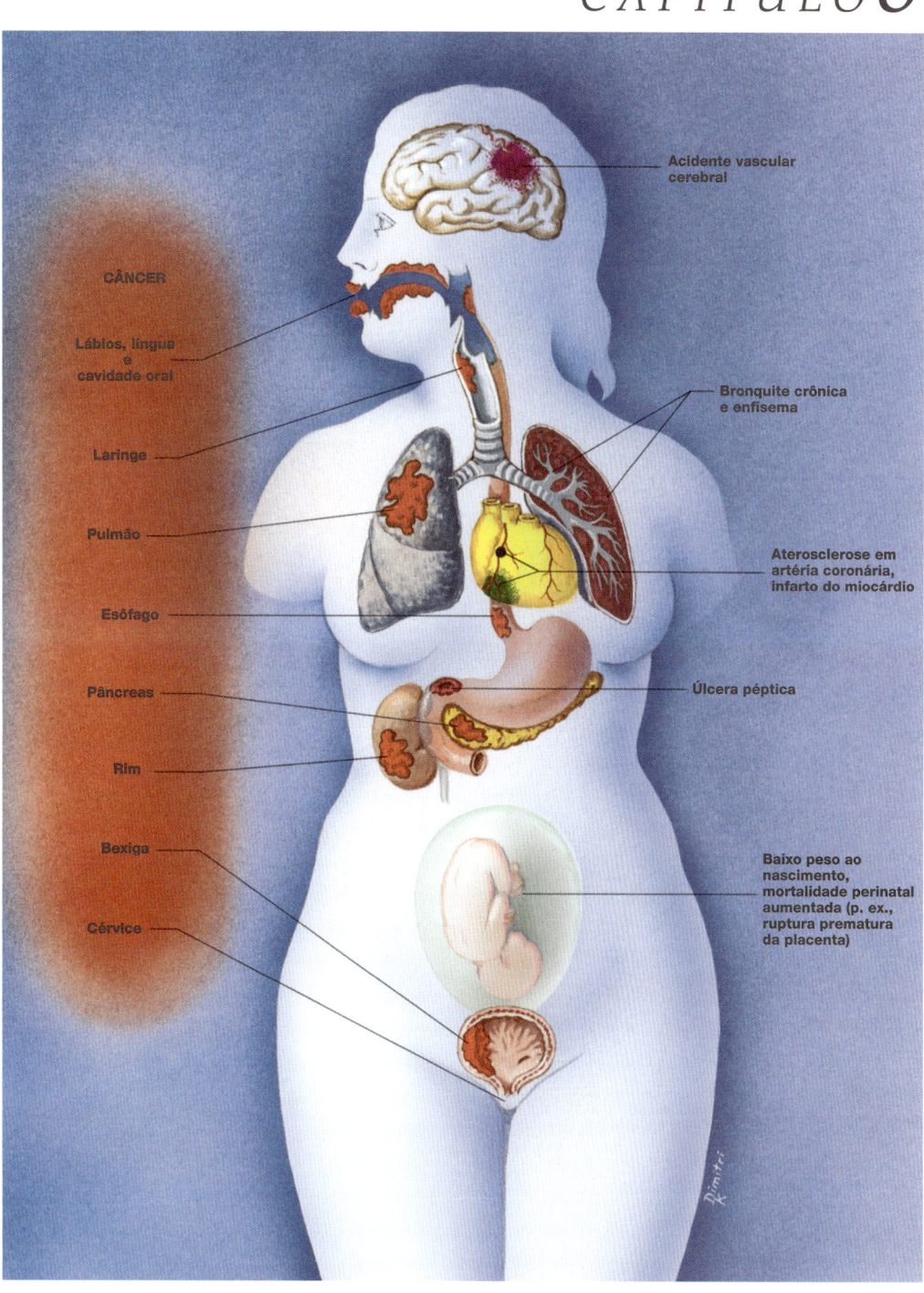

Patologia Ambiental e Nutricional

Emanuel Rubin
David S. Strayer

Tabagismo
Doença Cardiovascular
Câncer do Pulmão
Doenças Não-neoplásicas
Função Reprodutiva Feminina
Tabagismo Passivo

Alcoolismo
Efeitos do Álcool sobre Órgãos e Tecidos
Síndrome Alcoólica Fetal
Álcool e Câncer
Mecanismos de Lesão Relacionada com o Álcool

Uso Abusivo de Drogas
Heroína
Estimulantes Ilícitos
Uso Abusivo de Drogas Intravenosas
Vício em Drogas na Gestante

Lesão Iatrogênica por Fármacos

Hormônios Sexuais
Contraceptivos Orais
Terapia de Reposição Hormonal na Pós-Menopausa

Substâncias Químicas Ambientais
Efeitos Tóxicos e Respostas de Hipersensibilidade
Exposição Ocupacional

Disfunção Reguladora Térmica
Hipotermia
Hipertemia

Doenças Relacionadas com a Altitude

Lesões Físicas
Contusões
Abrasões
Lacerações
Feridas

Radiação
Irradiação do Corpo Inteiro
Radiação Localizada
Radiação e Câncer
Radiação de Microondas, Campos Eletromagnéticos e Ultra-som

Distúrbios Nutricionais
Obesidade
Desnutrição Protéico-Calórica
Deficiências de Vitaminas
Deficiências de Oligoelementos

FIGURA *8.1 (ver página anterior)*
Doenças associadas ao tabagismo. Os cânceres cujas incidências são reconhecidas como elevadas em tabagistas são mostrados *à esquerda*. **As doenças não-neoplásicas associadas ao tabagismo são mostradas** *à direita*.

A patologia ambiental é o campo que trata das doenças causadas por exposição a agentes externos lesivos e deficiências de substâncias vitais; de certo modo, abrange todas as causas nutricionais, infecciosas, químicas e físicas de doença. Meio século atrás, alguns clínicos cultivaram um interesse em doenças que pareciam ter limites geográficos definidos. A "patologia geográfica" preocupa-se com doenças endêmicas em certas áreas do mundo, principalmente, doenças parasitárias e infecciosas que pareciam exclusivas daquelas localidades. Um componente menor tratava da doença nutricional, e uma disciplina separada cobria a medicina forense. Com a descoberta de que agentes químicos medeiam diferentes alterações tissulares e com o reconhecimento de que muitos desses agentes causais são contaminantes ambientais, foi adicionado à lista um componente denominado "doença ocupacional". Neste capítulo, concentramo-nos nas doenças causadas por (1) exposição a agentes tóxicos, (2) lesão física e (3) desequilíbrio nutricional.

TABAGISMO

O fumo do tabaco é a maior causa prevenível individual de morte nos Estados Unidos, com custos diretos de saúde para a economia de dezenas de bilhões de dólares por ano. **Mais de 400.000 mortes por ano — cerca de um sexto da mortalidade total nos Estados Unidos — ocorrem prematuramente devido ao tabagismo.** As estimativas incriminam o tabaco em 11 a 30% das mortes por câncer (Fig. 8.1), 17 a 30% das mortes cardiovasculares, 30% das mortes devido a doenças pulmonares e 20 a 30% da incidência de lactentes com baixo peso ao nascimento. A expectativa de vida é diminuída, e a mortalidade geral é proporcional à quantidade e duração do tabagismo, comumente quantificado como "maços-ano" (Fig. 8.2). Por exemplo, uma pessoa que fuma dois maços de cigarro por dia, aos 30 anos de idade terá, em média, 8 anos menos do que um não-fumante. Um dos resultados menos desejados do movimento feminista foi a adoção do hábito do tabagismo por muitas mulheres. Como consequência, a epidemia de doença relacionada ao tabagismo que acometeu os homens há mais de uma geração, atualmente alcançou a população feminina. As mulheres cujas características de tabagismo sejam semelhantes às dos homens demonstram taxas de mortalidade semelhantes às deles. De fato, a mortalidade devido a câncer do pulmão, quase toda relacionada ao tabagismo, excede a dos cânceres de mama e próstata, os cânceres mais comuns nos Estados Unidos. A grande mortalidade associada ao tabagismo diminui após a suspensão do hábito, e depois de 15 anos da abstinência de cigarros, a mortalidade de ex-fumantes aproxima-se da de pessoas que nunca fumaram. A mortalidade geral entre os que fumam apenas charutos ou cachimbo é apenas um pouco mais alta do que a da população não-fumante.

As principais doenças responsáveis pela grande mortalidade relatada entre os fumantes são, em ordem de freqüência, doença cardíaca coronariana, câncer de pulmão e doença pulmonar obstrutiva crônica (ver Fig. 8.1). Os fumantes também apresentam um aumento da incidência de câncer da cavidade oral, laringe, esôfago, pâncreas, bexiga, rim, cólon e cérvice. Além

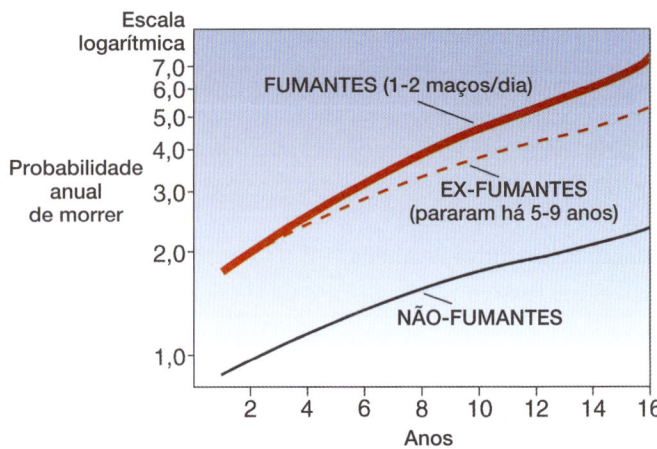

FIGURA 8.2
Risco de morte em fumantes e não-fumantes. Observar que a probabilidade anual de um indivíduo morrer, indicada na ordenada, é uma escala logarítmica. Os indivíduos que fumam há um ano apresentam uma probabilidade maior de morrer do que um não-fumante, enquanto aqueles que fumam há mais de 15 anos apresentam uma probabilidade de morrer mais que três vezes maior.

disso, os fumantes apresentam grande mortalidade devido a aneurismas aórticos ateroscleróticos e úlcera péptica.

A Doença Cardiovascular é uma Complicação Importante do Tabagismo

O tabagismo é sabidamente um fator de risco independente importante para o infarto do miocárdio e age de modo sinérgico com outros fatores de risco, como a pressão arterial alta e os níveis elevados de colesterol sangüíneo (Fig. 8.3). O tabagismo funciona não apenas precipitando o infarto miocárdico inicial, como também aumenta o risco de outros ataques cardíacos e diminui a sobrevida após um infarto entre os que continuam a fumar. O tabagismo também aumenta a incidência de morte cardíaca súbita, possivelmente por exacerbar isquemia regional, um efeito que pode promover a instabilidade elétrica do coração.

O tabagismo é um fator de risco independente para acidente vascular cerebral isquêmico. O risco correlaciona-se com o número de cigarros consumidos e está reduzido após a interrupção do hábito de fumar. O tabaco também aumenta o risco de certas formas de hemorragia intracraniana. A combinação entre tabagismo e o uso de contraceptivos orais em mulheres com idade superior a 35 anos aumenta o risco de infarto do miocárdio. Da mesma forma, o uso de cigarros por mulheres que tomam contraceptivos orais aumenta de modo significativo seu risco de acidente vascular cerebral.

A aterosclerose das artérias coronárias e da aorta é mais grave e extensa entre fumantes do que entre não-fumantes, e o efeito relaciona-se com a dose. Em consequência, o tabagismo é um forte fator de risco para aneurismas aórticos ateroscleróticos. A incidência e a gravidade de doença vascular periférica aterosclerótica

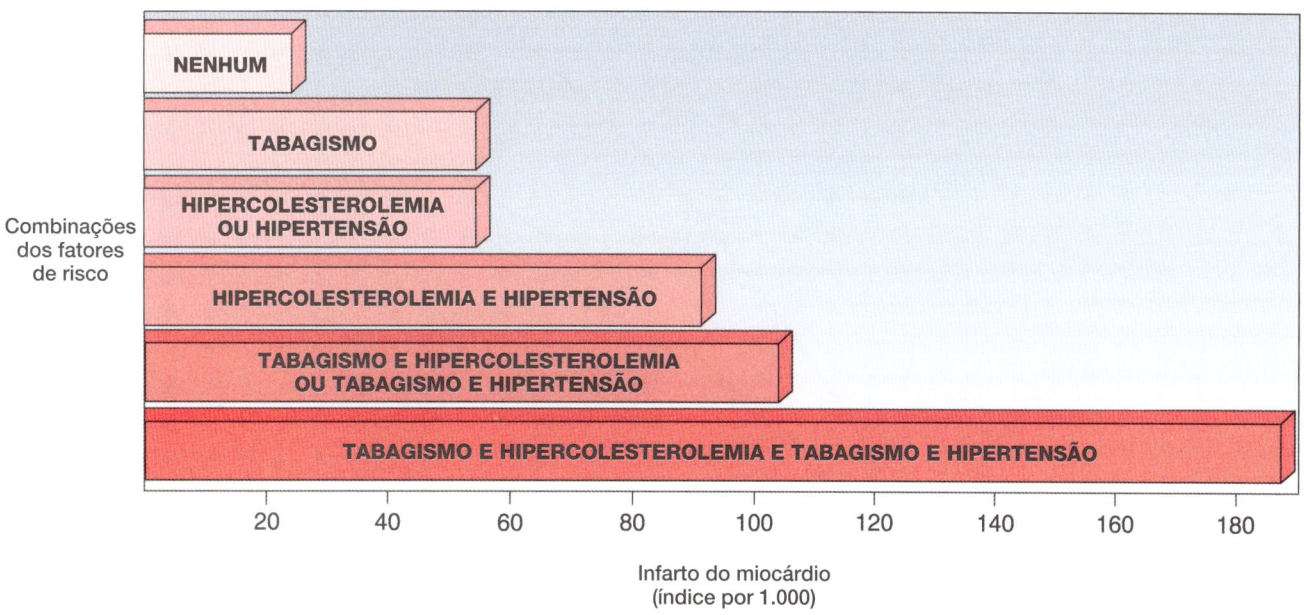

FIGURA 8.3
Risco de infarto do miocárdio em tabagista. O tabagismo é um fator de risco independente e aumenta o risco de um infarto do miocárdio em quase a mesma extensão que a hipertensão ou a hipercolesterolemia individualmente. Os efeitos do tabagismo são aditivos aos efeitos desses dois outros fatores de risco.

também se encontram acentuadamente aumentadas pelo tabagismo, que, ademais, é um fator de risco importante para vasoespasmo coronariano. O hábito perturba o fluxo sangüíneo coronariano regional nos pacientes com coronariopatia e baixa o limiar de fibrilação ventricular e parada cardíaca em pacientes com cardiopatia isquêmica estabelecida. Outros efeitos do tabagismo que podem predispor a infarto do miocárdio são ações farmacológicas da própria nicotina, inalação de monóxido de carbono, redução dos níveis plasmáticos de lipoproteína de alta densidade, aumento dos níveis plasmáticos de fibrinogênio e leucocitose.

No início do século passado, uma doença inflamatória e oclusiva peculiar da vasculatura da perna foi descrita em uma população de pacientes consistindo principalmente de judeus da Europa Ocidental, quase todos fumantes inveterados. Esse distúrbio, denominado **doença de Buerger,** caracterizava-se por inflamação, fibrose e trombose tanto da artéria quanto de sua veia acompanhante, provocando gangrena e levando à amputação das pernas. Embora a doença de Buerger esteja inquestionavelmente relacionada com o tabagismo, raramente é relatada hoje em dia.

O Câncer do Pulmão é uma Doença Principalmente de Fumantes

Mais de 85% das mortes por câncer do pulmão são atribuídas ao tabagismo, a causa de morte por câncer individual mais comum tanto em homens quanto em mulheres nos Estados Unidos atualmente (Fig. 8.4). Embora os agentes ofensores precisos na fumaça do cigarro não tenham sido identificados, ela claramente é tóxica e carcinogênica para a mucosa brônquica. Quando a fumaça de cigarro passa através de um filtro, é separada nas fases gasosa e particulada. O alcatrão do cigarro, material que fica depositado no filtro, contém mais de 3.000 compostos, muitos dos quais identificados como carcinógenos, promotores de tumor e agentes ciliotóxicos. São encontrados compostos com propriedades tóxicas semelhantes na fase gasosa, mas se encontram em menor número. O risco de desenvolver câncer do pulmão está diretamente relacionado ao número de cigarros fumados (Fig. 8.5).

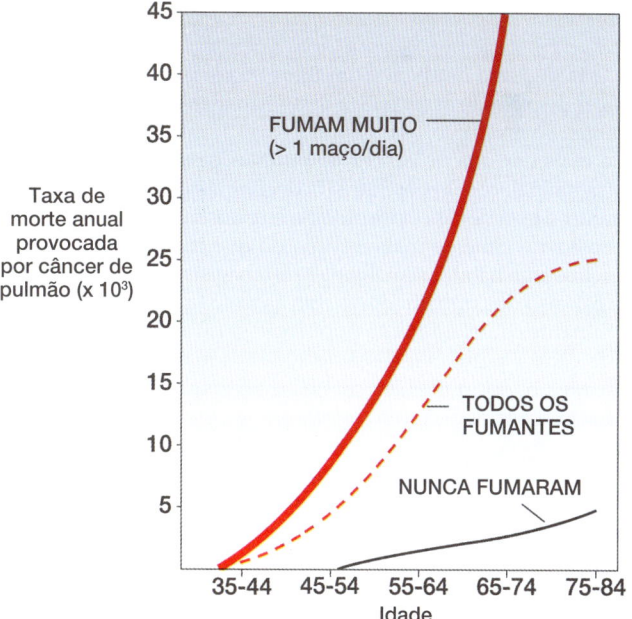

FIGURA 8.4
Taxa de mortalidade por câncer de pulmão entre fumantes e não-fumantes. Os não-fumantes exibem uma pequena elevação linear na taxa de mortalidade provocada por câncer de pulmão a partir de 50 anos de idade. Por outro lado, aqueles que fumam mais de um maço por dia mostram uma elevação exponencial na taxa de mortalidade anual provocada por câncer de pulmão começando em torno de 35 anos de idade. Aos 70 anos, os que fumam muito têm uma taxa de mortalidade provocada por câncer de pulmão cerca de 20 vezes maior do que os não-fumantes.

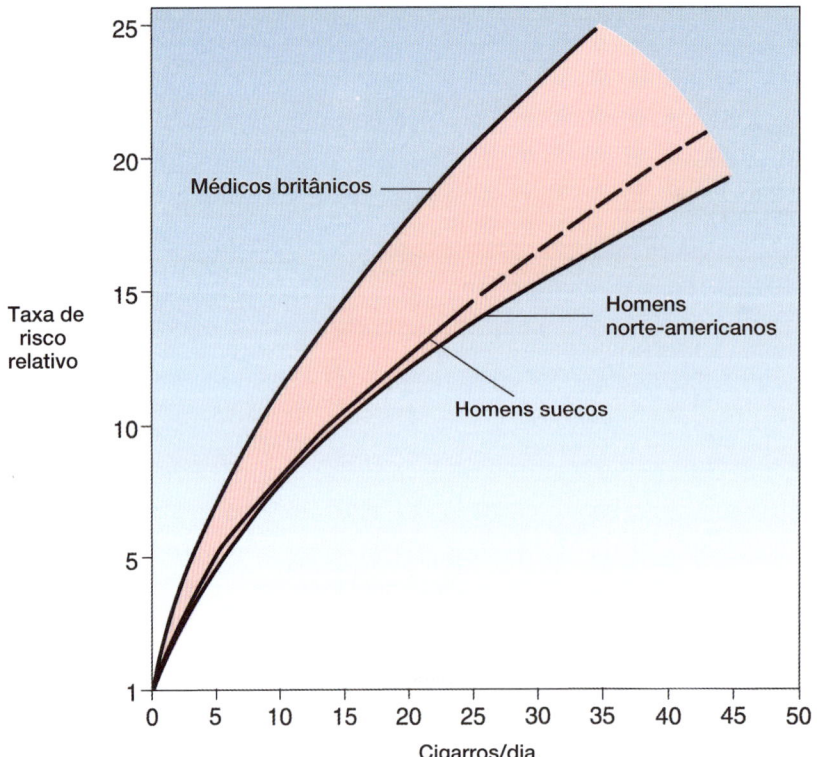

FIGURA 8.5
Relação dose-dependente entre tabagismo e risco de câncer de pulmão. Estudos prospectivos de três populações diferentes de fumantes descobriram uma dependência no risco de câncer de pulmão do número de cigarros fumados por dia. Por exemplo, existe um risco cerca de três vezes maior de desenvolver câncer de pulmão em indivíduos que fumam 15 cigarros por dia, em oposição àqueles que fumam cinco. A *linha tracejada* é uma extrapolação dos dados dos homens suecos que fumam de 25 a 50 cigarros por dia.

O tabagismo também é um fator importante na indução de câncer de pulmão associado a determinadas exposições ocupacionais. Por exemplo, os mineradores de urânio apresentam uma taxa mais elevada de câncer de pulmão, presumivelmente por causa da inalação de produtos da decomposição do radônio. No entanto, a taxa de câncer de pulmão entre os mineiros que fumam é consideravelmente mais elevada do que entre os que não são mineiros com hábitos semelhantes de tabagismo. Um outro exemplo é o caso dos trabalhadores com asbesto [amianto]. Enquanto os fumantes inveterados na população geral apresentam um risco de câncer pulmonar cerca de 20 vezes maior do que os não-fumantes, os que trabalham com asbesto e que manifestam fibrose pulmonar e fumam muito apresentam um risco superior a 60 vezes o de não-fumantes.

Cânceres do lábio, língua e mucosa bucal ocorrem principalmente (> 90%) nos usuários do tabaco. Todas as formas de uso do tabaco — cigarro, charuto e cachimbo, bem como mascar tabaco — expõem a cavidade oral aos compostos encontrados no tabaco cru ou na fumaça do tabaco.

O **câncer da laringe,** que soma cerca de 1% de todas as mortes por câncer nos Estados Unidos, envolve uma situação semelhante. Entre os homens brancos fumantes, a taxa de mortalidade, comparada com a de não-fumantes, varia de 6 a 13, e, em alguns grandes estudos, todas as mortes advindas do câncer da laringe ocorreram em fumantes.

Estima-se que o **câncer do esôfago** nos Estados Unidos e na Grã-Bretanha resulte de tabagismo em 80% dos casos.

O **câncer de bexiga** é duas vezes mais uma causa de morte em fumantes que em não-fumantes. Na verdade, 30 a 40% de todos os cânceres de bexiga são atribuíveis ao tabagismo. Como o que ocorre em todas as alterações relacionadas com o tabaco, existe uma relação clara dose-resposta entre a incidência de câncer de bexiga, o número de cigarros fumados por dia e a duração do tabagismo.

O **adenocarcinoma do rim** está aumentado em 50 a 100% entre os fumantes. Um pequeno aumento no câncer da pelve renal também foi documentado.

O **câncer de pâncreas** mostrou um aumento uniforme na incidência, que está, pelo menos em parte, relacionada com o tabagismo. A proporção do risco em fumantes do sexo masculino para adenocarcinoma do pâncreas é de 2 para 3, havendo uma relação dose-resposta (Fig. 8.6). Na verdade, os homens que fumam mais de dois maços de cigarros por dia apresentam um risco cinco vezes maior de desenvolver câncer pancreático do que os não-fumantes.

O **câncer da cérvice uterina** está significativamente aumentado nas mulheres fumantes, e estima-se que cerca de 30% da mortalidade do câncer cervical sejam atribuíveis a esse hábito.

A **leucemia mielóide aguda** foi relatada como associada ao tabagismo, mas a questão é controversa.

Outras Doenças Não-neoplásicas em Fumantes

Bronquite crônica e enfisema são doenças basicamente de fumantes (Fig. 8.7) (ver Cap. 12).

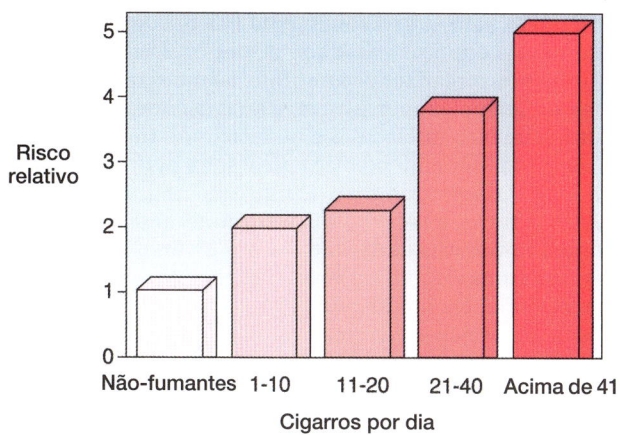

FIGURA 8.6
Relação dose-dependente entre tabagismo e o risco de câncer pancreático. O risco relativo de câncer pancreático aumenta com o número de cigarros fumados por dia.

A **úlcera péptica** apresenta uma prevalência 70% maior em fumantes do sexo masculino do que em não-fumantes.

A **osteoporose** em mulheres é exacerbada pelo uso do tabaco. As mulheres que fumam um maço de cigarros por dia durante seu período reprodutivo exibirão, no momento da menopausa, um déficit de 5 a 10% na densidade óssea, que é suficiente para aumentar o risco de fraturas ósseas.

As **doenças tireóideas** estão ligadas ao tabagismo. A associação mais notável é com a doença de Graves, especialmente quando o hipertireoidismo está complicado por exoftalmia.

As **doenças oculares,** particularmente degeneração macular e catarata são mais freqüentes em fumantes.

O Tabagismo Compromete a Função Reprodutiva Feminina

Mulheres que fumam vivenciam uma **menopausa mais precoce** que as não-fumantes, possivelmente por causa dos efeitos do tabaco sobre o metabolismo do estrogênio.

No fígado, o estradiol é hidroxilado a estrona, a qual então segue uma entre duas vias metabólicas irreversíveis. Em uma, a 16-hidroxilação leva à produção de estriol, um composto com potente atividade estrogênica. Na outra, que envolve a 2-hidroxilação, o produto final é a metoxiestrona, um composto que não apresenta atividade estrogênica. **Em mulheres fumantes, a via que leva ao metabólito inativo é estimulada e, como conseqüência, os níveis circulantes do estrogênio ativo, ou estriol, estão reduzidos.** Assim como a menopausa mais cedo, uma incidência elevada de osteoporose pós-menopausa em mulheres fumantes foi atribuída a níveis diminuídos de estriol.

Síndrome Fetal do Tabaco

A síndrome fetal do tabaco refere-se aos efeitos deletérios do tabagismo materno sobre o desenvolvimento do feto. Os bebês nascidos de

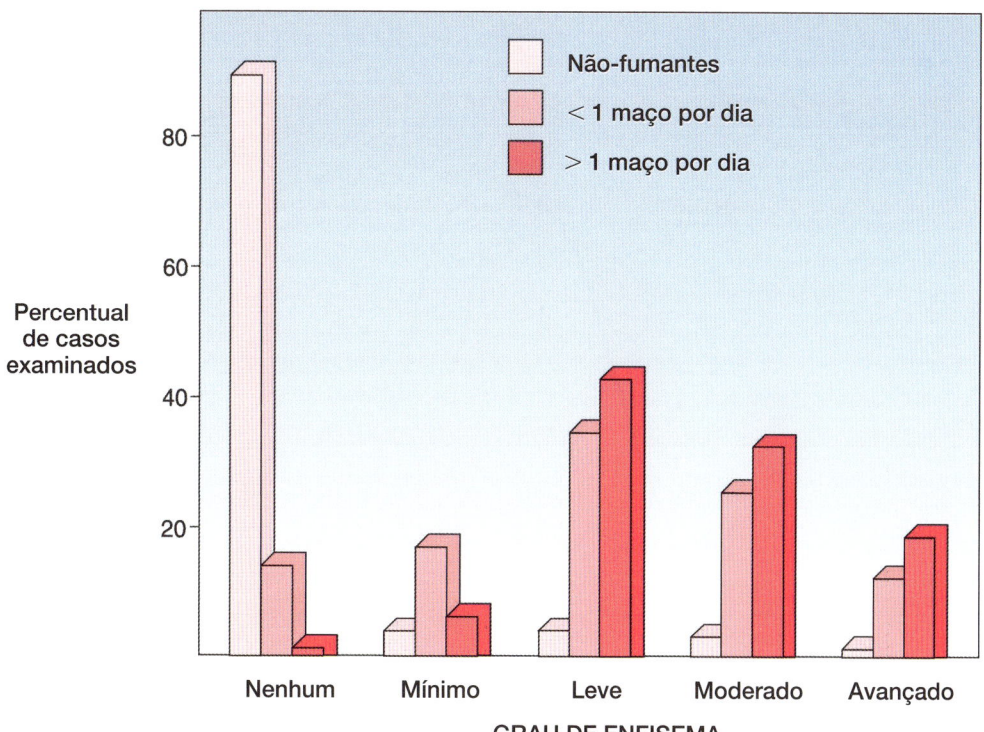

FIGURA 8.7
Associação entre tabagismo e enfisema pulmonar. Noventa por cento dos não-fumantes não apresentam enfisema detectável à necropsia. Por outro lado, todos aqueles que fumam mais de um maço por dia apresentam evidência morfológica de enfisema à necropsia. O enfisema mostra uma leve dependência da dose sobre o número de cigarros fumados. Aqueles que fumam menos de um maço por dia tendem a apresentar enfisema menos grave, mas 85 a 90% desses fumantes apresentam algum enfisema à necropsia.

mulheres que fumam durante a gestação são 200 g mais leves que os bebês nascidos de mulheres comparáveis que não fumavam. **Esses bebês não nasceram pré-termo, e sim, são pequenos para a idade gestacional em qualquer estágio da gestação.** A prevalência de neonatos pesando menos de 2.500 g é muito maior entre as mães que fumam. Entre as fumantes leves, existe um aumento de 50% no número de neonatos pesando menos de 2.500 g; entre as que fumam muito, esse número é maior do que o dobro. De fato, 20 a 40% da incidência de baixo peso ao nascimento podem ser atribuídos ao tabagismo materno. Essa diminuição do peso ao nascimento não depende de outros determinantes do peso ao nascimento, já que ocorre um desvio para baixo de todo o conjunto de peso de bebês de fumantes (Fig. 8.8). Assim, esse efeito do tabagismo não é idiossincrático, mas reflete uma desaceleração direta sobre o crescimento fetal.

O efeito nocivo do tabagismo sobre o feto é refletido por seu efeito sobre a unidade uteroplacentária. Todo estudo importante bem controlado mostra mortalidade perinatal aumentada na prole de fumantes, com o aumento variando desde 20% entre a progênie de mulheres que fumam menos de um maço por dia até quase 40% entre a prole daquelas que fumam mais de um maço por dia. É importante reconhecer que essa mortalidade maior não reflete alterações específicas do feto e, sim, problemas relacionados com o sistema uteroplacentário. **As incidências de descolamento prematuro da placenta, placenta prévia, sangramento uterino e ruptura prematura das membranas também estão aumentadas** (Fig. 8.9). Essas complicações do tabagismo tendem a ocorrer nos momentos em que o feto não está viável ou está sob grande risco, a saber, da vigésima até a trigésima segunda semana de gestação.

Há evidência substancial de que os efeitos lesivos do tabagismo materno não se limitam ao feto e ao neonato, mas se estendem até o desenvolvimento físico, cognitivo e emocional dessas crianças em idade posterior. Dessa forma, em muitos estudos realizados em filhos de mães que fumavam, houve deficiências mensuráveis no crescimento físico, no amadurecimento intelectual e no desenvolvimento emocional, que são independentes de outros fatores predisponentes conhecidos. No estudo mais abrangente realizado até hoje, 17.000 crianças nascidas durante uma semana na Grã-Bretanha foram estudadas aos 7 e aos 11 anos. Os filhos de mães que fumavam 10 ou mais cigarros por dia durante a gestação eram, em média, um centímetro mais baixos que os filhos de mães não-fumantes e apresentaram atraso de 3 a 5 meses em leitura, matemática e habilidade intelectual geral. Além disso, os déficits aumentaram com o número de cigarros fumados durante a gestação.

O Tabagismo Passivo é Definido como a Exposição de Não-fumantes à Fumaça Produzida pelos Fumantes de Tabaco

Vem-se considerando seriamente a exposição involuntária à fumaça do tabaco no ambiente como um fator de risco para doença em não-fumantes. Foi relatado o aumento da incidência de doenças respiratórias e de internações entre lactentes cujos pais fumam, e diversos estudos relataram leve comprometimento da função pulmonar entre filhos de fumantes e exacerbação de asma preexistente. Um pequeno aumento na incidência de câncer de pulmão foi atribuído à fumaça de tabaco ambiental. Contudo, os riscos relativos associados ao tabagismo passivo são da ordem de apenas cerca de 1,2 (20%), e o assunto exige mais estudos.

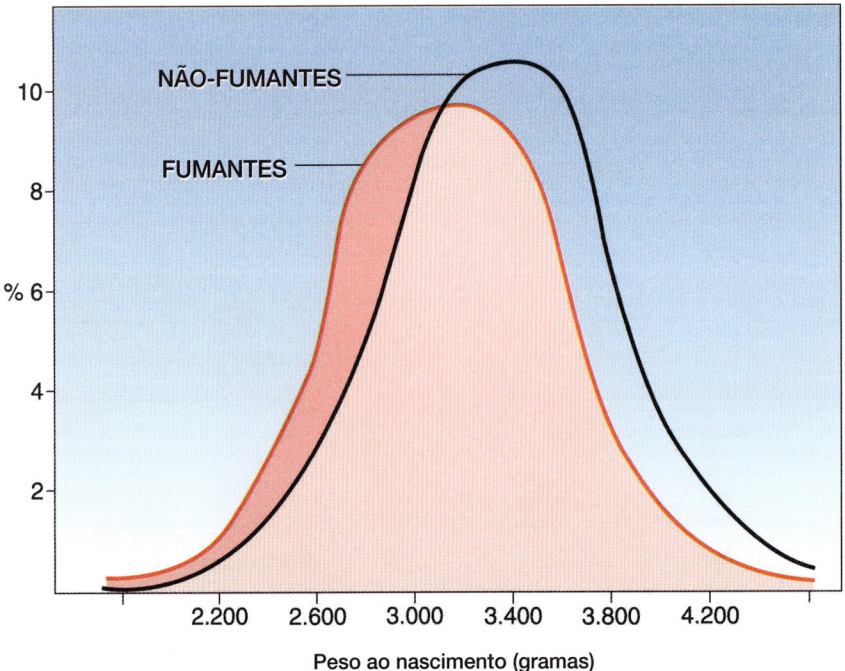

FIGURA *8.8*
Efeito do tabagismo sobre o peso ao nascimento. As mães que fumam dão à luz crianças menores. Em particular, a incidência de bebês pesando menos de 3.000 g está aumentada de forma significativa pelo tabagismo.

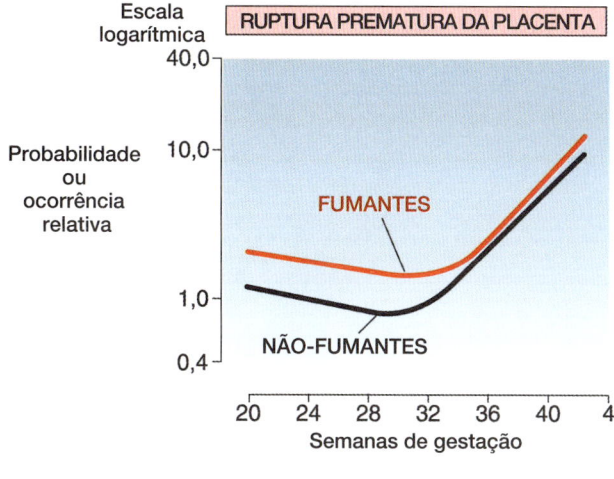
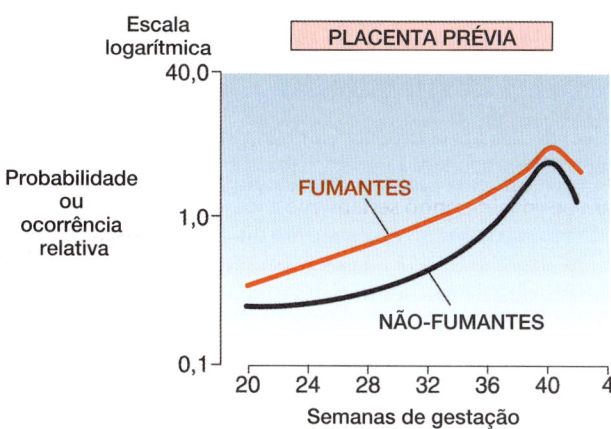
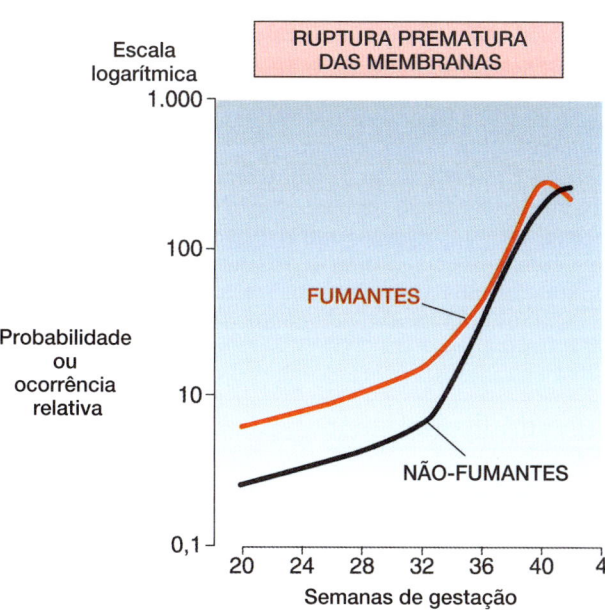

FIGURA 8.9
Efeito do tabagismo sobre a incidência de ruptura prematura da placenta, placenta prévia e ruptura prematura das membranas amnióticas. Em cada uma das alterações, a ordenada mostra a probabilidade de uma das três complicações do terceiro trimestre de gestação. Observar que é uma escala logarítmica. O tabagismo aumenta a probabilidade de ruptura prematura da placenta e ruptura prematura das membranas amnióticas antes das 34 semanas da gestação, momento em que o feto ainda é prematuro. O tabagismo aumenta o risco de placenta prévia até a 40ª semana de gestação.

ALCOOLISMO

O alcoolismo é um vício em etanol que caracteriza dependência, sintomas de abstinência e os efeitos tóxicos, agudos e crônicos de álcool no corpo. Estima-se que existam cerca de 12 milhões de alcoólicos nos Estados Unidos, ou cerca de um décimo da população sob risco. A proporção pode ser ainda maior em outros países, particularmente naqueles onde o consumo de vinho é preferível ao de água. Certos grupos étnicos, como os índios norte-americanos e os esquimós, apresentam taxas de alcoolismo notoriamente altas. Por outro lado, outros grupos, como os chineses e os judeus, vivenciam pouco alcoolismo. Embora esse vício seja mais comum em homens, o número de alcoólicos do sexo feminino tem crescido com rapidez.

O alcoolismo crônico tem sido definido como a ingestão regular de uma quantidade de álcool suficiente para prejudicar a pessoa social, psicológica ou fisicamente. Embora não existam regras rígidas, para a maioria das pessoas o consumo diário de 45 g de álcool provavelmente devesse ser desencorajado. Ingestões de 100 g ou mais por dia podem ser perigosas (10 g de álcool = 30 ml, teor alcoólico de 43%).

Os efeitos agudos do álcool no cérebro são familiares à maioria das pessoas, mas o mecanismo de inebriação não está entendido. O álcool, como outros agentes anestésicos, age como depressor do sistema nervoso central. Entretanto, é um anestésico tão fraco que precisa ser bebido em copos para exercer qualquer efeito importante. No indivíduo normal, alterações comportamentais características podem ser detectadas com concentrações baixas de álcool (abaixo de 50 mg/dl). Níveis acima de 100 mg/dl estão normalmente associados a incoordenação evidente e, na maioria das jurisdições norte-americanas, são considerados evidência legal de intoxicação quando se dirige um veículo motorizado. Em níveis acima de 300 mg/dl, a maioria das pessoas torna-se comatosa e, em concentrações acima de 400 mg/dl, é comum a morte por insuficiência respiratória. Nos seres humanos, a LD_{50} é de cerca de 5 g de álcool por quilo de peso corporal.

A situação é um pouco diferente nos alcoólicos crônicos, que desenvolvem tolerância do sistema nervoso central ao álcool. Tais pessoas em geral toleram com facilidade níveis de álcool de 100 a 200 mg/dl e, em acidentes automobilísticos fatais, níveis de 500 a 600 mg/dl, ou mais, foram encontrados por médicos legistas. Não foi estabelecido o mecanismo subjacente da tolerância ao álcool ou a qualquer outra droga.

A intoxicação aguda pelo álcool quase nunca é uma alteração benigna. Cerca de 40% de todas as mortes relacionadas com acidentes envolvendo veículos automotores estão associadas ao álcool — cerca de 18.000 mortes por ano nos Estados Unidos. O alcoolismo também é um fator que contribui para acidentes domésticos fatais, morte em incêndios e suicídio.

Muitas das doenças crônicas associadas ao alcoolismo foram, em um determinado momento, atribuídas à desnutrição, e é verdade que alguns alcoólicos sofrem de deficiências nutricionais, como a deficiência de tiamina (encefalopatia de Wernicke) ou deficiência de ácido fólico (anemia megaloblástica). **Entretanto, a maioria dos alcoólicos tem dietas adequadas, e a grande maioria dos distúrbios relacionados com o álcool deve ser atribuída aos efeitos tóxicos do álcool.** As doenças associadas ao alcoolismo são discutidas em detalhes nos capítulos que tratam dos órgãos individualmente, sendo analisado aqui o espectro da doença (Fig. 8.10).

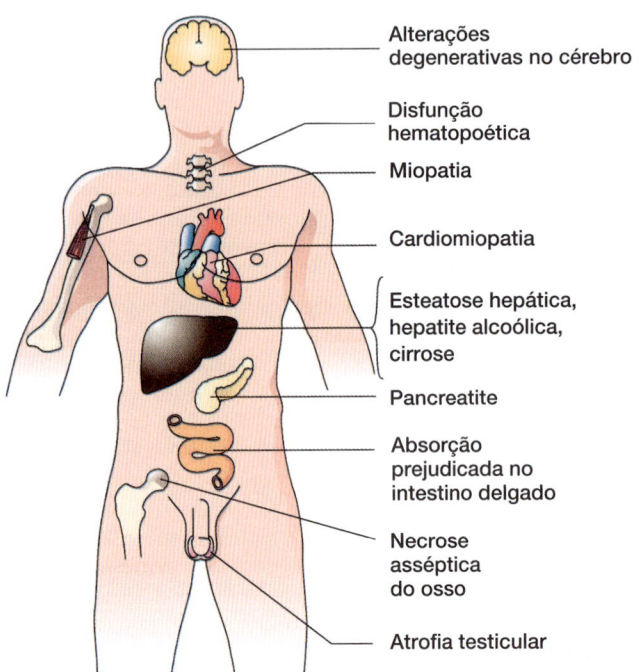

FIGURA 8.10
Complicações do uso abusivo crônico de álcool.

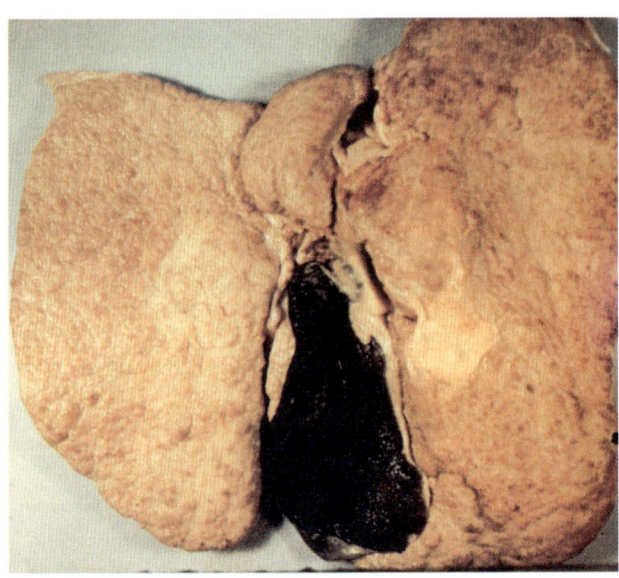

FIGURA 8.11
Cirrose do fígado em alcoólico crônico. A superfície mostra inúmeros nódulos pequenos de hepatócitos, separados por faixas interconectantes de tecido fibroso. A estrutura escura é a vesícula biliar.

A Ingestão de Álcool afeta Órgãos e Tecidos

Fígado

A doença hepática associada ao consumo excessivo de bebidas alcoólicas é reconhecida há vários milhares de anos, tendo sido inferida no Ayur Veda, o antigo texto médico da Índia. Quase 300 anos atrás, o célebre clínico inglês Thomas Heberden escreveu sobre o aumento no fígado "cirrótico" em pessoas que consumiam grandes quantidades de "bebidas alcoólicas". **A doença hepática alcoólica, a complicação médica mais comum do alcoolismo, contribui para uma grande proporção dos casos de cirrose no fígado** (Fig. 8.11) **nos países industrializados**. A natureza da bebida alcoólica é bastante irrelevante; consumidos em excesso, cerveja, vinho, uísque, sidra etc. produzem cirrose. Somente a dose total diária de álcool, por si, é relevante.

Pâncreas

Tanto a pancreatite aguda quanto a crônica são complicações do alcoolismo (ver Cap.15). **A pancreatite crônica calcificante, por outro lado, é uma conseqüência inquestionável do alcoolismo e uma causa importante de dor incapacitadora, insuficiência pancreática e cálculos pancreáticos.**

Coração

A doença cardíaca relacionada com o álcool foi descrita há mais de um século na Alemanha, onde foi chamada de "coração do bebedor de cerveja". Essa doença degenerativa do miocárdio é uma forma de cardiomiopatia dilatada denominada **cardiomiopatia alcoólica,** que ocasiona insuficiência cardíaca congestiva de débito baixo (ver Cap. 11). Embora a patogenia seja obscura, aceita-se amplamente que seja um efeito tóxico do etanol. Essa cardiomiopatia é bastante diferente da doença cardíaca associada à deficiência de tiamina (beribéri), uma alteração caracterizada por insuficiência com débito alto. O coração alcoólico também parece ser mais suscetível a arritmias, e a ocorrência de ritmos anormais após uma bebedeira é chamada de "coração de feriado". Muitos casos de morte súbita em alcoólicos são provocados provavelmente por arritmias súbitas e fatais.

Nesse contexto, deve-se enfatizar que o consumo moderado de álcool e/ou o "beber social" (um a dois drinques por dia) proporciona proteção contra coronariopatia (aterosclerose) e sua conseqüência, o infarto do miocárdio. Da mesma forma, comparados aos abstêmios, os que bebem socialmente apresentam uma incidência menor de acidente vascular cerebral isquêmico.

Músculo Esquelético

A fraqueza muscular é extremamente comum em alcoólicos e é atribuída, com freqüência, a debilidade geral ou deficiência nutricional. Entretanto, quando examinados clinicamente com atenção, até mesmo os alcoólicos bem nutridos em geral mostram alguma fraqueza, particularmente dos músculos proximais. Em alcoólicos crônicos, ocorre uma ampla variação de alterações na musculatura esquelética, desde alterações leves nas fibras musculares, evidentes somente à microscopia eletrônica, até uma miopatia crônica debilitante e grave, com degeneração de fibras musculares e fibrose difusa. Em raras ocasiões, ocorre **rabdomiólise alcoólica aguda** — necrose aguda de fibras musculares e liberação de mioglobina para a circulação. Esse evento súbito pode ser fatal, por causa de insuficiência renal secundária à mioglobinúria.

Sistema Endócrino

É comum a feminização dos alcoólicos crônicos, junto com perda da libido e da potência. As mamas tornam-se aumentadas (ginecomastia), o pêlo do corpo é perdido, e desenvolve-se uma distribuição feminina de pêlo pubiano (brasão feminino). Algumas dessas alterações podem ser atribuídas a metabolismo comprometido de estrógenos, provocado pela doença hepática crônica, porém muitas das alterações — particularmente atrofia dos testículos — ocorrem na ausência de qualquer doença hepática. O alcoolismo crônico leva a níveis mais baixos de testosterona circulante por causa de uma interferência complexa no eixo hipófise-gonadal, possivelmente complicado por metabolismo acelerado de testosterona pelo fígado. Mostrou-se que o álcool apresenta um efeito tóxico direto sobre os testículos; assim, o comprometimento sexual nos homens é um dos preços cobrados pelo alcoolismo.

Trato Gastrintestinal

Como o esôfago e o estômago podem ser expostos a 10 M de etanol, não surpreende que um efeito tóxico direto sobre a mucosa desses órgãos seja comum. A lesão da mucosa dos dois órgãos é potencializada pela hipersecreção gástrica de ácido clorídrico, estimulada pelo etanol. A **esofagite de refluxo** pode ser particularmente dolorosa, e as úlceras pépticas também são mais comuns nos alcoólicos. O esforço violento para vomitar pode levar a lacerações na junção gastroesofágica (**síndrome de Mallory-Weiss**), às vezes tão grave que resulta em hemorragia exsanguinante (ver Cap. 13). As células mucosas do intestino delgado também são expostas ao álcool circulante, e uma variedade de alterações de absorção e ultra-estruturas foi demonstrada. O álcool inibe o transporte ativo de aminoácidos, tiamina e vitamina B_{12}.

Sangue

A **anemia megaloblástica** secundária a uma deficiência de ácido fólico não é incomum em alcoólicos desnutridos. Uma deficiência nutricional de ácido fólico é o fator mais importante, mas o álcool, por si, é considerado um fraco antagonista de ácido fólico nos seres humanos. Além disso, a absorção de folato no intestino delgado pode estar diminuída nos alcoólicos. Ademais, a intoxicação crônica por etanol leva diretamente a um **aumento do volume corpuscular médio eritrocitário.** Com cirrose alcoólica, o baço freqüentemente encontra-se aumentado por hipertensão portal; nesses casos, é comum o **hiperesplenismo** causar **anemia hemolítica. Trombocitopenia** transitória aguda é comum após intoxicação aguda por álcool e pode resultar em sangramento. O álcool também interfere na agregação das plaquetas, contribuindo assim para a hemorragia.

Osso

Os alcoólicos crônicos, particularmente as mulheres na pós-menopausa, estão sob risco aumentado de **osteoporose.** Embora seja bem conhecido que o álcool, pelo menos *in vitro,* inibe a função osteoblástica, não se conhece o mecanismo exato responsável pela perda óssea acelerada. É interessante notar que a ingestão moderada de álcool parece exercer um efeito protetor contra a osteoporose. Os alcoólicos do sexo masculino exibem uma incidência incomumente alta de **necrose asséptica da cabeça do fêmur.** Também é obscuro o mecanismo dessa complicação.

Sistema Imunológico

Os alcoólicos parecem estar propensos a muitas infecções (em particular pneumonias) com microrganismos que são incomuns na população geral, como o *Haemophilus influenzae.* Experimentalmente, foram relatados muitos efeitos induzidos pelo álcool sobre a função imunológica.

Sistema Nervoso

É comum uma atrofia cortical geral do cérebro em alcoólicos, podendo refletir um efeito tóxico do álcool (ver Cap. 28). Por outro lado, a maioria das doenças cerebrais características em alcoólicos provavelmente resulta de deficiência nutricional.

A **encefalopatia de Wernicke** é causada por deficiência de tiamina e caracteriza-se por confusão mental, ataxia, motilidade ocular anormal e polineuropatia refletindo as alterações patológicas no diencéfalo e tronco cerebral.

A **psicose de Korsakoff** caracteriza-se por amnésia retrógrada e sintomas de confabulação. Já se acreditou que a afecção fosse patognomônica de alcoolismo crônico, mas agora foi identificada em muitas síndromes mentais orgânicas e é considerada inespecífica.

A **degeneração cerebelar alcoólica** é diferenciada de outras formas de degeneração cerebelar adquirida ou hereditária pela uniformidade de suas manifestações. Irregularidade progressiva da marcha, ataxia, incoordenação e atividade reflexa tendínea profunda reduzida estão presentes.

A **mielinólise pontina central** é uma outra modificação característica do cérebro de alcoólicos, aparentemente causada por desequilíbrio eletrolítico — em geral após terapia eletrolítica, após ingestão maciça de álcool ou durante abstenção. Nessa complicação, a fraqueza progressiva dos músculos bulbares termina em paralisia respiratória.

Algumas vezes, observa-se **ambliopia** (visão prejudicada) em alcoólicos, que pode resultar de uma diminuição de vitamina A tissular relacionada com o álcool, embora outras deficiências vitamínicas também possam estar envolvidas.

A **polineuropatia** é comum em alcoólicos crônicos. Normalmente, essa condição associa-se a deficiências de tiamina e outras vitaminas B, mas um efeito neurotóxico direto do etanol pode desempenhar um papel no processo. As queixas mais comuns incluem dormência, parestesias, dor, fraqueza e ataxia.

A Síndrome Alcoólica Fetal é Conseqüente ao Uso Abusivo de Álcool na Gestação

Os lactentes nascidos de mães que consomem álcool em excesso durante a gestação podem mostrar uma gama de alterações que, juntas, constituem a síndrome alcoólica fetal. Essas alterações incluem retardo do crescimento, microcefalia, dismorfologia facial, disfunção neurológica e outras anomalias congênitas. Cerca de 6% da prole de mães alcoólicas são afetados pela síndrome completa. Mais freqüentemente, a exposição dos fetos a concentrações altas de etanol desencadeia alterações menos graves, das quais as mais proeminentes são retardo mental, retardo do crescimento intra-uterino e características dismórficas menores. A síndrome alcoólica fetal é discutida com mais detalhes no Cap. 6.

O Álcool Aumenta o Risco de Alguns Tipos de Câncer

A incidência de câncer da cavidade oral, laringe e do esôfago é inquestionavelmente maior em alcoólicos do que na população geral, mas a relação exata entre câncer e consumo de álcool é confundida pelo fato de que a maioria dos alcoólicos também é fumante. No caso de câncer da laringe, a combinação entre ingestão excessiva de álcool e tabagismo pode ser multiplicadora, em vez de simplesmente aditiva.

Os Mecanismos pelos quais o Álcool Lesa os Tecidos Não Estão Bem Compreendidos

A patogenia da lesão orgânica induzida pelo etanol permanece obscura. No fígado, propôs-se a alteração no potencial redox ocasionada pelo metabolismo do etanol como um fator importante. Durante a oxidação de etanol a acetaldeído, NAD é reduzido a NADH, aumentando bastante o poder de redução da célula. Entretanto, embora certas alterações metabólicas possam ser atribuídas a essa mudança na proporção NAD/NADH, não se mostrou lesão tissular provocada diretamente por essa mudança. Além disso, outros órgãos que também exibem lesão induzida pelo álcool, como o coração e o pâncreas, não metabolizam etanol sob qualquer taxa apreciável.

O acetaldeído é o produto altamente tóxico do metabolismo do álcool. No fígado, o acetaldeído é rapidamente convertido pela aldeído-desidrogenase a acetato, mas níveis mensuráveis de acetaldeído podem ser encontrados no fígado. Entretanto, os níveis circulantes de acetaldeído são extremamente baixos, sendo difícil atribuir todas as alterações associadas ao alcoolismo a esse metabólito. Outros metabólitos que foram propostos como causa da lesão tissular incluem ésteres etila de ácidos graxos, fosfatidil etanol e hidroxietanol.

Um efeito do etanol comum a todas as células, independentemente de sua origem ou localização, é a desorganização das membranas celulares. Como todos os anestésicos, o etanol intercala-se com a bicamada lipídica e diminui a ordem molecular das cadeias acil de fosfolipídios (um processo conhecido como fluidização). Como uma resposta adaptativa, a composição das membranas é alterada, de forma que se tornam resistentes a esse efeito fluidizador do etanol. A relação entre esse efeito e a lesão celular exige estudos mais aprofundados.

USO ABUSIVO DE DROGAS

O uso abusivo de drogas é definido como "o uso de qualquer substância de uma forma que se desvie dos padrões médicos, sociais ou legais aceitos dentro de uma determinada sociedade". Na maioria das vezes, o abuso de drogas envolve agentes que afetam as funções superiores do cérebro e que são empregados para alterar o humor e a percepção. Essas substâncias químicas incluem (1) derivados de ópio (heroína, morfina); (2) depressores (barbitúricos, tranqüilizantes, álcool); (3) estimulantes (cocaína, anfetaminas), maconha, drogas psicodélicas (LSD); e (4) inalantes (nitrito de amila e solventes orgânicos, como os utilizados na cola). O uso de substâncias químicas psicotrópicas para produzir estados de euforia tem histórico longo e distribuição mundial. Além das bebidas alcoólicas, outros exemplos são o haxixe no Oriente Médio, o ópio no Extremo Oriente, folhas de coca na América do Sul e a mescalina entre os índios do sudoeste dos Estados Unidos. Entretanto, a atual epidemia de uso abusivo de drogas nos países industrializados ocidentais tem origem recente. Uma diferença notável no padrão de consumo de drogas, ou seja, a injeção intravenosa de drogas ilícitas, reflete a fácil disponibilidade de seringas e de agulhas hipodérmicas nas sociedades industrializadas. Essa mudança no padrão do consumo de drogas e o desenvolvimento de drogas mais novas e mais potentes levaram a uma mudança profunda na natureza das doenças relacionadas com o uso abusivo de tais substâncias. As consequências sociais e emocionais desse comportamento estão além do objetivo deste capítulo, porém deve-se observar que suicídio, homicídio e acidentes são responsáveis por ¼ a ½ das mortes relacionadas com o uso abusivo de narcóticos. Estima-se que o uso de drogas ilícitas cause cerca de 20.000 mortes por ano nos Estados Unidos.

A Heroína é um Potente Derivado Diacetil da Morfina

A heroína é um opiáceo ilícito de uso freqüente. Em geral, é administrada pelas vias subcutânea e intravenosa e, na dosagem usual, é efetiva por cerca de 5 horas. A droga produz euforia e torpor, porém as overdoses caracterizam-se por hipotermia, bradicardia e depressão respiratória. A naloxona é um antagonista específico dos opiáceos que reverte rapidamente a depressão respiratória produzida pela heroína. Os sintomas de abstinência são extremamente desconfortáveis, mas raramente fatais. Outros opiáceos sujeitos a uso abusivo são morfina, Dilaudid e oxicodona.

As Drogas Ilícitas são Responsáveis por Muitas Síndromes Patológicas

Cocaína

A cocaína é um alcalóide derivado das folhas de coca da América do Sul. Em determinada época, foi a droga dos muito ricos, mas sua ampla disponibilidade atual levou ao uso epidêmico. A tradicional via de consumo entre os índios sul-americanos era mascar as folhas cruas de coca. Entretanto, o processamento de formas puras de cocaína permitiu a administração nasal e intravenosa. A forma mais potente da cocaína em base livre é dura e "rachada" (*cracked*) em pedaços menores que são fumados (*crack*). A meia-vida da cocaína no sangue é de cerca de 1 hora.

Os usuários de cocaína relatam euforia extrema e maior sensibilidade para uma variedade de estímulos. Entretanto, com o vício, ocorrem estados paranóides e labilidade emocional notável. O mecanismo de ação da cocaína está relacionado com sua interferência na recaptação do neurotransmissor dopamina.

A overdose de cocaína provoca ansiedade e delírio e, algumas vezes, convulsões. Arritmias cardíacas e outros efeitos sobre o coração podem provocar morte súbita em pessoas aparentemente saudáveis sob outros aspectos. O consumo crônico de cocaína está associado ao desenvolvimento ocasional de uma cardiomiopatia dilatada característica, que pode ser fatal. A interrupção do uso de cocaína não produz uma síndrome de abstinência bem definida.

Anfetaminas

Inicialmente, as anfetaminas foram utilizadas como descongestionantes nasais, entretanto sua habilidade para mascarar a fadiga e diminuir o apetite levou a seu uso abusivo disseminado. Essa família de drogas, sintetizada com relativa facilidade, é simpaticomimética e assemelha-se à cocaína em seus efeitos, embora exiba um período de duração de ação mais longo. As complicações mais sérias do consumo abusivo de anfetaminas são convulsões, arritmias cardíacas e hipertermia. Relatou-se que o uso de anfetamina causa vasculite do sistema nervoso central, e foram descritas hemorragias tanto subaracnóideas quanto intracerebrais. Não se demonstrou dependência física das anfetaminas. Inúmeros análogos de anfetamina foram sintetizados, mas diferem pouco em seus efeitos, exceto por alguns apresentarem também propriedades psicodélicas.

Alucinógenos

Os alucinógenos compreendem um grupo de drogas quimicamente não relacionadas que alteram a percepção e a experiência sensorial.

A **fenciclidina (PCP)** é um agente anestésico com efeitos psicodélicos ou alucinógenos. Como droga recreativa, é conhecida como "pó de anjo" e é tomada por via oral, intranasal ou é fumada. Como a meia-vida da PCP varia de 12 a 90 horas, com freqüência é difícil controlar seus efeitos. As propriedades anestésicas da fenciclidina causam redução da capacidade de perceber a dor e, portanto, autolesão e traumatismo. Além dos efeitos comportamentais, a PCP em geral produz taquicardia e hipertensão, resultando as doses elevadas em coma profundo, convulsões e mesmo postura descerebrada.

A **dietilamida do ácido lisérgico (LSD)** é uma droga alucinógena cuja popularidade atingiu seu ponto máximo no final da década de 1960, sendo pouco utilizada hoje em dia. Provoca distorção da percepção dos sentidos, interferência no pensamento lógico, alteração da percepção de tempo e sentimento de despersonalização. "Viagens ruins" (*bad trips*) caracterizam-se por ansiedade e pânico e, objetivamente, por efeitos simpaticomiméticos que incluem taquicardia, hipertensão e hipertermia. Grandes overdoses provocam coma, convulsões e parada respiratória.

Solventes Orgânicos

A inalação recreativa de solventes orgânicos está disseminada, em especial entre adolescentes. Diferentes preparados comerciais, como esmalte de unhas, colas, cimentos plásticos e fluido para isqueiros são inalados. Entre os ingredientes ativos estão o benzeno, tetracloreto de carbono, acetona e tolueno. A intoxicação aguda com solventes orgânicos é semelhante à inebriação com o álcool. Doses altas produzem náuseas e vômitos, alucinações e, por fim, coma. O uso abusivo crônico de solventes orgânicos pode resultar em doença do cérebro, rins, fígado, pulmões e sistema hematopoético.

As Complicações Clínicas do Uso Abusivo de Drogas Intravenosas São Muitas

Excetuando-se as reações relacionadas com os efeitos farmacológicos ou fisiológicos do uso abusivo de substâncias, as complicações mais comuns (15% das mortes relacionadas diretamente com a droga) são provocadas pela introdução de microrganismos infecciosos por via parenteral. As infecções mais comuns são locais, no ponto da injeção. Entre essas, encontram-se abscessos cutâneos, celulite e úlceras (Fig. 8.12). Quando essas alterações cicatrizam, persistem as "marcas da trilha" (*track marks*), podendo essas áreas exibir também hipopigmentação ou hiperpigmentação. É comum a trom-

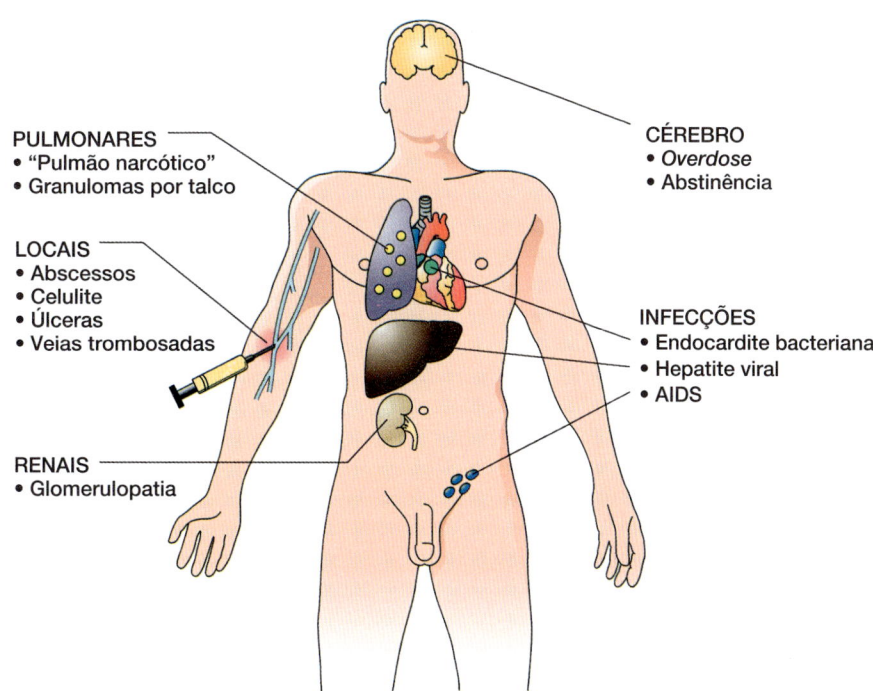

FIGURA *8.12*
Complicações do uso abusivo de droga intravenosa.

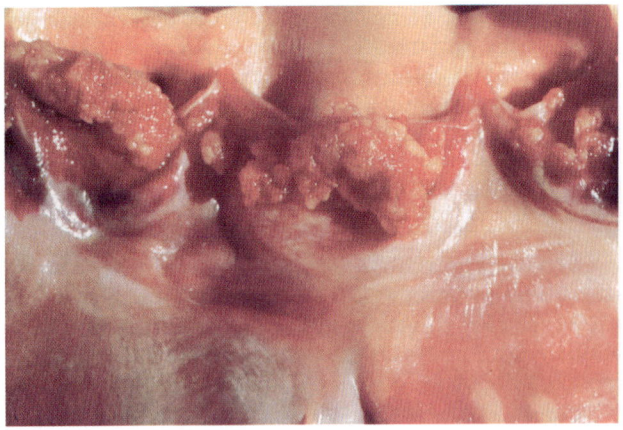

FIGURA 8.13
Endocardite bacteriana. A valva aórtica de um usuário de droga intravenosa mostra vegetações aderentes.

boflebite das veias que drenam os locais de injeção. A auto-administração de drogas de rua é uma causa importante de tétano, sobretudo quando a injeção é subcutânea ou intramuscular. A introdução intravenosa de bactérias também causa complicações sépticas em muitos órgãos. A endocardite bacteriana, freqüentemente envolvendo *Staphylococcus aureus*, ocorre nos dois lados do coração (Fig. 8.13). Outras complicações de bacteremias são abscessos pulmonares, renais e intracranianos, meningite, osteomielite e aneurismas micóticos (Fig. 8.14).

Talvez as complicações infecciosas mais temidas hoje em dia sejam de etiologia viral. Os viciados que trocam agulhas constituem um dos grupos de risco mais alto da síndrome da imunodeficiência adquirida (AIDS) e das hepatites virais B e C. Os viciados também sofrem de complicações de hepatite viral, como hepatite crônica ativa, angiíte necrosante e glomerulonefrite. Uma glomerulosclerose focal ("nefropatia por heroína") caracteriza-se pela presença de complexos imunológicos sem que haja um antígeno conhecido, e essa alteração tem sido atribuída a uma reação imunológica contra as impurezas que contaminam as drogas ilícitas.

A injeção intravenosa de talco, um material utilizado para diluir a droga pura, está associada ao aparecimento de granulomas de corpo estranho no pulmão (Fig. 8.15). Esses nódulos podem ser graves o bastante para causar fibrose pulmonar intersticial.

O Vício em Drogas na Gestante Impõe Riscos Substanciais para o Feto

Os bebês de mães dependentes de drogas com freqüência exibem uma síndrome de abstinência completamente desenvolvida. Além disso, o aparecimento da síndrome de abstinência da droga no feto durante o parto pode resultar em movimentos fetais excessivos e maior demanda de oxigênio, uma situação que aumenta o risco de hipoxia intraparto e de aspiração de mecônio. Caso, no momento do parto, os níveis maternos de droga estejam altos, com freqüência o bebê nasce com depressão respiratória. Mães viciadas em drogas apresentam índices maiores de toxemia da gravidez e de parto prematuro.

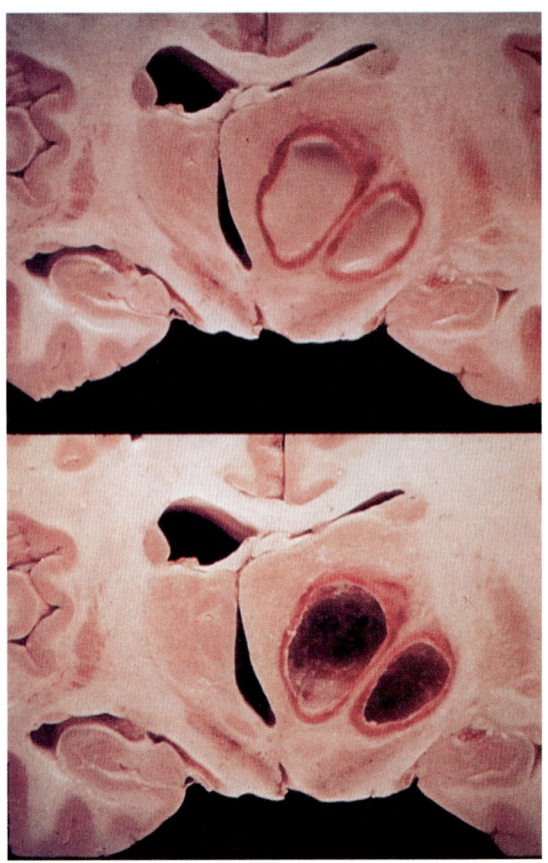

FIGURA 8.14
Abscesso cerebral. O corte transversal do cérebro de usuário de droga intravenosa mostra duas cavidades encapsuladas contendo pus (*acima*) e os mesmos abscessos após remoção de seu conteúdo (*abaixo*).

LESÃO IATROGÊNICA POR FÁRMACOS

Lesão iatrogênica por fármacos refere-se aos efeitos colaterais não intencionais de drogas terapêuticas ou diagnósticas prescritas por médicos. As complicações inadvertidas da administração de drogas são tão comuns que constituem um problema importante de saúde pública. Embora poucos agentes atuem de forma tão específica e eficaz como os antibióticos, quando adequadamente utilizadas, as drogas constituem a base do tratamento do paciente. Entretanto, a administração de agentes terapêuticos tem um preço. As reações adversas são surpreendentemente comuns, sendo encontradas em 2 a 5% dos pacientes hospitalizados para atendimento clínico; dessas reações, 2 a 12% são fatais. O paciente hospitalizado clássico recebe cerca de 10 medicações diferentes, e alguns recebem cinco vezes mais. O risco de uma reação adversa aumenta proporcionalmente com o número de drogas diferentes; por exemplo, o risco de lesão é, pelo menos, de 40% quando mais de 15 drogas são administradas. Como são amplamente prescritas, as drogas representam um risco ambiental importante. Os efeitos adversos das drogas resultam de (1) dose excessiva, (2) resposta fisiológica exagerada, (3) predisposição genética, (4) mecanismos de hipersensibilidade, (5) interações com outras drogas e (6) outros fatores desconhecidos. As alterações patológicas características, associadas a essas reações, são tratadas nos capítulos que lidam com órgãos específicos. Um exemplo de reação a drogas está ilustrado na Fig. 8.16.

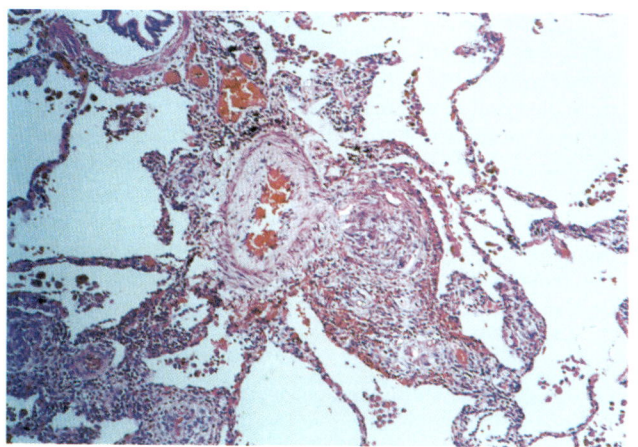

FIGURA 8.15
Granulomas por talco no pulmão. O corte de pulmão de um usuário de droga intravenosa visto sob luz polarizada revela granuloma adjacente a uma artéria pulmonar. O material refrativo é o talco que foi utilizado para diluir a droga antes de sua injeção intravenosa.

HORMÔNIOS SEXUAIS

Os Contraceptivos Orais Implicam um Pequeno Risco de Complicações

Os preparados hormonais atualmente constituem os agentes contraceptivos mais freqüentemente utilizados nos países industrializados. As formulações atuais são combinações de estrógenos e esteróides sintéticos com atividade semelhante à da progesterona. Atuam inibindo a elevação de gonadotropinas no meio do ciclo, desse modo impedindo a implantação por alterar a fase do endométrio. A maioria das complicações é produzida pelo componente estrogênico, mas algumas podem estar relacionadas com o componente de progestina ou com uma combinação dos dois (Fig. 8.17)

Complicações Vasculares

A trombose venosa profunda é uma complicação conhecida do uso de contraceptivos orais, sendo o risco três a quatro vezes maior. Como conseqüência, o risco de tromboembolismo encontra-se também aumentado, especialmente em mulheres que já estão sob risco para essa afecção. Embora a incidência de infarto do miocárdio e acidente vascular cerebral seja baixa em mulheres na idade reprodutiva, os contraceptivos orais aumentam levemente o risco, particularmente em fumantes.

Complicações Neoplásicas

Os **cânceres dos órgãos reprodutivos femininos,** a saber, ovário, endométrio e mama, estão fortemente ligados às influências hormonais. Assim, tem havido preocupação substancial sobre o uso do contraceptivo oral poder aumentar o risco de tais tumores. Felizmente, os dados epidemiológicos disponíveis sugerem que, de fato, o uso dos contraceptivos orais diminui o risco de cânceres ovarianos e endometriais em cerca de 50%, talvez por causa da supressão da produção de gonadotropinas hipofisárias. Com relação ao câncer de mama, os contraceptivos não produziram aumento da incidência geral dessa patologia. Entretanto, parecem aumentar um pouco o risco de câncer de mama em mulhe-

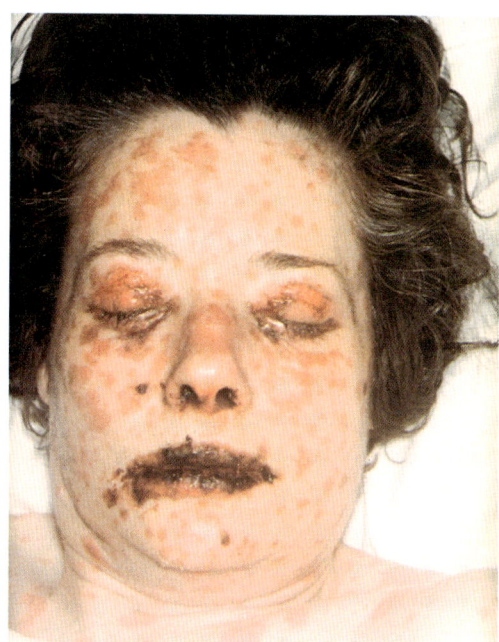

FIGURA 8.16
Eritema multiforme secundário a terapia com sulfonamida.

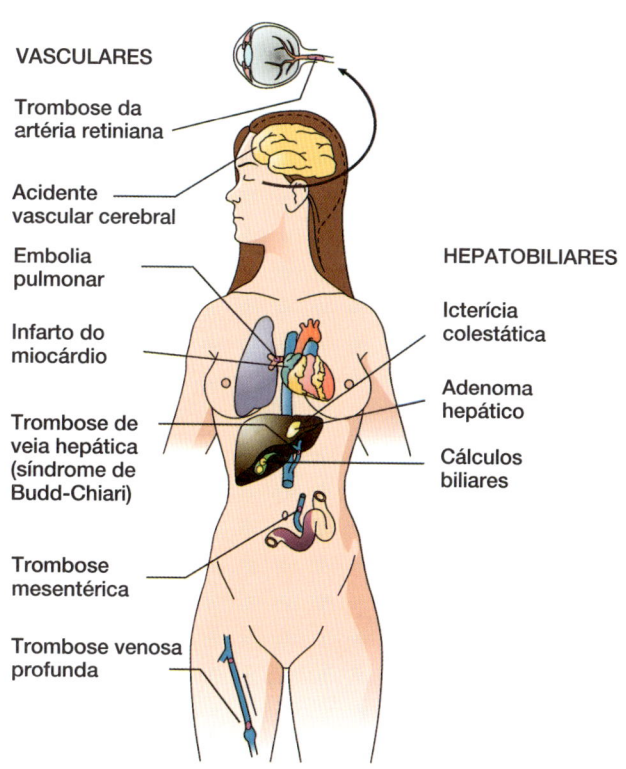

FIGURA 8.17
Complicações de contraceptivos orais.

res na pré-menopausa e que têm utilizado esse método de controle da natalidade por muitos anos.

Adenomas do fígado são neoplasias hepáticas raras cuja incidência encontra-se significativamente aumentada entre as usuárias de contraceptivos orais. O risco desses tumores aumenta de forma notável com a duração do uso, em particular após 5 anos.

Vários pequenos estudos com controle de casos em países desenvolvidos com baixos índices de infecção por hepatite B e C sugeriram maior risco de **carcinoma hepatocelular** entre usuárias de contraceptivos orais. Felizmente, esse câncer é particularmente incomum em mulheres jovens sem hepatite viral crônica, podendo-se esperar não mais do que 1 caso em 100.000 usuárias de longa duração.

Outras Complicações

Por razões desconhecidas, os contraceptivos orais podem causar maior pigmentação das eminências malares, chamada **cloasma**, que é acentuada pela luz solar e continua muito tempo após a interrupção do uso de contraceptivos.

A **colelitíase** é mais freqüente (aumento de duas vezes) em mulheres que utilizam contraceptivos orais por 4 anos ou menos, mas diminuem para níveis abaixo do normal após esse período. Dessa forma, os contraceptivos orais aceleram o processo de colelitíase, mas não aumentam sua incidência geral.

Benefícios dos Contraceptivos Orais

Ao considerar os efeitos colaterais potenciais dos agentes contraceptivos orais, é importante reconhecer certos benefícios. Além de uma redução significativa no risco de cânceres de ovário e endométrio, o uso desses agentes diminui o risco de doença inflamatória pélvica, leiomiomas uterinos, endometriose e doença fibrocística da mama.

A Terapia de Reposição Hormonal na Pós-menopausa Aumenta o Risco de alguns Cânceres

Preparados contendo combinações de estrogênio e progesterona têm sido administrados a mulheres na pré-menopausa no esforço de (1) aliviar os sintomas da menopausa e (2) diminuir o risco de infarto do miocárdio e osteoporose. Esses agentes se mostraram eficazes no tratamento de sintomas da pós-menopausa e podem aliviar a osteoporose, pelo menos até certo ponto. Contudo, a incidência de infarto do miocárdio não é afetada. A freqüência de cânceres de mama e endométrio é levemente aumentada.

SUBSTÂNCIAS QUÍMICAS AMBIENTAIS

A conscientização dos perigos potenciais relacionados com a presença de substâncias químicas nocivas no ambiente não é nova. Como mostra a seguinte citação de Maimonides, a preocupação com a poluição do ar já existia no século XII.

"Comparar o ar das cidades com o ar dos desertos é como comparar águas imundas e turvas com águas de boa qualidade e puras. Na cidade, por causa da altura de seus prédios, a estreiteza de suas ruas e tudo o que se desprende de seus habitantes, o ar torna-se estagnado, denso, espesso, úmido e nebuloso. Se não houver opção quanto a esse ponto, se nós tivermos de crescer nas cidades e nos acostumarmos a elas, devemos esforçar-nos para morar, pelo menos, nas redondezas da cidade. Sempre que o ar se alterar, mesmo que levemente, você encontrará indivíduos desenvolvendo confusão mental, comprometimento da inteligência e defeitos de memória."

Os seres humanos inalam, comem e banham-se em vários materiais químicos que são considerados como contaminantes em alimentos e na cadeia alimentar, no suprimento de água e no ecossistema geral onde vivem. Entretanto, as previsões de destruição disseminada da flora e da fauna e uma epidemia de câncer humano ainda não se materializaram. Na verdade, os esforços para quantificar a potência dos contaminantes ambientais e para avaliar a exposição humana passada e presente sugerem que as **substâncias químicas naturais fornecem um risco muito maior do que os produtos sintéticos**, e as primeiras têm estado conosco há milênios. Nosso ambiente natural não é desprovido de risco, e mesmo o oxigênio pode ser lesivo (ver Cap. 1).

Existem vários mecanismos importantes a governar os efeitos dos agentes tóxicos, inclusive a absorção, a distribuição, o metabolismo e a excreção da toxina. A absorção (seja através das vias pulmonar, gastrintestinal ou dérmica) depende, em parte, da estrutura química do agente. Por exemplo, devido a sua solubilidade em lipídios, os inseticidas clordane e heptaclor são rapidamente absorvidos e estocados na gordura do organismo. Por outro lado, o herbicida solúvel em água paraquat é prontamente eliminado.

Os efeitos de muitas substâncias químicas são exercidos por seus produtos metabólicos, e não por seu composto inicial. A capacidade dos sistemas xenobióticos de modificarem esses materiais varia entre os tecidos. Além disso, esses sistemas de detoxificação podem produzir metabólitos diferentes em diferentes pontos, que podem variar em sua capacidade de produzir doença. O teor celular desses sistemas enzimáticos varia de acordo com a idade, sexo, condição hormonal e nutricional e com o uso prévio de drogas.

O armazenamento, a distribuição e a excreção desses materiais controlam suas concentrações no organismo em qualquer tempo determinado. Daí os agentes estocados no tecido adiposo exercerem um efeito prolongado sob nível baixo, enquanto os materiais mais solúveis em água, que são facilmente excretados pelos rins, apresentarem um tempo de ação mais curto.

O fato de um agente tóxico ser detectado no local de trabalho não significa que ele, necessariamente, produza doença. Por exemplo, o tetracloreto de carbono, uma hepatotoxina espécie-dependente reconhecida, é utilizada com freqüência na manufatura do aço. Ainda assim, a doença hepática derivada desse haloalcano não constitui um risco ocupacional na indústria do aço. Portanto, embora haja pouca dúvida quanto ao fato de que as substâncias químicas podem e realmente provocam doenças nos seres humanos, em muitos casos, nossa informação está longe de ser conclusiva.

Entre os riscos químicos mais importantes aos quais os seres humanos são expostos estão as poeiras ambientais e os carcinógenos. A inalação de poeiras minerais e orgânicas ocorre basicamente nos ambientes ocupacionais (p. ex., na mineração, na fabricação industrial, em fazendas) e, algumas vezes, como resultado de situações incomuns (p. ex., apreciadores de pássaros, inalação de extrato de hipófise). A inalação de poeiras minerais causa doenças pulmonares conhecidas como pneumoconioses, enquanto poeiras orgânicas produzem pneumonite de hipersensibilidade. As pneumoconioses eram comuns antigamente, porém o controle da exposição ao pó no ambiente de trabalho, por meio de modificação das técnicas de fabricação, melhoras no tratamento do ar e uso de máscaras faciais, reduziram de forma substancial a incidência dessas doenças. Devido a sua importância, as pneumoconioses e a pneumonite de hipersensibilidade são discutidas com detalhes no Cap. 12.

Os carcinógenos químicos são onipresentes no ambiente, e seu potencial de causar doença nos seres humanos originou uma preocupação generalizada. Em particular, a exposição a carcinógenos no ambiente de trabalho foi associada epidemiologicamente a muitos cânceres (Quadro 8.1). A carcinogênese química é revista no Cap. 5.

Os Efeitos Tóxicos Diferem das Respostas de Hipersensibilidade

Muitas substâncias provocam doenças em diferentes espécies animais de um modo dose-dependente, com um tempo de aparecimento regular e uma resposta previsível do órgão-alvo. Além disso, as alterações morfológicas nos tecidos lesados são constantes e reprodutíveis. Por outro lado, outros agentes mostram grande variabilidade na produção da doença, um espaço de tempo irregular até alguma manifestação da lesão, nenhuma dependência de dose e falta de reprodutibilidade. Admite-se que as reações previsíveis dose-resposta refletem uma ação direta do composto ou de seu metabólito sobre um tecido — ou seja, um efeito "tóxico". Acredita-se que o segundo tipo de reação, imprevisível, reflita "hipersensibilidade", ou uma resposta imunológica ou efeito colateral idiossincrático.

QUADRO 8.1 Cânceres Associados à Exposição a Carcinógenos Ocupacionais

Agente ou Ocupação	Local do Câncer
Alcatrões e óleos	Cânceres de pulmão, trato gastrintestinal, bexiga e pele
Amianto	Mesotelioma (pleura e peritônio)
	Câncer de pulmão (em fumantes)
Aminas aromáticas	Câncer de bexiga
Arsênico	Câncer de pulmão
Benzeno	Leucemia, mieloma múltiplo
Cloreto de vinila	Angiossarcoma do fígado
Cromo	Câncer de pulmão
Éter *bis*-(Clorometil)	Câncer de pulmão
Fabricação de móveis e sapatos	Carcinoma nasal
Mineração de hematita	Câncer de pulmão
Níquel	Câncer de pulmão, câncer de seio paranasal

A Toxicidade Química pode Acompanhar Exposição Ocupacional ou Ambiental

A partir da revolução industrial, tem havido uma elevação exponencial no número de substâncias químicas fabricadas e um aumento correspondente no risco de exposição humana. Esse problema potencial originou uma preocupação pública generalizada e atraiu, em particular, a atenção de jornalistas e advogados. Em qualquer consideração desse tópico, é crucial diferenciar os problemas do envenenamento agudo e a toxicidade crônica. Também se deve distinguir a exposição industrial e acidental daquela com probabilidade de ocorrer no meio ambiente em geral. A falta de dados quantitativos adequados nos seres humanos e os problemas óbvios envolvidos na obtenção dessas informações levaram à extrapolação, aos seres humanos, de dados experimentais derivados de estudos com animais. Essas projeções podem ser perigosas por causa de (1) diferenças de sensibilidade entre as espécies, (2) diferentes vias de administração e (3) variações nas vias metabólicas e (4) uso de concentrações altas de modo irrealístico do agente em teste. Por outro lado, a doutrina na lei americana conserva endeusada a idéia de que qualquer agente que produza tumores malignos, em qualquer espécie, e com qualquer dose, é inadequado para uso no ser humano. Por exemplo, relatou-se que doses grandes dos adoçantes artificiais sacarina e ciclamatos estavam associadas ao desenvolvimento de tumores na bexiga em animais experimentais. Como conseqüência, os ciclamatos foram retirados do mercado, e a sacarina foi sujeita a forte crítica. Entretanto, não existem dados epidemiológicos adequados em seres humanos sugerindo um efeito lesivo semelhante entre os indivíduos que têm consumido essas substâncias de forma regular.

Exceto para certas reações de hipersensibilidade em pessoas suscetíveis, o envenenamento agudo por substâncias químicas ambientais não oferece uma ameaça significativa para a população geral. As concentrações necessárias para provocar distúrbios funcionais agudos ou dano estrutural são encontradas, comumente, apenas no local de trabalho ou como conseqüência de acidentes incomuns. Esta última categoria inclui a exposição à maior quantidade de tetraclorodibenzodioxina (TCDD) jamais relatada anteriormente contaminando o ambiente, que se seguiu à explosão em uma usina química em Seveso, na Itália, em 1976. Esse composto, um herbicida potente, é um produto intermediário da síntese do ácido 2,4,5-triclorofenoxiacético (2,4,5-T), um desfolhante utilizado pelo exército americano no Vietnã sob o nome de "Agent Orange" (agente laranja). Como esperado, algumas pessoas expostas desenvolveram sintomas agudos, embora nenhuma tenha morrido. Mais de 25 anos depois, com exceção da cloracne, não houve efeitos crônicos confirmados nos indivíduos expostos em Seveso. Além disso, após 20 anos, os veteranos da Força Aérea expostos ao Agent Orange no Vietnã não demonstraram incidência maior de câncer ou de outras doenças comparáveis, em comparação com veteranos semelhantes que não foram tão expostos.

Embora os envenenamentos acidentais em massa com os pesticidas endrin e parathion tenham causado até 100 mortes em um único evento, não foram documentadas seqüelas crônicas entre os sobreviventes. Apesar das afirmações existentes de uma associação entre doença crônica progressiva e exposição a pesticidas, o pequeno número de casos, junto com a natureza não-específica de queixas, não permitem tal conclusão. A ação da maioria das toxinas ambientais é específica e uma relação causal com a doença implica dano a um órgão ou sistema orgânico específico, com alterações próprias desses tecidos. Como inferência, o envolvimento multissistêmico, particularmente quando os sintomas são vagos, deve ser visto com ceticismo. A literatura experimental sobre toxicidades aguda e crônica de substâncias químicas industriais é volumosa e complicada e, com freqüência, contraditória. Por essa razão, a discussão a seguir será restrita aos efeitos documentados em seres humanos.

Solventes e Vapores Orgânicos Voláteis

Os solventes e vapores orgânicos voláteis são amplamente utilizados na indústria para dissolver outros compostos (substâncias para tirar graxa) e como combustíveis. Com poucas exceções, as exposições são industriais ou acidentais e representam perigos imediatos, e não toxicidade crônica. Uma exceção é a inalação recreativa de solventes (p. ex., "cheirar cola"), quase sempre por adolescentes. Essa atividade tem efeitos tóxicos agudos sobre o cérebro, mas não foram observadas seqüelas. Entretanto, a exposição crônica aos solventes orgânicos está limitada ao desenvolvimento de glomerulonefrite antimembrana basal, com um risco elevado em três a nove vezes para esse distúrbio. Para a maioria, a exposição aos solventes dá-se por inalação, e não por ingestão.

- **Clorofórmio ($CHCl_3$) e tetracloreto de carbono (CCl_4):** Esses solventes exercem efeitos anestésicos sobre o sistema nervoso central, mas são mais bem conhecidos como hepatotoxinas. Com ambos, doses altas causam necrose hepática aguda, esteatose hepática e insuficiência hepática. Enquanto a administração crônica de tetracloreto de carbono em ratos invariavelmente produz cirrose, o mesmo não ocorre com seres humanos, porque cada exposição à toxina resulta em lesão hepática clínica reconhecível. Diferentemente do rato, uma pessoa que sofre uma crise de icterícia após a exposição ao tetracloreto de carbono não estará exposta novamente a um outro episódio de envenenamento.
- **Tricloroetileno (C_2HCl_3):** Um solvente industrial amplamente utilizado, o tricloroetileno, em concentrações altas, deprime o sistema nervoso central, porém a hepatotoxicidade é mínima. Não há evidência de seqüelas crônicas em seres humanos em seguida à exposição industrial comum no longo prazo.
- **Metanol (CH_3OH):** Esse composto foi chamado anteriormente de "álcool da madeira" porque derivava da destilação da madeira. O odor e o gosto do metanol são semelhantes aos do etanol, e o metanol não é taxado. Portanto, é utilizado por alguns alcoólicos crônicos como substituto do etanol ou por mercadores inescrupulosos, como adulterante de bebidas alcoólicas. No envenenamento por metanol, a inebriação é semelhante à produzida pelo etanol e associa-se a sintomas gastrintestinais, disfunção visual, coma e morte. Acredita-se que a maior toxicidade do metanol surja de seu metabolismo até formaldeído, principalmente pela álcool-desidrogenase, seguida por sua oxidação a ácido fórmico pela aldeído-desidrogenase.

  A lesão mais característica da toxicidade do metanol caracteriza-se por necrose das células ganglionares da retina e subseqüente degeneração do nervo óptico, um processo presumivelmente mediado pelos metabólitos da sua oxidação. É interessante notar que a cegueira induzida pelo metanol ocorre apenas em primatas. Não está claro se a acidose metabólica vista nos casos de envenenamento por metanol resulta de um efeito direto do formiato ou de uma inibição da oxidação da glicose.
- **Etilenoglicol ($HOCH_2CH_2OH$):** Comumente utilizado como anticongelante, o etilenoglicol foi ingerido por alcoólicos crônicos como um substituto do etanol por muitos anos. O envenenamento por esse composto chamou a atenção porque foi utilizado para adulterar vinhos na Áustria e na Itália, devido a seu gosto doce e sua solubilidade. Assim como o metanol, o etilenoglicol é muito mais tóxico em seres humanos que em animais. A principal toxicidade relaciona-se com necrose tubular aguda no rim. Freqüentemente, observam-se cristais de oxalato nos túbulos e oxalúria.
- **Gasolina e querosene:** Esses combustíveis são misturas de hidrocarbonetos alifáticos e hidrocarbonetos ramificados não saturados e aromáticos. Apesar da exposição prolongada à gasolina, os frentistas de postos de gasolina, automecânicos e outros não manifestam nenhuma evidência de toxicidade. O maior uso de querosene como combustível para aquecimento doméstico tem levado ao envenenamento acidental de crianças.
- **Benzeno (C_6H_6):** O protótipo do hidrocarboneto aromático é o benzeno, que deve ser diferenciado da benzina, uma mistura de hidrocarbonetos alifáticos. O benzeno é um dos produtos químicos mais amplamente utilizados nos processos industriais, sendo empregado como o ponto iniciador para incontáveis sínteses e como solvente. Também é um constituinte de combustíveis, contribuindo com até 3% da gasolina. Praticamente, todos os casos de toxicidade aguda e crônica pelo benzeno ocorrem na situação de exposição industrial. Muitos casos foram relatados em sapateiros e em trabalhadores na indústria de sapatos, profissões que, em dado momento, estiveram associadas à exposição intensa às colas com base de benzeno.

  O envenenamento agudo por benzeno afeta, primariamente, o sistema nervoso central, e a morte resulta de insuficiência respiratória. Entretanto, são os efeitos crônicos da exposição ao benzeno que atraem mais atenção. A medula óssea é o principal alvo na intoxicação crônica por benzeno. Os pacientes que desenvolvem alterações hematológicas exibem, característicamente, **hipoplasia ou aplasia da medula óssea e pancitopenia.** Anemia aplásica é vista, comumente, enquanto os trabalhadores ainda estão expostos a concentrações altas de benzeno. Em uma proporção substancial de casos de anemias induzidas por benzeno, **leucemia mieloblástica aguda, eritroleucemia, ou mieloma múltiplo** desenvolvem-se durante a exposição continuada ao benzeno ou após um período latente variável em seguida à remoção do trabalhador do ambiente de risco. Alguns casos de leucemia aguda ocorrem sem um histórico anterior de anemia aplásica. Embora casos de leucemia mielóide crônica e leucemia linfocítica crônica tenham sido relatados, uma relação de causa e efeito com a exposição ao benzeno é menos convincente do que com os casos de leucemia aguda. Em geral, o risco de leucemia está aumentado em 60 vezes nos trabalhadores expostos às concentrações atmosféricas mais altas de benzeno. O composto intimamente relacionado, o tolueno, também utilizado amplamente por suas propriedades solventes, não foi incriminado como causa de alterações hematológicas.

Produtos Químicos da Agricultura

Pesticidas, fungicidas, herbicidas e fertilizantes orgânicos são cruciais para o sucesso da agricultura moderna. Sem o emprego de pesticidas, estima-se que a produção agrícola viesse a cair até cerca da metade, e é possível que fome epidêmica e endêmica viesse de novo a ser um lugar-comum. Entretanto, a conscientização de que muitos desses produtos químicos subsistem no solo e na água, implicando um risco potencial a longo prazo, tem causado bastante preocupação. O problema do envenenamento agudo com concentrações muito altas de qualquer um desses produtos químicos já foi mencionado, e está claro que a exposição a concentrações industriais ou a alimento inadvertidamente contaminado pode provocar doença aguda grave. Um envenenamento agudo comum ocorre em crianças que ingerem preparados para jardinagem doméstica.

Com freqüência, os sintomas de toxicidade aguda estão relacionados com o modo de ação da toxina. Por exemplo, os inseticidas organofosforados exercem seus efeitos por inibição da acetilcolinesterase e, dessa forma, a toxicidade humana aguda reflete-se principalmente em sintomas atribuíveis ao sistema nervoso. Nos Estados Unidos, 30 a 40 pessoas morrem anualmente em decorrência de envenenamento agudo por pesticidas. Entretanto, nos países subdesenvolvidos, nos quais o uso de equipamento de segurança não é comum, ocorrem muitos casos fatais. Se o incidente agudo não for fatal, na maioria dos casos não há seqüelas crônicas. Entretanto, relatou-se neurotoxicidade retardada com alguns compostos, sendo o mais notório deles o fosfato de triortocresil (TOCP). O envenenamento agudo por esse composto causa uma neuropatia periférica que progride para fraqueza motora dos membros que, em alguns casos, é apenas parcialmente reversível. A contaminação do licor de gengibre ilícito com TOCP nos Estados Unidos, na década de 1930, resultou em uma epidemia de "paralisia por gengibre". No Marrocos, a adulteração de óleo de cozinha com óleo lubrificante contendo TOCP produziu um surto de neuropatia periférica semelhante.

O problema da exposição humana crônica, disseminada, a níveis baixos de produtos químicos da agricultura tem profundas implicações de saúde, economia e legais. De um ponto de vista prático, esses produtos químicos não podem ser eliminados do nosso meio, mas, por produzirem uma variedade de doenças em animais experimentais, a pesquisa para evidência de doenças em seres humanos é adequada. Os efeitos potenciais que desencadearam a preocupação pública incluem câncer, doenças degenerativas crônicas, alterações congênitas e uma gama de queixas inespecíficas, que variam de astenia até impotência. Entretanto, não existem dados convincentes que fundamentem esses temores, à exceção, talvez, de certos tipos de processos malignos hematopoéticos em fazendeiros que empregam grandes quantidades de herbicidas, em particular, o ácido 2,4-diclorofenoxiacético (2,4-D). A esse respeito, vários estudos associaram a exposição ocupacional a herbicidas à maior incidência de sarcomas de tecidos moles, linfomas e doença de Hodgkin.

O estado atual do conhecimento pode ser resumido ao simples reconhecimento de que, embora seja certa a associação toxicidade crônica e insuficiência reprodutiva em aves e peixes predadores, não há dados confiáveis que apóiem uma associação semelhante em seres humanos. Até que tal associação seja validada, o ônus da prova permanecerá com aqueles que postulam uma relação de causa e efeito.

Hidrocarbonetos Halogenados Aromáticos

Os hidrocarbonetos halogenados aromáticos que têm recebido atenção considerável incluem (1) os bifenilpoliclorados (PCB), (2) clorofenóis (pentaclorofenol, utilizado para conservante da madeira), (3) hexaclorofeno (empregado como agente antibacteriano em sabões) e (4) a dioxina TCDD, um produto intermediário da síntese de herbicidas e do hexaclorofeno e, portanto, um contaminante desses preparados. A ausência de efeitos crônicos após envenenamento agudo por TCDD foi discutida previamente. Foram levantadas sérias questões com relação ao perigo da exposição crônica à dioxina, havendo agora um consenso de que, no mínimo, esse composto é muito mais carcinogênico em roedores que em seres humanos. O problema da presença dos PCB no ambiente assemelha-se ao dos produtos químicos da agricultura: a toxicidade animal crônica é bem documentada, mas os dados mais recentes indicam que não existem elevações significativas na incidência de câncer ou de outras doenças nos trabalhadores expostos aos PCB. A mesma situação é característica do hexaclorofeno e do pentaclorofenol.

Cianeto

O ácido prússico (HCN) é um instrumento clássico de assassinato na ficção policial, em que um odor de amêndoa amarga (*Amygdalus prunus*) denuncia o crime. Uma aplicação homicida mais contemporânea do cianeto é a sua adição sub-reptícia a muitas cápsulas medicinais comercialmente disponíveis. A amigdalina, um glicosídeo encontrado nos caroços de várias frutas (inclusive damasco, pêssego e cereja selvagem) e nas sementes de amêndoas e hortênsias, é uma combinação de glicose, benzaldeído e cianeto. Embora os seres humanos não possuam a β-glicosidase necessária para liberar o cianeto, a flora intestinal é capaz de efetuar essa liberação, levando assim à intoxicação por cianeto. Portanto, a amigdalina é muito mais tóxica quando ingerida do que quando injetada por via intravenosa. Essas considerações podem parecer exageradas, exceto pelo fato de que extratos de caroços de damasco foram utilizados na formulação de panacéias fraudulentas anticâncer que resulta em casos de envenenamento por cianeto.

O cianeto bloqueia a respiração celular, ligando-se de forma reversível a citocromo-oxidase mitocondrial, o aceptor terminal da cadeia de transporte de elétrons, que é responsável pela redução do oxigênio molecular até água. As conseqüências patológicas são semelhantes às produzidas por qualquer anoxia global aguda.

Poluidores do Ar

Uma definição exata de poluição do ar é enganosa, já que o significado de "ar puro" não está estabelecido. Na ausência de poluidores sintéticos, a atmosfera é suja por contaminantes naturais. Entre eles estão os produtos da vegetação (esporos, pólens, mofos transportados pelo ar), emissões de plantas em decomposição (dióxido de carbono, sulfeto de hidrogênio), gases e poeiras vulcânicas e bactérias e vírus na forma de aerossol. Entretanto, para os objetivos desta discussão, os poluidores mais importantes são aqueles gerados pela combustão de combustíveis fósseis para a produção de calor e energia.

Os poluidores do ar mais importantes que estão implicados como fatores de doença em seres humanos são o dióxido de enxofre, o dióxido de nitrogênio e o ozônio, todos irritantes, além de particulados em suspensão e aerossóis ácidos. A poluição do ar por particulados refere-se à presença, na atmosfera, de partículas sólidas e de gotículas com tamanho, composição e origem variadas. Partículas finas (2,5 μm ou menos de diâmetro aerodinâmico) são uma mistura de fuligem, partículas de sulfato e nitrato, e condensados ácidos. Por serem pequenas, podem ser inaladas e penetrar mais profundamente nos pulmões. Devido a sua composição, também são mais tóxicas que partículas maiores.

Estudos epidemiológicos sobre a relação entre poluição do ar urbana e efeitos respiratórios e cardiovasculares adversos são difíceis de interpretar por causa dos efeitos concomitantes de fumaça de cigarros, classe social, profissão, idade e outros. Entretanto, é indiscutível que episódios de poluição do ar incomumente graves, como os que ocorreram no vale de Meuse, na Bélgica (1930), em Donora, na Pensilvânia (1948), e em Londres (1952), estiveram associados a elevações surpreendentes da mortalidade. Acredita-se que, nessas circunstâncias, as concentrações de dióxido de enxofre e de particulados estivessem bastante elevadas.

Muitos dados epidemiológicos atuais na literatura descrevem efeitos nocivos para a saúde provocados por níveis mais baixos de poluição do ar por particulados. Nos estudos que fazem ajuste para o tabagismo, a mortalidade geral em cidades muito poluídas ainda é de cerca de 25% maior do que nas áreas menos poluídas. Esse excesso de mortalidade é amplamente atribuível aos aumentos na incidência de câncer de pulmão e de doença cardiopulmonar.

O dióxido de enxofre resulta da combustão de material que contém enxofre em usinas de petróleo e carvão, refinarias de óleo e indústrias como fábricas de papel e fundições. O ozônio e os óxidos de nitrogênio não derivam principalmente das atividades industriais, mas da ação da luz solar sobre os produtos de combustão interna dos motores de veículos. Automóveis e caminhões emitem hidrocarbonetos e dióxido de nitrogênio não queimados, após o que a irradiação ultravioleta leva a reações químicas complexas com a produção de ozônio, diferentes nitratos e outros compostos orgânicos e inorgânicos tanto na fase gasosa quanto na particulada. Essa mistura de poluentes forma o *smog*, característico de áreas com muitos veículos e luz solar abundante. A exposição prolongada a poluentes de fase gasosa (SO_2, NO_2 e O_3) está associada a um aumento da freqüência de bronquite crônica e de crises asmáticas e a uma diminuição da função pulmonar.

Muitos estudos estabeleceram uma associação entre esses contaminantes atmosféricos e os sintomas respiratórios crônicos e a mortalidade. Os efeitos adversos desse tipo de poluição do ar envolvem, principalmente, aquelas pessoas com doenças respiratórias preexistentes (asma, bronquite crônica e enfisema) e doença cardiovascular. Por outro lado, ainda são questionáveis as evidências que incriminam os óxidos de enxofre e os particulados na patogenia de doença respiratória crônica em indivíduos previamente saudáveis.

Monóxido de Carbono

O monóxido de carbono é um gás inodoro e não-irritante que resulta da combustão incompleta de substâncias orgânicas. Combina-se com a hemoglobina com uma afinidade 240 vezes maior do que a do oxigênio, formando carboxiemoglobina. Além disso, a ligação do monóxido de carbono à hemoglobina aumenta a afinidade das partes remanescentes do radical heme pelo oxigênio. Como conseqüência, o oxigênio não se dissocia prontamente de tal hemoglobina nos tecidos, e a hipoxia resultante do envenenamento por monóxido de carbono é muito maior do que aquela atribuída à perda da capacidade de transportar oxigênio individualmente.

O monóxido de carbono ambiental deriva, principalmente, de emissões de exaustão de automóveis, incêndios e, em algumas áreas, de sistemas domésticos de aquecimento. Uma concentração de carboxiemoglobina abaixo de 10% é um achado comum em fumantes e em geral não produz sintomas. Concentrações de até 30% normalmente provocam apenas cefaléia e leve dispnéia de esforço. Níveis maiores de carboxiemoglobina causam confusão e letargia; e a concentrações acima de 50%, ocorrem coma e convulsões. Níveis acima de 60% são quase sempre fatais. Nos casos fatais de envenenamento por monóxido de carbono, a pele adquire uma cor vermelho-cereja característica, provocada pela carboxiemoglobina nos capilares superficiais. A recuperação do envenenamento grave por monóxido de carbono pode estar associada a lesão cerebral, que pode se manifestar como déficits intelectuais sutis, perda da memória ou sintomas extrapiramidais (p. ex., parkinsonismo). O tratamento do envenenamento agudo por monóxido de carbono, como o que ocorre nas pessoas que tentam suicídio ou ficam presas em incêndios, consiste principalmente na administração de oxigênio a 100%.

Efeitos nocivos da exposição crônica a níveis baixos de monóxido de carbono são difíceis de medir. Entretanto, concentrações de carboxiemoglobina inferiores a 5 a 8% (freqüentemente encontrada em fumantes) aceleram o início da angina de esforço e mudam os eletrocardiogramas nos pacientes com doença cardíaca isquêmica. Dessa forma, níveis de saturação de carboxiemoglobina, ainda que tão baixos quanto 2,5%, são considerados indesejáveis nesses pacientes.

Metais

Os metais são um grupo importante de substâncias químicas ambientais que provocam doença em seres humanos há muito tempo. Embora se saiba há séculos que o chumbo e o mercúrio provocam doença, a revolução industrial acompanhou-se de uma proliferação de exposições ocupacionais a esses e a outros metais tóxicos. Mesmo hoje em dia, dá-se cada vez mais atenção à ameaça da poluição do ambiente por metais tóxicos.

Chumbo

O chumbo é um metal pesado onipresente, comum no ambiente de países industrializados. As concentrações de chumbo no ar, na água, nos alimentos e no solo aumentaram de forma acentuada desde o início da revolução industrial, e um aumento posterior foi relacionado com a introdução da gasolina com chumbo no início do século XX.

Antes da conscientização geral da exposição crônica ao chumbo nas décadas de 1950 e 1960, os sintomas clássicos de envenenamento por chumbo eram encontrados com freqüência em crianças e adultos. Nos Estados Unidos, o envenenamento por chumbo foi, principalmente, um problema pediátrico relacionado com pica, o hábito de morder o berço, brinquedos, mobília e artigos de madeira e de comer emboço pintado e pedaços soltos de tinta de parede. A maioria das habitações construídas antes de 1940 era pintada, em seu interior e exterior, com tinta contendo chumbo (até 40% do peso seco). As crianças que moravam em casas velhas revestidas com várias camadas de tinta estavam sob risco significativo de desenvolver envenenamento crônico por chumbo. A essas fontes de chumbo foi adicionada uma grande carga de chumbo atmosférico, sob a forma de pó derivado da combustão de gasolina contendo chumbo. Crianças e adultos que moravam próximo a fontes de contaminação ambiental por chumbo, como caldeiras de fundição, estavam expostos a níveis ainda mais altos do metal.

Em adultos, a exposição ocupacional ao chumbo ocorreu basicamente entre os indivíduos envolvidos na fundição do chumbo, um processo que libera vapores do metal e deposita pó de óxido de chumbo no ambiente industrial. O óxido de chumbo é o constituinte de grades de bateria, e a exposição ocupacional ao chumbo constitui risco na fabricação e na reciclagem de baterias de automóveis. Envenenamentos acidentais ocorreram em decorrência do uso de cerâmica cozida de forma inadequada com cobertura vitrificada contendo chumbo, bem como da reforma de residências velhas cobertas com tinta contendo chumbo, do consumo de uísque "ilegal" produzido em alambiques de chumbo ou do ato de cheirar gasolina contendo chumbo.

METABOLISMO: O chumbo é absorvido pelos pulmões ou pelo trato gastrintestinal. Uma vez no sangue, ele se equilibra rapidamente com o plasma e eritrócitos e é excretado pelos rins. Uma porção do chumbo no sangue permanece livremente difusível e penetra em um dentre dois tipos de tecidos. Ossos, dentes, unhas e cabelo representam um *pool* de chumbo intimamente ligado que, em geral, não é visto como prejudicial. Em contrapartida, a quantidade de chumbo no cérebro, fígado, rins e medula óssea está diretamente relacionada com seus efeitos tóxicos. Com a exposição crônica, 90% da carga total de chumbo do organismo encontram-se nos ossos. Durante a formação do osso metafisário em crianças, chumbo e cálcio são depositados, produzindo as densidades ósseas aumentadas ("linhas de chumbo") vistas radiograficamente nas metáfises, proporcionando assim um método simples de detecção de maiores estoques de chumbo no organismo de crianças.

TOXICIDADE: A toxicidade clássica do chumbo, raramente encontrada nos Estados Unidos hoje em dia, manifesta-se na disfunção de três sistemas orgânicos importantes: (1) sistema nervoso central, (2) rins e (3) sistema hematopoético (ver Fig. 8.18).

O cérebro é o alvo da toxicidade do chumbo em crianças; os adultos normalmente manifestam neuropatia periférica. As crianças com encefalopatia por chumbo encontram-se tipicamente irritáveis e atáxicas. Podem apresentar convulsões ou estados alterados de consciência, desde torpor até coma manifesto. As crianças com níveis sangüíneos de chumbo acima de 80 $\mu g/ml$, porém com concentrações inferiores àquelas em crianças com encefalopatia franca (120 $\mu g/ml$), exibem sintomas leves do sistema nervoso central, como desajeitamento, irritabilidade e hiperatividade.

A **encefalopatia por chumbo** é uma condição em que o cérebro encontra-se edematoso e mostra giros achatados e ventrículos comprimidos. Pode haver herniação do unco e das amígdalas do cerebelo. Microscopicamente, há congestão, hemorragias petequiais e focos de necrose neuronal. Uma proliferação astrocítica difusa, tanto na substância cinzenta quanto na substância branca, pode acompanhar essas alterações. As lesões vasculares do cérebro são particularmente proeminentes, com dilatação e proliferação de capilares.

A **neuropatia motora periférica** é a manifestação mais comum da neurotoxicidade por chumbo em adultos, afetando, de forma típica, os nervos radiais e fibulares e resultando em **pulso caído** e **pé caído**, respectivamente. A neuropatia induzida por chumbo também é, provavelmente, a base da dor gastrintestinal conhecida como *cólica plúmbica*.

A **anemia** é um sinal primordial da intoxicação por chumbo. O chumbo rompe a síntese do heme nos eritroblastos da medula óssea por meio da inibição da ácido-δ-aminolevulínico-desidratase, a segunda enzima na síntese *de novo* do heme. Também inibe a ferroquelatase, a enzima que catalisa a incorporação do ferro ferroso no anel porfirínico. A incapacidade resultante de produzir heme de forma adequada é expressa como uma anemia microcítica e hipocrômica, assemelhando-se àquela encontrada na deficiência de ferro, em que a síntese do heme também está prejudicada. A anemia da intoxicação por chumbo também se

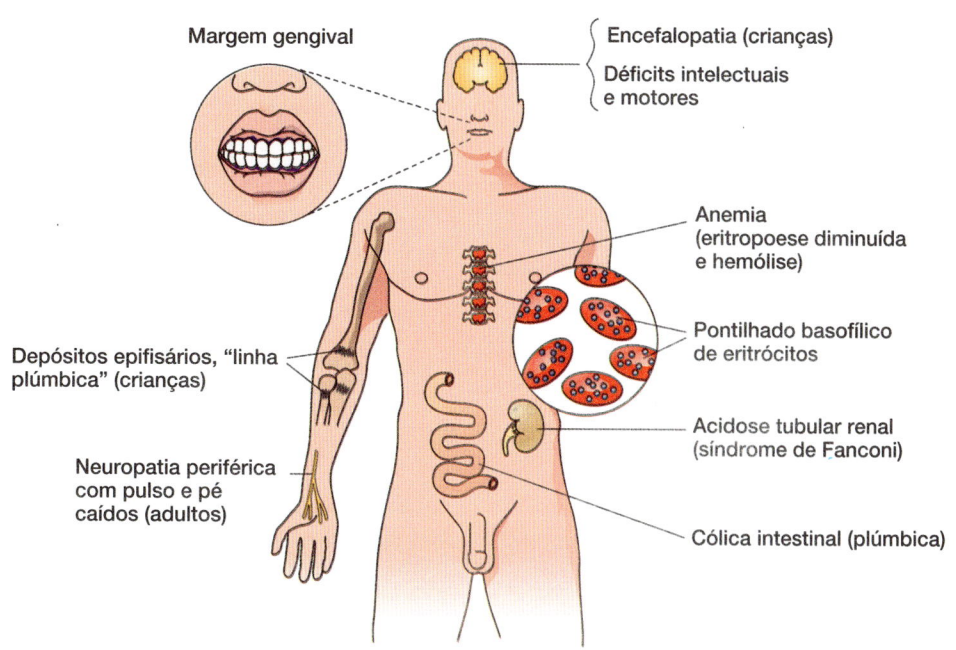

FIGURA *8.18*
Complicações da intoxicação por chumbo.

caracteriza por pontilhado basofílico proeminente dos eritrócitos, relacionado com o agrupamento de ribossomos. O período de vida dos eritrócitos encontra-se diminuído; dessa forma, a anemia da intoxicação por chumbo deve-se tanto à hematopoese ineficaz quanto ao *turnover* eritrocitário acelerado.

A **nefropatia pelo chumbo** reflete o efeito tóxico do metal sobre as células tubulares proximais do rim. A disfunção resultante caracteriza-se por aminoacidúria, glicosúria e hiperfosfatúria (síndrome de Fanconi). Essas alterações funcionais associam-se à formação de corpúsculos de inclusão nos núcleos das células tubulares proximais. Essas inclusões são características da nefropatia pelo chumbo e compõem-se de um complexo proteína-chumbo contendo mais de 100 vezes a concentração de chumbo em todo o rim.

O envenenamento por chumbo é tratado com agentes quelantes, como o ácido etilenodiaminotetraacético (EDTA) cálcico, individualmente ou combinado com dimercaprol (BAL). Normalmente, tanto as manifestações hematológicas quanto as renais da intoxicação por chumbo são reversíveis, enquanto as alterações no sistema nervoso central são, em geral, irreversíveis.

O diagnóstico laboratorial de uma carga aumentada de chumbo é feito pela demonstração de níveis sangüíneos aumentados de chumbo e de protoporfirina eritrocitária livre. A excreção urinária aumentada do ácido-δ-aminolevulínico e os níveis diminuídos de ácido-aminolevulínico-desidratase nos eritrócitos são confirmatórios.

EFEITOS DA EXPOSIÇÃO CRÔNICA A NÍVEIS BAIXOS DE CHUMBO: Como resultado do maior uso de gasolina sem chumbo, dos aperfeiçoamentos nas técnicas de construção, da substituição do chumbo por titânio em tintas e do controle das fontes industriais, os níveis ambientais de chumbo caíram significativamente nas três últimas décadas. De fato, os níveis sangüíneos na população geral dos Estados Unidos diminuíram de uma média de 16 μg/dl de sangue em 1976 para 1,0 μg/dl em 2000. A queda acentuada dos níveis sangüíneos médios de chumbo acompanhou-se da eliminação quase total de ocorrências fatais e de encefalopatia, infantis, relacionadas com chumbo. No entanto, a exposição baixa em crianças, embora não produzindo sintomas reconhecíveis, pode diminuir permanentemente o desempenho cognitivo. O limiar de segurança para os níveis sangüíneos de chumbo em crianças foi progressivamente reduzido e acredita-se que atualmente esteja abaixo de 10 μg/dl.

As evidências apontam que a pequena exposição a chumbo em crianças, embora sem produzir sintomas conhecidos, origina déficits nas funções intelectual e motora que permanecem na vida adulta. Nos últimos 15 anos, os esforços para reduzir a exposição ambiental ao chumbo levaram à diminuição da percentagem de crianças nos Estados Unidos com níveis sangüíneos de 10 μg ou mais de chumbo de 89 para 9%. Entretanto, concentrações sangüíneas elevadas de chumbo ainda constituem um problema entre os menos favorecidos, principalmente as crianças negras, justificando-se campanhas mais vigorosas para melhorar essa situação.

Mercúrio

O mercúrio é utilizado desde épocas pré-históricas e reconhecido como um risco relacionado com a profissão desde a Idade Média, pelo menos. Como o emprego do mercúrio tem mudado, assim também o tem as populações sob risco. Primeiro, o mercurialismo era principalmente uma doença de mineiros de mercúrio. Nos séculos XVI e XVII, o envenenamento por mercúrio era uma doença ocupacional entre os douradores de ouro, prata ou cobre, que utilizavam o mercúrio no processo de preparação da superfície a ser decorada. O mercúrio foi introduzido depois na fabricação de feltro de pêlo, e o mercurialismo tornou-se um risco ocupacional da indústria chapeleira. A síndrome neurológica de tremor ("tremores do chapeleiro") e os sintomas mentais ("doido feito um chapeleiro") eram bem conhecidos no século XIX.

Embora ainda ocorra envenenamento por mercúrio em algumas profissões, tem havido interesse crescente sobre os riscos potenciais para a saúde trazidos pela contaminação de muitos ecossistemas após surtos notórios de envenenamento por metilmercúrio. Os episódios mais amplamente publicados ocorreram no Japão, primeiro na Baía de Minamata, na década de 1950, e depois em Niigata. Nos dois casos, os habitantes locais desenvolveram intoxicação orgânica grave por mercúrio. O envenenamento foi associado ao consumo de peixe contaminado por mercúrio descarregado no ambiente, em efluentes, oriundo de um fertilizante e de uma fábrica de plásticos. Até hoje, mais de 1.000 casos de envenenamento por metilmercúrio foram relatados no Japão. No início da década de 1970, houve um surto mais extenso de envenenamento por mercúrio no Iraque, resultante do consumo de pão fabricado com grãos de cereais que haviam sido tratados com fungicidas orgânicos contendo mercúrio. Seis mil pessoas foram acometidas, 500 das quais morreram. É interessante notar que, nas crianças expostas antes do nascimento, estudos posteriores mostraram alcance retardado dos marcos de desenvolvimento e reflexos anormais, embora a exposição fetal tenha sido estimada como 5 a 10 vezes mais baixa do que a de adultos.

Nas duas últimas décadas, ficou bastante claro que o mercúrio liberado no ambiente pode estar bioconcentrado e penetrar na cadeia alimentar. As bactérias no fundo das baías e oceanos podem converter compostos de mercúrio liberados de lixos industriais em organomercuriais, muito neurotóxicos. Esses compostos são então transferidos para a cadeia alimentar e algumas vezes estão concentrados nos grandes peixes predadores que constituem uma parte substancial da dieta em muitos países.

Embora o mercúrio inorgânico não seja absorvido de forma eficaz no trato gastrintestinal, os compostos mercuriais orgânicos são prontamente absorvidos por causa de sua solubilidade em lipídios. Tanto mercúrio orgânico quanto o inorgânico são concentrados preferencialmente no rim, e o metilmercúrio também se distribui para o cérebro. **Embora o rim seja o principal alvo da toxicidade do mercúrio inorgânico, o cérebro é lesado por mercuriais orgânicos.**

NEFROTOXICIDADE: Em um determinado momento, o cloreto de mercúrio foi bastante usado como anti-séptico, e o envenenamento agudo por cloreto de mercúrio era muito mais comum; o composto era ingerido acidentalmente ou com finalidade suicida. Sob essas circunstâncias, a **necrose tubular proximal** era acompanhada por insuficiência renal oligúrica. Os diuréticos mercuriais também foram muito prescritos no passado, e a nefrotoxicidade crônica por mercúrio não era uma complicação rara decorrente do uso crônico. Hoje em dia, a nefrotoxicidade mercurial crônica é quase sempre conseqüência da exposição industrial crônica. Proteinúria é comum nesse contexto, podendo haver uma síndrome nefrótica na intoxicação mais grave. Patologicamente, existe glomerulonefrite membranosa com depósitos subepiteliais elétron-densos, sugerindo deposição de complexos imunológicos.

NEUROTOXICIDADE: Os efeitos neurológicos do mercúrio, agora conhecidos como **doença de Minamata,** manifestam-se como constrição dos campos visuais, parestesias, ataxia, disartria e perda da audição. Patologicamente, existe atrofia cerebral e cerebelar. Microscopicamente, o cerebelo exibe atrofia da camada granular sem perda das células de Purkinje e amolecimentos esponjosos no córtex visual e em outras regiões corticais.

Arsênico

As propriedades tóxicas do arsênico são conhecidas há séculos. Os compostos que contêm arsênico são tóxicos para um amplo espectro de sistemas vivos e, portanto, têm sido intensamente utilizados como inseticidas, destruidores de ervas daninhas e conservantes de madeira. No passado, os usos medicinais do arsênico variavam desde o tratamento de diferentes cânceres até seu uso como "tônico". Nos Estados Unidos, o uso de preparados arsenicais em medicina humana diminuiu, embora eles ainda sejam usados em medicina veterinária e na agricultura. Os compostos de arsênico contaminam o solo e a água potável como resultado da combustão do carvão e do uso de pesticidas com arsênico. Da mesma forma que com o mercúrio, há evidências para a bioacumulação do arsênico ao longo da cadeia alimentar.

O envenenamento agudo por arsênico é quase sempre o resultado da ingestão acidental ou homicida, e a morte deve-se a **toxicidade do sistema nervoso central.** Como exemplo, recomenda-se ao leitor interessado a peça teatral "Arsenic and Old Lace", de Joseph Kesselring. A intoxicação crônica por arsênico caracteriza-se, inicialmente, por sintomas não-específicos, como mal-estar e fadiga. Depois, desenvolvem-se perturbações gastrintestinais associadas a alterações cutâneas e uma neuropatia periférica. Esta última caracteriza-se por parestesias, paralisia motora e neurite dolorosa. No campo epidemiológico, **cânceres de pele e do trato respiratório** têm sido atribuídos à exposição ao arsênico na indústria e na agricultura. Em algumas partes do mundo, a exposição de trabalhadores em arrozais ao arsênico na água do solo foi associada a cânceres de pele.

Cádmio

O cádmio é usado na fabricação de ligas, na produção de pilhas alcalinas, na galvanoplastia de outros metais (como partes de automóveis e instrumentos musicais) e como pigmento. Vapores de óxido de cádmio são liberados durante a soldagem de partes de aço previamente cobertas com um anticorrosivo à base de cádmio.

A inalação aguda de cádmio irrita o trato respiratório, sendo o edema pulmonar o resultado mais perigoso. Os pulmões e os rins são os principais órgãos-alvo da intoxicação crônica por cádmio. Enfisema tem sido o principal achado nos casos fatais de pneumonite crônica por cádmio que foram estudados. Proteinúria, que reflete lesão tubular, e não glomerular, tem sido o achado mais consistente nos trabalhadores de cádmio com lesão renal.

Níquel

O níquel é um metal amplamente utilizado na indústria eletrônica, em ligas de aço, baterias e no processamento de alimento. A dermatite ("prurido pelo níquel"), o efeito mais freqüente da exposição ao níquel, pode ocorrer por causa do contato direto com metais que contêm níquel, como moedas e bijuteria. A dermatite é uma reação de sensibilização; o organismo reage às proteínas conjugadas ao níquel formadas após a penetração do níquel na epiderme. A exposição ao níquel, assim como a exposição ao arsênico, aumenta o risco de desenvolvimento de tipos específicos de câncer. Estudos epidemiológicos demonstraram que os trabalhadores que estiveram expostos profissionalmente a compostos de níquel apresentam uma incidência elevada de **câncer de pulmão e câncer das cavidades nasais.**

Ferro

A anemia por deficiência de ferro é uma doença comum, particularmente em mulheres. Os preparados orais de ferro contêm, principalmente, sulfato ferroso, a forma absorvida pela mucosa gastrintestinal e depois convertida à forma trivalente. O envenenamento agudo por ingestão acidental de comprimidos de sulfato ferroso ocorre principalmente em crianças, em particular com 1 e 2 anos de idade. Quantidades pequenas como 1 a 2 g de sulfato ferroso podem ser letais, mas a maioria dos casos fatais ocorre após ingestão de 3 a 10 g. Gastrite hemorrágica e necrose hepática aguda são os achados mais proeminentes à necropsia.

Uma ingestão de ferro excessiva e crônica na dieta não leva ao acúmulo anormal do mineral no organismo, exceto entre os bantos da África do Sul, onde essa alteração é comum. Esses indivíduos apresentam um alto teor de ferro em sua dieta. Embora uma pequena quantidade desse ferro derive das panelas de ferro para cozimento, a principal fonte são os tambores de ferro utilizados para o preparo de bebidas alcoólicas fermentadas. O pH ácido dessas bebidas fermentadas solubiliza rapidamente o ferro, e seu baixo teor alcoólico permite o consumo de grandes volumes. Uma grande proporção do ferro em excesso localiza-se no fígado, e existe uma correlação entre o grau de siderose e a presença de cirrose. Também há uma alta incidência de diabetes e de cardiopatia nessa "siderose dos bantos".

Outros Metais

COBALTO: Na década de 1960, entre consumidores de um tipo particular de cerveja, primeiro na província canadense de Quebec e depois nos Estados Unidos e na Europa, surgiu uma epidemia de uma cardiomiopatia clinicamente incomum, caracterizada por insuficiência cardíaca congestiva fulminante. A doença cardíaca foi relacionada com a ingestão excessiva de cobalto, que havia sido adicionado à cerveja para aumentar suas qualidades de formação de espuma. Quando o cobalto foi removido da cerveja, não foram mais relatados casos da cardiopatia.

ALUMÍNIO: Em 1972, uma síndrome nova chamada de "encefalopatia por diálise" foi relatada primeiro em pacientes com uremia submetidos a diálise renal crônica. O achado subseqüente de concentrações grandes de alumínio na substância cinzenta do cérebro de pacientes que morreram levou à sugestão de que a **encefalopatia resultava de intoxicação por alumínio.** Estudos epidemiológicos incriminaram o alumínio na água potável utilizada para preparar os dialisados, e a doença poderia ser eliminada pela remoção do alumínio na água. A intoxicação por alumínio com encefalopatia e osteomalacia pode ocorrer em pacientes (geralmente crianças) com uremia e que não estão submetidos a diálise, porém recebem medicação oral sob a forma de gel ligado a fosfato que contém alumínio.

Elementos Radioativos

Os elementos cujos isótopos radioativos são potencialmente lesivos incluem o rádio, estrôncio, urânio, plutônio, tório e iodo. Os efeitos tóxicos crônicos relacionam-se principalmente com carcinogênese induzida pela radiação. Os tumores individuais refletem a localização orgânica dos elementos e são discutidos nos capítulos que abordam patologia específica de órgãos.

DISFUNÇÃO REGULADORA TÉRMICA

A temperatura corporal é regulada pelo centro regulador térmico do hipotálamo, que modifica a perda de calor do corpo, e pela produção de calor, primariamente da atividade muscular. O centro hipotalâmico é sensível à estimulação térmica neural e humoral. Também há evidência de que responda a alterações da temperatura sangüínea de perfusão de até 0,5°C. Uma diminuição da temperatura da pele para menos de 32,8°C provoca uma descarga neural desse centro. A febre é produzida por um polipeptídio curto, a interleucina-1, que é liberada dos macrófagos. Também existe uma variação diurna na temperatura corporal, de cerca de 0,5°C.

O calor corporal é produzido como resultado da atividade metabólica celular e do trabalho muscular. O estresse pelo frio produz um aumento da produção de calor de 50 a 100%, por meio do aumento do tônus muscular, uma modificação que não está associada a movimento físico significativo. A produção de calor além desse nível requer real contração muscular, em geral sob a forma de calafrios, que podem aumentar a produção de calor consideravelmente.

A perda de calor corresponde a 50% do calor produzido pelo corpo; os outros 50% de energia térmica proporcionam a temperatura corporal de 37°C ± 1°C. Em grande parte, a perda de calor é regulada pelo volume sangüíneo. Dois fatores importantes estão envolvidos no sistema regulador dérmico: (1) fluxo sangüíneo para a pele e (2) uso de energia térmica para aquecer a parte da superfície da pele que está úmida com transpiração. A dilatação dessas arcadas para trazer o sangue para mais perto da superfície da pele facilita a transferência do calor, um processo que dá origem ao aspecto ruborizado durante exercício extenuante ou com tempo quente. Os meios para a dissipação do calor do corpo são condução, convecção e radiação de energia térmica, bem como a evaporação da transpiração (sensível e insensível) da superfície da pele. Sob condições basais, cerca de 5% do débito cardíaco vão para a pele, mas quando a vasodilatação é estimulada para aumentar a perda de calor, esse valor pode alcançar cerca de metade do débito cardíaco normal. No processo inverso, o frio ambiental causa vasoconstrição e uma redução do fluxo sangüíneo para a pele, um efeito visto como palidez.

Embora a superfície da pele seja o principal local de perda de calor, quantidades menores de energia térmica são perdidas durante o aquecimento do ar inspirado e através da transpiração. A pele possui glândulas sudoríparas abundantes cujos orifícios depositam a transpiração na superfície. A evaporação desse líquido contribui para a perda de energia térmica pela extração do calor de evaporação. Em repouso, uma pessoa perde normalmente cerca de 1 litro de transpiração insensível por dia. Durante atividade física extenuante ou em um ambiente quente, a produção de suor atua como uma importante fonte adicional de resfriamento.

A derme também possui uma camada gordurosa que funciona como isolante eficaz. Os seres humanos parecem utilizar a gordura corporal como um aparelho de adaptação para os climas frios. As pessoas que vivem perto e acima do Círculo Ártico com freqüência apresentam camadas dérmicas de gordura mais espessas que suas contrapartes do sul.

Hipotermia Refere-se a uma Diminuição da Temperatura Corporal para Menos de 35°C

A hipotermia pode resultar em lesão sistêmica ou focal, esta última exemplificada por **"pé de trincheira"** (*trench foot*) ou **"pé de imersão"** (*immersion foot*). Nesses tipos de hipotermia localizada, não ocorre congelamento tissular verdadeiro. A **geladura**, por outro lado, compreende a cristalização da água tissular. Não se deve esquecer que o paciente hospitalizado, especialmente se estiver sedado, com freqüência é colocado em um ambiente térmico mais frio que o ideal, o que pode exercer um efeito estressante. A perda de calor durante um procedimento cirúrgico pode ser notável, e a administração de relaxantes musculares compromete ainda mais a habilidade de produzir calor.

Hipotermia Generalizada

A imersão súbita em água a 4°C até 10°C reduz o fluxo sangüíneo central, além de diminuir a temperatura central do corpo e resfriar o sangue que perfunde o cérebro, o que resulta em confusão mental. A tetania muscular torna a natação impossível. Além disso, uma descarga vagal aumentada causa contrações ventriculares prematuras, arritmias ventriculares e até mesmo fibrilação.

Em uma tentativa de aumentar a produção de calor, o corpo imerso responde imediatamente, aumentando a atividade muscular e o consumo de oxigênio. Entretanto, existem limites para as fontes de energia disponíveis para o aquecimento sustentado. Em 30 minutos, a perda de calor excede a produção por causa da combinação de alta condução direta de calor (a partir de toda a superfície da pele) e tônus muscular alterado (provocado por dióxido de carbono arterial reduzido e exaustão). Então, a temperatura central começa a cair. A vasoconstrição periférica é uma resposta à conservação do calor. Além disso, há uma descarga neural simpática elevada, resultando em freqüência cardíaca elevada, taxas metabólicas basais elevadas e calafrios. Quando a temperatura central aproxima-se de 35°C, essa atividade pode estar 3 a 6 vezes acima do normal. Abaixo dessa temperatura, ocorrem declínios na freqüência cardíaca, na freqüência respiratória e na pressão arterial por causa da redução na reserva funcional.

Com o resfriamento prolongado, a diurese "induzida pelo frio" resulta em maior viscosidade sangüínea. Como conseqüência, o fluxo sangüíneo diminui e a associação oxigênio-hemoglobina é menos eficaz. O volume sistólico cardíaco diminui e a resistência vascular periférica aumenta como resultado direto tanto do "engrossamento" do sangue quanto da perda de plasma. O fator mais importante que ocasiona a morte é a arritmia cardíaca ou parada cardíaca súbita. Essas observações têm sido confirmadas e extendidas nas últimas décadas, em grande parte pela necessidade de se induzir hipotermia em pacientes submetidos a cirurgia de coração aberto. Na verdade, com controle farmacológico cuidadoso, períodos prolongados de temperatura corporal reduzida podem ser atingidos sem lesão residual.

Durante hipotermia prolongada — por exemplo, após acidente com um escalador de montanhas — várias das conseqüências de temperatura corporal reduzida estão relacionadas com função cerebrovascular alterada. Quando a temperatura central corporal atinge 32°C, o indivíduo exposto torna-se letárgico, apático e recolhido. Uma resposta característica é comportamento inadequado, inclusive o ato de despir-se, mesmo em ambiente frio. Um declínio adicional da temperatura aumenta a letargia, transformando-a em "torpor" intermitente e depois coma. Temperatura central abaixo de 28°C resulta em pulso fraco, respiração fraca e coma.

Embora não existam alterações morfológicas específicas nos indivíduos que sucumbiram à hipotermia, a pele exibe colorações vermelhas e roxas, tumefação das orelhas e das mãos, e vasoconstrição e vasodilatação irregulares. Áreas de miocitólise são observadas no coração. No pulmão encontram-se edema do parênquima e hemorragia intra-alveolar, intrabrônquica e intersticial.

Alterações Térmicas Focais

Conforme discutido antes, a redução local da temperatura tissular, em particular na pele, associa-se a vasoconstrição local. A água tissular cristaliza-se caso o sangue circulante seja insuficiente para opor-se à perda térmica persistente. Quando o congelamento ocorre lentamente, formam-se cristais de gelo dentro da célula e no espaço intersticial. Concomitantemente, são excluídos os géis ricos em eletrólitos. A lesão das organelas celulares reflete as drásticas alterações nas concentrações iônicas do volume excluído. A desnaturação de macromoléculas ocorre em seguida, bem como a ruptura física das membranas celulares pelo gelo. Quando o congelamento é rápido, forma-se uma estrutura semelhante a gel dentro da célula que não possui os cristalóides de água. Essa água sólida reduz a extensão das lesões mecânica e química. Aparentemente, a lesão celular mais importante se dá no descongelamento, quando ocorre a ruptura mecânica das estruturas da membrana. Esse pode ser o resultado de uma mudança do estado de gel para o de cristal.

A lesão celular mais significativa biologicamente surge no revestimento endotelial dos capilares e das vênulas, um efeito que altera a permeabilidade dos pequenos vasos. Essa lesão desencadeia extravasamento de plasma, formação de edema e de vesículas localizadas e uma reação inflamatória. Enquanto a geladura resulta de congelamento verdadeiro da água, o pé de imersão (pé de trincheira) é provocado por uma redução prolongada da temperatura tissular até um ponto não suficientemente baixo para congelar o tecido. Esse resfriamento provoca ruptura celular e alterações vasculares que se assemelham às observadas durante a fase de cicatrização do congelamento tissular local. O alvo, de novo, parece ser a célula endotelial. São proeminentes a trombose local e as alterações provocadas por permeabilidade alterada. A oclusão vascular com freqüência provoca gangrena.

Hipertermia Significa Aumento da Temperatura Corporal

As respostas tissulares à hipertermia são semelhantes, em alguns aspectos, às provocadas pelas lesões de congelamento. Nos dois casos, a lesão do endotélio vascular resulta em permeabilidade vascular alterada, edema e vesículas. O grau de lesão depende tanto da magnitude da elevação da temperatura quanto da rapidez com que é atingida. Evidentemente, a temperatura elevada de qualquer sistema vivo aumenta sua taxa metabólica. Entretanto, acima de um certo limite térmico, ocorrem desnaturação de enzimas e precipitação de outras proteínas. Além disso, ocorre o "derretimento" das bicamadas lipídicas das membranas celulares.

Hipertermia Sistêmica

A hipertermia sistêmica é uma elevação da temperatura central corporal. Ocorre por causa de (1) maior produção de calor, (2) menor eliminação de calor do corpo (refletindo uma resposta aberrante do centro regulador térmico) ou (3) perturbação do próprio centro regulador térmico. Também pode ocorrer porque o calor é conduzido para o corpo mais rápido do que o sistema é capaz de eliminar a "carga térmica" adicional.

Uma temperatura corporal acima de 42,5°C causa perturbações funcionais profundas, inclusive vasodilatação geral, função cardíaca ineficiente e respiração alterada. Preparados isolados de coração e pulmão falham nessa mesma temperatura, sugerindo uma limitação inerente da temperatura no sistema cardiovascular e, talvez, nas próprias células do miocárdio. **Em geral, as elevações de temperatura sistêmica acima de 41°C a 42°C não são compatíveis com a vida.**

Elevações de temperatura sistêmica são chamadas comumente de "febre". Durante processos infecciosos e respostas inflamatórias, a interleucina-1 e o fator de necrose tumoral, derivados dos macrófagos, aparentemente reajustam o "termostato" orgânico para permitir um nível mais elevado de temperatura central corporal. Entretanto, esse pode não ser o único fator térmico.

Existem poucas, se é que existem, alterações patológicas definidas associadas à febre individualmente. Os achados físicos incluem freqüência cardíaca e freqüência respiratória elevadas, vasodilatação periférica e diaforese, todos mecanismos conhecidos de regulação térmica. O sistema nervoso central responde com irritabilidade, desassossego e, particularmente em crianças, convulsões. As elevações noturnas de temperatura com "suores noturnos" são uma característica de infecção granulomatosa pulmonar (especialmente tuberculose) e também são observadas nas doenças linfoproliferativas. A elevação prolongada da temperatura pode produzir definhamento, principalmente por causa de um índice metabólico aumentado.

A **hipertermia maligna** é uma alteração térmica peculiar, acompanhada de estado hipermetabólico e, com freqüência, de rabdomiólise (necrose muscular), que ocorre após anestesia em pessoas suscetíveis. A causa desse distúrbio autossômico dominante está associada a mutações no gene que codifica o receptor de rianodina do retículo sarcoplasmático. A lesão muscular é provocada por concentração anormalmente alta de cálcio produzida por liberação acelerada de Ca^{2+} através do canal mutante de liberação de cálcio.

A **intermação** é uma forma de hipertermia que não é mediada por pirogênios endógenos. Surge sob condições de temperaturas ambientais muito altas e reflete respostas inadequadas de resfriamento dos sistemas reguladores térmicos. Quase sempre a intermação ocorre em lactentes e crianças pequenas e nos bastante idosos. Freqüentemente, o distúrbio associa-se a uma doença crônica subjacente e à ingestão de diuréticos, tranqüilizantes que podem afetar o centro regulador térmico hipotalâmico, ou drogas que inibem a transpiração. Uma outra forma de intermação é observada em homens saudáveis durante exercício físico incomumente vigoroso. Acidose láctica, hipocalcemia e a rabdomiólise podem ser problemas graves, e quase um terço dos pacientes com intermação por esforço desenvolve insuficiência renal aguda mioglobinúrica. A intermação não é tratável com antipiréticos padronizados, e a única terapia efetiva é o resfriamento externo e a reposição de líquidos e eletrólitos.

Queimaduras Cutâneas

As queimaduras cutâneas são a forma mais freqüente de hipertermia localizada. Tanto a temperatura elevada quanto o índice de alteração da temperatura são importantes na determinação do padrão de resposta tissular. Uma temperatura de 70°C ou mais por alguns segundos provoca necrose de todo o epitélio dérmico, enquanto uma temperatura de 50°C pode ser mantida durante 10 minutos ou mais sem matar as células.

As **queimaduras cutâneas foram separadas em três categorias de gravidade: queimaduras de primeiro, segundo e terceiro graus** (Fig. 8.19). Uma classificação mais moderna refere-se a queimaduras da espessura completa (terceiro grau) e da espessura parcial (primeiro e segundo graus).

- **Queimaduras de primeiro grau,** como queimadura solar leve, são reconhecidas por congestão e dor, porém não estão associadas a necrose. A lesão endotelial leve produz vasodilatação, permeabilidade vascular aumentada e leve edema.
- **Queimaduras de segundo grau** provocam necrose do epitélio, mas não afetam a derme. Clinicamente, essas queimaduras são identificadas por vesículas nas quais o epitélio está separado da derme.
- **Queimaduras de terceiro grau** carbonizam tanto o epitélio quanto a derme subjacente. Histologicamente, a epiderme e a derme estão carbonizadas e a estrutura celular é perdida.

Um dos distúrbios sistêmicos mais sérios causados por queimaduras cutâneas extensas surge do fato de que as superfícies desnudas da pele "exsudam" plasma. As pessoas com queimaduras de terceiro grau podem perder cerca de 0,3 ml de água corporal por centímetro quadrado de área queimada por dia. As resultantes hemoconcentração e má perfusão vascular da pele e de outras vísceras complicam a recuperação desses pacientes. Muitas pessoas gravemente queimadas, particularmente com mais de 70% da superfície corporal acometidos por queimaduras de terceiro grau, desenvolvem choque e necrose tubular aguda, circunstâncias em que a mortalidade é muito alta. Pacientes gravemente queimados que sobrevivem mais tempo encontram-se sob maior risco de infecções superficiais letais e sepse.

A cura das queimaduras cutâneas está relacionada com a magnitude da destruição tissular. Por definição, queimaduras de primeiro grau exibem pouca ou nenhuma perda celular, e a cura exige apenas a recuperação ou a substituição das células endoteliais lesadas. As queimaduras de segundo grau também curam sem deixar cicatriz porque as células basais da epiderme não são destruídas e servem como fonte de células regeneradoras para o epitélio. As queimaduras de terceiro grau, nas quais há destruição de toda a espessura da epiderme, apresentam um conjunto separado de problemas. Se a destruição não atingir os apêndices da pele, a reepitelização pode surgir a partir desses focos. Inicialmente, ilhas de proliferação nos orifícios dessas glândulas crescem e coalescem, cobrindo a superfície. A infecção saprofítica do tecido carbonizado é comum e constitui uma outra dificuldade para a cicatrização. Queimaduras mais profundas que destroem os apêndices da pele necessitam de enxerto de epiderme nova na área debridada para estabelecer uma cobertura funcional. A pele queimada que não é substituída por enxerto cicatriza com

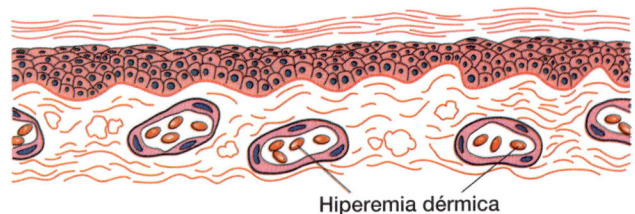
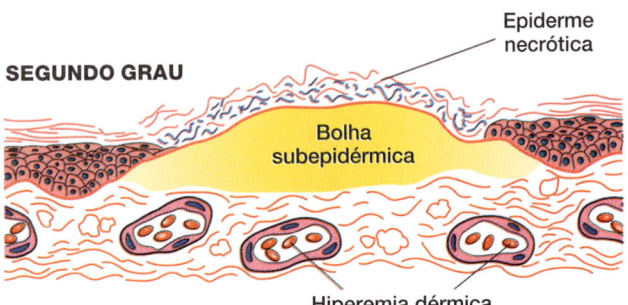
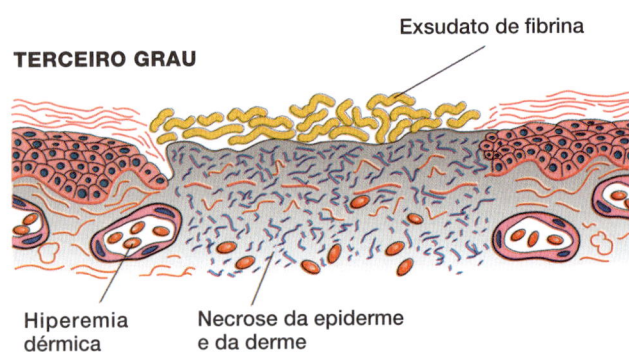

FIGURA 8.19
Patologia das queimaduras cutâneas. A queimadura de primeiro grau exibe apenas dilatação dos vasos sangüíneos dérmicos. Na queimadura de segundo grau, há necrose da epiderme e coleção de edema subepitelial sob a epiderme necrótica, formando uma bolha. Na queimadura de terceiro grau, tanto a epiderme quanto a derme são necróticas.

formação de cicatriz densa. Como esse tecido conjuntivo não possui a elasticidade da pele normal, contraturas que limitam o movimento podem ser o resultado final. Nas queimaduras graves, camadas epiteliais têm sido produzidas in vitro a partir de queratinócitos cultivados derivados da pele sobrevivente do próprio paciente. A aplicação dessas camadas de epitélio escamoso às áreas queimadas tem permitido a sobrevida de pacientes gravemente lesados que, anteriormente, com certeza teriam morrido.

Queimaduras por Inalação

As pessoas presas em edifícios e veículos em combustão são expostas a materiais inflamáveis aerossolizados e ar aquecidos a temperaturas muito elevadas. A inalação desses vapores nocivos lesa ou destrói o epitélio do trato respiratório desde a cavidade oral até os alvéolos. Se o paciente sobreviver ao episódio agudo, o resultado final de tal queimadura será o desenvolvimento da síndrome de angústia respiratória do adulto (SARA), que, por si, pode ser fatal (ver Cap. 12).

Queimaduras por Eletricidade

A lesão por eletricidade produz dano de duas formas: (1) através de uma disfunção elétrica do sistema de condução cardiovascular e do sistema nervoso e (2) através da conversão de energia elétrica a energia térmica quando a corrente encontra a resistência dos tecidos. **Como a energia elétrica tem potencial de romper o sistema elétrico dentro do coração, com freqüência provoca a morte através de fibrilação ventricular.** A quantidade de corrente necessária para produzir tal ruptura depende, em parte, de sua via através do corpo e de sua facilidade em penetrar na pele. Uma pessoa que, inadvertidamente, toque um fio de 120-V em uma sala de estar pode sofrer queimaduras na mão por causa da resistência elétrica da pele que entra em contato com o fio. Uma pessoa que, inadvertidamente, toque o mesmo fio em uma banheira, pode não apresentar manifestações cutâneas, mas pode morrer em decorrência da atividade elétrica desordenada no coração. Neste último caso, a pele úmida fornece uma entrada de baixa resistência para a corrente, permitindo assim maior fluxo de corrente para o corpo inteiro.

As queimaduras da pele por eletricidade refletem a voltagem, a área de condutância elétrica e a duração do fluxo da corrente (Fig. 8.20). A corrente de voltagem muito alta carboniza o tecido e produz uma queimadura de terceiro grau. Por outro lado, superfícies amplas e úmidas expostas ao mesmo fluxo exibem alteração menos grave. Com correntes de voltagem muito alta, a força pode ser quase "explosiva", caso em que a vaporização da água tissular produz lesão extensa.

DOENÇAS RELACIONADAS COM A ALTITUDE

A doença das grandes altitudes é rara, em grande parte porque ocorre aclimatação dos escaladores de montanhas antes de altitudes extremas serem atingidas. Entretanto, existe um limite de altitude além do qual a vida humana não pode ser mantida por períodos prolongados. Comunidades nos Andes conseguem viver entre 4.000 e 4.300 metros. Os habitantes adaptam-se à pressão e à disponibilidade de oxigênio reduzidas desenvolvendo hematócritos elevados e tórax amplos "em barril", com volume pulmonar aumentado. Mesmo aqueles que vivem nessa região não sobrevivem a elevações acima de 5.500 a 6.000 metros. Estadas prolongadas nessa altitude resultam em perda de peso, dificuldade para dormir e letargia, talvez por causa do redirecionamento da energia celular simplesmente para a sobrevivência. Por exemplo, 75 a 90% do oxigênio obtido por inspiração a 6.000 metros são utilizados para o esforço da própria inspiração.

As modificações induzidas pela grande altitude relacionam-se com pressão atmosférica diminuída e, portanto, com disponibilidade reduzida de oxigênio. Sugeriu-se que a tensão de oxigênio reduzida e a pequena capacidade dos pulmões de extrair oxigênio sob pressões mais baixas produzem hipoxia, que talvez seja a causa mais importante de doença das grandes altitudes. A reserva estreita é ilustrada pela observação de que a atividade física nessas altitudes causa uma diminuição da pressão parcial do oxigênio arterial, enquanto atividade física comparável ao nível do mar não altera a saturação de oxigênio. Ao nível do mar, o débito cardíaco limita o exercício, enquanto em grandes altitudes a capacidade de difusão do pulmão para oxigênio parece ser o determinante.

A aclimatação à hipoxia crônica em grandes altitudes resulta em um esforço ventilatório reduzido. As pessoas aclimatadas exibem elevações em (1) número de capilares por unidade de cérebro, músculo e miocárdio; (2) quantidade de mioglobina nos tecidos; (3) número de mitocôndrias por célula; e (4) hematócrito. Em algumas horas ocorre aumento dos níveis de 2'3'-difosfoglicerato eritrocitário, que aumenta o aporte de oxigênio para os tecidos, mas a indução de policitemia exige meses. Alguns dos efeitos menos importantes das grandes altitudes são edema sistêmico, hemorragias retinianas e expulsão de flatos. As doenças mais sérias não-fatais são doença da montanha (aguda e crônica) e deterioração das grandes altitudes. Pode desenvolver-se doença fatal sob a forma de **edema pulmonar das grandes altitudes e encefalopatia das grandes altitudes.**

- **Edema sistêmico das grandes altitudes:** Essa afecção resulta de uma modificação assintomática da permeabilidade vascular, particularmente nas mãos, face e pés, e ocorre, com mais freqüência, acima de 3.000 metros de altitude. Reflete-se apenas em ganho de peso; no retorno a uma altitude menor, a diurese faz com que o edema desapareça. Essa enfermidade é duas vezes mais comum em mulheres que em homens. A causa dessa condição peculiar não é conhecida, e uma resposta endotelial à hipoxia proporciona uma explicação apenas parcial.
- **Hemorragia retiniana por grandes altitudes:** Uma análise crítica por meio de exame do fundo do olho revelou que 30 a 60% das pessoas que dormem em altitudes acima de 5.000 metros apresentam hemorragias retinianas. Os efeitos iniciais incluem ingurgitamento e tortuosidade vascular da retina. Também se observa hiperemia do disco óptico, com subseqüentes hemorragias múltiplas em forma de chama. Essas alterações são reversíveis.
- **Flatos por grandes altitudes:** As alterações na pressão externa e a produção de gás intestinal contribuem para a expansão dos conteúdos da luz do intestino e aumentam os flatos em altitudes acima de 3.500 metros. Não se associou doença físi-

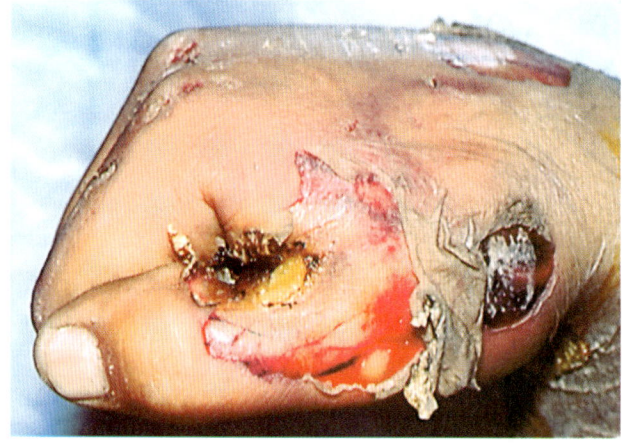

FIGURA 8.20
Queimadura da pele por eletricidade. A vítima foi eletrocutada ao tentar evitar cair de uma escada segurando em um fio de alta-voltagem.

ca específica a essas alterações, embora tenham sido encontrados problemas sociais.

- **Doença aguda da montanha:** Essa condição é rara em altitudes inferiores a 2.500 metros, mas ocorre, de certa forma, em quase todas as pessoas em altitudes de 3.000 até 3.600 metros. A apresentação inicial inclui cefaléia, cansaço, anorexia, fraqueza e dificuldade no sono. O mecanismo fisiopatológico subjacente a essa doença relaciona-se, em parte, com hipoxia e desvio do líquido plasmático para o espaço intersticial. A adaptação por meio de uma modificação da função pulmonar (freqüência respiratória aumentada) provoca alguma melhora da doença. Com certeza, está indicada a descida para altitudes mais baixas. Com freqüência, a exacerbação crônica ou subaguda dessa doença também ocorre em altitudes mais baixas, e os sintomas podem ser graves. Não se conhece a base da doença.
- **Deterioração das grandes altitudes:** Em geral ocorrendo em altitudes mais elevadas (5.500 metros ou mais), a deterioração das grandes altitudes apresenta-se como uma diminuição do desempenho físico e mental. A combinação de hipoxia crônica, ingestão inadequada de líquidos e nutrição inadequada, junto com volume plasmático diminuído e hemoconcentração são fatores agravantes.
- **Edema pulmonar e edema cerebral das grandes altitudes:** Problemas sérios das grandes altitudes, inclusive edema pulmonar e edema cerebral, podem ocorrer com uma subida rápida até alturas de mais de 2.500 metros, particularmente em pessoas suscetíveis que não toleram dormir em altitudes mais elevadas. Ocorrem taquicardia, sobrecarga ventricular direita e redução acentuada na pressão do oxigênio arterial, porém não há alteração no pH ou na retenção de dióxido de carbono. Na radiografia, observa-se um infiltrado pulmonar disperso característico. A hipertensão pulmonar é comum nos pacientes com edema pulmonar das grandes altitudes. A vasoconstrição hipóxica e a trombose intravascular foram propostas como causas de hipertensão pulmonar. Com o evoluir do processo, o débito cardíaco fica reduzido e a pressão arterial sistêmica cai. As arteríolas pré-capilares tornam-se dilatadas, aumentando a pressão do leito capilar e induzindo a edema intersticial e alveolar. Os achados de necropsia incluem edema pulmonar confluente grave, exsudatos alveolares proteináceos e formação de membrana hialina. Observou-se a obstrução capilar por trombos. Coração dilatado e artérias pulmonares aumentadas são encontrados comumente.
- A **encefalopatia por grandes altitudes** caracteriza-se por confusão, letargia e coma. As necropsias revelam, de forma consistente, edema cerebral e congestão vascular. Um mecanismo proposto é o de hipoxia cerebral grave com inibição da bomba de sódio e resultante edema intracelular.

LESÕES FÍSICAS

O efeito do traumatismo mecânico relaciona-se com a força transmitida para o tecido, com a velocidade com que a transferência ocorre, com a área da superfície para qual a força é transferida e com a área do corpo que é lesada. A ruptura da continuidade do tecido resulta em uma ferida. Entretanto, deve ser lembrado que a transmissão da energia absorvida pode produzir alterações em qualquer outra parte do corpo.

- **Força empregada:** A quantidade de energia liberada relaciona-se com a velocidade e a massa do objeto que atinge a pessoa ou com a velocidade e a massa da pessoa que colide com um objeto estacionário. Além do deslocamento lateral, muitos objetos que atingem pessoas — desde projéteis até rodas de automóvel — apresentam forças rotacionais. A prolongação do período de impacto dissipa um pouco da energia, como o que ocorre quando um boxeador "gira com um soco".
- **Área de transferência:** A área sobre a qual ocorre a transferência da força é particularmente importante. A intensidade — ou seja, a força exercida por unidade de área — diminui com o aumento da área. Um capacete protetor não diminui a força de uma pancada ou de um projétil, porém a difunde por uma área maior.
- **Área corporal:** A área do corpo afetada pelo traumatismo físico desempenha um papel importante. A complexibilidade do tecido adjacente à força transmitida determina, em parte, seu efeito. Uma pancada em uma massa muscular grande, como a coxa ou a parte superior do braço, com freqüência, é menos lesiva que uma pancada direta no osso mal protegido, como a porção anterior da tíbia. Além disso, a distribuição da força é importante. Pancadas sobre uma víscera oca podem romper o órgão por causa da compressão do líquido ou gás que ela contém; os órgãos aninhados abaixo da pele, como o fígado, podem ser rompidos com facilidade. Um impacto diretamente sobre o coração pode mesmo perturbar seus sistemas elétricos.

Contusão É uma Área Localizada de Lesão Mecânica com Hemorragia Focal

Uma força com energia suficiente pode romper capilares e vênulas dentro de um órgão por meios físicos apenas. Se isso ocorrer na pele, haverá perda de sangue para um espaço tissular, com conseqüente alteração da coloração. A alteração pode ser tão limitada que a única alteração histológica será hemorragia nos espaços tissulares fora do compartimento vascular. A ocorrência de uma coleção sangüínea individualizada dentro do tecido é chamada de *hematoma*. Inicialmente, o sangue desoxigenado torna a área azul a preto-azulada, como no clássico "olho roxo". Os macrófagos ingerem os eritrócitos e convertem a hemoglobina em bilirrubina, mudando assim a cor de azul para amarelo. Tanto a mobilização do pigmento pelos macrófagos quanto o metabolismo posterior da bilirrubina fazem com que o amarelo desvaneça até verde-amarelado e, então, desapareça.

Abrasão É uma Alteração da Pele Provocada por Esmagamento ou Esfolamento

A força que produz ruptura, que pode ser direta ou tangencial, pode promover uma porta de entrada para microrganismos. Pode haver ruptura da própria epiderme e também pode haver distorção vascular das células dentro da derme. O impacto do agente e sua configuração são freqüentemente observados nessas feridas e têm interesse especial para o patologista forense.

Laceração É uma Separação ou um Rasgo da Pele

As lacerações são o resultado de um impacto mais forte do que o que provoca uma abrasão e, em geral, são resultantes de deslocamento unidirecional. Quando apresentam as margens esmagadas, são denominados *laceração com abrasão*.

As Feridas São Rupturas Mecânicas da Integridade Tissular

Incisão é a abertura deliberada da pele por um instrumento cortante, normalmente o bisturi do cirurgião. As incisões apresentam margens particularmente bem definidas e, mais importante, não poupam tecido na profundidade da ferida. As **feridas penetrantes profundas** produzidas por projéteis em alta velocidade, como balas de revólver, com freqüência são enganadoras, porque a força do projétil, à medida que atravessa o corpo, pode ser liberada em pontos distantes daquele da entrada. As balas, por girarem, produzem uma ferida de entrada bem definida e normalmente arredondada (Fig. 8.21). Entretanto, uma vez que o projétil penetre no músculo, ele pode fragmentar-se, girar sobre si mesmo ou até explodir, resultando em grau acentuado de lesão tissular e em uma ferida de saída grande e dentada. O estudante interessado pode obter informação mais detalhada sobre essa área da patologia forense na relação de leituras sugeridas no final deste capítulo.

RADIAÇÃO

Pode-se definir radiação simplesmente como emissão de energia por um corpo, sua transmissão através de um meio interveniente e sua absorção por um outro corpo. De acordo com essa definição, a radiação engloba todo o espectro eletromagnético e algumas partículas com carga emitidas por elementos radioativos. As partículas alfa, como a radiação emitida por P^{32}, e as partículas beta de elementos como o trítio (H^3) e C^{14} têm amplo emprego em pesquisa e diagnóstico, mas apresentam alguns riscos para os seres humanos. A radiação de alta energia, sob a forma de raios gama ou X, é a mediadora da maioria dos efeitos biológicos discutidos aqui. Não se consideram os efeitos da radiação ultravioleta, já que são discutidos nos Caps. 5 e 24.

Hoje em dia, a prática médica é inconcebível sem o uso de radioisótopos diagnósticos e terapêuticos, radiografias clínicas e radioterapia. Por outro lado, explosões nucleares e exposição acidental à radiação em usinas nucleares provocam lesão e morte. Aqui, são focalizadas as conseqüências patológicas da exposição à radiação. A radiação é quantificada de diversas formas:

- **Um roentgen** é a medida da emissão de energia radiante oriunda de uma fonte. Essa unidade refere-se à quantidade de ionização produzida no ar.
- **Um rad** mede a absorção de energia radiante, que é, do ponto de vista biológico, o parâmetro mais importante. Um rad define a energia, expressa como ergs, absorvida por um tecido. Um rad equivale a 100 ergs por grama de tecido.
- **Um gray** (Gy) é uma unidade que corresponde a 100 rad (1 joule/kg de tecido), e um centigray (cGy) equivale a um rad.
- A unidade **rem** foi introduzida para descrever o efeito biológico produzido por um rad de radiação de alta energia, porque partículas de baixa energia produzem mais danos biológicos que raios gama ou X.
- **Um sievert** é a dose em grays multiplicada por um fator de qualidade Q adequado, de forma que um sievert de radiação é grosseiramente equivalente, em termos de eficácia biológica, a 1 Gy de raios gama.

Para os objetivos dessa discussão de patologia induzida por radiação, o roentgen, o rad e o rem são considerados comparáveis. Os detalhes da biologia de radiação são assunto de vasta literatura, e o aluno pode consultar a lista de leituras sugeridas no final deste capítulo.

 Patogenia: No nível celular, a radiação apresenta essencialmente dois efeitos: (1) efeito somático associado a morte aguda da célula e (2) indução de lesão genética. Acredita-se que a morte celular induzida por radiação seja provocada pelos efeitos agudos da radiólise da água (ver Cap. 1). A produção de formas de oxigênio ativadas pode resultar em peroxidação lipídica, lesão de membrana e, possivelmente, interação com macromoléculas da célula. O dano genético à célula, quer provocado por absorção direta de energia pelo DNA (a teoria do alvo) quer causado indiretamente por uma reação de DNA com radicais de oxigênio, é expresso como uma

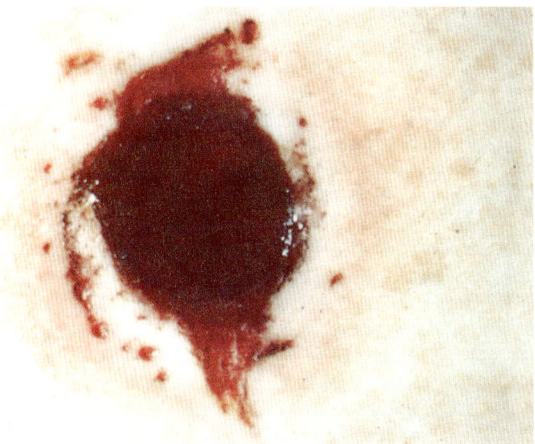
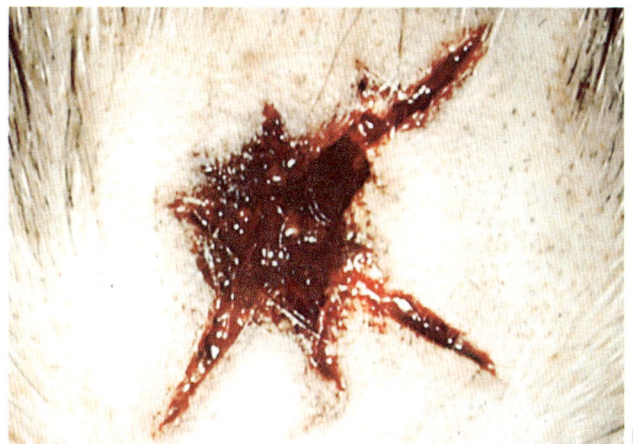

FIGURA *8.21*
Feridas a bala. *A.* **A ferida da perfuração de entrada apresenta contornos precisos.** *B.* **A ferida de saída é irregular, com as lacerações características em estrela.**

mutação ou como uma falha reprodutiva. Tanto a mutação quanto a falha reprodutiva podem levar à morte celular tardia, e a mutação está incriminada no desenvolvimento de neoplasia induzida por radiação.

A sensibilidade diferencial dos tecidos à radiação é conhecida desde o início do século passado. Por exemplo, o intestino e a medula óssea hematopoética são muito mais vulneráveis à radiação que tecidos como osso e cérebro. A vulnerabilidade de um tecido ao dano induzido por radiação depende de seu índice de proliferação, que por sua vez correlaciona-se com o período de vida natural das células constituintes. Lesão no DNA de uma célula de vida longa e não-proliferativa não oferece, necessariamente, uma ameaça a sua função ou a sua viabilidade, porque as funções reprodutivas e metabólicas das células são propriedades separadas. Por outro lado, uma célula de vida curta e proliferativa como a célula da cripta intestinal ou um precursor hematopoético precisa ser rapidamente reposta pela divisão das células-tronco e dos precursores envolvidos. Quando a lesão de DNA induzida por radiação impede a mitose dessas células, os elementos maduros não são repostos e o tecido não pode mais desempenhar suas funções.

Antes de discutir a lesão estrutural e funcional produzida pela radiação, é importante distinguir entre irradiação do corpo inteiro e irradiação localizada. Exceto em circunstâncias incomuns, como na irradiação de dose alta que precede o transplante de medula óssea, níveis significativos de irradiação no corpo inteiro resultam apenas de acidentes industriais ou da explosão de armas nucleares. Em contrapartida, a irradiação localizada é um produto intermediário inevitável de qualquer procedimento radiológico diagnóstico, e é o resultado intencional da radioterapia. Ocorre morte celular somática rápida apenas com doses de radiação extremamente altas, bem acima de 1.000 rads. É morfologicamente indistinguível da necrose de coagulação produzida por outras causas (ver Cap. 1). Por outro lado, a lesão irreversível na capacidade de replicação da célula exige doses bem mais baixas, possivelmente de apenas 50 rads.

A Irradiação do Corpo Inteiro Lesa Muitos Órgãos

Felizmente, ocorreram poucos casos de doença humana provocada por irradiação em todo o corpo, e a maior parte da informação atual deriva de estudos sobre os sobreviventes das bombas atômicas no Japão. Mais informações podem surgir com base no estudo sobre os sobreviventes da amostra muito menor de pessoas expostas no acidente da usina nuclear de Chernobil, na Ucrânia, em 1986.

Como doses comparáveis de energia radiante são transmitidas para todos os órgãos, na irradiação de todo o corpo o desenvolvimento das diferentes síndromes agudas de radiação reflete as diferenças da vulnerabilidade dos tecidos-alvo (Fig. 8.22).

300 cGy: Com essa dose, desenvolve-se, em 2 semanas, uma síndrome caracterizada por **insuficiência hematopoética**. Após a depressão inicial de linfócitos circulantes, uma diminuição progressiva dos elementos formados do sangue leva, por fim, a sangramento, anemia e infecção. Esta última com freqüência é a causa da morte.

10 Gy: Com uma dose próxima a essa, a principal causa de morte relaciona-se com o **sistema gastrintestinal**. Embora os sintomas gastrintestinais caracterizem a faixa de variação da dose total da exposição do corpo todo, com níveis mais elevados ocorre destruição grave de todo o epitélio do trato gastrintestinal em 3 dias, tempo correspondente ao ciclo de vida normal das células

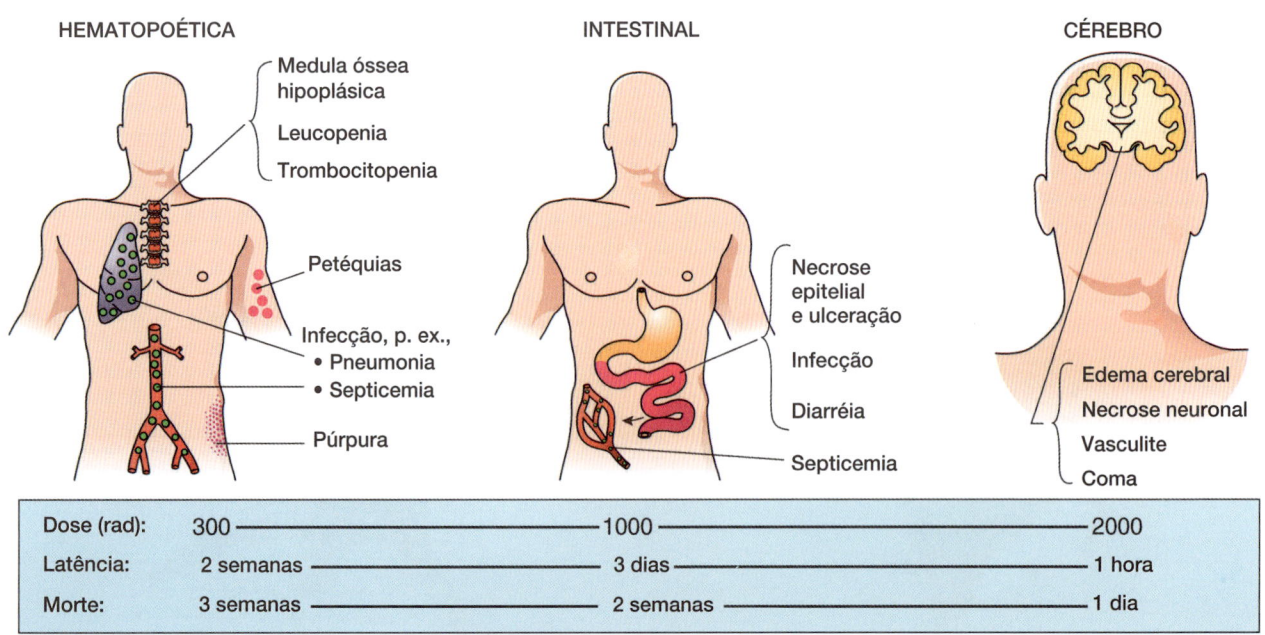

FIGURA 8.22
Síndromes de radiação aguda. Com uma dose de aproximadamente 300 rads de radiação do corpo inteiro, a síndrome caracterizada por insuficiência hematopoética desenvolve-se em 2 semanas. Nas proximidades de 1.000 rads, vê-se uma síndrome gastrintestinal com latência de apenas 3 dias. Com doses de 2.000 rads ou mais, surge doença do sistema nervoso central em uma hora, e a morte segue-se rapidamente.

das vilosidades e das criptas. Como conseqüência, a homeostase líquida do intestino é rompida e ocorrem diarréia e desidratação graves. Além disso, a barreira epitelial às bactérias intestinais é quebrada, e os microrganismos invadem e disseminam-se através do corpo. Septicemia e choque matam a vítima.

20 Gy: Com exposição do corpo todo a doses de 20 Gy ou mais, a lesão no sistema nervoso central causa morte em algumas horas. Na maioria dos casos, predominam edema cerebral e perda da integridade da barreira hematocefálica, provocada pela lesão endotelial. Com doses extremas, pode-se esperar necrose de neurônios provocada por radiação. Seguem-se convulsões, coma e morte.

EFEITOS FETAIS: Os efeitos da irradiação do corpo todo sobre o feto humano foram documentados em estudos sobre os sobreviventes das explosões das bombas atômicas no Japão. Mulheres grávidas expostas a doses de 25 rads ou mais geraram bebês com tamanho reduzido da cabeça, crescimento geral diminuído e retardo mental. (A exposição intra-uterina à radiação em Nagasaki foi significativamente menos teratogênica que a de Hiroshima. Essa disparidade foi atribuída a uma diferença na qualidade de radiação nas duas cidades. A bomba jogada em Hiroshima produziu radiação de nêutrons rápidos muito maior [20% em comparação a 1% da energia total liberada], o que representa menor energia do que doses comparáveis de raios gama e, portanto, produz dano biológico muito maior.)

Em estudos sobre condições clínicas de crianças expostas a doses terapêuticas de radiação *in utero,* o tempo mais provável para a produção de retardo do crescimento e de microcefalia ficou entre a terceira e a vigésima semanas de gestação. Outros efeitos da radiação *in utero* incluem hidrocefalia, microftalmia, coriorretinite, cegueira, espinha bífida, fenda palatina, tálipe eqüinovaro e alterações genitais. Os dados derivados de estudos experimentais e em seres humanos apóiam firmemente a conclusão de que as malformações congênitas são muito improváveis com doses inferiores a 20 rads após o décimo quarto dia de gestação. Entretanto, doses mais baixas podem produzir efeitos mais sutis, como diminuição da capacidade mental. **Para proteger contra tal possibilidade, a dose máxima permitida para exposição do feto a partir da exposição da mãe grávida está bem abaixo da dose teratogênica conhecida.**

EFEITOS GENÉTICOS: Os efeitos genéticos potenciais da radiação têm sido a fonte de considerável alarme público. Aqui também há escassez de evidências, e a maioria dos dados sobre os quais se baseiam as previsões de efeitos genéticos humanos derivam de resultados experimentais. **Após acompanhamento prolongado, mesmo os sobreviventes de Hiroshima e Nagasaki não manifestam evidência de lesões genéticas sob a forma de alterações congênitas ou de doenças hereditárias na prole subseqüente ou em seus descendentes.** Em animais experimentais, o risco de mutação induzida por rad é, no máximo, apenas 0,5 a 5% do risco da mutação espontânea (estimada em 10% em nativivos em seres humanos). Em outras palavras, a exposição experimental à radiação necessária para dobrar o índice de mutação espontânea situa-se entre 20 e 200 rads. Dessa forma, mesmo com as estimativas mais pessimistas, o risco de lesão genética nas gerações futuras por causa da radiação parece ser pequeno, tendendo a desaparecer.

ENVELHECIMENTO: O achado de que roedores expostos à irradiação do corpo inteiro apresentam um período de vida encurtado levou à sugestão de que a radiação acelera o processo de envelhecimento. Um estudo de mortalidade entre os sobreviventes das explosões das bombas atômicas no Japão não evidenciou nenhum excesso de mortalidade não atribuível a neoplasia. Nem existe qualquer evidência de aceleração em doença entre os sobreviventes pertencentes a qualquer ponto da faixa de variação etária. **Por conseguinte, os efeitos da radiação ionizante sobre a mortalidade são específicos, e não há razão para acreditar-se que envelhecimento prematuro em seres humanos ou carcinogênese induzida por radiação devam-se a uma aceleração geral do envelhecimento.**

A Lesão por Radiação Localizada Complica a Radioterapia para Tumores

Durante a radioterapia para neoplasias malignas, inevitavelmente algum tecido normal é incluído no campo de radiação. Embora quase qualquer órgão possa ser danificado pela radiação, os tecidos clinicamente importantes são pele, pulmões, coração, rim, bexiga e intestino — órgãos difíceis de proteger (Fig. 8.23). Lesão localizada na medula óssea tem claramente pequena conseqüência funcional por causa da imensa capacidade de reserva do sistema hematopoético.

 Patologia: O dano persistente ao tecido exposto à radiação pode ser atribuído a dois fatores principais: (1) comprometimento do suprimento vascular e (2) reação de reparação fibrótica à necrose aguda e à isquemia crônica. A lesão tissular induzida por radiação afeta, predominantemente, pequenas artérias e arteríolas. As células endoteliais são os elementos mais sensíveis dos vasos sangüíneos e exibem tumefação e necrose de forma aguda. Cronicamente, as paredes tornam-se

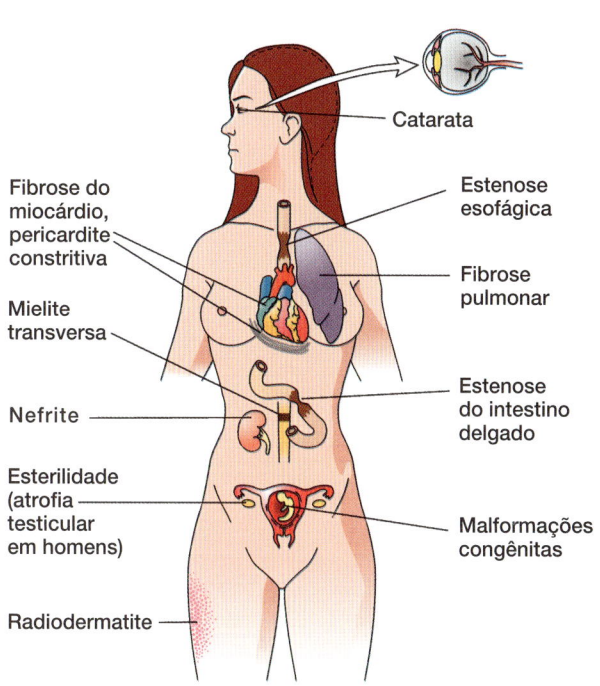

FIGURA 8.23
Complicações não-neoplásicas da radiação.

espessadas pela proliferação de células endoteliais e pelos depósitos de colágeno e de outros elementos de tecido conjuntivo na subíntima. É típica a vacuolização acentuada das células da íntima, as denominadas células espumosas. Nas pequenas artérias, observam-se fragmentação da lâmina elástica interna, perda de células da musculatura lisa e cicatrização na média e fibrose da adventícia. Fibroblastos bizarros com núcleos hipercromáticos grandes são comuns e refletem provavelmente dano no DNA induzido por radiação.

Manifestações Clínicas: A necrose aguda provocada pela radiação é representada por enfermidades como **pneumonite por radiação, cistite, dermatite** e diarréia provocada por **enterite**. A doença crônica caracteriza-se por **fibrose intersticial** no coração e pulmões, estenoses esofágicas e do intestino delgado e **pericardite constritiva.** A **nefrite** crônica **por radiação**, que simula nefroesclerose maligna, é primariamente uma doença vascular que ocasiona hipertensão grave e insuficiência renal progressiva.

Como a radioterapia inevitavelmente atravessa a pele, com freqüência causa **dermatite por radiação.** A alteração inicial é evidenciada pela dilatação dos vasos sangüíneos, conhecida como **eritema.** Necrose da pele pode seguir-se e permanecer como **úlceras insensíveis** que não cicatrizam porque o epitélio é incapaz de se regenerar. Uma conseqüência adicional dessa fraca capacidade regenerativa é a dificuldade enfrentada pelo cirurgião, para quem o comprometimento da cicatrização da ferida nas áreas irradiadas cria um problema sério. **Feridas mal cicatrizadas** ou **feridas que se abrem espontaneamente** ou **úlceras persistentes** freqüentemente exigem enxertos de pele de espessura completa. A **dermatite crônica por radiação** resulta da reparação e da revascularização da pele e caracteriza-se por atrofia, hiperqueratose, telangiectasia e hiperpigmentação (Fig. 8.24).

As gônadas, tanto os testículos quanto os ovários, são semelhantes a outros tecidos em sua dependência de ciclo celular contínuo e são especialmente radiossensíveis. A inibição aguda da mitose no testículo resulta em necrose das células primordiais germinativas, as espermatogônias. A combinação de lesão vascular induzida por radiação e dano direto às células germinativas produz atrofia progressiva dos túbulos seminíferos, fibrose peritubular e perda da função reprodutiva. Entretanto, como as células intersticiais e de Sertoli não completam o ciclo rapidamente, elas são mais resistentes que as células germinativas e, então, persistem, preservando assim o estado hormonal normal. Lesão comparável é observada no ovário irradiado; os folículos tornam-se atrésicos e o órgão, conseqüentemente, torna-se fibroso e atrófico.

A **catarata** (opacidades lenticulares) pode ocorrer se o olho estiver no trajeto do feixe de radiação. **Mielite transversa** e paraplegia ocorrem quando a medula espinhal é inevitavelmente irradiada durante tratamento de certos tumores torácicos ou abdominais. **Lesão vascular da medula** pode ocasionar isquemia localizada.

Doses Altas de Radiação Provocam Câncer

A evidência de que a radiação pode acarretar o câncer é inegável e vem tanto de experimentos em animais quanto de estudos dos efeitos da exposição ocupacional, da radioterapia para condições não-neoplásicas, do uso diagnóstico de certos radioisótopos e das explosões das bombas atômicas (Fig. 8.25).

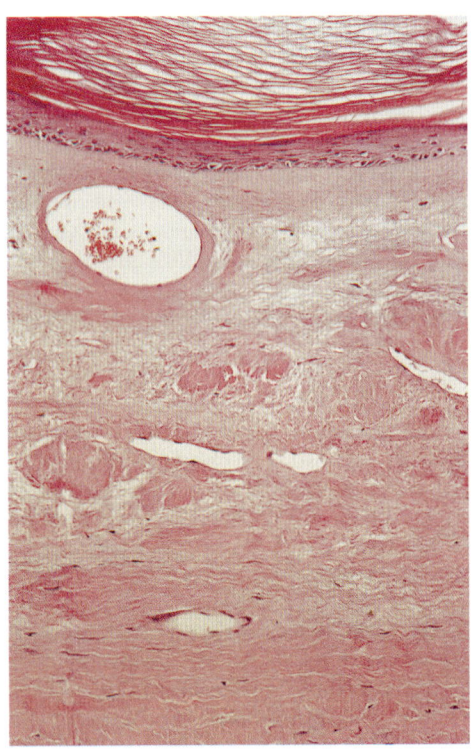

FIGURA *8.24*
Dermatite por radiação crônica. A epiderme encontra-se atrófica. A derme está densamente fibrótica e contém vasos sangüíneos superficiais dilatados.

No início do século passado, cientistas e radiologistas testaram seu equipamento colocando as mãos no trajeto do feixe. Como resultado, desenvolveram carcinomas basocelulares e de células escamosas da pele exposta. Além disso, os instrumentos iniciais não eram adequadamente blindados, e os riscos associados à fluoroscopia não foram apreciados. Os radiologistas daquela época sofreram uma incidência incomumente alta de leucemia, uma situação que desapareceu com o uso de blindagem e equipamento protetor modernos.

Uma exposição ocupacional pouco freqüente à radiação ocorreu entre trabalhadores que pintaram relógios com material contendo rádio para criar mostradores luminosos. Esses trabalhadores tinham o hábito de lamber seus pincéis para lhes dar uma ponta, o que levou à ingestão do elemento radioativo e à subseqüente localização nos ossos desses trabalhadores. Como conseqüência, foram expostos a um isótopo de vida longa e que persistiu em seus ossos indefinidamente. Posteriormente, manifestaram uma alta incidência de câncer ósseo e dos seios paranasais. Um outro exemplo de exposição ocupacional a um elemento radioativo é a alta taxa de câncer pulmonar em mineradores de urânio que inalam poeiras radioativas. Como a maioria desses trabalhadores também fuma, é difícil distinguir os fatores independentes dos efeitos sinérgicos da radiação na indução de seus cânceres, mas a evidência favorece fortemente um efeito sinérgico.

Antigamente, a irradiação química de lactentes para uma "indisposição" misteriosa conhecida como "estado timicolinfático" era popular. A irradiação não produzia melhora perceptível na saúde geral desses lactentes, mas, quando adultos, eles desenvolveram câncer da tireóide. Um aumento explosivo na incidência de câncer de tireóide entre crianças em áreas geográficas conta-

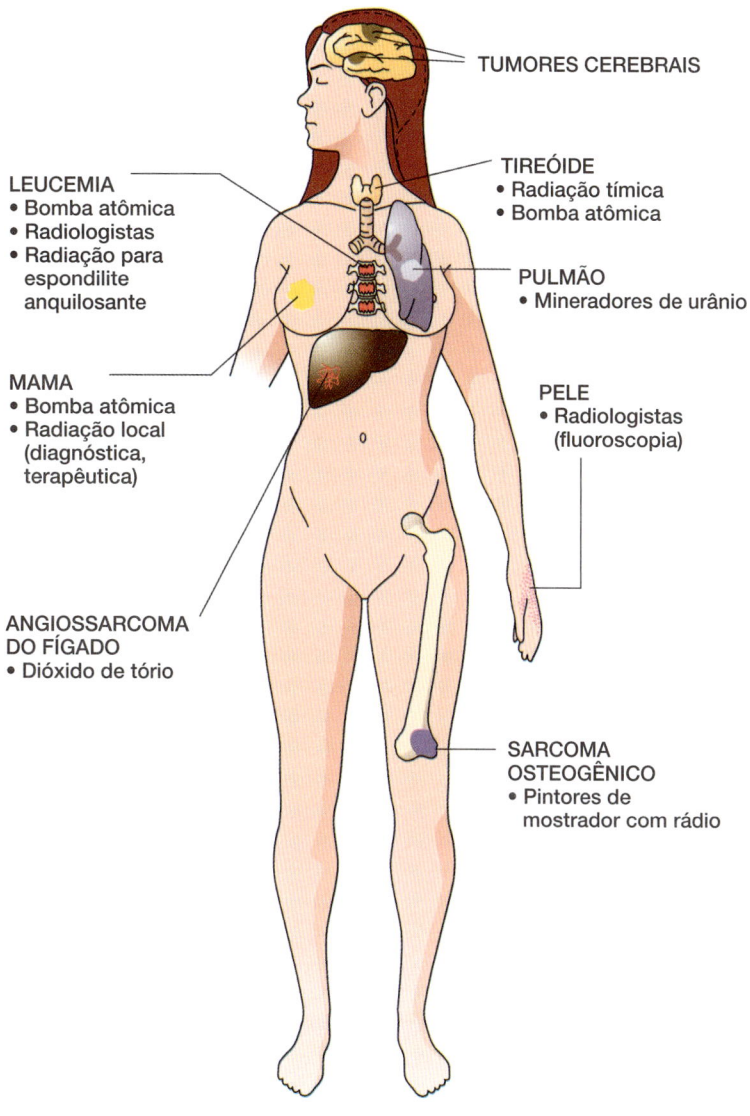

FIGURA 8.25
Cânceres induzidos por radiação.

minadas pela catástrofe nuclear de 1986 em Chernobil, na Ucrânia, foi ligado à liberação de isótopos de iodo radioativos.

O risco de tumores sólidos, especialmente de câncer de mama, é particularmente alto entre mulheres adultas tratadas com radiação para doença de Hodgkin quando crianças. As sobreviventes mais velhas da doença de Hodgkin na infância, tratadas com radioterapia, estão sob risco quase 20 vezes maior de desenvolver uma segunda neoplasia. Um outro exemplo de câncer iatrogênico ocorreu na Grã-Bretanha por causa do uso disseminado de baixa dose de irradiação na coluna como tratamento para espondilite anquilosante. Afirmou-se um efeito benéfico na evolução dessa doença, porém a penalidade foi o desenvolvimento posterior de anemia aplásica, leucemia mielógena e outros tumores. Encontrou-se um aumento de tumores cerebrais em pessoas que receberam irradiação craniana para infecção de tinha da cabeça na infância. A radiação proporcionada por isótopos radioativos de vida longa utilizados com propósitos diagnósticos tampouco ocorreu sem perigo. O dióxido de tório (Thorotrast), um material avidamente ingerido por células fagocíticas, era utilizado antigamente para o imageamento com radionuclídeos. A persistência de um radioisótopo de vida longa no fígado resultou no desenvolvimento de muitos tumores, particularmente angiossarcomas do fígado.

Os sobreviventes da explosão das bombas atômicas foram acometidos por muitos cânceres. Essas pessoas exibiram um aumento de mais de 10 vezes na incidência de leucemia que alcançou seu ponto máximo 5 a 10 anos após a exposição e, depois, declinou até taxas referenciais. (Uma incidência aumentada de leucemia foi evidente nas pessoas expostas a doses de apenas 50 rads em Hiroshima, porém foram necessários mais de 100 rads em Nagasaki. Conforme sugerido anteriormente, essa diferença na sensibilidade pode refletir o maior componente de nêutrons da radiação em Hiroshima.) Dois terços foram leucemia aguda; o restante foi da variedade mielógena crônica. A leucemia linfocítica crônica, uma doença incomum no Japão, não mostrou aumento em sua incidência. O risco de mieloma múltiplo aumentou em cinco vezes, e houve um pequeno aumento na incidência de linfoma. A freqüência de tumores sólidos, embora não tão grande quanto a de leucemia, esteve claramente aumentada para a mama, pulmão, tireóide, trato gastrintestinal e trato urinário.

O desenvolvimento de tumores malignos, inclusive leucemia, mostrou uma relação dose-resposta.

BAIXO NÍVEL DE RADIAÇÃO E CÂNCER: Poucos assuntos originam tantos debates improfícuos como a questão do efeito carcinogênico potencial dos baixos níveis de radiação. Todas as hipótese baseiam-se em extrapolações a zero do risco de câncer com doses altas ou com base em estudos epidemiológicos, uma exceção válida. **A questão principal que deve ser respondida refere-se à existência de uma dose limiar de radiação abaixo da qual não há aumento da incidência de câncer, ou se qualquer exposição implica um risco significativo.**

A "hipótese de nenhum limiar" — ou seja, a teoria que postula não haver dose segura — baseia-se em uma projeção linear (proporcional à dose) de baixas doses de radiação até zero. Entretanto, como ocorre com muitas drogas, não existe uma razão *a priori* para aceitar tal hipótese; a análise alternativa dos mesmos dados usa uma dependência quadrática (proporcional à dose ao quadrado) do risco da dose. Com esta análise, a curva proposta de "nenhum limiar" forma pico com doses altas, porém achata-se de modo apreciável com doses mais baixas. Uma abordagem mais sofisticada é a análise linear-quadrática, na qual a dependência quadrática cede lugar a uma dependência linear com doses mais baixas. Em doses baixas, o modelo linear-quadrático é intermediário entre o nível mais alto de risco de câncer radiogênico, projetado pela análise linear, e o risco mais baixo, indicado pela projeção quadrática.

Por exemplo, com base nos dados sobre sobreviventes de Nagasaki, o risco de leucemia por uma dose de 1 cGy, expresso como casos a mais por milhão por ano, varia de 2,5 para o modelo linear até 0,016 para o modelo quadrático — uma diferença de 156 vezes no risco. Diferenças comparáveis podem ser derivadas de outros estudos epidemiológicos de incidência de câncer. Assim, as exposições permitidas à radiação já estabelecidas (que se baseiam em uma relação linear) são muito conservadoras e podem exagerar os riscos.

Uma discussão sobre os efeitos do nível baixo de radiação deve considerar a radiação de fundo que ocorre naturalmente (ou seja, a radiação derivada de radiação cósmica ou terrestre e a inalação e ingestão de isótopos radioativos naturais e sintéticos). Estima-se que essa radiação de fundo seja de cerca de 0,1 cGy por ano no nível do mar e um pouco maior em altitudes mais elevadas. Como a exposição a essa radiação é universal, fica claramente impossível determinar se esse nível de exposição contribui para a incidência de câncer em seres humanos. Entretanto, usando-se a hipótese linear de estimativa do risco oriundo de níveis baixos de radiação de fundo, tem-se avaliado que a taxa de leucemia em mulheres com 20 a 30 anos de idade nos Estados Unidos que pode ser atribuída a essa radiação esteja entre 3 e 4 por milhão por ano. A taxa real de leucemia nesse grupo é de 18 por milhão por ano; assim, a radiação de fundo pode contribuir apenas para cerca de um quinto dos casos.

Entretanto, outras tentativas para estimar a incidência de câncer a partir da hipótese linear forneceram conclusões conflitantes. Por exemplo, uma extensão linear do estudo apresentado anteriormente sobre incidência de câncer e exposição à irradiação entre mineradores de urânio prevê um índice de câncer quatro vezes mais alto que o índice realmente observado em uma população de não-fumantes. A mortalidade do câncer foi registrada em duas regiões da China que apresentam níveis diferentes de radiação ambiental de fundo. Na região de fundo baixo, as pessoas eram expostas a 0,072 cGy por ano, enquanto na região de fundo alto, a exposição era quase três vezes maior. Apesar dessa diferença, não existiu diferença na mortalidade por câncer. Além disso, os pilotos e as tripulações de cabine de linhas aéreas comerciais, que estão expostos a doses significativamente mais altas de radiação de fundo em altitudes mais altas, não manifestam nenhum aumento na incidência de câncer. Esses e outros estudos sugerem que a contribuição da radiação ambiental de fundo para a ocorrência de câncer humano pode não ser tão importante como muitos acreditam.

Em resumo, os dados atualmente disponíveis e baseados em estudos sobre radiação, indução de câncer em animais, alteração cromossômica em cultura de células humanas, transformação maligna de células de mamíferos *in vitro* e populações expostas à radiação mostram que as estimativas de risco com doses baixas, derivadas de extrapolação linear a partir do risco com doses altas, exageram o risco, talvez por uma ordem de magnitude. Por outro lado, os dados não mostram que o risco de câncer radiogênico decorrente de radiação de nível baixo é zero. **Quando os dados oriundos dos sobreviventes das bombas atômicas são submetidos à análise linear quadrática, o risco de toda a vida decorrente de 1 cGy de irradiação do corpo todo por radiação X ou gama é de uma morte a mais por câncer em cada 10.000 pessoas.**

RADÔNIO: O achado recente de que alguns lares nos Estados Unidos estão contaminados com radônio desencadeou preocupação pública considerável. O radônio é um gás formado como resultado da cadeia de decomposição da série de elementos urânio-rádio. Os produtos derivados do radônio emitem partículas alfa que se ligam à poeira doméstica e podem ser inaladas e depositadas nos pulmões.

Estima-se que 4 a 5% dos lares nos Estados unidos apresentam níveis de radônio de pelo menos cinco vezes o valor médio e, em até 2%, as concentrações estão aumentadas oito vezes. Os estudos de controle de casos de pessoas que moram em lares com contaminação substancial pelo radônio indicaram risco, por toda a vida, de câncer de pulmão em não-fumantes de 1 em 200. O risco em fumantes parece ser ainda mais alto, e a combinação do uso de tabaco com a exposição ao radônio pode ser sinérgica. Entretanto, estudos mais recentes no Canadá, Finlândia, Missouri e China não encontraram relação entre exposição residencial ao radônio e risco de câncer de pulmão, e o assunto permanece controverso.

Radiação de Microondas, Campos Eletromagnéticos e Ultra-som Não São Ionizantes

As microondas, produzidas por fornos, radar e por diatermia, são ondas eletromagnéticas que penetram no tecido, porém não produzem ionização. Ao contrário das radiações X e gama, a absorção da energia da microonda produz apenas calor. A energia de ativação de radiofreqüência e de radiação de microonda é muito baixa para modificar as ligações químicas ou para alterar o DNA em níveis que produzam efeitos térmicos. Dessa forma, a exposição à radiação de microondas em circunstâncias comuns tem pouca probabilidade de produzir qualquer lesão. Além disso, um estudo epidemiológico envolvendo 20.000 técnicos de radar na marinha [norte-americana], expostos de forma crônica a níveis altos de radiação de microondas, não conseguiu detectar aumento algum da incidência de câncer.

Também há considerável controvérsia sobre os possíveis efeitos carcinogênicos da exposição a campos eletromagnéticos não-ionizantes, como aqueles encontrados na vizinhança de fios elétricos de alta voltagem. Foi expressa preocupação especial com relação ao risco de leucemia. Entretanto, a evidência epidemiológica recente não apóia a conclusão de que a exposição a campos eletromagnéticos aumenta a incidência de leucemia ou de outros cânceres.

O ultra-som, ondas vibracionais no ar acima da faixa audível, produz compressão mecânica mas, nesse caso, tampouco produz ionização. Aparelhos de ultra-som com foco preciso e muito energéticos são utilizados para romper tecidos *in vitro* para análise química e para limpar diferentes superfícies, inclusive os dentes. Entretanto, não há razão para se acreditar que o ultra-som diagnóstico ou a exposição acidental a qualquer aparelho industrial resulte em qualquer lesão mensurável.

DISTÚRBIOS NUTRICIONAIS

A Obesidade é um Aumento do Tecido Adiposo Além das Necessidades Físicas do Organismo

A obesidade é o distúrbio nutricional mais comum nos países industrializados, onde é muito mais comum do que todas as deficiências nutricionais combinadas. Não existe um índice único de peso aumentado em relação à estatura ou em relação à área corporal sob o qual se possa afirmar haver um aumento da morbidade e da mortalidade. Desse modo, como no caso de anemia ou hipertensão, são empregados padrões arbitrários. A obesidade é determinada de acordo com o índice de massa corporal (IMC), calculado como o peso (kg)/estatura (m²). Um IMC de 25 a 30 é classificado como acima do peso, 30 a 40, como obesidade, e acima de 40, como obesidade mórbida. Com base nesses critérios, dois terços dos adultos norte-americanos e 15% das crianças encontram-se acima do peso. Fatores genéticos também podem estar relacionados em alguns grupos étnicos e raciais. Por exemplo, negros, particularmente mulheres, apresentam uma prevalência consideravelmente mais alta de obesidade do que brancos nos Estados Unidos.

É indiscutível que a obesidade resulta de um excesso crônico de ingestão calórica relativa ao gasto de energia. A habilidade de armazenar energia sob a forma de gordura durante tempos de fartura confere, claramente, uma vantagem evolutiva em um ambiente no qual possam ocorrer períodos de escassez de alimentos. Presumivelmente, a evolução não conseguiu prever os avanços na organização societária e na produção de alimentos que converteram essa vantagem evolutiva em uma causa importante de morbidade e de mortalidade.

Patogenia: Qualquer que seja a causa subjacente da obesidade, ela resulta, com certeza, do armazenamento excessivo de triglicerídeos derivados das calorias da dieta em depósitos de tecido adiposo, devido à ingestão calórica excessiva, ao gasto insuficiente de energia, ou a ambos. As controvérsias em relação à patogenia da obesidade estão centradas, principalmente, nas contribuições relativas da natureza e do modo de criação (fatores fisiológicos em oposição a fatores psicológicos).

A influência ambiental na obesidade é claramente demonstrada pelo aumento conspícuo da prevalência de obesidade entre asiáticos e indianos nos Estados Unidos, em comparação às suas contrapartes nos países de origem. Por outro lado, estudos realizados com gêmeos idênticos criados separados documentam uma concordância surpreendente na adiposidade, indicando hereditariedade de 80 a 90%. Deve ser dito que tanto os fatores genéticos quanto os ambientais são importantes na patogenia da obesidade, mas as contribuições de cada um ou suas interações variam de forma significativa entre a população.

Apenas um pequeno desequilíbrio entre ingestão e gasto calóricos já é suficiente para produzir obesidade significativa. Por exemplo, um consumo em excesso de apenas 100 calorias por dia, a quantidade contida em uma fatia de pão, resultará em ganho de peso de quase 5 kg durante o curso de um ano. O delicado equilíbrio entre ingestão calórica e utilização de energia necessária para manter o peso corporal constante implica que cada indivíduo possui um ponto de ajuste interno, ou *lipostato*, que regula esses processos.

O excesso de energia é estocado como lipídio, principalmente nos tecidos adiposos brancos do corpo. A reserva de lipídios, principalmente sob a forma de triglicerídeos, é alcançada por meio da distensão progressiva de um número limitado de adipócitos (depois da infância, o número de adipócitos no corpo não muda de modo apreciável). O tamanho dessas células aumenta e diminui em resposta a desequilíbrios entre a ingestão e o dispêndio calóricos.

Nas sociedades modernas, os ciclos de fartura e fome não são mais um problema, e existe a disponibilidade contínua de alimento. Contudo, os mecanismos que regulam o apetite e o peso corporal permanecem inalterados. Existe um equilíbrio entre neuropeptídios anabólicos e catabólicos. Certos neuropeptídios promovem o aproveitamento do alimento, diminuem o dispêndio de energia e intensificam a deposição de gordura, enquanto outros apresentam efeitos opostos. Foram descritas muitas moléculas que atuam como hormônios na regulação do peso corporal (Fig. 8.26).

Hormônio tireóideo: Os indivíduos com deficiência de hormônio tireóideo apresentam taxas metabólicas basais mais baixas e são mais pesados do que o normal, enquanto os que produzem hormônio tireóideo em excesso apresentam taxas metabólicas basais mais altas e são mais magros. Contudo, embora a insuficiência tireóidea possa causar obesidade, apenas uma pequena parte dos obesos não possui hormônio tireóideo suficiente.

Melanocortinas: Essa classe de peptídios inclui o hormônio adrenocorticotrópico (ACTH) e diversos isótipos de hormônio estimulador de melanócitos (MSH). O MSH regula diversas funções corporais, incluindo metabolismo de energia, cor de cabelo e amadurecimento de glândulas endócrinas e outras glândulas. Apresentam produtos diferentes de clivagem de peptídios de pró-opiomelanocortina e atuam ligando-se a receptores especiais de melanocortina (MCR). O MC3R, que é expresso no hipotálamo e em numerosos tecidos fora do cérebro, ajuda a determinar a eficiência com a qual a energia ingerida é utilizada. A expressão de MC4R é ampla no cérebro e diminui o apetite e o consumo de oxigênio.

Leptina: A leptina é o produto do gene *ob* (obeso) e é produzida pelo tecido adiposo. Níveis elevados de leptina sangüínea refletem maior massa de adipócitos e provocam uma sensação de saciedade; níveis baixos, que são vistos quando a gordura corporal encontra-se diminuída, estimulam o apetite. A leptina apresenta uma série de outros efeitos sobre o amadurecimento

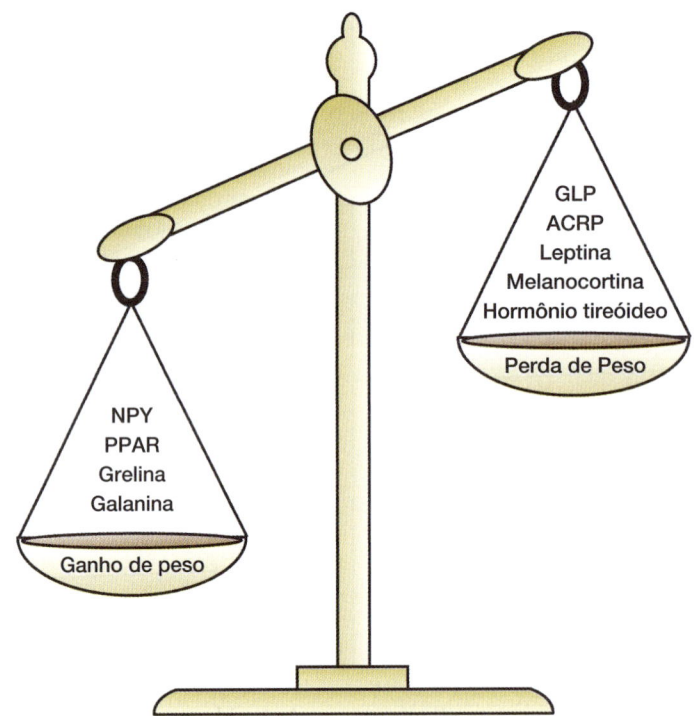

FIGURA 8.26
Equilíbrio entre mediadores químicos que promovem o acúmulo de gordura (ganho de peso) e os que promovem a perda da gordura (perda de peso).

sexual, hematopoese e outros sistemas. Muitas dessas atividades podem ser interpretadas como sinalização da disponibilidade de reservas de energia suficientes para permitir que certos processos fisiológicos (p. ex., início da ovulação) tenham andamento.

Casos raros de obesidade humana extrema são provocados por deficiências genéticas de leptina ou de seu receptor. Contudo, a maioria dos obesos apresenta quantidades acima do normal de leptina circulante e é resistente aos efeitos da leptina sobre o apetite e a homeostase de energia encontrada nos indivíduos normais. Em conseqüência, as tentativas de "tratar" a obesidade com injeções de leptina têm sido infrutíferas.

Grelina: Esse peptídio de 28 aminoácidos é produzido pelas células endócrinas do estômago e, em um grau menor, do trato gastrintestinal mais distal. A grelina promove a liberação de hormônio do crescimento pelo eixo hipotálamo-hipófise e exerce efeitos estimuladores diretos sobre as funções cardiovascular, sexual e de outros órgãos. Sua secreção encontra-se aumentada por jejum e hipoglicemia. A grelina, possivelmente agindo através de neurônios secretores de neuropeptídio Y e antagonizada pela αMSH (ver adiante), provoca o apetite de modo intenso e aumenta os depósitos de gordura nos adipócitos. Também diminui a conversão de gordura das reservas para metabolizar formas de energia. Como regra geral, os níveis plasmáticos de grelina correlacionam-se inversamente com o peso corporal, mas seu papel no desenvolvimento ou na manutenção da obesidade permanece pouco explicado. É interessante notar que o grampeamento gástrico, uma operação eficaz para tratar a obesidade mórbida, resulta em diminuição do apetite. Esse efeito foi atribuído à diminuição da secreção de grelina pelo estômago.

Peptídio semelhante ao glucagon: O GLP-1, um produto protéico das células L do trato gastrintestinal distal, é secretado em resposta a uma carga de glicose e tem inúmeros efeitos sobre o cérebro e outros órgãos. Estimula a secreção de insulina e diminui a de glucagon. O GLP-1 aumenta as reservas de energia sob a forma de glicogênio no fígado e no músculo e como gordura nos adipócitos. Também promove uma sensação de saciedade, dessa forma diminuindo a ingestão de alimentos. Apesar de sua meia-vida curta no sangue (2 minutos), o GLP-1 tem efeitos benéficos no diabetes do tipo II, e sua administração repetida leva a perda de peso de curta duração. Apesar de seu potencial de manipulação farmacológica, não há papel fisiológico definido para o GLP-1 seja quanto ao ganho de peso seja quanto ao comportamento alimentar.

Galanina: A galanina e seu relacionado recentemente descoberto, o peptídio semelhante a galanina (GALP), são neurotransmissores peptídicos relacionados que se ligam aos mesmos receptores neuronais, embora com afinidades diferentes. A galanina estimula a ingestão de alimentos, aparentemente por meio de mecanismos centrais, enquanto o GALP pode se comunicar com neurônios LHRH no hipotálamo. Não obstante, não foi identificado um fenótipo evidente ligando a galanina ou o GALP ao peso corporal ou ao padrão de alimentação.

Proteína de adipócito relacionada com o complemento (ACRP30): A ACRP30 é um peptídio de 30 kd produzido pelos adipócitos e foi associada inversamente ao peso corporal e à resistência à insulina. Os níveis de ACRP30 no sangue são significativamente mais baixos nos indivíduos obesos do que nos não-obesos. Injeções de ACRP30 diminuem a glicose sangüínea independentemente da insulina e diminuem o peso corporal independentemente da ingestão de alimento.

Neuropeptídio Y: Esse produto peptídico do núcleo solitário, *locus ceruleus* e núcleo arqueado do hipotálamo é um estimulador potente do apetite. Também diminui a taxa metabólica, eleva a secreção de insulina e glucagon, aumenta os níveis de ácidos graxos livres no sangue e estimula a resistência à insulina. A leptina diminui a secreção de neuropeptídio Y, um efeito que pode ser um mediador seqüencial dos efeitos da leptina. Muitos dos efeitos do neuropeptídio Y são mediados por dois de seus diversos receptores, o Y1 e o Y5, e o desenvolvimento de antagonistas desses receptores é uma área ativa da farmacoterapêutica.

Receptores ativados por proliferador de peroxissomo (PPAR): Essas proteínas são uma família de fatores de transcrição; quando se ligam a seus ligantes, ativam a transcrição de genes-alvo. O PPAR possui grandes bolsas de ligação a ligante, que podem se combinar com uma ampla variedade de compostos (p. ex., ácidos graxos, prostaglandinas e fosfolipídios). Seus ligantes "reais" *in vivo* não são conhecidos. Acredita-se que um isótipo, o PPARγ, esteja principalmente envolvido na regulação da obesidade. Encontra-se presente sobre adipócitos e, quando ativado, aumenta a captação de ácidos graxos e glicose pelos adipócitos e sua conversão em triglicerídeos estocados. Uma classe importante de agentes utilizados para tratar o diabetes do tipo II, os fibratos, liga PPARγ e ativa a captação de glicose pelo adipócito, dessa forma superando a resistência da doença à insulina.

Em resumo, quanto mais se sabe sobre a fisiologia da captação e uso da energia, mais óbvia se torna sua complexidade. Existe uma diferença surpreendente entre os efeitos desses mediadores biológicos em roedores e em seres humanos. Mesmo assim, a identificação de fatores que influenciam o peso corporal é a base para a procura contínua por corretivos farmacológicos contra a obesidade.

 **Patologia e Manifestações Clínicas:** A distribuição do excesso de gordura corporal na obesidade mostra dois padrões principais. Algumas pessoas acima do peso acumulam gordura na parte superior do tronco, ombros e braços, enquanto outras exibem obesidade na cintura pélvica. As pessoas com obesidade na parte superior do tronco normalmente podem reduzir a gordura corporal por meio de dieta, mas aquelas que depositam gordura nas nádegas, quadris e na parte inferior do abdome retêm sua configuração obesa apesar de rigoroso controle do consumo de alimentos.

A obesidade leva ao aumento da mortalidade geral. **A conseqüência mais importante da obesidade** (Fig. 8.27) **é o diabetes de início na maturidade (tipo II), que está associado a níveis normais ou altos de insulina circulantes e resistência periférica à ação da insulina.** Essa complicação é mais freqüente nas pessoas com obesidade na parte superior do tronco que nas com adiposidade na cintura pélvica. Nos Estados Unidos, mais de 80% dos diabetes do tipo II ocorrem nas pessoas obesas. Esse assunto é discutido de modo mais completo no Cap. 22.

A obesidade também está ligada a aterosclerose e infarto do miocárdio. Obesidade, mesmo de leve a moderada, aumenta esse risco. A obesidade está associada a todos os principais fatores de risco para infarto do miocárdio, inclusive hipercolesterolemia, níveis baixos de lipoproteínas de alta densidade, diabetes e hipertensão.

A obesidade e hipercolesterolemia também estão ligadas à incidência aumentada de cálculos biliares, particularmente em mulheres. Alguns graus de obesidade resultam na deposição de gordura no fígado e em alterações funcionais menores, mas estas, geralmente, têm pouca importância clínica. Contudo, alguns obesos exibem uma doença hepática denominada *esteato-hepatite não-alcoólica*, que pode ter sérias conseqüências (ver Cap. 14) Os níveis sangüíneos de ácido úrico estão aumentados nas pessoas obesas, assim como a incidência de gota.

Muitas complicações podem estar ligadas simplesmente ao efeito físico do aumento do peso corporal e da espessura da dobra cutânea. Osteoartrite ou doença articular degenerativa é comum nas articulações que suportam peso, como aquelas do quadril, joelho e coluna. Gordura subcutânea excessiva, particularmente abaixo das mamas e nas áreas crurais, em mulheres, é responsável, com freqüência, por uma dermatite intertriginosa devido ao acúmulo de umidade e à maceração da epiderme. A umidade nas áreas intertriginosas pode predispor a infecções fúngicas da pele. Hérnias da parede abdominal ventral e do diafragma são comuns. Como os depósitos de gordura colocam pressão maior sobre as veias e, possivelmente, como o turgor tissular está diminuído, veias varicosas dos membros inferiores são mais comuns em pessoas obesas, e a incidência de trombose venosa profunda também está aumentada.

Nos indivíduos com obesidade mórbida, o aumento da massa abdominal impede a expansão torácica durante a inspiração, desse modo provocando respiração inadequada. Essa aflição é denominada *"Síndrome de Pickwick"* devido a sua descrição por [Charles] Dickens em *"Pickwick Papers"*.

A obesidade também estabelece um impedimento físico a uma cirurgia, que se torna mais difícil tecnicamente. Por causa do período de tempo mais longo necessário para cirurgia, os riscos da anestesia, de complicações pulmonares e infecção estão aumentados, e a mortalidade cirúrgica geral para obesos é provavelmente o dobro daquela para pessoas de peso normal.

A obesidade também tem um efeito importante no sistema reprodutivo feminino. **Oligomenorréia e amenorréia são comuns em mulheres obesas na pré-menopausa.** Mulheres obesas grávidas apresentam uma incidência mais alta de toxemia da gravidez. Mulheres obesas na pós-menopausa apresentam taxas mais elevadas de carcinoma do endométrio. Postulou-se que a gordura corporal aumentada fornece um espaço de armazenamento

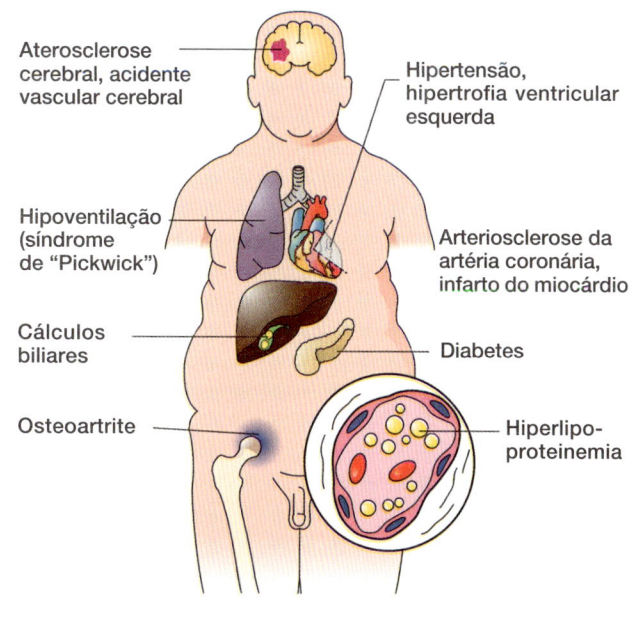

FIGURA 8.27
Complicações da obesidade.

maior para estrógenos e que a conversão de andrógenos adrenais a compostos com atividade estrogênica está aumentada. Tais mecanismos poderiam levar à maior estimulação hormonal do endométrio.

O tratamento da obesidade é difícil, especialmente nas pessoas que estiveram acima do peso desde a infância. Apesar do sucesso comercial de inúmeras dietas da moda que pretendem estimular a perda de peso, não há evidência de que uma forma particular de restrição calórica seja mais eficaz que outra. A verdade é que qualquer ingestão calórica que esteja abaixo do gasto de energia resultará em perda de peso. Como algumas dietas incomuns (p. ex., hidrolisados de proteína) podem realmente apresentar riscos para a saúde, como arritmias cardíacas, o regime mais razoável para a maioria das pessoas obesas é uma dieta balanceada contendo menos de 1.000 calorias por dia. O uso de diuréticos para alcançar perda de peso é quase uma fraude, e a administração de hormônio tireóideo apresenta um efeito maior sobre massa corporal magra do que sobre tecido adiposo. As cirurgias de grampeamento gástrico e derivação intestinal têm sido eficazes em reduzir o peso em pacientes com obesidade mórbida.

A Desnutrição Protéico-Calórica Reflete Inanição ou Deficiências Específicas

Há duas extremidades no espectro da desnutrição protéico-calórica, refletindo o desequilíbrio relativo entre os componentes da dieta. O *marasmo* refere-se a uma deficiência de calorias de todas as fontes. O *kwashiorkor* é uma forma de desnutrição em crianças provocada por dieta deficiente apenas em proteínas. Nesta discussão, enfatizaremos a nutrição infantil.

Marasmo

A inanição global — ou seja, uma deficiência de todos os elementos da dieta — leva ao marasmo. A condição é comum no mundo não-industrializado, particularmente quando a amamentação no seio materno é interrompida e a criança precisa subsistir com uma dieta caloricamente inadequada. As alterações patológicas são semelhantes àquelas nos adultos em inanição e consistem em peso corporal reduzido, gordura subcutânea diminuída, abdome protuberante, fraqueza muscular e face enrugada. Em geral, a criança é uma "pessoa velha encolhida". Observam-se debilidade e pigmento de lipofuscina aumentado na maior parte dos órgãos viscerais, em especial o coração e o pulmão. Não há edema. Pulso, pressão arterial e temperatura estão baixos, e a diarréia é comum. Como as respostas imunológicas estão prejudicadas, a criança sofre inúmeras infecções. Uma conseqüência importante do marasmo é o não desenvolvimento. Se essas crianças não receberem dieta adequada durante a infância, não alcançarão seu desenvolvimento potencial completo quando adultos. Os efeitos sobre a inteligência fundamental são controversos.

Kwashiorkor

O kwashiorkor (Fig. 8.28) *é uma síndrome que resulta de deficiência de proteína em uma dieta relativamente alta em carboidratos.* É uma das doenças mais comuns da lactência e da infância no mundo não-industrializado. Como no caso do marasmo, a doença normalmente ocorre após o lactente ser desmamado, momento em que uma dieta pobre em proteínas, consistindo principalmente em carboidratos, substitui o leite materno. Embora haja falha geral no crescimento e perda muscular como no marasmo, a gordura subcutânea é normal devido a ingestão calórica adequada. Apatia extrema é uma característica notável, contrastando com as crianças que têm marasmo, que podem estar alertas. Também, em contraste com o marasmo, edema grave, hepatomegalia, despigmentação da pele e dermatoses são comuns. Lesões da pele do tipo "tinta descascada", localizadas na pele das extremidades e do períneo, são secas e hiperqueratóticas. O cabelo torna-se de coloração arenosa ou avermelhada; uma despigmentação linear característica do cabelo ("sinal da bandeira") fornece evidências dos períodos particularmente graves de deficiência de proteína. O abdome está distendido por causa de músculos abdominais flácidos, hepatomegalia e ascite. Junto à atrofia generalizada das vísceras, a atrofia das vilosidades do intestino pode interferir na absorção de nutrientes e é comum a diarréia. Anemia também é uma característica comum, embora, em geral, não seja potencialmente fatal. Os efeitos não-específicos sobre o crescimento, pulso, temperatura e o sistema imunológico são semelhantes àqueles no marasmo. Embora se tenha

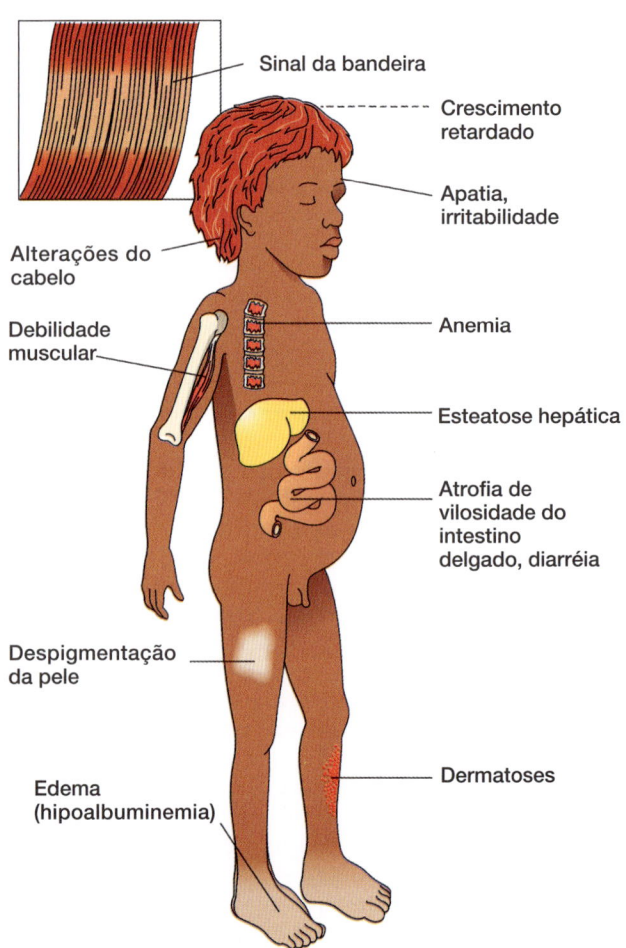

FIGURA 8.28
Complicações do kwashiorkor.

afirmado que o kwashiorkor prejudica não apenas o desenvolvimento físico, mas também retarda o crescimento intelectual posterior, o assunto demanda estudos adicionais.

Patologia: Microscopicamente, o fígado no kwashiorkor encontra-se acentuadamente gorduroso e o acúmulo de lipídios dentro do citoplasma dos hepatócitos desloca o núcleo para a periferia da célula. A adequação do carboidrato da dieta fornece o lipídio para o hepatócito, porém os estoques inadequados de proteína não permitem a síntese de portador de apoproteína em quantidade suficiente para transportar o lipídio da célula hepática. As alterações, com a possível exceção de retardo mental, são completamente reversíveis quando se disponibiliza proteína suficiente. Na verdade, a esteatose hepática reverte até o normal após o período inicial da infância, mesmo quando a dieta permanece deficiente. Em qualquer caso, as alterações hepáticas não são progressivas e não estão associadas a desenvolvimento de doença hepática crônica.

As Vitaminas São Necessárias em Quantidades Mínimas para as Funções Metabólicas

"Vitamina" é um termo geral para muitos catalisadores orgânicos não relacionados que não são sintetizados de maneira endógena. **O corpo é totalmente dependente das fontes dietéticas para essas substâncias cruciais.** Fundamental para a definição de vitamina é a demonstração de que a falta deste composto resulta em uma doença claramente definível. Dessa forma, as vitaminas em uma espécie não são necessariamente vitaminas em uma outra. Por exemplo, enquanto os seres humanos são incapazes de sintetizar ácido ascórbico (vitamina C) e, portanto, necessitam de ascorbato na dieta para prevenir o escorbuto, a maioria dos animais inferiores é prontamente capaz de produzir seu próprio ácido ascórbico e não necessita dele como vitamina.

Vitamina A

A vitamina A, uma substância lipossolúvel, é importante para a manutenção de muitos epitélios de revestimento especializados, também para a maturação do esqueleto e para a estrutura das membranas celulares. Além disso, é um constituinte importante dos pigmentos fotossensíveis da retina. A vitamina A ocorre naturalmente como retinóides ou como um precursor, o β-caroteno. A fonte do precursor, o caroteno, encontra-se nas plantas, principalmente vegetais verdes e folhosos. O fígado de peixe é uma fonte particularmente rica da própria vitamina A.

Metabolismo

O β-caroteno é clivado na mucosa intestinal até aldeído e, então, reduzido a retinóides, absorvido com quilomícrons e armazenado no fígado, onde 90% da vitamina A orgânica estão localizados. Normalmente o trânsito rápido de alimentos através do intestino delgado ou a modificação de lipídio disponível pela adição de transportadores de lipídios não-absorvíveis (p. ex., óleo mineral) diminuem a absorção de vitamina A.

Deficiência de Vitamina A

Embora a deficiência de vitamina A seja bastante incomum nos países desenvolvidos, ainda é um problema de saúde importante em regiões mais pobres do mundo, incluindo grande parte da África, da China e do sudeste asiático.

Patologia: **A falta de vitamina A resulta principalmente em metaplasia escamosa, especialmente do epitélio glandular** (Fig. 8.29). Como conseqüência, os restos de queratina bloqueiam as glândulas sudoríparas e lacrimais. A metaplasia escamosa é comum na traquéia e nos brônquios, e broncopneumonia é uma causa freqüente de morte. Os epitélios de revestimento da pelve renal, ductos pancreáticos, útero e glândulas salivares também são acometidos com freqüência. As alterações epiteliais na pelve renal algumas vezes estão associadas a cálculos renais. Com a diminuição posterior das reservas de vitamina A, ocorre metaplasia escamosa das células epiteliais dos ductos conjuntivais e lacrimais, o que leva a **xeroftalmia,** um ressecamento da córnea e da conjuntiva. A córnea torna-se amolecida (**ceratomalacia**) e encontra-se vulnerável à ulceração e à infecção bacteriana, complicações que podem ocasionar cegueira. **Hiperceratose folicular**, uma doença da pele que resulta de glândulas sebáceas ocluídas, também é uma característica dessa doença.

Manifestações Clínicas: Freqüentemente, o sinal mais precoce da deficiência de vitamina A é a visão diminuída sob luz tênue. A vitamina A é um componente necessário do pigmento dos bastões da retina e é ativa na

FIGURA 8.29
Complicações da deficiência de vitamina A.

transdução de luz. Como o aldeído de vitamina A, retinal, é degradado constantemente durante a geração do sinal luminoso, é necessário um suprimento contínuo de vitamina A para a visão noturna.

Toxicidade da Vitamina A

O envenenamento por doses excessivas de vitamina A é provocado, em geral, pela administração exagerada de suplementos de vitamina A a crianças. Diz-se que os primeiros exploradores do Ártico vivenciaram toxicidade de vitamina A porque comeram fígado de urso polar, que é particularmente rico nessa vitamina. Aumento do fígado e do baço é comum e, microscopicamente, esses órgãos mostram macrófagos carregados de lipídios. No fígado, a vitamina A também está presente nos hepatócitos, e a toxicidade prolongada da vitamina A foi incriminada na produção de cirrose. Dor óssea e sintomas neurológicos, como hiperexcitabilidade e cefaléia, podem ser os sintomas iniciais. A interrupção do consumo excessivo de vitamina A reverte todas ou a maior parte das lesões. A ingestão excessiva de caroteno é benigna, e simplesmente cora a pele de amarelo, um aspecto que pode ser confundido com icterícia.

Os derivados sintéticos de ácido retinóico agora são utilizados cada vez mais por seus efeitos farmacológicos na melhora da acne grave. Tanto o ácido retinóico quanto a ingestão dietética alta de vitamina A pré-formada são particularmente perigosos na gestação, por causa de suas ações teratogênicas potentes.

Vitaminas do Complexo B

As vitaminas no grupo B são vitaminas hidrossolúveis numeradas de 1 até 12, mas a maioria não constitui vitamina distinta. Os membros do complexo atualmente conhecidos como vitaminas verdadeiras são vitamina B_1 (tiamina), niacina, B_2 (riboflavina), B_6 (piridoxina) e B_{12} (cianocobalamina). Com exceção da vitamina B_{12}, que é derivada apenas de fontes animais, as vitaminas do complexo B, embora quimicamente diferentes, são encontradas principalmente em vegetais verdes folhosos, leite e fígado.

Tiamina

A tiamina era o ingrediente ativo na descrição original de vitamina B, que foi definida como um extrato hidrossolúvel dos polimentos de arroz que curavam o beribéri (deficiência clínica de tiamina). Classicamente, essa doença era vista no Oriente, onde o alimento básico era arroz polido que havia sido privado de seu teor de tiamina pelo processamento. Com o aumento da conscientização da doença e a melhora da nutrição em algumas áreas, a doença é menos comum hoje em dia do que em gerações anteriores. Nos países ocidentais, a doença ocorre em alcoólicos, pessoas negligenciadas com nutrição geral deficiente e nos que seguem dietas da moda. **Os sintomas principais da deficiência de tiamina são polineuropatia, edema e insuficiência cardíaca** (Fig. 8.30). A síndrome de deficiência está dividida, classicamente, em **beribéri seco,** com sintomas provocados pelo sistema neuromuscular, e **beribéri úmido,** em que predominam as manifestações de insuficiência cardíaca.

Patogenia: Os pacientes com beribéri seco manifestam parestesias, reflexos deprimidos, fraqueza e atrofia dos músculos das extremidades. O beribéri úmido caracteri-

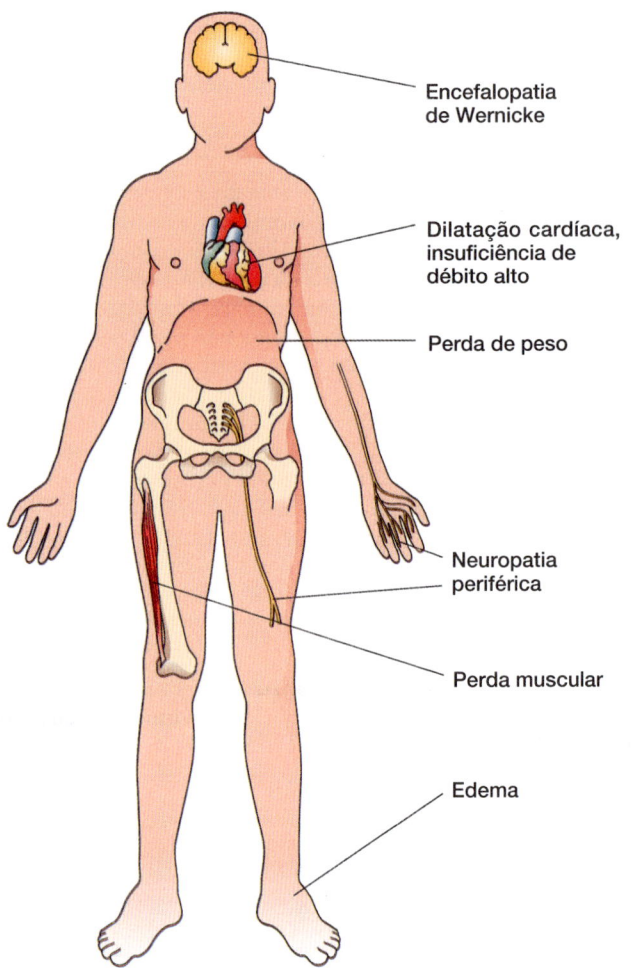

FIGURA 8.30
Complicações da deficiência de tiamina (beribéri).

za-se por edema generalizado, um reflexo da insuficiência congestiva grave. A lesão básica é vasodilatação generalizada e desvio arteriovenoso periférico significativo. Essa combinação leva a aumento compensatório do débito cardíaco e, por fim, a um coração grande e dilatado e insuficiência cardíaca congestiva. Na ausência de doença metabólica documentada (p. ex., hipertireoidismo), a insuficiência de débito alto e o edema generalizado são fortemente sugestivos de deficiência de tiamina.

A base bioquímica para os sintomas de deficiência de tiamina não é conhecida. Como resultado da alteração da descarboxilação oxidativa, há acúmulo de piruvato. Entretanto, a administração experimental de piruvato não produz as mesmas lesões. Além disso, é difícil atribuir a sintomatologia a um defeito generalizado do metabolismo de energia.

Patologia: A deficiência de tiamina em alcoólicos crônicos pode manifestar-se pelo envolvimento do cérebro na forma da *síndrome de Wernicke,* na qual **demência, ataxia** e **oftalmoplegia** (paralisia dos músculos extra-oculares) progressivas são proeminentes. A *síndrome de Korsakoff,* na qual é notável um distúrbio do raciocínio, em determinada época foi atribuída unicamente à deficiência de tiamina, mas agora parece ser um achado tanto no alcoolismo crônico quanto nos pacientes com outras síndromes orgânicas mentais.

O exame patológico do sistema nervoso central, nos casos de deficiência de tiamina, não define uma alteração patognomônica nos nervos periféricos, já que podem ser vistas alterações semelhantes ou idênticas em outras doenças diferentes caracterizadas por neuropatia periférica. Uma alteração característica é a degeneração das bainhas mielínicas, em geral com início no nervo ciático e, então, comprometendo outros nervos periféricos e, às vezes, a própria medula espinhal. Nos poucos casos avançados estudados, também se observa fragmentação dos axônios.

Na encefalopatia de Wernicke, as lesões mais surpreendentes são encontradas nos corpos mamilares e áreas adjacentes contíguas ao terceiro ventrículo. De fato, a atrofia dos corpos mamilares pode ser visualizada em alcoólicos por tomografia computadorizada e ressonância magnética. Microscopicamente, são vistas degeneração e perda de células ganglionares, rupturas de pequenos vasos sangüíneos e hemorragias em anel no cérebro.

As alterações no coração também são inespecíficas. Macroscopicamente, o coração encontra-se amolecido, dilatado e com aumento de peso. O processo pode afetar o lado direito ou esquerdo do coração, ou ambos. As alterações microscópicas são indefinidas e incluem edema, hipertrofia de fibras inconsistente e focos ocasionais de degeneração de fibras.

O teste diagnóstico mais confiável para a deficiência de tiamina é a resposta imediata e dramática à administração parenteral de tiamina. As avaliações dos níveis de tiamina no sangue e a atividade da transcetolase eritrocitária também são úteis.

Niacina

A niacina refere-se a dois compostos quimicamente distintos: o ácido nicotínico e a nicotinamida. Esses componentes biologicamente ativos derivam da niacina dietética ou são biossintetizados a partir de triptofano disponível. A niacina desempenha um papel importante na formação do dinucleotídeo adenina nicotinamida (NAD) e seu fosfato (NADP), compostos importantes no metabolismo intermediário e em uma grande variedade de reações de oxirredução. A proteína animal, como a encontrada na carne, nos ovos e no leite, é alta em triptofano e, portanto, uma boa fonte de niacina sintetizada de forma endógena. A própria niacina encontra-se disponível em muitos tipos de grãos.

PELAGRA: A pelagra refere-se à deficiência clínica de niacina e é rara hoje em dia.

Patogenia: A pelagra é vista principalmente nos pacientes enfraquecidos por outras doenças e em alcoólicos desnutridos. As pessoas que seguem dietas da moda e que não comem proteína suficiente podem sofrer uma deficiência de triptofano que, junto à falta de niacina exógena, pode resultar em pelagra leve. A má absorção do triptofano, como na *doença de Hartnup*, ou a utilização excessiva de triptofano para a síntese de serotonina na síndrome carcinóide também podem desencadear sintomas leves de pelagra. Deficiências de piridoxina e de riboflavina aumentam a necessidade da niacina dietética, porque esses dois co-fatores são necessários para a biossíntese de niacina a partir do triptofano. A pelagra é prevalente em especial em áreas onde o milho é o alimento fundamental, porque a niacina no milho encontra-se quimicamente ligada e, por isso, pouco disponível sob essa forma. O milho também é uma fonte fraca de triptofano.

Patologia: A pelagra (do italiano, "pele áspera") caracteriza-se pelos três "D" da deficiência de niacina: **dermatite, diarréia e demência** (Fig. 8.31). As áreas expostas à luz, como a face e as mãos, e aquelas sujeitas a pressão, como os joelhos e os cotovelos, exibem dermatite descamativa grosseira. O comprometimento das mãos leva à "dermatite de luva". As lesões são individualizadas e mostram áreas de despigmentação. Microscopicamente, hiperceratoses, vascularização e inflamação crônica da pele são características. Fibrose subcutânea e cicatrização podem ser vistas nos estágios tardios. Lesões semelhantes são encontradas nas mucosas da boca e da vagina. Na boca, a inflamação e o edema produzem língua vermelha e grande que, no estágio crônico, possui fissuras e assemelha-se a carne crua. Diarréia crônica aquosa é uma característica típica da doença, presumivelmente provocada por atrofia mucosa e ulceração em todo o trato gastrintestinal, particularmente no cólon. A demência, caracterizada por ideação aberrante margeando a psicose, é representada, no cérebro, por degeneração de células ganglionares no córtex. A degeneração de mielina dos tratos na medula espinhal assemelha-se à degeneração subaguda combinada de deficiência de vitamina B_{12}. Pelagra de longa duração acrescenta um outro "D", a saber, *morte* (do inglês, *death*).

Riboflavina

Patogenia: A riboflavina, vitamina derivada de muitas fontes vegetais e animais, é importante para a síntese de nucleotídeos de flavina que desempenham papel importante no transporte de elétrons e em outras reações nas quais a transferência de energia é crucial. A riboflavina é convertida, dentro do organismo, a mononucleotídeos e dinucleotídeos de flavina. Os sintomas clínicos da deficiência de riboflavina são incomuns; normalmente são vistos apenas nos pacientes debilitados com diferentes doenças e em alcoólicos desnutridos.

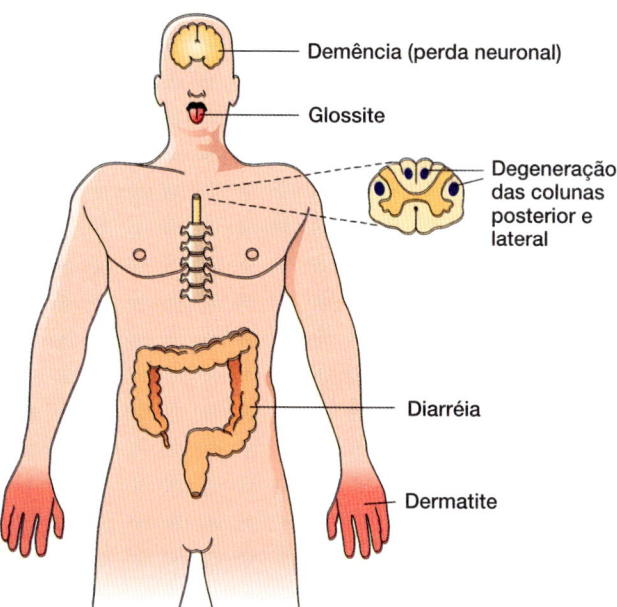

FIGURA 8.31
Complicações da deficiência de niacina (pelagra).

Deficiências de tiamina, riboflavina e niacina não são freqüentes nos países industrializados, porque pão e cereais são fortificados com essas vitaminas. Algumas vezes, uma leve deficiência de riboflavina é vista durante a gestação e a lactação ou durante um período de crescimento rápido da infância e da adolescência, quando as demandas aumentadas são combinadas à privação nutricional moderada.

 Patologia: A deficiência de riboflavina manifesta-se principalmente por lesões na pele facial e no epitélio corneano. **Queilose,** um termo utilizado para fissuras na pele nos ângulos da boca, é um aspecto característico (Fig. 8.32). Essas rachaduras na pele podem ser dolorosas e com freqüência tornam-se infectadas. Microscopicamente, observam-se hiperceratose e infiltrado mononuclear leve. **Dermatite seborréica,** uma inflamação da pele com aspecto descamativo oleoso, envolve tipicamente as bochechas e as áreas atrás das orelhas. A língua é lisa e de coloração arroxeada (magenta) devido a atrofia da mucosa. A lesão mais problemática pode ser uma **ceratite intersticial da córnea.** As conjuntivas encontram-se injetadas e fotofobia grave é um problema, seguido por opacificação da córnea e ulceração conseqüente. A localização das lesões na deficiência de riboflavina não está explicada bioquimicamente.

Piridoxina

A atividade da vitamina B_6 é encontrada em três compostos relacionados e que ocorrem naturalmente: piridoxina, piridoxal e piridoxamina. Por conveniência, eles são agrupados sob o título "piridoxina". Esses compostos estão amplamente distribuídos nos alimentos vegetais e animais.

 Patogenia: A piridoxina é convertida a piridoxal fosfato, uma coenzima para muitas enzimas, inclusive as transaminases e as carboxilases. A deficiência de piridoxina raramente é causada por dieta inadequada, embora tenham ocorrido convulsões em lactentes alimentados com mamadeiras contendo pó mal preparado, no qual a piridoxina foi destruída. Uma demanda aumentada dessa vitamina, como a que ocorre na gestação, pode provocar um estado secundário de deficiência. De particular importância é a deficiência de piridoxina conseqüente à medicação prolongada com muitas drogas, particularmente isoniazida, cicloserina e penicilamina. Algumas vezes também se encontra um estado de deficiência em alcoólicos.

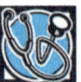 **Manifestações Clínicas:** Não há manifestações clínicas de deficiência de piridoxina que possam ser consideradas características ou patognomônicas. As complicações dermatológicas freqüentes de deficiências de outras vitaminas B ocorrem com a deficiência de piridoxina. **A expressão básica da doença encontra-se no sistema nervoso central, um aspecto consistente com o papel dessa vitamina na formação da descarboxilase dependente de piridoxal do neurotransmissor ácido γ-aminobutírico (GABA).** Em lactentes e crianças ocorrem diarréia, anemia e convulsões.

Existem afecções nas quais não há evidências clínicas ou bioquímicas de deficiência de piridoxina, embora doses grandes (farmacológicas) da vitamina sejam úteis no tratamento do distúrbio. Tais doenças denominam-se *síndromes de dependência da piridoxina* e incluem anemia, convulsões e homocistinúria causadas por deficiência de cistationina-sintetase.

A *anemia responsiva à piridoxina* é hipocrômica e microcítica e, portanto, pode ser confundida com anemia ferropriva. Porém, diferentemente desta, a anemia responsiva à piridoxina caracteriza-se pela saturação dos depósitos de ferro e saturação aumentada de transferrina. Dessa forma, a administração de ferro pode simplesmente agravar a anemia responsiva à piridoxina. Por definição, a anemia responde bem a doses maciças de piridoxina.

Deficiências de Vitamina B_{12} e de Ácido Fólico

As **deficiências de vitamina B_{12}** são quase sempre encontradas nos casos de anemia perniciosa e resultam da falta de secreção de fator intrínseco no estômago, impedindo a absorção da vitamina no íleo.

 Patogenia: Como a vitamina B_{12} é encontrada em quase todas as proteínas animais, incluindo a carne, leite e ovos, a deficiência dietética é observada apenas em raros casos de vegetarianismo extremo, e isso apenas depois de muitos anos de uma dieta de restrição. O parasitismo do intestino delgado pela tênia do peixe, *Diphyllobothrium latum*, pode levar à deficiência de vitamina B_{12}, porque o parasita absorve a vitamina na luz intestinal.

A deficiência de ácido fólico é comumente de origem dietética. Vegetais folhosos, fígado, rim e levedura são fontes ricas de ácido fólico. Porém, o cozimento excessivo destrói grande quantidade do ácido fólico nos alimentos. Normalmente, a deficiência dietética de ácido fólico acompanha-se de deficiências de múltiplas vitaminas. A gestação aumenta a necessidade de ácido fólico em 5 até 10 vezes. **Estima-se que dois terços das mulheres grávidas tenham deficiência de folato,** embora essa deficiência possa estar combinada a deficiência de ferro. O ácido fólico é absorvido principalmente no terço superior do intestino delgado e, portanto, a deficiência de folato é comum em certas doenças de má absorção, notavel-

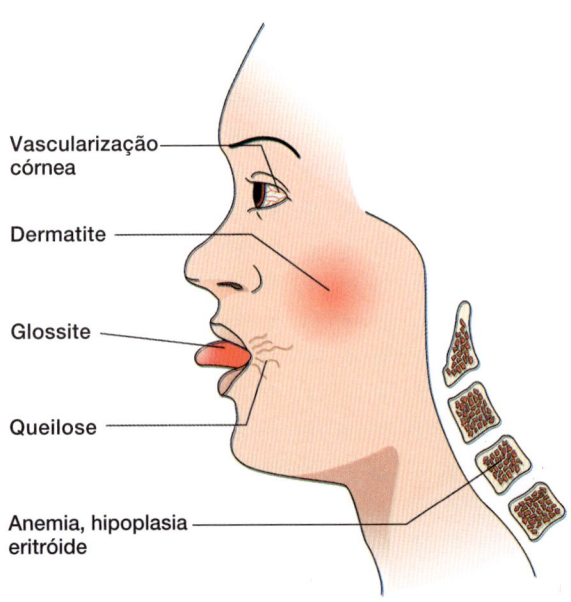

FIGURA 8.32
Complicações da deficiência de riboflavina.

mente espru não-tropical e tropical. Esta última condição responde a tratamento com ácido fólico.

Manifestações Clínicas: As deficiências tanto de vitamina B_{12} quanto de ácido fólico estão associadas a *anemia megaloblástica*. Além disso, a anemia perniciosa é complicada por um distúrbio neurológico chamado *degeneração combinada subaguda da medula espinhal*. Discussões abrangentes sobre deficiências de vitamina B_{12} e de ácido fólico são encontradas nos Caps. 20 e 28. Em mulheres grávidas, a suplementação da dieta com ácido fólico previne a espinha bífida e outras anomalias disráficas (ver Cap. 6).

Vitamina C (Ácido Ascórbico)

Patogenia: O ácido ascórbico é um agente redutor biológico poderoso envolvido em muitas reações de oxirredução e na transferência de prótons. Essa vitamina é importante na síntese do sulfato de condroitina e na hidroxilação da prolina para formar a hidroxiprolina do colágeno. Colabora em muitas outras funções importantes, como prevenção da oxidação do tetraidrofolato e aumento da absorção de ferro pelo intestino. Sem vitamina C, a biossíntese de certos neurotransmissores fica prejudicada, por causa de uma redução na atividade da β-hidroxilase de dopamina. A cicatrização de feridas e as funções imunológicas também estão sob a influência do ácido ascórbico. As melhores fontes dietéticas de vitamina C são frutas cítricas, vegetais verdes e tomates. Os seres humanos e os porquinhos-da-índia não possuem a habilidade de produzir ácido ascórbico, uma incapacidade que pode ser explicada apenas como um capricho evolucionário.

Escorbuto

O termo escorbuto *refere-se ao estado clínico de deficiência de vitamina C*. A primeira demonstração da necessidade dessa vitamina foi o efeito acentuado do limão na prevenção do escorbuto entre os marinheiros britânicos do século XVIII. A distribuição de limões na marinha britânica deu origem ao nome "limey" [de *lime*, limão em inglês] para os marinheiros. O escorbuto é incomum no mundo ocidental, mas é observado com freqüência em países não-industrializados, nos quais outras formas de desnutrição são prevalentes. Nos países industrializados, o escorbuto é uma doença de pessoas acometidas por doenças crônicas e que não comem bem, de idosos negligenciados e de alcoólicos desnutridos. A tensão provocada pelo frio, calor, febre ou traumatismo (acidental ou cirúrgico) cria uma necessidade maior de vitamina C. Crianças alimentadas apenas com leite no primeiro ano de vida desenvolvem escorbuto, assim como alcoólicos. Depressão leve dos níveis de ácido ascórbico também ocorre em outras condições, inclusive tabagismo, tuberculose, febre reumática e muitas doenças debilitantes. Algumas mulheres que usam contraceptivos orais podem apresentar uma leve diminuição dos níveis séricos de vitamina C. O índice de catabolismo do ácido ascórbico é de cerca de 3% do *pool* corporal por dia, um valor consistente com o fato de que, com uma dieta sem vitamina C, decorrem alguns meses até os sintomas se desenvolverem.

Patologia: A maioria dos eventos associados à deficiência de vitamina C é provocada pela formação de colágeno anormal que não possui força tênsil (Fig. 8.33). Com 1 a 3 meses, hemorragias subperiósteas provocam dor nas articulações e nos ossos. Hemorragias petequiais, equimoses e púrpura são comuns, particularmente depois de traumatismos leves ou em pontos de pressão. Hemorragias perifoliculares na pele são bastante típicas de escorbuto. Nos casos avançados, gengivas inchadas e hemorrágicas são um achado clássico. A reabsorção óssea alveolar resulta em perda dos dentes. A cicatrização de feridas é inadequada, e ocorre deiscência de feridas previamente cicatrizadas. A anemia pode resultar de hemorragia prolongada, absorção de ferro prejudicada, ou deficiência associada de ácido fólico.

Em crianças, a deficiência de vitamina C causa crescimento retardado, e estruturas ricas em colágeno, como dentes, ossos e vasos sangüíneos, desenvolvem-se de forma anormal. Os efeitos sobre o osso em desenvolvimento são conspícuos e relacionam-se principalmente com a função prejudicada de osteoblasto. Os efeitos do escorbuto sobre o osso são discutidos com mais detalhes no Cap. 26. Além da fraca cicatrização de ferida, os pacientes com escorbuto apresentam dificuldade em isolar uma infecção formando um abscesso e, portanto, as infecções disseminam-se com mais facilidade. O diagnóstico de escorbuto é confirmado pelo achado de níveis baixos de ácido ascórbico no soro.

Ampla publicidade tem afirmado que doses muito grandes de ácido ascórbico são úteis na prevenção do resfriado comum e no tratamento do câncer metastático. Não existem evidências confiáveis que apóiem qualquer uma das duas argumentações.

Vitamina D

A vitamina D é um hormônio esteróide lipossolúvel encontrado sob duas formas: vitamina D_3 (colecalciferol) e vitamina D_2 (ergocalciferol), ambas de igual potência biológica em seres humanos. A vitamina D_3 é produzida na pele, e a vitamina D_2 é derivada do ergosterol vegetal. A vitamina é absorvida no jejuno junto com gorduras e é transportada no sangue ligada a uma α-globulina (proteína ligadora de vitamina D). **Para alcançar potência biológica, a vitamina D precisa ser hidroxilada até metabólitos ativos no fígado e no rim. A forma ativa da vitamina promove a absorção de cálcio e fósforo a partir do intestino delgado** e pode influenciar diretamente a mineralização do osso.

Deficiência de Vitamina D

Patogenia: A deficiência de vitamina D resulta de (1) vitamina D insuficiente na dieta, (2) produção insuficiente de vitamina D na pele, por causa de exposição limitada à luz solar resultante de profissão ou de vestimenta, (3) absorção inadequada de vitamina D da dieta (como nas síndromes de má absorção) ou (4) conversão anormal de vitamina D até seus metabólitos bioativos. Este último fato ocorre na doença hepática e na insuficiência renal crônica. **Em crianças, a deficiência de vitamina D provoca raquitismo; em adultos, ocorre osteomalacia.**

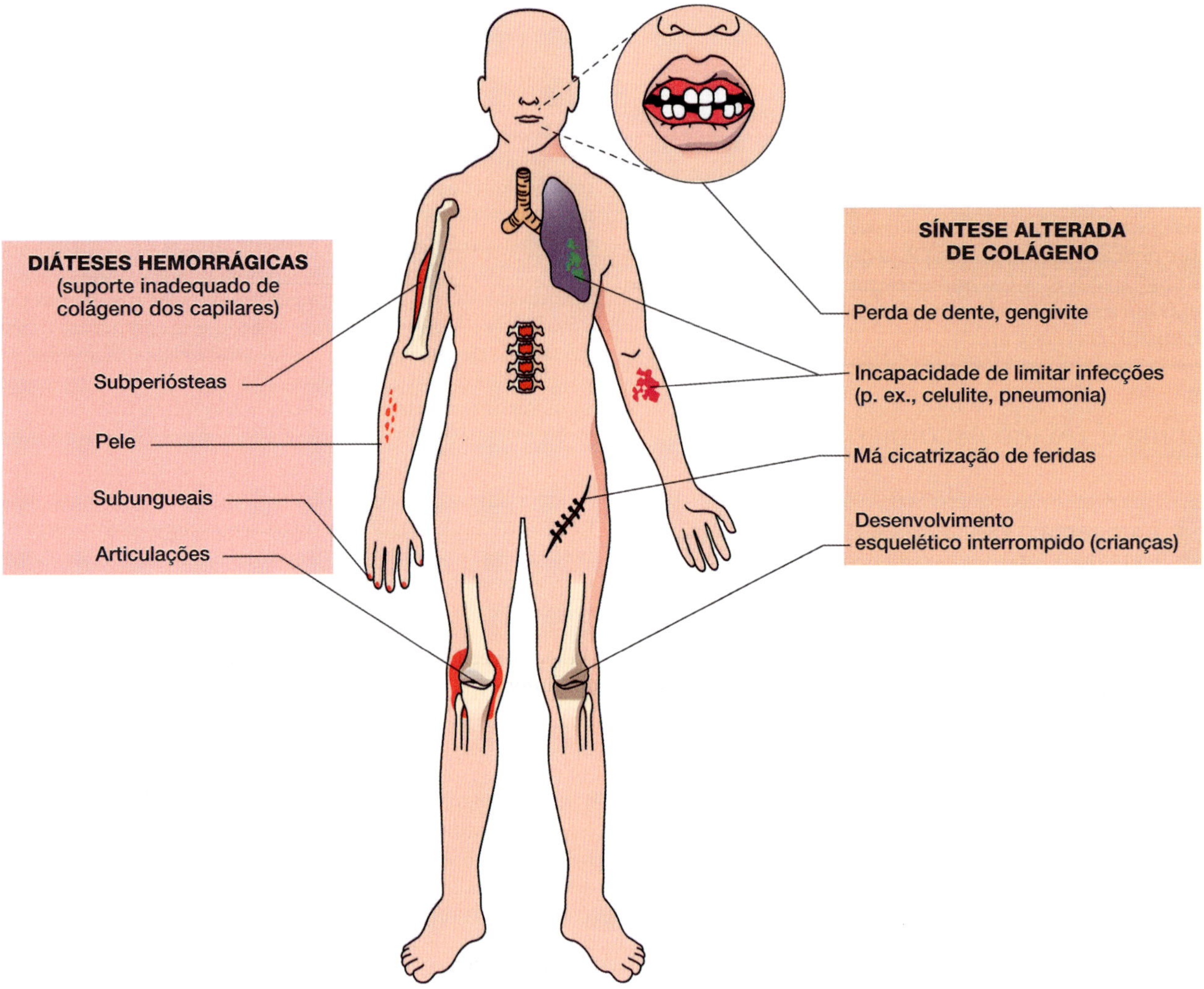

FIGURA 8.33
Complicações da deficiência de vitamina C (escorbuto).

Manifestações Clínicas: As lesões ósseas da deficiência de vitamina D em crianças (raquitismo) são conhecidas há séculos e eram comuns no mundo industrializado ocidental até pouco tempo. Era uma doença que afetava os habitantes de áreas urbanas pobres em uma extensão muito maior do que sua contraparte rural. Uma explicação parcial para essa diferença baseia-se na maior exposição dos residentes rurais à luz solar. A adição de vitamina D ao leite e a muitos alimentos processados, a administração de preparados vitamínicos para crianças pequenas e níveis de nutrição geralmente aperfeiçoados tornaram o raquitismo uma curiosidade em países industrializados. Uma discussão completa do metabolismo da vitamina D e sua relação com o raquitismo e a osteomalacia são encontradas no Cap. 26.

Nos casos de má absorção de cálcio, quando a doença subjacente é corrigida, a sensibilidade dos tecidos-alvo da vitamina D pode estar aumentada.

Patologia: A resposta inicial ao excesso de vitamina D é **hipercalcemia**, que provoca sintomas inespecíficos, como fraqueza e cefaléias. A excreção aumentada de cálcio pelos rins resulta em **nefrolitíase** ou **nefrocalcinose**. Pode ser vista **calcificação ectópica** em outros órgãos, como vasos sangüíneos, coração e pulmões. Os lactentes são particularmente suscetíveis ao excesso de vitamina D e, se a alteração não for corrigida, pode haver o desenvolvimento de arterioesclerose prematura, estenose aórtica supravalvular e acidose renal.

Hipervitaminose D

A causa mais comum de excesso de vitamina D é o consumo desordenado de preparados vitamínicos. A conversão anormal de vitamina D até metabólitos biologicamente ativos é observada algumas vezes em doenças granulomatosas, como a sarcoidose.

Vitamina E

A vitamina E é um antioxidante que, pelo menos experimentalmente, protege os fosfolipídios da membrana contra peroxidação lipídica pelos radicais livres formados através do metabolismo celular. A atividade dessa vitamina lipossolúvel é encontrada em muitos constituintes dietéticos, principalmente o α-tocoferol. O milho e os feijões de soja são particularmente ricos em vitamina E.

A deficiência de vitamina E na dieta é rara, exceto entre pacientes que recebem nutrição parenteral total. Níveis baixos de vitamina E também podem ser encontrados nos pacientes com distúrbios de absorção de gordura a partir do intestino. Uma síndrome claramente definível associada à deficiência de vitamina E não foi identificada em adultos. Relatos inconsistentes de alterações das colunas posteriores da medula espinhal, junto com perturbações funcionais da marcha, propriocepção e vibração, foram registrados. Embora o tempo de vida do eritrócito possa estar encurtado, anemia clínica não é atribuível à deficiência de vitamina E individualmente.

Em lactentes prematuros, anemia hemolítica, trombocitose e edema foram associados à deficiência de vitamina E. Pessoas que seguem dieta da moda e empresários empreendedores endossaram a vitamina E como uma vitamina antienvelhecimento e estimuladora da potência sexual. Não há evidências objetivas que apóiem essas afirmações. Por outro lado, relatou-se que a terapia à base de vitamina E melhora a anemia hemolítica em neonatos prematuros e que pode reduzir a gravidade, mas não a incidência, de fibroplasia retrolental. Afirma-se que a vitamina E retarda o desenvolvimento de cirrose em lactentes com atresia biliar congênita. Muitos efeitos experimentais interessantes são produzidos pela vitamina E, como inibição de (1) agregação plaquetária, (2) conversão de nitritos da dieta em nitrosaminas carcinogênicas e (3) síntese de prostaglandina. A proteção contra toxinas que exercem sua atividade pela produção de espécies de radicais livres de oxigênio também foi mostrada. A aplicabilidade desses resultados a seres humanos demanda estudos adicionais.

Vitamina K

A vitamina K, um material lipossolúvel, ocorre sob duas formas: vitamina K_1, das plantas, e vitamina K_2, sintetizada principalmente pelas bactérias intestinais normais. Vegetais de folhas verdes são ricos em vitamina K, e fígado e laticínios contêm quantidades menores.

 Patogenia: A deficiência dietética é muito rara nos Estados Unidos; a maioria dos casos associa-se a outras doenças. Entretanto, a ingestão dietética inadequada de vitamina K ocorre realmente de forma ocasional junto com doença crônica associada a anorexia.

A deficiência de vitamina K é comum na má absorção grave de lipídios, conforme visto no espru e na obstrução do trato biliar. A destruição da flora intestinal por antibióticos também pode resultar em deficiência de vitamina K. Os lactentes neonatos freqüentemente exibem deficiência de vitamina K porque a vitamina não é bem transportada através da placenta e o intestino estéril do neonato não possui bactérias para produzi-la. A vitamina K, que confere propriedades de ligação ao cálcio a certas proteínas, é importante para a atividade de quatro fatores de coagulação: protrombina, fator VII, fator IX e fator X. A deficiência de vitamina K pode ser grave, porque também pode acarretar hemorragia intensa. A terapia parenteral com vitamina K é rapidamente eficaz.

Os Oligoelementos Minerais Essenciais são Principalmente Componentes de Enzimas e Co-fatores

Entre eles estão: ferro, cobre, iodo, zinco, cobalto, selênio, manganês, níquel, cromo, estanho, molibidênio, vanádio, silício e flúor. As deficiências dietéticas desses minerais são clinicamente importantes no caso do ferro e do iodo, e são discutidas nos Caps. 20 e 21, que tratam das doenças sangüíneas e patologias endócrinas, respectivamente.

A **deficiência crônica de zinco** foi relatada no Irã e no Egito causando nanismo hipogonadal em meninos. As crianças, em geral, são aquelas que comem barro, uma substância que pode ligar o zinco, mas comumente também existe associada uma dieta deficiente em proteína. Uma doença hereditária do metabolismo do zinco, *acrodermatite enteropática*, que é uma forma crônica de deficiência de zinco, caracteriza-se por diarréia, erupções cutâneas, perda de cabelo, perda muscular e irritabilidade mental. Sintomas semelhantes são vistos na deficiência aguda de zinco associada a nutrição parenteral total. A deficiência de zinco também é encontrada nas doenças que provocam má absorção, como doença de Crohn, espru, cirrose e alcoolismo.

A **deficiência de cobre na dieta** é rara, mas pode ocorrer em certas doenças hereditárias, síndromes de má absorção e durante nutrição parenteral total. O resultado mais comum é uma anemia microcítica, embora alterações megaloblásticas também tenham sido descritas.

Descreveu-se **deficiência de manganês** causando crescimento retardado, alterações esqueléticas, problemas reprodutivos, ataxia e convulsões. A **exposição industrial ao manganês** provoca sintomas intimamente relacionados com aqueles do parkinsonismo.

CONCLUSÃO

O início da vida foi acentuadamente marcado por um ambiente muito hostil. A Terra girou em seu eixo mais de 10^{12} vezes até que uma criatura evoluísse e pudesse, de forma consciente, manipular o ambiente. No processo, o tempo de vida médio de 18 anos do homem de Cro-Magnon aumentou para o homem da era industrializada, ultrapassando os setenta anos mencionados na Bíblia. Esse sucesso formidável não deve nos deixar complacentes em nossos esforços de melhorar a qualidade e a extensão da vida, mas é importante manter uma perspectiva realista do impacto da civilização sobre o meio ambiente.

LEITURAS SUGERIDAS

Livros

Amdur MO, Doull J, Klaassen CD: *Casarett and Doull's Toxicology*, 4th ed. New York: Pergamon Press, 1991.
Craighead JE: *Pathology of Environmental and Occupational Disease*. St. Louis: Mosby, 1995.
Di Maio, VJM, Di Maio, D, Di Maio, DJ: *Forensic pathology*, 2nd ed. CRC Press, 2001.
Strickland GT (ed): Nutritional Deficiencies and Heat-

associated Illnesses. In: *Hunter's Tropical Medicine*, 6th ed. Philadelphia: WB Saunders, 1984.

Tedeschi CG, Eckert WG, Tedeschi LG: *Forensic Medicine: A Study in Trauma and Environmental Hazards*. Philadelphia: WB Saunders, 1977.

Artigos de Periódicos

Ames, BB, Gold, LS: The causes and prevention of cancer: the role of the environmnt. *Biotherapy*, 11:205–220(1998).

Baghurst PA, McMichael AJ, Wigg NR: Environmental exposure to lead and children's intelligence at age of seven years. The Port Pirie cohort study. *N Engl J Med* 327:1279–1284, 1992.

Bolger, PM, Schwertz, BA: Mercury and health. *N Engl J Med* 347:1735–1736(2002).

Cohen, BL: Cancer risk from low-level radiation. *Am J Roentgenol* 179:1137–1143(2002).

Craighead JE: *Pathology of environmental and occupational disease*. St. Louis: Mosby, 1995.

Goldfrank LR, Hoffman RS: The cardiovascular effects of cocaine: update 1992. In: *Acute cocaine intoxication: Current methods of treatment*. NIDA Research Monograph No. 123. Rockville, MD: National Institute of Drug Abuse, 1993.

Hacksaw, AK, Law, MR, Wald, NJ: The accumulated evidence on lung cancer and environmental tobacco smoking. *BMJ* 315:980–988(1997).

Hsu, PC Guo, YL: Antioxidant nutrients and lead toxicity. *Toxicol* 180:33–44(2002).

Karch SB: Introduction to the forensic pathology of cocaine. *Am J Forensic Med Pathol* 12:126–131, 1991.

Kjaerheim, K, Gaard, M, Andersen, A: The role of alcohol, tobacco, and dietary factors in upper aerogastric tract cancers: a prospective study of 10,900 Norwegian men. *Cancer Caus & Cont* 9:99–108, 1998.

Krotkiewski, M: Thyroid hormones in the pathogenesis and treatment of obesity. *Eur J Pharmacol* 440:85–98(2002).

La Vecchia, C, Altieri, A, Franceschi, S, Tavani, A: Oral contraceptives and cancer: an update. *Drug Safety* 24:741–754(2001).

Lee, DW, Leinung, MC, Rozhavskaya-Arena, M, Grasso, P: Leptin and the treatment of obesity: its current status. *Eur J Pharmacol* 440:129–139(2002).

Lynge, E, Anttila, A, Hemminki, K: Organic solvents and cancer. *Cancer Causes Control* 8:406–419(1997).

McBride, PE: The health consequences of smoking: cardiovascular disease. *Med Clin N Am* 76:333–353, 1992.

Moysich, KB, Menezes, RJ, Michalek, AM: Chernobyl-related ionizing radiation exposure and cancer risk: an epidemiological review. *Lancet Oncol* 3:269–279(2002).

Muccioli, G, Tschöp, M, Papotti, M, Deghenghi, R, Heiman, M, Ghigo, E: Neuroendocrine and peripheral activities of ghrelin: implication in metabolism and obesity. *Eur J Pharmacol* 440:235–254(2002).

National Council on Radiation Protection and Measurements: The relative biological effectiveness of radiations of different quality. Report No. 104, Bethesda, MD, 1990.

Neuberger, JS, Gesell, TF: Residential radon exposure and lung cancer: risk in nonsmokers. *Health Physics* 83:1–18(2002).

Newcomb, PA, Carbone, PP: The health consequences of smoking. *Med Clin N Am* 76:305–331, 1992.

Raitiola, HS, Pukander, JS: Etiological factors of laryngeal cancer. *Acta Otol-Laryng* 529:S215–S217(1997).

Ravussin, E: Chemical sensors of feast and famine. *J Clin Invest* 109:1537–1540(2002).

Schlecht, NF, Franco, EL, Pintos, J, Kowalski, LP: Effect of smoking cessation and tobacco type on the risk of cancers of the upper aero-digestive tract in Brazil. *Epidemiolo* 10:412–418, 1999.

Shields, PG: Molecular epidemiology of smoking and lung cancer. *Oncogene* 21:6870–6876(2002).

Strickland GT (ed): Nutritional deficiencies and heat-associated illnesses. In: *Hunter's tropical medicine*, 6th ed. Philadelphia: WB Saunders, 1984.

Thackray, H, Tifft, C: Fetal alcohol syndrome. *Pediatr In Rev* 22:47–55(2001).

Tominaga, S: Major avoidable risk factors of cancer. *Cancer Lett* 143:S19–S23(1999).

Vainio, H, Weiderpass, E, Kleihues, P: Smoking cessation in cancer prevention. *Toxicology* 166:47–52(2001).

Webster, EW: Garland lecture: On the question of cancer induction by small x-ray doses. *Am J Roentgenol* 137:647–666, 1981.

Zatonski, W, Becher, H, Lissowska, J, Wahrendorf, J: Tobacco, alcohol, and diet in the etiology of laryngeal cancer: a population-based case-control study. *Canc Caus & Cont* 2:3–10, 1991.

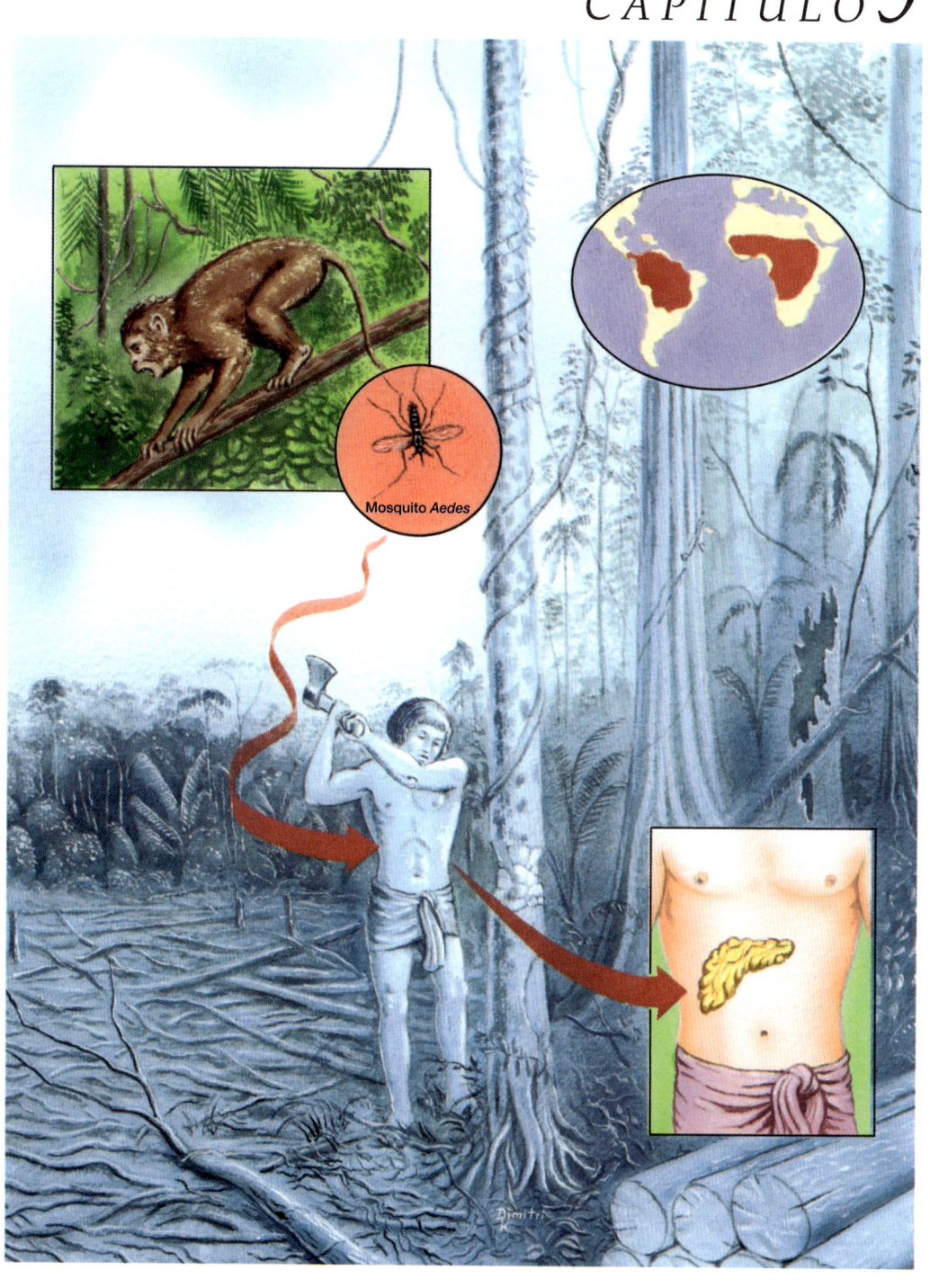

CAPÍTULO 9

Doenças Infecciosas e Parasitárias

David Schwartz
Robert M. Genta
Daniel H. Connor

Infectividade e Virulência

Fatores do Hospedeiro nas Infecções
Diferenças Hereditárias
Idade
Comportamento
Defesas Comprometidas do Hospedeiro

Infecções Virais

Vírus Respiratórios
Resfriado Comum
Gripe
Vírus da Parainfluenza
Vírus Sincicial Respiratório
Adenovírus
Coronavírus Associado à Síndrome
Respiratória Aguda Grave (SARS)

Exantemas Virais
Sarampo
Rubéola
Parvovírus B19 Humano
Varíola

Caxumba

Infecções Intestinais por Vírus
Infecção por Rotavírus
Vírus de Norwalk e
Outras Diarréias Virais

Febres Hemorrágicas Virais
Febre Amarela
Febre Hemorrágica por Ebola
Vírus do Nilo Ocidental

Herpesvírus
Vírus Varicela-zoster
Vírus Herpes Simples
Vírus Epstein-Barr (EBV)
Citomegalovírus

Papilomavírus Humano

Infecções Bacterianas

Cocos Piogênicos Gram-positivos
Staphylococcus aureus
Estafilococos Coagulase-negativos

(continua)

FIGURA **9.1** *(ver página anterior)*
Epidemiologia da febre amarela. O reservatório comum do vírus da febre amarela é o macaco habitante de árvores. O vírus é passado de um macaco para outro no cimo da floresta por mosquitos do gênero *Aedes*. Uma árvore derrubada leva consigo os mosquitos para baixo, aumentando a chance de uma pessoa ser picada e inoculada com o vírus.

Streptococcus pyogenes
Streptococcus pneumoniae
Estreptococos do Grupo B

Infecções Bacterianas da Infância
Difteria
Coqueluche
Haemophilus influenzae
Neisseria meningitidis

Doenças Bacterianas Transmitidas Sexualmente
Gonorréia
Cancróide
Granuloma Inguinal

Infecções Enteropatogênicas Bacterianas
Escherichia coli
Salmonella
Shigelose
Cólera
Campylobacter jejuni
Yersinia

Infecções Pulmonares por Bactérias Gram-negativas
Klebsiella e *Enterobacter*
Doença dos Legionários
Pseudomonas aeruginosa
Melioidose

Doenças por Clostrídios
Intoxicação Alimentar por Clostrídios
Enterite Necrosante
Gangrena Gasosa
Tétano
Botulismo
Clostridium difficile

Bactérias com Reservatórios Animais ou Insetos Vetores
Brucelose
Peste
Tularemia
Antraz
Listeriose
Doença da Arranhadura do Gato
Mormo
Bartonelose

Infecções Causadas por Microrganismos Filamentosos Ramificados
Actinomicose
Nocardiose

Infecções por Espiroquetas

Sífilis
Sífilis Primária
Sífilis Secundária
Sífilis Terciária
Sífilis Congênita

Treponematoses Não-Venéreas
Bouba
Bejel
Pinta

Doença de Lyme

Leptospirose

Febre Recorrente

Infecções por Fusoespiroquetas
Úlcera Fagedênica Tropical
Noma

Infecções por Clamídias

Chlamydia trachomatis
Infecções Genitais e Neonatais
Linfogranuloma Venéreo
Tracoma

Psitacose (Ornitose)

Chlamydia pneumoniae

Infecções por Riquétsias

Febre Maculosa das Montanhas Rochosas

Tifo Epidêmico (Transmitido por Piolho)

Tifo Endêmico (Murino)

(continua)

Tifo Rural

Febre Q

Infecções por Micoplasmas

Mycoplasma pneumoniae

Micobactérias

Tuberculose
Tuberculose Primária
Tuberculose Secundária (Cavitária)

Hanseníase
Hanseníase Tuberculóide
Hanseníase Lepromatosa

Complexo *Mycobacterium avium-intracellulare*
Doença Pulmonar Granulomatosa
Infecção Disseminada na AIDS

Micobactérias Atípicas

Infecções Fúngicas

Candida

Aspergilose
Aspergilose Broncopulmonar Alérgica
Aspergiloma
Aspergilose Invasiva

Mucormicose (Zigomicose)

Criptococose

Histoplasmose

Coccidioidomicose

Blastomicose

**Paracoccidioidomicose
(Blastomicose Sul-Americana)**

Esporotricose

Cromomicose

Infecções por Dermatófitos

Micetoma

Protozoários

Malária

Babesiose

Toxoplasmose
Síndrome da Linfadenopatia por *Toxoplasma*
Infecções Congênitas por *Toxoplasma*
Toxoplasmose em Hospedeiros
Imunocomprometidos

Pneumonia por *Pneumocystis carinii*

Amebíase
Amebíase Intestinal
Abscesso Amébico Hepático

Criptosporidiose

Giardíase

Leishmaniose
Leishmaniose Cutânea Localizada
Leishmaniose Mucocutânea
Leishmaniose Visceral (Calazar)

**Doença de Chagas
(Tripanossomíase Americana)**
Doença de Chagas Aguda
Doença de Chagas Crônica

Tripanossomíase Africana

Meningoencefalite Amebiana Primária

Infecção Helmíntica

Nematódeos Filariformes
Filariose Linfática
Oncocercose
Loíase

(continua)

Nematódeos Intestinais
Ascaridíase
Tricuríase

Ancilostomídeos

Estrongiloidíase

Infecção por Oxiúros (Enterobíase)

Nematódeos Tissulares
Triquinose
Larva Migrans Visceral (Toxocaríase)

Larva Migrans Cutânea
Dracunculíase

Trematódeos
Esquistossomose
Clonorquíase
Paragonimíase
Fasciolíase
Fasciolopsíase

Cestódeos
Tênias Intestinais
Cisticercose
Equinococose

As doenças infecciosas são as aflições mais freqüentes da espécie humana no mundo todo, as razões mais comuns pelas quais as pessoas procuram cuidados médicos e as causas principais de morte provocada por doença. Diarréias bacterianas e virais, pneumonias bacterianas, tuberculose, sarampo, malária, hepatite B, coqueluche e tétano matam mais pessoas por ano que todos os cânceres e todas as doenças cardiovasculares (Quadro 9.1). O impacto das doenças infecciosas é maior nos países menos desenvolvidos, onde milhões de pessoas, principalmente crianças com menos de 5 anos de idade, morrem de doenças infecciosas tratáveis ou que podem ser evitadas. Mesmo nos países desenvolvidos da Europa e da América do Norte, a mortalidade, a morbidade e a perda da produtividade econômica provocadas pelas doenças infecciosas são enormes. Nos Estados Unidos, a cada ano, as doenças infecciosas provocam mais de 200.000 mortes, mais de 50 milhões de dias de hospitalização e quase 2 bilhões de dias de trabalho ou escolares perdidos.

As doenças infecciosas são distúrbios nos quais a lesão ou a disfunção tissular é produzida por um microrganismo. Muitas dessas doenças, como influenza, sífilis e tuberculose, são contagiosas, ou seja, transmissíveis de pessoa para pessoa. Por outro lado, muitas doenças infecciosas, como legionelose, histoplasmose e toxoplasmose não são contagiosas. Os seres humanos adquirem microrganismos infectantes não só de outros seres humanos, mas também de diversas fontes, incluindo animais, insetos, solo, ar, objetos inanimados e a flora microbiana endógena do corpo humano.

INFECTIVIDADE E VIRULÊNCIA

Virulência refere-se ao complexo de propriedades que permite que um microrganismo realize a infecção e provoque doença de diferentes graus de gravidade. O microrganismo precisa (1) ganhar acesso ao corpo, (2) evitar as múltiplas defesas do hospedeiro, (3) acomodar-se para crescimento no meio humano e (4) parasitar os recursos humanos.

FATORES DO HOSPEDEIRO NAS INFECÇÕES

Os meios pelos quais o organismo humano impede ou contém infecções são conhecidos como mecanismos de defesa (Quadro 9.2). As principais barreiras anatômicas contra a infecção — a pele e o sistema de filtração aerodinâmico da via aérea superior — impedem a penetração da maioria dos microrganismos no corpo. A cobertura mucociliar das vias aéreas também é uma defesa es-

QUADRO 9.1 Fontes de Mortes Globais

Doença	Mortes Anuais
Doença cardiovascular	12×10^6
Doenças diarréicas (rotavírus, viroses semelhantes a Norwalk, *Salmonella*, *Shigella*, *E. coli* diarreiogênica)	5×10^6
Câncer	$4,8 \times 10^6$
Pneumonia	$4,8 \times 10^6$
Tuberculose	3×10^6
Doença pulmonar obstrutiva crônica	$2,7 \times 10^6$
Sarampo	$1,5 \times 10^6$
Malária	$1\text{-}2 \times 10^6$
Hepatite B	$1\text{-}2 \times 10^6$
Tétano (neonatal)	$\approx 775 \times 10^3$
Coqueluche	500×10^3
Mortalidade materna	500×10^3
AIDS	200×10^3
Esquistossomose	200×10^3
Amebíase	$40\text{-}110 \times 10^3$
Ancilostomídeos	$50\text{-}60 \times 10^3$
Raiva	35×10^3
Febre tifóide	25×10^3
Febre amarela	25×10^3
Tripanossomíase africana (doença do sono)	20×10^3
Ascaríase	20×10^3

sencial, propiciando um meio de expelir microrganismos que têm acesso ao sistema respiratório. A flora microbiana que reside normalmente no trato gastrintestinal e em vários orifícios corporais compete com microrganismos do exterior, impedindo que estes últimos obtenham nutrientes suficientes ou pontos de ligação no hospedeiro. Os orifícios corporais também são protegidos por secreções que possuem propriedades antimicrobianas, tanto não-específicas (p. ex., lisozima e interferon) quanto específicas (geralmente imunoglobulinas IgA). Além disso, o ácido gástrico e a bile destroem quimicamente muitos microrganismos ingeridos.

Diferenças Hereditárias

O primeiro passo na infecção é, com freqüência, uma interação bastante específica entre uma molécula de ligação do microrganismo infectante com uma molécula receptora no hospedeiro. Se o hospedeiro não possuir a molécula receptora adequada, não ocorre a ligação do microrganismo ao alvo. Um exemplo é o *Plasmodium vivax*, um dos microrganismos que provoca a malária humana. Ele infecta eritrócitos humanos usando os determinantes do grupo sangüíneo Duffy sobre a superfície celular como receptores. Muitas pessoas, particularmente os negros, não os possuem e não são suscetíveis à infecção por *P. vivax*. Como conseqüência, a malária por *P. vivax* não existe em grande parte da África. Diferenças raciais ou geográficas semelhantes nas suscetibilidades são aparentes para muitos agentes infecciosos, inclusive *Coccidioides immitis*, que é 14 vezes mais comum em negros e 175 vezes mais freqüente em indivíduos de ascendência filipina do que em brancos.

Efeito da Idade Sobre a Resposta à Infecção

A idade do hospedeiro influencia o desfecho da exposição a muitos agentes infecciosos. Esse fato é bem ilustrado nos casos de infecções fetais. Alguns microrganismos produzem doença *in utero* mais grave que em crianças ou adultos. As infecções do feto pelo citomegalovírus, vírus da rubéola, parvovírus B19 humano e *Toxoplasma gondii* interferem no desenvolvimento fetal. Dependendo do microrganismo e do tempo de exposição, a infecção fetal pode produzir lesão mínima, alterações congênitas importantes ou morte. Por outro lado, quando esses microrganismos infectam crianças ou adultos, em geral produzem doenças minimamente sintomáticas ou assintomáticas.

A idade também tem um efeito sobre o curso de doenças comuns, como as diversas diarréias virais e bacterianas. Em crianças maiores e em adultos, essas infecções provocam desconforto e incômodo, mas raramente lesão grave. O desfecho pode ser diferente em crianças com menos de 3 anos de idade, que não possuem a capacidade de compensar a rápida perda de volume que resulta da diarréia profusa.

Existem outros exemplos, como a infecção por *Mycobacterium tuberculosis*, que produz tuberculose grave e disseminada em crianças com menos de 3 anos de idade, provavelmente por causa do sistema imunológico celular imaturo. Por outro lado, pessoas mais velhas reagem de forma muito melhor. Entretanto, a maturidade nem sempre é uma vantagem nas infecções. O vírus Epstein-Barr é mais passível de provocar infecções sintomáticas em adolescentes e em adultos do que em crianças menores. O vírus varicela-zoster, que provoca a catapora, produz doença mais grave em adultos, que têm mais probabilidade de desenvolver pneumonia viral.

Os idosos lidam de maneira pior com quase todas as infecções do que as pessoas mais jovens. As doenças respiratórias comuns, como a influenza e a pneumonia pneumocócica, são fatais com mais freqüência nas pessoas com mais de 65 anos de idade.

Comportamento

A ligação entre comportamento e infecção é provavelmente mais óbvia para as doenças transmitidas sexualmente. Sífilis, gonorréia, infecções urogenitais por clamídia, síndrome da imunodeficiência adquirida (AIDS) e muitas outras doenças infecciosas são transmitidas primariamente por contato sexual. O tipo e o número de parceiros sexuais influenciam profundamente o risco de se adquirir doenças transmitidas sexualmente.

Outros aspectos do comportamento também influenciam o risco de infecções adquiridas. Os seres humanos contraem brucelose e febre Q, que são doenças bacterianas primariamente de animais de fazenda domesticados, por contato íntimo com animais infectados ou suas secreções. Essas infecções ocorrem em fazendeiros, tratadores, processadores de carne e, no caso da brucelose, em pessoas que bebem leite não pasteurizado. A transmissão de muitas doenças parasitárias é fortemente influenciada pelo comportamento. A esquistossomose, adquirida quando a larva parasitária infectante oriunda da água penetra na pele de um hospedeiro suscetível, é originalmente uma doença de fazendeiros que trabalham em campos irrigados com água infectada. Além disso, as crianças que nadam em lagos e açudes contendo esses microrganismos tornam-se infectadas. As larvas de ancilostomídeos e de *Strongyloides stercoralis* vivem em solo úmido e penetram a pele dos membros inferiores das pessoas que andam descalças. A introdução de sapatos provavelmente foi o fator individual mais importante na redução da prevalência da infecção com nematódeos transmitidos pelo solo. A anisaquíase e a difilobotriose são duas doenças helmínticas adquiridas por ingestão de peixe malcozido. A toxoplasmose é uma infecção protozoária transmitida de animais para seres humanos por ingestão de carne malcozida, infectada, ou por exposição a fezes de gato infectadas. O botulismo, uma intoxicação alimentar provocada por toxina bacteriana, é contraído por ingestão de alimento inadequadamente enlatado.

À medida que os seres humanos mudam o seu comportamento, abrem novas possibilidades para doenças infecciosas. Embora o agente da doença dos legionários seja comum no meio am-

---

QUADRO 9.2 Defesas do Hospedeiro Contra Infecção

Pele
Lágrimas
Flora bacteriana normal
Ácido gástrico
Bile
Secreções salivares e pancreáticas
Sistema de filtração da nasofaringe
Cobertura mucociliar
Secreções brônquicas, cervicais, uretrais e prostáticas
Neutrófilos
Monócitos
Complemento
Sistema fagocitário mononuclear fixo
Imunoglobulinas
Imunidade celular

biente, os aerossóis gerados por usinas de resfriamento, torneiras e umidificadores agora fornecem os meios para provocar as infecções humanas. Comportamentos tradicionais não são necessariamente promotores de saúde. Centenas de milhares de casos de tétano neonatal em países menos desenvolvidos estão ligados à cobertura do coto umbilical com barro, esterco, ou até mesmo queijo de fabricação caseira para parar o sangramento. Esses materiais cessam o sangramento, mas freqüentemente contêm os esporos do *Clostridium tetani*, que germinam e liberam a toxina que provoca o tétano. Em partes da África, muitos casos de cisticercose são provocados por ingestão de poções, preparadas localmente, contendo, entre outros ingredientes, as fezes de pessoas infectadas com *Taenia solium*.

Defesas Comprometidas do Hospedeiro

A quebra ou a ausência de qualquer uma das defesas complexas do hospedeiro resultam em aumento do número e da gravidade das infecções. O rompimento da superfície da pele por traumatismo ou queimaduras freqüentemente provoca infecções bacterianas ou fúngicas invasivas. A lesão do aparelho mucociliar das vias aéreas, como ocorre no tabagismo ou na influenza, compromete a eliminação dos microrganismos inalados e resulta em aumento da incidência de pneumonias bacterianas. A ausência congênita de componentes do complemento C5, C6, C7 e C8 impede a formação de um complexo de ataque da membrana completamente funcional e permite a disseminação de infecções por *Neisseria*. As doenças e as drogas que interferem na produção de neutrófilos ou em sua função aumentam a probabilidade de infecção bacteriana.

A capacidade tecnológica de prolongar a vida de pessoas debilitadas, o uso disseminado de terapias citotóxicas e imunossupressoras e a expansão rápida da epidemia de AIDS levaram a um aumento exponencial do número de pacientes com defeitos graves em seus mecanismos de defesa. Unidades de queimados e traumatizados, centros de transplantes e instalações para cuidados médicos e cirúrgicos intensivos estão repletos de pacientes que não possuem a capacidade normal de repelir infecções. Muitos estão imunocomprometidos, o que significa que seus defeitos influenciam a capacidade de desenvolver respostas inflamatórias ou imunológicas. Não só os hospedeiros comprometidos tornam-se infectados com mais facilidade, como também são freqüentemente atacados por microrganismos inócuos para pessoas normais. Por exemplo, os pacientes deficientes em neutrófilos com freqüência desenvolvem infecções potencialmente fatais na circulação sangüínea decorrentes de microrganismos comensais que normalmente povoam a pele e o trato gastrintestinal.

Os microrganismos que produzem doença predominantemente em hospedeiros com imunidade comprometida são conhecidos como *patógenos oportunistas*. Essa expressão implica que esses microrganismos, a maioria dos quais constitui parte da flora microbiana humana endógena ou ambiental normal, têm vantagem sobre os mecanismos de defesa do hospedeiro inadequados na formação de um ataque mais violento.

Infecções Virais

Os vírus variam em tamanho desde 20 até 300 nm e consistem em RNA ou DNA contido em um envoltório protéico. Alguns vírus estão envolvidos por uma membrana lipídica. **Os vírus são incapazes de metabolismo ou reprodução independentes e, desse modo, são parasitas intracelulares obrigatórios, exigindo células vivas nas quais replicar.** Após invadir células, esses microrganismos desviam as capacidades biossintéticas e metabólicas dessas células para a síntese de ácidos nucléicos e proteínas codificadas pelo vírus.

Freqüentemente, os vírus provocam doença por meio da destruição das células infectadas, porém, às vezes, tal não ocorre. Por exemplo, o rotavírus, uma causa comum de diarréia, interfere na função de enterócitos infectados sem matar imediatamente essas células. Ele impede os enterócitos de sintetizar proteínas que transportam moléculas da luz intestinal e, dessa maneira, provoca diarréia.

Os vírus também produzem doença promovendo a liberação de mediadores químicos que incitam as respostas inflamatórias ou imunológicas. Os sintomas do resfriado comum devem-se à liberação de bradicinina das células infectadas. Outros vírus fazem as células proliferar e formar tumores. Os papilomavírus humanos, por exemplo, provocam lesões proliferativas celulares escamosas, que incluem as verrugas comuns e verrugas anogenitais.

Alguns vírus infectam e persistem em células sem interferir nas funções celulares normais, um processo conhecido como *latência*. Os vírus que estabelecem infecções latentes podem emergir produzindo doença ou transmitindo infecção muito tempo após a infecção primária. Com freqüência, as infecções oportunistas são provocadas por viroses que estabeleceram infecções latentes. O citomegalovírus e o vírus herpes simples estão entre os patógenos oportunistas mais freqüentes porque estão presentes, comumente, como agentes latentes, que se desenvolvem nas pessoas com imunidade celular prejudicada.

VÍRUS RESPIRATÓRIOS

O Resfriado Comum É a Doença Viral Mais Comum

O resfriado comum é uma infecção aguda, autolimitada, do trato respiratório superior, provocada por uma variedade de vírus RNA, incluindo mais de 100 rinovírus diferentes e vários coronavírus. Os resfriados são freqüentes e com distribuição mundial, disseminando-se de pessoa para pessoa pelo contato com secreções infectadas. A infecção é mais provável durante os meses de inverno em áreas temperadas e durante as estações chuvosas nos trópicos, quando a disseminação é facilitada pela aglomeração de pessoas em lugares fechados. Nos Estados Unidos, as crianças geralmente têm seis a oito resfriados por ano e os adultos, dois a três.

Os vírus infectam as células epiteliais respiratórias nasais, causando maior produção de muco e edema. Os rinovírus e os coronavírus apresentam um tropismo pelo epitélio respiratório e se reproduzem idealmente a temperaturas bem abaixo de 37°C. Dessa forma, a infecção permanece confinada às passagens mais frias das vias aéreas superiores. As células parasitadas liberam mediadores químicos, como a bradicinina, que produz a maioria dos sintomas associados ao resfriado comum. A maior produção de muco, junto com congestão nasal e obstrução da trompa de Eustáquio, predispõe a infecções bacterianas secundárias, resultando em sinusite bacteriana e otite média. Os rinovírus e os coronavírus não destroem o epitélio respiratório e não produzem alterações visíveis. Clinicamente, o resfriado comum caracteriza-se por rinorréia, faringite, tosse e febre baixa. Os sintomas duram cerca de uma semana.

A Gripe Pode Predispor a Pneumonia Bacteriana

A gripe [influenza] é uma infecção aguda, autolimitada, das vias aéreas superiores e inferiores, provocada por cepas de vírus influenza. Esses vírus apresentam envelope e contêm filamento único de RNA.

 Epidemiologia: Embora três tipos distintos de vírus da influenza — tipos A, B e C — provoquem doença humana, a influenza A é, de longe, o patógeno mais comum e provoca a doença mais grave. Dez a 40 milhões de casos de influenza ocorrem anualmente nos Estados Unidos. Essa doença é muito contagiosa, e a epidemia freqüentemente dissemina-se para o mundo todo. O vírus periodicamente altera seus antígenos de superfície, de forma que, com freqüência, a imunidade do hospedeiro desenvolvida em uma epidemia não protege contra a seguinte.

 Patogenia: A influenza dissemina-se de pessoa para pessoa por meio de gotículas e secreções respiratórias contendo vírus. Uma vez que o vírus da influenza tenha contato com a superfície celular epitelial respiratória, ele se liga à célula e nela penetra por meio de fusão com a membrana celular. Esse processo é mediado por uma glicoproteína viral, chamada hemaglutinina, que se liga a resíduos do ácido siálico sobre o epitélio respiratório humano. Uma vez dentro da célula, o vírus a leva a produzir vírus progênie e causa a morte celular. Geralmente, a infecção envolve as vias aéreas superiores e inferiores. A destruição do epitélio ciliado prejudica a cobertura mucociliar, predispondo à pneumonia bacteriana.

 Patologia: Nas vias respiratórias, os vírus da influenza provocam necrose e descamação do epitélio ciliado do trato respiratório, associadas a um infiltrado inflamatório predominantemente linfocítico. A extensão da infecção para os pulmões provoca necrose e esfoliação de células de revestimento alveolar e o aspecto histológico de pneumonite viral.

 Manifestações Clínicas: Clinicamente, a influenza manifesta-se com início rápido de febre, calafrios, mialgia, cefaléias, fraqueza e tosse improdutiva. Os sintomas podem ser basicamente os de uma infecção do trato respiratório superior ou de uma traqueíte, bronquite e pneumonia. As epidemias são acompanhadas por morte, tanto pela doença quanto por suas complicações, particularmente nos idosos e nas pessoas com doença cardiopulmonar. As vacinas com vírus mortos específicas para as cepas epidêmicas são eficazes em 75% na prevenção da gripe.

O Vírus da Parainfluenza Está Associado a Crupe

Os vírus da parainfluenza provocam infecções agudas dos tratos respiratórios superior e inferior, que podem ser particularmente graves em crianças pequenas. Esses vírus de filamento único de RNA e com envelope são a causa mais comum de crupe (laringotraqueobronquite).

 Epidemiologia: Essa afecção é comum em crianças com menos de 3 anos de idade e caracteriza-se por tumefação subglótica, compressão das vias respiratórias e angústia respiratória. Existem quatro vírus da parainfluenza antigenicamente diferentes. Estes vírus disseminam-se de pessoa para pessoa através de aerossóis e secreções respiratórias infectadas. A infecção é muito contagiosa, e a doença está presente no mundo todo. Os vírus da parainfluenza são isolados em 10% das crianças novas com doenças agudas do trato respiratório.

 Patogenia e Patologia: Os vírus da parainfluenza infectam e matam as células epiteliais respiratórias ciliadas, dessa forma incitando uma resposta inflamatória. Em crianças muito novas, esse processo estende-se, com freqüência, para o trato respiratório inferior, provocando bronquiolite e pneumonite. Esse padrão é mais comum para a influenza do tipo 3. Em crianças pequenas, a traquéia é estreita e a laringe é pequena. Quando ocorre laringotraqueíte, a tumefação tissular local comprime a via respiratória superior de forma suficiente para obstruir a respiração e provocar o crupe. A infecção pelo vírus da parainfluenza está associada a febre, rouquidão e tosse. A crupe é evidenciada por tosse semelhante a latido característica e estridor inspiratório. Em crianças maiores e adultos, os sintomas são geralmente leves.

O Vírus Sincicial Respiratório Afeta Lactentes

O vírus sincicial respiratório (VSR) é um vírus RNA de filamento único, com envelope, e é a principal causa de bronquiolite e de pneumonia em lactentes.

 Epidemiologia: O vírus sincicial respiratório dissemina-se entre as crianças por meio de aerossóis e secreções respiratórios. O vírus, que tem distribuição mundial, é muito contagioso, e a maioria das crianças está infectada pelo VSR até a idade escolar. A disseminação do VSR é particularmente rápida em populações suscetíveis confinadas, como crianças pequenas em uma enfermaria de hospital.

 Patogenia e Patologia: As proteínas de superfície do vírus interagem com receptores específicos sobre o epitélio respiratório do hospedeiro, provocando ligação e fusão virais. O VSR produz necrose e descamação dos epitélios bronquial, bronquiolar e alveolar, associadas a um infiltrado inflamatório predominantemente linfocítico. Algumas vezes, são encontradas células sinciciais multinucleadas nos tecidos infectados.

 Manifestações Clínicas: Lactentes e crianças pequenas com bronquiolite ou pneumonite por VSR apresentam-se com sibilo, tosse e angústia respiratória, às vezes acompanhados de febre. Geralmente, a doença é autolimitada, resolvendo-se em 1 a 2 semanas. Em crianças maiores e adultos, o VSR produz doença muito mais leve. Entre crianças pequenas saudáveis, a não ser por esse problema, a mortalidade da infecção pelo VSR é muito baixa, mas aumenta de forma dramática (até 20 a 40%) entre crianças hospitalizadas comprometidas por doença cardíaca congênita ou por imunossupressão.

Os Adenovírus Provocam Lesões Respiratórias Necrosantes

Os adenovírus são vírus de DNA sem envelope e isolados a partir dos tratos respiratório e intestinal de seres humanos e de animais. Certos sorotipos são causas comuns de doença respiratória aguda e de pneumonia por adenovírus em recrutas do exército. Alguns adenovírus são causas importantes de doença pulmonar crônica em lactentes e crianças pequenas.

Patologia: As alterações patológicas incluem bronquite e bronquiolite necrosantes, em que as células epiteliais descamadas e o infiltrado inflamatório podem preencher os bronquíolos lesados. A pneumonite intersticial caracteriza-se por áreas de consolidação com necrose extensa, hemorragia e um infiltrado inflamatório mononuclear. Dois tipos diferentes de inclusões intranucleares — células fantasmas ["*smudge cells*"] e inclusões de Cowdry do tipo A — envolvem as células epiteliais bronquiolares e as células do revestimento alveolar.

Os adenovírus dos tipos 40 e 41 infectam células do cólon e do intestino delgado e podem provocar diarréia em hospedeiros imunocompetentes e também em imunocomprometidos. Os pacientes com AIDS são particularmente suscetíveis a infecções do trato urinário provocadas por adenovírus do tipo 35.

Coronavírus Associado à Síndrome Respiratória Aguda Grave (SARS)

No início de 1993, foi identificada uma pneumonia grave na província de Guangdong, na China. A seguir, a doença se disseminou, por meio dos viajantes, para outros países asiáticos e para os Estados Unidos, Canadá e Europa. O agente causal foi rapidamente identificado como um novo coronavírus, que provavelmente sofreu mutação de um hospedeiro não-humano.

Patologia: À necropsia, os pulmões dos pacientes que morreram de SARS exibem lesão alveolar difusa. Células sinciciais multinucleadas sem inclusões virais também são observadas.

Manifestações Clínicas: Clinicamente, a SARS começa com febre e cefaléia, seguidas por tosse e dispnéia. A linfopenia é comum, e os níveis de aminotransferase encontram-se levemente elevados. A maioria dos pacientes se recupera, mas a taxa de mortalidade alcança 15% em pacientes idosos e nos que sofrem de outros distúrbios respiratórios. Não há tratamento específico disponível.

EXANTEMAS VIRAIS

O Sarampo Pode Causar uma Infecção Respiratória Letal

O vírus do sarampo é um vírus RNA de filamento único, com envelope e que produz uma doença aguda autolimitada e muito contagiosa, caracterizada por sintomas do trato respiratório superior, febre e erupção.

Epidemiologia: Os seres humanos são o único reservatório para o vírus do sarampo. O sarampo é transmitido em aerossóis e secreções respiratórias. Nas populações não imunizadas, é uma doença basicamente de crianças. Existem atualmente vacinas com vírus vivo atenuado, bastante eficazes na prevenção do sarampo e na eliminação da disseminação do vírus. Esforços recentes de imunização nacional [nos Estados Unidos] tornaram o sarampo incomum nesse país. Esforços semelhantes estão sendo feitos em todo o mundo para vacinar todas as crianças.

O sarampo é uma doença particularmente grave quando afeta os muito jovens, os doentes ou os desnutridos. Nos países pobres, a doença apresenta uma taxa de mortalidade alta (10 a 25%). Nos últimos anos, estima-se que o sarampo tenha matado 1,5 milhão de crianças por ano, e a doença continua sendo uma causa de morte importante no mundo inteiro, evitável com vacina. Quando o sarampo foi introduzido pela primeira vez em populações não expostas previamente (p. ex., os índios norte-americanos, os ilhéus do Pacífico), as infecções disseminadas resultantes apresentaram taxas de mortalidade devastadoramente altas.

Patogenia: O local inicial da infecção do sarampo são as membranas mucosas da nasofaringe e dos brônquios. Duas glicoproteínas de superfície, designadas proteínas "H" e "F", medeiam a aderência e a fusão virais com o epitélio respiratório. A partir dessas células, o vírus estende-se para os linfonodos regionais e, então, para a corrente sangüínea, provocando ampla disseminação, com envolvimento proeminente da pele e dos tecidos linfóides. A erupção resulta da ação de linfócitos T sobre o endotélio vascular infectado pelo vírus.

Patologia: O vírus do sarampo produz necrose do epitélio respiratório infectado, associada a infiltrado inflamatório predominantemente linfocítico. Na pele, produz uma vasculite de pequenos vasos sangüíneos. A hiperplasia linfóide com freqüência é proeminente nos linfonodos cervicais e mesentéricos, no baço e no apêndice. Nos tecidos linfóides, às vezes o vírus provoca fusão de células infectadas, produzindo células gigantes multinucleadas contendo até 100 núcleos, com inclusões tanto intracitoplasmáticas quanto intranucleares. Essas células, denominadas **células gigantes de Warthin-Finkeldey** (Fig. 9.2), são patognomônicas para sarampo.

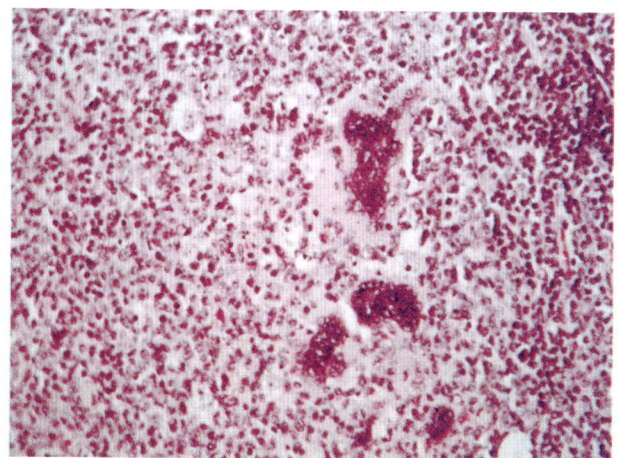

FIGURA 9.2
Células gigantes de Warthin-Finkeldey no sarampo. Linfonodo hiperplásico de paciente com sarampo exibe várias células gigantes multinucleadas.

 Manifestações Clínicas: O sarampo apresenta-se primeiramente com febre, rinorréia, tosse e conjuntivite, e evolui para as lesões mucosas e dermatológicas características. As lesões mucosas, conhecidas como *manchas de Koplik*, surgem na mucosa bucal posterior e consistem em minúsculos pontos branco-acinzentados sobre uma base vermelha. As lesões cutâneas começam sobre a face como uma erupção maculopapular eritematosa, que geralmente se dissemina envolvendo o tronco e os membros. A erupção desvanece em 3 a 5 dias, e os sintomas desaparecem gradualmente. O curso clínico do sarampo pode ser muito mais grave em crianças muito pequenas, pessoas desnutridas ou pacientes imunocomprometidos. O sarampo freqüentemente provoca infecções bacterianas secundárias, especialmente otite média e pneumonia.

A Rubéola Está Associada a Anomalias Congênitas

O vírus da rubéola é um vírus RNA de filamento único, com envelope, que provoca uma doença sistêmica autolimitada leve, geralmente associada a uma erupção. Muitas infecções são tão leves que passam despercebidas. Entretanto, em gestantes, a rubéola é um patógeno fetal destrutivo. A infecção no início da gestação pode produzir morte fetal, parto prematuro e anomalias congênitas, incluindo surdez, catarata, glaucoma, defeitos cardíacos e retardamento mental.

 Epidemiologia: O agente dissemina-se de pessoa para pessoa primariamente pela via respiratória. A infecção ocorre no mundo inteiro. A rubéola não é muito contagiosa e, nas populações não vacinadas, 10 a 15% das mulheres jovens permanecem suscetíveis à infecção em seus anos férteis. A vacina com o vírus vivo atenuado, atualmente existente, previne a rubéola, e os programas de vacinação eliminaram de modo abrangente a doença dos países em desenvolvimento. Atualmente, essa doença não é comum nos Estados Unidos.

Patogenia: A rubéola infecta o epitélio respiratório e então se dissemina para diferentes órgãos através da corrente sangüínea e dos linfáticos. Acredita-se que a erupção da rubéola seja o resultado de uma resposta imunológica ao vírus disseminado. A infecção fetal ocorre através da placenta durante a fase virêmica da doença materna. Um feto infectado congenitamente permanece infectado e abriga grandes quantidades de vírus nos líquidos corporais, mesmo após o nascimento. A infecção materna após 20 semanas de gestação geralmente não provoca doença fetal importante.

Patologia: Na maioria dos pacientes, a rubéola é uma doença febril aguda leve, com rinorréia, conjuntivite, linfadenopatia pós-auricular e uma erupção que se dissemina da face para o tronco e membros. A erupção sofre resolução em três dias, e são raras as complicações. Até 30% das infecções são completamente assintomáticas.

No feto, o coração, os olhos e o cérebro são os órgãos acometidos com maior freqüência. As lesões cardíacas incluem estenose valvar pulmonar, hipoplasia de artéria pulmonar, defeitos septais ventriculares e *ductus arteriosus*. Podem ocorrer catarata, glaucoma e defeitos na retina. A surdez é uma complicação comum da rubéola fetal. O envolvimento cerebral grave pode causar microcefalia e retardamento mental.

O Parvovírus B19 Interfere na Eritropoiese

O parvovírus B19 humano é um vírus DNA de filamento único que provoca infecções sistêmicas caracterizadas por erupção, artralgias e interrupção transitória da produção de eritrócitos.

 Patogenia: O parvovírus B19 humano dissemina-se de pessoa para pessoa pela via respiratória. A infecção é comum e ocorre em surtos, principalmente entre crianças. Não se sabe que células além dos precursores eritróides servem de base para a replicação do parvovírus B19, mas parece provável a replicação em algum local respiratório antes da disseminação para células eritropoiéticas.

 Patologia: O parvovírus B19 humano produz efeitos citopáticos característicos nas células precursoras eritróides. O núcleo de uma célula afetada encontra-se aumentado, e a cromatina é deslocada para a periferia por material eosinofílico vítreo central.

 Manifestações Clínicas: A maioria das pessoas sofre uma doença exantematosa leve, conhecida como **eritema infeccioso** ("quinta doença"), acompanhada por uma interrupção assintomática da eritropoiese. Nas pessoas com anemias hemolíticas crônicas, porém, a interrupção da produção de eritrócitos provoca anemia profunda, potencialmente fatal, conhecida como **crise aplásica transitória.** Quando o feto é infectado pelo parvovírus B19 humano, uma interrupção transitória da eritropoiese pode ocasionar anemia grave, hidropsia fetal e morte *in utero*, um desfecho que ocorre em até 10% das infecções maternas.

A Varíola É um Exantema Perigoso que Foi Erradicado

A varíola é uma infecção viral exantematosa muito contagiosa, produzida pelo vírus da varíola, um membro da família Poxviridae. Os vírus relacionados são o vírus da varíola do macaco e o vírus da vacínia.

Epidemiologia: A varíola é claramente uma doença antiga. Uma erupção semelhante à varíola foi encontrada nos restos mumificados do faraó egípcio Ramsés V, que morreu em 1160 a.C. A infecção era comum na Europa e foi trazida ao Novo Mundo pelos colonizadores espanhóis nos séculos XV e XVI. Jenner realizou a primeira vacinação bem-sucedida em 1796, quando usou linfa de vacínia retirada da mão de uma ordenhadora infectada para inocular uma criança. Em 1967, a Organização Mundial da Saúde (OMS) iniciou sua campanha bem-sucedida para erradicar a varíola. A última ocorrência de varíola endêmica ocorreu na Somália em 1977, e os últimos casos em seres humanos foram infecções adquiridas em laboratório em 1978. Em 8 de maio de 1980, a OMS declarou a erradicação global da varíola.

Patogenia e Patologia: A varíola era transmitida entre vítimas da doença e pessoas suscetíveis por meio de gotículas ou aerossol de saliva infectada. Os títulos virais na saliva eram mais altos durante a primeira semana de infecção. O vírus é muito estável e retém a infectividade durante longos períodos fora do hospedeiro humano. Dois tipos diferentes de varíola foram reconhecidos. A *variola major* era prevalente na Ásia e partes da África e representou a forma prototípica da infecção. A varíola minor (ou alastrim) foi encontrada na África, América do Sul e Europa e se distinguiu pelos efeitos sistêmicos mais leves e lesões menores da doença eruptiva.

As características microscópicas da vesícula cutânea da varíola mostram degeneração reticular e áreas dispersas de degeneração em balão. A demonstração de corpúsculos de inclusão intracitoplasmáticos eosinofílicos (corpúsculos de Guarnieri) tem grande valor diagnóstico. As vesículas também podem ocorrer no palato, faringe, traquéia e esôfago. Nos casos graves de varíola, havia comprometimento gástrico e intestinal, hepatite e nefrite intersticial.

Manifestações Clínicas: O período de incubação da varíola é de cerca de 12 dias (variação, 7-17 dias) após exposição. Mediante exposição ao vírus conduzido pelo aerossol, a varíola passa do trato respiratório superior e inferior para os linfonodos regionais, onde a replicação ocorre e resulta em viremia. As manifestações clínicas começam subitamente com mal-estar, febre, vômitos e cefaléia. A erupção característica, mais proeminente na face, mas também envolvendo as mãos e antebraços, segue em dois a três dias. Após erupções subseqüentes nos membros inferiores, a erupção se dissemina centralmente na semana seguinte para o tronco. As lesões são mais abundantes na distribuição centrífuga, ou seja, na face e nas extremidades. As lesões evoluem com rapidez de mácula a pápulas e, a seguir, a vesículas pustulares (Fig. 9.3). As lesões da varíola geralmente permanecem sincrônicas no estágio de desenvolvimento. Em 8 a 14 dias após o início, as pústulas formam escamas, que deixam cicatrizes deprimidas quando cicatrizam após três a quatro semanas. A taxa de mortalidade é de 30% nos indivíduos não vacinados.

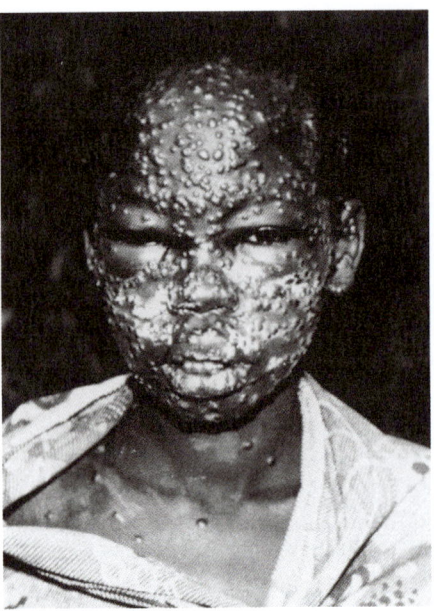

FIGURA 9.3
Varíola, leste do Zaire, 1968.

CAXUMBA

O vírus da caxumba é um vírus RNA unifilamentoso com envelope, que provoca uma doença sistêmica autolimitada aguda, caracterizada por tumefação da glândula parótida e meningoencefalite.

Epidemiologia: Os seres humanos são o único reservatório para o vírus da caxumba, e a doença dissemina-se entre as pessoas através da via respiratória. A infecção é muito contagiosa, e 90% das pessoas suscetíveis expostas tornam-se infectadas, embora apenas 60 a 70% desenvolvam sintomas. Uma vacina contra caxumba com vírus vivo atenuado evita a doença, que foi eliminada amplamente na maioria dos países desenvolvidos.

Patogenia: A infecção da caxumba começa com infecção viral do epitélio do trato respiratório. O vírus, a seguir, dissemina-se através dos sistemas sangüíneo e linfático para infectar outros locais, mais comumente as glândulas salivares (especialmente parótidas), sistema nervoso central, pâncreas e testículos. O sistema nervoso central está envolvido em mais da metade dos casos, produzindo doença sintomática em 10%. Ocorre epididimorquite em 30% dos homens infectados após a puberdade.

Patologia: O vírus da caxumba provoca necrose das células infectadas, associadas a infiltrado inflamatório com predominância de linfócitos. As glândulas salivares acometidas encontram-se intumescidas, os ductos revestidos por epitélio necrótico e o interstício infiltrado por linfócitos. Na epididimorquite da caxumba, o testículo pode estar intumescido até três vezes seu tamanho normal. A inchação do parênquima testicular, confinado na túnica albugínea, produz infartos isquêmicos focais. A orquite da caxumba é, em geral, unilateral e, assim, raramente provoca esterilidade.

Manifestações Clínicas: A caxumba começa com febre e mal-estar, seguidos de tumefação dolorosa das glândulas salivares, geralmente em uma ou em ambas as parótidas. O envolvimento meníngeo sintomático apresenta-se, mais freqüentemente, como cefaléia, rigidez do pescoço e vômitos. Antes da vacinação generalizada, a caxumba era a causa principal de meningite viral e de encefalite nos Estados Unidos. Embora doença grave do pâncreas seja rara na caxumba, a maioria dos pacientes exibe atividade elevada da amilase sérica.

INFECÇÕES INTESTINAIS POR VÍRUS

A Infecção por Rotavírus É a Causa Mais Comum de Diarréia Grave no Mundo Inteiro

O rotavírus produz uma diarréia aquosa profusa que pode causar desidratação e morte se não for tratada. Esse vírus RNA bifilamentoso geralmente infecta crianças pequenas.

Epidemiologia: A infecção pelo rotavírus dissemina-se de pessoa para pessoa pela via orofecal. A infecção é mais comum entre crianças, que eliminam quantidades enormes do vírus nas fezes. Irmãos, amigos, pais, alimento, água e superfícies ambientais são prontamente contaminados pelo vírus. O pico de idade de infecção é de 6 meses a 2 anos, e praticamente todas as crianças são infectadas até a idade de 4 anos. Nos Estados Unidos, o rotavírus provoca cerca de 100 mortes [por ano] em crianças pequenas e, no mundo todo, mais de 1 milhão.

Patogenia: O rotavírus infecta os enterócitos da porção superior do intestino delgado, prejudicando a absorção de açúcares, gorduras e diferentes íons. A carga osmótica resultante provoca uma perda líquida para a luz intestinal, produzindo diarréia e desidratação. As células infectadas são desprendidas das vilosidades intestinais, e o epitélio em regeneração não possui capacidade de absorção completa inicialmente.

Patologia: As alterações patológicas que ocorrem na infecção pelo rotavírus estão bastante restritas ao duodeno e ao jejuno, onde há encurtamento das vilosidades intestinais, associado a um leve infiltrado de neutrófilos e linfócitos.

Manifestações Clínicas: A infecção pelo rotavírus apresenta-se com vômitos, febre, dor abdominal e diarréia aquosa profusa. Geralmente, o vômito persiste por 2 a 3 dias, enquanto a diarréia se mantém por 5 a 8 dias. Sem a reposição de líquidos adequada, a diarréia pode produzir desidratação rapidamente fatal em crianças pequenas.

Infecção pelo Vírus Norwalk e Outras Diarréias Virais

Além dos rotavírus, existem muitas outras causas virais de diarréia, incluindo adenovírus, calicivírus e astrovírus. A família mais conhecida é a Norwalk de vírus RNA sem envelope, um grupo de calicivírus que possui vários nomes individualmente (p. ex., vírus Norwalk, vírus Snow Mountain, vírus Sapporo) associados às localizações de surtos particulares. Os vírus Norwalk são responsáveis por um terço de todos os surtos de doença diarréica. Produzem gastrenterite em crianças e adultos, com vômitos e diarréias autolimitados, semelhantes aos provocados por rotavírus. Os vírus Norwalk infectam células da porção alta do intestino delgado e produzem alterações semelhantes às que ocorrem com rotavírus.

FEBRES HEMORRÁGICAS VIRAIS

As febres hemorrágicas virais são um grupo de pelo menos 20 infecções virais distintas que provocam graus variados de hemorragia e choque e, às vezes, morte. Existem muitas febres virais semelhantes em diferentes partes do mundo, a maioria denominada de acordo com a área onde foi descrita pela primeira vez. As febres hemorrágicas virais englobam membros de quatro famílias virais — Bunyaviridae, Flaviviridae, Arenaviridae e Filoviridae. Com base nas diferenças das vias de transmissão, vetores e outras características epidemiológicas, as febres hemorrágicas virais foram divididas em quatro grupos (Quadro 9.3): transmitida por mosquito, transmitida por carrapato, zoonótica e os filovírus, vírus Marburg e vírus Ebola, nos quais a via de transmissão não é conhecida.

A Febre Amarela Pode Acarretar Insuficiência Hepática Fulminante

A febre amarela é uma febre hemorrágica aguda, às vezes associada a necrose hepática extensa e icterícia. A doença é provocada por um flavivírus transmitido por insetos, um vírus RNA unifilamentoso

QUADRO 9.3 Febres Hemorrágicas Virais

Vetor	Febre Viral
Mosquitos	Febre amarela
	Febre do vale do Rift
	Febre hemorrágica da dengue
	Febre hemorrágica de Chikungunya
Carrapatos	Febre hemorrágica de Omsk
	Febre hemorrágica da Criméia
	Doença da floresta de Kyasanur
Roedores	Febre de Lassa
	Febre hemorrágica boliviana
	Febre hemorrágica argentina
	Febre hemorrágica coreana
Indefinido	Doença do vírus Ebola
	Doença do vírus Marburg

e com envelope. Outros flavivírus patogênicos causam a febre hemorrágica de Omsk e a doença da Floresta de Kyasanur.

 Epidemiologia: A febre amarela foi reconhecida como uma entidade nosológica no Novo Mundo do século XVII, mas suas origens provavelmente estavam na África. Atualmente, o vírus está restrito a certas regiões da África e da América do Sul, tanto na floresta quanto nos ambientes urbanos. Os reservatórios usuais do vírus são os macacos habitantes de árvores, e o agente é passado entre eles, no abrigo da floresta, pelos mosquitos. Esses macacos funcionam como um reservatório porque o vírus nem os mata nem os torna doentes. Os seres humanos adquirem a febre amarela silvestre ao entrarem na floresta e serem picados por mosquitos *Aedes* infectados (Fig. 9.1). Árvores cortadas aumentam o risco de infecção porque levam consigo os mosquitos para baixo. Ao retornar para o vilarejo ou a cidade, a vítima humana torna-se reservatório de febre amarela epidêmica no ambiente urbano, onde o *Aedes aegyptii* é o vetor.

 Patogenia: Ao ser inoculado pelo mosquito, o vírus multiplica-se dentro do tecido e do endotélio vascular e, então, dissemina-se através da corrente sanguínea. O vírus apresenta um tropismo por células hepáticas onde, às vezes, produz destruição hepatocelular aguda extensa. Lesão extensa do endotélio de vasos sanguíneos pequenos pode ocasionar a perda da integridade vascular e hemorragias e choque.

 Patologia: O vírus da febre amarela provoca necrose coagulativa de hepatócitos, que começa entre as células no meio dos lóbulos hepáticos e se dissemina na direção das veias centrais e dos tratos portais. Às vezes, a infecção produz áreas de necrose confluentes no meio dos lóbulos hepáticos (ou seja, necrose na zona média). Nos casos mais graves, todo o lóbulo poderá estar necrótico. Alguns hepatócitos necróticos perdem seu núcleo e tornam-se intensamente eosinofílicos. Freqüentemente deslocam-se de hepatócitos adjacentes, caso em que são conhecidos como corpúsculos de Councilman (conhecidos atualmente como corpúsculos apoptóticos). Os hepatócitos também exibem alteração gordurosa microvesicular.

Manifestações Clínicas: Geralmente, a febre amarela começa com o início súbito de febre, calafrios, cefaléia, mialgias, náuseas e vômitos. Após 3 a 5 dias, alguns pacientes desenvolvem manifestações de insuficiência hepática, com icterícia (daí o termo *febre amarela*), deficiências de fatores da coagulação e hemorragias difusas. O vômito contendo sangue coagulado ("vômito negro") é uma manifestação clássica dos casos graves de febre amarela. Os pacientes com insuficiência hepática maciça entram em coma e morrem, em geral, em 10 dias do início da doença. A mortalidade geral da febre amarela é de 5%, mas entre as pessoas que exibem icterícia, aumenta para 30%.

A Febre Hemorrágica por Ebola É uma Doença Africana Fatal

A febre hemorrágica por Ebola é uma doença viral grave causada pelo vírus Ebola, um vírus RNA pertencente à família Filoviridae. Provoca uma doença hemorrágica com alta taxa de mortalidade nos seres humanos em diversas regiões da África. O outro único filovírus patogênico para a espécie humana é o vírus Marburg, que produz a febre hemorrágica de Marburg.

 Epidemiologia: O vírus Ebola surgiu na África com dois surtos importantes da doença que ocorreram quase simultaneamente no Zaire e no Sudão, em 1976. Os surtos mais recentes da febre hemorrágica por Ebola ocorreram na África entre 2000 e 2001. Em Uganda, o vírus infectou 425 pessoas, com uma taxa de mortalidade de 53%, e na área da fronteira da República do Congo e Gabão, houve 122 pessoas infectadas, com taxa de mortalidade de 80%. Na natureza, o vírus infecta seres humanos, gorilas, chimpanzés e macacos. O reservatório natural do vírus Ebola ainda não é conhecido, embora se presuma que haja um reservatório animal. Os funcionários da assistência à saúde e membros da família se infectaram em conseqüência da exposição viral enquanto tratavam de pacientes com a febre hemorrágica por Ebola ou durante os preparativos funerários dos corpos das vítimas que vieram a óbito (a que se denomina *amplificação*). O vírus pode ser transmitido por meio das secreções corporais, sangue e agulhas usadas.

 Patogenia e Patologia: O vírus Ebola provoca as lesões tissulares destrutivas mais amplamente disseminadas de todas as febres hemorrágicas provocadas por agentes virais. O vírus sofre replicação maciça nas células endoteliais, fagócitos mononucleares e hepatócitos. A necrose é mais grave no fígado, rins, gônadas, baço e linfonodos. Os achados característicos no fígado são necrose hepatocelular, hiperplasia das células de Küpffer, corpúsculos de Councilman e microesteatose. Em geral, os pulmões encontram-se hemorrágicos, e há hemorragias petequiais na pele, membranas mucosas e órgãos internos. A lesão à microvasculatura e a permeabilidade endotelial aumentada são causas importantes de choque.

 Manifestações Clínicas: O período de incubação varia de 2 a 21 dias. Os sintomas iniciais incluem cefaléia, fraqueza e febre, seguidas por diarréia, náusea e vômitos. Alguns pacientes desenvolvem hemorragia franca, incluindo sangramento de locais de injeção, petéquias, hemorragia gastrintestinal e hemorragia gengival. As mulheres grávidas freqüentemente sofrem aborto espontâneo, e a mortalidade é alta entre lactentes nascidos de mães moribundas devido à febre hemorrágica por Ebola.

Vírus do Nilo Ocidental

 Epidemiologia: O vírus encontra-se disseminado entre diferentes vetores mosquitos e pássaros, e sua distribuição geográfica crescente é o resultado da disseminação por aves migratórias infectadas. O vírus do Nilo Ocidental (VNO) foi isolado em 1937 do sangue de uma mulher febril na região do Nilo Ocidental de Uganda. Desde então, dissemina-se rapidamente pelo Mediterrâneo e zonas temperadas da Europa. Em 1999, o VNO foi identificado no hemisfério ocidental pela primeira vez, quando causou um surto de meningoencefalite na cidade de Nova York e área metropolitana circunvizinha. Esse surto resultou na internação de 59 pacientes e provocou sete mortes. Até 2003, a infecção fora identificada em 4.000 pessoas oriundas de 40 estados norte-americanos, resultando em 263 mortes.

  Patogenia e Patologia: Os achados laboratoriais incluem aumento da velocidade de hemossedimentação e leucocitose leves; o líquido cefalorraquidiano nos pacientes com comprometimento do sistema nervoso central é límpido, com pleiocitose moderada e elevação das proteínas. O vírus pode ser isolado do sangue durante até dez dias em pacientes febris imunocompetentes, mas 22 a 28 dias após a infecção quando o paciente está imunocomprometido; o pico de viremia ocorre 4 a 8 dias após a infecção. As necropsias de casos fatais ocorridos no surto da cidade de Nova York revelaram meningoencefalite, ou encefalite, mononuclear. A inflamação formou nódulos e coleções perivasculares microgliais na substância branca e na cinzenta. O tronco cerebral, principalmente a medula oblonga, esteve mais extensamente envolvido, e, em alguns casos, as raízes dos nervos cranianos apresentavam inflamação mononuclear. Havia graus variáveis de necrose neuronal na substância cinzenta, degeneração neuronal e neuronofagia.

 Manifestações Clínicas: A maioria das infecções por VNO entre os seres humanos é subclínica, com a doença franca ocorrendo em apenas 1 em 100 infecções. O período de incubação varia entre 3 e 15 dias. Quando os sintomas ocorrem, em geral consistem em febre, freqüentemente acompanhada por exantema, linfadenopatia e poliartropatia. Os pacientes com doença grave podem desenvolver meningite asséptica aguda ou encefalite (associada a rigidez do pescoço, vômitos, confusão, comprometimento da consciência, sonolência, tremor das extremidades, reflexos anormais, convulsões, paresias e coma). Ocorrem mielite anterior, hepatosplenomegalia, hepatite, pancreatite e miocardite. A probabilidade de desenvolver doença grave aumenta com o avançar da idade. A infecção do sistema nervoso central está associada a 4 a 13% de taxa de mortalidade e é mais alta entre idosos.

HERPESVÍRUS

A família de vírus Herpesviridae inclui um grande número de vírus DNA com envelope, muitos dos quais infectam seres humanos. Quase todos os herpesvírus exprimem alguns determinantes antigênicos comuns e podem produzir inclusões nucleares do tipo A (corpúsculos acidófilos circundados por um halo). Os patógenos humanos mais importantes entre os herpesvírus são varicela-zoster, herpes simples, vírus Epstein-Barr, herpesvírus humano 6 (HHV6, a causa da roséola) e citomegalovírus. Recentemente, o herpesvírus humano 8 (HHV8) foi relacionado com a patogenia do sarcoma de Kaposi em pacientes infectados pelo vírus da imunodeficiência humana (HIV). Os herpesvírus também são distintos por sua capacidade de permanecerem latentes por longos intervalos.

A Infecção por Varicela-zoster Provoca Catapora e Herpes Zoster

A primeira exposição ao vírus varicela-zoster produz catapora, uma doença sistêmica aguda cuja característica dominante é uma erupção cutânea vesicular e generalizada (Fig. 9.4). A seguir, o ví-

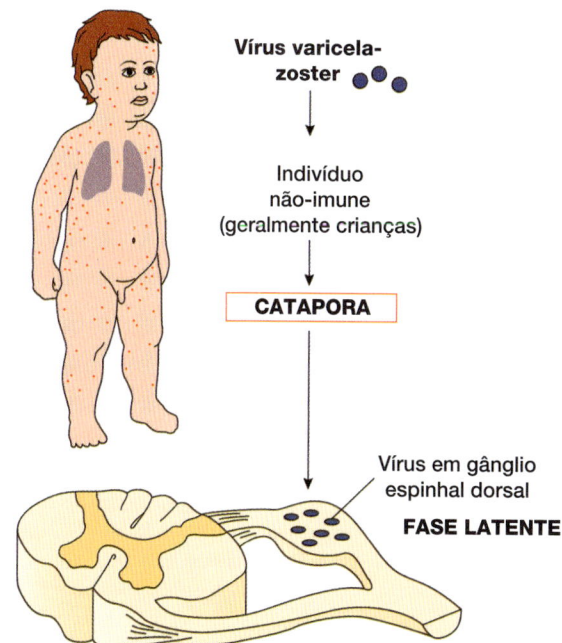

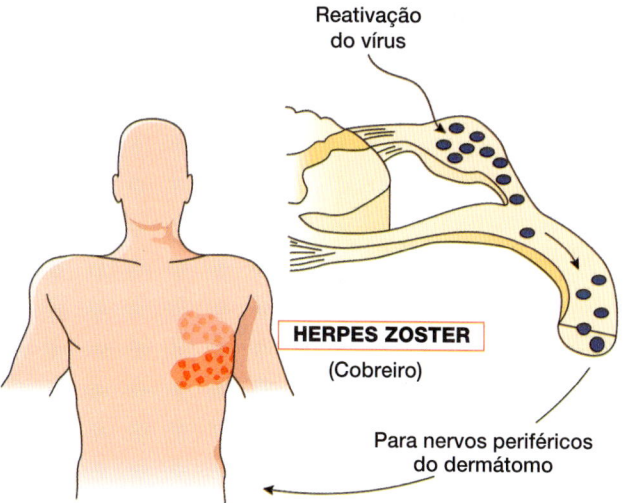

FIGURA 9.4
Varicela (catapora) e herpes zoster (cobreiro). O vírus varicela-zoster (VZV) em gotículas é inalado por uma pessoa não imunizada (geralmente uma criança) e provoca inicialmente uma infecção (silenciosa) da nasofaringe. Esta infecção progride até viremia, semeadura de macrófagos fixos e disseminação do VZV para a pele (catapora) e vísceras. O VZV reside em um gânglio espinhal dorsal, no qual permanece latente durante muitos anos. O VZV latente é reativado e dissemina-se a partir dos gânglios ao longo dos nervos sensoriais para os nervos periféricos de dermátomos sensoriais, provocando cobreiro.

rus torna-se latente, e sua reativação provoca herpes zoster ("cobreiro"), uma erupção de pele localizada, vesicular.

 Epidemiologia: O vírus varicela-zoster está restrito aos hospedeiros humanos e se dissemina de pessoa para pessoa primariamente pela via respiratória. Também pode se disseminar pelo contato com secreções das lesões cutâneas. O vírus está presente no mundo inteiro e é muito contagioso. A maioria das crianças nos Estados Unidos está infectada no início da idade escolar, mas uma vacina eficaz reduziu essa incidência.

 Patogenia: O vírus varicela-zoster inicialmente infecta células do trato respiratório ou, possivelmente, do epitélio conjuntival. Aí, reproduz-se e dissemina-se pelo corpo através da corrente sangüínea e do sistema linfático. Muitos órgãos são infectados durante esse estágio virêmico, mas, em geral, o envolvimento da pele domina o quadro clínico. O vírus dissemina-se do endotélio capilar para a epiderme, onde a replicação viral destrói as células basais. Como conseqüência, as camadas superiores da epiderme separam-se da camada basal, formando vesículas.

Durante a infecção primária com o vírus varicela-zoster, o agente estabelece infecção latente em células satélites perineuronais dos gânglios das raízes nervosas dorsais. A transcrição dos genes virais continua durante a latência, e o DNA viral pode ser demonstrado anos após a infecção inicial.

O *cobreiro* ocorre quando a replicação completa do vírus ocorre em células ganglionares, e o agente percorre ao longo do nervo sensorial servindo um único dermátomo, onde infecta a epiderme correspondente, produzindo uma erupção vesicular dolorosa e localizada. O risco de cobreiro em uma pessoa infectada aumenta com a idade, e a maioria dos casos ocorre entre idosos. O comprometimento da imunidade celular também aumenta o risco de reativação de herpes zoster.

 Patologia: As lesões de pele da catapora e do cobreiro são indistinguíveis entre si e também das lesões produzidas pelo vírus herpes simples (VHS). A vesícula preenche-se com neutrófilos e logo sofre erosão, tornando-se uma úlcera rasa. Nas células infectadas, o vírus varicela-zoster produz um efeito citopático característico, consistindo em homogeneização nuclear, inclusões intranucleares (Cowdry tipo A) e formação de células multinucleadas (Fig. 9.5). A inclusão é grande e eosinofílica e está separada da membrana nuclear por uma zona clara (halo). Durante vários dias, as vesículas tornam-se pústulas, após o que se rompem e cicatrizam.

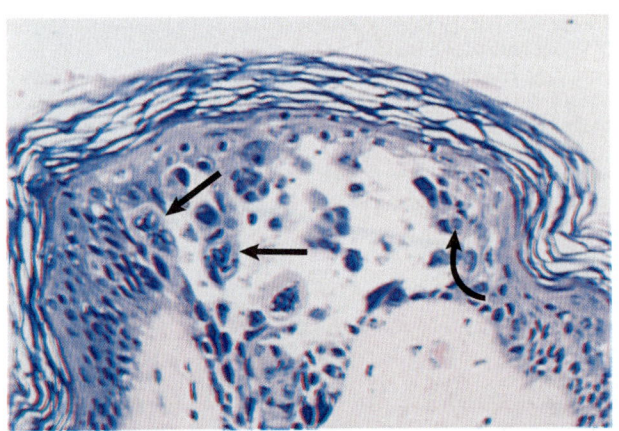

FIGURA 9.5
Varicela. Fotomicrografia da pele de um paciente com catapora exibe uma vesícula intra-epidérmica. Células gigantes multinucleadas (*setas retas*) e inclusões nucleares (*seta curva*) estão presentes.

 Manifestações Clínicas: A catapora manifesta-se com febre, mal-estar e uma erupção pruriginosa distinta, começando na cabeça e disseminando-se para o tronco e os membros. As lesões cutâneas começam como maculopápulas que evoluem rapidamente para vesículas. Estas se tornam pústulas, que logo ulceram e formam crostas. As vesículas também podem surgir nas membranas mucosas, especialmente na boca. A febre e os sintomas sistêmicos remitem em 3 até 5 dias, enquanto as lesões de pele cicatrizam em algumas semanas.

O cobreiro apresenta-se com uma erupção vesicular dolorosa unilateral, com aspecto semelhante ao da catapora, mas em padrão de dermátomo, geralmente localizado em um único dermátomo. A dor pode durar meses após o desaparecimento das lesões da pele.

O Vírus Herpes Simples Produz Infecções Necrosantes em Diversos Pontos do Corpo

Os vírus herpes simples (VHS) são patógenos virais humanos comuns, produzindo com maior freqüência erupções vesiculares dolorosas recorrentes da pele e membranas mucosas (Quadro 9.4). Dois vírus herpes simples, antigênica e epidemiologicamente distintos, VHS-1 e VHS-2, causam doença humana (Fig. 9.6):

- O **HSV-1** é transmitido nas secreções orais e provoca tipicamente doença "acima da cintura", incluindo lesões orais, faciais e oculares.
- O **HSV-2** é transmitido em secreções genitais e produz tipicamente doença "abaixo da cintura", incluindo úlceras genitais e infecção neonatal por herpes.

 Epidemiologia: O VHS dissemina-se de pessoa para pessoa basicamente pelo contato direto com secreções infectadas ou lesões abertas. O VHS-1 dissemina-se em secreções orais, e a infecção ocorre freqüentemente na infância, estando a maioria das pessoas (50 a 90%) infectada na idade adulta. O VHS-2 dissemina-se pelo contato com lesões genitais e é primariamente um patógeno transmitido por via venérea. O herpes neonatal é adquirido durante a passagem do neonato por um canal do parto infectado.

 Patogenia: A doença primária pelo VHS ocorre no local de inoculação viral inicial, como a orofaringe, a mucosa genital ou a pele. Nestes locais, o vírus infec-

QUADRO 9.4 Doenças pelo Vírus Herpes Simples

Tipo Viral	Apresentações Comuns	Apresentações Infreqüentes
VHS-1	Herpes oro-labial	Conjuntivite, ceratite Encefalite Panarício herpético Esofagite[a] Pneumonia[a] Infecção disseminada[a]
VHS-2	Herpes genital	Infecção perinatal Infecção disseminada[a]

[a]Essas condições ocorrem geralmente em hospedeiros imunocomprometidos.

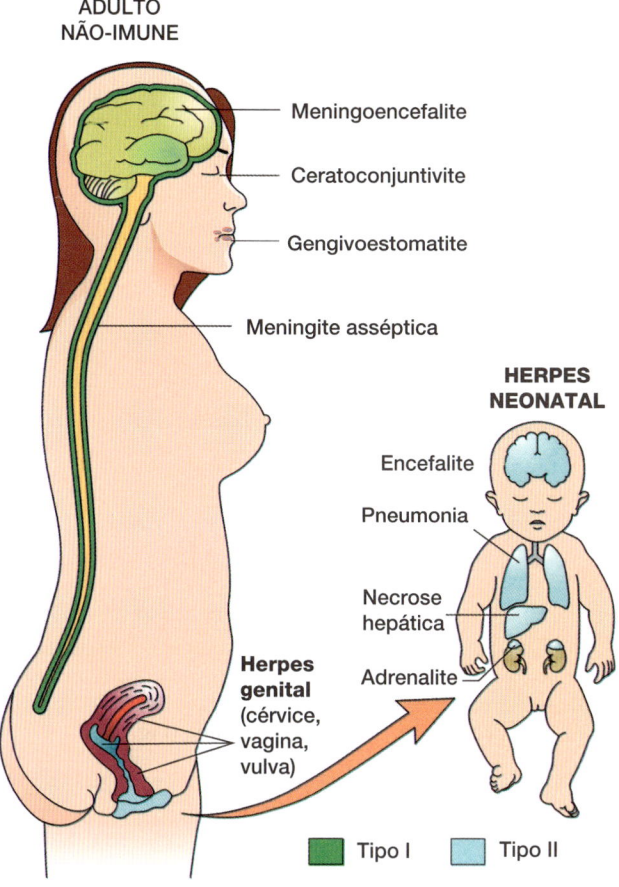

FIGURA 9.6
Infecções por herpesvírus. O vírus herpes simples tipo 1 (VHS-1) infecta um adulto não-imune, provocando gengivoestomatite ("herpes"), ceratoconjuntivite, meningoencefalite e meningite espinhal asséptica. O vírus herpes simples tipo 2 (VHS-2) infecta a genitália de um adulto não-imune, envolvendo cérvice, vagina e vulva. O vírus herpes simples tipo 2 infecta o feto à medida que passa pelo canal do parto da mãe infectada. A falta de um sistema imunológico maduro no feto resulta em infecção disseminada pelo vírus herpes simples tipo 1. Freqüentemente, a infecção é fatal, envolvendo pulmão, fígado, glândulas supra-renais e sistema nervoso central.

ta as células epiteliais, produzindo vírus progênie e destruindo as células infectadas no epitélio escamoso, ocasionando a formação de vesículas. A necrose celular também estimula uma resposta inflamatória inicialmente dominada por neutrófilos, e depois seguida por linfócitos. A infecção primária remite com o desenvolvimento de imunidade humoral e celular contra o vírus.

A infecção latente é estabelecida de forma análoga à do vírus varicela-zoster. O vírus invade as terminações nervosas sensoriais na mucosa oral ou genital, ascende dentro dos axônios e estabelece uma infecção latente em neurônios sensoriais dentro dos gânglios correspondentes. Uma vez ou outra a infecção latente é reativada, e o VHS desce o nervo até o ponto epitelial servido pelo gânglio, onde novamente infecta células epiteliais. Às vezes, essa infecção secundária produz lesões vesiculares ulcerativas. Outras vezes, a infecção secundária não provoca destruição tissular visível, mas os vírus progênie contagiosos são liberados do local da infecção. Diferentes fatores, geralmente típicos para uma determinada pessoa, podem induzir a reativação da infecção por VHS latente. Entre esses, a luz solar intensa, estresse emocional, doença febril e menstruação. Tanto o VHS-1 quanto o VHS-2 podem causar doença prolongada e disseminada em indivíduos imunocomprometidos.

A **encefalite por herpes** é uma manifestação rara (1 em 100.000 infecções por VHS), porém devastadora da infecção pelo VHS-1. Em alguns casos, ocorre quando o vírus, latente no gânglio trigêmeo, é reativado e caminha de forma retrógrada para o cérebro. Entretanto, a encefalite por herpes também ocorre em pessoas que não apresentam história de herpes, e a patogenia da encefalite, nesses casos, é mal compreendida (ver Cap. 28). Igualmente rara é a **hepatite por herpes**, que pode ocorrer em pacientes imunocomprometidos, mas também já foi relatada em mulheres grávidas jovens, previamente saudáveis.

O **herpes neonatal** é uma complicação séria do herpes genital materno. O vírus é transmitido para o feto a partir do canal do parto infectado, freqüentemente a cérvice uterina, e dissemina-se prontamente na criança recém-nascida e sem proteção.

 Patologia: A pele e as membranas mucosas são os pontos usuais de infecção por VHS, mas, às vezes, a doença envolve cérebro, olho, fígado, pulmões e outros órgãos. Em qualquer localização, tanto o VHS-1 quanto o VHS-2 provocam necrose de células infectadas, acompanhada por uma resposta inflamatória intensa. Coleções de lesões vesiculares ulcerativas dolorosas sobre a pele ou as membranas mucosas são a manifestação mais freqüente da infecção por VHS (Fig. 9.7A). Essas lesões duram 1 a 2 semanas e então remitem. As alterações celulares incluem (1) homogeneização nuclear, (2) inclusões intranucleares de Cowdry tipo A e (3) formação de células gigantes multinucleadas (ver Fig. 9.7B).

 Manifestações Clínicas: As manifestações clínicas das infecções por VHS variam de acordo com a suscetibilidade do hospedeiro (p. ex., neonato, hospedeiro normal, hospedeiro comprometido), tipo do vírus e local da infecção. Uma sensação prodrômica de "formigamento" no local freqüentemente precede o surgimento das lesões. As lesões recorrentes surgem em semanas, meses ou anos mais tarde, no sítio inicial ou em um local servido pelo mesmo gânglio nervoso. As lesões herpéticas recorrentes na boca ou no lábio são comumente chamadas de "herpes" ou "vesículas de febre" e, em geral, surgem após exposição ao sol, traumatismo ou uma doença febril.

Os pacientes com AIDS e outras pessoas imunocomprometidas são propensas ao desenvolvimento de esofagite por herpes. As lesões iniciais consistem em vesículas com 1 a 3 mm, localizadas predominantemente no terço médio a distal do esôfago. À medida que as células escamosas infectadas por VHS descamam das lesões, úlceras bem demarcadas com margens elevadas se formam e coalescem. Esse processo pode resultar em desnudamento da mucosa esofágica. A infecção sobreposta por *Candida* é comum nesse estágio. Em pacientes imunocomprometidos, o VHS também pode infectar a mucosa anal, provocando vesículas e úlceras dolorosas.

O herpes neonatal começa 5 a 7 dias após o parto, com irritabilidade, letargia e erupção vesicular mucocutânea. A infecção dissemina-se rapidamente, envolvendo múltiplos órgãos, inclusive o cérebro. O neonato infectado desenvolve icterícia, proble-

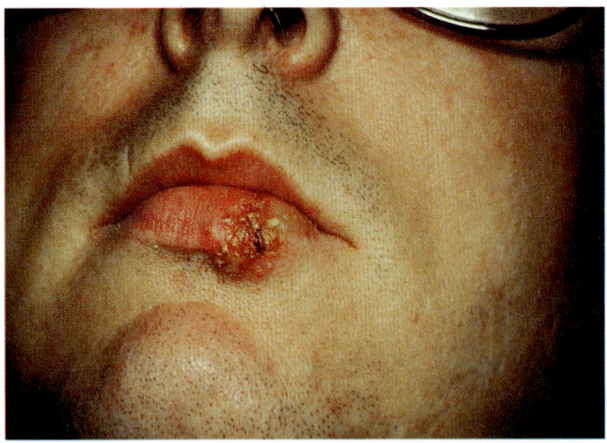 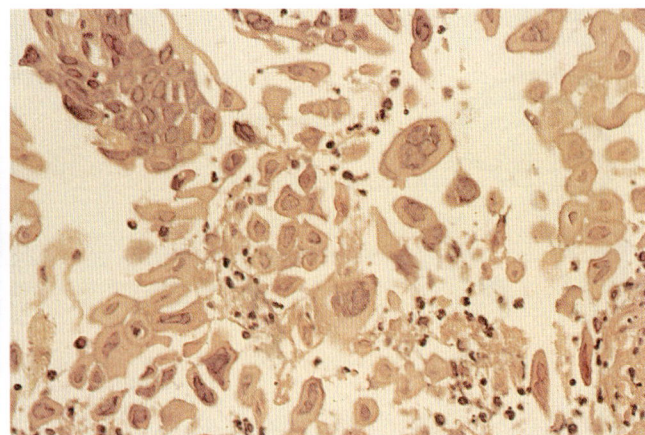

FIGURA 9.7
Herpes simples tipo 1. A. Vesículas herpéticas são vistas na superfície do lábio inferior. **B.** Células epiteliais infectadas pelo vírus herpes simples tipo 1 demonstram inclusões intranucleares de Cowdry do tipo A e células gigantes multinucleadas.

mas de hemorragia, sofrimento respiratório, convulsões e coma. O tratamento de infecções graves por herpes simples com aciclovir com freqüência é eficaz, mas o herpes neonatal ainda implica uma mortalidade alta.

A Infecção pelo Vírus Epstein-Barr (EBV) É a Causa da Mononucleose Infecciosa

A mononucleose infecciosa é uma doença viral caracterizada por febre, faringite, linfadenopatia e aumento de linfócitos circulantes. Na idade adulta, a maioria das pessoas já está infectada pelo vírus Epstein-Barr (EBV). Na maioria dos casos, a infecção é assintomática, mas, em algumas pessoas, o EBV provoca mononucleose infecciosa. A infecção por EBV tem sido associada a diferentes cânceres, incluindo o linfoma africano de Burkitt, linfoma de células B em pessoas imunossuprimidas e carcinoma nasofaríngeo. Essas complicações neoplásicas são discutidas nos Caps. 20 e 25.

 Epidemiologia: Em áreas empobrecidas do mundo, onde as crianças freqüentemente vivem em condições populosas, a infecção por EBV ocorre geralmente antes de 3 anos de idade, e a mononucleose infecciosa não é encontrada. Nos países desenvolvidos, onde existem menos aglomerados de crianças, muitas pessoas permanecem não infectadas até a adolescência ou o início da idade adulta. Dois terços desses recém-infectados desenvolvem mononucleose infecciosa clinicamente evidente.

O vírus Epstein-Barr dissemina-se entre as pessoas primariamente através do contato com secreções orais infectadas (Fig. 9.8). Uma vez infectados pelo vírus, os indivíduos continuam assintomaticamente infectados durante a vida e alguns (10 a 20%) intermitentemente liberam o EBV. Essa infecção latente de toda a vida com o EBV é análoga às infecções latentes características de outros herpesvírus. A transmissão do vírus exige contato íntimo com pessoas infectadas. Dessa forma, o EBV dissemina-se prontamente entre crianças pequenas em situações de aglomerações, nas quais existe considerável "compartilhar" de secreções orais. O ato de beijar também é um modo eficaz de transmissão.

 Patogenia: O vírus liga-se primeiramente às células nasofaríngeas e as infecta e, a seguir, infecta os linfócitos B, que carreiam o vírus pelo corpo, produzindo uma infecção generalizada de tecidos linfóides.

O vírus Epstein-Barr induz uma ativação policlonal de células B. Por seu turno, as células B ativadas estimulam a proliferação de linfócitos T destruidores (Killer) específicos e células T supressoras. Os primeiros destroem células B infectadas por vírus, enquanto as células supressoras inibem a produção de imunoglobulinas pelas células B. O vírus também está envolvido na patogenia do linfoma de Burkitt (Fig. 9.9) (ver Caps. 5 e 20).

 Patologia: As alterações patológicas da mononucleose infecciosa são proeminentes nos linfonodos e no baço. Na maioria dos pacientes a linfadenopatia é simétrica e mais notável no pescoço. Os nódulos são móveis, individualizados e sensíveis. Microscopicamente, a arquitetura geral é preservada. Os centros germinativos estão aumentados e apresentam margens indistintas, por causa de uma proliferação de imunoblastos. Eles contêm mitoses freqüentes e restos nucleares dispersos, presumivelmente de células B degeneradas. Os linfonodos contêm células hipercromáticas grandes com núcleos polilobulados ocasionais, que se assemelham a células de Reed-Sternberg. O aspecto dos linfonodos pode apresentar problemas diagnósticos por causa da semelhança morfológica com doença de Hodgkin ou outros linfomas.

O baço encontra-se aumentado e mole devido a hiperplasia da polpa vermelha, e é suscetível a rompimento. Muitos imunoblastos estão presentes na polpa e infiltram as paredes dos vasos, as trabéculas e a cápsula. O fígado quase sempre está envolvido, e os sinusóides e tratos portais contêm linfócitos atípicos. Uma das manifestações da mononucleose infecciosa consiste em uma linfocitose com linfócitos atípicos, que são linfócitos T ativados, com núcleos excêntricos e citoplasma vacuolado. Eles participam na supressão e destruição dos linfócitos B infectados pelo EBV.

Uma outra característica distintiva da mononucleose infecciosa é o desenvolvimento de um anticorpo heterófilo específico, conhecido como anticorpo de Paul Bunnell. O anticorpo heterófilo é uma imunoglobulina produzida em uma espécie que reage com antíge-

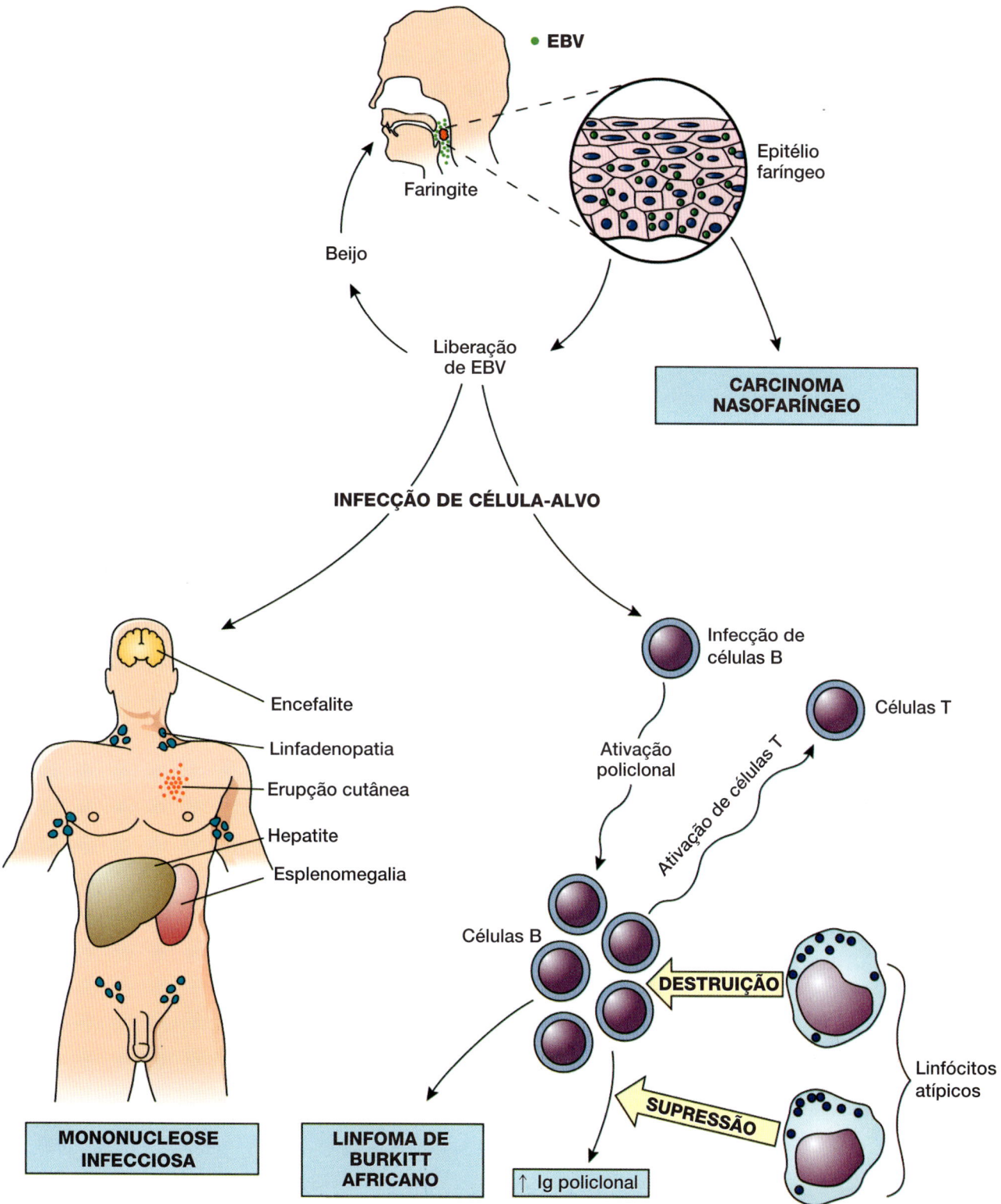

FIGURA 9.8
Participação do vírus Epstein-Barr (EBV) na mononucleose infecciosa, carcinoma nasofaríngeo e no linfoma de Burkitt. O EBV invade e replica-se dentro das glândulas salivares ou do epitélio faríngeo e é liberado na saliva e nas secreções respiratórias. Em algumas pessoas, o vírus transforma células epiteliais faríngeas, causando carcinoma nasofaríngeo. Nas pessoas que não são imunes a partir de uma exposição na infância, o EBV provoca mononucleose infecciosa. O EBV infecta linfócitos B, que sofrem ativação policlonal. Essas células B estimulam a produção de linfócitos atípicos, que matam células B infectadas pelo vírus e suprimem a produção de imunoglobulinas. Algumas células B infectadas são transformadas em linfócitos malignos imaturos do linfoma de Burkitt.

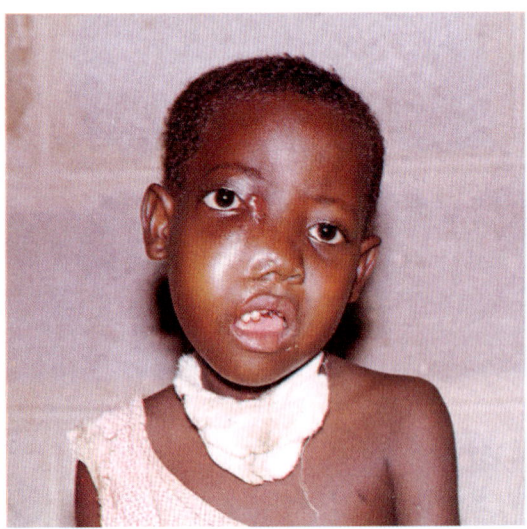

FIGURA 9.9
Linfoma de Burkitt africano. Um tumor da mandíbula distorce a face da criança.

nos de uma outra espécie. Os anticorpos de Paul Bunnell estão elevados nas pessoas com mononucleose infecciosa e são reconhecidos por sua afinidade por eritrócitos de carneiro. Essa reação heterófila é um teste diagnóstico padrão para mononucleose infecciosa. Também existem testes sorológicos específicos para a presença de anticorpos contra o EBV e para a presença de antígenos de EBV.

 Manifestações Clínicas: A mononucleose infecciosa manifesta-se com febre, mal-estar, linfadenopatia, faringite e esplenomegalia. Geralmente, os pacientes apresentam leucometria elevada, com predominância de linfócitos e monócitos. O tratamento é de apoio, e os sintomas geralmente remitem em 3 a 4 semanas.

O Citomegalovírus Infecta Muitas Pessoas mas Raramente Provoca Doença

O citomegalovírus (CMV) é um patógeno congênito e oportunista que geralmente provoca uma infecção assintomática. Contudo, o feto e as pessoas imunocomprometidas são particularmente vulneráveis aos efeitos destrutivos do vírus. O CMV infecta de 0,5 a 2% de todos os fetos, e lesa 10 a 20% desses, tornando-se o patógeno congênito mais comum.

 Epidemiologia: O CMV dissemina-se entre as pessoas pelo contato com secreções e líquidos corporais infectados e é transmitido para o feto pela placenta. As crianças transmitem os vírus na saliva ou na urina, enquanto adolescentes e adultos fazem a transmissão primariamente através do contato sexual.

 Patogenia: O CMV infecta diferentes células humanas, inclusive células epiteliais, linfócitos e monócitos, e estabelece latência em leucócitos. A resposta imunológica normal controla rapidamente a infecção por CMV, e as pessoas infectadas geralmente não mostram efeitos da doença, embora possam liberar o vírus periodicamente em secreções corpóreas. Semelhante a outros herpesvírus, o CMV pode permanecer latente durante toda a vida.

Quando uma mulher grávida recém-infectada passa o vírus para seu feto, este não está protegido pelos anticorpos derivados da mãe, e o vírus invade as células fetais com pouca resposta imunológica inicial, produzindo necrose disseminada e inflamação. Ocorre situação semelhante nas pessoas com supressão profunda da imunidade celular. Na maioria das pessoas imunossuprimidas, a infecção por CMV deriva da reativação de infecção latente endógena, embora o vírus também possa originar-se de fontes exógenas.

 Patologia: No feto com doença por CMV, os locais mais comuns de envolvimento são: cérebro, ouvido interno, olhos, fígado e medula óssea. Os fetos acometidos de maneira mais grave podem apresentar microcefalia, hidrocefalia, calcificações cerebrais, hepatosplenomegalia e icterícia. Microscopicamente, as lesões da doença fetal por CMV mostram necrose celular e um efeito citopático característico, consistindo em aumento celular e nuclear acentuado, com inclusões nucleares e citoplasmáticas. O núcleo gigante, geralmente solitário, contém uma inclusão central grande, circundada por uma zona clara (Fig. 9.10). As inclusões citoplasmáticas são menos proeminentes.

 Manifestações Clínicas: O CMV adquirido de forma congênita produz uma ampla variedade de quadros clínicos. A doença grave provoca morte fetal *in utero*, lesões evidentes do sistema nervoso central, doença hepática e problemas de sangramento. Entretanto, a maioria das infecções por CMV congênitas não produz alterações macroscópicas, mas se manifesta como defeitos neurológicos ou auditivos sutis, que podem não ser detectados até uma fase mais posterior da vida.

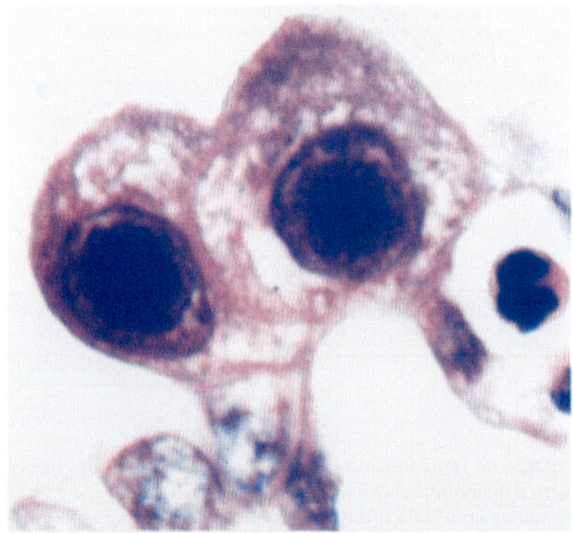

FIGURA 9.10
Pneumonite por citomegalovírus. Pneumócitos do tipo II exibem núcleos aumentados contendo inclusões solitárias, circundadas por uma zona clara.

A doença pelo citomegalovírus nos pacientes imunossuprimidos apresenta manifestações clínicas diversas. A doença por CMV pode apresentar-se como acuidade visual diminuída (coriorretinite), diarréia ou hemorragia gastrintestinal (ulcerações colônicas), mudança do estado mental (encefalite), falta de ar (pneumonite) ou uma grande variação de outros sintomas. Agentes antivirais desenvolvidos recentemente, como o ganciclovir, são eficazes no bloqueio de alguns casos de doença por CMV em pessoas imunossuprimidas.

INFECÇÕES POR PAPILOMAVÍRUS HUMANO

Os papilomavírus humanos (HPV) causam lesões proliferativas do epitélio escamoso, incluindo verrugas comuns, verrugas planas, verrugas plantares, verrugas anogenitais (condiloma acuminado) e papilomatose laríngea. A infecção por HPV também contribui para o desenvolvimento de displasias de células escamosas e de carcinoma de células escamosas do trato genital.

Os agentes são vírus DNA bifilamentosos e sem envelope, membros do grupo papovavírus. Mais de 60 tipos distintos de HPV estão identificados, e tipos virais diferentes estão associados a lesões diferentes. Por exemplo, o HPV dos tipos 1, 2 e 4 produz as verrugas comuns e as verrugas plantares. Os tipos 6, 10, 11 e 40 até o 45 provocam verrugas anogenitais. Os tipos 16, 18 e 31 estão associados a carcinoma de células escamosas do trato genital feminino.

A infecção pelo papilomavírus humano é disseminada e transmitida de pessoa para outra por contato direto. A maioria das crianças desenvolve verrugas comuns. Os vírus que causam lesões genitais são transmitidos sexualmente.

Patogenia: A infecção por HPV começa com a inoculação viral em um epitélio escamoso estratificado, no qual o vírus penetra nos núcleos das células basais. A infecção estimula a replicação do epitélio escamoso, produzindo as diferentes lesões proliferativas associadas ao HPV. O epitélio escamoso com crescimento rápido replica inúmeros vírus progênie, que são liberados nas células superficiais em degeneração. Muitas lesões por HPV se curam espontaneamente. A depressão da imunidade celular está associada à persistência e à disseminação de lesões por HPV. O mecanismo pelo qual as infecções por HPV participam da transformação maligna é discutido no Cap. 5.

Patologia: A infecção por HPV produz lesões proliferativas escamosas, que variam em aspecto e em comportamento biológico. A maioria das lesões mostra um espessamento do epitélio afetado devido a proliferação aumentada das células escamosas. Algumas células infectadas pelo HPV exibem um efeito citopático característico, denominado *coilocitose*, que manifesta células escamosas grandes com núcleos contraídos e envolvidos em grandes vacúolos citoplasmáticos (coilócitos).

Manifestações Clínicas: As **verrugas comuns** (verruga vulgar) são lesões firmes, circunscritas, elevadas e com a superfície rugosa, que geralmente surgem nas superfícies submetidas a traumatismo, especialmente as mãos. As **verrugas plantares** são lesões proliferativas escamosas semelhantes na sola dos pés, mas são comprimidas para dentro pelo ato de ficar de pé e caminhar.

As **verrugas anogenitais** (condiloma acuminado) são lesões moles, elevadas e carnosas, encontradas sobre o pênis, a vulva, a parede vaginal, a cérvice ou a região perianal. Quando causadas por certos tipos de HPV, as verrugas planas podem se transformar em proliferações escamosas malignas. A relação entre o HPV, a neoplasia intra-epitelial do colo uterino e o carcinoma escamoso invasivo da cérvice é discutida no Cap. 18.

Infecções Bacterianas

As bactérias constituem as menores células vivas, variando em tamanho desde 0,1 até 10 μm em sua dimensão maior. Apresentam três componentes estruturais básicos: corpo nuclear, citosol e envoltório. O corpo nuclear consiste em uma molécula circular helicoidal única de DNA bifilamentoso, com RNA e proteínas associados. O corpo nuclear não é separado do citoplasma por uma membrana nuclear, uma característica-chave que distingue as bactérias, que são procariotas, dos eucariotas. O citosol encontra-se densamente carregado de ribossomas, proteínas e carboidratos, e não possui as organelas estruturadas das células eucarióticas, como mitocôndrias e aparelho de Golgi. O corpo nuclear e o citosol, juntos, são circundados por um envoltório, que funciona como uma barreira de permeabilidade, mas que também está comprometido ativamente em transporte, síntese de proteína, geração de energia, síntese de DNA e divisão celular.

As bactérias são classificadas de acordo com as características estruturais do envoltório bacteriano. O envoltório bacteriano mais simples consiste apenas em uma membrana celular composta de uma bicamada fosfolipídica-protéica. Por exemplo, os micoplasmas, que são discutidos adiante, apresentam um envoltório simples. Entretanto, a maioria das bactérias apresenta uma parede celular rígida, que circunda a membrana celular. Dois tipos básicos de parede celular bacteriana são identificados por suas propriedades tintoriais com o corante de Gram.

- As **bactérias Gram-positivas** retêm complexos de iodo-cristal violeta quando descoradas e exibem cor azul-escura. Sua parede celular contém ácidos teicóicos e uma camada espessa de peptidoglicanos.
- As **bactérias Gram-negativas** perdem a coloração iodo-cristal violeta quando descoradas e assumem coloração vermelha com um contracorante. A membrana externa das bactérias Gram-negativas contém um componente lipopolissacarídeo, conhecido como endotoxina, que é um mediador potente do choque que complica as infecções provocadas por esses microrganismos.

As paredes celulares, tanto as Gram-positivas quanto as Gram-negativas, podem estar circundadas por uma camada adicional de polissacarídeos ou de gel protéico. Quando este gel está condensado ao redor da parede celular, é chamado de cápsula. A cápsula ajuda na aderência e na colonização bacterianas e pode impedir a fagocitose pelos leucócitos. Freqüentemente, as bactérias são descritas como "encapsuladas" ou "não-encapsuladas", por causa da importância da cápsula em algumas infecções.

A parede celular confere rigidez às bactérias e permite que elas sejam diferenciadas com base na forma e no padrão de crescimento. Bactérias redondas ou ovais são chamadas de *cocos*, e aquelas que crescem em pares típicos são chamadas de *diplococos*. Bactérias alongadas são conhecidas como *bastonetes* ou *bacilos*, e as encurvadas são denominadas *vibriões*. Algumas bactérias com forma espiralada são denominadas *espiroquetas*.

A maioria das bactérias pode crescer *in vitro* ou em meio artificial sem células vivas, e freqüentemente são descritas de acordo com suas necessidades de crescimento nesses meios. As bactérias que exigem níveis altos de oxigênio são chamadas *aeróbicas*; as que crescem melhor na ausência de oxigênio são chamadas *anaeróbicas*; aquelas que vicejam com quantidades limitadas de oxigênio são chamadas *microaerófilas*. As bactérias que crescem bem, tanto na presença quanto na ausência de oxigênio, são chamadas de *anaeróbios facultativos*.

EXOTOXINAS BACTERIANAS: Muitas bactérias secretam toxinas (exotoxinas), que lesam as células humanas no local do crescimento bacteriano ou em um sítio distante. Freqüentemente, estas toxinas são denominadas pelo local ou pelo mecanismo de sua atividade. Assim, aquelas que agem sobre o sistema nervoso são chamadas de *neurotoxinas* e aquelas que afetam as células intestinais são chamadas de *enterotoxinas*. Algumas toxinas, como a toxina diftérica ou algumas toxinas do *Clostridium perfringens*, matam células-alvo e são chamadas de *citotoxinas*. Outras toxinas, como a toxina diarreiogênica do *Vibrio cholerae* ou a neurotoxina potente do *Clostridium botulinum*, perturbam as funções normais de suas células-alvo sem provocar dano estrutural ou morte desses alvos. Um microrganismo como o *C. perfringens* pode produzir mais de 20 toxinas diferentes que lesam o corpo humano de diversas maneiras.

ENDOTOXINAS BACTERIANAS: Conforme mencionado anteriormente, bactérias Gram-negativas contêm um elemento estrutural em suas membranas externas, chamado *lipopolissacarídeo*. Também conhecido como *endotoxina*, o lipopolissacarídeo ativa os sistemas de complemento, coagulação, fibrinólise e da bradicinina. Também provoca a liberação de mediadores primários da inflamação, incluindo fator de necrose tumoral (TNF) e interleucina-1 (IL-1), e vários fatores estimulantes de colônia. As ações da endotoxina produzem choque, depressão do complemento e coagulação intravascular disseminada.

Muitas bactérias lesam tecidos por meio das respostas inflamatórias ou imunológicas que provocam. O *Streptococcus pneumoniae* é um exemplo excelente. Não produz toxinas, mas possui uma cápsula que o protege de fagocitose, ao mesmo tempo ativando a resposta inflamatória. Dentro do pulmão, o microrganismo encapsulado provoca uma exsudação de líquido e células que preenche os alvéolos. Essa resposta inflamatória prejudica a respiração, mas não limita, pelo menos inicialmente, a proliferação do microrganismo. O *Treponema pallidum*, espiroqueta que causa a sífilis, persiste no corpo durante anos e provoca respostas inflamatória e imunológica que, continuamente, prejudicam os tecidos do hospedeiro.

Embora seja verdade que muitas infecções bacterianas comuns (p. ex., *Staphylococcus aureus* em infecções cutâneas) caracterizam-se por exsudatos purulentos, a resposta tissular na doença bacteriana é bastante variável. Em algumas doenças bacterianas, como a cólera, o botulismo e o tétano, não há resposta inflamatória no local crítico de lesão celular. Outras infecções bacterianas, incluindo a sífilis e a doença de Lyme, desencadeiam uma resposta celular predominantemente linfocítica e de plasmócitos. Outras ainda (p. ex., brucelose) caracterizam-se pela formação de granuloma.

Muitas doenças bacterianas devem-se aos microrganismos que normalmente habitam o corpo humano. Existe uma flora bacteriana endógena extensa do trato gastrintestinal, do trato respiratório superior, da pele e da vagina. Sob circunstâncias normais, esses microrganismos são comensais e não provocam alterações danosas. Entretanto, quando ganham acesso a locais normalmente estéreis ou quando as defesas do hospedeiro estão prejudicadas, essas bactérias podem provocar destruição extensa. *Staphylococcus aureus*, *Streptococcus pneumoniae* e *Escherichia coli* são exemplos da flora humana normal que são também patógenos humanos importantes.

COCOS PIOGÊNICOS GRAM-POSITIVOS

O *Staphylococcus aureus* Produz Infecções Supurativas

O S. aureus é um coco Gram-positivo que cresce tipicamente em cachos e é um dos patógenos bacterianos mais importantes. O microrganismo reside normalmente sobre a pele e é prontamente inoculado em tecidos mais profundos, provocando infecções supurativas. **De fato, é a causa mais comum de infecções supurativas envolvendo a pele, as articulações e os ossos, e é uma causa importante de endocardite infecciosa.** O *S. aureus* é diferenciado comumente de outros estafilococos menos virulentos pelo teste da coagulase. O *S. aureus* é coagulase-positivo, enquanto outros estafilococos são coagulase-negativos.

O *S. aureus* dissemina-se por contato direto com superfícies ou pessoas colonizadas. A maioria das crianças e dos adultos é colonizada de forma intermitente por *S. aureus*, transportando o microrganismo na pele, nas narinas ou nas roupas. O microrganismo também sobrevive em superfícies inanimadas por períodos longos.

Patogenia: Muitas infecções por *S. aureus* começam como infecções localizadas da pele e apêndices cutâneos, produzindo celulite e abscessos. Equipado com enzimas e toxinas destrutivas, o microrganismo invade além do ponto inicial, disseminando-se pela corrente sangüínea ou pelo sistema linfático para quase qualquer localização no corpo. Os ossos, as articulações e as valvas cardíacas são os locais mais comuns de infecções por *S. aureus* metastáticas. O *S. aureus* também causa diversas doenças diferentes pela elaboração de toxinas que são transportadas para locais distantes.

Patologia: Quando o *S. aureus* é inoculado em um local previamente estéril, normalmente a infecção produz supuração e formação de abscesso. Os abscessos variam em tamanho, desde focos microscópicos até lesões de alguns centímetros de diâmetro, preenchidas com pus e bactérias.

Manifestações Clínicas: As manifestações clínicas da doença por *S. aureus* variam muito de acordo com os locais e os tipos de infecção.

- **Furúnculos e terçóis:** Os furúnculos são infecções profundas por *S. aureus* dentro dos folículos pilosos e ao redor deles, freqüentemente em um portador nasal. Ocorrem em superfícies pilosas, como pescoço, coxas e nádegas em homens, e axilas, área pubiana e pálpebras em ambos os sexos. O furúnculo começa como um nódulo na base de um folículo piloso, seguido por uma espinha que permanece dolorosa e vermelha durante alguns dias. Forma-se um ápice amarelo, e o núcleo central torna-se necrótico e flutuante. A ruptura ou a incisão do furúnculo alivia a dor. Os terçóis são furúnculos que envolvem as glândulas sebáceas ao redor da pálpebra. A *paroníquia* refere-se à infecção estafilocócica do leito da unha, e os *panarícios* são as mesmas infecções na face palmar das pontas dos dedos.

- **Antraz [Carbúnculo]:** Essas lesões, principalmente no pescoço, são conseqüentes a infecções coalescentes por *S. aureus* ao redor de folículos pilosos e produzem fístulas (Fig. 9.11).
- **Síndrome da pele escaldada:** Essa doença acomete lactentes e crianças com menos de 3 anos de idade que se apresentam com uma erupção semelhante a queimadura solar, a qual começa na face e dissemina-se pelo corpo. Começam então a ser formadas bolhas, e mesmo uma fricção leve provoca a descamação da pele. A doença começa a melhorar em 1 a 2 semanas, à medida que o epitélio se regenera. A descamação deve-se aos efeitos sistêmicos de uma exotoxina específica, e o local de proliferação do *S. aureus* freqüentemente não é conhecido.
- **Osteomielite:** A osteomielite estafilocócica, geralmente nos ossos das pernas, acomete mais comumente meninos entre 3 e 10 anos de idade, a maioria com uma história de infecção ou traumatismo. A osteomielite pode se tornar crônica se não for adequadamente tratada. Adultos com mais de 50 anos de idade são afetados de maneira mais freqüente com osteomielite das vértebras, que pode ser conseqüente a infecções estafilocócicas da pele ou do trato urinário, cirurgia da próstata ou à colocação de pino em uma fratura.
- **Infecções de queimaduras ou feridas cirúrgicas:** Esses locais freqüentemente tornam-se infectados por *S. aureus* do nariz do próprio paciente ou da equipe médica. Neonatos e idosos, desnutridos, diabéticos e obesos apresentam maior suscetibilidade.
- **Infecções do trato respiratório:** As infecções estafilocócicas do trato respiratório são mais comuns em lactentes com menos de 2 anos de idade e, especialmente, naqueles com menos de 2 meses de vida. A infecção caracteriza-se por úlceras das vias respiratórias superiores, focos dispersos de pneumonia, derrame pleural, empiema e pneumotórax. Em adultos, a pneumonia estafilocócica pode seguir influenza viral, uma doença que destrói o epitélio ciliado de superfície e deixa a superfície brônquica vulnerável a infecções secundárias.
- **Artrite bacteriana:** O *S. aureus* é o microrganismo causal em metade dos casos de artrite séptica, principalmente nos pacientes com 50 a 70 anos de idade. A artrite reumatóide e a corticosteroidoterapia são condições predisponentes comuns.
- **Septicemia:** A septicemia por *S. aureus* acomete pacientes com resistência diminuída e que se encontram hospitalizados por outras doenças. Uns apresentam infecções estafilocócicas subjacentes (p. ex., osteomielite, artrite séptica), alguns foram submetidos a cirurgia, como ressecção transuretral da próstata, e outros apresentam infecções provocadas por um cateter intravenoso de demora. Abscessos miliares e endocardite são complicações graves.
- **Endocardite bacteriana:** A endocardite bacteriana é uma complicação comum da septicemia por *S. aureus*. Pode desenvolver-se sobre valvas normais, valvas lesadas por febre reumática, ou valvas protéticas. O uso abusivo de drogas intravenosas é um fator predisponente da endocardite estafilocócica.
- **Síndrome do choque tóxico:** Esse distúrbio acomete mais comumente mulheres durante a menstruação, que manifestam febre alta, náuseas, vômitos, diarréia e mialgias. Subseqüentemente, desenvolvem choque e, em alguns dias, uma erupção semelhante a queimadura solar. A doença foi associada ao uso de absorventes íntimos, particularmente tampões muito absorventes, que propiciam um local para a replicação de *S. aureus* e elaboração de sua toxina. A síndrome do choque tóxico ocorre raramente em crianças e em homens, estando, em geral, associada a uma infecção oculta por *S. aureus*.
- **Intoxicação alimentar por estafilococos:** O envenenamento alimentar estafilocócico começa, de forma típica, menos de 6 horas após uma refeição. Náusea e vômitos começam subitamente e, em geral, curam em 12 horas. Essa doença é causada por toxina pré-formada, e não por secreção de toxina por bactérias ingeridas.

Estafilococos Coagulase-negativos Infectam Instrumentos Protéticos

Os estafilococos coagulase-negativos são as principais causas de infecções associadas à introdução de aparelhos médicos, incluindo cateteres intravenosos, valvas cardíacas protéticas, marcapassos cardíacos, próteses ortopédicas, desvios de líquido cefalorraquidiano e cateteres peritoneais.

A doença causada por estafilococos coagulase-negativos normalmente deriva da flora bacteriana normal. Das mais de 20 espécies conhecidas de estafilococos coagulase-negativos, 10 são residentes normais da pele e das superfícies mucosas dos seres humanos. O ***Staphylococcus epidermidis* é a causa mais freqüente de infecções associadas a dispositivos médicos.** Uma outra espécie, *Staphylococcus saprophyticus*, provoca 10 a 20% das infecções agudas do trato urinário em mulheres jovens.

Patogenia: Os estafilococos coagulase-negativos contaminam prontamente corpos estranhos. Os microrganismos proliferam lentamente sobre material implantado, induzindo uma resposta inflamatória que lesa o tecido adjacente. Se as bactérias estiverem presentes sobre uma superfície intravascular, como a extremidade de um

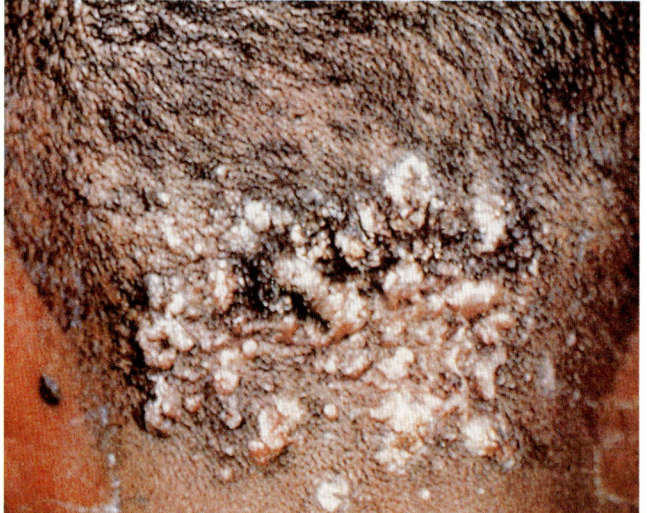

FIGURA 9.11
Antraz estafilocócico. A parte posterior do pescoço encontra-se endurecida e exibe múltiplos abscessos foliculares secretando material purulento.

cateter intravascular, elas podem disseminar-se pela corrente sangüínea, causando infecções metastáticas. Os estafilococos coagulase-negativos não possuem as enzimas e as toxinas que permitem ao *S. aureus* provocar destruição tissular local extensa. Algumas cepas de estafilococos coagulase-negativos produzem um gel polissacarídeo chamado *"slime"* [lodo], que aumenta a aderência das bactérias aos objetos estranhos e as protege das defesas antimicrobianas do hospedeiro.

Patologia: Muitos equipamentos médicos infectados por estafilococos coagulase-negativos freqüentemente encontram-se cobertos por uma camada delgada de material fibrinoso, marrom claro. Ao contrário das infecções provocadas por *S. aureus*, as infecções estafilocócicas coagulase-negativas geralmente não produzem necrose tissular local extensa ou quantidades grandes de pus. O exame microscópico dos aparelhos infectados mostra grumos de bactérias Gram-positivas embebidas em fibrina e restos celulares, com um infiltrado inflamatório agudo associado.

Manifestações Clínicas: As infecções estafilocócicas coagulase-negativas geralmente exibem quadro clínico sutil. Com freqüência, o único sintoma de infecção é febre alta persistente. A infecção de próteses ortopédicas freqüentemente ocasiona o afrouxamento progressivo e a disfunção dos aparelhos. Na maioria das pessoas, essas infecções são indolentes, mas nas neutropênicas ou naquelas gravemente comprometidas as infecções podem ser fatais. Em geral, o tratamento exige a substituição de qualquer objeto estranho infectado e antibioticoterapia adequada.

O *Streptococcus pyogenes* Provoca Reações Imunológicas Supurativas, Relacionadas com a Toxina

O Streptococcus pyogenes, *também conhecido como Streptococcus do grupo A, é um dos patógenos bacterianos mais freqüentes em seres humanos, causando muitas doenças de diversos sistemas de órgãos, que variam desde faringite aguda autolimitada até doenças importantes como a febre reumática* (Fig. 9.12). O *S. pyogenes* é um coco Gram-positivo, freqüentemente parte da flora endógena que coloniza a pele e a orofaringe.

A doença provocada por *S. pyogenes* pode ser considerada em duas categorias: supurativa e não-supurativa. As doenças supurativas ocorrem nos locais que as bactérias invadem e provocam necrose tissular, geralmente induzindo uma resposta inflamatória aguda. As infecções supurativas por *S. pyogenes* incluem faringite, impetigo, celulite, miosite, pneumonia e sepse puerperal. Por outro lado, as doenças não-supurativas ocorrem em pontos distantes do local da invasão bacteriana. O *S. pyogenes* provoca duas complicações não-supurativas importantes: febre reumática e glomerulonefrite pós-estreptocócica aguda. Essas condições (1) envolvem sistemas de órgãos distantes dos locais da invasão estreptocócica, (2) geralmente ocorrem em algum momento após a infecção aguda e (3) são causadas, provavelmente, por uma resposta imunológica. A febre reumática é discutida no Cap. 11 e a glomerulonefrite pós-estreptocócica é descrita no Cap. 16.

EXOTOXINAS ESTREPTOCÓCICAS: O *S. pyogenes* elabora várias exotoxinas, incluindo toxinas eritrogênicas e toxinas citolíticas (estreptolisinas S e O). As toxinas eritrogênicas são responsáveis pela erupção da febre escarlatina. A estreptolisina S lisa protoplastos bacterianos (formas-L) e provavelmente destrói neutrófilos após eles ingerirem o *S. pyogenes*. A estreptolisina O induz um título persistentemente alto de anticorpos, um efeito que oferece um marcador útil para o diagnóstico de infecções por *S. pyogenes* e suas complicações não-supurativas.

Faringite Estreptocócica ("Strep Throat")

O *S. pyogenes*, a causa bacteriana mais comum de faringite, dissemina-se entre os indivíduos por contato direto oral ou por secreções respiratórias. A faringite estreptocócica ocorre no mundo todo, afetando predominantemente crianças e adolescentes.

Patogenia: O *S. pyogenes* fixa-se a células epiteliais unindo-se à fibronectina na superfície das mesmas. A bactéria produz uma bateria de enzimas, incluindo hemolisinas, DNAase, hialuronidase e estreptoquinase, que permitem que a bactéria danifique e invada os tecidos humanos. O *S. pyogenes* também apresenta componentes na parede celular que o protegem da resposta inflamatória. Um desses componentes, chamado *proteína M*, projeta-se da parede celular de cepas virulentas e impede a deposição de complemento, protegendo assim a bactéria contra a fagocitose. Uma outra proteína de superfície destrói o C5a, bloqueando o efeito opsonizante do complemento e inibindo a fagocitose. O microrganismo invasor provoca uma resposta inflamatória aguda, produzindo, com freqüência, um exsudato de neutrófilos nas fossas tonsilares.

Manifestações Clínicas: A faringite estreptocócica apresenta-se com dor de garganta, febre, mal-estar, cefaléia e leucocitose. A doença é autolimitada, geralmente durando 3 a 5 dias. **Em alguns casos, a faringite estreptocócica causa febre reumática ou glomerulonefrite pós-estreptocócica aguda.** O tratamento com penicilina encurta o curso clínico da faringite estreptocócica e, mais importante do que isso, evita as seqüelas não-supurativas importantes.

Escarlatina

A escarlatina descreve uma erupção pontilhada vermelha que surge na pele e nas membranas mucosas em algumas infecções supurativas provocadas por S. pyogenes, *mais comumente a faringite*. Geralmente, a erupção começa no tórax e dissemina-se para os membros. A língua pode desenvolver uma cobertura branco-amarelada que, ao descamar, revela uma superfície vermelha como "carne bovina". A escarlatina é provocada por uma toxina eritrogênica.

Erisipela

A erisipela é uma tumefação eritematosa da pele provocada principalmente por S. pyogenes (Fig. 9.13). A erupção geralmente tem início na face e se dissemina rapidamente. A erisipela é comum em climas quentes, mas não é vista com freqüência antes de 20 anos de idade. Uma

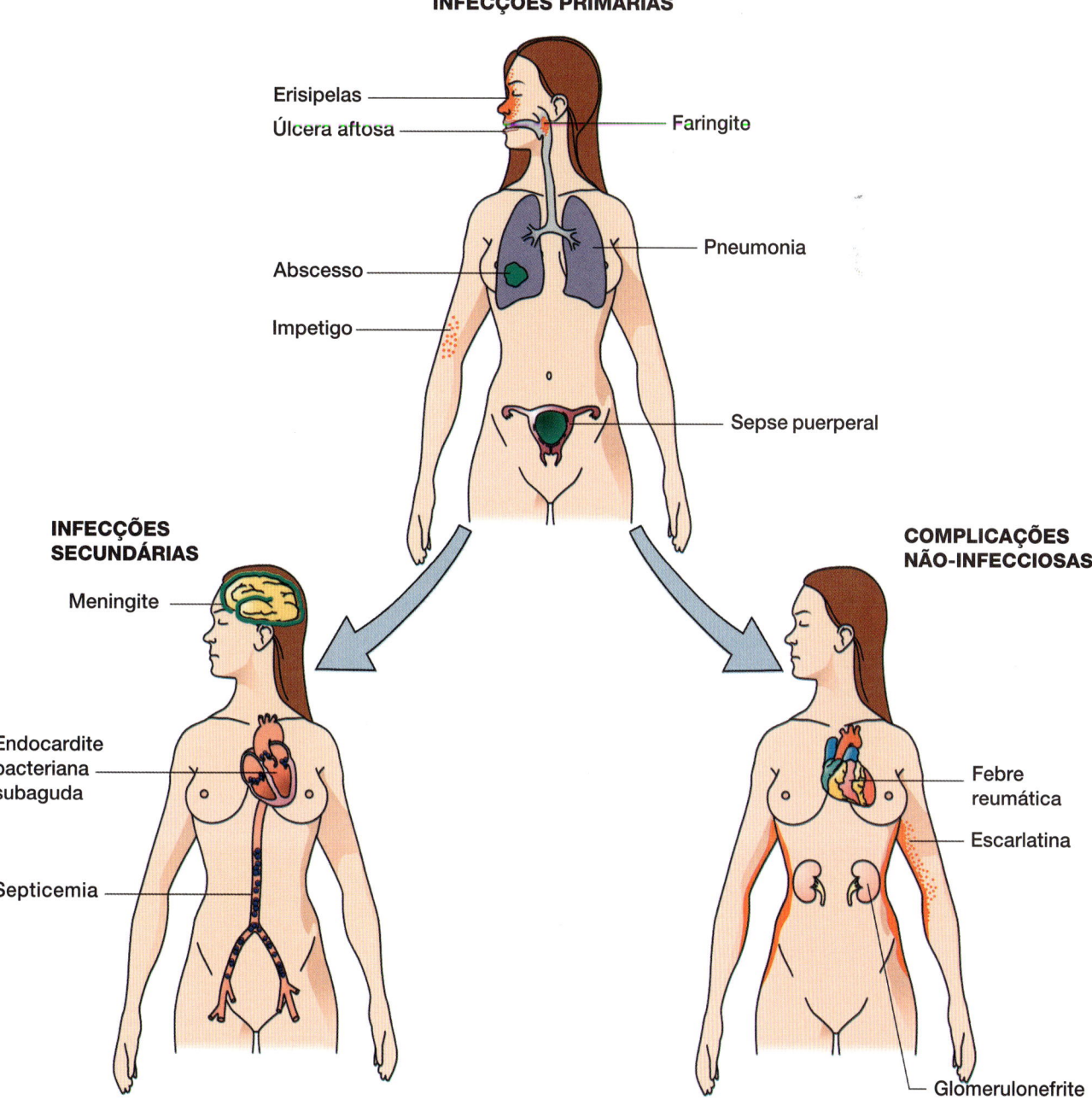

FIGURA 9.12
Doenças estreptocócicas.

reação inflamatória aguda, edematosa e difusa na epiderme e na derme estende-se para os tecidos subcutâneos. O infiltrado inflamatório compõe-se principalmente de neutrófilos e é mais intenso ao redor dos vasos e dos anexos da pele. Microabscessos cutâneos e focos pequenos de necrose não são raros.

Impetigo

O impetigo (piodermite) é uma infecção intradérmica localizada da pele, provocada por S. pyogenes *ou* S. aureus. As cepas de S. pyogenes que produzem o impetigo são antigênica e epidemiologicamente diferentes daquelas que causam a faringite.

O impetigo dissemina-se entre as pessoas por contato direto. A doença afeta mais comumente crianças de 2 a 5 anos de idade. Uma pessoa, geralmente uma criança, desenvolve primeiro a colonização da pele pelo microrganismo causal. Um traumatismo pequeno ou uma picada de inseto inocula então as bactérias para dentro da pele, onde formam uma pústula intradérmica que, ao se romper, deixa vazar um exsudato purulento.

As lesões começam nas superfícies corporais expostas sob a forma de pápulas eritematosas localizadas (Fig. 9.14). Essas pápulas tornam-se pústulas que sofrem erosão em alguns dias, formando uma crosta espessa cor de mel. Às vezes, o

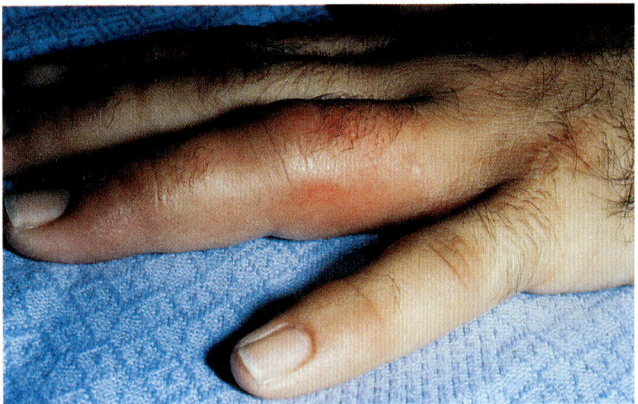

FIGURA 9.13
Erisipelas. Uma infecção estreptocócica da pele resultou em um dedo eritematoso e intumescido.

impetigo causa glomerulonefrite pós-estreptocócica, mas não febre reumática.

Celulite Estreptocócica

O S. pyogenes causa uma infecção de disseminação aguda do tecido conjuntivo frouxo das camadas mais profundas da derme. Essa infecção supurativa resulta da inoculação traumática de microrganismos dentro da pele e, com freqüência, ocorre nas extremidades, no contexto de drenagem linfática comprometida. Geralmente, a celulite começa em pontos de lesão despercebidos e surge como áreas disseminantes de rubor, calor e tumefação.

Sepse Puerperal

A sepse puerperal refere-se à infecção pós-parto da cavidade uterina por S. pyogenes. A doença já foi comum, mas atualmente é rara nos países desenvolvidos. A infecção origina-se das mãos contaminadas dos auxiliares durante o parto, uma associação estabelecida primeiramente pelas observações históricas de Semmelweiss.

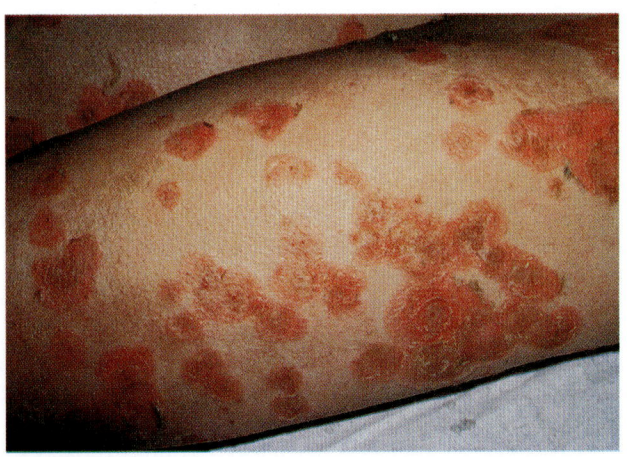

FIGURA 9.14
Impetigo estreptocócico. Os membros inferiores exibem inúmeras pápulas eritematosas com ulceração central e formação de crostas.

A Infecção por *Streptococcus pneumoniae* É uma Causa Importante de Pneumonia Lobar

O Streptococcus pneumoniae, *amiúde chamado simplesmente de pneumococo, causa infecções piogênicas primariamente envolvendo os pulmões (pneumonia), ouvido médio (otite média), seios (sinusite) e meninges (meningite).* **É um dos patógenos bacterianos mais comuns dos seres humanos e, com 5 anos de idade, a maioria das crianças no mundo todo sofreu pelo menos um episódio de doença pneumocócica (geralmente otite média).**

O *S. pneumoniae* é um diplococo aeróbico encapsulado Gram-positivo. Existem mais de 80 sorotipos antigenicamente distintos de pneumococos; o anticorpo contra um sorotipo não protege contra infecção por um outro. O *S. pneumoniae* é um microrganismo comensal na orofaringe, e praticamente todas as pessoas são colonizadas em algum momento.

 Patogenia e Patologia: A doença pneumocócica começa quando o microrganismo ganha acesso a sítios estéreis, geralmente aqueles na proximidade de sua residência normal na orofaringe. A sinusite e a otite média pneumocócicas são precedidas, em geral, por uma doença viral, como o resfriado comum, que lesa o epitélio ciliado protetor e preenche os espaços aéreos afetados com líquido. Então, os pneumococos florescem no líquido tissular rico em nutrientes. A infecção dos seios da face ou do ouvido médio pode disseminar-se para as meninges adjacentes.

A pneumonia pneumocócica surge de forma semelhante. O trato respiratório superior é protegido pela cobertura mucociliar e pela resposta da tosse, que normalmente expelem microrganismos que são inalados para as vias respiratórias inferiores. Lesões que interfiram na função dessas defesas, incluindo influenza, outras doenças respiratórias virais, tabagismo e alcoolismo, permitem o acesso do *S. pneumoniae*. Uma vez nos alvéolos, os microrganismos proliferam e provocam uma resposta inflamatória aguda. A cápsula de polissacarídeos impede a ativação da via alternada do complemento, bloqueando dessa forma a produção da opsonina C3b. Assim, antes que seja produzido um anticorpo IgG específico, o microrganismo pode proliferar e disseminar-se sem a ação de fagócitos. Nos pulmões, o *S. pneumoniae* dissemina-se rapidamente, envolvendo um lobo inteiro ou vários lobos (pneumonia lobar). Os alvéolos preenchem-se com líquido proteináceo, neutrófilos e bactérias. O quadro clínico das infecções pneumocócicas é discutido no Cap. 12.

Os Estreptococos do Grupo B São uma Causa Importante de Pneumonia Neonatal, Meningite e Sepse

O microrganismo também é uma causa infreqüente de infecções piogênicas em adultos. O *Streptococcus* do grupo B é uma bactéria Gram-positiva que cresce em cadeias curtas. Ocorrem alguns milhares de infecções neonatais por estreptococos do grupo B nos Estados Unidos por ano, e cerca de 30% dos lactentes infectados morrem. O *Streptococcus* do grupo B é parte da flora vaginal normal e é encontrado em 30% das mulheres. A maior parte dos neonatos que nascem de mulheres colonizadas adquire o microrganismo conforme passa pelo canal do parto.

  Patogenia e Patologia: Os fatores de risco particulares associados ao desenvolvimento de infecções estreptocócicas neonatais do grupo B incluem parto prematuro e níveis baixos de anticorpos IgG, derivados da mãe, contra o microrganismo. Os neonatos apresentam pouca reserva funcional para a produção de granulócitos e, uma vez estabelecida, a infecção bacteriana rapidamente sobrepuja a capacidade de defesa do organismo. A infecção estreptocócica do grupo B pode estar limitada aos pulmões ou ao sistema nervoso central, ou pode estar amplamente disseminada. À histopatologia, os tecidos envolvidos mostram uma resposta piogênica, freqüentemente com contagens muito altas de cocos Gram-positivos.

INFECÇÕES BACTERIANAS DA INFÂNCIA

A Difteria É uma Infecção Necrosante do Trato Respiratório Superior

A infecção por *Corynebacterium diphtheriae*, um bacilo aeróbico, pleomórfico e Gram-positivo, está associada, algumas vezes, a distúrbios cardíacos e neurológicos. A difteria é prevenida pela vacinação com a toxina inativada (toxóide) do *C. diphtheriae*.

 Epidemiologia: Os seres humanos são o único reservatório importante de *C. diphtheriae*, e a maioria das pessoas é portadora assintomática. O microrganismo dissemina-se de pessoa para pessoa em gotículas respiratórias ou secreções orais. A difteria já foi uma causa importante de morte em crianças de 2 a 15 anos de idade, mas, nos países ocidentais, os programas de imunização eliminaram a doença. Entretanto, a difteria ainda é um problema de saúde importante em países menos desenvolvidos.

 Patogenia: O *C. diphtheriae* penetra na faringe, onde os microrganismos proliferam, comumente, sobre as tonsilas. A toxina da difteria é absorvida de forma sistêmica e age sobre os tecidos em todo o corpo, sendo o coração, os nervos e os rins mais suscetíveis à lesão. A toxina da difteria é composta de duas subunidades, designadas *A* e *B*. A subunidade B liga-se a receptores glicolipídicos sobre células-alvo, e a subunidade A age dentro do citoplasma sobre o fator 2 de alongamento, interrompendo a síntese protéica. A toxina é uma das mais potentes conhecidas, e uma molécula é suficiente para matar uma célula.

 Patologia: As lesões características da difteria são membranas acinzentadas, espessas e coriáceas, compostas de epitélio descamado, fragmentos necróticos, neutrófilos, fibrina e bactérias que revestem as vias respiratórias afetadas (do grego *diphtheria*, "couro"). A superfície epitelial abaixo das membranas encontra-se desnuda, e a submucosa encontra-se inflamada de modo agudo e hemorrágica. Com freqüência, o processo inflamatório produz tumefação nos tecidos moles circunvizinhos, que pode ser grave o suficiente a ponto de causar comprometimento respiratório. Quando o coração é afetado, o miocárdio exibe gotículas de gordura nos miócitos e necrose focal (Fig. 9.15). No caso de envolvimento neural, os nervos periféricos afetados exibem desmielinização.

 Manifestações Clínicas: A difteria começa com febre, garganta inflamada e mal-estar. Em geral, a membrana cinza e turva desenvolve-se primeiramente sobre as tonsilas e pode disseminar-se pela orofaringe posterior. A membrana encontra-se firmemente aderida, e a tentativa de desprendê-la da mucosa subjacente produz sangramento. Os sintomas cardíacos e neurológicos desenvolvem-se em uma minoria de pessoas infectadas, geralmente aquelas com doença local mais grave.

A **difteria cutânea**, que resulta da inoculação do microrganismo dentro de uma ruptura na pele, manifesta-se como uma pústula ou úlcera; raramente encontra-se associada a complicações cardíacas ou neurológicas. A difteria é tratada com administração imediata de antitoxina e de antibióticos.

A Coqueluche É Comumente Chamada em Inglês de "whooping cough" [alusão ao ruído causado pelo esforço inspiratório que se segue à tosse paroxística – "whoop"]

A coqueluche é uma infecção prolongada do trato respiratório superior, caracterizada por tosse paroxística debilitante. O paroxismo é seguido por uma inspiração de timbre alto, o "grito", que dá o nome à doença [em inglês]. O microrganismo causal é a *Bordetella pertussis*, um cocobacilo Gram-negativo pequeno.

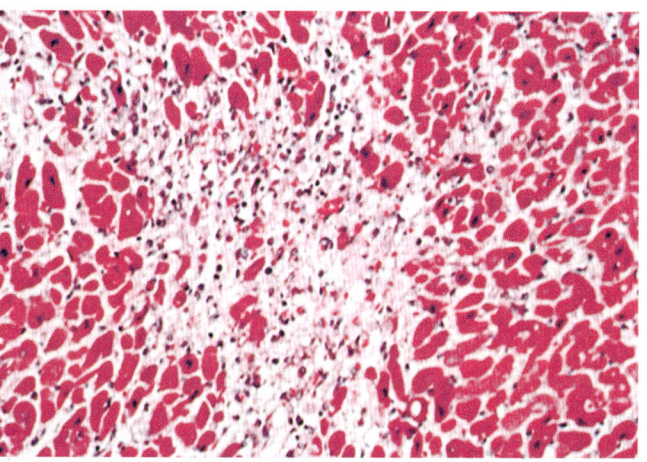

FIGURA 9.15
Miocardite diftérica. A degeneração focal de miócitos cardíacos é evidente.

Epidemiologia: A *B. pertussis* é muito contagiosa e dissemina-se de uma pessoa para outra basicamente por aerossóis respiratórios infectados. Os seres humanos são o único reservatório da infecção. Nas populações suscetíveis, a coqueluche é primariamente uma doença de crianças até os 5 anos de idade. A vacinação protege contra a *B. pertussis*, mas, mundialmente, estima-se que haja 50 milhões de casos de coqueluche por ano, resultando em quase 1 milhão de mortes, particularmente em lactentes.

  Patogenia e Patologia: A *B. pertussis* inicia a infecção aderindo-se aos cílios das células epiteliais respiratórias. Então, o microrganismo se reproduz e elabora uma citotoxina, que mata as células ciliadas. A destruição progressiva do epitélio respiratório ciliado e a resposta inflamatória que se segue provocam os sintomas respiratórios locais. Dentre várias outras toxinas, existe a "toxina da coqueluche", que causa a linfocitose pronunciada freqüentemente associada à coqueluche. Uma outra toxina inibe a adenilciclase, um efeito que bloqueia a fagocitose bacteriana.

A *B. pertussis* provoca uma traqueobronquite extensa, com necrose do epitélio respiratório ciliado e uma resposta inflamatória aguda. Com a perda da cobertura mucociliar protetora, há maior risco de pneumonia por aspiração de bactérias orais. A tosse paroxística e os vômitos tornam essa aspiração bastante provável, e pneumonias bacterianas secundárias são uma causa comum de morte.

 Manifestações Clínicas: A **coqueluche** é uma doença prolongada do trato respiratório superior, durando 4 a 5 semanas e passando por três estágios:

- O **estágio catarral** assemelha-se a uma doença viral comum do trato respiratório superior, com febre baixa, coriza, conjuntivite e tosse.
- O **estágio paroxístico** ocorre com uma semana da doença. A tosse se intensifica e torna-se paroxística, com 5 a 15 episódios consecutivos de tosse, freqüentemente seguidos por um guincho inspiratório. O paciente desenvolve uma linfocitose acentuada, com a leucometria total freqüentemente excedendo 40.000 células/μl. Os paroxismos persistem por 2 a 3 semanas.
- A **fase de convalescença** geralmente dura algumas semanas.

O *Haemophilus influenzae* Causa Infecções Piogênicas em Crianças Pequenas

As infecções por Haemophilus influenzae *envolvem o ouvido médio, os seios da face, a pele da face, a epiglote, as meninges, os pulmões e as articulações.* O microrganismo é um patógeno bacteriano pediátrico importante e a causa principal de meningite bacteriana no mundo todo. O *H. influenzae* é um cocobacilo aeróbico pleomórfico Gram-negativo, que existe em cepas tanto encapsuladas como não-encapsuladas. As cepas não-encapsuladas (tipo a) geralmente produzem infecções localizadas; as cepas encapsuladas, denominadas tipo b, são mais virulentas e causam mais de 95% das infecções bacterêmicas invasivas.

 Epidemiologia: O *H. influenzae* é um parasita estrito de seres humanos e dissemina-se entre os indivíduos primariamente nas gotículas e secreções respiratórias. O microrganismo é residente normal da nasofaringe humana, colonizando 20 a 50% dos adultos sadios. A maior parte das cepas colonizadoras é não-encapsulada, mas 3 a 5% são *H. influenzae* do tipo b.

As infecções mais graves por *H. influenzae* do tipo b ocorrem em crianças com menos de 6 anos de idade. A incidência de doença grave alcança seu pico em 6 a 18 meses de idade, correspondendo ao período entre a perda da imunidade adquirida por meio da mãe e a aquisição da imunidade própria. As complicações podem ser evitadas pela inoculação dos lactentes com vacina contra o *H. influenzae* do tipo b.

 Patogenia: As cepas não-encapsuladas de *H. influenzae* produzem doença pela disseminação local de seus pontos normais de residência para locais estéreis adjacentes, como os seios da face ou o ouvido médio. Essa ocorrência é facilitada por lesão dos mecanismos de defesa normais, como o que ocorre com uma doença viral do trato respiratório superior. Dentro desses locais previamente estéreis, os organismos não-encapsulados proliferam e provocam uma resposta inflamatória aguda, que lesa o tecido local mas, no final, controla a infecção. Na maior parte das circunstâncias, as cepas não-encapsuladas não produzem bacteremia.

O *H. influenzae* do tipo b é capaz de invasão tissular. O polissacarídeo da cápsula dos microrganismos do tipo b permite que eles evitem a fagocitose, e as infecções bacterêmicas são comuns. Epiglotite, celulite facial, artrite séptica e meningite resultam de infecções bacterêmicas invasivas. O *H. influenzae* do tipo b também elabora uma IgA-protease, que facilita a sobrevivência local do microrganismo no trato respiratório.

 Patologia: O *H. influenzae* provoca uma resposta inflamatória aguda pronunciada, e as características patológicas específicas variam de acordo com os locais afetados. A meningite por *H. influenzae* assemelha-se a outras meningites bacterianas agudas, com um infiltrado predominantemente neutrofílico nas leptomeninges, algumas vezes estendendo-se para o espaço subaracnóideo.

A pneumonia por *H. influenzae* geralmente complica doença pulmonar crônica, e, em metade dos pacientes, segue uma infecção viral do trato respiratório. Os alvéolos são preenchidos com neutrófilos, macrófagos contendo bacilos e fibrina. O epitélio bronquiolar é necrótico e infiltrado por macrófagos.

A epiglotite consiste em tumefação e inflamação aguda da epiglote, das dobras ariepiglóticas e dos seios piriformes, que algumas vezes obstruem completamente a via respiratória superior. Na celulite facial, o local da infecção e da inflamação é a derme, geralmente da bochecha ou da região periorbital.

 Manifestações Clínicas: A maioria das infecções bacterêmicas por *H. influenzae* acomete crianças pequenas. **O *H. influenzae* é a causa mais comum de meningite em crianças com menos de 2 anos de idade.** O início é insidioso e pode seguir uma infecção do trato respiratório superior ou uma otite média que passariam despercebidas.

A **broncopneumonia ou pneumonia lobar** produzida pelo *H. influenzae* caracteriza-se por febre, tosse, escarro purulento e dispnéia.

A **epiglotite** resultante da infecção por *H. influenzae* acomete primariamente crianças com 2 a 7 anos de idade, mas também ocorre em adultos. Pode haver morte por obstrução do trato respiratório superior.

A **artrite séptica** é secundária à semeadura bacterêmica de articulações que suportam grande peso. Os sintomas incluem febre, calor, eritema, tumefação e dor ao movimento.

A **celulite facial** ou celulite periorbital é uma outra infecção bacterêmica grave que acomete primariamente crianças novas. Os pacientes apresentam-se com febre, mal-estar profundo e uma área elevada, quente e vermelho-azulada da face, geralmente envolvendo a bochecha ou uma área perto do olho. Em geral existe meningite ou artrite séptica concomitante.

A *Neisseria meningitidis* Provoca Meningite Piogênica e Choque Avassalador

A Neisseria meningitidis, *comumente denominada meningococo, provoca infecções levadas pelo sangue, com freqüência acompanhadas por choque e distúrbios profundos da coagulação* (Fig. 9.16). O microrganismo é aeróbico e afigura-se como cocos pareados, em forma de rim e Gram-negativos. Existem oito sorotipos principais, três dos quais (A, B, C) provocam a maioria das infecções.

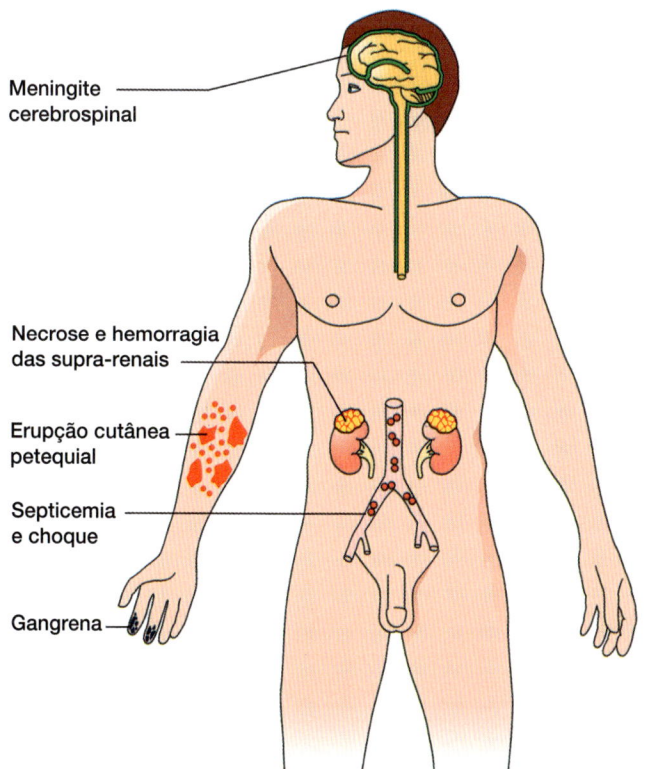

FIGURA *9.16*
Meningococcemia. Infecções meningocócicas apresentam uma variedade de manifestações clínicas, incluindo meningite, septicemia, choque e complicações associadas.

 Epidemiologia: Os meningococos disseminam-se de um indivíduo para outro basicamente por gotículas respiratórias. Uma pequena parcela (5 a 15%) da população carreia o microrganismo na nasofaringe como um comensal. Os portadores desenvolvem anticorpos contra a cepa colonizadora particular da *N. meningitidis* e são imunes à doença meningocócica provocada por essa cepa.

As doenças meningocócicas surgem como casos esporádicos, conjuntos de casos e epidemias. A maioria das infecções nos países industrializados é esporádica e acomete crianças com menos de 5 anos de idade. A doença epidêmica ocorre mais freqüentemente em regiões muito populosas, como entre recrutas militares em alojamentos. Ocorrem mais de 6.000 casos de meningite meningocócica por ano nos Estados Unidos, resultando em mais de 600 mortes. As mortes por doença meningocócica são mais comuns em países menos desenvolvidos.

 Patogenia: Ao colonizar o trato respiratório superior, a *N. meningitidis* adere-se ao epitélio respiratório não-ciliado por meio de seus pêlos. A maioria das pessoas expostas desenvolve, então, anticorpos bactericidas protetores durante as semanas seguintes, e alguns tornam-se portadores. Caso o microrganismo se dissemine para a corrente sangüínea antes do desenvolvimento da imunidade protetora, ele pode proliferar rapidamente em tecido humano desprotegido, resultando em doença meningocócica fulminante.

Muitos dos efeitos sistêmicos da doença meningocócica devem-se à endotoxina do lipopolissacarídeo da membrana externa da bactéria. A endotoxina promove um aumento intenso da produção de fator de necrose tumoral e da ativação simultânea da cascata de complemento e da cascata de coagulação. Seguem-se coagulação intravascular disseminada, fibrinólise e choque.

 Patologia: A doença meningocócica pode estar confinada ao sistema nervoso central ou pode estar disseminada pelo organismo sob a forma de septicemia. No caso da meningite meningocócica, as leptomeninges e o espaço subaracnóideo estão infiltrados com os neutrófilos, e o parênquima cerebral subjacente encontra-se intumescido e congesto. A septicemia meningocócica caracteriza-se por lesão difusa do endotélio de pequenos vasos sangüíneos, resultando assim em petéquias e púrpuras disseminadas na pele e nas vísceras.

Raramente (3 a 4% de todos os casos), a vasculite e a trombose produzem necrose hemorrágica de ambas as supra-renais, um fenômeno conhecido como **síndrome de Waterhouse-Friderichsen.**

 Manifestações Clínicas: A meningite começa com o início rápido de febre, pescoço rígido e cefaléia. No caso de sepse meningocócica, febre, choque e hemorragias mucocutâneas surgem subitamente. Os pacientes podem evoluir até choque em minutos, e o tratamento exige o suporte rápido da pressão arterial e antibióticos. Na era pré-antibiótica, a doença meningocócica era quase sempre fatal, mas o tratamento moderno reduziu a taxa de mortalidade para menos de 15%. Alguns pacientes que sobrevivem à fase inicial da meningococcemia desenvolvem complicações alérgicas tardias, como poliartrite, vasculite cutânea e pericardite. Ocasionalmente, vasculite grave está associada a ulceração cutânea e, algumas vezes, até mesmo gangrena dos membros distais.

DOENÇAS BACTERIANAS TRANSMITIDAS SEXUALMENTE

A Gonorréia Ainda É uma Infecção Comum que Causa Esterilidade

A Neisseria gonorrhoeae, *também chamada gonococo, provoca gonorréia, uma infecção supurativa aguda do trato genital, que se reflete como uretrite em homens e endocervicite em mulheres.* É uma das doenças sexualmente transmitidas mais antigas e ainda uma das mais comuns. A *N. gonorrhoeae* é um diplococo Gram-negativo aeróbico em forma de rim.

Os homossexuais masculinos estão sob risco de faringite e proctite gonocócica. Nas mulheres, a infecção freqüentemente ascende o trato genital, produzindo endometrite, salpingite e doença inflamatória pélvica. A disseminação ascendente em homens é menos comum, mas, quando ocorre, resulta em epididimite. Raramente a infecção gonocócica torna-se bacterêmica, caso em que há desenvolvimento de artrite séptica e de lesões da pele. As infecções neonatais derivadas do canal do parto de uma mulher com gonorréia geralmente se manifestam sob a forma de conjuntivite, embora infecções disseminadas sejam encontradas ocasionalmente. A conjuntivite gonocócica neonatal foi eliminada, em grande parte, nos países desenvolvidos pela instilação rotineira de antibióticos na conjuntiva ao nascimento, mas ainda é uma causa importante de cegueira em grande parte da África e da Ásia.

 Epidemiologia: A infecção é disseminada diretamente de pessoa para pessoa e, exceto na transmissão perinatal, a disseminação é quase sempre por contato sexual. As pessoas infectadas assintomáticas funcionam como um reservatório importante da infecção. Embora a antibioticoterapia eficaz esteja disponível há quase 50 anos, a doença continua desenfreada pelo mundo.

 Patogenia: A gonorréia começa como uma infecção das membranas mucosas do trato urogenital (Fig. 9.17). As bactérias aderem-se às células da superfície, em seguida as invadem superficialmente e provocam inflamação aguda. O gonococo não possui uma cápsula polissacarídica verdadeira, mas sim extensões filamentosas, chamadas *pêlos*, que se projetam da parede celular. Os pêlos contêm uma protease que digere a IgA sobre a membrana mucosa, facilitando assim a aderência da bactéria aos epitélios colunar e de transição do trato urinário.

Patologia: A gonorréia é uma infecção supurativa, caracterizada por resposta inflamatória aguda intensa, produzindo pus copioso e, com freqüência, formando abscessos na submucosa. Os esfregaços de pus corados revelam muitos neutrófilos, freqüentemente contendo bactérias fagocitadas. Se não for tratada, a resposta inflamatória torna-se crônica, com predominância de macrófagos e linfócitos.

 Manifestações Clínicas: Os homens expostos a *N. gonorrhoeae* apresentam-se com uma secreção uretral purulenta (Fig. 9.18) e disúria. Se o tratamento não for instituído prontamente, a estenose uretral é uma complicação comum. Os microrganismos também podem estender-se para a próstata, epidídimo e glândulas acessórias, onde causam epididimite e orquite, podendo resultar em infertilidade.

Em cerca de metade das mulheres infectadas, a gonorréia permanece assintomática. As outras mulheres infectadas manifestam inicialmente endocervicite, com um corrimento ou um sangramento vaginais. A uretrite manifesta-se com disúria, e não com secreção uretral. Com freqüência, a infecção estende-se para as trompas de Falópio, produzindo salpingite aguda e crônica e, por fim, doença inflamatória pélvica. As trompas de Falópio incham com pus (Fig. 9.19), provocando dor abdominal aguda. Ocorre infertilidade quando aderências inflamatórias bloqueiam as trompas.

A partir das trompas de Falópio, a gonorréia dissemina-se para o peritônio, cicatrizando como aderências finas ("corda de violino") entre o fígado e o peritônio parietal. A endometrite crônica é uma complicação persistente da infecção gonocócica e, em geral, é conseqüente a salpingite gonocócica crônica.

O Cancróide Provoca Úlceras Genitais em Regiões Menos Desenvolvidas

O cancróide, às vezes denominado "a terceira doença venérea" (após a sífilis e a gonorréia), é uma infecção aguda transmitida sexualmente, provocada por Haemophilus ducreyi. O microrganismo é um bacilo Gram-negativo pequeno, que aparece no tecido como aglomerados de bacilos paralelos e como cadeias, assemelhando-se a cardumes de peixes. O cancróide caracteriza-se por ulcerações genitais dolorosas e linfadenopatia associada. A infecção é a principal causa de úlceras genitais em muitos países menos desenvolvidos, especialmente na África e em parte da Ásia, e sugeriu-se que as úlceras genitais facilitam a disseminação do HIV. A incidência nos Estados Unidos aumentou na última década, ocorrendo cerca de 5.000 casos anualmente.

 Patologia: O *H. ducreyi* penetra por rupturas despercebidas da pele, onde se multiplica e produz uma lesão elevada que, a seguir, ulcera. As úlceras variam de 0,1 a 2 cm de diâmetro. Os microrganismos são transportados dentro dos macrófagos para linfonodos regionais, que podem supurar. Entre 7 e 10 dias após o surgimento da lesão primária, metade dos pacientes desenvolve linfadenite inguinal supurativa e dolorosa unilateral (bubão). A pele sobrejacente torna-se inflamada, rompe-se e drena pus a partir do linfonodo subjacente. O diagnóstico é

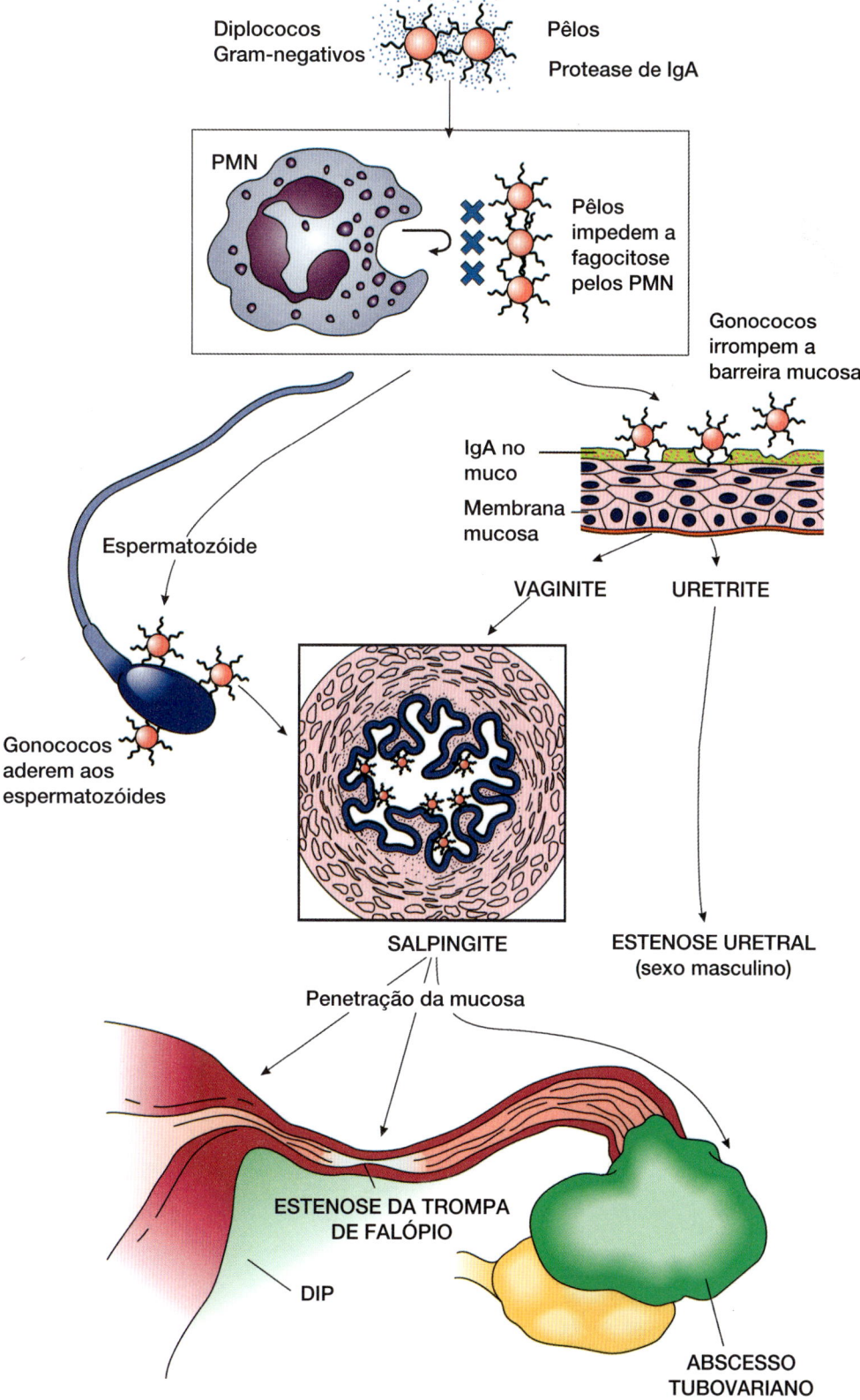

FIGURA 9.17
Patogenia das infecções gonocócicas. A *Neisseria gonorrhoeae* é um diplococo Gram-negativo cujos pêlos de superfície formam uma barreira contra a fagocitose pelos neutrófilos. Os pêlos contêm uma protease de IgA, a qual digere a IgA na superfície luminal das membranas mucosas da uretra, endocérvice e trompa de Falópio, dessa forma facilitando a adesão de gonococos. Os gonococos provocam endocervicite, vaginite e salpingite. Nos homens, os gonococos aderidos à membrana mucosa da uretra provocam uretrite e, algumas vezes, estenose da uretra. Os gonococos também podem aderir à cabeça dos espermatozóides e ser transportados para a trompa de Falópio. A penetração da membrana mucosa pelos gonococos leva à estenose da trompa de Falópio, doença inflamatória pélvica (DIP) ou abscesso tubovariano.

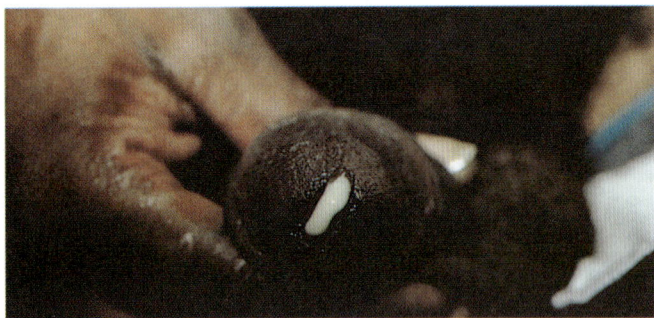

FIGURA 9.18
Gonorréia aguda. Uma secreção purulenta emana da uretra peniana.

feito pela identificação do bacilo nas secreções de tecidos ou em esfregaços corados pelo Gram, preparados com material das úlceras.

O tratamento do cancróide com eritromicina é, em geral, eficaz.

O Granuloma Inguinal É uma Doença Ulcerativa Tropical

O granuloma inguinal é uma ulceração superficial da genitália e das regiões inguinal e perianal, crônica, transmitida sexualmente. É causado pelo Calymmatobacterium granulomatis, um bacilo Gram-negativo pequeno, encapsulado e imóvel.

  Epidemiologia e Patogenia: Os seres humanos são os únicos hospedeiros do *C. granulomatis*. O granuloma inguinal é raro em climas temperados, mas é comum em áreas tropicais e subtropicais. Nova Guiné, Austrália Central e Índia apresentam as maiores incidências. A maioria dos pacientes tem entre 15 e 40 anos de idade, o período de maior atividade sexual. Como os homossexuais masculinos passivos apresentam apenas lesões anais, e como o *C. granulomatis* foi isolado nas fezes, acredita-se que o microrganismo habite o trato intestinal. Ele provoca granuloma inguinal através de auto-inoculação, coito anal ou coito vaginal se a vagina estiver colonizada pelas bactérias entéricas.

 Patologia: A lesão característica do granuloma inguinal é uma úlcera superficial, elevada, macia, de cor vermelho carne. O tecido de granulação exuberante assemelha-se a uma massa muscular que hernia através da pele. À microscopia, a derme e subcútis encontram-se infiltradas por macrófagos e plasmócitos e por um número menor de neutrófilos e de linfócitos. Macrófagos interpostos contêm muitas bactérias, que são denominadas *corpúsculos de Donovan* (Fig. 9.20).

 Manifestações Clínicas: O granuloma inguinal não tratado segue um curso indolente e recidivante, freqüentemente cicatrizando-se com uma cicatriz atrófica. A infecção secundária por fusospiroquetas pode causar ulceração, com mutilação ou amputação da genitália. A formação maciça de tecido conjuntivo na derme e na subcútis pro-

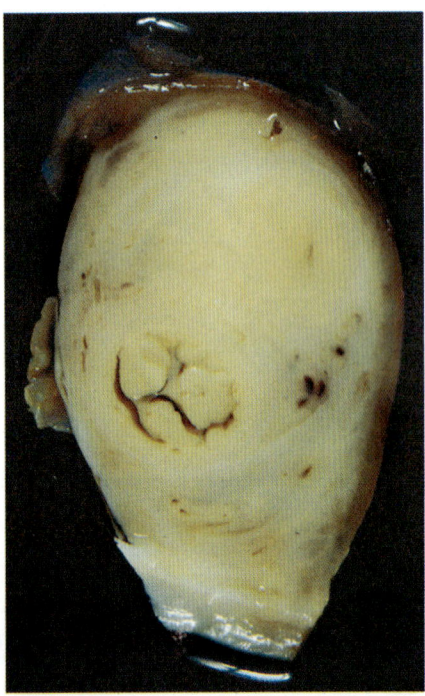

FIGURA 9.19
Gonorréia da trompa de Falópio. Corte transversal de uma "trompa de pus" mostra espessamento da parede e a luz dilatada com pus.

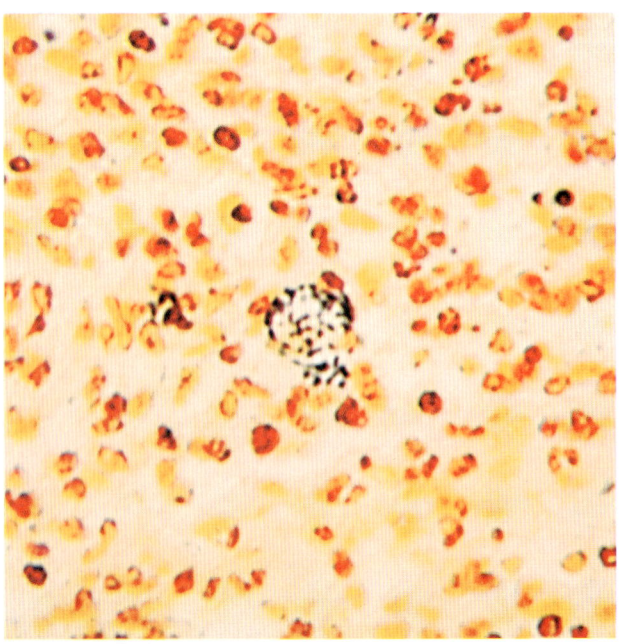

FIGURA 9.20
Granuloma inguinal. Fotomicrografia de lesão de pele mostra *C. granulomatis* (corpúsculos de Donovan) colecionados em um macrófago grande. A impregnação intensa pela prata, por meio da técnica de Warthin-Starry, faz com que os microrganismos tornem-se grandes, negros e facilmente visualizados.

voca elefantíase genital pela obstrução linfática. A antibioticoterapia é eficaz no início dos casos.

INFECÇÕES ENTEROPATOGÊNICAS BACTERIANAS

A *Escherichia coli* É uma Causa Freqüente de Diarréia e Infecções do Trato Urinário

A Escherichia coli *está entre os patógenos bacterianos de seres humanos mais freqüentes e mais importantes, provocando mais de 90% de todas as infecções do trato urinário e muitos casos de doença diarréica no mundo todo.* Também é um patógeno oportunista importante, freqüentemente produzindo pneumonia e sepse em hospedeiros imunocomprometidos e meningite e sepse em neonatos.

Os microrganismos do tipo *E. coli* compreendem um grupo de bactérias Gram-negativas aeróbicas (anaeróbicas facultativas), grupo esse com características antigênicas e biológicas diferentes. A maioria das cepas é de comensais intestinais, bem adaptadas ao crescimento dentro do cólon humano, sem causar dano para o hospedeiro. Entretanto, a *E. coli* pode ser agressiva quando ganha acesso a locais corporais usualmente estéreis, como o trato urinário, as meninges ou o peritônio. As cepas de *E. coli* que produzem diarréia possuem propriedades especializadas de virulência, em geral originadas por plasmídeos, que conferem a capacidade de provocar doença intestinal.

Diarréia por *E. coli*

Existem quatro cepas distintas de *E. coli* que provocam diarréia.

E. COLI *ENTEROTOXIGÊNICA: A* E. coli *enterotoxigênica é uma causa importante de diarréia em áreas tropicais pobres e, provavelmente, provoca a maioria dos casos de "diarréia do viajante" entre visitantes dessas regiões.* A *E. coli* enterotoxigênica é adquirida da água e do alimento contaminados. Muitas pessoas na América Latina, África e Ásia portam esta cepa de forma assintomática em seu intestino, propiciando o reservatório de infecção.

Patogenia: As pessoas não imunizadas (crianças nativas ou viajantes de fora), desenvolvem diarréia quando encontram o microrganismo. As cepas enterotoxigênicas produzem diarréia aderindo-se à mucosa intestinal e elaborando uma ou mais de pelo menos três enterotoxinas que causam disfunção secretora do intestino delgado. Uma das enterotoxinas é estrutural e funcionalmente semelhante à toxina da cólera, e uma outra age sobre a guanililciclase. A *E. coli* enterotoxigênica não produz alterações características, macroscópicas ou à microscopia óptica, no intestino.

A *E. coli* enterotoxigênica provoca uma doença diarréica autolimitada aguda, com fezes aquosas sem neutrófilos nem eritrócitos. Nos casos graves, a perda líquida e eletrolítica pode provocar desidratação extrema e, até mesmo, a morte.

E. COLI *ENTEROPATOGÊNICA: Historicamente, a* E. coli *enteropatogênica foi o primeiro grupo desse gênero a ser identificado como um agente ocasional de diarréia.* O microrganismo é uma causa importante de doença diarréica em áreas tropicais pobres, especialmente em lactentes e crianças pequenas. Embora tenha praticamente desaparecido de países desenvolvidos, ainda provoca surtos esporádicos de diarréia, particularmente entre lactentes com menos de 2 anos de idade hospitalizados. A *E. coli* enteropatogênica é adquirida por ingestão de água ou alimento contaminados. O microrganismo não possui capacidade invasiva e provoca doença aderindo-se às microvilosidades das células epiteliais intestinais e deformando-as (Fig. 9.21A). A *E. coli* enteropatogênica produz diarréia, vômitos, febre e mal-estar.

E. COLI *ÊNTERO-HEMORRÁGICA: A* E. coli *êntero-hemorrágica* **(sorotipo 0157:H7)** *produz uma diarréia sanguinolenta, ocasionalmente seguida pela síndrome hemolítico-urêmica* (ver Cap. 16). Nos casos estudados, a fonte de infecção foi a ingestão de carne e leite contaminados. A *E. coli* êntero-hemorrágica adere-se à mucosa do cólon e elabora uma enterotoxina virtualmente idêntica à toxina Shiga, que destrói as células epiteliais. Os pacientes infectados pela *E. coli* 0157:H7 manifestam cólicas abdominais, febre baixa e, algumas vezes, diarréia sanguinolenta. O exame microscópico das fezes mostra tanto leucócitos quanto eritrócitos.

E. COLI *ENTEROINVASIVA: A* E. coli *enteroinvasiva provoca disenteria clínica e patologicamente indistinguível daquela provocada por* Shigella. O agente compartilha homologia e características bioquímicas e antigênicas de DNA, extensas, com a *Shigella*. Invade e destrói células da mucosa do terço distal do íleo e cólon (ver Fig. 9.21B). Assim como na shigelose, a mucosa do íleo distal e do cólon encontra-se inflamada de forma aguda e sofre erosão focal, e, às vezes, encontra-se encoberta por uma pseudomembrana inflamatória. Os pacientes apresentam-se com cólicas abdominais, febre, tenesmo e diarréia sanguinolenta. Os sintomas persistem cerca de uma semana. O tratamento com antibióticos é semelhante ao da shigelose.

Infecção do Trato Urinário por *E. coli*

Epidemiologia: As infecções do trato urinário são mais comuns em mulheres sexualmente ativas e em pessoas de ambos os sexos que apresentam alterações estruturais ou funcionais do trato urinário. Essas infecções são muito comuns, afetando mais de 10% da população humana, com freqüência repetidamente. A *E. coli* no trato urinário geralmente deriva da flora residente de áreas do períneo e periuretrais, refletindo contaminação fecal dessas regiões.

Patogenia: A *E. coli* ganha acesso ao trato urinário proximal estéril ascendendo da uretra distal. Como a uretra feminina mais curta propicia uma barreira mecânica menos eficaz à infecção, as mulheres são muito mais propensas a infecções do trato urinário. A relação sexual pode ser suficiente para impulsionar microrganismos para a uretra feminina. As *E. coli* uropatogênicas apresentam fatores especializados de aderência (Gal-Gal) sobre os pêlos, o que as torna capazes de se ligarem a resíduos de galactopiranosil-galactopiranosídio sobre o uroepitélio. As anormalidades estruturais do trato urinário (p. ex., deformidades con-

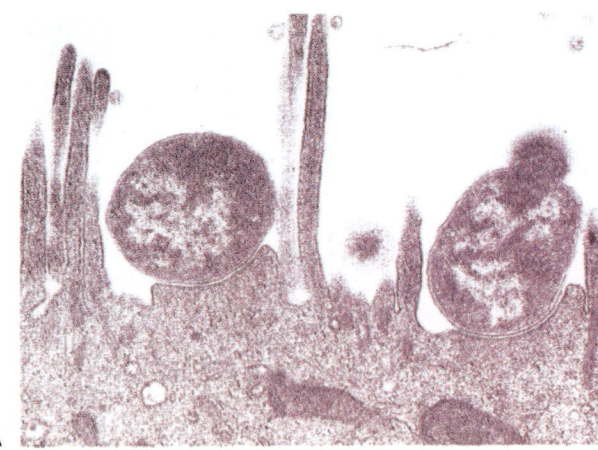
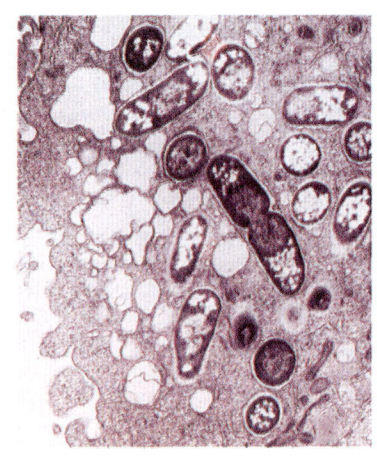

FIGURA *9.21*
A. Infecção enteropatogênica por *E. coli*. Uma micrografia eletrônica mostra adesão das bactérias às células mucosas intestinais e destruição localizada de microvilosidades. **B. Infecção enteroinvasiva por *E. coli*.** Uma micrografia eletrônica mostra microrganismos dentro de uma célula.

gênitas, hiperplasia prostática, estenoses) e a instrumentação (cateterismo) superam as defesas normais do hospedeiro e facilitam o estabelecimento de infecções no trato urinário. Essas condições contribuem para a maioria das infecções do trato urinário em homens.

 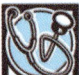 **Patologia e Manifestações Clínicas:** As infecções do trato urinário por *E. coli* produzem, inicialmente, um infiltrado inflamatório agudo no local da infecção, em geral a mucosa da bexiga. As infecções do trato urinário envolvendo a bexiga e a uretra apresentam-se com urgência urinária, queimação à micção (disúria) e leucócitos na urina. Se a infecção ascender envolvendo o rim (pielonefrite), o paciente desenvolve dor aguda no flanco, febre e leucocitose. Os neutrófilos infiltrados extravasam da mucosa para a urina e os vasos sangüíneos da submucosa estão dilatados e congestos. As infecções crônicas exibem infiltrado inflamatório de neutrófilos e células mononucleares. A infecção crônica dos rins por *E. coli* pode causar pielonefrite crônica e insuficiência renal (ver Cap. 16).

Pneumonia por *E. coli*

As pneumonias provocadas por bactérias entéricas Gram-negativas são infecções oportunistas, ocorrendo principalmente em pessoas debilitadas. A *E. coli* é a causa mais comum, mas outros microrganismos da flora intestinal normal, como espécies de *Klebsiella*, *Serratia* e *Enterobacter*, produzem doença semelhante. **A discussão a seguir aplica-se a todas as pneumonias oportunistas Gram-negativas.**

  Patogenia e Patologia: As bactérias entéricas Gram-negativas são introduzidas transitoriamente para a cavidade oral de pessoas saudáveis, mas não conseguem competir de forma bem-sucedida com a flora Gram-positiva predominante, que adere à fibronectina que cobre a superfície das células mucosas. Os doentes crônicos ou os indivíduos sob estresse grave elaboram uma protease salivar que degrada a fibronectina, permitindo que as bactérias entéricas Gram-negativas superem a flora Gram-positiva normal e colonizem a orofaringe.

Inevitavelmente, gotículas da flora oral residente são aspiradas para o trato respiratório. As pessoas debilitadas freqüentemente apresentam defesas bastante reduzidas no trato respiratório e são incapazes de destruir esses microrganismos. Reflexos reduzidos de ânsia e de tosse, quimiotaxia anormal de neutrófilos, epitélio respiratório lesado e a presença de corpos estranhos, como tubos endotraqueais, facilitam a entrada e a sobrevivência dos microrganismos aspirados.

A pneumonia por *E. coli* resulta da proliferação de microrganismos aspirados nas vias respiratórias terminais, geralmente em múltiplos locais no pulmão. Resultam áreas multifocais de consolidação, e as vias aéreas terminais e os alvéolos são preenchidos com líquido proteináceo, fibrina, neutrófilos e macrófagos.

 Manifestações Clínicas: Como a pneumonia provocada por *E. coli* e outros microrganismos entéricos Gram-negativos acomete o paciente que, com freqüência, já se encontra gravemente enfermo, os sintomas de pneumonia podem ser menos óbvios que nas pessoas sadias. Maior mal-estar, febre e respiração laboriosa são, com freqüência, os primeiros sinais de pneumonia. Se a pneumonia por *E. coli* permanecer não tratada, os microrganismos podem invadir a corrente sangüínea produzindo uma septicemia fatal. O tratamento exige antibióticos parenterais.

Sepse por *E. coli* (Sepse Gram-negativa)

A *E. coli* é a causa mais comum de sepse entérica Gram-negativa, mas diferentes outros bacilos Gram-negativos, incluindo *Pseudomonas*, *Klebsiella* e *Enterobacter*, produzem doença idêntica. **A discussão a seguir refere-se a sepse Gram-negativa em geral.**

 Patogenia: A sepse por *E. coli* é geralmente uma infecção oportunista, ocorrendo em pessoas com condições predisponentes, como neutropenia, pielonefrite ou cirrose e em pacientes hospitalizados. A *E. coli* e outros bacilos entéricos Gram-negativos que normalmente residem no cólon humano algumas vezes semeiam a corrente sangüínea. Nos indivíduos sadios, macrófagos mononucleares e neutrófilos circulantes fagocitam e matam essas bactérias. Os pacientes com neutropenia ou cirrose desenvolvem sepse por *E. coli* por causa do comprometimento da capacidade de eliminar bacteremias mesmo de nível baixo. As pessoas com órgãos abdominais rompidos ou pielonefrite aguda sofrem sepse Gram-negativa por causa da grande quantidade de microrganismos que ganham acesso à circulação e se sobrepõem às defesas normais.

A presença de *E. coli* na corrente sangüínea provoca choque septicêmico pelo efeito do fator de necrose tumoral, cuja liberação a partir dos macrófagos é estimulada pela endotoxina bacteriana. O choque séptico é discutido no Cap. 7.

Meningite e Sepse Neonatais por *E. coli*

A *E. coli* e o *Streptococcus* do grupo B são as causas primárias de meningite e sepse no primeiro mês após o nascimento. Ambos os microrganismos colonizam a vagina, e o neonato adquire os microrganismos durante a sua passagem pelo canal do parto. Então, a *E. coli* coloniza o trato gastrintestinal do lactente. Postula-se que os microrganismos disseminam-se para a corrente sangüínea a partir do trato gastrintestinal e então semeiam as meninges. A patologia da meningite por *E. coli* é idêntica à de outras meningites bacterianas. Embora o tratamento antibiótico para meningite neonatal por *E. coli* e sepse seja freqüentemente eficaz, a taxa de mortalidade ainda varia de 15 a 50%. Quase metade dos sobreviventes sofre seqüelas neurológicas.

A Enterocolite por *Salmonella* e a Febre Tifóide São Infecções Intestinais

O gênero de bactérias *Salmonella* compreende mais de 1.500 bastonetes Gram-negativos antigenicamente distintos, porém bioquímica e geneticamente relacionados, que provocam duas doenças humanas importantes, a saber, enterocolite por *Salmonella* e febre tifóide.

Enterocolite por *Salmonella*

A enterocolite por Salmonella *é uma doença gastrintestinal autolimitada (1 a 3 dias) aguda, que se apresenta com náusea, vômitos, diarréia e febre.* Tipicamente, a infecção é adquirida por ingestão de alimentos contaminados com cepas não-tifóides de *Salmonella* e é denominada comumente de "*intoxicação alimentar por* Salmonella".

Epidemiologia: A *Salmonella* não-tifóide infecta diversas espécies animais, incluindo anfíbios, répteis, pássaros e mamíferos. Também contamina prontamente gêneros alimentícios derivados de animais infectados (p. ex., carne, frango, ovos ou laticínios). Se esses alimentos não forem cozidos, pasteurizados ou irradiados, as bactérias persistem e, particularmente sob temperaturas relativamente quentes, proliferam. Uma vez infectada uma pessoa, o microrganismo pode disseminar-se para outras por contaminação fecal-oral. Essa disseminação não é freqüente entre adultos, mas ocorre rapidamente entre crianças pequenas em estabelecimentos do tipo creche ou dentro das famílias. A enterocolite por *Salmonella* ainda é uma causa importante de mortalidade infantil em países menos desenvolvidos.

Patogenia e Patologia: A *Salmonella* prolifera no intestino delgado e invade enterócitos no terço distal do intestino delgado e cólon. As espécies não-tifóides de *Salmonella* não invadem além dos enterócitos superficiais, mas elaboram diferentes toxinas que podem contribuir para a disfunção de células intestinais. A mucosa do íleo e do cólon encontra-se inflamada de forma aguda e, algumas vezes, ulcerada superficialmente.

Manifestações Clínicas: A enterocolite por *Salmonella* manifesta-se caracteristicamente por diarréia que começa 12 a 48 horas após a ingestão do alimento contaminado. Esse fato contrasta com a intoxicação alimentar estafilocócica, que é provocada por uma toxina pré-formada e começa 1 a 6 horas após a ingestão do alimento contaminado. A diarréia da intoxicação alimentar por *Salmonella* é autolimitada, durando 1 a 3 dias, e é acompanhada com freqüência por náuseas, vômitos, cólicas abdominais e febre. O tratamento é de apoio, e os antibióticos raramente melhoram o curso clínico.

Febre Tifóide

A febre tifóide é uma doença sistêmica aguda provocada por infecção por Salmonella typhi. A febre paratifóide é uma doença clinicamente semelhante, porém mais leve, que resulta da infecção por outras espécies de *Salmonella*, incluindo a *S. paratyphi*. A expressão **febre entérica** inclui tanto a febre tifóide quanto a febre paratifóide.

Epidemiologia: Os seres humanos são o único reservatório natural para *S. typhi*, e a febre tifóide é adquirida de pacientes convalescentes ou de portadores crônicos. Estes tendem a ser mulheres idosas com cálculos na vesícula ou formação de tecido cicatricial biliar, nas quais a *S. typhi* coloniza a vesícula biliar ou a árvore biliar. A febre tifóide dissemina-se primariamente através da ingestão de água e alimentos contaminados, especialmente laticínios e mariscos. Menos comumente, os microrganismos disseminam-se pelo contato direto dedo-boca com fezes, urina ou outras secreções. Os manipuladores de alimentos infectados que não possuem higiene pessoal satisfatória e a urina de pacientes com pielonefrite tifóide são uma fonte importante de infecção. A febre tifóide contribui com mais de 25.000 mortes anuais no mundo todo. A doença tornou-se incomum nos Estados Unidos.

Patogenia: A *S. typhi* liga-se à mucosa do intestino delgado e a invade sem causar enterocolite clínica. A invasão tende a ser mais proeminente no íleo, em áreas sobrejacentes às placas de Peyer, onde os microrganismos são englobados pelos macrófagos. Os microrganismos bloqueiam a explosão respiratória dos fagócitos e multiplicam-se dentro dessas células. Disseminam-se primeiramente para linfonodos regionais e então para todo o corpo, pelos linfáticos e pela corrente sangüínea, infectando macrófagos mononucleares em linfonodos, medula óssea, fígado e baço. A infecção de macrófagos estimula a produção de interleucina-1 e fator de necrose tumoral, provocando assim a febre, o mal-estar e a debilidade característica da febre tifóide.

 Patologia: A primeira alteração patológica na febre tifóide é a degeneração da borda em escova do epitélio intestinal. Conforme as bactérias invadem, as placas de Peyer tornam-se hipertróficas. Em alguns casos, a hiperplasia linfóide no intestino progride até trombose capilar, provocando necrose da mucosa sobrejacente e as úlceras características orientadas ao longo do eixo maior do intestino (Fig. 9.22). Essas ulcerações gastrintestinais freqüentemente sangram e, algumas vezes, sofrem perfuração, produzindo peritonite infecciosa. A disseminação sistêmica dos microrganismos provoca granulomas focais no fígado, baço e outros órgãos, denominados **nódulos tifóides**. Estes compõem-se de agregados de macrófagos ("células tifóides") contendo bactérias ingeridas, eritrócitos e linfócitos degenerados.

 Manifestações Clínicas: Antes da era dos antibióticos, a febre tifóide não tratada era dividida, de forma clássica, em cinco estágios (Fig. 9.23):

- **Incubação:** (10 a 14 dias).
- **Invasão ativa/bacteremia:** Durante um período de cerca de uma semana, o paciente sofre uma variedade de sintomas inespecíficos, incluindo elevação constante diária da temperatura (até 41°C), mal-estar, cefaléia, artralgias e dor abdominal.
- **Acme:** A febre e o mal-estar aumentam durante alguns dias até que a pessoa infectada fique de cama. Os pacientes podem se tornar tóxicos como conseqüência da liberação de endotoxinas oriundas de bactérias mortas. A hepatomegalia é acompanhada por alterações nos testes de função hepática. O baço fica notavelmente aumentado.
- **Lise:** Os pacientes destinados a sobreviver exibem uma redução gradual da febre, e os sintomas tóxicos regridem. Embora a hemorragia no trato gastrintestinal e a perfuração do intestino no local da ulceração possam ocorrer em qualquer estágio, é mais comum durante a lise, que geralmente dura uma semana.
- **Convalescença:** A febre cede e os pacientes gradualmente recobram a força e recuperam-se durante um período de algumas semanas até meses. Alguns pacientes recidivam ou apresentam focos metastáticos de infecção.

O tratamento da febre tifóide envolve antibióticos e suporte clínico. Se não tratados, 10 a 20% dos pacientes morrem, geralmente por complicações secundárias, como pneumonia. Entretanto, o tratamento em 3 dias a partir do início da febre é, em geral, curativo.

A Shigelose É uma Disenteria Bacteriana Aguda

A shigelose caracteriza-se por infecção necrosante do terço distal do intestino delgado e do cólon. É causada por qualquer uma das quatro espécies de *Shigella* (*S. boydii*, *S. dysenteriae*, *S. flexneri* e *S. sonnei*), que são bastonetes Gram-negativos aeróbicos. Das diferentes espécies, a *S. dysenteriae* é a mais virulenta. A shigelose é uma doença autolimitada, que se manifesta tipicamente por dor abdominal e fezes mucóides e sanguinolentas.

 Epidemiologia: Os microrganismos do tipo *Shigella* disseminam-se de pessoa para pessoa pela via fecal-oral. As shigelas não apresentam reservatório animal e não sobrevivem bem fora das fezes. Portanto, em geral, a infecção ocorre através da ingestão de alimentos ou água contaminados por fezes, mas pode ser adquirida pelo contato oral com qualquer superfície contaminada (p. ex., roupas, toalhas ou superfícies da pele). Como conseqüência, a shigelose endêmica é mais comum nas populações com padrões baixos de higiene e saneamento. A shigelose também se dissemina em comunidades fechadas, como hospitais, alojamentos e moradias. Nos países desenvolvidos, a *S. flexneri* e *S. sonnei* são mais comuns e a infecção tende a ser esporádica.

Nos Estados Unidos, estima-se que haja 300.000 casos de shigelose anualmente, mas a incidência da doença é muito mais alta nos países sem sistemas sanitários para o despejo de lixo humano. Como outras doenças diarréicas, a shigelose é uma causa importante de mortalidade infantil nos países em desenvolvimento.

 Patogenia: As shigelas estão entre os enteropatógenos mais virulentos conhecidos. A doença é produzida pela ingestão até de somente 10 a 100 microrganismos, e existem poucos portadores assintomáticos. O agente prolifera rapidamente no intestino delgado e se liga aos enterócitos, onde se replica dentro do citoplasma. A endocitose é essencial para a virulência do microrganismo e o fator que a induz é codificado em um plasmídeo. As shigelas em replicação matam células infectadas e disseminam-se para células adjacentes e para a lâmina própria.

As shigelas também produzem uma exotoxina potente, conhecida como *toxina Shiga*. A toxina Shiga interfere nas subunidades ribossômicas 60S e, dessa forma, inibe a síntese de proteínas. Também provoca diarréia aquosa, provavelmente pela indução de uma falência da absorção de líquidos no cólon. Embora as shigelas provoquem lesão extensa do epitélio do íleo e do cólon, raramente invadem além da lâmina própria intestinal, e a bacteremia é incomum.

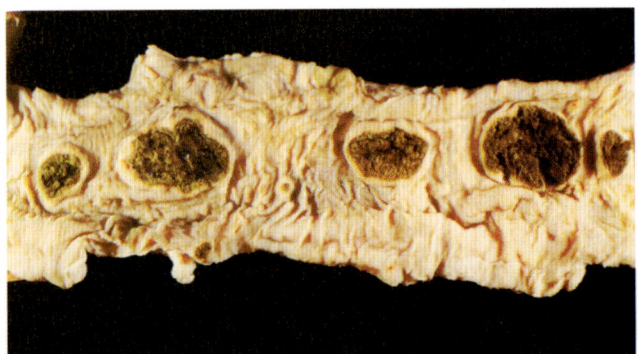

FIGURA 9.22
Úlceras da porção terminal do íleo em febre tifóide fatal. As úlceras apresentam uma orientação longitudinal porque se encontram sobre placas de Peyer hiperplásicas e necróticas.

Patologia: O cólon distal é quase sempre acometido, embora todo o cólon e o terço distal do íleo possam estar envolvidos. A mucosa afetada é edematosa, inflamada de forma aguda e erodida focalmente. As úlceras surgem primeiramente nas margens das pregas mucosas, perpendiculares ao eixo longo do cólon. Uma *pseudomembrana* inflamatória irregular, composta de neutrófilos, fibrina e epitélio necrótico, é encontrada comumente sobre as áreas afetadas de forma mais grave. A regeneração do epitélio do cólon infectado ocorre rapidamente e, em geral, a cicatrização se dá em 10 a 14 dias.

 Manifestações Clínicas: Com freqüência, a shigelose começa com diarréia aquosa, que muda sua característica em 1 a 2 dias até as fezes disentéricas clássicas. Estas são fezes de pequeno volume, contendo sangue evidente, pseudomembranas desprendidas e muco. Cólicas, dor abdominal, tenesmo e urgência de fezes tipicamente acompanham a diarréia. Os sintomas duram 3 a 8 dias, se a doença não for tratada. O tratamento com antibióticos abrevia o curso da doença.

A Cólera É uma Enterite Contraída Geralmente a Partir de Água Contaminada

A cólera é uma doença diarréica grave causada pela enterotoxina do Vibrio cholerae, *um bastonete Gram-negativo encurvado, aeróbico.* O microrganismo prolifera na luz do intestino delgado e provoca diarréia aquosa profusa, desidratação rápida, e (se os líquidos não forem repostos) choque e morte em 24 horas após o início dos sintomas.

 Epidemiologia: No século XIX, a cólera era comum na maior parte do mundo, mas "desaparecia" periodicamente de maneira espontânea. Uma pandemia importante ocorreu entre 1961 e 1974, estendendo-se para a Ásia, o Oriente Médio, sudeste da Rússia, bacia do Mediterrâneo e parte da África. A doença ainda é endêmica no delta de rios da Índia e de Bangladesh, onde pode causar até 500.000 mortes anualmente.

A cólera é adquirida pela ingestão de *V. cholerae*, primariamente em alimento e água contaminados. A epidemia de cólera dissemina-se prontamente nas áreas onde as fezes humanas poluem o fornecimento de água. Mariscos e plâncton podem funcionar como reservatório natural para o microrganismo, e a ingestão de mariscos é responsável pela maioria dos casos esporádicos encontrados nos Estados Unidos.

 Patogenia e Patologia: As bactérias que sobrevivem à passagem pelo estômago florescem e multiplicam-se na camada mucosa do intestino delgado. **As bactérias não invadem a mucosa, mas provocam diarréia pela elaboração de uma exotoxina potente, conhecida como toxina da cólera.** A toxina compõe-se de subunidades A e B. A subunidade B liga a toxina ao gangliosídeo GM_1 na membrana celular do enterócito. Então, a subunidade A penetra na célula, ativando a adenilciclase. O aumento conseqüente do teor de monofosfato de adenosina cíclico (AMPc) resulta na secreção maciça de sódio e água do enterócito para a luz intestinal (Fig. 9.24). A maior secreção de líquidos ocorre no intestino delgado, onde existe uma perda líquida de água e eletrólitos. O *V. cholerae* provoca pouca alteração visível no intestino afetado, que tem o aspecto macroscópico normal ou apenas levemente hiperêmico. À microscopia, o epitélio intestinal se encontra intacto, mas desprovido de muco.

 Manifestações Clínicas: A cólera começa com algumas evacuações moles, geralmente evoluindo em horas até uma diarréia aquosa grave. Freqüentemente, as fezes estão flocosas com muco, o que lhes confere um aspecto de "água de arroz". O volume da diarréia é muito variável, mas a rapidez e a perda de volume dos casos graves podem ser verdadeiramente surpreendentes. Com a reposição adequada de volume, os adultos infectados podem perder até 20 litros de líquido em um único dia. Esse quadro pode avançar até choque e morte em algumas horas se o volume hídrico não for reposto. A cólera não tratada apresenta uma taxa de mortalidade de 50%. A reposição dos sais e da água perdidos é um tratamento simples e eficaz, que pode, com freqüência, ser acompanhado por reidratação oral com preparados de sal, glicose e água. A doença cede espontaneamente em 3 a 6 dias. A antibioticoterapia encurta a duração da doença. A infecção por *V. cholerae* confere uma imunidade prolongada para o desenvolvimento de doença recorrente, mas as vacinas existentes apresentam eficácia limitada.

VIBRIO PARAHAEMOLYTICUS: Existem muitos vibriões chamados não-coléricos, dos quais o *V. parahaemolyticus* é o mais comum. Esse microrganismo é um bacilo Gram-negativo que provoca gastrenterite aguda. É encontrado na vida marinha e nas águas costeiras em climas temperados ao redor do mundo, causando surtos no verão. A gastrenterite está associada ao consumo de frutos do mar inadequadamente cozidos ou mal refrigerados. A síndrome clínica assemelha-se à produzida pela enterite por *Salmonella*, e não foram relatadas mortes.

O *Campylobacter jejuni* É a Etiologia mais Comum de Diarréia Bacteriana no Mundo Desenvolvido

O C. jejuni é o principal patógeno humano do gênero Campylobacter *e provoca uma doença diarréica inflamatória autolimitada aguda.* O microrganismo está distribuído mundialmente e é o principal agente bacteriano de diarréia nos Estados Unidos, provocando mais de 2 milhões de casos anualmente. O *C. jejuni* é um bastonete Gram-negativo encurvado, microaerófilo, morfologicamente semelhante aos vibriões.

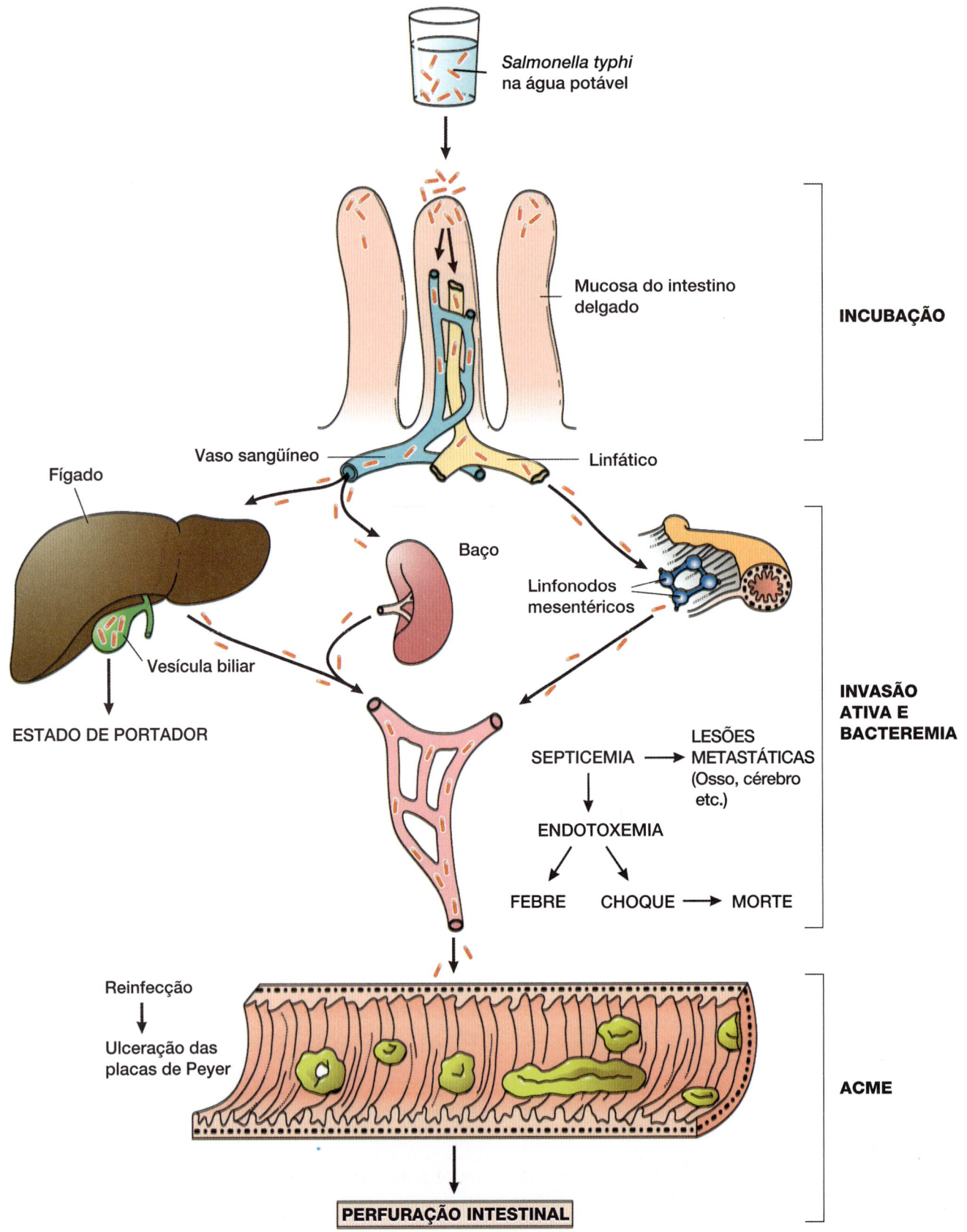

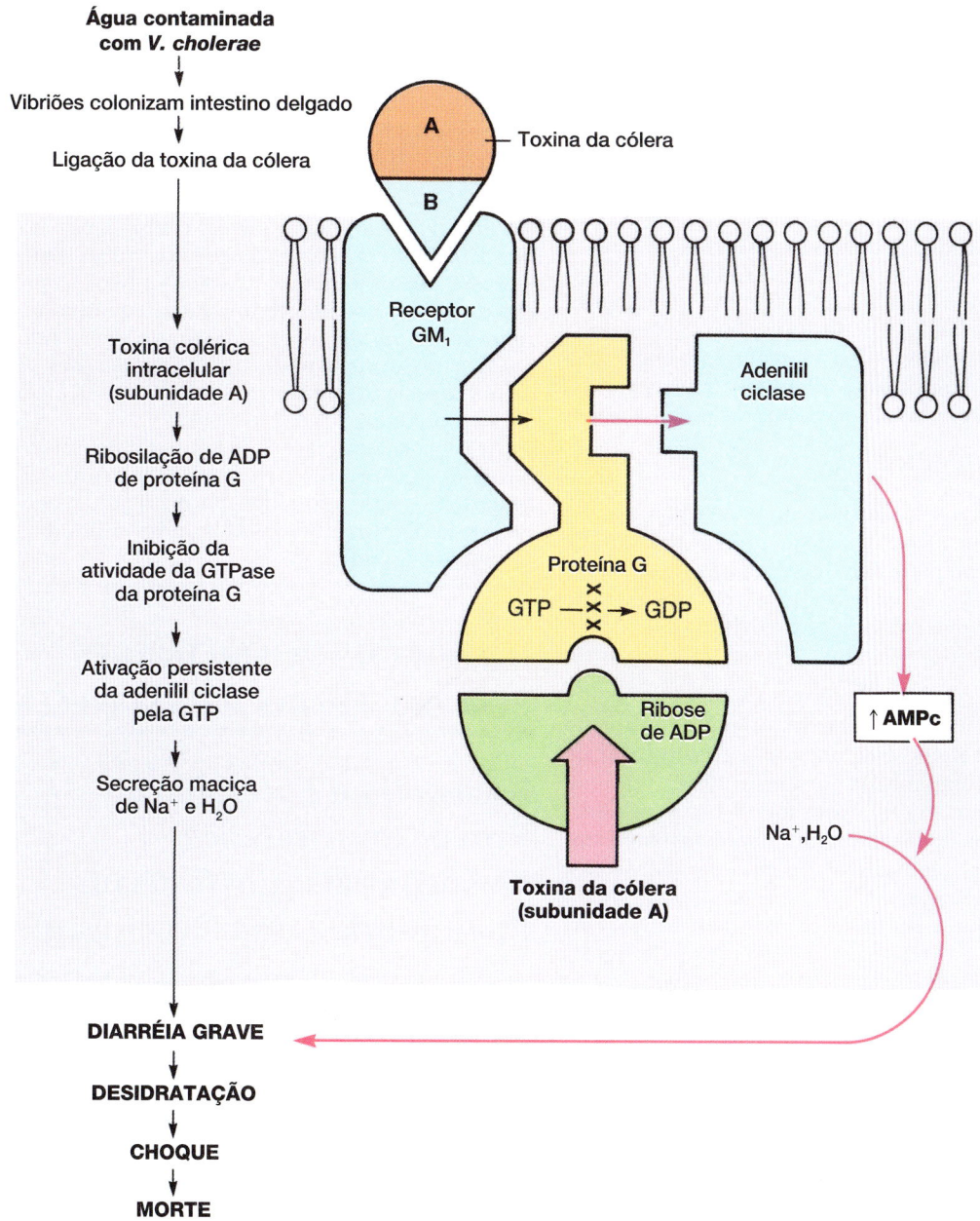

FIGURA 9.24
Cólera. A infecção vem da água contaminada por *Vibrio cholerae* ou alimentos preparados com água contaminada. Os vibriões atravessam o estômago e penetram o intestino delgado e se propagam. Embora não invadam a mucosa intestinal, os vibriões elaboram uma toxina potente que induz uma saída maciça de água e eletrólitos. Diarréia grave ("fezes em água de arroz") causa desidratação e choque hipovolêmico.

FIGURA 9.23
Estágios da febre tifóide.
Incubação (10-14 dias). Água ou alimentos contaminados por *S. typhi* são ingeridos. Os bacilos aderem às vilosidades no intestino delgado, invadem a mucosa e passam para os folículos linfóides intestinais e linfonodos mesentéricos drenantes. Os microrganismos proliferam posteriormente dentro de células fagocitárias mononucleares dos folículos linfóides, linfonodos, fígado e baço. Os bacilos são seqüestrados intracelularmente no sistema linfático intestinal e mesentérico.
    Invasão ativa/bacteremia (1 semana). Os microrganismos são liberados e produzem bacteremia transitória. A mucosa intestinal torna-se aumentada e necrótica, formando lesões mucosas características. Os tecidos linfóides intestinais tornam-se hiperplásicos e contêm "nódulos tifóides" — agregados de macrófagos ("células tifóides") que fagocitam bactérias, eritrócitos e linfócitos degenerados. Os bacilos proliferam em diferentes órgãos, reaparecem no intestino, são excretados nas fezes e podem invadir pela parede intestinal. Acme (1 semana). Quando morrem, os bacilos liberam endotoxinas que provocam toxemia sistêmica.
    Lise (1 semana). Mucosa intestinal necrosada desprende-se, produzindo úlceras, que sangram ou sofrem perfuração para a cavidade peritoneal.

Epidemiologia: A infecção por *C. jejuni* é adquirida pela ingestão de microrganismos, geralmente através de água ou alimento contaminados. As bactérias habitam o trato gastrintestinal de diversas espécies animais, incluindo vacas, carneiros, galinhas e cães, que constituem um reservatório animal importante para a infecção. De fato, as infecções por *Campylobacter* provocam perdas econômicas sérias para fazendeiros devido aos abortos e à infertilidade do gado bovino e ovino infectado. O leite cru e frango e carne cozidos de forma inadequada são fontes freqüentes da doença. O *C. jejuni* também pode disseminar-se de pessoa para pessoa pelo contato fecal-oral. O microrganismo é uma causa importante de mortalidade infantil em países em desenvolvimento e é responsável por muitos casos de "diarréia do viajante".

 Patogenia: Os microrganismos do tipo *C. jejuni* ingeridos que sobrevivem à acidez gástrica multiplicam-se no meio alcalino do terço superior do intestino delgado. O *C. jejuni* elabora várias toxinas que se correlacionam com a gravidade dos sintomas.

 Patologia: O *C. jejuni* provoca uma enterocolite superficial, envolvendo primariamente a porção terminal do íleo e o cólon, com necrose focal do epitélio intestinal, acompanhada por um infiltrado inflamatório agudo. Nos casos graves, essas alterações progridem até úlceras pequenas e exsudatos inflamatórios em áreas (pseudomembranas), compostos de células necróticas, neutrófilos, fibrina e fragmentos. As criptas do epitélio do cólon freqüentemente preenchem-se com neutrófilos, formando os abscessos da cripta. Essas alterações patológicas se curam em 7 a 14 dias.

 Manifestações Clínicas: Geralmente, os pacientes produzem mais de 10 evacuações por dia, variando desde fezes aquosas profusas até fezes de pequeno volume contendo sangue e muco. Os sintomas tendem a remitir em 5 a 7 dias. O tratamento com antibióticos tem, provavelmente, benefício marginal. Alguns pacientes desenvolvem uma doença mais grave, prolongada, assemelhando-se à colite ulcerativa aguda.

As Infecções por *Yersinia* Produzem Diarréia com Dor

A *Y. enterocolitica* e a *Y. pseudotuberculosis* são bactérias cocóides ou em bastão Gram-negativas.

 Epidemiologia: Esses microrganismos são anaeróbios facultativos e são encontrados nas fezes de animais selvagens e domésticos, inclusive roedores, carneiros, bovinos, cães, gatos e cavalos. A *Y. pseudotuberculosis* também é encontrada comumente em aves domésticas, inclusive perus, patos, gansos e canários. Ambos os microrganismos foram isolados da água potável e do leite. A *Y. enterocolitica* é mais passível de ser adquirida a partir da carne contaminada e a *Y. pseudotuberculosis*, a partir do contato com animais infectados.

  Patologia e Manifestações Clínicas: A *Y. enterocolitica* prolifera no íleo, invade a mucosa, produz ulceração e necrose das placas de Peyer e migra por meio dos linfáticos para os linfonodos mesentéricos. Febre, diarréia (algumas vezes sanguinolentas) e dor abdominal começam 4 a 10 dias após a penetração da mucosa. A dor abdominal do quadrante inferior direito leva a um diagnóstico incorreto de apendicite. Artralgia, artrite e eritema nodoso são complicações. A septicemia é uma seqüela incomum, mas mata cerca de metade das pessoas acometidas.

A *Y. pseudotuberculosis* penetra a mucosa do íleo, localiza-se nos linfonodos ileocecais e produz abscessos e granulomas nos linfonodos, baço e fígado. Febre, diarréia e dor abdominal também podem levar a um diagnóstico incorreto de apendicite.

INFECÇÕES PULMONARES POR BACTÉRIAS GRAM-NEGATIVAS

Klebsiella e *Enterobacter* Provocam Infecções Nosocomiais que Causam Pneumonia Lobar Necrosante

As espécies de Klebsiella *e* Enterobacter *são bacilos Gram-negativos encapsulados curtos.*

 Epidemiologia: Esses microrganismos produzem 10% de todas as infecções hospitalares, incluindo pneumonias e infecções do trato urinário, trato biliar e feridas cirúrgicas. A transmissão entre os indivíduos pela equipe hospitalar é um risco especial. Os fatores predisponentes são doença pulmonar obstrutiva em tubos endotraqueais, cateteres de demora, afecções debilitantes e imunossupressão. A pneumonia secundária provocada por essas bactérias pode complicar a gripe ou outras infecções virais do trato respiratório.

 Patologia: As espécies de *Klebsiella* e *Enterobacter* são inaladas e multiplicam-se dentro dos espaços alveolares. O parênquima pulmonar torna-se consolidado, e o exsudato mucóide que preenche os alvéolos é dominado por macrófagos, fibrina e líquido de edema. À medida que o exsudato se acumula, as paredes alveolares tornam-se comprimidas e, depois, necróticas. Inúmeros abscessos pequenos podem coalescer e causar cavitação.

 Manifestações Clínicas: O início da pneumonia é súbito, com febre, dor pleurítica, tosse e **escarro mucóide espesso característico.** Quando a infecção é grave, esses sintomas evoluem até dispnéia, cianose e morte em 2 a 3 dias. As infecções por espécies de *Klebsiella* e *Enterobacter* podem ser complicadas por uma septicemia fulminante, freqüentemente fatal, e é necessário antibioticoterapia agressiva.

A Doença dos Legionários (Legionelose) É um Risco Ambiental Não-contagioso

As espécies de Legionella *que provocam pneumonia variam desde uma doença relativamente leve até uma pneumonia necrosante grave, com risco de morte, conhecida como doença dos legionários.* A *L. pneumophila* é um bacilo aeróbico minúsculo cuja estrutura da parede celular é a dos microrganismos Gram-negativos, mas reage mal com os corantes do tipo Gram. Seis meses após o surto de uma doença respiratória grave de causa desconhecida na convenção estadual de 1976 da Legião Americana na Filadélfia, a *L. pneumophila* foi identificada pela primeira vez pelo Centers for Disease Control and Prevention [Centros para Controle e Prevenção de Doenças]. Subseqüentemente, estudos retrospectivos demonstraram anticorpos no soro de epidemias anteriormente sem explicação, de 1957.

Epidemiologia: A *Legionella* está presente, em pequenos números, em coleções naturais de água doce. Sobrevive à cloração e prolifera em equipamentos como torres de resfriamento, aquecedores de água, umidificadores e condensadores por evaporação. A infecção ocorre quando as pessoas inalam os aerossóis das fontes contaminadas. A doença dos legionários não é contagiosa, e o microrganismo não é parte da flora orofaríngea humana normal. Existem 75.000 casos estimados de infecção por *Legionella* nos Estados Unidos anualmente.

Patogenia: A *Legionella* provoca duas doenças distintas: pneumonia e febre Pontiac. A patogenia da pneumonia por *Legionella* (doença dos legionários) é conhecida com algum detalhe, enquanto a febre Pontiac ainda é um mistério. A pneumonia por *Legionella* começa com a chegada dos microrganismos aos bronquíolos terminais ou alvéolos, onde são fagocitados pelos macrófagos alveolares. As bactérias replicam-se dentro dos fagossomos e se protegem bloqueando a fusão de lisossomos com fagossomos. As *Legionella* em multiplicação são liberadas de suas células hospedeiras e infectam fagócitos recém-chegados. Com o desenvolvimento da imunidade, os macrófagos tornam-se ativados e deixam de apoiar o crescimento intracelular dos microrganismos.

As defesas próprias do trato respiratório, como a cobertura mucociliar das vias respiratórias, fornecem uma primeira linha de defesa contra a infecção do trato respiratório inferior por *Legionella*. Fatores como tabagismo, alcoolismo e doenças pulmonares crônicas, que interferem nas funções normais das defesas respiratórias, aumentam o risco de desenvolvimento de pneumonia por *Legionella*.

Patologia: A doença dos legionários é uma broncopneumonia aguda, geralmente em áreas, mas, algumas vezes, com um padrão lobar de infiltração. Os alvéolos e os bronquíolos afetados encontram-se preenchidos por um exsudato composto de líquido proteináceo, fibrina, macrófagos e neutrófilos (Fig. 9.25) e microabscessos. As paredes alveolares tornam-se necróticas e são destruídas. Muitos macrófagos exibem núcleos excêntricos, empurrados para o lado por vacúolos citoplasmáticos que contêm a *L. pneumophila*. Com a resolução da pneumonia, os pulmões cicatrizam-se com pouca lesão permanente.

Manifestações Clínicas: Após um período de incubação de 2 a 10 dias, o quadro clínico caracteriza-se por pneumonia de evolução rápida, acompanhada por febre, tosse improdutiva e mialgia. As radiografias de tórax revelam consolidação unilateral difusa, em áreas, progredindo para consolidação nodular disseminada. Os sintomas tóxicos, a hipoxia e o embotamento podem ser proeminentes, e a morte pode ocorrer em alguns dias. Naqueles que sobrevivem, a convalescença é prolongada. A taxa de mortalidade entre os pacientes hospitalizados é de cerca de 15%, embora haja um risco muito maior de morte entre os indivíduos com doença subjacente grave. A eritromicina é o antibiótico preferível.

A **febre Pontiac** é uma doença autolimitada semelhante a gripe, com febre, mal-estar, mialgias e cefaléia. Difere da doença dos legionários por não exibir evidências de consolidação pulmonar. A doença remite espontaneamente em 3 a 5 dias.

A *Pseudomonas aeruginosa*, um Patógeno Adquirido em Hospitais, Está entre as Bactérias Mais Resistentes a Antibióticos

A Pseudomonas aeruginosa *é um patógeno oportunista importante.* O microrganismo não infecta seres humanos com

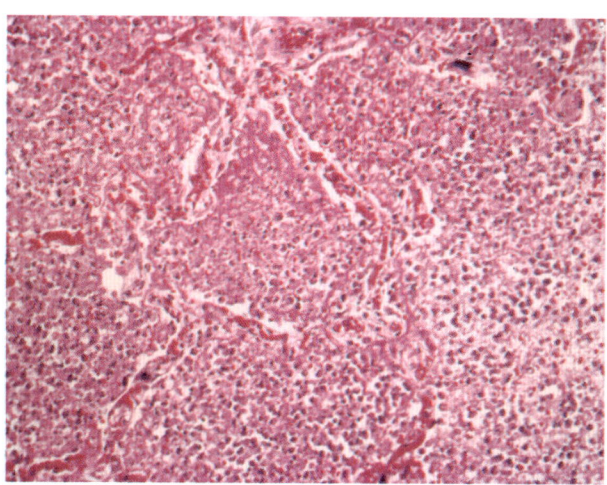

FIGURA 9.25
Pneumonia dos legionários. Os alvéolos contêm muito exsudato composto de fibrina, macrófagos e neutrófilos.

freqüência, mas pode causar doença, particularmente no ambiente hospitalar, onde se associa a pneumonia, infecções de ferida, doença do trato urinário e sepse em pessoas debilitadas. Queimaduras, cateterismo urinário, fibrose cística, diabetes e neutropenia predispõem à infecção por *P. aeruginosa*.

A *P. aeruginosa* é um bacilo Gram-negativo aeróbico onipresente, que exige umidade e apenas um mínimo de nutrientes. Floresce no solo e na água, sobre animais e sobre superfícies ambientais úmidas. **O uso de antibióticos tende a selecionar infecção por *P. aeruginosa*, já que o microrganismo encontra-se entre as bactérias mais resistentes a antibióticos.**

 Patogenia: A *P. aeruginosa* elabora uma gama de proteínas, que lhe permitem aderir a, invadir e destruir tecidos do hospedeiro, ao mesmo tempo evitando as defesas inflamatórias e imunológicas deste. Lesão contra células epiteliais descobre as moléculas de superfície que servem como pontos de ligação para os pêlos da *P. aeruginosa*. Muitas cepas de *P. aeruginosa* produzem um proteoglicano que circunda as bactérias, protegendo-as da ação mucociliar, do complemento e dos fagócitos. O microrganismo libera enzimas extracelulares, incluindo uma elastase, uma protease alcalina e uma citotoxina, que facilitam a invasão tissular e que são parcialmente responsáveis pelas lesões necrosantes das infecções por *Pseudomonas*. Provavelmente, a elastase é responsável pela habilidade distinta que a *P. aeruginosa* tem de invadir paredes de vasos sangüíneos. O microrganismo também produz efeitos patológicos sistêmicos através de endotoxina e de várias exotoxinas sistemicamente ativas.

 Patologia: A infecção por *Pseudomonas* produz uma resposta inflamatória aguda. Freqüentemente, o microrganismo invade pequenas artérias e veias, produzindo trombose vascular e necrose hemorrágica, particularmente nos pulmões e na pele. A invasão de vasos sangüíneos predispõe a disseminação e sepse e leva ao desenvolvimento de múltiplas lesões nodulares nos pulmões. As colorações pelo Gram do tecido necrótico infectado por *Pseudomonas* comumente mostram paredes de vasos sangüíneos densamente infiltradas pelos microrganismos. Às vezes, infecções disseminadas são marcadas pelo desenvolvimento de lesões típicas da pele, chamadas **ectima gangrenoso.** Essas lesões necróticas nodulares representam locais onde o microrganismo disseminou-se para a pele, invadiu vasos sangüíneos e produziu infartos hemorrágicos localizados.

 Manifestações Clínicas: Essas infecções estão entre as doenças bacterianas humanas mais agressivas, com freqüência evoluindo rapidamente para sepse. Exigem intervenção médica imediata e estão associadas a mortalidade alta.

A Melioidose Provoca Abscessos em Muitos Órgãos

A melioidose (doença dos pedintes de Rangoon) é uma doença incomum provocada por Pseudomonas pseudomallei, *um bacilo Gram-negativo pequeno do solo e da água de superfície do sudeste da Ásia e de outras áreas tropicais.* Durante o conflito no Vietnã, algumas centenas de membros das forças armadas adquiriram melioidose. O microrganismo floresce em ambientes úmidos, como campos de arroz e pântanos. A pele é a porta usual de entrada, e os microrganismos penetram por lesões preexistentes, inclusive feridas penetrantes e queimaduras. Os seres humanos também podem ser infectados pela inalação de pó contaminado ou de gotículas sob a forma de aerossóis. O período de incubação pode variar de meses a anos, e o curso clínico é variável.

 Patologia e Manifestações Clínicas: *A **melioidose aguda** é uma infecção pulmonar, variando desde uma traqueobronquite leve até pneumonia cavitária opressiva* (Fig. 9.26). Os pacientes com casos graves manifestam início súbito de febre alta, sintomas constitucionais e uma tosse que pode produzir escarro tinto de sangue. Esplenomegalia, hepatomegalia e icterícia às vezes estão presentes. A diarréia pode ser tão grave quanto a da cólera. Septicemia fulminante, choque, coma e morte podem se desenvolver apesar de antibioticoterapia. A melioidose septicêmica aguda provoca abscessos individualizados pelo corpo, especialmente nos pulmões, fígado, baço e linfonodos.

*A **melioidose crônica** é uma infecção localizada persistente, envolvendo pulmões, pele, ossos ou outros órgãos.* As lesões são abscessos supurativos ou granulomatosos e, no pulmão, podem ser confundidas com tuberculose. A melioidose crônica pode ficar dormente durante meses ou anos, surgindo subitamente — daí o nome coloquial [nos Estados Unidos] "bomba-relógio vietnamita".

DOENÇAS POR CLOSTRÍDIOS

Os clostrídios são bacilos Gram-positivos formadores de esporos, anaeróbios obrigatórios. Os bacilos vegetativos são encontrados no trato gastrintestinal de animais herbívoros e seres humanos. As condições anaeróbicas promovem divisão

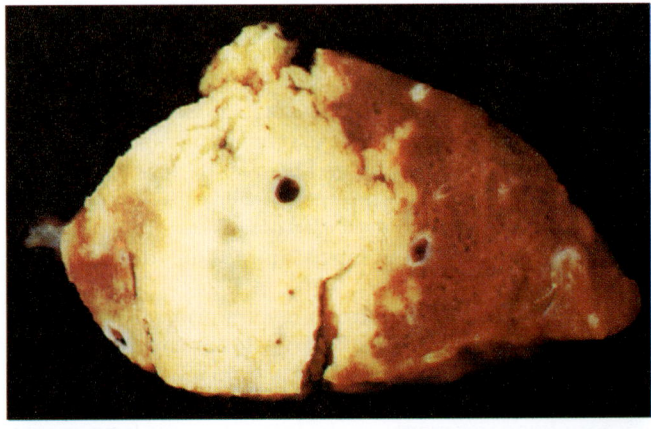

FIGURA 9.26
Melioidose aguda. O pulmão encontra-se consolidado e necrosado.

vegetativa, enquanto, sob aerobiose, levam à esporulação. Os esporos são eliminados nas fezes animais e contaminam o solo e plantas, onde conseguem sobreviver em circunstâncias ambientais desfavoráveis. Sob condições anaeróbicas, os esporos revertem para células vegetativas, dessa forma completando o ciclo. Durante a esporulação, as células vegetativas degeneram-se e seus plasmídeos produzem várias toxinas específicas que provocam doenças bastante diferentes, dependendo da espécie (Fig. 9.27).

- **Intoxicação alimentar e enterite necrosante ("*pigbel*")** são provocadas pelas enterotoxinas do *Clostridium perfringens*.
- **Gangrena gasosa** é produzida pelas miotoxinas de *C. perfringens, C. novyi, C. septicum* e outras espécies.
- **Tétano** está relacionado com a neurotoxina do *C. tetani*.
- **Botulismo** resulta da ação da neurotoxina do *C. botulinum*.
- **Enterocolite pseudomembranosa** é a conseqüência da ação das exotoxinas do *C. difficile*.

Intoxicação Alimentar por Clostrídios

O *Clostridium perfringens* é uma das causas mais comuns de intoxicação alimentar bacteriana no mundo, caracterizada por doença diarréica aguda, em geral benigna, normalmente durante menos de 24 horas. É onipresente no ambiente, contaminando solo, água, amostras de ar, roupas, poeira e carne.

Os esporos de *C. perfringens* sobrevivem a temperaturas de cocção e germinam produzindo formas vegetativas, que proliferam quando o alimento permanece sem refrigeração. O cozimento retira ar suficiente para tornar o alimento anaeróbico, uma condição que contribui para o crescimento, mas não para a esporulação. Como conseqüência, o alimento contaminado possui os clostrídios vegetativos, mas pouca enterotoxina pré-formada. As formas vegetativas esporulam no intestino delgado, onde elaboram diversas exotoxinas, que são citotóxicas para os enterócitos e provocam a perda de íons e líquido intracelular. Certos tipos de alimento, inclusive carnes, caldos de carne e molhos, são substratos ideais para o *C. perfringens*. A intoxicação alimentar por clostrídios manifesta-se como cólica abdominal e diarréia aquosa. Os sintomas começam 8 a 24 horas após a ingestão do alimento contaminado e, em geral, remitem em 24 horas.

A Enterite Necrosante É uma Infecção Catastrófica da Infância na Nova Guiné

O Clostridium perfringens *do tipo C também produz uma enterotoxina que provoca enterocolite necrosante*. A doença é raramente encontrada no mundo industrializado, mas ainda é endêmica nos planaltos da Nova Guiné, especialmente em crianças que participam de banquetes de porco (daí o termo "*pigbel*" [pig, porco em inglês]).

Patogenia: Assar carcaça de porco no espeto estimula o crescimento de *C. perfringens*. Os adultos tendem a não desenvolver "*pigbel*", porque apresentam anticorpos circulantes. A dieta normal das crianças deriva principalmente de batatas doces. A combinação de desnutrição protéica e a presença de um inibidor de tripsina em batatas doces deixam as crianças deficientes em proteases intestinais, às quais a enterotoxina do *C. perfringens* é muito sensível.

Patologia: A enterite necrosante é uma doença segmentar que pode estar restrita a alguns centímetros ou pode envolver todo o intestino delgado. Pseudomembranas necróticas verdes são vistas em áreas segmentares de necrose e peritonite. Lesões mais avançadas perfuram a parede intestinal. Cortes histológicos revelam infarto da mucosa intestinal com edema, hemorragia e um infiltrado transmural supurativo.

Manifestações Clínicas: Cerca de 48 horas após a ingestão da carne contaminada, as crianças manifestam dor e distensão abdominais graves, vômitos e fezes sanguinolentas ou negras. Alguns pacientes morrem em 24 horas a partir do início do processo; outros apresentam a forma leve da doença, que se assemelha à gastrenterite. Metade dos pacientes precisa de ressecção segmentar do intestino. A imunização passiva com antitoxina específica e a imunização ativa com uma vacina toxóide da doença reduzem a morbidade e a mortalidade.

A Gangrena Gasosa Pode Complicar Feridas Penetrantes

A gangrena gasosa (mionecrose por clostrídios) é uma infecção necrosante, formadora de gás, que começa em feridas contaminadas e dissemina-se rapidamente para tecidos adjacentes. A doença pode ser fatal algumas horas após o seu início. O *C. perfringens* é a causa mais comum de gangrena gasosa, mas outras espécies de clostrídios produzem a doença.

Patogenia: A gangrena gasosa é conseqüente à deposição de *C. perfringens* dentro do tecido sob condições anaeróbicas. As condições anaeróbicas necessárias para abrigar o crescimento de clostrídios felizmente são raras nos tecidos humanos e, em geral, são produzidas apenas na presença de tecido extensamente desvitalizado, como o que ocorre com traumatismo grave, lesões de guerra e abortos sépticos. A mionecrose por clostrídios é rara quando as feridas são submetidas a desbridação rápida e completa do tecido traumatizado.

A necrose do músculo previamente são é provocada por miotoxinas elaboradas por algumas espécies de clostrídios. O *C. perfringens* do tipo A é a fonte mais comum de miotoxina (80 a 90% dos casos), mas a miotoxina também pode ser produzida por *C. novyi* e *C. septicum*. A miotoxina dos clostrídios é uma fosfolipase que destrói as membranas de células musculares, de leucócitos e eritrócitos.

Patologia: Os tecidos afetados rapidamente tornam-se mosqueados e, então, evidentemente necróticos. Tecidos como o músculo podem até mesmo se liquefazer. A pele sobrejacente torna-se tensa à medida que o edema e o gás expandem os tecidos moles subjacentes. O exame microscópico mostra necrose tissular extensa com dissolução da arquitetura celular

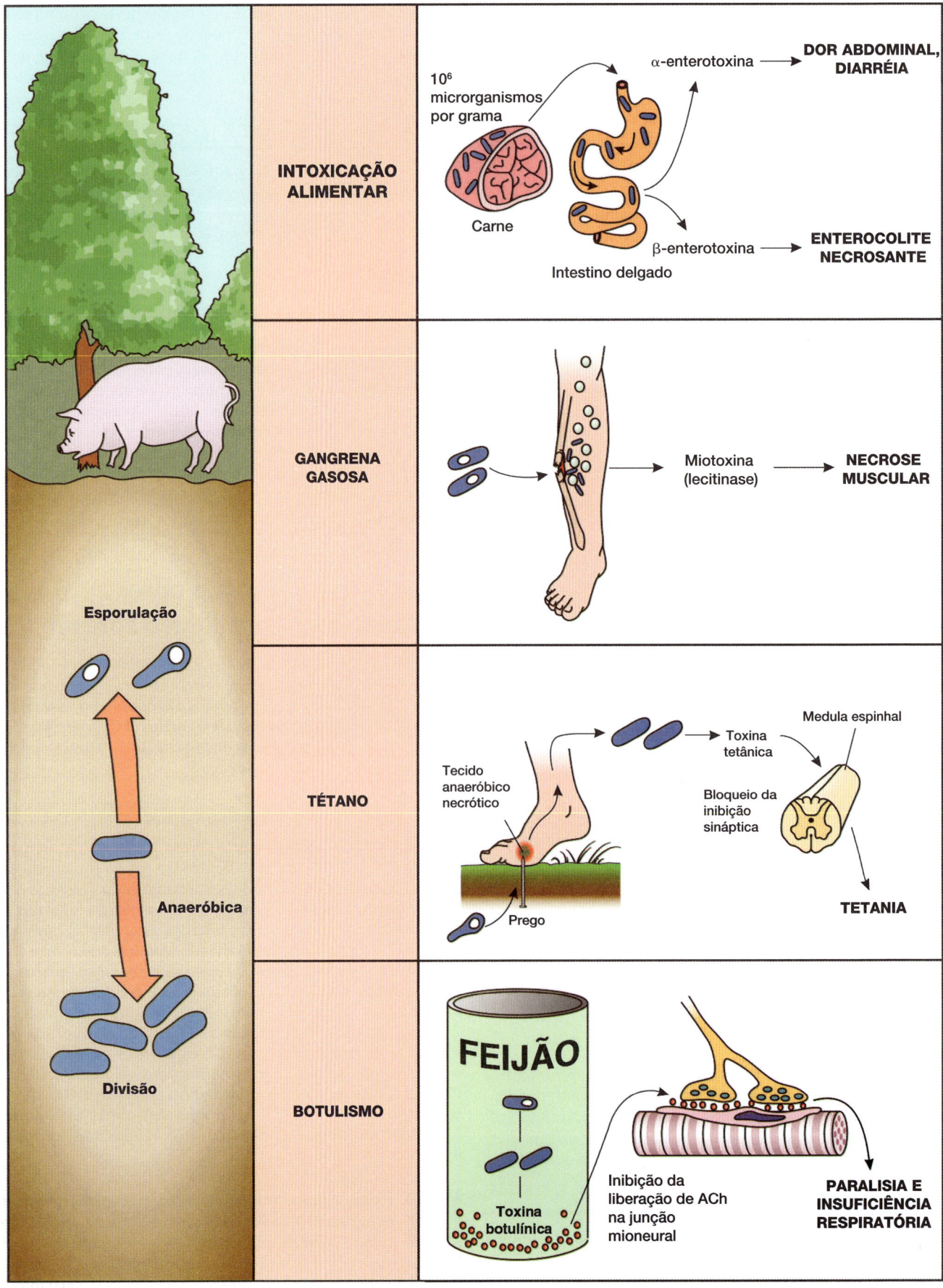

normal. Uma característica surpreendente é a escassez de neutrófilos, que são aparentemente destruídos pela miotoxina. Freqüentemente, a coloração pelo Gram dos tecidos acometidos mostra bacilos Gram-positivos típicos em forma de losango.

Manifestações Clínicas: O período de incubação da gangrena gasosa é, em geral, de 2 a 4 dias após a lesão. Subitamente, ocorre dor intensa no local da ferida, que se encontra sensível e edematosa. A pele escurece por causa da hemorragia e da necrose cutânea. A lesão desenvolve uma secreção sorossanguinolenta e espessa, com odor fragrante, e pode conter bolhas de gás. Pode haver o desenvolvimento de anemia hemolítica, hipotensão e insuficiência renal; e nos estágios terminais, sobrevêm coma, icterícia e choque.

O Tétano Reflete a Liberação de uma Neurotoxina Bacteriana

O tétano é uma síndrome neurológica aguda e grave que acomete seres humanos e outros mamíferos, provocada pela toxina tetânica, uma neurotoxina extremamente potente elaborada por plasmídeos do C. tetani. A doença caracteriza-se por contrações espásticas dos músculos esqueléticos. Também é conhecida como "trismo", por causa do envolvimento inicial dos músculos da mastigação.

Epidemiologia: O *C. tetani* está presente no solo e no intestino delgado de muitos animais. O tétano ocorre quando o microrganismo contamina feridas e prolifera nos tecidos, liberando sua exotoxina. Uma vacina composta de toxina tetânica inativada é muito eficaz na prevenção do tétano, e os programas de imunização eliminaram a doença dos países desenvolvidos. Não obstante, o tétano ainda é uma doença freqüente e letal nos países em desenvolvimento. Muitas mortes ocorrem em neonatos, devido ao costume de cobrir o coto umbilical com lama ou esterco para prevenir hemorragia.

Patogenia: No local da lesão, o tecido necrótico e a supuração contribuem para a criação de um meio anaeróbico, condição que provoca a reversão dos esporos para células vegetativas. A toxina do tétano é liberada das células vegetativas que sofreram autólise. Embora a infecção por clostrídios continue localizada, a neurotoxina potente (*tetanospasmina*) sofre transporte retrógrado através das raízes ventrais dos nervos periféricos para as células do corno anterior da medula espinhal. A toxina atravessa a sinapse e liga-se aos receptores de gangliosídeos sobre os terminais pré-sinápticos dos neurônios motores nos cornos ventrais. Após a internalização, a atividade da endopeptidase da toxina quebra seletivamente uma proteína responsável pela exocitose das vesículas sinápticas. Como conseqüência, a liberação de neurotransmissores inibitórios é bloqueada, permitindo assim a estimulação neural sem oposição e a contração sustentada dos músculos esqueléticos (tetania). O bloqueio da liberação de neurotransmissores inibitórios também induz aceleração da freqüência cardíaca, hipertensão e instabilidade cardiovascular.

Manifestações Clínicas: O período de incubação do tétano é de 1 a 3 semanas. A doença começa sutilmente com fadiga, fraqueza e cãibras musculares que progridem até rigidez muscular. Freqüentemente, a rigidez espástica começa nos músculos da face, originando o "trismo", rigidez espástica de vários músculos faciais, provocando um sorriso fixo (*riso sardônico*). A rigidez do músculo das costas produz um arqueamento para trás (*opistótono*) (Fig. 9.28). Estímulos súbitos, incluindo som, luz ou toque, podem desencadear espasmos musculares generalizados dolorosos. O espasmo prolongado da musculatura respirató-

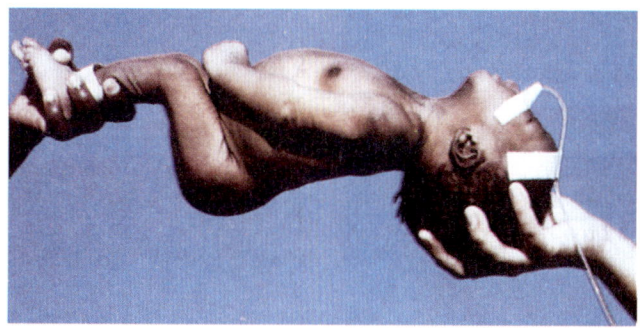

FIGURA 9.28
Tétano. Opistótono (arqueamento para trás) em um lactente devido à contração intensa dos músculos paravertebrais.

FIGURA 9.27
Doença por clostrídios. Os clostrídios na forma vegetativa (bacilos) habitam o trato gastrintestinal de seres humanos e de animais. Os esporos saem nas fezes, contaminam solo e plantas, e são ingeridos ou entram em sítios de feridas penetrantes. Sob condições anaeróbicas, revertem-se para formas vegetativas. Plasmídeos nas formas vegetativas elaboram toxinas que provocam várias doenças por clostrídios.
  Intoxicação alimentar e enterite necrosante. Alimentos à base de carne que são deixados resfriar à temperatura ambiente propiciam o crescimento de grandes quantidades de clostrídios ($> 10^6$ microrganismos por grama). Quando a carne contaminada é ingerida, o *C. perfringens*, dos tipos A e C, produz alfa-enterotoxina no intestino delgado durante a esporulação, causando dor abdominal e diarréia. O tipo C também produz beta-enterotoxina.
  Gangrena gasosa. Os clostrídios encontram-se disseminados e podem contaminar uma ferida traumática ou uma ferida cirúrgica. O *C. perfringens* do tipo A elabora uma miotoxina (alfa-toxina), que é uma lecitinase que destrói as membranas celulares, altera a permeabilidade de capilares e provoca hemólise grave em seguida à injeção intravenosa. A toxina causa necrose da musculatura esquelética previamente sadia.
  Tétano. Esporos de *C. tetani* encontram-se no solo e penetram o local de uma ferida acidental. O tecido necrosado no sítio da ferida faz com que os esporos revertam para a forma vegetativa (bacilos). A autólise das formas vegetativas libera a toxina tetânica. A toxina é transportada em nervos periféricos e (retrógrada) pelos axônios até as células do corno anterior da medula espinhal. A toxina bloqueia a inibição sináptica, e o acúmulo de acetilcolina nas sinapses lesadas provoca rigidez e espasmos da musculatura esquelética (tetania).
  Botulismo. Alimento enlatado de modo inadequado encontra-se contaminado pela forma vegetativa de *C. botulinum*, que prolifera sob condições aeróbicas e elabora uma neurotoxina. Após a ingestão do alimento, a neurotoxina é absorvida do intestino delgado e finalmente alcança a junção mioneural, onde inibe a liberação de acetilcolina. O resultado é uma paralisia descendente simétrica dos nervos cranianos, tronco e membros, seguida por paralisia respiratória e morte.

ria e laríngea pode levar à morte. Os lactentes e as pessoas com mais de 50 anos de idade apresentam a maior mortalidade.

O Botulismo É Conseqüente à Ingestão de Alimento Contendo Neurotoxinas Pré-formadas

O botulismo é uma doença paralisante que envolve o C. botulinum. A doença caracteriza-se por uma paralisia descendente simétrica dos nervos cranianos, membros e tronco.

 Epidemiologia: Os esporos de *C. botulinum* estão amplamente distribuídos e são especialmente resistentes ao ressecamento e à fervura. **Nos Estados Unidos, a toxina está presente mais comumente nos vegetais ou em outros alimentos que foram inadequadamente enlatados de modo caseiro e estocados sem refrigeração. Essas circunstâncias propiciam condições anaeróbicas adequadas para o crescimento das células vegetativas que elaboram as neurotoxinas (A-G).** O botulismo também pode ser contraído a partir de presunto curado de modo caseiro e de outras carnes que foram deixadas sem refrigeração durante vários dias, bem como a partir de produtos de pescado crus, defumados e fermentados. A doença também é provocada pela absorção de toxina produzida por microrganismos que proliferam no intestino de lactentes (*botulismo infantil*) ou, raramente, pela absorção de toxina produzida por microrganismos que crescem em feridas contaminadas (*botulismo de ferida*).

 Patogenia: Após a ingestão do alimento que contém a neurotoxina botulínica, a toxina resiste à digestão gástrica e é prontamente absorvida para o sangue a partir do terço proximal do intestino delgado. A toxina circulante alcança as terminações nervosas na junção mioneural e liga-se a gangliosídeos dos terminais nervosos pré-sinápticos. Nessa localização, inibe a liberação de acetilcolina por um mecanismo semelhante ao da toxina tetânica e produz paralisia flácida.

 Manifestações Clínicas: O botulismo caracteriza-se por uma paralisia descendente, acometendo primeiro os nervos cranianos e começando com visão embaçada, fotofobia, boca seca e disartria. A fraqueza evolui e envolve os músculos do pescoço, membros, diafragma e músculos acessórios da respiração. A fraqueza respiratória pode progredir rapidamente até parada respiratória completa e morte. Em geral, o botulismo sem tratamento é letal, mas, quando tratado, a mortalidade reduz para 25%.

A Colite por *Clostridium difficile* É Conseqüente a Tratamento Antibiótico

A colite por C. difficile é uma infecção necrosante aguda do terço terminal do intestino delgado e do cólon. É responsável por uma grande fração (25 a 50%) das diarréias associadas a antibióticos e é potencialmente letal.

 Epidemiologia: Algumas pessoas sadias abrigam o *C. difficile* no cólon. Uma mudança na flora intestinal, geralmente precipitada pela administração de antibióticos, permite que o microrganismo floresça, produza toxina e lese a mucosa do cólon. Esta colite também pode ser precipitada por outras agressões à flora do cólon, como cirurgia intestinal, alterações da dieta e agentes quimioterapêuticos antineoplásicos. Em hospitais, onde muitos pacientes recebem antibióticos, a colite por *C. difficile* é, em geral, uma causa importante de diarréia, e a eliminação fecal do microrganismo leva à disseminação de uma pessoa para outra.

 Patogenia: Conforme mencionado anteriormente, a flora do cólon em geral impede a ação patogênica do *C. difficile*. Alterações na flora normal permitem que o *C. difficile* prolifere, elabore toxinas e destrua as células da mucosa. A bactéria não invade a mucosa do cólon, mas produz duas exotoxinas. A toxina A provoca a secreção de líquidos, enquanto a toxina B é diretamente citopática.

 Patologia: O *C. difficile* destrói células da mucosa do cólon e inicia um infiltrado inflamatório agudo. As lesões variam desde colite focal limitada a algumas criptas e detectável somente à biópsia, até ulceração mucosa confluente maciça. Inicialmente, o infiltrado inflamatório envolve apenas a mucosa, mas, se a doença evoluir, pode estender-se para a submucosa e a muscular própria. Um exsudato inflamatório chamado de "pseudomembrana" forma-se freqüentemente sobre áreas afetadas do cólon. Essa membrana compõe-se de fragmentos celulares, neutrófilos e fibrina. A colite por *C. difficile* é chamada freqüentemente de *colite pseudomembranosa*, embora esse microrganismo seja apenas uma das várias causas de colite pseudomembranosa.

 Manifestações Clínicas: A colite por *C. difficile* pode apresentar-se com sintomas muito leves ou com diarréia, febre e dor abdominal. As fezes podem ser profusas e freqüentemente contêm neutrófilos. Os sinais e sintomas não são específicos, e não distinguem a colite por *C. difficile* de outras doenças diarréicas inflamatórias agudas. Os casos leves de diarréia por *C. difficile* freqüentemente podem ser tratados apenas com a descontinuação do antibiótico desencadeador. Casos mais graves exigem tratamento com antibiótico eficaz contra *C. difficile*.

BACTÉRIAS COM RESERVATÓRIOS ANIMAIS OU INSETOS VETORES

A Brucelose É uma Doença Febril Crônica Contraída de Animais Domésticos

A brucelose é uma doença zoonótica causada por uma entre quatro espécies de Brucella. A brucelose humana pode se manifestar como uma doença sistêmica aguda ou uma infecção crônica caracterizada por episódios febris recorrentes e debilitantes, perda de peso e fadiga. As espécies de Brucella são bacilos Gram-negativos aeróbicos pequenos, os quais, nos seres humanos, infectam principalmente monócitos/macrófagos.

Epidemiologia: Cada espécie de *Brucella* apresenta seu próprio reservatório animal:

- *B. melitensis:* carneiros e cabras
- *B. abortus:* bovinos
- *B. suis:* suínos
- *B. canis:* cães

A brucelose é encontrada no mundo todo e praticamente todo tipo de animal domesticado e muitos animais silvestres são acometidos. Os microrganismos residem no sistema geniturinário desses animais, e freqüentemente a infecção é endêmica nos rebanhos animais. Os seres humanos adquirem as bactérias por vários mecanismos, incluindo (1) contato com o sangue ou tecido infectados, (2) ingestão de carne ou leite contaminados, ou (3) inalação de aerossóis contaminados. A brucelose é um risco ocupacional entre rancheiros, criadores, veterinários e magarefes.

A eliminação dos animais infectados e a vacinação dos rebanhos reduziram a incidência de brucelose em muitos países, inclusive nos Estados Unidos, onde apenas cerca de 200 casos são notificados anualmente. Por outro lado, a doença ainda é prevalente nas Américas Central e do Sul, na África, na Ásia e no sul da Europa. Leite e queijo não pasteurizados são uma fonte importante de infecção nessas áreas. Nas regiões árticas e subárticas, os seres humanos adquirem a brucelose pela ingestão de medula óssea crua de renas infectadas.

 Patologia: As bactérias penetram a circulação através de abrasões da pele, conjuntiva, orofaringe ou pulmões. Disseminam-se então pela corrente sangüínea para o fígado, o baço, linfonodos e medula óssea, onde se multiplicam nos macrófagos. Segue-se uma hiperplasia generalizada dessas células, provocando linfadenopatia e hepatoesplenomegalia em 15% dos pacientes infectados por *B. melitensis* e em 40% daqueles infectados por *B. abortus*. Os pacientes infectados por *B. abortus* desenvolvem granulomas não-caseosos conspícuos no fígado, baço, linfonodos e medula óssea. Em contrapartida, granulomas clássicos não estão presentes nos pacientes infectados por *B. melitensis*, que podem apresentar apenas pequenos agregados de células inflamatórias mononucleares dispersos pelo fígado. A infecção por *B. suis* pode provocar abscessos hepáticos supurativos, em vez de granulomas. Geralmente, os microrganismos não podem ser demonstrados à histologia. A liberação periódica de microrganismos das células fagocitárias infectadas pode ser responsável pelos episódios febris da doença.

 Manifestações Clínicas: A brucelose é uma infecção sistêmica que pode envolver qualquer órgão ou sistema orgânico do corpo, com início insidioso em metade dos casos. A doença caracteriza-se por uma gama de queixas somáticas, como febre, suores, anorexia, fadiga, perda de peso e depressão. Ocorre febre em todos os pacientes em algum momento durante a doença, mas ela pode ir e voltar (daí o termo *febre ondulante*) em um período de semanas até meses, quando não tratada. A taxa de mortalidade da brucelose encontra-se abaixo de 1%; em geral, a morte se dá por endocardite.

As complicações mais comuns da brucelose envolvem ossos e articulações e incluem espondilite da coluna lombar e supuração nas articulações grandes. São descritas neurite periférica, meningite, orquite, endocardite, miocardite e lesões pulmonares. O tratamento prolongado com tetraciclina geralmente é eficaz; a taxa de recidiva é reduzida de forma intensa se forem adicionados rifampin ou um aminoglicosídio.

A Peste Foi Responsável pela Epidemia Devastadora Denominada "Morte Negra"

A Yersinia pestis *provoca a peste, uma infecção bacterêmica acompanhada geralmente por linfonodos regionais dolorosos e aumentados (bubões), e é freqüentemente fatal.* Pela história, epidemias devastadoras tornaram essa doença o flagelo do mundo civilizado. A *Y. pestis* é um bacilo Gram-negativo curto, que tende a corar-se mais intensamente nas extremidades (ou seja, coloração bipolar), particularmente com os corantes de Giemsa.

 Epidemiologia: A infecção por *Y. pestis* é uma zoonose endêmica em muitas partes do mundo, incluindo as Américas, África e Ásia. Os microrganismos são encontrados em roedores silvestres, como ratos, esquilos e marmotas. As pulgas transmitem a bactéria de um animal para outro, e a maioria das infecções humanas resulta das picadas de pulgas infectadas. Alguns seres humanos infectados desenvolvem peste pneumônica, liberando grande quantidade de microrganismos em secreções respiratórias, sob a forma de aerossóis. A infecção pode ser transmitida entre as pessoas nesses aerossóis respiratórios.

As principais epidemias de peste ocorreram quando a *Y. pestis* foi introduzida em grandes populações de ratos urbanos, em cidades muito povoadas e sujas. A infecção dissemina-se primeiramente entre os ratos; à medida que os ratos morrem, grande quantidade de pulgas infectadas começa a se alimentar na população humana, provocando doença disseminada. A disseminação dos ratos para os seres humanos, a "morte negra" do meio do século XIV, matou mais de um quarto da população da Europa.

A peste ainda ocorre como casos esporádicos em áreas endêmicas. Nos Estados Unidos, 30 a 40 casos de peste ocorrem anualmente, a maioria no sudoeste árido.

 Patogenia e Patologia: Após a inoculação na pele, a *Y. pestis* é fagocitada por neutrófilos e macrófagos. Os microrganismos ingeridos pelos neutrófilos são mortos, mas aqueles englobados pelos macrófagos sobrevivem e replicam-se intracelularmente. As bactérias são transportadas para linfonodos regionais, onde continuam a se multiplicar, produzindo necrose hemorrágica extensa. A partir dos linfonodos regionais, disseminam-se pelo corpo através da corrente sangüínea e dos linfáticos. Nos pulmões, a *Y. pestis* produz uma pneumonite necrosante que libera microrganismos para os alvéolos e as vias respiratórias. Esses são expelidos pela tosse, propiciando a disseminação pneumônica da doença.

Os linfonodos afetados, conhecidos como "bubões", estão freqüentemente aumentados e flutuantes devido à extensa necrose hemorrágica. O exame microscópico mostra zonas irregulares de citólise com grande quantidade de bactérias nos fragmentos celulares. Na peste, a consolidação pode ser em áreas ou difusa. Microscopicamente, as porções afetadas do pulmão mostram necrose hemorrágica de paredes alveolares e grande quantidade de bactérias é evidente dentro dos alvéolos. Freqüentemente, os pacientes infectados desenvolvem lesões necróticas e hemorrágicas na pele, daí o nome "morte negra" para essa doença.

 Manifestações Clínicas: Existem três quadros clínicos da infecção por *Y. pestis*, embora freqüentemente eles se sobreponham.

A **peste bubônica** começa em 2 a 8 dias a partir da picada da pulga, com cefaléia, febre e mialgias, acompanhadas por aumento doloroso dos linfonodos regionais, mais comumente aqueles da virilha, porque geralmente a picada da pulga ocorre nos membros inferiores. A doença evolui até choque séptico em algumas horas a dias após o surgimento do bubão.

A **peste septicêmica** (10% dos casos) ocorre quando as bactérias são inoculadas diretamente no sangue e não produzem bubões. Os pacientes morrem devido ao crescimento intenso das bactérias na corrente sangüínea. Febre, prostração e meningite ocorrem subitamente, e a morte ocorre em 48 horas. Todos os vasos sangüíneos contêm bacilos, e cilindros de fibrina circundam os microrganismos nos glomérulos renais e nos vasos da derme.

A **peste pneumônica** resulta da inalação de partículas transportadas pelo ar, oriundas da carcaça de animais ou da tosse de pessoas infectadas. Dois a 5 dias após a infecção, ocorre início súbito de febre alta, tosse e dispnéia. O escarro abunda em bacilos. Insuficiência respiratória e choque endotóxico matam o paciente em 1 a 2 dias.

Todos os tipos de peste estão associados a uma taxa de mortalidade alta (50 a 75%) se não forem tratados. Tetraciclina combinada com estreptomicina é o tratamento recomendado.

A Tularemia É uma Doença Granulomatosa Febril Aguda, Contraída de Coelhos

A tularemia é provocada por Francisella tularensis, *um cocobacilo Gram-negativo pequeno.*

 Epidemiologia: A tularemia é uma zoonose cujos reservatórios mais importantes são coelhos e roedores, embora outros animais silvestres e domésticos possam abrigar os microrganismos. A infecção humana por *F. tularensis* resulta do contato com animais infectados ou das picadas de insetos infectados, incluindo carrapatos, mutucas do gênero *Chrysops* ou relacionados e mosquitos. Carrapatos e coelhos são os responsáveis pela maioria das infecções humanas. O inseto sugador de sangue inocula o microrganismo na pele ao se alimentar. As bactérias também podem ser inoculadas dentro de aberturas despercebidas da pele, pelo contato direto com um animal infectado. Além disso, a tularemia pode resultar da inalação de aerossóis infectados, ingestão de água e alimentos contaminados, ou da inoculação no olho. A tularemia é encontrada nas zonas temperadas do Hemisfério Norte. A incidência da infecção caiu muito nos Estados Unidos, nos últimos 50 anos, para cerca de 250 casos por ano, presumivelmente relacionada com um declínio na caça e na colocação de armadilhas para animais.

 Patogenia: A *F. tularensis* multiplica-se no local da inoculação, onde produz uma ulceração focal. As bactérias disseminam-se, a seguir, para linfonodos regionais. A disseminação na corrente sangüínea provoca infecções metastáticas que envolvem o sistema monócito/macrófago e, algumas vezes, pulmões, coração e rins. A *F. tularensis* sobrevive dentro de macrófagos até que essas células sejam ativadas por uma resposta imunológica celular à infecção.

 Patologia: As lesões da tularemia ocorrem no local da inoculação e em linfonodos, baço, fígado, medula óssea, pulmões (Fig. 9.29), coração e rins. A lesão inicial da pele é uma úlcera exsudativa e piogênica. Posteriormente, lesões disseminadas sofrem necrose central e são circundadas por um perímetro de reação granulomatosa semelhante às lesões da tuberculose. A hiperemia e a presença de inúmeros macrófagos nos seios tornam os linfonodos grandes e firmes; subseqüentemente, eles amolecem conforme a necrose e a supuração se desenvolvem. O baço tende a estar aumentado, mas mostra alterações apenas inespecíficas. As lesões pulmonares assemelham-se às da tuberculose primária.

 Manifestações Clínicas: O período de incubação da tularemia varia de 1 a 14 dias, dependendo da dose e da via de transmissão, com uma média de 3 a 4 dias. Existem quatro quadros clínicos distintos.

- A **tularemia ulceroglandular** é a forma mais comum da doença (80 a 90% dos casos) e começa com uma pápula eritematosa e sensível no local da inoculação, geralmente um membro. Esta pápula desenvolve-se até uma pústula, que depois ulcera. Os linfonodos regionais tornam-se grandes e sensíveis, e podem supurar e drenar através de fístulas. Em alguns casos, a linfadenopatia generalizada (tularemia glandular) é a primeira manifestação da infecção.

    A bacteremia inicial é acompanhada por febre, cefaléia, mialgias e, ocasionalmente, prostração. Em uma semana, a linfadenopatia generalizada e a esplenomegalia tornam-se evidentes. As infecções mais sérias são complicadas por pneumonia secundária e choque endotóxico, caso em que o prognóstico é grave. Alguns pacientes desenvolvem meningite, endocardite, pericardite ou osteomielite.

- A **tularemia oculoglandular** é rara (menos de 2% dos casos) e caracteriza-se por uma pápula primária na conjuntiva, que forma uma pústula e ulcera. A linfadenopatia da cabeça e do pes-

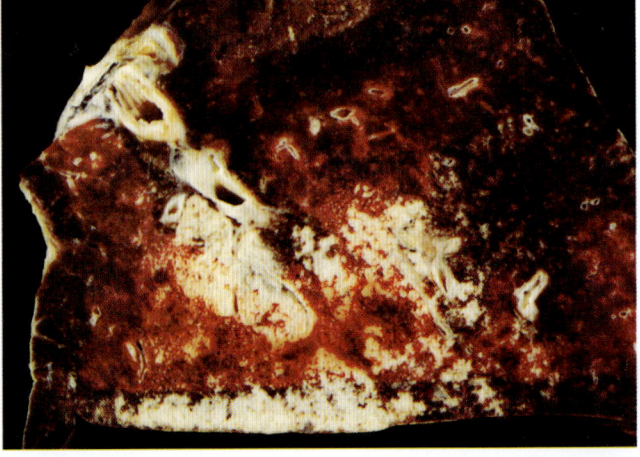

FIGURA *9.29*
Tularemia. O pulmão mostra áreas firmes, consolidadas e necróticas.

coço torna-se proeminente. A ulceração grave pode provocar cegueira por causa da penetração da esclerótica e da infecção do nervo óptico.
- A **tularemia tifóide** é diagnosticada quando febre, hepatosplenomegalia e toxemia são os sinais e sintomas presentes.
- A **tularemia pneumônica**, na qual a pneumonia é uma característica importante, pode complicar qualquer um dos outros tipos.

A duração da doença é de 1 semana a 3 meses, mas esse período pode ser encurtado pelo tratamento imediato com estreptomicina.

O Antraz É Rapidamente Fatal Quando se Dissemina

O antraz é uma doença necrosante provocada pelo Bacillus anthracis, *que é um bacilo Gram-positivo grande, formador de esporos.*

Epidemiologia: O antraz é conhecido há séculos, e descrições de doença compatível com o antraz foram registradas entre os antigos hebreus, romanos e gregos. Os principais reservatórios são cabras, carneiros, bovinos, eqüinos, porcos e cães. Os esporos formam-se no solo e nos animais mortos, resistindo a calor, dessecação e desinfecção química durante anos. Os seres humanos são infectados quando os esporos penetram o organismo através de aberturas na pele, por inalação ou por ingestão. A doença humana também pode resultar da exposição a produtos derivados de animais contaminados, como couro cru, lã, cauda ou farinha de ossos.

O antraz é um problema persistente no Irã, na Turquia, no Paquistão e no Sudão. Um dos maiores surtos registrados de ocorrência natural aconteceu no Zimbábue, quando cerca de 10.000 pessoas se infectaram entre 1978 e 1980. Na América do Norte, a infecção humana é extremamente rara (um caso por ano nos últimos anos) e, em geral, resulta da exposição a produtos de origem animal importados.

Patogenia: Os esporos do *B. anthracis* germinam no organismo humano, produzindo bactérias vegetativas, que se multiplicam e liberam uma toxina necrosante potente. Em 80% dos casos de antraz cutâneo, a infecção permanece localizada, e a resposta imunológica do hospedeiro finalmente elimina o microrganismo. Se houver disseminação da infecção, conforme ocorre quando os microrganismos são inalados ou ingeridos, a destruição tissular disseminada resultante é, em geral, fatal.

Patologia: O *B. anthracis* produz necrose tissular extensa nos locais da infecção, associada a um infiltrado apenas leve de neutrófilos. As lesões cutâneas sofrem ulceração, contêm inúmeros microrganismos e são cobertas por uma crosta negra. A infecção pulmonar produz uma pneumonia hemorrágica necrosante, associada a necrose hemorrágica de linfonodos mediastinais com disseminação ampla do microrganismo.

Manifestações Clínicas: Existem quatro quadros clínicos de antraz, dependendo do local da inoculação.

- **Pústula maligna,** que contribui com 95% de todos os casos de antraz, é a forma cutânea da doença. A pessoa infectada apresenta uma pápula cutânea elevada que aumenta e erode, formando uma úlcera. Ocorre acúmulo de exsudato purulento sanguinolento que, gradualmente, escurece até roxo ou preto. Freqüentemente, a úlcera é circundada por uma zona de edema intenso, que parece desproporcionalmente grande em relação ao tamanho da úlcera. A linfadenite regional indica um prognóstico sombrio, porque a invasão dos linfáticos precede a septicemia. Se a infecção não se disseminar, as lesões cutâneas cicatrizam sem deixar seqüelas.
- **Antraz pulmonar, ou por inalação,** às vezes chamado de "doença dos classificadores de lã", é um risco do manuseio de lã crua e desenvolve-se após a inalação dos esporos de *B. anthracis*. O antraz pulmonar manifesta-se como uma doença semelhante a gripe, que progride rapidamente até insuficiência respiratória e choque. Com freqüência, a morte se dá em 24 a 48 horas do início do processo. Somente 18 casos de antraz por inalação foram notificados nos Estados Unidos entre 1900 e 1980. Em conseqüência do ataque bioterrorista com antraz, ocorrido nos Estados Unidos em 2001, houve 11 casos de antraz por inalação. A única esperança é a antibioticoterapia precoce.
- **Antraz septicêmico** é conseqüente mais comumente ao antraz pulmonar do que a pústula maligna. A coagulação intravascular disseminada é uma complicação comum. Ademais, uma toxina bacteriana deprime o centro respiratório, o que explica por que a morte pode ocorrer mesmo depois da antibioticoterapia curar a infecção.
- **Antraz gastrintestinal** é raro e é adquirido por ingestão de carne contaminada. A ulceração do estômago ou do intestino e a invasão dos linfáticos regionais são comuns. A morte é provocada por diarréia fulminante e ascite maciça.

A Listeriose É uma Infecção Sistêmica de Múltiplos Órgãos com uma Alta Taxa de Mortalidade

A listeriose é provocada por Listeria monocytogenes, *um cocobacilo Gram-positivo móvel e pequeno.*

Epidemiologia: Geralmente, a listeriose é esporádica, mas também pode ser epidêmica. O microrganismo já foi isolado, no mundo todo, da superfície da água, do solo, vegetação, fezes de pessoas sadias, muitas espécies de mamíferos silvestres e domésticos e várias espécies de aves. Entretanto, a disseminação da infecção de animais para os seres humanos é rara. A maioria das infecções humanas ocorre na área urbana, e não em ambientes rurais, e, no Hemisfério Norte, ocorre durante julho e agosto. A *L. monocytogenes* cresce em temperatura de refrigeração, e surtos de listeriose foram relacionados com leite não-pasteurizado, queijo contaminado e outros produtos de laticínios.

Patogenia: A *L. monocytogenes* apresenta um ciclo de vida incomum, o que contribui para sua habilidade de livrar-se dos mecanismos de defesa antibacterianos intracelulares e extracelulares. Após a fagocitose pelas células do hospedeiro, o microrganismo entra em um fagolisossomo, onde o pH ácido ativa a *listeriolisina O,* uma exotoxina que rompe a membrana vesicular e permite a saída da bactéria para o citoplasma. Após replicação, a bactéria usurpa os elementos contráteis do citoesqueleto hospedeiro, formando protrusões alongadas que são engolfadas pelas células adjacentes. Dessa forma, a *Listeria* dissemina-se de uma célula para outra sem exposição ao meio extracelular.

 Patologia e Manifestações Clínicas: A maior parte das infecções por *Listeria* cai em um entre dois grupos. A **listeriose da gestação inclui infecções pré-natais e pós-natais.** A listeriose da população adulta é caracterizada mais comumente por **meningoencefalite** e **septicemia,** mas pode estar localizada na pele, olhos, linfonodos, endocárdio ou ossos.

A infecção materna no início da gestação leva ao aborto ou ao parto prematuro. Os lactentes prematuros infectados rapidamente desenvolvem sofrimento respiratório, hepatosplenomegalia, pápulas cutâneas e mucosas, leucopenia e trombocitopenia. As infecções intra-uterinas envolvem muitos órgãos e tecidos, inclusive líquido amniótico, placenta e o cordão umbilical. São encontrados abscessos disseminados em muitos órgãos. À microscopia, focos de necrose e supuração contêm muitas bactérias. Lesões mais antigas tendem a ser granulomatosas. As seqüelas neurológicas são comuns, e a mortalidade é alta mesmo com antibioticoterapia imediata. A listeriose neonatal também pode ser contraída durante o parto, com início da doença clínica em 3 dias a 2 semanas após o nascimento.

Os alcoólicos crônicos, pacientes com câncer e aqueles que recebem terapia imunossupressora são suscetíveis à listeriose, e os pacientes com AIDS são muito mais suscetíveis à infecção que a população geral. A meningite é a forma mais comum da doença em adultos, e assemelha-se a outras meningites bacterianas.

A **listeriose septicêmica** é uma doença febril grave mais comum em pacientes imunodeficientes. Ela pode ocasionar choque e coagulação intravascular disseminada, uma situação que pode ser diagnosticada incorretamente como sepse Gram-negativa. Geralmente, é necessário tratamento prolongado com antimicrobianos nos casos de listeriose, porque os pacientes tendem a recidivar se o tratamento for administrado por menos de 3 semanas. A mortalidade por listeriose sistêmica ainda é de 25%.

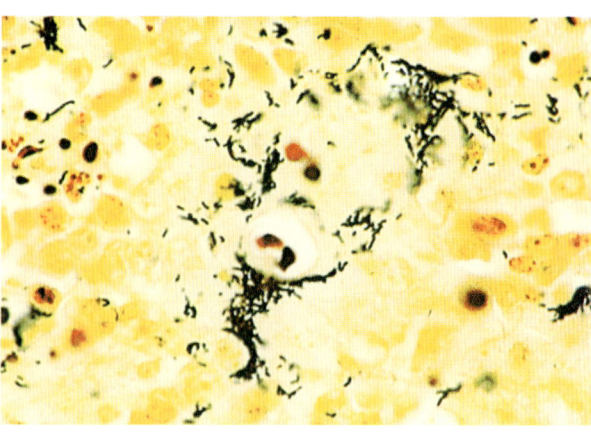

FIGURA 9.30
Doença da arranhadura do gato. Corte de um linfonodo mostra os bacilos, que são Gram-negativos, porém difíceis de serem visualizados com colorações para tecidos pelo Gram. São enegrecidos pela técnica de impregnação pela prata de Warthin-Starry.

 Patologia e Manifestações Clínicas: No local de inoculação, as bactérias multiplicam-se nas paredes de pequenos vasos e próximo às fibras de colágeno. Os microrganismos são então transportados para linfonodos regionais, onde produzem uma linfadenite supurativa e granulomatosa. Nas lesões iniciais, coleções de bactérias preenchem e expandem as luzes de vasos sangüíneos pequenos, mas as bactérias são raras nas lesões tardias. Após o desenvolvimento da pápula no local da inoculação, seguem-se sensibilidade e aumento de linfonodos regionais. Os linfonodos permanecem aumentados durante 3 a 4 meses e podem drenar através da pele. Cerca de metade dos pacientes apresenta outros sintomas, incluindo febre e mal-estar, erupção, encefalite breve e eritema nodoso. A *síndrome oculoglandular de Parinaud* (adenopatia pré-auricular secundária à infecção conjuntival) é comum. Nenhum antibiótico foi considerado eficaz.

A Doença da Arranhadura do Gato É uma Linfadenite Granulomatosa

A doença da arranhadura do gato é uma infecção autolimitada, geralmente provocada por Bartonella henselae, *e, mais raramente, por* B. quintana. As bactérias são bastonetes Gram-negativos pequenos (0,2 a 0,6 μm). É difícil cultivar esses microrganismos, mas são vistos facilmente em cortes de tecidos da pele, linfonodos e conjuntiva, quando corados por uma técnica de impregnação pela prata (Fig. 9.30).

 Epidemiologia: Acredita-se que o reservatório sejam gatos; diferentes pesquisas mostraram que até 30% dos gatos são bacterêmicos. A infecção começa quando o bacilo é inoculado na pele pelas unhas dos gatos (raramente outros animais) ou por meio de espinhos ou farpas. Às vezes, a conjuntiva é contaminada pelo contato íntimo com um gato, possivelmente pela lambedura ao redor do olho. As infecções são mais comuns em crianças (80%) que em adultos, e pode haver um agrupamento de casos quando um gato de rua junta-se à família.

O Mormo É uma Infecção Granulomatosa Adquirida de Cavalos

O mormo é uma infecção da espécie eqüina (cavalos, mulas, burros) que apenas raramente é transmitida aos seres humanos, nos quais provoca doença granulomatosa aguda ou crônica. A causa é a *Pseudomonas mallei,* um bacilo pequeno Gram-negativo e imóvel. Embora incomum, a infecção ainda é endêmica na América do Sul, na Ásia e na África. Os seres humanos adquirem a doença pelo contato com eqüinos infectados, através da pele lesada ou por inalação de aerossóis contaminados.

O **mormo agudo** caracteriza-se por bacteremia, com prostração grave, febre e outros sintomas constitucionais. Pode haver formação de abscessos granulomatosos em tecidos subcutâneos e muitos outros órgãos, incluindo pulmão, fígado, baço, músculos e articulações. O mormo agudo é quase sempre fatal.

O **mormo crônico** caracteriza-se por febre baixa, abscessos da pele que drenam, linfadenopatia e hepatosplenomegalia. Granulomas em muitos órgãos mimetizam tuberculose. A mortalidade no mormo crônico encontra-se acima de 50%.

A Bartonelose Causa Anemia Aguda e Doença Cutânea Crônica

A bartonelose é uma infecção provocada por Bartonella bacilliformis, *um cocobacilo Gram-negativo pequeno e multiflagelado (febre de Oroya) (verruga peruana).*

 Epidemiologia: A bartonelose ocorre apenas no Peru, no Equador e na Colômbia, em vales e rios dos Andes. A bartonelose é transmitida por mosquitos-pólvora. Os seres humanos são o único reservatório e adquirem a infecção ao nascer e ao pôr-do-sol, quando esses mosquitos são mais ativos. Nas áreas endêmicas, 10 a 15% da população apresentam infecções latentes. As pessoas recém-chegadas são suscetíveis, enquanto a população indígena tende a ser resistente.

 Patologia e Manifestações Clínicas: A bartonelose apresenta um padrão bifásico, primeiro com anemia hemolítica aguda (febre de Oroya), seguida, alguns meses depois, por uma fase dérmica crônica (verruga peruana). Qualquer uma das duas fases pode ocorrer isoladamente.

A conseqüência mais grave da bartonelose é a anemia hemolítica. Após a inoculação da *B. bacilliformis* na pele por um mosquito-pólvora, as bactérias proliferam no endotélio vascular e, então, invadem os eritrócitos, desse modo produzindo hemólise profunda.

A **fase anêmica aguda** vem após um período de incubação de 3 semanas e se caracteriza por início súbito de febre, dores esqueléticas e uma anemia hemolítica grave. Se a bartonelose não for tratada, 40% dos pacientes na fase anêmica morrem. A sepse secundária por *Salmonella* é freqüente e contribui para a alta mortalidade.

A **fase eruptiva dérmica** da bartonelose pode coexistir com a fase anêmica, mas geralmente está separada por um intervalo de 3 a 6 meses. Muitas lesões pequenas semelhantes a hemangioma cobrem a derme, e as bactérias podem ser identificadas nas células endoteliais. Lesões nodulares podem ser proeminentes nas superfícies extensoras dos braços e das pernas. Lesões profundas grandes, que tendem a ulcerar, desenvolvem-se perto de articulações e limitam o movimento. A fase eruptiva dérmica freqüentemente é prolongada, mas, no final, cura espontaneamente. A mortalidade nesta fase é inferior a 5%.

INFECÇÕES CAUSADAS POR MICRORGANISMOS FILAMENTOSOS RAMIFICADOS

A Actinomicose Caracteriza-se por Abscessos e Fístulas

A actinomicose é uma infecção fibrosante supurativa e lentamente progressiva envolvendo a mandíbula, o tórax ou o abdome. A doença é provocada por muitas bactérias anaeróbicas e microaerófilas denominadas Actinomyces. Esses microrganismos são bacilos Gram-positivos filamentosos ramificados que residem normalmente na orofaringe, trato gastrintestinal e vagina humanos. Embora os microrganismos *Actinomyces* sejam reconhecidos atualmente como bactérias, durante muito tempo foram considerados fungos por sua morfologia filamentosa. Várias espécies de *Actinomyces* provocam doença humana, sendo a mais comum a *Actinomyces israelii*.

 Patogenia e Patologia: O *Actinomyces* em geral não é virulento, e os microrganismos residem como saprófitas no organismo, sem produzir doença. São necessárias duas condições incomuns para que o *Actinomyces* estabeleça a doença. Primeiro, o microrganismo precisa ser inoculado em tecidos mais profundos, já que não consegue invadir. Segundo, é necessária uma atmosfera anaeróbica para as bactérias proliferarem. Um traumatismo pode produzir necrose tissular, propiciando um meio anaeróbico excelente para o crescimento do *Actinomyces*, e pode inocular o microrganismo em tecido normalmente estéril. A actinomicose ocorre em quatro pontos distintos:

- **Actinomicose cervicofacial** resulta de lesão da mandíbula, extração dentária ou manipulação dentária.
- **Actinomicose torácica** é causada pela aspiração de microrganismos contaminando resíduos dentários.
- **Actinomicose abdominal** segue ruptura traumática ou cirúrgica do intestino, especialmente o apêndice.
- **Actinomicose pélvica** está associada ao uso prolongado de dispositivos intra-uterinos (DIU).

A actinomicose começa como um nicho de microrganismos em proliferação, o que atrai um infiltrado inflamatório agudo. O pequeno abscesso cresce lentamente, transformando-se numa série de abscessos conectados pelos tratos das fístulas. Os tratos escavam os tecidos normais circunvizinhos e órgãos adjacentes. Por fim, um trato pode transpor uma superfície externa ou a membrana mucosa, produzindo uma fístula de drenagem. As paredes do abscesso e das fístulas compõem-se de tecido de granulação, freqüentemente espesso, bastante fibrótico e cronicamente inflamado. Dentro dos abscessos e das fístulas há pus e colônias de microrganismos.

As colônias de *Actinomyces* dentro dessas lesões podem crescer até alguns milímetros de diâmetro e serem visíveis a olho nu. Elas surgem como grãos amarelos e endurecidos, conhecidos como *grânulos de enxofre* por causa de sua semelhança com o enxofre elementar. Os grânulos de enxofre consistem em massas entrelaçadas de filamentos ramificados estreitos, embebidos em uma matriz polissacarídico-protéica (*material de Splendore-Hoeppli*). Histologicamente, as colônias têm o aspecto de grãos arredondados, basofílicos, com bordos eosinofílicos radiados (Fig. 9.31A). Os filamentos individuais de *Actinomyces* não podem ser discernidos com a coloração hematoxilina-eosina, mas são prontamente visíveis com coloração Gram ou pela impregnação pela prata (ver Fig. 9.31B).

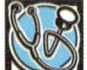 **Manifestações Clínicas:** Os sinais e sintomas da actinomicose variam de acordo com o local da infecção. A actinomicose originando-se em um alvéolo dentário ou nas tonsilas caracteriza-se pela tumefação da mandíbula ("maxilar encaroçado"), da face e do pescoço, primeiramente indolor e flutuante, porém mais tarde dolorosa. Nas infecções pulmona-

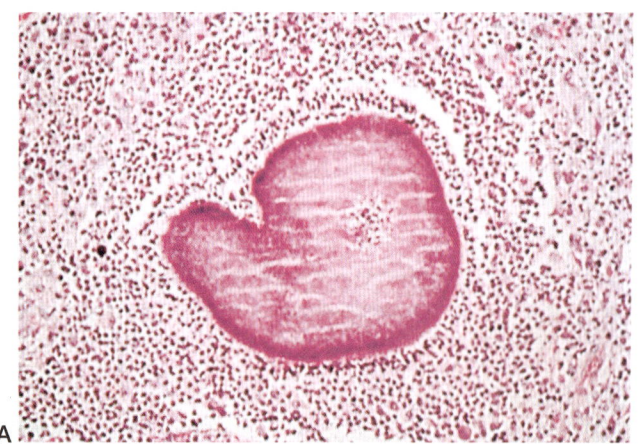
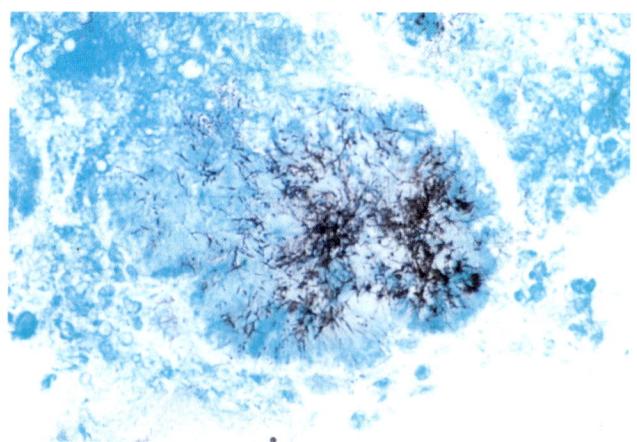

FIGURA 9.31
Actinomicose. A. Um grânulo de enxofre típico jaz dentro de um abscesso. B. Filamentos individuais de *A. israeli* são prontamente visíveis pela técnica de impregnação pela prata.

res, os tratos das fístulas podem penetrar de um lobo para outro, através da pleura e para as costelas e vértebras. A doença abdominal ou a pélvica podem ser encontradas como uma massa em expansão, sugerindo um tumor disseminando-se localmente. A actinomicose responde à antibioticoterapia prolongada, e a penicilina é uma droga bastante eficaz.

A Nocardiose É uma Infecção Respiratória de Indivíduos Imunocomprometidos

A nocardiose é uma infecção supurativa do pulmão que freqüentemente se dissemina para o cérebro e a pele. Os microrganismos do gênero Nocardia são bactérias ramificadas, filamentosas, Gram-positivas, aeróbicas. São fracamente ácido-resistentes, uma característica utilizada para distingui-las dos actinomicetos, morfologicamente semelhantes.

 Epidemiologia: As espécies de *Nocardia* estão amplamente distribuídas no solo, e a doença humana é provocada por inalação ou inoculação de microrganismos carreados pelo solo. A nocardiose não é transmitida de pessoa para pessoa. A *Nocardia asteroides* é a espécie que mais freqüentemente produz a doença humana. A nocardiose é mais comum em pessoas com a imunidade prejudicada, particularmente imunidade celular. O transplante de órgãos, a terapia corticosteróide prolongada, linfomas, leucemias e várias outras doenças debilitantes predispõem a infecções por *Nocardia*.

Duas outras espécies patogênicas de *Nocardia*, a saber, *N. brasiliensis* e *N. caviae*, podem causar nocardiose pulmonar semelhante à produzida pela *N. asteroides*. Porém, freqüentemente elas são encontradas em países subdesenvolvidos como uma causa de micetomas.

 Patologia e Manifestações Clínicas: O trato respiratório é a via de entrada comum para a *Nocardia*. O microrganismo provoca um leve infiltrado de neutrófilos, e a doença começa como uma pneumonia piogênica lentamente progressiva. Se a pessoa infectada organizar uma resposta imunológica celular vigorosa, a infecção pode ser eliminada. Entretanto, nas pessoas imunocomprometidas, a *Nocardia* produz abscessos pulmonares, freqüentemente múltiplos e confluentes. A extensão direta para a pleura, traquéia e coração e metástases para o cérebro ou pele através da circulação indicam um prognóstico grave. Os abscessos de *Nocardia* são preenchidos com neutrófilos, fragmentos necrosados e microrganismos dispersos. As bactérias podem ser demonstradas pela impregnação pela prata (Fig. 9.32). Com a coloração de Gram, elas surgem como bastonetes Gram-positivos filamentosos e em forma de contas. A nocardiose não tratada em geral é fatal. Com freqüência, a terapia efetiva consiste em sulfonamidas ou antibióticos relacionados, durante alguns meses.

Infecções por Espiroquetas

As espiroquetas são bactérias helicoidais delgadas longas, com envoltórios celulares especializados que permitem que se mo-

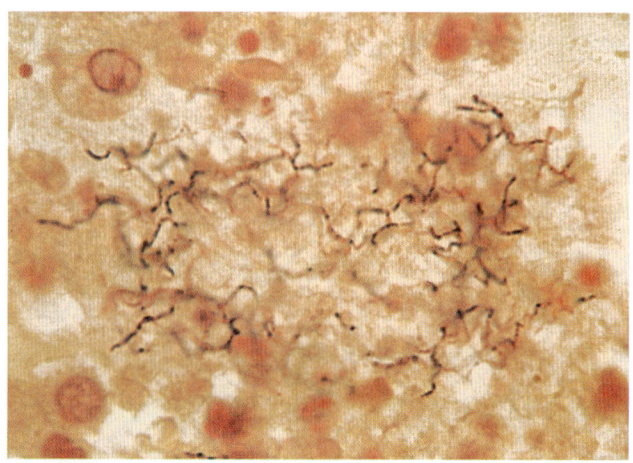

FIGURA 9.32
Nocardiose. Uma coloração pela prata de exsudato necrótico exibe os bacilos filamentosos ramificados da *N. asteroides*.

vam por flexão e rotação. Os microrganismos mais delgados não são visíveis à microscopia óptica rotineira, sendo necessárias técnicas especializadas, como microscopia em campo escuro ou impregnação pela prata, para sua demonstração. Embora as espiroquetas apresentem a estrutura básica da parede celular de bactérias Gram-negativas, elas se coram mal pelo corante de Gram.

Três gêneros de espiroquetas, *Treponema, Borrelia* e *Leptospira,* causam doença humana (Quadro 9.5). As espiroquetas são capazes de escapar das defesas inflamatórias e imunológicas do hospedeiro, e todas as doenças provocadas por esses microrganismos são crônicas ou recidivantes.

SÍFILIS

A sífilis (lues) é uma infecção sistêmica crônica, transmitida sexualmente, causada pelo Treponema pallidum. O *T. pallidum* é uma espiroqueta longa e delgada (Fig. 9.33) que não cresce em meios artificiais. A doença foi reconhecida primeiramente na Europa, na década de 1490, e esteve relacionada com o retorno de Cristóvão Colombo e seus marujos do Novo Mundo. A urbanização e os movimentos de massa das pessoas provocados pelas guerras contribuíram para sua rápida disseminação. Originalmente, a sífilis era uma doença aguda que provocava lesões destrutivas da pele e morte precoce, mas tornou-se mais leve com uma evolução clínica mais longa e insidiosa.

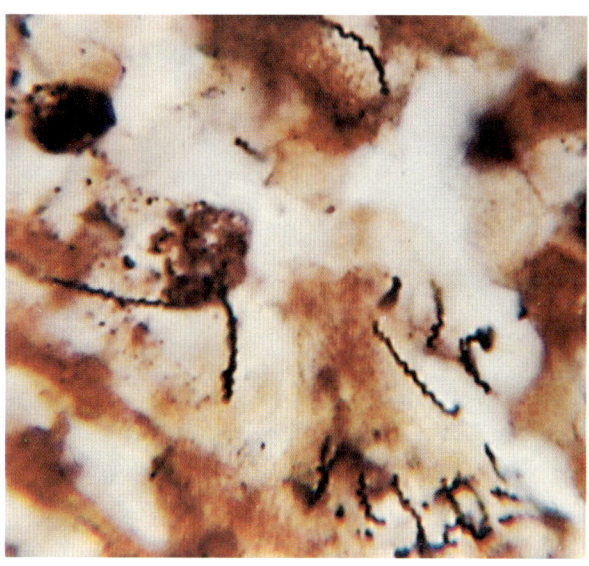

FIGURA 9.33
Sífilis. As espiroquetas do *T. pallidum*, visualizadas pela impregnação pela prata, no olho de uma criança com sífilis congênita.

 Epidemiologia: A sífilis é uma doença mundial, transmitida quase que exclusivamente por contato sexual. A infecção também se dissemina da mãe infectada para seu feto (*sífilis congênita*). Nos Estados Unidos, a incidência de sífilis primária e secundária diminuiu bastante desde a introdução da terapia com penicilina no final da II Guerra Mundial.

 Patogenia: O *T. pallidum* é muito frágil e é destruído por sabão, anti-sépticos, dessecamento e frio. A transmissão de uma pessoa para outra exige o contato direto entre uma fonte rica em espiroquetas (p. ex., uma lesão aberta) e membranas mucosas ou pele escarificada dos órgãos genitais, reto, boca, dedos ou mamilos. Os microrganismos reproduzem-se no local da inoculação, passam para linfonodos regionais, ganham acesso à circulação sistêmica e são disseminados pelo corpo. Embora o *T. pallidum* induza uma resposta inflamatória e seja capturado por células fagocíticas, persiste e prolifera. A infecção e a inflamação crônicas provocam destruição tissular, às vezes durante décadas. A evolução da sífilis é dividida classicamente em três estágios (Fig. 9.34).

A Sífilis Primária Manifesta um Cancro

A lesão clássica da sífilis primária é o cancro (Fig. 9.35), uma úlcera característica, situada no local da inoculação do *T. pallidum*, geralmente pênis, vulva, ânus ou boca. Surge 1 semana a 3 meses depois da exposição, com período médio de incubação de 3

QUADRO 9.5 Infecções por Espiroquetas

Doença	Microrganismo	Quadro Clínico	Distribuição	Modo de Transmissão
	Treponemas			
Sífilis	*T. pallidum*	Ver texto	Mundial	Contato sexual, congênito
Bejel	*T. endemicum (T. pallidum, var. endemicum)*	Lesões em mucosa, pele e ossos	Oriente Médio	Contato oral direto
Bouba	*T. pertenue (T. pallidum, var. pertenue)*	Pele e ossos	Trópicos	Contato cutâneo direto
Pinta	*T. carateum*	Lesões cutâneas	América Latina	Contato cutâneo direto
	Borrelia			
Doença de Lyme	*B. burgdorferi*	Ver texto	Norte da Europa, Rússia, Ásia, África, Austrália	Picada do carrapato
Febre recorrente	*B. recurrentis* e espécies relacionadas	Doença semelhante à gripe recorrente	Mundial	Picada do carrapato, picada de piolho
	Leptospira			
Leptospirose	*L. interrogans*	Doença semelhante à gripe, meningite	Mundial	Contato com a urina do animal

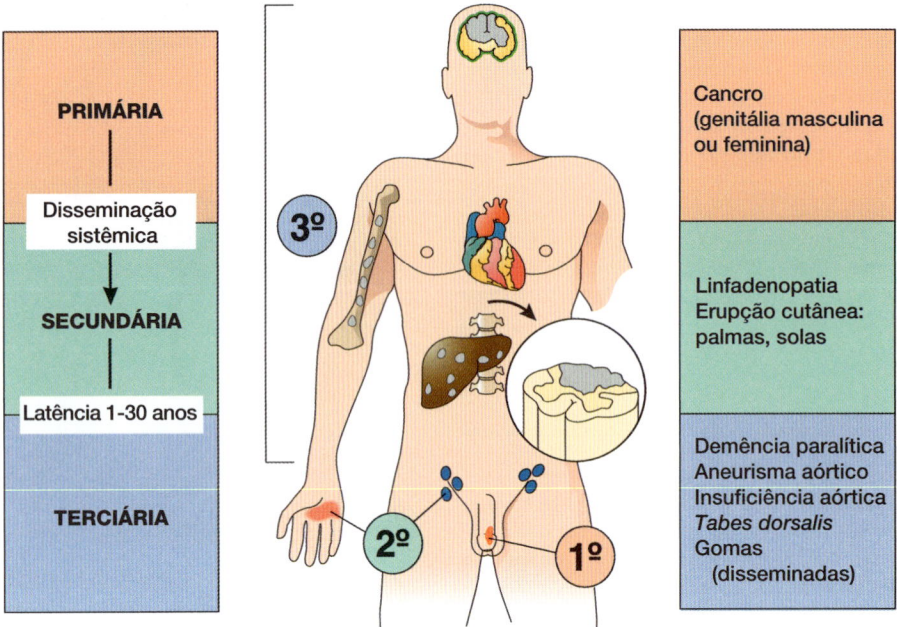

FIGURA 9.34
Características clínicas dos diferentes estágios da sífilis.

semanas. O cancro tende a ser solitário e apresenta uma margem elevada e firme. As espiroquetas tendem a se concentrar nas paredes dos vasos e na epiderme ao redor da úlcera. **Os cancros, bem como as lesões dos outros estágios de sífilis, exibem uma "vasculite luética" característica, na qual as células endoteliais proliferam e incham e as paredes dos vasos tornam-se espessadas por linfócitos e tecido fibroso.**

O cancro sofre erosão até formar uma úlcera característica. Os cancros são indolores e podem passar despercebidos em algumas localizações, como a cérvice uterina, o canal anal e a boca. O cancro dura 3 a 12 semanas e freqüentemente associa-se a linfadenopatia inguinal. A cura ocorre sem formação de cicatriz.

A Sífilis Secundária Reflete a Disseminação de Espiroquetas

A sífilis secundária apresenta disseminação sistêmica e proliferação de *T. pallidum* e se caracteriza por lesões na pele, membranas mucosas, linfonodos, meninges, estômago e fígado. As lesões da sífilis mostram um infiltrado linfocítico perivascular e endarterite obliterante.

- **Pele:** A manifestação mais comum da sífilis secundária é uma erupção eritematosa e maculopapular, envolvendo o tronco e extremidades e, com freqüência, incluindo as palmas (Fig. 9.36) e solas. A erupção surge 2 semanas a 3 meses após a cura do cancro. Existe uma variedade de outras lesões de pele na sífilis secundária, incluindo **condiloma lata** (placas exsudativas no períneo, vulva ou escroto, que abundam em espiroquetas) (Fig. 9.37); **sifílide folicular** (lesões pequenas papulares ao redor de folículos pilosos, provocando perda do cabelo); e **sifílide numular** (lesões semelhantes a moeda envolvendo a face e o períneo).
- **Membranas mucosas:** Lesões sobre superfícies mucosas da boca e dos órgãos genitais, chamadas de *"placas mucosas"*, abundam em microrganismos e são muito infecciosas.
- **Linfonodos:** Alterações características nos linfonodos incluem cápsula espessada, hiperplasia folicular, número aumentado de plasmócitos e macrófagos e vasculite luética. Inúmeras espiroquetas estão presentes nos linfonodos da sífilis secundária.
- **Meninges:** Embora as meninges estejam comumente semeadas com *T. pallidum*, este envolvimento é, com freqüência, assintomático.

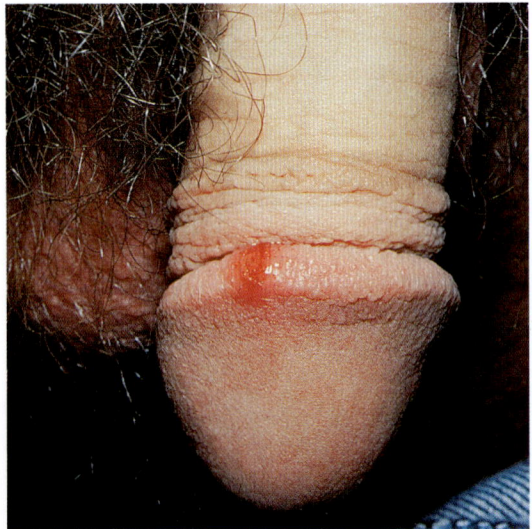

FIGURA 9.35
Cancro sifilítico. Pacientes com sífilis primária exibem lesão peniana eritematosa elevada.

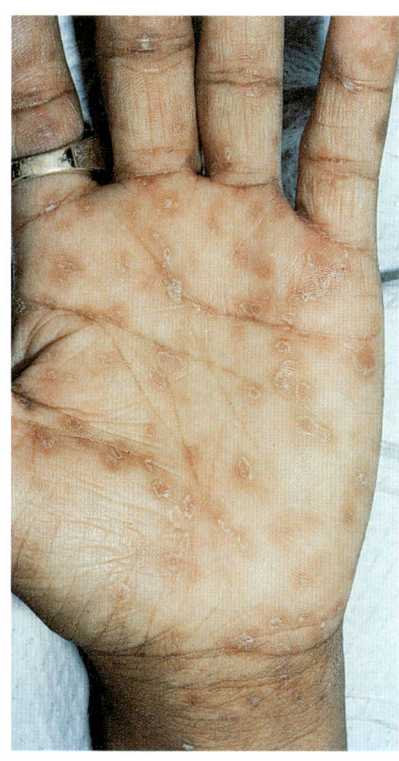

FIGURA 9.36
Sífilis secundária. Uma erupção maculopapular está presente na palma.

A Sífilis Terciária Provoca Doenças Neurológicas e Vasculares

Após as lesões da sífilis secundária terem cedido, um período assintomático dura anos ou décadas. Entretanto, as espiroquetas continuam a se multiplicar, e as lesões profundas da sífilis terciária desenvolvem-se em um terço dos pacientes não tratados. Necrose isquêmica focal secundária a endarterite obliterante é o mecanismo subjacente de muitos dos processos associados à sífilis terciária. O *T. pallidum* induz um infiltrado inflamatório mononuclear composto predominantemente de linfócitos e plasmócitos. Essas células infiltram pequenas artérias e arteríolas, produzindo uma lesão vascular obstrutiva característica (*endarterite obliterante*). As pequenas artérias estão inflamadas e suas células endoteliais encontram-se intumescidas. As artérias estão circundadas por camadas concêntricas de fibroblastos em proliferação, o que confere às lesões vasculares um aspecto de "casca de cebola".

- **Aortite sifilítica:** Essa lesão resulta de uma endarterite obliterante lentamente progressiva dos *vasa vasorum* que finalmente acarreta necrose da média aórtica, enfraquecimento e estiramento graduais da parede aórtica e formação de um aneurisma aórtico. O aneurisma sifilítico é sacular e envolve a aorta ascendente, um local incomum para os aneurismas ateroscleróticos muito mais freqüentes. No exame macroscópico, a íntima da aorta assume um aspecto rugoso e encaroçado (*aspecto de casca de árvore*) (Fig. 9.38). A média aórtica é gradualmente substituída por tecido cicatricial, depois do que perde a força e a elasticidade. A aorta gradualmente se distende, tornando-se progressivamente mais delgada até o ponto de ruptura, hemorragia maciça e morte súbita. **Lesão e formação de tecido cicatricial na aorta ascendente também levam, comumente, à dilatação do anel aórtico, separação das cúspides valvares e regurgitação de sangue pela valva aórtica (insuficiência aórtica).** A vasculite luética das artérias coronárias pode estreitar ou ocluir esses vasos e causar infarto do miocárdio.
- **Neurossífilis:** A infecção lentamente progressiva lesa as meninges, córtex cerebral, medula espinhal, nervos cranianos, ou olhos. A sífilis terciária que envolve o sistema nervoso central é subclassificada de acordo com o tecido predominante afetado. Desse modo, há referências a **sífilis meningovascular** (meninges), **tabes dorsalis** (medula espinhal) e **paresia geral** (córtex cerebral). As lesões da neurossífilis são discutidas com detalhes no Cap. 28.
- **Sífilis terciária benigna:** O surgimento de uma goma (Fig. 9.39) em qualquer órgão ou tecido é o marco da sífilis terciária benigna. As gomas são encontradas mais comu-

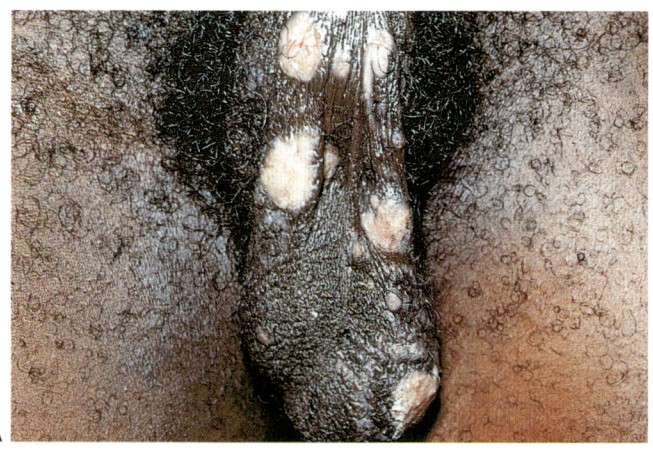
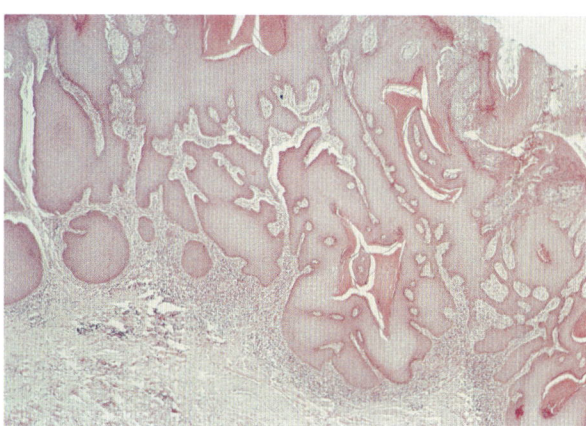

A   B

FIGURA 9.37
Condilomas planos na sífilis secundária. A. Placas esbranquiçadas são vistas na vulva e no períneo. B. Fotomicrografia mostra hiperplasia papilomatosa da epiderme com inflamação crônica subjacente.

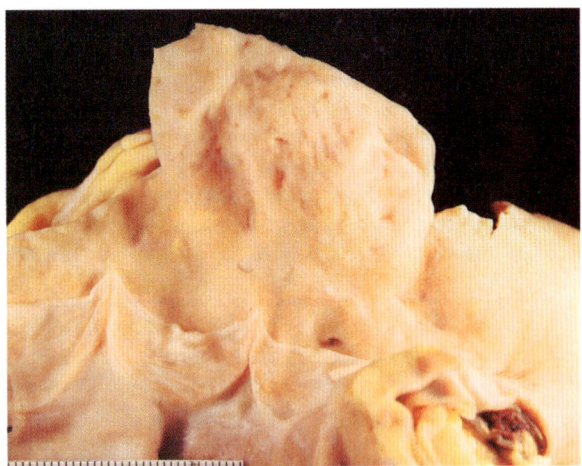

FIGURA 9.38
Aortite sifilítica. A aorta ascendente exibe íntima enrugada (aspecto de "casca de árvore"), por causa da destruição da média.

 Patologia: À histopatologia, as lesões da sífilis congênita são idênticas às da doença adulta. Os tecidos infectados mostram um infiltrado inflamatório crônico, composto de linfócitos e plasmócitos, e endarterite obliterante. Praticamente qualquer tecido pode ser acometido, mas pele, ossos, dentes, articulações, fígado e sistema nervoso central estão caracteristicamente envolvidos (ver Cap. 6).

 Manifestações Clínicas: As características clínicas da sífilis congênita são bastante variáveis, e os neonatos infectados encontram-se, com freqüência, completamente assintomáticos. Os sinais precoces da infecção incluem rinite (**respiração nasal obstruída**) e uma erupção descamativa. A infecção do periósteo, osso, cartilagem e polpa dentária produz deformidades dos ossos e dentes, incluindo **nariz em sela,** encurvamento anterior das pernas (**tíbias em sabre**) e dentes incisivos superiores em forma de cavilha (**dentes de Hutchinson**). A evolução da sífilis congênita pode ser interrompida com penicilina.

mente na pele, ossos e articulações, embora possam ocorrer lesões em qualquer local do corpo. Essas lesões granulomatosas compõem-se de uma área central de necrose de coagulação, macrófagos epitelióides, células gigantes ocasionais e tecido fibroso periférico. Geralmente, as gomas são lesões localizadas que não lesam o paciente de forma significativa.

A Sífilis Congênita É Adquirida *In Utero*

Quando o *T. pallidum* é transmitido da mãe infectada para o feto, o microrganismo dissemina-se nos tecidos fetais, que são lesados pelos microrganismos em proliferação e pela resposta inflamatória que acompanha o processo. A infecção fetal produz natimorto, doença ou morte neonatal ou doença pós-natal progressiva.

TREPONEMATOSES NÃO-VENÉREAS

Em países tropicais e subtropicais, existe um grupo de doenças crônicas não-venéreas, provocadas por treponemas indistinguíveis do *T. pallidum*. Semelhantes à sífilis, elas resultam da inoculação do microrganismo em superfícies mucocutâneas. Também atravessam estágios clínicos e patológicos bem definidos, incluindo uma lesão primária no local da inoculação, erupções secundárias da pele, período latente e um estágio tardio, terciário.

A Bouba É uma Doença Tropical que Acomete Muitos Órgãos

A doença é provocada pelo *T. pertenue* e ocorre entre populações rurais pobres em áreas quentes e úmidas da África, América do Sul, sudeste da Ásia e Oceania. As crianças e os adolescentes que vivem em regiões tropicais pobres estão sob risco. A transmissão dá-se pelo contato com a pele e é facilitada por quebras na continuidade ou abrasões. Duas a cinco semanas após a exposição, uma única "bouba-mãe" surge no local da inoculação, geralmente em uma parte exposta. A lesão começa como uma pápula, e torna-se papiloma de 2 a 5 cm, "semelhante a framboesa". O estágio secundário ou disseminado começa com a erupção de bouba semelhante, porém menor, em outras partes da pele. À microscopia, a bouba-mãe e as lesões disseminadas mostram hiperqueratose, acantose papilar e um infiltrado neutrofílico intenso da epiderme. A epiderme no ápice do papiloma sofre lise, formando uma úlcera rasa, e plasmócitos invadem a camada superior da derme. As espiroquetas são numerosas nas papilas dérmicas.

Papilomas dolorosos nas solas dos pés levam o paciente a caminhar sobre os lados dos pés, como um caranguejo, uma condição chamada de *"bouba de caranguejo"*. Os treponemas são transportados pelo sangue para ossos, linfonodos e pele. Nesses locais, crescem durante um período latente de 5 anos ou mais. As lesões no estágio tardio incluem gomas da pele, que são destrutivas para a face e via respiratória superior. A periostite da tíbia provoca

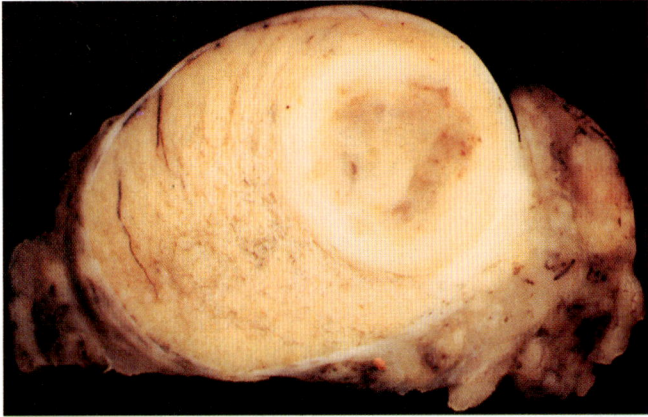

FIGURA 9.39
Goma sifilítica. Paciente com sífilis terciária mostra goma bem circunscrita no testículo, caracterizada por parede fibrogranulomatosa e centro necrótico.

"tíbias em sabre" ou "pernas de bumerangue". Uma única dose de penicilina de ação prolongada cura a bouba.

O Bejel Caracteriza-se por Gomas na Pele, Vias Aéreas e Ossos

Bejel (também conhecido como "sífilis endêmica") apresenta uma distribuição focal na África, Ásia Ocidental e Austrália. O bejel é transmitido por vias não-venéreas, como de um lactente infectado para a mama da mãe, de boca para boca, ou de utensílios para a boca, e é causado pelo *T. pallidum*, subespécie *endemicum*. Com exceção do seio que amamenta, as lesões primárias são raras. Lesões secundárias na boca são idênticas às lesões mucosas da sífilis, e podem disseminar-se das vias respiratórias superiores para a laringe. São encontradas lesões no períneo e no osso, e ocorrem gomas do seio.

A Pinta É uma Doença Tropical

A pinta (do espanhol "pintado" ou "mancha") é uma treponematose caracterizada por manchas de cor variável na pele. É provocada pelo *T. carateum* e prevalece em regiões remotas e áridas do interior e em vales de rios dos trópicos americanos. As lesões dos três estágios da pinta limitam-se à pele e tendem a fundir-se. A transmissão ocorre por inoculação de pele para pele, geralmente após longo contato com uma pessoa infectada.

  Patologia e Manifestações Clínicas: Dez dias após a inoculação, surge uma pequena pápula, freqüentemente na perna. A lesão aumenta e em 1 a 3 meses pode envolver uma área de 10 cm da pele. A pápula achata-se e exibe margens irregulares e uma superfície escamosa e pigmentada. Inicialmente, a lesão mostra-se azul ardósia em pessoas de pele morena, mas após alguns anos deixa uma área de hipopigmentação. Na pinta secundária (5 a 18 meses mais tarde), máculas pálidas e rosadas generalizadas (*píntides*) surgem nas superfícies expostas. Essas lesões tornam-se posteriormente despigmentadas e hiperqueratóticas. Os treponemas abundam nas lesões primárias e secundárias, mas não nas tardias. Estas últimas caracterizam-se por acantose e hiperqueratose da epiderme, tamponamento folicular, alongamento das cristas interpapilares, microabscessos intra-epidérmicos e ausência de pigmento na camada basal. O infiltrado inflamatório está diminuído no estágio terciário. Uma única dose de penicilina de longa ação é curativa.

DOENÇA DE LYME

A doença de Lyme é uma infecção sistêmica crônica que começa com uma lesão de pele característica e, posteriormente, manifesta-se por perturbações cardíacas, neurológicas ou articulares. O agente causal é a *Borrelia burgdorferi*, uma espiroqueta microaerófila grande.

 Epidemiologia: A doença de Lyme foi descrita primeiramente em pacientes de Lyme, Connecticut, porém posteriormente foi reconhecida em muitas outras áreas. A *B. burgdorferi* é transmitida de seu reservatório animal para seres humanos pela picada do minúsculo carrapato *Ixodes*. O inseto é encontrado em áreas cobertas de vegetação, onde geralmente alimenta-se em camundongos e cervídeos. A transmissão para os seres humanos tem mais probabilidade de ocorrer de maio até julho [nos Estados Unidos], quando as formas em ninfa do carrapato alimentam-se.

A doença de Lyme é um problema crescente nos Estados Unidos, onde tornou-se a patologia mais comum transmitida por carrapato, com estimativa de 15.000 a 20.000 casos anualmente. A doença concentra-se principalmente em três áreas, ao longo da costa leste, desde Maryland até Massachusetts, no Meio Oeste em Minnesota e Wisconsin, e no Oeste na Califórnia e no Oregon. A doença também está presente na Europa, Austrália, países da antiga União Soviética, Japão e China.

  Patologia e Manifestações Clínicas: A *B. burgdorferi* reproduz-se localmente no ponto de inoculação, dissemina-se para linfonodos regionais e é distribuída para todo o corpo pela corrente sangüínea. Como outras doenças por espiroquetas, a doença de Lyme é crônica, ocorrendo em estágios, com remissões e exacerbações. Estudos da pele e da sinóvia mostraram que *B. burgdorferi* provoca um infiltrado inflamatório crônico, composto de linfócitos e plasmócitos. Nos pacientes que morrem da doença, os microrganismos são visualizados à necropsia em cortes de praticamente todo órgão afetado, inclusive a pele, miocárdio, fígado, sistema nervoso central e o sistema musculoesquelético.

A doença de Lyme é uma doença prolongada na qual são descritos três estágios clínicos.

- **Estágio 1:** Uma característica distintiva do primeiro estágio da doença de Lyme é a lesão característica da pele, o *eritema crônico migratório,* que surge no local da picada do carrapato. A alteração começa 3 a 35 dias após a picada, sob a forma de uma mácula ou pápula eritematosa, que cresce até formar uma área eritematosa de 3 a 7 cm de diâmetro. Freqüentemente encontra-se bastante vermelha em sua periferia e mostra algum grau de clareamento central, conferindo um aspecto anelar à lesão. O *eritema crônico migratório* é acompanhado por febre, fadiga, cefaléia, artralgias e linfadenopatia regional. As lesões de pele anelares secundárias desenvolvem-se em cerca de metade dos pacientes e, em alguns casos, persistem durante longos períodos. Durante essa fase, os pacientes manifestam mal-estar constante e fadiga, cefaléia e febre. As manifestações intermitentes também podem incluir irritação meníngea, mialgia migratória, tosse, linfadenopatia generalizada e tumefação testicular.
- **Estágio 2:** O primeiro estágio, que começa em algumas semanas até meses após o aparecimento da lesão na pele, caracteriza-se pela exacerbação das dores musculoesqueléticas migratórias e pelo desenvolvimento de anormalidades cardíacas e neurológicas. Em 10% das pessoas infectadas ocorrem alterações de condução, em especial bloqueio atrioventricular, conseqüente a miocardite. Alterações neurológicas, mais comumente meningite e paralisias de nervo facial, ocorrem em 15% dos pacientes.
- **Estágio 3:** O terceiro estágio da doença de Lyme começa meses ou até anos após a picada do carrapato, e manifesta-se por alterações articulares, dermatológicas e neurológicas. As al-

terações articulares desenvolvem-se em mais de metade das pessoas infectadas e incluem artrite grave das grandes articulações, especialmente o joelho. As alterações histopatológicas nas articulações afetadas são praticamente indistinguíveis daquelas da artrite reumatóide, com hipertrofia vilosa e um infiltrado mononuclear evidente na área de revestimento subsinovial.

Atualmente, sabe-se que as manifestações neurológicas podem começar meses até anos após o início da doença. Essas variam desde parestesias com formigamento intermitentes, sem déficits neurológicos demonstráveis, até encefalomielite de progressão lenta, mielite transversa, síndromes cerebrais orgânicas e demência. Existe uma manifestação cutânea tardia característica da doença de Lyme, a *acrodermatite crônica atrófica*, que ocorre anos após o *eritema crônico migratório*, e apresenta-se como uma atrofia em áreas e esclerose da pele.

O diagnóstico da doença de Lyme é estabelecido pelo cultivo de *B. burgdorferi* dos pacientes infectados, mas a quantidade é pequena. Portanto, a determinação de títulos de anticorpos (inicialmente IgM e posteriormente IgG) contra o microrganismo ainda é a maneira mais prática de se estabelecer o diagnóstico. O tratamento com tetraciclina ou eritromicina é eficaz na eliminação da doença de Lyme no estágio inicial. Nos estágios posteriores e quando há manifestações extracutâneas extensas, são necessárias doses altas de penicilina G intravenosa e outras combinações de esquemas antibióticos durante longos períodos.

LEPTOSPIROSE

A leptospirose é uma infecção com espiroquetas do gênero Leptospira *que, para a maioria (90% dos pacientes), é uma doença febril leve, autolimitada. Nas pessoas com infecções mais graves, a insuficiência hepática e a insuficiência renal podem ser fatais.*

Epidemiologia: A leptospirose é uma zoonose de distribuição mundial. As leptospiras penetram a pele ou as membranas mucosas escarificadas após contato com ratos infectados, água contaminada ou lodo. Como ambientes úmidos e quentes favorecem a sobrevida das espiroquetas, a incidência é maior nos trópicos. Entre 30 e 100 casos de leptospiroses são relatados anualmente nos Estados Unidos, alguns dos quais em magarefes e caçadores que colocam armadilhas, mas recentemente alguns casos foram relatados entre pessoas pobres em áreas urbanas. Os soldados participantes de combates na floresta durante a guerra do Vietnã estavam sob risco especial.

Patologia e Manifestações Clínicas: Os sintomas da leptospirose começam 4 dias a 3 semanas após a exposição à *L. interrogans*. Na maioria dos casos, a doença sofre resolução em uma semana sem seqüelas. Nas infecções mais graves, a leptospirose é uma doença bifásica.

- A **fase leptospirêmica** caracteriza-se pela presença de leptospiras no sangue e no líquido cefalorraquidiano. Há um início súbito de febre, tremores, calafrios, cefaléia e mialgias. Após 1 a 2 semanas, os sintomas cedem à medida que as leptospiras desaparecem do sangue e dos líquidos orgânicos.
- A **fase imunológica,** que se inicia em 3 dias do final da fase leptospirêmica, é acompanhada pela produção de anticorpos IgM. Os sintomas iniciais recidivam, e os sinais de irritação meníngea tornam-se evidentes. Nesse momento, o líquido cefalorraquidiano mostra pleocitose proeminente. Nos casos graves, surge icterícia, que pode ser seguida por insuficiência hepática e renal e pelo surgimento de hemorragias disseminadas e choque. Essa forma grave de leptospirose é chamada historicamente de *doença de Weil.*

A doença de Weil não tratada tem uma taxa de mortalidade de 5 a 30%. À necropsia, os tecidos são corados por bile e observam-se hemorragias em muitos órgãos. Microscopicamente, a lesão principal é uma vasculite difusa com lesão capilar. O fígado mostra dissociação das placas de células hepáticas, eritrofagocitose pelas células de Küpffer, necrose mínima de hepatócitos, neutrófilos nos sinusóides e infiltrado celular inflamatório misto nos tratos portais. Os rins exibem túbulos intumescidos e necróticos. As espiroquetas são numerosas nas luzes dos túbulos e particularmente em cilindros corados por bile (Fig. 9.40).

FEBRE RECORRENTE

A febre recorrente é uma doença septicêmica febril aguda, provocada por espiroquetas do gênero Borrelia. *Existem dois tipos principais de febre recorrente:*

- **Febre recorrente epidêmica,** provocada por *B. recurrentis* e transmitida pela picada de um piolho infectado. Os seres humanos são o único reservatório.
- **Febre recorrente endêmica,** provocada por muitas espécies de *Borrelia* e transmitida de roedores e outros animais pela picada de um carrapato infectado.

Epidemiologia e Patogenia: O piolho do corpo humano, *Pediculus humanus humanus,* torna-se infectado pela *B. recurrentis* quando se alimenta em uma pessoa infectada. As espiroquetas atravessam a parede intestinal do piolho e passam à hemolinfa, onde se multiplicam. Aí permanecem, a menos que o piolho seja esmagado ao se alimentar. Quando isso ocorre, as borrélias escapam e penetram o local da picada ou mesmo através da pele intacta. Guerra, campos com superpopulação de trabalhadores migrantes e roupas pesadas durante o tempo frio favorecem a mobilização dos piolhos e a disseminação da febre recorrente. Ademais, os piolhos não apreciam as temperaturas mais altas das vítimas febris e procuram novos hospedeiros, um outro fator de disseminação rápida da febre recorrente durante epidemias. A febre recorrente transmitida por piolho atualmente é encontrada em muitos países africanos, especialmente Etiópia e Sudão, e também é vista nos Andes da América do Sul.

Na febre recorrente endêmica, transmitida por carrapatos, os carrapatos são infectados ao picar ratos e outros hospedeiros. As borrélias crescem no hemoceloma do carrapato e invadem outros tecidos, incluindo as glândulas salivares. Os seres humanos são infectados pela saliva ou pelo líquido coxal do carrapato. Os car-

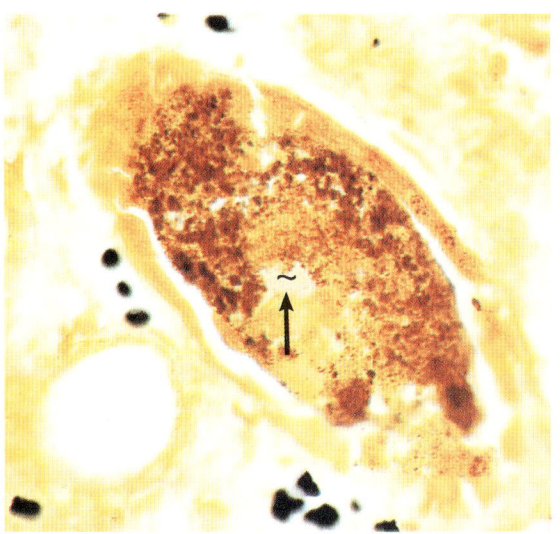

FIGURA 9.40
Leptospirose. Um túbulo renal distal está obstruído por uma massa de hemoglobina e fragmentos celulares. Uma leptospira (*seta*) encontra-se no centro dessa massa.

rapatos apresentam uma vida média consideravelmente mais longa que os piolhos, e podem abrigar espiroquetas durante 12 a 15 anos sem uma única refeição de sangue. A febre recorrente transmitida por carrapato ocorre esporadicamente no mundo todo.

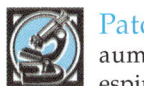 **Patologia:** Nas infecções fatais, o baço encontra-se aumentado e contém microabscessos miliares. As espiroquetas formam agregados entrelaçados ao redor dos centros necrosados. Os linfócitos e os neutrófilos infiltram as áreas centrais e médias do fígado, onde as espiroquetas jazem livres nos sinusóides. Hemorragias focais envolvem muitos órgãos.

 Manifestações Clínicas: Após a picada de um artrópode infectado, surgem febre, cefaléia, mialgias, artralgias e letargia em 1 a 2 semanas. O fígado e o baço aumentam, e há petéquias na pele, hemorragias conjuntivais e sensibilidade abdominal. Com 3 a 9 dias após o início dos sintomas, a febre passa subitamente, e reinicia 7 a 10 dias depois. Durante o período afebril, as espiroquetas desaparecem do sangue e mudam suas coberturas antigênicas. A cada recidiva, os sintomas são mais leves e a duração da doença é mais curta. Nos casos graves, o episódio inicial pode caracterizar-se por uma erupção, meningite, miocardite, insuficiência hepática e coma. A tetraciclina é um tratamento eficaz para ambos os tipos de febre recorrente.

INFECÇÕES POR FUSOESPIROQUETAS

A Úlcera Fagedênica Tropical É uma Lesão Dolorosa da Perna

A ulcera fagedênica (disseminação e necrose rápidas) tropical, também conhecida como *pé tropical*, é uma lesão necrosante dolorosa da pele e dos tecidos subcutâneos da perna que acomete pessoas nos climas tropicais. Embora a flora nas úlceras seja freqüentemente mista, estudos bacteriológicos indicam o *Bacillus fusiformis* e *Treponema vincentii* como os agentes causais. A desnutrição pode predispor o paciente à infecção.

 Patologia e Manifestações Clínicas: Geralmente, a lesão começa na pele em um ponto de traumatismo e desenvolve-se rapidamente. A superfície é descamada, formando uma úlcera com margens elevadas e cratera em forma de taça, contendo exsudato pútrido de cor cinza (Fig. 9.41). A úlcera pode ser tão profunda que o osso e os tendões subjacentes são expostos. A margem torna-se fibrosada, mas a cicatrização completa pode demorar anos. Além da infecção secundária, osteomielite tibial e carcinoma de células escamosas podem ser complicações tardias. Antibióticos podem ser eficazes, mas freqüentemente é necessário cirurgia plástica reconstrutiva para fechar a alteração.

A Noma É uma Lesão Destrutiva da Face

Noma (estomatite gangrenosa, cancro oral) é uma necrose rapidamente progressiva de tecidos moles e ossos da boca e da face, e menos comumente em outros locais, como tórax, membros e genitália. Afeta crianças desnutridas nos trópicos, muitas das quais encontram-se mais debilitadas por infecções recentes (p. ex., sarampo, malária, leishmaniose). Uma variedade de bactérias pode ser isolada dessas lesões, mas *Treponema vincentii*, *Bacillus fusiformis*, *Bacteroides* spp. e *Corynebacterium* spp. tendem a predominar.

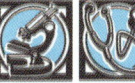 **Patologia e Manifestações Clínicas:** A ulceração é destrutiva e desfigurante e, em geral, unilateral (Fig. 9.42). A lesão inicial é uma

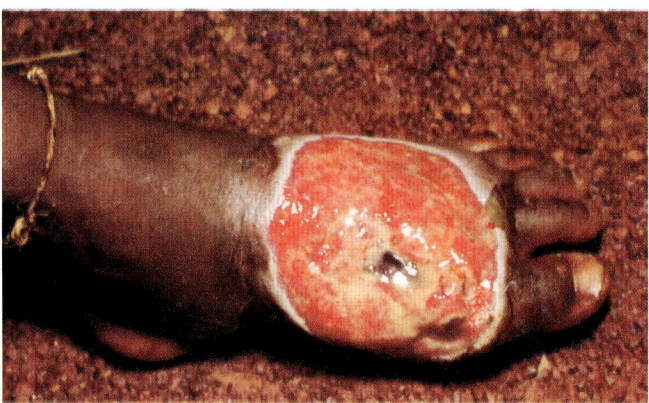

FIGURA 9.41
Úlcera fagedênica tropical provocada por infecção por microrganismos do tipo fusoespiroquetas, após traumatismo penetrante.

pápula pequena, freqüentemente na bochecha oposta aos molares ou pré-molares. A partir dessa lesão inicial, grandes alterações fétidas desenvolvem-se rapidamente. As lesões são dolorosas e as lesões avançadas revelam necrose da pele, do músculo e do tecido adiposo, com exposição do osso subjacente. Sem tratamento, em geral os pacientes morrem. Antibióticos são úteis, mas, com freqüência, há necessidade de cirurgia reconstrutiva para corrigir a deformidade.

Infecções por Clamídias

As clamídias são parasitas intracelulares obrigatórios menores do que a maioria das outras bactérias. Não possuem a capacidade enzimática de gerar trifosfato de adenosina (ATP) e precisam parasitar o mecanismo metabólico de uma célula hospedeira para se reproduzir. O ciclo de vida das clamídias compreende duas formas morfológicas distintas. O **corpúsculo elementar** é a forma menor, metabolicamente inativa, que sobrevive extracelularmente. Liga-se à célula hospedeira adequada e induz endocitose, formando um vacúolo. Transforma-se então na forma maior, metabolicamente ativa, o **corpúsculo reticulado,** que comanda o metabolismo da célula hospedeira para propiciar a replicação das clamídias. O corpúsculo reticulado divide-se repetidamente, formando corpúsculos elementares filhos e destruindo a célula hospedeira. Os fragmentos necrosados provocam respostas inflamatória e imunológica que danificam ainda mais o tecido infectado.

As infecções por clamídia estão disseminadas entre aves e mamíferos, e até 20% dos seres humanos encontram-se infectados. Três espécies de clamídias (C. trachomatis, C. psittaci e C. pneumoniae) provocam infecção humana.

INFECÇÃO POR *CHLAMYDIA TRACHOMATIS*

As espécies de C. trachomatis contêm uma variedade de cepas (sorovariantes) que causam três tipos distintos de doença, a saber, (1) doença genital e neonatal, (2) linfogranuloma venéreo e (3) tracoma.

As Infecções Genitais e Neonatais por *C. trachomatis* Estão entre as Doenças Sexualmente Transmissíveis mais Comuns

As sorovariantes D a K da C. trachomatis *provocam uma infecção epitelial,* que atualmente se encontra entre as doenças transmitidas sexualmente mais comuns nos países desenvolvidos. Na verdade, a infecção por clamídia do trato genital suplantou a gonorréia como causa principal de doença contraída sexualmente na América do Norte. Em homens, essa infecção produz uretrite e, às vezes, epididimite ou proctite. Em mulheres, a infecção geralmente começa com cervicite, que pode progredir para endometrite, salpingite e infecção generalizada dos órgãos anexos pélvicos (doença inflamatória pélvica). Infecções repetidas das trompas de Falópio estão associadas, de forma particular, à formação de tecido conjuntivo, que pode interferir na passagem do esperma ou do ovo fertilizado e resultar em infertilidade ou em gravidez ectópica. A transmissão perinatal de *C. trachomatis* provoca conjuntivite neonatal e pneumonia.

Epidemiologia: O microrganismo dissemina-se de uma pessoa para outra nas secreções genitais infectadas. A infecção é crônica e com freqüência assintomática, propiciando um enorme reservatório para transmissão. Da mesma forma que ocorre com todas as doenças transmitidas sexualmente, as pessoas com maior número de parceiros sexuais encontram-se sob maior risco de infecção. Os neonatos adquirem o microrganismo por contato com secreções endocervicais infectadas ao passarem por um canal do parto infectado. Sessenta a 70% dos neonatos expostos desenvolvem conjuntivite por *C. trachomatis*.

Patologia: A infecção por clamídia provoca um infiltrado inflamatório de neutrófilos e linfócitos. Agregados linfóides, com ou sem centros germinais, podem surgir no local da infecção. Em neonatos, o epitélio da conjuntiva com freqüência contém inclusões citoplasmáticas vacuolares características, e a doença é geralmente chamada de *conjuntivite de inclusão.* A maioria das infecções genitais por *C. trachomatis* é assintomática. Nos homens, a infecção clinicamente evidente exibe uma secreção peniana purulenta associada a disúria e urgência urinária. A cervicite por clamídia provoca uma drenagem mucopurulenta pelo orifício cervical.

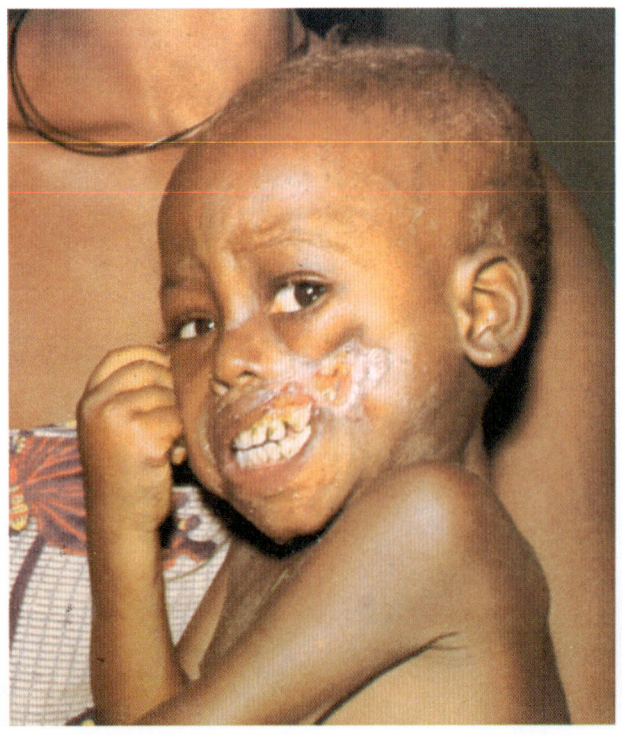

FIGURA 9.42
Noma. Existe destruição maciça dos tecidos moles e dos ossos na boca e na bochecha.

Manifestações Clínicas: A doença por clamídia no neonato manifesta-se com conjuntivas avermelhadas e secreção aquosa ou purulenta. A conjuntivite neonatal não tratada é potencialmente séria, embora possa sofrer resolução sem seqüelas. A pneumonia por clamídia manifesta-se no segundo ou no terceiro mês com taquipnéia e tosse paroxística, geralmente sem febre. A conjuntivite de inclusão é tratada com antibióticos sistêmicos ou tópicos.

O Linfogranuloma Venéreo Envolve os Linfonodos e Pode Resultar em Fibrose

O linfogranuloma venéreo é uma doença transmitida sexualmente que começa com uma úlcera genital, evolui até linfadenite necrosante local (Fig. 9.43A), *podendo evoluir para fibrose localizada.* A doença é provocada por *C. trachomatis*, sorovariantes L1 até L3.

Epidemiologia: O linfogranuloma venéreo é incomum em países desenvolvidos, mas é endêmico nos trópicos e subtrópicos. Contribui com 5% das doenças transmitidas sexualmente na África, na Índia, em partes do sudeste asiático, América do Sul e no Caribe. Na América do Norte e na Europa, o linfogranuloma venéreo é agora uma doença basicamente de homens homossexuais.

Patologia: O microrganismo é introduzido através de uma ruptura na pele. Após um período de incubação de 4 a 21 dias, surge uma úlcera, geralmente sobre o pênis, a vagina ou a cérvice, embora lábios, língua e dedos também possam ser locais primários. Os microrganismos são transportados pelos linfáticos para linfonodos regionais, onde uma linfadenite necrosante surge em 1 a 3 semanas após a lesão primária. Abscessos desenvolvem-se dentro de linfonodos envolvidos, freqüentemente estendendo-se para linfonodos adjacentes. Nas semanas seguintes, os linfonodos tornam-se sensíveis e flutuantes e, freqüentemente, ulceram e secretam pus. O processo inflamatório intenso pode resultar em formação grave de tecido conjuntivo, que pode produzir obstrução linfática crônica, necrose isquêmica de estruturas sobrejacentes ou estenoses e aderências. O processo necrosante produz linfonodos aumentados e opacos, contendo múltiplos abscessos coalescentes que, com freqüência, desenvolvem a forma de estrela (ver Fig. 9.43B). Os abscessos têm um aspecto granulomatoso, contendo neutrófilos e fragmentos necrosados no centro, circundados por células epitelióides em paliçada, macrófagos e células gigantes ocasionais. Os abscessos são circundados por linfócitos, plasmócitos e tecido fibroso. A arquitetura do linfonodo é finalmente destruída pela fibrose.

Manifestações Clínicas: Os pacientes com linfogranuloma venéreo apresentam linfadenopatia. A maioria das infecções apresenta resolução completa mesmo sem terapia antimicrobiana. Entretanto, a ulceração progressiva do pênis, uretra ou escroto, com fístulas e estenose uretral, desenvolve-se em 5% dos homens. As mulheres e os homens homossexuais freqüentemente apresentam proctite hemorrágica, e a maioria das complicações tardias, como estenose retal, fístulas retrovaginais e elefantíase genital, ocorre em mulheres.

O Tracoma É uma Causa Importante de Cegueira em Muitos Países em Desenvolvimento

O tracoma é uma infecção crônica da conjuntiva que, progressivamente, fibrosa a conjuntiva e a córnea. As sorovariantes A, B, Ba e C da *C. trachomatis* provocam a doença.

Epidemiologia: O tracoma ocorre no mundo todo, está associado à pobreza, e é mais prevalente em regiões secas ou arenosas. Somente os seres humanos

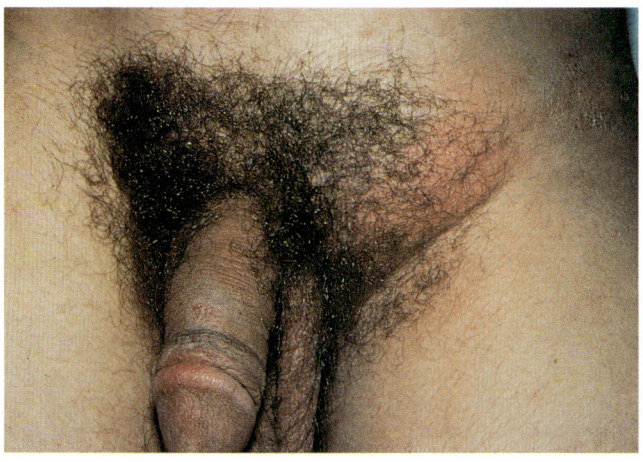
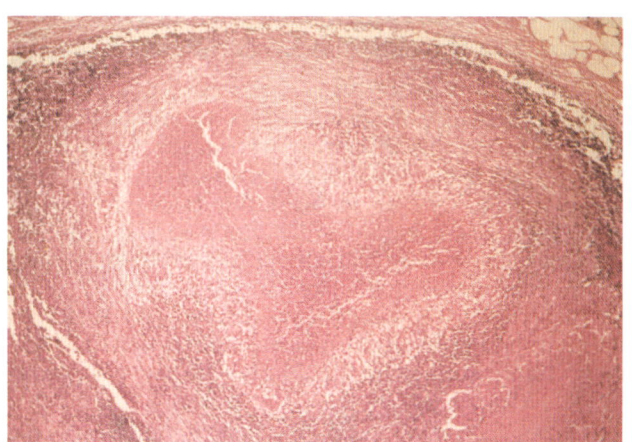

FIGURA 9.43
Linfogranuloma venéreo. A. Linfadenopatia inguinal dolorosa em um homem infectado com *C. trachomatis*. B. Corte microscópico de um linfonodo exibe área central necrótica circundada por zona granulomatosa.

são naturalmente infectados, e higiene pessoal deficiente e saneamento público inadequado são fatores comuns. O tracoma ainda é um problema importante em parte da África, Índia e Oriente Médio. A infecção dissemina-se principalmente pelo contato direto, mas também pode ser transmitida por fômites, água contaminada e, provavelmente, moscas. As infecções subclínicas são um reservatório importante. Nas áreas endêmicas, a infecção é adquirida no início da infância, torna-se crônica e, finalmente, evolui até cegueira.

Patologia: Quando a *C. trachomatis* é inoculada no olho, reproduz-se dentro do epitélio conjuntival, incitando assim um infiltrado inflamatório agudo e crônico, misto. O exame histológico das lesões iniciais mostra inflamação crônica, agregados linfóides, degeneração focal da conjuntiva e inclusões por clamídia dentro do epitélio conjuntival. À medida que o tracoma evolui, os agregados linfóides aumentam e a conjuntiva torna-se cicatrizada e focalmente hipertrófica. A córnea é invadida por vasos sangüíneos e fibroblastos, formando cicatriz que lembra um pano ("pannus" em latim), e finalmente opacifica-se.

Manifestações Clínicas: O início do tracoma caracteriza-se pelo começo súbito de inflamação palpebral e conjuntival, levando a lacrimejamento, conjuntivite purulenta e fotofobia. Os agregados linfóides podem ser vistos como pequenos grãos amarelos abaixo da conjuntiva palpebral com 3 a 4 semanas de infecção. Após meses ou anos, as deformidades das pálpebras acabam por interferir na função ocular normal, sendo comuns infecções bacterianas secundárias e ulcerações da córnea. A cegueira é um ponto final freqüente.

PSITACOSE (ORNITOSE)

A psitacose é uma pneumonia autolimitada transmitida aos seres humanos a partir das aves. O agente causal, *Chlamydia psittaci*, é disseminado por pássaros infectados, e a doença resultante é conhecida como psitacose (por causa de sua associação com papagaios) ou ornitose (por causa de sua associação com pássaros em geral).

Epidemiologia: A *C. psittaci* encontra-se presente no sangue, tecidos, excreta e penas dos pássaros infectados. Os seres humanos inalam excreta ou pó das penas infectados. Embora a infecção seja endêmica em aves tropicais, a *C. psittaci* pode infectar quase qualquer espécie. A doença humana é conseqüente à exposição a diferentes espécies de pássaros, incluindo papagaios, periquitos, canários, pombos, gaivotas, patos, galinhas e perus. O uso de ração para pássaros contendo tetraciclina e a quarentena de pássaros tropicais importados limita a disseminação da doença, sendo informados menos de 50 casos de psitacose anualmente nos Estados Unidos.

Patologia: A *C. psittaci* infecta primeiramente os macrófagos pulmonares, que carreiam o microrganismo para as células fagocíticas do fígado e do baço, onde se reproduz. A seguir, o microrganismo é distribuído pela corrente sangüínea, produzindo infecção sistêmica, particularmente envolvimento difuso dos pulmões. A *C. psittaci* infecta e reproduz-se nas células de revestimento alveolar, cuja destruição acarreta uma resposta inflamatória.

A pneumonia é predominantemente intersticial, e o infiltrado inflamatório dentro dos septos alveolares compõe-se principalmente de linfócitos. Os pneumócitos do Tipo II são hiperplásicos e podem mostrar inclusões citoplasmáticas características de clamídia. Na doença pulmonar grave, hemorragia e fibrina preenchem os alvéolos e a superinfecção bacteriana pode produzir múltiplos abscessos. A disseminação da infecção, que pode ser fatal, caracteriza-se por focos de necrose no fígado e no baço, e infiltrados celulares mononucleares no coração, rins e cérebro.

Manifestações Clínicas: O espectro da doença clínica varia bastante. Geralmente, existe uma tosse seca persistente, acompanhada por sintomas constitucionais de febre alta, cefaléia, mal-estar, mialgias e artralgias. Se não for tratada, a febre dura 2 a 3 semanas e então cede à medida que a doença pulmonar regride. A taxa de mortalidade na era pré-antibiótica excedia 20%, mas, com a terapia à base de tetraciclina, a doença é fatal apenas raramente.

CHLAMYDIA PNEUMONIAE

A Chlamydia pneumoniae *é um patógeno que provoca infecções do trato respiratório agudas, autolimitadas, geralmente leves, inclusive pneumonia.* A *C. pneumoniae* é transmitida de uma pessoa para outra, e a infecção parece ser muito comum. Nos locais do mundo desenvolvido, metade dos adultos mostra evidência de infecção anterior, mas apenas 10% das infecções resultam em pneumonia clinicamente evidente. As pessoas sintomáticas queixam-se de febre, dor de garganta e tosse. Ocorre pneumonia grave somente nos indivíduos com uma afecção pulmonar subjacente. Na maioria dos casos, a doença não tratada resolve-se em 2 a 4 semanas.

Infecções por Riquétsias

As riquétsias são bactérias cocobacilares Gram-negativas pequenas e patógenos intracelulares obrigatórios e não podem replicar-se fora de um hospedeiro. As riquétsias podem sintetizar seu próprio ATP via ATPase translocadora de prótons, e também podem obter ATP do hospedeiro por meio da translocase ATP/ADP. Os microrganismos induzem endocitose por células-alvo e replicam-se dentro do citoplasma da célula hospedeira. Apresentam a estrutura de parede celular de bactérias Gram-negativas, mas, em oposição às clamídias, replicam-se por divisão binária. Embora estruturalmente Gram-negativas, as riquétsias não se coram bem pelo corante de Gram e são mais bem demonstradas pelo método de Gimenez ou com o laranja-acridina.

Os seres humanos são hospedeiros acidentais da maior parte das espécies de *Rickettsia*. Os microrganismos residem em animais e em insetos e não necessitam dos seres humanos para perpetuação. A infecção humana por riquétsias resulta de picadas de insetos. Várias espécies de *Rickettsia* provocam diferentes doenças humanas (Quadro 9.6), mas as infecções por riquétsias apresentam muitas características em comum. **A célula-alvo humana para todas as riquétsias é a célula endotelial de capilares e de outros vasos sangüíneos pequenos.** Os microrganismos se

QUADRO 9.6 Infecções por Riquétsias

Doença	Microrganismo	Distribuição	Transmissão
	Grupo de febres maculosas		
Febre maculosa das Montanhas Rochosas	R. rickettsii	Américas	Carrapatos
Febre do carrapato de Queensland	R. australis	Austrália	Carrapatos
Febre de Boutonneuse, febre do carrapato do Quênia	R. conorii	Mediterrâneo, África, Índia	Carrapatos
Febre do carrapato da Sibéria	R. sibirica	Sibéria, Mongólia	Carrapatos
Varíolas por riquétsia	R. akari	Estados Unidos, Rússia, Ásia Central, Coréia, África	Ácaros
	Grupo do tifo		
Tifo transmitido por piolho (tifo epidêmico)	R. prowazekii	América Latina, África, Ásia	Piolhos
Tifo murino (tifo endêmico)	R. typhi	Mundial	Pulgas
Tifo rural	R. tsutsugamushi	Pacífico Sul, Ásia	Ácaros
Febre Q	Coxiella burnetti	Mundial	Inalação

reproduzem dentro dessas células, destruindo-as no processo e produzindo uma vasculite necrosante. Tradicionalmente, são divididas em "grupo da febre maculosa" e "grupo do tifo".

FEBRE MACULOSA DAS MONTANHAS ROCHOSAS

A febre maculosa das Montanhas Rochosas é uma vasculite sistêmica aguda, potencialmente fatal, em geral manifesta por cefaléia, febre e erupção. O microrganismo causal, Rickettsia rickettsii, é transmitido aos seres humanos por picada de carrapatos.

 Epidemiologia: A febre maculosa das Montanhas Rochosas é adquirida por picadas de carrapatos infectados, que são os vetores de *R. rickettsii*. O microrganismo passa da mãe para os carrapatos progênie sem matá-los, dessa forma mantendo um reservatório natural para a infecção humana. A febre maculosa das Montanhas Rochosas ocorre em diferentes áreas das Américas do Norte, Central e do Sul. Nos Estados Unidos, a maioria dos casos ocorre em um grande conjunto de estados, estendendo-se da costa leste (da Geórgia até Nova Iorque) indo para o oeste até o Texas, Oklahoma e Kansas. Os casos das Montanhas Rochosas são raros. O nome da doença é enganador, derivando de sua descoberta em Idaho, e não da área de maior prevalência. Cerca de 500 casos ocorrem anualmente nos Estados Unidos.

 Patogenia: A *R. rickettsii* nas glândulas salivares do carrapato é introduzida na pele enquanto o carrapato se alimenta. Os microrganismos disseminam-se via linfáticos e pequenos vasos sangüíneos para a circulação sistêmica e a circulação pulmonar. Nesses locais, ligam-se às células endoteliais vasculares, são englobados e reproduzem-se dentro do citoplasma. Ganham então o sistema vascular e linfático. A infecção e a destruição adicionais do endotélio vascular provocam uma vasculite sistêmica. A erupção produzida pela lesão inflamatória dos vasos cutâneos é a manifestação mais visível do fenômeno generalizado de lesão vascular. Enquanto outras riquétsias infectam apenas células do endotélio capilar, a *R. rickettsii* dissemina-se para a musculatura lisa vascular e o endotélio de vasos maiores.

A lesão extensa das paredes dos vasos sangüíneos provoca perda da integridade vascular, exsudação de líquido e coagulação intravascular disseminada. A perda de líquido pode ser tão extensa a ponto de levar ao choque. A lesão dos capilares pulmonares pode produzir edema pulmonar e lesão alveolar aguda.

 Patologia: As lesões vasculares da febre maculosa das Montanhas Rochosas são encontradas em todo o organismo, afetando capilares, vênulas, arteríolas e, algumas vezes, vasos maiores. Há necrose e hiperplasia reativa do endotélio vascular, freqüentemente associadas a trombose de vasos de menor calibre. As paredes vasculares encontram-se infiltradas, inicialmente com neutrófilos e macrófagos e, posteriormente, com linfócitos e plasmócitos. Infartos microscópicos e o extravasamento de sangue para os tecidos circunvizinhos são comuns. A orientação dos bacilos intracelulares em linhas paralelas e em um padrão de uma extremidade ligada à outra lhes dá um aspecto de uma "flotilha ancorada enfrentando o vento".

 Manifestações Clínicas: A febre maculosa das Montanhas Rochosas apresenta-se com febre, cefaléia e mialgias, seguidas por uma erupção. A erupção da pele começa como uma erupção maculopapular, porém rapidamente torna-se petequial, disseminando-se de forma centrípeta a partir das extremidades distais para o tronco (Fig. 9.44). Geralmente surgem lesões cutâneas nas palmas e nas solas, uma característica distintiva da doença. Se não forem tratadas, mais de 20 a 50% das pessoas infectadas morrem em 8 a 15 dias. O pronto diagnóstico e a antibioticoterapia imediata (cloranfenicol e tetraciclina) salvam a vida e, nos Estados Unidos, a mortalidade foi reduzida para menos de 5%.

TIFO EPIDÊMICO (TRANSMITIDO POR PIOLHO)

O tifo epidêmico é uma vasculite sistêmica grave transmitida pela picada de um piolho infectado. A doença é provocada pela Rickettsia prowazekii, um microrganismo que tem um ciclo de vida ser humano-piolho-ser humano (Fig. 9.45).

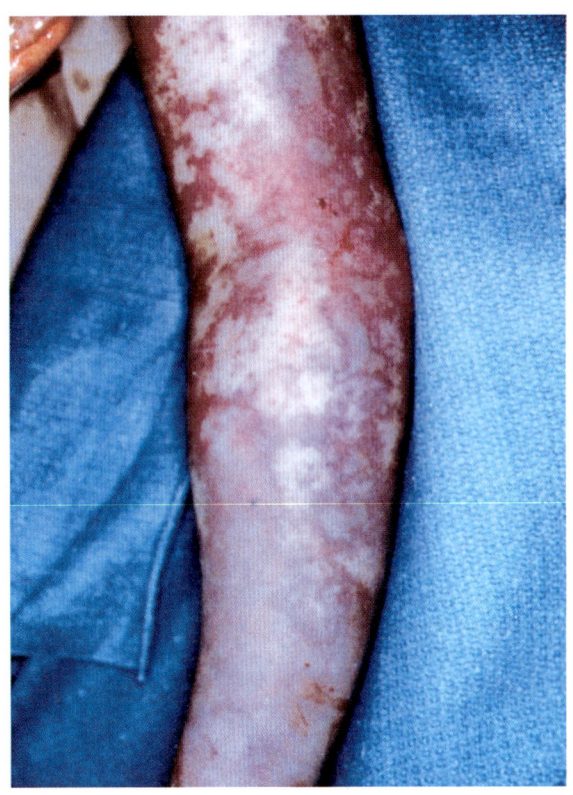

FIGURA 9.44
Febre maculosa das Montanhas Rochosas. Observa-se uma erupção petequial e purpúrica grave no braço deste caso fatal.

Epidemiologia: A *R. prowazekii* é transmitida de uma pessoa infectada para outra mediante a picada de um piolho do corpo infectado. A doença é amplamente distribuída em algumas regiões da África, Ásia, Europa e do Hemisfério Ocidental. Epidemias devastadoras de tifo foram associadas a climas frios, condições sanitárias precárias e aglomerações durante desastres naturais, fome ou guerra. Banhar-se com pouca freqüência e não mudar as roupas levam à infestação de populações humanas por piolhos e, conseqüentemente, à epidemia de tifo. Com os deslocamentos em massa de populações na Europa Oriental na Primeira Guerra Mundial, o tifo epidêmico afetou mais de 30 milhões de pessoas, matando mais de 3 milhões. A última epidemia de tifo transmitida por piolho ocorreu nos Estados Unidos em 1921.

Patogenia: Após o piolho alimentar-se do sangue de uma pessoa infectada por *R. prowazekii*, os microrganismos penetram as células epiteliais do mesointestino, multiplicam-se e rompem as células em 3 a 5 dias. Grande quantidade de riquétsias é liberada na luz do intestino do piolho. O piolho deposita suas fezes contaminadas sobre a pele ou as roupas de um segundo hospedeiro, onde podem permanecer infectantes por mais de 3 meses. Uma pessoa torna-se infectada quando as fezes contaminadas do piolho penetram em uma abrasão ou arranhadura, ou quando o indivíduo inala riquétsias transportadas pelo ar oriundas de roupas contendo fezes do piolho. O tifo epidêmico começa com infecção localizada do endotélio capilar e progride até vasculite sistêmica. O tifo transmitido pelo

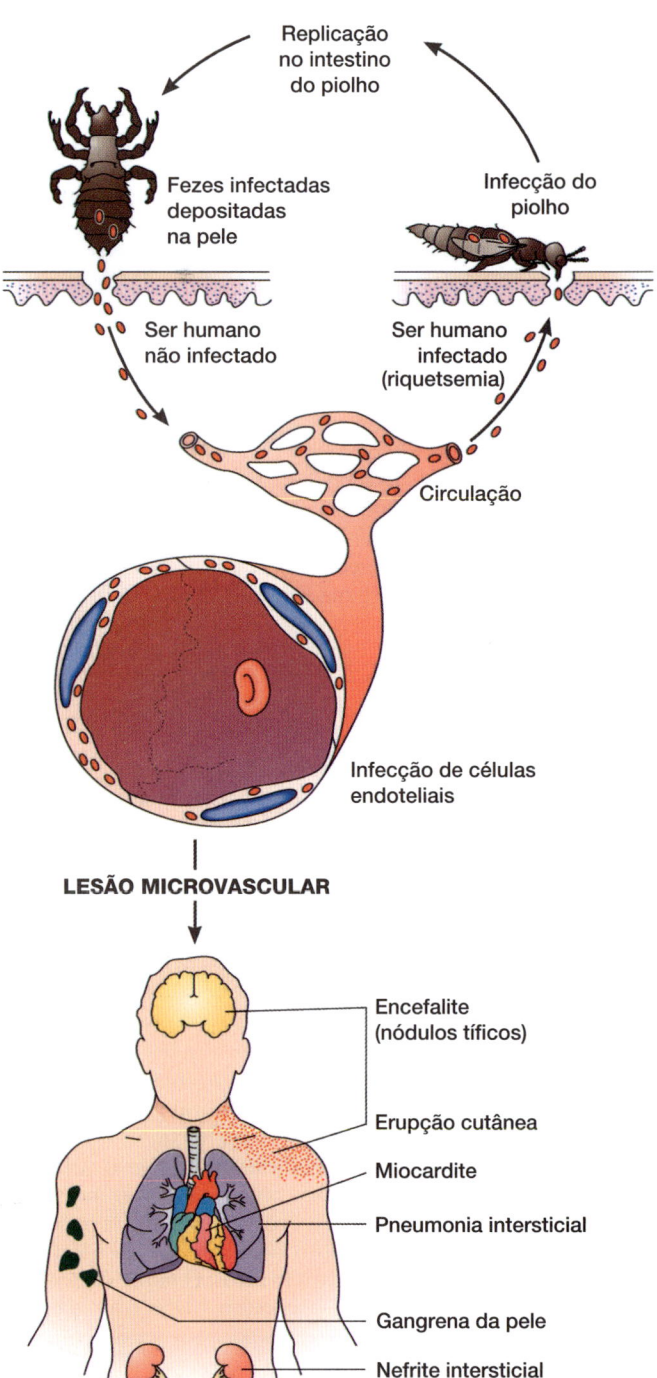

FIGURA 9.45
Tifo epidêmico (provocado por piolho). A *R. prowazekii* apresenta um ciclo de vida homem-piolho-homem. O microrganismo multiplica-se nas células endoteliais, que se destacam, rompem-se e liberam microrganismos na circulação (riquetsemia). Um piolho, ao alimentar-se de sangue, torna-se infectado com riquétsias, que penetram as células epiteliais do tubo digestivo médio, multiplicam-se e rompem as células, dessa forma liberando riquétsias na luz do intestino do piolho. Fezes contaminadas são depositadas na pele ou na roupa de um segundo hospedeiro e penetram uma abrasão ou são inaladas. Então, as riquétsias entram nas células endoteliais, multiplicam-se e rompem as células, dessa forma completando o ciclo.

piolho difere de outras doenças provocadas por riquétsias porque a *R. prowazekii* pode estabelecer uma infecção latente e produzir doença recrudescente (*doença de Brill-Zinsser*) muitos anos após a infecção primária.

Patologia: As alterações patológicas produzidas por *R. prowazekii* são semelhantes às da febre maculosa das Montanhas Rochosas e outras doenças por riquétsias. À necropsia, ocorrem poucos achados macroscópicos, exceto esplenomegalia e áreas de necrose ocasionais. À microscopia, são encontradas coleções de células mononucleares em diferentes órgãos (p. ex., pele, cérebro e coração). O infiltrado inclui mastócitos, linfócitos, plasmócitos e macrófagos, que se encontram arranjados, com freqüência, sob a forma de *nódulos tíficos* ao redor de arteríolas e de capilares. Por todo o organismo, o endotélio de vasos sangüíneos pequenos encontra-se focalmente necrótico e hiperplásico, e as paredes contêm células inflamatórias. As riquétsias podem ser demonstradas dentro das células endoteliais.

Manifestações Clínicas: O tifo transmitido pelo piolho caracteriza-se por febre, cefaléia e mialgias, seguidas por uma erupção cutânea. As lesões maculares, que se tornam petequiais, surgem na parte superior do tronco e dobras axilares e disseminam-se centrifugamente para as extremidades. Nos casos fatais, a erupção comumente torna-se confluente e purpúrica. A pneumonia leve por riquétsias é seguida de uma pneumonia bacteriana superimposta. Os pacientes moribundos podem exibir os sintomas de encefalite, miocardite, pneumonia intersticial, nefrite intersticial e choque. Os óbitos geralmente ocorrem durante a segunda ou terceira semanas da doença. Nos pacientes que se recuperam, os sintomas cedem após cerca de 3 semanas.

O tifo epidêmico pode ser controlado pela eliminação, em larga escala, dos piolhos da população, por meio de esterilização a vapor das roupas e pelo uso de inseticidas.

TIFO ENDÊMICO (MURINO)

O tifo endêmico é semelhante ao tifo epidêmico, mas tende a ser uma doença mais leve. Os seres humanos são infectados por *R. typhi* ao interromperem o ciclo de transmissão rato-pulga-rato. Quando a pulga defeca na superfície da pele, as fezes contaminam a pequena ferida provocada pela picada. As riquétsias também contaminam roupas e tornam-se veiculadas no ar. Quando são inaladas, causam infecção pulmonar. Surtos de tifo murino estão associados a população de ratos em intensa multiplicação, embora infecções esporádicas ocorram no sudoeste dos Estados Unidos. Estas estão associadas a moradias infestadas por ratos e a profissões que levam os seres humanos a terem contato com ratos, como o manuseio e a estocagem de grãos.

TIFO RURAL

O tifo rural (febre tsutsugamushi) é uma doença febril aguda de seres humanos, provocada por Rickettsia tsutsugamushi. Os roedores são o reservatório mamífero natural. A partir dos ratos, o microrganismo é passado para ácaros trombiculídeos, conhecidos como "chiggers" [nos Estados Unidos]. Esses insetos transmitem a infecção para suas larvas, que se movem para a extremidade da vegetação e aderem aos passantes. Enquanto se alimentam, os ácaros inoculam os microrganismos na pele. A riquetsemia e a linfadenopatia ocorrem logo depois. O tifo rural encontra-se amplamente distribuído no leste e no sul da Ásia e nas ilhas do sul e do oeste do Pacífico, inclusive o Japão. A infecção endêmica é desconhecida no mundo ocidental.

Uma vesícula multiloculada forma-se no ponto de inoculação e ulcera, após o que se forma uma escara. À medida que a lesão cicatriza, ocorre um início súbito de cefaléia e febre, seguidas por pneumonia, erupção macular, linfadenopatia e hepatosplenomegalia. Infecções graves são complicadas por meningoencefalite, miocardite e choque. As taxas de mortalidade nos pacientes não tratados já alcançaram 30%.

FEBRE Q

A febre Q é uma infecção sistêmica autolimitada, geralmente apresentando cefaléia, febre e mialgias. A doença é provocada pela *Coxiella burnetii*, um cocobacilo pleomórfico pequeno com parede celular Gram-negativa. Ao contrário das riquétsias verdadeiras, a *C. burnetii* penetra as células por um mecanismo passivo, sendo fagocitada pelos macrófagos. A infecção por *C. burnetii* não produz vasculite e, assim, não existe erupção cutânea associada.

Epidemiologia: Os seres humanos adquirem a infecção por *C. burnetii* pela exposição a animais infectados ou produtos de origem animal. A infecção é endêmica em muitos animais silvestres e domésticos, porém bovinos, ovinos e caprinos são a fonte usual da infecção humana. Esses animais liberam grande quantidade de microrganismos na urina, fezes, leite, líquidos corporais e produtos do nascimento. A febre Q é mais freqüente em criadores, trabalhadores de matadouro, veterinários, tratadores de gado leiteiro e outras pessoas com exposição ocupacional a animais domésticos infectados. As gotículas de aerossol podem disseminar a infecção entre as pessoas. A febre Q é rara nos Estados Unidos.

Patologia: A febre Q começa com a inalação de microrganismos, após o que eles são fagocitados pelos macrófagos alveolares e replicam-se em fagolisossomos. O recrutamento de neutrófilos e macrófagos produz uma broncopneumonia focal. Os fagócitos não ativados não conseguem destruir a *C. burnetii*, e o microrganismo dissemina-se pelo corpo, infectando basicamente células do sistema monócito/macrófago. A maioria das infecções sofre resolução com o início da imunidade celular específica, mas casos ocasionais persistem como infecções crônicas.

Os pulmões e o fígado são os órgãos mais proeminentemente envolvidos na febre Q. Os pulmões demonstram áreas irregulares de consolidação, únicas ou múltiplas, nas quais o parênquima pulmonar encontra-se infiltrado por neutrófilos e macrófagos. Os microrganismos podem ser demonstrados nos macrófagos pela coloração de Giemsa. O envolvimento hepático na febre Q caracteriza-se, geralmente, por múltiplos granulomas microscópicos, que apresentam uma configuração de "anel de fibrina" ou de "anel de rosca". Nesses granulomas, os macrófagos epitelióides circundam um anel de fibrina, às vezes contendo um vacúolo lipídico.

Manifestações Clínicas: Na maioria dos casos em áreas endêmicas, a febre Q é uma doença febril autolimitada levemente sintomática. Os casos mais graves apresentam tipicamente cefaléia, febre, fadiga e mialgias, mas não há erupção cutânea. A infecção pulmonar está quase sempre presente, mas pode manifestar-se como uma pneumonia atípica com tosse seca, como uma pneumonia rapidamente progressiva, ou como alterações radiográficas sem sintomas respiratórios importantes. Muitos pacientes apresentam algum grau de hepatosplenomegalia. A doença remite espontaneamente em 2 a 14 dias.

Infecções por Micoplasmas

Os micoplasmas, anteriormente conhecidos como microrganismos semelhantes aos da pleuropneumonia, são os menores procariotas de vida livre, medindo menos de 0,3 μm em sua maior dimensão. Não possuem as paredes celulares rígidas das bactérias mais complexas. Os micoplasmas encontram-se disseminados, tanto geográfica quanto ecologicamente, como saprófitas e como parasitas de uma ampla variação de animais e vegetais. Muitas espécies de *Mycoplasma* são sabidamente habitantes do corpo humano, mas apenas três são patogênicas, a saber, *M. pneumoniae*, *M. hominis* e *Ureaplasma urealyticum*. As doenças associadas a esses microrganismos são mostradas no Quadro 9.7.

INFECÇÃO POR *MYCOPLASMA PNEUMONIAE*

O M. pneumoniae provoca infecções autolimitadas agudas do trato respiratório inferior, afetando principalmente crianças e adultos jovens. O M. pneumoniae também pode provocar faringite e otite média.

Epidemiologia: A maioria das infecções ocorre em pequenos grupos de pessoas que têm contato íntimo freqüente (p. ex., famílias, alojamentos universitários, unidades militares e residentes de instituições fechadas). O microrganismo é disseminado por aerossóis de pessoa para pessoa durante um período de alguns meses, com a incidência de infecção superior a 50% dentro do grupo. A infecção por *M. pneumoniae* ocorre no mundo inteiro e, nos países desenvolvidos, o microrganismo provoca 15 a 20% de todas as pneumonias.

QUADRO 9.7 Infecções por Micoplasmas

Microrganismo	Doença
Mycoplasma pneumoniae	Tranqueobronquite
	Pneumonia
	Faringite
	Otite média
Ureaplasma urealyticum	Uretrite
	Corioamnionite
	Febre pós-parto
Mycoplasma hominis	Febre pós-parto

Patogenia: O *M. pneumoniae* inicia a infecção atacando um glicolipídio na superfície do epitélio respiratório. O microrganismo permanece fora da célula, onde se reproduz e provoca disfunção progressiva e conseqüente morte das células hospedeiras. Como a infecção por *M. pneumoniae* raramente produz doença sintomática em crianças com menos de 5 anos de idade, acredita-se que a resposta imunológica do hospedeiro participe da lesão tissular.

Patologia: A pneumonia provocada por *M. pneumoniae* geralmente mostra consolidação irregular de um único segmento de um lobo pulmonar inferior, embora o processo possa ser mais disseminado. A mucosa das vias aéreas afetadas encontra-se edematosa e infiltrada por um infiltrado inflamatório predominantemente mononuclear. Os alvéolos exibem um processo basicamente intersticial, com células de revestimento alveolar reativas e infiltração por células mononucleares. As alterações pulmonares freqüentemente são complicadas por superinfecção bacteriana. O próprio microrganismo é pequeno demais para ser detectado na microscopia óptica rotineira em tecido infectado.

Manifestações Clínicas: A pneumonia tende a ser mais leve que outras pneumonias bacterianas, um fato que conferiu à doença o nome de "pneumonia ambulante". Comumente, a febre não dura mais de 2 semanas, embora a tosse possa permanecer durante 6 semanas ou mais. É rara a morte provocada pela infecção com *M. pneumoniae*.

Micobactérias

As micobactérias são microrganismos peculiares, com 2 a 10 μm de comprimento, que compartilham a arquitetura da parede celular das bactérias Gram-positivas, mas também contêm grande quantidade de lipídio. Este alto teor lipídico interfere na coloração pelos corantes de anilina, incluindo o cristal violeta utilizado no corante de Gram. Assim, embora as micobactérias sejam Gram-positivas em termos estruturais, essa propriedade é difícil de ser demonstrada pela coloração rotineira. Os lipídios cerosos da parede celular tornam as micobactérias "resistentes ao ácido", ou seja, elas retêm carbolfucsina após enxágüe com álcool ácido.

As micobactérias crescem mais lentamente que outras bactérias patogênicas, e todas as doenças micobacterianas são crônicas, lentamente progressivas. As micobactérias não produzem toxinas conhecidas e danificam os tecidos humanos pela indução de respostas inflamatória e imunológica. A maioria dos patógenos micobacterianos é capaz de replicar-se dentro das células da linhagem monócitos-macrófagos e provocar inflamação granulomatosa. O desfecho da infecção micobacteriana é determinado, em grande parte, pela capacidade do hospedeiro de conter o microrganismo através dos mecanismos de hipersensibilidade do tipo retardado e das respostas imunológicas celulares.

Os dois patógenos micobacterianos primários, *Mycobacterium tuberculosis* e *M. leprae*, infectam exclusivamente seres humanos e não possuem reservatório ambiental. As micobactérias patogênicas remanescentes são microrganismos ambientais que, apenas ocasionalmente, provocam doença humana.

TUBERCULOSE

A tuberculose é uma doença contagiosa crônica na qual os pulmões são o alvo primário, embora qualquer órgão possa ser infectado. A doença é causada principalmente por M. tuberculosis hominis *(bacilos de Koch), mas também ocasionalmente por* M. tuberculosis bovis. **A lesão característica é um granuloma esférico com necrose caseosa central.**

O *M. tuberculosis* é um bacilo imóvel, em forma de grupo de contas, delgado, ácido-resistente (Fig. 9.46), aeróbio obrigatório. O microrganismo cresce lentamente em cultura, com tempo de duplicação de 24 horas, e são necessárias comumente 3 a 6 semanas para produzir crescimento visível em cultura.

Epidemiologia: Distribuída pelo mundo, a tuberculose é claramente uma das doenças bacterianas mais importantes nos seres humanos. Embora o risco de infecção tenha sido reduzido significativamente nos países desenvolvidos, ainda é alto para as pessoas infectadas pelo HIV, a população de rua e as pessoas subnutridas em áreas empobrecidas, e imigrantes de regiões onde a doença é endêmica. Nos Estados Unidos, por exemplo, a incidência anual de tuberculose é de 12 casos por 100.000 pessoas, e a mortalidade é de 1 a 2 por 100.000. Por outro lado, em alguns países em desenvolvimento, a incidência alcança 450 por 100.000, e muitas dessas pessoas morrem da doença. Também existem diferenças raciais e étnicas — africanos, índios americanos e esquimós são os mais suscetíveis. Nos Estados Unidos, a tuberculose ocorre mais entre idosos, possivelmente refletindo a reativação de infecção adquirida anteriormente durante a vida, antes do declínio da prevalência da doença.

O *M. tuberculosis* é transmitido de uma pessoa para outra por gotículas em aerossóis. Tossir, espirrar e falar criam gotículas respiratórias sob a forma de aerossóis; geralmente, as gotículas evaporam-se, deixando um microrganismo (*núcleo da gotícula*) que é prontamente transportado pelo ar. A tuberculose também pode ser provocada pelo *M. tuberculosis bovis*, um patógeno animal intimamente relacionado com o *M. tuberculosis hominis*. Os seres humanos adquirem essa forma de tuberculose pela ingestão de leite infectado. Esse tipo deixou de ser um problema importante de saúde pública nos países onde o leite é pasteurizado ou onde os animais produtores de leite são inspecionados.

Patogenia: Dependendo da idade e das condições imunológicas da pessoa infectada, bem como da carga total de microrganismos, a tuberculose pode evoluir de maneiras radicalmente diferentes. Alguns pacientes exibem apenas uma infecção indolente, completamente assintomática; em outros, a tuberculose evolui até doença destrutiva disseminada. Muitas pessoas encontram-se infectadas pelo *M. tuberculosis* e não desenvolvem sintomas clínicos, e faz-se uma diferenciação entre infecção tuberculosa e tuberculose ativa. A **infecção tuberculosa** refere-se ao crescimento do microrganismo em um indivíduo, produzindo doença sintomática ou não. A *tuberculose ativa* é o termo para o subconjunto de infecções tuberculosas manifestas por doença sintomática destrutiva.

A **tuberculose primária** ocorre na primeira exposição ao microrganismo e pode seguir um curso indolente ou agressivo (Fig. 9.47). A **tuberculose secundária** refere-se à doença que se desenvolve após a infecção primária, mais comumente como conseqüência da reativação da infecção primária. A tuberculose secundária também pode ser provocada pela exposição a microrganismos exógenos e é sempre uma doença ativa.

A Tuberculose Primária É uma Infecção de Pessoas que Não Tiveram Contato Anterior com o Bacilo do Tubérculo

Patogenia: Os *M. tuberculosis* inalados são depositados nos alvéolos, geralmente nos segmentos inferiores dos lobos inferiores e médios e nos segmentos anteriores dos lobos superiores. Os microrganismos são fagocitados por macrófagos alveolares, mas não são destruídos; os lipídios da parede celular dos *M. tuberculosis* aparentemente bloqueiam a fusão de fagossomos e lisossomos e permitem que os bacilos proliferem dentro dos macrófagos. À medida que os bacilos da tuberculose multiplicam-se, os macrófagos degradam algumas micobactérias e apresentam antígenos para linfócitos T. Alguns macrófagos transportam os microrganismos do pulmão para linfonodos regionais (hilar e mediastínico), a partir dos quais podem ser disseminados para outras áreas do corpo pela corrente sangüínea. Os bacilos continuam a proliferar no local primário da deposição nos pulmões, bem como em outros locais propícios, incluindo linfonodos, rins, meninges, placas epifisárias de ossos longos e vértebras e áreas apicais dos pulmões.

Embora os macrófagos que ingerem primeiramente os *M. tuberculosis* não consigam matar esses microrganismos, eles iniciam as respostas imunológicas de hipersensibilidade e celular, que finalmente controlam a infecção. Os macrófagos infectados apresentam antígenos do microrganismo a linfócitos T. Um clone de células sensibilizadas prolifera, produz interferon γ e ativa macrófagos, dessa forma aumentando suas concentrações de enzimas líticas e aumentando a capacidade de destruir micobactérias. Quando liberadas, as enzimas líticas nesses macrófagos ativados, que incluem macrófagos epitelióides e células gigantes de Langhans, também danificam os tecidos do hospedeiro.

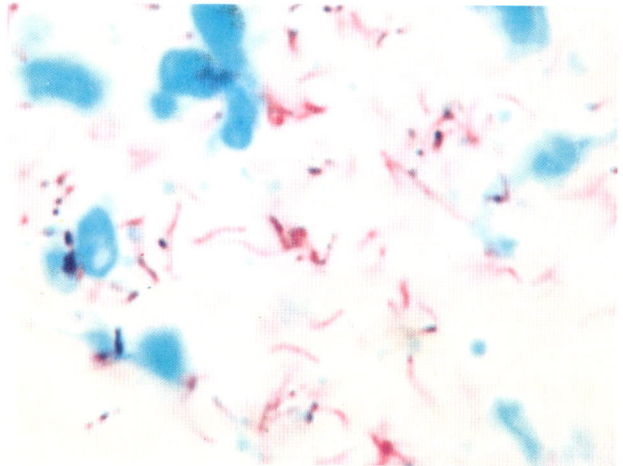

FIGURA *9.46*
Mycobacterium tuberculosis. **Esfregaço de lesão pulmonar mostra bacilos delgados ácido-resistentes, em grupo de contas.**

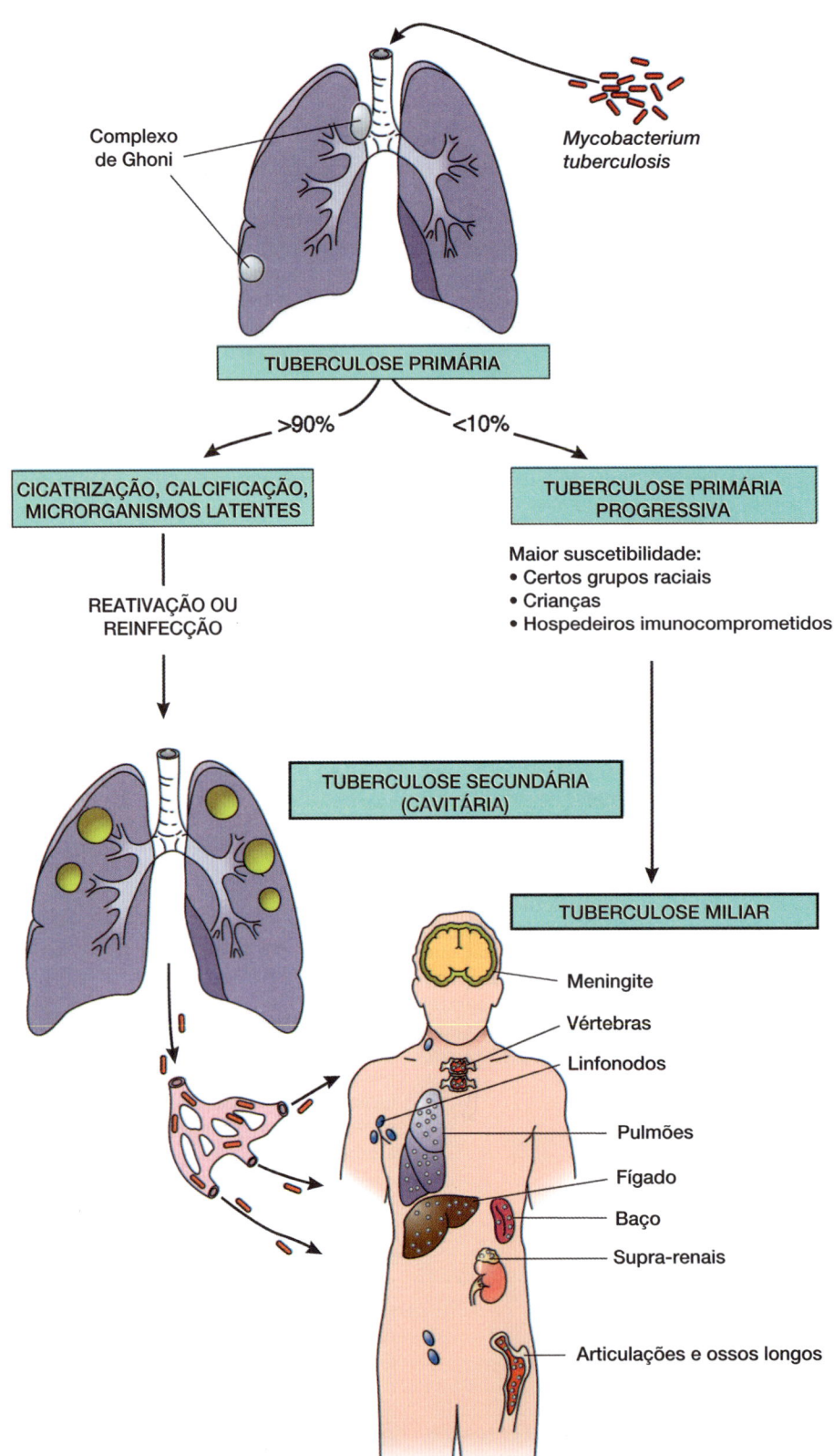

FIGURA 9.47
Estágios da tuberculose. Tuberculose primária (em uma pessoa que não teve contato prévio ou resposta imunológica). A tuberculose primária progressiva desenvolve-se em menos de 10% dos adultos normais infectados, mas com maior freqüência em crianças e em pacientes imunossuprimidos.

A tuberculose secundária (cavitária) resulta da reativação de bacilos endógenos latentes ou de reinfecção com bacilos exógenos. A tuberculose miliar é provocada pela disseminação de bacilos tuberculosos produzindo inúmeras lesões amarelo-esbranquiçadas minúsculas (semelhantes a sementes de painço) em órgãos distantes.

O desenvolvimento de uma população de linfócitos ativados responsivos ao antígeno do *M. tuberculosis* constitui a resposta de hipersensibilidade para o microrganismo. O desenvolvimento relacionado de macrófagos ativados, capazes de ingerir e destruir os bacilos, compreende a resposta imunológica celular. As respostas imunológicas de hipersensibilidade e celular trabalham juntas para combater os microrganismos em proliferação, um processo para o qual são necessárias 3 a 6 semanas para começar a operar.

Se a pessoa infectada for competente imunologicamente e se a carga de microrganismos for pequena, haverá a produção de uma reação granulomatosa intensa. Os bacilos da tuberculose são ingeridos e mortos por macrófagos ativados, circundados por tecido fibroso e contidos com sucesso. Quando o número de microrganismos é alto, a reação de hipersensibilidade produz necrose tissular importante, que apresenta uma consistência característica semelhante a queijo (caseosa). Embora não invariavelmente provocada por *M. tuberculosis*, a necrose caseosa está tão fortemente associada à tuberculose que sua descoberta no tecido quase sempre levanta a suspeita da doença.

Nos indivíduos imunologicamente imaturos (como uma criança pequena ou um paciente imunossuprimido), os granulomas são malformados, ou nem são formados, e a infecção progride no sítio primário no pulmão, nos linfonodos regionais ou em locais múltiplos de disseminação. Esse processo produz *tuberculose primária progressiva*.

Patologia: A lesão pulmonar da infecção tuberculosa primária é conhecida como *foco de Ghon*. Está localizada na área subpleural dos segmentos superiores dos lobos inferiores ou nos segmentos inferiores dos lobos superiores. Inicialmente, o foco de Ghon é uma pequena área mal definida de consolidação inflamatória. A seguir, a infecção deságua nos linfonodos hilares. A combinação do foco de Ghon periférico e dos linfonodos mediastínicos ou hilares envolvidos é chamada de *complexo de Ghon*.

À microscopia, a lesão clássica da tuberculose é um granuloma caseoso (Fig. 9.48), que tem um núcleo semi-sólido macio, circundado por macrófagos epitelióides, células gigantes de Langhans, linfócitos e tecido fibroso periférico. Se a pessoa infectada for incapaz de produzir uma resposta imunológica adequada, o granuloma formado em resposta ao *M. tuberculosis* é menos organizado e pode consistir apenas em um agregado de macrófagos, sem a arquitetura e as células gigantes de Langhans do granuloma clássico.

Em mais de 90% dos adultos normais, a infecção da tuberculose segue um curso autolimitado. Tanto nos pulmões quanto nos linfonodos, as lesões do complexo de Ghon cicatrizam, sofrendo retração, formação de tecido cicatricial fibroso e calcificação, esta última visível radiograficamente. Uma pequena proporção dos microrganismos continua viável durante anos. Posteriormente, se os mecanismos imunológicos diminuírem ou falharem, os bacilos em repouso podem proliferar e irromper, provocando tuberculose séria (secundária).

A **tuberculose primária progressiva** é uma evolução alternativa menos comum, na qual a resposta imunológica não consegue controlar a multiplicação dos bacilos da tuberculose. A infecção toma esse curso em menos de 10% dos adultos normais, mas é comum nas crianças com menos de 5 anos de idade e em pacientes com imunidade suprimida ou prejudicada. O foco de Ghon no pulmão aumenta e pode mesmo erodir dentro da árvore brônquica. Os linfonodos hilares e mediastínicos acometidos

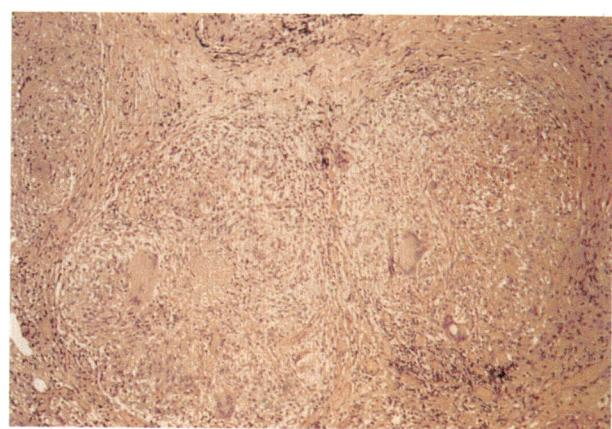

FIGURA *9.48*
Tuberculose primária. Fotomicrografia de linfonodo hilar mostra granuloma tuberculoso com caseificação central.

também aumentam, às vezes comprimindo os brônquios a ponto de produzir atelectasia do pulmão distal; o colabamento do lobo médio (*"síndrome do lobo médio"*) é uma conseqüência comum dessa compressão. Em alguns casos, os linfonodos infectados erodem em uma via respiratória, disseminando microrganismos pelos pulmões.

A **tuberculose miliar** *refere-se à infecção em localizações disseminadas que produzem lesões nodulares amarelas, pequenas e múltiplas em vários órgãos* (Fig. 9.49). O termo *miliar* foi cunhado para enfatizar a semelhança das lesões disseminadas com sementes de painço ou milho miúdo ["millet", do inglês]. Pulmões, linfonodos, rins, supra-renais, medula óssea, baço e fígado são locais comuns de lesões miliares. A doença progressiva pode envolver as meninges e provocar meningite tuberculosa.

Manifestações Clínicas: A maioria das pessoas contém a infecção primária com sucesso e, geralmente, a tuberculose primária é assintomática. Nos indivíduos que desenvolvem doença primária progressiva, os sintomas são usualmente insidiosos e inespecíficos, com febre, perda de peso, fadiga e suores noturnos. Algumas vezes, o início dos sintomas é súbito, e a doença se manifesta como febre alta, pleurisia, derrame pleural e linfadenite. Tosse e hemoptise desenvolvem-se apenas quando a doença pulmonar ativa está bem estabelecida. Com a tuberculose disseminada (miliar), os sintomas específicos variam de acordo com os órgãos afetados e tendem a ocorrer posteriormente no curso da doença.

A Tuberculose Secundária (Cavitária) Ocorre em Indivíduos Previamente Infectados

A tuberculose secundária resulta da proliferação de M. tuberculosis *em uma pessoa previamente infectada e que organizou uma resposta imunológica.* A fonte das bactérias na tuberculose secundária pode ser microrganismos dormentes de granulomas antigos (geralmente o caso) ou bacilos recém-adquiridos. Diferentes condições predispõem ao ressurgimento do *M. tuberculosis* endógeno (dormente), incluindo câncer, quimioterapia anti-

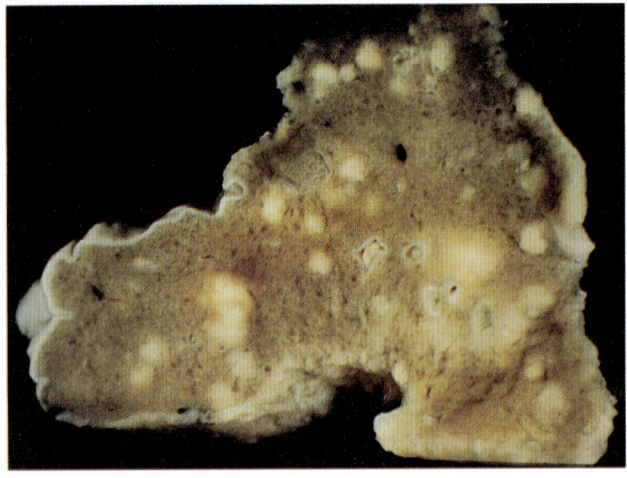 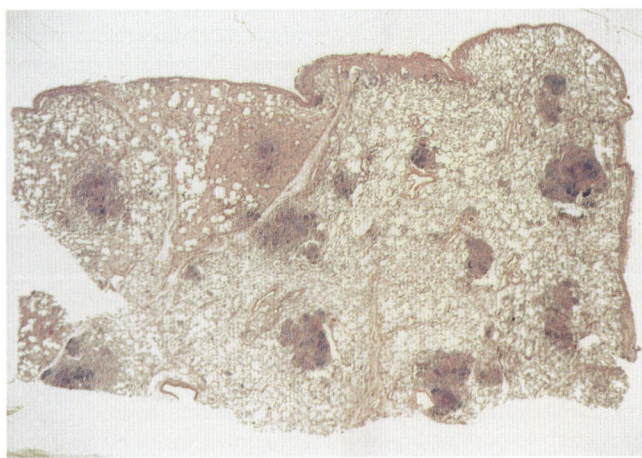

FIGURA 9.49
Tuberculose miliar. A. Superfície de corte do pulmão revela inúmeros nódulos brancos, uniformes. B. Fotomicrografia em pequeno aumento exibe muitos focos de inflamação granulomatosa.

neoplásica, terapia imunossupressora, AIDS e idade avançada. A tuberculose secundária pode desenvolver-se até mesmo décadas depois da infecção primária.

Patologia: Os pulmões são o local mais comum da tuberculose secundária, embora qualquer sítio prévio de disseminação possa manifestar doença secundária. Nos pulmões, a tuberculose secundária geralmente começa nos segmentos apicais posteriores dos lobos superiores, onde os microrganismos são comumente semeados durante a infecção primária. Os bacilos proliferam nesses sítios e provocam uma resposta inflamatória, resultando em uma área localizada de consolidação. **As respostas imunológicas mediadas por células T para os antígenos da tuberculose, agora familiares, causam necrose tissular e produção de cavidades tuberculosas** (Fig. 9.50). As cavidades apicais são os sítios ideais para a multiplicação de *M. tuberculosis*, e grande quantidade de microrganismos é produzida nesse meio. Tipicamente, as cavidades têm 2 a 4 cm de diâmetro quando detectadas clinicamente pela primeira vez, mas podem variar até bem mais de 10 cm. As cavidades tuberculosas contêm material caseoso abundante em micobactérias e são circundadas por uma resposta granulomatosa.

As lesões pulmonares da tuberculose secundária podem ser complicadas por diferentes efeitos secundários, dentre eles (1) cicatrização e calcificação; (2) disseminação para outras áreas; (3) fibrose pleural e aderências; (4) ruptura de uma lesão caseosa, liberando bacilos para a cavidade pleural; (5) erosão para um brônquio, que semeia os bronquíolos, brônquios e traquéia; e (6) implantação dos bacilos na laringe, causando rouquidão e dor à deglutição. Os bacilos da tuberculose também podem disseminar-se pelo corpo através dos linfáticos e da corrente sangüínea, causando tuberculose miliar.

Manifestações Clínicas: Tosse (que pode ser atribuída incorretamente a tabagismo ou a um resfriado), febre baixa, mal-estar generalizado, fadiga, anorexia, perda de peso e, freqüentemente, suores noturnos são as manifestações comuns. A doença cavitária pode estar associada a hemoptise ativa, algumas vezes grave o suficiente a ponto de causar exsangüinação. As radiografias do tórax mostrando cavidades apicais unilaterais ou bilaterais sugerem o diagnóstico de tuberculose secundária. Se a doença estiver disseminada, os sinais e sintomas refletem os órgãos específicos envolvidos.

A tuberculose secundária não tratada é uma doença debilitante e por fim fatal. Antes da era antibiótica, a tuberculose cavitária crônica era uma das causas mais comuns de amiloidose secundária. A tuberculose é tratada com séries prolongadas de antibióticos antituberculose, incluindo isoniazida, pirazinamida, rifampicina e etambutol. Cepas de *M. tuberculosis* resistentes a esses antibióticos emergiram recentemente, em geral como conseqüência do insucesso em tomar as medicações prescritas e pelo tempo necessário.

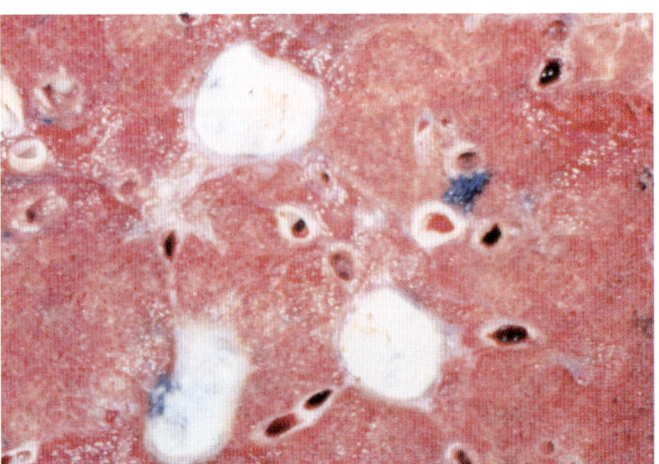

FIGURA 9.50
Tuberculose pulmonar secundária. Corte transversal do pulmão exibe várias cavidades tuberculosas preenchidas com material caseoso necrótico.

HANSENÍASE

A hanseníase é um processo destrutivo, lentamente progressivo e crônico, envolvendo nervos periféricos, pele e membranas mucosas, provocado pelo Mycobacterium leprae. *Esse agente é um bastonete fracamente ácido-resistente, delgado, que não pode ser cultivado em meios artificiais nem em cultura de células.*

 Epidemiologia: A hanseníase é uma das doenças humanas reconhecidas há mais tempo. Os hansenianos eram isolados da comunidade no Velho Testamento, embora algumas dessas pessoas segregadas pudessem estar sofrendo de psoríase e de outras afecções da pele. Durante séculos, a hanseníase foi disseminada na Europa, inclusive na Inglaterra. Em 1873, Hansen documentou o primeiro patógeno bacteriano humano quando descreveu o bacilo da hanseníase em montagens frescas e raspados de uma lesão de pele de um paciente norueguês.

Os bacilos da hanseníase multiplicam-se em animais experimentais em locais com temperatura abaixo daquela dos órgãos internos, como coxim plantar de camundongos ou lobo da orelha de hamsters, ratos e outros roedores. A hanseníase adquirida de forma natural foi reconhecida em tatus da Louisiana e Texas. Os bacilos da hanseníase foram transmitidos experimentalmente a tatus, cuja suscetibilidade está relacionada, pelo menos em parte, com sua baixa temperatura corporal (32°C a 35°C).

A hanseníase é transmitida entre as pessoas geralmente como resultado de anos de contato íntimo. O *M. leprae* é liberado nas secreções nasais ou lesões ulceradas de uma pessoa infectada. Não está claro o modo de infecção, mas provavelmente envolve a inoculação de bacilos no trato respiratório ou em feridas abertas. Embora atualmente a hanseníase seja rara nos países desenvolvidos, 15 milhões de pessoas estão infectadas em todo o mundo, basicamente em áreas tropicais, incluindo Índia, Papua-Nova Guiné, sudeste da Ásia e África tropical. Menos de 400 casos são diagnosticados anualmente nos Estados Unidos, a grande maioria em imigrantes oriundos de áreas endêmicas.

 Patogenia: O *M. leprae* multiplica-se melhor sob temperaturas mais frias do que a temperatura corporal interna, e as lesões tendem a ocorrer nas partes mais frias do corpo (p. ex., mãos e face). A hanseníase exibe uma variedade incrível de manifestações clínicas e patológicas. As lesões variam desde as pequenas máculas insignificantes e autocicatrizantes da hanseníase tuberculóide até as lesões desfigurantes e difusas, e às vezes fatais, da hanseníase lepromatosa (Fig. 9.51). Essa variação extrema na apresentação da doença está relacionada, provavelmente, com as diferenças na reatividade imunológica.

A grande maioria (95%) dos indivíduos apresenta uma imunidade protetora natural para o *M. leprae* e não é infectada, mesmo com exposição prolongada e íntima. Na população suscetível (5%) que pode desenvolver infecções sintomáticas, um amplo espectro imunológico varia desde anergia até hiperergia. **Os pacientes anérgicos (ou seja, aqueles com pequena ou nenhuma resistência) apresentam hanseníase lepromatosa, enquanto os pacientes hiperérgicos (ou seja, aqueles com resistência alta) desenvolvem lepra tuberculóide.** *Hanseníase indeterminada* é o termo aplicado à ampla base média na qual encontra-se a maioria dos pacientes sintomáticos.

A Hanseníase Tuberculóide Ocorre nas Pessoas Infectadas que Organizam uma Resposta Granulomatosa Efetiva

 Patologia: A hanseníase tuberculóide caracteriza-se por uma lesão única ou pouquíssimas lesões na pele, que geralmente surgem na face, membros ou no tronco. À microscopia, as lesões exibem granulomas dérmicos circunscritos e bem formados, compostos de macrófagos epitelióides, células gigantes de Langhans e linfócitos. As fibras nervosas encontram-se quase invariavelmente intumescidas e infiltradas com linfócitos. A destruição de pequenos ramúsculos nervosos dérmicos contribui para o déficit sensorial associado à hanseníase tuberculóide. Os bacilos são raros e freqüentemente não são visualizados com corantes ácido-resistentes. A afecção é denominada *hanseníase tuberculóide* porque os granulomas assemelham-se, vagamente, às lesões da tuberculose. Entretanto, os granulomas da hanseníase não apresentam necrose caseosa.

 Manifestações Clínicas: As lesões cutâneas da hanseníase tuberculóide têm o aspecto de áreas sem pêlos, secas, hipopigmentadas ou eritematosas, bem demarcadas, com bordas externas elevadas. O envolvimento do nervo provoca redução da sensação ou dormência na área. Conforme a lesão expande-se para a periferia, com freqüência cicatriza centralmente. Ao contrário da hanseníase lepromatosa, as lesões da hanseníase tuberculóide provocam desfiguração mínima e não são infecciosas.

A Hanseníase Lepromatosa Reflete uma Resposta Imunológica Adequada ao Bacilo da Hanseníase

 Patologia: A hanseníase lepromatosa exibe múltiplas lesões semelhantes a tumor na pele, olhos, testículos, nervos, linfonodos e baço. Infiltrados nodulares ou difusos de macrófagos espumosos contêm milhares de bacilos (Fig. 9.52). A epiderme encontra-se bastante esgarçada sobre os nódulos e, abaixo dela, encontra-se uma "zona clara" da derme, estreita e não envolvida. Em vez de destruir os bacilos, os macrófagos parecem agir como microincubadoras. Quando corados por corantes ácido-resistentes, os inúmeros microrganismos dentro dos macrófagos espumosos têm o aspecto de agregados de material ácido-resistente, chamados globias. Os infiltrados dérmicos expandem-se lentamente, a ponto de distorcer e desfigurar a face, orelhas e vias respiratórias superiores e destruir olhos, sobrancelhas e cílios, nervos e testículos.

 Manifestações Clínicas: Algumas vezes as lesões nodulares na pele provocadas pela hanseníase lepromatosa ulceram. Mãos em forma de garras, artelhos em martelo, nariz em sela e lobos da orelha pendulares são deformidades comuns. As lesões no-dulares da face podem coalescer e produzir um aspecto semelhante a leão (*face leonina*). O envolvimento do trato respiratório superior provoca uma secreção nasal crônica e alteração da voz, e a infecção dos olhos pode causar cegueira.

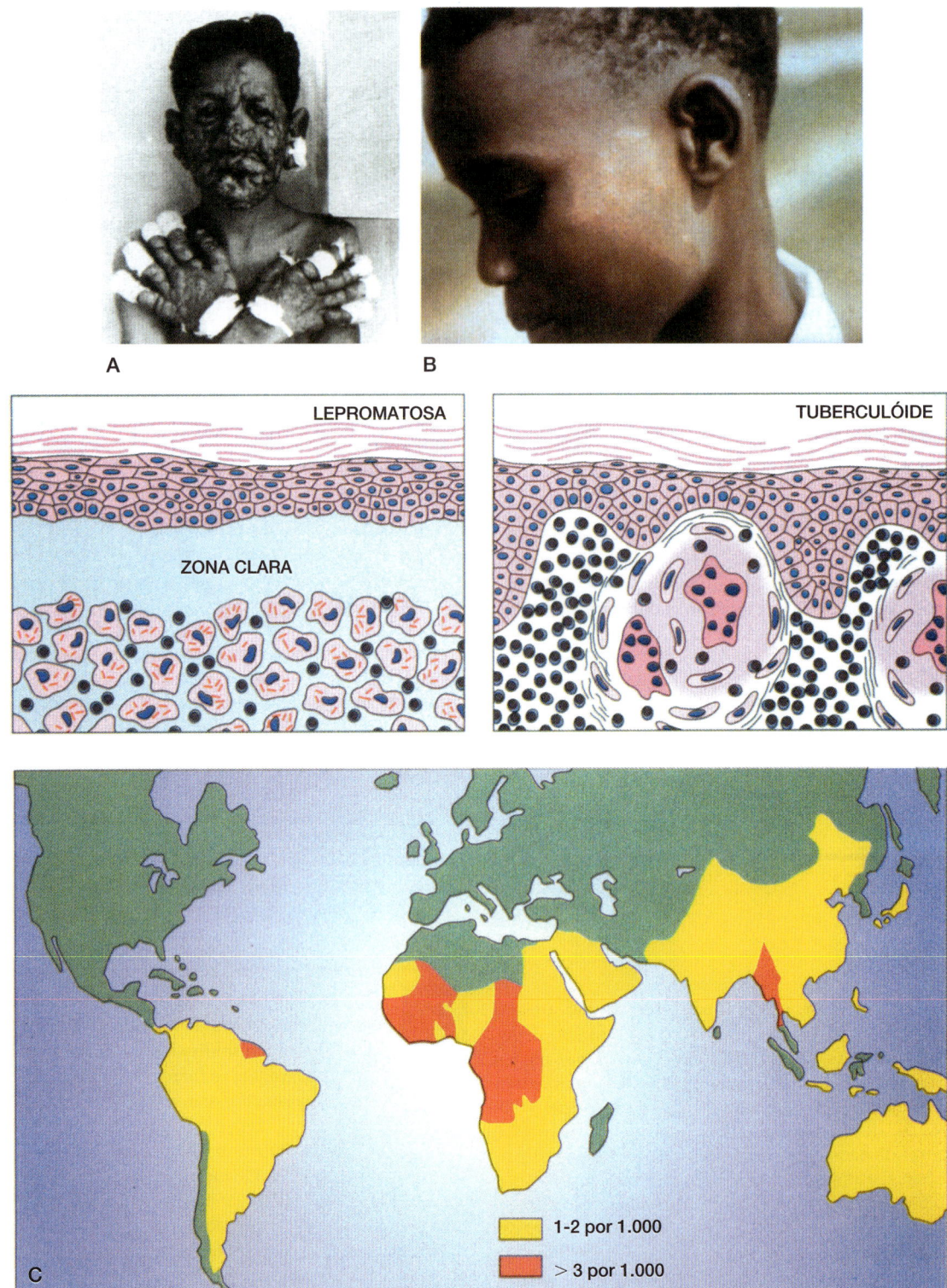

FIGURA 9.51
A. (*Acima*) Hanseníase lepromatosa. Há envolvimento difuso, inclusive face leonina, perda de sobrancelhas e cílios e distorções nodulares, especialmente na face, orelhas, antebraços e mãos — partes expostas (frias) do corpo. (*Abaixo*) Lesões nodulares da pele, provocadas pela hanseníase lepromatosa avançada. A tumefação achatou a epiderme (perda das cristas interpapilares). Uma "zona clara" característica de derme não envolvida separa a epiderme dos acúmulos de macrófagos semelhantes a tumor, cada um contendo inúmeros bacilos da hanseníase (*Mycobacterium leprae*). B. (*Acima*) Hanseníase tuberculóide na bochecha, mostrando uma mácula hipopigmentada com bordo infiltrado elevado. A porção central pode estar hiperestésica ou anestésica. (*Abaixo*) Lesão macular da pele e hanseníase tuberculóide. A pele, a partir da margem elevada "infiltrada" da placa, contém granulomas individualizados que se estendem para a camada basal da epiderme (sem uma zona clara). Os granulomas compõem-se de células epitelióides e células gigantes tipo Langhans, e estão associados a linfócitos e plasmócitos. Os bacilos da hanseníase são raros. C. Distribuição da hanseníase. A prevalência é maior nas regiões tropicais da África, Ásia e América Latina.

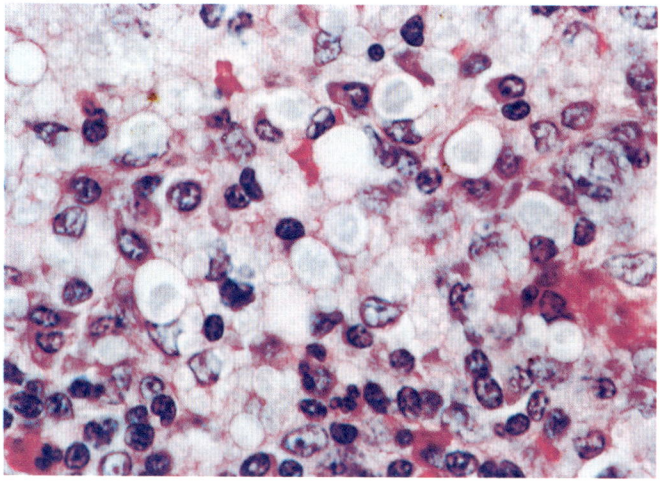

FIGURA 9.52
Hanseníase lepromatosa. Corte de pele mostra massa semelhante a tumor formada por macrófagos espumosos. As massas pouco coradas dentro dos macrófagos vacuolizados são quantidades enormes de bacilos da hanseníase.

O fármaco mais comumente utilizado, a dapsona, elimina de forma eficaz os bacilos da hanseníase em 4 a 5 anos, mas precisa ser administrada indefinidamente. Surgiram cepas de *M. leprae* resistentes à dapsona, e atualmente são utilizados esquemas multidrogas com freqüência.

COMPLEXO *MYCOBACTERIUM AVIUM-INTRACELLULARE*

Mycobacterium avium e *Mycobacterium intracellulare* são espécies semelhantes de micobactérias, que causam doenças idênticas e são classificadas juntas como complexo *M. avium-intracellulare* (MAI), ou simplesmente MAI. O MAI causa dois tipos de doença: (1) uma doença pulmonar granulomatosa, lentamente progressiva e rara, em pessoas imunocompetentes, e (2) uma doença sistêmica progressiva nos pacientes com AIDS. Antes da epidemia da AIDS, a infecção pelo MAI era rara a ponto de ser uma curiosidade médica, mas atualmente é a terceira infecção oportunista mais comum nos pacientes com AIDS nos Estados Unidos.

O MAI é encontrado no solo, água e gêneros alimentícios no mundo todo. Os seres humanos provavelmente adquirem o MAI pela inalação de aerossóis de fontes de água infectadas, e a colonização pelos microrganismos é comum. Até 70% dos indivíduos saudáveis mostram resposta imunológica ao MAI, indicando uma exposição anterior.

A Doença Pulmonar Granulomatosa por MAI Ocorre em Pessoas Imunocompetentes

A maioria das pessoas imunocompetentes com doença pulmonar granulomatosa provocada por MAI tem mais idade (com 50 até 70 anos) e muitas sofrem de doença pulmonar preexistente. A doença é clínica e patologicamente semelhante à tuberculose, mas progride muito mais lentamente. Ambas as infecções produzem nódulos e cavidades pulmonares, e, microscopicamente, ambas exibem granulomas caseosos semelhantes.

 Manifestações Clínicas: As doenças pregressas mais comuns que predispõem à infecção pulmonar por MAI são doença pulmonar obstrutiva crônica, tuberculose tratada, pneumoconioses e bronquiectasia. A tosse é um sintoma freqüente, mas não há febre, suores noturnos, fadiga nem perda de peso, que caracterizam a tuberculose. A doença pulmonar por MAI é indolente ou apenas lentamente progressiva, produzindo um declínio gradual da função pulmonar durante anos ou décadas. O MAI é invariavelmente resistente *in vitro* a todos os fármacos antituberculose de primeira linha. As combinações desses agentes são utilizadas no tratamento, mas, com freqüência, os resultados são decepcionantes.

O *M. avium-intracellulare* Causa Infecção Disseminada na AIDS

Um terço dos pacientes com AIDS nos Estados Unidos desenvolve infecções por MAI francas, e até metade apresenta evidências de infecção à necropsia.

 Patogenia: Nos pacientes com AIDS, a depleção progressiva de células T auxiliares (*helper*) mina as respostas imunológicas que normalmente evitam a doença por MAI. Embora macrófagos fagocitem os microrganismos, são incapazes de matá-los. Os bacilos replicam-se, preenchem as células, disseminam-se para outros macrófagos e são disseminados pelo organismo pelos linfáticos e pela corrente sangüínea.

Patologia: Macrófagos infectados são encontrados em diferentes órgãos, particularmente intestino, linfonodos, baço, fígado, medula óssea e pulmões. A proliferação dos microrganismos e o recrutamento de macrófagos adicionais produzem lesões nodulares em expansão, variando desde granulomas epitelióides estruturados, contendo poucos microrganismos, até agregados frouxos de macrófagos espumosos preenchidos com bacilos ácido-resistentes (Fig. 9.53). Por fim, linfonodos, baço e medula óssea podem estar quase completamente substituídos pelos agregados de macrófagos, e as lesões no intestino delgado erodem para a luz intestinal.

 Manifestações Clínicas: Os sintomas constitucionais iniciais da doença por MAI na AIDS assemelham-se aos da tuberculose e incluem febre, suores noturnos, fadiga e perda de peso. O envolvimento progressivo do intestino delgado produz má absorção e diarréia, freqüentemente acompanhadas por dor abdominal. Embora os pulmões estejam comumente envolvidos, a doença pulmonar, em geral, não é clinicamente importante. Combinações de até cinco ou mais antibióticos diferentes, geralmente incluindo a claritromicina, podem controlar, mas raramente curar, a infecção por MAI disseminada nos pacientes com AIDS.

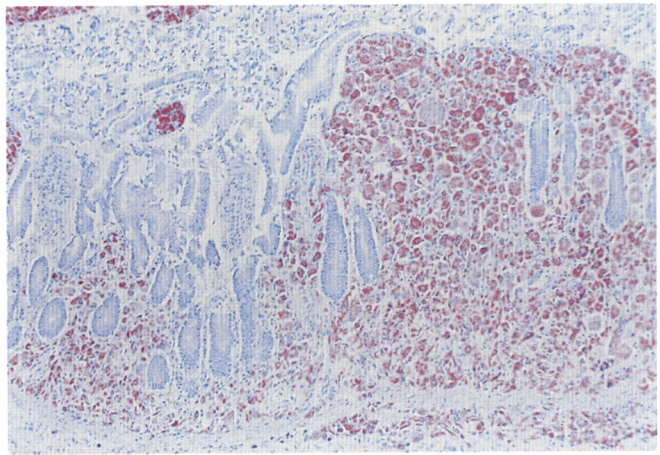

FIGURA 9.53
Mycobacterium avium-intracellulare (MAI). Corte do intestino delgado de um paciente com AIDS revela a presença de inúmeros macrófagos repletos de bacilos ácido-resistentes na lâmina própria.

MICOBACTÉRIAS ATÍPICAS

Várias outras espécies de micobactérias ambientais ocasionalmente produzem doença humana. Esses microrganismos também estão presentes na superfície das águas, pó e sujeira, e as pessoas adquirem a infecção por inalação, inoculação ou ingestão de material ambiental.

Essas bactérias, inclusive o MAI, freqüentemente são agrupadas como "micobactérias atípicas" (ao contrário do *M. tuberculosis*, visto como a micobactéria "típica"). As micobactérias atípicas são biologicamente diferentes, e as doenças incomuns que produzem nos seres humanos diferem nas circunstâncias relacionadas com aquisição, patologia, quadro clínico e tratamento. As características dessas doenças são comparadas no Quadro 9.8.

O *M. kansasii* provoca uma doença pulmonar granulomatosa, de evolução lenta, em pessoas mais velhas (acima dos 50 anos), semelhante à produzida por MAI nos pacientes imunocompetentes.

O *M. scrofulaceum*, um habitante comum do solo, provoca uma linfadenite cervical granulomatosa com drenagem em crianças pequenas (de 1 a 5 anos). A infecção afeta os linfonodos submandibulares e, provavelmente, resulta da inoculação ou da ingestão de microrganismos por crianças pequenas que brincam no chão. A doença é localizada, e a excisão cirúrgica dos linfonodos afetados é curativa.

O *M. marinum*, comumente encontrado em superfícies submersas, produz uma lesão cutânea nodular e localizada ("granuloma de piscina"), algumas vezes com envolvimento linfático. A infecção é adquirida por inoculação traumática, como abrasão de um cotovelo na escada da piscina ou corte de um dedo com uma espinha de peixe. A reação do tecido pode ser piogênica ou granulomatosa.

O *M. ulcerans* provoca doença de pele ulcerativa grave na Austrália, África e Nova Guiné. A infecção manifesta-se como uma úlcera da pele e da gordura subcutânea dos membros, profunda, minante e solitária.

M. chelonae e *M. fortuitum* são microrganismos intimamente relacionados presentes no meio ambiente. A infecção está associada a inoculação traumática ou iatrogênica de material contaminado com esses microrganismos. Surgem abscessos indolores e flutuantes no local da inoculação, que ulceram e cicatrizam de forma gradual e espontânea. A reação tissular pode ser piogênica ou granulomatosa.

Infecções Fúngicas

Das mais de 100.000 espécies de fungos conhecidas, somente algumas invadem e destroem o tecido humano. Dessas, a maioria constitui-se de "oportunista" — ou seja, infecta pessoas com mecanismos imunológicos comprometidos. **Desse modo, a administração de corticosteróides, terapia antineoplásica e as deficiências congênitas ou adquiridas de células T predispõem a infecções micóticas.**

QUADRO 9.8 Infecções por Micobactérias Atípicas

Microrganismo	Doença	Idades Acometidas	Patologia	Fonte	Distribuição
M. kansasii	Doença pulmonar granulomatosa crônica (semelhante à provocada por *M. avium-intracellulare*)	50-70	Inflamação granulomatosa	Microrganismos inalados do solo, pó ou água	Mundial
M. scrofulaceum	Linfadenite cervical	1-5	Inflamação granulomatosa	Provavelmente microrganismos ingeridos do solo ou do pó	Mundial
M. marinum	Lesões cutâneas localizadas	Todas	Inflamação granulomatosa	Inoculação direta de microrganismos de peixes ou superfícies sob a água (piscinas, aquários)	Mundial
M. ulcerans	Úlcera da pele e tecido subcutâneo grave, solitária e grande	Geralmente 5-25	Necrose por coagulação	Provavelmente inoculação de microrganismos ambientais	Austrália, África
M. fortuitum-chelonei	Infecções associadas a inoculações traumáticas ou iatrogênicas	Todas	Inflamação piogênica	Inoculação de microrganismos ambientais	Mundial

Os fungos são microrganismos maiores e mais complexos do que as bactérias, variando em tamanho desde 2 até 100 μm. Os fungos são eucariotas, apresentando membrana nuclear e organelas citoplasmáticas, como mitocôndrias e retículo endoplasmático.

Existem dois tipos morfológicos básicos de fungos: leveduras e bolores.

- As **leveduras** são a forma unicelular dos fungos. São células redondas ou ovais que se reproduzem por brotamento, um processo em que o microrganismo resultante projeta-se do originário. Algumas leveduras produzem botões que não se destacam, mas produzem uma cadeia de células leveduriformes alongadas semelhantes a hifas, e são denominadas *pseudo-hifas*.
- Os **bolores** são colônias fúngicas filamentosas multicelulares que consistem em túbulos ramificados com 2 até 10 μm de diâmetro, denominados *hifas*. A massa de hifas emaranhadas no tipo morfológico bolor é denominada *micélio*. Algumas hifas são separadas por septos localizados a intervalos regulares, enquanto outras não são septadas.
- Os **fungos dimórficos** podem crescer tanto sob a forma de leveduras quanto de bolores, dependendo das circunstâncias ambientais.

A maioria dos fungos é visível em cortes de tecidos corados por hematoxilina e eosina. A reação do ácido periódico de Schiff (PAS) e a coloração de prata-metenamina de Gomori (GMS) delineiam as paredes das células fúngicas e são utilizadas com freqüência para detectar infecção fúngica nos tecidos.

CANDIDA

O gênero *Candida*, compreendendo mais de 20 espécies de leveduras, inclui os patógenos oportunistas mais comuns. Muitas espécies de *Candida* são da flora humana endógena, bem adaptadas à vida sobre ou dentro do organismo humano. Entretanto, são capazes de provocar doenças quando as defesas do hospedeiro estão comprometidas. Embora as diferentes formas de candidíase variem em gravidade clínica, a maioria é de doenças localizadas e superficiais, limitadas a um sítio mucocutâneo particular, incluindo o seguinte:

- **Intertrigo:** infecção de superfícies opostas de pele
- **Paroníquia:** infecção do leito da unha
- **Erupção por fraldas**
- **Vulvovaginite**
- **"Sapinho":** infecção oral
- **Esofagite**

As **infecções por *Candida* dos tecidos profundos** são muito menos comuns que as infecções superficiais, mas podem oferecer risco à vida. Os locais profundos mais comuns afetados são o cérebro, olho, rim e coração. As infecções profundas, com sepse por *Candida* e candidíase disseminada, ocorrem apenas em pessoas imunologicamente comprometidas e, com freqüência, são fatais.

A maior parte das infecções por *Candida* deriva da flora endógena. A *C. albicans* reside, em pequenos números, na orofaringe, no trato gastrintestinal e na vagina, e é o patógeno da espécie *Candida* mais freqüente, sendo responsável por mais de 95% dessas infecções.

 Patogenia: Barreiras mecânicas, células inflamatórias, imunidade humoral e imunidade celular relegam a *Candida* a locais superficiais e não-estéreis. Por sua vez, a flora bacteriana residente normalmente limita o número de microrganismos fúngicos. As bactérias (1) bloqueiam a ligação da *Candida* a células epiteliais, (2) competem com *Candida* por nutrientes e (3) evitam a conversão do fungo a suas formas invasoras de tecido. Quando qualquer uma dessas defesas está comprometida, as infecções por *Candida* podem ocorrer (Quadro 9.9). **O uso de antibióticos resulta na supressão da flora bacteriana competidora e é o fator desencadeador mais comum de candidíase.** Sob condições de crescimento sem oposição, a levedura converte-se a sua forma invasiva (hifas ou pseudo-hifas), invade superficialmente e provoca uma resposta inflamatória ou imunológica.

Embora o microrganismo habite a superfície da pele, não produz doença cutânea sem alguma lesão de pele predisponente. O fator desencadeador mais comum é a maceração, um amolecimento e uma destruição da pele. De modo crônico, áreas quentes e úmidas, como aquelas entre os dedos e artelhos, entre dobras da pele e sob fraldas, são propensas à maceração e, dessa forma, à doença superficial por *Candida*.

A incidência de infecções graves por *Candida* aumentou nos últimos anos, em parte devido ao maior número de pacientes neutropênicos e imunodeficientes. O uso freqüente de potentes antibióticos de largo espectro leva à colonização extensa por *Candida* em pacientes debilitados. O maior uso de aparelhos médicos, como cateteres intravasculares, equipamento de monitoramento, tubos endotraqueais e cateteres urinários, propicia o acesso a locais estéreis. Os usuários de drogas endovenosas também desenvolvem infecções profundas por *Candida* por causa da inoculação dos fungos na corrente sangüínea.

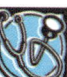 **Patologia e Manifestações Clínicas:** As infecções superficiais da pele, orofaringe (Fig. 9.54A) e esôfago mostram microrganismos invasivos nas camadas mais superficiais do epitélio e estão associadas a infiltrados inflamatórios agudos. Leveduras e pseudo-hifas estão presentes (ver Fig. 9.54B). As células em levedura são redondas e têm 3 a 4 μm de diâmetro, e as hifas são septadas. A vaginite por *Candida* caracteriza-se pela invasão superficial do epitélio escamoso, mas o infiltrado inflamatório é, em geral, esparso. As infecções profundas por *Candida* consistem em múlti-

QUADRO 9.9 Infecções por *Candida*

Doença	Condições Predisponentes
Infecções Superficiais	
Intertrigo (superfícies de pele opostas)	Maceração
Paroníquia (leito da unha)	Maceração
Rash das fraldas	Maceração
Vulvovaginite	Alteração da flora normal
Sapinho (oral)	Imunidade celular diminuída
Esofagite	Imunidade celular diminuída
Infecções profundas	
Infecções do trato urinário	Cateteres urinários de demora
Sepse e infecção disseminada	Neutropenia, cateteres vasculares fixos e alteração da flora normal

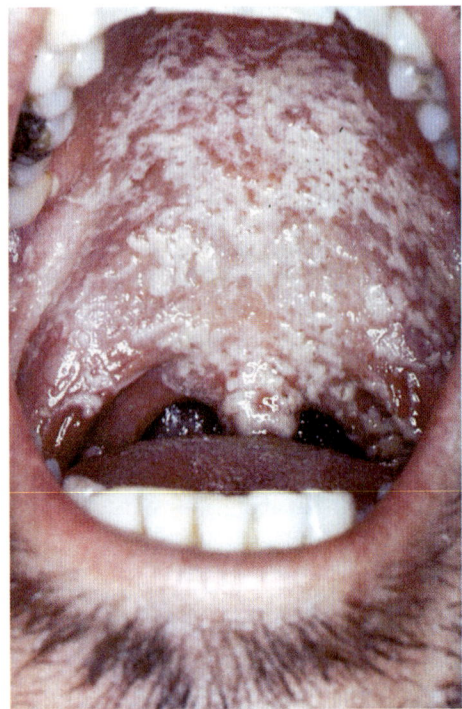
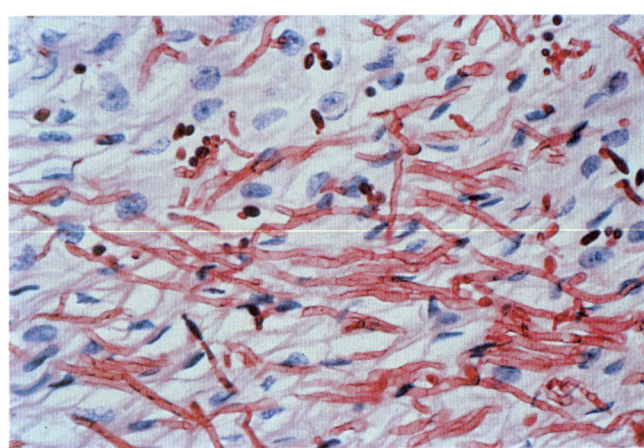

FIGURA 9.54
Candidíase. A. Cavidade oral de um paciente com AIDS, coberta por exsudato branco, semelhante a coalho, contendo inúmeros microrganismos fúngicos. **B.** Coloração por ácido periódico de Schiff (PAS) exibe muitas hifas septadas e formas em levedura.

plos abscessos microscópicos compostos de leveduras e hifas, fragmentos necróticos e neutrófilos. Raramente ocorre uma resposta granulomatosa contra o microrganismo.

As diferentes infecções cutâneas superficiais manifestam-se como pápulas sensíveis e eritematosas, que se expandem formando áreas eritematosas confluentes.

- **Sapinho:** Essa lesão envolve a língua e as membranas mucosas da boca. No início da vida, a candidíase oral é a forma mais comum de candidíase mucocutânea, e a vaginite por *Candida* durante a gestação predispõe o neonato à infecção. O sapinho consiste em membranas brancas, friáveis e semelhantes a coalhada, aderentes às superfícies afetadas. Essas áreas compõem-se de fungos, fragmentos necróticos, neutrófilos e bactérias, e podem ser retiradas por escarificação. A remoção das membranas deixa uma superfície dolorosa e hemorrágica.
- **Vulvovaginite por *Candida*:** Essa afecção apresenta prurido vaginal e vulvar, associado a um corrimento vaginal branco e espesso. As áreas envolvidas da vulva são eritematosas e sensíveis. A vaginite por *Candida* é mais intensa quando o pH vaginal é baixo. Antibióticos antibacterianos, gestação, diabetes melito e corticosteróide predispõem ao desenvolvimento dessa forma comum de vaginite.
- **Sepse por *Candida* e candidíase disseminada:** A candidíase sistêmica é rara, e é com freqüência o evento terminal de um distúrbio subjacente associado a um sistema imunológico alterado. Além da *C. albicans*, outras espécies de *Candida* são capazes de produzir candidíase invasiva. Os microrganismos podem penetrar por uma lesão ulcerativa da pele ou da membrana mucosa, ou podem ser introduzidos por meios iatrogênicos (p. ex., diálise peritoneal, vias intravenosas ou cateteres urinários). O trato urinário é envolvido mais comumente, e a incidência em mulheres é quatro vezes maior do que em homens. As lesões renais podem ser transportadas pelo sangue ou podem surgir de uma pielonefrite ascendente.
- **Endocardite por *Candida*:** Essa infecção caracteriza-se por vegetações grandes sobre as valvas e uma incidência alta de embolização para artérias de grosso calibre. Na maioria dos pacientes com endocardite por *Candida*, a causa não é imunossupressão, mas uma vulnerabilidade incomum. Viciados em drogas que usam agulhas não esterilizadas e pessoas com doença valvar preexistente e que foram submetidas a terapia antibacteriana prolongada ou cateteres vasculares de demora encontram-se sob o risco de endocardite. Uma das complicações mais sérias da candidíase invasiva é o embolismo séptico para o cérebro.

ASPERGILOSE

As espécies de *Aspergillus* são fungos ambientais comuns que produzem infecções oportunistas, geralmente envolvendo os pulmões. Existem três tipos distintos de aspergilose pulmonar: (1) aspergilose broncopulmonar alérgica; (2) colonização de uma cavidade pulmonar preexistente (aspergiloma ou bola de fungo); e (3) aspergilose invasiva. Das mais de 200 espécies identificadas de *Aspergillus*, aproximadamente 20 foram associadas a doença humana. Uma espécie, *A. fumigatus*, é sem dúvida o patógeno humano mais freqüente.

 Epidemiologia: O *Aspergillus* está presente no mundo todo, crescendo como saprófitas no solo, matéria vegetal em decomposição e esterco. A aspergilose pulmonar é adquirida pela inalação de microrganismos ambientais.

O fungo reproduz-se por meio da liberação de inúmeros esporos pequenos (2 a 3 μm), conhecidos como *conídios*, que são transportados no ar para quase todo o ambiente humano. Os esporos são pequenos o suficiente para alcançar os alvéolos quando inalados. A exposição a *Aspergillus* é maior quando seu habitat nativo é perturbado, como durante escavações do solo ou manuseio de matéria orgânica em decomposição.

O *Aspergillus* tem um aspecto característico no tecido. São visualizadas hifas septadas com 2 a 7 μm de diâmetro e com ramificações progressivas formando ângulos agudos. As múltiplas ramificações dicotômicas são responsáveis pelo nome *Aspergillus* (do latim *aspergere*, "aspergir"). Deriva de uma suposta semelhança com o aspergilo, um equipamento utilizado para aspergir água benta durante cerimônias religiosas da Igreja Católica.

A Aspergilose Broncopulmonar Alérgica Complica a Asma

A inalação de esporos de *Aspergillus* expõe as vias aéreas e os alvéolos a antígenos de *Aspergillus*; o contato subseqüente inicia uma resposta alérgica nas pessoas suscetíveis. A situação agrava-se se os esporos germinarem e crescerem nas vias aéreas, dessa forma produzindo uma exposição crônica ao antígeno. A aspergilose broncopulmonar alérgica está praticamente restrita aos asmáticos, 20% dos quais, com o passar do tempo, desenvolvem esse distúrbio.

Os brônquios e os bronquíolos na aspergilose broncopulmonar alérgica encontram-se inflamados, com um infiltrado de linfócitos, plasmócitos e quantidade variável de eosinófilos. Algumas vezes, as vias aéreas estão preenchidas com muco e hifas de fungos. Os pacientes vivenciam exacerbações de asma, freqüentemente acompanhadas por infiltrados pulmonares e eosinofilia.

O Aspergiloma Ocorre em Pessoas com Cavidades Pulmonares ou Bronquiectasia

Os esporos inalados germinam na atmosfera úmida e quente propiciada por essas cavidades e as preenchem com massas de hifas. Os microrganismos não invadem, estando confinados aos espaços aéreos por neutrófilos e macrófagos.

Patologia: O aspergiloma, também denominado *bola de fungos*, consiste em uma massa densa, redonda ou lobulada, de hifas entrelaçadas, com 1 a 7 cm de diâmetro, dentro de uma cavidade fibrosa. A parede da cavidade compõe-se de tecido conjuntivo colagenoso, infiltrado por linfócitos e plasmócitos. As hifas não invadem o parênquima pulmonar adjacente.

Manifestações Clínicas: Aspergilomas ocorrem nas pessoas com doença pulmonar subjacente, mais comumente tuberculose cavitária antiga, e os sintomas correspondem à doença subjacente. O aparecimento radiológico de uma bola redonda densa em uma cavidade é característico. Na maior parte das vezes, é melhor deixar os aspergilomas sem tratamento, mas a excisão cirúrgica pode estar indicada em alguns casos.

A Aspergilose Invasiva Acomete Pacientes Neutropênicos

Qualquer condição que diminua profundamente o número ou a atividade de neutrófilos predispõe à aspergilose invasiva. As circunstâncias mais comuns são as leucemias agudas e terapia citotóxica com doses altas, ambas acompanhadas por depleção de elementos da medula óssea. Nos pacientes muito neutropênicos, os esporos inalados germinam produzindo hifas, que invadem, pelos brônquios, o parênquima pulmonar, de onde os fungos se disseminam amplamente.

Patologia: O *Aspergillus* invade prontamente os vasos sangüíneos e produz trombose (Fig. 9.55). Como conseqüência, são encontrados múltiplos infartos nodulares em ambos os pulmões. O envolvimento de artérias pulmonares mais calibrosas resulta em infartos grandes, em forma de cunha, com base pleural. A invasão vascular pelos fungos também leva à disseminação ampla da infecção para o cérebro, coração, rim e outros órgãos. À microscopia, as hifas do *Aspergillus* estão arranjadas radialmente ao redor dos vasos sangüíneos e estendem-se através de suas paredes a partir do parênquima pulmonar circundante. A aspergilose aguda também pode começar em um seio nasal e disseminar-se para a face, a órbita e o cérebro.

Manifestações Clínicas: A aspergilose invasiva apresenta febre e infiltrados pulmonares multifocais em um paciente com neutropenia profunda. Por causa da trombose e da disseminação freqüentes pela corrente sangüínea, a aspergilose invasiva em geral é fatal. A terapia antifúngica com anfotericina B pode ser bem-sucedida, mas precisa ser iniciada precocemente e administrada em doses altas.

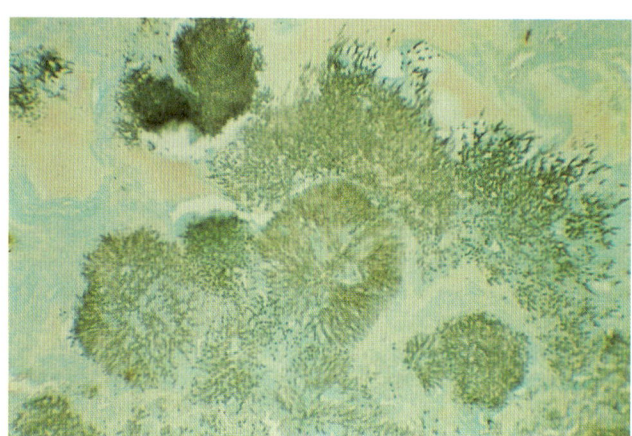

FIGURA 9.55
Aspergilose invasiva. Corte de pulmão impregnado por prata mostra hifas fúngicas ramificadas circundando vasos sangüíneos e invadindo o parênquima adjacente.

MUCORMICOSE (ZIGOMICOSE)

Diferentes fungos ambientais relacionados, a saber, espécies de *Rhizopus, Mucor, Rhizomucor* e *Absidia*, produzem infecções oportunistas invasivas necrosantes graves, que começam nos seios nasais ou nos pulmões. Esses microrganismos são membros da classe Zygomycetes, ordem Mucorales, e as infecções que produzem são chamadas, geralmente, de mucormicose ou zigomicose.

Os zigomicetos possuem um aspecto característico em cortes de tecido e podem ser diferenciados rapidamente de outros fungos patogênicos. São grandes (8 a 15 μm transversalmente), ramificam formando ângulos retos, apresentam paredes delgadas e não possuem septos. Nos cortes, têm o aspecto de tubos ocos. Por não conterem paredes tranversais, seu conteúdo líquido flui, deixando longos segmentos vazios. Os zigomicetos também se assemelham a "fitas torcidas", que representam hifas colabadas.

 Epidemiologia: *Rhizopus, Rhizomucor, Mucor* e *Absidia* são onipresentes no ambiente, habitando o solo, alimentos e matéria vegetal em decomposição. Os esporos são inalados e, nas pessoas suscetíveis, a doença começa nos pulmões. A mucormicose ocorre quase exclusivamente no contexto de uma doença subjacente, particularmente diabetes grave, doença pulmonar subjacente, câncer ou neutropenia profunda.

  Patologia e Manifestações Clínicas: As três formas de mucormicose predominantes são rinocerebral, pulmonar e subcutânea.

- **Mucormicose rinocerebral:** Nessa doença, os fungos proliferam nos seios nasais e invadem tecidos circundantes, estendendo-se para os tecidos moles faciais, nervos, vasos sangüíneos e cérebro. O palato ou os turbinados nasais encontram-se cobertos por uma crosta negra, e o tecido subjacente é friável e hemorrágico. As hifas fúngicas crescem dentro das artérias e provocam um infarto séptico devastador, rapidamente progressivo, dos tecidos acometidos. A extensão para o cérebro causa uma encefalite hemorrágica necrosante fatal. A terapia consiste em excisão cirúrgica dos tecidos envolvidos, administração de anfotericina B e correção da alteração predisponente.
- **Mucormicose pulmonar:** Essa infecção assemelha-se à aspergilose pulmonar invasiva, com invasão vascular e áreas múltiplas de infarto séptico pelos pulmões (Fig. 9.56). Tanto a mucormicose rinocerebral quanto a pulmonar são, em geral, fatais.
- **Zigomicose subcutânea:** Essa infecção está limitada aos trópicos e é provocada por *Basidiobolus haptosporus*. O fungo cresce lentamente no panículo, produzindo uma massa inflamatória endurecida e de crescimento gradual, geralmente no ombro, tronco, nádega ou coxa.

CRIPTOCOCOSE

A criptococose é uma micose sistêmica provocada por Cryptococcus neoformans, *que afeta principalmente as meninges e os pulmões* (Fig. 9.57). O *C. neoformans* apresenta distribuição mundial. O principal reservatório do fungo são excrementos de pombo, que são alcalinos e hiperosmolares. Essas condições mantêm os criptococos pequenos, permitindo assim que os microrganismos inalados penetrem nos bronquíolos terminais. O *C. neoformans* é o único entre os fungos patogênicos a ter uma cápsula de proteoglicano, essencial para sua patogenicidade. Os microrganismos aparecem como leveduras basófilas fracamente coradas com uma cápsula mucinosa evidente com 3 a 5 μm de espessura.

 Epidemiologia: **O *Cryptococcus* afetam quase exclusivamente as pessoas com imunidade celular comprometida.** Embora o microrganismo seja onipresente e a exposição seja comum, a criptococose ainda é uma doença rara na ausência de uma enfermidade predisponente. A doença é rara mesmo entre os apreciadores de pombos, que estão expostos a grandes inóculos do microrganismo. A criptococose ocorre nos pacientes com AIDS, linfomas, particularmente a doença de Hodgkin, leucemias e sarcoidose, e naqueles tratados com doses altas de corticosteróides.

 Patogenia: Com poucas exceções, na pessoa imunologicamente íntegra, os neutrófilos e os macrófagos alveolares destroem o *C. neoformans*, e não há desenvolvimento de doença clínica. Por outro lado, no paciente com imunidade celular defeituosa, os criptococos sobrevivem, reproduzem-se localmente e então disseminam-se. Embora o pulmão seja o sítio de entrada do microrganismo, o sistema nervoso central é o local mais comum da doença, devido ao excelente meio propiciado pelo líquido cefalorraquidiano.

 Patologia: Mais de 95% das infecções criptocócicas envolvem as meninges e o cérebro. As lesões nos pulmões podem ser demonstradas em metade dos pacientes, e uma pequena minoria apresenta envolvimento da pele, fígado, baço, supra-renais e ossos. Na meningoencefalite criptocócica, todo o cérebro encontra-se intumescido e mole, e as

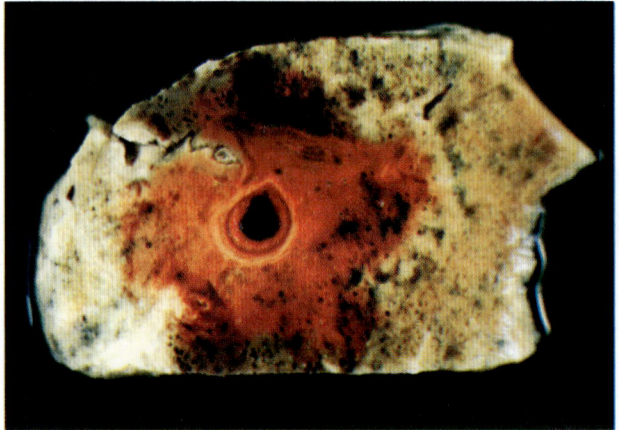

FIGURA *9.56*
Mucormicose pulmonar. Corte transversal do pulmão mostra o vaso no centro do campo invadido por mucormicetes e ocluído por um trombo séptico. O tecido circunvizinho está infartado.

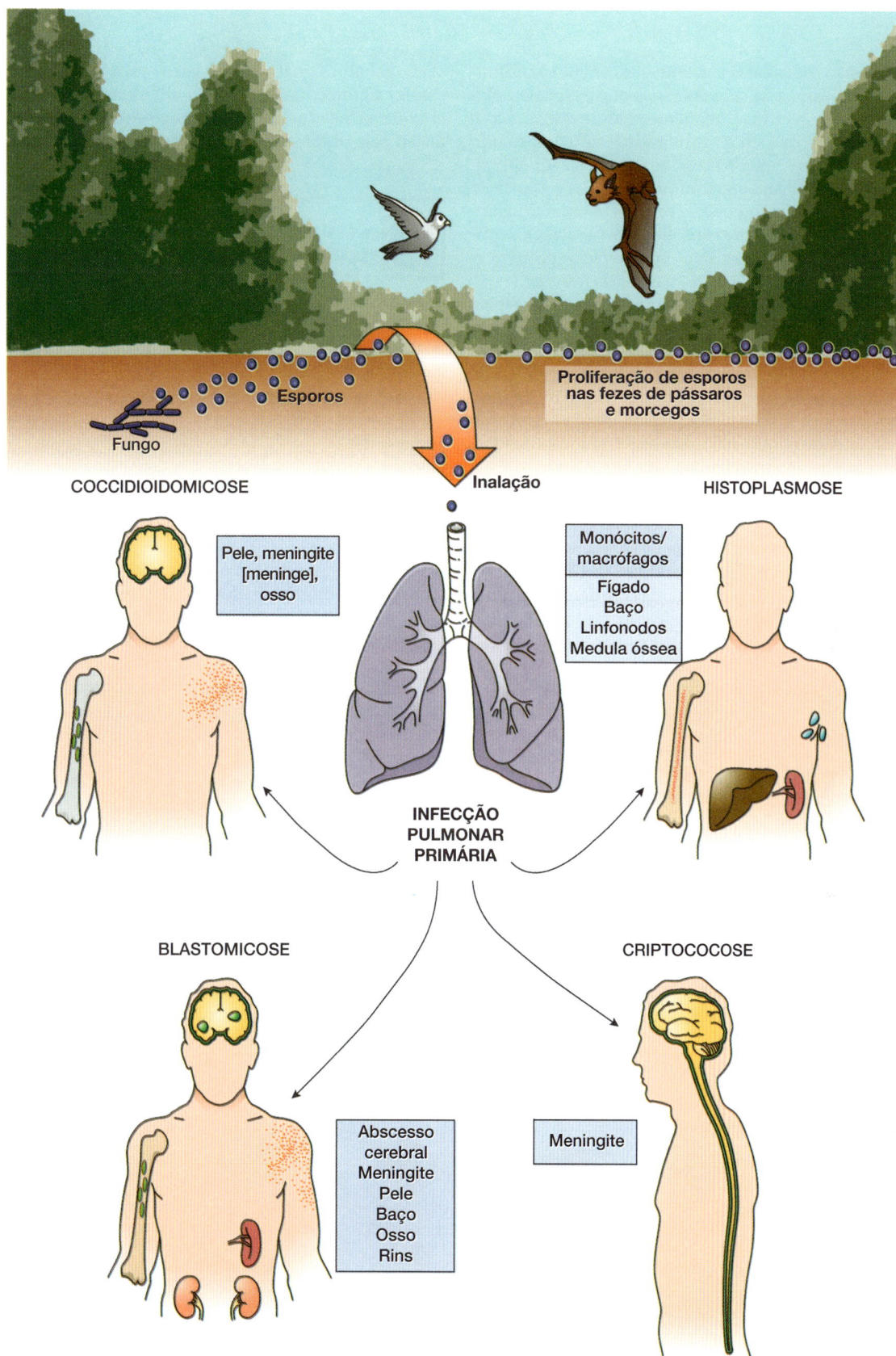

FIGURA 9.57

Infecção fúngica pulmonar e disseminada. Os fungos crescem no solo, ar e fezes de pássaros e morcegos, e produzem esporos, alguns dos quais são infecciosos. Quando inalados, os esporos provocam infecção pulmonar primária. Em alguns pacientes, a infecção dissemina-se.

Histoplasmose. A infecção primária encontra-se no pulmão. Nos pacientes suscetíveis, os fungos disseminam-se para órgãos-alvo, a saber, sistema monócito/macrófago (fígado, baço, linfonodos e medula óssea) e a língua, membranas mucosas da boca e as supra-renais.

Criptococose. Infecção primária do pulmão dissemina-se para as meninges.

Blastomicose. Infecção primária do pulmão dissemina-se amplamente. Os principais alvos são cérebro, meninges, pele, baço, osso e rim.

Coccidioidomicose. Infecção primária do pulmão pode disseminar-se amplamente. Pele, meninges e osso são alvos comuns.

leptomeninges estão espessadas e gelatinosas, devido à infiltração pelos microrganismos de cápsula espessa. A resposta inflamatória é bastante variável, mas, freqüentemente, é mínima, com grande quantidade de criptococos infiltrando tecido desprovido de células inflamatórias. Quando presente, a resposta inflamatória é neutrofílica, linfocítica, ou granulomatosa.

A criptococose no pulmão pode se manifestar como doença difusa ou como áreas isoladas de consolidação. Os alvéolos acometidos encontram-se distendidos por aglomerados de microrganismos, geralmente com inflamação associada mínima.

Devido à sua cápsula espessa, o *C. neoformans* cora-se mal pela coloração de rotina de hematoxilina-eosina, e, em cortes de tecidos, assume o aspecto de bolhas ou buracos (Fig. 9.58A). As colorações rotineiras para fungos (PAS e GMS [prata-metenamina de Gomori]) demonstram bem as leveduras, mas não coram a cápsula polissacarídica. Como conseqüência, o microrganismo parece estar circundado por um halo. A cápsula pode ser demonstrada com um corante de mucicarmina (ver Fig. 9.58B).

 Manifestações Clínicas: A doença criptocócica do sistema nervoso central começa, freqüentemente, de forma insidiosa com sintomas não localizados, incluindo cefaléia, tonteira, sonolência e perda da coordenação. A meningite criptocócica não tratada é invariavelmente fatal, e a terapia exige a administração sistêmica prolongada de medicação antifúngica. A pneumonia criptocócica manifesta-se como doença pulmonar progressiva difusa.

HISTOPLASMOSE

A histoplasmose é uma micose provocada por Histoplasma capsulatum, *e é geralmente autolimitada, mas pode causar uma doença granulomatosa sistêmica.* Embora a maioria dos casos de histoplasmose seja assintomática, ocorrem infecções disseminadas progressivas em pessoas com imunidade celular prejudicada. O *H. capsulatum* é um fungo dimórfico de distribuição mundial, que cresce como um bolor a temperaturas ambientes e sempre como levedura no corpo (37°C). A célula em levedura é redonda e apresenta um corpo basofílico central, circundado por uma zona clara ou halo, a qual, por sua vez, é circundada por uma parede celular rígida com 2 a 4 μm de diâmetro. Nas lesões caseosas, em que as leveduras encontram-se em degeneração, a impregnação pela prata identifica os vestígios das leveduras.

 Epidemiologia: A histoplasmose é adquirida pela inalação de esporos infecciosos de *H. capsulatum* (ver Fig. 9.57). O reservatório para o fungo encontra-se em excretas de pássaros e no solo. Nas Américas, há zonas hiperendêmicas em áreas centrais e no leste dos Estados Unidos, no oeste do México, na América Central, nos países do norte da América do Sul e na Argentina. Nos trópicos, ninhos de morcegos, cavernas e o solo sob as árvores são focos de exposição.

 Patogenia: A histoplasmose assemelha-se à tuberculose de muitas formas. A infecção primária começa com fagocitose de microconídias pelos macrófagos alveolares. Da mesma forma que o *M. tuberculosis*, o *H. capsulatum* sobrevive e reproduz-se em macrófagos imunologicamente virgens [*naïve*]. Conforme os microrganismos crescem, macrófagos adicionais são recrutados para o local da infecção, produzindo uma área de consolidação pulmonar. Alguns macrófagos carreiam os organismos, primeiro para os linfonodos hilares e mediastínicos e, então, por todo o corpo, no qual os fungos infectam células do sistema monócito/macrófago. Os microrganismos proliferam dentro de macrófagos parasitados até que o hospedeiro elabore respostas de imunidade celular e de hipersensibilidade, geralmente em 1 a 3 semanas. A resposta imunológica normal coíbe os microrganismos na maioria das pessoas infectadas. Macrófagos ativados destroem as leveduras fagocitadas, formando granulomas necrosantes nos locais de infecção.

O curso da infecção varia com o tamanho do inóculo infectante e com a competência imunológica do hospedeiro. A maioria das infecções (95%) envolve pequenos inóculos de microrganismos em pessoas imunologicamente competentes. Afetam áreas pequenas do pulmão e linfonodos regionais, e permanecem despercebidas. Por outro lado, a inalação de um inóculo grande, conforme ocorre em um poleiro de aves desenterrado, pode provocar histoplasmose pulmonar de evolução rápida, com áreas grandes de consolida-

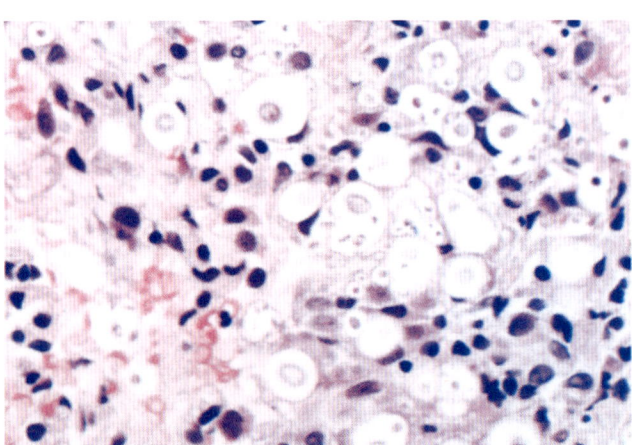
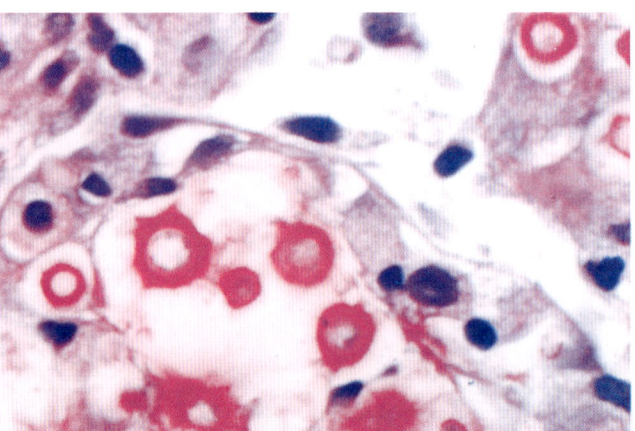

FIGURA 9.58
Criptococose. A. Em um corte de pulmão corado por hematoxilina-eosina, o *C. neoformans* aparece como orifícios ou bolhas. B. O mesmo corte corado com mucicarmina ilustra a cápsula do microrganismo.

ção, envolvimento proeminente de nódulos mediastínicos e hilares, e extensão da infecção para o fígado, baço e medula óssea.

A histoplasmose disseminada desenvolve-se nas pessoas que não conseguem formar uma resposta imunológica eficaz contra o *H. capsulatum*. Lactentes, pessoas com AIDS e pacientes tratados com corticosteróides encontram-se sob risco particular. Além disso, algumas pessoas sem uma doença subjacente conhecida também desenvolvem histoplasmose disseminada.

Patologia: A **histoplasmose aguda autolimitada** caracteriza-se pelo desenvolvimento de granulomas necrosantes caseosos no pulmão, linfonodos mediastínicos e hilares, baço e fígado. No início do curso da infecção, o material caseoso é circundado por macrófagos, células gigantes tipo Langhans, linfócitos e plasmócitos. Formas em levedura de *H. capsulatum* podem ser demonstradas tanto dentro de macrófagos quanto no material caseoso. Com o correr do tempo, os componentes celulares do granuloma desaparecem e o material caseoso sofre calcificação, formando um "nódulo fibrocaseoso" (Fig. 9.59A).

A **histoplasmose disseminada** caracteriza-se por infiltração orgânica progressiva por macrófagos contendo *H. capsulatum* (ver Fig. 9.59B). Nos casos leves, a resposta imunológica é suficiente para inibir, mas não para eliminar a infecção. Durante períodos longos, a doença permanece praticamente confinada aos macrófagos nos órgãos infectados. Nos casos de imunodeficiência profunda, grandes coleções de macrófagos preenchidos com *H. capsulatum* infiltram o fígado, baço, pulmões, intestino, supra-renais e meninges.

Manifestações Clínicas: A maioria das infecções é assintomática, mas, com a doença extensa, os pacientes apresentam febre, cefaléia e tosse. Os sintomas persistem desde alguns dias até algumas semanas, mas a doença não precisa ser tratada.

A histoplasmose disseminada provoca perda de peso, febre intermitente e fraqueza. Nos casos de imunodeficiência sutil, a doença pode persistir e progredir durante anos, até mesmo décadas. Com imunodeficiência mais profunda, a histoplasmose disseminada progride rapidamente, com freqüência provocando febre alta, tosse, pancitopenia e alterações na condição mental. A histoplasmose disseminada é tratada com agentes antifúngicos sistêmicos.

COCCIDIOIDOMICOSE

A coccidioidomicose é uma infecção micótica necrosante crônica, com semelhança clínica e patológica com a tuberculose. A doença, provocada por *Coccidioides immitis*, inclui um espectro de infecções que começam com pneumonite focal. A maior parte dos casos é leve e assintomática e limita-se aos pulmões e linfonodos regionais. Ocasionalmente, as infecções por *C. immitis* disseminam-se para fora dos pulmões, produzindo doença com risco de morte.

Epidemiologia: O *C. immitis* é um fungo dimórfico que cresce como um bolor no solo, onde forma esporos.

Os esporos são inalados para os alvéolos e bronquíolos terminais (ver Fig. 9.57), aumentam de tamanho até esférulas e, então, amadurecem formando esporângios, estruturas com 30 a 60 μm de diâmetro. Gradualmente, os esporângios preenchem-se com endósporos, com 1 a 5 μm transversalmente, que se acumulam por endosporulação, um processo único entre os fungos patogênicos. Por fim, os esporângios rompem e liberam endósporos, os quais, então, repetem o ciclo.

O *C. immitis* está presente no solo em regiões climáticas restritas, particularmente as zonas habitadas do Baixo Sonora do hemisfério ocidental. Essas áreas apresentam pouca chuva, verões quentes e invernos brandos. Nos Estados Unidos, grandes áreas da Califórnia, Arizona, Novo México e Texas são um habitat natural para *C. immitis*. A doença é particularmente comum no Vale de San Joaquin da Califórnia, onde é chamada de "febre do vale". A coccidioidomicose também ocorre no México e em partes da América do Sul.

Residentes de longa data de regiões endêmicas estão quase invariavelmente infectados por *C. immitis*, e mesmo visitas breves a essas áreas podem produzir infecção (geralmente assintomática). Tempo seco e com vento, que levanta artrosporos no ar, favorece a infecção. A coccidioidomicose não é contagiosa.

Patogenia: A coccidioidomicose começa com broncopneumonia focal no local onde os esporos são depositados. Estes provocam um infiltrado inflamatório mis-

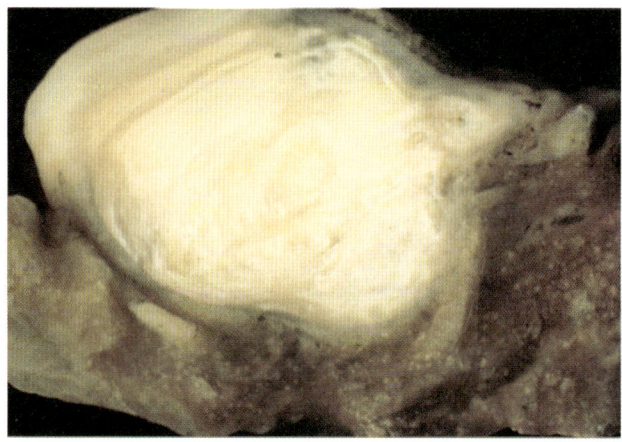
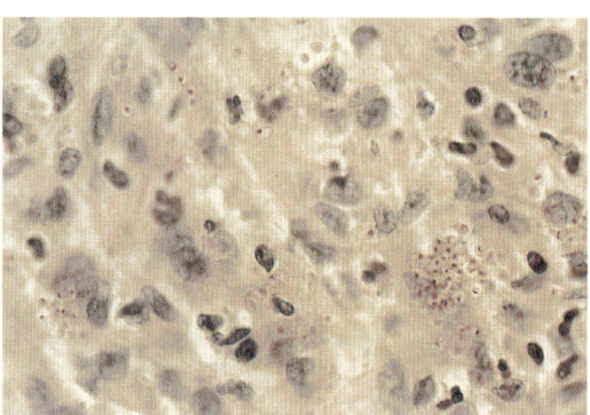

FIGURA *9.59*
Histoplasmose. A. Corte do pulmão mostra nódulo fibrocaseoso, subpleural, encapsulado. **B.** Corte do fígado de um paciente com histoplasmose disseminada revela células de Küpffer contendo inúmeras estruturas de *H. capsulatum* (coloração PAS).

to, composto de neutrófilos e macrófagos, mas os esporos sobrevivem à reação das células inflamatórias imunologicamente virgens. O hospedeiro é incapaz de controlar a infecção até que as células inflamatórias tornem-se ativadas. Com o início de respostas imunes celulares e de hipersensibilidade específicas, formam-se granulomas necrosantes, matando ou encapsulando os fungos.

De maneira semelhante à tuberculose e à histoplasmose, a evolução da coccidioidomicose varia de acordo com o tamanho do inóculo infectante e da condição imunológica do hospedeiro. Um amplo espectro da enfermidade varia desde doença aguda autolimitada até infecções disseminadas. A coccidioidomicose começa com broncopneumonia focal. **A maioria das infecções é produzida por inóculos pequenos de microrganismos em hospedeiros imunologicamente competentes, sendo agudas e autolimitadas.** O envolvimento pulmonar extenso e a doença fulminante podem ocorrer nas pessoas oriundas de uma região não-endêmica expostas a grande concentração de organismos (p. ex., nova-iorquinos que participam de escavações arqueológicas no sul do Arizona).

A **coccidioidomicose disseminada** ocorre em pessoas imunocomprometidas, a partir de uma infecção primária ou de reativação de doença antiga. Os pacientes com linfomas, leucemias, ou AIDS e aqueles submetidos a terapia imunossupressora estão sob risco de disseminação. Certos grupos raciais, incluindo filipinos, outros asiáticos e negros são particularmente suscetíveis à disseminação de coccidioidomicose, provavelmente por causa de um defeito imunológico específico. O risco de disseminação nos filipinos é, na verdade, 175 vezes maior do que em brancos. Mulheres grávidas também são incomumente suscetíveis à disseminação da doença se desenvolverem infecção primária durante a última metade da gestação.

 Patologia: A coccidioidomicose aguda autolimitada produz uma lesão solitária ou áreas irregulares de consolidação pulmonar, nas quais os alvéolos acometidos encontram-se infiltrados por neutrófilos e macrófagos (Fig. 9.60). As esférulas de *C. immitis* provocam um infiltrado de macrófagos, enquanto os endósporos atraem predominantemente neutrófilos. Com o início da reação imunológica, desenvolve-se um granuloma necrosante caseoso. A resposta imunológica bem-sucedida desencadeia a cicatrização do granuloma, algumas vezes deixando um nódulo fibrocaseoso composto de material caseoso e circundado por macrófagos residuais e uma cápsula delgada. Ao contrário da histoplasmose, os granulomas antigos de coccidioidomicose raramente calcificam-se.

As esférulas e os endósporos de *C. immitis* coram-se pela hematoxilina-eosina. Esférulas em diferentes estágios de desenvolvimento surgem como anéis basofílicos. Esférulas maduras (esporângios) contêm endósporos que assumem o aspecto de anéis basofílicos menores. Como em outras infecções fúngicas, os corantes PAS e prata-metenamina de Gomori podem ser utilizados para intensificar a coloração do *C. immitis*.

A **coccidioidomicose disseminada** pode envolver quase todo lugar do corpo e pode manifestar-se como um sítio extratorácico único, ou sob a forma de doença disseminada, incluindo lesões da pele (Fig. 9.61), ossos, meninges, fígado, baço e trato geniturinário. A resposta inflamatória nos locais de disseminação é muito variável, desde um infiltrado de neutrófilos até uma resposta granulomatosa.

 Manifestações Clínicas: A coccidioidomicose é uma doença de manifestações amplas, que variam de infecção respiratória subclínica até infecção disseminada e rapidamente fatal. Os médicos nas áreas endêmicas e com experiência em diagnosticar coccidioidomicose afirmam que quase qualquer queixa ou síndrome pode ser uma manifestação dessa infecção. Assim, junta-se à sífilis e à febre tifóide como "um grande imitador".

A maioria das pessoas com coccidioidomicose (> 60%) é assintomática. Outras desenvolvem uma síndrome semelhante à gripe, caracterizada por febre, tosse, dor no peito e mal-estar. Geralmente, a infecção remite de modo espontâneo. Cavitação é a complicação mais freqüente da coccidioidomicose pulmonar, embora, felizmente, ocorra em apenas alguns pacientes (< 5%). A cavidade, que pode ser confundida com tuberculose, é, em geral, solitária, e pode persistir durante anos. A progressão ou a reativação podem ocasionar lesões destrutivas nos pulmões ou, mais seriamente, lesões disseminadas.

Os sinais e sintomas de coccidioidomicose disseminada variam de acordo com o local afetado. A meningite por *Coccidioides* manifesta-se com cefaléia, febre, alteração do estado mental ou con-

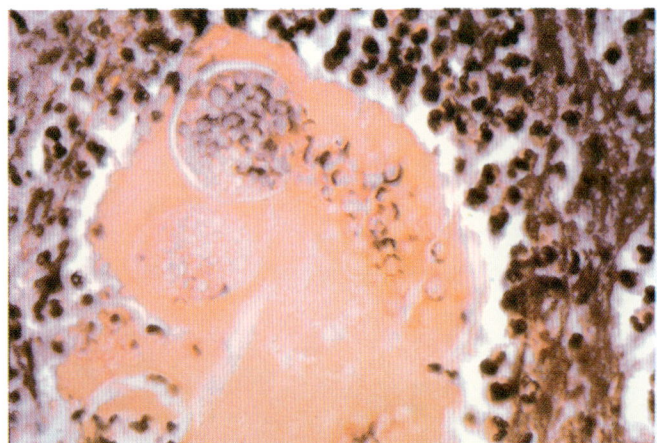

FIGURA *9.60*
Coccidioidomicose. Fotomicrografia de pulmão de um paciente com pneumonia aguda por coccidioidomicose mostra infiltrado inflamatório agudo circundando esférulas e endósporos de *C. immitis*.

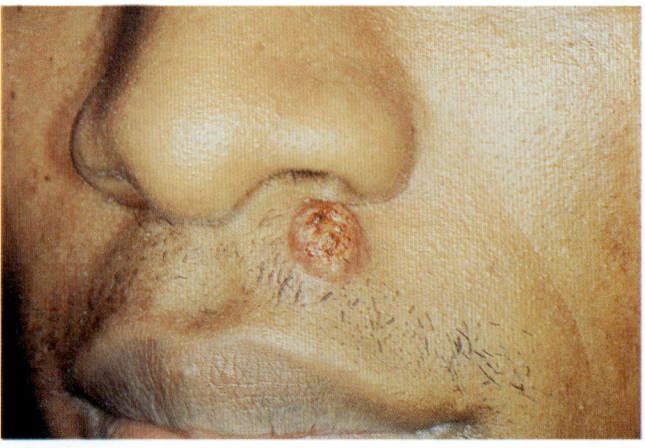

FIGURA *9.61*
Coccidioidomicose disseminada. Uma lesão única elevada, central e ulcerada está presente na face.

vulsões e é fatal se não for tratada. As lesões cutâneas provocadas pela coccidioidomicose disseminada freqüentemente têm um aspecto verrucoso (ver Fig. 9.61). Mesmo com tratamento prolongado à base de anfotericina B, o prognóstico é sombrio na coccidioidomicose disseminada aguda.

BLASTOMICOSE

A blastomicose é uma doença granulomatosa e supurativa crônica dos pulmões, freqüentemente seguida pela disseminação para outros sítios corporais, principalmente pele e osso. O microrganismo causal é o *Blastomyces dermatitidis*, um fungo dimórfico que cresce como bolor no solo úmido quente, rico em matéria vegetal em decomposição.

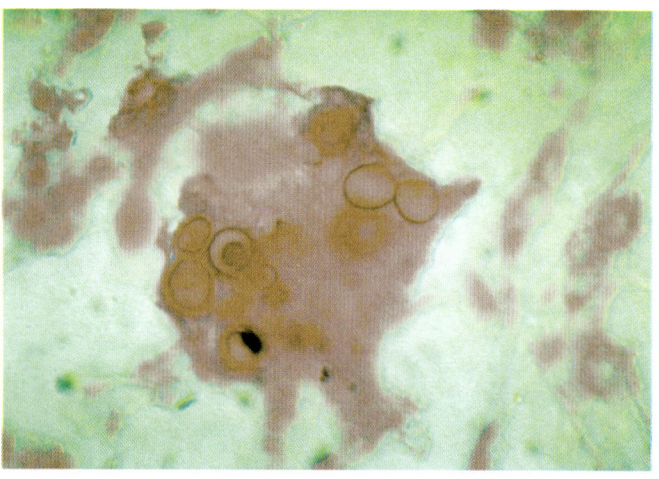

FIGURA 9.62
Blastomicose. As formas de *B. dermatitidis* apresentam uma parede com duplo contorno e núcleo no centro do corpo. Os brotos apresentam aderências de base ampla.

 Epidemiologia: A blastomicose é adquirida por inalação de esporos infecciosos do solo (ver Fig. 9.57). A infecção ocorre em regiões geográficas restritas da América do Norte, América Central e América do Sul, África e, possivelmente, Oriente Médio. Na América do Norte, o fungo é endêmico ao longo da distribuição dos rios Mississippi e Ohio, nos Grandes Lagos e no rio St. Lawrence. A perturbação do solo, seja por construção ou atividades de lazer, como caça ou acampamento, leva à formação de aerossóis contendo esporos fúngicos.

 Patogenia: Os esporos inalados de *B. dermatitidis* germinam formando leveduras, que se reproduzem por brotamento. O hospedeiro responde aos microrganismos em proliferação com neutrófilos e macrófagos, produzindo uma broncopneumonia focal. Apesar da resposta inflamatória, os microrganismos persistem até o aparecimento de hipersensibilidade específica e imunidade celular, quando neutrófilos e macrófagos ativados os destroem.

 Patologia: Geralmente, a blastomicose está confinada aos pulmões, onde a infecção produz, com maior freqüência, áreas pequenas de consolidação pulmonar. O *B. dermatitidis* provoca uma resposta inflamatória mista, supurativa e granulomatosa e, no mesmo paciente, as lesões podem variar desde abscessos neutrofílicos até granulomas epitelióides. Embora a doença pulmonar geralmente se resolva por meio de formação de tecido conjuntivo, alguns pacientes desenvolvem lesões miliares progressivas ou cavitações. Quando a infecção dissemina-se além dos pulmões, a pele (> 50%) e os ossos (> 10%) são locais comuns de envolvimento. Freqüentemente, a infecção da pele provoca uma hiperplasia pseudoepiteliomatosa acentuada, conferindo um aspecto verrucoso às lesões.

As áreas infectadas contêm inúmeras leveduras de *B. dermatitidis*, que são esféricas e com 8 a 14 μm transversalmente, com brotos de base ampla e núcleos múltiplos em um corpúsculo central (Fig. 9.62). Com o corante à base de hematoxilina-eosina, as leveduras assumem o aspecto de anéis com paredes celulares bem definidas e espessas. As leveduras podem ser encontradas em células epitelióides, macrófagos ou células gigantes, ou podem ser encontradas livres em microabscessos.

 Manifestações Clínicas: A blastomicose pulmonar é autolimitada em um terço dos casos. A infecção sintomática aguda apresenta-se como doença semelhante a gripe, com febre, artralgias e mialgias. A doença pulmonar progressiva manifesta-se com febre baixa, perda de peso, tosse e, na radiografia de tórax, infiltrados predominantemente no lobo superior. As lesões cutâneas, que freqüentemente se assemelham a carcinoma de células escamosas da pele, são a manifestação mais comum de disseminação extrapulmonar. Embora a infecção pulmonar possa, aparentemente, curar completamente, em alguns pacientes a blastomicose pode aparecer em locais distantes meses ou anos depois.

PARACOCCIDIOIDOMICOSE (BLASTOMICOSE SUL-AMERICANA)

A paracoccidioidomicose é uma infecção granulomatosa crônica que começa com envolvimento pulmonar e dissemina-se, envolvendo pele, orofaringe, supra-renais e macrófagos do fígado, baço e linfonodos. O microrganismo causal é o *Paracoccidioides brasiliensis*, um fungo dimórfico, cuja forma de bolor provavelmente reside no solo.

 Epidemiologia: A paracoccidioidomicose é adquirida por inalação de esporos do ambiente em regiões restritas da América Central e da América do Sul. A maioria das infecções é assintomática. Ocorre reativação da infecção latente, e os indivíduos podem desenvolver doença ativa muitos anos após se mudarem de uma região endêmica. É interessante notar que os homens desenvolvem infecções sintomáticas 15 vezes mais freqüentemente que as mulheres, presumivelmente por causa de influências hormonais na conversão do microrganismo à fase de levedura.

 Patologia: A paracoccidioidomicose pode envolver os pulmões apenas (Fig. 9.63) ou múltiplos locais extrapulmonares, mais comumente pele, superfícies mucosas e linfonodos. O *P. brasiliensis* provoca uma resposta supurativa e granulomatosa mista, produzindo lesões semelhantes às vistas na blastomicose e na coccidioidomicose.

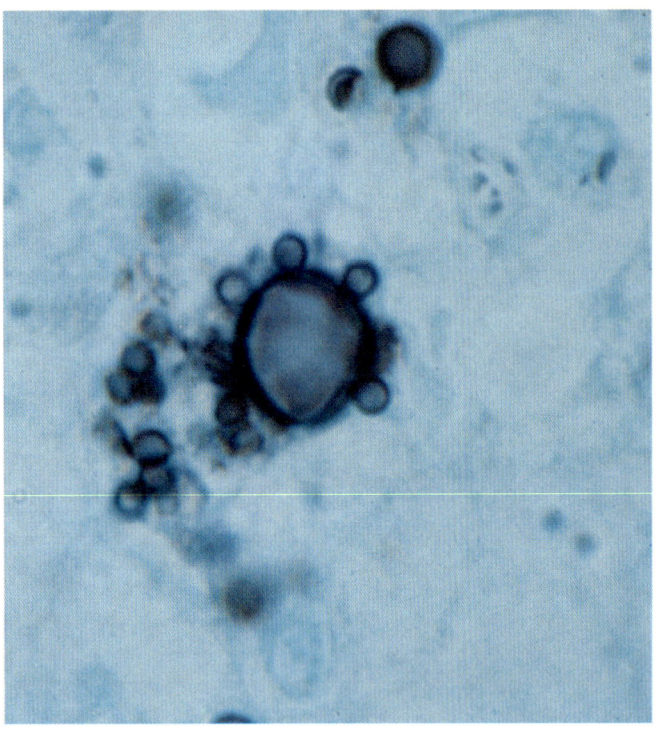

FIGURA 9.63
Paracoccidioidomicose. O pulmão contém *P. braziliensis*, que exibe muitos brotos externos surgindo circunferencialmente a partir do microrganismo-mãe.

 Manifestações Clínicas: A paracoccidioidomicose é, em geral, uma doença aguda autolimitada e minimamente sintomática. Os sintomas de envolvimento pulmonar progressivo assemelham-se aos da tuberculose. As úlceras mucocutâneas crônicas são uma manifestação freqüente da doença extrapulmonar.

ESPOROTRICOSE

A esporotricose é uma infecção crônica da pele, tecidos subcutâneos e linfonodos regionais provocada pelo Sporothrix schenckii. *Esse fungo dimórfico cresce como um bolor no solo e em matéria vegetal em decomposição, e como levedura no corpo.*

 Epidemiologia: A esporotricose é endêmica em regiões das Américas e no sul da África. A maioria dos casos é cutânea, resultando da inoculação acidental do fungo a partir de espinhos ou de farpas, ou pelo manuseio de gramíneas e juncos. A esporotricose cutânea é particularmente comum entre jardineiros (especialmente os que cuidam de rosas), funcionários de viveiros de plantas e outras pessoas que sofrem abrasões quando trabalham com o solo, musgo, feno ou árvores para corte. Entretanto, a doença também pode ser transmitida por animais infectados, especialmente gatos.

 Patologia: Quando ocorre inoculação na pele, o *S. schenckii* prolifera localmente, induzindo uma resposta inflamatória que produz uma lesão ulceronodular. Com freqüência, a infecção dissemina-se ao longo dos canais linfáticos subcutâneos, resultando em uma cadeia de lesões cutâneas nodulares semelhantes (Fig. 9.64A). A doença extracutânea é muito menos comum que a doença cutânea. O envolvimento de articulações e ossos é a forma mais freqüente de doença extracutânea, e infecções do pulso, cotovelo, tornozelo ou joelho totalizam a maioria (80%) dos casos.

As lesões da esporotricose cutânea são, em geral, centradas na derme ou no tecido subcutâneo. A periferia dos nódulos é granulomatosa, e o centro é supurativo. A pele circundante exibe hiperplasia pseudo-epiteliomatosa exuberante. Algumas leveduras encontram-se circundadas por uma zona espiculada eosinofílica

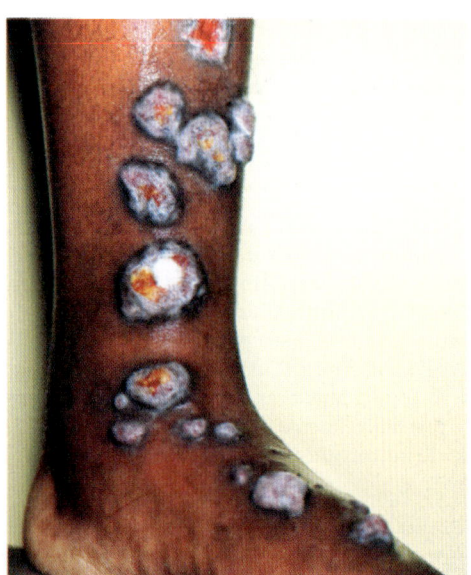
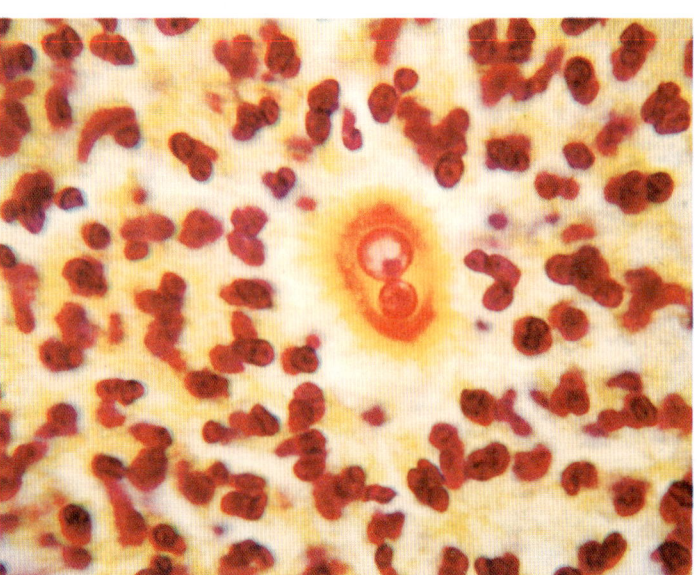

FIGURA 9.64
Esporotricose. A. A perna mostra disseminação linfocutânea típica. B. Corte da lesão em (A) exibe um corpúsculo asteróide, composto de um par de fungos em brotamento de *S. schenckii*, circundado por uma camada de substância de Splendore-Hoeppli, com projeções radiais.

e são denominadas *corpúsculos asteróides* (ver Fig. 9.64B). O material que circunda as leveduras (*substância de Splendore-Hoeppli*) consiste provavelmente em complexos antígeno-anticorpo.

 Manifestações Clínicas: A esporotricose cutânea começa como uma lesão nodular solitária no local da inoculação, quase sempre sobre a mão, braço ou perna. Semanas após o surgimento da primeira lesão, nódulos adicionais podem surgir ao longo da drenagem linfática da lesão primária. Freqüentemente, os nódulos ulceram e drenam líquido serossanguinolento. O envolvimento articular manifesta-se como dor e tumefação da articulação afetada, sem envolvimento da pele sobrejacente. Se não for tratada, a esporotricose cutânea continua a se disseminar ao longo da pele. A infecção da pele responde à terapia sistêmica com iodo, mas a esporotricose extracutânea exige terapia antifúngica sistêmica.

CROMOMICOSE

A cromomicose é uma infecção crônica da pele provocada por diferentes espécies de fungos que vivem como saprófitas no solo e em matéria vegetal em decomposição. Os fungos apresentam parede espessa, redonda e marrom, com 8 μm transversalmente, e assemelham-se à moeda de 1 centavo [ou penny de cobre] (Fig. 9.65). A infecção é mais comum em trabalhadores na agricultura nos trópicos que ficam descalços, nos quais o fungo é implantado por traumatismo, geralmente abaixo do joelho. As lesões começam como pápulas e, com o passar dos anos, tornam-se verrucosas, crostosas e, às vezes, ulceradas. A infecção dissemina-se por crescimento contíguo e através dos linfáticos e, com o correr do processo, pode acometer um membro inteiro.

INFECÇÕES POR DERMATÓFITOS

Os dermatófitos são fungos que provocam infecções superficiais localizadas de tecidos queratinizados, incluindo pele, cabelo e unha. Existem cerca de 40 espécies de dermatófitos dentro de três gêneros: *Trichophyton, Microsporum* e *Epidermophyton*. Embora as infecções por dermatófitos sejam doenças pouco importantes, estão entre as doenças de pele mais comuns para as quais as pessoas procuram cuidados médicos. Os dermatófitos residem no solo, nos animais e outros seres humanos. A maioria das infecções por dermatófitos em países temperados é adquirida pelo contato direto com pessoas que apresentam pêlos ou escamas da pele infectadas.

 Patologia: Os dermatófitos proliferam dentro dos tecidos queratinizados superficiais, que não são mais viáveis. Na pele, disseminam-se de forma centrífuga a partir do sítio de inoculação, produzindo lesões redondas e em expansão, com margens bem definidas. O aspecto clínico já sugeriu que um verme fosse responsável pela doença, daí o nome "tinha" (do latim *tinea*, "verme").

As infecções por dermatófitos produzem um espessamento do epitélio escamoso, com aumento da quantidade de células queratinizadas. Lesões graves o suficiente para serem submetidas a biopsia mostram um leve infiltrado inflamatório linfocítico na derme. As hifas e os esporos dos dermatófitos infectantes estão confinados a porções não-viáveis da pele, cabelo e unhas.

 Manifestações Clínicas: As infecções por dermatófitos são denominadas de acordo com os locais de envolvimento (p. ex., couro cabeludo, tinha da cabeça; pés, tinha do pé, "pé de atleta"; unhas, tinha ungueal; e áreas intertriginosas da virilha, tinha crural, "prurido do jóquei". Essas infecções variam desde doença assintomática até erupções crônicas muito pruriginosas. As infecções por dermatófitos são tratadas com agentes antifúngicos tópicos.

MICETOMA

O micetoma é uma infecção de progressão lenta, localizada, e freqüentemente desfigurante, ocorrendo na pele, tecidos moles e osso, produzida pela inoculação de diferentes fungos habitantes do solo e bactérias filamentosas. O pé é o local mais comum de infecção, e a doença também é conhecida como *"pé de Madura"*. Os microrganismos responsáveis incluem *Madurella mycetomatis, Petrilidium boydii, Actinomadura madurae* e *Nocardia brasiliensis*.

 Epidemiologia: Geralmente, o micetoma ocorre nos trópicos, entre fazendeiros e pessoas que trabalham ao ar livre e cuja pele encontra-se exposta a traumatismo. O pé é um local comum de infecção em áreas onde as pessoas andam descalças em solo encharcado. A imersão freqüente do pé macera a pele, facilitando a inoculação profunda com o microrganismo do solo.

 Patologia: Dentro do tecido subcutâneo, os microrganismos inoculados proliferam e disseminam-se para tecidos adjacentes, inclusive o osso. A infecção provoca um infiltrado inflamatório supurativo e granulomatoso misto, que não consegue eliminar o microrganismo infectante. O tecido de granulação circundante e a formação de tecido conjuntivo produzem desfiguração progressiva dos locais acometidos.

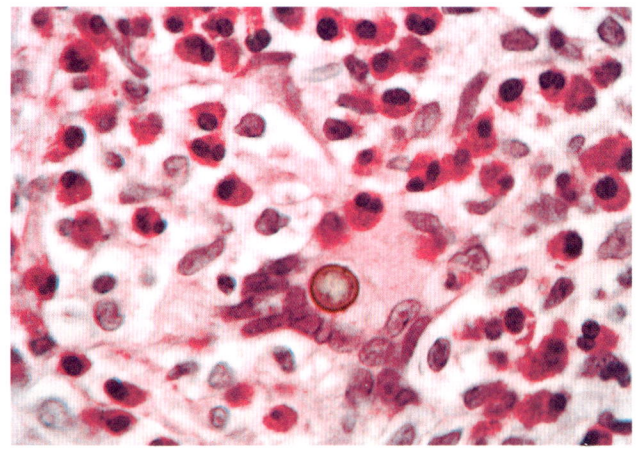

FIGURA 9.65
Cromomicose. Corte de pele mostra célula gigante no centro, com corpúsculo esclerótico marrom, de parede espessa ("moeda de um centavo de cobre", ou "penny" [norte-americano] de cobre) representando o fungo.

Um micetoma começa como um abscesso subcutâneo solitário, que se expande lentamente formando múltiplos abscessos interconectados por fístulas (Fig. 9.66A). Os tratos dos seios finalmente fistulam para a superfície da pele. Os abscessos contêm colônias compactas de bactérias ou de fungos circundadas por neutrófilos e uma camada externa de inflamação granulomatosa. As colônias de microrganismos, denominadas "grãos", assemelham-se aos "grânulos de enxofre" da actinomicose (ver Fig. 9.66B).

Manifestações Clínicas: Inicialmente, um micetoma apresenta uma tumefação localizada e indolor no local de uma lesão penetrante. A lesão expande-se lentamente e por fim produz fístulas, que tendem a seguir os planos da fáscia em sua disseminação lateral e profunda através do tecido conjuntivo, músculo e osso. O tratamento consiste freqüentemente na excisão radical da área afetada.

Protozoários

Os protozoários são eucariotas de uma única célula divididos em três classes gerais: amebas, flagelados e esporozoítas. As amebas movem-se pela projeção de extensões citoplasmáticas denominadas *pseudópodes*. Os flagelados movem-se através de estruturas semelhantes a linhas, conhecidas como flagelos, que se estendem para fora a partir da membrana celular. Os esporozoítas não possuem organelas de locomoção e também diferem das amebas e dos flagelados em sua modalidade de replicação.

Os protozoários causam doença humana por diversos mecanismos. Alguns, como a *Entamoeba histolytica*, são parasitas extracelulares capazes de digerir e invadir tecidos humanos. Outros, como os plasmódios, são parasitas intracelulares obrigatórios, que se replicam dentro de células humanas, dessa forma matando-as. Ainda outras espécies, como os tripanossomas, danificam o tecido humano principalmente pelas respostas inflamatórias e imunológicas que provocam. Alguns dos protozoários, por exemplo, *Toxoplasma gondii*, têm a capacidade de estabelecer infecções latentes e produzir reativação da doença em hospedeiros imunocomprometidos.

MALÁRIA

A malária é uma doença febril hemolítica transmitida por mosquitos. A malária infecta mais de 200 milhões de pessoas e anualmente mata mais de 1 milhão. Quatro espécies de *Plasmodium* provocam malária: *P. falciparum, P. vivax, P. ovale* e *P. malariae.* Todos esses plasmódios infectam e destroem eritrócitos humanos, produzindo calafrios, febre, anemia e esplenomegalia. O *P. falciparum* provoca doença mais grave que as outras espécies de plasmódios e contribui para a maioria das mortes por malária.

Epidemiologia: A malária foi erradicada dos países desenvolvidos, mas continua a ser um flagelo em áreas tropicais e subtropicais, especialmente África, partes da América do Sul e da América Central, Índia e sudeste da Ásia (Fig. 9.67). Pessoas desnutridas, crianças, lactentes de áreas rurais pobres e mulheres grávidas são especialmente suscetíveis à infecção.

A malária é transmitida de uma pessoa para outra pela picada da fêmea do mosquito *Anopheles*. Embora o *P. falciparum* e *P. vivax* sejam os patógenos mais comuns, há considerável variação geográfica na distribuição de espécies. O *P. vivax* é raro na África, onde grande parte da população negra não possui os receptores de superfície celular eritrocitários necessários para a infecção. O *P. falciparum* e *P. ovale* são as espécies predominantes na África. O *P. malariae* é a forma menos comum e mais branda de malária, embora tenha uma distribuição geográfica ampla.

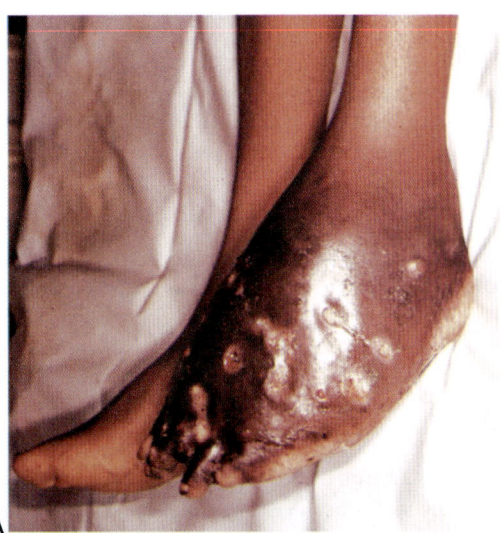
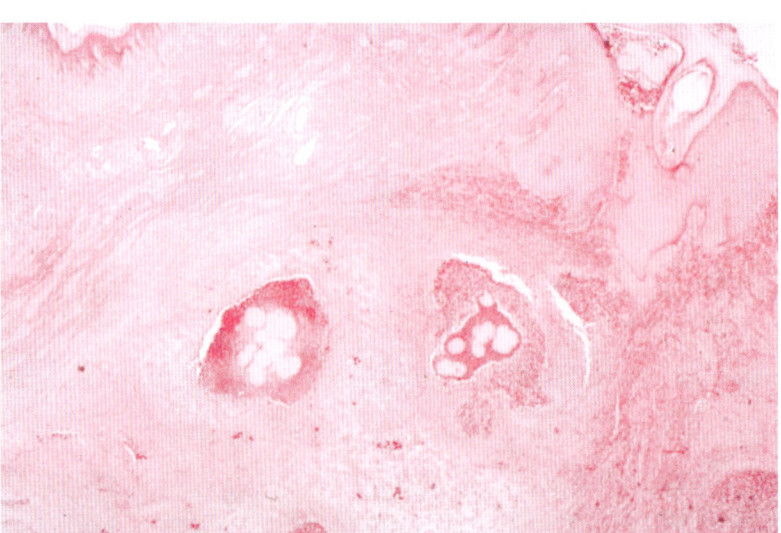

FIGURA *9.66*
Micetoma do pé. A. O pé encontra-se edemaciado e dolorido e drena através da pele. A extremidade foi amputada. B. Fotomicrografia de (A) demonstra grãos micóticos na derme. Estes são aglomerados de fungos (*P. boydii*) circundados por um abscesso com um perímetro granulomatoso. Os grãos surgem através da superfície e estão em um túnel de queratina.

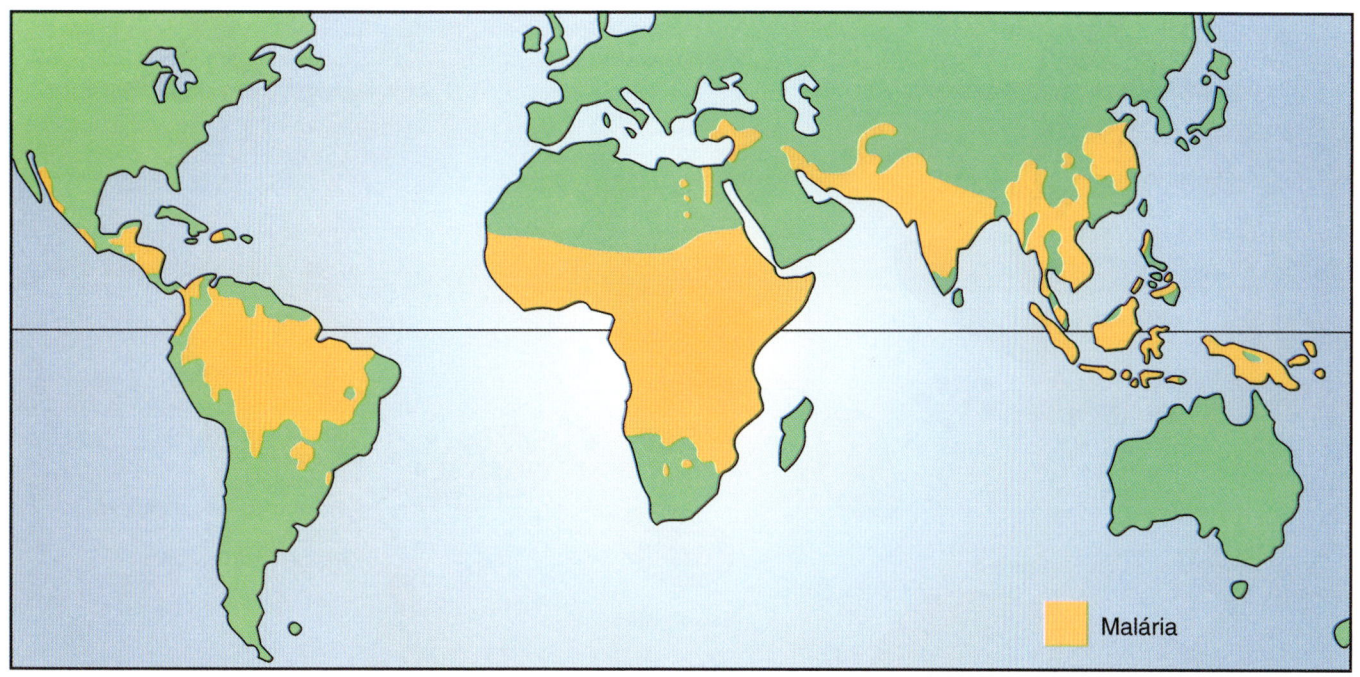

FIGURA 9.67
Distribuição geográfica da malária.

 Patogenia: O ciclo de vida das espécies de *Plasmodium* responsáveis pela malária humana exige tanto hospedeiros humanos quanto mosquitos (Fig. 9.68). Os seres humanos infectados produzem formas do microrganismo (gametócitos) que os mosquitos adquirem ao se alimentar. Dentro desses insetos, o microrganismo reproduz-se sexualmente, produzindo formas de plasmódio (*esporozoítas*) que o mosquito transmite para os seres humanos ao se alimentar.

O mosquito anofelino inocula esporozoítas da malária na corrente sangüínea humana, onde sofrem divisão assexuada (*esquizogonia*). Esporozoítas circulantes invadem rapidamente hepatócitos e reproduzem-se no fígado, gerando muitos microrganismos filhos, conhecidos como merozoítas (fase exoeritrocítica). Em 2 a 3 semanas da infecção hepática, os merozoítas saem para a corrente sangüínea rompendo os hepatócitos do hospedeiro e invadem eritrócitos, estabelecendo a fase eritrocítica da infecção por malária.

Os merozoítas alimentam-se de hemoglobina, crescem e se reproduzem no interior dos eritrócitos. Em 2 a 4 dias, dependendo da espécie de *Plasmodium*, são produzidos merozoítas progênie maduros. Estes saem de eritrócitos infectados e invadem eritrócitos previamente não infectados, iniciando um outro ciclo de parasitismo eritrocítico. O ciclo eritrocítico é repetido muitas vezes. No final, subpopulações de merozoítas diferenciam-se em formas sexuadas conhecidas como gametócitos. Um mosquito, ao se alimentar em um hospedeiro infectado, ingere gametócitos, dessa forma completando o ciclo de vida da parasitose por malária.

A ruptura de eritrócitos infectados provoca os calafrios e a febre da malária por meio da liberação de material pirogênico. A anemia resulta tanto da ruptura de eritrócitos circulantes infectados quanto do seqüestro de células no baço com aumento progressivo. A hepatosplenomegalia reflete a resposta dos fagócitos mononucleares fixos do fígado e do baço ao parasitismo e à destruição de células vermelhas.

O *P. falciparum*, causa da malária maligna, produz doença muito mais agressiva que os outros plasmódios. Esse microrganismo é diferenciado de outros parasitas da malária em quatro aspectos:

- Não apresenta estágio exoeritrocítico (hepático) secundário.
- Parasita eritrócitos de qualquer idade, provocando parasitemia e anemia acentuadas. Em outros tipos de malária, apenas subpopulações de eritrócitos (p. ex., apenas formas jovens ou velhas) são parasitadas e, assim, ocorrem anemias mais modestas e parasitemias de nível mais baixo.
- Pode haver vários parasitas em um único eritrócito.
- O *P. falciparum* altera as características de fluxo e as propriedades de adesão de eritrócitos infectados, de modo que eles se aderem a células endoteliais de pequenos vasos sangüíneos. A obstrução de pequenos vasos sangüíneos freqüentemente produz isquemia tissular grave, provavelmente o fator mais importante na virulência do *P. falciparum*.

 Patologia: Em todas as formas de malária, o baço e o fígado aumentam à medida que eritrócitos são seqüestrados pelo sistema fagocítico mononuclear fixo. Os órgãos desse sistema (fígado, baço, linfonodos) encontram-se escurecidos ("cinza ardósia") pelos macrófagos preenchidos com hemossiderina e pigmento da malária, o produto final da digestão parasitária da hemoglobina.

A aderência de eritrócitos infectados ao endotélio microvascular na malária falcípara tem duas conseqüências. Primeiro, os eritrócitos parasitados aderidos a células endoteliais não circulam, de forma que os pacientes com malária falcípara grave apresentam poucos parasitas circulantes. Segundo, os capilares de órgãos profundos, especialmente cérebro, tornam-se obstruídos, levando à isquemia do cérebro, rins e pulmões. O cérebro de indivíduos que morrem de malária cerebral mostra congestão e trombose de pequenos

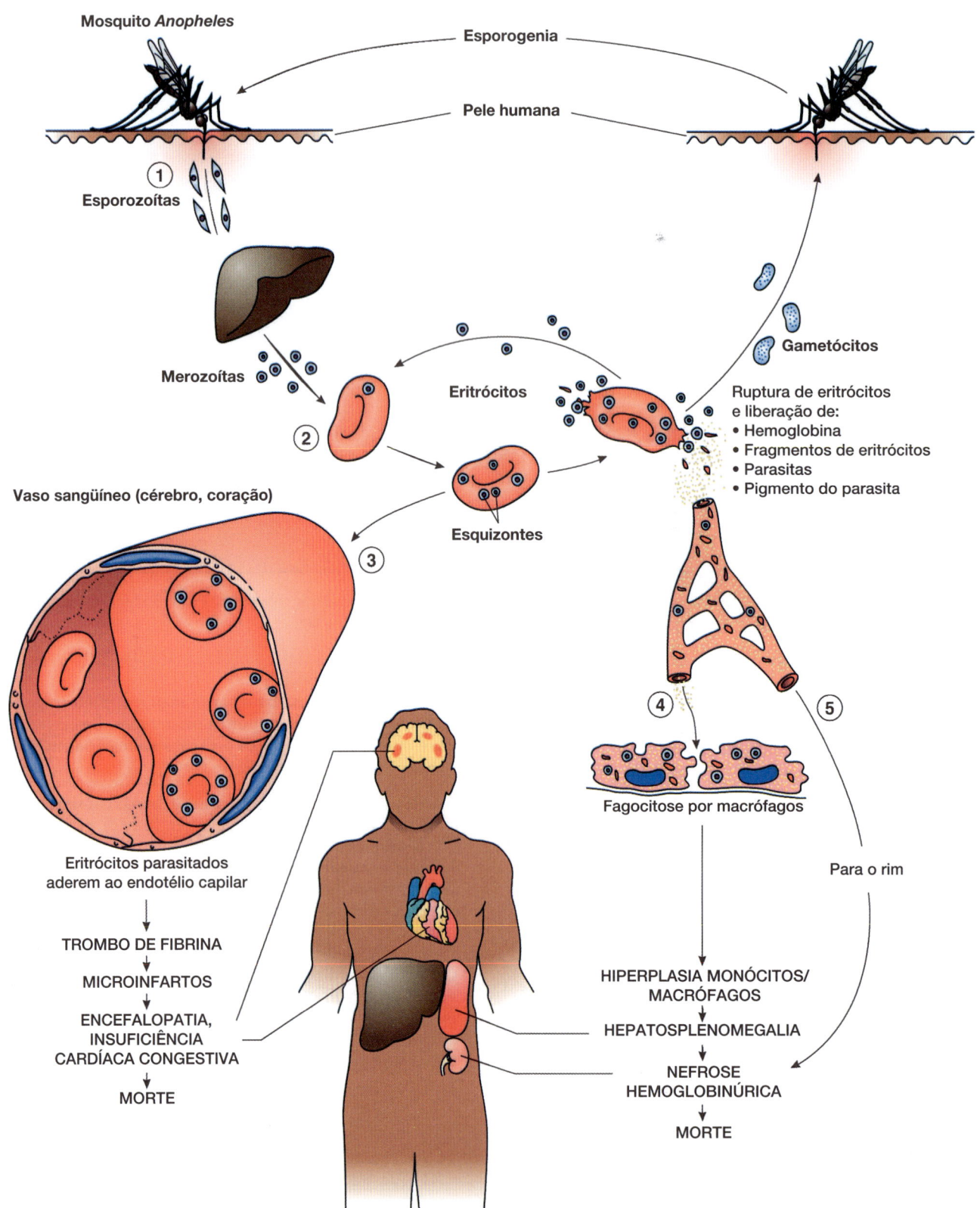

FIGURA 9.68
Ciclo de vida da malária. Um mosquito *Anopheles* pica uma pessoa infectada, tirando sangue contendo micro- e macrogametócitos (formas sexuadas). No mosquito, a multiplicação sexual ("esporogonia") produz esporozoítas nas glândulas salivares. *(1)* Na picada do mosquito, os esporozoítas são inoculados na corrente sangüínea do hospedeiro vertebrado. Alguns esporozoítas deixam o sangue e penetram os hepatócitos, onde se multiplicam assexuadamente (esquizogonia exoeritrocítica) e formam milhares de merozoítas uninucleados. *(2)* A ruptura de hepatócitos libera merozoítas, que penetram os eritrócitos e tornam-se trofozoítas, os quais, então, dividem-se, formando numerosos esquizontes (esquizogonia intra-eritrocitária). Os esquizontes dividem-se, formando mais merozoítas, que são liberados na ruptura de eritrócitos e penetram novamente em outros eritrócitos para começarem um novo ciclo. Após vários ciclos, as subpopulações de merozoítas desenvolvem-se até micro- e macrogametócitos, que são levados por um outro mosquito, completando o ciclo. *(3)* Eritrócitos parasitados obstruem capilares do cérebro, coração, rim e outros órgãos profundos. A aderência de eritrócitos parasitados a células endoteliais capilares provoca trombos de fibrina, o que produz microinfartos. Estes resultam em encefalopatia, insuficiência cardíaca congestiva, edema pulmonar e, com freqüência, morte. Os eritrócitos rompidos liberam hemoglobina, fragmentos eritrocitários e pigmento da malária. *(4)* A fagocitose leva à hiperplasia de monócitos/macrófagos e hepatosplenomegalia. *(5)* A hemoglobina liberada produz nefrose hemoglobinúrica, que pode ser fatal.

vasos sangüíneos na substância branca, que está circundada por edema e hemorragia ("hemorragias em anel") (Fig. 9.69). A obstrução do fluxo sangüíneo no rim produz insuficiência renal aguda, enquanto hemólise intravascular leva à nefrose hemoglobinúrica ("*febre hemoglobinúrica*"). No pulmão, o dano aos capilares alveolares produz edema pulmonar e lesão alveolar aguda.

 Manifestações Clínicas: As crises recorrentes de calafrios e febre alta, conhecidas como *paroxismos*, são características da malária. O paroxismo começa com calafrios e, algumas vezes, cefaléia. Essa "fase fria" do paroxismo é seguida por uma "fase quente" de febre alta em picos e taquicardia, freqüentemente acompanhadas por náuseas, vômitos e dor abdominal. A febre alta produz uma vasodilatação acentuada e, freqüentemente, hipotensão ortostática associada. Quando a febre diminui após várias horas, geralmente o paciente encontra-se exausto e banhado em suor, a "fase molhada" do paroxismo.

Segue-se então um período de 2 a 3 dias durante o qual o paciente sente-se bem, sendo seguido por um novo paroxismo. Os paroxismos recidivam durante semanas, cedendo finalmente à medida que a pessoa infectada elabora uma resposta imunológica. Cada paroxismo corresponde ao rompimento de eritrócitos infectados e à liberação de merozoítas filhos. À medida que o sistema macrofágico mononuclear responde à infecção, os pacientes desenvolvem hepatosplenomegalia. O aumento esplênico pode ser muito intenso (algumas das maiores peças de baço já registradas representam o efeito da malária crônica). O hiperesplenismo pode exacerbar a anemia da infecção da malária. A infecção por *P. falciparum* freqüentemente produz doença muito mais grave que as outras formas de malária. À medida que cresce a parasitemia, a febre pode tornar-se praticamente contínua. A lesão isquêmica no cérebro provoca sintomas que variam desde sonolência, alucinações e alterações comportamentais até convulsões e coma. A doença do sistema nervoso central tem mortalidade de 20 a 50%.

A malária é diagnosticada pela demonstração de microrganismos em esfregaços de sangue periférico corados pelo Giemsa, e as diversas espécies de *Plasmodium* são diferenciadas por sua aparência nos eritrócitos infectados. Outros tipos de malária que não a malária falcípara são tratados com cloroquina oral, algumas vezes com a adição de primaquina. O tratamento para malária falcípara varia, à medida que novos tratamentos estão sendo desenvolvidos constantemente para responder ao desafio da resistência disseminada à cloroquina.

BABESIOSE

A babesiose é uma infecção semelhante à malária, provocada por protozoários do gênero Babesia, *e transmitida por carrapatos de corpo duro.*

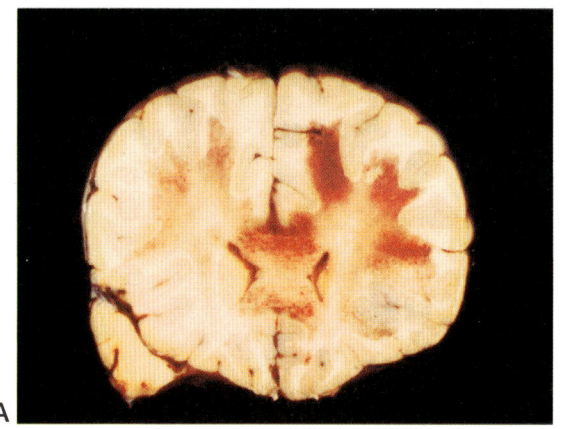
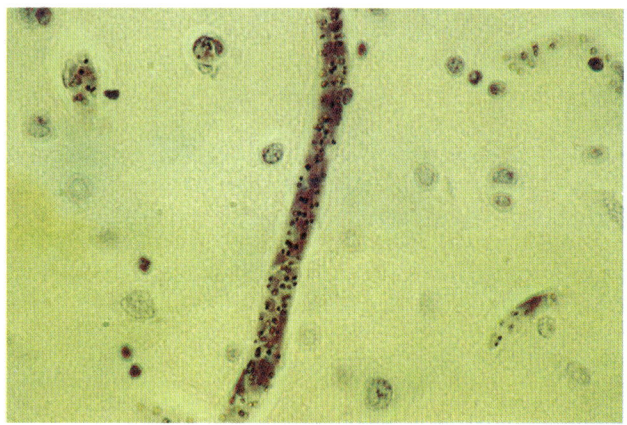
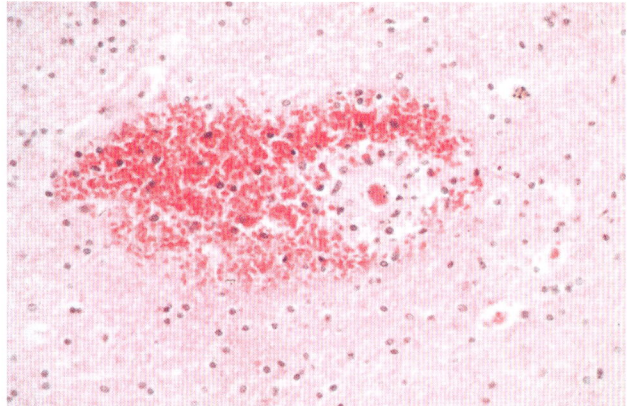

FIGURA 9.69
Malária falcípara aguda do cérebro. A. Há congestão difusa grave da substância branca e hemorragias focais. **B.** Corte de A. mostra capilar cheio de eritrócitos parasitados. **C.** Um outro corte de (A) exibe uma hemorragia em anel ao redor de um capilar trombosado, que contém eritrócitos parasitados em um trombo de fibrina.

Epidemiologia: As infecções por *Babesia* são comuns em animais e, em algumas localidades, são responsáveis por perdas econômicas sérias na indústria pecuária. Por outro lado, a babesiose humana é quase uma curiosidade médica, com parasitas infectando seres humanos apenas quando estes se interpõem no ciclo zoonótico entre o carrapato vetor e seu hospedeiro vertebrado. A babesiose humana foi relatada apenas na Europa e na América do Norte. As infecções nos Estados Unidos estiveram concentradas nas ilhas ao largo da costa da Nova Inglaterra.

 Patogenia e Patologia: Os microrganismos causais, semelhantes aos da malária, invadem e destroem eritrócitos. Entretanto, diferem dos parasitas da malária de várias maneiras importantes: (1) são transmitidos por carrapatos; (2) não produzem pigmento; (3) não produzem formas sexuadas; e (4) não apresentam estágios exoeritrocíticos. A *Babesia* spp. infecta uma variedade de mamíferos, incluindo bovinos, cavalos e cães. Os parasitas são ingeridos pelos carrapatos quando estes se alimentam de animais infectados, após o que os microrganismos são transmitidos na saliva quando o carrapato se alimenta de novo. A *Babesia* spp. invade as hemácias, onde os microrganismos assumem um aspecto amebóide, redondo, em bastonete, ou irregular. Têm de 1 a 5 μm de diâmetro; na coloração pelo Giemsa, apresentam citoplasma azul e massa de cromatina vermelha.

 Manifestações Clínicas: A esplenectomia e o diabetes são fatores predisponentes à babesiose. Após um período de incubação de 2 a 6 semanas, o paciente vivencia o início súbito de calafrios e febre, algumas vezes com dores musculares, prostração, icterícia, urina escura e diarréia. A invasão e a destruição progressivas de eritrócitos provocam hemoglobinemia, hemoglobinúria e insuficiência renal. A doença é geralmente autolimitada, mas as infecções não controladas podem ser fatais. As espécies de *Babesia* são resistentes à maioria dos fármacos antiprotozoários utilizados na medicina humana.

TOXOPLASMOSE

A toxoplasmose é uma doença infecciosa de distribuição mundial, provocada por Toxoplasma gondii. *A maioria das infecções é assintomática, mas, quando ocorre no feto ou no hospedeiro imunocomprometido, pode resultar doença necrosante devastadora.*

 Epidemiologia e Patogenia: Em algumas áreas (p. ex., França) a prevalência de infecção por *T. gondii* supera 80% dos adultos; em outras regiões (p. ex., sudoeste dos Estados Unidos) apenas uma pequena parcela da população encontra-se infectada. O *T. gondii* infecta uma grande variedade de mamíferos e pássaros como hospedeiros intermediários. O único hospedeiro final é o gato, que se torna infectado ingerindo cistos do microrganismo nos tecidos de um camundongo infectado ou um outro hospedeiro intermediário infectado. Dentro do epitélio intestinal do gato, cinco estágios de multiplicação culminam com a liberação de oocistos. Os oocistos esporulam nas fezes e no solo e diferenciam-se em esporocistos, que contêm esporozoítas. Os esporocistos são ingeridos pelos hospedeiros intermediários, como pássaros, camundongos ou seres humanos. Os esporozoítas desenvolvem-se no hospedeiro intermediário para completar o ciclo de vida. O *T. gondii* apresenta dois estágios no tecido: taquizoítas e bradizoítas, ambos em forma de lua crescente e medindo 2×6 μm. Durante a infecção aguda, os taquizoítas multiplicam-se rapidamente formando "grupos" dentro de vacúolos intracelulares das células parasitadas, processo que finalmente leva à ruptura das células. Os taquizoítas disseminam-se a partir do intestino, através dos linfáticos, para linfonodos regionais e, através do sangue, para fígado, pulmões, coração, cérebro e outros órgãos. Durante infecção crônica, os microrganismos, agora denominados *bradizoítas*, multiplicam-se lentamente. Os bradizoítas estocam material PAS-positivo, e centenas de microrganismos encontram-se intensamente impactados em "cistos". Os cistos originam-se em vacúolos intracelulares, crescem além do tamanho normal da célula e empurram o núcleo para a periferia.

Exceto na infecção congênita, a toxoplasmose é adquirida pela ingestão de formas infecciosas do microrganismo. Nos trópicos, onde a infecção é geralmente adquirida na infância, os oocistos no solo contaminado constituem a fonte principal de infecção. Nos países desenvolvidos, a ingestão de carne malcozida (carneiro e porco) que contenha cistos tissulares de *Toxoplasma* é o principal mecanismo de infecção. Uma outra fonte de infecção são as fezes do gato. Os oocistos contaminam as mãos e o alimento das pessoas que vivem em associação íntima com gatos. A infecção congênita é adquirida por transmissão transplacentária das formas infecciosas a partir da mãe infectada de forma aguda (geralmente assintomática) para o feto.

Em geral, a infecção ativa é controlada pelas respostas imunológicas do tipo celular. **Na maioria das infecções por *T. gondii*, ocorre destruição tissular pouco significativa antes de a resposta imunológica controlar a fase ativa da infecção, e as pessoas infectadas manifestam poucos efeitos clínicos.** Entretanto, o *T. gondii* estabelece infecção latente pela formação de cistos tissulares dormentes em algumas células infectadas. Esses cistos sobrevivem durante décadas nas células hospedeiras. Se a pessoa infectada perde a imunidade celular, o microrganismo pode emergir de sua forma encistada e restabelecer uma infecção destrutiva.

A Síndrome da Linfadenopatia por *Toxoplasma* Ocorre em Pessoas Imunocompetentes

 Patologia: A manifestação mais freqüente da infecção por *T. gondii* no hospedeiro imunocompetente é linfadenopatia. Praticamente qualquer grupo de linfonodos pode estar envolvido, mas os linfonodos cervicais aumentados são os mais prontamente evidentes. O aspecto histológico dos linfonodos afetados é distintivo, com inúmeros macrófagos epitelióides circundando e invadindo centros germinativos reativos.

Manifestações Clínicas: Na linfadenite por *Toxoplasma* (Fig. 9.70A), os pacientes apresentam aumento indolor de linfonodos regionais, algumas vezes acompanhado de febre, faringite, hepatosplenomegalia e linfócitos atípicos circulantes. Hepatite, miocardite (ver Fig. 9.70B) e miosite foram documentadas. Geralmente, a linfadenopatia cura de forma espontânea em algumas semanas até alguns meses, e raramente há necessidade de tratamento.

As Infecções Congênitas por *Toxoplasma* Acometem Principalmente o Cérebro

A infecção por *T. gondii* no feto é muito mais destrutiva que na criança ou no adulto (ver Cap. 6).

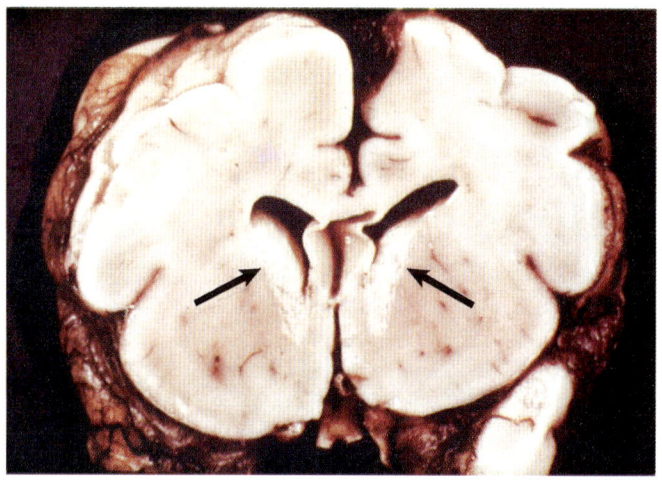

FIGURA 9.71
Toxoplasmose congênita. O cérebro de um lactente prematuro revela necrose subependimária com calcificação revelada sob a forma de áreas bilaterais simétricas de coloração esbranquiçada (*setas*).

 Patologia: O cérebro e o olho em desenvolvimento são rapidamente infectados, e o feto não possui a capacidade imunológica de conter a infecção. A infecção no sistema nervoso central produz uma meningoencefalite necrosante que, nos casos mais graves, resulta em perda do parênquima cerebral, calcificações cerebrais e hidrocefalia acentuada (Fig. 9.71). A infecção ocular provoca coriorretinite (necrose e inflamação da coróide e da retina).

 Manifestações Clínicas: A doença fetal mais grave é produzida por infecção no início da gestação, e freqüentemente produz aborto espontâneo. Nos lactentes nascidos com toxoplasmose congênita, os efeitos do envolvimento cerebral variam desde retardamento mental grave e convulsões até defeitos psicomotores sutis. O envolvimento ocular pode provocar comprometimento visual congênito. A infecção ocular latente estabelecida *in utero* também pode recrudescer posteriormente durante a vida, produzindo perda da visão. Alguns neonatos apresentam hepatite por *Toxoplasma*, com áreas grandes de necrose e células gigantes. A necrose supra-renal também é observada ocasionalmente. A toxoplasmose congênita deve ser tratada com agentes antiprotozoários.

A Toxoplasmose em Hospedeiros Imunocomprometidos Causa Encefalite

Ocorrem infecções devastadoras por *T. gondii* nas pessoas com imunidade celular diminuída (p. ex., pacientes com AIDS ou aqueles recebendo terapia imunossupressiva para transplante). Na maioria dos casos, a doença representa a reativação de uma infecção latente. O cérebro é o órgão mais comumente afetado, no qual a infecção pelo *T. gondii* produz uma encefalite necrosante multifocal. Os pacientes com encefalite apresentam paresia, convulsões, alterações da acuidade visual e mo-

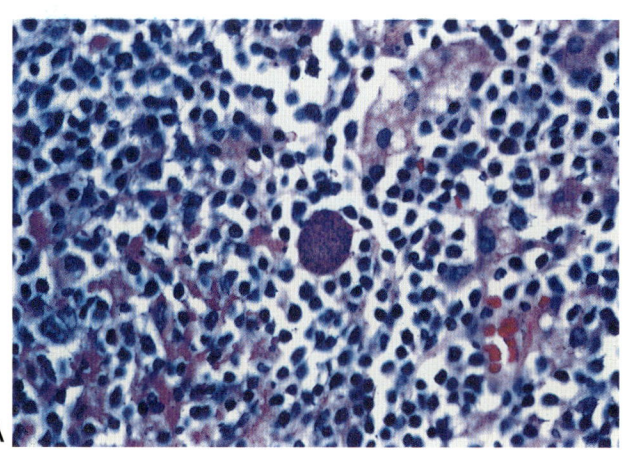
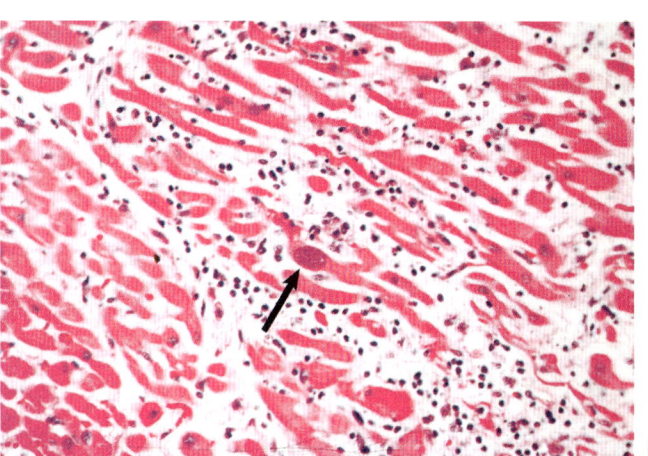

FIGURA 9.70
Toxoplasmose. A. Fotomicrografia de linfonodo aumentado revela bradizoítas de *T. gondii* dentro de um cisto. B. Corte de coração mostra cisto de bradizoítas de *T. gondii* dentro de uma miofibra (*seta*), com edema e células inflamatórias no tecido adjacente.

dificação do estado mental. A encefalite por *Toxoplasma* no paciente imunocomprometido é fatal se não for tratada com agentes antiprotozoários eficazes.

PNEUMONIA POR *PNEUMOCYSTIS CARINII*

O Pneumocystis carinii *causa pneumonia progressiva, freqüentemente fatal, nas pessoas com imunidade celular gravemente prejudicada, e é um dos patógenos oportunistas mais comuns nas pessoas com AIDS.* Atualmente, tenta-se classificar o microrganismo com os fungos, embora ele não tenha o ergosterol característico da maioria deles.

Epidemiologia: O *P. carinii* está distribuído mundialmente, e, já que 75% da população apresentam anticorpos adquiridos até os 5 anos de idade, acredita-se que os microrganismos são inalados por todas as pessoas. Nos indivíduos com imunidade celular íntegra, a infecção por *P. carinii* é rapidamente contida, sem produzir sintomas.

Nas décadas de 1960 e 1970, entre 100 e 200 casos de doença ativa por *Pneumocystis* eram relatados anualmente nos Estados Unidos, basicamente entre pessoas com neoplasias malignas hematológicas, receptores de transplantes ou pacientes com doenças auto-imunes tratados com corticosteróides ou terapia citotóxica. A situação mudou dramaticamente na década de 1980 com a pandemia da AIDS. Antes da existência dos novos inibidores de protease, **80% de todos os pacientes com AIDS desenvolviam pneumonia por *Pneumocystis carinii* durante o curso da doença.**

Patogenia: O *P. carinii* reproduz-se em íntima associação com as células de revestimento alveolar do tipo 1, e a doença ativa está confinada aos pulmões. A infecção começa com a adesão do trofozoíta do *Pneumocystis* à célula de revestimento alveolar. O trofozoíta alimenta-se da célula hospedeira, cresce e se transforma na forma de cisto, que contém microrganismos filhos. O cisto rompe-se, liberando novos trofozoítas que aderem a mais células de revestimento alveolar. Se o processo não for controlado pelo sistema imunológico do hospedeiro ou por antibioticoterapia, os alvéolos infectados finalmente se enchem de microrganismos e líquido proteináceo. O preenchimento progressivo de alvéolos impede a troca adequada de gases, e o paciente sufoca lentamente.

Afirma-se, mas não está provado, que a maioria dos casos de pneumocistose deriva de infecção endógena latente. Surtos de pneumonia por *Pneumocystis* também ocorrem entre lactentes extremamente desnutridos (e, dessa forma, imunossuprimidos) em berçários; acredita-se que esses casos incomuns representem infecção primária pelo microrganismo.

Patologia: O *P. carinii* produz consolidação progressiva dos pulmões. À microscopia, os alvéolos contêm um material eosinofílico flocoso, composto de macrófagos alveolares e cistos e trofozoítas de *P. carinii* (Fig. 9.72). Existem membranas hialinas e pneumócitos proeminentes do tipo 2. Em neonatos, os septos alveolares encontram-se espessados por células linfóides e macrófagos. A riqueza de plasmócitos na doença infantil levou à expressão *pneumonia por plasmócitos,* agora obsoleta.

As diversas formas de *P. carinii* são mais bem visualizadas com os corantes à base de prata-metenamina. A forma cística do *P. carinii* mede cerca de 60 μm de diâmetro (ver Fig. 9.72B); os trofozoítas extracelulares e as formas intracísticas do microrganismo aparecem como células de forma irregular, com 1 a 3 μm transversalmente, com núcleos pontilhados cor de violeta quando corados pelo Giemsa.

Manifestações Clínicas: A pneumonia por *P. carinii* manifesta-se com febre e falta de ar progressiva, freqüentemente exacerbada pelo esforço e acompanhada por tosse improdutiva. A dispnéia pode ser sutil no início e lentamente progressiva durante muitas semanas. As radiografias de tórax mostram um processo pulmonar difuso. O diag-

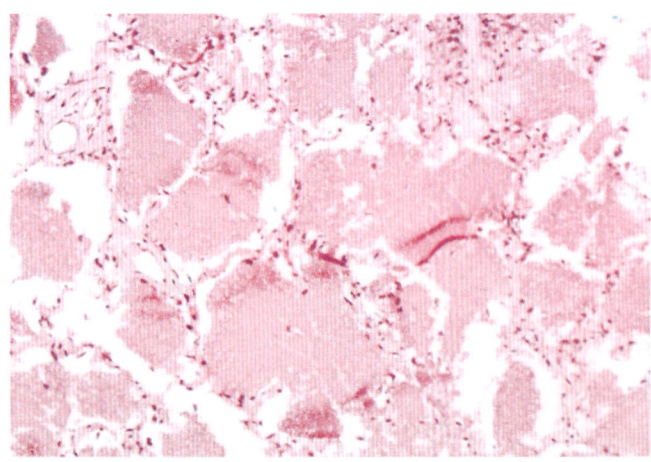
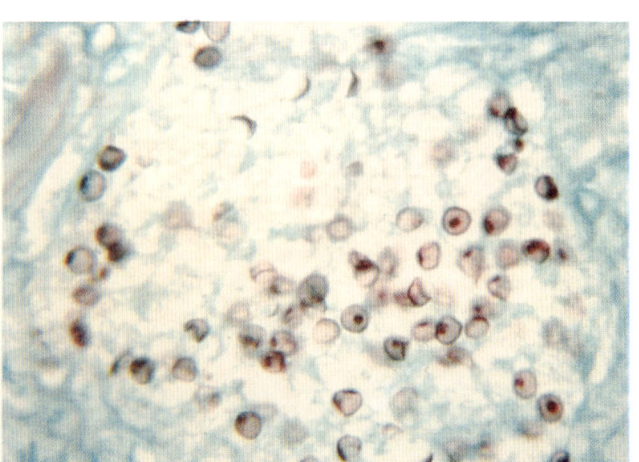

FIGURA 9.72
Pneumonia por *Pneumocystis carinii*. **A.** Os alvéolos contêm material eosinofílico espumoso, composto de macrófagos alveolares e cistos e trofozoítas de *P. carinii*. **B.** Coloração pela prata mostra microrganismos com forma de crescente, que se encontram colapsados e degenerados. Alguns apresentam um ponto escuro característico em suas paredes.

nóstico demanda recuperação de material alveolar (por meio de broncoscopia, lavado endobrônquico ou indução de escarro) para coloração. A pneumonia por *P. carinii* é fatal se não for tratada. O tratamento consiste na administração de trimetoprim-sulfametoxazol ou pentamidina.

AMEBÍASE

A amebíase refere-se a uma infecção pela Entamoeba histolytica, *envolvendo principalmente o cólon e, ocasionalmente, o fígado. A E. histolytica recebe esse nome por suas ações líticas sobre o tecido.* A infecção intestinal varia desde colonização assintomática até infecções invasivas graves com diarréia sanguinolenta. Às vezes, os parasitas disseminam-se além do cólon, envolvendo outros órgãos. O sítio mais comum de doença extra-intestinal é o fígado, no qual a *E. histolytica* provoca abscessos necrosantes de expansão lenta.

Epidemiologia: Os seres humanos constituem o único reservatório conhecido de *E. histolytica*, que se reproduz no cólon e sai nas fezes. Embora a amebíase tenha distribuição mundial, é mais comum e mais grave em áreas tropicais e subtropicais, onde prevalecem más condições de saneamento. **A amebíase é adquirida pela ingestão de materiais contaminados com fezes humanas.**

Patogenia: A *E. histolytica* apresenta três estágios distintos: trofozoíta, pré-cisto e cisto. Os **trofozoítas amébicos**, com 15 a 20 μm transversalmente, são encontrados nas fezes dos pacientes com sintomas agudos. São esféricos ou ovais, e apresentam membrana celular delgada, um único núcleo, cromatina condensada no interior da membrana nuclear e um cariossomo central. Algumas vezes, os trofozoítas contêm eritrócitos fagocitados. O PAS cora o citoplasma dos trofozoítas e os torna destacados nos cortes de tecido.

Os **cistos amébicos** constituem o estágio infectante e são encontrados apenas nas fezes, já que não invadem tecido. São esféricos, apresentam parede espessa, medem de 5 a 25 μm transversalmente e, em geral, apresentam quatro núcleos. Das fezes, contaminam água, alimentos ou os dedos (Fig. 9.73). À ingestão, os cistos atravessam o estômago e excistam na porção inferior do íleo. Uma ameba metacística contendo quatro núcleos divide-se formando quatro pequenos trofozoítas imaturos, os quais, então, crescem até o tamanho completo. Os trofozoítas florescem no cólon e alimentam-se de bactérias e de células humanas. Os trofozoítas podem colonizar qualquer porção do intestino grosso, mas a área de doença máxima em geral é o ceco. Os pacientes com colite amébica sintomática eliminam tanto cistos quanto trofozoítas, mas estes sobrevivem apenas brevemente fora do corpo e também são destruídos por secreções gástricas. Fatores do hospedeiro, como estado nutricional, flora coexistente do cólon e estado imunológico também contribuem para a evolução da infecção por *E. histolytica*. A invasão começa com a aderência de um trofozoíta a uma célula epitelial do cólon. O microrganismo mata a célula-alvo por meio da elaboração de uma proteína lítica que rompe a membrana celular. A morte progressiva de células da mucosa produz uma úlcera superficial.

A Amebíase Intestinal É uma Doença Ulcerativa do Cólon

Patologia: As lesões por ameba começam como focos pequenos de necrose, os quais progridem até úlceras (Fig. 9.74A). O enfraquecimento da margem da úlcera e a confluência das úlceras em expansão levam à descamação da mucosa em padrões geográficos, irregulares. O leito da úlcera é cinza e necrótico, composto de fibrina e fragmentos celulares. O exsudato eleva a mucosa minada, produzindo úlceras amébicas crônicas cuja forma é descrita como semelhante a um balão de vidro ou um gargalo de garrafa.

Os trofozoítas são encontrados na superfície da úlcera, no exsudato e na cratera (ver Fig. 9.74B). Também são freqüentes na submucosa, na muscular própria, serosa e veias pequenas da submucosa. Existe pouca resposta inflamatória no início das úlceras por ameba. Entretanto, à medida que a úlcera aumenta, há um acúmulo de células inflamatórias agudas e crônicas.

O **ameboma** é uma complicação pouco freqüente da amebíase, ocorrendo quando as amebas invadem a parede intestinal. A lesão consiste em espessamento inflamatório da parede do intestino, assemelhando-se a carcinoma do cólon, e tende a formar uma "constrição em anel de guardanapo". Consiste em tecido de granulação, fibrose e coleções de trofozoítas.

Manifestações Clínicas: A amebíase intestinal varia desde uma infecção completamente assintomática até doença disentérica grave. O período de incubação para a colite aguda por ameba é de 8 a 10 dias. Gradualmente, o desconforto abdominal crescente, a sensibilidade e as cólicas são acompanhados por calafrios e febre. Náuseas, vômitos, flatos mal cheirosos e constipação intermitente são características típicas. Fezes aquosas (até 25 por dia) contêm muco sanguinolento, mas a diarréia raramente é tão prolongada a ponto de resultar em desidratação. A colite por ameba persiste, com freqüência, meses ou anos, e os pacientes podem se tornar enfraquecidos e anêmicos. As características clínicas são ocasionalmente bizarras e, algumas vezes, devem ser diferenciadas daquelas da apendicite, colecistite, obstrução intestinal ou diverticulite. Na colite amébica grave, a destruição maciça da mucosa do cólon pode causar hemorragia, perfuração, ou peritonite fatais. A terapia para amebíase intestinal inclui metronidazol, que age contra os trofozoítas, e diloxanida, eficaz contra os cistos.

Abscesso Amébico Hepático É uma Complicação Importante da Amebíase Intestinal

Patologia: Os trofozoítas de *E. histolytica* que invadiram as veias da submucosa do cólon penetram na circulação portal e alcançam o fígado. Aí, os microrganismos matam os hepatócitos, produzindo uma cavitação necrótica de expansão

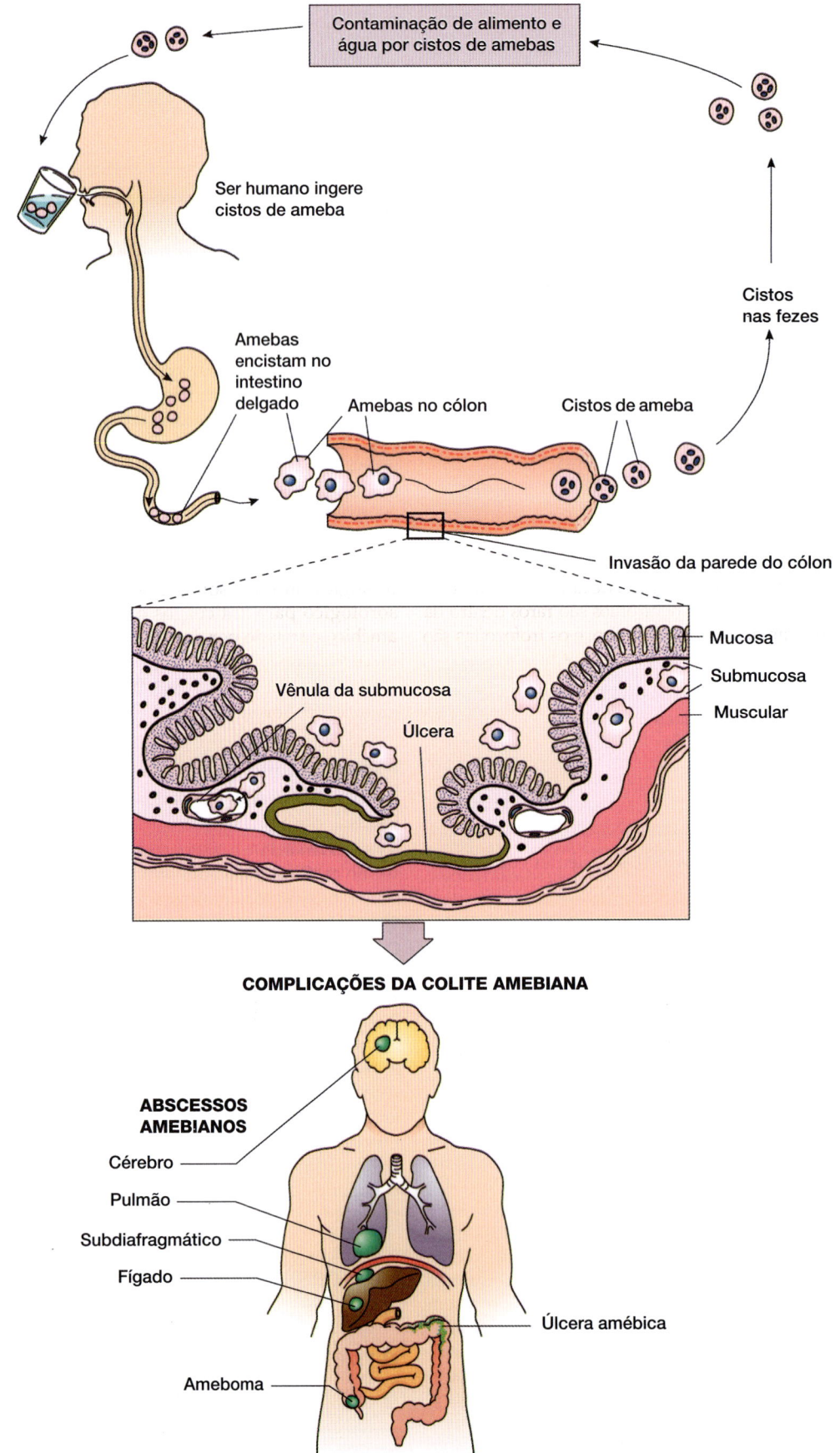

FIGURA 9.73

Colite por ameba e suas complicações. A amebíase resulta da ingestão de alimento ou água contaminados por cistos de amebas. No cólon, as amebas penetram a mucosa e produzem úlceras, com forma de balão de vidro, na mucosa e na submucosa. Os microrganismos podem invadir as vênulas da submucosa, dessa forma disseminando a infecção para o fígado e outros órgãos. O abscesso hepático pode expandir-se, envolvendo estruturas adjacentes.

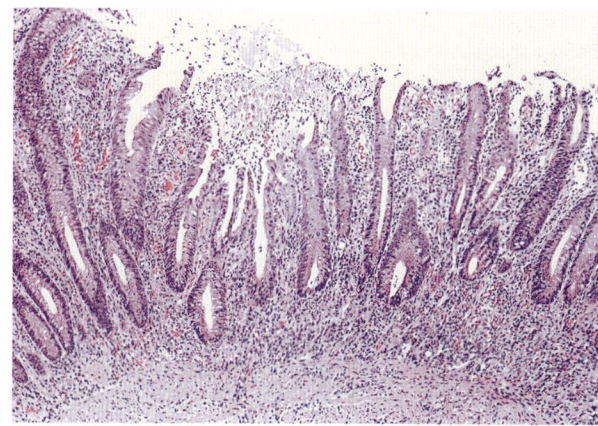
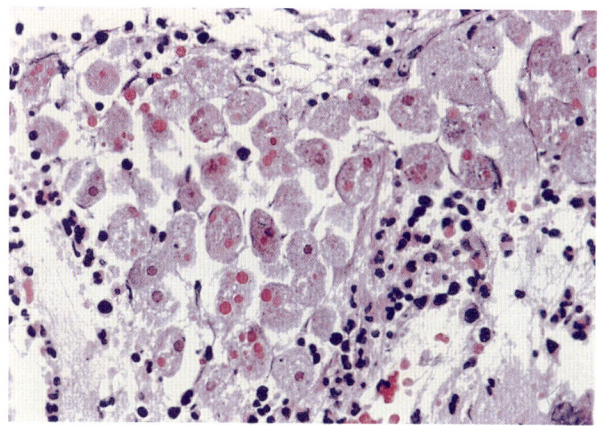

FIGURA 9.74
Amebíase intestinal. A. A mucosa do cólon mostra ulceração superficial abaixo de um aglomerado de trofozoítas de *E. histolytica*. A lâmina própria contém excesso de células inflamatórias agudas e crônicas, incluindo eosinófilos. B. Visão em maior aumento mostra inúmeros trofozoítas no exsudato luminal.

lenta, preenchida com um material semi-sólido, inodoro, marrom-escuro, relatado como semelhante a "pasta de anchovas" quanto à cor e à consistência (Fig. 9.75). Os neutrófilos são raros dentro da cavitação, que não é um abscesso verdadeiro, e os trofozoítas são encontrados ao longo das margens adjacentes aos hepatócitos.

Um abscesso hepático por ameba pode expandir-se e romper-se através da cápsula, estendendo-se para o peritônio, diafragma, cavidade pleural, pulmões ou pericárdio. Raramente, um abscesso do fígado, ou mesmo uma lesão no cólon, pode disseminar amebas para o cérebro por uma via hematógena, formando lesões necróticas grandes.

 Manifestações Clínicas: Os pacientes com abscessos hepáticos por ameba apresentam dor intensa no quadrante superior direito, febre baixa e perda de peso. Apenas uma minoria dos pacientes apresenta um histórico de doença diarréica pregressa, e a *E. histolytica* é demonstrada nas fezes de menos de um terço dos pacientes com doença extra-intestinal. Geralmente, o diagnóstico é feito pela demonstração radiológica ou ultra-sonográfica do abscesso, junto ao exame sorológico para anticorpos contra *E. histolytica*. O abscesso amébico é tratado por drenagem percutânea ou cirúrgica e fármacos antiamébicos.

CRIPTOSPORIDIOSE

A criptosporidiose refere-se a uma infecção entérica por um protozoário do gênero Cryptosporidium, *o qual provoca doença diarréica nas pessoas com imunidade comprometida.* A infecção varia desde uma infecção gastrintestinal autolimitada até uma doença diarréica potencialmente fatal. A criptosporidiose é adquirida pela ingestão de oocistos de *Cryptosporidium*, que são eliminados nas fezes de seres humanos e de animais infectados. Provavelmente, a maioria das infecções resulta da transmissão de uma pessoa para outra, mas muitos animais domésticos abrigam o parasita, propiciando um amplo reservatório para a infecção humana.

 **Patogenia e Patologia:** O oocisto de *Cryptosporidium* sobrevive à passagem pelo estômago e libera formas que se aderem à superfície das microvilosidades do intestino delgado. Em oposição ao *Toxoplasma* e outros coccídios, o *Cryptosporidium* permanece um parasita extracelular. Os microrganismos reproduzem-se na superfície da luz do trato gastrintestinal, desde o estômago até o reto, formando progênie que também adere ao epitélio.

Nas pessoas imunologicamente competentes, a infecção é interrompida por respostas imunológicas desconhecidas. Os pacientes com AIDS e aqueles com algumas imunodeficiências congênitas não conseguem conter o parasita e desenvolvem infecções crônicas, as quais, algumas vezes, disseminam-se do intestino envolvendo a vesícula biliar e os ductos biliares intra-hepáticos.

A criptosporidiose não produz alterações macroscópicas visíveis. Os microrganismos são visíveis à microscopia como vesículas redondas, com 2 a 4 μm, aderidas à superfície luminal do epitélio. No intestino delgado, pode haver inflamação crônica moderada ou grave na lâmina própria e um grau de atro-

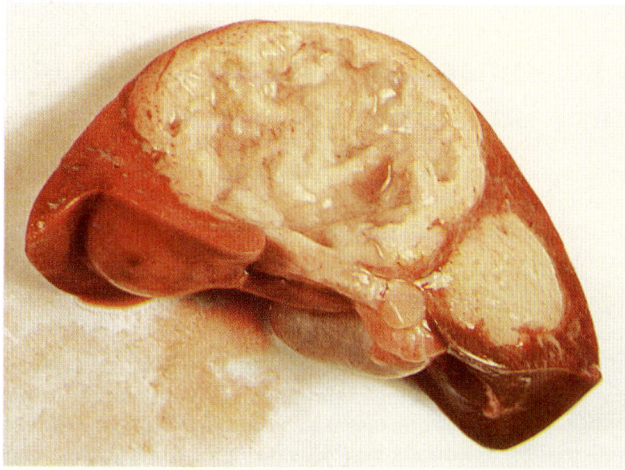

FIGURA 9.75
Abscesso amebiano no fígado. A superfície de corte do fígado mostra abscessos múltiplos contendo material semelhante a "pasta de anchovas".

fia da vilosidade, diretamente relacionado com a densidade dos parasitas. O cólon exibe colite ativa crônica com ruptura arquitetural mínima.

 Manifestações Clínicas: A criptosporidiose manifesta-se como diarréia aquosa profusa e aguda, às vezes acompanhada por dor abdominal em cólicas ou febre baixa. Volumes extraordinários de líquido podem ser perdidos sob a forma de diarréia, e é necessária a reposição intensa de líquidos. Nas pessoas imunologicamente competentes, a doença diarréica cura espontaneamente em 1 a 2 semanas. Nas pessoas imunocomprometidas, a diarréia persiste indefinidamente e pode contribuir para a morte.

GIARDÍASE

A giardíase é uma infecção do intestino delgado provocada pelo protozoário flagelado Giardia lamblia (G. intestinalis) *e caracterizada por cólicas abdominais e diarréia.*

 Epidemiologia: A *G. lamblia* apresenta uma distribuição mundial, com prevalência da infecção desde inferior a 1% até superior a 25% em algumas áreas com climas mais quentes e ambientes excessivamente populosos e com más condições de saneamento básico. As crianças são mais suscetíveis que os adultos. A giardíase é adquirida por meio da ingestão de formas císticas infecciosas do microrganismo, que são liberadas nas fezes de seres humanos e animais infectados. A infecção dissemina-se diretamente de pessoa para pessoa e também na água ou no alimento contaminados. A *Giardia* pode ser adquirida de fontes silvestres de água, onde animais infectados, como ursos e castores, servem de reservatório para a infecção. A infecção pode ser epidêmica, e ocorreram surtos em orfanatos e instituições.

  Patogenia e Patologia: A *G. lamblia* apresenta dois estágios: trofozoítas e cistos. Os trofozoítas são microrganismos binucleados em forma de pêra e achatados, com quatro pares de flagelos. São mais numerosos no duodeno e no terço proximal do intestino delgado. Uma "placa de sucção" semelhante a disco, encurvada, na superfície ventral, ajuda na aderência à mucosa. Os cistos ingeridos contêm dois ou quatro núcleos e revertem a trofozoítas quando alcançam o intestino. Geralmente, as fezes contêm apenas cistos, mas trofozoítas também podem estar presentes em pacientes com diarréia.

Os cistos de *Giardia* sobrevivem à acidez gástrica e rompem dentro do duodeno e do jejuno, liberando trofozoítas. Estes aderem às microvilosidades do epitélio do intestino delgado e se reproduzem. A giardíase não produz alterações macroscópicas visíveis. O exame microscópico mostra trofozoítas de *Giardia* na superfície de vilosidades e dentro de criptas, com alterações mínimas associadas da mucosa.

 Manifestações Clínicas: Embora a *G. lamblia* seja um comensal inócuo na maioria das pessoas, pode provocar sintomas agudos ou crônicos. A giardíase aguda apresenta início súbito de cólicas abdominais e fezes freqüentes e de odor repugnante. O curso da infecção é muito variável. Em alguns pacientes, os sintomas desaparecem espontaneamente em 1 a 4 semanas. Outros se queixam de dor abdominal persistente e fezes malformadas durante meses. Em crianças, a giardíase crônica pode provocar má absorção, perda de peso e atraso do crescimento. A infecção é tratada de modo eficaz com vários antibióticos, inclusive metronidazol.

LEISHMANIOSE

As leishmânias são protozoários transmitidos aos seres humanos por picadas de inseto e provocam uma gama de síndromes clínicas, variando desde úlceras cutâneas indolentes e de auto-resolução até doença disseminada fatal. Existem muitas espécies de *Leishmania*, que diferem em seus habitats naturais e nos tipos de doença que produzem.

 Epidemiologia: A leishmaniose é transmitida pela picada de mosquitos-pólvora do gênero *Phlebotomus*, que adquirem a infecção ao se alimentar de animais infectados. Em muitas áreas subtropicais e tropicais, a infecção por *Leishmania* é endêmica nas populações animais; dessa forma, gerbos, cães, esquilos do solo, raposas e chacais servem como reservatórios e fontes potenciais para a transmissão aos seres humanos. A leishmaniose é basicamente uma doença de países menos desenvolvidos, onde os seres humanos vivem em proximidade íntima com hospedeiros animais e o mosquito vetor. Estima-se que haja 20 milhões de pessoas infectadas no mundo todo.

 Patogenia: A infecção começa quando os microrganismos são inoculados na pele humana pela picada do flebotomídeo. Logo depois, as leishmânias são fagocitadas por fagócitos mononucleados e se transformam em amastigotas, que se reproduzem dentro do macrófago. Os amastigotas-filhos finalmente rompem a célula e disseminam-se para outros macrófagos. A reprodução continua dessa maneira e, com o correr do processo, forma-se uma coleção de macrófagos infectados no local de inoculação.

A partir dessa infecção local inicial, a doença pode tomar cursos bastante divergentes, dependendo de dois fatores: a capacidade imunológica do hospedeiro e as espécies infectantes de *Leishmania*. Existem três entidades clínicas distintas reconhecidas: (1) leishmaniose cutânea localizada, (2) leishmaniose mucocutânea e (3) leishmaniose visceral.

A Leishmaniose Cutânea Localizada É um Transtorno Ulcerativo

Várias espécies de *Leishmania* na América Central e América do Sul, Norte da África, Oriente Médio, Índia e China produzem doença cutânea localizada, também conhecida como "úlcera oriental" ou "úlcera tropical".

 Patologia: A leishmaniose cutânea localizada começa como uma coleção de macrófagos preenchidos por amastigotas que ulcera a epiderme sobrejacente. Em cortes de tecidos, os amastigotas ovais medem 2 μm e contêm duas estruturas internas, um núcleo e um cinetoplasto. Quando examinados com pequeno aumento, os amastigotas nos macrófagos têm o aspecto de pontos citoplasmáticos irregulares e múltiplos, conhecidos como *corpúsculos de Leishman-Donovan*. Com o desenvolvimento progressivo da imunidade celular contra o parasita, os macrófagos tornam-se ativados e matam os parasitas intracelulares. Lentamente, a lesão assume um aspecto granulomatoso mais maduro, com macrófagos epitelióides, células gigantes de Langhans, plasmócitos e linfócitos. Em meses, a úlcera cutânea cicatriza espontaneamente.

Manifestações Clínicas: A leishmaniose cutânea começa como uma pápula solitária pruriginosa que erode, formando uma úlcera rasa com bordo elevado bem definido. Essa úlcera pode crescer até 6 a 8 cm de diâmetro. As lesões satélites desenvolvem-se ao longo dos linfáticos drenantes. As úlceras começam a sofrer resolução em 3 a 6 meses, mas a cicatrização pode levar um ano ou mais.

A **leishmaniose cutânea difusa** desenvolve-se em alguns pacientes que não possuem respostas imunológicas celulares específicas para a *Leishmania*. A doença começa como um nódulo único, mas nódulos satélites adjacentes formam-se lentamente, envolvendo, por fim, grande parte da pele. Essas lesões assemelham-se tanto à hanseníase lepromatosa, que alguns pacientes são cuidados em unidade para tratamento de hanseníase. O nódulo da leishmaniose anérgica é provocado por quantidade muito grande de macrófagos repletos de leishmânias.

A Leishmaniose Mucocutânea É uma Complicação Tardia da Leishmaniose Cutânea

A leishmaniose mucocutânea é provocada pela infecção pela *L. braziliensis*. A maioria dos casos ocorre nas Américas Central e do Sul, onde roedores e bichos preguiças são reservatórios para o microrganismo.

Patologia e Manifestações Clínicas: A evolução e as alterações patológicas iniciais da leishmaniose mucocutânea são semelhantes às da leismaniose cutânea localizada. Surge uma úlcera solitária, que se expande e se resolve de forma espontânea. Anos após a cicatrização da lesão primária, desenvolve-se uma úlcera em uma junção mucocutânea, como laringe, septo nasal, ânus ou vulva. A lesão mucosa é lentamente progressiva, muito destrutiva e desfigurante, erodindo superfícies mucosas e cartilagens. A destruição do septo nasal algumas vezes produz uma deformidade em "focinho de anta". As úlceras também podem matar o paciente por obstrução das vias respiratórias. A leishmaniose mucocutânea deve ser tratada com agentes antiprotozoários sistêmicos.

A Leishmaniose Visceral (Calazar) É uma Infecção Potencialmente Fatal do Sistema Monócito/Macrófago

Epidemiologia: *O calazar é produzido por diferentes subespécies de* L. donovani. *Os reservatórios do agente e os grupos etários suscetíveis variam em diferentes partes do mundo.* Os seres humanos são os reservatórios na Índia e as raposas no sul da França e Centro da Itália e em algumas partes da América do Sul. Os chacais são a fonte de infecção para casos esporádicos em áreas rurais do Oriente Médio e da Ásia Central. Cães abrigam o microrganismo na Bacia do Mediterrâneo, na China, e em algumas partes da América do Sul. Os reservatórios na África não são completamente conhecidos, mas podem incluir seres humanos, cães domésticos, ratos e outros roedores.

Patologia: A infecção pela *L. donovani* começa com uma coleção localizada de macrófagos infectados no local da picada do mosquito (Fig. 9.76), que disseminam os microrganismos através do sistema fagocitário mononuclear. A maioria das pessoas infectadas destrói a *L. donovani* por meio de uma resposta imunológica celular, mas 5% não conseguem conter os microrganismos e desenvolvem doença disseminada. Crianças pequenas e pessoas desnutridas são especialmente propensas ao desenvolvimento de leishmaniose visceral. O fígado (Fig. 9.77A), baço e linfonodos tornam-se bastante aumentados, à medida que os fagócitos mononucleares nesses órgãos preenchem-se com amastigotas de *Leishmania* em proliferação. A arquitetura normal desses órgãos e da medula óssea é substituída progressivamente por camadas de macrófagos parasitados (ver Fig. 9.77B). No final, essas células acumulam-se em outros órgãos, incluindo o coração e o rim.

Manifestações Clínicas: Os pacientes com leishmaniose visceral manifestam febre persistente, com perda de peso progressiva, hepatosplenomegalia, anemia, trombocitopenia e leucopenia. As pessoas de pele clara desenvolvem um escurecimento da pele; o nome hindi para leishmaniose, *kala-azar*, significa literalmente "doença negra". Em meses, o paciente com leishmaniose visceral torna-se profundamente caquético e o baço aumenta de forma maciça. Se não for tratada, a doença é invariavelmente fatal. O tratamento preconiza terapia antiprotozoária sistêmica.

DOENÇA DE CHAGAS (TRIPANOSSOMÍASE AMERICANA)

A doença de Chagas é uma infecção zoonótica causada pelo protozoário Trypanosoma cruzi *e transmitida por insetos, provocando uma infecção sistêmica em seres humanos. As manifestações agudas e seqüelas tardias ocorrem no coração e no trato gastrintestinal.*

Epidemiologia: A infecção pelo *T. cruzi* é endêmica em animais silvestres e domésticos (p. ex., ratos, cães, cabras, gatos, tatus) nas Américas Central e do Sul, onde o parasita é transmitido pelo inseto reduvídeo ("barbeiro"). A infecção pelo *T. cruzi* é promovida pelo contato entre seres humanos e insetos infectados, geralmente na lama ou em moradias de sapé da área rural e suburbana pobre. Os insetos escondem-se em fendas de casas de estrutura desorganizada e em telhados vegetais, emergem à noite, e alimentam-se das vítimas que dormem. Ocorre infecção congênita quando há passagem do parasita da mãe para o feto. Estima-se que cerca de 20 milhões de pessoas na América Latina estejam infectadas pelo *T. cruzi*, vivendo

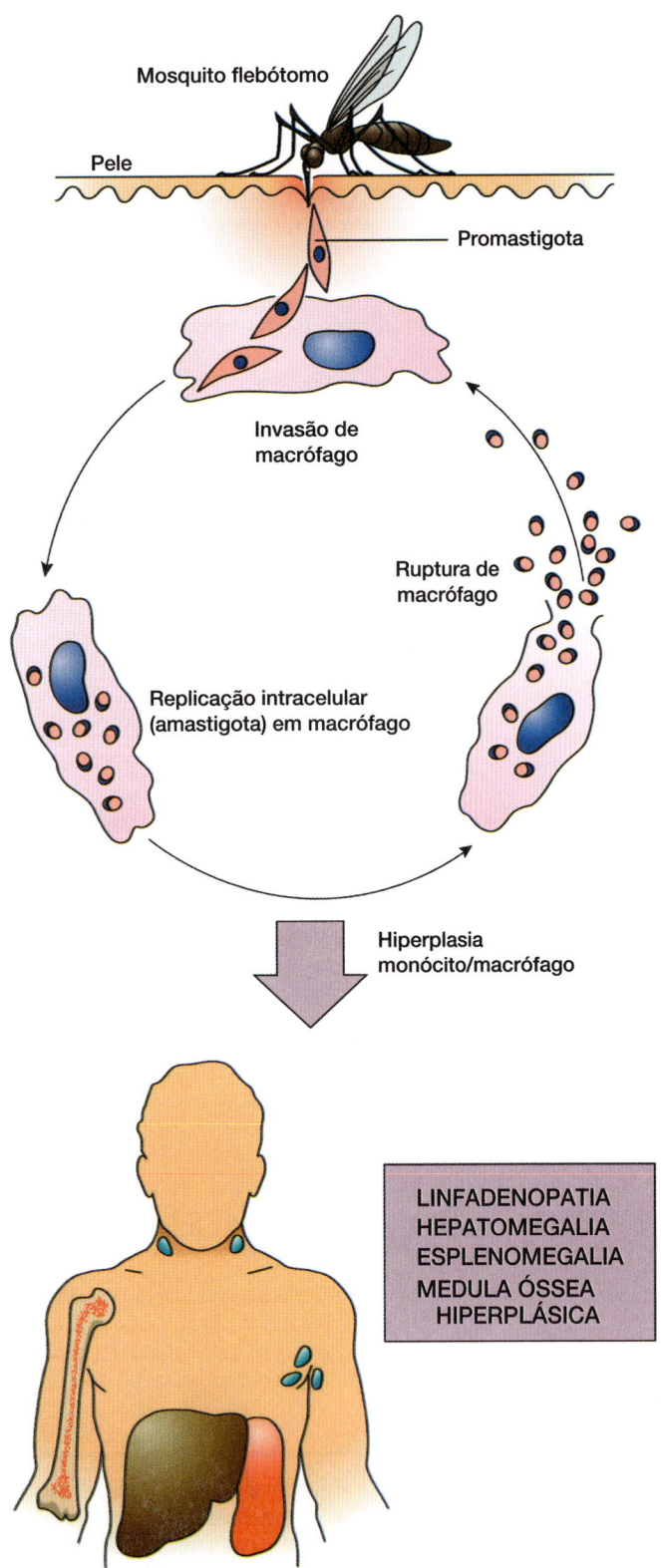

FIGURA 9.76
Leishmaniose. Mosquitos flebótomos sugadores de sangue ingerem amastigotas de um hospedeiro infectado. Os amastigotas são transformados, no intestino do mosquito, em promastigotas, que se multiplicam e são injetados no próximo hospedeiro vertebrado. Aí, invadem macrófagos, revertem à forma amastigota, e multiplicam-se, finalmente rompendo a célula. Então, invadem outros macrófagos, completando assim o ciclo.

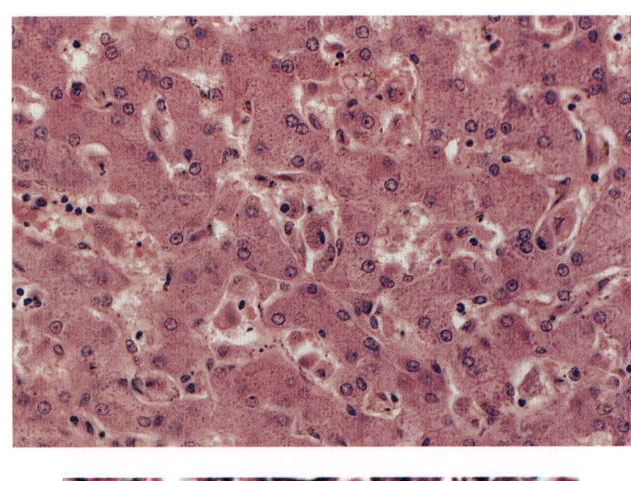

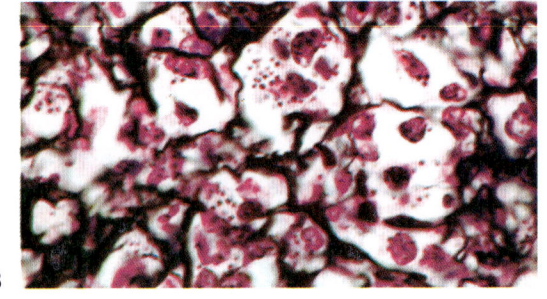

FIGURA 9.77
Leishmaniose visceral. A. Fotomicrografia de fígado aumentado mostra células de Küpffer distendidas por amastigotas de *Leishmania*. **B.** Corte de medula óssea submetido a coloração pela prata mostra macrófagos preenchidos com amastigotas de *Leishmania* em proliferação.

mais de metade dessas pessoas no Brasil. Um total anual de 50 mil mortes é atribuível à doença de Chagas.

 Patogenia: As formas infectantes de *T. cruzi* são secretadas nas fezes do inseto reduvídeo enquanto ele se alimenta de sangue. O prurido e o ato de coçar promovem a contaminação da ferida pelas fezes do inseto. Os tripomastigotas penetram pelo local da picada ou de outras abrasões, ou podem penetrar a mucosa dos olhos ou lábios. Uma vez no corpo, os tripomastigotas perdem seus flagelos e membranas ondulantes, enrolam-se, tornando-se amastigotas, e penetram macrófagos, sofrendo divisões repetidas. Os amastigotas também invadem outros sítios, incluindo miofibras cardíacas e cérebro. Dentro das células hospedeiras, os amastigotas diferenciam-se em tripomastigotas, que irrompem e ganham a corrente sangüínea (Fig. 9.78). Ingeridos em uma picada subseqüente de um inseto reduvídeo, os tripomastigotas multiplicam-se no trato alimentar do inseto e diferenciam-se em tripomastigotas metacíclicos, que se reúnem no reto do inseto e são secretados nas fezes.

O *T. cruzi* infecta células no sítio da inoculação, reproduzindo-se dentro delas e formando uma lesão inflamatória nodular localizada, conhecida como *chagoma*. A seguir, o microrganismo dissemina-se na corrente sangüínea, infectando células pelo corpo. Cepas de *T. cruzi* diferem em suas células-alvo predominantes; infecções de miócitos cardíacos, células ganglionares intestinais e meninges produzem a doença mais importante. A parasitemia e a infecção celular disseminada são responsáveis

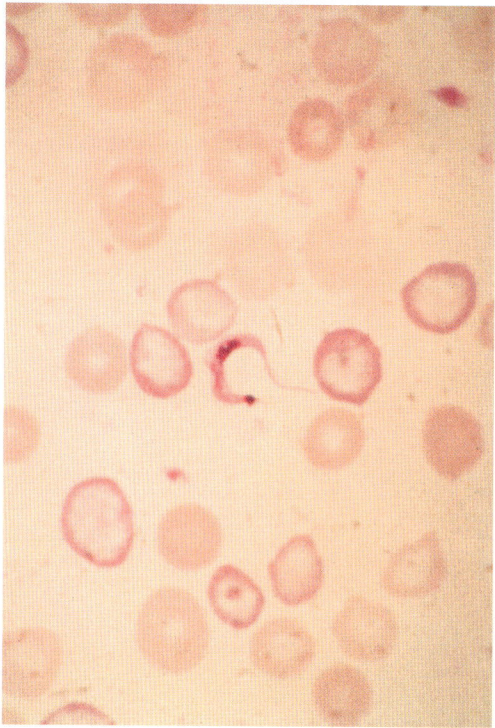

FIGURA 9.78
Doença de Chagas. Esfregaço de sangue demonstra um tripomastigota de T. cruzi, com sua forma característica em "C", flagelo, núcleo e cinetoplasto terminal.

pelos sintomas sistêmicos da doença de Chagas aguda. O início da imunidade celular elimina as manifestações agudas, mas a lesão tecidual crônica pode continuar. A destruição progressiva de células em locais de infecção pelo *T. cruzi*, particularmente coração, esôfago e cólon, provoca disfunção desses órgãos, se manifesta décadas após a infecção aguda.

A Doença de Chagas Aguda Pode Causar Miocardite Fatal

 Patologia: O *T. cruzi* circula no sangue com a forma de um flagelado encurvado longo, de 20 μm, facilmente reconhecido em esfregaços sangüíneos. Dentro de células infectadas, reproduz-se como um amastigota não-flagelado, com 2 a 4 μm de diâmetro. Em casos fatais, o coração encontra-se aumentado e dilatado, com o miocárdio hemorrágico focalmente e pálido. À microscopia, muitos parasitas são vistos no coração, e os amastigotas são evidentes dentro de pseudocistos em miofibras (Fig. 9.79). Há inflamação crônica extensa com linfócitos, plasmócitos e macrófagos. A fagocitose de parasitas é evidente.

 Manifestações Clínicas: Os sintomas agudos desenvolvem-se após um período de incubação de 1 a 2 semanas seguindo-se à inoculação do *T. cruzi*. Um nódulo inflamatório subcutâneo, o chagoma, desenvolve-se no local. A parasitemia surge 2 a 3 semanas após a inoculação e, geralmente, associa-se a uma doença leve, caracterizada por febre, mal-estar, linfadenopatia e hepatosplenomegalia. Entretanto, a doença pode ser letal quando existe envolvimento miocárdico ou meníngeo extenso.

A Doença de Chagas Crônica Está Associada a Insuficiência Cardíaca e Doença Gastrintestinal

As conseqüências mais freqüentes e mais sérias da infecção pelo *T. cruzi* desenvolvem-se anos ou décadas após a infecção aguda. Estima-se que 10 a 40% das pessoas infectadas de forma aguda finalmente desenvolverão doença crônica. Nessa fase da doença, o *T. cruzi* não está mais presente no sangue ou nos tecidos. Entretanto, órgãos infectados já foram lesados por um processo inflamatório progressivo crônico.

 Patologia e Manifestações Clínicas: A miocardite crônica caracteriza-se por coração dilatado, trato do fluxo de saída ventricular direito proeminente e dilatação dos anéis valvares. O septo interventricular freqüentemente encontra-se desviado para a direita e pode imobilizar o folheto tricúspide adjacente. À microscopia, há fibrose intersticial extensa, miofibras hipertrofiadas e inflamação linfocítica focal, freqüentemente envolvendo o sistema de condução cardíaco. A fibrose cardíaca progressiva provoca disritmias ou insuficiência cardíaca congestiva. Em regiões endêmicas, a doença de Chagas crônica é uma causa importante de insuficiência cardíaca em adultos jovens.

Megaesôfago, ou seja, dilatação do esôfago provocada por falha do esfíncter esofágico inferior (acalasia), é uma complicação comum da doença de Chagas crônica. Resulta da destruição de células ganglionares parassimpáticas na parede do terço in-

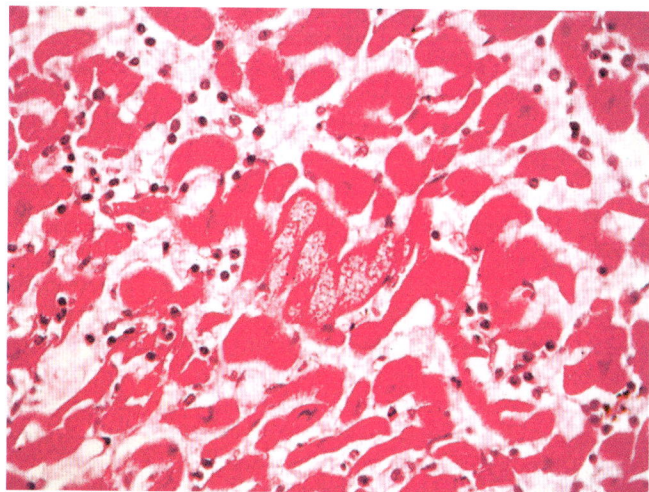

FIGURA 9.79
Miocardite de Chagas. As miofibras no centro contêm inúmeros amastigotas de *T. cruzi* e estão circundadas por edema e inflamação crônica.

464 DOENÇAS INFECCIOSAS E PARASITÁRIAS

ferior do esôfago e causa dificuldade de deglutição, que pode ser grave a ponto de o paciente conseguir consumir apenas líquidos.

Megacólon, ou seja, dilatação maciça do intestino grosso, é semelhante ao megaesôfago em que o plexo mientérico do cólon é destruído. A aganglionose progressiva do cólon provoca constipação grave.

A **doença de Chagas congênita** ocorre em algumas mulheres grávidas com parasitemia. A infecção da placenta e do feto provoca aborto espontâneo. Nos raros nativivos, os lactentes morrem de encefalite com alguns dias ou semanas.

A quimioterapia antiprotozoários é eficaz na doença de Chagas aguda, mas não tem valor nas seqüelas crônicas. O transplante cardíaco tem sido eficaz em muitos pacientes.

TRIPANOSSOMÍASE AFRICANA

A tripanossomíase africana, popularmente denominada doença do sono, é uma infecção pelo Trypanosoma brucei gambiense *ou* T. brucei rhodesiense, *que produz uma meningoencefalite potencialmente fatal.* A tripanossomíase de Gâmbia é uma infecção crônica, freqüentemente durando mais de um ano. Por outro lado, a tripanossomíase do leste da África (Rodesiense) é uma infecção rapidamente progressiva que mata o paciente em 3 a 6 meses. Os microrganismos são flagelados encurvados, com 15 a 30 μm de comprimento. Embora possam ser demonstrados no sangue ou no líquido cefalorraquidiano, é difícil encontrá-los em tecidos infectados.

Epidemiologia: O *T. brucei gambiense* e *T. brucei rhodesiense* são protozoários hemoflagelados, transmitidos por várias espécies de moscas tsé-tsé sugadoras de sangue do gênero *Glossina*. A distribuição irregular da tripanossomíase africana está relacionada com os habitats das moscas tsé-tsé. Na tripanossomíase de Gâmbia, o *T. brucei gambiense* é transmitido por moscas tsé-tsé da vegetação ribeirinha, principalmente nos bolsões endêmicos da África Ocidental e África Central. **Os seres humanos são o único reservatório importante para esse tripanossoma.**

Na tripanossomíase da África Oriental, o *T. brucei rhodesiense* é disseminado por moscas tsé-tsé da vegetação da savana da África Oriental. Antílopes, outros animais de caça e o gado doméstico são reservatórios naturais do *T. brucei rhodesiense*. **A infecção dos seres humanos é um risco ocupacional de guardas florestais, pescadores e boiadeiros.**

Patogenia: Ao picar um animal ou um ser humano infectado, a mosca tsé-tsé ingere tripomastigotas com o sangue (Fig. 9.80). Essas formas (1) perdem sua cobertura de antígeno de superfície; (2) multiplicam-se no intestino médio da mosca; (3) migram para a glândula salivar; (4) desenvolvem-se durante um período de 3 semanas para o estágio epimastigota; e (5) multiplicam-se na saliva da mosca sob a forma de tripomastigotas metacíclicos. Em uma outra picada, os tripomastigotas metacíclicos são injetados nos linfáticos e nos vasos sangüíneos do novo hospedeiro. Os microrganismos disseminam-se para a medula óssea e líquidos tissulares e, por fim, alguns invadem o sistema nervoso central. Após replicarem-se por divisão binária no sangue, linfa e líquido cefalorraquidiano, os tripomastigotas são ingeridos por uma outra mosca, completando o ciclo.

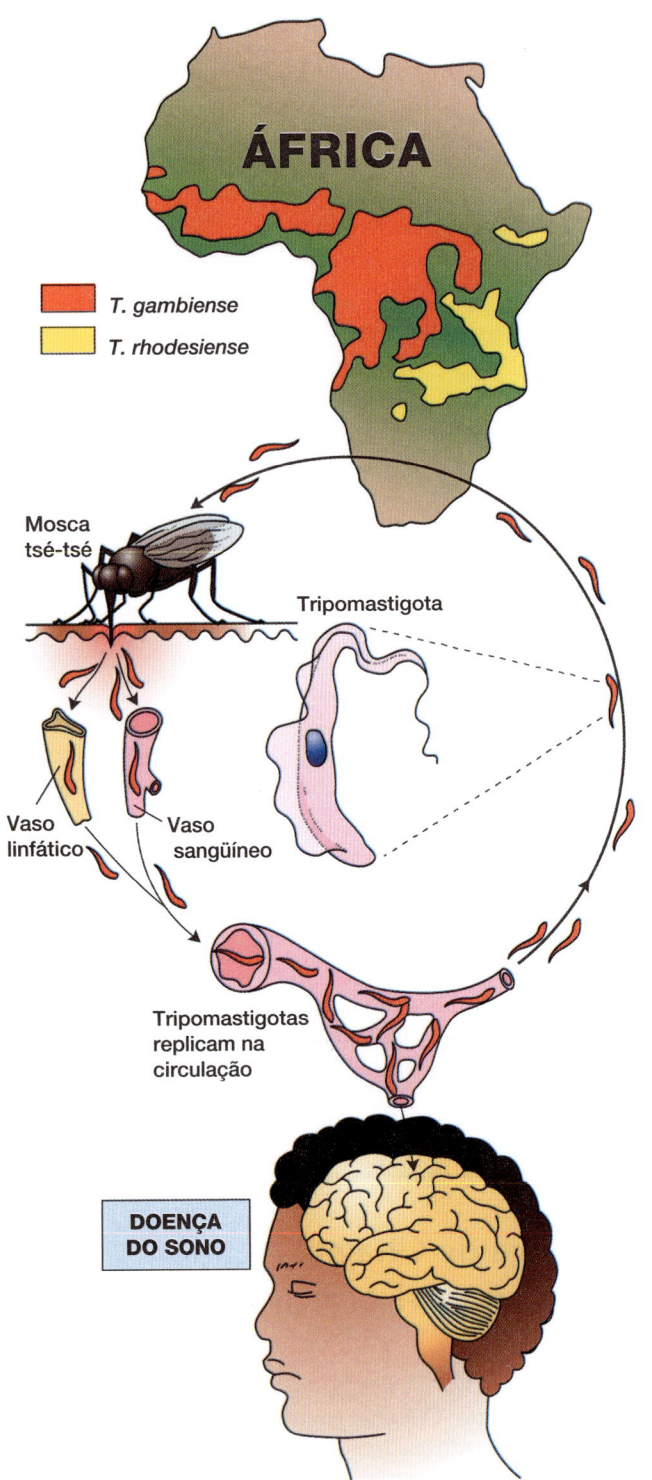

FIGURA 9.80
Tripanossomíase africana (doença do sono). A distribuição da tripanossomíase gambiana e rodesiana está relacionada com os habitats das moscas vetores do tipo tsé-tsé (*Glossina* sp.). Uma mosca tsé-tsé pica um animal ou um ser humano infectados e ingere tripomastigotas, que se multiplicam em tripomastigotas metacíclicos infectantes. Durante uma outra picada, essas formas são injetadas nos vasos linfáticos e sangüíneos de um novo hospedeiro. Um cancro primário desenvolve-se no local da picada (estágio 1a). Os tripomastigotas replicam-se posteriormente no sangue e na linfa, provocando uma infecção sistêmica (estágio 1b). Uma outra mosca ingere tripomastigotas, completando o ciclo. No estágio 2, a invasão do sistema nervoso central por tripomastigotas provoca meningoencefalomielite e sintomas associados, incluindo letargia e sonolência diurna. Os pacientes com tripanossomíase rodesiana podem morrer em alguns meses.

A patogenia da tripanossomíase africana envolve a formação de complexos imunológicos por antígenos tripanossômicos variáveis e anticorpos. Além disso, a produção de auto-anticorpos contra componentes antigênicos de eritrócitos, cérebro e coração pode participar na produção da doença. O tripanossoma evita o ataque imunológico no hospedeiro mamífero alterando, periodicamente, sua cobertura antigênica glicoprotéica. As alterações ocorrem em um padrão determinado geneticamente, não por mutação. Assim, cada onda de tripomastigotas circulantes inclui variantes antigênicas imunologicamente distintas que estão um passo à frente da resposta imunológica.

Patologia: O *T. brucei* multiplica-se no local da inoculação, ocasionalmente produzindo uma lesão nodular localizada, denominada *cancro primário*. No início do curso da doença, ocorre envolvimento generalizado proeminente de linfonodos e baço. As alterações microscópicas nos linfonodos e baço afetados incluem focos de linfócitos e hiperplasia de macrófagos. Com o correr do processo, a infecção localiza-se nos pequenos vasos sangüíneos do sistema nervoso central, onde os microrganismos em replicação provocam uma vasculite destrutiva, produzindo a diminuição progressiva das faculdades mentais, característica da doença do sono. Na infecção por *T. brucei rhodesiense*, os microrganismos também se localizam em vasos sangüíneos do coração, às vezes produzindo uma miocardite fulminante.

As lesões nos linfonodos, cérebro, coração e vários outros locais (incluindo o local da inoculação) mostram vasculite de pequenos vasos sangüíneos, com hiperplasia de células endoteliais e infiltrados perivasculares densos, com linfócitos, macrófagos e plasmócitos. A vasculite das meninges e do cérebro provoca destruição de neurônios, desmielinização e gliose. O infiltrado perivascular espessa as leptomeninges e envolve os espaços de Virchow-Robin (Fig. 9.81).

Manifestações Clínicas: A tripanossomíase africana é dividida em três estágios clínicos:

1. **Cancro primário:** Após período de incubação de 5 a 15 dias, uma tumefação papilar de 3 a 4 cm, apresentando um ponto vermelho central, surge no local da inoculação dérmica. O cancro cede espontaneamente em 3 semanas.
2. **Infecção sistêmica:** Logo após o aparecimento do cancro (se houver algum), e em 3 semanas da picada, a invasão da corrente sangüínea é marcada por febre intermitente, que dura até uma semana e, freqüentemente, acompanha-se de esplenomegalia e linfadenopatia local e generalizada. O *sinal de Winterbottom* refere-se ao aumento dos linfonodos cervicais posteriores e é característico da tripanossomíase de Gâmbia. A doença em evolução é marcada por febres irregulares remitentes, cefaléia, dor nas articulações, letargia e debilidade muscular. A miocardite pode ser uma complicação, e é mais comum e grave na tripanossomíase da Rodésia. Disfunção de pulmões, rins, fígado e sistema endócrino é observada freqüentemente em ambas as formas da doença.
3. **Invasão do cérebro:** As diferenças entre as formas da doença do sono são basicamente um problema de escala de tempo, especialmente com relação à invasão do cérebro. Essa característica desenvolve-se no início (semanas ou meses) na tripanossomíase rodesiense e tardiamente (meses ou anos) na forma gambiense. A invasão cerebral é marcada por apatia, sonolência diurna e, algumas vezes, coma. Uma meningoencefalite difusa é caracterizada por tremores da língua e dos dedos; fasciculações dos músculos dos membros, face, lábios e língua; movimentos oscilatórios dos braços, cabeça, pescoço e tronco; fala indistinta; e ataxia cerebelar, acarretando problemas na marcha.

MENINGOENCEFALITE AMEBIANA PRIMÁRIA

A meningoencefalite amebiana, provocada por Naegleria fowleri, *é uma inflamação supurativa e fatal do cérebro e das meninges.*

Epidemiologia: *N. fowleri* é uma ameba de vida livre no solo, que habita poços e lagos nas regiões tropicais e subtropicais mas, ocasionalmente, é encontrada em áreas temperadas. A meningoencefalite amebiana primária é uma doença rara (menos de 300 casos relatados), acometendo pessoas que nadam ou que se banham nessas águas. A doença foi reconhecida em muitas partes do mundo, incluindo Estados Unidos, Europa, Austrália, Nova Zelândia, América do Sul e África.

Patogenia e Patologia: *N. fowleri* é inoculada na mucosa nasal, próximo à lâmina cribriforme, quando a pessoa nada ou mergulha em água contendo concentrações altas do microrganismo. Subseqüentemente, as amebas invadem os nervos olfatórios, migram pela lâmina cribriforme para os bulbos olfatórios e, a seguir, proliferam nas meninges e no cérebro.

Em cortes tissulares, os trofozoítas de *Naegleria* medem de 8 a 15 μm transversalmente. Os núcleos são bem delimitados e se coram intensamente pela hematoxilina. No exame macroscópico, o cérebro encontra-se intumescido e mole, com congestão vascular e exsudato purulento sobre a superfície meníngea, mais proeminente sobre as áreas lateral e basal. Ocorre destruição

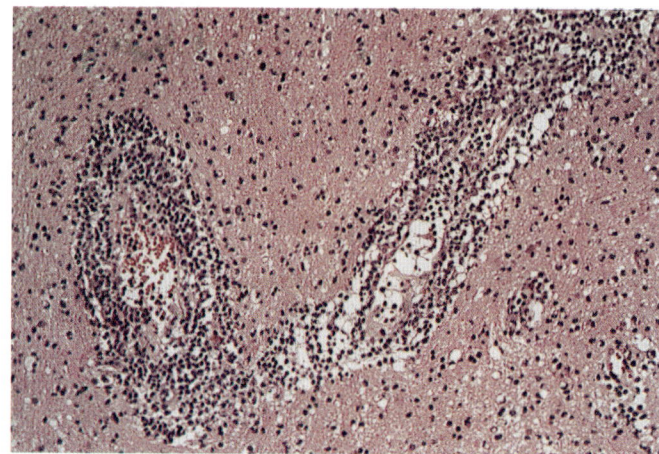

FIGURA 9.81
Tripanossomíase africana. Corte do cérebro de um paciente morto pela infecção com *T. brucei rhodesiense* mostra um infiltrado celular mononuclear perivascular.

maciça do cérebro pelas amebas, que invadem o cérebro ao longo dos espaços de Virchow-Robin. Trombose e destruição de vasos sangüíneos estão associadas a hemorragia extensa nas áreas afetadas. O trato olfatório e os bulbos são envolvidos e destruídos, e há um exsudato entre o bulbo e a superfície inferior do lobo temporal. Freqüentemente, a proliferação extensa de *Naegleria* no cérebro leva à formação de massas sólidas de amebas (amebomas). A meningite pode se estender ao longo de toda a medula.

 Manifestações Clínicas: A meningoencefalite amebiana primária causada por *N. fowleri* começa subitamente com febre, náusea, vômitos e cefaléia. A doença evolui rapidamente e, em algumas horas, o paciente sofre uma deterioração profunda da condição mental. O líquido cefalorraquidiano contém grande quantidade de neutrófilos, sangue e amebas. A doença é rapidamente fatal.

Infecção Helmíntica

Os helmintos, ou vermes, estão entre os patógenos humanos mais comuns. Em qualquer momento determinado, 25 a 50% da população mundial estão infectados com, pelo menos, uma espécie de helminto. Embora a maioria das infecções helmínticas provoque pouco dano, algumas produzem doença importante. A esquistossomose, por exemplo, está entre as principais causas mundiais de morbidade e mortalidade.

Os helmintos são os organismos maiores e mais complexos capazes de habitar o corpo humano. Suas formas adultas variam de 0,5 mm até mais de 1 m de extensão, e a maioria é prontamente visível a olho nu. Os helmintos são animais multicelulares com tecidos diferenciados, inclusive tecido nervoso, tecido digestivo e sistema reprodutivo. Seu amadurecimento a partir de ovos ou larvas até vermes adultos é complexo, freqüentemente envolvendo transformações morfológicas múltiplas (mudas). Alguns helmintos sofrem essa metamorfose em diferentes hospedeiros antes de alcançarem a fase adulta, e o hospedeiro humano pode ser apenas um em uma série de hospedeiros que apóiam esse processo de amadurecimento. Dentro do corpo humano, os helmintos freqüentemente migram do ponto de entrada por vários órgãos até o local de infecção final.

A maioria das infecções helmínticas é minimamente sintomática. A maioria dos helmintos que infectam os seres humanos está bem adaptada ao parasitismo humano, produzindo dano limitado ou nenhum dano aos tecidos do hospedeiro. As infecções helmínticas são adquiridas por ingestão, penetração direta pela pele ou picada de insetos. Diferentemente de vírus, bactérias e fungos, os helmintos (com duas exceções) não conseguem multiplicar-se dentro do organismo humano; dessa forma, a inoculação de um único organismo não pode ser amplificada até a infecção maciça. As exceções são *Strongyloides stercoralis* e *Capillaria philippinensis*, que são capazes de completar seu ciclo e se multiplicar dentro do corpo humano.

Os helmintos provocam doença de diferentes formas. Alguns competem com seu hospedeiro humano por certos nutrientes. Outros crescem bloqueando estruturas vitais, produzindo doença por efeito de massa. Contudo, a maioria causa disfunção através das respostas inflamatórias e imunológicas, destrutivas que provocam. Por exemplo, a morbidade na esquistossomose, a infecção helmíntica mais destrutiva, é conseqüente à resposta granulomatosa aos ovos de esquistossomo depositados nos tecidos.

Os eosinófilos contêm proteínas básicas que são tóxicas para alguns helmintos e constituem um componente importante das respostas inflamatórias para esses microrganismos. Os helmintos parasitas estão divididos em três grandes categorias, com base na morfologia geral e na estrutura de tecidos digestivos.

- **Nematelmintos (nematódeos)** são organismos cilíndricos alongados, com trato digestivo tubular.
- **Platelmintos (trematódeos)** são organismos achatados dorsoventralmente, com trato digestivo que termina em alças cegas.
- **Tênias (cestódeos)** são organismos segmentados, com cabeça e partes do corpo separadas; não possuem um trato digestivo e absorvem nutrientes através de suas paredes externas.

NEMATÓDEOS FILARIFORMES

A Filariose Linfática Resulta em Linfedema Maciço (Elefantíase)

A filariose linfática (filariose bancroftiana e filariose brugiana) é uma infecção parasitária inflamatória dos vasos linfáticos provocada pelos nematelmintos filariformes Wuchereria bancrofti *e* Brugia malayi. *Os vermes adultos habitam os linfáticos, mais freqüentemente aqueles nos linfonodos inguinais, epitrocleares e axilares, no testículo e no epidídimo. Nesses locais, provocam linfangite aguda e, em uma minoria de indivíduos infectados, obstrução linfática conseqüente, acarretando linfedema grave (Fig. 9.82). Esses e outros organismos semelhantes são conhecidos como vermes filariformes, por causa de seu aspecto semelhante a linha (do latim* filum, *significando linha).*

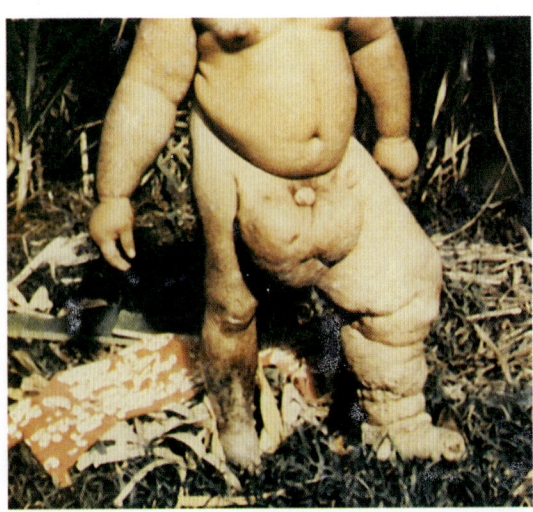

FIGURA 9.82
Filariose de Bancroft. Linfedema maciço (elefantíase) do escroto e da extremidade inferior esquerda estão presentes.

Epidemiologia: A elefantíase característica da filariose linfática era familiar aos médicos hindus e persas já em 600 a.C. Os seres humanos, o único hospedeiro definitivo desses nematódeos filariformes, adquirem a infecção a partir das picadas de, pelo menos, 80 espécies de mosquito dos gêneros *Culex, Aedes, Anopheles* e *Mansonia*. A infecção por *W. bancrofti* é disseminada no sul da Ásia, no Pacífico, na África e em partes da América do Sul. A *B. malayi* está localizada na Costa Sul da Ásia e Ilhas do Pacífico ocidental. Estima-se que entre 100 e 200 milhões de pessoas no mundo todo estejam infectadas.

Patogenia: As picadas do mosquito transmitem larvas infecciosas que migram para linfáticos e linfonodos. Após amadurecerem durante vários meses até formas adultas, os vermes acasalam-se e as fêmeas liberam microfilárias nos linfáticos e na corrente sangüínea. As manifestações de filariose resultam da resposta inflamatória aos vermes adultos em degeneração dentro dos linfáticos. Infecções repetidas por filárias são comuns em regiões endêmicas, e produzem surtos repetidos de linfangite (*febres por filárias*) que, com o correr do tempo (durante anos), provocam a formação extensa de tecido cicatricial e obstrução de linfáticos. A obstrução linfática provoca edema dependente localizado, mais comumente afetando pernas, braços, genitália e mamas. Na forma mais grave (em menos de 5% da população infectada), essa distorção edematosa de partes do corpo é conhecida como *elefantíase*.

Patologia: O nematódeo adulto é um verme branco filiforme que se encontra bastante contorcido dentro dos linfonodos. A fêmea tem o dobro do tamanho do macho e mede de 80 a 100 mm de comprimento e de 0,2 a 0,3 mm de largura. Em esfregaços sangüíneos corados pelo Giemsa, as microfilárias têm o aspecto de vermes encurvados graciosamente, medindo cerca de 300 μm de comprimento.

Os vasos linfáticos que abrigam os vermes adultos encontram-se dilatados, e o revestimento endotelial, espessado. No tecido adjacente, um infiltrado inflamatório crônico, consistindo em linfócitos, macrófagos, plasmócitos e eosinófilos, circunda os vermes. Pode desenvolver-se uma reação granulomatosa, e vermes em degeneração podem provocar inflamação aguda. As microfilárias são vistas nos vasos sangüíneos e linfáticos, e microfilárias em degeneração também provocam uma reação inflamatória crônica. Após surtos repetidos de linfangite, os linfonodos e os linfáticos tornam-se densamente fibróticos, com freqüência contendo restos calcificados dos vermes.

Manifestações Clínicas: Nas áreas endêmicas, a maioria da população infectada exibe ou anticorpos antifilária sem infecção detectável, ou microfilaremia assintomática. Um número menor de pessoas infectadas desenvolve episódios recorrentes de febres por filárias, com mal-estar, linfadenopatia e linfangite que persistem por 1 ou 2 semanas e, depois, sofrem resolução espontânea. Em um subgrupo pequeno desses pacientes, as manifestações tardias da doença surgem duas ou três décadas após os surtos recorrentes de febres por filárias. A obstrução linfática produz edema crônico de tecidos dependentes, e a pele sobrejacente torna-se espessada e verrucosa. O diagnóstico é feito pela identificação de microfilárias em amostras de sangue. A dietilcarbamazina e o ivermectin são os agentes eficazes contra filariose linfática.

A **filariose oculta**, uma afecção caracterizada por evidência indireta de infecção por filárias (anticorpos antifilária circulantes), é a causa de *eosinofilia pulmonar tropical*. Essa alteração está praticamente restrita ao sul da Índia e a algumas ilhas do Pacífico. Os pacientes apresentam tosse, infiltrados inflamatórios difusos que produzem sibilo e eosinofilia periférica. Sua gravidade varia desde asma leve até pneumonia fatal.

A Oncocercose Causa Cegueira

A oncocercose ("cegueira de rio") é uma doença inflamatória crônica da pele, dos olhos e dos linfáticos, provocada pelo nematódeo filarial Onchocerca volvulus.

Epidemiologia: A oncocercose é uma das principais doenças endêmicas do mundo, afligindo cerca de 40 milhões de pessoas, das quais 2 milhões tornam-se cegas. Os seres humanos são o único hospedeiro definitivo. Ao picarem, os mosquitos da espécie *Simulium damnosum* transmitem larvas infectantes para os seres humanos. Esses insetos necessitam de água corrente para se reproduzirem, sendo portanto a oncocercose endêmica ao longo de rios e riachos (daí o nome *"cegueira de rio"*) em partes da África tropical, sul do México, América Central e América do Sul.

Patogenia: Os vermes adultos vivem como massas espiraladas entrelaçadas nas fáscias profundas em tecidos subcutâneos. Não provocam lesão tissular e não desencadeiam respostas inflamatórias, mas as fêmeas grávidas liberam milhões de microfilárias, que migram para pele, olhos, linfonodos e órgãos profundos, produzindo assim lesões por oncocercose correspondentes. A oncocercose ocular resulta da migração de microfilárias para todas as regiões do olho, desde a córnea até a papila óptica.

Quando as microfilárias morrem, provocam uma resposta inflamatória e imunológica vigorosa. A lesão inflamatória da córnea, coróide ou retina provoca perda parcial ou total da visão. A resposta inflamatória na pele resulta na formação de microabscessos e de alterações degenerativas crônicas na epiderme e na derme. Nos linfonodos e linfáticos, a resposta às microfilárias que morrem provoca obstrução linfática crônica e edema de declive localizado.

Patologia: O *Onchocerca volvulus* é um nematódeo delgado e muito longo, a fêmea medindo 400 × 0,3 mm e o macho 30 × 0,2 mm. Massas de vermes adultos tornam-se encapsuladas por uma cicatriz fibrosa, formando *nódulos* individualizados de *Onchocerca*, com 1 a 3 cm, na derme profunda e nos tecidos subcutâneos. Os nódulos se formam sobre proeminências ósseas do crânio, escápula, costelas, crista ilíaca, trocanter, sacro e joelho. À microscopia, os nódulos subcutâneos exibem uma camada fibrosa externa e um infiltrado inflamatório central, que varia de supurativo a granulomatoso. As lesões ativas nos olhos e nos linfáticos mostram microfilárias em degeneração, circundadas por inflamação crônica, inclusive eosinófilos. O envolvimento do olho ocasiona ceratite esclerosante, iridociclite, coriorretinite e atrofia óptica. Os linfonodos inguinais femorais tornam-se aumentados e depois fibróticos.

Manifestações Clínicas: Os sintomas da oncocercose resultam da resposta inflamatória às microfilárias em degeneração. As manifestações de pele começam com prurido generalizado, que se torna tão intenso que, com freqüência, interfere no sono. O dano contínuo produz áreas de despigmentação, hipertrofia ou atrofia da pele. A destruição progressiva da córnea, coróide ou úvea acarreta perda da visão. A linfadenite crônica resulta em edema localizado que pode causar tumefação crônica (elenfantíase) das pernas, do escroto ou de outra porção em declive do corpo. A terapia anti-helmíntica sistêmica, particularmente com ivermectin, é eficaz no tratamento da oncocercose.

A Loíase Afeta Principalmente os Olhos e a Pele

A loíase é uma infecção pelo nematódeo filarial Loa loa, *o "verme do olho" africano.*

  Epidemiologia e Patogenia: A infestação é prevalente nas florestas tropicais da África Central e Ocidental. Os seres humanos e os babuínos são os hospedeiros definitivos, e a infecção é transmitida por espécies de moscas do gênero *Chrysops* [mosca-do-mangue]. Os vermes adultos (4 cm de comprimento) migram na pele e, ocasionalmente, atravessam o olho abaixo da conjuntiva, tornando o paciente subitamente consciente da infecção (Fig. 9.83). Os vermes grávidos secretam microfilárias, que circulam na corrente sangüínea durante o dia, mas residem nos capilares da pele, pulmões e de outros órgãos à noite.

 Patologia: Os vermes migrantes não provocam inflamação, mas os vermes estáticos são circundados por eosinófilos, outras células inflamatórias e uma reação de células gigantes do tipo corpo estranho. Raramente os indivíduos infectados desenvolvem loíase generalizada aguda. À necropsia, esses pacientes apresentam trombos de fibrina obstrutivos em pequenos vasos da maioria dos órgãos, que contêm microfilárias em degeneração. Quando o cérebro é acometido, a obstrução de vasos por trombos de filárias mata o paciente através de isquemia súbita e difusa.

 Manifestações Clínicas: A maioria das infecções é assintomática, mas persiste durante anos. Alguns pacientes apresentam edemas de "Calabar" subcutâneos, vermelhos e pruriginosos, que podem ser uma reação aos vermes adultos migrantes ou às microfilárias na pele. Os sintomas oculares incluem edema das pálpebras, prurido e dor. Os vermes podem ser extraídos durante sua migração abaixo da conjuntiva. As reações sistêmicas incluem febre, dor, prurido, urticária e eosinofilia. Os vermes mortos dentro de nervos importantes ou próximo a eles podem causar parestesia ou paralisia. O tratamento com microfilaricidas pode causar morte maciça de microfilárias e provocar febre, meningoencefalite e morte.

NEMATÓDEOS INTESTINAIS

As formas adultas de muitas espécies de nematódeos (Quadro 9.10) residem no intestino humano, mas apenas raramente provocando doença sintomática. Na verdade, doença sintomática grave ocorre quase exclusivamente nas pessoas infectadas com grande quantidade de vermes, ou naquelas imunocomprometidas. Os seres humanos são o hospedeiro exclusivo ou primário para todos os nematódeos intestinais, e a infecção dissemina-se de uma pessoa para outra através de ovos ou de larvas eliminados nas fezes ou depositados na região perianal. A infecção é prevalente principalmente em localizações onde a lavagem das mãos e o despejo higiênico de fezes humanas não existem (p. ex., países menos desenvolvidos, creches). Climas quentes e úmidos são necessários para a sobrevivência das formas infectantes de muitos nematódeos intestinais no meio ambiente, e esses vermes são, portanto, endêmicos nos ambientes tropicais e subtropicais.

A Ascaridíase Geralmente É uma Infestação Assintomática do Intestino Delgado

A ascaridíase refere-se à infecção pelos nematódeos grandes Ascaris lumbricoides. *É a infecção helmíntica mais comum dos seres humanos, afetando pelo menos um bilhão de pessoas, geralmente sem provocar sintomas. A ascaridíase é encontrada no mundo inteiro, mas a infecção é mais comum em áreas de clima quente e saneamento precário.*

 Patogenia: Os vermes adultos vivem no intestino delgado, onde as fêmeas grávidas secretam ovos que saem nas fezes. Os ovos eclodem quando ingeridos, e as larvas de *Ascaris* emergem no intestino delgado, penetram a parede intestinal e alcançam os pulmões através da circulação venosa. A partir dos capilares pulmonares, penetram os espaços alveolares e migram traquéia acima até a glote, sendo aí deglutidos, e novamente alcançam o intestino delgado. Amadurecem no intestino delgado e vivem como vermes adultos dentro da luz durante 1 a 2 anos.

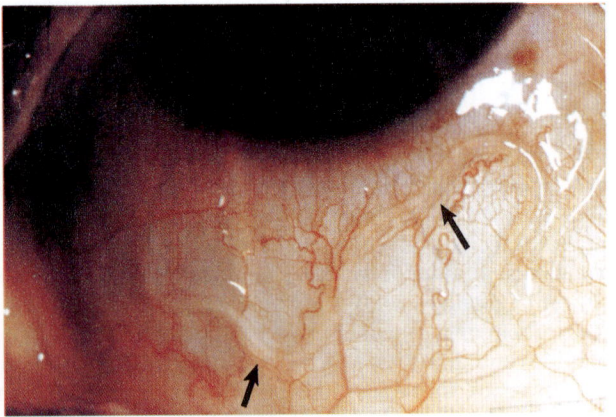

FIGURA 9.83
Loíase. Um filariforme *L. loa* (setas) está migrando nos tecidos subconjuntivais.

QUADRO 9.10 Nematódeos Intestinais

Espécie	Nome Vulgar	Local do Verme Adulto	Manifestações Clínicas
Ascaris lumbricoides	Nematódeo	Intestino delgado	Reações alérgicas à migração pulmonar; obstrução intestinal
Ancylostoma duodenale	Ancilostomídeo	Intestino delgado	Reações alérgicas à inoculação cutânea e migração pulmonar; perda sangüínea intestinal
Necator americanus	Ancilostomídeo	Intestino delgado	Reações alérgicas à inoculação cutânea e migração pulmonar; perda sangüínea intestinal
Trichuris trichiura	Tricuris	Intestino grosso	Dor abdominal e diarréia; prolapso retal (raro)
Strongyloides stercoralis	Verme filiforme	Intestino delgado	Dor abdominal e diarréia; disseminação para locais extra-intestinais em pessoas imunocomprometidas
Enterobius vermicularis	Oxiúro	Ceco, apêndice	Prurido perianal e perineal

  Patologia e Manifestações Clínicas: Os vermes adultos (15 a 35 cm de comprimento) geralmente não provocam alterações patológicas. Infecções maciças podem provocar vômitos, desnutrição e, às vezes, obstrução intestinal (Fig. 9.84). Raramente, os vermes migram para a ampola de Vater ou ductos pancreáticos ou biliares, onde podem causar obstrução biliar, pancreatite aguda, colangite supurativa e abscessos hepáticos. Os ovos depositados no fígado e em outros tecidos podem produzir necrose, inflamação granulomatosa e fibrose. A pneumonia por *Ascaris*, que pode ser fatal, desenvolve-se quando numerosas larvas migram dentro dos espaços aéreos.

O diagnóstico de ascaridíase é feito identificando-se ovos nas fezes. Ocasionalmente, os vermes adultos podem ser evacuados com as fezes ou mesmo emergir do nariz ou da boca. Drogas ascaricidas são eficazes.

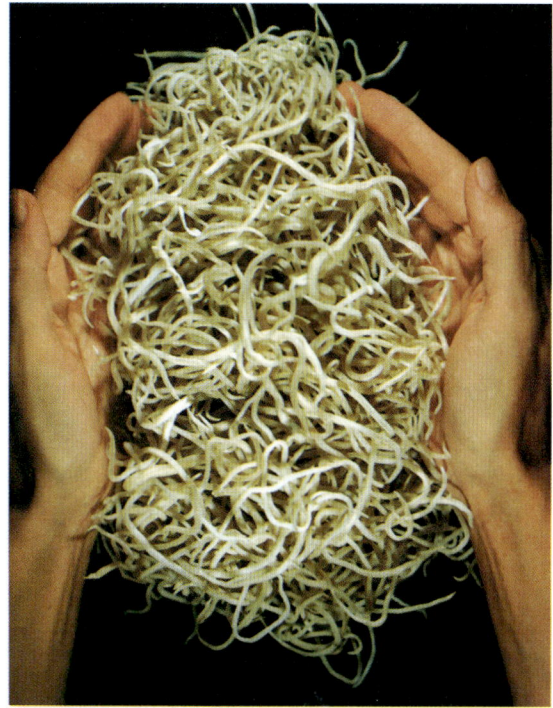

FIGURA 9.84
Ascaridíase. Esta massa com mais de 800 vermes de *A. lumbricoides* obstruiu e infartou o íleo de uma menina de 2 anos de idade na África do Sul.

A Tricuríase É uma Infecção Superficialmente Invasiva do Intestino Grosso

A tricuríase é causada pelo nematódeo intestinal Trichuris trichiura.

 Epidemiologia: A infecção pelo nematódeo é encontrada mundialmente, com mais de 800 milhões de pessoas infectadas. Embora o parasitismo seja mais comum nas áreas de clima quente e úmido e condições sanitárias ruins, estima-se que mais de 2 milhões de pessoas nos Estados Unidos estejam infectadas. As crianças são especialmente suscetíveis. Os vermes adultos habitam o ceco e a porção superior do cólon, onde as fêmeas produzem ovos que saem nas fezes. Os ovos tornam-se embrionados no solo úmido e tornam-se infectantes em 3 semanas. Os seres humanos são infectados ao ingerirem os ovos em solo, alimentos ou bebidas contaminados.

  Patogenia e Patologia: As larvas emergem dos ovos ingeridos no intestino delgado e migram para o ceco e o cólon, onde os vermes adultos penetram sua porção anterior na mucosa superficial (Fig. 9.85). Essa invasão provoca pequenas erosões, inflamação ativa focal e perda contínua de pequenas quantidades de sangue. O *T. trichiura* mede de 3 a 5 cm de comprimento, com uma porção anterior longa e delgada e uma porção posterior romba e curta.

 Manifestações Clínicas: A maioria das infecções por *T. trichiura* é assintomática. As infecções maciças de vermes podem produzir cólicas abdominais, diarréia sanguinolenta, perda de peso e anemia. O diagnóstico é feito pelo achado de ovos característicos nas fezes. Mebendazol é a terapia eficaz.

Os Ancilostomídeos Provocam Perda de Sangue Intestinal e Anemia

Necator americanus e Ancylostoma duodenale *("ancilostomídeos") são nematódeos intestinais que infectam o intestino delgado humano. Esses vermes laceram a mucosa intestinal, provocando*

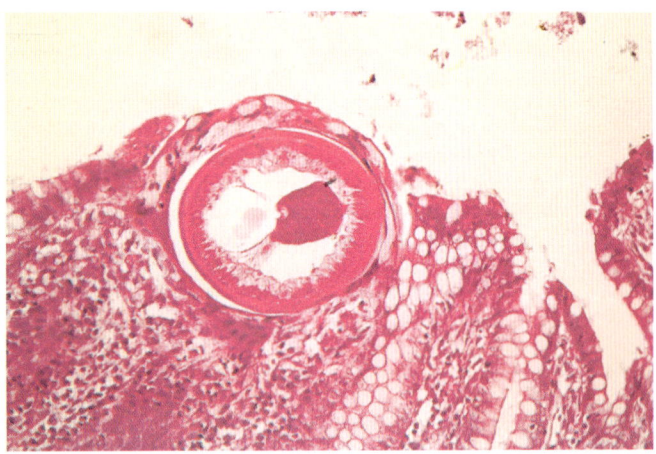

FIGURA 9.85
Tricuríase. A extremidade anterior em "chicote" do *T. trichiura* está aninhada na mucosa do cólon.

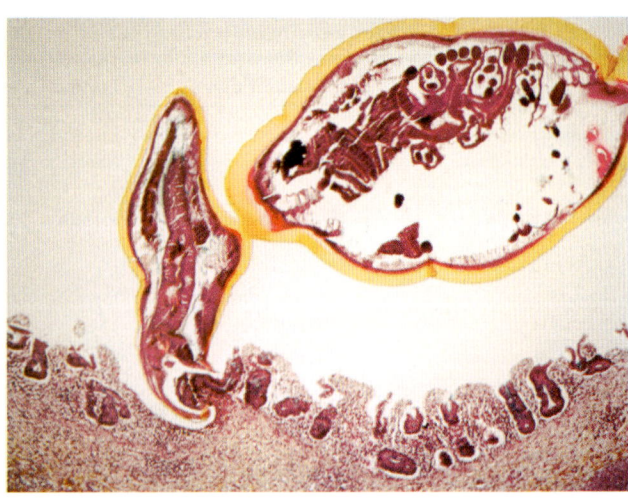

FIGURA 9.86
Ancilostomíase. Corte do íleo mostra duas porções de um único verme adulto, *A. duodenale*. Um tampão de mucosa encontra-se na cavidade bucal do ancilostomídeo.

perda de sangue intestinal que pode produzir doença sintomática nas infestações intensas.

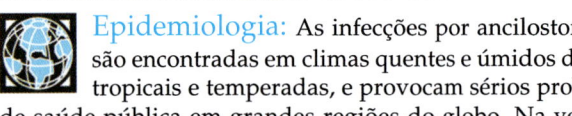 **Epidemiologia:** As infecções por ancilostomídeos são encontradas em climas quentes e úmidos de áreas tropicais e temperadas, e provocam sérios problemas de saúde pública em grandes regiões do globo. Na verdade, tanto o *A. duodenale* (ancilostomídeo do "Velho Mundo") quanto o *N. americanus* (ancilostomídeo "Americano" [do Novo Mundo]) prevalecem na maioria dos continentes e apresentam limites epidemiológicos que se sobrepõem. No mundo todo, mais de 700 milhões de pessoas encontram-se infectadas por ancilostomídeos, e estima-se que 500 mil pessoas nos Estados Unidos abriguem o parasita.

 Patogenia e Patologia: Ao contato com a pele humana, as larvas filariformes penetram diretamente na epiderme e ganham a circulação venosa. Chegam aos pulmões, onde se alojam em capilares alveolares. Após ruptura nos alvéolos, as larvas migram pela traquéia até a glote e, então, são deglutidas. Sofrem a muda no duodeno, aderem à parede mucosa com placas bucais semelhantes a dentes, retiram uma porção da vilosidade e a ingerem (Fig. 9.86). Com infecções extensas do verme, particularmente com o *A. duodenale*, a perda de sangue pode ser considerável, resultando em anemia. Os ancilostomídeos medem cerca de 1 cm de comprimento. Os vermes são visíveis macroscopicamente aderidos à superfície mucosa do intestino delgado, ao longo de áreas pontilhadas de hemorragias. Essencialmente, não há inflamação associada.

 Manifestações Clínicas: Embora a maioria das pessoas com infecção por ancilostomídeos não seja sintomática, a infecção por esse parasita é a causa mais importante de anemia crônica no mundo todo. Nos indivíduos com infecção maciça (particularmente mulheres que consomem dieta com baixo teor de ferro) e nas populações com ingestão inadequada de ferro, a perda intestinal crônica pode causar anemia ferropriva grave. A penetração na pele associa-se a uma erupção pruriginosa ("coceira da terra"), e a fase de migração larvária através dos pulmões ocasionalmente provoca sintomas semelhantes à asma.

A Estrongiloidíase É Disseminada nos Hospedeiros Imunocomprometidos

A estrongiloidíase refere-se à infecção do intestino delgado pelo nematódeo Strongyloides stercoralis *("verme filiforme"). Embora a maioria dos casos de estrongiloidíase seja assintomática, a infecção pode evoluir até doença disseminada letal em indivíduos imunocomprometidos. A infecção é mais freqüente em áreas com clima úmido e quente e condições sanitárias precárias. Entretanto, ainda existem bolsões endêmicos de estrongiloidíase nos Estados Unidos, particularmente nas regiões dos Apalaches e em instituições onde a higiene pessoal é precária, como em hospitais para doentes mentais.*

 Patogenia e Patologia: O *S. stercoralis* é o menor dos nematódeos intestinais, com 0,2 a 0,3 cm de comprimento. As fêmeas adultas enterram-se nas criptas do duodeno ou do jejuno, mas não produzem alterações visíveis. O exame microscópico revela as fêmeas enroladas, além de ovos e larvas em desenvolvimento, dentro da mucosa, geralmente sem inflamação associada (Fig. 9.87).

As fêmeas parasitas residem dentro da mucosa do intestino delgado, onde põem ovos que rapidamente eclodem e liberam larvas rabditiformes. As larvas saem nas fezes e, no solo, tornam-se filariformes, o estágio infectante que penetra a pele humana. Ao penetrar a pele, as larvas de *S. stercoralis* passam da corrente sangüínea para os pulmões e, então, para o intestino delgado, de maneira semelhante à dos ancilostomídeos.

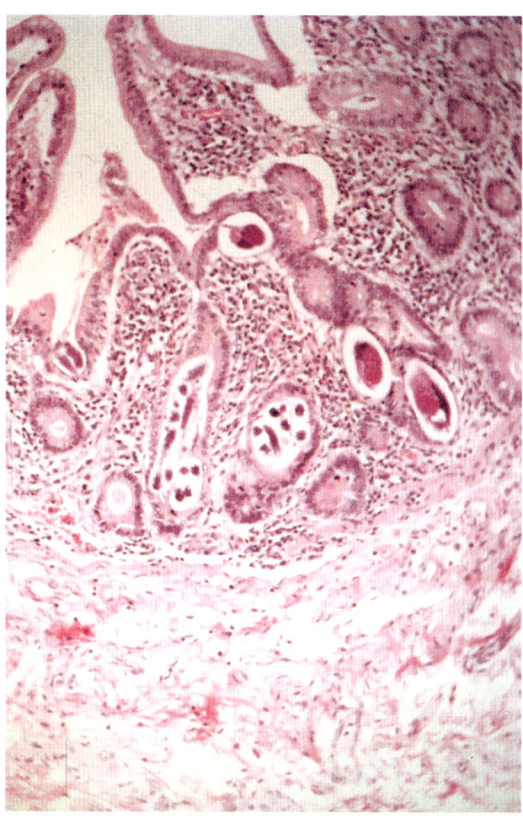

FIGURA 9.87
Estrongiloidíase. Corte do jejuno mostra vermes adultos, larvas e ovos de S. *stercoralis* nas criptas da mucosa. A lâmina própria encontra-se infiltrada com linfócitos, plasmócitos e eosinófilos. O paciente tinha uma síndrome de superinfecção e apresentou má absorção.

Os vermes amadurecem no intestino delgado. Ao contrário de outros nematódeos intestinais, o S. *stercoralis* pode reproduzir-se dentro do hospedeiro humano por um mecanismo conhecido como *auto-infecção*. Esse processo ocorre quando as larvas rabditiformes tornam-se infectantes (filariformes) dentro do intestino do hospedeiro e penetram novamente a parede intestinal ou a pele perianal, iniciando assim um novo ciclo parasitário dentro de um único hospedeiro.

 Manifestações Clínicas: A maioria das pessoas infectadas encontra-se completamente assintomática, mas eosinofilia moderada é comum. Ocorre **estrongiloidíase disseminada** ou **síndrome de superinfecção** em pacientes com imunidade suprimida, particularmente nos que estão tomando corticosteróides. Nesses pacientes, a taxa de auto-infecção interna encontra-se bastante aumentada, e quantidades extraordinárias de larvas filariformes penetram as paredes intestinais e disseminam-se para órgãos distantes. Na estrongiloidíase disseminada, o intestino pode exibir ulceração, edema e inflamação grave. Quase invariavelmente ocorrem sepse, geralmente por microrganismos Gram-negativos, e infecção de órgãos parenquimatosos. Se não tratada, a estrongiloidíase disseminada é fatal; mesmo com o tratamento imediato com tiabendazol ou ivermectin, somente um terço dos pacientes sobrevive.

A Infecção por Oxiúros (Enterobíase) Provoca Prurido Perianal

O Enterobius vermicularis *("oxiúro") é um nematódeo intestinal encontrado em todo o mundo, mas com freqüência maior nas zonas temperadas.* Embora as pessoas possam ser infectadas em qualquer idade, o parasitismo é comum principalmente entre crianças pequenas. Estima-se que mais de 200 milhões de pessoas estejam infectadas pelo E. *vermicularis* no mundo todo; cerca de 5 milhões de crianças em idade escolar abrigam o verme nos Estados Unidos.

A fêmea adulta habita o ceco e o apêndice, porém migra para a pele perianal e perineal a fim de depositar ovos. Os ovos grudam nos dedos, na roupa de cama, nas toalhas e roupas, e são transmitidos prontamente de uma pessoa para outra. Os ovos ingeridos eclodem no intestino delgado, liberando larvas que amadurecem até vermes adultos. Algumas pessoas infectadas são assintomáticas, mas a maioria queixa-se de prurido anal ou perineal provocado pelas larvas migrantes depositando ovos. Vários agentes, inclusive o mebendazol, são efetivos contra os oxiúros.

NEMATÓDEOS TISSULARES

A Triquinose É uma Miosite Adquirida ao se Ingerir Carne de Porco

A triquinose é produzida pelo nematódeo Trichinella spiralis.

 Epidemiologia: A infecção por T. *spiralis* é cosmopolita, mas é mais comum no leste e no centro da Europa, na América do Norte e na América do Sul. Os seres humanos adquirem a triquinose ao ingerir carne inadequadamente cozida contendo larvas encistadas de T. *spiralis.* As larvas são encontradas nos músculos esqueléticos de diferentes animais carnívoros ou omnívoros silvestres e domesticados, incluindo porcos, ratos, ursos e lobos. A carne de porco é a fonte mais comum da triquinose humana (Fig. 9.88).

Os animais adquirem a triquinose alimentando-se da carne de outros animais. A infecção é comum entre algumas populações de animais selvagens e pode ser rapidamente introduzida nos animais domésticos, como porcos, quando eles se alimentam de lixo ou de carne crua. Os programas de inspeção de carne e a restrição de práticas de alimentação praticamente eliminaram a T. *spiralis* de porcos domésticos em muitos países desenvolvidos. Embora apenas cerca de 100 casos de triquinose sejam relatados nos Estados Unidos anualmente, eles representam apenas os casos sintomáticos mais graves, e a infecção é provavelmente muito mais comum.

 Patogenia: Dentro do intestino delgado, as larvas de T. *spiralis* emergem de cistos tissulares ingeridos e penetram a mucosa intestinal, desenvolvendo-se aí

472 DOENÇAS INFECCIOSAS E PARASITÁRIAS

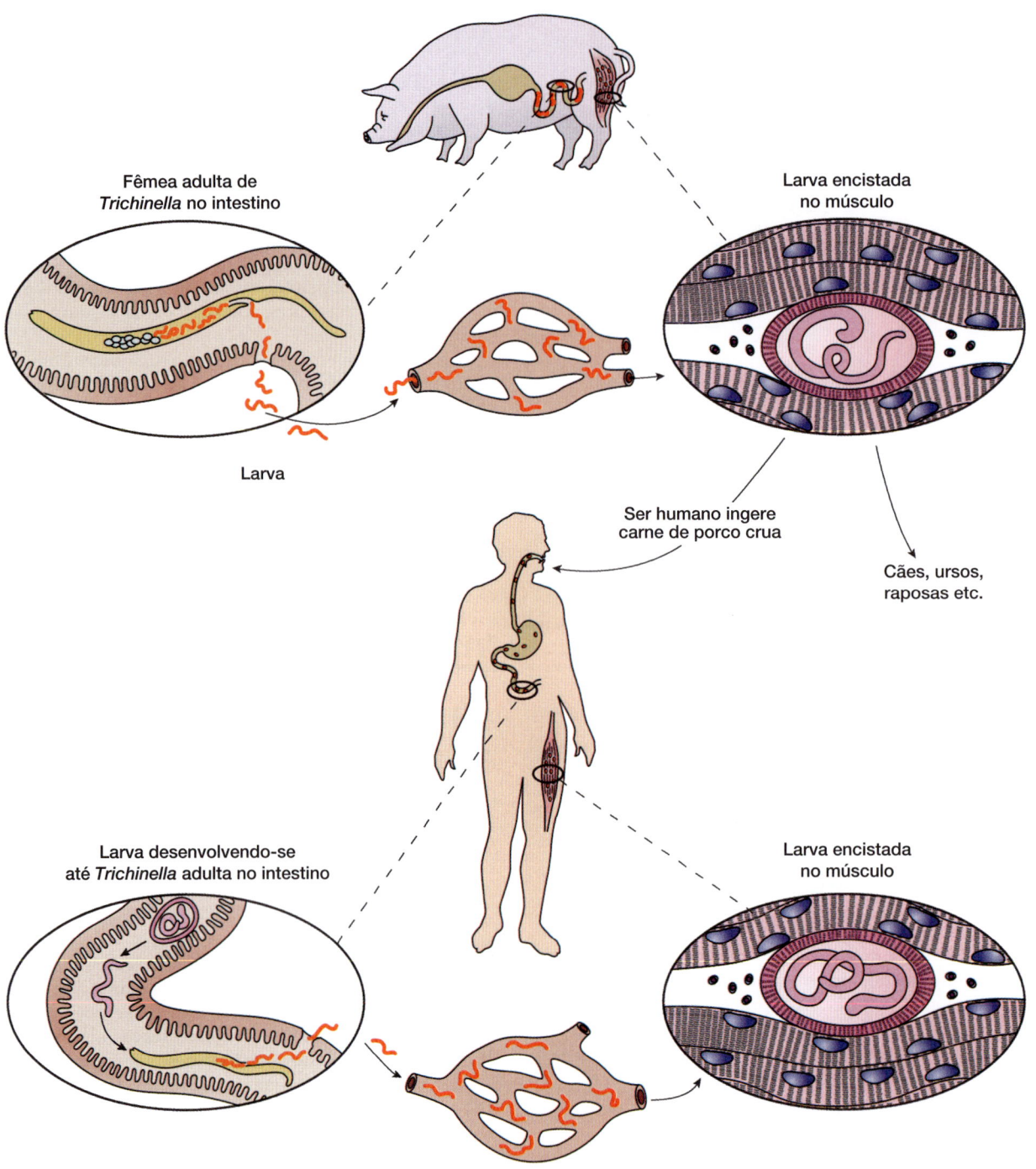

FIGURA 9.88
Triquinose. Após serem ingeridos pelo porco, os cistos de *Trichinella* são digeridos no trato gastrintestinal, liberando larvas que amadurecem até vermes adultos. As fêmeas adultas liberam larvas que penetram a parede intestinal, entram na circulação e alojam-se na musculatura estriada, na qual encistam. Quando os seres humanos ingerem carne de porco mal cozida, o ciclo é repetido, resultando em doença muscular característica da triquinose.

até vermes adultos. Os adultos acasalam-se, e a fêmea libera larvas que invadem a parede intestinal e penetram a circulação. A produção de larvas pode continuar durante 1 a 4 meses, até que os vermes sejam finalmente expelidos do intestino. As larvas são capazes de invadir quase qualquer tecido, mas sobrevivem apenas em músculo esquelético estriado, onde encistam e permanecem viáveis durante anos. A miosite resultante é especialmente proeminente no diafragma, nos músculos oculares extrínsecos, língua, músculos intercostais, gastrocnêmio e deltóides. Algumas vezes, o sistema nervoso central e o coração também estão envolvidos na resposta inflamatória, produzindo meningoencefalite ou miocardite.

Patologia: Os músculos esqueléticos são os sítios principais de lesão tissular na triquinose. Quando uma larva infecta um miócito, a célula sofre degeneração basofílica e tumefação. O início da infecção do miócito provoca um infiltrado inflamatório intenso, rico em eosinófilos e macrófagos. A larva cresce até 10 vezes seu tamanho inicial, dobra-se sobre si mesma e desenvolve uma cápsula. Com o encapsulamento, o infiltrado inflamatório cede. Vários anos depois, a larva morre e o cisto calcifica-se. Nas infestações por *T. spiralis* o intestino grosso não apresenta alterações flagrantes à macroscopia. Nas infestações maciças, os vermes adultos podem ser encontrados à microscopia na base de vilosidades e podem estar associados a um infiltrado inflamatório.

Manifestações Clínicas: A maior parte das infecções dos seres humanos por *T. spiralis* envolve pequenas quantidades de cistos e é totalmente assintomática. A triquinose sintomática é geralmente uma doença autolimitada da qual os pacientes se recuperam em alguns meses. Quando são ingeridas grandes quantidades de cistos, pode haver dor abdominal e diarréia em conseqüência da invasão do intestino delgado pelos vermes. As manifestações clínicas principais desenvolvem-se alguns dias após o início da invasão da musculatura esquelética. Os pacientes sofrem dor grave e sensibilidade de músculos esqueléticos acometidos, junto com febre e fraqueza. A eosinofilia pode ser extrema (superior a 50% de todos os leucócitos). O envolvimento dos músculos extra-oculares produz edema periorbital. A infecção do cérebro ou do miocárdio pode ser fatal. Os casos graves de triquinose são tratados com corticosteróides para atenuar a resposta inflamatória. Drogas anti-helmínticas são necessárias para a remoção dos vermes adultos do intestino.

A Larva Migrans Visceral (Toxocaríase) É Transmitida por Cães e Gatos

A larva migrans visceral é uma infecção de órgãos profundos por larvas helmínticas migrando em hospedeiros aberrantes.

Patogenia e Patologia: A infestação é uma doença esporádica, basicamente de crianças pequenas, que ocorre caracteristicamente em áreas onde existem moradias superlotadas, cães e gatos. As causas mais comuns de larva migrans visceral são as espécies de *Toxocara*, especialmente *T. canis* e *T. cati*. Esses nematódeos habitam o intestino de cães e gatos, e a infecção é transmitida aos seres humanos pela ingestão de ovos embrionados. Os ovos ingeridos eclodem, e as larvas invadem a parede intestinal. São transportadas para o fígado, de onde algumas emergem alcançando a circulação sistêmica e podem ser transportadas para qualquer parte do corpo. Nos tecidos, as larvas morrem e estimulam a formação de pequenos granulomas, que finalmente cicatrizam pela formação de tecido conjuntivo.

Manifestações Clínicas: Muitos casos de larva migrans visceral são assintomáticos, mas qualquer infecção é potencialmente capaz de provocar doença grave. O paciente sintomático clássico é a criança com hipereosinofilia, pneumonite e hipergamaglobulinemia. Nesses pacientes, as manifestações oculares são comuns e a queixa principal é, com freqüência, a perda da visão em um olho. De fato, olhos com endoftalmite por *Toxocara* já foram enucleados pela suposição de que a lesão fosse um retinoblastoma. Em geral, a infecção é autolimitada e os sintomas desaparecem em um ano. A doença é tratada com dietilcarbamazina e tiabendazol.

A Larva Migrans Cutânea É uma Erupção Pruriginosa

A larva migrans cutânea é provocada pela migração de variadas larvas de nematódeos pela pele. Os vermes migratórios provocam inflamação grave, que assume o aspecto de trilhas urticariformes serpiginosas (Fig. 9.89). Os nomes aplicados à larva migrans cutânea variam conforme os microrganismos que a provocam e incluem erupções rastejantes, verme da areia, prurido do encanador, prurido do caçador de patos e *epidermis linearis migrans*. As larvas de nematódeos mais comuns incluem *S. stercoralis*, *Ancylostoma braziliensis* e *Necator americanus*. Cães e gatos infectados com ancilostomídeos são a principal fonte da doença. Surtos de larva migrans cutânea ocorrem em praias subtropicais e tropicais. Encanadores que se arrastam debaixo das casas e cuidadores de animais são infectados com freqüência. Tiabendazol é o tratamento de escolha.

A Dracunculíase Significa Vermes Longos Adultos Sob a Pele

A dracunculíase é uma infecção dos tecidos conjuntivo e subcutâneo pelo verme da Guiné, Dracunculus medinensis.

Epidemiologia: A dracunculíase é comum em áreas rurais da África subsaariana, no Oriente Médio, na Índia e no Paquistão, onde se estima que 10 milhões de

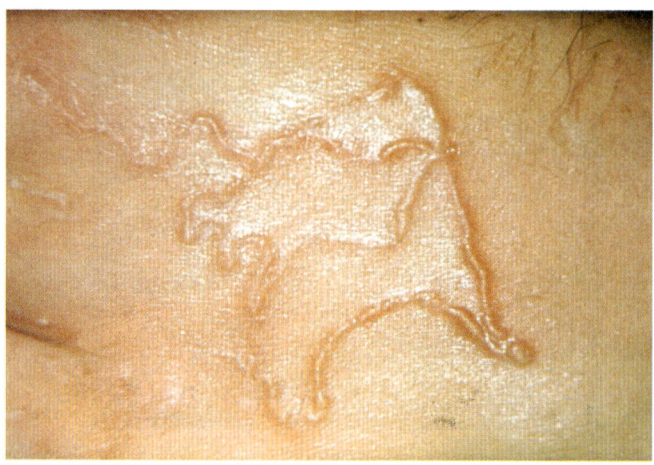

FIGURA *9.89*
Larva migrans cutânea. A pele mostra uma erupção rastejante com a lesão elevada serpentiforme característica.

pessoas estejam infectadas. A doença é transmitida na água potável contaminada pelo hospedeiro intermediário, um crustáceo aquático microscópico do gênero *Cyclops*.

  Patogenia e Patologia: A fêmea adulta do nematódeo reside nos tecidos subcutâneos e libera muitas larvas por uma vesícula ulcerada. Quando a parte infectada é imersa na água, as larvas são ingeridas pelos crustáceos *Cyclops*, que, por sua vez, são ingeridos pelos seres humanos.

Cerca de um ano após a ingestão de crustáceos infectados, surgem sintomas alérgicos sistêmicos, incluindo uma erupção urticariforme pruriginosa. Desenvolve-se uma pápula avermelhada, freqüentemente ao redor dos tornozelos, a qual evolui até vesícula. Abaixo dessa vesícula estéril encontra-se a extremidade anterior da fêmea. A vesícula rompe-se quando entra em contato com a água, e a fêmea, agora medindo até 120 cm de comprimento e contendo 3 milhões de larvas, emerge parcialmente (Fig. 9.90). O verme libera a seguir incontáveis larvas na água. A infecção secundária da vesícula, freqüentemente com celulite disseminante, é comum. Os vermes mortos provocam uma resposta inflamatória intensa, contribuindo para a debilidade vista em muitos casos de dracunculíase. Com freqüência, o verme é extraído por médicos locais que giram progressivamente o verme em um pequeno bastão. O tratamento também inclui drogas anti-helmínticas.

TREMATÓDEOS

A Esquistossomose Produz Doenças do Fígado e da Bexiga

A esquistossomose (bilharzíase) é a doença helmíntica mais importante dos seres humanos, na qual respostas inflamatórias e imunológicas intensas lesam o fígado, o intestino ou a bexiga. Três espécies de esquistossoma, a saber, Schistosoma mansoni, S. haematobium e S. japonicum, são responsáveis pela doença.

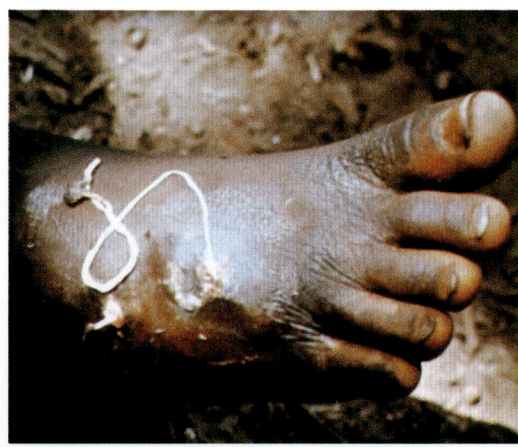

FIGURA *9.90*
Dracunculíase. Uma fêmea do verme da Guiné é vista emergindo do pé, que se encontra edemaciado por causa de infecção bacteriana secundária.

 Epidemiologia: A esquistossomose provoca maior morbidade e mortalidade do que todas as outras infestações por vermes. A doença acomete cerca de 10% da população mundial e só é superada pela malária como causa de doença incapacitante. Os três patógenos da esquistossomose habitam regiões geográficas distintas, determinadas pela distribuição específica da espécie de caramujo hospedeiro (Fig. 9.91). O *S. mansoni* é encontrado em grande parte da África tropical, partes do sudoeste da Ásia, na América do Sul e nas ilhas do Caribe. O *S. haematobium* é endêmico em grandes regiões da África tropical e em partes do Oriente Médio. O *A. japonicum* ocorre em partes da China, Filipinas, sudeste da Ásia e Índia.

 Patogenia: Os esquistossomas apresentam ciclo de vida complexo, alternando entre gerações assexuadas no hospedeiro invertebrado (caramujo) e gerações sexuadas no hospedeiro vertebrado (Fig. 9.92). O ovo do esquistossoma eclode na água potável, liberando uma forma móvel (*miracídio*) que penetra em um caramujo, no qual se desenvolve até o estágio larvário final, a cercária. A cercária escapa do caramujo para a água e penetra a pele do hospedeiro humano, e durante esse processo perde sua cauda em forquilha e torna-se um *esquistossômulo*. O esquistossômulo migra pelos tecidos, penetra em um vaso sangüíneo e é transportado para o pulmão e depois para o fígado. Nas vênulas intestinais da drenagem portal, os esquistossômulos amadurecem, formando pares de vermes macho e fêmea. A fêmea do *S. mansoni* e do *S. japonicum* depositam ovos imaturos nas vênulas intestinais, enquanto o *S. haematobium* põe ovos nas vênulas da bexiga. Os embriões desenvolvem-se durante a passagem dos ovos pelos tecidos, e as larvas estão maduras quando os ovos atravessam a parede do intestino ou da bexiga urinária e são secretados nas fezes ou na urina. Os ovos eclodem em água doce, liberando miracídios e completando o ciclo de vida.

 Patologia: A lesão básica é um granuloma circunscrito ou um infiltrado celular de eosinófilos e de neutrófilos ao redor de um ovo. Os esquistossomas adultos não provocam inflamação enquanto vivos nas veias. Os granulomas que se formam ao redor dos ovos também obstruem o suprimento sangüíneo microvascular e produzem lesão isquêmica no tecido adjacente. O resultado é a formação progressiva de tecido cicatricial e disfunção nos órgãos acometidos.

A fêmea do verme deposita centenas ou milhares de ovos diariamente, durante 5 até 35 anos. A maioria das pessoas infectadas abriga menos de 10 fêmeas adultas. Entretanto, quando a carga de vermes é grande, a resposta granulomatosa contra a enorme quantidade de ovos impõe problemas importantes. O local do envolvimento é determinado pelo tropismo da espécie particular de esquistossoma.

- O *S. mansoni* habita os ramos da veia mesentérica inferior, dessa forma afetando o cólon distal e o fígado.
- O *S. haematobium* serpenteia seu caminho para as veias que servem o reto, bexiga e órgãos pélvicos.
- O *S. japonicum* deposita ovos predominantemente nos ramos da veia mesentérica superior, dessa maneira lesando o intestino delgado, o cólon ascendente e o fígado.

A **doença hepática** provocada pelo *S. mansoni* e *S. japonicum* começa como inflamação granulomatosa periportal (Fig. 9.93)

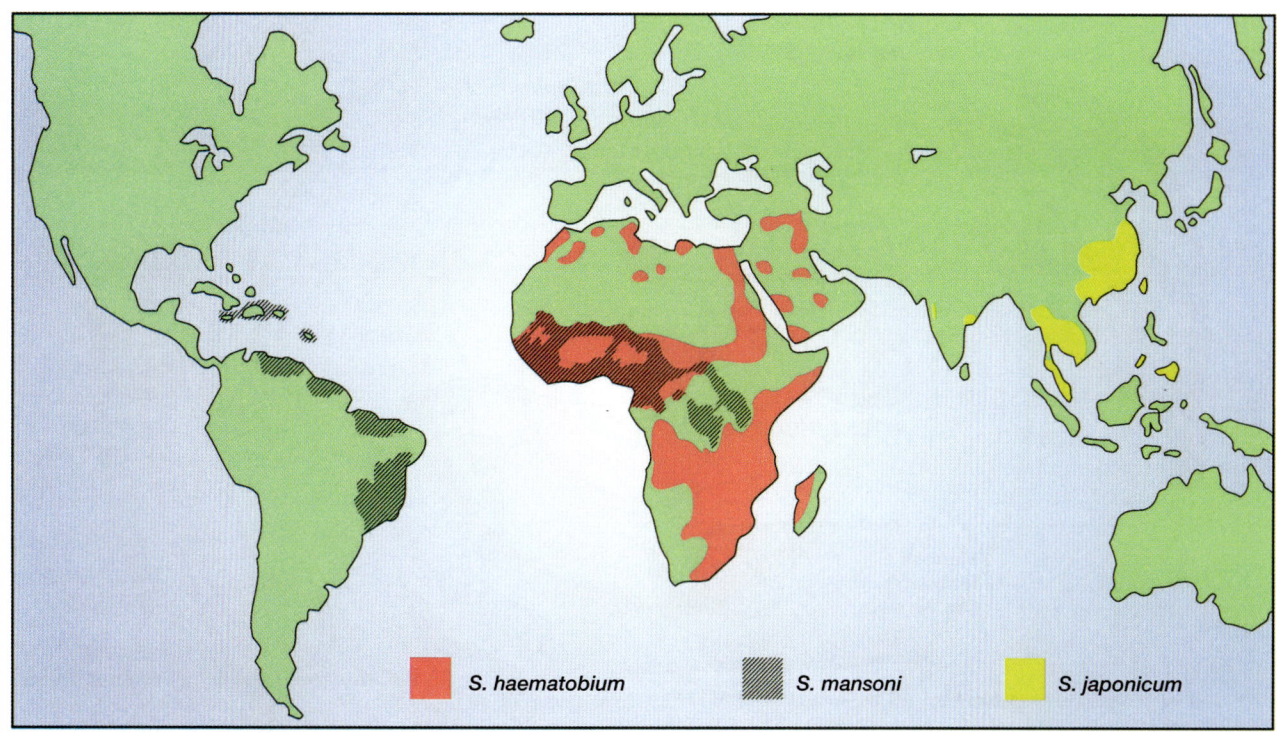

FIGURA 9.91
Distribuição da esquistossomose provocada por *Schistosoma mansoni*, *S. haematobium* e *S. japonicum*.

e evolui até fibrose periportal densa (*fibrose "pipestem" [em cabo de cachimbo]*) (Fig. 9.94). Nos casos graves de esquistossomose hepática, esse efeito resulta em obstrução do fluxo sangüíneo portal e hipertensão portal. O *S. mansoni* e o *S. japonicum* também lesam o intestino, no qual a resposta granulomatosa produz pólipos inflamatórios e focos de fibrose na mucosa e submucosa.

A **esquistossomose urogenital,** provocada pelo *S. haematobium*, produz inúmeros ovos principalmente na bexiga, ureter e vesícula seminais, embora também possam alcançar pulmões, cólon e apêndice. Os ovos na bexiga e nos ureteres desencadeiam uma reação granulomatosa, protuberâncias inflamatórias e áreas de fibrose mucosa e mural. Essas áreas de fibrose podem obstruir o fluxo de urina, produzindo dano inflamatório secundário à bexiga, aos ureteres e aos rins. **A doença da bexiga produzida pelo *S. haematobium* está relacionada com o desenvolvimento de carcinoma de células escamosas da bexiga.**

Os granulomas da esquistossomose circundam alguns ovos de esquistossoma. Freqüentemente, predominam eosinófilos no início dos granulomas. Em granulomas antigos, macrófagos epitelióides e células gigantes são notáveis, e os granulomas mais antigos encontram-se densamente fibrosados. Os ovos das diferentes espécies de esquistossomas são identificados com base no tamanho e na forma.

 Manifestações Clínicas: A penetração da pele pelas larvas de esquistossoma algumas vezes se associa a uma erupção autolimitada intensamente pruriginosa. A maioria dos casos está dominada pelas manifestações da lesão tissular granulomatosa crônica. O envolvimento hepático acarreta hipertensão portal, com esplenomegalia, ascite e varizes esofágicas hemorrágicas. Embora a doença intestinal em geral produza apenas sintomas mínimos, alguns pacientes vivenciam dor abdominal e sangue nas fezes. A esquistossomose da bexiga causa hematúria, infecções recorrentes do trato urinário e, algumas vezes, obstrução progressiva levando à insuficiência renal. O diagnóstico é feito pela identificação dos ovos de esquistossoma na urina ou nas fezes. Embora os esquistossomas sejam efetivamente mortos por agentes anti-helmínticos sistêmicos, as alterações estruturais que resultam da fibrose extensa e da formação de tecido conjuntivo são irreversíveis.

A Clonorquíase Causa Obstrução Biliar

A clonorquíase é uma infecção do sistema hepatobiliar pelo trematódeo hepático chinês Clonorchis sinensis. Embora a presença do trematódeo geralmente provoque sintomas apenas leves, às vezes está associada a cálculos em ductos biliares, colangite e câncer do colédoco.

 Epidemiologia: A clonorquíase é endêmica no leste da Ásia, desde o Vietnã até a Coréia, onde o consumo de peixe de água doce cru é comum. Em partes do Vietnã, da China e do Japão, mais de 50% da população adulta encontram-se infectados. A infecção humana é adquirida pela ingestão de peixe de água doce inadequadamente cozido contendo larvas de *C. sinensis*.

Os vermes adultos são achatados e transparentes, vivem nos ductos biliares humanos e deitam ovos no intestino e nas fezes.

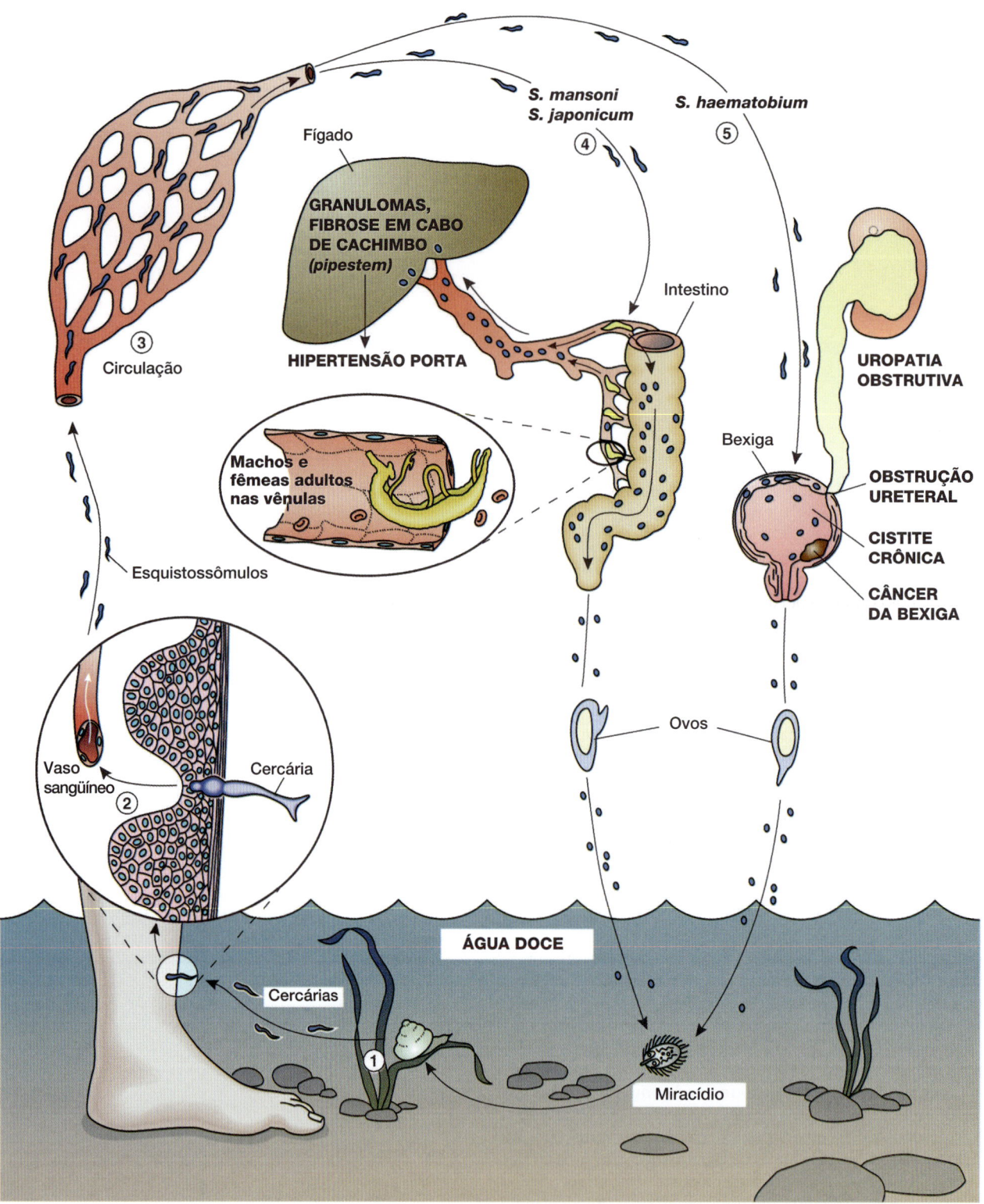

FIGURA 9.92
Ciclo de vida do *Schistosoma* e características clínicas da esquistossomose. O ovo do esquistossoma eclode na água, libera um miracídeo que penetra o caramujo e desenvolve-se através de dois estágios até um esporocisto, formando o estágio larvário final, a cercária. *(1)* A cercária escapa do caramujo para a água, "nada" e penetra a pele do hospedeiro humano. *(2)* A cercária perde sua cauda em forquilha, tornando-se um esquistossômulo, que migra pelos tecidos, penetra em um vaso sanguíneo e *(3)* é transportado para o pulmão e, posteriormente, para o fígado. Nas vênulas portais hepáticas, o esquistossômulo torna-se sexualmente maduro e forma pares, cada um com um macho e uma fêmea, a fêmea jazendo no canal ginecóforo do macho. O organismo provoca lesões no fígado, incluindo granulomas, fibrose portal ("cabo de cachimbo" [*pipestem*]) e hipertensão porta. *(4)* A fêmea deposita ovos imaturos em pequenas vênulas do intestino e do reto (*S. mansoni* e *S. japonicum*) ou *(5)* da bexiga urinária (*S. haematobium*). A infestação da bexiga leva à uropatia obstrutiva, obstrução ureteral, cistite crônica e câncer da bexiga. Embriões desenvolvem-se durante a passagem dos ovos pelos tecidos, e as larvas estão maduras quando os ovos atravessam a parede do intestino ou da bexiga. Os ovos eclodem na água e liberam miracídios, completando o ciclo.

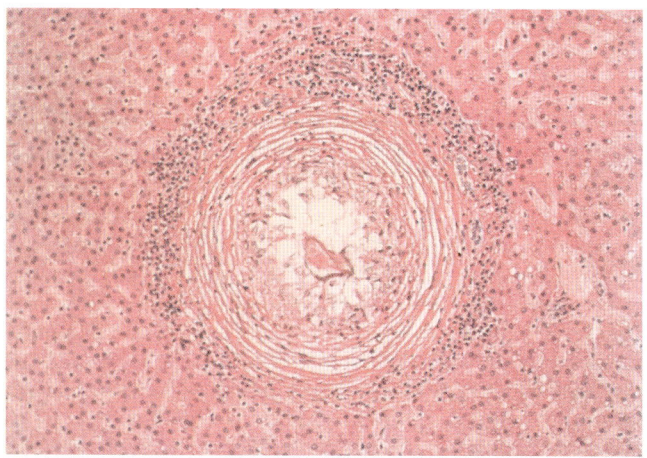

FIGURA 9.93
Esquistossomose hepática. Um granuloma hepático circunda ovo de S. mansoni em degeneração.

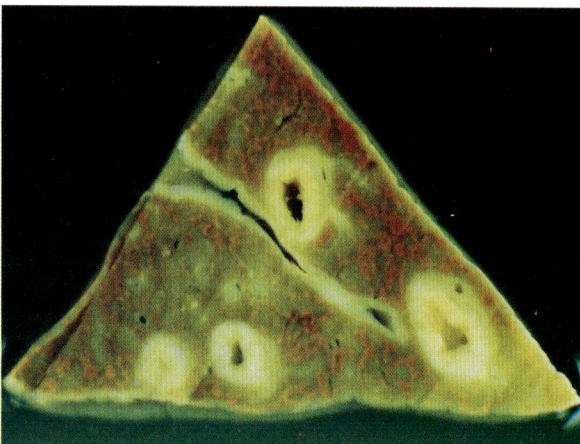

FIGURA 9.95
Clonorquíase do fígado. Os ductos biliares estão bastante espessados e dilatados pela presença de trematódeos adultos (C. sinensis).

Após a ingestão por um caramujo específico, o ovo origina um miracídio. As cercárias escapam do caramujo e procuram certas espécies de peixes, nos quais penetram e encistam. Quando os seres humanos comem o peixe, as cercárias emergem no duodeno, penetram o colédoco, através da ampola de Vater, e amadurecem nos ductos biliares distais até se transformarem em trematódeo adulto.

  Patogenia e Patologia: A presença de *Clonorchis* nos ductos biliares provoca uma resposta inflamatória, que não consegue eliminar o verme, porém provoca dilatação e fibrose dos ductos. Às vezes, o verme leva à formação de cálculo dentro dos ductos biliares hepáticos, provocando sua obstrução. O *Clonorchis* adulto persiste nos ductos durante décadas, e a infecção crônica está associada à maior incidência de carcinoma do epitélio de ductos biliares (colangiocarcinoma).

Nas infecções maciças por *Clonorchis*, o fígado pode estar até três vezes o seu tamanho normal. Ductos biliares dilatados são vistos pela cápsula, e a superfície de corte é pontilhada com ductos biliares dilatados e de parede espessa (Fig. 9.95). Os trematódeos (até 2,5 cm de comprimento), algumas vezes aos milhares, podem ser externados a partir dos ductos biliares. À microscopia, o revestimento epitelial dos ductos é inicialmente hiperplásico, tornando-se então metaplásico. O estroma circundante é fibrótico. Infecção bacteriana secundária é comum e pode estar associada a colangite supurativa. Os ovos depositados no parênquima hepático são circundados por uma reação fibrosa e granulomatosa. Massas de ovos podem tornar-se alojadas nos ductos biliares e provocar colangite. Os ductos pancreáticos também podem ser invadidos e tornar-se dilatados, espessados, revestidos por epitélio metaplásico e, finalmente, circundados por tecido cicatricial.

 Manifestações Clínicas: A migração do *C. sinensis* nos ductos biliares resulta em febre transitória e calafrios, embora a maioria das pessoas infectadas permaneça completamente assintomática. Os pacientes com clonorquíase podem morrer por uma variedade de complicações, incluindo obstrução biliar, colangite bacteriana, pancreatite e colangiocarcinoma. O diagnóstico de clonorquíase é feito pela identificação dos ovos de *C. sinensis* nas fezes ou em aspirados duodenais. A infestação é tratada de forma eficaz com agentes anti-helmínticos sistêmicos.

A Paragonimíase É uma Infecção Pulmonar

A paragonimíase refere-se à infecção pulmonar por diferentes espécies do gênero Paragonimus, *o trematódeo pulmonar oriental.* O patógeno humano mais comum é *P. westermani*. A paragonimíase é comum nos países asiáticos (Coréia, Filipinas, Taiwan e China), onde caranguejos frescos levemente salgados ou embebidos em vinho e crus são considerados iguarias. O uso de sucos de crustáceo cru como bebida medicinal ou como tempero também foi associado à infecção.

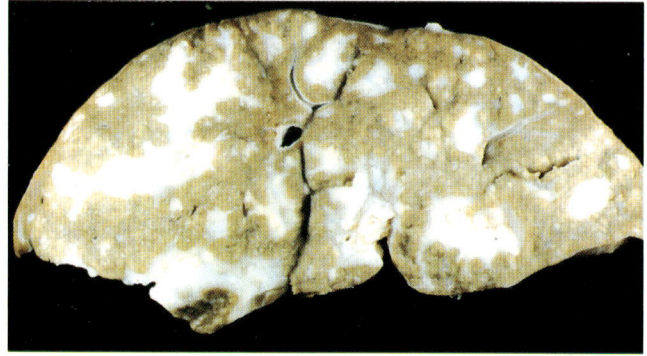

FIGURA 9.94
Esquistossomose hepática. Infecção crônica do fígado pelo *S. japonicum* leva à fibrose do tipo "cabo de cachimbo" [*pipestem*] característica.

Manifestações Clínicas: Com freqüência, a paragonimíase pulmonar é diagnosticada incorretamente como tuberculose. A doença apresenta febre, mal-estar, suores noturnos, dor torácica e tosse. Entretanto, diferentemente da tuberculose, é comum eosinofilia periférica. Algumas vezes, o escarro está tingido de sangue, e as radiografias de tórax revelam infiltrados pulmonares difusos transitórios. O prognóstico na paragonimíase pulmonar é bom, mas lesões ectópicas do cérebro podem ser fatais. Os ovos no escarro ou nas fezes fornecem o diagnóstico definitivo.

A Fasciolíase É uma Doença Biliar Contraída de Ovinos

A fasciolíase é uma infecção do fígado provocada pelo trematódeo de ovinos Fasciola hepatica. *Os seres humanos podem adquirir a infecção em qualquer lugar onde sejam criados carneiros. Os seres humanos tornam-se infectados ao comerem vegetais, como agrião, contaminados com os cistos evacuados pelos ovinos.*

Patogenia: Após alcançar o duodeno, os cistos liberam metacercárias que passam para a cavidade peritoneal, penetram o fígado e migram através do parênquima hepático para os ductos biliares. As larvas amadurecem até adultos e vivem nos ductos biliares, tanto intra-hepáticos quanto extra-hepáticos. Posteriormente, os trematódeos adultos penetram a parede dos ductos biliares e vagueiam de volta dentro do parênquima hepático, no qual se alimentam de células hepáticas e depositam seus ovos.

Patologia e Manifestações Clínicas: Os ovos da *F. hepatica* causam abscessos hepáticos e granulomas. Os vermes induzem hiperplasia do epitélio de revestimento dos ductos biliares, fibrose portal e periductal, proliferação de canalículos biliares e graus variáveis de obstrução biliar. Eosinofilia, vômitos e dor gástrica aguda são aspectos característicos. Infecções graves não tratadas podem ser fatais. O diagnóstico é feito pela recuperação de ovos das fezes ou do trato biliar.

A Fasciolopsíase É uma Infestação do Intestino Delgado

A fasciolopsíase é uma infestação do intestino delgado pelo trematódeo intestinal gigante Fasciolopsis buski. A doença prevalece na maior parte do Oriente. Os seres humanos adquirem a infecção comendo vegetais aquáticos contaminados com as cercárias encistadas. O verme é grande (3 × 7 cm) e adere à parede duodenal ou jejunal. O ponto de aderência pode ulcerar e torna-se infectado, provocando dor semelhante à de uma úlcera péptica. Os sintomas agudos também podem ser provocados por obstrução intestinal ou por toxinas liberadas por grande quantidade de vermes. O diagnóstico é feito pela identificação dos ovos de *F. buski* nas fezes. O tratamento é feito com agentes anti-helmínticos sistêmicos.

CESTÓDEOS — TÊNIAS INTESTINAIS

Taenia saginata, Taenia solium e Diphyllobothrium latum são tênias que infectam seres humanos, crescendo até suas formas adultas dentro do intestino (Quadro 9.11). *A presença desses vermes adultos raramente provoca lesão no hospedeiro humano.*

Epidemiologia: As infecções por tênias intestinais são adquiridas ao se ingerir carne bovina mal cozida (*T. saginata*), carne de porco (*T. solium*), ou peixe (*D. latum*), contendo as formas larvárias dos organismos. O ciclo de vida dessas tênias envolve estágios larvários císticos em animais e estágios de vermes nos seres humanos. Os ciclos de vida das tênias da carne de boi e da carne de porco exigem que os animais ingiram material impregnado por fezes humanas infectadas. As formas larvárias císticas dos vermes desenvolvem-se nos músculos dos animais. Práticas modernas de criação de gado bovino e de porcos, junto à inspeção de carne, eliminaram bastante o problema das tênias da carne do boi e da carne de porco nos países industrializados, mas a infecção ainda é comum no mundo subdesenvolvido. A infecção pela tênia do peixe é prevalente em regiões onde peixe de água doce cru, em forma de picles, ou parcialmente cozido, é um alimento comum. Em geral, a infecção pela tênia é assintomática. Com freqüência, a preocupação mais importante é a angústia causada no indivíduo infectado pela evacuação de pedaços do verme. A tênia do peixe (*D. latum*) compete pela vitamina B_{12} e um pequeno número (<2%) de pessoas infectadas desenvolve deficiência desse nutriente.

A Cisticercose É uma Infecção Sistêmica pelas Larvas da Tênia da Carne de Porco

A Taenia solium *adulta é adquirida pela ingestão de carne de porco mal cozida infectada com cisticercos.*

Patogenia: Os porcos adquirem os cisticercos ingerindo ovos de *T. solium* desprendidos nas fezes humanas. Esse ciclo, embora uma preocupação de saúde pública, é essencialmente benigno, tanto para seres humanos quanto para os porcos. **Entretanto, quando os seres humanos acidentalmente ingerem ovos oriundos de fezes humanas e tornam-se infectados com cisticercos, as conseqüências podem ser catastróficas.** Os ovos liberam oncosferas, que penetram pela parede do intestino, ganham a corrente sangüínea, alojam-se no tecido, encistam e diferenciam-se até cisticercos.

QUADRO 9.11 Infecções por Cestódeos

Espécie	Doença Humana	Fonte de Infecção Humana
Taenia saginata	Tênia adulta no intestino	Carne bovina
Taenia solium	Tênia adulta no intestino; cisticercose	Carne de porco; fezes humanas
Diphyllobothrium latum	Tênia adulta no intestino	Peixe
Echinococcus granulosus	Doença cística hidática	Fezes de cão

Patologia: O cisticerco é um cisto esférico, branco leitoso, de cerca de 1 cm de diâmetro e que contém fluido e um escólice (cabeça do verme) invaginado com ganchos birrefringentes. Os cistos viáveis podem ser obtidos do tecido infectado. Os cisticercos permanecem viáveis por um período indefinido e não provocam inflamação; mais propriamente, à medida que crescem, comprimem tecidos adjacentes. Cistos em degeneração, geralmente aqueles responsáveis pelos sintomas, encontram-se aderidos ao tecido e bastante inflamados com neutrófilos, eosinófilos, linfócitos e plasmócitos. Algumas vezes, múltiplos cisticercos no cérebro conferem um aspecto de "queijo suíço" ao tecido (Fig. 9.96).

Manifestações Clínicas: A cisticercose do cérebro manifesta-se com cefaléias ou convulsões, e os sintomas variam de acordo com os locais acometidos. A cisticercose maciça do cérebro provoca convulsões e morte. Cisticercos na retina cegam o paciente. No coração, os cisticercos podem provocar arritmias e morte súbita. Dependendo do local de envolvimento, a cisticercose é tratada com cirurgia ou terapia anti-helmíntica.

A Equinococose Representa Cistos do Fígado e dos Pulmões

A equinococose (doença hidática) é uma infecção zoonótica provocada por cestódeos larvários do gênero Echinococcus. O agente causal mais comum é o E. granulosus, que provoca a doença hidática cística. Raramente, *E. multilocularis* e *E. vogeli* infectam seres humanos.

 Epidemiologia: A infestação pela tênia *E. granulosus* é endêmica em carneiros, cabras e bovinos e seus cães de pastoreio. Os cães contaminam seus habitats (e seus cuidadores humanos) com ovos infectantes. Os seres humanos tornam-se infectados quando, inadvertidamente, ingerem os ovos da tênia. A doença hidática resultante ocorre no mundo todo entre populações de pastoreio que vivem em contato próximo a cães e animais de criação, especialmente na Austrália, Nova Zelândia, Argentina, Grécia e países com criação de animais na África e no Oriente Médio. Nos Estados Unidos, a doença hidática cística é encontrada entre imigrantes e entre as populações indígenas que criam ovelhas no sudoeste.

O *E. multilocularis* provoca doença hidática alveolar em seres humanos. Cães e gatos são os hospedeiros domésticos definitivos, e o hospedeiro doméstico intermediário é o camundongo. Raras infecções por *E. multilocularis* foram relatadas na Alemanha, Suíça, China e nas repúblicas da antiga União Soviética.

Os cães são hospedeiros definitivos do *E. vogeli*. Os seres humanos podem tornar-se hospedeiros intermediários acidentais do *E. vogeli* ingerindo ovos eliminados pelos cães domésticos. A doença hidática policística provocada pelo *E. vogeli* foi relatada na América Central e na América do Sul.

Patogenia: As tênias adultas (2-6 mm de comprimento) vivem no intestino delgado do hospedeiro carnívoro, como a raposa, o lobo, o coiote, o chacal ou o cão (Fig. 9.97). O *E. granulosus* tem um escólice com ventosas e muitos ganchos para a aderência à mucosa intestinal. Um curto pescoço é seguido por três segmentos (proglótides). A proglótide grávida terminal rompe-se e libera ovos, que são eliminados nas fezes do carnívoro. A gramínea contaminada depois é ingerida pelos hospedeiros intermediários herbívoros, incluindo veados, alces, antílopes, ovinos e bovinos. Os seres humanos também se infectam ao ingerirem material vegetal contaminado pelos ovos do cestódeo. As larvas liberadas dos ovos penetram a parede do intestino, ganham a corrente sangüínea e se disseminam para órgãos profundos, nos quais crescem, formando cistos grandes contendo cápsulas progênie e escólices. Quando a carne do herbívoro é ingerida por um carnívoro, os escólices se desenvolvem até vermes sexualmente maduros no carnívoro, desse modo completando o ciclo.

 Patologia e Manifestações Clínicas: O cisto hidático de crescimento lento é encontrado por acaso ou torna-se óbvio quando seu tamanho e sua posição interferem nas funções normais do corpo. Um cisto hepático freqüentemente manifesta-se como uma massa palpável no quadrante superior direito. A compressão de ductos biliares intra-hepáticos pelo cisto pode ocasionar icterícia obstrutiva. Cistos pulmonares (Fig. 9.98) freqüentemente são assintomáticos e descobertos casualmente em uma radiografia de tórax.

Uma complicação importante da ruptura do cisto é a semeadura de tecidos adjacentes com cápsulas e escólices dos cistos-filhos. Quando essas "sementes" germinam, produzem muitos cistos adicionais, cada um com o potencial de crescimento do cisto original. A ruptura traumática de um cisto hidático do fígado ou de outro órgão abdominal resulta em dor difusa grave, semelhan-

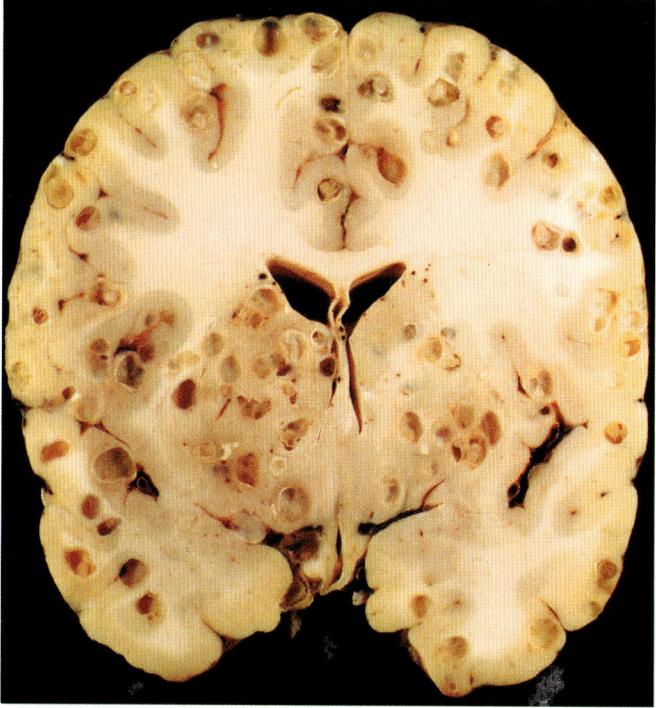

FIGURA 9.96
Cisticercose. Corte transversal do cérebro de um paciente infectado pela larva de *T. solium* mostra muitos cisticercos na substância cinzenta, conferindo um aspecto de "queijo suíço".

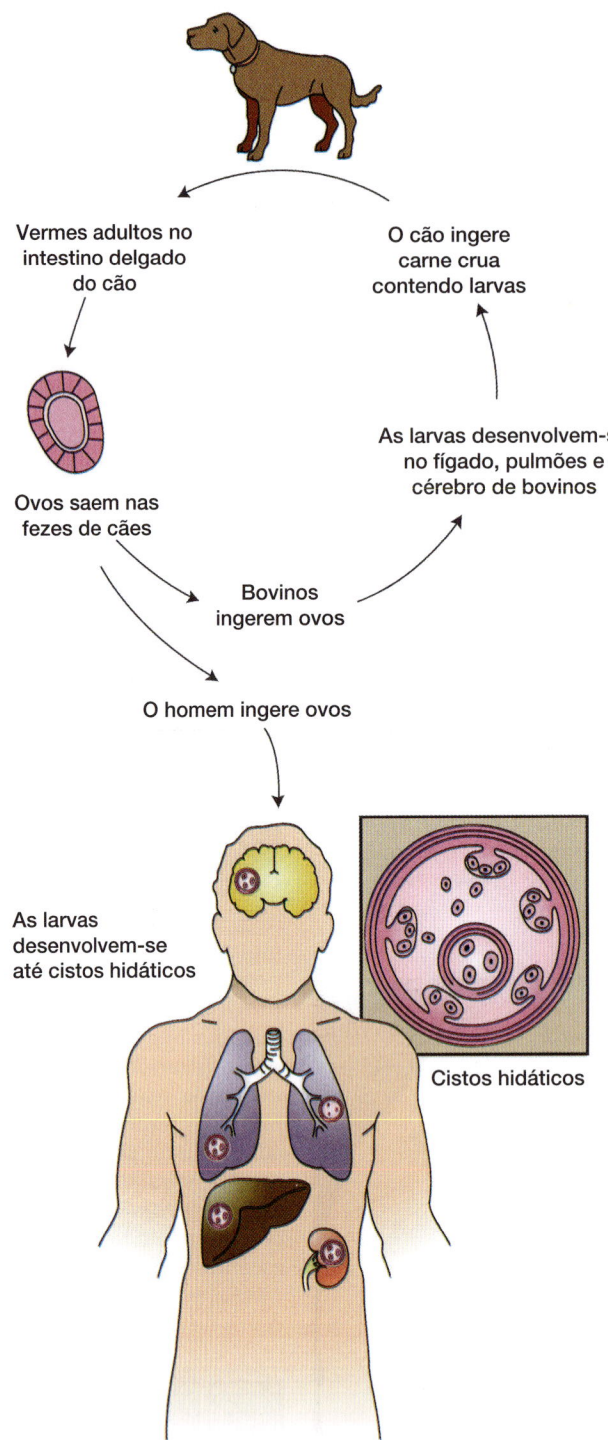

FIGURA 9.97
Ciclo de vida do *Echinococcus granulosus* e doença hidática cística. O cestódeo adulto habita o intestino delgado de um cão (hospedeiro definitivo). Uma proglótide grávida rompe, liberando ovos do cestódeo nas fezes do cão. Os ovos do cestódeo são ingeridos por bovinos ou ovinos (hospedeiros intermediários), eclodem no intestino e liberam oncosferas que penetram a parede do intestino, ganham a corrente sangüínea, disseminam-se para diferentes órgãos profundos e crescem formando cistos hidáticos, contendo cápsulas progênie e escólices. Quando um outro cão ingere carne crua do bovino ou do ovino, os escólices são ingeridos e desenvolvem-se até vermes maduros no intestino do cão, completando o ciclo. A pessoa que ingere ovos do cestódeo em matéria vegetal contaminada torna-se um hospedeiro intermediário acidental. As larvas aumentam de tamanho, mas o parasita alcança um "fundo de saco" sem desenvolver-se até tênia adulta. Os cistos hidáticos nos seres humanos ocorrem predominantemente no fígado, mas também podem envolver pulmão, rim, cérebro e outros órgãos.

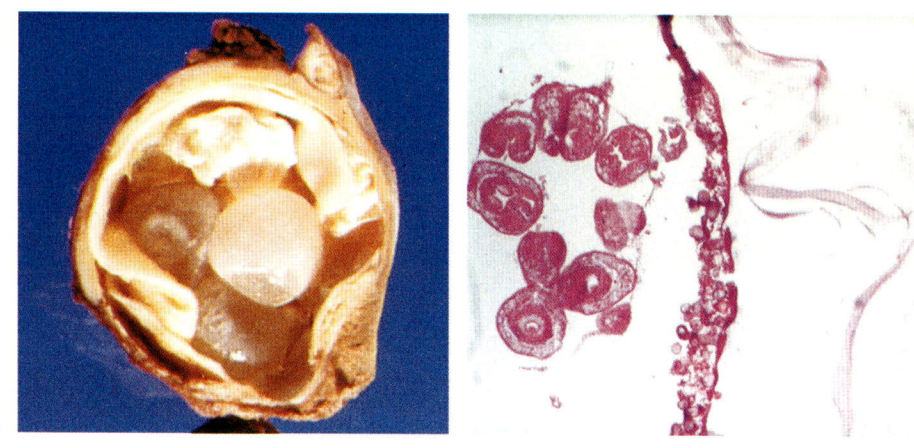

FIGURA 9.98
Cisto equinocócico. A. Um cisto equinocócico mostrando cistos-filhos foi ressecado do fígado de um paciente infectado pelo *E. granulosus*. B. Uma fotomicrografia da parede do cisto mostra (*da direita para a esquerda*) uma camada laminar não-nucleada, uma camada germinativa nucleada com cápsulas em brotamento aderida e inúmeros escólices na cavidade cística.

te à da peritonite. A ruptura de um cisto no pulmão pode causar pneumotórax e empiema. Além disso, quando um cisto hidático rompe-se dentro de uma cavidade corpórea, a liberação do conteúdo dos cistos pode provocar reações alérgicas fatais. Freqüentemente, o tratamento dos cistos equinocócicos exige a remoção cirúrgica cuidadosa. Os cistos devem ser esterilizados com formalina antes de sua drenagem ou extirpação para evitar choque anafilático intra-operatório.

LEITURAS SUGERIDAS

Livros

Baron S (ed): *Medical microbiology*, 4th ed. New York: Churchill Livingstone, 1996.

Connor DH, Chandler FW, Schwartz DA, et al. (eds): *Pathology of infectious diseases*, vol I and II. Stamford, CT: Appleton & Lange, 1997.

Cook M: *Manson's tropical disease*, 20th ed. Philadelphia: WB Saunders, 1995.

Gorbach SL, Bartlett JG, Blacklow NR (eds): *Infectious diseases in medicine and surgery*, 2nd ed. Philadelphia: WB Saunders, 1997.

Gutierrez Y: *Diagnostic pathology of parasitic infections with clinical correlations*. Philadelphia: Lea & Febiger, 1990.

Holmes KK, Mardh P, Sparling PF, et al. (eds): *Sexually transmitted diseases*, 3rd ed. New York: McGraw-Hill, 1997.

Mandell GL, Bennett JE, Dolin E (eds): *Principles and practice of infectious diseases*, 3rd ed. New York: Churchill Livingstone, 1995.

Murray PR (ed): *Manual of clinical microbiology*, 6th ed. Washington, DC: ASM Press, 1995.

Remington JS, Klein JO (eds): *Infectious diseases of the fetus and newborn infant*, 4th ed. Philadelphia: WB Saunders, 1994.

Rippon JW: *Medical mycology: the pathogenic fungi and the pathogenic actinomycetes*, 3rd ed. Philadelphia: WB Saunders, 1988.

Rom WN, Garay SM (eds): *Tuberculosis*. Boston: Little Brown, 1996.

Artigos de Periódicos

Genta RM: Diarrhea in helminthic infections. *Clin Infect Dis* 19:S122–S129, 1993.

Meslin FX: Surveillance and control of emerging zoonoses. *World Health Stat Q* 45:200–207, 1992.

Steere AC: Lyme disease. *N Engl J Med* 321:586–596, 1989.

Walker DH, Barbour AG, Olivier JH, et al.: Emerging bacterial zoonotic and vector-borne diseases. Ecological and epidemiological factors. *JAMA* 275:463–469, 1996.

Walker DH, Yamolska O, Grinberg LM: Death at Sverdlovsk: What have we learned? *Am J Pathol* 144:1135–1141, 1994.

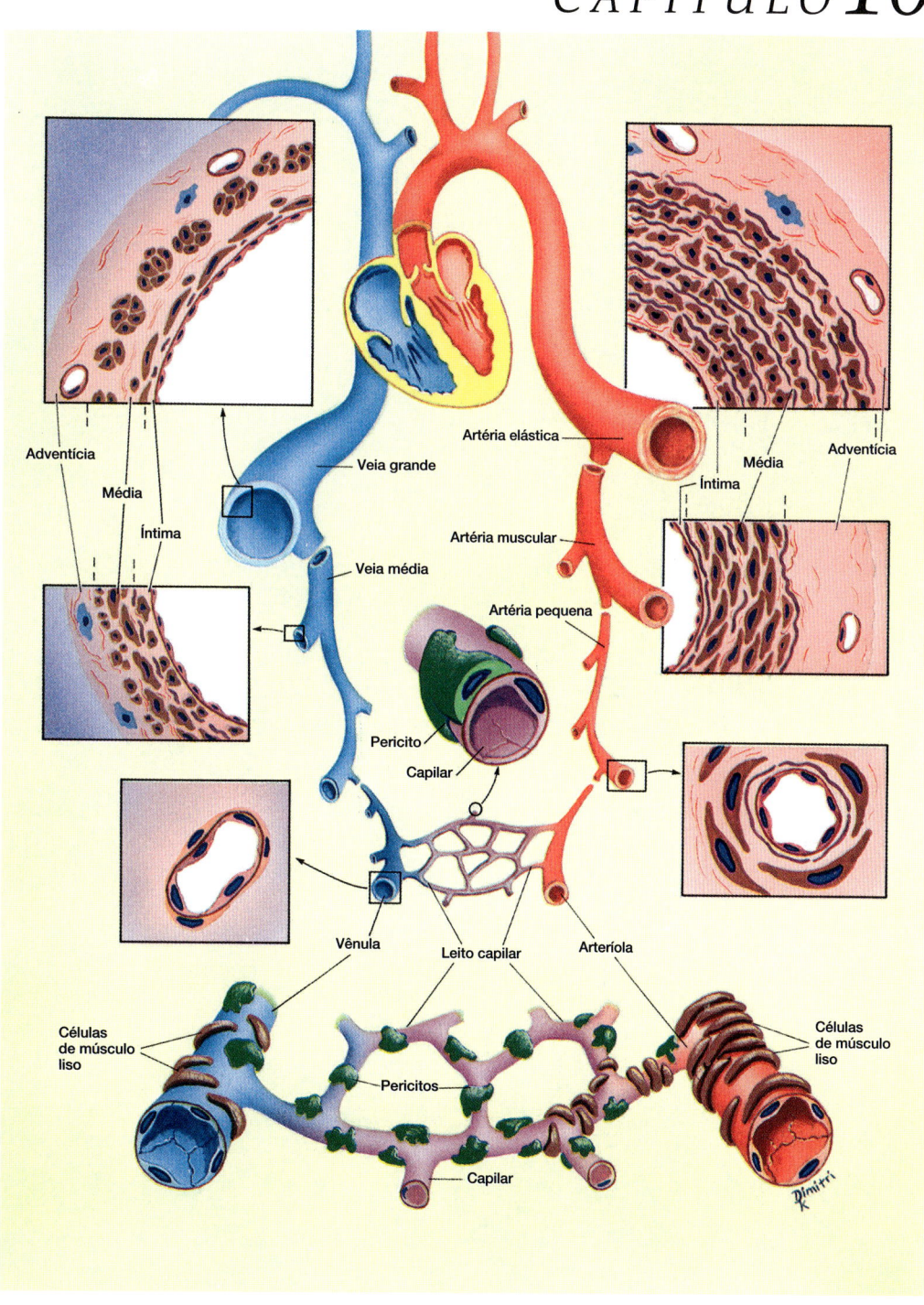

CAPÍTULO 10

Vasos Sangüíneos

Avrum I. Gotlieb

Desenvolvimento Embrionário e Estrutura dos Vasos Sangüíneos
Parede Vascular
Artérias
Capilares
Veias
Linfáticos

Hemostasia e Trombose
Coagulação Sangüínea
Adesão e Agregação Plaquetárias
Fatores Endoteliais
Lise do Coágulo

Aterosclerose
Reestenose
Fatores de Risco
Metabolismo Lipídico

Vasculopatia Hipertensiva

Esclerose Medial de Mönckeberg

Fenômeno de Raynaud

Displasia Fibromuscular

Vasculite
Poliarterite Nodosa
Angiíte de Hipersensibilidade
Granulomatose e Angiíte Alérgicas (Síndrome de Churg-Strauss)
Arterite de Células Gigantes (Arterite Temporal, Arterite Granulomatosa)
Granulomatose de Wegener
Arterite de Takayasu
Doença de Kawasaki (Síndrome do Linfonodo Mucocutâneo)
Tromboangiíte Obliterante (Doença de Buerger)
Doença de Behçet
Vasculite por Radiação
Vasculite por Riquétsias

Aneurismas
Aneurismas da Aorta Abdominal
Aneurismas das Artérias Cerebrais
Aneurisma Dissecante
Aneurismas Sifilíticos
Aneurismas Micóticos (Infecciosos)

Veias
Veias Varicosas
Trombose Venosa Profunda

Vasos Linfáticos
Linfangite
Obstrução Linfática

Tumores Benignos dos Vasos Sangüíneos
Hemangiomas
Tumor Glômico (Glomangioma)
Hemangioendotelioma

Tumores Malignos dos Vasos Sangüíneos
Angiossarcoma
Hemangiopericitoma
Sarcoma de Kaposi

Tumores do Sistema Linfático
Linfangioma Capilar
Linfangioma Cístico (Higroma Cístico, Linfangioma Cavernoso)
Linfangiossarcoma

FIGURA 10.1 (*ver página anterior*)
Subdivisões e estrutura histológica do sistema vascular. Cada subdivisão está sujeita a um conjunto de alterações patológicas condicionadas pela relação estrutura-função daquela parte do sistema. Por exemplo, a aorta, uma artéria elástica sujeita a grandes pressões, mostra com freqüência uma dilatação patológica (aneurisma) se a túnica média elástica de sustentação for danificada. As artérias musculares são os locais mais importantes de aterosclerose. As artérias pequenas, principalmente as arteríolas, são sede de alterações hipertensivas. Os leitos capilares, as vênulas e as veias mostram seus próprios tipos de alterações patológicas.

DESENVOLVIMENTO EMBRIONÁRIO E ESTRUTURA DOS VASOS SANGÜÍNEOS

As células da musculatura lisa vascular derivam do mesoderma local após os tubos endoteliais estarem formados. As células da musculatura lisa que constituem as principais artérias na parte superior do corpo representam "mesectoderma", derivado de células da crista neural (Fig. 10.2). Assim, embora as células da musculatura lisa da média pareçam uniformes, elas exibem heterogeneidade importante. Esse fato tem implicações importantes para o desenvolvimento de lesões patológicas no sistema vascular. As propriedades contráteis das células da musculatura lisa também variam de acordo com a localização do vaso sangüíneo, algumas sendo mais reativas a variados estímulos do que outras.

A Parede Vascular Compreende Células Endoteliais e Células de Músculo Liso

A maioria das vasculopatias resulta de disfunção de células endoteliais e células da musculatura lisa.

Células Endoteliais

O endotélio é (1) uma barreira macromolecular, (2) uma superfície tromborresistente, (3) um modulador de função de células de músculo liso vascular e (4) uma célula bastante metabólica envolvida intimamente em diversas funções biológicas, incluindo coagulação, inflamação e reparação.

Uma simples camada de células endoteliais reveste a túnica íntima, a camada mais interna da parede vascular (Fig. 10.3). A integridade das células endoteliais depende de diferentes tipos de complexos de adesão. Essas junções são essenciais para a manutenção da função endotelial adequada e a permeação de solutos através dessa barreira. Além disso, a interação entre células endoteliais e leucócitos circulantes também é governada, em parte, pela expressão de moléculas de adesão (ver Cap. 2). Os receptores para moléculas de adesão e seus ligantes caem em uma das três seguintes categorias funcionais:

- **Moléculas de adesão do substrato celular**, que propiciam a ligação das células endoteliais com seu substrato (p. ex., a lâmina basal) e também regulam as vias de transdução sinalizadoras. Por exemplo, as integrinas são receptores para a ligação de células endoteliais a glicoproteínas adesivas, incluindo laminina, fibronectina e trombospondina. As integrinas são proteínas transmembrana que se ligam ao complexo de proteínas que regulam a adesão em pontos de contato focais e estão associadas ao citoesqueleto celular (Fig. 10.4).

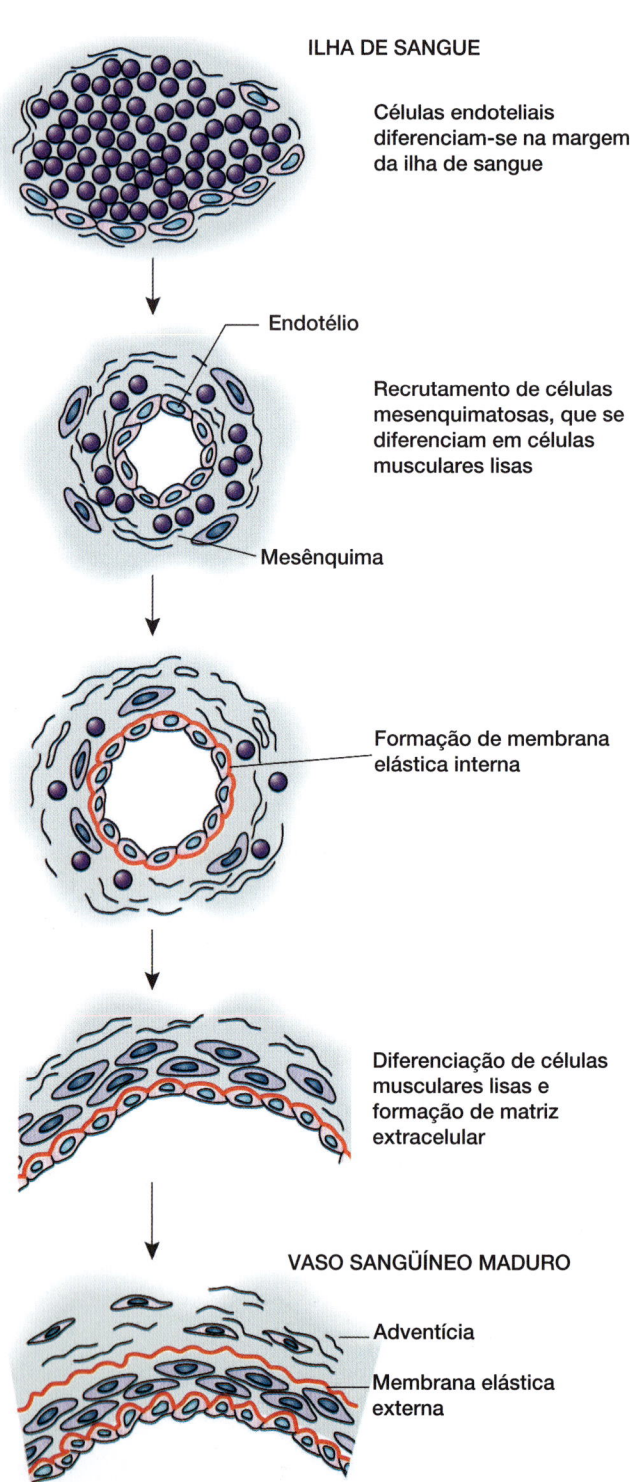

FIGURA 10.2
Diferenciação dos vasos no embrião em formação. A evolução dos eventos, desde o desenvolvimento de ilhas de sangue na membrana corioalantóide, começa com a diferenciação do endotélio e prossegue até artérias e veias completamente desenvolvidas.

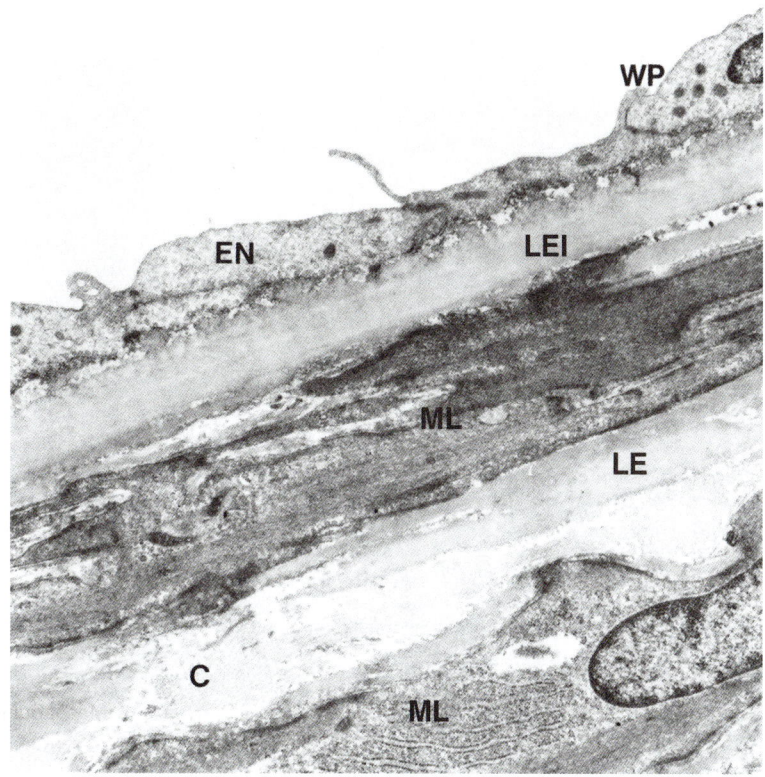

FIGURA 10.3
Lado luminal da aorta de rato. A eletrofotomicrografia mostra células endoteliais (*EN*) com corpúsculos de Weibel-Palade (*WP*), lâmina elástica interna (*LEI*), células de músculo liso (*ML*), colágeno (*C*) e lamelas elásticas (*LE*).

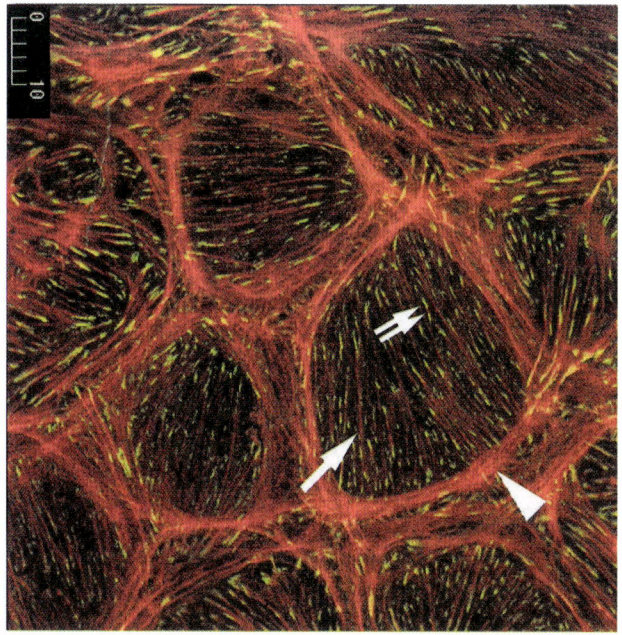

FIGURA 10.4
Proteína de adesão focal, vinculina. Células endoteliais aórticas de suíno desenvolveram-se até confluência e receberam dupla coloração para actina/vinculina. As células endoteliais em monocamadas confluentes contêm uma *faixa periférica densa* de feixes microfilamentares de actina (*cabeça de seta*) e microfilamento central ou "fibras de estresse" (*seta única*). A vinculina em monocamada confluente localiza-se nas extremidades das fibras de estresse (*seta dupla*).

- **Moléculas de adesão intercelular** atuam prendendo uma célula endotelial a outra. Por exemplo, a caderina localiza-se nas junções de adesão intercelular, e a ocludina em junções íntimas intercelulares. As caderinas estão ligadas à actina do citoesqueleto pelas cateninas.
- **Moléculas de adesão no leucócito** localizam-se na superfície das células endoteliais e estão disponíveis após a ativação das células endoteliais. Diferentes tipos de leucócitos aderem-se a células endoteliais através de moléculas de adesão. Por exemplo, a E-selectina e a P-selectina estão presentes na superfície endotelial e ligam ligantes em leucócitos. A P-selectina liga-se a contra-receptores como o P-selectina glicoproteína ligante-1 (PSGL-1). A molécula de adesão da célula vascular 1 (VCAM-1) e a molécula de adesão intercelular 1 (ICAM-1) na superfície endotelial ligam-se ao antígeno 4 muito tardio (VLA-4) e ao antígeno 1 de função leucocitária (LFA-1) nos leucócitos.

Existe uma camada de tecido conjuntivo interposta entre o endotélio e o músculo liso subjacente da túnica média. O endotélio já foi considerado uma barreira estrutural não complicada, que simplesmente modulava a permeação através da parede do vaso, proporcionando poros de tamanho adequado. As células endoteliais não proliferam em condições normais, porém, em face de lesão vascular e perda de endotélio, elas se disseminam, migram e proliferam rapidamente a fim de reestabelecer a integridade do endotélio (Fig. 10.5). Sabe-se atualmente que as células endoteliais na verdade realizam uma grande variedade de funções metabólicas (Quadro 10.1) e que a disfunção endotelial é importante na patogenia da vasculopatia. Em algumas doenças, a disfunção endotelial está associada ao acúmulo subendotelial

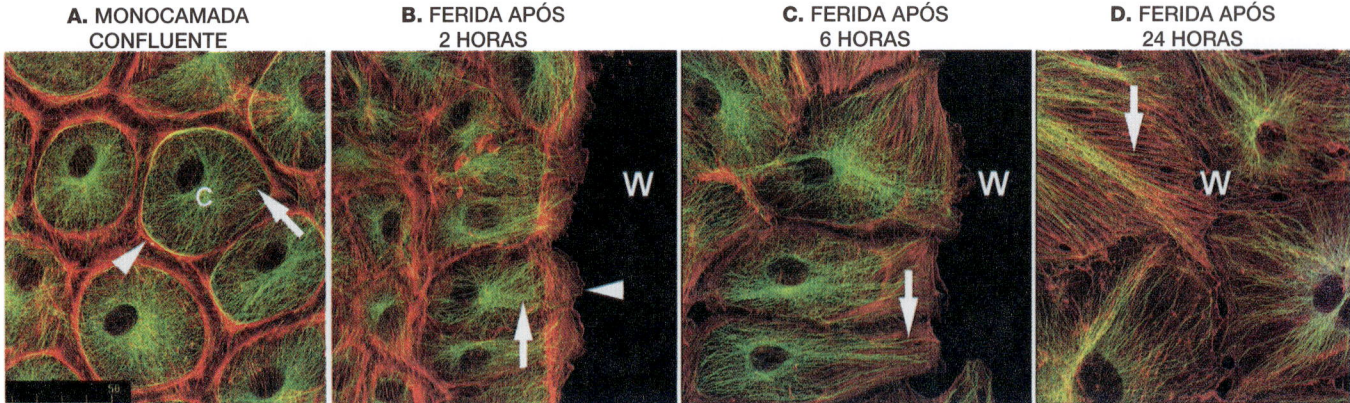

FIGURA 10.5
Remodelamento em resposta a perda de integridade endotelial. Células endoteliais aórticas de suíno desenvolveram-se até confluência, e foi criada uma ferida de 1 mm utilizando-se um raspador. As células foram fixadas e receberam dupla coloração para actina-tublina em 2, 6 e 24 horas após a ferida. A. Células endoteliais em monocamadas confluentes contêm uma faixa periférica densa de feixes microfilamentares de actina (*cabeça de seta*) e centrossomos (*c*) na direção da periferia da célula. B. Duas horas após a ferida, ocorre a formação de lamelipódios (*cabeça de seta*), e fibras de estresse (*seta*) sofrem reorganização, tornando-se paralelas ao bordo da ferida (*w*). Os centrossomos migram ao redor do núcleo para o bordo da ferida, e os microtúbulos começam a se emanar na direção da ferida (*w*). C. Com 6 horas, as alterações nos microtúbulos e microfilamentos são mais proeminentes, os microtúbulos/microfilamentos são mais proeminentes e redes de microtúbulo-microfilamento (*seta*) começam a se reorganizar perpendicularmente ao bordo da ferida (*w*) conforme as células começam a se disseminar. D. 24 horas após a ferida, as redes de microtúbulos-microfilamentos (*seta*) estão alinhadas perpendicularmente ao bordo da ferida (*w*) à medida que as células migram para dentro da ferida.

de materiais trazidos pelo sangue. Por exemplo, o acúmulo de lipídio abaixo do endotélio nas lesões ateroscleróticas reflete a insuficiência do endotélio de servir como uma barreira efetiva entre o tecido e o plasma.

As células endoteliais sintetizam muitos fatores biologicamente ativos. Alguns são moléculas bioativas potentes que são liberadas localmente, atuam em distâncias curtas e são rapidamente inativadas. As células endoteliais liberam autocóides, dessa forma exercendo efeitos sobre o tônus vascular e a atividade plaquetária. Por exemplo, a prostaciclina relaxa a musculatura lisa e inibe a agregação de plaquetas. Embora a óxido nítrico sintase (NOS) endotelial, que produz óxido nítrico a partir da arginina, seja expressa de forma constitutiva, ela pode ser regulada. O NO inibe a adesão e a agregação de plaquetas por atenuar a elevação do cálcio livre intracelular induzido por uma variedade de agonistas. O NO modula o tono vascular e também a proliferação de células da musculatura lisa vascular por aumentar a formação de monofosfato cíclico de guanosina (GMPc), com subseqüente ativação de proteína quinase dependente de GMPc. O NO desempenha um papel fisiológico no controle do tono vascular de grandes artérias e vasos de resistência. Tanto a prostaciclina quanto o NO são liberados após estimulação de receptores endoteliais por agonistas, e atuam junto na inibição da agregação plaquetária. Os compostos que promovem a liberação de NO são acetilcolina, bradicinina e ADP. O NO é mais lábil do que até mesmo a prostaciclina, com uma meia-vida de 6 segundos.

O tono vascular também é afetado por muitos peptídios bioativos. As endotelinas constituem uma família de proteínas vasoconstritoras potentes sintetizadas pelo endotélio. Seus efeitos funcionais são mediados por dois subtipos diferentes de receptor; os dois são encontrados nas células da musculatura lisa, mas apenas um nas células endoteliais. A angiotensina II, que também é um vasoconstritor potente, deriva da angiotensina I pela ação da enzima conversora de angiotensina (ECA), localizada no endotélio.

Os fatores derivados de células endoteliais também são importantes no controle da resposta imune. Assim como os macrófagos, as células endoteliais expressam antígenos de histocompatibilidade classe II quando estimulados. Dessa forma, podem participar com monócitos — ou até mesmo substituí-los — na ativação de linfócitos. As respostas imunológicas a células endoteliais são parte importante da rejeição de órgão após transplante.

Células da Musculatura Lisa

As células de músculo liso mantêm a integridade do vaso e proporcionam apoio para o endotélio. Controlam o fluxo sangüíneo por se contraírem ou dilatarem em resposta a estímulos específi-

QUADRO 10.1 Funções das Células Endoteliais dos Vasos Sangüíneos

Barreira de permeabilidade
Fatores vasoativos: Óxido nítrico (EDRF), endotelina
Produção de agentes antitrombóticos: Prostaciclina (PGI$_2$), metabólitos da adenina
Produção de agentes protrombóticos: Fator VIIIa (fator de von Willebrand)
Produção de anticoagulantes: Trombomodulina, outras proteínas
Produção de agentes fibrinolíticos: Ativador de plasminogênio tissular, fator semelhante a uroquinase
Produção de pró-coagulantes: Fator tissular, ativador/inibidor de plasminogênio, fator V
Produção de mediadores inflamatórios: Interleucina-1, moléculas de adesão celular
Receptores de fator IX, fator X, lipoproteínas de baixa densidade, lipoproteínas de baixa densidade modificadas, trombina
Produção de fator do crescimento: Fatores estimuladores de colônias de células sangüíneas, fatores do crescimento semelhantes à insulina, fator de crescimento de fibroblasto, fator de crescimento derivado de plaqueta
Inibidor do crescimento: Heparina
Replicação

cos. As células da musculatura lisa sintetizam a matriz de tecido conjuntivo da parede do vaso, o que inclui a elastina, colágeno e proteoglicanos. Assim como as células endoteliais, as células da musculatura lisa exibem níveis muito baixos de proliferação na artéria normal, mas proliferam em resposta a lesão do vaso.

Os leucócitos que penetram a parede do vaso, especialmente macrófagos e linfócitos, também promovem doença vascular. Na vasculite aguda, leucócitos polimorfonucleares também são importantes. As células que circundam a parede do vaso, incluindo fibroblastos no tecido conjuntivo da adventícia e pericitos de capilares e vênulas, também podem contribuir para a patogenia de doenças vasculares. Os pericitos influenciam a função das células endoteliais, e os fibroblastos da adventícia proliferam e migram em reação a ruptura medial, como ocorre na vasculite intensa e após angioplastia.

As Artérias Incluem Vasos de Condução e de Resistência

A estrutura bicelular simples dos vasos sangüíneos torna-se mais complexa pela organização da parede em camadas chamadas "túnicas" (ver Fig. 10.1).

Artérias Elásticas

Os vasos sangüíneos mais calibrosos do organismo, incluindo a aorta, são as artérias elásticas. Funcionam como condutos para o sangue, desde o coração até ramos arteriais menores, e são compostas de três camadas:

- **Túnica íntima:** Essa camada consiste no endotélio, algumas células de músculo liso e o tecido conjuntivo sobre o lado luminal da lâmina elástica interna. A íntima da aorta é espessa e contém uma matriz de colágeno, proteoglicanos e pequenas quantidades de elastina. Também existem alguns linfócitos locais, macrófagos e outras células inflamatórias derivadas do sangue.
- **Túnica média:** A próxima camada de dentro para fora, a túnica média, apresenta faixas de células de músculo liso. Nas artérias elásticas, as fibras elásticas entre as células de musculatura lisa proporcionam um meio de minimizar a perda de energia durante as alterações de pressão entre a sístole e a diástole. A deterioração da média, principalmente de suas camadas elásticas, determina dilatação da artéria, o que é chamado de *aneurisma*. Grande parte das doenças que ocorre nas artérias (p. ex., aterosclerose) envolve a proliferação das células da musculatura lisa da média. Por outro lado, durante o envelhecimento normal e na hipertensão, as células de músculo liso replicam seu DNA sem divisão celular. Como conseqüência, tornam-se tetraplóides, octaplóides ou com ploidia até mesmo maior.

As células da musculatura lisa da túnica média também podem sofrer alterações degenerativas que chegam a causar a morte da célula, uma vez que não recebem nutrientes adequados ou não conseguem trocar eficazmente os resíduos com o sangue circulante. Nos vasos menores, principalmente aqueles com menos de 30 camadas de células de músculo liso, a nutrição da média é feita apenas a partir da luz do vaso sangüíneo, a qual permeia através do endotélio e das camadas de musculatura lisa. Contudo, essa via é inadequada em vasos sangüíneos mais calibrosos como a aorta. Os vasos sangüíneos que possuem mais de 28 camadas de células de músculo liso exibem uma vasculatura própria, denominada *vasa vasorum*. Esses pequenos vasos penetram o exterior da artéria e fornecem sangue para a túnica média. O rico suprimento sangüíneo que se desenvolve nas placas ateroscleróticas deriva dos vasa vasorum. A túnica média também contém fibras nervosas autônomas que influenciam a contratilidade vascular.

- **Túnica adventícia:** A camada mais externa da parede vascular compõe-se de fibroblastos, pequenos vasos que originam os vasa vasorum e nervos. Também podem estar presentes células inflamatórias ocasionais na adventícia.

Artérias Musculares

O sangue transportado pelas artérias elásticas é distribuído para os órgãos pelas artérias musculares calibrosas (Fig. 10.6). A túnica média de uma artéria muscular consiste em camadas de células de músculo liso sem faixas proeminentes de elastina, embora sejam encontradas uma lâmina elástica interna proeminente e, com freqüência, uma lâmina elástica externa. A continuidade da lâmina elástica interna é interrompida por fenestrações, que permitem a migração de células musculares lisas da média para a íntima. A ausência de camadas de elastina fortes possibilita melhor contração das artérias musculares. Como na aorta, a íntima das artérias musculares também contém células de músculo liso, tecido conjuntivo e eventuais células inflamatórias. Os vasa vasorum penetram as paredes das artérias musculares mais calibrosas, porém não são vistos nas menores. À medida que a árvore vascular vai se ramificando, a túnica média torna-se mais delgada e a túnica íntima desaparece, à exceção do endotélio.

As artérias musculares pequenas têm um papel importante na regulação do fluxo sangüíneo. A estreita luz desses vasos produz uma resistência grande, reduzindo assim a pressão do sangue até níveis adequados para a troca de água e componentes do plasma pelos capilares de paredes finas. As artérias musculares pequenas, algumas vezes denominadas *vasos de resistência*, também mantêm a pressão sistêmica por meio da regulação da resistência periférica total.

Arteríolas

As arteríolas são os menores elementos da árvore vascular arterial e consistem em um revestimento endotelial circundado por uma ou duas camadas de células musculares lisas. Não se evidenciam camadas elásticas. As arteríolas menores fazem uma regulação dinâmica do fluxo sangüíneo ao controlarem a distribuição do sangue na árvore capilar.

Os Capilares Permitem o Transporte a Partir do Sangue para o Interstício

Nos menores vasos sangüíneos, a saber os capilares, o endotélio é sustentado apenas por esparsas células de músculo liso. O endotélio capilar permite a troca de solutos e células entre o sangue e a água extracelular. Um aspecto necessário dessa troca é a acentuada redução na pressão, que impede que o líquido vascular se desvie para o espaço extracelular.

O endotélio do capilar atua como uma membrana semipermeável, na qual a troca de solutos do plasma com o líquido ex-

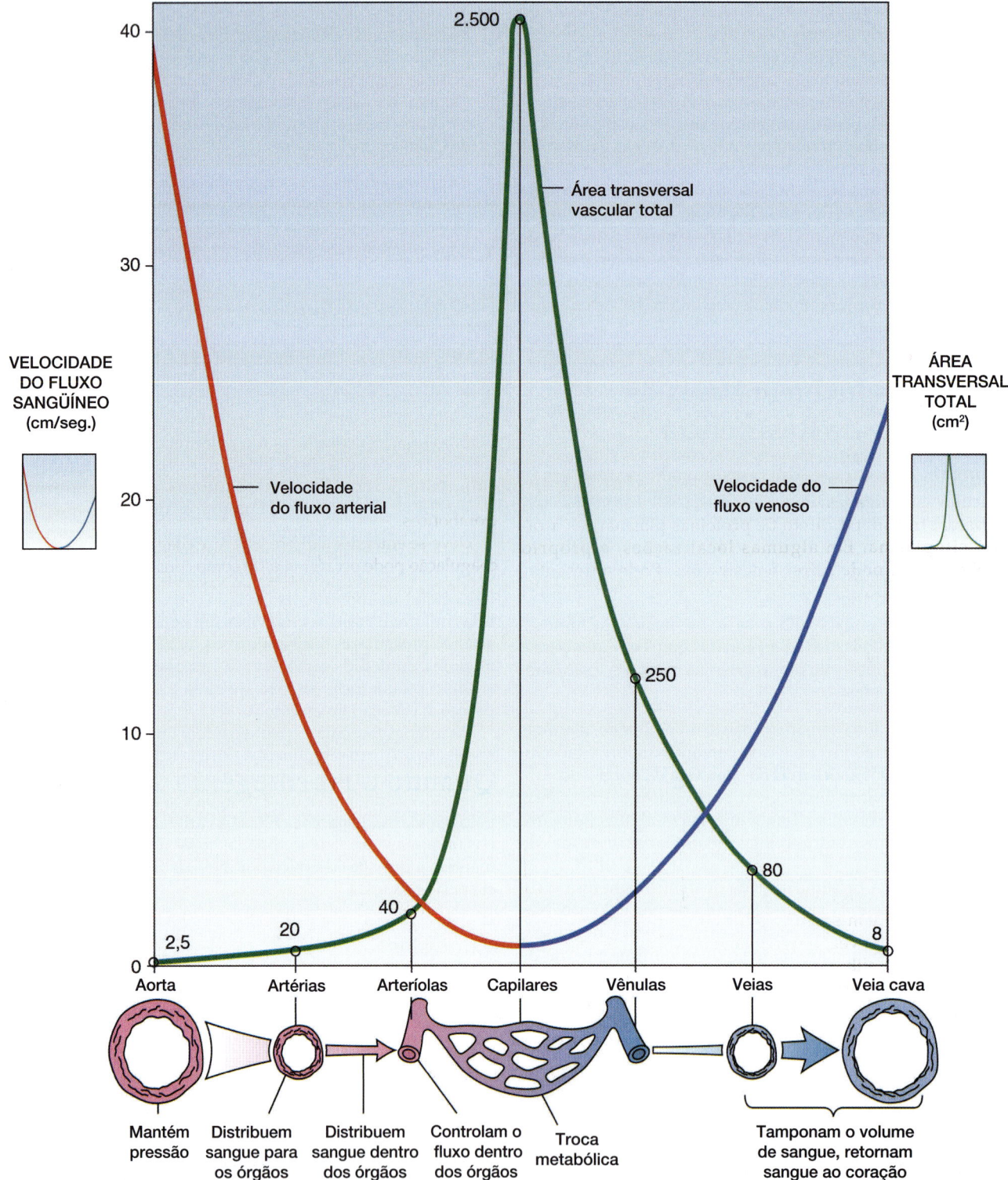

FIGURA 10.6
Relação entre a velocidade do fluxo sangüíneo e a área transversal da vascularização. A árvore vascular é um circuito que conduz sangue do coração através de vasos de grande diâmetro e baixa resistência até artérias pequenas e arteríolas, que reduzem a pressão arterial e protegem os capilares. Os capilares têm paredes finas e possibilitam a troca de nutrientes e resíduos entre o tecido e o sangue, um processo que exige uma área superficial muito grande. O circuito de volta ao coração é completado pelas veias, que são distensíveis e propiciam um amortecedor à volemia que atua como uma capacitância para o circuito vascular.

tracelular é controlada pelo tamanho e pela carga da molécula. Também sintetiza fatores que influenciam as células circundantes, modifica moléculas em trânsito pelo endotélio e sintetiza mediadores inflamatórios.

Os **pericitos** são células musculares lisas modificadas que circundam os capilares. Compartilham uma membrana basal com a célula endotelial, dessa forma colocando as duas células em contato íntimo (ver Fig. 10.1). As funções dos pericitos são praticamente desconhecidas. Talvez apresentem uma função contrátil e regulem a função de células endoteliais adjacentes, especialmente sua proliferação. A adventícia do capilar funde-se com o tecido conjuntivo circundante e não pode ser diferenciada desse.

A permeabilidade dos capilares depende da ultra-estrutura de suas células endoteliais. Os capilares cerebrais são bastante impermeáveis porque o endotélio tem junções firmemente seladas entre as células, o que previne a troca de proteínas através da parede vascular. O transporte em outros leitos capilares é feito pela passagem de moléculas pelas junções celulares incompletas ou por pinocitose, um processo pelo qual as moléculas atravessam o citoplasma através do transporte vesicular. Alguns pesquisadores acreditam que ocorre pouco transporte por micropinocitose. Em vez disso, afirmam que as vesículas estão ligadas umas às outras, proporcionando um canal para o transporte direto de proteínas plasmáticas através do citoplasma. Em algumas localizações, o próprio endotélio capilar pode sofrer fenestrações. Pode apresentar canais permanentes através do endotélio ou exibir lacunas descontínuas entre as células endoteliais. Os capilares fenestrados no glomérulo renal estão especialmente adaptados para filtrar o plasma. Os sinusóides hepáticos, que não são capilares verdadeiros, também mostram um endotélio fenestrado, o que permite o livre acesso de plasma ao hepatócito.

As Veias Retornam o Sangue ao Coração

As vênulas são os primeiros vasos que coletam o sangue que vem dos capilares. A delgada média da vênula é adequada para um vaso que não precisa suportar uma pressão luminal elevada. As vênulas fundem-se em veias de tamanho pequeno e médio, as quais, por sua vez, convergem para veias calibrosas. As paredes das veias calibrosas não apresentam as características lâminas elásticas das artérias elásticas, e mesmo a lâmina elástica interna só está bem desenvolvida nas veias mais calibrosas. A média é delgada e praticamente encontra-se ausente nas tributárias menores. Muitas veias, particularmente as das extremidades, apresentam valvas formadas por pregas da túnica íntima revestidas de endotélio. Essas estruturas impedem o fluxo retrógrado e ajudam no transporte do sangue em condições de baixa pressão da circulação venosa. As vênulas pós-capilares constituem o local de transmigração leucocitária para o tecido nas reações inflamatórias.

Os Linfáticos Drenam Líquido Intersticial

Os vasos linfáticos são compostos basicamente de endotélio. O filtrado oriundo dos capilares e das vênulas penetra os linfáticos, que são um transporte para células, material estranho e microrganismos até os linfonodos regionais.

HEMOSTASIA E TROMBOSE

A *hemostasia é definida como a parada da hemorragia, sendo uma resposta a lesão vascular*. Esse processo envolve vasoconstrição, tumefação tecidual, coagulação, agregação plaquetária e trombose.

O sistema hemostático é um mecanismo muito bem controlado, cuja principal função consiste em impedir a perda de sangue após uma lesão. O sistema complexo compreende (1) uma rede de enzimas ativadoras e inativadoras e (2) co-fatores derivados de diferentes células e tecidos, alguns circulantes e alguns produzidos localmente (Quadro 10.2). Os distúrbios da hemostasia são discutidos em detalhes no Cap. 20.

O complexo hemostático pode ser dividido em várias áreas funcionais que combinam a coagulação de proteínas do sangue e a agregação de plaquetas para formar um "tampão". *A trombose refere-se à formação de um coágulo sangüíneo na circulação*. O trombo é um agregado de sangue coagulado que contém plaquetas, fibrina, leucócitos e eritrócitos. A formação de um trombo envolve um "cabo de guerra" entre fatores que promovem trombose e os que a inibem. A trombose ocorre quando os sistemas antitrombóticos não conseguem equilibrar os processos pró-trombóticos.

Deve-se entender a diferença entre coagulação e trombose. A coagulação pode ocorrer *in vitro* como conseqüência da ativação da cascata de coagulação. Por outro lado, a trombose é a formação de um coágulo sangüíneo *in situ*. A trombose também envolve (1) a aderência e a agregação de plaquetas, (2) a participação de elementos celulares do sistema monócito/macrófago e (3) a participação ativa de células endoteliais.

A Coagulação Sangüínea Ocorre Quando o Fibrinogênio É Convertido em Fibrina

A coagulação do sangue implica a conversão do fibrinogênio plasmático solúvel em um polímero fibrilar insolúvel, a fibrina, uma reação catalisada pela enzima proteolítica trombina. Esse evento não pode representar um processo súbito, já que toda a circulação poderia se transformar em um coágulo maciço. Em vez disso, uma série de etapas finamente ajustadas é mediada por muitos fatores da coagulação (Quadro 10.2), muitos dos quais restritos por inibidores específicos. Tal cascata de coagulação amplifica o sinal inicial até a geração final de trombina. Provavelmente a produção de trombina é o fator mais importante na progressão e estabilização do trombo.

Do ponto de vista histórico, a cascata da coagulação foi dividida em dois braços, chamados de vias "intrínseca" e "extrínseca". A via intrínseca foi assim denominada porque a coagulação do sangue podia ser iniciada sem a adição de um desencadeador extrínseco e necessitava apenas do contato do fator XII com uma superfície trombogênica. Por outro lado, a via extrínseca dependia de a coagulação *in vivo* precisar da exposição do sangue a um fator tissular extravascular. Contudo, atualmente se sabe que essa divisão da cascata da coagulação em dois braços distintos é arbitrária e não reflete com precisão os mecanismos subjacentes da coagulação.

O conceito atual da cascata da coagulação (Fig. 10.7) acentua a importância do *fator tissular* (FT), uma glicoproteína ligada à membrana. A associação dinâmica entre complexos de

QUADRO 10.2 Designações dos Fatores da Coagulação

Fator	Nome Padronizado	Outras Designações
I	Fibrinogênio	
II	Protrombina	
III	Fator tissular	Tromboplastina
IV	Íons de cálcio	
V	Pró-acelerina	Fator lábil, globulina aceleradora (AcG), trombogênio
(VI)		Não mais considerado no esquema da hemostasia
VII	Pró-convertina	Fator estável, acelerador da conversão da protrombina sérica (SPCA)
VIII	Fator anti-hemofílico (AHF)	Globulina anti-hemofílica (AHG), fator anti-hemofílico A, co-fator plaquetário 1, tromboplastinogênio
IX	Tromboplastina plasmática	Fator de Christmas, fator anti-hemofílico B, autoprotrombina II, co-fator plaquetário 2
X	Fator de Stuart	Fator de Prower, autoprotrombina III, tromboquinase
XI	Antecedente de tromboplastina plasmática (PTA)	Fator anti-hemofílico C
XII	Fator de Hageman	Fator vidro, fator de contato
XIII	Fator estabilizador da fibrina (FSF)	Fator de Laki-Lorand (LLF), fibrinase, transglutaminase plasmática, fibrinoligase
—	Pré-calicreína	Fator de Fletcher
—	Cininogênio de alto peso molecular	Cininogênio de alto peso molecular, co-fator da ativação por contato, fator de Fitzgerald, fator de Williams, fator de Flaujeac, fator de Reid, fator de Washington

fator VIIa-FT com inibidor da via do FT (IVFT) é crucial para a geração de um trombo. O IVFT inibe a iniciação da cascata da coagulação por se ligar ao complexo FT-FXa-FVIIa. Uma importante reserva de IVFT localizada na superfície das células endoteliais provavelmente regula a coagulação. A iniciação da hemostase ocorre quando o fator VII ativado (VIIa) encontra-se com o FT no local da lesão. Como conseqüência, pequenas quantidades dos fatores X e IX são ativados, formando Xa e IXa. A ativação de quantidades maiores de X a Xa é promovida pelos fatores VIIIa e IXa. Traços de trombina catalisam a ativação do fator XI, o qual, por sua vez, aumenta a conversão do fator IX em IXa. O complexo de IXa e VIII converte quantidades maiores de fator X em Xa, que a seguir liga Va, formando o *complexo protrombinase*. Esse complexo, a seguir, converte a pró-trombina em trombina, a qual funciona como uma serina protease.

Além de seu importante papel na cascata da coagulação e na agregação plaquetária, a trombina modula inúmeras funções da célula endotelial. A trombina participa da produção de moléculas fibrinolíticas e da regulação de fatores de crescimento e de moléculas de adesão de leucócitos. Também medeia a via anticoagulante da proteína C por se ligar à trombomodulina na superfície das células endoteliais. O fator V, um fator essencial da coagulação, também exibe atividade anticoagulante por exercer

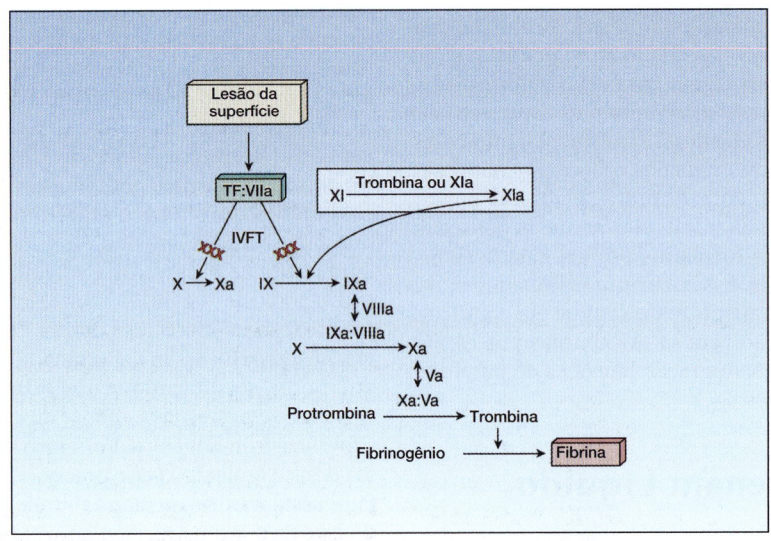

FIGURA 10.7
Cascata da coagulação. A cascata da coagulação é iniciada pela lesão do endotélio, que libera o fator tecidual. Este último combina-se com o fator VII ativado (VIIa), formando um complexo que ativa pequenas quantidades de X em Xa e IX em IXa. O complexo de IXa com VIIIa ativa o fator X. O complexo de Xa com Va a seguir catalisa a conversão de protrombina em trombina, após o que ocorre a formação de fibrina a partir de fibrinogênio.

uma função de co-fator no sistema da proteína C ativado, a qual, a seguir, infra-regula a atividade do fator VIIIa. A trombina também aumenta a permeabilidade endotelial ao promover alterações na forma da célula endotelial e romper as junções de adesão entre as células.

A Adesão e a Agregação Plaquetárias Ocorrem após Lesão de um Vaso Sangüíneo

Sob circunstâncias normais, as plaquetas circulantes encontram-se em um estado não-aderente. Contudo, a lesão supra-regula a adesividade plaquetária, após a qual as plaquetas interagem entre si formando um trombo de plaquetas, ou seja, um agregado de plaquetas ativadas (Fig. 10.8). As alterações na forma da plaqueta que refletem a reorganização dos microfilamentos de actina são essenciais para a agregação plaquetária. Agregados de plaquetas ocluem pequenos vasos lesados e impedem o extravasamento de sangue.

Após estimuladas a aderirem na parede do vaso, as plaquetas liberam seu conteúdo granular, em parte pela contração do citoesqueleto plaquetário. Por sua vez, esses grânulos promovem a agregação de novas plaquetas. A adesão plaquetária é estimulada pela liberação do fator de von Willebrand subendotelial, que é adesivo para a proteína da membrana plaquetária Gp1b e para o fibrinogênio. As plaquetas ativadas também liberam ADP e tromboxano A_2, que recrutam plaquetas adicionais para o processo. O complexo protéico GpIIb-IIIa da membrana plaquetária adere-se ao fibrinogênio, dessa forma formando pontes entre as plaquetas, um efeito que potencializa a agregação e estabiliza o trombo em formação. Por sua vez, as plaquetas ativadas liberam fatores que iniciam a coagulação, resultando na formação de um trombo complexo na parede do vaso. A própria trombina é suficiente para estimular a liberação adicional de grânulos de plaquetas e o subseqüente recrutamento de novas plaquetas.

Os Fatores Endoteliais Regulam Tanto o Processo Anticoagulante Quanto o Pró-coagulante

O endotélio está intimamente envolvido na iniciação e na propagação da trombose. O principal evento iniciador que desencadeia a maior parte das tromboses é lesão do endotélio (ver Fig. 10.8). Normalmente, a formação de um trombo é impedida pelo fluxo sangüíneo e pelas propriedades antitrombóticas do endotélio. Pode haver a formação de trombos

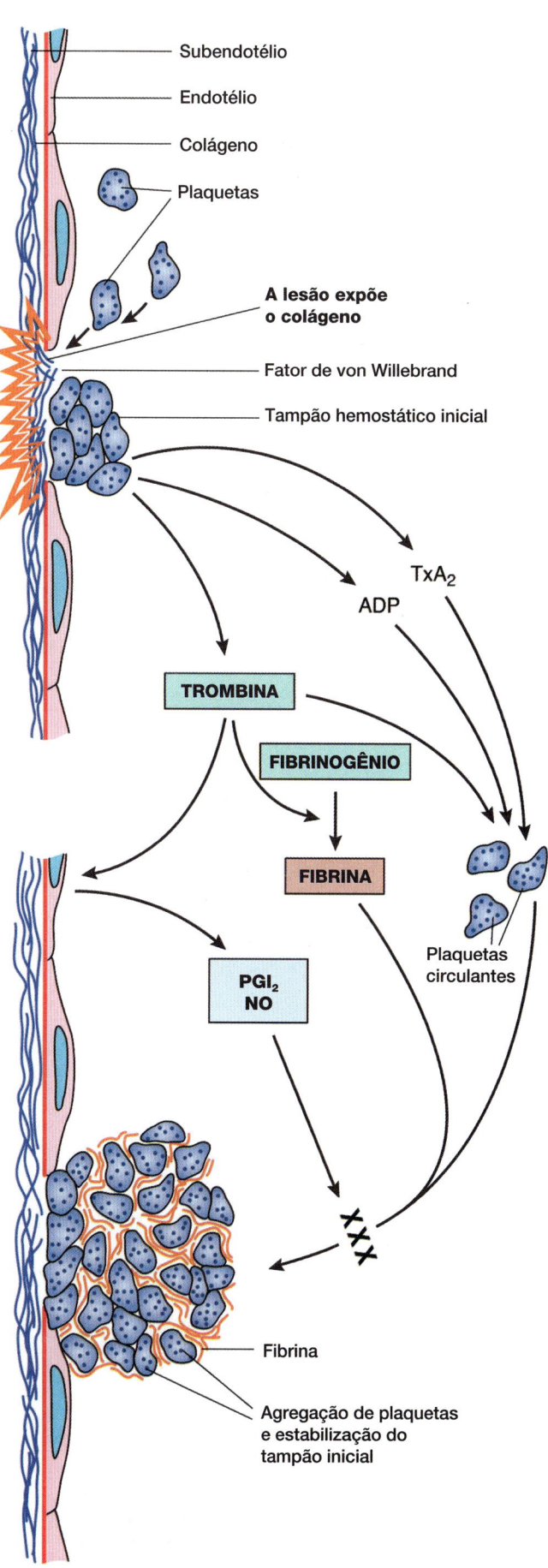

FIGURA *10.8*
Participação das plaquetas na trombose. Depois da lesão na parede do vaso e alteração no fluxo, as plaquetas aderem-se e a seguir se agregam. ADP e tromboxano A_2 são liberados e, junto com a trombina gerada localmente, recrutam plaquetas adicionais, levando ao aumento da massa. O trombo plaquetário crescente é estabilizado por fibrina. Outros elementos, como leucócitos e eritrócitos, também são incorporados ao trombo. A liberação de prostaciclina (PGI_2) e óxido nítrico (NO) pelas células endoteliais regula o processo por inibir a agregação plaquetária.

quando a função endotelial é alterada, quando a continuidade endotelial é perdida, ou quando o fluxo em um vaso sangüíneo torna-se turbulento ou estático. A simples perda de células endoteliais ou de lesão em um vaso com fluxo bom produz a pavimentação plaquetária, porém não a trombose (Fig. 10.9).

Para que ocorra a trombose, é preciso que haja perda da continuidade endotelial ou que a superfície da célula endotelial mude de anticoagulante para pró-coagulante. A lesão de desnudamento mais comum é a ruptura progressiva do endotélio por uma placa aterosclerótica. A lesão endotelial de desnudamento também foi descrita em outras condições, como a homocistinúria, hipoxia e endotoxemia. Também podem ocorrer lesão endotelial e desnudação durante terapias intervencionistas para doença aterosclerótica, incluindo a construção de enxertos de veia safena, angioplastia, inserção de stents intravasculares e aterectomia. Além disso, as interações entre um trombo e as células endoteliais subjacentes pode perturbar adicionalmente a integridade endotelial. Por exemplo, tanto a fibrina quanto a trombina iniciam as alterações da forma endotelial e promovem a ruptura da integridade endotelial.

As células endoteliais também podem reparar áreas de perda endotelial ao se disseminarem e migrarem para a área de desnudamento. Em seguida ocorre proliferação de células endoteliais com o intuito de restabelecer a densidade celular normal. No entanto, esses mecanismos tornam-se disfuncionais em locais de lesão persistente do endotélio.

O endotélio tem participação ativa no controle da trombose (Quadro 10.3). Sugeriu-se que o principal mecanismo antitrombótico do endotélio é a secreção de prostaglandina I_2 (prostaciclina), que inibe a agregação plaquetária. O NO endotelial também é um inibidor potente da agregação e adesão de plaquetas na parede vascular, embora possa desempenhar um papel menor. Diversas outras características do endotélio dão suporte a essa atividade antitrombótica. As células endoteliais metabolizam o ADP, que é um forte promotor de trombogênese, até metabólitos que são antitrombogênicos.

QUADRO 10.3 Regulação da Coagulação na Superfície da Célula Endotelial

Infra-regulação
1. Inativadores da trombina
    a. Antitrombina III
    b. Trombomodulina
2. Via da proteína C ativada
    a. Síntese e expressão de trombomodulina
    b. Síntese e expressão de proteína S
    c. Ativação de proteína C mediada por trombomodulina
    d. Inativação de fator Va e fator VIIIa pelo complexo APC-proteína S
3. Inibição da via do fator tissular
4. Fibrinólise
    a. Síntese de ativador de plasminogênio tissular, de ativador da plasminogênio uroquinase e inibidor de ativador de plasminogênio 1
    b. Conversão de GLU-plasminogênio a LIS-plasminogênio
    c. Potencialização mediada por APC
5. Síntese de metabólitos de ácido graxo insaturado
    a. Metabólitos 13-HODE da lipoxigenase
    b. Metabólitos PGI_2 e PGE_2 da cicloxigenase

Vias Pró-coagulantes
1. Síntese e expressão de:
    a. Fator tissular (tromboplastina)
    b. Fator V
    c. Fator ativador de plaquetas (FAP)
2. Ligação dos fatores da coagulação IX/IX_a, X (complexo protrombinase)
3. Infra-regulação da via APC
4. Aumento da síntese de inibidor de ativador de plasminogênio
5. Síntese de 15-HPETE

A superfície luminal do endotélio é revestida com sulfato de heparano, uma molécula que se liga a muitos fatores da coagulação, inclusive a antiprotease α_2-macroglobulina. As células endoteliais também podem lisar alguns coágulos à medida que eles se formam. Além disso, podem captar aminas vasoativas liberadas de plaquetas aderentes e podem limitar a coagulação por consumirem trombina.

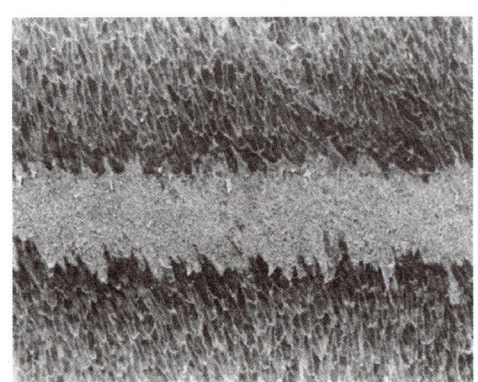
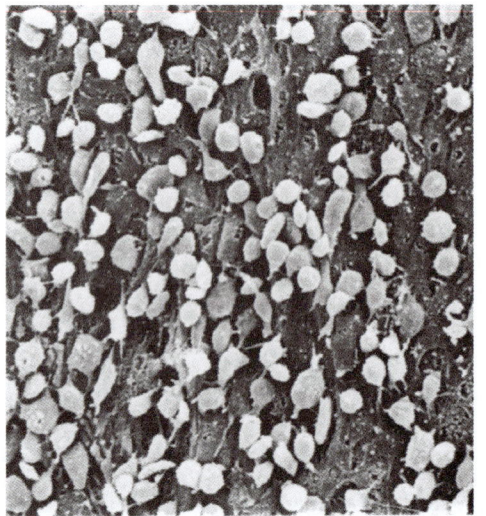

FIGURA 10.9
Eletrofotomicrografia de varredura da superfície endotelial da aorta de rato 1 hora após as células endoteliais serem removidas por raspagem com um filamento de náilon. A. Endotélio íntegro e porção raspada. B. Visão em maior aumento da área raspada mostra uma pavimentação de plaquetas íntegras que se adere ao tecido conjuntivo subjacente na corrente arterial de alta velocidade.

Existem vários outros mecanismos pelos quais as células endoteliais expressam mecanismos anticoagulantes. Um co-fator na superfície da célula endotelial inativa a trombina por formar um complexo com ela e com a antitrombina 3 (uma antiprotease do plasma). A própria trombina ativa a proteína C mediante uma interação com o seu receptor, denominado *trombomodulina*, localizado na superfície de células endoteliais. Tanto a proteína C quanto a trombomodulina são sintetizadas por células endoteliais. A proteína C ativada destrói os fatores da coagulação V e VIII. O IVFT gerado durante a coagulação liga-se ao endotélio, onde inibe o complexo FT-VIIa. O FT e o IVFT são sintetizados e secretados por células endoteliais e também por outras células vasculares.

A presença desses mecanismos trombóticos e antitrombóticos na superfície endotelial suscitou a intrigante possibilidade de que a disfunção endotelial individualmente poderia determinar trombose. Também há evidências de que as células endoteliais possuem funções pró-trombóticas. Pelo menos em cultura, as células endoteliais sintetizam o fator de von Willebrand, que promove a adesão das plaquetas e ativa o fator da coagulação V. As células endoteliais em cultura também se ligam aos fatores IX e X, um processo que favorece a coagulação na superfície endotelial *in vivo*. Por fim, agentes inflamatórios, como as citocinas liberadas de monócitos, estimulam atividades pró-coagulantes na superfície do endotélio íntegro. As células endoteliais tratadas com interleucina-1 ou fator de necrose tumoral apresentam a tromboplastina ao plasma, provavelmente iniciando a coagulação através da via extrínseca. Dessa forma, pode-se perceber que as lesões pró-coagulantes na superfície dos vasos sangüíneos são produzidas pela perda de uma função endotelial normal ou pela estimulação de uma anormal.

A Lise do Coágulo É um Mecanismo Regulador

O trombo pode ter diversos destinos, incluindo (1) lise, (2) crescimento e propagação, (3) embolização ou (4) organização e canalização. A combinação de plaquetas agregadas e sangue coagulado torna-se instável quando ocorre ativação da enzima fibrinolítica plasmina (Fig. 10.10). Durante a formação do coágulo, o plasminogênio liga-se à fibrina e, assim, é parte integrante da massa plaquetária em formação. As células endoteliais sintetizam um ativador do plasminogênio, porém, nos trombos maiores, o plasminogênio circulante também pode ser convertido em plasmina pelos produtos da cascata da coagulação. O ativador de plasminogênio ligado à fibrina ativa a plasmina. Por sua vez, a plasmina digere a fibrina, lisa os coágulos e desintegra o trombo. A depuração da fibrina também previne seu acúmulo na placa aterosclerótica, na qual tende a promover o crescimento da placa e atrair células inflamatórias. As células endoteliais também sintetizam o inibidor do ativador do plasminogênio-1 (PAI-1), e a plasmina é inibida pela α_2-antiplasmina. Dessa forma, o equilíbrio fibrinolítico regional depende do equilíbrio entre ativação e inibição de plasminogênio.

ATEROSCLEROSE

A aterosclerose é uma doença de artérias elásticas e musculares grandes e médias que resulta no acúmulo progressivo, dentro da íntima, de células inflamatórias, células musculares lisas, lipídios e tecido conjuntivo. A lesão aterosclerótica clássica é descrita melhor como uma

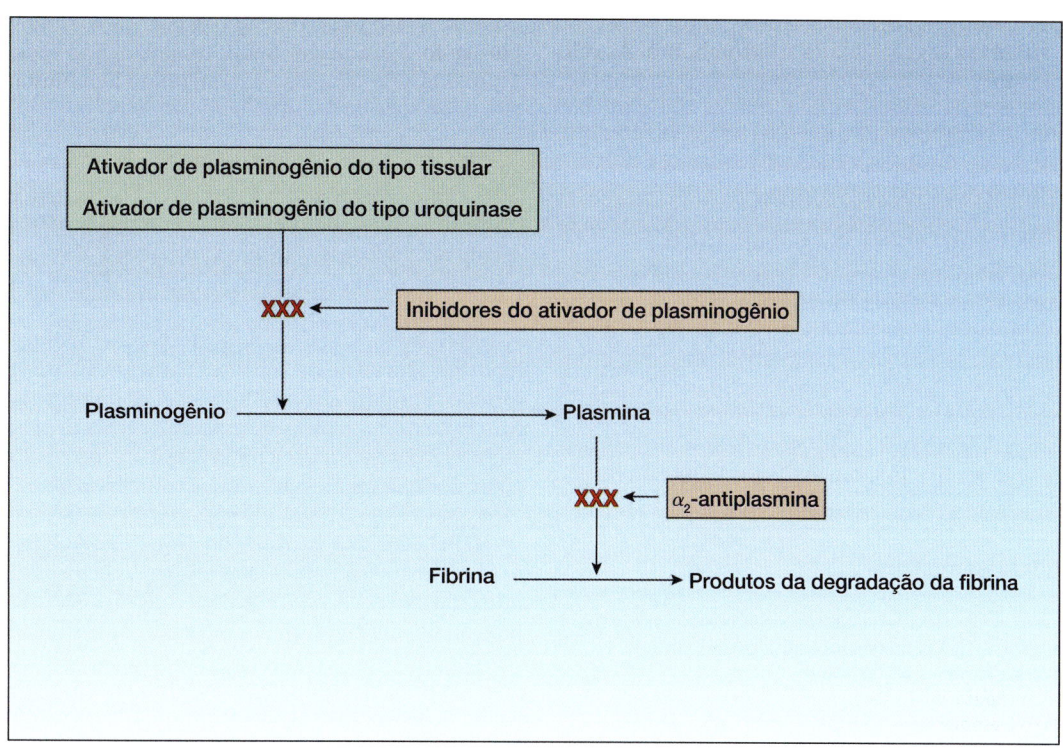

FIGURA *10.10*
Mecanismos de fibrinólise. A plasmina formada a partir do plasminogênio lisa a fibrina. A conversão de plasminogênio a plasmina e a atividade da própria plasmina são suprimidos por inibidores específicos.

placa lipídica fibroinflamatória (*ateroma*). A patogenia da placa aterosclerótica é um processo dinâmico que ocorre geralmente durante algumas décadas (Quadro 10.4, Quadro 10.5). O crescimento continuado das lesões avança sobre outras camadas da parede arterial e estreita a luz do vaso. As lesões ateroscleróticas também são denominadas placas ateroscleróticas, ateromas, placas fibrosas ou lesões fibrogordurosas.

Epidemiologia: As principais complicações da aterosclerose, incluindo cardiopatia isquêmica, infarto do miocárdio e a gangrena das extremidades são responsáveis por mais da metade da mortalidade anual nos Estados Unidos. De fato, a cardiopatia isquêmica por si só é a principal causa de morte nos Estados Unidos. A incidência de cardiopatia isquêmica nos Estados Unidos e em outros países ocidentais aumentou progressivamente a partir da virada do século XIX para o século XX até atingir seu máximo no final da década de 1960. A partir de então, já diminuiu em mais de 30%. Existem grandes variações geográficas e raciais na incidência de doença cardíaca isquêmica. Por exemplo, a mortalidade por cardiopatia isquêmica é oito vezes mais alta na Suécia do que no Japão.

Patogenia: Nenhuma teoria atual explica adequadamente por que os vasos sangüíneos em algumas pessoas conduzem sangue durante toda a vida com pouca ou nenhuma evidência de doença arterial, ao passo que, em outras, as lesões vasculares desenvolvem-se precocemente, algumas vezes com conseqüências catastróficas. Um outro problema intrigante é que as lesões se desenvolvem com freqüência muito maior em algumas regiões anatômicas do que em outras.

Foram propostas pelo menos seis hipóteses para explicar as origens das placas ateroscleróticas. Essas hipóteses não se excluem mutuamente e muitas observações experimentais e clínicas mostram o modo pelo qual os processos enfatizados em uma teoria estão ligados aos de uma outra. Sob tal ponto de vista, a maior parte das controvérsias situa-se em opiniões acerca de qual processo é mais importante na iniciação das lesões ou na progressão para doença clinicamente importante.

HIPÓTESE DA INSUDAÇÃO: Durante anos, o conhecimento convencional afirmou que os eventos críticos na aterosclerose fixam-se no acúmulo focal de gordura na parede do vaso. A hipótese da insudação afirma que o lipídio nessas lesões deriva de lipoproteínas plasmáticas, uma visão compatível com o papel dos lipídios sangüíneos como fatores de risco para infarto do miocárdio. Embora ainda exista controvérsia sobre o modo como o lipídio penetra a parede do vaso, a hipótese da insudação é amplamente aceita hoje em dia. Embora explique a fonte do lipídio

---

QUADRO 10.4 Aterogênese

- O início e o crescimento do ateroma lipídico fibroinflamatório é um processo de evolução lenta com eventos agudos sobrepostos
- Fatores de risco aceleram a progressão
- A patogenia é multifatorial e, assim, a importância relativa de fatores genéticos e ambientais específicos pode variar entre os indivíduos
- As interações entre componentes celulares e da matriz da parede do vaso, e os constituintes séricos, leucócitos, plaquetas e forças físicas regulam a formação do ateroma lipídico fibroinflamatório

---

QUADRO 10.5 Componentes Importantes do Ateroma Lipídico Fibroinflamatório

Células	- Células endoteliais	Lipídios e lipoproteínas
	- Células espumosas	Proteínas séricas
	- Células gigantes	Plaquetas e produtos de leucócitos
	- Linfócitos	Resquícios necróticos
	- Mastócitos	Novos microvasos
	- Macrófagos	Cristais de hidroxiapatita
Matriz	- Colágeno	Fatores de crescimento
	- Elastina	Oxidantes/antioxidantes
	- Glicoproteínas	Enzimas proteolíticas
	- Proteoglicanos	Fatores pró-coagulantes

---

da placa, essa hipótese não justifica completamente a patogenia da lesão aterosclerótica. Muitas outras características da placa importantes clinicamente, como proliferação de músculo liso e trombose, permanecem sem explicação. Dessa forma, a deposição de lipídio parece ser uma condição necessária, porém não suficiente, para explicar a aterosclerose.

A lipoproteína de baixa densidade (LDL) é a forma de lipídio no plasma mais intimamente associada a aterosclerose acelerada. A partícula de LDL é grande demais (20 nm de diâmetro) para penetrar nas junções bastante fechadas das células endoteliais. Contudo, essas células possuem receptores tanto para LDL quanto para formas modificadas de LDL. O transporte pode ocorrer através de um endotélio íntegro, seja por captação da lipoproteína por um receptor seja por captação inespecífica em canais micropinocíticos. Por outro lado, o lipídio pode ser englobado por macrófagos no sangue e depois transportado para a parede vascular dentro dessas células conforme elas transmigram entre as células endoteliais.

HIPÓTESE DA INCRUSTAÇÃO: Uma teoria sugerida pela primeira vez no século XIX afirmava que o material proveniente do sangue era depositado na superfície interior das artérias e levava ao espessamento do revestimento interno. Na época em que essa sugestão foi feita, os detalhes dos mecanismos da coagulação e as funções das plaquetas na trombose eram desconhecidos. Uma versão moderna dessa idéia afirma que pequenos trombos murais representam o evento inicial na aterosclerose. A organização desses trombos provoca a formação de placas e a expansão dessas lesões reflete episódios repetidos de trombose e organização.

Sabe-se agora, a partir de estudos experimentais com animais hiperlipidêmicos e de estudos de necropsia de crianças, que o trombo mural não é o evento inicial na aterogênese. Contudo, a trombose mural é parte crítica da progressão posterior da lesão aterosclerótica e é o principal evento que provoca a oclusão vascular, especialmente nas artérias coronárias.

HIPÓTESE DA REAÇÃO A UMA LESÃO: Essa teoria tenta explicar os mecanismos que levam ao acúmulo de células de músculo liso nas lesões ateroscleróticas. Ela afirma que a proliferação de musculatura lisa depende da liberação de fatores de crescimento polipeptídicos pelas células endoteliais, macrófagos e as próprias células de músculo liso que se acumulam em locais de lesão. Essa teoria foi ampliada para focalizar o papel das células encontradas na parede arterial no início e no crescimento de uma lesão aterosclerótica. Foi modificada recentemente, sugerindo que as respostas celulares que ocorrem durante a patogenia da lesão aterosclerótica constituem uma resposta inflamatória e fibroproliferativa à lesão. Nessa teoria, a disfunção endotelial compromete a integridade da barreira endotelial a macromoléculas e ativa as moléculas de adesão de leucócitos promovendo a infiltração de macrófagos no subendotélio.

A hipótese da "reação à lesão" evoluiu da descoberta de que o crescimento de células de músculo liso em cultura exige um ou mais peptídios derivados de plaquetas. O mais conhecido desses é o fator de crescimento derivado da plaqueta (PDGF), que é secretado tanto por macrófagos quanto por células da parede vascular. O PDGF não só é mitogênico para células de músculo liso *in vitro*, como também é quimiotático para elas. Dessa forma, além de estimular a proliferação de células já localizadas na íntima, o PDGF pode recrutar células da musculatura lisa a partir da média. O número de fatores de crescimento que podem induzir potencialmente a proliferação de células em cultura se multiplicou e atualmente inclui o fator de crescimento de fibroblasto (FGF), PDGF, fator transformador do crescimento β (TGF-β), trombina, LDL, endotelina e outros. Também existem inibidores do crescimento, como a heparina e o NO.

HIPÓTESE MONOCLONAL: O conceito monoclonal tem por foco a proliferação do músculo liso e derivou originalmente da observação de que a capa fibrosa das placas ateroscleróticas (ver adiante) compõe-se de células musculares lisas. Além do mais, essas células parecem migrar da túnica média subjacente e depois proliferar. Assim, pode a lesão surgir como uma aberração do controle do crescimento de uma ou, no máximo, algumas células, de uma maneira análoga ao processo em um tumor de músculo liso benigno como o leiomioma? Por outro lado, não poderia surgir de uma proliferação policlonal de muitas células, como seria esperado em uma ferida em cicatrização?

Com base em estudos de mulheres com mosaico para marcadores ligados ao X, estabeleceu-se que muitas placas são monoclonais; ou seja, originam-se de uma ou de pouquíssimas células musculares lisas. A monoclonalidade da capa fibrosa sugere que algum fator etiológico desconhecido, talvez mutágenos ou vírus circulantes, possa induzir a formação da capa por alterar o controle do crescimento nas células da musculatura lisa da parede arterial. Embora se tenha pesquisado a possível participação de vírus na patogenia da aterosclerose, principalmente herpes vírus e o citomegalovírus, ainda não foi estabelecida uma relação de causa e efeito.

HIPÓTESE DA MASSA CELULAR NA ÍNTIMA E FORMAÇÃO DE UMA NEO-ÍNTIMA: A localização de lesões ateroscleróticas foi relacionada com o acúmulo focal de células de músculo liso na íntima normal em pontos de ramificação e outros locais em certos vasos, principalmente as artérias coronárias. As massas de células intimais ou o espessamento da neo-íntima são encontrados na primeira infância (mais acentuadamente no sexo masculino), e sua distribuição assemelha-se à das massas de células da íntima em crianças e lesões ateroscleróticas em adultos. As massas de células na íntima em animais alimentados com dieta de alto teor de gordura transformam-se em lesões que exibem muitas das características de placas ateroscleróticas humanas completamente desenvolvidas. Essas observações sugerem que a massa celular na íntima é uma lesão inicial da aterosclerose ou uma precursora dela.

Pouco se sabe acerca do desenvolvimento da massa celular na íntima, seu crescimento potencial ou sua clonalidade. Se a massa celular na íntima é de fato precursora da aterosclerose, provavelmente todos os seres humanos são suscetíveis à doença. Nesse caso, outros fatores, como hiperlipidemia ou hipertensão, são críticos para a progressão da doença até um estágio clinicamente importante.

HIPÓTESE HEMODINÂMICA: A participação da hemodinâmica na origem da aterosclerose é mencionada com freqüência, e certas observações são compatíveis com o conceito de que a pressão arterial elevada potencializa o processo. A distribuição de lesões ateroscleróticas em vasos calibrosos e as diferenças na localização e freqüência das lesões em diferentes leitos vasculares encorajaram a crença na participação de fatores hemodinâmicos. Nos seres humanos, as lesões ateroscleróticas tendem a ocorrer em locais onde as forças de cisalhamento são pequenas mas flutuam rapidamente, enquanto em modelos em coelhos de hipercolesterolemia, lesões ateroscleróticas formam-se em áreas expostas a grande cisalhamento. O fato de a hipertensão potencializar a gravidade das lesões ateroscleróticas em diferentes sistemas encoraja ainda mais a idéia de que fatores hemodinâmicos estejam de alguma forma envolvidos no desenvolvimento de aterosclerose.

Um exemplo da participação da hipertensão em artérias calibrosas é visto na artéria pulmonar, que raramente exibe aterosclerose. Em casos de hipertensão pulmonar, placas ateromatosas fibrosas típicas podem ser encontradas na artéria pulmonar e em seus ramos principais. Há motivos para se acreditar que forças de cisalhamento podem agravar a disfunção de células endoteliais e acelerar o desenvolvimento de lesões ateroscleróticas. Por exemplo, forças hemodinâmicas induzem expressão genética de diversos fatores nas células endoteliais que têm chance de promover a aterosclerose, incluindo FGF-2, FT, ativador de plasminogênio e endotelina. Contudo, a força de cisalhamento também induz a expressão genética de agentes que podem ser antiaterogênicos, inclusive a óxido nítrico sintase e o inibidor do ativador de plasminogênio 1.

Uma Hipótese Unificadora

A seqüência de eventos no desenvolvimento da aterosclerose (Figs. 10.11 a 10.14) pode começar logo no estágio fetal, com a formação de massas de células na íntima, ou talvez logo após o nascimento, quando estrias de gordura começam a evoluir. Contudo, a lesão característica, que não tem importância clínica no início, demanda até 20 a 30 anos para se formar. Uma vez formada, podem ocorrer graves complicações agudas ou lesões complicadas podem emergir após mais alguns anos de desenvolvimento.

Para amarrar os conceitos mencionados, é possível construir uma seqüência hipotética dividida em três estágios: um estágio de iniciação e formação, um estágio de adaptação e um estágio clínico. Moléculas biologicamente ativas regulam muitas funções celulares que são aterogênicas. O papel de genes modificadores no fenótipo aterogênico também deve ser considerado.

Estágio de Iniciação e Formação

1. A princípio, a lesão da íntima ocorre em locais predispostos a formação de lesão, devido à disfunção endotelial ou ao acúmulo subendotelial de células musculares lisas, como ocorre em uma massa celular na íntima em pontos de ramificação. Nos indivíduos sob risco alto de aterosclerose, as lesões também ocorrem em áreas não predispostas a doença.
2. O acúmulo de lipídio nesses focos depende da quebra da integridade da barreira endotelial ou das propriedades de células da musculatura lisa da íntima. Os tipos de tecido conjuntivo sintetizado pelas células na íntima também conferem a esses locais a propensão ao acúmulo de lipídio. O estresse oxidativo nas células endoteliais e macrófagos provoca disfunção celular e se produz dano pelas proteínas e lipídios

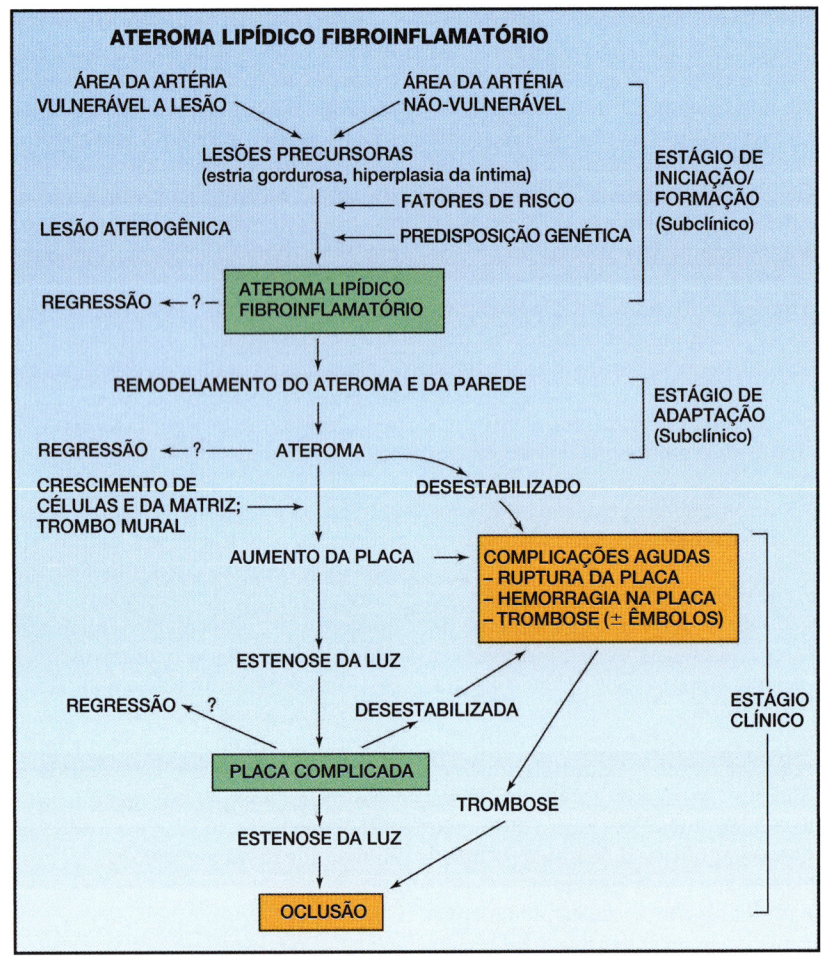

FIGURA 10.11
Hipótese unificadora para a patogenia da aterosclerose.

bioativos vasculares, especialmente LDLs. A lesão celular promove o acúmulo de macrófagos e alguns linfócitos.
3. Conforme proposto na hipótese de "reação à lesão", macrófagos mononucleares podem ter um papel central por participarem do acúmulo de lipídios e liberarem fatores do crescimento, dessa forma estimulando o acúmulo adicional de células musculares lisas. As *lipoproteínas oxidadas* induzem dano tissular e acúmulo adicional de macrófagos. Monócitos/macrófagos sintetizam PDGF, FGF, TNF, IL-1, interferon-α (IFN-α) e TGF-β, cada qual podendo modular o crescimento de células de músculo liso ou de células endoteliais, seja positivamente ou negativamente. Por exemplo, o IFN-α e o TGF-β inibem a proliferação celular e poderiam contribuir para a falha das células endoteliais em manter a continuidade sobre a lesão. Por outro lado, tais moléculas poderiam inibir peptídios estimuladores do crescimento. É de interesse especial a descoberta de que o IL-1 e o TNF estimulam células endoteliais a produzir fator ativador de plaquetas (FAP), FT e PAI. Assim, a combinação entre macrófagos e células endoteliais pode transformar a superfície vascular normal anticoagulante em uma pró-coagulante.
4. À medida que a lesão progride, a trombose mural na íntima lesada estimula a liberação de PGDF, que acelera a proliferação de musculatura lisa e a secreção de componentes da matriz. O trombo torna-se organizado e é incorporado à placa.
5. As partes mais profundas da íntima espessada são pouco nutridas e sofrem necrose, um evento reforçado pelas enzimas proteolíticas liberadas por macrófagos e tecido lesado por LDL oxidada e outros agentes.
6. Forma-se a placa lipídica fibroinflamatória, a angiogênese promove sua vascularização e a placa se torna heterogênea com relação ao infiltrado de células inflamatórias e à organização da matriz.

Estágio de Adaptação

7. À medida que a luz é estreitada pela placa (p. ex., nas artérias coronárias), a parede da artéria sofre remodelagem para manter o diâmetro luminal. Depois que a placa oclui metade da luz, a remodelagem compensatória não consegue mais manter a patência normal, e a artéria se torna estreitada (estenose). A força de cisalhamento hemodinâmica é um regulador importante da remodelagem da parede do vaso. É provável que proliferação celular, apoptose e síntese e degradação da matriz modulem a remodelagem do vaso e da placa na vigência de aterosclerose.

Estágio Clínico

8. A progressão da placa continua conforme ela avança na luz. A hemorragia em uma placa sem ruptura pode aumentar o seu tamanho. A expressão de antígenos HLA-DR tanto em célu-

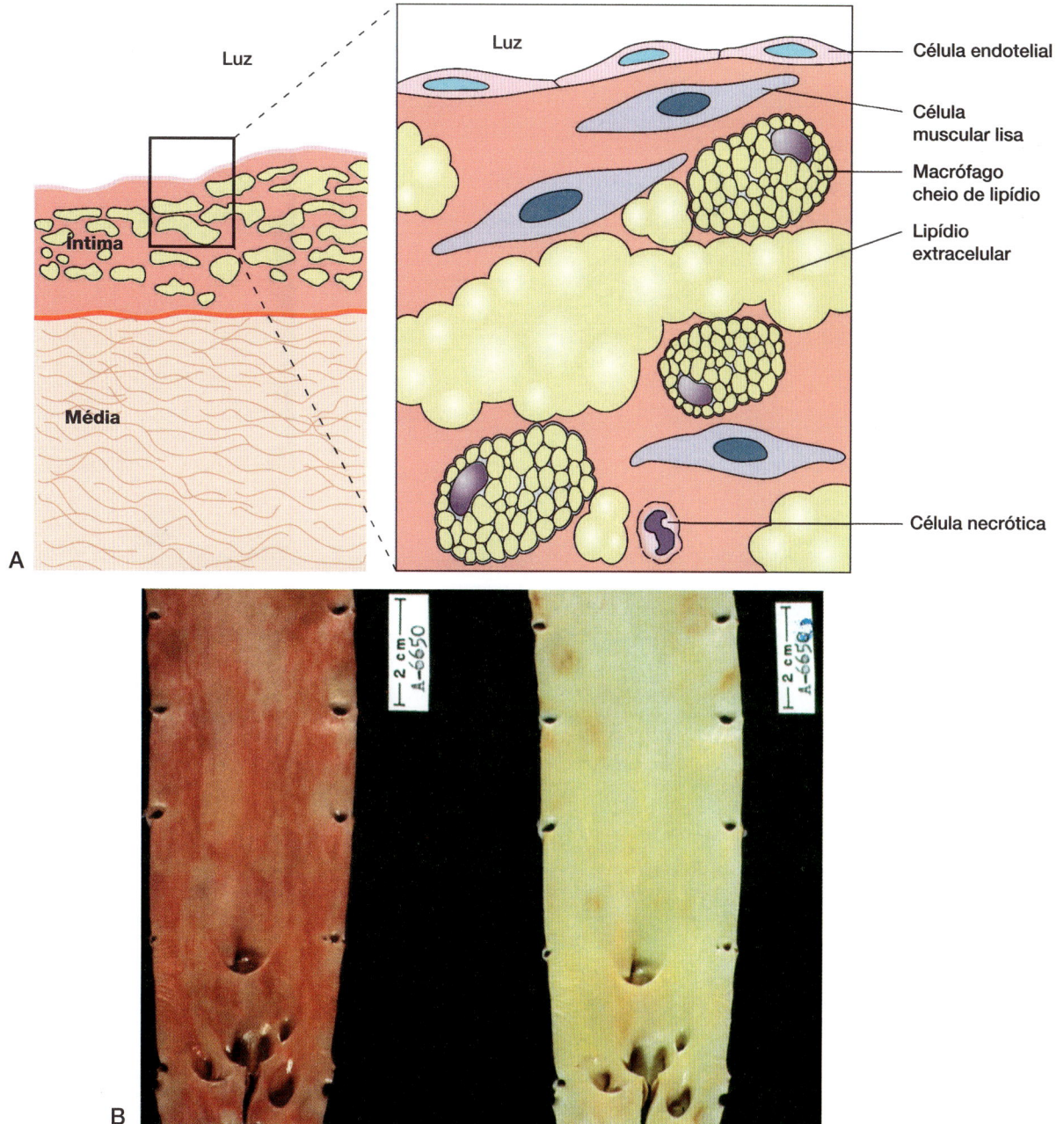

FIGURA 10.12
Estria gordurosa da aterosclerose. A. Presume-se que a estria gordurosa, composta em grande parte de macrófagos espumosos, seja um estágio inicial na formação das lesões ateroscleróticas. Observe o espessamento da íntima no quadro à esquerda **e a infiltração de células no aumento** à direita. **B. A aorta de um homem jovem mostra numerosas estrias gordurosas na superfície luminal quando corada com vermelho Sudão. A peça não corada é mostrada** à direita.

las endoteliais quanto em células musculares lisas nas placas implica que essas células sofreram algum tipo de ativação imunológica, talvez em resposta a IFN-γ liberado por células T ativadas na placa. Nesse cenário, a presença de células T reflete uma resposta auto-imune importante para a progressão de lesões ateroscleróticas.
9. Ocorre o desenvolvimento de complicações na placa, como ulceração da superfície, formação de fissuras, calcificação e formação de aneurisma. São encontrados mastócitos ativados em locais de erosão e eles podem liberar mediadores pró-inflamatórios e citocinas. O crescimento conti-

nuado da placa acarreta estenose intensa ou oclusão da luz. A ruptura da placa e a trombose e oclusão subseqüentes podem precipitar eventos catastróficos agudos nessas placas avançadas. Estudos angiográficos recentes sugerem que placas que produzem menos de 50% de estenose também podem romper. Os fatores que promovem o rompimento da placa incluem (1) força de cisalhamento hemodinâmica no ombro da placa, (2) atividade inflamatória na interface entre a área de deposição lipídica e tecido fibroso e (3) presença de metaloproteinases que digerem matriz de tecido conjuntivo.

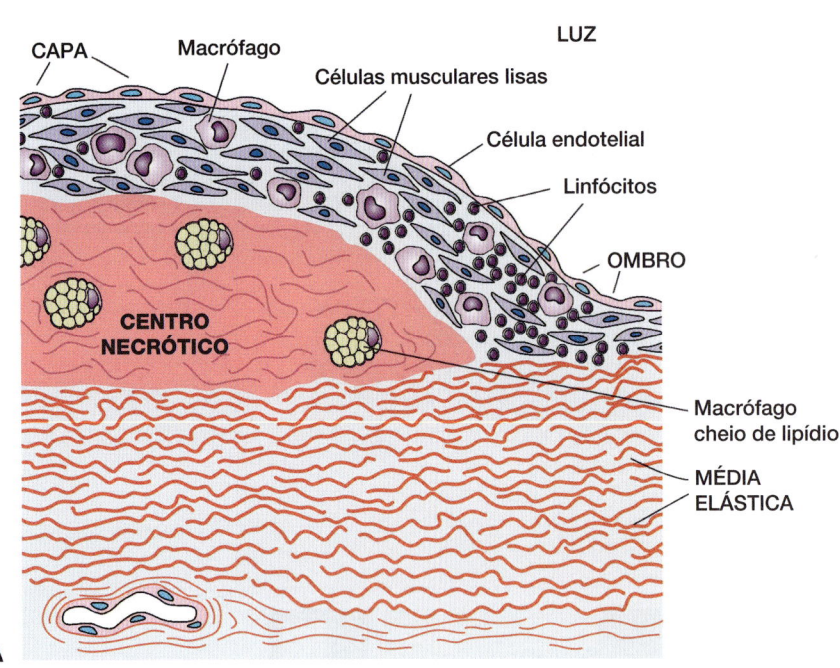
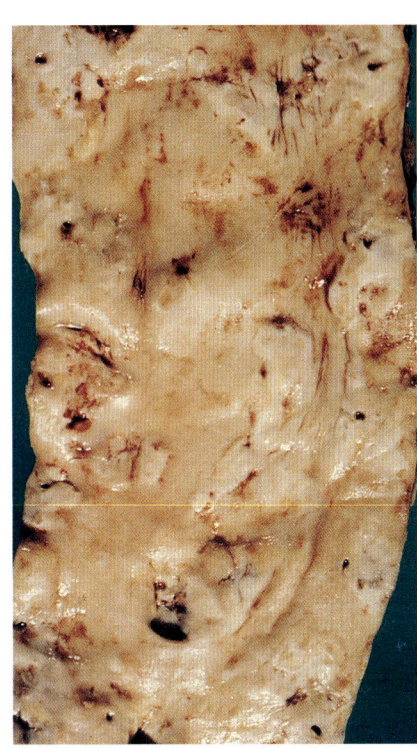

FIGURA 10.13
Placa fibrogordurosa de aterosclerose. A. Nesta placa fibrosa totalmente desenvolvida, o núcleo contém macrófagos cheios de lipídios e restos de células da musculatura lisa necrótica. A capa "fibrosa" compõe-se em grande parte de células da musculatura lisa, que produzem colágeno, pequenas quantidades de elastina e glicosaminoglicanos. Também são mostrados macrófagos e linfócitos infiltrando a peça. Observe que o endotélio sobre a superfície da capa fibrosa aparece freqüentemente íntegro. B. A aorta mostra placas amarronzadas, elevadas e individualizadas. As ulcerações focais na placa também são evidentes.

A Fig. 10.11 mostra como esses mecanismos hipotéticos podem operar na patogenia da aterosclerose.

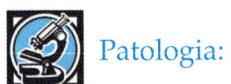 Patologia:

Lesão Inicial da Aterosclerose

Foram propostas duas lesões distintas como anormalidade estrutural inicial da aterosclerose.

ESTRIAS GORDUROSAS: As estrias gordurosas são lesões planas ou discretamente elevadas que contêm acúmulos de lipídio intracelular e extracelular na íntima. São observadas em crianças pequenas e em adultos. Nessas lesões focais simples, as células cheias de gotículas de gordura ("células espumosas") acumulam-se (ver Figs. 10.11 e 10.12). As células com a maior quantidade de lipídio são de fato os macrófagos, porém as células musculares lisas também contêm gordura.

Nas crianças que morrem acidentalmente, pode haver números importantes de estrias gordurosas em muitas partes da árvore arterial. No entanto, não correspondem à distribuição de lesões ateroscleróticas em adultos. Por exemplo, pontos gordurosos são comuns na aorta torácica em crianças, porém a aterosclerose em adultos é quase sempre proeminente na aorta abdominal. Não obstante, muitos acreditam que a infiltração gordurosa representa a lesão inicial da aterosclerose e que outros fatores controlam a distribuição de lesões posteriores e mais importantes em termos clínicos.

MASSA CELULAR NA ÍNTIMA: Conforme já propusemos, a massa celular na íntima é outro candidato a lesão inicial da aterosclerose. As massas celulares na íntima são áreas esbranquiçadas e espessas em pontos de ramificação da árvore arterial. À microscopia, demonstram células musculares lisas e tecido conjuntivo, mas nenhum lipídio. A localização dessas lesões, também conhecidas como "coxins", em locais de ramificação arterial correlaciona-se bem com a localização de lesões ateroscleróticas posteriores.

O conceito da massa celular na íntima como lesão inicial é controverso. Primeiramente, se for de fato a lesão inicial da aterosclerose, então os estágios bastante iniciais do desenvolvimento da lesão devem ser comuns a todas as pessoas, independentemente da idade. Entretanto, um aumento gradual na espessura da íntima ocorre de modo difuso nas artérias calibrosas como parte normal do envelhecimento. Por esse motivo, muitos preferem distinguir espessamento da íntima de aterosclerose.

Lesão Característica da Aterosclerose

A lesão característica da aterosclerose é a placa lipídica fibroinflamatória. No exame macroscópico, as placas simples são lesões elevadas, amarelo pálido, de superfície lisa. Apresentam distribuição focal e forma irregular, porém possuem bordos bem definidos. As placas fibrogordurosas (ver Fig. 10.13), que representam lesões mais avançadas, tendem a ser ovais, com um diâmetro acima de 8 a 12 cm. Em vasos menos calibrosos, como as artérias coronárias ou cerebrais, com freqüência a placa é excêntrica; ou seja, ocupa apenas parte da circunferência da luz. Em estágios posteriores, a fusão de placas em artérias musculares pode originar lesões maiores, que ocupam vários centímetros quadrados.

À microscopia, a placa aterosclerótica inicialmente apresenta-se coberta por endotélio e tende a envolver a íntima e apenas muito pouco da túnica média acima (ver Fig. 10.13). A área entre a luz e o centro necrótico, denominada *capa fibrosa*, contém células musculares lisas, macrófagos, linfócitos, células repletas de gordura (células espumosas) e componentes do tecido conjuntivo. O núcleo central contém detritos necróticos. Cristais de colesterol e células gigantes do tipo corpo estranho podem estar presentes dentro do tecido fibroso e das áreas necróticas. As células espumosas representam tanto macrófagos quanto células musculares lisas que captaram lipídios. Muitas células inflamatórias e imunológicas, especialmente células T, estão presentes dentro de uma placa.

A neovascularização é um contribuinte importante para o crescimento da placa e sua subseqüente complicação (ver Fig. 10.14). Postula-se que os vasos crescem a partir dos vasa vasorum. São raros em artérias coronárias saudáveis, porém numerosos nas placas ateroscleróticas. Vasos recém-formados são frágeis e podem romper, acarretando uma expansão aguda da placa por causa da hemorragia em seu interior. Com freqüência existem focos de macrófagos repletos de hemossiderina na placa, indicando uma hemorragia antiga.

Placas Ateroscleróticas Complicadas

A expressão placa *complicada* descreve várias condições: erosão, ulceração ou fissuras na superfície da placa; hemorragia na placa; trombose mural; calcificação; e aneurisma (Figs. 10.14 e 10.15). A evolução a partir de uma única placa aterosclerótica fibrogordurosa até uma lesão complicada pode ocorrer em alguns indivíduos ainda na casa dos 20 anos, mas a maioria das pessoas afetadas encontra-se em torno de 50 ou 60 anos de idade (Fig. 10.16). As interações celulares envolvidas na progressão de lesões ateroscleróticas estão resumidas na Fig. 10.17.

Ocorre **calcificação** em áreas de necrose e em outros pontos da placa. Acredita-se que a calcificação na artéria dependa de deposição e reabsorção de minerais, processos regulados por células semelhantes a osteoblastos e a osteoclastos na parede do vaso.

A **trombose mural** é conseqüente a fluxo sangüíneo turbulento ao redor da placa, no local de sua protrusão na luz. O distúrbio no fluxo também determina lesão do revestimento endotelial, que pode ficar localmente desnudado, não mais apresentando uma superfície tromborresistente. Com freqüência, os trombos se formam em locais de erosão e fissura na superfície da capa fibrosa da placa. Trombos murais na região proximal de uma artéria coronária podem embolizar para locais mais distais.

O **ateroma vulnerável** apresenta alterações estruturais e funcionais que predispõem o paciente a síndromes isquêmicas agudas.

A **desestabilização do ateroma** pode ocorrer a qualquer momento quando o equilíbrio dinâmico de processos biológicos e físicos em oposição é rompido, provocando trombose mural, ruptura da capa fibrosa ou hemorragia dentro da placa. Foram encontradas rupturas clinicamente silenciosas, indicando que elas podem sofrer resolução.

Pode ocorrer **trombose** na superfície de uma placa no ponto de uma ulceração ou mesmo quando a superfície parece íntegra. Conforme observado anteriormente, a disfunção endotelial resulta em um fenótipo pró-trombótico.

Seqüelas da Ruptura da Placa

Numa placa rompida, o material necrótico que entra em contato com o sangue contém FT e é muito trombogênico. O endotélio adjacente apresenta níveis reduzidos de IVFT (inclinando o equilíbrio para a coagulação) e atividades antiplaquetárias e fibrinolíticas reduzidas. A presença de marcadores circulantes da inflamação sugere que mediadores inflamatórios pró-coagulantes também podem estar ativos.

Quando a placa se rompe, o material trombogênico na placa promove trombose na luz, resultando na formação de um trombo oclusivo. A ruptura da placa também pode cicatrizar sem complicações

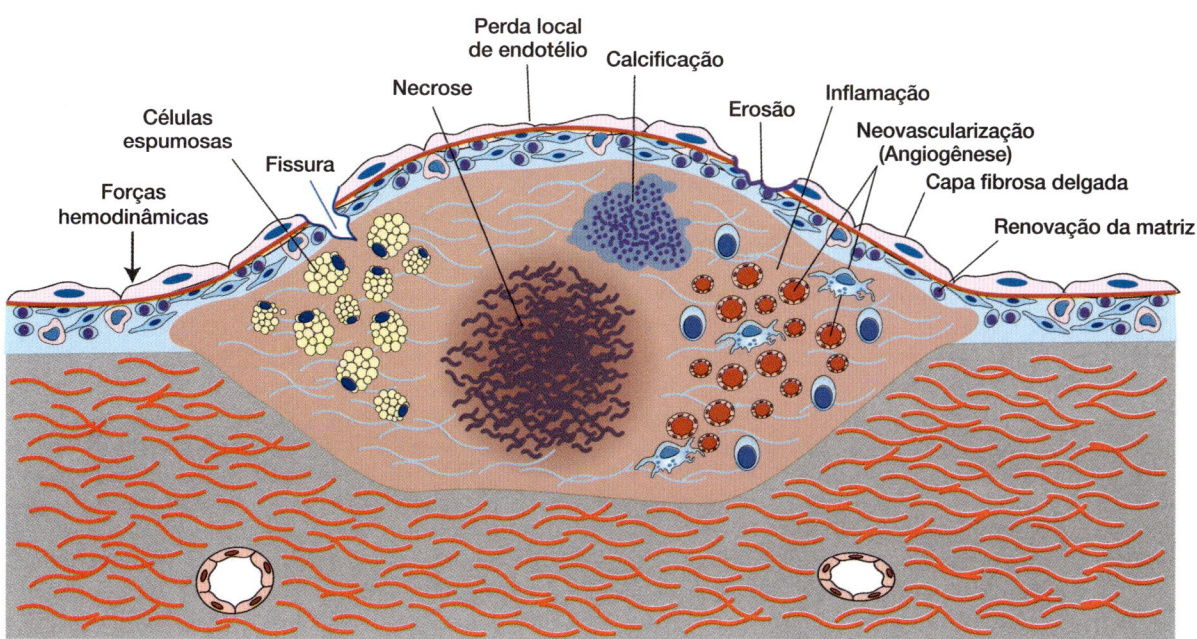

FIGURA 10.14
Fatores envolvidos na patogenia de placas ateroscleróticas complicadas.

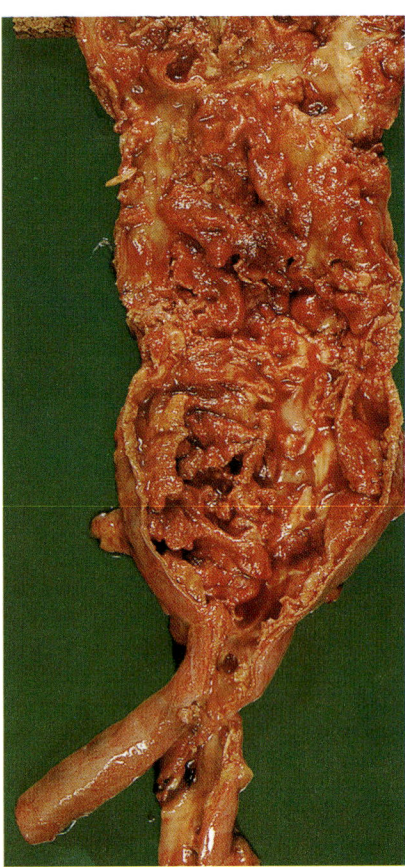

FIGURA 10.15
Lesões complicadas de aterosclerose. A superfície luminal da aorta abdominal e das artérias ilíacas comuns mostra muitas placas fibrosas e lesões ulceradas e elevadas, contendo resquícios ateromatosos friáveis. A porção distal da aorta mostra uma pequena dilatação aneurismática.

Complicações da Aterosclerose

As complicações da aterosclerose variam com a localização e o diâmetro do vaso afetado e com a cronicidade do processo (Fig. 10.18).

- **Oclusão aguda:** A trombose em uma placa aterosclerótica pode ocluir subitamente a luz de uma artéria muscular (Fig. 10.19). Como conseqüência, ocorre necrose isquêmica (infarto) do tecido nutrido por tal vaso, manifesta clinicamente como infarto do miocárdio, AVC ou gangrena do intestino ou das pernas. Alguns trombos oclusivos podem ser dissolvidos por enzimas que ativam a atividade fibrinolítica plasmática, incluindo estreptoquinase e ativador de plasminogênio tissular (Fig. 10.20).
- **Estreitamento crônico da luz do vaso:** À medida que uma placa aterosclerótica cresce, com freqüência abaula na luz, dessa forma reduzindo progressivamente o fluxo sangüíneo para a zona irrigada pela artéria. A isquemia crônica do tecido afetado é evidenciada por atrofia do órgão, conforme exemplificado por (1) estenose da artéria renal unilateral com atrofia de um rim, (2) estenose intestinal na aterosclerose da artéria mesentérica, ou (3) atrofia isquêmica da pele em um diabético com vasculopatia periférica grave.
- **Formação de aneurisma:** As lesões de aterosclerose complicadas podem se estender para a média de uma artéria elástica e, dessa forma, enfraquecer a parede à medida que permite a formação de um aneurisma, tipicamente na aorta abdominal. Esses aneurismas podem se romper subitamente e precipitar uma catástrofe vascular.
- **Embolia:** Um trombo formado sobre uma placa aterosclerótica pode se deslocar e se alojar em um vaso distal. Por exemplo, a embolização a partir de um trombo em um aneurisma da aorta abdominal pode ocluir de modo agudo a artéria poplítea, com subseqüente gangrena da perna. A ulceração de uma placa aterosclerótica também pode desalojar fragmentos ateromatosos e produzir os denominados êmbolos de cristal de colesterol, que têm o aspecto de espaços em forma de agulha nos tecidos afetados (Fig. 10.21), mais comumente no rim.

clínicas. A hemorragia na placa provocada por ruptura de vasos delgados recém-formados em seu interior pode ocorrer dentro da placa com ou sem um rompimento subseqüente da capa fibrosa. Neste último caso, a hemorragia pode resultar em expansão do tamanho da placa, dessa forma estreitando ainda mais sua luz. A hemorragia será reabsorvida com o tempo, dentro da placa, e macrófagos residuais repletos de hemossiderina persistirão como evidência de uma hemorragia prévia.

A maior parte das placas que se rompem mostra menos de 50% de estenose luminal e mais de 95% mostram menos de 70% de estenose. Com freqüência a ruptura da placa ocorre no ombro da placa, sugerindo que a força de cisalhamento hemodinâmica participa no enfraquecimento e na laceração da capa fibrosa. Se não houver reparação, a perda endotelial acarreta erosão da placa, dessa forma enfraquecendo a capa fibrosa e expondo a placa aos constituintes do sangue. A ruptura da placa tem sido associada a (1) áreas de inflamação, (2) tamanho maior do núcleo lipídico, (3) capa fibrosa delgada (< 65 μm), (4) número reduzido de células da musculatura lisa devido a apoptose e (5) equilíbrio entre enzimas proteolíticas e seus inibidores na capa fibrosa. A calcificação de uma placa também tem sido associada a ruptura.

Diversos marcadores circulantes foram associados ao tamanho da placa, incluindo proteína C reativa, fibrinogênio, VCAM solúvel, IL-1, IL-6 e TNF.

A Reestenose Ocorre após Terapia Intervencionista

A angioplastia é uma forma importante de terapia intervencionista para vasculopatia aterosclerótica oclusiva, especialmente das artérias coronárias epicárdicas. Insere-se um cateter do tipo balão nas artérias coronárias, onde ele é inflado para dilatar a artéria estenótica. O balão provoca dano endotelial e lacera a placa aterosclerótica e a média. Em 30 a 40% dos casos nos quais a luz do vaso é dilatada satisfatoriamente, a reestenose do vaso ocorre em um período de 3 a 6 meses.

A hiperplasia da íntima devido a proliferação de músculo liso e deposição de matriz, com ou sem um trombo mural organizado na superfície luminal, provoca a reestenose. Ademais, o processo dinâmico da remodelagem da parede vascular, induzido em parte pelo traumatismo da parede do vaso e envolvendo a adventícia, também resulta em estreitamento da luz através da contração da parede vascular. O uso de stents revestidos com agentes biologicamente ativos tem resultado em menor índice de reestenoses.

Veias safenas transplantadas são usadas como auto-enxertos em cirurgia de ponte de artéria coronária e sofrem uma série de altera-

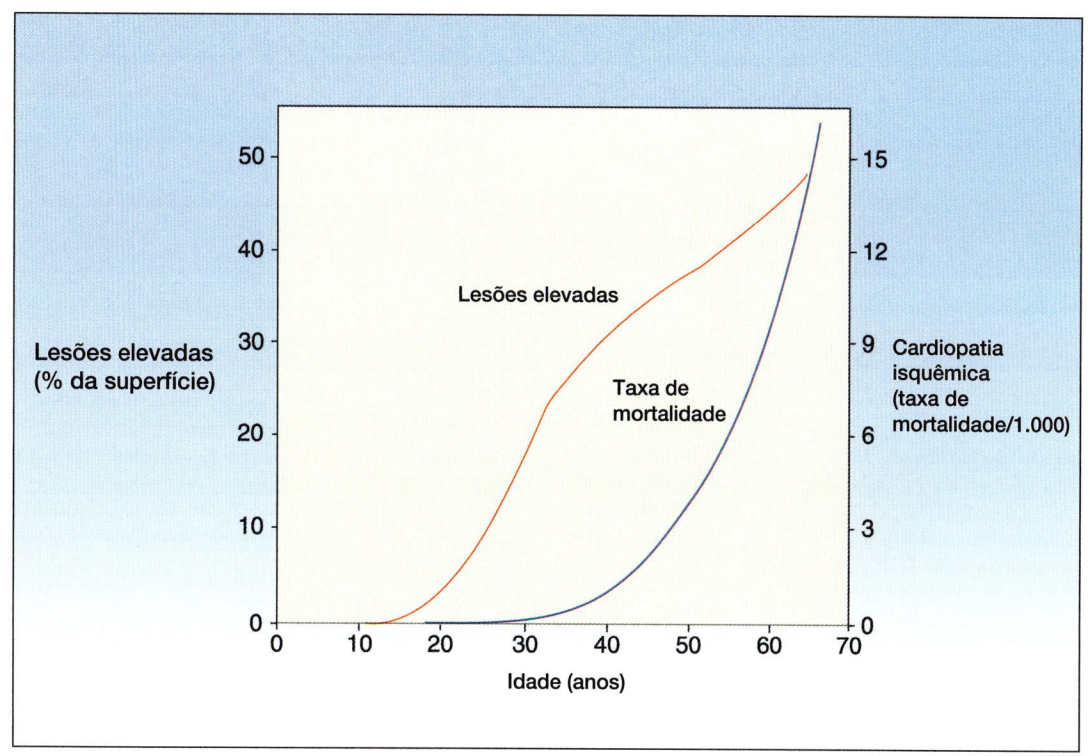

FIGURA 10.16
Lesões elevadas nas artérias coronárias e taxa de mortalidade por cardiopatia isquêmica em função da idade. Existe um período de incubação prolongado, de cerca de 25 anos, entre o surgimento de lesões elevadas nos vasos coronários e suas complicações letais.

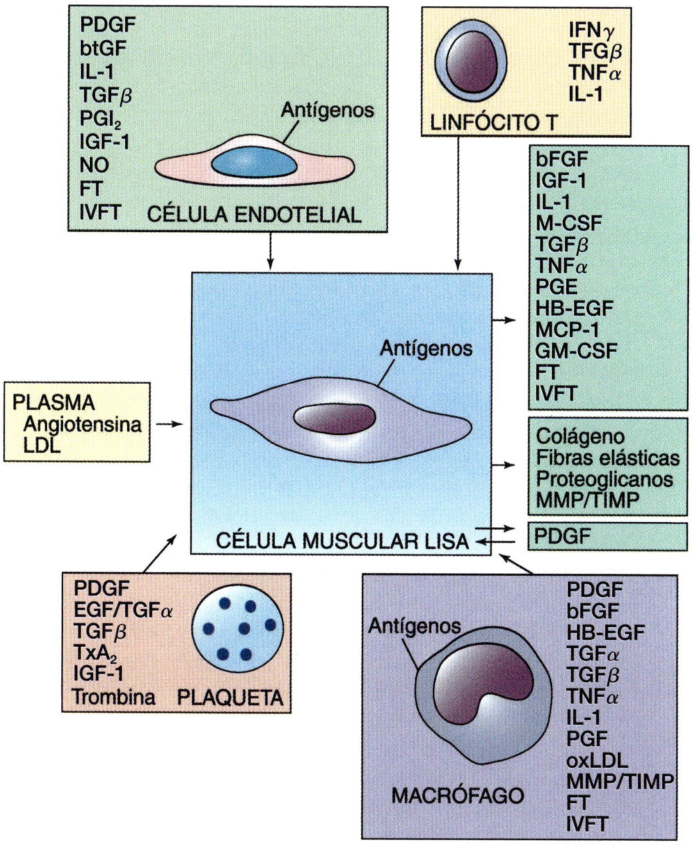

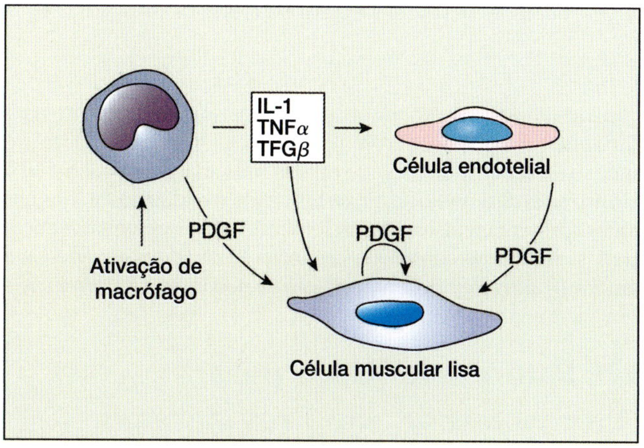

FIGURA 10.17
Interações celulares na progressão da placa aterosclerótica. A. Endotélio, plaquetas, macrófagos, linfócitos T e células de músculo liso elaboram diversas citocinas, fatores de crescimento e outras substâncias. O esquema ilustrado aqui realça sua influência sobre as células da musculatura lisa. B. As interações celulares que promovem a proliferação de células de músculo liso.

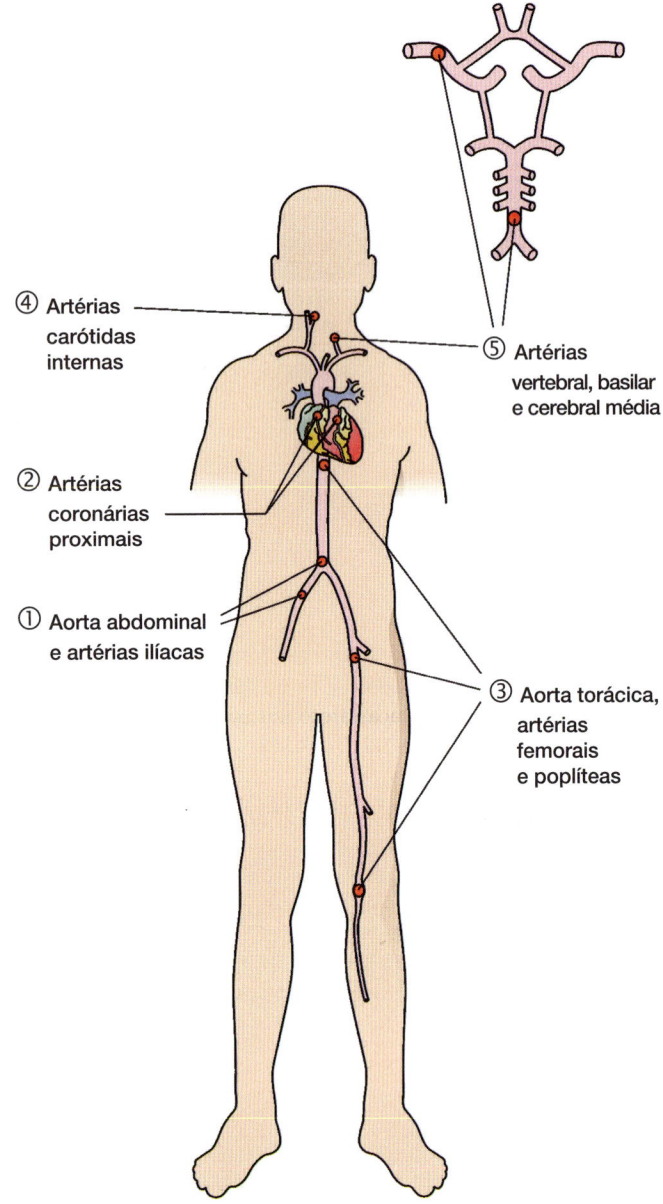

FIGURA *10.18*
Locais de aterosclerose grave em ordem de freqüência.

- **Hipertensão:** Um aumento da pressão arterial associa-se consistentemente a maior risco de infarto do miocárdio. Embora a incidência de complicações de hipertensão fosse atribuída anteriormente ao componente diastólico, há evidências crescentes de que a pressão sistólica é igualmente importante. De fato, homens com pressão arterial sistólica acima de 160 mm Hg apresentam incidência quase três vezes maior de infarto do miocárdio quando comparados com os que apresentam pressão arterial inferior a 120 mm Hg. O controle da hipertensão resultou em uma diminuição importante na incidência de infarto do miocárdio e AVC.
- **Nível sangüíneo de colesterol:** Os níveis de colesterol sérico têm se correlacionado diretamente com a incidência de cardiopatia isquêmica. De fato, dentre todos os fatores de risco conhecidos, parece que a colesterolemia é o determinante mais importante das diferenças geográficas na incidência de coronariopatia aterosclerótica. Na ausência de distúrbios genéticos do metabolismo lipídico (ver adiante), a colesterolemia está fortemente associada à ingestão dietética de gordura saturada. Muitos estudos demonstraram uma redução na incidência de infarto do miocárdio após tratamento com drogas potentes redutoras do colesterol, denominadas *estatinas*.
- **Tabagismo:** A aterosclerose das artérias coronárias e da aorta é mais grave e extensa entre fumantes do que entre não-fumantes, e o efeito está relacionado com a dose (ver Cap. 8). Como conseqüência, a incidência de infarto do miocárdio, AVC isquêmico e aneurismas na aorta abdominal é acentuadamente maior entre fumantes.
- **Diabetes:** Os diabéticos apresentam um risco substancialmente maior de vasculopatia aterosclerótica oclusiva em muitos órgãos, mas as contribuições relativas da intolerância aos carboidratos, produtos finais da glicação avançada, e alterações secundárias em lipídios sangüíneos não estão bem definidas.
- **Envelhecimento e sexo masculino:** Esses fatores são fortes determinantes do risco de infarto do miocárdio, mas ambos são, provavelmente, secundários aos efeitos acumulados de outros fatores de risco.
- **Inatividade física e padrões de vida estressantes:** Os dois fatores foram correlacionados com um risco elevado de cardiopatia isquêmica, embora sua relação precisa com a evolução da aterosclerose não esteja comprovada.
- **Homocisteína:** A homocistinúria é uma doença autossômica recessiva rara causada por mutações na codificação do gene da cistationina sintase. O distúrbio resulta em aterosclerose prematura e grave. Elevações pequenas da homocisteína plasmática são comuns e representam um fator de risco independente para aterosclerose das artérias coronárias e outros vasos calibrosos. O risco aumentado de vasculopatia associada a níveis altos de homocisteína plasmática é comparável ao do tabagismo ou da hiperlipidemia. A homocisteína é tóxica para as células endoteliais e inibe diversos mecanismos anticoagulantes nas células endoteliais. Inibe a trombomodulina na superfície da célula endotelial, a atividade de ligação com a antitrombina III do proteoglicano sulfato de heparano, a ligação do ativador do plasminogênio tissular e a atividade da ectoADPase na superfície das células endoteliais, que promove a agregação de plaquetas. Além disso, foram demonstradas interações oxidativas entre homocisteína, lipoproteínas e colesterol.

Uma dieta com baixo teor de ácido fólico pode agravar uma predisposição genética subjacente a hiper-homocisteinemia, mas não se provou que o tratamento com ácido fólico verdadeiramente protege contra vasculopatia aterosclerótica.

ções de adaptação e reparação, dentre elas: (1) espessamento da íntima associado a flebosclerose; (2) focos ocasionais de calcificação da média; (3) hipertrofia focal de células musculares; e finalmente (4) cicatrização da adventícia. Enxertos venosos realizados alguns anos antes apresentam placas ateroscleróticas indistinguíveis das encontradas em artérias coronárias originais. Metade dos enxertos oclui em 5 a 10 anos, devido a hiperplasia da neo-íntima e aterosclerose.

Os Fatores de Risco para Aterosclerose São Previsores de Eventos Isquêmicos

Qualquer fator associado a uma duplicação na incidência de cardiopatia isquêmica é definido como "fator de risco".

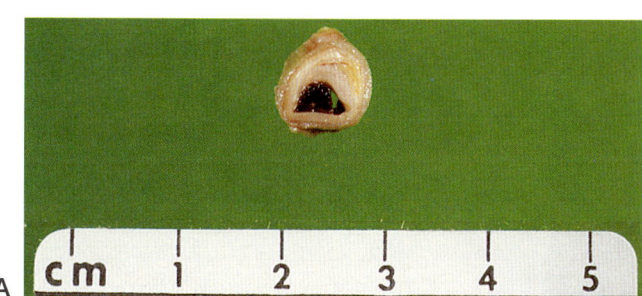
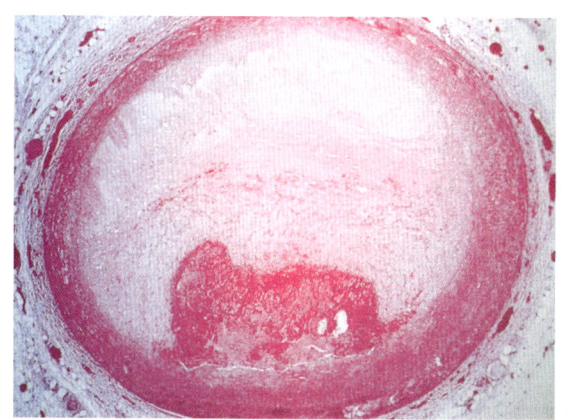

FIGURA 10.19
Trombose de artéria coronária. A. Corte transverso de uma artéria coronária mostra um trombo fresco sobre uma placa aterosclerótica e ocluindo a luz. B. Oclusão coronária aterosclerótica. Corte microscópico de uma artéria coronária mostra aterosclerose intensa e trombo recente na luz estreitada.

- **Proteína C-reativa:** Concentrações elevadas de proteína C reativa, um reagente de fase aguda que é um marcador para inflamação sistêmica, estiveram associadas a maior risco de infarto do miocárdio e AVC isquêmico. Esse achado sugere que a inflamação sistêmica pode de fato contribuir para a aterogênese.

Infecção e Aterosclerose

Estudos soroepidemiológicos implicaram a infecção como um fator contributivo possível na patogenia da aterosclerose. *Chlamydia pneumoniae* e citomegalovírus foram os mais estudados, embora também haja interesse em *Helicobacter pylori*, herpes vírus e outros microrganismos. Seqüências genômicas desses agentes foram encontradas em lesões ateroscleróticas humanas, mas não se sabe se eles estão associados de modo causal ou se simplesmente penetram a parede da artéria doente. A infecção viral é compatível com a importância da proliferação celular na formação de placas ateromatosas.

O Metabolismo Lipídico É o Principal Fator na Aterosclerose

Desde Virchow no século XIX, que primeiro identificou cristais de colesterol em lesões ateroscleróticas, surgiu um grande volume de informações sobre as lipoproteínas e sua participação no transporte e metabolismo de lipídios e a aterosclerose. A insolubilidade do colesterol e outros lipídios (principalmente triglicerídios) exige um sistema de transporte especial. Essa função é realizada por um sistema de partículas lipoprotéicas (Quadro 10.6; Fig. 10.22), que foram divididas em classes de acordo com sua densidade. As principais classes de partículas são:

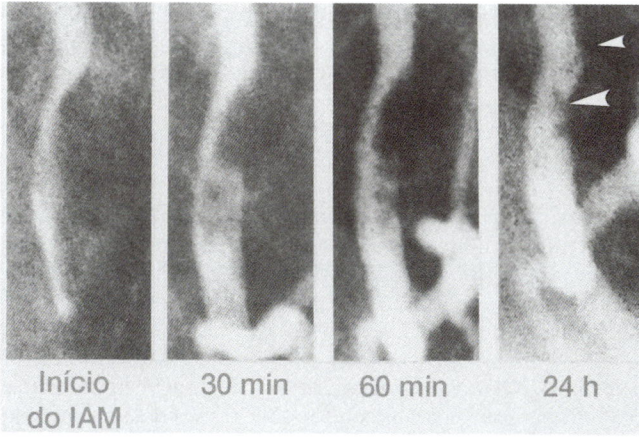

FIGURA 10.20
Dissolução de trombo em artéria coronária. Estas angiocoronariografias mostram um trombo (inicial) na artéria coronária de um homem de 48 anos de idade, 3 horas após o início dos sintomas de infarto agudo do miocárdio. Ele recebeu imediatamente um ativador de plasminogênio tecidual humano recombinante. Imagens sucessivas mostram estágios da dissolução do trombo. Sessenta minutos após o começo da infusão, o trombo encontra-se nitidamente menor. A infusão foi mantida durante 6 horas, e com 24 horas o trombo estava quase completamente lisado. A seta inferior indica uma pequena porção remanescente da placa ou trombo; o abaulamento evidente indicado pela seta superior é interpretado como uma ulceração da placa.

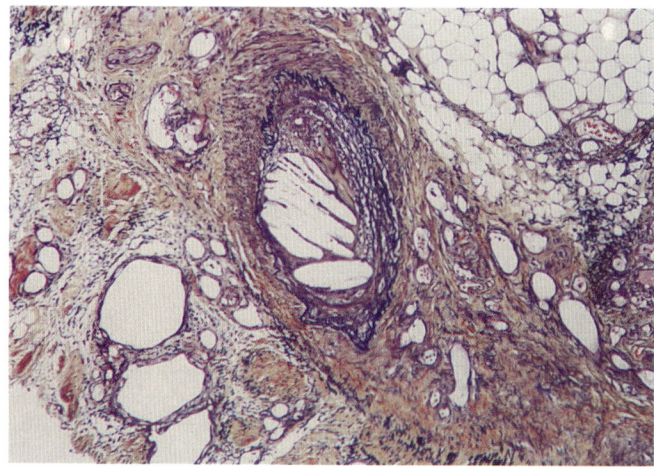

FIGURA 10.21
Êmbolo de cristais de colesterol. Fissuras em forma de agulha são visualizadas em um êmbolo aterosclerótico que ocluiu uma artéria pequena.

QUADRO 10.6 As Apolipoproteínas

Apolipoproteína	Peso Molecular Aproximado	Classe de Densidade Principal	Principais Locais de Síntese em Seres Humanos	Função Principal no Metabolismo Lipoprotéico
AI	28.000	HDL	Fígado, intestino	Ativa a lecitina: colesterol aciltransferase
AII	18.000	HDL	Fígado, intestino	
AIV	45.000	Quilomícrons	Intestino	
B-100	250.000	VLDL, IDL, LDL	Fígado	Liga-se ao receptor da LDL
B-48	125.000	Quilomícrons VLDL, IDL	Intestino	
CI	6.500	Quilomícrons VLDL, HDL	Fígado	Ativa a lecitina: colesterol aciltransferase
CII	10.000	Quilomícrons VLDL, HDL	Fígado	Ativa a lipoproteína lipase
CIII	10.000	Quilomícrons	Fígado	Inibe a captação de lipoproteína pelo fígado
D	20.000	HDL		Proteína de troca do éster de colesteril
E	40.000	Quilomícrons VLDL, HDL	Fígado, macrófago	Liga-se ao sistema do receptor E

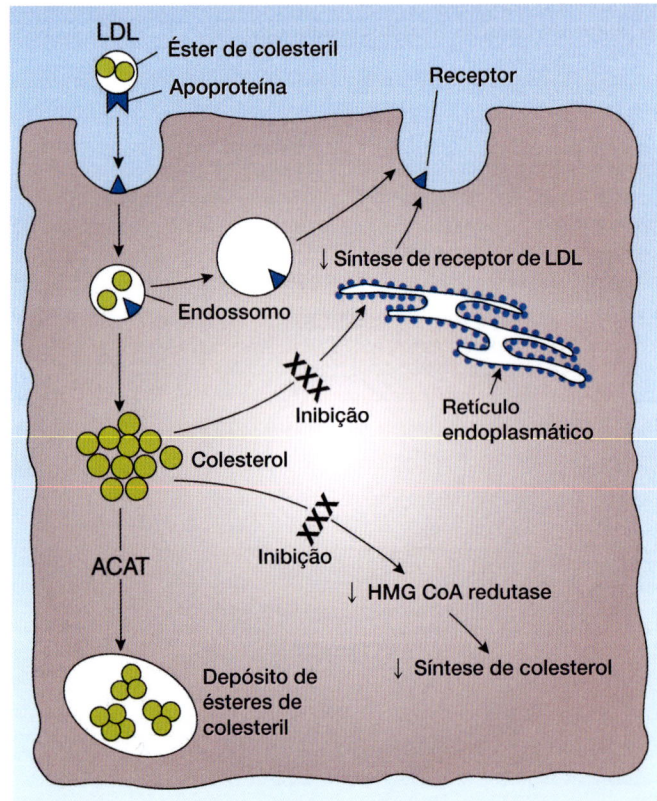

FIGURA 10.22
Relação entre lipoproteína de baixa densidade (*LDL*)-colesterol, receptores de LDL e síntese de colesterol. A LDL, que contém ésteres de colesteril, é captada pelas células em vesículas por meio de uma via mediada por receptor, formando um endossomo. O receptor e os lipídios se dissociam, e o receptor volta para a superfície celular. O colesterol exógeno, agora no citoplasma, determina uma redução na síntese de receptor no retículo endoplasmático e inibe a atividade da HMG-CoA redutase na via de síntese do colesterol. O colesterol em excesso na célula é esterificado até ésteres de colesteril e armazenado em vacúolos.

- Quilomícrons
- Lipoproteínas de densidade muito baixa (VLDLs)
- Lipoproteínas de densidade baixa (LDLs)
- Lipoproteínas de alta densidade (HDLs)

Cada uma dessas partículas consiste em um centro lipídico com proteínas associadas (apolipoproteínas), conforme indicado no Quadro 10.6. As vias metabólicas para as lipoproteínas contendo as apolipoproteínas B (apoB) constituem as duas principais cascatas de lipoproteínas, uma com origem no intestino e a outra oriunda do fígado (Fig. 10.23).

VIA EXÓGENA: Essa via metabólica envolve quilomícrons que contêm apoB-48 secretada pelo intestino. Depois da secreção, os quilomícrons rapidamente adquirem apoCII e apoE da HDL. Essas lipoproteínas ricas em triglicerídios transportam basicamente o lipídio do intestino para o fígado. Os triglicerídios nos quilomícrons são hidrolisados pela lipoproteína lipase, que está acoplada às células endoteliais nas paredes capilares. A apoCII ativa a lipoproteína lipase e determina a remoção dos triglicerídios. Dessa forma, os quilomícrons são convertidos em "restos" e, por fim, em lipoproteínas de densidade intermediária (IDLs). Os restos de quilomícrons são removidos pelos hepatócitos por um processo de receptor mediado por apoE (resto).

VIA ENDÓGENA: Essa rede de reações envolve lipoproteínas ricas em triglicerídios contendo apoB-100 secretada pelo fígado. Como no caso dos quilomícrons, partículas de VLDL hepáticas adquirem a apoCII e a apoE da HDL logo após sua secreção. Os triglicerídios na VLDL sofrem hidrólise pela lipoproteína lipase. As lipoproteínas contendo apoB-100 são convertidas inicialmente a IDL e, finalmente, a LDL. Com a conversão de IDL a LDL, a maior parte da apoCII e da apoE se dissocia das partículas e se religa à HDL. A conversão de IDL em LDL pode, em parte, ser mediada por lipase hepática. Essa enzima funciona como uma hidrolase de triglicerídio e, mais importante ainda, como uma fosfolipase. A LDL, que contém apoB-100, interage com receptores de alta afinidade nos hepatócitos e em células periféricas, inclusive células de músculo liso, fibroblastos e células da supra-renal (ver Fig. 10.23). A interação de LDL com seu receptor inicia endocitose mediada por receptor, a qual é seguida pelo catabolismo da LDL.

LIPOPROTEÍNA DE ALTA DENSIDADE: A HDL contendo apoAI e apoAII é sintetizada por diversas vias. Dentre elas, a secreção direta de HDL pelo intestino e fígado e a transferência do lipídio e dos constituintes apolipoprotéicos liberados durante a lipólise de lipoproteínas que contêm apoB. Foram propostas duas funções principais para a HDL: (1) reservatório de apolipoproteínas, particularmente apoCII e apoE e (2) interação com células no sistema de transporte para carrear colesterol extra-hepático, inclusive o situado na parede arterial, ao fígado para a remoção definitiva do corpo. Esta última função foi denominada *transporte reverso de colesterol*. O colesterol removido das células encontra-se principalmente na forma livre, que rapidamente sofre esterificação até ésteres de colesteril. Os ésteres de colesteril são transferidos para o núcleo da partícula lipoprotéica ou são transportados para VLDL e LDL. A transferência de ésteres de colesteril entre partículas lipoprotéicas é mediada por proteínas de transferência específicas, como a proteína de transferência de ésteres de colesterol. Defeitos na transferência e no transporte de ésteres de colesteril acarretam dislipoproteinemia, concentrações intracelulares elevadas de ésteres de colesteril e aterosclerose prematura.

LIPOPROTEÍNA DE BAIXA DENSIDADE: O LDL-colesterol apresenta numerosos efeitos sobre a função das células endoteliais, células da musculatura lisa e monócitos/macrófagos. Por exemplo, a LDL regula a formação *in vitro* de prostaciclina dependente de cicloxigenase-2.

Cada um dos tipos celulares envolvidos nas lesões ateroscleróticas (macrófagos, células endoteliais, células musculares lisas) podem oxidar a LDL, uma troca que facilita seu reconhecimento pelo receptor de varredura de macrófagos e resulta na captação maciça de colesterol pelos macrófagos. As lipoproteínas oxidadas também afetam outros processos que podem contribuir para a aterogênese, incluindo regulação de tono vascular, ativação de respostas inflamatórias e imunológicas e coagulação (Quadro 10.7). A LDL oxidada é tóxica para as células da parede vascular e pode provocar a ruptura da integridade endotelial e o acúmulo de detritos celulares dentro do ateroma. A LDL oxidada também é quimiotática para macrófagos, dessa forma promovendo adicionalmente seu acúmulo nos ateromas. Estudos epidemiológicos sugerem que a ingestão dietética de antioxidantes está inversamente associada ao risco de aterosclerose, significando que a LDL oxidada pode ser um mediador importante de vasculopatia. Contudo, são necessárias pesquisas adicionais para determinar esse ponto.

Distúrbios Hereditários do Metabolismo Lipídico e Aterosclerose

O agrupamento familiar de cardiopatia isquêmica foi identificado há décadas, e muitas dislipoproteinemias hereditárias são conhecidas atualmente (Quadro 10.8).

HIPERCOLESTEROLEMIA FAMILIAR: O receptor de LDL é uma glicoproteína na superfície celular que regula o colesterol plasmático por meio da mediação da endocitose e da reciclagem de apoE, a principal proteína de transporte do colesterol no plasma humano. Mutações no gene do receptor de LDL, situado no braço curto do cromossomo 19, são responsáveis pela hipercolesterolemia familiar, uma doença autossômica dominante na qual a prevalência de heterozigotos gira em torno de 1 em 500 pessoas. Contudo, entre indivíduos que tiveram infarto do miocárdio associado a hiperlipidemia, a prevalência de hipercolesterolemia familiar é muito mais alta, alcançando 6% em algumas populações.

Foram descritos mais de 400 alelos mutantes para a hipercolesterolemia familiar, incluindo mutações pontuais, inserções e deleções. As mutações são distribuídas em cinco classes principais, com base em seus efeitos sobre as funções da proteína do receptor (Fig. 10.24). As considerações genéticas da hipercolesterolemia familiar são discutidas com mais detalhes no Cap. 6.

O início precoce e o curso maligno da cardiopatia isquêmica em pacientes com hipercolesterolemia familiar homozigóticos podem ser os argumentos mais fortes para uma relação entre colesterol circulante e o desenvolvimento de aterosclerose. Os homozigotos exibem níveis plasmáticos de colesterol entre 600 e 1.000 mg/dl, um valor de quatro a seis vezes maior do que o valor médio na maioria das pessoas brancas. A maior parte dos homozigotos não tratados morre devido a coronariopatia antes dos 20 anos de idade. Nos heterozigotos, os níveis de LDL-colesterol variam de 250 a 500 mg/dl, quase o dobro da faixa normal. Esses pacientes também são acometidos por infarto do miocárdio prematuro, porém numa idade mais posterior do que os homozigotos (40-45 anos em homens).

Além do acúmulo acelerado de colesterol nas artérias (aterosclerose prematura), o LDL-colesterol também se deposita na pele e nos tendões, formando xantomas (Fig. 10.25). Em alguns casos (antes dos 10 anos de idade em homozigotos), ocorre um arco lipóide na córnea.

APOLIPOPROTEÍNA E (APOE): Também se sabe que variações genéticas nas várias apoproteínas acompanham-se de alterações nos níveis de LDL. Existem polimorfismos na apoE, e variantes da apolipoproteína AI e AII também são observadas. A apolipoproteína E é um dos principais componentes protéicos da VLDL e de uma subclasse de HDL. O *locus* do gene que codifica a apoE é polimórfico; três alelos comuns, E2, E3 e E4 codificam as três principais isoformas de apoE, respectivamente, e determinam os seis fenótipos de apoE. Cerca de 20% da variabilidade do colesterol sérico são atribuídos ao polimorfismo da apoE. Em homens, o fenótipo apoE 3/2 está associado a um nível de LDL 20% inferior ao do fenótipo mais comum, apoE 3/3. Por outro lado, o alelo E4 está associado a colesterol sérico elevado. É interessante o fato de que existe uma freqüência maior de alelo E2 e uma freqüência menor do E4 entre octogenários do sexo masculino.

LIPOPROTEÍNA DE ALTA DENSIDADE: Constatou-se uma relação inversa entre cardiopatia isquêmica e níveis de HDL-colesterol. Os genes das apolipoproteínas AI e CIII ficam no cromossomo 11 e estão ligados fisicamente, enquanto o gene da A-II encontra-se no cromossomo 1. Os polimorfismos de apoAI estão associados a aterosclerose prematura, assim como os raros casos de deficiência hereditária de apoAI. Fatores que aumentam os níveis de HDL incluem sexo feminino, estrogênios, exercícios físicos vigorosos e consumo moderado de álcool. Ocorre diminuição da HDL nas dietas com baixo teor de gordura e dietas ricas em gorduras poliinsaturadas, nos casos de obesidade troncular, diabetes, tabagismo e administração de androgênio. A hipertrigliceridemia é uma das anormalidades metabólicas mais freqüentes observadas em associação a HDL-colesterol baixo.

LIPOPROTEÍNA (a) (Lp[a]): Níveis circulantes altos de Lp(a) estão associados a alto risco de doença aterosclerótica das artérias coronárias e dos vasos cerebrais mais calibrosos. O nível plas-

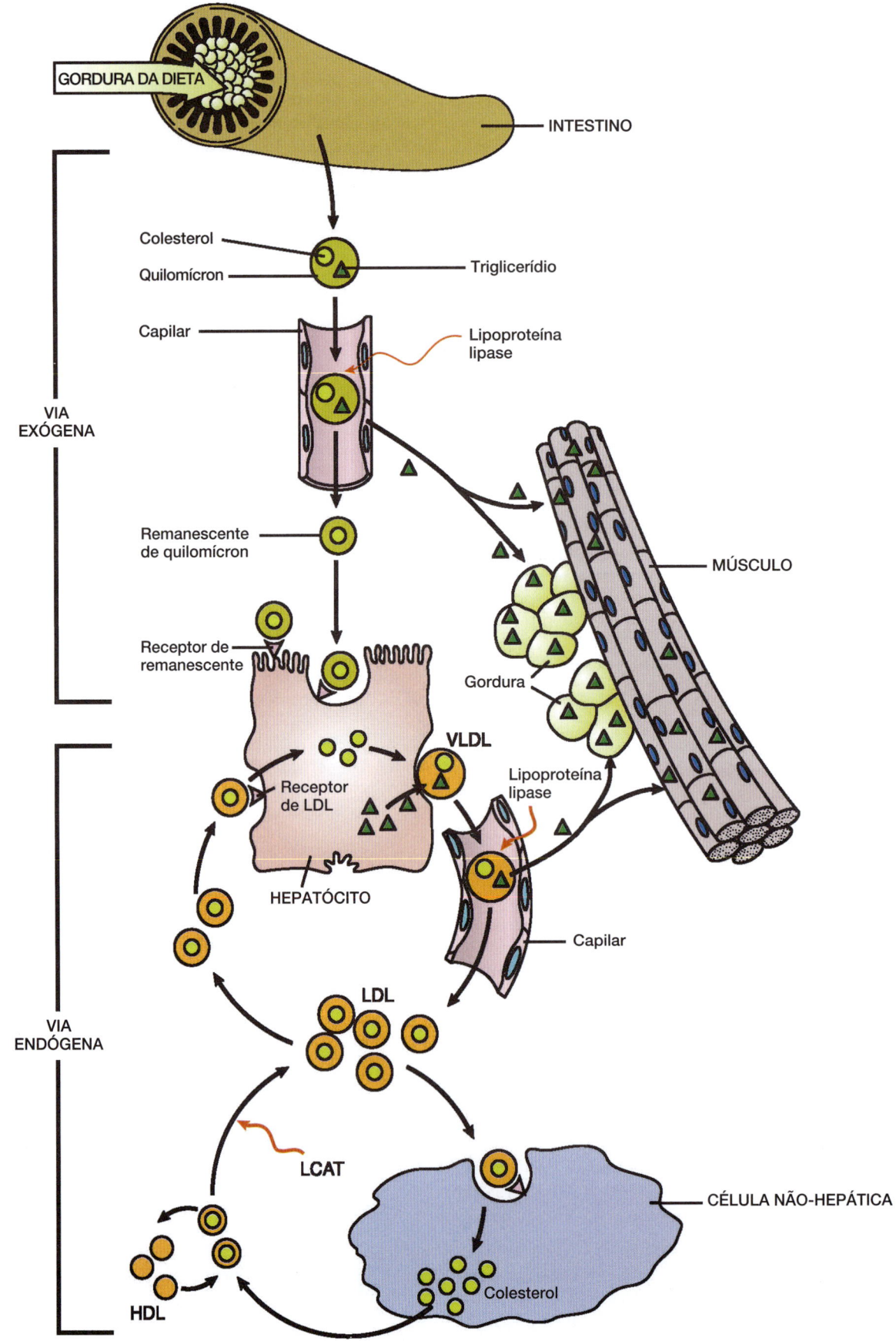

QUADRO 10.7 Processos Celulares Importantes na Aterogênese

Angiogênese	Interações célula-forças físicas
Adesão celular	Proliferação celular
Comunicação intercélulas	Reações inflamatórias e
- fatores solúveis	imunológicas
- junções celulares	Síntese e degradação da matriz
Contratilidade celular	Mineralização
Morte celular; necrose e apoptose	Modulação fenotípica
Lesão celular, formas de	Trombose e modulação da
oxigênio reativas	coagulação, fibrinólise e
Interações célula-matriz	ativação de plaquetas
Migração celular e quimiotaxia	Regulação vasomotora

mático dessa lipoproteína rica em colesterol varia bastante (< 1 a > 140 mg/dl) e parece ser independente dos níveis de LDL. A proteína específica para Lp(a), a apo(a), foi detectada em lesões ateroscleróticas, e níveis altos de Lp(a) foram correlacionados a lesão em órgão-alvo em pacientes hipertensos.

A Lp(a) é uma partícula semelhante a LDL à qual a glicoproteína apo(a) é ligada através de uma ponte bissulfeto com a apoB-100. A apo(a) é codificada por um gene no cromossomo 6 (6q2.7), próximo do gene do plasminogênio, ao qual a apo(a) é bastante homóloga. Tanto a apo(a) quanto o plasminogênio apresentam domínios semelhantes que mediam uma interação com a fibrina e receptores de superfície celular. A Lp(a) aumenta a oferta de colesterol a vasos sangüíneos lesados, suprime a geração de plasmina e promove a proliferação de células de músculo liso. Dessa forma, pode ser um elo importante entre a aterosclerose e a trombose.

Os níveis plasmáticos de Lp(a) são hereditários e não se alteram pelas drogas comuns redutoras de colesterol, embora possam ser reduzidos pela terapia com ácido nicotínico. Em conjunto, essas informações distinguem um fator de risco que superficialmente parece estar relacionado com o colesterol sérico, mas cujo efeito pode, na verdade, estar ligado a uma alteração na lise do coágulo.

VASCULOPATIA HIPERTENSIVA

A hipertensão afeta até 20% da população de países industrializados do mundo e está presente em mais de metade dos casos de infarto do miocárdio, acidente vascular cerebral e doença renal

QUADRO 10.8 Defeitos Moleculares das Dislipoproteinemias

Doença	Defeito Genético	Características Clínicas
Defeitos de Apolipoproteínas		
Deficiência de ApoA1	Truncagens ou rearranjos da ApoA1 (11q23)	HDL ausente, aterosclerose grave
Variantes de ApoA1	Mutações pontuais em ApoA1 (11q23)	HDL reduzida, aterosclerose variável
Abetalipoproteinemia (ausência tanto de ApoB-100 quanto de ApoB-48)	Mutações da proteína do triglicerídio microssômico (4q22-24)	Ataxia, má absorção, anemia hemolítica, defeitos visuais, ausência de aterosclerose
Ausência de ApoB-100	Ignorado (2p24)	Ataxia leve, má absorção, ausência de aterosclerose
Deficiência de ApoCII	Mutações de ApoCII (19q13.2)	Hiperlipidemia tipo I: hipertrigliceridemia grave, aterosclerose variável
Variantes de ApoE	Mutações de ApoE (19q13.2)	Hiperlipidemia tipo III: triglicerídios elevados, aterosclerose prematura
Defeitos Enzimáticos		
Deficiência de lipoproteína lipase	Mutações da lipoproteína lipase (8q22)	Hiperlipidemia tipo I: hipertrigliceridemia; aterosclerose mínima
Deficiência de lipase hepática	Mutações da lipase hepática (15q21-23)	Elevações de IDL e HDL; aterosclerose grave
Deficiência de lecitina:colesterol aciltransferase	Mutações da LCAT (16q22.1)	Hipertrigliceridemia leve; HDL reduzida; opacidades corneanas; aterosclerose variável
Defeito no Receptor		
Hipercolesterolemia familiar	Mutações do receptor de LDL (19p13.2)	Hiperlipidemia tipo II: elevação grave da LDL; aterosclerose prematura

FIGURA 10.23
Vias exógena e endógena de transporte de colesterol. Na via exógena, o colesterol e os ácidos graxos oriundos do alimento são absorvidos através da mucosa intestinal. As cadeias de ácido graxo são ligadas a glicerol formando triglicerídios. Estes e o colesterol são compactados em quilomícrons que retornam pela via linfática ao sangue. Os lipídios são acoplados a proteínas por meio de enzimas como o complexo protéico de transferência microssômico. Nos capilares (principalmente de tecido gorduroso e músculo, mas também de outros tecidos), as ligações do tipo éster que mantêm os ácidos graxos nos triglicerídios são quebradas pela lipoproteína lipase. Os ácidos graxos são removidos, deixando remanescentes lipoprotéicos ricos em colesterol. Esses remanescentes ligam-se a receptores especiais para remanescentes e são captados pelas células hepáticas. O colesterol dos remanescentes ou é secretado para o intestino, principalmente sob a forma de ácidos biliares, ou é compactado como partículas de VLDL, que, a seguir, são secretadas na circulação. Essa é a primeira etapa do ciclo endógeno. No tecido adiposo ou no muscular, o triglicerídio é removido da VLDL com o auxílio da lipoproteína lipase. As partículas de IDL (não mostradas) permanecem na circulação. Parte da IDL é imediatamente captada pelo fígado pela via da mediação de receptores de LDL para ApoB/E. A IDL restante na circulação ou é captada por células não hepáticas ou é convertida a LDL. A maior parte da LDL na circulação liga-se a hepatócitos ou a outras células e é removida da circulação. As HDL captam o colesterol oriundo das células. Esse colesterol é esterificado pela enzima lecitina:colesterol aciltransferase (*LCAT*), após o que os ésteres são transferidos para a LDL e captados pelas células.

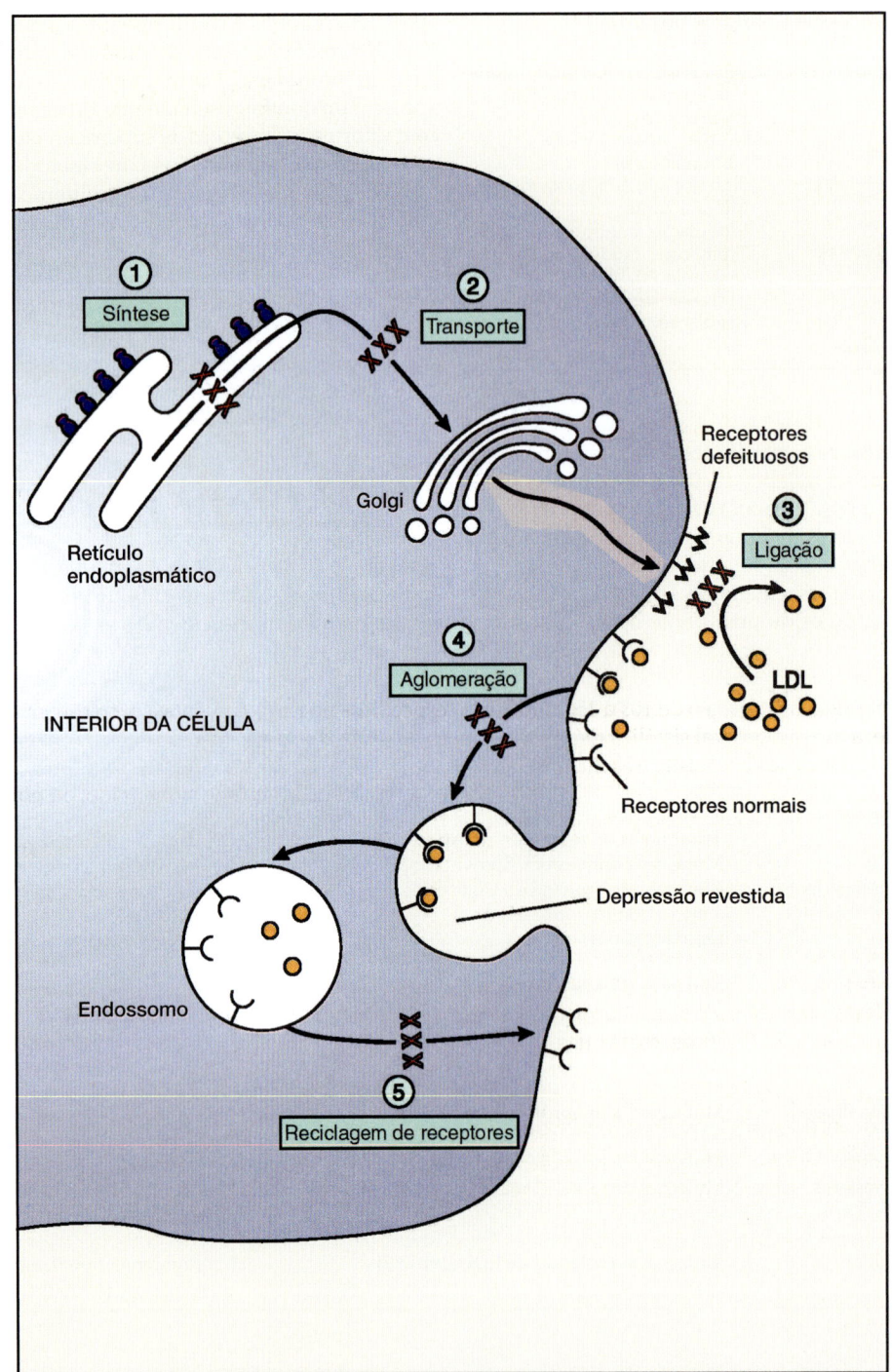

FIGURA *10.24*
Mutações do receptor de LDL na hipercolesterolemia familiar.

crônica. Os negros encontram-se particularmente propensos às conseqüências da hipertensão e têm mais chance do que os brancos de apresentar complicações graves. Três quartos dos pacientes com aneurisma aórtico dissecante, hemorragia intracerebral ou ruptura da parede do miocárdio também apresentam pressão arterial elevada. A etiologia da maioria dos casos de hipertensão ainda é obscura; 95% dos pacientes não apresentam causa identificável claramente. Dessa forma, a maioria dos indivíduos hipertensos é descrita como apresentando hipertensão "essencial" ou "primária". Qualquer que seja a etiologia, está claro que o tratamento da hipertensão prolonga a vida.

A definição de hipertensão depende de uma estimativa estatística da distribuição das pressões arteriais sistólica e diastólica na população geral. A pressão arterial varia amplamente durante o dia, dependendo dos esforços, do estado emocional e de outros fatores pouco compreendidos. A pressão arterial também varia com a idade. A pressão arterial sistólica média em um homem de 20 anos de idade é de cerca de 130 mm Hg, mas o inter-

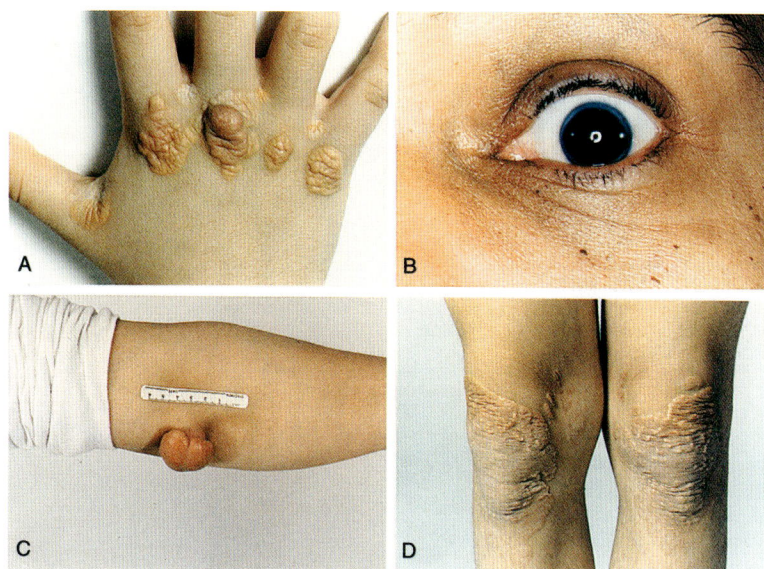

FIGURA *10.25*
Xantomas na hipercolesterolemia familiar. O arco lipóide representa a deposição de lipídios na periferia da córnea.

valo de confiança de 95% limita a variação de 105 a 150 mm Hg. Com o avanço da idade, a pressão arterial sistólica média se eleva, de forma que aos 80 anos de idade alcança 170 mm Hg, com os limites do intervalo de confiança de 95% se estendendo de 125 a 220 mm Hg. A Organização Mundial da Saúde definiu hipertensão como pressão sistólica acima de 160 mm Hg e pressão diastólica acima de 90, ou ambas.

Patogenia: A pressão sangüínea é simplesmente o produto do débito cardíaco e a resistência vascular sistêmica ao fluxo de sangue. Contudo, essas duas funções são influenciadas de modo crítico pela função renal e pela homeostase do sódio. A hipótese mais aceita afirma que a hipertensão primária é conseqüente a um desequilíbrio nas interações entre esses mecanismos (Fig. 10.26).

Um eixo endócrino complexo tem como centro o sistema renina-angiotensina. A oclusão da artéria renal ou a restrição de sal na dieta provoca maior secreção de renina pelo rim. A renina é uma protease que quebra o angiotensinogênio a um decapeptídio, denominado *angiotensina I*. Por sua vez, a angiotensina I é convertida a angiotensina II pela ECA [enzima conversora da angiotensina], uma proteína encontrada na superfície das células endoteliais. A angiotensina II é um vasoconstritor que também afeta centros no sistema nervoso central que controlam o efluxo simpático e estimulam a liberação de aldosterona a partir da glândula supra-renal. A aldosterona atua nos túbulos renais aumentando a reabsorção de sódio. O efeito final de todas essas ações é a elevação do volume total de líquido corporal. Dessa forma, o sistema *renina-angiotensina* eleva a pressão arterial por meio de três mecanismos:

- Aumento da descarga simpática
- Aumento da secreção mineralocorticóide
- Vasoconstrição direta

O eixo renina-angiotensina-aldosterona é antagonizado pelo fator natriurético atrial (FNA), um hormônio secretado por células especializadas nos átrios cardíacos. O FNA liga-se a receptores específicos no rim e aumenta a excreção urinária de sódio, dessa forma opondo-se aos efeitos vasoconstritores da angiotensina II. A secreção de FNA pode ser controlada por distensão atrial, uma conseqüência do volume aumentado, ou por interações endócrinas ainda não definidas.

A importância desse eixo de hormônios na regulação da pressão arterial na hipertensão é demonstrada pelo sucesso terapêutico de antagonistas simpáticos (bloqueadores β-adrenérgicos), diuréticos e inibidores da ECA. Não obstante, tem sido difícil identificar um defeito central no eixo renina-angiotensina porque a vasculatura responde rapidamente a alterações hemodinâmicas nos tecidos por auto-regulação (Fig. 10.27).

No caso de hipertensão, o resultado final da auto-regulação é sempre o aumento da resistência periférica. Por exemplo, a hipertensão pode ser induzida experimentalmente por ressecção cirúrgica de grandes quantidades de tecido renal, seguida pela administração de excesso de sódio e água. O débito cardíaco e, assim, a pressão arterial aumentam rapidamente como conseqüência da rápida alteração no volume sangüíneo. Contudo, em alguns dias, a diurese induzida pela pressão provoca um retorno, próximo do normal, do débito cardíaco e do volume plasmático. Nesse ponto, a pressão arterial é mantida pela resistência periférica aumentada. Embora a elevação na pressão arterial deva-se inicialmente ao aumento de volume, mecanismos compensatórios conseguem mascarar com sucesso as alterações de volume e causar aparente hipertensão essencial. É possível que muitos casos de hipertensão humana também representem o estágio final de um processo que começa com alterações no débito cardíaco, metabolismo de sal ou liberação de FNA.

Genética Molecular da Hipertensão

Sabe-se, a partir de estudos com famílias e com gêmeos, que é possível fatores genéticos serem importantes na patogenia da hipertensão essencial. Por exemplo, existe uma associação familiar entre hipertensão e alterações no transporte de sódio da membrana (medido como transporte de lítio). É interessante mencionar a possibilidade de se produzir hipertensão espontânea em

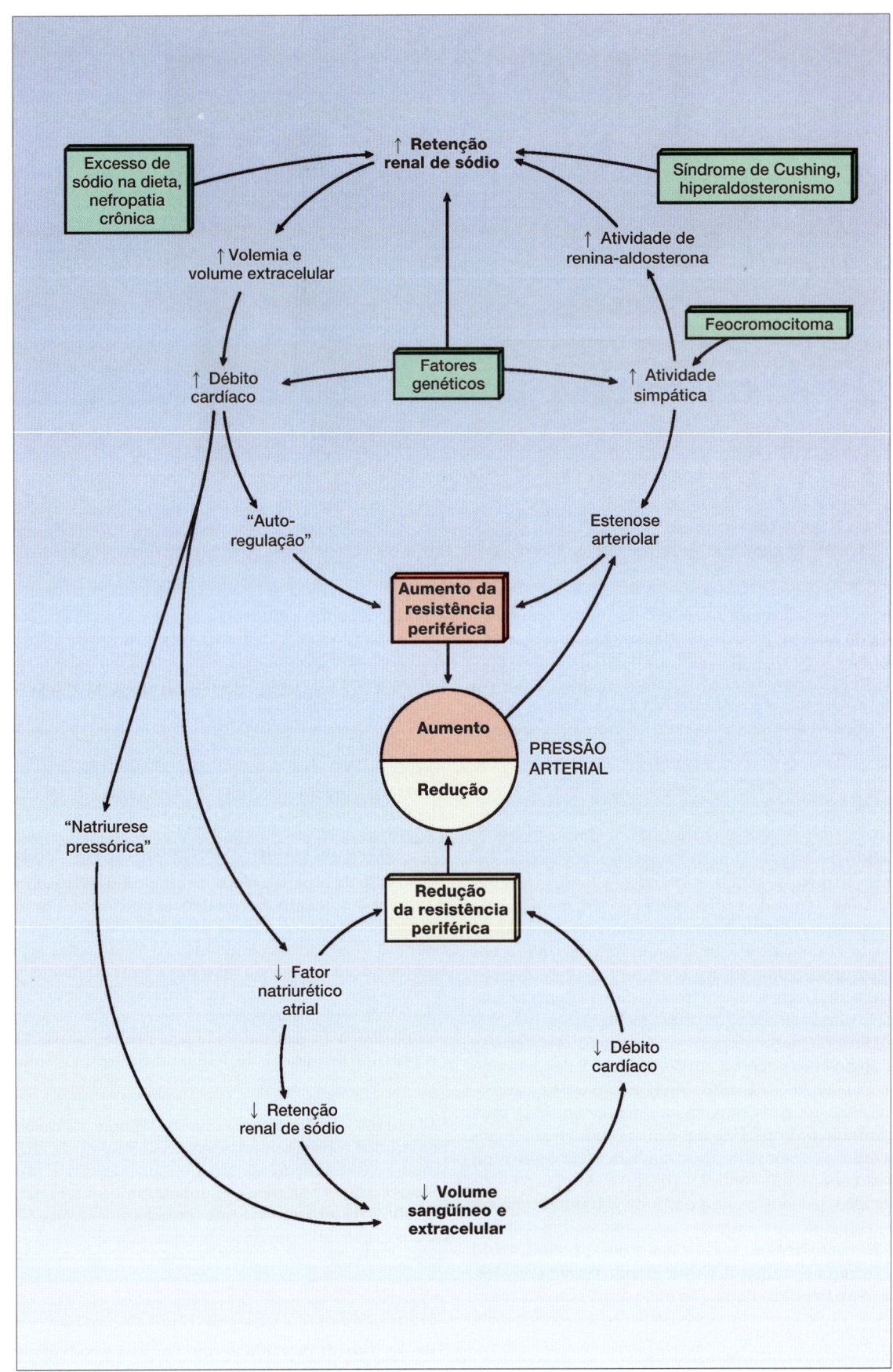

FIGURA *10.26*
Fatores que contribuem para a hipertensão e os fatores contra-reguladores que baixam a pressão arterial. Um desequilíbrio nesses fatores resulta em resistência periférica elevada que é responsável pela maior parte dos casos de hipertensão essencial (primária). Observe a participação central da resistência periférica.

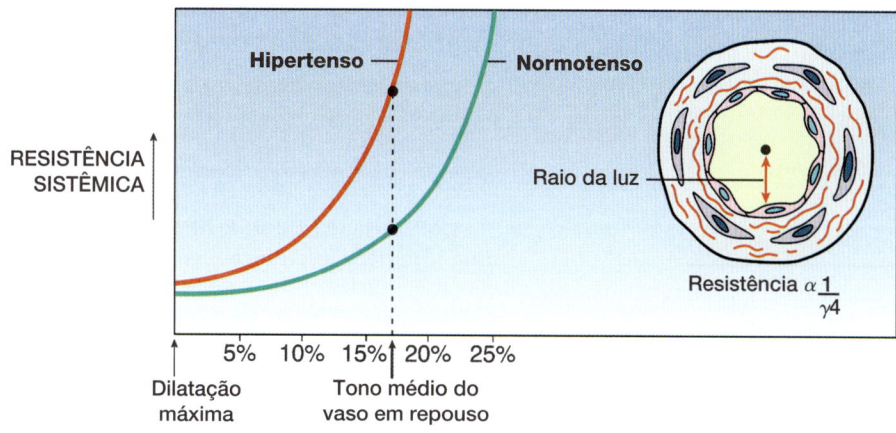

FIGURA 10.27
Auto-regulação estrutural da pressão arterial. Independentemente de sua etiologia básica, a hipertensão aumenta a capacidade das paredes dos vasos de resistência de responder a estímulos vasoativos. A resistência aumenta até mesmo nos vasos dilatados ao máximo, porque o tamanho da luz diminui no leito vascular hipertenso. Quando as células da musculatura lisa se contraem, o aumento da espessura da parede do vaso eleva a resistência, que é inversamente proporcional à quarta potência do raio da luz. Observe que, no tono muscular médio em repouso, a resistência nos hipertensos é consideravelmente mais elevada do que a normal.

ratos em cerca de seis gerações de cruzamentos para pressão arterial elevada. No entanto, não se mostrou nenhum defeito genético específico como sendo causal em ratos ou em seres humanos. A herança da hipertensão essencial é mais provavelmente poligênica, e não conseqüente a condições de um único gene.

Embora a hipertensão essencial envolva provavelmente as interações de muitos produtos genéticos, o estudo das formas mendelianas raras de hipertensão proporcionou uma nova oportunidade para se identificar genes candidatos que possam contribuir para o controle da pressão arterial. Foram definidas três formas hereditárias da hipertensão humana nas quais a mutação de um único gene resulta em pressão arterial elevada:

- **Aldosteronismo tratável com glicocorticóide (ATG):** O ATG é um traço dominante no qual a hipertensão congênita é mediada pelo receptor de mineralocorticóides no rim. Nessa afecção, a produção em excesso de aldosterona é determinada pela corticotropina (ACTH), em vez de sê-lo pelo secretagogo normal para a aldosterona, a angiotensina II. O gene da aldosterona sintase no cromossomo 8 é expresso normalmente na glomerulosa supra-renal, na qual seu produto catalisa a biossíntese de aldosterona. Esse gene é 95% homólogo ao do gene da 11β-hidroxilase do esteróide, que regula a biossíntese de cortisol na fascicular da supra-renal. Localizados bem proximamente no mesmo cromossomo, os genes da aldosterona sintase e da 11β-hidroxilase sofrem mutações criando um gene híbrido, com produção ectópica de aldosterona na zona fascicular sob o controle de ACTH. Por sua vez, a secreção sem controle de mineralocorticóides acarreta expansão prolongada da volemia e hipertensão.
- **Síndrome do excesso aparente de mineralocorticóide (EAM):** Nessa forma autossômica recessiva de hipertensão de início precoce, ocorre estimulação do receptor de mineralocorticóide em face de níveis muito baixos de aldosterona. Sob circunstâncias normais, o receptor de mineralocorticóide responde não apenas à aldosterona como também ao cortisol, embora muito mais fracamente. A atividade aldosterona-símile do cortisol é suprimida por sua conversão em cortisona pela 11β-hidroxiesteróide desidrogenase nas células epiteliais do túbulo renal. Na EAM, mutações inativadoras no gene dessa enzima permitem que o cortisol se acumule e estimule constitutivamente o receptor de mineralocorticóide. É interessante o fato de que o consumo de grandes quantidades de alcaçuz pode produzir uma síndrome semelhante à EAM, e uma substância no alcaçuz (ácido glicirretínico) inibe a 11β-hidroxiesteróide desidrogenase.
- **Síndrome de Liddle:** Os pacientes com essa forma autossômica dominante de hipertensão apresentam níveis baixos de mineralocorticóides, porém têm um canal de sódio ativado constitutivamente no túbulo renal. O defeito representa uma mutação do tipo "ganho de função" no gene no cromossomo 16 que codifica o canal de sódio epitelial sensível a amilorida. A ativação sustentada do canal resulta em reabsorção renal excessiva de sal e água independentemente da ação de mineralocorticóides, dessa forma provocando expansão de volume e hipertensão.

As mutações que causam hipertensão hereditária resultam no aumento constitutivo da reabsorção renal de sódio. Por outro lado, as mutações que resultam em perda de sódio (pseudo-hipoaldosteronismo tipo I e síndrome de Gitelman) associam-se a hipotensão acentuada. Dessa forma, esses distúrbios mendelianos ilustram o papel central da homeostase do sódio para o controle da pressão arterial. Especulou-se que a sensibilidade da pressão arterial humana ao sal refletia a evolução do homem no ambiente pobre em sal da África subsaariana. De acordo com esse cenário, os mecanismos evoluíram de modo a conservar o sódio corporal total. Entretanto, com a dieta rica em sal prevalente nos países industrializados, esses mecanismos de adaptação tornaram-se uma desvantagem e provocaram uma epidemia de hipertensão.

Evidências que se acumulam indicam que os polimorfismos comuns do gene do angiotensinogênio contribuem para a hipertensão essencial. Três achados reforçam a importância potencial das variantes do angiotensinogênio: (1) o *locus* do angiotensinogênio apresenta relação com pressão arterial elevada em irmãos; (2) variantes específicas do angiotensinogênio foram associadas a hipertensão em estudos com controle de casos; e (3) as mesmas variantes estão associadas a níveis elevados de angiotensinogênio no plasma.

Causas Adquiridas de Hipertensão

Em um pequeno percentual dos casos de hipertensão, as causas são identificáveis. Dentre essas, estenose da artéria renal, muitas formas de doença renal crônica, elevação primária dos níveis de aldosterona (síndrome de Conn), síndrome de Cushing, feocromocitoma, hipertireoidismo, coarctação da aorta e tumores secretores de renina. Além disso, os indivíduos com aterosclerose grave podem apresentar pressão sistólica alta porque a aorta esclerótica não consegue absorver adequadamente a energia cinética da onda do pulso.

 Patologia: A lesão central na maioria dos casos de hipertensão consiste em diminuição do calibre da luz de pequenas artérias musculares e arteríolas (Fig. 10.27). Esses vasos de resistência controlam o fluxo de sangue pelo leito capilar. A luz pode ser diminuída por contração ativa da parede do vaso, por aumento na massa estrutural da parede do vaso ou pelos dois fatores. Foram demonstradas alterações estruturais na hipertensão por meio de análise morfométrica das paredes arteriais. A constrição de uma parede vascular estruturalmente mais espessa deveria produzir um estreitamento ainda mais acentuado da luz do que a que ocorreria em uma parede normal mais delgada. A rápida queda da pressão arterial após o tratamento de animais ou pessoas hipertensos com relaxantes da musculatura lisa sugere que a constrição ativa é muito importante.

Arteriosclerose

A hipertensão crônica determina alterações reativas nas artérias pequenas e arteríolas em todo o corpo, as quais são chamadas, em conjunto, de *arteriosclerose*. No caso das arteríolas, as alterações são chamadas de *arteriolosclerose*.

ARTERIOSCLEROSE BENIGNA: Essa condição reflete uma hipertensão crônica leve, e a principal alteração é uma elevação variável da espessura das paredes arteriais (Fig. 10.28A). Nas artérias menores e arteríolas, essas lesões são denominadas *arteriosclerose e arteriolosclerose hialinas*. "Hialina" refere-se ao aspecto vítreo, fibrosado, das paredes dos vasos sangüíneos quando visualizadas à microscopia óptica. A parede da arteríola é espessada pela deposição de material de membrana basal e pelo acúmulo de proteínas do plasma (Fig. 10.28B). As artérias musculares pequenas exibem novas camadas de elastina, demonstradas como reduplicação da lâmina elástica da íntima, e uma quantidade maior de tecido conjuntivo. As lesões vasculares da arteriosclerose benigna são particularmente evidentes no rim, no qual provocam perda de parênquima renal, alteração denominada *nefrosclerose benigna* (ver Cap. 17).

O achado de arteriosclerose benigna não é diagnóstico de hipertensão, já que alterações morfológicas comparáveis ocorrem com freqüência como parte do processo de envelhecimento. Contudo, a arteriosclerose hialina é acelerada no diabetes e na hipertensão, doenças que também estão associadas a aterosclerose acelerada.

HIPERTENSÃO MALIGNA (ACELERADA): Esse termo refere-se a uma situação na qual a pressão arterial elevada resulta em comprometimento vascular rapidamente progressivo, com o aparecimento de doença sintomática no cérebro, coração ou rim. Embora a hipertensão maligna não possa ser definida estritamente pelo grau de elevação da pressão arterial, geralmente não é evidente com pressões abaixo de 160/110 mm Hg.

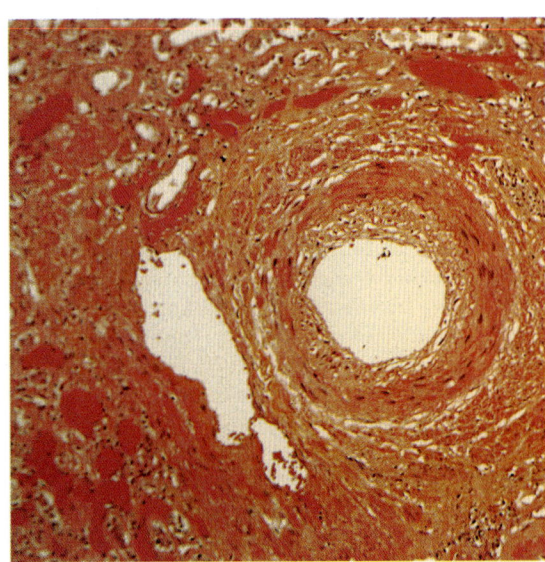
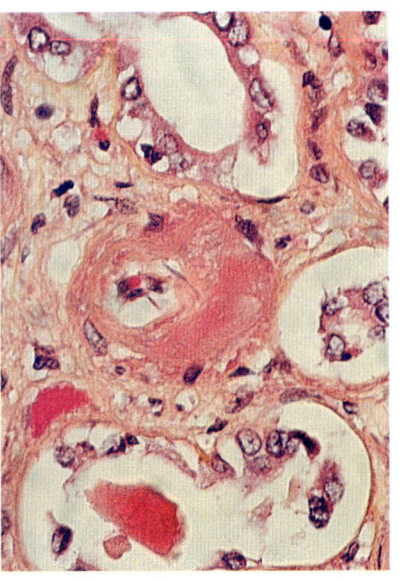

FIGURA *10.28*
Arteriosclerose benigna. A. Corte transversal de uma artéria intralobular renal mostra espessamento irregular da íntima. B. Uma arteríola renal apresenta arteriolosclerose hialina.

A terapia anti-hipertensiva moderna tornou a hipertensão maligna uma afecção rara.

As alterações morfológicas associadas a elevações moderadas da pressão arterial freqüentemente são sutis demais para serem detectadas por exames histológicos simples. Por outro lado, a hipertensão grave ou maligna produz alterações dramáticas, particularmente no nível microvascular. A constrição e a dilatação segmentares das arteríolas da retina em indivíduos gravemente hipertensos são suficientemente proeminentes para permitir o diagnóstico de hipertensão por meio de oftalmoscopia. Se a pressão arterial se elevar rapidamente, as arteríolas retinianas não conseguem resistir à pressão elevada, e ocorrem microaneurismas, hemorragias focais e fibrosamento da retina. A necrose isquêmica e o edema da retina são visíveis ao oftalmoscópio como "manchas algodonosas" (ver Cap. 29). Essas alterações da retina são típicas das que ocorrem em outros vasos de resistência quando a pressão se eleva rapidamente.

Na hipertensão maligna, pequenas artérias musculares mostram dilatação segmentar como conseqüência de necrose de células musculares lisas. A integridade endotelial é perdida nessas regiões, e o aumento da permeabilidade vascular acarreta a entrada de proteínas plasmáticas na parede do vaso, deposição de fibrina e um aspecto denominado *necrose fibrinóide*. O período de lesão aguda é seguido rapidamente por proliferação de músculo liso e um aumento concêntrico surpreendente no número de camadas de células musculares lisas, provocando o chamado aspecto de casca de cebola (Fig. 10.29). Essa forma de proliferação de musculatura lisa pode ser uma resposta para a liberação dos fatores de crescimento derivados de plaquetas e outras células nos locais de lesão vascular. Consideradas juntas, essas alterações são chamadas de *arteriosclerose ou arteriolosclerose malignas*, dependendo do tamanho dos vasos afetados. No rim, as lesões da hipertensão maligna são conhecidas como *nefrosclerose maligna*.

ESCLEROSE MEDIAL DE MÖNCKEBERG

A esclerose medial de Mönckeberg é a calcificação degenerativa da média de artérias musculares grandes e médias. O distúrbio ocorre principalmente em idosos e, com maior freqüência, envolve as artérias dos braços e das pernas.

 Patologia: Ao exame macroscópico, as artérias envolvidas estão rígidas e dilatadas. À microscopia, o músculo liso da média é substituído focalmente por tecido fibroso hialinizado, acelular e pálido, que exibe calcificação distrófica concêntrica. A metaplasia óssea em áreas calcificadas é observada ocasionalmente. A esclerose medial de Mönckeberg é diferente da aterosclerose e comumente não provoca nenhum distúrbio clínico.

FENÔMENO DE RAYNAUD

O fenômeno de Raynaud refere-se a crises bilaterais e intermitentes de isquemia dos dedos ou artelhos e, algumas vezes, orelhas ou nariz. Caracteriza-se por palidez extrema (Fig. 10.30) e, com freqüência, vem acompanhada por parestesias e dor. Os sintomas são precipitados pelo frio ou por estímulos emocionais e são aliviados pelo calor.

O fenômeno de Raynaud pode ocorrer como um distúrbio isolado ou como uma característica proeminente de muitas doenças sistêmicas do tecido conjuntivo (distúrbios vasculares do colágeno), particularmente esclerodermia e lúpus eritematoso sistêmico. A entidade inclui sensibilidade ao frio primária e secundária, livedo

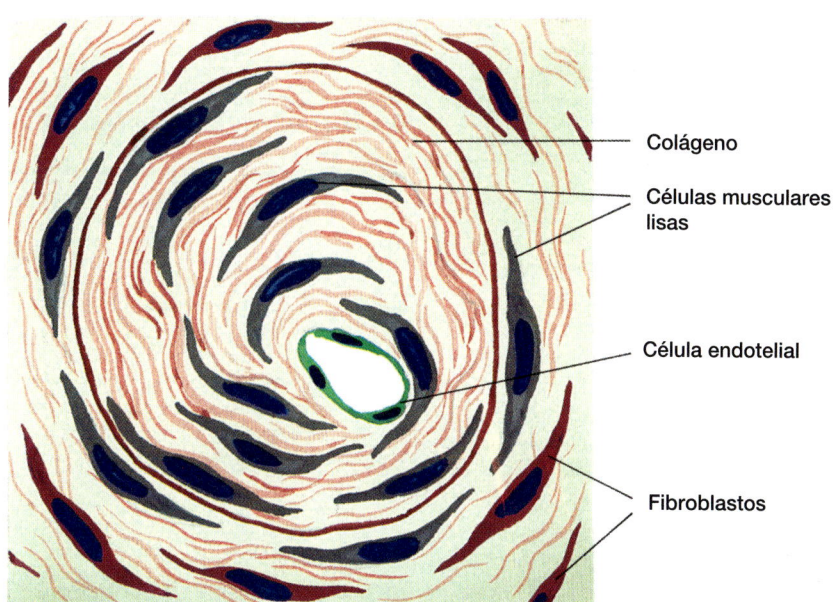

FIGURA 10.29
Arteriolosclerose. Nos casos de hipertensão, as arteríolas apresentam proliferação de células musculares lisas e quantidades maiores de colágeno e glicosaminoglicanos intercelulares, resultando no aspecto de "casca de cebola". A massa de músculo liso e elementos associados tende a fixar o tamanho da luz e restringir a capacidade de dilatação da arteríola.

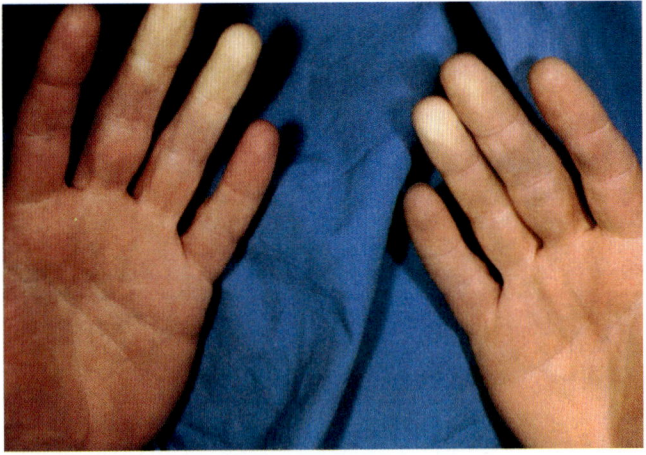

FIGURA 10.30
Fenômeno de Raynaud. As extremidades dos dedos mostram palidez acentuada.

reticular e acrocianose. Qualquer que seja a causa, o fenômeno de Raynaud representa vasoespasmo arterial na pele.

A sensibilidade primária ao frio do tipo Raynaud é mais comum em mulheres, geralmente começando no final da adolescência. É bilateral e simétrica e, em raras ocasiões, pode provocar úlceras ou gangrena na ponta dos dígitos. As mãos são afetadas com maior freqüência do que os pés.

DISPLASIA FIBROMUSCULAR

A displasia fibromuscular é um raro espessamento não-inflamatório de artérias musculares de grande e médio calibre, fenômeno diferente da aterosclerose e da arteriosclerose. Ignora-se sua causa. Nas artérias renais, a estenose produzida por essa afecção é uma causa importante de hipertensão renovascular, embora o distúrbio possa afetar quase qualquer outro vaso, inclusive as artérias carótida, vertebral e esplâncnica. A displasia fibromuscular é quase sempre uma doença de mulheres durante os anos férteis, mas pode surgir em qualquer idade, mesmo na infância.

 Patologia: Na maioria dos casos, os dois terços distais da artéria renal e seus ramos primários apresentam várias estenoses segmentares, que representam cristas fibrosas e musculares que se projetam na luz. Microscopicamente, esses segmentos apresentam arranjo e proliferação desordenados dos elementos celulares da parede do vaso, sem necrose nem inflamação. O músculo liso é substituído por tecido fibroso e miofibroblastos. Em alguns casos, predomina fibroplasia da íntima e, em casos pouco comuns, tecido conjuntivo circunda a adventícia. Além da hipertensão renal, a principal complicação da displasia fibromuscular é o aneurisma dissecante das artérias afetadas.

VASCULITE

A vasculite é a inflamação e necrose dos vasos sangüíneos, incluindo artérias, veias e capilares (Quadro 10.9). As artérias ou as veias podem ser lesadas por mecanismos imunológicos, agentes infecciosos, traumatismo mecânico, radiação ou toxinas. Contudo, em muitos casos de vasculite, não se determina uma etiologia específica.

 Patogenia: Acredita-se que as síndromes vasculíticas compreendem mecanismos imunológicos, incluindo (1) a deposição de imunocomplexos, (2) o ataque direto dos vasos por anticorpos circulantes e (3) várias formas de imunidade celular. Embora os agentes responsáveis pelo início da reação imunológica sejam, em grande parte, desconhecidos, há evidências de que, em alguns casos, a vasculite está associada a uma infecção viral.

A **doença do soro** foi um dos primeiros distúrbios imunológicos humanos associados à vasculite. Em modelos de doença do soro em animais, complexos imunológicos e complemento são encontrados na reação tissular local (ver Cap. 4). No entanto, na maioria dos casos de vasculite humana, a pesquisa de complexos imunológicos tem apresentado resultados variáveis, e não existe uma evidência firme da presença de imunocomplexos na patogenia da maioria dos casos de vasculite.

Suspeitou-se de **antígenos virais** como uma causa de vasculite em animais experimentais e em seres humanos. Um exemplo é a infecção crônica pelo vírus da hepatite B, que está associado a alguns casos de poliarterite nodosa. Nessa circunstância, tanto os complexos antígeno viral-anticorpo circulantes quanto a deposição desses complexos imunológicos nas lesões vasculares foram demonstrados. A vasculite humana também foi associada a várias outras infecções virais, inclusive herpes simples, citomegalovírus e parvovírus. Além disso, diversos agentes bacterianos foram identificados nas lesões de alguns pacientes com vasculite.

Vasculitides de pequenos vasos (p. ex., granulomatose de Wegener e poliarterite microscópica; ver adiante) estão associadas a anticorpos anticitoplasma de neutrófilo (ANCA), porém não se sabe a contribuição desses auto-anticorpos para a patogenia da vasculite. Os ANCA podem provocar dano endotelial por

QUADRO 10.9 Distúrbios Inflamatórios dos Vasos Sangüíneos

Grupo de poliarterite nodosa de vasculite necrosante sistêmica
    Poliarterite nodosa clássica
    Angiíte e granulomatose alérgicas (variante de Churg-Strauss)
    "Síndrome da sobreposição" de angiíte sistêmica
Vasculite de hipersensibilidade
    Doença do soro e reações semelhantes
    Púrpura de Henoch-Schönlein
    Vasculite associada a distúrbios do tecido conjuntivo
    Vasculite em casos de crioglobulinemia mista essencial
    Vasculite associada a outros distúrbios primários
Granulomatose de Wegener
Granulomatose linfomatóide
Arterite de células gigantes
    Arterite temporal
    Arterite de Takayasu
Vasculite do sistema nervoso central
Vasculite associada a câncer
Síndrome do linfonodo mucocutâneo (doença de Kawasaki)
Tromboangiíte obliterante (doença de Buerger)
Doença de Behçet
Outras síndromes com vasculite

ativarem neutrófilos, e títulos de anticorpos correlacionam-se com a atividade da doença em alguns casos. Os ANCA são detectados por imunofluorescência indireta empregando-se o soro do paciente e neutrófilos fixados com etanol. Padrões comuns incluem imunofluorescência perinuclear (P-ANCA, principalmente contra mieloperoxidase) e uma imunofluorescência citoplasmática mais geral (C-ANCA, principalmente contra proteinase 3). Embora a importância dos ANCA careça de mais estudos para ser determinada, a mieloperoxidase e a proteinase 3 são expressas na superfície de neutrófilos ativados por citocinas *in vitro*, que, a seguir, provocam desgranulação.

A Poliarterite Nodosa É uma Vasculite Necrosante Aguda

A poliarterite nodosa afeta artérias musculares de tamanho médio a pequeno e, ocasionalmente, artérias mais calibrosas. É um pouco mais comum em homens do que em mulheres. A doença era considerada uma raridade até a década de 1940, quando ocorreu um aumento surpreendente de sua incidência. A freqüência maior da poliarterite nodosa naquela época pareceu estar associada ao uso disseminado de anti-soro contra bactérias e toxinas produzido em animais e com a administração de sulfonamidas. A incidência de poliarterite nodosa atualmente parece estar diminuindo.

Patologia: As lesões características da poliarterite nodosa são encontradas em artérias musculares de pequeno a médio calibre e estão distribuídas em áreas. Entretanto, por vezes estendem-se para artérias mais calibrosas, como as artérias renais, esplênicas ou coronárias. Cada lesão não possui mais de um milímetro de comprimento e pode envolver toda a circunferência do vaso ou apenas uma parte dela. A característica morfológica mais proeminente da artéria afetada é uma área de necrose fibrinóide, na qual o músculo da média e os tecidos adjacentes encontram-se fundidos em uma massa desestruturada eosinofílica que se cora para fibrina. Uma resposta inflamatória aguda intensa envolve a área de necrose, geralmente englobando toda a adventícia (periarterite), e se estende através das outras camadas do vaso (Fig. 10.31). Neutrófilos, linfócitos, plasmócitos e macrófagos estão presentes em proporções variáveis, e freqüentemente os eosinófilos são proeminentes. A poliarterite nodosa afetando pequenos vasos está associada mais freqüentemente à presença de P-ANCA (ver adiante).

Como conseqüência de trombose no segmento afetado de uma artéria, são encontrados freqüentemente infartos nos órgãos envolvidos. A lesão de artérias mais calibrosas resulta na formação de pequenos aneurismas (< 0,5 cm de diâmetro), particularmente em ramos das artérias renais, coronárias e cerebrais. Um aneurisma pode romper e, se localizado em uma área crítica, pode ser a fonte de hemorragia fatal.

Se o paciente sobreviver durante alguns meses, muitas das lesões vasculares mostrarão evidências de cicatrização, especialmente se forem administrados corticosteróides. O tecido necrótico e o exsudato inflamatório são reabsorvidos, e o vaso permanece com fibrose da média e lacunas evidentes nas lâminas elásticas.

Manifestações Clínicas: As manifestações clínicas da poliarterite nodosa são muito variáveis, dependendo da ocorrência ao acaso de lesões em diferentes órgãos. Os rins, coração, musculatura esquelética, pele e mesentério estão envolvidos com maior freqüência, porém as lesões podem ocorrer em quase qualquer órgão do corpo, inclusive intestino, pâncreas, pulmões, fígado e cérebro. Os sintomas constitutivos como febre e perda de peso são comuns.

Sem tratamento, a poliarterite nodosa é geralmente fatal, porém terapia antiinflamatória e imunossupressora, na forma de corticosteróides e ciclofosfamida, provoca remissões ou curas na maioria dos pacientes.

A Angiíte de Hipersensibilidade É uma Resposta a Substâncias Exógenas

A angiíte de hipersensibilidade refere-se a uma ampla categoria de lesões vasculares inflamatórias que se acredita representem uma resposta a substâncias exógenas (p. ex., produtos bacterianos ou drogas). No caso de lesões vasculares confinadas predominantemente à pele, são aplicados os termos *vasculite leucocitoclástica* (referindo-se aos detritos nucleares oriundos de neutrófilos em desintegração), *vasculite cutânea*, ou *venulite necrosante cutânea* (enfatizando o envolvimento predominante das vênulas). A *angiíte de hipersensibilidade sistêmica*, também denominada *poliarterite microscópica*, afeta muitos dos mesmos órgãos que a poliarterite nodosa, porém está restrita às artérias menores e arteríolas.

Manifestações Clínicas: A vasculite cutânea pode ser conseqüente à administração de uma ampla variedade de drogas, como aspirina, penicilina e diuréticos

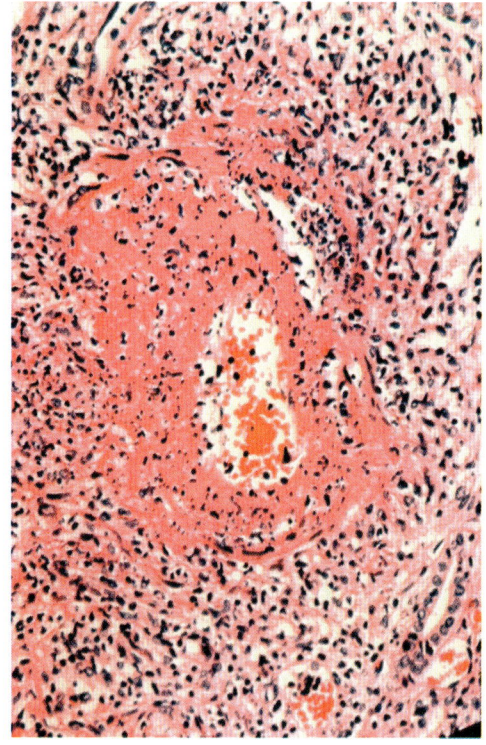

FIGURA *10.31*
Poliarterite nodosa. O infiltrado celular inflamatório intenso na parede arterial e tecido conjuntivo circundante está associado a necrose fibrinóide e ruptura da parede do vaso.

do tipo tiazida. Comumente, está relacionada com diferentes infecções como doenças estreptocócicas e estafilocócicas, hepatite viral, tuberculose e endocardite bacteriana. A doença tipicamente apresenta-se como púrpura palpável, principalmente nas pernas. À microscopia, as vênulas cutâneas superficiais exibem necrose fibrinóide e reação inflamatória aguda. Em geral, a vasculite cutânea é autolimitada. Uma descrição detalhada da venulite necrosante cutânea é encontrada no Cap. 24.

A angiíte de hipersensibilidade sistêmica pode ser uma entidade isolada ou uma característica de outras afecções, como doenças vasculares do colágeno (lúpus eritematoso, artrite reumatóide, síndrome de Sjögren), púrpura de Henoch-Schönlein, disproteinemias e uma variedade de neoplasias malignas. Os pacientes com angiíte de hipersensibilidade sistêmica também podem exibir lesões de púrpura na pele. A complicação mais temida da poliarterite microscópica é o envolvimento renal, caracterizado por glomerulonefrite rapidamente progressiva e insuficiência renal (ver Cap. 16). A poliarterite microscópica está fortemente associada à presença de ANCA (60% de P-ANCA e 40% de C-ANCA).

A Granulomatose Alérgica Acompanhada de Angiíte (Síndrome de Churg-Strauss) Inclui Eosinofilia

A síndrome de Churg-Strauss é uma vasculite sistêmica que ocorre em pessoas jovens com asma. Dois terços dos pacientes apresentam C-ANCA ou P-ANCA.

Patologia: Lesões vasculares necrosantes disseminadas das pequenas e médias artérias (Fig. 10.32), arteríolas e veias são encontradas nos pulmões, baço, rim, coração, fígado, sistema nervoso central e outros órgãos. As lesões caracterizam-se por granulomas e infiltrado eosinofílico intenso dentro dos vasos sangüíneos e ao redor deles. A necrose, trombose e formação de aneurisma resultantes podem simular a poliarterite nodosa, embora a síndrome de Churg-Strauss pareça ser uma entidade distinta. A doença também deve ser diferenciada de outras síndromes eosinofílicas, como infestações parasitárias e fúngicas, granulomatose de Wegener, pneumonia eosinofílica (síndrome de Loeffler) e vasculite medicamentosa.

Os indivíduos com granulomatose e angiíte alérgicas não tratadas têm um prognóstico sombrio, porém, atualmente, os corticosteróides quase sempre mostram êxito no tratamento da doença.

A Arterite de Células Gigantes (Arterite Temporal, Arterite Granulomatosa) É a Vasculite mais Comum

A arterite de células gigantes descreve uma inflamação granulomatosa crônica e focal das artérias temporais. Embora a doença com maior freqüência afete a artéria temporal, também pode envolver outras artérias cranianas, a aorta (aortite de células gigantes) e seus ramos, e, ocasionalmente, outras artérias. A média de idade de início do processo é 70 anos, e a doença raramente ocorre em quem tem menos de 50 anos de idade. A incidência se eleva com a idade e pode alcançar 1% aos 80 anos de idade. As mulheres são acometidas com freqüência um pouco maior do que os homens. A idade do paciente quando a doença se manifesta ajuda a diferenciá-la de outras vasculitides que podem acometer os mesmos vasos, como a doença de Takayasu, que ocorre em pessoas muito mais jovens.

Patogenia: A etiologia da arterite de células gigantes é obscura. A associação entre essa doença e HLA-DR4 e sua ocorrência em parentes de primeiro grau apóiam um componente genético em sua patogenia. As alterações morfológicas, incluindo a presença de células T auxiliares (*helper*) CD4$^+$, e a associação a um polimorfismo específico da molécula de adesão de leucócito ICAM-1 sugerem uma reação imunológica. A dor muscular generalizada e a distribuição disseminada de suas manifestações são compatíveis com uma relação com doenças reumatóides.

Patologia: Na arterite de células gigantes, o vaso afetado lembra cordões e apresenta espessamento nodular. A luz encontra-se reduzida até uma fenda ou pode estar obliterada por um trombo. O exame microscópico revela inflamação granulomatosa da média e da íntima, consistindo em agregados de macrófagos, linfócitos e plasmócitos, com misturas variáveis de eosinófilos e neutrófilos (Fig. 10.33A). As células gigantes tendem a estar distribuídas no local da lâmina elástica interna (Fig. 10.33B), porém variam muito em número. Tanto as células gigantes do tipo corpo estranho quanto as células gigantes de Langhans podem ser encontradas. Focos de necrose caracterizam-se por alterações na elástica interna, que se torna intumescida, irregular e fragmentada, e, nas lesões avançadas, pode desaparecer por completo. Fragmentos da elástica ocasionalmente aparecem nas células gigantes. Nos estágios finais, a túnica íntima encontra-se bastante espessada, e a média está fibrótica. A trombose pode obliterar a luz, após o que ocorrem organização e canalização.

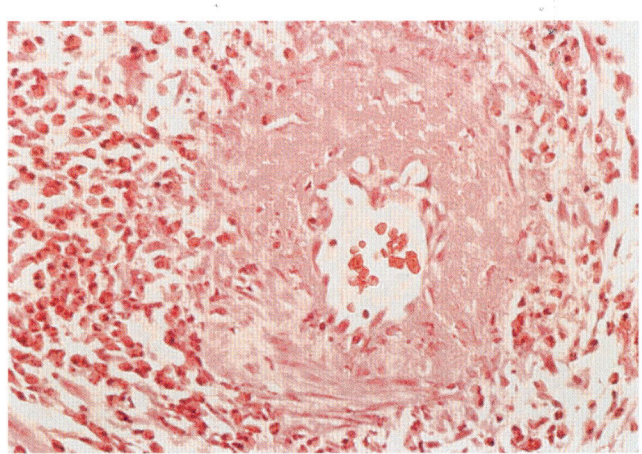

FIGURA *10.32*
Síndrome de Churg-Strauss. Uma artéria de tamanho médio mostra necrose fibrinóide e infiltrado eosinofílico circundante.

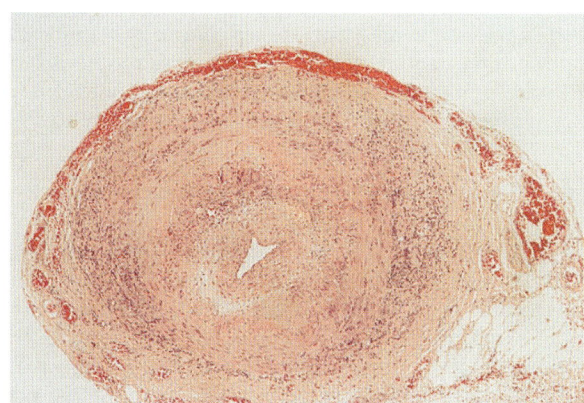
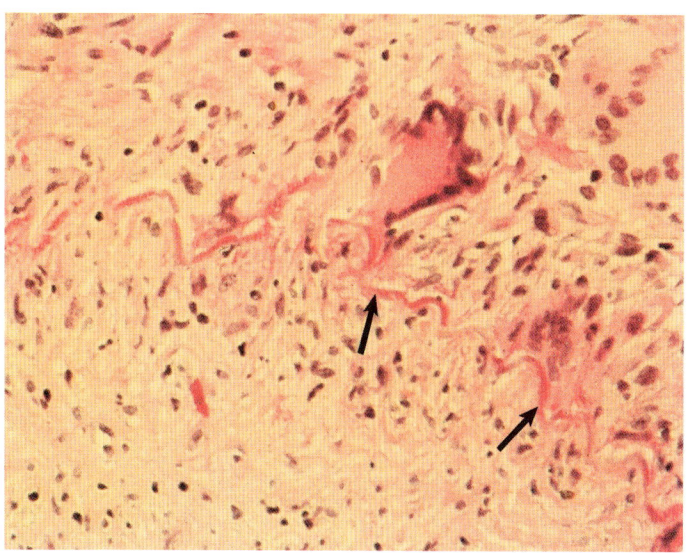

FIGURA 10.33
Arterite temporal. A. A fotomicrografia de uma artéria temporal mostra inflamação crônica de toda a parede, células gigantes e luz intensamente estreitada por espessamento da íntima. B. O aumento maior mostra células gigantes adjacentes à lâmina elástica interna fragmentada (setas).

 Manifestações Clínicas: A arterite de células gigantes tende a ser benigna e autolimitada, com os sintomas cedendo em 6 a 12 meses. Os pacientes queixam-se de cefaléia e dor temporal pulsátil. Em alguns casos, ocorrem sintomas constitucionais iniciais, como mal-estar, febre e perda de peso, acompanhadas de dor muscular generalizada ou enrijecimentos nos quadris e ombros. A pulsação e a dor sobre a artéria temporal são acompanhadas por tumefação, sensibilidade e rubor da pele sobre o vaso. Ocorrem sintomas visuais em quase metade dos pacientes e estes sintomas podem provir de cegueira transitória a permanente em um ou ambos os olhos. Em alguns pacientes, a doença origina infartos no miocárdio, no cérebro ou no trato gastrintestinal, que podem ser fatais. A biopsia da artéria temporal pode não revelar a doença em até 40% dos pacientes com as outras manifestações clássicas. A resposta à corticosteroidoterapia em geral é extraordinária, com os sintomas cedendo em uma questão de dias.

A Granulomatose de Wegener É uma Vasculite do Trato Respiratório e do Rim

A granulomatose de Wegener é uma vasculite necrosante sistêmica de etiologia desconhecida, caracterizada por lesões granulomatosas do nariz, seios da face e pulmões e doença glomerular renal. Os homens são afetados com maior freqüência do que as mulheres, em geral na quinta e sexta décadas de vida. A etiologia da doença é desconhecida, e nenhum agente infeccioso foi descoberto. Mais de 90% dos pacientes com granulomatose de Wegener demonstram a ANCA no sangue, dos quais 75% apresentam C-ANCA. Foi sugerido que esses anticorpos ativam neutrófilos circulantes, que atacam vasos sangüíneos. A resposta à terapia imunossupressora apóia uma base imunológica para a doença.

Patologia: As lesões da granulomatose de Wegener caracterizam-se por necrose parenquimatosa, vasculite e uma inflamação granulomatosa composta de neutrófilos, linfócitos, plasmócitos, macrófagos e eosinófilos. As lesões individuais no pulmão podem alcançar 5 cm e devem ser diferenciadas das provocadas por tuberculose. A vasculite que envolve pequenas artérias e veias pode ser encontrada em qualquer local, porém ocorre com maior freqüência no trato respiratório (Fig. 10.34), rim e baço. A arterite caracteriza-se principalmente por inflamação crônica, embora inflamação aguda, inflamação granulomatosa necrosante e não-necrosante, e necrose fibrinóide estejam presentes com freqüência. O espessamento da média e a proliferação da íntima são comuns e, em geral, resultam em estreitamento ou obliteração da luz.

A manifestação pulmonar mais proeminente é uma pneumonite bilateral persistente, com infiltrados nodulares que sofrem cavitação de modo semelhante ao das lesões tuberculosas (embora os mecanismos sejam claramente diferentes). Sinusite crônica e ulcerações da mucosa nasofaríngea são comuns. O rim exibe inicialmente glomerulonefrite necrosante focal, que evolui para glomerulonefrite crescêntica (ver Cap. 17).

 Manifestações Clínicas: A maioria dos pacientes com granulomatose de Wegener apresenta sintomas referentes ao trato respiratório, particularmente pneumonite e sinusite. Na verdade, o pulmão acaba sendo envolvido em mais de 90% dos pacientes. Na radiologia, são proeminentes múltiplos infiltrados pulmonares, freqüentemente com cavidades. Hematúria e proteinúria são comuns, e a doença glomerular pode evoluir para insuficiência renal. Ocorrem erupção cutânea, dores musculares, envolvimento articular e sintomas neurológicos. Na granulomatose de Wegener não tratada, a maioria dos pacientes (80%) morre em um ano após o início da doença, com uma sobrevida média de 5 a 6 meses. O tratamento com ciclofosfamida produz uma melhora surpreendente no prognóstico, e remissões completas, bem como intervalos substanciais livres da doença são induzidos na maioria dos pacientes. É inte-

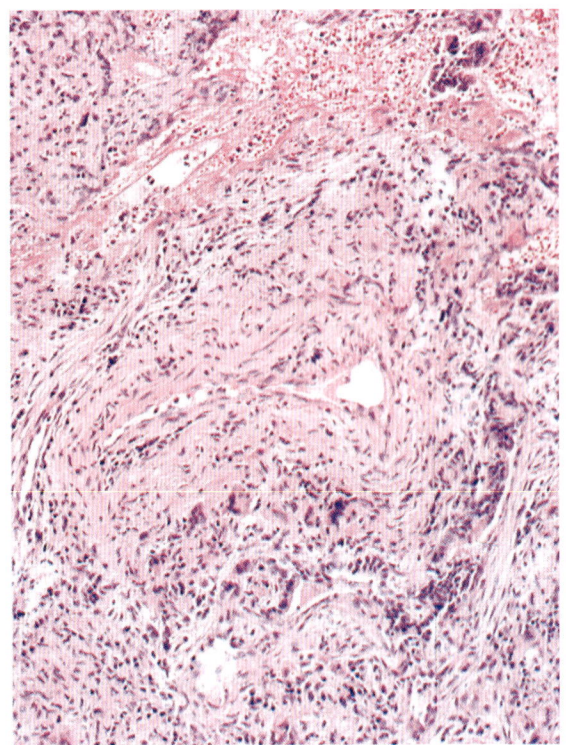

FIGURA *10.34*
Granulomatose de Wegener. A fotomicrografia do pulmão mostra vasculite de uma artéria pulmonar. Existem células inflamatórias crônicas e células gigantes do tipo Langhans na parede, junto a espessamento da íntima.

ressante notar que a administração de antimicrobianos contendo sulfa reduz significativamente a incidência de recidivas, sugerindo uma relação entre a doença e infecções bacterianas.

A Arterite de Takayasu Afeta a Aorta

A arterite de Takayasu refere-se a um distúrbio inflamatório de artérias calibrosas, classicamente o arco aórtico e seus ramos principais. A doença tem distribuição mundial e afeta basicamente mulheres jovens (90%), a maioria com menos de 30 anos de idade. A causa da arterite de Takayasu é desconhecida, mas foi proposta uma base auto-imune.

 Patologia: A arterite de Takayasu é classificada de acordo com a extensão do envolvimento aórtico: (1) doença restrita ao arco aórtico e seus ramos, (2) arterite envolvendo apenas a aorta torácica descendente e a aorta abdominal e seus ramos e (3) o envolvimento combinado do arco e da aorta descendente. Às vezes a artéria pulmonar também é afetada, e o envolvimento da vasculatura retiniana freqüentemente é um aspecto proeminente.

À macroscopia, a aorta encontra-se espessada e a íntima exibe placas elevadas e focais. Os ramos da aorta freqüentemente demonstram estenose ou oclusão localizada, que interfere no fluxo sangüíneo e contribui para o sinônimo *"doença sem pulso"* quando as artérias subclávias são acometidas. A aorta, em especial os segmentos torácico distal e abdominal, comumente exibe aneurismas de tamanho variável. As lesões iniciais da aorta e seus ramos principais consistem em panarterite aguda, com infiltrados de neutrófilos, células mononucleares e células gigantes do tipo Langhans ocasionais. A inflamação dos vasa vasorum na arterite de Takayasu exige a diferenciação da aortite sifilítica. As lesões posteriores demonstram fibrose e intensa proliferação da íntima, e alterações ateroscleróticas secundárias podem mascarar a doença básica.

 Manifestações Clínicas: Os pacientes com arterite de Takayasu em fase inicial queixam-se de sintomas constitucionais, tonteira, distúrbios visuais, dispnéia e, por vezes, síncope. À medida que a doença evolui, os sintomas cardíacos tornam-se mais graves, e surge claudicação intermitente dos braços e das pernas. Pode haver o desenvolvimento de diferenças assimétricas na pressão arterial, e o pulso em uma extremidade pode verdadeiramente desaparecer. Hipertensão pode refletir coarctação da aorta ou estenose de artéria renal. A maioria dos pacientes por fim manifesta insuficiência cardíaca congestiva ou perda da acuidade visual, variando desde defeitos do campo visual até cegueira total. A arterite de Takayasu no início responde a corticosteróides, porém as lesões posteriores precisam ser reconstruídas cirurgicamente.

A Doença de Kawasaki (Síndrome do Linfonodo Mucocutâneo) É uma Vasculite da Infância que Afeta Artérias Coronárias

A doença de Kawasaki é uma vasculite necrosante aguda da primeira e da segunda infâncias, caracterizada por febre alta, erupção cutânea, lesões conjuntivais e orais, e linfadenite. Em 70% dos pacientes, a vasculite afeta as artérias coronárias e provoca a formação de aneurismas nesses vasos (Fig. 10.35). Essas lesões provocam a morte em 1 a 2% dos casos.

 Patogenia: Em geral, a doença de Kawasaki é autolimitada e, embora tenha sido pesquisada uma causa infecciosa, nenhuma foi comprovada. A infecção pelo parvovírus B19 foi responsabilizada em alguns casos, e há evidências de diversas infecções bacterianas em outros. O tema comum parece ser a produção viral ou bacteriana de superantígenos, moléculas que se ligam aos receptores do MHC classe II e a região V-beta do receptor da célula T, dessa forma hiperestimulando o sistema imunológico. Foram identificados auto-anticorpos em células tanto endoteliais quanto da musculatura lisa em alguns pacientes.

A Tromboangiíte Obliterante (Doença de Buerger) Determina Doença Vascular Periférica em Fumantes

A tromboangiíte obliterante define uma doença inflamatória oclusiva das médias e pequenas artérias na porção distal dos braços e das pernas.

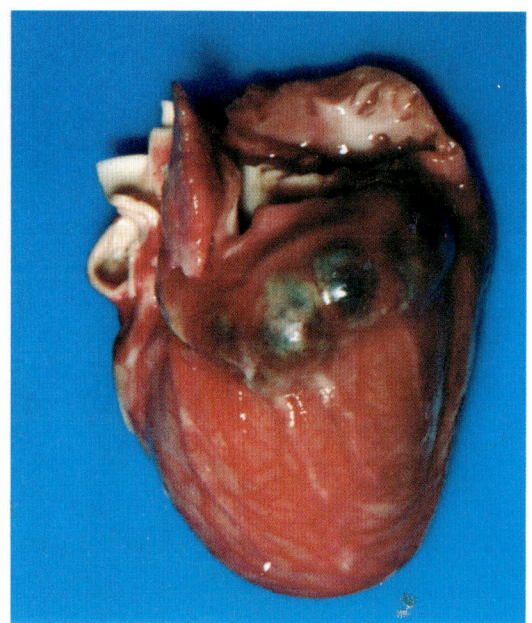
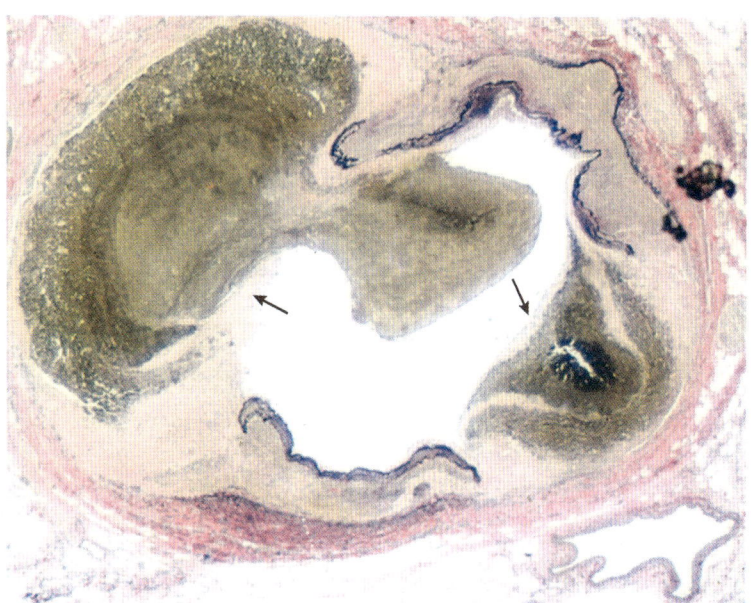

FIGURA 10.35
Doença de Kawasaki. A. O coração de uma criança que morreu da doença de Kawasaki mostra aneurismas da artéria coronária evidentes. B. Um corte microscópico de uma artéria coronária do mesmo paciente mostra dois defeitos grandes (*setas*) na lâmina elástica interna, com dois pequenos aneurismas preenchidos por um trombo.

Houve uma época em que a doença de Buerger ocorria quase exclusivamente em homens jovens e de meia-idade e que fumavam muito, mas atualmente é descrita em mulheres também.

Patogenia: A participação etiológica do tabagismo na doença de Buerger é realçada pela observação de que sua interrupção pode ser seguida por uma remissão, e o retorno ao tabagismo, seguido de uma exacerbação. Já o mecanismo de ação da fumaça do tabaco é obscuro. É interessante notar que certos polifenóis oriundos do tabaco provocam anticorpos e podem induzir inflamação. Os fumantes mostram uma incidência mais elevada de tal sensibilidade ao tabaco do que os não-fumantes. A hipersensibilidade celular aos colágenos dos tipos II e III também foi observada. As respostas vasodilatadoras dependentes de endotélio nos vasos sangüíneos não afetados são disfuncionais em alguns pacientes, sugerindo que possa haver um comprometimento generalizado da função endotelial.

Embora em determinada época a doença fosse comum em homens judeus na Europa Oriental e naqueles que imigraram para os Estados Unidos, atualmente a doença de Buerger é rara em ambos os locais. Sua freqüência maior no Japão, Israel e Índia sugere possíveis fatores genéticos predisponentes. Uma prevalência maior de haplótipos HLA-A9 e HLA-B5 entre pacientes com a doença dá mais crédito à idéia de que uma hipersensibilidade geneticamente controlada ao tabaco participa da patogenia da doença.

Patologia: A primeira alteração na doença de Buerger é uma inflamação aguda de artérias médias e pequenas. O infiltrado neutrofílico se estende, atingindo veias e nervos vizinhos. O envolvimento do endotélio nas áreas inflamadas acarreta trombose e obliteração da luz (Fig. 10.36A). Pequenos microabscessos da parede vascular, exibindo uma área central de neutrófilos circundados por fibroblastos e células gigantes do tipo Langhans, diferenciam o processo da trombose associada a aterosclerose. Freqüentemente as lesões iniciais tornam-se graves a ponto de resultarem em gangrena da extremidade, para a qual o único tratamento consiste na amputação. Posteriormente no curso da doença, os trombos encontram-se completamente organizados e parcialmente canalizados.

Manifestações Clínicas: Os sintomas da doença de Buerger geralmente começam entre os 25 e 40 anos de idade e tomam a forma de claudicação intermitente (dores do tipo cãibra nos músculos após exercícios, que são aliviadas rapidamente pelo repouso). Com freqüência os pacientes apresentam uma ulceração dolorosa de um dígito, que pode progredir até a destruição da extremidade dos dígitos envolvidos (Fig. 10.36B). Os pacientes com a doença de Buerger e que continuam a fumar podem perder lentamente tanto as mãos quanto os pés.

A Doença de Behçet É uma Vasculite Disseminada de Muitos Órgãos

A doença de Behçet é uma vasculite sistêmica caracterizada por úlceras aftosas orais, úlceras genitais e lesões inflamatórias oculares e ocasionalmente lesões no sistema nervoso central, trato gastrintestinal e sistema cardiovascular. Tanto os vasos calibrosos quanto os pequenos exibem a vasculite. As lesões mucocutâneas mostram uma vasculite inespecífica de arteríolas, capilares e vênulas, caracterizada por infiltração das paredes e do tecido perivascular por linfócitos e plasmócitos. Algumas células endoteliais proliferam-se e encontram-se intumescidas. Arté-

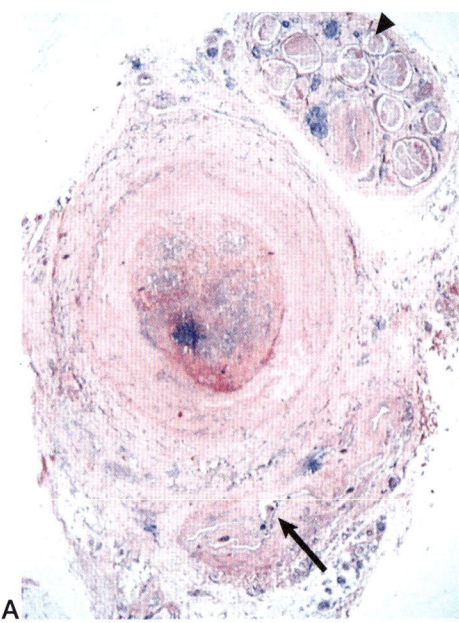
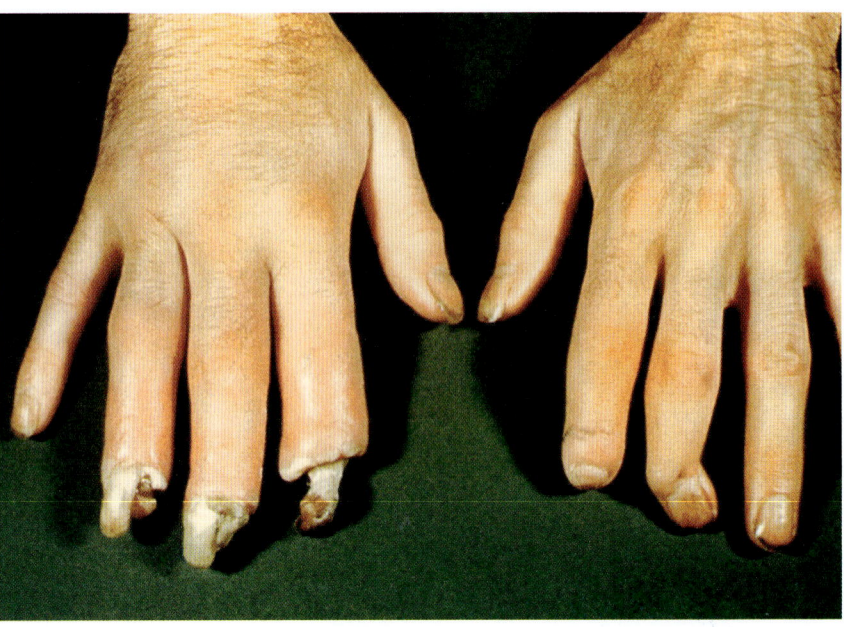

FIGURA *10.36*
Doença de Buerger. A. Corte da extremidade superior mostrando um trombo arterial organizado que oclui a luz. Algumas células inflamatórias são evidentes na gordura adventícia. Neste caso, a veia (*seta*) e o nervo adjacente (*cabeça de seta*) mostram focos de inflamação crônica. **B.** A mão mostra necrose das extremidades dos dedos.

rias de calibres médio e grande exibem arterite destrutiva, com necrose fibrinóide, infiltração mononuclear, trombose, aneurismas e hemorragia. A causa da síndrome de Behçet é desconhecida, mas uma associação com subtipos específicos de HLA sugere uma base imunológica. Freqüentemente a doença responde a corticosteróides.

A Vasculite por Radiação Apresenta uma Fase Aguda e uma Fase Crônica

A fase aguda da vasculite por radiação mostra lesão e desnudamento endoteliais, degeneração em balão das células da musculatura lisa da íntima e macrófagos, e necrose de células musculares lisas da média, que podem estar fibrinóides. Pode haver trombose em pequenas artérias e arteríolas. Na fase crônica, observam-se hiperplasia da íntima e fibrose da parede do vaso. Ocasionalmente o vaso mostra oclusão fibrosa completa. A lesão por radiação predispõe a aterosclerose acelerada.

A Vasculite por Riquétsias É Causada por Parasitas Intracelulares

As riquétsias são parasitas intracelulares obrigatórios que produzem uma vasculite característica. A vasculite de cada uma das diferentes doenças por riquétsias afeta diferentes tipos de pequenos vasos, e sua propagação e gravidade variam. Em geral, os microrganismos disseminam-se a partir do ponto de entrada para a corrente sangüínea e invadem células endoteliais, células de músculo liso da média de pequenos vasos e capilares. Essas infecções são discutidas com detalhes no Cap. 9.

ANEURISMAS

Os aneurismas arteriais são dilatações localizadas de vasos sangüíneos provocadas por uma fraqueza congênita ou adquirida na média. Não são raros, e sua incidência tende a aumentar com a idade. Os aneurismas da aorta e outras artérias são encontrados em até 10% das necropsias. A parede de um aneurisma é formada pelos remanescentes estirados da parede arterial.

Os aneurismas são classificados pela localização, configuração e etiologia (Fig. 10.37). A localização refere-se ao tipo de vaso envolvido — artéria ou veia — e ao vaso específico afetado, como a aorta ou a artéria poplítea. A morfologia macroscópica dos aneurismas revela diferentes características patológicas.

- Um **aneurisma fusiforme** é um abaulamento ovóide paralelo ao eixo longo do vaso.
- Um **aneurisma sacular** é um abaulamento em forma de bolha da parede da artéria no local de uma média enfraquecida.
- Um **aneurisma dissecante** é, na verdade, um hematoma dissecante, em que a hemorragia para a média separa as camadas da parede vascular por uma coluna de sangue.
- Um **aneurisma arteriovenoso** é uma comunicação direta entre uma artéria e uma veia.

Os Aneurismas da Aorta Abdominal São Complicações de Aterosclerose

Um aneurisma da aorta abdominal é definido como uma dilatação do vaso em que seu diâmetro se encontra aumentado em pelo menos 50%. São os aneurismas mais freqüentes, geralmente se desenvolvendo após 50 anos de idade e estão associados a aterosclerose intensa da artéria, com uma prevalência atingindo 6% após os 80 anos

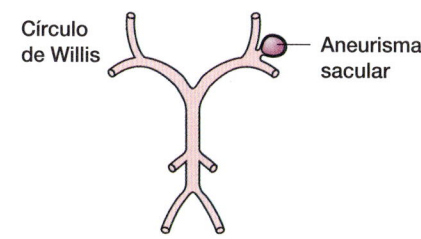
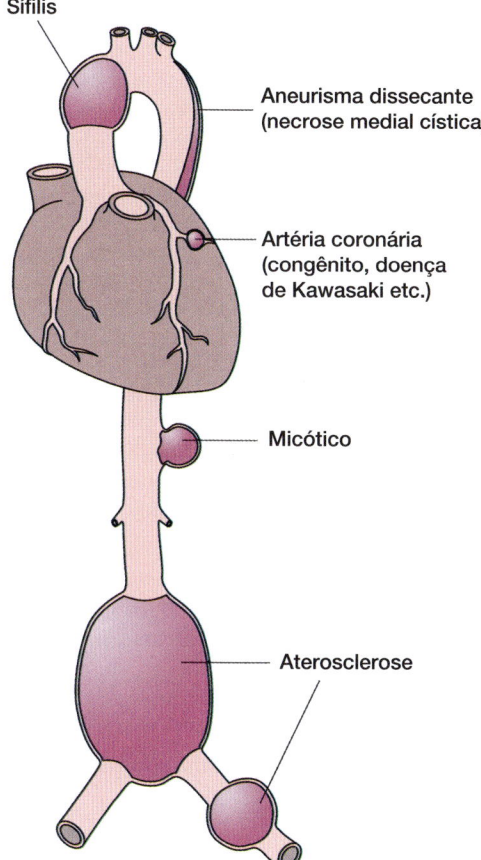

FIGURA 10.37
As localizações de aneurismas. Aneurismas sifilíticos constituem a variedade mais comum na aorta ascendente, que geralmente é poupada pelo processo aterosclerótico. Aneurismas ateroscleróticos podem ocorrer na aorta abdominal ou nas artérias musculares, inclusive as artérias coronárias e poplíteas e outros vasos. Os aneurismas saculares são vistos no círculo de Willis, principalmente em pontos de ramificação; seu rompimento acarreta hemorragia subaracnóide. Os aneurismas micóticos ocorrem quase em qualquer lugar onde as bactérias podem se acumular nas paredes do vaso.

de idade. Os aneurismas da aorta ocorrem com freqüência muito maior em homens do que em mulheres, e metade dos pacientes é hipertensa. Ocasionalmente são encontrados aneurismas no arco ascendente e nas porções descendentes da aorta torácica, e também podem ocorrer nas artérias ilíacas e poplíteas.

Embora os aneurismas da aorta abdominal ocorram invariavelmente no contexto de aterosclerose, acredita-se que a doença seja, na verdade, multifatorial. Um agrupamento familiar sugere participação de predisposição genética. Várias alterações na matriz extracelular da parede aórtica foram descritas, e fatores hemodinâmicos também foram arrolados, particularmente com relação a hipertensão.

 Patologia: A maioria dos aneurismas abdominais da aorta é distal às artérias renais e proximal à bifurcação (Fig. 10.38). Em geral, os aneurismas são fusiformes, embora sejam encontradas ocasionalmente variedades saculares. As lesões podem ser de quase qualquer tamanho, mas a maioria dos aneurismas sintomáticos tem mais de 5 a 6 cm de diâmetro. Alguns desses aneurismas se estendem para as artérias ilíacas, que às vezes exibem aneurismas distintos distais ao da aorta. Os aneurismas que se estendem acima das artérias renais podem ocluir a origem da artéria mesentérica superior e o tronco celíaco.

A maior parte dos aneurismas da aorta abdominal é revestida por lesões ateroscleróticas elevadas ulceradas e calcificadas (complicadas). A maioria contém um trombo mural de graus variáveis de organização. Porções do trombo podem se deslocar e serem transportadas na corrente sangüínea como êmbolos para as artérias periféricas. Algumas vezes, o próprio trombo pode aumentar a ponto de comprometer a luz da aorta.

O exame microscópico revela lesões ateroscleróticas complicadas, com destruição da parede arterial normal e sua substituição por tecido fibroso. Os remanescentes da média normal são vistos focalmente, e as lesões ateromatosas se prolongam alcançando profundidades variáveis. A adventícia encontra-se espessada e inflamada focalmente, como uma resposta à aterosclerose intensa.

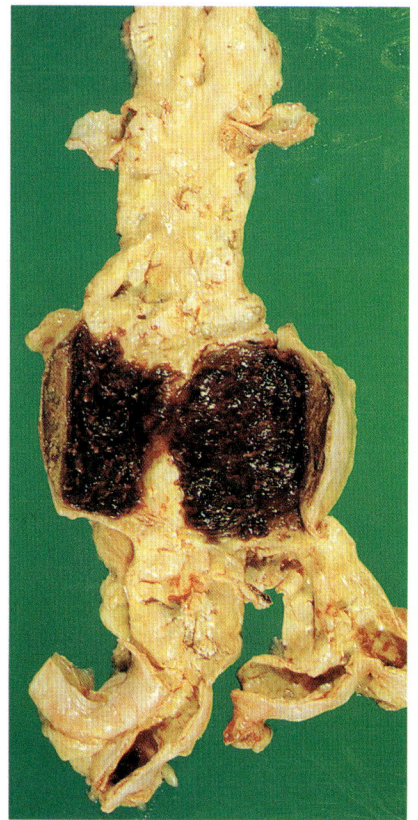

FIGURA 10.38
Aneurisma aterosclerótico da aorta abdominal. O aneurisma foi aberto longitudinalmente revelando um grande trombo mural na luz. A aorta e as artérias ilíacas comuns exibem lesões complicadas da aterosclerose.

Manifestações Clínicas: Muitos aneurismas da aorta abdominal são assintomáticos e são descobertos apenas por meio de palpação de uma massa no abdome ou durante um exame radiológico solicitado por algum outro motivo. Em alguns casos, a afecção atrai atenção médica devido ao aparecimento de dor abdominal, a qual freqüentemente reflete a expansão do aneurisma. A oclusão súbita de uma artéria periférica por um êmbolo oriundo do trombo mural manifesta-se como isquemia súbita de uma perna. A complicação mais temida dos aneurismas da aorta é a ruptura com hemorragia retroperitoneal (ou torácica), quando o paciente apresenta dor, choque e uma massa pulsátil no abdome. Tal situação é uma emergência aguda, e a metade dos pacientes morre até mesmo com uma intervenção cirúrgica imediata. Portanto, mesmo quando assintomáticos, os aneurismas grandes freqüentemente são corrigidos ou derivados com próteses.

O risco de ruptura de um aneurisma na aorta abdominal relaciona-se com o tamanho da lesão. Os aneurismas com menos de 4 cm de diâmetro raramente sofrem ruptura (2%), enquanto 25% a 40% daqueles com mais de 5 cm de diâmetro rompem-se em 5 anos após sua descoberta.

Os Aneurismas das Artérias Cerebrais Provocam Hemorragia Subaracnóide

O tipo mais comum de aneurisma cerebral é sacular e denominado *aneurisma saculado* ["em baga"], porque se assemelha a uma baga aderida a uma ramificação da árvore arterial. O aneurisma é conseqüente a um defeito congênito em um ponto da ramificação da parede arterial. Os aneurismas saculados tendem a surgir em um dos ângulos de ramificação do círculo de Willis ou em um dos ramos arteriais. Os locais mais comuns são: (1) entre a artéria cerebral anterior e a artéria comunicante anterior, (2) entre a artéria carótida interna e a artéria comunicante posterior e (3) entre as primeiras divisões principais da artéria cerebral média e a bifurcação da artéria carótida interna. Os aneurismas saculados são discutidos com detalhes no Cap. 28.

O Aneurisma Dissecante É um Hematoma da Parede Aórtica

O aneurisma dissecante refere-se à entrada de sangue na parede arterial e sua disseminação ao longo do comprimento do vaso (Fig. 10.39). De fato, o sangue encontra-se envolvido por uma falsa luz dentro da parede da artéria. Embora essa lesão seja denominada convencionalmente de aneurisma, é de fato uma forma de hematoma. O aneurisma dissecante afeta com maior freqüência a aorta e seus ramos principais. Estima-se a freqüência de ocorrência em até 1 em 400 necropsias, sendo os homens afetados três vezes mais freqüentemente do que as mulheres. Um aneurisma dissecante pode ocorrer em praticamente qualquer idade, porém é mais comum na sexta e na sétima décadas de vida. A maioria dos pacientes apresenta uma história de hipertensão.

Patogenia: A patogenia do aneurisma dissecante na maioria dos casos pode ser relacionada com um enfraquecimento da média da aorta. As alterações foram descritas a princípio como *necrose medial cística (de Erdheim),* porque a perda focal da elástica e das fibras musculares na média provoca espaços "císticos" cheios de um material mixóide metacromático. Esses espaços não são cistos verdadeiros, e sim coleções de matriz agrupadas entre as células e os tecidos da média. Não se conhece a causa da degeneração da média. Alguns casos de aneurisma dissecante representam uma complicação da síndrome de Marfan (ver Cap. 6). O envelhecimento também resulta em alterações degenerativas leves na aorta, caracterizadas por perda focal de elastina e fibrose da média. Em animais, a ligação cruzada defeituosa do colágeno, induzida por uma dieta deficiente em cobre (a lisil oxidase é uma enzima dependente de cobre) provoca aneurisma dissecante da aorta. A mesma lesão é produzida quando se administra β-aminopropionitrila, um inibidor da lisil oxidase. Os indivíduos com a doença de Wilson tratados com penicilamina, um quelante do cobre, também podem desenvolver necrose da média da aorta. Em conjunto, esses dados sugerem que um fator comum nessas diversas situações é um defeito que provoca fraqueza do tecido conjuntivo da aorta.

O evento inicial que desencadeia a dissecção da túnica média é controverso. Mais de 95% dos casos de aneurisma dissecante mostram uma laceração transversa na íntima e na média interna, e muitos pesquisadores afirmam que a laceração espontânea da íntima permite que sangue oriundo da luz penetre e disseque a média. Por outro lado, foi proposto que hemorragia oriunda dos vasa vasorum para a média enfraquecida por necrose medial cística inicia o estresse da íntima, que, por sua vez, acarreta a laceração de toda essa camada.

Patologia: A maioria das lacerações da íntima localiza-se na aorta ascendente, 1 ou 2 cm acima do anel aórtico. A dissecção na média, que ocorre em segundos, separa os dois terços internos da aorta do seu terço externo. Também pode envolver as artérias coronárias, grandes vasos do pescoço, ou artérias renal, mesentérica ou ilíaca. Como a parede externa do falso canal do aneurisma dissecante é delgada, a hemorragia que ocorre para o espaço extravascular, incluindo pericárdio, mediastino, espaço pleural e retroperitônio, é uma causa freqüente de morte. Em 5 a 10% dos casos, o sangue dentro do aneurisma dissecante penetra novamente a luz através de uma segunda laceração distal, formando uma *"aorta em cano duplo"*. Em um percentual comparável, o local da reentrada comunica a aorta com uma artéria calibrosa, mais freqüentemente a artéria ilíaca.

Manifestações Clínicas: O típico paciente com uma dissecção aórtica apresenta início agudo de dor "dilacerante" intensa na porção anterior do tórax, algumas vezes diagnosticada incorretamente como infarto do miocárdio. É comum a perda de um ou mais pulsos arteriais, e freqüentemente existe sopro de regurgitação aórtica. Embora hipertensão seja um achado freqüente, a hipotensão é um sinal sombrio, sugerindo ruptura aórtica. O tamponamento cardíaco ou a insuficiência cardíaca congestiva são diagnosticados pelos critérios usuais.

Antes da existência de tratamento anti-hipertensivo e cirúrgico, mais de um terço dos pacientes com dissecção aórtica morria em 24 horas, e 80% sucumbiam em até 2 semanas. Dos sobreviventes, metade morria em 3 meses. A intervenção cirúrgica e o controle da hipertensão reduziram a mortalidade geral para menos de 20% atualmente.

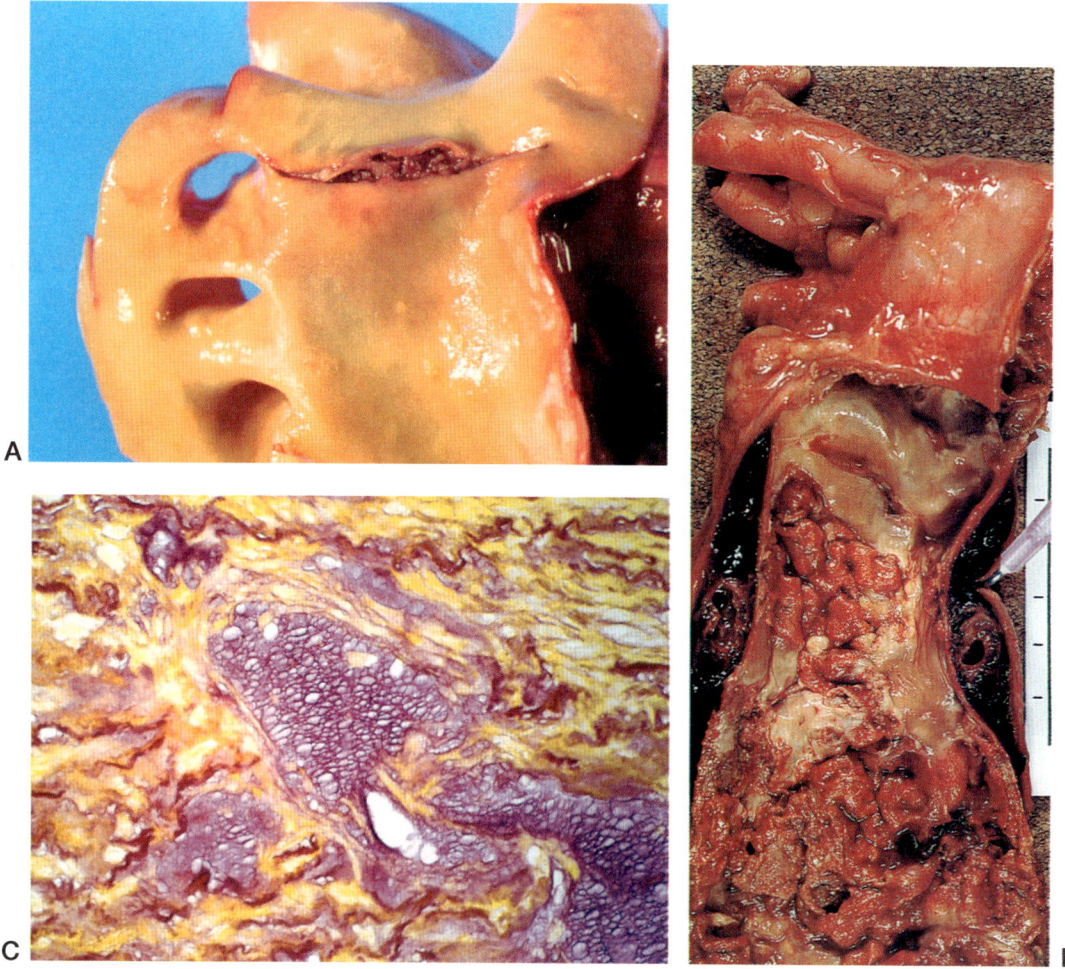

FIGURA 10.39
Aneurisma dissecante da aorta. A. Existe uma laceração transversa no arco aórtico. Os orifícios dos grandes vasos encontram-se *à esquerda*. **B.** A aorta torácica foi aberta longitudinalmente e revela sangue coagulado dissecando a média do vaso. A superfície luminal mostra lesões complicadas extensas da aterosclerose. **C.** O corte da parede da aorta corado com fucsina aldeído mostra coleções de material metacromático característico do processo degenerativo conhecido como necrose medial cística.

Os Aneurismas Sifilíticos Refletem uma Aortite

Os aneurismas sifilíticos (luéticos) já foram a forma mais comum de aneurisma aórtico, mas, com o declínio da prevalência da sífilis, houve uma redução acentuada da doença vascular sifilítica, incluindo a aortite e os aneurismas. Esses aneurismas afetam preferencialmente a aorta ascendente, na qual o exame microscópico mostra endarterite e periarterite dos vasa vasorum. Esses vasos ramificam-se na adventícia e penetram os terços externo e médio da aorta, tornando-se aí envolvidos por linfócitos, plasmócitos e macrófagos. Alterações obliterantes nos vasa vasorum determinam necrose focal e fibrose da túnica média, com ruptura e desorganização das lamelas elásticas. As cicatrizes mediais retraídas provocam uma aspereza na superfície da íntima, conferindo um aspecto de "casca de árvore" (Fig. 10.40). A parede enfraquecida da aorta ascendente e do arco aórtico acaba cedendo à pressão constante do sangue e sofre abaulamento, formando um aneurisma fusiforme.

Aneurismas Micóticos (Infecciosos)

Os aneurismas micóticos são conseqüentes ao enfraquecimento da parede do vaso por uma infecção microbiana e tendem a rom-

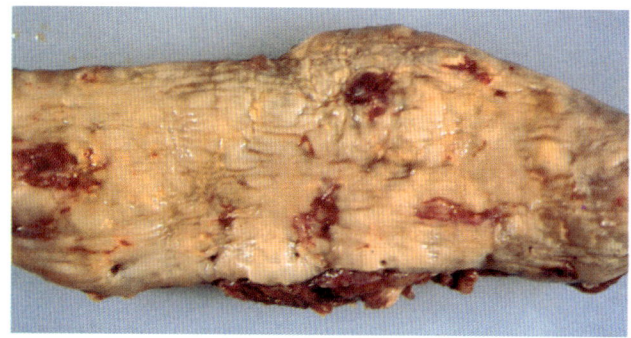

FIGURA *10.40*
Aortite sifilítica. A aorta torácica encontra-se dilatada, e sua superfície interna mostra o aspecto típico de "casca de árvore".

per e sangrar. Podem se desenvolver na parede aórtica ou nos vasos cerebrais durante o curso de uma septicemia, mais comumente associados a endocardite bacteriana. As artérias mesentérica, esplênica e renal também são locais comuns de envolvimento. Além disso, os aneurismas micóticos podem ocorrer adjacentes a uma infecção tuberculosa ou um abscesso bacteriano.

VEIAS

As Veias Varicosas das Pernas Envolvem o Sistema Safeno Superficial

Uma veia varicosa é um vaso sanguíneo aumentado e tortuoso. As varizes superficiais das pernas, geralmente no sistema safeno, estão entre os males mais comuns dos seres humanos. Variam desde um simples nó de veias dilatadas até a distensão incapacitante de todo o sistema venoso da perna, com distúrbios tróficos secundários. Estima-se que até 10 a 20% da população apresentam algumas varizes nas veias das pernas, porém apenas uma fração dessas pessoas desenvolve sintomas.

 Patogenia: Existem muitos fatores de risco para veias varicosas:

- **Idade:** A incidência de veias varicosas aumenta com a idade e pode alcançar 50% nos indivíduos com mais de 50 anos. O aumento da freqüência de veias varicosas com a idade pode refletir alterações degenerativas dos tecidos conjuntivos nas paredes das veias, associadas à perda da gordura de apoio e de tecidos conjuntivos, tono muscular mais flácido e inatividade.
- **Sexo:** No grupo etário entre 30 e 50 anos, as mulheres são afetadas mais freqüentemente pelas varizes do que os homens, particularmente aquelas que passaram pela experiência de pressão venosa aumentada associada ao peso do útero grávido sobre as veias ilíacas.
- **Hereditariedade:** Existe uma forte predisposição familiar a veias varicosas, possivelmente devido a configurações herdadas ou a fraquezas estruturais das paredes ou das valvas das veias.
- **Postura:** Como animais de quatro pernas não desenvolvem veias varicosas, essa anormalidade pode ser vista como um preço pago pela postura ereta. A pressão nas veias da perna é de 5 a 10 vezes maior na posição ereta do que em decúbito. Como conseqüência, a incidência de veias varicosas é maior entre indivíduos cujas ocupações exigem que fiquem de pé em um local por períodos longos, como dentistas e vendedores.
- **Obesidade:** O peso corporal excessivo aumenta a incidência de veias varicosas, possivelmente devido a um aumento na pressão intra-abdominal ou a apoio insuficiente proporcionado pela gordura subcutânea às paredes dos vasos.

Outros fatores que aumentam a pressão venosa nas pernas podem causar veias varicosas. Dentre eles estão tumores pélvicos, insuficiência cardíaca congestiva e obstrução trombótica dos principais troncos venosos da coxa ou da pelve.

Na patogenia de veias varicosas, não está claro se a incompetência das valvas ou a dilatação dos vasos vem em primeiro lugar. Independentemente disso, os dois fatores se reforçam mutuamente. A veia aumenta tanto em comprimento quanto em diâmetro, de forma que se desenvolvem tortuosidades. Uma vez iniciado o processo, a varicosidade se estende progressivamente ao longo do comprimento da veia afetada. À medida que a valva se torna incompetente, uma tensão cada vez maior é exercida sobre o vaso e a valva abaixo dela.

 Patologia: À microscopia, as veias varicosas exibem variações na espessura da parede. O adelgaçamento provocado por dilatação está presente em algumas áreas, enquanto outras encontram-se espessadas por hipertrofia de musculatura lisa, fibrose subintimal e incorporação de trombos murais à parede. Freqüentemente observa-se calcificação em áreas. As deformidades valvares consistem em espessamento, encurtamento e enrolamento das cúspides.

 Manifestações Clínicas: O diagnóstico de veias varicosas da perna é feito facilmente por inspeção. Exceto pelo impacto cosmético, a maior parte das varizes não impõe efeitos clínicos e não precisa ser tratada. Os sintomas principais são dor nas pernas, agravadas pela posição ereta e aliviadas pela elevação do membro. Varicosidades graves (Fig. 10.41) podem provocar alterações tróficas na pele drenada pelas veias afetadas, denominadas *dermatite de estase*. É obrigatória a intervenção cirúrgica na presença de ulceração da pele sobrejacente, quando existe sangramento espontâneo ou trombose extensa (que pode provocar embolia pulmonar).

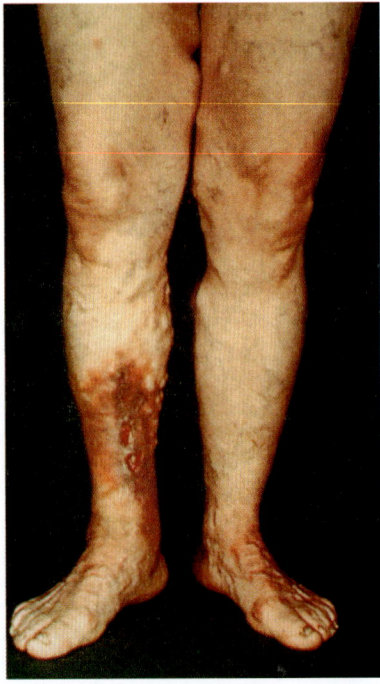

FIGURA *10.41*
Veias varicosas das pernas. As varicosidades graves das veias superficiais da perna provocaram dermatite de estase e úlceras secundárias.

Veias Varicosas em Outros Locais

HEMORRÓIDAS: Essas dilatações das veias do reto e do canal anal podem ocorrer dentro ou fora do esfíncter anal (ver Cap. 13). Embora haja uma predisposição hereditária, a afecção é agravada por constipação e gestação. Também pode resultar de obstrução venosa por tumores retais. As hemorróidas sangram com freqüência, um sinal que pode causar confusão com cânceres retais hemorrágicos. As hemorróidas trombosadas são extremamente dolorosas.

VARIZES ESOFÁGICAS: Essa complicação da hipertensão portal é causada principalmente por cirrose do fígado (ver Cap. 14). A pressão portal elevada acarreta a distensão das anastomoses entre o sistema portal e as veias sistêmicas na extremidade inferior do esôfago. Embora possam ser proeminentes à radiologia, as varizes esofágicas em geral não impressionam à necropsia. Após seu colabamento com a morte, freqüentemente tudo que se evidencia ao exame macroscópico são estrias azuladas na mucosa esofágica. Hemorragia advinda de varizes esofágicas é uma das causas mais comuns de morte associada a cirrose.

VARICOCELE: Essa massa palpável no escroto é formada por varicosidades do plexo pampiniforme (ver Cap. 17).

A Trombose Venosa Profunda Afeta Principalmente as Veias da Perna

- A **tromboflebite** descreve inflamação e trombose secundária de pequenas veias e algumas vezes veias mais calibrosas, comumente como parte de uma reação local a infecção bacteriana.
- **Flebotrombose** é o termo para a trombose venosa que ocorre na ausência de uma infecção desencadeante ou inflamação.
- A **trombose venosa profunda** atualmente refere-se tanto a flebotrombose quanto a tromboflebite. Como a maioria dos casos de trombose venosa não se associa a inflamação ou infecção, atualmente a alteração está associada com repouso prolongado no leito ou débito cardíaco reduzido. É mais freqüente nas veias profundas da perna e pode ser uma ameaça importante à vida devido a embolização para o pulmão (considere o fenômeno bem conhecido de morte súbita que ocorre na deambulação após uma cirurgia). As deficiências de anticoagulantes, como proteína C e antitrombina, resultam em maior incidência de tromboembolia venosa. A trombose venosa profunda é discutida com mais detalhes no Cap. 7.

VASOS LINFÁTICOS

Os vasos linfáticos são canais de baixa pressão e parede delgada que proporcionam a drenagem de filtrados do plasma, células e material estranho oriundo dos espaços intersticiais. Os vasos linfáticos mostram maior permeabilidade do que os vasos sangüíneos, em parte devido à presença de menos junções íntimas nos vasos linfáticos. Dessa forma, podem funcionar como rotas para a disseminação de dois processos patológicos importantes, a saber, inflamação e neoplasia.

A Linfangite Reflete a Entrada de Bactérias e Células Inflamatórias na Drenagem Linfática

O transporte de material infeccioso para os linfonodos regionais desencadeia *linfadenite*. A periferia de um foco de inflamação revela linfáticos dilatados cheios de exsudato líquido, células, resquícios celulares e bactérias. Quando os tecidos são expandidos por exsudato, ocorre uma distensão comparável dos canais linfáticos e uma abertura de canais intercelulares entre células endoteliais.

Praticamente qualquer patógeno virulento pode causar linfangite aguda, porém estreptococos β-hemolíticos (*pyogenes*) são agressores particularmente notórios. O processo pode se estender para além dos canais linfáticos, alcançando os tecidos circundantes. Os linfonodos que drenam a área encontram-se quase sempre aumentados e inflamados. Estrias vermelhas subcutâneas dolorosas, freqüentemente acompanhadas de linfonodos regionais dolorosos, caracterizam a linfangite aguda.

A Obstrução Linfática Provoca Linfedema

Os linfáticos podem ser obstruídos por tecido cicatricial, células tumorais intraluminais, pressão advinda de tecido tumoral circundante ou entupimento por parasitas. Como as vias linfáticas colaterais são abundantes, o linfedema (distensão do tecido por linfa) geralmente ocorre apenas quando troncos importantes são obstruídos, em especial na axila ou na virilha. Por exemplo, quando era rotina a mastectomia radical para câncer de mama, a dissecção dos linfonodos axilares freqüentemente rompia canais linfáticos e provocava linfedema do braço. A obstrução linfática prolongada causa dilatação progressiva dos vasos linfáticos, denominada *linfangiectasia*, e crescimento excessivo de tecido fibroso. O termo *elefantíase* descreve um membro linfedematoso que se tornou bastante aumentado. Uma causa importante de elefantíase nos trópicos é a filariose, em que um verme parasita invade os linfáticos (ver Cap. 9).

A **doença de Milroy** *é um tipo hereditário de linfedema presente ao nascimento.* Geralmente afeta apenas um membro, mas pode ser mais extensa e envolver pálpebras e lábios. Os tecidos afetados mostram canais linfáticos bastante dilatados, e toda a área assume o aspecto de colméia ou de esponja. Essa lesão é considerada mais adequadamente uma linfangiectasia, e não simplesmente um linfedema.

TUMORES BENIGNOS DOS VASOS SANGÜÍNEOS

Os tumores do sistema vascular são comuns, e muitos não constituem neoplasias verdadeiras, mas sim hamartomas, ou seja, massas de células e tecidos maduros, porém desorganizados, característicos do órgão em particular.

Os Hemangiomas São Tumores Benignos Comuns Compostos de Canais Vasculares

Em geral os hemangiomas ocorrem na pele, mas também podem ser encontrados em órgãos internos.

 Patogenia: Embora os hemangiomas sejam claramente benignos, sua origem é incerta; representam neoplasias verdadeiras ou hamartomas. A evidência a favor de um hamartoma (uma malformação) inclui: (1) a lesão está presente ao nascimento; (2) cresce apenas com o crescimento do resto do corpo e permanece limitado em tamanho; e (3) após a parada do crescimento, em geral permanece inalterado indefinidamente, a menos que sobrevenham acidentes como traumatismo, trombose ou hemorragia.

O desenvolvimento dessas malformações vasculares faz lembrar a embriologia do sistema vascular. Uma rede de canais endoteliais sofre remodelamento, adquirindo um revestimento muscular e adventícia. Nesse aspecto, as malformações vasculares refletem a persistência dos canais originais ou modificados e misturas de elementos do tecido conjuntivo derivados do mesênquima. Os hemangiomas são classificados pelo tipo histológico e localização.

 Patologia:

HEMANGIOMA CAPILAR: Essa lesão compõe-se de canais vasculares que apresentam tamanho e estrutura de capilares normais. Os hemangiomas capilares podem estar localizados em qualquer tecido. Os locais mais comuns são pele, tecidos subcutâneos, membranas mucosas dos lábios e da boca, e vísceras internas, como o baço, rins e fígado. Os hemangiomas capilares variam desde alguns milímetros até vários centímetros de diâmetro. Têm a coloração que varia de vermelho-brilhante a azul, dependendo do grau de oxigenação do sangue. Na pele, os hemangiomas capilares são conhecidos como "marcas de nascimento" ou "manchas de rubi". O único problema é a desfiguração cosmética.

HEMANGIOMA JUVENIL: Também chamadas de *hemangiomas tipo morango*, essas lesões são encontradas na pele de neonatos. Crescem rapidamente nos primeiros meses de vida, começam a esmaecer com 1 a 3 anos de idade, e regridem completamente na maioria dos casos (80%) até os 5 anos de idade. Histologicamente, o hemangioma juvenil é composto de massas compactas de capilares separados por um estroma de tecido conjuntivo. Os canais revestidos por endotélio geralmente estão cheios de sangue. São vistas tromboses, algumas vezes organizadas. Ocasionalmente, ocorre rompimento dos canais vasculares, provocando formação de tecido cicatricial e acúmulo do pigmento hemossiderina. Geralmente os hemangiomas juvenis são bem demarcados, apesar da falta de uma cápsula, embora projeções do tecido vascular semelhantes a dedos possam dar a impressão de invasão. Contudo, os crescimentos não são malignos e não invadem nem formam metástase.

HEMANGIOMA CAVERNOSO: Essa designação está reservada para lesões que consistem em canais vasculares grandes, freqüentemente entremeados com vasos pequenos do tipo capilar. Os hemangiomas cavernosos ocorrem na pele (Fig. 10.42), na qual são denominados *manchas de vinho do Porto*. Também podem surgir nas superfícies mucosas e órgãos viscerais, incluindo baço, fígado e pâncreas. Ocasionalmente são encontrados no cérebro, no qual, após longos períodos quiescentes, podem aumentar lentamente e provocar sintomas neurológicos.

Um hemangioma cavernoso tem o aspecto de massa esponjosa macia, de coloração vermelho-azulada, com diâmetro de até alguns centímetros. Em oposição ao hemangioma capilar, um hemangioma cavernoso não regride espontaneamente. Embora a lesão seja demarcada por um bordo evidente, não é encapsulada. Grandes espaços contendo sangue e revestidos por endotélio são separados por tecido conjuntivo esparso. Os hemangiomas cavernosos podem sofrer diversas alterações, incluindo trombose e fibrose, cavitação cística e hemorragia intracística.

SÍNDROMES HEMANGIOMATOSAS MÚLTIPLAS: Muitos hemangiomas podem ser encontrados em um único tecido. Dois ou mais tecidos podem estar envolvidos, como a pele e o sistema nervoso ou o baço e o fígado. Os entusiastas de epônimos definiram diversas combinações de locais. Por exemplo, a *síndrome de Hippel-Lindau* é uma entidade rara na qual hemangiomas cavernosos ocorrem dentro do cerebelo ou tronco cerebral e retina. A *síndrome de Sturge-Weber* caracteriza-se por um distúrbio do desenvolvimento de vasos sangüíneos no cérebro e na pele. Outras lesões intimamente relacionadas são angiomas plexiformes ou racemosos, aneurismas cirsóides e dilatação angiomatosa de vasos do cérebro e de outros locais.

O Tumor Glômico (Glomangioma) É uma Anastomose Arteriolar-Venosa Dolorosa

Um tumor glômico é uma neoplasia benigna do corpo glômico. Os corpos glômicos são receptores neuromioarteriais normais sensí-

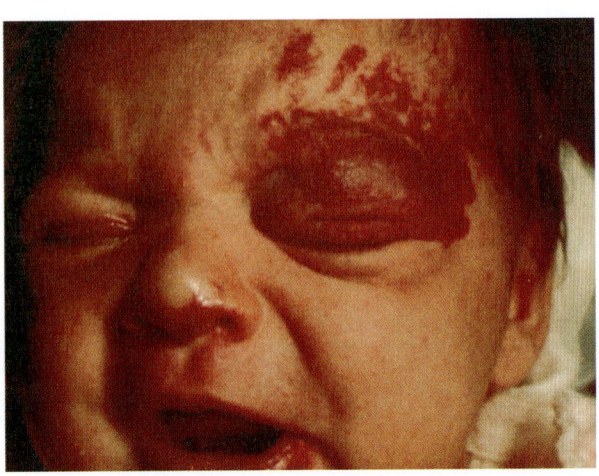

FIGURA *10.42*
Hemangioma cavernoso congênito da pele.

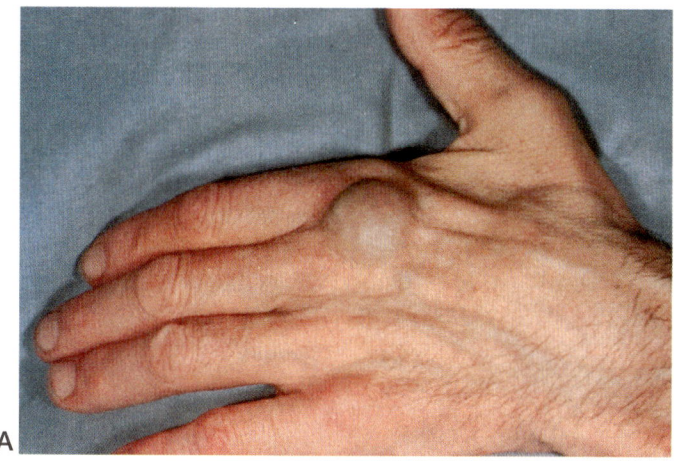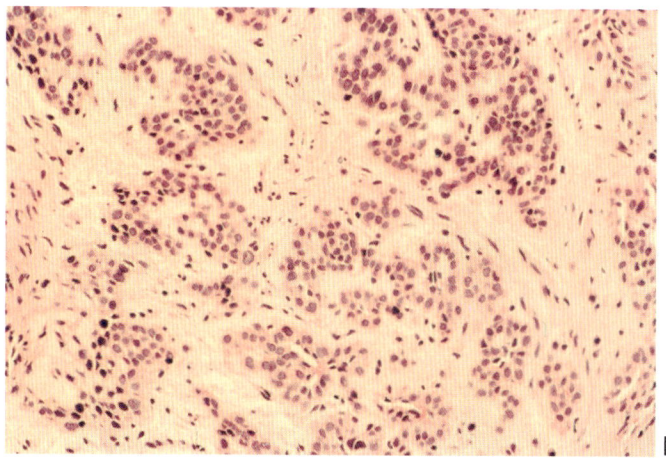

FIGURA 10.43
Tumor glômico. A. A superfície dorsal da mão mostra um nódulo tumoral proeminente sobre a região proximal do dedo médio. B. A fotomicrografia de A revela ninhos de células tumorais glômicas embutidos em um estroma fibrovascular.

veis a temperatura e regulam o fluxo arteriolar. Encontram-se amplamente distribuídos na pele, mas são mais freqüentes nas regiões distais dos dedos e artelhos. Esse padrão se reflete na localização de tumores glômicos nesses locais, quase sempre numa localização subungueal.

Patologia: As lesões são pequenas, geralmente com menos de 1 cm de diâmetro, e muitas têm menos de alguns milímetros. Na pele, são levemente elevadas, arredondadas, vermelho-azuladas e firmes (Fig. 10.43). Os dois principais componentes histológicos são canais vasculares ramificados em estroma de tecido conjuntivo e agregados ou ninhos de células glômicas especializadas. Estas são células regulares, redondas a cuboidais, que revelam características de células típicas da musculatura lisa à microscopia eletrônica.

O Hemangioendotelioma Pode Formar Metástase em Locais Distantes

O hemangioendotelioma refere-se a um tumor vascular de células endoteliais considerado intermediário entre hemangiomas benignos e angiossarcomas francamente malignos. A variante epitelióide, ou histiocitóide, possui células endoteliais com citoplasma eosinofílico considerável, freqüentemente vacuolizado. As luzes vasculares são evidentes, e há escassez de mitoses. Esses tumores ocorrem em quase todas as localizações. Em geral, a remoção cirúrgica é curativa, mas cerca de um quinto dos pacientes desenvolve metástases.

O hemangioendotelioma de células fusiformes ocorre principalmente no sexo masculino de qualquer idade, em geral na derme e no tecido subcutâneo das extremidades distais. O tumor apresenta espaços vasculares revestidos por endotélio em que projeções papilares se estendem. Embora a lesão possa recidivar localmente após excisão, essa variante de hemangioendotelioma raramente forma metástases.

TUMORES MALIGNOS DOS VASOS SANGÜÍNEOS

As neoplasias vasculares malignas são raras e apenas algumas surgem em tumores benignos preexistentes.

O Angiossarcoma Apresenta Células Endoteliais Neoplásicas

O angiossarcoma é um tumor raro bastante maligno, composto de massas únicas ou múltiplas de células endoteliais malignas. As lesões ocorrem em ambos os sexos e em qualquer idade e se iniciam como nódulos vermelhos pequenos, indolores e bem demarcados. As localizações mais comuns são pele, tecido mole, mama, osso, fígado e baço. Por fim, a maioria dos angiossarcomas aumenta, tornando-se massas carnosas cinza-pálido, sem uma cápsula. Com freqüência esses tumores sofrem necrose central, com amolecimento e hemorragia.

Patologia: Os angiossarcomas exibem graus variáveis de diferenciação, indo desde aqueles compostos principalmente de elementos vasculares distintos até tumores indiferenciados com poucos canais sangüíneos reconhecíveis. Estes últimos exibem mitoses freqüentes, pleomorfismo e células gigantes e tendem a ser mais malignos. Quase metade dos pacientes com angiossarcoma morre da doença.

O angiossarcoma do fígado é de interesse especial devido a sua associação a carcinogênios ambientais, particularmente o arsênico (um composto de pesticidas) e o cloreto de vinila (empregado na produção de plásticos). O angiossarcoma hepático também foi associado à administração de dióxido de tório (Thorotrast), um material usado por radiologistas antes de 1950. Esse meio de contraste radioativo é engolfado pelos macrófagos dos sinusóides hepáticos, permanecendo aí por toda a vida.

Existe um longo período de latência entre a exposição às substâncias químicas ou ao radionuclídeo e o desenvolvimento de angiossarcoma do fígado. As alterações detectáveis mais precocemente são atipia e hiperplasia difusa das células que revestem os sinusóides hepáticos. Freqüentemente os tumores são multicêntricos e podem surgir no baço e também no fígado. Os angiossarcomas hepáticos são muito malignos e exibem invasão tanto local quanto disseminação metastática.

Hemangiopericitoma

O hemangiopericitoma é uma neoplasia maligna rara que presumivelmente se origina de pericitos, as células modificadas da musculatura lisa que são externas às paredes de capilares e arteríolas. Esses tumores manifestam-se como massas pequenas e consistem em canais semelhantes a capilares circundados por, e freqüentemente englobados em, ninhos e massas de células arredondadas a fusiformes. O tipo de célula tumoral é identificado por um revestimento característico da membrana basal, semelhante àquele da célula normal.

Os hemangiopericitomas podem ocorrer em qualquer lugar, mas são encontrados com maior freqüência no retroperitônio e nas pernas. A maioria dos hemangiopericitomas é removida cirurgicamente sem ter invadido ou formado metástases. O índice relatado de metástases varia de 10 a 50%, dependendo da série. Os hemangiopericitomas malignos formam metástase nos pulmões, ossos, fígado e linfonodos.

O Sarcoma de Kaposi É uma Complicação da AIDS

O sarcoma de Kaposi é um tumor maligno derivado de células endoteliais.

Epidemiologia: O sarcoma de Kaposi foi descrito pela primeira vez no século XIX por Moritz Kaposi (nascida Kohn) como um tumor esporádico na sexta e sétima décadas de vida, com uma incidência 10 vezes mais elevada em homens do que em mulheres. Contudo, esse quadro mudou bastante, e o sarcoma de Kaposi atualmente tem surgido na forma epidêmica associada à AIDS. Por alguns anos antes do surgimento da AIDS, o sarcoma de Kaposi era considerado comum em partes da África Central (onde a AIDS atualmente predomina) e afligia homens mais jovens. A etiologia dessa doença anteriormente rara agora está mais clara. Sua associação à epidemia atual de AIDS como uma lesão multifocal disseminada sugere sua relação com a perda da imunidade. Um vírus da família herpes (HHV8) foi detectado em células endoteliais e fusiformes do sarcoma de Kaposi e acredita-se que contribua para a gênese do tumor (ver Cap. 4).

Patologia: O sarcoma de Kaposi começa como nódulos dolorosos de cor púrpura ou marrom na pele, variando de 1 mm a 1 cm de diâmetro. Ocorrem com maior freqüência nas mãos ou nos pés, mas podem surgir em qualquer ponto do organismo. As características histológicas do sarcoma de Kaposi são bastante variáveis. Uma forma assemelha-se a um simples hemangioma e se caracteriza por aglomerados bem compactos de capilares e de macrófagos dispersos repletos de hemossiderina. Em outras formas do tumor, as lesões são bastante celulares e os espaços vasculares são menos proeminentes (Fig. 10.44). Pode ser difícil distinguir essas lesões de fibrossarcomas, mas os aspectos característicos de células endoteliais podem ser demonstrados por imunoquímica e por microscopia eletrônica. Embora o sarcoma de Kaposi seja considerado uma lesão maligna e possa estar amplamente disseminado no corpo, apenas excepcionalmente constitui uma causa de morte.

TUMORES DO SISTEMA LINFÁTICO

Foram descritas muitas variantes histológicas e clínicas de crescimentos localizados dos linfáticos, e é difícil estabelecer a distinção entre anomalias, proliferações devido a estase e neoplasias verdadeiras. Em geral, os tumores linfáticos são diferenciados pelo tamanho e localização. Os espaços podem ser pequenos, como nos linfangiomas capilares, ou grandes e dilatados, como nas lesões císticas ou cavernosas. As lesões linfangiomatosas podem surgir em quase qualquer local, incluindo a pele, mediastino, retroperitônio, baço e outros locais.

Linfangioma Capilar

Algumas vezes denominados "linfangiomas simples", esses tumores benignos são pequenos nódulos carnosos, róseo-acinzentados e bem circunscritos, que podem ser simples ou múltiplos. São subcutâneos e encontrados na pele da face, lábios, tórax, genitália ou extremidades. Os linfangiomas capilares compõem-se de espaços de tamanho variável e parede delgada, revestidos por células endoteliais, e contêm linfa e leucócitos ocasionais.

Linfangioma Cístico (Higroma Cístico, Linfangioma Cavernoso)

Essas lesões benignas ocorrem com maior freqüência no pescoço e na axila, menos comumente no mediastino, e, por vezes, no retroperitônio. Podem chegar a 10 a 15 cm de diâmetro ou mais e preenchem a axila ou distorcem estruturas do pescoço.

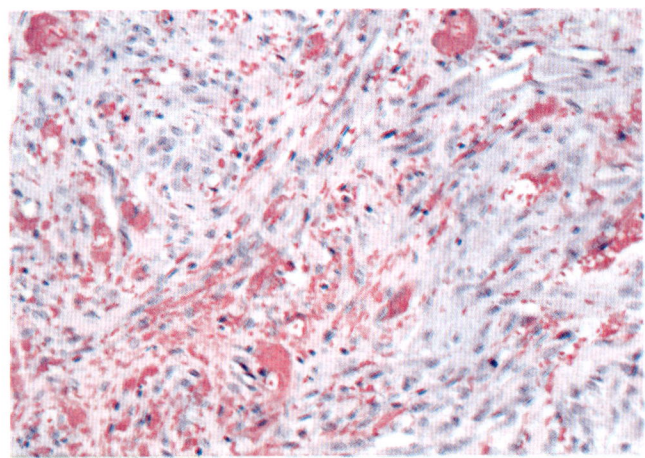

FIGURA 10.44
Sarcoma de Kaposi. A fotomicrografia de uma lesão vascular de paciente com síndrome da imunodeficiência adquirida mostra numerosas células neoplásicas fusiformes, mal diferenciadas e uma lesão vascular cheia de eritrócitos.

Patologia: Os linfangiomas císticos são moles, esponjosos e róseos e exsudam líquido aquoso a partir de sua superfície de corte. À microscopia, compõem-se de espaços revestidos por endotélio que contêm um líquido rico em proteína. Esses espaços são diferenciados de vasos sangüíneos devido à falta de eritrócitos e leucócitos. Pode ocorrer uma abundância de musculatura lisa e tecido conjuntivo distribuídos irregularmente.

O Linfangiossarcoma Pode Ser Conseqüente a Linfedema ou Radiação

Um tumor maligno raro desenvolve-se em 0,1 a 0,5% dos pacientes com linfedema do braço após mastectomia radical. É difícil uma diferenciação entre esse tumor e angiossarcoma, e alguns autores consideram os dois cânceres iguais. O linfangiossarcoma também pode ocorrer em outras regiões, por exemplo, na perna após radioterapia para carcinoma cervical uterino.

 Patologia: Os linfangiossarcomas apresentam nódulos púrpura, freqüentemente múltiplos na pele edematosa. À histologia, os nódulos compõem-se de células semelhantes a células endoteliais capilares e exibem zônulas aderentes entre as células. As paredes dos vasos do tumor apresentam uma forma rudimentar de membrana basal. Os linfangiossarcomas são muito malignos e, a despeito de cirurgia radical, têm um prognóstico sombrio.

LEITURAS SUGERIDAS

Livros

Gotlieb AI, Silver MD: Atherosclerosis: Pathogenesis and pathology. In: Silver MD, Gotlieb AI, Schoen FJ (eds): *Cardiovascular pathology*. New York: Churchill Livingstone, 2001:68–106.

McManus BM, Braunwald E: *Atlas of cardiovascular pathology*. Philadelphia: Current Medicine Inc, 2000.

Virmani R, Burke A, Farb A. *Atlas of cardiovascular pathology*. Philadelphia: WB Saunders, 1996.

Artigos de Periódicos

Davies MJ, Bland JM, Hangartner JR, et al.: Factors influencing the presence or absence of acute coronary artery thrombi in sudden ischemic death. *Eur Heart J* 10:203–208, 1989.

Frank H: Characterization of atherosclerotic plaque by magnetic resonance imaging. *Am Heart J* 141:S45-48, 2001.

Libby P: Coronary artery injury and the biology of atherosclerosis: Inflammation, thrombosis, and stabilization. *Am J Cardiol* 86:3J–9J, 2000.

Nicholson AC, Hajjar DP: Herpesviruses in atherosclerosis and thrombosis: Etiologic agents or ubiquitous bystanders? *Arterioscler Thromb Vasc Biol* 18:339–348, 1998.

Orlic D, Kajstura J, Chimenti S, et al.: Transplanted adult bone marrow cells repair myocardial infarcts in mice. *Ann NY Acad Sci* 938:221–229, 2001.

Schoen FJ, Libby P: Cardiac transplant graft arteriosclerosis. *Trends Cardiovasc Med* 1:216–223, 1991.

Stary HC, Blankenhorn DH, Chandler AB, et al.: A definition of the intima of human arteries and of its atherosclerosis-prone regions: A report from the Committee on Vascular Lesions of the Council on Arteriosclerosis, American Heart Association. *Circulation* 85:391–405, 1992.

Stary HC, Chandler AB, Dinsmore RE, et al.: A definition of advanced types of atherosclerotic lesions and a histological classification of atherosclerosis: A report from the Committee on Vascular Lesions of the Council on Arteriosclerosis, American Heart Association. *Arterioscler Thromb Vas Biol* 15:1512–1531, 1995.

Stary HC, Chandler AB, Glagov S, et al.: A definition of initial, fatty streak, and intermediate lesions of atherosclerosis: A report from the Committee on Vascular Lesions of the Council on Arteriosclerosis, American Heart Association. *Arterioscler Thromb* 14:840–856, 1994.

Van der Wal AC, Becker AE: Atherosclerotic plaque rupture—pathologic basis of plaque stability and instability. *Cardiovasc Res* 41:334–344, 1999.

Virmani R, Burke AP, Farb A: Sudden cardiac death. *Cardiovasc Pathol* 10:275–282, 2001.

Virmani R, Kolodogie FD, Burke AP, et al.: Lessons from sudden coronary death. A comprehensive morphological classification scheme for atherosclerotic lesions. *Arterioscler Thromb Vasc Biol* 20:1262–1275, 2000.

Vyalov S, Langille BL, Gotlieb AI: Low shear stress disrupts repair processes and slows in vivo reendothelialization. *Am J Pathol* 149:2107–2118, 1996.

Waller BF, Orr CM, Pinkerton CA, et al.: Morphologic observations late after coronary balloon angioplasty: Mechanisms of acute injury and relationship to restenosis. *Radiology* 174:961–967, 1990.

CAPÍTULO 11

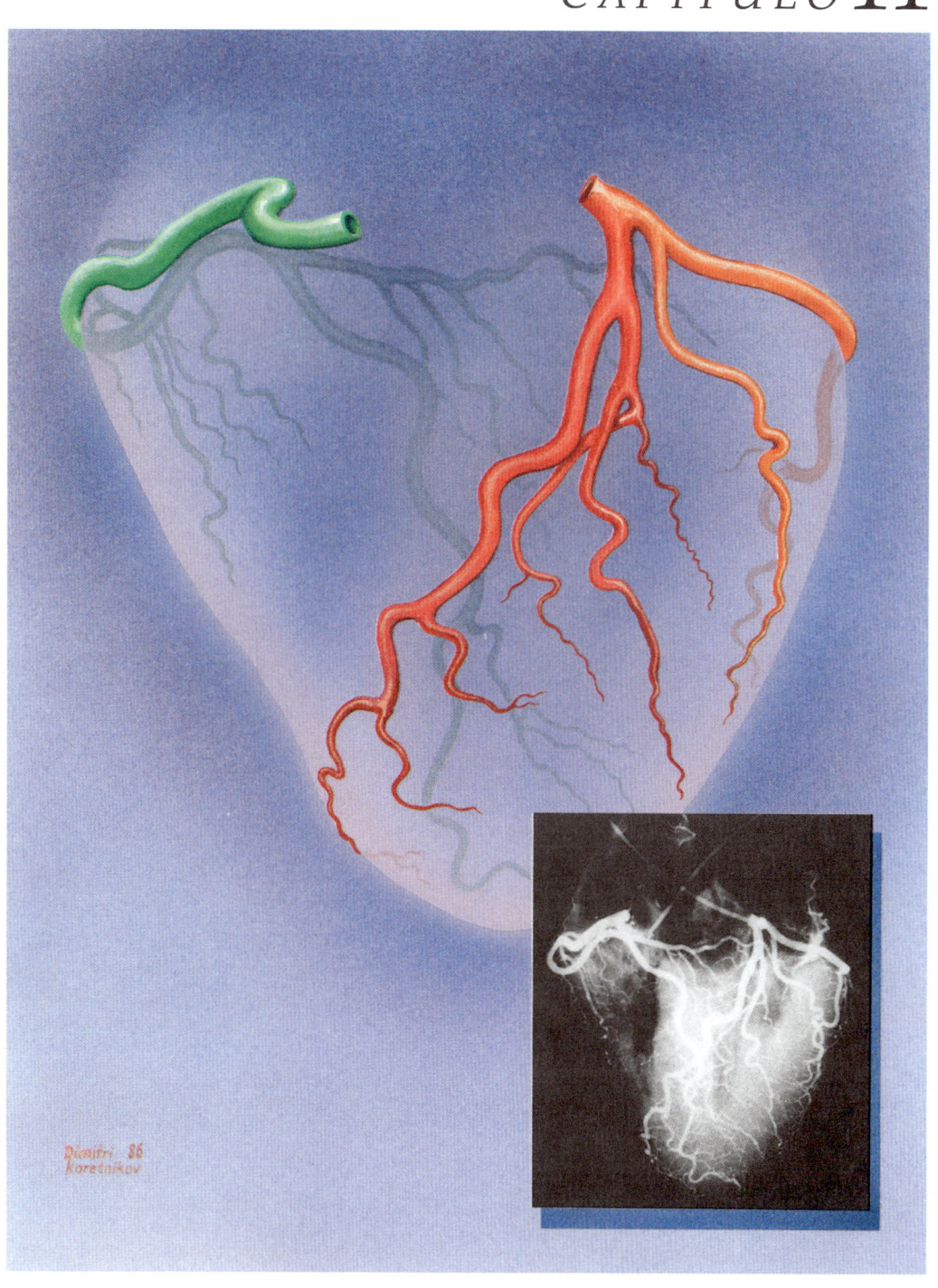

O Coração

Jeffrey E. Saffitz

Anatomia do Coração
O Miócito Cardíaco
O Sistema de Condução
As Artérias Coronárias

Hipertrofia Miocárdica e Insuficiência Cardíaca

Cardiopatia Congênita
Classificação da Cardiopatia Congênita
Derivação Inicial da Esquerda para a Direita
Tetralogia de Fallot (Derivação Dominante da Direita para a Esquerda)
Cardiopatias Congênitas sem Derivações

Cardiopatia Isquêmica
Muitas Condições Limitam o Suprimento de Sangue ao Coração
Muitas Situações Limitam a Disponibilidade de Oxigênio
Maiores Necessidades de Oxigênio
Diagnóstico Clínico de Infarto Agudo do Miocárdio
Complicações do Infarto do Miocárdio
Intervenções Terapêuticas que Limitam o Tamanho do Infarto
Cardiopatia Isquêmica Crônica

Cardiopatia Hipertensiva
Efeitos da Hipertensão sobre o Coração
Causa de Morte em Pacientes com Hipertensão

Cor Pulmonale

Doenças Valvares e Endocárdicas Adquiridas
Cardiopatia Reumática
Doenças Vasculares do Colágeno
Endocardite Bacteriana
Endocardite Trombótica Não-bacteriana
Estenose Aórtica Calcária

Calcificação do Anel da Valva Mitral
Prolapso da Valva Mitral
Disfunção do Músculo Papilar
Cardiopatia Carcinóide

Doenças Primárias do Miocárdio
Miocardite

Doenças Metabólicas do Coração
O Hipertireoidismo Causa Insuficiência com Débito Alto
Cardiopatia Hipotireóidea
Cardiopatia por Deficiência de Tiamina (Beribéri)

Miocardiopatia
Miocardiopatia Dilatada Primária
Miocardiopatia Dilatada Secundária
Miocardiopatia Hipertrófica
Miocardiopatia Restritiva

Tumores Cardíacos
Mixoma Cardíaco
Rabdomioma
Fibroelastoma Papilar
Outros Tumores

Doenças do Pericárdio
Derrame Pericárdico
Pericardite Aguda
Pericardite Constritiva

Patologia das Terapias Intervencionistas
Angioplastia Coronária e Colocação de Stent
Enxertos Arteriais Coronários
Próteses Valvares
Transplante Cardíaco

FIGURA 11.1 *(ver página anterior)*
A circulação coronária. A artéria coronária direita (*verde*) alimenta a porção posterior do ventrículo esquerdo e dá origem à artéria descendente posterior esquerda. O tronco da artéria coronária esquerda (*vermelho*) se divide nos ramos descendente anterior e circunflexo. (*Detalhe*) Arteriograma coronário pós-morte.

O coração é uma bomba muscular do tamanho de um punho fechado que tem a capacidade marcante de trabalhar incessantemente por 80 ou mais anos da vida humana. Conforme a necessidade, ele pode aumentar muitas vezes o seu débito, em parte porque a circulação coronária pode aumentar o fluxo sangüíneo 10 vezes mais que o normal. Os ventrículos também respondem a um aumento a curto prazo na sua carga de trabalho por meio da dilatação, de acordo com a lei de Starling do coração. Quando uma carga maior é imposta por um período de tempo mais longo (p. ex., nos casos de hipertensão essencial), o ventrículo esquerdo se hipertrofia, uma adaptação que aumenta sua capacidade de trabalho. Entretanto, quando esse mecanismo de compensação atinge os seus limites, o coração não mais consegue oferecer um suprimento adequado de sangue para os tecidos periféricos, e o resultado é insuficiência cardíaca congestiva. Uma lesão do miocárdio, causada na maioria das vezes por cardiopatia isquêmica, também limita a capacidade do ventrículo esquerdo de bombear sangue e, de modo semelhante, resulta em insuficiência cardíaca.

ANATOMIA DO CORAÇÃO

O coração de um homem adulto pesa 280 a 340 g e o de uma mulher, 230 a 280 g. O órgão é uma bomba com dois lados, com o sangue entrando, em cada lado, por um átrio de paredes finas, do qual é impulsionado para a frente por ventrículos com musculatura mais espessa. Devido a baixa pressão venosa e pós-carga relativamente baixa sobre o lado direito, o ventrículo direito é consideravelmente mais fino (<0,5 cm) do que o ventrículo esquerdo (1,3–1,5 cm). O sangue entra nos ventrículos pelas valvas atrioventriculares, a valva mitral no lado esquerdo e a valva tricúspide no lado direito. Os folhetos dessas valvas são sustentados pelas cordoalhas tendíneas, que são cordões tendinosos fortes ligados pelos músculos papilares à superfície interna da parede ventricular. As artérias aorta e pulmonar são guarnecidas pelas valvas aórtica e pulmonar, respectivamente, cada uma contendo três cúspides semilunares. A parede do coração é composta de três camadas: o epicárdio mais externo, um miocárdio no meio e um endocárdio internamente. O coração é circundado e envolvido pelos pericárdios visceral e parietal, que estão separados pela cavidade pericárdica.

O Miócito Cardíaco

O miocárdio é composto de uma rede sincicial de miócitos, cada um contendo um núcleo único e separado das células adjacentes por discos intercalados que contêm junções mecânicas e elétricas de célula a célula. A microscopia eletrônica revela a estrutura e a distribuição do sarcolema, retículo sarcoplasmático (RS), sistema T de túbulos, núcleo e numerosas mitocôndrias (Fig. 11.2). Os elementos contráteis do miócito, os miofilamentos, estão dispostos em feixes chamados de miofibrilas que se encontram separadas pelas mitocôndrias e pelo RS. As miofibrilas são organizadas em unidades repetidas chamadas de *sarcômeros*.

O sarcômero é a unidade básica funcional do aparelho contrátil. Ele consiste em uma linha Z em cada extremidade e filamentos espessos e delgados interdigitados, os quais estão orientados perpendicularmente à linha Z (ver Fig. 11.2). Os filamentos espessos contêm cadeias pesadas de miosina, proteína C de combinação com a miosina e cadeias leves de miosina. Os filamentos espessos, que estão limitados à banda A, interagem com a proteína sarcomérica gigante, *titina* (~ 27.000 aminoácidos de comprimento), que ocupa espaço desde a linha Z até a linha M, desse modo formando um terceiro sistema de filamento do sarcômero. A titina ajuda a manter a estrutura exata das proteínas miofibrilares e contribui para as propriedades viscoelásticas do músculo cardíaco. Os filamentos delgados contêm actina e proteínas reguladoras, incluindo a tropomiosina e o complexo da troponina (troponinas I, C e T) e se estendem desde a linha Z, através da banda I, até a banda A. A interação desses filamentos gera a força de contração. A intensidade de força que pode ser gerada é proporcional ao grau de superposição entre os filamentos espessos e delgados e atinge o máximo quando os sarcômeros atingem 2,0 a 2,2 μm de comprimento.

Quando o comprimento do sarcômero é inferior a 2,0 μm, os filamentos delgados se deslocam uns sobre os outros e se superpõem, diminuindo o potencial de ligações transversais, geradoras de força. Quando o sarcômero é alongado além de 2,2 μm, há uma diminuição da força proporcional ao alargamento da zona H. **Este mecanismo constitui a base da lei de Starling do coração, que afirma que a força contrátil do coração é uma função do comprimento diastólico da fibra.** O comprimento médio do sarcômero é de cerca de 2,2 μm quando a pressão diastólica final no ventrículo esquerdo está no limite superior do normal.

A contração do músculo cardíaco é iniciada por um aumento do cálcio livre citosólico. No miócito normal, o potencial de ação deflagra a entrada de cálcio no interior do miócito através do canal de cálcio tipo-portão de voltagem L, no sarcolema. Por sua vez, o cálcio que penetra o interior da célula estimula a liberação, via receptor rianodina cardíaco (RyR2), de cálcio seqüestrado no RS (liberação de Ca^{2+} induzida pelo Ca^{2+}). O aumento citosólico de cálcio livre produz uma alteração de formato das proteínas reguladoras dos miofilamentos, em particular da troponina, que permite que as pontes transversais entre a actina e a miosina se desfaçam e refaçam repetitivamente. Em decorrência disso, os filamentos deslizam uns sobre os outros, causando a contração do miocárdio. **O número de locais contráteis ativados e a força resultante que é gerada são diretamente proporcionais à concentração de cálcio na vizinhança das miofibrilas.**

O miocárdio relaxa quando o cálcio citosólico retorna à sua concentração baixa normal de 10^{-7} M. Esse processo depende da cálcio ATPase do RS, que bombeia o Ca^{2+} do citosol para o RS. O Ca^{2+} citosólico também diminui em decorrência de seu transporte para fora por meio da troca de sódio-cálcio e das bombas de cálcio do sarcolema. **Assim, o relaxamento miocárdico é um evento ativo que necessita de energia.**

O Sistema de Condução

O sistema de condução cardíaco consiste em miócitos especializados que têm duas funções principais: (1) eles iniciam o

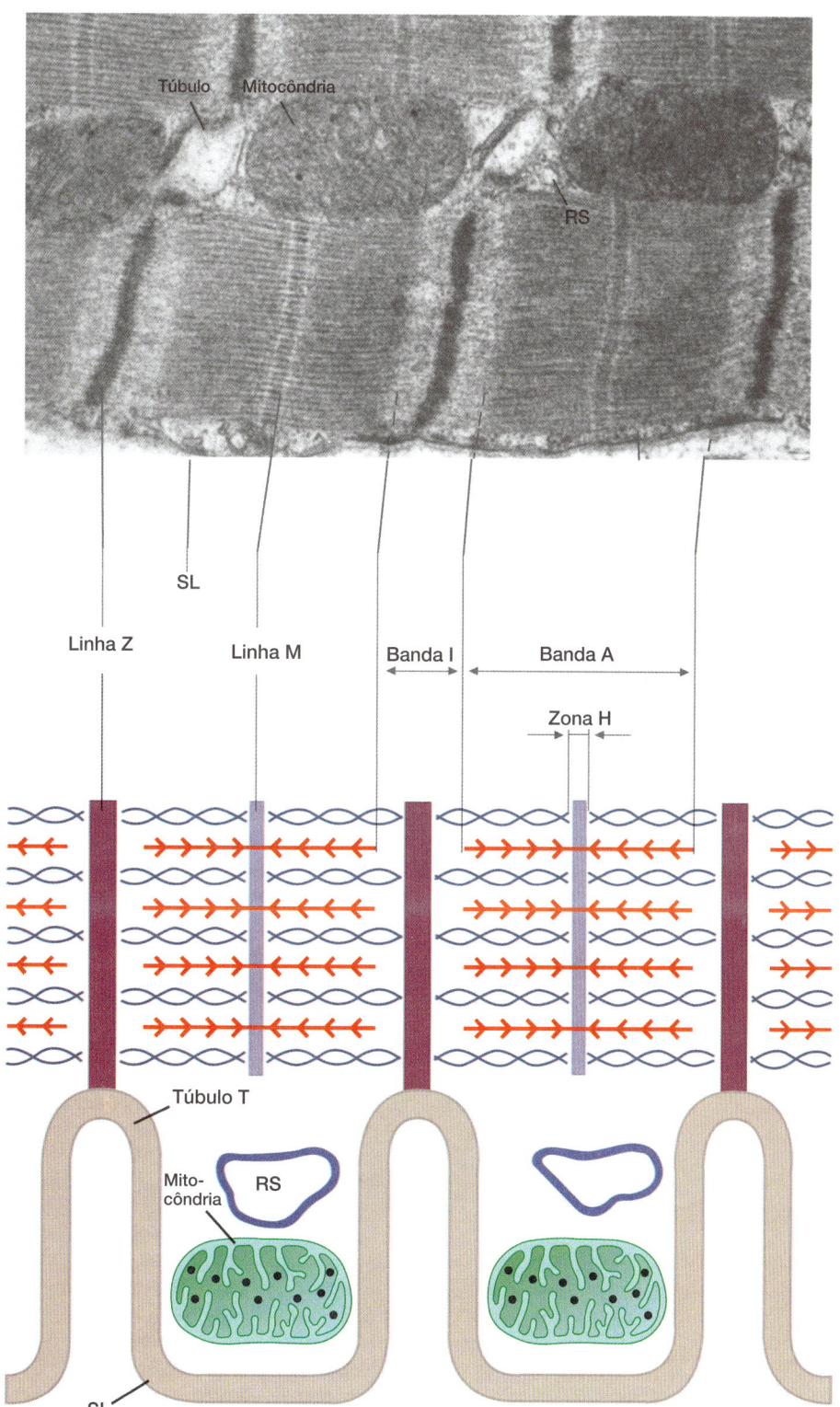

FIGURA 11.2
Ultra-estrutura do miocárdio. (*Em cima*) Fotomicrografia eletrônica do ventrículo esquerdo no plano longitudinal, mostrando o sarcolema (*SL*); sarcômeros das miofibrilas, delimitados pelas linhas Z; bandas A; bandas I; zonas H; e linhas M. Também estão presentes mitocôndrias, retículo sarcoplasmático (*RS*) e túbulos T. As bandas I e as zonas H estão ausentes quando as miofibrilas estão encurtadas. (*Embaixo*) A base estrutural para a formação de bandas mostrada na fotomicrografia eletrônica. Os finos filamentos que se estendem em ângulos retos até os filamentos espessos (miosina) são as pontes cruzadas que formam com a actina as ligações transversais geradoras de força. A intensidade da força que pode ser gerada é proporcional ao comprimento dos miofilamentos adjacentes e é máxima quando os sarcômeros têm 2 e 2,2 μm de comprimento. Quando os sarcômeros têm menos de 2 μm de comprimento, os filamentos delgados deslizam ao longo uns dos outros, sobrepondo-se e diminuindo o potencial de geração de ligações cruzadas geradoras de força; de modo semelhante, quando os sarcômeros são alongados além de 2,2 μm, há uma diminuição da força proporcionalmente ao alargamento da zona H. Esse mecanismo pode ser invocado como sendo a base da lei de Starling do coração.

batimento cardíaco ao gerar corrente elétrica através de sua ritmicidade automática, que é mais rápida no nódulo sinoatrial do que nas partes mais distais do sistema; e (2) eles distribuem a corrente elétrica ativando o miocárdio atrial e ventricular de um modo apropriado no tempo e no espaço. Geralmente, as fibras do sistema de condução atrioventricular conduzem os impulsos a uma velocidade mais rápida ($\sim$ 1–2 m/s) do que as fibras de trabalho (contráteis) atriais e ventriculares ($\sim$ 0,5–1 m/s). Por outro lado, a condução através do nódulo atrioventricular é excepcionalmente lenta ($\sim$ 0,1 m/s). A condução lenta através do nódulo atrioventricular retarda a ativação dos ventrículos e, desse modo, facilita o seu enchimento.

O batimento cardíaco geralmente tem origem no nódulo sinoatrial. Se o nódulo sinoatrial estiver doente ou, por alguma razão, impedido de funcionar como marcapasso, componentes mais distais do sistema de condução, ou até mesmo o próprio músculo ventricular, assumem o papel de marcapasso. Como regra, quanto mais distal o local de marcapasso, mais lenta a freqüência cardíaca. Ao deixar o nódulo sinoatrial, o impulso elétrico ativa os átrios. As frentes de ondas atriais se convergem no nódulo atrioventricular que conduz o impulso através do feixe comum (feixe de His) até os ramos direito e esquerdo do sistema de Purkinje. As fibras de Purkinje percorrem o interior do endocárdio de cada lado do septo interventricular e distribuem a corrente ao músculo ventricular sobrejacente. Durante cada ciclo, a contração ventricular começa ao longo do septo interventricular e no ápice. Ela progride do ápice para a base, resultando em ejeção suave e eficiente de sangue para o interior dos grandes vasos.

No coração adulto normal, o feixe de His constitui a única conexão elétrica entre os átrios e os ventrículos. Entretanto, ocasionalmente, conexões adicionais anormais podem surgir como pequenos feixes ou tratos de miócitos cardíacos. Tais "vias acessórias" podem ativar o músculo ventricular antes do impulso normal chegar via sistema de condução e são encontradas em pacientes com a *síndrome de Wolff-Parkinson-White* e em várias formas de taquicardia supraventricular. Descontinuidades congênitas no sistema de condução podem ser causadas por auto-anticorpos transmitidos via placenta em mães com doença do tecido conjuntivo como o lúpus eritematoso sistêmico. Defeitos adquiridos podem surgir em decorrência de infarto, doença inflamatória ou infiltrativa, cirurgia cardíaca, ou cateterismo cardíaco.

As Artérias Coronárias

As artérias coronárias esquerda e direita se originam nos seios de Valsalva da valva aórtica, ou imediatamente acima deles (ver Fig. 11.1). O tronco da artéria coronária esquerda se bifurca, no primeiro centímetro de sua origem, nas artérias descendente anterior esquerda (DAE) e circunflexa. A artéria coronária circunflexa está situada no sulco atrioventricular esquerdo e alimenta a parede lateral do ventrículo esquerdo (Fig. 11.3) A artéria coronária DAE está situada no sulco interventricular anterior e fornece sangue para (1) a porção anterior do ventrículo esquerdo, (2) parte anterior do ventrículo direito adjacente e (3) metade a dois terços anteriores do septo interventricular. Na região apical, a artéria coronária DAE alimenta os ventrículos circunferencialmente (ver Fig. 11.3).

A artéria coronária direita se desloca ao longo do sulco atrioventricular direito e alimenta a maior parte do ventrículo direito e região póstero-septal do ventrículo esquerdo (ver Fig. 11.3), incluindo um terço ou a metade posterior do septo interventricular na base do coração (também chamada de parede "inferior" ou "diafragmática"). A partir dessas distribuições, pode-se inferir a localização de infartos que resultam da oclusão de qualquer uma das três principais artérias coronárias epicárdicas (ver Fig. 11.3).

As artérias coronárias epicárdicas em geral estão dispostas numa distribuição chamada de coronária direita dominante. O padrão de dominância é determinado pela artéria coronária que mais contribui com sangue para a artéria coronária descendente posterior (ver Fig. 11.1). Dez por cento dos corações humanos têm padrão de dominância esquerda, com a artéria coronária circunflexa suprindo a artéria coronária descendente posterior.

O fluxo sangüíneo no miocárdio ocorre de fora para dentro, ou seja, a partir do epicárdio para o endocárdio. Assim, como regra geral, **o endocárdio é mais vulnerável à isquemia** quando o fluxo através de uma importante artéria coronária é comprometido. Algumas das artérias coronárias intramiocárdicas pequenas se ramificam à medida que passam através da parede ventricular; outras mantêm um diâmetro grande e passam para a superfície endocárdica sem se ramificar (Fig. 11.4). Como as redes capilares que se originam dessas artérias penetrantes não se interconectam, os limites entre o miocárdio viável e o infartado após oclusão arterial coronária são distintos.

A porção epicárdica de cada artéria coronária se enche e se expande durante a sístole e se esvazia e se estreita durante a diástole. As artérias intramiocárdicas sofrem ação oposta e são estreitadas pela pressão muscular sistólica. Em decorrência disso, o fluxo sangüíneo dentro do miocárdio, especialmente nas regiões subendocárdicas do ventrículo, diminui ou fica ausente durante a sístole. No entanto, por causa da auto-regulação, o fluxo sangüíneo é aproximadamente igual por todo o miocárdio.

HIPERTROFIA MIOCÁRDICA E INSUFICIÊNCIA CARDÍACA

No coração normal, os ventrículos são complacentes e o enchimento diastólico ocorre sob pressões atriais baixas. Durante a sístole, os ventrículos se contraem vigorosamente e ejetam cerca de 60% do sangue presente no ventrículo ao final da diástole (fração de ejeção). No coração lesionado, a despeito da causa da disfunção cardíaca, as conseqüências clínicas são similares. **Se o distúrbio inicial for grave, o débito cardíaco não se mantém, apesar de alterações compensatórias, e o resultado é choque cardiogênico agudo com risco de vida.** Quando o distúrbio funcional é menos extenso, mecanismos compensatórios (ver adiante) permitem que o débito cardíaco se mantenha pelo aumento da pressão de enchimento ventricular diastólico e volume diastólico final. Esta situação resulta nos sinais e sintomas característicos de insuficiência cardíaca congestiva. Por causa da capacidade do coração de compensar, a insuficiência cardíaca congestiva muitas vezes é tolerada durante muitos anos.

A capacidade do coração de compensar após uma lesão cardíaca se baseia nos mesmos mecanismos que permitem que o débito cardíaco aumente em resposta a estresse. **O mecanismo fundamental de compensação se baseia no mecanismo de Frank-Starling, que afirma que o volume sistólico do coração é uma**

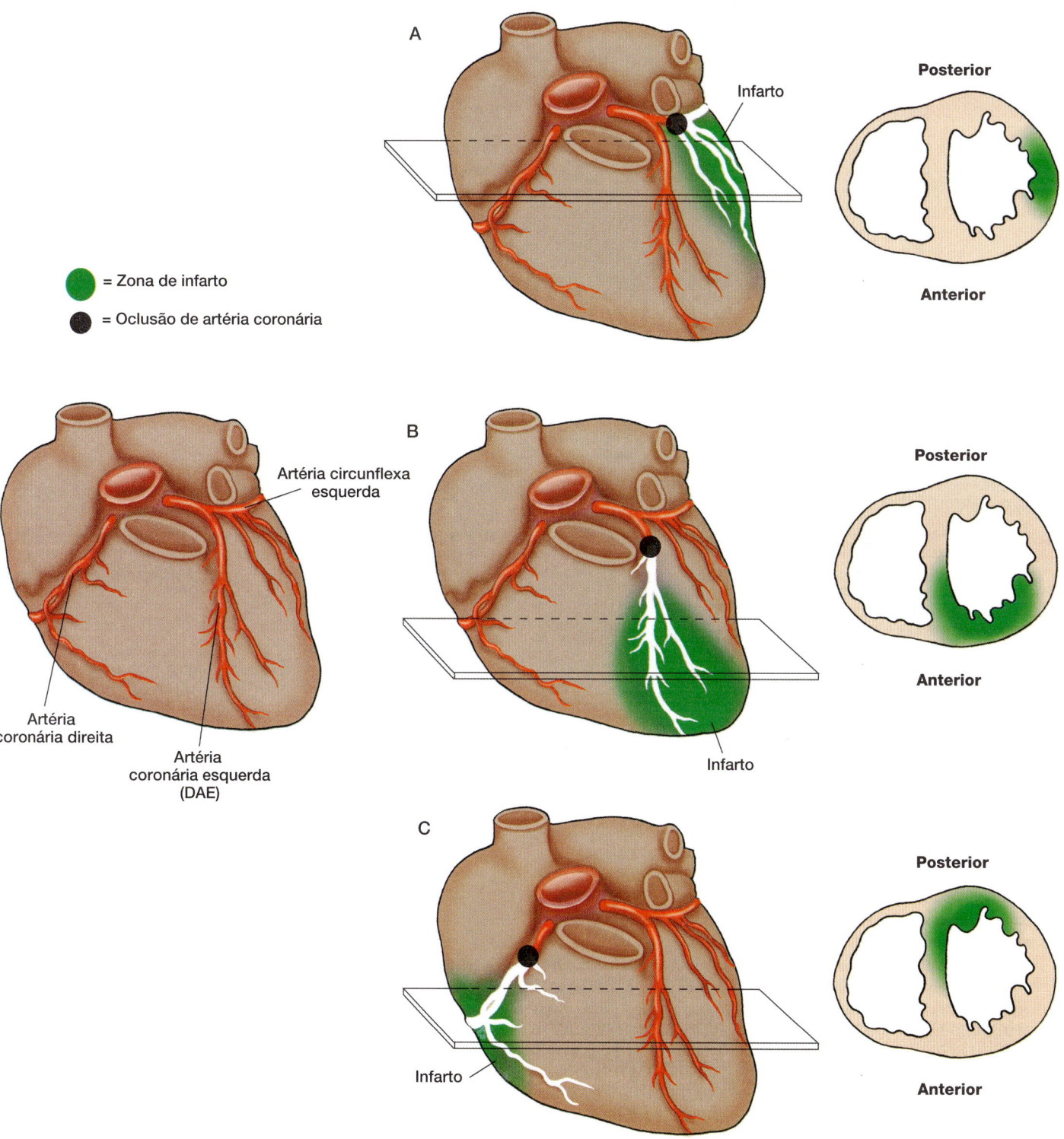

FIGURA 11.3
Posição de infartos ventriculares esquerdos decorrentes da oclusão de cada uma das três principais artérias coronárias. A. Infarto póstero-lateral que sobrevém à oclusão da artéria circunflexa esquerda. B. Infarto anterior, que sobrevém à oclusão do ramo descendente anterior (*DAE*) da artéria coronária esquerda. O infarto se localiza na parede anterior e em dois terços do septo. Ele envolve toda a circunferência da parede próximo ao ápice. C. Um infarto posterior ("inferior" ou "diafragmático") decorrente da oclusão da artéria coronária direita acomete a parede posterior, inclusive o terço posterior do septo interventricular e o músculo papilar posterior na metade basal do ventrículo.

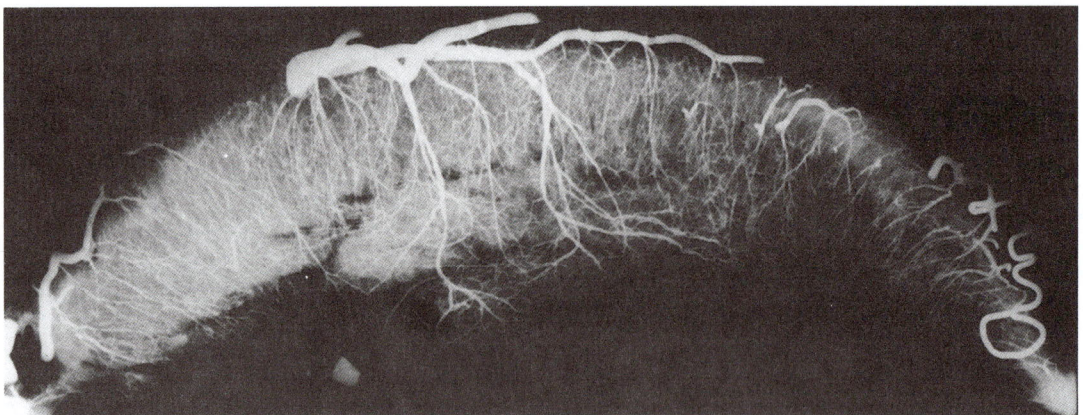

FIGURA *11.4*
Arteriograma de um segmento longitudinal da parede posterior do ventrículo esquerdo incluindo o músculo papilar posterior. Observe os dois tipos de ramos que passam para o interior do miocárdio em ângulos retos com a artéria epicárdica (*em cima*): classe A, que rapidamente se divide em uma rede fina, e classe B, que mantém um grande diâmetro e passa com pouca ramificação para o interior da região subendocárdica e músculo papilar.

função do comprimento diastólico da fibra e que, dentro de certos limites, o coração normal irá bombear qualquer volume trazido pela circulação venosa (Fig. 11.5). O volume sistólico é uma função ventricular. Ele é aumentado pelo maior volume diastólico final ventricular secundário a um aumento da pressão de enchimento atrial.

O aumento da força contrátil que ocorre em resposta a dilatação ventricular é uma conseqüência da organização miofibrilar, na qual o alongamento dos sarcômeros resulta em um maior potencial de superposição dos filamentos espessos e delgados durante a contração. Este efeito permite maior geração de força, desde que o sarcômero não esteja alongado mais de 2,2 μm. Quando existe uma necessidade repentina de aumentar o débito cardíaco em um coração normal, tal como durante exercício, a estimulação catecolamínica causa um aumento tanto da freqüência cardíaca quanto da contratilidade. Esta última é mediada primariamente pela modulação das atividades de proteínas chaves que regulam os gradientes de cálcio durante o acoplamento excitação-contração. Em decorrência disso, a relação normal entre o volume diastólico final e volume sistólico é deslocada para cima (da curva A para a curva X na Fig. 11.5). O volume diastólico final pode aumentar, acarretando um aumento grande no débito cardíaco.

Na presença de uma lesão cardíaca, a função cardíaca global tende a diminuir em condições basais. Nessas circunstâncias, são necessárias pressões de enchimento mais altas que o normal para manter o débito cardíaco (curva Y na Fig. 11.5). Ademais, durante insuficiência cardíaca, muitas vezes a estimulação catecolamínica está presente no estado basal, de modo que um aumento comparável do débito cardíaco exige um maior aumento da pressão atrial no coração insuficiente do que no normal. **O aspecto mais proeminente da insuficiência cardíaca é a pressão de enchimento atrial anormalmente alta em relação ao volume sistólico.** Entretanto, os valores absolutos do volume sistólico e do débito cardíaco geralmente são bem mantidos.

Patogenia: A hipertrofia miocárdica é uma resposta adaptativa que aumenta a força contrátil dos miócitos. Ela surge como uma resposta compensatória à sobrecarga hemodinâmica que ocorre em associação com a hipertensão crônica ou estenose valvar (sobrecarga de pressão), lesão miocárdica, insuficiência valvar (sobrecarga de volume) e outros estresses que aumentam a sobrecarga ao coração. A importância desse mecanismo de compensação foi observada há mais de um século por Austin Flint, que sugeriu que, tal como no aumento do músculo esquelético nos atletas, a hipertrofia cardíaca

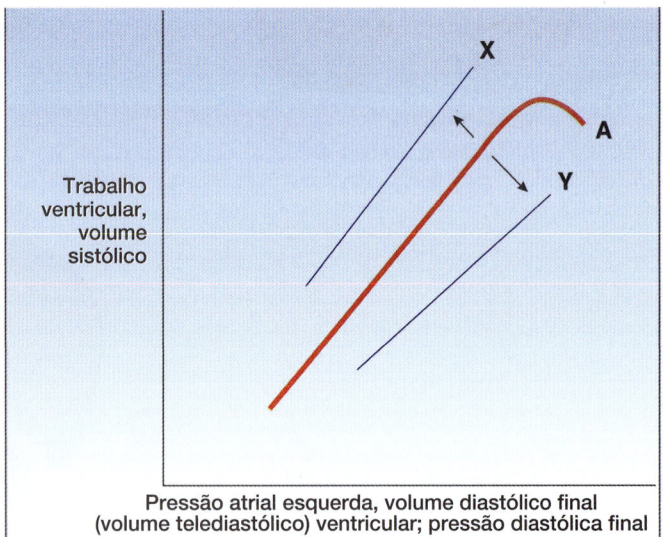

FIGURA *11.5*
Relação entre o trabalho do coração (ou volume sistólico) e o nível de influxo venoso, conforme medidos pela pressão atrial, volume ou pressão telediastólica. *Curva A* indica que, à medida que o volume diastólico final (volume telediastólico) ventricular, ou pressão atrial esquerda, aumenta, a quantidade de trabalho realizado pelo coração aumenta linearmente até um certo ponto. Além desse ponto, o trabalho realizado diminui e o coração entra em falência. Entretanto, a inclinação para baixo dessa curva é atingida somente a pressões atriais esquerdas muito altas. A curva pode se deslocar para cima até a posição *X* ou para baixo até a posição *Y*, dependendo de a contratilidade ter aumentado (p. ex., por causa da ação da noradrenalina) ou diminuído (p. ex., na insuficiência), respectivamente. O coração em insuficiência em geral funciona na alça ascendente de uma curva deprimida.

compensa a sobrecarga hemodinâmica ao coração. Entretanto, uma distinção deve ser feita entre a hipertrofia *fisiológica* do coração, que está presente em atletas altamente treinados, e a hipertrofia *patológica*, que ocorre em resposta a lesão ou sobrecarga. A resposta hipertrófica se caracteriza por aumento dos miócitos cardíacos e acúmulo de proteínas sarcoméricas, sem um aumento do número de miócitos cardíacos. Inicialmente, a hipertrofia reflete um mecanismo compensatório e potencialmente reversível, mas, com a permanência do estresse sobre o coração, o miocárdio se torna irreversivelmente aumentado e dilatado (Fig. 11.6).

Eventos mediados por receptores acionados por estímulos agem por meio de mecanismos autócrinos e parácrinos promovendo a resposta hipertrófica. As células contráteis respondem a estímulos mecânicos, como o alongamento em resposta a uma carga externa, ativando vias de sinalização mediadas por receptores que produzem a resposta hipertrófica. Entre os ligantes mais importantes que ativam as vias da hipertrofia estão: (1) angiotensina II, (2) endotelina-1 e (3) vários fatores de crescimento, inclusive o fator de crescimento semelhante à insulina (IGF-1) e o fator de crescimento transformador-β (TGF-β). Alguns desses mediadores também podem agir sobre os fibroblastos intersticiais no coração promovendo a síntese e o acúmulo de matriz extracelular. As cascatas de sinalização mais importantes envolvem (1) as vias da proteína quinase ativada por mitógenos (MAPK) e proteína quinase C (PKC), que são ativadas pelos receptores acoplados à proteína G, e (2) vias da calcineurina A e proteína quinase dependente de calmodulina/cálcio (CamK), que são reguladas pelo cálcio. Eventos mediados por receptor adrenérgico são implicados na transição de hipertrofia compensatória para insuficiência cardíaca.

ANGIOTENSINA II (ANG II): Todos os componentes do sistema renina-angiotensina (renina, angiotensinogênio, enzima de conversão da angiotensina [ECA] e receptores da Ang II) estão presentes tanto nos miócitos quanto nos fibroblastos intersticiais do miocárdio. A Ang II é liberada localmente em resposta a estímulos de sobrecarga ou estresse e age por meio de mecanismos autócrinos e parácrinos promovendo a hipertrofia dos miócitos e a produção de matriz extracelular. Nesse contexto, o tratamento com um inibidor da ECA tende a reverter a hipertrofia cardíaca e normalizar o tamanho do coração. Os inibidores da ECA também impedem a hipertrofia induzida por hipertensão experimental, sem reduzir a pressão arterial elevada.

ENDOTELINA-1 (ET-1): A ET-1 é um poderoso vasoconstritor produzido por uma variedade de células, inclusive células endoteliais e miócitos cardíacos. Esse peptídio também é um

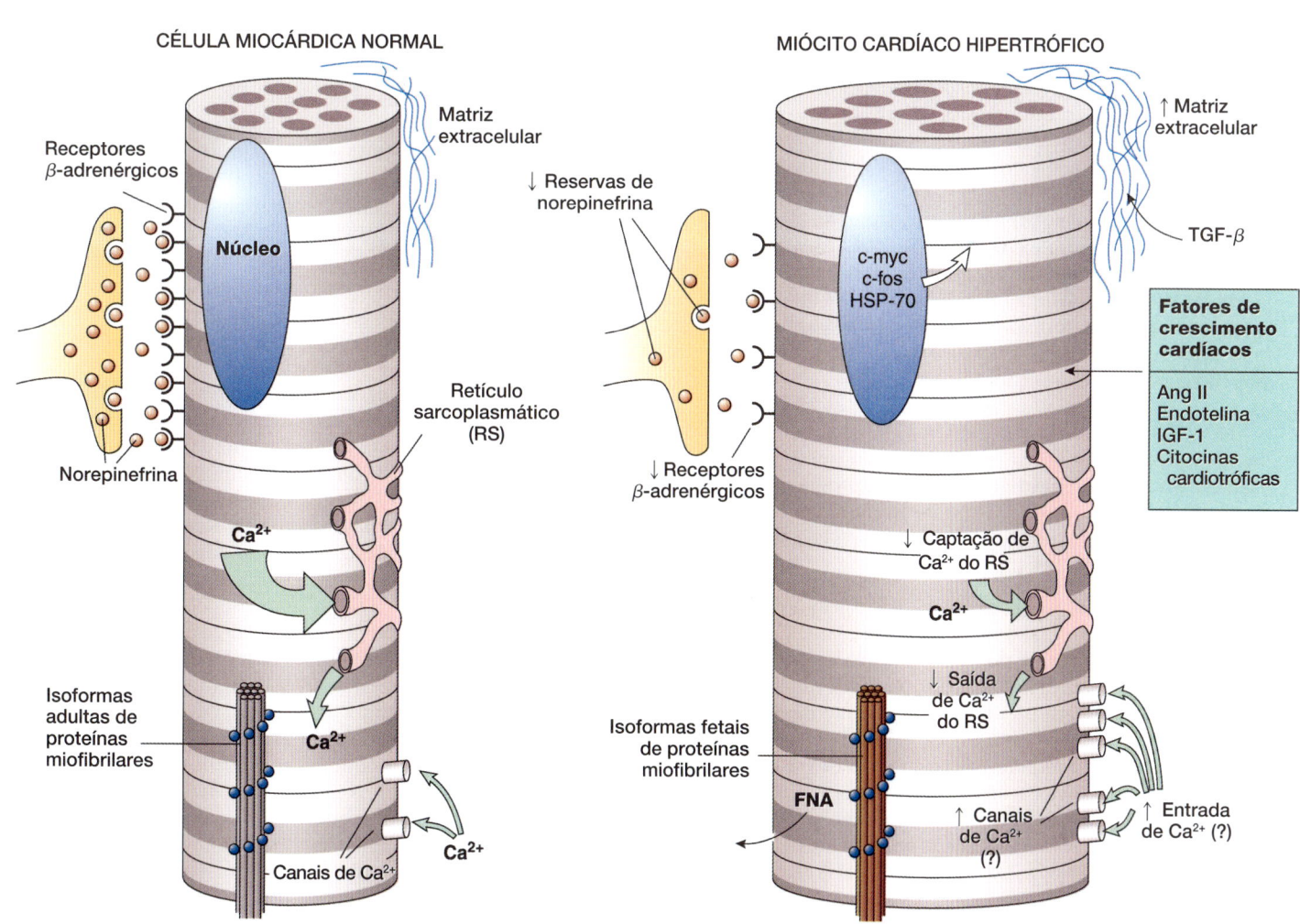

FIGURA 11.6
Características bioquímicas da hipertrofia miocárdica e insuficiência cardíaca congestiva.

poderoso fator de crescimento de miócitos cardíacos. Como a Ang II, a ET-1 ativa as cascatas da MAPK ao se combinar com o seu receptor e promover hipertrofia cardíaca.

FATOR DE CRESCIMENTO 1 SEMELHANTE À INSULINA: O IGF-1 é um peptídio promotor de crescimento e é sintetizado localmente na maior parte dos tecidos. Como um fator de crescimento de miócitos cardíacos, existem evidências substanciais em modelos experimentais de que o IGF-1 participa na patogenia da hipertrofia cardíaca.

MATRIZ EXTRACELULAR: A sobrecarga ao coração em curto prazo leva a um imediato aumento na síntese de colágeno. A fibrose intersticial, que ocorre em praticamente todas as formas de insuficiência cardíaca, constitui um aspecto obrigatório da resposta hipertrófica. O acúmulo de proteínas da matriz resulta, pelo menos em parte, da estimulação de fibroblastos cardíacos pelo TGF-β e Ang II. Após infarto do miocárdio, a fibrose é importante por substituir miócitos necróticos e impedir a ruptura cardíaca. Tal como muitas respostas adaptativas do coração, entretanto, a fibrose miocárdica por fim interfere no relaxamento diastólico e perturba a difusão de oxigênio e nutrientes.

DESSENSIBILIZAÇÃO β-ADRENÉRGICA: Na insuficiência cardíaca crônica, o coração mostra uma resposta acentuadamente deprimida às catecolaminas, que supostamente representa uma resposta adaptativa a níveis circulantes elevados de neurotransmissores autônomos na insuficiência cardíaca. A dessensibilização dos receptores β-adrenérgicos contribui para a resposta lenta do coração insuficiente ao exercício. A superestimulação crônica desses receptores dos miócitos pelas catecolaminas endógenas ocasiona uma diminuição tanto do número quanto da responsividade dos receptores. Ademais, isso parece ser um defeito no acoplamento do receptor β-adrenérgico com a adenilciclase por meio das proteínas G. O coração insuficiente também contém menos noradrenalina armazenada nas terminações nervosas autônomas. É interessante que o tratamento com bloqueadores dos receptores β-adrenérgicos reduz a mortalidade e aumenta a função contrátil em pacientes com insuficiência cardíaca avançada.

HOMEOSTASE DO CÁLCIO: Uma variedade de defeitos na homeostase do cálcio ocorre na hipertrofia e insuficiência cardíacas. A expressão e função de importantes proteínas que regulam o cálcio nos miócitos cardíacos estão alteradas, inclusive (1) o receptor cardíaco da rianodina (RyR2), (2) ATPase dependente do Ca^{2+} no RS (SERCA) e (3) fosfolamban.

- **RyR2**, o principal canal de liberação do cálcio no RS, é ativado durante o potencial de ação pela entrada de Ca^{2+} extracelular através dos canais de cálcio controlados pela voltagem no sarcolema. Uma diminuição do número de canais RyR2 perturba a função contrátil por reduzir o ritmo de liberação de Ca^{2+} do RS.
- **SERCA** é a bomba responsável pela recaptação de Ca^{2+} de volta para o RS uma vez ocorrida a contração. A diminuição da captação de Ca^{2+} pelo RS é mediada por menor quantidade e regulação anormal da SERCA. Como conseqüência, a interferência no seqüestro de Ca^{2+} durante a diástole provoca um distúrbio do relaxamento.
- **Fosfolamban** é um regulador chave da contratilidade cardíaca que inibe a SERCA. Maior interação entre o fosfolamban e a SERCA acarreta níveis de Ca^{2+} cronicamente elevados durante a diástole e isso tem sido implicado na insuficiência cardíaca crônica.
- **Vias da calcineurina A e CamK**, ambos regulados pelo Ca^{2+}, também foram implicadas na resposta hipertrófica.

A resposta hipertrófica envolve alterações na expressão gênica nos miócitos cardíacos, inclusive a ativação de protoncogenes e reexpressão de genes "fetais".

PROTONCOGENES E HIPERTROFIA CARDÍACA. Em questão de uma hora de estresse produzido por sobrecarga aguda de pressão, células miocárdicas respondem expressando os protoncogenes *c-jun* e *c-fos* e proteína de choque térmico 70 (HSP 70). É provável que a transcrição de protoncogenes ajude a orquestrar a reexpressão de isoformas protéicas fetais no coração hipertrofiado.

EXPRESSÃO DE GENES FETAIS. Várias isoformas de proteínas são expressas no coração fetal, mas não após o nascimento. Na hipertrofia cardíaca induzida por sobrecarga hemodinâmica, muitos desses genes são reexpressos. Por exemplo, o fator natriurético atrial (FNA) é expresso tanto no ventrículo quanto no átrio do feto, mas após o nascimento, a produção de FNA fica restrita ao átrio. No ventrículo hipertrófico, entretanto, o FNA e a proteína natriurética cerebral (PNC) são reexpressos abundantemente e servem para reduzir a sobrecarga hemodinâmica por meio de seus efeitos sobre o metabolismo do sal e água (ver Cap. 7).

A hipertrofia cardíaca também se acompanha de reexpressão de isoformas fetais de várias proteínas contráteis fetais. No rato, a isoforma adulta normal é a β-miosina, que tem alta atividade de ATPase e uma velocidade de encurtamento rápida. Por outro lado, o tipo fetal é a β-miosina, que tem menor atividade de ATPase e uma velocidade menor de encurtamento. Na hipertrofia cardíaca experimental, a β-miosina "rápida" é substituída pela β-miosina "lenta", acarretando um distúrbio na contratilidade miocárdica. Entretanto, essa alteração na expressão do gene da miosina também é adaptativa, já que ela aumenta a tensão gerada durante a sístole e melhora a eficiência da contração, desse modo conservando energia. Corações humanos hipertrofiados mostram alterações similares, mas não idênticas, nas isoformas da miosina. O ventrículo humano contém somente miosina lenta, e o coração hipertrofiado mostra uma mudança de miosina rápida para lenta somente no átrio. Entretanto, isoformas fetais de outras proteínas miofibrilares aparecem no miocárdio ventricular humano, inclusive formas fetais de actina e tropomiosina. O coração hipertrofiado também contém variedades anormais de desidrogenase láctica (LDH), creatinoquinase (CK) e bomba de sódio no sarcolema.

Uma outra troca adaptativa de gene ocorre na expressão de proteínas envolvidas no metabolismo energético. O coração fetal necessita primariamente de glicose oriunda da mãe para a produção de ATP. Entretanto, após o nascimento, o coração sub-regula os genes que codificam enzimas glicolíticas e aumenta a expressão de genes que codificam proteínas envolvidas na β-oxidação dos ácidos graxos. O coração insuficiente reverte para o uso de glicose reexpressando o padrão fetal de genes que regulam o metabolismo energético. Embora um mol de glicose produza menos ATP que um mol de ácido graxo, o metabolismo glicolítico exige menos oxigênio. No caso do coração insuficiente, essa troca é portanto vantajosa.

A apoptose de miócitos cardíacos também pode ter um importante papel na insuficiência cardíaca. Em modelos animais de cardiopatia, já se observou um aumento de 5 vezes no número de miócitos cardíacos sofrendo apoptose, e ratos senescentes têm 30% menos miócitos cardíacos que os jovens.

 Patologia: Qualquer coisa que aumente a sobrecarga ao coração durante um período prolongado de tempo ou produza uma lesão estrutural pode resultar em insuficiência miocárdica. **A cardiopatia isquêmica é de longe a condição mais comum responsável pela insuficiência cardíaca, respondendo por mais de 80% dos óbitos decorrentes de cardiopatia.** Grande parte dos óbitos restantes tem como causa formas não-isquêmicas de miopatia cardíaca (miocardiopatias) e cardiopatia congênita. Praticamente todos os órgãos do corpo sofrem os efeitos da insuficiência cardíaca. O assunto é discutido em detalhes no Cap. 7, e somente os aspectos de maior importância são revisados aqui.

Além das alterações características de doenças específicas (p. ex., cardiopatia isquêmica ou amiloidose cardíaca), as alterações morfológicas no coração insuficiente são inespecíficas. **A hipertrofia ventricular é observada em praticamente todas as condições associadas a insuficiência cardíaca crônica.** Inicialmente, somente o ventrículo esquerdo pode se tornar hipertrofiado, como no caso da cardiopatia hipertensiva compensada. Mas quando o ventrículo esquerdo entra em falência, em geral sobrevém certo grau de hipertrofia ventricular direita devido ao maior grau de trabalho imposto ao ventrículo direito pelo ventrículo esquerdo insuficiente. **Na maior parte dos casos de insuficiência cardíaca clinicamente evidente, os ventrículos estão conspicuamente dilatados.** A distribuição do envolvimento de órgão terminal depende de a insuficiência cardíaca ser predominantemente esquerda ou direita.

A **insuficiência cardíaca esquerda** constitui o tipo mais comum de insuficiência cardíaca, já que as causas mais freqüentes de lesão cardíaca (p. ex., cardiopatia isquêmica e hipertensão) afetam primariamente o ventrículo esquerdo. Em uma resposta compensatória à insuficiência ventricular esquerda, as pressões atrial esquerda e venosa pulmonar aumentam, acarretando congestão pulmonar. Os capilares nos septos alveolares se enchem de sangue e pequenas rupturas permitem o extravasamento de hemácias. Em decorrência disso, os alvéolos contêm muitos macrófagos plenos de hemossiderina (as chamadas células da insuficiência cardíaca). Ademais, se a pressão hidrostática capilar sobrepujar a pressão osmótica plasmática, há extravasamento de líquido dos capilares para dentro dos alvéolos. O *edema pulmonar* resultante pode ser intenso com os alvéolos "afogados" em um transudato. A fibrose pulmonar intersticial ocorre com congestão presente por um período longo de tempo.

A **insuficiência cardíaca direita** comumente complica a insuficiência esquerda, ou ela pode se desenvolver independentemente, secundária a doença pulmonar intrínseca ou hipertensão pulmonar, que cria resistência ao fluxo sangüíneo através dos pulmões. Em decorrência disso, a pressão atrial direita e a pressão venosa sistêmica aumentam, resultando em distensão venosa jugular, edema das extremidades inferiores e congestão do fígado e baço. A congestão hepática na insuficiência cardíaca se caracteriza por distensão das veias centrais, que se sobressaem num corte do fígado como focos vermelhos escuros de encontro ao amarelo das células na periferia do lóbulo. Isso dá ao fígado um aspecto macroscópico que é comparado ao corte na superfície de uma noz moscada (daí o termo fígado em **noz moscada**; ver Cap. 14).

Os miócitos cronicamente lesionados mostram alterações degenerativas caracterizadas por uma perda de miofibrilas. A despeito do tipo de lesão, a disfunção dos miócitos acarreta perda de sarcômeros e aumento correspondente no citosol e glicogênio, fazendo com que as células pareçam vacuoladas (miocitólise) (Fig. 11.7). Essas alterações são aparentemente reversíveis e provavelmente decorrem de perturbações no metabolismo do miócito. A perda de miofibrilas pode constituir uma resposta adaptativa destinada a intensificar a sobrevida dos miócitos em face de lesão crônica. Esse aspecto histopatológico é especialmente proeminente no *"miocárdio hibernante"*, uma condição na qual a função contrátil está comprometida no quadro de fluxo sangüíneo coronário reduzido.

 Manifestações Clínicas: Os sintomas clínicos da insuficiência esquerda incluem dispnéia de esforço, ortopnéia (dispnéia de decúbito) e dispnéia paroxística noturna. A dispnéia de esforço reflete o aumento da congestão pulmonar que acompanha uma pressão diastólica final maior no átrio e ventrículo esquerdos. Surgem ortopnéia e dispnéia paroxística noturna quando o volume de sangue torácico aumenta devido a volume de sangue reduzido nas extremidades inferiores com o paciente deitado.

Embora grande parte da apresentação clínica da insuficiência cardíaca possa ser explicada pela congestão venosa (insuficiência retrógrada), dois aspectos da insuficiência congestiva envolvem perfusão arterial não adequada de órgãos vitais (insuficiência anterógrada). Grande parte dos pacientes com insuficiência cardíaca esquerda retém sódio e água (edema), em decorrência da menor perfusão renal, menor ritmo de filtração glomerular e ativação do sistema renina-angiotensina-aldosterona (ver Cap. 7). A perfusão cerebral inadequada pode acarretar confusão, perda da memória e desorientação, e a perfusão reduzida do músculo esquelético leva a fadiga e fraqueza.

CARDIOPATIA CONGÊNITA

A cardiopatia congênita (CC) decorre de uma falha no desenvolvimento embrionário, expressa por estruturas mal colocadas (p. ex., transposição dos grandes vasos) ou uma parada na progres-

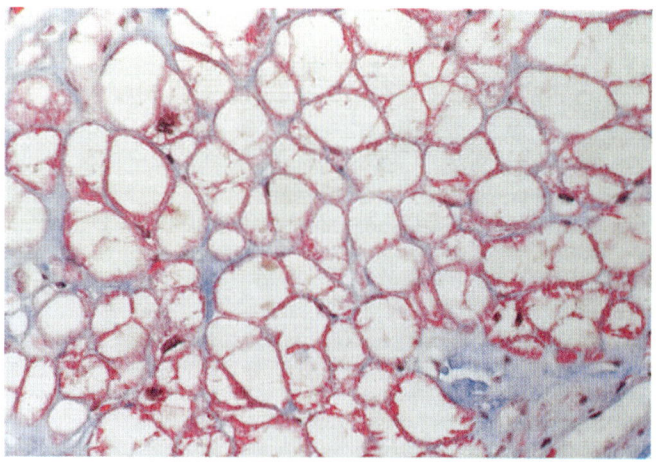

FIGURA 11.7
Grave miocitólise em um paciente com insuficiência cardíaca terminal. Os miócitos cronicamente lesados mostram uma perda dramática de miofibrilas, dando às células um aspecto acentuadamente vacuolado. Somente um fino anel de citoplasma contrátil está presente, imediatamente abaixo do sarcolema.

são de uma estrutura normal desde um estágio inicial até um mais avançado (p. ex., defeito do septo atrial).

A incidência da CC é citada como sendo quase 1% de todos os nascidos vivos. Esse número não inclui certos defeitos comuns que não são funcionalmente significativos, como forame oval anatomicamente pérvio que funcionalmente é fechado pela dobra atrial esquerda que o recobre. Nessa circunstância, o forame oval permanece fechado enquanto a pressão atrial esquerda for mais alta que a do átrio direito. Uma valva aórtica bicúspide também é comum e em geral é assintomática até a idade adulta. Os números para a incidência de anomalias cardiovasculares em particular variam, dependendo de muitos fatores, e o Quadro 11.1 mostra uma faixa derivada de várias fontes.

 Patogenia: A causa da CC em geral não é estabelecida. Entretanto, vale a pena determinar se o defeito em qualquer caso isolado pode ser reconhecido como sendo principalmente de origem genética ou primariamente adquirido, já que essa consideração é importante para os pais com relação ao planejamento de futuras gravidezes. A maior parte dos defeitos congênitos do coração reflete uma combinação de influências de muitos fatores genéticos e ambientais. Como em outras doenças com herança multifatorial (ver Cap. 6), o risco de recidiva aumenta entre os irmãos de uma criança acometida. Enquanto a incidência de CC na população em geral é de 1%, ela aumenta para 2 a 15% numa segunda gravidez após o nascimento de uma criança com um defeito cardíaco. O risco de uma terceira criança acometida pode ser de até 30%. Ademais, uma criança nascida de mãe portadora de CC tem maior risco de defeitos cardíacos.

Síndromes unigênicas são causas raras de CC. Várias anormalidades cromossômicas estão associadas a uma maior incidência de anomalias congênitas do coração, mais notadamente a síndrome de Down (trissomia 21), mas também outras trissomias, síndrome de Turner e síndrome de DiGeorge. Contudo, essas respondem por não mais que 5% de todos os casos de CC.

A melhor evidência de uma influência intra-uterina sobre a ocorrência de defeitos cardíacos congênitos se relaciona com infecção materna com vírus da rubéola durante o primeiro trimestre, especialmente durante as primeiras 4 semanas de gestação. Suspeita-se de uma associação com outras infecções virais, mas isto não está tão bem documentado. O uso, por parte da mãe, de certos medicamentos no início da gravidez também pode estar associado a um número maior de defeitos cardíacos no feto. Por exemplo, a síndrome da talidomida (focomelia) foi associada a uma incidência de 10% de CC. Outros farmacoquímicos implicados na patogenia da CC incluem álcool, fenitoína, anfetaminas, lítio e esteróides estrogênicos. O diabetes materno também está associado a maior incidência de CC.

Classificação da Cardiopatia Congênita

Existem várias maneiras de classificar corações com defeitos congênitos. Uma das classificações úteis clinicamente, e das mais antigas, foi proposta por Maude Abbott, que agrupou os casos em três categorias de acordo com a presença ou ausência de cianose, como segue:

- O **grupo acianótico** não tem uma comunicação anormal entre as duas circulações. Exemplos do grupo acianótico descrito por Abbott incluem a coarctação da aorta, arco aórtico no lado direito e malformação de Ebstein.
- O **grupo de cianose tardia** é definido como portador de uma derivação da esquerda para a direita com uma reversão tardia de fluxo. Abbott ilustrou esse grupo com casos de ducto arterial pérvio (DAP), forame oval pérvio e defeito septal ventricular. Nos pacientes com essas anomalias, a cianose surge mais tarde (daí, tardia). Embora a derivação inicialmente seja da esquerda para a direita, ela mais tarde se torna da direita para a esquerda (complexo de Eisenmenger) porque as alterações progressivas nos vasos pulmonares aumentam a resistência vascular nos pulmões a ponto da pressão ventricular direita exceder a pressão ventricular esquerda.
- O **grupo cianótico** descreve uma derivação permanente da direita para a esquerda. Esta categoria de CC inclui a tetralogia de Fallot, tronco arterial, atresia tricúspide e transposição completa dos grandes vasos.

Desde a classificação em grupos por Abbott, vários esquemas de classificação foram desenvolvidos para oferecer os detalhes necessários para preencher os requisitos clínicos, em especial aqueles do cirurgião cardíaco. Uma classificação mais contemporânea divide os casos nos grupos mostrados no Quadro 11.1.

A Derivação Inicial da Esquerda para a Direita Reflete Maior Pressão no Lado Esquerdo

Defeito Septal Ventricular

Os defeitos no septo ventricular são as lesões cardíacas congênitas mais comuns (ver Quadro 11.1) e ocorrem como lesões isoladas ou em combinação com outras malformações.

 Patogenia: O coração fetal consiste em uma única câmara até a quinta semana de gestação, depois do que ela é dividida pelos septos interatrial e interventricular e pela formação das valvas atrioventriculares a partir dos coxins endocárdicos. Um septo interventricular muscular cresce para cima a partir do ápice em direção à base do coração (Fig. 11.8). O septo muscular se junta ao septo membranoso que está crescendo para baixo, desse modo separando os

---

QUADRO 11.1 Incidência Relativa de Anomalias Específicas em Pacientes com Cardiopatia Congênita

Defeitos do septo ventricular – 25 a 30%
Defeitos do septo atrial – 10 a 15%
Ducto arterial pérvio – 10 a 20%
Tetralogia de Fallot – 4 a 9%
Estenose pulmonar – 5 a 7%
Coarctação da aorta – 5 a 7%
Estenose aórtica – 4 a 6%
Transposição completa das grandes artérias – 4 a 10%
Tronco arterial – 2%
Atresia tricúspide – 1%

QUADRO 11.2 Classificação da Cardiopatia Congênita

Derivação inicial da esquerda para a direita
  Defeito do septo ventricular
  Defeito do septo atrial
  Ducto arterial pérvio
  Tronco arterial persistente
  Drenagem venosa pulmonar anômala
  Síndrome do ventrículo esquerdo hipoplásico
Derivação da direita para a esquerda
  Tetralogia de Fallot
  Atresia tricúspide
Sem derivação
  Transposição completa dos grandes vasos
  Coarctação da aorta
  Estenose pulmonar
  Estenose aórtica
  Origem da artéria coronária na artéria pulmonar
  Malformação de Ebstein
  Bloqueio atrioventricular completo
  Fibroelastose endocárdica

---

ventrículos esquerdo e direito. **O defeito septal ventricular mais comum está relacionado com a não formação da porção membranosa do septo no todo ou em parte.**

Patologia: Os defeitos septais ventriculares variam de tamanho. Eles ocorrem como (1) um pequeno orifício no septo membranoso, (2) um grande defeito envolvendo mais que a região membranosa (defeitos perimembranosos), (3) defeitos na porção muscular, que são mais comuns anteriormente, mas podem ocorrer em qualquer lugar no septo muscular, ou (4) ausência completa do septo muscular (deixando um ventrículo único).

Os defeitos septais ventriculares ocorrem mais comumente na porção superior do septo, abaixo da via de saída da artéria pulmonar (abaixo da crista supraventricular, ou seja, infracrista) e atrás do folheto septal da valva tricúspide. O feixe de His encontra-se localizado imediatamente abaixo do defeito (tipo de entrada). Menos comumente, o defeito ocorre acima da crista supraventricular (supracrista) e logo abaixo da valva pulmonar (infra-arterial). A variedade supracrista do defeito do septo muitas vezes está associada a outros defeitos, como sobreposição da artéria pulmonar (tipo de *Taussig-Bing* de ventrículo direito com dupla via de saída), transposição dos grandes vasos ou tronco arterial persistente.

Manifestações Clínicas: **Um defeito septal pequeno pode ter pouco significado clínico e pode na verdade fechar espontaneamente à medida que a criança cresce.** O fechamento é feito por hipertrofia do músculo adjacente ou por aderência dos folhetos da valva tricúspide às margens do defeito. Nos bebês com grandes defeitos septais, a maior pressão no ventrículo esquerdo cria inicialmente uma derivação da esquerda para a direita. A dilatação ventricular esquerda e insuficiência cardíaca congestiva são complicações comuns de tais derivações. Se o defeito for suficientemente pequeno para permitir sobrevida prolongada, o maior fluxo sangüíneo pulmonar causado pela derivação do sangue para dentro do ventrículo direito por fim acarreta espessamento das artérias pulmonares e aumento da resistência vascular pulmonar. Essa resistência vascular aumentada pode ser tão grande a ponto de inverter a direção da derivação, que passa a ser da direita para a esquerda (*complexo de Eisenmenger*). Um paciente portador dessa condição apresenta cianose de início tardio (ou seja, cianose tardia). Essas crianças desenvolvem hipertrofia ventricular direita e insuficiência cardíaca congestiva direita.

Complicações adicionais dos defeitos septais ventriculares incluem (1) endocardite infecciosa no local da lesão, (2) êmbolos paradoxais e (3) prolapso de uma cúspide valvar aórtica (com decorrente insuficiência valvar aórtica). Grandes defeitos do septo ventricular são corrigidos cirurgicamente, em geral na infância.

Defeitos Septais Atriais

Os defeitos do septo atrial variam em gravidade desde anomalias clinicamente insignificantes e assintomáticas até condições crônicas com risco de vida.

Patogenia: O desenvolvimento embrionário do septo atrial ocorre numa seqüência que permite a passagem continuada de sangue placentário oxigenado do átrio direito para o átrio esquerdo através do forame pérvio. O septo atrial em desenvolvimento é programado para permitir essa derivação da direita para a esquerda até o nascimento. No início da quinta semana de vida intra-uterina, o septum primum se estende para baixo, a partir do teto do átrio, até se juntar com os coxins endocárdicos e, dessa forma, fechar o segmento incompleto, ou "ostium primum" (ver Fig. 11.8). Antes desse fechamento se completar, a porção média do septum primum desenvolve um defeito, ou "ostium secundum", de modo que a derivação da direita para a esquerda continua. Durante a sexta semana, um segundo septo (septum secundum) surge à direita do septum primum, passando desde o teto do átrio em direção aos coxins endocárdicos. Esse processo deixa um forame pérvio aproximadamente na porção média do septo, conhecido como *forame oval*. O defeito persiste desde o nascimento até ser vedado pela fusão do septum primum e septum secundum, após o que ele é denominado *fossa oval*.

Patologia: O septo atrial pode apresentar defeitos em vários locais (ver Fig. 11.8).

- **Forame oval pérvio:** O tecido oriundo do septum primum situado no lado esquerdo do forame oval funciona como uma valva de vedação que normalmente se funde com as margens do forame oval, desse modo vedando a abertura. Uma vedação incompleta do forame oval, que pode ser detectada com uma sonda (*forame oval pérvio à sonda*), é encontrada em 25% dos adultos normais e não é anormalmente funcional. Entretanto, pode tornar-se uma verdadeira derivação se as circunstâncias aumentarem a pressão atrial direita, como ocorre com tromboêmbolos pulmonares recorrentes. Se isso ocorrer, haverá uma derivação da direita para a esquerda e os tromboêmbolos da circulação direita irão passar diretamente para a circulação sistêmica. Esses êmbolos paradoxais podem produzir infartos em muitas partes da circulação arterial, mais comumente no cérebro, coração, baço, intestinos, rins e extremidades inferiores. Um forame oval amplamente pérvio ocasionalmente é encontrado e na verdade consti-

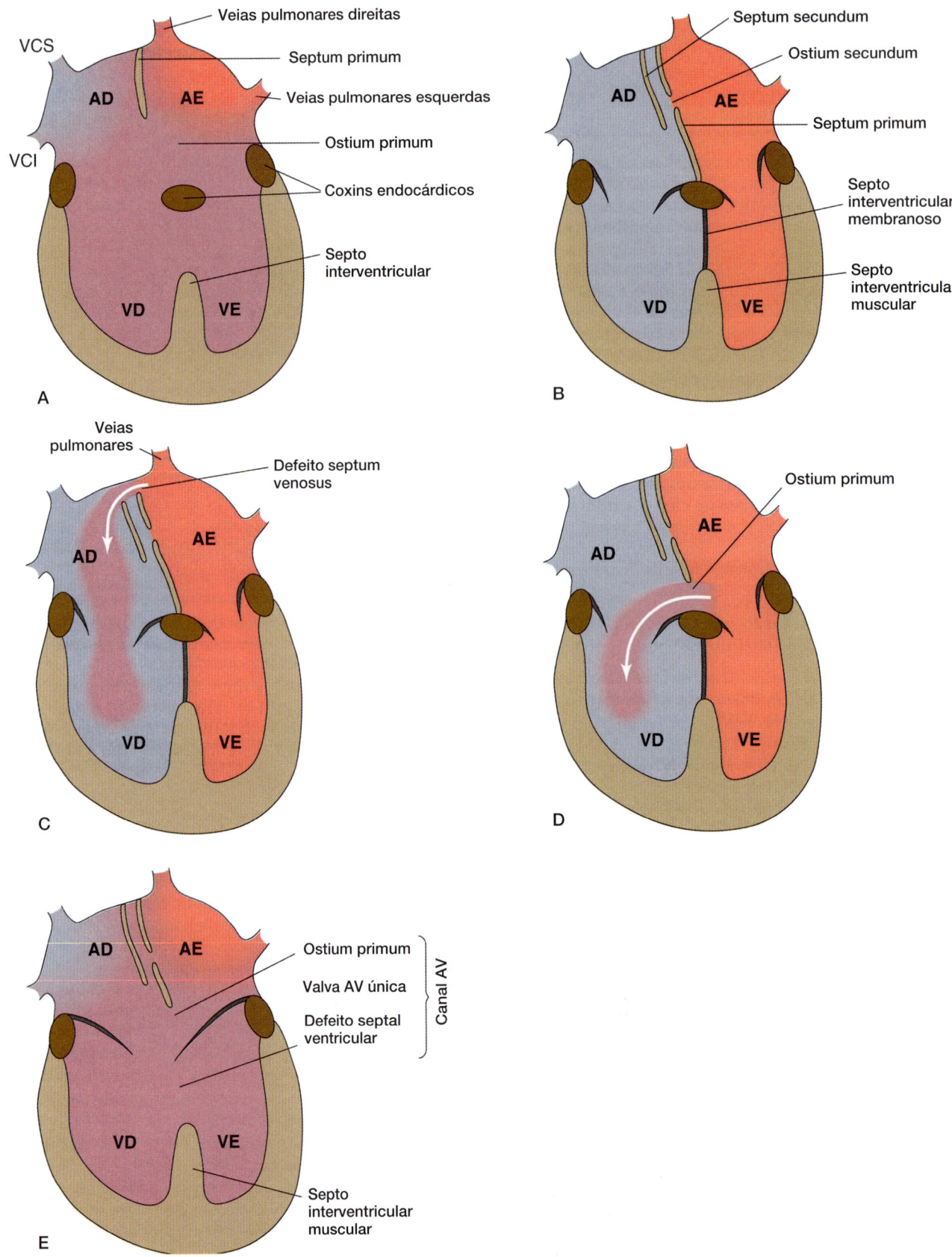

FIGURA 11.8
Patogenia dos defeitos septais ventriculares e atriais. A. Uma câmara atrial comum está sendo separada nos átrios direito e esquerdo (*AD* e *AE*) pelo septum primum. Como o septum primum ainda não se juntou aos coxins endocárdicos, existe um ostium primum aberto. A cavidade ventricular está sendo dividida por um septo interventricular muscular nas cavidades direita e esquerda (*VD* e *VE*). *VCS*, veia cava superior; *VCI*, veia cava inferior. B. O septum primum se juntou aos coxins endocárdicos mas ao mesmo tempo desenvolveu uma abertura na sua porção média (ostium secundum). Essa abertura é parcialmente recoberta pelo septo secundum, que cresceu para baixo para, em parte, cobrir o forame oval. Simultaneamente, o septo membranoso se junta ao septo interventricular muscular até a base do coração, separando completamente os ventrículos. C. O tipo seio venoso de defeito septal atrial se localiza na região mais cefálica e é adjacente à via de entrada das veias pulmonares direitas, que então tendem a drenar no átrio direito. D. Defeito tipo ostium primum ocorre logo acima do anel valvar atrioventricular, algumas vezes na presença de um anel valvar intacto. Ele também pode, juntamente com um defeito do anel valvar e septo ventricular, formar um canal atrioventricular, conforme mostrado em (E). Esta abertura comum permite a comunicação livre entre os átrios e os ventrículos.

tui um defeito atrial adquirido causado por uma desproporção entre o tamanho do forame oval e o comprimento da valva que o recobre.

- **Defeito septal atrial, tipo ostium secundum:** Esta lesão é de longe o defeito mais comum do septo atrial, respondendo por 90% de todos os casos. Ela reflete uma verdadeira deficiência do septo atrial e não deve ser confundida com um forame oval pérvio. Um defeito do tipo ostium secundum ocorre na porção média do septo e varia de tamanho, desde uma abertura trivial a um grande defeito de toda a região da fossa oval. Um defeito pequeno em geral não é funcional, mas, se for grande, pode permitir desvio suficiente do sangue do lado esquerdo para o lado direito do coração para produzir dilatação e hipertrofia do átrio e ventrículo direitos. Nessas circunstâncias, o diâmetro da artéria pulmonar excede o da aorta.

    A *síndrome de Lutembacher*, uma variante do defeito septal atrial tipo ostium secundum, é definida como a combinação de estenose mitral e defeito septal atrial do tipo ostium secundum. A estenose mitral pode dever-se a uma malformação congênita ou febre reumática. Acredita-se que a pressão atrial esquerda aumentada secundária à obstrução da valva mitral influencia a permeabilidade continuada do septo atrial.

- **Defeito tipo seio venoso:** Essa anomalia ocorre na porção superior do septo atrial, acima da fossa oval, próximo à entrada da veia cava superior. Geralmente ela é acompanhada de drenagem das veias pulmonares direitas no átrio direito ou veia cava superior. Esse defeito incomum ocorre em somente 5% dos defeitos septais atriais.

- **Defeito septal atrial, tipo ostium primum:** Essa condição envolve a região adjacente aos coxins endocárdicos e também é rara, fazendo parte de 7% de todos os defeitos do septo atrial. Em geral existem fendas no folheto anterior da valva mitral e no folheto septal da valva tricúspide, o que pode ser acompanhado por um defeito associado no septo interventricular adjacente.

- **Canal atrioventricular:**

    Canal atrioventricular comum persistente representa defeitos septais atrial e ventricular combinados, totalmente desenvolvidos. Embora habitualmente raro, esse defeito é comum em pacientes com a síndrome de Down.

    Canal atrioventricular completo é a conseqüência de uma falha na fusão dos coxins endocárdicos atrioventriculares. Em decorrência disso, esse defeito inclui (1) um defeito septal atrial grande tipo ostium primum, (2) um defeito septal na via de entrada ventricular e (3) fendas nos folhetos septais das valvas tricúspide e mitral.

    Canal atrioventricular (parcial) incompleto é uma situação na qual um defeito septal atrial do tipo ostium primum encontra-se adjacente às valvas atrioventriculares, que muitas vezes são anormais.

- **Defeito septal atrial do tipo seio venoso:** Esta anormalidade é a mais rara dos defeitos do septo atrial. Ela se situa na parte póstero-inferior do septo interatrial, no local do óstio do seio coronário, e está associada a veia cava superior esquerda persistente, a qual drena no teto do átrio esquerdo.

Manifestações Clínicas: As crianças pequenas portadoras de defeito septal atrial em geral são assintomáticas, embora possam se queixar de cansaço fácil e dispnéia de esforço. Mais tarde na vida, em geral na idade adulta, as alterações na vasculatura pulmonar podem reverter o fluxo de sangue através do defeito e criar uma derivação da direita para a esquerda. Em tais casos, podem sobrevir cianose e baqueteamento dos dedos das mãos. As complicações dos defeitos do septo atrial incluem arritmias atriais, hipertensão pulmonar, hipertrofia ventricular direita, insuficiência cardíaca, êmbolos paradoxais e endocardite bacteriana. Os casos sintomáticos são tratados cirurgicamente.

Ducto Arterial Pérvio

No início do seu desenvolvimento, o embrião provavelmente recapitula um estágio ancestral na evolução, com seis arcos aórticos conectando as aortas dorsal e ventral como parte do sistema da fenda braquial (Fig. 11.9). O sexto arco aórtico esquerdo é em parte preservado como artérias pulmonares, e a continuação arterial à esquerda da aorta torácica descendente é preservada como *ducto arterial*. O ducto transporta a maior parte do fluxo pulmonar para o interior da aorta. Após o nascimento, o ducto se contrai em resposta ao aumento do conteúdo arterial de oxigênio e é ocluído por fibrose (ligamento arterioso).

Patogenia: O DAP persistente constitui um dos defeitos cardíacos congênitos mais comuns em recém-nascidos cujas mães foram infectadas pelo vírus da rubéola precocemente na gravidez. Ele também é comum em bebês prematuros nos quais essa estrutura é anatomicamente normal mas a prematuridade impediu o fechamento. Nesses pacientes, o ducto em geral se fecha espontaneamente. Nos recém-nascidos a termo com DAP, entretanto, o ducto tem um endotélio e média anormais e só raramente fecha espontaneamente.

Manifestações Clínicas: A luz do DAP varia muito. Uma pequena derivação tem pouco efeito sobre o coração, enquanto uma grande derivação acarreta um desvio considerável de sangue da aorta para a artéria pulmonar, de baixa pressão. Nos casos graves, mais da metade do débito cardíaco ventricular esquerdo pode ser desviada para a circulação pulmonar. Em decorrência de maior demanda de débito cardíaco, surgem hipertrofia ventricular esquerda e insuficiência cardíaca. Em pacientes com um grande DAP, o volume e pressão maiores de sangue na circulação pulmonar por fim acarreta hipertensão pulmonar e suas complicações cardíacas. A endocardite infecciosa é uma complicação freqüente de pacientes com DAP não tratados.

O ducto arterial pérvio pode ser corrigido cirurgicamente ou por cateterismo cardíaco. O DAP pode ser contraído e depois ocluído pela instilação de inibidores da síntese de prostaglandina (p. ex., indometacina). Por outro lado, o ducto arterial pode ser mantido aberto após o nascimento pela administração de prostaglandinas (PGE_2). Esse efeito é usado no tratamento de pacientes nascidos com um defeito cardíaco e cuja sobrevida exige a presença de uma derivação da direita para a esquerda. Exemplos incluem pacientes com estenose pulmonar isolada, transposição completa dos grandes vasos, ou síndrome do coração esquerdo hipoplásico.

A *janela aortopulmonar* é um defeito entre a base da aorta e a artéria pulmonar. Trata-se de uma condição rara que é funcionalmente similar ao DAP e clinicamente difícil de diferenciar dele.

Outras anormalidades do sistema do arco aórtico podem ser previstas tendo-se em mente as variações que podem ocorrer no desenvolvimento do sistema completo do arco aórtico (ver

548   O CORAÇÃO

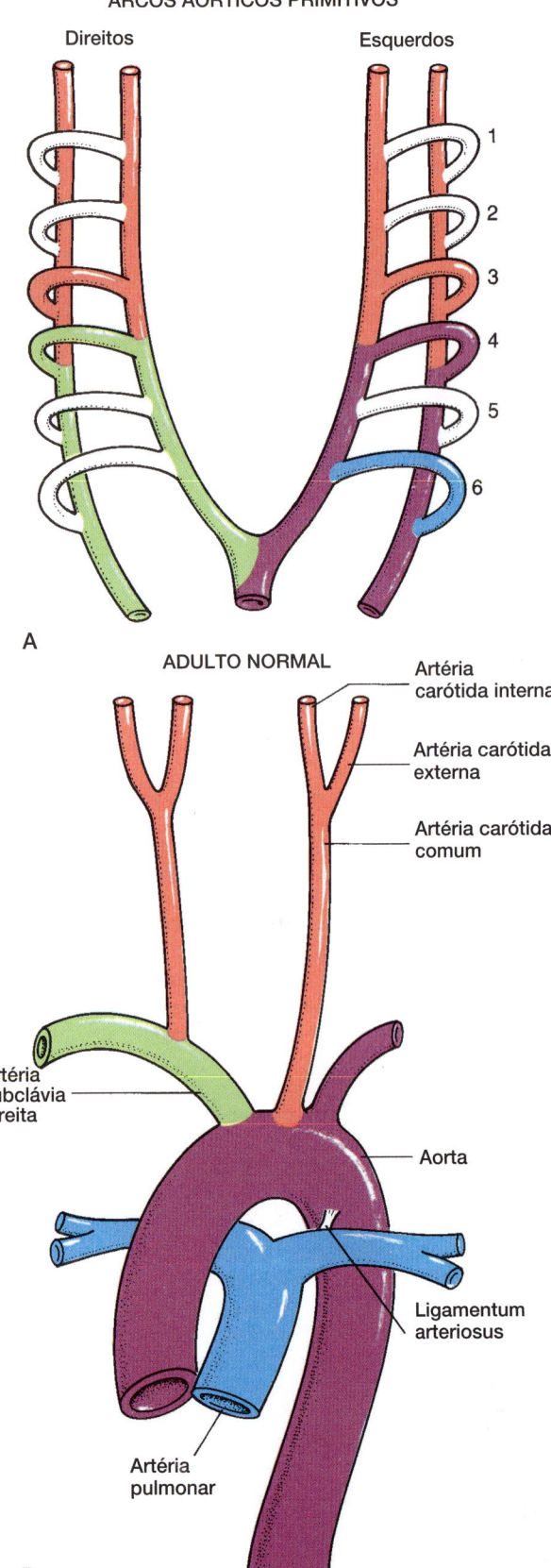

FIGURA 11.9
Derivados dos arcos aórticos. A. Sistema completo primitivo do arco aórtico. B. No adulto normal, o quarto arco aórtico é preservado como o arco da aorta adulta, e o sexto arco esquerdo dá origem à artéria pulmonar e ao ligamento arterial (ducto arterial fechado).

Fig. 11.9). Por exemplo, o lado direito do sistema do arco aórtico, em vez do esquerdo, pode ser retido, resultando na condição conhecida como *arco aórtico direito*. Essa variante é observada em cerca de 25% dos pacientes com tetralogia de Fallot e em 50% dos pacientes com truncus arteriosus. Um arco aórtico direito é inócuo a menos que crie um anel vascular que comprima o esôfago e a traquéia.

Truncus Arteriosus (Tronco Arterial)

O tronco arterial persistente se refere a um tronco comum de origem das artérias aorta, pulmonar e coronárias. Ele resulta da divisão ausente ou incompleta do tronco pelo septo espiral.

 Patologia: Há várias variantes do tronco arterial.

- O **tipo 1** é a variante mais comum e consiste em um único tronco que dá origem a uma artéria pulmonar comum e aorta ascendente.
- O **tipo 2** consiste em artérias pulmonares esquerda e direita tendo origem num local comum na linha média posterior do tronco.
- O **tipo 3** tem artérias pulmonares separadas que se originam lateralmente de um tronco comum.
- O **tipo 4** consiste em outras variantes raras nas quais não existe tronco pulmonar e a circulação pulmonar é suprida da aorta por artérias brônquicas aumentadas. Este tipo é difícil de ser distinguido da tetralogia de Fallot com atresia da artéria pulmonar.

O tronco arterial sempre cavalga um defeito septal ventricular e recebe sangue de ambos os ventrículos. A valva do tronco em geral tem três cúspides semilunares, mas pode ter até mesmo duas ou até seis. As artérias coronárias se originam da base da valva.

 Manifestações Clínicas: Muitos recém-nascidos com truncus arteriosus têm um fluxo sangüíneo pulmonar torrencial, causando insuficiência cardíaca, infecções recorrentes das vias respiratórias e muitas vezes morte prematura. Nas crianças com sobrevida prolongada, há o desenvolvimento de doença vascular pulmonar com aparecimento de cianose, policitemia e baqueteamento dos dedos. A cirurgia com coração aberto constitui um tratamento efetivo.

Síndrome do Coração Esquerdo Hipoplásico

 Patologia: Essa malformação geralmente grave se caracteriza por hipoplasia do ventrículo esquerdo e aorta ascendente e hipoplasia ou atresia das valvas do lado esquerdo. Muitas vezes o principal defeito é estenose ou atresia valvar aórtica. Algumas estruturas valvares mitrais em geral estão presentes, embora a valva mitral também possa estar atrésica. Se houver atresia, em vez de hipoplasia valvar mitral, o ventrículo esquerdo pode consistir somente em uma fina fenda revestida pelo endocárdio.

 Manifestações Clínicas: A atresia da valva aórtica impede o fluxo ventricular esquerdo para a aorta. Existe uma derivação obrigatória da esquerda para a direita através do forame oval pérvio e o débito cardíaco ocorre inteiramente via ventrículo direito e artéria pulmonar. O fluxo sangüíneo sistêmico depende do fluxo do tronco pulmonar para a aorta através do ducto arterial pérvio. O fluxo sangüíneo coronário depende do fluxo retrógrado da aorta ascendente hipoplásica para os seios de Valsalva. Como a resistência vascular pulmonar é alta ao nascimento, e tanto o forame oval quanto o ducto arterial estão pérvios, os recém-nascidos com síndrome do coração esquerdo hipoplásico podem parecer bem inicialmente. Entretanto, à medida que a resistência vascular pulmonar diminui, o fluxo sangüíneo sistêmico (e especialmente o fluxo sangüíneo coronário) diminui, e os bebês se tornam sintomáticos. Mais de 95% desses recém-nascidos irão morrer no primeiro mês de vida sem intervenção cirúrgica. O tratamento inclui abordagens cirúrgicas ou transplante cardíaco.

Drenagem Venosa Pulmonar Anômala

As veias pulmonares formam uma rede no mesoderma dorsal. Um botão da região do átrio se une à confluência venosa pulmonar, e por fim todas as quatro veias pulmonares drenam no átrio esquerdo. Uma falha na junção correta desses tecidos resulta em várias anomalias congênitas.

Patologia: **A drenagem venosa pulmonar anômala total** pode ocorrer como um defeito isolado ou pode ser parte de uma síndrome de asplenia (agenesia esplênica, defeitos cardíacos congênitos e situs inversus dos órgãos abdominais). Mais comumente, as veias pulmonares drenam numa câmara venosa pulmonar comum e depois, através de uma veia cava superior esquerda persistente (veia pericárdica esquerda persistente), na veia inominada ou na veia cava superior direita. Um segundo trajeto para a drenagem venosa pulmonar comum leva ao seio coronário. Um terceiro trajeto de drenagem consiste em veias posterior e subcardinal persistentes, que formam um tronco mesodorsal que cruza o diafragma e entra na veia porta ou ducto venoso. O terceiro tipo de drenagem muitas vezes está associado a alguma obstrução venosa pulmonar.

Manifestações Clínicas: Na drenagem pulmonar anômala total, não existe retorno venoso direto para o lado esquerdo do coração e a vida é mantida somente na presença de um defeito septal atrial ou um forame oval pérvio. A insuficiência cardíaca, a hipoxemia intensa e a obstrução venosa pulmonar resultam da drenagem venosa pulmonar anômala total. Bons resultados têm sido alcançados com a correção cirúrgica.

Drenagem venosa pulmonar anômala parcial pode resultar de um desarranjo circulatório menos intenso. Essa anomalia pode envolver uma ou duas veias pulmonares, especialmente em associação com o defeito septal atrial do tipo seio venoso. O prognóstico é excelente, similar àquele dos defeitos do septo atrial.

A Tetralogia de Fallot (Derivação Dominante da Direita para a Esquerda) É a CC Cianótica mais Comum

A tetralogia de Fallot representa 10% de todos os casos de CC.

Patologia: As quatro alterações anatômicas que definem a tetralogia de Fallot são as seguintes (Fig. 11.10):

- Estenose pulmonar
- Defeito septal ventricular
- Dextroposição da aorta de modo que ela cavalga o defeito septal ventricular
- Hipertrofia ventricular direita

O defeito no septo ventricular, que pode ter o mesmo tamanho do orifício aórtico, é resultado do fechamento incompleto do septo membranoso e envolve tanto o septo muscular quanto os coxins endocárdicos. Ademais, o desenvolvimento do septo espiral, que normalmente divide a região do tronco comum em uma aorta e uma artéria pulmonar, é anormal. Em decorrência disso, a aorta é deslocada para uma posição mais à direita, sobrepondo-se ao defeito septal. O defeito septal ventricular encontra-se imediatamente abaixo da aorta dextroposta. A estenose pulmonar se deve a hipertrofia muscular subpulmonar, com um músculo infundibular aumentado obstruindo o fluxo sangüíneo para a artéria pulmonar. Em cerca de um terço desses corações, a valva em si é a principal causa de estenose; em tais casos, a valva em geral tem a forma de um funil, com a parte estreita mais distal.

O coração se hipertrofia de tal forma a ponto de assumir o formato de uma bota. Quase metade dos pacientes com tetralogia de Fallot tem outras anomalias cardíacas, que incluem defeito septal atrial do tipo ostium secundum, DAP, veia cava superior esquerda e defeitos dos coxins endocárdicos. O arco aórtico encontra-se à direita em cerca de 25% dos casos de tetralogia de Fallot. O cirurgião

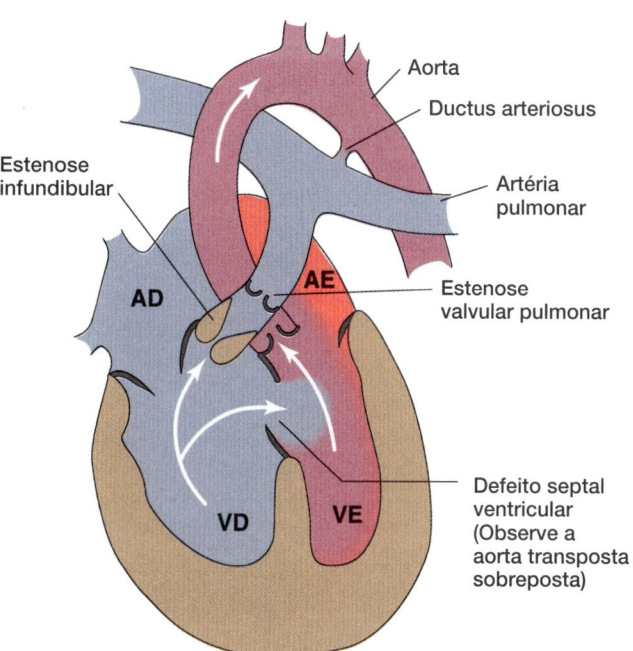

FIGURA *11.10*
Tetralogia de Fallot. Observe a estenose pulmonar que se deve a hipertrofia infundibular bem como a estenose valvar pulmonar. O defeito septal ventricular envolve a região do septo membranoso. A dextroposição da aorta e hipertrofia ventricular direita são mostradas. Por causa da obstrução pulmonar, a derivação se dá da direita para a esquerda, e o paciente se torna cianótico.

tem de lembrar que um grande ramo da artéria coronária direita pode cruzar a região do cone pulmonar, que é o local da cardiotomia feita para aumentar a via de saída. A permeabilidade do ducto arterial é na verdade protetora, pois oferece uma fonte de sangue para o leito vascular pulmonar de outro modo desprovido de sangue.

 Manifestações Clínicas: Em face da grave estenose pulmonar, o sangue ventricular direito é desviado através de um defeito no septo ventricular para o interior da aorta, resultando em dessaturação arterial e cianose. A correção cirúrgica tipicamente é feita nos primeiros 2 anos de vida. Nas crianças não corrigidas, a dispnéia de esforço é particularmente notável e a criança acometida muitas vezes assume uma posição de cócoras para aliviar a falta de ar. O desenvolvimento físico é caracteristicamente retardado. Devido à acentuada policitemia, a trombose cerebral pode complicar o curso da doença. Os pacientes também correm risco de endocardite bacteriana e abscessos cerebrais. Cianose e falta de ar crescentes podem indicar que um DAP benéfico se fechou espontaneamente. A insuficiência cardíaca esquerda não é uma complicação comum.

Na ausência de intervenção cirúrgica, a tetralogia de Fallot tem um prognóstico sombrio. Entretanto, a correção total hoje em dia é possível com a cirurgia de coração aberto, que acarreta mortalidade de menos de 10%. Após a cirurgia bem-sucedida, os pacientes se tornam assintomáticos e têm um prognóstico excelente a longo prazo.

Atresia Tricúspide

 Patologia: *A atresia tricúspide, ou ausência congênita da valva tricúspide, resulta em uma derivação obrigatória da direita para a esquerda através do forame oval pérvio.* Esse defeito usualmente ocorre com um defeito no septo ventricular através do qual o sangue passa para a artéria pulmonar. A atresia tricúspide tipo I (75% dos pacientes com atresia tricúspide) está acompanhada de grandes artérias normalmente relacionadas. A do tipo II está associada a transposição-D das grandes artérias e a do tipo III (rara) apresenta posição anômala L.

 Manifestações Clínicas: Os recém-nascidos portadores de atresia tricúspide se apresentam com cianose em decorrência da derivação da direita para a esquerda no nível atrial. Se o defeito no septo ventricular for pequeno, a limitação do fluxo sangüíneo pulmonar pode resultar em cianose ainda mais proeminente. Nesse cenário, observa-se tipicamente um sopro cardíaco proeminente. A intervenção cirúrgica é destinada a criar uma via ao largo da valva tricúspide atrésica e do ventrículo direito pequeno. A paliação cirúrgica em estágios é o objetivo da terapia atual.

As Cardiopatias Congênitas sem Derivações Envolvem Vários Locais Cardiovasculares

Transposição das Grandes Artérias

A transposição das grandes artérias (TGA) traduz uma situação na qual a aorta tem origem no ventrículo direito e a artéria pulmonar no ventrículo esquerdo. A condição mostra uma predominância no sexo masculino e é mais comum nos filhos de mães com diabetes. A TGA é responsável por mais da metade dos óbitos em recém-nascidos com cardiopatia cianótica com menos de 1 ano de idade.

 Patogenia: A divisão normal do truncus arteriosus embrionário em aorta e artéria pulmonar depende do septo espiral. O seu desenvolvimento anormal pode produzir posicionamento aberrante das grandes artérias, de modo que a aorta situa-se anteriormente à artéria pulmonar e conecta com o ventrículo direito. Nesta circunstância, a artéria pulmonar recebe sangue da via de saída do ventrículo esquerdo (Fig. 11.11). Como o sangue venoso do lado direito do coração flui para a aorta e o sangue oxigenado dos pulmões retorna para a artéria pulmonar, existem na verdade dois circuitos sangüíneos independentes e paralelos para as circulações sistêmica e pulmonar. Assim, a sobrevida é possível somente na presença de uma comunicação entre os circuitos. Praticamente todos os recém-nascidos com TGA têm um defeito no septo atrial. Metade dos pacientes tem um defeito septal ventricular e dois terços têm DAP.

 Patologia: A aorta normalmente situa-se posteriormente à aorta pulmonar e à esquerda dela. Em sua porção ascendente, ela cursa para trás e para a direita da artéria pulmonar. Na TGA, a aorta situa-se anteriormente à artéria pulmonar e a sua direita ("D" ou dextrotransposição).

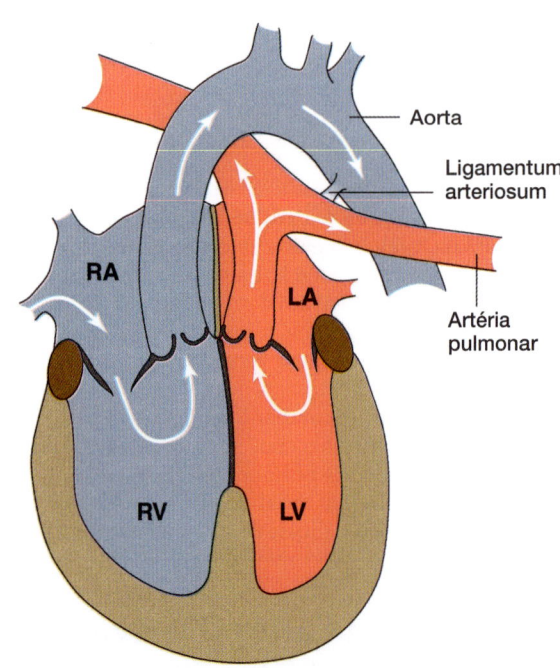

FIGURA *11.11*
Transposição completa das grandes artérias, tipo regular. A aorta encontra-se anteriormente e à direita da artéria pulmonar ("transposição D") e tem origem no ventrículo direito. Na ausência de conexões interatriais ou interventriculares ou ducto arterial pérvio, essa anomalia é incompatível com a vida.

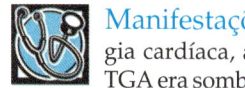 **Manifestações Clínicas:** Antes do advento da cirurgia cardíaca, a perspectiva das crianças nascidas com TGA era sombria, com 90% morrendo no 1.º ano de vida. Entretanto, hoje é possível corrigir a malformação nas primeiras 2 semanas de vida, por meio de uma cirurgia de troca arterial, com uma taxa de sobrevida global de 90%.

A *transposição congenitamente corrigida* é uma condição na qual a aorta encontra-se anteriormente, mas passa à esquerda da artéria pulmonar ("transposição L"). Embora as grandes artérias estejam assim anormalmente relacionadas uma em relação a outra e tenham origem ventricular discordante, o padrão circulatório é funcionalmente corrigido por causa da discordância atrioventricular coexistente. Os pacientes nos quais a TGA corrigida é a única malformação são inteiramente normais do ponto de vista clínico. Infelizmente, muitos casos são complicados por outras anomalias cardíacas, que exigem suas próprias intervenções específicas.

A *malformação de Taussig-Bing* é um ventrículo direito com dupla via de saída (ambos os grandes vasos têm origem no ventrículo direito) no qual um defeito septal ventricular encontra-se acima da crista supraventricular e diretamente abaixo da artéria pulmonar sobreposta. Essa condição é funcional e clinicamente similar à TGA com um defeito septal ventricular e hipertensão pulmonar.

Coarctação da Aorta

A coarctação da aorta é uma constrição local da aorta que quase sempre ocorre imediatamente abaixo da origem da artéria subclávia esquerda no local do ducto arterial. Raras coarctações podem ocorrer em qualquer ponto desde o arco aórtico até a bifurcação abdominal da aorta. A condição é duas e cinco vezes mais freqüente no sexo masculino do que no feminino e está associada a valva aórtica bicúspide em dois terços dos casos. As malformações da valva mitral, defeitos septais ventriculares e estenose subaórtica também podem acompanhar a coarctação da aorta. Existe uma associação particular da coarctação com a síndrome de Turner. Também se observa maior incidência de aneurismas cerebrais.

 Patogenia e Patologia: A patogenia da coarctação da aorta está relacionada com o padrão de fluxo no ducto arterial durante a vida fetal (Fig. 11.12). *In utero* o fluxo sangüíneo através do ducto é consideravelmente maior do que aquele que ocorre na valva aórtica. O sangue que deixa o ducto é desviado para duas correntes por uma aba aórtica posterior, oposta ao orifício do ducto. Uma corrente passa em direção cefálica para o istmo aórtico relativamente hipoplásico para suprir a cabeça e as extremidades superiores; a outra corrente entra na aorta descendente torácica. No final da vida fetal, o crescente débito ventricular esquerdo dilata o istmo e o fluxo sangüíneo aumentado passa ao largo da obstrução (representada pela aba posterior) através do amplo orifício ductal. Após o nascimento, o orifício ductal se fecha e a aba posterior normalmente involui, desse modo removendo a obstrução. A aba pode não involuir por causa de fluxo anterógrado inadequado no arco aórtico *in utero* devido a anormalidades que limitam o débito ventricular esquerdo (p. ex., valva aórtica bicúspide). Por outro lado, em muitos casos a aba obstrutiva não involui por razões desconhecidas. De qualquer modo, o resultado é o tipo mais comum de coarctação da aorta, uma *constrição justaductal*.

O *tipo infantil (pré-ductal) de coarctação* ocorre quando o istmo aórtico permanece estreito (hipoplásico) até a fase tardia da vida fetal e após o nascimento. Essa lesão em geral é acompanhada de um ducto arterial pérvio e de uma derivação da direita para a esquerda através de um defeito no septo ventricular.

 Manifestações Clínicas: A base fundamental clínica da coarctação da aorta é uma discrepância na pressão arterial nas extremidades superior e inferior. O gradiente de pressão produzido pela coarctação causa hipertensão proximal ao segmento estreitado e, ocasionalmente, dilatação daquela porção da aorta.

A hipertensão na parte superior do corpo resulta em hipertrofia ventricular esquerda e pode produzir tonteiras, cefaléias e epistaxes. A pressão aumentada também pode elevar o risco de ruptura de um aneurisma cerebral e conseqüente hemorragia subaracnóide. A hipotensão abaixo da coarctação acarreta extremidades inferiores fracas, pálidas e frias. Em uma tentativa de fazer uma ponte sobre a obstrução entre os segmentos aórticos superior e inferior, vasos colaterais aumentam. O exame radiológico do tórax mostra **chanfraduras nas superfícies internas das costelas**, produzidas pela pressão aumentada nas artérias intercostais acentuadamente dilatadas.

Grande parte dos pacientes com coarctação da aorta não tratados morre por volta de 40 anos de idade. As complicações incluem (1) insuficiência cardíaca, (2) ruptura de um aneurisma dissecante (secundária a necrose cística da média da aorta), (3) endocardite infecciosa no ponto de estreitamento local na parede imediatamente distal à coarctação atingido pelo jato, (4) hemorragia cerebral e (5) estenose ou endocardite infecciosa de uma valva aórtica bicúspide. A coarctação da aorta é tratada com sucesso por uma ressecção do segmento estreitado, preferivelmente entre 1 e 2 anos de idade nos pacientes assintomáticos. A dilatação com balão da área estreitada durante cateterismo cardíaco também é realizada.

Estenose Pulmonar

A estenose pulmonar decorre de (1) deformidade do desenvolvimento na região dos coxins endocárdicos do coração (com acometimento da valva pulmonar), (2) anormalidade do músculo infundibular ventricular direito (estenose subvalvar ou infundibular, especialmente quando parte da tetralogia de Fallot), ou (3) desenvolvimento anormal de partes mais distais da árvore arterial pulmonar (estenose pulmonar periférica). A estenose pulmonar periférica, um distúrbio muito menos comum que as outras duas, pode produzir "coarctação" das artérias pulmonares em um ou mais locais. Essa anomalia é mais freqüente em recém-nascidos com a *síndrome de Williams*, um distúrbio muitas vezes associado a mutações por deleção no gene que codifica a elastina.

A estenose pulmonar isolada em geral acomete as cúspides da valva, que se fundem formando um cone invertido ou assumindo a forma de um funil. A artéria distal à valva pode desenvolver dilatação pós-estenótica após vários anos. Nos casos graves, os bebês apresentam hipertrofia do ventrículo e átrio direitos. Na presença de forame oval pérvio, existe uma deri-

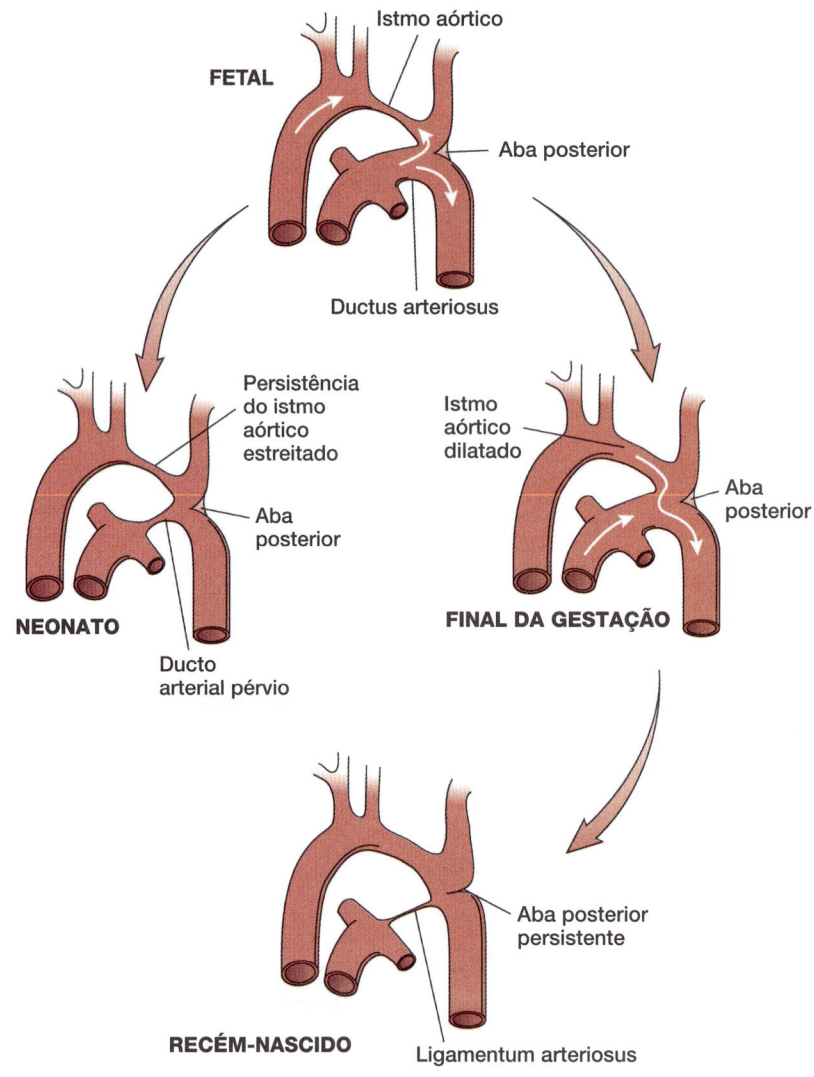

FIGURA 11.12
Patogenia da coarctação da aorta. No feto, o sangue ductal é desviado em correntes na direção cefálica e descendente pela aba aórtica posterior. Tardiamente na vida fetal, o istmo se dilata e o fluxo sangüíneo descendente aumentado é acomodado pelo orifício ductal. Após o nascimento, se a aba não sofrer involução normal, a obliteração do orifício ductal não permite fluxo livre ao redor da aba posterior persistente, desse modo criando uma obstrução justaductal ao fluxo sangüíneo para a aorta distal. Se o istmo aórtico não se dilatar durante a vida tardia fetal, ele permanece estreito, resultando em uma coarctação infantil ou pré-ductal. Nessas circunstâncias, o ducto arterial em geral permanece pérvio.

vação da direita para a esquerda com cianose, policitemia secundária e baqueteamento dos dedos. Bons resultados podem ser obtidos com a dilatação com balão da valva estenótica por meio do cateterismo cardíaco.

Estenose Aórtica Congênita

Três tipos de estenose aórtica congênita são reconhecidos: valvar, subvalvar e supravalvar.

ESTENOSE AÓRTICA VALVAR: O tipo mais comum de estenose aórtica congênita tem origem no desenvolvimento anormal dos coxins endocárdicos e em geral produz uma valva bicúspide. Uma valva aórtica bicúspide congênita é consideravelmente mais freqüente (4:1) em homens do que em mulheres e está associada a outras anomalias cardíacas (p. ex., coarctação da aorta) em 20% dos casos. A valva bicúspide tipicamente apresenta fusão de duas das três cúspides semilunares (a cúspide coronária direita com uma das duas cúspides adjacentes).

 Manifestações Clínicas: Muitas crianças com estenose aórtica congênita são assintomáticas. Com o passar dos anos, a valva bicúspide tende a se espessar e calcificar, geralmente levando a sintomas na idade adulta. As formas mais graves de estenose aórtica congênita resultam em valva unicomissural ou valva sem qualquer comissura. Essas malformações causam sintomas precocemente na vida. A dispnéia de esforço e angina de peito podem ser aspectos proeminentes. A morte súbita constitui uma ameaça distinta aos pacientes com obstrução intensa, principalmente decorrente de arritmias ventriculares. A endocardite infecciosa algumas vezes complica o curso da doença. Nos casos sintomáticos, a valvoplastia aórtica tem tido um alto grau de sucesso, embora a substituição da valva seja por vezes indicada.

ESTENOSE AÓRTICA SUBVALVAR: Este defeito é responsável por 10% de todos os casos de estenose aórtica congênita e é causado por desenvolvimento anormal de uma faixa de tecido fibroelástico subvalvar ou por uma crista muscular. A estenose resulta de um diafragma membranoso ou anel fibroso que circunda a via de saída do ventrículo esquerdo imediatamente abaixo da valva aórtica e é duas vezes mais comum em homens do que em mulheres.

Em muitas pessoas com estenose aórtica subvalvar, há o desenvolvimento de espessamento e imobilidade das cúspides aórticas, com discreta regurgitação aórtica. A endocardite bacteriana acarreta seus próprios riscos e também pode agravar a regurgitação. O tratamento cirúrgico da estenose aórtica subvalvar é realizado pela ressecção da membrana ou crista fibrosa.

ESTENOSE AÓRTICA SUPRAVALVAR: Esse tipo de estenose é muito menos comum do que as duas outras formas e muitas vezes se associa a hipercalcemia infantil idiopática (*síndrome de Williams*), caracterizada por retardo mental e múltiplos distúrbios sistêmicos.

Origem de uma Artéria Coronária da Artéria Pulmonar

Uma única artéria coronária ou, raramente, ambas podem se originar da artéria pulmonar, em vez da aorta. Quando uma artéria coronária tem uma origem anômala (mais comumente a coronária esquerda), surgem anastomoses entre as artérias coronárias direita e esquerda. Isto produz uma derivação arteriovenosa pela qual o sangue flui da artéria originando da aorta para aquela originando da artéria pulmonar. Em conseqüência, o miocárdio alimentado pela artéria anômala fica vulnerável a episódios de isquemia, podendo ocorrer infarto do miocárdio, fibrose e calcificação, e fibroelastose endocárdica.

Malformação de Ebstein

A malformação de Ebstein resulta do deslocamento para baixo de uma valva tricúspide anormal, para o interior de um ventrículo direito subdesenvolvido. Um ou mais folhetos da valva tricúspide se adere à parede do ventrículo direito por uma distância variável abaixo do anel atrioventricular direito.

 Patologia: Os folhetos septal e posterior da valva tricúspide em geral estão envolvidos na malformação de Ebstein. Eles se apresentam irregularmente alongados e aderentes à cavidade ventricular direita, de modo que a parte superior da cavidade ventricular direita (região da via de entrada) funciona separadamente da câmara distal. O folheto anterior em geral é o menos acometido dos três e pode ser normal. O anel valvar pode ou não estar deslocado para baixo de sua posição normal. De qualquer modo, o orifício efetivo valvar tricúspide é deslocado para baixo, para o interior do ventrículo, dividindo-o assim em duas partes separadas: o ventrículo "atrializado" (ventrículo proximal) e o ventrículo direito funcional (ventrículo distal). Em dois terços dos casos, a dilatação conspícua do ventrículo funcional dificulta a sua capacidade de bombear sangue eficientemente através das artérias pulmonares. O grau de insuficiência da valva tricúspide depende da gravidade e configuração do defeito nos folhetos.

 Manifestações Clínicas: A malformação de Ebstein acarreta insuficiência cardíaca, dilatação maciça do átrio direito, arritmias com palpitações e taquicardia e morte súbita. O tratamento cirúrgico da malformação de Ebstein tem encontrado sucesso variável.

Bloqueio Cardíaco Congênito

 Patogenia: O bloqueio cardíaco completo congênito em geral ocorre em associação a outras anomalias cardíacas. Em tais casos, a interrupção da continuidade do sistema de condução é provavelmente causada por uma anormalidade cardíaca também presente. Entretanto, nos casos de bloqueio cardíaco completo isolado, acredita-se que a falha do sistema de condução atrioventricular resulta de uma não regressão do tecido do sulco que envolve inteiramente o tecido de condução durante a fase inicial de desenvolvimento. O bloqueio cardíaco congênito, na ausência de cardiopatia estrutural, tem sido ligado a doença do tecido conjuntivo materna, especialmente lúpus eritematoso sistêmico. Na presença de auto-anticorpos maternos SS-A/Ro ou SS-B/La que são transmitidos via placenta ao feto, a incidência de bloqueio cardíaco completo congênito se aproxima de 100%.

 Patologia e Manifestações Clínicas: Os corações de pacientes com bloqueio cardíaco congênito tendem a mostrar uma descontinuidade entre o miocárdio atrial e o nódulo atrioventricular. De modo alternativo, o defeito pode consistir em uma separação fibrosa do nódulo atrioventricular do tecido de condução ventricular. Embora a freqüência cardíaca seja anormalmente lenta, os pacientes com bloqueio cardíaco isolado muitas vezes têm pouca dificuldade funcional. Mais tarde na vida, podem surgir hipertrofia cardíaca, ataques de Stokes-Adams, síncope (tonteiras e desmaios inexplicados), arritmias e insuficiência cardíaca.

Fibroelastose Endocárdica

A fibroelastose endocárdica (FEE) se caracteriza por espessamento fibroelástico do endocárdio do ventrículo esquerdo, que também pode acometer as valvas. O distúrbio é classificado como primário ou secundário, sendo este último muito mais comum.

FIBROELASTOSE ENDOCÁRDICA SECUNDÁRIA: Esse distúrbio ocorre em associação a anomalias cardiovasculares que levam a hipertrofia ventricular esquerda em face da incapacidade de preencher as maiores necessidades de oxigênio do miocárdio. Assim, a FEE secundária é uma complicação freqüente da estenose aórtica congênita (inclusive síndrome do coração esquerdo hipoplásico) e da coarctação da aorta. Presumivelmente, algum tipo de lesão endocárdica está envolvido em sua patogenia.

 Patologia: No exame macroscópico, o endocárdio do ventrículo esquerdo mostra placas irregulares, opacas e de coloração branco-acinzentada que também podem estar presentes nas valvas cardíacas. Microscopicamente, essas placas constituem áreas de espessamento fibroelástico do endocárdio, freqüentemente acompanhadas por degeneração dos miócitos subendocárdicos adjacentes. As valvas podem mostrar espessamento colagenoso.

FIBROELASTOSE ENDOCÁRDICA PRIMÁRIA: Definido como fibroelastose na ausência de qualquer lesão associada, esse distúrbio é bastante raro hoje em dia. Ele acomete bebês, em geral entre 4 e 10 meses de idade. Embora a doença tenha ocorrido em irmãos, não foi ainda estabelecido nenhum modo de herança específico. Evidências recentes têm ligado a fibroelastose endocárdica primária com infecção do sarampo, o que pode explicar por que o distúrbio é hoje em dia tão raramente encontrado.

Patologia: O ventrículo esquerdo em geral está conspicuamente dilatado mas às vezes contraído e hipertrófico. O espessamento endocárdico difuso acomete a maior parte do ventrículo esquerdo (Fig. 11.13) e os folhetos valvares aórticos e mitrais. O endocárdio espessado tende a ocultar o padrão trabecular do miocárdio subjacente, e os músculos papilares e cordoalhas tendíneas estão espessos e curtos. Trombos murais podem complicar a situação.

Os recém-nascidos com FEE desenvolvem insuficiência cardíaca progressiva. O prognóstico é extremamente sombrio, e o transplante cardíaco oferece a única esperança de cura.

Dextrocardia

A dextrocardia se refere a uma orientação para a direita do eixo base-ápice do coração, e muitas vezes está associada a imagem em espelho da localização e configuração normais no lado esquerdo. A posição dos ventrículos é determinada pela direção da alça cardíaca embrionária. Se a alça se deslocar para a direita, o ventrículo direito futuro se desenvolve para a direita e o ventrículo esquerdo vem a ocupar a sua posição apropriada. Se a alça se deslocar para a esquerda, ocorre o oposto.

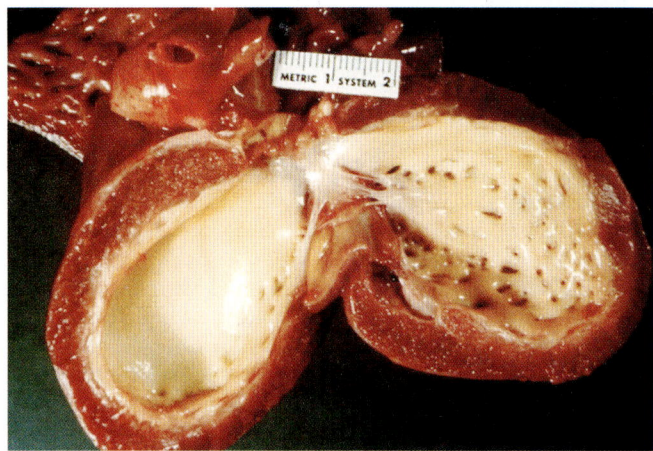

FIGURA 11.13
Fibroelastose endocárdica. O ventrículo esquerdo de um recém-nascido que veio a falecer de fibroelastose endocárdica, aberto para mostrar um endocárdio espessado revestindo grande parte da cavidade e praticamente obliterando as trabéculas carnosas.

Patologia: Quando a dextrocardia ocorre sem posicionamento anormal das vísceras (situs inversus), a condição invariavelmente se acompanha de graves anomalias cardiovasculares. Estas incluem transposição das grandes artérias, uma variedade de defeitos septais atriais e ventriculares, drenagem venosa anômala pulmonar e muitas outras. Na dextrocardia que ocorre em combinação com situs inversus, o coração é funcionalmente normal, embora não sejam incomuns pequenas anomalias.

CARDIOPATIA ISQUÊMICA

A cardiopatia isquêmica é, na maioria dos casos, uma conseqüência da aterosclerose das artérias coronárias. Ela se desenvolve quando o fluxo sangüíneo é inadequado para preencher as necessidades de oxigênio do coração. **A cardiopatia isquêmica é de longe o tipo mais comum de cardiopatia nos Estados Unidos e em outros países industrializados, onde permanece como a causa principal de morte. Ela é responsável por pelo menos 80% de todos os óbitos atribuíveis a cardiopatia.** Por outro lado, a cardiopatia isquêmica aterosclerótica é bem menos freqüente em países subdesenvolvidos, como aqueles da África e muitas partes da Ásia. Os principais efeitos da cardiopatia isquêmica são angina de peito, infarto do miocárdio, insuficiência cardíaca congestiva crônica e morte súbita.

ANGINA DE PEITO: *Este termo se refere à dor da isquemia miocárdica. Tipicamente, ela ocorre na região subesternal do tórax e pode se irradiar para o braço esquerdo, mandíbula e epigástrio. É o sintoma isolado mais comum de cardiopatia isquêmica.* A aterosclerose coronária em geral se torna sintomática apenas quando a área transversal da luz do vaso afetado é reduzida em mais de 75%. Um paciente com angina de peito típica tem episódios recorrentes de dor no peito, com freqüência provocada por aumento da atividade física ou quadros emocionais. A dor tem duração limitada (1-15 minutos) e é aliviada pela redução da atividade física ou pelo tratamento com nitroglicerina sublingual (um poderoso vasodilatador).

Embora a causa mais comum de angina de peito seja a aterosclerose coronária grave, o fluxo sangüíneo coronário diminuído pode resultar de outras condições, inclusive vasoespamo coronário, estenose aórtica e insuficiência aórtica. A angina de peito não está associada a nenhuma alteração anatômica característica no miocárdio desde que a duração e gravidade do episódio isquêmico sejam insuficientes para causar necrose miocárdica.

A **angina de Prinzmetal (angina variante)** *é uma forma típica de angina que ocorre em repouso e é causada por espasmo arterial coronário.* Os mecanismos responsáveis são amplamente compreendidos. O espasmo pode ocorrer em artérias coronárias estruturalmente normais e pode ser parte de uma síndrome sistêmica de reatividade vasomotora arterial anormal, que inclui enxaqueca e fenômeno de Raynaud. Entretanto, em geral ela surge em artérias coronárias ateroscleróticas, muitas vezes em uma porção do vaso adjacente a uma placa aterosclerótica. Embora o espasmo arterial coronário possa contribuir para a patogenia de um infarto do miocárdio agudo ou para o tamanho do infarto, geralmente ele não é a causa principal do infarto.

Angina instável, uma variedade de dor torácica que tem uma relação menos previsível com o exercício do que a angina estável e pode ocorrer durante repouso ou sono, está associada ao desenvolvimento de trombos não-oclusivos sobre placas ateroscleróticas. Em alguns casos de angina instável, os episódios de dor torácica se tornam progressivamente mais freqüentes e de duração mais longa durante um período de 3 a 4 dias. As alterações eletrocardiográficas não são características de infarto, e os níveis séricos das proteínas intracelulares cardíacas específicas, como CK-MB ou troponinas T ou I cardíacas (evidência de necrose miocárdica), não se tornam elevados. A angina instável também é conhecida como *angina pré-infarto, angina acelerada,* ou *angina "em crescendo".* Sem intervenção farmacológica ou mecânica para "abrir" o estreitamento coronário, muitos pacientes com angina instável evoluem para infarto do miocárdio.

INFARTO DO MIOCÁRDIO: O infarto do miocárdio se refere a um foco bem definido de necrose isquêmica no coração. Essa definição exclui focos isolados de necrose causada por agentes farmacoquímicos, toxinas ou vírus. O desenvolvimento de um infarto está relacionado com a duração da isquemia e o ritmo metabólico do tecido isquêmico. Na ligação experimental de uma artéria coronária, os focos de necrose se formam depois de 20 minutos de isquemia e se tornam mais disseminados à medida que aumenta o período de isquemia.

INSUFICIÊNCIA CARDÍACA CONGESTIVA CRÔNICA: Como a mortalidade precoce associada a infarto do miocárdio caiu para menos de 5%, muitos pacientes com cardiopatia isquêmica sobrevivem mais tempo e finalmente desenvolvem insuficiência cardíaca congestiva crônica. Mais de 75% de todos os pacientes com insuficiência cardíaca têm doença arterial coronária como causa principal da insuficiência cardíaca. O comprometimento da contração nesses pacientes se deve a perda irreversível de miocárdio (infartos prévios) e hipoperfusão do miocárdio sobrevivente, o que acarreta uma disfunção ventricular crônica (miocárdio "hibernante"). Muitos desses pacientes morrem repentinamente, em particular aqueles nos quais o comprometimento da contração não é grave. Outros desenvolvem insuficiência progressiva da bomba e morrem de insuficiência de múltiplos órgãos. Como a doença arterial coronária muitas vezes é tão extensa nesses pacientes, e muitos já foram submetidos a cirurgia de enxerto arterial coronário, os únicos tratamentos disponíveis são transplante cardíaco ou uso de bombas artificiais (dispositivos de assistência ventricular).

MORTE SÚBITA: Em alguns pacientes, a primeira e única manifestação de cardiopatia isquêmica é a morte súbita decorrente de fibrilação ventricular espontânea. Algumas autoridades consideram a morte como súbita somente se ela ocorrer em 1 hora desde o início dos sintomas. Outros consideram a morte em 24 horas após o início dos sintomas como súbita ou exigem que a morte súbita seja diagnosticada somente se for inesperada. **De qualquer maneira, a aterosclerose coronária é responsável pela maioria dos casos de morte súbita que ocorre na primeira hora após o início dos sintomas.**

Animais experimentais submetidos a oclusão coronária aguda mostram uma alta incidência de fibrilação ventricular durante a primeira hora de isquemia. A morte cardíaca súbita decorrente de fibrilação ventricular também ocorre em seres humanos em decorrência de trombose aguda de uma artéria coronária. Por outro lado, tal arritmia também aparece em pacientes com doença arterial coronária acentuada e sem trombose detectável. Estudos clínicos de pacientes que foram desfibrilados e sobreviveram a uma arritmia mostraram que a maioria não teve infarto do miocárdio agudo. Nenhum marcador de necrose miocárdica pode ser encontrado, e as alterações eletrocardiográficas indicando infarto não aparecem. Assim, parece que, em muitos casos, uma arritmia letal é deflagrada por isquemia aguda sem franco infarto do miocárdio. A presença de um infarto cicatrizado ou hipertrofia ventricular aumenta o risco de que um episódio de isquemia aguda deflagre uma arritmia ventricular com risco de vida.

 Epidemiologia: **Os principais fatores de risco que predispõem uma pessoa a doença arterial coronária são (1) hipertensão sistêmica, (2) tabagismo, (3) diabetes e (4) nível sérico elevado de colesterol.** Qualquer um desses fatores aumenta significativamente o risco de infarto do miocárdio, mas a combinação de múltiplos fatores aumenta o risco em mais de sete vezes (ver Cap. 8).

Durante o século XX, os Estados Unidos tiveram inicialmente um aumento dramático e depois uma reversão dramática da mortalidade por cardiopatia isquêmica. Em 1950, a taxa de morte ajustada para a idade decorrente de infarto do miocárdio era de 226 por 100.000 casos; 40 anos mais tarde era de apenas 108. Essa mudança se deveu a muitos fatores, inclusive redução do tabagismo, menor consumo de gorduras saturadas na dieta e o desenvolvimento de novos medicamentos para o controle de hipertensão, redução do colesterol e dissolução de trombos coronários. Avanços importantes na tecnologia médica incluem a construção de unidades coronárias, procedimentos de revascularização coronária e o uso de desfibriladores e dispositivos de assistência ventricular. Na segunda metade do século XX, grande atenção foi dada ao papel da hiperlipidemia na patogenia da aterosclerose arterial coronária. Isso foi acionado inicialmente por evidências epidemiológicas mostrando que populações com homens com níveis séricos médios altos de colesterol têm uma alta taxa de doença arterial coronária. Desde então, múltiplos estudos estabeleceram que as lipoproteínas de baixa densidade (LDL) séricas elevadas aumentam o risco, enquanto níveis altos de lipoproteínas de alta densidade (HDL) diminuem o risco de infarto do miocárdio. A relação colesterol total/colesterol HDL parece ser um melhor fator de previsão de doença arterial coronária do que o nível de colesterol isoladamente.

Embora o perfil lipídico sangüíneo seja um determinante importante do risco de aterosclerose, os outros fatores de risco importantes exercem efeitos independentes poderosos. Uma pessoa com uma pressão arterial de 160/95 mm Hg tem duas vezes mais risco de cardiopatia isquêmica do que outra com pressão arterial de 140/75 mm Hg ou menos. O tabagismo constitui outra importante causa evitável de doença arterial coronária, e o risco de cardiopatia isquêmica aumenta em proporção com o número de cigarros consumidos. Os fatores séricos envolvidos na trombose ou trombólise ou que contribuem para a lesão endotelial também têm sido implicados na aterogênese. Por exemplo, o nível de fibrinogênio plasmático está diretamente relacionado com o risco de cardiopatia isquêmica, presumivelmente por causa do papel do fibrinogênio na aterogênese e na trombose arterial coronária. Outros fatores considerados como contribuintes para maior risco de infarto do miocárdio incluem fator VII, inibidor-1 do ativador do plasminogênio (PAI-1), homocisteína e menor atividade fibrinolítica. Os níveis de marcadores séricos selecionados de inflamação como a proteína C-reativa são elementos de previsão de risco de cardiopatia isquêmica.

Nos últimos anos, tem havido um aumento acentuado na incidência de diabetes tipo II nos Estados Unidos, espelhada por um aumento similar da obesidade. A cardiopatia isquêmica é uma conseqüência importante do diabetes tanto tipo I quanto tipo II, sendo o risco duas a três vezes maior do que na população não-diabética. Por outro lado, a doença cardiovascular aterosclerótica (infarto do miocárdio, acidente vascular cerebral, doença vascular periférica) é responsável por 80% de todos os óbitos em pacientes com diabetes.

Outros fatores de risco de cardiopatia isquêmica incluem os seguintes:

- **Obesidade**: Em um importante estudo longitudinal de uma população (Framingham Heart Study), a obesidade foi um fator de risco independente de doença cardiovascular, com um risco aumentado para as pessoas obesas frente as magras de 2 a 2,5.
- **Idade**: O risco de infarto é maior com o avançar da idade, até 80 anos de idade.
- **Sexo**: Os homens permanecem em risco de cardiopatia isquêmica, com 60% de eventos coronários ocorrendo neles. A angina de peito é consideravelmente mais freqüente em homens do que em mulheres; a relação com menos de 50 anos é de 4:1 e com 60 anos é de 2:1.
- **História familiar:** Em um estudo que controlou outros fatores de risco, os parentes de pacientes com cardiopatia isquêmica tinham um risco duas a quatro vezes maior de doença arterial coronária. A base genética para esse risco familiar pode interagir com outros fatores de risco.
- **Uso de contraceptivos orais:** As mulheres com mais de 35 anos de idade que fumam e usam contraceptivos orais têm um risco modestamente maior de infarto do miocárdio.
- **Hábitos sedentários de vida:** O exercício regular parece reduzir o risco de infarto do miocárdio, talvez por aumentar os níveis de HDL. Em um estudo, o quartil de pessoas menos aptas fisicamente sujeitas a teste de esforço tinha um risco de infarto do miocárdio 6 vezes maior do que o de pessoas mais preparadas fisicamente.
- **Aspectos da personalidade:** Estudos iniciais sugeriram que indivíduos agressivos, apressados, do tipo executivo (personalidade "tipo A") têm maior incidência de cardiopatia do que as pessoas mais calmas (personalidade "tipo B"). Os indivíduos "propensos a doença coronária", aqueles com padrão tipo A de personalidade, tendem a diferir dos indivíduos tipo B por terem níveis de triglicerídeos e colesterol plasmáticos mais elevados e maior excreção urinária de catecolaminas. Entretanto, a relação entre doença arterial coronária e personalidade do tipo A é controvertida, e estudos recentes deixaram de mostrar a forte associação anteriormente relatada.

Muitas Condições Limitam o Suprimento de Sangue ao Coração

O coração é um órgão aeróbico e necessita de fosforilação oxidativa para oferecer energia para contração. A glicólise anaeróbica pelo músculo esquelético em condições de extremo esforço físico é uma fonte insuficiente de energia para a contração cardíaca. A cardiopatia isquêmica é causada por um desequilíbrio entre as demandas miocárdicas de oxigênio e o suprimento de sangue oxigenado (Quadro 11.3).

Aterosclerose e Trombose

A patogenia da aterosclerose é descrita em detalhes no Cap. 10. Aqui serão discutidos brevemente os aspectos de especial importância em relação à cardiopatia isquêmica. As artérias coronárias são vasos de condução, pequenas artérias musculares com uma proeminente lâmina elástica interna. O principal papel dessas artérias é suprir sangue para a vasculatura reguladora (artérias intramurais pequenas e arteríolas), que controla o fluxo nutritivo de sangue ao miocárdio. Uma pessoa saudável tem uma substancial reserva de fluxo coronário, e a perfusão do miocárdio pode aumentar 4 a 8 vezes o fluxo sangüíneo em repouso. No coração normal, as grandes artérias coronárias quase não fornecem resistência ao fluxo sangüíneo; e a circulação miocárdica é controlada principalmente pela contração e dilatação dos pequenos ramos intramiocárdicos com menos de 400 μm de diâmetro. Na aterosclerose avançada das artérias coronárias epicárdicas principais (Fig. 11.14), a estenose luminal causa uma diminuição na pressão sangüínea distal à zona estreitada. Para compensar a pressão de perfusão reduzida, os microvasos dilatam, desse modo mantendo normal o fluxo sangüíneo em repouso. Em decorrência disso, grande parte dos pacientes com aterosclerose coronária não tem isquemia ou angina em repouso. Entretanto, com o exercício, a capacidade da microcirculação de dilatar mais fica limitada e a demanda de oxigênio pelo miocárdio excede o suprimento sangüíneo. O resultado é isquemia e angina.

O fluxo sangüíneo miocárdico máximo não é comprometido até que cerca de 75% da área transversal da artéria coronária (~ 50% do diâmetro conforme avaliado durante angiografia coronária) sejam comprometidos pela aterosclerose. Entretan-

---

QUADRO 11.3 Causas de Cardiopatia Isquêmica

Diminuição da oferta de oxigênio
   Condições que influenciam a oferta de oxigênio
      Aterosclerose e trombose
      Tromboêmbolos
      Espasmo de artéria coronária
      Vasos sangüíneos colaterais
      Pressão arterial, débito cardíaco e freqüência cardíaca
      Outras: arterite (p. ex., periarterite nodosa), aneurisma dissecante, aortite luética, origem anômala da artéria coronária, ponte miocárdica da artéria coronária
   Condições que influenciam a disponibilidade de oxigênio no sangue
      Anemia
      Deslocamento da curva de dissociação da hemoglobina-oxigênio
      Monóxido de carbono
      Cianeto

Aumento da demanda por oxigênio (p. ex., trabalho cardíaco aumentado)
      Hipertensão
      Estenose ou insuficiência valvar
      Hipertireoidismo
      Febre
      Deficiência de tiamina
      Catecolaminas

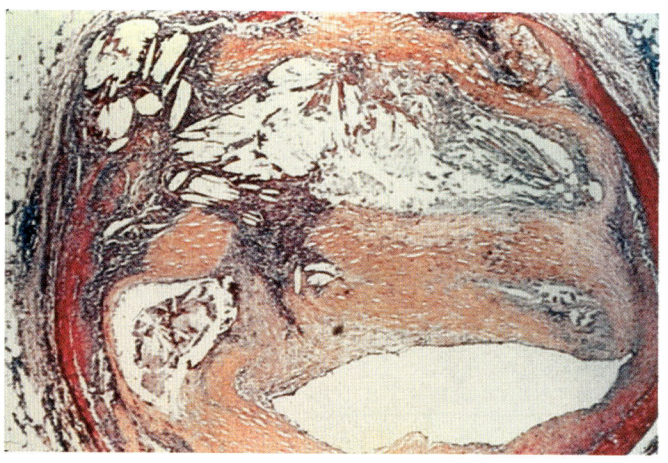

FIGURA 11.14
Aterosclerose coronária. O corte transversal de uma artéria coronária epicárdica mostra aterosclerose grave. A parede está espessada e a luz reduzida a uma pequena fenda pelo acúmulo de restos ateromatosos, inclusive cristais de colesterol (espaços semelhantes a agulhas).

to, o fluxo sangüíneo em repouso não é reduzido até que mais de 90% da luz estejam ocluídos. Em pacientes com angina de peito de longa duração, a extensão e distribuição da circulação colateral exerce uma influência importante sobre o risco de infarto agudo do miocárdio. Há condições (p. ex., hipotensão ou taquicardia) nas quais a demanda por oxigênio e pressão de perfusão podem estar em tal desequilíbrio que sobrevém um infarto do miocárdio mesmo quando o estreitamento de uma artéria coronária não é ordinariamente suficiente para produzir isquemia.

Embora o infarto do miocárdio muitas vezes ocorra durante atividades fisicamente intensas, como corrida ou retirada de neve com uma pá, muitos infartos ocorrem em repouso ou até mesmo durante o sono. Assim, para grande parte das pessoas, a conversão de uma doença clinicamente silenciosa de aterosclerose coronária para um evento catastrófico de infarto do miocárdio envolve uma diminuição acentuada abrupta do fluxo sangüíneo miocárdico, com ou sem aumento da demanda por oxigênio. **Agora está bem estabelecido que a trombose arterial coronária é o evento que usualmente desencadeia um infarto agudo do miocárdio. A trombose tipicamente resulta de ruptura espontânea de uma placa aterosclerótica, em geral na região que contém numerosas células inflamatórias e uma capa fibrosa fina.** O evento desencadeante pode ser hemorragia dentro ou embaixo da placa.

Tromboêmbolos

A tromboembolia é uma causa rara de infarto, e o êmbolo coronário geralmente é rastreado ao próprio coração. A fonte mais comum são vegetações valvares, causadas seja por endocardite infecciosa seja por endocardite não-bacteriana. Os êmbolos coronários ocorrem em pacientes com fibrilação atrial e doença valvar mitral e que abrigam trombos murais no apêndice atrial esquerdo (Fig. 11.15). A oclusão tromboembólica de uma artéria coronária também pode ser vista em pacientes com trombos murais no ventrículo esquerdo secundariamente a infarto, aneurisma, ou miocardiopatia dilatada.

Circulação Colateral Coronária

As artérias coronárias normais funcionam como artérias terminais. Embora a maioria dos corações normais tenha anastomoses de 20 a 200 μm de diâmetro entre os vasos coronários, esses vasos colaterais não funcionam em circunstâncias normais porque não há gradiente de pressão algum entre as artérias que eles interligam. Entretanto, após oclusão abrupta de uma artéria coronária, o diferencial de pressão que resulta permite que o sangue flua da artéria coronária pérvia para a área isquêmica. Nos corações com aterosclerose coronária grave há o desenvolvimento de uma extensa rede de interligações colaterais. Essas colaterais podem na verdade fornecer sangue suficiente para evitar o infarto completamente ou limitar o seu tamanho quando uma artéria coronária epicárdica importante tiver uma oclusão trombótica aguda.

Colaterais coronárias bem desenvolvidas podem explicar certas situações incomuns, como infarto anterior após oclusão trombótica recente da artéria coronária direita (conhecido como infarto a distância). Essa circunstância reflete a presença de colaterais coronárias entre as artérias coronárias DAE e direita que se formaram em resposta ao estreitamento aterosclerótico gradual da DAE. Em decorrência disso, o miocárdio normalmente suprido pela artéria coronária DAE distal à oclusão agora depende do fluxo sangüíneo da artéria coronária direita através de colaterais. Nessas condições, a trombose aguda da artéria coronária direita resulta em infarto paradoxal da parede anterior do ventrículo esquerdo.

Outras Condições que Limitam o Fluxo Sangüíneo Coronário

- A **arterite coronária** é causada por várias vasculites como a poliarterite nodosa ou a doença de Kawasaki. Ela pode causar estreitamento luminal devido ao espessamento da parede

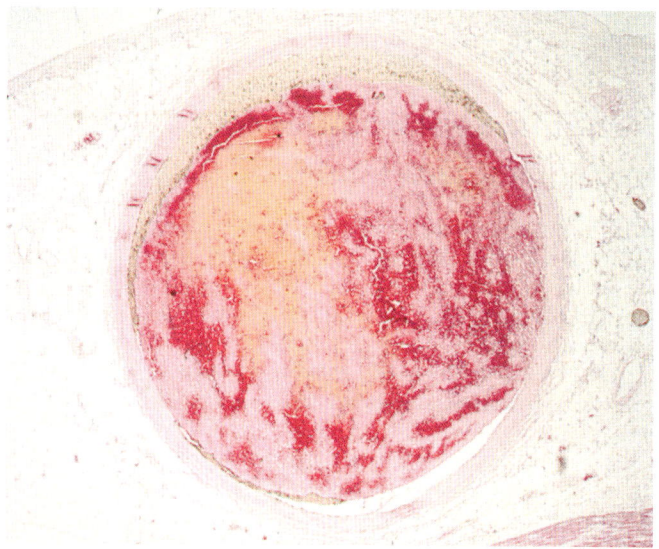

FIGURA 11.15
Tromboêmbolo na artéria coronária descendente anterior esquerda de um homem que tinha cardiopatia reumática antiga, estenose mitral e um trombo mural no apêndice atrial esquerdo.

do vaso e também aneurismas locais que podem ser ocluídos por trombo.
- O **aneurisma dissecante da aorta** algumas vezes se propaga e oclui as artérias coronárias. Ocasionalmente, a necrose da média e aneurismas dissecantes são restritos à artéria coronária.
- A **aortite sifilítica** caracteristicamente acomete a aorta ascendente e pode ocluir o orifício de uma artéria coronária.
- A **origem anômala congênita de uma artéria coronária** (origem de uma artéria coronária do tronco arterial pulmonar ou passagem de uma artéria coronária anômala entre a aorta e a artéria pulmonar) está associada a morte súbita.
- O **trajeto intramural da artéria DAE** pode causar isquemia miocárdica e morte súbita. Essa artéria normalmente tem seu trajeto na gordura epicárdica, mas em alguns casos ela se aprofunda no miocárdio por uma curta distância. A ponte miocárdica sobre a artéria coronária DAE pode comprimir o vaso durante a sístole ou predispor a espasmo coronário.

Muitas Situações Limitam a Disponibilidade de Oxigênio

A **anemia** é uma causa comum de menor oferta de oxigênio ao miocárdio. Embora um coração com uma circulação normal possa sobreviver a anemia intensa, a presença de aterosclerose coronária pode limitar a capacidade de aumentar o fluxo sangüíneo coronário ao ponto de poder resultar em necrose cardíaca. Ademais, a anemia aumenta a sobrecarga de trabalho sobre o coração porque é necessário um débito cardíaco maior para que os órgãos vitais sejam oxigenados adequadamente.

O envenenamento pelo **monóxido de carbono** diminui a oferta de oxigênio aos tecidos. A grande afinidade da hemoglobina pelo monóxido de carbono desloca o oxigênio, causando assim menor oferta de oxigênio aos tecidos. A esse respeito, o consumo de cigarros produz níveis significativos de carboxiemoglobina (uma medida do CO) no sangue.

Maiores Necessidades de Oxigênio Podem Causar Isquemia Cardíaca

Qualquer aumento da sobrecarga sobre o coração aumenta a sua necessidade de oxigênio. Condições que aumentam a pressão arterial ou o débito cardíaco, como o exercício e a gravidez, acarretam maior necessidade de oxigênio pelo miocárdio, o que pode contribuir para angina de peito ou infarto do miocárdio. Distúrbios nessa categoria incluem doença valvar (insuficiência mitral ou aórtica, estenose aórtica), infecção e condições como hipertensão, coarctação da aorta e miocardiopatia hipertrófica. O maior ritmo metabólico em pacientes com hipertireoidismo se faz acompanhar de um aumento das necessidades de oxigênio, bem como de aumento da sobrecarga sobre o coração. Na verdade, o tratamento da doença básica da tireóide é a terapia mais efetiva para o paciente com hipertireoidismo com sintomas de cardiopatia isquêmica. A febre também aumenta o ritmo metabólico basal, o débito cardíaco e a freqüência cardíaca.

Infartos do Miocárdio se Apresentam em Locais e com Aspectos Microscópicos Específicos

 Patologia

Localização dos Infartos

Os infartos podem acometer predominantemente a porção subendocárdica do miocárdio ou eles podem ser transmurais. Existem importantes diferenças entre esses dois tipos de infartos (Quadro 11.4).

O infarto subendocárdico acomete o terço até a metade mais interna do ventrículo esquerdo. Ele pode ter origem no território de uma das principais artérias coronárias epicárdicas ou pode ser circunferente, envolvendo os territórios subendocárdicos de múltiplas artérias coronárias. O infarto subendocárdico geralmente ocorre em conseqüência da hipoperfusão do coração. Ele pode decorrer de aterosclerose em uma artéria coronária específica ou de distúrbios que limitam o fluxo sangüíneo coronário globalmente, como na estenose aórtica, choque hemorrágico ou hipoperfusão durante o curso de derivação cardiopulmonar. A maior parte dos infartos subendocárdicos ocorre na ausência de trombos coronários oclusivos, embora pequenas partículas de trombo de fibrina e plaquetas possam ser vistas na artéria coronária epicárdica que alimenta a região do infarto. No caso de infarto subendocárdico circunferente causado por hipoperfusão global do miocárdio, a estenose arterial coronária não precisa estar presente. Como a necrose se limita às camadas mais internas do coração, as complicações que advêm de infartos transmurais (p. ex., pericardite e ruptura ventricular) não são vistas nos infartos subendocárdicos.

Um infarto transmural envolve toda a espessura da parede ventricular esquerda e muito freqüentemente sobrevém à oclusão de uma artéria coronária. Em vista disso, os infartos transmurais tipicamente ocorrem na distribuição das três principais artérias coronárias (ver Fig. 11.3).

- **Artéria coronária direita:** Oclusão da porção proximal desse vaso resulta em infarto da região basal posterior do ventrícu-

QUADRO 11.4 Diferenças entre Infartos Subendocárdicos e Transmurais

Infartos Subendocárdicos	Infartos Transmurais
Multifocais	Unifocais
Esparsos	Sólidos
Circunferentes	Na distribuição de uma artéria coronária específica
Trombose coronária rara	Trombose coronária comum
Muitas vezes decorrentes de hipotensão ou choque	Muitas vezes causas de choque
Sem epicardite	Epicardite comum
Não formam aneurismas	Podem causar aneurismas

lo esquerdo e terço a metade posterior do septo interventricular (infarto "inferior").

- **Artéria coronária DAE:** O bloqueio dessa artéria acarreta um infarto das paredes apical, anterior e ântero-septal do ventrículo esquerdo.
- **Artéria coronária circunflexa esquerda:** A obstrução desse vaso constitui a causa menos comum de infarto do miocárdio e leva a um infarto da parede lateral do ventrículo esquerdo.

O infarto do miocárdio não ocorre instantaneamente. Em vez disso, ele primeiro ocorre no subendocárdio e evolui como uma frente de onda de necrose do subendocárdio para o subepicárdio em um período de várias horas. A oclusão coronária transitória pode resultar em necrose subendocárdica apenas, enquanto a oclusão persistente por fim leva à necrose transmural. O objetivo de intervenções coronárias agudas (trombólise farmacológica ou mecânica) é a interrupção da frente de onda e limitação da necrose miocárdica.

A intensidade de circulação arterial colateral constitui o fator principal na progressão transmural de um infarto. Na isquemia cardíaca crônica, a presença de extensos vasos colaterais, com suprimento preferencial para a camada mais externa ou subepicárdica, muitas vezes limita o infarto à porção subendocárdica do miocárdio. Entretanto, nos casos fatais de um infarto agudo do miocárdio, os infartos transmurais são mais comuns do que aqueles restritos ao subendocárdio.

Os infartos envolvem o ventrículo esquerdo muito mais comumente e extensamente do que o ventrículo direito. Essa diferença pode ser em parte explicada pela maior sobrecarga de trabalho imposta ao ventrículo esquerdo pela resistência vascular sistêmica e maior espessura da parede ventricular esquerda. A hipertrofia ventricular direita (p. ex., nos casos de hipertensão pulmonar) aumenta a incidência de infarto ventricular direito. O infarto da face posterior do ventrículo direito ocorre em um terço dos infartos póstero-septais do ventrículo esquerdo (território da artéria coronária direita), mas os infartos limitados ao ventrículo direito são raros.

Características Macroscópicas dos Infartos do Miocárdio

Os estágios iniciais na evolução de um infarto do miocárdio são caracterizados mais completamente em animais de experimentação. Cerca de 10 segundos após a ligação de uma artéria coronária, o miocárdio afetado se torna cianótico e, em vez de se contrair, faz um abaulamento durante a sístole. Se a obstrução for prontamente desfeita, as contrações miocárdicas retornam, não havendo lesão anatômica, embora a contratilidade possa ficar deprimida no tecido pós-isquêmico por muitas horas (*miocárdio atordoado*). O estágio reversível continua por 20 a 30 minutos de isquemia total, após o que os miócitos lesados morrem progressivamente.

Ao exame macroscópico, um infarto agudo do miocárdio não é identificável nas primeiras 12 horas após seu início. Em 24 horas, o infarto pode ser reconhecido por sua coloração pálida no corte da superfície do ventrículo acometido. Após 3 a 5 dias, o infarto se torna mosqueado e mais nitidamente delineado, com uma região central pálida, amarelada e necrótica limitada por uma zona hiperêmica (Fig. 11.16). Em 2 a 3 semanas, a região infartada fica deprimida e macia, com aspecto flácido e distorcido. Os infartos mais antigos, cicatrizados, são firmes e

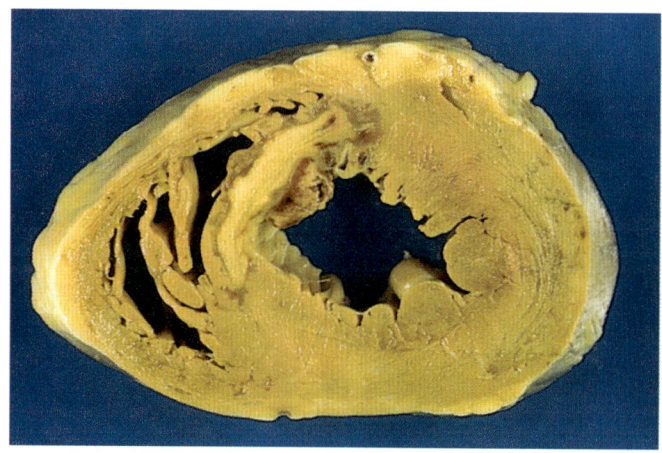

FIGURA 11.16
Infarto agudo do miocárdio. Um corte transversal do coração de um paciente que faleceu alguns dias após o início de intensa dor no peito mostra um infarto transmural na região ântero-septal do ventrículo esquerdo (território da artéria coronária DAE). O miocárdio necrótico é macio, amarelado e bem demarcado.

contraídos e com aspecto pálido acinzentado de tecido de cicatrização (Fig. 11.17).

Características Microscópicas dos Infartos do Miocárdio

AS PRIMEIRAS 24 HORAS: A microscopia eletrônica é necessária para distinguir os aspectos morfológicos mais precoces da lesão isquêmica (Fig. 11.18). Os miócitos reversivelmente lesados mostram alterações sutis de edema sarcoplasmático e discreto edema mitocondrial e perda de glicogênio. Após 30 a 60 minutos de isquemia, quando a lesão dos miócitos já se tornou irreversível, as mitocôndrias ficam muito edemaciadas, com as cristas desorganizadas e densidades amorfas na matriz. O núcleo mostra grumos de cromatina na periferia e o sarcolema focalmente destruído.

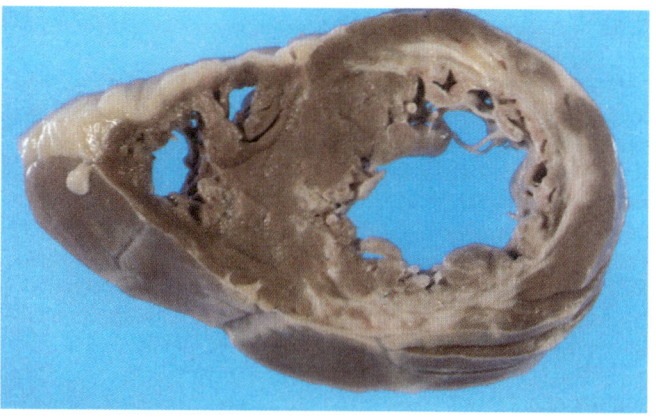

FIGURA 11.17
Infarto do miocárdio cicatrizado. Um corte transversal do coração de um homem que morreu após uma longa história de angina de peito e vários infartos do miocárdio mostra fibrose circunferente do ventrículo esquerdo.

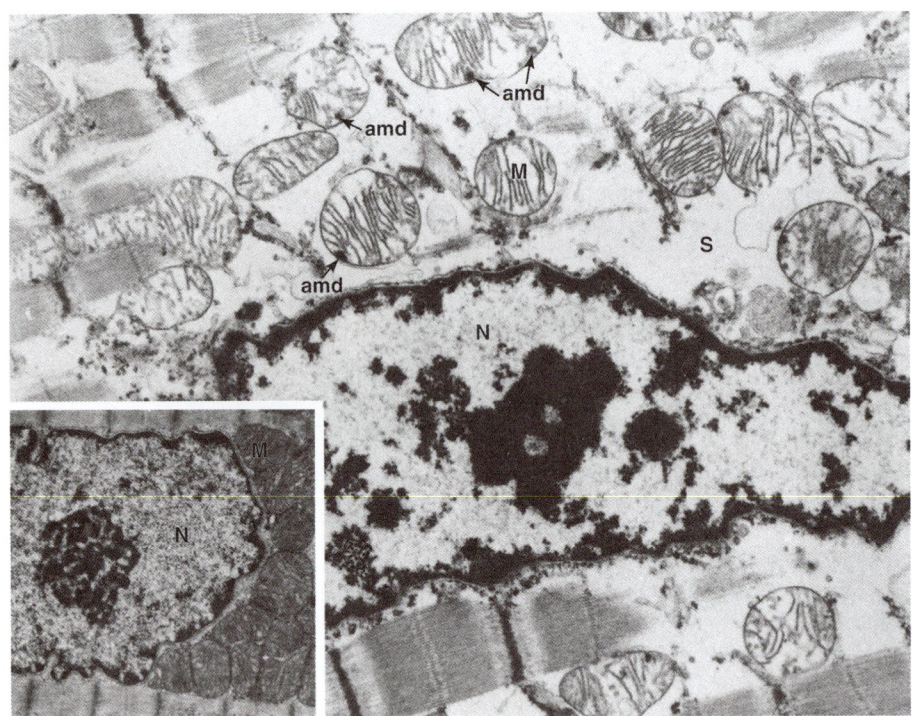

FIGURA 11.18
Ultra-estrutura da isquemia miocárdica. A fotomicrografia de um miócito irreversivelmente lesado de um coração canino sujeito a 40 minutos de isquemia por fluxo baixo induzido pela oclusão proximal do ramo circunflexo da artéria coronária esquerda. (O *detalhe* mostra um miócito não-isquêmico de controle no mesmo coração, N-núcleo.) O miócito acometido está edemaciado e tem abundante sarcoplasma (S) claro. As mitocôndrias (M) também estão edemaciadas e contêm densidades amorfas na matriz (*amd*), que são características de lesão celular letal. O sarcolema desse miócito (*não mostrado*) revelou pequenas áreas de destruição. A cromatina do núcleo (N) está agregada perifericamente, ao contrário da cromatina uniformemente distribuída no tecido normal.

A perda da integridade do sarcolema leva à liberação de proteínas intracelulares como a mioglobina, desidrogenase láctica (LDH), CK e troponinas I e T. Também desaparecem os gradientes iônicos e o potássio tissular diminui à medida que o sódio e cloro aumentam.

Os miócitos isquêmicos não-contráteis são alongados a cada sístole e se tornam *"fibras onduladas"*. Em 24 horas, os miócitos se tornam intensamente eosinofílicos (Fig. 11.19) e mostram as alterações características de necrose de coagulação. Entretanto, são necessários vários dias para o núcleo do miócito desaparecer totalmente.

DOIS A 3 DIAS. Os leucócitos polimorfonucleares são atraídos aos miócitos necróticos, mas eles têm acesso somente na periferia do infarto, na qual o fluxo sangüíneo é mantido. Daí eles se acumulam na borda do infarto e atingem concentração máxima após 2 a 3 dias (Figs. 11.19 e 11.20). O edema intersticial e áreas microscópicas de hemorragia também surgem. Por volta de 2 a 3 dias, as células musculares ficam mais claramente necróticas, desaparecem os núcleos, e as estrias se tornam menos proeminentes. Alguns dos leucócitos polimorfonucleares que foram atraídos para a área começam a sofrer cariorrexe.

CINCO A 7 DIAS: Nesse momento a resposta leucocitária inflamatória já diminuiu, de modo que poucos, ou nenhum, leucócitos polimorfonucleares permanecem. Na periferia da região infartada os macrófagos fagocitam o músculo morto. Os fibroblastos começam a se proliferar e o depósito de colágeno novo é evidente. Os linfócitos e macrófagos contendo pigmentos são proeminentes.

O processo de substituição do músculo necrótico com tecido de cicatrização é iniciado em cerca de 5 dias, começando na periferia do infarto e gradualmente se expandindo em direção ao centro.

UMA A 3 SEMANAS: O acúmulo de colágeno continua, o infiltrado inflamatório gradualmente diminui e os capilares recém-brotados são progressivamente obliterados.

MAIS DE 4 SEMANAS: Presença de considerável tecido fibroso denso. Os resquícios são progressivamente removidos e a cicatriz se torna mais sólida e menos celular à medida que evolui (Fig. 11.21).

Esta seqüência de respostas inflamatórias e reparadoras pode ser alterada por fatores locais ou sistêmicos. Por exemplo, a disseminação imediata de um infarto para uma região que previamente mostrava focos disseminados de necrose pode não mostrar as alterações esperadas. Um infarto grande tende a não amadurecer em seu centro tão rapidamente quanto um infarto menor. Ao se estimar a idade de um infarto grande, é mais correto basear a interpretação na borda mais externa onde o reparo tem início, em vez de em alterações na região central. Na verdade, em alguns infartos grandes, em vez de serem removidos, os miócitos mortos permanecem indefinidamente numa forma "mumificada".

Reperfusão do Miocárdio Isquêmico

As descrições citadas pertencem a cicatrização de infartos causados por oclusão coronária persistente, como aqueles decorrentes de oclusão por trombo de uma artéria coronária epicárdica. Entretanto, o fluxo sangüíneo pode ser restaurado para regiões de

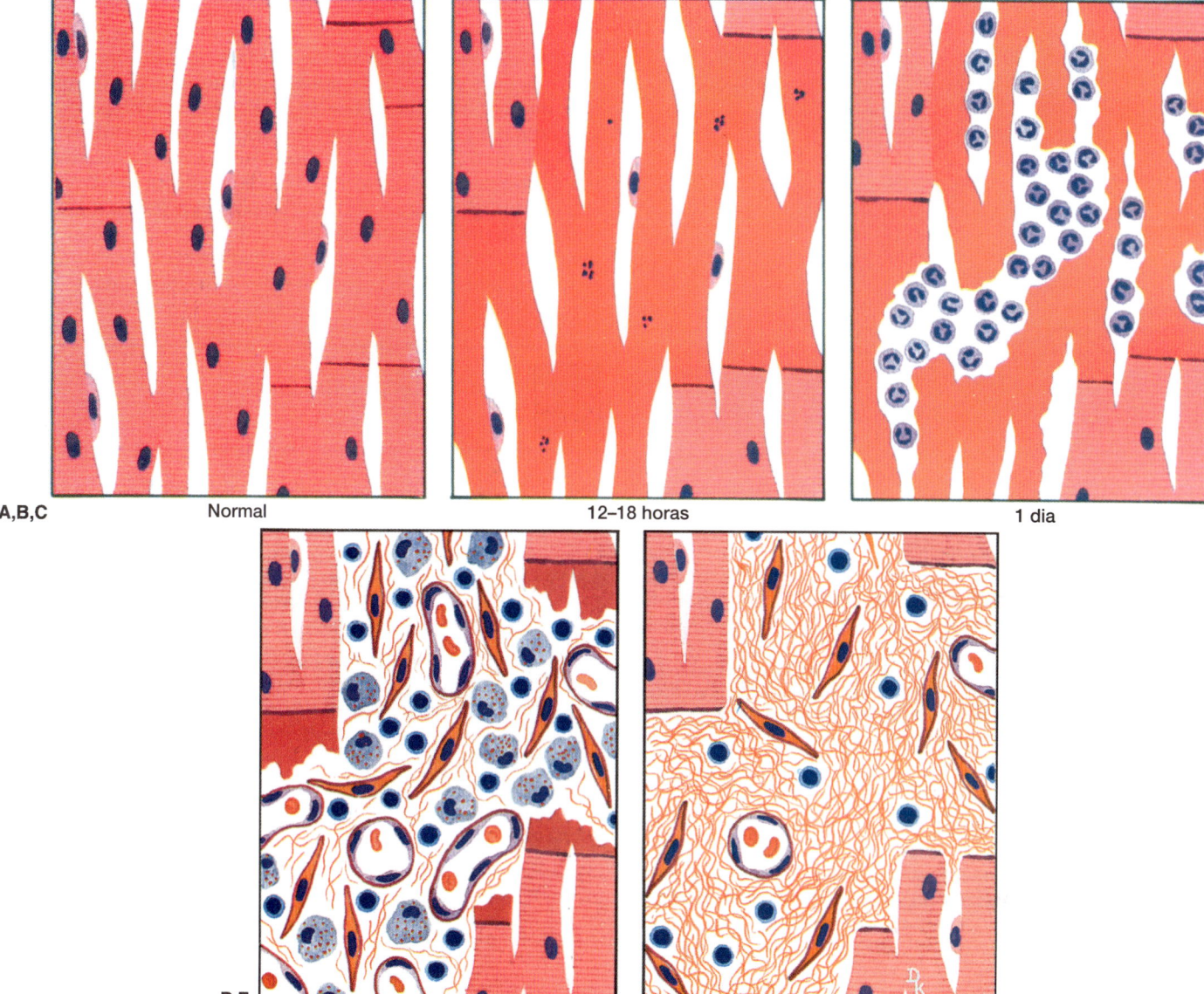

FIGURA 11.19
Desenvolvimento de um infarto do miocárdio. A. Miocárdio normal. B. Após 12 a 18 horas, o miocárdio infartado mostra eosinofilia (*coloração avermelhada*) nos cortes do coração corados com hematoxilina e eosina. C. Cerca de 24 horas após o início do infarto, neutrófilos polimorfonucleares se infiltram nos miócitos necróticos na periferia do infarto. D. Após cerca de 3 semanas, porções periféricas do infarto são compostas por tecido de granulação com proeminentes capilares, fibroblastos, células linfóides e macrófagos. Os restos necróticos foram em grande parte removidos dessa área e uma pequena quantidade de colágeno foi depositada. E. Depois de 3 meses ou mais, a região infartada foi substituída por tecido de cicatrização.

infarto em evolução, seja devido a trombólise espontânea seja em resposta a meios farmacológicos ou mecânicos de abrir artérias coronárias obstruídas. Nessas circunstâncias, a patologia macroscópica e microscópica da cicatrização do infarto se torna alterada. Infartos reperfundidos são tipicamente hemorrágicos em decorrência do fluxo sangüíneo através da microvasculatura lesada. Assim, enquanto infartos após oclusão persistente se tornam macroscopicamente aparentes apenas após cerca de 12 horas e têm o aspecto pálido, os infartos reperfundidos podem ser identificados imediatamente pela presença de hemorragia. A reperfusão também acelera a resposta inflamatória aguda. Neutrófilos podem se disseminar por todo o infarto, em vez de somente na periferia. Eles se acumulam mais rapidamente mas também desaparecem mais rapidamente. Em geral, a substituição de músculo necrótico por cicatriz fibrosa também prossegue mais rapidamente, pelo menos nas áreas do infarto nas quais a perfusão permanece.

Um dos aspectos mais característicos de infartos reperfundidos é a **necrose com faixas de contração**. Faixas de contração são faixas eosinofílicas espessas, irregulares e transversas nos miócitos necróticos (Fig. 11.22). A microscopia eletrônica revela que essas faixas consistem em grupos pequenos de sarcômeros desorganizados e hipercontraídos com linhas Z espessadas. O sarcolema fica desorganizado, e as mitocôndrias que estão localizadas entre as faixas de contração ficam edemaciadas e podem conter depósitos de fosfato de cálcio na matriz, bem como densidades amorfas na matriz. As bandas

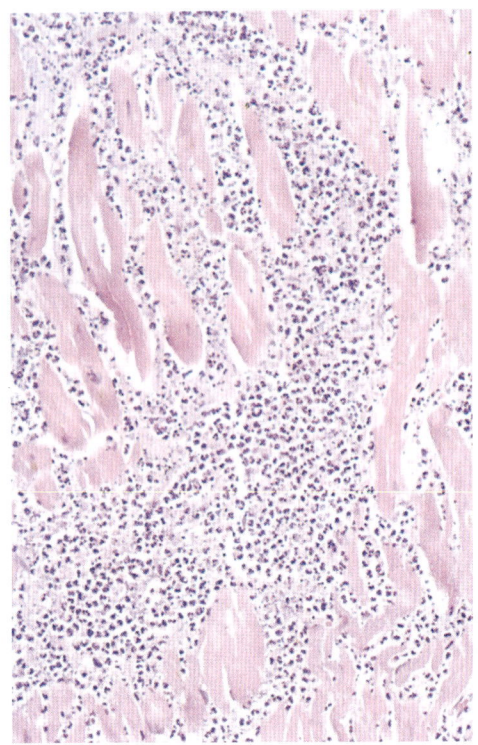

FIGURA 11.20
Infarto agudo do miocárdio. As fibras miocárdicas necróticas eosinofílicas e desprovidas de estriações transversais e núcleos são imersas em um mar de células inflamatórias agudas.

de contração ocorrem sempre que há entrada maciça de Ca^{2+} no interior dos miócitos cardíacos. A reperfusão do miocárdio isquêmico causa extensa lesão do sarcolema, mediada em grande parte por espécimes reativos de oxigênio, o que permite entrada irrestrita de Ca^{2+} extracelular no interior dos miócitos. A entrada intensa de Ca^{2+} acarreta hipercontração das células ainda capazes de empreender um esforço contrátil. A necrose com faixas de contração é observada mais intensamente em situações clínicas associadas a reperfusão de miocárdio necrótico (p. ex., terapia trombolítica para infarto agudo do miocárdio ou após prolongada derivação cardiopulmonar e miocárdio irreversivelmente lesado). Em infartos por oclusão coronária persistente, focos microscópicos de necrose com faixas de contração são muitas vezes observados nas margens em que a corrente e fluxo sangüíneos criam condições favoráveis à entrada de Ca^{2+}. Outras condições associadas a lesão das faixas de contração incluem liberação maciça de catecolaminas em pacientes com feocromocitoma ou lesões cranianas, ou pacientes em choque tratados com grandes doses de agentes pressores.

 Manifestações Clínicas

Diagnóstico

O início do infarto agudo do miocárdio muitas vezes é repentino e acompanhado de dor subesternal ou precordial tipo esmagamento. A dor pode ser percebida como sensação de queimação epigástrica (simulando indigestão) ou pode se estender até a mandíbula ou ao longo da face interna dos braços. Muitas vezes está acompanhada de sudorese, náuseas, vômitos e falta de ar. Em alguns casos, um infarto agudo do miocárdio é precedido por angina instável de duração de vários dias. **Vinte e cinco a 50% de todos os infartos não-fatais ocorrem sem quaisquer sintomas, e os infartos são identificados somente mais tarde pela eletrocardiografia ou pela necropsia.** Esses infartos "clinicamente silenciosos" são particularmente comuns entre os diabéticos com

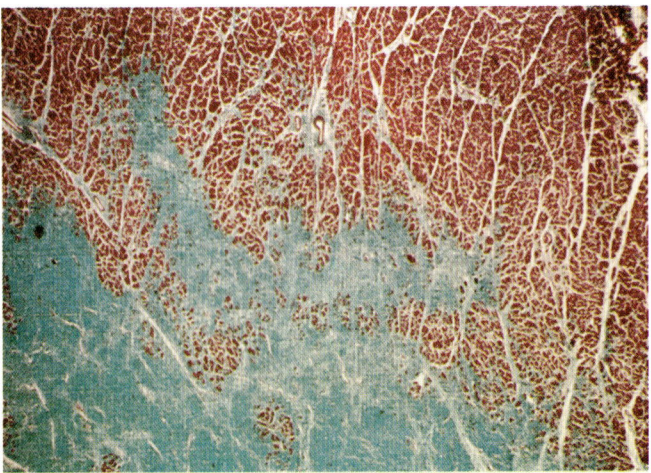

FIGURA 11.21
Infarto do miocárdio cicatrizado. Um corte na borda de um infarto cicatrizado corado para colágeno mostra regiões densas acelulares de matriz de colágeno nitidamente demarcadas do miocárdio adjacente viável.

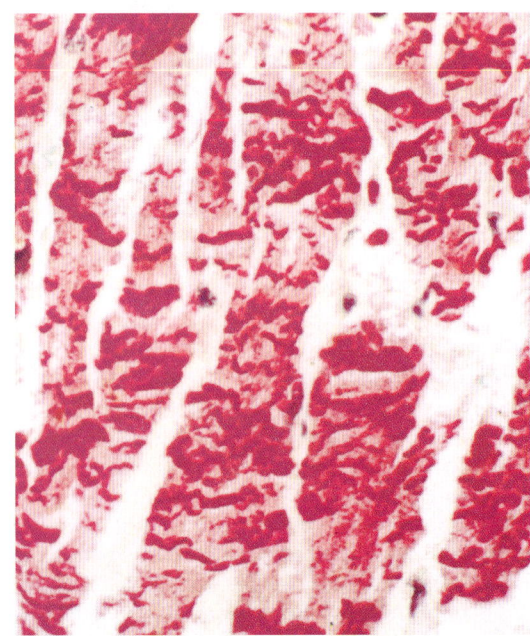

FIGURA 11.22
Necrose com faixas de contração. Um corte de miocárdio infartado mostra feixes espessos, ondulados, transversos proeminentes nas miofibrilas.

disfunção autonômica e também são observados em pacientes transplantados cujos corações são desnervados.

O diagnóstico de infarto agudo do miocárdio é confirmado pela eletrocardiografia e pelo aparecimento de níveis elevados de certas enzimas ou proteínas no soro. O eletrocardiograma mostra ondas Q e alterações no segmento ST e na conformação da onda T. A identificação de proteínas cardíacas no soro, como a isoforma MB da CK ou troponinas I e T, é evidência de necrose miocárdica.

Complicações do Infarto do Miocárdio

A mortalidade precoce no infarto agudo do miocárdio (nos 30 dias iniciais) caiu de 30% na década de 1950 para menos de 5% atualmente. No entanto, a evolução clínica após infarto agudo do miocárdio pode ser dominada por uma variedade de complicações funcionais ou mecânicas.

ARRITMIAS: Praticamente todos os pacientes com infarto do miocárdio têm uma anormalidade de ritmo cardíaco em algum momento durante o curso de sua doença. As arritmias ainda são responsáveis por metade de todas as mortes causadas por cardiopatia isquêmica, embora o advento das unidades coronárias e desfibriladores tenha reduzido em grande parte a mortalidade precoce. O infarto agudo muitas vezes está associado a batimentos ventriculares prematuros, bradicardia sinusal, taquicardia ventricular, fibrilação ventricular e taquicardia atrial paroxística. Pode também ocorrer bloqueio cardíaco parcial ou completo. As causas dessas arritmias muitas vezes são multifatoriais. A isquemia aguda altera a condução, aumenta a automaticidade e promove a atividade deflagrada relacionada com pós-despolarizações. A atividade simpática acentuada mediada por níveis locais ou circulantes elevados de catecolaminas exerce um papel importante.

INSUFICIÊNCIA VENTRICULAR ESQUERDA E CHOQUE CARDIOGÊNICO: O desenvolvimento de insuficiência ventricular esquerda após infarto do miocárdio constitui um sinal sombrio e, em geral, indica perda maciça de músculo. Felizmente, a incidência de choque cardiogênico é agora inferior a 5%, em decorrência do desenvolvimento de técnicas que limitam o tamanho do infarto (terapia trombolítica, angioplastia) ou assistem o miocárdio lesado (bomba de balão intra-aórtico). O choque cardiogênico tende a se desenvolver precocemente após o infarto quando 40% ou mais do ventrículo esquerdo foram comprometidos; a mortalidade é de até 90%.

EXTENSÃO DO INFARTO: A extensão clinicamente reconhecível de um infarto agudo do miocárdio ocorre nas primeiras 1 a 2 semanas em até 10% dos pacientes. Em estudos ecocardiográficos cuidadosos, metade de todos os pacientes com infarto do miocárdio da parede anterior mostrava certa extensão do infarto nas duas primeiras semanas, indicando que muitos episódios de extensão de infarto não são reconhecidos. A extensão de infarto clinicamente significativa está associada a duplicação da mortalidade.

RUPTURA DA PAREDE LIVRE DO MIOCÁRDIO: A ruptura do miocárdio (Fig. 11.23) pode ocorrer a qualquer momento nas três primeiras semanas após infarto agudo do miocárdio, mas é mais comum entre o primeiro e quarto dias, quando a parede infartada está mais fraca. Durante esse período vulne-

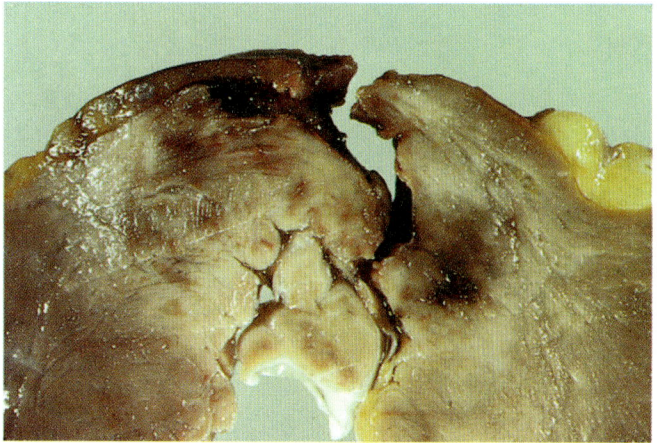

FIGURA *11.23*
Ruptura de um infarto agudo do miocárdio. Uma mulher idosa com infarto do miocárdio recente morreu de tamponamento cardíaco. O pericárdio estava cheio de sangue e a superfície cortada do ventrículo esquerdo mostra uma ruptura linear do miocárdio necrótico.

rável, o infarto é composto por tecido necrótico macio no qual a matriz extracelular foi degradada por proteases liberadas pelas células inflamatórias antes do acúmulo de matriz nova ter ocorrido. Uma vez tendo início a formação de tecido de cicatrização, a ruptura se torna menos provável. A ruptura da parede livre constitui uma complicação de infartos transmurais; o músculo sobrevivente superposto a infartos subendocárdicos evita a ruptura. Entretanto, em geral a ruptura ocorre em infartos transmurais relativamente pequenos. O miocárdio remanescente viável e contrátil produz forças mecânicas que podem iniciar e propagar cisalhamento ao longo da borda lateral do infarto em que os neutrófilos se acumularam.

A ruptura da parede livre do ventrículo esquerdo na maioria das vezes provoca hemopericárdio e morte devido a tamponamento pericárdico. A ruptura miocárdica é responsável por 10% dos óbitos após infarto agudo do miocárdio em pacientes hospitalizados. Essa complicação é mais comum nos pacientes idosos que já tiveram um infarto (na maioria mulheres). Raramente o ventrículo esquerdo rompido pode ficar delimitado, e o paciente sobrevive com um falso aneurisma (Fig. 11.24).

OUTRAS FORMAS DE RUPTURA MIOCÁRDICA: Alguns poucos pacientes nos quais um infarto do miocárdio envolve o septo interventricular desenvolvem **perfuração do septo**, variando entre 1 centímetro ou mais de comprimento. A magnitude da derivação da esquerda para a direita resultante e, portanto, o prognóstico variam de acordo com o tamanho da ruptura.

A **ruptura de uma porção do músculo papilar** acarreta regurgitação mitral. Em alguns casos, todo o músculo papilar se rompe, provocando insuficiência valvar mitral que pode ser fatal.

ANEURISMAS: Os aneurismas ventriculares esquerdos complicam 10 a 15% dos infartos transmurais. No infarto agudo transmural do miocárdio, a parede ventricular acometida tende a se abaular para fora durante a sístole em um terço dos pacientes. À medida que o infarto cicatriza, a matriz de colágeno recém-depositada fica suscetível a maior estiramento, embora por fim o tecido de cicatrização se torne não-distensível. O adelgaçamento e estiramento localizado da parede ventricular na região de um infarto do miocárdio em cicatrização é denomi-

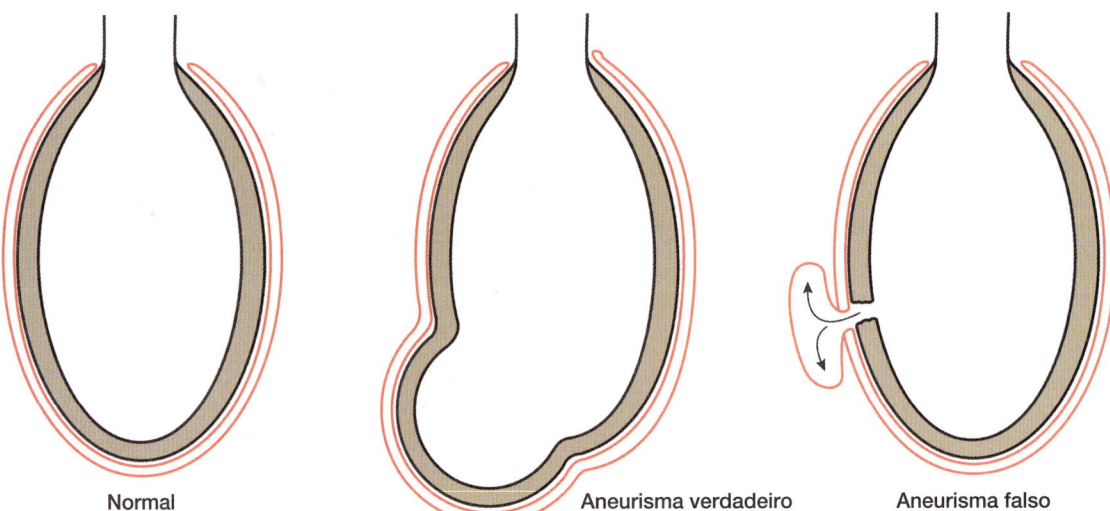

FIGURA 11.24
Aneurismas falso e verdadeiro do ventrículo esquerdo. *(Esquerda)* Coração normal. A parede ventricular esquerda *(sombreada)* é envolvida pelo saco pericárdico. *(Centro)* O aneurisma verdadeiro mostra uma parede intacta *(preta)*, que faz um abaulamento para fora. *(Direita)* Aneurisma falso mostra um infarto roto limitado externamente pelo pericárdio aderente. Observe que a boca do aneurisma verdadeiro é mais ampla que a do aneurisma falso.

nado *expansão do infarto*, mas na verdade é um aneurisma inicial. Tal aneurisma é composto de uma fina camada de miocárdio necrótico e tecido colagenoso, que se expande com cada contração do coração. À medida que o aneurisma em formação se torna mais fibrótico, sua força tensiva aumenta. Entretanto, o aneurisma continua a dilatar com cada batimento, desse modo "furtando" parte do débito cardíaco ventricular esquerdo e contribuindo para sobrecarga ao coração. Os pacientes com aneurismas ventriculares esquerdos correm maior risco de desenvolver taquicardia ventricular, devido a maior chance de reentrada ao longo da periferia do aneurisma. Muitas vezes há o desenvolvimento de trombos no interior dos aneurismas, constituindo uma fonte de embolia sistêmica.

Deve ser feita uma distinção entre aneurisma "verdadeiro" e "falso" (Fig. 11.24). Os aneurismas verdadeiros são muito mais comuns do que os falsos aneurismas e são causados pelo abaulamento da parede ventricular esquerda enfraquecida mas intacta (Fig. 11.25). Por outro lado, os aneurismas falsos decorrem da ruptura de uma parte do ventrículo esquerdo que foi delimitada pelo tecido pericárdico de cicatrização. Assim, a parede de um aneurisma falso é composta por pericárdio e tecido de cicatrização, mas não miocárdio ventricular esquerdo.

TROMBOSE MURAL E EMBOLIA: Metade de todos os pacientes que morrem após infarto do miocárdio revela, na necropsia, trombos murais sobrepondo-se ao infarto (Fig. 11.26). Esse achado é particularmente freqüente quando o infarto envolve o ápice do coração. Por sua vez, metade desses pacientes tem alguma evidência de embolia sistêmica. Inflamação do endocárdio revestindo um infarto promove a adesão de plaquetas e depósito de fibrina. Ademais, a função contrátil deficiente do miocárdio subjacente permite o crescimento de trombo mural fibrino-plaquetário. Partículas de trombo podem se destacar e ser levadas pelo sangue arterial, possivelmente causando acidentes vasculares cerebrais ou infartos viscerais ou do miocárdio. A documentação de trombose mural justifica a terapia anticoagulante e medicamentos antiplaquetários.

PERICARDITE: Um infarto do miocárdio transmural envolve o epicárdio e acarreta sua inflamação em 10 a 20% dos pacientes. A pericardite se manifesta clinicamente como dor torácica e pode produzir um ruído de atrito pericárdico. Vin-

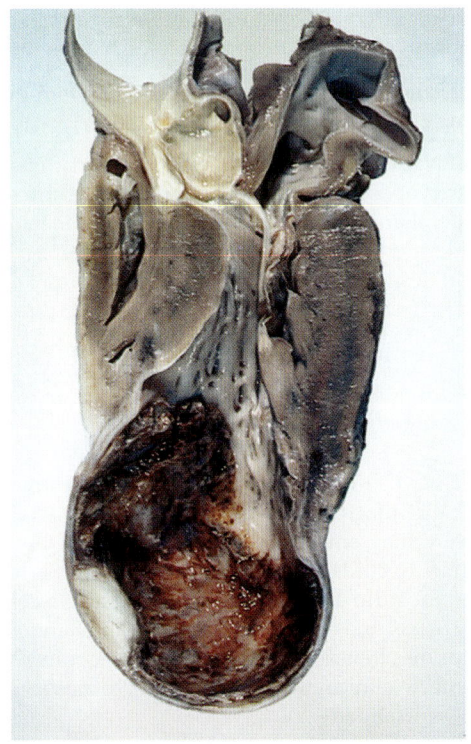

FIGURA 11.25
Aneurisma ventricular. O coração de um paciente com uma história de infarto do miocárdio ântero-apical que desenvolveu imenso aneurisma ventricular. O ápice do coração mostra acentuado adelgaçamento e dilatação aneurismática.

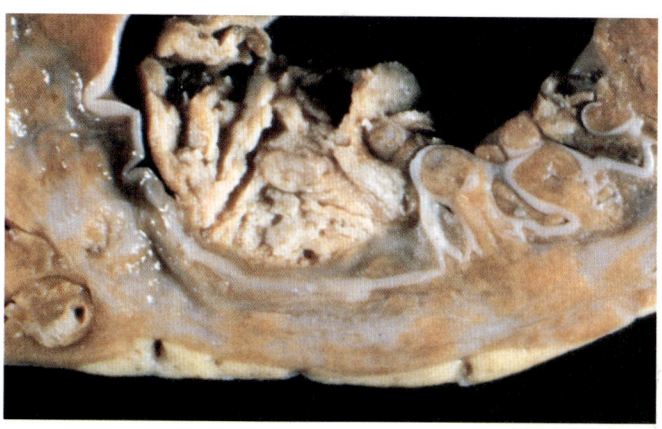

FIGURA 11.26
Trombo mural sobreposto a infarto do miocárdio cicatrizado. Neste corte transversal de um coração fixado, um trombo mural organizado, friável, branco-acinzentado se sobrepõe ao endocárdio espessado situado sobre um miocárdio cicatrizado.

te e cinco por cento dos pacientes com infarto agudo do miocárdio, particularmente aqueles com grandes infartos e insuficiência cardíaca congestiva, desenvolvem um derrame pericárdico com ou sem pericardite. Com menor freqüência, a terapia anticoagulante tem sido associada ao aparecimento de um derrame pericárdico hemorrágico e até mesmo tamponamento cardíaco.

A **síndrome pós-infarto do miocárdio** (*síndrome de Dressler*) se refere a uma forma retardada de pericardite que se desenvolve 2 a 10 semanas após o infarto. Um distúrbio similar pode ocorrer após cirurgia cardíaca. O fato de anticorpos contra o músculo cardíaco surgirem em pacientes com a síndrome de Dressler e a observação de que a condição melhora com terapia corticosteróide sugerem que essa condição tem uma base imunológica.

Intervenções Terapêuticas que Limitam o Tamanho do Infarto

Como a quantidade de miocárdio que sofre necrose constitui um importante elemento de previsão de morbidade e mortalidade, qualquer terapia que limite o tamanho do infarto deve ser benéfica. Por definição, tal terapia é direcionada à prevenção da morte de miócitos isquêmicos reversivelmente lesados e à limitação da expansão do infarto. Os miócitos lesados podem ser resgatados durante um certo tempo após o início da isquemia se o tecido puder ser reperfundido com sangue arterial.

A **restauração do fluxo sangüíneo arterial** ainda é a única maneira de salvar permanentemente miócitos isquêmicos, embora várias intervenções possam retardar a lesão isquêmica. A mais notável é a hipotermia, que é usada em cirurgia cardíaca para minimizar lesão miocárdica durante a derivação cardiopulmonar. Vários métodos foram desenvolvidos para restaurar o fluxo sangüíneo para a área do miocárdio alimentado por uma artéria coronária obstruída.

Enzimas trombolíticas tais como ativador do plasminogênio tissular ou estreptoquinase podem ser infundidas por via venosa para dissolver o coágulo que está causando a obstrução.

A **angioplastia coronária transluminal percutânea (ACTP)** se refere à dilatação de uma artéria coronária estreitada por meio da insuflação de um cateter-balão. Ela pode ser realizada como um procedimento primário imediatamente após o início da isquemia ou como um procedimento de resgate quando agentes trombolíticos não tiveram êxito em restaurar o fluxo sangüíneo arterial. A ACTP permite a colocação de um stent na artéria coronária para manter a permeabilidade da luz.

O **enxerto arterial coronário** pode restaurar o fluxo sangüíneo para o segmento distal de uma artéria coronária com oclusão proximal.

Os procedimentos que restauram o fluxo sangüíneo têm de ser realizados o mais rapidamente possível, preferivelmente nas horas iniciais após início de sintomas. Após 6 horas, é improvável que permaneça grande parte de miocárdio isquêmico recuperável.

A Cardiopatia Isquêmica Crônica Pode Levar a Miocardiopatia

Em uma minoria de pacientes com aterosclerose coronária grave, a contratilidade miocárdica fica comprometida globalmente na ausência de infartos bem definidos, uma situação que mimetiza a miocardiopatia dilatada. Essa situação em geral reflete uma combinação de disfunção miocárdica isquêmica, fibrose difusa e múltiplos pequenos infartos. Entretanto, permanece um grupo de pacientes com insuficiência ventricular esquerda nos quais a disfunção cardíaca ocorre sem infarto óbvio. Esses pacientes são descritos como sendo portadores de *miocardiopatia isquêmica*. Em alguns deles, o miocárdio disfuncional foi sujeito a repetidos episódios de lesão isquêmica, que causa alterações degenerativas em miócitos, caracterizada principalmente por perda de miofibrilas (miocárdio hibernante) (ver Fig. 11.7). A função contrátil do miocárdio hibernante é restaurada quando o tecido acometido é revascularizado. Assim, quando a hibernação exerce um papel na miocardiopatia isquêmica, a revascularização cirúrgica é potencialmente benéfica.

CARDIOPATIA HIPERTENSIVA

A hipertensão foi definida pela Organização Mundial de Saúde como um aumento persistente da pressão arterial sistêmica a níveis acima de 140 mm Hg sistólica ou 90 mm Hg diastólica, ou ambas (ver Cap. 10). A hipertensão sistêmica é uma das causas mais prevalentes e graves de doença arterial coronária e miocárdica nos Estados Unidos. A hipertensão crônica provoca sobrecarga de pressão, resultando primeiro em hipertrofia ventricular esquerda compensatória e, por fim, em insuficiência cardíaca. O termo *cardiopatia hipertensiva* é usado quando o coração está aumentado na ausência de uma causa que não a hipertensão.

 Patologia: Em decorrência da sobrecarga imposta ao coração, a hipertensão causa hipertrofia ventricular esquerda. As paredes livres do ventrículo esquerdo e o septo interventricular se tornam espessados uniforme e concentricamente (Fig. 11.27), e o peso global do coração aumenta para mais de 375 g em homens e 350 g em mulheres. Microscopicamente, as células miocárdicas hipertróficas têm maior diâmetro, com núcleos aumentados de tamanho, hipercromáticos e retangulares ("furgão") (Fig. 11.28).

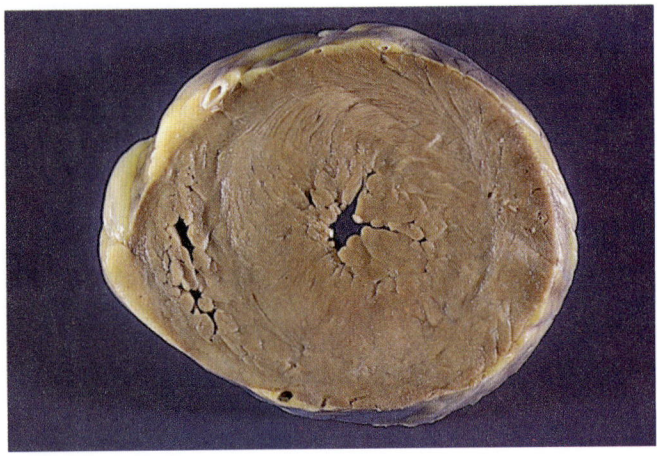

FIGURA 11.27
Cardiopatia hipertensiva. Um corte transversal do coração mostra acentuada hipertrofia do miocárdio ventricular esquerdo sem dilatação da câmara. O ventrículo direito tem dimensões normais.

Manifestações Clínicas: A hipertrofia miocárdica claramente aumenta a capacidade do coração de lidar com uma sobrecarga maior. Entretanto, há um limite além do qual a hipertrofia adicional não mais é compensatória. Este limite superior da hipertrofia útil pode refletir maior distância para perfusão entre o interstício e o centro de cada miofibrila; se a distância se tornar muito grande, o suprimento de oxigênio para a miofibrila será deficiente.

A disfunção diastólica é a anormalidade funcional mais comum causada pela hipertensão e, em si mesma, pode levar a insuficiência cardíaca congestiva. Alguma fibrose intersticial tipicamente se desenvolve como parte da resposta hipertrófica, o que contribui ainda mais para a rigidez ventricular esquerda. **A hipertensão também está associada a maior gravidade da aterosclerose das artérias coronárias.** A combinação de maior sobrecarga cardíaca (disfunção sistólica), disfunção diastólica e estenose arterial coronária implica maior risco de isquemia miocárdica, infarto e insuficiência cardíaca.

A insuficiência cardíaca congestiva é a causa mais comum de óbito em pacientes hipertensos não tratados. A hemorragia intracerebral também é uma complicação fatal freqüente. Ademais, o óbito pode decorrer de aterosclerose coronária e infarto do miocárdio, aneurisma dissecante da aorta, ou aneurisma roto da circulação cerebral. A insuficiência renal pode se sobrepor quando a nefrosclerose, induzida pela hipertensão, se torna grave.

COR PULMONALE

Define-se cor pulmonale como hipertrofia e dilatação ventricular direita secundárias a hipertensão pulmonar. A pressão aumentada na circulação pulmonar pode ser decorrente de um distúrbio do parênquima pulmonar ou, mais raramente, de uma doença primária da vasculatura (p. ex., hipertensão pulmonar primária, êmbolos pulmonares pequenos recorrentes).

O **cor pulmonale agudo** é a ocorrência repentina de hipertensão pulmonar, mais comumente oriunda de embolia pulmonar repentina e maciça. Essa condição causa insuficiência cardíaca direita aguda e constitui uma emergência médica. À necropsia, os únicos achados cardíacos são acentuada dilatação do ventrículo direito e algumas vezes do átrio direito.

O **cor pulmonale crônico** é uma cardiopatia comum e responsável por 30 a 40% de todos os casos de insuficiência cardíaca, de acordo com um estudo inglês, e por 10 a 30% em uma série nos Estados Unidos. Essa freqüência traduz a prevalência de doença pulmonar crônica nesses países, especialmente bronquite crônica e enfisema. Em muitos casos de doença crônica do pulmão, a gravidade da hipertensão pulmonar guarda relação mais íntima com a sobrevida do que qualquer outra variável. Na verdade, menos de 10% dos pacientes com pressão arterial pulmonar acima de 45 mm Hg sobrevivem em 5 anos.

 Patogenia: O cor pulmonale crônico pode ser causado por qualquer doença pulmonar que interfira na mecânica ventilatória ou troca gasosa ou obstrua a vasculatura pulmonar (Quadro 11.5). **As causas mais comuns de cor pulmonale crônico são doença pulmonar obstrutiva crônica e fibrose pulmonar.** A cifoescoliose grave pode deformar a parede torácica e interferir em sua função como um fole, resultando em hipoxemia e vasoconstrição pulmonar. Alguns poucos casos de cor pulmonale são atribuídos a *hipertensão pulmonar primária*, um distúrbio de etiologia desconhecida. Conforme mencionado anteriormente, certas cardiopatias congênitas associadas a aumento do fluxo sangüíneo pulmonar são complicadas por hipertensão pulmonar e cor pulmonale.

A patogenia da hipertensão pulmonar secundária a êmbolos pulmonares recorrentes está claramente relacionada com obstrução mecânica progressiva do fluxo sangüíneo. Entretanto, os mecanismos da hipertensão pulmonar nas doenças parenquimatosas crônicas pulmonares são mais complicados. Além da obliteração

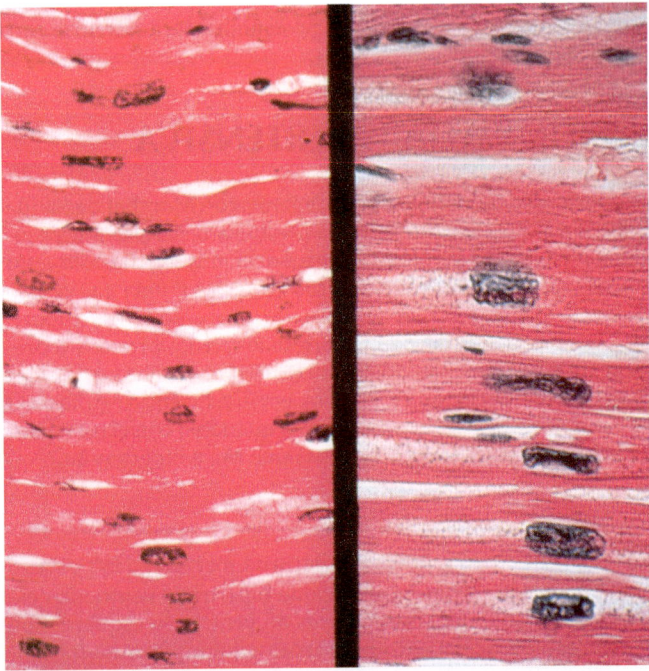

FIGURA 11.28
Cardiopatia hipertensiva com hipertrofia do miocárdio. *(Esquerda)* Miocárdio normal. *(Direita)* Miocárdio hipertrófico mostra fibras mais espessas e núcleos hipercromáticos retangulares aumentados de tamanho.

QUADRO *11.5* Causas de Coração Pulmonar (Cor Pulmonale)

Doenças parenquimatosas do pulmão
 Bronquite e enfisema crônicos
 Fibrose pulmonar (por qualquer causa)
 Fibrose cística
Doenças vasculares pulmonares
 Êmbolos pulmonares recorrentes
 Hipertensão pulmonar primária
 Estenose pulmonar periférica
 Abuso de drogas endovenosas
 Residência em altas altitudes
 Esquistossomose
Cardiopatias Congênitas
Comprometimento da movimentação da caixa torácica
 Cifoescoliose
 Síndrome de Pickwick
 Fibrose pleural
 Distúrbios neuromusculares
 Hipoventilação idiopática

dos vasos sangüíneos no pulmão, esses distúrbios também acarretam vasoconstrição arteriolar pulmonar, que reduz a área transversal efetiva do leito vascular pulmonar sem destruir os vasos. Hipoxia, acidose e hipercapnia causam diretamente vasoconstrição pulmonar. A hipoxia também aumenta a resistência vascular pulmonar indiretamente ao levar à policitemia, que causa hiperviscosidade do sangue. As pessoas que vivem em altas altitudes, por exemplo, nativos dos Andes, muitas vezes desenvolvem cor pulmonale secundário aos efeitos da hipoxemia crônica.

 Patologia: O cor pulmonale crônico se caracteriza por hipertrofia conspícua do ventrículo direito (Fig. 11.29), o qual pode ter mais de 1,0 cm de espessura (faixa normal 0,3–0,5 cm). Muitas vezes há dilatação do ventrículo direito e do átrio direito. Normalmente, o septo interventricular é côncavo para a esquerda (ou seja, constitui parte do ventrículo esquerdo). Com o desenvolvimento de grave hipertrofia do ventrículo direito, o septo interventricular sofre remodelação, tornando-se retificado ou até mesmo côncavo para a direita.

DOENÇAS VALVARES E ENDOCÁRDICAS ADQUIRIDAS

Várias doenças inflamatórias, infecciosas e degenerativas lesam as valvas cardíacas e perturbam a sua função. As valvas normalmente consistem em membranas finas e flexíveis que se fecham firmemente para impedir o fluxo retrógrado de sangue. Quando elas são lesadas, os folhetos ou as cúspides podem ficar espessados e fundidos o suficiente para estreitar a abertura ou obstruir o fluxo de sangue, uma condição chamada de *estenose valvar*. As doenças que destroem o tecido valvar também podem permitir o fluxo retrógrado do fluxo sangüíneo, chamado de *regurgitação ou insuficiência valvar*. Em muitos casos, as doenças que acometem as valvas cardíacas produzem tanto estenose quanto insuficiência, mas em geral uma ou outra predomina.

A estenose de uma valva cardíaca provoca hipertrofia do miocárdio proximal (em termos do fluxo sangüíneo) à obstrução. A **sobrecarga de pressão** por fim resulta em dilatação miocárdica e insuficiência da câmara proximal à valva, uma vez exauridos os mecanismos de compensação. Assim, a estenose mitral resulta em hipertrofia e dilatação do átrio esquerdo. À medida que o átrio esquerdo descompensa e não mais consegue forçar o retorno venoso através da valva mitral estenótica, começam a aparecer os sinais de congestão pulmonar, que são seguidos por hipertrofia ventricular direita e até mesmo cor pulmonale. De modo semelhante, a estenose aórtica causa hipertrofia ventricular esquerda e finalmente insuficiência cardíaca esquerda.

A regurgitação ou insuficiência valvar também resulta em hipertrofia e dilatação da câmara cardíaca proximal à valva, devido à **sobrecarga de volume.** Na insuficiência aórtica, o ventrículo esquerdo primeiro hipertrofia e depois dilata quando não consegue mais acomodar o volume regurgitante e oferecer débito cardíaco suficiente. Por outro lado, uma valva mitral incompetente acarreta hipertrofia e dilatação tanto do átrio quanto do ventrículo esquerdos, porque ambos ficam sujeitos a sobrecarga de volume. A dilatação ventricular esquerda acentuada decorrente de qualquer condição na qual a contratilidade cardíaca é inadequada (p. ex., insuficiência congestiva após grande infarto do miocárdio) também pode ampliar o anel valvar mitral. Esse efeito pode ser tão intenso a ponto de os folhetos valvares não poderem fechar adequadamente, desse modo causando regurgitação mitral.

As valvas semilunares são estrutural e funcionalmente simples em comparação com as valvas atrioventriculares, as quais consistem não só em folhetos valvares como, também, em anéis valvares musculares e aparelho subvalvar (as cordoalhas tendíneas e músculos papilares). Em geral, a estenose valvar envolve alterações patológicas dos próprios folhetos, mas a regurgitação pode ser causada por anormalidades dos folhetos, anéis e aparelho subvalvar.

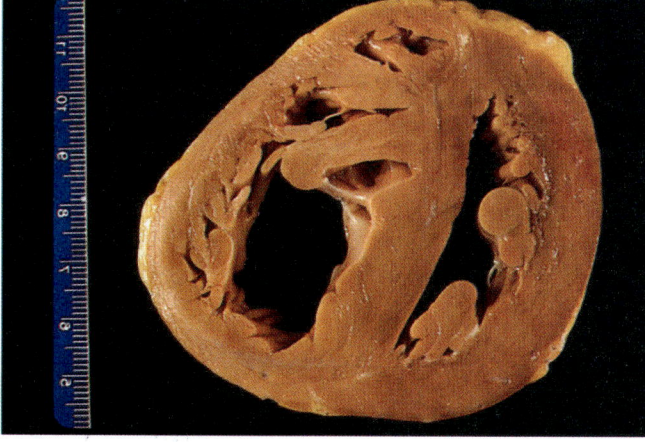

FIGURA *11.29*
Cor pulmonale. Um corte transversal do coração de um paciente com hipertensão pulmonar primária (idiopática) mostra um ventrículo direito acentuadamente hipertrofiado (à esquerda). A parede livre do ventrículo direito tem uma espessura igual à do ventrículo esquerdo. O ventrículo direito está dilatado. O septo interventricular retificado perdeu a sua curvatura normal em direção do ventrículo esquerdo como parte do processo de remodelação no cor pulmonale.

A Cardiopatia Reumática Envolve Miocardite Aguda e Deformidades Valvares Residuais

Febre Reumática Aguda

A febre reumática (FR) é uma doença multissistêmica da infância que sobrevém a uma infecção estreptocócica e se caracteriza por uma resposta inflamatória envolvendo o coração, articulações e sistema nervoso central.

Epidemiologia: A FR é uma complicação de uma infecção estreptocócica aguda, quase sempre faringite (p. ex., "dor de garganta") (ver Cap. 9). O agente ofensor é o *Streptococcus pyogenes*, também conhecido como *Streptococcus β-hemolítico do grupo A*. Em algumas epidemias de faringite estreptocócica, a incidência de FR tem sido de até 3%. A FR é uma doença principalmente da infância, com a idade mediana entre 9 e 11 anos, embora possa ocorrer em adultos.

Na primeira metade do século XX, a FR atingiu proporções quase epidêmicas nos Estados Unidos, mas a incidência dessa doença diminuiu dramaticamente. No período entre 1950 a 1972, a taxa de mortalidade caiu de 14,5 para 6,8 por 100.000 e diminuí ainda mais desde então. Embora essa diminuição possa, em parte, ser decorrente de tratamento antibiótico disseminado, tal terapia não pode ser responsável por toda a redução, já que a taxa de mortalidade começou a diminuir bem antes dos antibióticos estarem amplamente disponíveis. É provável que melhores condições socioeconômicas, particularmente circunstâncias de moradias menos populosas, tenham contribuído para a diminuição. **Apesar dessa importância decrescente nos países industrializados, a FR ainda é uma causa importante de morte e cardiopatia em pessoas entre 5 e 25 anos de idade nas regiões menos desenvolvidas.**

Patogenia: A patogenia da FR ainda é incerta e, com exceção do elo com a infecção estreptocócica, nenhuma teoria foi comprovada de modo definitivo. Muitas hipóteses relacionam a cardite reumática com fenômenos imunológicos. Foi proposto que anticorpos desenvolvidos contra antígenos estreptocócicos reagem de modo cruzado com antígenos cardíacos, uma observação que levanta a possibilidade de uma etiologia autoimune para o assim chamado mimetismo molecular (Fig. 11.30).

Os antígenos estreptocócicos estruturalmente similares àqueles do coração incluem hialuronato da cápsula bacteriana, polissacarídeos da parede celular similares aos da molécula do carboidrato das glicoproteínas das valvas cardíacas e antígenos da membrana bacteriana que compartilham epítopos de elementos constitutivos do sarcolema e do músculo liso. Embora os anticorpos contra esses antígenos sejam encontrados em pacientes com FR, ainda não se comprovou que sejam citotóxicos ou que estejam diretamente envolvidos na patogenia da doença. Um efeito tóxico direto de algum produto estreptocócico sobre o miocárdio ainda não foi excluído.

Patologia: A cardiopatia reumática aguda é uma pancardite que envolve todas as três camadas do coração (endocárdio, miocárdio e epicárdio).

MIOCARDITE: Nos casos graves de FR, alguns poucos pacientes podem falecer durante a fase aguda mais precoce da doença, antes do desenvolvimento de inflamação granulomatosa característica. Neste estágio inicial, o coração tende a dilatar e mostrar uma miocardite não-específica na qual linfócitos e macrófagos predominam, embora alguns poucos neutrófilos e eosinófilos possam estar presentes. A degeneração fibrinóide do colágeno, na qual as fibras se tornam edemaciadas, fragmentadas e eosinofílicas, é uma característica dessa fase.

O *corpúsculo de Aschoff* é a lesão granulomatosa característica da miocardite reumática (Fig. 11.31), que surge várias semanas após o início dos sintomas. Essa estrutura inicialmente consiste em um foco perivascular de colágeno edemaciado eosinofílico circundado por linfócitos, plasmócitos e macrófagos. Com o passar do tempo, o corpúsculo de Aschoff assume um aspecto granulomatoso, com um foco central fibrinóide associado a um perímetro de linfócitos, plasmócitos, macrófagos e células gigantes. Por fim, o corpúsculo de Aschoff é substituído por um nódulo de tecido cicatricial.

As *células de Anitschkow* são células incomuns dentro do corpúsculo de Aschoff, cujos núcleos contêm uma faixa central de cromatina. Ao corte transversal, esses núcleos têm o aspecto de "olho de coruja" e, quando cortados longitudinalmente, assemelham-se a uma lagarta. Essas células são macrófagos cardíacos que normalmente estão presentes em pequenos números mas se acumulam e se tornam proeminentes em certos tipos de doenças inflamatórias do coração. As células de Anitschkow podem se tornar multinucleadas, quando então são denominadas *células gigantes de Aschoff*.

PERICARDITE: Depósitos aderentes irregulares de fibrina são encontrados nas superfícies visceral e parietal do pericárdio durante a fase inflamatória aguda da FR. Esses depósitos são semelhantes às superfícies de duas fatias de pão com manteiga quando são separadas (*pericardite tipo pão com manteiga*). A pericardite pode ser reconhecida clinicamente ao se ouvir um ruído de atrito, mas ela tem pouco efeito funcional e em geral não leva a pericardite constritiva.

FIGURA **11.30**

Fatores biológicos na cardiopatia reumática. A porção superior ilustra a infecção estreptocócica β-hemolítica deflagradora da garganta, que introduz antígenos estreptocócicos no corpo e também pode ativar células T citotóxicas. Esses antígenos levam à produção de anticorpos contra vários componentes antigênicos do estreptococo, que podem reagir de modo cruzado com certos antígenos cardíacos, inclusive aqueles do sarcolema do miócito e glicoproteínas das valvas. Este pode ser o mecanismo da inflamação do coração na febre reumática aguda, que envolve todas as camadas cardíacas (endocardite, miocardite e pericardite). Essa inflamação se torna aparente após um período de latência de 2 a 3 semanas. A inflamação ativa das valvas pode por fim levar a estenose ou insuficiência valvar crônica. Essas lesões envolvem as valvas mitral, aórtica, tricúspide e pulmonar, nesta ordem de freqüência.

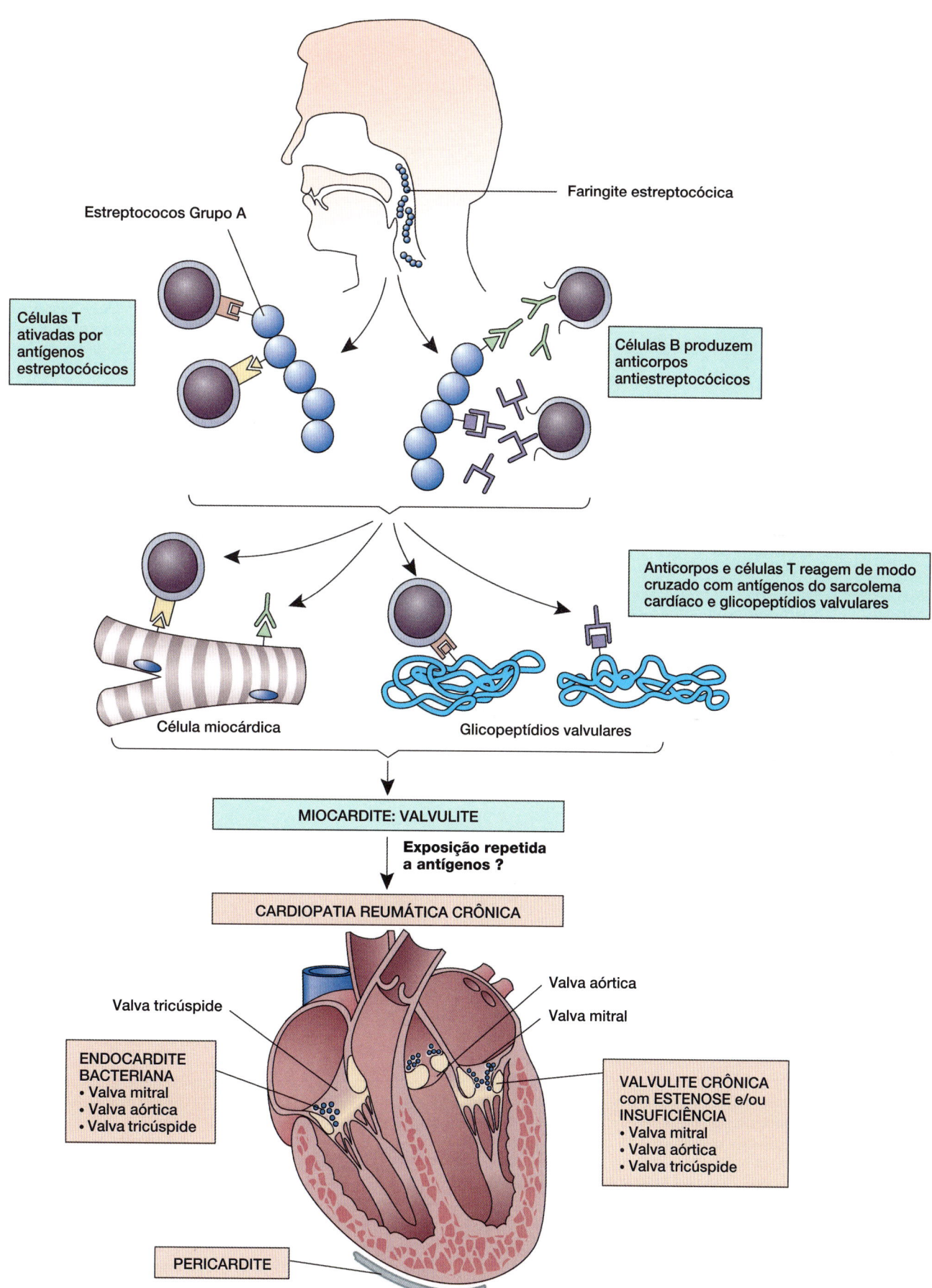

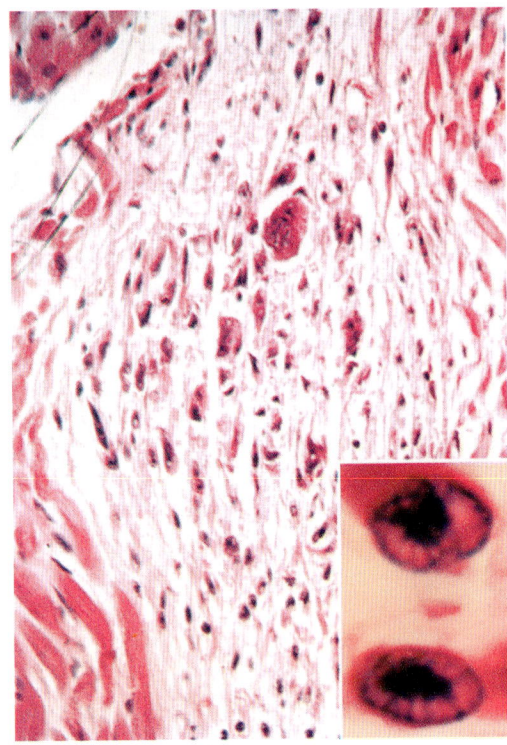

FIGURA 11.31
Cardiopatia reumática aguda. Um corpúsculo de Aschoff está localizado intersticialmente no miocárdio. Observe a degeneração do colágeno, linfócitos e célula gigante multinucleada de Aschoff. (Detalhe) Núcleos dos miócitos de Anitschkow, mostrando o aspecto de "olho de coruja" ao corte transversal e de "lagarta" longitudinalmente.

ENDOCARDITE: Durante o estágio agudo da cardite reumática, os folhetos valvares se inflamam e ficam edemaciados. Embora todas as quatro valvas sejam afetadas, as do lado esquerdo são as mais acometidas porque se fecham sob maiores pressões do que as do lado direito. O resultado é lesão e perda focal do endotélio ao longo das linhas de fechamento dos folhetos valvares. Isso leva ao acúmulo de pequenos nódulos de fibrina que podem ser reconhecidos macroscopicamente como "verrugas" ao longo dos folhetos (a conhecida endocardite verrucosa da FR aguda).

 Manifestações Clínicas: Não existe um teste específico para FR, e o diagnóstico clínico é feito quando dois critérios importantes — ou um importante e dois menores — (os critérios de Jones) são preenchidos. Se o diagnóstico for apoiado por evidência de uma infecção estreptocócica recente, a probabilidade de FR é alta.

Os **critérios importantes** da FR aguda incluem cardite (sopros, cardiomegalia, pericardite e insuficiência cardíaca congestiva), poliartrite, coréia, eritema marginado e nódulos subcutâneos.

Os **critérios menores** são uma história pregressa de FR, artralgia, febre, certos exames de laboratório indicando um processo inflamatório (p. ex., aumento da velocidade de hemossedimentação, exame positivo para proteína C reativa, leucocitose) e alterações eletrocardiográficas.

Os sintomas de FR ocorrem 2 a 3 semanas após a infecção pelo *S. pyogenes*. Nesse momento, a cultura de garganta em geral é negativa. Titulações crescentes de anticorpos séricos aos antígenos do estreptococo do grupo A, como a estreptolisina O, antiDNAase B, e anti-hialuronidase, oferecem evidências concretas de uma infecção recente pelo *Streptococcus* do grupo A. Os sintomas agudos da FR usualmente esmaecem em 3 meses, mas na presença de cardite grave, a atividade clínica pode continuar por 6 meses ou mais. A mortalidade decorrente da cardite reumática aguda é baixa, e a causa principal de óbito é a insuficiência cardíaca causada pela miocardite, embora a disfunção valvar também possa ter um papel.

Os **ataques recorrentes de FR** estão associados a tipos de estreptococos β-hemolíticos do grupo A aos quais o paciente ainda não foi exposto previamente e, portanto, para os quais não houve o desenvolvimento de imunidade. A taxa de recorrência da FR está relacionada com o tempo entre o episódio inicial e uma infecção estreptocócica subseqüente. Em pacientes com uma história de um ataque recente de FR, a taxa de recorrência é de até 65%, enquanto após 10 anos, uma infecção estreptocócica é seguida por uma recidiva aguda em somente 5%.

O tratamento imediato da faringite estreptocócica com antibióticos evita um ataque inicial de FR e, menos freqüentemente, uma recorrência da doença. Não existe tratamento específico para a FR aguda, mas os corticosteróides e salicilatos ajudam no manuseio dos sintomas.

Cardiopatia Reumática Crônica

 Patologia: Os componentes miocárdico e pericárdico da pancardite reumática tipicamente se resolvem sem seqüelas permanentes. Por outro lado, a valvulite aguda da FR muitas vezes resulta em alterações estruturais e funcionais a longo prazo. Durante a fase de cicatrização, os folhetos valvares desenvolvem fibrose difusa, que faz com que eles se tornem espessados, encurtados e menos maleáveis. Ao mesmo tempo, a cicatrização das lesões verrucosas ao longo das linhas de fechamento muitas vezes acarreta a formação de "aderências" fibrosas entre os folhetos, especialmente nas comissuras (fusão comissural). O resultado é uma valva estenótica que não se abre livremente porque os folhetos são rígidos e parcialmente fundidos. O fluxo sangüíneo através da valva é turbulento, o que pode causar ainda mais fibrose e deformação dos folhetos por causa do desgaste crônico da valva. A fibrose valvar intensa pode surgir meses ou anos após um único surto de FR aguda. Por outro lado, episódios recorrentes de FR aguda são comuns e resultam em lesão repetida e cada vez maior das valvas cardíacas.

A valva mitral é a mais comumente e gravemente afetada na doença reumática crônica. A valva mitral se fecha sob pressão sistólica e, assim, suporta a maior carga mecânica de todas as valvas cardíacas. A valvulite mitral crônica se caracteriza por espessamento irregular conspícuo e calcificação dos folhetos, muitas vezes com fusão das comissuras e cordoalhas tendíneas (Fig. 11.32). Na doença valvar mitral reumática crônica, o orifício valvar se torna reduzido a uma abertura estreita fixa que tem o aspecto de "boca de peixe" quando visto pelo lado ventricular (Fig. 11.33). A estenose mitral é a lesão funcional predominante, mas tal valva também é regurgitante. A regurgitação crônica produz um "jato" de sangue direciona-

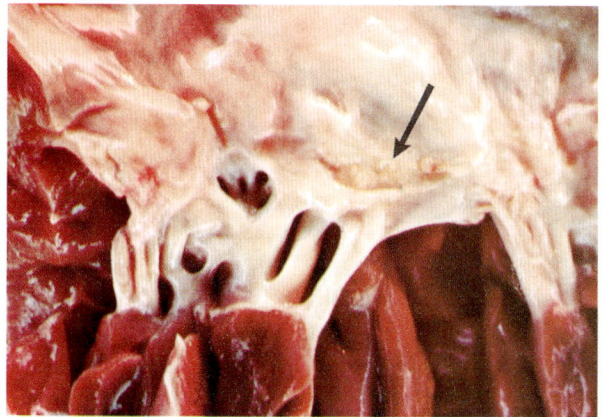

FIGURA 11.32
Valvulite reumática crônica. Os folhetos da valva mitral estão espessados e focalmente calcificados *(seta)*, e as comissuras estão parcialmente fundidas. As cordoalhas tendíneas também estão encurtadas, espessas e fundidas.

Complicações da Cardiopatia Reumática Crônica

- A **endocardite bacteriana** ocorre após episódios de bacteremia, como aqueles durante procedimentos dentários. As valvas fibrosadas da cardiopatia reumática oferecem um ambiente atraente para as bactérias que passariam ao largo de uma valva normal.
- Os **trombos murais** são formados nas câmaras atrial e ventricular em 40% dos pacientes com valvopatia reumática. Eles dão origem a tromboêmbolos que podem produzir infartos em vários órgãos. Raramente, um trombo grande no apêndice atrial esquerdo desenvolve uma haste e age como uma valva em bola obstruindo o orifício valvar mitral.

do à face posterior do átrio esquerdo, o que lesa o endocárdio atrial e produz um foco bem definido de endocárdio áspero e enrugado, conhecido como *placa de MacCallum*.

A valva aórtica, que se fecha devido à pressão diastólica, é a segunda valva mais comumente acometida na cardiopatia reumática. O espessamento fibroso difuso das cúspides e a fusão das comissuras causam estenose aórtica, que de início pode ser discreta mas evolui progressivamente por causa dos efeitos crônicos do fluxo turbulento através da valva. Muitas vezes, as cúspides se tornam rigidamente calcificadas à medida que o paciente envelhece, resultando em estenose e insuficiência, embora qualquer dessas lesões possa predominar (Fig. 11.34). As pressões mais baixas nas valvas do lado direito em geral protegem essas valvas. Entretanto, nos casos de FR recorrente, a valva tricúspide pode ficar deformada, praticamente sempre em associação com lesões mitral e aórtica. A valva pulmonar raramente é acometida.

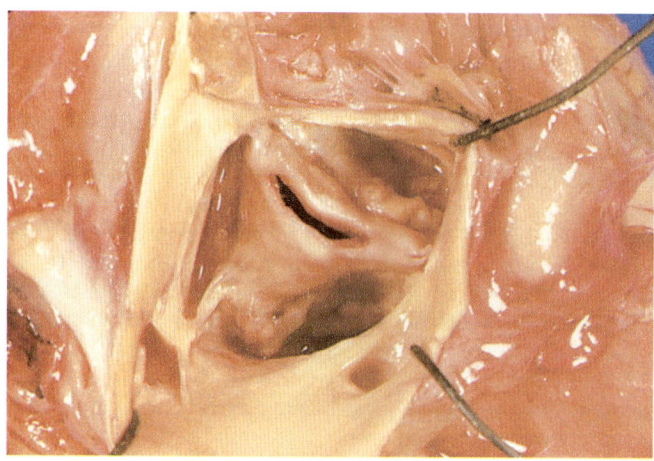

FIGURA 11.34
Valvulite reumática crônica. Um exemplo de grave estenose aórtica reumática. Os três seios de Valsalva são reconhecíveis, mas as cúspides estão rigidamente fibróticas e calcificadas e a fusão intensa das comissuras estreitou o orifício em uma configuração de fenda fixa que não se altera durante o ciclo cardíaco.

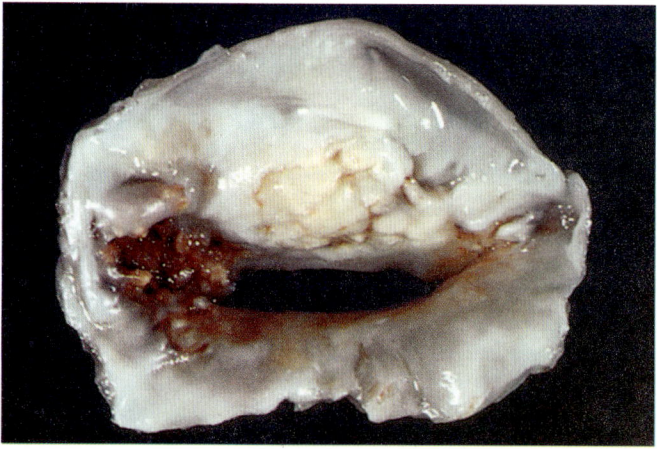
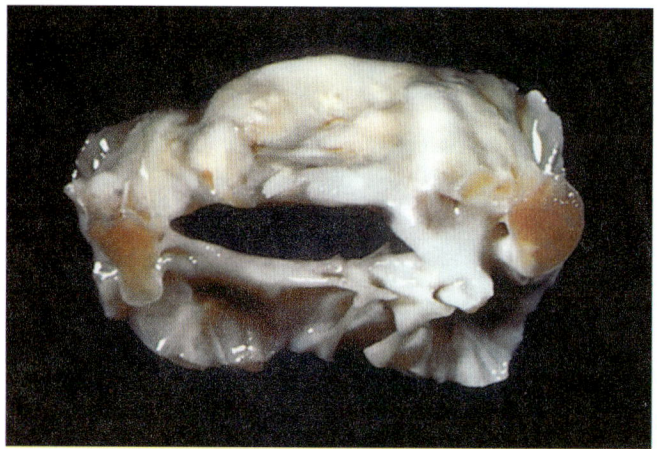

FIGURA 11.33
Valvulite reumática crônica. Uma fotografia de uma valva mitral reumática retirada cirurgicamente do átrio esquerdo (A) e ventrículo esquerdo (B) mostra folhetos rígidos, espessados e fundidos com orifício estreitado, criando o aspecto característico de "boca de peixe" da estenose mitral reumática. Observe que as bordas dos músculos papilares *(mostrados em B)* estão conectadas diretamente na face inferior dos folhetos valvares, traduzindo o acentuado encurtamento e fusão das cordoalhas tendíneas.

- A **insuficiência cardíaca congestiva** está associada a doença reumática em ambas as valvas mitral e aórtica.
- A **pericardite adesiva** comumente sobrevém à pericardite fibrinosa do ataque agudo, mas quase nunca resulta em pericardite constritiva.

As Doenças Vasculares do Colágeno Afetam as Valvas e o Miocárdio

Lúpus Eritematoso Sistêmico

O coração muitas vezes é afetado no lúpus eritematoso sistêmico (LES), mas os sintomas cardíacos geralmente são menos proeminentes do que outras manifestações da doença.

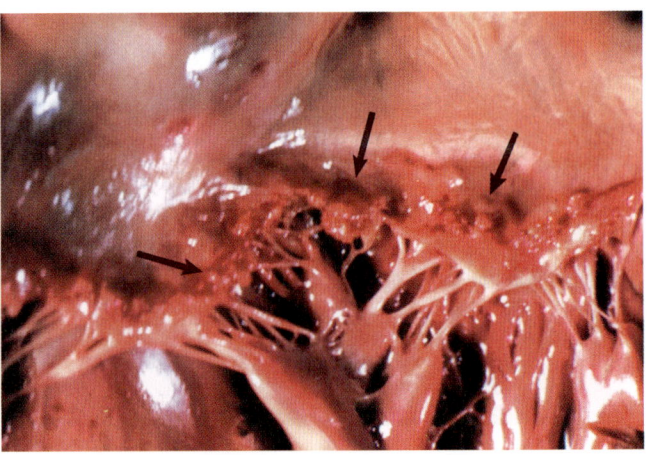

FIGURA 11.35
Endocardite de Libman-Sacks. O coração de um paciente que veio a falecer de complicações do lúpus eritematoso sistêmico mostra vegetações verrucosas sobre os folhetos da valva mitral.

 Patologia: A lesão cardíaca mais comum é a pericardite fibrinosa, geralmente com derrame. A miocardite no LES, pelo menos na forma de disfunção ventricular esquerda subclínica, também é comum e reflete a gravidade da doença em outros órgãos. Microscopicamente, observa-se necrose fibrinóide de pequenos vasos e degeneração focal de tecido intersticial.

A endocardite é a lesão cardíaca mais marcante do LES. Vegetações verrucosas, medindo até 4 mm de largura, ocorrem nas superfícies endocárdicas e são chamadas de *endocardite de Libman-Sacks*. Elas são mais comuns nas superfícies da valva mitral (Fig. 11.35), caracteristicamente na face inferior, próximo da origem dos folhetos no anel valvar. Já foi descrito o raro envolvimento da valva aórtica, e as verrugas podem se estender até as cordoalhas tendíneas e músculos papilares. Comumente, a endocardite de Libman-Sacks se resolve sem cicatrização e não produz déficit funcional.

Artrite Reumatóide

Raramente o coração é envolvido em pacientes com artrite reumatóide. A inflamação granulomatosa característica da artrite reumatóide, com necrose fibrinóide e linfócitos e macrófagos em paliçada, pode ocorrer no pericárdio, miocárdio ou valvas. O envolvimento do coração na artrite reumatóide não compromete a função.

Espondilite Anquilosante

Uma lesão valvar aórtica característica aparece em até 10% dos pacientes com espondilite anquilosante de longa duração. O anel valvar aórtico se apresenta dilatado e as cúspides valvares são fibrosadas e encurtadas. Lesões inflamatórias focais ocorrem em todas as camadas da parede aórtica, particularmente próximo ao anel valvar. A principal conseqüência funcional é regurgitação aórtica.

Esclerodermia (Esclerose Sistêmica Progressiva)

O envolvimento do coração em pacientes com esclerodermia está em segundo lugar frente a doença renal como causa de óbito nessa enfermidade. O miocárdio apresenta esclerose da íntima das pequenas artérias, o que ocasiona pequenos infartos e fibrose em placas. Em decorrência disso, a insuficiência cardíaca congestiva e arritmias são comuns. Na verdade, estudos eletrocardiográficos revelaram ectopia ventricular em dois terços dos pacientes com esclerodermia e graves arritmias em 25%. O cor pulmonale secundário a fibrose intersticial dos pulmões e cardiopatia hipertensiva (causada pelo envolvimento renal) também podem ser observados.

Poliarterite Nodosa

Em quase 75% dos casos de poliarterite nodosa o coração é acometido. As lesões necrosantes em ramos das artérias coronárias resultam em infarto do miocárdio, arritmias ou bloqueio cardíaco. A hipertrofia cardíaca e insuficiência secundária a hipertensão vascular renal ocorrem muitas vezes.

A Endocardite Bacteriana se Refere à Infecção das Valvas Cardíacas

Fungos, clamídia e riquétsias também podem produzir endocardite infecciosa, mas tais casos são distintamente incomuns. Antes da era dos antibióticos, a endocardite bacteriana era intratável e quase sempre fatal. A infecção era classificada de acordo com seu curso clínico como endocardite aguda ou subaguda.

A **endocardite bacteriana aguda** era descrita como uma infecção de uma valva cardíaca normal por microrganismos supurativos altamente virulentos, tipicamente *Staphylococcus aureus* e *S. pyogenes*. A valva acometida era rapidamente destruída e o paciente morria em 6 semanas de insuficiência cardíaca congestiva ou de sepse disseminada.

A **endocardite bacteriana subaguda** era uma doença menos fulminante na qual microrganismos menos virulentos (p. ex., *Staphylococcus viridans* ou *Staphylococcus epidermidis*) infectavam a valva estruturalmente anormal, que tipicamente tinha sido deformada pela cardiopatia reumática. Nesses casos, os pacientes tipicamente sobreviviam por 6 meses ou mais, e as complicações da infecção eram incomuns.

O desenvolvimento de terapia antimicrobiana alterou os aspectos clínicos da endocardite bacteriana, e as apresentações clássicas descritas anteriormente são incomuns hoje em dia. Atualmente a doença é classificada de acordo com a localização anatômica e o microrganismo ofensor (Quadro 11.6).

Epidemiologia: Grande parte das crianças com endocardite bacteriana tem uma lesão cardíaca básica. No passado, a cardiopatia reumática era responsável por um terço de tais casos. Entretanto, com a diminuição da incidência de FR, menos de 10% dos casos de endocardite bacteriana em crianças são hoje em dia atribuíveis a essa enfermidade. **A condição predisponente mais comum de endocardite bacteriana em crianças agora é a cardiopatia congênita**.

A epidemiologia da endocardite bacteriana também mudou nos adultos. Embora a cardiopatia reumática fosse responsável por 75% dos casos no passado, hoje ela é subjacente a apenas alguns casos. Mais da metade dos adultos com endocardite bacteriana não tem lesão cardíaca predisponente. **O prolapso da valva mitral e a cardiopatia congênita são hoje em dia as bases mais freqüentes para endocardite bacteriana em adultos**.

Na **cardiopatia reumática**, a valva mitral é acometida em mais de 85% dos casos de endocardite bacteriana, e a valva aórtica é acometida em 50%. O envolvimento de uma única valva ocorre mais freqüentemente em mulheres (2:1), no caso da valvopatia mitral, enquanto a relação homem:mulher na endocardite aórtica isolada é de 4:1.

Os **usuários de drogas endovenosas** injetam microrganismos patogênicos juntamente com as drogas, e a endocardite bacteriana constitui uma notória complicação. Em tais pacientes, 80% não têm nenhuma lesão cardíaca básica, e a valva tricúspide é acometida em quase metade dos casos. A fonte mais comum de bactérias nos usuários de drogas endovenosas é a pele, com o *S. aureus* causando mais da metade das infecções.

As **valvas protéticas** constituem um local de infecção em 15% de todos os casos de endocardite em adultos, e 4% dos pacientes com próteses valvares têm essa complicação. Os estafilococos são novamente responsáveis por metade dessas infecções, com a maior parte do restante causada por microrganismos aeróbicos Gram-negativos, estreptococos e enterococos e fungos. Uma outra forma iatrogênica de endocardite tem origem na colonização bacteriana de cateteres vasculares de demora.

A **bacteremia transitória** decorrente de qualquer procedimento pode levar a endocardite infecciosa. Os exemplos incluem procedimentos dentários, cateterismo urinário, endoscopia gastrintestinal e procedimentos obstétricos. A profilaxia antibiótica é recomendada durante tais manobras em pacientes com maior risco de endocardite bacteriana (p. ex., aqueles com história de febre reumática ou presença de um sopro cardíaco).

Os **idosos** também têm maior tendência ao desenvolvimento de endocardite. Várias alterações degenerativas nas valvas cardíacas predispõem à endocardite, inclusive estenose aórtica calcária e calcificação do anel mitral. Diabetes e gravidez também estão associadas a maior incidência de endocardite bacteriana.

Patogenia: Organismos virulentos como *S. aureus* podem infectar valvas aparentemente normais, mas o mecanismo de tal colonização bacteriana é mal compreendido. A patogenia da infecção de uma valva lesada por microrganismos menos virulentos tem sido relacionada com (1) fatores hemodinâmicos, (2) formação de um trombo fibrino-plaquetário inicialmente estéril e (3) propriedades de adesividade dos microrganismos.

Um aspecto capital é o fluxo sangüíneo anormal através de uma valva lesada. O gradiente de pressão formado através de um orifício estreito (defeito valvar ou congênito) produz fluxo turbulento na periferia e uma corrente de jato de alta velocidade no centro, ambos tendendo a desnudar as superfícies endoteliais das valvas no lado de baixa pressão do orifício. Isso acarreta um acúmulo local de plaquetas e fibrina, criando pequenas vegetações estéreis que são locais propícios para colonização e crescimento de bactérias. Os microrganismos que entram na circulação, como, por exemplo, durante uma manipulação dentária, podem se depositar no interior das vegetações. Neste meio protegido, as contagens de colônias em culturas podem atingir 10^{10} microrganismos por grama de tecido.

QUADRO 11.6 Fatores Etiológicos da Endocardite Bacteriana

	Crianças (%)		Adultos (%)	
	Recém-nascidos	< 15 Anos	15-60 Anos	> 60 Anos
Doença básica				
Cardiopatia congênita	30	80	10	2
Cardiopatia reumática	—	5	25	8
Prolapso da valva mitral	—	10	10	10
Calcificação valvar	—	—	5	30
Abuso de drogas endovenosas	—	—	15	10
Outras	—	—	10	10
Nenhuma	70	5	25	30
Microrganismos[a]				
Staphylococcus aureus	45	25	35	30
Estafilococos coagulase-negativos	10	5	5	10
Estreptococos	15	45	45	35
Enterococos	—	5	5	15
Bactérias Gram-negativas	10	5	5	5
Fungos	10	Raros	Raros	Raros
Cultura negativa	5	10	5	5

[a]5% de infecções neonatais são polimicrobianas.

Acredita-se que fatores que favoreçam a aderência de bactérias nas vegetações estéreis são importantes na patogenia da endocardite. A fibronectina associada a células e circulante se combina com as moléculas de superfície das bactérias, desse modo facilitando a adesividade de fibrina, colágeno e células. Alguns microrganismos produzem polissacarídeos extracelulares que também funcionam como fatores de adesividade.

 Patologia: A endocardite bacteriana na maioria das vezes acomete as valvas esquerdas do coração (valvas mitral ou aórtica, ou ambas).

As lesões cardíacas congênitas mais comuns por trás da endocardite bacteriana são ducto arterial pérvio, tetralogia de Fallot, defeito do septo interventricular e valva aórtica bicúspide, que é um fator de risco cada vez mais reconhecido, especialmente em homens com mais de 60 anos de idade. **Como regra, as vegetações na endocardite bacteriana se formam no lado atrial das valvas atrioventriculares e no lado ventricular das valvas semilunares**, muitas vezes nos pontos de fechamento dos folhetos ou cúspides (Fig. 11.36). Elas são compostas por plaquetas, fibrina, restos celulares e massas de organismos. O tecido valvar subjacente se torna edemaciado e inflamado, podendo por fim tornar-se tão lesado que os folhetos são perfurados, causando regurgitação. As lesões variam de tamanho, de um acúmulo superficial pequeno a vegetações volumosas e exuberantes. O processo infeccioso pode se disseminar localmente, vindo a acometer o anel valvar ou o endocárdio mural adjacente e as cordoalhas tendíneas.

Tromboêmbolos infectados se deslocam para locais sistêmicos distantes, causando infartos ou abscessos em muitos órgãos, inclusive cérebro, rins, intestino e baço.

A **glomerulonefrite segmentar focal** é uma outra complicação da endocardite infecciosa (ver Cap. 16). A doença é resultado de um acúmulo de complexo imune nos glomérulos, produzindo um aspecto de pontos hemorrágicos nos rins chamado *rins em picada de pulga*.

 Manifestações Clínicas: Muitos pacientes manifestam os sintomas iniciais de endocardite bacteriana em uma semana do episódio de bacteremia, e quase todos são sintomáticos em 2 semanas. A doença começa com sintomas não-específicos de febre de baixa intensidade, fadiga, anorexia e perda de peso. Quase invariavelmente surgem sopros cardíacos, muitas vezes de características mutáveis, durante o curso da enfermidade. Nos casos de mais de 6 semanas de duração, são freqüentes esplenomegalia, petéquias e baqueteamento dos dedos das mãos. Em um terço dos pacientes, podem ser observados êmbolos sistêmicos em algum momento durante a doença. Êmbolos pulmonares caracterizam a endocardite da valva tricúspide em viciados em drogas. Um terço das vítimas de endocardite bacteriana manifesta alguma evidência de disfunção neurológica, devido à freqüência de embolia para o cérebro. São observados aneurismas micóticos dos vasos cerebrais, abscessos cerebrais e hemorragia intracerebral.

A terapia antibacteriana é efetiva na limitação da morbidade e mortalidade na endocardite bacteriana, e a maior parte dos pacientes melhora em uma semana da instituição de tal terapia. Entretanto, o prognóstico depende, até certo grau, do microrganismo ofensor e do estágio em que a infecção é tratada. **Um terço dos casos de endocardite causada por *S. aureus* ainda é fatal.** A substituição cirúrgica de uma valva destruída pela endocardite é um procedimento arriscado que implica alta mortalidade cirúrgica a menos que a infecção tenha sido totalmente extirpada. **A complicação mais grave da endocardite bacteriana é a insuficiência cardíaca congestiva, geralmente decorrente de destruição de uma valva.** Abscessos miocárdicos e infarto secundário a êmbolos arteriais coronários ocasionalmente contribuem para a insuficiência cardíaca. Neste estágio, o prognóstico é sombrio.

A Endocardite Trombótica Não-bacteriana É uma Complicação de Doenças Debilitantes

A endocardite trombótica não-bacteriana (ETNB), também conhecida como endocardite marântica, se refere à presença de vegetações estéreis sobre valvas cardíacas aparentemente normais, quase sempre em associação com câncer ou alguma outra doença degenerativa. A ETNB acomete as valvas mitral (Fig. 11.37) e aórtica com igual freqüência. Seu aspecto macroscópico é semelhante ao da endocardite infecciosa, mas não destrói a valva acometida, e à microscopia, não se pode demonstrar inflamação ou microrganismos.

A causa da ETNB é mal compreendida. Ela tem sido atribuída a aumento da coagulabilidade do sangue ou acúmulo de complexos imunes. Ela é comumente observada como um processo paraneoplásico, geralmente complicando adenocarcinomas (particularmente do pâncreas e pulmão) e malignidades hematológicas. Ela também pode fazer parte da síndrome de coagulação vascular disseminada ou acompanhar uma variedade de doenças neoplásicas debilitantes, dessa forma justificando o sinônimo "endocardite marântica" (grego, *marantikos*, "definhando"). O principal perigo criado pela ETNB é a embolia para órgãos distantes, clinicamente manifestada por infartos de muitos órgãos.

A Estenose Aórtica Calcária Reflete Lesão Crônica da Valva

A estenose aórtica calcária se refere a um estreitamento do orifício valvar aórtico em decorrência do acúmulo de cálcio nas cúspides e anel valvar.

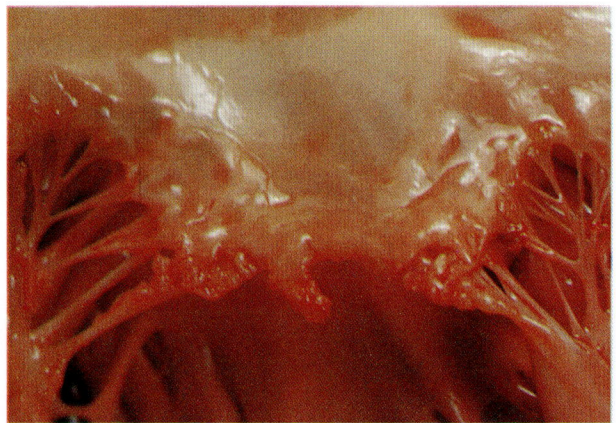

FIGURA 11.36
Endocardite bacteriana. A valva mitral mostra vegetações destrutivas que fizeram erosão das margens livres nos folhetos valvares.

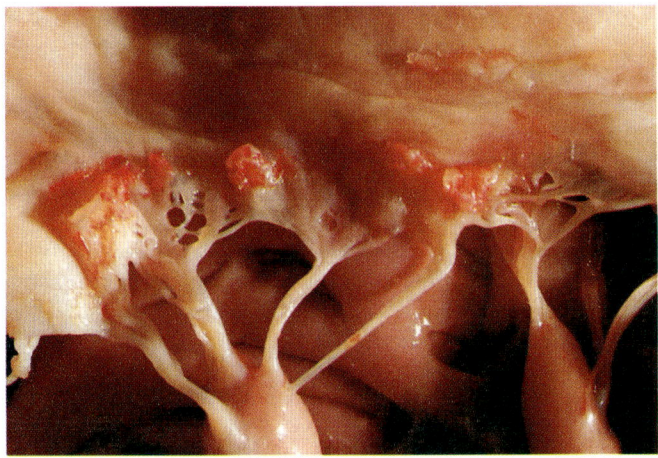

FIGURA 11.37
Endocardite marântica. Vegetações estéreis de fibrina e plaquetas são observadas nos folhetos de uma valva mitral estruturalmente normal.

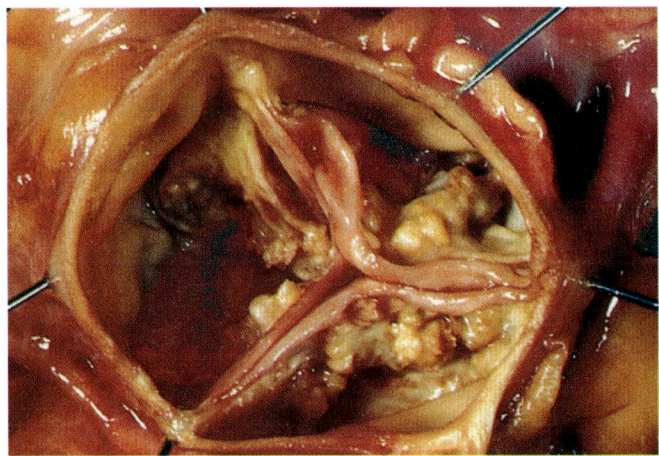

FIGURA 11.38
Estenose aórtica calcária em uma valva aórtica tricúspide em uma pessoa idosa. Os folhetos estão intensamente calcificados, mas não há fusão comissural (compare com a Fig. 11.34).

 Patogenia e Patologia: A estenose aórtica calcária tem três causas principais:

- A **valvopatia aórtica reumática,** que se caracteriza por um espessamento fibroso difuso e cicatrização das cúspides, fusão comissural e acúmulo de cálcio, todos reduzindo o orifício valvar e limitando a mobilidade da valva (ver Fig. 11.34). A estenose aórtica reumática praticamente nunca ocorre isoladamente; quase sempre há evidências de valvopatia mitral reumática também. Agora que a febre reumática aguda se tornou bastante rara nos Estados Unidos e a maioria dos pacientes idosos com doença valvar reumática foi submetida a substituição valvar ou faleceu, a estenose aórtica calcária em geral é atribuída a outra causa importante.
- A **estenose aórtica senil** surge em pacientes idosos como um processo degenerativo que acomete uma valva aórtica tricúspide simétrica. As cúspides valvares se tornam rigidamente calcificadas, mas não há fusão comissural (Fig. 11.38), que constitui uma característica marcante da valvopatia aórtica reumática. A valva mitral em geral é normal em pacientes com estenose aórtica calcária senil.
- A **estenose aórtica bicúspide congênita** muitas vezes se desenvolve com a idade (Fig. 11.39).

A estenose aórtica calcária em valvas congenitamente malformadas ou normais provavelmente está relacionada com o efeito cumulativo de traumatismo decorrente de fluxo sangüíneo turbulento ao redor da valva. Por exemplo, embora a valva bicúspide não seja inerentemente estenótica, seu orifício é elíptico, em vez de redondo, e o fluxo através da valva é um tanto turbulento. O aumento da rigidez das cúspides finalmente produz distúrbios funcionais, tipicamente em pacientes com mais de 60 anos de idade. Em qualquer uma das formas de estenose aórtica calcária, a calcificação distrófica produz nódulos que se restringem à base e metade inferior das cúspides, raramente envolvendo as margens livres. Na ausência de fibrose reumática, as comissuras não se fundem, e são evidentes as três cúspides distintamente.

 Manifestações Clínicas: A estenose aórtica grave resulta em hipertrofia ventricular esquerda concêntrica. Por fim, o coração dilata e entra em falência. A doença é tratada com grande sucesso (taxa de sobrevida em 5 anos de 85%) pela substituição cirúrgica da valva, desde que a operação seja realizada antes da disfunção ventricular esquerda se tornar irreversível. O ventrículo esquerdo hipertrófico volta então ao seu tamanho normal.

A Calcificação do Anel da Valva Mitral em Geral É Assintomática

A calcificação do anel da valva mitral ocorre comumente em idosos e geralmente não tem significado funcional, embora muitas vezes produza um sopro. Entretanto, se suficientemente grave a ponto de interferir no fechamento dos folhetos mitrais durante a sístole, ocorre regurgitação mitral. A calcificação do anel valvar mitral no idoso é diferente da calcificação que ocorre na valvopatia mitral reumática. A primeira apresenta pouca ou nenhuma deformação dos folhetos valvares, e a calcificação é mais proeminente no anel, em vez de nos folhetos. Cerca de 40% das mulheres com mais de 90 anos de idade são portadoras dessa lesão, enquanto nos homens a incidência é de apenas 15%. A calcificação do anel valvar mitral é agravada pela presença de estenose aórtica, hipertensão e diabetes.

Os depósitos de cálcio transformam o anel mitral em uma barra rígida e curva de até 2 cm de diâmetro, que pode se tornar evidente radiograficamente. O folheto mitral posterior muitas vezes é distorcido e deslocado para cima. Massas amorfas de material calcificado primeiro se desenvolvem no tecido conjuntivo do anel valvar. Entretanto, com o passar do tempo, a calcificação se alastra para a base dos folhetos e, por fim, para o septo ventricular.

O Prolapso da Valva Mitral É a Indicação mais Comum de Substituição da Valva

O prolapso da valva mitral (PVM) se refere a uma condição na qual os folhetos valvares mitrais se tornam aumentados e redundantes, e as cordoalhas tendíneas adelgaçadas e alongadas, de modo que os folhetos se projetam para o interior do átrio esquerdo durante a sístole (Fig. 11.40A). Também conhecida como "síndrome da valva mitral frouxa", o PVM é a causa

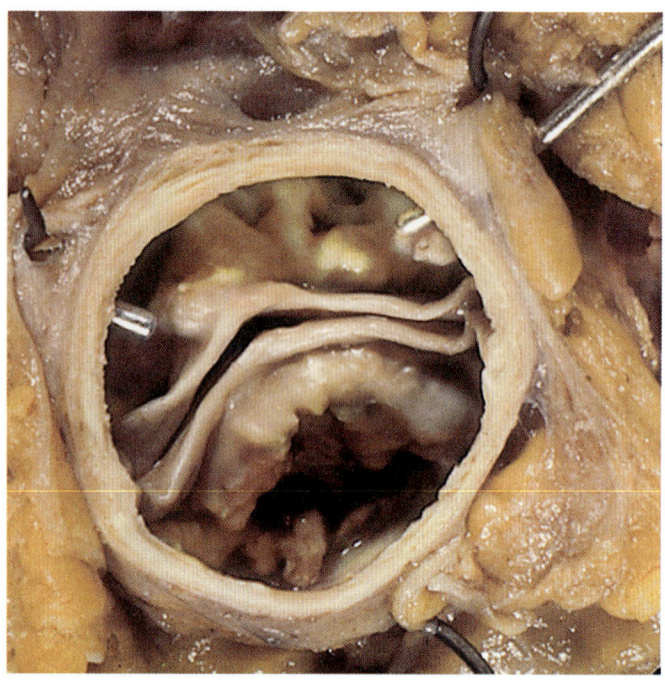

FIGURA 11.39
Estenose aórtica calcária de uma valva aórtica bicúspide congênita. Os dois folhetos estão intensamente calcificados, mas não há fusão comissural.

mais freqüente de regurgitação valvar que exige substituição da valva. Até 5% da população adulta podem mostrar evidências ecocardiográficas de PVM, embora a maior parte não tenha regurgitação suficientemente grave para justificar intervenção cirúrgica.

 Patogenia: O PVM tem um importante componente hereditário, e muitos casos parecem ser transmitidos como um traço autossômico dominante. Pacientes com PVM primário têm um acúmulo marcante de tecido conjuntivo mixomatoso no centro do folheto valvar (Fig. 11.40B). Acredita-se que essa anormalidade esteja relacionada com um defeito indefinido no metabolismo da matriz extracelular. A quantidade de proteoglicanos na valva mitral está aumentada e, pela microscopia eletrônica, as fibrilas de colágeno estão fragmentadas. Presumivelmente, o defeito na matriz extracelular permite que os folhetos e as cordoalhas aumentem de tamanho e se alonguem sob condições de alta pressão que sofrem durante o ciclo cardíaco. O PVM em geral é um achado isolado, embora possa ocorrer no contexto de uma variedade de outros distúrbios, inclusive na síndrome de Marfan, distúrbios herdados do metabolismo do colágeno e distrofia muscular miotônica. Ele também pode ser observado em associação com hipertireoidismo, certas lesões cardíacas congênitas e doença de von Willebrand. Parece haver uma incidência incomumente alta de PVM em pessoas com biótipo astênico e várias deformidades torácicas congênitas.

 Patologia: Ao exame macroscópico, os folhetos da valva mitral são redundantes e deformados (ver Fig. 11.40A), e ao corte transversal, eles têm um aspecto flácido e uma textura escorregadia, devido ao acúmulo de mucopolissacarídeos ácidos (proteoglicanos). O processo degenerativo mixomatoso afeta não somente os folhetos valvares mitrais, como também o anel e as cordoalhas tendíneas, o que aumenta o prolapso e a regurgitação. A lesão das cordoalhas pode ser tão acentuada a ponto de ocorrer sua ruptura, produzindo valva mitral frouxa totalmente incompetente. Embora a valva mitral em geral seja a única valva acometida, a degeneração mixomatosa pode se desenvolver em outras valvas cardíacas, especialmente em pacientes com a síndrome de Marfan, 90% dos quais têm alguma evidência clínica de PVM.

 Manifestações Clínicas: A maioria dos pacientes com PVM é assintomática. O reconhecimento clínico da anormalidade se baseia nos achados auscultatórios clássicos de um clique mesossistólico, causado pelo estalido dos folhetos redundantes à medida que eles se projetam para o interior do átrio esquerdo. Existe um sopro sistólico tardio se a regurgitação mitral for significativa. A endocardite, tanto infecciosa quanto não-bacteriana, algumas vezes constitui uma importante complicação, e êmbolos cerebrais são comuns. A regurgitação mitral significati-

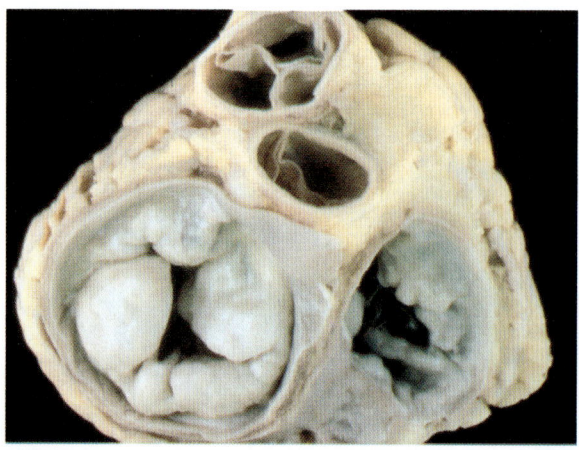
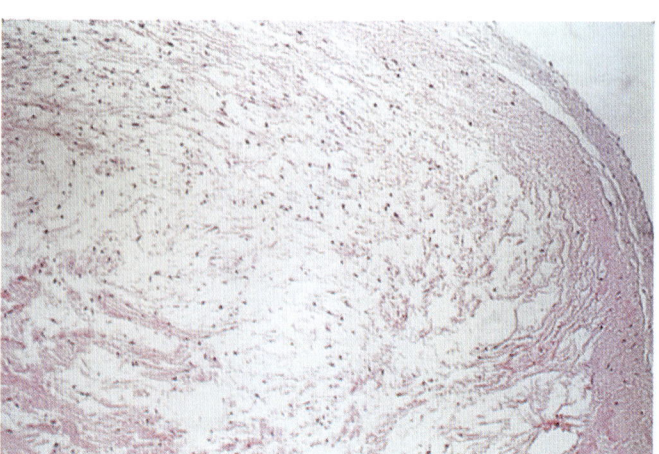

FIGURA 11.40
Prolapso da valva mitral. A. Uma visão da valva mitral (*esquerda*) a partir do átrio esquerdo mostra folhetos redundantes e deformados que se projetam para o interior da cavidade atrial esquerda. B. Um corte microscópico de um dos folhetos valvares mitrais revela tecido conjuntivo mixomatoso conspícuo no centro do folheto.

va aparece em 15% dos pacientes após 10 a 15 anos de PVM, quando então a substituição da valva mitral é indicada.

A Disfunção do Músculo Papilar Produz Regurgitação Mitral

A disfunção dos músculos papilares do ventrículo esquerdo muitas vezes é causada por isquemia. Os músculos papilares são especialmente vulneráveis à lesão isquêmica porque eles são alimentados por ramos terminais das artérias coronárias intramurais. Assim, qualquer redução do fluxo coronário pode interferir preferencialmente na função dos músculos papilares. Períodos curtos de isquemia (p. ex., durante episódios de angina de peito) podem resultar em disfunção transitória dos músculos papilares (atordoamento) e regurgitação mitral temporária. Por outro lado, o infarto do miocárdio grave e subseqüente fibrose dos músculos papilares pode acarretar regurgitação mitral permanente. Na verdade, um terço de todos os pacientes avaliados para cirurgia de enxerto arterial coronário tem alguma evidência de "regurgitação mitral isquêmica". A disfunção do músculo papilar também pode estar associada a um infarto do miocárdio cicatrizado, quando a contratilidade comprometida do miocárdio na base do músculo papilar interfere em sua função. Raramente, os pacientes podem repentinamente desenvolver regurgitação mitral com risco de vida após ruptura de um músculo papilar agudamente infartado.

A Cardiopatia Carcinóide Envolve as Valvas Cardíacas Direitas

A cardiopatia carcinóide é uma condição rara que afeta de modo singular o lado direito do coração e produz regurgitação tricúspide e estenose pulmonar. Ela tem origem em pacientes com tumores carcinóides do intestino delgado com metástases para o fígado.

 Patogenia: A patogenia da cardiopatia carcinóide não é totalmente compreendida. Acredita-se que as lesões valvares e endocárdicas são causadas por altas concentrações de serotonina ou outras aminas vasoativas e peptídios produzidos pelo tumor no fígado. Como essas moléculas são metabolizadas no pulmão, a cardiopatia carcinóide afeta o lado direito do coração quase que exclusivamente. Há raros relatos de envolvimento do lado esquerdo em pacientes com defeitos septais atriais ou ventriculares.

Na década de 1990, surgiram relatos de valvopatia mitral e aórtica em pacientes em uso de medicamentos supressores do apetite fenfluramina-fentermina ("fen-fen"). Os aspectos micro e macroscópico das lesões valvares são acentuadamente semelhantes àqueles observados na cardiopatia carcinóide, exceto que eles se desenvolvem nas valvas esquerdas. Como esses agentes interferem no metabolismo e sinalização da serotonina, foi sugerido que a patogenia da valvopatia por fen-fen e carcinóide é similar.

 Patologia: As lesões cardíacas consistem em depósitos semelhantes a placas de tecido fibroso cinza-perolado denso sobre as valvas tricúspide (Fig. 11.41) e pulmonar e sobre a superfície endocárdica do ventrículo direito. Microscopicamente, essas placas de tecido fibroso parecem estar "grudadas" aos folhetos valvares e não associadas a inflamação ou lesão aparen-

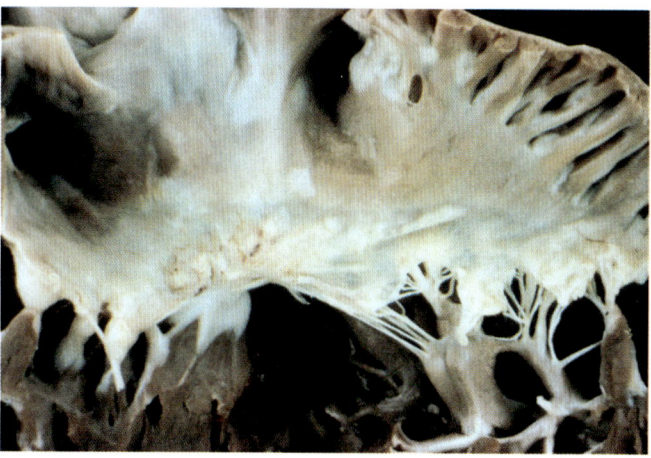

FIGURA *11.41*
Cardiopatia carcinóide. Depósitos perolados esbranquiçados sobre os folhetos da valva tricúspide e endocárdio adjacente. Embora os folhetos valvares não tenham sido destruídos, eles se tornaram deformados e "empacados" sobre o endocárdio ventricular, o que usualmente produz regurgitação tricúspide.

te das estruturas valvares subjacentes. Entretanto, os folhetos se tornam deformados e sua área de superfície reduzida. Em decorrência disso, os folhetos tricúspides se tornam "empacados" sobre o endocárdio mural ventricular direito, resultando em insuficiência ou estenose tricúspide. O enrugamento da valva pulmonar e de seu anel acarreta estenose pulmonar.

DOENÇAS PRIMÁRIAS DO MIOCÁRDIO

As doenças primárias do miocárdio podem ser divididas em doenças inflamatórias (miocardite), doenças metabólicas e miocardiopatias.

A Miocardite Pode Ser Causada por Infecções, Toxinas e Reações Imunes

A miocardite se refere à inflamação do miocárdio associada a necrose e degeneração dos miócitos. Essa definição especificamente exclui a cardiopatia isquêmica. É difícil estabelecer a verdadeira incidência de miocardite, porque muitos casos são assintomáticos. A miocardite pode ocorrer em qualquer idade, mas é mais comum em crianças entre 1 e 10 anos de idade. É uma das poucas cardiopatias que podem produzir insuficiência cardíaca aguda em crianças previamente saudáveis, adolescentes ou adultos jovens. A miocardite grave pode causar arritmias e até mesmo morte súbita cardíaca.

Miocardite Viral

A maior parte das miocardites na América do Norte ocorre sem uma causa facilmente identificável. Acredita-se que a grande maioria seja viral, embora as evidências usualmente sejam circunstanciais a menos que estudos com a reação em cadeia da polimerase (RCP) sejam realizados para identificar ácidos nucleicos virais nas biopsias cardíacas. Os vírus mais comuns que causam miocardite são listados no Quadro 11.7.

Patogenia: Acredita-se que a patogenia da miocardite viral envolve citotoxicidade viral direta ou reações imunes mediadas por células direcionadas aos miócitos infectados. Existem abundantes evidências para ambos os mecanismos. Em modelos animais, a inoculação de um vírus cardiotrópico é logo seguida por replicação do vírus no miocárdio. Microscopicamente, apenas pequenos focos isolados de necrose aguda dos miócitos com pouca ou nenhuma infiltração celular inflamatória são vistos, e existem poucas evidências de comprometimento funcional. Nos anos seguintes, células mononucleares, principalmente linfócitos T e macrófagos, infiltram o miocárdio extensamente. No ponto de inflamação máxima, os animais mostram sinais de insuficiência cardíaca, embora culturas virais do sangue e do miocárdio sejam negativas. Esse achado é compatível com a observação de que pacientes com miocardite sintomática geralmente têm culturas virais negativas. No entanto, ainda pode ser possível identificar seqüências de ácido nucléico viral pela RCP. Ademais, proteínas virais podem degradar alguns componentes do citoesqueleto do miócito e, desse modo, contribuir para a disfunção contrátil. Em alguns modelos experimentais de miocardite viral, fica claro que linfócitos T causam grande parte de toda a lesão dos miócitos. O estímulo para o ataque imune sobre os miócitos ainda não foi estabelecido, mas parece envolver importantes antígenos de histocompatibilidade.

Patologia: Os corações de pacientes com miocardite que desenvolvem insuficiência cardíaca clínica durante a fase inflamatória ativa mostram dilatação biventricular e hipocinesia generalizada do miocárdio. À necropsia, o coração de um paciente falecido de doença aguda é frouxo e dilatado. As alterações histológicas da miocardite viral variam com a gravidade clínica da doença, mas, com poucas exceções, os aspectos microscópicos são inespecíficos e indistinguíveis da miocardite tóxica. A maioria dos casos mostra um infiltrado inflamatório focal ou difuso, predominantemente mononuclear, composto principalmente de linfócitos e macrófagos (Fig. 11.42). Células gigantes multinucleadas também estão presentes. As células inflamatórias freqüentemente circundam os miócitos individualmente, e necrose focal de miócitos pode ser observada. Durante a fase de resolução, proliferação de fibroblastos e depósito de colágeno intersticial predominam. Ordinariamente, não são encontrados neutrófilos na miocardite viral. Entretanto, quando a necrose é extensa, os aspectos histológicos podem lembrar aqueles observados em um infarto, ou seja, um infiltrado neutrofílico seguido por organização e reparo. A maioria dos vírus que causam miocardite também causa pericardite.

Manifestações Clínicas: Muitas pessoas que desenvolvem miocardite viral podem ser assintomáticas. Quando ocorrem sintomas, eles em geral têm início poucas semanas após a infecção. A maioria dos pacientes se recupera da miocardite viral, embora alguns venham a falecer em decorrência de insuficiência cardíaca congestiva ou arritmias. A doença pode ser incomumente grave em bebês e mulheres grávidas. Apesar da resolução da fase inflamatória ativa da miocardite viral, comprometimento funcional sutil pode permanecer durante anos, e evolução para franca miocardiopatia é bem documentada. Não existe tratamento específico para a miocardite viral, e medidas de apoio constituem a regra.

QUADRO 11.7 Causas de Miocardite

Idiopáticas

Infecciosas
- Virais: Coxsackievírus, ecovírus, vírus da gripe, vírus da imunodeficiência humana e muitos outros
- Riquetsioses: Tifo, febre maculosa das Montanhas Rochosas
- Bacterianas: Difteria, estafilocócicas, estreptocócicas, meningocócicas, por borrélias (doença de Lyme) e infecção por leptospiras
- Micóticas e por parasitas protozoários: Doença de Chagas, toxoplasmose, aspergilose, criptocócicas e infecção por *Candida*
- Parasitas metazoários: *Echinococcus*, *Trichina*

Não-infecciosas
- Doenças relacionadas a hipersensibilidade e imunológicas: Febre reumática, lúpus eritematoso, esclerodermia, reação medicamentosa (p. ex., a penicilina ou sulfonamida) e artrite reumatóide
- Radiação
- Outras: Sarcoidose, uremia

MIOCARDITE NA AIDS: Uma proporção significativa de pacientes com AIDS sintomáticos tem algumas evidências clínicas ou patológicas de cardiopatia (derrames pericárdicos, miocardite, endocardite ou miocardiopatia). Uma incidência alta incomum de miocardite viral decorrente de vírus cardiotrópicos como Coxsackie B e adenovírus foi documentada nessa população. A infecção pelo HIV dos miócitos cardíacos parece exercer um papel menor.

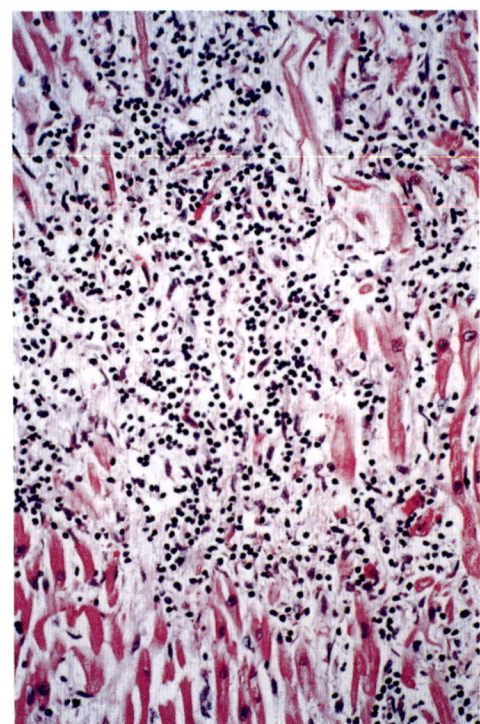

FIGURA 11.42
Miocardite viral. As fibras miocárdicas estão desorganizadas por um infiltrado intersticial proeminente de linfócitos e macrófagos.

Outras Formas de Miocardite Infecciosa

Além dos vírus, outros microrganismos que têm acesso à corrente sangüínea podem infectar o coração. Por exemplo, brucelose, meningococcemia e psitacose estão muitas vezes associadas a uma miocardite infecciosa. Ademais, algumas bactérias (p. ex., microrganismos da difteria) produzem cardiotoxinas que podem produzir miocardite fatal. A causa mais comum de miocardite na América do Sul é a infecção pelo protozoário *Trypanosoma cruzi*, o agente da doença de Chagas (ver Cap. 9).

A **infecção bacteriana** do miocárdio se caracteriza por múltiplos focos de um infiltrado celular inflamatório misto com neutrófilos como o principal componente. Microabscessos podem ocorrer quando êmbolos sépticos se alojam na circulação coronária, muitas vezes em conseqüência de endocardite infecciosa.

Doenças por riquétsias comumente causam vasculite disseminada, que acomete os pequenos vasos coronários.

A **infecção por fungos** tipicamente ocorre em pacientes imunocomprometidos, embora o coração seja relativamente resistente a infecção por fungos.

A **toxoplasmose** pode acometer o miocárdio em pacientes imunocomprometidos; os parasitas intracelulares proliferam dentro dos miócitos cardíacos e suscitam uma resposta inflamatória mista focal com neutrófilos e eosinófilos.

A **doença de Chagas** está associada à proliferação de parasitas no interior dos miócitos cardíacos e um infiltrado inflamatório celular misto, composto principalmente de linfócitos, plasmócitos e macrófagos.

Miocardite por Hipersensibilidade

As reações de hipersensibilidade a muitos agentes químicos podem afetar o coração.

Patologia: A inflamação consiste em um infiltrado intersticial e perivascular que muitas vezes fica confinado ao miocárdio e não afeta outros órgãos. O infiltrado inflamatório na miocardite por hipersensibilidade se assemelha àquele observado na miocardite viral, mas a primeira mostra numerosos eosinófilos, bem como linfócitos e plasmócitos. Um outro aspecto típico é a virtual ausência de necrose dos miócitos, mesmo quando o infiltrado é intenso.

Manifestações Clínicas: A miocardite por hipersensibilidade em geral é clinicamente silenciosa, e o diagnóstico muitas vezes é feito como um achado incidental à necropsia. Entretanto, pode suscitar dor torácica e alterações eletrocardiográficas semelhantes às da isquemia miocárdica aguda. Ocasionalmente, ela pode ser responsável por arritmias ventriculares fatais. Quando a doença causa sintomas, o tratamento consiste na suspensão do agente ofensor e na administração de corticosteróides ou imunossupressores.

Miocardite de Células Gigantes

A miocardite de células gigantes é rara, altamente agressiva e se caracteriza por intensa inflamação, grandes áreas de necrose de miócitos e numerosas células gigantes multinucleadas. A causa do distúrbio é desconhecida, mas é algumas vezes encontrada em associação com lúpus eritematoso sistêmico, hipertireoidismo e timoma. Embora se tenha sugerido uma causa auto-imune, não existem evidências persuasivas dessa teoria.

A miocardite de células gigantes em geral é uma doença rapidamente fatal em adultos na terceira a quinta décadas de vida, embora também possa ocorrer em adolescentes. Os pacientes falecem em decorrência de insuficiência cardíaca congestiva ou morte súbita por arritmias. À necropsia, o coração se mostra flácido e dilatado e pode conter trombos murais. Microscopicamente, células gigantes proeminentes, juntamente com células linfóides e macrófagos, são observadas nas margens de áreas serpiginosas de necrose miocárdica. O único tratamento efetivo da miocardite de células gigantes é o transplante cardíaco. Entretanto, a doença recidiva no coração transplantado em 25% dos casos. Além do transplante cardíaco, não existe tratamento efetivo.

DOENÇAS METABÓLICAS DO CORAÇÃO

O Hipertireoidismo Causa Insuficiência com Débito Alto

O hipertireoidismo causa uma taquicardia conspícua e um aumento da sobrecarga sobre o coração, devido a resistência periférica diminuída e aumento do débito cardíaco. O distúrbio pode finalmente levar a angina de peito e insuficiência com débito alto. Além de seus múltiplos efeitos sobre o corpo, o hormônio da tireóide tem efeitos inotrópicos e cronotrópicos diretos sobre o coração. O hormônio da tireóide (1) aumenta a atividade da bomba de sódio do sarcolema, (2) intensifica a síntese de uma isoforma da miosina com atividade rápida da ATPase e reduz a produção de uma isoforma mais lenta, e (3) supra-regula a expressão dos canais lentos de cálcio no sarcolema, desse modo facilitando a contratilidade.

A Cardiopatia Hipotireóidea Diminui o Débito Cardíaco

Os pacientes com hipotireoidismo grave (mixedema) têm débito cardíaco baixo, diminuição da freqüência cardíaca e comprometimento da contratilidade miocárdica, alterações que são o contrário daquelas observadas no hipertireoidismo. Pode haver derrame pericárdico criado pela maior permeabilidade capilar e extravasamento de líquido e proteínas para o interior da cavidade pericárdica. A pressão diferencial é diminuída devido à maior resistência periférica e ao menor volume de sangue.

Os corações de pacientes com mixedema são flácidos e dilatados, e o miocárdio mostra edema miofibrilar. É comum a degeneração basofílica (mucinosa). Também pode estar presente fibrose intersticial. Apesar dessas alterações, o mixedema não produz insuficiência cardíaca congestiva sem outros distúrbios cardíacos.

A Cardiopatia por Deficiência de Tiamina (Beribéri) É Similar ao Hipertireoidismo

A cardiopatia beribérica ocorre em pacientes que consomem uma dieta pobre em vitamina B_1 (tiamina) por pelo menos 3 meses (ver Cap. 8). Ela ocorre em regiões da Ásia onde a dieta consiste em grande parte de arroz. Nos Estados Unidos, a deficiência de tiamina é observada ocasionalmente em alcoólicos ou pessoas negligenciadas. A cardiopatia beribérica resulta em menor resistência vascular periférica e diminuição do débito cardíaco, uma combinação semelhante à produzida pelo hipertireoidismo. O resultado é insuficiência com alto débito. É interessante notar que a insuficiência cardíaca pode surgir tão repentinamente que o paciente vem a falecer em 2 dias após o início dos sintomas. À necropsia, o coração está dilatado e mostra somente alterações microscópicas não-específicas.

MIOCARDIOPATIA

A miocardiopatia se refere a uma doença primária do miocárdio e exclui lesão causada por fatores extrínsecos. A miocardiopatia dilatada (MCD) é o tipo mais comum de miocardiopatia e se caracteriza por dilatação biventricular, distúrbio da contratilidade e finalmente insuficiência cardíaca congestiva. A MCD pode advir em resposta a um grande número de agressões que lesam diretamente os miócitos cardíacos ("MCD secundária"), ou ela pode ser idiopática ("primária").

A Miocardiopatia Dilatada Primária se Caracteriza por Distúrbio da Contratilidade

 Patogenia: Várias teorias referentes à causa da MCD idiopática foram propostas, mas nenhuma estabelecida.

Fatores genéticos parecem ser hoje em dia mais importantes do que se acreditava antigamente. Entre os pacientes com MCD idiopática, um terço tem uma doença familiar. A proporção pode ser até mesmo maior porque a penetrância incompleta muitas vezes torna difícil identificar a doença precoce ou latente em membros das famílias. A maioria dos casos em famílias parece ser transmitida por um traço autossômico dominante, mas também foram descritos padrões de herança autossômica recessiva, recessiva ligada ao X e mitocondrial.

As mutações em vários genes conhecidos, inclusive aqueles que codificam a distrofina, δ-sarcoglicano, troponina T, cadeia pesada da β-miosina, actina, lamina A/C e desmina, foram identificadas como causa de um fenótipo (Quadro 11.8). Uma hipótese atual afirma que os **defeitos na transmissão de força levam ao desenvolvimento de um coração dilatado que se contrai mal** (Fig. 11.43). A estabilização dos sarcômeros por conexões do citoesqueleto de actina com a matriz extracelular via distrofina e δ-sarcoglicano pode ser perturbada pelas mutações nos genes que codificam essas proteínas. As mutações na proteína do citoesqueleto desmina podem agir de modo similar. Interessante observar que mutações em proteínas como actina, troponina T e cadeia pesada de β-miosina podem produzir fenótipos de miocardiopatia dilatada ou hipertrófica, talvez dependendo de elas produzirem ou não um defeito na geração de força (miocardiopatia hipertrófica) ou transmissão de força. Por exemplo, mutações na actina associadas à miocardiopatia hipertrófica foram localizadas em uma parte da molécula próxima de um local de combinação com miosina, o que poderia comprometer a função do sarcômero. Por outro lado, mutações na actina associadas a MCD estão localizadas dentro da região que combina com o complexo distrofina-sarcoglicano (Fig. 11.43). Foi sugerido que defeitos na lamina A/C, proteínas filamentosas associadas à superfície interna do envelope nuclear, poderiam tornar o núcleo mais vulnerável a estresse mecânico e, desse modo, causar morte dos miócitos.

A **miocardite viral** pode por fim acarretar MCD, mas o(s) mecanismo(s) responsável(eis) não está(ão) bem esclarecido(s). É interessante observar que foi demonstrado que uma protease ex-

QUADRO 11.8 Defeitos Gênicos Associados a Miocardiopatia Dilatada (MCD)

Produto do Gene	Cromossomo e Herança[a]		Envolvimento Esquelético	Alto Risco de MS ou IC[b]	Observações	Mutações no Mesmo Gene Podem Causar DM ou MCH[c]
Distrofina	Xp21	X	Discreto	IC	Progressão rápida para insuficiência cardíaca terminal	DM de Becker e Duchenne
Troponina T	1q3	AD	Não relatado	MS, IC	Dilatação ventricular de início precoce	MCH
δ-Sarcoglicano	5q33-q34	AD	Nenhum a subclínico	MS, IC	Dilatação ventricular de início precoce	MD
Cadeia pesada da β-miosina	14q11.2-12	AD	Nenhum	IC	Dilatação ventricular de início precoce	MCH
Actina	15q14	AD	Não relatado		Defeito localizado na região de combinação da distrofina	MCH
Lamina A/C	1q21.3	AD	Nenhum a discreto	MS	Ocorre na MCD associada a anormalidades de condução	DM de Emerey-Dreifuss, DM da cintura dos membros
Desmina	2q35	AD	Nenhuma a grave		Pode desenvolver grave fraqueza esquelética	Miopatia esquelética da desmina
Titina	2q31	AD	Nenhum		Duas mutações no domínio de combinação da linha Z	MCH em um caso

[a] X, ligada ao X; AD, autossômica dominante
[b] MS, morte súbita; IC, progressão rápida para insuficiência cardíaca
[c] DM, distrofia muscular primária; MCH, miocardiopatia hipertrófica.

pressa por enterovírus cardiotrópicos cliva a distrofina, oferecendo assim um possível elo entre a infecção viral e o desenvolvimento de um fenótipo de miocardiopatia dilatada. Conforme mencionado anteriormente, em alguns casos a fase inflamatória aguda da miocardite viral pode ser seguida por um ataque auto-imune sobre o miocárdio, lesando os miócitos cardíacos e finalmente causando MCD.

Anormalidades imunológicas com efeitos celulares e humorais foram reconhecidas tanto na miocardite quanto na MCD idiopática. Os auto-anticorpos contra antígenos cardíacos que foram identificados incluem aqueles dirigidos contra uma variedade de antígenos mitocondriais, miosina cardíaca e receptores β-adrenérgicos. Entretanto, como em muitos casos de doença auto-imune, ainda está para ser provado um papel dos mecanismos imunes, e auto-anticorpos circulantes podem simplesmente acarretar, em vez de causar, lesão miocárdica duradoura.

 Patologia: As alterações patológicas em pacientes com MCD geralmente são inespecíficas e similares, seja o distúrbio idiopático ou secundário a um agente agressivo conhecido. À necropsia, o coração invariavelmente se apresenta aumentado de tamanho, refletindo hipertrofia ventricular direita e esquerda evidente. O peso do coração pode ser de até o triplo (> 900 g). Como regra, todas as câmaras do coração estão dilatadas, embora os ventrículos sejam mais intensamente afetados do que os átrios (Fig. 11.44). No estágio final, a dilatação ventricular esquerda em geral é tão intensa que a parede do ventrículo esquerdo parece ter espessura normal ou até mesmo mais fina. O miocárdio se apresenta flácido e pálido, e pequenas cicatrizes subendocárdicas ocasionalmente ficam evidentes. O endocárdio do ventrículo esquerdo, especialmente no ápice, tende a ser espessado. Muitas vezes estão presentes trombos murais aderentes nessa área.

Microscopicamente, a MCD se caracteriza por fibras miocárdicas atróficas e hipertróficas. Os miócitos cardíacos, especial-

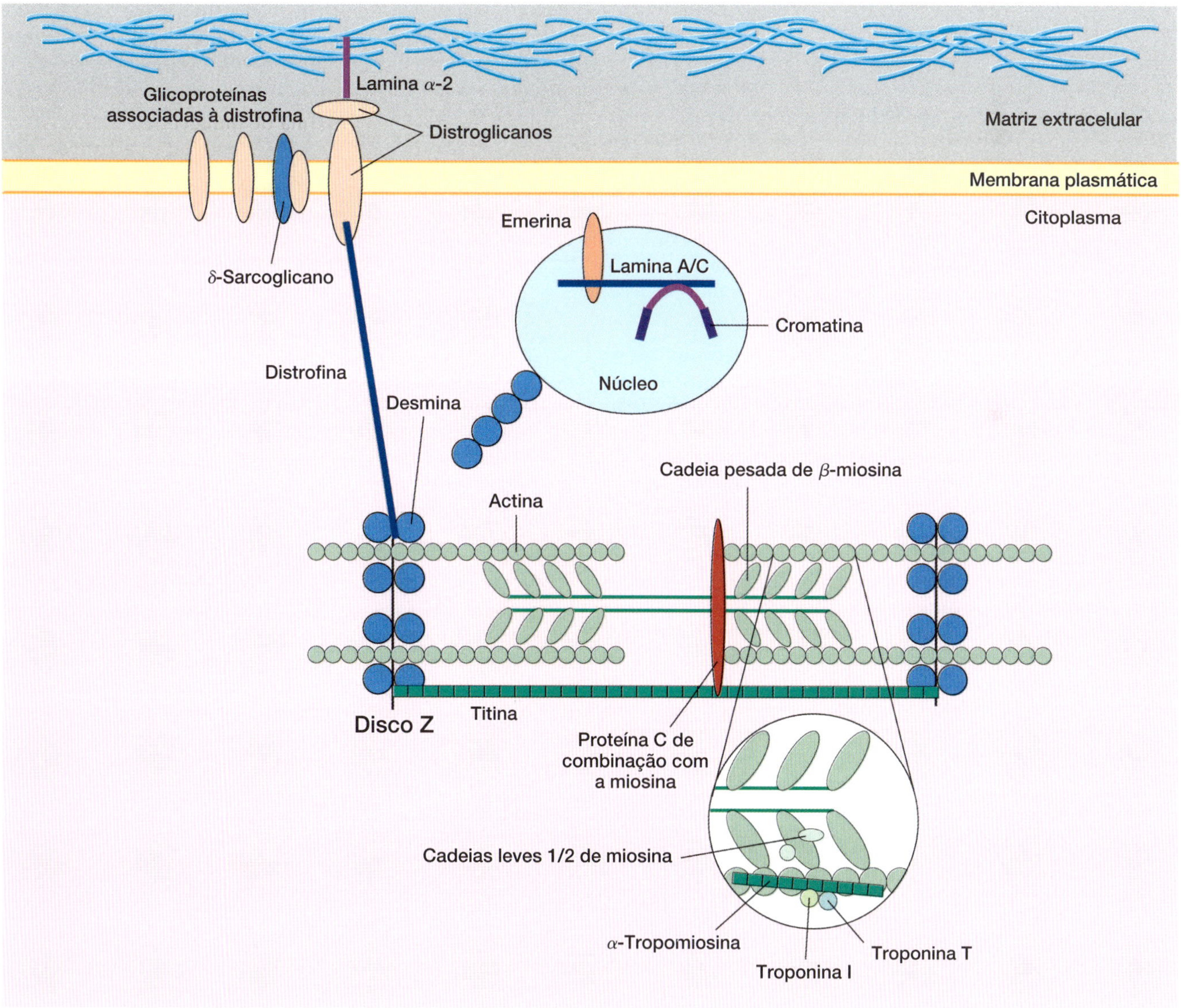

FIGURA 11.43
Distribuição subcelular e interações moleculares de proteínas mutantes implicadas na patogenia da miocardiopatia dilatada e hipertrófica. As mutações específicas responsáveis por cada tipo são mencionadas nos Quadros 11.8 e 11.9.

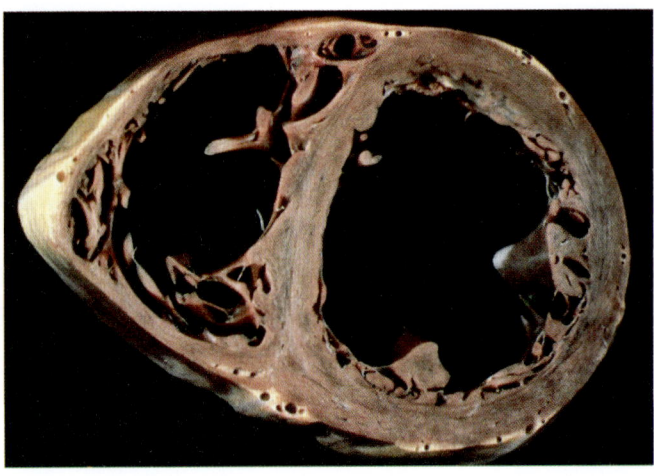

FIGURA 11.44
Miocardiopatia dilatada idiopática. Um corte transversal do coração aumentado revela dilatação conspícua de ambos os ventrículos. Embora a parede ventricular pareça mais fina, a massa aumentada do coração indica considerável hipertrofia.

mente no subendocárdio, muitas vezes mostram alterações degenerativas avançadas, caracterizadas por perda de miofibrilas, um efeito que dá às células uma aparência vazia ou vacuolada. Fibrose intersticial e perivascular do miocárdio é evidente, também mais proeminentemente na zona subendocárdica. Podem estar presentes células inflamatórias crônicas disseminadas, mas não são conspícuas. A microscopia eletrônica mostra tipicamente a perda de sarcômeros e um aumento aparente do número de mitocôndrias.

 Manifestações Clínicas: As evoluções clínicas da MCD idiopática e secundária são comparáveis. A doença tem início insidioso, com hipertrofia ventricular compensatória e dilatação ventricular esquerda assintomática. Comumente, a intolerância aos exercícios físicos progride até insuficiência cardíaca congestiva franca, e 75% dos pacientes morrem em 5 anos desde o início dos sintomas. Metade de todos os óbitos em pacientes com MCD é súbita e atribuída a arritmias ventriculares. Anormalidades no manuseio do Ca^{2+} intracelular e certas correntes repolarizantes são aspectos comuns em todas as formas de insuficiência cardíaca. Elas tendem a prolongar o intervalo QT e aumentar a probabilidade de arritmias iniciadas por atividade deflagrada. Embora seja útil o tratamento de apoio, o transplante cardíaco é a única opção ou o uso de dispositivo de assistência ventricular.

A Miocardiopatia Dilatada Secundária Tem Várias Causas

Quase 100 diferentes doenças miocárdicas podem resultar nos aspectos clínicos da MCD. Assim, a MCD secundária é mais bem considerada como uma via comum final dos efeitos de praticamente qualquer distúrbio tóxico, metabólico ou infeccioso que lese diretamente os miócitos cardíacos. Nesse contexto, o abuso de álcool, a hipertensão, a gravidez e a miocardite viral predispõem à MCD secundária. O diabetes melito e o tabagismo também têm sido ligados a maior incidência dessa enfermidade.

Miocardiopatia Tóxica

Vários agentes químicos e medicamentos causam lesão miocárdica, mas apenas alguns dos mais importantes são discutidos aqui.

ETANOL: A miocardiopatia alcoólica é a causa isolada identificável mais comum de MCD nos Estados Unidos e na Europa. O abuso de etanol pode acarretar disfunção cardíaca crônica e progressiva, que pode ser fatal. O distúrbio é mais comum entre homens, porque o alcoolismo é mais freqüente neles do que nas mulheres. O paciente típico tem entre 30 e 55 anos de idade e tem bebido intensamente por pelo menos 10 anos.

 Patogenia: O mecanismo pelo qual o álcool agride o coração permanece obscuro, mas o grau de lesão miocárdica tem sido correlacionado com a dose total de etanol consumida durante a vida. É evidente que o etanol exerce um efeito inotrópico negativo imediato. Ademais, a metabolização do álcool etílico pelo miocárdio produz ésteres etil de ácidos graxos que se acredita interferem na oxidação dos ácidos graxos, a principal via metabólica usada pelo coração para gerar ATP. Embora a ação imediata do álcool sobre o miócito cardíaco seja inteiramente reversível, a lesão por fim se torna irreversível. A abstinência melhora ou até mesmo reverte os estágios iniciais da miocardiopatia alcoólica, mas pode ser demasiado tarde nos estágios avançados.

COBALTO: A miocardiopatia pelo cobalto originalmente era mal diagnosticada como miocardiopatia alcoólica em meados da década de 1960, porque as pessoas que bebiam grandes quantidades de certo tipo de cerveja desenvolviam MCD. Mais tarde foi demonstrado que as manifestações cardíacas eram na verdade causadas pelos efeitos tóxicos do cobalto, que era adicionado como estabilizador de espuma. Interessante notar que a miocardiopatia pelo cobalto foi relatada quase exclusivamente em grandes consumidores de álcool, em vez de em consumidores moderados.

CATECOLAMINAS: Em altas concentrações, as catecolaminas podem causar necrose focal de miócitos. A miocardite tóxica ocorre em pacientes com feocromocitomas, em pessoas que necessitam de altas doses de agentes inotrópicos para manter a pressão arterial e em vítimas de acidentes com intenso traumatismo craniano. Vários mecanismos contribuem para a lesão miocárdica, mas o mais importante é a maior entrada de cálcio dentro dos miócitos. A isquemia focal causada por agregação plaquetária e constrição microvascular também pode contribuir para o quadro.

ANTRACICLINAS: A doxorrubicina (adriamicina) e outros agentes antracíclicos são poderosos agentes quimioterápicos cuja utilidade é limitada por uma toxicidade cardíaca cumulativa dose-dependente. O efeito principal é uma degeneração crônica e irreversível dos miócitos cardíacos, caracterizada patologicamente por vacuolização e perda de miofibrilas e, funcionalmente, pela perda da contratilidade. A necrose dos miócitos é rara, mas uma vez iniciada degeneração grave, há o desenvolvimento de insuficiência cardíaca congestiva intratável, e o prognóstico é sombrio.

Patogenia: A miocardiopatia dilatada começa a aparecer em pacientes que recebem doses cumulativas de mais de 500 mg de doxorrubicina por m², e aqueles que são tratados com mais de 550 mg/m² têm uma incidência de 35% de miocardiopatia. O mecanismo por meio do qual as antraciclinas lesam o coração parece estar relacionado com a diminuição da capacidade de manuseio de espécies reativas de oxigênio. Embora o coração seja relativamente resistente a lesão por radiação, as antraciclinas e a radiação agem de modo sinérgico. Assim, um paciente que tenha sido submetido a radioterapia no mediastino corre risco de desenvolver toxicidade cardíaca pela antraciclina numa dose menor que aquele não submetido a radiação.

CICLOFOSFAMIDA: Este poderoso agente quimioterápico muitas vezes é usado em altas doses antes do transplante de medula. Embora não seja responsável pela MCD clássica, ele pode causar pericardite e ocasionalmente miocardite hemorrágica maciça. Acredita-se que esta última seja secundária a lesão endotelial e trombocitopenia.

COCAÍNA: O uso dessa droga freqüentemente se associa a dor torácica e palpitações. Embora a MCD verdadeira não constitua uma complicação usual do abuso de cocaína, foram relatados miocardite, necrose focal e espessamento das artérias coronárias intramiocárdicas. A isquemia ou infarto do miocárdio associado ao uso de cocaína tem sido atribuída a vasoconstrição coronária na presença de maior necessidade de oxigênio por parte do miocárdio. A morte súbita decorrente de taquiarritmias ventriculares espontâneas é bem documentada. Os mecanismos básicos aos efeitos arritmogênicos da cocaína incluem vasoconstrição, atividade simpática, respostas de hipersensibilidade e toxicidade direta.

Miocardiopatia da Gravidez

Uma forma singular de MCD surge durante o último trimestre de gravidez ou durante os primeiros 6 meses após o parto. O distúrbio é relativamente incomum nos Estados Unidos, mas em algumas regiões da África é encontrado em até 1% das mulheres grávidas. O risco de miocardiopatia da gravidez é maior em mulheres negras, multíparas com mais de 30 anos de idade. A causa dessa forma de miocardiopatia é desconhecida. Algumas pacientes apresentam células inflamatórias em biopsias cardíacas obtidas durante a fase sintomática da doença, compatível com a hipótese de que um distúrbio da imunidade está por trás do desenvolvimento de MCD nesse quadro.

Ao contrário da maior parte das variedades de MCD, metade das mulheres com miocardiopatia da gravidez recupera espontaneamente a função cardíaca normal. A outra metade permanece com disfunção ventricular esquerda persistente ou evolui para insuficiência cardíaca congestiva franca e morte precoce. Nas pacientes que sobrevivem, as gravidezes subseqüentes implicam um alto risco de recidiva e mortalidade materna.

A Miocardiopatia Hipertrófica É uma Doença Genética

A miocardiopatia hipertrófica (MCH) se refere a uma condição em que a hipertrofia cardíaca surge sem nenhuma razão aparente e é desproporcional à sobrecarga hemodinâmica sobre o coração. O distúrbio provavelmente é determinado geneticamente na maioria dos pacientes e é identificado como um traço autossômico dominante em metade dos pacientes. Muitos deles, sem uma história familiar, provavelmente têm mutações espontâneas ou uma forma discreta da doença que é difícil de detectar. Hoje, a MCH é reconhecida como bem mais freqüente do que antigamente se acreditava, com uma prevalência nos Estados Unidos de cerca de 1 em 500.

Patogenia: O quadro clínico da MCH é determinado por mais de 100 mutações em pelo menos nove genes que codificam proteínas do sarcômero (Quadro 11.9 e Fig. 11.43). Os genes que sofreram mutação mais comumente envolvidos são aqueles que codificam (1) cadeia pesada da β-miosina (35%), (2) proteína C de combinação com a miosina (20%) e (3) troponina T (15%). Mutações em outros genes, como o da titina e o da cadeia leve de miosina, são raras. A proteína mutante é incorporada ao sarcômero, no qual age de um modo dominante-negativo alterando a função do sarcômero. Esse mecanismo proposto levou à hipótese de que o **desenvolvimento da MCH está relacionado com defeitos na geração de força devido a função alterada dos sarcômeros.** Por sua vez, a hipertrofia se desenvolve como uma resposta compensatória. Outras mutações, como aquelas que envolvem a cadeia leve de miosina e genes da α-tropomiosina, podem na verdade incrementar a contratilidade e, dessa forma, acarretar hipertrofia. Outras ainda (p. ex., mutações no gene da proteína C de combinação com a miosina) podem produzir proteínas que não são incorporadas aos sarcômeros. Estas podem levar a hipertrofia por meio de uma falta de proteína funcional, em vez de por um efeito dominante-negativo.

É possível relacionar mutações específicas a certos aspectos clínicos da MCH (ver Quadro 11.9). Por exemplo, mutações selecionadas nos genes da cadeia pesada de β-miosina e troponina T associam-se a alto risco de morte súbita. No caso de mutações na cadeia pesada da β-miosina, o risco de morte súbita se correlaciona com a intensidade de hipertrofia, enquanto as mutações na troponina T, que também estão ligadas a morte súbita, produzem hipertrofia mínima ou nenhuma. A MCH em pacientes com mutações na proteína C de combinação com a miosina em geral é clinicamente benigna e associa-se a hipertrofia lentamente progressiva desenvolvendo-se mais tarde na vida.

Patologia: O coração na MCH sempre está aumentado de tamanho, mas o grau de hipertrofia é variável em diferentes formas genéticas. A parede do ventrículo esquerdo é espessa, e sua cavidade pequena, algumas vezes reduzida a uma fenda. Os músculos papilares e trabéculas carnosas são proeminentes e invadem a luz ventricular. Mais da metade dos casos mostra hipertrofia assimétrica do septo interventricular, com uma relação entre espessura do septo e a da parede ventricular esquerda de mais de 1,5 (Fig. 11.45A). Existem algumas formas genéticas raras de MCH nas quais somente a porção apical do ventrículo esquerdo ou os músculos papilares estão seletivamente hipertrofiados. Muitas vezes, o septo interventricular espesso e hipertrofiado invade a via de saída do ventrículo esquerdo durante o início da sístole ventricular, causando obstrução subvalvar da via de saída aórtica. Nessa situação, uma placa mural endocárdica é tipicamente observada na via de saída, correspondendo ao ponto de contato onde o folheto anterior da valva mitral atinge a parede septal da via de saída durante a sístole. Ambos os átrios estão comumente dilatados.

O aspecto histológico mais notável da MCH é a desorganização das miofibrilas, que é mais intensa no septo interventricular.

QUADRO 11.9 Defeitos Gênicos Associados a Miocardiopatia Hipertrófica (MCH)

Produto Gênico	Cromossomo	Risco de Morte Súbita	Mutações	Observações
Cadeia pesada da β-miosina	14q11.2-12	Alto[a]	Sentido trocado	Grau de hipertrofia se relaciona com o risco de morte súbita
Proteína C de combinação com a miosina	11p11.2	Baixo	Sentido trocado, deleções, defeitos de ligação	Curso clínico benigno, hipertrofia progressiva com início tardio
Troponina T	1q3	Alto	Sentido trocado, deleções, defeitos de ligação	Alto risco de morte súbita; hipertrofia discreta ou ausente
Troponina I	19q13.4	Alto	Sentido trocado	Variante apical da MCH, ocasionalmente aspectos semelhantes aos da MCD em pacientes idosos
α-Tropomiosina	15q22	Alto	Sentido trocado	Geralmente prognóstico favorável. Alta variabilidade fenotípica
Cadeia leve 1 da miosina	3p21	Baixo	Sentido trocado	Espessamento de músculo papilar, somente casos raros
Cadeia leve 2 da miosina	12q23-24.3	Baixo	Sentido trocado	Espessamento de músculo papilar, somente casos raros
Actina	15q14	Baixo	Sentido trocado	Algumas mutações também podem causar MCD
Cadeia pesada da α-miosina	Espontâneos	Baixo	Sentido trocado	Início tardio; raras
Titina	Espontâneos	—	Sentido trocado	Somente um paciente relatado

[a]Para mutações selecionadas.

Em vez da disposição paralela usual dos miócitos em feixes musculares, a desorganização das miofibras se caracteriza por uma orientação oblíqua e muitas vezes perpendicular dos miócitos hipertróficos adjacentes (Fig. 11.45B). À microscopia eletrônica, as miofibrilas e os miofilamentos dentro dos miócitos individualmente também estão desorganizados. Tais desorganizações estruturais também estão freqüentemente presentes em bebês com defeitos cardíacos congênitos e podem ser observadas numa variedade ampla de circunstâncias. Entretanto, elas são sempre extensas na MCH e não tão disseminadas em outras situações. Em geral, há uma hiperplasia de células intersticiais, e as artérias coronárias intramurais podem se tornar espessadas e com aumento de células (Fig. 11.45C).

 Manifestações Clínicas: Muitos pacientes com MCH têm poucos ou nenhum sintoma, e o diagnóstico comumente é feito durante uma triagem da família com um membro acometido. Apesar da ausência de sintomas, tais pessoas podem correr o risco de morte súbita, particularmente durante esforço físico intenso. Na verdade, a MCH insuspeita é uma anormalidade comum encontrada em necropsia de atletas competitivos jovens que morreram repentinamente. O reconhecimento clínico da MCH pode ocorrer em qualquer idade, na maioria das vezes na terceira, quarta ou quinta décadas de vida, mas o distúrbio também pode ser encontrado em idosos. Alguns pacientes com MCH ficam incapacitados em decorrência de sintomas cardíacos, dos quais dispnéia, angina de peito e síncope são os mais comuns. A evolução clínica tende a permanecer estável por muitos anos, embora, por fim, o distúrbio possa progredir para insuficiência cardíaca congestiva. Em 10% dos pacientes, sobrevém a MCD.

Apesar do fato de que proteínas mutantes comprometem o sarcômero, a função contrátil na MCH tende a ser hiperdinâmica. A fração de ejeção tipicamente é alta, e a maior parte do volume sistólico é ejetada durante o início da sístole. O aspecto disfuncional da MCH mais proeminente é a complacência diminuída do ventrículo esquerdo (disfunção diastólica), que resulta em aumento da pressão telediastólica. A regurgitação mitral também é observada em muitos pacientes com MCH. Esses aspectos contribuem para a dilatação atrial comumente observada na MCH. Em 25% dos pacientes, ocorre uma obstrução funcional da via de saída do ventrículo esquerdo quase ao final da sístole, resultando em um gradiente de pressão entre o ápice e a região subvalvar do ventrículo esquerdo.

A miocardiopatia hipertrófica responde paradoxalmente a intervenções farmacológicas. A insuficiência cardíaca por outras causas tipicamente é tratada com glicosídeos cardíacos para aumentar a contratilidade miocárdica e com diuréticos para reduzir o volume intravascular. Na MCH, esses agentes agravam os sintomas. Os medicamentos mais eficazes para o tratamento da MCH são os bloqueadores β-adrenérgicos e os bloqueadores dos canais de cálcio. Esses agentes reduzem a contratilidade, diminuem a obstrução da via de saída e podem melhorar o relaxamento ventricular esquerdo durante a diástole. A remoção cirúrgica de uma porção do septo hipertrófico ou injeção de etanol em uma artéria septal para causar infarto localizado tem obtido sucesso no alívio dos sintomas de obstrução, mas parece não ter impacto no risco de morte súbita.

A Miocardiopatia Restritiva Compromete a Função Diastólica

A miocardiopatia restritiva se refere a um grupo de doenças nas quais anormalidades miocárdicas ou endocárdicas limitam o enchimento diastólico, enquanto permite que a função contrátil permaneça normal. É a categoria menos comum de miocardiopatia nos países ocidentais, embora em algumas regiões menos desenvolvidas (p. ex., partes da África equatorial, América do Sul e Ásia), a doença endomiocárdica relacionada com infecções parasitárias leve a muitos casos de miocardiopatia restritiva.

 Patogenia e Patologia: A miocardiopatia restritiva é causada por (1) infiltração intersticial de amilóide, carcinoma mestastático ou granulomas sarcóides; (2) doença endomiocárdica caracteriza-

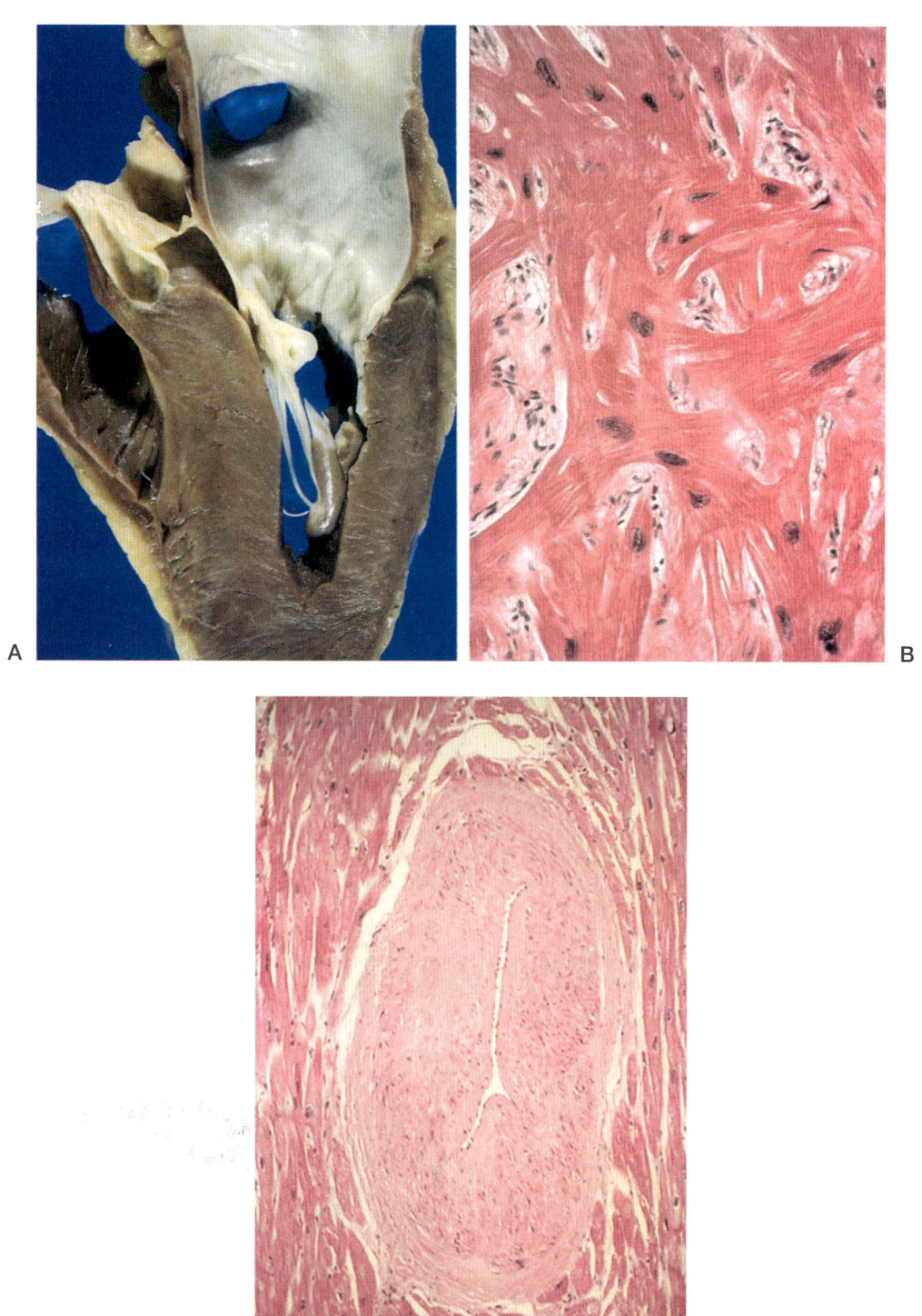

FIGURA 11.45
Miocardiopatia hipertrófica. A. O coração foi aberto para mostrar a hipertrofia assimétrica ventricular esquerda acentuada. O septo interventricular é mais espesso que a parede livre do ventrículo esquerdo e invade a via de saída de tal modo que ele toca a parte inferior do folheto anterior da valva mitral. B. Um corte do miocárdio mostra a desorganização característica das miofibrilas e hiperplasia das células intersticiais. C. Uma artéria coronária intramural pequena mostra a média espessada e hipercelular. Esse tipo de remodelação dos vasos coronários contribui para o desenvolvimento de sintomas semelhantes aos de angina em alguns pacientes com MCH.

da por acentuado espessamento fibrótico do endocárdio; (3) doenças de armazenamento, inclusive hemocromatose; e (4) um aumento acentuado de tecido fibroso intersticial. A conseqüência fisiopatológica é um estado dependente de pré-carga, caracterizado por má complacência diastólica, enchimento ventricular restrito, pressão telediastólica aumentada, dilatação atrial e congestão venosa. Em muitos aspectos, essas alterações hemodinâmicas são similares às conseqüências da pericardite constritiva. Muitos casos de miocardiopatia restritiva são classificados como idiopáticos, com fibrose intersticial sendo a única anormalidade histológica.

A doença quase invariavelmente progride para insuficiência cardíaca congestiva, e somente 10% dos pacientes sobrevivem por 10 anos.

Amiloidose

O coração é afetado na maior parte das formas de amiloidose generalizada (ver Cap. 23). Na verdade, a miocardiopatia restritiva é a causa mais comum de morte na amiloidose AL das discrasias dos plasmócitos.

 Patologia: A infiltração amilóide do coração resulta em aumento do coração sem dilatação ventricular, e o aspecto macroscópico do coração pode se assemelhar ao da miocardiopatia hipertrófica. As paredes ventriculares tipicamente estão espessadas, firmes e com consistência de borracha. Microscopicamente, o acúmulo de amilóide é mais proeminente nas regiões intersticial, perivascular e endotelial (Fig. 11.46). O envolvimento endocárdico é particularmente comum nos átrios, em que depósitos nodulares no endocárdio muitas vezes lhe dão um aspecto granular e textura áspera à superfície endocárdica. Os depósitos de amilóide também podem causar espessamento das valvas cardíacas. Em casos raros, o acúmulo de amilóide no interior das paredes das artérias coronárias intramurais estreita as luzes e causa lesão isquêmica.

 Manifestações Clínicas: A amiloidose cardíaca é mais freqüentemente observada como uma miocardiopatia restritiva, com sintomas predominantemente de insuficiência cardíaca direita. A infiltração do sistema de condução pode resultar em arritmias, e a morte súbita não é incomum. A cardiomegalia é caracteristicamente proeminente. A ecocardiografia mostra acentuado espessamento parietal e diminuição da movimentação parietal. Um aspecto característico é a baixa voltagem dos complexos QRS no eletrocardiograma.

Alguns pacientes com amiloidose cardíaca inicialmente se apresentam com insuficiência cardíaca congestiva secundária a comprometimento da função sistólica ou contrátil. Nesses pacientes, a disfunção diastólica muitas vezes é inconspícua. Como em pacientes com uma apresentação restritiva, o prognóstico é sombrio. A sobrevida por mais de 1 ano uma vez a doença ter se tornado sintomática é incomum.

AMILOIDOSE CARDÍACA SENIL: A amiloidose cardíaca senil se refere a um acúmulo de uma proteína intimamente relacionada com a pré-albumina (transtirretina) em corações de pessoas idosas (ver Cap. 23). O distúrbio pode estar presente, até certo grau, em até 25% dos pacientes com 80 anos ou mais. Ele não só envolve o coração (átrios e ventrículos) como, em muitos casos, também os pulmões e o reto. Os depósitos de amilóide também podem ser encontrados nas paredes vasculares em muitos órgãos, mas praticamente nunca nos glomérulos renais. O significado funcional da amiloidose senil muitas vezes é mínimo, e na maioria das vezes ela é identificada como um achado acidental na necropsia. Mesmo quando o acúmulo de amilóide é extenso e associado a sintomas de insuficiência cardíaca congestiva, a progressão da doença é muito mais lenta do que na amiloidose AL.

Duas formas adicionais de amiloidose cardiovascular isolada são comuns nos idosos: amiloidose aórtica senil e amiloidose atrial isolada. Nenhuma dessas formas de amilóide contém pré-albumina ou proteínas intimamente relacionadas.

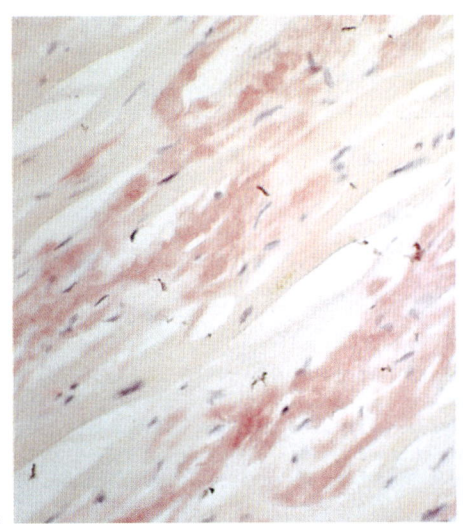
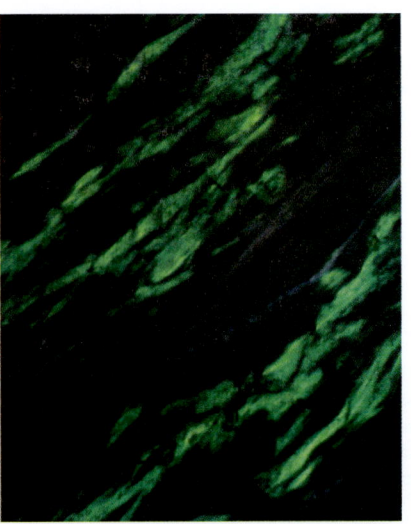

FIGURA 11.46
Amiloidose cardíaca. A. Um corte do miocárdio corado com o vermelho-Congo mostra depósitos intersticiais de amilóide de coloração rósea. B. Sob luz polarizada, o mesmo corte mostra a característica birrefringência das fibrilas de amilóide.

Doença Endomiocárdica

A doença endomiocárdica (DEM) abrange dois distúrbios geograficamente distintos.

FIBROSE ENDOMIOCÁRDICA: Esse distúrbio é particularmente comum na África equatorial, onde é responsável por 10 a 20% de todos os óbitos atribuídos a cardiopatia. A enfermidade também é ocasionalmente encontrada em outras regiões tropicais e subtropicais do mundo. Ela é mais comum em crianças e adultos jovens, mas já foi relatada em pessoas de até 70 anos de idade. A fibrose endomiocárdica acarreta insuficiência miocárdica progressiva e tem um mau prognóstico, embora já se tenha relatado sobrevida de até 12 anos.

DOENÇA ENDOMIOCÁRDICA EOSINOFÍLICA (ENDOCARDITE DE LÖFFLER): É um distúrbio cardíaco das regiões temperadas que se caracteriza por hipereosinofilia (até mesmo 50.000/μl). A doença em geral é encontrada em homens na quinta década de vida e muitas vezes é acompanhada de eritema. A endocardite de Löffler tipicamente evolui para insuficiência cardíaca congestiva e morte, embora os corticosteróides possam melhorar a taxa de sobrevida.

 Patogenia: No passado, a fibrose endomiocárdica e a endocardite de Löffler eram consideradas entidades distintas, mas existe um crescente consenso de que elas representam variantes da mesma doença básica. Suspeita-se que a DEM resulta de lesão miocárdica causada pelos eosinófilos, possivelmente mediada pelos elementos cardiotóxicos constitutivos dos grânulos. Nos trópicos, a eosinofilia transitória muitas vezes resulta de infestações parasitárias; nos climas temperados, a hipereosinofilia idiopática é muitas vezes persistente.

A DEM pode ser dividida em três estágios:

1. O estágio necrótico ocorre nos poucos primeiros meses da doença e se caracteriza por um intenso infiltrado eosinofílico nas camadas mais internas do miocárdio, em geral em ambos os ventrículos. O infiltrado é perivascular e intersticial, e há evidências de lesão vascular e necrose de miócitos. O estágio necrótico dura vários meses, mas é raro um comprometimento funcional significativo.
2. O estágio trombótico surge cerca de um ano mais tarde e se caracteriza por trombos murais ligados ao endocárdio lesado e discretamente espessado. Neste momento, o miocárdio não mais se encontra inflamado, mas mostra hipertrofia inicial. A embolia constitui uma complicação comum.
3. O estágio fibrótico é a fase crônica da DEM e se caracteriza por espessamento fibrótico conspícuo do endocárdio. A fibrose endocárdica acentuada acarreta uma diminuição da complacência e função diastólica anormal. A aderência do folheto posterior da valva mitral ao endocárdio causa regurgitação mitral ou, no caso do lado direito, regurgitação tricúspide.

 Patologia: À necropsia, uma camada branco-acinzentada de endocárdio espessado se estende desde o ápice do ventrículo esquerdo, passando pelo músculo papilar posterior, até o folheto posterior da valva mitral e por uma curta distância invadindo a via de saída esquerda. No corte do ventrículo, a fibrose endocárdica se alastra para o terço ou metade mais interna da parede. Trombos murais em vários estágios de organização podem estar presentes. Quando o ventrículo direito é acometido, toda a cavidade pode mostrar espessamento endocárdico, o qual pode invadir até o epicárdio. Microscopicamente, o endocárdio fibrótico contém somente algumas poucas fibras elásticas. As miofibrilas aprisionadas no interior do tecido colagenoso mostram alterações degenerativas não-específicas.

Doenças de Armazenamento

As várias doenças lisossômicas de armazenamento são discutidas em detalhe no Cap. 6, e somente as manifestações cardíacas são revisadas aqui.

DOENÇAS DE ARMAZENAMENTO DO GLICOGÊNIO: Das várias formas de doença de armazenamento, as do tipo II (doença de Pompe), III (doença de Cori) e IV (doença de Andersen) afetam o coração. O envolvimento mais comum e mais grave do coração ocorre com a doença de armazenamento do glicogênio tipo II. Em neonatos com esse distúrbio, o coração é acentuadamente aumentado de tamanho (até sete vezes o normal) e a fibroelastose endocárdica é observada em 20% dos pacientes. Os miócitos são vacuolados em decorrência de grandes quantidades de glicogênio armazenado. As alterações funcionais são aquelas de um tipo restritivo de miocardiopatia, e a causa usual de morte é insuficiência cardíaca.

MUCOPOLISSACARIDOSES: Várias das mucopolissacaridoses envolvem o coração. A cardiopatia resulta do acúmulo lisossômico de mucopolissacarídeos (glicosaminoglicanos) em várias células. Em geral, existe uma pseudo-hipertrofia dos ventrículos e a contratilidade gradualmente diminui. As artérias coronárias podem estar estreitadas por causa do espessamento da íntima e da média, e nas síndromes de Hurler e de Hunter, é comum o envolvimento miocárdico. Os folhetos valvares podem estar espessados, desse modo produzindo disfunção valvar progressiva, manifestada como estenose aórtica (síndrome de Scheie) ou regurgitação mitral (síndrome de Hurler e Morquio). O cor pulmonale pode resultar da hipertensão pulmonar relacionada com estreitamento das vias aéreas.

ESFINGOLIPIDOSES: A *doença de Fabry* pode resultar no acúmulo de glicoesfingolipídios no coração, com alterações funcionais e patológicas similares às que complicam as mucopolissacaridoses. A *doença de Gaucher*, que só raramente acomete o coração, pode se caracterizar por infiltração intersticial do ventrículo esquerdo por macrófagos carregados de cerebrosídeos, levando ao comprometimento da complacência ventricular esquerda e do débito cardíaco.

HEMOCROMATOSE: Esta doença multiorgânica está associada a acúmulo excessivo de ferro em muitos tecidos (ver Cap. 14). O grau de acúmulo de ferro no coração varia e só grosseiramente se correlaciona com aquele em outros órgãos. O envolvimento cardíaco cria aspectos da miocardiopatia tanto dilatada quanto restritiva, com comprometimento sistólico e diastólico. **A insuficiência cardíaca congestiva ocorre em até um terço dos pacientes com hemocromatose.**

À necropsia, o coração se apresenta dilatado, e as paredes ventriculares espessadas. A cor marrom observada ao exame macroscópico se refere ao acúmulo de ferro nos miócitos cardíacos. É invariável a fibrose intersticial, mas a sua extensão não guarda correlação com o grau de acúmulo de ferro. A gravidade da disfunção miocárdica parece ser proporcional à quantidade de ferro depositado.

Sarcoidose

A sarcoidose é uma doença granulomatosa generalizada que pode acometer o coração (ver Cap. 12). Vinte e cinco por cento dos casos de sarcoidose que chegam à necropsia mostram alguns granulomas no coração, mas menos de 5% dos pacientes com esse distúrbio têm sintomas clínicos. A cardiopatia sarcóide pode ser vista clinicamente como uma forma mista de miocardiopatia dilatada e restritiva. Os granulomas sarcóides são altamente necrosantes e muitas vezes produzem grandes áreas de lesão miocárdica. A base do septo interventricular é preferencialmente acometida. Como essa região contém os principais componentes do sistema de condução atrioventricular, muitas vezes são observados bloqueio de ramo ou completo. Também são comuns arritmias mais graves com risco de vida, e a taxa de morte súbita é alta. O exame microscópico do coração, nos casos graves de cardiopatia sarcóide, revela infiltração do miocárdio por granulomas não-caseosos, destruição maciça de miócitos e substituição por fibrose intersticial (Fig. 11.47).

TUMORES CARDÍACOS

São raros os tumores cardíacos primários, mas quando ocorrem, podem acarretar graves problemas.

O Mixoma Cardíaco É o Tumor Primário mais Comum do Coração

O mixoma cardíaco é responsável por 35 a 50% de todos os tumores cardíacos primários. Em geral, o tumor é esporádico, mas ocasionalmente está associado a síndromes autossômicas dominantes familiares.

 Patologia: A maioria dos mixomas (75%) se origina no átrio esquerdo, embora possam ocorrer em qualquer câmara cardíaca ou em uma valva. O tumor tem o aspecto de uma massa gelatinosa, brilhante e polipóide, em geral com 5 a 6 cm de diâmetro, com um pedículo curto (Fig. 11.48). Ele pode ser suficientemente móvel a ponto de obstruir o orifício valvar mitral. Microscopicamente, o mixoma cardíaco tem um estroma mixóide frouxo contendo abundantes proteoglicanos. Células estreladas poligonais são encontradas dentro da matriz, ocorrendo isoladamente ou em pequenos grupos.

 Manifestações Clínicas: Mais da metade dos pacientes com mixoma atrial esquerdo tem evidências clínicas de disfunção valvar mitral. Embora o tumor não lance metástases no sentido usual, ele muitas vezes é fonte de embolia. Um terço dos pacientes com mixoma no átrio esquerdo ou ventrículo esquerdo morre em decorrência de embolia do tumor para o cérebro. A remoção cirúrgica do tumor tem sucesso na maioria dos casos.

O Rabdomioma É um Tumor da Infância

O rabdomioma é o tumor cardíaco primário mais comum em crianças e forma massas nodulares no miocárdio. O rabdomioma cardíaco pode na verdade ser um hamartoma, em vez de uma neoplasia verdadeira, embora a questão ainda seja discutida. Quase todos os rabdomiomas são múltiplos e envolvem ambos os ventrículos direito e esquerdo e, em um terço dos casos, os átrios também. Em metade dos casos, a massa tumoral se projeta para o interior da câmara cardíaca, obstruindo a luz ou os orifícios valvares.

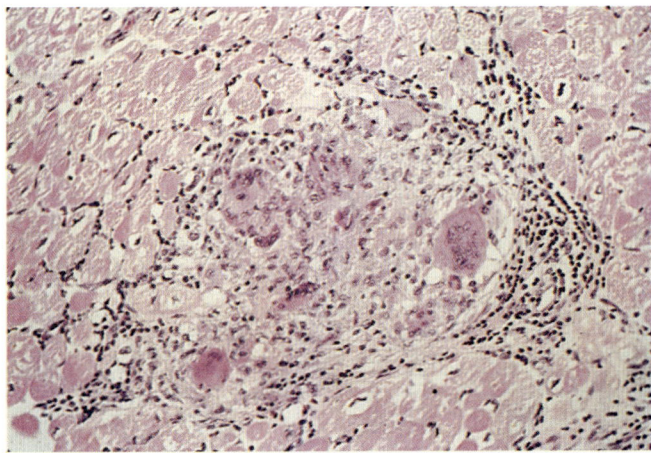

FIGURA *11.47*
Sarcoidose cardíaca. O miocárdio está infiltrado por granulomas não-caseosos, com proeminentes células gigantes. Há considerável destruição dos miócitos cardíacos com fibrose.

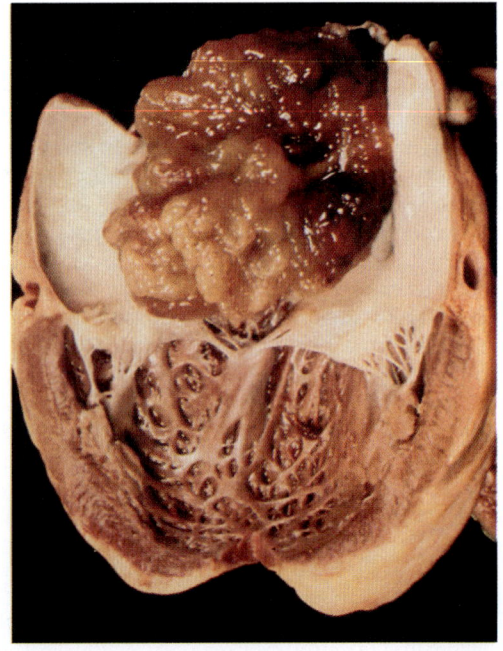

FIGURA *11.48*
Mixoma cardíaco. O átrio esquerdo contém um tumor grande, polipóide, que se projeta para o interior do orifício valvar mitral.

Patologia: Ao exame macroscópico, os rabdomiomas cardíacos são massas pálidas, variando de 1 mm a vários centímetros de diâmetro. Microscopicamente, as células tumorais mostram pequenos núcleos centrais e citoplasma claro rico em glicogênio, no qual os processos fibrilares contendo os sarcômeros se irradiam para a margem da célula ("célula aranha"). Os rabdomiomas muitas vezes ocorrem em associação com esclerose tuberosa (um terço a metade dos casos). Alguns poucos rabdomiomas cardíacos têm sido ressecados com sucesso.

O Fibroelastoma Papilar Envolve as Valvas

Frondes papilares semelhantes às de uma anêmona do mar e medindo até 3 a 4 cm de diâmetro podem crescer sobre as valvas cardíacas. Esses tumores não são neoplasias e são mais apropriadamente denominados *hamartomas*. As frondes têm um eixo denso central de colágeno e fibras elásticas circundadas por tecido conjuntivo mais frouxo. Elas são recobertas por uma continuação das células endoteliais da valva de onde o tumor se origina. Na maior parte dos casos, fibroelastomas papilares não acarretam problemas clínicos, mas eles têm o potencial de se fragmentar e embolizar para outros órgãos, ou eles podem ocluir o orifício de uma artéria coronária e produzir isquemia miocárdica.

Outros Tumores

Outros tumores primários do coração são ainda mais raros do que aqueles descritos antes. Eles incluem os angiomas, fibromas, linfangiomas, neurofibromas e contrapartes sarcomatosas desses tumores. A hipertrofia lipomatosa do septo interatrial e lipomas encapsulados foram relatados.

Tumores com metástases para o coração são observados mais freqüentemente em pacientes com as formas mais prevalentes de carcinomas — aqueles do pulmão, mama e trato gastrintestinal. No entanto, apenas uma minoria de pacientes com esses tumores irá mostrar metástases cardíacas. Os linfomas e leucemia também podem envolver o coração. De todos os tumores, aquele que mais provavelmente irá lançar metástases para o coração é o melanoma maligno (Fig. 11.49). O câncer metastático do miocárdio pode resultar em manifestações clínicas de miocardiopatia restritiva, particularmente se os tumores cardíacos estiverem associados a fibrose extensa.

DOENÇAS DO PERICÁRDIO

O Derrame Pericárdico Pode Causar Tamponamento Cardíaco

O derrame pericárdico se refere ao acúmulo de fluido excessivo, na forma de transudato ou exsudato, dentro da cavidade pericárdica. O saco pericárdico normalmente contém não mais que 50 ml de fluido lubrificante. Se o pericárdio for lentamente distendido, ele pode se distender a ponto de acumular até mesmo 2 litros de fluido sem conseqüências hemodinâmicas notáveis. Entretanto, o

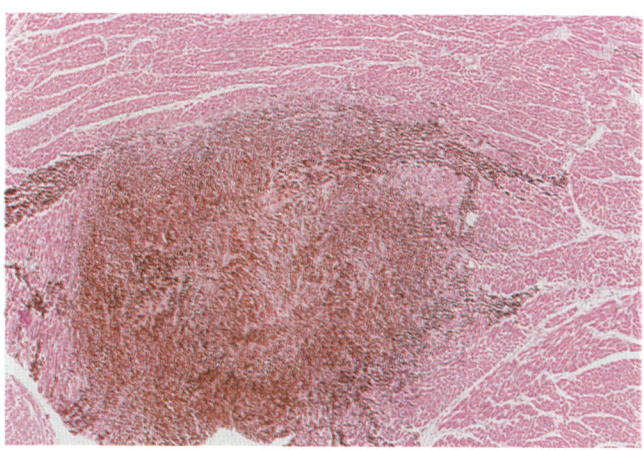

FIGURA *11.49*
Melanoma maligno metastático no coração. O miocárdio contém metástases tumorais intensamente pigmentadas.

acúmulo rápido de até mesmo 150 a 200 ml de fluido pericárdico ou sangue pode aumentar significativamente a pressão intrapericárdica e, desse modo, restringir o enchimento diastólico, especialmente do ventrículo direito.

O **derrame pericárdico seroso** muitas vezes é uma complicação de um aumento do volume de fluido extracelular, conforme ocorre na insuficiência cardíaca congestiva ou na síndrome nefrótica. O fluido tem um baixo teor protéico e poucos elementos celulares.

O **derrame quiloso** (fluido contendo quilomícrons) resulta de uma comunicação do ducto torácico com o espaço pericárdico secundária a obstrução linfática por tumor ou infecção.

O **derrame pericárdico sero-hemorrágico** pode se desenvolver após traumatismo torácico, seja por acidente seja por reanimação cardiopulmonar.

O **hemopericárdio** se refere ao sangramento diretamente dentro da cavidade pericárdica (Fig. 11.50). A causa mais comum é ruptura da parede livre ventricular por ocasião de um infarto do miocárdio. Causas menos freqüentes são traumatismo cardíaco penetrante, ruptura de um aneurisma dissecante da aorta, infiltração de um vaso por tumor ou uma diátese hemorrágica.

O *tamponamento cardíaco é a síndrome produzida pelo acúmulo rápido de fluido pericárdico, que restringe o enchimento do coração.* As conseqüências hemodinâmicas variam de uma condição minimamente sintomática até colapso cardiovascular abrupto e morte. À medida que a pressão pericárdica aumenta, ela atinge a pressão venosa central e em seguida a ultrapassa, daí limitando o retorno do sangue ao coração. O débito cardíaco e a pressão arterial diminuem, e o *pulso paradoxal* (um diminuição anormal da pressão sistólica com a inspiração) ocorre em quase todos os pacientes. O tamponamento cardíaco agudo é quase invariavelmente fatal a menos que a pressão seja aliviada por remoção do fluido pericárdico, por pericardiocentese por agulha ou procedimentos cirúrgicos.

Pericardite Aguda Pode Sobrevir a Infecções Virais

A pericardite se refere à inflamação do pericárdio visceral ou parietal.

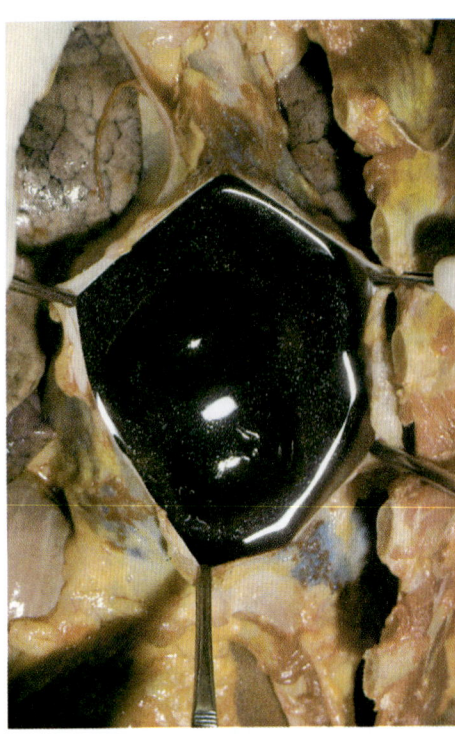

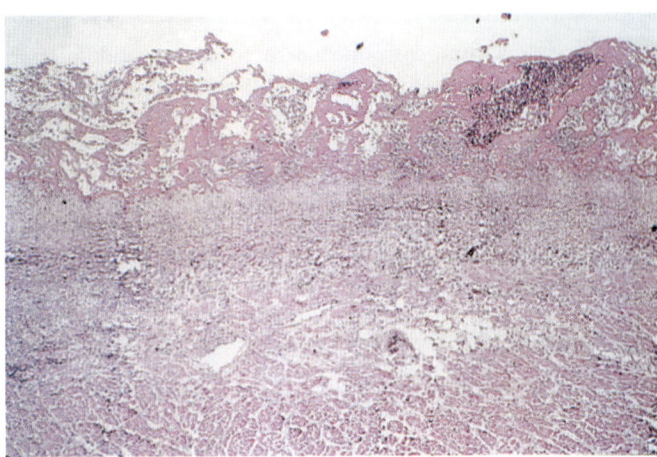

FIGURA 11.51
Exsudato pericárdico fibrinoso. A superfície epicárdica está edematosa, inflamada e recoberta por tentáculos de fibrina.

A infecção bacteriana leva a uma pericardite purulenta, na qual o exsudato pericárdico se assemelha a pus e contém muitos neutrófilos. O sangramento no interior do espaço pericárdico causado por processos infecciosos agressivos ou neoplásicos ou defeitos da coagulação leva à pericardite hemorrágica.

FIGURA 11.50
Hemopericárdio. O pericárdio parietal foi aberto para revelar a cavidade pericárdica distendida por sangue fresco. O paciente teve uma ruptura de um infarto do miocárdio.

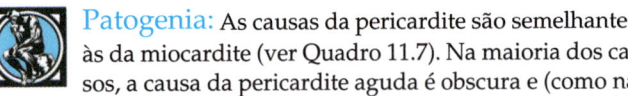

Patogenia: As causas da pericardite são semelhantes às da miocardite (ver Quadro 11.7). Na maioria dos casos, a causa da pericardite aguda é obscura e (como na miocardite) é atribuída a uma infecção viral não diagnosticada. No passado, a pericardite pneumocócica secundária a pneumonia lobar não era incomum, mas hoje em dia todas as formas de pericardite bacteriana são incomuns. Neoplasias metastáticas podem induzir um exsudato serofibrinoso ou hemorrágico e reação inflamatória quando acometem o pericárdio. Os tumores mais comuns que acometem o pericárdio e causam derrame pericárdico maligno são os carcinomas de mama e pulmão. A pericardite associada a infarto do miocárdio e febre reumática foi discutida anteriormente.

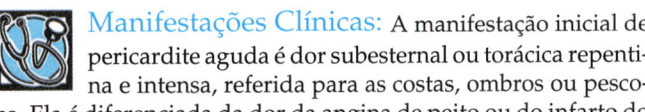

Manifestações Clínicas: A manifestação inicial de pericardite aguda é dor subesternal ou torácica repentina e intensa, referida para as costas, ombros ou pescoço. Ela é diferenciada da dor da angina de peito ou do infarto do

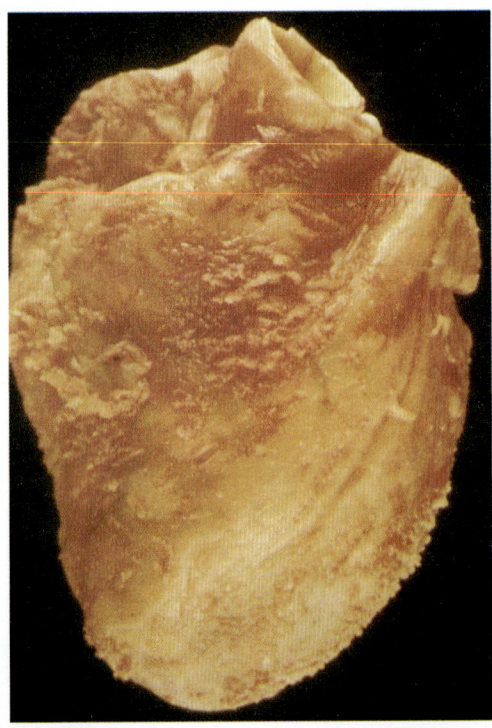

Patologia: A pericardite aguda pode ser classificada em **fibrinosa, purulenta** ou **hemorrágica**, dependendo das características macro e microscópicas das superfícies e fluido pericárdicos. A forma mais comum é a pericardite fibrinosa, na qual o aspecto liso normal, brilhante das superfícies pericárdicas é substituído por um exsudato fosco, granular rico em fibrina (Fig. 11.51). A textura áspera das superfícies pericárdicas inflamadas produz o atrito pericárdico característico ouvido na ausculta. O fluido do derrame na pericardite fibrinosa em geral é rico em proteína, e o pericárdio contém primariamente células inflamatórias mononucleares. A uremia pode causar pericardite fibrinosa (Fig. 11.52), embora, com a disponibilidade disseminada de diálise renal, a pericardite urêmica seja atualmente incomum nos Estados Unidos. As causas mais comuns são infecção viral e pericardite após infarto do miocárdio.

FIGURA 11.52
Pericardite fibrinosa. O coração de um paciente que veio a falecer em uremia mostra um exsudato fibrinoso mucoso recobrindo o pericárdio visceral.

miocárdio pela ausência de irradiação ao longo do braço esquerdo. Um ruído de atrito pericárdico característico é facilmente ouvido. As alterações eletrocardiográficas refletem anormalidades na repolarização do miocárdio.

A pericardite idiopática ou viral é um distúrbio autolimitado, embora possa raramente levar a pericardite constritiva. Os corticosteróides constituem o tratamento preferido. A terapia para outras formas específicas de pericardite aguda varia com a causa.

A Pericardite Constritiva Pode Mimetizar a Insuficiência Cardíaca Direita

A pericardite constritiva é uma doença fibrosante crônica do pericárdio que comprime o coração e restringe o fluxo de entrada.

  Patogenia e Patologia: Uma má designação, a pericardite constritiva não é uma condição inflamatória ativa. Em vez disso, ela decorre de uma exuberante resposta de cicatrização após lesão pericárdica aguda na qual o espaço pericárdico é obliterado e as camadas visceral e parietal se fundem em uma densa e rígida massa de tecido fibroso. O pericárdio fibrosado pode ser tão espesso (até 3 cm) a ponto de estreitar os orifícios das veias cavas (Fig. 11.53). O invólucro fibroso pode conter depósitos de cálcio. O distúrbio é raro hoje em dia e, nos países desenvolvidos, é predominantemente idiopático. A radioterapia prévia do mediastino e a cirurgia cardíaca são responsáveis por mais de um terço dos casos, enquanto em outros, a pericardite constritiva sobrevém a uma infecção purulenta ou tuberculosa. Embora a tuberculose atualmente responda por menos de 15% dos casos de pericardite constritiva nos países industrializados, ela ainda é uma causa importante nas regiões subdesenvolvidas.

 Manifestações Clínicas: Os pacientes com pericardite constritiva têm um coração pequeno e silencioso no qual a entrada venosa é restringida e o pericárdio rígido determina o volume diastólico do coração. Esses pacientes têm pressão venosa elevada, débito cardíaco baixo, pequena pressão diferencial e retenção hídrica com ascite e edema periférico. A pericardiectomia total é o tratamento preferido.

Aderências pericárdicas constituem uma forma mais discreta de cicatrização de um pericárdio inflamado. Comumente observadas como achado incidental à necropsia, elas resultam de muitos tipos de pericardite que curaram e deixaram muitas aderências fibróticas menores entre as superfícies parietal e visceral.

PATOLOGIA DAS TERAPIAS INTERVENCIONISTAS

Angioplastia Coronária e Colocação de Stent para Tratar Doença Coronária Aterosclerótica

A ACTP e a colocação de stent são usadas para dilatar mecanicamente uma artéria estreitada por uma placa aterosclerótica e manter a luz aberta. Um cateter contendo um balão recoberto por uma rede metálica cilíndrica colabada (chamada de stent) é introduzido através do segmento estenótico. A insuflação do balão rompe a placa e alarga a parede do vaso. À medida que se coloca o stent, ele mantém a parede fragmentada aberta e a luz pérvia. As complicações agudas da ACTP são incomuns e incluem dissecção arterial coronária, oclusão trombótica aguda e perfuração. A reestenose progressiva da luz após ACTP surge em até 40% dos pacientes em 4 a 6 meses, mas o uso de stents reduziu essa incidência. Essa complicação decorre de uma resposta fibroproliferativa das células musculares lisas da íntima à lesão criada durante o procedimento, resultando em variáveis graus de espessamento e hiperplasia da íntima. A administração de agentes antiplaquetários, o uso de stents revestidos de agentes farmacológicos e a irradiação localizada no local da angioplastia têm obtido sucesso na limitação da resposta proliferativa da parede vascular à lesão.

Enxertos Arteriais Coronários Passam ao Largo de Segmentos Obstruídos

O enxerto arterial coronário, usando veia safena ou a artéria mamária interna esquerda como derivação, é um procedimento comumente realizado para o tratamento de estenose coronária proximal. Embora a mortalidade cirúrgica seja baixa e ocorra alí-

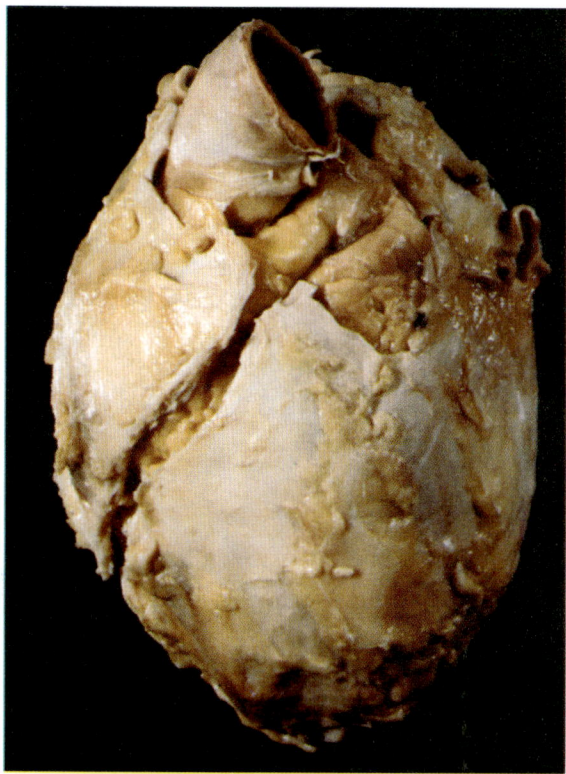

FIGURA 11.53
Pericardite constritiva. O espaço pericárdico está obliterado e o coração encarcerado em um pericárdio espesso e fibrótico.

vio sintomático precoce na maioria dos pacientes, a melhora da perfusão miocárdica não é permanente devido a várias complicações nos enxertos. Estas incluem (1) trombose precoce, (2) hiperplasia da íntima e (3) aterosclerose nos enxertos venosos. Ademais, a aterosclerose progressiva das artérias coronárias nativas não é afetada pelo procedimento de enxertia.

Enxertos de artéria mamária interna desenvolvem menos alterações patológicas e, por isso, duram mais tempo que os enxertos venosos. Os segmentos venosos de safena retirados e usados como enxertos são sujeitos a manipulação cirúrgica inevitável e sofrem um intervalo de isquemia durante a retirada, o que resulta em lesão celular endotelial. Uma vez enxertada a veia e iniciado o fluxo arterial, a veia fica exposta a pressões muito mais altas do que aquelas previamente suportadas. Por fim, o diâmetro da veia, que é expandido pela pressão arterial do sangue, em geral é muito maior do que o diâmetro distal da artéria coronária na anastomose do enxerto, um descasamento que favorece a estase sangüínea. No período pós-operatório imediato, esses fatores intensificam a probabilidade de trombose e provavelmente têm um papel no desenvolvimento eventual de hiperplasia da íntima. A hiperplasia da íntima se caracteriza por uma proliferação concêntrica de células musculares lisas e fibroblastos e pelo acúmulo de colágeno na íntima da veia. Após vários anos, podem ocorrer acúmulo de lipídios e formação de placa aterosclerótica na íntima espessada dos enxertos venosos, um processo que é acelerado em pacientes com hiperlipidemia. A aterosclerose constitui a causa mais freqüente de insuficiência do enxerto venoso em pacientes que tiveram boa função do enxerto durante vários anos após a cirurgia.

Como as artérias são mais bem adaptadas do que as veias para servir como condutos de derivação aortocoronária, alguns cirurgiões desenvolveram procedimentos de derivação arterial total usando artérias mamária interna, radial e certas abdominais, que podem ser colhidas sem causar significativa lesão de órgão terminal.

Próteses Valvares

Na maioria dos pacientes com grave disfunção valvar, a melhor perspectiva de melhora sintomática a longo prazo é a substituição valvar. A mortalidade cirúrgica é baixa, especialmente nos pacientes com boa função miocárdica pré-operatória. Metade de todos os pacientes com próteses valvares está livre de complicações após 10 anos. As próteses valvares cardíacas podem ser divididas em duas categorias: aquelas com componentes teciduais e aquelas que são feitas de materiais sintéticos (valvas mecânicas).

Valvas teciduais: As próteses valvares teciduais mais comumente usadas são fabricadas usando uma estrutura mecânica sobre a qual são instaladas cúspides valvares aórticas suínas fixadas em glutaraldeído ou peças de pericárdio bovino. Essas valvas têm boas características hemodinâmicas, causam pouca obstrução e resistem a complicações tromboembólicas. Infelizmente, elas não são muito duráveis. A causa mais comum de insuficiência das próteses tissulares é a degeneração do tecido com intensa calcificação e fragmentação das cúspides valvares da prótese. Essa complicação afeta praticamente todas as valvas aórticas suínas em 5 anos após o implante e é responsável por insuficiência da valva em 20 a 30% dos pacientes em 10 anos.

Valvas mecânicas: As próteses valvares mecânicas mais amplamente usadas envolvem valvas com folhetos únicos ou duplos de disco basculante que não obstrui o fluxo sangüíneo através da valva e têm excelente durabilidade. Entretanto, o risco de tromboembolia torna imperativo o uso de anticoagulante a longo prazo.

O Transplante Cardíaco Cura a Cardiopatia em Estágio Final

O desenvolvimento de agentes imunossupressores efetivos e a instituição de protocolos de vigilância com biopsia endomiocárdica tornaram o transplante cardíaco um tratamento efetivo para a cardiopatia em estágio final.

Entretanto, a rejeição do aloenxerto é uma importante complicação do transplante cardíaco.

A **rejeição hiperaguda** ocorre na presença de incompatibilidade carreada pelo grupo sangüíneo ou diferenças importantes de histocompatibilidade. Nessas situações, os anticorpos pré-formados iniciam lesão vascular imediata no coração doado, com hemorragia difusa, edema, trombos fibrino-plaquetários intracapilares, necrose vascular e infiltração de neutrófilos. O rastreamento da incompatibilidade quanto ao grupo sangüíneo tornou rara essa complicação.

Rejeição humoral aguda é uma outra forma incomum de rejeição do aloenxerto e se caracteriza por acúmulo vascular de imunoglobulina e complemento, ingurgitamento das células endoteliais e edema. Essa forma de rejeição tem um prognóstico pior do que a rejeição celular aguda.

Rejeição celular aguda, a forma mais comum de rejeição do aloenxerto, ocorre em grande parte dos pacientes submetidos a transplante durante os primeiros meses após o transplante. A rejeição celular discreta tem início como uma infiltração perivascular por células T, que é focal e não associada a necrose aguda de miócitos. Essa reação muitas vezes se resolve espontaneamente e, portanto, não necessita de uma mudança no regime imunossupressor. A rejeição celular moderada se caracteriza por infiltração por células T nos espaços intersticiais adjacentes, nos quais os linfócitos circundam individualmente os miócitos e expandem o interstício (Fig. 11.54). Neste caso, a necrose focal aguda dos miócitos também está presente. A rejeição celular moderada em geral não produz comprometimento funcional detectável e tende a se resolver em alguns dias a uma semana após tratamento. Entretanto, a terapia imunossupressora adicional é instituída porque a rejeição celular moderada pode evoluir para rejeição aguda. Esta última se caracteriza por lesão vascular, necrose disseminada de miócitos, infiltração por neutrófilos, hemorragia intersticial e comprometimento funcional, difíceis de reverter.

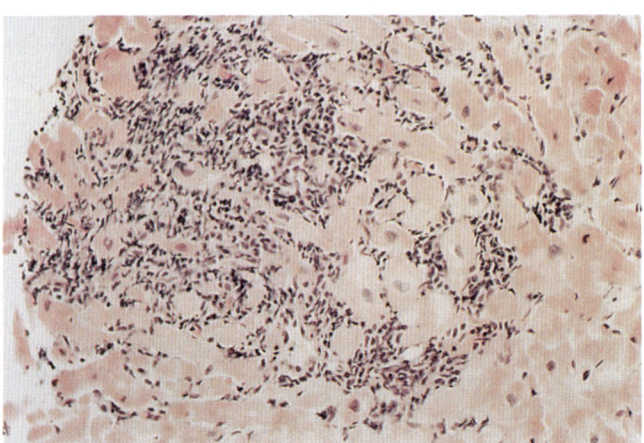

FIGURA **11.54**
Rejeição do transplante cardíaco. Uma biopsia endomiocárdica mostra linfócitos circundando individualmente os miócitos e expandindo o interstício.

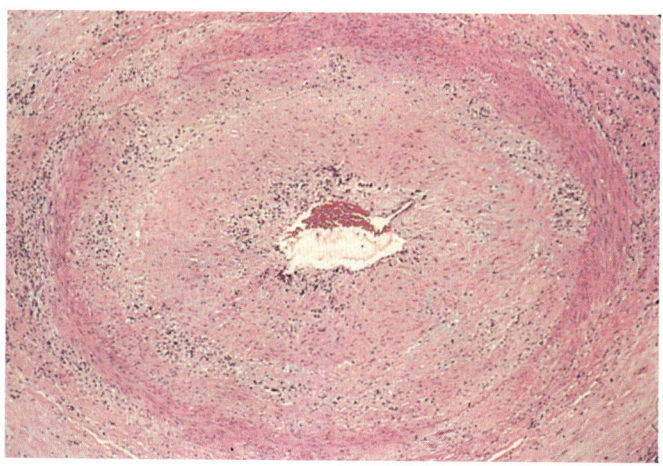

FIGURA 11.55
Rejeição crônica do transplante cardíaco. Um ramo intramiocárdico de uma artéria coronária mostra proliferação proeminente da íntima e inflamação com estreitamento da luz.

O estágio inicial de rejeição celular significativa do aloenxerto tipicamente não produz sintomas. Uma vez desenvolvidos os sintomas, a rejeição em geral está mais avançada e com perda irrecuperável de miócitos cardíacos. O procedimento de rastreamento mais confiável é a biopsia endomio-cárdica do lado direito do septo interventricular, realizada por cateterismo cardíaco.

A **rejeição vascular crônica, também chamada de** *doença arterial coronária acelerada,* **é a causa mais comum de morte em pacientes com transplante de coração depois do primeiro ano após o transplante.** Ela afeta as porções proximal e distal das artérias coronárias epicárdicas, ramos da artéria coronária perfurante e até mesmo as arteríolas. Microscopicamente, a doença arterial coronária acelerada se caracteriza por proliferação concêntrica da íntima (Fig. 11.55), que pode levar a oclusão coronária e infarto do miocárdio. Essa complicação é silenciosa porque o coração transplantado é desnervado. Assim, pode ocorrer lesão miocárdica extensa antes do paciente transplantado perceber que ocorreu lesão isquêmica.

LEITURAS SUGERIDAS

Livros

Braunwald E (ed): *Essential atlas of heart disease,* 2nd ed. Philadelphia: Current Medicine, 2001.

Braunwald E, Zipes DP, Libby P (eds): *Heart disease: A textbook of cardiovascular medicine,* 6th ed. Philadelphia: WB Saunders, 2001.

Fozzard HA, Haber E, Jennings RB, et al. (eds.): *The heart and cardiovascular system: Scientific foundations.* New York: Raven Press, 1991.

Lilly LS (ed): *Pathophysiology of heart disease,* 2nd ed. Philadelphia: Lippincott Williams & Wilkins, 1997.

Perloff JK: *The clinical recognition of congenital heart disease,* 4th ed. Philadelphia: WB Saunders, 1994.

Perloff JK, Child JS: *Congenital heart disease in adults,* 2nd ed. Philadelphia: WB Saunders, 1998.

Schoen FJ: *Interventional and surgical cardiovascular pathology.* Philadelphia: WB Saunders, 1989.

Silver MD, Gotlieb AI, Schoen FJ (eds): *Cardiovascular pathology,* 2nd ed. New York: Churchill Livingstone, 2001.

Artigos de Periódicos

Aretz HT, Billingham ME, Edwards WD, et al.: Myocarditis. *Am J Cardiovasc Pathol* 1:3–14, 1987.

Armoundas AA, Wu R, Juang G, et al.: Electrical and structural remodeling of the failing ventricle. *Pharmacol Ther* 92:213–230, 2001.

Dare AJ, Veinot JP, Edwards WD, et al.: New observations on the etiology of aortic valve disease. *Hum Pathol* 24: 1330–1338, 1993.

Devereux RB: Recent developments in the diagnosis and management of mitral prolapse. *Curr Opin Cardiol* 10: 107–116, 1995.

Hunter JJ, Chien KR: Signaling pathways for cardiac hypertrophy and failure. *N Engl J Med* 341:1276–1283, 1999.

Kim KS, Hufnagel G, Chapman NM, Tracy S: The group B coxsackieviruses and myocarditis. *Rev Med Virol* 6:355–368, 2001.

Kloner RA, Bolli R, Marban E, et al.: Medical and cellular implications of stunning, hibernation, and preconditioning: An NHLBI workshop. *Circulation* 18:1848–1867, 1998.

Marian AJ: Pathogenesis of diverse clinical and pathological phenotypes in hypertrophic cardiomyopathy. *Lancet* 355:58–60, 2000.

Mylonakis E, Calderwood SB: Infective endocarditis in adults. *N Engl J Med* 18:1318–1330, 2001.

Roberts R, Sigwart U: New concepts in hypertrophic cardiomyopathies, Part I. *Circulation* 104:2113–2116, 2001.

Roberts R, Sigwart U: New concepts in hypertrophic cardiomyopathies, Part II. *Circulation* 104:2249–2252, 2001.

Seidman JG, Seidman C: The genetic basis for cardiomyopathy: from mutation identification to mechanistic paradigms. *Cell* 104:557–567, 2001.

Towbin JA: The role of cytoskeletal proteins in cardiomyopathies. *Current Opin Cell Biol* 10:131–139, 1998.

Virmani R, Burke AP, Farb A: Sudden cardiac death. *Cardiovasc Pathol* 10:211–218, 2001.

CAPÍTULO 12

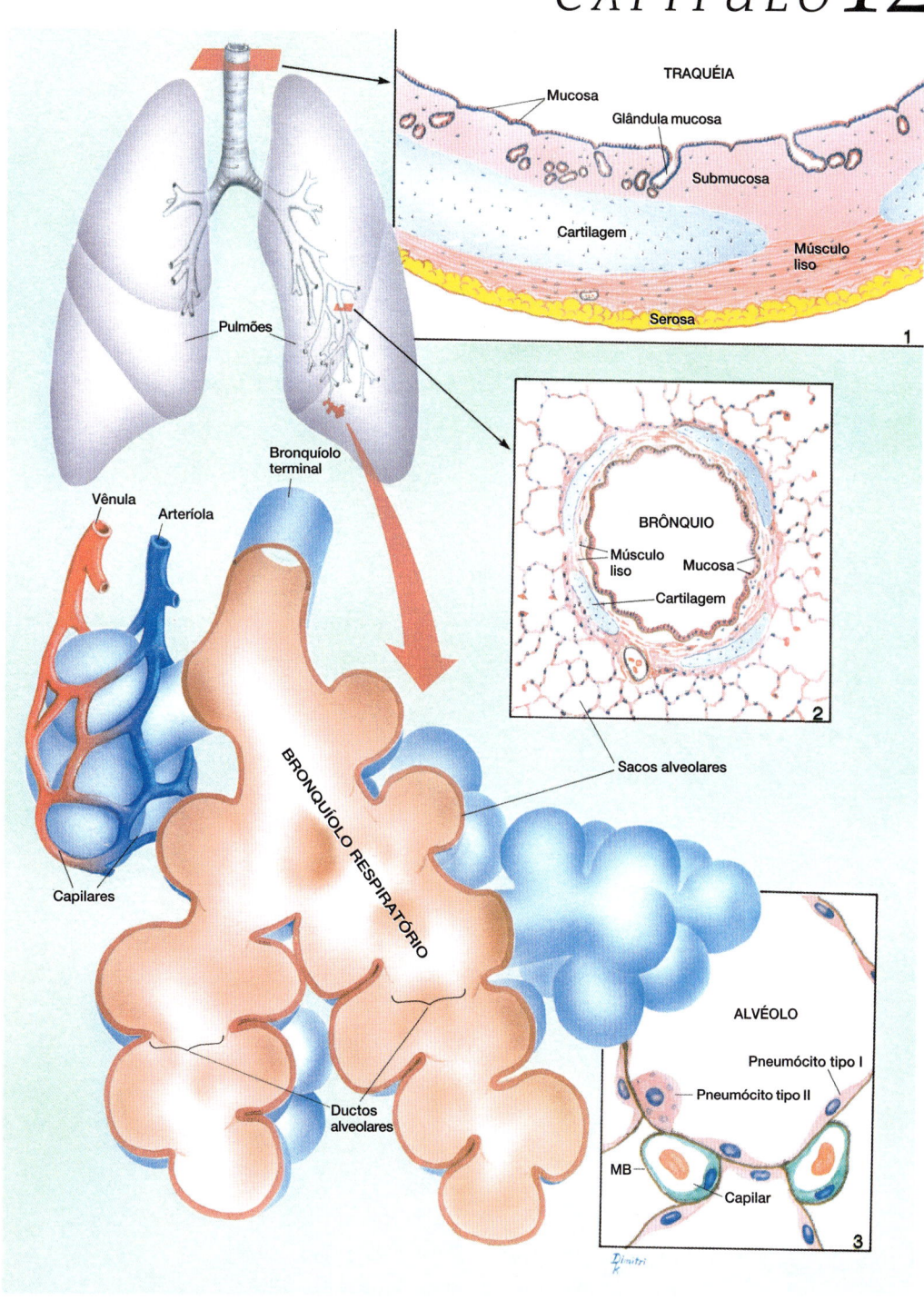

Sistema Respiratório

William D. Travis
Mary Beth Beasley
Emanuel Rubin

Embriologia

Anatomia

Mecanismos de Defesa

Pulmões

Anomalias Congênitas

Doenças dos Brônquios e Bronquíolos
Infecções
Gases Irritantes
Granulomatose Broncocêntrica
Bronquiolite Constritiva
Obstrução Brônquica
Bronquiectasia

Infecções
Pneumonia Bacteriana
Mycoplasma
Tuberculose
Actinomicose
Nocardia
Infecções Fúngicas
Pneumonia Viral
Abscesso Pulmonar

Lesão Alveolar Difusa (Síndrome da Angústia Respiratória do Adulto)

Doenças Alveolares Raras
Proteinose Alveolar
Síndromes de Hemorragia Pulmonar Difusa
Pneumonia Eosinofílica
Pneumonia Lipídica Endógena
Pneumonia Lipídica Exógena

Doenças Pulmonares Obstrutivas
Bronquite Crônica
Enfisema
Asma

Pneumoconioses
Silicose
Pneumoconiose dos Mineradores de Carvão
Doenças Relacionadas com o Asbesto [Amianto]
Beriliose
Talcose

Doença Pulmonar Intersticial
Pneumonite por Hipersensibilidade (Alveolite Alérgica Extrínseca)
Sarcoidose
Pneumonia Intersticial

(continua)

FIGURA 12.1 *(ver página anterior)*
Anatomia do pulmão. As estruturas de condução do pulmão incluem (1) traquéia, que tem cartilagens em forma de ferradura; (2) brônquios, que têm lâminas de cartilagem em suas paredes (tanto a traquéia quanto os brônquios possuem glândulas secretoras de muco em suas paredes); e (3) bronquíolos, que não têm cartilagem em suas paredes e terminam nos bronquíolos terminais. As estruturas de troca gasosa compõem a unidade distal ao bronquíolo terminal, isto é, o ácino. Os alvéolos são revestidos por células do tipo I, que são células planas e grandes que cobrem a maior parte da parede alveolar, e por células do tipo II, que secretam surfactante e são as células genitoras do epitélio alveolar. A troca gasosa ocorre ao nível da parede alveolar.

Pneumonia Intersticial Descamativa
Bronquiolite Respiratória–Doença Pulmonar Intersticial
Pneumonia em Organização (Pneumonia em Organização Criptogênica)
Pneumonia Intersticial Linfóide
Histiocitose de Células de Langerhans (Histiocitose X)
Linfangioleiomiomatose

Transplante de Pulmão

Vasculite e Granulomatose
Granulomatose de Wegener
Síndrome de Churg-Strauss (Angiíte Alérgica e Granulomatose)
Granulomatose Sarcóide Necrosante

Hipertensão Pulmonar
Hipertensão Pulmonar Pré-capilar *versus* Pós-capilar
Resistência Funcional ao Fluxo Arterial (Vasoconstrição)

Causas Cardíacas de Hipertensão Pulmonar
Doença Venoclusiva Pulmonar

Hamartoma Pulmonar

Carcinoma do Pulmão
Manifestações Gerais
Metástases Pulmonares
Pleura

Pneumotórax

Derrame Pleural

Pleurite

Tumores da Pleura
Tumor Fibroso Localizado (Solitário) da Pleura
Mesotelioma Maligno

EMBRIOLOGIA

O sistema respiratório compreende a laringe, a traquéia, os brônquios, os bronquíolos e os alvéolos. Durante a quarta semana de gestação, ocorre o desenvolvimento do sulco laringotraqueal como uma evaginação ventral do intestino anterior.

O **período embrionário** do desenvolvimento pulmonar ocorre entre a quarta e a sexta semana de gestação. Durante esse período, o botão traqueobrônquico divide-se, formando as vias aéreas proximais completas até o nível segmentar.

O **período pseudoglandular** abrange da 6.ª até a 16.ª semana de gestação, após o que as vias aéreas distais estão formadas até o nível dos bronquíolos terminais.

O **período acinar ou canalicular** compreende da 17.ª até a 28.ª semana de gestação. Este é o período em que (1) a estrutura da unidade de troca gasosa do pulmão se desenvolve, (2) o ácino é formado, (3) o sistema vascular se desenvolve, (4) os capilares alcançam o epitélio e (5) a troca gasosa se torna possível. A partir deste momento a vida extra-uterina torna-se possível.

O **período sacular** se estende da 28.ª até a 34.ª semana de gestação. Os sáculos primários são subdivididos por cristas secundárias, um processo que resulta em maior complexidade da superfície de troca gasosa e adelgaçamento das paredes dos espaços aéreos.

O **período alveolar** corresponde ao período da 34.ª até a 36.ª semana de gestação e é a ultima etapa do desenvolvimento pulmonar, quando os alvéolos começam a se desenvolver. Ao nascimento, o número de alvéolos é muito variável, indo de 20 a 150 milhões. A maioria dos alvéolos desenvolve-se nos primeiros 2 anos de vida.

ANATOMIA

TRAQUÉIA E BRÔNQUIOS: A traquéia é um tubo oco que mede até 25 cm de comprimento e até 2,5 cm de diâmetro. O brônquio direito diverge da traquéia em um ângulo menor do que o esquerdo, motivo pelo qual corpos estranhos são aspirados com maior freqüência para o lado direito (Fig. 12.1). Ao entrarem no pulmão, os brônquios dividem-se em brônquios lobares e, depois, em brônquios segmentares, que suprem os 19 segmentos do pulmão. Como os segmentos são unidades individuais com seu próprio suprimento broncovascular, podem ser ressecados individualmente.

A árvore traqueobrônquica contém cartilagem e glândulas mucosas submucosas na parede. Estas últimas são glândulas tubulares compostas que exibem células mucosas (pálidas) e células serosas (granulares, mais basófilas). A árvore traqueobrônquica é revestida por um epitélio pseudo-estratificado, que se apresenta como camadas, embora todas as células alcancem a membrana basal. A maioria das células é ciliada, mas também existem células secretoras de muco (caliciformes), bem como células basais que não alcançam a superfície. Acredita-se que as células basais sejam células precursoras que se diferenciam para formar as células mais especializadas do epitélio traqueobrônquico. Além disso, há células cilíndricas não-ciliadas, ou *células de Clara*, que acumulam e detoxificam muitos agentes tóxicos inalados (p. ex., dióxido de nitrogênio). Dispersas na mucosa traqueobrônquica, há *células de Kulchitsky*, que são células neuroendócrinas contendo vários polipeptídios hormonalmente ativos e aminas vasoativas.

BRONQUÍOLOS: Distais aos brônquios estão os bronquíolos, que diferem dos brônquios pela ausência de cartilagem e glândulas secretoras de muco (Fig. 12.1). O epitélio dos bronquíolos torna-se mais fino com ramificações progressivas, até que haja apenas uma camada de células. A última estrutura com função puramente condutora, sem alvéolos, é o *bronquíolo terminal*, que tem uma camada circunferencial de epitélio respiratório ciliado pseudo-estratificado e uma parede de músculo liso. As células mucosas desaparecem gradualmente do revestimento dos bronquíolos, até serem totalmente substituídas nos pequenos bronquíolos pelas células de Clara colunares, não-ciliadas. Os bronquíolos terminais dividem-se nos *bronquíolos respiratórios*, que continuam nos *ductos alveolares* e *alvéolos*. O *ácino*, que é a unidade de troca gasosa no pulmão, consiste em bronquíolos respiratórios, ductos alveolares e alvéolos.

ALVÉOLOS: Os alvéolos são revestidos por dois tipos de epitélio (Fig. 12.1). **As células do tipo I cobrem 95% da superfície alveolar, embora representem apenas 40% de todas as células epiteliais do alvéolo.** São finas e têm uma grande área superficial, uma combinação que facilita a troca gasosa. **As células do tipo II produzem surfactante e representam 60% das células do revestimento alveolar.** Entretanto, como são mais cuboidais, representam apenas 5% da superfície alveolar. As células do tipo I são particularmente vulneráveis à lesão. Quando são perdidas, os pneumócitos do tipo II multiplicam-se e se diferenciam, formando novas células do tipo I, reconstituindo assim a superfície alveolar.

As células endoteliais e epiteliais alveolares são dispostas de modo ideal para a troca gasosa. O citoplasma das células epiteliais e endoteliais está distribuído de maneira bastante delgada de cada lado de uma membrana basal fundida, permitindo troca eficiente de oxigênio e dióxido de carbono. Uma rede capilar abundante cobre 85 a 95% da superfície alveolar. Afastado do local de troca gasosa, há tecido conjuntivo intersticial mais abundante que consiste em colágeno, elastina e proteoglicanos. Além disso, pode haver fibroblastos e miofibroblastos. Essa região expandida forma o espaço intersticial da parede alveolar, onde ocorre troca líquida e molecular importante.

VASCULATURA PULMONAR: O pulmão tem um suprimento sangüíneo duplo, composto da circulação pulmonar e do sistema brônquico. As artérias pulmonares acompanham as vias aéreas em uma bainha de tecido conjuntivo, denominada *feixe broncovascular*. As artérias mais próximas são elásticas. São sucedidas por artérias musculares, as arteríolas pulmonares e, finalmente, pelos capilares pulmonares.

As menores veias, que se assemelham às menores artérias, unem-se a outras veias e desembocam nos septos lobulares, divisórias de tecido conjuntivo que subdividem o pulmão em pequenas unidades respiratórias. As veias então continuam nos septos lobulares, unindo-se a outras veias para formar uma rede separada dos feixes broncovasculares.

As artérias brônquicas originam-se da aorta torácica e nutrem a árvore brônquica até os bronquíolos respiratórios. Essas artérias são acompanhadas por suas respectivas veias, que desembocam nas veias ázigo ou hemiázigo.

Não há linfáticos na maioria das paredes alveolares. Os linfáticos começam nos alvéolos, na periferia do ácino, que se situa ao longo de um septo lobular, um feixe broncovascular ou a pleura. Os linfáticos dos septos lobulares e do feixe broncovascular acompanham essas estruturas, e os linfáticos pleurais drenam para o hilo através dos linfáticos broncovasculares.

MECANISMOS DE DEFESA

O sistema respiratório tem mecanismos de defesa eficazes para lidar com os inúmeros particulados e agentes infecciosos inalados na respiração.

O **nariz e a traquéia** aquecem e umidificam o ar que entra no pulmão. O nariz retém quase todas as partículas com mais de 10 μm de diâmetro e cerca de metade de todas as partículas com um diâmetro aerodinâmico de 3 μm (Fig. 12.2). (O diâmetro aerodinâmico refere-se à forma como as partículas se comportam no ar, e não ao seu tamanho real.)

A **camada mucociliar** do epitélio respiratório é eficaz na eliminação de partículas com 2 a 10 μm de diâmetro. O batimento ciliar leva a camada de muco em direção à traquéia, e as partículas que pousam nela são assim removidas dos pulmões e engolidas ou eliminadas pela tosse.

Os **macrófagos alveolares** protegem o espaço alveolar. Essas células derivam da medula óssea, provavelmente sofrem uma divisão de amadurecimento no interstício pulmonar e depois entram no espaço alveolar. São particularmente eficazes para lidar com partículas cujo diâmetro aerodinâmico seja inferior a 2 μm. Partículas muito pequenas não são fagocitadas e são exaladas.

Pulmões

ANOMALIAS CONGÊNITAS

ATRESIA BRÔNQUICA: Na maioria das vezes, essa anormalidade envolve o brônquio do segmento posterior apical do lobo superior esquerdo. Em lactentes, a lesão pode resultar em expansão excessiva de uma parte do pulmão. Mais tarde, o lobo excessivamente expandido também pode estar enfisematoso. O muco brônquico que se acumula distal à região atrésica pode parecer uma massa no exame radiológico.

HIPOPLASIA PULMONAR: Esse distúrbio reflete desenvolvimento incompleto ou defeituoso do pulmão. O pulmão tem tamanho menor do que o normal, devido ao menor número de ácinos ou à diminuição do seu tamanho. A hipoplasia pulmonar é a lesão congênita mais comum do pulmão, sendo encontrada em 10% das necropsias neonatais. Na maioria dos casos (90%), ocorre associada a outras anomalias congênitas, a maioria das quais no tórax. A lesão pode vir acompanhada de hipoplasia dos brônquios e vasos pulmonares se a agressão ocorrer no início da gestação, como na hérnia diafragmática congênita. A hipoplasia pulmonar também é encontrada nas trissomias do 13, 18 e 21.

 Patogenia: Três fatores principais foram implicados como causas de hipoplasia pulmonar:

- A **compressão do pulmão** em geral é causada por uma hérnia diafragmática congênita, quase sempre do lado esquerdo, devido à ausência de fechamento do canal pleuroperitoneal. No hemitórax comprometido encontram-se graus variados de herniação das vísceras abdominais, e o grau de hipoplasia é variável. Em um extremo, o pulmão do lado afetado está reduzido a uma pequena quantidade de tecido, e o pulmão do

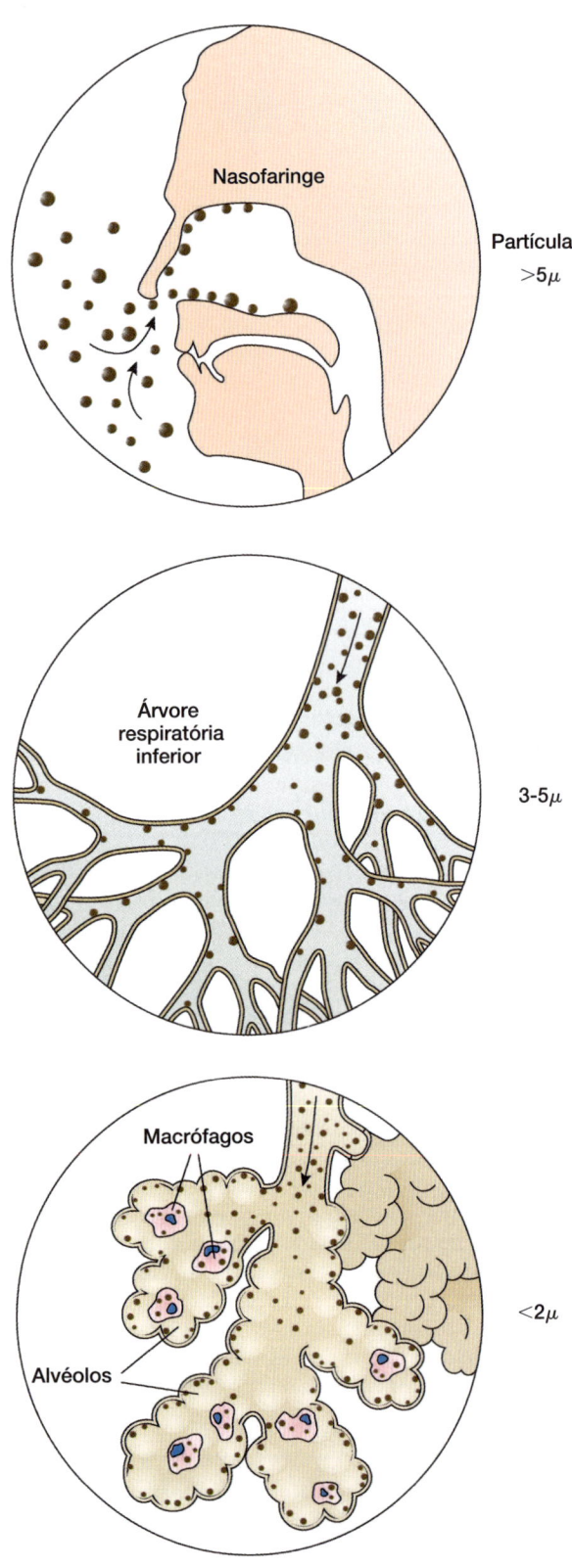

FIGURA 12.2
Deposição de partículas no trato respiratório. Partículas grandes são aprisionadas no nariz. Partículas de tamanho intermediário depositam-se nos brônquios e bronquíolos e são removidas pelo tapete mucociliar. Partículas menores terminam nos espaços aéreos e são removidas por macrófagos. Partículas muito pequenas comportam-se como um gás e são expiradas.

lado oposto apresenta hipoplasia acentuada. No outro extremo, o grau de hipoplasia é tão leve que o lactente não apresenta sintomas, sendo as anormalidades observadas ocasionalmente em uma radiografia de tórax rotineira. Outras causas de hipoplasia incluem anormalidades da parede torácica, derrames pleurais e ascite, como na hidropisia fetal.
- O **oligoidrâmnio** (um volume inadequado de líquido amniótico) em geral decorre de anomalias geniturinárias, sendo uma causa importante de hipoplasia pulmonar.
- Experimentalmente, a **diminuição da respiração** mostrou produzir hipoplasia pulmonar, que pode ser causada por uma ausência de distensão repetitiva do pulmão.

MALFORMAÇÃO ADENOMATÓIDE CÍSTICA CONGÊNITA: Essa anomalia consiste em estruturas bronquiolares anormais com tamanhos ou distribuições variáveis. A maioria dos casos é encontrada nos primeiros 2 anos de vida. Em geral, a lesão acomete um lobo pulmonar e, à histologia, consiste em múltiplos espaços semelhantes a cistos revestidos por epitélio bronquiolar e separados por tecido conjuntivo frouxo (Fig. 12.3). Alguns pacientes com malformação adenomatóide cística congênita apresentam outras anomalias congênitas. O sintoma mais comum ao diagnóstico é a angústia respiratória com cianose. A ressecção cirúrgica é o tratamento de escolha.

CISTO BRONCOGÊNICO: Essa lesão consiste em uma massa cheia de líquido, extrapulmonar, distinta, revestida por epitélio respiratório e delimitada por paredes que contêm músculo e cartilagem. É mais comum no mediastino médio. No recém-nascido, um cisto broncogênico pode comprimir uma grande via aérea e causar angústia respiratória. A infecção secundária do cisto em pacientes idosos pode provocar hemorragia e perfuração. Muitos cistos broncogênicos são assintomáticos, sendo encontrados em radiografias do tórax de rotina.

SEQUESTRAÇÃO EXTRALOBAR: A sequestração extralobar consiste em uma massa de tecido pulmonar que não está conectada à árvore brônquica e se localiza fora da pleura visceral. Uma artéria anormal, geralmente originada na aorta, irriga o tecido seqüestrado (Fig. 12.4).

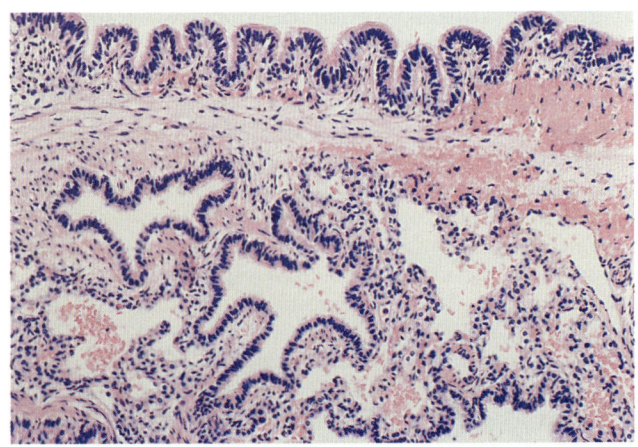

FIGURA 12.3
Malformação adenomatóide cística congênita. Múltiplos espaços semelhantes a glândula são revestidos por epitélio bronquiolar.

Patogenia: Acredita-se que essa lesão tenha origem em uma evaginação do intestino anterior, e é separada do primórdio pulmonar, porém, mais tarde, separa-se do intestino anterior original. A lesão é 3 a 4 vezes mais freqüente em lactentes do sexo masculino, associando-se, em dois terços dos pacientes, a outras anomalias.

 Patologia: Ao exame macroscópico, a sequestração extralobar mostra-se como uma massa piramidal ou redonda coberta por pleura, com 1 a 15 cm em sua dimensão maior. À microscopia, são observados bronquíolos, ductos alveolares e alvéolos dilatados. A presença de infecção ou infarto pode alterar o aspecto histológico.

 Manifestações Clínicas: Em metade dos casos, a sequestração extralobar é reconhecida no primeiro mês de vida, e, aos 2 anos de idade, o diagnóstico já está feito em 75% dos pacientes. No período neonatal, em geral no primeiro dia de vida, o distúrbio pode se manifestar com dispnéia e cianose. Em crianças maiores, a lesão freqüentemente chega à atenção médica devido a infecções broncopulmonares recorrentes. A excisão cirúrgica é curativa.

SEQUESTRAÇÃO INTRALOBAR: A sequestração intralobar é uma massa de tecido pulmonar por dentro da pleura visceral, isolada da árvore traqueobrônquica e irrigada por uma artéria sistêmica (Fig. 12.5). Durante muitos anos, essa lesão foi considerada uma malformação congênita, mas agora é considerada adquirida.

 Patologia: A sequestração intralobar é encontrada em um lobo inferior em quase todos (98%) os casos, e o envolvimento bilateral é caracteristicamente incomum. Ao exame macroscópico, o tecido pulmonar seqüestrado mostra o resultado de pneumonias recorrentes crônicas, com fibrose em estágio terminal e alterações císticas em colméia. Os cistos atingem até 5 cm de diâmetro e se situam em um estroma fibroso denso. À microscopia, os espaços císticos são revestidos principalmente por epitélio cuboidal ou colunar, e a luz contém macrófagos espumosos e material eosinofílico. A inflamação crônica intersticial e a hiperplasia dos folículos linfóides freqüentemente são proeminentes. Pode-se observar pneumonia aguda e em organização.

 Manifestações Clínicas: Os sintomas de tosse, produção de escarro e pneumonia recorrente são observados em quase todos os pacientes. A maioria dos casos é diagnosticada em adolescentes ou adultos jovens. Apenas um quarto dos pacientes encontra-se na primeira década de vida, e raras vezes identifica-se a lesão em lactentes. Freqüentemente está indicada a ressecção cirúrgica.

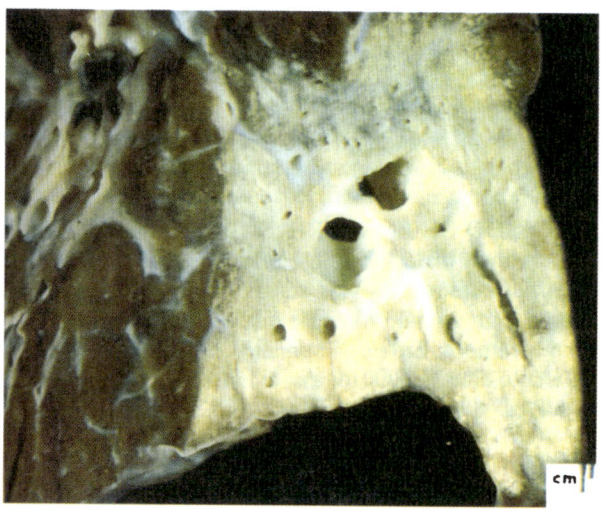

FIGURA *12.5*
Sequestração intralobar. O tecido seqüestrado situa-se por dentro da pleura visceral e exibe alteração cística e fibrose densa. Foi identificado um suprimento arterial aberrante para esta lesão (não mostrado).

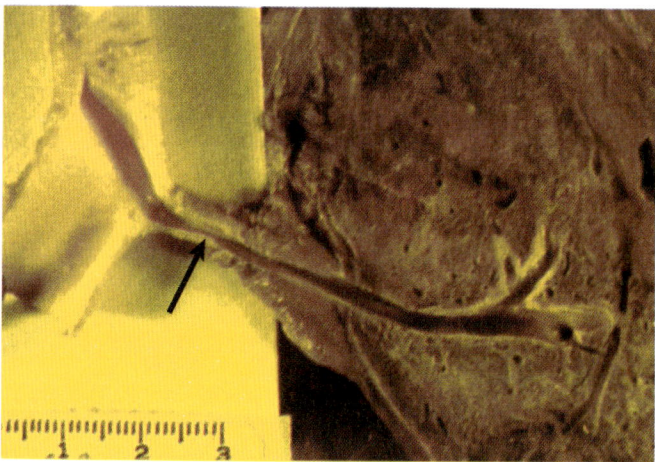

FIGURA *12.4*
Sequestração extralobar. O tecido pulmonar seqüestrado situa-se fora do parênquima pulmonar. É alimentado por uma artéria aberrante (*seta*) da aorta e não está ligado à árvore brônquica.

DOENÇAS DOS BRÔNQUIOS E BRONQUÍOLOS

A maioria dos distúrbios classificados como doenças brônquicas e bronquiolares é representada por distúrbios agudos e suas seqüelas. A discussão de bronquite crônica encontra-se na seção dedicada à doença pulmonar obstrutiva crônica.

As Infecções das Vias Aéreas Ocorrem Principalmente em Crianças

Nesta seção, faz-se uma distinção entre infecções das vias aéreas e do parênquima, para fins de classificação e por conveniência, embora tal distinção não deva ser rigorosa. Os agentes causadores dessas infecções são discutidos em detalhes no Cap. 9.

Muitos agentes infecciosos que envolvem as vias respiratórias intrapulmonares tendem a afetar as vias respiratórias mais periféricas (*bronquiolite*). Os exemplos clássicos são adenovírus, sarampo e vírus sincicial respiratório. Todos parecem ser mais sérios em crianças desnutridas e populações expostas a esses agentes com pouca freqüência. As doenças sintomáticas graves são limitadas principalmente a lactentes e crianças, e a recuperação é a regra. Os sintomas incluem tosse, sensação de rigidez no tórax e, em casos extremos, dispnéia e até mesmo cianose.

GRIPE: Esse é um exemplo característico de traqueobronquite, e no paciente ocasional que morre com essa infecção, o aspecto dos brônquios é dramático. A superfície das vias aéreas encontra-se vermelho fogo, refletindo inflamação aguda e congestão da mucosa.

ADENOVÍRUS: A infecção por esse vírus produz as seqüelas mais graves, incluindo inflamação extensa dos bronquíolos (Fig. 12.6) e subseqüente cicatrização por fibrose. Os bronquíolos podem ser obliterados ou obstruídos por tecido conjuntivo frouxo (*bronquiolite obliterante*).

VÍRUS SINCICIAL RESPIRATÓRIO: A infecção por esse agente tende a ocorrer em epidemias em berçários. Geralmente, é uma doença autolimitada, mas ocorrem raros casos fatais. Pode causar infecção nosocomial em crianças e (raramente) em adultos. À histologia, observa-se inflamação peribronquiolar e desorganização do epitélio. A hiperdistensão grave do parênquima pulmonar pode ser encontrada sem obstrução bronquiolar óbvia, possivelmente devido a deslocamento do surfactante da superfície bronquiolar.

SARAMPO: Uma importante causa de bronquiolite no passado, o sarampo não é mais problema em países desenvolvidos, por causa do advento da vacina contra o sarampo. Contudo, a bronquiolite induzida pelo sarampo ainda é um problema sério em outros locais, particularmente nas populações raramente expostas ao vírus. De modo semelhante ao adenovírus, pode resultar em obliteração bronquiolar e bronquiectasia.

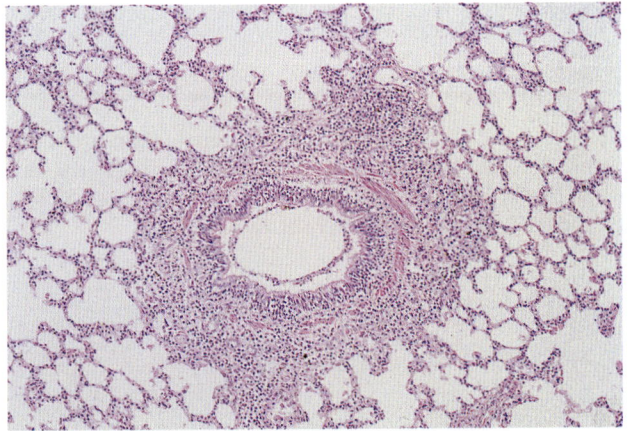

FIGURA *12.6*
Bronquiolite causada por adenovírus. A parede deste bronquíolo mostra um infiltrado inflamatório crônico intenso, com extensão local para o tecido peribronquiolar adjacente.

BORDETELLA PERTUSSIS: Essa bactéria comumente infecta as vias respiratórias e é a causa da *coqueluche*. Após a introdução de uma vacina contra a coqueluche, a doença tornou-se rara nos Estados Unidos, mas é cada vez mais comum na Inglaterra, onde a vacinação não é mais obrigatória. Clinicamente, a coqueluche caracteriza-se por febre e episódios prolongados e graves de tosse, seguidos por uma inspiração sonora profunda característica. Constatou-se inflamação brônquica e bronquiolar grave em casos fatais. No passado, a coqueluche com freqüência precedia o desenvolvimento de bronquiectasia, mas isso não ocorre mais em áreas onde as crianças são imunizadas de modo rotineiro.

HAEMOPHILUS INFLUENZAE E STREPTOCOCCUS PNEUMONIAE: Esses microrganismos foram implicados em exacerbações de bronquite crônica. Tais episódios contribuem para a morbidade da bronquite crônica e são tratados com antibióticos.

CANDIDA ALBICANS: Esse fungo é um microrganismo comensal normal na cavidade oral, intestino e vagina, sendo mais bem conhecido por sua infecção nessas regiões. A *Candida* pode afetar os pulmões, em geral na forma de um crescimento não-invasivo no epitélio superficial das vias aéreas, onde pode produzir ulceração da mucosa. Os fatores predisponentes para crescimento invasivo incluem traumatismo, queimaduras, cirurgia gastrintestinal e cateteres permanentes, bem como neutropenia associada a história de leucemia aguda e quimioterapia citotóxica.

Os Gases Irritantes Envolvem a Poluição do Ar ou Acidentes

Dos gases irritantes presentes na atmosfera, os importantes são os oxidantes (ozônio, óxidos de nitrogênio) e dióxido de enxofre. Os oxidantes estão particularmente relacionados com a ação da luz solar sobre as fumaças de escapamento de automóveis e são importantes em grandes áreas urbanas com inversões térmicas. O dióxido de enxofre deriva principalmente da queima de combustíveis fósseis. Embora os efeitos precisos desses agentes em concentração baixa não sejam certos, e embora eles apresentem claramente um efeito incômodo, parece improvável que eles sejam uma causa importante de doença respiratória grave. No entanto, podem se combinar aos efeitos adversos da fumaça do tabaco. Na verdade, as pessoas que vivem em áreas urbanas e mais poluídas apresentam pior função pulmonar, expressa por redução das taxas de fluxo expiratório, do que as residentes em ambientes mais limpos. As infecções respiratórias também são mais comuns em crianças pequenas em regiões de grande poluição. Entretanto, a diminuição da função e a intensificação dos sintomas são pequenas na população sadia.

Nos indivíduos com doença pulmonar crônica, a situação é diferente. Tem particular relevância a observação experimental de que o ozônio torna as vias aéreas mais reativas, um efeito relacionado com a inflamação das vias aéreas. Assim, a poluição do ar pode exacerbar os sintomas de pessoas asmáticas e daquelas com doença respiratória estabelecida. Em concentrações altas, os gases irritantes produzem efeitos morfológicos e funcionais graves.

DIÓXIDO DE NITROGÊNIO (NO_2): Com freqüência, encontra-se exposição ao NO_2 em ambientes industriais, incluindo locais de soldagem, galvanoplastia, limpeza de metais e dinamitações. O gás também é produzido pela deterioração de grãos armazenados em silos. Como o NO_2 é mais pesado do que o ar, acumula-se imediatamente acima da superfície do grão. Ao entrar no silo, o trabalhador inala concentrações altas do gás, com conseqüente lesão do pulmão, um distúrbio conhecido como *doença dos enchedores de silo*. O início dos sintomas respiratórios demora até 30 horas, após as quais o paciente apresenta tosse e dispnéia. Embora a maioria dos pacientes se recupere, alguns já desenvolveram bronquiolite obliterante progressiva e morreram em insuficiência respiratória.

DIÓXIDO DE ENXOFRE (SO_2): Esse gás bastante solúvel, quando inalado a longo prazo por animais experimentais, produz lesões nas vias aéreas mais centrais que se assemelham à bronquite crônica e podem evoluir para metaplasia escamosa. Em seres humanos, a exposição a concentrações muito altas de SO_2 tem sido associada a inflamação e bronquiolite graves.

CLORO E AMÔNIA: Esses gases são liberados em concentrações altas em acidentes industriais. Quando inalados, produzem extensa lesão da mucosa brônquica e bronquiolar. A inflamação secundária pode culminar em bronquiectasia extensa, em parte devido à obliteração bronquiolar e, em parte, à lesão direta dos brônquios.

A Granulomatose Broncocêntrica Geralmente Reflete Respostas Alérgicas a Infecção

A granulomatose broncocêntrica refere-se à inflamação granulomatosa inespecífica centrada em brônquios ou bronquíolos (Fig. 12.7). O padrão histológico pode ser encontrado em uma grande variedade de quadros clínicos, e não é uma entidade clínica distinta. A granulomatose broncocêntrica pode ser o achado patológico pulmonar predominante em dois grupos de pacientes, asmáticos e não-asmáticos.

Os **pacientes asmáticos**, em sua maioria, apresentam aspergilose broncopulmonar alérgica (ver adiante). Além da lesão de granulomatose broncocêntrica, esses pacientes exibem tampões mucosos brônquicos, bronquiectasia e bronquiolectasia, e pneumonia eosinofílica. Podem ser encontradas hifas fragmentadas e irregulares de *Aspergillus* nos tampões mucosos. Uma vasculite secundária inespecífica concentra-se nas vias aéreas, e não nos vasos.

Os **pacientes não-asmáticos** com granulomatose broncocêntrica tendem a ser portadores de uma infecção, principalmente tuberculose ou por microrganismos fúngicos, como *Histoplasma capsulatum*. A granulomatose broncocêntrica também pode ser uma manifestação de artrite reumatóide, espondilite anquilosante e granulomatose de Wegener. Na ausência de qualquer uma dessas causas possíveis, a granulomatose broncocêntrica é considerada *idiopática*. Os pacientes com granulomatose broncocêntrica *idiopática* podem responder bem ao tratamento com corticosteróide.

A Bronquiolite Constritiva Pode Obliterar a Via Respiratória

A bronquiolite constritiva é um distúrbio incomum no qual uma bronquiolite inflamatória inicial é seguida por cicatrização e fibrose bron-

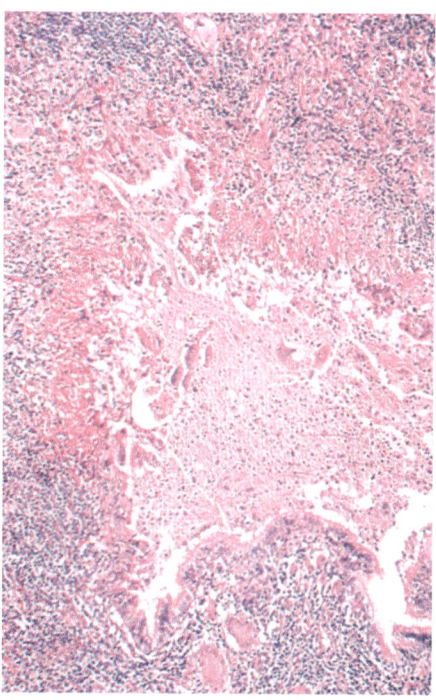

FIGURA 12.7
Granulomatose broncocêntrica. A parede de um bronquíolo está destruída por inflamação granulomatosa necrosante. A luz está preenchida por resíduos necróticos.

quiolares, resultando em estreitamento constritivo e, por fim, obliteração completa da luz das vias aéreas (Fig. 12.8). Bronquiolite obliterante é um sinônimo.

 Patologia: Os bronquíolos exibem inflamação mural crônica e quantidades variáveis de fibrose submucosa. Essas lesões em geral são focais e sua identificação pode ser difícil. Colorações para tecidos elásticos podem ajudar a re-

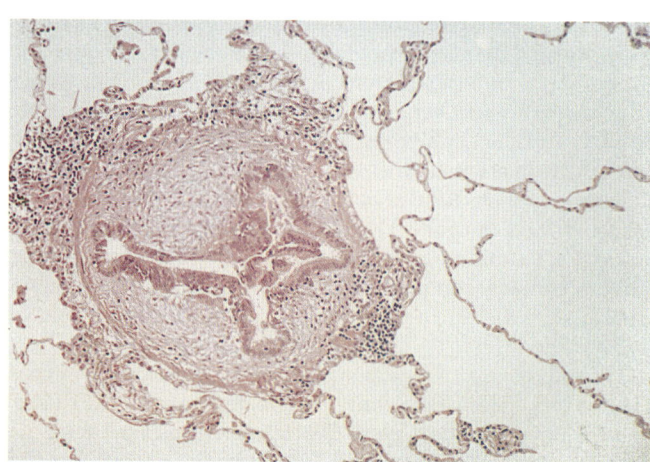

FIGURA 12.8
Bronquiolite constritiva. A luz de um bronquíolo encontra-se acentuadamente estreitada, devido a fibrose submucosa acentuada.

conhecer os bronquíolos fibrosados. Podem-se observar bronquiolectasia e tampões mucosos nas vias aéreas adjacentes. O pulmão adjacente geralmente é normal.

 Manifestações Clínicas: Os pacientes podem apresentar dispnéia e sibilos devido a função pulmonar obstrutiva grave. A radiografia e a tomografia computadorizada (TC) do tórax podem ser normais ou mostrar hiperinsuflação, causada por aprisionamento de ar distal aos bronquíolos obliterados. Esse padrão de fibrose é visto em muitas situações, como: (1) transplante de medula óssea (doença enxerto-*versus*-hospedeiro), (2) transplante de pulmão (rejeição crônica), (3) doenças vasculares do colágeno (principalmente artrite reumatóide), (4) distúrbios pós-infecciosos (principalmente infecções virais), (5) após inalação de toxinas (dióxido de enxofre, amônia, fosgênio) e (6) ingestão de determinados fármacos (penicilamina). Também pode ocorrer como um distúrbio idiopático. A maioria dos pacientes apresenta uma evolução clínica progressiva contínua. Embora muitos pacientes sejam tratados com esteróides, não há tratamento eficaz conhecido para essa doença.

A Obstrução Brônquica Provoca Atelectasia

Na maioria das vezes, a obstrução brônquica em adultos é uma conseqüência da extensão endobrônquica dos tumores pulmonares primários, embora possa ser causada por tampões de muco oriundos de conteúdo gástrico aspirado ou corpos estranhos, principalmente em crianças. No caso de obstrução parcial, o ar aprisionado pode resultar em distensão excessiva do segmento afetado distal, enquanto a obstrução completa resulta em atelectasia. As áreas distais à obstrução também são suscetíveis a pneumonia, abscesso pulmonar e bronquiectasia (ver adiante).

Atelectasia

A atelectasia refere-se ao colabamento do tecido pulmonar expandido (Fig. 12.9). Se o suprimento de ar for obstruído, a perda de gás dos alvéolos para o sangue leva ao colapso da região afetada. A atelectasia é uma complicação pós-cirúrgica importante da cirurgia abdominal, ocorrendo por (1) obstrução de um brônquio por muco e (2) diminuição do movimento respiratório conseqüente a dor pós-cirúrgica. Com freqüência é assintomática, mas, quando grave, resulta em hipoxemia e um desvio do mediastino *na direção do* lado acometido.

Embora a atelectasia seja, em geral, causada por obstrução brônquica, também pode ser conseqüente a compressão direta do pulmão (p. ex., hidrotórax ou pneumotórax). Tal compressão, se muito acentuada, compromete seriamente a função do pulmão afetado e provoca um desvio do mediastino na *direção oposta ao* lado afetado.

Na atelectasia prolongada, o pulmão colabado torna-se fibrótico e os brônquios se dilatam, em parte devido à infecção distal ao brônquio obstruído. Ocorre dilatação brônquica permanente (bronquiectasia) como conseqüência.

A síndrome do lobo médio direito refere-se à atelectasia secundária à obstrução do brônquio do lobo médio direito. A obstrução brônquica geralmente é provocada por compressão externa pelos linfonodos hilares. O brônquio é particularmente suscetível à compressão externa porque é mais longo e delgado e circundado por linfonodos. À histologia, o pulmão mostra bronquiectasia, bronquite e bronquiolite crônicas, hiperplasia linfóide, formação de abscesso e fibrose densa. Pode haver pneumonia aguda e em organização. O aumento de linfonodos pode dever-se a linfadenite tuberculosa ou câncer pulmonar metastático. Em uma proporção significativa de casos, a causa da obstrução brônquica ainda não foi determinada.

A Bronquiectasia É a Dilatação Irreversível dos Brônquios

A bronquiectasia é causada pela destruição dos elementos musculares e elásticos de suas paredes.

 Patogenia: A bronquiectasia é obstrutiva ou não-obstrutiva.

A **bronquiectasia obstrutiva** está localizada em um segmento do pulmão distal a uma obstrução mecânica de um brônquio central por várias lesões, incluindo tumores, corpos estranhos inalados, tampões mucosos na asma e linfadenopatia compressiva. A **bronquiectasia não-obstrutiva** geralmente é uma complicação de infecções respiratórias ou defeitos nos mecanismos de defesa que protegem as vias respiratórias de infecção. Pode ser localizada ou generalizada.

A bronquiectasia não-obstrutiva **localizada** já foi uma doença comum, geralmente conseqüente a infecções broncopulmonares da infância, como sarampo, coqueluche ou outras infecções bacterianas. Embora as vacinas e os antibióticos tenham reduzido a freqüência da bronquiectasia, de metade a dois terços de

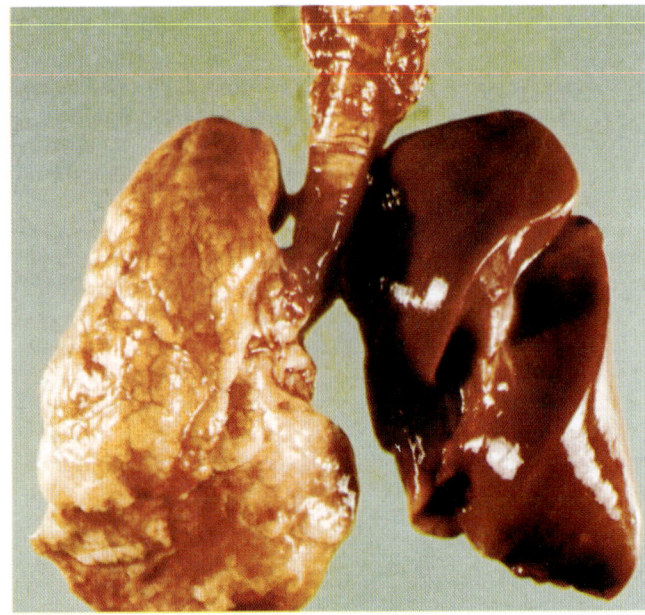

FIGURA 12.9
Atelectasia. O pulmão direito de um lactente está pálido e expandido pelo ar; o pulmão esquerdo está colabado.

todos os casos ainda são conseqüentes a infecção broncopulmonar. Atualmente, as infecções por adenovírus e por vírus sincicial respiratório são causas freqüentes de bronquiectasia em crianças. As infecções respiratórias da infância ainda são causas importantes de bronquiectasia em partes do mundo menos desenvolvidas.

A **bronquiectasia generalizada** é, na maioria das vezes, secundária a um comprometimento hereditário nos mecanismos de defesa do hospedeiro ou a alterações adquiridas que permitem a introdução de microrganismos infecciosos nas vias respiratórias. Os distúrbios adquiridos que predispõem à bronquiectasia incluem (1) doenças neurológicas que comprometem a consciência, deglutição, excursões respiratórias e o reflexo da tosse; (2) incompetência do esfíncter esofágico inferior; (3) intubação nasogástrica; e (4) bronquite crônica. As principais afecções herdadas associadas a bronquiectasia generalizada são fibrose cística, síndromes ciliares discinéticas, hipogamaglobulinemias e deficiências de subclasses específicas de IgG.

A *síndrome de Kartagener é uma das síndromes dos cílios imóveis (discinesia ciliar) e compreende a tríade de dextrocardia (com ou sem situs inversus), bronquiectasia e sinusite.* Esse distúrbio está associado a um defeito na estrutura dos cílios, caracterizado por ausência de braços de dineína internos ou externos. Outras síndromes de discinesia ciliar incluem deficiência das projeções radiais (*síndrome de Sturgess*) e ausência do par central de microtúbulos do cílio. Na síndrome dos cílios imóveis, os cílios são deficientes em todo o corpo. Conseqüentemente, é habitual haver esterilidade em homens e mulheres, devido ao comprometimento da mobilidade dos cílios no ducto deferente e na tuba uterina. No trato respiratório, os defeitos ciliares acarretam infecções respiratórias altas e baixas do pulmão, repetidas, e, portanto, a bronquiectasia.

As doenças de imunodeficiência predispõem, da mesma forma, a infecções pulmonares repetidas e estão associadas a bronquiectasia. A hipogamaglobulinemia, provocada por ausência de anticorpos IgA ou IgG que protegem contra vírus ou bactérias, pode resultar em infecções pulmonares recorrentes. Distúrbios adquiridos e hereditários de neutrófilos também impõem um risco maior de infecções respiratórias e bronquiectasia.

 Patologia: Ao exame macroscópico, a dilatação brônquica é classificada como sacular, varicosa ou cilíndrica.

- A **bronquiectasia sacular** afeta do terceiro ao quarto ramos proximais dos brônquios (Fig. 12.10). Esses brônquios encontram-se intensamente dilatados e terminam de modo cego em sacos dilatados, com colabamento e fibrose do parênquima pulmonar distal.
- A **bronquiectasia cilíndrica** envolve do sexto ao oitavo ramos brônquicos, que mostram dilatação moderada, uniforme. É uma doença mais leve do que a bronquiectasia sacular e causa menos sintomas clínicos.
- A **bronquiectasia varicosa** resulta em brônquios que se assemelham a veias varicosas quando visualizados por broncografia radiológica, com dilatações e constrições irregulares. Dois a oito ramos dos brônquios são reconhecidos macroscopicamente. A obliteração bronquiolar não é tão grave, e as anormalidades do parênquima são variáveis.

A bronquiectasia generalizada freqüentemente é bilateral e mais comum nos lobos inferiores, sendo o esquerdo envolvido mais comumente do que o direito. A bronquiectasia localizada pode estar situa-

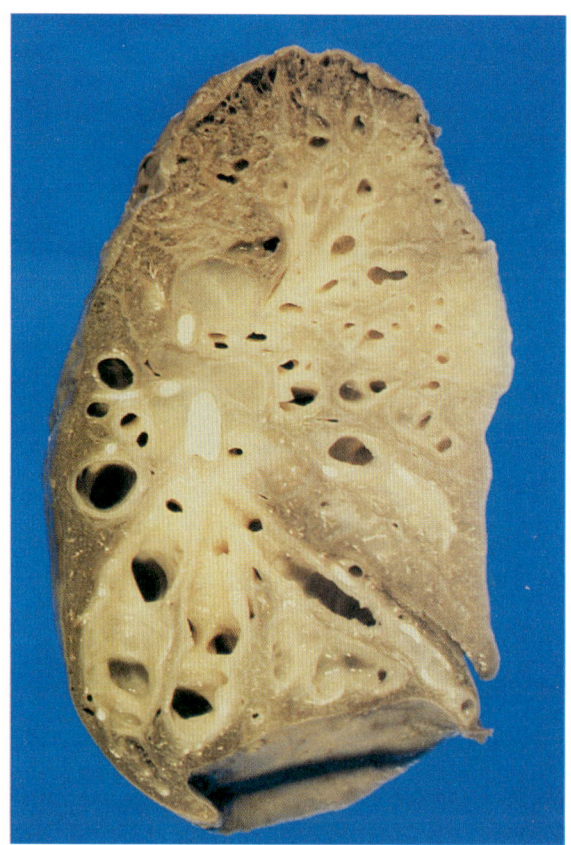

FIGURA *12.10*
Bronquiectasia. O lobo superior ressecado mostra brônquios muito dilatados, com espessamento das paredes brônquicas e colabamento e fibrose do parênquima pulmonar.

da onde houve a obstrução ou infecção. Os brônquios encontram-se dilatados e com paredes espessas brancas ou amarelas. Com freqüência, a luz brônquica contém secreções mucopurulentas espessas. À microscopia, a inflamação grave dos brônquios e bronquíolos resulta na destruição de todos os componentes da parede brônquica. Com o conseqüente colabamento do parênquima pulmonar distal, os brônquios lesados dilatam-se. A inflamação das vias aéreas centrais acarreta hipersecreção de muco e anormalidades do epitélio superficial, incluindo um aumento do número de células caliciformes e metaplasia escamosa do epitélio. Freqüentemente são encontrados folículos linfóides nas paredes brônquicas. Os brônquios distais e bronquíolos estão fibrosados e, em geral, obliterados. As artérias brônquicas aumentam de tamanho e irrigam a parede brônquica inflamada e o tecido fibroso. Pode haver o estabelecimento de um círculo vicioso, porque o acúmulo de muco está sujeito a infecção adicional, que leva à destruição progressiva das paredes brônquicas.

 Manifestações Clínicas: Os pacientes com bronquiectasia apresentam tosse produtiva crônica, em geral com várias centenas de mililitros de escarro mucopurulento por dia. A hemoptise é um sintoma comum, por causa da erosão pela inflamação brônquica através da parede das artérias brônquicas adjacentes. A dispnéia e o sibilo são variáveis, dependendo da extensão da doença. A pneumonia é uma complicação comum, e os casos prolongados estão sob risco de hipoxia crônica e hipertensão pulmonar. À radiologia, os brônquios mostram-se dilatados, com paredes espessas. Atualmente o diagnóstico definitivo é feito por TC do pulmão. Pode ser necessário tratamento cirúrgico da bronquiectasia localizada, especialmente se surgirem complicações como hemoptise grave ou pneumonia. No entanto, na doença generalizada, a ressecção cirúrgica é mais paliativa que curativa.

A dilatação aguda, reversível dos brônquios pode ocorrer em conseqüência de infecção broncopulmonar bacteriana ou viral, e podem decorrer meses até que os brônquios retornem ao tamanho normal.

INFECÇÕES

As infecções pulmonares são discutidas em detalhes no Cap. 9. As principais entidades pulmonares são descritas adiante, com ênfase particular nos aspectos patológicos.

A Pneumonia Bacteriana Permanece uma Causa Importante de Morte

Pneumonia é um termo genérico que se refere à inflamação e consolidação (solidificação) do parênquima pulmonar. Tradicionalmente, as pneumonias bacterianas eram classificadas como pneumonia lobar ou como broncopneumonia, mas essas expressões têm pouca relevância clínica atualmente. Em geral, o termo *pneumonia lobar* refere-se à consolidação de um lobo inteiro (Fig. 12.11); *broncopneumonia* significa focos sólidos dispersos no mesmo lobo ou em vários lobos (Fig. 12.12).

A pneumonia pneumocócica era o exemplo clássico de pneumonia lobar, mas hoje o envolvimento de um lobo tende a ser incompleto, e, em geral, existe mais de um lobo acometido. Por outro lado, a broncopneumonia ainda é uma causa comum de morte e é encontrada freqüentemente à necropsia. Desenvolve-se tipicamente em pacientes terminais, em geral nas porções dependentes e posteriores do pulmão. Focos irregulares dispersos de pneumonia são concentrados nos bronquíolos terminais e bronquíolos respiratórios. Existe bronquiolite, com exsudação de leucócitos polimorfonucleares nos alvéolos adjacentes. Áreas contínuas grandes de envolvimento alveolar não ocorrem na broncopneumonia.

As pneumonias bacterianas ocorrem em três circunstâncias:

- A **pneumonia adquirida na comunidade** ocorre fora do hospital em indivíduos sem distúrbio primário do sistema imunológico.
- A **pneumonia hospitalar** representa uma infecção disseminada por microrganismos no ambiente hospitalar a pacientes particularmente suscetíveis.
- A **pneumonia oportunista** acomete indivíduos com comprometimento do sistema imunológico.

 Patogenia: A maioria das bactérias que provocam pneumonia são habitantes normais da orofaringe e nasofaringe e chegam aos alvéolos por aspiração de secreções. Outras vias de infecção incluem inalação de microrganismos do ambiente, disseminação hematógena de um foco infeccioso em outro local, e (raramente) disseminação de bactérias de um local adjacente. Uma modificação na flora orofaríngea dos comensais normais para um microrganismo virulento freqüentemente precede o desenvolvimento de pneumonia. Muitos distúrbios predispõem à infecção por deprimirem as defesas do hospedeiro, como tabagismo, bronquite crônica, alcoolismo, desnutrição grave, doenças consuntivas e diabetes mal controlado. São comuns alterações na flora orofaríngea em pacientes debilitados

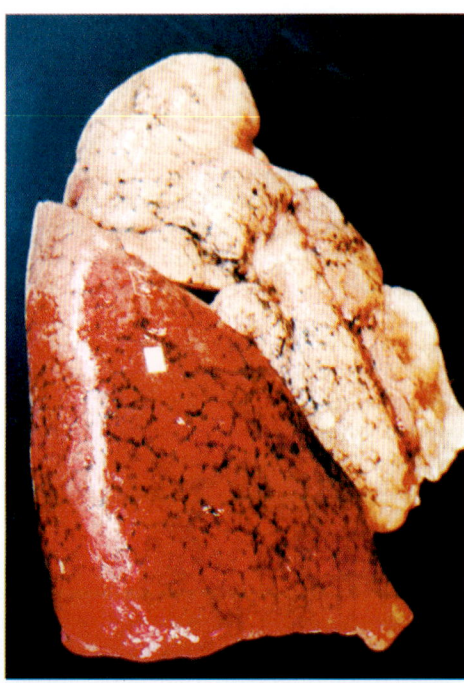

FIGURA *12.11*
Pneumonia lobar. Todo o lobo inferior esquerdo encontra-se consolidado e no estágio de hepatização vermelha. O lobo superior mostra-se normalmente expandido.

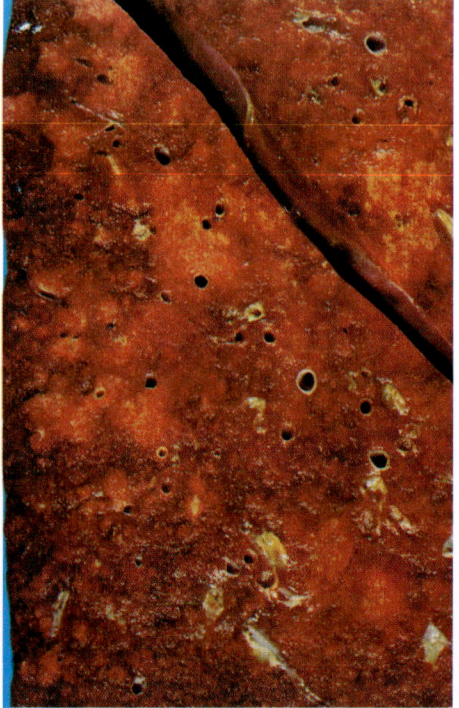

FIGURA *12.12*
Broncopneumonia. Focos dispersos de consolidação são concentrados por brônquios e bronquíolos.

ou imunodeprimidos no hospital, nos quais a pneumonia hospitalar pode acometer até 25%.

As pneumonias bacterianas devem ser classificadas com base no agente etiológico, porque os aspectos clínicos e morfológicos, e, portanto, as implicações terapêuticas, freqüentemente variam com o organismo causal.

Pneumonia *Pneumocócica*

Apesar do impacto da antibioticoterapia, a pneumonia causada por *Streptococcus pneumoniae* (pneumococos) ainda é um problema importante. A pneumonia pneumocócica é principalmente uma doença de adultos jovens até a meia-idade. É rara em lactentes, menos comum no idoso e consideravelmente mais freqüente em homens do que em mulheres.

Patogenia: A pneumonia pneumocócica é principalmente uma conseqüência da alteração das barreiras de defesa no trato respiratório. Com freqüência, essa pneumonia sucede uma infecção viral do trato respiratório superior (p. ex., gripe). As secreções brônquicas estimuladas por uma infecção viral proporcionam um meio favorável ao desenvolvimento de microrganismos da espécie *S. pneumoniae*, que são parte da flora normal da nasofaringe. As secreções aquosas e finas levam os microrganismos para os alvéolos, dessa forma iniciando uma resposta inflamatória. A inflamação aguda acentuadamente intensa com edema disseminado sugere que mecanismos imunológicos possam estar envolvidos. A aspiração de pneumococos também é promovida por fatores que comprometem o reflexo glótico, incluindo exposição ao frio, anestesia e intoxicação por álcool. A lesão pulmonar causada por fatores como insuficiência cardíaca congestiva e gases irritantes também torna o pulmão mais suscetível à pneumonia pneumocócica.

A cápsula do pneumococo proporciona uma defesa contra fagocitose pelos macrófagos alveolares e, dessa maneira, os microrganismos devem ser opsonizados antes que possam ser ingeridos e destruídos. No indivíduo imunocompetente, os anticorpos antipneumocócicos funcionam como opsoninas, mas um hospedeiro que não tenha sido exposto à cepa infectante específica de *S. pneumoniae* só pode atingir a opsonização através da via alternativa do complemento.

Patologia: No estágio inicial da pneumonia pneumocócica, líquido de edema rico em proteínas e contendo inúmeros microrganismos enche os alvéolos (Fig. 12.13). A congestão acentuada dos capilares é seguida por uma grande saída de leucócitos polimorfonucleares, acompanhada por hemorragia intra-alveolar (Fig. 12.14). Como a consistência firme do pulmão

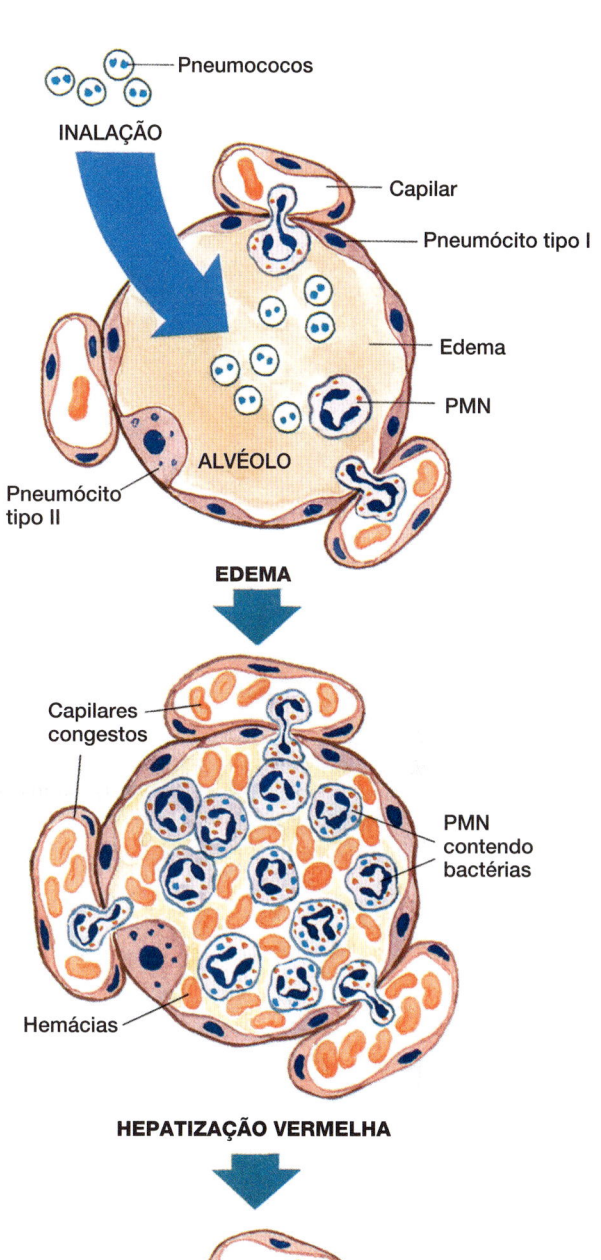

FIGURA *12.13*
Patogenia da pneumonia pneumocócica lobar. Os pneumococos, caracteristicamente em pares (diplococos), multiplicam-se rapidamente nos espaços alveolares e produzem edema extenso. Incitam uma resposta inflamatória aguda, na qual os leucócitos polimorfonucleares e a congestão são proeminentes (hepatização vermelha). À medida que o processo inflamatório progride, os macrófagos substituem os leucócitos polimorfonucleares e ingerem resíduos (hepatização cinzenta). O processo geralmente sofre resolução, mas pode haver complicações.

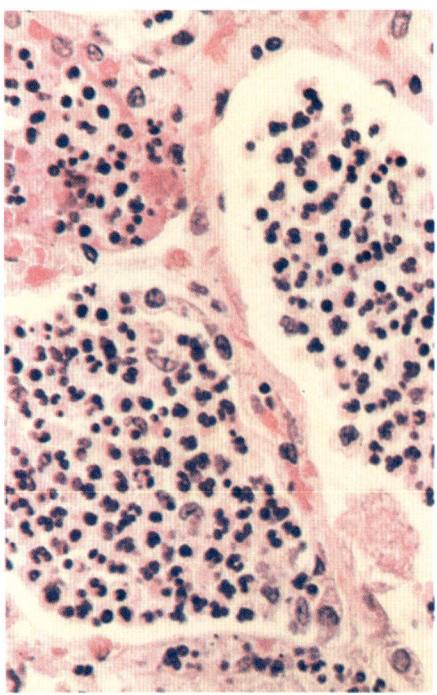

FIGURA 12.14
Pneumonia pneumocócica. Os alvéolos estão repletos de um exsudato composto de leucócitos polimorfonucleares e alguns macrófagos.

afetado lembra a do fígado, esse estágio foi denominado adequadamente *hepatização vermelha*.

A fase seguinte, que ocorre após 2 dias ou mais, dependendo do sucesso do tratamento, compreende a lise de leucócitos polimorfonucleares e o surgimento de macrófagos. Estes últimos fagocitam os leucócitos polimorfonucleares fragmentados e outros resíduos inflamatórios. Nesse estágio, a congestão diminui, mas o pulmão ainda permanece firme (*hepatização cinzenta*). A seguir, o exsudato alveolar é removido, e o pulmão gradualmente retorna ao normal.

Várias complicações podem suceder a pneumonia pneumocócica:

- A **pleurite**, freqüentemente dolorosa, é comum porque a pneumonia se estende facilmente para a pleura.
- O **derrame pleural** é freqüente, porém geralmente se resolve.
- O **piotórax** resulta de infecção de um derrame pleural e pode cicatrizar com fibrose extensa.
- O **empiema** (uma coleção loculada de pus com paredes fibrosas) resulta da persistência do piotórax.
- A **bacteremia** está presente em mais de 25% dos pacientes nos estágios iniciais da pneumonia pneumocócica e pode provocar endocardite ou meningite. Com freqüência, os pacientes cujo baço é removido morrem em virtude dessa bacteremia.
- A **fibrose pulmonar** é uma complicação rara, na qual o exsudato intra-alveolar torna-se organizado e forma tampões intra-alveolares de tecido de granulação, alteração também conhecida como *pneumonia em organização*. Gradualmente, a fibrose alveolar crescente leva a um lobo retraído e firme, uma complicação rara conhecida como *carnificação*.
- O **abscesso pulmonar** é uma complicação incomum da pneumonia pneumocócica.

 Manifestações Clínicas: O início da pneumonia pneumocócica é agudo, com febre e calafrios. A dor torácica secundária ao envolvimento pleural é comum. A hemoptise é freqüente e caracteristicamente "cor de ferrugem", porque deriva da alteração do sangue nos espaços alveolares. O exame radiológico mostra enchimento alveolar em grandes áreas do pulmão, produzindo um aspecto sólido que se estende por lobos ou segmentos inteiros. Antes da antibioticoterapia, a evolução clínica caracterizava-se por febre alta, dispnéia, debilidade e até mesmo perda da consciência. O evento dramático era a *crise*, que ocorria 5 a 10 dias após o início dos sintomas respiratórios, quando o paciente moribundo podia subitamente tornar-se afebril e retornar da porta da morte. A resolução satisfatória da crise resultava da resposta imune à infecção. Infelizmente, com freqüência muito grande, a evolução não era favorável e, em um terço dos casos, o paciente morria. Porém, na era moderna, a pneumonia pneumocócica é tratada efetivamente com antibióticos. Embora os sintomas de pneumonia respondam rapidamente à antibioticoterapia, à radiologia a lesão ainda leva vários dias até a resolução.

Pneumonia por *Klebsiella*

Além de *S. pneumoniae*, a *Klebsiella pneumoniae* é o único outro microrganismo que causa pneumonia lobar com qualquer freqüência. No entanto, contribui com não mais do que 1% de todos os casos de pneumonia adquirida na comunidade. A doença está comumente associada a alcoolismo e é vista com mais freqüência em homens de meia-idade, embora os indivíduos com diabetes e doença pulmonar crônica também estejam sob risco.

 Patologia: Os estágios na pneumonia por *Klebsiella* não são tão bem descritos como aqueles na pneumonia pneumocócica, mas a congestão e a hemorragia na fase aguda são menos acentuadas. A *K. pneumoniae* tem uma cápsula espessa, gelatinosa, que é uma particularidade responsável pelo aspecto mucóide da superfície de corte do pulmão. Outro aspecto diferenciador da pneumonia por *Klebsiella* é o aumento do tamanho do lobo afetado, de forma que a fissura "salienta-se" em direção à região não afetada. Existe uma tendência para necrose de tecido e formação de abscesso. Uma complicação grave é a *fístula broncopleural* (comunicação entre a via aérea brônquica e o espaço pleural).

O início da pneumonia por *Klebsiella* é menos dramático do que o da pneumonia pneumocócica, porém a doença pode ser mais perigosa. Antes da era do antibiótico, as taxas de mortalidade na pneumonia por *Klebsiella* variavam de 50 a 80%. Mesmo com a antibioticoterapia imediata, a mortalidade ainda é considerável.

Pneumonia *Estafilocócica*

A pneumonia estafilocócica é uma doença incomum adquirida na comunidade, representando apenas 1% dessas pneumonias bacterianas. Contudo, a infecção pulmonar por *S. aureus* é comum como uma superinfecção após gripe e outras infecções respiratórias virais. Na pandemia de gripe de 1918, foi uma causa importante de morte. Episódios repetidos de pneumonia estafilocócica são encontrados em pacientes com fibrose cística, devido à colonização das vias aéreas com bronquiectasia. A pneumonia estafilocócica hospitalar ocorre quase sempre em pacientes debilitados, com doenças crônicas, que encontram-se propensos à aspiração, e em pacientes intubados.

Patologia: Assim como a infecção estafilocócica em outras partes, a pneumonia estafilocócica caracteriza-se pelo desenvolvimento de abscessos. Ao contrário do abscesso pulmonar solitário clássico, os múltiplos focos de pneumonia estafilocócica produzem muitos abscessos pequenos. Em lactentes e, em menor extensão, em adultos, tais abscessos podem causar *pneumatoceles*, espaços císticos de paredes delgadas revestidos basicamente por tecido respiratório. As pneumatoceles podem se expandir rapidamente e comprimir o pulmão adjacente, ou podem se romper para a cavidade pleural e causar um pneumotórax hipertensivo. Desenvolve-se pneumatocele quando um abscesso se rompe para a via aérea, dessa forma permitindo a expansão da primeira pela pressão do ar inspirado. Cavitação e derrames pleurais são complicações comuns da pneumonia estafilocócica, mas o empiema é raro.

A pneumonia estafilocócica demanda antibioticoterapia agressiva, sobretudo em vista das inúmeras cepas de *S. aureus* resistentes a antibióticos.

Pneumonia *Estreptocócica*

A infecção pulmonar por *Streptococcus pyogenes* do grupo A foi identificada entre soldados já no século XIX, e suas características patológicas foram descritas durante a Primeira Guerra Mundial. A pneumonia estreptocócica quase sempre sucede as infecções respiratórias virais, e acredita-se que tenha sido a superinfecção comum na pandemia de gripe de 1918-1919. É nitidamente rara na comunidade, mas é encontrada ocasionalmente em pessoas debilitadas.

Patologia: Ao exame macroscópico, os pulmões de pacientes que morrem de pneumonia estreptocócica são pesados e exibem edema sanguinolento. A consolidação seca (hepatização) não é uma característica da doença. À microscopia, os alvéolos estão cheios de líquido contendo fibrina, mas os neutrófilos são poucos. Após pneumonia prolongada, pode-se encontrar necrose alveolar. O empiema é uma complicação comum.

Manifestações Clínicas: Os pacientes com pneumonia estreptocócica apresentam febre súbita, dispnéia, tosse, dor torácica, hemoptise e, com freqüência, cianose. À radiologia, observa-se um padrão de broncopneumonia, e não se visualiza consolidação lobar. Prescreve-se antibioticoterapia intensiva.

A **pneumonia estreptocócica no recém-nascido** geralmente é causada por estreptococos do grupo B *(S. agalactiae)*, um habitante normal do trato genital feminino. Os sintomas são semelhantes aos da síndrome da angústia respiratória do lactente. Entretanto, os lactentes com freqüência são a termo, apresentam toxemia grave e podem morrer em algumas horas.

Pneumonia por *Legionella*

Em 1976, uma doença respiratória misteriosa, com mortalidade elevada, ocorreu numa convenção da Legião Americana na Filadélfia. O microrganismo responsável, *Legionella pneumophila*, foi logo identificado como uma bactéria exigente, com necessidades especiais para crescer em cultura. Exames sorológicos e histológicos revelaram que várias epidemias prévias, não reconhecidas, da mesma doença haviam ocorrido.

Os microrganismos do gênero *Legionella* desenvolvem-se em ambientes aquáticos, e surtos de pneumonia foram relacionados com água contaminada em torres de resfriamento de condicionadores de ar, condensadores evaporadores e locais de construção. Não há disseminação entre pessoas, e não existe reservatório animal ou humano.

Patologia: Nos casos fatais de pneumonia por *Legionella*, múltiplos lobos exibem broncopneumonia, com grandes áreas confluentes. À microscopia, os alvéolos contêm fibrina e células inflamatórias, com predomínio de neutrófilos ou de macrófagos. A necrose das células inflamatórias (leucocitoclase) pode ser extensa. Se o paciente sobreviver por várias semanas, o exsudato pode mostrar organização fibrosa. Um terço dos casos já foi complicado por empiema. Os microrganismos do gênero *Legionella* em geral são abundantes no interior (e mesmo na ausência) das células fagocíticas. São difíceis de serem visualizados com colorações convencionais e são Gram-negativos com a coloração de Brown e Hopp. Os métodos de impregnação pela prata e os corantes imunofluorescentes acentuam as bactérias.

Manifestações Clínicas: O início da pneumonia por *Legionella* tende a ser súbito, com mal-estar, febre, dores musculares e, curiosamente, dor abdominal. Uma tosse produtiva é comum e, algumas vezes, ocorre dor torácica provocada pela pleurite. A radiografia de tórax é variável, porém o padrão mais comum é a presença de infiltrados alveolares focais, que podem ser bilaterais. Em geral, os sintomas são menos graves do que sugerem as radiografias de tórax. A mortalidade tem sido alta (10–20%), especialmente nos pacientes com comprometimento imunológico. A eritromicina é o antibiótico de escolha.

A **febre de Pontiac**, também causada por uma espécie de *Legionella*, é principalmente uma doença febril com sintomas respiratórios leves, anormalidades radiológicas e prognóstico bom. Tem ocorrido em epidemias em prédios comerciais e acomete indivíduos aparentemente sadios.

Pneumonia Oportunista Causada por Bactérias Gram-negativas

As pneumonias causadas por microrganismos Gram-negativos tornaram-se mais comuns com o advento de tratamentos imunossupressores e citotóxicos, tratamento com antibióticos de amplo espectro e a epidemia da síndrome de imunodeficiência adquirida (AIDS). As bactérias mais comuns são *Escherichia coli* e *Pseudomonas aeruginosa*.

ESCHERICHIA COLI: A pneumonia causada por *E. coli* é uma complicação reconhecida da bacteremia após cirurgia gastrintestinal e urogenital, mesmo nos pacientes que não estão imunodeprimidos. Também é encontrada em pacientes com câncer que recebem quimioterapia e em pessoas com doença pulmonar ou cardíaca crônicas. Ocorre como uma broncopneumonia e responde mal ao tratamento.

PSEUDOMONAS AERUGINOSA: A pneumonia por *Pseudomonas* é observada com maior freqüência em pessoas imunodeprimidas, em pacientes com queimaduras e naqueles com fibrose cística. É comum haver uma história de antibioticoterapia para uma outra infecção. Com freqüência uma vasculite infecciosa, na qual pode ser observada grande quantidade de microrganismos na parede de um vaso sangüíneo, resulta em infarto pulmonar. A infecção por *Pseudomonas* é comum na fibrose cística, provavelmente devido ao meio favorável proporcionado pelas secreções brônquicas anormais. O tratamento antibiótico da pneumonia por *Pseudomonas* geralmente é insatisfatório.

Pneumonia Causada por Microrganismos Anaeróbicos

Muitos microrganismos anaeróbicos são comensais normais da cavidade oral, principalmente em pacientes com higiene dentária insuficiente. Entre esses microrganismos estão determinados estreptococos, fusobactérias e espécies de *Bacteroides*. A aspiração desses microrganismos comumente ocorre em distúrbios da deglutição, como observado em indivíduos alcoolizados torporosos, pacientes anestesiados e pessoas sujeitas a convulsões. A infecção pulmonar por microrganismos anaeróbicos provoca pneumonias necrosantes, freqüentemente complicadas por abscessos pulmonares. A complicação mais dramática é a gangrena do pulmão, resultante da trombose de um ramo da artéria pulmonar e conseqüente infarto. É considerada uma emergência clínica e exige a ressecção do pulmão acometido.

Psitacose

A psitacose é uma infecção pulmonar resultante da inalação de **Chlamydia psittaci** *presente na poeira contaminada com excreções de aves, em geral pássaros de criação e freqüentemente papagaios.* Caracteriza-se por sintomas sistêmicos intensos, com febre, mal-estar e dores musculares, porém com surpreendentemente poucos sintomas respiratórios além de tosse. As radiografias de tórax podem ser negativas e, quando anormais, exibem consolidação irregular e um padrão intersticial. Na maioria dos casos, os padrões morfológicos não são conhecidos, mas é provável que a doença seja uma pneumonia intersticial. Nos casos fatais, há graus variados de lesão alveolar difusa, além de edema, pneumonia intra-alveolar e necrose.

Pneumonia por Antraz e Peste Pneumônica

Eventos mundiais recentes concentraram novamente muita atenção nos agentes infecciosos que podem ser empregados como armas potenciais de bioterrorismo. Os principais são *Bacillus anthracis* e *Yersinia pestis*.

O *Bacillus anthracis*, o agente causal do antraz, é um bacilo Gram-positivo formador de esporos. O antraz ocorre em muitas espécies de animais domésticos, e a infecção de seres humanos é vista com pouca freqüência ou em surtos esporádicos. A transmissão dá-se por contato direto com os esporos, e a transmissão entre pessoas é rara. O antraz cutâneo raramente é fatal, enquanto o antraz por inalação apresenta mortalidade alta. Os esporos de antraz são muito resistentes ao ressecamento e, quando inalados, são transportados para os linfonodos mediastinais. A partir daí, os bacilos emergem e são rapidamente transmitidos pela corrente sangüínea a outros órgãos, incluindo os pulmões. Sucede necrose hemorrágica dos órgãos infectados, a mais pronunciada sendo uma massa mediastinal hemorrágica. Nos pulmões, a doença se manifesta por bronquite hemorrágica e áreas confluentes de pneumonia hemorrágica.

A *Yersinia pestis*, agente causal da *peste*, produz duas formas de infecção, uma forma bubônica e uma forma pneumônica. Na peste pneumônica, os microrganismos são inalados diretamente sem transmissão por um vetor artrópode, e a doença pode se disseminar de uma pessoa para outra. Os pulmões quase sempre exibem broncopneumonia hemorrágica extensa, pleurite e aumento de linfonodos mediastinais. A doença não tratada evolui rapidamente e é bastante fatal.

O *Mycoplasma pneumoniae* Provoca Pneumonia Atípica

Ao contrário da pneumonia lobar, o início da pneumonia atípica é insidioso, não há leucocitose ou ela é leve, e a evolução é prolongada. Os sintomas respiratórios podem ser mínimos ou intensos, e a radiografia de tórax mostra uma pneumonia intra-alveolar em áreas ou um infiltrado intersticial. A infecção caracteristicamente provoca uma bronquiolite com exsudato intraluminal neutrofílico e intenso infiltrado linfoplasmocítico na parede bronquiolar (Fig. 12.15). O *Mycoplasma* não possui a parede celular rígida característica da maioria das bactérias, apresentando assim crescimento lento, e com freqüência é difícil isolá-lo por métodos de cultura tradicionais. Com freqüência, o diagnóstico é estabelecido clinicamente com base em exames sorológicos para a detecção de anticorpos contra *M. pneu-*

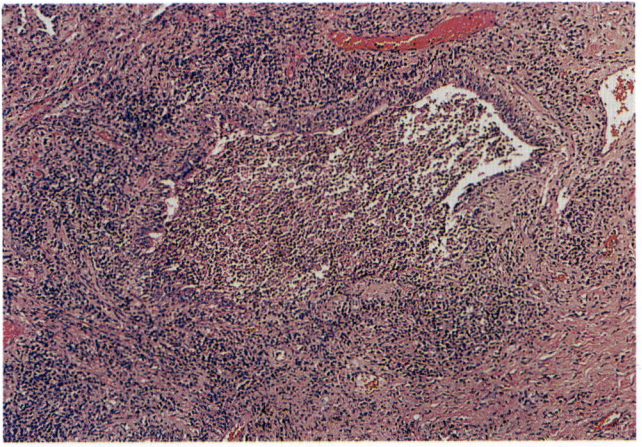

FIGURA 12.15
Pneumonia por *Mycoplasma*. Bronquiolite crônica com um exsudato luminal neutrofílico.

moniae ou aglutininas frias. A eritromicina é um antibiótico eficaz, e apenas raramente a infecção é fatal.

A Tuberculose É a Infecção Granulomatosa Clássica

Nenhuma doença torácica teve uma história tão dramática quanto a tuberculose. Conhecida desde o antigo Egito, tornou-se o flagelo da Europa e da América do Norte no século XIX. Houve um declínio exponencial na prevalência da tuberculose no século XX, e o advento de fármacos antituberculose diminuiu ainda mais o impacto da doença. Entretanto, o ressurgimento recente da tuberculose e a emergência de cepas resistentes a fármacos, particularmente entre pacientes com AIDS, reacenderam o interesse nesta doença. A infecção é discutida em detalhes no Cap. 9, e aqui considera-se apenas a patologia pulmonar.

A tuberculose representa a infecção por *Mycobacterium tuberculosis*, embora infecções micobacterianas atípicas possam mimetizar a tuberculose. A doença é dividida em tuberculose primária e secundária (ou reativação).

TUBERCULOSE PRIMÁRIA: A doença é adquirida pela exposição inicial ao *M. tuberculosis*, mais freqüentemente em decorrência da inalação de aerossóis infectados produzidos pela tosse de uma pessoa com tuberculose cavitária. Os microrganismos inalados multiplicam-se nos alvéolos porque os macrófagos alveolares não conseguem matar as bactérias com facilidade.

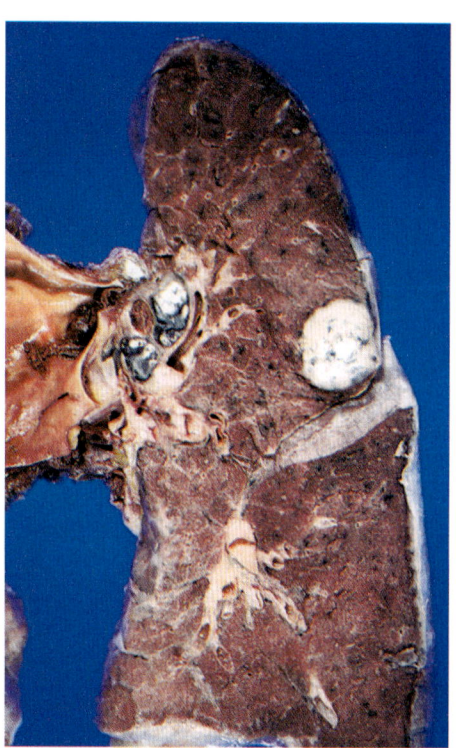

FIGURA *12.16*
Tuberculose primária. O complexo de Ranke cicatrizado está representado por um nódulo subpleural e linfonodos hilares envolvidos.

 Patologia: O **complexo de Ghon** é a primeira lesão da tuberculose primária e consiste em um granuloma parenquimatoso periférico, freqüentemente nos lobos superiores. Quando está associado a um linfonodo mediastínico aumentado, forma-se um *complexo de Ranke* (Fig. 12.16). À macroscopia, o nódulo de Ghon subpleural cicatrizado tem 1 a 2 cm de diâmetro, é bem circunscrito e centralmente necrótico. Nos estágios tardios, a lesão é fibrótica e calcificada. À microscopia, um granuloma com necrose caseosa central (Fig. 12.17) mostra graus variáveis de fibrose. As características microscópicas nos linfonodos hilares drenantes são semelhantes àquelas da lesão parenquimatosa periférica.

A maioria (90% ou mais) das infecções primárias é assintomática, e as lesões permanecem localizadas e cicatrizam. Em alguns casos, ocorre extensão autolimitada para a pleura, com derrame pleural. Com menos freqüência, a tuberculose primária não permanece limitada e se dissemina para outras partes do pulmão (*tuberculose primária progressiva*). Essa alteração é vista freqüentemente na lactância ou em adultos com comprometimento imunológico. A lesão inicial aumenta, produzindo áreas necróticas de até 6 cm ou mais na dimensão maior. A liquefação central resulta em cavidades, que podem se expandir a ponto de ocupar a maior parte do lobo inferior. Ao mesmo tempo, os linfonodos de drenagem exibem alterações histológicas semelhantes. A erosão de um brônquio pelo processo necrosante acarreta disseminação pulmonar adicional da doença.

TUBERCULOSE SECUNDÁRIA: Esse estágio representa a reativação de tuberculose pulmonar primária ou uma nova infecção em hospedeiro previamente sensibilizado por tuberculose primária.

 Patologia: A reação inicial ao *M. tuberculosis* é diferente na tuberculose secundária. Ocorre uma resposta imune celular após um intervalo latente e essa resposta provoca a formação de muitos granulomas e necrose tissular extensa. Os segmentos apical e posterior dos lobos superiores são mais comumente acometidos, porém o segmento superior do lobo inferior também é acometido com freqüência, e nenhuma parte do pulmão pode ser excluída. Desenvolve-se uma lesão mal definida, fibrótica e difusa, que exibe áreas focais de necrose caseosa. Freqüentemente, esses focos cicatrizam-se e calcificam, porém alguns erodem em um brônquio, após o que a drenagem de material infeccioso cria uma cavidade tuberculosa.

O tamanho das cavidades tuberculosas varia de menos de 1 cm de diâmetro até grandes áreas císticas que ocupam quase todo o pulmão. A maioria das cavidades mede 3 a 10 cm de diâmetro e tende a estar situada nos ápices dos lobos superiores (Fig. 12.18), embora elas possam ocorrer em qualquer local do pulmão. A parede da cavidade compõe-se de uma membrana interna delgada, cinza, que compreende nódulos necróticos moles, uma zona média de tecido de granulação e uma borda colagenosa externa. A luz é preenchida por material caseoso contendo bacilos ácido-resistentes. A cavidade tuberculosa em geral comunica-se livremente com um brônquio, e a liberação do material infeccioso para as vias áreas serve para disseminar a infecção no pulmão. Por fim, as paredes das cavidades tuberculosas cicatrizadas tornam-se fibróticas e calcificadas.

A tuberculose secundária está associada a várias complicações:

- A **tuberculose miliar** refere-se à presença de múltiplos granulomas tuberculosos pequenos (tamanho de sementes de painço ou de milho miúdo) (Fig. 12.19) em muitos

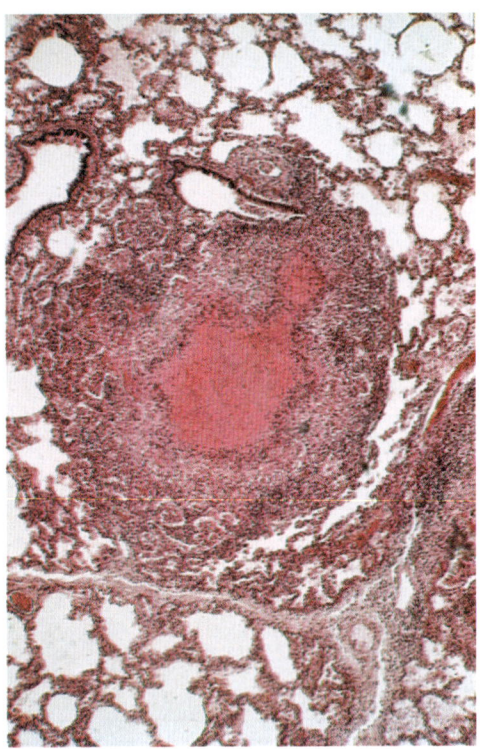

FIGURA 12.17
Granuloma necrosante devido a *M. tuberculosis*. Há um pequeno granuloma tuberculoso com caseificação central visível no parênquima pulmonar. O centro necrótico está circundado por histiócitos, células gigantes e tecido fibroso.

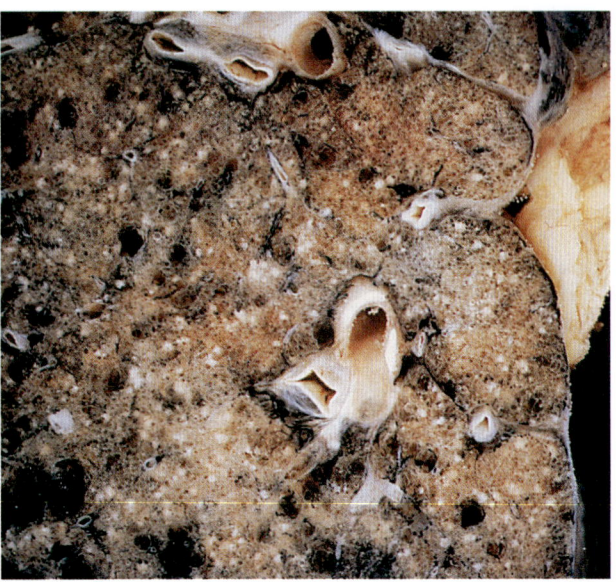

FIGURA 12.19
Tuberculose miliar. Múltiplos nódulos milimétricos encontram-se dispersos por todo o parênquima pulmonar.

órgãos. Resulta da disseminação hematogênica dos microrganismos, em geral de tuberculose pulmonar secundária, mas algumas vezes de tuberculose pulmonar primária ou de outros locais.
- A **hemoptise** é causada pela erosão de pequenas artérias pulmonares na parede de uma cavidade. Pode ser suficientemente intensa para afogar o paciente em seu próprio sangue.

- A **fístula broncopleural** ocorre quando uma cavidade subpleural se rompe para o espaço pleural. Por sua vez, ocorrem empiema tuberculoso e pneumotórax.
- A **laringite tuberculosa** é uma conseqüência da eliminação de material infeccioso pela tosse.
- A **tuberculose intestinal** pode suceder a deglutição do mesmo material tuberculoso.
- O **aspergiloma** é uma massa fúngica que sucede a superinfecção de uma cavidade aberta persistente por *Aspergillus*; pode ocupar toda a cavidade.

MYCOBACTERIUM AVIUM-INTRACELLULARE (MAI): Nos pacientes com AIDS, a capacidade de formar uma reação granulomatosa pode estar comprometida, e a pneumonia por MAI caracteriza-se por extenso infiltrado de macrófagos e inúmeros microrganismos ácido-resistentes (Fig. 12.20).

A Actinomicose Exibe Abscessos Pulmonares Múltiplos

A actinomicose é causada pela infecção por actinomicetos, e o microrganismo pulmonar habitual é o *Actinomyces israelii*. Embora os actinomicetos assemelhem-se a fungos em aspecto, estão mais intimamente relacionados com bactérias. Esses microrganismos Gram-positivos, que normalmente habitam a boca e o nariz, infectam o pulmão por aspiração do conteúdo orofaríngeo ou por extensão de um abscesso subdiafragmático actinomicótico ou um abscesso hepático.

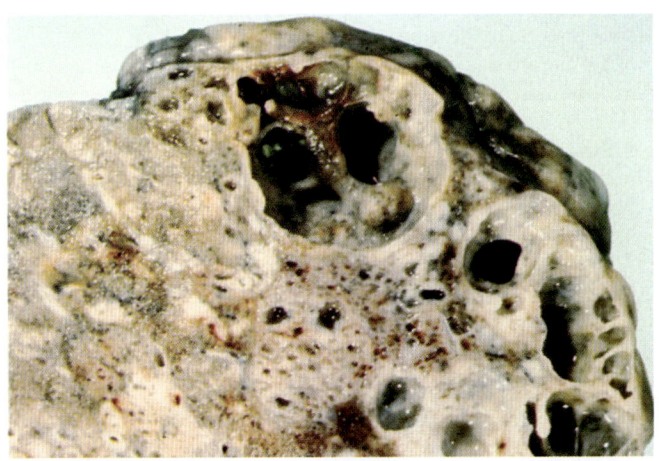

FIGURA 12.18
Tuberculose cavitária. O ápice do lobo superior esquerdo mostra cavidades tuberculosas circundadas por parênquima pulmonar consolidado e fibrótico, que contém pequenos tubérculos.

Patologia: As lesões pulmonares consistem em múltiplos abscessos pulmonares pequenos que se interligam. A margem de um abscesso é granulomatosa, mas a área necrótica central é purulenta e contém colônias de microrganismos, que formam "grânulos de enxofre". As colônias consistem em bactérias Gram-positivas filamentares, ramificadas, delgadas. Filamentos basofílicos em forma de taco são observados nas margens das colônias, que são visíveis a olho nu como pequenas partículas amarelas (grânulos de enxofre). Os abscessos invadem a pleura e produzem fístulas broncopulmonares e empiema. Também podem invadir a parede torácica.

Em Geral a *Nocardia* É um Microrganismo Oportunista

A *Nocardia* é um bacilo Gram-positivo que causa pneumonia aguda progressiva ou crônica. É encontrada com freqüência em pessoas imunodeprimidas, em especial nos pacientes com linfomas, neutropenia, doença granulomatosa crônica da infância e proteinose alveolar pulmonar. A *N. asteroides* é a espécie mais comum que provoca pneumonia.

 Patologia: À histologia, os pulmões mostram abscessos (Fig. 12.21A), que podem ter características granulomatosas nas infecções crônicas. Os microrganismos são filamentos finos, em contas, delicados, que se ramificam principalmente em ângulos retos (ver Fig. 12.21B). O padrão bastante ramificado pode se assemelhar a "caracteres chineses". Nos cortes de tecidos, os microrganismos são visualizados mais adequadamente com a coloração pela prata metenamina de Gomori (ver Fig. 12.21B) ou uma coloração de Gram. Também são fracamente ácido-resistentes.

As Infecções Fúngicas São Geográficas ou Oportunistas

Histoplasmose

A histoplasmose é uma doença das regiões do meio-oeste e sul dos Estados Unidos, em particular os Vales do Mississipi e Ohio. A doença é causada pela inalação de *Histoplasma capsulatum* na poeira infectada, em geral por excreções de aves.

 Patologia: A histoplasmose tem muitas semelhanças clínicas e patológicas com a tuberculose. A maioria das infecções é assintomática e resulta em lesões comparáveis ao complexo de Ghon, incluindo um granuloma parenquimatoso e lesões semelhantes nos linfonodos de drenagem. Os granulomas são particularmente propensos a sofrer calcificação, em geral com padrão laminar concêntrico. A fase aguda, na qual se observam muitos microrganismos dentro de macrófagos, é sucedida por inflamação granulomatosa, com áreas centrais de necrose nas lesões. Os granulomas cicatrizam por fibrose e calcificação, embora as áreas necróticas centrais possam persistir.

Em alguns casos, a lesão pulmonar evolui ou é reativada, provocando uma lesão fibrótica e necrótica progressiva muito semelhante à tuberculose por reativação. No entanto, a lesão da histoplasmose tem um aspecto mais fibrótico do que a da tuberculose, e a cavitação é menos comum. Não se conhece a razão da progressão, embora uma grande dose infecciosa e uma resposta insuficiente do hospedeiro geralmente sejam consideradas responsáveis. Os pacientes imunodeprimidos estão sob risco particular de disseminação de *Histoplasma* nos pulmões e distribuição para outros órgãos.

Coccidioidomicose

A coccidioidomicose, provocada pela inalação de esporos de *Coccidioides immitis*, era originalmente conhecida como febre do Vale de San Joaquin, nome do lugar onde a doença foi endêmica durante muitos anos. Entretanto, a infecção encontra-se amplamente disseminada por toda a parte sul dos Estados Unidos e compartilha muitas das características clínicas e patológicas da histoplasmose e da tuberculose.

Patologia: Na maioria dos casos, as lesões são limitadas a granuloma parenquimatoso periférico, com ou sem granulomas em linfonodos. Em alguns casos, a le-

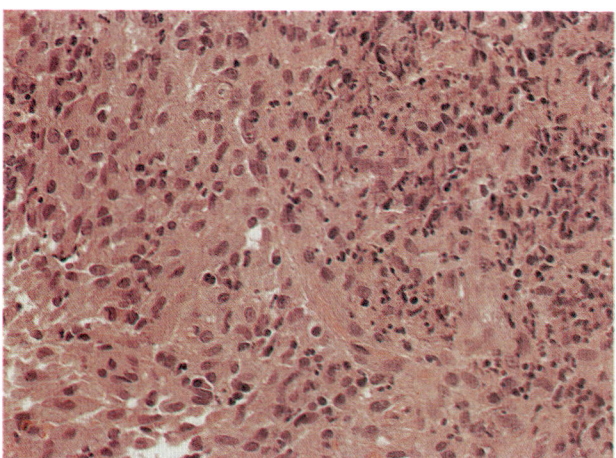
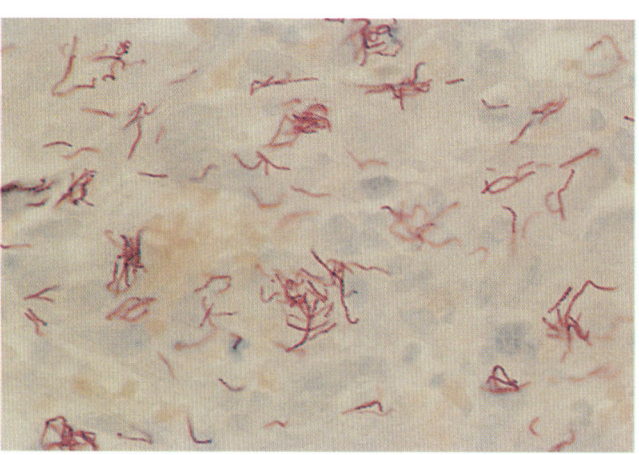

FIGURA 12.20
Pneumonia por *Mycobacterium avium-intracellulare* na AIDS. A. A pneumonia caracteriza-se por infiltrado extenso de macrófagos. B. A coloração de Ziehl-Neelsen mostra muitos microrganismos ácido-resistentes.

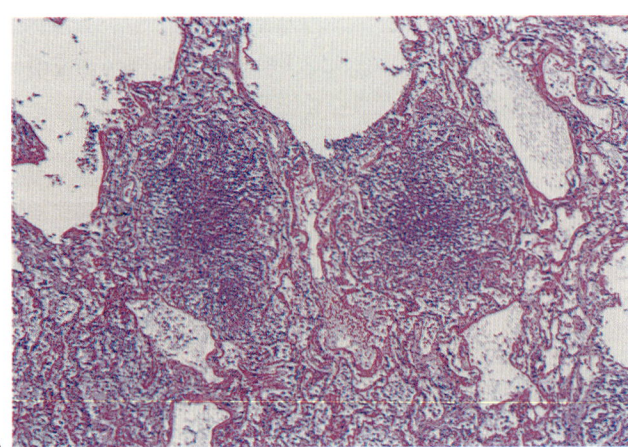 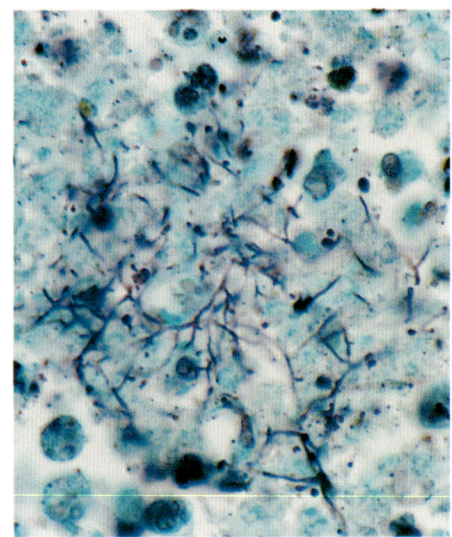

FIGURA *12.21*
Nocardiose. A. Este pulmão mostra abscessos que consistem em coleções focais de inflamação aguda. **B.** Os microrganismos são bactérias delgadas, filamentosas, ramificadas (prata metenamina de Gomori).

são é progressiva, embora a velocidade de progressão seja lenta. Os indivíduos imunodeprimidos podem apresentar progressão rápida da doença, com liberação de endósporos para o pulmão, em cujo caso a reação tissular pode ser purulenta além de granulomatosa.

Criptococose

A criptococose resulta da inalação de esporos de *Cryptococcus neoformans*, um microrganismo encontrado com freqüência em excreção de pombos. As lesões pulmonares variam de pequenos granulomas parenquimatosos até vários nódulos granulomatosos grandes, consolidação pneumônica e até mesmo cavitação. A maioria dos casos graves de criptococose pulmonar ocorre em pessoas imunocomprometidas, nas quais os microrganismos proliferam amplamente nos espaços alveolares, com pouca reação tissular.

Blastomicose Norte-americana

A blastomicose é um distúrbio pouco freqüente causado pelo *Blastomyces dermatitidis*. Está concentrada nas bacias dos rios Missouri, Mississipi e Ohio nos Estados Unidos e no sul de Manitoba e noroeste de Ontário, no Canadá. As características clínicas e patológicas assemelham-se às associadas aos fungos mencionados anteriormente. A infecção manifesta-se como uma lesão semelhante ao complexo de Gohn ou como uma pneumonite progressiva. Ao contrário do complexo de Gohn da tuberculose, a lesão focal da blastomicose exibe necrose central com uma reação purulenta, circundada por inflamação granulomatosa.

Aspergilose

A infecção dos pulmões por espécies de *Aspergillus,* em geral *A. niger* ou *A. fumigatus,* pode ocorrer sob muitas circunstâncias.

- **Aspergilose invasiva:** Essa é a manifestação mais séria da infecção por *Aspergillus*, ocorrendo quase exclusivamente como uma infecção oportunista nas pessoas com diminuição da imunidade, em geral devido a terapia citotóxica ou AIDS. Os pulmões exibem áreas multifocais irregulares de consolidação e cavidades ocasionais. Invasão extensa de vasos sangüíneos (geralmente arteriais [Fig. 12.22]) resulta em oclusão, trombose e infarto de tecido pulmonar. A aspergilose invasiva é uma infecção pulmonar fulminante que não cede a tratamento.
- **Aspergiloma ("bola de fungo" ou micetoma):** As espécies de *Aspergillus* podem crescer em cavidades preexistentes, como aquelas causadas por tuberculose ou bronquiectasia. Proliferam formando uma bola de fungo dentro das cavidades (Fig. 12.23). O exame radiológico demonstra uma massa grande em cavidade separada da parede por ar. Na maioria dos casos, a bola de fungo não é reconhecida clinicamente e representa simples-

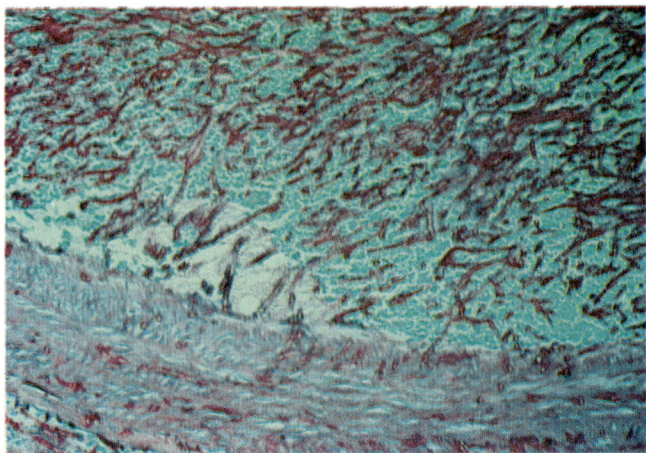

FIGURA *12.22*
Aspergilose pulmonar invasiva. Um ramo da artéria pulmonar mostra hifas fúngicas na parede e na luz.

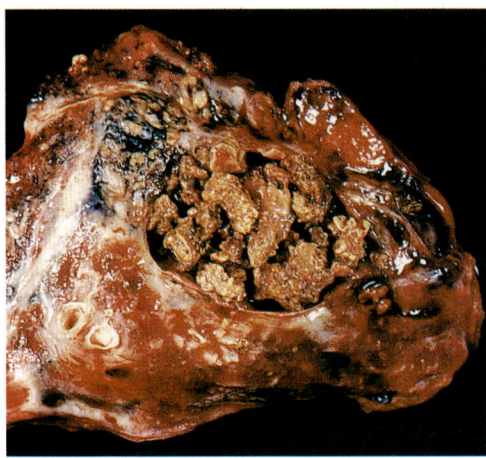

FIGURA 12.23
Bola de fungo *Aspergillus*. O pulmão contém uma cavidade preenchida com uma bola de fungo.

tampões de muco nos brônquios e bronquíolos, com infiltrados de eosinófilos (Fig. 12.24A,B). Granulomatose broncocêntrica e pneumonia eosinofílica podem estar presentes. O muco brônquico pode conter hifas fúngicas ramificadas, septadas, com ramificação em ângulos de 45°. É interessante notar que a árvore brônquica periférica é poupada.

Do ponto de vista clínico, os pacientes com ABPA apresentam sibilo, dor torácica e tosse, comumente produtiva de tampões de muco espesso. A administração de corticosteróides sistêmicos freqüentemente controla o episódio agudo.

Pneumocystis carinii

Descrita pela primeira vez como "pneumonia de plasmócitos", a infecção pulmonar por *Pneumocystis carinii* foi identificada em lactentes desnutridos no fim da II Guerra Mundial. A doença tornou-se proeminente na América do Norte com o advento do transplante renal e da imunossupressão. Desde então, tem sido reconhecida como uma complicação pulmonar importante da quimioterapia para doença maligna. **Também é a causa mais freqüente de pneumonia infecciosa nos pacientes com AIDS.** O *Pneumocystis*, já considerado um protozoário, foi reclassificado como fungo.

mente um achado radiológico interessante. No entanto, algumas vezes torna-se clinicamente evidente, sendo o sintoma mais importante a hemoptise, devido ao distúrbio subjacente ou, menos comumente, à infecção fúngica da parede da cavidade.

- **Aspergilose broncopulmonar alérgica (ABPA):** Determinados pacientes asmáticos demonstram uma reação imunológica incomum ao *Aspergillus*, caracterizada por (1) infiltrados pulmonares transitórios nas radiografias de tórax, (2) eosinofilia do sangue e escarro, (3) sensibilidade cutânea e precipitinas séricas contra *A. fumigatus*, e (4) aumento dos níveis de IgE sérica. À radiologia, visualizam-se paredes brônquicas espessadas e tampões de muco nos brônquios.

 Patologia: A lesão clássica da pneumonia por *Pneumocystis* compreende um infiltrado intersticial de plasmócitos e linfócitos, lesão alveolar difusa (ver adiante) e hiperplasia de pneumócitos do tipo II. Os alvéolos encontram-se preenchidos por um exsudato espumoso característico, com os microrganismos apresentando-se como pequenas bolhas em um fundo de exsudato proteináceo (Fig. 12.25A). Na impregnação pela prata, os cistos apresentam-se como corpos redondos ou entalhados ("lua crescente"), com 5 μm de diâmetro (ver Fig. 12.25B). Um foco escurecido representa espessamento focal da cápsula. Após o desenvolvimento de esporozoítas no cisto, ele se rompe e assume um formato entalhado. Os esporozoítas transformam-se em trofozoítas, que podem ser reconhecidos por colorações como o Giemsa nas amostras citológicas; dificilmente são

 Patologia: Morfologicamente, bronquiectasia proximal (central), envolvendo brônquios segmentares e as duas a quatro ordens seguintes de brônquios subsegmentares, é quase invariável. À histologia, os pulmões exibem

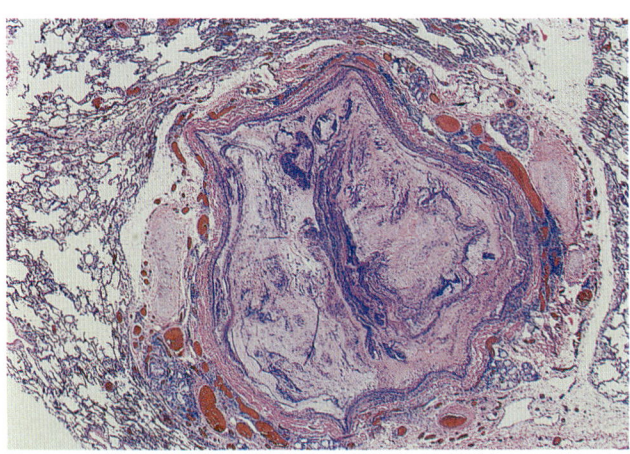 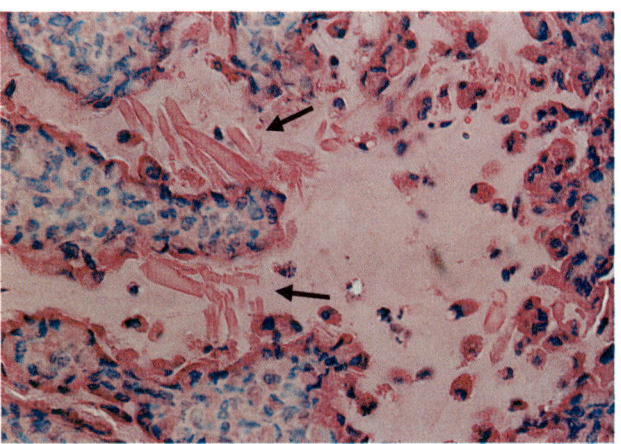

FIGURA 12.24
Aspergilose broncopulmonar alérgica. A. Brônquio dilatado preenchido por um tampão mucoso que tem camadas densas de infiltrados eosinofílicos. B. Aumento maior mostra numerosos eosinófilos e cristais de Charcot-Leyden (*setas*).

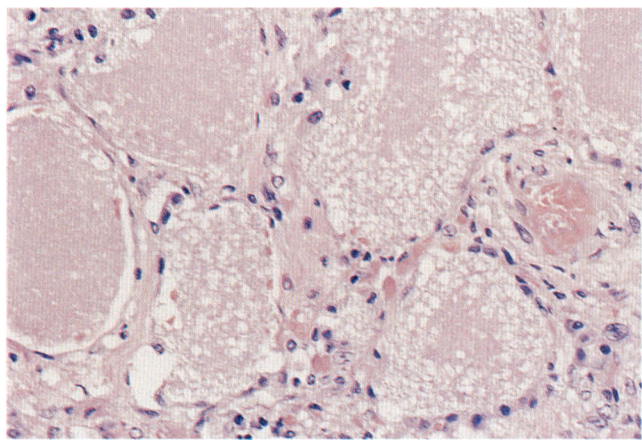 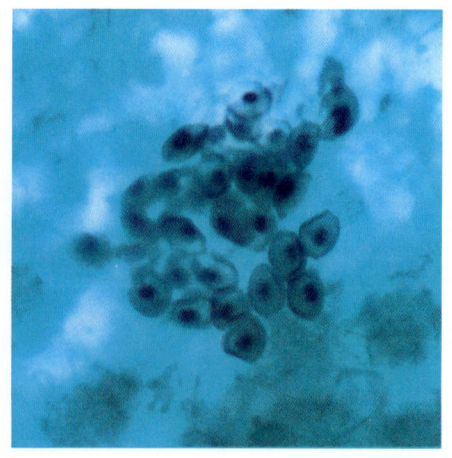

FIGURA 12.25
Pneumonia por *Pneumocystis carinii*. A. Os alvéolos estão cheios de um exsudato espumoso, e o interstício está espessado e contém infiltrado inflamatório crônico. **B.** A amostra de lavado broncoalveolar centrifugado impregnada com prata mostra um grupo de cistos de *Pneumocystis*.

visualizados nos cortes histológicos de rotina. A inflamação granulomatosa na pneumonia por *Pneumocystis* é rara, mas pode ser encontrada em até 5% das biopsias de pulmão de pacientes infectados pelo HIV.

 Manifestações Clínicas: Clínica e radiologicamente, a manifestação da pneumonia por *Pneumocystis* é variável. Em um extremo, os sintomas são mínimos, enquanto no outro, há insuficiência respiratória rapidamente progressiva. Nos pacientes infectados pelo HIV, podem surgir cistos de paredes finas, que predispõem a pneumotórax. O diagnóstico é feito pela identificação do microrganismo com uma variedade de procedimentos, incluindo exame do escarro, lavado broncoalveolar, biopsia transbrônquica, aspiração do pulmão com agulha e biopsia pulmonar a céu aberto. O tratamento é feito com trimetoprim-sulfametoxazol ou pentamidina.

A Pneumonia Viral Manifesta Inflamação Intersticial

As infecções virais do parênquima pulmonar produzem lesão alveolar difusa e pneumonia intersticial (em vez de alveolar).

 Patologia: Inicialmente, as infecções virais afetam o epitélio alveolar e resultam em infiltrado mononuclear no interstício do pulmão (Fig. 12.26). A necrose de células epiteliais tipo I e a formação de membranas hialinas resultam em um aspecto indistinguível da lesão alveolar difusa de outras causas. Em alguns casos, a lesão alveolar pode ser indolente, sendo a doença caracterizada por hiperplasia de pneumócitos do tipo II e inflamação intersticial. Esse aspecto contrasta com o da maioria das infecções bacterianas, nas quais há predomínio de exsudato intra-alveolar e o interstício encontra-se envolvido apenas ocasionalmente (Fig. 12.27).

O **citomegalovírus** produz uma pneumonia intersticial característica. Inicialmente descrita em lactentes, agora é bem reconhecida em pessoas imunodeprimidas. Essa pneumonia viral apresenta um infiltrado intersticial intenso de linfócitos. Os alvéolos são revestidos por células do tipo II, que se regeneram, cobrindo o defeito epitelial deixado pela necrose das células do tipo I. As células alveolares infectadas são muito grandes (citomegalia) e exibem uma inclusão nuclear basofílica escura, única, com um halo periférico e múltiplas inclusões citoplasmáticas indistintas, basofílicas (Fig. 12.28).

O **sarampo**, que envolve tanto as vias respiratórias quanto o parênquima, caracteriza-se pela presença de células gigantes multinucleadas muito grandes (100 μm transversalmente) e inclusões citoplasmáticas eosinofílicas grandes (Fig. 12.29). Embora a pneumonia intersticial seja uma complicação bem caracterizada do sarampo, raras vezes é fatal, exceto em pessoas imunodeprimidas, sem exposição prévia.

A **infecção por varicela** (tanto varicela quanto herpes zoster) produz lesões disseminadas, focalmente necróticas, no pulmão, bem como pneumonia intersticial. O acometimento pulmonar em geral é assintomático, exceto em hospedeiros imunocomprometidos, nos quais pode ser fatal. As inclusões virais são nucleares, eosinofílicas e refratáveis, circundadas por um halo claro. Pode ocorrer multinucleação.

O **herpes simples** pode causar uma traqueobronquite necrosante, bem como lesão alveolar difusa. As inclusões virais são idênticas às da infecção por varicela.

A **pneumonia por adenovírus** provoca bronquiolite necrosante e broncopneumonia. Pode causar dois tipos de inclusões nucleares: inclusões nucleares eosinofílicas circundadas por um halo claro e "células fantasmas" com inclusões nucleares basofílicas indiferenciadas que preenchem todo o núcleo e são circundadas por apenas uma borda delgada de cromatina (Fig. 12.30).

O Abscesso Pulmonar É Provocado Geralmente por Aspiração

O abscesso pulmonar, conhecido desde a época de Hipócrates, é o acúmulo localizado de pus que se acompanha de destruição do parênquima pulmonar, incluindo alvéolos, vias respiratórias e vasos sangüíneos.

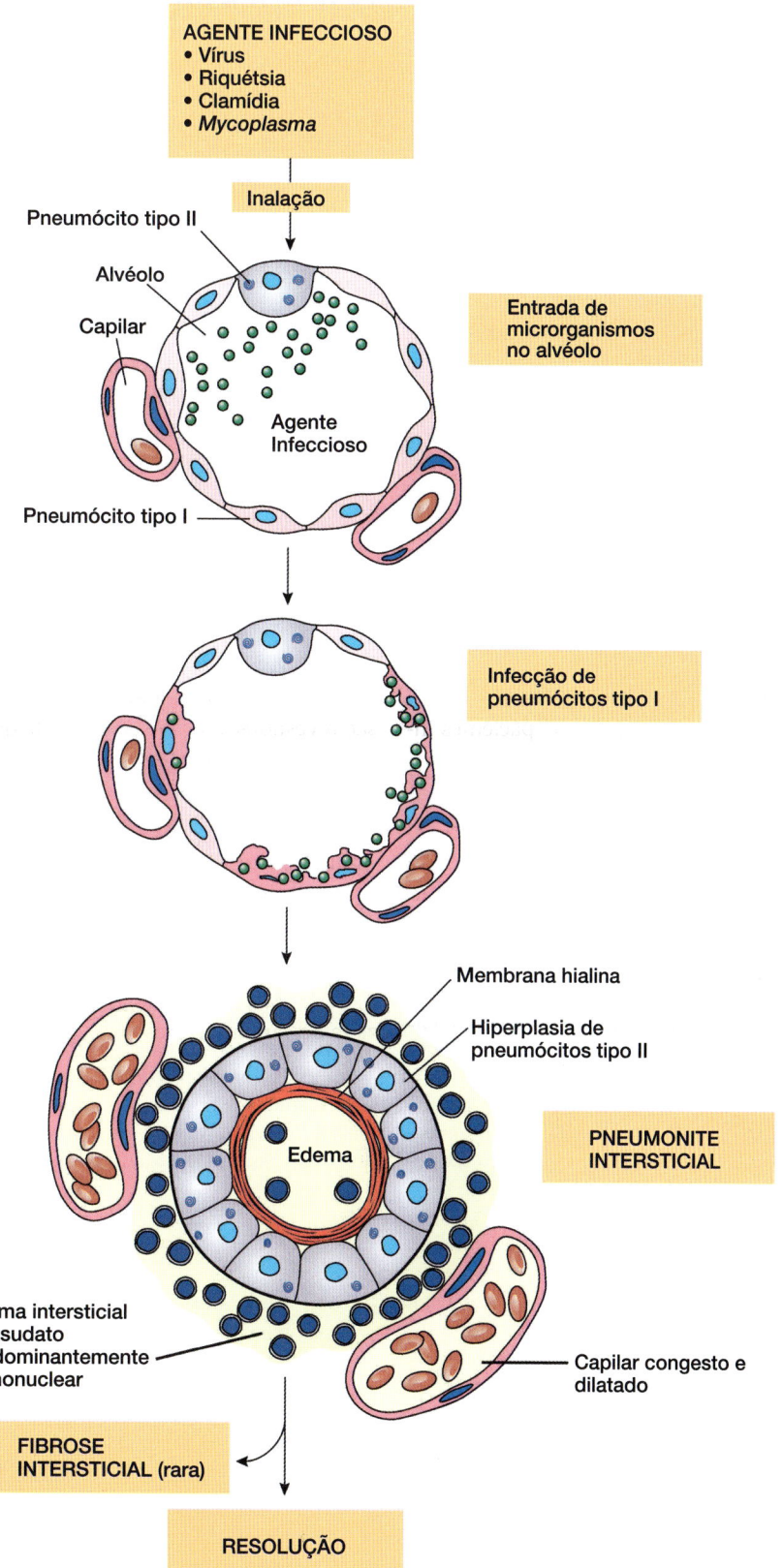

FIGURA 12.26

Patogenia da pneumonia intersticial. Embora a pneumonia intersticial seja provocada mais comumente por vírus, outros microrganismos também podem causar inflamação intersticial significativa. As células do tipo I são as mais sensíveis a lesão, e a perda de sua integridade provoca edema intra-alveolar. O exsudato proteináceo e os resquícios celulares formam membranas hialinas, e as células do tipo II se multiplicam, revestindo os alvéolos. A inflamação intersticial caracteriza-se principalmente por células mononucleares. Em geral, a doença sofre resolução completa, porém algumas vezes evolui para fibrose intersticial.

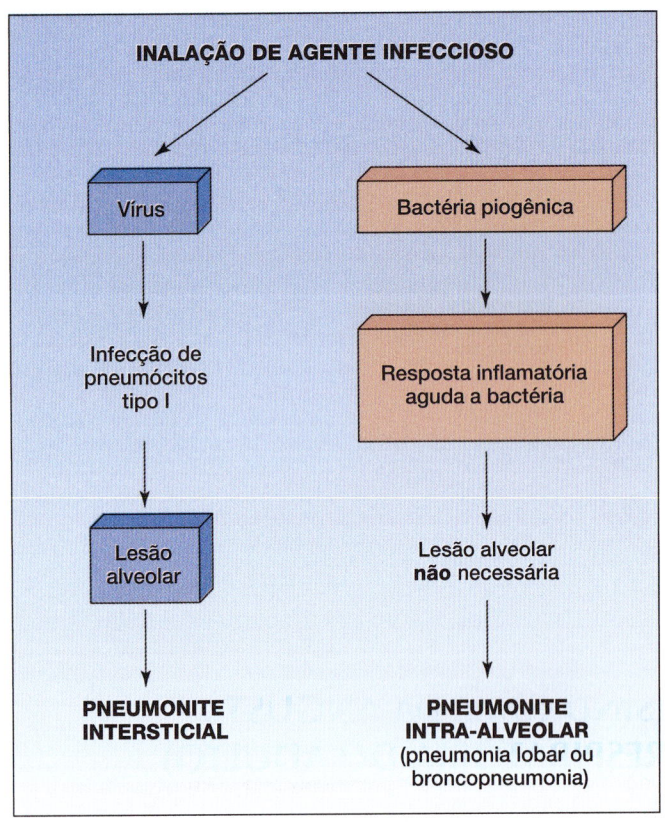

FIGURA 12.27
Patogenia da pneumonite intersticial e intra-alveolar.

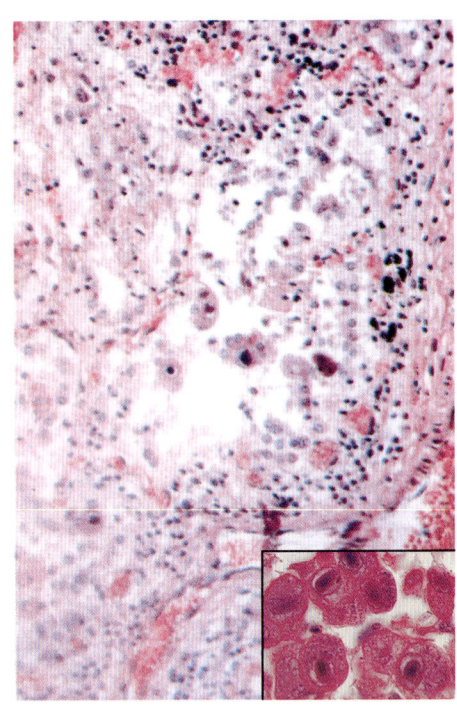

FIGURA 12.28
Pneumonite por citomegalovírus. As células alveolares infectadas encontram-se aumentadas e exibem as inclusões nucleares azul escuro típicas. *Detalhe:* Uma imagem com aumento maior mostra células alveolares infectadas que exibem uma única inclusão nuclear basofílica com um halo perinuclear e múltiplas inclusões citoplasmáticas, basofílicas, indistintas.

Patogenia: A causa mais comum de abscesso pulmonar é a aspiração, com freqüência quando existe diminuição da consciência. A maioria (> 90%) dos casos de abscesso pulmonar reflete a aspiração de bactérias anaeróbicas da orofaringe. Quase sempre as infecções são polimicrobianas, com bactérias fusiformes e espécies de *Bacteroides* sendo isoladas com freqüência. Outros microrganismos encontrados em abscessos pulmonares causados por aspiração incluem *S. aureus, K. pneumoniae, S. pneumoniae* e *Nocardia.*

A deposição de bactérias suficientes para produzir um abscesso pulmonar exige duas condições. Deve haver uma grande quantidade de bactérias anaeróbicas na flora oral, situação encontrada em indivíduos com higiene oral deficiente ou doença periodontal. Além disso, deve haver o comprometimento do reflexo da tosse ou da limpeza traqueobrônquica. Não causa surpresa que o alcoolismo seja a condição isolada mais comum predispondo a abscesso pulmonar. Os indivíduos com overdose, os epilépticos e os pacientes com comprometimento neurológico também se encontram sob risco. Outras causas de abscesso pulmonar são pneumonias necrosantes, obstrução brônquica, êmbolos pulmonares infectados, traumatismo penetrante e extensão de infecção oriunda de tecidos adjacentes ao pulmão.

Patologia: Os abscessos pulmonares variam principalmente de 2 a 6 cm de diâmetro, e 10 a 20% apresentam cavidades múltiplas, geralmente após uma pneumonia necrosante ou uma enxurrada de êmbolos pulmonares sépticos. O lado direito do pulmão é mais propenso do que o esquerdo ao desenvolvimento de abscesso pulmonar, porque o brônquio principal direito segue a direção da traquéia mais intimamente na sua bifurcação. Os abscessos pulmonares agudos não são bem separados do parênquima pulmonar adjacente. Exibem leucócitos polimorfonucleares abundantes e, dependendo da idade da lesão, quantidades variáveis de macrófagos. Pode haver resíduos de tecido necrótico evidente. O abscesso é circundado por hemorragia, fibrina e células infla-

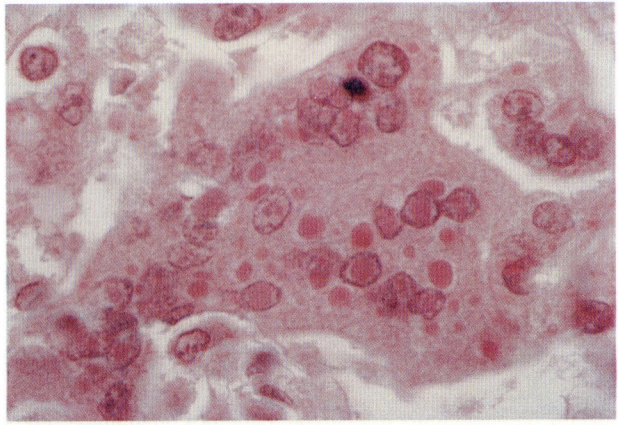

FIGURA 12.29
Pneumonite do sarampo. Esta célula gigante multinucleada mostra inclusões refráteis, eosinofílicas, isoladas dentro de cada um dos núcleos, bem como múltiplas inclusões citoplasmáticas, eosinofílicas, irregulares.

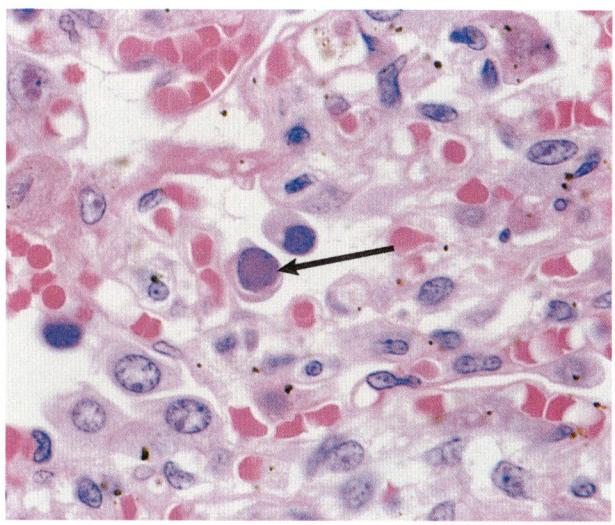

FIGURA *12.30*
Pneumonia por adenovírus. A célula "fantasma" no centro consiste em uma inclusão nuclear basofílica pouco visível.

matórias. Conforme o abscesso amadurece, forma-se uma parede fibrosa ao redor da margem. Os abscessos pulmonares diferem daqueles em outras partes do corpo pela sua capacidade de drenagem espontânea. A cavidade formada dessa maneira contém ar, resíduos necróticos e exsudato inflamatório (Fig. 12.31), criando um nível de líquido facilmente visualizado à radiologia. O revestimento da cavidade torna-se coberto por epitélio escamoso em regeneração. No abscesso antigo, o epitélio respiratório ciliado pode revestir a parede, tornando difícil a distinção entre a cavidade e bronquiectasia.

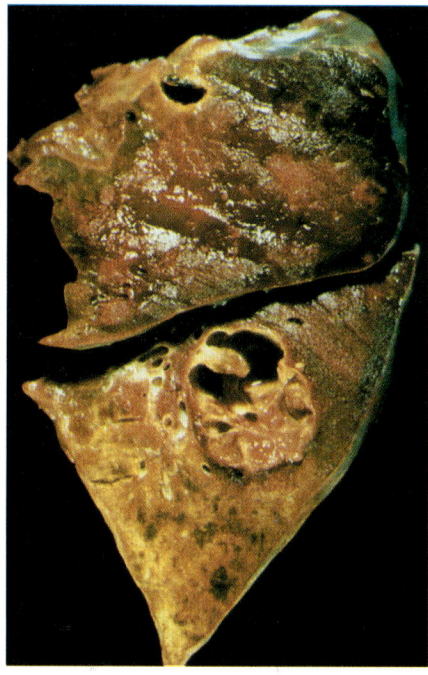

FIGURA *12.31*
Abscesso pulmonar. Um abscesso cístico grande contém exsudato purulento e está contido por uma parede fibrosa. Há pneumonia no parênquima pulmonar circundante.

 Manifestações Clínicas: Quase todos os pacientes com abscesso pulmonar são atendidos na primeira vez com febre e tosse. Um dos sintomas mais característicos é a produção de quantidades grandes de escarro de odor pútrido. Muitos pacientes queixam-se de dor torácica pleurítica, e 20% desenvolvem hemoptise.

O diagnóstico diferencial de abscesso pulmonar inclui câncer do pulmão e tuberculose cavitária. De fato, o câncer atualmente é uma causa mais comum de cavitação do que o abscesso pulmonar. Cerca de metade de todos os casos de cavitação provocada por câncer reflete necrose do tumor; os outros sucedem a obstrução dos brônquios e a infecção subseqüente. Uma cavidade tuberculosa apenas raramente exibe o nível hidroaéreo característico de um abscesso pulmonar.

As complicações do abscesso pulmonar incluem ruptura no espaço pleural, com empiema resultante e hemoptise grave. O abscesso pode drenar para um brônquio, com subseqüente disseminação da infecção para outras partes do pulmão. Apesar de terapia antimicrobiana intensa, principalmente direcionada contra bactérias anaeróbicas, a mortalidade por abscesso pulmonar permanece na variação de 5 a 10%.

LESÃO ALVEOLAR DIFUSA (SÍNDROME DA ANGÚSTIA RESPIRATÓRIA DO ADULTO)

A lesão alveolar difusa (LAD) refere-se a um padrão inespecífico de reação à lesão de células endoteliais e epiteliais alveolares por várias agressões agudas (Quadro 12.1). O equivalente clínico da LAD aguda é a síndrome da angústia respiratória do adulto (SARA). Nesse distúrbio, o paciente com pulmões aparentemente normais sofre lesão pulmonar e depois desenvolve insuficiência respiratória rapidamente progressiva. O distúrbio reflete diminuição da complacência pulmonar (em geral sendo necessária a ventilação mecânica) e hipoxemia, e manifesta opacidades radiológicas extensas em ambos os pulmões (*"white-out" [fenômeno óptico nas regiões polares que apaga os contornos e oblitera a orientação]*). A mortalidade geral da SARA é superior a 50%, e nos pacientes com mais de 60 anos de idade, é de até 90%.

 Patogenia: A LAD é uma via final comum das alterações patológicas causadas por uma grande variedade de agressões (ver Quadro 12.1). Estas incluem

QUADRO *12.1* Causas Importantes da Síndrome da Angústia Respiratória do Adulto

Traumatismo não-torácico	Drogas e agentes terapêuticos
Choque por qualquer causa	Heroína
Embolia gordurosa	Oxigênio
	Radiação
Infecção	Paraquat
	Agentes citotóxicos
Septicemia por Gram-negativos	
Outras infecções bacterianas	
Infecções virais	
Aspiração	
Quase afogamento	
Aspiração de conteúdo gástrico	

infecções respiratórias, sepse, choque, aspiração do conteúdo gástrico, inalação de gases tóxicos, quase afogamento, pneumonite por radiação e muitos tipos de fármacos e outras substâncias químicas. Alguns pacientes apresentam uma forma idiopática de LAD na qual não se pode encontrar etiologia. Embora esses distúrbios sejam bastante diversos, são todos capazes de lesar as células epiteliais e endoteliais dos alvéolos, produzindo assim a LAD. **É importante observar que a causa precisa da LAD não pode ser determinada com base no aspecto patológico do pulmão apenas, a menos que seja identificado um agente infeccioso específico.**

A lesão da célula endotelial permite o extravasamento de líquido rico em proteínas dos capilares alveolares para o espaço intersticial (Fig. 12.32). A destruição de pneumócitos do tipo I permite a exsudação de líquido para os espaços alveolares, onde a deposição de proteína plasmática resulta na formação de precipitados contendo fibrina (membranas hialinas) nas paredes alveolares lesadas (Fig. 12.33). Embora seja desprovida de pneumócitos do

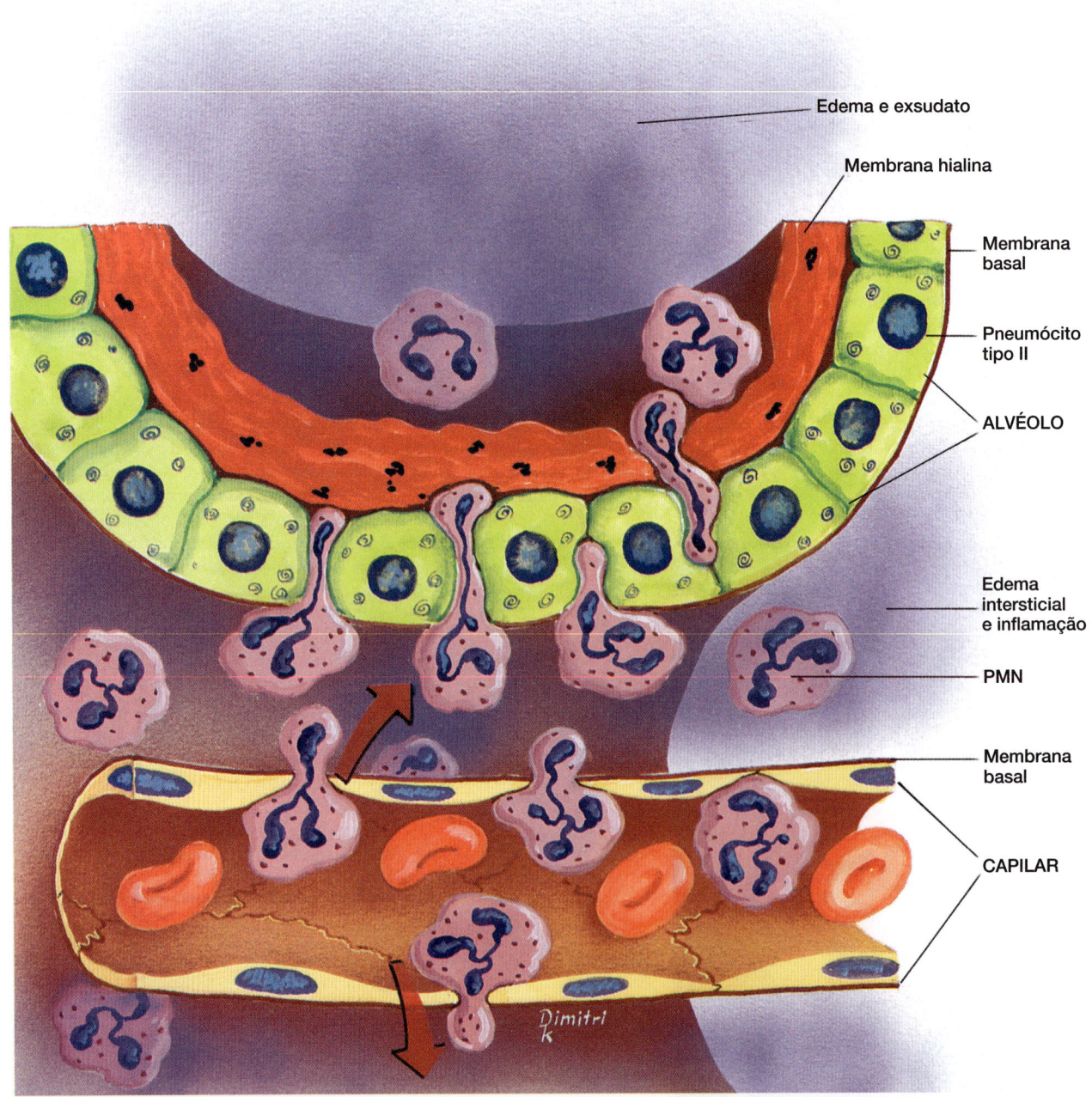

FIGURA 12.32
Lesão alveolar difusa (síndrome da angústia respiratória do adulto, SARA). Na SARA, as células do tipo I morrem em virtude de lesão alveolar difusa. Segue-se edema intra-alveolar, após o qual há formação de membranas hialinas compostas de exsudato proteináceo e resíduos celulares. Na fase aguda, os pulmões mostram-se significativamente congestos e pesados. As células do tipo II multiplicam-se, revestindo a superfície alveolar. A inflamação intersticial é característica. A lesão pode cicatrizar completamente ou evoluir para fibrose intersticial.

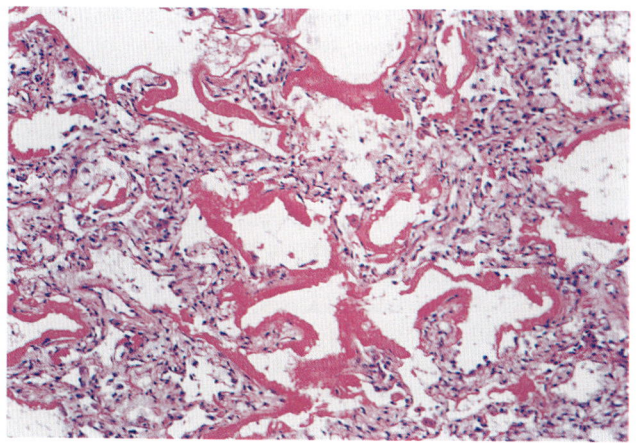

FIGURA 12.33
Lesão alveolar difusa, fase aguda (exsudativa). Os septos alveolares estão espessados por edema e infiltrado inflamatório escasso. Os alvéolos estão revestidos por membranas hialinas eosinofílicas.

tipo I, a membrana basal alveolar permanece íntegra e funciona como uma estrutura para pneumócitos do tipo II, cuja proliferação substitui o revestimento epitelial normal dos alvéolos. Em resposta à lesão celular da LAD, ocorre acúmulo de células inflamatórias no espaço intersticial.

Se o paciente sobreviver à fase aguda da SARA, os fibroblastos proliferam no espaço intersticial e depositam colágeno nas paredes alveolares (Fig. 12.34). Nos pacientes que se recuperam por completo, as lesões podem cicatrizar, com reabsorção do exsudato alveolar e das membranas hialinas, e restituição do epitélio alveolar normal. A proliferação fibroblástica cessa, e o colágeno adicional é metabolizado. Está bem documentado que os pacientes com SARA que se recuperam recobram a função pulmonar normal. Nos que não se recuperam, a LAD pode evoluir para fibrose em estágio terminal; a remodelagem da arquitetura pulmonar produz múltiplos espaços císticos em todo o pulmão (*pulmão em colméia*). Esses espaços são separados entre si por tecido fibroso e são revestidos por pneumócitos do tipo II, epitélio bronquiolar ou células escamosas.

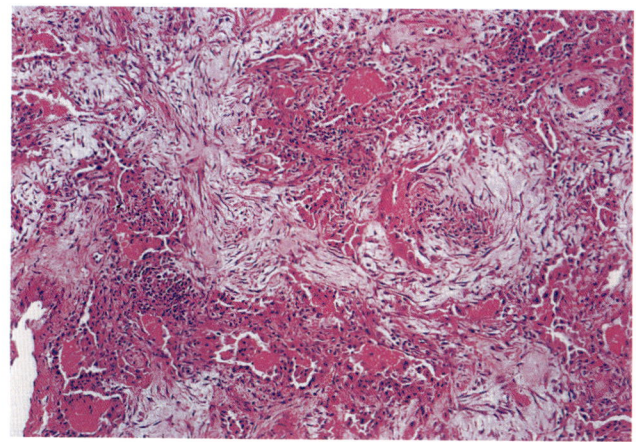

FIGURA 12.34
Lesão alveolar difusa, fase aguda e de organização. Além das membranas hialinas, as paredes alveolares estão espessadas por fibroblastos e tecido conjuntivo frouxo.

A patogenia da LAD não está totalmente clara. Acredita-se que a ativação do sistema complemento (p. ex., por endotoxina no caso de septicemia Gram-negativa) resulta no seqüestro de neutrófilos no *pool* marginal. Apenas uma pequena proporção, talvez um terço, dos neutrófilos circule ativamente no sangue; a maioria dos restantes é encontrada no pulmão. Normalmente, os neutrófilos não causam lesão, mas após a ativação pelo complemento, liberam radicais de oxigênio e enzimas hidrolíticas, que lesam o endotélio capilar do pulmão. O papel dos leucócitos polimorfonucleares na patogenia da LAD ainda é discutido, porque a SARA foi descrita em pacientes bastante neutropênicos.

Na LAD produzida pela inalação de gases tóxicos ou quase afogamento, a lesão ocorre basicamente na superfície epitelial alveolar. As junções do epitélio alveolar geralmente são muito firmes; a lesão do epitélio rompe essas junções, permitindo a exsudação de líquido e proteínas do interstício para os espaços alveolares.

 Patologia: A evolução da LAD pode ser dividida em dois períodos, a fase exsudativa inicial, seguida por uma fase de organização.

A fase exsudativa da LAD desenvolve-se na primeira semana após a lesão pulmonar e apresenta edema, exsudação de proteínas plasmáticas, acúmulo de células inflamatórias e membranas hialinas (ver Fig. 12.33). A manifestação mais inicial da lesão alveolar é evidenciada por microscopia eletrônica, que revela alterações degenerativas nas células endoteliais e nos pneumócitos do tipo I. Segue-se a descamação de células do tipo I e o aparecimento de membranas basais desnudas. O edema intersticial e alveolar é proeminente no primeiro dia, mas logo cede. As membranas hialinas começam a surgir no segundo dia e constituem o aspecto morfológico mais visível da fase exsudativa após 4 a 5 dias. Essas "membranas" vítreas, eosinofílicas, consistem em proteínas plasmáticas precipitadas e resíduos citoplasmáticos e nucleares das células epiteliais descamadas. A inflamação intersticial, consistindo em linfócitos, plasmócitos e macrófagos, é evidente logo no início e alcança seu máximo em cerca de uma semana. Próximo ao fim da primeira semana, e persistindo durante o estágio de organização subseqüente, pneumócitos do tipo II cúbicos, separados regularmente, são dispostos ao longo dos septos alveolares desnudos. Os capilares alveolares e as arteríolas pulmonares podem exibir trombos de fibrina. Nos casos de LAD fatais, os pulmões mostram-se pesados, edematosos e praticamente sem ar.

A fase de organização da LAD, começando cerca de uma semana após a lesão inicial, caracteriza-se pela proliferação de fibroblastos dentro das paredes alveolares (ver Fig. 12.34). Durante essa fase, a inflamação intersticial e os pneumócitos do tipo II proliferados persistem, mas as membranas hialinas não são mais formadas. Os macrófagos alveolares digerem os restos das membranas hialinas e outros fragmentos celulares. Fibrose frouxa espessa os septos alveolares. Essa fibrose sofre resolução nos casos mais leves; nos mais graves, evolui até a reestruturação do parênquima pulmonar e a formação de cistos.

 Manifestações Clínicas: Os pacientes destinados a desenvolver SARA apresentam, após a lesão inicial, um intervalo assintomático de algumas horas, após o qual a taquipnéia e a dispnéia marcam o início da síndrome. Nesse momento, a hipoxemia arterial e a diminuição da PCO_2 são evidentes na medida dos gases sangüíneos. Com a evolução da SARA, a dispnéia se agrava e o paciente torna-se cianótico. À radiologia, observam-se infiltrados intersticiais e alveolares bilaterais, difusos. A hipoxemia arterial nesse estágio não pode ser revertida simplesmente pelo aumento da tensão de oxigênio do ar inspirado, e torna-se necessária a ventilação mecânica. Nos casos fatais, a combinação entre taquipnéia crescente e diminuição do volume corrente causa hipoventilação alveolar, hipoxemia progressiva e aumento da PCO_2.

Os pacientes que sobrevivem à SARA podem recuperar a função pulmonar normal, mas, nos casos graves, ficam com os pulmões fibrosados, disfunção respiratória e, em alguns casos, hipertensão pulmonar.

A Lesão Alveolar Difusa Pode Ter Causas Específicas

Oxigênio

Durante a II Guerra Mundial, os aviadores precisavam respirar maiores concentrações de oxigênio em altitudes elevadas. Para estudar possível lesão pulmonar, foram realizados experimentos em animais que demonstraram efeitos deletérios do oxigênio sobre o pulmão. Observações posteriores de pacientes que receberam níveis altos de oxigênio para tratamento de problemas respiratórios documentaram o desenvolvimento de LAD. As lesões pulmonares se desenvolvem em pacientes com exposição prolongada de até apenas 28% de oxigênio, mas em geral é seguro respirar oxigênio a 40 a 60% por períodos longos. Acredita-se que o mecanismo de intoxicação pelo oxigênio esteja relacionado com o aumento da produção de formas de oxigênio reativas no pulmão.

Choque

A SARA com freqüência sucede o choque de qualquer etiologia, inclusive sepse por Gram-negativos, traumatismo ou perda de sangue, caso em que a condição pulmonar é coloquialmente denominada "pulmão de choque". Embora a patogenia da LAD associada ao choque não seja bem entendida, provavelmente é multifatorial. A necrose tissular em órgãos lesados por traumatismo ou por isquemia pode acarretar a liberação de peptídios vasoativos na circulação, que estimulam a permeabilidade vascular no pulmão. A coagulação intravascular disseminada pode lesar capilares alveolares, e êmbolos gordurosos advindos de fraturas ósseas podem obstruir o leito capilar distal do pulmão. A patogenia da lesão de células endoteliais no choque endotóxico é discutida no Cap. 7.

Aspiração

A aspiração do conteúdo gástrico introduz ácido com um pH inferior a 3,0 nos alvéolos. Em virtude da lesão química grave das células de revestimento alveolar, ocorre LAD. No quase afogamento, a aspiração de água provoca lesão pulmonar e o quadro clínico de SARA.

Lesão Alveolar Difusa Induzida por Fármacos

A longa lista de fármacos que provocam LAD inclui a maioria dos agentes quimioterápicos. O mais conhecido é a bleomicina, mas outros agentes usados com freqüência, como o 1,3-bis-(2-cloroetil)-1-nitrosouréia (BCNU), metotrexato, 5-fluorouracil, bussulfano e a ciclofosfamida são causas conhecidas. Assim, como regra geral, deve-se suspeitar de todos os agentes citotóxicos como causa de LAD. Com a bleomicina, foi demonstrada uma relação dose-dependente imprecisa, mas tal efeito não é demonstrável com a maioria dos outros fármacos.

Núcleos hipercromáticos atípicos, bizarros, nas células do tipo II são particularmente comuns em caso de lesão alveolar por agentes quimioterápicos (Fig. 12.35). A lesão progride apesar da suspensão do agente agressor, embora ela possa ser modificada pela administração de corticosteróides. Ocorre fibrose intersticial progressiva, geralmente com retenção da estrutura pulmonar. O metotrexato difere de outros agentes quimioterapêuticos porque, algumas vezes, causa uma reação de hipersensibilidade no pulmão. Nessas circunstâncias, a LAD é reversível após a suspensão do fármaco. As lesões que refletem hipersensibilidade caracterizam-se por inflamação granulomatosa e, ocasionalmente, vasculite.

Outros fármacos além dos agentes quimioterapêuticos também causam LAD. Os exemplos são a nitrofurantoína, a amiodarona e a penicilamina.

Pneumonite por Radiação

A pneumonite por radiação ocorre sob duas formas, LAD aguda e fibrose pulmonar crônica. Acredita-se que a geração de radicais de oxigênio através da radiólise de água cause lesão alveolar.

A **pneumonite por radiação aguda** ocorre em até 10% dos pacientes irradiados para câncer do pulmão ou da mama ou para linfoma do mediastino. A LAD causada por radiação na maioria das vezes é dose-relacionada e ocorre 1 a 6 meses após a radioterapia. Os pacientes apresentam febre, tosse e dispnéia. O exame microscópico dos pulmões revela células de revestimento alveolar atípicas, com núcleos hipercromáticos aumentados e células multinucleadas. A maioria dos pacientes se recupera da pneumonite por radiação aguda.

A **pneumonite por radiação crônica** caracteriza-se por fibrose intersticial e pode suceder LAD aguda ou pode se desenvolver de modo insidioso. A biopsia do pulmão demonstra fibrose

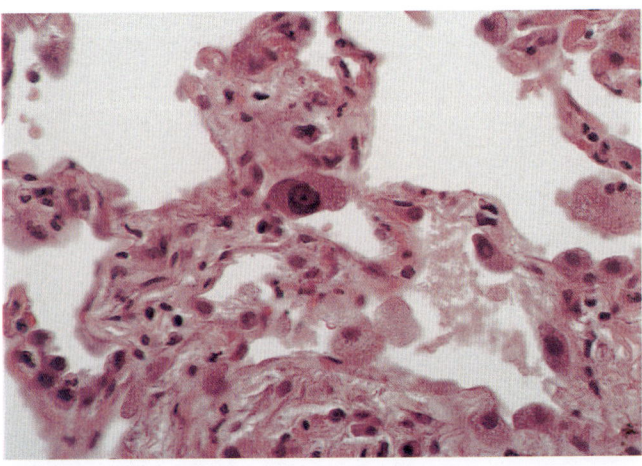

FIGURA 12.35
Lesão alveolar difusa associada a tratamento com bussulfan. Um pneumócito atípico foi encontrado em um caso de lesão alveolar difusa (LAD) em organização, associada a terapia com bussulfan.

intersticial, alterações vasculares induzidas por radiação e pneumócitos do tipo II atípicos. A doença continua assintomática a menos que um volume substancial do pulmão seja acometido.

Paraquat

A inalação do herbicida paraquat, de uso amplo, está associada a LAD. A doença pulmonar torna-se evidente 4 a 7 dias após a ingestão, quando se desenvolve a SARA. Os pacientes raramente se recuperam após o desenvolvimento de complicações pulmonares. Há o desenvolvimento de um curioso exsudato intra-alveolar e organização, bem como de fibrose intersticial, mais habitual. O exsudato intra-alveolar organiza-se de tal forma que a estrutura alveolar persiste e os espaços aéreos são preenchidos por tecido de granulação frouxo.

Síndrome da Angústia Respiratória do Recém-nascido

O equivalente da SARA em recém-nascidos é denominado síndrome da angústia respiratória (SAR) do recém-nascido. A doença também está associada a LAD, que é conhecida como **doença da membrana hialina** nessa circunstância. Antes do uso de tratamento por surfactante externo da SARA, as tensões de oxigênio acima de 80% e a ventilação mecânica estavam associadas ao desenvolvimento de **displasia broncopulmonar.** Esse distúrbio do lactente é causado inicialmente por lesão dos ácinos pulmonares e posteriormente pelo reparo, acarretando atelectasia, fibrose e destruição de coleções de ácinos. Desde o advento da terapia de reposição de surfactante, a bronquiolite necrosante e a fibrose septal alveolar da displasia broncopulmonar praticamente desapareceram e a maior alteração encontrada atualmente é uma diminuição da alveolarização em lactentes após o nascimento. A SAR do neonato e a displasia broncopulmonar são discutidas com detalhes no Cap. 6.

DOENÇAS ALVEOLARES RARAS

A Proteinose Alveolar Manifesta Excesso de Surfactante Intra-alveolar

A proteinose alveolar, também denominada lipoproteinose, *é uma alteração rara na qual os alvéolos são preenchidos com um material eosinofílico granular, PAS-positivo, diastase-resistente e rico em lipídios.* A doença foi descrita inicialmente como idiopática, porém estudos recentes associaram a proteinose alveolar a (1) comprometimento da imunidade; (2) muitos tipos de cânceres, particularmente leucemia e linfoma; (3) infecções respiratórias; e (4) exposição a poeiras inorgânicas ambientais.

 Patogenia: A origem da proteinose alveolar é obscura, mas se suspeita que o comprometimento da atividade dos macrófagos alveolares, além da superprodução de lipídios (surfactante) pelos pneumócitos do tipo II, possa ser responsável. Contudo, a grande quantidade de proteína no material indica um mecanismo adicional (embora desconhecido). Na maioria dos casos, não se identifica um agente etiológico.

 Patologia: À macroscopia, os pulmões na proteinose alveolar são muito pesados e viscosos, e extravasa um líquido amarelo da superfície de corte. Nódulos branco-amarelados, firmes, dispersos, variam em tamanho, desde alguns milímetros até 2 cm de diâmetro. À microscopia, o material granular é observado não apenas nos alvéolos, mas também nos bronquíolos respiratórios e ductos alveolares (Fig. 12.36). Com freqüência, o material intra-alveolar se cora com um anticorpo contra apoproteína do surfactante, e a microscopia eletrônica revela figuras de mielina laminadas concentricamente e corpos lamelares idênticos às inclusões citoplasmáticas dos pneumócitos do tipo II. Dentro do material eosinofílico podem ser encontrados resíduos celulares, macrófagos espumosos, espectros de células degeneradas e pneumócitos do tipo II destacados. É importante observar que a arquitetura intersticial do pulmão fica íntegra, e há pouca inflamação.

Manifestações Clínicas: A proteinose alveolar é uma doença de adultos, embora alguns casos tenham sido descritos em lactentes e crianças. Os pacientes manifestam febre, tosse produtiva e dispnéia. O achado mais comum à radiografia de tórax são infiltrados alveolares simétricos, bilaterais e difusos, que podem se irradiar das regiões hilares. As infecções repetidas do trato respiratório, freqüentemente com fungos ou *Nocardia,* constituem uma complicação freqüente. Antes da existência de tratamento, a proteinose alveolar evoluía gradualmente até insuficiência respiratória em um terço dos pacientes. Atualmente, utiliza-se lavado broncoalveolar para remover o material alveolar, e a repetição do lavado (algumas vezes durante anos) cura ou suspende a progressão da doença.

As Síndromes de Hemorragia Pulmonar Difusa São Principalmente Distúrbios Imunológicos

A hemorragia alveolar difusa pode ocorrer em uma grande variedade de situações clínicas (Quadro 12.2). À histologia, as doenças caracterizam-se por hemorragia aguda (numerosos eritrócitos intra-alveolares) ou hemorragia crônica (hemossiderose). Em praticamen-

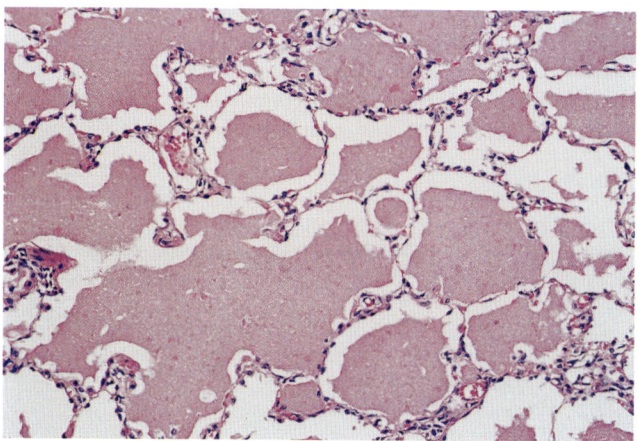

FIGURA *12.36*
Proteinose alveolar. Os alvéolos e os ductos alveolares contêm um material eosinofílico, granular.

te todos esses distúrbios, existe um infiltrado neutrofílico da parede alveolar (*capilarite neutrofílica*) e é reminiscência de vasculite leucocitoclástica encontrada em outros órgãos, como a pele. Essa lesão tende a ser mais proeminente nas síndromes hemorrágicas associadas à granulomatose de Wegener ou ao lúpus eritematoso sistêmico.

As síndromes de hemorragia pulmonar difusa podem ser classificadas de acordo com os padrões de imunofluorescência associados. Um padrão de fluorescência linear é encontrado na doença do anticorpo antimembrana basal ou síndrome de Goodpasture. Há um padrão granular nas doenças associadas a imunocomplexos, como o lúpus eritematoso sistêmico. Os distúrbios pauciimunológicos consistem em doenças associadas a anticorpos anticitoplasma de neutrófilos (ANCA) (p. ex., granulomatose de Wegener ou síndromes de hemorragia pulmonar idiopática), quando não se consegue determinar uma etiologia ou um mecanismo imunólogico (ver Quadro 12.2).

Síndrome de Goodpasture

A síndrome de Goodpasture refere-se a uma tríade de hemorragia alveolar difusa, glomerulonefrite e um auto-anticorpo citotóxico circulante contra um componente das membranas basais. A reatividade cruzada entre a membrana basal do alvéolo e o glomérulo contribui para a agressão simultânea no pulmão e no rim. A patogenia da síndrome de Goodpasture é discutida em detalhes no Cap. 16.

Patologia: Os pacientes com a síndrome de Goodpasture sofrem extensa hemorragia intra-alveolar (Fig. 12.37A). À macroscopia, os pulmões encontram-se vermelho-escuro e pesados na fase aguda e marrom-ferrugem mais tarde, quando os eritrócitos já foram fagocitados. À histologia, os eritrócitos e os macrófagos repletos de hemossiderina ocupam os espaços aéreos. Há evidências sugestivas de uma "alveolite" na forma de neutrófilos dentro e ao redor dos capilares alveolares, embora essa reação possa ser transitória. Os septos alveolares encontram-se levemente espessados por fibrose intersticial e hiperplasia dos pneumócitos do tipo II. À imunofluorescência, demonstra-se a deposição linear de IgG e complemento nas membranas basais dos alvéolos e glomérulos (ver Fig. 12.37B).

Manifestações Clínicas: Os pacientes com a síndrome de Goodpasture são quase sempre homens jovens, embora a doença possa afetar adultos de ambos os sexos e de qualquer idade. A maioria (95%) dos pacientes apresenta-se inicialmente com hemoptise, com freqüência acompanhada por dispnéia, fraqueza e anemia leve. Evidência de glomerulonefrite sucede as manifestações pulmonares em cerca de 3 meses (de 1 semana a 1 ano), embora alguns pacientes não desenvolvam doença renal. O exame radiográfico revela infiltrados alveolares bilaterais difusos, que podem sofrer resolução rapidamente em uma questão de dias, à medida que os eritrócitos sofrem lise e são fagocitados. Hipoxemia e alcalose respiratória são comuns, mas a função respiratória retorna ao normal conforme a hemorragia sofre resolução. O diagnóstico é feito com base em biopsia renal ou pulmonar.

A síndrome de Goodpasture é tratada pela administração de corticosteróides e fármacos citotóxicos e por plasmaférese. Antes da instituição desse tratamento agressivo, a mortalidade da síndrome de Goodpasture era de 80%, porém até mesmo com o tratamento atual, a sobrevida em 2 anos é de apenas 50%, e o prognóstico é pior quando existe insuficiência renal.

Hemorragia Pulmonar Idiopática

A hemorragia pulmonar idiopática (também conhecida como hemossiderose pulmonar idiopática) é uma doença rara caracterizada por sangramento alveolar difuso semelhante ao da síndrome de Goodpasture, porém sem envolvimento renal nem a presença de anticorpos antimembrana basal. À microscopia, a hemorragia pulmonar idiopática é indistinguível do pulmão da síndrome de Goodpasture.

Manifestações Clínicas: A enfermidade acomete basicamente crianças, porém 20% dos pacientes são adultos, em geral com menos de 30 anos de idade. Existe uma predominância, do sexo masculino, de 2:1 em adultos, mas uma distribuição sem predominância de sexo em crianças. Os pacientes são atendidos primeiramente com tosse (com ou sem hemoptise), dispnéia, dor torácica subesternal, fadiga e anemia ferropriva. As hemorragias pulmonares são recorrentes e intermitentes, e a evolução é mais prolongada do que a da síndrome de Goodpasture.

A resposta a corticosteróides é variável, e a sobrevida média é de 3 a 5 anos. Vinte e cinco por cento dos pacientes morrem rapidamente em virtude de hemorragia maciça. Outros 25% apresentam doença ativa persistente; episódios repetidos de hemoptise provocam fibrose intersticial e cor pulmonale. Em outros 25% dos pacientes, a doença permanece inativa, porém dispnéia persistente e anemia são complicações. Os pacientes restantes recuperam-se completamente sem recorrência.

A **hipersensibilidade ao leite de vaca** em lactentes e crianças geralmente com menos de 2 anos de idade pode resultar em

QUADRO 12.2 Distúrbios de Hemorragia Pulmonar

Doença	Mecanismo Imunológico	Padrão de Imunofluorescência
Síndrome de Goodpasture	Anticorpo antimembrana basal	Linear
Lúpus eritematoso sistêmico	Imunocomplexos	Granular
Crioglobulinemia mista		
Púrpura de Henoch-Schönlein		
Doença por IgA		
Granulomatose de Wegener	Anticorpo anticitoplasma de neutrófilo (ANCA)	Negativo ou pauciimune
Glomerulofrite idiopática		
Hemorragia pulmonar idiopática	Sem marcador imunológico	

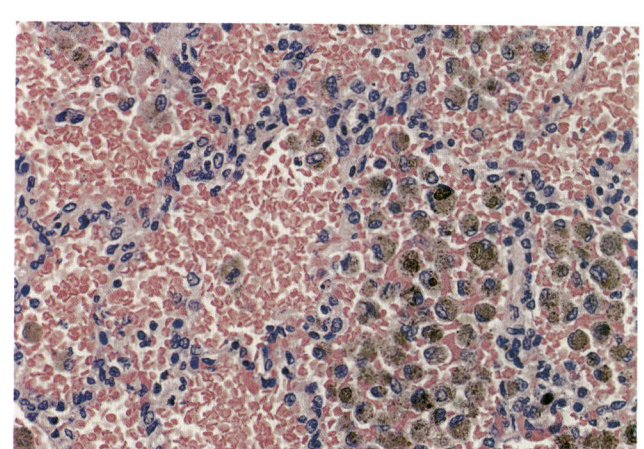
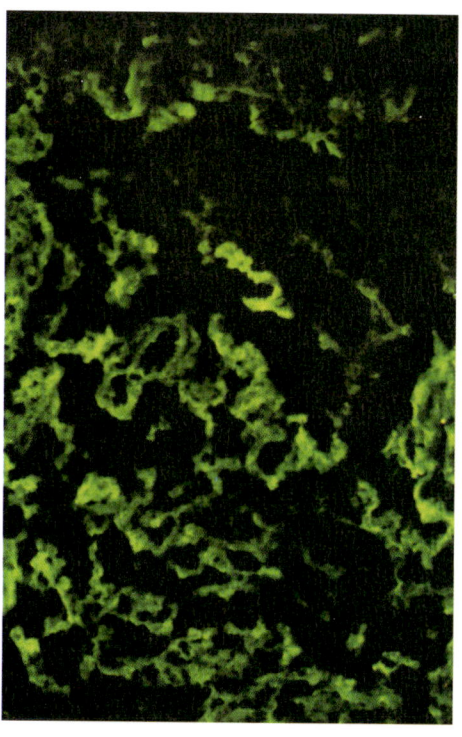

FIGURA 12.37
Síndrome de Goodpasture. A. O corte do pulmão mostra hemorragia intra-alveolar extensa. Os septos alveolares estão espessados, e os alvéolos estão revestidos por pneumócitos do tipo II hiperplásicos. B. A deposição linear de IgG dentro dos septos alveolares é demonstrada por imunofluorescência.

hemorragia pulmonar difusa semelhante àquela encontrada na hemorragia pulmonar idiopática. A retirada do leite da dieta melhora o distúrbio.

A Pneumonia Eosinofílica É Principalmente um Distúrbio Alérgico

A pneumonia eosinofílica refere-se ao acúmulo de eosinófilos nos espaços alveolares. Ela é classificada como idiopática ou secundária a uma doença subjacente (Quadro 12.3).

Pneumonia Eosinofílica Idiopática

PNEUMONIA EOSINOFÍLICA SIMPLES: A pneumonia eosinofílica simples (síndrome de Löffler) é um distúrbio leve, caracterizado por infiltrados pulmonares fugazes, que geralmente se resolvem em um mês. Os pacientes quase sempre apresentam eosinofilia no sangue periférico, mas, em geral, são assintomáticos. À histologia, o pulmão exibe pneumonia eosinofílica, mas o diagnóstico é estabelecido quase sempre clinicamente, e às vezes faz-se a biopsia pulmonar.

PNEUMONIA EOSINOFÍLICA AGUDA: Nesse distúrbio, os pacientes são examinados pela primeira vez com menos de 7 dias de sintomas, que incluem febre, hipoxemia e infiltrados intersticiais e alveolares difusos na radiografia de tórax. A etiologia da pneumonia eosinofílica aguda é desconhecida, porém acredita-se que seja um tipo de reação de hipersensibilidade.

Embora freqüentemente não ocorra eosinofilia no sangue periférico, o lavado broncoalveolar consistentemente demonstra aumento de eosinófilos. Em geral, há leucocitose. À histologia, o pulmão exibe pneumonia eosinofílica acompanhada por características de lesão alveolar difusa (membranas hialinas). Os pacientes respondem intensamente a corticosteróides e, em

QUADRO 12.3 Tipos de Pneumonia Eosinofílica

Idiopática
  Pneumonia eosinofílica crônica
  Pneumonia eosinofílica aguda
  Pneumonia eosinofílica simples (síndrome de Löffler)

Pneumonia eosinofílica secundária
  Infecção
    Parasitária
      Pneumonia eosinofílica tropical
        Ascaris lumbricoides, Toxocara canis, filária
      Dilofilária
    Fúngica
      Aspergillus
  Induzida por fármacos
    Antibióticos
    Agentes citotóxicos
    Agentes antiinflamatórios
    Agentes anti-hipertensivos
    L-triptofano (fasciíte eosinofílica)
  Doenças imunológicas ou sistêmicas
    Aspergilose broncopulmonar alérgica
    Síndrome de Churg-Strauss
    Síndrome hipereosinofílica

contraste com a pneumonia eosinofílica crônica, a pneumonia eosinofílica aguda não recorre.

PNEUMONIA EOSINOFÍLICA CRÔNICA: A etiologia da pneumonia eosinofílica crônica é desconhecida, porém observa-se uma diátese alérgica em alguns pacientes.

Patologia: Os espaços alveolares encontram-se cheios de eosinófilos, macrófagos alveolares e um exsudato proteináceo (Fig. 12.38). Em alguns casos, também existe pneumonia intersticial eosinofílica, e hiperplasia de pneumócitos do tipo II pode ser proeminente. Abscessos eosinofílicos, formados por uma massa central de eosinófilos necróticos circundados por macrófagos em paliçada, são encontrados algumas vezes. Pode haver vasculite eosinofílica leve. Ocasionalmente, também são descritas bronquiolite obliterante e pneumonia em organização.

Manifestações Clínicas: Os pacientes apresentam febre, suores noturnos, perda de peso, tosse produtiva em eosinófilos e dispnéia. Ocorre asma em muitos pacientes, e a eosinofilia circulante pode ser evidente. A radiografia de tórax é diagnóstica e foi descrita como "o negativo fotográfico do edema pulmonar", caracterizada por infiltrados alveolares periféricos com preservação do hilo. A resposta a corticosteróides é extraordinária e ajuda a confirmar o diagnóstico.

Pneumonia Eosinofílica Secundária

A pneumonia eosinofílica pode ocorrer em diversas circunstâncias clínicas conhecidas, como infecção parasitária ou fúngica, efeitos tóxicos de fármacos e distúrbios sistêmicos, como na síndrome de Churg-Strauss. Em países industrializados, a causa mais freqüente de pneumonia eosinofílica é a hipersensibilidade a fármacos, inclusive reação a antibióticos, agentes antiinflamatórios, drogas citotóxicas e agentes anti-hipertensivos. A doença pulmonar resolve-se sem seqüelas a longo prazo. Os quadros clínicos e os achados histológicos são os mesmos descritos anteriormente.

PNEUMONIA EOSINOFÍLICA INFECCIOSA: A forma clássica de pneumonia eosinofílica associada a infecção parasitária é a *pneumonia eosinofílica tropical*. A migração de parasitas pelo pulmão freqüentemente vem acompanhada de uma doença respiratória aguda, autolimitada, caracterizada clinicamente por (1) febre, (2) tosse produtiva com escarro contendo eosinófilos e (3) infiltrados pulmonares transitórios.

Em zonas temperadas, o *Ascaris lumbricoides* é o microrganismo causal comum. Ocasionalmente, também se observa hipersensibilidade a *Toxocara canis*. Entretanto, a infecção mais distinta associada à pneumonia eosinofílica é a aspergilose broncopulmonar alérgica (ver discussão anterior sobre aspergilose).

Em regiões tropicais, a pneumonia eosinofílica é mais comumente uma resposta à infestação pelos nematódeos relacionados com as filárias *Wuchereria bancrofti* e *Brugia malayi*, embora outros parasitas também possam provocar essa síndrome.

A Pneumonia Lipídica Endógena Reflete Obstrução Brônquica

A pneumonia lipídica endógena, também denominada pneumonia de ouro, é uma afecção localizada distal a uma via aérea obstruída caracterizada por macrófagos repletos de lipídios nos espaços alveolares. O tamanho da área afetada corresponde ao calibre do brônquio envolvido. A obstrução brônquica resulta na retenção de secreções e produtos de degradação de células inflamatórias e epiteliais. Enquanto o componente protéico é rapidamente digerido, os lipídios são fagocitados pelos macrófagos, que preenchem os alvéolos distais à obstrução.

Patologia: À macroscopia, a pneumonia lipídica endógena apresenta uma coloração amarelo-ouro característica, que reflete o acúmulo de delicadas gotículas lipídicas dentro dos macrófagos alveolares. À microscopia, os alvéolos encontram-se inundados por macrófagos espumosos, com fendas em forma de agulha características de cristais de colesterol. As paredes dos alvéolos quase sempre permanecem íntegras. A pneumonia é acompanhada por inflamação crônica leve e fibrose. Se a obstrução for aliviada, o parênquima acometido pode voltar ao normal, a menos que a bronquiectasia e a broncopneumonia recorrente crônica tenham provocado alterações irreversíveis no parênquima.

A Pneumonia Lipídica Exógena É uma Resposta a Óleos Aspirados

As causas de pneumonia exógena incluem óleo mineral (laxante e veículo para medicamentos em gotas nasais), óleos vegetais empregados na culinária e óleos animais ingeridos na forma de óleo de fígado de bacalhau e outras preparações de vitaminas. Os meios de contraste oleosos usados para a broncografia radiológica também foram associados ao distúrbio. A pneumonia lipídica exógena é mais comum em idosos que usam gotas nasais ou laxantes ao deitar e aspiram o produto durante o sono. Crianças podem aspirar medicações oleosas ao resistirem vigorosamente à administração do remédio.

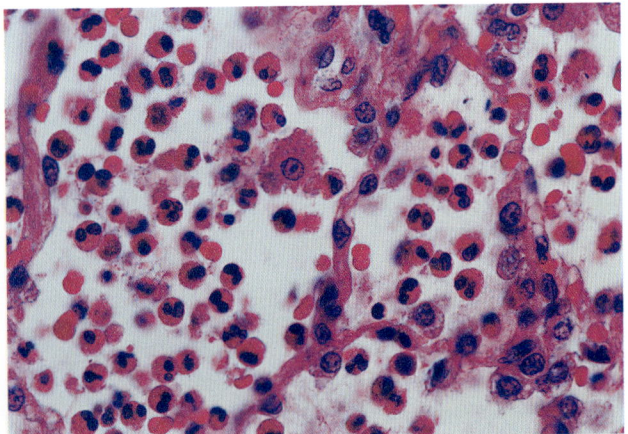

FIGURA 12.38
Pneumonia eosinofílica. Os espaços alveolares estão preenchidos com exsudato inflamatório composto de eosinófilos e macrófagos. Os septos alveolares encontram-se espessados pela presença de muitos eosinófilos.

Patologia: À macroscopia, a pneumonia lipídica exógena manifesta-se como uma lesão oleosa, acinzentada e mal delineada. À microscopia, são encontrados macrófagos espumosos nos espaços alveolares e intersticiais (Fig. 12.39). Gotículas oleosas maiores em ambas as localizações são circundadas por uma resposta granulomatosa do tipo corpo estranho. Como a maior parte do óleo é eliminada no processamento com parafina, observam-se espaços vacuolares vazios nos cortes histológicos. Nos casos crônicos, as áreas afetadas podem se tornar densamente fibróticas.

Os pacientes com pneumonia lipídica exógena geralmente são assintomáticos, e a afecção é trazida à atenção médica quando uma massa simulando um processo infeccioso ou um tumor é observada numa radiografia de tórax.

DOENÇAS PULMONARES OBSTRUTIVAS

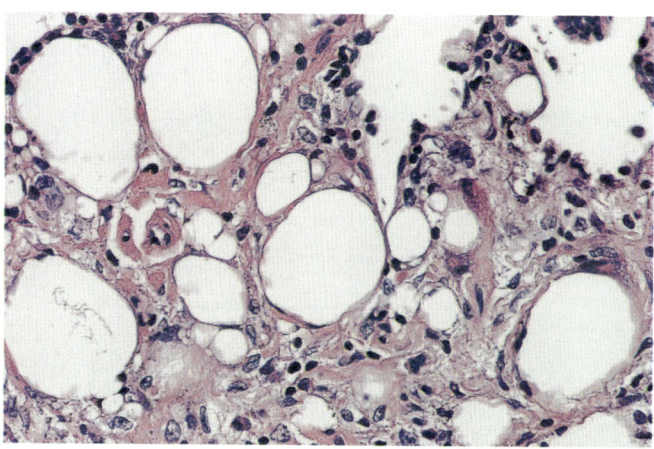

FIGURA 12.39
Pneumonia lipóide exógena (aspiração de óleo mineral). Os espaços císticos estão vazios porque o lipídio foi eliminado durante o processamento da parafina. Também há uma reação de células gigantes.

Várias doenças diferentes, incluindo bronquite crônica, enfisema, asma e, em algumas classificações, bronquiectasia e fibrose cística, são consideradas em conjunto porque têm em comum uma obstrução ao fluxo de ar nos pulmões.

A **doença pulmonar obstrutiva crônica (DPOC)** é uma expressão inespecífica que descreve pacientes com bronquite crônica ou enfisema que evidenciam um decréscimo no volume expiratório forçado, medido por provas de função pulmonar espirométricas.

O fluxo de ar tem uma base hidráulica e pode ser reduzido de duas formas: aumentando-se a resistência ao fluxo de ar ou reduzindo-se a pressão do fluxo de saída. No pulmão, o estreitamento das vias aéreas produz aumento da resistência, enquanto a perda da retração elástica resulta em diminuição da pressão. A estenose das vias aéreas ocorre na bronquite crônica ou na asma, e o enfisema provoca a perda da retração.

A Bronquite Crônica É uma Doença de Fumantes

A bronquite crônica é definida clinicamente como a presença de uma tosse produtiva, sem uma causa evidente, durante mais da metade do tempo, por um período de 2 anos. A definição patológica da doença é menos satisfatória, porque as alterações morfológicas representam um processo contínuo; na bronquite crônica mais leve, essas alterações se sobrepõem àquelas observadas em indivíduos aparentemente normais.

 Patogenia: **A bronquite crônica é basicamente uma doença do tabagismo (ver Cap. 8), com 90% dos casos ocorrendo em fumantes.** A freqüência de bronquite crônica é inferior a 5% em não-fumantes, 10 a 15% em fumantes moderados e acima de 25% em fumantes inveterados. A freqüência e a gravidade das infecções respiratórias agudas são maiores em pacientes com bronquite crônica; por outro lado, infecções foram incriminadas na etiologia e na evolução da doença. Embora os estudos da população também tenham demonstrado uma prevalência mais alta de bronquite crônica entre moradores urbanos em áreas de poluição substancial do ar e em trabalhadores expostos a inalantes industriais tóxicos, os efeitos do tabagismo superam outros fatores contribuintes.

Os mecanismos precisos pelos quais a fumaça do cigarro e outros poluentes produzem lesão brônquica não são bem compreendidos. Experimentalmente, roedores submetidos à inalação de fumaça de cigarro ou dióxido de enxofre, ou à instilação de ácidos diluídos, exibem metaplasia escamosa do epitélio brônquico. Uma alteração semelhante é produzida pela introdução de determinadas proteases nos brônquios, um efeito que é evitado pelo pré-tratamento com antiproteases. A metaplasia do epitélio brônquico também pode ser induzida em roedores por agonistas adrenérgicos e colinérgicos, sugerindo que a estimulação autônoma pode desempenhar um papel na patogenia da bronquite crônica.

 Patologia: O principal achado morfológico na bronquite crônica é um aumento do tamanho do aparelho secretor de muco (Fig. 12.40). Dois tipos de células revestem as glândulas de muco: as células mucosas pálidas, que são as mais comuns, e as células serosas, que são mais basofílicas e contêm grânulos. **A bronquite crônica caracteriza-se por hiperplasia e hipertrofia das células mucosas e aumento da proporção entre células mucosas e serosas.** Como conseqüência, tanto os ácinos individuais quanto as glândulas tornam-se maiores (Fig. 12.41).

O índice de Reid é uma medida do aumento do tamanho das glândulas mucosas (Fig. 12.40). A área ocupada pelas glândulas no plano vertical à cartilagem e ao epitélio é expressa como uma proporção da espessura de toda a parede brônquica (da membrana basal até o pericôndrio interno). O valor normal do índice de Reid é de 0,4 ou menos; encontra-se acima de 0,5 na bronquite crônica.

Outras alterações morfológicas na bronquite crônica são variáveis e incluem:

- Excesso de muco nas vias respiratórias centrais e periféricas
- "Depressões" na superfície do epitélio brônquico, que representam ductos de glândulas brônquicas dilatados nos quais se abrem diversas glândulas

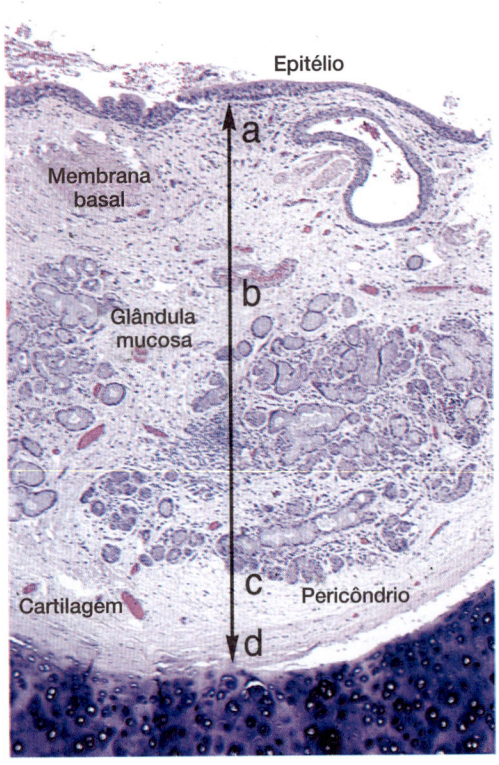

FIGURA 12.40
Bronquite crônica. A mucosa brônquica está bastante expandida pelas glândulas hiperplásicas que compõem bem mais de 50% da espessura da parede brônquica. O índice de Reid equivale à espessura máxima das glândulas mucosas brônquicas internas à cartilagem (*b* a *c*) dividida pela espessura da parede brônquica (*a* a *d*).

- Espessamento da parede brônquica pelo aumento das glândulas mucosas e edema, acarretando a invasão da luz brônquica
- Aumento do número de células caliciformes (hiperplasia)
- Quantidades aumentadas de músculo liso, o que pode indicar hiper-reatividade brônquica
- Metaplasia escamosa do epitélio brônquico na bronquite crônica refletindo lesão epitelial provocada pela fumaça do tabaco, um efeito que é provavelmente independente das outras características morfológicas da bronquite crônica

Manifestações Clínicas: A bronquite crônica em geral vem acompanhada de enfisema (ver adiante); com freqüência, é difícil separar a contribuição relativa de cada doença para o quadro clínico. Em geral, os pacientes com bronquite predominantemente crônica têm tido uma tosse produtiva por muitos anos. A tosse e a produção de escarro inicialmente são mais graves nos meses de inverno, porém, à medida que a enfermidade se torna mais crônica, progride de invernal para perene. Sobrevém dispnéia de esforço e cianose, e pode suceder cor pulmonale. A combinação de cianose e edema secundário a cor pulmonale levou à designação "pletórico azulado" para esses pacientes.

A insuficiência respiratória aguda nos pacientes com bronquite crônica avançada, consistindo em hipoxemia progressiva e hipercapnia, pode ser precipitada por infecções pulmonares, tromboembolismo e insuficiência ventricular esquerda e por episódios importantes de poluição do ar. Devido à retenção de secreções mucosas, os pacientes com bronquite crônica estão sob maior risco de infecções bacterianas do pulmão, particularmente por *H. influenzae* e *S. pneumoniae*.

Os pacientes com bronquite crônica devem ser advertidos a parar de fumar. A antibioticoterapia imediata das infecções pulmonares, a administração de broncodilatadores e, em algumas ocasiões, a drenagem broncopulmonar são as bases do tratamento.

O Enfisema Provoca Hiperinsuflação dos Pulmões em Fumantes

O enfisema é uma doença pulmonar crônica caracterizada pelo aumento dos espaços aéreos distais aos bronquíolos terminais, com destruição das paredes, porém sem fibrose. O enfisema é classificado em termos anatômicos, mas a classificação não deve encobrir o fato de que **a intensidade do enfisema é mais importante do que o tipo.** Em termos práticos, à medida que o enfisema se torna mais grave, mais difícil é classificá-lo, uma situação semelhante à da doença renal ou da cirrose do fígado em estágio terminal. Além disso, diversos padrões anatômicos podem estar presentes no mesmo pulmão.

Patogenia: A causa principal de enfisema é o tabagismo, e o enfisema moderado a intenso é raro em não-tabagistas (ver Cap. 8). A hipótese dominante acerca da patogenia do enfisema é a teoria da proteólise-antiproteólise (Fig. 12.42). Acredita-se que exista um equilíbrio entre a síntese e o catabolismo de elastina no pulmão. Em outras palavras, ocorre enfisema quando a atividade elastolítica aumenta ou quando a atividade antielastolítica se reduz.

O aumento da quantidade de neutrófilos, que contêm serina elastase e outras proteases, é encontrado no líquido de lavagem broncoalveolar de tabagistas. O tabagismo também reduz a atividade da α_1-antitripsina, devido à oxidação de resíduos de metionina na enzima. Desse modo, a atividade elastolítica aumentada e sem oposição provoca a destruição de tecido elástico nas paredes dos espaços aéreos distais, dessa maneira comprometendo a retração elástica. Ao mesmo tempo, outras proteases celulares podem estar envolvidas na lesão das paredes dos espaços aéreos. Embora a teoria da proteólise-antiproteólise seja atraente como uma explicação para o enfisema de fumantes, aguarda confirmação adicional.

DEFICIÊNCIA DE α_1-ANTITRIPSINA: Uma deficiência hereditária de α_1-antitripsina (α_1-AT) é responsável por cerca de 1% de todos os pacientes com diagnóstico clínico de DPOC, sendo consideravelmente mais comum em indivíduos jovens com enfisema grave. A α_1-AT, uma glicoproteína circulante produzida no fígado, é um inibidor importante de várias proteases, como a elastase, tripsina, quimiotripsina, trombina e proteases bacterianas. Na verdade, é responsável por 90% da atividade antiproteinase no sangue. No pulmão, a ação mais importante da α_1-AT é a inibição da elastase de neutrófilos, uma enzima que digere a elastina e outros componentes estruturais dos septos alveolares.

A quantidade e o tipo de α_1-AT são determinados por um par de alelos co-dominantes, denominados *Pi* (inibidor da

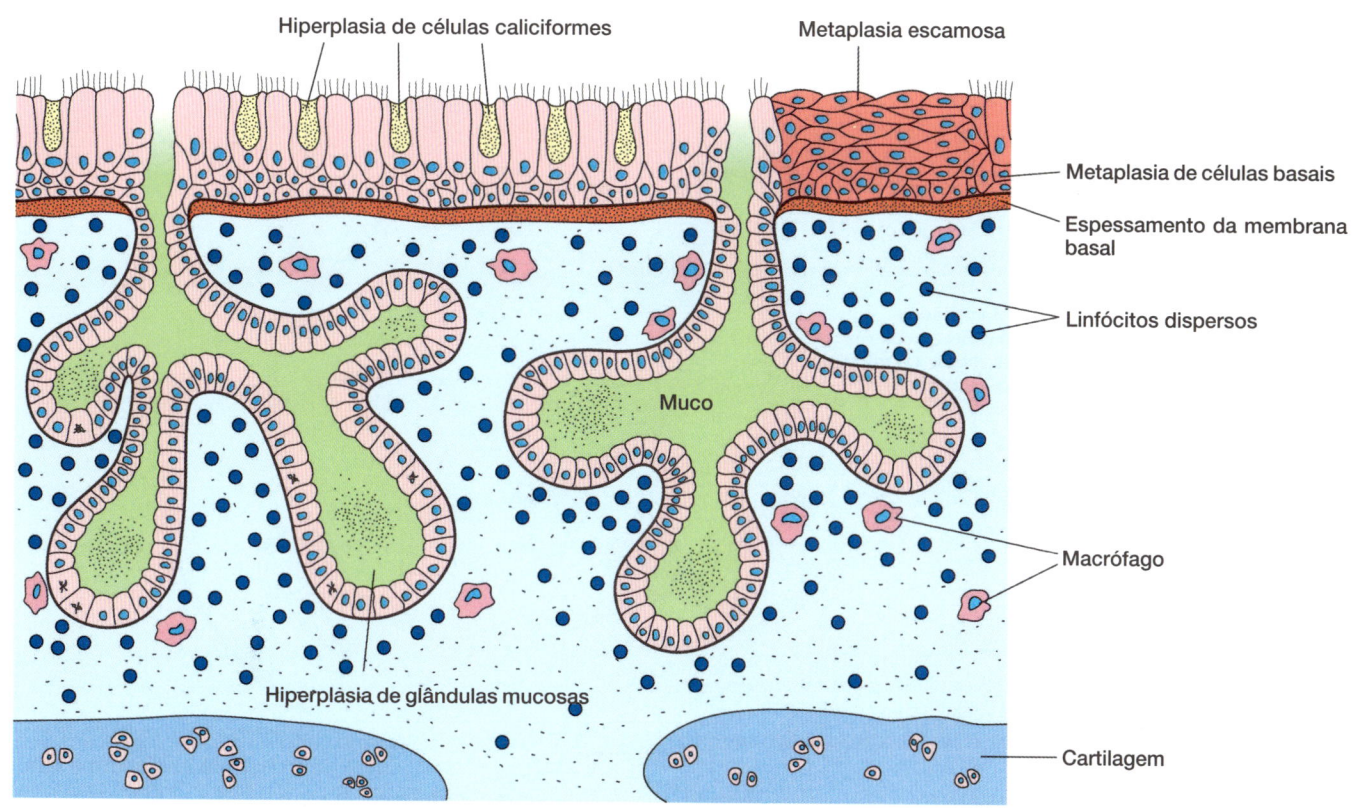

FIGURA 12.41
Bronquite crônica. Alterações morfológicas na bronquite crônica.

protease). O genótipo mais comum, *PiM*, e cerca de 75 variantes são reconhecidos atualmente. A anormalidade mais grave associa-se ao alelo *PiZ*, que ocorre em cerca de 5% da população. É mais comum em pessoas de origem escandinava, sendo rara em judeus, negros e japoneses. Os homozigotos *PiZZ* apresentam apenas 15 a 20% da concentração plasmática normal de α_1-AT porque a proteína anormal é pouco secretada pelo fígado. Essas pessoas encontram-se sob risco de desenvolver cirrose hepática (ver Cap. 14) e enfisema. **De fato, a maioria dos pacientes com enfisema diagnosticado clinicamente, com idade inferior a 40 anos, apresenta deficiência de α_1-AT (*PiZ*).** Os homozigotos *PiZZ* que não fumam mostram média de idade no início do enfisema entre 45 e 50 anos; os que fumam desenvolvem enfisema por volta dos 35 anos de idade. No entanto, dois terços de homozigotos *PiZZ* não-fumantes não mostram evidências de enfisema. A associação entre deficiência de α_1-AT e enfisema dá base ao conceito de que o tabagismo por si só provoca enfisema por alterar o equilíbrio do sistema protease-antiprotease no pulmão.

Patologia: O enfisema é classificado morfologicamente de acordo com a localização das lesões dentro do ácino pulmonar (Fig. 12.43). Apenas a parte proximal do ácino (bronquíolo respiratório) encontra-se envolvida seletivamente no enfisema centrolobular, enquanto todo o ácino está destruído no enfisema panacinar.

ENFISEMA CENTROLOBULAR: Essa forma de enfisema é a variante encontrada com maior freqüência e a que geralmente está associada ao tabagismo e aos sintomas clínicos. O enfisema centrolobular caracteriza-se pela destruição do grupo de bronquíolos terminais próximo da extremidade da árvore bronquiolar na parte central do lóbulo pulmonar (Fig. 12.44A). O lóbulo é a menor porção do pulmão limitada por septos e inclui diversos ácinos. Os bronquíolos respiratórios dilatados formam espaços aéreos aumentados que estão separados entre si e dos septos lobulares por ductos alveolares e alvéolos normais. À medida que o enfisema centrolobular evolui, essas estruturas distais também podem ser acometidas (Fig. 12.44B). Os bronquíolos proximais aos espaços enfisematosos encontram-se inflamados e estreitados. O enfisema centrolobular é mais grave nas zonas superiores do pulmão, no lobo superior e no segmento superior do lobo inferior.

O **enfisema por poeira focal**, uma doença dos mineradores de carvão, lembra o enfisema centrolobular, mas difere deste porque os espaços aumentados são menores e mais regulares, e a inflamação dos bronquíolos não é evidente. É importante observar que a lesão é basicamente distensiva, e não destrutiva. O enfisema por poeira focal é discutido adiante na seção sobre pneumoconiose dos mineradores de carvão.

ENFISEMA PANACINAR: Nesse tipo de enfisema, o ácino encontra-se uniformemente envolvido, com destruição dos septos alveolares do centro para a periferia do ácino (Fig. 12.45A,B). A perda dos septos alveolares é ilustrada na comparação histológica do pulmão afetado por deficiência de α_1-AT e o pulmão normal no mesmo aumento (Fig. 12.46). No estágio final, o enfisema panacinar deixa para trás uma estrutura rendada de tecido de sustentação (*"pulmão em algodão-doce"*). Essa variante ocorre em diferentes situações. O enfisema panacinar difuso é

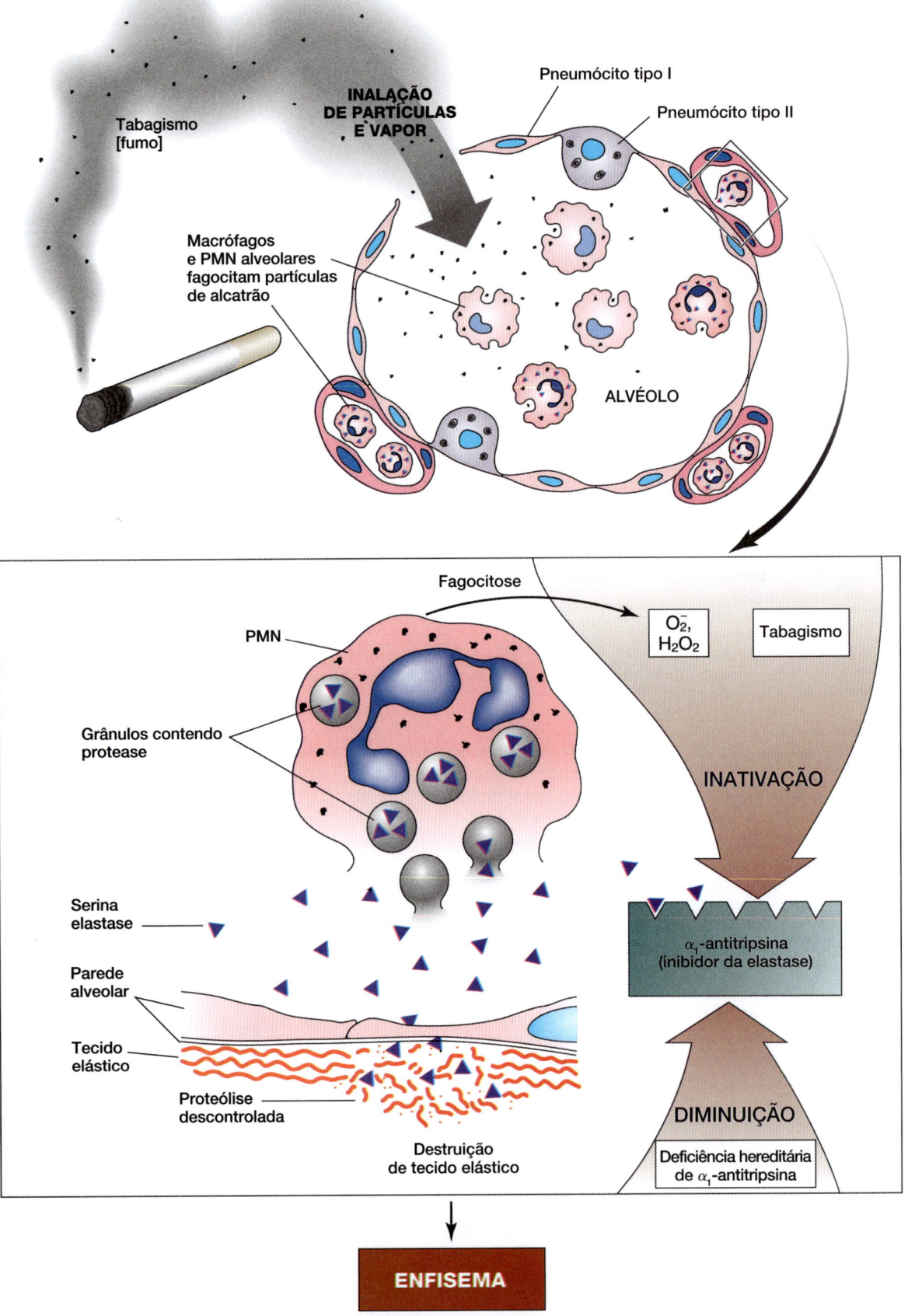

FIGURA 12.42
Teoria proteólise-antiproteólise da patogenia do enfisema. O cigarro (tabaco) está intimamente relacionado com o desenvolvimento de enfisema. Algum produto na fumaça do tabaco provoca uma reação inflamatória. A serina elastase em leucócitos polimorfonucleares, que é um agente elastolítico particularmente potente, lesa o tecido elástico do pulmão. Normalmente, a atividade dessa enzima é inibida pela α_1-antitripsina, mas a fumaça do tabaco, diretamente ou através da produção de radicais livres, inativa a α_1-antitripsina (inibidor da protease).

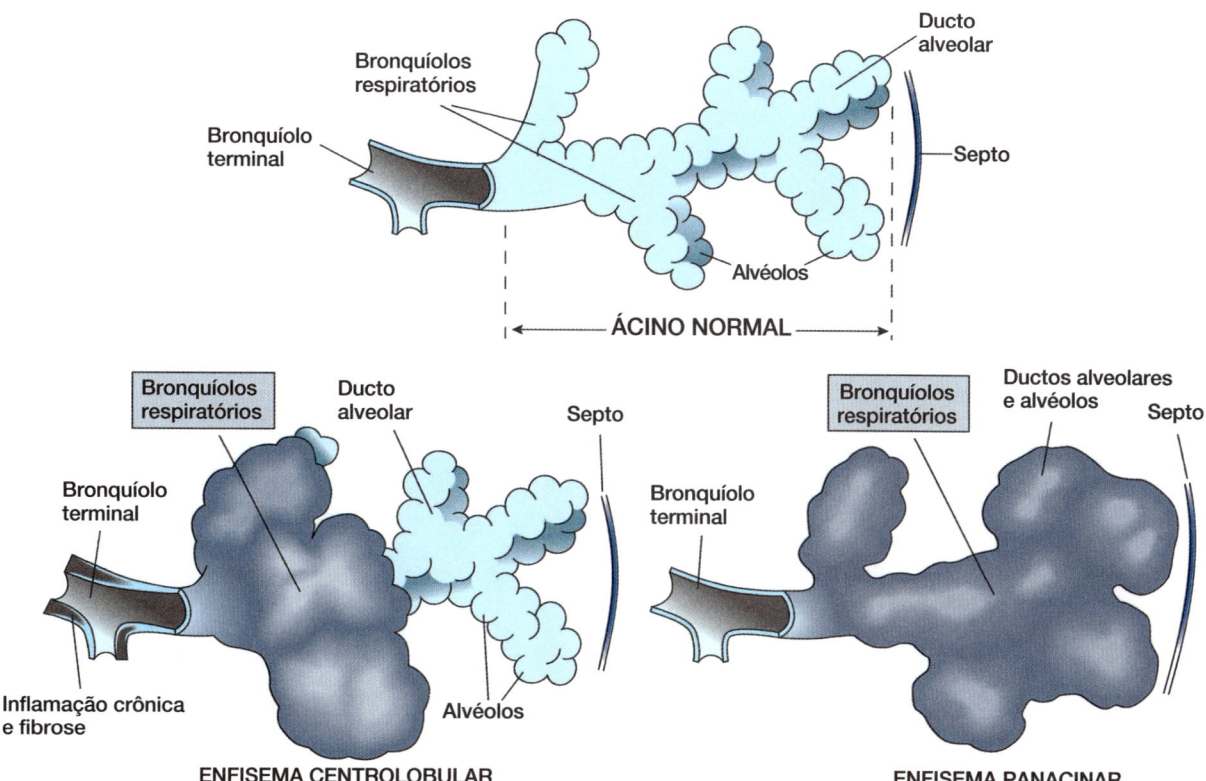

FIGURA 12.43
Tipos de enfisema. O ácino é a unidade da estrutura de troca gasosa do pulmão distal ao bronquíolo terminal. Consiste em (na ordem) bronquíolos respiratórios, ductos alveolares, sacos alveolares e alvéolos. No enfisema centrolobular (acinar proximal), os bronquíolos respiratórios estão predominantemente envolvidos. No enfisema parasseptal (acinar distal), os ductos alveolares são particularmente acometidos. No enfisema panacinar (panlobular), o ácino é uniformemente lesado.

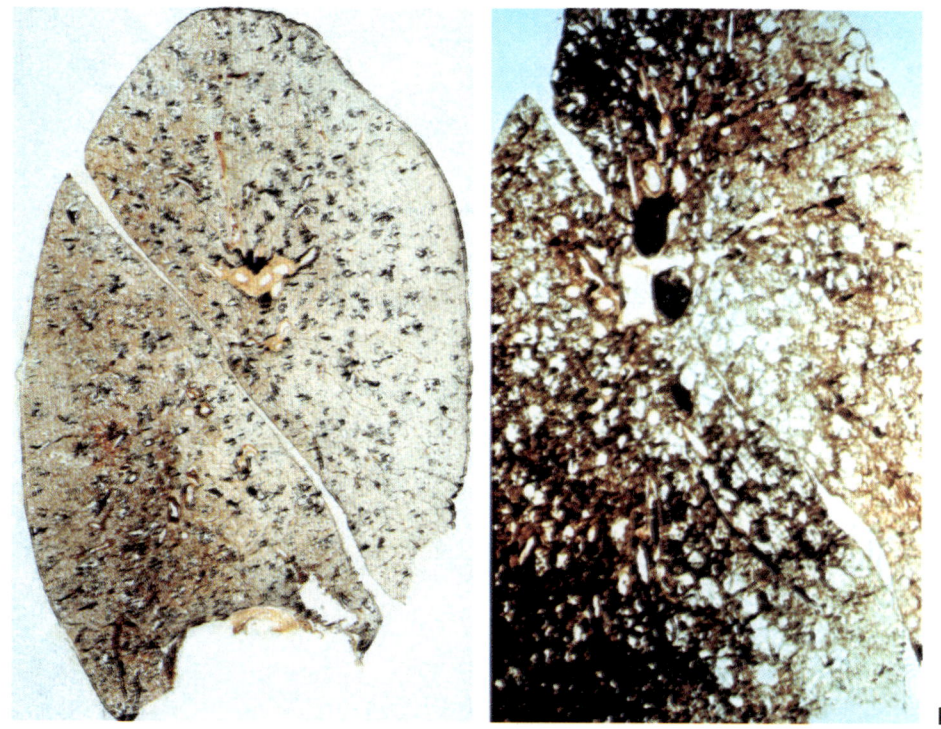

FIGURA 12.44
Enfisema centrolobular. A. Uma montagem completa do pulmão esquerdo de fumante com enfisema leve mostra espaços aéreos aumentados dispersos em ambos os lobos, que representam destruição dos bronquíolos terminais na parte central do lóbulo pulmonar. Esses espaços anormais são circundados por parênquima pulmonar íntegro. B. Em um caso mais avançado de enfisema centrolobular, a destruição do pulmão evoluiu, produzindo espaços aéreos grandes e irregulares.

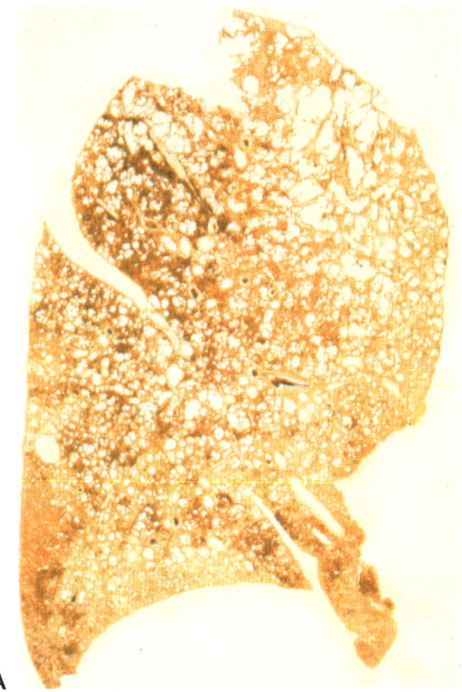
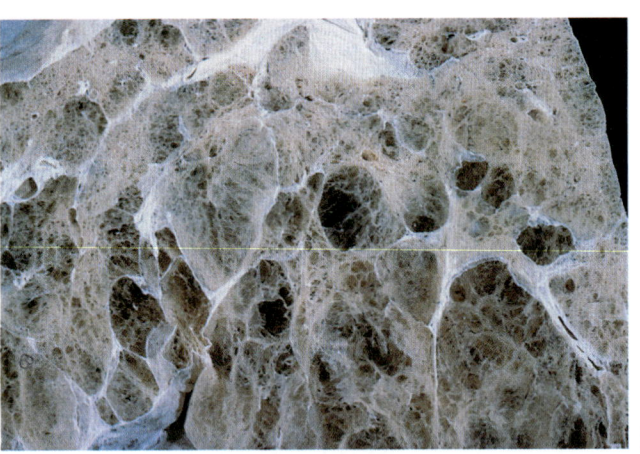

FIGURA 12.45
Enfisema panacinar. A. Uma montagem completa do pulmão esquerdo de paciente com enfisema grave revela destruição difusa do parênquima pulmonar, que, em algumas áreas, deixa apenas uma rede de tecido de sustentação. B. O pulmão desse paciente com deficiência de α_1-antitripsina mostra um padrão panacinar de enfisema. A perda de paredes alveolares resultou em aumento acentuado dos espaços aéreos.

a lesão clássica associada à deficiência de α_1-AT. Também é encontrado com freqüência em tabagistas, associado ao enfisema centrolobular. Nesses casos, o padrão panacinar tende a ocorrer nas zonas inferiores do pulmão, ao passo que o enfisema centrolobular é visto nas regiões superiores.

ENFISEMA LOCALIZADO: Essa afecção, previamente conhecida como "enfisema parasseptal", caracteriza-se pela destruição dos alvéolos e conseqüente enfisema em apenas uma ou no máximo algumas poucas localizações. O restante dos pulmões encontra-se normal. Em geral, a lesão é encontrada no ápice de um lobo superior, embora possa ocorrer em qualquer local do parênquima pulmonar, como em uma localização subpleural (Fig. 12.47). Embora não tenha importância clínica por si só, a ruptura de uma área de enfisema localizado produz pneumotórax espontâneo (ver adiante). A progressão de enfisema localizado pode resultar em uma área grande de destruição, denominada *bolha*, que varia em tamanho desde apenas 2 cm até uma lesão grande que ocupa todo um hemitórax.

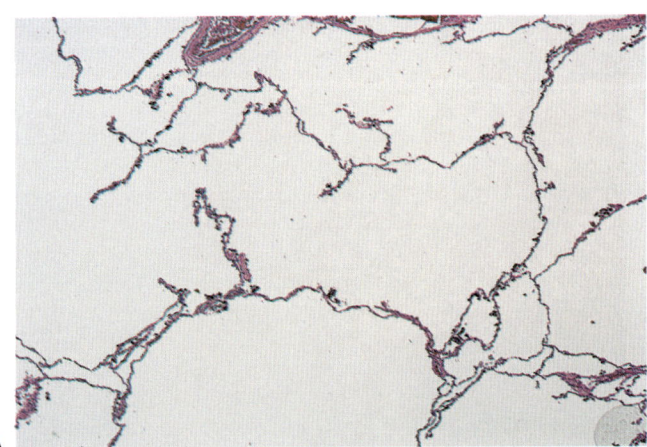
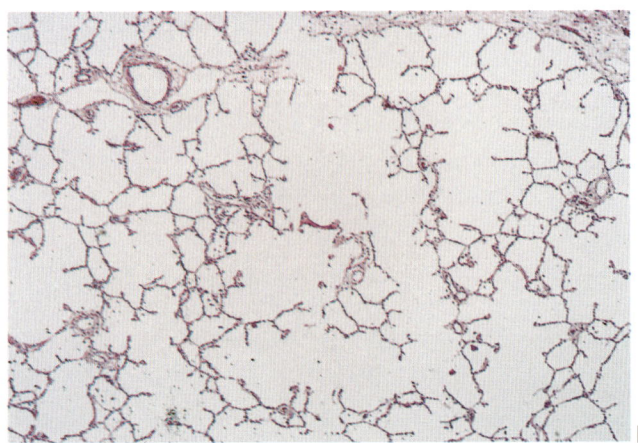

FIGURA 12.46
Enfisema panacinar. A. Este pulmão, de um paciente com deficiência de α_1-antitripsina, mostra grandes espaços aéreos irregulares e um número acentuadamente reduzido de paredes alveolares. B. A perda extensa de paredes alveolares em A é enfatizada por comparação com esse corte de pulmão normal na mesma ampliação.

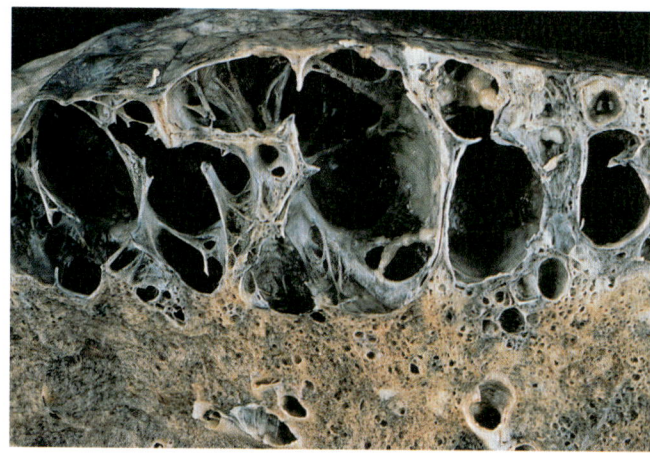

FIGURA 12.47
Enfisema localizado. O parênquima subpleural mostra aumento acentuado dos espaços aéreos devido à perda de tecido alveolar.

 Manifestações Clínicas: A maioria dos pacientes com enfisema sintomático é observada aos 60 anos de idade ou mais, com uma história antiga de dispnéia de esforço, porém com tosse não-produtiva, mínima. Eles vêm perdendo peso e usam os músculos respiratórios acessórios para respirar. O emagrecimento talvez se deva menos à ausência de calorias do que ao aumento do trabalho para respirar. Taquipnéia e fase expiratória prolongada são clássicas. A anormalidade radiológica mais proeminente é a hiperinsuflação do pulmão, evidenciada por pulmões aumentados, diafragmas deprimidos e aumento do diâmetro ântero-posterior (*tórax em barril*). As impressões broncovasculares não se estendem até os campos pulmonares periféricos. Como esses pacientes apresentam maior freqüência respiratória e volume/minuto aumentado, conseguem manter a saturação da hemoglobina arterial em níveis quase normais e, portanto, são denominados "ofegantes rosados". Ao contrário dos pacientes com predomínio de bronquite crônica, aqueles com enfisema estão sob menor risco de apresentar infecções pulmonares recorrentes e não estão tão propensos a desenvolver cor pulmonale. A evolução clínica do enfisema caracteriza-se por declínio inexorável da função respiratória e dispnéia progressiva, para a qual não existe tratamento adequado.

A Asma Caracteriza-se por Obstrução Episódica do Fluxo de Ar

A asma é uma doença pulmonar crônica provocada por aumento da capacidade de resposta das vias respiratórias a uma variedade de estímulos. Os pacientes quase sempre apresentam paroxismos de sibilos, dispnéia e tosse. Os episódios agudos de asma podem se alternar com períodos assintomáticos ou podem estar sobrepostos a obstrução crônica das vias aéreas. Quando a asma aguda grave não responde a terapia, é denominada *estado asmático*. A maioria dos pacientes asmáticos, mesmo os que aparentemente estão bem, apresentam uma certa obstrução persistente ao fluxo aéreo e lesões morfológicas.

Nos Estados Unidos, a asma brônquica é um distúrbio comum, acometendo até 10% das crianças e 5% dos adultos. Por razões desconhecidas, desde 1980 a prevalência da asma nos Estados Unidos já duplicou. Embora a crise inicial da doença possa ocorrer em qualquer idade, metade dos casos surge em pacientes com menos de 10 anos de idade, e a incidência é duas vezes mais alta em meninos do que em meninas. Por volta de 30 anos de idade, ambos os sexos são acometidos da mesma maneira.

 Patogenia: Classicamente, a asma era dividida em duas categorias principais, dependendo dos fatores desencadeadores. A asma extrínseca (alérgica) referia-se a uma alteração na qual o broncoespasmo era induzido por antígenos inalados, geralmente em crianças com história pessoal ou familiar de doença alérgica (p. ex., eczema, urticária ou rinite alérgica estacional). Em contrapartida, a asma intrínseca (idiossincrática) era uma doença de adultos na qual a hiper-reatividade brônquica era produzida nos indivíduos que não apresentavam diátese alérgica evidente por uma variedade de fatores não relacionados a mecanismos imunológicos. Essas distinções implicavam diferenças rígidas nos mecanismos patogênicos, porém à medida que se obteve um conhecimento maior da asma, essas distinções tornaram-se obscuras. Atualmente, parece mais adequado simplesmente discutir a asma em termos de diferentes fatores desencadeadores e das vias efetoras comuns.

A hipótese consensual atribui a hiper-responsividade brônquica na asma a uma reação inflamatória a diversos estímulos. Como conseqüência da exposição a um fator desencadeador (p. ex., alérgenos, fármacos, frio, exercícios), mediadores inflamatórios são liberados por macrófagos ativados, mastócitos, eosinófilos e basófilos. Essas moléculas induzem broncoconstrição, aumento da permeabilidade vascular e secreções mucosas. Além disso, as células inflamatórias fixas podem ser ativadas para liberar fatores quimiotáticos que, por sua vez, recrutam mais células efetoras e amplificam a resposta das vias respiratórias. A inflamação das paredes brônquicas também pode lesar o epitélio, dessa forma estimulando terminações nervosas e iniciando reflexos neurais que adicionalmente agravam e propagam o broncospasmo.

Um grande número de mediadores inflamatórios e fatores quimiotáticos foi implicado na produção do broncospasmo e na hipersecreção de muco da asma. As contribuições relativas das diferentes substâncias provavelmente variam com o estímulo desencadeador. A situação mais bem estudada associada à indução da asma é a inalação de alérgenos.

No indivíduo sensibilizado, um alérgeno inalado interage com células T_H2 e anticorpo IgE ligado à superfície de mastócitos que se encontram entremeados nas células epiteliais da mucosa brônquica (Fig. 12.48). Como conseqüência, as células T_H2 e os mastócitos liberam mediadores de hipersensibilidade do tipo I (imediata), incluindo histamina, bradicinina, leucotrienos, prostaglandinas, tromboxano A_2 e fator ativador de plaquetas (PAF), além de citocinas como a interleucina (IL)-4 e IL-5. Os mediadores inflamatórios provocam (1) contração da musculatura lisa, (2) secreção de muco e (3) aumento da permeabilidade vascular e edema. Cada um desses efeitos é uma causa potente, embora reversível, de obstrução de vias respiratórias. A IL-5 provoca diferenciação terminal de eosinófilos na medula óssea. Fatores quimiotáticos, como o leucotrieno B_4 e fatores quimiotáticos de neutrófilos e eosinófilos atraem neutrófilos, eosinófilos e plaquetas para a parede brônquica. Por sua vez, os eosinófilos liberam leucotrieno B_4 e PAF, desse modo agravando a broncoconstrição e o edema. A secreção de grânulos de eosinófilos que contêm proteína catiônica de eosinófilos e proteína básica principal na luz

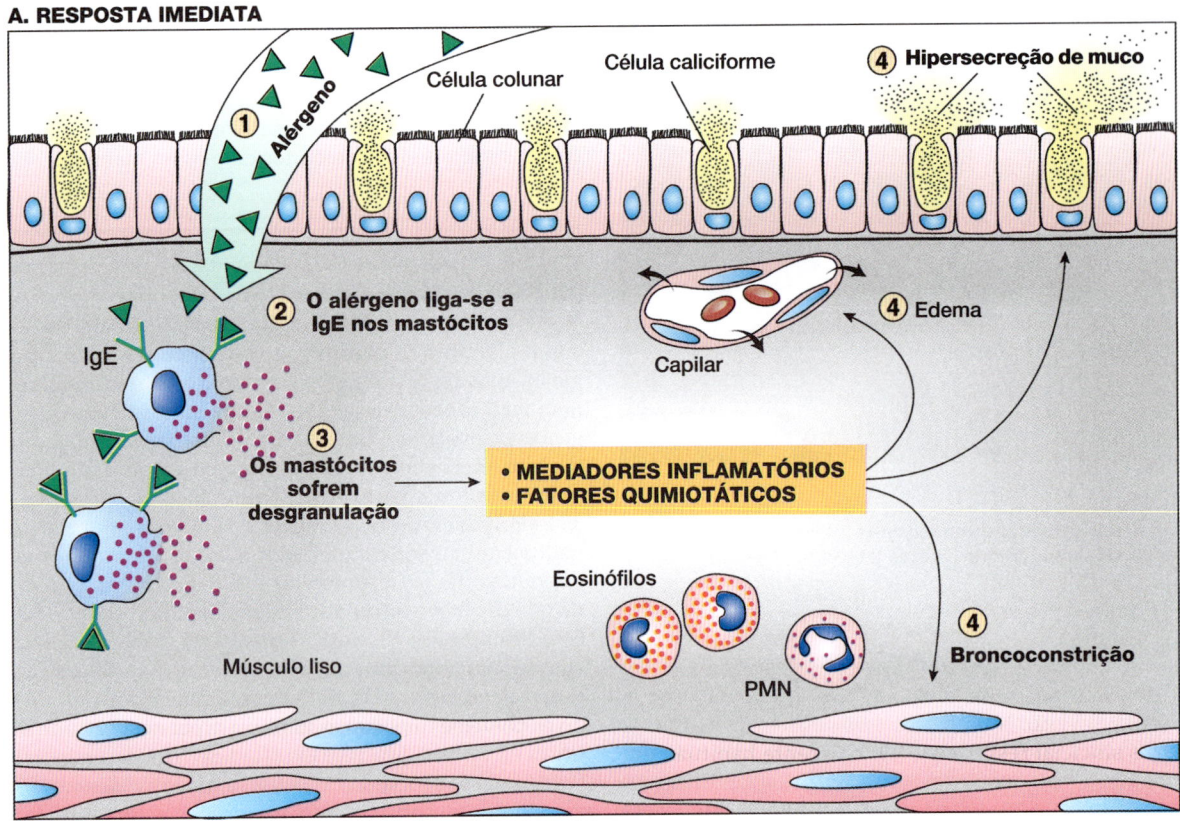

FIGURA 12.48
Patogenia da asma. A. Asma mediada imunologicamente. Os alérgenos interagem com a imunoglobulina E (IgE) nos mastócitos, seja na superfície do epitélio ou, quando existe permeabilidade anormal do epitélio, na mucosa. Mediadores são liberados e podem reagir localmente ou por reflexos mediados através do nervo vago. B. A descarga de grânulos eosinofílicos compromete ainda mais a função mucociliar e lesa células epiteliais. A lesão das células epiteliais estimula terminações nervosas na mucosa, iniciando assim uma descarga autônoma que contribui para o estreitamento das vias aéreas e secreção de muco.

brônquica compromete adicionalmente a função mucociliar e lesa células epiteliais. Suspeita-se que a lesão das células epiteliais estimule terminações nervosas na mucosa, desse modo iniciando uma descarga autônoma que contribui para o estreitamento das vias aéreas e a secreção de muco. Ademais, o leucotrieno B_4 e o PAF recrutam mais eosinófilos e outras células efetoras, aumentando assim o círculo vicioso que prolonga e amplifica a crise asmática. Evidências recentes sugerem que linfócitos T ativados também contribuem para a propagação da resposta inflamatória através de várias redes de citocinas.

ASMA ALÉRGICA: Essa é a forma mais comum de asma e é encontrada geralmente em crianças. Um terço a metade de todos os pacientes com asma apresenta reações conhecidas ou suspeitas a alérgenos presentes no ar. Os alérgenos comuns incluem pólens, pêlos e contaminação da poeira doméstica com ácaros. A asma alérgica está bastante correlacionada com reatividade do teste cutâneo. Metade de todas as crianças com asma apresenta remissão substancial ou completa dos sintomas por volta de 20 anos de idade, porém um número considerável apresenta recorrência após 30 anos de idade.

ASMA INFECCIOSA: Um fator desencadeador comum da asma infantil é uma infecção viral do trato respiratório, em vez de um estímulo alérgico. Nas crianças com menos de 2 anos de idade, o vírus sincicial respiratório é um agente habitual; em crianças maiores, os microrganismos desencadeadores habituais são rinovírus, influenza e parainfluenza. Acredita-se que a resposta inflamatória à infecção viral no indivíduo suscetível acione o episódio de broncoconstrição. Essa hipótese é apoiada pela demonstração de que pessoas não asmáticas também mostram hiper-reatividade brônquica, que pode persistir por até 2 meses após uma infecção viral.

ASMA INDUZIDA POR EXERCÍCIOS: Os exercícios físicos podem desencadear algum grau de broncospasmo em mais da metade de todos os asmáticos, e, em alguns pacientes, os exercícios são o único fator desencadeador. A asma induzida por exercícios físicos está relacionada com a magnitude da perda de calor ou de água do epitélio das vias respiratórias. Quanto mais rápida a ventilação (intensidade do exercício) e mais frio e seco o ar respirado, maior a chance de uma crise de asma. Assim, um asmático jogando hóquei durante o inverno em uma quadra descoberta no Canadá é mais propenso a sofrer uma crise do que nadando lentamente no Texas durante o verão. Os mecanismos subjacentes à asma induzida por exercícios não estão claros. O distúrbio pode ser conseqüente à liberação de mediadores ou à congestão vascular nos brônquios secundária ao reaquecimento das vias aéreas após o esforço.

ASMA OCUPACIONAL: Mais de 80 exposições ocupacionais diferentes foram relacionadas com o desenvolvimento de asma. Em alguns casos, essas substâncias provocam asma alérgica por mecanismos de hipersensibilidade relacionados com a IgE. Exemplos de indivíduos acometidos por essa enfermidade incluem tratadores de animais, padeiros e trabalhadores expostos à poeira de madeira e vegetais, sais metálicos, agentes farmacêuticos e substâncias químicas industriais. Em outros casos, a asma ocupacional parece ser conseqüente à liberação direta de mediadores da contração do músculo liso após contato com o agente agressor. Acredita-se que esse mecanismo esteja implicado na bissinose ("pulmão marrom"), uma doença pulmonar ocupacional em operários que trabalham com algodão. Algumas exposições ocupacionais afetam diretamente o sistema nervoso autônomo. Por exemplo, inseticidas organofosforados atuam como anticolinesterásico e produzem hiperatividade do sistema nervoso parassimpático. Substâncias como o diisocianato de tolueno e o pó do cedro vermelho do oeste parecem agir através de mecanismos de hipersensibilidade, embora não tenham sido identificados anticorpos IgE específicos contra essas substâncias.

ASMA FÁRMACO-INDUZIDA: O broncospasmo induzido por fármacos é mais comum em pacientes com asma conhecida. O desencadeador mais conhecido é a aspirina, mas outros antiinflamatórios não-esteróides também foram implicados. Estima-se que até 10% dos adultos asmáticos sejam sensíveis à aspirina. A hipersensibilidade imediata não parece estar envolvida, e esses pacientes podem ser dessensibilizados com a administração diária de pequenas doses de aspirina. Rinite e pólipos nasais também são achados freqüentes nos indivíduos sensíveis à aspirina. Os antagonistas β-adrenérgicos induzem broncoconstrição em asmáticos e são contra-indicados nesses pacientes.

POLUIÇÃO DO AR: A poluição maciça do ar, em geral em episódios relacionados com inversões térmicas, está associada a broncospasmo em pacientes com asma e outras doenças pulmonares preexistentes. O dióxido de enxofre, óxidos de nitrogênio e ozônio são os poluentes ambientais implicados com maior freqüência.

FATORES EMOCIONAIS: O estresse psicológico pode agravar ou desencadear uma crise de broncospasmo em até metade dos asmáticos. Acredita-se que a estimulação eferente vagal seja o mecanismo subjacente.

Patologia: A maior parte da informação sobre a patologia da asma tem derivado de necropsias em pacientes que morreram em estado asmático, e portanto, são descritas as lesões mais graves. À macroscopia, os pulmões encontram-se significativamente distendidos por ar, e as vias aéreas estão cheias de tampões aderentes de muco, viscosos e espessos. À microscopia, esses tampões (Fig. 12.49A) contêm filamentos de epitélio e muitos eosinófilos. Também são observados cristais de Charcot-Leyden, derivados de fosfolipídios da membrana celular do eosinófilo (ver Fig. 12.24B). Em alguns casos, o exsudato mucóide forma um molde das vias aéreas (*espirais de Curschmann*), que pode ser expelido com a tosse. Grupos compactos de células epiteliais (*corpúsculos de Creola*) também são visualizados no escarro.

Um dos aspectos mais característicos do estado asmático é a hiperplasia da musculatura lisa brônquica. As glândulas mucosas da submucosa brônquica também encontram-se hiperplásicas (ver Fig. 12.49A). A submucosa encontra-se edematosa e contém um infiltrado inflamatório misto, incluindo quantidades variáveis de eosinófilos. O epitélio não exibe o aspecto pseudo-estratificado normal e pode estar desnudo, restando apenas as células basais (ver Fig. 12.49B). As células basais são hiperplásicas e observa-se metaplasia escamosa. Também é evidente o aumento das células caliciformes (hiperplasia de células caliciformes). Caracteristicamente, a membrana basal epitelial mostra-se espessada, devido ao aumento do colágeno profundo à lâmina basal verdadeira.

Manifestações Clínicas: Uma crise clássica de asma começa com uma sensação de aperto no tórax e tosse não produtiva. Surgem sibilos tanto inspiratórios quanto expiratórios, a freqüência respiratória aumenta e o paciente torna-se dispnéico. Caracteristicamente, a fase expiratória é bastan-

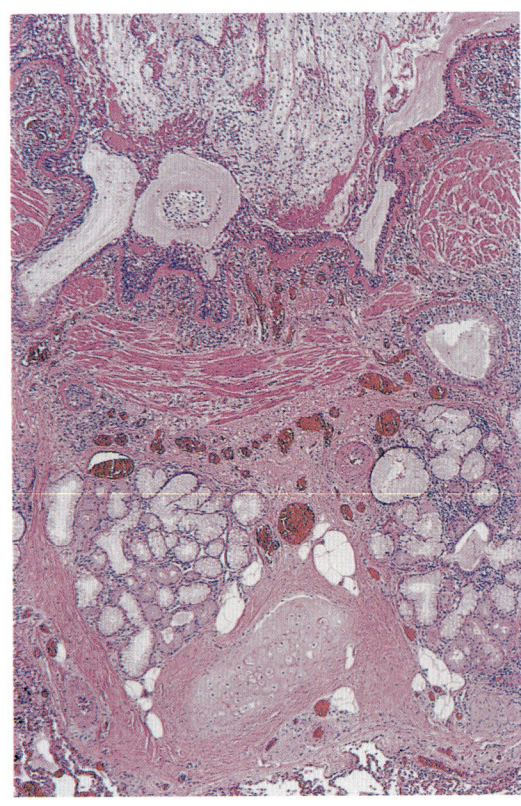
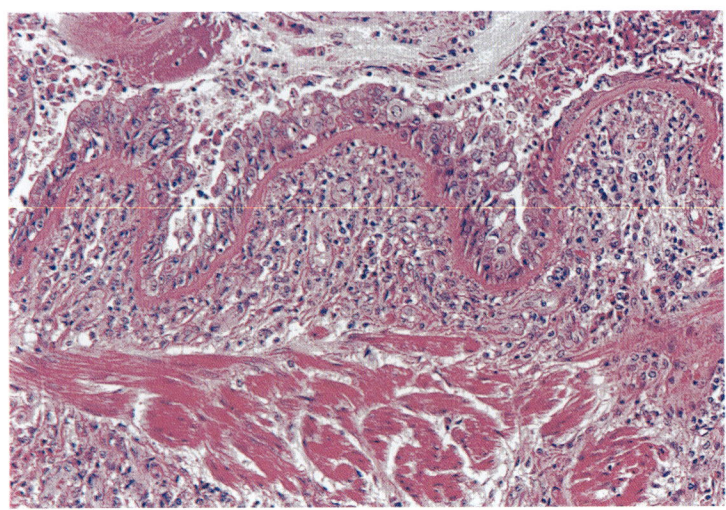

FIGURA 12.49
Asma. **A.** O corte de pulmão de paciente que morreu em estado asmático revela brônquio contendo um tampão de muco na luz, hiperplasia de glândulas mucosas e hiperplasia do músculo liso. **B.** O aumento maior mostra espessamento hialino da membrana basal subepitelial e inflamação acentuada da parede bronquiolar, com muitos eosinófilos. A mucosa exibe epitélio inflamado e metaplásico.

te prolongada. O fim da crise freqüentemente é marcado por tosse intensa e expectoração de muco espesso contendo espirais de Curschmann, eosinófilos e cristais de Charcot-Leyden.

*O **estado asmático** refere-se à broncoconstrição que não responde aos fármacos que geralmente abortam a crise aguda.* Essa situação é potencialmente grave e exige hospitalização. Os pacientes em estado asmático apresentam hipoxemia e com freqüência hipercapnia, e nos episódios particularmente intensos, podem morrer. Eles necessitam de oxigênio e outras intervenções farmacológicas.

A pedra angular do tratamento da asma é farmacológica e inclui a administração de agonistas β-adrenérgicos, corticosteróides inalados, cromoglicato sódico, metilxantinas e agentes anticolinérgicos. Os corticosteróides sistêmicos são reservados para o estado asmático ou a asma crônica resistente. A inalação de broncodilatadores em geral proporciona alívio extraordinário.

PNEUMOCONIOSES

As pneumoconioses são doenças pulmonares causadas pela inalação de poeiras inorgânicas. Mais de 40 minerais inalados provocam lesões pulmonares e anormalidades radiográficas. A maioria, como estanho, bário e ferro, é inócua e simplesmente acumula-se no pulmão. Contudo, alguns causam doenças pulmonares incapacitantes. Os tipos específicos de pneumoconioses são denominados de acordo com a substância inalada (p. ex., silicose, asbestose, talcose). Em alguns casos, o agente agressor é incerto e, com freqüência, a profissão é simplesmente citada (p. ex., *pulmão de soldador*).

Historicamente, as profissões foram consideradas predisponentes à doença pulmonar antes que um agente etiológico fosse reconhecido. Assim, o *pulmão do afiador de faca* foi usado antes dessa enfermidade ser reconhecida como silicose.

O fator mais importante na produção de pneumoconioses sintomáticas é a capacidade dos pós inalados de estimular a fibrose (Fig. 12.50). Desse modo, quantidades pequenas de sílica ou asbesto podem produzir fibrose extensa, enquanto o carvão e o ferro são, no máximo, fracamente fibrogênicos.

Em geral, as lesões pulmonares produzidas por poeiras inorgânicas refletem a dose e o tamanho das partículas que chegam ao pulmão. A dose é uma função da quantidade de poeira no ar ambiente e do tempo decorrido trabalhando no ambiente. Como freqüentemente as partículas inaladas são irregulares, é importante expressar seu tamanho como diâmetro aerodinâmico da partícula, um parâmetro que descreve o movimento da partícula no ar inspirado. O diâmetro aerodinâmico da partícula determina onde os pós inalados são depositados no pulmão (ver Fig. 12.2). As partículas mais perigosas são as que alcançam as zonas periféricas (os bronquíolos menores e os ácinos). A maioria das partículas grandes (> 10 μm de diâmetro) deposita-se nos brônquios e bronquíolos, sendo removida pelo movimento mucociliar. As partículas menores terminam no ácino, e as menores de todas comportam-se como um gás e são espiradas.

Os macrófagos alveolares ingerem as partículas inaladas e constituem o mecanismo básico de defesa do espaço alveolar. A maioria das partículas fagocitadas ascende até o tapete mucociliar, sendo expectorada ou deglutida. Outras migram para o interstício do pulmão e, a seguir, para os linfáticos. Uma quan-

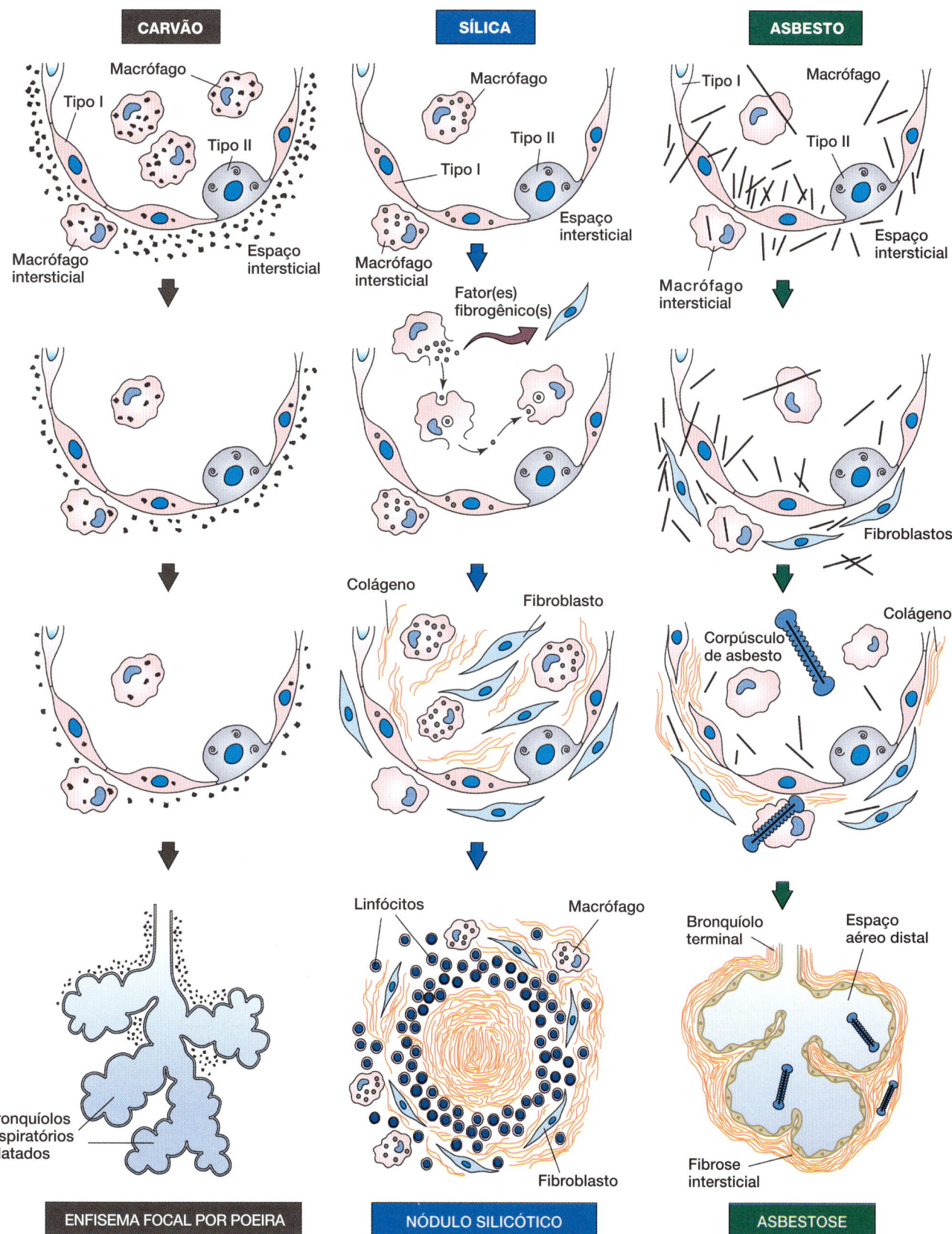

FIGURA 12.50
Patogenia das pneumoconioses. São ilustradas as três pneumoconioses mais importantes. Na pneumoconiose simples dos mineiros de carvão, grandes quantidades de poeira são inaladas e engolfadas por macrófagos. Estes passam para o interstício pulmonar e se reúnem ao redor dos bronquíolos respiratórios. Subseqüentemente, os bronquíolos se dilatam. Na silicose, as partículas de sílica são tóxicas para os macrófagos, que morrem e liberam um fator fibrogênico. Por sua vez, a sílica liberada é novamente fagocitada por outros macrófagos. O resultado é um nódulo fibrótico denso, o nódulo silicótico. A asbestose caracteriza-se por pouca poeira e grande fibrose intersticial. Os corpúsculos de asbesto são os aspectos clássicos.

tidade importante de partículas ingeridas acumula-se nos bronquíolos e ao seu redor e nos bronquíolos terminais. Outras partículas não são fagocitadas mas migram pelas células epiteliais para o interstício.

A Silicose É Causada pela Inalação de Dióxido de Silício (Sílica)

A crosta terrestre é composta em grande parte de silício e seus óxidos, e a silicose é uma das doenças mais antigas registradas, possivelmente tendo começado no período paleolítico quando os seres humanos começaram a fabricar instrumentos de pedra. A dispnéia em escavadores de metal foi descrita por Hipócrates, e os patologistas holandeses antigos registraram que os pulmões de cortadores de pedra eram seccionados como uma massa de areia. A literatura inglesa do século XIX forneceu inúmeras descrições de silicose, e a doença continuou sendo a principal causa de morte em trabalhadores expostos à poeira de sílica na primeira metade do século XX.

Historicamente, a silicose era descrita como uma doença dos operários que trabalhavam com jato de areia. A mineração também envolve a exposição à sílica, assim como muitas outras atividades, como o corte de pedra, o polimento e a afiação de metais, fabricação de cerâmica, trabalho de fundição e limpeza de caldeiras. O uso de equipamento de tratamento do ar e máscaras reduziu bastante a incidência de silicose.

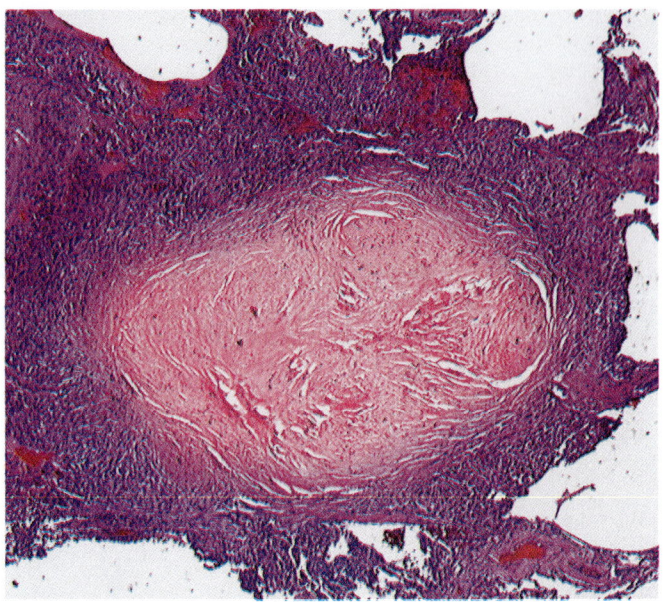

FIGURA *12.51*
Silicose. O nódulo silicótico compõe-se de espirais concêntricas de colágeno denso, escassamente celular. Na borda do nódulo há depósitos de poeira que contêm pigmento de carbono e partículas de sílica.

 Patogenia: Os efeitos biológicos das partículas de sílica dependem de vários fatores, alguns envolvendo a própria partícula e outros relacionados com a resposta do hospedeiro. A sílica cristalina (quartzo) é mais tóxica do que as formas amorfas, e sua atividade biológica está relacionada com as propriedades de sua superfície. As partículas de 0,2 a 2,0 μm são as mais perigosas. A remoção da camada superficial solúvel pela lavagem com ácido ou a criação de novas superfícies por jato de areia estimula a atividade biológica das partículas de sílica.

Após a inalação, as partículas de sílica são ingeridas por macrófagos alveolares. Os grupos de hidróxido de silício na superfície das partículas formam ligações de hidrogênio com fosfolipídios e proteínas, uma interação que se presume lesar as membranas celulares e, assim, matar os macrófagos. As células mortas liberam partículas livres de sílica e fatores fibrogênicos. A sílica liberada é então ingerida novamente pelos macrófagos, e o processo é amplificado.

 Patologia:

SILICOSE NODULAR SIMPLES: Essa é a forma mais comum de silicose e é quase inevitável em qualquer trabalhador com exposição prolongada à sílica. Vinte a 40 anos após a exposição inicial à sílica (mas, algumas vezes, após apenas 10 anos), os pulmões contêm nódulos silicóticos. Essas lesões características têm menos de 1 cm de diâmetro, geralmente 2 a 4 mm. À histologia, apresentam um aspecto espiralado característico, com colágeno disposto concentricamente formando a maior parte do nódulo (Fig. 12.51). Na periferia, há agregados de células mononucleares, principalmente linfócitos e fibroblastos. A luz polarizada revela silicatos em forma de agulha com dupla refração dentro do nódulo.

Os linfonodos hilares podem aumentar de tamanho e sofrer calcificação, com freqüência na periferia (*calcificação em casca de ovo*). A silicose simples não é comumente associada a disfunção respiratória importante.

FIBROSE MACIÇA PROGRESSIVA: A fibrose maciça progressiva é definida radiologicamente como massas nodulares com mais de 2 cm de diâmetro em um fundo de silicose simples. Essas lesões maiores representam a coalescência de nódulos menores. A maioria dessas lesões tem 5 a 10 cm transversalmente e em geral localiza-se nas zonas superiores dos pulmões, bilateralmente (Fig. 12.52). Morfologicamente, as lesões com freqüência exibem cavitação central. A fibrose maciça progressiva está relacionada com a quantidade de sílica no pulmão. A incapacidade é causada pela destruição de tecido pulmonar que foi incorporado aos nódulos.

SILICOSE AGUDA: Atualmente incomum, a silicose aguda é conseqüente à grande exposição à sílica finamente dividida durante jateamento de areia ou limpeza de caldeira. Está associada a fibrose difusa do pulmão, porém não são encontrados nódulos silicóticos. Ocorre o acúmulo de material eosinofílico denso nos espaços alveolares, produzindo um aspecto que se assemelha a lipoproteinose alveolar (*silicoproteinose*). A doença evolui rapidamente em alguns anos, em contraste com outras formas de silicose nas quais a evolução é medida em décadas. À radiologia, a silicose aguda mostra fibrose linear difusa e redução do volume pulmonar. Clinicamente, ocorre um defeito restritivo grave.

Manifestações Clínicas: Em geral, a silicose simples é um diagnóstico radiológico sem sintomas importantes. A dispnéia ao esforço e, posteriormente, em repouso, sugere fibrose maciça progressiva ou outras complicações de

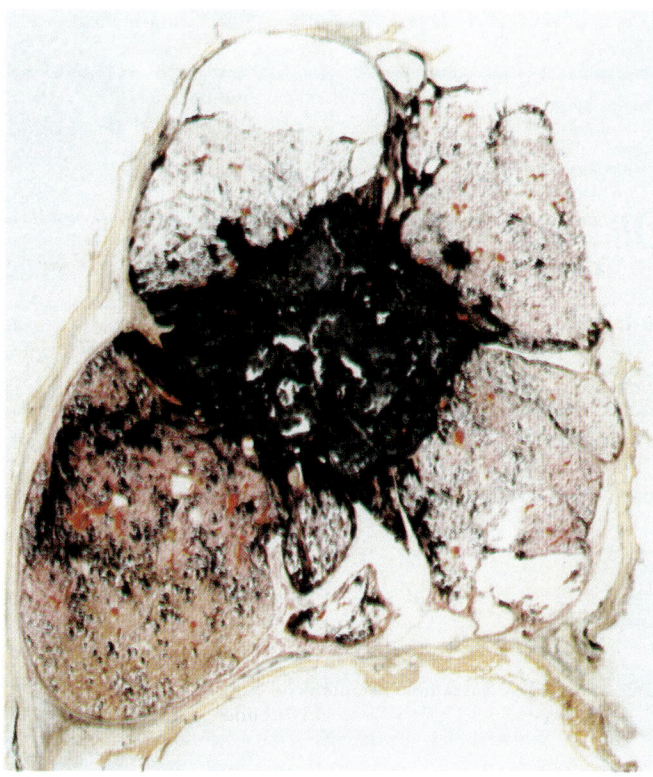

FIGURA 12.52
Fibrose maciça progressiva. Uma montagem completa de um pulmão silicótico de mineiro de carvão mostra grande área de fibrose densa contendo partículas de carbono aprisionadas.

silicose. Na silicose aguda, a dispnéia pode se tornar rapidamente incapacitante, após o que ocorre insuficiência respiratória.

Sabe-se que a tuberculose é muito mais comum nos pacientes com silicose do que na população geral. A incidência de tuberculose nos pacientes com silicose é mais alta na silicose aguda e entre populações com alta prevalência de tuberculose. Apesar do declínio na incidência de tuberculose na população geral, persiste a associação à silicose. A silicose não predispõe a cânceres de pulmão.

A Pneumoconiose dos Mineradores de Carvão Reflete a Inalação de Partículas de Carbono

Patogenia: O pó de carvão compõe-se de carbono amorfo e outros constituintes da superfície da terra, incluindo quantidades variáveis de sílica. O carvão antracito (duro) contém significativamente mais quartzo do que o tipo betuminoso (carvão mole). Os trabalhadores de determinadas atividades, como aqueles que trabalham dentro de minas, inalam mais partículas de quartzo do que os que trabalham no solo ou carregando carvão para transporte. Nesse contexto, deve-se reconhecer que o carbono amorfo por si só não é fibrogênico devido a sua incapacidade de destruir macrófagos alveolares. Simplesmente é uma poeira inconveniente que provoca uma antracose inócua. Em contrapartida, a sílica é muito fibrogênica e, portanto, a inalação de partículas antracóticas pode provocar lesões de *antracossilicose*.

Patologia: A pneumoconiose dos mineiros de carvão (PMC) é dividida tipicamente nas categorias de *PMC simples* e *PMC complicada* (também conhecida como fibrose maciça progressiva). As lesões pulmonares características da **PMC simples** incluem as *máculas* de pó de carvão não palpáveis, e o *nódulo* de pó de carvão palpável, ambas as lesões quase sempre múltiplas e dispersas pelo pulmão sob a forma de focos negros de 1 a 4 mm. À microscopia, a **mácula** de pó de carvão exibe muitos macrófagos cheios de carbono, que circundam os bronquíolos respiratórios distais, estendem-se preenchendo espaços alveolares adjacentes e infiltram o espaço intersticial peribronquiolar. Ocorre uma dilatação leve concomitante dos bronquíolos respiratórios (*enfisema por poeira focal*), que provavelmente resulta da atrofia do músculo liso. Os **nódulos** consistem em macrófagos carregados de pó associados a estroma fibrótico. Os nódulos têm contorno redondo ou irregular e podem ou não estar associados a bronquíolos. Ocorrem quando o carvão é misturado aos pós fibrogênicos, como a sílica, e são classificados mais adequadamente como antracossilicose (Fig. 12.53). As máculas e os nódulos de pó de carvão aparecem na radiografia de tórax como pequenas densidades nodulares. Embora a pneumoconiose simples dos mineiros de carvão já tenha sido considerada causadora de incapacidade grave, agora está claro que o pulmão negro causa, na pior das hipóteses, comprometimento leve da função pulmonar. Quando os mineradores de carvão apresentam obstrução grave ao fluxo de ar, isso geralmente se deve ao tabagismo. A **PMC complicada** ocorre em um ambiente de PMC simples e é definida como uma lesão com 2,0 cm ou mais de tamanho. Os pacientes com PMC complicada podem manifestar comprometimento respiratório importante.

A **síndrome de Caplan** foi originalmente descrita como a presença de nódulos reumatóides (*nódulos de Caplan*) nos pulmões de mineiros de carvão com artrite reumatóide. Contudo, a expressão *síndrome de Caplan* agora é usada para associação de nódulos

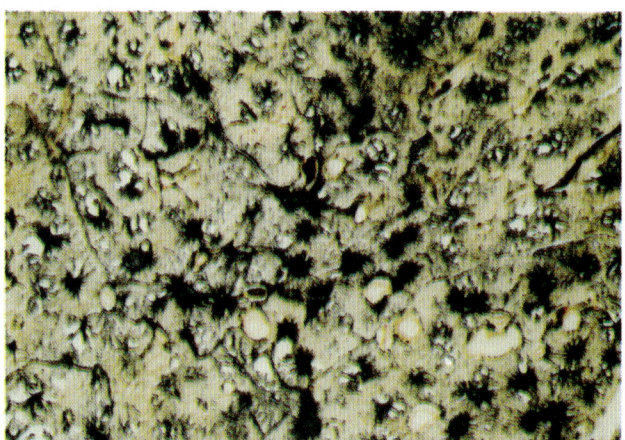

FIGURA 12.53
Antracossilicose. Uma montagem completa do pulmão de mineiro de carvão demonstra nódulos pigmentados, irregulares e dispersos pelo parênquima.

reumatóides pulmonares a outras pneumoconioses, como silicose ou asbestose. Essas lesões nodulares são grandes (1-10 cm de diâmetro), múltiplas, bilaterais e geralmente periféricas. À microscopia, o nódulo de Caplan tem o aspecto de um nódulo reumatóide associado a depósitos de poeira inalada. Os nódulos reumatóides consistem em grandes áreas necróticas centrais circundadas por uma borda de inflamação crônica e macrófagos em paliçada. Os nódulos de Caplan são semelhantes, porém não idênticos, a nódulos reumatóides e podem representar uma combinação entre nódulos silicóticos e reumatóides.

As Doenças Relacionadas com Asbesto [Amianto] São Reativas ou Neoplásicas

O *asbesto* (do grego, *inestinguível*) é um termo genérico que engloba um grupo de minerais de silicato fibroso que parece fibras longas e delgadas. Esse mineral tem sido usado para diferentes fins há mais de 4.000 anos, desde que os antigos finlandeses fabricavam cerâmica com o material. As virgens romanas de Vesta usavam o asbesto na fabricação de pavios para lamparinas de óleo, e Marco Pólo comentou sobre a roupa chinesa contendo asbesto que resistia ao fogo. Na era moderna, o asbesto tem sido empregado em diferentes produtos, como isolamento, material de construção e revestimento de freio. A mineração do asbesto continuou a aumentar exponencialmente no século XX até que seus efeitos deletérios chamaram a atenção.

O asbesto ocorre sob seis tipos naturais, que podem ser divididos de modo amplo em dois grupos mineralógicos. A *crisotila*, que constitui a forma principal dos asbestos utilizados comercialmente, e os *anfibólios*, que incluem amosita, crocidolita, tremolita, actinolita e antofilita. Dos anfibólios, apenas a amosita e a crocidolita têm sido usadas comercialmente de modo amplo. Se o carvão é o exemplo clássico de muita poeira e pouca fibrose, o asbesto é o protótipo de pouca poeira e muita fibrose (ver Fig. 12.50). A exposição ao asbesto pode resultar em muitas complicações torácicas, como a asbestose, derrame pleural benigno, fibrose pleural difusa, placas pleurais, atelectasia arredondada e mesotelioma (Quadro 12.4). Todas as formas do asbesto usadas comercialmente foram associadas a doenças pulmonares relacionadas com esse elemento. Entretanto, devido a diferentes propriedades, os anfibólios, e a crocidolita em particular, apresentam uma propensão muito maior a causar doença do que a crisotila.

ASBESTOSE: A asbestose refere-se à fibrose intersticial difusa conseqüente à inalação de fibras de asbesto. A doença surge em decorrência do processamento e manuseio do asbesto, e não da mineração, que é uma operação na superfície. A exposição se inicia com os ensacadores que acondicionam o asbesto e continua com os que modificam ou usam o material, como os trabalhadores que fazem produtos à base de asbesto (ladrilho, cimento, material de isolamento) e os trabalhadores em construção civil e construção naval.

 Patogenia: As fibras de asbesto são longas (até 100 μm), porém delgadas (0,5-1 μm), de modo que o diâmetro de sua partícula aerodinâmica é pequeno. Elas se depositam nas vias aéreas distais e nos alvéolos, particularmen-

QUADRO 12.4 Doença Pulmonar Relacionada com Asbesto

Lesões pleurais	Doença pulmonar intersticial
Derrame pleural benigno	Asbestose
Placas pleurais parietais	**Mesotelioma maligno**
Fibrose pleural difusa	
Atelectasia arredondada	**Carcinoma do pulmão (em fumantes)**

te nas bifurcações dos ductos alveolares. As partículas menores são engolfadas por macrófagos, porém muitas das fibras maiores penetram o espaço intersticial. A primeira lesão consiste em uma alveolite diretamente relacionada com a exposição ao amianto. A liberação de mediadores inflamatórios por macrófagos ativados e o caráter fibrogênico das fibras de asbesto livres no interstício promovem fibrose pulmonar intersticial.

 Patologia: A asbestose caracteriza-se por fibrose intersticial difusa bilateral e corpúsculos de asbesto no pulmão (Fig. 12.54). Nos estágios iniciais, a fibrose ocorre dentro dos ductos alveolares e ao seu redor e nos bronquíolos respiratórios, além da periferia do ácino. As fibras de asbesto que são depositadas nos bronquíolos e nos bronquíolos respiratórios incitam uma resposta fibrogênica nessas localizações que acarreta obstrução leve e crônica do fluxo de ar. Dessa forma, o asbesto pode produzir um defeito obstrutivo além de restritivo. À medida que a doença avança, a fibrose se dissemina além da localização peribronquiolar e finalmente resulta em um pulmão em estágio terminal ou "colméia". Em geral a asbestose é mais grave nas zonas mais inferiores do pulmão.

Os corpúsculos de asbesto são encontrados nas paredes dos bronquíolos ou nos espaços alveolares, freqüentemente engolfados por macrófagos alveolares. A partícula tem aspectos morfológicos diferenciadores, consistindo em uma fibra de asbesto clara e delgada (10-50 μm de comprimento) circundada por uma cobertura de ferro-proteína em roscíreo. À microscopia óptica, é marrom-dourada (Fig. 12.55) e se cora fortemente pelo corante azul da Prússia para ferro. As fibras são apenas parcialmente engolfadas pelos macrófagos porque são grandes demais para uma única célula. Os macrófagos revestem a fibra de amianto com proteínas, proteoglicanos e ferritina.

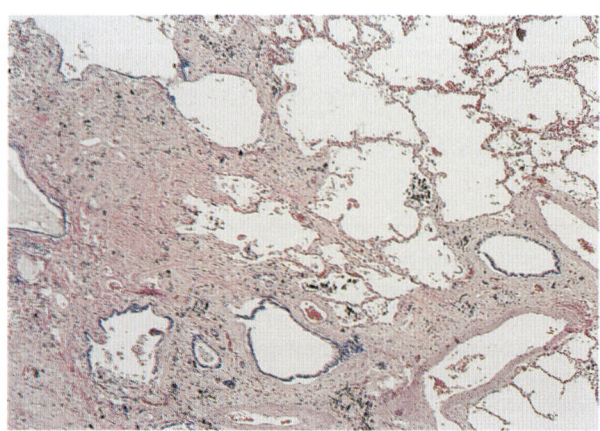

FIGURA 12.54
Asbestose. O pulmão mostra fibrose intersticial densa e de distribuição heterogênea.

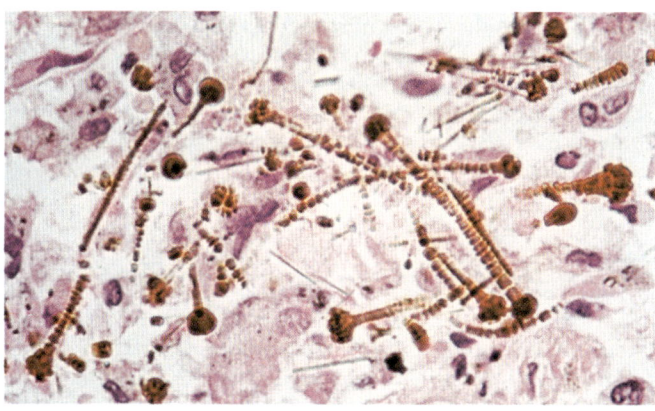

FIGURA *12.55*
Corpúsculos de asbesto. Esses corpúsculos ferruginosos são castanho-dourados e em forma de rosário, com uma fibra central não-birrefringente, incolor, no cerne. Os corpúsculos de asbesto estão incrustados com proteínas e ferro.

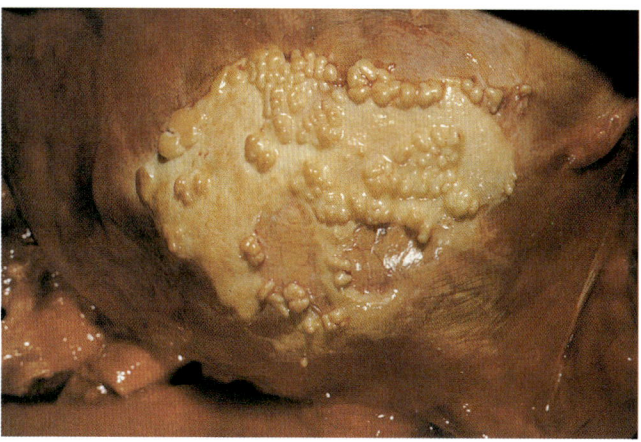

FIGURA *12.56*
Placa pleural. A cúpula do diafragma está coberta por uma placa nodular, branco-perolada e lisa.

O achado ocasional de corpúsculos de asbesto em necropsias não indica o diagnóstico de asbestose; os pulmões devem mostrar fibrose intersticial difusa, bem como corpúsculos de asbesto. Hidrolisados e concentrados de tecido pulmonar mostram que os corpúsculos de asbesto ocorrem em graus variáveis nos pulmões de praticamente todos os pacientes que chegam à necropsia.

DERRAME PLEURAL BENIGNO: O derrame pleural benigno associado à inalação de amianto é diagnosticado de acordo com quatro critérios: (1) história de exposição ao asbesto, (2) identificação de derrame pleural por meio de radiografias ou toracocentese, (3) ausência de outras doenças que poderiam causar o derrame e (4) ausência de tumor maligno após 3 anos de acompanhamento. Os derrames pleurais ocorrem freqüentemente em 10 anos após a exposição inicial e são observados em cerca de 3% dos trabalhadores expostos ao asbesto.

PLACAS PLEURAIS: As placas pleurais ocorrem quase sempre na pleura parietal e na pleura diafragmática, freqüentemente 10 a 20 anos após a exposição ao asbesto. As placas podem ser encontradas em até 15% da população geral, e metade de todos os pacientes com placas à necropsia pode não ter história de exposição ao asbesto. As placas são encontradas com maior freqüência na pleura parietal, nas regiões póstero-laterais e na parte inferior do tórax e nas cúpulas do diafragma.

Ao exame macroscópico, as placas pleurais são branco-peroladas e apresentam uma superfície lisa ou nodular (Fig. 12.56). Geralmente são bilaterais, embora não necessariamente simétricas. As placas podem alcançar tamanho razoavelmente grande, medindo mais de 10 cm de diâmetro, e podem sofrer calcificação. À histologia, consistem em tecido fibroso hialinizado denso acelular, com muitos espaços semelhantes a fenda de modo paralelo (*padrão em cesta trançada*). As placas pleurais não são previsoras de asbestose.

FIBROSE PLEURAL DIFUSA: A fibrose limitada à pleura é detectada, em geral, pelo menos 10 anos após a exposição inicial ao asbesto. Deve ser diferenciada da asbestose, na qual a fibrose afeta de modo difuso o interstício do parênquima pulmonar subjacente. As placas e a fibrose pleural podem ocorrer associadas a todos os tipos de asbesto.

ATELECTASIA ARREDONDADA: A exposição ao asbesto ocasionalmente acarreta uma alteração na qual ocorrem fibrose pleural e aderências associadas a atelectasia, assumindo um aspecto arredondado nas radiografias de tórax. Radiologicamente, a atelectasia arredondada caracteriza-se por uma sombra de base pleural, arredondada ou oval, medindo 2,5 a 5 cm, geralmente situada ao longo da superfície posterior de um lobo inferior. Patologicamente, o pulmão mostra fibrose ou placas pleurais, com invaginações pleurais curvas estendendo-se por vários centímetros no parênquima subjacente. O distúrbio é totalmente benigno.

MESOTELIOMA: **Está firmemente estabelecida uma relação bem definida entre exposição ao asbesto e mesotelioma maligno.** Algumas vezes, a exposição é leve, como nas mulheres de trabalhadores com asbesto que lavam as roupas dos maridos. Na maioria das vezes, o mesotelioma é encontrado nos trabalhadores intensamente expostos ao asbesto, em especial do tipo crocidolita. Os aspectos clínicos e patológicos dessa doença são discutidos adiante nas doenças da pleura.

CARCINOMA DO PULMÃO: Embora o câncer de pulmão tenha sido relatado como três a cinco vezes mais comum em trabalhadores com asbesto não-fumantes do que em trabalhadores semelhantes não expostos ao asbesto, esse dado baseia-se em pequenos números e ainda precisa ser confirmado. Contudo, nos trabalhadores com asbesto que fumam, a incidência de carcinoma de pulmão é muito maior; o risco relatado para a incidência de carcinoma do pulmão está aumentado em até 60 vezes o da população geral. A associação entre asbesto e câncer de pulmão é mais convincentemente sustentada na presença de asbestose (fibrose intersticial difusa).

A Beriliose Exibe Granulomas Não-caseificados

A beriliose refere-se à doença pulmonar que sucede a inalação de berílio. Hoje em dia, esse metal é usado principalmente em materiais estruturais nas indústrias aeroespaciais, na fabricação de cerâmica industrial e em reatores atômicos. A exposição ao berílio também pode ocorrer durante a mineração e a extração de minérios de berílio.

Patologia: A beriliose ocorre como uma pneumonite química aguda ou uma pneumoconiose crônica. Na forma aguda, os sintomas começam horas ou dias após a inalação de partículas metálicas e são refletidos, patologicamente, em lesão alveolar difusa. De todas as pessoas com pneumonite aguda por berílio, 10% evoluem para doença crônica, embora a beriliose crônica seja encontrada com freqüência em trabalhadores sem qualquer história de uma doença aguda.

A beriliose crônica difere de outras pneumoconioses porque o grau e a duração da exposição podem ser pequenos, e suspeita-se que a lesão seja um fenômeno de hipersensibilidade. Patologicamente, as lesões pulmonares são indistinguíveis daquelas da sarcoidose (ver adiante). Múltiplos granulomas não-caseificados são distribuídos ao longo da pleura, septos e feixes broncovasculares (Fig. 12.57). O teste de proliferação de linfócitos pelo berílio pode ajudar na diferenciação entre essas duas entidades. A evolução da doença pode resultar em fibrose em estágio terminal e *pulmão em colméia*. Os pacientes com beriliose crônica apresentam um início insidioso de dispnéia durante 15 anos ou mais após a exposição inicial. A doença parece estar associada ao aumento do risco de câncer pulmonar.

A Talcose Resulta da Exposição Prolongada e Intensa ao Pó de Talco

O talco consiste em silicatos de magnésio usado em várias indústrias devido às suas propriedades lubrificantes e em cosméticos e fármacos. A exposição ocupacional ao talco ocorre entre pessoas que trabalham com mineração e moagem do mineral e nas indústrias de couro, borracha, papel e têxteis. O talco industrial geralmente é misturado a outros minerais, como asbesto ou sílica. O talco cosmético tem pureza superior a 90% e raramente causa doença pulmonar.

 Patologia: Ao exame macroscópico, as lesões da talcose variam desde nódulos minúsculos até fibrose intensa. À microscopia, granulomas do tipo corpo estranho associados a partículas de talco birrefringentes semelhantes a placas estão dispersos por todo o parênquima, que exibe nódulos fibróticos e fibrose intersticial. Os minerais associados, como sílica ou asbesto, podem contribuir para as alterações fibróticas.

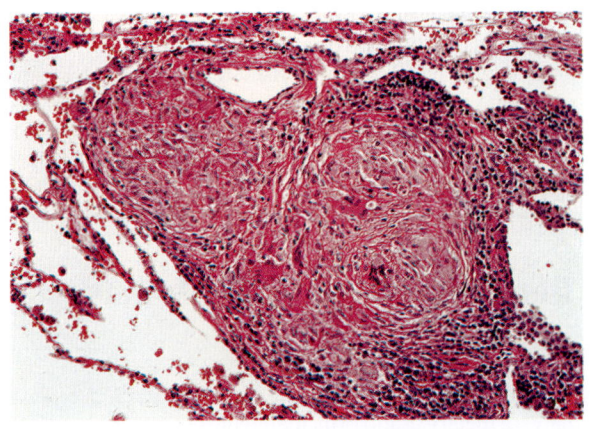

FIGURA 12.57
Beriliose. Um granuloma não-caseificado consiste em coleção nodular de macrófagos epitelióides e células gigantes multinucleadas.

Os usuários de drogas intravenosas que empregam o talco como material de veículo para drogas ilícitas desenvolvem granulomas vasculares e intersticiais no pulmão, junto a graus variáveis de fibrose. Alterações arteriais de hipertensão pulmonar são comuns, e as pessoas com essas alterações podem ser observadas inicialmente com cor pulmonale.

DOENÇA PULMONAR INTERSTICIAL

Muitos distúrbios pulmonares são agrupados como doenças intersticiais, infiltrativas ou restritivas, porque se caracterizam por infiltrados inflamatórios no espaço intersticial e apresentam quadro clínico e radiológico semelhantes. Essas diversas enfermidades (1) são agudas ou crônicas, (2) têm etiologia conhecida ou desconhecida e (3) variam desde distúrbios com sintomas mínimos até fibrose intersticial gravemente incapacitante e letal. As doenças pulmonares restritivas são quase sempre caracterizadas por diminuição do volume pulmonar e diminuição da capacidade de difusão do oxigênio nos exames de função pulmonar.

A Pneumonite por Hipersensibilidade (Alveolite Alérgica Extrínseca) É uma Resposta a Antígenos Inalados

 Patogenia: Sabe-se que uma grande variedade de antígenos causa pneumonite por hipersensibilidade. A inalação desses antígenos provoca inflamação intersticial aguda ou crônica do pulmão. A maioria dos antígenos responsáveis é encontrada em ambientes profissionais, e, com freqüência, as doenças são denominadas de acordo com a ocupação específica. Por exemplo, o *pulmão do fazendeiro* ocorre em fazendeiros expostos a *Micropolyspora faeni* devido a feno mofado, a *bagaçose* é conseqüente à exposição ao *Thermoactinomyces sacchari* na cana-de-açúcar mofada, a *doença do descascador de bordo* é vista em indivíduos expostos ao fungo *Cryptostroma corticale* oriundo da casca do bordo mofada, e o *pulmão do criador de pássaros* afeta os criadores de pássaros submetidos à exposição prolongada das proteínas das penas, sangue e excrementos das aves. Outras causas de pneumonite por hipersensibilidade são a inalação de pó hipofisário (*doença do inalador de pó hipofisário*), cortiça mofada (*suberose*) e adubo composto mofado (*doença do colhedor de cogumelos*). A pneumonia por hipersensibilidade também pode ser causada por fungos que crescem em água estagnada em condicionadores de ar, piscinas, banheiras de água quente e unidades de aquecimento central. Freqüentemente, são usados testes cutâneos e anticorpos de precipitação do soro para confirmar o diagnóstico. Em muitos casos, especialmente na forma crônica de pneumonite por hipersensibilidade, o antígeno causal nunca é identificado.

A pneumonite por hipersensibilidade aguda caracteriza-se por infiltrados neutrofílicos nos alvéolos e bronquíolos respiratórios; as lesões crônicas exibem células mononucleares e granulomas, típicos da hipersensibilidade tardia. Na maioria dos casos, anticorpos IgG precipitantes contra o agente causal no soro são demonstrados. A pneumonite por hipersensibilidade representa uma combinação de variações de hipersensibilidade por imunocomplexos (tipo III) e celular (tipo IV), embora a contribuição precisa de cada um ainda seja discutida (Fig. 12.58). É importante notar que a maioria das pes-

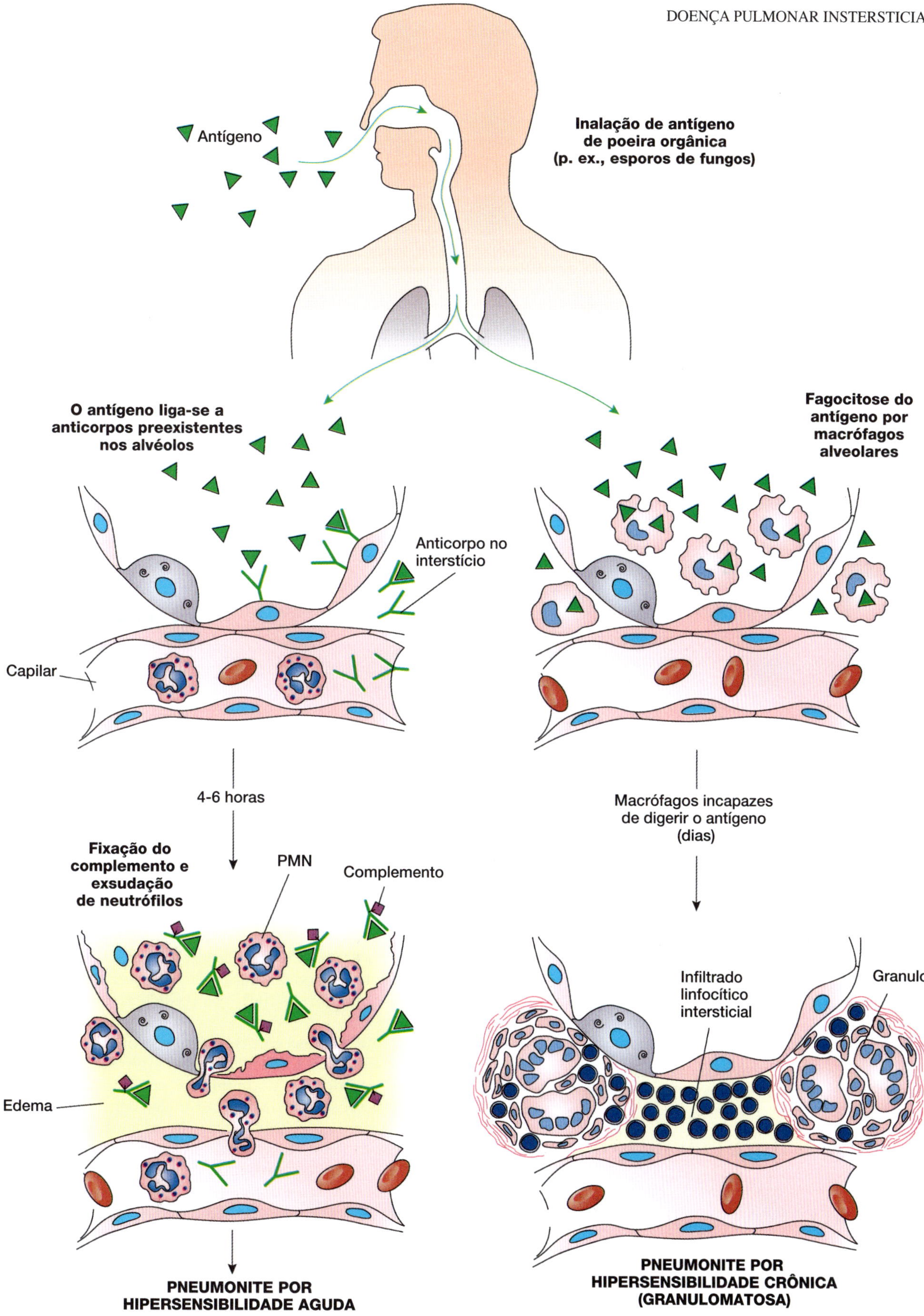

DOENÇA PULMONAR INTERSTICIAL   643

Antígeno

Inalação de antígeno de poeira orgânica (p. ex., esporos de fungos)

O antígeno liga-se a anticorpos preexistentes nos alvéolos

Anticorpo no interstício

Fagocitose do antígeno por macrófagos alveolares

Capilar

4-6 horas

Macrófagos incapazes de digerir o antígeno (dias)

Fixação do complemento e exsudação de neutrófilos

PMN

Complemento

Edema

Infiltrado linfocítico intersticial

Granuloma

PNEUMONITE POR HIPERSENSIBILIDADE AGUDA

PNEUMONITE POR HIPERSENSIBILIDADE CRÔNICA (GRANULOMATOSA)

FIGURA 12.58
Pneumonite por hipersensibilidade. Ocorre uma reação antígeno-anticorpo, acarretando pneumonite por hipersensibilidade aguda. Se a exposição for contínua, esta reação é seguida por uma fase celular ou subaguda, com a formação de granulomas e pneumonite intersticial crônica.

soas com precipitinas séricas contra antígenos inalados não desenvolve pneumonite por hipersensibilidade à exposição, um fato que sugere um componente genético na suscetibilidade do hospedeiro.

 Patologia: Em casos exuberantes de pneumonite por hipersensibilidade, o quadro histológico é fortemente sugestivo; nos casos sutis, o diagnóstico pode exigir correlação clínica cuidadosa, e, mesmo assim, o diagnóstico pode continuar sendo experimental. As principais características microscópicas da pneumonia por hipersensibilidade crônica incluem pneumonia intersticial celular bronquiolocêntrica, granulomas não-caseificados, pneumonia em organização (Fig. 12.59A,B). O infiltrado intersticial celular bronquiolocêntrico varia de intenso a sutil e consiste em linfócitos, plasmócitos e macrófagos; eosinófilos são diferencialmente raros. Granulomas não-caseificados mal formados estão presentes em dois terços dos casos (ver Fig. 12.59B). Pneumonia em organização é encontrada em dois terços dos casos e pode formar a lesão de bronquiolite obliterante (ver Fig. 12.59A). No estágio terminal, a inflamação intersticial cede, deixando fibrose pulmonar, que pode se assemelhar à pneumonia intersticial comum.

 Manifestações Clínicas: A pneumonite por hipersensibilidade pode ser vista pela primeira vez como uma doença pulmonar aguda, subaguda ou crônica, dependendo da freqüência e da intensidade da exposição ao antígeno causal. O protótipo da pneumonite por hipersensibilidade é o "pulmão do fazendeiro", causado pela inalação de actinomicetos termofílicos que crescem no feno mofado. Tipicamente, um trabalhador da fazenda entra no estábulo em que existe feno estocado para a alimentação durante o inverno. Após um período de 4 a 6 horas, o trabalhador desenvolve rapidamente dispnéia, tosse e febre leve. Os sintomas cedem em 24 a 48 horas, mas retornam após outra exposição; com o tempo, os sintomas tornam-se crônicos. Os pacientes com a forma crônica de pneumonite por hipersensibilidade apresentam um quadro mais inespecífico, com o início indolente de dispnéia e cor pulmonale.

As provas de função pulmonar mostram um padrão restritivo, caracterizado por diminuição da complacência, redução da capacidade de difusão e hipoxemia. No estágio crônico de pneumonite por hipersensibilidade, a obstrução das vias respiratórias pode se tornar problemática. O lavado broncoalveolar mostra linfócitose T, com predomínio de células supressoras-citotóxicas $CD8^+$. A remoção do antígeno ambiental é o único tratamento adequado para a pneumonite por hipersensibilidade. O tratamento com esteróides pode ser efetivo nas formas agudas e para alguns pacientes acometidos de modo crônico.

A Sarcoidose É uma Doença Granulomatosa de Etiologia Desconhecida

Na sarcoidose, o pulmão é o órgão envolvido com maior freqüência, porém linfonodos, pele e o olho também são alvos comuns (Fig. 12.60).

 Epidemiologia: A sarcoidose é uma doença mundial, que afeta todas as raças e ambos os sexos. As diferenças na prevalência da doença entre grupos raciais e étnicos são significativas. Na América do Norte, a sarcoidose é muito mais freqüente em negros do que em brancos, sendo a razão de cerca de 15:1. Enquanto a sarcoidose é freqüente entre negros na África do Sul, é incomum na África tropical. Com freqüência, a doença é encontrada em países escandinavos, onde a prevalência é de 64/100.000, em comparação com 10/100.000 na França e 3/100.000 na Polônia. A prevalência relatada da sarcoidose em mulheres irlandesas em Londres é de surpreendentes 200/100.000. A doença é nitidamente rara na China.

 Patogenia: Embora a patogenia exata da sarcoidose ainda seja obscura, existe um consenso de que representa uma resposta imunológica celular exagerada por parte dos linfócitos T auxiliares/indutores a antígenos exógenos ou auto-antígenos. Essas células acumulam-se nos órgãos afetados, nos quais secretam linfocinas e recrutam macrófagos, que participam da formação de granulomas não-caseificados. Os órgãos que contêm granulomas sarcóides exibem uma razão entre as células T $CD4^+$ e $CD8^+$ de 10:1, em comparação com uma razão de 2:1 em tecidos não envolvidos. A base desse acúmulo anormal de linfócitos T auxiliares/indutores é obscura. Talvez um defeito na função das células supressoras permita a proliferação sem oposição de células auxiliares. Além disso, diferenças hereditárias ou adquiridas nos genes da resposta imune podem favorecer a resposta de um tipo de célula T sobre outro. A ativação policlonal não específica de células B por células T auxiliares provoca hiperglobulinemia, um aspecto característico da sarcoidose ativa.

 Patologia: A sarcoidose pulmonar afeta mais comumente o pulmão e os linfonodos hilares, embora cada envolvimento possa ocorrer separadamente. À radiologia, um infiltrado reticulonodular difuso é típico, porém, ocasionalmente, existem nódulos maiores. À histologia, múltiplos granulomas sarcóides encontram-se dispersos no interstício do pulmão (Fig. 12.61). A distribuição é distintiva — ao longo da pleura e septos interlobulares e ao redor dos feixes broncovasculares (ver Fig. 12.61A). A infiltração submucosa brônquica ou bronquiolar freqüente por granulomas sarcóides é responsável pelo alto resultado diagnóstico (> 90%) à biopsia broncoscópica. Os granulomas nas vias respiratórias podem ocasionalmente ser tão proeminentes a ponto de causarem obstrução nas vias aéreas (sarcóide endobrônquico).

A fase granulomatosa celular da sarcoidose pode evoluir até uma fase fibrótica. Com freqüência, a fibrose começa na periferia do granuloma e pode mostrar um padrão de casca de cebola de fibrose lamelar ao redor das células gigantes. Embora geralmente não haja necrose importante, são encontrados pequenos focos de necrose em um terço das biopsias de pulmão a céu aberto. A inflamação crônica intersticial tende a ser discreta. A vasculite pode ser demonstrada em dois terços das amostras de biopsia de pulmão a céu aberto oriundas de pacientes com sarcoidose. Corpúsculos asteróides (*cristais em forma de estrela*) podem ser vistos nos granulomas (ver Fig. 12.61B). Os *corpúsculos de Schaumann* (pequenas calcificações com uma estrutura lamelar) também podem estar presentes.

Na maioria dos casos de sarcoidose pulmonar, a fibrose intersticial não é uma característica evidente. Contudo, em casos raros, a fibrose pulmonar progressiva leva ao pulmão em colméia e conseqüentes insuficiência respiratória e cor pulmonale.

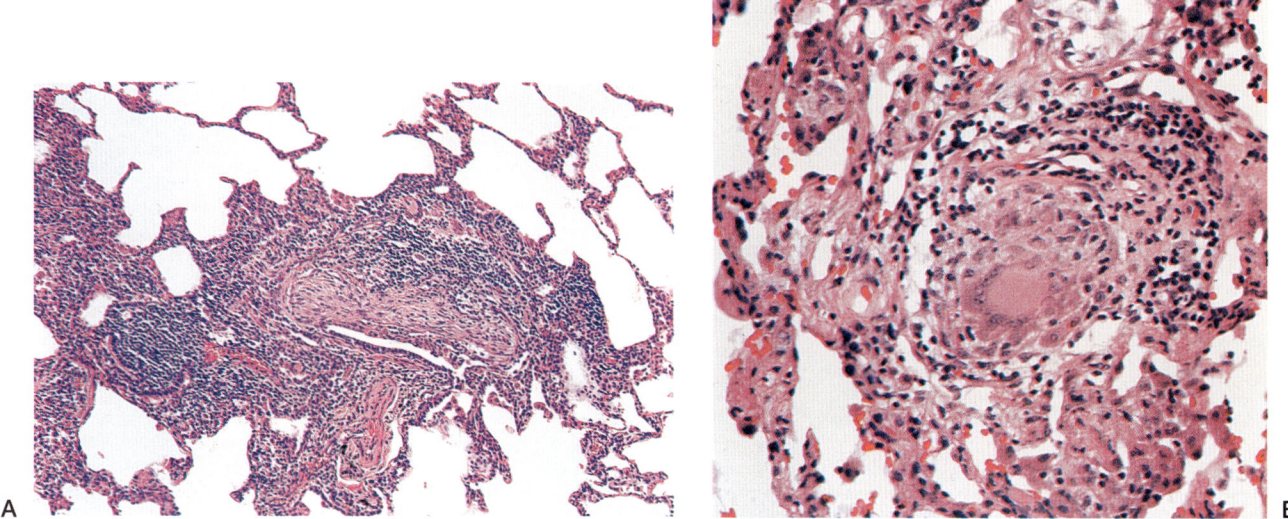

FIGURA 12.59
Pneumonite por hipersensibilidade. A. A amostra de biopsia de pulmão mostra infiltrado intersticial inflamatório crônico peribronquiolar leve, com um foco de fibrose em organização intraluminal. B. Granulomas malformados focais mostravam-se dispersos na biopsia pulmonar.

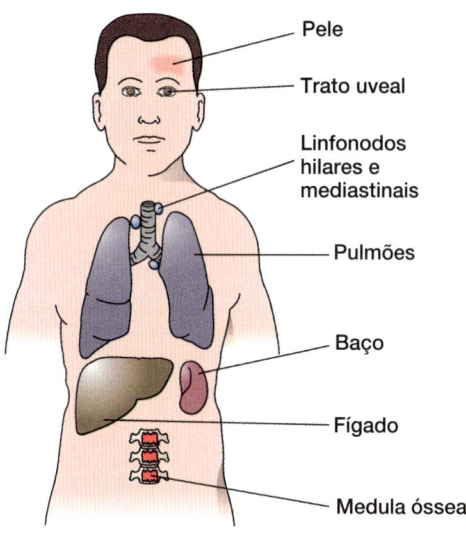

FIGURA 12.60
Órgãos comumente afetados pela sarcoidose. A sarcoidose acomete muitos órgãos, principalmente linfonodos e pulmão.

Manifestações Clínicas: A sarcoidose ocorre com mais freqüência em adultos jovens de ambos os sexos. A **sarcoidose aguda** tem início súbito, geralmente seguido por remissão espontânea em 2 anos e apresenta uma resposta excelente a esteróides. A **sarcoidose crônica** apresenta um início insidioso, e os pacientes têm mais chance de apresentar doença persistente ou progressiva. A sarcoidose causa vários padrões na radiografia de tórax, sendo o mais clássico a adenopatia hilar bilateral, com ou sem infiltrados pulmonares intersticiais. A enfermidade também pode afetar a pele (eritema nodoso e lúpus pérnio), mais comumente em mulheres. Os pacientes negros tendem a apresentar uveíte, doença cutânea e envolvimento de glândula lacrimal mais graves. Tosse e dispnéia são as principais queixas respiratórias. Contudo, a doença pode ser leve, e o diagnóstico pode ser descoberto como um achado ocasional em uma radiografia de tórax em um paciente assintomático.

Nenhum teste laboratorial é específico para o diagnóstico de sarcoidose. A biopsia pulmonar transbrônquica, por meio de um broncoscópio com fibra óptica, freqüentemente revela granulomas. Ocasionalmente, o diagnóstico baseia-se no achado de múltiplos granulomas não-caseificados na biopsia de um linfonodo mediastínico por meio de mediastinoscopia. O lavado broncoalveolar freqüentemente demonstra aumento da proporção de linfócitos T que mostram uma predominância de células $CD4^+$. O aumento da captação de gálio-67, um material fagocitado por macrófagos ativados, pode demonstrar áreas granulomatosas. O

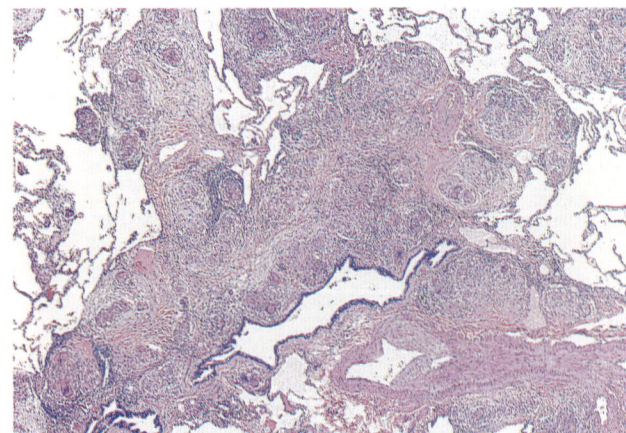 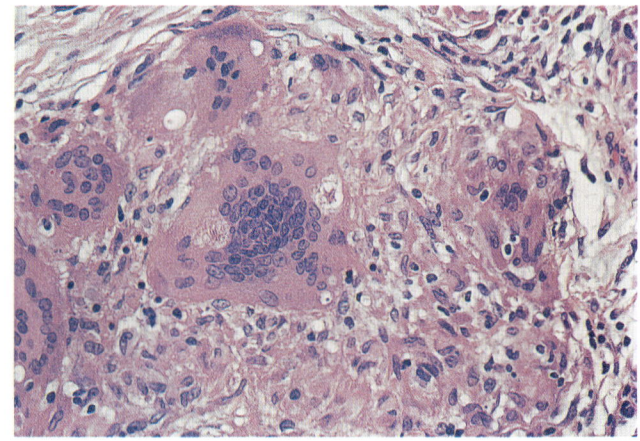

FIGURA *12.61*
Sarcoidose. A. Múltiplos granulomas não-caseificados estão presentes ao longo do interstício broncovascular. B. Granulomas não-caseificados consistem em coleções íntimas de macrófagos epitelióides e células gigantes multinucleadas. Há diversos corpúsculos asteróides.

nível sérico de enzima conversora da angiotensina (ECA) encontra-se elevado em dois terços dos pacientes com sarcoidose ativa, e a excreção urinária de cálcio em 24 horas freqüentemente encontra-se elevada. Os dados laboratoriais, além dos achados clínicos e radiológicos, possibilitam o diagnóstico de sarcoidose com uma alta probabilidade.

Os outros órgãos comumente envolvidos pela sarcoidose são a pele, olho, coração, sistema nervoso central, linfonodos extratorácicos, baço e fígado. Eles serão discutidos separadamente em capítulos individuais.

O prognóstico na sarcoidose pulmonar é favorável, e a maioria dos pacientes não manifesta seqüelas clinicamente importantes. A resolução ocorre em 60% dos pacientes com sarcoidose pulmonar, mas é menos provável em pacientes mais velhos e naqueles com lesões extratorácicas, particularmente no osso e na pele. Em até 20% dos casos, o distúrbio não apresenta remissões nem recorrências periódicas, porém contribui diretamente para o óbito do paciente em 10% dos casos. A terapia com corticosteróide é efetiva na sarcoidose ativa.

A Pneumonia Intersticial Habitual Refere-se Clinicamente a Fibrose Pulmonar Idiopática

A pneumonia intersticial habitual (PIH) demonstra um padrão histológico que ocorre em diversos quadros clínicos, inclusive doença vascular do colágeno, pneumonite por hipersensibilidade crônica, efeitos tóxicos de fármacos e asbestose. Mais comumente não tem causa conhecida. Neste último caso, os termos clínicos *fibrose pulmonar idiopática (FPI)* ou *alveolite fibrosante criptogênica (AFC)* são adequados. A PIH é um dos tipos mais comuns de pneumonia intersticial, com uma incidência anual de 6 a 14,6 casos para cada 100.000 pessoas. Tem um leve predomínio no sexo masculino, com média de idade de início de 50 a 60 anos.

 Patogenia: A etiologia da PIH é desconhecida, mas acredita-se que fatores virais, genéticos e imunológicos tenham participação. A etiologia viral é favorecida pela história de uma doença semelhante a gripe em alguns pacientes. A participação genética é sugerida pelos casos de PIH familiar e pela associação de doenças semelhantes a PIH em pacientes com transtornos hereditários, como neurofibromatose e síndrome de Hermansky-Pudlak. Propôs-se um componente imunológico por causa da presença de uma doença vascular do colágeno associada em cerca de 20% dos casos, incluindo artrite reumatóide, lúpus eritematoso sistêmico e esclerose sistêmica progressiva. A PIH também ocorre no contexto de outros distúrbios auto-imunes (p. ex., tireoidite de Hashimoto, cirrose biliar primária, hepatite crônica, púrpura trombocitopênica idiopática e miastenia grave). Além disso, os pacientes com PIH freqüentemente exibem auto-anticorpos circulantes (p. ex., anticorpos antinucleares e fator reumatóide). Também foram demonstrados imunocomplexos na circulação, nas paredes alveolares inflamadas e amostras de lavado broncoalveolar, embora o antígeno não tenha sido identificado. Postulou-se que macrófagos alveolares tornam-se ativados na fagocitose de imunocomplexos, após o que liberam citocinas que recrutam neutrófilos. Por sua vez, leucócitos polimorfonucleares lesam as paredes alveolares, acionando uma série de eventos que culminam em fibrose intersticial.

Variantes de PIH incluem *pneumonia intersticial inespecífica* e *pneumonia intersticial aguda*, mas não está claro se são entidades distintas ou pontos no espectro da PIH.

 Patologia: Na PIH, os pulmões estão pequenos, e a fibrose tende a se agravar nos lobos inferiores, nas regiões subpleurais e ao longo dos septos interlobulares. A retração das cicatrizes, especialmente dos septos lobulares, confere à superfície externa do pulmão um aspecto de cravo [prego de cabeça grande] lembrando o da cirrose hepática. Macroscopicamente, com freqüência a fibrose é irregular, com áreas de tecido cicatricial denso e alteração cística em colméia (Fig. 12.62A).

O marco histológico da PIH consiste em inflamação crônica irregular e fibrose intersticial, com áreas de pulmão normal adjacentes a áreas fibróticas (Fig. 12.62B). A fibrose por si só exibe o que foi denominado "heterogeneidade temporal", significando que a fibrose é de diferentes épocas. Áreas de tecido fibroblástico frouxo (focos de fibroblastos) são encontradas adjacentes ao colágeno denso (Fig. 12.62C). A fibrose é mais pronunciada abaixo da pleura e adjacente aos septos interlobulares (Fig. 12.62B). Devido a alveolite e subse-

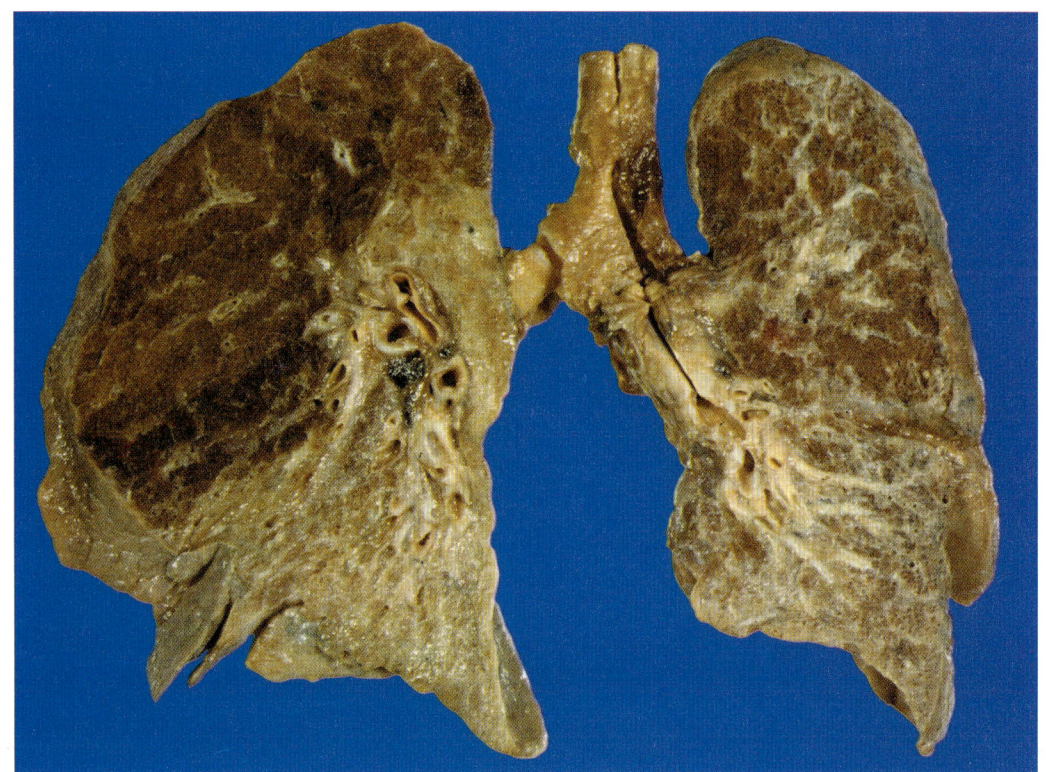

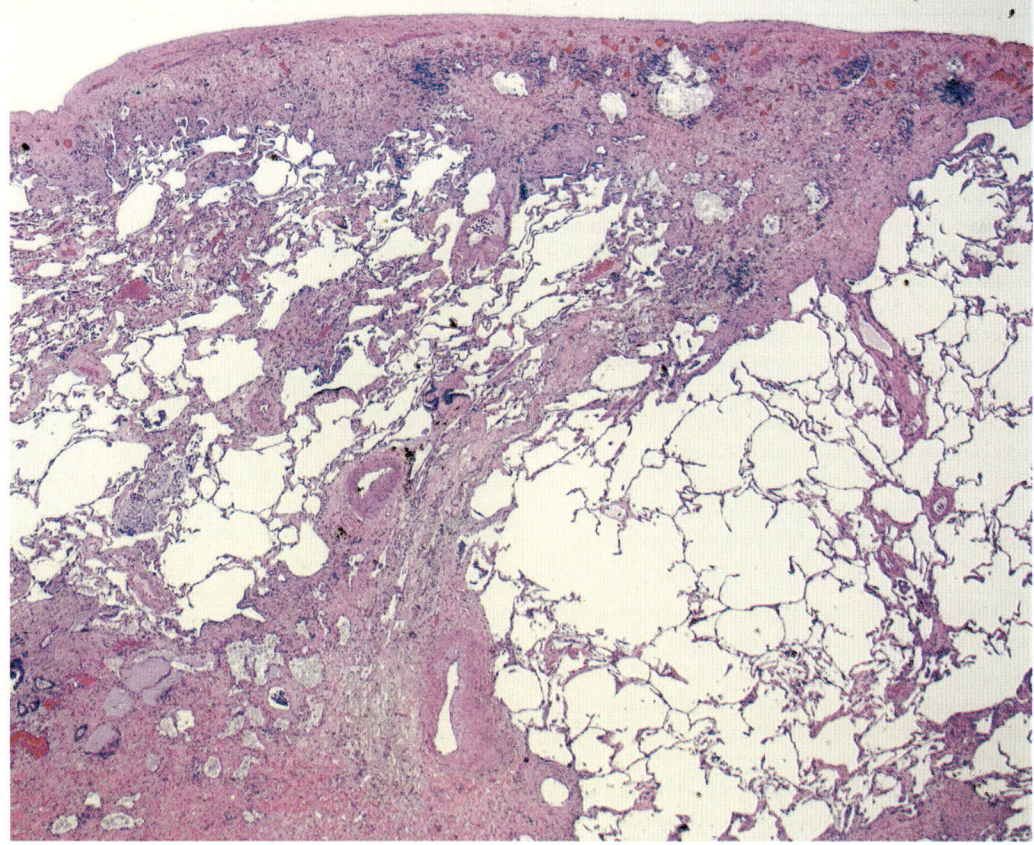

FIGURA 12.62
Pneumonite intersticial habitual. A. Amostra macroscópica do pulmão revela fibrose densa irregular com áreas extensas de alteração cística em colméia, predominantemente afetando os lobos inferiores. Este paciente também apresentava polimiosite. B. À microscopia, visualiza-se fibrose subpleural irregular com fibrose em colméia microscópica. As áreas de fibrose densa exibem remodelamento, com perda da arquitetura pulmonar normal.

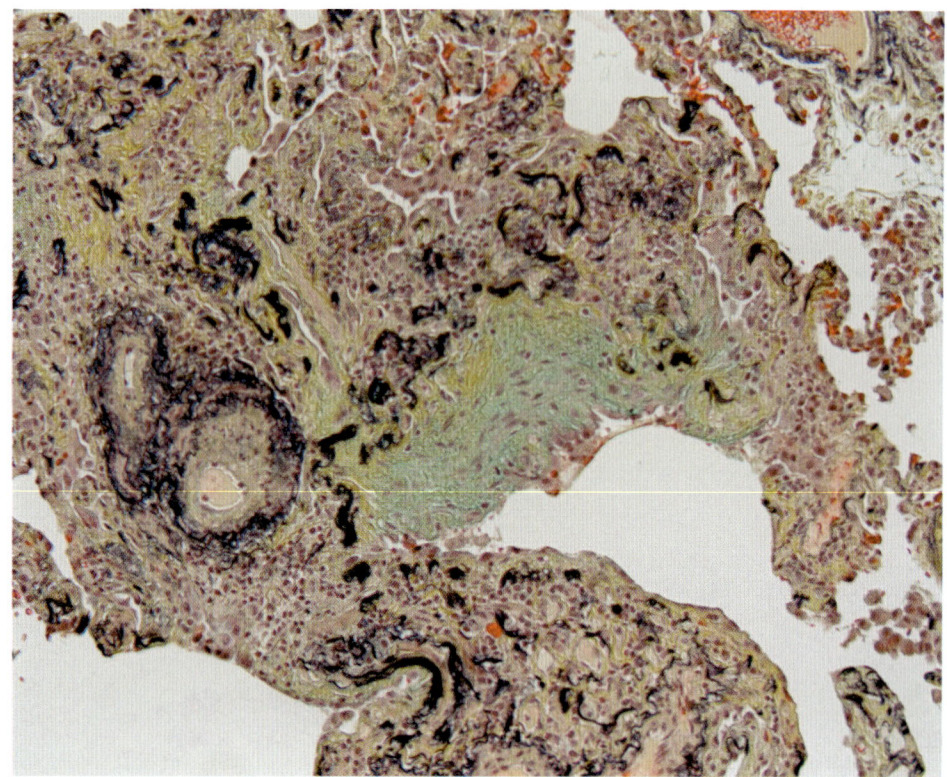

FIGURA 12.62 (continuação)
C. A coloração de Movat acentua o foco fibroblástico em verde, que contrasta com a área adjacente de coloração amarela do colágeno denso e coloração negra das fibras elásticas colabadas.

qüente fibrose, a parte distal do ácino encolhe, e os bronquíolos proximais se dilatam. O epitélio bronquiolar cresce para os espaços aéreos dilatados, o que pode representar bronquíolos respiratórios proximais lesados, porém não são mais reconhecidos como tal (Fig. 12.63). As áreas de fibrose densa provocam o remodelamento da arquitetura pulmonar, resultando em colabamento das paredes alveolares e formação de espaços císticos (ver Fig. 12.62A). Os espaços císticos são revestidos quase sempre por epitélio bronquiolar ou cuboidal e contêm muco, macrófagos ou neutrófilos. A inflamação crônica intersticial é leve ou moderada. Agregados linfóides, algumas vezes contendo centros germinativos, são observados ocasionalmente, em especial na PIH associada a artrite reumatóide. Alterações vasculares extensas, em especial a fibrose da íntima e o espessamento da média, podem estar associadas a hipertensão pulmonar.

 Manifestações Clínicas: A PIH começa de modo insidioso, com o início gradual de dispnéia de esforço e tosse seca, geralmente durante um período de 5 a 10 anos. Clinicamente, os pacientes apresentam doença pulmonar restritiva. As radiografias de tórax mostram infiltrados bilaterais difusos, predominantemente nos lobos inferiores, e um padrão reticular. O baqueteamento dos dedos é comum, especialmente no estágio tardio da doença. Em cerca de 50% dos pacientes, a TC de alta resolução mostra achados diferenciadores, consistindo em opacidades reticulares subpleurais periféricas e imagem de colméia, predominantemente nas faces posteriores dos lobos inferiores.

O achado clássico à ausculta consiste em estertores crepitantes inspiratórios tardios e estertores finos (semelhantes a "Velcro") nas bases pulmonares. Por fim, ocorrem taquipnéia em repouso, cianose e cor pulmonale. O prognóstico é sombrio, com uma sobrevida média de 4 a 6 anos. Os pacientes são tratados com corticosteróides e, algumas vezes, ciclofosfamida, mas o transplante de pulmão geralmente oferece a única esperança de cura.

A Pneumonia Intersticial Descamativa Caracteriza-se pelo Acúmulo de Macrófagos Intra-alveolares

A pneumonia intersticial descamativa (PID) é uma pneumonite intersticial fibrosante crônica de etiologia desconhecida (Fig. 12.64A,B). O termo *descamativa* na verdade é inadequado e teve sua origem na crença de que as células intra-alveolares eram células epiteliais descamadas, enquanto hoje se sabe que são macrófagos. A PID é diferenciada da PIH pela conservação da arquitetura alveolar na primeira e pela ausência de fibrose segmentar e remodelagem do parênquima pulmonar característicos da PIH. Os macrófagos contêm um pigmento marrom-dourado delicado. Contudo, as paredes alveolares na PID exibem leve espessamento por inflamação crônica e fibrose intersticial (ver Fig.12.64B). Também podem ser vistos agregados linfóides dispersos. Com freqüência, é proeminente a hiperplasia de pneumócitos do tipo II.

A PID é vista quase exclusivamente em fumantes, quase sempre na quarta ou na quinta década de vida, e ocorre duas vezes mais no sexo masculino do que no feminino. A opinião prevalecente é a de que a bronquiolite respiratória — doença pulmonar

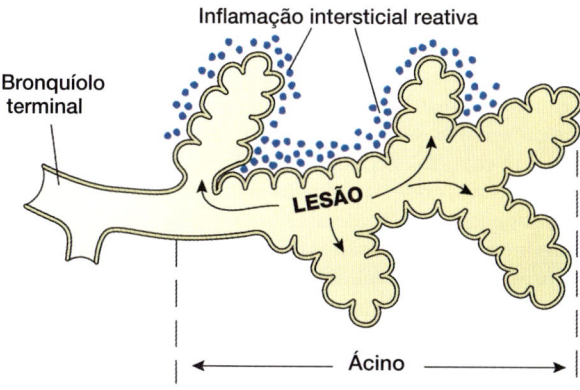

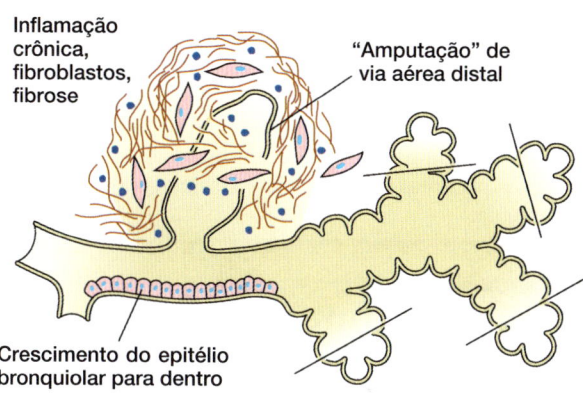

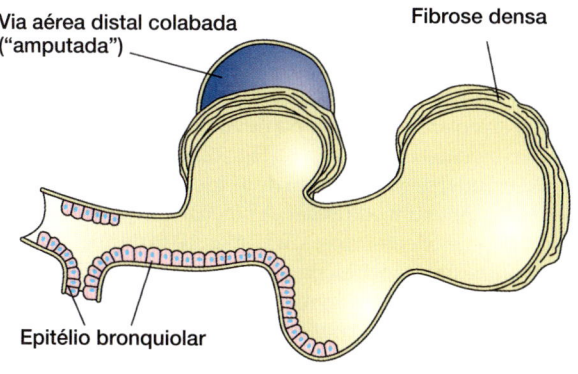

FIGURA 12.63
Patogenia do pulmão em colméia. O pulmão em colméia resulta de uma variedade de lesões. A inflamação intersticial e alveolar destrói ("amputa") a parte distal do ácino. As partes proximais dilatam-se e se tornam revestidas por epitélio bronquiolar.

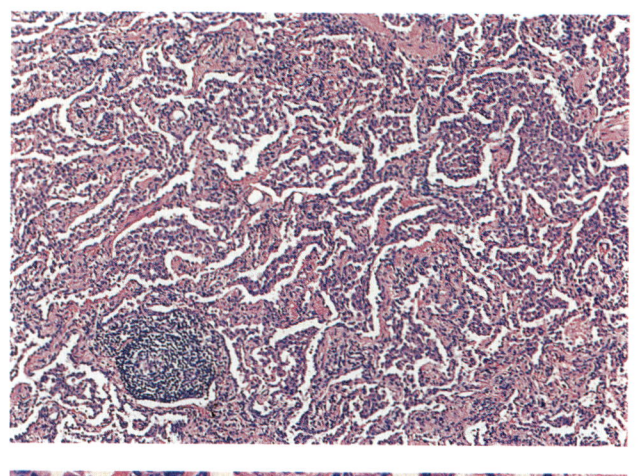

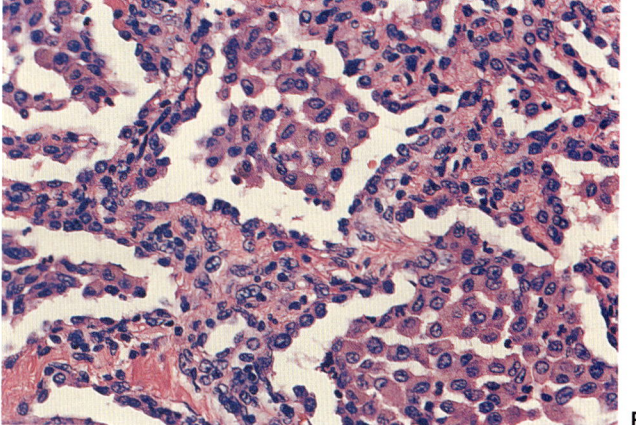

FIGURA 12.64
Pneumonia intersticial descamativa (PID). A. Um processo difuso nos pulmões caracteriza-se pelo acúmulo de macrófagos alveolares, preservação da arquitetura alveolar e agregado linfóide. B. Além do acúmulo alveolar de macrófagos, há leve fibrose septal alveolar, hiperplasia de pneumócitos tipo II e leve inflamação intersticial crônica.

A Bronquiolite Respiratória–Doença Pulmonar Intersticial Demonstra Macrófagos Bronquiolocêntricos

A bronquiolite respiratória (BR) é uma lesão histológica que ocorre em fumantes. É encontrada com maior freqüência como um achado histológico ocasional, porém raramente pode ser a única causa de doença pulmonar intersticial, e o termo clínico *bronquiolite respiratória–doença pulmonar intersticial (BR-DPI)* é adequado.

 Patologia: À histologia, o processo é irregular e consiste no acúmulo proeminente de macrófagos pigmentados nos espaços aéreos, concentrados nos bronquíolos (Fig. 12.65). Os macrófagos estão presentes nas luzes dos bronquíolos e espaços alveolares adjacentes. As paredes bronquiolares exibem inflamação crônica leve e fibrose. No entanto, a fibrose intersticial não se estende para o pulmão adjacente. O pigmento dentro dos macrófagos geralmente é delicadamente granular. Em oposição à PID, na qual o processo é difuso, na BR a lesão é bronquiolocêntrica e irregular.

intersticial (BR-DPI; adiante) representa um espectro de doenças relacionadas ao tabagismo, embora o mecanismo não seja evidente. O quadro radiográfico da PID é inespecífico, porém é descrito com maior freqüência como infiltrados em vidro fosco bilaterais, com predominância do lobo inferior. A PID tem um prognóstico muito melhor do que a PIH, com uma sobrevida geral em 10 anos entre 70 e 100%. A maioria dos pacientes responde bem à terapia com esteróide e suspensão do tabagismo.

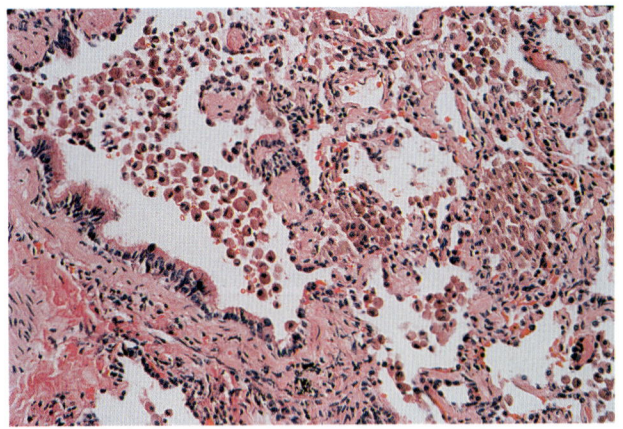

FIGURA 12.65
Bronquiolite respiratória. Há acúmulo acentuado de macrófagos nos bronquíolos e nos espaços aéreos circundantes. São observados espessamento fibrótico leve e inflamação crônica da parede bronquiolar.

 Manifestações Clínicas: Clinicamente, os pacientes apresentam disfunção respiratória leve. Radiograficamente, ocorre predominância do lobo superior, com espessamento dos bronquíolos periféricos. Os pacientes com BR-DPI apresentam um prognóstico excelente, e, em geral, os sintomas sofrem resolução após a suspensão do tabagismo.

O Padrão de Pneumonia em Organização (Pneumonia em Organização Criptogênica) Exibe Tampões Fibroblásticos nos Alvéolos e Bronquíolos

O padrão de pneumonia em organização foi denominado anteriormente de *bronquiolite obliterante–pneumonia em organização (BOPO)*. Esse distúrbio caracteriza-se por tampões polipóides de tecido que preenchem a luz bronquiolar, enquanto a bronquiolite respiratória (descrita anteriormente) demonstra fibrose da parede bronquiolar e estreitamento luminal. O padrão de pneumonia em organização não é específico para um agente etiológico particular, e a causa não pode ser determinada com base no aspecto morfológico. É observada em muitas situações, inclusive infecções do trato respiratório (particularmente bronquiolite viral), inalação de materiais tóxicos, administração de muitos fármacos e diversos processos inflamatórios (p. ex., doenças vasculares do colágeno). É importante observar que um número considerável de casos permanece idiopático e são denominados pneumonia em organização criptogênica (ou BOPO idiopática).

 Patologia: À histologia, o padrão de pneumonia em organização mostra áreas irregulares de fibrose em organização frouxa e células inflamatórias crônicas nas vias aéreas distais adjacentes ao pulmão normal. Tampões de fibrose em organização ocluem bronquíolos (bronquiolite obliterante), ductos alveolares e alvéolos circunvizinhos (pneumonia em organização; Fig. 12.66), porém existe pouco tecido conjuntivo dentro dos bronquíolos. Assim, o padrão é mais o de pneumonia em organização do que o de bronquiolite obliterante. A arquitetura pulmonar é preservada, sem a ocorrência de alterações de remodelamento ou em colméia encontradas na PIH. Devido à oclusão das vias aéreas distais, pode haver o desenvolvimento de pneumonia lipídica endógena ou obstrutiva. Os septos alveolares encontram-se apenas levemente espessados com células inflamatórias crônicas, e ocorre apenas hiperplasia leve de pneumócitos do tipo II.

 Manifestações Clínicas: O padrão de pneumonia em organização tem uma média de idade ao diagnóstico de 55 anos e é reconhecida inicialmente pelo início súbito de febre, tosse e dispnéia. Muitos pacientes têm uma história de doença semelhante à gripe 4 a 6 semanas antes do início dos sintomas. Conforme observado anteriormente, alguns casos podem apresentar alterações predisponentes. As radiografias de tórax revelam opacidades localizadas ou infiltrados intersticiais bilaterais, que podem migrar com o passar do tempo. Os exames de função pulmonar demonstram um padrão ventilatório restritivo. A corticosteroidoterapia é efetiva, e alguns pacientes recuperam-se em semanas a meses mesmo sem tratamento.

A Pneumonia Intersticial Linfóide Ocorre na Presença de Doenças Auto-imunes

A pneumonia intersticial linfóide (PIL) é uma pneumonite rara na qual infiltrados linfóides encontram-se distribuídos de modo difuso nos espaços intersticiais do pulmão.

 Patologia: O marco da PIL é a infiltração difusa de septos alveolares e espaços peribronquiolares por linfócitos, plasmócitos e macrófagos (Fig. 12.67). A arquitetura alveolar é preservada, sem a formação de tecido cicatricial nem remodelamento da arquitetura pulmonar. A hiperplasia de pneumócitos do tipo II pode ser evidente, e focos indistinguíveis de fibrose intersticial em organização estão presentes ocasionalmente. Com freqüência, são encontrados granulomas não-caseificados, tipo sarcóide. Os espaços alveolares tendem a conter um exsudato proteináceo. Ocasionalmente, existem agregados linfóides dispersos, alguns contendo centros germinativos. A hiperplasia do tecido linfóide peribronquiolar pode ser proeminente.

 Manifestações Clínicas: Embora a PIL possa ser idiopática, freqüentemente ocorre em uma variedade de quadros clínicos (Quadro 12.5), particularmente em pacientes com disproteinemia, doença vascular do colágeno (especialmente síndrome de Sjögren) e infecção pelo HIV. É encontrada principalmente em adultos, mas há casos documentados em crianças. Nestas, a PIL é um dos critérios definidores do diagnóstico da AIDS. As manifestações auto-imunes associadas incluem elevação ou redução das gamaglobulinas séricas, diversas disproteinemias e aumento de auto-anticorpos circulantes, como o fator reumatóide e anticorpos antinucleares. Raramente, ocorre o desenvolvimento de linfoma nos pacientes com PIL, particularmente naqueles com síndrome de Sjögren e AIDS.

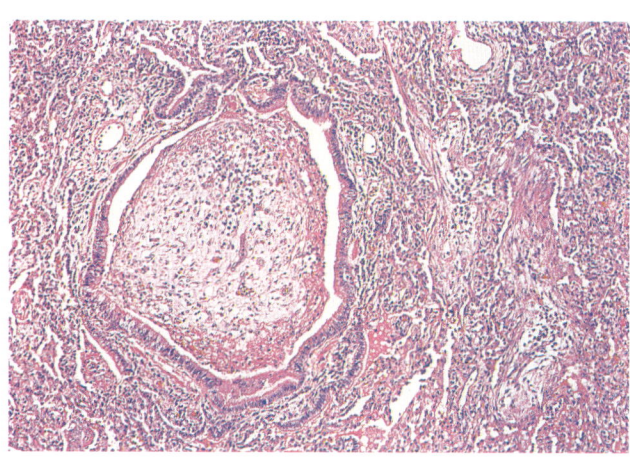
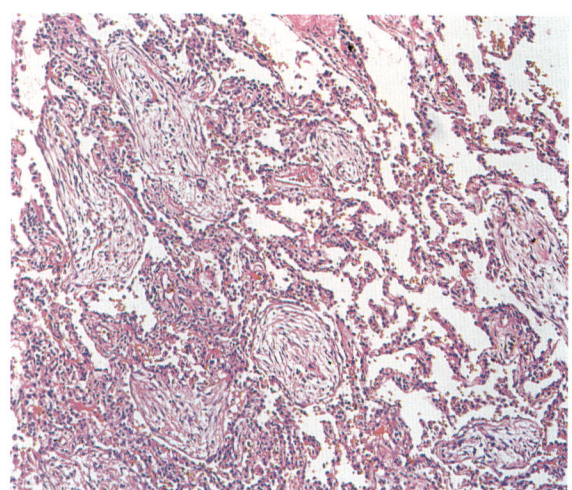

FIGURA 12.66
Padrão de pneumonia em organização. A. Tampões polipóides de tecido fibroso frouxo estão presentes em um bronquíolo e nos ductos alveolares e alvéolos adjacentes. B. Os espaços alveolares contêm tampões semelhantes de tecido conjuntivo frouxo em organização.

Os pacientes com PIL apresentam tosse e dispnéia progressiva. A evolução da doença varia desde uma afecção indolente até um estado que progride para insuficiência pulmonar e respiratória em estágio terminal. Os corticosteróides e os agentes citotóxicos trouxeram algum benefício.

A Histiocitose de Células de Langerhans (Histiocitose X) Compreende uma Variedade de Proliferações Celulares Localizadas e Sistêmicas

Diferentes apresentações da histiocitose de células de Langerhans (HCL) foram denominadas granuloma eosinofílico, doença de Hand-Schüller-Christian, e doença de Letterer-Siwe. A HCL pode afetar o pulmão como uma forma distinta de doença pulmonar intersticial. Em adultos, o distúrbio ocorre com maior freqüência como uma forma isolada (também conhecida como *granuloma eosinofílico pulmonar*), com manifestações extrapulmonares como lesões ósseas ou diabetes insípido ocorrendo em 10 a 15% dos casos. **Praticamente todos esses pacientes são tabagistas.** Em crianças, o envolvimento pulmonar pode ocorrer associado à doença de Letterer-Siwe ou à doença de Hand-Schüller-Christian.

 Patologia: À histologia, a HCL é vista como infiltrados nodulares dispersos com uma margem em estrela que se estende para o interstício circundante (Fig. 12.68A). Essas lesões são, com freqüência, centralizadas nos bronquíolos ou em um ponto subpleural. Essas lesões celulares consistem em proporções variáveis de células de Langerhans

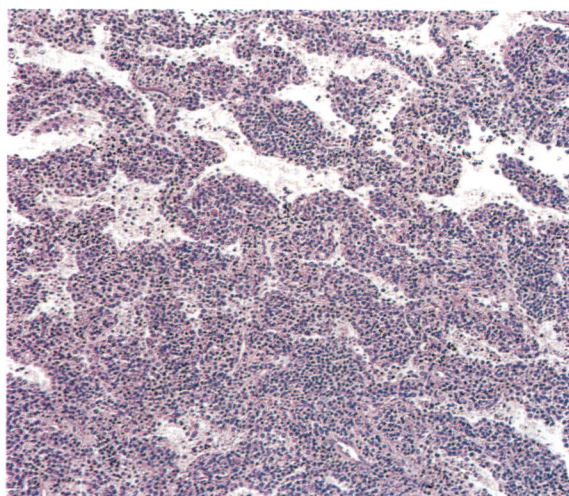
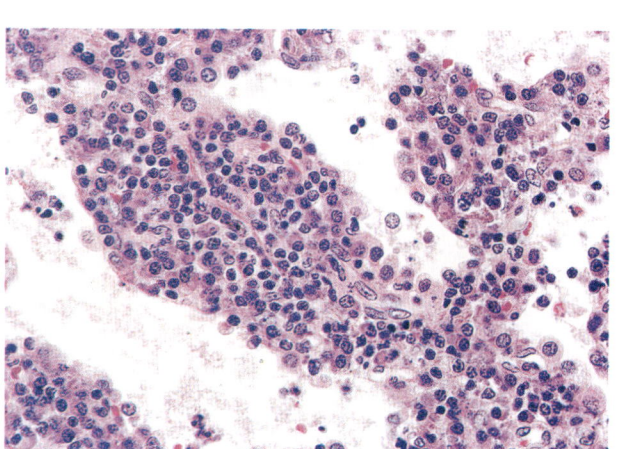

FIGURA 12.67
Pneumonia intersticial linfóide (PIL). A. As paredes dos septos alveolares estão infiltradas de modo difuso por inflamação crônica. B. O infiltrado inflamatório compõe-se de linfócitos e plasmócitos.

QUADRO 12.5 Distúrbios Associados a Pneumonia Intersticial Linfocítica (PIL)

Idiopáticos

Disproteinemia
- Gamopatia policlonal
- Macroglobulinemia
- Hipogamaglobulinemia
- Anemia perniciosa

Doença vascular do colágeno
- Síndrome de Sjögren
- Lúpus eritematoso sistêmico
- Artrite reumatóide

Imunodeficiência
- Infecção por HIV
- Síndrome da imunodeficiência combinada grave

Infecção
- Pneumonia por *Pneumocystis carinii*
- Vírus Epstein-Barr (distúrbio linfoproliferativo)
- Hepatite ativa crônica

Iatrogênicos
- Transplante de medula óssea
- Fenitoína (Dilantin)

 Manifestações Clínicas: Em geral, a HCL pulmonar acomete pacientes na terceira e na quarta décadas de vida. As manifestações mais comuns ao diagnóstico são tosse improdutiva, dispnéia de esforço e pneumotórax espontâneo. Cerca de 25% dos pacientes são assintomáticos no momento do diagnóstico. As radiografias de tórax mostram lesões reticulonodulares bilaterais difusas, em geral nos lobos superiores. Com freqüência, as lesões sofrem cavitação. Embora a maioria dos pacientes apresente um bom prognóstico, alguns desenvolvem disfunção pulmonar crônica. Em um pequeno subgrupo de casos, a fibrose pulmonar progressiva pode acarretar a morte. A suspensão do tabagismo é benéfica nos estágios iniciais da doença.

A Linfangioleiomiomatose Caracteriza-se por Musculatura Lisa no Pulmão e nos Linfáticos

A linfangioleiomiomatose (LAM) é uma doença pulmonar intersticial rara que ocorre em mulheres em idade fértil e se caracteriza pela proliferação anormal disseminada de músculo liso no pulmão, linfonodos mediastinais e retroperitoneais, e grandes ductos linfáticos. A etiologia da LAM é desconhecida, porém respostas clínicas a ooforectomia e terapia com progesterona sugerem que a proliferação de músculo liso está sob controle hormonal. A ocorrência de LAM em pacientes com esclerose tuberosa e a associação entre LAM e angiomiolipomas renais levaram à especulação de que a LAM possa representar uma *forma frustrada* de esclerose tuberosa.

 Patologia: À macroscopia, os pulmões mostram aumento difuso bilateral com alterações císticas extensas semelhantes às do enfisema (Fig. 12.69A). À histologia,

misturadas a linfócitos, eosinófilos e macrófagos. As células de Langerhans são redondas a ovais, com uma quantidade moderada de citoplasma eosinofílico e núcleos proeminentemente sulcados, contendo pequenos nucléolos pouco nítidos (ver Fig. 12.68B e C). À medida que a doença evolui, as lesões sofrem cavitação e se tornam fibróticas. Por fim, pode haver fibrose em colméia. O parênquima pulmonar adjacente às lesões nodulares pode exibir acúmulo acentuado de macrófagos intra-alveolares devido à bronquiolite respiratória induzida pelo tabagismo.

As células de Langerhans possuem características distintivas, como (1) grânulos citoplasmáticos de Birbeck (detectados por microscopia eletrônica), (2) receptores de C3, IgG-F$_c$, CD1 e HLA-DR e (3) expressão da proteína S-100. Ainda não se determinou se a HCL representa uma proliferação neoplásica ou uma resposta imunológica anormal a antígenos presentes na fumaça do cigarro.

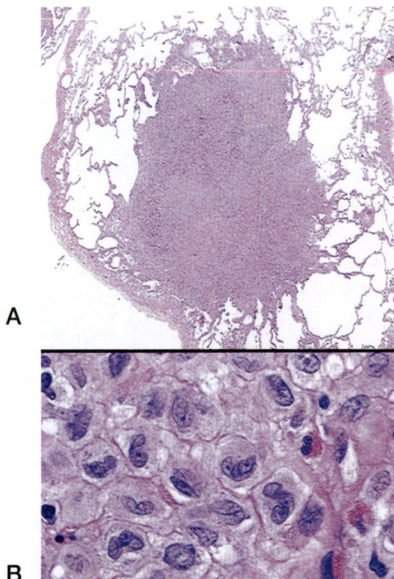
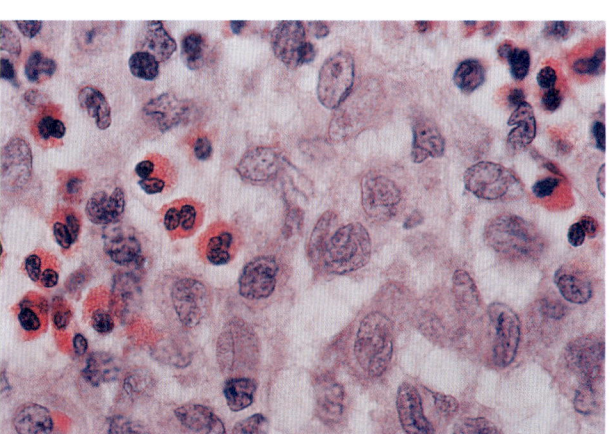

FIGURA 12.68
Histiocitose de células de Langerhans. **A.** O infiltrado nodular intersticial tem forma de estrela, com extensão das células para os septos alveolares adjacentes. **B.** O infiltrado tem muitas células de Langerhans que apresentam quantidade moderada de citoplasma eosinofílico e núcleos proeminentemente chanfrados. Também existem diversos eosinófilos. **C.** Uma visão em maior aumento mostra células de Langerhans e eosinófilos.

muitos espaços císticos encontram-se revestidos por nódulos focais ou feixes de células de musculatura lisa anormais. Essas células redondas ou em forma de fuso (células LAM) assemelham-se a células musculares lisas imaturas, porém não possuem a orientação paralela da musculatura lisa normal que circunda as vias aéreas e os vasos sangüíneos (ver Fig. 12.69B). A proliferação do músculo liso quase sempre segue uma distribuição linfática no pulmão, ao redor dos vasos sangüíneos e bronquíolos, e ao longo da pleura e septos interlobulares. As paredes dos vasos sangüíneos, especialmente nas pequenas veias pulmonares, também podem estar infiltradas, resultando em hemorragia microscópica e acúmulo de hemossiderina em macrófagos alveolares. A coloração imunoistoquímica para HMB-45 (um antígeno de melanoma) destaca as células LAM, mas não outras células de músculo liso no pulmão. Os receptores de estrogênio ou de progesterona são demonstrados ocasionalmente nas células LAM.

Manifestações Clínicas: Os pacientes com LAM apresentam dispnéia, pneumotórax espontâneo, hemoptise, tosse e derrames quilosos. Nos estágios iniciais, a radiografia de tórax pode ser normal. Contudo, à medida que a doença evolui, pode surgir um padrão reticular intersticial difuso ou cístico na radiografia. Derrames pleurais, hiperinsuflação acentuada dos pulmões e pneumotórax podem se seguir. As provas de função pulmonar mostram capacidade pulmonar total acentuadamente aumentada, capacidade de difusão diminuída e características obstrutivas ou restritivas. Embora alguns pacientes possam apresentar uma evolução clínica indolente, muitos morrem por insuficiência respiratória progressiva. A ablação hormonal por meio de ooforectomia, além de terapia antiestrogênica (tamoxifeno) e terapia à base de progesterona, mostra-se promissora.

TRANSPLANTE DE PULMÃO

Os pacientes submetidos a transplante de pulmão manifestam rejeição aguda e crônica e infecção. As indicações histológicas da rejeição aguda são infiltrados perivasculares de pequenos linfócitos redondos, linfócitos plasmocitóides, macrófagos e eosinófilos. Nos casos graves, a inflamação pode se disseminar para alvéolos adjacentes, e podem ser vistas membranas hialinas. Na rejeição crônica, o padrão principal de lesão consiste em bronquiolite obliterante, caracterizada por inflamação bronquiolar e graus variáveis de fibrose. Esta pode assumir a forma de tampões polipóides de tecido de granulação intraluminal ou fibrose mural concêntrica, com o padrão de bronquiolite obliterativa (Fig. 12.70). A bronquiectasia é comum nos pacientes que sobrevivem por período longo após o transplante de pulmão, uma evolução que pode ser provocada por má perfusão das vias aéreas, desnervação e infecção recorrente das vias aéreas.

Uma variedade de infecções oportunistas, incluindo bactérias, fungos, agentes virais e *P. carinii*, pode ser encontrada nos pacientes submetidos a transplante. As pneumonias fúngicas mais comuns são causadas por *Candida* e *Aspergillus*. O citomegalovírus é a causa mais comum de pneumonia viral. Ocorrem **distúrbios linfoproliferativos** em 3 a 8% dos pacientes submetidos a transplante de pulmão que sobrevivem mais de 30 dias. Essas neoplasias são secundárias à proliferação descontrolada de linfócitos B infectados pelo vírus Epstein-Barr (EBV) em virtude da imunossupressão por ciclosporina.

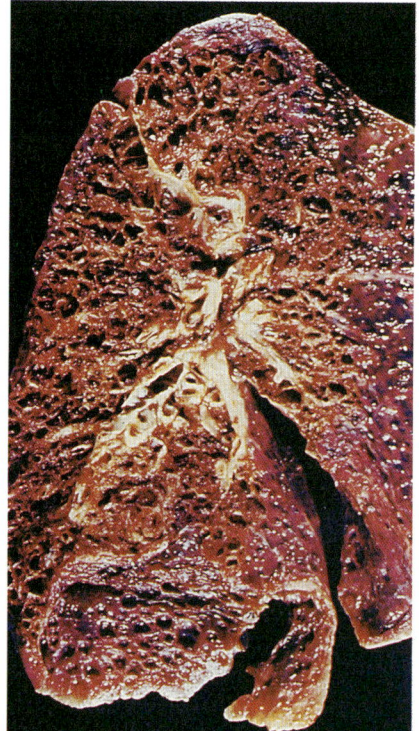
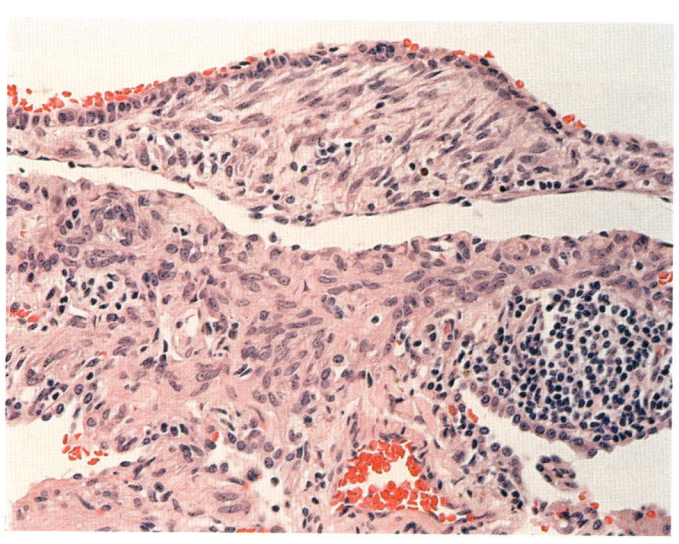

FIGURA 12.69
Linfangioleiomiomatose. A. A superfície de corte do pulmão exibe alteração cística extensa, semelhante a enfisema. B. Um espaço cístico anormal está revestido com feixes de músculo liso nos quais os miócitos estão dispostos ao acaso.

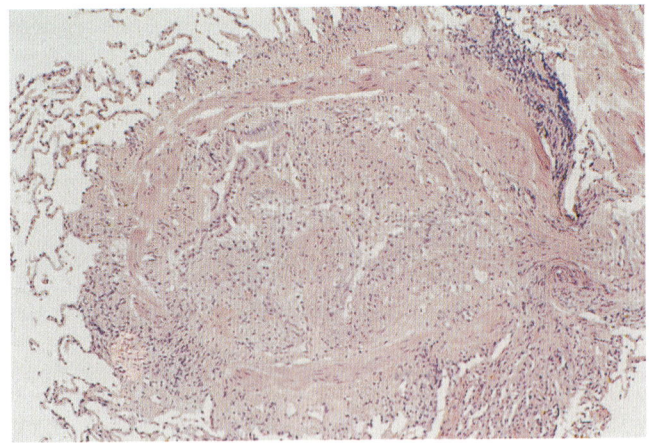

FIGURA 12.70
Bronquiolite obliterativa, rejeição crônica em transplante de pulmão. A luz deste bronquíolo está praticamente toda obliterada por fibrose concêntrica.

VASCULITE E GRANULOMATOSE

Muitos distúrbios pulmonares resultam em vasculite, a maioria associada a outros processos inflamatórios, como infecções granulomatosas necrosantes. Apenas algumas síndromes idiopáticas primárias de vasculite afetam o pulmão, sendo as mais importantes a granulomatose de Wegener, a granulomatose de Churg-Strauss e a granulomatose sarcóide necrosante.

A Granulomatose de Wegener Acomete o Trato Respiratório e os Rins

A granulomatose de Wegener (GW) é uma doença de causa desconhecida caracterizada por inflamação granulomatosa necrosante e asséptica e vasculite que acometem as vias respiratórias superiores e inferiores e os rins. Essa doença é descrita no Cap. 10. A glomerulonefrite associada à GW é discutida no Cap. 16, e as lesões das vias respiratórias superiores são descritas no Cap. 25. Nesta seção, abordamos apenas as manifestações pulmonares da GW.

 Patologia: As características pulmonares da GW incluem inflamação granulomatosa necrosante, necrose parenquimatosa e vasculite. Na maioria dos casos de GW pulmonar, múltiplos nódulos bilaterais, com diâmetro variando entre 2 e 3 cm, são encontrados nos pulmões. Os nódulos apresentam uma borda irregular, uma superfície de corte castanho-bronzeada ou hemorrágica, e cavitação central freqüente.

Nódulos de consolidação parenquimatosa consistem em (1) necrose tissular; (2) inflamação granulomatosa com infiltrado inflamatório misto composto de linfócitos, plasmócitos, neutrófilos, eosinófilos, macrófagos e células gigantes; e (3) fibrose. A necrose pode assumir a forma de microabscessos neutrofílicos ou de grandes zonas basofílicas de necrose "geográfica" com bordas serpiginosas irregulares (Fig. 12.71A). Os granulomas podem apresentar diversos padrões, como macrófagos em paliçada ao longo da borda das grandes zonas necróticas, células gigantes multinucleadas frouxamente agrupadas e células gigantes dispersas. A vasculite pode acometer artérias (ver Fig. 12.71B), veias ou capilares, e as lesões vasculares podem exibir inflamação aguda, crônica, ou granulomatosa. O padrão mais comum de fibrose consiste em pneumonia em organização inespecífica nas bordas dos nódulos de consolidação inflamatória. Com freqüência, os pulmões exibem hemorragia intra-alveolar aguda ou crônica. Freqüentemente ocorre "capilarite neutrofílica", consistindo em infiltração neutrofílica das paredes alveolares.

 Manifestações Clínicas: A GW acomete comumente a cabeça e o pescoço, seguidos pelo pulmão, rim e olho. As manifestações respiratórias são tosse, hemoptise e pleurite. As radiografias de tórax comumente mostram nódulos intrapulmonares múltiplos, embora também possam ser encontrados nódulos únicos. As manifestações da cabeça e pescoço consistem em sinusite, doença nasal, otite média, perda da audição, estenose subglótica, dor de ouvido, tosse e lesões orais. Outras manifestações sistêmicas são artralgias, febre, lesões da pele, perda de peso, neuropatia periférica, anormalidades do sistema nervoso central e pericardite.

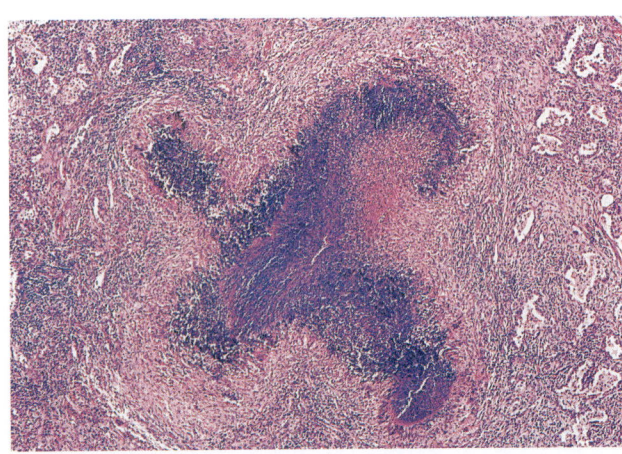
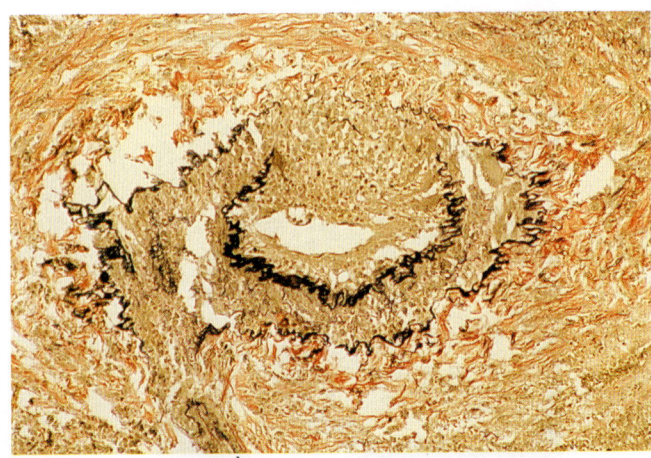

FIGURA 12.71
A. Granulomatose de Wegener. Esta área de necrose tem um padrão "geográfico" com bordas serpiginosas e centro basofílico. B. A vasculite nesta artéria caracteriza-se por infiltrado inflamatório crônico transmural, excêntrico e focal, que destrói as lâminas elásticas interna e externa (coloração elástica).

A hemorragia pulmonar difusa é uma complicação importante da GW, vista como uma crise fulminante com risco de vida, caracterizada por insuficiência respiratória grave. Geralmente vem acompanhada de insuficiência renal aguda.

O teste de anticorpos anticitoplasma de neutrófilos sérico (ANCA) é um marcador útil para a GW e outras síndromes de vasculite. E quando esses anticorpos reagem com neutrófilos fixados por etanol, existem dois padrões principais de imunofluorescência: citoplasmático ou clássico (C-ANCA) e perinuclear (P-ANCA). Os C-ANCA reagem com a proteinase 3 e ocorrem em mais de 85% dos pacientes com GW generalizada ativa. A maioria dos P-ANCA apresenta uma especificidade para mieloperoxidase e são encontrados nos pacientes com glomerulonefrite necrosante idiopática e em crescente e em pacientes com poliarterite nodosa e síndrome de Churg-Strauss.

A maioria dos pacientes com GW é tratada de modo efetivo com corticosteróides e ciclofosfamida. Alguns pacientes respondem à terapia com trimetoprim-sulfametoxazol, sugerindo a possibilidade de uma infecção bacteriana.

A Síndrome de Churg-Strauss (Angiíte Alérgica e Granulomatose) É Definida por Asma, Eosinofilia e Vasculite

A síndrome de Churg-Strauss é um distúrbio de etiologia desconhecida.

Patologia: Os pulmões dos pacientes com a síndrome de Churg-Strauss exibem alterações de bronquite asmática ou bronquiolite (ver discussão anterior sobre asma). As manifestações histológicas incluem pneumonia eosinofílica, vasculite (Fig. 12.72A), necrose parenquimatosa (ver Fig. 12.72B) e inflamação granulomatosa. Podem ser encontrados infiltrados de eosinófilos em qualquer compartimento anatômico do pulmão. O envolvimento das paredes dos vasos sangüíneos provoca vasculite e lesão das paredes das vias aéreas e resulta em bronquite ou bronquiolite. A vasculite exibe tipos variáveis de células inflamatórias, como eosinófilos, linfócitos, plasmócitos, macrófagos, células gigantes e neutrófilos (ver Fig. 12.72A). Focos necróticos apresentam centros eosinofílicos devido ao acúmulo de eosinófilos mortos (ver Fig. 12.72B).

 Manifestações Clínicas: A síndrome de Churg-Strauss atravessa três fases clínicas.

Pródromo: Os pacientes apresentam uma ou mais das seguintes características: rinite alérgica, asma, eosinofilia periférica e doença infiltrativa eosinofílica (pneumonia eosinofílica ou enterite eosinofílica).

Fase Vasculítica Sistêmica: Há manifestações vasculíticas extrapulmonares, como vasculite leucocitoclástica cutânea ou neuropatia periférica.

Fase Pós-vasculítica: Os pacientes podem continuar a apresentar asma e rinite alérgica, e as complicações da neuropatia e da hipertensão podem persistir. As manifestações cardiovasculares são comuns e freqüentemente consistem em pericardite, hipertensão e insuficiência cardíaca. A doença renal e o envolvimento sinusal geralmente são menos graves do que na GW.

Os pacientes com a síndrome de Churg-Strauss em geral são positivos para o P-ANCA durante a fase vasculítica. A maioria dos pacientes responde à corticoterapia, porém pode haver necessidade de ciclofosfamida nos casos graves.

A Granulomatose Sarcóide Necrosante Exibe Grandes Zonas de Necrose e Vasculite

A granulomatose sarcóide necrosante é uma afecção rara que se caracteriza por granulomas sarcóides confluentes nodulares (Fig. 12.73). Esse distúrbio não é uma vasculite sistêmica, mas um transtorno geralmente confinado ao pulmão. A vasculite exibe células gigantes, granulomas necrosantes (ver Fig. 12.73B) e inflamação crônica consistindo

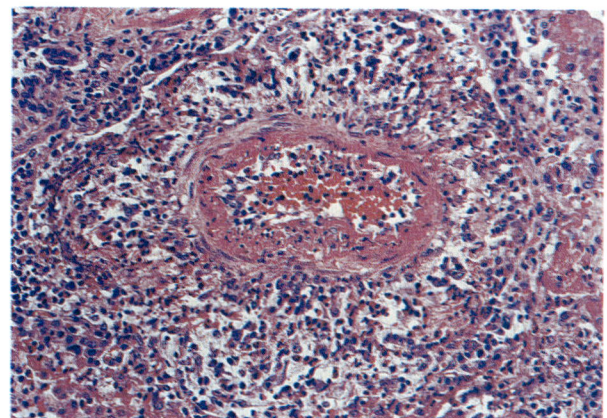
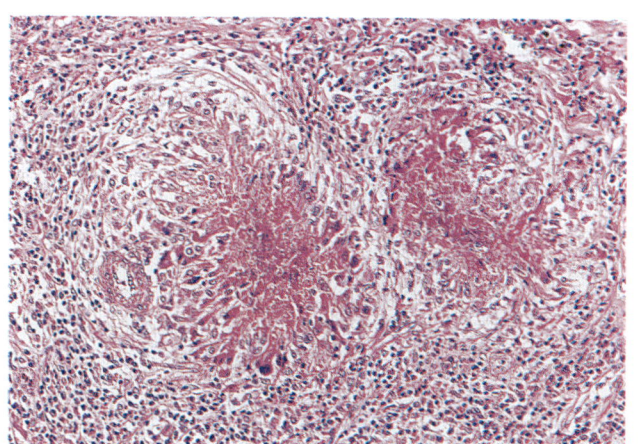

FIGURA 12.72
Síndrome de Churg-Strauss. A. A artéria mostra vasculite intensa consistindo em infiltrado denso de células inflamatórias crônicas e eosinófilos. B. O granuloma necrótico ("alérgico") tem uma área eosinofílica central de necrose circundada por macrófagos em paliçada e células gigantes.

em linfócitos e plasmócitos. A maioria dos pacientes é assintomática, e as radiografias de tórax quase sempre demonstram múltiplos nódulos pulmonares bem circunscritos. A doença extrapulmonar é rara, e as lesões localizadas podem ser tratadas efetivamente por remoção cirúrgica. Em geral, os corticosteróides são eficazes nos pacientes com lesões múltiplas. O prognóstico é excelente.

HIPERTENSÃO PULMONAR

Na vida fetal, as paredes arteriais pulmonares são espessas, e a pressão arterial pulmonar é correspondentemente alta. O sangue é oxigenado através da placenta e não através dos pulmões. Assim, a pressão arterial pulmonar fetal elevada serve para desviar o sangue que sai do ventrículo direito, pelo canal arterial, para a circulação sistêmica, desviando efetivamente dos pulmões. Após o nascimento, os pulmões assumem a obrigação de oxigenar o sangue venoso, e o canal arterial se fecha. Nessas circunstâncias, os pulmões devem se adaptar para aceitar todo o débito cardíaco, uma situação que exige o sistema de alto volume e baixa pressão do pulmão maduro. Conseqüentemente, no terceiro dia de vida, as artérias pulmonares se dilatam, suas paredes tornam-se delgadas, e a pressão arterial pulmonar diminui de modo correspondente. A pressão arterial pulmonar elevada é definida como uma pressão média que excede 25 mm Hg em repouso.

Na criança ou no adulto, a pressão dentro do sistema arterial pulmonar pode ser aumentada pelo aumento do fluxo ou pelo aumento da resistência vascular. Qualquer que seja a causa, as anormalidades morfológicas características são conseqüentes à pressão elevada da artéria pulmonar (Fig. 12.74). O sistema de estadiamento para as alterações arteriais da hipertensão pulmonar foi projetado originalmente para avaliar a intensidade da hipertensão pulmonar em pacientes com doença cardíaca congênita. O sistema foi projetado para determinar se a cirurgia cardíaca corretiva poderia reverter as alterações da hipertensão. Em geral, os graus 1, 2 e 3 são reversíveis; os graus 4 e acima geralmente não são.

Grau 1: Hipertrofia medial das artérias pulmonares musculares e o aparecimento de músculo liso nas arteríolas pulmonares.
Grau 2: Proliferação da íntima com hipertrofia crescente da túnica média.
Grau 3: Fibrose da túnica íntima das artérias e arteríolas pulmonares musculares, que pode ser oclusiva (Fig. 12.75A).
Grau 4: Formação de lesões plexiformes associadas a dilatação e adelgaçamento de artérias pulmonares. Essas lesões nodulares compõem-se de canais sangüíneos entrelaçados irregularmente e impõem uma obstrução adicional da circulação pulmonar (ver Fig. 12.75B).
Grau 5: Lesões plexiformes associadas a dilatação ou lesões angiomatóides. Ruptura de vaso com parede delgada dilatada, além de hemorragia parenquimatosa e hemossiderose, também está presente.
Grau 6: Necrose fibrinóide de artérias e arteríolas.

Em todos os graus de hipertensão pulmonar, a aterosclerose é observada nas artérias pulmonares mais calibrosas. Nesse aspecto, até mesmo aterosclerose leve é rara quando a pressão arterial pulmonar é normal. Em conseqüência do aumento da pressão na circulação menor, ocorre hipertrofia do ventrículo direito (*cor pulmonale*).

Hipertensão Pulmonar Pré-capilar *Versus* Pós-capilar

Conceitualmente, é útil considerar a hipertensão pulmonar em termos de origem pré-capilar em comparação à origem pós-capilar, indicando que a fonte básica do aumento do fluxo ou da resistência é proximal ou distal ao leito capilar pulmonar, respectivamente. A hipertensão pré-capilar inclui desvios cardíacos da esquerda para a direita e também hipertensão pulmonar primária, hipertensão pulmonar tromboembólica e hipertensão secundária a doença pulmonar fibrótica e hipoxia. A hipertensão pós-capilar inclui doença venoclusiva pulmonar e também hipertensão secundária a distúrbios cardíacos do lado esquerdo, como estenose mitral e coarctação da aorta.

Desvios da Esquerda para a Direita

Um desvio (*shunt*) da circulação sistêmica para a circulação pulmonar resulta em aumento do fluxo através dos pulmões. A maioria dos casos representa desvios congênitos da esquerda para a

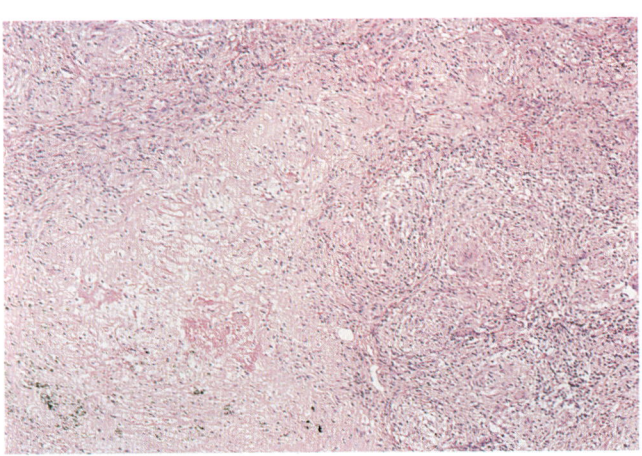
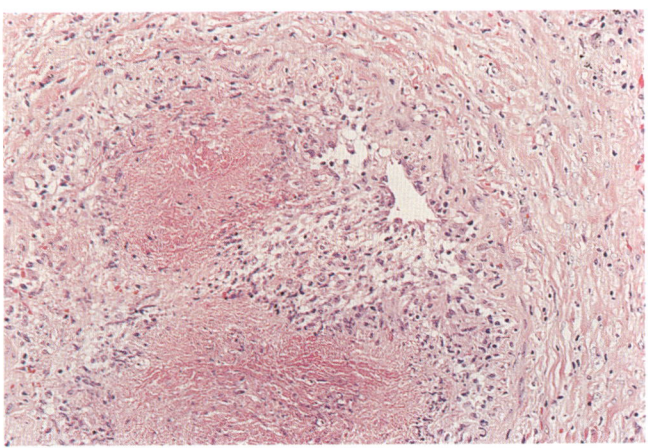

FIGURA 12.73
Granulomatose sarcóide necrosante. A. Uma grande área de necrose está circundada por granulomas sarcoidais confluentes. B. A vasculite consiste em um granuloma necrosante na parede de uma artéria.

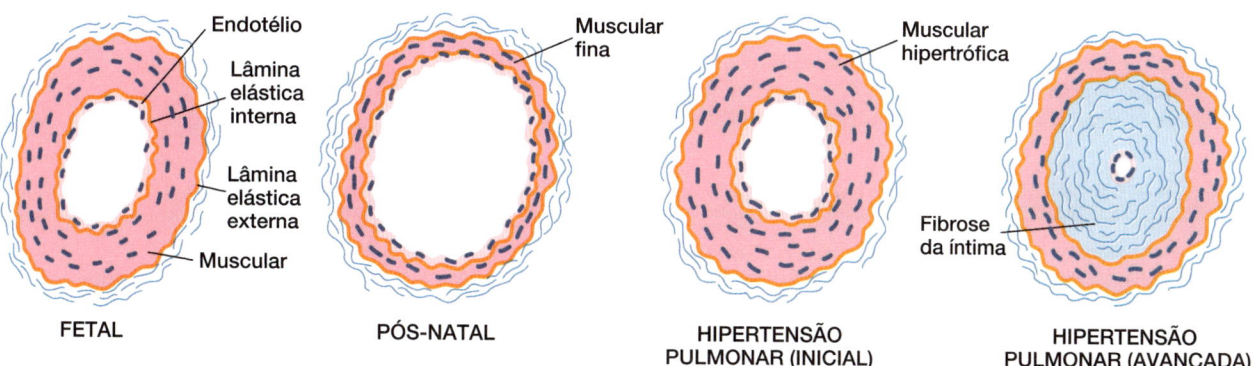

FIGURA 12.74
Histopatologia da hipertensão pulmonar. Na gestação avançada, as artérias pulmonares apresentam paredes espessas. Após o nascimento, os vasos dilatam-se e as paredes se tornam finas. A hipertensão pulmonar leve caracteriza-se por espessamento da túnica média. À medida que a hipertensão pulmonar se agrava, ocorre fibrose extensa da íntima e espessamento muscular.

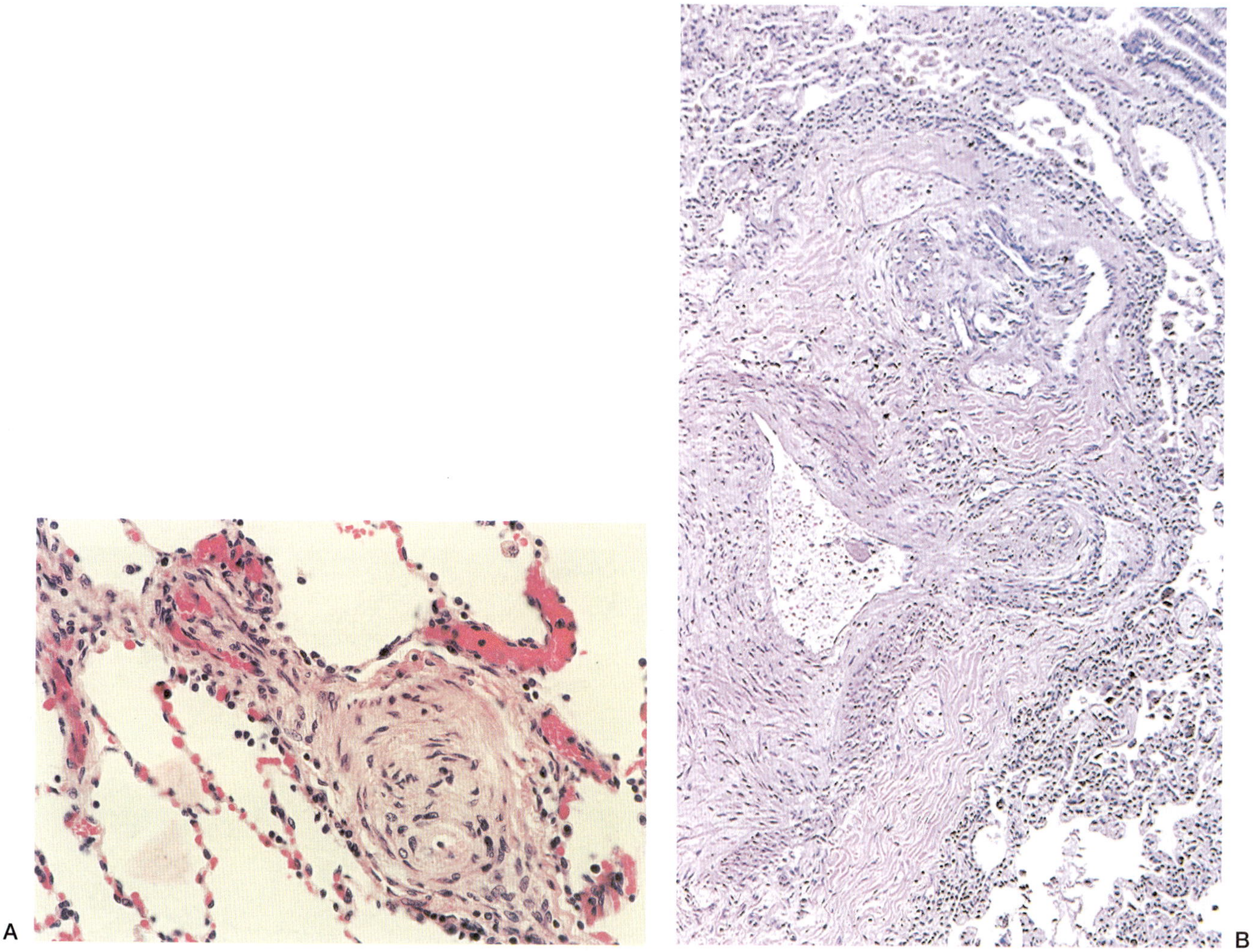

FIGURA 12.75
Hipertensão arterial pulmonar. A. Uma pequena artéria pulmonar encontra-se praticamente ocluída por fibrose concêntrica da íntima e espessamento da média. B. Uma lesão plexiforme caracteriza-se por proliferação glomerulóide de vasos de parede delgada adjacente a uma artéria originária, que mostra alterações hipertensivas acentuadas de fibrose da íntima e espessamento da média.

direita (ver Cap. 11). Existe uma lesão adicional quando a hipertensão ocorre desde o nascimento. Nesse momento, a artéria pulmonar e a aorta têm cerca do mesmo número de lamelas elásticas em sua túnica média. Em lactentes normais, existe uma perda de lamelas elásticas na artéria pulmonar após o nascimento, porém, quando existe hipertensão pulmonar, o padrão fetal persiste.

Hipertensão Pulmonar Primária

A hipertensão pulmonar primária é um distúrbio raro causado por aumento do tono dentro das artérias pulmonares. Ocorre em todas as idades, mas é mais comum em mulheres jovens na casa dos 20 e 30 anos de idade. O distúrbio é verificado como um início insidioso de dispnéia. Os sinais físicos e as anormalidades radiológicas inicialmente são leves, mas com o decorrer do tempo, tornam-se mais evidentes. Por fim, ocorrem alterações morfológicas graves de hipertensão pulmonar (lesões plexiformes) e os pacientes morrem de cor pulmonale. O tratamento clínico é ineficaz, e a doença é uma indicação para o transplante de coração-pulmão. Embora a hipertensão pulmonar primária seja quase sempre um distúrbio idiopático, alguns pacientes com doenças vasculares do colágeno apresentam achados clínicos e morfológicos idênticos.

Êmbolos Pulmonares Recorrentes

Múltiplos tromboêmbolos nos vasos pulmonares menores resultam com freqüência de jorros episódicos assintomáticos de pequenos êmbolos oriundos da periferia. Restringindo gradualmente a circulação pulmonar, eles terminam em hipertensão pulmonar. Alguns pacientes apresentam evidência de trombose venosa periférica, em geral nas veias da perna, ou uma história de circunstâncias que predispõem à trombose venosa. Além das lesões vasculares da hipertensão pulmonar, tromboêmbolos organizados são evidenciados por faixas fibrosas ("membranas") que se estendem através das luzes de pequenas artérias pulmonares. Se o distúrbio for diagnosticado durante a vida, a colocação de um filtro na veia cava inferior impede embolização adicional.

Resistência Funcional ao Fluxo Arterial (Vasoconstrição)

Qualquer distúrbio que produza hipoxemia pode resultar na constrição de pequenas artérias pulmonares e hipertensão pulmonar. As afecções predisponentes incluem obstrução crônica ao fluxo de ar (bronquite crônica), doença pulmonar intersticial e viver em grandes altitudes. A cifoescoliose acentuada ou a obesidade extrema (*síndrome de Pickwick*) podem interferir na mecânica da ventilação e podem causar hipoxemia e hipertensão pulmonar.

Causas Cardíacas de Hipertensão Pulmonar

A insuficiência ventricular esquerda por qualquer causa aumenta a pressão venosa pulmonar e, até certo ponto, a pressão arterial pulmonar. Em contrapartida, a estenose mitral produz hipertensão venosa grave e hipertensão arterial pulmonar importante. Nesses casos, os pulmões exibem lesões tanto de hipertensão pulmonar quanto de congestão passiva crônica (ver Cap. 7).

A Doença Venoclusiva Pulmonar Envolve a Obstrução Fibrótica de Pequenas Veias

A doença venoclusiva pulmonar é um distúrbio raro de etiologia incerta, caracterizado por oclusão extensa de pequenas veias e vênulas pulmonares por fibrose da túnica íntima, escassamente celular, frouxa (Fig. 12.76). Algumas veias calibrosas também podem estar envolvidas, e, em metade dos casos, lesões semelhantes, porém menos intensas, envolvem as artérias pulmonares. A canalização das lesões obstrutivas sugere que elas representam trombos organizados. A doença foi relatada sucedendo infecções virais, exposição a agentes tóxicos e quimioterapia. Mais de metade dos casos é encontrada nas primeiras três décadas de vida. Em crianças, as meninas e os meninos são acometidos de modo semelhante, porém, após os 15 anos de idade, a doença venoclusiva pulmonar é mais comum no sexo masculino.

 Patologia: A doença venoclusiva pulmonar produz hipertensão pulmonar grave. O exame macroscópico revela endurecimento pardo do pulmão e aterosclerose de grandes artérias pulmonares. O exame microscópico mostra oclusão parcial ou total de pequenas veias e vênulas e espessamento excêntrico da túnica íntima de veias maiores. Em geral, observa-se fibrose moderada das paredes alveolares, e são comuns focos de hemossiderose. A árvore arterial pulmonar exibe lesões intensas de hipertensão pulmonar. Trombos recentes são observados com regularidade.

 Manifestações Clínicas: O quadro clínico da dispnéia progressiva é semelhante ao da hipertensão pulmonar primária, mas a doença venoclusiva tem uma evolução mais fulminante. O exame radiológico revela infiltrados dispersos no pulmão, representando hemorragia e hemossiderose, que aumentam com a evolução da doença. Não existe terapia efetiva, e o transplante cardiopulmonar deve ser considerado.

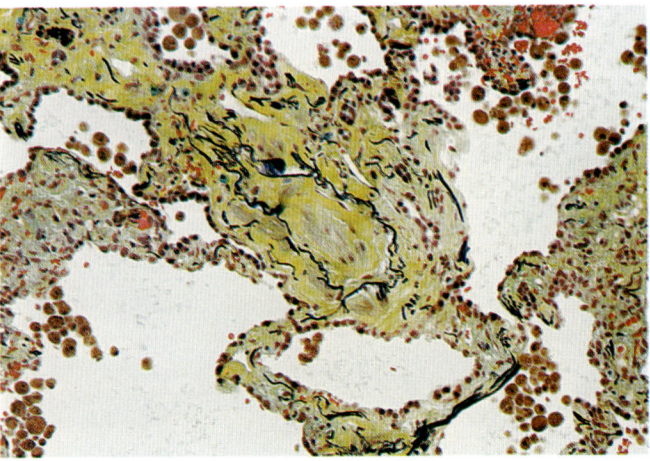

FIGURA *12.76*
Doença venoclusiva do pulmão. Esta veia pulmonar está ocluída por fibrose da túnica íntima (coloração de Movat).

HAMARTOMA PULMONAR

Embora o termo *hamartoma* indique uma malformação, os **hamartomas são tumores verdadeiros,** que ocorrem tipicamente em adultos, com um pico na sexta década de vida. São a causa de aproximadamente 10% das lesões "em moeda" descobertas ocasionalmente em radiografias de tórax. Nas radiografias, freqüentemente visualiza-se um padrão característico ("pipoca") de calcificação.

 Patologia: À macroscopia, os hamartomas pulmonares mostram-se massas solitárias, circunscritas, lobuladas, com diâmetro médio de 2 cm, e superfície de corte cartilaginosa, branca ou cinza (Fig. 12.77A). O tumor consiste em elementos geralmente presentes no pulmão, como cartilagem, tecido conjuntivo fibromixóide, gordura, osso e, ocasionalmente, músculo liso (ver Fig. 12.77B). Esses componentes estão interpostos com fendas revestidas por epitélio respiratório. O tumor é benigno e bem circunscrito, e isolado do parênquima pulmonar adjacente. A maioria dos hamartomas ocorre no parênquima periférico, porém, 10% ocorrem em uma localização endobrônquica central. Estes últimos podem ser observados com sintomas provocados por obstrução brônquica.

CARCINOMA DO PULMÃO

 Epidemiologia: O carcinoma do pulmão é a causa mais comum de morte por câncer no mundo todo, inclusive nos Estados Unidos. Considerado um tumor raro até 1945, atualmente ocorre em proporções epidêmicas. Nos Estados Unidos, é a causa mais comum de morte por câncer em homens e mulheres. Cerca de 85% dos cânceres de pulmão ocorrem em fumantes (ver Cap. 8). A maioria dos tipos está ligada ao tabagismo, porém, a associação mais forte é com o carcinoma de células escamosas e o carcinoma de pequenas células. O não-fumante que desenvolve câncer pulmonar geralmente tem um adenocarcinoma. O pico de idade para o câncer de pulmão encontra-se entre 60 e 70 anos, e a maioria dos pacientes está entre 50 e 80 anos de idade. Existe predomínio do sexo masculino, mas a proporção entre os sexos masculino e feminino está diminuindo devido ao aumento do tabagismo entre mulheres.

 Patogenia: Ocorrem mutações no oncogene K-*ras* nos cânceres de pulmão, particularmente nos códons 12 e 13, em 25% dos adenocarcinomas, 20% dos carcinomas de grandes células e 5% dos carcinomas de células escamosas e apenas raramente no carcinoma pulmonar de células pequenas. As mutações em K-*ras* correlacionam-se com o tabagismo e sua associação a um prognóstico sombrio tem sido descrita em pacientes com adenocarcinoma. A expressão excessiva do oncogene *Myc* ocorre em 10 a 40% dos carcinomas de pequenas células, mas é rara em outros tipos. Dois genes supressores de tumor importantes no câncer de pulmão são o *p53* e o gene para retinoblastoma (*Rb*). As mutações no gene *p53* são encontradas em mais de 80% dos carcinomas de pequenas células e em 50% dos carcinomas não de pequenas células. As mutações *Rb* ocorrem em mais de 80% dos carcinomas de pequenas células e em 25% dos cânceres não de pequenas células. As deleções no braço curto do cromossomo 3 (3p) são encontradas freqüentemente em todos os tipos de câncer do pulmão. O protoncogene *bcl-2*, que codifica uma proteína que inibe a morte celular programada (apoptose), está expresso em 25% dos carcinomas de células escamosas e 10% dos adenocarcinomas.

 Patologia: Antigamente, o termo carcinoma *broncogênico* era empregado com freqüência para o câncer de pulmão primário, porém talvez seja muito específico, implicando uma origem dos brônquios. Uma proporção substancial, talvez um quarto, dos cânceres de pulmão primários não tem uma origem brônquica evidente. A questão mais importante na subclassificação histológica do câncer do pulmão é a separação entre carcinoma de pequenas células e os outros tipos (carcinoma não de pequenas células), porque o carcinoma de pequenas células responde à quimioterapia, enquanto os outros tipos histológicos não respondem.

A subclassificação histológica do câncer de pulmão baseia-se no componente mais bem diferenciado, a menos que exista uma área de carcinoma de pequenas células. No entanto, a diferenciação dos tumores é *graduada* de acordo com o componente menos diferenciado. Por exemplo, se um tumor consistir principalmente em células grandes mal diferenciadas, porém tiver focos de células escamosas ou de adenocarcinoma, é classificado como carcino-

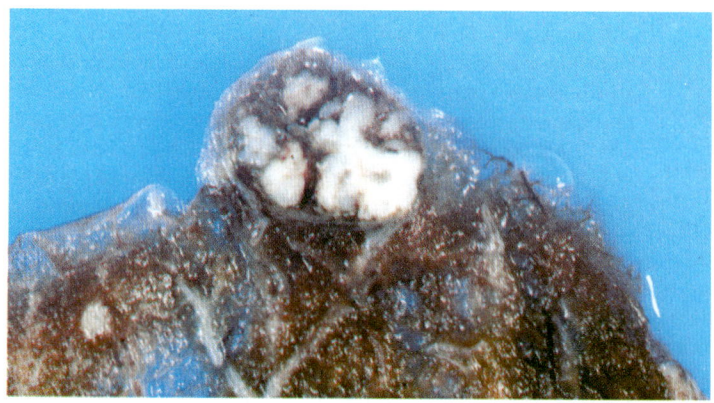
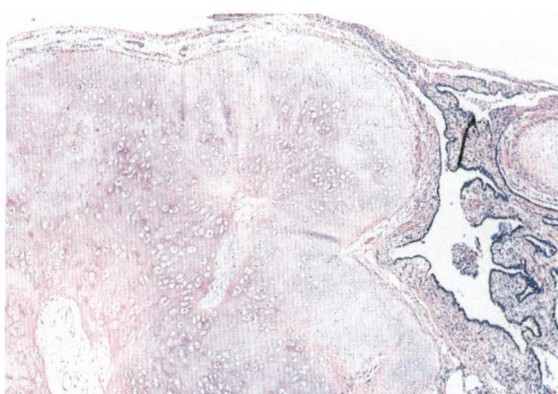

FIGURA 12.77
Hamartoma pulmonar. A. A superfície de corte de um nódulo pulmonar periférico bem circunscrito revela uma estrutura lobulada. B. A fotomicrografia revela nódulos de cartilagem hialina separados por tecido conjuntivo revestido por epitélio respiratório.

ma de células escamosas mal diferenciado ou adenocarcinoma, respectivamente. Qualquer câncer com um componente de carcinoma de pequenas células é considerado um subtipo desse tumor (ver adiante).

Manifestações Clínicas: A sobrevida geral em 5 anos para todos os pacientes com câncer de pulmão permaneceu em 15% nas últimas 2 décadas. A sobrevida em 5 anos em todos os estágios é de 42% para carcinoma bronquioalveolar, de 17% para adenocarcinoma, de 15% para carcinoma de células escamosas, de 11% para carcinoma de grandes células e de 5% para carcinoma de pequenas células. O estágio tumoral ainda é o previsor individual mais importante do prognóstico.

Manifestações Gerais Comuns a Todos os Subtipos

EFEITOS LOCAIS: O câncer de pulmão pode produzir tosse, dispnéia, hemoptise, dor torácica, pneumonia obstrutiva e derrame pleural. O crescimento de um câncer pulmonar (geralmente do tipo escamoso) no ápice do pulmão (*tumor de Pancoast*) pode se estender e acometer o oitavo nervo cervical e o primeiro e segundo nervos torácicos, resultando em dor no ombro que se irradia em uma distribuição ulnar até o braço (*síndrome de Pancoast*). Um tumor de Pancoast também pode paralisar os nervos simpáticos cervicais e causar *síndrome de Horner*, caracterizada no lado afetado por (1) depressão do globo ocular (enoftalmia), (2) ptose da pálpebra superior, (3) constrição da pupila (miose) e (4) ausência de sudorese (anidrose).

A maioria dos tumores endobrônquicos centrais produz sintomas relacionados com a obstrução brônquica: tosse persistente, hemoptise e pneumonia obstrutiva ou atelectasia. Os derrames podem ser conseqüentes à extensão do tumor para a pleura ou pericárdio. A disseminação linfangítica do tumor no pulmão pode interferir na oxigenação. Os tumores com origem na periferia do pulmão têm mais chance de serem descobertos em radiografias de tórax de rotina ou após terem se tornado avançados. Nesta última circunstância, caracteriza-se a invasão da parede torácica com dor torácica resultante, síndrome da veia cava superior e síndromes de aprisionamento de nervo.

DISSEMINAÇÃO MEDIASTINAL: O crescimento do tumor no mediastino pode causar a síndrome da veia cava superior (devido à obstrução tumoral dessa veia) e síndromes de aprisionamento de nervo.

METÁSTASES: Os carcinomas do pulmão formam metástases mais freqüentemente para os linfonodos regionais, em particular os linfonodos hilares e mediastinais, mas também para o cérebro, os ossos e o fígado. O local mais freqüente de metástases extranodais é a glândula supra-renal, embora a insuficiência supra-renal seja distintamente rara.

SÍNDROMES PARANEOPLÁSICAS: Os distúrbios associados ao câncer de pulmão incluem acantose nigricans, dermatomiosite/polimiosite, baqueteamento digital e síndromes miastênicas, como a síndrome de Eaton-Lambert e a encefalopatia multifocal progressiva. As síndromes endócrinas também ocorrem, por exemplo, a síndrome de Cushing ou a liberação inadequada de hormônio antidiurético pelo carcinoma de pequenas células, e hipercalcemia (secreção de uma substância semelhante a paratormônio pelo carcinoma de células escamosas).

Carcinoma de Células Escamosas

O carcinoma de células escamosas representa 30% de todos os cânceres de pulmão invasivos nos Estados Unidos. Após lesão do epitélio brônquico, como a que ocorre no tabagismo, a regeneração a partir da camada basal pluripotente comumente ocorre na forma de metaplasia escamosa. A mucosa metaplásica segue a mesma seqüência de displasia, carcinoma *in situ* e tumor invasivo como o observado em locais revestidos normalmente por epitélio escamoso, como o colo do útero ou a pele.

Patologia: A maioria dos carcinomas de células escamosas surge na porção central do pulmão a partir dos brônquios principais ou segmentares, embora 10% surjam na periferia. À macroscopia, tendem a ser firmes, branco-acinzentados, com lesões ulceradas de 3 a 5 cm que se estendem através da parede brônquica para o parênquima adjacente (Fig. 12.78A). O aspecto da superfície de corte é variável, dependendo do grau de necrose e hemorragia. A cavitação central é freqüente. Algumas vezes, ocorre carcinoma escamoso central sob a forma de tumor endobrônquico.

O aspecto microscópico do carcinoma de células escamosas é muito variável. Os carcinomas de células escamosas bem diferenciados exibem "pérolas" de queratina, que têm o aspecto de pequenos ninhos redondos de agregados de queratina eosinofílicos brilhantes, circundados por camadas concêntricas ("casca de cebola") de células escamosas (ver Fig. 12.78B). Também ocorre a queratinização celular individual, quando o citoplasma da célula adota um aspecto intensamente eosinofílico, vítreo. São identificadas pontes intercelulares em alguns cânceres escamosos bem diferenciados como lacunas delgadas entre células adjacentes, que são atravessadas por delicados filamentos de citoplasma. Em contrapartida, alguns tumores escamosos são tão mal diferenciados que não exibem nem mesmo focos de queratinização, sendo difícil diferenciá-los de carcinomas de grandes células, pequenas células ou de células fusiformes. As células tumorais também podem ser prontamente encontradas no escarro, em cujo caso o diagnóstico é feito por citologia esfoliativa.

Adenocarcinoma

O adenocarcinoma do pulmão representa um terço de todos os cânceres pulmonares invasivos. Nos Estados Unidos, superou o carcinoma de células escamosas como o subtipo mais comum de câncer de pulmão e é o tipo mais comum em mulheres. Tende a se originar na periferia e, com freqüência, está associado a fibrose pleural e cicatrizes subpleurais, que podem resultar em enrugamento pleural (Fig. 12.79). Antigamente, esses cânceres eram considerados oriundos de tecido cicatricial secundário a tuberculose antiga ou infartos cicatrizados, porém atualmente sabe-se que a maior parte dessas cicatrizes representa uma resposta desmoplásica ao tumor.

Patologia: Ao diagnóstico, os adenocarcinomas do pulmão freqüentemente têm o aspecto de massas irregulares com 2 a 5 cm de diâmetro, embora possam ser grandes a ponto de substituírem completamente um lobo inteiro do pulmão. Ao corte, o tumor é branco-acinzentado e, com freqüência, brilhante, dependendo da quantidade de produção de muco.

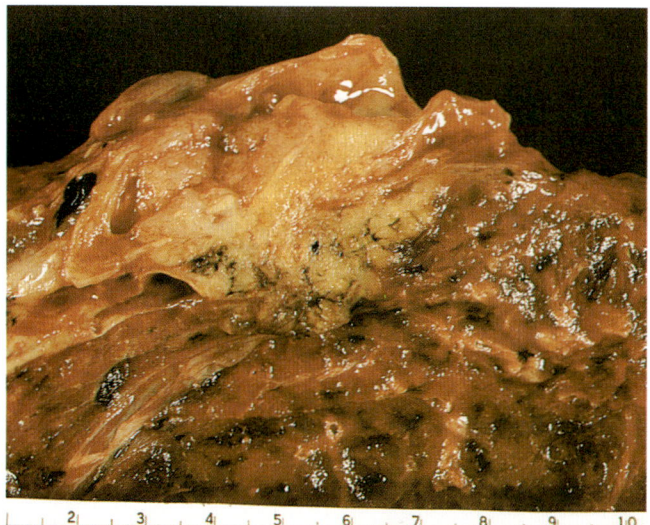
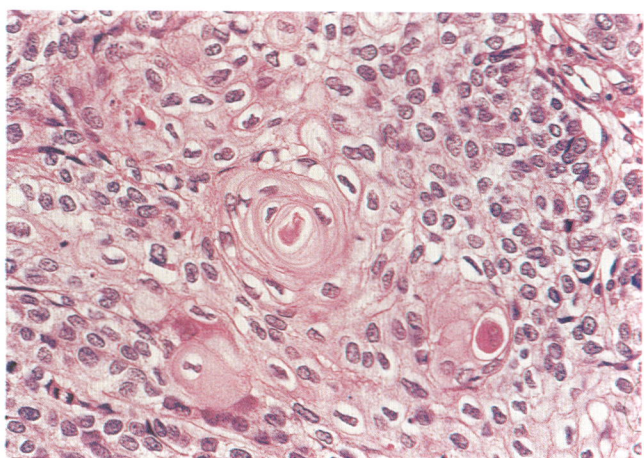

FIGURA *12.78*
Carcinoma de células escamosas do pulmão. A. O tumor cresce para a luz do brônquio e invade o linfonodo intrapulmonar adjacente. **B.** Uma fotomicrografia mostra carcinoma de células escamosas bem diferenciado, com uma pérola de queratina composta de células com citoplasma eosinofílico brilhante.

Os adenocarcinomas centrais podem ter crescimento predominantemente endobrônquico e invadir cartilagem brônquica.

Há quatro subtipos principais de adenocarcinoma, definidos pela Organização Mundial da Saúde (Figs. 12.80, 12.81 e 12.82): (1) acinar, (2) papilar, (3) sólido com formação de muco e (4) bronquioloalveolar. Embora alguns adenocarcinomas consistam puramente ou predominantemente em um desses padrões, é comum encontrar uma mistura desses subtipos histológicos em um único tumor. O carcinoma bronquioloalveolar é suficientemente diferenciado para merecer atenção especial (ver adiante).

O adenocarcinoma pulmonar pode refletir a arquitetura e a população celular de qualquer parte da mucosa respiratória, desde os grandes brônquios até os menores bronquíolos. As células neoplásicas podem se assemelhar a células epiteliais colunares ciliadas ou não-ciliadas, células caliciformes, células das glândulas brônquicas ou células de Clara. O tipo histológico de adenocarcinoma mais comum exibe o padrão acinar, que é diferenciado por glândulas regulares revestidas por células cuboidais ou colunares (ver Fig. 12.80A). Os adenocarcinomas papilares exibem uma única camada celular sobre um núcleo de tecido conjuntivo fibrovascular (ver Fig. 12.80B). Os adenocarcinomas sólidos com formação de muco são tumores mal diferenciados, distintos dos carcinomas de grandes células pela demonstração de mucina com a coloração mucicarmin ou a reação PAS (ver Fig. 12.80C).

Os pacientes com adenocarcinomas em estágio I (localizados no pulmão) submetidos a remoção cirúrgica completa têm uma sobrevida de 50 a 80% em 5 anos.

Carcinoma Bronquioloalveolar

O carcinoma bronquioloalveolar é um subtipo distinto de adenocarcinoma que cresce ao longo das paredes alveolares preexistentes e soma 1 a 5% de todos os tumores pulmonares invasivos. Não foi ligado ao tabagismo de modo definitivo. Grande quantidade de mucina no escarro (*broncorréia*) é um sinal diferenciador de carcinoma bronquioloalveolar, porém é encontrado em menos de 10% dos pacientes.

À macroscopia, o carcinoma bronquioloalveolar pode ter o aspecto de um único nódulo periférico ou lesão em moeda (> 50% dos casos), nódulos múltiplos ou um infiltrado difuso indistinguível de pneumonia lobar (Fig. 12.81). Dois terços dos tumores são não-mucinosos, consistindo em células de Clara e pneumócitos do tipo II (Fig. 12.82A); o terço restante consiste em tumores mucinosos que exibem células caliciformes (ver Fig. 12.82B). Os tumores não-mucinosos demonstram células cuboidais crescendo ao longo das paredes alveolares. Os tumores mucinosos compõem-se de células colunares com citoplasma apical abundante cheio de muco. É importante excluir a possibi-

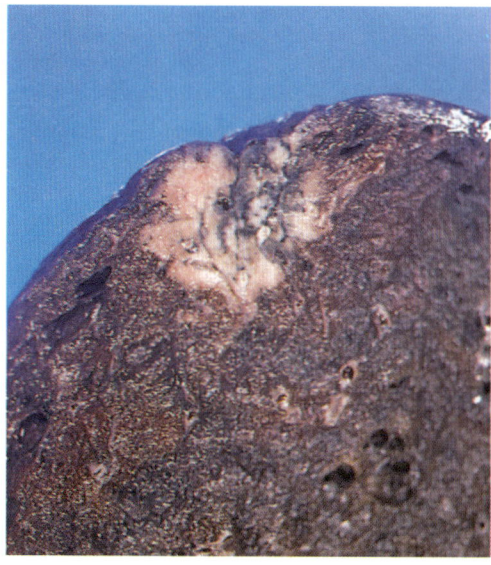

FIGURA *12.79*
Adenocarcinoma do pulmão. Um tumor periférico do lobo superior direito mostra borda irregular e superfície de corte castanho-amarelada ou cinza e provoca enrugamento da pleura sobrejacente.

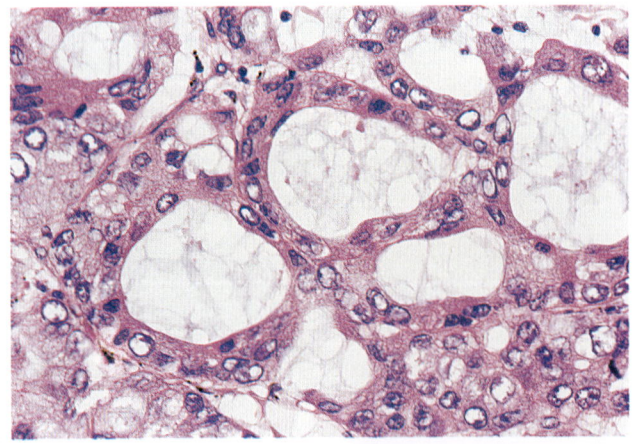
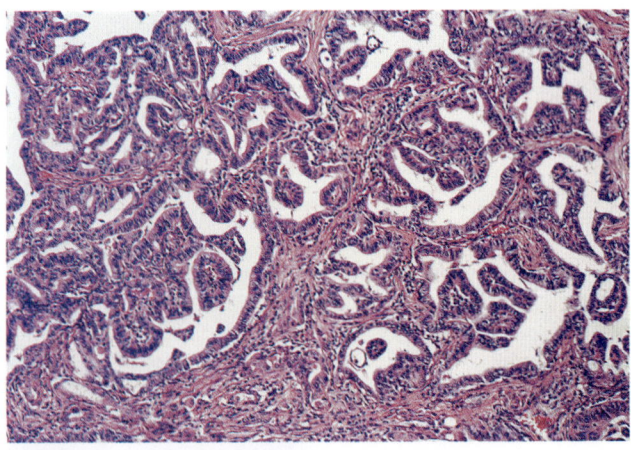
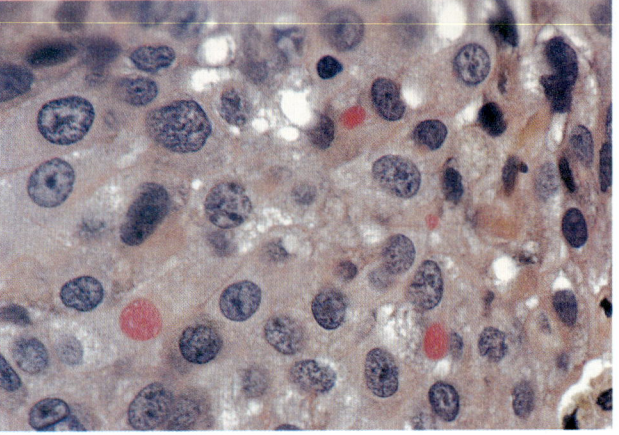

FIGURA *12.80*
Adenocarcinoma do pulmão. A. As células epiteliais malignas de um adenocarcinoma acinar formam glândulas. **B.** Um adenocarcinoma papilar consiste em células epiteliais malignas que crescem ao longo de eixos fibrovasculares delgados. **C.** Um tumor cresce no padrão de adenocarcinoma sólido com formação de mucina. Diversas gotículas de mucina intracitoplasmáticas coram-se positivamente pelo corante de mucicarmin.

lidade de o tumor ser, na verdade, uma metástase pulmonar, particularmente nos tumores mucinosos.

Os pacientes com carcinomas bronquioloalveolares no estágio I têm um bom prognóstico; os que apresentam múltiplos nódulos ou envolvimento pulmonar difuso têm mais chance de apresentar uma evolução ruim.

Carcinoma de Pequenas Células

O carcinoma de pequenas células (previamente denominado carcinoma "oat cell") é um tumor epitelial do pulmão com características neuroendócrinas. Soma 20% de todos os cânceres pulmonares e está fortemente associado ao tabagismo. No passado, a proporção sexo masculino:feminino era de 10:1, porém, atualmente, é de 2:1. O tumor cresce e forma metástases rapidamente, e 70% dos pacientes são diagnosticados em um estágio avançado. Diferentes síndromes paraneoplásicas são distintivas para carcinoma de pequenas células, inclusive diabetes insípido, síndrome do ACTH ectópico (corticotrofina) e a síndrome de Eaton-Lambert.

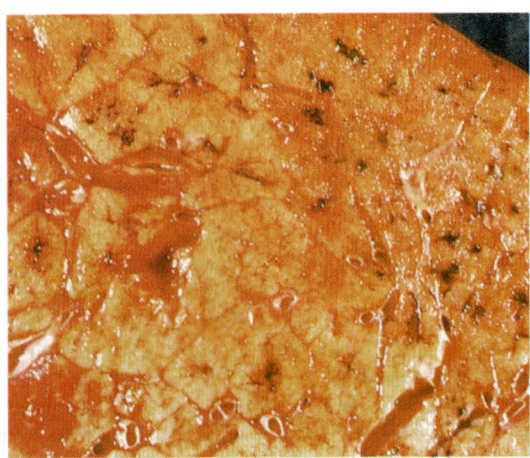

FIGURA *12.81*
Carcinoma bronquioloalveolar. A superfície de corte do pulmão encontra-se sólida, brilhante e mucóide, um aspecto que reflete um tumor difusamente infiltrativo.

 Patologia: Em geral, o carcinoma de células pequenas apresenta-se como uma massa peri-hilar, com freqüência com metástases extensas para linfonodos. Ao corte, é mole e branco, porém freqüentemente exibe extensa hemorragia e necrose. O tumor tipicamente dissemina-se ao longo dos brônquios em um padrão submucoso e circunferencial.

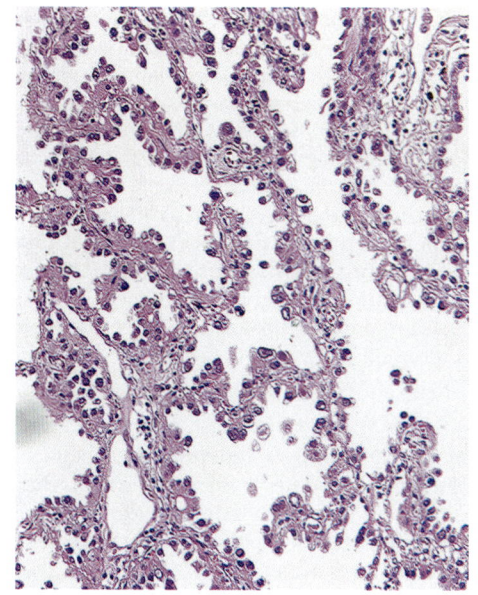
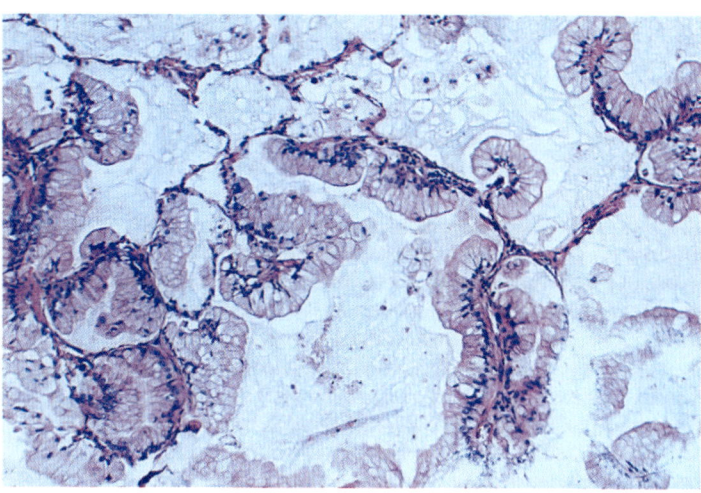

FIGURA *12.82*
Carcinoma bronquioloalveolar. A. Os carcinomas bronquioloalveolares não-mucinosos consistem em células cuboidais ou colunares baixas atípicas, que se proliferam ao longo de paredes alveolares preexistentes. B. O carcinoma bronquioloalveolar mucinoso consiste em células colunares altas preenchidas com mucina citoplasmática apical que cresce ao longo de paredes alveolares preexistentes.

À histologia, o carcinoma de pequenas células consiste em camadas de células redondas, ovais ou fusiformes, pequenas. As células tumorais exibem citoplasma escasso e características nucleares distintas, que incluem cromatina nuclear finamente granular e nucléolos ausentes ou indistinguíveis (Fig. 12.83). À microscopia eletrônica, muitas das células contêm grânulos neuroendócrinos secretores. Uma alta taxa de mitoses é característica, com uma média de 60 a 70 mitoses por 10 campos de grande aumento. A necrose é freqüente e extensa. A coloração nuclear basofílica das paredes vasculares por DNA de células tumorais necróticas (o *efeito Azzopardi*) é comum nas áreas necróticas. Embora não haja medida absoluta do tamanho das células tumorais, uma regra empírica útil no carcinoma de pequenas células é o diâmetro de três linfócitos pequenos.

A diferença importante entre o carcinoma de pequenas células e outros cânceres pulmonares é sua maior sensibilidade à quimioterapia. Portanto, do ponto de vista de um oncologista, todos os outros cânceres pulmonares podem ser reunidos sob a designação "carcinoma não de pequenas células".

Carcinoma de Grandes Células

O carcinoma de grandes células é um diagnóstico de exclusão em um tumor mal diferenciado que não exibe características de diferenciação escamosa nem glandular e que revelou não ser um carcinoma de pequenas células (Fig. 12.84). Esse tipo de tumor soma 10% de todos os tumores

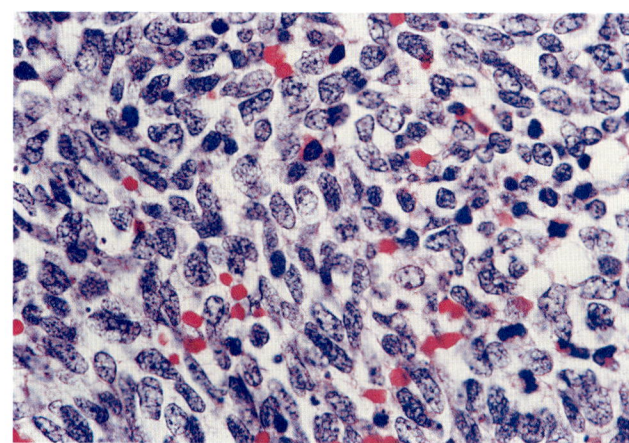

FIGURA *12.83*
Carcinoma de pequenas células do pulmão. Este tumor consiste em pequenas células ovais ou fusiformes com citoplasma escasso, cromatina nuclear finamente granular e mitoses freqüentes.

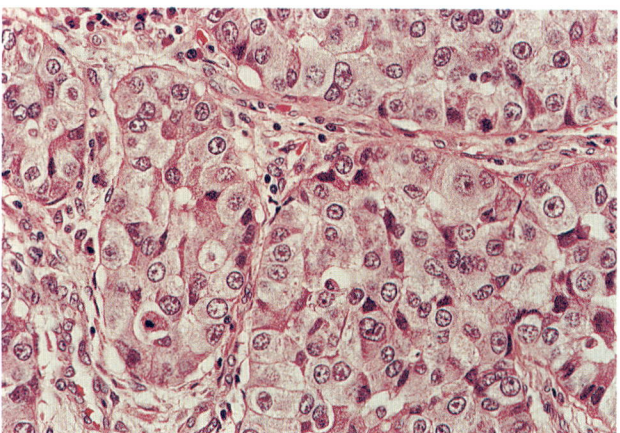

FIGURA *12.84*
Carcinoma de grandes células do pulmão. Este tumor mal diferenciado cresce em camadas. As células tumorais são grandes e contêm amplo citoplasma e nucléolos proeminentes.

pulmonares invasivos. As células são grandes e exibem citoplasma amplo. Com freqüência, os núcleos mostram nucléolos proeminentes e cromatina vesicular. Alguns carcinomas de grandes células exibem células gigantes pleomórficas ou células fusiformes.

Tumores Carcinóides

Os tumores carcinóides do pulmão constituem um grupo de neoplasias neuroendócrinas derivadas da camada basal pluripotente do epitélio respiratório. Exibem uma diferenciação neuroendócrina semelhante à das células de Kulchitsky residentes. Nesse aspecto, os tumores carcinóides apresentam uma semelhança com os carcinomas de pequenas células. Essas neoplasias somam 2% de todos os cânceres pulmonares primários, não mostram predileção por sexo e não estão relacionadas ao tabagismo. Embora neuropeptídios sejam demonstrados prontamente nas células tumorais, a maioria é endocrinologicamente silenciosa. Um pequeno subgrupo de casos está associado a uma endocrinopatia, como a síndrome de Cushing com produção ectópica de ACTH pelas células tumorais. A síndrome carcinóide (ver Cap. 13) ocorre em 1% dos casos, em geral associada a metástases hepáticas.

Patologia: Um terço dos tumores carcinóides é central e um terço é periférico (subpleural), e o terço restante situa-se na porção média do pulmão. Os tumores carcinóides centrais tendem a apresentar um grande componente endobrônquico, com uma massa polipóide lisa, carnosa, projetando-se para a luz brônquica (Fig 12.85A). Os tumores têm em média 3 cm de diâmetro, mas variam de 0,5 a 10 cm.

À histologia, os tumores carcinóides caracterizam-se por um padrão de crescimento organóide e características citológicas uniformes, consistindo em citoplasma finamente granular, eosinofílico, e núcleos que exibem um padrão de cromatina finamente granular (ver Fig. 12.85B). Diversos padrões neuroendócrinos podem ser encontrados, inclusive crescimento trabecular, formação de paliçada periférica e rosetas.

Os **tumores carcinóides atípicos** são diferenciados de carcinóides típicos pelos seguintes critérios: (1) atividade mitótica elevada, com 2 a 10 figuras mitóticas por 10 campos de maior aumento; (2) necrose tumoral (Fig. 12.86); (3) áreas de celularidade aumentada e desorganização da arquitetura; e (4) pleomorfismo nuclear, hipercromatismo e proporção núcleo:citoplasma alta.

Manifestações Clínicas: A natureza indolente dos tumores carcinóides é refletida na constatação de que metade dos pacientes é assintomática ao diagnóstico. Em geral, os tumores são descobertos devido a uma massa em uma radiografia de tórax. Nos pacientes sintomáticos, as manifestações pulmonares mais comuns são hemoptise, pneumonite pós-obstrutiva e dispnéia. Existe uma leve predominância do sexo feminino. A média de idade no momento do diagnóstico é de 55 anos, mas os tumores carcinóides podem ocorrer em qualquer idade. Na verdade, os carcinóides brônquicos são o tumor pulmonar mais comum na segunda infância. Tumores carcinóides atípicos tendem a ser mais agressivos do que os típicos. As metástases para linfonodos regionais são encontradas em 20% dos pacientes com carcinóides típicos e em 50% daqueles com carcinóides atípicos. Os pacientes com carcinóides típicos apresentam prognóstico excelente, com sobrevida em 5 anos após cirurgia de 90%, comparada com 60% para os pacientes com carcinóides atípicos.

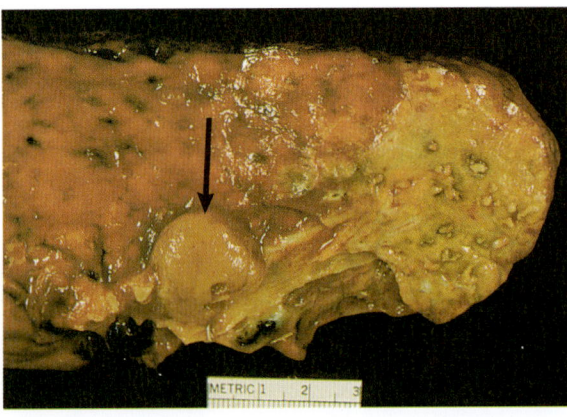
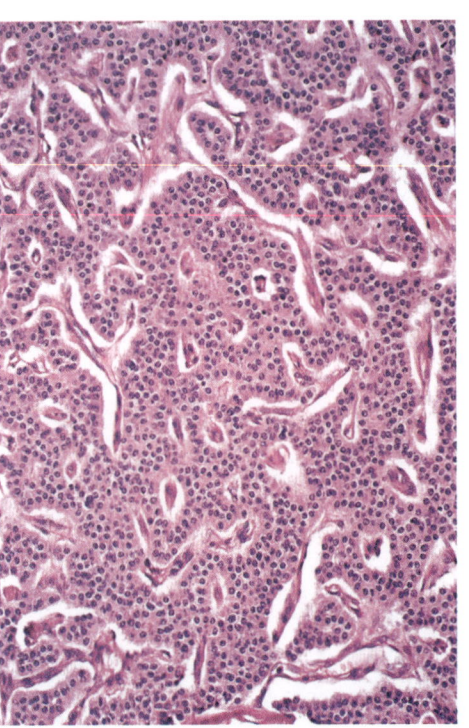

FIGURA 12.85
Tumor carcinóide do pulmão. A. Um tumor carcinóide central (seta) está circunscrito e se projeta para a luz do brônquio principal. A compressão do brônquio pelo tumor provocou a pneumonia pós-obstrutiva vista no parênquima pulmonar distal (*direita*). **B.** Uma visão microscópica exibe fitas de células tumorais embebidas em um estroma vascular.

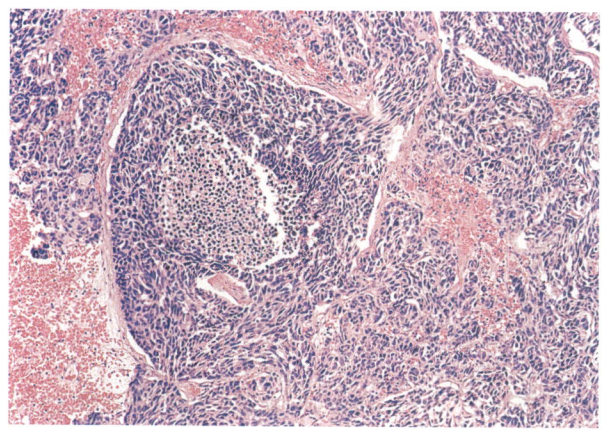

FIGURA *12.86*
Tumor carcinóide atípico do pulmão. Um tumor celular mostra necrose central e arquitetura desorganizada.

Tumores Pulmonares Raros

PSEUDOTUMOR INFLAMATÓRIO: *O pseudotumor inflamatório do pulmão é uma lesão rara que consiste em massas nodulares de células inflamatórias e fibroblastos.* A maioria dessas massas está contida no pulmão, embora a pleura possa ser acometida. Em 5% dos casos, o tumor invade estruturas fora do pulmão, como o esôfago, o mediastino, a parede torácica, o diafragma ou o pericárdio.

O pseudotumor inflamatório é considerado um processo inflamatório, não-neoplásico, apesar de ocasionalmente recorrer e se comportar de modo localmente agressivo. Uma história pregressa de infecção pulmonar pode ser obtida em um terço dos pacientes. Algumas variantes fibro-histiocíticas exibem clonalidade por meio de estudos citogenéticos, sugerindo que alguns tumores podem ser realmente neoplásicos.

 Patologia: Os tumores são solitários e circunscritos, com um tamanho médio de 4 cm. Praticamente qualquer célula inflamatória pode estar presente, como linfócitos, plasmócitos, macrófagos, células gigantes, mastócitos e eosinófilos. O pseudotumor inflamatório provoca consolidação do parênquima pulmonar e perda da arquitetura. Dois padrões histológicos importantes são o fibro-histiocítico (Fig. 12.87) e o granuloma de plasmócitos, dependendo do componente predominante. Em alguns casos, macrófagos espumosos conferem um padrão xantomatoso.

 Manifestações Clínicas: A maioria dos pacientes tem idade inferior a 40 anos, embora o pseudotumor inflamatório possa ocorrer em qualquer idade e seja um dos tumores pulmonares mais comuns da infância. Metade dos pacientes é assintomática ao diagnóstico. A maioria dos pseudotumores inflamatórios é curada por excisão cirúrgica, porém 5% recorrem dentro do tórax.

HEMANGIOENDOTELIOMA EPITELIÓIDE PULMONAR: *Os hemangioendoteliomas epitelióides pulmonares são tumores raros que representam um sarcoma vascular de grau baixo.* A maioria dos pacientes é composta de adultos jovens, e 80% são mulheres. A evolução tende a ser indolente, e metade dos pacientes é assintomática.

 Patologia: A maioria dos pacientes é diagnosticada com nódulos pulmonares múltiplos. À histologia, o tumor consiste em nódulos ovalados que apresentam uma zona hipocelular esclerótica central e uma zona periférica celular. O tumor dissemina-se dentro dos espaços alveolares (Fig. 12.88). As células tumorais têm citoplasma abundante, com luzes vasculares intracitoplasmáticas freqüentes, que podem conter hemácias. O estroma intercelular consiste em uma matriz eosinofílica abundante. Os tumores expressam marcadores vasculares, como o fator VIII. Os hemangioendoteliomas epitelióides com um padrão histológico semelhante ao observado no pulmão podem ocorrer no fígado, osso e tecido mole. O hemangioendotelioma epitelióide pulmonar é um tumor de crescimento lento, com uma sobrevida média de 5 anos.

CARCINOSSARCOMA: Ocasionalmente, os cânceres do pulmão têm o aspecto de carcinoma e de sarcoma em diferentes partes do tumor, e os dois em geral estão intimamente misturados. Na maioria dos casos, o componente epitelial é um

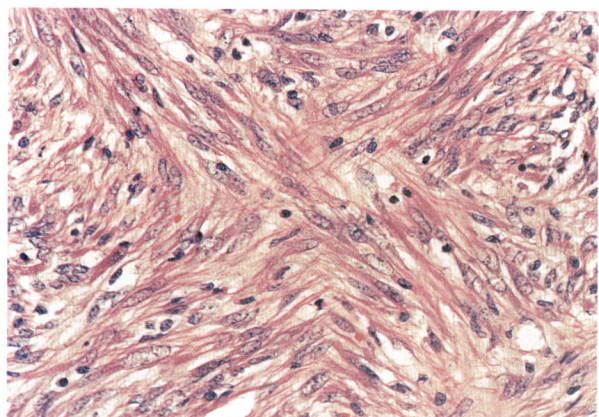

FIGURA *12.87*
Pseudotumor inflamatório. A fotomicrografia mostra células fusiformes em interseção e linfócitos e macrófagos dispersos.

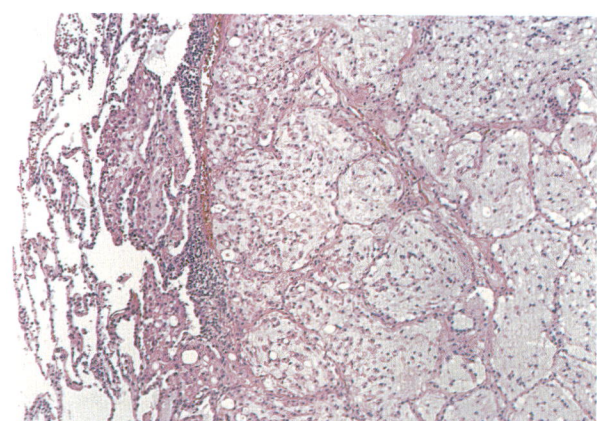

FIGURA *12.88*
Hemangioendotelioma epitelióide. Um nódulo do tumor disseminou-se para os espaços alveolares.

carcinoma escamoso, e o sarcomatoso é composto de células fusiformes. A porção sarcomatosa também pode exibir elementos heterólogos, como osteossarcoma, condrossarcoma e rabdomiossarcoma. As metástases podem conter os dois componentes histológicos do tumor primário. A abordagem básica da terapia para carcinossarcoma consiste em cirurgia, mas o prognóstico é sombrio, com uma sobrevida média de 9 a 12 meses.

BLASTOMA PULMONAR: Esse tumor maligno assemelha-se ao pulmão embrionário, com um componente glandular que consiste em células colunares pouco diferenciadas dispostas em túbulos, sem secreção de muco. O tumor interposto é formado por células fusiformes semelhantes ao mesoderma embrionário. Há uma superposição histológica entre blastoma pulmonar e carcinossarcoma, incluindo elementos heterólogos, e as características clínicas são semelhantes.

Apesar da aparência embrionária do blastoma pulmonar, o tumor ocorre basicamente em adultos (faixa etária média, 35 a 43 anos), e a maioria dos pacientes é tabagista. O prognóstico para os pacientes com tumores bifásicos é sombrio e comparável ao carcinoma do pulmão.

CARCINOMA MUCOEPIDERMÓIDE E CARCINOMA ADENÓIDE CÍSTICO: Essas neoplasias assemelham-se às suas homônimas nas glândulas salivares. Derivam de glândulas mucosas traqueobrônquicas e são observadas na traquéia ou na porção proximal do brônquio como uma massa luminal, freqüentemente associada a sintomas obstrutivos. É difícil realizar a ressecção local de carcinomas adenóides císticos, e eles com freqüência formam metástase.

SARCOMA DA ARTÉRIA PULMONAR: O sarcoma da artéria pulmonar é um tumor raro do tecido conjuntivo (Fig. 12.89), e tem um espectro histológico que inclui fibrossarcoma, leiomiossarcoma, osteossarcoma, rabdomiossarcoma, angiossarcoma ou sarcoma não classificável. Esses tumores raramente são diagnosticados durante a vida e podem ser descobertos devido a hipertensão pulmonar. O tumor com freqüência cresce de modo intraluminal dentro de artérias proximais e pode estender-se de modo infiltrativo para ramos periféricos das artérias pulmonares, resultando em infartos periféricos.

Granulomatose Linfomatóide

A granulomatose linfomatóide é um distúrbio linfoproliferativo caracterizado por infiltrados linfóides nodulares pulmonares, com necrose central e penetração vascular freqüentes (Fig. 12.90). É uma doença de pessoas de meia-idade. O pulmão é a principal localização, mas rim, pele e vias respiratórias superiores também podem ser acometidos. O infiltrado linfóide é angiocêntrico e angioinvasivo e consiste em linfócitos polimorfos, pequenos a médios. Células semelhantes a imunoblastos, atípicas, grandes e dispersas representam células B infectadas por vírus Epstein-Barr. As células menores são linfócitos T.

Apesar das remissões induzidas por quimioterapia, metade de todos os pacientes finalmente desenvolve linfoma de grandes células. Mesmo com tratamento agressivo, o prognóstico geral da granulomatose linfomatóide é sombrio.

As Metástases Pulmonares Representam a Neoplasia mais Comum do Pulmão

Em um terço de todos os cânceres fatais, as metástases pulmonares são evidentes à necropsia. Tumores metastáticos no pulmão são quase sempre múltiplos e circunscritos. Quando nódulos grandes são visualizados radiologicamente nos pulmões, são denominados metástases em "bala de canhão" (Fig. 12.91). O aspecto histológico da maioria das metástases assemelha-se ao do tumor primário. Em alguns casos, tumores metastáticos mimetizam carcinoma bronquioloalveolar disseminado, sendo o local primário habitual o pâncreas ou o estômago.

O **carcinoma linfangítico** é um distúrbio no qual o tumor metastático dissemina-se amplamente através dos canais linfáticos pulmonares, formando uma bainha tumoral ao redor da árvore broncovascular e das veias. Clinicamente, os pacientes manifestam tosse e dispnéia e exibem um padrão reticulonodular difuso na radiografia de tórax. Os locais primários freqüentes são mama, estômago, pâncreas e cólon.

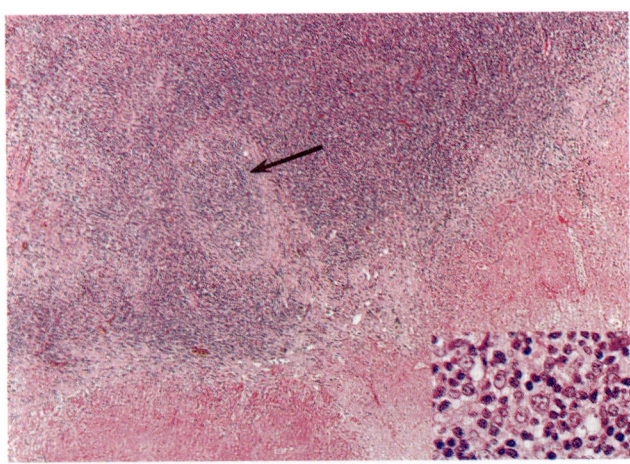

FIGURA *12.90*
Granulomatose linfomatóide. Esta massa nodular bastante necrótica consiste em um infiltrado linfóide celular que penetra em um vaso sangüíneo (*seta*) na borda da lesão. *Detalhe*: **O infiltrado linfóide compõe-se de uma população polimorfa de células linfóides atípicas pequenas, médias e grandes.**

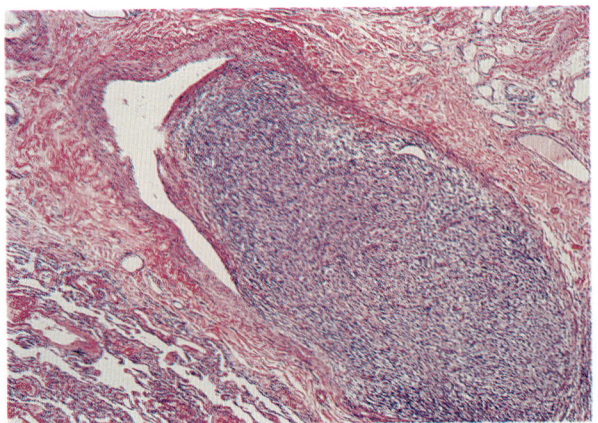

FIGURA *12.89*
Sarcoma da artéria pulmonar. Uma massa polipóide de células fusiformes malignas está se disseminando para a luz desta artéria pulmonar.

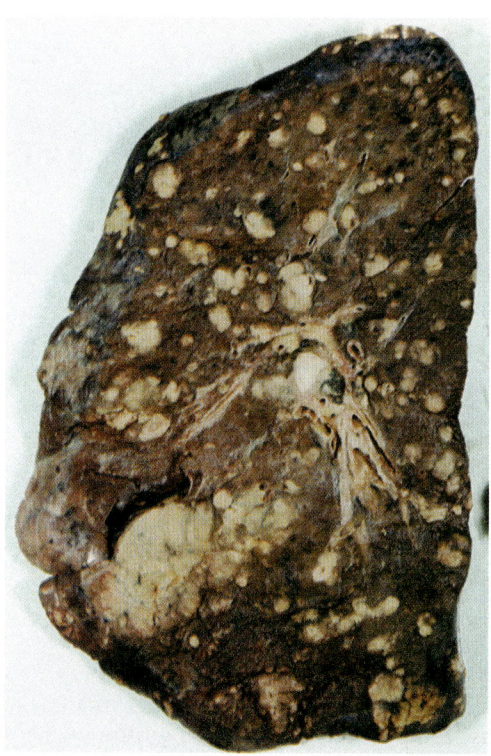

FIGURA 12.91
Carcinoma metastático do pulmão. Um corte através do pulmão mostra inúmeros nódulos de carcinoma metastático, correspondendo às metástases em "bala de canhão" observadas à radiologia.

Pleura

PNEUMOTÓRAX

O pneumotórax é definido como a presença de ar na cavidade pleural. Pode decorrer de perfuração traumática da pleura ou pode ser "espontâneo". As causas traumáticas incluem feridas perfurantes da parede torácica (p. ex., uma ferida por punhal ou uma fratura da costela). O pneumotórax traumático é mais comumente iatrogênico e visto após aspiração de líquido oriundo da pleura (toracocentese), biopsias pleurais ou pulmonares, biopsias transbrônquicas e ventilação assistida com pressão positiva.

O **pneumotórax espontâneo** é encontrado tipicamente em adultos jovens. Por exemplo, ao se exercitar vigorosamente, um homem jovem e alto apresenta dor torácica aguda e falta de ar. A radiografia de tórax revela colabamento do pulmão no lado da dor e uma grande coleção de ar no espaço pleural. O distúrbio deve-se à ruptura de uma lesão enfisematosa, geralmente uma bolha enfisematosa subpleural. Na maioria dos casos, o pneumotórax cede espontaneamente por si mesmo, mas, em alguns pacientes, há necessidade da retirada do ar.

O **pneumotórax de tensão** refere-se ao pneumotórax unilateral suficientemente extenso para desviar o mediastino para o lado oposto, com compressão do pulmão oposto. O distúrbio pode acarretar risco de vida e deve ser aliviado por drenagem imediata.

A **fístula broncopleural** é um distúrbio grave no qual há comunicação livre entre a via aérea e a pleura. Em geral é iatrogênica, causada pela interrupção da continuidade brônquica por biopsia ou cirurgia. Também pode ser conseqüente a infecção extensa e necrose do tecido pulmonar, caso em que a infecção é mais importante do que o ar.

DERRAME PLEURAL

O derrame pleural é o acúmulo de excesso de líquido na cavidade pleural. Apenas uma pequena quantidade de líquido na cavidade pleural lubrifica o espaço entre o pulmão e a parede torácica. O líquido é secretado da pleura parietal para o espaço pleural e é absorvido pela pleura visceral. A intensidade do derrame pleural varia desde alguns mililitros de líquido, detectados apenas radiologicamente como obliteração do ângulo costofrênico, até um acúmulo maciço que desvia o mediastino e a traquéia para o lado oposto.

HIDROTÓRAX: Esse termo refere-se a um derrame que se assemelha a água e seria considerado um edema em outra parte do corpo. Pode ser provocado por aumento da pressão hidrostática nos capilares, como ocorre nos pacientes com insuficiência cardíaca ou em qualquer condição que produza edema sistêmico ou pulmonar. O hidrotórax também ocorre em pacientes com baixa pressão osmótica sérica, como na síndrome nefrótica, na cirrose do fígado ou na inanição acentuada. Outras causas importantes de hidrotórax são as doenças vasculares do colágeno (notavelmente lúpus eritematoso sistêmico e artrite reumatóide) e exposição ao asbesto.

PIOTÓRAX: Um derrame turvo contendo muitos leucócitos polimorfonucleares (piotórax) resulta de infecções da pleura. Essa alteração pode ser provocada ocasionalmente por uma ferida perfurante externa que introduz microrganismos piogênicos no espaço pleural. Mais comumente, é uma complicação de pneumonia bacteriana que se estende até a superfície pleural, cujo exemplo clássico é a pneumonia pneumocócica. O piotórax é uma complicação rara de procedimentos clínicos envolvendo a cavidade pleural.

EMPIEMA: Esse distúrbio é uma variante do piotórax em que há acúmulo de pus na cavidade pleural, freqüentemente com loculação e fibrose.

HEMOTÓRAX: Esse termo refere-se à presença de sangue na cavidade pleural em virtude de traumatismo ou ruptura de um vaso (p. ex., aneurisma dissecante da aorta). Um derrame pleural pode estar tingido de sangue na tuberculose, nos cânceres envolvendo a pleura e no infarto pulmonar.

QUILOTÓRAX: Esse distúrbio é o acúmulo, na cavidade pleural, de um líquido leitoso, rico em lipídios (quilo), em virtude de obstrução linfática. Tem um prognóstico sombrio, porque a obstrução dos linfáticos sugere doença dos linfonodos no mediastino posterior. Assim, o quilotórax é encontrado como uma complicação rara de tumores malignos no mediastino, como o linfoma. Em países tropicais, o quilotórax resulta em infestações por nematódeos. O quilotórax também pode ser encontrado na linfangioleiomiomatose pulmonar.

PLEURITE

A pleurite, ou inflamação da pleura, pode ser conseqüente à extensão de qualquer infecção pulmonar para a pleura visceral, infecções bacterianas na cavidade pleural, infecções virais, doença vascular do colágeno ou infarto pulmonar que envolve a superfície pulmonar. O sintoma mais surpreendente é a dor torácica

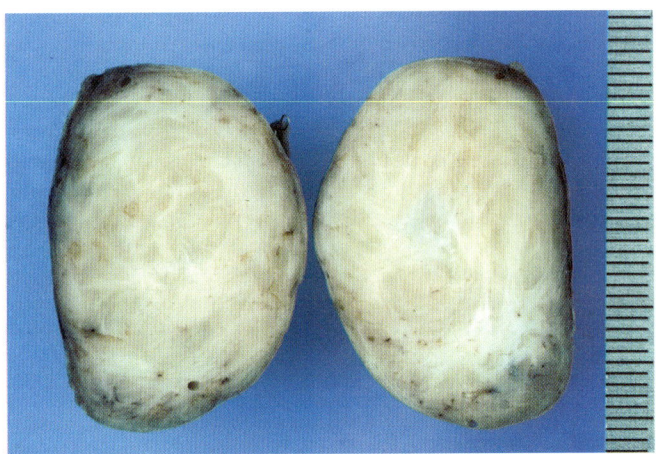
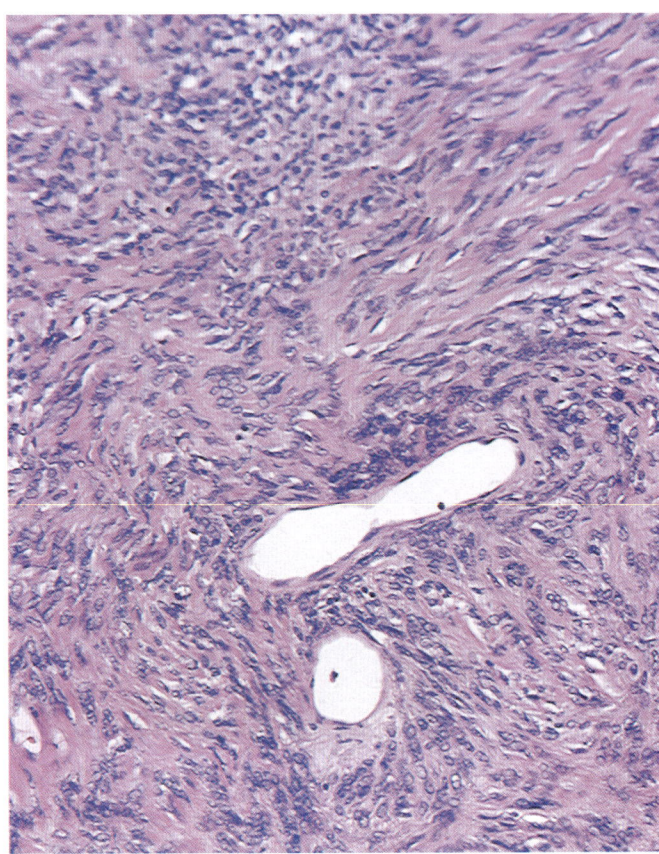

FIGURA 12.92
Tumor fibroso localizado pleural. A. O tumor é circunscrito, com superfície de corte castanho-amarelada, espiralada. **B.** As células tumorais são arredondadas a ovaladas e também fusiformes, com um estroma de colágeno eosinofílico denso ou "semelhante a corda" e vasos sangüíneos semelhantes a fendas.

aguda, semelhante a uma punhalada, na inspiração. Freqüentemente está associada a um derrame pleural.

TUMORES DA PLEURA

Com Freqüência, o Tumor Fibroso Localizado (Solitário) da Pleura é Maligno

O tumor fibroso solitário da pleura é uma neoplasia localizada rara, que ocorre associada à pleura. A maioria é benigna, mas um terço é maligno. Cerca de 80% dos tumores surgem na pleura visceral, e o restante tem origem na pleura parietal. Tumores semelhantes podem se desenvolver em qualquer localização associada a uma superfície mesotelial, como o mediastino, peritônio, pericárdio, fígado e a túnica vaginal. Antigamente, pensava-se que esses tumores derivavam do mesotélio, porém, na verdade, originam-se do tecido conjuntivo submesotelial. A lesão não foi associada a exposição ao asbesto.

 Patologia: Dos tumores fibrosos da pleura fixados à pleura visceral, mais da metade apresenta um pedículo, em geral medindo 1 cm de comprimento. Os tumores atingem até 40 cm, e mais de 60% medem mais de 10 cm. São registrados pesos de até 3.800 g. A superfície de corte é branco-acinzentada, com um aspecto nodular, espiralado ou lobulado (Fig 12.92A). Ocasionalmente, há cistos, em especial na base próximo à fixação pleural.

A característica histológica mais comum é o "padrão sem padrão", seguido por arranjos semelhantes a hemangiopericitomas, em remoinhos, espinha de peixe, semelhantes a leiomiomas ou semelhantes a neurofibromas (Fig. 12.92B). O padrão sem padrão consiste em células semelhantes a fibroblastos e tecido conjuntivo dispostos de modo aleatório ou desordenado. As células tumorais são fusiformes ou ovais, em geral com aspecto semelhante ao de fibroblastos. O colágeno é comprimido entre as células em uma rede do tipo renda, ou pode formar faixas densas, semelhantes a fios. Os aspectos histológicos que indicam malignidade incluem aumento da celularidade, pleomorfismo, necrose e mais de quatro mitoses por 10 campos de maior aumento.

 Manifestações Clínicas: A média de idade dos pacientes com diagnóstico de tumor fibroso localizado da pleura é de 55 anos (variação de 9 a 86 anos), sem qualquer predomínio de sexo. O sintoma à apresentação mais comum é a dor torácica, seguido por falta de ar, tosse, hipoglicemia, perda de peso, hemoptise, febre e sudorese noturna. Os pacientes com tumores fibrosos benignos da pleura têm um prognóstico excelente. Metade dos tumores histologicamente malignos é curada se for completamente ressecada.

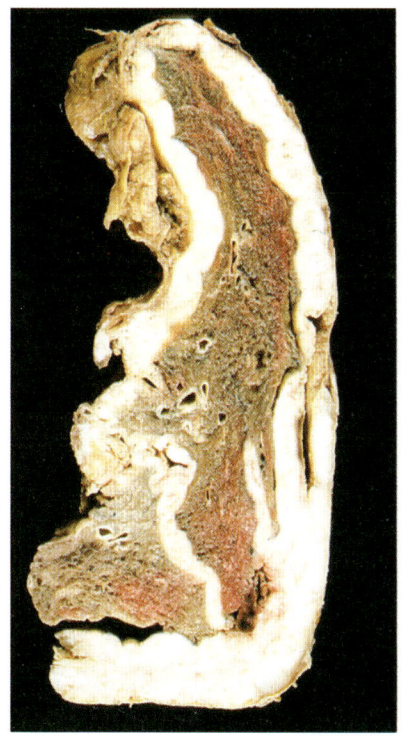 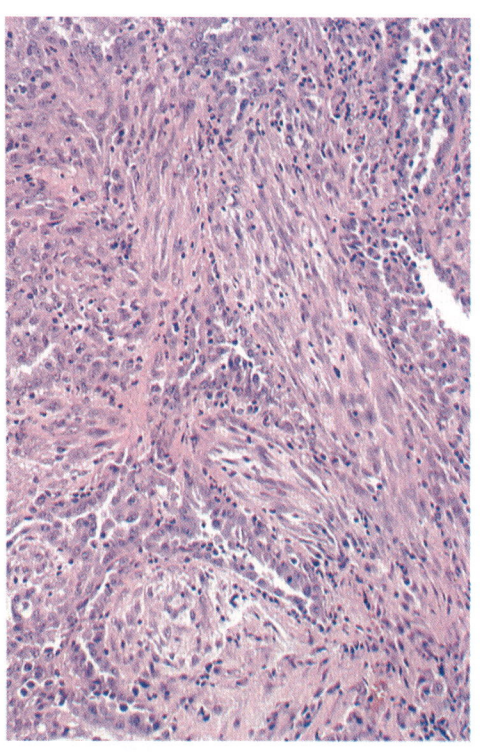

FIGURA 12.93
Mesotelioma maligno pleural. A. O pulmão está englobado por um tumor pleural denso que se estende ao longo das fissuras interlobares, mas não envolve o parênquima pulmonar subjacente. B. Este mesotelioma compõe-se de um padrão bifásico de elementos epiteliais e sarcomatosos.

O Mesotelioma Maligno É a Principal Complicação da Exposição ao Asbesto

O mesotelioma maligno é uma neoplasia de células mesoteliais que é mais comum na pleura, mas também ocorre no peritônio, pericárdio e na túnica vaginal do testículo.

 Epidemiologia: O tumor acomete cerca de 2.000 novas pessoas por ano nos Estados Unidos. **Nos Estados Unidos, na Grã-Bretanha e na África do Sul, cerca de 80% dos pacientes relatam exposição ao asbesto.** O período de latência entre a exposição ao asbesto e o surgimento de mesotelioma maligno é, em geral, de 40 anos, com uma variação de 12 a 60 anos.

 Patologia: No exame macroscópico, o mesotelioma pleural caracteristicamente encerra e comprime o pulmão, estendendo-se para fissuras e septos interlobares. A distribuição do tumor freqüentemente é denominada "crosta pleural" (Fig. 12.93A). A invasão do parênquima pulmonar em geral limita-se à periferia adjacente ao tumor, e os linfonodos tendem a ser poupados. À microscopia, o mesotelioma clássico exibe um aspecto bifásico, com padrões epiteliais e sarcomatosos (ver Fig. 12.93B). As glândulas e os túbulos que se assemelham a adenocarcinoma estão misturados a camadas de células fusiformes que são semelhantes a um fibrossarcoma. Em alguns casos, apenas o componente epitelial é evidente, em cujo caso é difícil distinguir mesotelioma de adenocarcinoma. Com menor freqüência, apenas o componente sarcomatoso está presente. Critérios úteis para o diagnóstico de mesotelioma são ausência de mucina, presença de ácido hialurônico (coloração positiva para Alcian blue) e a demonstração de microvilosidades delgadas, longas, por meio de microscopia eletrônica.

A aplicação da imunoistoquímica fornece os critérios mais refinados para a diferenciação entre mesotelioma e adenocarcinoma. Com freqüência, porém não invariavelmente, os adenocarcinomas são positivos para antígeno carcinoembrionário, Leu-M1, B72,3 e BER-EP4. Os mesoteliomas são negativos para esses marcadores. Tanto o mesotelioma quanto o adenocarcinoma são positivos para citoqueratinas. A calretinina, um marcador desenvolvido recentemente, em geral cora mesoteliomas, enquanto o adenocarcinoma é tipicamente negativo. O WT-1 (Tumor de Wilms-1) é outro marcador freqüentemente encontrado nos mesoteliomas.

Manifestações Clínicas: A média de idade dos pacientes com mesotelioma é de 60 anos. Os pacientes são diagnosticados com um derrame pleural ou uma massa pleural, dor torácica e sintomas inespecíficos, como perda de peso e mal-estar. Os mesoteliomas pleurais tendem a se disseminar localmente dentro da cavidade torácica, invadindo e comprimindo estruturas importantes. Podem ocorrer metástases para o parênquima pulmonar e os linfonodos mediastinais, bem como para locais extratorácicos como fígado, ossos, peritônio e supra-renais. O tratamento é ineficaz e o prognóstico é sombrio.

LEITURAS SUGERIDAS

Livros

Churg A, Green FHY: *Pathology of occupational lung disease.* Baltimore: Williams & Wilkins, 1998.

Colby TV: *Atlas of pulmonary surgical pathology.* Philadelphia: WB Saunders, 1991.

Colby TV, Koss MN, Travis WD: *Tumors of the lower respiratory tract.* Armed Forces Institute of Pathology Fascicle, Third series. Washington, DC: Armed Forces Institute of Pathology, 1995.

Dail DH, Hammar SP: *Pulmonary pathology.* New York: Springer-Verlag, 1994.

Fishman AP, Elias JA: *Pulmonary diseases and disorders.* New York: McGraw-Hill, Health Professions Division, 1998.

Katzenstein AL: *Surgical pathology of non-neoplastic lung disease.* Philadelphia: WB Saunders, 1997.

Murray JF, Nadel JA, Mason RJ, Boushey HA Jr: *Textbook of respiratory medicine.* Philadelphia: WB Saunders, 2000.

Pass HI, Mitchell JB, Johnson DH, et al. (eds): *Lung cancer: Principles and practice.* Philadelphia: Lippincott-Raven, 2000.

Roggli VL, Greenberg SD, Pratt PC: *Pathology of asbestos-associated diseases.* Boston: Little, Brown, 1992.

Schwartz MI, King TE (eds): *Interstitial lung disease.* Hamilton, BC: Decker, 1998.

Spencer H, Hasleton PS: *Spencer's pathology of the lung.* New York: McGraw-Hill, Health Professions Division, 1996.

Thurlbeck WM, Churg A: *Pathology of the lung.* New York: Thieme Medical Publishers, 1995.

Travis WD, Colby TV, Corrin B, et al. in collaboration with Sobin LH, and pathologists from 14 Countries. *Histological typing of lung and pleural tumors.* Berlin: Springer, 1999.

Travis WD, Colby TV, Koss MN, et al.: *Non-neoplastic disorders of the lower respiratory tract.* Washington, DC: American Registry of Pathology, 2002.

Artigos de Periódicos

Statement on sarcoidosis. Joint Statement of the American Thoracic Society (ATS), the European Respiratory Society (ERS) and the World Association of Sarcoidosis and Other Granulomatous Disorders (WASOG) adopted by the ATS Board of Directors and by the ERS Executive Committee, February 1999. *Am J Respir Crit Care Med* 160(2):736–755, 1999.

Agostini C, Semenzato G: Immunology of idiopathic pulmonary fibrosis. *Curr Opin Pulm Med* 2:364–369, 1996.

Bjoraker JA, Ryu JH, Edwin MK, et al.: Prognostic significance of histopathologic subsets in idiopathic pulmonary fibrosis. *J Respir Crit Care Med* 157:199–203, 1998.

Busse WW, Lemanske RF: Review articles: Advances in immunology: Asthma. *N Engl J Med* 344:350–362, 2001.

Epler GR: Bronchiolitis obliterans organizing pneumonia. *Arch Intern Med* 161(2):158–164, 2001.

Evans MD, Pryor WA: Cigarette smoking, emphysema, and damage to alpha 1-proteinase inhibitor. *Am J Physiol* 266:493–611, 1994.

Guthrie R: Community-acquired lower respiratory tract infections: etiology and treatment. Chest 120:2021–2034, 2001.

King TE Jr, Costabel U, Cordier J-F, et al.: Idiopathic pulmonary fibrosis: Diagnosis and treatment. *Am J Respir Crit Care Med* 161:646–664, 2000.

Knight KR, Burdeon JG, Cook L, et al.: The proteinase-antiproteinase theory of emphysema: A speculative analysis of recent advances into the pathogenesis of emphysema. *Respirology* 2:91–95, 1997.

Katzenstein AL, Myers JL: Idiopathic pulmonary fibrosis: Clinical relevance of pathologic classification. *Am J Respir Crit Care Med* 157(4 Pt 1):1301–1315, 1998.

Lynch JP 3rd, Kazerooni EA, Gay SE: Pulmonary sarcoidosis. *Clin Chest Med* 18:755–785, 1997.

Martinez FJ: Diagnosing chronic obstructive pulmonary disease. The importance of differentiating asthma, emphysema, and chronic bronchitis. *Postgrad Med* 103(4):112–125, 1998.

Nicotra MB: Bronchiectasis. *Semin Respir Infect* 9:31–40, 1994.

Otto WR: Lung stem cells. *Int J Exp Pathol* 78:291–310, 1997.

Peak JK: The epidemiology of asthma: *Curr Opin Pulm Med* 2:7–15, 1996.

Ross JA, Rosen GD: The molecular biology of lung cancer. *Curr Opin Pulm Med* 8(4):265–269, 2002.

Salvaggio JE: Extrinsic allergic alveolitis (hypersensitivity pneumonitis): Past, present, and future. *Clin Exp Allergy* 27(suppl 1):18–25, 1997.

Schulger NW, Rom WN: The host immune response to tuberculosis. *Am J Respir Crit Care Med* 157:679–691, 1998.

Travis WD, King TE, Bateman ED, et al.: ATS/ERS International Multidisciplinary Consensus Classification of Idiopathic Interstitial Pneumonia. *Am J Respir Crit Care Med* 165:277–304, 2002.

CAPÍTULO 13

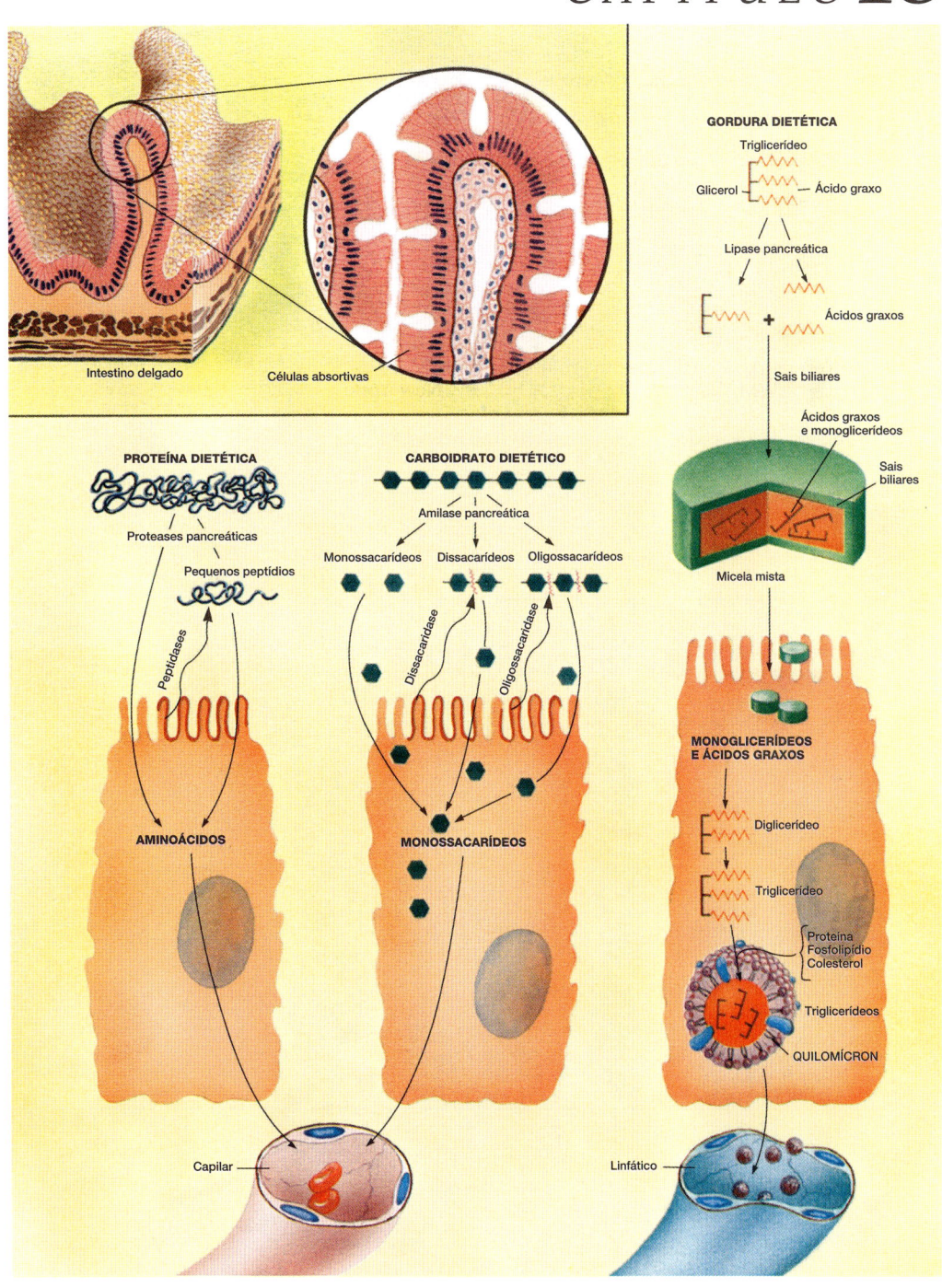

Trato Gastrintestinal

Emanuel Rubin
Juan P. Palazzo

Esôfago

Anatomia

Distúrbios Congênitos
Fístula Traqueoesofágica
Anéis e Membranas
Divertículos Esofagianos

Distúrbios Motores
Acalasia
Esclerodermia

Hérnia Hiatal

Esofagite
Esofagite de Refluxo
Esôfago de Barrett
Esofagite Infecciosa
Esofagite Química
Esofagite de Enfermidade Sistêmica
Esofagite Produzida por Agentes Físicos

Varizes Esofagianas

Lacerações e Perfurações

Neoplasias

Estômago

Anatomia

Distúrbios Congênitos
Estenose Pilórica
Hérnia Diafragmática
Anormalidades Raras

Gastrite
Gastrite Hemorrágica Aguda
Gastrite Crônica
Doença de Ménétrier

Doença Ulcerosa Péptica

Neoplasias Benignas
Tumores Estromais
Pólipos Epiteliais

Tumores Malignos
Carcinoma do Estômago
Tumores Carcinóides
Linfoma Gástrico
Tumor Estromal Gastrintestinal

Distúrbios Mecânicos

Bezoares

(continua)

FIGURA **13.1** *(ver página anterior)*
Mecanismos de absorção dos nutrientes no intestino delgado.

Intestino Delgado

Anatomia

Distúrbios Congênitos
Atresia e Estenose
Duplicações
Divertículo de Meckel
Má Rotação
Íleo Meconial

Infecções
Diarréia Bacteriana
Gastroenterite Viral
Tuberculose Intestinal
Fungos Intestinais
Parasitas

Doenças Vasculares
Isquemia Intestinal Aguda
Isquemia Intestinal Crônica

Doença de Crohn

Má Absorção
Má Absorção da Fase Luminal
Má Absorção da Fase Intestinal
Avaliação Laboratorial
Deficiência de Lactase
Doença Celíaca
Doença de Whipple
Abetalipoproteinemia
Hipogamaglobulinemia
Linfangiectasia Congênita
Espru Tropical
Enterite Actínica

Obstrução Mecânica

Neoplasias
Tumores Benignos
Tumores Malignos

Pneumatose Cistóide Intestinal

Intestino Grosso

Anatomia

Distúrbios Congênitos
Megacólon Congênito (Doença de Hirschsprung)
Megacólon Adquirido
Malformações Anorretais

Infecções
Colite Pseudomembranosa
Enterocolite Necrosante Neonatal

Doença Diverticular
Diverticulose
Diverticulite

Doença Intestinal Inflamatória
Doença de Crohn
Colite Ulcerativa
Colite Colagenosa e Colite Linfocítica

Doenças Vasculares
Colite Isquêmica
Angiodisplasia (Ectasia Vascular)
Hemorróidas

Enterocolite Actínica

Síndrome de Úlcera Retal Solitária

Pólipos do Cólon e do Reto
Pólipos Adenomatosos
Adenoma Serrilhado
Polipose Adenomatosa Familial
Pólipos Não-neoplásicos

Tumores Malignos
Adenocarcinoma do Cólon e do Reto
Tumores Carcinóides (Tumores Neuroendócrinos)
Linfoma do Intestino Grosso
Câncer do Canal Anal

(continua)

Outros Distúrbios
Endometriose
Melanose do Cólon
Úlceras Estercorais
Doenças Gastrintestinais

Apêndice

Anatomia

Apendicite

Mucocele

Neoplasias

Peritônio

Peritonite
Peritonite Bacteriana
Peritonite Química
Polisserosite Paroxística Familial
(Febre Mediterrânea Familial)

Fibrose Retroperitoneal

Neoplasias

Esôfago

ANATOMIA

Embriologicamente, o intestino (tubo digestivo embrionário) e o trato respiratório têm origem no mesmo primórdio e constituem um único tubo. Esta estrutura se divide em dois tubos separados, sendo o esôfago dorsal e o futuro trato respiratório, ventral. Inicialmente, o epitélio colunar reveste o esôfago em seu desenvolvimento embrionário inicial, porém é substituído por um epitélio escamoso estratificado.

O esôfago adulto é um tubo com 25 cm de comprimento que funciona como um conduto para a passagem do alimento e dos líquidos que irão penetrar no estômago. Contém músculo tanto estriado quanto liso em sua porção superior e apenas músculo liso em sua porção inferior. O órgão está fixado superiormente ao músculo cricofaríngeo, que é considerado o esfíncter esofagiano superior. Dirige-se inferiormente através do mediastino posterior atrás da traquéia e do coração e sai do tórax através do hiato do diafragma. A contração muscular tônica no nível da extremidade inferior do esôfago gera uma ação semelhante à de uma válvula oscilante unidirecional. O denominado *esfíncter esofagiano inferior* não é um esfíncter anatômico verdadeiro mas apenas uma entidade funcional.

O esôfago possui mucosa, submucosa, muscular própria e adventícia. A transição da mucosa escamosa do esôfago para a mucosa gástrica na junção esofagogástrica ocorre bruscamente ao nível do diafragma. A submucosa esofagiana contém glândulas mucosas e um rico plexo linfático. Os linfáticos do terço superior do esôfago drenam para os linfonodos cervicais, aqueles do terço médio para os linfonodos mediastinais e aqueles do terço inferior para os linfonodos celíacos e gástricos. Estas características anatômicas são significativas na disseminação do câncer esofagiano.

A drenagem venosa do esôfago é importante na hipertensão porta, na qual ocorrem as varizes esofagianas. Essas varizes são encontradas invariavelmente no terço inferior do esôfago, pois as veias do terço superior drenam para a veia cava superior e aquelas do terço médio drenam para o sistema ázigo. Somente as veias do terço inferior do esôfago drenam para a veia porta através das veias gástricas.

DISTÚRBIOS CONGÊNITOS

A Fístula Traqueoesofágica Resulta em Pneumonia por Aspiração

A anomalia esofagiana mais comum é a fístula traqueoesofágica (Fig. 13.2). Ela é combinada freqüentemente com alguma forma de atresia esofágica. Em alguns casos, associa-se a um complexo de anomalias identificadas pelo acrônimo de síndrome Vater (defeitos *v*ertebrais, atresia *a*nal, fístula *t*raqueoesofágica e displasia *r*enal). O hidrâmnio materno foi registrado em alguns casos de atresia esofágica e, menos comumente, em casos de fístula traqueoesofágica. A atresia e as fístulas esofágicas estão associadas freqüentemente com doença cardíaca congênita.

 Patologia: Em 90% das fístulas traqueoesofágicas, a porção superior do esôfago termina em uma bolsa cega e a extremidade superior do segmento inferior se comunica com a traquéia. **Neste tipo de atresia, o saco cego superior se enche de imediato com muco, que será aspirado a seguir pelo lactente.** A correção cirúrgica é exeqüível porém difícil.

Entre os 10% dos casos restantes, a fístula mais comum consiste em uma comunicação entre o esôfago proximal e a traquéia; a bolsa esofagiana inferior se comunica com o estômago. **Os lactentes com esta condição desenvolvem aspiração imediatamente após o nascimento.** Em uma outra variante, denominada *fístula tipo H*, existe uma comunicação entre um esôfago intacto e uma traquéia intacta. Em alguns casos, a lesão se torna sintomática somente na vida adulta, quando as infecções pulmonares repetidas chamam a atenção para ela.

ESTENOSE ESOFAGIANA CONGÊNITA: Esta condição é surpreendentemente resistente à dilatação mecânica. Em alguns casos, encontra-se tecido pulmonar na região estenótica.

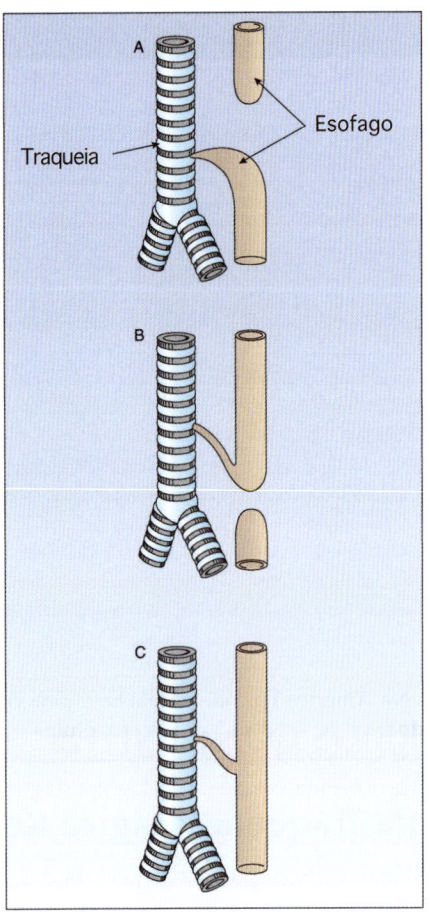

FIGURA 13.2
Fístulas traqueoesofágicas congênitas. (A) O tipo mais comum é uma comunicação entre a traquéia e a porção inferior do esôfago. O segmento superior do esôfago termina em um saco cego. (B) Em poucos casos, o esôfago proximal se comunica com a traquéia. (C) A anomalia menos comum, o tipo H, é uma fístula entre um esôfago contínuo e a traquéia.

MALFORMAÇÃO DO INTESTINO ANTERIOR BRONCO-PULMONAR: Esta anomalia desenvolvimental traqueoesofágica incomum consiste em uma massa de tecido pulmonar anormal dentro do pulmão. Esse tecido é circundado por seu próprio revestimento pleural em separado e se comunica com o esôfago inferior. A passagem do conteúdo esofagiano para o pulmão resulta em infecções pulmonares repetidas ou em uma massa mediastinal que aumenta progressivamente de volume.

Anéis e Membranas Causam Disfagia

MEMBRANAS ESOFAGIANAS: Ocasionalmente, uma fina membrana mucosa se projeta para dentro da luz do esôfago. Habitualmente única, ocasionalmente as membranas são múltiplas e podem ser encontradas em qualquer local no esôfago. Com freqüência, as membranas esofagianas são tratadas com sucesso pela dilatação com grandes velas de borracha; ocasionalmente, podem ser excisadas com pinças de biopsia durante a endoscopia.

SÍNDROME DE PLUMMER-VINSON (DE PATERSON-KELLY): Este distúrbio se caracteriza por (1) uma membrana esofagiana cervical, (2) lesões mucosas da boca e da faringe e (3) anemia ferropriva. A disfagia, associada freqüentemente com aspiração do alimento deglutido, é a manifestação clínica mais comum. Noventa por cento dos casos ocorrem em mulheres. **O carcinoma da orofaringe e do esôfago superior constitui uma complicação reconhecida da síndrome de Plummer-Vinson.**

ANEL DE SCHATZKI: Este estreitamento esofagiano inferior é observado habitualmente na junção gastroesofágica (Fig. 13.3). A superfície superior do anel mucoso exibe epitélio escamoso estratificado; a superfície inferior é revestida por epitélio colunar. Apesar de ter sido observado em até 14% dos exames baritados, o anel de Schatzki costuma ser assintomático. Os pacientes com anéis de Schatzki estreitos, porém, podem queixar-se de disfagia intermitente.

Os Divertículos Esofagianos Costumam Refletir uma Disfunção Motora

Um divertículo esofagiano *verdadeiro* é uma evaginação da parede que contém todas as camadas do esôfago. Quando o saco carece de uma camada muscular, é conhecido como *falso* divertículo. Os divertículos esofagianos ocorrem na área hipofaríngea acima do esfíncter esofagiano superior, no esôfago médio e imediatamente acima do esfíncter esofagiano inferior.

DIVERTÍCULO DE ZENKER: O divertículo de Zenker é uma lesão incomum que aparece na parte alta do esôfago e afeta os homens com maior freqüência que as mulheres. Antigamente se admitia que resultava da pressão luminal exercida em uma área estruturalmente fraca e, portanto, era classificado como um *divertículo de pulsão*. Provavelmente a causa é mais complicada, porém a função desordenada da musculatura cricofaríngea ain-

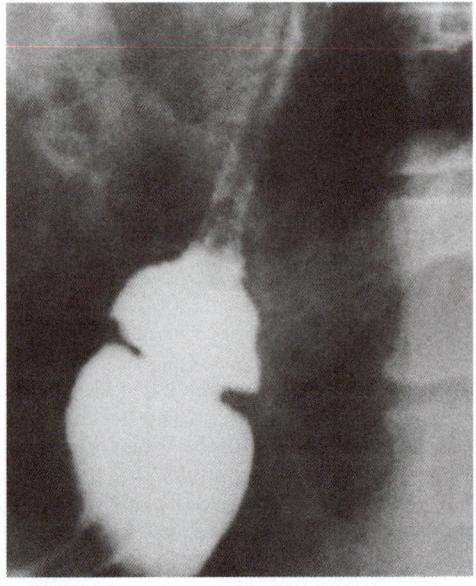

FIGURA 13.3
Anel mucoso de Schatzki. Uma radiografia contrastada ilustra o estreitamento esofágico inferior.

da é considerada em geral como participando na patogenia deste falso divertículo. A maioria das pessoas afetadas que procura assistência médica tem mais de 60 anos de idade, observação essa que confirma a crença de que este divertículo é adquirido.

Os divertículos de Zenker podem aumentar visivelmente de volume e acumulam uma grande quantidade de alimento. O sintoma típico é a regurgitação do alimento ingerido previamente (às vezes dias), na ausência de disfagia. A pneumonia por aspiração recorrente pode ser uma complicação séria. Quando os sintomas são intensos, a intervenção cirúrgica constitui a regra.

DIVERTÍCULOS DE TRAÇÃO: Os divertículos de tração são evaginações que ocorrem principalmente na parte média do esôfago. Receberam essa denominação por causa de sua fixação aos linfonodos mediastinais adjacentes, estando associados habitualmente com linfadenite tuberculosa. Entretanto, atualmente essas aderências são incomuns e admite-se que essas bolsas refletem com freqüência um distúrbio na função motora do esôfago. Um divertículo na parte média do esôfago possui normalmente um estoma amplo e a bolsa costuma ser mais alta que seu orifício. Assim sendo, ele não retém alimento nem secreções e continua assintomático, com complicações apenas raras.

DIVERTÍCULOS EPIFRÊNICOS: Estes divertículos estão localizados imediatamente acima do diafragma. Os distúrbios motores do esôfago (p. ex., acalasia, espasmo esofagiano difuso) são observados em dois terços dos pacientes com este divertículo verdadeiro. Além disso, a esofagite por refluxo pode desempenhar algum papel na patogenia dos divertículos epifrênicos.

Diferentemente de outros divertículos, os divertículos epifrênicos são encontrados em pessoas jovens. A regurgitação noturna de grandes quantidades de líquido acumulado no divertículo durante o dia é um fenômeno típico. Quando os sintomas são intensos, é apropriada uma intervenção cirúrgica que tenha como finalidade corrigir a anormalidade motora (p. ex., miotomia).

PSEUDODIVERTICULOSE INTRAMURAL: Este distúrbio raro se caracteriza por numerosos pequenos divertículos (1 a 3 mm) na parede do esôfago. As lesões não constituem divertículos verdadeiros, mas apenas ductos dilatados das glândulas submucosas. O sintoma principal é a disfagia.

DISTÚRBIOS MOTORES

A coordenação automática do movimento muscular durante a deglutição recebe a designação de *função motora* e resulta na passagem livre do alimento através do esôfago. O elemento mais característico dos distúrbios motores é a dificuldade na deglutição, denominada *disfagia*. Com freqüência, a disfagia se manifesta por uma percepção da falta de progressão de um bolo de alimento e, por si só, não é dolorosa. A dor ao deglutir é denominada *odinofagia*. Os distúrbios motores podem ser causados pelos seguintes fatores:

- **Disfunção do músculo estriado** no esôfago superior
- **Doenças sistêmicas do músculo esquelético,** como miastenia grave, dermatomiosite, amiloidose, hipertireoidismo e mixedema
- **Doenças neurológicas** que afetam os nervos que se dirigem ao músculo esquelético (p. ex., acidentes vasculares cerebrais, esclerose lateral amiotrófica)
- **Neuropatia periférica** associada com diabetes ou alcoolismo

A Acalasia Retrata uma Função Deteriorada do Esfíncter Esofagiano Inferior

A acalasia, antigamente denominada cardioespasmo, *se caracteriza pela ausência de relaxamento do esfíncter esofagiano inferior em resposta à deglutição e pela ausência de peristalse no corpo do esôfago.* Como resultado desses defeitos tanto no trato de escoamento quanto nos mecanismos de bombeamento do esôfago, o alimento será retido dentro do esôfago e o órgão se hipertrofia e dilata conspicuamente (Fig. 13.4).

A acalasia está associada com perda ou ausência das células ganglionares no plexo mioentérico do esôfago. Foram descritas também alterações degenerativas no núcleo motor dorsal do vago e nos nervos vagos extra-esofagianos. A perda de células ganglionares é acompanhada ocasionalmente por inflamação crônica. Na América Latina, a acalasia é uma complicação comum da **doença de Chagas,** na qual as células ganglionares são destruídas pelo *Trypanosoma cruzi.*

A disfagia, ocasionalmente odinofagia, e regurgitação do material retido no esôfago são sintomas comuns da acalasia. O carcinoma escamoso também constitui uma complicação. O tra-

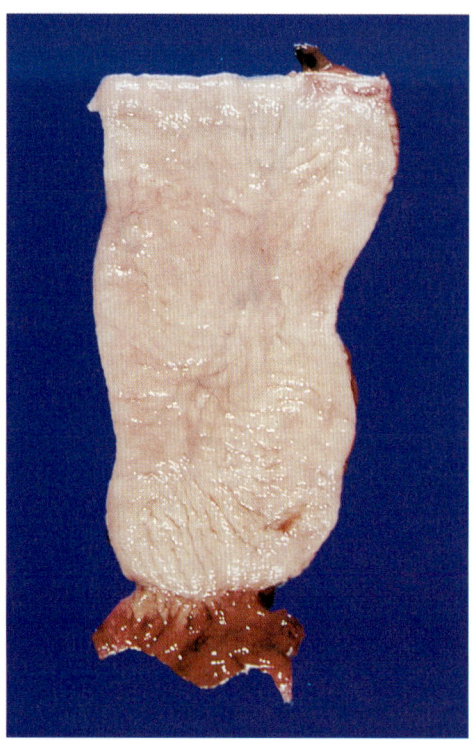

FIGURA *13.4*
Esôfago e estômago superior de um paciente com acalasia em fase avançada. O esôfago apresenta-se acentuadamente dilatado acima da junção esofagogástrica, onde o esfíncter esofágico inferior fica localizado. A mucosa esofágica é redundante e possui um epitélio escamoso hiperplásico.

tamento é feito por dilatação ou miotomia cirúrgica, que podem resultar em refluxo gastroesofágico.

A Esclerodermia Causa Fibrose da Parede Esofagiana

A esclerodermia (esclerose sistêmica progressiva) causa fibrose em muitos órgãos e produz uma anormalidade grave da função do músculo esofagiano. A doença afeta principalmente o esfíncter esofagiano inferior, que pode tornar-se tão comprometido a ponto de o esôfago inferior e o estômago superior deixarem de constituir entidades funcionais distintas e serem visualizados como uma cavidade comum. Além disso, pode haver ausência de peristalse em todo o esôfago.

Microscopicamente, são observadas fibrose do músculo liso esofagiano (especialmente a camada interna da muscular própria) e alterações inflamatórias inespecíficas. A fibrose da íntima das pequenas artérias e arteríolas é comum e pode desempenhar um papel proeminente na patogenia da fibrose. Clinicamente, os pacientes queixam-se de disfagia e azia causadas por esofagite péptica, em virtude do refluxo de ácido proveniente do estômago.

HÉRNIA HIATAL

Hérnia hiatal é uma herniação do estômago através de um hiato esofagiano aumentado de volume no diafragma. São observados dois tipos básicos de hérnia hiatal (Fig. 13.5).

HÉRNIA POR DESLIZAMENTO: *Um aumento do hiato diafragmático e a frouxidão do tecido conjuntivo circunferencial permitem que uma porção da mucosa gástrica se desloque para cima até uma posição acima do diafragma.* Esta condição é comum. A hérnia hiatal por deslizamento é assintomática na maioria dos pacientes e apenas 5% daqueles diagnosticados radiograficamente se queixam de sintomas que possam ser atribuídos ao refluxo gastroesofágico.

HÉRNIA PARA-ESOFAGIANA: *Esta forma de hérnia hiatal se caracteriza por herniação de uma porção do fundo gástrico ao longo do esôfago através de um defeito na membrana diafragmática de tecido conjuntivo que define o hiato esofagiano.* A hérnia aumenta progressivamente de volume e o hiato adquire grandes dimensões. Nos casos extremos, a maior parte do estômago hernia para dentro do tórax.

 Manifestações Clínicas: Os sintomas de hérnia hiatal, particularmente azia e regurgitação, são atribuídos ao refluxo gastroesofágico do conteúdo gástrico, que está relacionado principalmente à incompetência do esfíncter esofagiano inferior. Clinicamente, os sintomas são exacerbados quando a pessoa afetada fica deitada, o que facilita o refluxo ácido. Disfagia, deglutição dolorosa e, ocasionalmente, sangramento também podem importunar. As grandes herniações comportam o risco de vólvulo gástrico ou de dilatação gástrica intratorácica.

As hérnias hiatais por deslizamento em geral não necessitam de reparo cirúrgico; com freqüência, os sintomas são tratados clinicamente. Em contrapartida, uma hérnia para-esofagiana que aumenta de volume deve ser tratada cirurgicamente, até mesmo na ausência de sintomas.

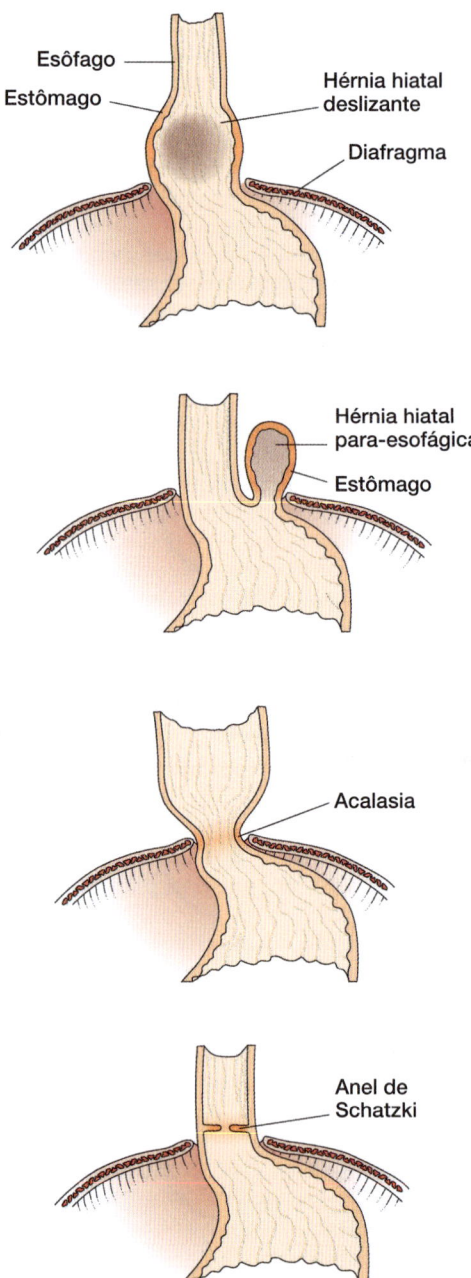

FIGURA 13.5
Distúrbios da saída esofágica.

ESOFAGITE

A Esofagite de Refluxo É Causada por Regurgitação do Conteúdo Gástrico

Sendo incontestavelmente o tipo mais comum de esofagite, a esofagite de refluxo é observada com freqüência em combinação com uma hérnia hiatal por deslizamento, embora possa ocorrer através de um esfíncter esofagiano inferior incompetente sem qualquer lesão anatômica demonstrável.

Patogenia: A principal barreira para o refluxo do conteúdo gástrico para dentro do esôfago é o esfíncter esofagiano inferior. O refluxo transitório constitui um evento normal, particularmente após uma refeição. Quando esses episódios se tornam mais freqüentes e são prolongados, o resultado será a esofagite. Os agentes que acarretam uma redução na pressão do esfíncter esofagiano inferior (p. ex., álcool, chocolate, alimentos gordurosos, fumo de cigarros) também estão associados com refluxo. Alguns depressores do sistema nervoso central (p. ex., morfina, diazepam), a gravidez, a terapia estrogênica e a presença de um tubo nasogástrico podem resultar em esofagite de refluxo. Embora o ácido seja lesivo para a mucosa esofagiana, a combinação de ácido e pepsina pode ser particularmente prejudicial. Ainda mais, com freqüência o líquido gástrico contém bile refluída a partir do duodeno, que é deletéria para a mucosa esofagiana. O álcool, as bebidas quentes e os alimentos condimentados também podem lesionar diretamente a mucosa.

 Patologia: A alteração mais precoce que se torna macroscopicamente evidente, produzida pelo refluxo gastroesofágico, é a hiperemia. Quando o refluxo é crônico, o espessamento reativo do epitélio escamoso, denominado tradicionalmente de *leucoplasia*, é observado ocasionalmente como manchas cinza-esbranquiçadas irregulares. As áreas afetadas pelo refluxo são suscetíveis às erosões mucosas superficiais e úlceras, que aparecem com freqüência como estrias lineares verticais. Microscopicamente, uma lesão leve do epitélio escamoso se manifesta por células em balão (células aumentadas de volume com citoplasma claro em virtude do edema intracelular e do influxo de proteínas plasmáticas). A região basal do epitélio fica espessada e as papilas da lâmina própria são alongadas e se estendem na direção da superfície, por causa da proliferação reativa. Os vasos capilares dentro das papilas apresentam-se dilatados com freqüência. Um aumento no número de linfócitos é observado no epitélio escamoso e podem estar presentes eosinófilos e neutrófilos.

O estreitamento esofagiano pode acontecer nos pacientes cuja úlcera persiste e lesiona a parede esofagiana profundamente até a lâmina própria. Nessa circunstância, a fibrose reativa pode estreitar a luz esofagiana. Em geral esse estreitamento é perfeitamente localizado e se situa próximo do esfíncter esofagiano inferior, embora possa estender-se até alcançar uma localização consideravelmente mais alta. Se um estreitamento esofagiano interferir seriamente na passagem do alimento, o esôfago ficará dilatado acima do estreitamento. A queixa clínica mais comum é a disfagia progressiva.

O Esôfago de Barrett É uma Lesão Pré-cancerosa

O epitélio de Barrett é definido como a substituição do epitélio escamoso do esôfago por epitélio colunar como resultado do refluxo gastroesofágico crônico. A incidência do esôfago de Barrett aumentou nos últimos anos, particularmente entre homens brancos. Esse distúrbio ocorre no terço inferior do esôfago, mas pode estender-se até uma localização mais alta.

Existe uma ligeira predominância masculina e um risco duas vezes maior de ocorrência do esôfago de Barrett entre os fumantes. Os pacientes com esôfago de Barrett são colocados em um programa regular de vigilância destinado a detectar qualquer evidência microscópica precoce de mucosa displásica.

 Patologia: O epitélio metaplásico de Barrett pode envolver parcialmente a circunferência de curtos segmentos ou pode revestir todo o esôfago inferior (Fig. 13.6A). Histologicamente, a lesão se caracteriza por um epitélio distinto semelhante ao do intestino constituído por células caliciformes e células superficiais semelhantes àquelas da mucosa gástrica incompletamente intestinalizada (ver Fig. 13.6B). A metaplasia intestinal completa, com células de Paneth e células absortivas, ocorre ocasionalmente no epitélio de Barrett. Em geral, as alterações inflamatórias se superpõem às alterações epiteliais. **O esôfago de Barrett comporta um alto risco de transformação maligna para adenocarcinoma,** e o risco se correlaciona com o comprimento do esôfago acometido e o grau de displasia (ver adiante).

A Esofagite Infecciosa Está Associada com Imunossupressão

ESOFAGITE POR CANDIDA: Esta infecção fúngica se transformou em um lugar comum por causa de um número cada vez maior de pessoas imunocomprometidas que (1) recebem quimioterapia para doença maligna, (2) são tratadas com agentes imunossupressivos após transplante de órgão ou (3) contraíram a AIDS. A candidíase esofagiana ocorre também nos pacientes com diabetes, naqueles que estão recebendo terapia antibiótica e, raramente, nas pessoas sem fatores predisponentes conhecidos. A disfagia e a dor intensa ao deglutir são comuns.

 Patologia: Nos casos leves de candidíase, umas poucas e pequenas placas esbranquiçadas e elevadas circundadas por uma zona hiperêmica estão presentes na mucosa do terço médio ou inferior do esôfago. Nos casos graves, pseudomembranas confluentes se localizam na mucosa hiperemiada e edematosa. Microscopicamente, às vezes a *Candida* acomete somente as camadas superficiais do epitélio escamoso. As pseudomembranas da *Candida* contêm micélias fúngicas, detritos necróticos e fibrina. O acometimento das camadas mais profundas da parede esofagiana pode resultar em candidíase disseminada ou fibrose, às vezes suficientemente severa para criar um estreitamento.

ESOFAGITE HERPÉTICA: A infecção esofagiana pelo herpesvírus tipo I está associada mais freqüentemente com linfomas e leucemias e, com freqüência, se manifesta por odinofagia.

 Patologia: As lesões bem desenvolvidas da esofagite herpética são macroscopicamente semelhantes às da candidíase. Nos casos iniciais, são observadas vesículas, pequenas erosões ou placas; com a progressão da infecção, essas alterações podem coalescer e formar lesões maiores. Microscopicamente, as lesões são superficiais e as células epiteliais exibem inclusões herpéticas típicas em seus núcleos (Fig. 13.7). Ocasionalmente são encontradas células epiteliais multinucleadas, po-

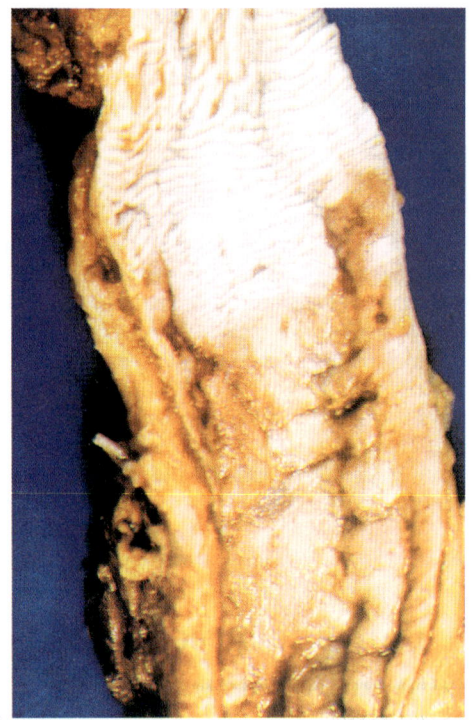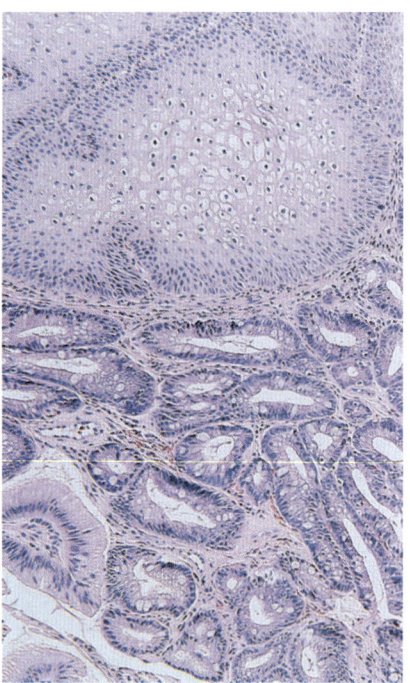

FIGURA 13.6
Esôfago de Barrett. A. A mucosa escamosa branca do esôfago proximal (*acima*) é contrastada com o revestimento colunar do esôfago de Barrett distal (*abaixo*). B. Junção gastroesofágica mostrando mucosa metaplásica com numerosas células caliciformes.

rém as células estromais são poupadas. A necrose das células infectadas resulta em ulceração e a superinfecção por *Candida* e bactérias resulta na formação de pseudomembranas.

ESOFAGITE PELO CITOMEGALOVÍRUS: O acometimento esofagiano com citomegalovírus reflete habitualmente uma doença viral sistêmica nos pacientes com AIDS. A ulceração da mucosa, semelhante àquela observada na esofagite herpética, é comum. Os corpúsculos de inclusão característicos do citomegalovírus estão presentes nas células endoteliais e nos fibroblastos do tecido de granulação, porém o epitélio é poupado.

A Esofagite Química Resulta da Ingestão de Agentes Corrosivos

A lesão química do esôfago reflete habitualmente a intoxicação (ou envenenamento) acidental em crianças, a tentativa de suicídio em adultos ou o contato com uma medicação. A ingestão de agentes alcalinos fortes (p. ex., lixívia) ou ácidos fortes (p. ex., ácido sulfúrico ou clorídrico), que são ambos usados em várias soluções de limpeza, pode produzir esofagite química. As soluções alcalinas são particularmente insidiosas, pois em geral são inodoras e sem gosto e, portanto, são deglutidas facilmente antes de entrarem em ação os reflexos protetores.

 Patologia: Histologicamente, a necrose liquefativa induzida por álcalis é acompanhada por inflamação e saponificação conspícuas dos lipídios das membranas no epitélio, submucosa e na muscular própria do esôfago e do estômago. A trombose dos pequenos vasos faz com que a área da lesão sofra também necrose isquêmica. A lesão grave constitui a regra com os álcalis líquidos, porém menos de 25% daqueles que ingerem preparados granulares exibem complicações severas.

Os ácidos fortes produzem necrose por coagulação imediata, que resulta em uma cicatriz protetora que limita a lesão e a penetração. Não obstante, metade dos pacientes que ingerem ácido clorídrico ou sulfúrico concentrado sofrem uma lesão esofagiana grave.

A **esofagite relacionada aos medicamentos** é causada mais freqüentemente pelos efeitos químicos diretos sobre a mucosa revestida por epitélio escamoso, especialmente com as cápsulas; a dismotilidade esofagiana e a hipertrofia cardíaca (que acaba comprimindo o esôfago) podem ser fatores que contribuem. As reações alérgicas aos medicamentos podem causar uma esofagite que se reflete por um maior número de eosinófilos na mucosa esofagiana.

A Esofagite Pode Complicar as Enfermidades Sistêmicas

A mucosa escamosa do esôfago é semelhante àquela da pele e compartilha algumas reações com este órgão.

A **forma distrófica da epidermólise bolhosa** acomete todos os órgãos que são revestidos pelo epitélio escamoso ou que derivam dele, incluindo pele, unhas, dentes e esôfago. As bolhas, que ocorrem episodicamente, se transformam de vesículas cheias de líquido para úlceras exsudativas. A disfagia e a deglutição dolorosa constituem a regra. Os casos graves resultam em estreitamento, habitualmente no esôfago superior.

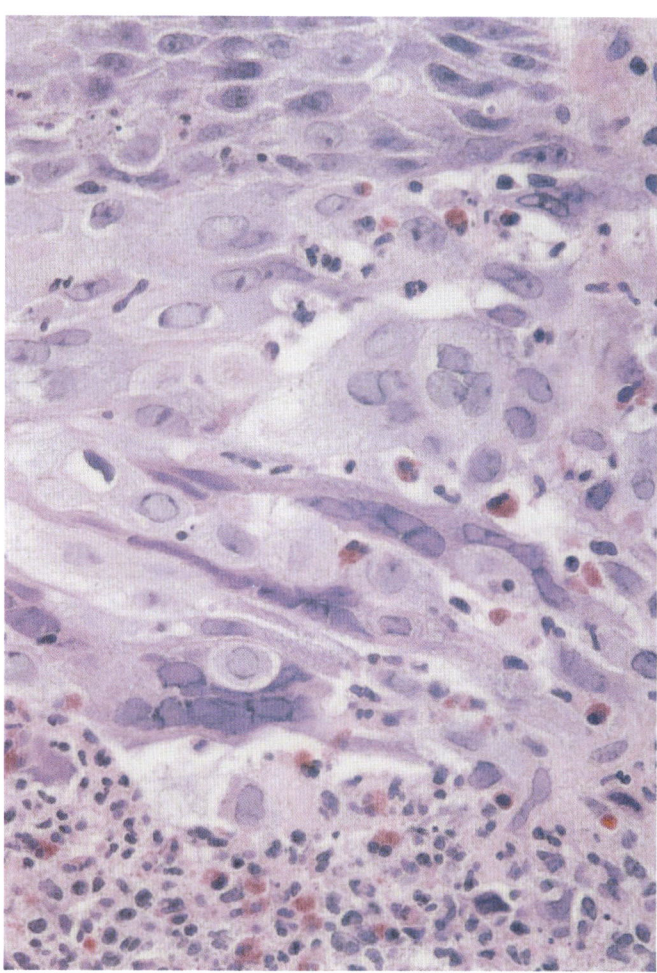

FIGURA 13.7
Esofagite herpética. Células gigantes multinucleadas com inclusões nucleares são observadas na mucosa escamosa.

O **penfigóide** produz bolhas subepiteliais na pele e no esôfago, porém a doença não resulta em fibrose. Outros distúrbios dermatológicos associados à esofagite incluem pênfigo, dermatite herpetiforme, síndrome de Behçet e eritema multiforme.

A **doença enxerto-*versus*-hospedeiro** nos receptores de transplante de medula óssea pode causar lesões esofagianas e disfagia, odinofagia e refluxo gastroesofágico. Os terços superior e médio da mucosa esofagiana parecem friáveis e a função motora do esôfago é comprometida.

A Esofagite É Produzida por Agentes Físicos

A **irradiação externa** para o tratamento de cânceres torácicos pode incluir porções do esôfago e resultar em esofagite e até mesmo em estreitamento. Os **tubos** (as sondas) **nasogástricos** produzem úlceras de pressão da mucosa esofagiana nos pacientes que tiveram esses dispositivos no local por períodos prolongados, porém o refluxo ácido também desempenha um papel nesses casos.

VARIZES ESOFAGIANAS

As varizes esofagianas são veias dilatadas imediatamente por debaixo da mucosa (Fig. 13.8) *que são propensas à ruptura e à hemorragia* (ver Cap. 14). Elas têm origem no terço inferior do esôfago, quase sempre na vigência de hipertensão porta que resulta da cirrose do fígado. As veias esofagianas inferiores estão conectadas ao sistema porta através de anastomoses gastroesofágicas. Se a pressão porta ultrapassa um nível crítico, essas anastomoses se tornam proeminentes na parte superior do estômago e inferior do esôfago. Quando as varizes têm mais de 5 mm de diâmetro, passa a existir a probabilidade de ruptura, caso em que poderá ocorrer uma hemorragia capaz de ameaçar a vida. A lesão por refluxo ou a esofagite infecciosa podem contribuir para o sangramento varicoso.

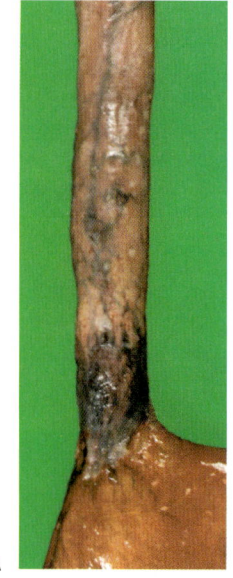
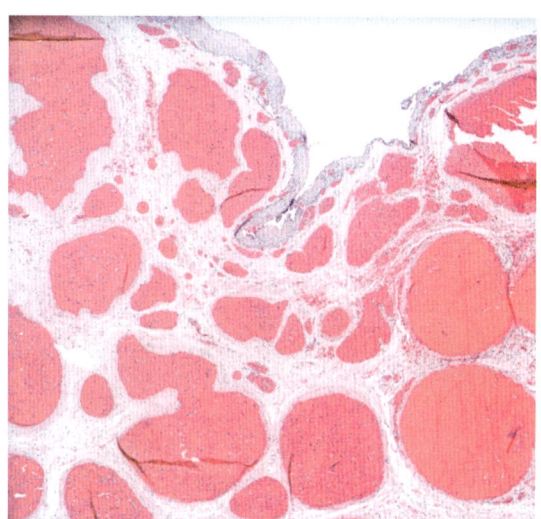

A   B

FIGURA 13.8
Varizes esofagianas. A. Numerosos canais venosos azulados e proeminentes são visualizados debaixo da mucosa do esôfago evertido, particularmente acima da junção gastroesofágica. B. Um corte do esôfago revela numerosas veias submucosas dilatadas.

LACERAÇÕES E PERFURAÇÕES

As lacerações do esôfago resultam de traumatismos externos, como acidentes automobilísticos e quedas de grandes alturas, e de instrumentação médica. Entretanto, a causa mais comum é representada pelos vômitos incoercíveis, durante os quais a pressão intra-esofagiana pode subir até 300 mm Hg. O diafragma desce rapidamente e parte do estômago superior é forçada através do hiato. Como resultado, a enorme ânsia de vomitar pode causar lacerações mucosas, começando no epitélio gástrico e estendendo-se para dentro do esôfago.

A síndrome de Mallory-Weiss se refere à ânsia incontida de vomitar, associada freqüentemente com alcoolismo, que resulta em lacerações mucosas da parte superior do estômago e inferior do esôfago. Essas lacerações resultam em vômito de sangue vermelho rutilante, podendo o sangramento ser suficientemente abundante a ponto de exigir a transfusão de muitas unidades de sangue. As lacerações podem causar também perfuração para dentro do mediastino. A ruptura do esôfago como resultado dos vômitos é conhecida como a *síndrome de Boerhaave.*

A **perfuração do esôfago,** seja ela induzida por traumatismo ou pelos vômitos, pode ser catastrófica. Trata-se de uma ocorrência bem conhecida em recém-nascidos, nos quais é causada ocasionalmente por aspiração (sucção) ou alimentação com uma sonda nasogástrica. Entretanto, pode ocorrer também espontaneamente.

Os principais distúrbios não-neoplásicos do esôfago são resumidos na Fig. 13.9.

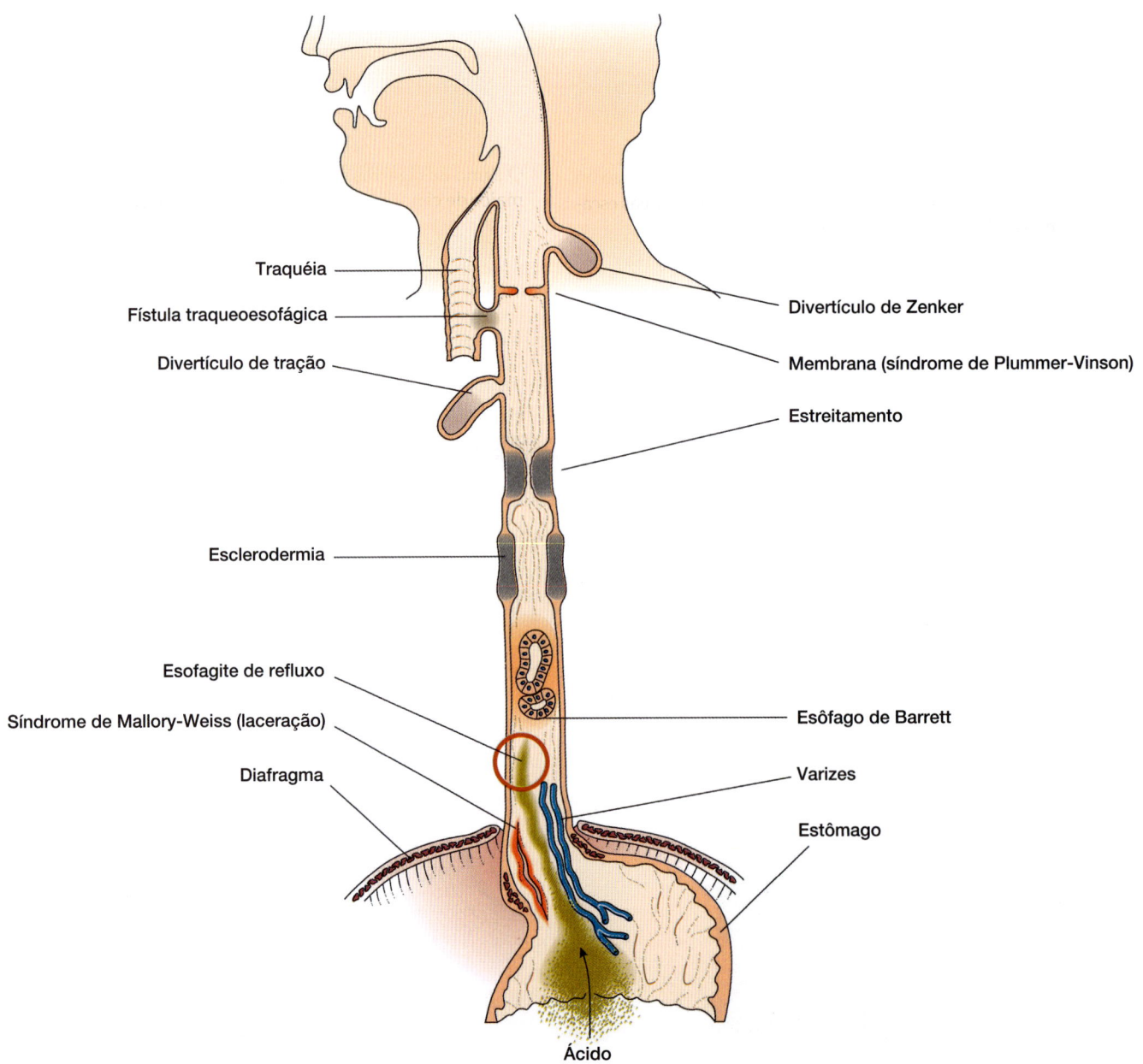

FIGURA *13.9*
Distúrbios não-neoplásicos do esôfago.

NEOPLASIAS

Os Tumores Benignos do Esôfago São Incomuns

Admite-se que a maioria dos tumores benignos do trato gastrintestinal deriva da célula do marcapasso de Cajal ou das células musculares lisas. Os primeiros são denominados *tumores estromais gastrintestinais,* ou TEGI, e a maioria deles expressa CD117 (gene c-*kit*). Um percentual mais alto de tumores benignos do esôfago exibe marcadores musculares lisos e são considerados leiomiomas. Macroscopicamente, a mucosa normal é elevada sobre uma massa intramural, que ao exame microscópico é constituída por células fusiformes.

O Carcinoma do Esôfago Varia Geográfica e Histologicamente

Epidemiologia: A maioria dos cânceres do esôfago no mundo todo é constituída por carcinomas de células escamosas (Fig. 13.10), porém agora o adenocarcinoma é mais comum nos Estados Unidos (ver adiante). Entretanto, a incidência desse tumor nos Estados Unidos é baixa e o câncer esofagiano é responsável por apenas cerca de 2% das mortes por câncer.

Em âmbito mundial as variações geográficas na incidência de carcinoma do esôfago são impressionantes e as áreas de alta incidência estão localizadas adjacentes às áreas de baixa incidência. Existe um cinturão de câncer esofagiano que se estende através da Ásia desde a região do Mar Cáspio do norte do Irã e da antiga União Soviética através da Ásia Central e a Mongólia até o norte da China. Em partes da China, a taxa de mortalidade por câncer do esôfago em homens é relatada como sendo cerca de 70 vezes aquela dos Estados Unidos. Os negros americanos exibem uma incidência consideravelmente mais alta que os brancos e, nos Estados Unidos, os habitantes urbanos correm um maior risco que aqueles das áreas rurais. O câncer do esôfago é comum também em certas regiões da França, Finlândia, Suíça, Chile, Japão, Índia e África.

 Patogenia: As variações geográficas no câncer do esôfago, até mesmo em populações relativamente homogêneas, sugerem que fatores ambientais contribuem poderosamente para o surgimento dessa doença. Entretanto, nenhum fator isolado foi incriminado como a causa do câncer de esôfago.

- O **consumo excessivo de álcool** é o principal fator de risco nos Estados Unidos, até mesmo quando se leva em conta o fumo de cigarros.
- O **fumo de cigarros** está associado com um risco 5 a 10 vezes maior de câncer esofagiano, e o número de cigarros fumados se correlaciona com a presença de displasia no epitélio esofagiano.
- As **nitrosaminas** e os corantes da família da anilina produzem câncer esofagiano em animais. Apesar de terem sido encon-

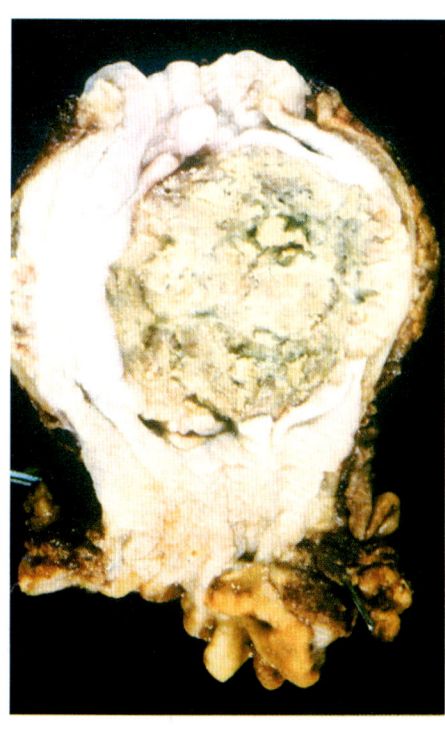
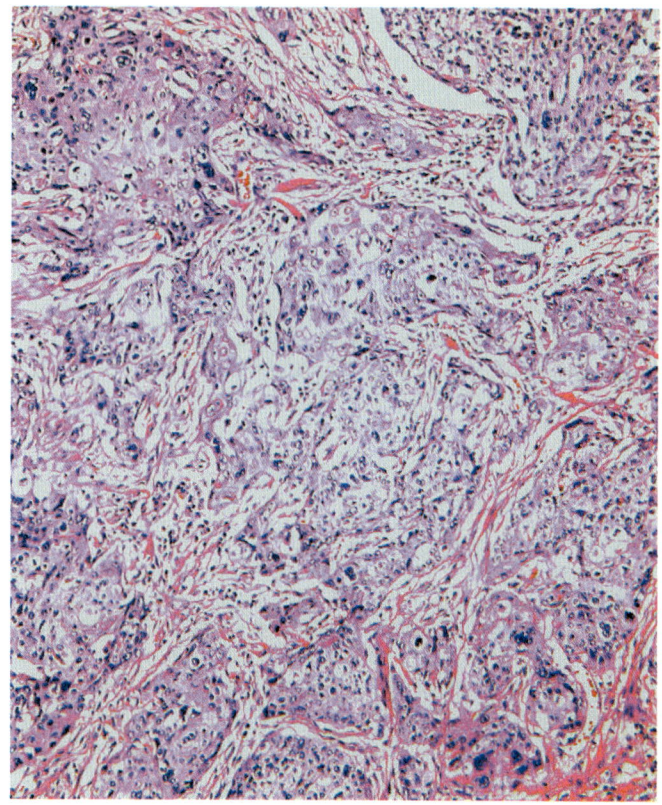

FIGURA 13.10
A. Carcinoma do esôfago. Um grande carcinoma escamoso ulcerado e exuberante do esôfago é circundado por mucosa aparentemente normal. B. Carcinoma invasivo com formação de ceratina infiltrando a parede do esôfago.

trados altos níveis de nitrosaminas e de outros compostos potencialmente carcinogênicos nas dietas das pessoas que vivem em áreas de alta incidência, ainda falta evidência direta apoiando sua contribuição para o câncer esofagiano. Ainda mais, esses agentes químicos não foram detectados em muitas áreas de alto risco, como o norte do Irã.

- As **dietas que carecem de frutas frescas, proteína animal e oligoelementos** foram descritas em áreas com câncer esofagiano endêmico e em algumas áreas hiperendêmicas foram alegadas deficiências de várias vitaminas e minerais. Entretanto, a grande proximidade de áreas endêmicas e não-endêmicas torna improvável um papel causal para esses fatores dietéticos.
- A **síndrome de Plummer-Vinson, espru celíaco e acalasia** estão associados com maior incidência de câncer esofagiano, porém a causa para esse risco ainda não foi explicada.
- A **esofagite crônica** foi relacionada ao câncer esofagiano em áreas nas quais este tumor é endêmico.
- A **lesão química com estreitamento esofagiano** é um fator de risco. Cinco por cento das pessoas que sofrem de um estreitamento esofagiano após a ingestão de lixívia desenvolvem câncer 20 a 40 anos depois.
- **Membranas, anéis e divertículos** estão associados ocasionalmente com câncer esofagiano.

Patologia: Cerca de metade dos casos de câncer esofagiano acomete o terço inferior do esôfago; os terços médio e superior são responsáveis pelos demais casos. Macroscopicamente, os tumores são de três tipos: (1) polipóide, que se projeta para dentro da luz (ver Fig. 13.10); (2) ulcerado, que costuma ser menor que o polipóide; e (3) infiltrante, no qual o principal plano de crescimento fica na parede. Os tumores polipóides volumosos tendem a produzir obstrução precocemente, enquanto os ulcerados comportam maior probabilidade de virem a sangrar. Os tumores infiltrantes estreitam gradualmente a luz por compressão circunferencial. A extensão local do tumor para dentro das estruturas mediastinais contíguas constitui comumente um problema significativo.

Microscopicamente, no carcinoma escamoso as células escamosas neoplásicas variam de bem diferenciadas, com "pérolas" epiteliais (ver Fig. 13.10), a tumores precariamente diferenciados sem qualquer evidência de diferenciação escamosa. Alguns tumores ocasionais possuem uma população constituída predominantemente por células tumorais fusiformes (carcinoma metaplásico).

A rica drenagem linfática do esôfago proporciona um trajeto para a maioria das metástases. Conseqüentemente, os tumores do terço superior metastatizam para os linfonodos cervicais, jugulares internos e supraclaviculares. O câncer do terço médio metastatiza para os linfonodos paratraqueais e hilares e para os linfonodos nas regiões aórtica, cardíaca e para-esofagiana. Levando-se em conta que o terço inferior do esôfago é irrigado pela artéria gástrica esquerda, que é acompanhada por linfáticos, os tumores nesta porção do esôfago se disseminam para os linfonodos retroperitoneais, celíacos e gástricos esquerdos. As metástases viscerais para o fígado e o pulmão são comuns e quase qualquer órgão pode ser acometido.

Manifestações Clínicas: A queixa mais comum por ocasião da apresentação é a disfagia, porém nessa época a maioria dos tumores já é irressecável. Os pacientes com câncer esofagiano são quase invariavelmente caquéticos, em virtude da anorexia, da dificuldade em deglutir e dos efeitos remotos de um tumor maligno. A odinofagia ocorre em metade dos pacientes e a dor persistente sugere extensão mediastinal do tumor ou acometimento dos nervos espinhais. A compressão do nervo laríngeo recorrente produz rouquidão e a fístula traqueoesofágica se manifesta clinicamente por tosse crônica.

Cirurgia e radioterapia são úteis para a paliação, porém o prognóstico continua sendo sombrio. Muitos pacientes são inoperáveis e, daqueles que são submetidos a uma cirurgia, apenas 20% sobrevivem por 5 anos.

Adenocarcinoma do Esôfago

O adenocarcinoma do esôfago é agora mais comum (60%) nos Estados Unidos que o carcinoma escamoso, pois a incidência aumentou nos últimos anos. **Praticamente todos os adenocarcinomas têm origem no ambiente propício do esôfago de Barrett**, apesar de alguns casos raros se originarem nas glândulas mucosas da submucosa do esôfago. Os sintomas e a evolução clínica do adenocarcinoma do esôfago são semelhantes àqueles do carcinoma de células escamosas.

Estômago

ANATOMIA

O estômago, um órgão sacular com formato de J e um volume de 1.200 a 1.500 ml, tem origem como uma dilatação do intestino anterior primitivo. Continua-se com o esôfago superiormente e o duodeno inferiormente. Localizado no abdome superior, o estômago se estende desde o hipocôndrio esquerdo através do epigástrio. A convexidade do estômago, que se estende para a esquerda a partir da junção gastroesofágica, é denominada **curvatura maior**. A concavidade do lado direito do estômago, denominada **curvatura menor**, tem apenas cerca de uma quarta parte do comprimento da curvatura maior. Todo o estômago é revestido por peritônio, que desce a partir da curvatura maior como o **omento maior**.

O interior do estômago foi dividido em cinco regiões, de cima para baixo (Fig. 13.11):

1. A **cárdia** é uma pequena zona macroscopicamente indistinta que se estende por uma curta distância a partir da junção gastroesofágica.
2. O **fundo** é a parte do estômago com formato de cúpula que fica localizada à esquerda da cárdia e se estende superiormente até acima de uma linha traçada horizontalmente através da junção gastroesofágica.
3. O **corpo** constitui dois terços de todo o estômago e desce do fundo até a região mais inferior, onde o órgão roda para a direita a fim de formar a parte mais inferior do J.
4. O **antro** é o terço distal do estômago. Fica posicionado horizontalmente e se estende do corpo até o esfíncter pilórico.
5. O **esfíncter pilórico** é o segmento tubular mais distal do estômago, que é circundado completamente pela espessa camada muscular que determina a passagem do alimento para o duodeno.

A parede do estômago é constituída por mucosa, submucosa, muscular e serosa. O revestimento do fundo e do corpo do estômago possui pregas proeminentes, as rugas gástricas.

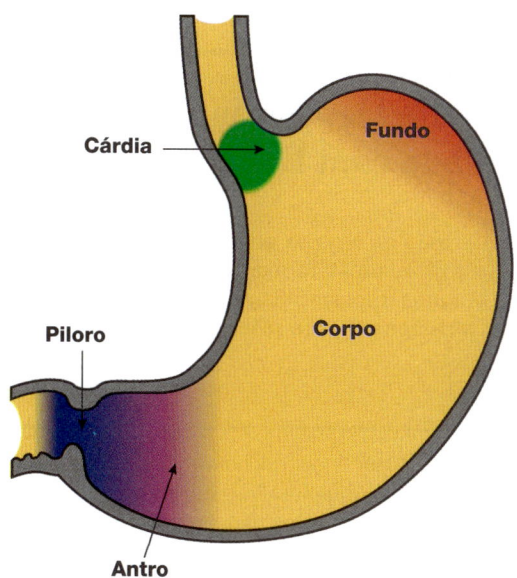

FIGURA *13.11*
Regiões anatômicas do estômago.

Os ramos das artérias celíaca, hepática e esplênica suprem sangue para o estômago. As veias gástricas drenam seja diretamente para o sistema portal, seja indiretamente através das veias esplênica e mesentérica superior. Um rico plexo de canais linfáticos deságua nos linfonodos gástricos e outros da mesma região. Os dois nervos vagos fornecem a inervação parassimpática para o estômago e o plexo celíaco proporciona a inervação simpática.

O aspecto histológico da mucosa gástrica varia de conformidade com a região anatômica. A superfície possui um epitélio colunar que secreta muco e que se estende para o interior de numerosas fovéolas, ou criptas. Estas representam os orifícios de milhões de glândulas tubulares ramificadas. Existem três tipos de glândulas:

- **As glândulas cárdicas** estão localizadas na cárdia.
- **As glândulas parietais (oxínticas)** são encontradas no corpo e no fundo do estômago.
- **As glândulas pilóricas** estão localizadas no antro e no canal pilórico.

As glândulas gástricas, que são os principais elementos secretórios do estômago, se distribuem densamente e perpendiculares à mucosa e penetram na base da fovéola através de um segmento estreitado denominado *colo da glândula*. As glândulas gástricas contêm cinco tipos de células:

- **Células zimogênicas ou principais:** Estas células estão localizadas principalmente na metade inferior da glândula gástrica. Elas são células piramidais basofílicas cheias com grânulos de zimogênio que contêm pepsinogênio.
- **Células parietais ou oxínticas:** Estas células ocupam a metade superior da glândula gástrica. São células ovais ou piramidais eosinofílicas que secretam ácido clorídrico. Contêm numerosas mitocôndrias que proporcionam energia para o transporte iônico necessário para a secreção ácida. Ao exame ultraestrutural as células parietais exibem numerosas invaginações da membrana superficial, os **canalículos secretórios**, que ampliam grandemente a área superficial para a secreção ácida. As células parietais são também a fonte do fator intrínseco, que é necessário para a absorção intestinal da vitamina B_{12}.
- **Células mucosas do colo:** Estes elementos basofílicos secretores de muco estão espalhados entre as células parietais no colo da glândula gástrica.
- **Células endócrinas:** Estas células estão espalhadas nas glândulas gástricas, principalmente entre as células zimogênicas e a membrana basal. Elas são pequenas células arredondadas ou piramidais cheias com grânulos que são corados com os sais de prata. Aquelas que reduzem a prata sem tratamento prévio são denominadas *células argentafins*. Estas células reduzem também os sais de cromo e, portanto, são incluídas na designação de *células enterocromafins*. Em outras células endócrinas, denominadas *células argirófilas*, uma reação prévia com uma substância redutora é necessária antes de os grânulos serem corados pela prata. As células endócrinas estão espalhadas entre as glândulas pilóricas e contêm aminas biogênicas, como a serotonina e os hormônios polipeptídicos (p. ex., gastrina e somatostatina). As células endócrinas incluem as células G, que secretam gastrina. O peptídio intestinal vasoativo (PIV) é encontrado nos elementos neurais da mucosa, porém não dentro das células endócrinas.
- As **glândulas pilóricas** são estruturas ramificadas e claramente espiraladas, que deságuam nas fovéolas que estão localizadas muito mais profundamente que aquelas em outras porções do estômago. As glândulas são revestidas por células pálidas de aspecto semelhante às células mucosas do colo e às células das glândulas de Brunner no duodeno. As células endócrinas incluem as células G, que secretam gastrina.
- As **células cárdicas** são revestidas por células que são semelhantes às células mucosas do colo e às das glândulas pilóricas, porém carecem de células G.

DISTÚRBIOS CONGÊNITOS

A Estenose Pilórica Congênita Causa Vômitos em Projétil na Primeira Infância

A estenose pilórica congênita é um aumento concêntrico do esfíncter pilórico e estreitamento do canal pilórico que obstrui a saída do estômago. Este distúrbio é a indicação mais comum para cirurgia abdominal nos 6 meses iniciais da vida. É quatro vezes mais comum em meninos que em meninas e afeta os filhos primogênitos muito mais freqüentemente que os filhos subseqüentes. A estenose pilórica congênita ocorre em 1 em 250 lactentes brancos, mas é rara em negros e asiáticos.

 Patogenia: A estenose pilórica congênita pode ter uma base genética; existe uma certa tendência familiar, e a condição é mais comum em gêmeos idênticos que em gêmeos fraternos. A estenose pilórica foi registrada também no contexto de outras anormalidades desenvolvimentais, como a síndrome de Turner, a trissomia do 18 e a atresia esofagiana. As embriopatias associadas com infecção por rubéola e a ingestão materna de talidomida também estiveram associadas com estenose pilórica congênita. Em alguns casos, a estenose pilórica congênita está associada com uma deficiência de óxido nítrico sintase nos nervos do músculo liso pilórico (o óxido nítrico medeia o relaxamento do músculo liso).

Patologia: O exame macroscópico do estômago mostra um aumento concêntrico do piloro e estreitamento do canal pilórico. A única anormalidade microscópica consistente é a extrema hipertrofia da camada muscular circular. Após a piloromiotomia, a lesão desaparece, porém persiste ocasionalmente uma pequena massa.

Manifestações Clínicas: Os sintomas de estenose pilórica se tornam evidentes habitualmente no transcorrer do primeiro mês de vida, quando o lactente manifesta vômitos em projétil. A perda conseqüente de ácido clorídrico resulta em alcalose hipoclorêmica em um terço dos lactentes. Uma lesão pilórica palpável e a peristalse visível são características do distúrbio. A incisão cirúrgica do músculo pilórico hipertrofiado é curativa.

Hérnia Diafragmática Congênita

As hérnias diafragmáticas congênitas de tamanho e localização variáveis estão associadas com o fechamento defeituoso de forames embriológicos ou com anormalidades do hiato esofagiano. Estas hérnias estão associadas freqüentemente com má rotação congênita do intestino. O estômago, juntamente com outros órgãos abdominais, pode penetrar na cavidade torácica.

Anormalidades Congênitas Raras

DUPLICAÇÕES, DIVERTÍCULOS E CISTOS: Estas lesões são revestidas habitualmente por mucosa gástrica normal e são claramente incomuns. Enquanto todas as camadas da parede gástrica costumam estar presentes nas duplicações congênitas, as camadas musculares costumam ser deficientes nos divertículos e cistos. Os pacientes com esses distúrbios em geral são assintomáticos.

SITUS INVERSUS: Esta ocorrência faz com que o estômago fique localizado à direita da linha média, o mesmo ocorrendo com o hiato esofagiano. Conseqüentemente, o duodeno se localiza à esquerda.

TECIDO PANCREÁTICO ECTÓPICO: Os nódulos de tecido pancreático são comuns na parede do antro e do piloro. Histologicamente, esses restos embrionários são idênticos ao tecido pancreático normal, exceto que as ilhotas são raras. O tecido pancreático heterotópico em geral é assintomático, porém já foram relatadas obstrução pilórica e dor epigástrica.

ATRESIAS GÁSTRICAS PARCIAIS: Já foi descrita a falta de desenvolvimento do corpo, do antro e do piloro, assim como casos nos quais o estômago termina em uma bolsa cega.

MEMBRANAS PILÓRICAS E ANTRAIS CONGÊNITAS: Estas lesões são causadas presumivelmente pela ausência de canalização do estômago durante a embriogênese. Elas podem causar sintomas de obstrução no período neonatal, porém se tornam mais comumente sintomáticas em adultos.

GASTRITE

A Gastrite Hemorrágica Aguda Está Associada com Drogas e Estresse

A gastrite erosiva hemorrágica aguda se caracteriza por necrose da mucosa. A erosão da mucosa pode estender-se para dentro dos tecidos mais profundos e formar uma úlcera. A necrose é acompanhada por uma resposta inflamatória aguda e hemorragia, que pode ser suficientemente intensa a ponto de resultar em exsangüinação.

Patogenia: A gastrite hemorrágica aguda está associada mais comumente à ingestão de aspirina, outros agentes antiinflamatórios não-esteróides, ou ao excesso de álcool, ou com lesão isquêmica. Estes agentes são diretamente lesivos para a mucosa gástrica e exercem seus efeitos topicamente. A administração oral de corticosteróides também é complicada ocasionalmente por gastrite hemorrágica aguda. Raramente, a ingestão acidental ou suicida de substâncias corrosivas, como aquelas que produzem esofagite erosiva, produz uma lesão gástrica aguda. Qualquer enfermidade séria que seja acompanhada por alterações fisiológicas profundas que demandam uma intervenção médica ou cirúrgica substancial torna a mucosa gástrica mais vulnerável à gastrite hemorrágica aguda, por causa da isquemia mucosa. Admite-se que o fator comum a todas as formas de gastrite hemorrágica aguda é o colapso da barreira mucosa, que vai permitir uma lesão induzida pelo ácido.

As **úlceras e as erosões de estresse** ocorrem sabidamente em pessoas com queimaduras extensas (*úlcera de Curling*) e resultam comumente em sangramento. A ulceração pode ser suficientemente profunda a ponto de causar perfuração do estômago. Ocasionalmente, os pacientes exibem úlceras tanto gástricas quanto duodenais.

O **traumatismo do sistema nervoso central**, tanto acidental quanto cirúrgico (*úlcera de Cushing*), é outra causa de úlceras de estresse. Essas úlceras, que podem ocorrer também no esôfago e no duodeno, são caracteristicamente profundas e comportam um risco substancial de perfuração. A lesão do cérebro, particularmente quando resulta em um estado de descerebração, com freqüência acarreta maior secreção ácida no estômago, presumivelmente como resultado do tônus vagal aumentado. Os **traumatismos severos**, especialmente quando acompanhados por **choque, sepse prolongada** e **incapacitação** decorrente de doenças crônicas debilitantes, também predispõem ao surgimento de gastrite hemorrágica aguda.

A **hipersecreção de ácido gástrico** foi incriminada na patogenia da gastrite hemorrágica aguda, porém seu papel não foi esclarecido. Com freqüência, a secreção ácida é aumentada em algumas circunstâncias, como os traumatismos neurológicos, porém o surgimento de úlceras de estresse em geral não é acompanhado por esse tipo de aumento. Não obstante, o ácido gástrico desempenha um papel permissivo, pois a inibição da secreção ácida gástrica (p. ex., com os antagonistas dos receptores da histamina) protege contra o surgimento das úlceras de estresse.

As alterações microcirculatórias do estômago induzidas pelo choque ou sepse sugerem que a lesão isquêmica pode contribuir para o surgimento da gastrite hemorrágica aguda.

Cada um desses fatores defensivos da mucosa gástrica foi pesquisado individualmente da seguinte maneira:

- **Corticosteróides e aspirina** acarretam uma menor produção de muco e a ocorrência de úlceras gástricas após administração experimental.
- **Deficiência de prostaglandinas**, causada pelos agentes antiinflamatórios não-esteróides que inibem a síntese das prostaglandinas, foi postulada como sendo capaz de reduzir a resistência da mucosa ao conteúdo do estômago. Em contrapartida, certas prostaglandinas que estimulam a secreção de muco também protegem contra as erosões gástricas.
- A **renovação das células epiteliais gástricas** é claramente necessária para a cicatrização das erosões de qualquer etiologia.
- O **pH intramural reduzido da mucosa gástrica** se revelou capaz de proteger contra as erosões gástricas no choque hemorrágico. Assim sendo, o dano da mucosa gástrica induzido pelo ácido é importante na patogenia de certas erosões.

 Patologia: A gastrite hemorrágica aguda se caracteriza macroscopicamente por hemorragias petequiais generalizadas em qualquer porção do estômago ou em regiões de sangramento mucoso ou submucoso confluente (Fig. 13.12). Essas lesões variam de tamanho de 1 a 25 mm de diâmetro e aparecem ocasionalmente como úlceras nitidamente escavadas. Microscopicamente, a necrose mucosa irregular, que pode estender-se até a submucosa, é visualizada adjacente à mucosa normal. Exsudato fibrinoso, edema e hemorragia na lâmina própria estão presentes nas lesões em fase inicial. Por fim o epitélio necrótico descama, porém podem estar presentes erosões mais profundas e hemorragia. Nos casos extremos, as úlceras penetrantes estão associadas com uma necrose que se estende através da serosa.

 Manifestações Clínicas: Os sintomas de gastrite hemorrágica aguda variam de desconforto abdominal vago a hemorragia capaz de ameaçar a vida ou manifestações clínicas de perfuração gástrica. Os pacientes com gastrite induzida pela aspirina ou por outros agentes antiinflamatórios não-esteróides podem apresentar-se com anemia microcítica hipocrômica causada por um sangramento crônico não detectado. Entretanto, nos pacientes com uma enfermidade subjacente grave, o primeiro sinal das úlceras de estresse pode ser uma hemorragia maciça. O tratamento com antiácidos e antagonistas dos receptores da histamina se revelou útil.

A Gastrite Crônica É Auto-imune ou Ambiental

Gastrite crônica se refere a doenças inflamatórias crônicas do estômago, que variam de acometimento superficial leve da mucosa gástrica a atrofia severa. Na verdade, engloba um grupo heterogêneo de distúrbios que exibem distribuições anatômicas distintas dentro do estômago, etiologias variáveis e complicações características. O sintoma predominante que foi atribuído à gastrite crônica foi a dispepsia. As doenças são descobertas também comumente em pessoas assintomáticas submetidas a uma triagem endoscópica de rotina.

Gastrite Atrófica Auto-imune e Anemia Perniciosa

Gastrite atrófica auto-imune se refere a uma doença inflamatória difusa crônica do estômago que se limita ao corpo e fundo e está asso-

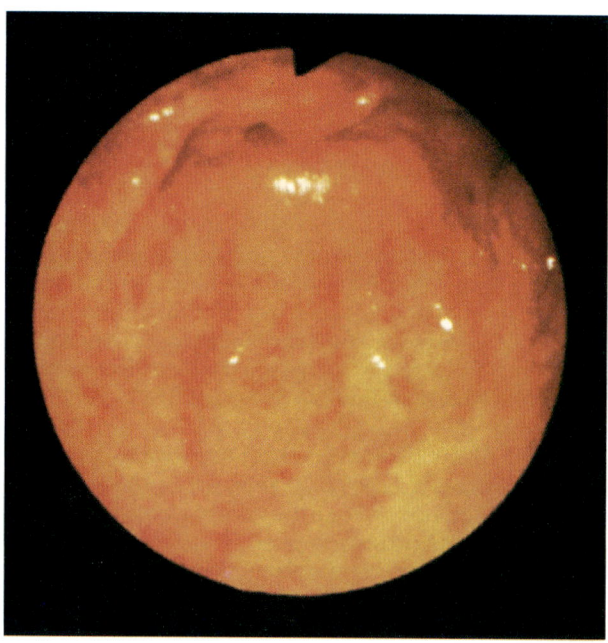

FIGURA 13.12
Gastrite erosiva. Esta vista endoscópica do estômago em um paciente que vinha ingerindo aspirina revela lesões hemorrágicas agudas.

ciada com fenômenos auto-imunes. Este distúrbio exibe tipicamente o seguinte:

- Gastrite atrófica difusa no corpo e no fundo do estômago, com ausência, ou acometimento mínimo, do antro
- Anticorpos para as células parietais e o fator intrínseco
- Redução significativa ou ausência de secreção gástrica, incluindo ácido
- Gastrina sérica aumentada, em virtude da hiperplasia das células G da mucosa antral
- Hiperplasia das células enterocromafin-símiles (ECS) na mucosa oxíntica atrófica, secundária à estimulação pela gastrina

A *anemia perniciosa* é uma anemia megaloblástica causada por má absorção de vitamina B_{12}, ocasionada por deficiência do fator intrínseco. **Na maioria dos casos, a anemia perniciosa é uma complicação da gastrite auto-imune.** Este último distúrbio está associado também com doenças auto-imunes extragástricas, como tireoidite crônica, doença de Graves, doença de Addison, vitiligo, diabetes melito I e miastenia grave.

 Patogenia: A gastrite auto-imune tem essa designação por causa da presença de auto-anticorpos e da associação com outras doenças que possuem uma patogenia semelhante.

ANTICORPOS CITOTÓXICOS: Os anticorpos circulantes para as células parietais, alguns dos quais são citotóxicos na presença do complemento, ocorrem em 90% dos pacientes com anemia perniciosa. Os auto-anticorpos para as células parietais reagem com as subunidades α e β da bomba de prótons (H^+/K^+ ATPase). Esta enzima, que é a principal proteína dos canalículos secretórios das células parietais, medeia a secreção de H^+ em troca por K^+. Ainda mais importante, cerca de 20% das pessoas com mais de 60 anos de idade exibem anticorpos para as células parietais, porém poucas delas sofrem de anemia perniciosa.

ANTICORPOS PARA O FATOR INTRÍNSECO: Além da hipotética destruição imunológica das células parietais, dois tipos de auto-anticorpos para o fator intrínseco são comuns na anemia perniciosa. Dois terços dos pacientes manifestam um anticorpo para o fator intrínseco que previne sua combinação com a vitamina B_{12}, prevenindo dessa forma a formação do complexo que vai ser absorvido subseqüentemente no íleo. Cerca de metade dos pacientes com esse anticorpo bloqueador possui também um anticorpo que se fixa no complexo fator intrínseco-vitamina B_{12} e interfere em sua absorção.

OUTROS ANTICORPOS: Metade dos pacientes com anemia perniciosa possui anticorpos circulantes para o tecido tireóideo. Inversamente, cerca de um terço dos pacientes com tireoidite crônica possui auto-anticorpos gástricos.

Gastrite Atrófica Multifocal (Gastrite Atrófica Metaplásica Ambiental)

A gastrite atrófica multifocal é uma doença de etiologia obscura que acomete tipicamente o antro e áreas adjacentes do corpo. Esta forma de gastrite crônica apresenta as seguintes características:

- É consideravelmente mais comum que a variedade auto-imune de gastrite atrófica, sendo quatro vezes mais freqüente entre os brancos que nas outras raças.
- Não está relacionada a fenômenos auto-imunes.
- Como a gastrite auto-imune, está associada freqüentemente com secreção ácida reduzida (hipocloridria).
- A ausência completa de secreção gástrica (acloridria) e a anemia perniciosa são incomuns.

 Epidemiologia e Patogenia: Existe paralelismo entre idade e distribuição geográfica para a gastrite atrófica metaplásica ambiental e o carcinoma do estômago, sendo que este tipo de gastrite parece ser um precursor desse câncer. A doença exibe uma extraordinária predileção por certas populações, sendo particularmente comum na Ásia, na Escandinávia e em partes da Europa e da América Latina. Demonstra também uma incidência cada vez maior com a idade em todas as populações nas quais ela é prevalente. Os descendentes de emigrantes provenientes de áreas de alto risco para câncer do estômago que se transferem para áreas de baixo risco perdem sua predisposição para este tumor. Os fatores ambientais em sua etiologia incluem a infecção pelo *Helicobacter pylori* (ver adiante) e a dieta.

 Patologia da Gastrite Atrófica Auto-imune e Multifocal: As características patológicas da gastrite atrófica auto-imune e multifocal são semelhantes, exceto pela localização do tipo auto-imune no fundo e corpo e da variedade multifocal principalmente no antro.

GASTRITE ATRÓFICA: Esta condição se caracteriza por inflamação crônica proeminente na lâmina própria. Ocasionalmente, as células linfóides se organizam como folículos, aspecto esse que resultou em um diagnóstico incorreto de linfoma, especialmente nos pacientes com infecção por *H. pylori* (ver adiante). O acometimento das glândulas gástricas resulta em alterações degenerativas em suas células epiteliais e, finalmente, em uma redução conspícua no número de glândulas (daí o nome *gastrite atrófica*; Fig. 13.13). Por fim, o processo inflamatório pode regredir, deixando apenas uma fina mucosa atrófica, caso em que se aplica o termo *atrofia gástrica*.

METAPLASIA INTESTINAL: Esta lesão representa uma característica histopatológica comum e importante dos tipos tanto auto-imune quanto multifocal da gastrite atrófica. Em resposta a uma lesão da mucosa gástrica, o epitélio normal é substituído por outro constituído por células do tipo intestinal (Fig. 13.14). Numerosas células caliciformes que contêm mucina e enterócitos revestem as glândulas semelhantes a criptas. Estão presentes também células de Paneth, que não são habitantes normais da mucosa gástrica. Podem formar-se ocasionalmente vilosidades tipo intestinais. As várias células endócrinas, localizadas normalmente próximo da membrana basal das glândulas gástricas, se aglomeram na base das criptas, à semelhança de sua localização no intestino. As mitoses são mais numerosas que na mucosa gástrica normal. Na maioria dos casos de metaplasia intestinal, as ilhas de epitélio metaplásico alternam com glândulas gástricas atróficas, porém, nos casos graves, grandes áreas da mucosa podem assemelhar-se ao cólon ou ao intestino delgado, complementadas com vilosidades e células de Paneth. As células metaplásicas contêm também enzimas características do intestino, porém não do estômago (p. ex., fosfatase alcalina, aminopeptidase). Ainda mais, enquanto as secreções gástricas contêm principalmente mucinas neutras, as células caliciformes do epitélio metaplásico produzem as mucinas ácidas intestinais típicas.

No fundo do estômago com gastrite atrófica auto-imune as células parietais e zimogênicas normais podem ser substituídas por glândulas mucosas claras semelhantes às da cárdia ou do antro, mudança essa denominada *metaplasia pseudopilórica*. Portanto, o patologista deve conhecer a localização precisa da qual deve ser retirada uma amostra para biopsia, pois a metaplasia pseudopilórica fúndica pode ser confundida com gastrite do antro. A análise imuno-histoquímica das células que

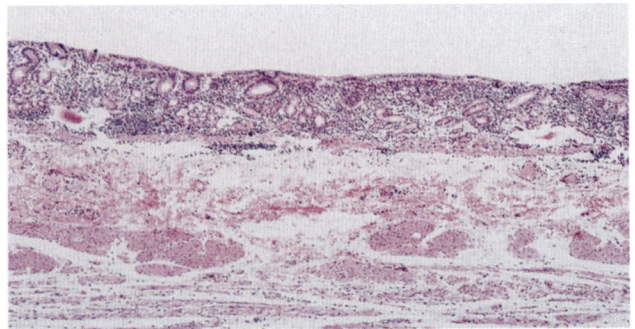

FIGURA *13.13*
Gastrite atrófica. A mucosa gástrica apresenta-se adelgaçada e exibe um infiltrado inflamatório crônico conspícuo que separa as glândulas atróficas.

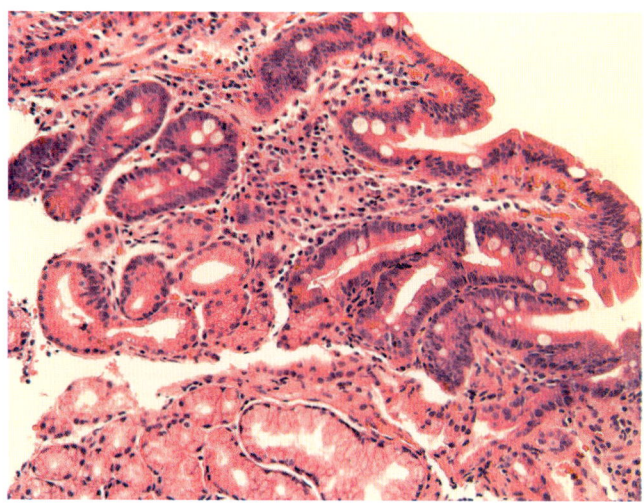

FIGURA 13.14
Gastrite crônica com metaplasia intestinal. As glândulas atróficas mostram células caliciformes e existe inflamação crônica na lâmina própria.

contêm gastrina é útil para determinar a localização anatômica da biopsia.

Gastrite Atrófica e Câncer do Estômago

As pessoas com gastrite atrófica do tipo auto-imune ou multifocal exibem maior incidência de carcinoma do estômago. É difícil obter estatísticas confiáveis acerca desta relação, pois em geral a gastrite atrófica é assintomática e, portanto, não é submetida comumente a uma avaliação médica. Entretanto, os pacientes com anemia perniciosa, que possuem invariavelmente gastrite atrófica, comportam um risco três vezes maior de virem a desenvolver adenocarcinoma gástrico e um risco 13 vezes maior de tumores carcinóides (neuroendócrinos).

O câncer tem origem no antro várias vezes mais freqüentemente que no corpo do estômago, sugerindo que a gastrite antral está relacionada ao surgimento do carcinoma do estômago.

A metaplasia intestinal do estômago tem sido identificada particularmente como uma lesão pré-neoplásica, por várias razões: (1) o câncer gástrico tem origem em áreas de epitélio metaplásico; (2) metade de todos os cânceres do estômago é do tipo de células intestinais; e (3) muitos cânceres do estômago mostram uma atividade de aminopeptidase semelhante àquela observada em áreas de metaplasia intestinal. Ainda mais, todos os graus de displasia epitelial, desde uma displasia de baixo grau até o carcinoma *in situ*, foram observados no epitélio intestinal metaplásico e são considerados como precursores do câncer gástrico invasivo.

Gastrite pelo *Helicobacter pylori*

A gastrite pelo H. pylori é uma doença inflamatória crônica do antro e do corpo do estômago causada por H. pylori e, ocasionalmente, por H. heilmannii. É o tipo mais comum de gastrite crônica nos Estados Unidos, e o microrganismo causa uma das infecções crônicas mais freqüentes. A infecção pelo *H. pylori* está associada também enfaticamente com doença ulcerosa péptica do estômago e do duodeno (ver adiante).

 Patogenia: As espécies *Helicobacter* são pequenos bastonetes Gram-negativos recurvados (Proteobactérias) que possuem flagelos polares e exibem uma movimentação semelhante ao saca-rolhas. O *H. pylori* foi isolado de diversas populações no mundo todo. A prevalência da infecção com este organismo aumenta com a idade e, por volta dos 60 anos de idade, metade da população possui evidência sorológica de infecção. Os estudos realizados com gêmeos mostraram influências genéticas na suscetibilidade à infecção pelo *H. pylori*. Os aglomerados intrafamiliais de infecção pelo *H. pylori* sugerem que pode haver uma propagação de pessoa-para-pessoa dessas bactérias. Dois terços das pessoas que foram infectadas pelo *H. pylori* manifestam evidência hitopatológica de gastrite crônica.

As razões para se aceitar o *H. pylori* como o patógeno responsável pela gastrite antral crônica, em vez de um simples comensal que coloniza a mucosa gástrica lesionada, são as seguintes: (1) a gastrite se instala em pessoas sadias após a ingestão do organismo; (2) o *H. pylori* está agregado ao epitélio em áreas de gastrite crônica e está ausente de áreas não afetadas da mucosa gástrica; (3) a erradicação da infecção com bismuto ou antibióticos cura a gastrite; (4) os anticorpos contra *H. pylori* são encontrados sistematicamente nas pessoas com gastrite crônica; e (5) a prevalência cada vez maior de infecção pelo *H. pylori* com a idade mantém paralelismo com aquela da gastrite crônica.

O *H. pylori* é encontrado somente na superfície epitelial e não invade a mucosa gástrica. A patogenicidade do agente está relacionada à ilha de patogenicidade *cag* em seu genoma — um *locus* adquirido horizontalmente de 40 kb que contém 31 genes. Esse marcador da virulência está associado hipoteticamente com úlcera duodenal e câncer gástrico. Uma região em separado do genoma contém o gene para a citotoxina da vacuolização (*vac A*), que também está associada com doença ulcerosa duodenal. A infecção crônica pelo *H. pylori* predispõe também ao surgimento do linfoma MALT (tecido linfóide associado à mucosa) do estômago.

 Patologia: Os bastonetes encurvados de *H. pylori* são encontrados no muco superficial das células epiteliais e nas fovéolas gástricas (Fig. 13.15). A bactéria incomum *H. heilmannii* é longa e possui espirais compactas, aspecto esse semelhante ao dos espiroquetas. A gastrite ativa caracteriza-se por leucócitos polimorfonucleares nas glândulas, assim como em suas luzes, e por um maior número de plasmócitos e linfócitos na lâmina própria. A hiperplasia linfóide com centros germinativos é freqüente.

Gastropatia Reativa (Química)

Gastropatia por refluxo se refere à lesão gástrica crônica (gastropatia química) que resulta do refluxo do conteúdo duodenal alcalino, das secreções pancreáticas e da bile para dentro do estômago. Enquanto a gastropatia por refluxo conspícuo é mais comum após gastroduodenostomia ou gastrojejunostomia, uma forma mais leve é identificada com freqüência em estômagos intactos de pacientes com úlcera gástrica, dispepsia biliar, síndrome pós-colecistectomia e vários distúrbios motores no estômago distal.

O aspecto histopatológico é dominado por hiperplasia foveolar, edema, congestão e proliferação fibromuscular na lâmina própria. Existe escassez de células inflamatórias, porém os eosinófilos podem ser proeminentes. A exposição a longo

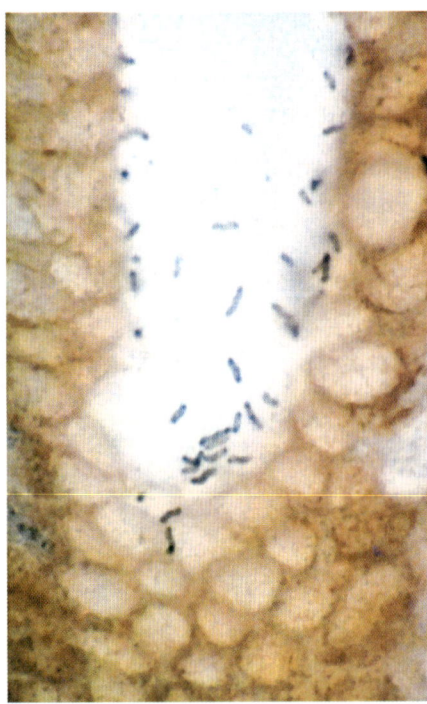

FIGURA 13.15
Gastrite associada ao *Helicobacter pylori*. Os microrganismos aparecem na coloração pela prata como pequenos bastonetes curvos sobre a superfície da mucosa gástrica.

prazo aos medicamentos antiinflamatórios não-esteróides também resulta em gastropatia reativa.

Gastrite Granulomatosa Idiopática

A gastrite granulomatosa idiopática é definida como a presença de granulomas epitelióides na mucosa gástrica quando já foram excluídas outras doenças granulomatosas específicas. Ocasionalmente, os granulomas são encontrados em associação com gastrite atrófica. A condição é benigna e, em geral, assintomática.

Gastrite Eosinofílica

A gastrite eosinofílica, em geral em associação com enterite eosinofílica, é uma doença na qual os eosinófilos ocupam todas as camadas da parede gástrica ou se localizam seletivamente em uma única camada. Nos casos clássicos, a doença afeta principalmente o antro e o piloro, onde um espessamento difuso da parede, devido presumivelmente à hipertrofia muscular, pode estreitar o piloro e acarretar sintomas de obstrução. Às vezes esses casos são suficientemente graves a ponto de exigir alívio cirúrgico. Em alguns casos, a ulceração na área afetada resulta em perda crônica de sangue e anemia. A eosinofilia periférica e uma história de alergias alimentares são comuns, mas estão ausentes em muitos pacientes. Com freqüência, o tratamento com corticóides é efetivo.

A **gastroenterite alérgica** ocorre em crianças pequenas com uma diátese alérgica conspícua, nas quais se observa anemia, edema e enteropatia com perda de proteína. A biopsia gástrica revela um infiltrado eosinofílico limitado à mucosa.

A Doença de Ménétrier Causa Perda de Proteína

A doença de Ménétrier (gastropatia hipersecretória hiperplásica) é um distúrbio incomum do estômago caracterizado por rugas ampliadas. É acompanhada freqüentemente por perda acentuada de proteínas plasmáticas (incluindo albumina) através da mucosa gástrica alterada. A doença ocorre em duas formas, uma forma infantil, decorrente de infecção pelo citomegalovírus, e uma forma adulta, atribuída a uma expressão excessiva de TGF-α.

 Patologia: O peso do estômago aumenta em até 900 a 1.200 g. As pregas da curvatura maior no fundo e no corpo do estômago e, ocasionalmente, no antro estão aumentadas em altura e espessura, formando uma superfície convoluta semelhante ao cérebro (Fig. 13.16). Microscopicamente, a doença de Ménétrier se restringe à mucosa oxíntica. A hiperplasia das criptas gástricas resulta em um aumento conspícuo em sua profundidade, assim como em uma estrutura tortuosa (em saca-rolhas). As células secretoras de muco da superfície ou do tipo do colo revestem as fovéolas. As glândulas são alongadas e muitas parecem ser císticas. Essas glândulas dilatadas, que são revestidas por células epiteliais tipo superficial secretoras de muco e não por células parietais e principais, podem penetrar a muscular da mucosa, caso em que se assemelham aos seios de Rokitansky-Aschoff na vesícula biliar. Observa-se ocasionalmente uma metaplasia pseudopilórica, porém a metaplasia intestinal não ocorre. Linfócitos, plasmócitos e alguns neutrófilos são observados na lâmina própria.

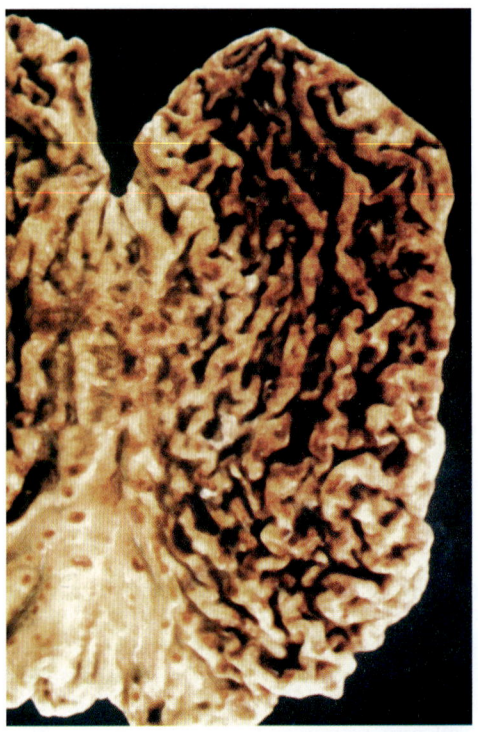

FIGURA 13.16
Doença de Ménétrier. As pregas do estômago estão aumentadas em altura e espessura, formando uma superfície convoluta.

Manifestações Clínicas: A doença de Ménétrier é quatro vezes mais comum em homens que em mulheres e afeta pessoas de todas as idades. Habitualmente o sintoma de apresentação é a dor pós-prandial, aliviada pelos antiácidos. Perda de peso, às vezes de início rápido, ocorre ocasionalmente. O edema periférico é comum e, em alguns casos, a ascite e a caquexia simulam a presença de câncer. Estas manifestações da doença estão relacionadas à perda de proteínas plasmáticas através da mucosa gástrica. A causa da enorme perda de proteínas para dentro da luz do estômago é obscura, porém uma certa melhora foi relatada após o tratamento com agentes anticolinérgicos ou com um inibidor da secreção ácida. Apesar de a acidez gástrica em geral ser baixa, a ulceração péptica grave associada com hiperacidez foi observada ocasionalmente.

A doença de Ménétrier não costuma regredir espontaneamente em adultos e, nos casos intratáveis, torna-se necessária uma gastrectomia parcial. **O distúrbio é considerado uma condição pré-cancerosa e a vigilância endoscópica periódica é recomendada.** A doença de Ménétrier associada ao citomegalovírus em crianças costuma ser autolimitada.

DOENÇA ULCEROSA PÉPTICA

"Doença ulcerosa péptica" se refere às lacunas na mucosa do estômago e do intestino delgado, principalmente no duodeno proximal, que são produzidas pela ação das secreções gástricas. Estima-se que as úlceras pépticas do estômago e do duodeno acometem 10% da população dos países ocidentais industrializados em algum momento no transcorrer de suas vidas. Embora a ulceração péptica possa ocorrer desde o esôfago de Barrett até o divertículo de Meckel com heterotopia gástrica, **com finalidades práticas a doença ulcerosa péptica afeta o estômago distal e o duodeno proximal.** Muitas características clínicas e epidemiológicas diferenciam as úlceras gástricas das duodenais; o fator comum que as une é a secreção gástrica de ácido clorídrico.

 Epidemiologia: Tanto a incidência quanto a prevalência de úlceras duodenais declinaram substancialmente nos últimos 30 anos.

O perfil etário da doença ulcerosa péptica aumentou progressivamente nos últimos 50 anos. A incidência máxima de doença ulcerosa duodenal fica agora entre os 30 e 60 anos de idade, porém o distúrbio pode ocorrer em pessoas de qualquer idade, e até mesmo em lactentes. As úlceras gástricas acometem pessoas de meia-idade e idosas muito mais que os jovens.

A distribuição sexual das úlceras duodenais demonstrou uma extraordinária mudança, de uma acentuada predileção feminina no século XIX para uma atual predominância masculina. Em contrapartida, a incidência das úlceras gástricas é semelhante em homens e mulheres.

Diferenças raciais na incidência de úlceras pépticas também foram observadas, porém os estudos de diferentes populações étnicas são complicados por variações em muitos outros fatores ambientais. Por exemplo, na África, as úlceras duodenais são raras entre os negros, enquanto nos Estados Unidos a incidência é a mesma em negros e brancos. A maior parte da evidência sugere que, em um ambiente ocidental urbano, todos os grupos étnicos são suscetíveis.

Os levantamentos feitos nos Estados Unidos e na Grã-Bretanha sugeriram uma relação inversa entre úlceras duodenais e estado sócio-econômico e educação, porém as tendências não são representativas.

 Patogenia: Numerosos fatores etiológicos foram implicados na patogenia das úlceras pépticas, porém nenhum agente isolado parece ser responsável.

Fatores Ambientais

DIETA: Não obstante a sabedoria popular que estabelece que o alimento condimentado e a cafeína são ulcerogênicos, a evidência em apoio do argumento de que o consumo de qualquer alimento ou bebida, incluindo cafeína e álcool, contribui para o surgimento ou a persistência de úlceras pépticas é surpreendentemente escassa. Entretanto, a cirrose de qualquer causa está associada com uma maior incidência de úlceras pépticas.

MEDICAMENTOS: A **aspirina** é um fator importante que contribui na gênese das úlceras duodenais e especialmente gástricas. **Outros agentes antiinflamatórios não-esteróides e analgésicos** foram incriminados na produção das úlceras pépticas. O tratamento prolongado com altas doses de corticosteróides foi responsável por um ligeiro aumento no risco de ulceração péptica.

FUMO DE CIGARROS: O fumo é um fator de risco definitivo para as úlceras duodenais e gástricas, particularmente as úlceras gástricas.

Fatores Genéticos

Os parentes de primeiro grau de pacientes com úlceras duodenais evidenciam um aumento de três vezes no risco de virem a desenvolver uma úlcera duodenal, porém não mostram um aumento semelhante para a úlcera gástrica. O mesmo se aplica aos pacientes com úlceras gástricas. Esses dados são confirmados por uma concordância consideravelmente mais alta para essas úlceras em gêmeos monozigóticos que em gêmeos dizigóticos. O fato de os gêmeos idênticos mostrarem uma concordância de apenas 50% indica que apenas os fatores genéticos não são suficientes para produzir uma úlcera; devem participar também fatores ambientais.

Os **antígenos dos grupos sangüíneos** proporcionam evidência adicional para o papel dos fatores genéticos. O risco de úlcera duodenal é 30% mais alto nas pessoas com sangue tipo O que naquelas com os tipos A, B e AB. Curiosamente, os pacientes com úlceras gástricas não exibem maior freqüência do grupo sangüíneo O. A quarta parte da população que não secreta antígenos para os grupos sangüíneos na saliva e no suco gástrico corre um risco 50% maior de vir a desenvolver úlcera duodenal. O risco de ulceração duodenal aumenta (2,5:1) quando o estado não-secretório é combinado com o grupo sangüíneo O, uma combinação que ocorre em 10% da população branca.

O **pepsinogênio I** é secretado pelas células principais e mucosas do colo da mucosa gástrica e aparece no suco gástrico, no sangue e na urina. Os níveis séricos desta pró-enzima se correlacionam com a capacidade do estômago de secretar ácido e são considerados uma medida da massa de células parietais. **Uma pessoa com um alto nível circulante de pepsinogênio I comporta cinco vezes o risco normal de vir a desenvolver úlcera duodenal. A hiperpepsinogenemia I está presente em metade dos filhos de pacientes ulcerosos com hiperpepsinogenemia e foi atribuída a uma herança autossômica dominante. Assim sendo, admite-se que a hiperpepsinogenemia indica um aumento geneticamente predeterminado na massa de células parietais.

As **tendências familiais** para outras características são relatadas nos pacientes ulcerosos. Muitos pacientes com úlcera péptica possuem uma secreção normal de pepsinogênio I e a agregação familial também foi demonstrada entre essas pessoas. Já foram demonstrados aglomerados familiais de úlceras duodenais e esvaziamento gástrico rápido, e foi relatada também a hiperfunção familial das células secretoras de gastrina (células G) no antro. Os pacientes com úlcera duodenal na infância têm mais probabilidade de ter uma história familiar de uma diátese ulcerosa que as pessoas nas quais a doença começa quando são adultas.

Ácido Clorídrico

A formação e a persistência de úlceras pépticas tanto no estômago quanto no duodeno exigem a secreção gástrica de ácido. Isso é evidenciado principalmente pelo seguinte: (1) todos os pacientes com úlceras duodenais e quase todos aqueles com úlceras gástricas são secretores de ácido gástrico; (2) a produção experimental de úlceras em animais demanda a produção de ácido; (3) a hipersecreção de ácido está presente em muitos, porém não em todos os pacientes com úlceras duodenais (não há evidência de que a superprodução de ácido, por si só, seja necessária ou suficiente para explicar a ulceração duodenal); e (4) o tratamento cirúrgico ou médico que reduz a produção ácida resulta em cicatrização das úlceras pépticas. A secreção gástrica de pepsina, que também pode desempenhar algum papel na produção de úlceras pépticas, mantém paralelismo com a secreção de ácido clorídrico.

Fatores Fisiológicos nas Úlceras Duodenais

A capacidade máxima para a produção de ácido pelo estômago reflete a massa total de células parietais. Tanto a massa de células parietais quanto a secreção ácida máxima aumentam em até duas vezes nos pacientes com úlceras duodenais. Entretanto, existe uma grande superposição com os valores normais, **e apenas um terço desses pacientes secreta ácido em excesso.** O aumento nas células parietais mantém paralelismo com um aumento comparável nas células principais, situação essa que é compatível com a maior prevalência de hiperpepsinogenemia nos pacientes com úlceras.

A secreção gástrica de ácido estimulada pelo alimento aumenta em magnitude e duração nos pacientes com úlceras duodenais, porém aqui também existe uma grande superposição com os valores normais. Em poucos pacientes, isso pode envolver pelo menos em parte uma resposta alterada da célula G a uma refeição. Essas pessoas exibem hipergastrinemia pós-prandial e um aumento no número de células G no antro. A maioria dos pacientes com úlceras duodenais, porém, não mostra evidência de hiperfunção da célula G.

A secreção ácida nos pacientes com úlceras duodenais também pode ser mais sensível que o normal aos secretagogos gástricos, como a gastrina, possivelmente como resultado do tônus vagal aumentado ou de uma afinidade acima da normal das células parietais pela gastrina. É possível também que a secreção rápida de ácido após uma refeição seja estimulada por um tônus vagal aumentado.

O esvaziamento gástrico acelerado, uma condição que poderia resultar em acidificação excessiva do duodeno, foi observada em pacientes com úlceras duodenais. Entretanto, como ocorre com outros fatores, existe uma superposição substancial com as taxas normais. Normalmente, a acidificação do bulbo duodenal inibe qualquer esvaziamento gástrico adicional. Na maioria dos pacientes com úlcera duodenal, esse mecanismo inibitório de *feedback* está ausente e a acidificação duodenal resulta em esvaziamento gástrico contínuo, em vez de retardado. Em alguns casos, o esvaziamento gástrico rápido pode ser uma anormalidade hereditária.

O pH do bulbo duodenal reflete o equilíbrio entre o fornecimento de suco gástrico e sua neutralização pelas secreções biliares, pancreáticas e duodenais. A produção de úlceras duodenais demanda um pH ácido no bulbo, isto é, um excesso de ácido agindo sobre as secreções neutralizantes. Nos pacientes com úlcera, o pH duodenal após uma refeição cai até um nível mais baixo e permanece deprimido por um período de tempo mais longo que nas pessoas normais. A hiperacidez duodenal certamente reflete os fatores gástricos abordados anteriormente. O papel dos fatores neutralizantes, particularmente a secreção de bicarbonato estimulada pela secretina por parte do pâncreas e a produção de bicarbonato pela mucosa duodenal, é obscuro.

As defesas mucosas deterioradas foram invocadas como elementos que contribuem para a ulceração péptica. Os fatores mucosos, incluindo a função das prostaglandinas, podem ou não ser semelhantes àqueles que protegem a mucosa gástrica (ver anteriormente).

Fatores Fisiológicos nas Úlceras Gástricas

As úlceras gástricas ocorrem quase invariavelmente na vigência de gastrite pelo *H. pylori* ou gastrite química que resulta em lesão do epitélio. Os mecanismos pelos quais a gastrite crônica predispõe ao surgimento de úlceras gástricas continuam sendo obscuros. **A maioria dos pacientes com úlceras gástricas secreta menos ácido que aqueles com úlceras duodenais e ainda menos que as pessoas normais.** Os fatores implicados incluem (1) retrodifusão do ácido para dentro da mucosa, (2) massa de células parietais reduzida e (3) anormalidades das próprias células parietais. Uma minoria dos pacientes com úlceras gástricas exibe hipersecreção ácida. Nessas pessoas, as úlceras estão localizadas habitualmente próximo do piloro e são consideradas variantes das úlceras duodenais. Curiosamente, a intensa hipersecreção gástrica que ocorre na síndrome de Zollinger-Ellison está associada com ulceração severa do duodeno e até mesmo do jejuno, porém só raramente com úlceras gástricas.

A ocorrência de úlceras gástricas na presença de hipossecreção gástrica implica as seguintes possibilidades: (1) a mucosa gástrica é de alguma forma particularmente sensível às baixas concentrações de ácido; (2) algum material diferente do ácido lesiona a mucosa, especialmente os medicamentos antiinflamatórios não-esteróides; ou (3) a mucosa gástrica é exposta a agentes potencialmente lesivos por um período excessivamente longo. Como já foi abordado, a barreira mucosa para a ação do ácido e talvez para outros conteúdos do estômago pode ser prejudicada em alguns pacientes com úlceras gástricas, apesar de a evidência estar longe de ser conclusiva. O refluxo de bile (particularmente ácido desoxicólico e lisolecitina) e as secreções pancreáticas foram sugeridos como causas de úlceras gástricas.

Papel do *Helicobacter pylori*

O ***Helicobacter pylori* foi isolado do antro gástrico de praticamente todos os pacientes com úlceras duodenais.** O inverso não é verdadeiro; isto é, apenas uma pequena minoria das pessoas infectadas com *H. pylori* sofre de doença ulcerosa duodenal. Assim sendo, a infecção pelo *H. pylori* pode ser aceita como uma condição necessária, porém não suficiente, para o surgimento da doença ulcerosa péptica do duodeno.

Os mecanismos pelos quais a infecção pelo *H. pylori* predispõe às úlceras duodenais não são bem conhecidos, porém já foram propostos alguns mecanismos possíveis. As citocinas produzidas pelas células inflamatórias que respondem à infecção pelo *H. pylori* estimulam a liberação de gastrina e suprimem a secreção de somatostatina. A interleucina (IL)-1β, um inibidor do ácido, também emergiu como um importante mediador da inflamação na mucosa gástrica infectada pelo *H. pylori*. Esses efeitos, juntamente com a liberação dos metabólitos da histamina pelo próprio organismo, podem estimular a secreção ácida gástrica basal. Além disso, as citocinas luminais do estômago podem alcançar e lesionar o epitélio duodenal. Existe alguma evidência de que a infecção pelo *H. pylori* bloqueia os sinais inibitórios que vão do antro para a região tanto das células G quanto das células parietais, resultando em maior liberação de gastrina e em inibição deteriorada da secreção ácida gástrica. Esse efeito poderia acarretar uma maior carga de ácido no duodeno, contribuindo assim para o surgimento das úlceras duodenais. Por causa da acidificação do bulbo duodenal, as ilhas de mucosa gástrica metaplásica no duodeno ocorrem em muitos pacientes com úlceras pépticas. Este epitélio gástrico no duodeno às vezes mostra a mesma colonização pelo *H. pylori* que é observada na mucosa gástrica. Foi postulado que a infecção do epitélio metaplásico pelo *H. pylori* poderia tornar a mucosa mais suscetível à lesão péptica (Fig. 13.17).

A infecção pelo *H. pylori* é provavelmente também importante na patogenia das úlceras gástricas, pois este organismo é responsável pela maioria dos casos de gastrite crônica que funciona como base para esta doença. Foi estimado que cerca de 75% dos pacientes com úlceras gástricas são portadores do *H. pylori*. Os 25% restantes dos casos podem representar uma associação com outros tipos de gastrite crônica. Os vários fatores gástricos e duodenais que foram implicados como possíveis mecanismos na patogenia da ulceração duodenal são resumidos na Fig. 13.18.

Doenças Associadas com Úlceras Pépticas

CIRROSE: A incidência de úlceras duodenais nos pacientes com cirrose é 10 vezes maior que nas pessoas normais.

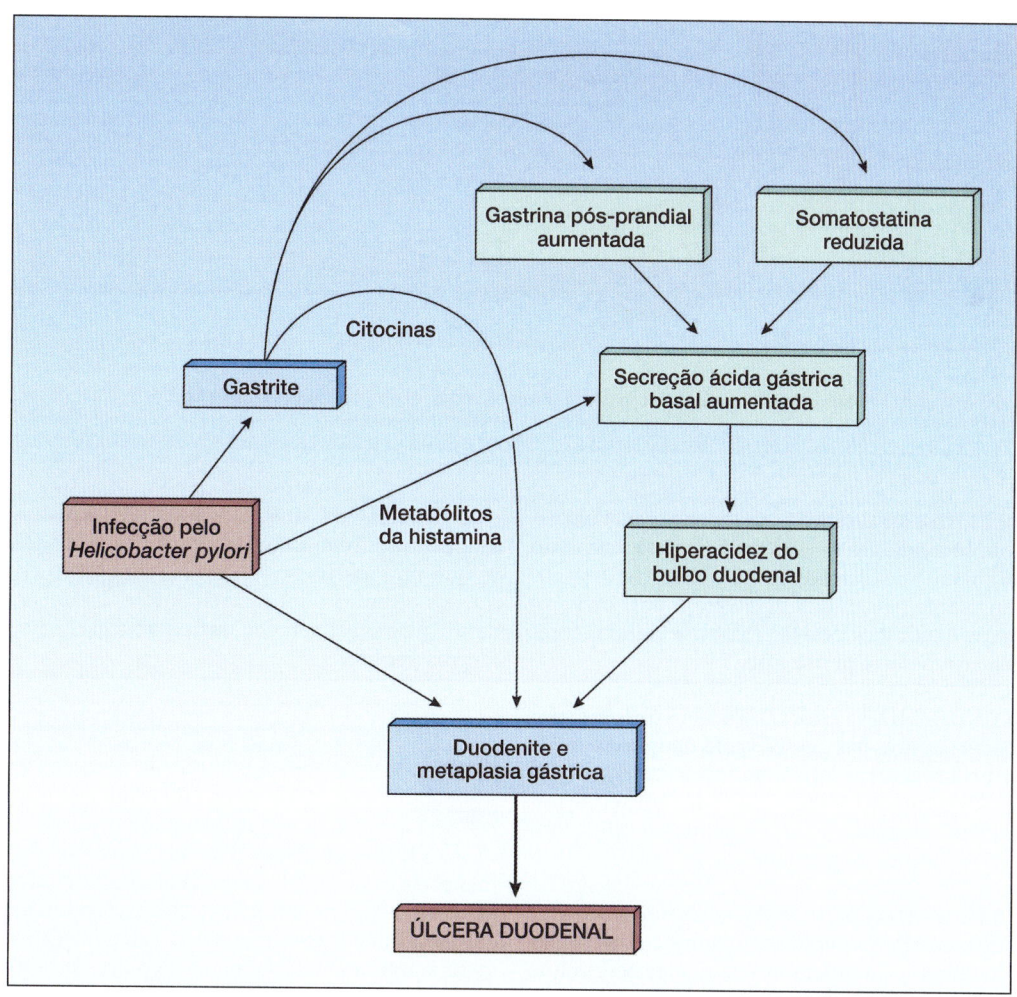

FIGURA *13.17*
Possíveis mecanismos na patogenia da doença ulcerosa duodenal associada com infecção por *Helicobacter pylori*.

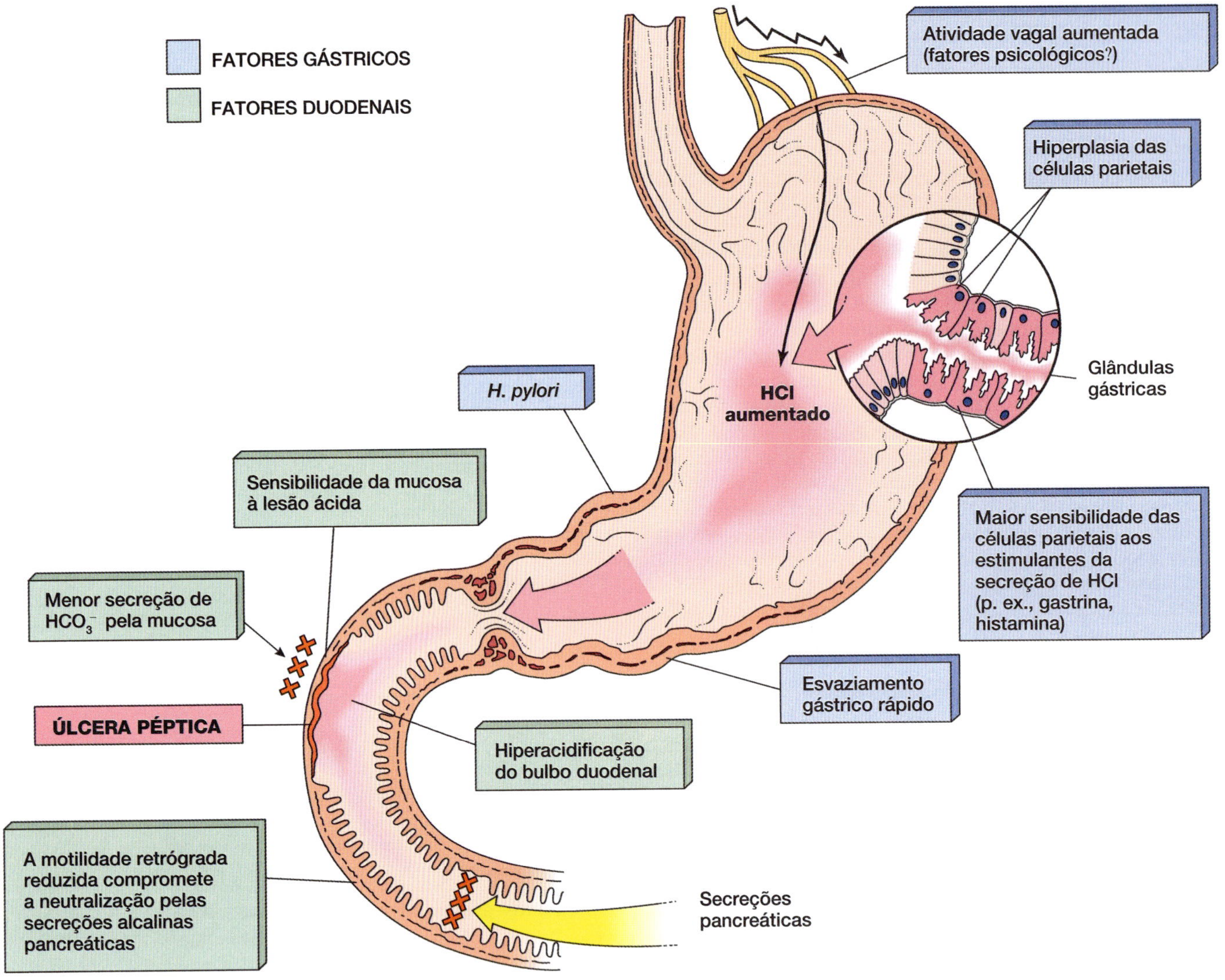

FIGURA 13.18
Fatores gástricos e duodenais na patogenia das úlceras pépticas duodenais.

INSUFICIÊNCIA RENAL CRÔNICA: A doença renal em estágio terminal com hemodiálise resulta em um risco acima do normal para o surgimento de úlceras pépticas. Os pacientes submetidos a um transplante renal também mostram uma incidência substancialmente maior de ulceração péptica e de suas complicações, como sangramento e perfuração.

SÍNDROMES ENDÓCRINAS HEREDITÁRIAS: Existe maior incidência de úlceras pépticas nas pessoas com **neoplasia endócrina múltipla, tipo I** (ver Cap. 21). A síndrome de Zollinger-Ellison, uma causa de ulceração péptica grave, se caracteriza por hipersecreção gástrica causada por um adenoma de células insulares do pâncreas produtor de gastrina.

DEFICIÊNCIA DE α_1-ANTITRIPSINA: Este distúrbio hereditário está associado com úlceras pépticas em quase um terço dos pacientes e essa incidência é ainda mais alta nos pacientes que sofrem também de doença pulmonar. Ainda mais, o número de heterozigotos para a deficiência de α_1-antitripsina entre os parentes dos pacientes com úlcera péptica é mais alto.

DOENÇA PULMONAR CRÔNICA: A disfunção pulmonar de longa duração eleva acentuadamente o risco de úlceras, e estima-se que um quarto dos pacientes com esses distúrbios sofre de doença ulcerosa péptica. Ao contrário, a doença pulmonar crônica é duas a três vezes mais freqüente nas pessoas que possuem úlceras pépticas.

Patologia: A maioria das úlceras pépticas tem origem na curvatura menor do estômago, nas regiões antral e pré-pilórica e na primeira porção do duodeno.

As **úlceras gástricas** (Fig. 13.19) em geral são únicas e com menos de 2 cm de diâmetro. As úlceras na curvatura menor estão associadas comumente com gastrite crônica, enquanto aquelas da curvatura maior com freqüência estão relacionadas aos medicamentos antiinflamatórios não-esteróides. As bordas costumam ser nitidamente em saca-bocados, com margens projetadas sobre o fundo. As úlceras com penetração profunda produzem um exsudato na serosa que pode causar aderência do estômago nas estru-

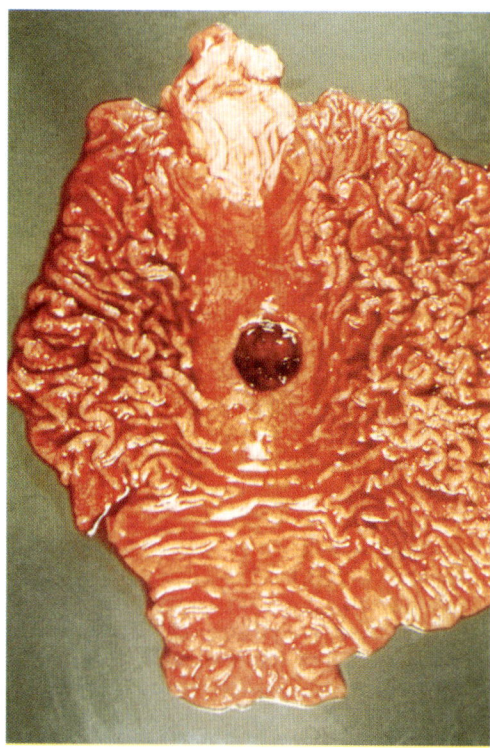

FIGURA 13.19
Úlcera gástrica. O estômago foi aberto para revelar uma úlcera péptica profunda, nitidamente demarcada, sobre a curvatura menor.

no, dentro de uma curta distância do piloro. A lesão costuma ser solitária, porém não é incomum encontrar úlceras aos pares em ambas as paredes, as denominadas úlceras que se beijam.

Microscopicamente, as úlceras gástricas e duodenais possuem um aspecto semelhante (Fig. 13.21). Da luz para fora, observa-se o seguinte: (1) uma zona superficial de exsudato fibrinopurulento; (2) tecido necrótico; (3) tecido de granulação; e (4) tecido fibrótico na base da úlcera, que exibe graus variáveis de inflamação crônica. Às vezes a ulceração penetra nas camadas musculares, o que faz com que sejam interrompidas por tecido cicatricial após a cicatrização. Os vasos sangüíneos nas margens da úlcera se apresentam trombosados com bastante freqüência. A mucosa nas margens da úlcera tende a ser hiperplásica e, com a cicatrização, cresce por sobre a área ulcerada como uma única camada de epitélio. As úlceras duodenais são acompanhadas habitualmente por duodenite péptica, com hiperplasia das glândulas de Brunner e metaplasia de células gástricas produtoras de mucina.

Manifestações Clínicas: Os sintomas de úlceras gástricas e duodenais são suficientemente semelhantes, de forma que as duas condições em geral não podem ser diferenciadas pela anamnese nem pelo exame físico. O caso clássico da úlcera duodenal se caracteriza por dor epigástrica que é percebida 1-3 horas após uma refeição ou que desperta o paciente de noite. Admite-se que tanto os álcalis quanto os alimentos aliviam os sintomas. Os sintomas dispépticos associados comumente com doença vesicular, incluindo intolerância aos alimentos gordurosos, distensão e eructações, ocorrem em metade dos pacientes com úlceras pépticas. As principais complicações da doença ulcerosa péptica são hemorragia, perfuração com peritonite e obstrução.

HEMORRAGIA: A complicação mais comum das úlceras pépticas é o sangramento, que ocorre em até 20% dos pacientes. Em muitos casos, o sangramento é oculto e, em uma úlcera quanto ao resto assintomática, pode manifestar-se com anemia ferropriva ou com sangue oculto nas fezes. **A hemorragia maciça que**

turas circundantes. A fibrose das úlceras na região pré-pilórica pode ser suficientemente intensa a ponto de produzir estenose pilórica. **Ao exame macroscópico, poderá ser extremamente difícil distinguir a úlcera péptica crônica de um carcinoma gástrico ulcerado.** Assim sendo, ao examinar o estômago, é necessário que o endoscopista obtenha múltiplas amostras de biopsia das bordas e do leito de qualquer úlcera gástrica.

As úlceras duodenais (Fig. 13.20) estão localizadas comumente na parede anterior ou posterior da primeira porção do duode-

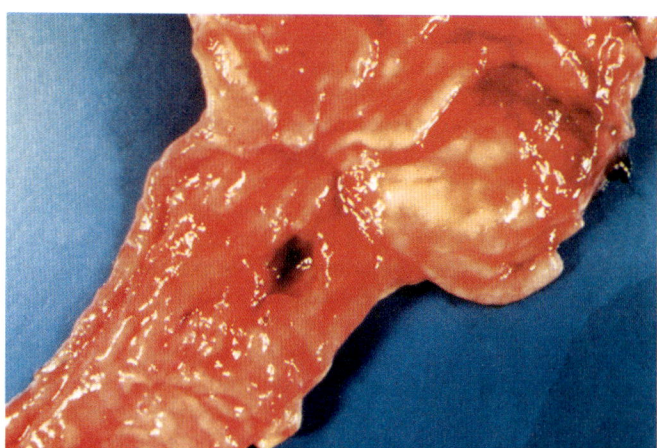

FIGURA 13.20
Úlcera duodenal. Uma úlcera péptica nitidamente escavada do duodeno está localizada imediatamente abaixo do piloro.

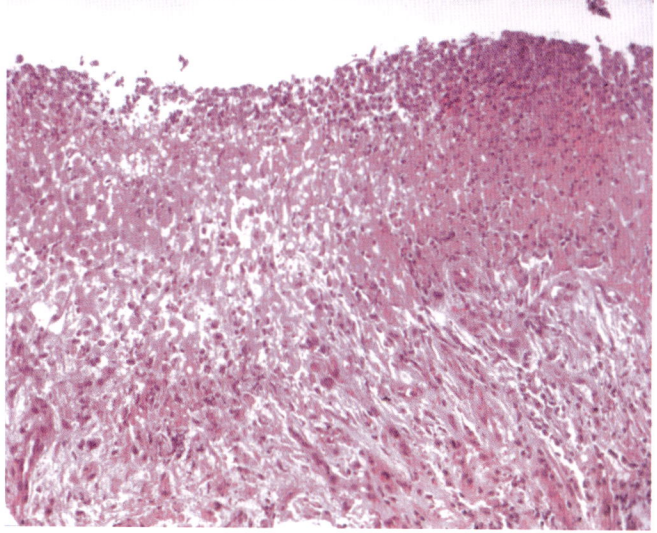

FIGURA 13.21
Úlcera péptica do estômago. Uma fotomicrografia da úlcera mostra que a mucosa foi desnudada. A superfície é coberta com um exsudato fibrinoso que contém neutrófilos, com tecido de granulação inflamado abaixo.

chega a ameaçar a vida é um perigo bem reconhecido nos pacientes com úlceras pépticas ativas.

PERFURAÇÃO: A perfuração é uma complicação séria da doença ulcerosa péptica que ocorre em 5% dos pacientes; em um terço dos casos, não existem sintomas antecedentes que possam ser atribuídos à úlcera péptica. As perfurações são observadas mais comumente com as úlceras duodenais que com as úlceras gástricas, a maioria ocorrendo na parede anterior do duodeno. Sabendo-se que as paredes anteriores do estômago e do duodeno não são defendidas por qualquer tecido contíguo, é mais provável que as úlceras nessas localizações sejam complicadas por perfuração livre, que resulta em peritonite generalizada e em acúmulo de ar na cavidade abdominal, que recebe a designação de *pneumoperitônio*. As úlceras gástricas posteriores perfuram para a bolsa omental (retrocavidade dos epíplos), onde a reação inflamatória pode ser contida. Quando as úlceras penetram no pâncreas, no fígado ou no omento maior, causam sintomas intratáveis. Elas podem penetrar também no trato biliar e enchê-lo com ar.

As úlceras perfuradas continuam associadas com uma alta mortalidade. A mortalidade global por úlceras gástricas perfuradas é de 10 a 40%, duas a três vezes maior que aquela associada com úlceras duodenais (~10%). As perfurações são complicadas ocasionalmente por hemorragia. Embora o choque, a distensão abdominal e a dor sejam sintomas comuns, ocasionalmente as perfurações são diagnosticadas pela primeira vez à necropsia, particularmente em pacientes idosos institucionalizados.

OBSTRUÇÃO PILÓRICA (OBSTRUÇÃO DA SAÍDA GÁSTRICA): A obstrução pilórica ocorre em até 10% dos pacientes ulcerosos e a doença ulcerosa péptica é sua causa mais comum em adultos. O estreitamento da luz pilórica por uma úlcera péptica adjacente pode ser causado por espasmo muscular, edema, hipertrofia muscular ou uma contração do tecido cicatricial; mais comumente, deve-se a uma combinação desses fatores. Eventualmente, pode ocorrer obstrução.

SURGIMENTO DE ÚLCERAS COMBINADAS: A ocorrência simultânea de úlceras gástricas e duodenais no mesmo paciente é muito maior que aquela que poderia ser atribuída apenas ao acaso. Os pacientes com úlceras gástricas correm um risco substancialmente maior de virem a desenvolver uma úlcera duodenal subseqüente, e vice-versa.

TRANSFORMAÇÃO MALIGNA DE UMA ÚLCERA GÁSTRICA BENIGNA: É extremamente difícil distinguir um câncer com origem em uma úlcera gástrica preexistente de um carcinoma primário ulcerado. Essa dificuldade não complica o estudo das úlceras duodenais, pois **a transformação maligna de uma úlcera duodenal é muito incomum.** Entretanto, embora os cânceres com origem em úlceras pépticas benignas sejam responsáveis provavelmente por menos de 1% de todos os tumores malignos no estômago, esses tumores já foram bem documentados.

NEOPLASIAS BENIGNAS

Os Tumores Estromais no Estômago Tendem a Ser Benignos

Todos os tumores estromais gastrintestinais (TEGI) derivam das células de marcapasso de Cajal e incluem a esmagadora maioria dos tumores estromais de derivação mesenquimal de todo o trato gastrintestinal. As células de marcapasso e as células tumorais expressam o oncogene *c-kit* (CD117) que codifica uma tirosina cinase que regula a proliferação celular e a apoptose. Os critérios para avaliar a malignidade em todos os TEGI incluem tamanho, necrose e o número de figuras mitóticas. Curiosamente, muitos dos TEGI gástricos, independentemente de seu tamanho, tendem a se comportar de uma maneira benigna, em oposição aos tumores intestinais pequenos e grandes, que são mais comumente malignos.

Os TEGI gástricos em geral são submucosos (Fig. 13.22) e cobertos por mucosa intacta ou, quando se projetam externamente, por peritônio. A superfície cortada possui um aspecto espiralado. Ao exame microscópico os tumores mostram uma celularidade variável e são constituídos por células fusiformes com vacúolos citoplásmicos embutidos em um estroma colagenoso. As células se distribuem em espirais e feixes entrelaçados. A presença de núcleos bizarros e gigantes não constitui necessariamente um sinal de malignidade.

Os TEGI podem parecer também mais epitelióides, com células que são poligonais e possuem um citoplasma eosinofílico. Com pouquíssimas exceções, os tumores estromais do trato gastrintestinal são considerados tumores de baixo potencial maligno. O tratamento dos TEGI consiste principalmente em ressecção cirúrgica.

Os Pólipos Epiteliais Podem Ser Pré-cancerosos

PÓLIPOS HIPERPLÁSICOS: Essas lesões representam a maioria dos pólipos gástricos. Podem ser únicos ou múltiplos e são observados como lesões pediculadas ou sésseis de tamanhos variáveis. Os pólipos hiperplásicos são comuns na mucosa oxíntica atrófica do corpo e do fundo dos pacientes com gastrite atrófica metaplásica auto-imune, mas podem ocorrer também no antro de pacientes com gastrite por *H. pylori*. Ao exame microscópico, os pólipos consistem em criptas alongadas e ramificadas revestidas por epitélio foveolar, debaixo do qual existem glândulas pilóricas ou gástricas. **Os pólipos hiperplásicos não possuem qualquer potencial maligno.**

ADENOMAS TUBULARES (PÓLIPOS ADENOMATOSOS): Estas são neoplasias verdadeiras que ocorrem mais comumente no antro. Os pólipos variam de menos de 1 cm de diâmetro a um tamanho considerável, com a média sendo de aproximadamente 4 cm. A maioria dos pólipos adenomatosos são sésseis e mais freqüentemente únicos que múltiplos. Ao exame microscópico, os adenomas são formados por estruturas tubulares ou por uma combinação de estruturas tubulares e vilosas. As glândulas são revestidas habitualmente por epitélio displásico, que às vezes é intestinalizado. **Os pólipos adenomatosos manifestam um potencial maligno variável, relatado em 5 a 75%.** Esse risco aumenta com o tamanho do pólipo, sendo maior para as lesões com mais de 2 cm de diâmetro. A displasia pode ocorrer também na mucosa gástrica plana. A presença de múltiplos adenomas tubulares nos pacientes com polipose adenomatosa familial faz aumentar grandemente o risco de virem a desenvolver adenocarcinoma.

TRATAMENTO: No passado, os pacientes com úlceras pépticas eram submetidos a uma gastrectomia subtotal. Entretanto,

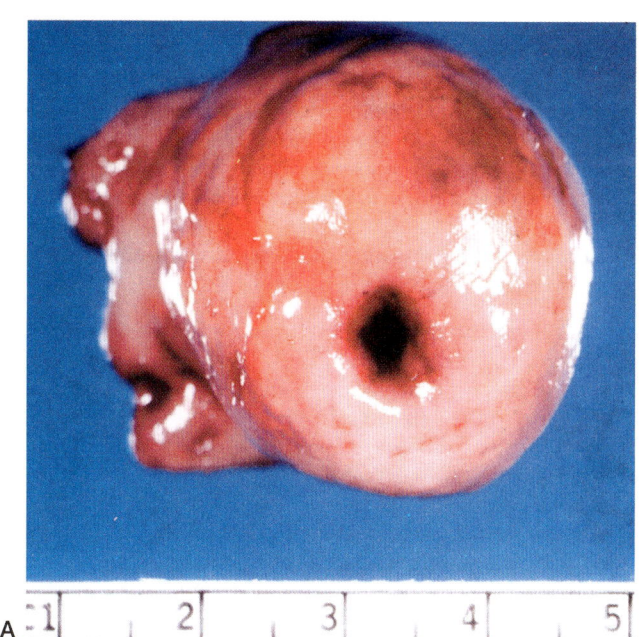
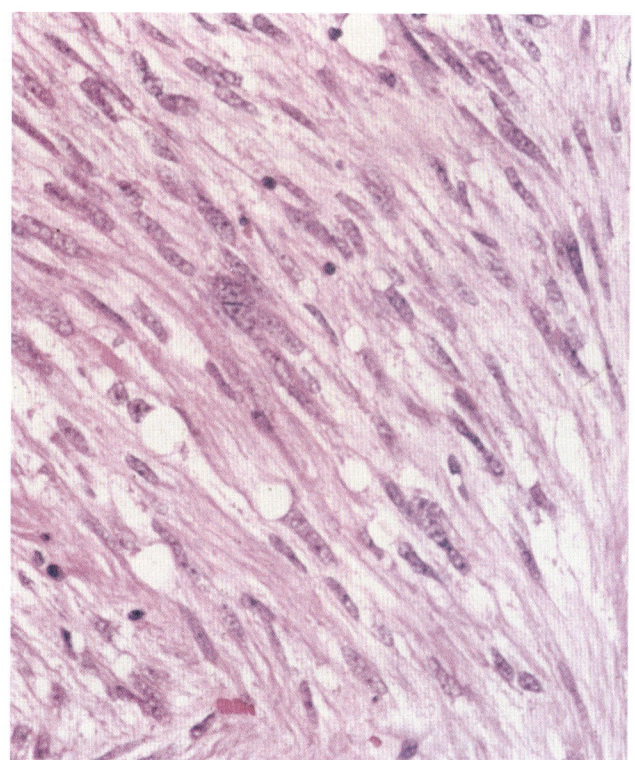

FIGURA 13.22
A. Tumor estromal gastrintestinal do estômago. O tumor ressecado é submucoso e coberto por uma mucosa focalmente ulcerada. B. O exame microscópico do tumor mostra células fusiformes com citoplasma vacuolado.

agora a doença é curada pela administração de antibióticos para eliminar *H. pylori* e com o uso de inibidores da secreção ácida, incluindo bloqueadores dos receptores da histamina e inibidores da bomba de prótons.

PÓLIPOS DAS GLÂNDULAS FÚNDICAS: Os pólipos das glândulas fúndicas se caracterizam por glândulas oxínticas dilatadas revestidas por células parietais e principais e por metaplasia das células mucosas. São comuns nos pacientes com polipose adenomatosa familial e nos pacientes tratados com inibidores da bomba de prótons. Esses pólipos não são considerados pré-neoplásicos e os pacientes não correm maior risco de virem a desenvolver carcinoma gástrico.

TUMORES MALIGNOS

O Carcinoma do Estômago Está Relacionado a Muitos Fatores Ambientais

Epidemiologia: Até a metade do século XX, o carcinoma do estômago era a causa mais comum de morte por câncer entre os homens nos Estados Unidos. Por razões que não foram bem explicadas, a incidência de carcinoma gástrico diminuiu uniformemente e agora é responsável por apenas cerca de 3% das mortes por câncer nos Estados Unidos. A incidência de câncer do estômago continua sendo extremamente alta em países como Japão e Chile, onde as taxas são sete a oito vezes maiores que aquela observada nos Estados Unidos. Embora a causa do câncer gástrico seja desconhecida, os que emigram das áreas de alto risco para outras de baixo risco mostram um declínio na incidência de câncer do estômago (ver Cap. 5), observação esta que implica enfaticamente os fatores ambientais em sua patogenia.

Patogenia: Apesar de terem sido demonstradas correlações com inúmeros fatores, a causa do câncer gástrico continua sendo obscura.

FATORES DIETÉTICOS: Os ingredientes na dieta foram invocados como sendo responsáveis pelas variações geográficas na incidência de câncer gástrico. O carcinoma do estômago é mais comum entre as pessoas que ingerem grandes quantidades de amido, peixes e carnes defumadas e vegetais conservados em salmoura. O benzopireno, um poderoso carcinógeno, foi detectado nos alimentos defumados.

NITROSAMINAS: A atenção foi enfocada no possível papel das nitrosaminas, que são poderosos carcinógenos animais, na patogenia do câncer de estômago. As aminas secundárias são transformadas por processos não-enzimáticos em nitrosaminas na presença de nitratos ou nitritos. As altas concentrações de nitratos foram observadas no solo e na água de certas áreas onde a incidência de câncer gástrico é alta, sendo que as carnes e os vegetais processados são ricos em nitratos e nitritos.

A menor incidência de câncer gástrico nos Estados Unidos manteve paralelismo com a maior utilização de refrigeração, uma prática que inibe a transformação dos nitratos em nitritos e elimina também a necessidade de acrescentar esses compostos para a preservação dos alimentos. O consumo de leite integral e de vegetais frescos ricos em vitamina C está inversamente relacionado com a ocorrência de câncer gástrico. Mostrou-se que a vitamina C inibe a nitrosação das aminas secundárias *in vivo*.

FATORES GENÉTICOS: Não foram identificados traços hereditários na maioria dos casos de carcinoma do estômago, apesar de já terem sido relatados alguns aglomerados familiais e vários casos em gêmeos. O câncer gástrico ocorre com maior freqüência na síndrome do câncer colorretal hereditário não ligado à polipose (HNPCC, *hereditary nonpolyposis colorectal cancer*), um distúrbio causado por mutações germinativas dos genes responsáveis pelo reparo da disparidade do nucleotídeo do DNA. O tipo sangüíneo A é encontrado em 38% da população geral, enquanto metade dos pacientes com câncer gástrico exibe esse tipo de sangue.

IDADE E SEXO: O câncer gástrico é incomum nas pessoas com menos de 30 anos de idade e mostra um pico incontestável na incidência em pessoas com mais de 50 anos de idade. Entretanto, a idade por ocasião de sua manifestação inicial parece ser bastante mais baixa no Japão, onde a doença é endêmica. Nos Estados Unidos existe apenas uma ligeira predominância masculina, porém nos países com uma alta incidência desse tumor a relação de homem-para-mulher é de aproximadamente 2:1.

HELICOBACTER PYLORI: **Os estudos sorológicos demonstraram uma alta prevalência de infecção gástrica pelo H. pylori muitos anos antes do aparecimento do câncer de estômago.** As pessoas soropositivas para *H. pylori* comportavam uma probabilidade três vezes maior que as pessoas soronegativas de virem a desenvolver adenocarcinoma gástrico no período de acompanhamento subseqüente de 1 a 24 anos. Diante da observação de que o risco de câncer do estômago é determinado essencialmente por fatores ambientais nas primeiras décadas da vida, é digno de nota que as populações com um alto risco para esse tumor exibem uma alta prevalência de infecção pelo *H. pylori* quando crianças, o que não acontece com aquelas de baixo risco. Levando-se em conta que o adenocarcinoma gástrico se manifesta apenas em uma pequena proporção das pessoas infectadas com *H. pylori* e já que alguns cânceres do estômago são encontrados em pessoas que não estão infectadas, isoladamente essa infecção não é suficiente nem necessária para a carcinogênese gástrica.

BAIXOS NÍVEIS SÓCIO-ECONÔMICOS: Essas situações representam um maior risco de câncer gástrico, observação que foi utilizada para explicar a maior freqüência do tumor entre negros norte-americanos e o fato de que a incidência da doença naquela população não declinou com a mesma rapidez observada entre os brancos.

Gastrite atrófica, anemia perniciosa, gastrectomia subtotal e pólipos adenomatosos gástricos são abordados antes como fatores associados com um alto risco de câncer do estômago.

Patologia: O adenocarcinoma do estômago é responsável por mais de 95% de todos os tumores gástricos malignos. Ocorre em dois tipos principais porém superpostos: difuso e intestinal. Os cânceres são mais comuns no estômago distal, na curvatura menor do antro e na região pré-pilórica. O adenocarcinoma é raro no fundo, mas pode ocorrer em qualquer localização.

CÂNCER GÁSTRICO AVANÇADO: Quando a maioria dos cânceres gástricos no mundo ocidental é detectada, eles já estão em uma fase avançada; isto é, já penetraram além da submucosa e alcançaram a muscular própria e podem estender-se através da serosa. O aspecto macroscópico desses cânceres avançados é de grande importância não apenas para o patologista mas também para o radiologista e o endoscopista, que podem ser solicitados a distinguir os carcinomas das lesões benignas e a determinar o grau de disseminação.

Os cânceres gástricos avançados são divididos em três tipos macroscópicos principais:

- O **adenocarcinoma polipóide (fungiforme)** é responsável por um terço dos cânceres avançados. Trata-se de uma massa sólida, na maioria das vezes com vários centímetros de diâmetro, que se projeta para dentro da luz do estômago. A superfície pode estar parcialmente ulcerada e os tecidos mais profundos podem ou não estar infiltrados.
- O **adenocarcinoma ulcerado** constitui outro terço de todos os cânceres gástricos. É visualizado como uma úlcera rasa de tamanho variável (Fig. 13.23). O tecido circundante é resistente, elevado e nodular. Caracteristicamente, as margens laterais da úlcera são irregulares e a base é denteada. Esse aspecto contrasta com aquele da úlcera péptica benigna habitual, que exibe margens em saca-bocados e uma base lisa. Apesar dessas diferenças, ocasionalmente a diferenciação radiológica entre câncer ulcerado e úlcera péptica é difícil.
- O **adenocarcinoma difuso ou infiltrante** representa uma décima parte de todos os cânceres do estômago. Nenhuma massa tumoral verdadeira é visualizada ao exame macroscópico; pelo contrário, a parede do estômago é conspicuamente espessada e resistente (Fig. 13.24). Quando é acometido todo o estômago, aplica-se o termo *linite plástica*. No tipo difuso de carcinoma gástrico, as células tumorais invasoras induzem uma extensa fibrose na submucosa e na muscular. Como resultado, a parede fica rígida e pode ter mais de 2 cm de espessura.

Microscopicamente, o padrão histológico do câncer gástrico avançado varia de um adenocarcinoma bem diferenciado com formação glandular (tipo intestinal) a um carcinoma precariamente diferenciado sem formação glandular. A variante polipóide contém tipicamente glândulas bem diferenciadas, enquanto a linite plástica é caracteristicamente pouco diferenciada. Particularmente no tipo ulcerado de câncer, as células tumorais podem organizar-se em cordões ou em pequenos focos. As células tumorais podem conter mucina citoplásmica que desloca o núcleo para a periferia da célula, resultando na denominada célula em anel de sinete (Fig. 13.25). O material mucinoso extracelular pode ser tão proeminente que as células malignas parecem flutuar em uma matriz gelatinosa, caso em que recebe a designação de *carcinoma mucinoso* (*colóide*). Os cânceres que exibem estruturas papilares são denominados *adenocarcinomas papilares* e aqueles que formam massas tumorais sólidas são denominados *carcinomas medulares*.

CÂNCER GÁSTRICO INICIAL: O câncer gástrico "inicial" é definido como um tumor confinado à mucosa ou submucosa (Fig. 13.26). Um termo mais antigo, *carcinoma com disseminação superficial*, é sinônimo de câncer gástrico inicial. No Japão, o câncer gástrico inicial é responsável por um terço de todos os cânceres gástricos, enquanto nos Estados Unidos e na Europa constitui apenas cerca de 5%.

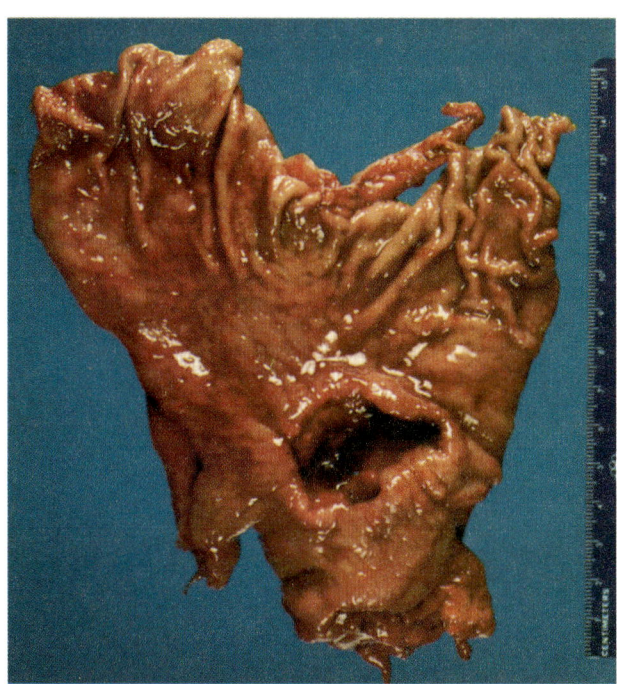

FIGURA *13.23*
Carcinoma ulcerado do estômago. O estômago foi aberto ao longo da curvatura maior para revelar um grande adenocarcinoma com ulceração central no antro, caracterizado por margens elevadas e endurecidas.

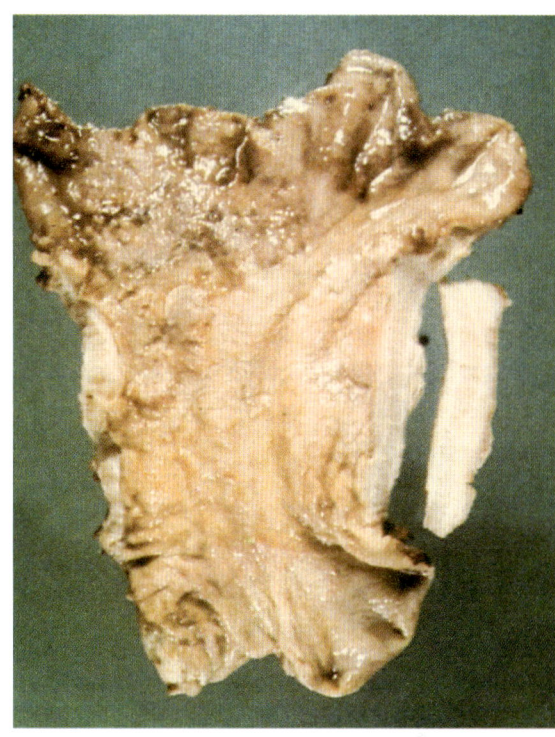

FIGURA *13.24*
Carcinoma gástrico infiltrante (linite plástica). A parede do estômago é espessada e endurecida por um câncer difusamente infiltrante.

O câncer gástrico inicial é estritamente um diagnóstico patológico com base na profundidade da invasão; o termo não se refere à duração da doença, ao seu tamanho, à presença de sintomas, à ausência de metástases nem à curabilidade. De fato, até 20% dos cânceres gástricos iniciais já são metastáticos para os linfonodos por ocasião de sua identificação.

Como o câncer avançado, a maioria dos cânceres gástricos iniciais é encontrada no estômago distal e foi classificada pelos pesquisadores japoneses de conformidade com seu aspecto macroscópico. São reconhecidos três tipos principais:

- O **Tipo I** faz protrusão para dentro da luz como uma massa polipóide ou nodular.
- O **Tipo II** é uma lesão plana superficial que pode estar ligeiramente elevada ou deprimida.
- O **Tipo III** é uma úlcera maligna escavada que, em geral, não ocorre isoladamente mas, pelo contrário, representa a ulceração de tumores tipo I ou tipo II.

As variedades polipóide e superficial elevada do câncer gástrico precoce são tipicamente adenocarcinomas bem diferenciados tipo intestinal. Nos cânceres iniciais superficiais plano ou deprimido, o padrão varia de bem diferenciado a precariamente diferenciado. As lesões escavadas contêm a mais alta proporção de tumores indiferenciados.

A maioria dos cânceres gástricos do tipo intestinal tem origem no epitélio que sofreu metaplasia intestinal. Em contrapartida, os tumores menos diferenciados e anaplásicos do tipo difuso costumam ter origem nos colos das glândulas gástricas sem metaplasia intestinal.

Intuitivamente, poderíamos supor que o câncer gástrico inicial seria o precursor do câncer gástrico avançado. Entretanto, isso não acontece em todos os casos e os cânceres gástricos iniciais às vezes são uma doença diferente do câncer avançado. Pode exibir uma evolução mais benigna e maior curabilidade, por causa do potencial biológico de invasão inerentemente mais baixo, o que está relacionado possivelmente às diferenças entre os tipos de células intestinais e gástricas. Por exemplo, até mesmo na presença de metástases para os linfonodos, o câncer gástrico inicial comporta

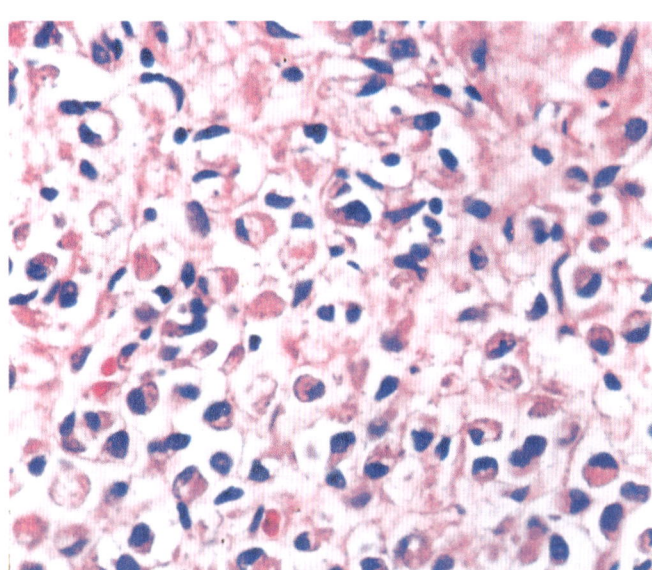

FIGURA *13.25*
Adenocarcinoma gástrico pouco diferenciado com células tipo anel de sinete. A mucina intracelular desloca os núcleos para a periferia das células tumorais.

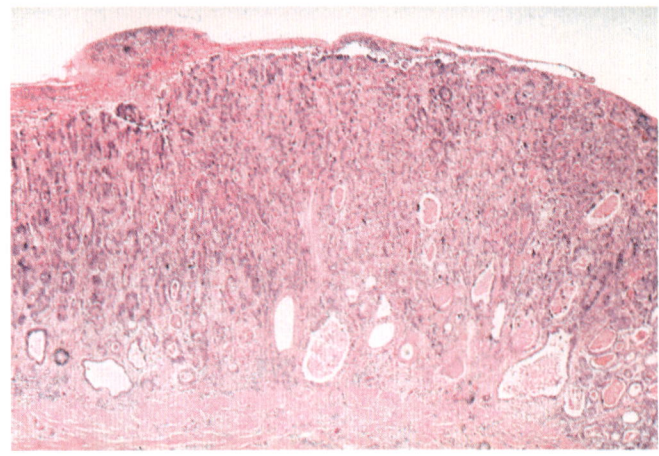

FIGURA 13.26
Câncer gástrico inicial. Adenocarcinoma gástrico mostrando glândulas malignas com infiltração para dentro da submucosa.

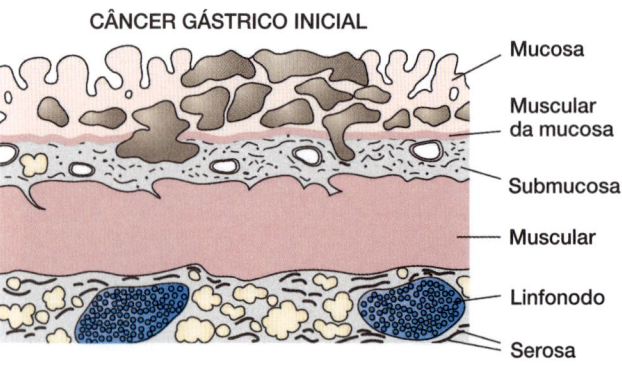
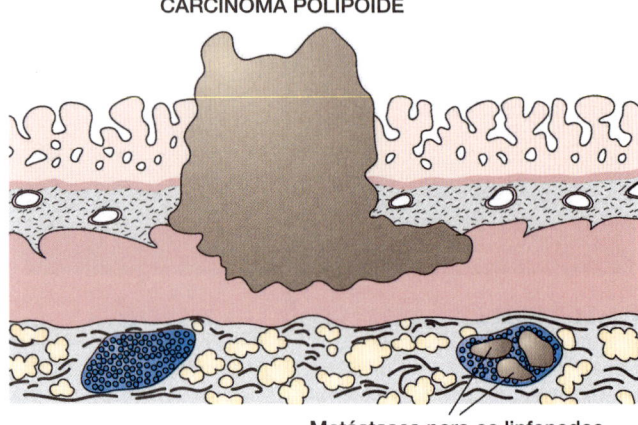
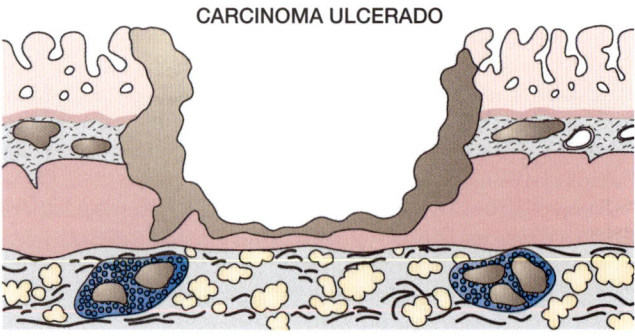
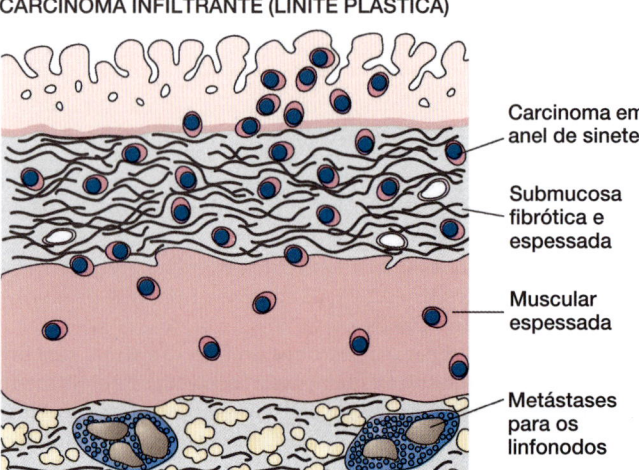

FIGURA 13.27
Os principais tipos de câncer gástrico.

um prognóstico consideravelmente melhor que o câncer avançado. A taxa de sobrevida em 10 anos para o câncer gástrico avançado tratado cirurgicamente é de aproximadamente 20%, em comparação com 95% para o câncer gástrico inicial. Ainda mais, a média de idade por ocasião do início do câncer gástrico inicial é uniformemente mais baixa que aquela do câncer avançado e a variedade inicial mostra uma impressionante distribuição geográfica.

O câncer gástrico metastatiza principalmente através da via linfática para os linfonodos regionais das curvaturas menor e maior, o hilo hepático e a região subpilórica. Ocorrem também metástases linfáticas distantes, com a mais comum sendo um linfonodo supraclavicular aumentado de volume, denominado *linfonodo de Virchow*. A disseminação hematogênica pode semear qualquer órgão, incluindo o fígado, pulmão ou cérebro. A extensão direta para os órgãos vizinhos é observada com freqüência. O carcinoma do estômago pode propagar-se também para o ovário, onde induz comumente uma resposta desmoplásica, caso em que recebe a designação de *tumor de Krukenberg*. A Fig. 13.27 apresenta esquematicamente os principais tipos de câncer gástrico.

 Manifestações Clínicas: Nos Estados Unidos e na Europa, a maioria dos pacientes com câncer gástrico possui metástases por ocasião do primeiro exame. Assim sendo, os sintomas e a evolução costumam ser aqueles do câncer avançado. O sintoma inicial mais freqüente é a perda de peso, associada habitualmente com anorexia e náuseas. A maioria dos pacientes se queixa de dor epigástrica ou nas costas, sintoma que simula uma úlcera gástrica benigna e que costuma ser aliviado pelos antiácidos ou antagonistas dos receptores H_2. Entretanto, à medida que a doença progride, desaparece o alívio sintomático conseguido com a terapia médica.

A obstrução da saída gástrica pode ocorrer com os grandes tumores do antro ou da região pré-pilórica. O sangramento maciço é incomum, porém o sangramento crônico se reflete com freqüência no achado de sangue oculto nas fezes e anemia. Os tumores que acometem a junção esofagogástrica resultam em disfagia e, ocasionalmente, simulam a acalasia e o adenocarcinoma esofagiano.

Os pacientes com câncer gástrico inicial podem estar assintomáticos, porém se queixam habitualmente de dispepsia ou dor epigástrica. Perda de peso, melena e anemia estão presentes em uma pequena minoria dos pacientes.

O **antígeno carcinoembrionário** está aumentado no sangue de uma quarta parte dos pacientes com câncer gástrico avançado. Esse teste possui pouco valor no diagnóstico de câncer do estômago, mas pode ser útil para monitorar a evolução da doença metastática ou a recidiva pós-operatória.

Os Tumores Carcinóides Constituem uma Malignidade de Baixo Grau

Várias células endócrinas na mucosa gástrica normal podem dar origem a neoplasias, que recebem coletivamente a denominação de *tumor carcinóide (tumores neuroendócrinos)*. Todos os tumores carcinóides do trato gastrintestinal possuem o potencial de recidiva local e de metástase. A probabilidade de ocorrerem metástases depende mais do tamanho que das características histopatológicas. A maioria dos carcinóides gástricos não desempenha qualquer função hormonal, embora alguns casos secretem serotonina, e suas metástases podem causar a síndrome carcinóide. Muitos microcarcinóides gástricos ocorrem na vigência de gastrite atrófica metaplásica auto-imune e de anemia perniciosa.

O Linfoma Gástrico É o Linfoma Extranodal Mais Comum

O linfoma primário do estômago é responsável por cerca de 5% de todos os tumores gástricos malignos e engloba 20% de todos os linfomas extranodais. **Clínica e radiologicamente, o linfoma gástrico simula o adenocarcinoma gástrico.** Os sintomas iniciais do linfoma gástrico são perda de peso, dispepsia e dor abdominal, que são semelhantes aos sintomas do adenocarcinoma gástrico. A idade por ocasião do diagnóstico fica habitualmente entre 40 a 65 anos e não existe predominância sexual. Com freqüência, os tumores não podem ser diferenciados do carcinoma, pois podem ser polipóides, ulcerados ou difusos. A maioria dos linfomas gástricos é representada por neoplasias de células B de baixo grau do tipo MALToma (tecido linfóide associado à mucosa, do inglês *mucosa-associated lymphoid tissue*) e ocorre na vigência de gastrite crônica induzida por *H. pylori* com hiperplasia linfóide. Alguns desses linfomas regridem após a erradicação da infecção pelo *H. pylori*. Outras variedades histopatológicas são semelhantes àquelas observadas nos linfomas nodais primários.

Tumor Estromal Gastrintestinal (TEGI) Maligno

Os TEGI malignos constituem cerca de 1% dos cânceres gástricos. São observados como massas palpáveis em até metade dos pacientes com esse tumor. Com freqüência é difícil predizer o comportamento biológico de um TEGI com base em seu aspecto morfológico na ausência de infiltração ou de metástases. Os TEGI macroscopicamente malignos são maiores que seus congêneres benignos. O pleomorfismo celular e a hipercromasia podem estar presentes nos tumores tanto benignos quanto malignos, porém o tamanho e o número de mitoses são maiores nos TEGI malignos. Em alguns casos, a biologia verdadeira do tumor só se torna evidente após um acompanhamento a longo prazo. As metástases se processam habitualmente para o fígado e as superfícies peritoneais e pode ocorrer também a disseminação direta para tecidos adjacentes. O tratamento consiste em excisão cirúrgica. Recentemente, um fármaco que inibe especificamente a via de transdução do sinal kit (imatinib) oferece resultados promissores no tratamento dos pacientes com TEGI metastático avançado.

DISTÚRBIOS MECÂNICOS

RUPTURA DO ESTÔMAGO: Este evento está associado mais comumente com traumatismo abdominal contuso por acidentes automobilísticos. A **perfuração gástrica espontânea** ocorre tipicamente em mulheres de meia-idade e acompanha a distensão gástrica excessiva, os vômitos incoercíveis, o trabalho de parto ou a produção excessiva de dióxido de carbono após a ingestão de bicarbonato de sódio. A distensão do estômago durante a ressuscitação cardiopulmonar pode resultar em ruptura desse órgão. As conseqüências da ruptura e da perfuração espontânea são desastrosas, sendo o reparo cirúrgico precoce essencial para a sobrevida.

VÓLVULO DO ESTÔMAGO: Esta condição rara se refere à torção do estômago sobre si mesmo. Dor abdominal intensa, obstrução gastrintestinal alta e choque acompanham a interrupção do fluxo sangüíneo e o bloqueio da luz. Um tumor gástrico ou a pressão exercida por uma massa extragástrica pode deformar a anatomia do estômago e permitir sua torção. A descompressão nasogástrica e o reparo cirúrgico constituem o tratamento habitual.

DIVERTÍCULOS DO ESTÔMAGO: Essas evaginações da parede gástrica são raras, ocorrendo após estresse prolongado exercido por tumores, úlceras, gastrite e cirurgia. Os divertículos na cárdia não estão associados com essas condições; presumivelmente, resultam da fraqueza congênita da parede ou, talvez, de uma pressão intraluminal excessiva nesse local. Os pacientes são ou assintomáticos ou se queixam de sintomas inespecíficos. Hemorragia e perfuração são complicações incomuns.

BEZOARES

Bezoares são corpos estranhos no estômago de animais e seres humanos que são constituídos por alimento ou cabelos que foram alterados pelo processo digestivo.

FITOBEZOAR: Essas concreções vegetais são incomuns no estômago normal, exceto em pessoas que comem muitos caquis ou deglutem chicletes de bola não mastigados. Os fitobezoares são encontrados habitualmente em pessoas com condições que causam esvaziamento gástrico retardado, como neuropatia periférica do diabetes ou câncer gástrico, e em pessoas submetidas a alguma terapia com agentes anticolinérgicos.

Nas últimas décadas, os fitobezoares foram encontrados principalmente em pacientes que mostram um esvaziamento gástrico retardado e hipocloridria após gastrectomia parcial, particularmente quando a cirurgia incluiu uma vagotomia. Os fitobezoares contêm fibras de vegetais ou frutas. A maioria dos pacientes com bezoares conseqüentes à ingestão de caquis sangraram em virtude de uma úlcera gástrica associada.

O tratamento preferido dos fitobezoares é o ataque químico com celulase; em alguns casos, a ruptura manual por técnicas endoscópicas, incluindo jatos de água, tem sido bem-sucedida. Entretanto, a terapia enzimática não costuma ser efetiva para os bezoares induzidos por caqui e torna-se necessária uma cirurgia.

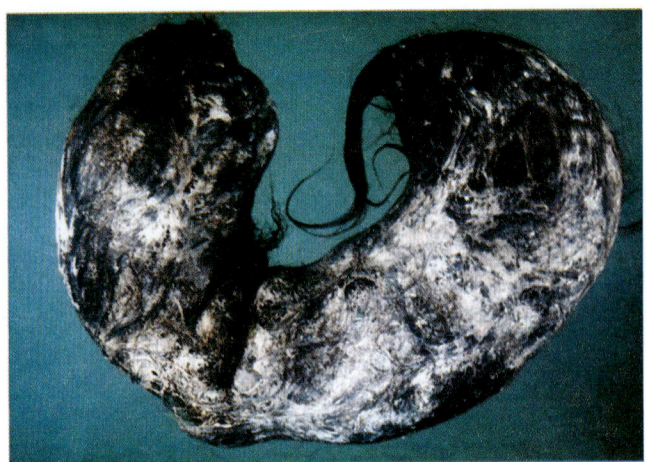

FIGURA 13.28
Tricobezoar (bola de cabelos). Uma massa de cabelos em uma matriz gelatinosa forma um molde do estômago.

TRICOBEZOAR: Esta massa é uma bola de cabelos (pêlos) dentro de uma matriz gelatinosa; é observada habitualmente em mocinhas ou mulheres jovens com cabelos longos que comem seus próprios cabelos (pêlos) como um hábito nervoso. Esse tipo de bezoar pode crescer por justaposição até formar um molde completo do estômago, alcançando um tamanho de até 3 kg (Fig. 13.28). Fios de cabelos podem estender-se até o intestino e penetrar no cólon transverso, constituindo a denominada *síndrome de Rapunzel*.

Intestino Delgado

ANATOMIA

No início do desenvolvimento, o trato intestinal começa como um tubo que une o estômago à cloaca. Esse tubo sofre um alongamento progressivo e sua porção cefálica torna-se o segmento que se estende desde o duodeno distal até o íleo proximal. A porção mais caudal se transforma no íleo distal e nos dois terços proximais do cólon transverso. O ducto vitelino, que conecta o ducto primitivo com o saco vitelino, pode persistir como um divertículo de Meckel. Para alcançar a posição final do intestino, o intestino primitivo fetal sofre uma série complexa de rotações.

O intestino delgado se estende desde o piloro até a válvula ileocecal e, dependendo do tônus de seu músculo, mede de 3,5 a 6,5 m de comprimento. É dividido em três regiões:

1. **O duodeno** se estende até o ligamento de Treitz.
2. **O jejuno** corresponde aos 40% proximais do restante do intestino delgado.
3. **O íleo** corresponde aos 60% distais.

Todo o comprimento do intestino delgado, que se dispõe em alças redundantes, é móvel, com exceção do duodeno, que é quase inteiramente retroperitoneal e, portanto, fixo. O duodeno com formato de C circunda a cabeça do pâncreas e recebe a drenagem biliar do fígado e das secreções pancreáticas através do colédoco ao nível da ampola de Vater. O duodeno distal acaba sendo envolvido pelo mesentério e se funde ao jejuno ao nível do ligamento de Treitz. A proximidade do duodeno com as estruturas adjacentes significa que pode ser afetado por distúrbios como câncer do pâncreas e fístulas colecistoduodenais. Inversamente, as úlceras duodenais podem penetrar no pâncreas ou no fígado. Não existe qualquer demarcação entre o jejuno e o íleo, que se fundem gradualmente. A parede do jejuno é mais espessa e sua luz mais ampla que aquela do íleo.

As **plicas circulares**, as pregas espiraladas que consistem em mucosa e submucosa, são mais proeminentes no duodeno distal e jejuno proximal, desaparecendo habitualmente no íleo terminal. As **placas de Peyer** são agregados linfóides na submucosa que medem até 3 cm de diâmetro. Ficam localizadas na parte antimesentérica da metade distal do íleo. A válvula ileocecal não é uma válvula verdadeira, mas sim um esfíncter muscular que regula o fluxo do conteúdo intestinal que penetra no ceco.

O duodeno é irrigado pelo ramo pancreaticoduodenal da artéria hepática, que tem origem na artéria celíaca. Jejuno e íleo são irrigados pela artéria mesentérica superior (um ramo da aorta), que se organiza em arcadas no mesentério, proporcionando assim uma abundante circulação colateral em seus limites distais. As veias que drenam o intestino delgado deságuam no sistema venoso porta. Os canais linfáticos do duodeno drenam para os linfonodos portais e pilóricos; os dos jejuno e íleo se comunicam com os linfonodos mesentéricos. Os linfáticos do íleo terminal deságuam nos linfonodos ileocólicos. O intestino delgado é inervado por fibras simpáticas provenientes do plexo e dos gânglios celíacos e por fibras parassimpáticas provenientes do nervo vago. A parede do intestino delgado é constituída por quatro camadas: mucosa, submucosa, muscular e serosa. No duodeno retroperitoneal, porém, apenas a parede anterior é coberta por serosa.

SEROSA E MUSCULAR PRÓPRIA: A serosa consiste em tecido conjuntivo frouxo limitado por uma única camada de células mesoteliais. A muscular própria possui uma camada longitudinal externa e uma camada circular interna, que funcionam ambas de uma maneira coordenada para impulsionar o conteúdo intestinal através da peristalse.

SUBMUCOSA: Esta região consiste em tecido conjuntivo vascularizado e alguns linfócitos, plasmócitos e macrófagos dispersos, com alguns mastócitos e eosinófilos. No duodeno, a submucosa é ocupada pelas glândulas de Brunner, estruturas ramificadas que contêm células mucosas e serosas. Estas secretam muco e bicarbonato, que protegem a mucosa duodenal contra a ulceração péptica. Os capilares linfáticos e venosos da mucosa drenam para um sistema altamente desenvolvido de plexos linfáticos e venosos na submucosa. *O plexo nervoso mioentérico de Auerbach,* que fica localizado entre as duas camadas da muscular, e o *plexo de Meissner* na submucosa, estão interconectados.

MUCOSA: A característica distintiva da mucosa intestinal é seu arranjo em vilosidades, projeções digitiformes com 0,5 a 1 mm de comprimento que ampliam grandemente a área absortiva. A estrutura macroscópica das vilosidades varia nas diferentes regiões do intestino delgado. No duodeno proximal as vilosidades costumam ser mais largas e rombudas, enquanto no duodeno distal e no jejuno proximal possuem um aspecto mais fino e com formato de folha. Vilosidades mais curtas e digitiformes constituem a regra no jejuno distal e íleo.

As vilosidades são formadas por um epitélio colunar apoiado sobre uma membrana basal, uma lâmina própria e uma muscular da mucosa, que separa a mucosa da submucosa. O tecido conjuntivo da lâmina própria forma o âmago da vilosidade e circunda as criptas de Lieberkuhn na base das vilosidades. A lâmina própria normal é ocupada por uma ampla variedade de células mesenquimais, incluindo linfócitos, plasmócitos e macrófagos. Os plasmócitos nesta localização secretam principalmente imunoglobulina A (IgA) que vai ser lançada na luz intestinal ou permanecer na lâmina própria. Alguns eosinófilos e linfócitos são difusamente dispersos. Umas poucas células musculares lisas e fibroblastos também estão presentes. A composição celular da lâmina própria reflete seu papel na proteção contra a invasão por bactérias que podem penetrar na mucosa e na segregação de material estranho que agride a mucosa.

Parte da IgA é produzida pelos plasmócitos na lâmina própria como um dímero que se difunde através da membrana basal da cripta. A seguir a IgA alcança a superfície basal ou lateral da célula epitelial, onde se combina com o componente secretório produzido por essa célula. A molécula de IgA secretória resultante é captada pela célula epitelial e secretada para dentro da luz. A IgA secretória, que é mais resistente à proteólise que a IgA sérica, fixa os antígenos alimentares e previne a aderência bacteriana às células epiteliais intestinais. Ainda mais, a IgA pode neutralizar as toxinas bacterianas e inibir a replicação e a penetração mucosa dos vírus.

Os nódulos linfóides (MALT) estão dispersos por toda a mucosa e se agregam em placas de Peyer visíveis. As células epiteliais colunares das vilosidades são principalmente absortivas, enquanto aquelas que revestem as criptas constituem a fonte da renovação celular e da secreção.

As células absortivas, ou enterócitos (ver Fig. 13.1), são as principais células de revestimento das vilosidades intestinais. As vilosidades exibem também algumas células caliciformes e endócrinas. Os enterócitos são alongados e possuem núcleos localizados na base. Numerosas microvilosidades se estendem da superfície dessas células para a luz, aumentando assim grandemente a superfície absortiva. A membrana plasmática das microvilosidades é recoberta por um glicocálice (camada felpuda) produzido pela célula absortiva. As dissacaridases e peptidases são contidas nesse glicocálice. Certos receptores, como aquele para o complexo fator intrínseco-vitamina B_{12} no íleo, também estão presentes no complexo membrana-glicocálice. O citoplasma imediatamente debaixo das microvilosidades contém uma rede de microfilamentos de actina, que recebe a designação de *membrana terminal*. Esses filamentos, que estão associados também com a miosina e outras proteínas contráteis, se inserem no centro das microvilosidades e, presumivelmente, funcionam como um aparelho contrátil. As bordas laterais das membranas plasmáticas adjacentes formam junções íntimas que são impermeáveis às macromoléculas mas permitem o transporte passivo de pequenas moléculas pela via paracelular. O material absorvido é transportado da célula epitelial para dentro do espaço intercelular entre as células absortivas através das membranas plasmáticas laterais ou basais. A seguir, penetra a membrana basal, atravessa a lâmina própria e entra em um capilar ou um canal linfático.

Quatro tipos de células são reconhecidos nas criptas:

- As **células de Paneth** na base das criptas são semelhantes às células zimogênicas do pâncreas e das glândulas salivares que participam ativamente da secreção exócrina. Dentro das células de Paneth, grânulos secretórios eosinofílicos enchem um citoplasma basofílico. Essas células desempenham um papel proeminente na defesa mucosa, conforme evidenciado pela presença de lisozima, produtos antimicrobianos, incluindo peptidases denominadas *defensinas das criptas* (criptidinas), e ligante CD95, que é um membro da família do fator de necrose tumoral (TNF) das citocinas.
- As **células caliciformes** das paredes laterais das criptas possuem o formato de frasco e estão cheias com grânulos de muco. São semelhantes em estrutura e função às células caliciformes existentes em outros locais e contêm mucinas neutras e ácidas.
- As **células endócrinas,** tanto argentafins quanto argirofílicas, aparecem invertidas, com um núcleo apical e grânulos basais. A localização basal dos grânulos implica que eles são secretados para dentro da lâmina própria e não para o interior da luz intestinal. Essas células produzem numerosos hormônios e peptídios gastrintestinais, incluindo gastrina, secretina, colecistocinina, glucagon, PIV e serotonina. Admite-se que a secreção desses hormônios em resposta a estímulos apropriados regula muitas funções gastrintestinais. Como em outros tecidos, os tumores primários que derivam dessas células exibem com freqüência uma extraordinária secreção hormonal.
- As **células indiferenciadas** estão localizadas nas paredes laterais das criptas e estão entremeadas entre as células de Paneth em suas bases. Elas são as células mais numerosas das criptas. Pequenos grânulos secretórios de glicoproteína estão agrupados no citoplasma apical de algumas das células indiferenciadas. Essas células funcionam como as células de reserva a partir das quais são renovadas todas as outras células mucosas e, portanto, as mitoses são numerosas entre elas.

A **renovação celular** do intestino delgado fica limitada às criptas, onde as células indiferenciadas se dividem. As células recém-formadas migram através da vilosidade, onde acabam sofrendo diferenciação terminal para células absortivas e células caliciformes e, finalmente, sofrem apoptose ou descamam para dentro da luz da ponta da vilosidade. Sua capacidade absortiva é máxima quando as células alcançam o terço superior da vilosidade. O epitélio mucoso do intestino delgado é substituído em um período de 4 a 7 dias. Essa proliferação celular rápida explica por que o epitélio intestinal é particularmente sensível à radiação e aos agentes quimioterapêuticos.

DISTÚRBIOS CONGÊNITOS

Atresia e Estenose Causam Obstrução Intestinal Neonatal

ATRESIA: Atresia é definida como oclusão completa da luz intestinal, que pode manifestar-se como (1) um fino diafragma intraluminal, (2) sacos cegos proximais e distais unidos por um cordão ou (3) extremidades cegas separadas. Das atresias, 25% estão associadas com íleo meconial, enquanto a fibrose cística é descoberta em um décimo dos casos.

ESTENOSE: Esta anormalidade é um estreitamento incompleto do intestino delgado, que estreita porém sem ocluir a luz. A estenose pode ser causada também por um diafragma incompleto. Esta condição em geral é sintomática na primeira infância, porém já foram registrados casos em adultos de meia-idade.

Uma quarta parte das mães de fetos com atresia intestinal alta desenvolve poliidrâmnio durante o último trimestre, presumivelmente porque o feto não deglute o líquido amniótico. A atresia ou estenose intestinal é diagnosticada com base em vômitos persistentes de líquido que contém bile no transcorrer do primeiro dia de vida. Não haverá eliminação de mecônio nas fezes. O intestino fetal obstruído é dilatado e cheio de líquido, uma condição identificável com as técnicas de imagens. A correção cirúrgica costuma ser bem-sucedida, porém com freqüência as anomalias coexistentes complicam a evolução.

Duplicações

As duplicações gastrintestinais (cistos entéricos), que podem ocorrer desde o esôfago até o ânus, são estruturas esféricas ou tubulares conectadas ao trato alimentar. Elas podem ser observadas como estruturas císticas ou podem comunicar-se com a luz do trato gastrintestinal. As duplicações intestinais são mais comuns no íleo e menos freqüentes no jejuno. As duplicações possuem uma parede de músculo liso e um epitélio do tipo gastrintestinal. As duplicações comunicantes são revestidas com freqüência por mucosa gástrica, situação essa que resulta em ulceração péptica, sangramento ou perfuração.

O Divertículo de Meckel Causa Sangramento, Obstrução e Perfuração

O divertículo de Meckel, causado pela persistência do ducto vitelino, é uma evaginação do intestino primitivo na borda antimesentérica do íleo, de 60 a 100 cm da válvula ileocecal nos adultos. É a anomalia congênita mais comum e clinicamente mais significativa do intestino delgado (Fig. 13.29). Dois terços dos pacientes têm menos de 2 anos de idade.

Patologia: O divertículo de Meckel tem cerca de 5 cm de comprimento, com um diâmetro ligeiramente menor que aquele do íleo, porém consideravelmente maior que aquele do apêndice. Um cordão fibroso pode projetar-se livremente a partir do ápice do divertículo ou pode estar fixado ao umbigo, e já foram descritas fístulas entre o divertículo de Meckel e o umbigo.

O divertículo de Meckel é um divertículo verdadeiro porque possui todas as camadas do intestino normal, com a mucosa sendo semelhante àquela do íleo adjacente. A maioria dos divertículos de Meckel é assintomática e será descoberta apenas como achados incidentais por ocasião de uma laparotomia realizada para outras causas ou à necropsia. Da pequena minoria que se torna sintomática, cerca de metade contém tecido ectópico gástrico, duodenal, pancreático, biliar ou colônico.

 Manifestações Clínicas: O divertículo de Meckel pode acarretar inúmeras complicações:

- **Hemorragia:** A complicação mais comum é o sangramento, que é responsável por metade de todos os casos de hemorragia gastrintestinal baixa em crianças. O sangramento resulta de **ulceração péptica** do íleo adjacente à mucosa gástrica ectópica.
- **Obstrução intestinal:** O divertículo pode atuar como um ponto guia para a **intussuscepção** e, dessa forma, causar obstrução intestinal. A obstrução pode ser causada também por **vólvulo** ao redor do resíduo fibroso do ducto vitelino.
- **Diverticulite:** A inflamação de um divertículo de Meckel (*i. e.*, diverticulite) produz sintomas indiferenciáveis daqueles da apendicite. Assim sendo, o cirurgião que opera para apendicite aguda, mas que encontra um apêndice normal, deveria procurar sempre por um divertículo de Meckel.
- **Perfuração:** A ulceração péptica, tanto no divertículo quanto no íleo, pode causar perfuração e resultar em peritonite que se generaliza rapidamente.
- **Fístula:** Pode ser observada a saída de secreção fecal através do umbigo.

Má Rotação

A rotação intestinal defeituosa na vida fetal resulta em posições anormais do intestino delgado e do cólon, em fixações anômalas e faixas. A importância clínica dessas anomalias rotacionais reside em sua propensão para causar um vólvulo catastrófico dos intestinos delgado e grosso e encarceramento do intestino em uma hérnia interna.

O Íleo Meconial Complica a Fibrose Cística

A fibrose cística exibe com freqüência como manifestação inicial a obstrução intestinal neonatal, causada pelo acúmulo de um mecônio viscoso no intestino delgado. A consistência anormal do mecônio reflete uma deficiência nas enzimas pancreáticas e uma alta viscosidade do muco intestinal. Habitualmente o íleo distal fica contraído além da obstrução, enquanto o íleo médio proximal ao mecônio inspissado fica dilatado. Em metade dos lactentes afetados, o íleo meconial é complicado por (1) vólvulo, (2) perfuração com peritonite meconial ou (3) atresia intestinal. O íleo meconial deve ser diferenciado da síndrome de obstrução intestinal distal associada com fibrose cística, na qual uma pequena rolha de mecônio no cólon distal pode acabar sendo eliminada, aliviando dessa forma a obstrução.

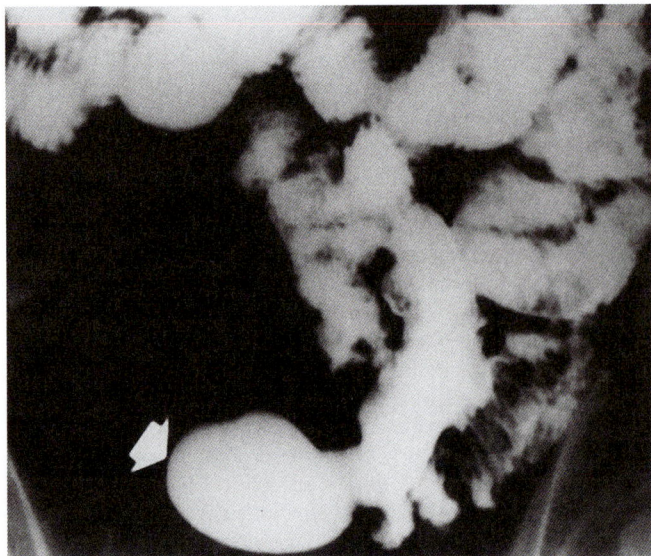

FIGURA *13.29*
Divertículo de Meckel. Uma radiografia contrastada do intestino delgado mostra um divertículo do íleo cheio de bário (*seta*).

O tratamento bem-sucedido do íleo meconial pode ser conseguido através de um enema hipertônico que contenha um detergente. O íleo meconial complicado demanda sempre uma intervenção cirúrgica.

INFECÇÕES

A Diarréia Bacteriana Continua Sendo uma Causa de Morte no Mundo Inteiro

Apesar dos avanços na identificação dos organismos, na antibioticoterapia e na reposição hidreletrolítica, a diarréia infecciosa ainda causa muitas mortes no mundo todo. Isso é particularmente verdadeiro nos países subdesenvolvidos e nos lactentes. O intestino delgado normal possui poucos microrganismos (habitualmente $<10^4$/ml), principalmente bacilos aeróbicos tipo lactobacilos. Esses organismos viajam na corrente alimentar e, normalmente, não colonizam o intestino delgado. Os estados de diarréia infecciosa são causados pela colonização com bactérias como as cepas toxigênicas de *Escherichia coli* e *Vibrio cholerae*.

O fator mais significativo na diarréia infecciosa é a secreção intestinal aumentada, estimulada por toxinas bacterianas e hormônios entéricos. A absorção reduzida e a atividade peristáltica aumentada contribuem menos para a diarréia.

O cólon abriga uma abundante flora bacteriana, com uma concentração sete ordens de magnitude maior que aquela do intestino delgado. No cólon, as bactérias anaeróbicas (p. ex., espécies *Bacteroides* e *Clostridium*) superam os organismos aeróbicos por um fator de 1.000. Com o trânsito mais rápido do conteúdo intestinal durante um episódio diarréico, a flora é modificada para uma população mais aeróbica, incluindo *E. coli*, *Klebsiella* e *Proteus*. Ainda mais, os próprios organismos agressores se tornam conspícuos, e os patógenos do intestino delgado, como *V. cholerae*, podem ser o principal isolado nas fezes.

A escassez de bactérias no estômago e no intestino delgado se deve a inúmeros mecanismos protetores: (1) a produção ácida gástrica é hostil ao crescimento bacteriano, o que explica o crescimento excessivo de bactérias no estômago na presença de acloridria; (2) a bile exerce atividade antimicrobiana; (3) a propulsão peristáltica do conteúdo intestinal limita o período de tempo disponível para o acúmulo bacteriano; (4) a flora normal secreta suas próprias substâncias antimicrobianas destinadas a manterem um equilíbrio ecológico (na verdade, o tratamento com antibióticos de largo espectro altera a flora natural e permite o crescimento excessivo de organismos normalmente inócuos); e (5) os plasmócitos da lâmina própria secretam IgA que será lançada na luz intestinal.

Os agentes individuais responsáveis pela diarréia infecciosa são abordados no Cap. 9. Aqui faremos apenas uma revisão sucinta das principais entidades. Os agentes da diarréia infecciosa são classificados convenientemente em organismos toxigênicos, que produzem diarréia pela elaboração de toxinas, bactérias aderentes e bactérias invasivas.

Diarréia Toxigênica

Os organismos prototípicos que produzem diarréia por secretarem toxinas são V. cholerae e cepas toxigênicas de E. coli. A diarréia toxigênica se caracteriza pelo seguinte:

- O dano da mucosa intestinal é mínimo ou ausente.
- O organismo permanece sobre a superfície mucosa, onde secreta sua toxina.
- O líquido secretado para dentro do intestino delgado causa uma diarréia aquosa, que pode resultar em desidratação, particularmente no caso da cólera.

Apesar de terem sido isolados muitos organismos na denominada cólera dos viajantes, o patógeno mais comum em quase todos os estudos é *E. coli* toxigênica.

Diarréia Causada por Bactérias Invasivas

As bactérias invasivas, como seu nome indica, causam diarréia por lesionar diretamente a mucosa intestinal. Entre esses organismos, *Shigella*, *Salmonella* e certas cepas de *E. coli*, *Yersinia* e *Campylobacter* são reconhecidas mais extensamente. Os organismos invasivos tendem a infectar o íleo distal e o cólon, enquanto as bactérias toxigênicas acometem principalmente o trato intestinal superior. O mecanismo pelo qual produzem diarréia ainda não foi esclarecido. Já foram identificadas algumas enterotoxinas, porém seu papel como causa da diarréia ainda não foi estabelecido. A invasão da mucosa pelas bactérias faz aumentar a síntese de prostaglandinas no tecido afetado e os inibidores da síntese das prostaglandinas parecem bloquear a secreção do líquido. É possível também que a mucosa lesionada seja incapaz de reabsorver o líquido a partir da luz.

 Patogenia e Patologia:

SHIGELOSE: A shigelose afeta principalmente o cólon, apesar de o íleo terminal ser acometido ocasionalmente. Ao exame microscópico, uma mucosa granular e hemorrágica exibe numerosas úlceras serpiginosas superficiais. A inflamação, que é particularmente intensa no cólon sigmóide e no reto, costuma ser superficial. No estágio inicial, o acúmulo de neutrófilos nas criptas lesionadas (abscessos das criptas) é semelhante àquele observado na colite ulcerativa, e os folículos linfóides da mucosa são destruídos para formar úlceras. Quando a infecção regride, as úlceras cicatrizam e a mucosa se normaliza.

FEBRE TIFÓIDE: A febre tifóide (enterite por *Salmonella*) é incomum na atualidade no mundo industrializado, mas ainda representa um problema nos países subdesenvolvidos. A necrose do tecido linfóide, principalmente no íleo terminal, evolui para úlceras disseminadas. A infecção das placas de Peyer resulta em úlceras ovais, nas quais a maior dimensão está ao longo do eixo longitudinal do intestino. Ocasionalmente, os folículos linfóides no intestino grosso ou no apêndice são ulcerados. A base da úlcera é constituída por tecido necrótico escuro misturado com fibrina.

Ao exame microscópico, as lesões iniciais da febre tifóide contêm grandes macrófagos basofílicos cheios com bacilos tifóides, eritrócitos e detritos necróticos. A necrose dos folículos linfóides se torna confluente e será seguida por ulceração mucosa. Hiperplasia linfóide e necrose semelhantes são observadas nos linfonodos regionais. A cicatrização das úlceras é completada dentro de 1 semana após o surgimento dos sintomas agudos e deixa pouca fibrose ou outros tipos de seqüelas. **A hemorragia interna**

e a perfuração, principalmente no íleo, são as complicações mais temidas da febre tifóide e costumam ocorrer na terceira semana e durante a convalescença.

SALMONELOSE NÃO-TIFÓIDE: Conhecida antigamente como *febre paratifóide*, esta enterite é causada por cepas *Salmonella* diferentes de *S. typhi* e, em geral, é uma enfermidade muito menos grave que a febre tifóide. O principal alvo é o íleo, embora possa ocorrer também um pequeno acometimento do cólon. Os organismos invadem a mucosa, que mostra uma ligeira ulceração, edema e infiltração com neutrófilos. A disseminação hematogênica a partir do intestino pode levar a infecção aos ossos, articulações e meninges. Curiosamente, parece haver uma relação entre anemia falciforme e osteomielite por *Salmonella*, presumivelmente porque a fagocitose dos produtos da hemólise previne qualquer ingestão celular adicional dos organismos *Salmonella* e torna possível sua disseminação através da corrente sangüínea.

CEPAS DE E. COLI ENTEROINVASIVAS E ÊNTERO-HEMORRÁGICAS: Esses organismos são causas raras de uma diarréia sanguinolenta que se assemelha à shigelose. Certas cepas de *E. coli*, particularmente o sorotipo 0,157:H7, produzem toxinas semelhantes à *Shigella*, porém o papel dessas proteínas na patogenia da enterocolite não é compreendido. O sorotipo 0,157:H7 foi implicado também na patogenia da síndrome hemolítica-urêmica em crianças.

ENTEROCOLITE POR YERSINIA: Yersinia enterocolitica e *Y. pseudotuberculosis* são transmitidas por animais de estimação ou alimento contaminado e a infecção é mais comum em crianças pequenas. A infecção por *Yersinia* causa diarréia, cólicas e febre e tem uma duração de 1 a 3 semanas. A doença se caracteriza por hiperplasia das placas de Peyer, com ulceração aguda da mucosa suprajacente. O exsudato fibrinopurulento que cobre as úlceras costuma conter muitos organismos.

Além de causar enterocolite, *Yersinia* produz adenite mesentérica aguda e dor no quadrante inferior direito. As crianças infectadas já foram submetidas a uma laparotomia em virtude de um diagnóstico errôneo de apendicite. Ao exame microscópico os linfonodos mostram granulomas epitelióides com zonas necróticas centrais no caso de infecção por *Y. pseudotuberculosis*. O íleo e o apêndice podem conter granulomas semelhantes, produzindo um aspecto que já foi confundido com a doença de Crohn.

Os adultos, que são menos suscetíveis à infecção por *Yersinia* que as crianças, apresentam uma diarréia aguda, seguida freqüentemente, em poucas semanas, por eritema nodoso, eritema multiforme ou poliartrite. Os pacientes com doenças debilitantes crônicas podem desenvolver uma bacteremia fatal por *Yersinia* que é resistente ao tratamento antibiótico. Curiosamente, as pessoas com talassemia evidenciam uma certa propensão para a infecção por *Y. enterocolitica*.

CAMPYLOBACTER JEJUNI: A infecção pelo *C. jejuni* é reconhecida agora como uma das causas mais importantes de diarréia bacteriana. Alguns pesquisadores relataram uma incidência mais alta de *Campylobacter* que de infecções não-tifóides por *Salmonella* e *Shigella* nos Estados Unidos e, em um levantamento realizado na Grã-Bretanha, metade de todos os casos de diarréia bacteriana tinha como causa *Campylobacter*. Os seres humanos são afetados principalmente pelo contato com animais domésticos infectados ou através da ingestão de alimentos precariamente cozidos ou contaminados. Em geral os adultos se recuperam da enfermidade diarréica em menos de 1 semana.

Intoxicação Alimentar

Os agentes infecciosos podem produzir diarréia por elaborarem enterotoxinas no alimento contaminado que, a seguir, é ingerido.

STAPHYLOCOCCUS AUREUS: Esta bactéria muito difundida é uma causa comum de intoxicação alimentar. Os sintomas resultam da ingestão de alimento contaminado com cepas de *Staphylococcus* que produzem uma exotoxina que lesiona o epitélio do trato gastrintestinal. Em 6 horas após a ingestão do alimento estragado ocorrem vômitos intensos e cólicas abdominais, seguidos freqüentemente por diarréia. A maioria dos pacientes se recupera em 1 a 2 dias.

CLOSTRIDIUM PERFRINGENS: Esta bactéria elabora uma enterotoxina que causa vômitos e diarréia. Apesar de o organismo ser anaeróbico, consegue tolerar a exposição ao ar por até 3 dias. A atividade máxima da enterotoxina clostrídica é no íleo. Na maioria dos casos, a diarréia aquosa e a dor abdominal intensa que começam 8 a 24 horas após a ingestão do alimento contaminado duram apenas cerca de 1 dia.

A Gastroenterite Viral É Causada por Diversos Agentes

ROTAVÍRUS: A infecção com este vírus é uma causa comum de diarréia infantil, sendo responsável por cerca de metade dos casos de diarréia aguda em crianças hospitalizadas com menos de 2 anos de idade. O rotavírus foi demonstrado em amostras de biopsia duodenal e está associado com lesão do epitélio superficial e absorção intestinal deteriorada por períodos de até 2 meses.

VÍRUS NORWALK: Estes agentes são responsáveis por um terço das epidemias de gastroenterite viral nos Estados Unidos. O vírus tem como alvo o intestino delgado proximal, onde produz lesões mucosas em áreas e má absorção. Vômitos e diarréia são comuns, porém os sintomas regridem dentro de 2 dias.

Outros vírus que foram implicados como agentes etiológicos da diarréia infecciosa incluem vírus echo, vírus coxsackie, citomegalovírus, adenovírus e coronavírus.

A Tuberculose Intestinal Ocorre após a Ingestão do Bacilo

Sendo historicamente uma doença importante, agora a tuberculose gastrintestinal é incomum nos países industrializados, porém ainda constitui um problema nas áreas subdesenvolvidas do mundo. Antigamente, uma grande proporção dos casos de tuberculose intestinal consistia em infecção com *Mycobacterium bovis*, que era transmitida principalmente por leite contaminado. Entretanto, o controle da tuberculose nos rebanhos e a pasteurização do leite transformaram em uma curiosidade a infecção por este organismo.

A maioria dos casos de tuberculose intestinal é causada seja pela ingestão de bactérias no alimento, seja pela deglutição de catarro infeccioso. Após ter sido ingerido, o bacilo da tuberculose, protegido da digestão por sua cápsula que contém cera, penetra no intestino delgado. A seguir a bactéria estabelece um local de infecção, habitualmente (90% dos pacientes) na região ileocecal, onde o tecido linfóide é abundante. A infecção ocorre também no cólon, jejuno, apêndice, reto e duodeno, nessa ordem de freqüência.

 Patologia: A apresentação macroscópica da tuberculose intestinal é dividida em três categorias:

- **Tuberculose intestinal ulcerativa:** Este tipo é observado em mais de metade dos pacientes e se caracteriza por uma ou mais úlceras circulares de tamanho variável no plano transversal do intestino. Quando as úlceras cicatrizam, a fibrose reativa pode causar um estreitamento circunferencial tipo "argola de guardanapo" da luz intestinal. Os linfonodos mesentéricos ficam tipicamente aumentados e exibem necrose caseosa.
- **Tuberculose intestinal hipertrófica:** Na forma pura, esta variedade é incomum (10% dos pacientes). Afeta a região ileocecal ou o cólon, que exibe uma reação inflamatória e fibroblástica exuberante através de toda a espessura da parede. A protrusão da lesão hipertrófica para dentro da luz intestinal pode simular um carcinoma.
- **Tuberculose intestinal úlcero-hipertrófica:** Esta variante é observada em cerca de um terço dos pacientes e combina as características das formas ulcerativa e hipertrófica. Ao exame microscópico os granulomas tuberculosos típicos são encontrados em todas as camadas da parede intestinal, particularmente nas placas de Peyer e nos folículos linfóides, assim como nos linfonodos mesentéricos. Quando visualizados na necropsia ou em amostras cirúrgicas, os antigos estreitamentos tuberculosos são difíceis de diferenciar de outras causas de estreitamento, como a enterocolite isquêmica ou a doença de Crohn.

Manifestações Clínicas: Quase todos os pacientes com tuberculose intestinal se queixam de dor abdominal crônica e cerca de dois terços possuem uma massa abdominal palpável, habitualmente no quadrante inferior direito. Desnutrição, perda de peso, febre e fraqueza são comuns. As complicações da tuberculose intestinal incluem obstrução, fístulas, perfuração e abscesso.

Os Fungos Intestinais Produzem Infecções Oportunistas

O trato gastrintestinal normalmente não é um ambiente hospitaleiro para os fungos. O número de organismos comensais é mínimo e esses agentes se restringem às leveduras e aos actinomicetos anaeróbicos. **Portanto, a infecção fúngica do trato intestinal ocorre quase exclusivamente em pessoas imunocomprometidas.** A supressão da flora bacteriana normal pelos antibióticos também favorece o crescimento dos fungos. Nessas circunstâncias, a micose mais comum é causada por *Candida*. Outros fungos, incluindo *Histoplasma* e *Mucor*, são encontrados ocasionalmente.

 Patologia: Candidíase e mucormicose causam tipicamente erosões mucosas; estas podem evoluir para úlceras maiores que são circundadas por hemorragia e necrose. A inflamação é caracteristicamente neutrofílica e pode haver uma reação extremamente pequena aos fungos, por causa da imunossupressão. Com freqüência, a mucormicose exibe invasão dos vasos sangüíneos com trombose e infarto, porém a disseminação hematogênica a partir do intestino é rara. A histoplasmose disseminada pode acometer o intestino, onde produz placas elevadas que ulceram e podem até perfurar.

Parasitas do Intestino Delgado

As doenças parasitárias do intestino delgado são abordadas com detalhes no Cap. 9 e resumidas na Fig. 13.30. Esses parasitas incluem (1) **protozoários,** como *Giardia lamblia*, espécies *Coccidia* e criptosporídeos; (2) **nematódeos (nematelmintos)**, como *Ascaris, Strongyloides* e ancilóstomos; e (3) **platelmintos.** Os platelmintos são divididos em tênias (cestódeos), que incluem *Diphyllobotrium latum, Taenia solium, Taenia saginata* e *Hymenolepis nana*. Os trematódeos incluem vários esquistossomas e o nematódeo intestinal gigante *Fasciolopsis buski*. Além disso, a triquinose possui uma fase intestinal durante a qual os vômitos, a diarréia e a cólica simulam a intoxicação alimentar aguda ou uma enterite bacteriana.

DOENÇAS VASCULARES

O fluxo sangüíneo reduzido para o intestino, de qualquer causa, pode resultar em doença intestinal isquêmica. À semelhança da doença coronariana, existe um amplo espectro de manifestações. O tipo mais comum de doença intestinal isquêmica é a isquemia intestinal aguda, que está associada com uma lesão que varia de necrose da mucosa a infarto transmural do intestino. As síndromes isquêmicas intestinais crônicas são menos comuns e, em geral, exigem o comprometimento acentuado de duas ou mais grandes artérias, habitualmente por aterosclerose.

A Isquemia Intestinal Aguda Acomete Principalmente a Artéria Mesentérica Superior

 Patogenia:

OCLUSÃO ARTERIAL: A oclusão brusca de uma grande artéria por trombose ou embolização resulta em infarto do intestino delgado antes de ser formada uma circulação colateral. Dependendo do tamanho da artéria, o infarto pode ser segmentar ou pode resultar em gangrena de praticamente todo o intestino delgado (Fig. 13.31). O infarto intestinal oclusivo é causado mais freqüentemente por oclusão embólica ou trombótica da artéria mesentérica superior. Um menor número resulta de vasculite, que acomete com freqüência artérias menores. Além das lesões vas-

CATEGORIA	ORGANISMOS	TRANSMISSÃO
PROTOZOÁRIO	Giárdia	Fecal-oral
NEMATELMINTOS (NEMATÓDEOS)	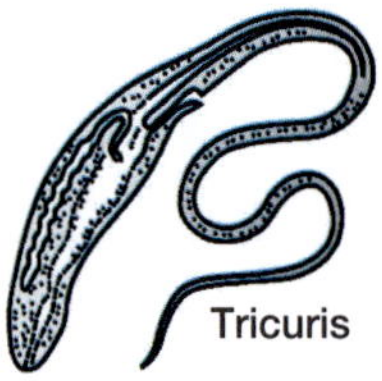 Tricuris, 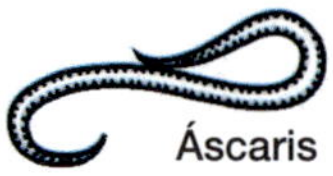 Áscaris	Fecal-oral
NEMATELMINTOS (NEMATÓDEOS)	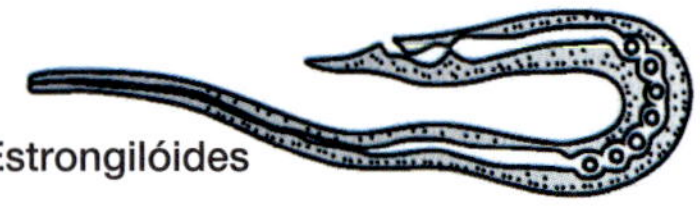 Estrongilóides, 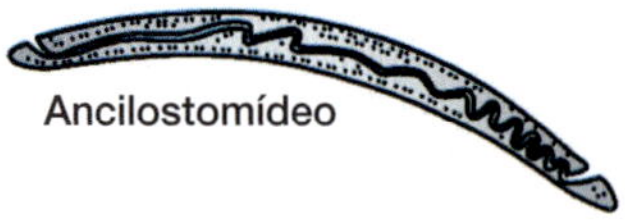 Ancilostomídeo	As larvas que vivem livremente no solo penetram na pele
TÊNIAS (CESTÓDEOS)	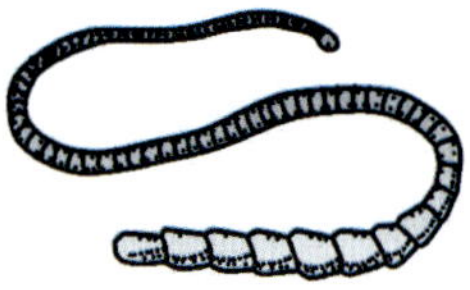 Tênia do porco *Taenia solium* (2-4 metros); 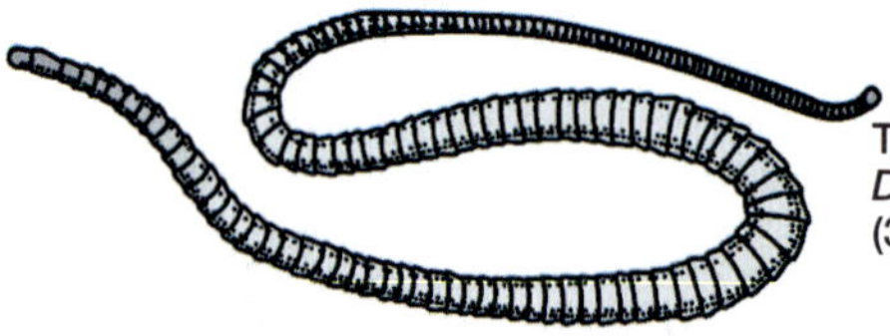 Tênia do peixe *Diphyllobothrium latum* (3-10 metros); 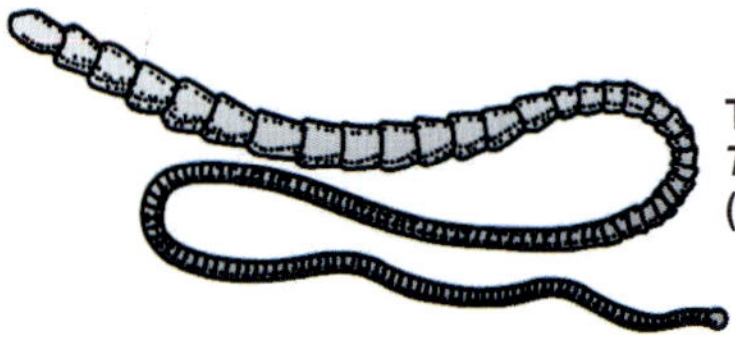 Tênia do boi *Taenia saginata* (4-8 metros)	Carne mal passada ou crua contendo cistos
TÊNIAS (CESTÓDEOS)	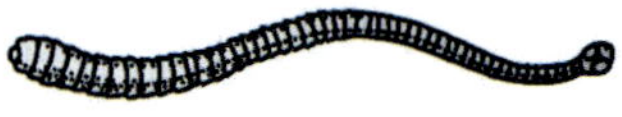 Tênia humana *Hymenolepis nana* (0,5-5 metros)	Fecal-oral
FASCÍOLA (TREMATÓDEO)	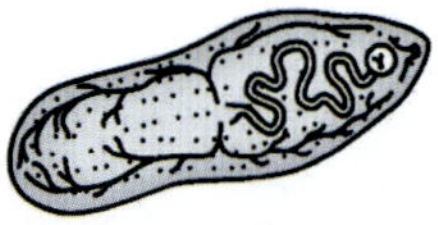 *Fasciolopsis buski*	Fecal-oral (com hospedeiro intermediário)

FIGURA *13.30*
Parasitas do intestino delgado.

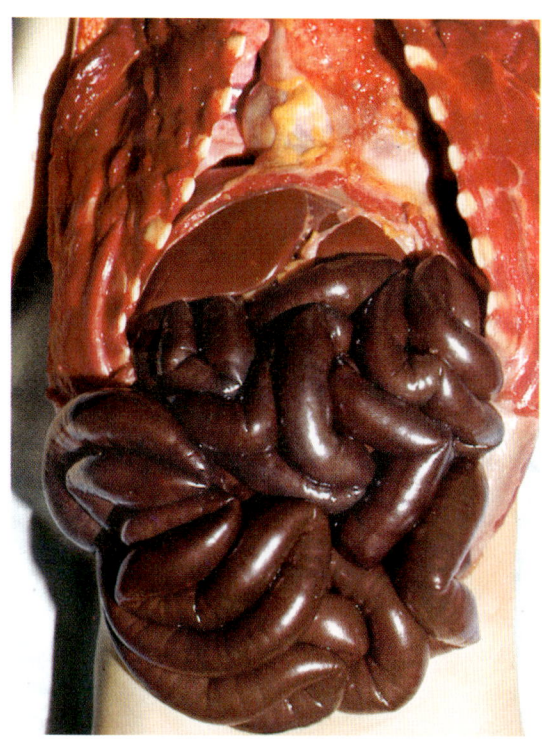

FIGURA 13.31
Infarto do intestino delgado. Este lactente faleceu após um episódio de dor abdominal intensa e choque. A necropsia mostrou vólvulo do intestino delgado que havia ocluído a artéria mesentérica superior. Todo o intestino delgado apresenta-se dilatado, gangrenoso e hemorrágico.

culares intrínsecas, o vólvulo, a intussuscepção e o encarceramento do intestino em um saco herniário podem resultar todos em oclusão arterial, assim como venosa.

ISQUEMIA INTESTINAL NÃO-OCLUSIVA: A necrose isquêmica intestinal na qual não se evidencia nenhuma oclusão vascular aguda é atualmente mais comum que o tipo oclusivo. O infarto intestinal não-oclusivo pode ser extenso e é observado em pacientes hipóxicos com um débito cardíaco reduzido em virtude do choque devido a uma ampla variedade de causas, incluindo hemorragia, sepse e infarto agudo do miocárdio. O choque acarreta a redistribuição do fluxo sangüíneo para o cérebro e outros órgãos vitais. Além disso, os pacientes chocados recebem com freqüência agentes α-adrenérgicos, que podem desviar ainda mais o sangue para longe do intestino. A pressão de perfusão drasticamente reduzida nas arteríolas acarreta seu colapso, agravando assim a isquemia.

TROMBOSE DAS VEIAS MESENTÉRICAS: Esta causa de isquemia intestinal ocorre em uma ampla variedade de condições, incluindo estados hipercoaguláveis, estase e inflamação (pileflebite). Quase todas as tromboses afetam a veia mesentérica superior e apenas 5% dos casos envolvem a veia mesentérica inferior. O fluxo colateral na distribuição da veia mesentérica superior costuma ser suficiente para evitar o infarto do intestino.

 Patologia: O intestino infartado fica edemaciado e de coloração difusamente purpúrea. A demarcação entre o intestino infartado e o tecido normal costuma ser nítida, porém a oclusão venosa pode resultar em um aspecto mais difuso. A hemorragia extensa é observada na mucosa e submucosa. A hemorragia é proeminente especialmente no caso de oclusão venosa (p. ex., trombose da veia mesentérica). A superfície mucosa mostra crostas brancas irregulares, a parede fica adelgaçada e distendida e bolhas de gás (pneumatose) podem estar presentes na parede intestinal e nas veias mesentéricas. A superfície serosa fica escurecida e coberta por um exsudato inflamatório.

A disfunção do músculo liso interfere na peristalse e resulta em *íleo adinâmico,* uma condição na qual o intestino proximal à lesão fica dilatado e cheio de líquido. Os organismos intestinais podem passar através da parede lesionada e causar **peritonite** ou **septicemia**.

Na isquemia intestinal não-oclusiva, a principal lesão se restringe inicialmente à mucosa. As alterações mucosas variam de focos de capilares dilatados com poucos eritrócitos extravasados a necrose hemorrágica severa e sangramento para dentro da luz. Se o paciente sobrevive ao episódio de hipoperfusão, o intestino pode ser reparado completamente ou pode cicatrizar com tecido de granulação e fibrose, com eventual **formação de estreitamentos**.

 Manifestações Clínicas: Na oclusão da artéria mesentérica, o início brusco de dor abdominal é praticamente invariável. Diarréia sanguinolenta, hematêmese e choque são comuns e, nos casos não tratados, a perfuração é freqüente. **À medida que o infarto progride, as manifestações sistêmicas se tornam mais severas (síndrome de disfunção de múltiplos órgãos).** No infarto extenso, como resultado da oclusão na porção proximal da artéria mesentérica superior, quase todo o intestino delgado deverá ser ressecado, situação essa que não é compatível com sobrevida subseqüente.

A Isquemia Intestinal Crônica Resulta em Dor Abdominal Recorrente

O estreitamento aterosclerótico das principais artérias esplâncnicas resulta em isquemia intestinal crônica. Como ocorre no coração, isso causa dor abdominal intermitente, denominada *angina intestinal (abdominal)*. Caracteristicamente, a dor começa em meia hora após a ingestão de alimento e dura algumas horas. Muitos casos de infarto óbvio do intestino são precedidos de angina abdominal. A dor abdominal recorrente foi atribuída também à pressão sobre o eixo celíaco exercida pelas estruturas circundantes e recebeu a designação de *síndrome de compressão celíaca*.

 Patologia: A isquemia crônica do intestino delgado pode resultar em fibrose e na formação de um estreitamento. Os estreitamentos isquêmicos do intestino delgado, que podem ser únicos ou múltiplos, produzem obstrução intestinal ou, ocasionalmente, má absorção que resulta da estase e do crescimento bacteriano excessivo. Esses estreitamentos são concêntricos e a mucosa dessa região é atrófica e, com freqüência, exibe uma ou mais pequenas úlceras. A submucosa fica espessada e fibrótica e mostra tecido de granulação, que pode estender-se para as camadas musculares.

DOENÇA DE CROHN

A doença de Crohn, um distúrbio inflamatório crônico da parede intestinal, pode afetar qualquer região do trato gastrintestinal superior ou inferior, porém as regiões do cólon direito e ileocecal são aquelas afetadas mais comumente. A doença de Crohn é abordada adiante na seção sobre doença intestinal inflamatória.

MÁ ABSORÇÃO

Má absorção é um termo geral usado para descrever inúmeras condições clínicas nas quais os nutrientes importantes são absorvidos de maneira inadequada pelo trato gastrintestinal. Apesar de ocorrer a absorção de alguns nutrientes no estômago e no cólon, somente a absorção através do intestino delgado, principalmente na porção proximal, é clinicamente importante. As duas substâncias que são absorvidas preferencialmente pelo intestino delgado distal são os sais biliares e a vitamina B_{12}.

A absorção intestinal se caracteriza por uma fase luminal e uma fase intestinal (Fig. 13.32). A **fase luminal,** que consiste nos processos que ocorrem dentro da luz do intestino delgado, altera o estado físico-químico dos vários nutrientes, de forma que possam ser captados pelas células absortivas no epitélio do intestino delgado. A **fase intestinal** inclui os processos que ocorrem nas células e nos canais de transporte da parede intestinal. Cada fase inclui vários componentes críticos e a falha de um ou mais deles resulta em absorção deteriorada.

Na fase luminal da absorção intestinal, as **enzimas pancreáticas** e os **ácidos biliares** devem ser secretados e lançados na luz intestinal em quantidades suficientes, assim como em uma condição físico-química normal. Dois fatores adicionais são importantes para a atividade ideal tanto das enzimas pancreáticas quanto dos sais biliares: um fluxo normal e regulado do conteúdo gástrico para dentro do duodeno e um pH apropriadamente alto do conteúdo duodenal. A excreção normal das enzimas pancreáticas para dentro do duodeno exige uma função exócrina pancreática adequada e um fluxo desobstruído do suco pancreático.

O suprimento de uma quantidade e qualidade normais de bile ao duodeno demanda (1) função hepatocelular adequada, (2) flu-

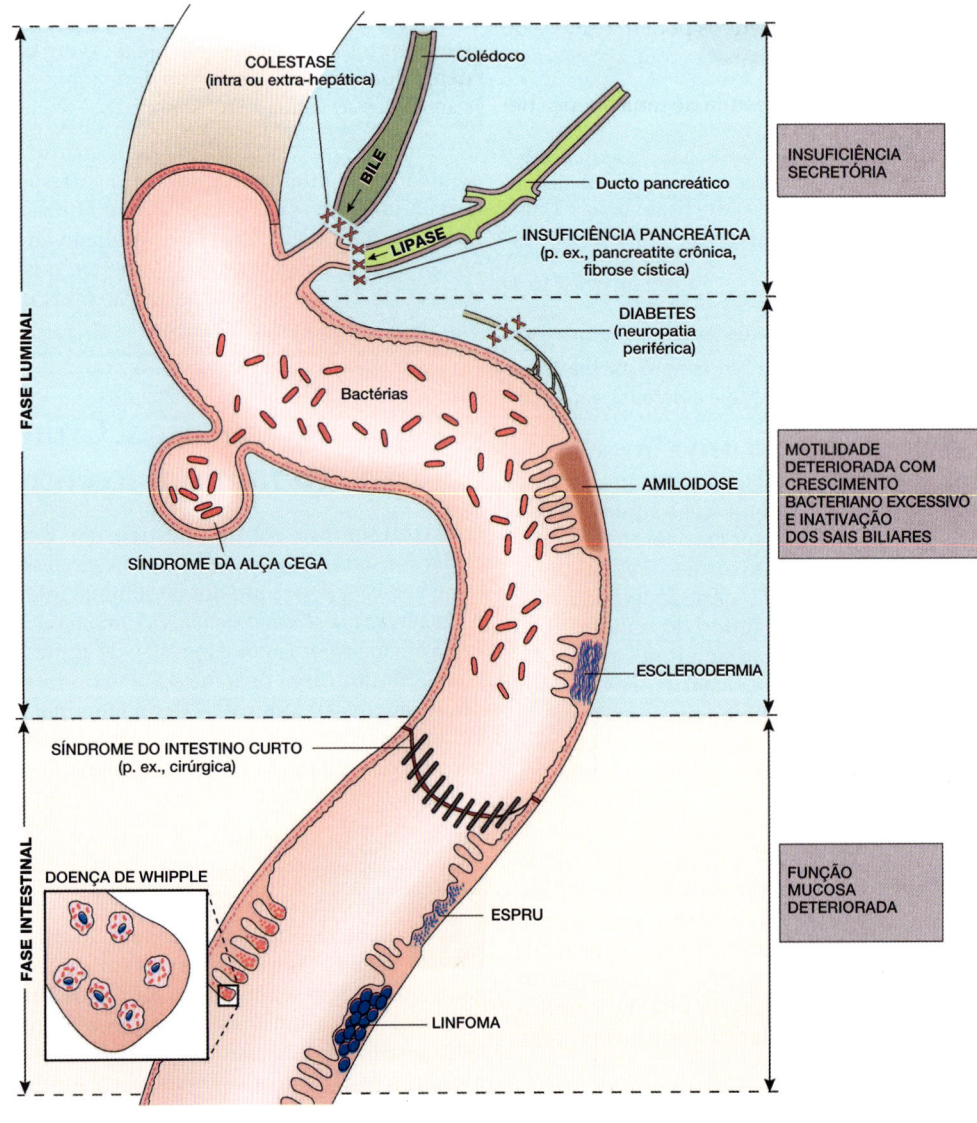

FIGURA *13.32*
Causas de má absorção.

xo desobstruído de bile e (3) uma circulação êntero-hepática intacta de sais biliares. A circulação êntero-hepática de bile começa com a absorção da maioria dos sais biliares intestinais a partir do íleo distal e termina com sua excreção para dentro do duodeno através dos ductos biliares. Normalmente, 95% dos sais biliares intestinais são reciclados através da circulação êntero-hepática, com os 5% restantes sendo excretados nas fezes. As condições essenciais para o funcionamento normal da circulação êntero-hepática são (1) microflora intestinal normal, (2) função absortiva ileal normal e (3) um sistema biliar desobstruído.

A Má Absorção da Fase Luminal Costuma Refletir Ácidos Biliares Insuficientes

A interrupção da continuidade normal do estômago distal e duodeno ocorre após uma cirurgia gastroduodenal (gastrectomia, antrectomia, piloroplastia).

A **disfunção pancreática** pode ocorrer como resultado da pancreatite crônica, carcinoma pancreático ou fibrose cística.

Os **sais biliares deficientes ou inefetivos** podem resultar de três causas possíveis:

- **Excreção deteriorada da bile** que resulta de uma doença hepática.
- **Crescimento bacteriano excessivo** devido a um distúrbio na motilidade do trato gastrintestinal. Esta condição é observada em condições como a síndrome da alça cega, múltiplos divertículos do intestino delgado e defeitos musculares ou neurogênicos da parede intestinal (p. ex., amiloidose, esclerodermia, enteropatia diabética). Quando a motilidade gastrintestinal é defeituosa, os sais biliares são desconjugados pela flora bacteriana excessiva, após o que se tornam ineficazes no processo de formação das micelas, que é essencial para a absorção normal dos monoglicerídeos e dos ácidos graxos livres.
- **Sais biliares deficientes** como conseqüência da ausência ou do desvio (*bypass*) do íleo distal, causado por excisão cirúrgica, anastomoses cirúrgicas, fístulas ou doença ileal (p. ex., doença de Crohn, linfoma).

A Má Absorção da Fase Intestinal Reflete com Freqüência Defeitos de Enzimas Específicas ou um Transporte Deteriorado

As anormalidades em qualquer um dos quatro componentes da fase intestinal podem causar má absorção, porém algumas doenças afetam mais de um desses componentes. A Fig. 13.32 resume as principais causas de má absorção.

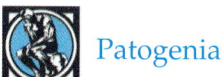 Patogenia:

MICROVILOSIDADES: As dissacaridases e oligopeptidases intestinais estão restritas integralmente às membranas microvilosas. As dissacaridases são essenciais para a absorção dos açúcares, pois somente os monossacarídeos podem ser absorvidos pelas células epiteliais intestinais. Os oligopeptídios e peptídios podem ser absorvidos por mecanismos alternativos que não dependem das peptidases. A função anormal das microvilosidades pode ser primária, como nas deficiências primárias de dissacaridases, ou secundária, quando existe dano das vilosidades, como ocorre na doença celíaca (espru). As várias deficiências enzimáticas (p. ex., de lactase) se caracterizam por intolerância para os dissacarídeos correspondentes.

ÁREA ABSORTIVA: O considerável comprimento do intestino delgado e a amplificação de sua parede superficial pelas pregas intestinais (válvulas de Kerkring) proporcionam uma grande superfície absortiva. Se for suficientemente severa, uma diminuição nessa área resulta em má absorção. A área superficial pode ser reduzida por (1) ressecção do intestino delgado (síndrome do intestino curto), (2) fístula gastrocólica (exclusão do intestino delgado) ou (3) dano mucoso devido a inúmeras doenças do intestino delgado (doença celíaca, espru tropical e doença de Whipple).

FUNÇÃO METABÓLICA DAS CÉLULAS ABSORTIVAS: Para seu transporte subseqüente até a circulação, os nutrientes dentro das células absortivas dependem de seu metabolismo dentro dessas células. Aí os monoglicerídeos e os ácidos graxos livres são reagrupados e transformados novamente em triglicerídeos e revestidos com proteínas (apoproteínas) para formarem quilomícrons e partículas de lipoproteínas. A disfunção metabólica específica é observada na abetalipoproteinemia (associada com acantocitose dos eritrócitos), um distúrbio no qual as células absortivas não conseguem sintetizar a apoproteína necessária para o ajuntamento das lipoproteínas e dos quilomícrons. O dano inespecífico das pequenas células do epitélio intestinal ocorre na doença celíaca, no espru tropical, na doença de Whipple e na hiperacidez devida ao gastrinoma.

TRANSPORTE: Os nutrientes são transportados do epitélio intestinal através da parede intestinal, por meio dos capilares sangüíneos e dos vasos linfáticos. O transporte deteriorado dos nutrientes através desses condutos constitui provavelmente um fator importante na má absorção associada com doença de Whipple, linfoma intestinal e linfangiectasia congênita.

 Manifestações Clínicas: A má absorção pode ser específica ou generalizada.

- *Má absorção específica ou isolada se refere a um defeito molecular identificável que causa má absorção de um único nutriente.* Os exemplos deste grupo são as deficiências de dissacaridases (particularmente deficiência de lactase) e a deficiência do fator gástrico intrínseco, que causa má absorção de vitamina B_{12} e, conseqüentemente, anemia perniciosa. Os estados de deficiências específicas podem manifestar-se por anemia que resulta de uma deficiência de ferro, de ácido fólico ou de vitamina B_{12} ou de uma combinação desses três elementos. Os pacientes podem apresentar uma diátese hemorrágica devida à deficiência de vitamina K, ou então a má absorção de vitamina D e de cálcio pode resultar em tetania, osteomalacia (em adultos) ou raquitismo (em crianças). Em algumas pessoas, pode ocorrer deficiência de vitaminas hidrossolúveis do grupo B.

- *A **má absorção generalizada** descreve uma condição na qual a absorção de vários ou das principais classes de nutrientes é afetada.* Esta condição resulta em má nutrição generalizada. Em adultos, isso se manifesta por perda de peso e, às vezes, caquexia. Em crianças, se exterioriza como "retardo do crescimento e desenvolvimento" com crescimento e aumento de peso precários.

Os efeitos secundários das substâncias não absorvidas ou parcialmente absorvidas podem resultar em diarréia. Na deficiência de dissacaridases, os açúcares não hidrolisados no trato intestinal são metabolizados pelas bactérias colônicas para ácido lático, dióxido de carbono e água, um processo que resulta em diarréia fermentativa explosiva. Nos pacientes com disfunção ileal, os sais biliares que não são absorvidos penetram no cólon e causam diarréia colerética, por causa da estimulação da secreção colônica.

A Avaliação Laboratorial Identifica Formas Específicas de Má Absorção

Existem testes de laboratório para examinar a capacidade absortiva. Por exemplo, a deficiência de dissacaridases é diagnosticada pela mensuração do açúcar no sangue após a administração oral de uma quantidade padronizada de dissacarídeo, como no **teste de tolerância à lactose**, ou pela mensuração da atividade da dissacaridase em uma amostra de biopsia do intestino delgado. A absorção da vitamina B_{12} é avaliada pelo **teste de Schilling**, no qual a vitamina B_{12} marcada com um isótopo é administrada oralmente e seu nível sangüíneo é determinado a seguir. Este teste ajuda também a distinguir entre a má absorção que resulta da deficiência do fator intrínseco e outras causas de má absorção de vitamina B_{12}.

Na má absorção generalizada existe quase sempre uma absorção comprometida da gordura dietética. A análise quantitativa da gordura fecal é o teste mais confiável e sensível da função digestiva e absortiva global e funciona como um padrão para todos os outros testes de má absorção. A esteatorréia (gordura nas fezes) é a principal característica da má absorção generalizada e os dois termos são usados com freqüência como sinônimos.

Cabe mencionar alguns dos testes usados atualmente para a avaliação das várias causas de má absorção.

- **Absorção de D-Xilose:** Xilose é um açúcar com cinco carbonos cuja absorção não depende de qualquer um dos componentes da fase luminal. Os níveis sangüíneos e a excreção urinária deste composto após a ingestão de uma quantidade definida servem, portanto, como testes úteis para a fase intestinal da absorção.
- **Teste respiratório (do hálito) de $^{14}CO_2$-colil-glicina:** A determinação de $^{14}CO_2$ no ar expirado após a administração oral de colil-glicina marcada com $^{14}CO_2$ é um teste de absorção dos sais biliares pelo íleo. É usado no diagnóstico da síndrome da alça cega ou estagnante (causada por crescimento bacteriano excessivo) e da função absortiva ileal. Um teste mais recente destinado a detectar o crescimento bacteriano excessivo é o teste respiratório (do hálito) de ^{14}C-xilose.
- **Teste de Schilling:** Elaborado originalmente para o diagnóstico de anemia perniciosa, o teste de Schilling foi modificado para sua utilização adicional como teste de função absortiva ileal, crescimento bacteriano excessivo e função pancreática.

A Deficiência de Lactase Causa Intolerância aos Produtos Lácteos

A borda em escova intestinal contém dissacaridases que são importantes para a absorção dos carboidratos. Como um componente proeminente do leite e dos muitos outros produtos lácteos, a lactose é um dos dissacarídeos mais comuns na dieta. A deficiência adquirida de lactase é um distúrbio generalizado da absorção dos carboidratos. Tipicamente, os sintomas da doença começam na adolescência. Os pacientes se queixam de distensão abdominal, flatulência e diarréia após a ingestão de produtos lácteos. A eliminação do leite e de seus produtos da dieta alivia esses sintomas. As doenças que lesionam a mucosa intestinal (p. ex., doença celíaca ou enterite actínica) também podem resultar em deficiência adquirida de lactase. A deficiência congênita de lactase é rara, porém pode ser letal se não for reconhecida.

A Doença Celíaca Reflete uma Resposta Imune ao Glúten Existente nos Cereais

A doença celíaca (espru celíaco, enteropatia sensível ao glúten) é uma síndrome caracterizada por (1) má absorção generalizada; (2) lesões da mucosa do intestino delgado; e (3) uma resposta clínica e histopatológica imediata à retirada dos alimentos que contêm glúten da dieta.

Epidemiologia: O distúrbio é de âmbito mundial e afeta todos os grupos étnicos. Existe uma ligeira predominância feminina, com a relação sexual sendo de 1,3:1. A enfermidade pode ser observada em qualquer época após a introdução de cereais na dieta. A maioria dos casos é diagnosticada durante a segunda infância, porém a doença pode tornar-se clinicamente evidente pela primeira vez até mesmo na sétima década da vida.

Patogenia: A predisposição genética e a exposição à gliadina são fatores essenciais no surgimento da doença celíaca.

PAPEL DAS PROTEÍNAS EXISTENTES NOS CEREAIS: As experiências realizadas em pacientes com doença celíaca assintomáticos e tratados com sucesso mostraram que a ingestão ou a instilação de farinha de trigo, de cevada ou de centeio no intestino delgado é seguida pelas manifestações clínicas e alterações histológicas típicas do espru celíaco. Outros cereais, como arroz e farinha de milho, não exercem esse efeito. Tanto a porção insolúvel em água da farinha de trigo, ou **glúten**, quanto o extrato alcoólico denominado **gliadina** exercem o mesmo efeito.

FATORES GENÉTICOS: A patogenia do espru celíaco envolve a interação de fatores genéticos complexos e de uma resposta imunológica anormal aos antígenos dos cereais ingeridos. O espru celíaco óbvio e a doença latente são freqüentes entre os membros da família. A concordância para a doença celíaca em parentes do primeiro grau varia entre 8 e 18% e alcança 70% em gêmeos monozigóticos. Cerca de 90% dos pacientes com doença celíaca são portadores do antígeno da histocompatibilidade classe I HLA-B8, e uma freqüência comparável foi relatada para os antígenos HLA classe II DR8 e DQ2.

FATORES IMUNOLÓGICOS: A lesão intestinal na doença celíaca se caracteriza por dano das células epiteliais e um acentuado aumento no número de linfócitos T dentro do epitélio e de plasmócitos na lâmina própria. O estímulo pela gliadina nas pessoas com espru celíaco tratado estimula a síntese local de imunoglobulinas.

Uma região de homologia das seqüências de aminoácidos foi encontrada entre α-gliadina e uma proteína de um adenovírus (sorotipo 12) que infecta o trato gastrintestinal humano. A maioria (90%) dos pacientes não tratados com doença celíaca apresentam evidência sorológica de infecção prévia com esse vírus. A exposição subseqüente de uma pessoa geneticamente suscetível aos cereais que contêm glúten poderia simular então uma reação imunológica à gliadina fixada na superfície das células epiteliais intestinais.

Os anticorpos antigliadina e antiendomisiais no soro estão presentes em quase todos os pacientes com doença celíaca, porém seu papel na patogenia da doença ainda não foi estabelecido.

ASSOCIAÇÃO COM DERMATITE HERPETIFORME: A doença celíaca está associada ocasionalmente com dermatite herpetiforme, uma doença cutânea vesicular que afeta tipicamente as superfícies extensoras e as partes expostas do corpo. Neste distúrbio, a infiltração neutrofílica subepidérmica resulta em edema local e formação de vesículas (bolhas). Depósitos de IgA são detectados na lesão da membrana basal. Quase todos os pacientes com dermatite herpetiforme possuem uma lesão da mucosa do intestino delgado semelhante àquela da doença celíaca, porém apenas 10% exibem má absorção óbvia. O tratamento com uma dieta absolutamente isenta de glúten é seguido por melhora nos sintomas tanto intestinais quanto nas lesões cutâneas. O antígeno da histocompatibilidade HLA-B8 é muito mais freqüente nos pacientes com dermatite herpetiforme que nas pessoas normais.

A má absorção na doença celíaca resulta provavelmente de múltiplos fatores, incluindo área superficial reduzida da mucosa intestinal (em virtude do achatamento das vilosidades e microvilosidades) e metabolismo intracelular deteriorado dentro das células epiteliais lesionadas. Um provável fator agravante é a deficiência secundária de dissacaridase, relacionada ao dano das microvilosidades. Um mecanismo hipotético para a patogenia da doença celíaca é apresentado na Fig. 13.33.

Patologia: Um achado microscópico nas biopsias de intestino delgado, que pode preceder os achados mais característicos, é um infiltrado linfocítico que acomete as criptas e o epitélio superficial dentro de vilosidades com aspecto normal. O aspecto mais proeminente da doença celíaca é uma mucosa achatada, com (1) redução ou desaparecimento total das vilosidades, (2) células epiteliais lesionadas na superfície mucosa com numerosos linfócitos intra-epiteliais (células T) e (3) aumento no número de plasmócitos na lâmina própria, porém não nas camadas mais profundas (Fig. 13.34). As anormalidades histológicas mais acentuadas na doença celíaca não tratada ocorrem habitualmente no duodeno e jejuno proximal. Observa-se uma redução progressiva da gravidade no sentido distal e, em alguns casos, a mucosa ileal parece virtualmente

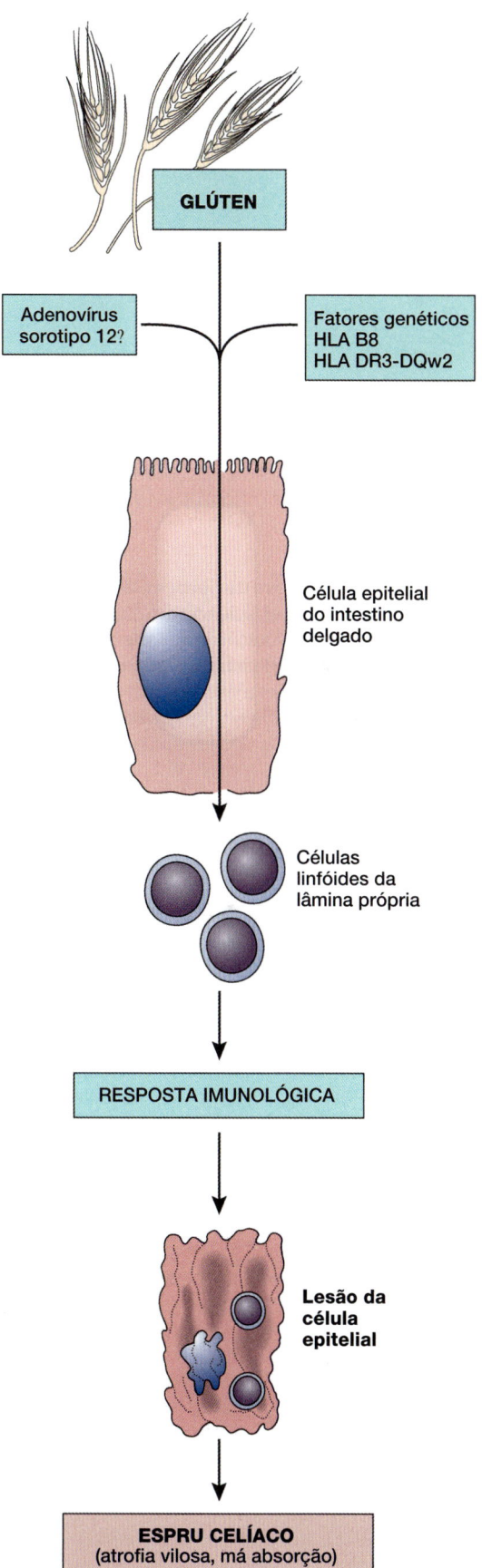

FIGURA 13.33
Hipotéticos mecanismos na patogenia da doença celíaca.

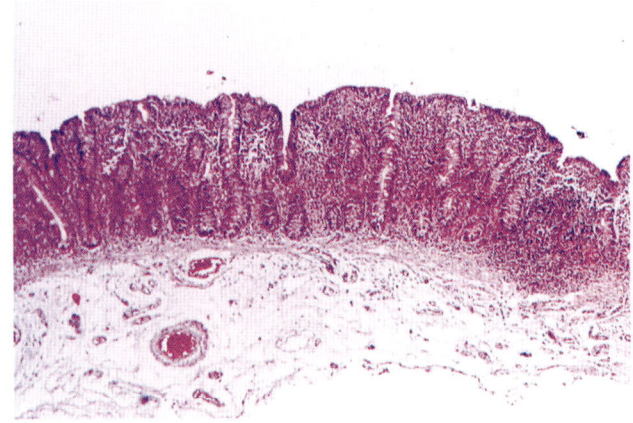
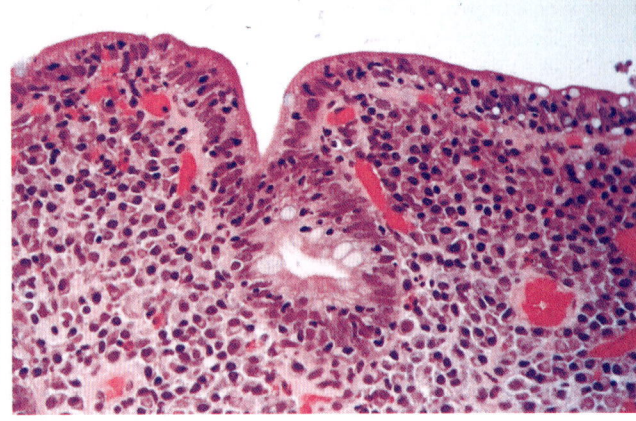

FIGURA 13.34
A. Atrofia vilosa com superfície plana, alongamento das criptas e inflamação crônica da lâmina própria são características da doença de longa duração. B. Uma vista com grande aumento mostra o epitélio superficial cubóide lesionado com numerosos linfócitos intra-epiteliais. A lâmina própria apresenta-se densamente infiltrada por linfócitos e plasmócitos.

normal. A gravidade clínica da doença está relacionada ao comprimento do intestino afetado.

A espessura total da mucosa pode não estar reduzida, pois o alongamento das criptas compensa o encurtamento das vilosidades. As células absortivas são achatadas e mais basofílicas que as células normais e a polaridade basal de seu núcleo é perdida. Os números de linfócitos e plasmócitos na lâmina própria aumentam acentuadamente. A maioria dos plasmócitos produz IgA (como no intestino delgado normal). Os números de leucócitos polimorfonucleares e de eosinófilos também podem aumentar no epitélio e na lâmina própria.

Manifestações Clínicas: A doença celíaca se caracteriza por má absorção generalizada. Não é infreqüente a ausência de sinais óbvios de má absorção em crianças e só se suspeitará da doença por causa do retardo de crescimento. Com freqüência, os sintomas e sinais de má absorção generalizada se manifestam inicialmente em crianças mais crescidas, adolescentes e adultos. Com a aplicação dos anticorpos IgA antiendomísio e IgA antitransglutaminase tissular, ficou claro que a doença celíaca é um distúrbio mais comum do que se admitia previamente.

As manifestações sistêmicas da doença celíaca estão relacionadas aos vários estados de deficiência que resultam da má absorção generalizada. As complicações tardias em alguns casos incluem jejunite ulcerativa e linfomas de células T do intestino delgado. O adenocarcinoma do intestino delgado e o carcinoma da orofaringe e do esôfago também ocorrem e já foi relatado um maior risco de carcinoma colorretal. Outras manifestações extra-intestinais incluem ceratose folicular, neuropatia periférica e infertilidade. O tratamento com uma dieta completamente isenta de glúten é seguido habitualmente por remissão clínica e histopatológica completa e prolongada. Alguns pacientes apresentam espru refratário e respondem apenas aos corticosteróides.

O espru colagenoso se refere a um distúrbio raro caracterizado pela deposição de colágeno na lâmina própria do intestino delgado. Inicialmente esse distúrbio simula a doença celíaca, porém não responde à retirada do glúten da dieta. O prognóstico no espru colagenoso é sombrio e todos os pacientes relatados faleceram da doença.

A Doença de Whipple É uma Infecção do Intestino Delgado

A doença de Whipple é um distúrbio infeccioso raro do intestino delgado no qual a má absorção constitui a característica mais proeminente. Afeta mais comumente homens brancos em sua quarta e quinta décadas da vida. A doença é sistêmica e outros achados clínicos incluem febre, pigmentação cutânea aumentada, anemia, linfadenopatia, artrite, pericardite, pleurisia, endocardite e acometimento do sistema nervoso central.

Patogenia: A doença de Whipple mostra tipicamente infiltração da mucosa do intestino delgado com macrófagos que estão repletos de pequenos bacilos com formato de bastonete. Ocorrem remissões clínicas dramáticas com a antibioticoterapia. O organismo causal foi identificado com um dos actinomicetos e recebeu a designação *Tropheryma whippelii*. Curiosamente, o *T. whippelii* está relacionado remotamente com as micobactérias, como *M. avium-intracelullare* e *M. paratuberculosis*, que estiveram ambas associadas com enfermidades semelhantes à doença de Whipple. O resultado de vários estudos sugere que fatores relacionados à suscetibilidade do hospedeiro, possivelmente uma função defeituosa dos linfócitos T, podem ser importantes na predisposição para a doença. Os macrófagos de pacientes com doença de Whipple exibem menor capacidade de degradar os microrganismos intracelulares. Os pacientes exibem menores números de células circulantes que expressam CD11b, uma molécula de adesão celular e receptora do complemento presente nos macrófagos, que participa na ativação da destruição intracelular dos patógenos.

Patologia: A parede intestinal fica espessada e edemaciada e os linfonodos mesentéricos em geral aumentam de volume. O exame histológico do intestino delgado revela vilosidades achatadas e espessadas e extensa infiltração da lâmina própria com grandes macrófagos espumosos (Fig. 13.35A). **O citoplasma desses macrófagos está cheio com grandes grânulos de glicoproteína que são corados fortemente com PAS** (Fig. 13.35B). Ainda mais importante, os outros componentes celulares normais da lâmina própria (p. ex., plasmócitos e linfócitos) estão depletados. Os vasos linfáticos na mucosa e submucosa estão dilatados e são abundantes as grandes gotículas de lipídios dentro dos linfáticos e nos espaços extracelulares, um achado que sugere obstrução dos linfáticos. Em nítido contraste com a extraordinária distorção da arquitetura vilosa, as células epiteliais mostram apenas anormalidades esparsas, incluindo atenuação das microvilosidades e acúmulo de gotículas lipídicas dentro do citoplasma.

O exame por microscopia eletrônica revela numerosos pequenos bacilos dentro dos macrófagos e livres na lâmina própria (ver Fig. 13.35C). Os grânulos PAS-positivos observados pela microscopia óptica correspondem a lisossomas ingurgitados com bacilos em vários estágios de degeneração. Muitos bacilos se aglomeram imediatamente por baixo da membrana basal epitelial.

Os linfonodos mesentéricos que drenam os segmentos afetados do intestino delgado revelam alterações microscópicas semelhantes. Uma infiltração característica por macrófagos que contêm bacilos também pode ser observada na maioria dos outros órgãos. As lesões cardíacas podem incluir vegetações nas valvas cardíacas, que contêm macrófagos repletos de bacilos, às vezes com endocardite estreptocócica superposta. O tratamento da doença de Whipple é feito com antibióticos apropriados.

A Abetalipoproteinemia Resulta de um Defeito Metabólico nas Células Absortivas

A abetalipoproteinemia é uma doença hereditária autossômica recessiva caracterizada pela incapacidade de sintetizar apoproteína B, um compo-

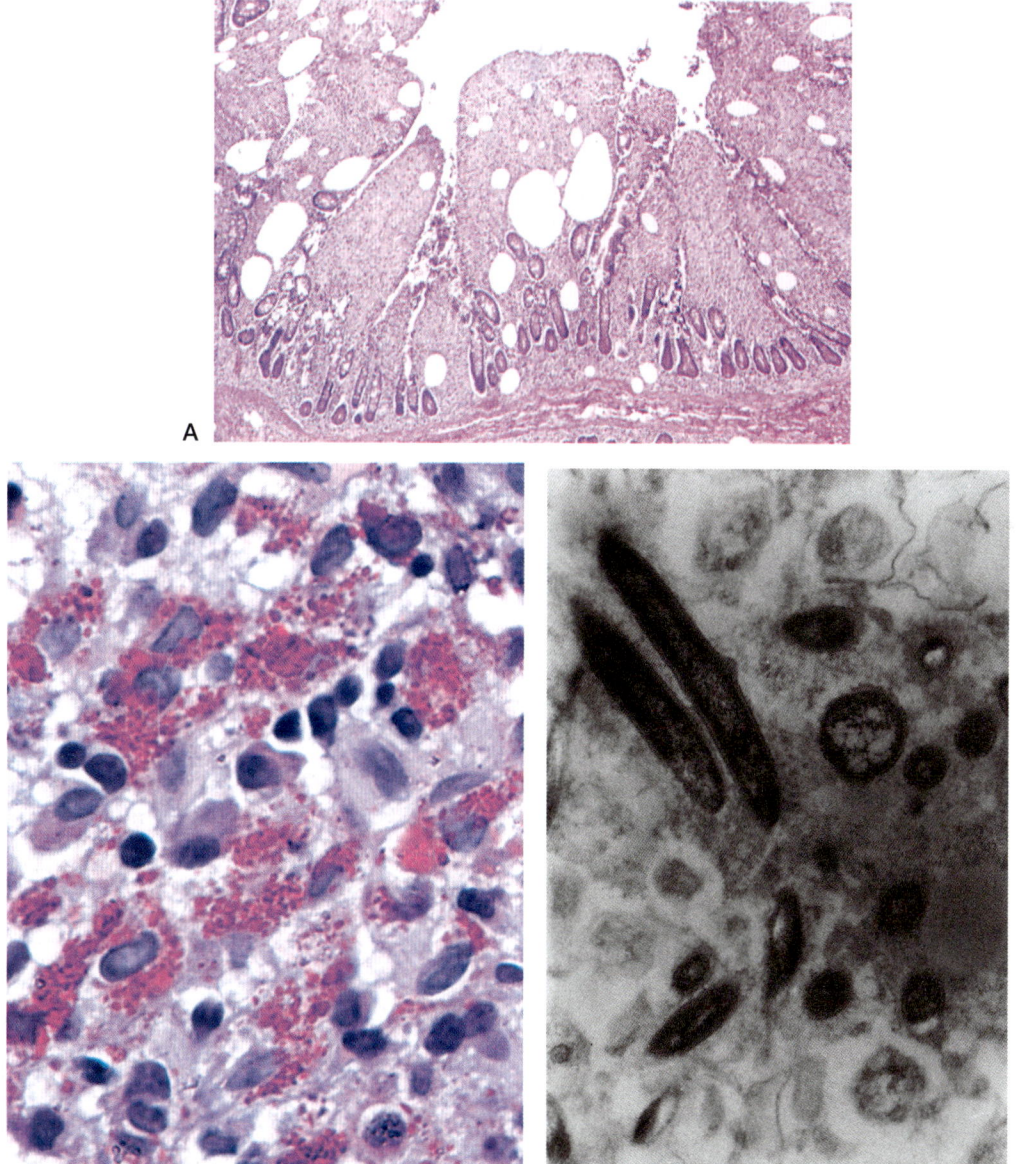

FIGURA 13.35
Doença de Whipple. A. Uma fotomicrografia de um corte da mucosa jejunal mostra distorção das vilosidades. A lâmina própria está repleta de grandes macrófagos de coloração pálida. Os linfáticos mucosos dilatados são proeminentes. B. Uma reação com o ácido periódico-Schiff (PAS) mostra numerosos macrófagos cheios com material granular citoplásmico. C. Uma micrografia eletrônica mostra pequenos bacilos em um macrófago.

nente da camada da membrana das lipoproteínas de baixa densidade. As células absortivas do intestino delgado que não possuem apoproteína B não conseguem agregar os quilomícrons, que são um componente essencial do transporte lipídico para fora das células. Estas se manifestam nos eritrócitos como acantocitose e no sistema nervoso central com desmielinização seletiva, particularmente das colunas posteriores. As manifestações neurológicas típicas são o desaparecimento dos reflexos tendinosos profundos, ataxia sensorial e uma forma leve de retinite pigmentosa. O soro mostra ausência total de quilomícrons, de lipoproteína de muito baixa densidade e de lipoproteínas de baixa densidade. Além disso, os níveis séricos de colesterol e de triglicerídeos são baixos, e a maior parte dos lipídios séricos é carreada dentro das partículas de lipoproteína de alta densidade.

Ao exame histológico, as vilosidades, a lâmina própria e a submucosa parecem normais. As células epiteliais contêm vacúolos lipídicos, porém nenhum lipídio é visualizado nos linfáticos intestinais. Esse lipídio representa provavelmente o triglicerídeo que foi agregado dentro da célula, mas que não pode ser transportado para dentro do espaço intercelular basolateral em virtude da ausência de apoproteína B.

A má absorção na abetalipoproteína é revertida parcialmente pela ingestão de triglicerídeos de cadeias médias (em vez das habituais cadeias longas); esses lipídios são transportados através das células absortivas sem uma camada de apoproteína.

A Hipogamaglobulinemia Pode Interferir na Absorção

A má absorção ocorre freqüentemente nos pacientes com hipogamaglobulinemia adquirida. O aspecto histopatológico do intestino delgado inclui escassez ou ausência de plasmócitos na lâmina própria e, com freqüência, hiperplasia linfóide nodular. Ocasionalmente, existe uma mucosa plana, semelhante à lesão do espru celíaco; neste caso, o distúrbio é denominado *espru hipogamaglobulinêmico*.

A maioria dos pacientes hipogamaglobulinêmicos com má absorção está infectada no intestino delgado com *Giardia lamblia*. O tratamento apropriado com metronidazol é seguido por aprimoramento da absorção intestinal.

A Linfangiectasia Congênita É uma Malformação Generalizada que Causa Má Absorção

A linfangiectasia congênita é uma doença pouco compreendida que começa habitualmente na segunda infância. Uma síndrome de linfangiectasia intestinal e linfedema periférico é conhecida como *doença de Milroy*. Além da esteatorréia causada pelo transporte comprometido dos quilomícrons pelos linfáticos intestinais, os pacientes com linfangiectasia congênita sofrem de uma *enteropatia com perda de proteína*, condição essa caracterizada por perda excessiva de proteínas plasmáticas para dentro do trato gastrintestinal.

Outras características importantes de linfangiectasia congênita são linfopenia e imunidade mediada por célula comprometida, causada pela perda de pequenos linfócitos para dentro da luz intestinal. A ascite quilosa (líquido peritoneal leitoso que contém lipídios) ocorre em alguns pacientes como resultado do vazamento da linfa dos vasos linfáticos mesentéricos ou seroso para a cavidade peritoneal.

As lesões da linfangiectasia congênita são reconhecidas macroscopicamente como manchas brancas opalescentes e microscopicamente como **linfáticos dilatados (vasos linfáticos que conduzem o quilo)** na lâmina própria. Os linfáticos submucosos também tendem a estar dilatados. O epitélio é normal, porém as vilosidades podem estar apagadas ou até mesmo ausentes nas áreas que recobrem a dilatação linfática mais acentuada.

A **linfangiectasia intestinal adquirida**, com todas ou algumas das características clínicas associadas descritas anteriormente, ocorre também como uma manifestação secundária do linfoma do intestino delgado ou retroperitoneal, de outros tumores retroperitoneais, da tuberculose, da sarcoidose, da pancreatite crônica e da fibrose retroperitoneal.

O Espru Tropical Está Relacionado à Deficiência de Folato

O espru tropical é uma doença pouco compreendida, de causa obscura, que é endêmica em certas áreas tropicais e se caracteriza por má absorção progressivamente mais acentuada e deficiência nutricional. A cura, ou pelo menos uma melhora dos sintomas, acompanha habitualmente o tratamento com tetraciclina oral e ácido fólico. A causa do espru tropical não é conhecida. Alguns estudos sugerem que a **contaminação de longa duração do intestino com bactérias**, talvez cepas toxigênicas de *E. coli*, pode ser importante e que a **deficiência de folato** resultante pode desempenhar algum papel na perpetuação da lesão intestinal.

Os achados histológicos são variáveis, oscilando de um ligeiro alargamento e apagamento das vilosidades até uma mucosa completamente plana semelhante àquela observada no espru celíaco. A lesão morfológica no epitélio e a inflamação da lâmina própria em geral mantêm paralelismo com a gravidade das alterações nas vilosidades.

Tipicamente, esteatorréia, anemia e perda de peso são acompanhadas por manifestações progressivamente mais intensas de deficiências de ácido fólico e de vitamina B_{12} e hipoalbuminemia. Os achados laboratoriais incluem gordura fecal aumentada, absorção deteriorada de D-xilose, anemia megaloblástica e menor atividade das dissacaridases na mucosa intestinal.

A Enterite Actínica Resulta da Radioterapia

A irradiação abdominal pode causar dano transitório da mucosa do intestino delgado. Anorexia, cólicas abdominais e mudanças nos hábitos intestinais ocorrem com freqüência durante o transcorrer da radioterapia abdominal e os estudos laboratoriais nesses pacientes indicam má absorção de sais biliares e de dissacarídeos. As alterações histológicas transitórias no intestino delgado incluem encurtamento das vilosidades, maior celularidade da lâmina própria e edema submucoso.

Ocasionalmente, ocorre de fato dano actínico (por radiação) subagudo ou crônico, especialmente quando (1) a dose de radiação é muito alta, (2) segmentos do intestino delgado se tornam fixos como resultado das aderências pós-operatórias ou inflamatórias, (3) o suprimento sangüíneo para o intestino é comprometido ou (4) a radiação é combinada com agentes quimioterapêuticos que podem exacerbar o dano actínico.

As principais características histológicas do dano actínico subagudo e crônico do intestino delgado são semelhantes àquelas observadas em outros locais no trato gastrintestinal e incluem (1) ulceração mucosa, (2) tumefação e descolamento das células endoteliais das pequenas arteríolas na submucosa, (3) obliteração por rolhas de fibrina das luzes das arteríolas e (4) presença de grandes células espumosas debaixo da íntima. Surgem a seguir espessamento e fibrose da submucosa, juntamente com sinais de isquemia progressiva, até produzir um estreitamento.

OBSTRUÇÃO MECÂNICA

A obstrução mecânica à passagem do conteúdo intestinal pode ser causada por (1) uma massa luminal, (2) uma lesão intrínseca da parede intestinal ou (3) compressão extrínseca.

INTUSSUSCEPÇÃO: Esta é uma forma de obstrução intraluminal do intestino delgado na qual um segmento do intestino (intussuscepto) faz protrusão distal para dentro de uma porção externa circundante (intussuscipiente). Esta condição constitui habitualmente um distúrbio de lactentes ou crianças pequenas, nos quais ocorre sem uma causa conhecida. Em adultos, o ponto guia de uma intussuscepção é habitualmente uma lesão da parede intestinal, como um divertículo de Meckel ou um tumor. Depois que o ponto guia fica aprisionado no intussuscipiente, a peristalse impulsiona o intussuscepto para a frente. Além da obstrução intestinal aguda, a intussuscepção comprime o suprimento sangüíneo para o intussuscepto, que pode ficar infartado. Se a obstrução não for eliminada espontaneamente, o tratamento demanda uma cirurgia.

VÓLVULO: Esta é a causa de um abdome agudo e constitui um exemplo de obstrução intestinal na qual um segmento do intestino roda sobre seu mesentério, torcendo dessa forma o intestino e interrompendo habitualmente o suprimento sangüíneo. O vólvulo quase sempre é uma conseqüência de uma anormalidade congênita subjacente. A má rotação do intestino torna possível uma mobilidade excessiva das alças intestinais e predispõe ao **vólvulo do intestino médio**. Quando o ceco ou o cólon direito é revestido por mesentério em vez de ser retroperitoneal, o resultado pode ser um **vólvulo cecal**. Um cólon sigmóide extremamente longo, que ocorre ocasionalmente nos pacientes com constipação crônica idiopática, permite o surgimento de um **vólvulo sigmóide**.

ADERÊNCIAS: As cicatrizes fibrosas causadas por uma cirurgia precedente ou por uma peritonite causam obstrução por rotação ou angulação do intestino ou por compressão direta da luz.

HÉRNIAS: Alças de intestino delgado podem ser encarceradas em uma hérnia inguinal ou femoral, caso em que a luz pode ficar obstruída e o suprimento vascular comprometido. Também, porções do intestino podem ser encarceradas internamente por hérnias que representam defeitos congênitos ou adquiridos cirurgicamente no mesentério.

NEOPLASIAS

Os tumores do intestino delgado constituem menos de 5% de todos os tumores gastrintestinais.

Tumores Benignos

Adenomas

Os adenomas do intestino delgado são semelhantes àqueles do cólon. De conformidade com o componente predominante, os pólipos adenomatosos do intestino delgado podem ser tubulares, vilosos ou tubulovilosos. O adenoma viloso é raro no intestino delgado, ocorrendo habitualmente no duodeno, especialmente na região periampolar. Embora a maioria dos adenomas permaneçam benignos, alguns deles, especialmente o tipo viloso, sofrem transformação maligna. Os adenomas são assintomáticos com freqüência, porém o sangramento e a intussuscepção são complicações ocasionais.

Síndrome de Peutz-Jeghers

A síndrome de Peutz-Jeghers é um distúrbio hereditário autossômico dominante caracterizado por pólipos adenomatosos intestinais e pigmentação mucocutânea de melanina, que é particularmente evidente na face, na mucosa bucal, nas mãos, nos pés e nas áreas perianal e genital. Exceto pela pigmentação bucal, as lesões maculares semelhantes a sardas costumam desaparecer na puberdade. Os pólipos ocorrem mais comumente nas regiões proximais do intestino delgado, mas às vezes são observados no estômago e no cólon. Em geral os pacientes apresentam sintomas de obstrução ou de intussuscepção; em até uma quarta parte dos casos, porém, o diagnóstico é sugerido pela pigmentação em uma pessoa quanto ao resto assintomática.

A síndrome de Peutz-Jeghers está associada com mutações que inativam um gene (*LKB1*) no cromossomo 19p que codifica uma proteína quinase. Os portadores do gene defeituoso correm também um maior risco de cânceres da mama, do pâncreas, do testículo e do ovário.

Os pólipos da síndrome de Peutz-Jeghers são hamartomas. Ao exame histológico, uma rede ramificada de fibras musculares lisas em continuidade com a muscular da mucosa sustenta o epitélio glandular do pólipo (Fig. 13.36). Os pólipos de Peutz-Jeghers em geral são considerados benignos, porém 3% dos pacientes desenvolvem adenocarcinoma, apesar de não ser necessariamente nos pólipos hamartomatosos.

Tumores Estromais Gastrintestinais

Os TEGI ocorrem em todos os níveis do intestino delgado, porém são mais comuns no jejuno. Crescem como massas intramurais cobertas por mucosa intacta e são semelhantes àqueles observados em outras localizações. A obstrução intestinal é incomum, porém o vólvulo pode constituir uma complicação.

Lipomas

Os lipomas ocorrem através de toda a extensão do intestino delgado, porém são mais comuns no íleo distal. Embora na maioria assintomáticos, esses tumores submucosos podem adquirir grandes dimensões e produzir obstrução intestinal, habitualmente como resultado da intussuscepção. A mucosa suprajacente pode ficar ulcerada e sangrar.

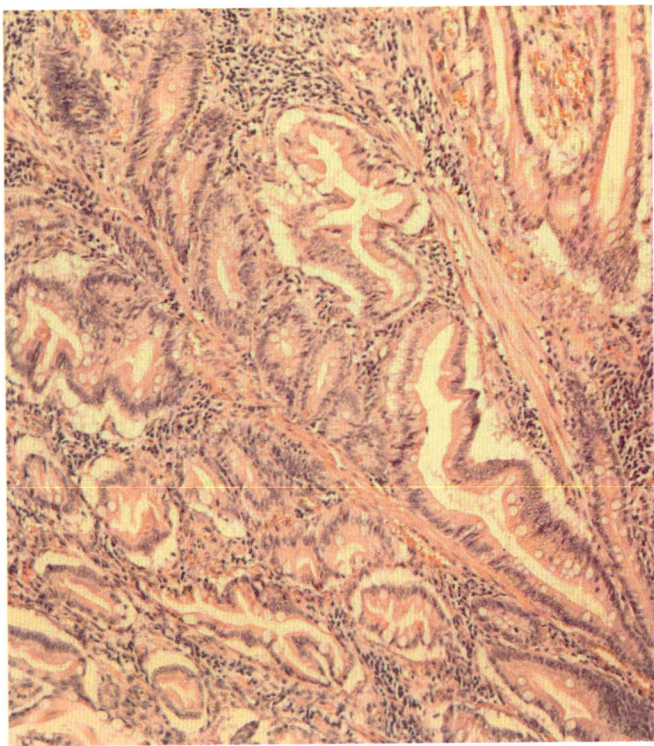

FIGURA 13.36
Pólipo de Peutz-Jeghers. Neste pólipo hamartomatoso, o epitélio glandular, constituído por células caliciformes e células absortivas, é sustentado por uma rede de músculo liso.

Os Tumores Malignos do Intestino Delgado São Incomuns

Adenocarcinoma

Epidemiologia: Embora o adenocarcinoma do intestino delgado represente uma proporção mínima de todos os tumores gastrintestinais, constitui metade de todos os tumores malignos do intestino delgado. A maioria dos adenocarcinomas fica localizada no duodeno e jejuno. A maioria ocorre em pessoas de meia-idade e existe uma moderada predominância do sexo masculino. Curiosamente, a variação geográfica na incidência do adenocarcinoma do intestino delgado se correlaciona com aquela do câncer do cólon, porém não com aquela do câncer gástrico.

Um fator de risco para adenocarcinoma é a doença de Crohn do intestino delgado. A média etária para o aparecimento de um adenocarcinoma do intestino delgado é 10 anos mais jovem que a média nos pacientes com doença de Crohn, e o câncer tende a ocorrer na mesma área das lesões inflamatórias, ou seja, no íleo. A polipose adenomatosa familial, a síndrome do câncer colorretal não-polipose hereditária (síndrome de Lynch) e a doença celíaca são fatores de risco adicionais.

Patologia e Manifestações Clínicas: O adenocarcinoma do intestino delgado pode ser polipóide ou ulcerativo ou simplesmente anular e estenosante. Além de causar obstrução intestinal diretamente, um tumor polipóide pode constituir o ponto guia de uma intussuscepção. Os adenocarcinomas têm origem no epitélio das criptas e não nas vilosidades e, portanto, são semelhantes aos cânceres colorretais.

Os sintomas de adenocarcinoma do intestino delgado são comumente aqueles de uma obstrução intestinal progressiva. O sangramento oculto é comum e, com freqüência, resulta em anemia ferropriva. O adenocarcinoma do duodeno pode acometer a papila de Vater, caso em que é denominado *carcinoma ampolar*. Este tumor causa icterícia obstrutiva ou pancreatite. Na época em que o paciente se torna sintomático, a maioria dos adenocarcinomas já terá metastatizado para os linfonodos locais e a sobrevida global de 5 anos é inferior a 20%. Essa neoplasia é a segunda causa mais comum de morte nos pacientes com polipose adenomatosa familial.

Linfoma Intestinal Primário

O linfoma primário tem origem nos nódulos do tecido linfóide presente normalmente na mucosa e na submucosa superficial, denominado de tecido linfóide associado à mucosa (MALT, *mucosa-associated lymphoid tissue*). O linfoma representa o segundo tumor maligno mais comum do intestino delgado nos países industrializados, onde é responsável por cerca de 15% de todos os cânceres do intestino delgado. Em contrapartida, outro tipo de linfoma primário engloba mais de dois terços de todos os cânceres do intestino delgado nos países subdesenvolvidos. A última variedade de linfoma intestinal foi descrita originalmente nas populações mediterrâneas, porém já ficou claro que se distribui por todas as áreas mais pobres do mundo. Levando-se em conta que esses dois tipos de linfoma possuem características epidemiológicas, clínicas e patológicas distintas, eles são rotulados, respectivamente, como tipo ocidental e variedade mediterrânea.

A causa do linfoma primário do intestino delgado é desconhecida, porém uma associação com a doença celíaca já foi bem documentada, ocorrendo em até uma décima parte dos pacientes com linfoma primário. Admite-se que a ativação persistente dos linfócitos no intestino está relacionada ao surgimento subseqüente de linfoma de células T. Entretanto, apesar de em geral uma dieta isenta de glúten conseguir melhorar o componente inflamatório da enteropatia, o linfoma de células T ainda pode ocorrer.

O risco de linfoma intestinal aumenta também nas condições que favoreçam o surgimento de linfoma nodal, particularmente a imunodeficiência após o tratamento com agentes imunossupressivos.

LINFOMA MEDITERRÂNEO: O linfoma mediterrâneo ocorre tipicamente em países pobres em homens jovens com um baixo estado sócio-econômico; portanto, alguns pesquisadores admitem que possui uma causa ambiental. **Esta neoplasia esteve associada com um distúrbio proliferativo dos linfócitos B intestinais que secretam a cadeia pesada de imunoglobulina A sem cadeias leves, denominada** *doença da cadeia α pesada*. O linfoma mediterrâneo e a doença da cadeia α são considerados o mesmo distúrbio, denominado *doença imunoproliferativa do intestino delgado*.

O linfoma intestinal mediterrâneo acomete predominantemente o duodeno e o jejuno proximal. Um longo segmento de intestino delgado, ou até mesmo todo ele, é afetado caracteristicamente. O linfoma é observado tipicamente como uma infiltração difusa da mucosa e submucosa por linfócitos plasmacitóides ou plasmócitos (Fig. 13.37). A infiltração linfomatosa da mucosa acarreta atrofia mucosa e má absorção severa.

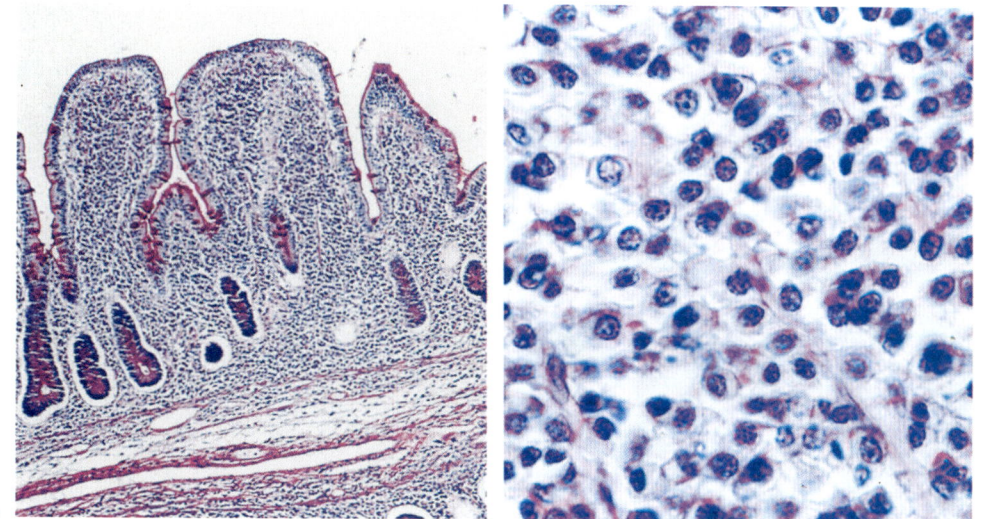

FIGURA 13.37
Linfoma intestinal mediterrâneo. A. As vilosidades são curtas e embotadas e a lâmina própria está cheia com células linfóides. As células caliciformes são vermelhas com a coloração pelo ácido periódico-Schiff. B. Uma vista com grande aumento de A mostra linfócitos plasmacitóides neoplásicos.

LINFOMA INTESTINAL TIPO OCIDENTAL: Este distúrbio afeta habitualmente adultos com mais de 40 anos de idade e crianças com menos de 10 anos de idade. É mais comum no íleo, onde é visualizado como (1) uma massa fungiforme que se projeta para dentro da luz, (2) uma lesão ulcerada elevada, (3) um espessamento segmentar difuso da parede intestinal ou (4) nódulos mucosos semelhantes a placas. Como resultado, a obstrução intestinal, a intussuscepção e a perfuração são complicações importantes. O sangramento oculto é comum, porém a hemorragia aguda maciça também pode ocorrer. Microscopicamente são encontradas todas as variedades de linfoma maligno. Quando existe disseminação extra-intestinal, a taxa de sobrevida em 5 anos é inferior a 10%.

Dor abdominal crônica, diarréia e baqueteamento dos dedos são os sinais clínicos mais freqüentes de linfoma intestinal. Diarréia e perda de peso refletem a má absorção subjacente. Os pacientes com linfoma mediterrâneo costumam sobreviver por um maior período que aqueles com o tipo ocidental de linfoma.

Tumor Carcinóide (Tumores Neuroendócrinos)

Os tumores carcinóides do trato gastrintestinal podem secretar todos os peptídios e as aminas produzidos por seus congêneres normais, com o mais comum sendo a serotonina. **Os tumores carcinóides são responsáveis por cerca de 20% de todos os tumores malignos do intestino delgado.** A maioria dos tumores carcinóides é encontrada incidentalmente no apêndice e a maioria dos casos restantes ocorre no íleo. Curiosamente, 2% dos tumores carcinóides do intestino delgado têm origem em um divertículo de Meckel.

Todos os tumores carcinóides são considerados tumores com um baixo potencial maligno. Em geral, o potencial maligno dos tumores carcinóides intestinais parece estar relacionado ao seu tamanho. Aqueles com menos de 1 cm de diâmetro só raramente são malignos, 50% daqueles entre 1 e 2 cm de diâmetro metastatizam e 80% daqueles com mais de 2 cm de diâmetro metastatizam.

Os tumores carcinóides do trato gastrintestinal, especialmente aqueles do intestino delgado, são multicêntricos com bastante freqüência; isto é, surgem múltiplos tumores primários, tanto simultaneamente quanto em épocas diferentes. Eles são observados também em associação com a síndrome de neoplasia endócrina múltipla (NEM), mais comumente com o tipo I. Como as células neuroendócrinas são extremamente comuns, os tumores carcinóides são encontrados em uma ampla variedade de outras localizações, incluindo pâncreas, brônquio, ovário e testículo.

 Patologia: Macroscopicamente, os pequenos tumores carcinóides se manifestam como nódulos submucosos cobertos por mucosa intacta. Os grandes carcinóides podem crescer segundo um padrão polipóide, intramural ou anular (Fig. 13.38A) e, com freqüência, sofrem ulceração secundária. A superfície de corte é resistente e de coloração branca a amarelada. À medida que aumentam de volume, os tumores carcinóides invadem a camada muscular e penetram a serosa, causando com freqüência uma reação desmoplásica conspícua. Essa fibrose é responsável pelas aderências peritoneais e pela torção do intestino, que pode resultar em obstrução intestinal.

Microscopicamente, as neoplasias aparecem como ninhos, cordões e rosetas de pequenas células arredondadas e uniformes (ver Fig. 13.38B). Ocasionalmente são encontradas também estruturas semelhantes a glândulas. Os núcleos exibem uma extraordinária regularidade e as mitoses são raras. Um citoplasma eosinofílico abundante contém grânulos citoplásmicos, que pela microscopia eletrônica são tipicamente do tipo neurossecretório. Os carcinóides de células caliciformes ou os tumores adenocarcinóides exibem diferenciação glandular. Esses tumores apresentam uma taxa mais alta de comportamento agressivo que os carcinóides típicos.

Os tumores carcinóides metastatizam primeiro para os linfonodos regionais. Subseqüentemente, a disseminação hematogênica produz metástases em locais distantes, particularmente no fígado.

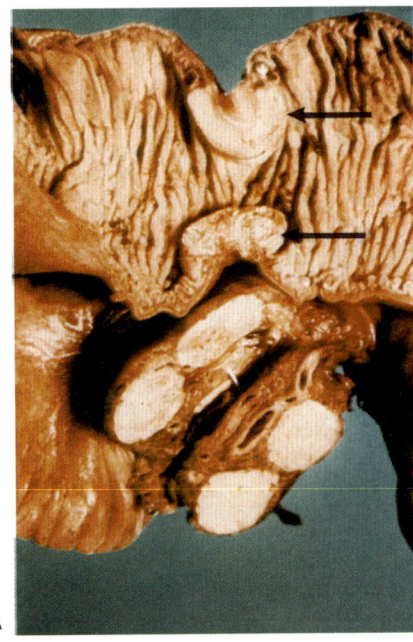
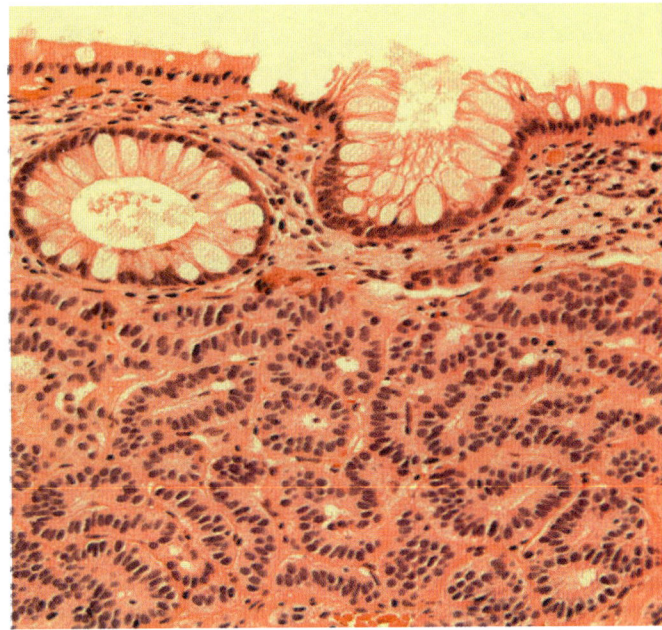

FIGURA 13.38
Tumor carcinóide do intestino delgado. A. Um tumor carcinóide anular dividido ao meio (*setas*) produz constrição da luz do intestino delgado. As metástases para os linfonodos são evidentes. **B.** Uma fotomicrografia da lesão em A demonstra cordões de pequenas células uniformes e arredondadas.

Manifestações Clínicas: A síndrome carcinóide é uma condição clínica ímpar que caracteriza os tumores carcinóides. O distúrbio é causado pela liberação de uma ampla variedade de produtos tumorais ativos. Até certo ponto a maioria dos carcinóides é funcional, porém esta síndrome ocorre habitualmente apenas nos pacientes com extensas metástases hepáticas. **Os sintomas clássicos da síndrome carcinóide incluem diarréia (com freqüência o sintoma mais perturbador), rubor episódico, broncoespasmo, cianose, telangiectasia e lesões cutâneas.** Metade dos pacientes possui também doença valvular cardíaca do lado direito. Admite-se que a diarréia seja causada pela serotonina.

Após ser liberada e lançada no sangue, a serotonina é metabolizada para ácido 5-hidroxiindolacético (5-HIAA) pela monoamina-oxidase seja no tumor, seja em outros tecidos. A presença de 5-HIAA na urina constitui um teste diagnóstico para a síndrome carcinóide. Enquanto o fígado, o pulmão e o cérebro possuem todos altos níveis de atividade da monoamina-oxidase e (presumivelmente) das enzimas que inativam outras secreções tumorais, o lado direito do coração fica exposto aos efeitos globais dos derivados tumores que foram liberados e lançados na veia cava a partir das metástases hepáticas. Como resultado, ocorre fibrose endocárdica, provavelmente como uma reação ao dano endotelial. Formam-se placas fibrosas sobre as valvas tricúspide e pulmonar, o endocárdio das câmaras cardíacas do lado direito, a veia cava, o seio coronário e a artéria pulmonar. **A distorção das valvas resulta em estenose pulmonar e regurgitação tricúspide.**

Tumores Estromais Gastrintestinais Malignos

Os critérios diagnósticos aplicados aos TEGI do intestino delgado são os mesmos utilizados para os tumores em outras localizações do trato gastrintestinal.

Tumores Metastáticos

Os tumores malignos mais comuns que acometem o intestino delgado são metastáticos. O câncer de órgãos adjacentes (p. ex., estômago, pâncreas ou cólon) pode propagar-se para o intestino delgado por extensão direta. Os cânceres do pulmão e dos órgãos genitais femininos e os melanomas são os locais primários mais freqüentes de metástases para o intestino delgado. O acometimento secundário do intestino delgado por linfoma sistêmico pode simular o carcinoma metastático. Os tumores metastáticos submucosos solitários podem ser confundidos facilmente com um câncer primário e os sintomas podem ser indiferenciáveis.

PNEUMATOSE CISTÓIDE INTESTINAL

A pneumatose cistóide intestinal é um distúrbio incomum no qual numerosas bolsas de gás são encontradas na parede de qualquer segmento do trato gastrintestinal. A maioria dos casos está associada com uma doença gastrintestinal subjacente, incluindo obstrução intestinal, úlcera péptica, doença de Crohn, isquemia mesentérica, vólvulo e enterocolite necrosante neonatal. Alguns casos estão associados com doença pulmonar obstrutiva crônica ou ventilação mecânica. A pneumatose em adultos em geral é benigna, dependendo da doença subjacente. Entretanto, a pneumatose intestinal associada com enterite necrosante neonatal comporta uma alta mortalidade.

A causa da pneumatose intestinal depende das condições associadas. Uma falha mecânica na continuidade da mucosa permite a entrada de ar da luz para a submucosa. Como alternativa, o gás pode ser um produto da ação bacteriana, particularmente na enterocolite necrosante neonatal. A dissecção das bolhas de ar ao longo do mesentério é comum nos pacientes com doença pulmonar obstrutiva ou ventilação mecânica.

Patologia: Macroscopicamente, os cistos aparecem como bolhas debaixo da serosa do intestino e a parede intestinal transmite uma sensação esponjosa. Em alguns casos, os cistos de ar estão localizados principalmente na submucosa, caso em que a superfície de corte da parede intestinal parece possuir o aspecto de favo de mel. Os cistos variam de alguns milímetros a vários centímetros de diâmetro. Os cistos podem ocorrer também no estômago e no mesentério. O exame microscópico revela espaços císticos na submucosa ou debaixo da serosa, que são revestidos freqüentemente por grandes macrófagos e células gigantes multinucleadas.

 Manifestações Clínicas: Muitos casos são encontrados durante uma pesquisa de sintomas que não estão relacionados à pneumatose. Alguns pacientes apresentam diarréia episódica. Existe com freqüência sangue nas fezes e o sangramento retal pode ser rutilante. Quando a pneumatose intestinal constitui uma complicação da enterocolite necrosante neonatal, a perfuração intestinal e a peritonite são freqüentes, porém essas complicações são raras em adultos.

Os cistos de gás podem desaparecer espontaneamente ou podem persistir por anos. O alívio dos sintomas pode ser obtido pela inalação de oxigênio ou pelo tratamento com metronidazol.

Intestino Grosso

ANATOMIA

O intestino grosso, definido como a porção do trato gastrintestinal que vai da válvula ileocecal até o ânus, tem 90 a 125 cm de comprimento nos adultos e inclui o cólon e o reto. A parte proximal compartilha uma origem embrionária comum com o intestino delgado, com ambos derivando do intestino médio embrionário e sendo irrigados pela artéria mesentérica superior. A metade distal do intestino grosso é embriologicamente distinta. Deriva do intestino posterior embrionário, é irrigado pela artéria mesentérica inferior e funciona principalmente como órgão de armazenamento.

CARACTERÍSTICAS MACROSCÓPICAS: O intestino grosso é dividido tradicionalmente em seis regiões em uma seqüência que prossegue distalmente a partir da válvula ileocecal: (1) ceco, (2) cólon ascendente, (3) cólon transverso, (4) cólon descendente, (5) cólon sigmóide e (6) reto. A curva (ângulo) entre os cólons ascendente e transverso no quadrante superior direito é denominada **flexura hepática** e aquela entre os segmentos transverso e descendente no quadrante superior esquerdo é denominada *flexura esplênica*. O calibre da luz diminui progressivamente do ceco até o cólon sigmóide.

Como o intestino delgado, o cólon é dotado com camadas musculares externa longitudinal e interna circular. Entretanto, no cólon, o músculo longitudinal possui três feixes separados, denominados *tênias do cólon*. As evaginações da parede colônica entre as tênias, denominadas *haustros*, aparecem como saculações externas. Os apêndices omentais são pequenas massas serosas de gordura, revestidas por peritônio. O apêndice vermiforme começa no ápice do ceco e termina como um tubo cego; tem em média cerca de 8 cm de comprimento, porém mede ocasionalmente até 20 cm.

A válvula ileocecal funciona como um esfíncter destinado a regular o fluxo do conteúdo intestinal para dentro do ceco. Entretanto, trata-se de um esfíncter incompetente e o refluxo do conteúdo cecal para dentro do íleo é habitual. O esfíncter interno do canal anal se continua com o músculo liso colônico. O esfíncter anal externo, o principal mecanismo pelo qual é mantida a continência do intestino, circunda o canal anal com uma camada de músculo esquelético. A superfície mucosa do intestino grosso possui dobras proeminentes, que são menos pronunciadas no reto.

CARACTERÍSTICAS MICROSCÓPICAS: Histologicamente, a superfície da mucosa colônica é plana e pontilhada por numerosas depressões, denominadas *criptas de Lieberkuhn*. A mucosa da superfície das criptas é revestida por um epitélio colunar alto. O epitélio superficial consiste principalmente em células colunares simples e algumas células caliciformes. As criptas são revestidas principalmente por células caliciformes, exceto em suas bases, onde estão localizadas umas poucas células indiferenciadas e uma ampla variedade de células neuroendócrinas. As células indiferenciadas basais constituem a população de células reservas da mucosa colônica e exibem numerosas mitoses. As células mucosas migram das bases das criptas para a superfície luminal. A morte celular programada (apoptose) e a descamação das células mucosas contrabalançam a proliferação na manutenção da população de células epiteliais das criptas.

A lâmina própria da mucosa colônica contém linfócitos, plasmócitos, macrófagos e fibroblastos. Os eosinófilos também podem ser encontrados. Agregados linfóides interrompem a continuidade da muscular da mucosa e se estendem até a submucosa. A submucosa é semelhante àquela do intestino delgado, porém os canais linfáticos são muito menos proeminentes. Os linfáticos drenam para os nodos paracólicos na gordura serosa, os nodos intermediários localizados ao longo do trajeto dos vasos sangüíneos cólicos e os nodos centrais aglomerados perto da aorta. As inervações parassimpática e simpática terminam nos plexos submucoso de Meissner e mioentérico de Auerbach.

DISTÚRBIOS CONGÊNITOS

O Megacólon Congênito (Doença de Hirschsprung) Reflete a Ausência Segmentar de Células Ganglionares

A doença de Hirschsprung é um distúrbio no qual a dilatação colônica (Fig. 13.39) *resulta de um defeito na inervação do colorreto.* **A lesão consiste na ausência congênita de células ganglionares, na maioria dos casos na parede do reto** (Fig. 13.40). Em 25% dos casos as células ganglionares são deficientes nas porções mais proximais do cólon e, em circunstâncias raras, a lesão pode estender-se até o intestino delgado. Estima-se que a incidência do distúrbio seja de 1 em 5.000 nascimentos vivos, com 80% dos pacientes sendo homens.

 Patogenia: A patogenia da doença de Hirschsprung pode ser rastreada até uma interrupção da seqüência desenvolvimental que resulta na inervação do cólon. A migração caudal normal das células a partir da crista neural que eventualmente dá origem às células ganglionares intramurais é interrompida. Como o esfíncter anal interno demarca o término

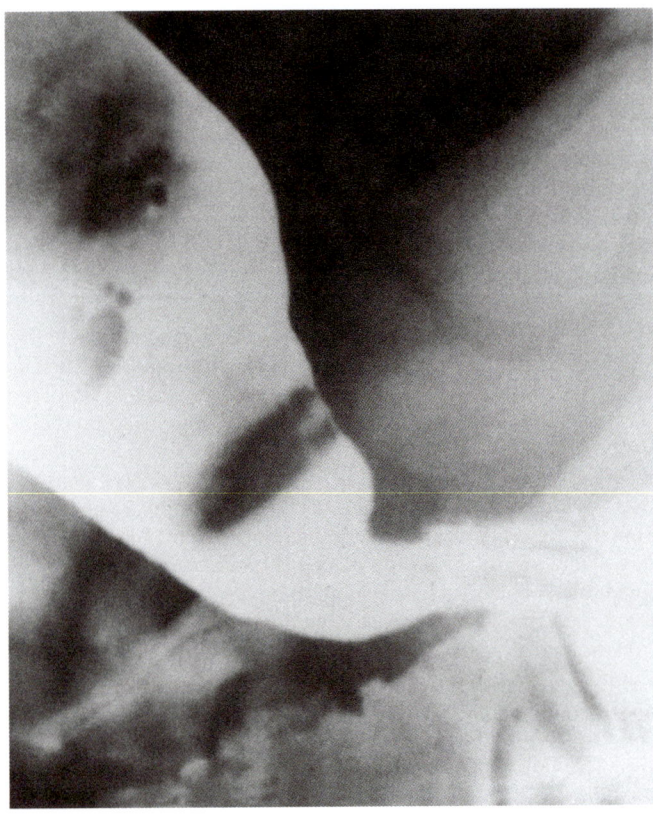

FIGURA 13.39
Doença de Hirschsprung. Uma radiografia contrastada mostra acentuada dilatação do cólon retossigmóide proximal ao reto estreitado.

dessa migração, o segmento aganglionar inclui sempre o reto e pode estender-se proximalmente por distâncias variáveis, dependendo do ponto onde param os neuroblastos primitivos. Já que o reto aganglionar e ocasionalmente o cólon adjacente estão permanentemente contraídos por causa da ausência de estímulos de relaxamento, o conteúdo fecal não consegue penetrar prontamente nessa área estenótica. O intestino proximal fica dilatado por causa da obstrução distal funcional.

A maioria dos casos de doença de Hirschsprung é esporádica, porém 10% dos casos são familiais. Metade dos casos familiais e 15% dos esporádicos estão associados com mutações gênicas inativantes do receptor RET de tirosina cinase no cromossomo 10q (ver síndrome NEM2, Cap. 21). Alguns casos envolvem mutações do gene para o receptor de endotelina-B. Finalmente, uns poucos casos da doença devem-se a mutações nos genes que codificam os ligantes para o receptor RET e o receptor de endotelina-B.

A incidência de megacólon congênito é 10 vezes mais alta que a taxa normal em lactentes com a **síndrome de Down**, e 2% dos pacientes com a síndrome de Down nascem com a doença de Hirschsprung. A maioria dos casos de aganglionose do cólon não é complicada por outras lesões, porém o distúrbio já foi relatado também em combinação com inúmeras outras anormalidades congênitas, incluindo anomalia dos rins e do trato urinário inferior, ânus imperfurado e defeito do septo ventricular.

 Patologia: O cólon e o reto na doença de Hirschsprung revelam um segmento contraído e espástico que corresponde à zona aganglionar. Proximalmente a esta área, o intestino se apresenta conspicuamente dilatado. O diagnóstico definitivo da doença de Hirschsprung é feito com base na ausência de células ganglionares em uma amostra de biopsia retal. Além disso, existe um impressionante aumento nas fibras nervosas colinérgicas não-mielinizadas na submucosa e entre as camadas musculares (hiperplasia neural). A ausência de células ganglionares resulta em acúmulo da enzima acetilcolinesterase e de acetilcolina. A demonstração histoquímica desta enzima, que não é visualizada na mucosa retal normal, realça a confiabilidade do diagnóstico baseado em biopsia retal. A displasia neuronal possui características da doença de Hirschsprung, porém as células ganglionares, apesar de serem histopatologicamente anormais, estão presentes. Curiosamente, como a acalasia, que é causada pela destruição das células ganglionares esofagianas, a doença de Chagas pode causar um megacólon aganglionar.

 Manifestações Clínicas: A doença de Hirschsprung é a causa mais comum de obstrução intestinal congênita. Os sinais clínicos consistem na eliminação retardada de mecônio pelo recém-nascido e no aparecimento de vômitos nos primeiros dias de vida. Em alguns casos, a obstrução intestinal com-

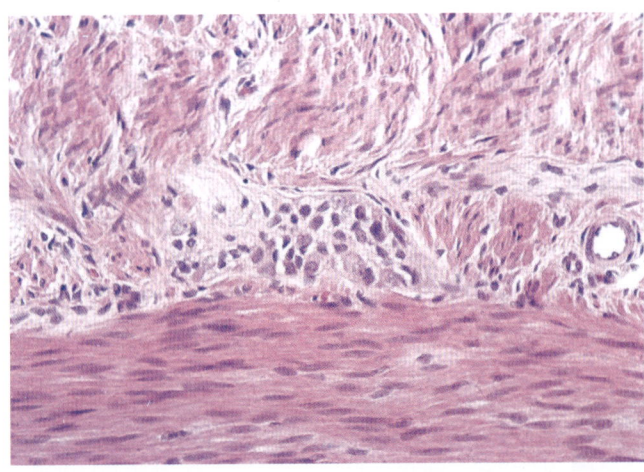
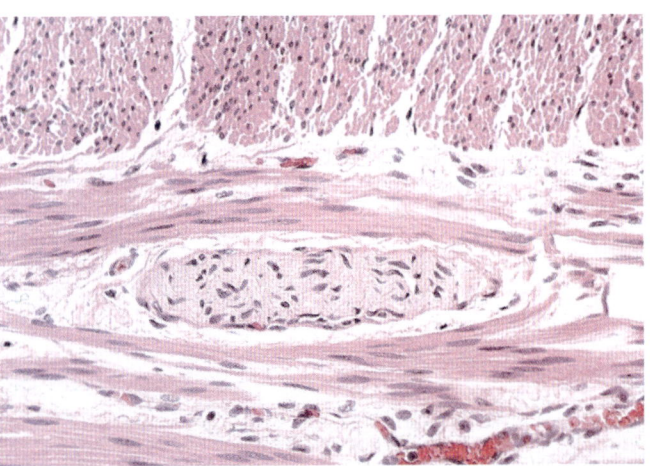

FIGURA 13.40
Doença de Hirschsprung. A. Uma fotomicrografia das células ganglionares da parede do reto. B. Uma amostra de biopsia retal de um paciente com doença de Hirschsprung mostra um nervo não-mielinizado no plexo mesentérico e ausência de células ganglionares.

pleta torna necessário o alívio cirúrgico imediato. Nas crianças que possuem curtos segmentos retais com ausência de células ganglionares e que apresentam uma obstrução apenas parcial, a constipação, a distensão abdominal e impactações fecais (fecalomas) caracterizam a evolução clínica.

A complicação mais séria do megacólon congênito é uma enterocolite, na qual a necrose e a ulceração afetam o segmento proximal dilatado do cólon e podem estender-se até o intestino delgado. O tratamento da doença de Hirschsprung consiste na remoção cirúrgica do segmento aganglionar e reconstrução.

O Megacólon Adquirido Costuma Refletir o Uso de Laxativos

O megacólon adquirido ocorre ocasionalmente em crianças e, com freqüência, possui um arcabouço psicogênico. Está associado também freqüentemente com constipação crônica e com o uso prolongado de laxativos ("cólon catártico"). Entretanto, alguns casos nos quais é demonstrada a presença de células ganglionares na biopsia retal começam na primeira infância e estão associados com incontinência fecal. A causa deste distúrbio aparentemente orgânico não é bem compreendida, porém admite-se que o distúrbio representa uma anormalidade funcional da motilidade colônica. O megacólon adquirido em adultos pode resultar de distúrbios que interferem na inervação do intestino ou na função do músculo liso. Os exemplos incluem neuropatia diabética, parkinsonismo, distrofia miotônica, esclerodermia, amiloidose e hipotireoidismo.

As Malformações Anorretais São Defeitos do Desenvolvimento

As malformações anorretais estão entre as anomalias mais comuns e variam de pequenos estreitamentos a defeitos sérios e complexos. Essas lesões resultam da interrupção do desenvolvimento da região caudal do intestino nos primeiros 6 meses da vida fetal. A classificação dessas anomalias se baseia na relação do intestino terminal com o músculo levantador do ânus. As classes são (1) deformidades altas ou acima do levantador, nas quais o intestino termina acima do assoalho pélvico; (2) deformidades intermediárias; e (3) deformidades baixas ou translevantador, nas quais o intestino termina abaixo do assoalho pélvico.

- **Agenesia anorretal e atresia retal** são deformidades acima do levantador.
- **Agenesia anal e estenose anorretal** são classificadas como deformidades intermediárias.
- O **ânus imperfurado** é uma deformidade baixa ou translevantador na qual a abertura é coberta por uma membrana cutânea atrás da qual existe mecônio visível. A **estenose anal** é uma variante do ânus imperfurado.
- As **fístulas** entre a malformação e a bexiga, a uretra, a vagina e a pele podem ocorrer em todos os tipos de anomalias anorretais.

INFECÇÕES

Muitas das principais infecções bacterianas e parasitárias que afetam o cólon, incluindo tuberculose e amebíase, são abordadas no Cap. 9 ou no contexto da diarréia infecciosa, na seção sobre intestino delgado. A maioria das demais doenças infecciosas é transmitida sexualmente e acomete a região anorretal, em geral em homossexuais masculinos. Elas incluem gonorréia, sífilis, linfogranuloma venéreo, herpes anorretal e verrugas venéreas (condiloma acuminado). Existe também uma alta incidência de infecções colônicas (p. ex., amebíase e shigelose) entre os pacientes imunossuprimidos. Neste último grupo e nos pacientes com transplante de medula óssea existe uma alta incidência de infecção por citomegalovírus e herpética do trato gastrintestinal.

A Colite Pseudomembranosa Acompanha o Tratamento Antibiótico

Colite pseudomembranosa é um termo genérico para uma doença inflamatória do cólon que se caracteriza por placas exsudativas sobre a mucosa.

 Patogenia: Após a introdução dos antibióticos no início da década de 1950, a administração desses fármacos, principalmente tetraciclina e cloranfenicol, foi reconhecida como sendo capaz de predispor a colite pseudomembranosa. O *Clostridium difficile*, que foi implicado também na enterocolite necrosante neonatal, é o organismo agressor. O organismo não é invasivo, mas produz toxinas que lesionam a mucosa colônica.

Outras condições predisponentes incluem várias doenças do cólon, o choque, as queimaduras, a uremia e a quimioterapia.

O mecanismo pelo qual o *C. difficile* se torna patogênico não é inteiramente claro. A alteração da flora fecal pelos antibióticos contribui. Apenas 2 a 3% dos adultos sadios são portadores desse organismo, enquanto 10 a 20% das pessoas que foram tratadas recentemente com antibióticos estão infectadas. Entretanto, o micróbio pode ser isolado das fezes de 95% dos pacientes com colite pseudomembranosa associada aos antibióticos.

 Patologia: Macroscopicamente, o cólon, particularmente a região retossigmóide, exibe placas amarelas elevadas com até 2 cm de diâmetro que aderem à mucosa subjacente (Fig. 13.41). A mucosa de permeio parece congestionada e edemaciada, porém não está ulcerada. Nos casos graves, as placas coalescem para formar pseudomembranas extensas. O exame microscópico das lesões revela necrose do epitélio superficial, que é considerada o evento patológico inicial. Sub-

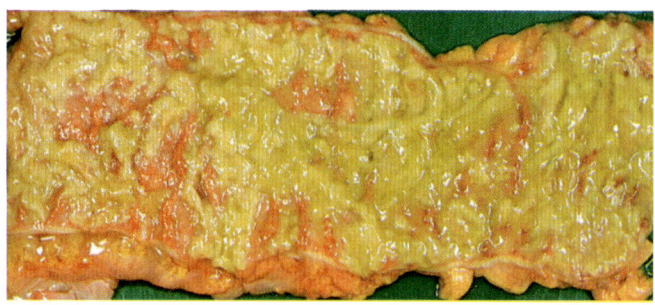

FIGURA *13.41*
Colite pseudomembranosa. A superfície mucosa do cólon é coberta por placas irregulares e elevadas constituídas por detritos necróticos e um exsudato inflamatório agudo.

seqüentemente, as criptas são rompidas e ampliadas por mucina e neutrófilos. A pseudomembrana consiste nos detritos das células epiteliais necróticas, muco, fibrina e neutrófilos.

Quando são acometidos tanto o intestino delgado quanto o intestino grosso, a condição é denominada *enterocolite pseudomembranosa*. As pseudomembranas são observadas ocasionalmente em outras infecções entéricas, como aquelas que envolvem *S. aureus*, *Candida*, bactérias invasivas e *E.coli* produtora de verotoxina. A doença intestinal isquêmica também pode mostrar pseudomembranas.

Manifestações Clínicas: As infecções com *C. difficile* associadas aos antibióticos são acompanhadas quase sempre por diarréia, porém na maioria dos casos o distúrbio não progride para colite. Nos pacientes que desenvolvem colite pseudomembranosa, além da diarréia se observa febre, leucocitose e cólicas abdominais. Na era pré-antibiótica, esta forma de colite representava um evento catastrófico, e muitos pacientes faleciam em horas ou dias em virtude do íleo e do choque irreversível. Atualmente, a colite pseudomembranosa, apesar de ainda ser uma doença grave, é controlada habitualmente com antibióticos e terapia hidreletrolítica de apoio.

A Enterocolite Necrosante Neonatal Complica a Prematuridade

A enterocolite necrosante é uma das emergências cirúrgicas adquiridas mais comuns em recém-nascidos. É particularmente comum em lactentes prematuros após a alimentação oral e admite-se que está relacionada principalmente com um evento isquêmico que envolve a mucosa intestinal, o qual é seguido por colonização bacteriana, habitualmente com *C. difficile*. As lesões variam desde aquelas da enterocolite pseudomembranosa típica até gangrena e perfuração do intestino.

DOENÇA DIVERTICULAR

Doença diverticular se refere a duas entidades: uma condição denominada *diverticulose* e uma complicação inflamatória denominada *diverticulite*.

A Diverticulose Reflete Fatores Ambientais e Estruturais

Diverticulose é uma herniação adquirida (divertículo) da mucosa e submucosa através das camadas musculares do cólon.

Epidemiologia: **A diverticulose exibe uma extraordinária variação geográfica,** sendo comum nas sociedades ocidentais e infreqüente na África, Ásia e países subdesenvolvidos. A diverticulose aumenta de freqüência com a idade. Cerca de 10% das pessoas nos países ocidentais são acometidas.

Patogenia: **A extraordinária variação na prevalência da diverticulose implica que fatores ambientais são os principais responsáveis pela doença.** As populações ocidentais consomem uma dieta na qual os carboidratos refinados e as carnes substituíram os grãos de vegetais crus, admitindo-se extensamente que a ausência de fibras indigeríveis predispõe de alguma forma à formação dos divertículos nas pessoas suscetíveis. A esse respeito, a massa fecal mais volumosa nas pessoas que ingerem uma dieta rica em fibras reduz a motilidade espontânea e a pressão intraluminal no cólon.

PRESSÃO INTRALUMINAL AUMENTADA: De acordo com a hipótese das fibras, a falta de resíduos dietéticos na dieta ocidental acarreta contrações intestinais sustentadas e um conseqüente aumento na pressão intraluminal. Admite-se que a pressão aumentada por períodos prolongados resulta em herniação das túnicas superficiais do cólon através das camadas musculares e penetrando na serosa.

DEFEITOS NA PAREDE DO CÓLON: Além da pressão, são necessários defeitos na parede do cólon para que ocorra a formação de um divertículo. O músculo circular do cólon é interrompido por fendas de tecido conjuntivo nos locais de penetração dos vasos nutrientes que irrigam a submucosa e a mucosa. Nas pessoas de idade avançada, esse tecido conjuntivo perde sua resiliência e, portanto, sua resistência aos efeitos da pressão intraluminal aumentada. Este conceito é apoiado pelas observações de que as pessoas com distúrbios hereditários do tecido conjuntivo (p. ex., síndrome de Marfan, síndrome de Ehlers-Danlos) adquirem uma diverticulose precoce, principalmente do intestino delgado.

Patologia: As estruturas anormais que caracterizam a diverticulose não são divertículos verdadeiros, que contêm todas as camadas da parede intestinal, mas sim pseudodivertículos, nos quais apenas a mucosa e a submucosa herniaram através das camadas musculares. O cólon sigmóide é afetado em 95% dos casos, porém a diverticulose pode afetar qualquer segmento do cólon, incluindo o ceco. Os divertículos variam em número desde uns poucos até várias centenas. A maioria aparece em fileiras paralelas entre as tênias mesentérica e lateral. Os divertículos, que medem até 1 cm em sua maior dimensão, estão conectados à luz intestinal por colos de comprimento e calibre variáveis. A parede muscular do cólon afetado é consistentemente espessada.

Ao exame microscópico, um divertículo é visualizado caracteristicamente como uma estrutura semelhante a um frasco que se estende da luz através das camadas musculares (Fig. 13.42). A parede do divertículo está em continuidade com a mucosa superficial e, portanto, exibe um epitélio e uma submucosa. A base do divertículo é formada por tecido conjuntivo da serosa.

Manifestações Clínicas: **A diverticulose em geral é assintomática e 80% das pessoas afetadas continuam sem sintomas.** Muitos pacientes com diverticulose se queixam de dor abdominal em cólica episódica. Tanto a constipação quanto a diarréia, às vezes em alternância, podem ocorrer, com a flatulência sendo comum. **O sangramento súbito, indolor e abundante a partir dos divertículos colônicos** constitui uma causa de hemorragia gastrintestinal baixa séria nos idosos, ocorrendo em até 5% das pessoas com diverticulose. A perda crônica de sangue pode resultar em anemia.

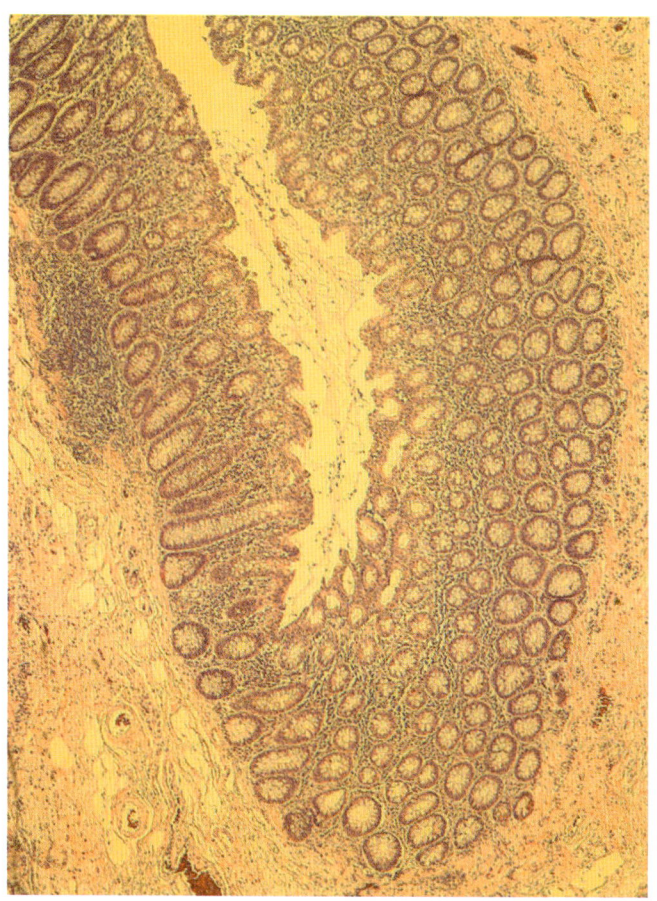

FIGURA 13.42
Diverticulose do cólon. A mucosa herniada se estende através das camadas musculares da parede.

Diverticulite se Refere à Inflamação na Base de um Divertículo

A diverticulite resulta presumivelmente da irritação causada pelo material fecal retido. Embora a maioria das pessoas com diverticulose continue assintomática, em 10 a 20% dos casos a diverticulite sobrevém em algum momento em suas vidas.

 Patologia: A diverticulite produz inflamação da parede do divertículo, evento que pode resultar em perfuração e na liberação das bactérias fecais para dentro dos tecidos peridiverticulares. Em geral, o abscesso resultante é contido pelos apêndices omentais e pelo tecido pericolônico, porém e raramente, a perfuração livre resulta em peritonite generalizada. A fibrose em resposta aos episódios repetidos de diverticulite pode acarretar uma constrição da luz do intestino, acarretando dessa forma obstrução colônica. Podem formar-se fístulas entre o cólon e os órgãos adjacentes, incluindo bexiga, vagina, intestino delgado e pele do abdome. As complicações adicionais incluem pileflebite e abscessos hepáticos.

 Manifestações Clínicas: Os sintomas mais comuns da diverticulite, em geral após uma perfuração microscópica ou macroscópica do divertículo, são a dor persistente no baixo ventre e a febre. As mudanças nos hábitos intestinais, que variam de diarréia a constipação, são freqüentes, enquanto a disúria indica irritação da bexiga. A maioria dos pacientes exibe hipersensibilidade no quadrante inferior esquerdo e uma massa nessa área é palpada com certa freqüência. A leucocitose constitui a regra. O tratamento antibiótico e as medidas de apoio conseguem controlar a diverticulite aguda, porém cerca de 20% dos pacientes acabam necessitando de intervenção cirúrgica.

DOENÇA INTESTINAL INFLAMATÓRIA

Doença intestinal inflamatória é um termo que descreve duas doenças: doença de Crohn e colite ulcerativa. Em geral esses dois distúrbios são suficientemente diferentes para poderem ser distinguidos claramente, porém possuem certas características em comum. Apesar dessas semelhanças, a doença de Crohn e a colite ulcerativa possuem evoluções clínicas e histórias naturais diferentes.

A Doença de Crohn É uma Inflamação Transmural Segmentar do Intestino

A doença de Crohn é uma doença inflamatória crônica transmural que pode afetar qualquer parte do trato digestivo, mas que ocorre principalmente no intestino delgado distal e, ocasionalmente, no cólon direito. Foi designada variadamente de *ileíte terminal* e *ileíte regional* quando acomete principalmente o íleo, e *colite granulomatosa* e *colite transmural* quando afeta principalmente o cólon. **A doença de Crohn pode acometer qualquer parte do trato gastrintestinal e até mesmo os tecidos extra-intestinais.**

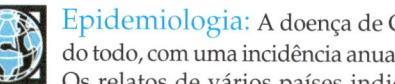 Epidemiologia: A doença de Crohn ocorre no mundo todo, com uma incidência anual de 0,5 a 5 por 100.000. Os relatos de vários países indicam que a incidência aumentou drasticamente no transcorrer dos últimos 30 anos. A doença aparece habitualmente em adolescentes ou adultos jovens, sendo mais comum entre as pessoas de origem européia, com uma freqüência consideravelmente mais alta em judeus. Existe uma ligeira predominância feminina (1,6:1).

 Patogenia: Os estudos epidemiológicos, particularmente as taxas de concordância em pares de gêmeos e irmãos, implicam enfaticamente uma suscetibilidade genética na patogenia da doença de Crohn. Uma história familial de doença intestinal inflamatória é mais comum na doença de Crohn que na colite ulcerativa. Um hipotético *locus* de suscetibilidade para a doença de Crohn foi atribuído à região centromérica do cromossomo 16, pelo menos em pacientes não-judeus. Outros *loci* de suscetibilidade podem estar localizados nos cromossomos 3, 7 e 12. As mutações *NOD2* e *CARD15* determinam a doença ileal, e o padrão clínico da doença de Crohn foi vinculado a genótipos específicos. A doença de Crohn só raramente foi descrita tanto no marido quanto na esposa, fato esse que sugere que fatores ambientais isoladamente não são suficientes para causar a doença. Curiosamente, o fumo esteve associado com doença de Crohn, enquanto a colite ulcerativa é nitidamente incomum em fumantes. Vários agentes infecciosos foram sugeridos como possíveis agentes causais. As bactérias que foram cultivadas a partir do tecido acometido pela doença de Crohn incluem uma variante de *Pseudomonas* e micobactérias atípicas. A flora bacteriana que pode desempenhar algum papel na doença de Crohn não parece estar envolvida na colite ulcerativa.

Vários estudos mostraram deterioração da imunidade de mediação celular nos pacientes com doença de Crohn. Alguns pesquisadores sugeriram uma maior atividade das células T supressoras e outros alegaram uma função fagocítica deprimida.

A possibilidade de que a doença de Crohn possa ser causada por um dano de mediação imune do intestino é sugerida pela natureza crônica e recorrente da inflamação e pela ocorrência de manifestações sistêmicas que estão associadas freqüentemente com doenças auto-imunes. Nos últimos anos, a maioria dos estudos imunológicos se preocupou com o possível papel da citotoxicidade de mediação celular. Alguns estudos apóiam a hipótese de que as células T citotóxicas sensibilizadas para os antígenos bacterianos ou outros lesionam a parede intestinal. A esse respeito, a ciclosporina, um poderoso inibidor da imunidade de mediação celular que é usado amplamente para prevenir a rejeição dos órgãos transplantados, se revelou capaz de minorar os sintomas da doença de Crohn.

A produção de TNF-α aumenta *in vitro* nas células mucosas derivadas dos pacientes com doença de Crohn. Ainda mais, nesses pacientes, foi observada uma mudança no equilíbrio mucoso da produção de citocinas mediada por células T para TNF-α. Ainda mais importante, a administração de anticorpos anti-TNF-α aos pacientes com doença de Crohn proporciona uma remissão efetiva e rápida dos sintomas.

A corrente fecal parece ser de primordial importância na patogenia da doença de Crohn, conforme evidenciado por (1) os efeitos benéficos de uma derivação cirúrgica, (2) o padrão de recidiva pré-anastomótica nos pacientes com áreas anastomóticas látero-terminais e (3) a freqüência de lesões inflamatórias precoces (erosões aftóides) no epitélio em associação com tecido linfóide mucoso.

Patologia: Dois aspectos principais caracterizam a patologia da doença de Crohn e servem para diferenciá-la de outras doenças inflamatórias do trato gastrintestinal. Primeiro, a inflamação acomete habitualmente todas as camadas da parede intestinal e, portanto, recebe a designação de *doença inflamatória transmural*. Segundo, a inflamação do intestino é descontínua; isto é, segmentos do intestino inflamado são separados por intestino aparentemente normal.

É conveniente classificar a doença de Crohn em quatro amplos padrões macroscópicos, apesar de muitos pacientes não se enquadrarem com exatidão em nenhum deles. A doença acomete (1) principalmente o íleo e o ceco em cerca de 50% dos casos, (2) apenas o intestino delgado em 15%, (3) apenas o cólon em 20% e (4) principalmente a região anorretal em 15%. A doença do íleo e do ceco é mais freqüente em pessoas jovens; a colite é comum em pacientes mais idosos. A doença de Crohn é observada ocasionalmente no duodeno e estômago como um processo inflamatório agudo focal com ou sem granulomas. Mais raramente, ocorre no esôfago e na cavidade oral, quase sempre em associação com doença de Crohn do intestino delgado. Nas mulheres com doença de Crohn anorretal, a inflamação pode propagar-se até acometer a genitália externa.

A patologia macroscópica e microscópica da doença de Crohn é variável e pode incluir quase qualquer combinação de aspectos considerados característicos da doença. Ao exame macroscópico, o intestino parece espessado e edemaciado, o mesmo ocorrendo com o mesentério adjacente. Com freqüência, a gordura mesentérica se enrosca ao redor do intestino ("gordura rastejante"). Os linfonodos mesentéricos costumam apresentar-se aumentados, duros e unidos entre si. A luz intestinal é estreitada pelo edema nos casos iniciais e por uma combinação de edema e fibrose na doença de longa duração. Tumefação nodular, fibrose e ulceração da mucosa dão origem a um aspecto em "pedras de calçamento" (Fig. 13.43). Nos casos iniciais, as úlceras possuem um aspecto aftoso ou serpiginoso; a seguir, se tornam mais profundas e aparecem como fendas ou fissuras lineares.

A superfície de corte da parede intestinal mostra a natureza transmural da doença, com espessamento, edema e fibrose de todas as camadas. As alças acometidas do intestino delgado costumam tornar-se aderidas e as fístulas entre esses segmentos são freqüentes. Essas fístulas, presumivelmente um resultado tardio das úlceras murais profundas, também podem penetrar do intestino para o interior de outros órgãos, incluindo bexiga, útero, vagina e pele. A maioria das fístulas termina em bolsas cegas, formando cavidades de abscesso dentro da cavidade peritoneal, no mesentério ou nas estruturas retroperitoneais. As lesões no reto distal e no ânus podem produzir fístulas perianais, uma característica de apresentação bem conhecida da doença de Crohn.

Ao exame microscópico, a doença de Crohn aparece como um processo inflamatório crônico. Durante as fases iniciais da doença, a inflamação pode ficar confinada à mucosa e submucosa. São visualizadas pequenas ulcerações mucosas superficiais (úlceras aftosas), juntamente com edema mucoso e submucoso e um aumento no número de linfócitos, plasmócitos e macrófagos. A destruição da arquitetura mucosa, com alterações regenerativas nas criptas e distorção vilosa, é freqüente. A metaplasia pilórica e a hiperplasia das células de Paneth são comuns no intestino delgado e no duodeno. Subseqüentemente, são visualizadas longas úlceras profundas semelhantes a fissuras e a hialinização vascular e a fibrose se tornam evidentes.

A principal característica microscópica da doença de Crohn é representada por agregados linfóides nodulares transmurais, acompanhados por alterações proliferativas da muscular da mucosa e dos nervos dos plexos submucoso e mioentérico (Fig. 13.44). **Podem estar presentes granulomas distintos sem caseação, principalmente na submucosa.** Esses granulomas são indiferenciáveis daqueles da sarcoidose e consistem em agrega-

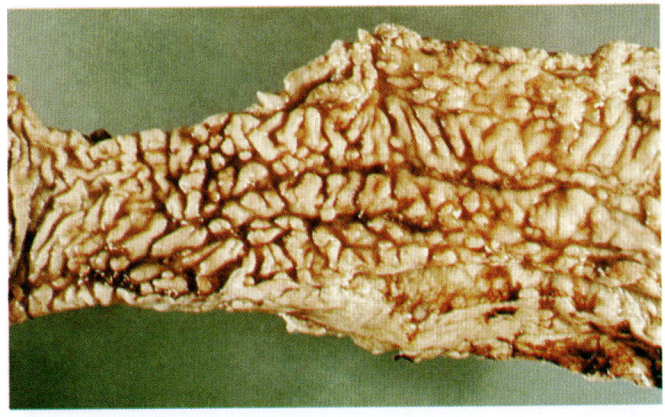

FIGURA *13.43*
Doença de Crohn. A superfície mucosa do cólon exibe um aspecto "em pedras de calçamento" devido à presença de ulcerações lineares e edema e inflamação do tecido de permeio.

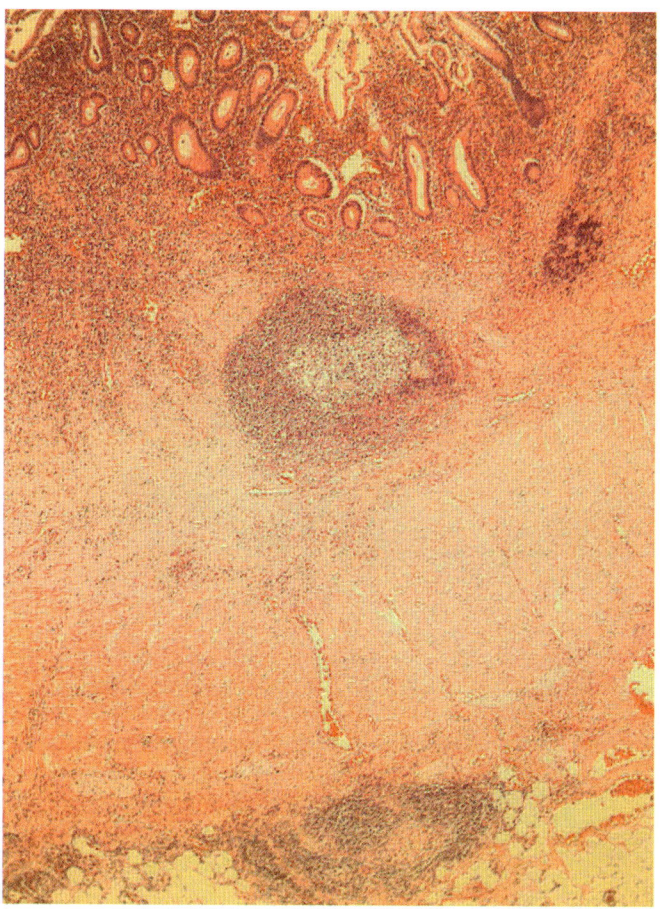

FIGURA 13.44
Doença de Crohn. Um corte do cólon mostra inflamação transmural com centros germinais e granulomas.

dos focais de células epitelióides, limitados vagamente por uma reborda de linfócitos. Podem estar presentes células gigantes multinucleadas e o centro dos granulomas exibe habitualmente material hialino e muito raramente necrose.

A presença de granulomas distintos constitui uma poderosa evidência a favor da doença de Crohn, porém sua ausência não exclui de forma alguma esse diagnóstico, pois menos de metade dos casos mostra os granulomas típicos.

As características patológicas da doença de Crohn são resumidas na Fig. 13.45.

 Manifestações Clínicas: As manifestações clínicas e a história natural da doença de Crohn são altamente variáveis e estão relacionadas com a localização anatômica da doença. Os sintomas mais freqüentes são **dor abdominal e diarréia,** que ocorrem em mais de 75% dos pacientes, e **febre** recorrente, evidente em 50%. Quando a doença acomete principalmente o íleo e o ceco, o início brusco pode simular a apendicite, e o diagnóstico de doença de Crohn é feito ocasionalmente pela primeira vez por ocasião da cirurgia abdominal. Se a doença acomete predominantemente o íleo, as principais características clínicas são dor no quadrante inferior direito, diarréia e febre intermitentes e, com freqüência, uma massa hipersensível no quadrante inferior direito do abdome. Nos casos de acometimento difuso do intestino delgado, a **má absorção** e a desnutrição podem ser as características principais. A má absorção dos lipídios também pode resultar da interrupção do ciclo êntero-hepático dos sais biliares, em virtude da doença ileal. A doença de Crohn do cólon produz **diarréia** e, às vezes, **sangramento colônico.** Em alguns pacientes, o principal local de acometimento é a região anorretal, e as fístulas anorretais recorrentes constituem o sinal de apresentação.

A obstrução intestinal e as fístulas são as complicações intestinais mais comuns da doença de Crohn. Ocasionalmente, ocorre perfuração livre do intestino. **O risco de câncer do intestino delgado aumenta em pelo menos três vezes nos pacientes com doença de Crohn, com essa doença predispondo também ao câncer colorretal.** Quando a doença de Crohn começa na segunda infância, sua principal manifestação pode ser o retardo de crescimento e do desenvolvimento físico. As complicações sistêmicas incluem também doença hepática (pericolangite, colangite esclerosante), colelitíase, cálculos de oxalato nos rins e amiloidose. As características inflamatórias extra-intestinais mais freqüentes ocorrem no olho (episclerite ou uveíte), nas articulações de tamanho médio (artrite) e na pele (eritema nodoso).

Não existe tratamento curativo para a doença de Crohn. Várias medicações são eficazes na supressão da reação inflamatória, incluindo corticosteróides, sulfassalazina, metronidazol, 6-mercaptopurina, ciclosporina e os anticorpos anti-TNF. A ressecção cirúrgica das áreas obstruídas ou das porções acentuadamente acometidas do intestino e a drenagem dos abscessos causados pelas fístulas são necessárias em alguns casos. A recidiva pré-anastomótica ou pré-estomal da doença após a construção de uma enterostomia constitui uma característica da doença de Crohn, aspecto esse que torna difícil o controle clínico. A necessidade de realizar ressecções repetidas pode dar origem a uma síndrome do intestino curto em alguns pacientes.

A Colite Ulcerativa É uma Inflamação Superficial Crônica do Cólon e do Reto

A colite ulcerativa é uma doença inflamatória do intestino grosso caracterizada por diarréia crônica e sangramento retal, com um padrão de exacerbações e remissões e com a possibilidade de complicações locais e sistêmicas sérias. O distúrbio ocorre principalmente, porém não exclusivamente, em adultos jovens.

 Epidemiologia: Na Europa e na América do Norte, a colite ulcerativa exibe uma incidência anual de 4 a 7 por 100.000 pessoas e uma prevalência de 40 a 80 por 100.000. A doença começa habitualmente no início da vida adulta, com uma incidência máxima na terceira década da vida. Entretanto, ocorre também na segunda infância e na velhice. Nos Estados Unidos, os brancos são afetados mais comumente que os negros.

 Patogenia: A causa da colite ulcerativa não é conhecida. As tentativas de implicar um agente viral ou bacteriano produziram resultados apenas inconsistentes. Em algumas famílias, foram descritos até seis pacientes com essa doença e a concordância foi relatada também em gêmeos

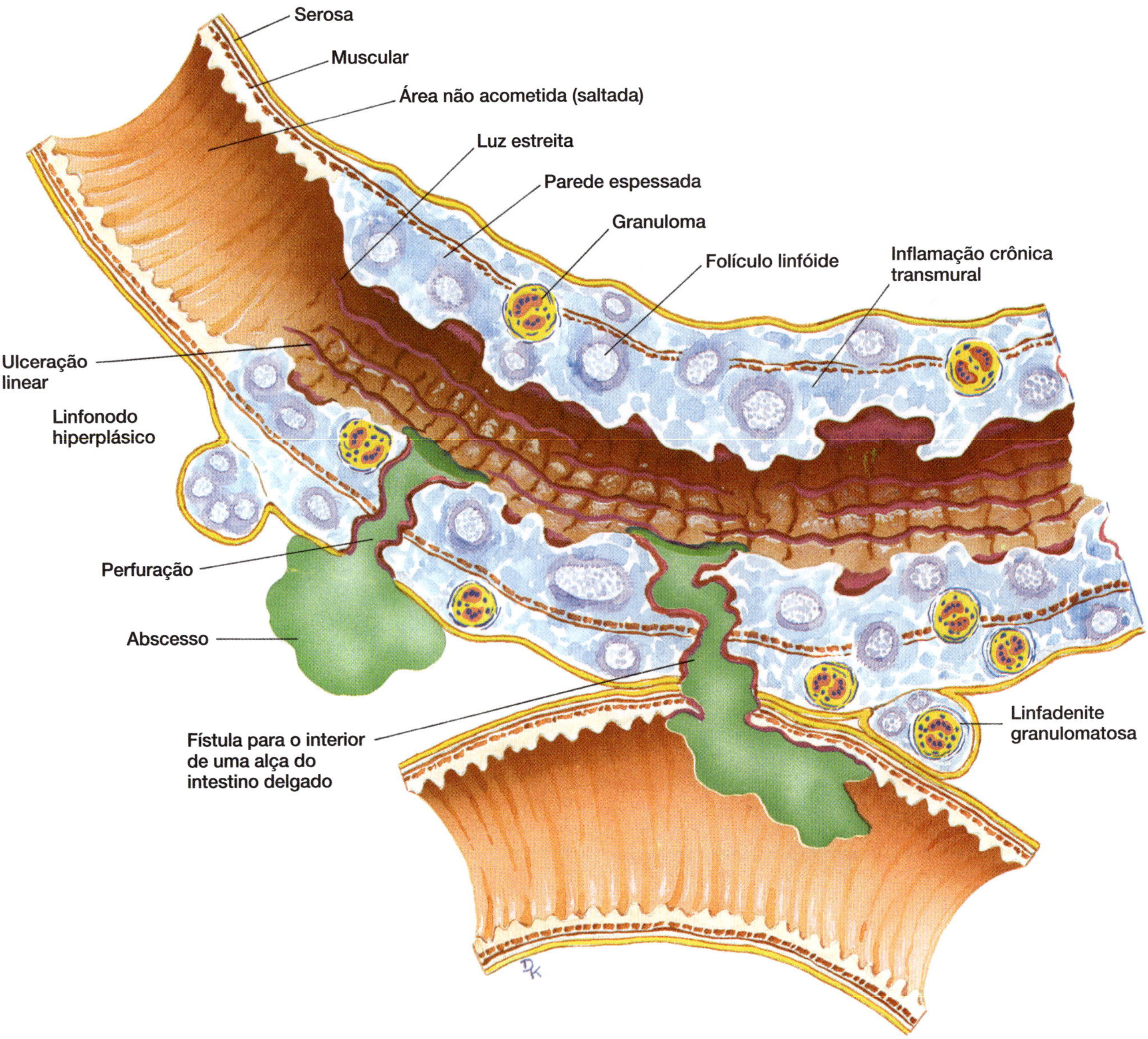

FIGURA 13.45
Doença de Crohn. Uma representação esquemática das principais características da doença de Crohn no intestino delgado.

monozigóticos. Entretanto, os estudos familiais disponíveis não sugerem nenhuma modalidade distinta de transmissão genética, e os estudos da distribuição HLA nos pacientes com colite ulcerativa não demonstraram um padrão consistente.

A possibilidade de uma resposta imune anormal poder desempenhar algum papel na patogenia da colite ulcerativa foi estudada extensamente. A presença de tecido linfóide abundante em todo o cólon tornou essa possibilidade atraente, o mesmo ocorrendo com a associação documentada desse distúrbio com características imunocorrelatas, como uveíte, eritema nodoso e vasculite. Vários estudos demonstraram uma maior freqüência de anticorpos circulantes contra os antígenos nas células epiteliais colônicas e contra os antígenos de reação cruzada nas enterobactérias. Ainda mais, os estudos *in vitro* da função imune de mediação celular mostraram que as células mononucleares provenientes da mucosa colônica e do sangue de pacientes com colite ulcerativa são tóxicas para as células epiteliais colônicas autólogas. Os anticorpos anticitoplasma dos neutrófilos (ANCAs, *antineutrophil cytoplasmic antibodies*) foram demonstrados em 80% dos pacientes com colite ulcerativa. Entretanto, essas anormalidades não são encontradas exclusivamente nos pacientes com colite ulcerativa, sendo que essas alterações também não são um pré-requisito para o surgimento da doença. Portanto, é possível que todas essas características imunes sejam o resultado, e não a causa, do dano mucoso.

Patologia: Três aspectos patológicos principais caracterizam a colite ulcerativa e ajudam a diferenciá-la de outras condições inflamatórias:

- **A colite ulcerativa é uma doença difusa.** Estende-se habitualmente desde a parte mais distal do reto por uma distância variável no sentido proximal (Fig. 13.46). Quando a doença acomete apenas o reto, recebe a designação de

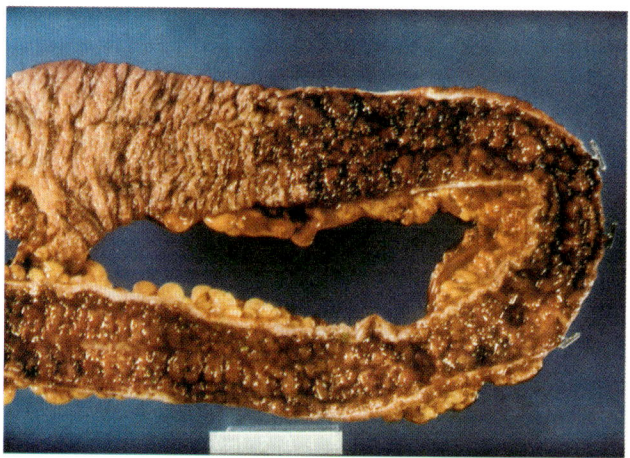

FIGURA 13.46
Colite ulcerativa. Eritema e ulceração proeminentes do cólon começam no cólon ascendente e são mais acentuados na área retossigmóide.

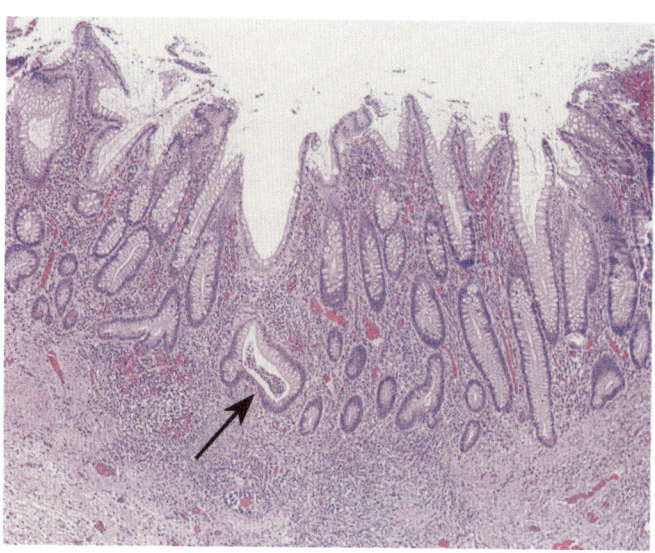

FIGURA 13.47
Colite ulcerativa. Um corte da mucosa colônica mostra distorção das glândulas, abscesso das criptas (*seta*) e linfoplasmacitose basal.

proctite ulcerativa. Quando o processo inflamatório se estende na direção da flexura esplênica, são aplicados os termos *proctossigmoidite* e *colite do lado esquerdo*. A preservação do reto ou o acometimento apenas do lado direito do cólon são eventos raros e sugerem a possibilidade de outro distúrbio, como a doença de Crohn.

- **O processo inflamatório da colite ulcerativa se limita predominantemente ao cólon e reto.** Só raramente acomete o intestino delgado, o estômago e o esôfago. Quando o ceco é afetado, a doença termina ao nível da válvula ileocecal, apesar de ser observada ocasionalmente uma pequena inflamação do íleo adjacente (ileíte por contracorrente).
- **A colite ulcerativa é essencialmente uma doença da mucosa.** O acometimento das camadas mais profundas é incomum, ocorrendo apenas nos casos fulminantes, habitualmente em associação com megacólon tóxico.

A seguinte seqüência morfológica pode instalar-se rapidamente ou durante um período de anos.

COLITE PRECOCE: No início da evolução da doença, a superfície mucosa parece cruenta, vermelha e granular. É coberta freqüentemente com um exsudato amarelado e sangra facilmente. A seguir podem aparecer pequenas erosões ou úlceras superficiais. Estas coalescem ocasionalmente para formar áreas irregulares, rasas e ulceradas que parecem circundar ilhas de mucosa intacta.

As características microscópicas da colite ulcerativa precoce se correlacionam muito bem com os aspectos colonoscópicos e incluem (1) congestão mucosa, edema e hemorragias microscópicas; (2) um infiltrado inflamatório crônico difuso na lâmina própria; e (3) dano e distorção das criptas colorretais, que são circundadas freqüentemente e infiltradas por neutrófilos. A necrose supurativa do epitélio das criptas dá origem ao *abscesso das criptas* característico, que aparece como uma cripta dilatada cheia de neutrófilos (Fig. 13.47).

COLITE PROGRESSIVA: Com a progressão da doença, as pregas mucosas são perdidas (atrofia). A extensão lateral e a coalescência dos abscessos das criptas podem comprometer a mucosa, deixando áreas de ulceração adjacentes a fragmentos pendentes de mucosa. Essas excrescências mucosas são denominadas *pólipos inflamatórios* (Fig. 13.48). A destruição tecidual é acompanhada por manifestações de reparo tecidual. O tecido de granulação surge nas áreas desnudadas. Ainda mais importante, os estreitamentos característicos da doença de Crohn estão ausentes. Microscopicamente, as criptas colorretais podem parecer tortuosas, ramificadas e encurtadas nos estágios subseqüentes e a mucosa pode ficar difusamente atrófica.

COLITE AVANÇADA: Nos casos de longa duração, com bastante freqüência o intestino grosso fica encurtado, especialmente no lado esquerdo. As pregas mucosas são indistintas e são substituídas por um padrão mucoso granular ou liso. Ao exame microscópico, a colite ulcerativa avançada se caracteriza por atrofia mucosa e um infiltrado inflamatório crônico na mucosa e na submucosa superficial. A metaplasia das células de Paneth é comum.

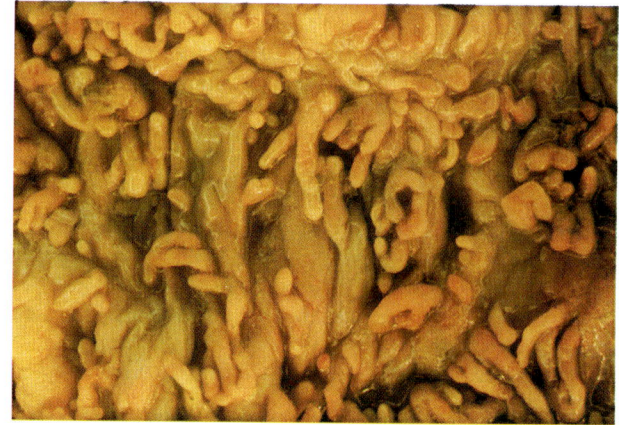

FIGURA 13.48
Pólipos inflamatórios do cólon na colite ulcerativa. Nódulos de mucosa regenerativa e inflamação circundados por áreas desnudas proporcionam um aspecto polipóide difuso da mucosa.

Manifestações Clínicas: A evolução e as manifestações clínicas da colite ulcerativa são altamente variáveis. A maioria dos pacientes (70%) sofre ataques intermitentes, com remissão parcial ou completa entre os mesmos. Um pequeno número (<10%) exibe uma remissão muito longa (vários anos) após seu primeiro ataque. Os 20% restantes apresentam sintomas contínuos sem remissão.

COLITE LEVE: Metade dos pacientes com colite ulcerativa sofre de doença leve. Seu principal sintoma é o sangramento retal, às vezes acompanhado por tenesmo (pressão e desconforto retais). A doença nesses pacientes costuma limitar-se ao reto, mas pode estender-se até o cólon sigmóide distal. As complicações extra-intestinais são incomuns e, na maioria dos pacientes nesta categoria, a doença continua sendo leve durante todo o transcorrer de suas vidas.

COLITE MODERADA: Cerca de 40% dos pacientes são categorizados como tendo colite ulcerativa moderada. Em geral apresentam episódios recorrentes de fezes moles e sanguinolentas, dor abdominal em cólica e, com freqüência, febrícula, com duração de dias ou semanas. A anemia moderada é um resultado comum da perda crônica de sangue fecal.

COLITE GRAVE: Uma pequena minoria (10%) dos pacientes apresenta colite ulcerativa grave ou fulminante, às vezes desde seu início, mas em geral durante uma exacerbação da atividade. Eles têm mais de seis, e ocasionalmente mais de 20, evacuações sanguinolentas por dia, acompanhadas freqüentemente por febre e outras manifestações sistêmicas. A perda de sangue e líquidos evolui rapidamente para anemia, desidratação e depleção eletrolítica. Ocasionalmente, a hemorragia maciça chega a ameaçar a vida. Uma complicação particularmente perigosa da colite fulminante é o megacólon tóxico, que se caracteriza por dilatação extrema do cólon. Os pacientes com esta condição correm um alto risco de perfuração do cólon. A colite ulcerativa fulminante é uma emergência médica que exige terapia médica intensiva imediata e, em alguns casos, colectomia imediata. Cerca de 15% dos pacientes com colite ulcerativa fulminante morrem dessa doença.

O tratamento clínico da colite ulcerativa é determinado pelos locais acometidos e pela intensidade da inflamação. Os compostos com base no 5-aminossalicilato constituem o esteio para o tratamento dos pacientes com colite ulcerativa de ligeira a moderada. Os corticosteróides e os agentes imunossupressivos e imunorreguladores (azatioprina ou mercaptopurina) são utilizados nos pacientes que apresentam a doença grave e refratária.

Manifestações Extra-intestinais

A **artrite** é observada em 25% dos pacientes com colite ulcerativa. A inflamação ocular (principalmente **uveíte**) se manifesta em cerca de 10% e as lesões cutâneas ocorrem aproximadamente no mesmo número. As lesões cutâneas mais comuns são **eritema nodoso** e **pioderma gangrenoso**, sendo este último um distúrbio não-infeccioso sério caracterizado por úlceras necróticas profundas e purulentas na pele.

A **doença hepática** ocorre em 3% dos pacientes, com os achados patológicos mais comuns sendo a pericolangite e o fígado gorduroso. Colangite esclerosante e carcinoma dos ductos biliares estão ambos associados com colite ulcerativa. A hepatite crônica ativa é observada ocasionalmente. Os fenômenos tromboembólicos, principalmente tromboses venosas profundas das extremidades inferiores, ocorrem em 6% dos pacientes com colite ulcerativa.

As várias complicações da colite ulcerativa são mostradas na Fig. 13.49.

Diagnóstico Diferencial

As condições mais importantes a serem diferenciadas da colite ulcerativa são outras formas de colite crônica decorrentes de causas especificamente tratáveis e a doença de Crohn. Outras condições que devem ser aventadas no diagnóstico diferencial da colite ulcerativa são as infecções bacterianas e a colite amebiana, especialmente em áreas onde é endêmica. Quando a inflamação se limita ao reto, outros agentes infecciosos, incluindo vírus, *Chlamydia*, fungos e outros parasitas, merecem ser levados em conta. A proctite decorrente desses agentes é comum em homossexuais masculinos e uma ampla variedade de infecções oportunistas do intestino é encontrada nos pacientes com AIDS. Outras condições que podem simular a colite ulcerativa são colite isquêmica, colite associada aos antibióticos, lesão actínica e a síndrome da úlcera retal solitária.

A distinção entre colite ulcerativa e colite de Crohn se baseia na diferença da localização anatômica e no aspecto histopatológico (Quadro 13.1). A colite ulcerativa é um processo difuso, em geral mais severo distalmente. Em contrapartida, a colite de Crohn é uma doença salpicada ou segmentar, que poupa o reto com freqüência. A inflamação na colite ulcerativa é superficial (*i. e.*, limitada habitualmente à mucosa) e se caracteriza por um infiltrado inflamatório agudo, com neutrófilos e abscessos das criptas. Em contrapartida, a colite de Crohn é transmural e acomete todas as camadas, com granulomas em algumas das peças.

A demarcação da doença na válvula ileocecal ou no cólon distal a ela favorece a colite ulcerativa. O acometimento do íleo terminal sugere colite de Crohn.

Em 10% dos casos não poderá ser feito um diagnóstico preciso de colite ulcerativa *versus* colite de Crohn, e a doença intestinal inflamatória recebe a designação de *colite indeterminada*. A distinção entre colite ulcerativa e colite de Crohn é importante, por causa de (1) terapia cirúrgica diferente (com freqüência, a doença de Crohn apresenta recidivas, razão pela qual os procedimentos de ileostomia continente e de bolsa ileoanal podem estar contra-indicados, (2) um risco mais alto de câncer na colite ulcerativa e (3) terapia clínica diferente.

Colite Ulcerativa e Câncer Colorretal

As pessoas com colite ulcerativa de longa duração correm um risco mais alto de câncer colorretal que a população geral. O risco está relacionado à extensão do acometimento colorretal e à duração da doença inflamatória. Assim sendo, as pessoas com acometimento de todo o cólon correm o mais alto risco de virem a desenvolver câncer colorretal. Nos pacientes com doença inflamatória limitada ao reto, o câncer colorretal não é mais comum que na população geral. Nos Estados Unidos constatou-se uma incidência de câncer colorretal na variação de 5 a 10% para cada década de pancolite. A idade jovem por ocasião do início da colite não parece ser um fator de risco independente, mas como os pacientes nos quais a colite ulcerativa se manifesta em uma idade jovem têm uma duração mais longa da doença, eles também comportam uma alta incidência cumulativa de câncer.

DISPLASIA EPITELIAL: A displasia epitelial colorretal é uma proliferação epitelial neoplásica e o precursor para o carcinoma colorretal nos pacientes com colite ulcerativa de longa duração

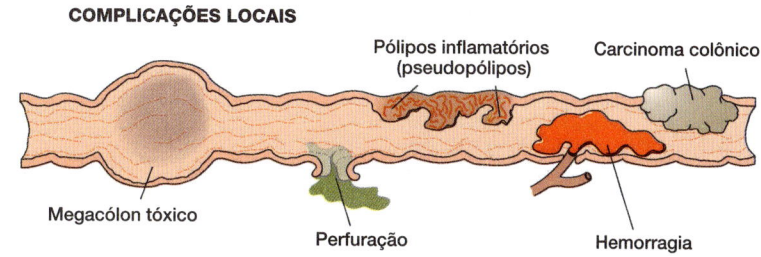

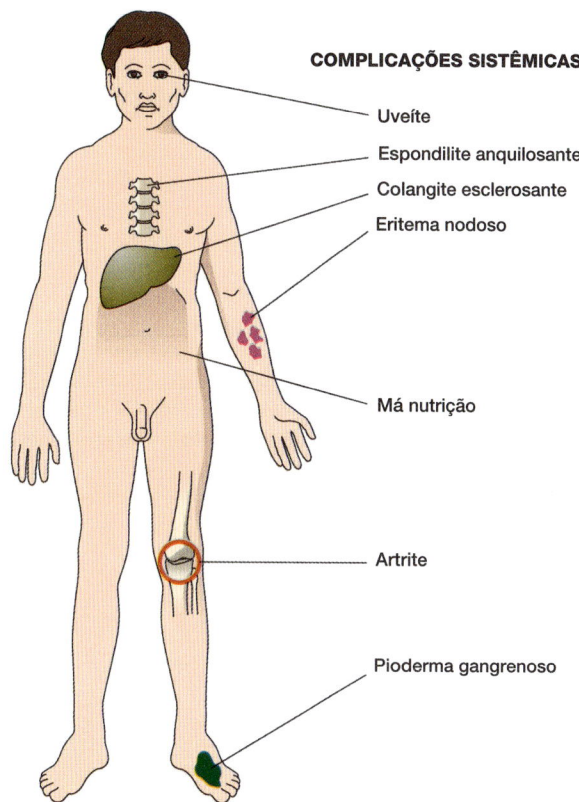

FIGURA 13.49
Complicações da colite ulcerativa.

QUADRO 13.1 Comparação das Características Patológicas no Cólon da Doença de Crohn e da Colite Ulcerativa

Lesão	Doença de Crohn	Colite Ulcerativa
Macroscópica		
Parede intestinal espessada	Típica	Incomum
Estreitamento luminal	Típico	Incomum
Lesões "saltadas"	Comuns	Ausentes
Predominância do cólon direito	Típica	Ausente
Fissuras e fístulas	Comuns	Ausentes
Úlceras circunscritas	Comuns	Ausentes
Úlceras lineares confluentes	Comuns	Ausentes
Pseudopólipos	Ausentes	Comuns
Microscópica		
Inflamação transmural	Típica	Incomum
Fibrose submucosa	Típica	Ausente
Fissuras	Típicas	Raras
Granulomas	Comuns	Ausentes
Abscessos das criptas	Incomuns	Típicos

(Fig. 13.50). Os critérios histopatológicos incluem (1) alteração da arquitetura mucosa, (2) anormalidades epiteliais (hipercelularidade e estratificação dos núcleos) e (3) displasia epitelial (variação no tamanho, formato e qualidades de coloração dos núcleos). A displasia é dividida nas variedades de alto grau e de baixo grau. A displasia epitelial de alto grau reflete um alto risco para o surgimento de câncer colorretal e, quando identificada em uma biopsia, constitui uma poderosa indicação para a colectomia. A vigilância de rotina por biopsia colonoscópica de todos os pacientes com colite ulcerativa é, portanto, recomendada.

A Colite Colagenosa e a Colite Linfocítica Causam Diarréia Crônica

A colite colagenosa é um distúrbio inflamatório raro do cólon caracterizado clinicamente por diarréia aquosa crônica e patologicamente por uma faixa colágena subepitelial espessada. O distúrbio acomete principalmente mulheres de meia-idade e idosas.

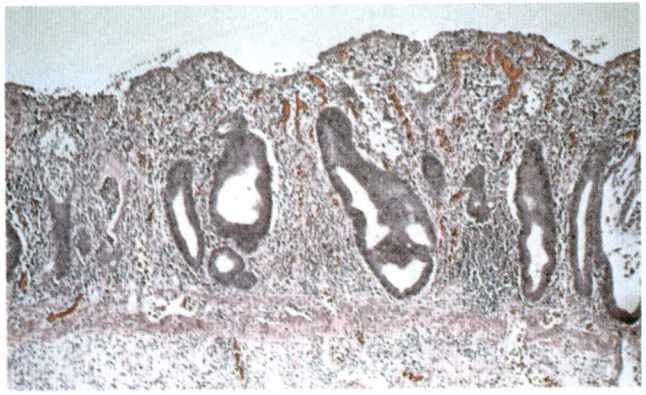

FIGURA 13.50
Displasia epitelial na colite ulcerativa. A mucosa colônica exibe inflamação intensa e criptas irregulares revestidas por células epiteliais displásicas. As células epiteliais exibem núcleos hipercromáticos e estratificação.

A mucosa colônica parece macroscopicamente normal. O diagnóstico histopatológico da colite colagenosa é feito pela demonstração de um infiltrado crônico de células inflamatórias na mucosa e uma faixa de colágeno imediatamente por baixo do epitélio superficial que mede até 80 μm versus 5 a 7 μm nas pessoas normais (Fig. 13.51). O epitélio superficial mostra células achatadas ou cubóides e até mesmo separação das células epiteliais das estruturas subjacentes. Os linfócitos intra-epiteliais são comuns. A lâmina própria contém maiores números de células inflamatórias crônicas e os neutrófilos também são encontrados em alguns pacientes. A colite linfocítica também apresenta uma infiltração proeminente por linfócitos do epitélio colônico lesionado, porém carece da faixa colágena e exibe uma distribuição sexual igual. Os pacientes com colite linfocítica possuem mais de 10 linfócitos para cada 100 células epiteliais.

As etiologias da colite colagenosa e da colite linfocítica são desconhecidas. Foi postulado que a fibrose da colite colagenosa pode resultar da inflamação persistente. Embora a doença não tenha sido relacionada consistentemente a outros distúrbios sistêmicos, uma etiologia auto-imune também foi sugerida, com base na hipotética associação com artrite reumatóide e disfunção tireóidea. Em comparação aos pacientes com colite colagenosa, aqueles com colite linfocítica exibem maior freqüência de HLA-A1 e menor freqüência de A3. Muitos pacientes com essas doenças tomaram medicamentos antiinflamatórios não-esteróides. A colite linfocítica é comum nos pacientes com doença celíaca.

DOENÇAS VASCULARES

Colite Isquêmica

O cólon está sujeito aos mesmos tipos de lesão isquêmica do intestino delgado. Diferentemente do intestino delgado, o infarto extenso do cólon é incomum e a doença segmentar crônica constitui a regra. As áreas mais vulneráveis são aquelas entre distribuições arteriais adjacentes, as denominadas áreas da linha divisória das águas. Por exemplo, a flexura esplênica fica entre as regiões irrigadas pelas artérias mesentéricas superior e inferior e a área retossigmóide compartilha o sangue proveniente das artérias mesentérica inferior e ilíaca interna. Entretanto, o reto propriamente dito em geral é poupado na colite isquêmica. Já que a maioria dos casos de colite isquêmica é causada pelo estreitamento aterosclerótico das principais artérias intestinais, a doença intestinal ocorre habitualmente em pessoas com mais de 50 anos de idade.

Patologia: Alguns pacientes são atendidos com os sintomas e as complicações do infarto intestinal e necessitam de uma intervenção cirúrgica imediata. No entanto, na maioria dos pacientes, os sinais agudos se estabilizam e o exame radiográfico mostra apenas o padrão associado com hemorragia intramural e edema. Pela endoscopia, são observadas múltiplas úlceras, lesões nodulares hemorrágicas ou uma pseudomembrana. A biopsia revela as alterações características da necrose isquêmica do intestino: ulcerações mucosas, abscessos das criptas, edema e hemorragia (Fig. 13.52). Esses pacientes podem recuperar-se completamente ou podem desenvolver um estreitamento colônico, caso em que a remoção cirúrgica do segmento obstrutivo se torna necessária. Os segmentos de estreitamento isquêmico mostram ulceração e inflamação variáveis da mucosa, assim como alargamento da submucosa pelo tecido de granulação e fibrose. Podem ser visualizados macrófagos repletos de hemossiderina e a fibrose salpicada das camadas musculares também pode estar presente.

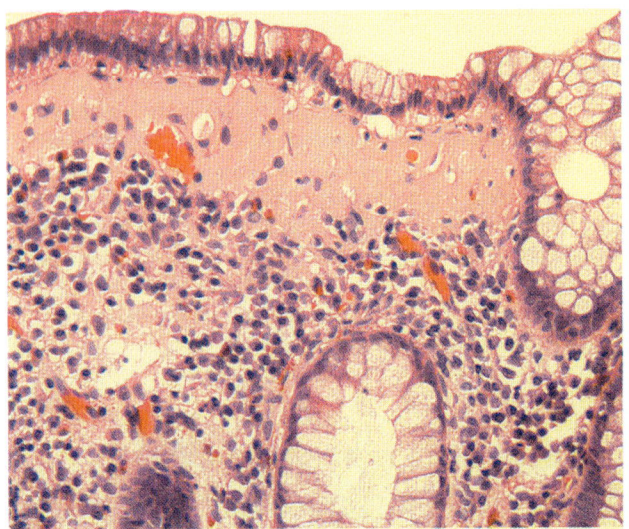

FIGURA 13.51
Colite colagenosa. Uma cinta espessada de colágeno é evidente por baixo do epitélio superficial. A lâmina própria mostra um grande número de células inflamatórias crônicas.

Manifestações Clínicas: A doença isquêmica da área retossigmóide se manifesta tipicamente como dor abdominal, sangramento retal e uma mudança nos hábitos intestinais. Com base apenas nos achados clínicos, com bastante freqüência a colite isquêmica não poderá ser diferenciada de certas formas de colite infecciosa, de colite ulcerativa e de doença de Crohn do cólon. O prognóstico e o tratamento dos pacientes com colite isquêmica dependem da causa primária e da extensão do acometimento. O objetivo consiste em melhorar o suprimento sangüíneo para o cólon através do tratamento do estado cardiovascular global do paciente. A interrupção aguda do suprimento sangüíneo para o cólon pode ser fatal em recém-nascidos e nas pessoas idosas.

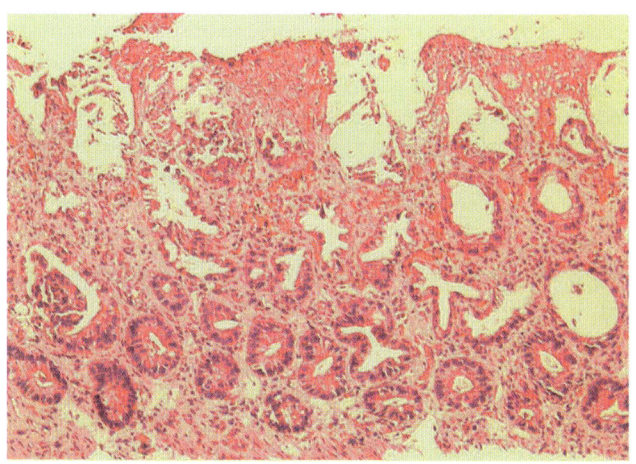

FIGURA 13.52
Colite isquêmica. Mucosa colônica com acentuada depleção de mucina, ulceração superficial e fibrose da lâmina própria.

A Angiodisplasia (Ectasia Vascular) É uma Causa de Sangramento Intestinal

Angiodisplasia (ectasia vascular) se refere a malformações arteriovenosas localizadas, predominantemente no ceco e no cólon ascendente, que produzem sangramento intestinal baixo. A média etária por ocasião da apresentação é de 60 anos. As pessoas mais jovens exibem preferencialmente lesões em outros locais, incluindo o reto, o estômago e o intestino delgado. Curiosamente, a angiodisplasia está associada com doença da válvula aórtica em alguns pacientes. Foi sugerido que o distúrbio pode ser o resultado de insuficiência circulatória crônica do intestino, de hipertrofia muscular intestinal e de obstrução venosa resultante. Os pacientes se queixam tipicamente de múltiplos episódios hemorrágicos, embora as lesões possam causar também sangramento oculto crônico. Os exames radiológicos e o exame por ocasião da laparotomia costumam ser negativos. Assim sendo, o diagnóstico é difícil e costuma exigir uma arteriografia mesentérica seletiva ou uma colonoscopia. A remoção cirúrgica do segmento afetado é curativa.

 Patologia: A peça ressecada mostra pequenas lesões hemangiomatosas, em geral múltiplas, habitualmente com menos de 0,5 cm de diâmetro. Microscopicamente, as veias e os capilares da submucosa são tortuosos, de paredes finas e dilatados. As paredes atenuadas desses vasos são presumivelmente responsáveis pela propensão ao sangramento.

Hemorróidas

As hemorróidas são canais venosos dilatados dos plexos hemorroidários que resultam do deslocamento para baixo dos coxins anais. As hemorróidas internas têm origem no plexo hemorroidário superior acima da linha pectinada, enquanto as hemorróidas externas têm origem no plexo hemorroidário inferior abaixo dessa linha. **As hemorróidas são comuns nos países ocidentais, acometendo até certo ponto pelo menos metade da população com mais de 50 anos de idade.** As hemorróidas são comuns na gravidez, presumivelmente por causa da pressão abdominal aumentada.

 Patologia: O exame microscópico das peças de hemorroidectomia revela espaços vasculares dilatados com excesso de músculo liso em suas paredes. Hemorragia e trombose de intensidade variáveis são comuns.

 Manifestações Clínicas: A característica clínica mais proeminente das hemorróidas é o sangramento, com a perda crônica de sangue podendo resultar em **anemia ferropriva. O prolapso retal se manifesta** com freqüência nos pacientes com hemorróidas. As hemorróidas prolapsadas podem tornar-se irredutíveis, situação essa que resulta em hemorróidas estranguladas e doloridas. A **trombose** das hemorróidas externas é extremamente dolorosa e torna necessária a evacuação do coágulo intravascular.

ENTEROCOLITE ACTÍNICA

A radioterapia para doença maligna da pelve ou do abdome pode ser complicada por lesão do intestino delgado e do cólon.

 Patologia: A colite actínica (por radiação) clinicamente significativa é mais comum no reto. As lesões produzidas pela radioterapia variam desde uma lesão reversível da mucosa intestinal até inflamação crônica, ulceração e fibrose do intestino. No curto prazo, a radiação resulta em dano epitelial e endotelial, incluindo um menor número de mitoses e, no intestino delgado, encurtamento das vilosidades. A inflamação mucosa é conspícua e, nas criptas colorretais, é possível visualizar abscessos. A ausência de renovação epitelial pode resultar em ulceração. As modificações subagudas, que ocorrem de 2 a 12 meses após a radioterapia, são observadas após a cicatrização da mucosa. O dano dos vasos submucosos evolui para trombose. A submucosa se torna fibrótica e, com freqüência, contém fibroblastos bizarros. Como resultado da lesão vascular actínica, a isquemia progressiva lesiona ainda mais o intestino.

As complicações da enterocolite actínica incluem perfuração e o subseqüente surgimento de fístulas internas, hemorragia e estreitamento, às vezes suficientemente graves a ponto de acarretarem obstrução intestinal.

SÍNDROME DA ÚLCERA RETAL SOLITÁRIA

O prolapso mucoso interno do reto pode produzir alterações mucosas que podem ser confundidas clínica e patologicamente com a doença inflamatória crônica ou com uma neoplasia. O elemento mais característico da síndrome da úlcera retal solitária é a proliferação do músculo liso da muscular da mucosa penetrando na lâmina própria. Apesar do nome, alguns pacientes não possuem úlceras, enquanto outros exibem múltiplas erosões ou úlceras. As anormalidades mucosas aparecem com freqüência como uma massa que pode simular uma neoplasia. As glândulas dilatadas podem ficar encarceradas na parede retal, condição essa denominada *colite cística profunda*.

PÓLIPOS DO CÓLON E DO RETO

Um pólipo gastrintestinal é definido como uma massa que faz protrusão para dentro da luz do intestino. Os pólipos são subdivididos de conformidade com sua fixação na parede intestinal (p. ex., sésseis ou pediculados, com uma haste individualizada), seu aspecto histopatológico (p. ex., hiperplásico, serrilhado ou adenomatoso) e seu potencial neoplásico (*i. e.*, benigno ou maligno). Por si sós, os pólipos só raramente são sintomáticos, e sua importância clínica reside em seu potencial de transformação maligna.

Os Pólipos Adenomatosos São Lesões Pré-malignas

Os pólipos adenomatosos (adenomas tubulares) são neoplasias com origem no epitélio mucoso. São formados por células epiteliais neoplásicas que migraram para a superfície e se acumularam até além das necessidades para a reposição das células descamadas para dentro da luz.

 Epidemiologia: A prevalência de pólipos adenomatosos do cólon é mais alta nos países industrializados. Como acontece na doença diverticular, a dieta é a única diferença ambiental consistente entre as populações de alto risco e de baixo risco que já foi identificada. Nos Estados Unidos, parece que pelo menos um pólipo adenomatoso está presente em metade da população adulta, número esse que aumenta para mais de dois terços entre as pessoas com mais de 65 anos de idade. Existe uma predominância moderada do sexo masculino (1,4:1), com os brancos tendo uma proporção mais alta de adenomas e cânceres do lado direito. Em uma quarta parte daqueles que possuem pelo menos um adenoma, estarão presentes dois ou mais.

 Patologia: Quase metade de todos os pólipos adenomatosos do cólon nos Estados Unidos estão localizados na região retossigmóide e podem, portanto, ser identificados pelo exame digital ou pela sigmoidoscopia. A outra metade se distribui uniformemente através de todo o restante do cólon. O aspecto macroscópico de um adenoma varia de um nódulo quase invisível ou um pequeno adenoma pediculado até um grande adenoma séssil (plano). Os adenomas são classificados por sua arquitetura em tipos tubular, viloso e tubuloviloso.

ADENOMAS TUBULARES: Esses pólipos constituem dois terços dos adenomas do intestino grosso. Os adenomas tubulares são tipicamente lesões de superfície lisa, habitualmente com menos de 2 cm de diâmetro, que costumam possuir um pedículo (Fig. 13.53A). Alguns adenomas tubulares, particularmente os menores, são sésseis.

Ao exame microscópico, o adenoma tubular exibe túbulos epiteliais grandemente compactados, que podem ser uniformes ou irregulares e excessivamente ramificados (ver Fig. 13.53B). Os túbulos estão embutidos em um estroma fibrovascular semelhante à lâmina própria normal. Embora a maioria dos adenomas tubulares evidencie pouca displasia epitelial, um quinto (particularmente os tumores mais volumosos) mostra uma gama de características displásicas mais pronunciadas, que variam desde um pleomorfismo nuclear ligeiro até carcinoma francamente in-

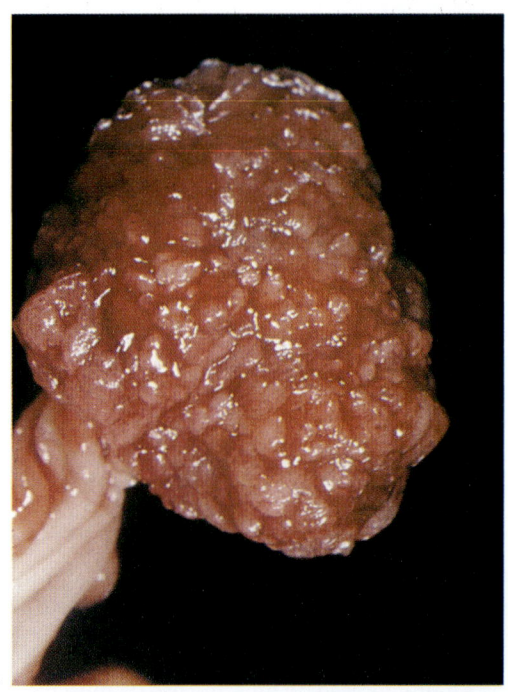
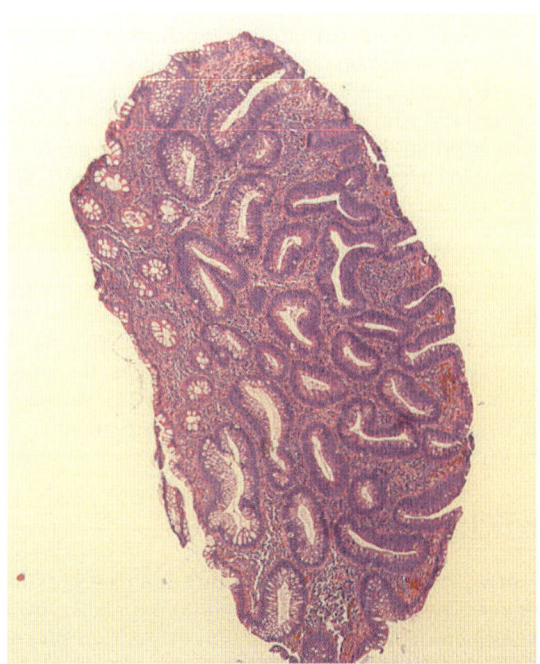

FIGURA *13.53*
Adenoma tubular do cólon. A. Um adenoma tubular pediculado. B. Uma fotomicrografia de pequeno aumento de um adenoma tubular do cólon mostra criptas irregulares revestidas por epitélio pseudo-estratificado com núcleos hipercromáticos.

vasivo (Fig. 13.54). Na displasia de alto grau, as glândulas são muito numerosas e com tamanho e formato altamente irregulares. São comuns os padrões de crescimento papilares ou cribriformes (semelhantes a uma peneira ou perfurados). **Enquanto o foco displásico continuar confinado à mucosa, a lesão será curada invariavelmente pela ressecção do pólipo.**

O risco de carcinoma invasivo se correlaciona com o tamanho do adenoma tubular. Apenas 1% dos adenomas tubulares com menos de 1 cm de diâmetro evidenciam câncer invasivo por ocasião da ressecção; entre aqueles com 1 e 2 cm, constata-se que 10% contêm uma malignidade e, entre aqueles com mais de 2 cm, 35% são cancerosos. Os pequenos adenomas planos podem passar despercebidos durante a endoscopia convencional e comportam um alto potencial maligno.

ADENOMAS VILOSOS: Estes pólipos constituem um décimo dos adenomas colônicos e são encontrados predominantemente na região retossigmóide. São tipicamente lesões volumosas, de base ampla e elevadas que exibem macroscopicamente uma superfície felpuda semelhante à couve-flor (Fig. 13.55A), mas que podem ser pequenas e pediculadas. Mais de metade tem mais de 2 cm de diâmetro e, ocasionalmente, alcança um tamanho de 10 a 15 cm de diâmetro. Microscopicamente, os adenomas vilosos são constituídos por processos finos, altos e digitiformes que se assemelham superficialmente às vilosidades do intestino delgado. São revestidos externamente por células epiteliais neoplásicas e são sustentados por um núcleo de tecido conjuntivo fibrovascular que corresponde à lâmina própria normal (ver Fig. 13.55B).

A histopatologia da displasia nos adenomas vilosos é comparável àquela observada nos adenomas tubulares. **Entretanto, ao contrário dos adenomas tubulares, os adenomas vilosos contêm mais freqüentemente focos de carcinoma.** Nos pólipos com menos de 1 cm de diâmetro, o risco é 10 vezes mais alto que aquele observado para os adenomas tubulares de tamanho comparável. De maior importância é o fato de que os adenomas vilosos com mais de 2 cm de tamanho comportam uma prevalência de 50% de carcinoma invasivo por ocasião da ressecção. **Tendo em vista que a maioria dos adenomas vilosos mede mais de 2 cm em sua maior dimensão, mais de um terço de todos os adenomas vilosos ressecados contém câncer invasivo.**

ADENOMAS TUBULOVILOSOS: Muitos pólipos adenomatosos manifestam características tanto tubulares quanto vilosas. Os pólipos com mais de 25% e menos de 75% de arquitetura vilosa são denominados tubulovilosos. Esses adenomas tendem a ser intermediários em sua distribuição e tamanho entre as formas tubulares e vilosas, com uma quarta parte a um terço tendo um diâmetro superior a 2 cm. Os pólipos tubulovilosos são também intermediários entre os adenomas tubulares e vilosos no risco de carcinoma invasivo.

Patogenia: O precursor do carcinoma colorretal é a displasia, habitualmente na forma de um adenoma. A patogenia dos adenomas do cólon e do reto envolve uma alteração neoplásica na homeostasia do epitélio das criptas caracterizada por (1) apoptose reduzida, (2) persistência da replicação celular e (3) ausência de maturação e de diferenciação das células epiteliais que migram para a superfície das criptas (Fig. 13.56). Normalmente, a síntese do DNA cessa quando as células alcançam o terço superior das criptas, depois do que elas amadurecem, migram para a superfície e se tornam senescentes. A seguir sofrem apoptose ou são descamadas e lançadas para dentro da luz. Os adenomas resultam de uma ruptura focal dessa seqüência ordenada, de forma que as células epiteliais preservam sua capacidade proliferativa através de toda a profundidade da cripta. Assim sendo, inicialmente as figuras mitóticas são visualizadas não apenas ao longo de todo o comprimento da cripta, mas também sobre a superfície mucosa. À medida que a lesão evolui, a proliferação celular ultrapassa o ritmo de apoptose e de descamação e as células começam a acumular-se nas criptas superiores e sobre a superfície. Por fim, as células acumuladas na superfície da mucosa formam túbulos ou estruturas vilosas, de conformidade com os elementos estromais.

PÓLIPOS ADENOMATOSOS E CÂNCER COLORRETAL: A origem do câncer do cólon nos pólipos adenomatosos é confirmada pelo seguinte:

- **A coincidência geográfica** nas freqüências dos pólipos adenomatosos e do câncer colorretal sugere uma relação causal. Nas regiões geográficas onde existe um alto risco de câncer colorretal, os pólipos adenomatosos costumam ser maiores, são mais freqüentemente vilosos e exibem mais displasia de alto grau que aqueles nas áreas de baixo risco. A distribuição anatômica de adenomas e carcinomas é semelhante, com ambos sendo mais freqüentes no cólon sigmóide nos países ocidentais.

- **A média etária por ocasião do início** dos pólipos adenomatosos é mais baixa que aquela do câncer colorretal, sugerindo que o último acompanha o primeiro. Os pólipos adenomatosos costumam preceder o câncer do cólon por 10 a 15 anos.

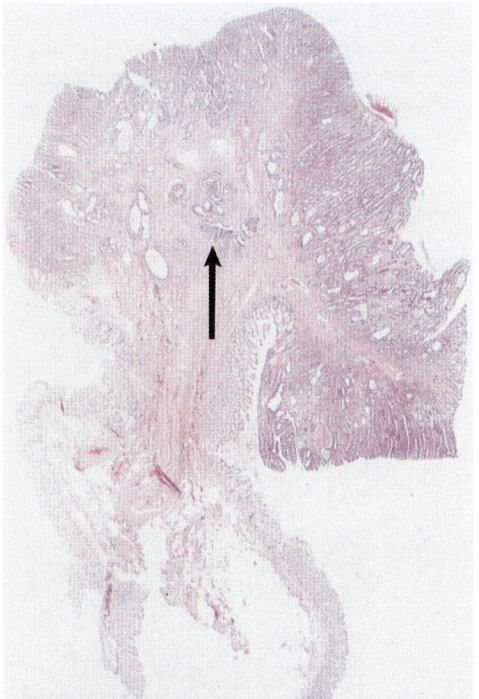

FIGURA *13.54*
Adenocarcinoma com origem em um pólipo adenomatoso pediculado. Uma fotomicrografia de pequeno aumento mostra glândulas neoplásicas irregulares (*seta*) invadindo a haste.

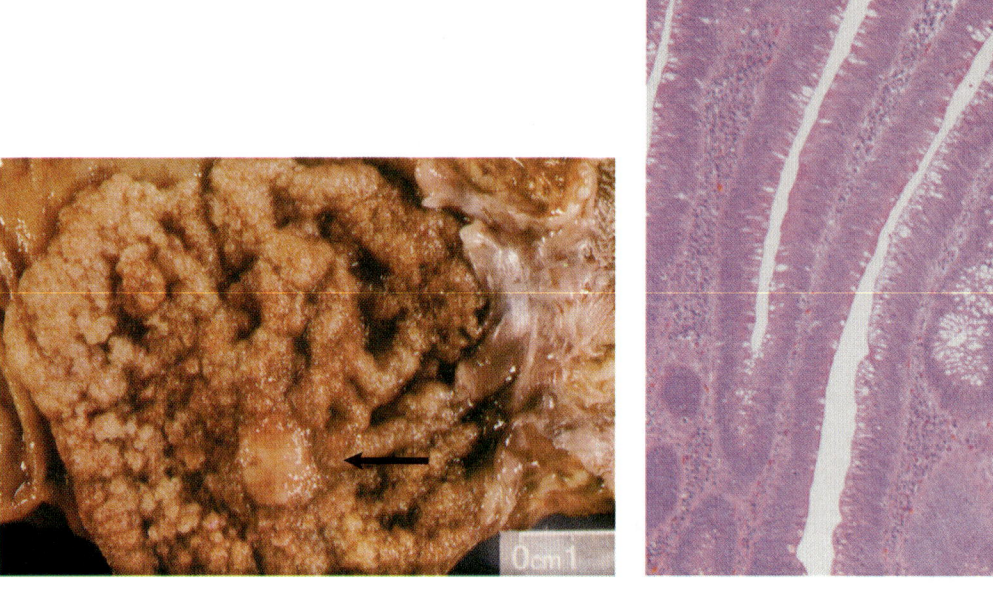

FIGURA 13.55
Adenoma viloso do cólon. A. O cólon contém uma grande lesão elevada de base ampla que possui uma superfície semelhante a couve-flor. Uma área firme próximo do centro da lesão revelou ser um adenocarcinoma ao exame histológico. B. O exame microscópico mostra processos digitiformes com centros fibrovasculares revestidos por núcleos hipercromáticos.

- **Os carcinomas são encontrados nos adenomas** e alguns carcinomas possuem restos adenomatosos em sua periferia.
- **Um carcinoma associado** é encontrado comumente nos cólons que contêm adenomas. Inversamente, um terço dos cólons ressecados para câncer contém um pólipo adenomatoso. Ainda mais, a presença de um pólipo adenomatoso na mesma amostra colônica ressecada para câncer duplica o risco de que um outro carcinoma venha a se manifestar no cólon restante.
- **Na polipose adenomatosa familial** (ver adiante), os inúmeros pólipos adenomatosos inicialmente são benignos, porém o câncer do colorreto se manifesta invariavelmente em uma idade mais avançada.

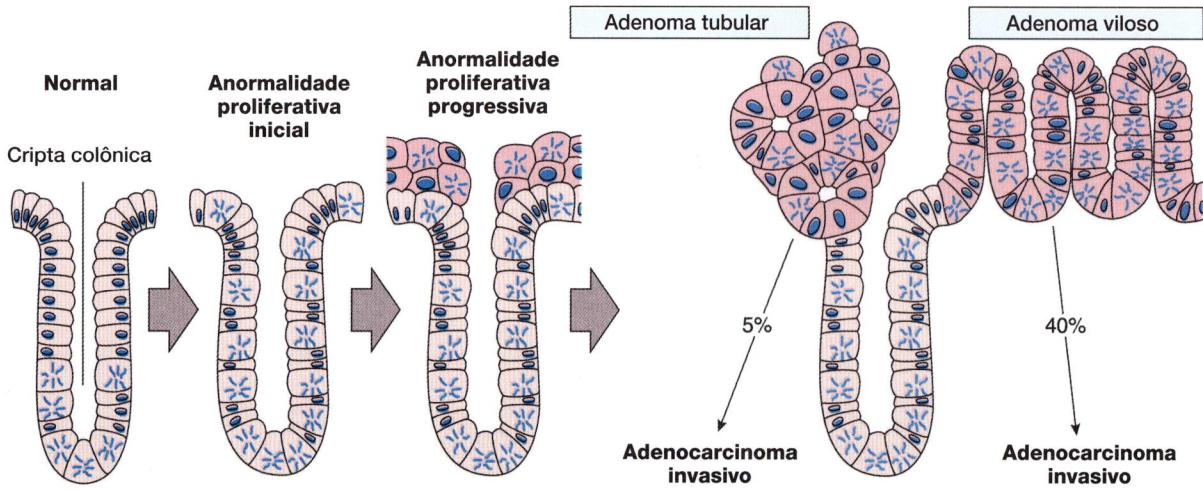

FIGURA 13.56
A histogênese dos pólipos adenomatosos do cólon. A anormalidade proliferativa inicial da mucosa colônica, a extensão da zona mitótica nas criptas, resulta em acúmulo de células mucosas. A formação de adenomas pode refletir interações epiteliais-mesenquimais.

As **polipectomias profiláticas** reduziram acentuadamente o risco do surgimento subseqüente de um câncer, achado esse que proporciona um poderoso apoio para o conceito de que a maioria dos cânceres colorretais tem origem em pólipos adenomatosos.

Adenoma Serrilhado

Os adenomas serrilhados mostram a arquitetura semelhante aos dentes de uma serra observada nos pólipos hiperplásicos, porém as características citológicas são semelhantes àquelas dos pólipos adenomatosos e demonstram alongamento nuclear e pseudo-estratificação. O citoplasma é abundante e eosinofílico e contém gotículas de mucina. Esses pólipos ocorrem com maior freqüência no cólon proximal. Os adenomas serrilhados podem progredir para câncer.

A Polipose Adenomatosa Familial Evolui Invariavelmente para Câncer

A polipose adenomatosa familial (PAF), também denominada *polipose adenomatosa do cólon* (PAC), um traço hereditário raro autossômico dominante com penetrância quase completa, é responsável por menos de 1% dos cânceres colorretais. Caracteriza-se pelo surgimento progressivo de inúmeros pólipos adenomatosos do colorreto, particularmente na região retossigmóide. O distúrbio é causado por uma mutação na linha germinativa do gene *APC* sobre o braço longo do cromossomo 5 (5q21-22) (ver adiante). A maioria dos casos é familial, porém 30 a 50% são devidos a novas mutações. A PAF se caracteriza por centenas a milhares de adenomas atapetando a mucosa colorretal, às vezes através de todo o seu comprimento (Fig. 13.57). Os adenomas são principalmente da variedade tubular, porém estão presentes também adenomas tubulovilosos e vilosos. Os adenomas microscópicos, que acometem ocasionalmente uma única cripta, são numerosos. Embora alguns pólipos estejam presentes habitualmente por volta dos 10 anos de idade, a média etária para a ocorrência dos sintomas é de 36 anos, época na qual o câncer já está presente em muitos pacientes. **O carcinoma do cólon e do reto é inevitável, com a média etária por ocasião do início sendo de 40 anos.** A colectomia total antes do início do câncer é curativa. Entretanto, alguns pacientes manifestam também adenomas tubulares no intestino delgado e no estômago que possuem o mesmo potencial maligno daqueles do cólon.

Estão disponíveis testes genéticos para PAF, porém as mutações são encontradas apenas em 75% dos casos familiais. Os subtipos de PAF incluem os seguintes:

PAF atenuada: Nesta condição, o número de adenomas no cólon é inferior a 100.

Síndrome de Gardner: Esta variante exibe lesões extracolônicas, incluindo osteomas do crânio, da mandíbula e dos ossos longos, cistos epidermóides; tumores desmóides; e hipertrofia congênita do epitélio pigmentar retiniano. As mutações no gene *APC* não permitem prever este genótipo.

Síndrome de Turcot: Este distúrbio raro combina PAF com tumores malignos do sistema nervoso central. Muitos casos, especialmente aqueles com meduloblastoma, são devidos a uma mutação na linha germinativa do gene *APC*. Alguns casos, especialmente aqueles com glioblastoma multiforme, fazem parte do espectro da síndrome hereditária de câncer colorretal não-polipose (ver adiante).

Os Pólipos Não-neoplásicos São Lesões Adquiridas

Os pólipos não-neoplásicos são entidades inteiramente diferentes e são agrupados juntos exclusivamente por causa de seu aspecto macroscópico como lesões elevadas da mucosa colônica.

Pólipos Hiperplásicos (Pólipos Metaplásicos)

Os pólipos hiperplásicos são pequenas excrescências mucosas sésseis que mostram uma arquitetura exagerada das criptas. Essas são as lesões polipóides mais comuns do cólon e são particularmente freqüentes no reto. Os pólipos hiperplásicos estão presentes em 40% das amostras retais das pessoas com menos de 40 anos de idade e em 75% das pessoas mais velhas. Esses pólipos são mais comuns que o habitual nos cólons que contêm pólipos adenomatosos e nas populações com taxas mais altas de câncer colorretal. Assim sen-

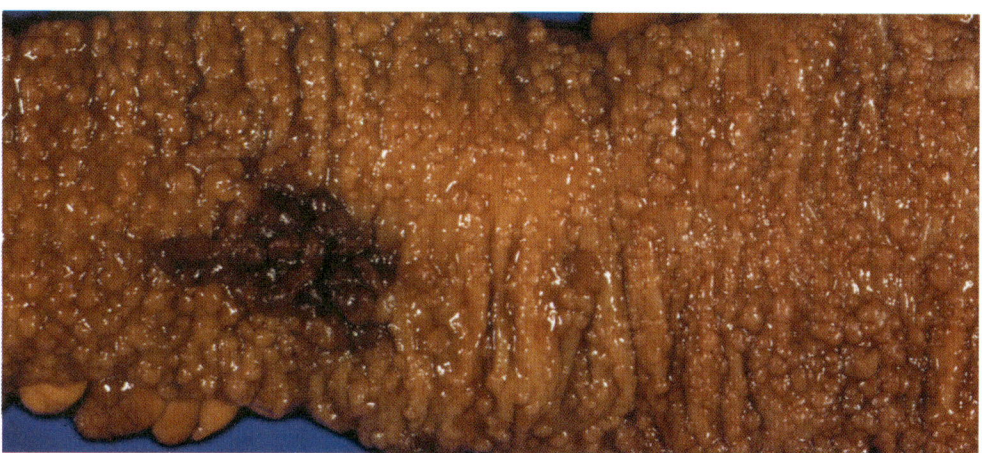

FIGURA *13.57*
Polipose familial. A superfície mucosa do cólon é coberta por numerosos adenomas tubulares.

do, essas lesões assintomáticas refletem um maior risco de câncer colorretal. As mutações *Ras* e a expressão excessiva de *Bcl-2* foram observadas em inúmeros pólipos hiperplásicos. Os pacientes com polipose hiperplásica (múltiplos pólipos hiperplásicos do cólon) evidenciam uma perda alélica freqüente do cromossomo 1p. Aquelas com grandes pólipos hiperplásicos do cólon direito correm maior risco de adenocarcinoma do lado direito.

 Patogenia: Admite-se que a patogenia do pólipo hiperplásico envolve um defeito na proliferação e maturação do epitélio mucoso normal. Em um pólipo hiperplásico, a proliferação ocorre na base da cripta e a migração ascendente das células é mais lenta. Assim sendo, as células epiteliais se diferenciam e adquirem características absortivas nos segmentos mais baixos das criptas. Ainda mais, as células persistem na mucosa superficial por mais tempo que as células normais.

 Patologia: Os pólipos hiperplásicos são visualizados ao exame macroscópico como pequenos nódulos mucosos sésseis e elevados, que medem até 0,5 cm de diâmetro, mas que ocasionalmente podem ser maiores. São quase sempre múltiplos e já foram confundidos com a PAF. Histologicamente, as criptas dos pólipos hiperplásicos são alongadas e podem exibir dilatação cística (Fig. 13.58). O epitélio é constituído por células caliciformes e células absortivas, sem qualquer displasia.

Pólipos Juvenis (Pólipos de Retenção)

Os pólipos juvenis são classificados como proliferações hamartomatosas da mucosa colônica. São mais comuns em crianças com menos de 10 anos de idade, porém um terço ocorre em adultos.

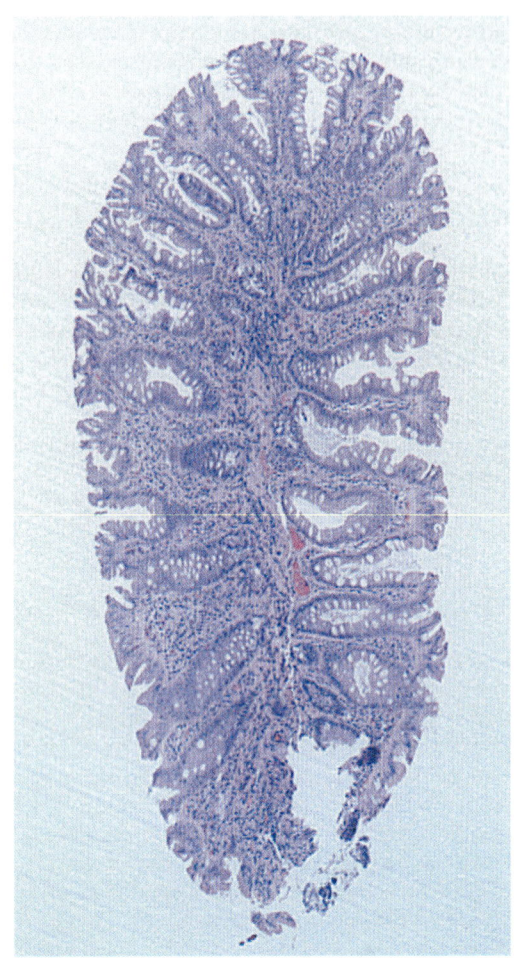

FIGURA 13.58
Pólipo hiperplásico. Uma fotomicrografia de pequeno aumento mostra criptas alongadas com um aspecto serrilhado revestidas por células caliciformes.

 Patologia: Os pólipos juvenis são únicos ou (raramente) múltiplos e ocorrem mais comumente no reto, embora possam ser observados em qualquer local nos intestinos delgado ou grosso. Macroscopicamente, a maioria dos pólipos é constituída por lesões pediculadas com até 2 cm de diâmetro. Possuem uma superfície lisa e arredondada, ao contrário da superfície fissurada de um pólipo adenomatoso. Histologicamente, os túbulos epiteliais císticos dilatados cheios de muco (daí o nome "pólipos de retenção") estão embutidos em uma lâmina própria fibrovascular. A erosão epitelial superficial é comum e a proliferação epitelial reativa é evidente, porém o epitélio costuma carecer de displasia.

Pólipos Inflamatórios

Os pólipos inflamatórios não são neoplasias verdadeiras mas sim nódulos elevados de epitélio inflamado e em fase de regeneração. Esses pólipos são encontrados comumente em associação com colite ulcerativa e doença de Crohn; são encontrados também comumente nos casos de colite amebiana e disenteria bacteriana. Ao exame microscópico, os pólipos inflamatórios são constituídos por um componente variável de glândulas mucosas distorcidas e inflamadas, misturadas freqüentemente com tecido de granulação (Fig. 13.59).

À medida que a cicatrização prossegue, a regeneração epitelial caracterizada por grandes células epiteliais basofílicas restaura

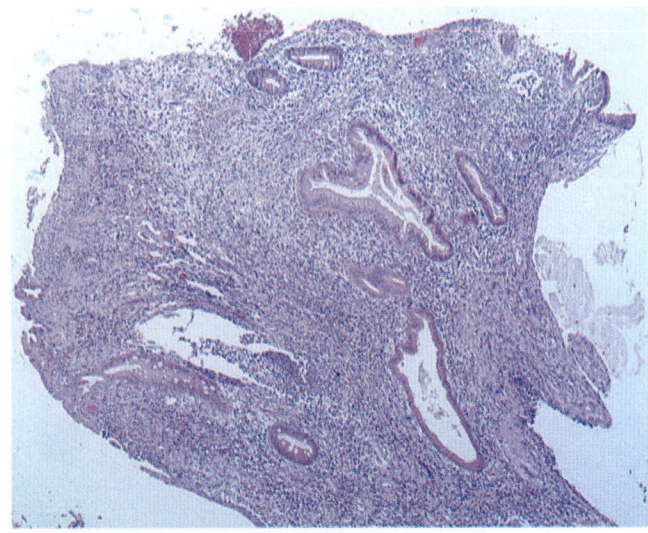

FIGURA 13.59
Pólipo inflamatório. Uma fotomicrografia de pequeno aumento mostra glândulas dilatadas embutidas em uma lâmina própria edemaciada e inflamada.

a arquitetura mucosa. Por si só essas lesões não são pré-cancerosas, porém ocorrem nas doenças inflamatórias crônicas que estão associadas com uma alta incidência de câncer (p. ex., colite ulcerativa) e, portanto, devem ser diferenciadas dos pólipos adenomatosos.

Pólipos Linfóides

Os pólipos linfóides são acúmulos submucosos de tecido linfóide, quase invariavelmente no reto, que são visualizados como nódulos sésseis únicos com dimensões que variam desde infinitamente pequenas até 5 cm de diâmetro. Ocasionalmente, múltiplas lesões conferem à mucosa um aspecto de pedras de calçamento. Ao exame microscópico esses pólipos são cobertos por mucosa intacta e são formados por folículos linfóides proeminentes com centros germinativos. Nesse contexto, o tecido linfóide está presente normalmente na mucosa colorretal. Os pólipos linfóides são mais comuns em mulheres que em homens e ocorrem em qualquer idade, incluindo a segunda infância. As lesões são benignas e, em geral, assintomáticas.

A hiperplasia linfóide nodular, uma condição observada principalmente em crianças ou com a síndrome de imunodeficiência variável comum, apresenta um acúmulo excessivo do tecido linfóide folicular normal do cólon. Macroscopicamente, a mucosa exibe numerosos pequenos nódulos sésseis ou polipóides com até 0,5 cm de diâmetro. O aspecto microscópico é semelhante àquele dos pólipos linfóides. A condição só raramente está relacionada ao linfoma maligno, porém o aspecto radiológico pode ser confundido com a PAF.

TUMORES MALIGNOS

O Adenocarcinoma do Cólon e do Reto É um Exemplo de Carcinogênese em Múltiplas Etapas

Nas sociedades ocidentais industrializadas o câncer colorretal é a causa mais comum de mortes por câncer que não podem ser atribuídas diretamente ao uso de tabaco. Cerca de 5% dos norte-americanos desenvolvem este câncer no transcorrer de suas vidas. Embora o termo *colorretal* usado extensamente implique uma etiologia comum, as diferenças entre os cânceres do cólon e do reto parecem ser mais fundamentais que a simples localização. Por exemplo, enquanto o câncer do cólon é muito mais comum nos Estados Unidos que no Japão, a incidência de câncer retal nas duas populações é quase a mesma. Em geral, o carcinoma retossigmóide é responsável por uma proporção consideravelmente mais alta de todos os cânceres do intestino grosso nas populações com alto risco para esse tumor (incluindo os Estados Unidos) que nas populações de baixo risco. Ainda mais, o câncer do cólon mostra uma ligeira preponderância feminina, enquanto o câncer do reto é ligeiramente mais comum em homens. A proporção dos cânceres do cólon distal declinou nas últimas décadas.

Patogenia: A maioria dos cânceres do cólon e do reto tem origem em pólipos adenomatosos e, portanto, os fatores associados com o desenvolvimento desses pólipos são relevantes para a gênese do câncer colorretal. A importância dos fatores ambientais na patogenia do câncer colorretal é enfatizada pela alta incidência da doença nos países industrializados e entre os imigrantes que se transferem de regiões de baixo risco para outras de alto risco.

FIBRAS DIETÉTICAS: Foi sugerido que o principal fator de risco ambiental para câncer colorretal é a dieta, mais especificamente **uma dieta pobre em fibras indigeríveis e rica em gordura animal**. Como já foi abordado, essa dieta foi implicada também na etiologia de outras doenças colônicas, incluindo diverticulose e apendicite. Inúmeros estudos relataram que, em comparação com uma dieta rica em fibras, uma outra pobre em fibras está associada com um trânsito mais lento do conteúdo fecal através do cólon, permitindo dessa forma uma exposição mais prolongada da mucosa às substâncias existentes nas fezes. Foi sugerido que as fibras podem fixar mutágenos potenciais e, ao aumentarem o volume das fezes, diluem sua concentração. Análises mais recentes dos dados epidemiológicos, porém, enfraqueceram o valor de uma associação entre o conteúdo em fibras da dieta e a incidência de câncer colorretal. Ainda mais, nos ensaios clínicos as fibras dietéticas exerceram pouco efeito protetor contra os adenomas colorretais.

GORDURA DIETÉTICA: O consumo de gorduras animais mantém paralelismo com uma maior incidência de câncer colorretal. Ainda mais, um menor conteúdo de gordura animal na dieta de certos grupos étnicos nos Estados Unidos é acompanhado por uma incidência mais baixa de câncer colorretal. A ingestão de gordura induz a secreção de bile a ser lançada no intestino e foi mostrado que alguns ácidos biliares exacerbam a tumorigenicidade dos carcinógenos intestinais experimentais. Nesse contexto, a colecistectomia, um procedimento que faz aumentar o conteúdo colônico dos ácidos biliares secundários, foi considerada em alguns estudos (porém não em outros) como estando associada com um maior risco de câncer colônico do lado direito.

BACTÉRIAS ANAERÓBICAS: As fezes das pessoas nas populações de alto risco possuem um conteúdo mais alto de bactérias anaeróbicas que aquelas das populações de baixo risco. Esses microrganismos, particularmente as espécies *Bacteroides*, podem transformar os sais biliares em compostos que são potencialmente mutagênicos. O repovoamento do cólon com lactobacilos protege os animais experimentais contra o câncer do cólon induzido quimicamente.

OUTROS FATORES DIETÉTICOS: Uma baixa prevalência de câncer colorretal foi correlacionada com **altos níveis de selênio** no solo e nas plantas de certas áreas geográficas. Nesse contexto, o antioxidante endógeno glutationa peroxidase é uma enzima que contém selênio. Os **antioxidantes exógenos** (p. ex., hidroxitolueno butilado e vitamina E) e um agente redutor como o ácido ascórbico conseguiram proteger os animais contra a produção experimental de câncer colônico. As **dietas ricas em vegetais das espécies crucíferas** (p. ex., couve-flor, couve-de-Bruxelas e repolho) e aquelas que proporcionam vitamina A são consideradas como estando associadas com uma incidência mais baixa de câncer colorretal.

Genética Molecular do Câncer Colorretal

Em 85% dos casos de carcinoma colorretal, foi estimado que um mínimo de 8 a 10 eventos mutacionais devem acumular-se antes do surgimento de um câncer invasivo com potencial metastático. Este processo é iniciado em uma mucosa histologicamente normal, prossegue através de um estágio precursor adenomatoso e termina como adenocarcinoma invasivo.

Os eventos mais importantes são ilustrados na Fig. 13.60 e envolvem os seguintes genes:

- **Gene APC:** Como já foi abordado, as mutações na linha germinativa no gene *APC* (polipose adenomatosa do cólon), um hipotético gene supressor tumoral, são responsáveis pela polipose adenomatosa familial. Ainda mais importante, a maioria dos cânceres colorretais esporádicos contém uma mutação no mesmo gene. Alguns dos tumores que não possuem um defeito *APC* exibem mutações no gene β-catenina, cujo produto se fixa na proteína *APC*. Uma mutação *APC* específica (T → A, 1.307) é encontrada em 6% dos judeus asquenazes e parece tornar as regiões circundantes do gene suscetíveis às mutações inativadoras na matriz de leitura. As mutações do gene *APC* foram demonstradas na mucosa colônica normal que precede o surgimento de adenomas esporádicos. Esses dados sugerem um papel importante para o gene *APC* no surgimento precoce da maioria das neoplasias colorretais.
- **Oncogene Ras:** As mutações ativadoras do protoncogene *ras* ocorrem precocemente nos adenomas tubulares do cólon.
- **Gene DCC:** Um hipotético gene supressor tumoral, rotulado de "deletado no câncer do cólon" (*DCC*) e localizado no cromossomo 18, falta com freqüência nos cânceres colorretais.
- **Gene supressor tumoral p53:** No tipo mais comum de adenocarcinoma do cólon, a mutação de *p53* participa na transição de adenoma para carcinoma e constitui um evento tardio na via carcinogênica.

Em 15% dos cânceres colorretais, o reparo de pareamento incorreto do DNA (MMR, *mismatch repair*) é comprometido, resultando em reparo deficiente dos erros da replicação espontânea, particularmente nas seqüências repetitivas simples (microssatélites).

As deficiências de MMR podem ocorrer por meio de dois mecanismos em uma forma hereditária (carcinoma colorretal não-relacionado a polipose hereditária, HNPCC, síndrome de Lynch), uma mutação da linha germinativa em um dos genes MMR seguida por uma mutação somática do outro alelo ("segundo golpe") nas fases subseqüentes da vida. Em uma forma esporádica, a hipermetilação do promotor do gene MMR, *MLH1*, inativa a transcrição do gene.

Fatores de Risco

IDADE: O aumento da idade constitui provavelmente o fator de risco isolado mais importante para câncer colorretal na população geral. O risco é baixo antes dos 40 anos de idade e aumenta inexoravelmente até os 50 anos, duplicando a seguir com cada década.

CÂNCER COLORRETAL PRECEDENTE: Os pacientes que sofreram previamente de câncer colorretal correm um maior risco de um tumor subseqüente. De fato, 5 a 10% dos pacientes tratados para câncer colorretal subseqüentemente desenvolvem uma lesão maligna do colorreto. Ainda mais, 2 a 5% dos pacientes nos quais um câncer colorretal é descoberto são portadores de um segundo câncer primário (sincrônico) do colorreto.

COLITE ULCERATIVA E DOENÇA DE CROHN: Essas doenças inflamatórias crônicas fazem aumentar o risco de câncer colorretal proporcionalmente à sua duração e à extensão do acometimento dentro do intestino grosso.

FATORES GENÉTICOS: O câncer colorretal aumenta em freqüência entre os parentes dos pacientes com essa doença, achado esse que sugere uma contribuição genética para o surgimento do tumor. As pessoas que possuem dois ou mais parentes de primeiro ou segundo graus com câncer colorretal constituem 20% de todos os pacientes com esse tumor. Cerca de 5 a 10% de todos os cânceres colorretais são herdados como traços autossômicos dominantes. Uma história de câncer em outros locais, particularmente mama ou câncer genital nas mulheres, está associada com uma freqüência acima da normal de câncer colorretal.

DIETA: Como já assinalado, os estudos prospectivos que envolvem grandes populações em vários países relataram que o consumo diário de carnes vermelhas e gorduras animais é responsável por um risco mais alto de câncer colorretal que aquele observado nas pessoas que comem pouca ou nenhuma carne.

 Patologia: O aspecto macroscópico dos cânceres colorretais é semelhante àquele dos adenocarcinomas em outros locais no trato gastrintestinal. Eles tendem a ser **polipóides e ulcerados ou infiltrativos e podem ser anulares e constritivos** (Fig. 13.61A). Os cânceres polipóides são mais comuns no lado direito do cólon, particularmente no ceco, onde o grande calibre do cólon permite o crescimento intraluminal irrestrito. Os tumores constritivos anulares ocorrem mais freqüentemente nas porções distais do cólon. A ulceração dos tumores, seja qual for o padrão de crescimento, é comum.

A esmagadora maioria dos cânceres colorretais é constituída por adenocarcinomas (ver Fig. 13.61B) que são microscopi-

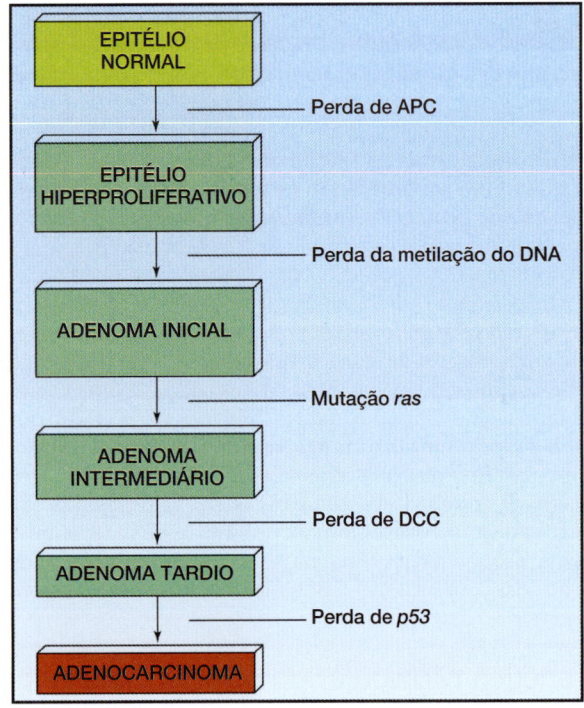

FIGURA 13.60
Modelo de algumas das alterações genéticas envolvidas na carcinogênese colônica de conformidade com a via supressora tumoral.

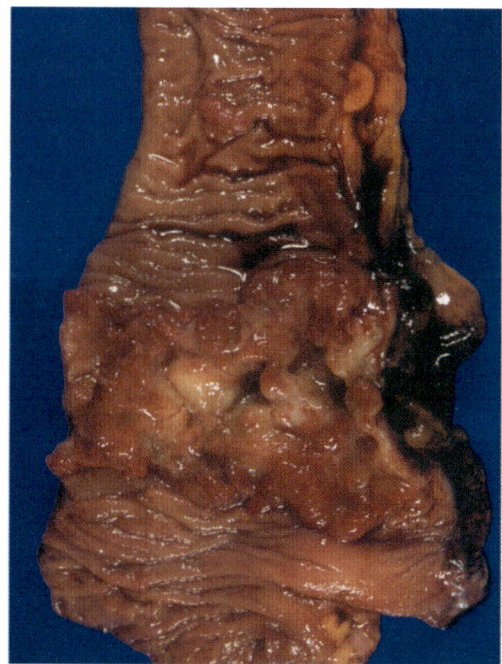
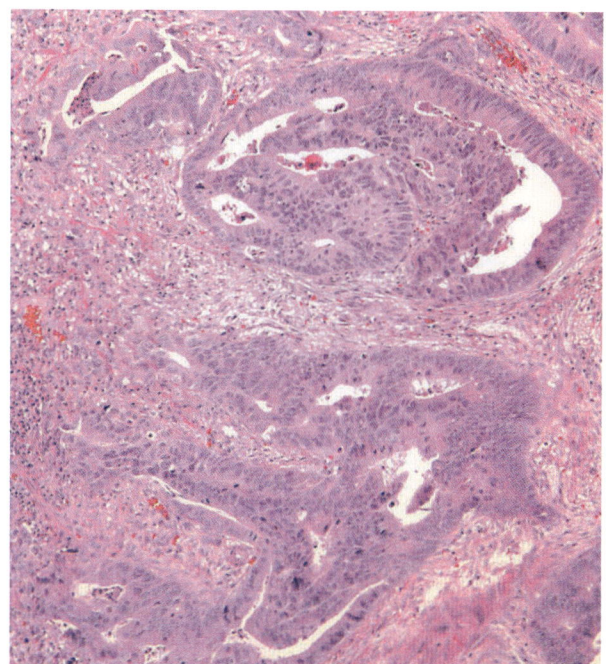

FIGURA 13.61
Adenocarcinoma do cólon. A. O cólon aberto contém uma massa elevada, infiltrante e com ulceração central. **B.** Um corte obtido do tumor mostra glândulas malignas infiltrantes.

camente semelhantes aos seus congêneres em outras porções do trato gastrintestinal. Cerca de 10 a 15% secretam quantidades consideráveis de mucina; esses são classificados como adenocarcinomas *mucinosos*. O grau de diferenciação influencia o prognóstico. Os tumores mais bem diferenciados tendem a comportar uma perspectiva mais favorável.

O câncer colorretal se propaga por extensão direta ou invasão dos vasos. A **propagação direta do câncer colorretal** é observada comumente nas peças ressecadas. Os tecidos conjuntivos da serosa oferecem pouca resistência à propagação do tumor e, com freqüência, as células cancerosas são encontradas na gordura e na serosa a alguma distância do tumor primário. O peritônio é acometido ocasionalmente, caso em que podem existir múltiplos depósitos em todo o abdome.

O câncer colorretal invade os canais linfáticos e acomete inicialmente os linfonodos imediatamente subjacentes ao tumor. A invasão venosa resulta em metástases carreadas pelo sangue, que acometem o fígado na maioria dos pacientes com doença metastática. O prognóstico do câncer colorretal está relacionado mais intimamente à extensão do tumor através da parede do intestino grosso que ao seu tamanho ou às características histopatológicas. Os cânceres colorretais são estadiados freqüentemente de conformidade com a classificação modificada por Astler e Coller do sistema de Dukes que utiliza os seguintes critérios (Fig. 13.62):

- **Estágio A:** Tumor confinado à mucosa
- **Estágio B$_1$:** Tumor que invade a muscular própria, porém sem penetrar até a serosa
- **Estágio B$_2$:** Tumor que invade a serosa sem metástases para os linfonodos
- **Estágio C$_1$:** Tumores B$_1$ com metástases para os linfonodos regionais
- **Estágio C$_2$:** Tumores B$_2$ com metástases para os linfonodos regionais
- **Estágio D:** Metástases distantes

Na classificação TNM usada extensamente (tumor, linfonodos, metástases), os tumores T1 invadem a submucosa; os tumores T2 infiltram até, porém não através de, a muscular própria; os tumores T3 invadem e penetram no tecido subseroso; e os tumores T4 penetram a subserosa ou acometem órgãos adjacentes.

Manifestações Clínicas: Em seus estágios iniciais, o câncer colorretal é clinicamente silencioso. Com o crescimento do tumor, o sinal mais comum é o **sangue oculto nas fezes** quando o tumor fica nas porções proximais do cólon. Tanto o sangue oculto quanto o **sangue vermelho rutilante** podem ocorrer nas fezes quando a lesão fica no colorreto distal. No lado direito do cólon, particularmente no ceco, onde o diâmetro da luz é grande e o conteúdo fecal é líquido, os tumores podem crescer até alcançar um grande tamanho sem causar sintomas de obstrução. Nesta situação, o sangramento assintomático crônico causa tipicamente **anemia ferropriva**, que constitui com freqüência a primeira indicação de câncer colorretal. Em contrapartida, os cânceres no lado esquerdo do cólon, onde o calibre da luz é pequeno e o conteúdo fecal é mais sólido, produzem com freqüência constrição da luz, acarretando **sintomas obstrutivos**. Estes se manifestam como mudanças nos hábitos intestinais e dor abdominal. Ocasionalmente, o câncer colorretal **perfura** precocemente e induz peritonite. Quando o tumor se estendeu até além dos confins do colorreto, pode produzir **fístulas** enterocutâneas e retovaginais, massas tumorais na parede abdominal, sintomas vesicais e dor ciática. A propagação intra-abdominal pode causar **obstrução do intestino delgado** e **ascite** com células malignas.

O resultado de um teste positivo para sangue oculto nas fezes com papel impregnado em reagente permite predizer a presença de um câncer ou de um adenoma em 50% dos casos. A colonoscopia periódica com fibroscópio e os testes para sangue oculto nas fezes aprimoram o prognóstico do câncer colorretal, pois esses métodos permitem detectar com freqüência a doença em um estágio precoce.

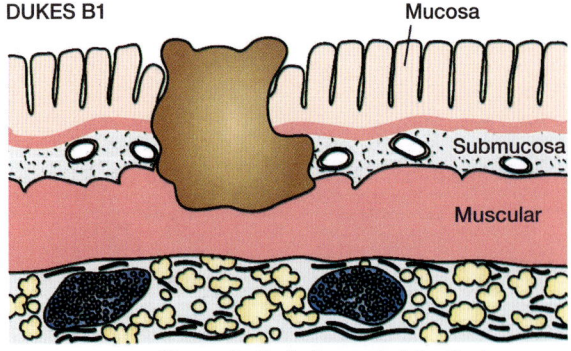
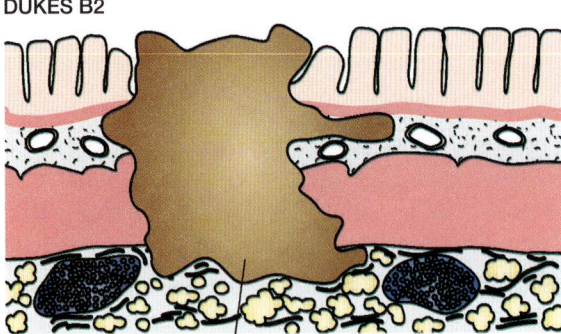
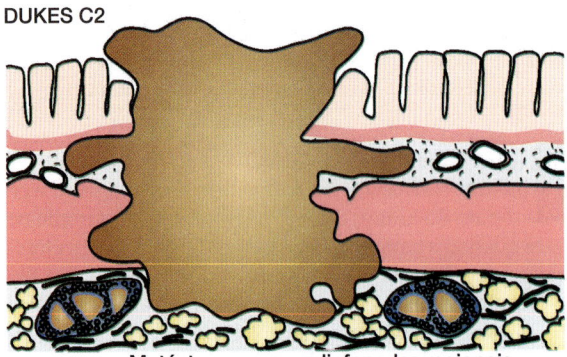

FIGURA 13.62
Classificação modificada por Astler e Coller do sistema de Dukes dos estágios do câncer colônico.

O único tratamento curativo para o câncer colorretal é a cirurgia. Os pequenos pólipos são removidos endoscopicamente com facilidade; as grandes lesões tornam necessária uma ressecção segmentar. Os tumores próximos da borda anal tornam necessária com freqüência uma ressecção abdominoperineal e uma colostomia, apesar de as técnicas cirúrgicas mais recentes permitirem com freqüência a preservação do esfíncter. Nos cânceres retais, a combinação de quimioterapia coadjuvante e radioterapia antes da cirurgia aprimora o prognóstico. Entre os métodos mais recentes, a identificação de mRNA de guanilil ciclase C nos linfonodos regionais pode ser utilizada como um biomarcador capaz de detectar as recidivas.

Síndrome de Câncer Colorretal Não-polipose Hereditária

A síndrome de câncer colorretal não-polipose hereditária (HNPCC, hereditary nonpolyposis colorectal cancer) (síndrome de Warthin-Lynch) é uma doença hereditária autossômica dominante que engloba 3 a 5% de todos os cânceres colorretais. A síndrome se caracteriza por (1) início do câncer colorretal em uma idade jovem (Quadro 13.2); (2) poucos adenomas (daí "não-polipose"); (3) uma alta freqüência de carcinomas proximais à flexura esplênica (70%); (4) múltiplos cânceres colorretais sincrônicos ou metacrônicos; e (5) cânceres extracolônicos, incluindo cânceres endometriais e ovarianos, adenocarcinomas do estômago, do intestino delgado e do trato hepatobiliar e carcinoma de células transicionais da pelve renal e do ureter (Fig. 13.63). Os pacientes com HNPCC podem ter também adenomas sebáceos, carcinomas sebáceos e múltiplos ceratoacantomas. No exame histológico, os cânceres colorretais relacionados a HNPCC se caracterizam por uma alta freqüência de células mucinosas em anel de sinete e carcinomas sólidos (medulares) e linfócitos intratumorais freqüentes.

 Patogenia: O HNPCC é causado por mutações na linha germinativa em um dos genes de reparo de pareamento incorreto do DNA. Na maioria dos casos, *hMSH2* (homólogo 2 humano de MutS) no cromossomo 2p e

QUADRO 13.2 Câncer Colorretal Não-polipose Hereditário

Critérios de Amsterdam
  Pelo menos três parentes devem ter tido um câncer colorretal comprovado histologicamente:
  Um deve ser um parente de primeiro grau dos outros dois
  Pelo menos duas gerações sucessivas devem ser afetadas
  Pelo menos um dos parentes com câncer colorretal deve ter recebido o diagnóstico antes dos 50 anos de idade
  A polipose adenomatosa familial deve ter sido excluída

Diretrizes de Bethesda
  Critérios I de Amsterdam atendidos
  Indivíduos com mais de um HNPCC
  Câncer colorretal (CCR) e parente de primeiro grau com CCR/HNPCC, um câncer com menos de 45 anos de idade ou um adenoma com menos de 40 anos de idade
  CCR/câncer endometrial com menos de 45 anos de idade
  CCR do lado direito, indiferenciado, com menos de 45 anos de idade
  CCR em anel de sinete com menos de 45 anos de idade
  Adenomas com menos de 40 anos de idade

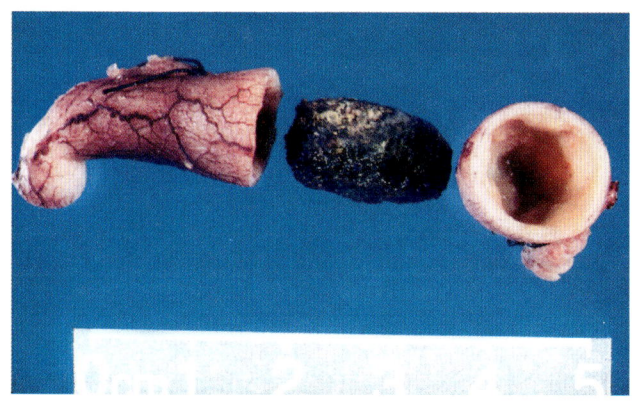

FIGURA *13.63*
Apendicite aguda. A luz deste apêndice agudamente inflamado está dilatada e contém um grande fecalito.

hMLH1 (homólogo 1 humano de MutL) no cromossomo 3p são afetados. Um número menor de casos é causado por mutações em *hMSH6* (homólogo 6 humano de MutS) e *hPMS2* (segregação 2 pós-meiótica humana) nos cromossomos 2p e 7p, respectivamente. Nos pacientes com HNPCC existe uma mutação na linha germinativa em um alelo de um dos genes do reparo de pareamento incorreto, e o segundo alelo é deletado em um "segundo golpe" somático. A deficiência resultante no reparo de pareamento incorreto do DNA impede que os erros de replicação espontânea sejam reparados. Isso acarreta uma instabilidade genômica generalizada, particularmente nas seqüências repetitivas simples (microssatélites) que são particularmente propensas a erros de replicação. Assim sendo, os genes para o controle do crescimento e a diferenciação e outros erros do reparo de pareamento incorreto tornam-se incapazes quando são afetados pela instabilidade genômica.

As deficiências do reparo do pareamento incorreto podem ser rastreadas pesquisando-se a instabilidade dos microssatélites e a perda de expressão imuno-histoquímica das proteínas do reparo do pareamento incorreto no tumor. Se persiste a suspeita de HNPCC, dispomos da análise mutacional dos genes do reparo do pareamento incorreto.

Tumores Carcinóides (Tumores Neuroendócrinos)

Os tumores carcinóides do colorreto se comportam de uma maneira semelhante aos tumores do intestino delgado. Metade dos tumores carcinóides do colorreto já metastizou na época de sua descoberta.

Linfoma do Intestino Grosso

O linfoma primário do colorreto é incomum. A neoplasia pode ser observada como (1) acometimento segmentar da mucosa, (2) lesões polipóides difusas ou (3) uma massa que se estende até além dos confins do colorreto. Os sintomas de apresentação são semelhantes aos de outros cânceres intestinais primários, porém a forma polipóide difusa pode assemelhar-se aos pólipos inflamatórios ou aos pólipos adenomatosos. A maioria dos linfomas do intestino grosso deriva das células B.

Os Cânceres do Canal Anal São Carcinomas Epidermóides

Os carcinomas do canal anal, que constituem 2% dos cânceres do intestino grosso, podem ter origem ao nível da linha pectinada ou acima dela. Esses tumores ocorrem em ambos os sexos, porém são mais comuns em mulheres e negros.

 Patologia: Embora os cânceres anais possuam vários padrões histológicos, tais como escamoso, basalóide (cloacogênico) ou mucoepidermóide, existem poucas diferenças clínicas no comportamento entre os diferentes tipos de tumores, os quais podem ser classificados convenientemente como *carcinoma epidermóide*. A *doença de Bowen do ânus* representa o carcinoma escamoso *in situ*, enquanto a *doença de Paget extramamária* nesse local reflete o adenocarcinoma intra-epitelial (tanto primário da mucosa quanto metastático). O carcinoma do ânus penetra diretamente nos tecidos circundantes, incluindo os esfíncteres interno e externo, os tecidos moles perianais, a próstata e a vagina.

 Manifestações Clínicas: A infecção pelo papilomavírus humano (HPV) e a doença inflamatória crônica do ânus (p. ex., doença venérea), as fissuras e os traumatismos predispõem ao câncer anal. Os fatores associados ao câncer genital (câncer do pênis, do escroto, do colo uterino ou da vulva), a higiene precária, as práticas sexuais indiscriminadas e as verrugas genitais também contribuem para o surgimento do câncer anal.

Os sintomas habituais do câncer anal incluem sangramento, dor e uma massa anal ou retal. Com freqüência, o tumor não é reconhecido clinicamente como uma lesão maligna e pode ser descoberto somente em uma peça de hemorroidectomia. A combinação de quimioterapia e radioterapia constitui o tratamento habitual, porém a ressecção abdominoperineal é realizada ocasionalmente. Mais de metade dos pacientes sobrevivem por pelo menos 5 anos.

OUTROS DISTÚRBIOS

A Endometriose Pode Produzir Sintomas Obstrutivos

A endometriose acomete o cólon e o reto em 15 a 20% dos casos, porém costuma ser assintomática e será descoberta somente incidentalmente durante a laparotomia realizada por outras razões. Quando ocorrem sintomas (dor abdominal, constipação e até mesmo obstrução intestinal), eles podem ser confundidos com os do câncer colorretal. Os *endometriomas* são observados como tumores endurecidos medindo até 5 cm de diâmetro na serosa e na muscular própria do intestino, embora possam penetrar a submucosa. Como resultado da hemorragia repetida, as lesões são circundadas por fibrose reativa.

Melanose do Cólon se Refere a Pigmento na Mucosa Colônica

Apesar do nome, o pigmento não é melanina, mas sim lipofuscina. As pessoas com melanose do cólon são usuários crônicos de catárticos tipo antraceno, incluindo cáscara sagrada, ruibarbo, sene e aloé, e esse achado pode indicar o abuso sub-reptício de laxativos.

A melanose do cólon confere uma coloração castanho-escura à mucosa. Ao exame microscópico, os macrófagos na lâmina própria contêm grânulos de pigmento castanho. O pigmento é lisossomal e deriva da desintegração das membranas celulares.

Úlceras Estercorais

A evacuação incompleta das fezes, habitualmente em associação com doença debilitante ou idade avançada, pode resultar na formação de uma grande massa de fezes que não pode ser eliminada, denominada *impacção fecal* (fecaloma). As úlceras estercorais resultam da necrose por pressão da mucosa causada pela massa fecal. Embora essas úlceras sejam mais comuns na região retossigmóide, elas foram relatadas também em áreas mais proximais, como o cólon transverso. As complicações mais temidas são o sangramento retal intenso e a perfuração.

As Doenças Gastrintestinais São Complicações Comuns da AIDS

A epidemia de AIDS devida à infecção pelo vírus da imunodeficiência humana (HIV) resultou em numerosas infecções gastrintestinais que antigamente eram consideradas raras. A maioria dos pacientes com AIDS (50-90%) sofre de diarréia crônica. Praticamente todas as formas de agentes infecciosos, incluindo bactérias, fungos, protozoários e vírus, acometem os pacientes com AIDS (Quadro 13.3).

O sarcoma de Kaposi do trato gastrintestinal é encontrado quase exclusivamente nos pacientes com AIDS. Um terço a metade dos pacientes aidéticos com sarcoma de Kaposi cutâneo exibe acometimento do trato gastrintestinal. Na maioria dos pacientes, o sarcoma de Kaposi intestinal não produz sintomas, porém já foram relatados sangramento gastrintestinal, obstrução e má absorção.

Uma apresentação comum do linfoma que complica a AIDS é o acometimento do trato gastrintestinal. Qualquer segmento pode ser afetado. O aspecto histológico e o prognóstico desses tumores nos pacientes aidéticos são semelhantes aos dos tumores localizados em outros locais.

QUADRO 13.3 Patógenos Gastrintestinais Associados a AIDS

Bactérias	Protozoários
Mycobacterium avium-intracellulare	*Cryptosporidium*
Shigella	*Toxoplasma*
Salmonella	*Giardia*
Clostridium difficile	*Entamoeba histolytica*
	Microsporidia
Vírus	*Isospora belli*
Citomegalovírus	
Herpes simples	**Helmintos**
	Strongyloides
Fungos	*Enterobius*
Candida	
Aspergillus	

Apêndice

ANATOMIA

O apêndice vermiforme, que tem habitualmente 8 a 10 cm de comprimento, possui tipicamente uma fixação retrocecal ao ceco, porém sua extremidade em geral não está fixa e pode, portanto, movimentar-se livremente. O apêndice é revestido por um mesentério denominado *mesoapêndice*. A parede do apêndice é constituída pelas mesmas camadas do restante do intestino. A característica microscópica mais proeminente é a predominância de tecido linfóide submucoso, que se desenvolve no início da primeira infância, alcança sua dimensão máxima durante a adolescência e, a seguir, sofre atresia progressiva.

APENDICITE

A apendicite aguda é uma doença inflamatória da parede do apêndice vermiforme que resulta em inflamação transmural com perfuração e peritonite. A condição é incontestavelmente a doença mais comum do apêndice e constitui a causa mais freqüente de emergência abdominal. A incidência alcança um pico na segunda e terceira décadas, porém a apendicite aguda pode ocorrer em pessoas de qualquer idade.

Patogenia: A apendicite aguda está relacionada com a obstrução de seu orifício, com distensão secundária da luz e invasão bacteriana da parede. A obstrução mecânica por fecalitos ou material fecal sólido no ceco é demonstrada em um terço dos casos. Ocasionalmente são incriminados alguns tumores, parasitas como *Enterobius vermicularis* ou corpos estranhos. A hiperplasia linfóide que resulta da infecção bacteriana ou viral (p. ex., por *Salmonella* ou sarampo) pode obstruir a luz e resultar em apendicite. **Entretanto, nenhuma obstrução é demonstrada em até metade dos pacientes com apendicite** e o fator que desencadeia a doença nesses pacientes é desconhecido.

À medida que as secreções distendem o apêndice obstruído, a pressão intraluminal aumenta e acaba ultrapassando a pressão venosa, acarretando dessa forma estase venosa e isquemia. Como resultado, a mucosa ulcera e permite a invasão por parte das bactérias intestinais. O acúmulo de neutrófilos produz microabscessos. Curiosamente, a apendicectomia protege contra o surgimento de colite ulcerativa, porém não contra a doença de Crohn.

Patologia: Ao exame macroscópico, o apêndice apresenta-se congestionado, tenso e coberto por um exsudato fibrinoso. A luz contém com freqüência material purulento e um fecalito pode ser evidente (Fig. 13.63). Ao exame microscópico, os casos em fase inicial mostram microabscessos mucosos e um exsudato purulento na luz. Com a progressão da infecção, toda a parede acaba sendo infiltrada com neutrófilos, que eventualmente alcançam a serosa. A perfuração da parede libera o conteúdo luminal para dentro da cavidade peritoneal.

As complicações da apendicite estão relacionadas principalmente com perfuração, que ocorre em um terço das crianças e dos adultos jovens. Quase todas as crianças com menos de 2 anos de idade possuem um apêndice perfurado por ocasião da operação, o mesmo acontecendo com 75% dos pacientes com mais de 60 anos de idade.

- Os **abscessos periapendiculares** são comuns, porém podem localizar-se em qualquer área na cavidade abdominal.
- Os **trajetos fistulosos** podem aparecer entre o apêndice perfurado e as estruturas adjacentes, incluindo os intestinos delgado e grosso, a bexiga, a vagina ou a parede abdominal.
- A **pileflebite** (tromboflebite dos ramos intra-hepáticos da veia porta) e os abscessos hepáticos secundários podem ocorrer, pois o fluxo venoso proveniente do apêndice drena para a veia mesentérica superior.
- **Peritonite difusa e septicemia** são seqüelas perigosas.
- A **infecção da ferida** é a complicação mais comum da apendicite aguda após uma cirurgia; ocorre em uma quarta parte dos pacientes com perfuração e em um terço daqueles que desenvolvem um abscesso periapendicular.

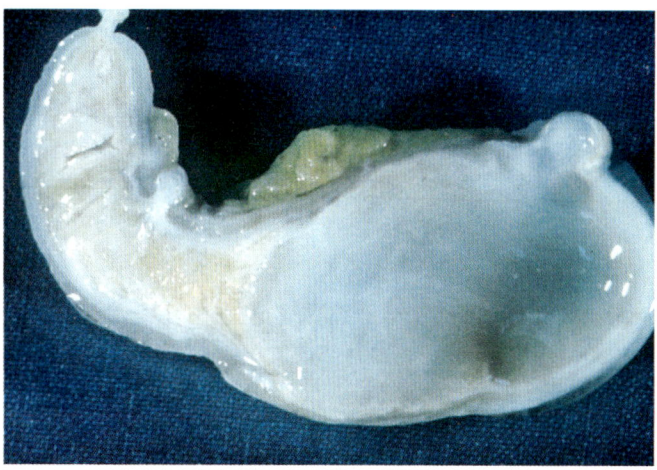

FIGURA *13.64*
Mucocele do apêndice. O apêndice apresenta-se conspicuamente dilatado por material mucinoso secretado por um cistadenoma.

 Manifestações Clínicas: A apendicite aguda se manifesta tipicamente como dor em cólica, epigástrica ou periumbilical, porém a dor pode ser difusa ou, inicialmente, estar restrita ao quadrante inferior direito. Logo a seguir ocorrem náuseas e vômitos e o paciente apresenta uma febrícula e leucocitose moderada. A dor se desloca para o quadrante inferior direito, onde a hipersensibilidade localizada constitui a regra. Um apêndice retrocecal enfermo é separado da parede abdominal anterior pelo ceco e íleo. Sintomas atípicos são, portanto, interpretados erroneamente com bastante freqüência, por causa de sua localização precária. No idoso, a apendicite pode produzir apenas sintomas vagos e o diagnóstico costuma ser feito somente quando ocorre perfuração. Inúmeras afecções que não exigem cirurgia são diagnosticadas erroneamente com freqüência como apendicite, especialmente a adenite mesentérica em crianças, a diverticulite de Meckel, a ruptura de um folículo ovariano durante a ovulação e a salpingite aguda.

O tratamento da apendicite aguda é cirúrgico na esmagadora maioria dos casos. Levando-se em conta que a perfuração comporta um risco de morte muito maior que a cirurgia laparoscópica, justifica-se uma intervenção cirúrgica precoce, até mesmo quando o diagnóstico de apendicite aguda não é inteiramente seguro.

Outras Causas de Apendicite

A **infecção por** *Yersinia* do íleo também pode acometer o apêndice.

A **apendicite tuberculosa** é encontrada habitualmente em associação com enterite tuberculosa, já tendo sido relatados casos raros de **infecções actinomicóticas.**

A **doença de Crohn** do íleo terminal acomete o apêndice em uma quarta parte dos casos e pode afetá-lo até mesmo quando as lesões inflamatórias estão localizadas em áreas distantes no intestino delgado ou no cólon. A colite ulcerativa também pode afetar a mucosa do apêndice.

MUCOCELE

Mucocele se refere a um apêndice dilatado e cheio de muco. A patogenia pode ou não ser neoplásica. Na variedade não-neoplásica, a obstrução crônica resulta em retenção do muco na luz apendicular.

Na presença de um cistadenoma mucinoso (Fig. 13.64) ou de um cistadenocarcinoma mucinoso, o apêndice dilatado é revestido por uma mucosa vilosa e adenomatosa. O cistadenocarcinoma exibe glândulas neoplásicas infiltrantes para dentro da parede do apêndice.

Uma mucocele pode ser infectada secundariamente e sofrer ruptura, descarregando dessa forma a mucina e os detritos para dentro da cavidade peritoneal. Esse material pode ser confundido durante a laparotomia por implantes tumorais sobre o peritônio. Entretanto, quando a mucocele resulta da secreção de muco por parte de um cistadenoma ou de um cistadenocarcinoma do apêndice, a perfuração pode resultar em semeadura do peritônio por células tumorais que secretam muco, condição essa conhecida como *pseudomixoma peritoneal.* Em menos de um terço dos casos, o pseudomixoma peritoneal é causado por uma doença do apêndice; em metade dos casos, tem origem em um cistadenocarcinoma mucinoso do ovário.

NEOPLASIAS

Os tumores carcinóides do apêndice são comuns e, nessa localização, as metástases são improváveis.

As Figs. de 13.65 a 13.68 resumem as causas de sangramento gastrintestinal e de obstrução, assim como os principais tumores benignos e malignos do trato gastrintestinal.

Peritônio

O peritônio é o revestimento mesotelial da cavidade abdominal e de suas vísceras. O peritônio visceral reveste o trato gastrintestinal desde o estômago até o reto e circunda o fígado. O peritônio parietal reveste a parede abdominal e o espaço retroperitoneal. O omento, que possui uma dupla camada de peritônio, circunda os vasos sangüíneos e uma quantidade variável de gordura.

PERITONITE

A Peritonite Bacteriana É Causada Habitualmente por Organismos Intestinais

 Patogenia

PERFURAÇÃO: Inúmeras situações estão associadas com a introdução de microrganismos no interior da cavidade peritoneal. **A causa mais comum de peritonite bacteriana é a perfuração de uma víscera abdominal,** como acontece em um apêndice inflamado, uma úlcera péptica ou um divertículo colônico. A peritonite resulta em abdome agudo, no qual a dor abdominal intensa e a hipersensibilidade predominam. Náuseas, vômitos e febre elevada são habituais e, nos casos graves, surgem peritonite generalizada, íleo paralítico e choque séptico. Com freqüência, a perfuração torna-se "bloqueada", caso em que resulta um abscesso peritoneal.

As bactérias lançadas no interior da cavidade peritoneal a partir do trato gastrintestinal variam de conformidade com o local de perfuração e a duração da peritonite. Comumente, são cultivadas várias espécies aeróbicas e anaeróbicas, incluindo *E. coli*, espécies *Bacteroides*, várias espécies de *Streptococcus* e *Clostridium*. Apesar do tratamento com antibióticos da drenagem cirúrgica com desbridamento e das medidas de apoio, a peritonite generalizada ainda está associada com uma mortalidade substancial, sendo especialmente perigosa no idoso.

DIÁLISE PERITONEAL: A diálise peritoneal crônica é atualmente uma causa freqüente de peritonite bacteriana, por causa da contaminação dos instrumentos ou do dialisado. A evolução clínica costuma ser mais leve que aquela observada com uma perfuração visceral e os organismos responsáveis são principalmente espécies *Staphylococcus* e *Streptococcus*. Uma quarta parte dos casos de peritonite associada com diálise crônica é asséptica; tem como causa presumível alguma substância química existente no dialisado e para a qual o peritônio é sensível.

PERITONITE BACTERIANA ESPONTÂNEA: Este termo se refere a uma infecção peritoneal na ausência de uma circunstância desencadeante clara, como uma perfuração visceral. **A causa mais comum de peritonite bacteriana espontânea em**

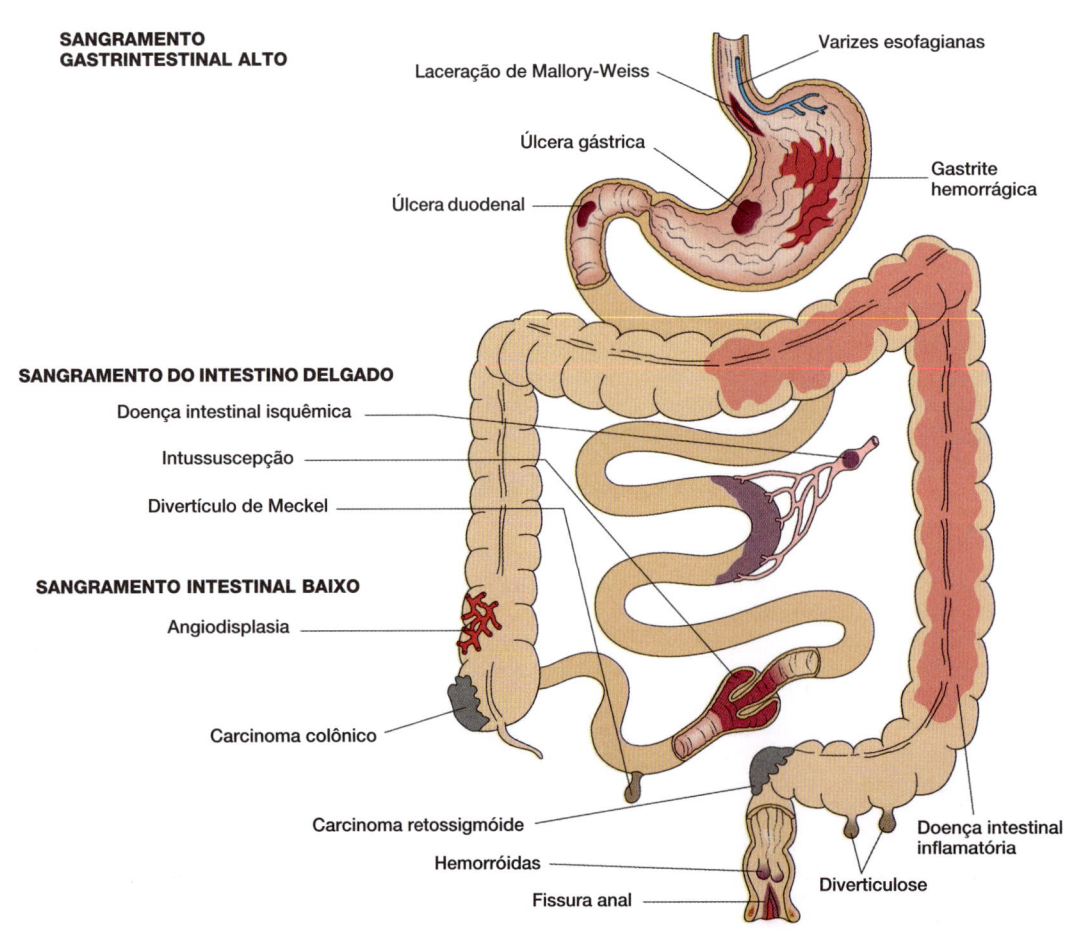

FIGURA 13.65
Causas de sangramento gastrintestinal.

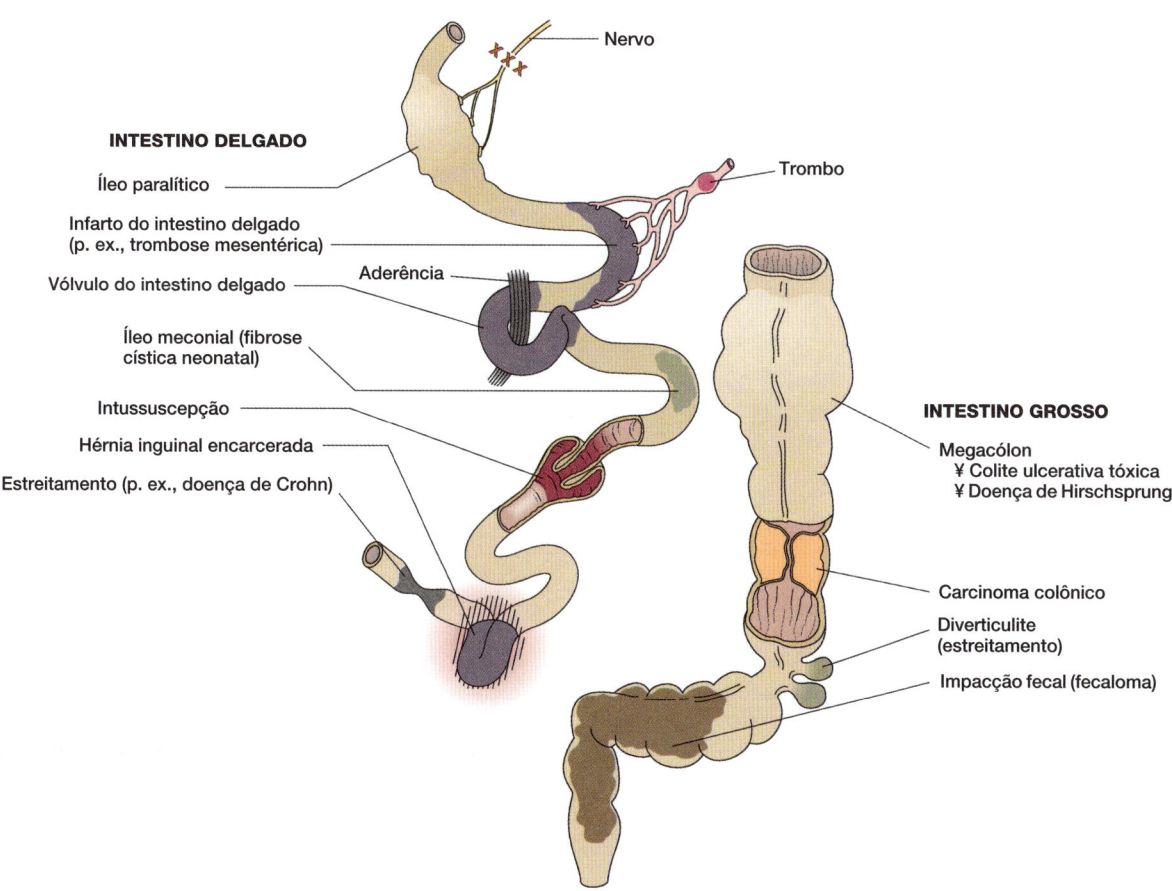

FIGURA 13.66
Causas de obstrução gastrintestinal.

adultos é a cirrose complicada por hipertensão porta e ascite. A patogenia parece envolver a translocação de organismos entéricos, principalmente bacilos Gram-negativos, do intestino para os linfonodos mesentéricos. A seguir ocorre a semeadura do líquido ascítico, com atividade fagocítica deprimida e baixa atividade antibacteriana no líquido ascítico.

A peritonite bacteriana espontânea em crianças pode ser uma complicação da **síndrome nefrótica,** em parte porque a ascite é mais comum em crianças nefróticas que em adultos. Desde o advento da era antibiótica, a maioria dos casos de peritonite espontânea em crianças é causada por organismos Gram-negativos, que derivam habitualmente de infecções do trato urinário. A doença causa sintomas de um abdome agudo e resulta habitualmente em uma intervenção cirúrgica, a menos que se saiba que a criança sofre da síndrome nefrótica. Até mesmo com o tratamento antibiótico, a mortalidade continua sendo de 5 a 10%.

PERITONITE TUBERCULOSA: Esta infecção é uma forma incomum de peritonite bacteriana. Na atualidade é observada apenas raramente nos países industrializados, porém complica ocasionalmente a tuberculose nos países em desenvolvimento. Muitos pacientes com peritonite tuberculosa não apresentam tuberculose pulmonar ou miliar aparente, observação essa que sugere a ativação de focos tuberculosos latentes no peritônio que derivam de uma disseminação hematogênica precedente.

 Patologia: O aspecto macroscópico da peritonite bacteriana é semelhante àquele de uma infecção purulenta em outro local. Um exsudato fibrinopurulento cobre a superfície dos intestinos e, após sua organização, formam-se aderências fibrinosas e fibrosas entre as alças intestinais, que acabam se fixando umas nas outras. Eventualmente, essas aderências podem ser lisadas, ou podem evoluir para **vólvulo** ou **obstrução intestinal.** A salpingite bacteriana, habitualmente gonocócica, pode evoluir para peritonite pélvica e aderências, que definem a **doença inflamatória pélvica.**

A Peritonite Química Resulta de Fontes Endógenas

A **peritonite biliar** resulta do escoamento de bile para o interior do peritônio, em geral proveniente de uma vesícula biliar perfurada porém às vezes de uma biopsia por agulha do fígado. Esse insulto súbito pode resultar em choque.

O **ácido clorídrico ou a hemorragia** de uma úlcera péptica perfurada do estômago ou do duodeno podem induzir uma reação inflamatória no peritônio.

A **pancreatite aguda** acarreta a liberação e a ativação de poderosas enzimas lipolíticas e proteolíticas que produzem peritonite severa e necrose gordurosa. O choque é comum e pode ser letal, a não ser quando é tratado adequadamente.

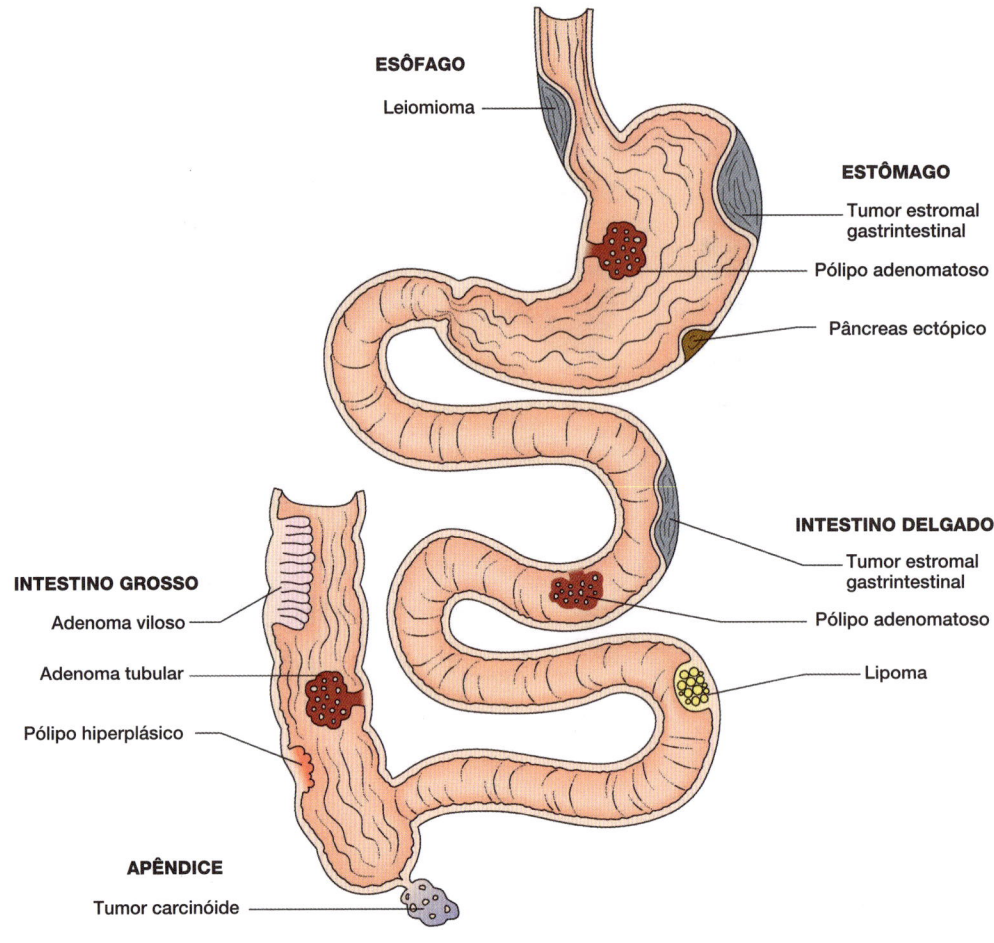

FIGURA 13.67
Principais tumores benignos do trato gastrintestinal.

Os **materiais estranhos** introduzidos por cirurgia (p. ex., talco) ou por traumatismos são causas raras de peritonite química.

O **vazamento de urina** pode produzir ascite.

A Polisserosite Paroxística Familial (Febre Mediterrânea Familial) Resulta em Peritonite e Amiloidose

A febre mediterrânea familial (FMF) é um distúrbio hereditário autossômico recessivo que se caracteriza por episódios recorrentes de peritonite asséptica com febre e dor abdominal. A doença reflete mutações em um gene no braço curto do cromossomo 16. Inicialmente a FMF é observada como peritonite em metade dos casos e como artrite em uma quarta parte dos casos. A pleurite constitui a primeira queixa somente em 5% dos pacientes. Entretanto, quase todas as pessoas afetadas acabam manifestando peritonite e mais de metade desenvolve artrite e pleurite em algum momento. A doença predomina nos judeus sefarditas e em outras populações mediterrâneas, como armênios, turcos e árabes. A patogenia da FMF continua sendo obscura, porém na ausência de complicações, o prognóstico é bom. Lamentavelmente, a **amiloidose** constitui uma complicação freqüente (ver Cap. 23).

FIBROSE RETROPERITONEAL

A fibrose retroperitoneal idiopática, uma condição fibrosante incomum do abdome, se torna sintomática quando causa obstrução dos ureteres. Apesar de nenhuma causa ser identificável na maioria dos casos, o distúrbio foi relacionado ao tratamento das cefaléias tipo enxaqueca com metissergida. Uma fibrose idiopática semelhante foi descrita também no mediastino e pode afetar o mesentério, causando obstrução intestinal secundária.

NEOPLASIAS

Cistos Mesentéricos e Omentais

Os cistos mesentéricos e omentais em geral são de origem linfática, mas podem derivar de outros tecidos embrionários. Habitualmente é descoberta uma massa indolor que aumenta lentamente em uma criança com mais de 10 anos de idade. O cisto pode

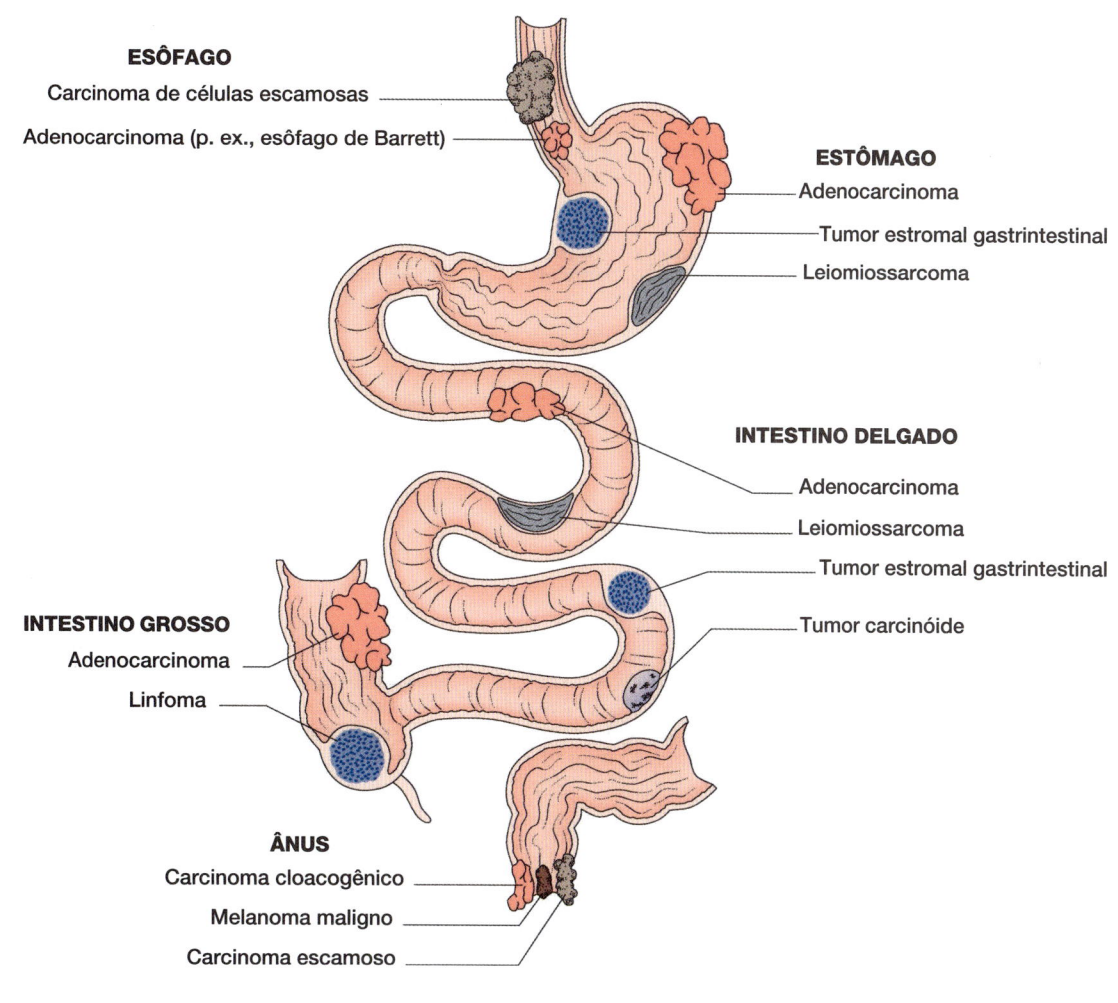

FIGURA 13.68
Principais tumores malignos do trato gastrintestinal.

chamar a atenção médica em virtude de ruptura, sangramento, torção ou obstrução intestinal. A excisão cirúrgica é curativa.

Mesotelioma

Uma quarta parte de todos os mesoteliomas tem origem no peritônio e essas formações constituem o tumor primário mais comum desse tecido. **Como os mesoteliomas pleurais, a maioria desses tumores malignos está associada com exposição ao asbesto.** As características patológicas dos mesoteliomas peritoneais são idênticas àquelas de seus congêneres pleurais (ver Cap. 12).

Carcinoma Peritoneal Primário

O carcinoma peritoneal primário se manifesta como massas tumorais que envolvem o omento e o peritônio. É morfologicamente idêntico ao carcinoma seroso ovariano, exceto que os ovários são normais.

Carcinoma Metastático

O carcinoma metastático é incontestavelmente o distúrbio maligno mais comum do peritônio. É altamente provável que os carcinomas ovarianos, gástricos e pancreáticos venham a semear o peritônio, porém qualquer carcinoma intra-abdominal pode propagar-se para o peritônio.

LEITURAS SUGERIDAS

Livros

Fenoglio-Preiser CM, Noffsinger AE, Stemmermann GN, et al.: *Gastrointestinal pathology: An atlas and text*. Lippincott Williams & Wilkins, 1999.

Lewin K, Riddell RH, Weinstein WM: *Gastrointestinal pathology and its clinical implications*. New York: Igaku-Shoin, 1992.

Morson BC, Dawson IMP, Day DW, et al.: *Morson and Dawson's gastrointestinal pathology*, 3rd ed. Oxford: Blackwell Scientific, 1990.

Sleisenger MH, Fordtran JS (eds): *Gastrointestinal disease*, 5th ed. Philadelphia: WB Saunders, 1993.

Yamada T (ed): *Textbook of gastroenterology*, 2nd ed. Philadelphia: JB Lippincott, 1995.

Artigos de Periódicos

Ahmad T, Armuzzi A, Bunce M, et al.: The molecular classification of the clinical manifestations of Crohn's disease. *Gastroenterology* 122:854–866, 2002.

Bocker-Edmonston T, Cuesta KH, Burkholder S, et al.: Colorectal carcinomas with high microsatellite instability: defining a distinct immunologic and molecular entity with respect to prognostic markers. *Hum Pathol* 31:1506–1514, 2000

Bond JH, for the practice parameters committee of the American College of Gastroenterology: Polyp guideline: Diagnosis, treatment, and surveillance for patients with colorectal polyps. *Am J Gastroenterol* 95:3053–3063, 2000.

Brandtzaeg P, Haraldsen G, Rugtveit J: Immunopathology of human inflammatory bowel disease. *Semin Immunopathol* 18:555–589, 1997.

Cagir B, Gelman A, Park J, et al.: Guanylyl cyclase C messenger RNA is a biomarker for recurrent stage II colorectal cancer. *Ann Intern Med* 131:805–812, 1999.

Carter PS: Anal cancer: Current perspectives. *Dig Dis* 11:239–251, 1993.

Cave DR: Transmission and epidemiology of *Helicobacter pylori*. *Am J Med* 100:12S–17S, 1996.

Czinn SJ, Nedrud JG: Immunopathology of *Helicobacter pylori* infection and disease. *Semin Immunopathol* 18:495–514, 1997.

Dieterich W, Ehnis T, Bauer M: Identification of tissue transglutaminase as the autoantigen of celiac disease. *Nat Med* 3:P797–801, 1997

Dixon MF, Genta RM, Yardley JH, Correa P: Classification and grading of gastritis: The updated Sydney System. International Workshop on the Histopathology of Gastritis, Houston 1994. *Am J Surg Pathol* 20:1161–1181, 1996.

Eaden JA, Mayberry JF: Colorectal cancer complicating ulcerative colitis: A review. *Am J Gastrointest* 95:2710–2719, 2000.

Falk GW: Barrett's esophagus. *Gastroenterology* 122:1569–1591, 2002.

Farrell RJ, Kelly CP: Diagnosis of celiac sprue. Am J Gastroenterol 96:3237–3246, 2001

Fiocchi C: Inflammatory bowel disease: Etiology and pathogenesis. *Gastroenterology* 115:182–205, 1998.

Fletcher CDM, Berman JJ, Corless C, et al.: Diagnosis of gastrointestinal stromal tumors: A consensus approach. *Hum Pathol* 33:459–465, 2002.

Fodde R, Smits R, Clevers H: APC, signal transduction and genetic instability in colorectal cancer. *Nat Rev* 1:55–67, 2001.

Foulkes WD: A tale of four syndromes: Familial adenomatous polyposis, Gardner syndrome, attenuated APC and Turcot syndrome. *Q J Med* 88:853–863, 1995.

Giardiello FM, Lazenby AJ, Bayless TM: The new colitides, collagenous, lymphocytic and diversion colitis. *Gastroenterol Clin North Am* 24:717–729, 1995.

Gretz JE, Achem SR: The watermelon stomach: Clinical presentation, diagnosis and treatment. *Am J Gastrointest* 93:890–895, 1998.

Gryfe R, Kim H, Hsieh ETK: Tumor microsatellite instability and clinical outcome in young patients with colorectal cancer. *N Engl J Med* 342:69–77, 2000.

Howden CW: Clinical expressions of *Helicobacter pylori* infection. *Am J Med* 100:27S–32S, 1996.

Huntsman DG, Carneiro F, Lewis FR: Early gastric cancer in young, asymptomatic carriers of germ-line E-cadherin mutations. *N Engl J Med* 344:1904–1909, 2001.

Jass JR: Serrated route to colorectal cancer: Back street or super highway? *J Pathol* 193:283–285, 2001.

Kinzler KW, Vogelstein B: Lessons from hereditary colorectal cancer. *Cell* 87:159–170, 1996.

Kozol RA, Dekhne N: *Helicobacter pylori* and the pathogenesis of duodenal ulcer. *J Lab Clin Med* 124:623–626, 1994.

Kulke MH, Mayer RJ: Carcinoid tumors. *N Engl J Med* 340:858–868, 1999.

Mittal RK, Balaban DH: The esophagogastric junction. *N Engl J Med* 336:924–932, 1997.

Quellette AJ, Selsted ME: Paneth cell defensins: Endogenous peptide components of intestinal host defense. *FASEB J* 10:1280–1289, 1996.

Pardi DS, Smyrk TC, Tremaine WJ, Sandborn WJ: Microscopic colitis: A review. *Am J Gastrointest* 97:794–802, 2002.

Peek RM, Blaser MJ: Helicobacter pylori and gastrointestinal tract adenocarcinomas. *Nat Rev* 2:28–37, 2002.

Podolsky, D: Inflammatory bowel disease. *N Engl J Med* 347:417–429, 2002.

Raoult D, Birg ML, La Scola B et al.: Cultivation of the Bacillus of Whipple's disease. *N Engl J Med* 342:620–625, 2000.

Sampliner RE, and the practice parameters committee of the American College of Gastroenterology: Updated guidelines for the diagnosis, surveillance, and therapy of Barrett's esophagus. *Am J Gastroenterol* 97:1888–1895, 2002.

Savarino SJ: Diarrhoeal disease: Current concepts and future challenges: Enteroadherent *Escherichia coli*: a heterogeneous group of E. coli implicated as diarrhoeal pathogens. *Trans R Soc Trop Med Hyg* 87(suppl 3):49–53, 1993.

Schatzkin A, Lanza E, Corle D, et al.: Lack of effect of a low-fat, high-fiber diet on the recurrence of colorectal adenomas. *N Engl J Med* 3421149–1155, 2000.

Schlemper RJ, Riddell RH, Kato Y, et al.: The Viena classification of gastrointestinal epithelial neoplasia. *Gut* 47:251–255, 2000.

Schneider T, Ullrich R, Zeitz M: Immunopathology of human immunodeficiency virus infection in the gastrointestinal tract. *Semin Immunopathol* 18:515–534, 1997.

Schuppan D: Current concepts of celiac disease pathogenesis. *Gastroenterology* 119:234–242, 2000.

Scott H, Nilsen E, Sollid LM, et al.: Immunopathology of gluten-sensitive enteropathy. *Semin Immunopathol* 18:535–554, 1997.

Spechler SJ: Barrett's esophagus. *N Engl J Med* 346:836–842, 2002.

Spigelman AD, Arese P, Phillips RK: Polyposis: The Peutz-Jeghers syndrome. *Br J Surg* 82:1311–1314, 1995.

Suerbaum S, Michetti P: Helicobacter Pylori infection. *N Engl J Med* 347:1175–1186, 2002.

Voutilainen M, Farkkila M, Mecklin JP, et al. and The Central Finland Endoscopy Study Group. *Am J Gastroenterol* 94:3175–3180, 1999.

Voutilainen M, Farkkila M, Pekka Mecklin J, et al.: Chronic inflammation at the gastroesophageal junction (carditis) appears to be a specific finding related to Helicobacter pylori infection and gastroesophageal reflux disease. *Am J Gastroenterol* 94:3175–3180, 1999.

Wheeler JMD: DNA mismatch repair genes and colorectal cancer. *Gut* 47:148–153, 2000.

CAPÍTULO 14

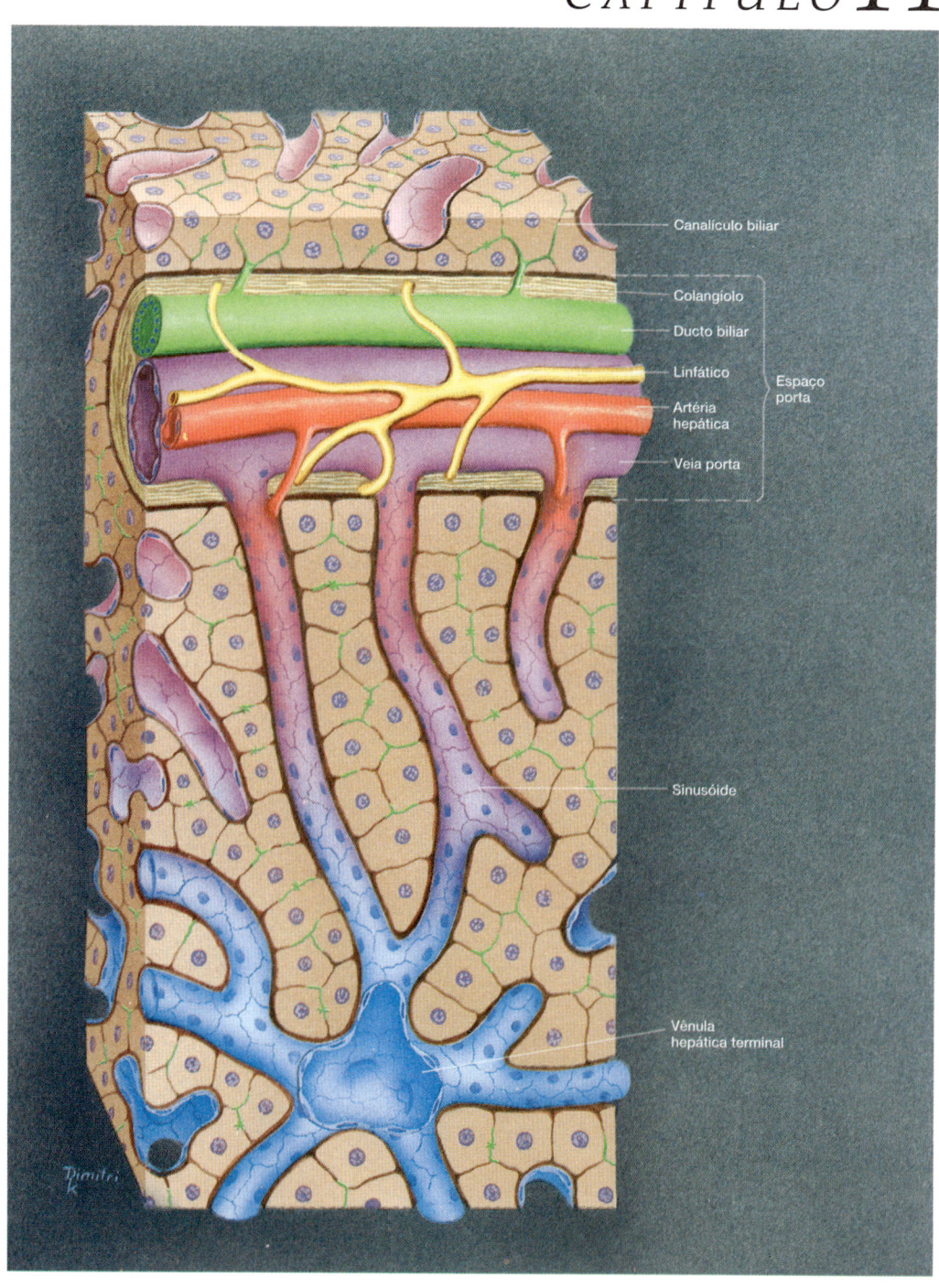

Fígado e Sistema Biliar

Emanuel Rubin
Raphael Rubin

Fígado

Anatomia
Lóbulo Hepático
Ácino Hepático
Hepatócito
Sinusóide Hepático

Funções do Fígado
Regeneração

Metabolismo da Bilirrubina e Mecanismos de Icterícia
Catabolismo do Heme
Produção Excessiva de Bilirrubina
Diminuição da Captação Hepática de Bilirrubina
Diminuição da Conjugação de Bilirrubina
Diminuição do Transporte de Bilirrubina Conjugada
Sepse
Icterícia Neonatal (Fisiológica)
Comprometimento do Fluxo Biliar Canalicular

Cirrose

Insuficiência Hepática
Depuração Hepática Inadequada de Bilirrubina
Encefalopatia Hepática
Defeitos da Coagulação
Hipoalbuminemia
Síndrome Hepatorrenal
Complicações Pulmonares
Complicações Endócrinas

Hipertensão Porta
Hipertensão Porta Intra-hepática
Hipertensão Porta Pré-hepática
Hipertensão Porta Pós-hepática
Complicações da Hipertensão Porta

Hepatite Viral
Hepatite A
Hepatite B
Hepatite D
Hepatite C
Hepatite E

Patologia da Hepatite Viral
Hepatite Aguda
Hepatite Crônica

Hepatite Auto-imune

Doença Hepática Alcoólica
Metabolismo do Etanol
Hepatopatias e Consumo de Álcool

(continua)

FIGURA **14.1** *(ver página anterior)*
Microanatomia do fígado.

Esteatose Hepática Não-alcoólica

Cirrose Biliar Primária

Colangite Esclerosante Primária

Obstrução Biliar Extra-hepática

Síndromes de Sobrecarga de Ferro
Hemocromatose Hereditária
Síndromes de Sobrecarga de Ferro Secundárias

Distúrbios Hereditários Associados à Cirrose
Doença de Wilson
Fibrose Cística
Deficiência de α_1-Antitripsina
Erros Inatos do Metabolismo de Carboidratos

Cirrose Infantil Indiana

Lesão Hepatotóxica
Necrose Hepatocelular Zonal
Esteatose Hepática
Colestase Intra-hepática
Lesões Semelhantes à Hepatite Viral
Hepatite Crônica
Hepatite Granulomatosa
Lesões Vasculares
Lesões Neoplásicas

Porfirias

Distúrbios Vasculares
Insuficiência Cardíaca Congestiva
Choque
Infarto

Infecções Bacterianas

Infestações Parasitárias
Doenças por Protozoários
Doenças Helmínticas
Leptospirose (Doença de Weil)

Sífilis

Síndromes Colestáticas da Lactância
Hepatite Neonatal
Atresia Biliar

Tumores Benignos e Lesões Tumoriformes
Adenomas
Hiperplasia Nodular Focal
Hiperplasia Regenerativa Nodular
Hemangiomas
Doença Cística

Tumores Malignos do Fígado
Carcinoma Hepatocelular
Colangiocarcinoma
Hepatoblastoma
Hemangiossarcoma
Câncer Metastático

Transplante de Fígado

Vesícula Biliar e Ductos Biliares Extra-hepáticos

Anatomia

Anomalias Congênitas

Colelitíase
Cálculos de Colesterol
Cálculos de Pigmentos

Colecistite Aguda

Colecistite Crônica

Colesterolose

Tumores
Tumores Benignos
Carcinoma dos Ductos Biliares Extra-hepáticos e da Ampola de Vater

Fígado

ANATOMIA

O fígado origina-se do intestino anterior embrionário na forma de botão endodérmico, que se diferencia no divertículo hepático. Cordões de células endodérmicas misturam-se a células mesenquimatosas em proliferação, formando todas as estruturas do fígado, da vesícula biliar e dos ductos biliares extra-hepáticos do adulto.

O fígado é o maior órgão do corpo; no homem adulto mediano, pesa cerca de 1.500 gramas. Situado no hipocôndrio direito imediatamente abaixo do diafragma, é formado por dois lobos: um **lobo direito** maior e um **lobo esquerdo** menor, que se encontram no nível do leito da vesícula biliar. Inferiormente, o lobo direito exibe segmentos menores, os **lobos caudado** e **quadrado.** A **vesícula biliar** localiza-se inferiormente, em uma fossa do lobo hepático direito e, na sua anatomia normal, estende-se ligeiramente além da margem inferior do fígado.

O fígado apresenta duplo suprimento sangüíneo, constituído (1) pela **artéria hepática,** um ramo do eixo celíaco e (2) a **veia porta,** formada pela convergência das veias esplênica e mesentérica superior. As **veias hepáticas** desembocam na veia cava inferior, que é parcialmente circundada pela superfície posterior do fígado. Os linfáticos hepáticos desembocam principalmente nos linfonodos da porta do fígado e do eixo celíaco.

O ducto hepático comum, formado pela união dos ductos hepáticos direito e esquerdo, recebe o ducto cístico proveniente da vesícula biliar, formando o colédoco. O colédoco une-se ao ducto pancreático imediatamente antes de desembocar no duodeno, e termina na ampola de Vater, onde sua luz é protegida pelo esfíncter de Oddi.

O Lóbulo Hepático É a Unidade Básica do Fígado

O lóbulo hepático é uma estrutura poliédrica (Figs. 14.1 a 14.3), classicamente representada como um hexágono. As **tríades porta** (ou tratos porta), encontradas perifericamente nos ângulos do polígono, recebem essa denominação porque contêm os ramos intra-hepáticos de (1) **ductos biliares,** (2) **artéria hepática** e (3) **veia porta.** Os tratos porta colagenosos são circundados por uma camada circunferencial adjacente de hepatócitos denominada *placa limitante.* Como seu nome indica, a **veia central** (também conhecida como *vênula hepática terminal*) localiza-se no centro do lóbulo. Irradiando-se do lóbulo encontram-se as **placas de hepatócitos de uma célula de espessura,** que se estendem para a periferia do lóbulo, onde são contínuas às placas de outros lóbulos. Entre as placas de hepatócitos estão os **sinusóides hepáticos,** revestidos por células endoteliais, células de Kupffer e células estreladas.

Os vasos sangüíneos calibrosos que penetram no fígado pela porta do fígado finalmente dividem-se em ramos interlobulares pequenos da artéria hepática e veia porta nas tríades porta.

A partir das tríades porta, os vasos interlobulares distribuem sangue aos sinusóides hepáticos, nos quais flui de maneira centrípeta para a veia central. Os vasos centrais coalescem, formando veias sublobulares, que, por fim, unem-se formando as veias hepáticas.

A bile flui na direção oposta à do sangue. A bile é secretada por hepatócitos nos canalículos biliares, formados pelas superfícies laterais justapostas de hepatócitos contínuos. A contração dos canalículos biliares, mediada pelo citoesqueleto pericanalicular dos hepatócitos, propulsiona a bile em direção ao trato porta.

A partir dos canalículos, a bile flui para os dúctulos biliares (canais de Hering ou colangíolos) na borda do trato porta e, a seguir, penetra em um ramo dos ductos biliares intra-hepáticos. Dentro de cada lobo do fígado, os ductos biliares menores progressivamente se fundem, formando por fim os ductos hepáticos direito e esquerdo.

O Ácino Hepático É a Interpretação Funcional do Lóbulo

O lóbulo clássico descrito anteriormente é representado como disposto ao redor da veia central simplesmente por causa do aspecto histológico do fígado. **Contudo, do ponto de vista funcional, o lóbulo pode ser considerado como um ácino com seu centro no trato porta** (ver Fig. 14.2). Esse conceito leva em consideração os gradientes funcionais que existem dentro do lóbulo. Concentrações de oxigênio, nutrientes e hormônios no sangue são mais altas nos tratos porta e diminuem progressivamente à medida que o sangue corre através dos sinusóides para a veia central. Essa heterogeneidade funcional do lóbulo hepático pode ser expressa em termos de zonas funcionais concêntricas ao redor dos tratos porta. A **zona 1,** a zona mais oxigenada, engloba os tratos porta, ao passo que a **zona 3,** que circunda a veia central, é pobre em oxigênio. A área intermediária ou mesolobular é denominada **zona 2.** As diferenças nos hepatócitos não se restringem ao fluxo sangüíneo. O ácino também é heterogêneo no que diz respeito a metabolismo, independentemente de oxigenação. Em particular, a lesão tóxica é, com freqüência, proeminente na zona 3 devido ao enriquecimento nas enzimas hepáticas envolvidas na detoxificação de drogas e na biotransformação. Para fins práticos, as alterações patológicas no fígado geralmente são denominadas com relação ao lóbulo histológico clássico. Por exemplo, necrose centrilobular refere-se a uma lesão ao redor das veias centrais, ao passo que fibrose periportal é encontrada na periferia do lóbulo clássico.

O Hepatócito Realiza as Principais Funções do Fígado

Cerca de 60% da população celular total do fígado consiste em hepatócitos, embora essas células constituam 90% do volume do

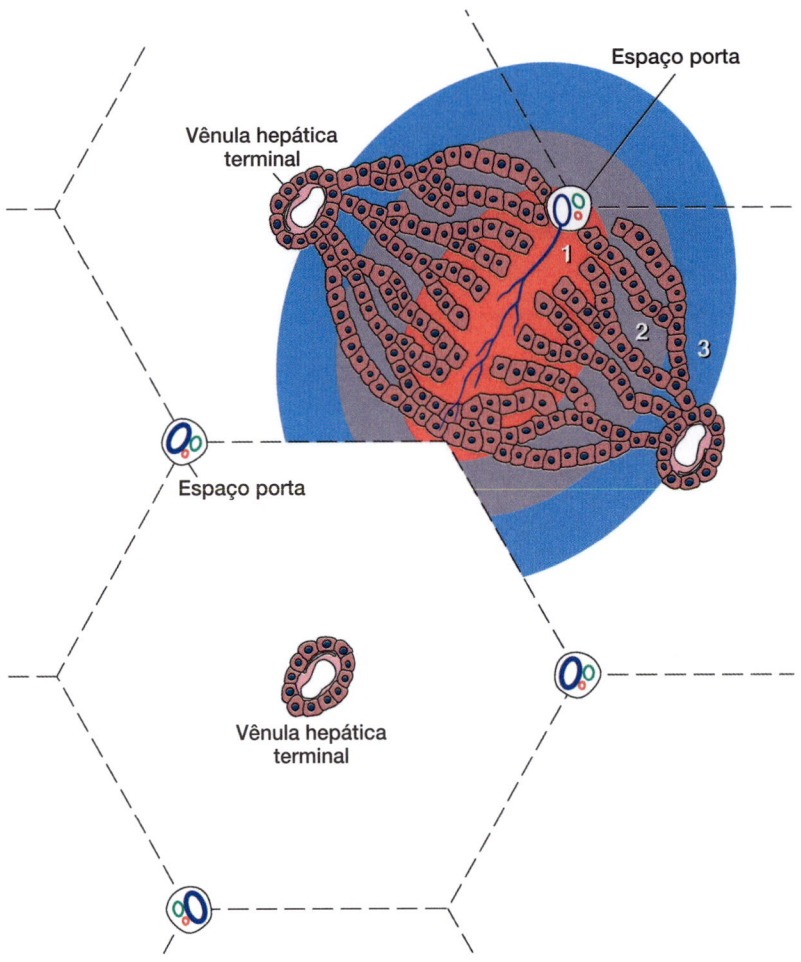

FIGURA *14.2*
Conceitos morfológicos e funcionais do lóbulo hepático. No lóbulo hepático morfológico clássico, a periferia do lóbulo hexagonal está ancorada nos espaços porta, e a vênula hepática terminal encontra-se no centro. O lóbulo hepático funcional é um ácino derivado dos gradientes de oxigênio e nutrientes no sangue sinusoidal. Nesse esquema, o espaço porta, com o mais rico conteúdo de oxigênio e nutrientes, localiza-se no centro (zona 1). A região mais distante do espaço porta (zona 3) é pobre em oxigênio e nutrientes e circunda a vênula hepática terminal.

fígado. O hepatócito, com aproximadamente 30 μm transversalmente, apresenta três superfícies especializadas: sinusoidal, lateral e canalicular. Cada célula tem duas superfícies sinusoidais, que exibem muitas microvilosidades delgadas. A superfície sinusoidal é separada das células endoteliais que revestem os sinusóides pelo **espaço de Disse** (Fig. 14.4). As superfícies canaliculares de hepatócitos adjacentes formam o **canalículo biliar**, uma estrutura coletora que, na verdade, é um espaço intercelular sem uma parede separada e distinta. A superfície canalicular exibe microvilosidades que se estendem para a luz. Um complexo juncional oclusivo entre os hepatócitos adjacentes impede o extravasamento de bile do canalículo. As superfícies laterais, ou intercelulares de hepatócitos adjacentes estão em contato íntimo e contêm sinapses.

O núcleo esférico do hepatócito, situado centralmente, exibe um ou mais nucléolos. Os núcleos variam de tamanho em relações de 2 (diplóides), 4 (tetraplóides) e 8 (octaplóides), sendo a maioria diplóide. O citoplasma é rico em organelas e mostra retículo endoplasmático granular e agranular proeminentes, complexos de Golgi, mitocôndrias, lisossomos e peroxissomos. Além disso, no estado prandial, são evidentes quantidades abundantes de glicogênio e algumas gotículas de gordura.

O Sinusóide Hepático É o Canal Através do Qual o Sangue Atravessa o Fígado

Os sinusóides contêm três tipos celulares: as células endoteliais, as células de Kupffer e as células estrelares.

CÉLULAS ENDOTELIAIS: O sinusóide hepático é revestido por uma camada de células endoteliais, que exibe inúmeros orifícios denominados **fenestrações**. Em contraste com seus equivalentes em outros tecidos, as células endoteliais adjacentes não formam junções, existindo muitas lacunas entre elas. Como conseqüência, ocorre uma estrutura cribriforme que permite a livre comunicação entre a luz sinusal e o espaço de Disse. O acesso livre do plasma sinusoidal ao hepatócito é ainda mais facilitado pela ausência de membrana basal entre as células endoteliais e os hepatócitos.

CÉLULAS DE KUPFFER: As células de Kupffer fagocitárias localizam-se nas lacunas entre as células endoteliais adjacentes ou na superfície dessas células. As células de Kupffer perten-

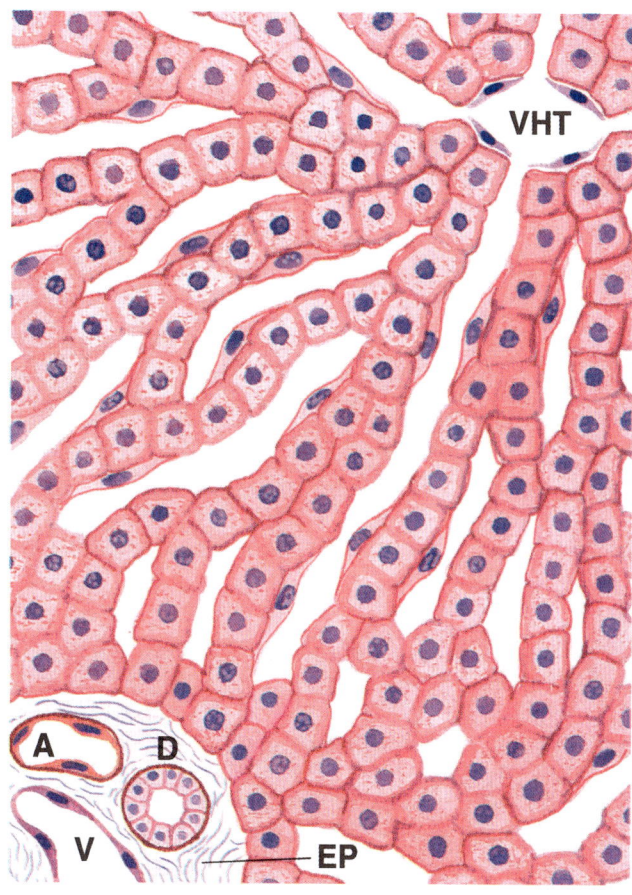

FIGURA 14.3
Representação esquemática do lóbulo hepático normal. O espaço porta (*EP*) contém ramos da artéria hepática (*A*), veia porta (*V*) e ducto biliar interlobular (*D*). As placas de hepatócitos convergem para a vênula hepática terminal (*VHT*).

cem ao sistema monócito/macrófago derivado da medula óssea. Por essa razão, após o transplante de fígado, a população de células de Kupffer acaba por se originar do receptor, e não do doador. Como outros macrófagos, proporcionam a primeira linha de defesa contra infecção e moléculas tóxicas circulantes (p. ex., endotoxina). As células de Kupffer ativadas também liberam diversas citocinas, como o fator de necrose tumoral (TNF), interleucinas, interferons e fatores de crescimento de transformação (TGF) α e β.

CÉLULAS ESTRELARES: Sob as células endoteliais no espaço de Disse encontram-se algumas células estreladas (também conhecidas como células de Ito), que também apresentam capacidade especializada de armazenamento. Essas células contêm gordura, vitamina A e outras vitaminas lipossolúveis. A célula estrelada também secreta componentes da matriz extracelular, como vários colágenos, laminina e proteoglicanos. Em muitos estados patológicos, esses constituintes da matriz são formados em excesso, levando à fibrose hepática característica da cirrose.

O componente da matriz extracelular mais abundante no espaço de Disse é a fibronectina. Feixes ocasionais de fibras de colágeno tipo I proporcionam o arcabouço do lóbulo hepático. Não existe barreira contínua representada por membrana basal entre o plasma e a superfície do hepatócito, embora a microscopia óptica com coloração para reticulina forneça a falsa impressão de uma membrana contínua.

FUNÇÕES DO FÍGADO

O hepatócito proporciona uma grande variedade de funções, que podem ser classificadas de modo amplo como metabólicas, de síntese, de armazenamento, catabólicas e excretoras.

FUNÇÕES METABÓLICAS: O fígado é o órgão central da **homeostase da glicose** e responde rapidamente a flutuações na concentração de glicose sanguínea. No estado pós-prandial, a glicose em excesso no sangue é desviada para o fígado, sendo armazenada como glicogênio; em jejum, o fígado mantém os níveis de glicemia através da glicogenólise e da gliconeogênese. Para a **gliconeogênese**, o fígado utiliza aminoácidos, lactato e glicerol. A porção nitrogenada dos aminoácidos é convertida em uréia. Os ácidos graxos livres são captados pelo fígado, onde são oxidados para produzir energia. Por outro lado, são convertidos em triglicerídeos e secretados na forma de **lipoproteínas** que são utilizadas em outras partes do corpo.

FUNÇÕES DE SÍNTESE: A maioria das proteínas séricas, sendo a principal exceção as imunoglobulinas, é sintetizada no fígado. A **albumina** é a principal fonte da pressão oncótica plasmática, e sua diminuição na hepatopatia crônica contribui para o desenvolvimento de edema e ascite. A coagulação do sangue depende da produção contínua de **fatores da coagulação,** cuja maioria, incluindo a protrombina e a fibrina, é sintetizada pe-

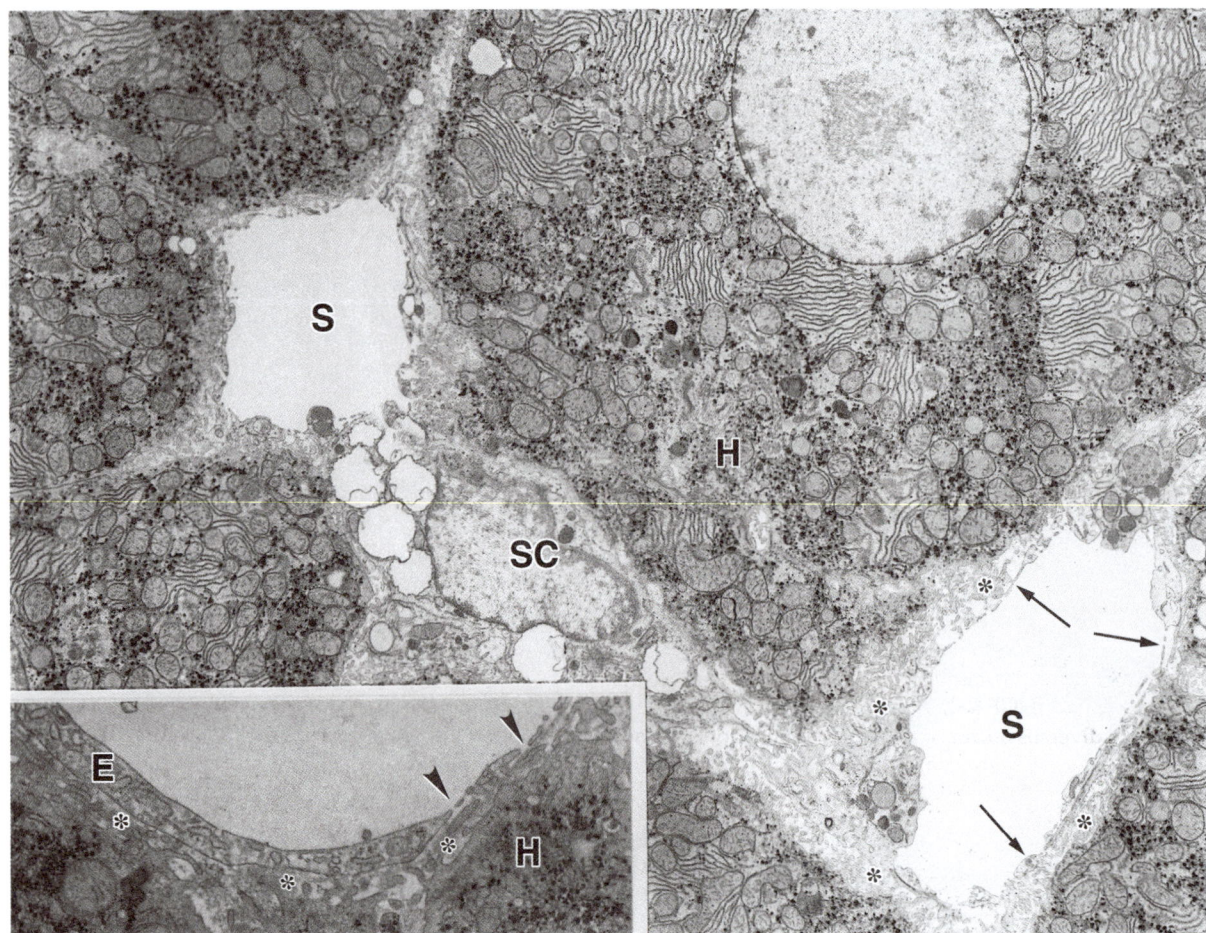

FIGURA 14.4
Sinusóides hepáticos e espaço de Disse. Micrografia eletrônica ilustrando a relação entre hepatócitos, sinusóides, espaço de Disse e células estrelares hepáticas (células de Ito, células de depósito de gordura). *H*, hepatócito; *S*, sinusóide; *SC*, célula estrelada; *seta*, células endoteliais; *asterisco*, espaço de Disse. O *detalhe* ilustra a relação entre hepatócitos (*H*) e células endoteliais (*E*). As *cabeças de seta* indicam fenestrações nas células endoteliais; os *asteriscos* indicam o espaço de Disse.

los hepatócitos. Por conseguinte, a insuficiência hepática caracteriza-se por diátese hemorrágica grave e, com freqüência, potencialmente fatal. As células endoteliais do fígado sintetizam o **fator VIII** e a hemofilia é aliviada por transplante do fígado. O **complemento** e outros reagentes de fase aguda também são secretados pelo fígado, da mesma forma que inúmeras proteínas de ligação específicas — por exemplo, as **proteínas de ligação** para ferro, cobre e vitamina A.

FUNÇÕES DE ARMAZENAMENTO: O fígado é um local importante para armazenamento de glicogênio, triglicerídeos, ferro, cobre e vitaminas lipossolúveis. A doença hepática grave pode ser conseqüente a armazenamento excessivo — por exemplo, glicogênio anormal na glicogenose tipo IV e ferro em excesso na hemocromatose.

FUNÇÕES CATABÓLICAS: As substâncias endógenas, incluindo hormônios e proteínas séricas, são catabolizadas pelo fígado para manter um equilíbrio entre sua produção e eliminação. Assim, na hepatopatia crônica, o comprometimento do catabolismo dos estrogênios contribui para a feminização em homens. O fígado também é o principal local de **detoxificação de compostos estranhos** (xenobióticos), como fármacos, substâncias químicas industriais, contaminantes ambientais e, talvez, produtos do metabolismo bacteriano no intestino. A remoção da amônia, um produto do metabolismo de aminoácidos, ocorre principalmente no fígado. A amônia sérica aumenta na insuficiência hepática e é usada como um marcador para esse distúrbio.

FUNÇÕES EXCRETORAS: O principal produto de excreção do fígado é a **bile**, uma mistura aquosa de bilirrubina conjugada, ácidos biliares, fosfolipídios, colesterol e eletrólitos. A bile não apenas proporciona um depósito para os produtos de catabolismo do heme, mas também é vital para a absorção de gordura no intestino delgado. Ademais, a bile contém imunoglobulina A (IgA), que está envolvida em uma circulação êntero-hepática.

A Regeneração É uma Característica Única do Fígado

O tamanho do fígado é mantido normalmente dentro de limites estreitos no que diz respeito ao tamanho corporal. Quando o tecido hepático é lesado (p. ex., após um ataque mecânico, tóxico ou viral que provoque perda substancial de tecido funcional), ocorre a recuperação pelo crescimento **de novo** do tecido não lesado em um processo denominado *regeneração hepática*. As células parenquimatosas no fígado, que normalmente encontram-se em um estado quiescente (G_0) completamente diferenciado, voltam ao ciclo celular e atravessam um ou mais ciclos sincronizados de replicação, recuperando o tamanho original do tecido. De modo exclusivo, o processo ocorre ao mesmo tempo que mantém as funções diferenciadas do fígado. Diversas fases podem ser distintas na regeneração hepática:

Imprimação (*priming*): O tecido tem de reconhecer que a lesão ocorreu e que as células parenquimatosas funcionais remanescentes têm de fazer a transição do estado G0 quiescente para a fase G1 do ciclo celular. Com freqüência, essa fase é denominada *"priming"*. Está associada à expressão de muitos genes imediatos-precoces, muitos dos quais fatores de transcrição necessários para a expressão de proteínas do ciclo celular. A fase de imprimação depende da liberação de diferentes citocinas, principalmente TNF-α e interleucina-6 (IL-6).

Progressão para mitose: A segunda fase envolve a progressão ao longo da fase G1 do ciclo celular e a transição para a fase S, onde ocorre a síntese de DNA. Essa seqüência é seguida pela fase G2 e pela fase M, onde a divisão celular acontece. Diversos fatores de crescimento promovem essa parte do processo, como o fator de crescimento do hepatócito, também conhecido como fator de dispersão [*scatter factor*] (HGF-SF), fator de crescimento epidérmico (EGF), TGF-α e diversos outros. Os eventos sinalizadores intracelulares envolvidos na progressão ao longo do ciclo celular continuam desconhecidos. Após o término de um ou dois ciclos de divisão celular (dependendo da necessidade), as células retornam ao estado quiescente e retomam a função normal.

Células não-parenquimatosas: A terceira fase da regeneração hepática envolve a replicação de células não-parenquimatosas (células endoteliais sinusoidais, células de Kupffer, células estreladas e células epiteliais biliares) e o remodelamento da arquitetura tissular, com recuperação da estrutura original das placas de células hepáticas. Sabe-se pouco sobre os fatores que orientam essa parte do processo ou o modo pelo qual o fígado reconhece a recuperação de seu tamanho e de sua arquitetura normais.

As condições que interferem no processo regenerativo podem resultar em disfunção hepática permanente e provocar fibrose e cirrose.

METABOLISMO DA BILIRRUBINA E MECANISMOS DE ICTERÍCIA

A Bilirrubina É o Produto Final do Catabolismo do Heme

A bilirrubina não tem função fisiológica conhecida, embora tenha sido sugerido um papel como antioxidante. **Até 85% da bilirrubina deriva de eritrócitos senescentes,** que são removidos da circulação por fagócitos mononucleares do baço, da medula óssea e do fígado. A bilirrubina restante origina-se da degradação do heme produzido por outras fontes, sendo a mais importante a degradação prematura da hemoglobina nas células eritróides em desenvolvimento na medula óssea.

A bilirrubina nos fagócitos e em outras células é liberada na circulação, onde se liga à albumina para ser transportada até o fígado. A albumina na circulação e no espaço extracelular constitui um grande reservatório de ligação para a bilirrubina e garante a manutenção de baixas concentrações extracelulares de bilirrubina livre (não ligada). A bilirrubina livre, ao contrário da fração ligada à albumina ou conjugada com o ácido glicurônico, é tóxica para o cérebro de recém-nascidos e, em concentrações altas, provoca lesão cerebral irreversível denominada **kernicterus**. Nesse aspecto, certos fármacos que competem com a bilirrubina pelos sítios de ligação com a albumina (p. ex., sulfonamidas e salicilatos) tendem a desviar a bilirrubina do plasma para os tecidos, com conseqüente aumento de sua citotoxicidade.

A transferência da bilirrubina do sangue para a bile envolve quatro etapas:

1. **Captação:** Ao alcançar a membrana plasmática sinusoidal do hepatócito, o complexo albumina-bilirrubina sofre dissociação e a bilirrubina é transportada através da membrana plasmática. Esse sistema de transporte tem as características de um processo mediado por transportador e provavelmente envolve o reconhecimento específico da bilirrubina por um receptor da membrana plasmática.

2. **Ligação:** No interior do hepatócito, a bilirrubina liga-se a proteínas citosólicas, nesse caso um grupo de proteínas conhecidas coletivamente como glutationa-S-transferases (também denominadas *ligandina*). A ligandina liga-se à bilirrubina e impede seu refluxo para a circulação e a difusão inespecífica para compartimentos inapropriados do hepatócito.

3. **Conjugação:** Para sua excreção, a bilirrubina precisa ser convertida em um composto hidrossolúvel por meio da formação de complexo com o ácido glicurônico. A bilirrubina é transferida para o retículo endoplasmático, que contém o sistema uridina difosfato-glicuronil transferase (UGT), responsável pela conjugação de bilirrubina com o ácido glicurônico. Essa reação forma diglicuronídio de bilirrubina hidrossolúvel e uma pequena quantidade (< 10%) do monoglicuronídio.

4. **Excreção:** A bilirrubina conjugada difunde-se através do citosol para o canalículo biliar, onde é excretada na bile por um processo mediado por transportador e dependente de energia que é a etapa limitadora da velocidade no transporte trans-hepático global de bilirrubina.

Após sua excreção para o intestino delgado pela bile, a bilirrubina conjugada não é absorvida e permanece íntegra até atingir a porção distal do intestino delgado e o cólon, onde é hidrolisada pela flora bacteriana a bilirrubina livre. Por sua vez, a bilirrubina livre (agora não-conjugada) é reduzida a uma mistura de pirróis, conhecidos coletivamente como *urobilinogênio*. Enquanto a maior parte do urobilinogênio é excretada nas fezes, uma pequena proporção é absorvida no íleo terminal e no cólon e retorna ao fígado, para ser novamente excretada na bile. Os ácidos biliares também são reabsorvidos no íleo terminal e resgatados pelo fígado. Coletivamente, a reabsorção dos constituintes da bile é denominada *circulação êntero-hepática da bile*. Algum urobilinogênio escapa da reabsorção pelo fígado e atinge a circulação sistêmica, a partir da qual é excretado na urina.

- A **hiperbilirrubinemia** refere-se a uma concentração aumentada de bilirrubina no sangue (> 1,0 mg/dl).
- A **icterícia** descreve a coloração amarela da pele e da esclerótica (Fig. 14.5), que se torna evidente quando a concentração circulante de bilirrubina atinge níveis superiores a 2,0 a 2,5 mg/dl.
- A **colestase** refere-se à presença de tampões de bile espessada nos canalículos biliares dilatados e de pigmento biliar visível nos hepatócitos.
- A **icterícia colestática** caracteriza-se por colestase histológica e hiperbilirrubinemia.

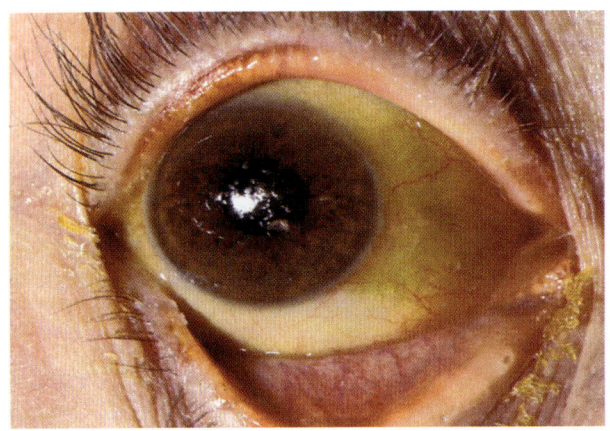

FIGURA 14.5
Icterícia. Um paciente com insuficiência hepática apresenta esclerótica amarela.

Como ilustra a Fig. 14.6, muitos distúrbios estão associados a hiperbilirrubinemia. A produção excessiva de bilirrubina, a interferência na captação hepática ou no metabolismo intracelular da bilirrubina e o comprometimento da excreção de bile constituem causas de icterícia.

A Produção Excessiva de Bilirrubina Pode Acarretar Hiperbilirrubinemia Não-conjugada

A produção aumentada de bilirrubina é conseqüente ao aumento da destruição dos eritrócitos (anemia hemolítica) ou à eritropoiese ineficaz (diseritropoiese). Em circunstâncias incomuns, a degradação dos eritrócitos em um grande hematoma (p. ex., após traumatismo) também pode resultar em excesso de bilirrubina.

No adulto, até mesmo a anemia hemolítica grave não produz uma elevação persistente da concentração sérica de bilirrubina além de 4,0 mg/dl, desde que a depuração hepática de bilirrubina permaneça normal. Entretanto, a combinação de hemólise prolongada, como a que ocorre na anemia falciforme, e de hepatopatia intrínseca, como a hepatite viral, resulta em níveis extraordinariamente elevados de bilirrubina circulante (até 100 mg/dl) e icterícia pronunciada.

A hiperbilirrubinemia da doença hemolítica não complicada envolve principalmente a bilirrubina não-conjugada, ao passo que, na hepatopatia parenquimatosa, tanto a bilirrubina conjugada quanto a forma não-conjugada desempenham um papel. Embora a hiperbilirrubinemia não-conjugada da doença hemolítica tenha pouca importância clínica no adulto, ela pode ser catastrófica no recém-nascido. A doença hemolítica do recém-nascido pode resultar em concentrações de bilirrubina não-conjugada altas o suficiente para causar kernicterus (ver Cap. 6). Em geral, o kernicterus tem sido associado a concentrações de bilirrubina acima de 20 mg/dl, porém, concentrações consideravelmente menores de bilirrubina podem ser acompanhadas de graus sutis de retardo psicomotor.

Em distúrbios caracterizados por eritropoiese ineficaz (p. ex., anemias megaloblástica e sideroblástica), a fração da bilirrubina derivada da medula óssea pode estar aumentada a ponto de resultar em hiperbilirrubinemia. Uma doença hereditária rara de etiologia desconhecida, a *hiperbilirrubinemia de desvio primária*, ou *icterícia diseritropoiética idiopática*, caracteriza-se pela superprodução maciça de bilirrubina na medula óssea e está associada a hiperbilirrubinemia não-conjugada crônica.

A Diminuição da Captação Hepática de Bilirrubina É uma Causa Freqüente de Icterícia

A hiperbilirrubinemia pode resultar da captação hepática diminuída de bilirrubina não-conjugada. Essa situação é observada na lesão generalizada dos hepatócitos, como, por exemplo, na hepatite viral. Certos fármacos (p. ex., rifampina e probenecida) interferem na captação efetiva da bilirrubina pelos hepatócitos e podem provocar hiperbilirrubinemia não-conjugada leve.

A Diminuição da Conjugação de Bilirrubina Ocorre em Diferentes Síndromes Hereditárias

Síndrome de Crigler-Najjar

A síndrome de Crigler-Najjar do tipo I é uma doença hereditária recessiva rara, caracterizada por hiperbilirrubinemia não-conjugada intensa crônica, devido à ausência completa de atividade da UGT hepática. Diversas mutações no gene da *UGT* resultam na síntese de uma enzima totalmente inativa. Em conseqüência, o tratamento com fenobarbital, um indutor de enzimas microssomais (incluindo a UGT), não tem efeito algum.

Nessa afecção, a bile é incolor e não contém bilirrubina conjugada e apenas traços de bilirrubina não-conjugada. **O aspecto morfológico do fígado é normal.** Na era anterior ao transplante do fígado, os lactentes com a síndrome de Crigler-Najjar do tipo I invariavelmente desenvolviam encefalopatia por bilirrubina e, em geral, morriam no primeiro ano de vida.

A síndrome de Crigler-Najjar do tipo II é semelhante, porém menos grave do que a do tipo I e manifesta-se apenas pela redução parcial da atividade da UGT. Tanto mutações autossômicas recessivas quanto dominantes no gene da *UGT* (a última citada com penetrância incompleta) resultam na inativação parcial da enzima, e o tratamento com fenobarbital induz uma diminuição da hiperbilirrubinemia não-conjugada. Essa característica é o critério mais confiável para estabelecer a diferença entre o tipo II e o tipo I da síndrome de Crigler-Najjar. Quase todos os pacientes com a síndrome do tipo II desenvolvem-se normalmente, porém alterações neurológicas semelhantes a kernicterus são observadas em alguns.

Síndrome de Gilbert

A síndrome de Gilbert é uma hiperbilirrubinemia não-conjugada hereditária crônica e leve (< 6 mg/dl), causada pela redução da depuração da bilirrubina, sem qualquer doença hepática estrutural ou funcional detectável. A síndrome ocorre em famílias, e tanto o padrão autossômico dominante quanto o recessivo de hereditariedade fo-

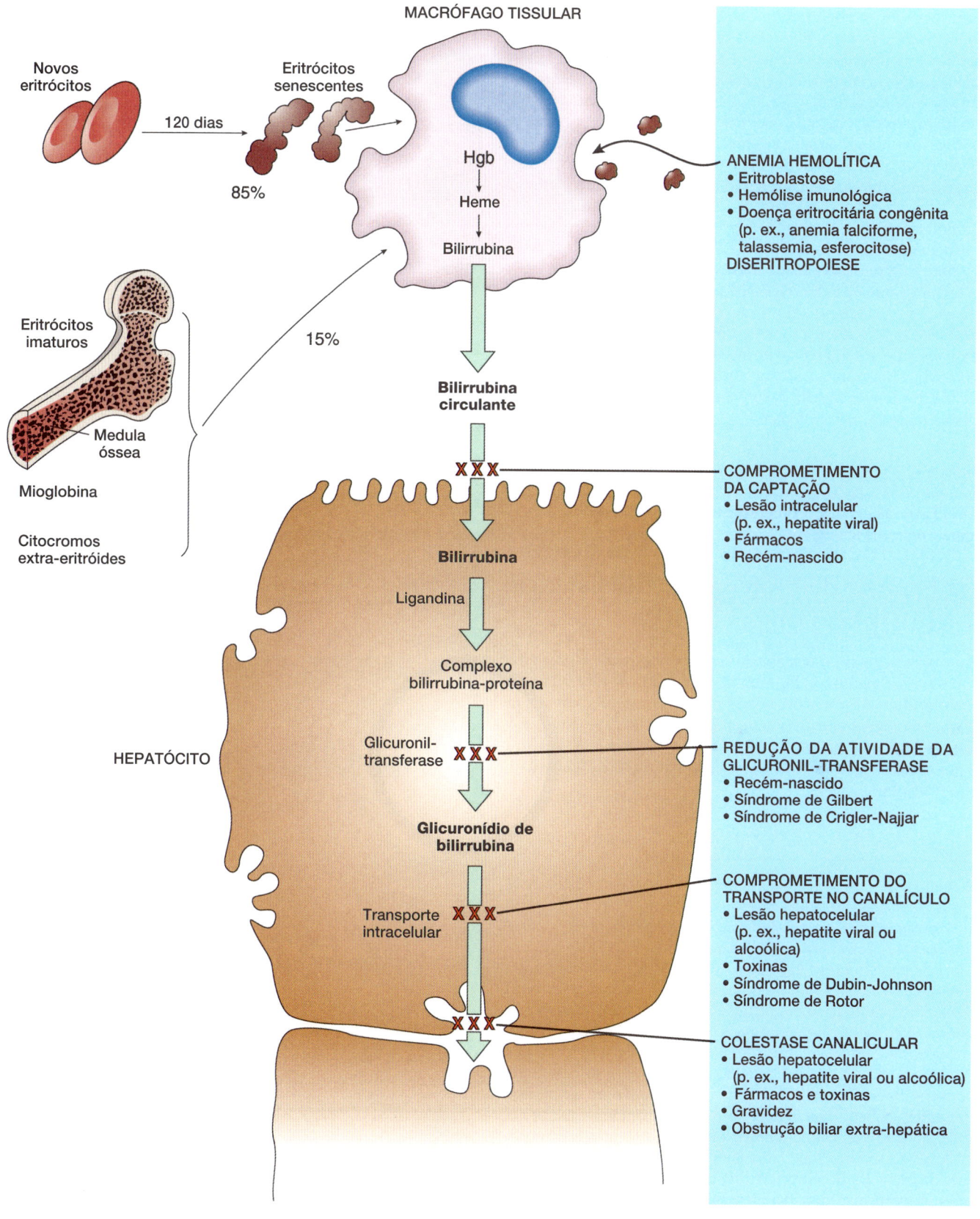

FIGURA 14.6
Mecanismos de icterícia no nível do hepatócito. A bilirrubina origina-se principalmente dos eritrócitos senescentes circulantes, com menor contribuição da degradação dos elementos eritropoiéticos da medula óssea, mioglobina e citocromos extra-eritróides. A icterícia é conseqüente à produção excessiva de bilirrubina (anemia hemolítica), diseritropoiese, ou defeitos no seu metabolismo hepático. Estão ilustradas as localizações de bloqueios específicos na via metabólica da bilirrubina no hepatócito.

ram sugeridos, embora o último seja o mais favorecido atualmente. Mutações do gene da *UGT* na região promotora acarretam a redução da transcrição do gene e, conseqüentemente, a síntese inadequada da enzima. Em alguns pacientes com região promotora normal do gene da *UGT*, foram descritas mutações de sentido incorreto da região de codificação. Sabe-se há muito que os fatores que aumentam as concentrações séricas de bilirrubina em indivíduos normais, como o jejum ou uma doença intercorrente, produzem uma elevação exagerada nos níveis de bilirrubina sérica nas pessoas com a síndrome de Gilbert. Acredita-se que a hemólise leve, que também tende a elevar os níveis de bilirrubina, ocorra em mais da metade dos pacientes com a síndrome de Gilbert, porém o mecanismo não é claro.

A síndrome de Gilbert é excepcionalmente comum, ocorrendo em 3 a 7% da população. É encontrada com maior freqüência em homens do que em mulheres e, em geral, é diagnosticada após a puberdade. As diferenças entre os sexos e a idade de início sugerem que hormônios influenciam a modulação do metabolismo da bilirrubina no fígado. A síndrome de Gilbert é inofensiva e, para a maioria, sem sintomas.

A Diminuição do Transporte de Bilirrubina Conjugada Freqüentemente Envolve Mutações na Família de Proteínas de Resistência a Múltiplas Drogas (MRP)

As MRP medeiam o transporte de íons orgânicos através das membranas, incluindo bilirrubina conjugada, ácidos biliares e fosfolipídios. As mutações nessas proteínas comprometem a secreção hepatocelular de glicuronídios de bilirrubina e outros ânions orgânicos na luz canalicular. As doenças variam quanto à gravidade desde inócuas até letais, devido à heterogeneidade das mutações.

Síndrome de Dubin-Johnson

A síndrome de Dubin-Johnson é uma doença autossômica recessiva benigna, caracterizada por hiperbilirrubinemia conjugada crônica e deposição proeminente de pigmentos semelhantes à melanina no fígado. A doença está associada a mutações que resultam na ausência completa de proteína MRP2 nos hepatócitos. Além do comprometimento da secreção de glicuronídios de bilirrubina, existe um outro defeito associado na excreção hepática de coproporfirinas e uma alteração conseqüente na excreção urinária de coproporfirinas. A síndrome é rara na maioria das populações, porém, certos grupos que tendem a apresentar taxas mais elevadas de casamento consangüíneo, como judeus iranianos e japoneses em regiões distantes, exibem uma incidência consideravelmente maior.

A síndrome de Dubin-Johnson pode ser diferenciada de outras afecções associadas a hiperbilirrubinemia conjugada através de exames da **excreção de coproporfirina urinária.** Existem duas formas de coproporfirinas humanas, denominadas **isômero I** e **isômero 3**. Normalmente, o isômero I constitui 25% das coproporfirinas urinárias. Na síndrome de Dubin-Johnson, embora a secreção urinária total de coproporfirinas seja normal, esse isômero é responsável por 80%. Em contrapartida, na maioria dos distúrbios hepáticos associados a icterícia, a excreção urinária total de coproporfirina apresenta-se aumentada, porém a coproporfirina I representa menos de 65%. Por conseguinte, o achado de excreção normal de coproporfirinas urinárias totais combinada com mais de 80% do isômero I é diagnóstico da síndrome de Dubin-Johnson.

 Patologia: O aspecto microscópico do fígado é totalmente normal na síndrome de Dubin-Johnson, exceto pelo acúmulo de **grânulos castanho-escuro** grosseiros, que não contêm ferro, nos hepatócitos e nas células de Kupffer, basicamente na zona centrolobular (Fig. 14.7). À microscopia eletrônica, o pigmento é visualizado em lisossomos aumentados. Como os hepatócitos não sintetizam a melanina, sugeriu-se que o pigmento reflete a auto-oxidação de metabólitos aniônicos (p. ex., tirosina, fenilalanina, triptofano) e, possivelmente, de epinefrina. O acúmulo desse pigmento intracelular é refletido num fígado visivelmente pigmentado ou "negro".

 Manifestações Clínicas: Exceto pela icterícia intermitente leve, a maioria dos pacientes com a síndrome de Dubin-Johnson não se queixa de sintoma algum. Como na síndrome de Gilbert, são comuns queixas inespecíficas vagas. Metade dos pacientes apresenta urina escura. Nas mulheres, a doença pode ser descoberta quando surge icterícia durante gestação ou em decorrência do uso de anticoncepcionais orais. O valor de bilirrubina sérica varia de 2 a 5 mg/dl, embora possa ser muito mais alto transitoriamente. Cerca de 60% da bilirrubina elevada no soro é conjugada.

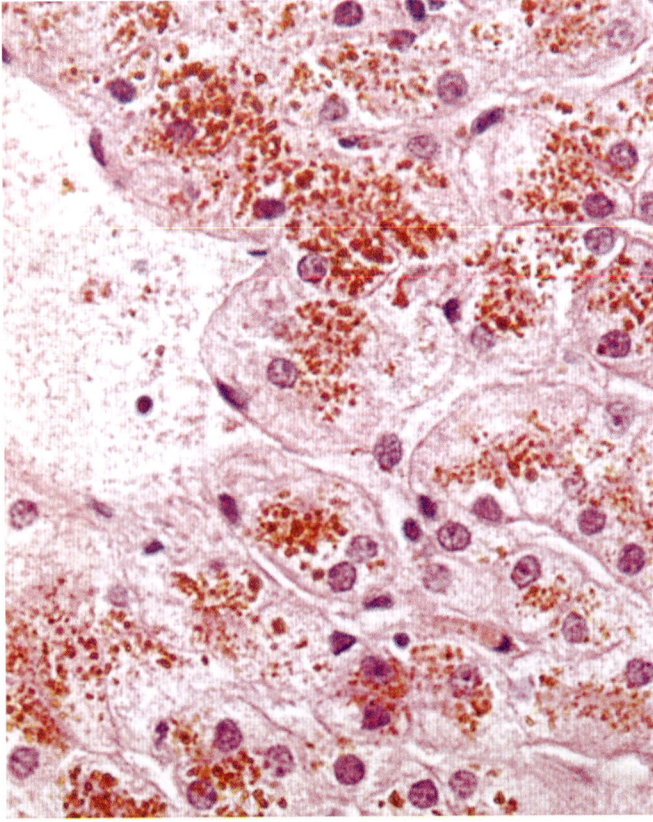

FIGURA *14.7*
Síndrome de Dubin-Johnson. Os hepatócitos contêm grânulos castanho-escuro, grosseiros, sem ferro.

Síndrome de Rotor

A síndrome de Rotor é uma forma de hiperbilirrubinemia conjugada familiar que se assemelha clinicamente à síndrome de Dubin-Johnson, porém sem a pigmentação associada do fígado. A doença é herdada como caráter autossômico recessivo. Embora o distúrbio lembre clinicamente a síndrome de Dubin-Johnson, trata-se de uma entidade distinta. Postulou-se um defeito na captação hepática ou na ligação intracelular de íons orgânicos como base para a síndrome de Rotor. Além disso, o padrão de excreção urinária de coproporfirinas assemelha-se àquele da maioria dos distúrbios hepatocelulares acompanhados de hiperbilirrubinemia conjugada (aumento das coproporfirinas urinárias totais, das quais 65% consistem no isômero I). À semelhança da síndrome de Dubin-Johnson, os pacientes com a síndrome de Rotor têm poucos sintomas e levam uma vida normal.

Colestase Intra-hepática Recorrente Benigna

A colestase intra-hepática recorrente benigna caracteriza-se por episódios periódicos e autolimitados de colestase intra-hepática precedidos de mal-estar e prurido. A ocorrência de casos dentro de famílias sugere uma origem genética. Os sintomas tendem a perdurar durante algumas semanas até alguns meses. O número médio de crises em toda uma vida é de 3 a 5, porém algumas pessoas acometidas apresentam até 10 crises. As recorrências têm sido observadas a intervalos de semanas até anos. Os níveis séricos de bilirrubina durante os episódios agudos estão na faixa de 10 a 20 mg/dl, e a maior parte da bilirrubina é conjugada.

O fígado mostra colestase centrolobular (tampões de bile nos canalículos biliares) e algumas células inflamatórias mononucleares nos tratos porta. Todas as alterações estruturais e funcionais desaparecem durante as remissões, e não foram relatadas seqüelas permanentes.

Colestase Intra-hepática da Gravidez

A colestase intra-hepática da gravidez é um distúrbio familiar, caracterizado por prurido e icterícia colestática, que habitualmente ocorre no último trimestre de cada gravidez e desaparece imediatamente após o parto. Metade das pacientes com colestase intra-hepática da gravidez tem outros membros da família que apresentaram icterícia durante a gravidez ou após o uso de anticoncepcionais orais; o restante dos casos é esporádico. Em alguns casos em famílias, foram descritas mutações nos genes da proteína MRP. O aumento dos hormônios gonadais e placentários durante a gestação é o possível responsável pela colestase em mulheres suscetíveis. A saúde materna não é comprometida por essa doença, porém, os efeitos sobre o feto em geral são graves e consistem em angústia fetal, natimorto, prematuridade e risco aumentado de hemorragia intracraniana durante o parto. O fígado da mãe não exibe alterações específicas, a não ser colestase centrolobular.

Colestase Intra-hepática Familiar (Síndrome de Byler)

A síndrome de Byler é um grupo heterogêneo de distúrbios autossômicos recessivos hereditários raros da primeira infância e início da segunda infância em que a colestase intra-hepática evolui inexoravelmente para cirrose. Embora a síndrome de Byler tenha sido descrita originalmente em diversas famílias do grupamento Amish, todas com o sobrenome Byler, ela não se limita a esse grupo étnico. Esses distúrbios foram associados a mutações em genes envolvidos nos sistemas de transporte biliar hepatocelular, como as MRP. Existe uma incidência alta de retinite pigmentosa, e as crianças, com freqüência, apresentam retardamento mental. A maioria das crianças acometidas morre nos primeiros 2 anos de vida.

A Sepse Pode Causar Icterícia

A hiperbilirrubinemia conjugada grave pode estar associada a septicemia por bactérias tanto Gram-positivas quanto Gram-negativas, embora estas últimas sejam mais comuns. Nessas situações, a atividade da fosfatase alcalina do soro e os níveis de colesterol são geralmente baixos, sugerindo a possibilidade de um defeito isolado na excreção da bilirrubina conjugada. Na icterícia associada a sepse, as alterações histológicas no fígado são inespecíficas e consistem em colestase canalicular leve e ligeiro acúmulo de gordura. Os tratos porta podem conter células inflamatórias em excesso, e podem ser observados graus variáveis de proliferação de dúctulos biliares. Ocasionalmente, os dúctulos dilatados estão repletos de bile espessada.

A Icterícia Neonatal (Fisiológica) Ocorre na Maioria dos Neonatos

Os lactentes que exibem hiperbilirrubinemia sem qualquer distúrbio específico são considerados acometidos de icterícia fisiológica.

Patogenia: No feto, a depuração trans-hepática de bilirrubina é insignificante; a captação hepática, a conjugação e a excreção de bile são muito menores do que em crianças e adultos. A atividade da UGT hepática é menos de 1% da dos adultos, e os níveis de ligandina são baixos. Mesmo assim, os níveis de bilirrubina fetal permanecem baixos porque a bilirrubina atravessa a placenta, após o que é conjugada e excretada pelo fígado materno.

O fígado do recém-nascido assume a responsabilidade pela depuração da bilirrubina antes de sua capacidade de conjugação e excreção estar totalmente desenvolvida. Além disso, as demandas sobre o fígado do neonato estão realmente aumentadas por causa da destruição maior de eritrócitos circulantes durante esse período. **Como conseqüência, 70% dos neonatos normais exibem hiperbilirrubinemia não-conjugada transitória.** Essa icterícia fisiológica é mais pronunciada em lactentes prematuros, porque tanto a depuração hepática de bilirrubina está menos desenvolvida quanto a renovação de eritrócitos está mais pronunciada do que no lactente a termo. A capacidade de conjugação hepática da bilirrubina atinge os níveis do adulto cerca de 2 semanas após o nascimento; é necessário mais tempo para que o nível de ligandina alcance os valores do adulto. Em conseqüência desse amadurecimento hepático, os níveis séricos de bilirrubina declinam rapidamente para os valores do adulto pouco depois do nascimento. A absorção de luz pela bilirrubina não-conjugada gera isômeros hidrossolúveis de bilirrubina. Por isso, atualmente a fototerapia é usada como rotina nos casos de icterícia neonatal.

Nos casos de incompatibilidade de grupos sangüíneos materno-fetais, que resultam em eritroblastose fetal (ver Cap. 6), a produção acentuadamente excessiva de bilirrubina no feto é conseqüente à hemólise imunomediada. Entretanto, embora os recém-nascidos com eritroblastose fetal exibam níveis elevados de bilirrubina no sangue do cordão umbilical, a icterícia torna-se grave apenas após o nascimento, uma vez que o metabolismo materno de bilirrubina não compensa mais a imaturidade do fígado do neonato.

O Comprometimento do Fluxo Biliar Canalicular Acompanhado de Pigmento Biliar Visível (Colestase) Reflete Obstrução Biliar Extra-hepática ou Intra-hepática

Funcionalmente, a colestase representa fluxo biliar diminuído ao longo do canalículo e secreção reduzida de água, bilirrubina e ácidos biliares pelo hepatócito. O diagnóstico clínico baseia-se no acúmulo de materiais no sangue normalmente transferidos para a bile, como a bilirrubina, o colesterol e os ácidos biliares, e na presença de atividade elevada de certas enzimas no sangue, tipicamente a fosfatase alcalina. A colestase pode ser produzida por doença hepática intrínseca, quando se utiliza o termo *colestase intra-hepática,* ou por obstrução dos grandes ductos biliares, uma alteração conhecida como *colestase extra-hepática.* Em qualquer um dos casos, a colestase tem como causa um defeito no transporte da bile através da membrana canalicular.

A secreção de bile no canalículo e sua passagem no sistema coletor biliar são processos ativos que dependem de diversos fatores, como (1) características estruturais e funcionais das microvilosidades canaliculares, (2) permeabilidade da membrana plasmática canalicular, (3) sistema contrátil intracelular que circunda o canalículo (microfilamentos, microtúbulos) e (4) interação de ácidos biliares com o aparelho secretor.

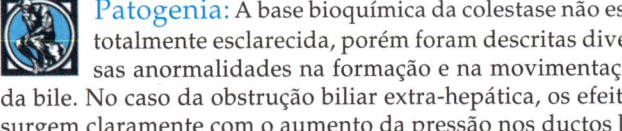

Patogenia: A base bioquímica da colestase não está totalmente esclarecida, porém foram descritas diversas anormalidades na formação e na movimentação da bile. No caso da obstrução biliar extra-hepática, os efeitos surgem claramente com o aumento da pressão nos ductos biliares. No entanto, nos estágios iniciais, os eventos bioquímicos e morfológicos no nível canalicular são semelhantes aos que ocorrem na colestase intra-hepática, incluindo **uma predileção centrolobular pelo aparecimento de tampões biliares canaliculares** (Fig. 14.8).

A presença invariável de constituintes da bile no sangue de pacientes com colestase indica regurgitação de bilirrubina conjugada do hepatócito para a corrente sangüínea. A depuração hepática da bilirrubina não-conjugada na colestase é normal. Mesmo quando existe obstrução de ducto biliar completa, o nível sérico de bilirrubina eleva-se apenas até 30 a 35 mg/dl porque a excreção renal de bilirrubina evita o acúmulo adicional.

A colestase tanto intra-hepática quanto extra-hepática caracteriza-se inicialmente por uma localização preferencial de pigmento biliar visível na zona centrolobular. A secreção de líquido na bile canalicular está dividida em dois componentes: um dependente da secreção de ácidos biliares e outro independente dessa secreção. Como os hepatócitos periportais secretam a maior parte dos ácidos biliares, o conteúdo de líquido na zona periportal do canalículo é maior do que na zona

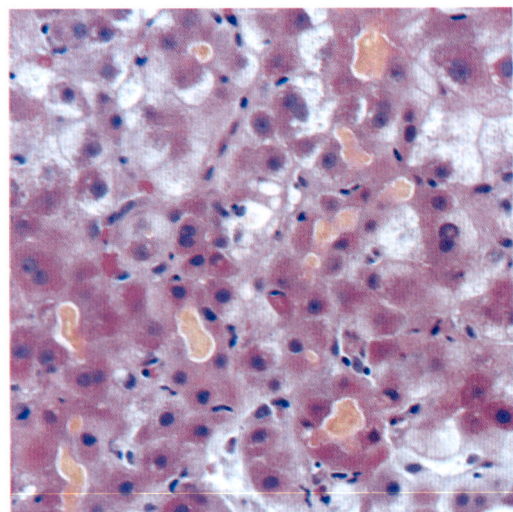

FIGURA *14.8*
Estase biliar. Uma fotomicrografia do fígado mostra tampões biliares proeminentes nos canalículos biliares dilatados.

central, uma situação que tende a manter a bilirrubina em solução. Além disso, os próprios ácidos biliares, que atuam como detergentes no intestino, também solubilizam agregados de bilirrubina nas áreas periportais. Esses fatores citados são acrescidos da maior atividade de oxidases microssômicas de função mista na zona central, que predispõe os hepatócitos centrais à lesão por diversos fármacos e toxinas. Tal efeito pode favorecer a deposição de bile nas áreas centrolobulares nos distúrbios colestáticos.

LESÃO DA MEMBRANA PLASMÁTICA CANALICULAR: A membrana plasmática canalicular é o local de secreção de sódio (e, portanto, de líquido) para a bile. Além disso, essa membrana participa da secreção dos ácidos biliares e da bilirrubina. A secreção de líquido encontra-se sob o controle de Na^+/K^+-ATPase da membrana canalicular. As alterações na membrana canalicular por agentes capazes de perturbar sua estrutura lipídica (p. ex., clorpromazina) inibem a Na^+/K^+-ATPase e diminuem o fluxo de bile. De modo semelhante, o etinil estradiol aumenta o conteúdo de colesterol da membrana canalicular, inibe a ATPase e interfere no fluxo de bile. Alterações morfológicas na membrana canalicular (p. ex., aquelas associadas à infusão de certos ácidos biliares mono-hidroxi, como o taurolitocolato) também se acompanham de redução do fluxo biliar.

ALTERAÇÃO NAS PROPRIEDADES CONTRÁTEIS DO CANALÍCULO: Demonstrou-se por cinematografia que a bile é propelida ao longo do canalículo por uma **atividade contrátil do hepatócito semelhante ao peristaltismo.** Os agentes que interagem com os microfilamentos de actina pericanaliculares (p. ex., citocalazina, faloidina e, possivelmente, clorpromazina) inibem esse peristaltismo e podem causar colestase.

ALTERAÇÕES NA PERMEABILIDADE DA MEMBRANA CANALICULAR: Sugeriu-se que certos agentes que provocam a colestase, como estrogênios e taurolitocolato, permitem a retrodifusão de componentes biliares ao tornar a membrana canalicular mais permeável, ou "sujeito a extravasamento".

Patologia: A característica morfológica essencial da colestase consiste na presença de pigmento biliar acastanhado no interior dos canalículos dilatados e hepatócitos. À microscopia eletrônica, o canalículo apresenta-se aumentado, e as microvilosidades estão atenuadas e em menor número ou, até mesmo, ausentes (Fig. 14.9). A estase biliar no hepatócito é refletida na presença de lisossomos grandes, não homogêneos e repletos de bile.

Quando a colestase persiste, desenvolvem-se anormalidades morfológicas secundárias. Os hepatócitos necróticos dispersos provavelmente refletem um efeito tóxico da bile intracelular em excesso. No interior do sinusóide, os macrófagos e as células de Kupffer residentes contêm pigmento biliar e restos celulares. **Enquanto a colestase inicial restringe-se quase que exclusivamente à zona central, a colestase crônica também é marcada pelo aparecimento de tampões biliares na periferia do lóbulo.**

Na colestase prolongada (em geral conseqüente a obstrução biliar extra-hepática), grupos de hepatócitos manifestam (1) tumefação hidrópica, (2) impregnação difusa pelo pigmento biliar e (3) aspecto reticulado. Essa tríade é denominada *degeneração plumosa*. A necrose dessas células, junto ao acúmulo de bile extravasada na área, resulta em uma concentração amarelo-dourada de pigmento extracelular e resíduos, conhecida como *infarto biliar ou lago biliar* (Fig. 14.10).

Os locais de obstrução ao fluxo de bile no fígado estão indicados na Fig. 14.11.

CIRROSE

O estágio terminal da hepatopatia crônica é a cirrose, definida como a destruição da arquitetura hepática normal por septos fibrosos que circundam nódulos regenerativos de hepatócitos. Esse padrão morfológico resulta invariavelmente de necrose hepatocelular persistente. Todos os casos avançados de cirrose tendem a exibir um aspecto semelhante, e, com freqüência, a causa não pode ser mais estabelecida pelo exame morfológico apenas. Durante os estágios iniciais, os aspectos característicos da lesão patogênica desencadeadora podem ser evidentes. Por exemplo, a gordura e os corpúsculos de Mallory são típicos da lesão hepática alcoólica, ao passo que inflamação crônica e necrose periportal definem hepatite crônica.

O número de termos aplicados às diferentes formas de cirrose equivale ao número de agentes causais incriminados na hepatopatia crônica. Salvo essa aparente complexidade, é possível extrair um espectro simples de padrões nodulares. Em um extremo desse espectro, geralmente no início da evolução da cirrose, encontra-se o tipo *micronodular*, caracterizado por pequenos nódulos uniformes separados por septos fibrosos delgados (ver Fig. 14.40, adiante). No outro extremo do espectro, habitualmente na fase avançada da evolução da doença, encontra-se a *cirrose macronodular*. Esse padrão consiste em nódulos irregulares, grosseiros e visíveis macroscopicamente que correspondem, à histologia, a grandes nódulos de tamanho e formas variáveis circundados por feixes de tecido conjuntivo (Fig. 14.12). Esses septos colagenosos também variam bastante na largura. Entre os dois extremos existem muitos casos que exibem características de ambos os tipos.

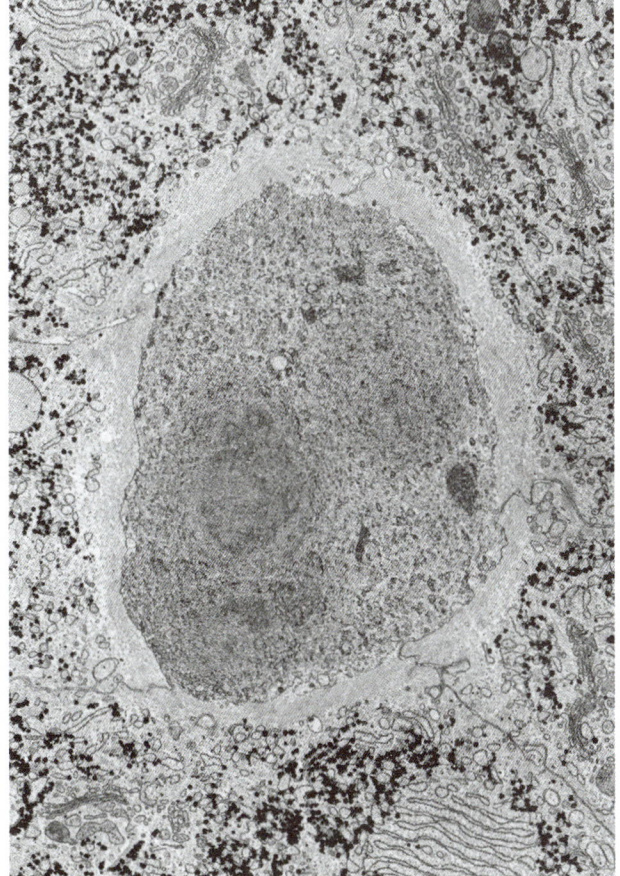

FIGURA *14.9*
Colestase. A micrografia eletrônica revela um canalículo biliar distendido com zona ectoplásmica filamentosa e espessada, englobando um tampão de bile granular.

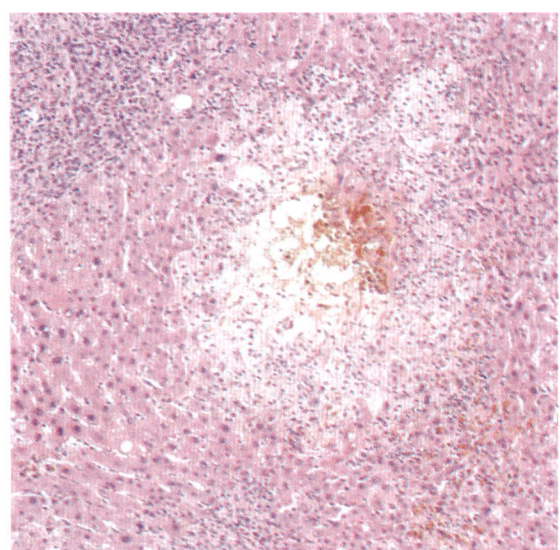

FIGURA *14.10*
Infarto biliar (lago biliar). Fotomicrografia do fígado em um paciente com obstrução biliar extra-hepática, mostrando uma área de necrose e acúmulo de bile extravasada.

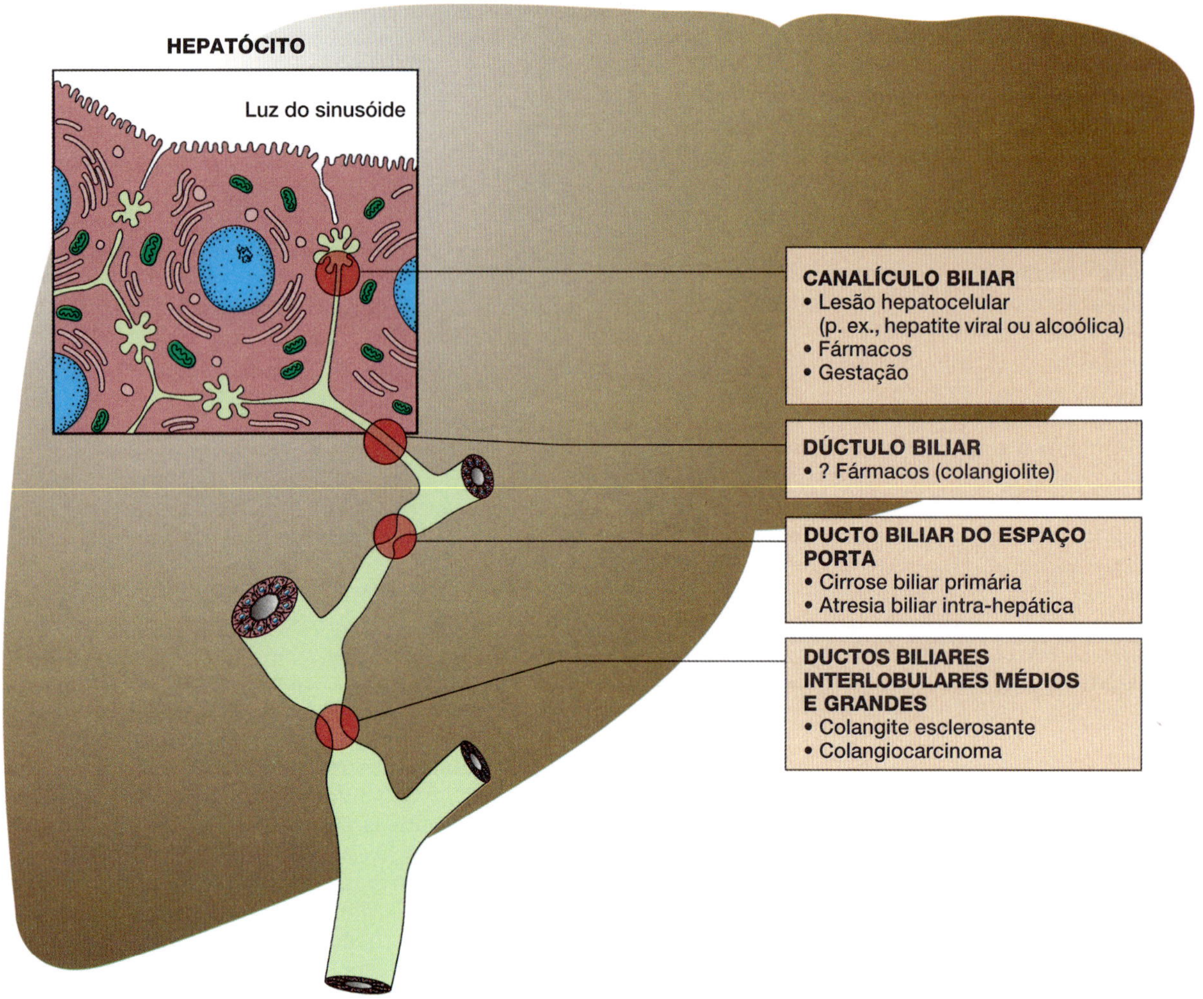

766 FÍGADO E SISTEMA BILIAR

FIGURA 14.11
Locais de colestase.

CIRROSE MICRONODULAR: Essa forma de hepatopatia era denominada anteriormente de *cirrose de Laennec,* em homenagem ao médico francês que fez a primeira descrição precisa da doença. A cirrose micronodular exibe nódulos um pouco maiores do que um lóbulo, medindo menos de 3 mm de diâmetro. Os micronódulos não exibem nenhuma das características da arquitetura lobular na forma de espaços porta ou de vênulas centrais. Os septos de tecido conjuntivo que separam os nódulos são, em geral, delgados, porém o colabamento focal irregular do parênquima pode acarretar septos mais largos. Nos estágios ativos do processo cirrótico, inúmeras células inflamatórias mononucleares e dúctulos biliares proliferados são encontrados nos septos. O protótipo da cirrose micronodular é a cirrose alcoólica, porém esse padrão também pode ser observado na cirrose de muitas outras causas.

CIRROSE MACRONODULAR: A cirrose macronodular é associada classicamente a hepatite crônica. Também resulta algumas vezes de necrose confluente submaciça (ver adiante), quando o fígado pode estar com sua forma macroscopicamente alterada. Os septos de tecido conjuntivo na cirrose macronodular são caracteristicamente largos e contêm elementos de tratos porta preexistentes, células inflamatórias mononucleares e dúctulos biliares proliferados. **A cirrose micronodular pode ser convertida em um padrão macronodular pela regeneração e expansão sustentadas de nódulos existentes.** Esse fato é particularmente verdadeiro nos alcoólicos que são convencidos a parar de beber.

 Patogenia: As doenças associadas à cirrose estão relacionadas no Quadro 14.1. É evidente que elas têm pouco em comum, exceto o fato de todas serem acompanhadas de necrose hepatocelular persistente. A maioria dos casos de cirrose é atribuível ao alcoolismo e à hepatite viral crônica. A despeito dos avanços nas técnicas diagnósticas, cerca de 15% dos casos são de origem desconhecida e classificados como **cirrose criptogênica.**

INSUFICIÊNCIA HEPÁTICA

A insuficiência hepática é a síndrome clínica que ocorre quando a massa de hepatócitos ou sua função é inadequada para manter as atividades metabólicas, de detoxificação e síntese, vitais, do fígado. A insuficiência hepática pode ocorrer de modo agudo, mais

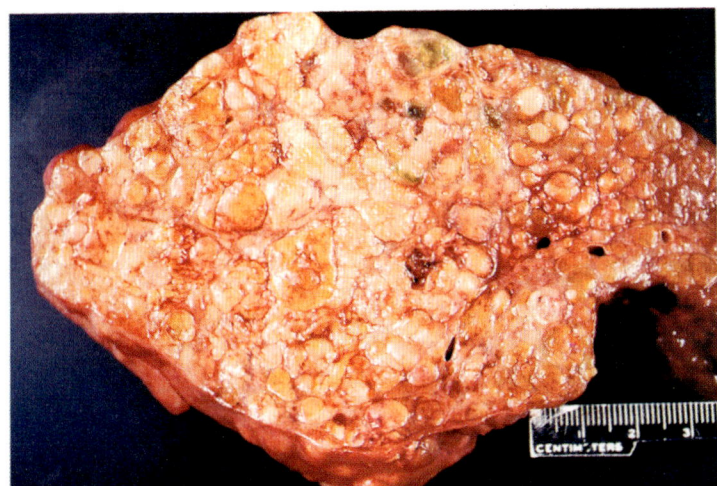
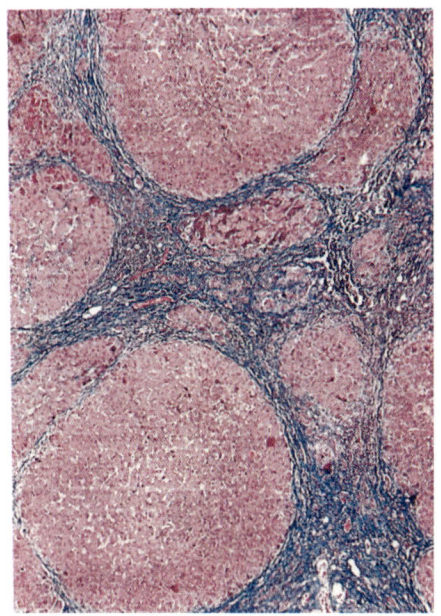

FIGURA *14.12*
Cirrose macronodular. A. O fígado está deformado, e a superfície de corte revela nódulos irregulares e septos de tecido conjuntivo de larguras variáveis. B. Fotomicrografia mostra nódulos de tamanhos diferentes e septos fibrosos irregulares.

comumente em decorrência de hepatite viral ou de lesão hepatotóxica. Em contrapartida, as hepatopatias crônicas, como a hepatite viral crônica ou a cirrose, podem levar ao início insidioso de insuficiência hepática. As conseqüências da insuficiência aguda e crônica estão ilustradas na Fig. 14.13, que mostra as complicações da cirrose, que é a causa mais comum de insuficiência hepática. Embora os avanços na assistência de suporte tenham melhorado a sobrevida na insuficiência hepática aguda, a taxa de mortalidade para essa afecção permanece superior a 50%.

A Depuração Hepática Inadequada de Bilirrubina Provoca Icterícia

A hiperbilirrubinemia associada a insuficiência hepática é, em sua maior parte, conjugada, mas o nível de bilirrubina não-conjugada também tende a aumentar. Algumas vezes, a renovação aumentada dos eritrócitos pode resultar em hiperbilirrubinemia não-conjugada, dessa forma agravando a icterícia.

QUADRO *14.1* **Causas de Cirrose**

Hepatopatia alcoólica	Doença de depósito de glicogênio, tipos III e IV
Hepatite viral crônica	Galactosemia
Cirrose biliar primária	Intolerância à frutose hereditária
Hepatite auto-imune	Tirosinemia
Obstrução biliar extra-hepática	Doenças de depósito hereditárias: Gaucher, Niemann-Pick, Wolman, mucopolissacaridoses
Colangite esclerosante	
Hemocromatose	
Doença de Wilson	Síndrome de Zellweger
Fibrose cística	Cirrose infantil da Índia
Deficiência de α_1-antitripsina	

A Encefalopatia Hepática Refere-se aos Sinais e Sintomas Neurológicos de Insuficiência Hepática

A encefalopatia hepática evolui de acordo com os seguintes estágios:

Estágio I: Distúrbios do sono, irritabilidade e alterações da personalidade
Estágio II: Letargia e desorientação
Estágio III: Sonolência profunda
Estágio IV: Coma

Essa seqüência pode ocorrer durante um período de muitos meses ou pode evoluir rapidamente em dias ou semanas nos casos de insuficiência hepática fulminante. Os sintomas neurológicos associados incluem (1) tremor adejante das mãos, denominado *asterixe*, e reflexos hiperativos nos estágios mais iniciais; (2) respostas extensoras dos dedos dos pés posteriormente; e (3) postura de descerebração nos estágios terminais. Embora as medidas de suporte intensivas possam constituir uma terapia adequada nos estágios iniciais da encefalopatia hepática, os pacientes com encefalopatia nos estágios III e IV em geral são salvos apenas por transplante de fígado.

Patogenia: A patogenia da encefalopatia hepática ainda não foi elucidada, e não se identificou fator algum responsável pela síndrome clínica. É provável que a encefalopatia seja causada, em parte, por compostos tóxicos absorvidos pelo intestino que escaparam da detoxificação hepática devido à disfunção dos hepatócitos ou da existência de derivações vasculares estruturais ou funcionais. Este último mecanismo é particularmente evidente após a construção cirúrgica de

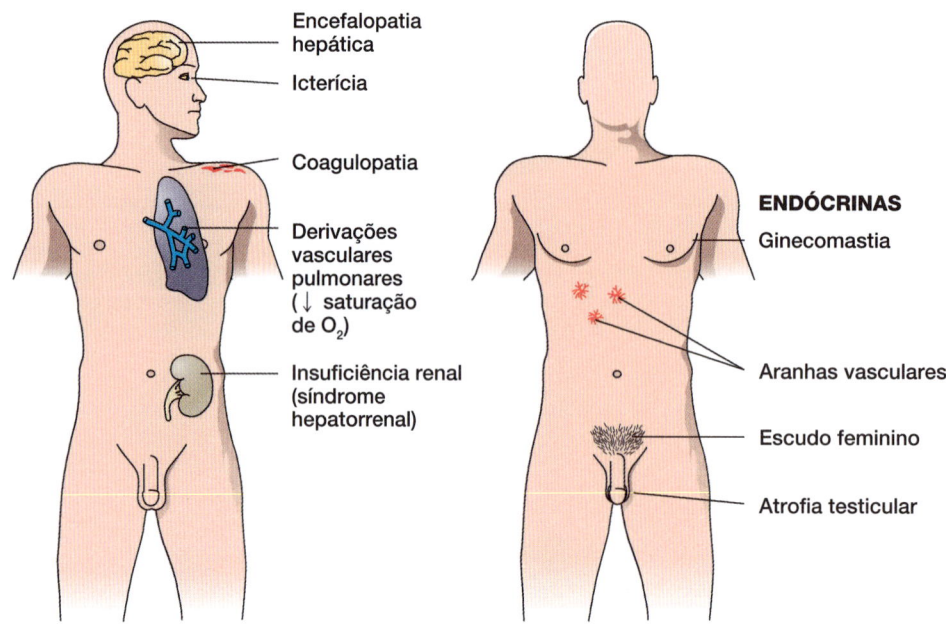

FIGURA *14.13*
Complicações da insuficiência hepática.

uma anastomose portossistêmica (veia porta para a veia cava inferior ou seu equivalente) para alívio da hipertensão porta (ver adiante), que explica o sinônimo *encefalopatia portossistêmica*.

AMÔNIA: Em geral, os níveis de amônia estão aumentados no sangue e no cérebro de pacientes com encefalopatia hepática. A maior parte da amônia presente no corpo é de origem dietética, derivada da ingestão de amônia nos alimentos, digestão de proteínas no intestino delgado e catabolismo bacteriano de proteínas dietéticas e uréia secretada no intestino. O cérebro detoxica a amônia ao sintetizar glutamato e glutamina, e o excesso dos níveis dessas moléculas pode alterar a neurotransmissão e a osmolalidade cerebral. Entretanto, a correlação entre o aumento da concentração de amônia sangüínea e a gravidade da encefalopatia hepática não é exata, e o efeito neurotóxico da amônia ainda não teve explicação.

GABA: A inibição neural, mediada pelo complexo ácido γ-aminobutírico (GABA) — receptor de benzodiazepina, é acentuada na encefalopatia hepática por níveis elevados de moléculas semelhantes a benzodiazepina.

OUTRAS SUBSTÂNCIAS: Muitos outros compostos foram sugeridos como contribuintes na patogenia da encefalopatia hepática. Entre eles estão os **mercaptanos**, que resultam da degradação de aminoácidos contendo enxofre no cólon. O odor característico da respiração dos pacientes com insuficiência hepática, denominado **hálito hepático** (*fetor hepaticus*), reflete a presença de mercaptanos na saliva. Uma outra hipótese para a patogenia da encefalopatia hepática afirma que os níveis sangüíneos elevados de aminoácidos aromáticos, típicos da insuficiência hepática, provocam a diminuição da síntese de neurotransmissores normais, como a norepinefrina e o aumento da produção de **neurotransmissores falsos** (p. ex., octopamina). Um efeito tóxico de **fenóis** e **ácidos graxos de cadeia curta** no cérebro também foi postulado. Finalmente, há evidências experimentais de um transtorno na barreira hematoencefálica na insuficiência hepática.

 Patologia: Nos pacientes que morreram de hepatopatia crônica e coma hepático, as alterações mais surpreendentes são encontradas nos astrócitos, denominados *astrócitos de Alzheimer do tipo II*. Essas células cerebrais estão em maior número e maior tamanho, e mostram tumefação, aumento do núcleo e inclusões nucleares. As camadas profundas do córtex cerebral e da substância branca subcortical, os núcleos basais e o cerebelo exibem necrose laminar e aspecto espongiforme.

Nos pacientes com insuficiência hepática aguda, **edema cerebral** é a principal causa de morte, ocorrendo em mais da metade dos casos, freqüentemente junto a herniação uncal e cerebelar. Esse edema não é simplesmente um evento terminal, e sim uma lesão específica associada ao coma hepático, embora o mecanismo exato seja obscuro.

Os Defeitos da Coagulação Freqüentemente Provocam Sangramento

Síntese hepática reduzida de fatores da coagulação e trombocitopenia são as causas principais da hemostasia comprometida na insuficiência hepática. A diminuição da produção de fatores da coagulação (fibrinogênio, protrombina e os fatores V, VII, IX e X) reflete o comprometimento generalizado da síntese protéica pelo fígado.

É comum a ocorrência de **plaquetometria baixa** (< 80.000/μl) na insuficiência hepática, que se acompanha de anormalidades qualitativas da função plaquetária. A trombocitopenia pode ser conseqüente a (1) hiperesplenismo, (2) depressão da medula óssea ou (3) consumo de plaquetas circulantes por coagulação intravascular.

A **coagulação intravascular disseminada** (CID) ocorre freqüentemente na insuficiência hepática. A coagulação intravascular pode refletir necrose dos hepatócitos, ativação de fator XII (fator de Hageman) por endotoxina, ou depuração hepática inadequada dos fatores da coagulação ativados na circulação.

A Hipoalbuminemia Complica a Insuficiência Hepática

A diminuição do nível de albumina é secundária ao comprometimento da síntese hepática de albumina e é um fator importante na patogenia do edema que freqüentemente complica a hepatopatia crônica.

A Síndrome Hepatorrenal Refere-se à Insuficiência Renal Secundária a Insuficiência Hepática

A síndrome hepatorrenal caracteriza-se pelas manifestações de hipoperfusão renal, a saber, oligúria, azotemia e aumento dos níveis plasmáticos de creatinina. Em geral, a síndrome ocorre associada à cirrose e indica prognóstico sombrio. Curiosamente, os rins mantêm a capacidade de funcionar normalmente. Os rins de pacientes que morreram em decorrência da síndrome hepatorrenal funcionam adequadamente quando transplantados para receptores com insuficiência renal crônica. Por outro lado, nos pacientes com síndrome hepatorrenal, o transplante de fígado pode restabelecer a função renal.

Patogenia: **O principal determinante da síndrome hepatorrenal parece consistir na redução do fluxo sangüíneo renal e conseqüente diminuição da taxa de filtração glomerular.** A redução do volume sangüíneo circulante efetivo provoca vasoconstrição renal compensatória. A diminuição da perfusão renal resultante e o desvio de sangue do córtex para a medula acarretam a redução da filtração glomerular. Substâncias vasoativas produzidas pelo fígado em insuficiência ou inadequadamente depuradas por ele parecem contribuir para as alterações hemodinâmicas renais. Qualquer que seja o caso, a síndrome hepatorrenal é causada pela perfusão inadequada dos rins quando a vasodilatação local não consegue mais contrabalançar os efeitos da vasoconstrição.

Patologia: Na necropsia, os pacientes ictéricos com a síndrome hepatorrenal exibem pigmentação biliar das células tubulares renais e cilindros de bile na luz, constituindo a chamada *nefrose biliar*. Contudo, não se acredita que essas alterações morfológicas possam contribuir para a disfunção renal.

As Complicações Pulmonares São Freqüentes na Cirrose

A diminuição da saturação de oxigênio arterial pode ser grave a ponto de resultar em cianose. As derivações arteriovenosas nos pulmões de pacientes com cirrose desviam a curva de dissociação da hemoglobina para a direita (afinidade por oxigênio reduzida).

Além disso, podem ter importância os déficits ventilatórios e de perfusão. A dessaturação arterial é responsável pelo baqueteamento digital encontrado ocasionalmente na doença hepática crônica.

As Complicações Endócrinas Estão Associadas à Cirrose

É importante estabelecer a diferença entre os efeitos diretos do uso abusivo de álcool, uma causa comum de doença hepática, e alterações que são mais bem atribuídas à disfunção hepática. A insuficiência hepática crônica em homens provoca feminização, caracterizada por ginecomastia, biotipo feminino e distribuição feminina dos pêlos pubianos (escudo feminino). Além disso, as manifestações vasculares de hiperestrogenismo são comuns e incluem **angiomas em forma de aranha** no território drenado pela veia cava superior (parte superior do tronco e face) e **eritema palmar.** A **feminização** é atribuída à redução no catabolismo hepático de estrogênios e androgênios fracos. Os androgênios fracos (androstenediona e desidroepiandrosterona) são convertidos a compostos estrogênicos em tecidos periféricos, dessa forma contribuindo para a sobrecarga de estrógenos circulantes. Além disso, as derivações portossistêmicas extra-hepáticas secundárias à hipertensão porta na cirrose permitem que esses hormônios não passem pelo fígado.

Os homens que sofrem de hepatopatia alcoólica são mais propensos a exibir feminização do que aqueles com doença hepática de outras etiologias, e a feminização é, em geral, mais intensa. Além disso, os alcoólicos crônicos também sofrem de hipogonadismo, manifesto por atrofia testicular, impotência e perda da libido. As mulheres alcoólicas também exibem insuficiência gonadal, que se manifesta como oligomenorréia, amenorréia, infertilidade, atrofia ovariana e perda das características sexuais secundárias. Esses efeitos sobre a função gonadal nos dois sexos refletem uma ação tóxica direta do álcool independente da doença hepática crônica.

HIPERTENSÃO PORTA

A hipertensão porta é definida por aumento persistente da pressão venosa porta e é conseqüente a obstrução ao fluxo sangüíneo em algum lugar do circuito porta. Com origem na junção da veia mesentérica superior com a veia esplênica, a veia porta é responsável pela maior parte da drenagem venosa oriunda do trato gastrintestinal, do pâncreas e do baço para o fígado. Fornece dois terços do fluxo sangüíneo hepático, porém, é responsável por menos da metade do suprimento total de oxigênio, sendo o restante suprido pela artéria hepática. Em condições normais, a pressão na veia porta é de apenas 7 a 14 cm H_2O (5-10 mm Hg). A observação de uma pressão superior a 30 cm H_2O é considerada evidência de hipertensão porta. **As principais complicações da hipertensão porta e da abertura de canais colaterais consistem em sangramento de varizes gastroesofágicas, ascite e esplenomegalia.**

Por conveniência, a obstrução do fluxo sangüíneo porta pode ser dividida em (1) pré-hepática, quando ocorre antes do sangue penetrar no fígado; (2) intra-hepática, ocorrendo durante o trânsito pelos espaços porta e lóbulos; e (3) pós-hepática, quando ocorre após a saída do sangue dos lóbulos (Fig. 14.14).

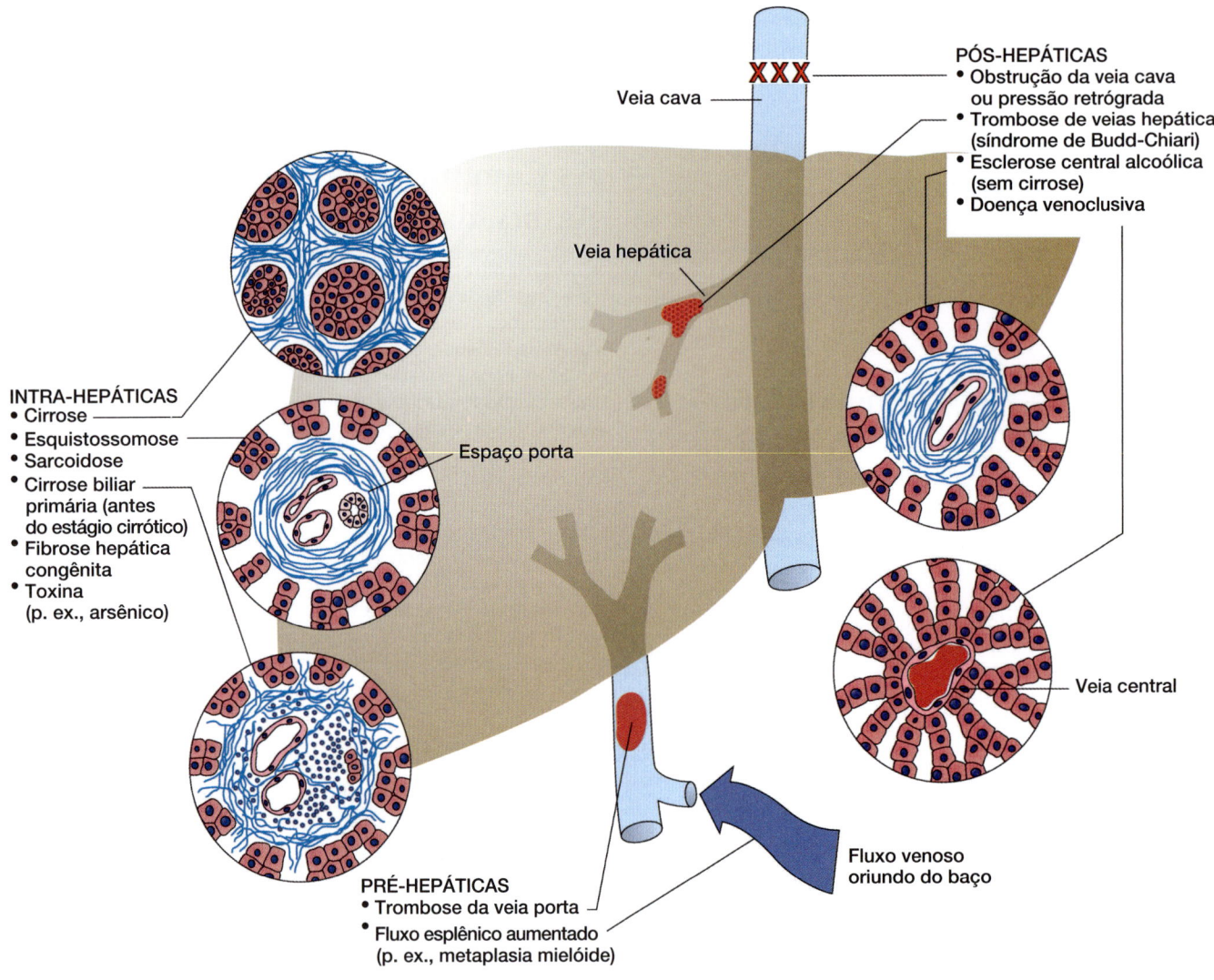

FIGURA 14.14
Causas de hipertensão porta.

A Hipertensão Porta Intra-hepática Geralmente É Causada por Cirrose

Os nódulos regenerativos no fígado cirrótico exercem pressão sobre as veias hepáticas, dessa forma obstruindo o fluxo sangüíneo distal para os lóbulos. As pequenas veias porta e vênulas são aprisionadas, estreitadas, e, freqüentemente, obliteradas pela cicatrização dos espaços porta. Além disso, o fluxo sangüíneo através da artéria hepática aumenta, e pequenas comunicações arteriovenosas tornam-se funcionais. Dessa maneira, a hipertensão porta causada por obstrução do fluxo sangüíneo distal ao sinusóide é intensificada por um aumento do fluxo sangüíneo arterial. Além disso, o aumento do fluxo sangüíneo arterial esplâncnico, cuja causa não está bem esclarecida, representa um importante fator na manutenção da hipertensão porta. A esclerose da veia central e a fibrose sinusoidal também contribuem para o desenvolvimento da hipertensão porta na hepatopatia alcoólica. Com efeito, a hipertensão porta pode resultar de esclerose central alcoólica, mesmo nos casos que não evoluem para cirrose.

No mundo inteiro, a esquistossomose hepática (*S. mansoni* e *S. japonicum*) é a principal causa de hipertensão porta intra-hepática. Os ovos liberados a partir das veias intestinais atravessam o sistema porta e se alojam nas vênulas porta intra-hepáticas, onde induzem uma reação granulomatosa que cura por fibrose. Como a obstrução no interior do fígado ocorre predominantemente antes de o sangue porta penetrar nos sinusóides hepáticos, a **esquistossomose hepática assemelha-se funcionalmente à hipertensão porta pré-hepática**. Assim, a função hepática é mantida adequadamente, mas a obstrução vascular pré-sinusoidal intra-hepática acarreta hipertensão porta grave.

A **hipertensão porta idiopática** refere-se a casos esporádicos de hipertensão porta intra-hepática com esplenomegalia que ocorrem sem qualquer doença intra-hepática ou extra-hepática demonstrável. Em alguns países (Inglaterra, Japão), a hipertensão porta idiopática soma 15 a 35% de todos os casos que demandam cirurgia para descomprimir a circulação porta.

A hipertensão porta intra-hepática pode ser causada por outras afecções que interferem no fluxo de sangue no fígado, incluindo (1) doença cística do fígado (ver Cap. 16, que inclui uma discussão da doença cística do rim), (2) transformação nodular parcial do fígado na região da porta hepática e (3) hiperplasia regenerativa nodular (pequenos nódulos regenerativos sem fibrose que comprimem o parênquima hepático interveniente).

Com Freqüência, a Hipertensão Porta Pré-hepática É Causada por Trombose da Veia Porta

A trombose da veia porta ocorre mais freqüentemente associada à cirrose. Outras causas de trombose de veia porta são tumores, infecções, estados de hipercoagulabilidade, pancreatite e traumatismo cirúrgico. Alguns casos são de etiologia desconhecida. O carcinoma hepatocelular primário invade caracteristicamente ramos da veia porta e ocasionalmente oclui a veia porta principal. Quando a veia porta é obstruída por um trombo séptico, as bactérias podem invadir os ramos intra-hepáticos da veia porta (*pileflebite supurativa*) e provocar múltiplos abscessos hepáticos.

A oclusão da veia porta pode se manifestar no período neonatal ou no início da infância. Em alguns casos, a sepse umbilical é uma causa importante, porém outras infecções locais e sistêmicas também podem influenciar o processo. Algumas vezes, a veia porta ou a esplênica trombosada é substituída por um cordão fibroso ou por canais vasculares entrelaçados, constituindo um processo denominado *transformação cavernosa*.

O fígado normalmente oferece pouca resistência ao fluxo de sangue através dos sinusóides e, portanto, pode acomodar aumentos significativos do fluxo sangüíneo sem elevação secundária da pressão. Entretanto, em algumas circunstâncias incomuns, o aumento do fluxo sangüíneo venoso porta pode acarretar hipertensão porta pré-hepática. Uma fístula arteriovenosa (comunicação anormal entre uma artéria e a veia porta) pode provocar hipertensão porta pré-hepática. Em geral, origina-se de traumatismo ou ruptura de um aneurisma da artéria esplênica ou da hepática. A fístula também pode ser encontrada associada a telangiectasia hemorrágica hereditária (síndrome de Osler-Weber-Rendu). A hipertensão porta também ocorre ocasionalmente em pacientes com esplenomegalia devido a diferentes causas, incluindo policitemia vera, metaplasia mielóide e leucemia mielógena crônica. Na cirrose, a esplenomegalia associada pode agravar ainda mais a hipertensão porta.

A Hipertensão Porta Pós-hepática Refere-se a Obstrução ao Fluxo Sangüíneo Além dos Lóbulos Hepáticos

Síndrome de Budd-Chiari

A síndrome de Budd-Chiari é uma doença congestiva do fígado provocada pela oclusão das veias hepáticas e suas tributárias.

Patogenia: A principal causa da síndrome de Budd-Chiari é a trombose das veias hepáticas, em associação a diversos distúrbios, como policitemia vera e outros distúrbios mieloproliferativos, estados hipercoaguláveis associados a tumores malignos, uso de anticoncepcionais orais, gravidez, infecções bacterianas, hemoglobinúria paroxística noturna, tumores primários e metastáticos do fígado e traumatismo cirúrgico. Em 20% dos casos, nenhuma causa específica é evidente. A trombose é mais comum nas grandes veias hepáticas, próximo de sua saída do fígado e na porção intra-hepática da veia cava inferior. Em partes da África e no Oriente, observam-se redes membranosas de causa desconhecida, presumivelmente congênitas, que comprometem a veia cava acima dos orifícios das veias hepáticas, constituindo uma causa comum de síndrome de Budd-Chiari. O aumento da pressão retrógrada no sistema venoso causado por insuficiência cardíaca congestiva grave, estenose tricúspide ou regurgitação, ou pericardite constritiva pode mimetizar a síndrome de Budd-Chiari.

A **doença venoclusiva hepática** é uma variante da síndrome de Budd-Chiari que tem como causa a oclusão das vênulas centrais e pequenos ramos das veias hepáticas. Com mais freqüência, esse distúrbio é atribuído à ingestão de alcalóides pirrolizidínicos tóxicos de plantas das famílias *Crotalaria* e *Senecio*, que são utilizadas na formulação de chás em sociedades primitivas. O distúrbio também é observado em pacientes tratados com certos agentes quimioterápicos antineoplásicos, e após irradiação hepática. A doença venoclusiva também ocorre associada a transplante da medula óssea, possivelmente como manifestação da doença enxerto-*versus*-hospedeiro.

Patologia: No estágio agudo inicial da **trombose da veia hepática,** o fígado encontra-se tumefeito e tenso, e a superfície de corte exibe um aspecto mosqueado e exsuda sangue (Fig. 14.15A). No estágio crônico, a superfície de corte é mais pálida, e o fígado exibe consistência firme, decorrente do aumento do tecido conjuntivo. À microscopia, as veias hepáticas mostram trombos em vários estágios de evolução, desde coágulos recentes até trombos bem organizados que foram recanalizados.

No estágio agudo da síndrome de Budd-Chiari e da doença venoclusiva, os sinusóides da zona central estão dilatados e repletos de eritrócitos. As placas de hepatócitos estão comprimidas, e há necrose de hepatócitos centrolobulares (ver Fig. 14.15B). Na congestão venosa duradoura, a fibrose da zona central que se irradia para as porções mais periféricas dos lóbulos é mais proeminente. Os sinusóides estão dilatados e os hepatócitos centrais e da porção média mostram atrofia por compressão. Por fim, septos de tecido conjuntivo unem zonas centrais adjacentes, formando nódulos com um único trato porta no centro, um processo conhecido como *lobulação reversa*. Em geral, a fibrose não é grave o suficiente para justificar a designação de cirrose.

Manifestações Clínicas: A trombose completa das veias hepáticas manifesta-se como uma doença aguda caracterizada por dor abdominal, aumento do fígado, ascite e icterícia leve. Com freqüência, a insuficiência hepática aguda e morte ocorrem rapidamente. A evolução mais freqüente, quando a obstrução da circulação venosa hepática é incompleta, caracteriza-se por sintomas semelhantes, porém pode seguir um curso mais prolongado, variando de um mês até alguns anos. Mais de 90% dos pacientes com a síndrome de Budd-Chiari desenvolvem ascite, geralmente grave, e esplenomegalia é encontrada em mais de 30% dos casos. Quase sempre, a bilirrubina e a atividade das aminotransferases séricas aumentam apenas um pouco. A maioria dos pacientes acaba morrendo de insuficiência hepática ou de complicações da hipertensão porta. O transplante de fígado tem sido bem sucedido na cura da doença.

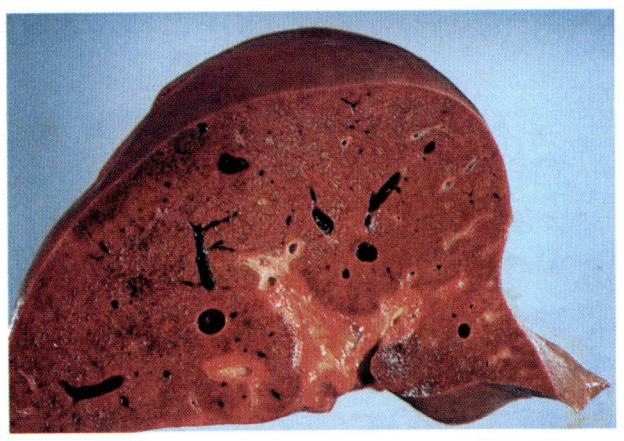
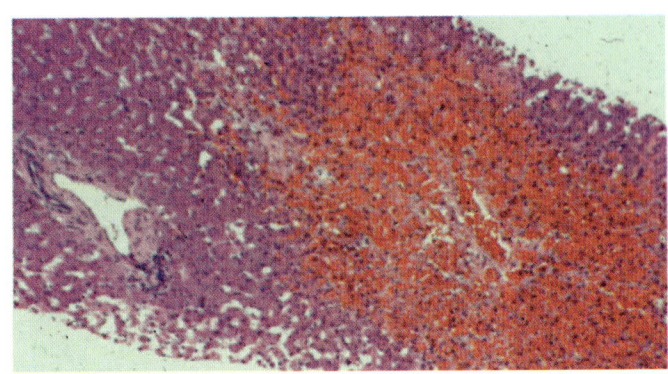

FIGURA *14.15*
Síndrome de Budd-Chiari. A. A superfície de corte do fígado de um paciente que morreu da síndrome de Budd-Chiari mostra trombose das veias hepáticas e congestão difusa do parênquima. B. A biopsia com agulha do fígado de um paciente com síndrome de Budd-Chiari aguda revela necrose centrolobular e hemorragia.

A Hipertensão Porta Acarreta Complicações Sistêmicas

Varizes Esofágicas

As varizes esofágicas representam a complicação mais importante da hipertensão porta e se originam da abertura de colaterais portossistêmicos como uma adaptação para descomprimir o sistema venoso porta. Uma das causas mais comuns de morte em pacientes com cirrose e outros distúrbios associados a hipertensão porta consiste em hemorragia do trato gastrintestinal superior exsanguinante provocada por **varizes esofágicas hemorrágicas**.

 Patogenia: Os colaterais de maior importância clínica, localizados na submucosa da porção inferior do esôfago e parte superior do estômago, resultam de comunicações entre a veia porta e a veia coronária gástrica. Devido ao aumento do fluxo sangüíneo e à maior pressão que ocorre após a abertura desses canais colaterais, as veias submucosas na vizinhança da junção esofagogástrica tornam-se dilatadas e se projetam para a luz (ver Cap. 13). Não existe correlação simples entre pressão venosa porta e o risco de sangramento de varizes, embora o risco de hemorragia aumente com o aumento do tamanho das varizes.

 Manifestações Clínicas: O prognóstico em pacientes com varizes esofágicas hemorrágicas é sombrio, e a mortalidade aguda pode atingir 40%. Nos pacientes com cirrose que sobrevivem a um episódio inicial de sangramento de varizes, a sobrevida no longo prazo é improvável, devido ao risco elevado de nova hemorragia ou de agravamento da insuficiência hepática. Por outro lado, os pacientes nos quais a hipertensão porta é causada por bloqueio pré-sinusoidal, como na esquistossomose hepática, apresentam um prognóstico muito melhor do que aqueles com cirrose por causa da ausência de disfunção hepática subjacente. É importante ressaltar que a morte associada a sangramento de varizes esofágicas freqüentemente não é atribuível diretamente à hemorragia e ao choque. Em vez disso, é conseqüente à insuficiência hepática precipitada por estresse, necrose isquêmica do fígado e encefalopatia causada pela sobrecarga nitrogenada aguda imposta pelo sangue no trato intestinal.

A hemorragia varicosa aguda pode ser tratada por tamponamento direto com balão inflável, injeção das varizes com agentes esclerosantes através de endoscópio, ligadura endoscópica das varizes ou administração intravenosa de vasopressina para reduzir o fluxo sangüíneo esplâncnico e a pressão venosa porta. Para os pacientes com episódios repetidos de sangramento varicoso, nos quais a escleroterapia não teve êxito, pode-se obter a descompressão permanente da circulação porta através de derivações portossistêmicas cirurgicamente construídas. Esses procedimentos desviam o sangue da circulação porta de alta pressão para a circulação venosa sistêmica de menor pressão. As derivações portossistêmicas intra-hepáticas também podem ser construídas por meio de angiografia invasiva, quando um cateter em uma veia hepática é introduzido através do parênquima hepático em um ramo dilatado da veia porta (derivação portossistêmica intra-hepática transjugular [TIPS — *Transjugular Intrahepatic Portasystemic Shunt*]). Em alguns casos, o transplante de fígado é uma alternativa para a cirurgia de derivação.

A pressão retrógrada na veia porta também é transmitida às suas tributárias, incluindo as veias hemorroidárias inferiores, que se tornam dilatadas e sinuosas (*varizes anorretais*). As veias colaterais que se irradiam próximo do umbigo produzem um padrão conhecido como *cabeça de medusa*.

Esplenomegalia

O baço na hipertensão aumenta progressivamente e, com freqüência, origina a síndrome de *hiperesplenismo* — ou seja, um decréscimo do período de vida de todos os elementos figurados do sangue e, portanto, redução de sua quantidade circulante (pancitopenia). O hiperesplenismo é atribuído ao aumento da taxa de remoção de eritrócitos, leucócitos e plaquetas devido ao tempo prolongado de trânsito através do baço hiperplásico.

À macroscopia, o baço encontra-se firme e aumentado, com até 1.000 g, e a superfície de corte é uniformemente vermelho intenso, com a polpa branca inaparente. À microscopia, os sinusóides esplênicos estão dilatados, e suas paredes, espessadas por tecido fibroso e revestidas por células endoteliais hiperplásicas e macrófagos. Hemorragias focais provocam a formação de nódulos fibróticos repletos de ferro, conhecidos como *corpos de Gamna-Gandy*.

Ascite

A ascite refere-se ao acúmulo de líquido na cavidade peritoneal. Freqüentemente acompanha hipertensão porta, e a quantidade de líquido pode ser tão grande (freqüentemente muitos litros) que não apenas distende o abdome, mas também interfere na respiração. O início de ascite na cirrose está associado a prognóstico sombrio.

 Patogenia: A retenção de sódio e água na cirrose é obviamente importante na patogenia da ascite. Os mecanismos para a alteração da homeostase de sódio e água na cirrose permanecem controversos, porém podem ser considerados três hipóteses principais:

- **Hipovolemia:** A princípio, formulou-se a hipótese de que o aumento da pressão no sistema porta era responsável pela transudação de sódio e água na cavidade abdominal. Postulou-se que a hipovolemia resultante estimulava a retenção renal aumentada de sódio e água (Fig. 14.16).
- **Fluxo excessivo:** Subseqüentemente, demonstrou-se que o volume sangüíneo total em pacientes cirróticos com ascite está, na realidade, mais aumentado do que diminuído. De fato, a expansão do volume sangüíneo e a retenção de sódio e água pelo rim precedem a formação de ascite. Esses achados sugerem que a retenção renal de sódio e água na cirrose descompensada é conseqüente a uma alteração na regulação do volume que não é secundária ao volume intravascular diminuído.

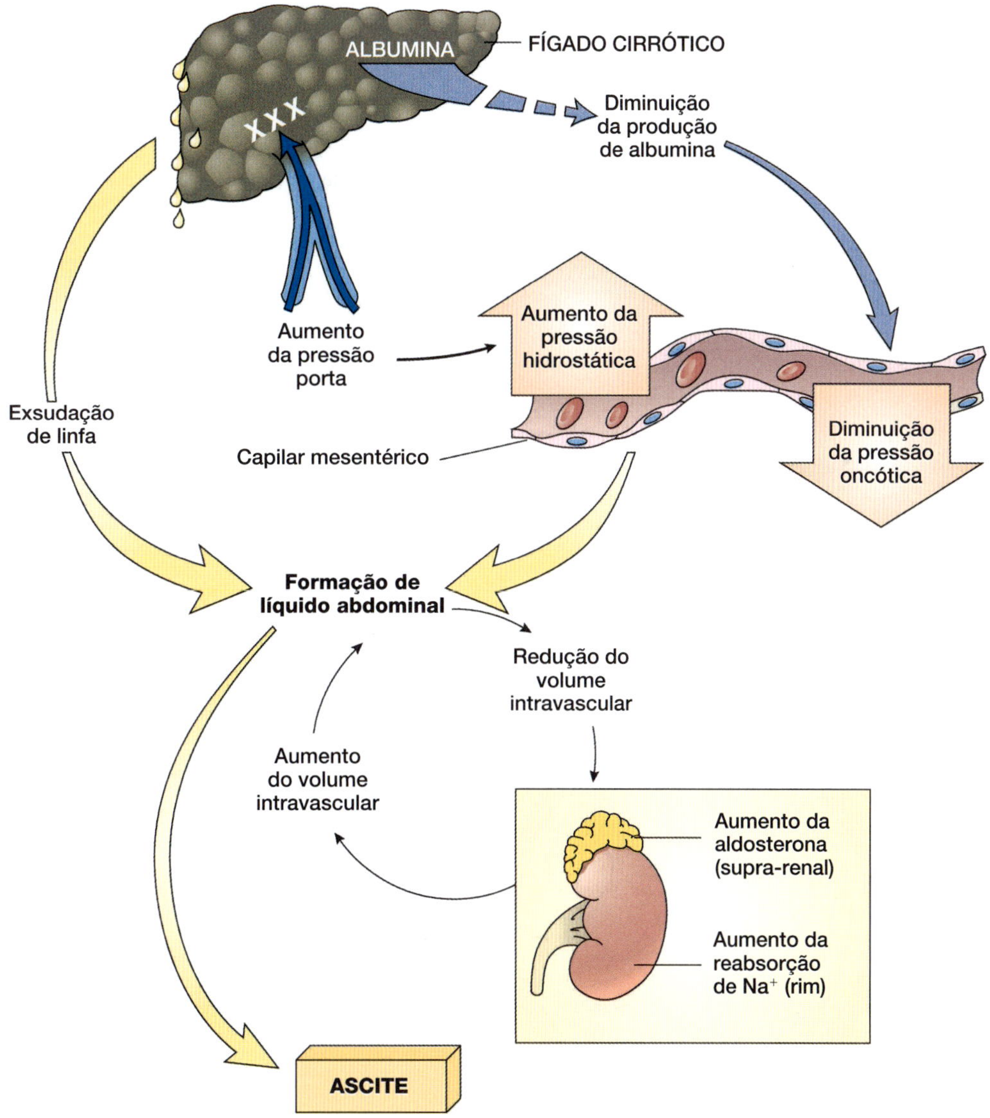

FIGURA 14.16
Patogenia da ascite. Além dos outros fatores detalhados, o conceito tradicional mantém que a retenção renal de sódio é uma resposta à redução do volume sangüíneo "efetivo". Deve-se observar que um ponto de vista alternativo (hipótese do fluxo em excesso) considera o aumento da reabsorção renal de sódio como um efeito primário da cirrose que precede a formação de ascite. A vasodilatação periférica também deve ser considerada.

- **Vasodilatação:** Foi proposto que a vasodilatação arterial periférica seria um evento desencadeador na retenção renal de sódio e água na cirrose. Essa vasodilatação resulta em diminuição do volume sangüíneo arterial efetivo, devido a desvio de sangue para a periferia. Esse processo funciona como um estímulo potente para a retenção renal de sódio e água.

Outros fatores contribuem para a formação de ascite na cirrose. A hipertensão porta aumenta a pressão hidrostática nos capilares mesentéricos. Ao mesmo tempo, a albumina sérica baixa característica da cirrose está associada a diminuição da pressão oncótica plasmática. Assim como na formação de edema periférico (ver Cap. 7), o desequilíbrio resultante nas forças de Starling leva à transudação de líquido para a cavidade peritoneal. Finalmente, a taxa de formação de linfa hepática excede a capacidade dos linfáticos de removê-la, e o fígado "exsuda" linfa no abdome.

Peritonite Bacteriana Espontânea

A peritonite bacteriana espontânea é uma complicação importante nos pacientes com cirrose e ascite. A infecção é extremamente perigosa e associada a mortalidade muito alta, mesmo quando tratada com antibióticos. Presumivelmente, o líquido ascítico é semeado com bactérias oriundas do sangue ou da linfa ou pela passagem de bactérias através da parede intestinal. Tipicamente, a leucometria no líquido ascítico de peritonite bacteriana espontânea encontra-se acima de 500/μl, e mais da metade constitui-se de neutrófilos.

As complicações da hipertensão porta estão resumidas na Fig. 14.17.

HEPATITE VIRAL

A hepatite viral é uma infecção de hepatócitos que produz necrose e inflamação do fígado. A doença é reconhecida como "icterícia epidêmica" há milênios. Muitos vírus e outros agentes infecciosos podem causar hepatite e icterícia (Quadro 14.2), porém, no mundo industrializado, mais de 95% dos casos de hepatite viral envolvem um número limitado de vírus hepatotrópicos, denominados de A a G. O vírus da hepatite F parece ser uma variante do vírus da hepatite B. O vírus da hepatite G é 25% homólogo ao vírus da hepatite C, mas não provoca hepatite aguda nem crônica.

A discussão seguinte enfatiza as doenças denominadas comumente *hepatite viral*. O leitor deve consultar o Cap. 9 para a descrição de outros agentes.

QUADRO 14.2 Agentes Infecciosos que Causam Hepatite

Vírus da hepatite A	Vírus herpes simples
Vírus da hepatite B	Citomegalovírus
Vírus da hepatite C	Enterovírus que não o vírus da hepatite A
Vírus da hepatite E	
Vírus da febre amarela	Leptospiras (leptospirose)
Vírus de Epstein-Barr (mononucleose infecciosa)	*Entamoeba histolytica* (hepatite amébica)
Vírus Lassa, Marburg e Ebola	

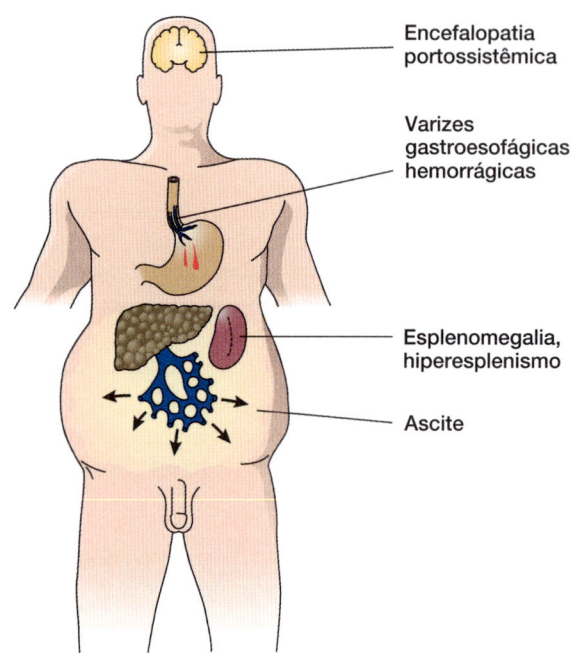

FIGURA 14.17
Complicações da hipertensão porta.

O Vírus da Hepatite A É Causa Mais Comum de Hepatite Viral

O vírus da hepatite A (HAV) é um pequeno enterovírus, contendo RNA, do grupo picornavírus (que inclui o vírus da poliomielite) (Fig. 14.18). O hepatócito é o principal local de replicação viral, embora as células epiteliais gastrintestinais também possam ser infectadas. A liberação de progênie do vírus na bile contribui para seu aparecimento nas fezes. O HAV não é diretamente citopático, e a lesão hepática tem sido atribuída a uma reação imunológica contra hepatócitos infectados pelo vírus.

 Epidemiologia: O único reservatório do HAV é o indivíduo infectado de modo agudo, e a transmissão depende basicamente da transmissão seriada de uma pessoa para outra pela via orofecal. As epidemias de hepatite A ocorrem em condições de aglomerações e condições sanitárias inadequadas, como as que existem na guerra, ou por meio da contaminação fecal da água e dos alimentos. Os frutos do mar concentram o vírus nas águas contaminadas e podem resultar em infecção se forem ingeridos após cocção inadequada.

Nos países industrializados, que apresentam baixos índices de infecção, a maioria dos casos de hepatite A é vista em crianças maiores e adultos. Por outro lado, em regiões menos desenvolvidas, onde a doença é endêmica, a maior parte da população é infectada antes dos 10 anos de idade.

Nos Estados Unidos, cerca de 10% da população com menos de 20 anos de idade apresenta evidência sorológica de infecção prévia pelo HAV. **Essa circunstância indica que a grande maioria das infecções por HAV é anictérica.** A hepatite A é comum em creches, entre viajantes internacionais e homos-

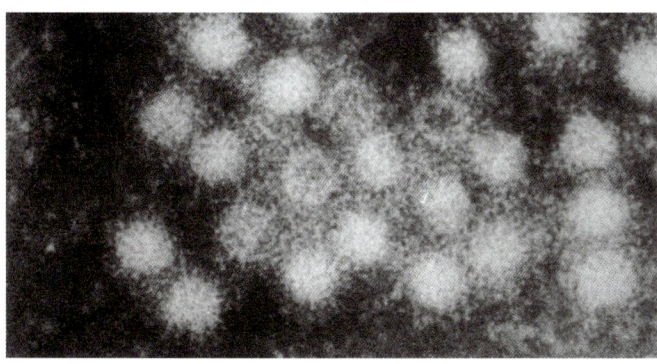

FIGURA 14.18
Micrografia eletrônica do vírus da hepatite A (HAV). Um extrato fecal foi tratado com soro convalescente contendo anti-HAV.

sexuais masculinos, nesse último caso refletindo contato oroanal. Contudo, em cerca de metade de todos os casos de hepatite A, nenhuma fonte pode ser identificada. Uma vacina efetiva para hepatite A confere proteção prolongada contra a doença.

Manifestações Clínicas: Depois de um período de incubação de 3 a 6 semanas, com média de cerca de 4 semanas, os pacientes infectados pelo HAV apresentam sintomas inespecíficos, como febre, mal-estar e anorexia. Concomitantemente, a presença de lesão hepática é indicada pela elevação da atividade das aminotransferases no soro (Fig. 14.19). Quando a atividade das aminotransferases começa a declinar, em geral em 5 a 10 dias, pode surgir icterícia. A icterícia permanece manifesta por uma média de 10 dias, porém pode persistir mais de um mês. Na maioria dos casos, os níveis elevados de aminotransferases normalizam-se quando a icterícia desaparece. **A hepatite A nunca segue uma evolução crônica. Não existe estado de portador, e a infecção confere imunidade permanente.** Além disso, praticamente todos os pacientes recuperam-

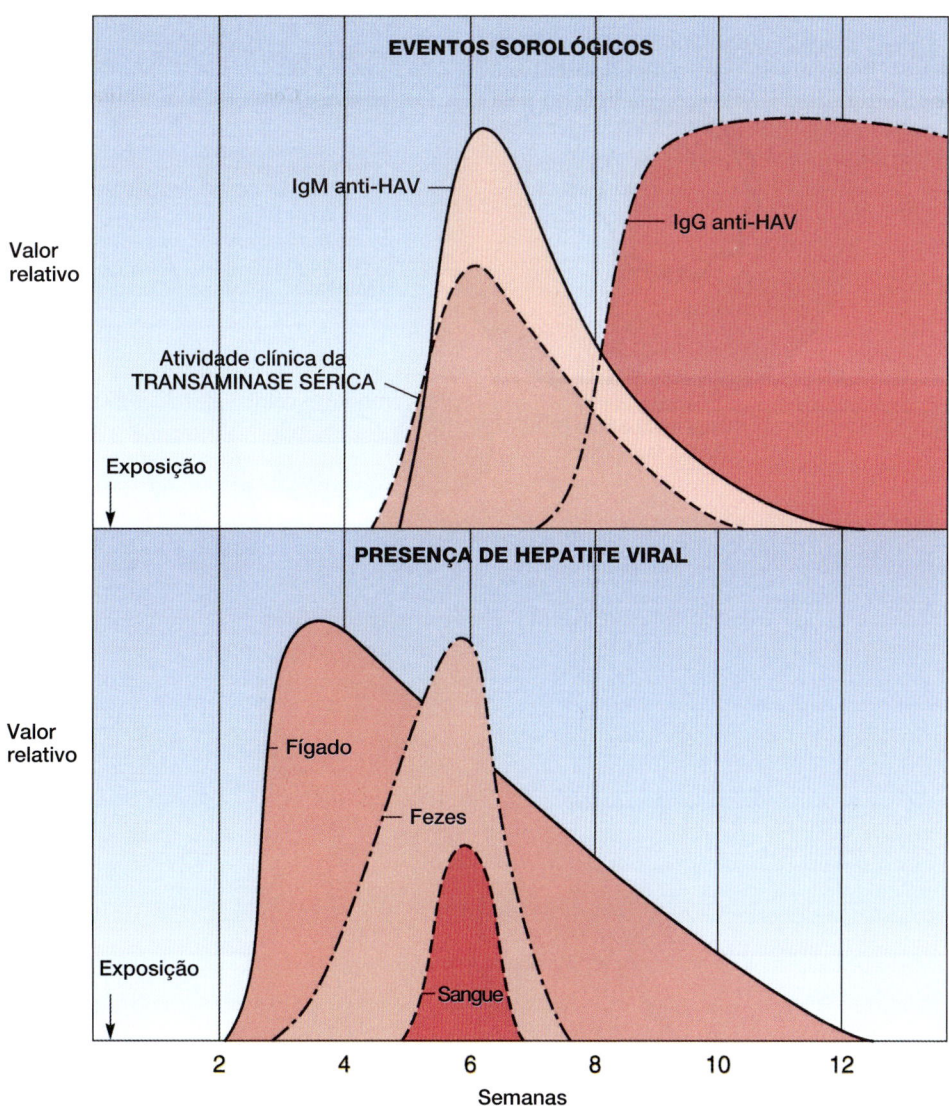

FIGURA 14.19
Eventos sorológicos típicos associados à hepatite A.

se sem encefalopatia hepática, e a hepatite fulminante fatal ocorre apenas raramente.

O vírus da hepatite A pode ser detectado no fígado cerca de 2 semanas após a infecção. Alcança um máximo em 2 semanas, e desaparece logo depois (ver Fig. 14.19). A liberação nas fezes de HAV sucede seu aparecimento no fígado em cerca de uma semana e dura apenas um breve tempo. O período de viremia também é curto, ocorrendo no início da evolução da doença.

A primeira resposta humoral detectável à infecção por HAV é o aparecimento de IgM anti-HAV no sangue durante a doença aguda (ver Fig. 14.19). O título de anticorpos começa a declinar em algumas semanas, e geralmente desaparece em 3 a 5 meses. A IgG anti-HAV é detectada à medida que o paciente se recupera; mantém os níveis máximos após o desaparecimento do anticorpo IgM e persiste por toda a vida. O achado de IgM anti-HAV no soro de um paciente com hepatite aguda confirma o HAV como a causa.

O Vírus da Hepatite B É uma Causa Importante de Hepatopatia Aguda e Crônica

O vírus da hepatite B (HBV) é um vírus de DNA hepatotrópico que foi o primeiro dos denominados hepadnavírus. Os genomas dos hepadnavírus estão entre os menores de todos os vírus conhecidos. O DNA do HBV é predominantemente de duplo filamento e consiste em um filamento circular longo contendo todo o genoma e um filamento complementar mais curto que varia de 50 a 85% do comprimento do filamento mais longo (Fig. 14.20). O genoma do HBV contém quatro genes:

- **Gene do cerne (C):** O cerne do vírus contém o **antígeno do cerne (HBcAg)** e o **antígeno e (HBeAg),** ambos produtos do gene C. Este gene C inclui duas estruturas de leitura aberta

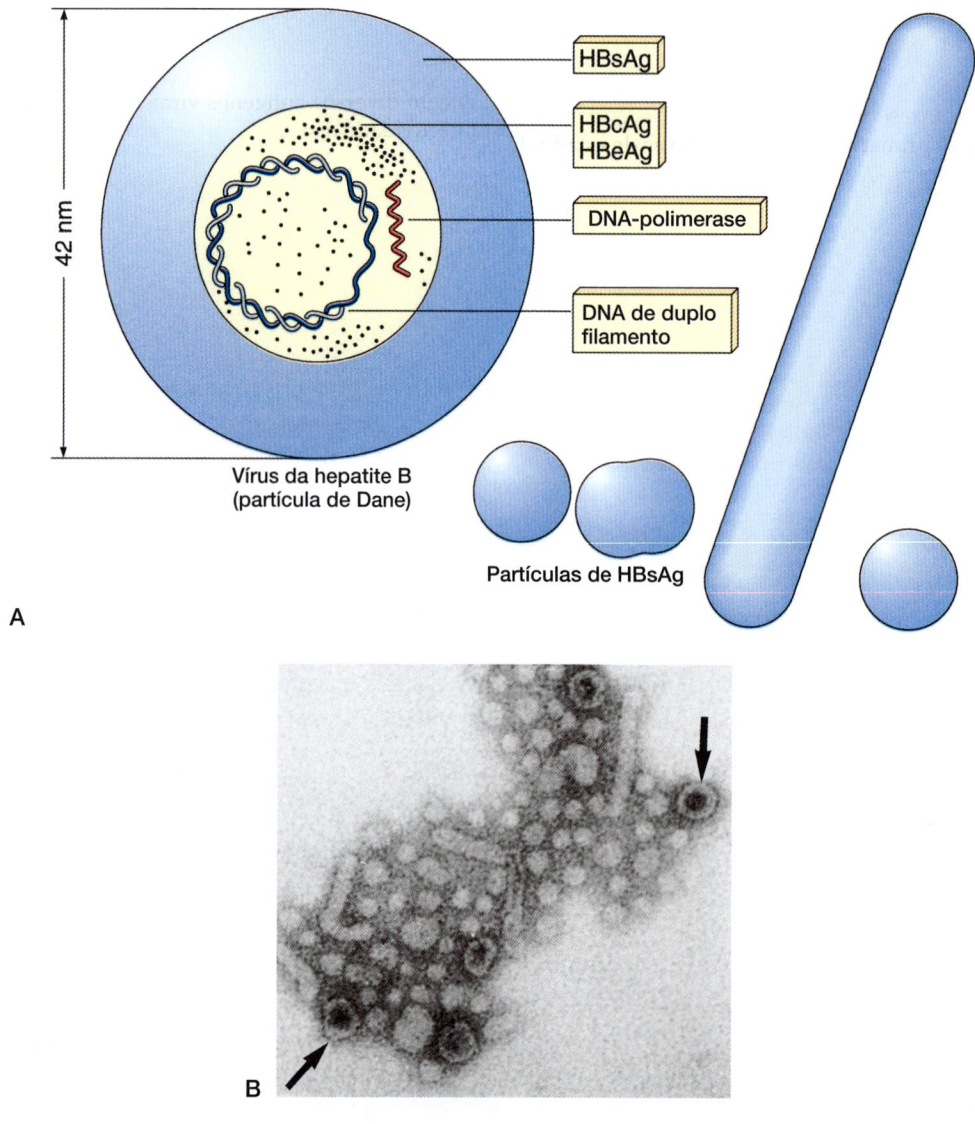

FIGURA *14.20*
A. Representação esquemática do vírus da hepatite B (HBV) e partículas séricas associadas à infecção pelo HBV. B. Micrografia eletrônica de partículas de soro centrifugado em um caso de hepatite. Partículas em bastão e esféricas contendo HBsAg são evidentes. O vírion completo, composto do cerne viral e seu envelope circundante, é representado por partículas de Dane (*setas*).

consecutivas, as regiões pré-cerne e cerne. A transcrição da estrutura do cerne produz HBcAg, ao passo que o HBeAg deriva da proteólise do produto de todo o gene C.
- **Gene de superfície:** O cerne do HBV é circundado por um revestimento que expressa um antígeno denominado **antígeno de superfície da hepatite B (HBsAg).** O invólucro superficial é sintetizado pelo hepatócito infectado independentemente do cerne viral e é secretado no sangue em grandes quantidades. Esse material é visualizado por microscopia eletrônica no soro centrifugado, na forma de duas partículas distintas (ver Fig. 14.20), uma esfera de 22 nm e uma estrutura tubular de 22 nm de diâmetro e 40 a 400 nm de comprimento. **As partículas de HBsAg são imunogênicas, mas não são infecciosas. O vírus íntegro e infeccioso** também é encontrado nas mesmas preparações, como uma esfera de 42 nm (*partícula de Dane*) que contém DNA viral.
- **Gene de polimerase:** O gene *P* codifica a DNA-polimerase.
- **Gene X:** A pequena proteína X ativa a transcrição viral e provavelmente participa da patogenia do carcinoma hepatocelular associado à infecção crônica pelo HBV.

Epidemiologia: Estima-se que existem cerca de 200 milhões de portadores de HBV no mundo, representando um enorme reservatório de infecção. Dependendo da incidência da infecção primária pelo HBV, as taxas de estado de portador variam de apenas 0,3% (Estados Unidos e Europa Ocidental) até 20% (Sudeste da Ásia, África subsaariana e Oceania). Nessas últimas populações, uma via importante pela qual a taxa de portador alta é mantida é a transmissão vertical do vírus de uma mãe portadora para seu neonato.

Estima-se que nos Estados Unidos haja entre 500.000 e 1,5 milhão de portadores crônicos de HBV, e 200.000 a 300.000 pessoas são infectadas anualmente pelo HBV. Desses novos casos, um quarto é diagnosticado clinicamente devido à icterícia. A hepatite B fulminante provoca 250 a 300 mortes por ano. Antes do advento do rastreamento de rotina de sangue para HBsAg, os portadores crônicos de HBV constituíam um risco para a saúde pública como uma fonte de hepatite pós-transfusional. Essa ameaça foi praticamente eliminada pelo rastreamento rotineiro para HBsAg.

Embora não mais do que 10% dos adultos infectados pelo HBV se tornem portadores, a hepatite B neonatal, como regra, é seguida por infecção persistente. Os indivíduos do sexo masculino exibem maior tendência ao estado de portador. Nos Estados Unidos, os portadores crônicos do HBV são particularmente comuns entre homossexuais masculinos e usuários de drogas.

Os seres humanos constituem o único reservatório importante do HBV. Ao contrário da hepatite A, a hepatite B não é transmitida por via orofecal nem contamina alimentos e a água. **Embora o HBsAg seja encontrado na maioria das secreções, o vírus infeccioso foi demonstrado apenas no sangue, na saliva e no sêmen.** Historicamente, acreditava-se que a transmissão da hepatite B fosse limitada à transferência direta de hemoderivados, através de transfusões ou pelo uso de agulhas contaminadas. Entretanto, sabe-se atualmente que a grande maioria dos casos de hepatite B resulta de transmissão associada a contato íntimo. As vias pelas quais ocorre a transmissão por contato não estão totalmente definidas, mas parece provável que a mais comum consista na transferência direta do vírus através de soluções de continuidade na pele ou nas mucosas. Nesse aspecto, o contato sexual — algumas vezes heterossexual, porém, particularmente homossexual — constitui um modo importante de transmissão.

As **vacinas sintéticas para hepatite B,** compostas de HBsAg recombinante ou seus epítopes imunogênicos, são bastante efetivas e conferem imunidade vitalícia. Em algumas regiões onde a hepatite B é endêmica, seu uso reduziu significativamente a prevalência da doença. Atualmente é rotina nos Estados Unidos administrar a vacina a lactentes.

Patogenia: O HBV não é diretamente citopático, conforme sugerido pelo fato de que os portadores crônicos assintomáticos do vírus mantêm uma grande carga de vírus infecciosos no fígado durante anos, sem qualquer evidência funcional ou bioquímica de lesão nos hepatócitos.

Os linfócitos T citotóxicos (CD8$^+$) (LTC) direcionados contra múltiplos epítopes do HBV são os principais mediadores da destruição de hepatócitos e conseqüente hepatopatia clínica. Junto com moléculas do antígeno leucocitário humano (HLA) de classe I, os antígenos virais alvos são expressos na superfície dos hepatócitos infectados. Nesse local, são reconhecidos por LTC CD8$^+$ que, por sua vez, destroem os hepatócitos infectados.

A infectividade do sangue de pacientes com hepatite B crônica tende a declinar com a duração da doença. Esse fato deve-se, em grande parte, a um declínio da replicação episomal (extracromossômica) de virions infecciosos. Embora o genoma viral íntegro não seja integrado ao DNA do hospedeiro, os fragmentos genômicos são integrados progressivamente, após o que produzem diversos antígenos virais. Assim, apesar do declínio da infectividade do sangue, a hepatite crônica tende a persistir.

Manifestações Clínicas: Existem três evoluções clínicas bem estabelecidas associadas à infecção por HBV (Fig. 14.21):
- Hepatite aguda
- Hepatite fulminante
- Hepatite crônica

HEPATITE B AGUDA: A maioria dos pacientes apresenta hepatite autolimitada aguda semelhante à produzida pelo HAV, cuja regra consiste em recuperação completa e imunidade permanente. O início agudo e os sintomas da hepatite B são, em sua maior parte, semelhantes aos da hepatite A, embora a hepatite B aguda tenha tendência a ser ligeiramente mais grave. Além disso, o período de incubação é consideravelmente mais prolongado. Tipicamente, os sintomas só aparecem 2 a 3 meses após a exposição, mas os períodos de incubação abaixo de 6 semanas e de até 6 meses são encontrados ocasionalmente. Como no caso da hepatite A, muitos casos, incluindo praticamente todas as infecções em lactentes e crianças são anictéricos e, portanto, não são clinicamente evidentes.

O **HBsAg,** primeiro marcador a aparecer no soro de pacientes com hepatite B, é detectado 1 semana a 2 meses após a exposição (ver Fig. 14.21). Desaparece do sangue durante a fase de convalescença nos pacientes que se recuperam rapidamente da hepatite aguda. Simultaneamente ao desaparecimento do HBsAg ou pouco depois, são detectados anticorpos dirigidos contra o HBsAg (anti-HBs) no sangue. Seu aparecimento indica uma recuperação completa, e sua presença proporciona imunidade permanente.

O **HBcAg** (antígeno do cerne) não circula no soro de indivíduos com hepatite B aguda, mas anticorpos contra HBcAg (anti-HBc) surgem logo após o HBsAg. Esse anticorpo não elimina o vírus nem protege contra reinfecção, embora seja um marcador de uma infecção prévia pelo HBV.

O **HBeAg,** o segundo antígeno circulante que aparece na hepatite B, é observado antes da instalação da doença clínica e após o aparecimento do HBsAg. Em geral desaparece em cerca de 2 se-

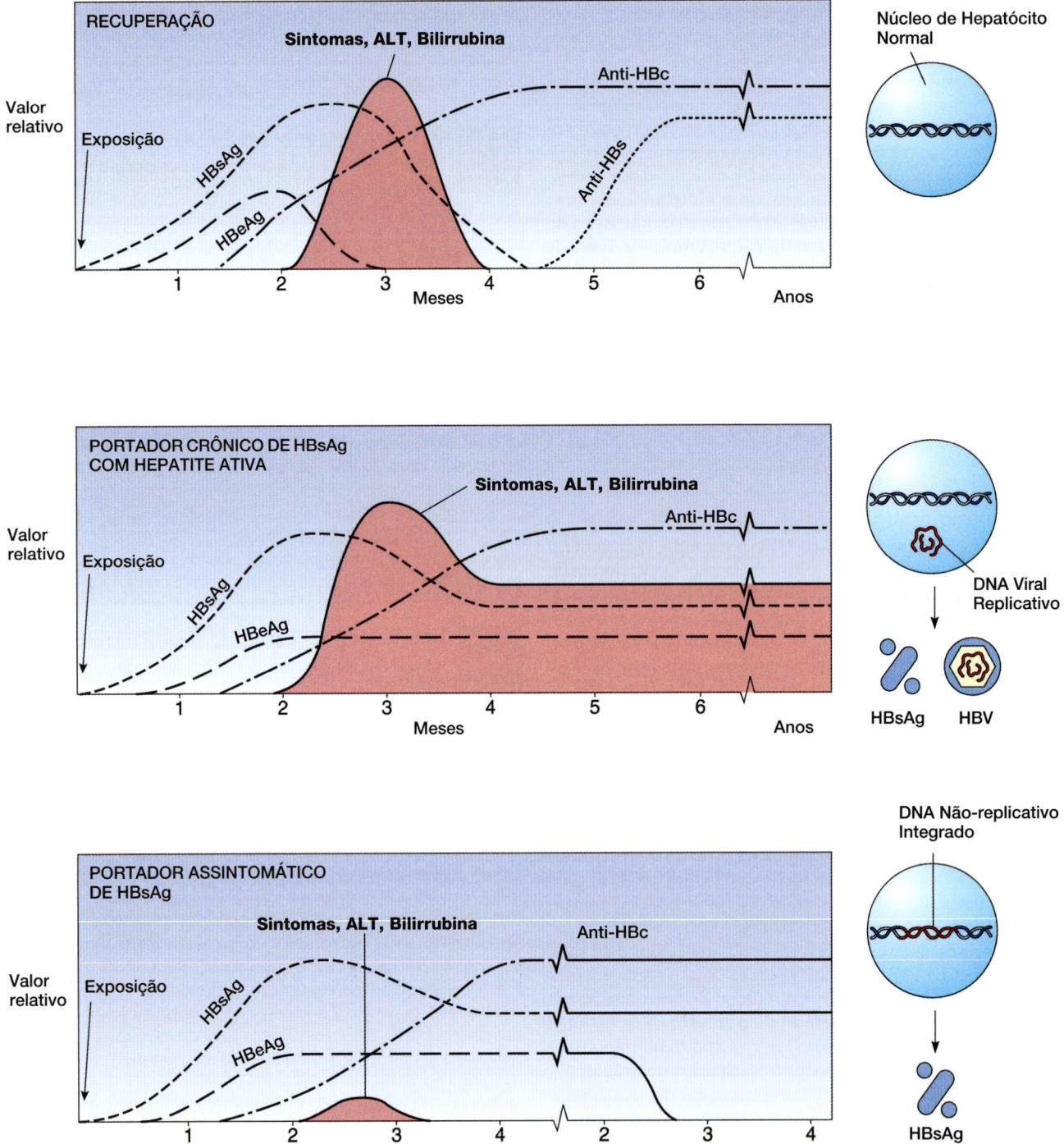

FIGURA 14.21
Eventos sorológicos típicos em três quadros distintos de hepatite B. (*Painel superior*) Na maioria dos casos, o aparecimento de anti-HBs garante a recuperação completa. O DNA viral desaparece do núcleo do hepatócito. (*Painel intermediário*) Em cerca de 10% dos casos de hepatite B, a antigenia HBs persiste por mais de 6 meses, devido à ausência de anti-HBs. Os pacientes nos quais a replicação viral permanece ativa, conforme comprovado por níveis elevados e persistentes de HBeAg no sangue, desenvolvem hepatite ativa. Nesses casos, o genoma viral persiste no núcleo, mas não é integrado ao DNA do hospedeiro. (*Painel inferior*) Os pacientes nos quais a replicação ativa do vírus cessa ou torna-se atenuada, como refletido no desaparecimento do HBeAg do sangue, tornam-se portadores assintomáticos. Nesses indivíduos, os fragmentos do genoma do HBV estão integrados ao DNA do hospedeiro, mas o DNA do epissoma está ausente.

manas, enquanto o HBsAg continua presente. O anti-HBe aparece pouco depois do desaparecimento do antígeno, permanecendo detectável por um período de até 2 anos ou mais após a resolução da hepatite. **A presença de HBeAg correlaciona-se com um período de intensa replicação viral e, portanto, de infectividade máxima do paciente.**

HEPATITE B FULMINANTE: Com mais freqüência do que a hepatite A, porém ainda apenas raramente, a hepatite B aguda segue uma evolução fulminante, caracterizada por necrose hepatocelular maciça, insuficiência hepática e mortalidade alta.

HEPATITE B CRÔNICA: A hepatite crônica refere-se à presença de necrose e inflamação no fígado por mais de 6 meses. Em 5 a 10% dos pacientes com hepatite B, a antigenemia HBs não sofre resolução. Por conseguinte, a infecção persiste, e a doença evolui para hepatite B crônica. Por razões desconhecidas, 90% dos pacientes com hepatite B crônica são do sexo masculino.

Os pacientes com hepatite B crônica não apresentam HBs detectável no sangue. Alguns portadores crônicos de HBV apresentam complexos de HBsAg-anti-HBs circulantes; embora produzam anticorpos, o nível é inadequado para eliminar o vírus da circulação. Esses imunocomplexos causam diversas afecções extra-hepáticas, como síndrome semelhante à doença do soro (febre, erupção cutânea, urticária, artrite aguda), poliarterite, glomerulonefrite e crioglobulinemia. De fato, um terço a metade dos pacientes com poliarterite nodosa é portadora de HBV. Alguns portadores crônicos que eram inicialmente negativos para anti-HBs finalmente desenvolvem anticorpos mensuráveis (freqüentemente após muitos anos), eliminam o vírus e restabelecem a saúde completamente. Outros (não mais de 3% de todos os pacientes com hepatite B) nunca desenvolvem anti-HBs e sofrem de hepatite crônica progressiva e contínua que acarreta cirrose. A hepatite associada a antigenemia HBsAg persistente é acompanhada freqüentemente pela presença contínua de HBeAg.

Conforme discutido em detalhes sob o título de carcinoma hepatocelular, a hepatite B crônica está associada a um risco importante de câncer de fígado. As possíveis evoluções da infecção pelo vírus HBV estão resumidas na Fig. 14.22.

O Vírus da Hepatite D É um Vírus RNA Defeituoso

Montagem do vírus da hepatite D (HDV) no fígado precisa da síntese de HBsAg e, dessa forma, a infecção por esse agente está limitada aos indivíduos infectados pelo HBV. A infecção com o HDV pode ocorrer simultaneamente à infecção pelo HBV (co-infecção) ou em seguida a infecção por HBV (superinfecção). O HDV e o HBsAg são eliminados juntos, e, em geral, a evolução clínica não difere daquela da hepatite B aguda. Contudo, em alguns pacientes, a co-infecção com o HDV provoca hepatite fulminante grave e freqüentemente fatal, em particular nos usuários de drogas intravenosas. **A superinfecção de um portador de HBV com HDV aumenta quase sempre a gravidade de uma hepatite crônica existente.** Com efeito, 70 a 80% dos portadores de HBsAg superinfectados pelo HDV desenvolvem hepatite crônica.

O Vírus da Hepatite C É uma Causa Freqüente de Hepatite Crônica e Cirrose

O vírus da hepatite C (HCV) é classificado como um flavivírus e contém um único filamento de RNA. O genoma consiste em uma única estrutura de leitura aberta que codifica uma proteína de cerca de 3.000 aminoácidos. O material da transcrição é clivado formando proteínas unitárias, incluindo três proteínas estruturais (uma

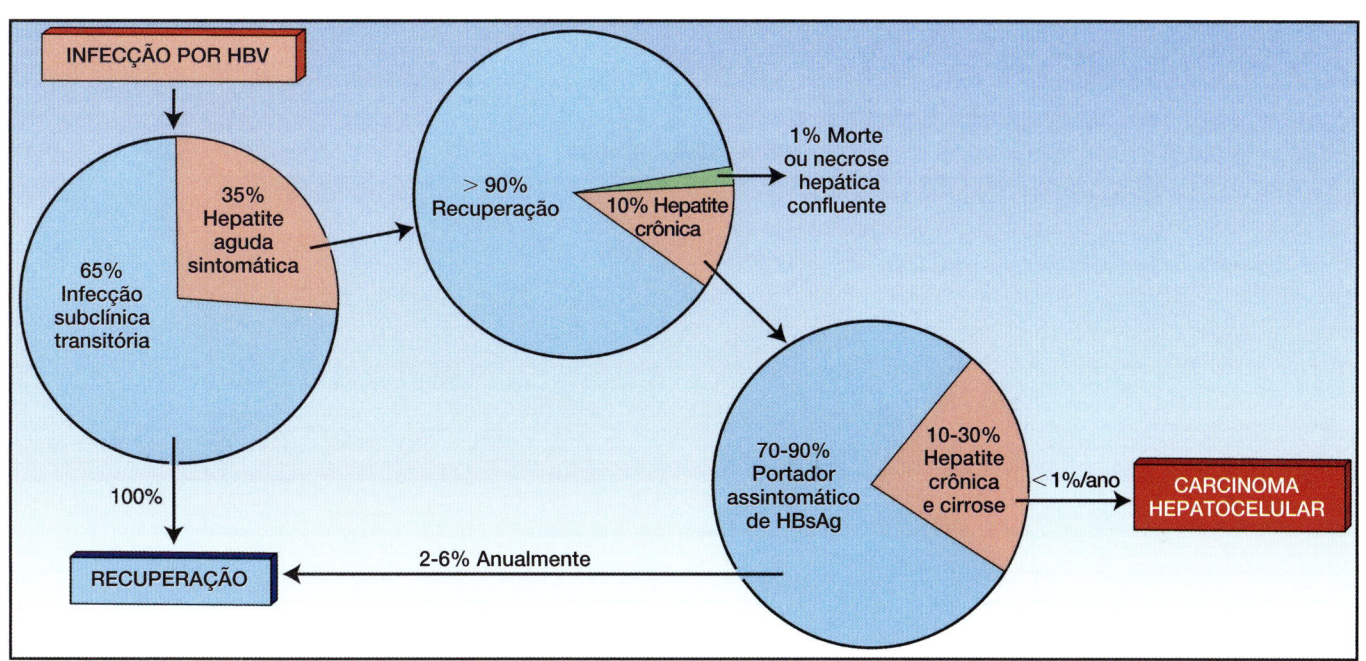

FIGURA 14.22
Evoluções possíveis da infecção pelo vírus da hepatite B.

proteína do cerne e duas proteínas do envelope) e quatro proteínas não estruturais. Seis genótipos diferentes, porém relacionados, de HCV são reconhecidos, sendo os tipos 1, 2 e 3 os mais comuns (72% nos Estados Unidos e Europa Ocidental). Os genótipos 2 e 3 são mais responsivos à terapia antiviral do que o tipo 1.

 Epidemiologia: A prevalência do HCV é variável, indo de menos de 1% no Canadá e 1,8% nos Estados Unidos até 22% no Egito. Estima-se que 200 milhões de pessoas estejam infectadas no mundo todo. A infecção do HCV é transmitida pelo contato com sangue infectado e está associada particularmente a uso abusivo de drogas intravenosas, comportamento sexual de alto risco (particularmente homossexuais masculinos) e alcoolismo. O risco advindo de transfusões sangüíneas foi eliminado quase que completamente devido ao rastreamento do fornecimento de sangue quanto a anticorpos anti-HCV. A transmissão vertical de HCV da mãe infectada para seu bebê recém-nascido é infreqüente (cerca de 5%), embora seja mais comum no caso de mulheres infectadas pelo HIV. Uma minoria de casos ocorre sem fatores de risco conhecidos.

 Patogenia: O HCV não é diretamente citopático, conforme evidenciado pelo fato de que muitos portadores crônicos do vírus freqüentemente não apresentam evidência de lesão de células hepáticas. Apesar das respostas imunológicas humorais e celulares ativas direcionadas contra todas as proteínas virais, a maioria dos pacientes apresenta viremia persistente. A lesão do hepatócito foi atribuída às respostas de células T citotóxicas contra hepatócitos infectados pelos vírus.

Manifestações Clínicas: O período de incubação da hepatite C é semelhante ao da hepatite B. A elevação das atividades das aminotransferases séricas (Fig. 14.23) em geral é detectada em 1 a 3 meses após a exposição ao vírus (variação, 2-26 semanas), e, na maioria dos pacientes, o anti-HCV torna-se mensurável algumas semanas depois. A presença de RNA

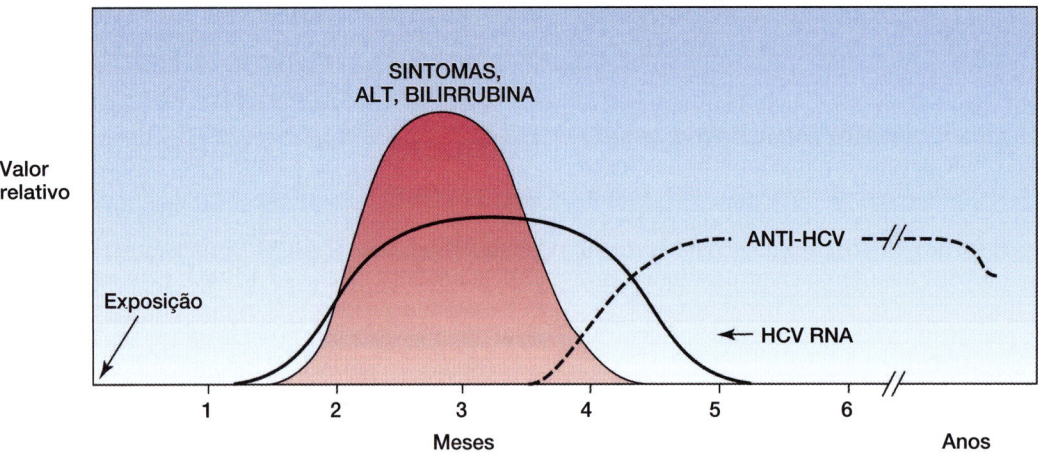

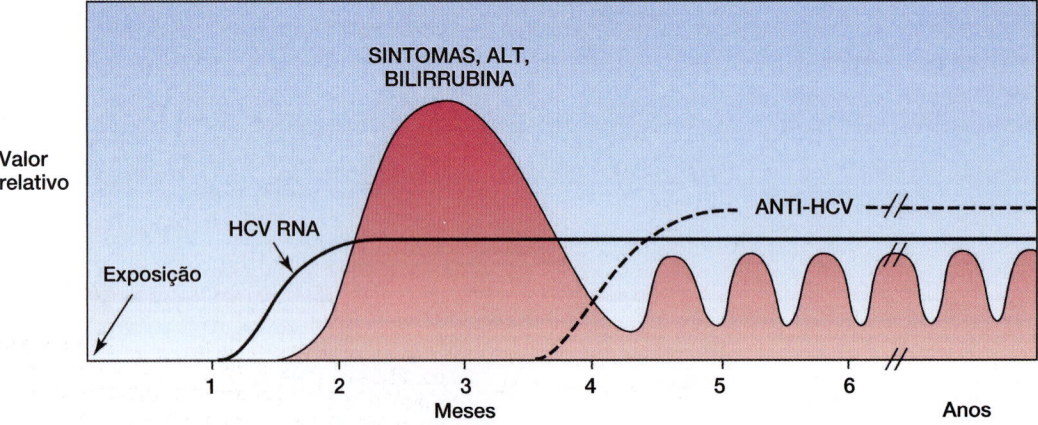

FIGURA 14.23
Evolução clínica da hepatite C. Os eventos sorológicos clássicos em dois desfechos diferentes. (*Painel superior*) Cerca de 20% dos pacientes com hepatite C apresentam uma infecção autolimitada que sofre resolução em alguns meses. O anti-HCV aparece no final da evolução clínica e persiste. (*Painel inferior*) Os pacientes remanescentes com hepatite C desenvolvem doença crônica, com exacerbações e remissões dos sintomas clínicos. O desenvolvimento de anti-HCV não afeta o desfecho clínico. A hepatite crônica freqüentemente termina em cirrose.

do HCV no soro pode ser detectada pela reação de cadeia de polimerase (RCP) com 2 semanas de infecção. A evolução clínica da hepatite C aguda é surpreendentemente leve e apenas muito raramente complicada por hepatite fulminante. De fato, apenas 10% dos pacientes tornam-se ictéricos na fase aguda.

As principais conseqüências da infecção pelo HCV relacionam-se a doença crônica (Fig. 14.24). Apesar da recuperação completa da hepatopatia aguda em termos clínicos e bioquímicos, a probabilidade de infecção persistente pelo HCV e de hepatite crônica é de pelo menos 80% e pode ser mais alta. Além disso, sucede hepatite crônica em 50 a 70% das pessoas infectadas. A morbidade clínica na maioria dos pacientes continua leve durante pelo menos 10 anos, e, em muitos casos, durante 20 anos ou mais. É importante observar que cerca de 20% dos pacientes com hepatite C crônica finalmente desenvolvem cirrose. **Nos pacientes com cirrose bem estabelecida, até 5% por ano desenvolvem carcinoma hepatocelular primário.**

A hepatopatia nos pacientes com infecção crônica por HCV tende a ser mais grave associada à hepatite B, hepatopatia alcoólica, hemocromatose e deficiência de α_1-antitripsina. É interessante notar que um quarto dos pacientes com hepatopatia alcoólica avançada apresenta anticorpos contra HCV, embora os índices variem em diferentes áreas geográficas. O consumo de álcool também mostrou agravar a evolução da hepatite C crônica. A relação não está explicada, e a possibilidade de HCV realmente ser responsável por uma proporção de casos classificados como cirrose alcoólica é intrigante. A infecção pelo HCV também é um fator de risco importante para o desenvolvimento de carcinoma hepatocelular, um tópico discutido adiante.

As **manifestações extra-hepáticas** da hepatite C são bem conhecidas. A infecção crônica por HCV foi associada a crioglobulinemia mista essencial, glomerulonefrite membranoproliferativa, porfiria cutânea tardia e síndrome de Sjögren. Uma incidência mais elevada de linfoma também foi descrita em pacientes com hepatite C crônica.

O tratamento com interferon-α e agentes antivirais tem sido benéfico em muitos pacientes com hepatite C crônica.

O Vírus da Hepatite E É uma Causa Importante de Epidemia de Hepatite em Países Subdesenvolvidos

O vírus da hepatite E (HEV) é um vírus RNA entérico transmitido pela via orofecal. Contribui com mais de metade dos casos de hepatite viral aguda em indivíduos jovens até a meia-idade, em regiões pobres do mundo. Foram relatados grandes surtos na Índia, Nepal, Burma, Paquistão, Antiga União Soviética, África e México. A maioria dessas epidemias seguiu-se a chuvas torrenciais em áreas com sistemas inadequados de esgoto. À semelhança da hepatite A, a doença clínica provocada pela hepatite E é muito mais comum em adultos do que em crianças, sugerindo que a infecção nelas freqüentemente é subclínica. A doença é especialmente perigosa em mulheres grávidas, cuja taxa de mortalidade alcança 20 a 40%. Não foi identificada doença crônica nem estado de portador. A íntima semelhança do HEV com um vírus em suíno sugere que esse animal pode representar um reservatório da infecção.

A hepatite E é uma doença ictérica, aguda, autolimitada, semelhante à hepatite A. O período médio de incubação é de 35 a 40 dias. Icterícia, hepatomegalia, febre e artralgias são comuns e geralmente sofrem resolução em 6 semanas. As taxas de mortalidade variam de 1 a 12%.

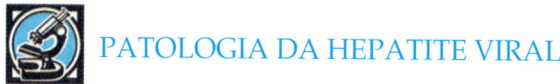

PATOLOGIA DA HEPATITE VIRAL

A Hepatite Aguda É Morfologicamente Semelhante em Todas as Formas de Hepatite Viral

O marco da hepatite viral aguda é a morte do hepatócito (Fig. 14.25). Dentro do lóbulo hepático, visualiza-se necrose de células unitárias dispersas ou de pequenos grupos de hepatócitos. Algumas células hepáticas apoptóticas manifestam-se como pequenos corpúsculos profundamente eosinofílicos (*corpúsculos de Councilman ou acidófilos*), algumas vezes contendo material nuclear picnótico, que foram expelidos da placa do hepatócito para o sinusóide. Embora os corpúsculos acidófilos sejam característicos de hepatite viral, também são encontra-

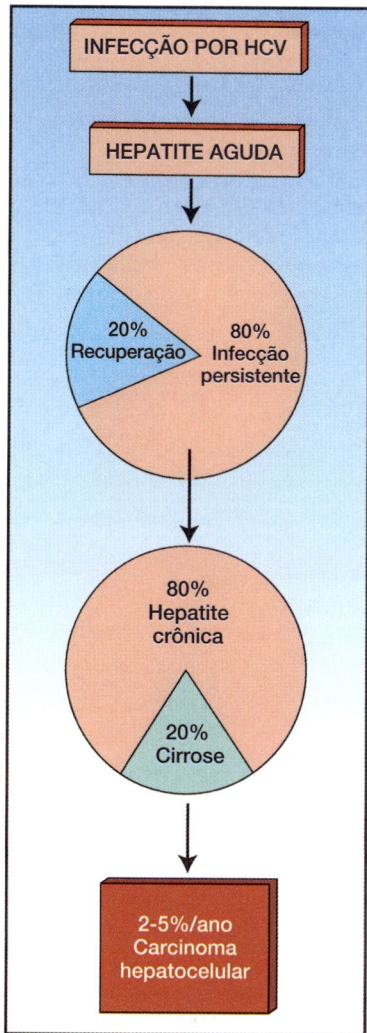

FIGURA *14.24*
Possíveis evoluções da infecção pelo vírus da hepatite C.

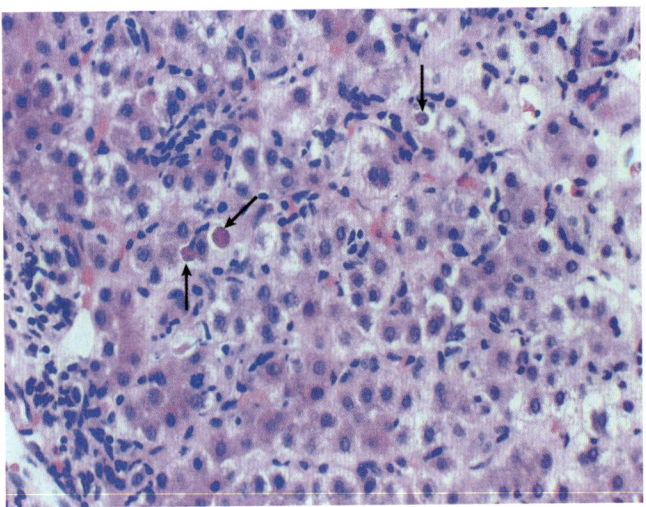

FIGURA 14.25
Hepatite viral aguda. Uma fotomicrografia mostra desorganização das placas de hepatócitos, hepatócitos intumescidos (em balão) e infiltrado de linfócitos e células inflamatórias mononucleares dispersas. Os resquícios de hepatócitos necróticos foram pressionados para os sinusóides, onde assumem o aspecto de corpúsculos acidófilos ou de Councilman (setas).

dos em outras doenças hepáticas. Na hepatite viral aguda, muitos hepatócitos têm o aspecto normal, porém outros mostram graus variáveis de tumefação hidrópica e diferenças no tamanho, na forma e nas qualidades de coloração. Concomitantemente, são observados hepatócitos em regeneração que exibem núcleo maior e citoplasma basofílico expandido. A irregularidade resultante das placas de hepatócitos é denominada *desarranjo lobular*.

As células inflamatórias crônicas, sobretudo linfóides, infiltram o lóbulo de modo difuso, circundam hepatócitos necróticos individuais e se acumulam em áreas de necrose focal. Além das células linfóides, os macrófagos podem ser proeminentes, e os eosinófilos e leucócitos polimorfonucleares não são raros. De modo característico, as células linfóides infiltram entre a parede da veia central e as placas de hepatócitos, um aspecto denominado *flebite central*. A tumefação e a proliferação das células endoteliais da veia central (*endoflebite*) desenvolvem-se com freqüência. As células de Kupffer estão aumentadas, se projetam para a luz do sinusóide e contêm pigmento de lipofuscina e resíduos fagocitados. A colestase é comum e, quando grave, é denominada *hepatite colestática*. Nessa situação, muitos hepatócitos encontram-se dispostos ao redor de uma luz, dessa forma apresentando um aspecto acinar ou glandular. A luz de tal "ácino" pode conter um tampão de bile grande.

As células inflamatórias crônicas acumulam-se dentro dos tratos porta e refletem a distribuição daquelas no lóbulo. Ocasionalmente, agregados de células linfóides dentro dos tratos porta assumem uma forma folicular, particularmente na hepatite C. A placa limitante de hepatócitos ao redor dos tratos porta encontra-se em geral íntegra. Os tratos porta comumente exibem apenas alguns dúctulos biliares proliferados, embora algumas vezes esse fenômeno possa ser mais evidente. Todas as alterações patológicas são gradualmente revertidas durante a recuperação, e a arquitetura hepática normal é restaurada por completo.

Necrose Hepática Confluente

A expressão necrose hepática confluente *refere-se a variantes particularmente graves de hepatite viral aguda, caracterizadas pela morte de muitos hepatócitos em uma distribuição geográfica e, nos casos extremos, pela morte de quase todos os hepatócitos (necrose hepática maciça).* A causa mais comum é a hepatite B, e apenas raramente a necrose hepática confluente é conseqüente à infecção por outros vírus hepatotrópicos. É importante notar que as lesões não estão confinadas à hepatite viral, e também são encontradas após exposição a diversos agentes hepatotóxicos e na hepatite auto-imune (ver adiante). Em até metade dos casos de necrose hepática confluente grave a causa é indeterminada. Contrastando com as formas mais comuns de hepatite viral aguda, em que a necrose dos hepatócitos tem o aspecto aleatório e irregular, **a necrose hepática confluente tipicamente afeta regiões inteiras do lóbulo** (Fig. 14.26). As lesões da necrose hepática confluente, em ordem crescente de gravidade, são necrose em ponte, necrose submaciça e necrose maciça.

NECROSE EM PONTE: Na extremidade menos grave do espectro de lesões que constituem a necrose hepática confluente encontram-se faixas de necrose (necrose em ponte) que se alongam entre tratos porta adjacentes, entre veias centrais adjacentes e entre tratos porta e veias centrais. A morte de placas adjacentes de hepatócitos resulta no colabamento do estroma colagenoso, formando faixas de tecido conjuntivo, mais bem visualizadas com uma coloração para reticulina. Quando essas faixas circundam uma área de hepatócitos, pode ser aparente um padrão nodular, semelhante ao encontrado na cirrose.

NECROSE CONFLUENTE SUBMACIÇA: Essa forma de hepatite aguda indica uma lesão ainda mais grave envolvendo a necrose de lóbulos inteiros ou grupos de lóbulos adjacentes. Clinicamente, esses pacientes apresentam hepatite grave que pode evoluir

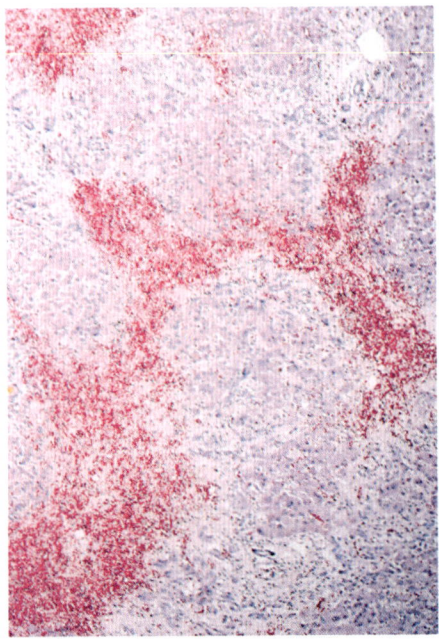

FIGURA 14.26
Necrose hepática confluente. Zonas hemorrágicas de necrose unem-se a espaços porta adjacentes (necrose em ponte).

rapidamente para insuficiência hepática, em cujo caso a doença é classificada clinicamente como *hepatite fulminante.*

NECROSE HEPÁTICA MACIÇA (ATROFIA AMARELA AGUDA): Embora incomum, a necrose hepática maciça é a variante mais temida de hepatite viral aguda, por tratar-se de uma forma de hepatite fulminante quase sempre fatal. À macroscopia, o fígado encontra-se reduzido até apenas 500 g (um terço do peso normal). A cápsula encontra-se enrugada e o parênquima mosqueado e vermelho-acastanhado apresenta-se mole e flácido. O exame microscópico revela que praticamente todos os hepatócitos estão mortos (Fig. 14.27), e o lóbulo hepático está representado apenas pela estrutura colagenosa, que, em muitas áreas, colabou. Macrófagos, eritrócitos e restos necróticos preenchem os sinusóides. Por razões desconhecidas, a necrose maciça não provoca uma resposta inflamatória vigorosa nem no parênquima nem nos tratos porta. O transplante de fígado é o principal elemento do tratamento para as formas graves de necrose hepática confluente.

A Hepatite Crônica É uma Complicação da Hepatite B e da Hepatite C, e Também de Muitos Distúrbios Metabólicos e Imunológicos

O espectro morfológico da hepatite crônica varia desde inflamação porta leve, com pouca ou nenhuma evidência de necrose de hepatócito (Fig. 14.28), até um distúrbio disseminado, inflamatório, necrosante e fibrosante que, freqüentemente, termina em cirrose (Figs. 14.29 e 14.30).

NECROSE EM SACA-BOCADO (PIECEMEAL): Essa lesão é basicamente periportal e refere-se à destruição focal da placa limitante de hepatócitos. Um infiltrado inflamatório crônico periportal cria uma borda irregular entre os tratos porta e o parênquima lobular (ver Fig. 14.29).

LESÕES DO TRATO PORTA: A hepatite crônica caracteriza-se por infiltração variável dos espaços porta por linfócitos, plasmócitos e macrófagos. Os tratos porta expandidos muitas vezes exibem uma proliferação de leve a intensa dos dúctulos biliares, que representa uma resposta inespecífica à lesão hepática crônica. No caso da hepatite C crônica, agregados linfóides ou folículos com centros reativos freqüentemente estão presentes (Fig. 14.31).

LESÕES INTRALOBULARES: A necrose focal e a inflamação no interior do parênquima são típicas da hepatite crônica. É comum a presença de corpúsculos acidófilos dispersos, e são observadas células de Kupffer aumentadas no interior dos sinusóides. O fígado na hepatite B crônica freqüentemente exibe hepatócitos dispersos com grande citoplasma granular contendo quantidade abundante de HBsAg (*hepatócitos em vidro fosco*) (Fig. 14.32).

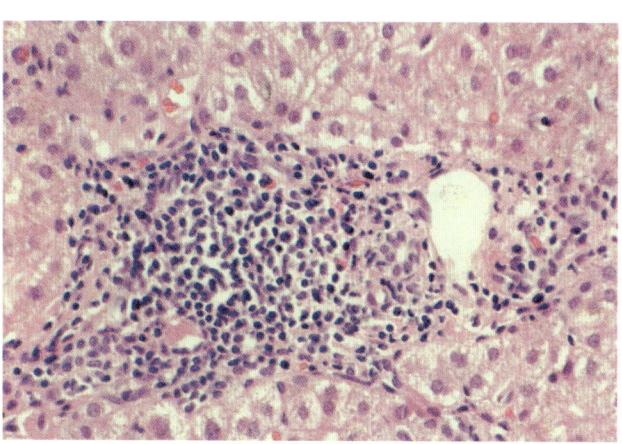

FIGURA *14.28*
Hepatite crônica leve. A fotomicrografia revela trato porta infiltrado por células inflamatórias mononucleares. O parênquima lobular está íntegro.

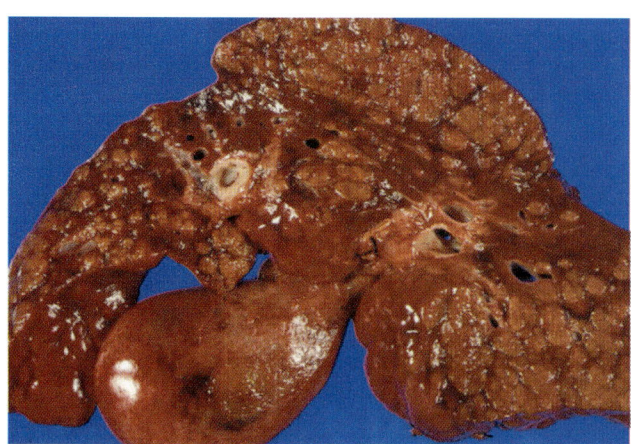
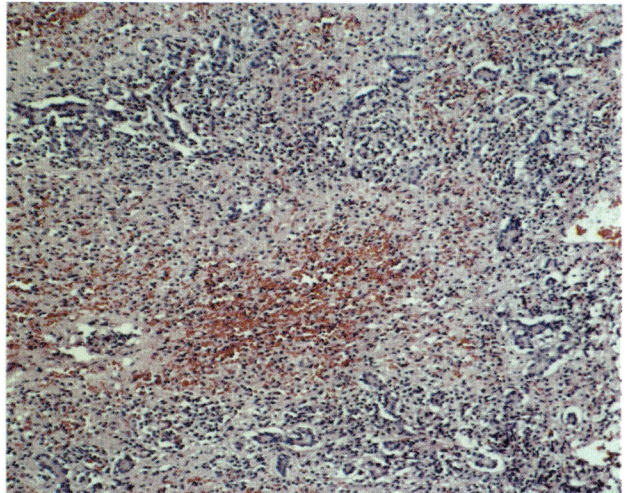

FIGURA *14.27*
Necrose hepática maciça. A. O fígado apresenta-se amolecido e de tamanho reduzido (observe o tamanho da vesícula biliar) e exibe superfície de corte irregularmente hemorrágica e mosqueada. O parênquima sobrevivente mostra-se como nódulos castanhos. B. A fotomicrografia mostra a perda da maior parte dos hepatócitos. Os lóbulos necróticos são hemorrágicos e a estrutura de reticulina sofreu colapso. Existe um infiltrado inflamatório crônico escasso dentro dos lóbulos e espaços porta. Os espaços porta estão expandidos e contêm ductos biliares proliferados.

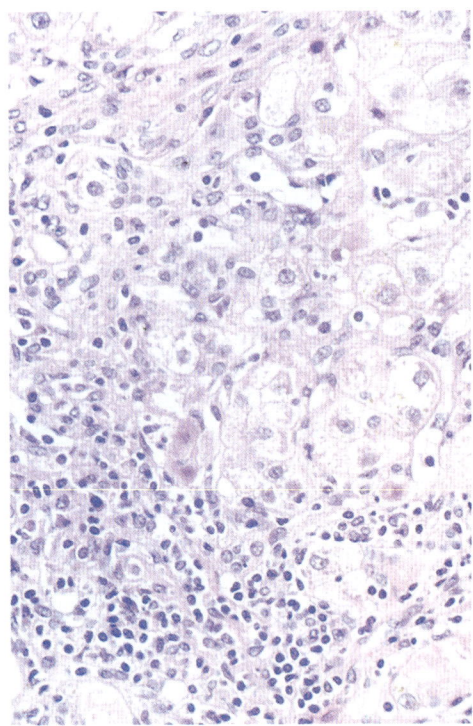

FIGURA *14.29*
Hepatite crônica grave. A fotomicrografia revela infiltrado inflamatório mononuclear em espaço porta expandido. A inflamação penetra a placa limitante e circunda grupos de hepatócitos na borda do espaço porta.

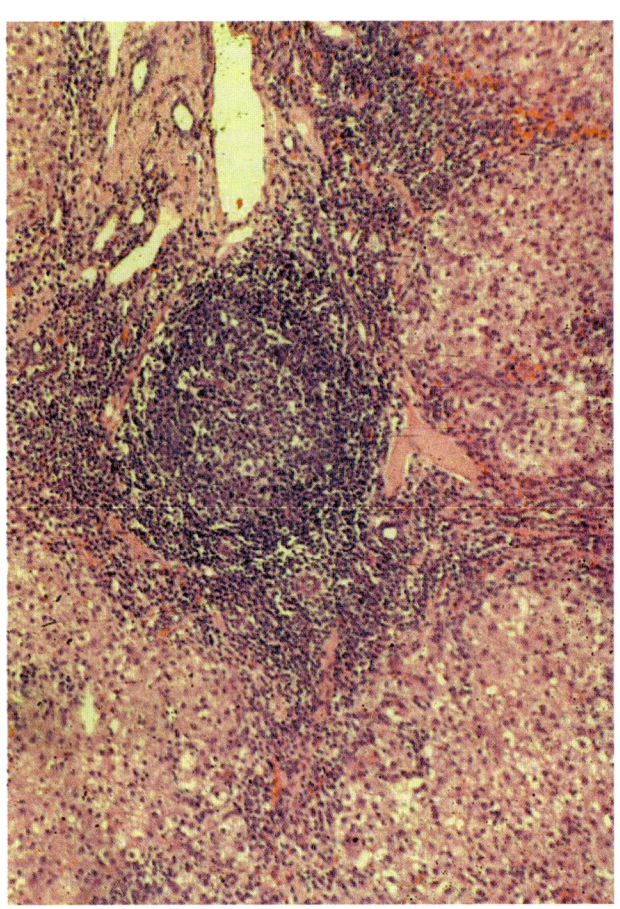

FIGURA *14.31*
Hepatite C crônica. A fotomicrografia do fígado de um paciente com hepatite C prolongada exibe espaço porta expandido contendo um agregado nodular de células linfóides.

FIBROSE PERIPORTAL: A erosão progressiva dos hepatócitos periportais pela necrose em saca-bocado leva à deposição de colágeno, que confere ao trato porta um aspecto estrelado. Com o decorrer do tempo, a fibrose pode se estender a tratos porta adjacentes ou no próprio lóbulo em direção à veia central, finalmente se transformando em cirrose.

O Quadro 14.3 compara os principais aspectos das formas comuns de hepatite viral.

HEPATITE AUTO-IMUNE

A hepatite auto-imune é um tipo grave de hepatite crônica de causa desconhecida, associada a auto-anticorpos circulantes e níveis séricos elevados de imunoglobulinas. O distúrbio ocorre predominantemente entre mulheres jovens, mas até um terço dos pacientes constitui-se de homens, e a doença pode surgir em qualquer idade. Nos Estados Unidos, a hepatite auto-imune afeta cerca de 200.000 pessoas e contribui para 6% dos transplantes de fígado.

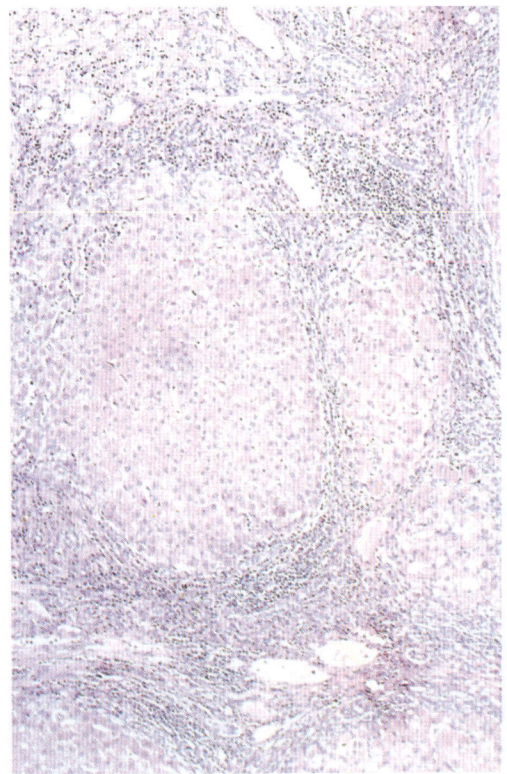

FIGURA *14.30*
Hepatite crônica com cirrose. A fotomicrografia do fígado de um paciente com hepatite B crônica prolongada exibe nódulos hepatocelulares e septos fibrosos cronicamente inflamados.

 Patogenia: Foram identificados dois tipos diferentes de hepatite auto-imune.

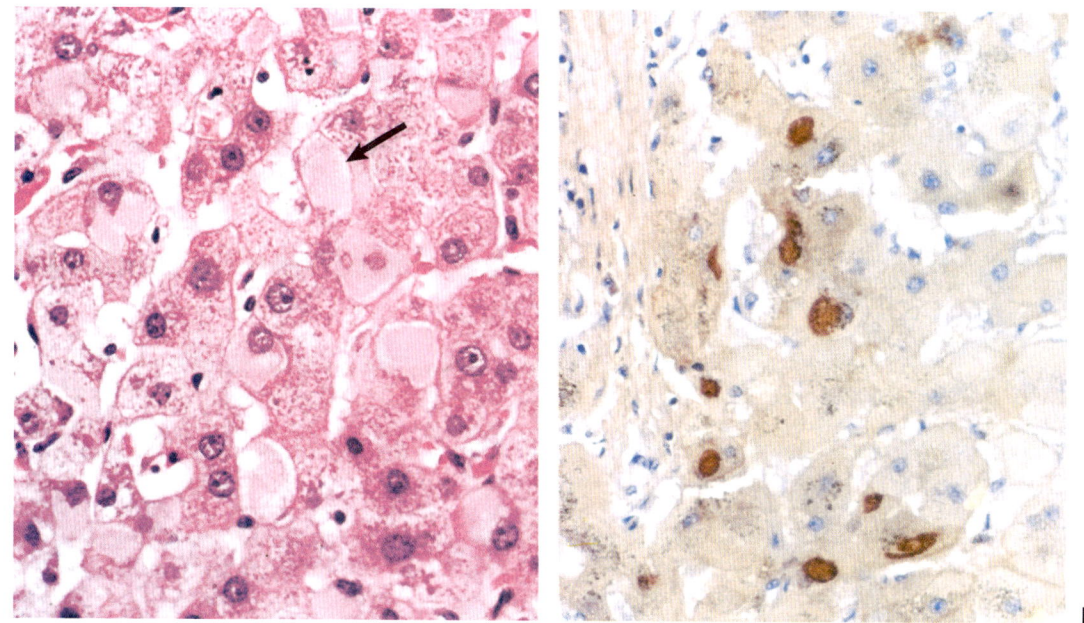

FIGURA 14.32
Hepatócitos "em vidro fosco". A. A fotomicrografia do fígado de um paciente com hepatite B crônica exibe hepatócitos dispersos (*seta*) com citoplasma granular abundante contendo HBsAg. B. A mesma amostra corada para HBsAg pelo método da imunoperoxidase. O HBsAg citoplasmático abundante aparece em marrom.

A hepatite auto-imune do **tipo I** é a forma mais comum da doença e apresenta anticorpos antinucleares e antimúsculo liso. Cerca de 70% dos casos ocorrem em mulheres com idade inferior a 40 anos, entre as quais um terço tem outras doenças auto-imunes, como tireoidite e colite ulcerativa. É importante notar que um quarto dos pacientes com a hepatite auto-imune do tipo I é diagnosticado com cirrose, indicando que a doença geralmente tem uma evolução assintomática prolongada. Foram descritos anticorpos contra muitas enzimas citosólicas, porém o receptor de assialoglicoproteína na superfície do hepatócito é o alvo mais provável para a citotoxicidade celular dependente de anticorpos. A suscetibilidade à hepatite auto-imune do tipo I reside no gene *DRB1*.

A hepatite auto-imune do **tipo II** ocorre principalmente em crianças entre os 2 e 14 anos e é diagnosticada pela presença de anticorpos contra microssomos hepáticos e renais (anti-LKM [*anti-liver and kidney microsomes*]). Contudo, o auto-antígeno alvo é uma enzima metabolizadora de drogas do tipo P450 (CYP 2D6). Com freqüência, esses pacientes sofrem de outras doenças auto-imunes, especialmente o diabetes tipo I e a tireoidite. O fundo genético para esse tipo de hepatite auto-imune permanece obscuro.

Patologia: Em geral, o aspecto histológico da hepatite auto-imune assemelha-se ao da hepatite viral crônica.

Manifestações Clínicas: Na maioria dos pacientes, a doença começa de modo insidioso. Por fim, os níveis séricos de aminotransferases tornam-se bastante elevados, e pode suceder insuficiência hepática. Em muitos pacientes, a hepatite auto-imune evolui para cirrose. A hiperglobulinemia pronunciada é característica da doença.

Ao contrário da hepatite viral, a hepatite auto-imune freqüentemente responde ao tratamento com corticosteróides, em particular quando associados a drogas imunossupressoras. O transplante de fígado é uma opção para os pacientes cuja doença evolui para cirrose no estágio terminal.

QUADRO 14.3 Aspectos Comparativos das Formas Comuns de Hepatite Viral

	Hepatite A	Hepatite B	Hepatite C
Genoma	RNA	DNA	RNA
Período de incubação	3-6 semanas	6 semanas-6 meses	7-8 semanas
Transmissão	Oral	Parenteral	Parenteral
Sangue	Não	Sim	Sim
Fezes	Sim	Não	Não
Vertical	Não	Sim	5%
Necrose hepática fulminante	Muito rara	Sim	Rara
Hepatite crônica	Não	10%	80%
Estado de portador	Não	Sim	Sim
Câncer de fígado	Não	Sim	Sim

DOENÇA HEPÁTICA ALCOÓLICA

Os efeitos deletérios do consumo excessivo de álcool (etanol, álcool etílico) são conhecidos desde os primórdios da história escrita. O profeta Isaías já advertia: "Infeliz daquele que tem o poder de beber vinho". Embora os primeiros pesquisadores confundissem lesão hepática alcoólica com os efeitos de desnutrição, o etanol *per se* é, atualmente, reconhecido como uma hepatotoxina que atua tanto diretamente quanto indiretamente.

Epidemiologia: A prevalência de cirrose é mais alta nos países com os consumos mais altos per capita de álcool. Essa relação é válida independentemente da natureza específica da bebida preferida (p. ex., vinho na França, cerveja na Austrália e bebidas destiladas na Escandinávia). Embora apenas uma minoria de alcoólicos crônicos desenvolva cirrose, foi estabelecida uma relação dose-resposta entre a dose vitalícia de álcool (duração da exposição e a quantidade diária de álcool consumido) e o surgimento da cirrose (Fig. 14.33).

Estima-se que cerca de 10% da população adulta masculina nos Estados Unidos faça uso abusivo do álcool, e esse dado é consideravelmente mais alto em muitos outros países. **Pode-se ter a expectativa de que 15% dos alcoólicos desenvolverão cirrose, e muitas dessas pessoas morrerão em insuficiência hepática ou devido a complicações extra-hepáticas de cirrose.** De fato, em muitas áreas urbanas dos Estados Unidos com altas taxas de alcoolismo, a cirrose do fígado é a terceira ou quarta causa principal de morte entre homens com menos de 45 anos de idade.

A quantidade de álcool necessária para produzir hepatopatia crônica varia muito, dependendo do tamanho do corpo, idade, sexo e raça, porém os índices mais baixos parecem estar próximos a 80 g/dia (240 ml de uísque a 43%, duas garrafas de vinho ou seis garrafas de cerveja de 360 ml). Em geral, são necessários mais de 10 anos de alcoolismo para a produção da cirrose, embora alguns pacientes cirróticos forneçam históricos mais breves de consumo intenso de álcool.

A epidemiologia da hepatopatia alcoólica foi complicada recentemente pela descoberta de sua associação a vírus hepatotrópicos. A prevalência de marcadores séricos de HBV é de duas a quatro vezes maior nos alcoólicos do que em populações-controle equivalentes. A prevalência de anticorpos anti-HCV é de até 10% entre os alcoólicos e consideravelmente mais alta entre alcoólicos com doença hepática crônica. A importância desses dados com respeito à epidemiologia da cirrose alcoólica carece de estudos adicionais.

O Metabolismo do Etanol Ocorre Basicamente no Fígado

O etanol sofre rápida absorção no estômago e, a seguir, distribui-se no espaço da água corporal. Quase todo o etanol consumido é metabolizado pelo fígado a acetaldeído e acetato. Entre 5 e 10% são excretados de modo inalterado, principalmente na urina e no ar expirado. A principal via de oxidação do etanol no fígado é através da álcool-desidrogenase (ADH) citosólica (Fig. 14.34). Uma via metabólica menor é o sistema de oxidação do etanol microssômico no retículo endoplasmático agranular, que é uma oxidase de função mista. Em oposição à maioria das drogas, a depuração do álcool do organismo é linear — ou seja, uma quantidade fixa é metabolizada por unidade de tempo. Um guia aproximado para o homem mediano é de 7 a 10 g de álcool eliminados por hora. Contudo, os alcoólicos crônicos metabolizam o etanol numa taxa consideravelmente mais elevada, desde que não sofram de hepatopatia ativa.

O Consumo de Álcool Produz um Espectro de Hepatopatias

A hepatopatia alcoólica engloba três entidades morfológicas e clínicas principais: **esteatose hepática, hepatite alcoólica** e **cirrose**. Embora essas lesões em geral ocorram seqüencialmente, elas podem coexistir em qualquer combinação e podem verdadeiramente constituir entidades independentes.

Esteatose Hepática e Lesões Associadas

 Patogenia: Praticamente todos os alcoólicos crônicos acumulam gordura nos hepatócitos (esteatose). A patogenia da esteatose hepática não está totalmente esclarecida, e as contribuições relativas das diferentes vias podem variar, dependendo da quantidade de álcool consumido, do conteúdo de lipídios da dieta, das reservas corporais de gordura, do estado hormonal e de outras variáveis. Não obstante, o acúmulo de gordura depende claramente da ingestão de álcool, visto ser total e rapidamente reversível com a interrupção de seu consumo.

A gordura da dieta, na forma de quilomícrons e ácidos graxos livres, é transportada até o fígado, onde é captada pelos hepatócitos. A seguir, os triglicerídeos são hidrolisados a ácidos graxos livres. Por sua vez, os ácidos graxos livres sofrem β-oxidação nas mitocôndrias ou são convertidos a triglicerídeos no retículo endoplasmático. Os triglicerídeos recém-sintetizados são secretados na forma de lipoproteínas ou retidos para armazenamento.

A maior parte da gordura depositada no fígado após o consumo crônico de álcool provém da dieta. O etanol aumenta a lipólise e, portanto, a liberação de ácidos graxos livres para o fígado. No interior do hepatócito, o etanol (1) aumenta a síntese de ácidos graxos, (2) diminui a oxidação mitocondrial dos ácidos

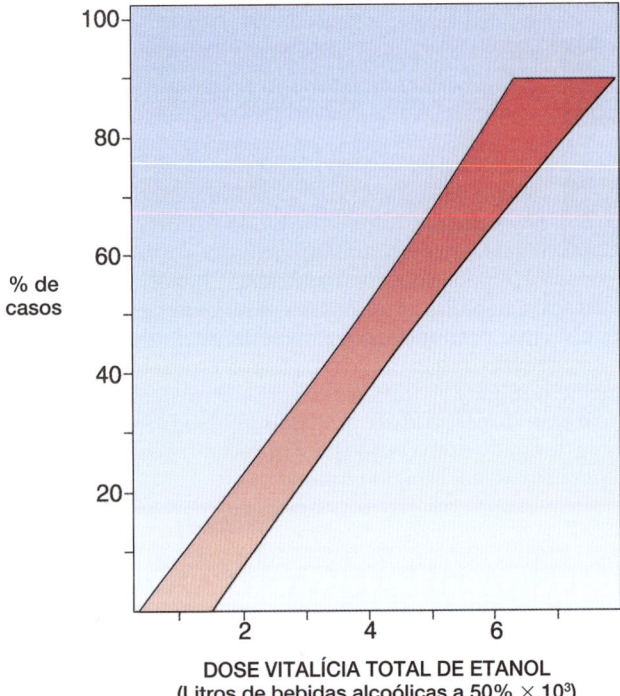

FIGURA 14.33
Relação dose-resposta entre a quantidade de álcool consumido em toda a vida e a incidência de cirrose. Apenas alguns alcoólicos desenvolvem cirrose, mas os que bebem quantidades muito grandes encontram-se sob alto risco de desenvolver a doença.

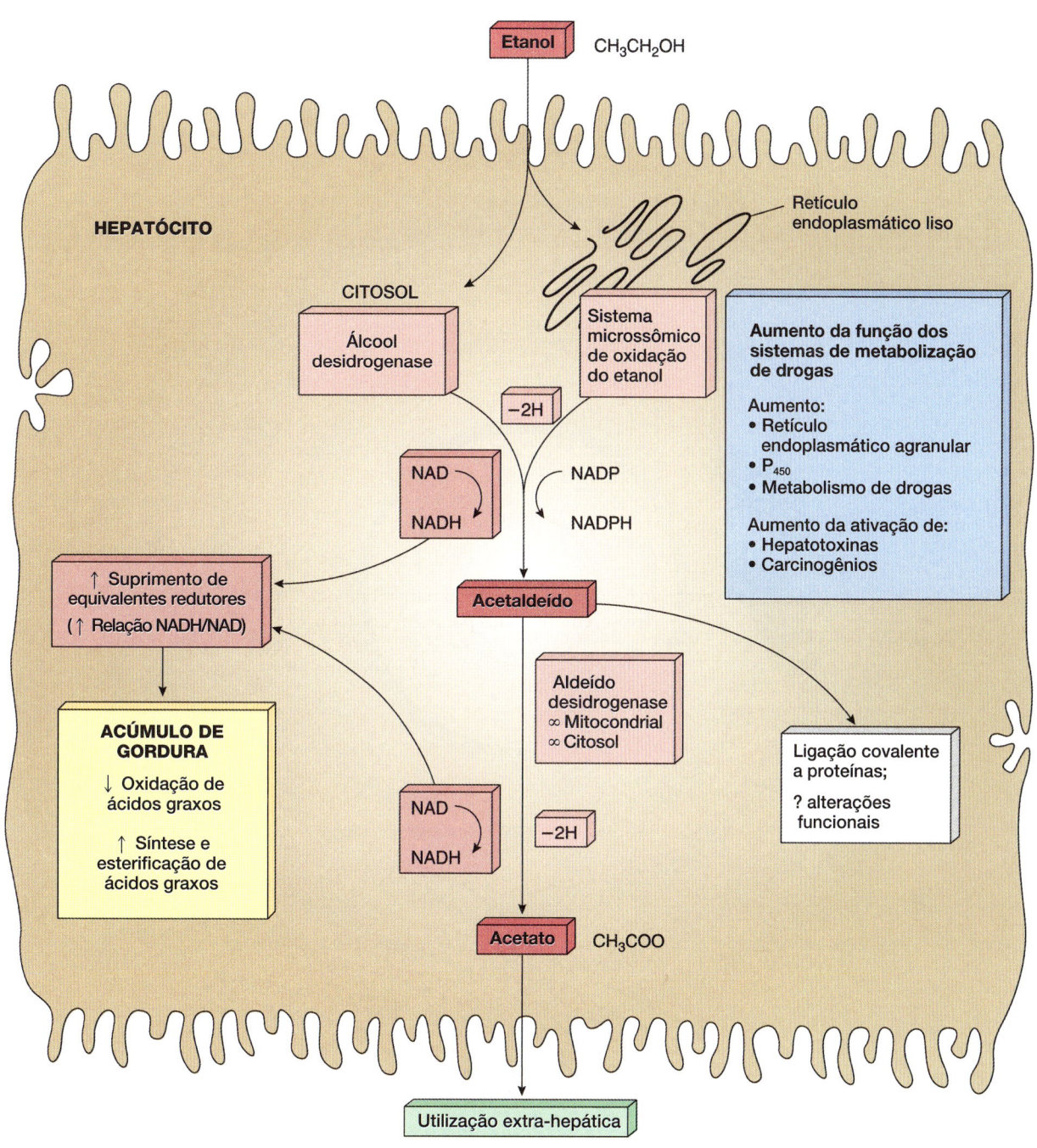

FIGURA 14.34
Metabolismo de etanol e seus efeitos hepatocelulares.

graxos, (3) aumenta a produção de triglicerídeos e (4) compromete a liberação de lipoproteínas (Fig. 14.35). Em conjunto, essas conseqüências metabólicas provocam a esteatose hepática.

Patologia: No alcoólico, o fígado torna-se amarelado e volumoso, algumas vezes aumenta até três vezes o seu peso normal. O peso aumentado do fígado não reflete apenas o acúmulo de lipídios, já que o conteúdo de proteínas e de água também está aumentado. À microscopia, a extensão do acúmulo visível de gordura varia desde pequenas gotículas espalhadas no citoplasma de alguns hepatócitos até a distensão de todo o citoplasma por gotículas que coalescem (Fig. 14.36). Nesta última situação, é difícil reconhecer o hepatócito, que passa a se assemelhar a um adipócito, sendo o citoplasma representado por uma área clara distendida, com o núcleo achatado e deslocado para a periferia da célula.

O aspecto ultra-estrutural do hepatócito na hepatopatia induzida por álcool reflete a citotoxicidade do etanol mais do que o efeito dos próprios lipídios. As mitocôndrias estão aumentadas, com algumas formas gigantes bizarras. O retículo endoplasmático agranular exibe hiperplasia, assemelhando-se àquela produzida por outros indutores das enzimas microsomais de metabolismo de drogas. Inicialmente, os lipídios acumulam-se na forma de glóbulos, que finalmente se fundem, formando grandes corpúsculos citoplasmáticos de elétron-densidade variável.

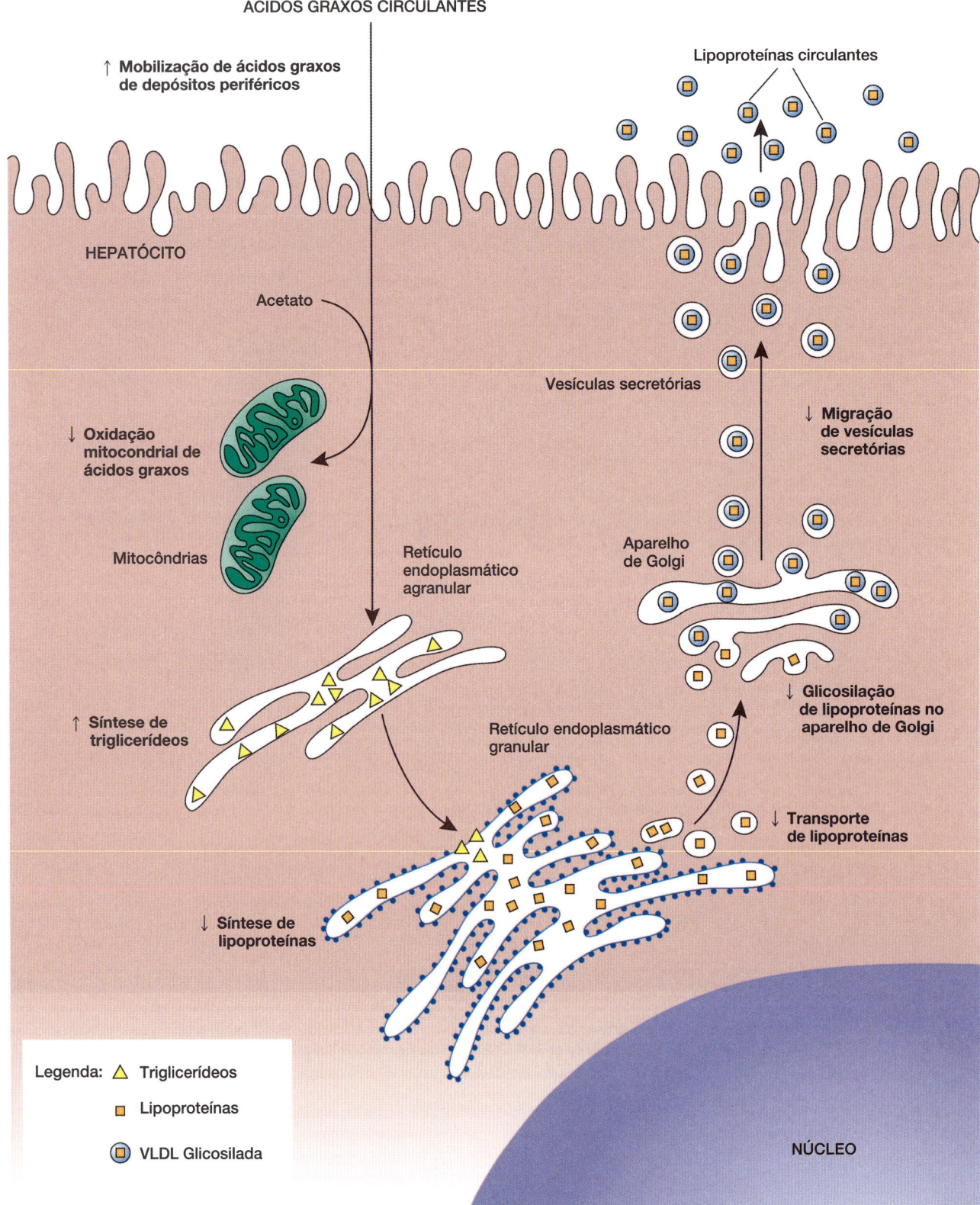

FIGURA 14.35
Patogenia da esteatose hepática alcoólica.

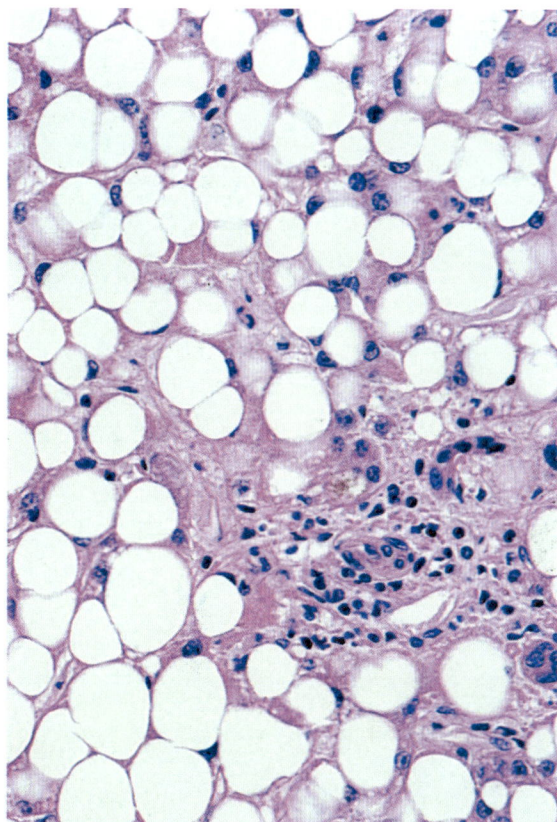

FIGURA 14.36
Esteatose hepática alcoólica. A fotomicrografia mostra o citoplasma de quase todos os hepatócitos distendido por gordura que desloca o núcleo para a periferia.

As alterações ultra-estruturais produzidas nas mitocôndrias e no retículo endoplasmático em decorrência da ingestão crônica de etanol são acompanhadas por alterações funcionais. As mitocôndrias hepáticas exibem uma redução na taxa de oxidação dos substratos (p. ex., de ácidos graxos) e comprometimento na formação de ATP. A hiperplasia do retículo endoplasmático agranular é acompanhada de aumento na atividade das oxidases de função mista citocromo P450-dependentes. Não apenas o sistema de oxidação do etanol microssômico é induzido, como também o metabolismo de uma grande variedade de drogas é estimulado. O aumento da função microssomal também aumenta o metabolismo das toxinas hepáticas potenciais, dessa forma exagerando o risco de agentes como o tetracloreto de carbono e o acetaminofeno. Em contraste com o consumo crônico de álcool, que promove as funções microssomais, a presença de etanol no sangue e nos hepatócitos após a ingestão aguda de álcool inibe a atividade das oxidases de função mista e reduz de modo agudo a taxa de depuração das drogas do organismo.

 Manifestações Clínicas: Surpreendentemente, os pacientes com esteatose hepática alcoólica não complicada apresentam poucos sintomas de hepatopatia. Apesar da alteração morfológica extraordinária no fígado, a esteatose hepática alcoólica é uma lesão completamente reversível e não evolui por si só para uma doença mais grave, principalmente a cirrose. A esteatose hepática, embora característica do alcoolismo, não está restrita a essa circunstância, e também é observada na esteatose hepática não-alcoólica (ver adiante), no kwashiorkor e após administração prolongada de corticosteróides.

Hepatite Alcoólica

A hepatite alcoólica é uma lesão necrosante aguda, caracterizada por (1) necrose dos hepatócitos, predominantemente na zona central; (2) inclusões hialinas citoplasmáticas no interior dos hepatócitos; (3) resposta inflamatória neutrofílica e (4) fibrose perivenular (Fig. 14.37). A patogenia da hepatite alcoólica é uma incógnita. Os alcoólicos podem apresentar esteatose hepática leve durante muitos anos e, sem qualquer mudança nos hábitos de consumo de álcool, desenvolver subitamente hepatite alcoólica aguda.

Patologia: No caso clássico de hepatite alcoólica aguda, a arquitetura hepática apresenta-se basicamente íntegra, com relação normal entre os tratos porta e as vênulas centrais. Os hepatócitos mostram graus variáveis de tumefação hidrópica, o que lhes confere um aspecto heterogêneo. Hepatócitos necróticos isolados ou grupos deles exibem núcleos picnóticos e cariorrexe. Hepatócitos dispersos contêm corpúsculos de Mallory (hialina alcoólica) (ver Fig. 14.37). Essas inclusões citoplasmáticas, que são mais comuns em hepatócitos tumefeitos e visivelmente lesados, aparecem como feixes irregulares de material eosinofílico ou como massas eosinofílicas sólidas, freqüentemente de localização perinuclear. No nível ultra-estrutural, consistem em agregados de filamentos intermediários (citoqueratina) (Fig. 14.38). Os hepatócitos abaulados e lesados, particularmente os que contêm corpúsculos de Mallory, são circundados por neutrófilos, embora também exista um infiltrado inflamatório intralobular mais difuso. Colestase, variando de leve a intensa, está presente em até um terço dos casos. A hepatite alcoólica geralmente é sobreposta a uma esteatose hepática existente, embora não haja evidências de que o acúmulo de gordura predispõe ou contribui para o desenvolvimento de hepatite alcoólica.

A **deposição de colágeno** constitui uma característica constante da hepatite alcoólica, sobretudo ao redor da veia central (vênula hepática terminal). Nos casos graves, a vênula e os sinusóides perivenulares encontram-se obliterados e circundados por tecido fibroso denso, em cujo caso a lesão é denominada *esclerose hialina central* (Fig. 14.39).

O aspecto dos tratos porta na hepatite alcoólica é muito variável. Em alguns casos, são praticamente normais, ao passo que em outros, encontram-se alargados e contêm infiltrado mononuclear e dúctulos biliares proliferados. Os tratos porta alterados freqüentemente exibem esporões de tecido fibroso que penetram nos lóbulos.

 Manifestações Clínicas: A hepatite alcoólica produz mal-estar e anorexia, febre, dor no hipocôndrio direito e icterícia. É comum uma leve leucocitose. A atividade das aminotransferases séricas, particularmente a da aspartato aminotransferase, é moderadamente elevada, mas não nos níveis observados com freqüência na hepatite viral. A atividade da fosfatase alcalina no soro geralmente está aumentada. Nos casos graves, o tempo de protrombina pode estar prolongado, uma situação associada a prognóstico sombrio.

O prognóstico nos pacientes com hepatite alcoólica correlaciona-se à gravidade da lesão do hepatócito. Em alguns pacientes, a

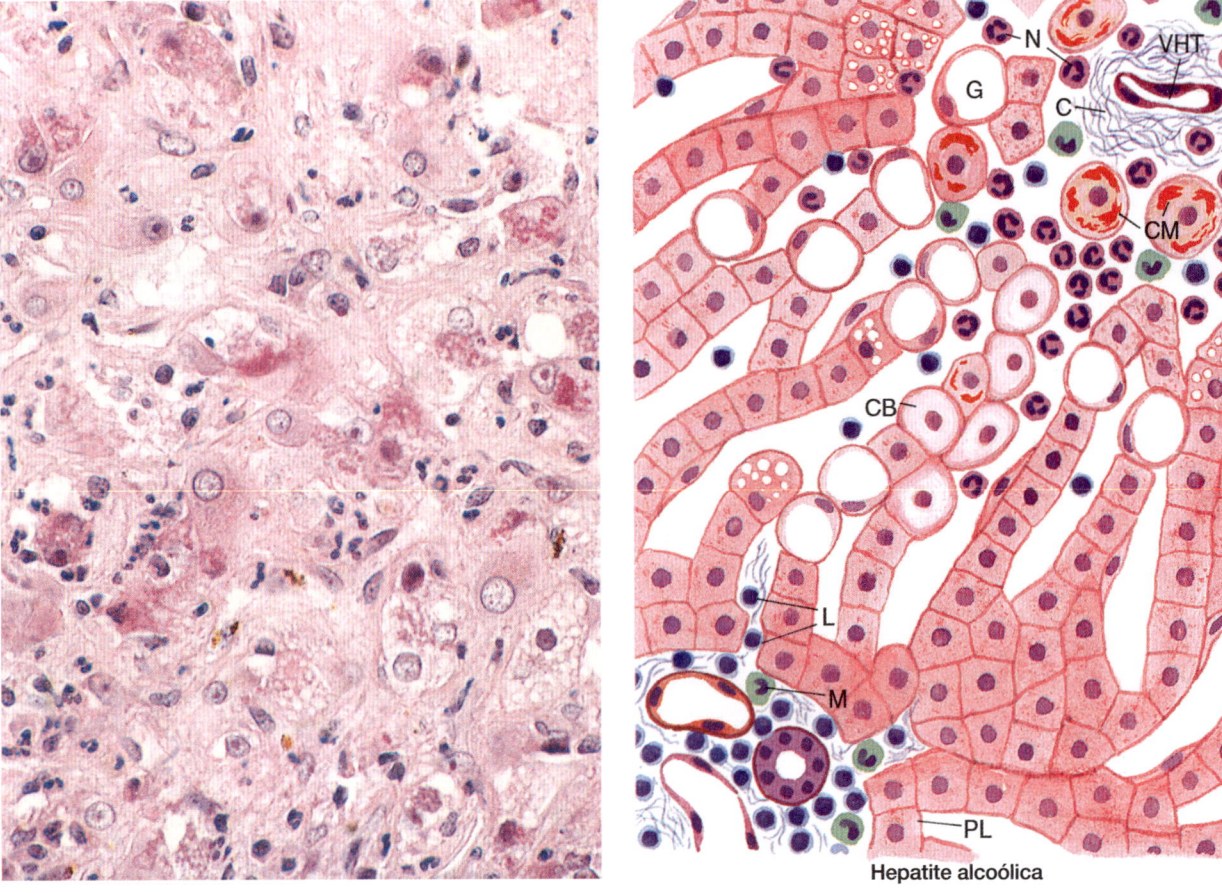

FIGURA *14.37*
Hepatite alcoólica. A. A fotomicrografia mostra necrose e degeneração de hepatócitos; corpúsculos de Mallory (inclusões eosinofílicas) no citoplasma de hepatócitos lesados; e infiltração por neutrófilos. **B.** Representação esquemática das principais características patológicas da hepatite alcoólica. As lesões são predominantemente centrolobular e incluem necrose e perda de hepatócitos, células em balão (*CB*) e corpúsculos de Mallory (*CM*) no citoplasma de hepatócitos lesados. O infiltrado inflamatório consiste predominantemente em neutrófilos (*N*), embora alguns linfócitos (*L*) e macrófagos (*M*) também estejam presentes. A veia central, ou vênula hepática terminal (*VHT*) está envolvida em tecido conjuntivo (*C*) (esclerose central). Hepatócitos repletos de gordura (*G*) são evidentes no lóbulo. O espaço porta exibe inflamação crônica moderada, e verifica-se a ruptura focal da placa limitante (*PL*).

doença evolui rapidamente para insuficiência hepática e morte. A mortalidade no estágio agudo da hepatite alcoólica é de cerca de 10%. Entre os que se abstêm do álcool após a recuperação de hepatite alcoólica aguda, a maioria se cura. No entanto, dos que continuam a beber, até 70% podem por fim desenvolver cirrose. Não existe tratamento específico para a hepatite alcoólica aguda, embora os corticosteróides e a suplementação dietética possam melhorar a sobrevida no curto prazo.

Cirrose Alcoólica

Em cerca de 15% dos alcoólicos, necrose hepatocelular, fibrose e regeneração finalmente acarretam a formação de septos fibrosos circundando nódulos hepatocelulares, as duas características que definem a cirrose (Fig. 14.40). As outras lesões da hepatopatia alcoólica — a saber, esteatose hepática e hepatite alcoólica aguda ou persistente — freqüentemente são vistas junto a cirrose. O prognóstico nos casos de cirrose alcoólica estabelecida é consideravelmente melhor nos que param de beber. Não obstante, muitos pacientes evoluem para hepatopatia em estágio terminal, e a hepatopatia alcoólica é uma indicação comum para transplante de fígado.

ESTEATOSE HEPÁTICA NÃO-ALCOÓLICA

A esteatose hepática não-alcoólica recebe esse nome devido a sua íntima semelhança com a hepatopatia alcoólica. Representa um espectro de lesões hepáticas que inicialmente exibem esteatose simples, com ou sem hepatite associada (esteato-hepatite não-alcoólica), e progridem para fibrose em ponte e cirrose. Os fatores de risco para a esteatose hepática não-alcoólica são obesidade, diabetes melito tipo 2 e hiperlipidemia. Considerando-se a alta prevalência desses distúrbios, essa doença pode afetar até 25% da população geral no mundo todo, e 75% dos indivíduos evidentemente obesos. É importante observar que metade das pessoas com obesidade grave e diabetes apresentam esteato-hepatite não-alcoólica, e até um quinto dessa população parece desenvolver cirrose.

Os aspectos histológicos da esteatose hepática não-alcoólica são esteatose, inflamação lobular e portal, necrose de hepatócitos, hialina de Mallory e fibrose. Como na hepatopatia alcoólica, a fibrose centrolobular é observada com freqüência. Com o desenvolvimento de cirrose, freqüentemente a esteatose desaparece. Assim, a esteatose hepática não-alcoólica é a provável causa de muitos casos da deno-

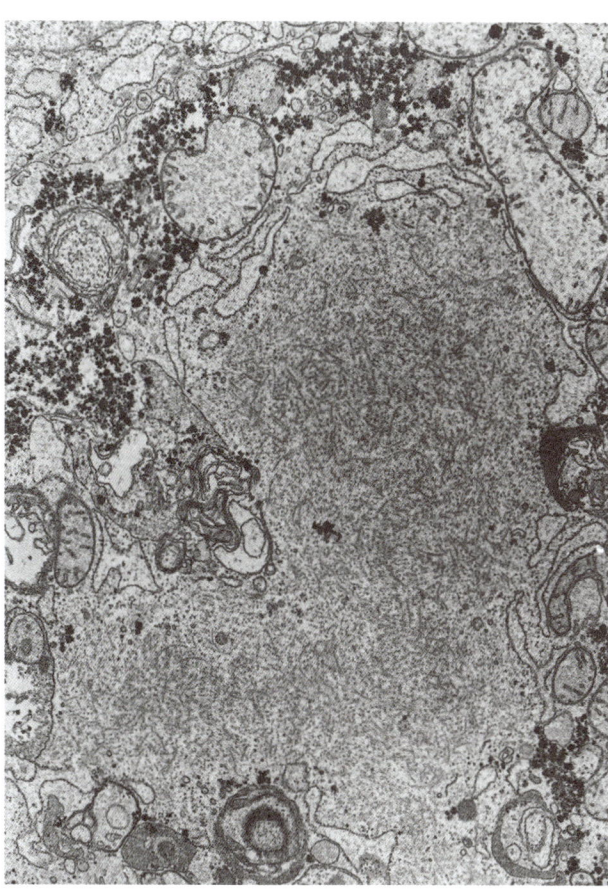

FIGURA *14.38*
Corpúsculo de Mallory. A fotomicrografia eletrônica mostra um agregado de material filamentoso no citoplasma de um hepatócito. A massa desloca as organelas citoplasmáticas para a periferia.

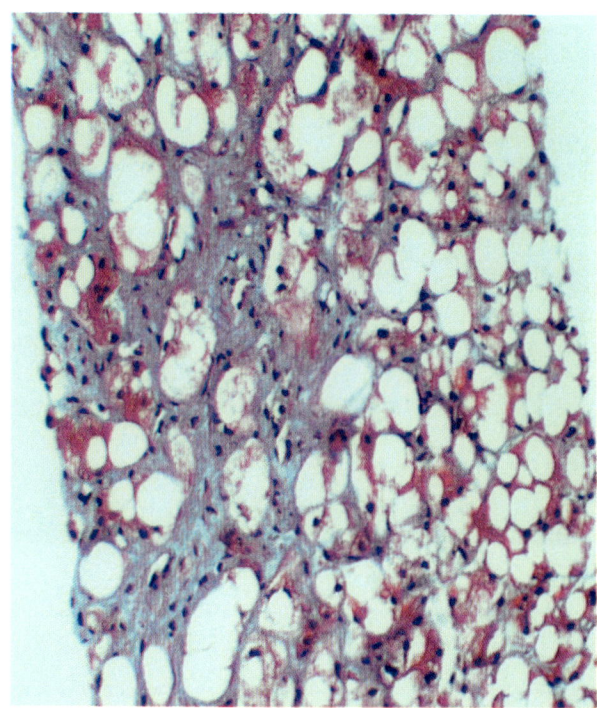

FIGURA *14.39*
Esclerose hialina central. Esta fotomicrografia (coloração tricrômica) do fígado de paciente com hepatopatia alcoólica mostra a vênula terminal central obliterada por tecido fibroso (azul).

minada cirrose criptogênica. A patogenia da esteatose hepática não-alcoólica é obscura, embora a resistência a insulina, o aumento da oxidação mitocondrial hepática de ácidos graxos livres, o aumento do estresse oxidativo e a peroxidação lipídica tenham sido propostos como fatores etiológicos.

A evolução para a cirrose na esteatose hepática não-alcoólica é, com freqüência, insidiosa, e muitos pacientes permanecem assintomáticos, com incrementos apenas moderados das enzimas hepáticas séricas. A perda de peso tende a melhorar a esteatose hepática não-alcoólica, porém nenhuma terapia medicamentosa é efetiva.

CIRROSE BILIAR PRIMÁRIA

A cirrose biliar primária (CBP) é uma hepatopatia colestática progressiva crônica, caracterizada pela destruição dos ductos biliares intra-hepáticos (colangite destrutiva não-supurativa). A CBP ocorre principalmente em mulheres de meia-idade (predominância feminina de 10:1). O emprego do termo *cirrose* nesse contexto é algo enganador, porque a cirrose é na verdade uma complicação tardia da doença.

A CBP contribui com 2% das mortes advindas de cirrose. Os casos são esporádicos, embora tenham sido relatados diversos agrupamentos familiares da doença. A prevalência em famílias de pacientes com CBP é consideravelmente mais alta do que na população geral, sugerindo uma predisposição hereditária.

 Patogenia: **A CBP está associada a muitas anormalidades imunológicas e é, dessa forma, considerada amplamente uma doença auto-imune.** A maioria (85%) dos pacientes com cirrose biliar primária apresenta pelo menos uma outra doença geralmente classificada como auto-imune, e quase a metade (40%) apresenta duas ou mais dessas doenças. Entre elas estão a tireoidite crônica, a artrite reumatóide, a síndrome de Sjögren e o lúpus eritematoso sistêmico.

Tanto a imunidade humoral quanto a celular parecem estar alteradas. Os níveis séricos de imunoglobulinas estão aumentados, sobretudo o nível de IgM. **Mais de 95% dos pacientes apresentam anticorpos antimitocondriais circulantes, um achado comumente utilizado no estabelecimento do diagnóstico de CBP.** Esses auto-anticorpos reconhecem epítopos associados ao complexo de piruvato-desidrogenase mitocondrial. Apesar da especificidade dos anticorpos antimitocondriais, eles não têm efeito inibitório sobre a função mitocondrial e não se conhece sua participação na patogenia ou evolução da doença. Outros auto-anticorpos circulantes são os anticorpos antinuclear, antitireóideo, antiplaquetário, anti-receptor de acetilcolina e anti-ribonucleoproteína. O sistema complemento também encontra-se ativado de modo crônico.

As células que circundam e infiltram os locais de lesão de ducto biliar são predominantemente linfócitos supressores/citotóxicos ($CD8^+$), sugerindo que medeiam a destruição do epitélio ductal.

 Patologia: Os estágios patológicos na evolução da CBP caracterizam-se por lesões ductais, fibrose e cirrose.

ESTÁGIO I: LESÃO DOS DUCTOS. O estágio inicial da CBP caracteriza-se por uma lesão singular, conhecida como *co-*

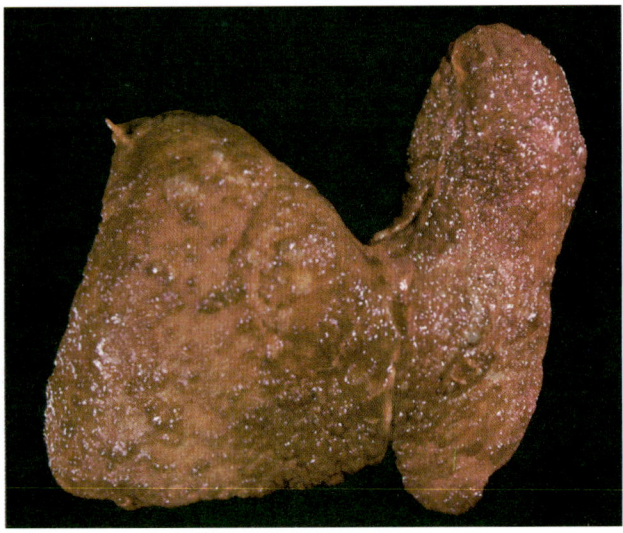
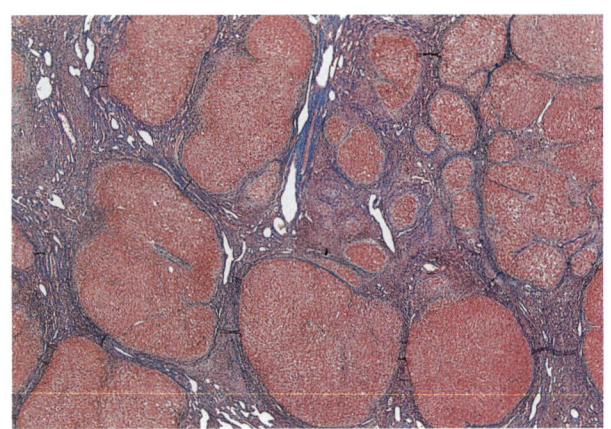

FIGURA *14.40*
Cirrose alcoólica. A. A superfície do fígado exibe inúmeros nódulos regulares e pequenos. B. A fotomicrografia revela pequenos nódulos regulares circundados por septos fibrosos uniformes.

langite destrutiva crônica, que acomete os ductos biliares intra-hepáticos de pequeno e médio calibres (Fig. 14.41). A lesão dos ductos biliares é segmentar e, portanto, é focal em cortes histológicos. Os ductos biliares são circundados principalmente por linfócitos, porém plasmócitos e macrófagos também são encontrados. Caracteristicamente, o epitélio dos ductos biliares é irregular e hiperplásico, com estratificação de células epiteliais e invaginações papilares ocasionais. **Em alguns tratos porta, folículos linfóides, ocasionalmente contendo centros germinativos, são proeminentes.** Com freqüência, granulomas epitelióides individualizados ocorrem nos tratos porta e podem comprimir os ductos biliares. No estágio I da CBP, o parênquima lobular tende a ser normal.

ESTÁGIO II: FIBROSE. Em conseqüência do processo inflamatório destrutivo que caracteriza o estágio I da CBP, **os pequenos ductos biliares praticamente desaparecem, sendo comum a ocorrência de fibrose dos ductos biliares de calibre médio. A proliferação de dúctulos biliares dentro dos tratos porta é comum e pode ser abundante.** Os septos colagenosos estendem-se dos espaços porta para o interior do parênquima lobular e começam a circundar alguns lóbulos. A colestase, quando presente, pode ser intensa e se localizar na periferia dos tratos porta.

ESTÁGIO III: CIRROSE. O estágio terminal da CBP é a cirrose, estando o fígado verde escuro, pigmentado pela bile, e com fina nodularidade. À microscopia, os pequenos ductos biliares são escassos e os ductos de tamanho médio estão acentuadamente reduzidos em número. Ocorre pouca inflamação nos septos fibrosos ou nos nódulos parenquimatosos.

Manifestações Clínicas: **As mulheres, habitualmente entre 30 e 65 anos de idade, constituem cerca de 90 a 95% dos pacientes acometidos pela CBP.** Uma proporção substancial de pacientes com CBP não apresenta sintomas nos estágios iniciais da doença. Alguns permanecem assintomáticos e parecem ter um prognóstico excelente; outros por fim desenvolvem cirrose avançada e suas complicações.

No caso típico, a atividade elevada da fosfatase alcalina sérica é acompanhada de níveis séricos normais ou apenas ligeiramente elevados de bilirrubina. À medida que a doença evolui, a maioria dos pacientes apresenta um incremento progressi-

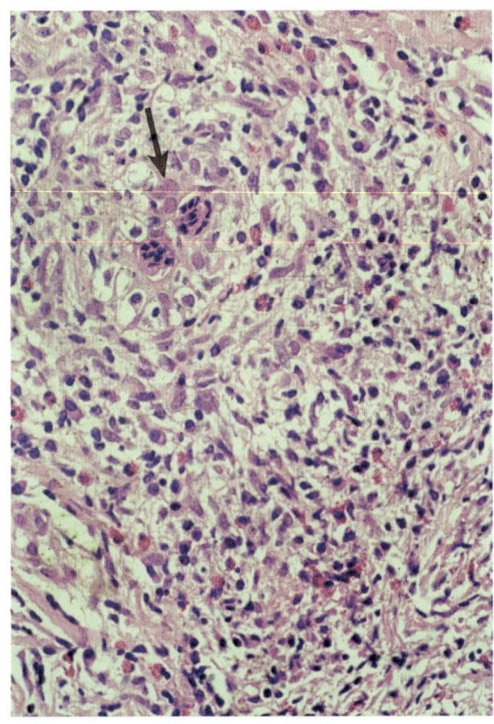

FIGURA *14.41*
Cirrose biliar primária (CBP), estágio 1. A fotomicrografia revela espaço porta expandido por infiltrado inflamatório consistindo em linfócitos, plasmócitos e macrófagos. Um ducto biliar (*seta*) está lesado pela inflamação.

vo do nível sérico de bilirrubina. A atividade das aminotransferases séricas pode estar apenas levemente elevada. O nível sérico de colesterol aumenta de modo surpreendente, e surge uma lipoproteína anormal (lipoproteína-X) que é encontrada em muitas formas de colestase crônica. Verifica-se o acúmulo de macrófagos repletos de colesterol nos tecidos subcutâneos, onde aparecem como lesões localizadas denominadas *xantomas*. Com freqüência, o comprometimento da excreção de bile no intestino resulta em **esteatorréia** grave, devido à má absorção de gordura. Em decorrência da má absorção associada de vitamina D e cálcio, **osteomalacia** e **osteoporose** são complicações importantes da CBP. Cerca de um terço dos pacientes desenvolvem cálculos biliares. Os pacientes que acabam por desenvolver cirrose morrem de insuficiência hepática ou das complicações da **hipertensão porta.**

A cirrose biliar primária geralmente segue um curso indolente, que pode chegar a 20 até 30 anos. O transplante de fígado é bastante efetivo na CBP em estágio terminal.

COLANGITE ESCLEROSANTE PRIMÁRIA

A colangite esclerosante primária (CEP) é uma hepatopatia colestática crônica de etiologia desconhecida, caracterizada por um processo inflamatório e fibrosante que provoca estreitamento e, por fim, obstrução dos ductos biliares intra-hepáticos e extra-hepáticos. A maioria dos pacientes constitui-se de homens com menos de 40 anos de idade. **Classicamente, a obstrução biliar progressiva resulta em icterícia obstrutiva persistente e, por fim, em cirrose biliar secundária.**

Embora a causa da CEP não seja conhecida, cerca de dois terços dos pacientes também apresentam colite ulcerativa. Foram descritos alguns casos em pacientes com doença de Crohn do cólon. A CEP também foi relatada em associação a fibrose retroperitoneal, linfoma e a variante fibrosante da tireoidite crônica (tireoidite de Riedel). Em um quarto dos casos, não se detecta doença associada.

Fatores genéticos e imunológicos contribuem para a patogenia da CEP. A doença ocasionalmente ocorre em famílias e mostra uma associação com certos haplótipos HLA, como HLA B8 e DR3. A hipergamaglobulinemia é comum, assim como anticorpos anticitoplasma de neutrófilos circulantes (pANCA), imunocomplexos no soro e ativação do sistema complemento pela via clássica. Os tratos porta exibem número aumentado de células T.

 Patologia: A hepatopatia associada à CEP pode ser dividida em três estágios histológicos.

- **Estágio I:** A lesão inicial consiste em inflamação e fibrose periductais nos espaços porta (Fig. 14.42).
- **Estágio II:** Muitos ductos biliares tornam-se obliterados, e septos fibrosos se estendem para o parênquima.
- **Estágio III:** Por fim, ocorre o desenvolvimento de cirrose biliar secundária.

Alterações inflamatórias e fibróticas semelhantes podem ser encontradas nos grandes ductos biliares intra-hepáticos e extra-hepáticos, onde resultam em obstrução da luz e verdadeira obstrução biliar extra-hepática. Como a doença tende a ser

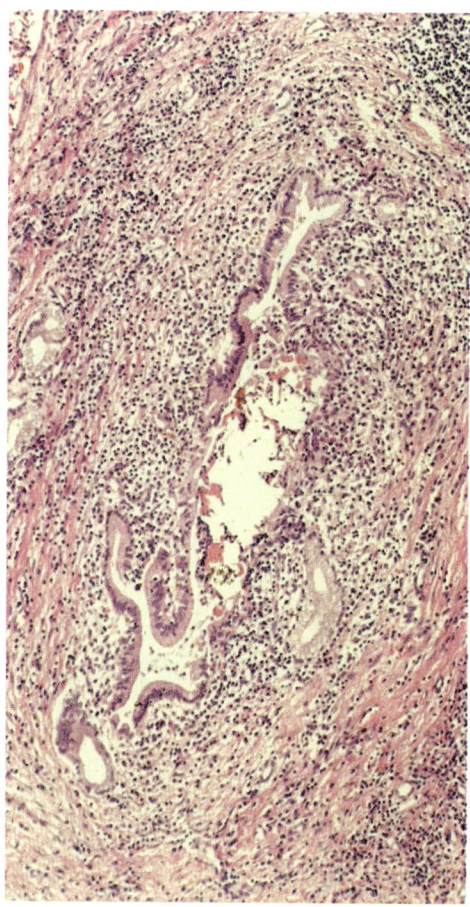

FIGURA 14.42
Colangite esclerosante primária. A fotomicrografia do fígado removido para transplante hepático exibe espaço porta edematoso, fibrótico e inflamado. Há restos inflamatórios na luz do ducto biliar.

segmentar, observa-se um aspecto característico de conta de rosário da árvore biliar intra-hepática na radiografia contrastada. O mesmo processo inflamatório acomete a parede da vesícula biliar.

 Manifestações Clínicas: A CBP tem prognóstico sombrio: a sobrevida média após o surgimento de sintomas é de 6 anos. Relatou-se o desenvolvimento de colangiocarcinoma em mais de 10% dos pacientes com CBP. O transplante hepático é curativo, mas a recorrência de CBP não é rara.

OBSTRUÇÃO BILIAR EXTRA-HEPÁTICA

O sistema biliar extra-hepático pode ser obstruído por diversas lesões. Essas lesões incluem passagem de cálculos biliares através do ducto cístico, alojando-se no colédoco, câncer do ducto biliar ou dos tecidos circundantes (pâncreas ou ampola de Vater), compressão externa por linfonodos neoplásicos aumentados na porta do fígado (como na doença de Hodgkin), estenoses benignas (cicatriz pós-operatória ou colangite esclerosante primária) e atresia biliar congênita (Fig. 14.43).

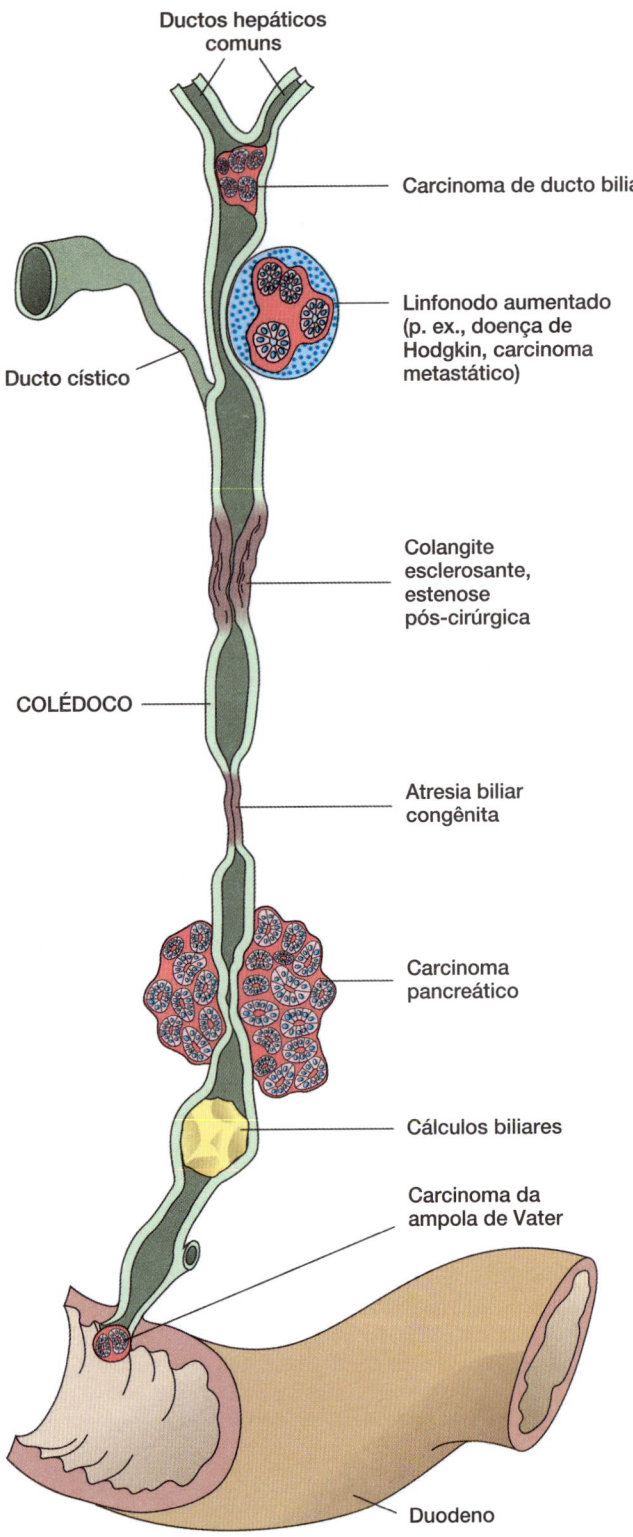

FIGURA 14.43
Principais causas de obstrução biliar extra-hepática.

gado mantenha a sua cor verde. A princípio, a colestase centrolobular acompanha-se de edema dos espaços porta. À medida que a obstrução continua, os espaços porta são infiltrados por células inflamatórias mononucleares. Verifica-se a proliferação de dúctulos biliares sinuosos e distendidos, caracterizados por epitélio cubóide alto (Fig. 14.44). Por fim, a colestase se estende para a periferia do lóbulo. Os dúctulos biliares dilatados podem se romper, acarretando a formação de *lagos biliares* (ver Fig. 14.10), que têm o aspecto de depósitos amarelo dourados focais circundados por hepatócitos em degeneração. O extravasamento de bile nos espaços porta também resulta no aparecimento de macrófagos espumosos repletos de lipídios, com freqüência agregados como *granulomas*. Os hepatócitos lesados que contêm grandes quantidades de bile exibem um citoplasma reticulado característico, processo denominado *degeneração plumosa*. A infecção das passagens biliares obstruídas freqüentemente resulta em colangite supurativa superposta, pus intraluminal e até mesmo em formação de abscessos intra-hepáticos. No interior dos ductos biliares e dúctulos proliferados, as concreções biliares podem ser evidentes.

Com o tempo, os espaços tornam-se aumentados e fibróticos. Tipicamente, a *fibrose periductal* é concêntrica, dando origem ao termo *fibrose em casca de cebola*. Na obstrução biliar extra-hepática não tratada, os septos finalmente se estendem entre os espaços porta de lóbulos contíguos, formando **cirrose micronodular**.

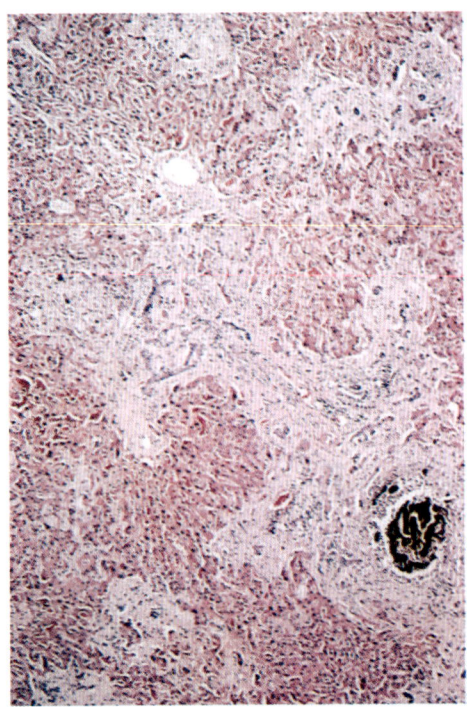

FIGURA 14.44
Cirrose biliar secundária. A fotomicrografia do fígado de um paciente com carcinoma do pâncreas que obstruiu o colédoco. Septos fibrosos irregulares estendem-se do espaço porta aumentado (*direita inferior*) contendo um ducto biliar interlobular dilatado que envolve uma concreção biliar densa. Observam-se muitos dúctulos biliares proliferados dentro dos septos.

Patologia: No início do estágio pré-cirrótico da obstrução biliar extra-hepática, o fígado apresenta-se intumescido e pigmentado com bile. Na obstrução prolongada, a bile torna-se quase incolor ("bile branca"), devido à supressão da secreção de bilirrubina, embora o fí-

SÍNDROMES DE SOBRECARGA DE FERRO

Diversos distúrbios caracterizam-se pelo acúmulo excessivo de ferro no corpo (siderose). A sobrecarga de ferro é dividida em duas categorias principais, com base na etiologia do aumento do ferro corporal. A **hemocromatose hereditária** é causada por uma alteração genética comum no controle da absorção intestinal de ferro. A **sobrecarga secundária de ferro** é uma afecção que (1) complica determinados distúrbios hematológicos; (2) está associada a sobrecarga de ferro parenteral, em que o ferro é obtido de múltiplas transfusões sangüíneas ou da administração parenteral do próprio ferro; ou (3) é causada por uma ingestão dietética de ferro imensa.

Metabolismo do Ferro

O corpo de um homem normal contém 3 a 4 g de ferro, dos quais dois terços encontram-se na hemoglobina, na mioglobina e nas enzimas que contêm ferro. O restante é representado pelo ferro de armazenamento, que existe sob duas formas: a ferritina solúvel e a hemossiderina insolúvel. A **ferritina**, que é a principal proteína de armazenamento de ferro, é encontrada no citoplasma de todas as células e, em pequenas quantidades, na circulação. A **hemossiderina** é um produto de degradação da ferritina, porém, em oposição a esta última, é visualizada na microscopia óptica sob a forma de grânulos amarelo dourados que se coram pela reação de azul da Prússia. O fígado é um importante órgão de armazenamento de ferro, embora exista uma quantidade comparável de ferro armazenado na medula óssea.

A absorção de ferro pelo trato gastrintestinal é controlada pela necessidade de manter reservas apropriadas desse elemento. Assim, na vigência de deficiência de ferro, a sua absorção pelo intestino delgado aumenta, enquanto, com reservas de ferro adequadas, sua absorção é relativamente constante. A perda diária obrigatória de ferro através da urina e das células descamadas do intestino e da pele é de cerca de 1 mg em homens. As mulheres têm perdas adicionais durante a menstruação e a gravidez. A possível faixa de absorção diária de ferro é de menos de 0,5 mg no indivíduo com equilíbrio normal de ferro até um limite superior de 4 mg para indivíduos com deficiência de ferro. O ascorbato da dieta é importante na absorção de ferro, visto que o ferro na dieta, na forma férrica, é reduzido pelo ácido ascórbico a ferro ferroso, a forma que pode ser absorvida pelo intestino delgado. A ausência de vitamina C dietética diminui significativamente a quantidade de ferro que pode ser absorvida.

A Hemocromatose Hereditária (HCH) É um Distúrbio Comum do Metabolismo do Ferro

A HCH caracteriza-se por absorção excessiva de ferro e acúmulo tóxico de ferro nas células parenquimatosas, particularmente do fígado, do coração e do pâncreas. Nessa doença, ocorre acúmulo de 20 a 40 g de ferro (até 10 vezes o conteúdo normal) no corpo. O excesso de ferro na HCH localiza-se exclusivamente no compartimento de armazenamento, de modo que as reservas de ferro exibem um aumento de até 50 vezes o normal. **As características clínicas da HCH avançada são cirrose, diabetes, pigmentação cutânea e insuficiência cardíaca** (Fig. 14.45). A doença é, com maior freqüência, manifestada clinicamente nos pacientes entre 40 e 60 anos de idade, e os homens são acometidos 10 vezes mais freqüentemente do que as mulheres. Essa notável predileção pelo sexo masculino pode ser atribuída à perda aumentada de ferro nas mulheres durante os anos reprodutivos. Entretanto, com tempo suficiente para absorver o ferro adicional, as mulheres na pós-menopausa também parecem correr o risco de desenvolver hemocromatose. Como a absorção diária máxima de ferro é de cerca de 4 mg, é evidente que são necessários vários anos para o desenvolvimento de hemocromatose.

Patogenia: A HCH é transmitida como um distúrbio **autossômico recessivo**, no qual o aumento da absorção intestinal de ferro acarreta sua deposição em muitos órgãos. Graus menos intensos de sobrecarga de ferro são encontrados com freqüência nos parentes dos indivíduos com a doença.

O gene envolvido na HCH, conhecido como *HFe*, localiza-se no braço curto do cromossomo 6 e codifica uma proteína transmembrana semelhante às moléculas de MHC classe 1. A forma mais comum de HCH reflete uma mutação homozigótica (C282Y) no gene *HFe*, embora 10 a 15% dos casos pareçam não ser causados por mutações nesse gene. Em populações de ascendência européia, a freqüência heterozigótica é de cerca de 10%, e 1 em 200 a 400 pessoas é homozigótica. É interessante observar que algumas pessoas que são homozigóticas para a mutação não têm o fenótipo HCH e não exibem sobrecarga de ferro. Dessa forma, apenas 1 em 400 pessoas desenvolve hemocromatose clinicamente aparente.

O teor de ferro do corpo é regulado pela absorção intestinal do elemento. Um transportador de metais divalentes (DMT-1) na superfície luminal das células da mucosa no duodeno liga-se ao ferro ferroso dietético e o transfere para o compartimento intracelular, a partir do qual é absorvido para a circulação. No san-

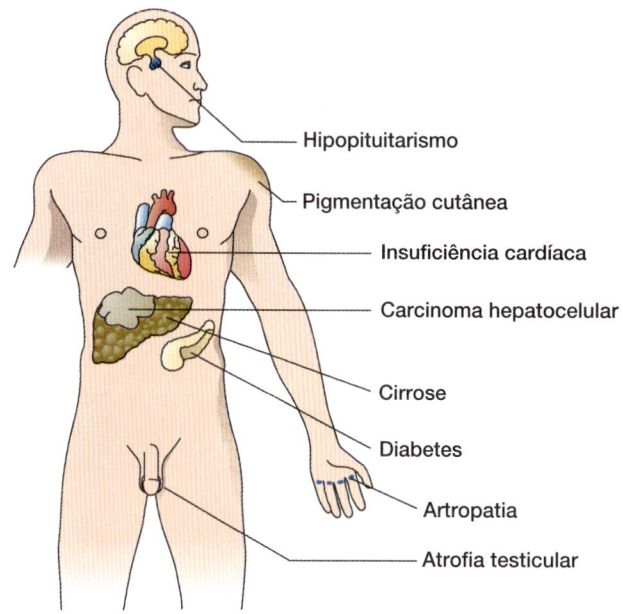

FIGURA *14.45*
Complicações de hemocromatose.

gue, a maior parte do ferro encontra-se ligada à transferrina, mas uma quantidade menor circula ligada a outra(s) proteína(s). A seguir, o ferro é transferido para todas as células do corpo através do receptor de transferrina e, em um grau menor, pela captação de ferro não ligado a transferrina. A proteína HFe associa-se ao receptor de transferrina e influencia o aporte intracelular de ferro ao citoplasma, embora o efeito preciso permaneça controverso. A proteína HFe mutante, incluindo a dos enterócitos duodenais, não consegue promover a captação de ferro. Como conseqüência, as células das criptas duodenais sentem uma deficiência de ferro e supra-regulam a expressão de DMT-1, que, a seguir, **aumenta a absorção de ferro dietético.** A transferência de ferro através da célula da mucosa é acelerada, levando ao aumento da concentração de ferro não ligado à transferrina no sangue e seu subseqüente acúmulo nos órgãos parenquimatosos.

Conforme observado no Cap. 1, o ferro é um fator essencial na lesão celular mediada por formas de oxigênio reativas. A presença de excesso de ferro nas células provavelmente lhes confere maior suscetibilidade à lesão oxidativa.

 Patologia: A HCH caracteriza-se patologicamente pelo acúmulo de quantidades muito grandes de ferro nas células parenquimatosas de diversos órgãos e tecidos.

FÍGADO: O fígado está sempre comprometido na HCH, contendo mais de 0,5 g de ferro por 100 g de peso úmido nos estágios avançados. O fígado está aumentado, exibe coloração castanho-avermelhada e também cirrose micronodular. Os hepatócitos e o epitélio dos ductos biliares estão repletos de grânulos de ferro (Fig. 14.46A). O excesso de ferro celular é armazenado predominantemente nos lisossomos na forma férrica. Em uma fase avançada da doença, muitas células de Kupffer contêm grandes depósitos de ferro derivados da fagocitose dos hepatócitos ne-

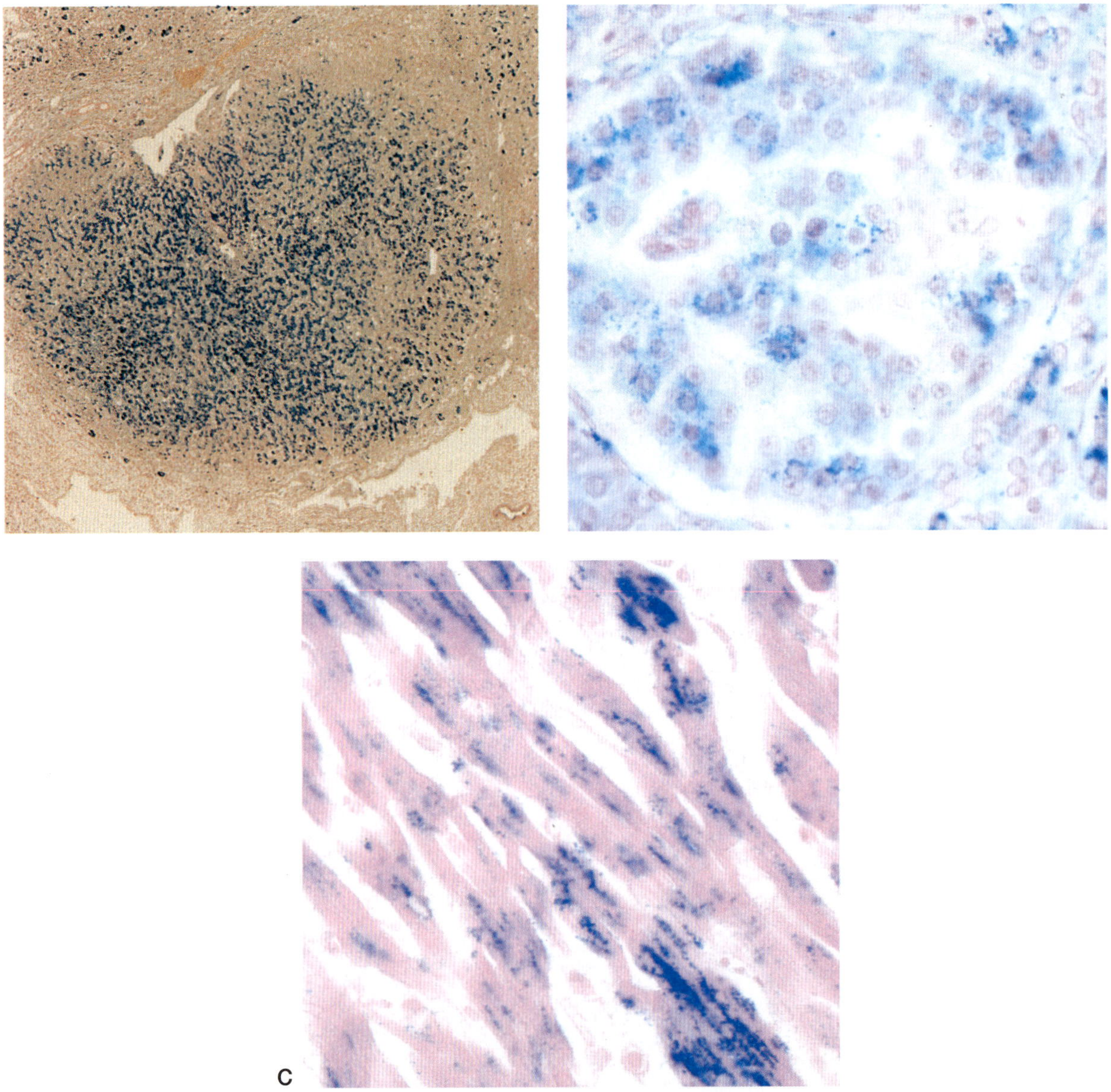

FIGURA *14.46*
Hemocromatose. A. Coloração pelo azul da Prússia demonstra quantidade considerável de ferro em um nódulo de fígado cirrótico. **B.** Acúmulo de ferro em ilhota de Langerhans pancreática e **(C)** no miocárdio.

cróticos. No interior dos septos fibrosos, o ferro aparece nos dúctulos biliares proliferados e nos macrófagos. Por fim, como na cirrose micronodular de outras etiologias, o padrão é transformado em cirrose macronodular.

PELE: A pele de pacientes com HCH é tipicamente pigmentada, porém, apenas metade dos pacientes exibe deposição aumentada de ferro na pele. Na maioria dos pacientes, os melanócitos basais apresentam conteúdo aumentado de melanina.

PÂNCREAS: O diabetes é uma complicação comum da HCH, e resulta da deposição de ferro no pâncreas (ver Fig. 14.46B). À macroscopia, o órgão tem o aspecto cor de ferrugem e fibrótico. Tanto as células exócrinas quanto as endócrinas contêm excesso de ferro, e existe degeneração de células acinares e redução do número de ilhotas de Langerhans. A combinação de pele pigmentada e intolerância à glicose nos pacientes com HCH é conhecida como *diabetes bronzeado.*

CORAÇÃO: A insuficiência cardíaca congestiva é uma causa freqüente de morte nos pacientes com HCH. As fibras do miocárdio contêm pigmento de ferro (ver Fig. 14.46C), que é mais extenso nos ventrículos do que nos átrios. A necrose de miócitos cardíacos acompanhada de fibrose intersticial é comum.

SISTEMA ENDÓCRINO: Muitas glândulas endócrinas estão envolvidas na HCH, incluindo hipófise, supra-renal, tireóide e paratireóides. Contudo, a lesão tissular não é uma característica freqüente nesses órgãos, exceto a hipófise, na qual a liberação de gonadotrofinas fica prejudicada. Como conseqüência, ocorre atrofia testicular em um quarto dos pacientes do sexo masculino, mesmo sem deposição de ferro nos testículos. O distúrbio no eixo hipofisário-gonadal caracteriza-se pela perda da libido e amenorréia em mulheres e impotência e pêlos corporais esparsos em homens.

ARTICULAÇÕES: A artropatia, mais grave nos dedos e nas mãos, ocorre em cerca de metade dos pacientes com HCH. Quando a artrite afeta articulações maiores, como a do joelho, pode ser grave o suficiente para tornar-se incapacitante.

 Manifestações Clínicas: Em geral, a hepatopatia na HCH segue uma evolução indolente e prolongada; mas entre os pacientes não tratados, um quarto acaba por morrer de coma hepático ou de hemorragia gastrintestinal. **O carcinoma hepatocelular é uma complicação tardia importante da cirrose induzida pela hemocromatose hereditária.** Com efeito, entre os pacientes com cirrose, a probabilidade acumulada de desenvolver câncer hepático em 10 anos chega a 30%. Por outro lado, os pacientes não-cirróticos com HCH tratada por meio de flebotomia não exibem risco maior de carcinoma hepatocelular.

Diagnóstico Laboratorial

O valor normal para o ferro plasmático é de 80 a 100 g/dl, e a transferrina encontra-se normalmente cerca de um terço saturada. Nos pacientes com HCH, verifica-se um aumento de mais de duas vezes na concentração sérica de ferro, e a transferrina encontra-se totalmente saturada. A concentração de ferritina no sangue, que acompanha a quantidade de ferro armazenado, está bastante elevada na HCH.

Tratamento

O tratamento da HCH baseia-se na remoção de ferro do organismo, que é efetuada com mais eficácia por flebotomias repetidas. Flebotomias semanais durante 2 a 3 anos conseguem remover 20 a 40 g de ferro, após o que as flebotomias a cada 2 a 3 meses mantêm o equilíbrio de ferro. Os efeitos benéficos das flebotomias repetidas é impressionante. Nos homozigotos que não apresentam cirrose nem diabetes, a depleção de ferro resulta em expectativa de vida idêntica à da população geral. Por outro lado, a sobrevida em 10 anos nos pacientes não tratados com HCH é de apenas 6%.

As Síndromes de Sobrecarga de Ferro Secundárias Ocorrem em Pessoas que Não Possuem o Gene para HCH

 Patogenia: Dentro de certos limites, a quantidade de ferro absorvida mantém uma relação com a quantidade de ferro ingerida. Por exemplo, um baixo teor de ferro na dieta torna improvável o desenvolvimento de hemocromatose. Muitos pacientes com sobrecarga secundária de ferro (até 40%) apresentam uma longa história de **uso abusivo de álcool,** e acredita-se que o álcool possa intensificar tanto o acúmulo de ferro quanto a lesão celular associada.

Um exemplo interessante de hemocromatose secundária é fornecido pelo bem conhecido acúmulo de ferro nos negros da África subsaariana, uma alteração denominada incorretamente de *siderose de Banto.* Essas populações mostram uma alta incidência de sobrecarga de ferro, presumivelmente devido ao consumo de grandes quantidades de bebidas alcoólicas contendo ferro. Com a substituição de bebidas "fermentadas em casa" (baixo teor de álcool, alto teor de ferro) por destilados ocidentais (alto teor de álcool, baixo teor de ferro), a incidência de siderose decresceu ao passo que a de cirrose alcoólica aumentou.

Ocorre sobrecarga maciça de ferro em pacientes com certas anemias, como talassemia major, anemias sideroblásticas e outras anemias associadas a eritropoiese ineficaz. A fonte do excesso de ferro é a dieta do paciente ou são transfusões sangüíneas. Ocorre absorção aumentada de ferro a despeito da saturação de transferrina, e a liberação de ferro por hemólise intravascular contribui ainda mais para a sobrecarga de ferro. Com freqüência, os pacientes com talassemia desenvolvem sobrecarga secundária de ferro estejam eles recebendo ou não transfusões sangüíneas. Por outro lado, múltiplas transfusões de sangue apenas em geral são insuficientes para produzir sobrecarga secundária de ferro, mesmo nos pacientes com anemia hipoplásica submetidos a muitas transfusões (250 mg de ferro/500 ml de unidades de sangue). Nesses pacientes, o ferro está concentrado principalmente em fagócitos mononucleares, e a cirrose é rara.

As causas da sobrecarga de ferro estão resumidas no Quadro 14.4.

 Patologia: A cirrose por sobrecarga de ferro secundária mostra graus variáveis de acúmulo de ferro, mas a deposição de ferro no fígado geralmente é menos extensa do que na HCH e, com freqüência, está restrita à periferia dos nódulos. A siderose transfusional e outros tipos de siderose caracterizam-se pela deposição inicial unifor-

QUADRO 14.4 Causas de Sobrecarga de Ferro

Aumento da reabsorção de ferro
  Hemocromatose hereditária
  Hepatopatia crônica
  Anemias com sobrecarga de ferro
  Porfiria cutânea tardia
  Doenças congênitas
    (p. ex., atransferrinemia)
  Sobrecarga de ferro na dieta
    (siderose de Banto)
  Ferro medicinal em excesso
Sobrecarga de ferro parenteral
  Múltiplas transfusões
    sangüíneas
  Ferro medicinal injetável
Sobrecarga de ferro focal
  Hemossiderose pulmonar
    idiopática
  Hemossiderose renal

me de ferro nas células de Kupffer, com o extravasamento posterior para os hepatócitos

DISTÚRBIOS HEREDITÁRIOS ASSOCIADOS À CIRROSE

A Doença de Wilson (Degeneração Hepatolenticular) É um Distúrbio Raro do Metabolismo do Cobre

A doença de Wilson (DW) é uma enfermidade autossômica recessiva na qual o excesso de cobre é depositado no fígado e cérebro. A taxa de portador é de cerca de 1 em 100, e a incidência da doença clínica é de cerca de 1 em 50.000 nativivos. O gene que sofreu mutação tem distribuição mundial.

Patogenia: A ingestão de cobre na dieta geralmente excede as necessidades, e o fígado elimina o excesso de cobre por meio da excreção na bile. Além da secreção biliar, o cobre é encontrado normalmente ligado a ceruloplasmina no hepatócito, e o complexo é secretado no sangue. O gene para DW, *ATP7B*, codifica um canal de cátions transmembrana dependente de ATP que transporta o cobre no interior dos hepatócitos antes de ser excretado. **As mutações no gene da DW tornam ineficaz o transporte de cobre**, e tanto a excreção biliar de cobre quanto sua incorporação na ceruloplasmina são deficientes. Foram descritas cerca de 200 mutações diferentes no gene da DW no cromossomo 13. Nas populações da Europa e América do Norte, uma única mutação, His1069Gln, contribui com 70% dos casos de DW, ao passo que essa mutação é rara na Índia e na Ásia. A maioria dos pacientes é heterozigótico composto, possuindo alelos com duas mutações diferentes.

A doença de Wilson caracteriza-se por uma redução surpreendente nos níveis séricos de ceruloplasmina. Contudo, acredita-se que essa deficiência seja secundária a sobrecarga hepática de cobre. Após o excesso de cobre acarretar a morte dos hepatócitos, o elemento é liberado no sangue e, subseqüentemente, deposita-se em tecidos extra-hepáticos. A preferência do fígado como local de DW é atestada pela cura da doença por meio do transplante do órgão.

O mecanismo pelo qual o excesso de cobre lesa as células ainda não foi elucidado. Como o ferro, o cobre também pode catalisar a formação de espécies oxidantes potentes a partir de ânions superóxido e peróxido de hidrogênio produzidos pelo metabolismo normal de oxigênio. Nesse aspecto, o cobre pode substituir o ferro na reação de Fenton, na qual o ferro ferroso e o peróxido de hidrogênio geram radicais hidroxila (ver Cap. 1).

Patologia: A hepatopatia na doença de Wilson evolui de **hepatite crônica** leve a grave. **A cirrose pode se desenvolver rapidamente, mesmo na infância.** Os hepatócitos periportais freqüentemente contêm corpúsculo hialino de Mallory, e a colestase não é rara. Por fim, uma cirrose micronodular inicial assume um padrão macronodular. A determinação química do cobre hepático em tecido não-fixado oriundo de fígado de pacientes com DW revela mais de 250 μg de cobre por grama de peso seco.

No cérebro, o corpo estriado e, algumas vezes, os núcleos subtalâmicos, exibem uma pigmentação castanho-avermelhada. A substância branca central dos hemisférios cerebrais ou cerebelares pode manifestar amolecimento esponjoso ou cavitação e, nesse caso, o córtex sobrejacente está atrófico. Os astrócitos proliferam-se no putame, e os neurônios encontram-se em menor quantidade.

Manifestações Clínicas: Metade dos pacientes com DW manifesta alguns sintomas na época da adolescência, enquanto o restante manifesta a doença nos primeiros anos da vida adulta. Os sintomas ao diagnóstico são atribuíveis à doença hepática crônica em cerca de metade dos pacientes, um terço inicialmente é diagnosticado com queixas neurológicas e cerca de um décimo dos pacientes é atendido devido a manifestações psiquiátricas.

FÍGADO: A hepatopatia começa de modo insidioso com sintomas inespecíficos e progride para a hepatopatia crônica indistinguível de outras formas de hepatite crônica. Por fim, a hepatite crônica e a cirrose acarretam icterícia, hipertensão porta e insuficiência hepática. Ao contrário da hemocromatose, a DW não está associada ao aumento do risco de carcinoma hepatocelular primário.

CÉREBRO: A doença neurológica começa com incoordenação leve e tremores. Nos pacientes não tratados, ocorrem disartria e disfagia e, nos estágios tardios, distonia incapacitante e espasticidade.

OLHOS: As manifestações oftálmicas acompanham invariavelmente a doença neurológica. O *anel de Kayser-Fleischer* é uma pigmentação bilateral castanho-dourada da córnea que circunda a periferia da íris e obscurece seu padrão muscular (Fig. 14.47). Representa uma deposição de cobre na membrana de Descemet. Em alguns pacientes, os anéis de Kayser-Fleischer são acompanhados por *cataratas em girassol*, que consistem em discos verdes de deposição de cobre na cápsula anterior do cristalino.

OSSOS: As lesões esqueléticas são encontradas com freqüência ao exame radiográfico. Entre elas estão osteomalacia, osteoporose, fraturas espontâneas e diversas artropatias.

RINS: É comum a ocorrência de disfunção glomerular e tubular renal na DW, que se manifesta como proteinúria, redução da filtração glomerular, aminoacidúria e fosfatúria. Essas

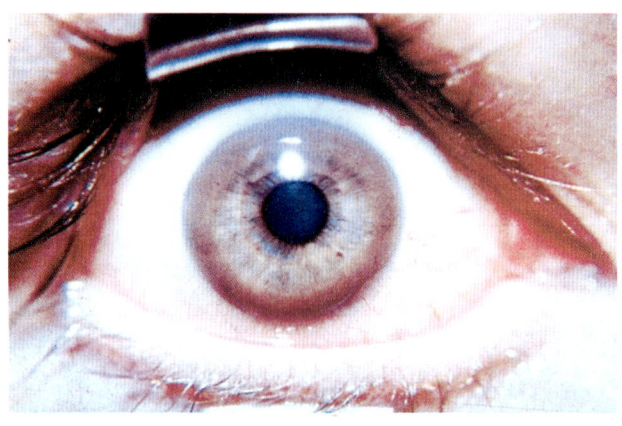

FIGURA *14.47*
Anel de Kayser-Fleischer. A deposição de cobre na membrana de Descemet reflete-se na coloração marrom periférica, que obstrui a visão da íris subjacente.

anormalidades são secundárias à deposição de cobre nos túbulos renais.

SANGUE: Em até 15% dos pacientes com a doença de Wilson, ocorrem episódios hemolíticos agudos transitórios, presumivelmente relacionados com a súbita liberação de cobre livre do fígado.

O tratamento da DW não apenas evita o acúmulo de cobre tecidual como também extrai o cobre que já foi depositado. D-penicilamina, um agente quelante do cobre, aumenta a excreção do mineral na urina. Tanto a disfunção do sistema nervoso central quanto os sintomas da hepatopatia são revertidos, freqüentemente, pelo tratamento. O transplante de fígado cura a DW.

A Fibrose Cística Pode Causar Obstrução Biliar

A obstrução biliar resulta do acúmulo de tampões mucosos e viscosos na árvore biliar intra-hepática e pode estar presente nas primeiras semanas de vida. Tipicamente, a recuperação ocorre em 1 a 6 meses, embora alguns lactentes morram de insuficiência hepática. **Nas crianças que sobrevivem até a adolescência, a hepatopatia clinicamente sintomática desenvolve-se em até 15%, e a cirrose secundária biliar é encontrada em 10% dos pacientes que sobrevivem além dos 25 anos de idade.**

A Deficiência de α_1-Antitripsina (α_1-AT) Leva à Cirrose

A deficiência de α_1-AT é um traço autossômico recessivo hereditário inicialmente descrito como uma causa de enfisema (ver Cap. 12). Posteriormente, foram descritos casos de hepatopatia sem comprometimento pulmonar, e a doença dos dois órgãos também foi descrita. Em lactentes e crianças, a deficiência de α_1-AT é a causa genética mais comum de hepatopatia e a doença genética mais freqüente para a qual o transplante de fígado está indicado. Embora o distúrbio seja encontrado em 1 de 2.000 nativivos, apenas 10 a 15% dos acometidos desenvolvem lesão hepática.

 Patogenia: A α_1-AT é sintetizada no fígado, e tanto o distúrbio pulmonar quanto o distúrbio hepático resultam de um defeito na secreção de uma variante mutante pelo fígado. O *locus* do gene da α_1-AT é denominado *Pi*, e foram identificadas mais de 75 isoformas. Os dois tipos mais freqüentes são denominados PiS e PiZ. A substituição de glutamato por lisina na variante PiZ (95% dos casos) provoca a dobra anormal na proteína mutante e seu acúmulo como um agregado insolúvel no interior da luz do retículo endoplasmático do hepatócito, desse modo lesando tal célula.

 Patologia: **O aspecto característico do fígado de pacientes com deficiência de α_1-AT é a presença de gotículas citoplasmáticas PAS-positivas levemente eosinofílicas** (Fig. 14.48). A microscopia eletrônica visualiza essas inclusões como material amorfo dentro de cisternas dilatadas do retículo endoplasmático. Com freqüência, a doença termina em cirrose.

A deficiência de α_1-AT é uma causa de hepatite no neonato (ver adiante). **A cirrose micronodular desenvolve-se em torno dos 2 a 3 anos de idade nessas crianças, e pode, por fim, se tornar macronodular.**

 Manifestações Clínicas: A expressão clínica da hepatopatia na deficiência de α_1-AT mostra-se bastante variável, desde hepatite neonatal rapidamente fatal até ausência de qualquer disfunção hepática. **Entre os lactentes com o genótipo ZZ — os que são suscetíveis ao desenvolvimento de doença clínica — cerca de 10% desenvolvem icterícia colestática neonatal (hiperbilirrubinemia conjugada).** De fato, a α_1-AT contribui com até 30% de todos os casos de hiperbilirrubinemia conjugada neonatal. A maioria dos lactentes se recupera em 6 meses, mas 10 a 20% desenvolvem hepatopatia permanente. Em geral, as crianças com cirrose morrem antes dos 10 anos de idade devido a insuficiência hepática ou outras complicações de deficiência de α_1-AT. Contudo, o transplante de fígado é curativo.

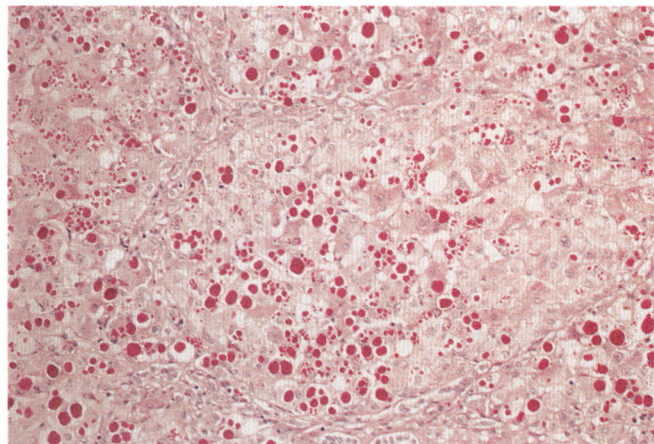

FIGURA *14.48*
Deficiência de α-antitripsina. A fotomicrografia de um corte de fígado corado pela reação do ácido periódico de Schiff (PAS) com digestão pela diastase para remover o glicogênio mostra numerosos glóbulos citoplasmáticos nos hepatócitos.

Alguns pacientes são assintomáticos até o início da idade adulta, quando podem apresentar sintomas de cirrose como queixa inicial. **A cirrose da deficiência de α_1-AT é complicada por uma incidência alta de carcinoma hepatocelular.**

Os Erros Inatos do Metabolismo de Carboidratos Afetam o Fígado

Doenças de Depósito de Glicogênio

A base bioquímica das doenças de depósito de glicogênio é discutida no Cap. 6. **Apenas a glicogenose do tipo IV (deficiência de enzima ramificadora, doença de Andersen) geralmente é complicada por cirrose.** Pode ocorrer cirrose de desenvolvimento lento da glicogenose do tipo III (deficiência da enzima desramificadora, doença de Cori), porém não é inevitável. A glicogenose do tipo I (deficiência de glicose-6-fosfatase, doença de von Gierke) está associada a hepatomegalia surpreendente, e o tipo II (deficiência de ácido-glicosidase, doença de Pompe) manifesta hepatomegalia leve. Nem o tipo I nem o tipo II são complicados por cirrose.

GLICOGENOSE DO TIPO I: Os hepatócitos encontram-se distendidos por grandes quantidades de glicogênio, que se mostram descorados nos cortes corados por hematoxilina eosina e vermelhos com PAS. O acúmulo de gordura varia de leve a intenso, porém geralmente não há fibrose. Com freqüência, adenomas hepáticos desenvolvem-se na adolescência, mas regridem com a terapia dietética.

GLICOGENOSE DO TIPO III: Os lactentes com essa doença mostram hepatomegalia intensa, e o fígado assemelha-se morfologicamente ao visto no tipo I. A gordura é menos evidente, mas a fibrose está presente e pode progredir para cirrose.

GLICOGENOSE DO TIPO IV: Os lactentes manifestam hepatomegalia intensa e, em geral, morrem de cirrose até os 4 anos de idade. Bem circunscritas, inclusões PAS-positivas estão presentes nos hepatócitos aumentados. À microscopia eletrônica, essas inclusões consistem em material fibrilar que representa glicogênio anormal. Depósitos de glicogênio mutante também são encontrados no coração, músculo esquelético e cérebro. O transplante de fígado é curativo para a glicogenose do tipo IV.

Galactosemia

A galactosemia, herdada como um traço autossômico recessivo, é causada por deficiência de galactose-1-fosfato uridil transferase, a enzima que catalisa a segunda etapa na conversão de galactose em glicose. Em decorrência desse defeito metabólico, a galactose e seus metabólitos se acumulam no fígado e outros órgãos. Os lactentes com esse distúrbio e que são alimentados com leite rapidamente desenvolvem **hepatoesplenomegalia, icterícia** e **hipoglicemia.** São comuns catarata e retardamento mental.

À microscopia, em 2 semanas após o nascimento, o fígado mostra acúmulo extenso e uniforme de gordura e notável proliferação de dúctulos biliares nos espaços porta e ao seu redor. Com freqüência, ocorre colestase nos canalículos e dúctulos biliares. Tampões de bile preenchem muitos desses pseudo-ácinos. Com cerca de 6 semanas de idade, a fibrose começa a se estender dos espaços porta para o lóbulo, **progredindo para cirrose em 6 meses.** A instituição de uma dieta sem galactose melhora a doença e reverte muitas das alterações morfológicas.

Intolerância Hereditária à Frutose

A intolerância hereditária à frutose é uma doença autossômica recessiva causada pela deficiência de frutose-1-fosfato-aldolase. Quando a frutose é ingerida no início da lactância, há desenvolvimento de hepatomegalia, icterícia e ascite. Entretanto, alimentar com frutose após os 6 meses de idade resulta em doença muito menos grave, e o único comprometimento clínico é hipoglicemia espontânea. Os lactentes que sofrem de doença hepática mostram muitas das alterações da hepatite neonatal. O acúmulo de gordura pode ser acentuado, em cujo caso o aspecto assemelha-se ao da galactosemia. A fibrose progressiva culmina em cirrose.

Tirosinemia

A tirosinemia é um traço autossômico recessivo que interfere no catabolismo da tirosina até fumarato e acetoacetato. O defeito bioquímico é uma deficiência de fumarilacetoacetato hidrolase (FAH) no fígado causada por mais de 30 mutações no gene *FAH*. A lesão do fígado e do rim é causada pelo acúmulo de succinil acetona e succinil acetoacetato, ambos potentes eletrófilos que podem reagir com grupos sulfidrila da glutationa e das proteínas.

A **tirosinemia aguda,** que começa em algumas semanas ou meses após o nascimento, caracteriza-se por hepatoesplenomegalia e está associada a insuficiência hepática e morte, geralmente antes dos 12 meses de idade. O aspecto do fígado é bastante semelhante ao da galactosemia, incluindo a progressão para cirrose.

A **tirosinemia crônica** começa no primeiro ano de vida e caracteriza-se por atraso do crescimento, doença renal e insuficiência hepática. Em geral, a morte se dá antes dos 10 anos de idade. **A incidência de carcinoma hepatocelular associado a tirosinemia crônica é extraordinariamente alta.** A tirosinemia é tratada por transplante de fígado.

Outras Causas Hereditárias de Cirrose

Uma ampla variedade de erros inatos do metabolismo tem sido associada à cirrose, incluindo doenças de depósito, como a doença de Gaucher, doença de Niemann-Pick, mucopolissacaridoses, adrenoleucodistrofia neonatal, doença de Wolman e síndrome de Zellweger.

CIRROSE INFANTIL INDIANA

A cirrose infantil indiana (CII) é um distúrbio fatal bastante restrito a crianças em idade pré-escolar no subcontinente da Índia. Casos semelhantes já foram descritos ocasionalmente em outros locais. O distúrbio acomete predominantemente meninos entre 1 e 4 anos de idade advindos de famílias hindus de classe média. O fígado exibe cirrose micronodular e corpúsculos de Mallory em abundância, semelhante ao que ocorre na hepatopatia alcoólica.

A etiologia e a patogenia da CII não estão bem entendidas. Foram relatados casos em famílias, mas não foi estabelecido padrão hereditário. É interessante notar que as crianças com essa doença apresentam um excesso intenso de cobre e de proteína ligadora de cobre no fígado, mas a importância desses achados ainda é obscura.

LESÃO HEPATOTÓXICA

O espectro da lesão hepática aguda quimicamente induzida abrange todo o espectro da hepatopatia, desde colestase transitória até hepatite fulminante. A lesão tóxica crônica do fígado também é variada; em um extremo, está a hepatite crônica e, no outro extremo, a cirrose ativa. Embora a lesão hepática causada por fármacos seja responsável por menos de 5% de todos os casos de icterícia, compreende até 25% dos casos de insuficiência hepática fulminante.

Algumas substâncias químicas hepatotóxicas invariavelmente produzem necrose de hepatócitos — ou seja, sua ação é completamente previsível. Entre esses agentes estão substâncias tão diferentes quanto o fósforo amarelo, o solvente orgânico tetracloreto de carbono, a faloidina do cogumelo venenoso e o analgésico acetaminofeno [paracetamol]. As características definidoras da lesão hepática produzida por hepatotoxinas "previsíveis" são as seguintes:

- O agente, em doses suficientemente altas, sempre produz necrose hepatocelular.
- A extensão da lesão hepática é dose-dependente.
- Esses compostos produzem as mesmas lesões em diferentes espécies animais.
- A necrose hepática é caracteristicamente zonal — com freqüência, mas não exclusivamente, centrolobular.
- O período entre a administração da toxina e o desenvolvimento da necrose hepatocelular é breve.

O Cap. 1 inclui uma discussão dos possíveis mecanismos pelos quais as toxinas produzem necrose hepática. Em resumo, a necrose hepatotóxica é, na maioria dos casos, conseqüente ao metabolismo do composto pelo sistema de oxidase de função mista do fígado, através do qual são produzidas formas de oxigênio reativas e metabólitos reativos. A taxa de metabolismo de uma droga é influenciada por muitos fatores, como idade, sexo, estado nutricional, interação com outras drogas e indução prévia da atividade hepática de metabolização de drogas.

Ao contrário dos venenos clássicos mencionados anteriormente, **a maioria das reações a fármacos é imprevisível** e parece representar eventos idiossincráticos ou manifestações de sensibilidade incomuns a determinado efeito colateral relacionado com a dose. Os indivíduos sensíveis podem ser predispostos a reações idiossincráticas pelo fato de possuírem vias metabólicas diferentes daquelas da população geral ou porque são inusitadamente sensíveis a um efeito farmacológico uniforme da droga diferente da resposta terapêutica desejada.

As variações genéticas nos sistemas de biotransformação e na produção ou detoxificação de metabólitos reativos podem determinar os efeitos tóxicos de algumas drogas. Uma reação imunológica a fármacos, seus metabólitos, ou hepatócitos modificados não foi excluída. As drogas que são principalmente colestáticas não dependem necessariamente do metabolismo para sua ação.

Com essas considerações em mente, discutiremos a lesão hepatotóxica em termos dos padrões morfológicos da reação produzida.

A Necrose Hepatocelular Zonal É Causada pelos Metabólitos de Fármacos e Substâncias Químicas

A localização centrolobular da necrose presumivelmente reflete a maior atividade de enzimas metabolizadoras de fármacos nas zonas centrais. Exemplos de agentes que produzem tais agentes de lesão são o tetracloreto de carbono, o acetaminofeno (Fig. 14.49) e as toxinas do cogumelo *Amanita phalloides*.

Nas zonas acometidas, os hepatócitos exibem necrose por coagulação, tumefação hidrópica e quantidades variáveis de gordura. A inflamação tende a ser esparsa. Se a dose da hepatotoxina for suficientemente grande, a necrose pode se estender envolvendo todo o lóbulo, deixando apenas uma borda delgada de hepatócitos viáveis circundando os espaços porta. Os pacientes ou morrem de insuficiência hepática aguda ou se recuperam sem seqüelas.

A administração crônica de hepatotoxinas que causam necrose zonal, exemplificada pelo tetracloreto de carbono, produz cirrose em animais experimentais. No entanto, em geral esse não é um problema em seres humanos; uma vez reconhecida a lesão tóxica aguda, em geral são tomadas medidas para evitar a reexposição ao agente agressor.

A Esteatose Hepática É uma Resposta a Diversas Hepatotoxinas

O acúmulo de triglicerídeos dentro dos hepatócitos (esteatose hepática) geralmente ocorre de modo previsível. Embora possa haver uma sobreposição significativa, são reconhecidos dois padrões morfológicos, a saber, esteatose macrovesicular e esteatose microvesicular.

Esteatose Macrovesicular

Na esteatose macrovesicular, a microscopia óptica mostra o citoplasma do hepatócito ocupado por gordura, conforme visualizado como uma grande área clara que distende a célula e desloca o núcleo para a periferia. Além de sua associação à ingestão crôni-

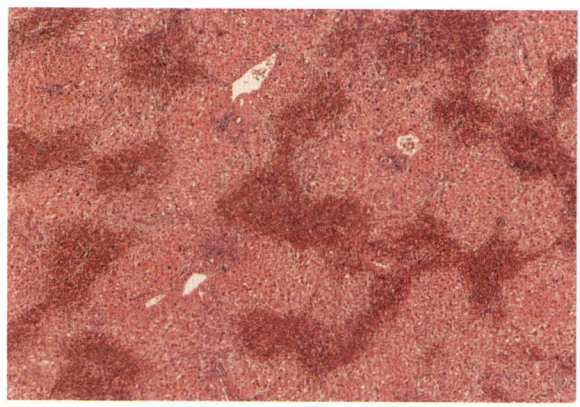

FIGURA *14.49*
Necrose centrolobular tóxica. A amostra de necropsia em um caso de overdose de acetaminofeno revela necrose hemorrágica proeminente das zonas centrolobulares de todos os lóbulos hepáticos.

ca de etanol, a gordura macrovesicular é conseqüente à administração experimental de hepatotoxinas diretas (ou à exposição acidental), como o tetracloreto de carbono e os constituintes venenosos de alguns cogumelos. Ademais, os corticosteróides e alguns antimetabólitos, como o metotrexato, podem causar esteatose macrovesicular. Não há motivos para se crer que a presença da gordura por si só seja lesiva ao hepatócito. Na verdade, seu acúmulo reflete a lesão hepatocelular subjacente.

Uma variante intrigante da esteatose macrovesicular tóxica que se assemelha à hepatite alcoólica, denominada *esteato-hepatite* (ver anteriormente), ocorre após a administração de certos fármacos (p. ex., amiodarona no tratamento de arritmias).

Esteatose Microvesicular

Ao contrário da esteatose macrovesicular, que em si tende a ser clinicamente insignificante, a esteatose microvesicular está comumente associada a hepatopatia grave e, algumas vezes, fatal. Pequenos vacúolos de gordura estão dispersos por todo o citoplasma dos hepatócitos, e o núcleo retém sua posição central (Fig. 14.50). Nesse caso também, não é a presença da gordura e sim os defeitos metabólicos subjacentes que produzem a disfunção hepática.

SÍNDROME DE REYE: Essa doença aguda rara de crianças caracteriza-se por esteatose microvesicular, insuficiência hepática e encefalopatia. Edema cerebral e acúmulo de gordura são relatados no cérebro. Em geral, os sintomas começam após uma doença febril, freqüentemente gripe ou varicela, e supõe-se que estejam correlacionados com a administração de **aspirina**. Evidentemente, a síndrome de Reye é mais complexa do que uma simples influência de efeitos tóxicos da aspirina, já que quase sempre ocorre após uma doença febril e as doses consumidas do fármaco são muito pequenas para provocar lesão hepática. De qualquer modo, com a diminuição do uso da aspirina em crianças e, possivelmente, com uma redução da incidência de gripe, a síndrome de Reye tornou-se bastante rara atualmente.

ESTEATOSE HEPÁTICA DA GRAVIDEZ: A microesteatose, que não raramente está associada à insuficiência hepática, pode ocorrer durante a gestação e comumente melhora no parto. As mulheres que são acometidas por esteatose hepática da gravidez podem completar gravidezes subseqüentes sem efeitos adversos.

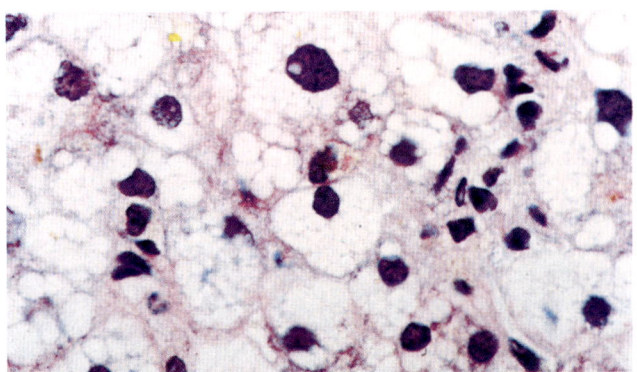

FIGURA *14.50*
Esteatose hepática microvesicular. A amostra de biopsia hepática em um caso de síndrome de Reye revela pequena gotícula de gordura em hepatócitos e núcleos localizados centralmente.

FOSFOLIPIDOSE: Os triglicerídeos não são os únicos lipídios que podem se acumular no fígado em resposta à lesão tóxica. A fosfolipidose, que se assemelha a determinados distúrbios hereditários do metabolismo de lipídios (p. ex., doença de Niemann-Pick e doença de Tay-Sachs), ocorre após a administração de fármacos como o maleato de perexilina e a amiodarona. À microscopia óptica, tanto os hepatócitos quanto as células de Kupffer estão aumentados e mostram citoplasma espumoso.

A Colestase Intra-hepática Aguda É uma Manifestação Freqüente da Hepatopatia Fármaco-induzida

À histologia, as lesões podem variar desde colestase centrolobular branda, praticamente sem necrose hepatocelular nem inflamação, até colestase pan-lobular com focos dispersos de necrose hepatocelular. Os fármacos incriminados nesse tipo de lesão hepática incluem esteróides anabolizantes e agentes tranqüilizantes. Exceto pela icterícia leve, prurido e nível elevado de fosfatase alcalina sérica, os pacientes sentem-se bem.

As Lesões Semelhantes à Hepatite Viral São Imprevisíveis

Todas as características de uma hepatite viral aguda ocorrem ocasionalmente após a administração de diversas drogas. Os exemplos mais observados são a inalação do anestésico halotano, o agente antituberculose isoniazida e o fármaco anti-hipertensivo metildopa. Embora a incidência dessas reações semelhantes à hepatite viral seja baixa, elas são muito mais perigosas do que a própria hepatite viral, produzindo doença mais grave e taxa muito mais elevada de mortalidade. Observam-se todas as variações de lesão hepática aguda, desde leve hepatite anictérica até necrose hepática maciça rapidamente fatal.

A Hepatite Crônica Pode Suceder a Ingestão Persistente de Fármacos Hepatotóxicos

A exemplo da hepatite crônica provocada por infecção viral persistente, a hepatite crônica induzida por fármacos pode evoluir para cirrose, embora raramente. Ao interromper a administração da droga, em geral a lesão sofre resolução, embora possa levar muitos meses. Nos pacientes que evoluíram para cirrose, o tecido fibroso permanece, mas a atividade inflamatória e necrosante é interrompida. Entre os fármacos incriminados na produção de hepatite crônica estão a droga antituberculose isoniazida e determinadas sulfonamidas.

A Hepatite Granulomatosa É uma Reação a Fármacos

Os granulomas não-caseosos "semelhantes a sarcóide" podem surgir nos tratos porta e no parênquima lobular após a ingestão de algumas drogas. A lesão hepática é transitória e não acarreta lesões crônicas. Entre os muitos fármacos associados a hepatite granulomatosa estão o agente antiinflamatório fenilbutazona, a droga antiarrítmica quinidina e o alopurinol, usado no tratamento da gota.

As Lesões Vasculares Podem Complicar a Terapia Hormonal

Relata-se a oclusão das veias hepáticas (*síndrome de Budd-Chiari*) sucedendo o uso de anticoncepcionais orais, presumivelmente refletindo o estado hipercoagulável geral associado ao uso desses esteróides.

A *peliose do fígado* é uma lesão hepática peculiar, caracterizada por cavidades císticas cheias de sangue que não são revestidas por células endoteliais (Fig. 14.51). Esteróides sexuais anabólicos, esteróides contraceptivos e o composto antiestrogênio tamoxifeno algumas vezes produzem essa lesão.

As Lesões Neoplásicas São Reações Medicamentosas Raras

Os **adenomas hepáticos** são tumores benignos pouco freqüentes que aparecem após o uso de anticoncepcionais orais e (raramente) de esteróides anabólicos (ver adiante).

Os **hemangiossarcomas** do fígado surgiram muitos anos após a administração intravenosa de dióxido de tório (Thorotrast), um composto radioativo empregado antigamente para visualizar o fígado. Esse isótopo particulado é engolfado pelas células de Kupffer, onde permanece inerte indefinidamente, emite energia radiante local e, dessa forma, produz transformação neoplásica. A exposição crônica a arsênico inorgânico, geralmente na forma de inseticidas, e a inalação de cloreto de vinil em um ambiente industrial também foram associadas ao desenvolvimento de hemangiossarcoma do fígado.

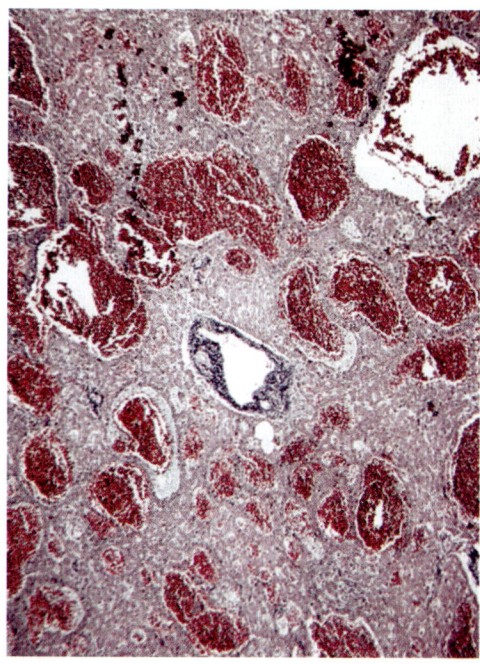

FIGURA *14.51*
Peliose hepática. O fígado contém muitos espaços grandes e irregulares, repletos de sangue.

PORFIRIAS

As porfirias compreendem afecções tanto hereditárias quanto adquiridas; são causadas por deficiências na via da biossíntese do heme e caracterizadas pelo acúmulo de intermediários porfirínicos (ver Cap. 20). As porfirias estão divididas em dois tipos, porfirias hepáticas e eritropoiéticas, com base na localização do metabolismo defeituoso do heme e no acúmulo de porfirinas e seus precursores. A genética molecular das porfirias é heterogênea, com mutações únicas ocorrendo geralmente dentro de famílias individuais.

As porfirias hepáticas são herdadas como traços autossômicos dominantes e, freqüentemente, são desencadeadas pela administração de fármacos, hormônios sexuais, inanição, hepatite C, infecção pelo HIV e consumo de álcool. O fígado nas porfirias hepáticas exibe variavelmente esteatose, hemossiderose, fibrose e cirrose. Pode haver inclusões citoplasmáticas em forma de agulha.

PORFIRIA INTERMITENTE AGUDA: Essa doença é a porfiria genética mais comum e reflete uma deficiência de atividade da porfobilinogênio desaminase no fígado. No entanto, apenas 10% dos portadores do gene manifestam sintomas clínicos, que geralmente afetam adultos jovens. Dor abdominal em cólica e sintomas neuropsiquiátricos predominam.

PORFIRIA CUTÂNEA TARDIA: Essa porfiria hepática crônica é a porfiria mais freqüente e pode ser adquirida ou herdada como caráter autossômico dominante. Reflete deficiência de atividade da uroporfirinogênio descarboxilase no fígado. O paciente clássico é de meia-idade ou idoso, exibe fotossensibilidade cutânea e sofre de hepatopatia com sobrecarga hepática de ferro.

Outras porfirias hereditárias, denominadas *porfirias eritropoiéticas* e *porfiria eritropoiética congênita*, são provocadas por deficiência de enzimas em células da linhagem eritrocítica. Caracterizam-se por fotossensibilidade cutânea e, ocasionalmente, hepatopatia.

DISTÚRBIOS VASCULARES

A Insuficiência Cardíaca Congestiva É a Principal Causa de Congestão Hepática

Congestão Passiva Aguda

À necropsia, é comum o fígado estar congesto de modo agudo, presumivelmente devido à falência cardíaca no período agonizante. Ao corte, o fígado apresenta-se difusamente salpicado de pequenos focos vermelhos. À microscopia, esses representam zonas centrolobulares com sinusóides e vênulas terminais dilatados e congestos. Essas alterações não são importantes clinicamente.

Congestão Passiva Crônica

Na presença de insuficiência cardíaca congestiva persistente, a pressão na circulação venosa periférica aumenta, impedindo o efluxo venoso do fígado e produzindo congestão passiva crônica do órgão. O fígado congesto de modo crônico freqüentemente encontra-se reduzido em tamanho. A superfície de corte exibe um padrão acentuadamente lobular, com um aspecto mosqueado de áreas claras e escuras alternadas (Fig. 14.52), denominado *fígado em noz-moscada*. Nos casos graves, as vênulas terminais centrolobulares e sinusóides adjacentes encontram-se acentuadamente dilatados e repletos de eritrócitos, e as placas de hepatócitos nessa zona estão adelgaçadas por atrofia por compressão.

Nos casos de **insuficiência cardíaca direita** particularmente grave e prolongada (p. ex., valvulopatia tricúspide ou pericardite constritiva), a congestão passiva crônica evolui a graus variáveis de fibrose hepática. Feixes fibrosos delicados envolvem vênulas terminais, e os septos se irradiam das zonas centrolobulares. Septos fibrosos podem ligar veias centrais adjacentes, desse modo produzindo uma "lobulação reversa". A atrofia por compressão dos hepatócitos centrolobulares permanece proeminente. O antigo termo *cirrose cardíaca* é inadequado, já que septos completos e nódulos regenerativos da cirrose verdadeira raras vezes são encontrados.

A congestão passiva crônica do fígado é de interesse mais patológico do que clínico, já que o distúrbio tem pouco efeito sobre a função hepática. Características de hipertensão porta, como esplenomegalia e ascite, algumas vezes acompanham a congestão passiva crônica do fígado.

O Choque Resulta em Diminuição da Perfusão Hepática

O choque de qualquer etiologia freqüentemente acarreta necrose isquêmica dos hepatócitos centrolobulares. A zona centrolobular, denominada zona 3 no conceito funcional do ácino hepático (ver Fig. 14.2), é mais distal ao fornecimento sangüíneo advindo dos espaços porta e é a área mais vulnerável a lesões isquêmicas. À microscopia, a necrose por coagulação de hepatócitos centrolobulares vem acompanhada de hemorragia franca.

O Infarto do Fígado É Incomum Devido a Seu Suprimento Sangüíneo Duplo e à Estrutura de Anastomoses dos Sinusóides Hepáticos

A oclusão aguda da artéria hepática ou de seus ramos é rara, mas pode ocorrer como conseqüência de embolia, poliarterite nodosa ou ligadura acidental durante cirurgia. Nessas circunstâncias, áreas pálidas irregulares, em geral circundadas por uma zona de hiperemia, refletem a necrose isquêmica subjacente.

A oclusão aguda de ramos intra-hepáticos da veia porta, em geral associada a hipertensão venosa hepática, classicamente produz o *infarto de Zahn*, uma área triangular vermelho-escuro com sua base na superfície do fígado. À microscopia, observa-se apenas dilatação e congestão dos sinusóides. Por isso, o termo tradicional "infarto" é, na verdade, inadequado.

INFECÇÕES BACTERIANAS

As infecções bacterianas são causas raras de hepatopatia nos países industrializados e constituem, em sua maior parte, complicações de infecções em outros locais. As reações características no fígado são granulomas, abscessos e inflamação difusa. As infecções associadas a inflamação granulomatosa em outros locais (p. ex., tuberculose, tularemia e brucelose) também podem causar hepatite granulomatosa.

Os **abscessos hepáticos piogênicos** são produzidos por estafilococos, estreptococos e enterobactérias Gram-negativas. O aspecto morfológico de um abscesso piogênico no fígado assemelha-se ao observado em outros locais. Os microrganismos anaeróbicos do trato gastrintestinal, particularmente da espécie *Bacteroides*, e estreptococos microaerófilos são causas freqüentes de abscesso hepático. Os microrganismos alcançam o fígado no sangue arterial ou porta ou através do trato biliar. Nos casos de septicemia, o fígado é invadido por microrganismos de locais distantes através do sangue arterial.

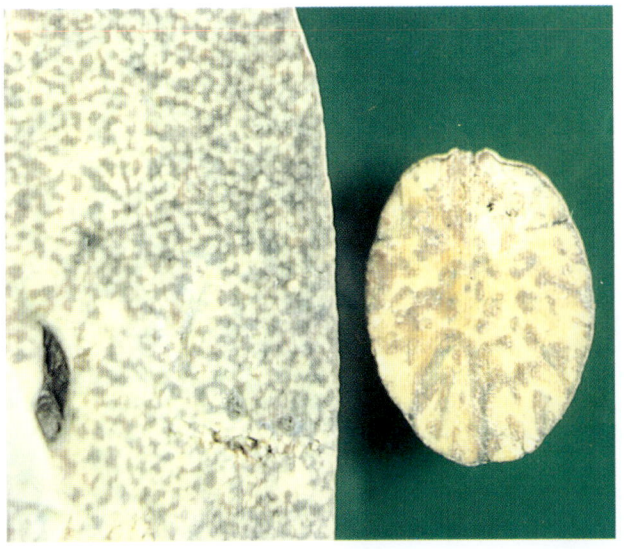

FIGURA *14.52*
Congestão passiva crônica do fígado. A superfície deste fígado fixado exibe um padrão lobular acentuado, aspecto semelhante ao de uma noz-moscada (*direita*).

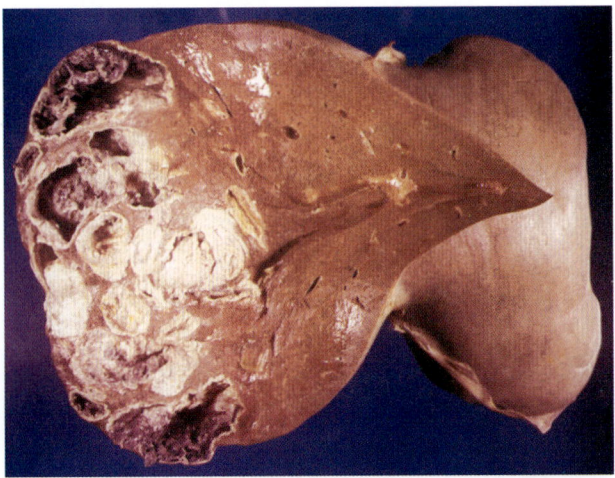

FIGURA *14.53*
Abscessos pileflebíticos do fígado. A superfície de corte do fígado revela cavidades de abscessos grandes, irregulares e confluentes.

Os **abscessos pileflebíticos** (Fig. 14.53) decorrem de supuração intra-abdominal, como na peritonite ou diverticulite, sendo os microrganismos transmitidos ao fígado no sangue porta. Há algum tempo, a pileflebite era a causa mais comum de abscessos hepáticos, mas o controle da sepse abdominal com antibióticos tornou essa via de infecção rara.

Os **abscessos colangíticos** no fígado são hoje em dia a forma mais comum de abscesso hepático nos países ocidentais. A obstrução biliar de qualquer etiologia freqüentemente é complicada por infecção bacteriana da árvore biliar, denominada *colangite ascendente*. A disseminação biliar retrógrada de microrganismos (geralmente *Escherichia coli*) a seguir acarreta a formação de abscessos colangíticos.

Os abscessos hepáticos localizam-se mais freqüentemente no lobo direito do fígado. A inflamação difusa do fígado provocada por infecção bacteriana é distintamente rara hoje em dia, mas pode ser encontrada em diversos estados septicêmicos, particularmente em pacientes imunodeprimidos. Em cerca de metade dos casos de abscesso hepático, a fonte da infecção não pode ser identificada.

Manifestações Clínicas: Quase sempre o paciente com abscesso hepático apresenta febre alta, perda de peso rápida, dor abdominal no hipocôndrio direito e hepatomegalia. Ocorre icterícia em 25% dos casos, porém os níveis séricos de fosfatase alcalina quase sempre estão elevados. Os abscessos solitários são tratados por drenagem cirúrgica e antibióticos, mas os abscessos múltiplos representam um difícil problema terapêutico. As complicações do abscesso hepático relacionam-se principalmente com o rompimento e a disseminação direta da infecção. Ocorrem fístulas pleuropulmonares, devido à ruptura de um abscesso através do diafragma, e peritonite, causada por extravasamento na cavidade abdominal. A disseminação de microrganismos no sangue pode provocar septicemia e abscessos metastáticos em outras partes do corpo. A mortalidade por abscessos hepáticos, mesmo nos casos tratados, ainda é alta, variando entre 40 e 80%.

INFESTAÇÕES PARASITÁRIAS

As infestações parasitárias do fígado constituem um sério problema de saúde pública em todo o mundo, embora sejam incomuns em países industrializados. Essas doenças são discutidas no Cap. 9. Aqui resumimos as principais doenças parasitárias que acometem o fígado.

As Doenças por Protozoários Freqüentemente Envolvem o Fígado

AMEBÍASE: Nos Estados Unidos, o estado de portador de *Entamoeba histolytica* é, provavelmente, inferior a 5%, embora se relate uma prevalência de até 35% em homens homossexuais. A amebíase hepática, complicação extra-intestinal mais comum, causa abscessos amébicos, que são múltiplos em cerca de metade dos casos (Fig. 14.54).

Ao exame macroscópico, um abscesso amebiano tipicamente varia de 8 a 12 cm de diâmetro, tem o aspecto bem circuns-

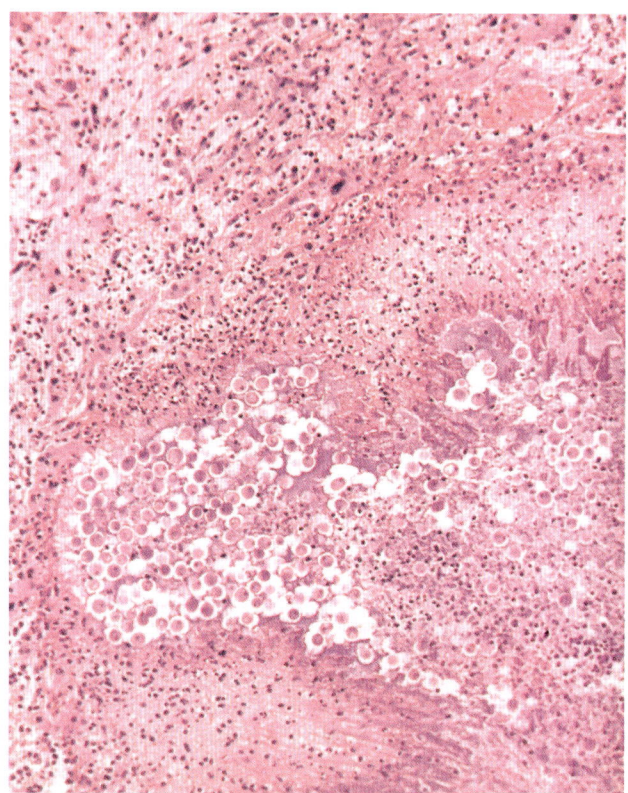

FIGURA *14.54*
Abscesso amébico do fígado. A fotomicrografia da margem de um abscesso amébico revela proliferação fibroblástica circundando a cavidade e trofozoítas amébicos na luz.

crito e contém material escuro e espesso comparável a uma pasta de anchova ou chocolate. À microscopia, os trofozoítas podem em geral ser visualizados na periferia dos detritos necróticos.

Os sintomas associados aos abscessos amebianos são semelhantes àqueles que caracterizam abscessos piogênicos. Com o tratamento adequado (amebicidas teciduais), o abscesso pode curar-se e deixar apenas um tecido cicatricial residual. A drenagem cirúrgica de abscessos grandes é importante. Se um abscesso amebiano continuar a crescer, poderá se romper na cavidade peritoneal, onde produzirá peritonite, uma complicação associada a uma taxa de mortalidade de até 40%. As amebas também podem invadir o sangue, em cujo caso podem suceder abscessos do cérebro e do pulmão.

MALÁRIA: O envolvimento hepático na malária é uma causa freqüente de hepatomegalia em áreas endêmicas. Reflete hipertrofia das células de Kupffer e hiperplasia secundária a fagocitose dos detritos resultantes da ruptura de eritrócitos parasitados. Esse acometimento hepático não origina disfunção hepática importante.

LEISHMANIOSE VISCERAL (CALAZAR): A exemplo da malária, a hepatomegalia da leishmaniose visceral crônica reflete hiperplasia de fagócitos mononucleares no fígado. Entretanto, em oposição à malária, as células de Kupffer ingerem elas mesmas os organismos parasitas, que são visualizados como *corpúsculos de Donovan*. Clinicamente, há pouca evidência de disfunção hepática.

As Doenças Helmínticas São Problemas de Áreas Subdesenvolvidas

As doenças causadas por helmintos são descritas no Cap. 9, e a *esquistossomose hepática* está discutida anteriormente no contexto de hipertensão porta.

ASCARIDÍASE: A partir do duodeno, o *Ascaris lumbricoides* tem acesso à árvore biliar, onde pode produzir cólica biliar aguda. Quando os parasitas se alojam nas vias biliares intra-hepáticas, sua desintegração resulta na liberação de inúmeros ovos, que desencadeiam colangite supurativa grave. Os abscessos colangíticos resultantes podem se romper na cavidade peritoneal ou no espaço pleural. A disseminação da infecção para as veias hepáticas ou porta causa pileflebite, uma complicação muito perigosa.

À necropsia, o fígado mostra-se aumentado e numerosas cavidades irregulares contêm material de odor fétido no qual são encontrados os restos de parasitas degenerados.

TREMATÓDEOS HEPÁTICOS: Os principais trematódeos parasitas que afetam o fígado humano são *Clonorchis sinensis* e *Fasciola hepatica*. Os seres humanos são os hospedeiros definitivos de *C. sinensis*, ao passo que os ovinos e os bovinos constituem o principal reservatório da *F. hepatica*. Esses dois parasitas alojam-se na árvore biliar intra-hepática, onde provocam hiperplasia do epitélio biliar, particularmente intensa na clonorquíase (Fig. 14.55). Na infestação maciça por *C. sinensis*, o acúmulo de material oriundo de vermes degenerados, ovos de parasitas e muco viscoso (secretado por células caliciformes metaplásicas no epitélio biliar) obstrui o fluxo biliar intra-hepático e provoca a formação de cálculos biliares intra-hepáticos. A infecção secundária da bile por *E. coli* provoca colangite e abscessos colangíticos, que são causas freqüentes de emergências cirúrgicas em alguns países asiáticos. **A infestação biliar por *C. sinensis* é um fator etiológico no desenvolvimento de colangiocarcinoma.**

EQUINOCOCOSE (DOENÇA HIDÁTIDA CÍSTICA): A infecção pelas tênias do gênero *Echinococcus*, principalmente *E. granulosus*, constitui uma zoonose importante que envolve o fígado humano. Os cistos equinocócicos expandem-se lentamente e produzem sintomas apenas após muitos anos. Dentro do fígado, o cisto se comporta como uma lesão expansiva; as manifestações sistêmicas refletem reações tóxicas ou alérgicas à absorção de constituintes dos microrganismos.

A Leptospirose (Doença de Weil) É uma Infecção Acidental de uma Zoonose

As espiroquetas do gênero *Leptospira* infectam muitas espécies animais. Apesar do reservatório animal de leptospira, menos de um quinto dos pacientes que contraem leptospirose tem uma história de contato direto com animais. A **síndrome de Weil** refere-se à leptospirose complicada por febre prolongada e icterícia e, nos casos graves, por azotemia, hemorragias e consciência alterada. A síndrome de Weil ocorre em apenas 1 a 6% de todos os casos de leptospirose. As alterações morfológicas do fígado nos casos fatais são inespecíficas e incluem necrose focal, células de Kupffer aumentadas e colestase centrolobular. Em geral, os microrganismos não são demonstráveis no fígado.

As Lesões Hepáticas da Sífilis Eram Comuns, Porém Atualmente São Raras

A **sífilis congênita** provoca hepatite neonatal, que acarreta fibrose difusa nos espaços porta e ao redor de hepatócitos individuais ou grupos de hepatócitos.

A **sífilis terciária** caracteriza-se por gomas hepáticas (lesões focais semelhantes a granulomas), que se curam deixando cicatrizes densas. A retração produz fendas profundas e uma pseudolobulação visível do fígado, denominada *fígado lobado* (*hepar lobatum*), uma alteração que não deve ser confundida com cirrose.

SÍNDROMES COLESTÁTICAS DA LACTÂNCIA

As doenças caracterizadas por colestase prolongada e icterícia em lactentes representam doenças que afetam basicamente os hepatócitos ou obstruem o sistema biliar.

A Hepatite Neonatal É uma Entidade com Múltiplas Causas

A hepatite neonatal manifesta-se por colestase prolongada, evidências morfológicas de lesão dos hepatócitos e inflamação.

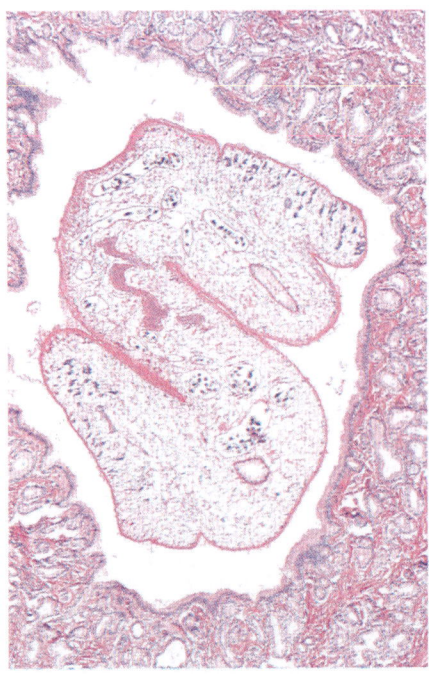

FIGURA 14.55
Infecção do fígado por *Clonorchis sinensis*. A luz do ducto biliar contém um trematódeo hepático adulto, e a mucosa está hiperplásica.

Patogenia: Em cerca de metade dos casos de hepatite neonatal, é possível identificar a causa (Quadro 14.5), e cerca de 30% dos casos são atribuídos a deficiência de α_1-antitripsina apenas. A maioria dos outros casos com etiologia conhecida pode ser atribuída a hepatite viral B e a agentes infecciosos como os do grupo TORCH (*t*oxoplasmose, "*o*utros", *r*ubéola, *c*itomegalovírus e *h*erpes simples). Alguns casos representam lesão hepática associada a defeitos do metabolismo, por exemplo, galactosemia ou intolerância à frutose. Alguns casos de hepatite neonatal são diagnosticados associados a síndrome de Down ou outros distúrbios cromossômicos. A outra metade dos casos de hepatite neonatal tem etiologia desconhecida.

 Patologia: A lesão hepática característica da hepatite neonatal é a transformação de hepatócitos em células gigantes, daí o antigo termo *hepatite de células gigantes* (Fig. 14.56). As células gigantes contêm até 40 núcleos e podem parecer estar separadas das outras células na placa hepática. O citoplasma pálido e distendido contém grandes quantidades de glicogênio e ferro. A quantidade de células gigantes diminui com o decorrer do tempo, e são raras em crianças com idade superior a 1 ano. Com freqüência, o pigmento biliar é proeminente no interior dos canalículos e hepatócitos. Hepatócitos em balão, transformação acinar de hepatócitos e corpúsculos acidófilos também são típicos da hepatite neonatal. Com freqüência, a hematopoiese extramedular é proeminente. São encontrados infiltrados infla-

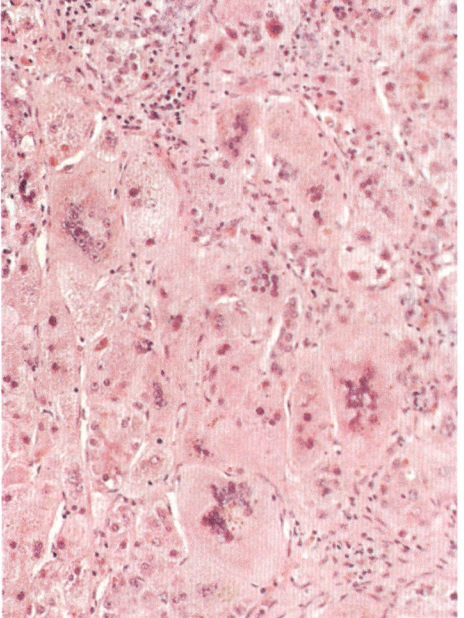

FIGURA 14.56
Hepatite neonatal. A fotomicrografia revela hepatócitos gigantes multinucleados, lesão de hepatócitos e infiltrado inflamatório crônico leve.

matórios crônicos nos espaços porta e também no parênquima lobular. A fibrose pericelular circundando hepatócitos em degeneração, individualmente ou em grupos, é comum, e septos de tecido fibroso se estendem a partir dos espaços porta.

QUADRO 14.5 Causas de Hepatite Neonatal

Idiopática
  Hepatite neonatal idiopática
  Colestase intra-hepática prolongada
    Displasia artério-hepática (síndrome de Alagille)
    Escassez de ductos biliares intra-hepáticos não-associada a síndromes específicas
    Síndrome de Zellweger (síndrome cérebro-hepatorrenal)
    Doença de Byler
Obstrução mecânica dos ductos biliares intra-hepáticos
  Fibrose hepática congênita
  Doença de Caroli (dilatação cística de ductos intra-hepáticos)
Distúrbios metabólicos
  Defeitos do metabolismo de carboidratos
    Galactosemia
    Intolerância à frutose hereditária
    Glicogenose tipo IV
  Defeitos do metabolismo de lipídio
    Doença de Gaucher
    Doença de Niemann-Pick
    Doença de Wolman
  Tirosinemia (defeito do metabolismo de aminoácidos)
  Deficiência de α_1-antitripsina
  Fibrose cística
  Nutrição parenteral
Hepatite
  Hepatite B
  Agentes do TORCH
  Varicela
  Sífilis
  ECHO vírus
  Sepse neonatal
Anormalidades cromossômicas
  Síndrome de Down
  Trissomia do 18
Atresia biliar extra-hepática

A Atresia Biliar Refere-se à Ausência de uma Luz na Árvore Biliar

Com freqüência, as atresias biliares tanto extra-hepáticas quanto intra-hepáticas estão associadas a características morfológicas de hepatite neonatal.

Atresia Biliar Extra-hepática

A atresia biliar extra-hepática é uma doença colestática caracterizada por obliteração da luz de toda a árvore biliar extra-hepática ou de parte dela. A atresia biliar extra-hepática é responsável por quase metade de todos os lactentes que apresentam colestase persistente no período neonatal. Desses casos, cerca de 20% exibem anomalias congênitas associadas, como anormalidades do coração, intestino e baço. Outros casos de obstrução biliar extra-hepática estão associados a etiologias conhecidas de hepatite neonatal, como anormalidades cromossômicas (trissomias) e muitas infecções virais.

 Patologia: A atresia biliar extra-hepática pode envolver todos os ductos biliares extra-hepáticos ou limitar-se a segmentos da árvore biliar proximal ou distal. Em um dos extremos, a inflamação periluminal aguda e crônica é proeminente. A necrose epitelial é evidente, e são encontrados restos celulares na luz obstruída ou estenosada. No outro extremo, a luz original é totalmente substituída por tecido conjuntivo maduro, e verifica-se pouca ou nenhuma inflamação. À histologia, a colestase e a proliferação dos dúctulos biliares periportais são proeminentes no fígado. Uma minoria de casos exibe hepatócitos gigantes multinucleados, idênticos àqueles observados na hepatite neonatal. Embora os ductos biliares intra-hepáticos possam no início parecer normais, gradualmente são obliterados pela persistência de colestase. Por fim, sobrevém cirrose biliar secundária.

Atresia Biliar Intra-hepática

A atresia biliar intra-hepática refere-se a uma escassez de ductos biliares intra-hepáticos. O distúrbio ocorre sob três circunstâncias diferentes:

- Associado a etiologias conhecidas de hepatite neonatal (p. ex., deficiência de α_1-AT, diversas anomalias cromossômicas e distúrbios metabólicos)
- **Síndrome de Alagille** (escassez de ductos biliares sindrômica), uma doença autossômica dominante, também caracterizada por anormalidades congênitas do coração, olho, esqueleto, rins e sistema nervoso central, que envolve a mutação da via sinalizadora de Notch.
- Não associado a outras afecções (idiopático)

 Patologia: A principal característica histológica da atresia biliar intra-hepática é uma escassez de ductos biliares no fígado. São comuns colestase, transformação de células gigantes e proliferação de dúctulos biliares. Contudo, a cirrose não é freqüente.

Muitas observações apóiam o conceito de que a hepatite neonatal, a atresia biliar intra-hepática, a atresia biliar extra-hepática e, possivelmente, o cisto do colédoco resultam de um processo inflamatório comum (*colangiopatia obstrutiva infantil*).

 Manifestações Clínicas: A maioria dos pacientes que apresenta hepatite neonatal não complicada recupera-se sem seqüelas. A atresia biliar intra-hepática associada a hepatite neonatal tem prognóstico sombrio, já que muitas dessas crianças evoluem para cirrose biliar. Por outro lado, o prognóstico na síndrome de Alagille é bom. A atresia biliar extra-hepática não corrigida invariavelmente acarreta cirrose biliar secundária progressiva e é incompatível com a sobrevivência. Embora a correção cirúrgica tenha obtido sucesso em alguns casos anatomicamente favoráveis, a maioria dos casos de atresia biliar, tanto extra-hepática quanto intra-hepática, é curada apenas por meio de transplante de fígado.

TUMORES BENIGNOS E LESÕES TUMORIFORMES

Os Adenomas Hepáticos São Tumores Benignos de Hepatócitos que Ocorrem Principalmente em Mulheres

Os adenomas hepáticos eram bastante raros antes da existência de anticoncepcionais orais, mas desde a introdução desses fármacos, muitas dessas neoplasias foram relatadas. A incidência foi reduzida pelo uso de combinações recentes de estrogênio e progesterona.

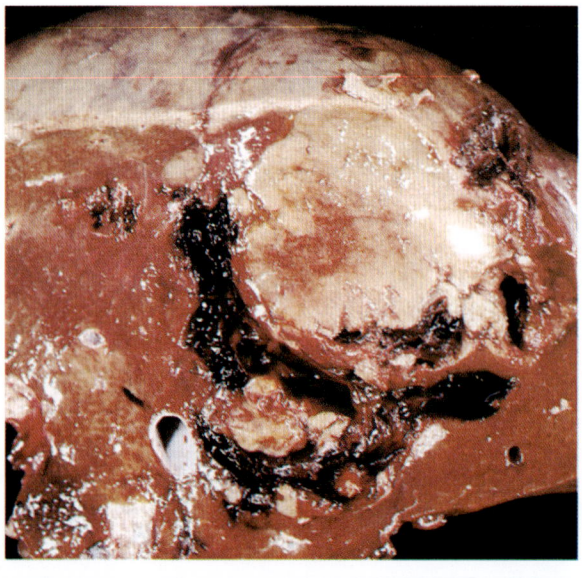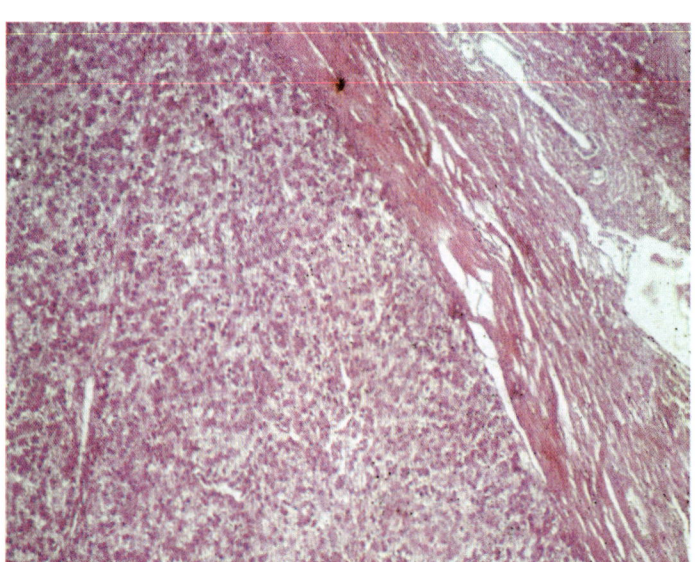

FIGURA *14.57*
Adenoma hepático. A. Uma porção ressecada cirurgicamente do fígado exibe massa castanho-dourado lobulada abaixo da cápsula hepática. A hemorragia no tumor rompeu a cápsula e também o parênquima hepático circundante. O paciente era uma mulher que tomara pílulas anticoncepcionais durante muitos anos e apresentou hemorragia intraperitoneal súbita. B. Uma cápsula fibrosa separa fígado normal e o adenoma (*esquerda*). Os hepatócitos adenomatosos estão dispostos sem arquitetura lobular discernível e mostram citoplasma claro repleto de glicogênio.

Patologia: Em geral, os adenomas hepáticos ocorrem como massas bem demarcadas e solitárias, com até 40 cm de diâmetro e 3 kg de peso (Fig. 14.57). Em 25% dos casos, ocorrem múltiplos adenomas menores. À macroscopia, o tumor é encapsulado e mais pálido do que o parênquima circundante.

À microscopia, os hepatócitos neoplásicos assemelham-se a seus equivalentes normais, exceto pelo fato de que não estão organizados em uma arquitetura lobular (ver Fig. 14.57). Os espaços porta e as vênulas centrais estão ausentes. As células que constituem o adenoma podem ser muito grandes e eosinofílicas ou estar repletas de glicogênio, o que faz o citoplasma assumir o aspecto límpido. O tumor é circunscrito por uma cápsula fibrosa de espessura variável, e os hepatócitos adjacentes aparecem comprimidos. Artérias de parede espessa e grandes são vistas com freqüência na vizinhança da cápsula, e o tumor é atravessado por artérias e veias.

 Manifestações Clínicas: Em cerca de um terço dos pacientes com adenomas hepáticos (particularmente em gestantes que fizeram uso de contraceptivos orais), **os tumores sangram para a cavidade peritoneal e precisam ser tratados como emergência cirúrgica.** Relatou-se que até mesmo os adenomas grandes desaparecem após a interrupção do uso de anticoncepcionais orais. Alguns adenomas são encontrados em homens, e foram relatados ocasionalmente associados ao uso de esteróides anabólicos.

A Hiperplasia Nodular Focal É uma Lesão Nodular Semelhante a Cirrose

A lesão da hiperplasia nodular focal varia de 5 a 15 cm de diâmetro e pesa até 700 g. Em certas ocasiões, se projeta da superfície do fígado e pode até mesmo ser pedunculada. A superfície de corte exibe uma fibrose central característica da qual se irradiam septos fibrosos. A divisão da massa por diversos septos fibrosos contribui para a antiga denominação *cirrose focal*. À microscopia, nódulos hepatocíticos são circundados por septos fibrosos (Fig. 14.58), que contêm muitos ductos biliares tortuosos e células inflamatórias mononucleares. Dentro dos nódulos, não existe arquitetura lobular. A lesão exibe grandes artérias e veias nos septos, porém hemorragia é um fato raro.

A hiperplasia nodular focal ocorre em ambos os sexos e em qualquer idade, porém, com maior freqüência, em mulheres jovens. Não é uma neoplasia e não está associada ao uso de anticoncepcionais orais.

A Hiperplasia Regenerativa Nodular (Transformação Nodular do Fígado, Transformação Nodular Parcial) Provoca Hipertensão Porta

A hiperplasia regenerativa nodular caracteriza-se por pequenos nódulos hiperplásicos sem fibrose em um fígado normal nos outros aspectos. A lesão pode ser parcial e localizada predominantemente na região peri-hilar ou pode ser difusa por todo o fígado. Os nódulos compõem-se de hepatócitos distribuídos em placas com duas a três células de espessura, que comprimem o parênquima circundante.

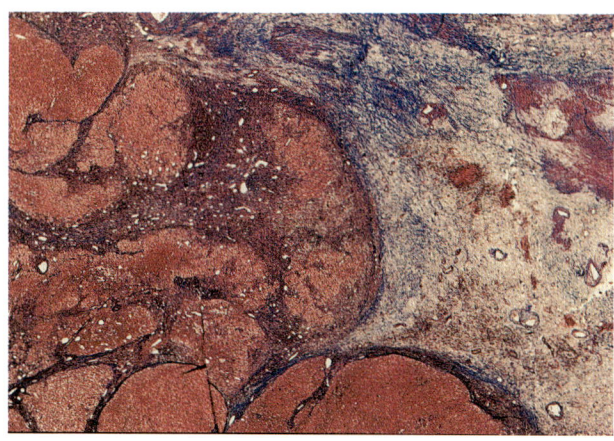

FIGURA *14.58*
Hiperplasia nodular focal. A fotomicrografia de uma massa do fígado ressecada cirurgicamente revela fibrose central vascular e septos fibrosos irregulares dissecando o parênquima hepático, responsável por sua semelhança com a cirrose.

A importância clínica da hiperplasia regenerativa nodular está relacionada à sua associação com hipertensão porta, daí a antiga expressão *hipertensão porta não-cirrótica*. A etiologia é desconhecida, mas relatou-se a associação ao uso de contraceptivos orais ou esteróides anabólicos, infecções extra-hepáticas, neoplasias, distúrbios inflamatórios crônicos e doenças auto-imunes. A hiperplasia regenerativa nodular não é pré-neoplásica.

Os Hemangiomas Hepáticos São os Tumores Mais Comuns do Fígado

Os hemangiomas benignos no fígado ocorrem em todas as idades e em ambos os sexos e são encontrados em até 7% de amostras de necropsia. Em geral são pequenos e assintomáticos, embora tenham sido relatados tumores maiores provocando sintomas abdominais e até mesmo hemorragia na cavidade peritoneal. À macroscopia, geralmente o tumor é solitário e com menos de 5 cm de diâmetro, porém foram descritos hemangiomas múltiplos e formas gigantes. À microscopia, o tumor é semelhante a hemangiomas cavernosos encontrados em outros locais.

O **hemangioendotelioma infantil**, um raro tumor celular que surge nos primeiros 2 anos de vida (e algumas vezes ao nascimento), contém derivações arteriovenosas que podem ser grandes o suficiente para provocar insuficiência cardíaca congestiva. Foi relatada a transformação maligna em alguns casos.

A Doença Cística do Fígado Representa um Espectro de Lesões

MICRO-HAMARTOMAS DOS DUCTOS BILIARES (COMPLEXOS DE VON MEYENBURG): Essas lesões clinicamente silenciosas consistem em pequenos ductos biliares císticos anômalos, embebidos em estroma fibroso. Em geral, são múltiplos e variam desde focos branco-acinzentados pouco visíveis até nódulos de 1 cm de diâmetro. À microscopia, os cistos são revestidos por epitélio de ducto biliar e, algumas vezes, contêm bile espessada.

CISTOS SIMPLES SOLITÁRIOS E MÚLTIPLOS: Os cistos simples do fígado são revestidos por epitélio cuboidal a colunar e, ocasionalmente, estão associados a doença policística renal do adulto (ver Cap. 16). Não raramente, são observados em fígado que contém complexos de von Meyenburg.

FIBROSE HEPÁTICA CONGÊNITA: Esse distúrbio herdado de modo recessivo é marcado por espaços porta aumentados, exibindo fibrose extensa e muitos dúctulos biliares. É visto predominantemente em crianças e adolescentes. Os dúctulos biliares podem estar dilatados a ponto de se assemelharem a microcistos, porém, mesmo nesses casos, mantêm sua comunicação com o sistema biliar. Não há nódulos regenerativos, um aspecto que distingue essa afecção da cirrose. A origem da lesão é desconhecida, mas postulou-se que resulta da diferenciação anormal de estruturas ductais primitivas. **A principal complicação da fibrose hepática congênita é a hipertensão porta grave com hemorragia recorrente de varizes esofágicas.** A *doença policística infantil* do fígado assemelha-se à fibrose hepática congênita e também é herdada como um traço autossômico recessivo.

TUMORES MALIGNOS DO FÍGADO

O Carcinoma Hepatocelular (CHC) É um Tumor Maligno que Deriva de Hepatócitos ou Seus Precursores

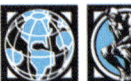

Epidemiologia e Patogenia: O CHC é provavelmente o tumor maligno mais comum dos seres humanos. Ocorre em todas as partes do mundo, porém sua incidência mostra uma variabilidade geográfica surpreendente. Nos países ocidentais industrializados, o tumor é raro, embora a incidência de CHC tenha quase duplicado nos últimos 20 anos; na África subsaariana, no sudeste da Ásia e no Japão, as taxas são até 50 vezes mais elevadas. Por exemplo, em Moçambique, que parece ter a incidência mais alta no mundo, dois terços de todos os cânceres em homens e um terço nas mulheres são CHC. Nos Estados Unidos, tem-se a expectativa de que a incidência do CHC aumente devido a maior prevalência da infecção pelo HCV.

HEPATITE B: Está clara a associação entre CHC e infecção pelo HBV. Mais de 85% dos casos de CHC ocorrem em países com alta prevalência de infecção crônica por HBV. A maioria dos pacientes tem infecção crônica pelo HBV durante muitos anos, sendo a doença transmitida freqüentemente de uma mãe infectada para seu neonato no período perinatal. A infecção por HBV persistente é de fato perigosa, já que se estima que os indivíduos apresentem um risco de até 200 vezes mais de desenvolver CHC. Vinte e cinco por cento desses indivíduos com hepatite B crônica adquirida ao nascimento ou próximo dele por fim desenvolvem CHC. O risco de CHC em homens positivos para HBsAg e HBeAg é cerca de quatro vezes maior do que naqueles positivos apenas para HBsAg. A maioria (> 80%) dos casos de CHC associados a infecção por HBV ocorre em pacientes com cirrose, embora sejam relatados muitos casos na hepatite B crônica não-cirrótica.

O genoma do HBV é integrado ao DNA do hospedeiro tanto nos hepatócitos não-neoplásicos quanto nas células tumorais. O gene X do HBV codifica uma proteína viral (HBxAg) que inativa as proteínas supressoras de tumor e transativa certos oncogenes. O uso disseminado mundialmente de uma vacina para HBV deve diminuir de modo significativo a prevalência de CHC no futuro. O papel do HBV em si na patogenia do câncer de fígado é discutido no Cap. 5.

HEPATITE C: Embora a hepatite C tenha uma prevalência global inferior à da hepatite B, ela está associada à maioria dos casos de CHC na Europa e na América do Norte e superou a hepatite B como causa de CHC no Japão. De modo semelhante ao da hepatite B, a maioria dos pacientes com HCV que desenvolve CHC apresenta cirrose subjacente. A taxa cumulativa para CHC em indivíduos com cirrose induzida por HCV alcança 70% após 15 anos.

O risco de câncer do fígado nas pessoas infectadas tanto pelo HCV quanto pelo HBV é três vezes maior do que o relacionado com uma dessas infecções individualmente. O mecanismo pelo qual o HCV provoca CHC não é conhecido, porém evidências experimentais sugerem um papel importante para a interação da proteína do cerne do HCV com diversas proteínas celulares.

OUTRAS CAUSAS DE CHC: A **cirrose alcoólica** é considerada por alguns estudiosos como fator predisponente para CHC. Contudo, a alta prevalência de infecção por HBV e HCV nos pacientes com cirrose alcoólica colocou essa associação em dúvida.

Doenças hepáticas que ocorrem associadas a **hemocromatose** e **deficiência de α_1-AT** têm um risco substancial de CHC; tem-se a expectativa de que 10% dos pacientes com hemocromatose desenvolverão o tumor. Por outro lado, o CHC é raro nos pacientes com hepatite crônica "auto-imune" e cirrose, doença de Wilson e cirrose biliar primária.

A **aflatoxina B_1**, um contaminante fúngico de muitos alimentos, particularmente em países menos desenvolvidos, produz CHC em muitas espécies de mamíferos. A incidência de câncer de fígado em seres humanos também foi correlacionada grosseiramente com um conteúdo de aflatoxina na dieta. Estudos na China relataram que a presença de metabólitos urinários de aflatoxina B_1 está associada a risco de CHC três vezes maior, e a combinação desses metabólitos com o HBV é sinérgica, aumentando o risco de CHC em 60 vezes.

As análises de DNA de CHC na África e na China, duas áreas com alta incidência desse câncer, revelaram que até metade das amostras apresentava mutações no gene *p53*. É interessante notar que a maioria dessas mutações consistia em substituições G-para-T em um códon particular (249), uma alteração produzida experimentalmente pela aflatoxina B_1.

Patologia: À macroscopia, os CHC consistem em massas moles e castanho-amareladas hemorrágicas no fígado (Fig. 14.59). Ocasionalmente, existe uma coloração esverdeada, indicando pigmentação biliar. Em alguns casos, um grande tumor solitário ocupa uma porção do fígado; em outros casos, são encontrados muitos tumores menores. Lesões múltiplas podem indicar uma origem multicêntrica para o tumor, embora não se possam excluir metástases intra-hepáticas oriundas de um único CHC. O tumor tende a crescer nas veias porta e pode se estender para a veia cava e até mesmo até o átrio direito através das veias hepáticas. Ocorrem muitas metástases, mas os locais mais comuns são os pulmões e os linfonodos porta.

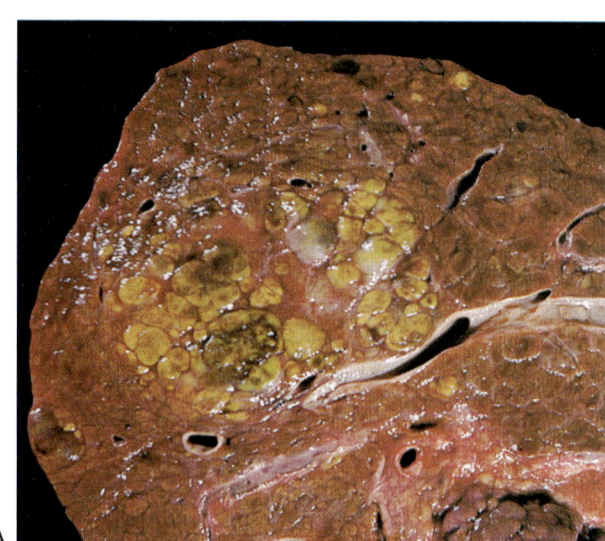
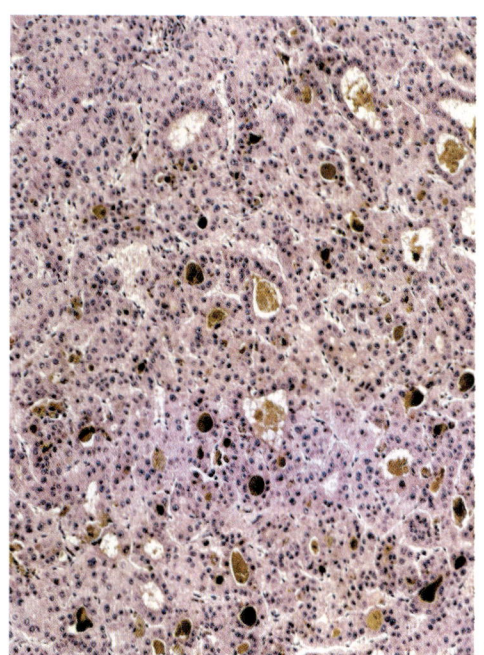

FIGURA 14.59
Carcinoma hepatocelular. A. Corte transversal de fígado cirrótico revela área nodular, mal circunscrita de carcinoma hepatocelular parcialmente hemorrágico. B. A fotomicrografia do tumor mostra um padrão trabecular de hepatócitos malignos. Muitas células estão dispostas em um padrão acinar e circundam concreções de bile espessada.

O espectro histológico do CHC é diverso, variando desde tumor bem diferenciado difícil de ser distinguido do fígado normal até um aspecto anaplásico ou indiferenciado. Muitos padrões histológicos são reconhecidos, porém sem importância prognóstica. A maioria dos CHC exibe um *padrão trabecular*, ou seja, as células tumorais estão organizadas em trabéculas ou placas semelhantes ao fígado normal (Fig. 14.59). As placas são separadas por sinusóides revestidos por endotélio. Uma segunda variante histológica é denominada *padrão pseudoglandular (adenóide, acinar)*. Nessa variedade, hepatócitos malignos estão organizados ao redor de uma luz e, por isso, assemelham-se a glândulas. As luzes podem conter bile. Os ácinos formados pelas células tumorais não são glândulas verdadeiras, e a lesão não deve ser confundida com adenocarcinoma.

O CHC fibrolamelar é uma variante rara com aspecto histológico distintivo e surge no fígado aparentemente normal, principalmente em adolescentes e adultos jovens. O tumor compõe-se de grandes hepatócitos neoplásicos eosinofílicos, organizados em agregados e circundados por delicadas fibras de colágeno (Fig. 14.60). O prognóstico é mais favorável do que na maioria dos casos de CHC.

Manifestações Clínicas: Em geral, o CHC manifesta-se como uma massa dolorosa e crescente no fígado. O prognóstico é sombrio e os pacientes morrem de caquexia maligna, rompimento do tumor com sangramento catastrófico para a cavidade peritoneal ou complicações de cirrose.

O CHC pode estar associado a diversas manifestações paraneoplásicas (p. ex., policitemia, hipoglicemia, hipercalcemia) em decorrência da produção de hormônios pelo tumor. Os níveis de α-fetoproteína freqüentemente encontram-se elevados no CHC (e também podem ser encontrados em outras doenças hepáticas neoplásicas e não-neoplásicas e em alguns distúrbios extra-hepáticos).

Nos casos de tumores pequenos confinados a um lobo hepático, ressecções segmentares do fígado têm obtido sucesso na cura de CHC em até metade dos pacientes. O transplante de fígado tem sido usado para tumores maiores com resultados decepcionantes.

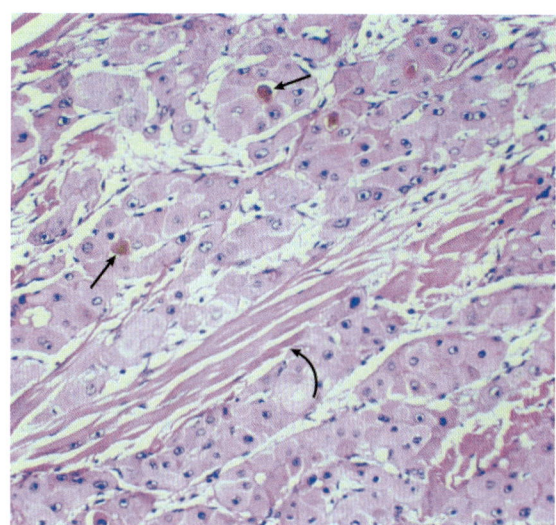

FIGURA 14.60
Carcinoma hepatocelular fibrolamelar. As células tumorais eosinofílicas mostram padrão lamelar. Uma faixa fibrosa (seta curva) atravessa o tumor. Cilindros de bile (setas retas) são visualizados no interior dos ácinos neoplásicos.

O Colangiocarcinoma (Carcinoma de Ductos Biliares) Surge do Epitélio Biliar

O colangiocarcinoma surge em qualquer ponto da árvore biliar, desde os grandes ductos biliares intra-hepáticos na porta do fígado até os menores dúctulos biliares na periferia do lóbulo hepático. O tumor ocorre predominantemente em pessoas mais velhas de ambos os sexos, com uma média de idade ao diagnóstico de 60 anos. Esse câncer é particularmente freqüente nas partes da Ásia em que o trematódeo hepático (*C. sinensis*) é endêmico, embora o colangiocarcinoma seja encontrado em todas as partes do mundo.

Patologia: Os colangiocarcinomas periféricos são constituídos por pequenas células cubóides dispostas em uma configuração ductular ou glandular (Fig. 14.61). Tipicamente, exibem fibrose significativa e, à biopsia hepática, podem ser confundidos com carcinoma cirrótico metastático de mama ou de pâncreas. A forma combinada de carcinoma hepatocelular e colangiocarcinoma periférico é denominada *carcinoma colangio-hepatocelular*.

Os **colangiocarcinomas hilares** são lesões extra-hepáticas que surgem na convergência dos ductos hepáticos direito e esquerdo. Demonstram três padrões histológicos: (1) pequeno tumor esclerosante que oblitera o ducto, (2) tumor que se dissemina na parede do ducto e (3) rara variante papilar intraductal. Esses tumores produzem sintomas de obstrução biliar extra-hepática.

Os colangiocarcinomas mostram tendência menor de invadir as veias porta e hepáticas do que os carcinomas hepatocelulares. Formam metástase para uma grande variedade de locais extra-hepáticos e mostram predileção maior pelos linfonodos porta do que os carcinomas hepatocelulares. O transplante de fígado tem sido uma tentativa nos pacientes com colangiocarcinoma, mas raramente tem sucesso na erradicação do tumor.

O Hepatoblastoma É um Raro Tumor Maligno de Crianças

Em geral, o hepatoblastoma é descoberto ao nascimento ou antes dos 3 anos de idade.

Patologia: O hepatoblastoma mostra-se como uma massa circunscrita, parcialmente necrótica e hemorrágica, de até 25 cm de diâmetro. À microscopia, são visualizadas células de aspecto epitelial e mesenquimatoso, mas, ocasionalmente, essas últimas estão ausentes. O componente epitelial do hepatoblastoma inclui células semelhantes a células embrionárias e fetais. As células "embrionárias" são pequenas e fusiformes e dispostas em fitas ou rosetas. As células "fetais" assemelham-se mais intimamente a hepatócitos, contêm glicogênio e gordura, e estão dispostas em trabéculas com sinusóides intercalados. Ocasionalmente são encontrados focos de epitélio escamoso. Os elementos mesenquimatosos incluem aqueles freqüentemente presentes em teratomas, como tecido conjuntivo, cartilagem e osteóide.

Manifestações Clínicas: Deve-se considerar a presença de um hepatoblastoma pelo aumento do abdome, vômitos e atraso do crescimento. O nível sérico de α-feto-proteína encontra-se invariavelmente elevado, e a secreção ocasional de gonadotropina ectópica provoca precocidade sexual. Algumas dessas crianças também manifestam anomalias congênitas, como malformações cardíacas e renais, hemi-hipertrofia e macroglossia. Os hepatoblastomas não tratados são fatais, porém o transplante de fígado ou a ressecção cirúrgica por meio de hepatectomia parcial têm sido curativos em muitos casos.

O Hemangiossarcoma Pode Resultar de Exposição a Substâncias Químicas

O hemangiossarcoma é o único sarcoma importante do fígado. Conforme observado anteriormente, esse tumor vascular maligno pode ser decorrente da exposição a dióxido de tório, cloreto de vinil ou arsênico inorgânico. O hemangiossarcoma do fígado atualmente é muito raro.

Patologia: À macroscopia, o hemangiossarcoma é tipicamente multicêntrico, manifestando-se na forma de múltiplos nódulos hemorrágicos que podem coalescer. O exame microscópico revela células endoteliais neoplásicas fusiformes revestindo os sinusóides e comprimindo as placas de hepatócitos. A neoplasia pode formar espaços sangüíneos cavernosos e massas sólidas de células neoplásicas. Metástases disseminadas são freqüentes.

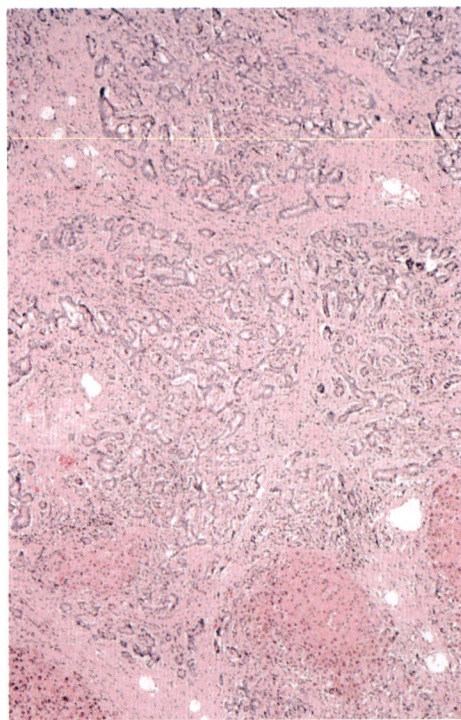

FIGURA 14.61
Colangiocarcinoma. Glândulas neoplásicas bem diferenciadas estão embebidas em estroma fibroso denso.

Manifestações Clínicas: Os pacientes com hemangiossarcoma do fígado apresentam hepatomegalia, icterícia e ascite. Anormalidades hematológicas, como pancitopenia e anemia hemolítica, são freqüentemente proeminentes e, em muitos casos, refletem esplenomegalia em decorrência de hipertensão porta não-cirrótica. O tumor pode romper e sangrar intensamente na cavidade abdominal. O prognóstico é sombrio.

O Câncer Metastático É o Tumor Maligno Mais Comum do Fígado

O fígado está envolvido em um terço de todos os cânceres metastáticos, incluindo metade daqueles do trato gastrintestinal, mama e pulmão. Outros tumores que formam metástases caracteristicamente no fígado são o carcinoma pancreático e o melanoma maligno, embora praticamente qualquer câncer possa alcançar o fígado.

 Patologia: O fígado pode exibir apenas um nódulo solitário de tumor ou pode estar praticamente substituído por metástases (Fig. 14.62), e, não raramente, atingir 5 kg de peso ou mais. **De fato, as metástases hepáticas são a causa mais freqüente de hepatomegalia maciça.** Com freqüência, carcinomas metastáticos são encontrados na superfície do fígado na forma de massas umbilicadas, refletindo a ocorrência de necrose central e hemorragia. Os depósitos metastáticos tendem a ser histologicamente semelhantes ao tumor primário, mas algumas vezes podem ser tão indiferenciados a ponto de não se determinar o sítio primário.

Manifestações Clínicas: A perda de peso é um achado precoce freqüente nos casos de câncer metastático no fígado. Podem ocorrer hipertensão porta com esplenomegalia, ascite e sangramento gastrintestinal. A obstrução dos ductos biliares principais ou a substituição da maior parte do parênquima hepático resultam em icterícia. Se o paciente viver o suficiente, pode-se verificar o desenvolvimento de insuficiência hepática. Com freqüência, a primeira indicação de um tumor metastático consiste na elevação inexplicada dos níveis séricos de fosfatase alcalina. A maioria dos pacientes morre em um ano após o diagnóstico de metástases hepáticas. Contudo, a ressecção cirúrgica de uma metástase solitária no fígado freqüentemente resulta em cura.

TRANSPLANTE DE FÍGADO

A crescente disponibilidade do transplante hepático e os problemas decorrentes relacionados com a rejeição do aloenxerto chamaram a atenção para a importância dos critérios morfológicos pelos quais seja possível avaliar o prognóstico e recomendar a terapia. A despeito da terapia imunossupressora, alguns pacientes submetidos a transplante hepático desenvolvem rejeição ao enxerto.

 Patologia: A rejeição aguda manifesta distorção dos ductos biliares por infiltrado inflamatório porta, atipia de células epiteliais de ductos biliares e, com freqüência, inflamação do próprio epitélio ductal (Fig. 14.63). Freqüentemente, os linfócitos se aderem ao endotélio de vênulas terminais e pequenos ramos das veias porta, com ou sem inflamação subendotelial. Esse aspecto foi denominado *endotelialite*.

A rejeição ao aloenxerto que persiste por mais de 2 meses geralmente exibe **lesão de ductos biliares interlobulares.** À medida que a lesão progride, esses pequenos ductos biliares são destruídos e sucede a colestase persistente. O estágio final desse processo é denominado *síndrome dos ductos biliares evanescentes*. Cé-

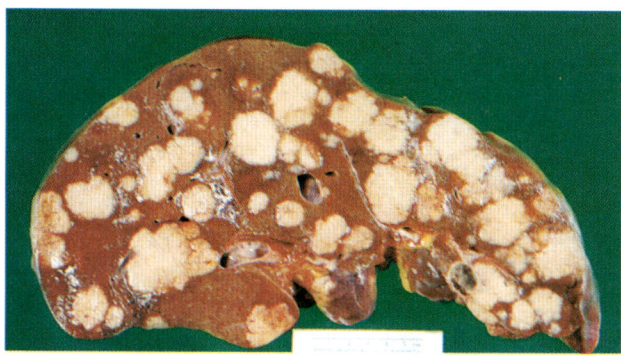

FIGURA *14.62*
Carcinoma metastático no fígado. A superfície de corte do fígado revela muitas massas pálidas e firmes de câncer colônico metastático.

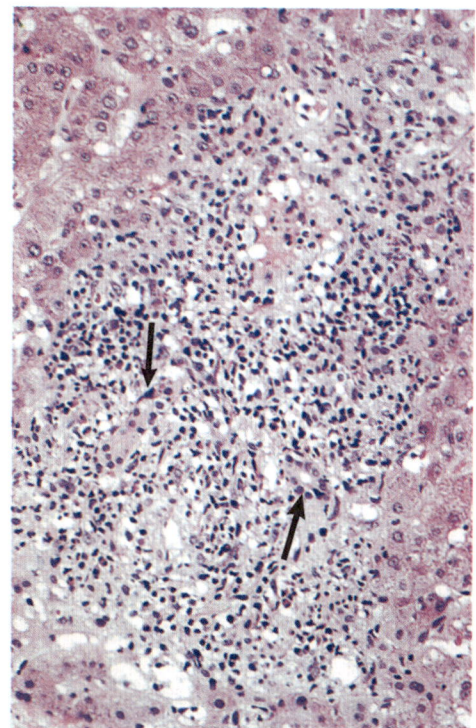

FIGURA *14.63*
Rejeição aguda de transplante de fígado. Um espaço porta encontra-se expandido por infiltrado inflamatório polimorfo consistindo em linfócitos grandes e pequenos, plasmócitos, macrófagos e neutrófilos. Os ductos biliares (*setas*) estão lesados.

lulas espumosas na subíntima, esclerose da íntima e hiperplasia da miiíntima podem estenosar ou ocluir essas artérias (Fig. 14.64).

Vesícula Biliar e Ductos Biliares Extra-hepáticos

ANATOMIA

A vesícula biliar origina-se do mesmo divertículo do intestino anterior que forma o fígado. Consiste em um delgado saco alongado com cerca de 8 cm de comprimento e 50 ml de volume e que ocupa uma fossa na superfície inferior do fígado entre os lobos direito e quadrado. As funções básicas da vesícula biliar são o armazenamento, a concentração e a liberação de bile. O ducto cístico, que une a vesícula biliar ao ducto hepático, tem cerca de 3 cm de comprimento. A bile diluída oriunda do ducto hepático passa para a vesícula biliar através do ducto cístico, onde é concentrada e subseqüentemente liberada no colédoco.

A parede da vesícula biliar compõe-se de uma membrana mucosa, uma muscular e uma adventícia, e está coberta por um reflexo do peritônio visceral. A mucosa assume a forma de pregas e consiste em epitélio colunar e lâmina própria de tecido conjuntivo frouxo. No interior da parede da vesícula biliar encontram-se divertículos de mucosa, denominados *seios de Rokitansky-Aschoff*.

ANOMALIAS CONGÊNITAS

As anomalias de desenvolvimento da vesícula biliar são raras e têm pouca importância clínica, exceto para o cirurgião. Essas anomalias incluem **duplicação** e **ductos biliares acessórios.** As dilatações congênitas do ducto biliar são denominadas *cisto do ducto do colédoco* (85% de todos os casos), *divertículo do colédoco* e *coledococele* (Fig. 14.65). Podem ocorrer múltiplos cistos como dilatações segmentares em toda a árvore biliar extra-hepática. A presença de múltiplas dilatações semelhantes na porção intra-hepática da árvore biliar, denominada *doença de Caroli*, predispõe à colangite bacteriana. Sugeriu-se que os cistos do colédoco formam parte do mesmo complexo da hepatite neonatal e atresia biliar.

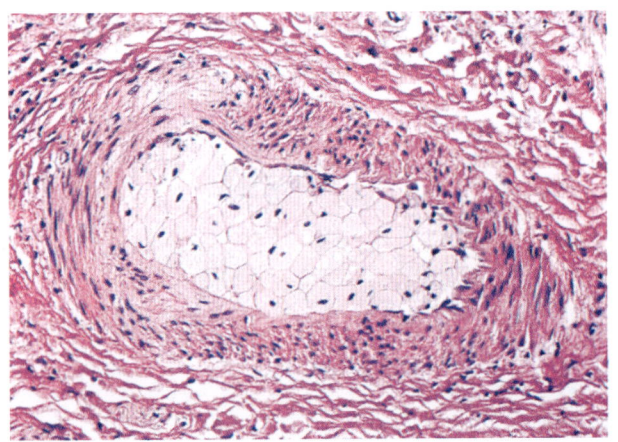

FIGURA 14.64
Lesões arteriais na rejeição crônica de um transplante de fígado. Células espumosas na subíntima, esclerose da íntima e hiperplasia da miiíntima praticamente obliteram a luz de uma artéria hepática.

COLELITÍASE

A colelitíase é definida como a presença de cálculos na luz da vesícula biliar ou na árvore biliar extra-hepática. Setenta e cinco por cento dos cálculos biliares nos países industrializados consistem basicamente em colesterol, e os 25% restantes compõem-se de bilirrubinato de cálcio e outros sais de cálcio (cálculos biliares pigmentados). Contudo, os cálculos pigmentados predominam nos trópicos e no Oriente. Muitos cálculos biliares não são radiopacos, mas são visualizados com facilidade pela ultra-sonografia. Embora os cálculos biliares em geral sejam assintomáticos, com freqüência provocam dor de leve a grave (*cólica biliar*) em decorrência da impactação no ducto cístico ou (com menor freqüência), no colédoco.

Os Cálculos de Colesterol São os Cálculos Biliares Mais Comuns

Os cálculos de colesterol são redondos ou facetados, amarelo a castanhos, e solitários ou múltiplos. Variam de 1 a 4 cm em sua maior dimensão (Fig. 14.66). Bem mais de 50% do cálculo compõem-se de colesterol; o restante consiste em sais de cálcio e mucina.

 Epidemiologia: Cerca de 20% dos homens e 35% das mulheres nos Estados Unidos com idade superior a 75 anos apresentam cálculos biliares à necropsia. **Entretanto, durante os anos reprodutivos, as mulheres são três vezes mais passíveis de desenvolver cálculos biliares do que os homens,** sendo a incidência mais elevada nas usuárias de contraceptivos orais e nas mulheres com diversas gravidezes. É interessante notar que os cálculos biliares de colesterol são muito comuns entre as índias Pima do sudoeste dos Estados Unidos, das quais 75% estão acometidas em torno dos 25 anos de idade e 90% aos 60 anos. Essa ocorrência pode refletir fatores genéticos.

 Patogenia: A patogenia dos cálculos de colesterol é um processo multifatorial que envolve qualidades físico-químicas da bile e fatores locais dentro da própria vesícula biliar (Fig. 14.67):

Formação de bile no fígado. O colesterol é muito insolúvel na água e é secretado pelos hepatócitos na bile. É mantido em solução pela ação combinada de ácidos biliares e lecitina e transportado na forma de micelas de lipídios mistos. Se a bile contiver colesterol em excesso ou se for deficiente em ácidos biliares, ela se torna supersaturada em colesterol. A bile dos indivíduos afetados por cálculos biliares de colesterol tem mais colesterol e menos sais biliares à medida que deixa o fígado do que a dos indivíduos normais, e o colesterol supersaturado precipita-se como cristais sólidos e forma cálculos (bile litogênica). Nos indivíduos obesos, a secreção de colesterol pelo fígado está aumentada, contribuindo para a supersaturação da bile com colesterol.

Fatores locais na vesícula biliar. A bile na vesícula biliar de pacientes com cálculos biliares cristaliza-se mais facilmente do que o normal. Proteínas biliares pró-nucleadoras e hipersecreção de muco da vesícula biliar aceleram a taxa de precipitação de colesterol a partir da bile da vesícula biliar.

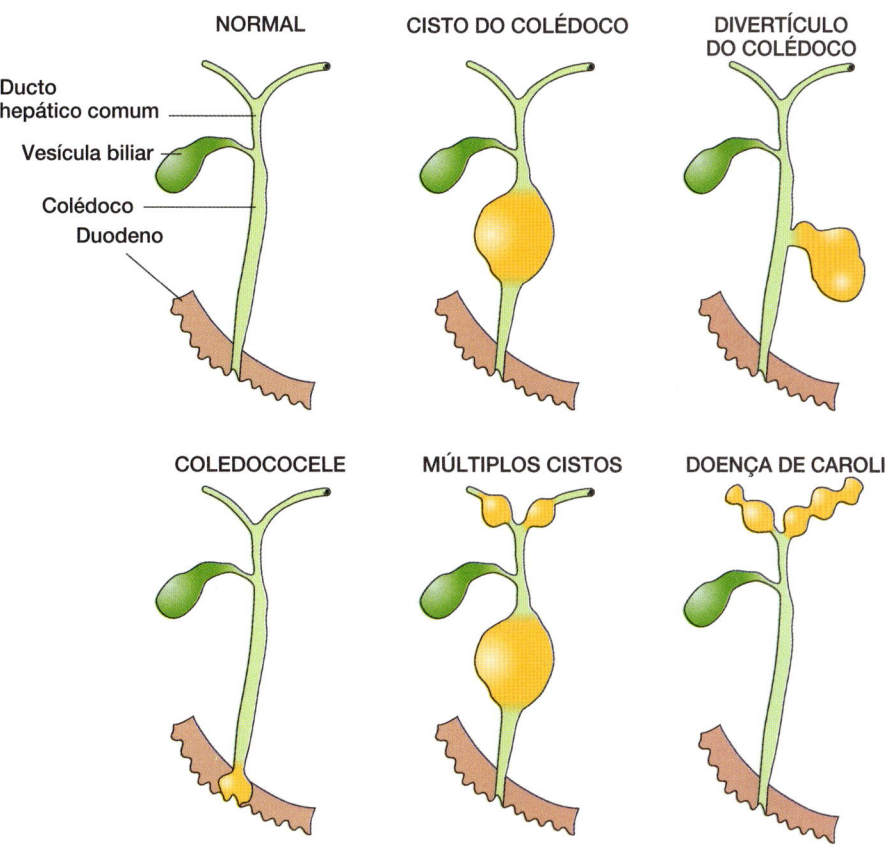

FIGURA *14.65*
Dilatações congênitas dos ductos biliares.

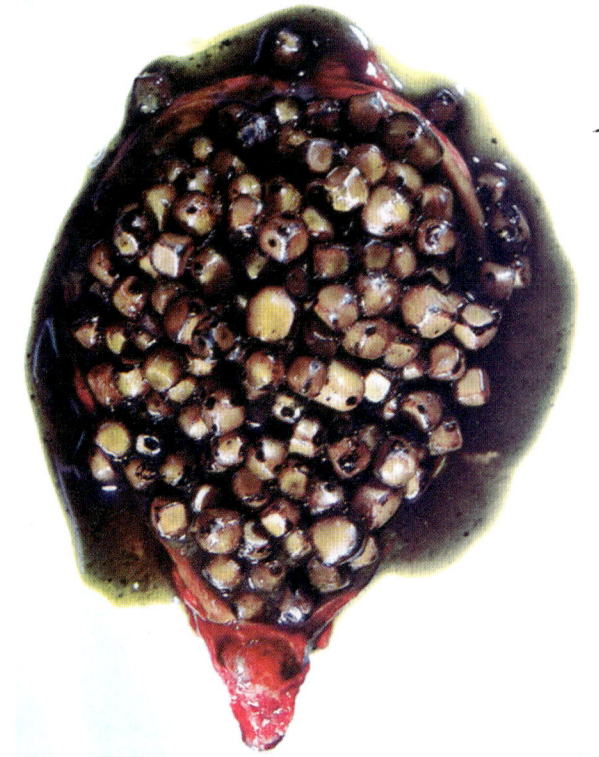

FIGURA *14.66*
Cálculos biliares de colesterol. A vesícula biliar foi aberta, revelando muitos cálculos biliares amarelos de colesterol.

Motilidade da vesícula biliar. O comprometimento da função motora da vesícula biliar provoca a estase da bile e permite a formação de lama biliar, a qual, a seguir, progride para cálculos macroscópicos.

Fatores de Risco

A maior prevalência de cálculos biliares em mulheres na pré-menopausa foi atribuída ao fato de que os estrogênios estimulam a formação de bile litogênica pelo fígado. Os estrogênios aumentam a secreção hepática de colesterol e diminuem a secreção de ácidos biliares. Esses efeitos são incrementados durante a gestação porque a vesícula biliar se esvazia mais lentamente no terceiro trimestre, dessa forma provocando estase e aumentando a oportunidade de precipitação de cristais de colesterol. De fato, a progesterona, hormônio predominante da gestação, inibe a secreção de bile a partir da vesícula biliar. Esses mecanismos também são aludidos para explicar a incidência maior de cálculos biliares em usuárias de anticoncepcionais orais.

Outros fatores de risco importantes para o desenvolvimento de cálculos de colesterol podem ser divididos naqueles correlacionados com o aumento da secreção biliar de colesterol, aqueles que contribuem para a diminuição da secreção de sais biliares e lecitina e os que refletem uma combinação de ambos.

Os fatores de risco associados ao **aumento da secreção biliar de colesterol** incluem:

- Avanço da idade
- Obesidade

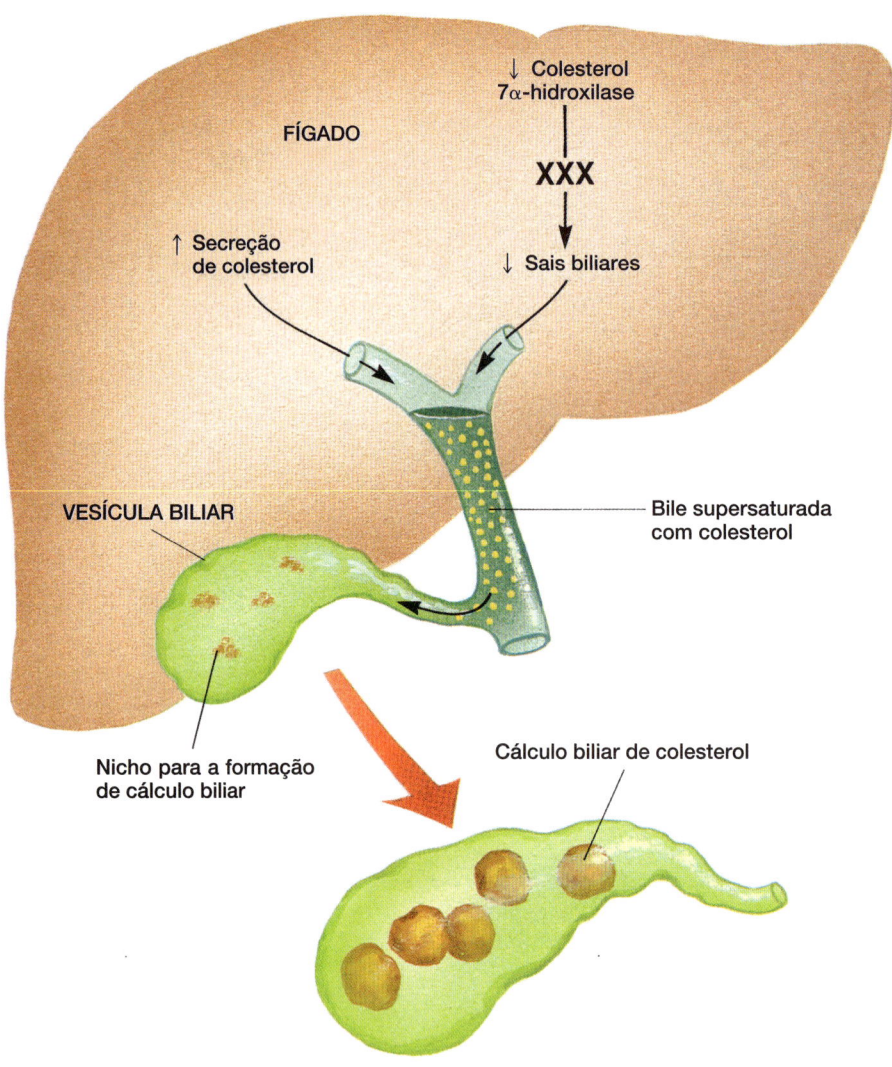

FIGURA 14.67
Patogenia dos cálculos biliares de colesterol.

- Pertencer a determinados grupos étnicos (p. ex., mulheres chilenas, alguns grupos do norte da Europa)
- Predisposição familiar
- Dieta com alto teor de calorias e colesterol
- Determinadas anormalidades metabólicas associadas a níveis altos de colesterol sangüíneo (p. ex., diabetes, algumas hiperlipoproteinemias genéticas e cirrose biliar primária)

Existe uma correlação linear entre a magnitude da obesidade e o risco de cálculos biliares sintomáticos, atingindo um risco até cinco vezes maior do que aquele observado em indivíduos não-obesos. A síntese hepática de colesterol é estimulada pela insulina, e o aumento da excreção biliar de colesterol associado à obesidade pode se relacionar com o hiperinsulinismo que acompanha o aumento da gordura corporal.

A **diminuição da secreção de sais biliares e lecitina** ocorre em pessoas brancas não obesas que desenvolvem cálculos biliares. Distúrbios gastrintestinais de absorção que interferem na circulação êntero-hepática de ácidos biliares (p. ex., insuficiência pancreática secundária a fibrose cística e doença de Crohn) também diminuem a secreção de ácidos biliares e favorecem a formação de cálculos biliares.

Nos índios Pima norte-americanos e nos indivíduos que fazem uso de certos fármacos (p. ex., clofibrato), a síntese de colesterol aumenta, ao passo que a de sais biliares e lecitina encontra-se reduzida. O risco de cálculos biliares é incrementado pelo consumo moderado de álcool, provavelmente devido à redução da concentração de colesterol biliar.

Os Cálculos de Pigmentos São Classificados como Cálculos Pretos ou Marrons

Cálculos Pigmentados Pretos

Os cálculos pigmentados pretos são irregulares e medem menos de 1 cm. Em corte transverso, a superfície mostra-se vítrea (Fig. 14.68).

Os cálculos contêm bilirrubinato de cálcio, polímeros de bilirrubina, sais de cálcio e mucina.

Patogenia: A incidência de cálculos pretos aumenta com a idade e nos indivíduos desnutridos, porém não foi estabelecida correlação com sexo, etnia ou obesidade. A hemólise crônica, como a que ocorre na anemia falciforme e na talassemia, predispõe ao desenvolvimento de cálculos pigmentados pretos. A cirrose, em decorrência de aumento da hemólise ou devido a lesão dos hepatócitos, também está associada ao aumento da incidência de cálculos pretos. No entanto, na maioria dos casos, não é evidente um fator predisponente para a formação de cálculos pigmentados pretos.

A bilirrubina não-conjugada é insolúvel na bile e geralmente está presente apenas em quantidades mínimas. Quando o hepatócito secreta quantidades aumentadas, a bilirrubina não-conjugada precipita-se como bilirrubinato de cálcio, provavelmente ao redor de um ninho de glicoproteínas mucinosas. Por razões desconhecidas, os pacientes sem fatores predisponentes conhecidos que desenvolvem cálculos pigmentados pretos apresentam aumento da concentração de bilirrubina não-conjugada na bile.

Cálculos Pigmentados Marrons

Os cálculos pigmentados marrons são esponjosos e laminados e contêm principalmente bilirrubinato de cálcio misturado a colesterol e sabões de cálcio de ácidos graxos. Em contraste com os outros tipos de cálculos biliares, os cálculos pigmentados marrons são encontrados mais freqüentemente nos ductos biliares intra-hepáticos e extra-hepáticos do que na vesícula biliar.

Patogenia: Os cálculos marrons estão quase sempre associados a colangite bacteriana, quando a *E. coli* é o microrganismo predominante. Raros ou pouco freqüentes nos países ocidentais, os cálculos marrons não são infreqüentes na Ásia, onde estão quase completamente restritos a indivíduos infestados por *A. lumbricoides* e *C. sinensis*, helmintos que podem invadir o trato biliar. Nos raros casos em países ocidentais, os cálculos marrons são encontrados em pacientes com obstrução mecânica crônica ao fluxo de bile, como na colangite esclerosante ou em conseqüência da inserção de um cateter no colédoco após cirurgia do colédoco.

A patogenia dos cálculos pigmentados marrons também se correlaciona com o aumento da concentração de bilirrubina não-conjugada na bile. A bilirrubina conjugada é hidrolisada até bilirrubina não-conjugada pela ação da β-glicuronidase bacteriana ou de outras enzimas hidrolíticas.

Manifestações Clínicas de Cálculos Biliares

Os cálculos biliares podem permanecer "silenciosos" na vesícula biliar durante muitos anos, e poucos pacientes chegam a morrer devido à própria colelitíase. A probabilidade cumulativa de 15 anos de que os cálculos assintomáticos possam provocar dor biliar ou outras complicações é inferior a 20%. O tratamento clínico de cálculos biliares, incluindo a administração oral de ácidos biliares e a litotripsia extracorpórea (ruptura ultra-sônica de cálculos biliares), foi substituído em grande parte pela colecistectomia laparoscópica.

A maioria das complicações da colelitíase relaciona-se com a obstrução do ducto cístico ou do colédoco pelos cálculos biliares. A passagem de um cálculo pelo ducto cístico freqüentemente, porém não invariavelmente, provoca cólica biliar intensa e pode acarretar colelitíase aguda. Episódios repetidos de colecistite aguda então produzem colecistite crônica. Este último distúrbio também pode ser decorrente da presença de cálculos apenas. Os cálculos podem passar pelo colédoco (*coledocolitíase*), onde podem provocar icterícia obstrutiva, colangite e pancreatite. De fato, em populações nas quais o alcoolismo não é um fator, os cálculos biliares constituem a causa mais comum de pancreatite aguda. A passagem de um cálculo biliar grande para o intestino delgado é sabidamente uma causa de obstrução intestinal, um distúrbio denominado *íleo por cálculos biliares*. Na obstrução do ducto cístico, com ou sem colecistite aguda, a bile na vesícula biliar é reabsorvida, sendo substituída por um líquido mucinoso límpido secretado pelo epitélio da vesícula biliar. O termo *hidropisia da vesícula biliar (mucocele)* (Fig. 14.69) é aplicado à vesícula biliar distendida e palpável, que pode se tornar secundariamente infectada.

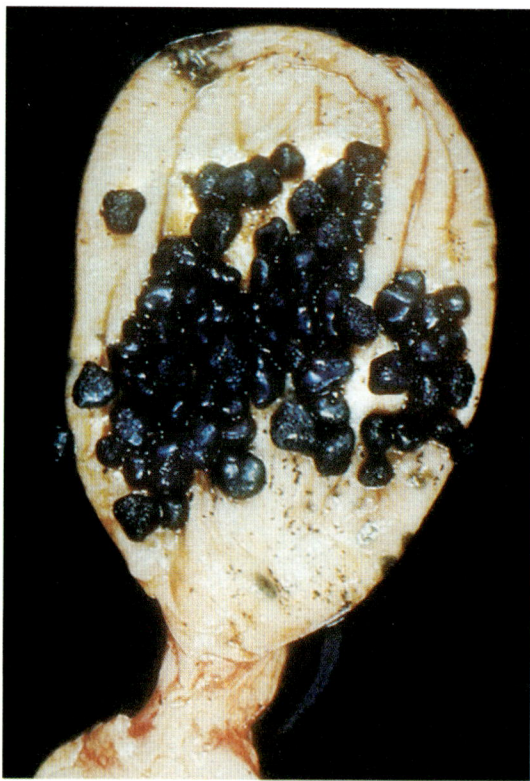

FIGURA 14.68
Cálculos biliares pigmentados. A vesícula biliar foi aberta, revelando numerosos cálculos pequenos e escuros, compostos de bilirrubinato de cálcio.

COLECISTITE AGUDA

A colecistite aguda é uma inflamação difusa da vesícula biliar, em geral secundária a obstrução da abertura da vesícula biliar.

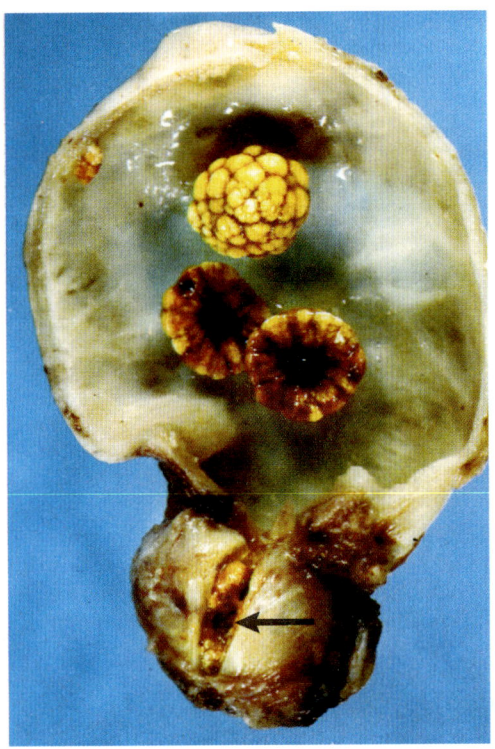

FIGURA 14.69
Hidropisia da vesícula biliar. A luz da vesícula biliar dilatada está repleta de muco límpido e contém cálculos de colesterol. Observe o cálculo (*seta*) obstruindo o ducto cístico.

À microscopia, o edema e a hemorragia na parede são surpreendentes, com inflamação aguda e crônica associada (Fig. 14.70). A infecção bacteriana secundária pode provocar supuração da parede da vesícula biliar. A mucosa exibe ulcerações focais ou, nos casos graves, necrose disseminada, em cujo caso aplica-se o termo *colecistite gangrenosa*.

A **perfuração** é uma complicação temida nos casos graves e pode ocorrer após infecção bacteriana secundária, mais comumente do fundo. A saída de bile para a cavidade abdominal resulta em *peritonite biliar*. Mais comumente, o conteúdo da vesícula biliar perfurada permanece localizado por aderências inflamatórias, uma lesão conhecida como *abscesso pericolecístico*. O conteúdo da vesícula biliar também pode erodir para o intestino delgado ou o intestino grosso, criando uma *fístula colecistentérica*.

 Manifestações Clínicas: O sintoma inicial da colecistite aguda consiste em dor abdominal no hipocôndrio direito, e a maioria dos pacientes já apresentou episódios de cólica biliar. Icterícia leve, causada por cálculos, ou edema, no colédoco, é evidente em 20% dos pacientes. Na maioria dos casos, a doença aguda cede em uma semana, mas dor persistente, febre, leucocitose e calafrios com tremores indicam a progressão da colecistite aguda e a necessidade de colecistectomia. À medida que o processo inflamatório sofre resolução, a parede da vesícula biliar torna-se fibrótica e a mucosa cicatriza. Contudo, a função da vesícula biliar geralmente permanece comprometida.

Patogenia: Cerca de 90% dos casos de colecistite aguda estão associados à presença de cálculos biliares. Os casos remanescentes (*colecistite acalculosa*) ocorrem associados a sepse, traumatismo grave, infecção da vesícula biliar por *Salmonella typhosa* e poliarterite nodosa. Em geral, a infecção bacteriana é secundária à obstrução biliar, e não um evento primário.

Formulou-se a teoria de que a obstrução do ducto cístico por um cálculo biliar resulta na liberação de fosfolipase do epitélio da vesícula biliar. Por sua vez, essa enzima pode hidrolisar a lecitina e liberar lisolecitina, uma toxina celular ativa na membrana. Ao mesmo tempo, a ruptura da camada de muco do epitélio deixa as células da mucosa vulneráveis à lesão pela ação detergente dos sais biliares concentrados. A bile supersaturada com colesterol pode ser tóxica para o epitélio.

Patologia: A superfície externa da vesícula biliar na colecistite aguda está congesta e recoberta com exsudato fibrinoso. A parede encontra-se acentuadamente espessada por edema, e a abertura da víscera revela uma mucosa vermelho-vivo ou púrpura. Em geral, os cálculos biliares são encontrados na luz e, com freqüência, um cálculo é visto obstruindo o ducto cístico. Em algumas raras ocasiões, quando a obstrução do ducto cístico é completa e as bactérias invadiram a vesícula biliar, a cavidade pode estar distendida por um líquido purulento turvo, uma alteração denominada *empiema da vesícula biliar*.

COLECISTITE CRÔNICA

A colecistite crônica, doença mais comum da vesícula biliar, é uma inflamação persistente da parede da vesícula biliar que está quase invariavelmente associada a cálculos biliares. A colecistite crônica também pode ser conseqüente a crises repetidas de colecistite

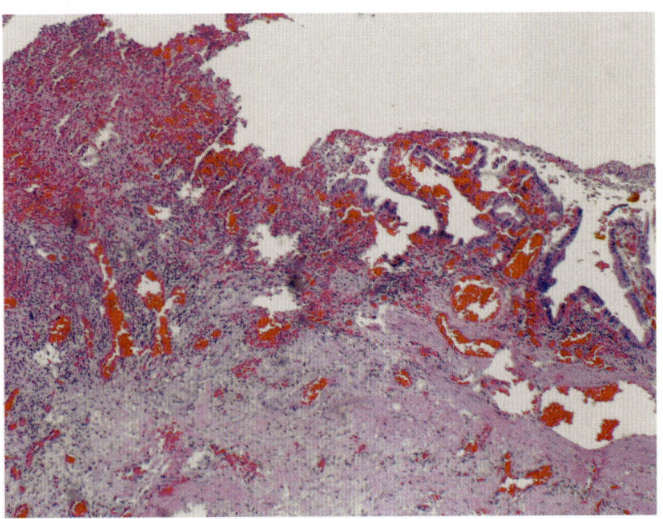

FIGURA 14.70
Colecistite aguda. A fotomicrografia da vesícula biliar removida de um paciente com colecistite aguda demonstra ulceração da mucosa, edema e inflamação aguda e crônica.

aguda. Neste último caso, a patogenia provavelmente relaciona-se com a irritação crônica e a lesão química do epitélio da vesícula biliar.

 Patologia: À macroscopia, a parede da vesícula biliar cronicamente inflamada encontra-se espessada e firme (Fig. 14.71A), e a superfície serosa pode exibir aderências fibrosas às estruturas circundantes em decorrência de episódios anteriores de colecistite aguda. Em geral, os cálculos biliares são encontrados dentro da luz, e, com freqüência, a bile contém *gravela ou lama* (precipitados delicados de material do cálculo). A bile é infectada por microrganismos coliformes em cerca de metade dos casos. A mucosa pode estar focalmente ulcerada e atrófica ou pode mostrar-se íntegra. À microscopia, a parede é fibrótica e freqüentemente penetrada por seios de Rokitansky-Aschoff (ver Fig. 14.71B). Inflamação crônica de grau variável também pode ser encontrada em todas as camadas. Na colecistite crônica de longa duração, a parede da vesícula biliar pode se tornar calcificada (*vesícula biliar em porcelana*).

 Manifestações Clínicas: Muitos pacientes com colecistite crônica queixam-se de sintomas abdominais inespecíficos, embora não esteja claro se esses sintomas estão necessariamente relacionados com a doença da vesícula biliar. Por outro lado, o diagnóstico é mais bem feito com ultra-sonografia, que demonstra os cálculos biliares numa vesícula biliar contraída e espessa. A colecistectomia é o tratamento definitivo.

COLESTEROLOSE

A colesterolose da vesícula biliar é definida como o acúmulo de macrófagos repletos de colesterol dentro da mucosa. É um achado ocasional freqüente à necropsia, mas não está habitualmente associado a sintomas. Com freqüência, a colesterolose está associada à presença de bile supersaturada com colesterol. À macroscopia, o surgimento de depósitos amarelos dispersos na submucosa contribui para o termo *vesícula biliar em morango*. À microscopia, as dobras da mucosa estão distendidas com macrófagos espumosos grandes, cujo núcleo pequeno está deslocado para a periferia.

TUMORES

Os Tumores Benignos da Vesícula Biliar e dos Ductos Biliares Extra-hepáticos São Raros

Os **papilomas** são os tumores benignos mais comuns da vesícula biliar e podem ser solitários ou múltiplos. Em 75% dos ca-

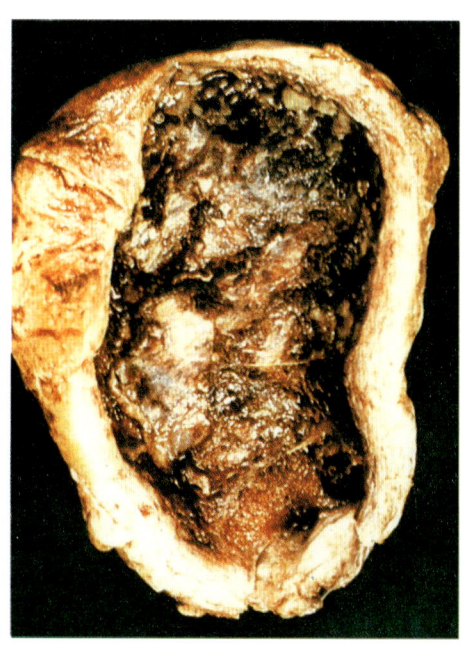
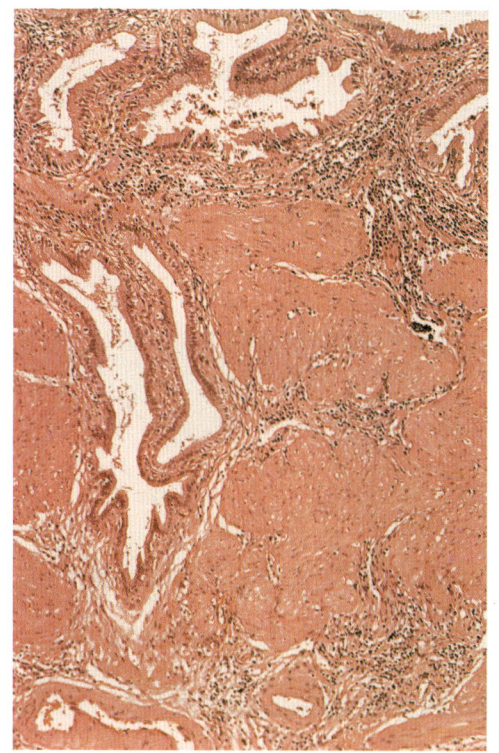

FIGURA *14.71*
Colecistite crônica. A. A vesícula biliar está espessada e fibrótica, e a luz contém diversos cálculos biliares. **B.** Uma fotomicrografia de (A) revela inflamação crônica da vesícula biliar e um seio de Rokitansky-Aschoff estendendo-se na muscular.

sos, estão associados a cálculos biliares. A combinação entre proliferação de músculo liso e um adenoma foi denominada *adenomioma*. Também foram registrados fibromas, lipomas, leiomiomas e mixomas. Os ductos biliares são afetados pelos mesmos tumores benignos que ocorrem na vesícula biliar. Tais tumores são clinicamente mais importantes, já que podem obstruir o fluxo biliar e causar icterícia.

O Adenocarcinoma É o Tumor Mais Comum da Vesícula Biliar

O adenocarcinoma da vesícula biliar não é raro, sendo um achado ocasional em 2% dos pacientes submetidos a cirurgia da vesícula. **Como esse câncer geralmente está associado a colelitíase e colecistite crônica, é consideravelmente mais comum em mulheres do que em homens.** Além disso, populações que apresentam uma alta incidência de colelitíase, como os índios norte-americanos, apresentam um risco mais elevado de carcinoma da vesícula biliar. A vesícula biliar calcificada (vesícula biliar em porcelana), que representa uma variante extrema da colecistite crônica, é particularmente propensa ao desenvolvimento de câncer da vesícula biliar.

Patologia: O carcinoma da vesícula biliar pode ocorrer em qualquer ponto da vesícula, porém, com maior freqüência, aparece no fundo. **O tumor é tipicamente um adenocarcinoma bem diferenciado infiltrativo** (Fig. 14.72). Em geral é desmoplásico e, dessa forma, a parede da vesícula biliar torna-se espessada e endurecida. Foram descritas formas anaplásicas, de células gigantes e de células fusiformes do carcinoma da vesícula biliar. O rico plexo linfático da vesícula biliar constitui a via mais comum de metástase, embora ocorram disseminação vascular e propagação direta no fígado e nas estruturas contíguas.

 Manifestações Clínicas: Os sintomas produzidos pelo carcinoma da vesícula biliar assemelham-se aos observados na doença por cálculos biliares. No entanto, quando o tumor se torna sintomático, é quase invariavelmente incurável, sendo a taxa de sobrevida em 5 anos inferior a 3%. Para fins práticos, a cura cirúrgica é obtida apenas nos pacientes submetidos a colecistectomia devido a doença da vesícula biliar nos quais o câncer é um achado ocasional.

O Carcinoma dos Ductos Biliares Extra-hepáticos e da Ampola de Vater Manifesta-se como Icterícia Obstrutiva

O câncer dos ductos biliares extra-hepáticos é quase sempre do tipo adenocarcinoma. Pode ocorrer em qualquer lugar ao longo da extensão do ducto biliar, inclusive na localização em que os ductos hepáticos direito e esquerdo se unem, formando o ducto hepático comum.

O tumor é menos freqüente do que o câncer da vesícula biliar, e a predominância feminina de câncer da vesícula biliar não é evidente. Com freqüência, são encontrados cálculos biliares nas pessoas acometidas, e existe uma associação com doença inflamatória do cólon. O tumor também foi relatado associado a cistos do colédoco e na doença de Caroli. No Oriente, o carcinoma

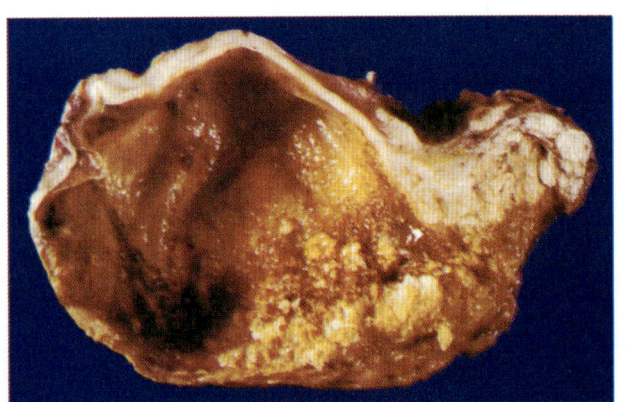
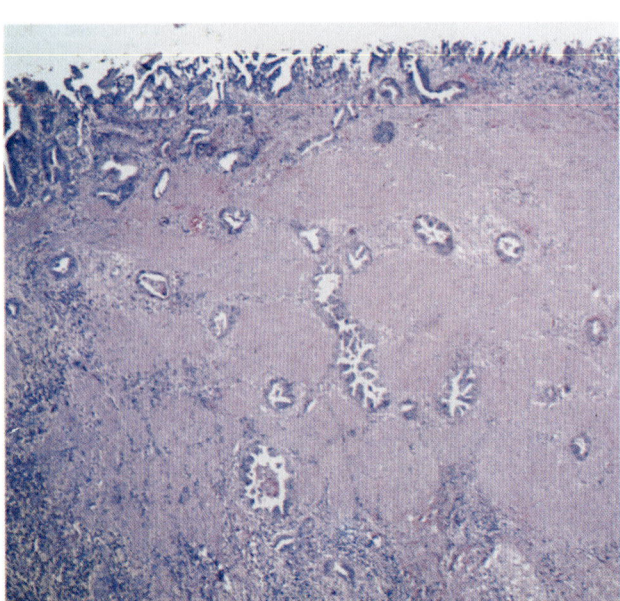

FIGURA *14.72*
Carcinoma da vesícula biliar. A. A vesícula biliar ressecada cirurgicamente foi aberta revelando parede espessada infiltrada por adenocarcinoma, e também demonstra crescimento exofítico para a luz. B. A parede da vesícula biliar está infiltrada por adenocarcinoma moderadamente diferenciado, que estimulou uma resposta desmoplásica.

de ducto biliar está associado à infestação biliar pelo trematódeo *C. sinensis*. Assim como no carcinoma da vesícula biliar, o crescimento pode ser endofítico (para a luz) ou difusamente infiltrativo. O prognóstico é sombrio, porém, como os sintomas aparecem no início da evolução da doença, o desfecho é algo melhor do que o do carcinoma da vesícula biliar.

O **adenocarcinoma da ampola de Vater também pode obstruir o ducto biliar.** O sintoma inicial novamente é a icterícia obstrutiva, embora alguns pacientes manifestem pancreatite. Em contraste com o carcinoma dos ductos biliares, o tratamento cirúrgico do câncer da ampola de Vater resulta em taxa de sobrevida em 5 anos de 35%.

LEITURAS SUGERIDAS

Livros

Bircher J, Benhamou J-P, McIntyre N, et al. (eds): *Oxford Textbook of Clinical Hepatology*, 2nd ed. Oxford: Oxford University Press, 1999.

Farrel GC: *Drug-induced liver disease*. Edinburgh: Churchill Livingstone, 1994.

Ishak KG, Goodman ZD, Stocker J. Tumors of the liver and intrahepatic bile ducts. In: *Atlas of tumor pathology*, series 3, fascicle 31. Washington, DC: Armed Forces Institute of Pathology, 2001.

MacSween RNM, Burt AD, Portmann BC, et al. (eds): *Pathology of the liver*, 4th ed. Edinburgh: Churchill Livingstone, 2002.

Schiff L, Schiff ER (eds): *Diseases of the liver*, 7th ed. Philadelphia: JB Lippincott, 1999.

Sherlock S, Dooley J: *Diseases of the liver and biliary system*, 11th ed. Oxford: Blackwell Scientific, 2002.

Zakim D, Boyer TD (eds): *Hepatology: A textbook of liver disease*, 3rd ed. Philadelphia: WB Saunders, 1996.

Zimmerman, HJ: *Hepatotoxicity: the adverse effects of drugs and other chemicals on the liver*. 2nd ed. Philadelphia: Lippincott Williams & Wilkins, 1999.

Artigos de Periódicos

Al-Khalidi JA, Czaja A: Current concepts in the diagnosis, pathogenesis, and treatment of autoimmune hepatitis. *Mayo Clin Proc* 76:1237–1252, 2001.

Bacon BR: Hemochromatosis: Diagnosis and management. *Gastroenterology* 120:718–725, 2001.

Cuthbert JA: Hepatitis A: Old and new. *Clin Microbiol Rev* 14:38–58, 2001.

Dowling RH: Pathogenesis of gallstones. *Aliment Pharmacol Ther* 14:39–47, 2000.

Feitelson MA: Hepatocellular injury in hepatitis B and C virus infections. *Clin Lab Med* 16:307–324, 1996.

French SW: Mechanisms of alcoholic liver injury. *Can J Gastroenterol* 14:327–332, 2000.

Gish RG, Mason A: Autoimmune liver disease. Current standards, future directions. *Clin Liver Dis* 5:287–314, 2001.

Gochee PA, Powell LW: What's new in hemochromatosis. *Curr Opin Hematol* 8:98–104, 2001.

Hazell AS, Butterworth RF: Hepatic encephalopathy: An update of pathophysiologic mechanisms. *Proc Soc Exp Biol Med* 222:99–112, 1999.

Ko CW, Lee SP: Gallstone formation. *Gastroenterol Clin North Am* 28:99–115, 1999.

Lauer GM, Walker BD: Hepatitis C infection. *N Engl J Med* 345:41–51, 2001.

Lee WM: Drug-induced hepatotoxicity. *N Engl J Med*. 333:1118–1127, 1995.

Loudianos G, Gitlin J: Wilson's disease. *Semin Liver Dis* 20:353–364, 2000.

Lyon E, Frank E: Hereditary hemochromatosis since discovery of the HFE gene. *Clin Chem* 47:1147–1156, 2001.

Macdonald GA. Pathogenesis of hepatocellular carcinoma. *Clin Liver Dis* 5:69–85, 2001.

Portmann B, Koukoulis G: Pathology of the liver allograft. *Curr Top Pathol* 92:61–105, 1999.

Riordan SM, Williams R: The Wilson's disease gene and phenotypic diversity. *J Hepatol* 34:165–171, 2001.

Sherlock S: Primary biliary cirrhosis, primary sclerosing cholangitis, and autoimmune cholangitis. *Clin Liver Dis* 4:97–113, 2000.

Tanaka A, Borchers AT, Ishibashi H, et al.: Genetic and familial considerations of primary biliary cirrhosis. *Am J Gastroenterol* 96:8–15, 2001.

Thompson R, Jansen PLM: Genetic defects in hepatocanalicular transport. *Semin Liver Dis* 20:365–372, 2000.

Torok N. Gores GJ. Cholangiocarcinoma: *Semin Gastrointest Dis*. 12:125–132, 2001.

Trauner M, Fickert P, Zollner G: Genetic disorders and molecular mechanisms in cholestatic liver disease—A clinical approach. *Semin Gastrointest Dis* 12:66–88, 2001.

Tsukamoto H. Lu SC: Current concepts in the pathogenesis of alcoholic liver injury. *FASEB J* 15:1335–1349, 2001.

Wright TL, Monto A: The epidemiology and prevention of hepatocellular carcinoma. *Semin Oncol* 28:441–449, 2001.

Zein CO, Lindor KD: Primary sclerosing cholangitis. *Semin Gastrointest Dis* 12(2):103–112, 2001.

CAPÍTULO 15

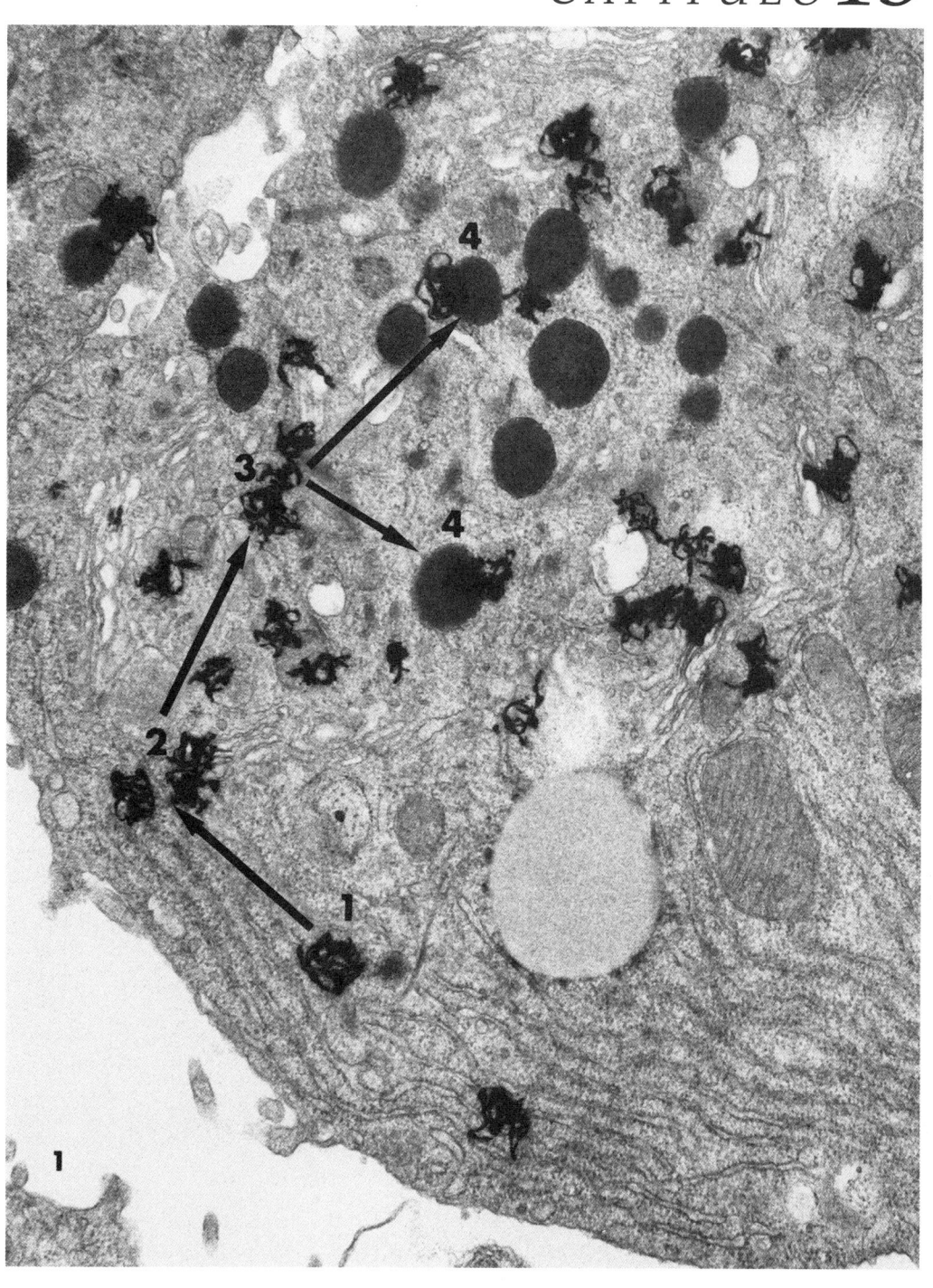

Pâncreas

Emanuel Rubin
Raphael Rubin

Anatomia e Fisiologia

Anomalias Congênitas

Pancreatite Aguda

Pancreatite Crônica

Cistadenoma Pancreático

Câncer Pancreático
Carcinoma de Células Acinares

Neoplasias do Pâncreas Endócrino
Ilhotas Pancreáticas
Tumores de Células Beta (Insulinomas)
Gastrinomas Pancreáticos (Síndrome de Zollinger-Ellison)
Tumores de Células Alfa (Glucagonomas)
Tumores de Células Delta (Somatostatinomas)
Tumores D_1 (VIPomas, Síndrome de Verner-Morrison)
Tumores Secretantes do Polipeptídio Pancreático
Tumores de Células Enterocromafins (Carcinóides)
Síndrome de Neoplasia Endócrina Múltipla Tipo I
Síndromes Hormonais Ectópicas

FIGURA *15.1 (ver página anterior)*
Síntese das proteínas na célula acinar pancreática. Uma auto-radiografia miscroscópica eletrônica de uma célula acinar pancreática murina 30 minutos após um pulso marcado de [^{3}H] leucina mostra os grãos de prata dispostos em serpentina que delineiam a localização de *(1)* síntese, *(2)* transporte intracelular, *(3)* concentração e *(4)* armazenamento das pró-enzimas digestivas. As *setas* mostram o movimento vetorial do produto secretório. Os corpúsculos elétron-densos são grânulos de zimogênio.

ANATOMIA E FISIOLOGIA

O pâncreas começa como duas protrusões endodérmicas que têm origem nos lados dorsal e ventral do tubo duodenal embrionário. O sistema de ductos dos dois pâncreas embrionários se funde dando origem a um único ducto (*o ducto de Wirsung*). Os ductos se ramificam em dúctulos alongados, que se arborizam para formar um sistema ductal complexo. As células acinares têm origem nos dúctulos e adquirem seu complemento de grânulos distintivos de zimogênio. As células das ilhotas também derivam dos ductos maiores e adquirem pequenos grânulos secretórios densos característicos do pâncreas endócrino.

O pâncreas é uma glândula mista exócrina-endócrina que se estende transversalmente no abdome superior e se encaixa entre a alça do duodeno e o hilo do baço. É um órgão retroperitoneal, localizado atrás da bolsa omental menor (retrocavidade dos epíplos) e o estômago, localização essa que o torna essencialmente inacessível ao exame físico. O pâncreas adulto tem 10 a 15 cm de comprimento e pesa 60 a 150 g. É dividido em três subdivisões anatômicas: (1) *a cabeça* fica na concavidade do duodeno e se estende até os vasos mesentéricos superiores imediatamente atrás do órgão; (2) *o corpo* inclui a maior parte da glândula; e (3) *uma cauda afunilada* termina no hilo do baço.

As secreções do pâncreas exócrino drenam para dentro do ducto de Wirsung, que deságua habitualmente dentro do duodeno imediatamente proximal à ampola de Vater. O canal comum que conduz a bile e as secreções pancreáticas para dentro do duodeno é circundado por um complexo circular de fibras musculares lisas que se condensam e se transformam no esfíncter de Oddi quando passam através da parede duodenal.

O tecido exócrino perfaz de 80 a 85% do pâncreas e consiste em células secretórias organizadas como ácinos que se conectam com os dúctulos. Os ácinos pancreáticos são constituídos por uma única camada de células piramidais, cujo citoplasma basofílico é cheio com grânulos acidofílicos de zimogênio. Pela microscopia eletrônica, as células acinares exibem um retículo endoplásmico granular conspícuo e numerosos grânulos de zimogênio elétron-densos na porção apical da célula (Fig. 15.1). **As células acinares sintetizam cerca de 20 enzimas digestivas diferentes, muitas delas na forma de pró-enzimas inativas (ver adiante), que são secretadas para dentro do intestino após a estimulação tanto neural quanto hormonal.** Essas incluem tripsina, quimiotripsina, amilase, carboxipeptidase, lipase, fosfolipase e elastase. A secreção diária de 1,5 a 3 litros de suco pancreático comprova a extraordinária capacidade sintética e secretória do pâncreas exócrino.

O pâncreas endócrino consiste em células organizadas em ilhotas que se distribuem por todo o órgão mas que perfazem apenas 2% da massa total do pâncreas. As ilhotas contêm vários tipos de células, cada um dos quais sintetiza um ou mais hormônios, incluindo, entre outros, insulina e glucagon. Após um estímulo apropriado, os hormônios são secretados e lançados diretamente na corrente sangüínea. O principal distúrbio endócrino do pâncreas é o diabetes melito, uma doença que merece um capítulo em separado (ver Cap. 22).

ANOMALIAS CONGÊNITAS

Os defeitos do desenvolvimento do pâncreas ocorrem, porém só raramente comportam algum significado clínico.

PÂNCREAS ABERRANTE (ECTÓPICO): Esta anomalia, na qual o tecido pancreático está presente fora de sua localização normal, constitui um achado incidental em 2% das necropsias e se localiza mais comumente na parede do duodeno, do estômago e do jejuno. O tecido contém todos os componentes normais do pâncreas, ou seja, ácinos, ductos e ilhotas.

PÂNCREAS ANULAR: Esta é uma condição incomum na qual a cabeça da glândula circunda a segunda porção do duodeno; o envolvimento pode ser completo ou incompleto. O pâncreas anular pode estar associado com atresia duodenal, uma anomalia que demanda cirurgia imediatamente após o nascimento. Com freqüência, esses lactentes possuem outras anomalias congênitas, incluindo trissomia do 21 (síndrome de Down). Muitos pacientes com pâncreas anular não necessitam de uma cirurgia no início da vida, mas exibem sintomas aos 60 ou 70 anos de idade.

PÂNCREAS DIVIDIDO (BÍFIDO): A ausência de fusão dos rudimentos pancreáticos resulta em duas glândulas separadas, cada uma delas com seu ducto separado que drena para o duodeno.

CISTOS: Admite-se que os cistos verdadeiros do pâncreas resultam do desenvolvimento defeituoso dos ductos pancreáticos.

PANCREATITE AGUDA

A pancreatite é definida como uma condição inflamatória do pâncreas exócrino que resulta de uma lesão das células acinares. Em 1925, a devastação da pancreatite aguda foi descrita magistralmente como a "mais terrível de todas as calamidades que ocorrem em associação com as vísceras abdominais. A subitaneidade de seu início, a agonia infinita que a acompanha e a mortalidade resultante fazem com que seja a mais formidável das catástrofes." Lamentavelmente, por razões desconhecidas, a incidência da doença aumentou de magnitude nas últimas décadas.

Dependendo de sua gravidade e duração, a pancreatite se manifesta por uma ampla variedade de formas clínicas. Em uma extremidade do espectro existe uma doença leve e autolimitada que consiste em inflamação aguda e edema do estroma, com pouca ou nenhuma necrose de células acinares. Na outra extremidade existe uma pancreatite hemorrágica aguda grave e ocasionalmente fatal com necrose maciça. Em alguns casos, os episódios repetidos de pancreatite aguda resultam em pancreatite crônica, que se caracteriza por ataques recorrentes de dor abdominal intensa e fibrose progressiva, acabando por evoluir para insuficiência pancreática. Entretanto, em cerca de metade dos casos de pancreatite crônica não ocorrem episódios agudos reconhecidos clinicamente.

A *pancreatite intersticial ou edematosa* é a forma leve e presumivelmente reversível da pancreatite aguda. Um infiltrado de leucócitos polimorfonucleares e edema do tecido conjuntivo entre os lóbulos das células acinares constituem a lesão inicial. Não existe necrose nem hemorragia.

A *pancreatite hemorrágica aguda* é uma condição da meia-idade, com uma incidência máxima aos 60 anos de idade. Está associada freqüentemente com alcoolismo (mais comumente em homens) ou doença biliar crônica (mais freqüentemente em mulheres). A pancreatite aguda se instala bruscamente, em geral após uma refeição opulenta ou a ingestão excessiva de álcool.

Patogenia: A lesão das células acinares e a obstrução ductal são os principais fatores envolvidos no desencadeamento da pancreatite aguda. Esses processos tornam possível o vazamento extracelular inapropriado das enzimas digestivas ativadas e a conseqüente autodigestão dos tecidos pancreáticos e extrapancreáticos. Inúmeros fatores foram implicados na pancreatite aguda.

ENZIMAS PANCREÁTICAS ATIVADAS: As células acinares são protegidas da ação potencialmente destrutiva de suas enzimas digestivas (proteases, nucleasess, amilase, lipase e fosfolipase A) por 3 mecanismos.

1. Um sistema cavitário intracelular complicado de retículo endoplásmico, complexo de Golgi e membranas dos grânulos de zimogênio isola fisicamente as várias enzimas dos outros componentes citoplásmicos.
2. Muitas das enzimas digestivas são sintetizadas em suas formas inativas (p. ex., quimiotripsinogênio, proelastase, pró-fosfolipase e tripsinogênio).
3. Os inibidores enzimáticos específicos, como aquele para a tripsina, tendem a proteger o pâncreas.

A ativação da tripsina é essencial para a patogenia da pancreatite aguda. Por si só a tripsina não produz necrose celular, porém ativa outras pró-enzimas pancreáticas, incluindo pró-fosfolipase A_2 e pró-elastase. Nas circunstâncias apropriadas, a fosfolipase A_2 ataca os fosfolipídios das membranas e causa necrose, enquanto a elastase digere as paredes dos vasos sangüíneos, resultando assim em hemorragia. Ainda mais, a liberação da lipase pancreática para dentro do interstício contribui para a necrose gordurosa. **A ativação inapropriada das pró-enzimas pancreáticas constitui a característica comum na patogenia de todas as variantes de pancreatite.**

SECREÇÃO CONTRA OBSTRUÇÃO: A maior parte do líquido enzimático secretado pelas células acinares é lançada no sistema ductal e penetra no duodeno. Uma pequena quantidade se difunde de volta para o líquido extracelular periductular e, eventualmente, penetra no plasma. Qualquer condição que estreita as luzes dos ductos pancreáticos ou que dificulta o fluxo anterógrado fácil das secreções exócrinas pode elevar a pressão intraductal e exacerbar a difusão retrógrada através dos ductos. Foi postulado que esse efeito resulta na ativação inapropriada das pró-enzimas digestivas. Uma refeição opulenta acarreta a liberação dos secretagogos pancreáticos, efeito esse que faz aumentar a produção das enzimas pancreáticas.

Os **cálculos biliares** podem causar obstrução dos ductos pancreáticos. Cerca de 45% de todos os pacientes com pancreatite aguda apresentam também colelitíase, e o **risco de vir a desenvolver uma pancreatite aguda nos pacientes com cálculos biliares é 25 vezes maior que aquele observado na população geral.** Ainda mais, a menos que os cálculos biliares sejam eliminados após o primeiro ataque, a pancreatite recorrente pode ser esperada em 50% dos casos. Entretanto, menos de 5% dos pacientes com pancreatite aguda possuem um cálculo impactado ao nível da ampola de Vater, e a razão para a associação entre pancreatite e colelitíase continua sendo obscura. Nem a ligadura do ducto pancreático, nem sua oclusão por um tumor, resulta em pancreatite aguda. Foi sugerido que o refluxo de bile ou do conteúdo duodenal para dentro do ducto pancreático pode resultar em pancreatite, porém existe pouca evidência clínica em apoio dessa teoria.

INIBIDORES DA PROTEASE: Os vários inibidores das enzimas proteolíticas presentes em muitos líquidos e tecidos corporais constituem uma defesa contra a ativação inapropriada das pró-enzimas digestivas do pâncreas. Quatro poderosos inibidores da protease foram identificados no plasma humano: α_1-antitripsina, α_2-macroglobulina, inibidor da esterase C_1 e inibidor da tripsina secretória pancreática. Apesar da ampla variedade de inibidores da tripsina presentes nos diferentes compartimentos corporais, é incontestável que a proteção que proporcionam não chega a ser completa. Levando-se em conta que a tripsina ativa outras pró-enzimas pancreáticas, sua inibição completa no suco pancreático representa um perigo.

ETANOL: **O abuso crônico de álcool é responsável por um terço dos casos de pancreatite aguda,** apesar de apenas 5% dos alcoólicos crônicos desenvolverem essa complicação. O etanol é bem reconhecido como toxina química, porém um efeito lesivo significativo sobre as células acinares ou ductais pancreáticas ainda não foi demonstrado. O consumo de etanol pode afetar negativamente o pâncreas por causar espasmo ou edema agudo do esfíncter de Oddi, especialmente após uma grande bebedeira. Estimula também a secreção pelo intestino delgado, que por sua vez estimula o pâncreas exócrino a liberar suco pancreático. Quando esses efeitos ocorrem juntos (secreção acelerada para dentro do ducto obstruído), os resultados podem ser desastrosos.

OUTRAS CAUSAS DE PANCREATITE: Outros fatores podem causar pancreatite aguda, embora raramente:

- **Vírus,** como o da caxumba, o vírus Coxsackie e o citomegalovírus podem causar pancreatite. A incidência de pancreatite aguda é particularmente alta nos pacientes com a síndrome de imunodeficiência adquirida (AIDS), nos quais a causa mais comum é a infecção pelo citomegalovírus.
- **Agentes terapêuticos,** dos quais foram relatados mais de 85 como sendo capazes de causar pancreatite aguda. Esses incluem os medicamentos imunossupressivos (p. ex., azatioprina), os agentes antineoplásicos, as sulfonamidas e os diuréticos. Os mecanismos patogênicos pelos quais o pâncreas é lesionado por esses compostos são, na maioria dos casos, obscuros.
- O **traumatismo fechado** (contuso) do abdome superior pode causar uma lesão contusa do pâncreas, com vazamento das enzimas digestivas para dentro do pâncreas e dos tecidos peripancreáticos. Os pacientes submetidos a uma colangiopancreatografia retrógrada endoscópica (CPRE) desenvolvem ocasionalmente uma pancreatite aguda.
- A **isquemia aguda** causada por choque, vasculite e trombose pode lesionar o pâncreas.

- A **hiperlipidemia** ocasionalmente pode induzir o início de uma pancreatite aguda. Admite-se que o mecanismo consiste na hidrólise dos triglicerídeos no espaço extracelular pela lipase que transbordou indevidamente a partir das células pancreáticas. Os ácidos graxos livres liberados são citotóxicos.
- A **hipercalcemia**, seja qual for a causa, pode estar associada com pancreatite aguda. Neste contexto, Ca^{2+} é necessário para a ativação do tripsinogênio pela tripsina.
- A **obesidade** é um fator de risco para pancreatite, especialmente para a doença grave. As pessoas obesas exibem maior deposição de gordura peripancreática, que pode predispô-las a uma necrose gordurosa mais extensa após a liberação local da lipase pancreática.
- A **pancreatite idiopática** ainda constitui a terceira forma mais comum da doença, sendo responsável por 10 a 30% de todos os casos.

Os fatores que participam na patogenia da pancreatite hemorrágica aguda são mostrados na Fig. 15.2.

 Patologia: Na pancreatite hemorrágica aguda, inicialmente o pâncreas fica edemaciado e hiperemiado. Em um dia, aparecem focos pálidos e acinzentados, que se transformam rapidamente em estruturas friáveis e hemorrágicas (Fig. 15.3A). **Nos casos graves, esses focos aumentam de volume e se tornam tão numerosos que a maior parte do pâncreas é transformada em um grande hematoma retroperitoneal, no qual o tecido pancreático é quase irreconhecível.** Áreas amarelo-esbranquiçadas de necrose gordurosa aparecem ao redor do pâncreas, incluindo o mesentério adjacente (ver Fig. 15.3B). Esses nódulos de gordura necrótica possuem uma consistência pastosa que se torna mais rígida e gredosa à medida que são produzidos mais sabões de cálcio e

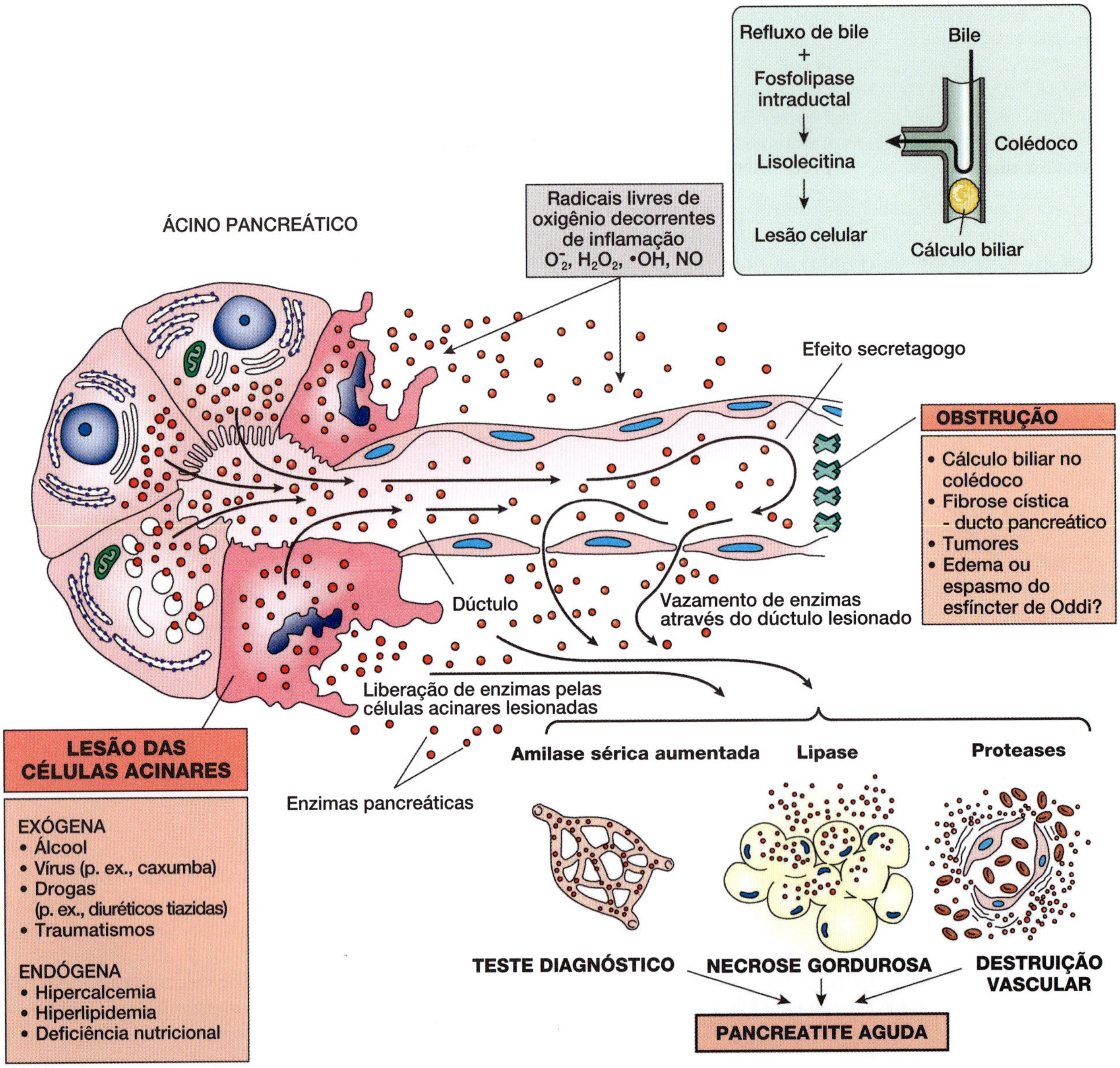

FIGURA 15.2
Patogenia da pancreatite aguda. A lesão dos dúctulos ou das células acinares resulta na liberação de enzimas pancreáticas. Lipase e proteases destroem o tecido, acarretando dessa forma uma pancreatite aguda. A liberação de amilase constitui a base de um teste para pancreatite aguda.

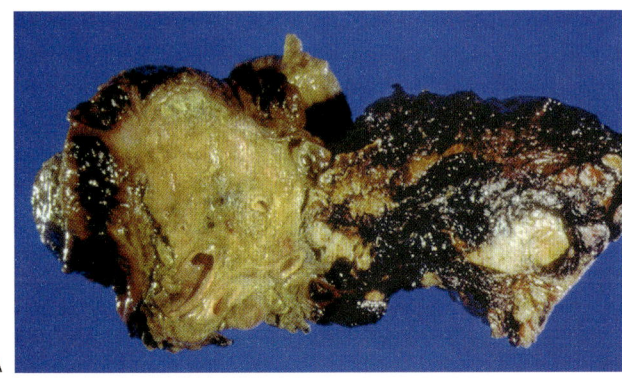
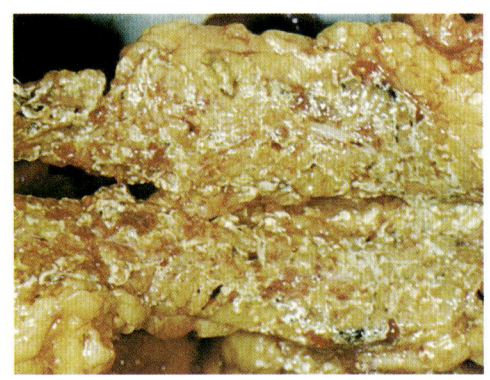

FIGURA 15.3
Pancreatite hemorrágica aguda. A. Grandes áreas do pâncreas são intensamente hemorrágicas. B. A superfície de corte do pâncreas em um caso menos grave de pancreatite aguda, e para um estágio bastante mais avançado que em (A), mostra numerosos focos amarelo-esbranquiçados de necrose gordurosa.

de magnésio. A saponificação reflete a interação de cationtes com os ácidos graxos livres liberados pela ação da lipase ativada sobre os triglicerídeos existentes nas células adiposas. Como resultado, o nível sangüíneo de cálcio pode sofrer uma redução, às vezes até o ponto de acarretar irritabilidade neuromuscular.

Os achados microscópicos mais proeminentes na pancreatite aguda são a necrose das células acinares, uma reação inflamatória aguda intensa e focos de células gordurosas necróticas (Fig. 15.4). A fibrose irregular do pâncreas e, ocasionalmente, a calcificação constituem os resíduos de uma pancreatite aguda cicatrizada.

PSEUDOCISTO PANCREÁTICO: Até metade dos pacientes que sobrevivem a uma pancreatite aguda corre risco de vir a desenvolver pseudocistos pancreáticos (Fig. 15.5). Essas lesões exibem grandes espaços limitados por tecido conjuntivo e que contêm sangue degradado, detritos do tecido pancreático necrótico e líquido rico em enzimas pancreáticas. Os pseudocistos podem aumentar de volume a ponto de comprimir e até mesmo obstruir o duodeno. Podem sofrer uma infecção secundária e formar um abscesso. A ruptura de um pseudocisto é uma complicação rara que evolui para peritonite química ou séptica, ou ambas as formas.

Manifestações Clínicas: O paciente com pancreatite aguda se apresenta com dor epigástrica intensa que se irradia para a parte superior das costas e é acompanhada por náuseas e vômitos. Dentro de poucas horas, podem instalar-se um colapso vascular periférico catastrófico e choque. Quando o choque é contínuo e profundo, a pancreatite pode ser complicada no transcorrer da primeira semana após o início pela síndrome de angústia respiratória adulta e insuficiência renal aguda. No início da evolução da doença, as enzimas digestivas pancreáticas são liberadas pelas células acinares lesionadas e são lançadas no sangue e na cavidade abdominal. **A elevação dos níveis séricos de amilase e de lipase com apenas 24 a 72 horas após o início é diagnóstica para pancreatite aguda.** O pâncreas necrótico acaba sendo infectado por bactérias

FIGURA 15.4
Pancreatite hemorrágica aguda. Uma fotomicrografia do pâncreas mostra áreas de necrose das células acinares, hemorragia e necrose gordurosa (abaixo à direita). Um lóbulo intacto é visualizado à esquerda.

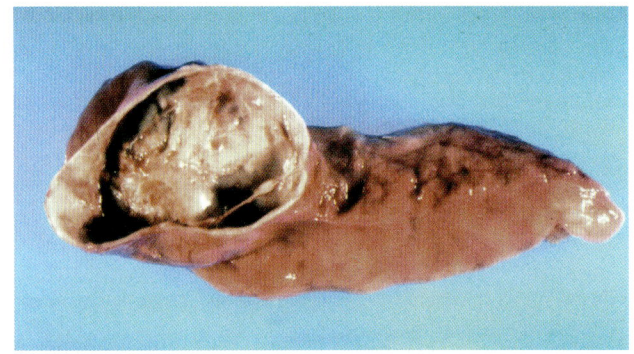

FIGURA 15.5
Pseudocisto pancreático. Uma cavidade cística origina-se da cabeça do pâncreas.

Gram-negativas provenientes do trato intestinal em metade dos casos de pancreatite aguda. Esta complicação faz aumentar a mortalidade associada com a cirurgia abdominal.

PANCREATITE CRÔNICA

A pancreatite crônica se caracteriza pela destruição progressiva do pâncreas com subseqüente fibrose irregular e inflamação crônica. Desde a descrição original da doença e de seus cálculos associados, há aproximadamente dois séculos, a pancreatite crônica "continua sendo um processo enigmático de patogenia duvidosa, evolução clínica imprevisível e tratamento problemático." Clinicamente, o distúrbio se manifesta como dor abdominal recorrente ou persistente ou simplesmente como evidência de insuficiência pancreática exócrina ou endócrina.

 Patogenia: A maioria dos fatores que causam pancreatite aguda causa também pancreatite crônica. O fato de a pancreatite crônica se caracterizar freqüentemente por ataques "agudos" intermitentes seguidos por períodos de quiescência sugere que, em muitos pacientes, a patogenia envolve crises repetidas de pancreatite aguda, seguidas por fibrose. Entretanto, cerca de metade dos pacientes se apresenta sem uma história de episódios agudos e a patogenia desses casos de pancreatite crônica pode estar relacionada a uma necrose persistente e a uma fibrose insidiosa, semelhante à progressão da cirrose do fígado.

- O **alcoolismo** de longa data é a principal causa de pancreatite crônica, sendo responsável por dois terços dos casos adultos. Em quase metade dos alcoólicos que não tiveram sintomas de pancreatite crônica durante a vida, a necropsia revela evidência dessa doença. Uma proporção comparável de alcoólicos assintomáticos manifesta resultados anormais das provas para a função pancreática exócrina. Embora o papel etiológico do álcool seja incontestável, o mecanismo pelo qual causa pancreatite crônica ainda é debatido.

  A anormalidade morfológica mais precoce na pancreatite crônica alcoólica é a precipitação de rolhas protéicas nos ductos, que funcionam como o ninho para cálculos subseqüentes que irão obstruir o sistema ductal. Sabendo-se que o álcool é um secretagogo para o pâncreas, a pancreatite crônica em sua fase inicial se caracteriza por hipersecreção das enzimas protéicas por parte das células acinares, sem um aumento concomitante na quantidade de líquido. Como resultado, as rolhas protéicas se precipitam nos pequenos ramos dos ductos pancreáticos. Esses depósitos, que são constituídos inicialmente por células em processo de degeneração dentro de um arcabouço reticular, aumentam de volume para formar agregados laminares pelo acréscimo de um material amorfo. A seguir, são formados cálculos intraductais quando o carbonato de cálcio se precipita nas rolhas.
- A **obstrução** por cálculos biliares não parece ser um fator etiológico na pancreatite crônica e a colecistectomia não altera a evolução da doença. A obstrução funcional do ducto pancreático causada por um pâncreas dividido ou pela obstrução mecânica por câncer ou pelo muco espessado da fibrose cística resulta em pancreatite crônica.
- A **lesão crônica das células acinares** (p. ex., na hemocromatose) está associada com fibrose e atrofia do pâncreas.
- A **insuficiência renal crônica** está vinculada a maior incidência de pancreatite aguda e crônica.
- A **pancreatite crônica auto-imune** ocorre raramente e, algumas vezes, está associada com outras doenças auto-imunes, incluindo a síndrome de Sjögren e a doença intestinal inflamatória.
- A **fibrose cística** (ver Cap. 16) é revista aqui resumidamente porque se manifesta como uma forma de pancreatite crônica. No pâncreas de um paciente com fibrose cística, as secreções intraductais são anormalmente viscosas, sendo responsáveis pela antiga designação de *mucoviscidose*. As rolhas de muco espessado obstruem os ductos pancreáticos, resultando dessa forma em pancreatite crônica e insuficiência do pâncreas exócrino. Como resultado, a má absorção constitui uma característica importante da fibrose cística em crianças, que podem exibir fezes volumosas e gordurosas (esteatorréia). Entretanto, a morte resulta habitualmente das complicações pulmonares da doença.
- A **pancreatite hereditária familial** é uma doença autossômica dominante caracterizada por episódios recorrentes de dor abdominal intensa. A condição se manifesta freqüentemente na segunda infância. Em algumas circunstâncias, a pancreatite hereditária é acompanhada por aminoacidúria, embora as duas condições não evidenciem necessariamente uma associação etiológica. Alguns pacientes exibem hipercalcemia, secundária à hiperplasia ou aos adenomas das glândulas paratireóides. Cerca de 15% dos pacientes com pancreatite hereditária desenvolvem subseqüentemente adenocarcinoma ductal do pâncreas. As características clínicas e patológicas da pancreatite hereditária são indiferenciáveis daquelas de outras formas de pancreatite crônica, incluindo os cálculos ductais e as complicações subseqüentes.

  A pancreatite hereditária está associada com uma substituição da arginina pela histidina no resíduo 117 da molécula de tripsinogênio. Curiosamente, o resíduo 117 da arginina normal é um local sensível à tripsina. A clivagem nessa localização faz parte provavelmente de um mecanismo à prova de falhas pelo qual a tripsina pode ser inativada. A ausência de inativação da tripsina torna possível sua ativação dentro do pâncreas, resultando em autodigestão e pancreatite.
- A **pancreatite crônica idiopática** exibe uma distribuição bimodal. Ocorre uma forma juvenil da doença, com uma média etária de 25 anos. No grupo mais velho de pacientes com pancreatite crônica, a doença alcança um pico aos 60 anos de idade. As mutações no gene regulador da condutância transmembrana da fibrose cística (*CFTR*, de *cystic fibrosis transmembrane conductance regulator*) foram identificadas em 10 a 30% dos pacientes com pancreatite crônica idiopática. As mutações no gene para o inibidor da tripsina secretória pancreática (*SPINK1*) também estiveram associadas com pancreatite crônica.

 Patologia: Quando a pancreatite crônica se torna clinicamente evidente, em geral já se encontra em uma fase bem avançada. A pancreatite crônica calcificada é o tipo mais comum da doença e está associada com alcoolismo crônico em mais de 90% dos casos. Ao exame macroscópico o pâncreas apresenta-se duro e a superfície de corte carece do aspecto lobular habitual (Fig. 15.6A). Com freqüência, o ducto pancreático e seus tributários estão dilatados, por causa da obstrução por rolhas proteináceas espessas, cálculos intraductais ou estreitamentos. Os cistos verdadeiros e pseudocistos precariamente definidos são comuns.

Ao exame microscópico, grandes regiões do pâncreas demonstram áreas irregulares de fibrose e os elementos exócrinos e endócrinos estão reduzidos em número e tamanho (ver Fig. 15.6B). As áreas fibróticas exibem fibroblastos ativados, adjacentes aos quais existem infiltrados de linfócitos, plasmócitos e macrófagos, particularmente ao redor dos lóbulos pancreáticos sobreviventes. Os ductos pancreáticos de todos os tamanhos contêm material proteináceo variavelmente calcificado.

Manifestações Clínicas: Metade dos pacientes com pancreatite crônica é acometida por episódios repetidos de pancreatite aguda. Um terço dos casos se caracteriza pelo início gradual de dor contínua ou intermitente, sem quaisquer ataques agudos (Fig. 15.7). Em poucos pacientes, inicialmente a pancreatite crônica é indolor porém é anunciada pelo aparecimento de diabetes ou de malabsorção. Na época em que as calcificações pancreáticas se tornam radiologicamente visíveis, a maioria dos pacientes terá desenvolvido diabetes, malabsorção ou ambos. A perda de peso conspícua é comum e a dor epigástrica incessante, que se irradia para as costas, pode enfraquecer o paciente. A taxa de mortalidade na pancreatite crônica é de 3 a 4% por ano e aproxima-se dos 50% dentro de 20 a 25 anos. Um quinto dos pacientes morre das complicações associadas aos ataques de pancreatite aguda. As demais mortes são secundárias a outras causas, particularmente distúrbios relacionados ao álcool.

CISTADENOMA PANCREÁTICO

Os cistadenomas do pâncreas são grandes tumores císticos multilobulados, localizados habitualmente no corpo ou na cauda. Ocorrem mais freqüentemente em mulheres entre os 50 e 70 anos de idade. Essas neoplasias são de dois tipos, dependendo do fato de serem revestidas por um epitélio seroso ou mucinoso.

Os *cistadenomas serosos,* os mais raros dos dois tipos, são constituídos por numerosos cistos de tamanho variável revestidos por células epiteliais cubóides com citoplasma claro rico em glicogênio. A variante microcística exibe cistos uniformemente pequenos.

Os *cistadenomas mucinosos* perfazem 1% de todos os tumores exócrinos pancreáticos e se caracterizam por cistos multiloculados revestidos por um epitélio colunar alto que produz mucina.

Admite-se que ambas as variantes de cistadenoma pancreático têm origem no sistema ductal pancreático, o tipo seroso das células ductulares e a forma mucinosa das células que revestem os ductos mais calibrosos. **Os cistadenomas mucinosos devem ser separados rigorosamente da variedade serosa, por causa do potencial maligno dos primeiros.** Os cistadenocarcinomas pancreáticos têm recidivado vários anos após a remoção cirúrgica de cistadenomas mucinosos aparentemente benignos.

CÂNCER PANCREÁTICO

Nos Estados Unidos, o carcinoma do pâncreas é a quarta causa mais comum de morte por câncer em homens e a quinta em mulheres. Lamentavelmente, continua sendo praticamente incurável. A incidência de câncer pancreático parece estar aumentando em todos os países estudados e, nos Estados Unidos, triplicou nos últimos 50 anos. O adenocarcinoma ductal é responsável por 90% de todos os cânceres pancreáticos.

Epidemiologia: A distribuição do adenocarcinoma pancreático é mundial, com a incidência mais alta (duas vezes aquela observada nos Estados Unidos) entre homens maoris, aborígenes polinesianos da Nova Zelândia e mulheres nativas do Havaí. O câncer do pâncreas mostra uma predominância masculina significativa (de até 3:1) nos grupos etários mais jovens, porém uma distribuição quase igual na idade avançada. Nos Estados Unidos, a doença é mais comum em nativos americanos e negros que em brancos. O carcinoma pancreático é uma doença das fases mais avança-

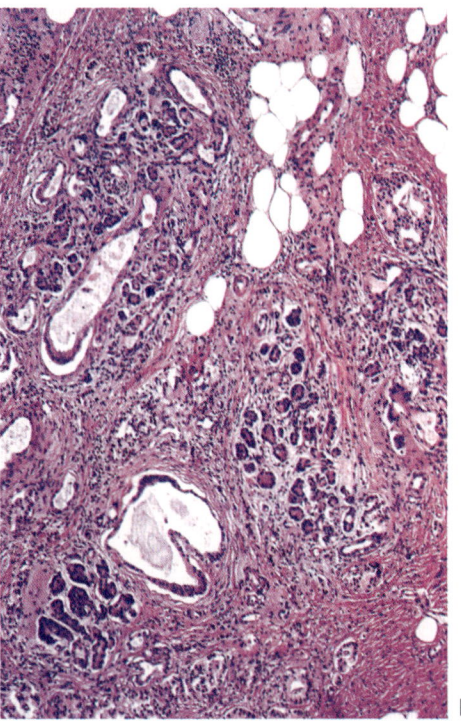

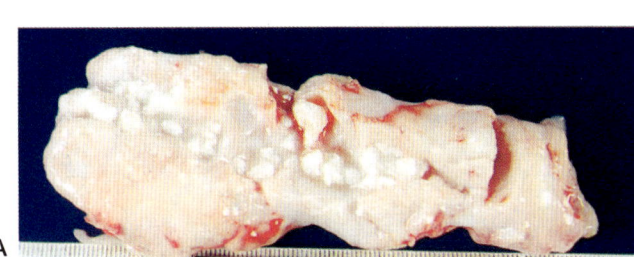

FIGURA 15.6
Pancreatite crônica calcificada. A. O pâncreas se apresenta encolhido (contraído) e fibrótico e o ducto dilatado contém numerosos cálculos. **B.** Os lóbulos atróficos de células acinares são circundados por tecido fibroso denso infiltrado por linfócitos. Os ductos pancreáticos estão dilatados e contêm material proteináceo espessado.

das da vida, com a maior incidência em pessoas com mais de 60 anos de idade, apesar de seu surgimento já na terceira década não ser raro.

 Patogenia: Os fatores envolvidos na causalidade do câncer pancreático são obscuros. Os estudos epidemiológicos implicaram fatores relacionados tanto ao hospedeiro quanto ao meio ambiente como sendo de possível significado etiológico no câncer do pâncreas.

FUMO: Existe um aumento de duas a três vezes no risco de câncer pancreático nos fumantes de cigarros. Uma relação causal é implicada ainda mais por uma aparente relação dose-resposta associada ao número de cigarros fumados por dia e pela demonstração de ductos pancreáticos hiperplásicos nos estudos de necropsia dos fumantes.

CARCINÓGENOS QUÍMICOS: Os estudos experimentais realizados em animais proporcionam apoio a um possível papel dos carcinógenos químicos no câncer pancreático. Os hidrocarbonetos policíclicos e inúmeras nitrosaminas são carcinógenos pancreáticos em roedores.

FATORES DIETÉTICOS: Uma alta ingestão de carne e gordura, especialmente desta última, pode ser um fator de risco para câncer pancreático.

DIABETES MELITO: Os diabéticos correm maior risco de possível surgimento de carcinoma do pâncreas. Até 80% dos pacientes com câncer pancreático apresentam evidência de diabetes melito na época em que é feito o diagnóstico de câncer. Foi relatado que os pacientes com diabetes melito exibem um risco duas vezes maior de câncer pancreático. Em alguns pacientes, o diabetes pode ser causado pelo câncer pancreático, em vez de ocorrer o contrário. Entretanto, os estudos prospectivos de pessoas com tolerância anormal à glicose documentaram um aumento subseqüente na incidência de câncer pancreático.

PANCREATITE CRÔNICA: A pancreatite crônica é um fator de risco para o surgimento de adenocarcinoma pancreático, apesar de ser responsável apenas por poucos casos. Levando-se em conta que alguns casos de pancreatite crônica são leves e clinicamente silenciosos, seu papel no surgimento do carcinoma pancreático pode ser subestimado.

GENÉTICA MOLECULAR: Os cânceres dos ductos pancreáticos exibem inúmeras alterações genéticas com considerável freqüência. A ativação mutacional de K-*ras* (transição de G para A na segunda posição do códon 12) é observada na maioria dos carcinomas pancreáticos (em até 95%). Além disso, a inativação mutacional ou deleção dos genes supressores tumorais é comum, incluindo *p53* (50%), p16 (*MST1*) (85%) e *DPC-4* (deletado no câncer pancreático, *locus* 4) (55%). Curiosamente, as deleções no cromossomo 18 estão presentes

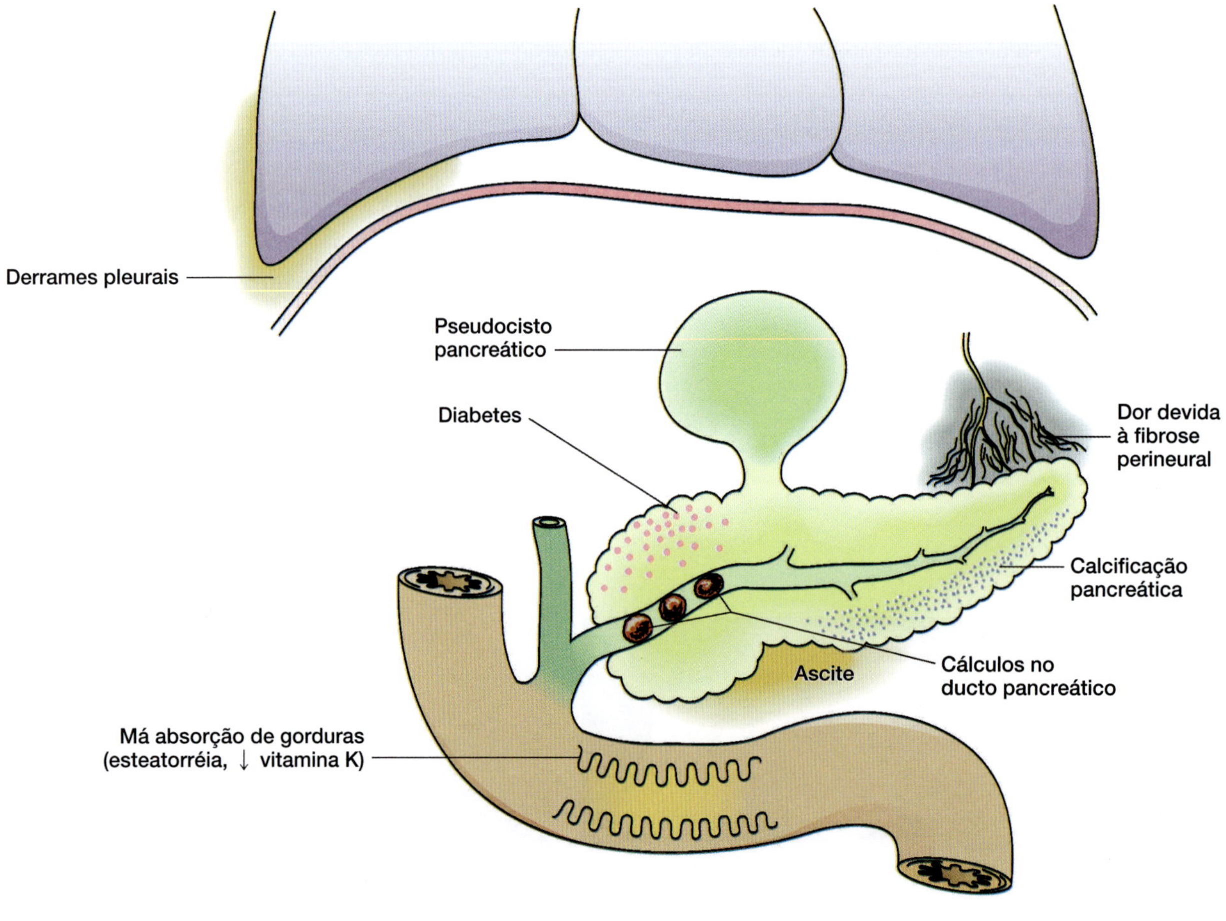

FIGURA 15.7
Complicações da pancreatite crônica.

em 90% dos cânceres pancreáticos. Apesar de *DPC-4* estar localizado no cromossomo 18, apenas metade de todos os cânceres pancreáticos mostra perda ou inativação desse gene, sugerindo que outro gene supressor tumoral adjacente contribui para o surgimento dos 40% restantes. Já foi descrita a hiperatividade ou uma expressão inapropriada de vários fatores de crescimento e de seus receptores, incluindo o fator de crescimento epidérmico e de seu receptor (EGF), o fator-β transformador do crescimento (TGF-β) e o fator de crescimento dos fibroblastos (FGF) e de seu receptor. Até 10% dos carcinomas pancreáticos exibem mutações inativadoras de *BRCA2*.

 Patologia: O adenocarcinoma surge em qualquer local no pâncreas, com o foco mais freqüente sendo na cabeça (60%), seguida pelo corpo (10%) e pela cauda (5%). Nos 25% restantes, o pâncreas é acometido difusamente. Os carcinomas da cabeça do pâncreas costumam ser menores que aqueles do corpo e da cauda e mostram uma disseminação mais limitada para os linfonodos regionais e os locais mais distantes. Em grande parte, essas diferenças refletem um diagnóstico mais precoce do câncer da cabeça do pâncreas, que causa obstrução biliar e icterícia por comprimir a ampola de Vater e o colédoco.

Ao exame macroscópico, o carcinoma pancreático é uma massa multinodular dura, acinzentada, pouco demarcada (Fig. 15.8), na maioria das vezes engastada em um estroma de tecido conjuntivo denso. Os tumores da cabeça do pâncreas podem invadir a parede coledociana e duodenal. Podem obstruir também o ducto de Wirsung e causar atrofia do corpo e da cauda.

Ao exame microscópico, mais de 75% dos adenocarcinomas ductais do pâncreas são bem diferenciados, secretam mucina e estimulam uma deposição exuberante de colágeno. Os 25% restantes dos cânceres com origem nos ductos e dúctulos pancreáticos são carcinomas de células gigantes, carcinomas adenoescamosos e carcinomas de pequenas células.

O câncer pancreático metastatiza mais comumente para os linfonodos regionais e o fígado. Outras localizações metastáticas freqüentes incluem o peritônio, os pulmões, as supra-renais e os ossos. A extensão direta para os órgãos vizinhos (p. ex., o estômago e o duodeno) ocorre ocasionalmente. A infiltração perineural pelo tumor é característica do câncer pancreático, sendo responsável pela dor precoce e persistente desta doença.

 Manifestações Clínicas: O diagnóstico precoce de câncer do pâncreas é incomum, pois o tumor normalmente não é sintomático até alcançar um estágio bem avançado. A maioria dos cânceres pancreáticos já terá metastatizado na época de seu diagnóstico e a cirurgia curativa constitui uma opção apenas para um pequeno número de pacientes. Metade dos pacientes morre em 6 meses após fazer o diagnóstico, e a taxa de sobrevida global em 5 anos é inferior a 1%. Os níveis séricos de CA19-9, um antígeno dos grupos sangüíneos de Lewis, estão aumentados na maioria dos casos.

Os pacientes com carcinoma do pâncreas se apresentam com anorexia, perda de peso óbvia e uma dor corrosiva no epigástrio, que costuma irradiar-se para as costas. A icterícia está presente em cerca da metade de todos os pacientes com câncer localizado na cabeça do pâncreas e em menos de 10% daqueles nos quais o corpo ou a cauda constitui o local do tumor. Segue-se quase invariavelmente uma deterioração progressiva, com dor intratável, caquexia e morte.

O *sinal de Courvoisier* se refere a uma dilatação aguda indolor da vesícula biliar acompanhada por icterícia, devida à obstrução do colédoco pelo tumor. Esta pode ser a primeira indicação de câncer pancreático em cerca de um terço dos pacientes; no entanto, lamentavelmente não identifica os tumores potencialmente curáveis.

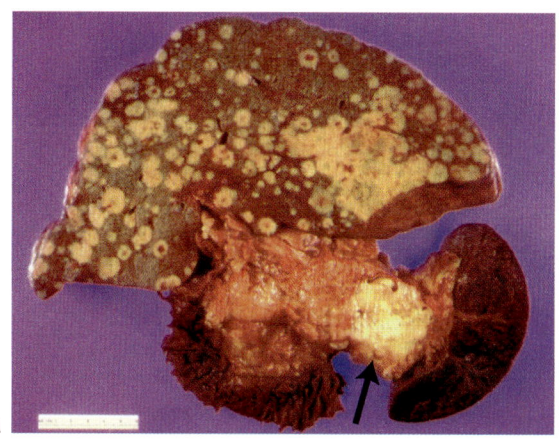
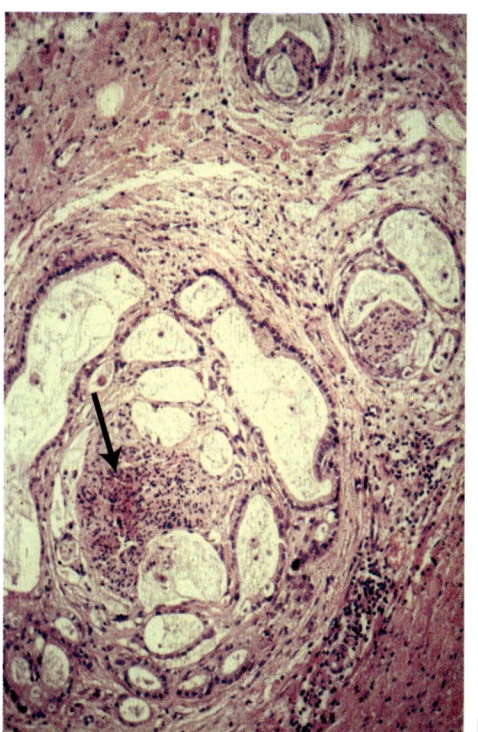

FIGURA *15.8*
Carcinoma do pâncreas. A. Uma amostra de necropsia mostra um grande tumor na cauda do pâncreas (*seta*) e extensas metástases no fígado. B. Um corte do tumor revela glândulas malignas imersas em um estroma fibroso denso. Um nervo (*seta*) mostra a invasão perineural.

A **tromboflebite migratória** (trombose venosa profunda) se manifesta em 10% dos pacientes com câncer pancreático, especialmente quando o tumor acomete o corpo e a cauda do pâncreas. Não é incomum a tromboflebite migratória, também conhecida como *síndrome de Trousseau*, ser a primeira evidência de uma malignidade pancreática subjacente, embora possa ser observada também com outros cânceres. De fato, uma tromboflebite inexplicável em uma pessoa quanto ao resto sadia torna necessária uma busca minuciosa para uma possível malignidade oculta. Os trombos são formados em múltiplas veias, incluindo as veias profundas das pernas, a veia subclávia, as veias mesentéricas inferior e superior e até mesmo a veia cava. A trombose da veia porta também pode ocorrer, ocasionalmente como o evento inicial. Embora os mecanismos responsáveis pelo estado hipercoagulável que resulta na tromboflebite migratória não sejam completamente compreendidos, já são conhecidos os seguintes fatos: (1) uma protease serina sintetizada e liberada pelas células tumorais malignas ativa diretamente o fator plasmático X; (2) as células tumorais propagam espontaneamente as vesículas das membranas plasmáticas, que exibem atividade pró-coagulante; e (3) a tromboplastina tecidual intracelular é liberada pelo tumor necrótico.

As complicações do carcinoma ductal pancreático são resumidas na Fig. 15.9.

O Carcinoma de Células Acinares É um Tumor Incomum de Adultos Maduros

Os cânceres de células acinares em geral são volumosos e tendem a metastatizar para os linfonodos regionais e o fígado e, ainda mais distante, para os pulmões e outras áreas corporais. Alguns pacientes com este tumor desenvolvem uma síndrome curiosa que consiste em necrose gordurosa nos tecidos subcutâneos e na medula óssea e em poliartralgia. A semelhança desta complicação com as lesões extrapancreáticas encontradas na pancreatite aguda sugere que ela pode ser atribuída à liberação desregulada de enzimas pancreáticas para dentro do soro.

NEOPLASIAS DO PÂNCREAS ENDÓCRINO

Os tumores de células insulares são raros, representando menos de 10% de todas as neoplasias pancreáticas. Dessas, muitas não são funcionantes e são descobertas apenas como achados incidentais na necropsia. Os tumores funcionantes de células insulares podem ocorrer isoladamente ou como parte da síndrome de neoplasia endócrina múltipla tipo I (NEM I). A secreção de hormônios pelos tumores endócrinos do pâncreas resulta em síndromes clínicas inconfundíveis. Antes de abordar os tumores de células insulares, é apropriada uma análise sucinta das ilhotas normais.

As Ilhotas Pancreáticas Formam o Pâncreas Endócrino

As ilhotas de Langerhans estão espalhadas por todo o órgão e consistem em massas de células globulares, ricamente vascularizadas. Seis tipos de células distintas estão correlacionadas com hormônios específicos (Quadro 15.1).

- As **células alfa** sintetizam glucagon e estão localizadas na reborda externa das ilhotas. Elas constituem de 15 a 20% da população total de células insulares (Fig. 15.10A). O glucagon induz a glicogenólise e a gliconeogênese no fígado, elevando dessa forma os níveis sangüíneos de glicose. Sua secreção é estimulada pela hipoglicemia e pela ingestão de uma refeição pobre em carboidratos e rica em proteínas. Em virtude dessas respostas, o glucagon, juntamente com a insulina, serve para manter a homeostasia dos combustíveis.
- As **células beta** produzem insulina e constituem de 60 a 70% de todas as células insulares (ver Fig. 15.10B). Pela microscopia eletrônica, a insulina celular se apresenta como cristais poligonais e rombóideos característicos envoltos em vesículas secretórias. O principal estímulo obrigatório para a secreção de insulina é a fixação da glicose aos receptores existentes na superfície da célula beta.
- As **células delta** são subdivididas nos tipos D e D_1, secretando somatostatina e polipeptídio intestinal vasoativo (VIP), respectivamente. Elas existem em menor número e são ligeiramente maiores que as células alfa e, como estas últimas, tendem a se localizar na periferia das ilhotas (ver Fig. 15.10C). As células delta estão localizadas entre as células alfa e beta, de forma que os três tipos de células são contíguos com bastante freqüência. A somatostatina pancreática, um peptídio idêntico àquele encontrado no hipotálamo, inibe a liberação hipofisária do hormônio do crescimento. A somatostatina inibe também a secreção pelas células alfa, células beta, células D_1 e células acinares do pâncreas exócrino, assim como por certas células secretoras de hormônios no trato gastrintestinal. Juntamente com as relações topográficas de célula-célula assinaladas anteriormente, essas interações hormonais sugerem que a somatostatina desempenha um papel regulador na homeostasia da glicose.

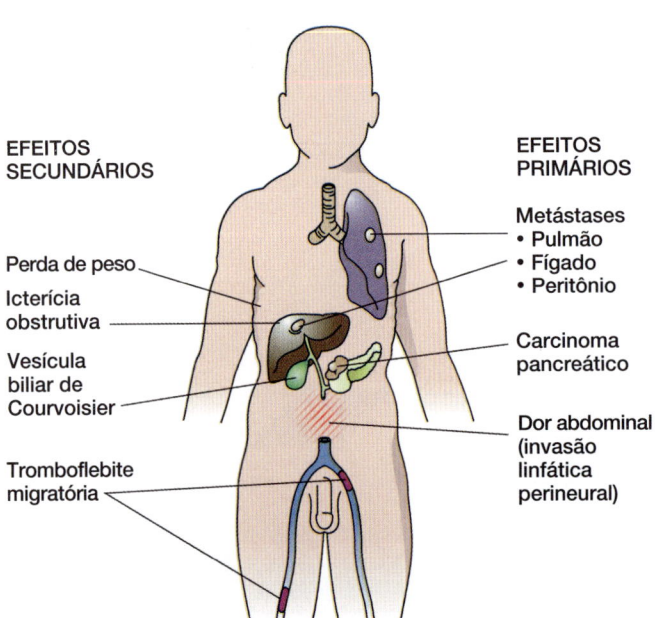

FIGURA 15.9
Complicações do carcinoma pancreático.

QUADRO 15.1 Produtos Secretórios das Células Insulares e suas Ações Fisiológicas

Célula	Produto Secretório	Peso Molecular	Ações Fisiológicas
Alfa	Glucagon	3.500	Catabólica, estimula a glicogenólise e a gluconeogênese, eleva a glicose sangüínea
Beta	Insulina	6.000	Anabólica, estimula a glicogênese, a lipogênese e a síntese protéica, reduz a glicose sangüínea
Delta			
D	Somatostatina	1.600	Inibe a secreção de células alfa, beta, D_1 e acinares
D_1	Polipeptídio intestinal vasoativo (VIP)	3.800	Mesmas do glucagon; regula também o tônus e a motilidade do trato GI e ativa cAMP do epitélio intestinal
PP	Polipeptídio pancreático humano (pph)	4.300	Estimula a secreção de enzimas gástricas, inibe a motilidade intestinal e a secreção de bile
EC	Serotonina, substância P (motilina)	176	Induz vasodilatação, aumenta a permeabilidade vascular, estimula a motilidade do músculo gástrico e o tônus do esfíncter esofagiano inferior

- As **células D_1** são menores que os outros tipos de células insulares e são raras nas ilhotas do pâncreas humano normal. Seu hormônio, VIP, foi localizado também nas células ganglionares e nas fibras nervosas do pâncreas, do intestino e do cérebro. De uma maneira semelhante àquela do glucagon, VIP induz glicogenólise e hiperglicemia e regula a secreção iônica e hídrica pelas células epiteliais do trato gastrintestinal.
- As **células secretoras do polipeptídio pancreático** estão localizadas principalmente nas ilhotas da cabeça do pâncreas e sintetizam um polipeptídio que parece desempenhar funções variáveis e opostas. Estas incluem a estimulação da secreção de enzimas pela mucosa gástrica e a inibição de inúmeras funções, tais como contração do músculo liso no intestino e na vesícula biliar, produção de ácido gástrico e secreção pelo pâncreas exócrino e pelo sistema biliar.
- As **células enterocromafins** são componentes raros da população das células das ilhotas na cabeça do pâncreas. Elas sintetizam serotonina e o peptídio *motilina*, um hormônio que estimula a motilidade do músculo liso gástrico e aumenta o tônus do esfíncter na junção gastroesofágica.

Os Tumores de Células Beta (Insulinomas) São as Neoplasias mais Comuns das Células das Ilhotas

Os tumores de células beta (75% das neoplasias das células das ilhotas) podem liberar insulina suficiente para induzir uma hipoglicemia severa. As células beta neoplásicas, diferentemente de seus congêneres normais, não são reguladas pelo nível sangüíneo de glicose e continuam secretando insulina de uma maneira autônoma, até mesmo quando o nível sangüíneo de glicose é muito baixo. Os tumores de células beta e outras neoplasias das células das ilhotas ocorrem tanto esporadicamente quanto no contexto da síndrome NEM I (ver Cap. 21).

Patologia: **A maioria dos tumores de células beta é representada por lesões benignas no corpo ou na cauda do pâncreas** (Fig. 15.11). Em geral, têm menos de 3 cm de diâmetro e, ocasionalmente, menos de 1 mm. A maioria (90%) é solitária e pode ser excisada cirurgicamente. Apenas uma minoria (5-15%) demonstra um comportamento maligno. Ao exame histológico, as células do insulinoma são semelhantes às células beta normais, porém estão espalhadas segundo padrões trabeculares ou sólidos (Fig. 15.12). Com bastante freqüência, o tumor induz uma reação desmoplásica e o amilóide (derivado de um hormônio peptídico secretado com a insulina e denominado *amilina*) pode ser encontrado no estroma. A microscopia eletrônica mostra grânulos pleomórficos paracristalinos circundados por um halo claro, um aspecto típico da insulina armazenada nas células beta normais. Uma distinção confiável entre insulinomas benignos e malignos não costuma ser possível em bases histológicas e, na maioria dos casos, terá que esperar pelo aparecimento ou pela ausência de metástases.

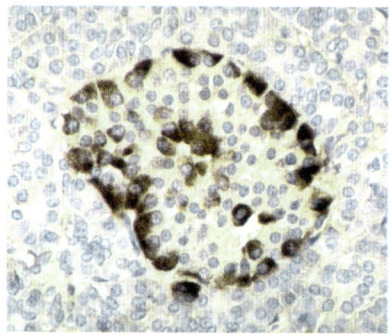
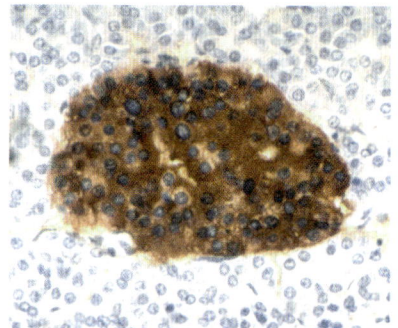
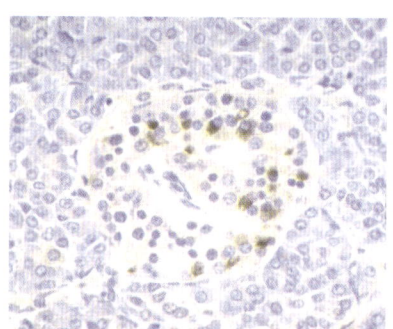

FIGURA 15.10
Localização dos hormônios das ilhotas pancreáticas por anticorpos específicos. A técnica da imunoperoxidase revela (A) glucagon nas células alfa na periferia da ilhota; (B) insulina nas células beta distribuídas por toda a ilhota e (C) somatostatina em células delta escassamente distribuídas.

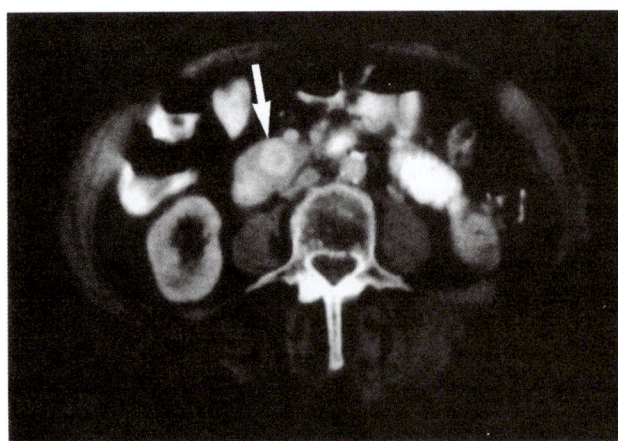
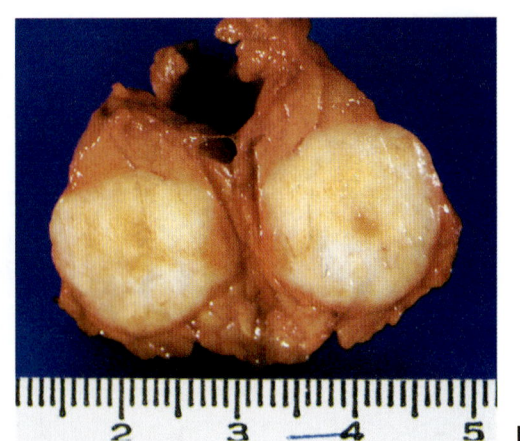

FIGURA *15.11*
Insulinoma. A. Um exame por tomografia computadorizada (TC) do abdome mostra um insulinoma solitário (*seta*). B. Um insulinoma está engastado no tecido pancreático lobular bronzeado.

Manifestações Clínicas: Os baixos níveis sangüíneos de açúcar produzem uma síndrome de transpiração, nervosismo e fome, que pode progredir para confusão, letargia e coma. Já que esses sintomas são aliviados ao comer, é comum para os pacientes com insulinomas terem sobrepeso. Com freqüência, o diagnóstico é retardado por um comportamento anormal que leva alguns pacientes a procurarem cuidados psiquiátricos. A maioria dos casos se caracteriza apenas por uma ligeira hipoglicemia e, em alguns casos, o tumor não é de forma alguma funcional. O diagnóstico é estabelecido pela demonstração de altos níveis de insulina no sangue e nas células tumorais (ver Fig. 15.12B).

Os Gastrinomas Pancreáticos (Síndrome de Zollinger-Ellison) Induzem a Secreção de Ácido Gástrico

O gastrinoma pancreático é um tumor de células das ilhotas que consiste nas denominadas células G, que produzem gastrina, um estímulo hormonal poderoso para a secreção de ácido pelo estômago. A localização deste tumor no pâncreas é curiosa, pois as células que contêm gastrina ainda não foram demonstradas nas ilhotas normais. Pela microscopia eletrônica, as células tumorais exibem uma enorme semelhança com as células secretoras de gastrina que estão

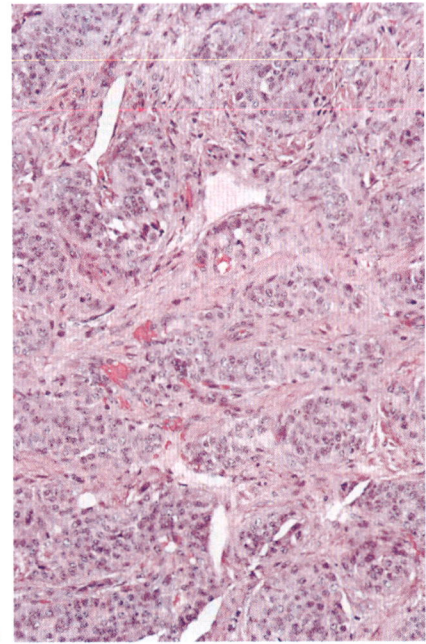
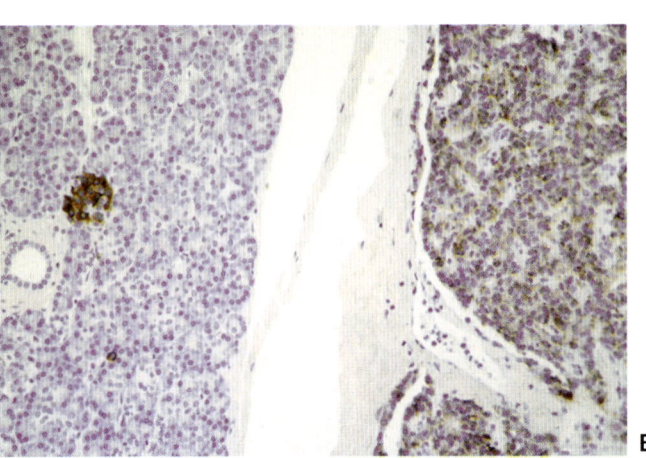

FIGURA *15.12*
Um insulinoma funcional. A. Ninhos de células tumorais são circundados por numerosos capilares. B. Localização imunoquímica (coloração castanha) da insulina em um insulinoma (*à direita*) e em uma ilhota no pâncreas normal adjacente.

localizadas normalmente na mucosa duodenal. Admite-se que o tumor pancreático tem origem em células endócrinas primitivas multipotentes que sofreram uma diferenciação inapropriada para formar células G nas ilhotas. O gastrinoma pancreático é a causa da *síndrome de Zollinger-Ellison*, um distúrbio caracterizado por (1) hipersecreção gástrica intratável, (2) ulceração péptica severa do duodeno e jejuno e (3) altos níveis de gastrina no sangue.

Entre os tumores de células das ilhotas, os gastrinomas pancreáticos perdem em freqüência somente para os insulinomas, sendo responsáveis por um quarto dos tumores de células das ilhotas. São mais comuns entre os 30 e 50 anos de idade, com uma ligeira predominância masculina. Quinze por cento dos casos da síndrome de Zollinger-Ellison devem-se a gastrinomas localizados fora do pâncreas, particularmente no duodeno. A maioria dos gastrinomas é maligna (70-90%). O tumor pode ser solitário ou múltiplo, o segundo tipo habitualmente no contexto da NEM I. Ao exame histológico, os gastrinomas são extremamente semelhantes aos tumores carcinóides intestinais. As metástases para os linfonodos regionais e o fígado costumam ser funcionais.

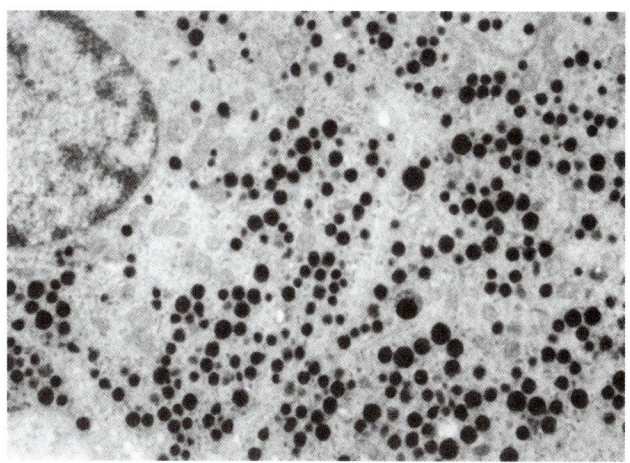

FIGURA 15.13
Células alfa em um glucagonoma funcional. Os grânulos são indiferenciáveis daqueles das células alfa normais.

Os Tumores de Células Alfa Secretam Glucagon

Os tumores de células alfa (glucagonomas) estão associados com uma síndrome que consiste em (1) diabetes leve; (2) uma erupção eritematosa migratória necrosante; (3) anemia; (4) tromboses venosas; e (5) infecções graves. Eles são raros (1% dos tumores de células insulares funcionais) e ocorrem entre os 40 e 70 anos de idade, com uma ligeira predominância feminina. Dois terços dos glucagonomas sintomáticos são malignos.

Os glucagonomas funcionais em geral são tumores volumosos que invadem as estruturas circundantes. Ao exame microscópico, são semelhantes aos padrões trabeculares e sólidos dos insulinomas. A presença de glucagon dentro do tumor é demonstrada por técnicas imunocitoquímicas e pela demonstração dos grânulos característicos nas células alfa pela microscopia eletrônica (Fig. 15.13). Nos pacientes com tumores de células alfa, os níveis plasmáticos de glucagon estão elevados em até 30 vezes acima do valor normal. Além da hiperglicemia característica, os níveis plasmáticos em jejum dos aminoácidos estão reduzidos para apenas 20% do valor normal.

Os Tumores de Células Delta Produzem Somatostatina

Os tumores de células delta (somatostatinomas) são raros e produzem uma síndrome que consiste em diabetes leve, cálculos biliares, esteatorréia e hipocloridria. Esses efeitos resultam das ações inibitórias da somatostatina sobre outras células das ilhotas pancreáticas e sobre as células neuroendócrinas do trato gastrintestinal. Assim sendo, os níveis de insulina e de glucagon no sangue estão reduzidos. Além de produzirem somatostatina, alguns tumores de células delta secretam também calcitonina ou o hormônio adrenocorticotrópico (ACTH). Em geral o tumor é solitário e a maioria deles é maligna, com metástases já presentes ao ser feito o diagnóstico.

Os Tumores D_1 Liberam o Peptídio Intestinal Vasoativo (VIP)

A síndrome de Verner-Morrison é causada por níveis elevados de VIP e se caracteriza por diarréia aquosa explosiva e profusa, acompanhada por hipocalemia e hipocloridria. O distúrbio recebeu a designação de *cólera pancreática*. Os VIPomas são tumores raros (menos de 5% de todos os tumores das ilhotas), em geral são volumosos e solitários e, na maioria dos casos, são malignos.

Os altos níveis de VIP circulantes e a diarréia profusa foram observados também nos pacientes com uma ampla variedade de neoplasias não-pancreáticas que contêm diferentes tipos de células neuroendócrinas (p. ex., ganglioneuroma, feocromocitoma da medula supra-renal, carcinoma medular da tireóide e carcinoma broncogênico). Em alguns pacientes, a síndrome de Verner-Morrison é causada por NEM I.

Os Tumores que Secretam o Polipeptídio Pancreático São Assintomáticos

Nenhuma síndrome clínica ocorre, não obstante o fato de os tumores que secretam o polipeptídio pancreático lançarem altos níveis desse polipeptídio no sangue. Em geral os tumores são únicos e benignos, porém alguns já metastatizaram para o fígado. Além de seus próprios hormônios específicos, os tumores de células das ilhotas podem secretar o polipeptídio pancreático.

Os Tumores de Células Enterocromafins (Carcinóides) Produzem Serotonina

Os tumores carcinóides do pâncreas são neoplasias malignas raras semelhantes aos carcinóides intestinais e que contêm células enterocromafins. Quando confinados ao pâncreas, podem induzir a denominada síndrome carcinóide atípica, que consiste em um rubor facial intenso, hipotensão, edema periorbitário e lacrimejamento. Os tumores carcinóides que já metastatizaram para o fígado produzem a síndrome carcinóide clássica (ver Cap. 13).

As síndromes e as complicações dos principais tipos de tumores de células das ilhotas são resumidas na Fig. 15.14.

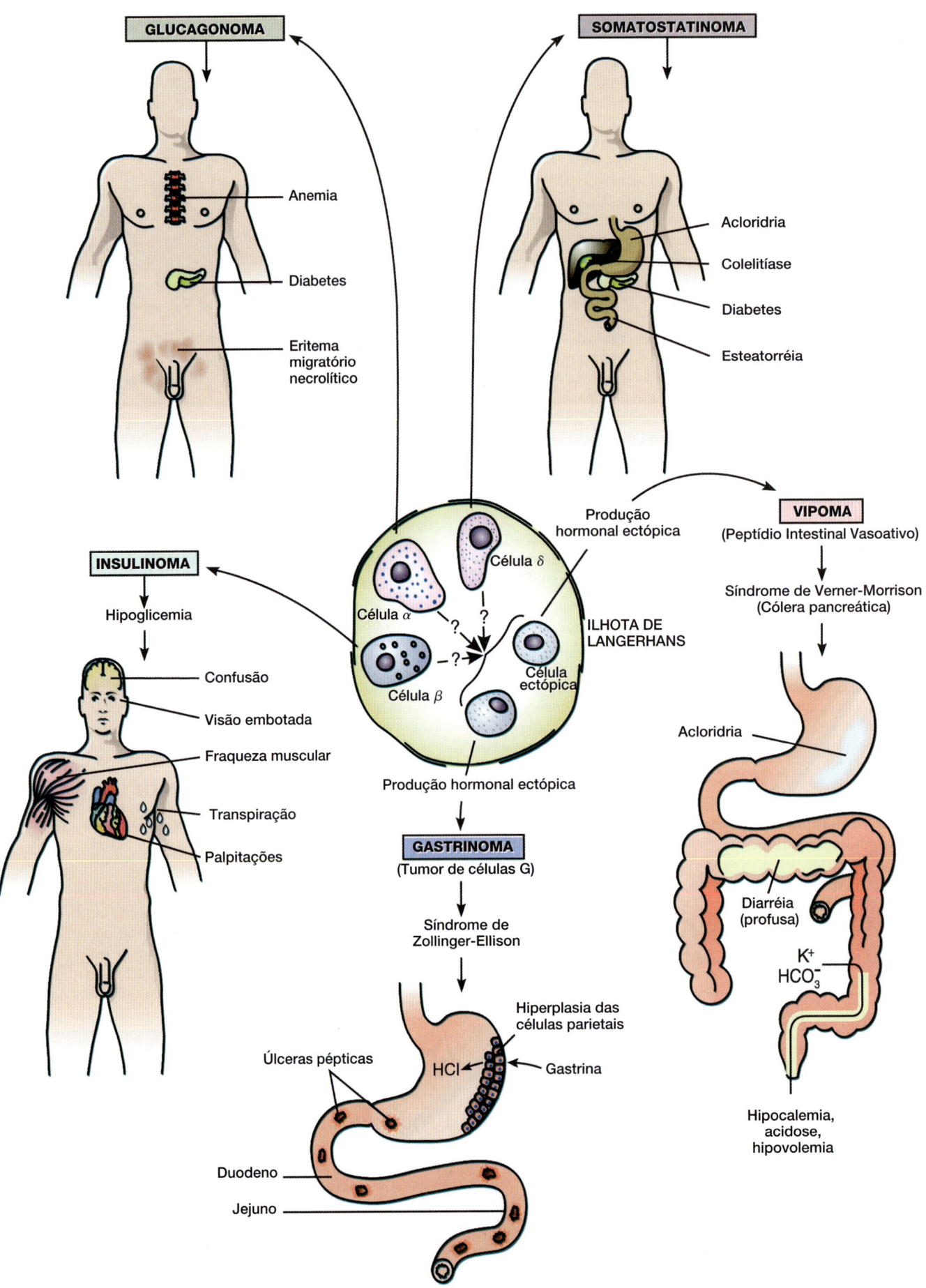

FIGURA 15.14
Síndromes associadas aos tumores de células das ilhotas do pâncreas.

A Síndrome de Neoplasia Endócrina Múltipla Tipo I (NEM I) É um Distúrbio Familial Infreqüente

A NEM I se caracteriza por múltiplos adenomas da hipófise, das paratireóides e do pâncreas endócrino. Está associada freqüentemente à síndrome de Zollinger-Ellison, caso em que estarão presentes tumores de células das ilhotas que secretam gastrina. As síndromes NEM são descritas com mais detalhes no Cap. 21.

As Síndromes Hormonais Ectópicas Podem Ser Causadas por Tumores de Células das Ilhotas

Os tumores de células das ilhotas podem secretar uma ampla variedade de hormônios normais que não são produzidos comumente no pâncreas (hormônios ectópicos), incluindo ACTH, paratormônio, calcitonina e vasopressina. O hormônio ectópico pode ser produzido tanto isoladamente quanto em combinação com hormônios pancreáticos que ocorrem normalmente. Os tumores endócrinos do pâncreas são responsáveis por 10% dos casos de síndrome de Cushing paraneoplásica, nesse aspecto perdendo em freqüência somente para o carcinoma de pequenas células do pulmão.

LEITURAS SUGERIDAS

Livros

Cruickshank, AH, Benbow EW: *Pathology of the pancreas.* New York: Springer, 1995.

Owen DA, Kelly JK: *Pathology of the gallbladder, biliary tract, and pancreas.* Philadelphia: WB Saunders, 2001.

Solcia E, Capella C, Kloppel G: Tumors of the pancreas. In: *Atlas of tumor pathology,* series 3, fascicle 20. Washington, DC: Armed Forces Institute of Pathology, 1997.

Artigos de Periódicos

Baron R, Morgan DE: Acute necrotizing pancreatitis. *N Engl J Med* 340:1412–1417,1999.

Chen J-M, Ferec C. Molecular basis of hereditary pancreatitis. *Eur J Hum Genet* 8:473–479, 2000.

Choudari CP, Lehman GA, Sherman S: Pancreatitis and cystic fibrosis gene mutations. *Gastroenterol Clin North Am* 28:543–549,1999.

Cooperman AM: An overview of pancreatic pseudocysts *Surg Clin North Am* 81:391–397, 2001.

Efthimiou E, Crnogorac-Jurcevic T, Lemoine NR: Pancreatic cancer genetics. *Pancreatology* 1:571–575, 2001.

Etemad B, Whitcomb DC: Chronic pancreatitis: Diagnosis, classification, and new genetic developments. *Gastroenterology* 120:682–707, 2001.

Fernandez-del Castillo C, Warshaw AL: Cystic neoplasms of the pancreas. *Pancreatology* 1:641–647, 2001.

Gasslander T, Arnelo U, Albiin N, Permert J: Cystic tumors of the pancreas. *Dig Dis* 19(1):57–62, 2001.

Inoue S, Tezel E, Nakao A: Molecular diagnosis of pancreatic cancer. *Hepatogastroenterology* 48:933–938, 2001.

Levy MJ, Geenen JE: Idiopathic acute recurrent pancreatitis. *Am J Gastroenterol* 96:2540–2555, 2001.

Wick MR, Graeme-Cook FM: Pancreatic neuroendocrine neoplasms: A current summary of diagnostic, prognostic, and differential diagnostic information. *Am J Clin Pathol* 115(suppl):S28–45, 2001.

CAPÍTULO 16

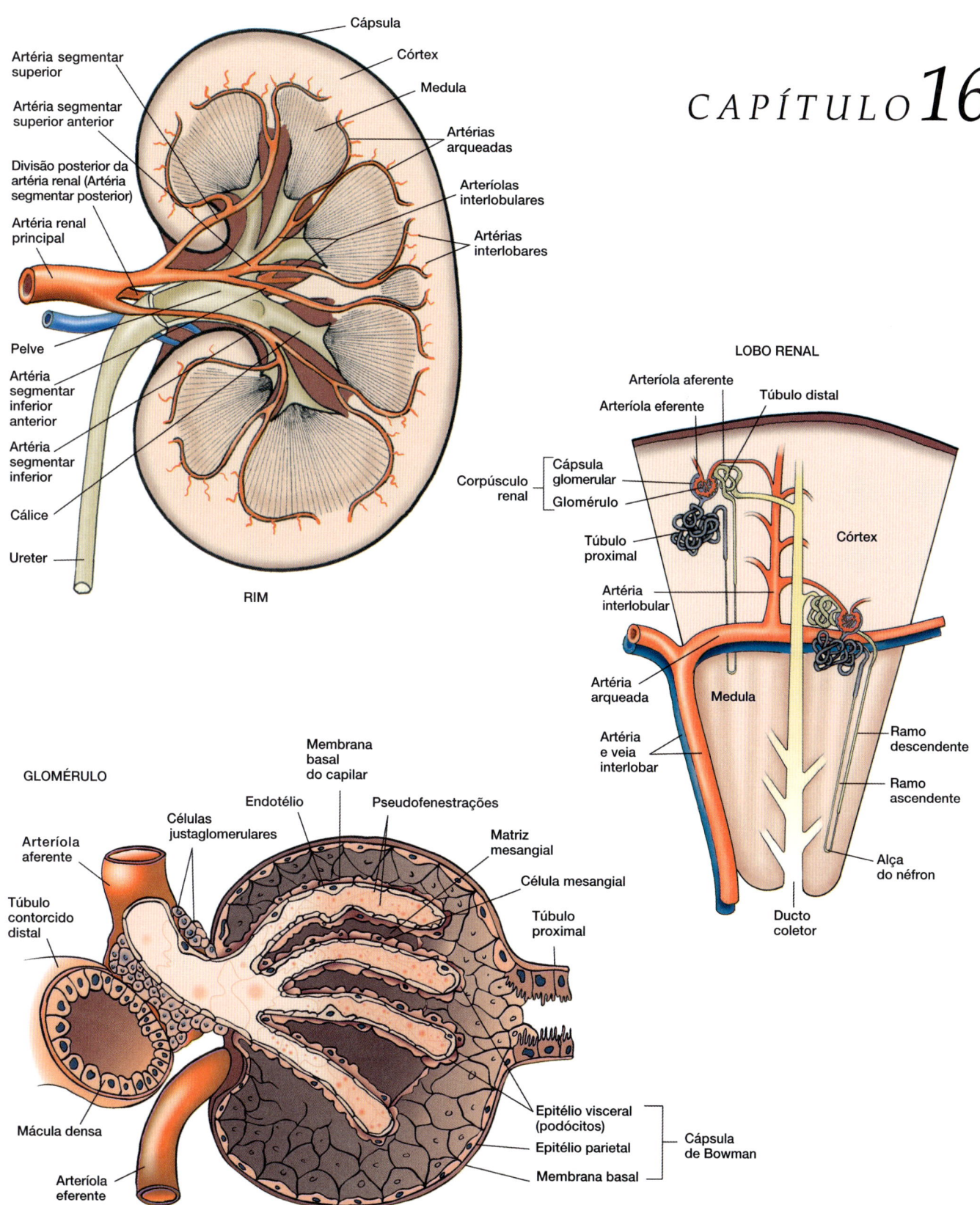

O Rim

J. Charles Jennette

Anatomia
Vasos Sangüíneos
Glomérulo
Túbulos
Aparelho Justaglomerular
Interstício

Anomalias Congênitas
Seqüência de Potter
Agenesia Renal
Hipoplasia Renal
Rim Ectópico
Rim em Ferradura
Displasia Renal
Doença Autossômica Dominante do Rim Policístico
Doença Autossômica Recessiva do Rim Policístico
Doença Glomerulocística
Nefrotísica — Complexo das Doenças Císticas Medulares
Rim Esponjoso Medular

Doença Renal Cística Adquirida
Cistos Renais Simples
Doença Cística Adquirida

Doenças Glomerulares
Síndrome Nefrótica
Síndrome Nefrítica (Glomerulonefrítica)
Glomerulopatia por Lesão Mínima
Glomerulosclerose Segmentar Focal
Glomerulopatia Membranosa
Glomerulosclerose Diabética
Amiloidose
Doenças de Depósito de Cadeia Leve e Cadeia Pesada
Nefrite Hereditária (Síndrome de Alport)
Nefropatia da Membrana Basal Glomerular Fina
Glomerulonefrite Pós-infecciosa Aguda
Glomerulonefrite Membranoproliferativa do Tipo I
Glomerulonefrite Membranoproliferativa do Tipo II (Doença de Depósito Denso)
Glomerulonefrite Lúpica
Nefropatia por IgA (Doença de Berger)
Glomerulonefrite por Anticorpos Antimembrana Basal Glomerular (Anti-MBG)
Glomerulonefrite por ANCA

Doenças Vasculares
Vasculite Renal
Nefrosclerose Hipertensiva (Nefrosclerose Benigna)

(continua)

FIGURA **16.1** *(ver página anterior)*
Anatomia macroscópica e microscópica do rim.

Nefropatia Hipertensiva Maligna
Hipertensão Renovascular
Ateroembolia Renal
Microangiopatia Trombótica
Pré-eclâmpsia
Nefropatia Falciforme
Infartos Renais
Necrose Cortical

Doenças dos Túbulos e do Interstício
Necrose Tubular Aguda
Pielonefrite
Nefropatia por Analgésicos
Nefrite Tubulointersticial Aguda Fármaco-induzida (Hipersensibilidade)
Nefropatia por Cilindros de Cadeia Leve
Nefropatia por Uratos
Nefrocalcinose

Cálculos Renais (Nefrolitíase e Urolitíase)

Uropatia Obstrutiva e Hidronefrose

Transplante Renal

Tumores Benignos do Rim

Tumores Malignos do Rim
Tumor de Wilms (Nefroblastoma)
Carcinoma de Células Renais
Carcinoma de Células de Transição (Transicionais)

ANATOMIA

Os rins são órgãos pareados em forma de feijão, localizados nos dois lados da coluna vertebral no espaço retroperitoneal. O rim adulto pesa, em média, 150 g e possui, aproximadamente, 11 cm de comprimento, 6 cm de largura e 3 cm de espessura. Cada rim consiste em um córtex externo e uma medula interna (Fig. 16.1). Quando o rim é bisseccionado, fica evidente que a medula compõe-se de aproximadamente 12 pirâmides, cujas bases encontram-se na junção corticomedular. Cada pirâmide medular e o córtex que a recobre constituem um lóbulo renal. Uma pirâmide apresenta uma zona interna e outra externa. A zona interna, chamada de *papila*, desemboca em um cálice, que é uma estrutura em funil que conduz a urina para a pelve renal. Esta, por sua vez, desemboca no ureter.

Vasos Sangüíneos

O rim é um dos órgãos mais vascularizados no corpo e recebe cerca de um quinto a um quarto do débito cardíaco. O suprimento sangüíneo deriva de uma única artéria renal principal que se origina na aorta, embora 25% dos rins apresentem uma ou mais artérias renais acessórias. Antes de penetrar no parênquima renal, a artéria renal principal divide-se em ramos anterior e posterior, que, por sua vez, originam as artérias interlobares (Fig. 16.1). Estas se ramificam, formando as artérias arqueadas, que correm paralelas à superfície renal entre a medula e o córtex. As artérias interlobulares surgem das artérias arqueadas e estendem-se para a superfície renal. As artérias interlobulares formam as arteríolas aferentes, cada uma das quais supre um único glomérulo. Após emergir dos glomérulos, a arteríola eferente ramifica-se em capilares. As arteríolas eferentes dos glomérulos na zona externa do córtex originam capilares que suprem de sangue o parênquima do córtex. As arteríolas eferentes dos glomérulos no córtex profundo, adjacente à medula, fornecem vasos que se estendem para a medula tornando-se os vasos peritubulares medulares, a saber, os *vasos retos* [*vasa recta*].

O Glomérulo É o Filtro Renal

O néfron é a unidade arquitetônica do rim e inclui o glomérulo e seu túbulo, este último terminando no sistema coletor comum (ver Fig. 16.1). O glomérulo é uma rede especializada de capilares recoberta por células epiteliais e suportada por células de músculo liso modificadas denominadas *células mesangiais* (Figs. 16.1 a 16.4). Conforme penetra no glomérulo, a arteríola aferente se ramifica em capilares, que formam o tufo glomerular convoluto e, finalmente, coalescem formando a arteríola eferente que deixa o glomérulo. Os capilares glomerulares estão revestidos por células endoteliais fenestradas situadas sobre a membrana basal. A superfície externa dessa membrana basal é recoberta por células epiteliais especializadas denominadas *podócitos* ou *células epiteliais viscerais*. Essas células epiteliais viscerais revestem a face glomerular do espaço de Bowman, enquanto as células epiteliais parietais revestem a cápsula de Bowman na face oposta.

Membrana Basal Glomerular

A membrana basal glomerular (MBG) (Figs. 16.3 a 16.5) situa-se entre as células endoteliais e os podócitos nas paredes dos capilares periféricos e entre o mesângio e os podócitos. Desse modo, a MBG não circunda completamente cada luz capilar mas vai se alargando sobre o mesângio como a MBG paramesangial. Assim, existe uma via potencial para que substâncias no sangue penetrem o mesângio sem atravessar a MBG.

Embora morfologicamente semelhante a muitas outras membranas basais, a MBG é funcional e quimicamente distinta. Ultra-estruturalmente, tem cerca de 300 nm e apresenta três camadas defníveis (ver Fig. 16.5):

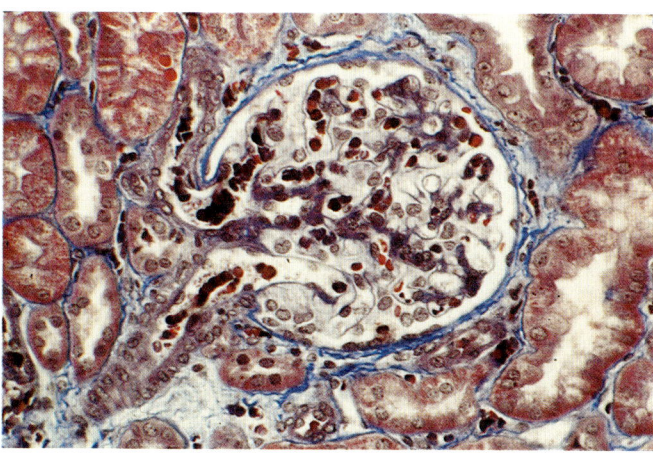

FIGURA 16.2
Glomérulo normal, microscopia óptica. A coloração tricrômica de Masson revela tufo glomerular com membranas basais de paredes de capilares delicadamente azuis, pequenas quantidades de matriz azul circundando células mesangiais e o hilo à esquerda. A arteríola aferente penetra abaixo e a arteríola eferente sai pela parte superior.

- **Lâmina densa:** zona elétron-densa central
- **Lâmina rara interna:** zona elétron-lucente interna delgada
- **Lâmina rara externa:** zona elétron-lucente externa delgada

A MBG compõe-se predominantemente de colágeno do tipo IV. Outros constituintes são laminina, entactina, fibronectina e glicosaminoglicanos. A MBG tem uma forte carga negativa, devido à presença de glicosaminoglicanos polianiônicos ricos em sulfato de heparana. Essa propriedade permite filtração seletiva, por carga, de moléculas eletricamente neutras e catiônicas e a exclusão relativa de moléculas de carga negativa, como a albumina. A MBG também discrimina moléculas com base em seu tamanho.

Células Endoteliais

Os capilares glomerulares apresentam uma camada endotelial fenestrada de aproximadamente 50 nm de espessura, com várias aberturas de 60 a 100 nm (ver Fig. 16.5). Esses poros não são uma barreira importante de filtração para os constituintes do plasma. Proteínas na membrana de superfície endotelial, como as moléculas de aderência, e produtos secretórios endoteliais, como as prostaglandinas e o óxido nítrico, participam da patogenia das doenças glomerulares inflamatórias e trombóticas.

Podócitos

Os podócitos situam-se na face externa da MBG e enviam projeções citoplasmáticas, denominadas *pedicelos*, para a lâmina

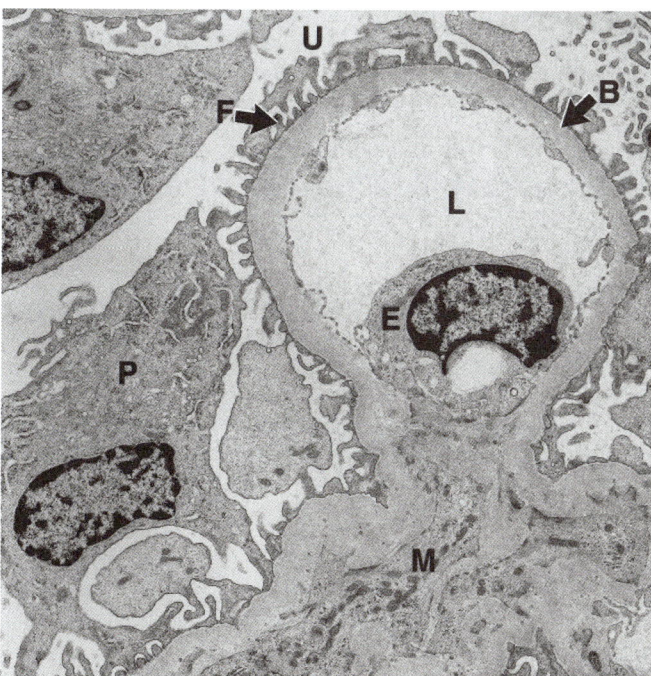

FIGURA 16.3
Glomérulo normal. Nesta micrografia eletrônica de uma única alça capilar e mesângio adjacente, a porção da parede capilar da luz (*L*) está revestida por uma camada delgada de citoplasma endotelial fenestrado que se estende para fora a partir do corpo celular endotelial (*E*). O corpo celular endotelial está em contato direto com o mesângio, que inclui a célula mesangial (*M*) e a matriz adjacente. A face externa da membrana basal (*B*) está coberta por pedicelos (*F*) oriundos do podócito (*P*) que reveste o espaço urinário (*U*). Compare esta figura com a Fig. 16.4.

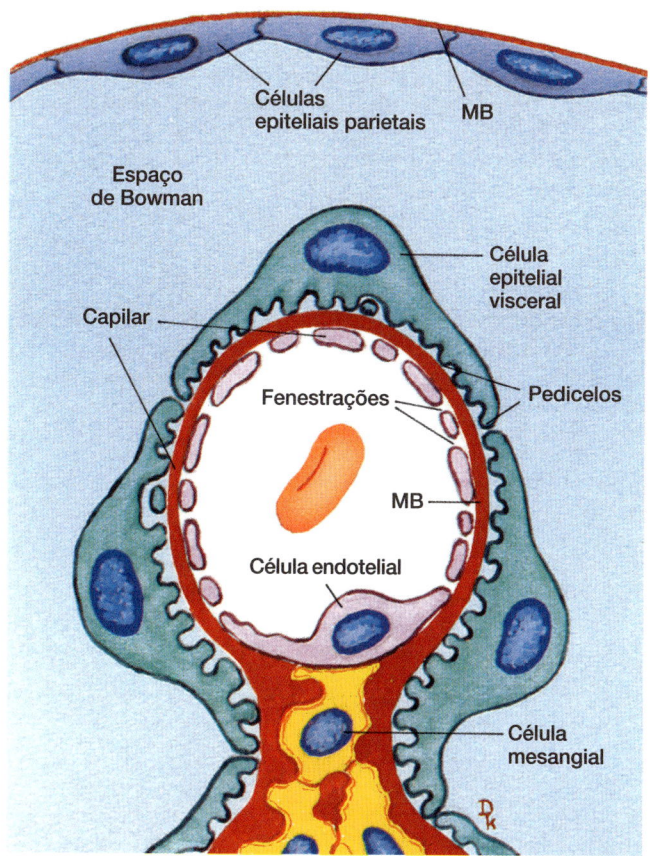

FIGURA 16.4
Glomérulo normal. A relação dos diferentes tipos de células glomerulares e a membrana basal e a matriz do mesângio é ilustrada usando uma alça glomerular única. Toda a face externa da membrana basal glomerular (*MB*) (alça periférica e pedículo) está coberta por pedicelos de células epiteliais viscerais. As porções externas da célula endotelial, que circundam a luz capilar, estão em contato com a superfície interna da membrana basal, enquanto a parte central está em contato com a célula mesangial e a matriz mesangial adjacente. Compare esta figura com a Fig. 16.3.

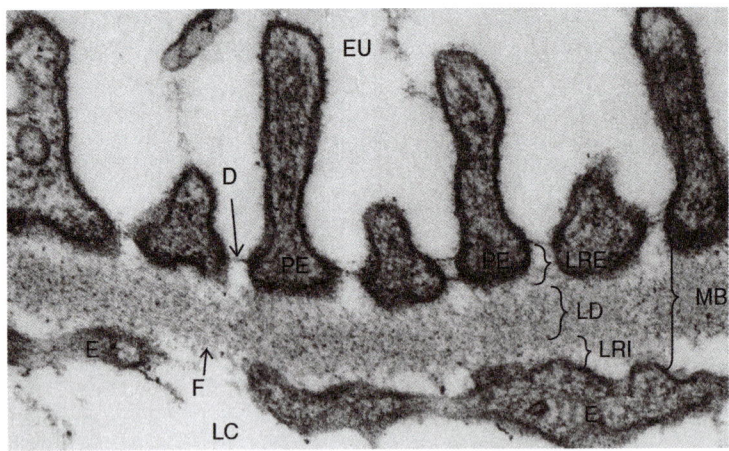

FIGURA 16.5
Filtro glomerular. Uma micrografia eletrônica ilustra as estruturas do filtro glomerular. As moléculas que passam da luz capilar (*LC*) para o espaço urinário (*EU*) atravessam as fenestrações (*F*) da célula endotelial (*E*), a membrana basal trilaminar (*MB*) (lâmina rara interna [*LRI*], lâmina densa [*LD*], lâmina rara externa [*LRE*]) e o diafragma do poro em fenda (*D*) que conecta pedicelos (*PE*) do podócito.

rara externa da MBG (ver Fig. 16.5). Entre os pedicelos adjacentes encontra-se uma membrana delgada denominada *fenda diafragmática de filtração*, que é uma junção de aderência modificada. Os podócitos são a principal barreira de filtração glomerular tamanho-seletiva, enquanto a MBG é a principal barreira carga-seletiva. Anormalidades genéticas nas proteínas que compõem a fenda diafragmática, como *nefrina* e *podocina*, podem resultar em perda anormal de proteínas na urina (proteinúria).

Mesângio

O glomérulo é sustentado por uma rede celular e matricial denominada coletivamente *mesângio*. As células mesangiais são células modificadas da musculatura lisa, situadas no centro do tufo glomerular entre as alças capilares. São funções importantes do mesângio:

- Apoio mecânico para o glomérulo
- Endocitose e processamento de proteínas plasmáticas, inclusive imunocomplexos
- Manutenção dos elementos da membrana basal e da matriz
- Modulação da filtração glomerular por meio da contratilidade das células mesangiais
- Geração de mediadores moleculares (p. ex., prostaglandinas e citocinas)

Os Túbulos Constituem um Sistema Coletor

Os principais segmentos do túbulo que surge de cada glomérulo são túbulo proximal, alça de Henle e túbulo distal, que desemboca no ducto coletor. Na origem do túbulo proximal a partir do glomérulo, o epitélio parietal plano abruptamente se transforma nas células colunares altas do túbulo proximal, que apresentam muitas microvilosidades altas que formam uma borda em escova. O segmento inicial no túbulo proximal é muito tortuoso e, dessa maneira, é chamado de *túbulo contorcido proximal*. À medida que desce para a medula, o túbulo proximal perde a tortuosidade, formando o ramo descendente espesso da alça de Henle. Mais intimamente na medula, o ramo descendente espesso se aplana, formando o ramo fino da alça de Henle, que finalmente forma uma alça de volta na direção do córtex. Conforme se aproxima do córtex, o ramo fino se transforma no ramo ascendente espesso. Este retorna ao glomérulo a partir do qual surge o túbulo, e contribui para o aparelho justaglomerular daquele glomérulo. A seguir, transforma-se no túbulo contorcido distal. Vários túbulos distais unem-se formando um ducto coletor, que, por fim, desemboca nos ductos de Bellini, estruturas essas que lançam a urina através das papilas para os cálices.

O Aparelho Justaglomerular Secreta Hormônios

O aparelho justaglomerular, localizado no hilo do glomérulo, é um complexo que consiste no seguinte:

- **Mácula densa,** uma região do ramo ascendente espesso da alça de Henle que tem núcleos intimamente aglomerados
- **Células mesangiais extraglomerulares,** localizadas entre a mácula densa e as arteríolas hilares
- **Arteríola aferente terminal e arteríola eferente proximal**

A parede da arteríola aferente contém células granulares características envolvidas na síntese e na secreção de renina e de angiotensina.

Interstício

O interstício renal compõe-se de células intersticiais e de matriz circunvizinha. O interstício ocupa 10% do volume cortical, porém compreende de 20 a 30% do volume medular. O interstício oferece suporte estrutural, enquanto as células intersticiais apresentam funções secretórias homeostáticas. Por exemplo, algumas células medulares elaboram prostaglandinas e algumas células intersticiais corticais secretam eritropoietina.

ANOMALIAS CONGÊNITAS

A Seqüência de Potter É Conseqüente a Líquido Amniótico Insuficiente

A seqüência de Potter (seqüência de oligoidrâmnio) é a síndrome de anormalidades patológicas causadas por produção acentuadamente reduzida de urina intra-uterina (ver também Cap. 6). A redução da produção de urina resulta em menor quantidade de líquido amniótico (oligoidrâmnio). O líquido amniótico normalmente protege o feto. Com redução do líquido, o feto é comprimido pelo útero, provocando orelhas de inserção baixa, queixo pequeno e retraído, nariz semelhante a bico de ave e membros inferiores anormalmente encurvados. O componente de maior risco na seqüência de Potter é a hipoplasia pulmonar, causada por estímulos de amadurecimento inadequados a partir do líquido amniótico e por compressão da parede torácica pelo útero. Como até mesmo os neonatos podem ser submetidos a diálise, a insuficiência respiratória grave secundária à seqüência de Potter (e não a insuficiência renal) pode ser a causa da morte em lactentes com anomalias renais congênitas graves.

A Agenesia Renal É a Ausência Completa de Tecido Renal

A maioria dos neonatos nascidos com agenesia renal bilateral é natimorta e apresenta a seqüência de Potter. Com freqüência, a agenesia bilateral está associada a outras anomalias congênitas, especialmente em outro ponto do trato urinário ou nos membros inferiores. A agenesia renal unilateral não é uma questão grave se não houver anomalias associadas, porque o rim contralateral sofre hipertrofia suficiente para manter a função renal normal. Entretanto, mais tarde, há maior risco de desenvolvimento de esclerose glomerular progressiva (glomerulosclerose segmentar focal secundária) devido à sobrecarga do néfron.

A Hipoplasia Renal Refere-se à Redução Congênita da Massa Renal

O rim não exibe malformação histológica e é formado por seis lobos renais ou menos (pirâmides medulares com córtex sobrejacente). A hipoplasia renal deve ser diferenciada de rins pequenos associados a atrofia ou formação de fibrose. Uma variante freqüente da hipoplasia manifesta aumento de pouquíssimos glomérulos e, assim, é denominada *oligomeganefronia*.

O Rim Ectópico É uma Localização Anormal do Órgão

O rim deslocado situa-se em geral na pelve. Mais comumente, esta alteração resulta de falha do rim fetal em migrar da pelve para o flanco. A ectopia renal pode envolver apenas um rim ou pode ser bilateral. Na *ectopia simples*, os ureteres drenam para o lado adequado da bexiga. Na *ectopia cruzada*, o rim ectópico situa-se no mesmo lado de seu companheiro normal, e o ureter ectópico atravessa a linha média e desemboca no lado contralateral da bexiga.

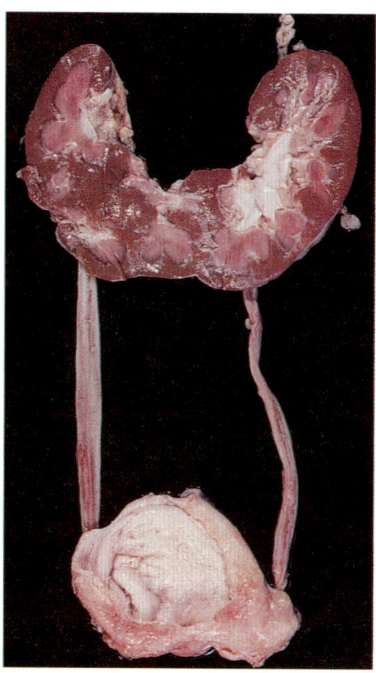

FIGURA 16.6
Rim em ferradura. Os rins são fundidos no pólo inferior.

O Rim em Ferradura É um Órgão Grande e Solitário na Linha Média

O lactente nasce com fusão dos dois rins, em geral nos pólos inferiores (Fig. 16.6). Geralmente essa anomalia não tem conseqüências clínicas, mas aumenta o risco de obstrução e pielonefrite porque os ureteres precisam atravessar a junção entre os dois rins quando o órgão é fundido no pólo inferior.

A Displasia Renal É um Distúrbio do Desenvolvimento

A displasia renal caracteriza-se por estruturas tubulares indiferenciadas circundadas por mesênquima primitivo, algumas vezes com tecido heterotópico, como cartilagem. Freqüentemente ocorre a formação de cistos a partir dos túbulos anormais.

 Patogenia: A displasia renal é conseqüente a uma anormalidade na diferenciação metanéfrica. Existem múltiplas causas genéticas e somáticas. Algumas formas familiares de displasia provavelmente resultam de sinais anormais de diferenciação que afetam as alterações indutivas entre o broto uretérico e o blastema metanéfrico. Muitas formas de displasia estão associadas a outras anomalias do trato urinário, especialmente as que provocam obstrução do fluxo de urina. Essa associação sugere que uma obstrução ao fluxo de urina *in utero* pode causar displasia. As anomalias freqüentemente associadas são as seguintes:

- Agenesia ureteral
- Atresia ureteral
- Obstrução da junção ureteropélvica
- Estenose ureterovesical ou valvas uretrais posteriores

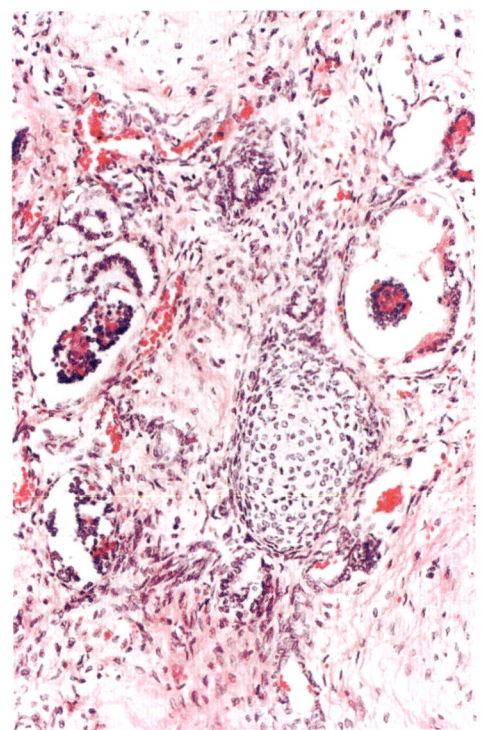

FIGURA 16.7
Displasia renal. Glomérulos, túbulos e cartilagem imaturos são circundados por tecido mesenquimatoso indiferenciado e frouxo.

 Patologia: Histologicamente, o marco da displasia renal são túbulos e ductos indiferenciados revestidos por epitélio cuboidal ou colunar. Essas estruturas são circundadas por mantas de mesênquima indiferenciado que, às vezes, contém músculo liso e ilhas de cartilagem (Fig. 16.7). Glomérulos rudimentares podem estar presentes, e os túbulos e ductos podem estar dilatados de forma cística. A displasia renal pode ser unilateral ou bilateral, e o rim envolvido pode estar anormalmente grande ou muito pequeno.

- **Displasia renal aplásica** acarreta rins displásicos muito pequenos e deformados, cuja identificação pode ser difícil no exame macroscópico.
- **Displasia renal multicística**, comumente unilateral, caracteriza-se por aumento renal por cistos múltiplos, variando desde microscópicos até com vários centímetros de diâmetro. O rim não mostra a forma semelhante a feijão (reniforme) usual, mas assemelha-se a uma massa irregular de cistos (Fig. 16.8).
- **Displasia renal cística difusa** caracteriza-se por cistos de tamanhos mais uniformes e pela preservação do formato reniforme.
- **Displasia renal obstrutiva** é uma displasia focal ou difusa, unilateral ou bilateral. É provocada por uma obstrução intrauterina franca ao fluxo de urina, como valvas uretrais posteriores ou estenose da junção ureteropélvica.

 Manifestações Clínicas: Na maioria dos pacientes com displasia renal multicística, uma massa palpável no flanco é descoberta logo após o nascimento, embora pequenos rins multicísticos possam não se tornar evidentes até muitos anos depois. **A displasia multicística renal unilateral é a causa mais comum de massa abdominal em neonatos.** A displasia unilateral é tratada adequadamente com remoção do rim afetado. A displasia aplásica bilateral e a displasia cística difusa provocam oligoidrâmnio e a seqüência de Potter resultante, além da hipoplasia pulmonar incompatível com a vida. A displasia renal aplásica e a displasia cística difusa são mais freqüentemente hereditárias do que a displasia multicística, especialmente se estiverem associadas a anomalias múltiplas em outros órgãos, como na síndrome de Meckel-Gruber.

A Doença Autossômica Dominante do Rim Policístico (DADRP) Exibe Rins Multicísticos e Aumentados

A DADRP é a mais comum de um grupo de doenças congênitas caracterizadas por muitos cistos dentro do parênquima renal (Fig. 16.9). Afeta de 1:200 a 1:1.000 indivíduos nos Estados Unidos. Metade dos pacientes com essa doença um dia desenvolverá insuficiência renal terminal. A DADRP é responsável por 10% dos casos de doença renal que precisa de diálise ou de transplante. Apenas o diabetes e a hipertensão provocam mais doença renal terminal do que a DADRP.

 Patogenia: Cerca de 85% dos casos de DADRP são causados por mutações no gene da doença do rim policístico 1 (*PKD1*), 15% das mutações em *PKD2*, e menos de 1% pelas mutações em *PKD3*. O *PKD1* é um gene muito grande, criando um alvo importante para diversas mutações. A função dos produtos gênicos, denominados *policistinas*, não foi elucidada. No entanto, as evidências sugerem que são proteí-

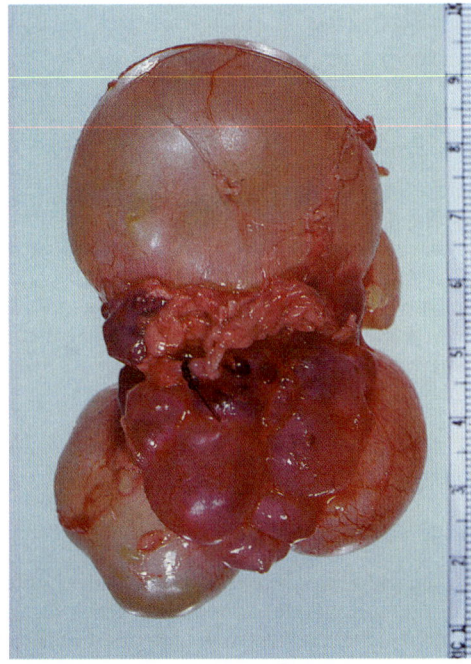

FIGURA 16.8
Displasia renal multicística. Massa irregular de cistos de tamanhos variáveis não apresenta a forma de rim.

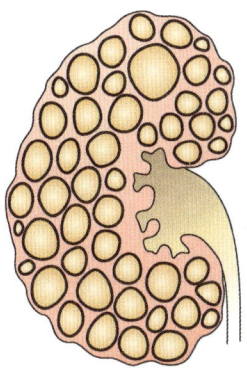
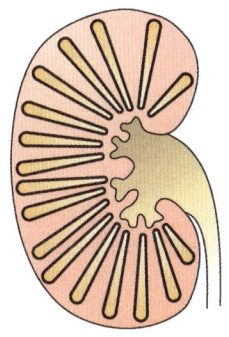

Doença policística autossômica dominante

Doença policística autossômica recessiva

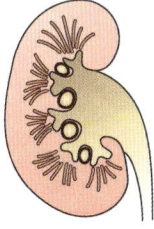
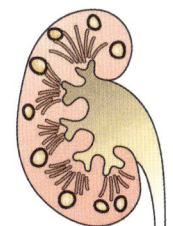

Rim esponjoso medular

Complexo da doença cística medular

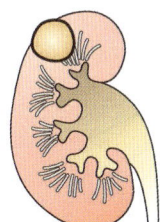

Cisto simples

FIGURA *16.9*
Doenças císticas do rim.

nas integrantes da membrana envolvidas em interações intercélulas e entre as células e a matriz e nas funções dos canais de íons.

Embora não seja clara a patogenia da DADRP, acredita-se que surjam cistos nos segmentos de túbulos renais a partir de algumas células que proliferam anormalmente. A parede do túbulo torna-se coberta por um epitélio indiferenciado, composto de células com relação núcleo/citoplasma maior e apenas poucas microvilosidades. Concomitantemente, uma membrana basal defeituosa imediatamente subjacente ao epitélio anormal permite a dilatação da porção afetada do túbulo. Inicialmente, o fluido nos cistos deriva do filtrado glomerular, mas, no final, a maioria dos cistos torna-se desconectada dos túbulos quando o fluido se acumula por secreção transepitelial. Historicamente, a doença renal terminal na DADRP tem sido atribuída à pressão exercida pelos cistos em dilatação no parênquima normal circunvizinho. Entretanto, acredita-se agora que os cistos originem-se em menos de 2% dos néfrons e que fatores diferentes da compactação de tecido normal pelos cistos em expansão provavelmente contribuem para a perda de tecido renal funcionante. A perda apoptótica de túbulos renais e o acúmulo de mediadores inflamatórios foram incriminados na destruição da massa renal normal.

 Patologia: Os rins na DADRP encontram-se acentuadamente aumentados em ambos os lados, cada um pesando até 4.500 g (Fig. 16.10). Os contornos externos dos rins são distorcidos pela presença de muitos cistos preenchidos com líquido cor de palha e que possuem até 5 cm de diâmetro. Microscopicamente, os cistos são revestidos por epitélio cuboidal e colunar. Surgem praticamente em qualquer ponto ao longo do néfron, incluindo glomérulos, túbulos proximais, túbulos distais e ductos coletores. São encontradas áreas de parênquima renal normal entre os cistos.

Um terço dos pacientes com DADRP também apresenta **cistos hepáticos**, cujo revestimento assemelha-se a epitélio de ducto biliar. Ocorrem cistos no baço em 10% dos pacientes e no pâncreas, em 5%. Um quinto dos pacientes apresenta aneurisma cerebral associado, e hemorragia intracraniana é uma causa freqüente de morte em 15% dos pacientes com DADRP. É interessante notar que muitos pacientes com DADRP também desenvolvem divertículos no cólon.

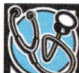 **Manifestações Clínicas:** A maioria dos pacientes com DADRP não desenvolve manifestações clínicas até a quarta década de vida, razão pela qual essa alteração foi denominada anteriormente doença do rim policístico do *adulto*. Uma pequena minoria de pacientes desenvolve sintomas durante a infância, e alguns raros são sintomáticos ao nascimento. Os sintomas incluem sensação de peso na região lombar, massas bilaterais no flanco e no abdome e saída de coágulos sangüíneos na urina. É comum a azotemia (nitrogênio uréico sangüíneo elevado), e, em metade dos pacientes, ocorre progressão para uremia (insuficiência renal clínica) em um período de alguns anos.

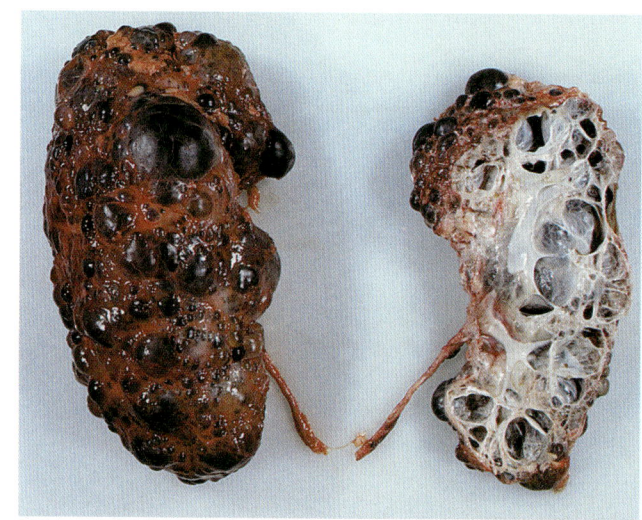

FIGURA *16.10*
Doença policística do adulto. O rim está aumentado e o parênquima está quase completamente substituído por cistos de tamanhos variáveis.

A Doença Autossômica Recessiva do Rim Policístico (DARRP) Ocorre em Lactentes

A DARRP caracteriza-se pela transformação cística dos ductos coletores. É rara quando comparada à DADRP, ocorrendo em cerca de 1 em 10.000 a 50.000 dos nativivos. Desses lactentes, 75% morrem no período perinatal, freqüentemente devido a hipoplasia pulmonar causada por oligoidrâmnio (seqüência de Potter) e pelo tamanho grande dos rins, que compromete a expansão dos pulmões. Casos excepcionais de DARRP manifestam-se em crianças maiores e adultos. A DARRP é causada por mutações no gene *PKHD1*. O produto gênico, *fibrocistina*, é encontrado no rim, no fígado e no pâncreas e parece estar envolvido na regulação da proliferação e adesão celulares. Mutações de *PKHD1* também provocam DARRP, cistos pancreáticos e disgenesia e fibrose biliares hepáticas.

 Patologia: Em comparação com a doença do rim policístico do adulto, a superfície externa do rim na doença infantil é lisa. O envolvimento é invariavelmente bilateral. Com freqüência, os rins estão tão aumentados que impedem o parto do bebê. Os cistos são dilatações fusiformes de ductos coletores corticais e medulares e apresentam um surpreendente arranjo radial perpendicular à cápsula renal (Fig. 16.11). Fibrose intersticial e atrofia tubular são comuns, particularmente em crianças que apresentam a doença em uma idade posterior. Como na doença policística do adulto, o sistema calicial na DARRP é normal. Em geral, há alterações hepáticas associadas, chamadas de *fibrose hepática congênita*, que se caracterizam pelo aumento de áreas portais, com aumento do tecido conjuntivo e proliferação de ductos biliares (ver Cap. 14).

Doença Glomerulocística

A doença glomerulocística exibe dilatação da cápsula de Bowman em muitos glomérulos. O distúrbio ocorre como um processo isolado ou como componente de outra doença cística, como a DARRP, a nefrotísica — complexo das doenças císticas medulares e a displasia cística difusa.

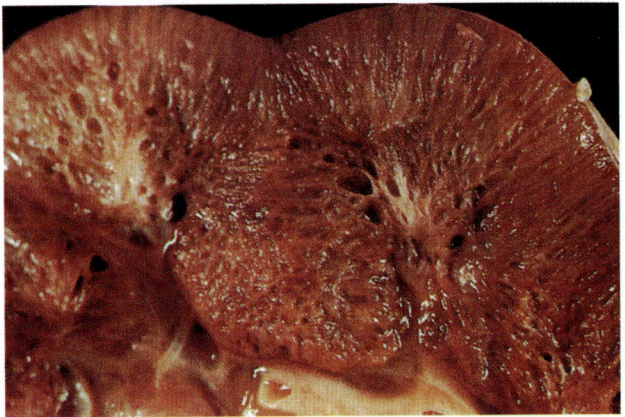

FIGURA 16.11
Doença policística infantil. Os ductos coletores dilatados corticais e medulares estão dispostos radialmente, e a superfície externa é lisa.

Desse modo, existem múltiplas etiologias para a doença glomerulocística. Uma forma é autossômica dominante e causada por mutações no gene para fator nuclear de hepatócitos-1 beta (HNF-1β).

 Patologia: Os rins com a doença glomerulocística primária podem ser grandes ou pequenos. A superfície de corte revela muitos cistos redondos e pequenos, raramente com mais de 1 cm de diâmetro. A microscopia óptica revela dilatação da cápsula de Bowman em muitos glomérulos. O tufo glomerular residual freqüentemente encontra-se distorcido ou mostra-se imaturo.

A Nefrotísica — Complexo das Doenças Císticas Medulares Exibe Lesão Tubulointersticial e Cistos Medulares

A nefrotísica — complexo das doenças císticas medulares compreende um grupo de doenças autossômicas recessivas e autossômicas dominantes. A patogenia pode envolver um defeito do desenvolvimento em membranas basais tubulares.

 Patologia: Os rins são pequenos e, quando seccionados, mostram múltiplos cistos de tamanhos variados (até 1 cm de diâmetro) na junção corticomedular (ver Fig. 16.9). Os cistos surgem das porções distais do néfron. Túbulos atróficos com membranas basais acentuadamente espessadas e perda de túbulos desproporcional à perda glomerular são as características histológicas precoces da doença. Por fim, desenvolvem-se cistos corticomedulares, e o restante do parênquima torna-se cada vez mais atrófico. Esclerose glomerular secundária, fibrose intersticial e infiltrado inflamatório inespecífico dominam o quadro histológico tardio.

 Manifestações Clínicas: O complexo de doenças císticas medulares totaliza 10 a 25% dos casos de insuficiência renal na infância. Os pacientes apresentam inicialmente deterioração da função tubular, como comprometimento da habilidade de concentração e perda de sódio, manifestos como poliúria, polidipsia e enurese (urinar na cama). Sucedem azotemia progressiva e insuficiência renal, em geral em 5 anos a partir do início dos sintomas. A nefrotísica é uma doença autossômica recessiva com início precoce que quase sempre evolui para doença renal terminal aos 25 anos de idade. A doença cística medular é autossômica dominante e, em geral, não termina em insuficiência renal até a terceira década de vida.

O Rim Esponjoso Medular se Distingue por Cistos nas Papilas

Rim esponjoso medular é uma doença caracterizada por cistos pequenos (< 5 mm de diâmetro) em uma ou mais das papilas renais (ver Fig. 16.9). Os cistos são revestidos por epitélio cuboidal ou colunar e se desenvolvem dos ductos coletores nas papilas renais. Em 75% dos pacientes, a doença é bilateral. Alguns casos familiares foram descritos.

O rim esponjoso medular é assintomático em adultos jovens. Casos sintomáticos são descobertos normalmente entre os 30 e 60 anos de idade, quando o indivíduo afetado queixa-se de dor nos flancos, disúria, hematúria, ou "areia" na urina provocada por formação de cálculos nos cistos. Embora a doença, por si, não represente ameaça à saúde, os cistos podem predispor a pielonefrite secundária.

DOENÇA RENAL CÍSTICA ADQUIRIDA

Os Cistos Renais Simples São Lesões Adquiridas Comuns

Os cistos renais simples são encontrados em cerca de metade das pessoas com mais de 50 anos de idade. Normalmente, são achados ocasionais à necropsia e raramente produzem sintomas clínicos, a menos que sejam muito grandes. Esses cistos, preenchidos com líquido, e que podem ser solitários ou múltiplos, são encontrados comumente no córtex externo, abaulando a cápsula ou, de forma menos comum, na medula. Microscopicamente, são revestidos por epitélio plano.

A Doença Cística Adquirida Sucede Diálise Prolongada

A doença cística adquirida caracteriza-se por múltiplos cistos corticais e medulares que se formam nos rins dos pacientes com doença renal terminal mantidos sob diálise. **Após 5 anos de diálise, mais de 75% dos pacientes adquirem rins císticos bilaterais.** Inicialmente, os cistos são revestidos por epitélio plano a cuboidal, porém pode haver o desenvolvimento de proliferação epitelial hiperplásica e neoplásica.

DOENÇAS GLOMERULARES

A complexidade funcional do glomérulo e os diferentes mecanismos patogênicos que podem lesá-lo provocam uma grande variedade de distúrbios renais. Uma doença glomerular pode ser o único ponto importante de doença (doença glomerular primária; p. ex., nefropatia por IgA) ou pode ser um componente de uma doença que afeta múltiplos órgãos (doença glomerular secundária; p. ex., glomerulonefrite lúpica). Os sinais e sintomas de doença glomerular caem em uma das seguintes categorias:

- Proteinúria assintomática
- Síndrome nefrótica
- Hematúria assintomática
- Síndrome nefrítica aguda
- Síndrome nefrítica rapidamente progressiva
- Síndrome nefrítica crônica

A Síndrome Nefrótica Manifesta Proteinúria Intensa

A síndrome nefrótica caracteriza-se por proteinúria intensa (> 3,5 g de proteína/24 horas), hipoalbuminemia, edema, hiperlipidemia e lipidúria. A principal alteração patogenética é uma alteração de permeabilidade dos capilares glomerulares, o que permite perda de proteína do plasma para a urina (proteinúria). Muitas doenças glomerulares diferentes provocam proteinúria por meio de uma variedade de mecanismos patogenéticos, a maioria associada a carga polianiônica reduzida da membrana basal capilar.

Proteinúria grave leva à síndrome nefrótica (Fig. 16.12), porém níveis mais baixos de proteinúria podem ser assintomáticos. O Quadro 16.1 relaciona as principais causas da síndrome nefrótica em adultos e crianças e sua freqüência aproximada. Existem diferenças importantes nas freqüências de doenças glomerulares específicas que produzem a síndrome nefrótica em adultos, em comparação com as crianças. Por exemplo, glomerulopatia por lesão mínima é responsável pela grande maioria (70%) dos casos de síndrome nefrótica em crianças, mas somente 15% dos casos em adultos. As doenças glomerulares primárias que são causas mais freqüentes de síndrome nefrótica em adultos são a glomerulopatia membranosa e a glomerulosclerose segmentar focal. A glomerulopatia membranosa é a causa mais freqüente em brancos e asiáticos, ao passo que a glomerulosclerose segmentar focal é a etiologia mais comum em negros norte-americanos. A incidência de glomerulosclerose segmentar focal tem aumentado desde a última década. Doenças sistêmicas que envolvem o rim, como diabetes, amiloidose e lúpus eritematoso sistêmico são responsáveis por muitos casos de síndrome nefrótica em adultos. A glomerulonefrite membranoproliferativa é uma razão muito mais freqüente para síndrome nefrótica em países subdesenvolvidos que apresentam uma prevalência alta de doenças infecciosas crônicas.

A Síndrome Nefrítica (Glomerulonefrítica) É uma Doença Inflamatória

A síndrome nefrítica caracteriza-se por hematúria (microscópica ou visível a olho nu), graus variáveis de proteinúria e taxa de filtração glomerular diminuída. Acarreta elevações nos níveis de nitrogênio uréico e creatinina sérica, oligúria, retenção de sal e água, edema e hipertensão. As doenças glomerulares que causam síndrome nefrítica caracterizam-se por alterações inflamatórias nos glomérulos, como infiltrado de leucócitos, hiperplasia de células glomerulares e, em lesões graves, necrose. Lesão suficiente dos capilares glomerulares provoca extravasamento de proteína e células sangüíneas na urina (proteinúria e hematúria). A lesão inflamatória também pode prejudicar o fluxo e a

QUADRO 16.1 Freqüência das Causas de Síndrome Nefrótica Induzida por Doenças Glomerulares Primárias em Crianças e Adultos

Causa	Crianças (%)	Adultos (%)
Glomerulopatia por lesão mínima	75	15
Glomerulopatia membranosa	5	30
Glomerulosclerose segmentar focal	10	30
Glomerulonefrite membranoproliferativa do tipo I	5	5
Outras doenças glomerulares[a]	5	20

[a]Inclui muitas formas de glomerulonefrite mesangioproliferativa e proliferativa, como a nefropatia por IgA, que com freqüência, também causa características nefríticas.

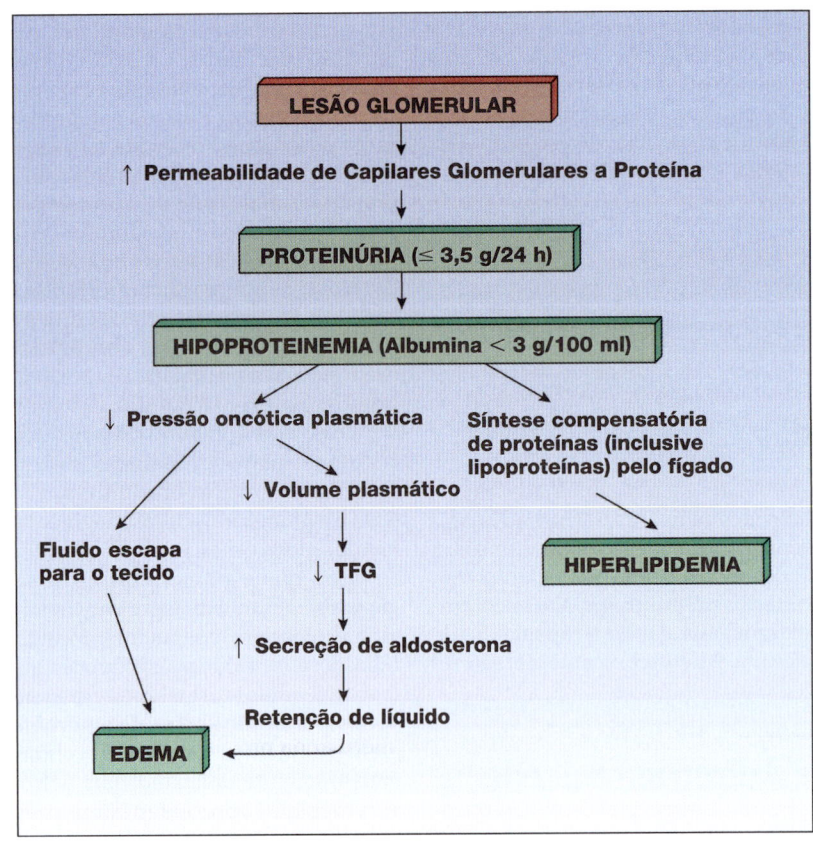

FIGURA 16.12
Fisiopatologia da síndrome nefrótica. (TFG, taxa de filtração glomerular.)

filtração glomerulares, resultando em insuficiência renal, retenção de líquido e hipertensão. As manifestações nefríticas podem (1) desenvolver-se rapidamente e resultar em insuficiência renal reversível (glomerulonefrite aguda), (2) progredir rapidamente, com insuficiência renal grave que normalmente só se soluciona com tratamento agressivo (glomerulonefrite rapidamente progressiva), ou (3) persistir continuamente ou intermitentemente durante anos e progredir lentamente para insuficiência renal (glomerulonefrite crônica).

Conforme se mostra no Quadro 16.2, algumas doenças glomerulares tendem a provocar síndrome nefrótica, enquanto outras levam à síndrome nefrítica. Entretanto, com a possível exceção da glomerulopatia por lesão mínima (que quase sempre causa a síndrome nefrótica), oportunamente todas as doenças glomerulares produzem manifestações nefríticas e nefróticas mistas que confundem o diagnóstico clínico. A avaliação por meio de biopsia renal é a única maneira de chegar ao diagnóstico definitivo para a maioria das doenças glomerulares, embora dados clínicos e laboratoriais possam fornecer provas presuntivas para uma doença específica.

 Patogenia: A glomerulonefrite é causada freqüentemente por mecanismos imunológicos. Ambos os tipos de imunidade — a mediada por anticorpos e a celular — participam na produção da inflamação glomerular. Entretanto, três mecanismos de inflamação induzidos por anticorpos foram incriminados como os principais mediadores patogênicos na maioria das formas de glomerulonefrite (Fig. 16.13):

- Formação de imunocomplexos *in situ*
- Deposição de imunocomplexos circulantes
- Auto-anticorpos anticitoplasma neutrofílico

A formação de imunocomplexos in situ envolve a ligação de anticorpos circulantes a antígenos intrínsecos ou antígenos estranhos depositados dentro dos glomérulos. Por exemplo, auto-anticorpos anti-MBG ligam-se ao colágeno de tipo IV nas MBG. Os imunocomplexos resultantes nas paredes capilares glomerulares atraem leucócitos e ativam o complemento e outros sistemas mediadores inflamatórios, resultando em lesão inflamatória.

Imunocomplexos na circulação podem depositar-se nos glomérulos e incitar inflamação semelhante à produzida pela forma-

QUADRO 16.2 Tendências de Doenças Glomerulares Manifestarem Características Nefróticas e Nefríticas

Doença	Nefrótica	Nefrítica
Glomerulopatia por lesão mínima	++++	–
Glomerulopatia membranosa	++++	+
Glomerulosclerose segmentar focal	+++	++
Glomerulonefrite mesangioproliferativa[a]	++	++
Glomerulonefrite membranoproliferativa	++	++
Glomerulonefrite proliferativa[a]	+	+++
Glomerulonefrite crescêntica[a]	+	++++

[a]Estes fenótipos histológicos podem ser causados por muitas categorias de doença glomerular, inclusive nefropatia por IgA, glomerulonefrite pós-infecciosa, glomerulonefrite lúpica, glomerulonefrite por anticorpos anticitoplasma de neutrófilos e glomerulonefrite antimembrana basal glomerular.

ção de imunocomplexos *in situ*. Como exemplo, os antígenos liberados para a circulação por uma infecção bacteriana ou viral podem formar complexos com anticorpos circulantes produzindo imunocomplexos. Se esses complexos não forem fagocitados, poderão depositar-se nos glomérulos e causar inflamação.

A microscopia de imunofluorescência, utilizando anticorpos anti-humanos, detecta a localização glomerular dos imunocomplexos. Anticorpos anti-MBG produzem coloração linear de MBG, enquanto outros imunocomplexos produzem coloração granular nas paredes capilares, no mesângio, ou em ambos.

Auto-anticorpos anticitoplasma neutrofílico (ANCA) provocam uma glomerulonefrite grave, que exibe pouca ou nenhuma coloração imunofluorescente glomerular para imunoglobulinas. Esses pacientes apresentam uma frequência alta de auto-anticorpos circulantes específicos para antígenos no citoplasma de neutrófilos, que podem mediar a inflamação glomerular ativando os neutrófilos. A maioria dos ANCA é direcionada contra mieloperoxidase (MPO-ANCA) ou proteinase 3 (PR3-ANCA). Estímulos até mesmo pequenos de neutrófilos e monócitos, como o aumento dos níveis circulantes de citocinas durante infecção viral, provocam a expressão de MPO e PR3 na superfície, onde esses auto-antígenos podem interagir com os ANCA. Essa interação provoca a ativação de neutrófilos e monócitos e resulta em adesão leucocitária às células endoteliais na microvasculatura, especialmente capilares glomerulares. Em tal localização, liberam produtos nocivos que promovem inflamação vascular, incluindo glomerulonefrite, arterite e venulite.

A formação de imunocomplexos glomerulares *in situ*, o depósito de imunocomplexos e a interação de ANCA com leucócitos iniciam uma via comum final de lesão inflamatória glomerular, a qual envolve atração e ativação de leucócitos, especialmente neutrófilos e monócitos (Fig. 16.13).

 Patologia: Há muitas doenças glomerulares específicas que apresentam características patológicas distintas, bem como históricos naturais e tratamentos adequados diferentes. **Para o diagnóstico patológico exato das doenças glomerulares é necessário avaliar o tecido renal por microscopia óptica, microscopia de imunofluorescência e microscopia eletrônica, além da integração dos achados com as informações clínicas.** O Quadro 16.3 mostra as características que são úteis para o diagnóstico das doenças glomerulares.

Em geral, as características patológicas que indicam inflamação aguda, como hipercelularidade endocapilar e extracapilar, infiltrado leucocitário e necrose são mais comuns nos distúrbios que apresentam características clínicas predominantemente nefríticas do que naqueles com características nefróticas. **A formação de crescente glomerular** (proliferação extracapilar) correlaciona-se com um curso mais rapidamente progressivo. A formação de crescente não é específica para uma causa particular de inflamação glomerular. Em vez disso, é um marcador para lesão grave que resultou em ruptura extensa de paredes capilares, o que permite que os mediadores inflamatórios penetrem no espaço de Bowman e estimulem a infiltração de macrófagos e a proliferação epitelial.

A Glomerulopatia por Lesão Mínima Acarreta Síndrome Nefrótica

A glomerulopatia por lesão mínima (doença por lesão mínima) caracteriza-se clinicamente pela síndrome nefrótica e patologicamente pelo desvanecimento dos pedicelos dos podócitos.

 Patogenia: Não se conhece a patogenia da glomerulopatia por lesão mínima. Postulou-se o envolvimento do sistema imunológico porque a doença freqüentemente entra em remissão quando tratada com corticosteróides e porque pode ocorrer associada a uma doença alérgica ou a uma neoplasia linfóide. A associação ocasional com a doença de Hodgkin (uma alteração associada a disfunção de células T) e com linfomas de células T levou à especulação de que a glomerulopatia por lesão mínima pode ser causada por um distúrbio de linfócitos T, possivelmente produção, pelas células T, de uma citocina que aumenta a permeabilidade glomerular. A proteinúria intensa da glomerulopatia por lesão mínima vem acompanhada (e pode ser causada) por uma perda de sítios polianiônicos na MBG, permitindo a passagem mais fácil, através da MBG, de proteínas aniônicas, particularmente a albumina.

 Patologia: Na microscopia óptica, o aspecto dos glomérulos na glomerulopatia por lesão mínima é, por definição, essencialmente normal (Fig. 16.14). A presença de glomérulos "normais" ou "minimamente lesados" na maioria das crianças com síndrome nefrótica desconcertou os primeiros pesquisadores, e foi somente após os estudos com microscopia eletrônica mostrarem obliteração difusa dos pedicelos das células epiteliais que a especulação sobre uma origem não-glomerular da proteinúria terminou. A perda de proteína na urina leva a hipoalbuminemia, e um aumento compensatório da secreção de lipoproteína, pelo fígado, resulta em hiperlipidemia. A perda de lipoproteínas através dos glomérulos causa acúmulos de lipídios nas células tubulares proximais, que se refletem histologicamente como gotículas vítreas (hialinas) no citoplasma epitelial tubular. Esse aspecto, junto às gotículas de lipídios na urina, é responsável pela expressão anterior *nefrose lipóide*. Gotículas nas células epiteliais tubulares não são específicas de glomerulopatia por lesão mínima, mas são produzidas por qualquer doença glomerular que cause a síndrome nefrótica.

O exame dos glomérulos à microscopia eletrônica revela **anulamento dos pedicelos das células epiteliais viscerais,** um efeito provocado por uma retração na direção dos corpos celulares epiteliais geradores (Figs. 16.15 e 16.16). Presume-se que essa retração resulte de tumefação celular extensa e ocorra em praticamente todos os casos de proteinúria na gama de variação nefrótica; não é específica de glomerulopatia por lesão mínima. Muitas microvilosidades sobressaem-se da superfície das células epiteliais. A microscopia de imunofluorescência para imunoglobulinas e complemento com freqüência é negativa, porém existe uma fraca coloração mesangial ocasional para a IgM e o componente do complemento C3.

 Manifestações Clínicas: A glomerulopatia por lesão mínima causa 90% das síndromes nefróticas em crianças pequenas, 50% em crianças maiores e 15% em adultos. Em geral, a proteinúria é mais seletiva (albumina > globulinas) que na síndrome nefrótica provocada por outras doenças, mas existe grande sobreposição para essa seletividade ser usada como critério diagnóstico. Mais de 90% das crianças e um pouco menos dos adultos com glomerulopatia por lesão mínima apresentam remissão completa da proteinúria em 8 semanas após o início do tratamento com corticosteróides. Com freqüência, é necessário um período mais longo com corticosteróides para induzir a remissão em adultos. Entretanto, após a suspensão dos corticosteróides, muitos pacientes sofrem recidivas

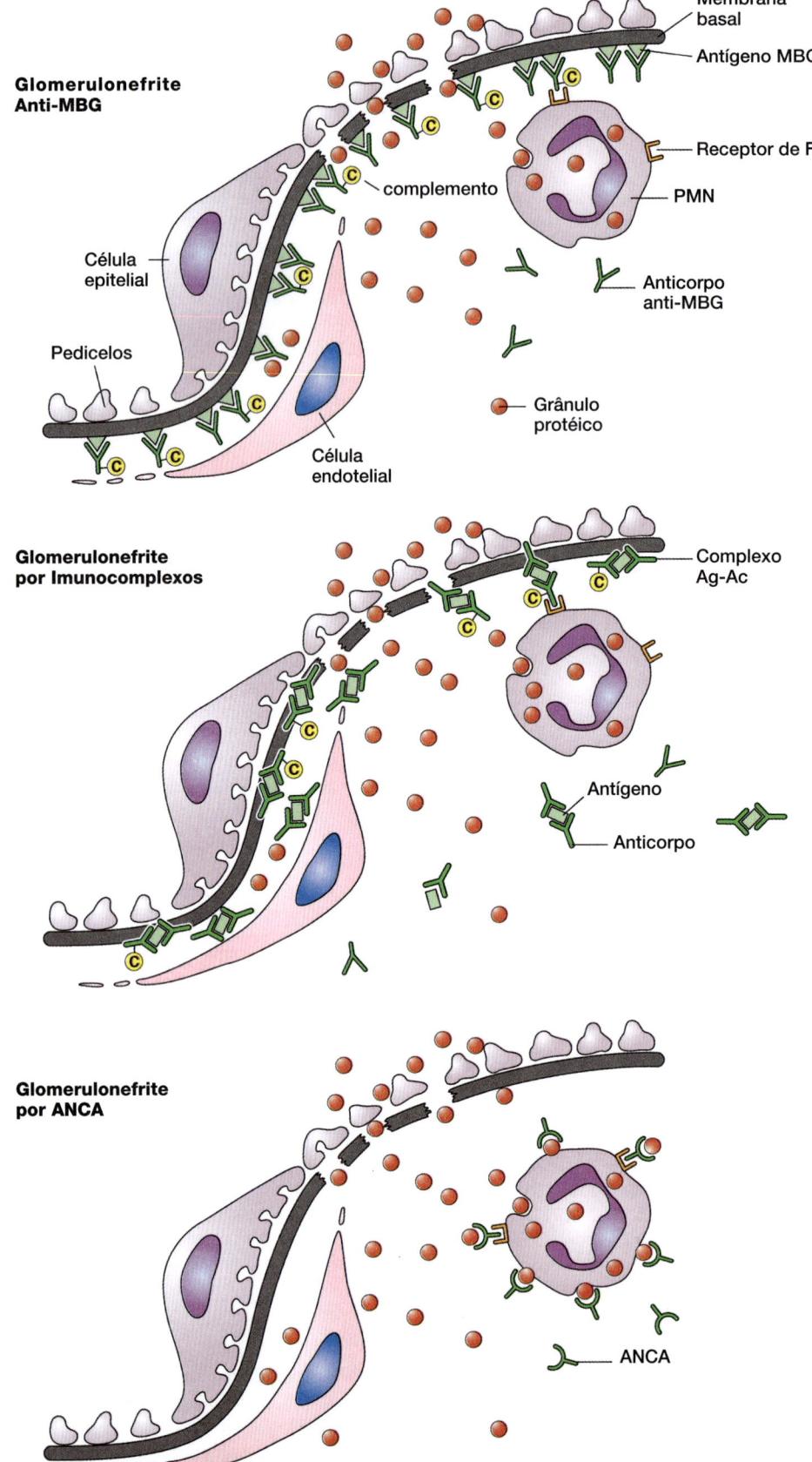

FIGURA 16.13
Glomerulonefrite mediada por anticorpos. *Painel superior:* Anticorpos antimembrana basal glomerular (MBG) provocam glomerulonefrite pela ligação *in situ* aos antígenos da membrana basal. Isso ativa o complemento e recruta células inflamatórias. *Painel médio:* Imunocomplexos que se depositam a partir da circulação também ativam o complemento e recrutam células inflamatórias. *Painel inferior:* Anticorpos anticitoplasma neutrofílico (ANCA) causam inflamação por ativação de leucócitos, pela ligação direta dos anticorpos aos leucócitos e pelo comprometimento do receptor Fc do ANCA ligado a antígeno.

QUADRO 16.3 Características Diagnósticas das Doenças Glomerulares

I. Características à microscopia óptica
A. Celularidade aumentada
  Infiltração por leucócitos (p. ex., neutrófilos, monócitos, macrófagos)
  Proliferação de células "endocapilares" (ou seja, células endoteliais e mesangiais)
  Proliferação de células "extracapilares" (ou seja, células epiteliais) (formação de crescente)
B. Material extracelular aumentado
  Localização de imunocomplexos
  Espessamento ou duplicação de membrana basal glomerular (MBG)
  Aumentos na matriz do colágeno (esclerose)
  Insudação de proteínas plasmáticas (hialinose)
  Necrose fibrinóide
  Deposição de amilóide

II. Características à imunofluorescência
A. Coloração linear de MBG
  Anticorpos anti-MBG
  Múltiplas proteínas plasmáticas (p. ex., na glomerulosclerose diabética)
  Cadeias leves monoclonais
B. Coloração de imunocomplexos granulares
  Mesângio (p. ex., nefropatia por IgA)
  Parede capilar (p. ex., glomerulopatia membranosa)
  Mesângio e parede capilar (p. ex., glomerulonefrite lúpica)
C. Coloração irregular (penuginosa)
  Cadeias leves monoclonais (amiloidose AL)
  Proteínas AA (amiloidose AA)

III. Características à microscopia eletrônica
A. Depósitos de imunocomplexos elétron-densos
  Mesangial (p. ex., nefropatia por IgA)
  Subendotelial (p. ex., glomerulonefrite lúpica)
  Subepitelial (p. ex., glomerulopatia membranosa)
B. Espessamento da MBG (p. ex., glomerulosclerose diabética)
C. Duplicação da MBG (p. ex., glomerulonefrite membranoproliferativa)
D. Expansão da matriz do colágeno (p. ex., glomerulosclerose segmentar focal)
E. Depósitos fibrilares (p. ex., amiloidose)

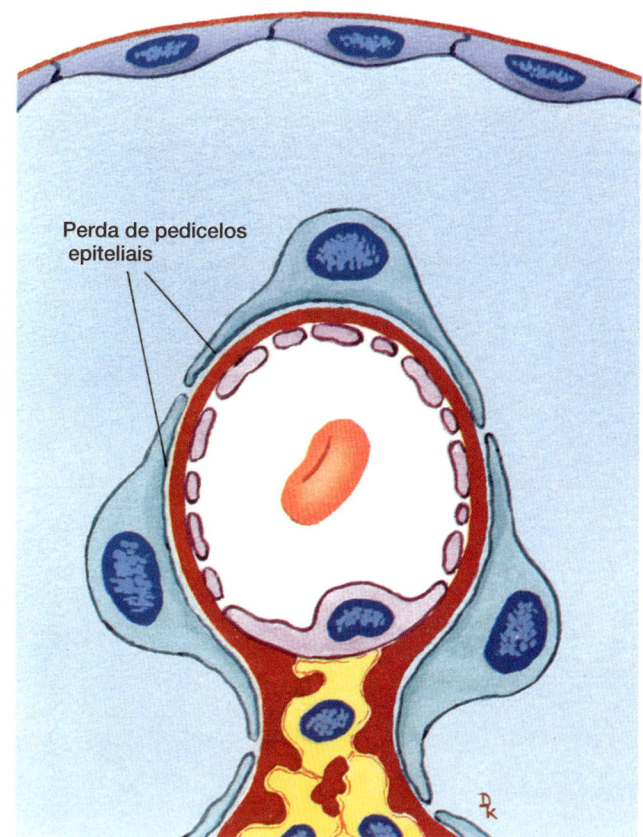

FIGURA 16.15
Glomerulopatia por lesão mínima. Essa alteração é caracterizada predominantemente por alterações de células epiteliais, particularmente a extinção dos pedicelos. Todas as outras estruturas glomerulares aparecem íntegras.

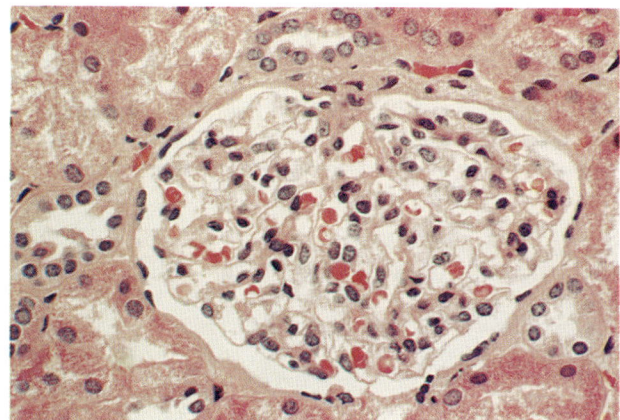

FIGURA 16.14
Glomerulopatia por lesão mínima. A microscopia óptica não mostra alterações.

intermitentes durante até 10 anos. Um subgrupo pequeno de pacientes mostra remissão apenas parcial com o uso de corticosteróides e continua a perder proteína na urina. Em um grupo ainda menor, totalmente resistente à corticosteroidoterapia, o diagnóstico de glomerulopatia por lesão mínima pode não ser exato, e pode haver glomerulosclerose segmentar focal, não evidenciada na amostra de biopsia inicial.

Antes da pronta disponibilidade dos antibióticos e dos corticosteróides, era freqüente a morte por infecção, mas agora o desfecho fatal é excepcional. O desenvolvimento de azotemia em um paciente diagnosticado com glomerulopatia por lesão mínima deve sugerir um diagnóstico incorreto, geralmente glomerulosclerose segmentar focal ou, talvez, uma complicação como nefrite intersticial. Se não houver complicações, a perspectiva a longo prazo para os pacientes com glomerulopatia por lesão mínima não é diferente daquela da população geral.

A Glomerulosclerose Segmentar Focal Reflete Fibrosamento Glomerular

A glomerulosclerose segmentar focal caracteriza-se por formação de tecido conjuntivo no glomérulo (esclerose) que afeta alguns glomérulos (focal), porém não todos, e, inicialmente, envolve apenas parte de um

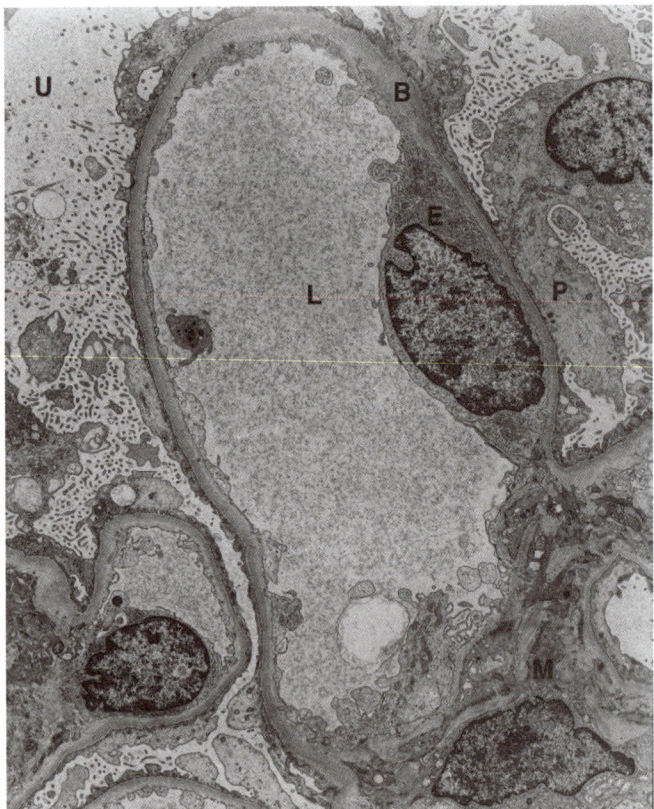

FIGURA 16.16
Glomerulopatia por lesão mínima. Nesta micrografia eletrônica, o podócito (*P*) exibe anulamento extenso de pedicelos e muitas microvilosidades se projetando para o espaço urinário (*U*). (*B*, membrana basal; *E*, célula endotelial; *L*, luz; *M*, célula mesangial).

tufo glomerular afetado (segmentar). Existem várias formas primárias e secundárias de glomerulosclerose segmentar focal.

Patogenia: A expressão *glomerulosclerose segmentar focal* (GESF) tem sido aplicada a um grupo heterogêneo de doenças glomerulares que, mais provavelmente, apresentam várias causas diferentes, conforme sugerido por diferentes padrões histológicos e diferentes distúrbios associados. A doença ocorre como um processo idiopático (primário) ou secundário a muitas afecções (Quadro 16.4). É provável que diferentes fatores possam conduzir a uma via comum final de lesão. Aspectos patológicos e evidências genéticas sugerem que a lesão dos podócitos pode ser comum a todos os tipos de GESF.

Diversas formas hereditárias de GESF foram associadas a anormalidades genéticas nas proteínas dos podócitos, por exemplo, nefrina, podocina e α-actinina-4. Isso apóia a hipótese de que a lesão dos podócitos, ou sua disfunção, provoca a GESF.

Reduções congênitas (p. ex., agenesia unilateral) e adquiridas (p. ex., nefropatia por refluxo) na massa renal impõem estresse adaptativo sobre o número reduzido de néfrons. Por sua vez, essa tensão parece causar GESF como conseqüência de excesso de carga, com aumento da pressão e filtração capilar glomerular e aumento do tamanho dos glomérulos. Uma quantidade normal de tecido renal também pode estar sob tensão por massa corporal excessiva (obesidade), resultando em GESF. A redução do oxigênio no sangue (p. ex., como a causada por doença falciforme ou cardiopatia congênita cianótica) também provoca um padrão semelhante de lesão glomerular. Em todas essas ocasiões, o aumento glomerular reflete sobrecarga funcional, que impõe estresse substancial sobre os podócitos devido a sua capacidade proliferativa limitada.

Vírus, fármacos e fatores séricos foram arrolados como causas de GESF. A infecção pelo vírus da imunodeficiência humana (HIV), especialmente em negros, está associada a uma variante de GESF caracterizada por um padrão de esclerose colapsante. Tal aspecto também pode ocorrer na GESF idiopática. Especula-se que a GESF colapsante seja causada por infecção viral dos podócitos. O pamidronato, uma droga usada no tratamento da osteopatia osteolítica em pacientes com câncer, provoca GESF colapsante em alguns pacientes. Esse fármaco tem efeitos tóxicos sobre as células epiteliais *in vitro* e provavelmente causa GESF por lesar podócitos. Foi detectado um fator de permeabilidade sérico em alguns pacientes com GESF, o que sugere uma causa sistêmica para a lesão glomerular. Essa idéia recebe apoio adicional pela recorrência de GESF em transplantes renais, especialmente em pacientes que apresentam o fator de permeabilidade.

Patologia: À microscopia óptica, diferentes tipos de glomérulos mostram obliteração segmentar de alças de capilares pelo aumento de colágeno e pelo acúmulo de material lipídico e proteináceo. O material proteináceo, provavelmente derivado de insudação de proteínas plasmáticas, apresenta aspecto vítreo e, portanto, a alteração é chamada de *hialinose*. Aderências à cápsula de Bowman ocorrem adjacentes às lesões escleróticas. Os glomérulos não envolvidos podem parecer completamente normais, embora uma leve hipercelularidade mesangial ocasional esteja presente. Como, em geral, os glomérulos não envolvidos parecem normais, a glomerulosclerose segmentar focal pode ser confundida com glomerulopatia por lesão mínima em amostras de biopsias pequenas contendo somente glomérulos não-escleróticos. Uma consideração diagnóstica diferencial é a fibrose glomerular focal cicatrizante secundária a uma doença glomerular inflamatória prévia.

Foram descritas diversas variantes histológicas de glomerulosclerose segmentar. Em alguns pacientes, especialmente aqueles com redução de massa renal ou com obesidade, a esclerose tem uma predileção por segmentos *peri-hilares* dentro dos glomérulos e por glomérulos no córtex profundo (glomérulos justamedulares) (Fig. 16.17). Um padrão *colapsante* de esclerose com podócitos hipertrofiados adjacentes a segmentos escleróticos é típico na

QUADRO 16.4 Categorias de Glomerulosclerose Segmentar Focal

Glomerulosclerose segmentar focal idiopática (primária)
   Variante peri-hilar
   Variante colabante
   Variante lesão da extremidade
   Variante celular
Glomerulosclerose segmentar focal secundária
   Obesidade (variante peri-hilar)
   Massa renal reduzida (variante peri-hilar)
   Cardiopatia congênita cianótica (geralmente variante peri-hilar)
   Nefropatia falciforme (geralmente variante peri-hilar)
   Vírus da imunodeficiência humana (variante colabante)
   Pamidronato (variante colabante)
   Uso abusivo de drogas intravenosas (geralmente variante colabante)

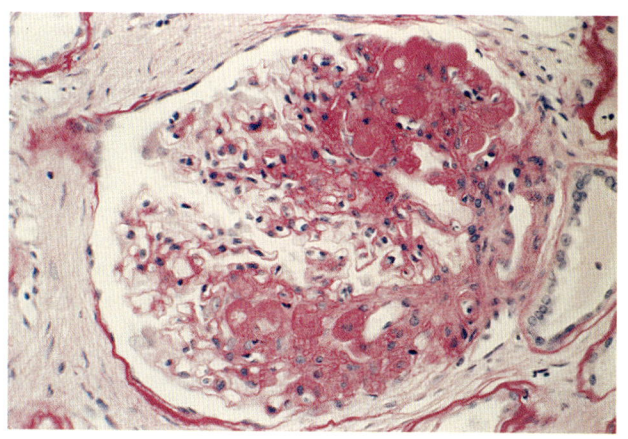

FIGURA 16.17
Glomerulosclerose segmentar focal. A coloração PAS mostra áreas peri-hilares de esclerose segmentar e aderências adjacentes à cápsula de Bowman.

nefropatia associada ao HIV, e também ocorre com uso abusivo de drogas intravenosas e na doença induzida por pamidronato e como um processo idiopático. Essa variante colapsante tem prognóstico sombrio, e metade dos pacientes evolui para doença terminal em 2 anos. A esclerose confinada ao segmento glomerular adjacente à origem do túbulo proximal foi designada *lesão da ponta* e é mais freqüente em pacientes idosos com proteinúria acentuada. Uma *variante celular* de GESF apresenta células carregadas de lipídios dentro dos locais de consolidação glomerular.

À microscopia eletrônica, a glomerulosclerose segmentar focal exibe retraimento difuso dos pedicelos das células epiteliais, com desprendimento focal ocasional de células epiteliais da MBG. Material matricial aumentado, dobra e espessamento das membranas basais e colapso capilar estão presentes nos segmentos escleróticos. O acúmulo de material elétron-denso dentro dos segmentos escleróticos representa o aprisionamento insudativo de proteínas plasmáticas, que corresponde à hialinose vista na microscopia óptica. Não são visualizados imunocomplexos.

A microscopia de imunofluorescência demonstra aprisionamento de IgM e de C3 nas áreas segmentares de esclerose e hialinose. IgG, C4 e C1q são encontrados menos freqüentemente nos segmentos escleróticos. Segmentos não-escleróticos não se coram ou apenas apresentam traços de coloração no mesângio, usualmente pela IgM e pelo C3.

 Manifestações Clínicas: A GESF é a causa da síndrome nefrótica em 30% dos adultos e em 10% das crianças. A doença é mais comum em negros do que em brancos e é a principal causa de síndrome nefrótica em negros norte-americanos. Por razões desconhecidas, a freqüência tem aumentado nas últimas décadas. Os quadros clínicos e os desfechos variam entre os diferentes padrões de lesão. O quadro clínico mais comum consiste no início insidioso de proteinúria assintomática, que evolui freqüentemente para síndrome nefrótica. Muitos pacientes são hipertensos, e é freqüente a hematúria microscópica.

Muitas pessoas com GESF manifestam uma proteinúria persistente e um declínio progressivo da função renal. Alguns pacientes, porém não todos, apresentam melhora com a terapia com corticosteróides. Muitos pacientes evoluem para nefropatia terminal após 5 a 20 anos. Embora o transplante renal seja o trata-

mento de escolha para a doença renal terminal, a GESF recorre em metade dos rins transplantados.

Os pacientes com GESF secundária a obesidade ou redução da massa renal geralmente apresentam um curso mais indolente que se beneficia do tratamento com inibidores da enzima conversora da angiotensina (ECA). Os pacientes com a variante da lesão da ponta freqüentemente apresentam síndrome nefrótica grave, mas respondem melhor aos corticosteróides do que aqueles com outras formas de GESF. A GESF colapsante associada ao HIV e a idiopática apresentam os piores prognósticos e tipicamente manifestam síndrome nefrótica grave e insuficiência renal, freqüentemente progredindo para nefropatia terminal em um ano.

Nefropatia Associada ao HIV

A nefropatia associada à infecção pelo HIV é uma forma grave e rapidamente progressiva de esclerose glomerular focal.

 Patogenia: A ocorrência de nefropatia em pacientes com infecção pelo HIV levantou a possibilidade de que ela seja causada pelo vírus dentro do parênquima renal. Uma hipótese diferente propõe que a nefropatia tenha como causa um outro vírus que tenha infectado o rim da pessoa imunodeprimida.

 Patologia: À microscopia óptica, a nefropatia associada ao HIV caracteriza-se por um padrão colapsante diferenciador que consiste em esclerose focal, que pode ser segmentar ou global (Fig. 16.18). Os segmentos escleróticos exibem colapso de capilares, freqüentemente com células epiteliais viscerais adjacentes intumescidas, que contêm várias gotículas de proteína. Além da lesão glomerular, são observadas fibrose intersticial e infiltração por leucócitos mononucleares. Atrofia e degeneração do epitélio tubular são notáveis, e túbulos dilatados de forma cística contêm cilindros proteináceos. À microscopia eletrônica, são encontradas várias inclusões tubulorreticulares nas células endoteliais, semelhantes àquelas da nefrite lúpica.

 Manifestações Clínicas: Cerca de 10% dos pacientes com HIV desenvolvem nefropatia, dos quais mais de 90% são negros. O colabamento idiopático que ocorre na GESF também ocorre predominantemente em negros. A doença apresenta-se com proteinúria acentuada (mais de 10 g/dia) e insuficiência renal. Os pacientes tipicamente progridem para doença renal terminal em menos de um ano.

A Glomerulopatia Membranosa É uma Doença por Imunocomplexos

A glomerulopatia membranosa é uma causa freqüente da síndrome nefrótica em adultos e é provocada pelo acúmulo de imunocomplexos na zona subepitelial de capilares glomerulares.

 Patogenia: A glomerulopatia membranosa exibe localização de imunocomplexos na **zona subepitelial** (entre a célula epitelial visceral e a MBG) como con-

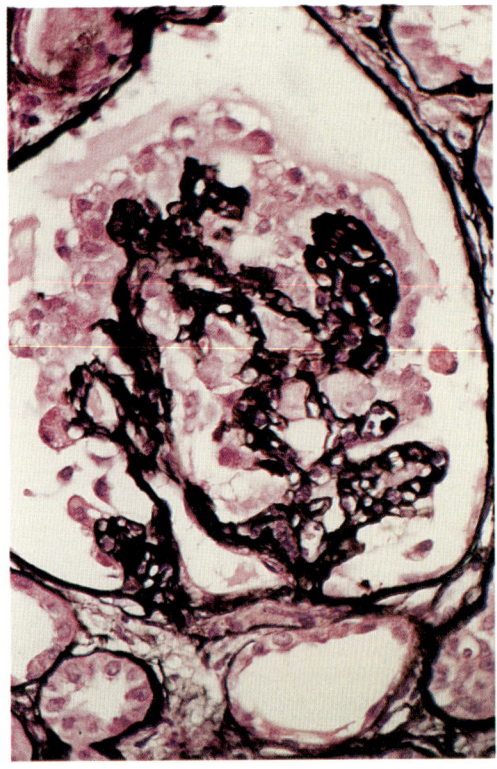

FIGURA *16.18*
Nefropatia associada ao HIV. A coloração pela prata revela um padrão de GESF colapsante, com colabamento de capilares glomerulares, aumento do material da matriz (esclerose) e hipertrofia de podócitos.

 Patologia: À microscopia óptica, os glomérulos encontram-se levemente aumentados, porém normocelulares. Dependendo da duração da doença, as paredes capilares estão normais ou espessadas (Fig. 16.19). Nos estágios iniciais da doença, a coloração por prata (que demonstra material da membrana basal) revela múltiplas projeções ou "espículas" de material argirófilo sobre a superfície epitelial da membrana basal (Fig. 16.20). Essas espículas representam projeções de material da membrana basal depositado ao redor dos imunocomplexos subepiteliais, que não se coram pela prata. À medida que a doença progride, as luzes capilares são invadidas e, no final, vem a obsolescência glomerular. Nos estágios avançados de esclerose glomerular, as lesões da glomerulopatia membranosa não podem ser diferenciadas de outras formas de doença glomerular crônica. A atrofia de túbulos e a fibrose intersticial equivalem ao grau de esclerose glomerular.

À microscopia eletrônica, imunocomplexos nas paredes capilares são visualizados como depósitos elétron-densos (Figs. 16.21 e 16.22). As alterações ultra-estruturais progressivas induzidas pelos imunocomplexos subepiteliais são divididas em estágios:

- **Estágio I:** Depósitos densos subepiteliais sem projeções adjacentes de material da MBG
- **Estágio II:** Projeções de material da MBG ao redor dos depósitos densos subepiteliais (ver Fig. 16.22)
- **Estágio III:** Englobamento dos depósitos densos dentro do material da MBG
- **Estágio IV:** Rarefação dos depósitos dentro da MBG espessada

Os depósitos mesangiais elétron-densos são raros na glomerulopatia membranosa idiopática, porém são freqüentes na glomerulopatia membranosa secundária (p. ex., conforme visto no lúpus eritematoso). Isso pode refletir o fato de a doença idiopática ser provocada por antígenos presentes somente na zona subepitelial (como na nefrite de Heymann), enquanto o tipo secundário é produzido por antígenos circulantes.

A microscopia de imunofluorescência revela coloração granular difusa de paredes capilares para IgG e C3 (Fig. 16.23). Existe coloração intensa para os componentes de complementos terminais, inclusive o complexo de ataque à membrana, que são importantes na indução da lesão glomerular.

seqüência da formação de imunocomplexos *in situ* ou da deposição de imunocomplexos circulantes. A formação *in situ* é a hipótese preferível por causa da semelhança entre a glomerulopatia membranosa e a doença em animais experimentais chamada de *nefrite de Heymann*. Nessa patologia, os camundongos são imunizados com antígeno epitelial renal e desenvolvem auto-anticorpos. Os anticorpos atravessam as MBG e ligam-se a antígenos sobre os podócitos. Os imunocomplexos resultantes são alojados na zona subepitelial adjacente e produzem glomerulopatia membranosa. Postulou-se uma patogenia análoga para a glomerulopatia membranosa idiopática humana, embora não tenham sido identificados auto-anticorpos comparáveis.

A glomerulopatia membranosa também é induzida em animais por injeção crônica de proteínas estranhas. Esse procedimento resulta na formação de imunocomplexos circulantes e, em algumas circunstâncias, de antígenos e anticorpos livres que podem formar imunocomplexos *in situ*. O resultado é um modelo de doença sérica crônica que pode ser análoga a certas formas de glomerulopatia membranosa secundária. A seguir, são apresentadas causas gerais de glomerulopatia membranosa e exemplos específicos:

- Glomerulopatia membranosa idiopática (primária)
- Glomerulopatia membranosa secundária
    — Doença auto-imune (lúpus eritematoso sistêmico)
    — Doença infecciosa (hepatite B)
    — Agentes terapêuticos (penicilamina)
    — Neoplasias (câncer do pulmão)

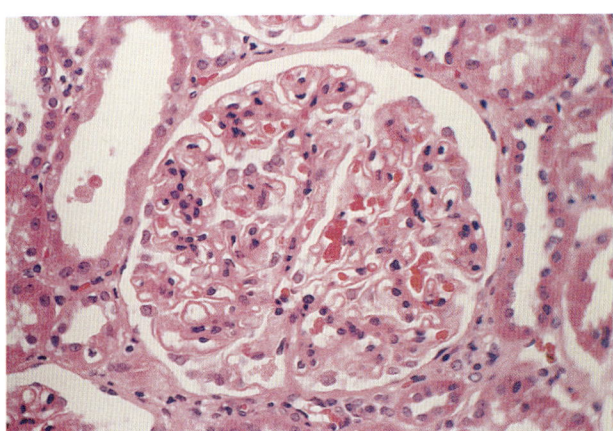

FIGURA *16.19*
Glomerulopatia membranosa. O glomérulo está levemente aumentado e mostra espessamento difuso das paredes capilares. Não há hipercelularidade.

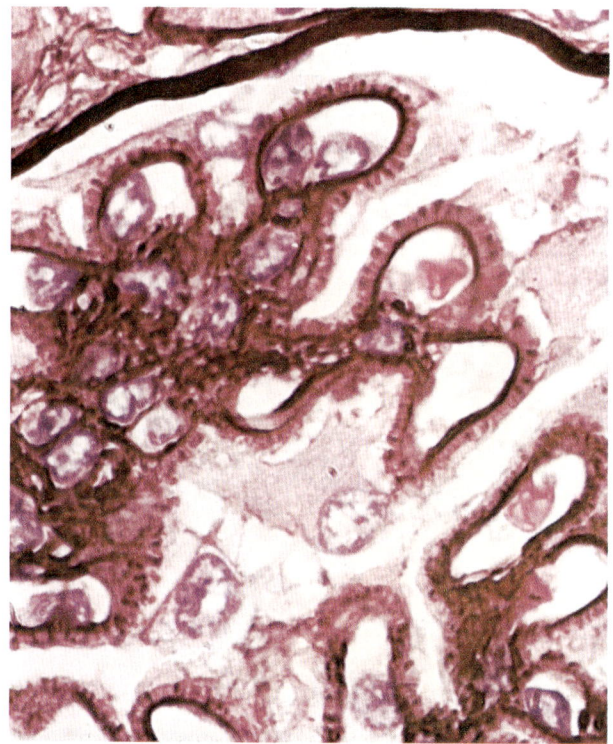

FIGURA *16.20*
Glomerulopatia membranosa. Coloração por prata revela "espículas" múltiplas difusamente distribuídas nas membranas basais capilares glomerulares. Esse padrão corresponde à lesão do estágio II ilustrada na Fig. 16.22. O aspecto é produzido pela deposição de material de membrana basal, positivo para prata, ao redor de depósitos de imunocomplexos negativos para a prata.

Manifestações Clínicas: A glomerulopatia membranosa é a causa mais freqüente da síndrome nefrótica em adultos brancos e asiáticos nos Estados Unidos. O curso da glomerulopatia membranosa é muito variável, com vários desfechos. Quando acompanhados por 20 anos, 25% dos pacientes apresentam remissão espontânea, 50% apresentam proteinúria persistente e função renal estável ou apenas com perda parcial, e 25% desenvolvem insuficiência renal terminal. O tratamento da glomerulopatia membranosa idiopática é controverso. Os pacientes que desenvolvem insuficiência renal progressiva são tratados com corticosteróides ou outras drogas citotóxicas (p. ex., ciclofosfamida), ou ambos. O prognóstico é melhor em crianças por causa da alta taxa de remissão espontânea permanente.

A Glomerulosclerose Diabética Resulta em Proteinúria e Insuficiência Renal Progressiva

Patogenia: A glomerulosclerose diabética é um componente da esclerose vascular que envolve muitos vasos pequenos pelo corpo dos pacientes com diabetes melito (ver Cap. 22). No diabetes, existe aumento generalizado da síntese de material da membrana basal pela microvasculatura, o que, de certa forma, reflete o estado metabólico anormal. Uma hipótese propõe que **glicosilação não-enzimática** anormal das proteínas da matriz e do solo, inclusive as da MBG e da matriz mesangial, induza à ligação de proteínas plasmáticas, como as imunoglobulinas, e, dessa maneira, estimule a produção excessiva de matriz. Menos de 50% dos pacientes com diabetes desenvolvem glomerulosclerose, sugerindo a possibilidade de que, além do estado diabético, fatores sinérgicos estejam presentes em alguns pacientes, mas não em todos.

 Patologia: As lesões mais precoces da glomerulosclerose diabética são espessamento da MBG e expansão da matriz mesangial (Fig. 16.24). Também pode haver leve hipercelularidade mesangial. Nos pacientes que desenvolvem doença sintomática, o espessamento da MBG e especialmente a expansão da matriz mesangial resultam nas alterações que podem ser vistas à microscopia óptica. A glomerulosclerose diabética franca caracteriza-se por espessamento global difuso das MBG e expansão difusa da matriz mesangial, com lesões escleróticas nodulares, chamadas de *nódulos de Kimmelstiel-Wilson* (Fig. 16.25). Esses nódulos apresentam um centro acelular, com células mesangiais e capilares empurrados para a periferia. Os insudatos de proteínas formam nódulos arredondados entre as cápsulas de Bowman e o epitélio parietal ("gotas capsulares") ou acúmulos subendoteliais ao longo das alças capilares ("capas de fibrina"). As membranas basais tubulares estão espessadas. Também ocorrem alterações esclerosantes e insudativas nas arteríolas aferentes e eferentes, resultando em arteriolosclerose hialina. Em geral, existe arteriolosclerose generalizada no rim. A redução do fluxo sangüíneo para a medula predispõe a necrose papilar e pielonefrite.

A microscopia eletrônica revela alargamento da lâmina densa da membrana basal, que pode estar espessada de 5 a 10 vezes, bem como aumento da matriz mesangial, particularmente nas lesões nodulares (Fig. 16.26). As lesões insudativas têm o aspecto de massas elétron-densas, que contêm resquícios de lipídios.

A microscopia de imunofluorescência demonstra aprisionamento linear difuso de IgG, albumina, fibrinogênio e outras proteínas plasmáticas na MBG. Acredita-se que isso ocorra pela adsorção não-imunológica dessas proteínas à MBG espessada, possivelmente como resultado de glicosilação não-enzimática de proteínas da MBG e proteínas plasmáticas.

 Manifestações Clínicas: **A glomerulosclerose diabética é a principal causa de doença renal terminal nos Estados Unidos, contribuindo com um terço de todos os pacientes com insuficiência renal crônica.** Ocorre tanto no tipo I quanto no tipo II do diabetes melito. A manifestação mais precoce é microalbuminúria (proteinúria levemente aumentada abaixo da faixa de variação usual de detecção). Ocorre proteinúria franca entre 10 e 15 anos após o início do diabetes e, freqüentemente, torna-se grave o suficiente a ponto de causar a síndrome nefrótica. Com o passar do tempo, a glomerulosclerose diabética sempre progride para insuficiência renal. O controle rigoroso da glicose reduz a probabilidade de desenvolvimento de glomerulosclerose diabética e retarda a progressão se ela já tiver se desenvolvido. O controle da

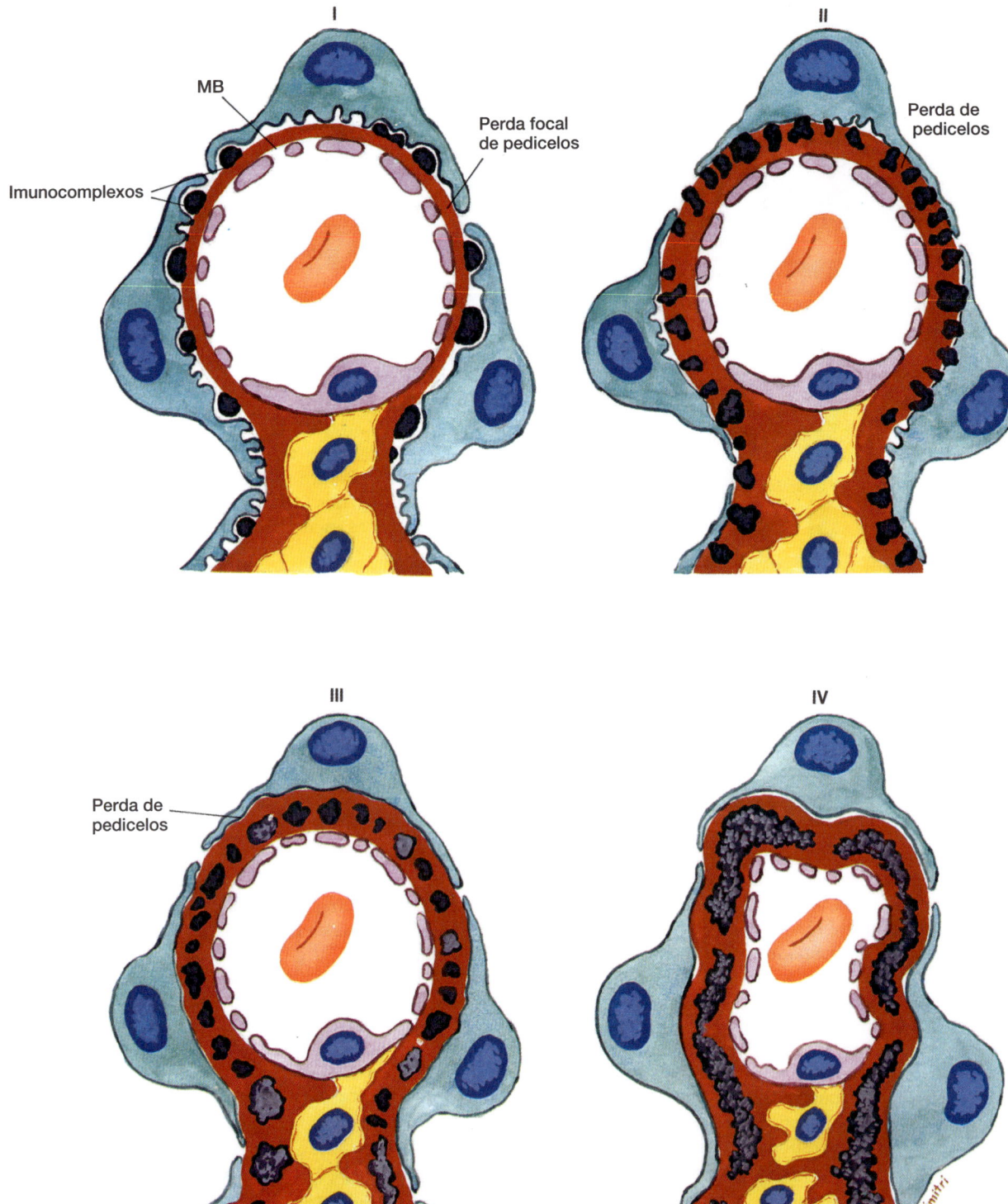

FIGURA 16.21
Glomerulopatia membranosa. Essa doença é causada pelo acúmulo subepitelial de imunocomplexos e pelas alterações associadas na membrana basal. O estágio I exibe depósitos subepiteliais dispersos. O contorno externo da membrana basal permanece liso. O estágio II da doença apresenta projeções (espículas) de material da membrana basal adjacentes aos depósitos. No estágio III, membrana basal recém-formada circunda os depósitos. No estágio IV, os depósitos de imunocomplexos perdem sua densidade elétrônica, resultando em uma membrana basal irregularmente espessada com áreas irregulares elétron-lucentes.

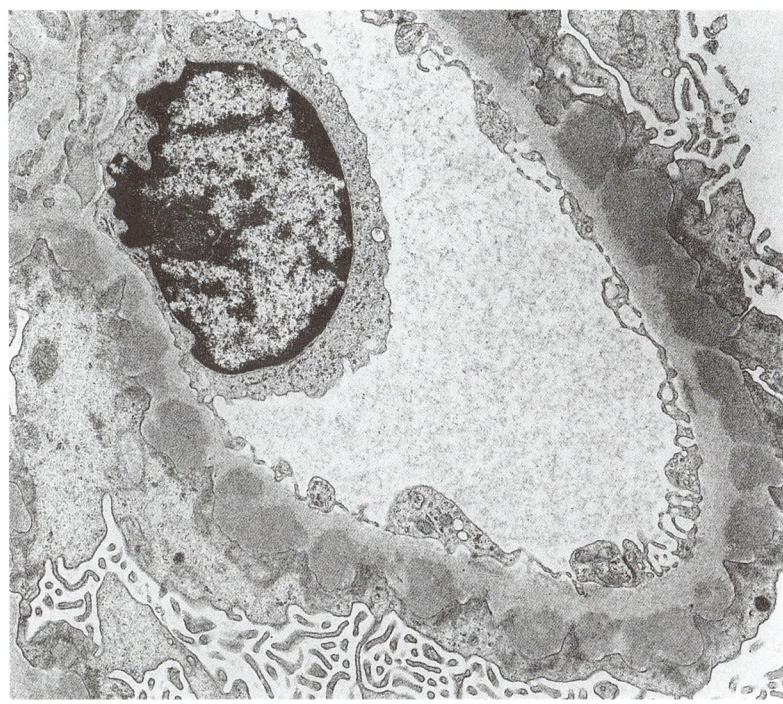

FIGURA 16.22
Glomerulopatia membranosa de estágio II. Uma micrografia eletrônica mostra depósito de material elétron-denso, com projeções delicadas de material da membrana basal interpostas.

hipertensão e a restrição de proteína na dieta também retardam a progressão da doença.

A Amiloidose Renal Acarreta Síndrome Nefrótica e Insuficiência Renal

A doença renal é uma complicação freqüente da amiloidose associada a AA e AL (ver Cap. 23).

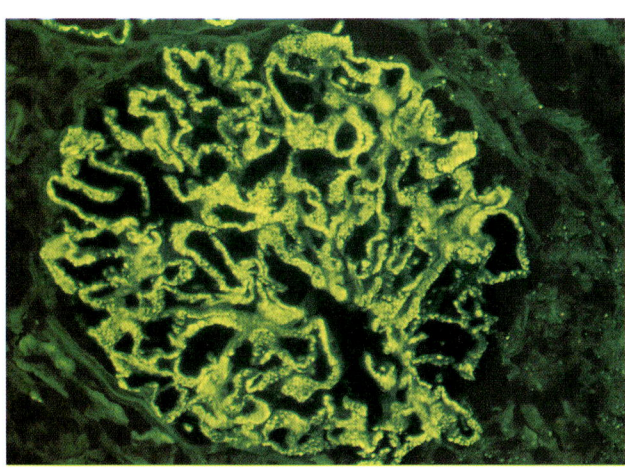

FIGURA 16.23
Glomerulopatia membranosa. A microscopia com imunofluorescência mostra depósitos granulares de IgG contornando as alças capilares glomerulares.

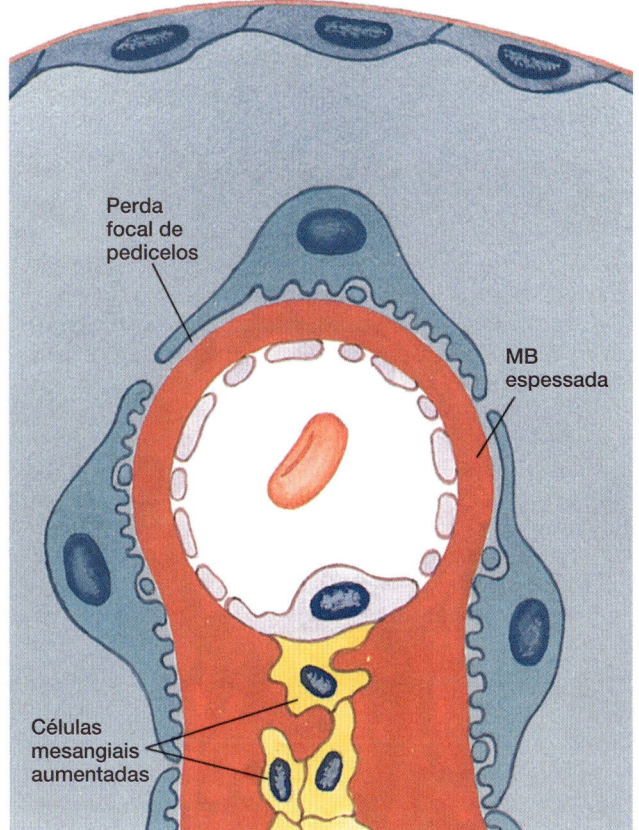

FIGURA 16.24
Glomerulosclerose diabética. A lâmina densa da membrana basal glomerular encontra-se espessada, e existe aumento do material da matriz mesangial.

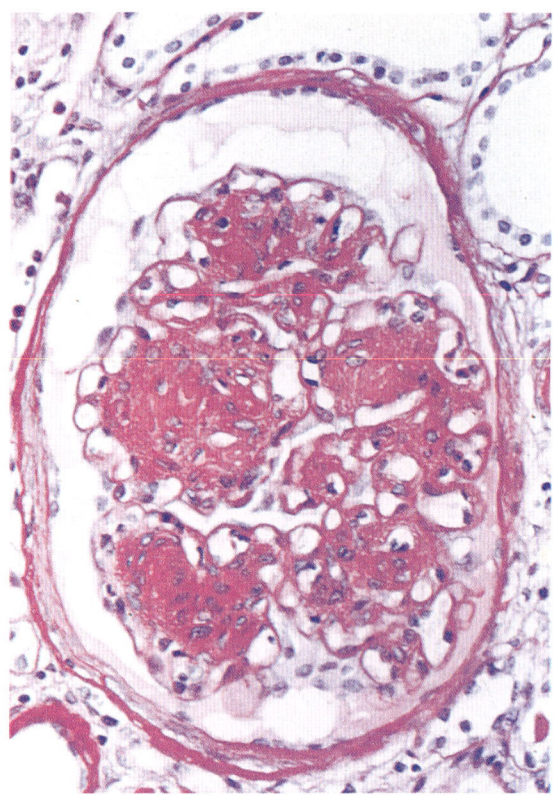

FIGURA 16.25
Glomerulosclerose diabética. A coloração PAS revela um aumento proeminente da matriz mesangial, formando várias lesões nodulares. A dilatação de capilares glomerulares é evidente, e algumas membranas basais capilares estão espessadas.

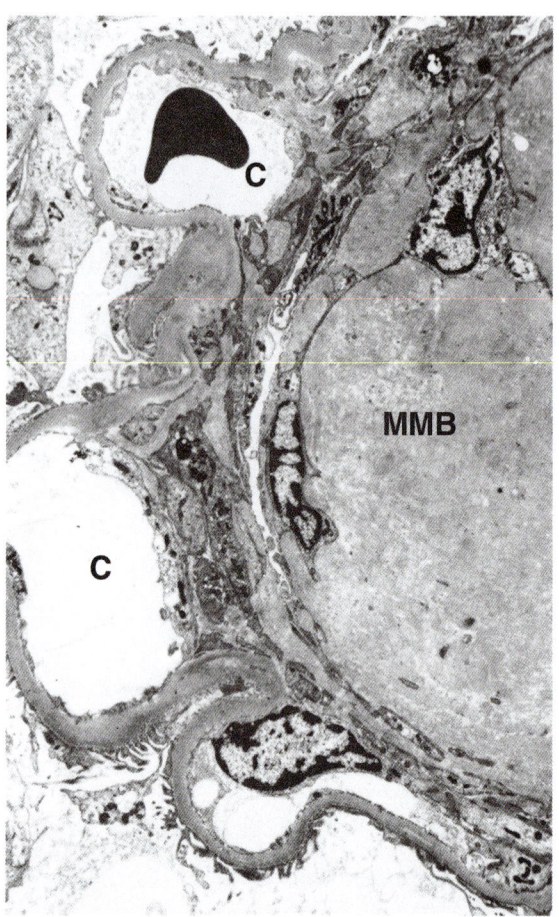

FIGURA 16.26
Glomerulosclerose diabética avançada. A micrografia eletrônica mostra um agregado nodular de material de membrana basal (*MMB*). O capilar periférico (*C*) demonstra alargamento difuso da membrana basal, mas textura normal.

 Patogenia: O amilóide pode ser formado a partir de diferentes polipeptídios. Entretanto, em cada caso, o amilóide apresenta a mesma característica histológica e o mesmo aspecto ultra-estrutural, sendo necessários testes imunoistoquímicos para a diferenciação das formas. **O amilóide AA** deriva da proteína amilóide sérica A (SAA), que aumenta acentuadamente durante os processos inflamatórios. Assim, a deposição de amilóide AA com freqüência está associada a distúrbios inflamatórios crônicos (p. ex., artrite reumatóide, tuberculose crônica e febre do Mediterrâneo familiar). O amilóide AL deriva das cadeias leves de imunoglobulinas λ ou, menos freqüentemente, κ, em decorrência de um clone neoplásico de células B ou de plasmócitos. Desse modo, freqüentemente está associado a mieloma múltiplo, ou é seu arauto.

 Patologia: Histologicamente, o amilóide é um material eosinofílico e amorfo (Fig. 16.27) que apresenta uma coloração verde-maçã característica em cortes corados pelo vermelho-congo e examinados à microscopia com luz polarizada (Fig. 16.28). Os depósitos acidófilos inicialmente são mais aparentes no mesângio, porém mais tarde se estendem para as paredes dos capilares e podem obliterar a luz dos capilares (Figs. 16.27, 16.29). Na amiloidose avançada, a estrutura glomerular encontra-se completamente obliterada, e os glomérulos mostram-se como esferas eosinofílicas grandes.

À microscopia eletrônica, o amilóide compõe-se de fibrilas não-ramificadas, com aproximadamente 10 nm de diâmetro. As fibrilas de amilóides são mais proeminentes no mesângio, mas, com mais freqüência, estendem-se para as paredes capilares, especialmente nos casos avançados (Figs. 16.29 e 16.30). Os pedicelos epiteliais sobrejacentes à MBG são obliterados, e as células epiteliais podem ser cobertas pelas fibrilas amilóides que, com freqüência, estão orientadas perpendicularmente à membrana basal.

 Manifestações Clínicas: O envolvimento renal é uma característica notável na maioria dos casos de amiloidose sistêmica AL e AA. Comumente, a proteinúria é a manifestação inicial. A proteinúria não é seletiva (ou seja, tanto a albumina quanto as globulinas aparecem na urina) e é grave o suficiente a ponto de produzir síndrome nefrótica em 60% dos pacientes. No final, a infiltração grave dos glomérulos e dos vasos sangüíneos por amilóide resulta em insuficiência renal. A amiloidose AL é tratada com quimioterápicos análogos aos empregados no mieloma múltiplo. A amiloidose AA, especialmente quando provocada por febre do Mediterrâneo familiar, é aliviada pela terapia com colchicina.

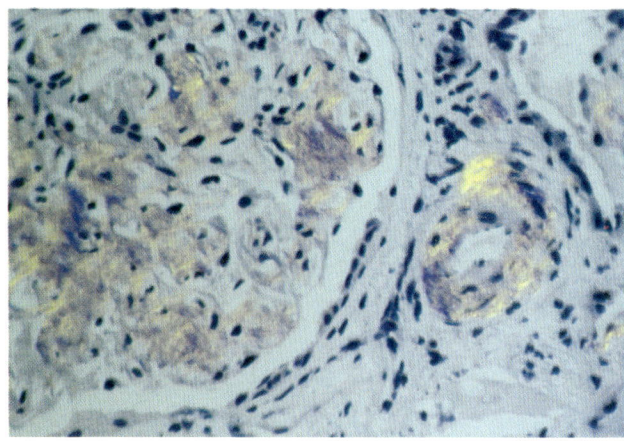

FIGURA *16.28*
Nefropatia amilóide. Em um corte corado pelo vermelho-Congo e examinado sob luz polarizada, os depósitos de amilóide no glomérulo e na arteríola adjacente mostram uma birrefringência verde-maçã característica.

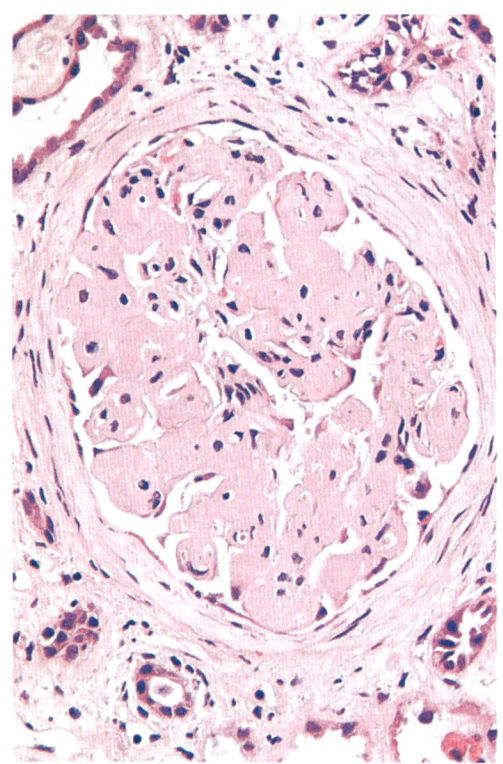

FIGURA *16.27*
Nefropatia amilóide. Material acelular amorfo expande as áreas mesangiais e obstrui os capilares glomerulares. Os depósitos de amilóide podem adquirir um aspecto nodular, de certa forma assemelhando-se ao da glomerulosclerose diabética (ver Fig. 16.25). Entretanto, depósitos de amilóide não são PAS-positivos e são identificáveis por coloração de vermelho-Congo.

As Doenças de Depósito de Cadeia Leve e Cadeia Pesada Ocorrem na Neoplasia de Células B

Tanto a doença de deposição de cadeias leves quanto a de deposição de cadeias pesadas refletem a deposição de cadeias leves de imunoglobulinas monoclonais nas MBG, na matriz mesangial glomerular e nas membranas basais tubulares. A neoplasia de *células β* subjacente pode estar oculta ou pode haver mieloma múltiplo ou linfoma francos. O agente causal mais comum na doença de cadeias leves são as cadeias leves κ. As cadeias pesadas de imunoglobulinas que provocam esse padrão de lesão têm domínios deletados, de forma que se assemelham às cadeias leves. A deposição de imunoglobulina monoclonal estimula o aumento da produção de matriz das membranas basais, provocando espessamento das membranas basais glomerulares e tubulares. A expansão nodular de regiões mesangiais assemelha-se à glomerulosclerose diabética. É importante notar que o material extracelular aumentado não se cora pelo vermelho-congo. A microscopia eletrônica revela um material uniforme, finamente granular, elétron-denso, ao longo das membranas basais glomerulares e tubulares e dentro da matriz mesangial. As fibrilas amilóides não estão presentes. A microscopia de imunofluorescência demonstra coloração linear das cadeias de imunoglobulinas monoclonais ao longo das membranas basais envolvidas. A doença de deposição de cadeias leves e cadeias pesadas manifesta-se clinicamente como síndrome nefrótica e insuficiência renal.

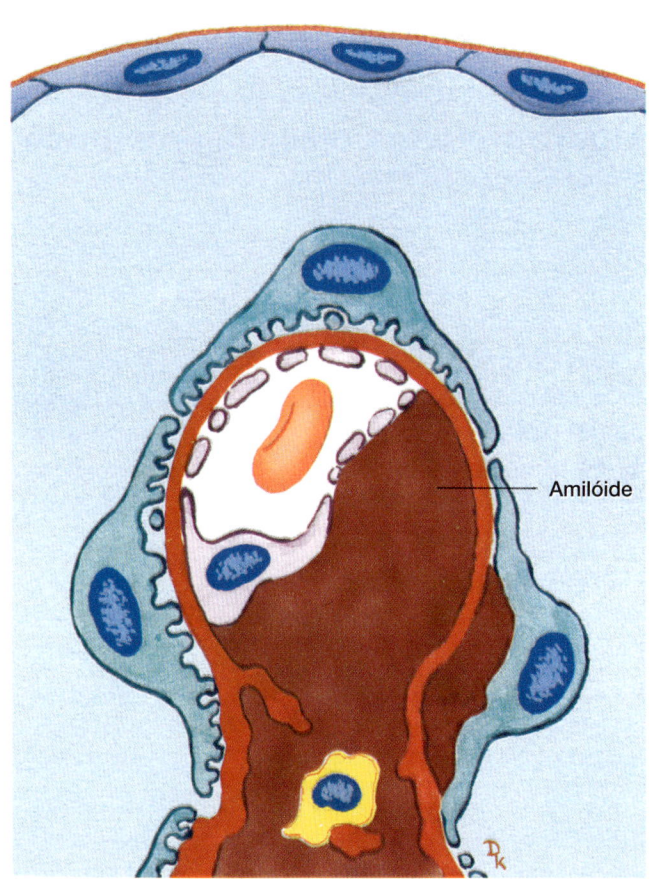

FIGURA *16.29*
Nefropatia amilóide. Esse distúrbio está associado inicialmente ao acúmulo de depósitos fibrilares característicos no mesângio. Essas massas inertes, que são fibrilares à microscopia eletrônica, estendem-se ao longo da superfície interna da membrana basal, freqüentemente obstruindo a luz capilar. A extensão focal de amilóide através da membrana basal pode elevar a célula epitelial, caso em que são vistas espículas irregulares ao longo da superfície externa da membrana basal.

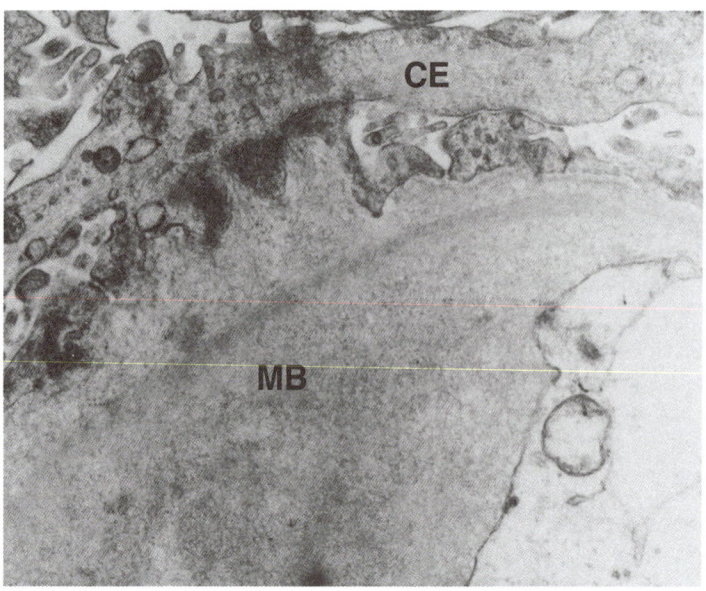

FIGURA *16.30*
Nefropatia amilóide. Depósitos de fibrila (10 nm de diâmetro) acumulam-se no mesângio e nas paredes capilares dos glomérulos. (*MB*, membrana basal; *CE*, células epiteliais.)

A Nefrite Hereditária (Síndrome de Alport) Reflete Colágeno do Tipo IV Anormal nas MBG

A síndrome de Alport é uma doença glomerular proliferativa e esclerosante, freqüentemente acompanhada por defeitos nas orelhas ou nos olhos, causados por uma anormalidade genética no colágeno do tipo IV.

 Patogenia: Várias alterações genéticas podem acarretar defeitos moleculares na MBG que produzem as lesões renais da síndrome de Alport. O defeito mais comum está ligado ao X e é provocado por uma mutação no gene para a cadeia 5-α do colágeno do tipo IV (gene *COL4A5*). Uma deleção na extremidade 5' do *COL4A5*, que se estende para dentro do gene *COL4A6*, que codifica a cadeia 6-α de colágeno do tipo IV também provoca a síndrome de Alport e leiomiomas múltiplos nos tratos gastrintestinal e genital. Uma forma autossômica recessiva da síndrome de Alport é provocada por mutações em *COL4A3* e *COL4A4*.

Devido à alteração da estrutura da membrana basal na síndrome de Alport, o soro de pacientes com doença anti-MBG (p. ex., síndrome de Goodpasture) não consegue reagir com MBG de pacientes com síndrome de Alport. Por outro lado, os pacientes com a síndrome de Alport submetidos a transplante renal encontram-se sob risco de desenvolver anticorpos contra MBG de aloenxerto, embora raramente isso provoque doença importante.

 Patologia: As lesões glomerulares iniciais da síndrome de Alport mostram hipercelularidade mesangial e expansão de matriz leves. A progressão da doença renal está associada a esclerose glomerular focal e, posteriormente, difusa, crescente. Lesões glomerulares avançadas são acompanhadas por atrofia tubular, fibrose intersticial e presença de células espumosas nos túbulos e interstício. A lesão morfológica mais diagnóstica é evidente apenas por meio de microscopia eletrônica: a MBG espessada de modo irregular exi-

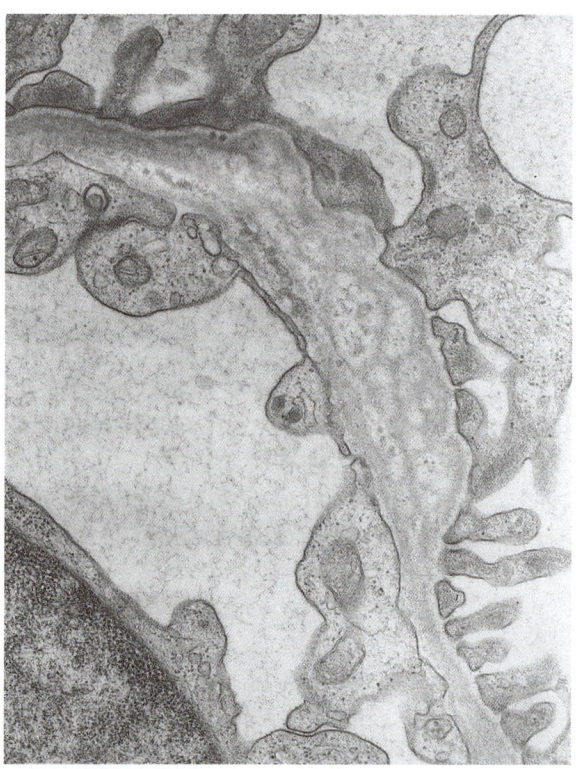

FIGURA *16.31*
Nefrite hereditária (síndrome de Alport). A lâmina densa da MBG está laminada e não forma uma faixa densa única (comparar esta micrografia eletrônica com a Fig. 16.5).

Manifestações Clínicas: Em homens com doença ligada ao X e em mulheres e homens com doença autossômica recessiva ocorre hematúria já no início da vida. Com a evolução da doença, ocorrem proteinúria, insuficiência renal progressiva e hipertensão. Praticamente todos os homens com a síndrome ligada ao X e tanto homens quanto mulheres com a doença autossômica recessiva desenvolvem doença renal terminal aos 40 a 50 anos de idade. Praticamente todos os pacientes autossômicos recessivos e 80% dos que apresentam a doença ligada ao X manifestam comprometimento auditivo progressivo, inicialmente manifesto como surdez de alta freqüência. Um quarto a um terço dos pacientes sofrem defeitos oculares, a maioria envolvendo o cristalino. As mulheres com a doença ligada ao X freqüentemente manifestam hematúria e, ocasionalmente, proteinúria, porém é raro o desenvolvimento de insuficiência renal progressiva.

A Nefropatia da Membrana Basal Glomerular Fina É uma Causa Benigna de Hematúria

A nefropatia da membrana basal fina, também chamada de hematúria familiar benigna, *é uma alteração autossômica comum das MBG que, tipicamente, apresenta-se como hematúria microscópica assintomática e, algumas vezes, com hematúria macroscópica intermitente.* Na verdade, essa doença e a nefropatia por IgA são as duas principais considerações diagnósticas dos pacientes com hematúria glomerular assintomática. Os pacientes com nefropatia da membrana basal fina não desenvolvem insuficiência renal e não sofrem proteinúria substancial. À microscopia óptica, os glomérulos não apresentam alterações dignas de nota. A microscopia eletrônica revela espessura reduzida da MBG (150 a 300 nm, comparado com o normal de 350 a 450 nm). O modo mais comum de herança é a autossômica dominante. Mutações heterozigóticas nos genes *COL4A3* e *COL4A4* provocam doença da membrana basal fina, e as homozigóticas provocam a síndrome de Alport.

A Glomerulonefrite Pós-infecciosa Aguda É uma Doença Infantil por Imunocomplexos

A glomerulonefrite pós-infecciosa aguda ocorre, geralmente, após infecção com estreptococos do grupo A (β-hemolítico) e reflete a deposição de imunocomplexos nos glomérulos.

 Patogenia: A glomerulonefrite pós-infecciosa aguda é causada, com maior freqüência, por certas ***nefritogênicas* cepas de estreptococos do grupo A (β-hemolíticos).** Exemplos ocasionais estão relacionados com infecção estafilocócica (p. ex., endocardite estafilocócica aguda, abscesso estafilocócico), e casos raros resultam de infecções virais (p. ex., hepatite B) ou parasitárias (p. ex., malária). O mecanismo exato pelo qual a infecção causa as alterações inflamatórias características nos glomérulos ainda não é completamente conhecido. Semelhanças com o modelo experimental de doença do soro aguda sugerem que a doença seja provocada por localização glomerular de imunocomplexos gerados por uma resposta de anticorpos aos antígenos circulantes. Tanto a glomerulonefrite pós-estreptocócica em seres humanos quanto a doença do soro aguda causada por injeção de proteínas estranhas em animais apresentam um período latente de 9 a 14 dias entre o momento da exposição a um novo antígeno e a ocorrência de glomerulonefrite. O padrão de imunofluorescência granular da coloração do complexo imunológico e o aspecto ultra-estrutural de depósitos densos são semelhantes nas doenças humana e experimental. Os imunocomplexos podem estar localizados nos glomérulos pela deposição a partir da circulação ou pela formação *in situ* à medida que antígenos bacterianos aprisionados nos glomérulos ligam-se a anticorpos circulantes. Os antígenos estreptocócicos nefritogênicos específicos ainda não foram identificados de maneira conclusiva. Entre as possibilidades estão estreptoquinase, endostreptosina e a toxina eritrogênica estreptocócica B, que pode ativar o complemento mesmo na ausência de anticorpos.

Os imunocomplexos dentro dos glomérulos iniciam a inflamação por meio da ativação do complemento, bem como de outros sistemas mediadores inflamatórios humorais e celulares. A ativação do complemento é tão extensa que mais de 90% dos pacientes desenvolvem hipocomplementemia. Os mediadores inflamatórios atraem e ativam neutrófilos e monócitos e estimulam a proliferação de células mesangiais e endoteliais. Esses efeitos resultam em hipercelularidade glomerular pronunciada, o que define a glomerulonefrite proliferativa difusa aguda.

 Patologia: A fase aguda da glomerulonefrite pós-infecciosa caracteriza-se por aumento e hipercelularidade difusos dos glomérulos (Fig. 16.32). A hipercelularidade reflete a proliferação tanto das células endoteliais quanto das células mesangiais (Fig. 16.33) e a infiltração de neutrófilos e de monócitos. Os crescentes são incomuns. Edema intersticial e infiltração leve de leucócitos mononucleares ocorrem paralelamente às alterações glomerulares.

A fase aguda começa 1 ou 2 semanas após o início da infecção nefritogênica e se resolve, em mais de 90% dos pacientes, após algumas semanas. Os neutrófilos e a hipercelularidade endotelial

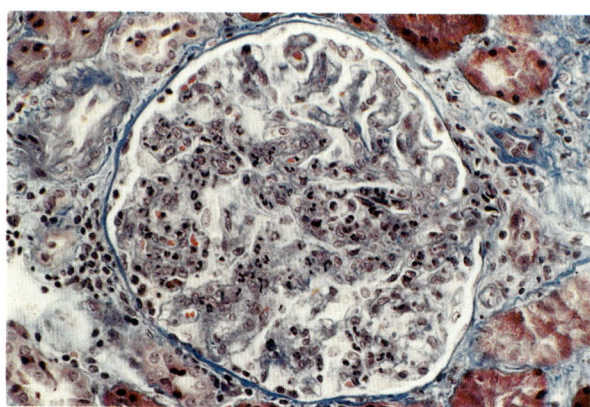

FIGURA *16.32*
Glomerulonefrite aguda pós-estreptocócica. O glomérulo de um paciente que desenvolveu glomerulonefrite após infecção estreptocócica contém numerosos neutrófilos (coloração tricrômica de Masson).

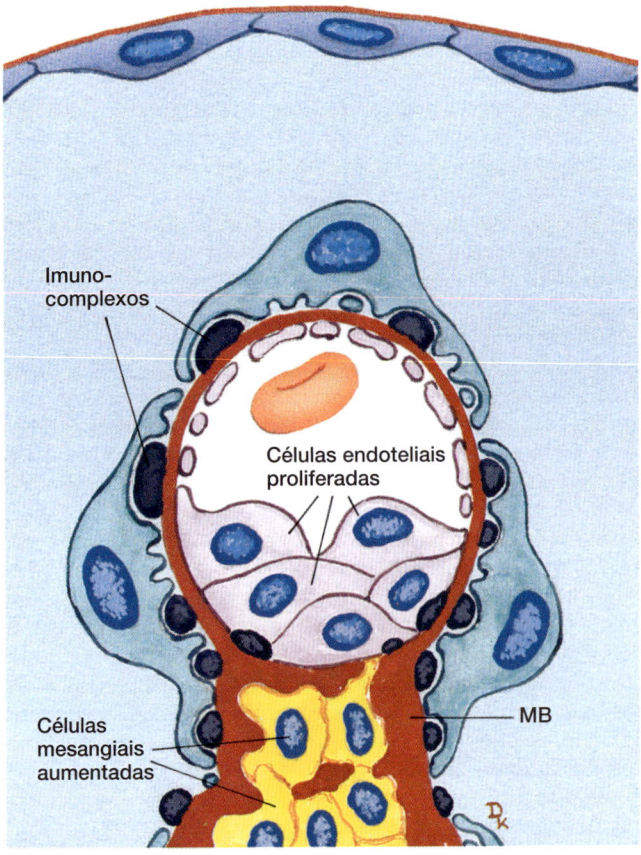

FIGURA 16.33
Glomerulonefrite pós-infecciosa. O acúmulo de muitos imunocomplexos subepiteliais como estruturas semelhantes a corcovas é um aspecto característico. Imunocomplexos subendoteliais menos proeminentes estão associados à proliferação de células endoteliais e se relacionam com permeabilidade capilar aumentada e estreitamento da luz. Freqüentemente, a proliferação de células mesangiais e o espessamento da membrana basal mesangial (*MB*) resultam em alargamento do pedículo e aprisionamento evidente de imunocomplexos.

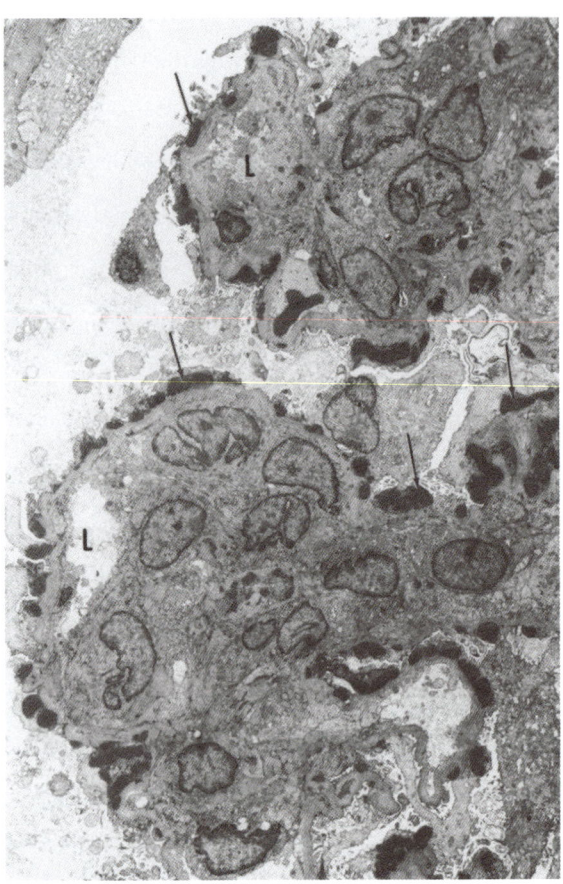

FIGURA 16.34
Glomerulonefrite aguda pós-infecciosa. A micrografia eletrônica demonstra elevações subepiteliais (*setas*). As luzes dos capilares (*L*) estão acentuadamente estreitadas.

desaparecem primeiro, deixando apenas hipercelularidade mesangial e expansão matricial. Após vários meses, a maioria dos pacientes vivencia resolução de todas as alterações histológicas.

As características ultra-estruturais mais distintivas da glomerulonefrite pós-infecciosa aguda são os **depósitos densos subepiteliais com forma semelhante a "corcovas"** (Figs. 16.33 e 16.34). Esses depósitos estão acompanhados invariavelmente de depósitos subendoteliais e mesangiais, que podem ser mais difíceis de encontrar, porém são, provavelmente, mais importantes na patogenia, por causa de sua proximidade com os sistemas mediadores inflamatórios no sangue. As corcovas em forma de cúpula e de tamanho variável situam-se no lado epitelial da membrana basal. Não estão distribuídas de forma tão difusa quanto os depósitos da glomerulopatia membranosa (compare as Figs. 16.21 e 16.33).

Nas primeiras semanas da doença, a microscopia de imunofluorescência revela, tipicamente, depósitos granulares correspondentes a IgG e C3 ao longo da membrana basal, em localizações correspondentes às corcovas. Mais tarde, no curso da doença, o C3 está presente sem a IgG, porque os imunocomplexos contendo a IgG não mais se acumulam nos glomérulos após a resolução da infecção (Fig. 16.35).

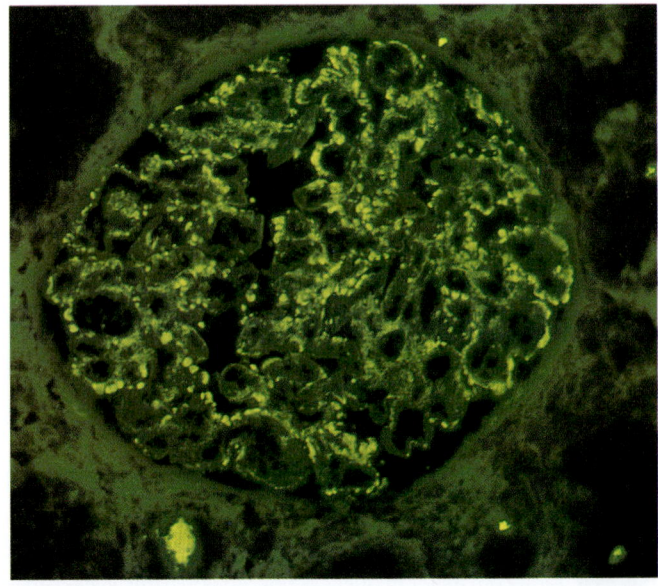

FIGURA 16.35
Glomerulonefrite aguda pós-infecciosa. A micrografia com imunofluorescência demonstra coloração granular para C3 nas paredes capilares e no mesângio.

Manifestações Clínicas: A glomerulonefrite pós-estreptocócica aguda não é observada tão freqüentemente quanto no passado, mas ainda é uma das doenças renais mais comuns na infância. A infecção primária envolve a faringe ou, em climas quentes e úmidos, a pele. Nos últimos anos, a proporção de casos de glomerulonefrite pós-infecciosa aguda provocada por infecção estafilocócica tem aumentado. Como os microrganismos não podem ser recuperados no momento da nefrite, o diagnóstico depende da evidência sorológica de elevação dos títulos de anticorpos contra produtos estreptocócicos. A síndrome nefrítica começa tipicamente de forma abrupta com oligúria, hematúria, edema facial e hipertensão. A depressão do C3 sérico durante a síndrome aguda, retornando ao normal com 1 ou 2 semanas, é típica. A nefrite franca resolve-se após algumas semanas, embora hematúria e especialmente proteinúria possam persistir durante vários meses. Alguns pacientes apresentam sedimento urinário anormal anos após o episódio agudo, e raros pacientes (particularmente adultos) desenvolvem insuficiência renal progressiva.

A Glomerulonefrite Membranoproliferativa do Tipo I É uma Doença Crônica por Imunocomplexos, Idiopática ou Pós-infecções

A glomerulonefrite membranoproliferativa do tipo I caracteriza-se por hipercelularidade e espessamento da parede capilar; a deposição de imunocomplexos no mesângio e no subendotélio provoca proliferação mesangial e extensão para dentro da zona subendotelial.

Patogenia: A glomerulonefrite membranoproliferativa do tipo I, também chamada de *glomerulonefrite mesangiocapilar*, é causada pela localização de imunocomplexos no mesângio e nas zonas subendoteliais das paredes capilares. Na maioria dos pacientes, a origem do antígeno nefritogênico é desconhecida, mas alguns autores associaram condições que são a fonte provável do antígeno (Quadro 16.5).

A eliminação da afecção associada, como endocardite bacteriana ou osteomielite, conduz à resolução da glomerulonefrite, o que apóia uma relação causal entre as duas entidades. Diferentemente dos agentes que causam a glomerulonefrite pós-infecciosa aguda, aqueles responsáveis pela glomerulonefrite membranoproliferativa do tipo I provocam infecções indolentes persistentes associadas à antigenemia crônica. Esse distúrbio provoca a localização crônica de imunocomplexos nos glomérulos e conseqüente hipercelularidade e remodelamento da matriz.

Patologia: Os glomérulos na doença membranoproliferativa do tipo I estão aumentados de forma difusa e mostram proliferação celular mesangial acentuada. A distorção lobular resultante ("hipersegmentação") dos glomérulos (Fig. 16.36) foi chamada, no passado, de *glomerulonefrite lobular*. Entre esses pacientes, 20% apresentarão crescentes, geralmente envolvendo apenas poucos glomérulos. As paredes capilares

QUADRO 16.5 Classificação de Glomerulonefrite Membranoproliferativa do Tipo I

Primária (idiopática)
Secundária
  Endocardite bacteriana subaguda
  Shunt ventriculoatrial infectado
  Osteomielite
  Infecção pelo vírus da hepatite C
  Crioglobulinemia mista
  Neoplasia

estão espessadas, e a coloração por prata mostra uma duplicação ou uma replicação complexa das MBG.

A microscopia eletrônica demonstra que a parede capilar espessada e a replicação das MBG são uma conseqüência da expansão acentuada da área mesangial, com extensão do citoplasma mesangial para dentro da zona subendotelial e deposição de um material novo de membrana basal entre o citoplasma mesangial e a célula endotelial (Figs. 16.37 e 16.38). Os depósitos subendoteliais e mesangiais elétron-densos, correspondentes aos imunocomplexos, são os estímulos prováveis da resposta mesangial. Números variáveis de depósitos densos subepiteliais também podem ser vistos. A microscopia de imunofluorescência demonstra depósito granular de imunoglobulinas e de complemento nas alças capilares glomerulares e no mesângio (Fig. 16.39).

Manifestações Clínicas: Embora a glomerulonefrite membranoproliferativa do tipo I possa ocorrer em qualquer idade, é mais freqüente em crianças maiores e em adultos jovens. A apresentação clínica pode ser a síndrome nefrótica ou a síndrome nefrítica, ou uma combinação de ambas. A doença do tipo I é responsável por 5% da síndrome nefrótica em crianças e adultos nos Estados Unidos. É muito mais freqüente em países subdesenvolvidos com prevalência alta de infecções crônicas. Os pacientes freqüentemente apresentam níveis baixos de C3. A glomerulonefrite pós-infecciosa aguda e a glomerulonefrite lúpica, ambas com capacidade de provocar nefrite com hipocomplementemia, estão no diagnóstico diferencial. A glomerulonefrite membranoproliferativa do tipo I é, em geral, uma

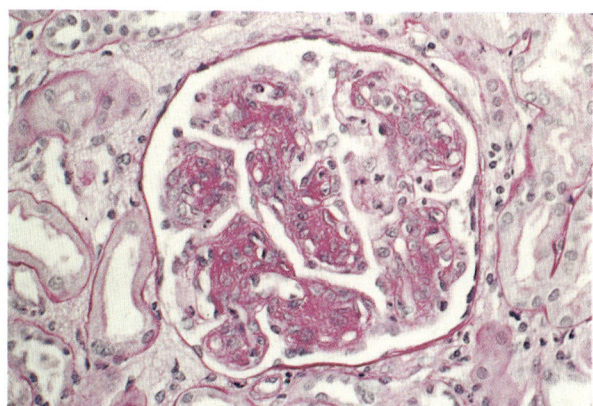

FIGURA 16.36
Glomerulonefrite membranoproliferativa do tipo I. A lobulação glomerular está acentuada. São observados maior quantidade de células e de matriz no mesângio e espessamento de paredes capilares.

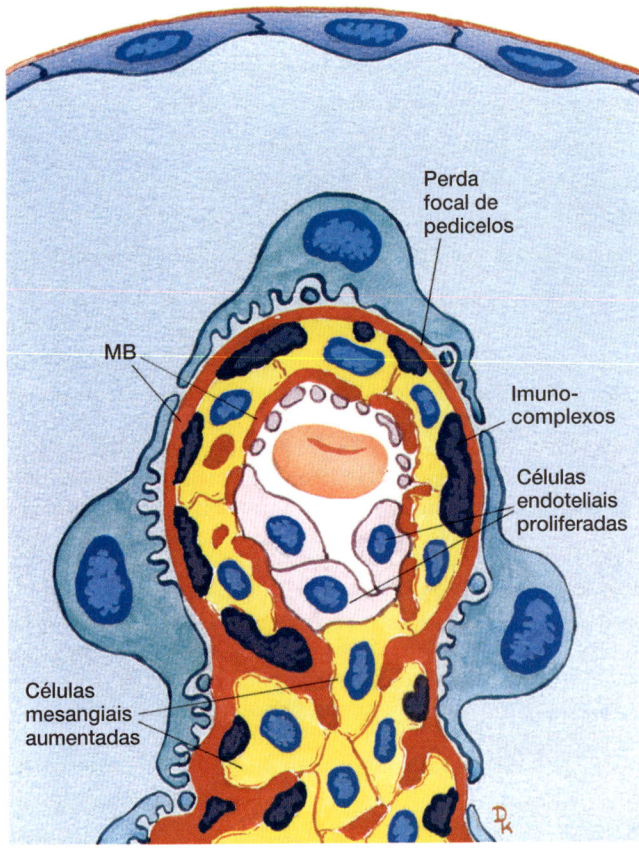

FIGURA 16.37
Glomerulonefrite membranoproliferativa do tipo I. Nessa doença, os glomérulos encontram-se aumentados. São observados tufos hipercelulares e estreitamento ou obstrução da luz capilar. Grandes depósitos subendoteliais de imunocomplexos estendem-se ao longo da borda interna da membrana basal. As células mesangiais proliferam e migram perifericamente para dentro do capilar. O material da membrana basal (MB) acumula-se de forma linear paralelamente à membrana basal, em uma posição subendotelial. A interposição de células mesangiais e membrana basal entre as células endoteliais e membrana basal original cria um efeito de contorno duplo. O acúmulo de células mesangiais e estroma nos tufos estreita a luz capilar. A proliferação de células mesangiais e o acúmulo de material de membrana basal também alarga o mesângio. O processo inteiro leva progressivamente à lobulação do glomérulo. Observar a proliferação de células endoteliais e extinção local de pedicelos.

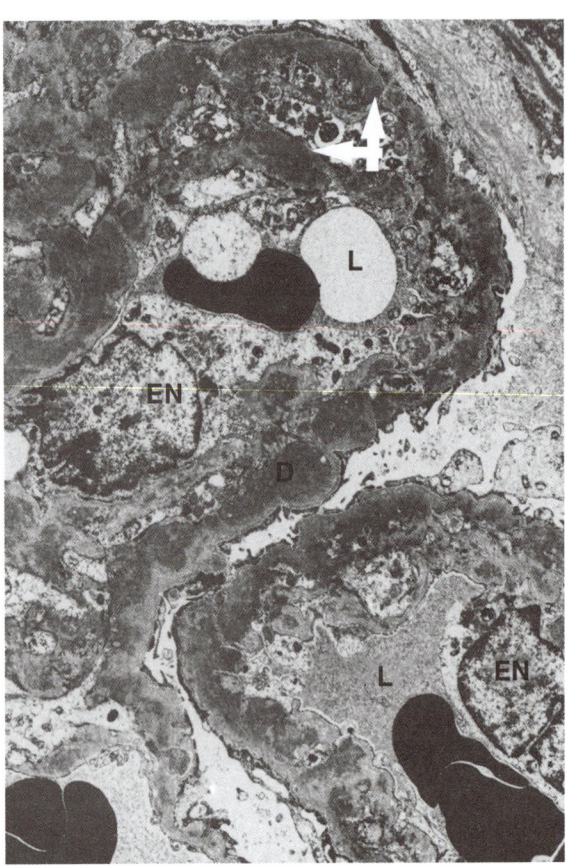

FIGURA 16.38
Glomerulonefrite membranoproliferativa do tipo I. A micrografia eletrônica demonstra membrana basal de contorno duplo (setas), com interposição mesangial e depósitos subendoteliais proeminentes. EN, célula endotelial; L, luz capilar.

 Patogenia: Embora a causa da localização extensa de complemento nas MBG e na matriz mesangial, nessa doença, sugira que a ativação do complemento seja um mediador importante das alterações estruturais e doença persistente, porém lentamente progressiva. Metade dos pacientes apresenta doença renal terminal após 10 anos.

A Glomerulonefrite Membranoproliferativa do Tipo II (Doença de Depósito Denso) Manifesta Deposição de Complemento

A glomerulonefrite membranoproliferativa do tipo II caracteriza-se por uma transformação elétron-densa patognomônica das MBG e deposição extensa de complemento.

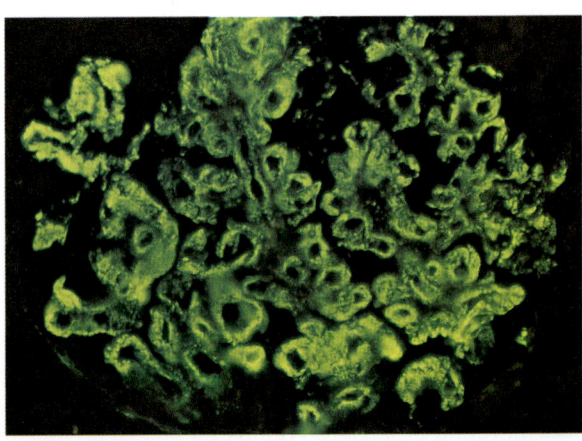

FIGURA 16.39
Glomerulonefrite membranoproliferativa do tipo I. A micrografia com imunofluorescência demonstra coloração que vai desde granular até semelhante a tiras para C3 nas paredes capilares e no mesângio.

funcionais, a base da deposição de complemento não é conhecida. A quase ausência de imunoglobulinas nos glomérulos provavelmente exclui a mediação por meio de imunocomplexos. A maioria dos pacientes apresenta auto-anticorpo IgG circulante, denominado *fator nefrítico C3*, que estabiliza a enzima C3 convertase ativada (C3bBb) da via alternativa de ativação do complemento. O resultado é um prolongamento da atividade de clivagem de C3. Um fator nefrítico C3 semelhante também está presente em uma minoria de pacientes com glomerulonefrite membranoproliferativa do tipo I e com nefrite lúpica. O papel desse fator, se existir algum, na patogenia da glomerulonefrite membranoproliferativa do tipo II ainda é obscuro. Contudo, a recidiva comum da glomerulonefrite membranoproliferativa do tipo II nos transplantes renais sugere que a lesão glomerular seja mediada por algum fator humoral desconhecido.

 Patologia: O aspecto histológico da glomerulonefrite membranoproliferativa do tipo II pode ser semelhante àquele do tipo I, com espessamento da parede capilar e hipercelularidade (Fig. 16.40). Entretanto, muitos pacientes apresentam hipercelularidade menos pronunciada ou ausente, o que torna a expressão "proliferativa" problemática. A zona característica, semelhante a fita, de densidade aumentada no centro de uma MBG espessada e na matriz mesangial (Fig. 16.41), justifica o nome alternativo *doença de depósito denso*. Áreas de densidade também podem ser encontradas nas membranas de capilares peritubulares e nas lâminas elásticas de arteríolas. A microscopia de imunofluorescência mostra coloração para C3 linear ou semelhante a fita das paredes capilares, com pouca ou nenhuma coloração para imunoglobulinas (Fig. 16.42).

 Manifestações Clínicas: A glomerulonefrite membranoproliferativa do tipo II é rara e a apresentação e o curso clínico são semelhantes aos da doença do tipo I. Entretanto, a freqüência de hipocomplementemia é mais alta e o prognóstico é um pouco pior. Não foi identificado tratamento eficaz.

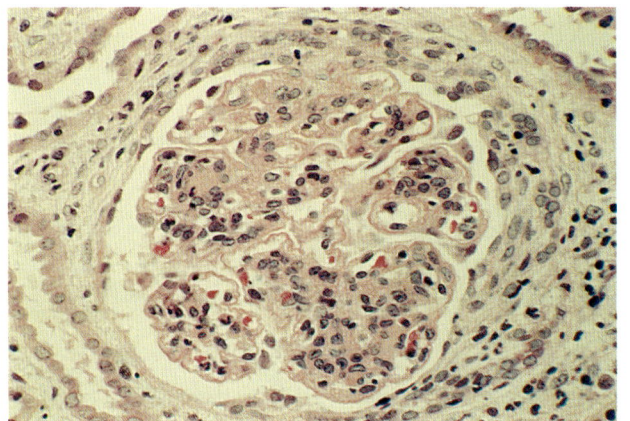

FIGURA *16.40*
Glomerulonefrite membranoproliferativa do tipo II (doença de depósito denso). São evidentes o espessamento da parede capilar, a hipercelularidade e um pequeno crescente.

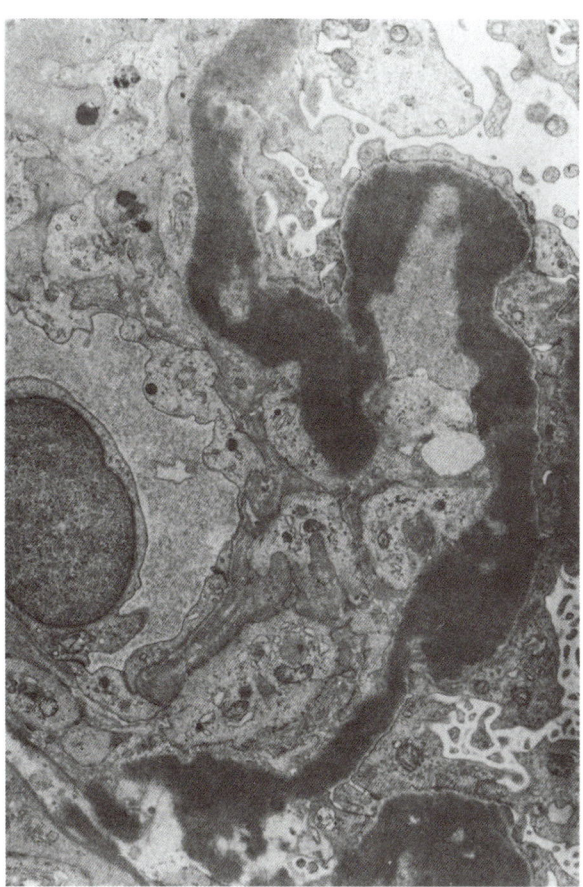

FIGURA *16.41*
Glomerulonefrite membranoproliferativa do tipo II (doença de depósito denso). A micrografia eletrônica demonstra espessamento da membrana basal e depósitos densos intramembranosos.

A Glomerulonefrite Lúpica Está Associada a Muitos Auto-anticorpos

O lúpus eritematoso sistêmico (LES) é uma doença auto-imune caracterizada por desregulação e hiperatividade generalizadas de células B, com produção de auto-anticorpos contra uma variedade de antígenos nucleares e não-nucleares, inclusive DNA, RNA, nucleoproteínas e fosfolipídios. A nefrite é uma das complicações mais comuns do LES. Existe uma ampla variação de padrões de deposição de imunocomplexos nos glomérulos na nefrite lúpica. Os imunocomplexos confinados ao mesângio provocam menos inflamação que os imunocomplexos subendoteliais. Estes estão mais expostos aos sistemas mediadores inflamatórios celular e humoral no sangue e têm, portanto, mais probabilidade de iniciar a inflamação. A localização subepitelial de imunocomplexos provoca proteinúria, mas não estimula a inflamação glomerular franca.

 Patogenia: Os imunocomplexos podem localizar-se nos glomérulos pela deposição a partir da circulação, pela formação *in situ*, ou ambas. Imunocomplexos circulantes formados por anticorpos de grande avidez depositam-se nas zonas subendotelial e mesangial, e os anticorpos de bai-

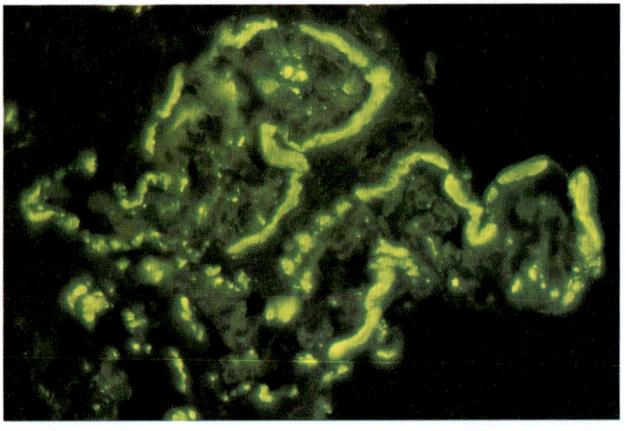

FIGURA 16.42
Glomerulonefrite membranoproliferativa do tipo II (doença de depósito denso). A micrografia com imunofluorescência demonstra faixas de parede capilar corada e coloração grosseira granular de mesângio para C3.

xa afinidade formam imunocomplexos *in situ* na zona subepitelial. A formação de imunocomplexos *in situ* pode envolver antígenos como o DNA, que se tornaram afixados sobre as MBG ou sobre a matriz mesangial por interações de carga. Os imunocomplexos glomerulares ativam o complemento e iniciam a lesão inflamatória. A ativação do complemento nos rins e nos outros locais freqüentemente resulta em hipocomplementemia. Os imunocomplexos também se localizam no interstício renal, nas paredes dos vasos intersticiais e ao longo das membranas basais tubulares. Esses complexos podem estar envolvidos na produção de inflamação tubulointersticial nos pacientes com nefrite lúpica.

 Patologia: As manifestações patológicas e clínicas da nefrite lúpica são bastante variáveis por causa dos diferentes padrões de acúmulo de imunocomplexos nos diferentes pacientes (Quadro 16.6) e no mesmo paciente com o passar do tempo.

- **Classe I:** Os imunocomplexos estão confinados ao mesângio e não provocam alterações à microscopia óptica nem graus variáveis de hipercelularidade mesangial e expansão da matriz.
- **Classe II:** São encontrados graus variáveis de hipercelularidade mesangial e expansão da matriz. O acúmulo de imunocomplexos na zona subendotelial, que é quase sempre acompanhado por imunocomplexos mesangiais, estimula a inflamação com proliferação de células mesangiais e endoteliais e o influxo de neutrófilos e monócitos. Ocorre o desenvolvimento de necrose e crescentes. Essa inflamação glomerular franca é denominada *glomerulonefrite lúpica proliferativa focal* (Fig. 16.43).
- **Classe III:** Essa classe refere-se à doença mais grave. A inflamação glomerular franca, ou seja, glomerulonefrite proliferativa focal, envolve menos de 50% dos glomérulos.
- **Classe IV:** Também denominada *glomerulonefrite proliferativa difusa*, esse tipo é semelhante à classe III, porém mostra envolvimento de mais de 50% dos glomérulos.
- **Classe V:** Os imunocomplexos encontram-se predominantemente na zona subepitelial, e o fenótipo patológico é glomerulopatia membranosa. Alguns pacientes apresentam uma lesão subjacente de classe V e uma de classe II, III ou IV concomitante por causa da presença de muitos imunocomplexos subepiteliais e também de imunocomplexos mesangiais e subendoteliais. Até mesmo a nefrite lúpica de classe V pura apresenta imunocomplexos mesangiais que podem ser detectados pela microscopia eletrônica. A nefrite lúpica pode evoluir até doença esclerosante crônica avançada.
- **Classe VI:** Doença esclerosante crônica avançada.

A microscopia eletrônica demonstra as várias localizações dos depósitos de imunocomplexos densos no mesângio, no subendotélio e no subepitélio. As lesões das classes I e II apresentam apenas depósitos mesangiais. As classes III e IV apresentam depósitos mesangiais e subendoteliais e, geralmente, depósitos subepiteliais dispersos (Fig. 16.44). As lesões de classe V apresentam numerosos depósitos subepiteliais densos. Os depósitos densos da glomerulonefrite lúpica ocasionalmente apresentam um aspecto padronizado que se assemelha a uma impressão digital. Cerca de 80% das amos-

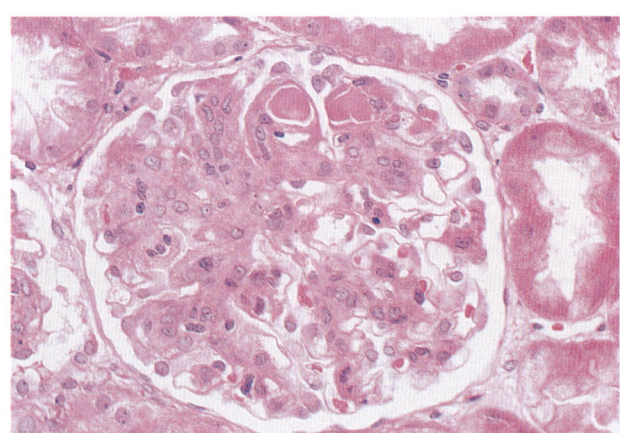

FIGURA 16.43
Glomerulonefrite lúpica proliferativa. Há hipercelularidade endocapilar segmentar e espessamento de paredes capilares.

QUADRO 16.6 Características Clínicas e Patológicas da Nefrite Lúpica

Classe	Localização dos Imunocomplexos	Manifestações Clínicas
I: Sem lesões à microscopia óptica	Mesangial	Hematúria e proteinúria leves
II: Proliferativa mesangial	Mesangial	Hematúria e proteinúria leves
III: Proliferativa focal	Mesangial e subendotelial	Nefrite moderada
IV: Proliferativa difusa	Mesangial e subendotelial	Nefrite grave
V: Membranosa	Subepitelial	Síndrome nefrótica
VI: Crônica	Variável	Insuficiência renal crônica

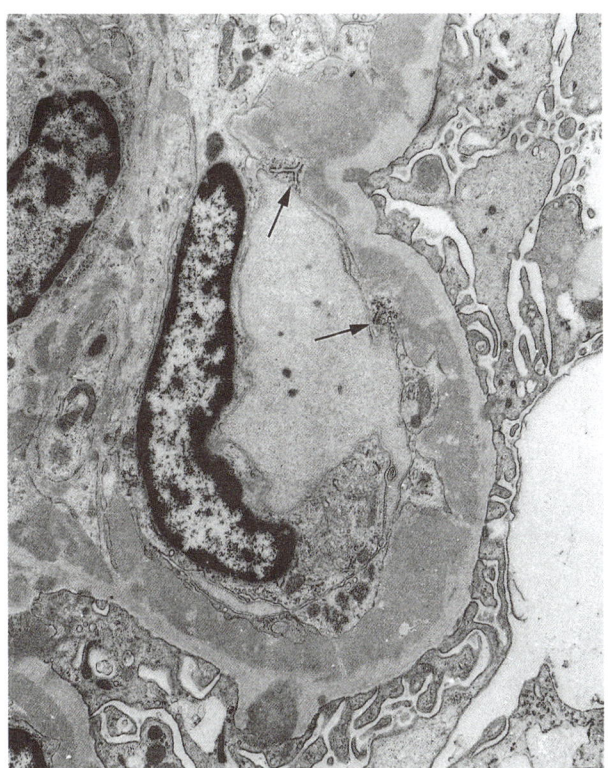

FIGURA *16.44*
Glomerulonefrite lúpica proliferativa difusa. A micrografia eletrônica revela grandes depósitos densos subendoteliais e mesangiais e alguns depósitos subepiteliais. Estão presentes inclusões tubulorreticulares endoteliais (*setas*).

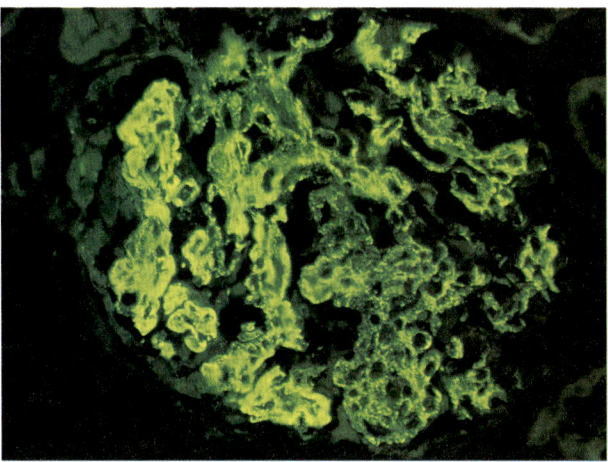

FIGURA *16.45*
Glomerulonefrite lúpica proliferativa difusa. A micrografia com imunofluorescência demonstra coloração segmentar para IgG nas paredes capilares e no mesângio.

tras apresentam *inclusões tubulorreticulares* nas células endoteliais. A nefrite lúpica e a nefropatia associada ao HIV são as únicas doenças renais com uma alta freqüência dessas estruturas.

A microscopia de imunofluorescência também demonstra as variadas localizações dos imunocomplexos. Os complexos subepiteliais são granulares e os depósitos subendoteliais têm o aspecto granular ou semelhante a fita (Fig. 16.45). Os imunocomplexos freqüentemente coram-se de maneira mais intensa para IgG, mas a IgA e a IgM também estão quase sempre presentes. Além disso, observa-se coloração intensa para C3, C1q e outros componentes do complemento. A coloração granular ao longo das membranas basais tubulares e dos vasos intersticiais está presente em mais de 50% dos pacientes.

Manifestações Clínicas: De todos os pacientes com LES, 70% desenvolvem doença renal, que é a principal causa de morbidade e mortalidade em muitos pacientes. A doença é mais comum em mulheres negras. Conforme observado no Quadro 16.6, as manifestações clínicas e o prognóstico da disfunção renal são variados e dependem da natureza patológica da doença renal subjacente. **Geralmente, são avaliadas amostras de biopsia renal de pacientes com lúpus para a determinação da categoria, atividade e cronicidade da doença, em vez de simplesmente fazer um diagnóstico de glomerulonefrite lúpica.** A nefrite lúpica de classe III e a nefrite lúpica de classe IV apresentam o pior prognóstico (classe IV sendo o pior) e são as categorias tratadas de forma mais agressiva, geralmente com doses altas de corticosteróides e de outras dro-

gas imunossupressoras. Com o passar do tempo, às vezes provocadas pelo tratamento, podem ocorrer transições de um tipo de nefrite lúpica para outro, com as alterações esperadas nas manifestações clínicas. Antes da utilização dos esquemas imunossupressores atuais, mais de 75% dos pacientes com doença de classe IV chegavam a insuficiência renal terminal em 5 anos, comparados com menos de 25% com o tratamento atual.

A Nefropatia por IgA (Doença de Berger) É Causada por Imunocomplexos de IgA

Patogenia: Embora o depósito de imunocomplexos com predomínio de IgA seja a causa de nefropatia por IgA, os antígenos constituintes e os mecanismos de acúmulo (deposição *versus* formação *in situ*) não foram determinados. Os pacientes com nefropatia por IgA freqüentemente apresentam níveis sangüíneos elevados de IgA, e imunocomplexos circulantes contendo IgA foram detectados. **Freqüentemente, as exacerbações da nefropatia por IgA são iniciadas por infecções dos tratos respiratório ou gastrintestinal.** Uma hipótese importante propõe que a exposição da mucosa aos antígenos virais, bacterianos ou dietéticos estimula a resposta imunológica nefritogênica IgA-dominante, o que resulta no acúmulo glomerular de imunocomplexos. O possível envolvimento de antígenos dietéticos é apoiado pela associação entre uma pequena proporção de casos de nefropatia por IgA e enteropatia sensível ao glúten, e pela melhora nessas duas doenças quando se elimina o glúten dietético. Há evidências de sensibilidade à nefropatia por IgA associada a um complexo de histocompatibilidade principal (MHC), possivelmente mediada pela desregulação das respostas imunológicas de IgA. A glicosilação anormal da região crítica da IgA mostra-se um fator predisponente importante em muitos pacientes com nefropatia por IgA.

É mais provável que os imunocomplexos contendo IgA dentro do mesângio ativem o complemento através da via alternativa. Esse conceito é apoiado pelo achado, por meio de microscopia de imunofluorescência, de C3 e de properdina nos depósitos de IgA, na ausência de C1q e C4.

 Patologia: A microscopia de imunofluorescência é essencial para o diagnóstico de nefropatia por IgA. O achado diagnóstico é coloração mesangial mais intensa para IgA do que para IgG ou IgM (Fig. 16.46). Em geral, esse fato é acompanhado sempre por coloração para C3. A deposição de IgA na parede capilar glomerular (além do mesângio) pode estar presente nos casos mais graves e sugere um prognóstico menos favorável.

Dependendo da gravidade e da duração da inflamação glomerular, a nefropatia por IgA manifesta um contínuo de características histológicas, variando de (1) sem alterações discerníveis à microscopia óptica a (2) hipercelularidade mesangial focal ou difusa, a (3) glomerulonefrite proliferativa focal ou difusa (Fig. 16.47), a (4) glomerulonefrite esclerosante crônica. No momento do diagnóstico inicial, a glomerulonefrite proliferativa focal é a manifestação mais freqüente. A formação de crescentes é incomum, exceto em casos incomumente graves. Esse espectro de alterações patológicas é análogo ao visto na nefrite lúpica, mas tende a ser menos intenso.

O exame ultra-estrutural revela depósitos elétron-densos mesangiais (Figs. 16.48 e 16.49). Em uma minoria de pacientes, em geral aqueles com doença grave, existem depósitos densos nas paredes capilares.

 Manifestações Clínicas: A nefropatia por IgA (doença de Berger) é a forma mais comum de glomerulonefrite no mundo. É responsável por 10% dos casos nos Estados Unidos, 20% na Europa e 40% na Ásia. A nefropatia por IgA apresenta uma freqüência alta entre os índios norte-americanos e é rara em negros. É mais comum em homens jovens, com pico de idade entre 15 e 30 anos no diagnóstico. Os quadros clínicos variam, o que reflete a gravidade variada da patologia: 40% dos pacientes apresentam hematúria microscópica assintomática, 40% apresentam hematúria macroscópica intermitente, 10% apresentam síndrome nefrótica e 10% apresentam insu-

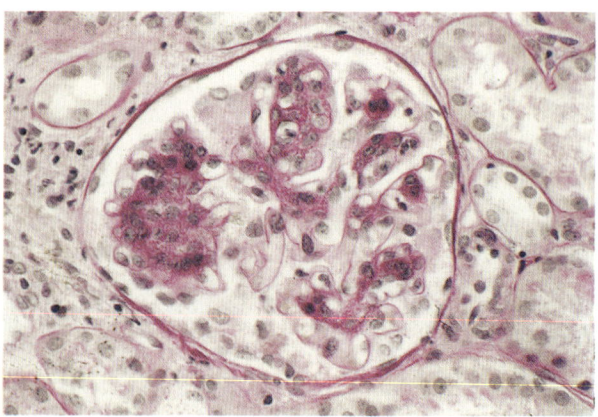

FIGURA *16.47*
Nefropatia por IgA. Hipercelularidade mesangial segmentar e expansão da matriz devido a depósitos imunológicos no mesângio (coloração por PAS).

ficiência renal. A doença raramente se resolve de forma completa, mas pode seguir um curso episódico com exacerbações ocorrendo, com freqüência, no momento de uma infecção do trato respiratório superior. A nefropatia por IgA apresenta um curso lentamente progressivo, com 20% dos pacientes chegando a insuficiência renal terminal após 10 anos. Quando esses pacientes são tratados por transplante renal, os depósitos de IgA freqüentemente recorrem no aloenxerto, embora a função do enxerto, em geral, não esteja prejudicada.

A Glomerulonefrite por Anticorpos Antimembrana Basal Glomerular (Anti-MBG) Freqüentemente se Associa a Hemorragia Pulmonar

A glomerulonefrite por anticorpos anti-MBG é uma forma rara, porém agressiva, de glomerulonefrite que ocorre como uma doença renal limitada ou associada a hemorragia pulmonar (síndrome de Goodpasture).

 Patogenia: A anti-MBG é mediada por um auto-anticorpo direcionado contra um componente da MBG localizado dentro do **domínio não-colagenoso globular do colágeno de tipo IV.** Por causa da reatividade cruzada dos auto-anticorpos com as membranas basais capilares dos alvéolos pulmonares, muitos pacientes sofrem simultaneamente de hemorragias pulmonares e hemoptise, às vezes graves o suficiente a ponto de colocar a vida em risco. Quando tanto os pulmões quanto os rins estão envolvidos, o epônimo *síndrome de Goodpasture* é utilizado. Os anticorpos anti-MBG, as células T anti-MBG ou ambos podem mediar a lesão. Os auto-anticorpos ligam-se aos auto-antígenos *in situ*, e os imunocomplexos resultantes têm a capacidade de iniciar inflamação aguda pela ativação de sistemas mediadores, como o complemento. Observações experimentais sugerem que as células T com especificidade para antígenos de anti-MBG podem estar envolvidas na mediação da lesão vascular. A suscetibilidade genética à doença anti-MBG

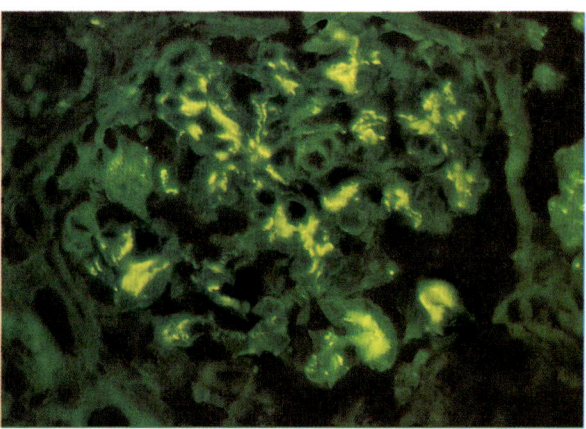

FIGURA *16.46*
Nefropatia por IgA. A micrografia com imunofluorescência mostra depósitos de IgA nas áreas mesangiais.

DOENÇAS GLOMERULARES

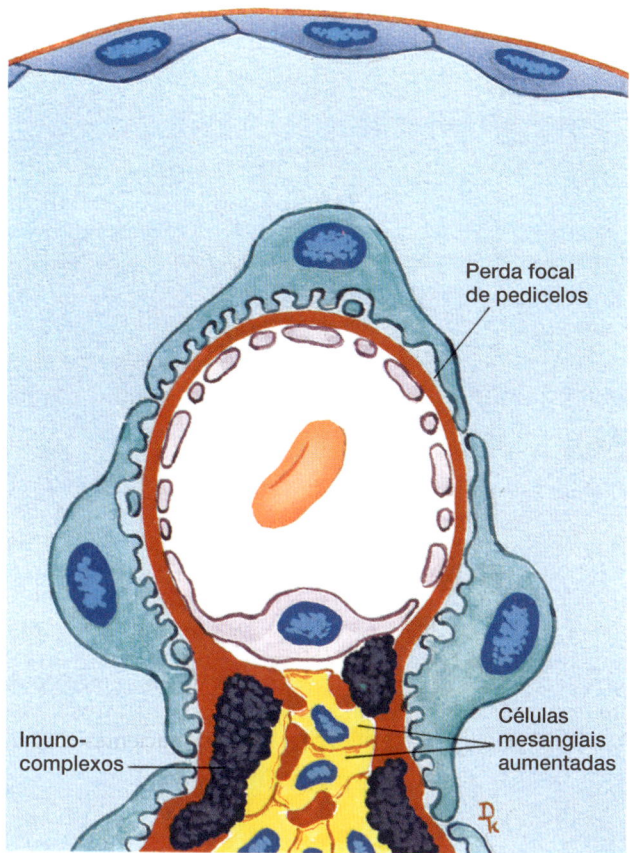

FIGURA 16.48
Nefropatia por IgA. Acúmulo significativo de IgA é visto no mesângio, mais comumente, entre as células mesangiais e a membrana basal.

está associada a genes *HLA-DR2*. Com freqüência, o início da doença sucede infecções virais do trato respiratório superior, e o desenvolvimento do componente pulmonar da síndrome de Goodpasture parece precisar de agentes lesivos sinérgicos, como o tabagismo.

 Patologia: A característica patológica *sine qua non* da glomerulonefrite anti-MBG é a presença de coloração linear difusa de MBG para IgG, que é indicativa de auto-anticorpos ligados à membrana basal (Fig. 16.50). Entretanto, a coloração linear para IgG não é inteiramente específica. Por exemplo, a ligação não-imunológica de IgG às membranas basais é freqüente na glomerulosclerose diabética. Portanto, o diagnóstico deve ser confirmado pela detecção sorológica de anticorpos anti-MBG. À microscopia óptica, mais de 90% dos pacientes com glomerulonefrite anti-MBG apresentam crescentes glomerulares (*glomerulonefrite crescêntica*) (Figs. 16.51 e 16.52), em geral envolvendo mais de 50% dos glomérulos. É comum a necrose fibrinóide glomerular focal. Os pulmões acometidos exibem hemorragia intra-alveolar acentuada. A microscopia eletrônica demonstra quebras focais na MBG, porém nenhum depósito elétron-denso do tipo imunocomplexo.

 Manifestações Clínicas: A glomerulonefrite anti-MBG apresenta-se tipicamente com insuficiência renal de progressão rápida e sinais e sintomas nefríticos. É responsável por 10 a 20% das glomerulonefrites rapidamente progressivas (crescênticas) (ver Quadro 16.7). O tratamento baseia-se em terapia imunossupressora e troca de plasma, que são mais eficazes quando a doença encontra-se em um estágio inicial antes do desenvolvimento de insuficiência renal grave. Se houver o desenvolvimento de insuficiência renal terminal, o transplante renal com freqüência é bem-sucedido, apresentando pouco risco de perda do aloenxerto devido a glomerulonefrite recorrente.

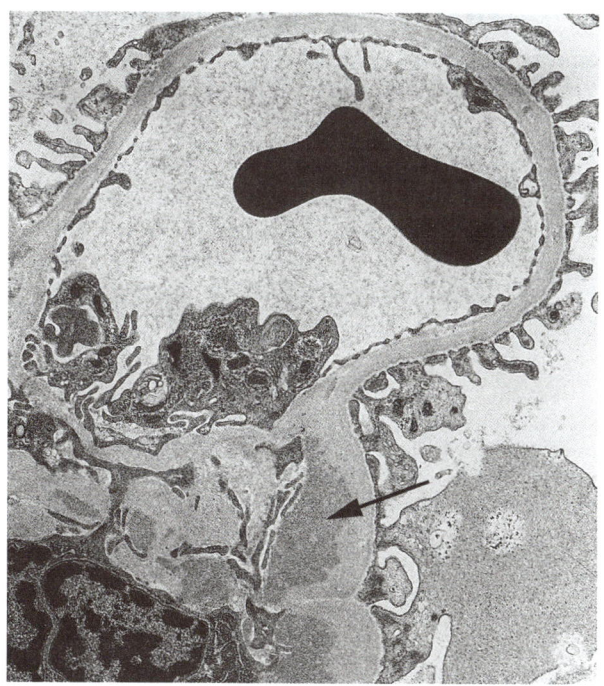

FIGURA 16.49
Nefropatia por IgA. A micrografia eletrônica demonstra depósitos densos proeminentes na matriz mesangial.

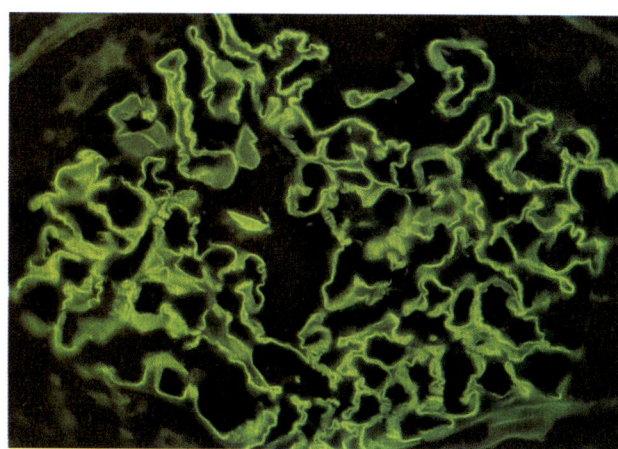

FIGURA 16.50
Glomerulonefrite anti-MBG. Nota-se imunofluorescência linear pela IgG ao longo da membrana basal glomerular. Compare este padrão linear de coloração com o padrão granular de imunofluorescência típico para a maioria dos tipos de deposição de imunocomplexos dentro das paredes capilares (ver Fig. 16.35).

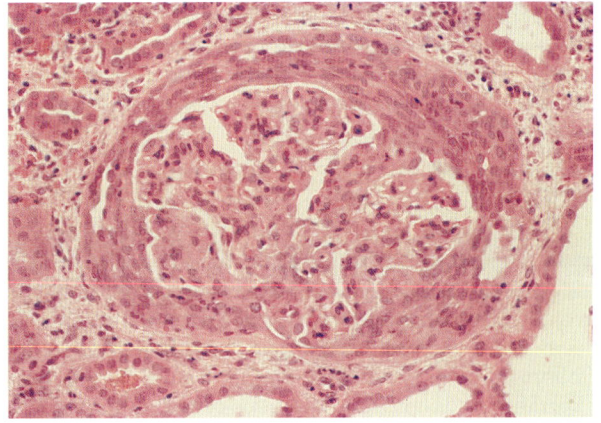

FIGURA 16.51
Glomerulonefrite crescêntica anti-MBG. Um crescente que circunda a periferia do glomérulo compõe-se de células contíguas ao revestimento da cápsula de Bowman.

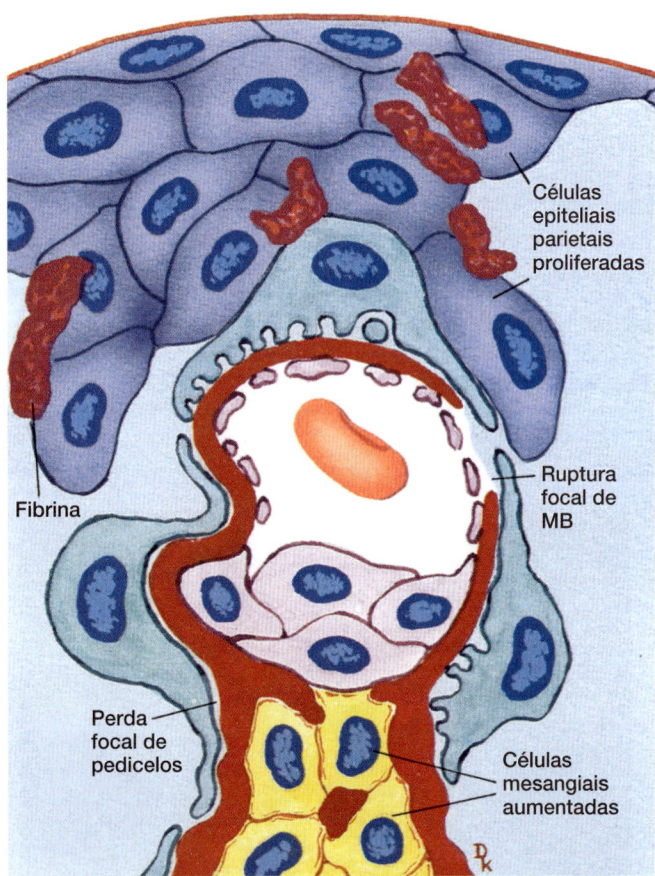

FIGURA 16.52
Glomerulonefrite crescêntica (rapidamente progressiva). Uma variedade de mecanismos patogênicos diferentes provoca a formação de crescente por romper paredes capilares glomerulares, permitindo a passagem de constituintes do plasma para o espaço de Bowman, incluindo fatores da coagulação e mediadores inflamatórios. Ocorre a formação de fibrina, e existe proliferação de células epiteliais parietais e influxo de macrófagos, com conseqüente formação de crescentes.

A Glomerulonefrite por Auto-Anticorpos Anticitoplasma Neutrofílico [ANCA] Manifesta Lesão Induzida por Neutrófilos

A glomerulonefrite por auto-anticorpo anticitoplasma neutrofílico (ANCA) é uma doença agressiva, mediada por neutrófilos e caracterizada por necrose glomerular e crescentes.

 Patogenia: A glomerulonefrite por auto-anticorpo anticitoplasma neutrofílico (ANCA) já foi chamada de *glomerulonefrite crescêntica idiopática* porque a microscopia de imunofluorescência não demonstrava evidência de deposição glomerular de anticorpos anti-MBG ou de imunocomplexos. A descoberta de que 90% dos pacientes com esse padrão de lesão glomerular apresentam ANCA circulantes levou à hipótese de que esses auto-anticorpos provocam a doença. **Os ANCA são específicos para proteínas no citoplasma de neutrófilos e de monócitos, geralmente a mieloperoxidase (MPO-ANCA) ou a proteinase 3 (PR3-ANCA).** Esses auto-anticorpos ativam neutrófilos e fazem com que eles adiram às células endoteliais, liberem metabólitos tóxicos de oxigênio, desgranulem e matem as células endoteliais.

 Patologia: Mais de 90% dos pacientes com glomerulonefrite por ANCA apresentam necrose glomerular focal (Fig. 16.53) e formação de crescente (Fig. 16.54). Em muitos pacientes, mais de metade dos glomérulos exibe crescentes. Segmentos não-necróticos podem parecer normais ou podem apresentar leve infiltrado neutrofílico ou leve hipercelularidade endocapilar. A microscopia de imunofluorescência demonstra ausência ou escassez de coloração para as imunoglobulinas e para complemento, o que distingue a glomerulonefrite por ANCA da glomerulonefrite anti-MBG e da glomerulonefrite por imunocomplexos. Entretanto, uma minoria de pacientes com glomerulonefrite crescêntica apresenta evidências sorológicas e patológicas de expressão, com sobreposição, de glomerulonefrite por ANCA e glomerulonefrite anti-MBG ou glomerulonefrite por imunocomplexos. A microscopia eletrônica não demonstra depósitos densos do tipo imunocomplexos na glomerulonefrite do tipo ANCA.

QUADRO 16.7 Freqüência (%) de Categorias Imunopatológicas de Glomerulonefrite Crescêntica[a] em Diferentes Grupos Etários

Categoria	Idade (anos)		
	< 20	20-64	> 65
Antimembrana basal glomerular	10	10	10
Imunocomplexos	55	40	10
Auto-anticorpo anticitoplasma de neutrófilo (ANCA)	30	45	75
Sem evidência para as três categorias acima	5	5	5

[a]Glomerulonefrite com crescentes em > 50% dos glomérulos.

DOENÇAS VASCULARES

A Vasculite Renal Pode Afetar Vasos de Todos os Calibres

O rim está envolvido em muitos tipos de vasculite sistêmica (Quadro 16.8). **De certa maneira, a glomerulonefrite é uma forma localizada de vasculite que afeta os capilares glome-rulares.** Os glomérulos podem ser o único local de inflamação vascular, ou a doença renal pode ser um componente de uma vasculite sistêmica.

Vasculite de Pequenos Vasos

A vasculite de pequenos vasos afeta pequenas artérias, arteríolas, capilares e vênulas. A glomerulonefrite é um componente muito freqüente das vasculites de pequenos vasos. Outras manifestações comuns incluem púrpura, artralgias, mialgias, neuropatia periférica e hemorragia pulmonar. Vasculitides de pequenos vasos podem ser provocadas por imunocomplexos, anticorpos antimembrana basal ou ANCA (ver Quadro 16.8).

A **púrpura de Henoch-Schönlein** é o tipo mais comum de vasculite infantil e é provocada por localização vascular de imunocomplexos contendo predominantemente IgA. A lesão glomerular é idêntica à da nefropatia por IgA.

A **vasculite crioglobulinêmica** afeta o rim sob a forma de glomerulonefrite proliferativa, geralmente como glomerulonefrite membranoproliferativa do tipo I. À microscopia óptica, agregados de crioglobulinas ("trombos hialinos") podem ser vistos com freqüência dentro das luzes capilares (Fig. 16.55).

A **vasculite por ANCA** envolve vasos fora dos rins em 75% dos pacientes com glomerulonefrite por ANCA. Com base nas características clínicas e patológicas, os pacientes com vasculite por ANCA sistêmica são classificados da seguinte forma:

- **Granulomatose de Wegener,** se houver inflamação granulomatosa necrosante, geralmente no trato respiratório
- **Síndrome de Churg-Straus,** se houver cosinofilia e asma
- **Poliangiíte microscópica,** se não houver asma ou inflamação granulomatosa

Além de causar glomerulonefrite necrosante e crescêntica, as vasculitides por ANCA são freqüentemente responsáveis por inflamação necrosante em outros vasos renais, como as artérias (Fig. 16.56), arteríolas e capilares peritubulares medulares.

Vasculite de Vasos de Tamanho Médio

As vasculitides de vasos de tamanho médio afetam as artérias, mas não as arteríolas, os capilares nem as vênulas. **Poliarterite nodosa,** que ocorre principalmente em adultos, e **doença de Kawasaki,** que ocorre principalmente em crianças, são causas raras de disfunção renal. Essas doenças caracterizam-se por arterite necrosante, que pode envolver as artérias renais e resultar em formação de pseudo-aneurisma e trombose, infarto e hemorragia renais.

Vasculite de Vasos Grandes

As vasculitides de vasos grandes, como a **arterite de células gigantes** e a **arterite de Takayasu,** afetam a aorta e seus ramos principais. Esses distúrbios podem provocar hipertensão renovascular

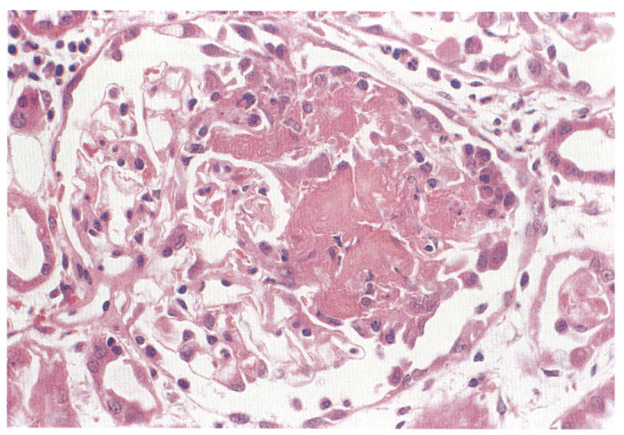

FIGURA *16.53*
Glomerulonefrite por ANCA. É ilustrada a necrose fibrinóide segmentar. Mais cedo ou mais tarde esta lesão estimula a formação de crescente.

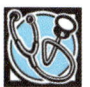 Manifestações Clínicas: A apresentação clínica mais comum da glomerulonefrite por ANCA é a insuficiência renal rapidamente progressiva, com sinais e sintomas nefríticos. A doença é responsável por cerca de 75% das glomerulonefrites rapidamente progressivas (crescênticas) em pacientes com mais de 60 anos de idade, 45% em adultos de meia-idade e 30% em adultos jovens e crianças (ver Quadro 16.7). **Três quartos dos pacientes com glomerulonefrite por ANCA apresentam vasculite sistêmica de pequenos vasos** (ver adiante), que apresenta muitas manifestações, inclusive hemorragia pulmonar. Na verdade, a glomerulonefrite por ANCA com vasculite pulmonar é uma causa muito mais freqüente de *síndrome vasculítica pulmonar-renal* que a síndrome de Goodpasture. Sem tratamento, mais de 80% dos pacientes com glomerulonefrite por ANCA desenvolvem doença renal terminal em cinco anos. A terapia imunossupressiva reduz a menos de 25% o desenvolvimento de doença terminal em 5 anos. Quando a remissão da doença é induzida com tratamento imunossupressor com dose alta, os pacientes encontram-se sob risco de doença recorrente. A glomerulonefrite por ANCA recorre em 15% dos pacientes submetidos a transplante renal.

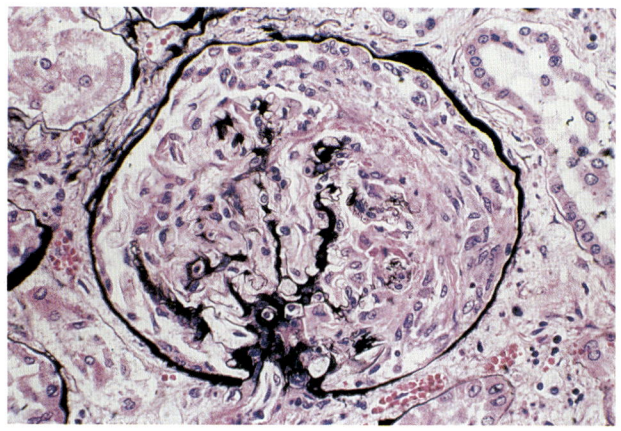

FIGURA *16.54*
Glomerulonefrite por ANCA. Uma coloração com prata mostra ruptura focal de membranas basais glomerulares e formação de crescente dentro do espaço de Bowman.

QUADRO 16.8 Tipos de Vasculite que Envolvem os Rins

Tipo de Vasculite	Principais Vasos-alvo nos Rins	Manifestações Renais Principais
Vasculite de Pequenos Vasos		
Vasculite por imunocomplexos		
Púrpura de Henoch-Schönlein	Glomérulos	Nefrite
Vasculite crioglobulinêmica	Glomérulos	Nefrite
Vasculite anti-MBG		
Síndrome de Goodpasture	Glomérulos	Nefrite
Vasculite por ANCA		
Granulomatose de Wegener	Glomérulos, arteríolas, artérias interlobulares	Nefrite
Poliangiíte microscópica	Glomérulos, arteríolas, artérias interlobulares	Nefrite
Síndrome de Churg-Strauss	Glomérulos, arteríolas, artérias interlobulares	Nefrite
Vasculite de Vasos de Tamanho Médio		
Poliarterite nodosa	Artérias interlobares e arqueadas	Infartos e hemorragia
Doença de Kawasaki	Artérias interlobares e arqueadas	Infartos e hemorragia
Vasculite de Vasos Grandes		
Arterite de células gigantes	Artéria renal principal	Hipertensão renovascular
Arterite de Takayasu	Artéria renal principal	Hipertensão renovascular

ANCA, anticorpos anticitoplasma de neutrófilos; MBG, membrana basal glomerular.

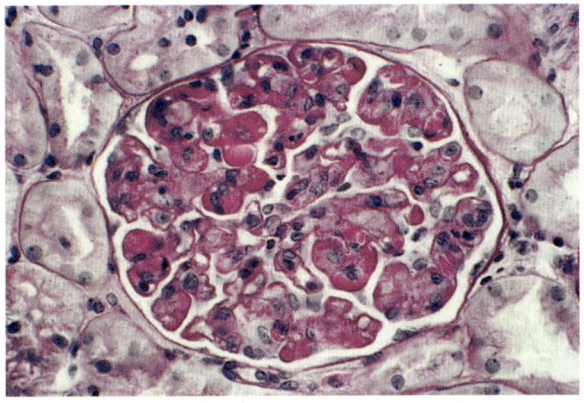

FIGURA 16.55
Glomerulonefrite crioglobulinêmica. O padrão de inflamação glomerular é semelhante ao da glomerulonefrite membranoproliferativa do tipo I. No entanto, como nesta amostra, há agregados vítreos evidentes ("trombos hialinos"), típicos, nas luzes dos capilares e nos espaços subendoteliais. Não são trombos verdadeiros, e sim agregados volumosos de crioglobulinas (coloração PAS).

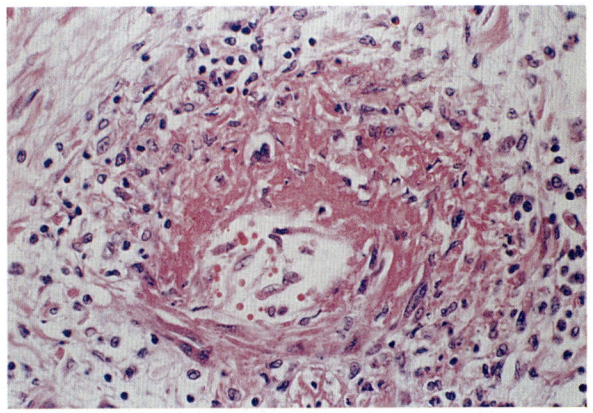

FIGURA 16.56
Arterite necrosante por ANCA. Necrose fibrinóide e inflamação envolvem uma pequena artéria no córtex renal.

pelo envolvimento das artérias renais principais ou da aorta na origem das artérias renais. A estenose ou a obstrução desses vasos resultam em isquemia renal, que estimula o aumento da produção de renina e a conseqüente hipertensão (Quadro 16.8).

A Nefrosclerose Hipertensiva (Nefrosclerose Benigna) Acarreta Obliteração de Glomérulos

 Patogenia: Não há uma definição exata completamente aceita para hipertensão, mas a pressão sistólica mantida acima de 140 mm Hg e a diastólica maior do que 90 mm Hg são, em geral, consideradas anormais. A patogenia da hipertensão é discutida no Cap. 10. A hipertensão de leve a moderada provoca nefrosclerose hipertensiva típica e, assim, não é verdadeiramente benigna. De fato, a nefrosclerose hipertensiva é identificada em aproximadamente 15% dos pacientes com "hipertensão benigna". Ocorrem alterações semelhantes às da nefrosclerose hipertensiva ocasionalmente em pacientes idosos que nunca apresentaram hipertensão e essas alterações são atribuídas ao próprio envelhecimento.

 Patologia: Os rins são menores do que o normal (atróficos) e em geral são afetados bilateralmente. As superfícies corticais apresentam uma granularidade fina (Fig. 16.57), mas formações de tecido conjuntivo mais grosseiras estão presentes ocasionalmente. Em corte, o córtex está adelgaçado. Microscopicamente, muitos glomérulos têm aspecto normal, enquanto outros mostram graus variáveis de alteração isquêmica. Inicialmente, os capilares glomerulares encontram-se espessados por causa do espessamento, enrugamento e colapso das MBG. Células do tufo glomerular são perdidas progressivamente, e colágeno e material matricial são depositados dentro do espaço de Bowman. Conseqüentemente, o tufo glomerular fica obliterado por uma massa eosinofílica densa contida em uma formação de tecido conjuntivo, tudo dentro da cápsula de

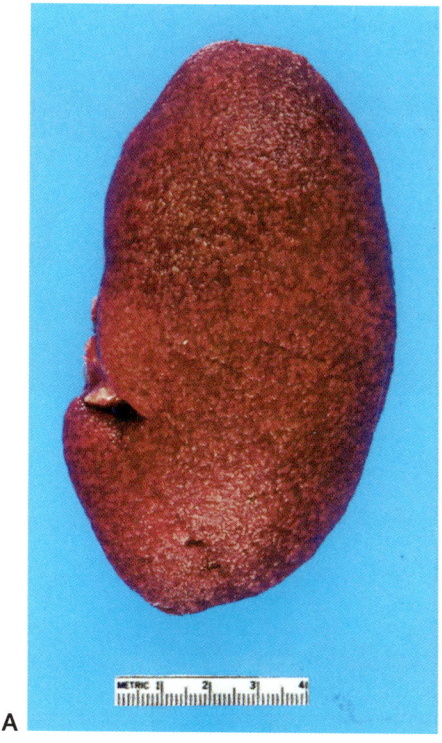
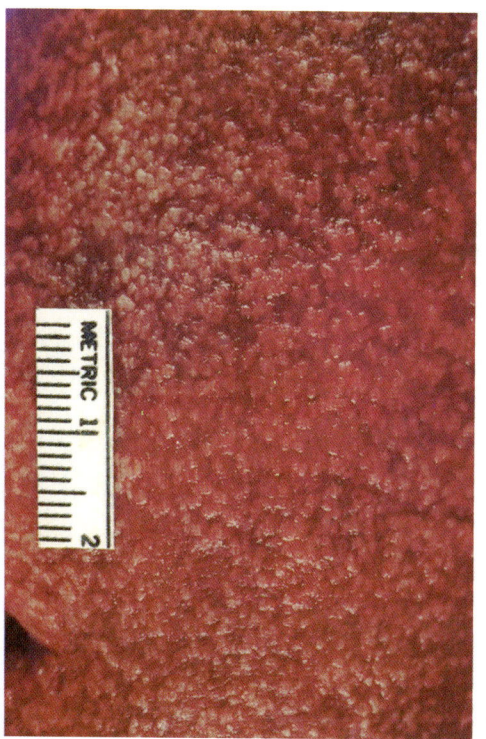

FIGURA 16.57
Nefrosclerose hipertensiva. (A) O rim está reduzido de tamanho e a superfície cortical exibe granularidade delicada. (B) Aumento maior da superfície renal.

Bowman. A atrofia tubular, conseqüência da obsolescência do glomérulo, está associada a fibrose intersticial e infiltração por células inflamatórias crônicas. Glomérulos escleróticos globalmente e túbulos atróficos circunvizinhos encontram-se freqüentemente agrupados em zonas subcapsulares focais, com zonas adjacentes de glomérulos e túbulos preservados (Fig. 16.58), um efeito que constitui a base das superfícies granulares dos rins nefroscleróticos.

O padrão de alteração dos vasos sangüíneos do rim depende do calibre do vaso envolvido. Artérias grandes reduzidas até o tamanho das artérias arqueadas mostram espessamento fibrótico da íntima, com replicação da lâmina semelhante à elástica, e reposição parcial da muscular com tecido fibroso. Além dessas alterações, as artérias interlobulares e as arteríolas podem desenvolver hiperplasia da média. As arteríolas apresentam espessamento hialino concêntrico da parede, freqüentemente com a perda de células musculares lisas ou com seu deslocamento para a periferia. Essa alteração arteriolar é chamada de *arteriolosclerose hialina*.

Manifestações Clínicas: Embora a nefrosclerose hipertensiva não se associe comumente a alterações significativas da função renal, algumas das muitas pessoas com hipertensão "benigna" desenvolvem insuficiência renal progressiva, que pode progredir para doença renal terminal. Como a hipertensão "benigna" é tão prevalente, mesmo a pequena proporção desses pacientes que desenvolvem insuficiência renal constitui um terço de todos os pacientes com doença renal terminal. A nefrosclerose benigna é mais prevalente e agressiva entre negros. **Na verdade, entre os negros nos Estados Unidos, a hipertensão sem qualquer evidência de fase maligna é a principal causa individual de doença renal terminal.**

A Nefropatia Hipertensiva Maligna É uma Doença Renal Potencialmente Fatal

Patogenia: Não existe pressão arterial específica que defina hipertensão maligna, mas uma pressão diastólica acima de 130 mm Hg, alterações vasculares na retina, papiledema e comprometimento funcional renal são os critérios comuns. Cerca de metade dos pacientes com hipertensão maligna tem história pregressa de hipertensão benigna, e muitos outros apresentam história de lesão renal crônica provocada por muitas doenças diferentes. Ocasionalmente, a hipertensão maligna surge *de novo* em pessoas aparentemente saudáveis, em particular em homens negros jovens. A patogenia da lesão vascular nos pacientes com hipertensão maligna não está completamente elucidada. Uma hipótese propõe que as pressões arteriais extremamente altas, combinadas à vasoconstrição microvascular, provocam lesão no endotélio conforme o sangue bate dentro dos pequenos vasos estreitados. Nos locais de lesão vascular, os constituintes plasmáticos vazam para as paredes lesadas das arteríolas (resultando em necrose fibrinóide), para a íntima das artérias (causando espessamento edematoso da íntima) e para a zona subendotelial dos capilares glomerulares (levando à consolidação glomerular). Nes-

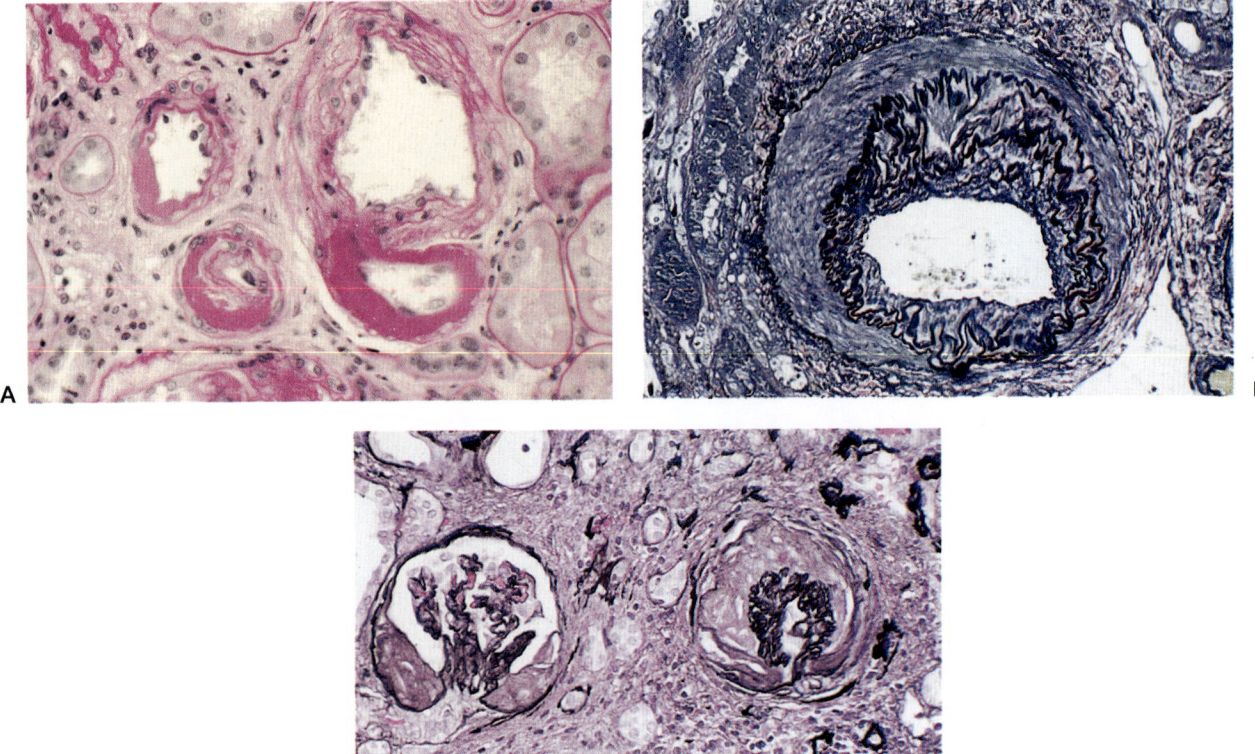

FIGURA 16.58
Nefrosclerose hipertensiva. A. Três arteríolas com esclerose hialina (coloração PAS). **B.** Artéria arqueada com espessamento fibrótico da íntima causando estenose da luz (coloração pela prata). **C.** Um glomérulo com esclerose global e um com esclerose segmentar. Observe também a atrofia tubular, fibrose intersticial e inflamação crônica. (Coloração pela prata.)

ses locais de lesão vascular, a trombose pode resultar em necrose cortical focal (infartos) dos rins.

Patologia: O tamanho dos rins na nefropatia hipertensiva maligna varia de pequeno a aumentado, dependendo da duração da hipertensão benigna preexistente. A superfície de corte encontra-se matizada de vermelho e amarelo e, ocasionalmente, exibe pequenos infartos corticais. Microscopicamente, a nefrosclerose maligna com freqüência tem um *background* de nefrosclerose hipertensiva, com expansão sobreposta da íntima edematosa (mixóide, mucóide) nas artérias e necrose fibrinóide de arteríolas. As alterações glomerulares variáveis exibem de congestão capilar até consolidação e necrose (Fig. 16.59). Casos graves mostram trombose e necrose cortical isquêmicas (infarto). A microscopia eletrônica demonstra expansão elétron-lucente da zona subendotelial nos glomérulos. A microscopia de imunofluorescência documenta insudação focal de proteínas plasmáticas para as paredes dos vasos lesados. Essas alterações patológicas são idênticas às observadas em outras formas de microangiopatia trombótica (ver adiante).

Manifestações Clínicas: A hipertensão maligna ocorre mais freqüentemente em homens que em mulheres, tipicamente em torno de 40 anos de idade. Os pacientes sofrem de cefaléia, tontura e perturbações visuais e podem desenvolver encefalopatia franca. Hematúria e proteinúria são freqüentes. Desenvolve-se deterioração progressiva da função renal se a hipertensão maligna persistir. O prognóstico para os pacientes com hipertensão maligna era anteriormente ruim, mas a atual terapia anti-hipertensiva agressiva com freqüência controla a doença.

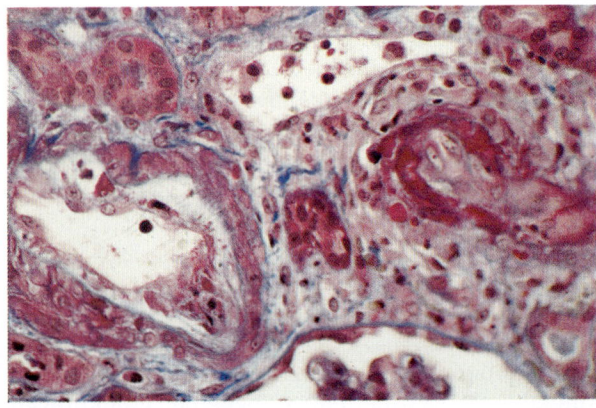

FIGURA 16.59
Nefropatia hipertensiva maligna. Necrose fibrinóide vermelha na parede da arteríola à direita e expansão edematosa límpida na íntima da artéria interlobular à esquerda em um paciente com hipertensão maligna. (Coloração tricrômica de Masson.)

A Hipertensão Renovascular Sucede a Estenose de uma Artéria Renal

 Patogenia: A estenose ou oclusão total de uma artéria renal principal produz um tipo de hipertensão potencialmente curável pela reconstituição da luz arterial. Os experimentos iniciais que levaram ao entendimento dessa síndrome foram realizados em ratos há mais de meio século por Goldblatt e, desde então, o rim destituído de suprimento vascular é conhecido como *rim de Goldblatt*. Os pacientes com estenose de artéria renal apresentam hipertensão provocada por elevações da produção de renina, angiotensina II e aldosterona. A renina da veia renal oriunda do rim isquêmico encontra-se elevada, enquanto está normal no rim contralateral. A maioria (95%) dos casos é provocada por aterosclerose, o que explica por que esse distúrbio é duas vezes mais comum em homens que em mulheres e é visto inicialmente em grupos etários mais altos (média de idade, 55 anos). Displasia fibromuscular e vasculite são causas menos comuns gerais, mas são as mais freqüentes em crianças.

Patologia: Não importa qual seja a causa da estenose da artéria renal, pois as alterações parenquimatosas do rim são as mesmas. O tamanho do rim acometido encontra-se reduzido. Os glomérulos apresentam aspecto normal, porém, como os túbulos entremeados mostram atrofia isquêmica acentuada sem fibrose intersticial extensa, os glomérulos encontram-se mais juntos uns dos outros do que o normal. Muitos glomérulos perdem sua aderência ao túbulo proximal. O aparelho justaglomerular é proeminente e revela hiperplasia e aumento da granularidade.

Quando a estenose vascular é provocada por aterosclerose, placas ateroscleróticas influenciam o óstio aórtico ou estreitam a luz da artéria renal, mais freqüentemente a esquerda do que a direita. Ocasionalmente, um aneurisma aterosclerótico da aorta abdominal compromete a origem das artérias renais. A arterite de Takayasu e a arterite de células gigantes provocam estenose das artérias renais por produzirem espessamento inflamatório e esclerótico da parede arterial com resultante estreitamento da luz.

A displasia fibromuscular caracteriza-se por estenose fibrosa e muscular da artéria renal. Existem vários padrões de envolvimento da artéria renal. As principais categorias são fibroplasia da íntima, fibroplasia da média, fibroplasia perimedial e fibroplasia periarterial. Conforme os nomes indicam, esses distúrbios afetam camadas diferentes da artéria, variando da íntima até a adventícia. A fibroplasia da média é a mais comum e totaliza dois terços de todos os casos de displasia fibromuscular. Esse processo cria áreas de espessamento da média alternando com áreas de atrofia, e, assim, produz um padrão de "contas de rosário" nos angiogramas.

 Manifestações Clínicas: A hipertensão renovascular caracteriza-se por elevações, de leves a moderadas, da pressão arterial. Pode ser ouvido sopro na artéria renal. O diagnóstico exige algum tipo de imagem, como a angiografia. Em mais da metade dos pacientes, a hipertensão é curada por revascularização cirúrgica, angioplastia ou nefrectomia. Entretanto, quando existe hipertensão renovascular por muito tempo, o rim não envolvido pode tornar-se lesado pela nefrosclerose hipertensiva.

A Ateroembolia Renal Pode Complicar a Aterosclerose Aórtica

Nos pacientes com aterosclerose aórtica grave, a embolização de fragmentos ateromatosos para dentro das artérias renais e da árvore vascular, alcançando os capilares glomerulares, pode causar insuficiência renal. A ateroembolização pode ser espontânea ou iniciada por traumatismo, como os procedimentos angiográficos. **Fendas de colesterol** são observadas dentro das luzes dos vasos (Fig. 16.60). As lesões iniciais são circundadas por material ateromatoso ou trombo. Mais tarde, elas podem mostrar uma reação a corpo estranho e podem estimular fibrose da parede do vaso adjacente.

A Microangiopatia Trombótica Refere-se a Doenças Sistêmicas com Lesões Renais Semelhantes

 Patogenia: A microangiopatia trombótica reflete lesão provocada por diferentes fatores, todos provocando lesão endotelial que inicia uma via comum final de alterações vasculares. Uma teoria importante afirma que a lesão endotelial permite que os constituintes do plasma penetrem na íntima das artérias, nas paredes das arteríolas e na zona subendotelial dos capilares glomerulares, resultando em estreitamento das luzes dos vasos e isquemia. As superfícies endoteliais lesadas promovem trombose, o que agrava a isquemia e pode causar necrose isquêmica focal. A passagem do sangue através dos vasos lesados leva a uma anemia hemolítica não-imunológica (Coombs negativa), caracterizada por eritrócitos disformes e rompidos (esquistócitos) e trombocitopenia. Esse padrão é chamado de *anemia hemolítica microangiopática*. Os rins

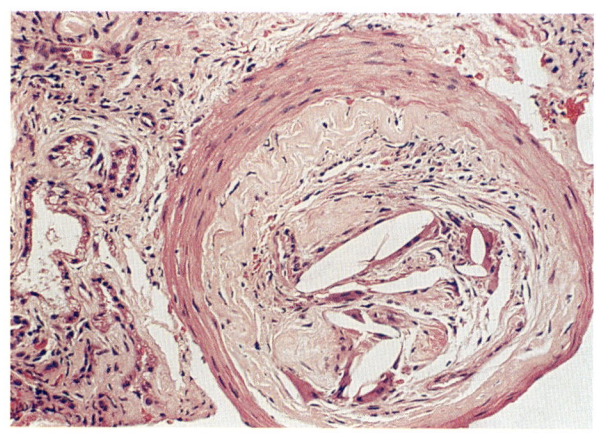

FIGURA 16.60
Ateroêmbolo. Um ateroêmbolo obstrui uma artéria arqueada. Observe as fendas de colesterol.

são sempre o alvo de microangiopatias trombóticas, mas outros órgãos também podem ser lesados.

 Patologia: As alterações patológicas no rim são comparáveis às da nefrosclerose maligna, que, por si, é uma forma de microangiopatia trombótica. As lesões renais básicas são as seguintes:

- Necrose fibrinóide arteriolar
- Expansão edematosa da íntima arterial
- Consolidação, necrose ou congestão glomerular
- Trombose vascular

A microscopia eletrônica dos glomérulos demonstra expansão elétron-lucente da zona subendotelial (Figs. 16.61 e 16.62), que resulta da insudação de proteínas plasmáticas sob células endoteliais lesadas. A microscopia de imunofluorescência demonstra o acúmulo de fibrina e insudação de proteínas plasmáticas nas paredes dos vasos lesados.

 Manifestações Clínicas: Diferentes quadros clínicos e etiologias permitem o reconhecimento de diversas categorias de microangiopatia trombótica. Os vários distúrbios clínicos compartilham anemia hemolítica microangiopática, trombocitopenia, hipertensão e insuficiência renal, embora essas características sejam expressas em graus diferentes.

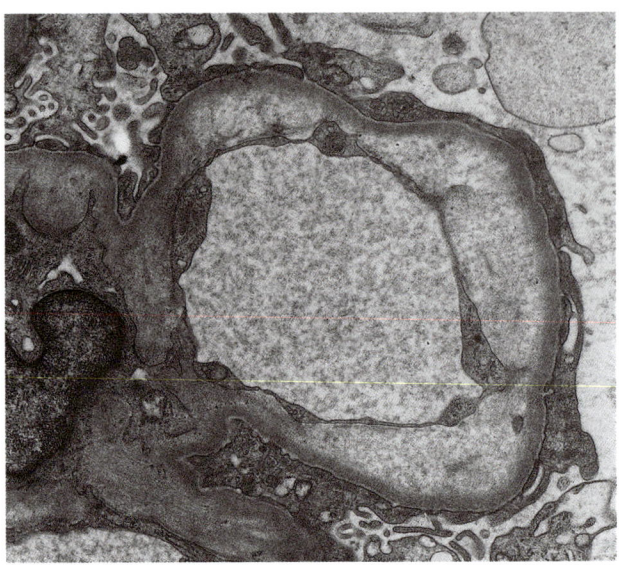

FIGURA 16.62
Microangiopatia trombótica. A micrografia eletrônica mostra uma faixa larga de material transparente na zona subendotelial, provocando estenose acentuada da luz.

Síndrome Hemolítico-urêmica

A síndrome hemolítico-urêmica (SHU) manifesta anemia hemolítica microangiopática e insuficiência renal aguda, com pouca ou nenhuma evidência de vasculopatia importante fora dos rins. **A SHU é a causa mais comum de insuficiência renal aguda em crianças.** Causas importantes de SHU são certas cepas produtoras de toxina *Shiga* de *Escherichia coli*, que são ingeridas em alimentos contaminados, como hambúrguer malcozido. A toxina lesa as células endoteliais, desencadeando assim a seqüência de eventos que produz a microangiopatia trombótica. Esses pacientes apresentam diarréia hemorrágica e evoluem rapidamente para insuficiência renal. Algumas das causas de microangiopatia trombótica que tipicamente apresentam as manifestações clínicas e patológicas da SHU estão relacionadas no Quadro 16.9.

QUADRO 16.9 Causas de Microangiopatia Trombótica

Infecções
   Escherichia coli
   Shigella spp.
   Pseudomonas spp.

Fármacos
   Mitomicina
   Cisplatina
   Ciclosporina
   Tacrolimo

Doenças auto-imunes
   Esclerose sistêmica (esclerodermia)
   Lúpus eritematoso sistêmico
   Síndrome de anticorpo antifosfolipídio

Hipertensão maligna

Gestação e fatores pós-parto

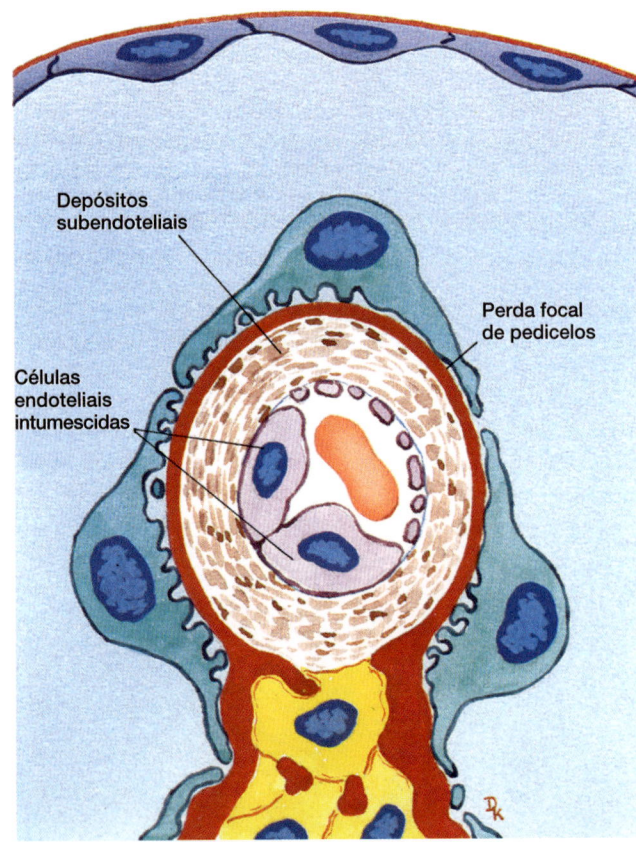

FIGURA 16.61
Síndrome hemolítico-urêmica. Uma faixa larga de material subendotelial elétron-lucente provoca o estreitamento da luz capilar. A tumefação de células endoteliais também contribui para o estreitamento da luz.

Púrpura Trombocitopênica Trombótica

A púrpura trombocitopênica trombótica (PTT) caracteriza-se por lesão microvascular sistêmica, acompanhada clinicamente por trombocitopenia, púrpura, febre e alterações do estado mental. Diferentemente da SHU, com freqüência não existe envolvimento renal ou este é menos importante do que a doença de outros órgãos. A tendência ao sangramento provocada pela trombocitopenia de consumo também é mais grave na PTT do que na SHU. Pelo menos em alguns pacientes, a patogenia da PTT envolve uma deficiência genética ou adquirida na atividade de uma protease que cliva multímeros do fator de von Willebrand. Os multímeros grandes não clivados promovem agregação plaquetária e trombose microvascular.

A Pré-eclâmpsia Complica o Terceiro Trimestre da Gestação

A pré-eclâmpsia caracteriza-se pela tríade de hipertensão, proteinúria e edema. Quando essas características são complicadas por convulsões, aplica-se o termo **eclâmpsia** (ver Cap. 18). Por definição, o rim está envolvido na pré-eclâmpsia. Os glomérulos encontram-se uniformemente aumentados e as células endoteliais estão intumescidas, um aspecto que resulta em um tufo glomerular aparentemente sem sangue (Figs. 16.63 e 16.64). É comum o aumento do número e do tamanho das células mesangiais. À microscopia eletrônica, as células endoteliais e mesangiais intumescidas contêm vacúolos grandes e irregulares. Os vacúolos também estão presentes nos pedicelos e nas trabéculas dos podócitos. A doença leve e moderada pode ser controlada com repouso no leito e agentes anti-hipertensivos. Casos graves podem necessitar da indução do parto. A hipertensão e a proteinúria desaparecem tipicamente 1 a 2 semanas após o parto.

A Nefropatia Falciforme É a Manifestação Orgânica mais Comum da Doença Falciforme

O tecido intersticial no qual os vasos retos correm é hipertônico e apresenta uma baixa tensão de oxigênio. Como conseqüência, os eritrócitos nos vasos retos tendem a se tornar falciformes e ocluir a luz. Seguem-se infartos na medula e na papila, às vezes graves o suficiente a ponto de provocar necrose papilar. A formação cicatricial por isquemia da medula leva à perda tubular focal e atrofia. Os glomérulos encontram-se visivelmente congestionados com células falciformes. Glomerulosclerose segmentar focal ou, menos comumente, glomerulonefrite membranoproliferativa ocorrem em uma minoria de pacientes e podem causar a síndrome nefrótica.

Os Infartos Renais Geralmente Resultam de Embolização

Na maioria das vezes, os infartos renais são provocados por obstrução arterial, e a maior parte representa embolização dos ramos interlobares ou maiores da artéria renal.

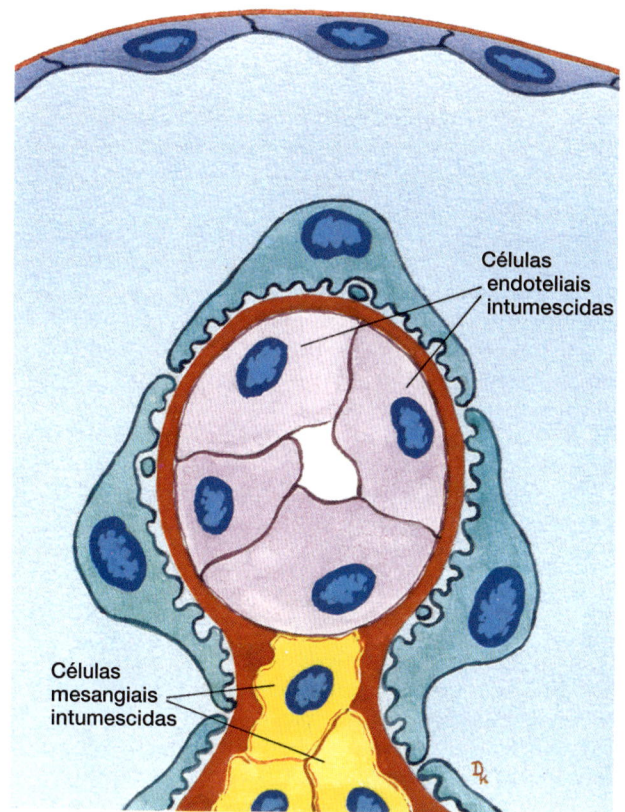

FIGURA 16.63
Nefropatia pré-eclâmpsia. A nefropatia pré-eclâmpsia, ou nefropatia induzida pela gestação, exibe acentuada tumefação das células endoteliais com estreitamento das luzes. Tanto as células endoteliais quanto as mesangiais estão aumentadas e apresentam vacúolos múltiplos e estruturas vesiculares.

 Patogenia: O tamanho do infarto varia com o calibre do vaso ocluído. As fontes comuns de êmbolos incluem:

- **Trombos murais** sobrejacentes a infartos do miocárdio ou causados por fibrilação atrial
- **Valvas infectadas** na endocardite bacteriana
- **Placas ateroscleróticas complicadas** na aorta

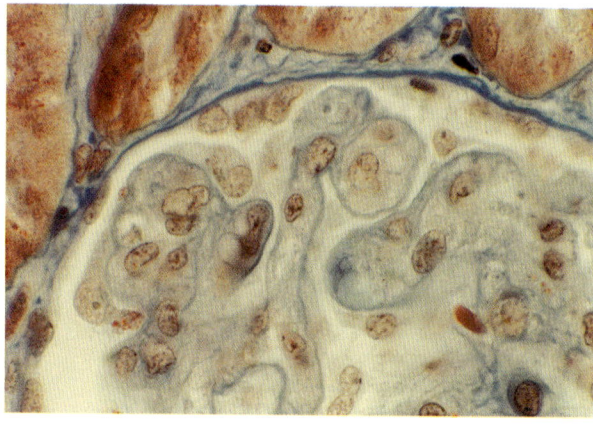

FIGURA 16.64
Pré-eclâmpsia. As luzes capilares estão obliteradas por células endoteliais intumescidas (coloração tricrômica de Masson).

Ocasionalmente, um ramo da artéria renal encontra-se ocluído por trombose sobreposta à aterosclerose ou à arterite subjacentes. As luzes dos pequenos ramos da artéria renal podem estar tão gravemente comprometidas na hipertensão maligna, na esclerodermia, ou na SHU, que o suprimento sangüíneo é insuficiente para manter a viabilidade do tecido. A oclusão dos pequenos vasos por eritrócitos falciformes na anemia falciforme comumente provoca infartos renais, especialmente nas papilas. Infarto renal hemorrágico provocado por trombose de veia renal pode complicar desidratação grave, particularmente em lactentes pequenos, mas também é visto em adultos com tromboflebite séptica e distúrbios associados a hipercoagulabilidade. De forma típica, um infarto agudo manifesta-se clinicamente sob a forma de dor aguda no flanco ou no abdome e hematúria.

O infarto de um rim inteiro por oclusão da artéria renal principal é raro. Quando a artéria renal principal encontra-se ocluída, é mais comum o rim continuar viável por causa da circulação colateral. É claro que, nessas circunstâncias, cessa a função renal no rim acometido.

Patologia: Áreas de necrose isquêmica pálida em forma de cunha e de tamanho variado, com a base na superfície capsular, são típicas (Fig. 16.65). Todas as estruturas dentro da zona afetada mostram necrose de coagulação. Infartos agudos são margeados por uma zona hemorrágica. Como em outros tecidos, a resposta histológica ao infarto progride pelas fases de inflamação aguda, tecido de granulação e fibrose. Infartos cicatrizados têm o aspecto de cicatrizes corticais bem circunscritas e deprimidas, contendo vestígios de glomérulos obliterados, túbulos atróficos, fibrose intersticial e leve infiltrado inflamatório crônico. A calcificação distrófica é encontrada ocasionalmente em infartos antigos. Nas margens de um infarto cicatrizado, o tecido viável assemelha-se àquele visto na isquemia crônica, com atrofia tubular, fibrose intersticial e infiltração por células inflamatórias crônicas.

A Necrose Cortical É Secundária a Choque

A necrose cortical refere-se à necrose isquêmica de parte ou de todo o córtex renal, poupando a medula. A expressão *infarto* é utilizada quando existe uma área (ou algumas áreas) de necrose provocada por oclusão de artérias, enquanto *necrose cortical* implica necrose isquêmica, mais disseminada.

Patogenia: Historicamente, a circunstância clínica mais comum associada à necrose cortical renal foi a separação prematura da placenta (*abruptio placentae*), uma complicação do terceiro trimestre de gestação. A necrose cortical renal também pode complicar qualquer condição clínica associada a choque hipovolêmico ou endotóxico. Como todas as formas de choque estão associadas a necrose tubular aguda, não surpreende que exista uma sobreposição entre essa alteração e a necrose cortical, tanto clínica quanto patologicamente.

Os vasos retos que suprem de sangue arterial a medula surgem das arteríolas eferentes justamedulares, proximais aos vasos que suprem o córtex externo. Dessa maneira, a oclusão dos vasos corticais externos, por exemplo, por vasoespasmo, trombos de fibrina, ou uma microangiopatia trombótica, leva à necrose cortical e poupa a medula. Experimentalmente, vasoconstritores como a vasopressina e a serotonina produzem necrose cortical. O fenômeno de Schwartzman experimental, caracterizado por coagulação intravascular disseminada com trombos de fibrina disseminados, também resulta em necrose cortical.

Patologia: A extensão da necrose cortical varia desde áreas pequenas até áreas confluentes (Fig. 16.66). Nas áreas mais gravemente acometidas, todos os elementos do parênquima apresentam necrose de coagulação. Os túbulos contorcidos proximais encontram-se invariavelmente necróticos, assim como a maioria dos túbulos distais. Nas porções viáveis adjacentes do córtex, os glomérulos e os túbulos contorcidos distais não são afetados, mas muitos dos túbulos contorcidos proximais apresentam características de lesão isquêmica, como achatamento epitelial ou necrose.

Com necrose extensa, o córtex mostra uma palidez acentuada. O córtex encontra-se difusamente necrótico, exceto pelos bordos de tecido viável imediatamente abaixo da cápsula e na junção corticomedular, que são áreas supridas por vasos sangüíneos colaterais capsulares e medulares, respectivamente. Os pacientes que sobrevivem podem desenvolver calcificação distrófica notável das áreas necrosadas.

Manifestações Clínicas: A necrose cortical grave manifesta-se como insuficiência renal aguda, que pode ser indistinguível inicialmente daquela produzida por necrose tubular aguda. Contudo, esta última é mais freqüente-

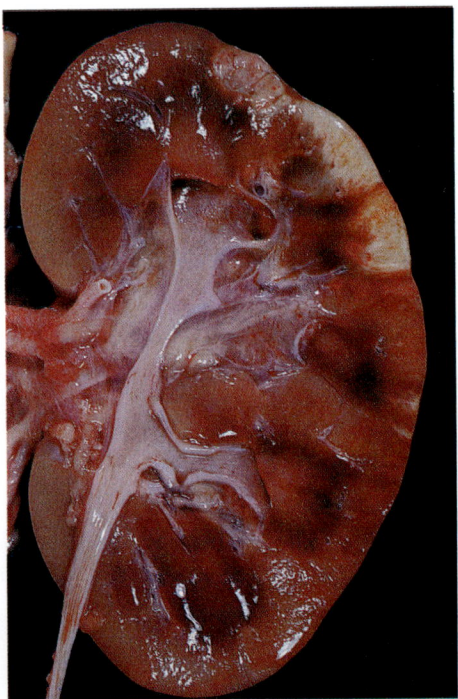

FIGURA **16.65**
Infarto renal. Corte transversal do rim mostra múltiplas áreas de infarto caracterizadas por palidez acentuada, que se estende para a superfície subcapsular.

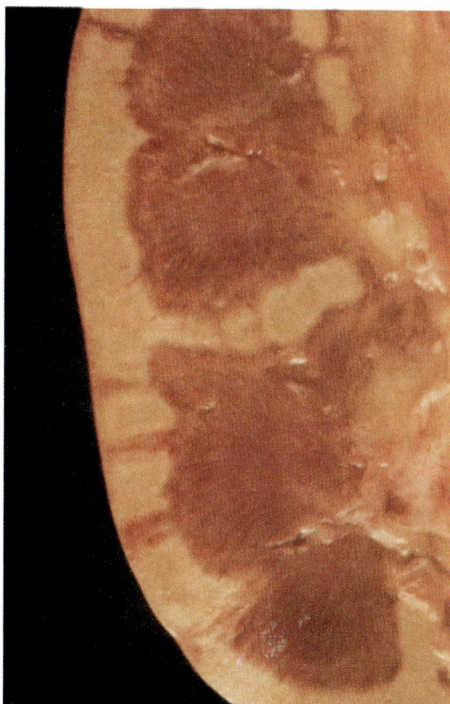

FIGURA 16.66
Necrose cortical renal. O córtex do rim encontra-se amarelo-pálido e macio, devido à necrose cortical difusa.

QUADRO 16.10 Causas de Necrose Tubular Aguda

Isquemia
Hemorragia maciça
Choque séptico
Queimaduras graves
Desidratação
Diarréia prolongada
Insuficiência cardíaca congestiva
Redistribuição de volume (p. ex., pancreatite, peritonite)

Nefrotoxinas
Antibióticos (p. ex., aminoglicosídios, anfotericina B)
Agentes de contraste radiográfico
Metais pesados (p. ex., mercúrio, chumbo, cisplatina)
Solventes orgânicos (p. ex., etilenoglicol, tetracloreto de carbono)
Venenos (p. ex., paraquat)

Proteínas do heme
Mioglobina (da rabdomiólise, p. ex., lesão por esmagamento)
Hemoglobina (da hemólise, p. ex., com reação de transfusão)

mente irreversível. Um arteriograma renal ou uma biopsia poderão ser necessários para o diagnóstico. A recuperação é determinada pela extensão da doença, mas há uma incidência significativa de hipertensão entre os sobreviventes.

DOENÇAS DOS TÚBULOS E DO INTERSTÍCIO

A Necrose Tubular Aguda mais Freqüentemente Sucede o Choque

A necrose tubular aguda (NTA) é um comprometimento grave, porém potencialmente reversível da função epitelial tubular, provocado por isquemia ou por lesão tóxica, resultando em insuficiência renal aguda.

Patogenia: As causas de NTA estão relacionadas no Quadro 16.10.
A **NTA isquêmica** é conseqüente a perfusão renal diminuída, em geral associada a hipotensão. As células epiteliais tubulares, com sua alta taxa de atividade metabólica consumidora de energia e numerosas organelas, são particularmente sensíveis à hipoxia e anoxia, que causam depleção rápida do ATP intracelular no epitélio tubular. As células epiteliais tubulares podem estar simplificadas (achatadas), porém não necróticas em alguns pacientes com quadro clínico típico de NTA.
A **NTA nefrotóxica** é provocada por lesão induzida quimicamente às células epiteliais. As células epiteliais tubulares são alvos preferenciais de certas toxinas porque absorvem e concentram as toxinas. A alta taxa de consumo de energia pelas células epiteliais também as torna suscetíveis a lesão por toxinas que perturbam as vias oxidativas e outras vias metabólicas. A hemoglobina e a mioglobina podem ser consideradas toxinas endógenas que podem induzir a NTA (*nefropatia por pigmento*) quando estão presentes na urina em concentrações altas.

A fisiopatologia da NTA parece envolver algumas ou todas as alterações a seguir (Fig. 16.67), várias combinações das quais resultam em taxa reduzida de filtração glomerular e disfunção epitelial tubular:

- Vasoconstrição intra-renal
- Alteração do tônus arteriolar por *feedback* tubuloglomerular
- Pressão hidrostática glomerular diminuída
- Permeabilidade capilar glomerular diminuída (K_f)
- Obstrução tubular por fragmentos celulares com pressão hidrostática aumentada
- Extravasamento retrógrado de filtrado glomerular para dentro do interstício através de epitélio tubular lesado

 Patologia: A **NTA isquêmica** caracteriza-se por rins intumescidos, com córtex pálido e medula congesta. Não são encontradas alterações patológicas nos glomérulos ou nos vasos sangüíneos. A lesão tubular é focal e mais pronunciada nos túbulos proximais e nos ramos espessos da alça de Henle na porção mais externa da medula. Os túbulos proximais apresentam achatamento focal do epitélio, com dilatação das luzes e perda da borda em escova (simplificação epitelial). Isso resulta, em parte, da descamação do citoplasma apical, que aparece nas luzes tubulares distais e na urina como cilindros granulosos marrons. A cor reflete pigmentos citocrômicos renais. A microscopia eletrônica confirma a perda da borda em escova tubular proximal e também demonstra invaginações diminuídas na membrana basolateral de células epiteliais tubulares proximais. Um aspecto característico da NTA isquêmica é a ausência de necrose disseminada das células epiteliais tubulares, embora a simplificação possa ser proeminente. Em vez disso, a "necrose" é mais sutil e reflete-se em células necróticas individuais dentro de alguns túbulos proximais ou distais.

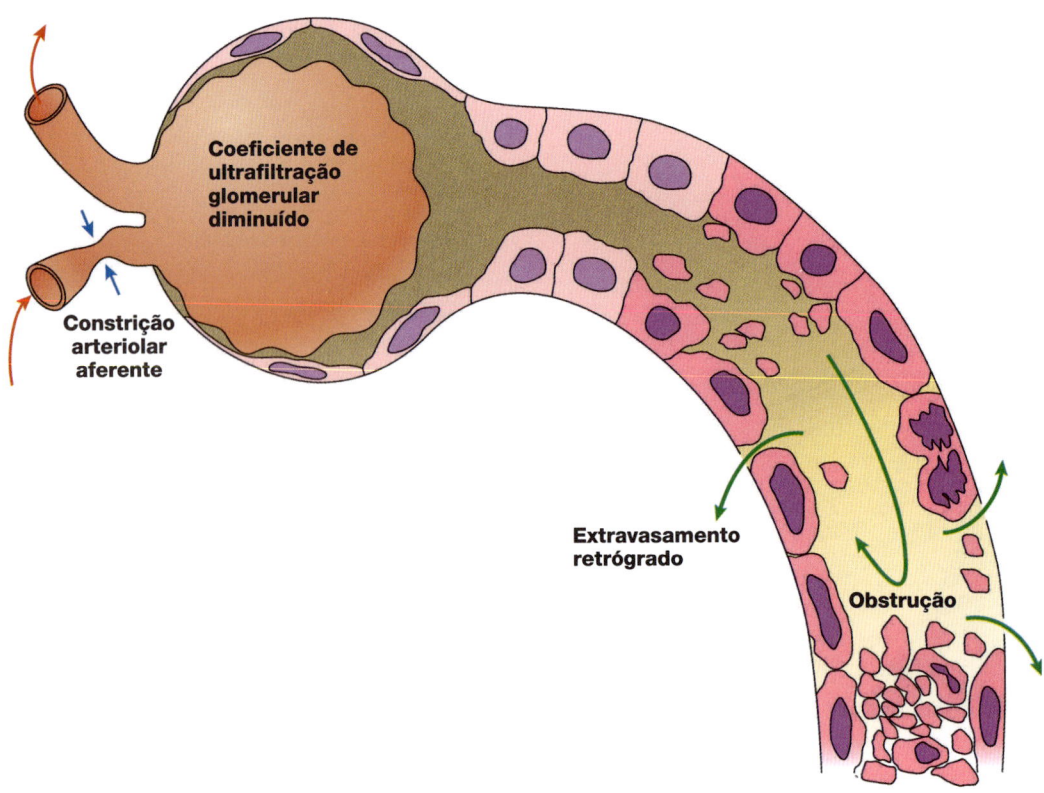

FIGURA 16.67
Patogenia da necrose tubular aguda. Descamação e necrose de células epiteliais resultam em formação de cilindros. A presença de cilindros leva à obstrução e ao aumento da pressão intraluminal, o que reduz a filtração glomerular. A vasoconstrição arteriolar aferente, provocada, em parte, por *feedback* tubuloglomerular, resulta em pressão de filtração capilar glomerular diminuída. A lesão tubular e a pressão intraluminal aumentada provocam extravasamento retrógrado da luz para o interstício.

Essas células necróticas caem na luz tubular, com resultante desnudamento focal da membrana basal tubular (Fig. 16.68). É comum o edema intersticial. Os vasos retos da medula externa encontram-se congestos e, com freqüência, contêm células nucleadas, as quais são predominantemente leucócitos mononucleares.

A **NTA tóxica** caracteriza-se por necrose mais extensa do epitélio tubular do que a causada por NTA isquêmica (comparar Figs. 16.68 e 16.69). Entretanto, na maior parte dos casos, a necrose está limitada a certos segmentos tubulares que são mais sensíveis à toxina em questão. O local mais comum de lesão é o túbulo proximal. A NTA provocada por hemoglobina ou mioglobina apresenta a característica adicional de vários cilindros tubulares marrom-avermelhados, corados por pigmentos heme.

Durante a fase de recuperação da NTA, o epitélio tubular regenera-se, levando ao aparecimento de mitoses, células e núcleos de tamanho aumentado e aglomerados celulares. No final do processo, os sobreviventes mostram restauração completa da arquitetura renal normal.

Manifestações Clínicas: A **NTA é a causa principal de insuficiência renal aguda.** Manifesta-se com um aumento rápido da creatinina sérica, em geral acompanhado de diminuição da produção de urina (oligúria). Menos comumente, a NTA induz à insuficiência renal aguda não-oligúrica. A urinálise demonstra células epiteliais em degeneração e **cilindros granulosos marrons** (cilindros da insuficiência renal aguda), que contêm restos celulares ricos em pigmentos citocrômicos. A urinálise é útil na diferenciação entre as três principais doenças renais intrínsecas que causam insuficiência renal aguda (Quadro 16.11).

A duração da insuficiência renal nos pacientes com NTA depende de muitos fatores, especialmente da natureza e da reversibilidade da causa. Muitos pacientes, pelo menos de modo transitório, desenvolvem uremia (azotemia, retenção de líquido, acidose metabólica e hiperpotassemia), e podem necessitar de diálise. Se a causa for eliminada imediatamente após o início da lesão, a recuperação da função renal ocorre freqüentemente em 1 a 2 semanas, embora possa demorar meses. A fase de recuperação é marcada por aumento da produção urinária e queda da creatinina sérica.

A Pielonefrite Refere-se à Infecção Bacteriana do Rim

Pielonefrite Aguda

Patogenia: Bactérias Gram-negativas das fezes, mais comumente *E. coli*, provocam 80% das pielonefrites agudas.

A infecção alcança o rim por via ascendente através do trato urinário, um processo que depende de vários fatores:

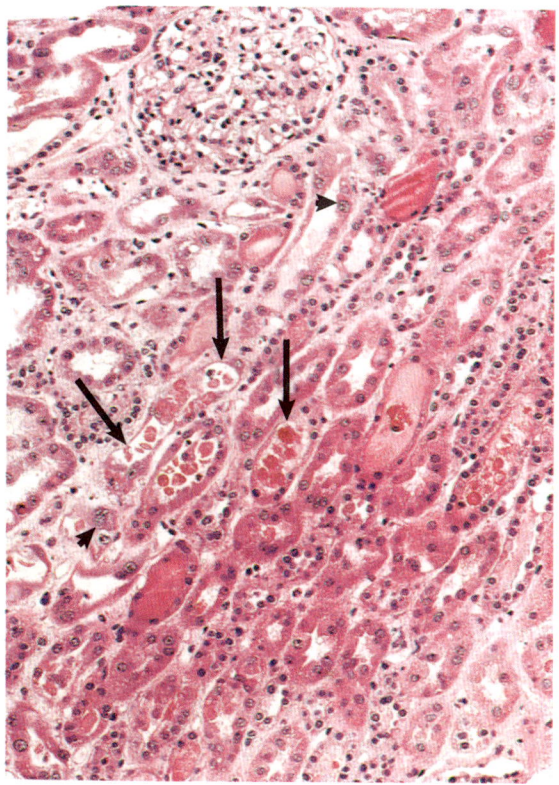

FIGURA 16.68
Necrose tubular aguda isquêmica. A necrose de células epiteliais tubulares individuais é evidente, tanto a partir do desnudamento da membrana basal tubular (*setas*) quanto a partir de células epiteliais necróticas individuais presentes em algumas luzes tubulares. Algumas células epiteliais com aspecto de regenerativas também estão presentes (*cabeças de seta*). Observe a falta de inflamação intersticial significativa.

- Infecção bacteriana da urina
- Refluxo da urina infectada pelos ureteres acima para dentro da pelve e dos cálices renais
- Entrada de bactérias no parênquima renal através das papilas

A infecção da bexiga precede a pielonefrite aguda. A infecção da bexiga é mais comum no sexo feminino por causa da uretra curta, da falta de secreções prostáticas antibacterianas e da facilitação da migração bacteriana por meio da relação sexual. Em algumas mulheres incomumente vulneráveis a crises recorrentes de infecção do trato urinário, a flora comensal normal da uretra é substituída por microrganismos fecais. Essa alteração da flora bacteriana pode refletir má higiene, efeitos hormonais e predisposição genética (p. ex., maior quantidade de receptores para *E. coli* sobre as células uroteliais).

Bacteriúria assintomática ocorre em 10% das mulheres grávidas, um quarto das quais desenvolve pielonefrite aguda. Essa incidência aumentada de pielonefrite aguda na gestação também pode ser atribuída a um volume urinário residual aumentado. Sob a influência de níveis altos de progesterona, a musculatura da bexiga torna-se flácida e não expele a urina com sua eficiência costumeira.

Durante a micção, a bexiga normalmente se esvazia completamente, porém 2 a 3 ml mantêm-se residuais. A adição subseqüente de urina estéril oriunda dos rins dilui quaisquer bacté-

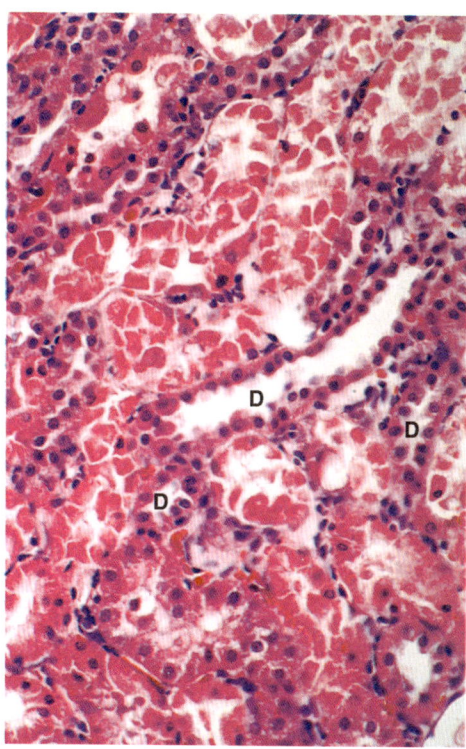

FIGURA 16.69
Necrose tubular aguda tóxica provocada por envenenamento por mercúrio. Há necrose disseminada das células epiteliais tubulares proximais, sem acometimento dos túbulos distais e coletores (*D*). A inflamação intersticial é mínima.

rias que possam ter encontrado caminho para a bexiga. Sob algumas circunstâncias, o volume urinário residual encontra-se aumentado, por exemplo, na obstrução prostática ou na bexiga atônica provocada por distúrbios neurogênicos, como paraplegia ou neuropatia diabética. Como conseqüência, o conteúdo da bexiga não é diluído de forma suficiente com urina estéril oriunda dos rins de forma a prevenir o acúmulo de bactérias. A glicosúria do diabetes também predispõe a infecção, fornecendo um meio rico para crescimento bacteriano.

As bactérias na urina da bexiga geralmente não ganham acesso aos rins. O ureter comumente insere-se dentro da parede da bexiga formando um ângulo agudo (Fig. 16.70) e na sua porção mais distal corre paralelo à parede da bexiga entre a mucosa e a muscular. A pressão intravesical produzida pela micção oclui a luz distal do ureter, prevenindo assim o refluxo de urina. Em muitas pessoas que são particularmente suscetíveis a pielonefrite, uma passagem anormalmente curta do ureter para dentro da parede da bexiga está associada a um ângulo de inserção mais perpendicular à superfície da muco-

QUADRO 16.11 Urinálise na Insuficiência Renal Aguda

Causas de Insuficiência Renal Aguda	Achados na Urinálise
Necrose tubular aguda	Cilindros marrons e células epiteliais
Glomerulonefrite aguda	Cilindros eritrocitários e proteinúria
Nefrite tubulointersticial aguda	Cilindros leucocitários e piúria

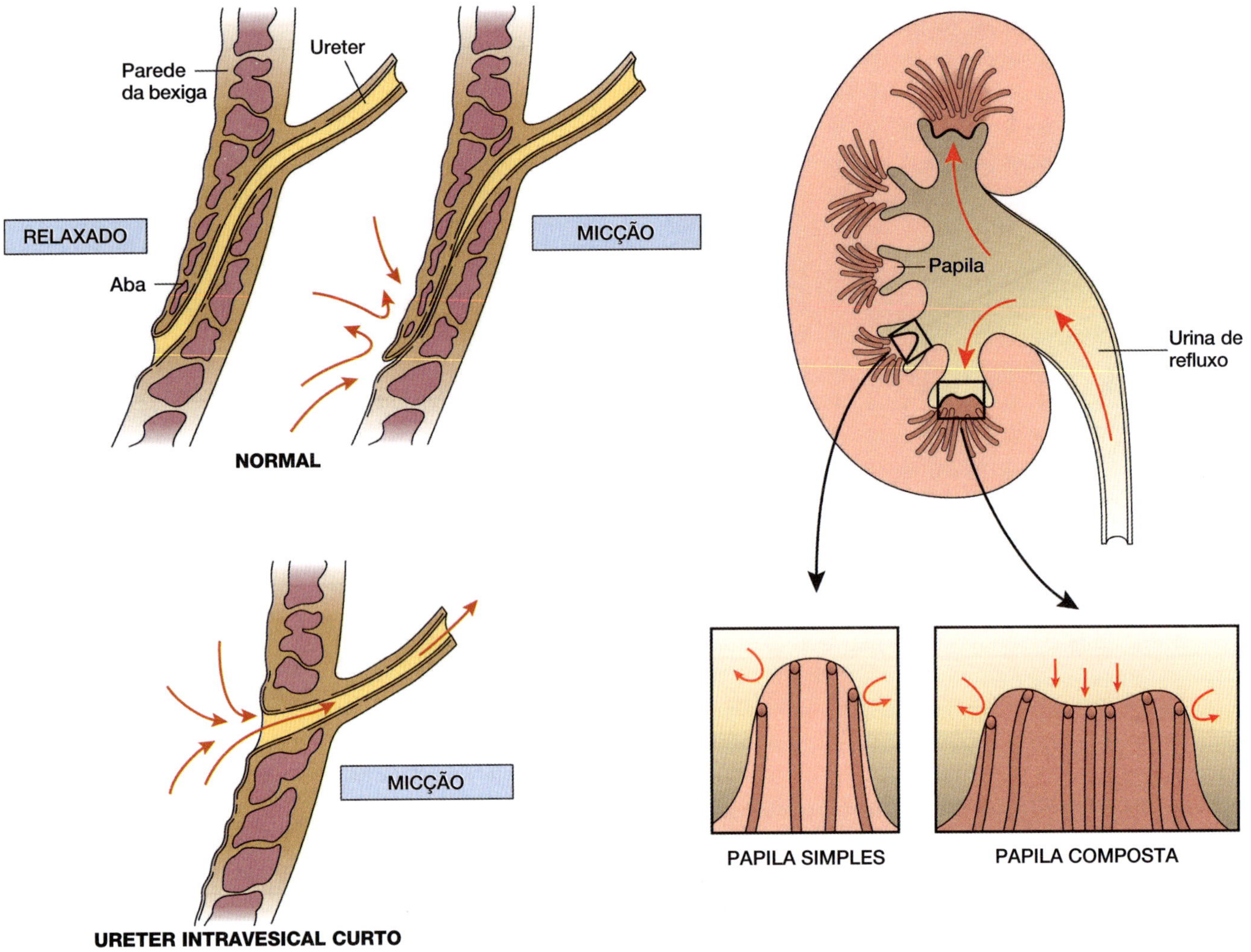

FIGURA 16.70
Características anatômicas da bexiga e do rim na pielonefrite provocada por refluxo ureterovesical. Na bexiga normal, a porção distal do ureter intravesical corre entre a mucosa e a muscular, formando uma aba de mucosa. À micção, a pressão intravesical elevada comprime a aba contra a parede da bexiga, dessa forma ocluindo a luz. As pessoas com ureter intravesical curto congênito não têm a aba mucosa porque o ângulo de entrada do ureter dentro da bexiga aproxima-se de um ângulo reto. Assim, a micção força a urina para o ureter. Na pelve renal, as papilas simples dos cálices centrais são convexas e não permitem prontamente o refluxo de urina. Por outro lado, as papilas compostas periféricas são côncavas e permitem a entrada de urina que sofreu refluxo.

sa da bexiga. Então, durante a micção, em vez de ocluir a luz, a pressão intravesical força a urina para o ureter patente. Esse refluxo é suficientemente poderoso para forçar a urina para dentro da pelve e dos cálices renais.

Mesmo quando presentes nos cálices, as bactérias não são carreadas necessariamente para o parênquima renal pela pressão do refluxo. As papilas simples dos cálices centrais são convexas e não admitem prontamente a urina de refluxo (ver Fig. 16.70). Por outro lado, a forma côncava das papilas compostas periféricas permite um acesso mais fácil ao sistema coletor. Entretanto, se a pressão for prolongada, como em uma uropatia obstrutiva, mesmo as papilas simples tornam-se vulneráveis, no final do processo, à entrada retrógrada de urina. A partir dos túbulos coletores, as bactérias ganham acesso ao tecido intersticial e a outros túbulos do rim.

Além de ascender pela urina, as bactérias e outros patógenos podem ganhar acesso ao parênquima renal através do sangue. Por exemplo, microrganismos Gram-positivos, como estafilococos, podem disseminar-se a partir de uma valva infectada na endocardite bacteriana e estabelecer um foco de infecção no rim. O rim está comumente envolvido na tuberculose miliar. Fungos, como o *Aspergillus*, podem semear o rim em um hospedeiro imunocomprometido. Infecções hematógenas do rim afetam preferencialmente o córtex.

 Patologia: Macroscopicamente, os rins da pielonefrite aguda apresentam pequenos abscessos brancos sobre a superfície subcapsular e nas superfícies de corte. O urotélio da pelve e dos cálices pode estar hiperêmico e coberto por exsudato purulento. **Freqüentemente, a pielonefrite aguda é uma doença focal, e grande parte do rim pode parecer normal.** A maioria das infecções envolve apenas alguns sistemas papilares. Microscopicamente, o parênquima, particularmente o córtex, mostra, de forma típica, destruição focal extensa provocada pelo processo inflamatório agudo, embora os vasos e os glomérulos freqüentemente sejam preservados de modo preferencial. Os infiltrados inflamatórios contêm predominantemente neutrófilos. Os túbulos, especialmente os ductos coletores, estão freqüentemente preenchidos com neutrófilos (Fig. 16.71). Nos casos graves de pielonefrite aguda, pode ocorrer necrose das extremidades papilares (Fig. 16.72) ou a infecção pode estender-se além da cápsula renal, resultando em formação de abscesso perinéfrico.

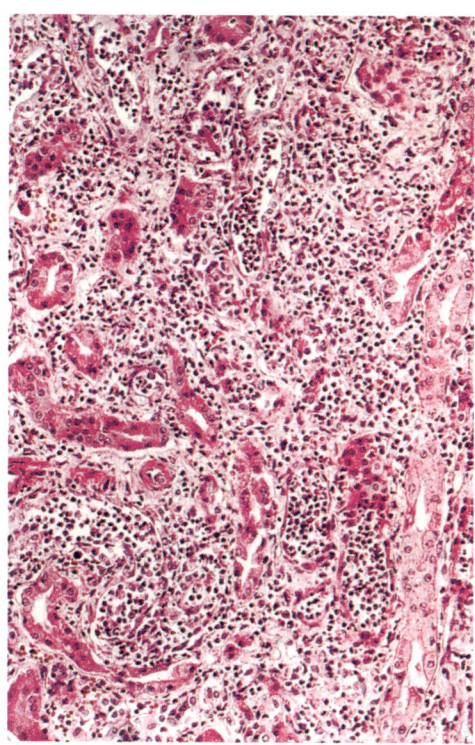

FIGURA *16.71*
Pielonefrite aguda. Um infiltrado extenso de neutrófilos está presente nos túbulos coletores e no tecido intersticial.

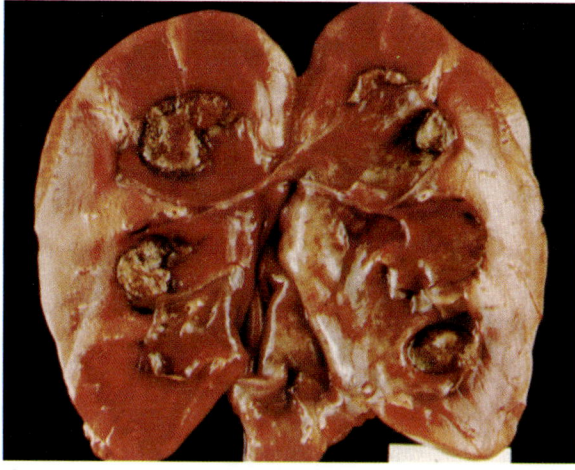

FIGURA *16.72*
Necrose papilar. O rim bissectado mostra a pelve renal dilatada secundariamente à obstrução do trato urinário. Todas as papilas encontram-se necróticas e com aspecto de áreas amareladas esfaceladas de contorno bem definido.

Manifestações Clínicas: Os sintomas da pielonefrite aguda incluem febre, calafrios, suores, mal-estar generalizado, dor no flanco e sensibilidade no ângulo costovertebral. Leucocitose com neutrofilia é comum. A diferenciação entre infecção do trato urinário superior e inferior é, com freqüência, clinicamente difícil, mas os achados de **cilindros leucocitários** na urina apoiam um diagnóstico de pielonefrite.

Pielonefrite Crônica

Patogenia: A pielonefrite crônica é provocada por infecção bacteriana recorrente e persistente, secundária a obstrução do trato urinário, refluxo urinário, ou ambos (Fig. 16.73). É controverso o fato de o refluxo urinário sem infecção poder produzir alterações patológicas idênticas à pielonefrite crônica.

Na pielonefrite crônica provocada por refluxo ou por obstrução, o tecido medular e o córtex sobrejacente estão preferencialmente lesados por inflamação recorrente aguda e crônica. Seguem-se atrofia progressiva e formação de tecido conjuntivo cicatricial, com resultante contração da ponta papilar envolvida (ou descamação, se houver necrose papilar) e adelgaçamento do córtex sobrejacente. **Esse processo resulta no aspecto macroscópico distintivo de uma ampla área deprimida de fibrose cortical e atrofia sobrejacente a um cálice dilatado** (*caliectasia*) (Fig. 16.74).

Patologia: O aspecto microscópico da pielonefrite crônica não é específico. Muitas doenças que provocam lesão crônica no compartimento tubulointersticial induzem inflamação intersticial crônica, fibrose intersticial e atrofia tubular. Por conseguinte, a pielonefrite crônica é apenas uma das muitas causas do padrão de lesão denominado *nefrite tubulointersticial crônica*. O aspecto macroscópico da pielonefrite crônica é mais distintivo. Somente a pielonefrite crônica e a nefropatia por analgésicos produzem uma combinação de deformidade de cálice e dilatação (*caliectasia*) com cicatrização corticomedular sobrejacente. Na uropatia obstrutiva, todos os cálices e a pelve renal estão dilatados, e o parênquima encontra-se uniformemente adelgaçado (ver Fig. 16.74). Nos casos associados a refluxo vesicoureteral, os cálices nos pólos do rim são preferencialmente expandidos e estão associados a cicatrizes grosseiras individualizadas sobrejacentes, que causam uma indentação da superfície renal. Microscopicamente, as cicatrizes apresentam túbulos dilatados atróficos circundados por fibrose intersticial e infiltrados de células inflamatórias crônicas (Fig. 16.75). A alteração tubular mais característica (mas inespecífica) é a atrofia intensa do epitélio, com cilindros hialinos eosinofílicos difusos. Esses túbulos, que são segmentos esféricos "pinçados", assemelham-se a folículos tireóideos contendo colóide, um padrão chamado de "tireoidização". Esse aspecto resulta da quebra de túbulos, com segmentos residuais formando esférulas. Os glomérulos podem estar completamente não envolvidos, podem apresentar fibrose periglomerular, ou podem estar escleróticos. A perda de muitos néfrons funcionais pode induzir a glomerulosclerose segmentar focal secundária. A fibrose das paredes das artérias e das arteríolas é comum. Existe formação acentuada de tecido conjuntivo e inflamação crônica da mucosa dos cálices.

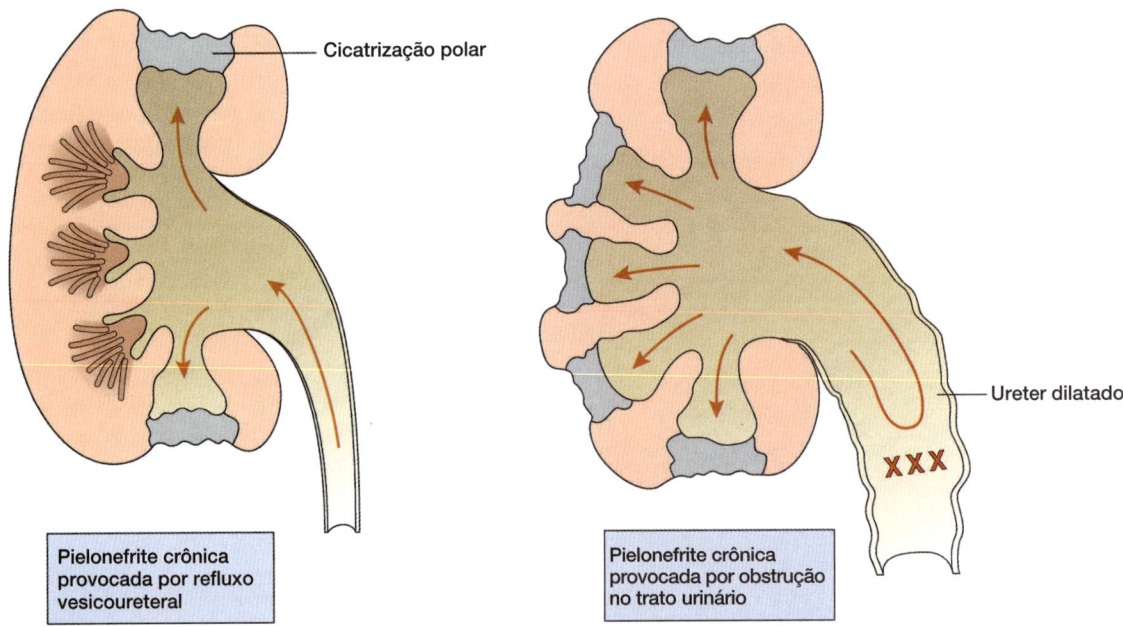

FIGURA 16.73
Os dois principais tipos de pielonefrite crônica. (*Esquerda*) Refluxo vesicoureteral causa infecção das papilas compostas periféricas e, portanto, formação de tecido conjuntivo cicatricial nos pólos do rim. (*Direita*) Obstrução do trato urinário leva a refluxo de urina por pressão alta, o que provoca infecção de todas as papilas, formação difusa de tecido conjuntivo cicatricial no rim e adelgaçamento do córtex.

Pielonefrite Xantogranulomatosa

A pielonefrite xantogranulomatosa é uma forma incomum de pielonefrite crônica freqüentemente causada por infecção por *Proteus*. O nome deriva do aspecto macroscópico amarelo das lesões renais nodulares, conseqüentes à presença de vários macrófagos espumosos repletos de lipídios (*células de xantoma*). Normalmente, a doença é unilateral. As características clínicas e patológicas podem ser confundidas com as de carcinoma de células renais.

 Manifestações Clínicas: A maioria dos pacientes com pielonefrite crônica apresenta manifestações recorrentes de infecção do trato urinário ou pielonefrite agu-

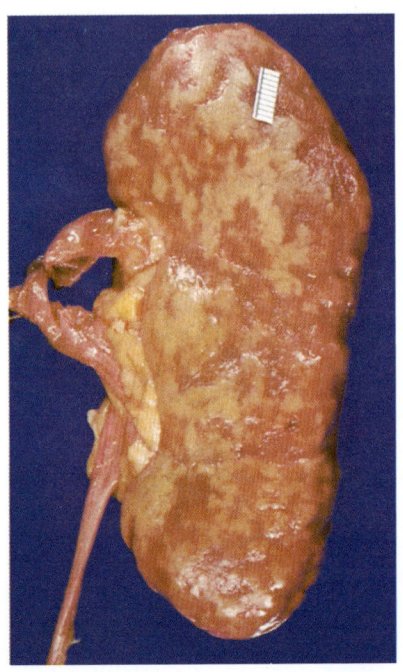
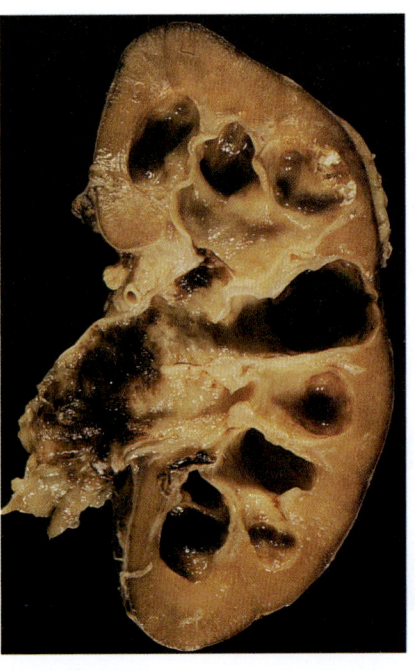

FIGURA 16.74
Pielonefrite crônica. A. A superfície cortical contém muitas cicatrizes deprimidas e irregulares (áreas avermelhadas). B. Existe dilatação acentuada dos cálices (caliectasia) provocada por destruição inflamatória das papilas, com atrofia e cicatrização do córtex sobrejacente.

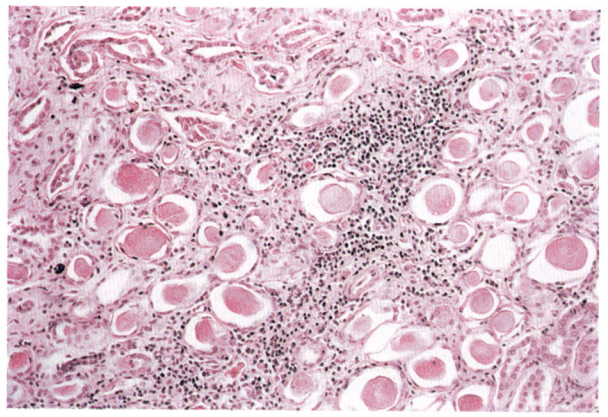

FIGURA 16.75
A micrografia óptica mostra dilatação tubular e atrofia, com muitos túbulos contendo cilindros hialinos, eosinofílicos, assemelhando-se ao colóide dos folículos tireóideos (a assim chamada tireoidização). O interstício contém tecido cicatricial e exibe o infiltrado de células inflamatórias crônicas.

da, como febre recorrente e dor no flanco. Pacientes ocasionais apresentam um curso silencioso até o desenvolvimento de doença renal terminal. A urinálise demonstra leucócitos, e os estudos com imagem revelam caliectasia e formação de tecido conjuntivo cicatricial no córtex.

A Nefropatia por Analgésicos É Conseqüente à Dosagem Excessiva Crônica de Fármacos

Os pacientes com nefropatia analgésica tipicamente consumiram mais de 2 kg de compostos analgésicos. Os analgésicos incriminados ocorrem freqüentemente em associações, como aspirina e fenacetina ou aspirina e acetaminofen. A fenacetina é reconhecida como uma colaboradora importante para a nefropatia por analgésicos e foi proibida em muitos países, inclusive nos Estados Unidos. O acetaminofen impõe um risco maior de indução de nefropatia do que a aspirina ou os agentes antiinflamatórios não-esteróides. A base fisiopatológica para a nefropatia analgésica não é clara. As possibilidades incluem nefrotoxicidade direta ou lesão isquêmica como conseqüência de alterações vasculares fármaco-induzidas, ou ambas.

 Patologia: A lesão medular com necrose papilar parece ser o evento mais precoce da nefropatia por analgésicos, seguida por atrofia, inflamação crônica e cicatrização do córtex sobrejacente. A alteração histológica mais precoce é um característico **espessamento homogêneo das paredes dos capilares imediatamente abaixo do epitélio de transição do trato urinário**. As alterações iniciais do parênquima estão confinadas às papilas e à medula interna e consistem em espessamento focal das membranas basais tubulares e capilares, fibrose intersticial e necrose por coagulação focal. Essas áreas necróticas finalmente tornam-se confluentes e estendem-se até a junção corticomedular, após o que os ductos coletores tornam-se envolvidos. São encontradas poucas células inflamatórias ao redor dos focos necróticos. Por fim, a papila inteira torna-se necrótica (*necrose papilar*), freqüentemente permanecendo no local como uma massa sem estrutura. Nessas circunstâncias, é comum a calcificação distrófica da papila necrótica. As papilas podem apresentar descolamento incompleto na zona de demarcação ou podem estar completamente destacadas. Ocorrem atrofia tubular secundária, fibrose intersticial e inflamação crônica do córtex sobrejacente.

 Manifestações Clínicas: Os sinais e sintomas ocorrem somente nos estágios tardios na nefropatia por analgésicos e incluem incapacidade de concentrar a urina, acidose tubular distal, hematúria, hipertensão e anemia. A descamação de extremidades papilares necrosadas para dentro da pelve renal pode resultar em cólica quando elas passam pelos ureteres. Com freqüência desenvolve-se insuficiência renal progressiva que pode levar à doença renal terminal.

A Nefrite Tubulointersticial Aguda Fármaco-induzida (Hipersensibilidade) É uma Resposta Imunológica Celular

 Patogenia: A nefrite tubulointersticial aguda induzida por drogas caracteriza-se histologicamente por infiltrados de linfócitos T ativados e eosinófilos misturados, um padrão que indica uma resposta imunológica celular do tipo IV. O imunógeno pode ser a própria droga, a droga ligada a certos componentes tissulares, um metabólito da droga, ou um componente alterado do tecido em resposta à droga. Os fármacos que estão mais comumente implicados incluem os antiinflamatórios não-esteróides, diuréticos e certos antibióticos, especialmente antibióticos β-lactâmicos, como as penicilinas sintéticas e as cefalosporinas.

 Patologia: Microscopicamente, há infiltração desigual do córtex e (em extensão muito menor) da medula, por linfócitos e por um pequeno número de eosinófilos (5 a 10% dos leucócitos totais no tecido) (Fig. 16.76). Os eosinófilos tendem a estar concentrados em pequenos focos e podem ser vistos dentro das luzes dos túbulos e na urina. Os neutrófilos são raros, e sua presença deve levantar a suspeita da possibilidade de pielonefrite ou infecção bacteriana hematogênica. Focos de inflamação granulomatosa podem estar presentes, especialmente na fase tardia da doença. Túbulos proximais e distais encontram-se invadidos focalmente por leucócitos ("tubulite"). Os glomérulos e os vasos não se encontram inflamados, embora alguns casos de nefrite tubulointersticial induzidos por fármacos, geralmente causados por antiinflamatórios não-esteróides, sejam acompanhados por glomerulopatia por lesão mínima.

 Manifestações Clínicas: Geralmente, a nefrite tubulointersticial aguda manifesta-se como insuficiência renal aguda, tipicamente cerca de 2 semanas após o início da administração da droga. A urina contém eritrócitos, leucócitos (inclusive eosinófilos) e, às vezes, cilindros leucocitários. Alterações tubulares são comuns, inclusive per-

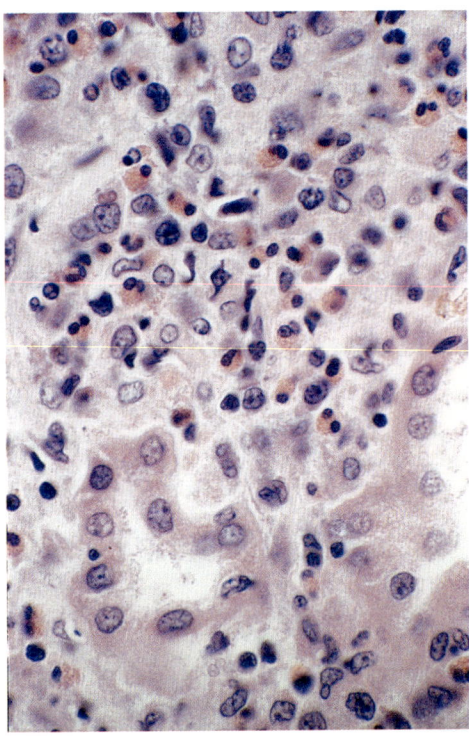

FIGURA 16.76
Nefrite intersticial por hipersensibilidade. Há edema intersticial e inflamação por leucócitos mononucleares, com eosinófilos misturados.

da de sódio, glicosúria, aminoacidúria e acidose tubular renal. Sintomas alérgicos sistêmicos, como febre e erupção, também podem estar presentes. A maioria dos pacientes recupera-se completamente em algumas semanas ou meses se o fármaco for suspenso.

A Nefropatia por Cilindros de Cadeia Leve Pode Complicar o Mieloma Múltiplo

A nefropatia por cilindros de cadeia leve é uma lesão renal causada por cadeias leves de imunoglobulinas monoclonais na urina, que produzem lesão epitelial tubular e muitos cilindros tubulares.

 Patogenia: Como discutido antes, o mieloma múltiplo pode produzir amiloidose AL, doença de deposição de cadeias leves e nefropatia de cilindros de cadeias leves. Esta última é a forma mais comum de doença renal associada a mieloma múltiplo e é provocada por filtração glomerular de cadeias leves circulantes. No pH ácido típico da urina, as cadeias leves ligam-se a glicoproteínas de Tamm-Horsfall, que são secretadas por células epiteliais tubulares distais, e formam cilindros. A disfunção renal é conseqüente aos efeitos tóxicos de cadeias leves livres nas células epiteliais tubulares e obstrução provocada pelos cilindros. A estrutura molecular das cadeias leves determina se elas induzirão doença pela nefropatia por cilindros de cadeias leves, pela amiloidose AL ou pela doença de depósito de cadeias leves. Alguns pacientes apresentam mais de uma dessas doenças renais.

 Patologia: A lesão tubular característica exibe numerosos cilindros hialinos densos nos túbulos distais e nos ductos coletores (Fig. 16.77). Esses cilindros são eosinofílicos, brilhantes e vítreos (hialinos) e, com freqüência, apresentam fraturas e bordos angulares. Ocasionalmente, os cilindros apresentam um aspecto cristalino. Os cilindros podem induzir uma reação de corpo estranho, caracterizada por macrófagos e células gigantes multinucleadas. Os infiltrados intersticiais de células inflamatórias crônicas, bem como edema intersticial, tipicamente acompanham as lesões tubulares. As lesões mais crônicas mostram fibrose intersticial e atrofia tubular. Depósitos focais de cálcio (nefrocalcinose) também são observados com freqüência no interstício fibrótico dos túbulos. A coloração imunoistoquímica mostra que os cilindros contêm proteínas de cadeias leves e de Taam-Horsfall.

 Manifestações Clínicas: A nefropatia de cilindros de cadeias leves pode manifestar-se como insuficiência renal aguda ou crônica. Em geral, há proteinúria, embora não necessariamente na faixa de variação nefrótica, e consiste predominantemente em cadeias leves de imunoglobulinas. Se houver proteinúria dentro da faixa de variação nefrótica em um paciente com mieloma múltiplo, é mais provável que a amiloidose AL ou a doença de deposição de cadeias leves estejam ocorrendo que a nefropatia de cilindros de cadeias leves.

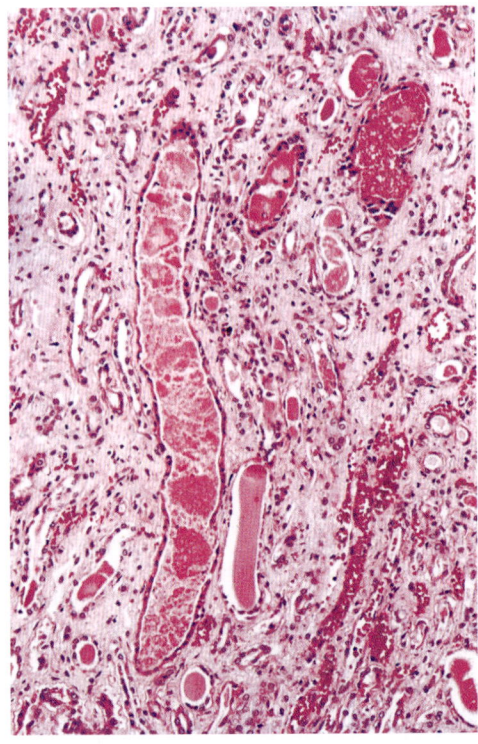

FIGURA 16.77
Nefropatia por cilindros de cadeias leves. A micrografia óptica mostra vários cilindros dentro das luzes tubulares.

A Nefropatia por Uratos Apresenta Cristais de Urato nos Túbulos e no Interstício

Qualquer condição associada a níveis elevados de ácido úrico no sangue pode provocar nefropatia por uratos. A doença crônica clássica nessa categoria é a gota primária (ver Cap. 26).

 Patogenia: A **nefropatia crônica por uratos** causada pela gota caracteriza-se por deposição tubular e intersticial de urato monossódico cristalino. A **nefropatia aguda por uratos** pode ser causada por renovação celular aumentada (p. ex., leucemia ou policitemia). Por exemplo, a quimioterapia para neoplasias malignas resulta em aumento súbito do ácido úrico sanguíneo por causa da necrose maciça das células cancerosas (*síndrome da lise tumoral*). O catabolismo hepático de grandes quantidades de purinas liberadas do DNA de células necróticas acarreta hiperuricemia. A insuficiência renal aguda reflete a obstrução dos ductos coletores pelos cristais de ácido úrico precipitados, promovida pelo pH ácido da urina na presença de concentrações elevadas de ácido úrico. Os distúrbios que interferem na excreção de ácido úrico também podem resultar em hiperuricemia, por exemplo, a ingestão crônica de certos diuréticos. A intoxicação crônica por chumbo também interfere na secreção tubular proximal de ácido úrico e leva à *gota saturnina*.

 Patologia: Na nefropatia aguda por uratos, o ácido úrico precipitado nos ductos coletores é visto, macroscopicamente, como veios amarelos nas papilas. Histologicamente, os depósitos tubulares mostram-se amorfos, mas em cortes congelados são evidentes cristais birrefringentes (Fig. 16.78). Os túbulos proximais à obstrução encontram-se dilatados. A penetração de ductos coletores por cristais de ácido úrico pode provocar uma reação de células gigantes do tipo corpo estranho.

O processo mórbido básico da nefropatia crônica por uratos é semelhante ao da forma aguda, mas o curso prolongado resulta em um depósito mais substancial de cristais de urato no interstício, fibrose intersticial e atrofia cortical. A característica mais diagnóstica é o *tofo gotoso*. Os tofos são acúmulos focais de cristais de urato circundados por células inflamatórias, que podem ter o aspecto granulomatoso e incluem células gigantes multinucleadas. Cálculos de ácido úrico, que contribuem com um décimo de todos os casos de urolitíase, ocorrem em 20% dos pacientes com gota crônica e em 40% daqueles com hiperuricemia aguda.

 Manifestações Clínicas: A nefropatia aguda por uratos apresenta insuficiência renal aguda, enquanto a nefropatia crônica por urato provoca alterações tubulares renais crônicas. Embora sejam encontradas lesões renais histológicas na maioria das pessoas com gota crônica, um comprometimento importante da função renal é visto em menos da metade.

A Nefrocalcinose É o Depósito de Cálcio no Parênquima Renal

 Patogenia: A hipercalciúria pode resultar em nefrocalcinose (Quadro 16.12) ou na formação de cálculos contendo cálcio (nefrolitíase), ou ambos. A nefrocalcinose pode provocar função renal anormal, especialmente defeitos tubulares, como habilidade prejudicada de concentrar, perda de sal e acidose tubular renal. A nefrocalcinose provocada por hipercalcemia é classificada como *calcificação metastática*, em contraste com a calcificação em locais de lesão do parênquima renal (p. ex., infartos ou necrose cortical), que representa *calcificação distrófica*.

 Patologia: Vinte por cento dos rins à necropsia apresentam pequenos depósitos de cálcio, que não têm importância funcional ou associação conhecida com hipercalcemia. Nos pacientes com nefrocalcinose provocada por hipercalcemia, a extensão da calcificação varia desde depósitos microscópicos até acúmulo acentuado de cálcio, visível macroscópica e radiologicamente. Na presença de hipercalcemia grave (p. ex., no hiperparatireoidismo primário), o exame macroscópico revela, de modo característico, cica-

QUADRO 16.12 Causas de Hipercalcemia que Levam à Nefrocalcinose

Aumento da reabsorção óssea de cálcio
  Osteodistrofia renal
  Hiperparatireoidismo primário
  Neoplasias produtoras de paratormônio ou de proteína semelhante a paratormônio
  Neoplasias osteolíticas e metástases

Aumento da absorção intestinal de cálcio
  Hipercalcemia idiopática
  Excesso de vitamina D
  Síndrome leite-álcali
  Sarcoidose

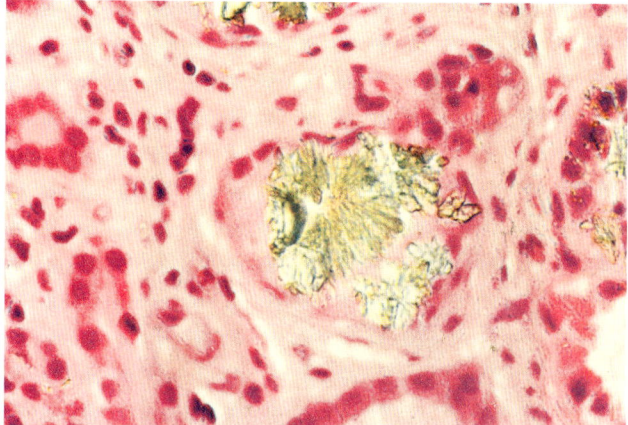

FIGURA 16.78
Nefropatia por uratos. Um corte por congelação demonstra depósitos tubulares de cristais de ácido úrico.

trizes em forma de cunha dispersas em tecido renal relativamente normal. Essas cicatrizes refletem atrofia do parênquima e fibrose intersticial secundária à calcificação. À histologia, há calcificação surpreendente das membranas basais dos túbulos renais, particularmente aquelas dos túbulos contorcidos proximais. O tecido intersticial também contém depósitos de cálcio. Esses depósitos também se acumulam no citoplasma de células epiteliais tubulares, as quais, posteriormente, sofrerão degeneração e descamarão para as luzes, agregando-se como cilindros calcificados. Glomérulos dispersos mostram calcificação da cápsula de Bowman, e as paredes das artérias intra-renais também podem estar calcificadas. Com a hematoxilina, os depósitos renais de cálcio são profundamente basofílicos; com coloração mais específica de von Kossa, eles são pretos. À microscopia eletrônica, as mitocôndrias das células epiteliais tubulares renais contêm depósitos de cálcio em abundância.

CÁLCULOS RENAIS (NEFROLITÍASE E UROLITÍASE)

A nefrolitíase e a urolitíase referem-se a cálculos dentro do sistema coletor do rim (nefrolitíase), ou em outro ponto no sistema coletor do trato urinário (urolitíase). A pelve e os cálices do rim são locais comuns para a formação e o acúmulo de cálculos. Os cálculos variam em composição, dependendo de fatores individuais, geografia, alterações metabólicas e existência de infecção. Por razões desconhecidas, os cálculos renais são mais comuns em homens que em mulheres. Variam em tamanho desde cascalho (< 1 mm de diâmetro) até cálculos grandes que dilatam toda a pelve renal. Os cálculos renais podem ser bem tolerados, mas, em alguns casos, provocam hidronefrose e pielonefrite graves. Além disso, podem corroer a mucosa e provocar hematúria. A passagem de um cálculo dentro do ureter causa uma dor terrível no flanco, chamada de *cólica renal*. Até recentemente, a maioria dos cálculos renais demandava métodos cirúrgicos para sua remoção, mas a desintegração ultrassônica (litotripsia) e a remoção endoscópica são agora alternativas efetivas.

Na maioria dos casos, a presença de um cálculo urinário está associada ao aumento de seu principal componente no sangue e na urina. Claramente, esse é o caso dos cálculos de ácido úrico e de cistina. Entretanto, em muitos pacientes com cálculos de cálcio, observa-se hipercalciúria sem hipercalcemia. Os cálculos mistos de ácido úrico e cálcio são comuns com excreção aumentada de ácido úrico, porque os cristais de urato agem como um nicho ao redor do qual os sais de cálcio se precipitam.

Cálculos de cálcio: A maioria (75%) dos cálculos renais contém cálcio em complexo com oxalato ou fosfato, ou uma mistura desses ânions. Nos Estados Unidos, o oxalato de cálcio é mais comum, enquanto na Inglaterra predomina o fosfato de cálcio. O cálculo de oxalato de cálcio é rígido e ocasionalmente escuro porque é coberto por hemorragia da mucosa da pelve renal lesada pelos cristais pontiagudos do oxalato de cálcio. Os cálculos de fosfato de cálcio tendem a ser mais macios e mais descorados.

Cálculos de infecção: Cerca de 15% dos cálculos são provocados por infecção. Na presença de infecção com bactérias que degradam a uréia, usualmente espécies de *Proteus* ou *Providencia*, a urina alcalina resultante favorece a precipitação de fosfato amoníaco-magnesiano *(estruvita)* e fosfato de cálcio *(apatita)*. Esses cálculos variam em consistência, desde duros a macios e friáveis. Os cálculos de infecção ocasionalmente preenchem a pelve e os cálices, formando um molde desses espaços, e são chamados de *cálculos coraliformes* (Fig. 16.79). Os cálculos de infecção são a categoria de cálculos mais problemática porque provocam complicações freqüentes, como infecção intratável do trato urinário, dor, sangramento, abscesso perinéfrico e urossepse.

Cálculos de ácido úrico: Esses cálculos ocorrem em 25% dos pacientes com hiperuricemia e gota, mas a maioria dos pacientes com cálculos de ácido úrico não apresenta nenhuma das duas condições *(litíase por uratos idiopática)*. Os cálculos são lisos, duros e amarelos e, em geral, com menos de 2 cm de diâmetro. É importante observar que, ao contrário dos cálculos que contêm cálcio, os cálculos de ácido úrico puros são radiotransparentes.

Cálculos de cistina: Esses cálculos totalizam apenas 1% de todos os cálculos, porém representam uma proporção significativa de cálculos infantis e ocorrem exclusivamente com cistinúria hereditária. Embora os cálculos sejam compostos completamente de cistina, podem estar cobertos por uma camada de fosfato de cálcio.

UROPATIA OBSTRUTIVA E HIDRONEFROSE

A uropatia obstrutiva é provocada por alterações estruturais ou funcionais do trato urinário que impedem o fluxo de urina, o que pode

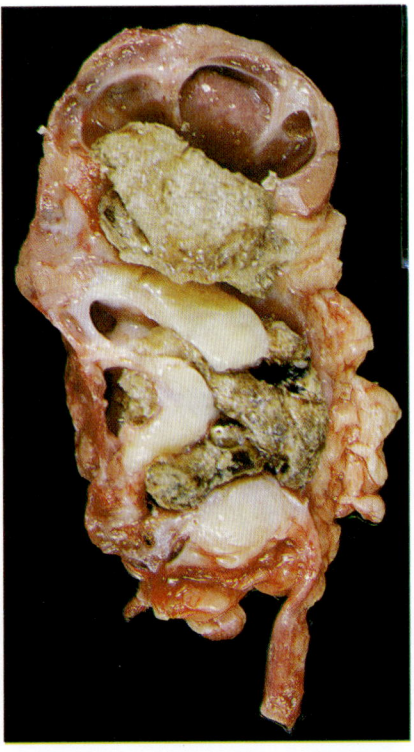

FIGURA 16.79
Cálculos coraliformes. O rim mostra hidronefrose e cálculos que refletem a forma dos cálices dilatados.

causar disfunção renal (nefropatia obstrutiva) e dilatação do sistema coletor (hidronefrose). As causas de obstrução do trato urinário são discutidas com detalhes no Cap. 17.

 Patologia: No início da hidronefrose, o achado microscópico mais notável é a dilatação dos ductos coletores, seguida por dilatação dos túbulos contorcidos proximais e distais. Com o decorrer do processo, os túbulos proximais tornam-se bastante dilatados e é comum a perda de túbulos. Em geral, os glomérulos são poupados. Macroscopicamente, ocorre dilatação progressiva da pelve renal e dos cálices, e segue-se atrofia do parênquima renal (Fig. 16.80). Na presença de hidronefrose, o rim é mais suscetível à pielonefrite, o que causa lesão adicional.

 Manifestações Clínicas: A obstrução bilateral aguda do trato urinário provoca insuficiência renal aguda (*insuficiência renal aguda pós-renal*). A obstrução unilateral é, com freqüência, assintomática. Como muitas causas de obstrução aguda são reversíveis, o diagnóstico imediato é importante. Se não for tratado, um rim obstruído sofre atrofia e, no caso de obstrução bilateral, segue-se a insuficiência renal crônica.

TRANSPLANTE RENAL

O transplante renal é o tratamento de escolha para a maioria dos pacientes com doença renal terminal. O principal obstáculo é a rejeição imunológica, mas a recorrência da doença que destruiu os rins nativos e a nefrotoxicidade de drogas imunossupressoras também lesam o aloenxerto renal. O Quadro 16.13 relaciona padrões distintos, porém freqüentemente coexistentes, de rejeição humoral e celular a aloenxerto renal.

Antígenos de grupos sangüíneos ABO e **antígenos de leucócitos humanos (HLA)** são os dois principais grupos de antígenos tissulares que são os alvos principais dos ataques imunológicos direcionados contra o rim transplantado. Antígenos incompatíveis dos grupos sangüíneos ABO, expressos sobre as células endoteliais, bem como sobre os eritrócitos, são barreiras absolutas contra um transplante bem-sucedido. Os enxertos ABO-incompatíveis encontram anticorpos pré-formados circulantes, que se ligam às células endoteliais e provocam rejeição imediata (hiperaguda). Os padrões mais comumente encontrados (e mais graduais) de rejeição aguda e de rejeição crônica são causados basicamente por diferenças doador-receptor em HLA (antígenos do complexo de histocompatibilidade principal, MHC), que são expressas na maioria das membranas celulares e controladas por vários *loci* intimamente relacionados no cromossomo 6. A sensibilização de receptores de aloenxerto renal aos HLA produz reações mediadas tanto por células quanto por anticorpos (Cap. 4). A rejeição ao aloenxerto renal pode ser classificada com base na evolução clínica, nos aspectos patológicos e na patogenia presumida, conforme mostrado no Quadro 16.13. Contudo, mais de um tipo de rejeição pode envolver o aloenxerto ao mesmo tempo.

REJEIÇÃO HUMORAL HIPERAGUDA: Essa forma de rejeição é rara por causa do exame de compatibilidade feito atualmente, ocorrendo em menos de 0,5% dos aloenxertos. Quando o sangue receptor contendo anticorpos contra os aloantígenos principais (geralmente ABO ou HLA classe I) começa a fluir pelos vasos do aloenxerto, a pronta ligação dos anticorpos às células endoteliais provoca lesão imediata e irreversível em minutos, que pode tornar-se evidente durante a cirurgia pela demonstração de heterogeneidade, cianose e turgor tissular deficiente do enxerto. Os complexos de anticorpos com aloantígenos endoteliais induzem a ativação do complemento, o que atrai os neutrófilos. Os efeitos citotóxicos do complemento e da ativação dos neutrófilos causam tumefação de células endoteliais, sua vacuolização e lise. O acúmulo de neutrófilos nos capilares glomerulares é visto como sinal de rejeição iminente. As alterações das células endoteliais são seguidas por trombos plaquetários e, mais tarde, por trombos de fibrina. Edema intersticial, hemorragia e necrose cortical desenvolvem-se nas 12 a 24 horas seguintes.

REJEIÇÃO HUMORAL AGUDA: O tipo mais comum de rejeição humoral aguda está direcionado basicamente para os capilares e, à microscopia óptica, causa alterações patológicas apenas sutis ou até mesmo nenhuma. O aspecto mais comum é o aumento de neutrófilos nos capilares peritubulares e glomerulares e nos túbulos. O achado mais consistente é a localização de produtos de ativação do complemento, especialmente C4d, nas paredes de capilares peritubulares e glomerulares (Fig. 16.81A). O padrão mais grave, porém menos comum, de rejeição humoral aguda é caracterizado por **arterite necrosante** com necrose fibrinóide envolvendo a média (Fig. 16.81B). Ocorre em menos de 1% dos aloenxertos nos pacientes cuja imunossupressão inclui um inibidor de calcineurina, embora tenha ocorrido em 5% dos aloenxertos renais antes da introdução dessa terapia. Após a arterite necrosante se desenvolver, a probabilidade de sobrevida do enxerto por 1 ano é de menos de 25%, mesmo com tratamento imunossupressor agressivo.

REJEIÇÃO CELULAR AGUDA: É a forma mais comum de rejeição aguda e caracteriza-se por infiltração do interstício, túbulos, artérias, arteríolas, ou glomérulos por linfócitos T e macrófagos. Os núcleos dos linfócitos infiltrados têm tamanho e

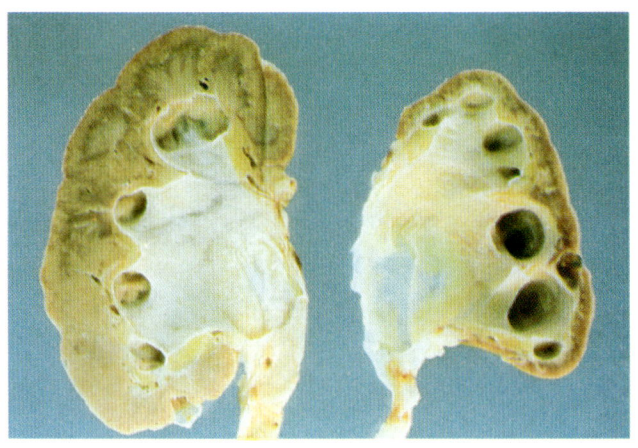

FIGURA *16.80*
Hidronefrose. A obstrução bilateral do trato urinário ocasionou a dilatação evidente dos ureteres, das pelves e dos cálices. O rim à direita mostra atrofia grave do parênquima.

QUADRO 16.13 Categorias de Rejeição a Aloenxerto Renal

Categoria	Lesões Mais Características
Rejeição humoral hiperaguda	Neutrófilos, hemorragia e necrose
Rejeição celular aguda	
Rejeição tubulointersticial aguda	Tubulite (leucócitos mononucleares nos túbulos)
Rejeição vascular celular aguda	Endarterite (leucócitos mononucleares na íntima)
Rejeição humoral aguda	
Rejeição capilar humoral aguda	Neutrófilos e C4d nos capilares
Rejeição vascular necrosante aguda	Necrose fibrinóide arterial
Rejeição crônica	Fibrose da íntima arterial, atrofia cortical

forma variáveis porque as células estão em diferentes estágios de ativação. Células ocasionais estão completamente transformadas em imunoblastos. Os infiltrados intersticiais são tipicamente em áreas, e não difusos. O envolvimento de túbulos (*tubulite*) manifesta-se por linfócitos cruzando as membranas basais tubulares e jazendo entre as células epiteliais tubulares (ver Fig. 16.82A). O envolvimento arterial pela rejeição celular resulta na penetração de linfócitos T e monócitos através do endotélio, resultando em uma íntima expandida, preenchida com leucócitos mononucleares (*arterite da íntima ou endarterite*) (Fig. 16.82B). Ocasionalmente as arteríolas estão envolvidas por infiltração semelhante. A infiltração glomerular por leucócitos mononucleares, com obliteração das luzes capilares (*glomerulopatia aguda do transplante*), é uma manifestação incomum da rejeição celular aguda. Os transplantes renais com tubulite ou arterite da íntima apresentam uma chance de 80% de sobrevida em 1 ano, comparados com 60% dos aloenxertos com endarterite.

REJEIÇÃO CRÔNICA: As alterações patológicas atribuídas à rejeição crônica estão relacionadas no Quadro 16.14.

As alterações arteriais da rejeição crônica afetam um amplo espectro de vasos, variando desde artérias pequenas até a artéria renal principal. Existe um alargamento inicial proeminente provocado pela proliferação de células do estroma e por deposição de matriz (Fig. 16.83). Os leucócitos mononucleares dentro da parede dos vasos são muito menos proeminentes que com a arterite da íntima ativa. Células espumosas podem ser evidentes, e pode haver interrupção da lâmina elástica interna. Os capilares peritubulares apresentam espessamento e replicação das membranas basais. Atrofia tubular e fibrose intersticial podem ser causadas, pelo menos em parte, por isquemia secundária ao estreitamento das artérias e dos capilares peritubulares. A lesão tubulointersticial também pode ser conseqüente a tubulite indolente. O envolvimento glomerular (*glomerulopatia crônica do transplante*) manifesta-se como espessamento das paredes capilares e alargamento do mesângio. A microscopia eletrônica demonstra expansão elétron-lucente da zona subendotelial e interposição ocasional de mesângio e replicação de membranas basais. As lesões arteriais, capilares peritubulares e glomerulares podem resultar de lesão imunológica persistente e de nível pouco intenso do endotélio vascular.

RECORRÊNCIA DE DOENÇA RENAL: A mesma doença que provocou doença terminal nos rins naturais pode recorrer em um transplante renal. A freqüência e a importância da recorrência variam entre os diferentes tipos de doença glomerular (Quadro 16.15).

NEFROTOXICIDADE DA CICLOSPORINA E DO TACROLIMO (FK506): A ciclosporina e o tacrolimo, que são inibidores da calcineurina, são drogas imunossupressoras efetivas que melhoraram muito não só a sobrevida de aloenxertos renais,

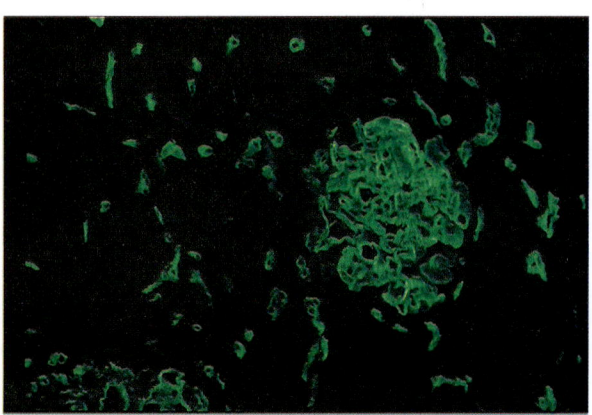 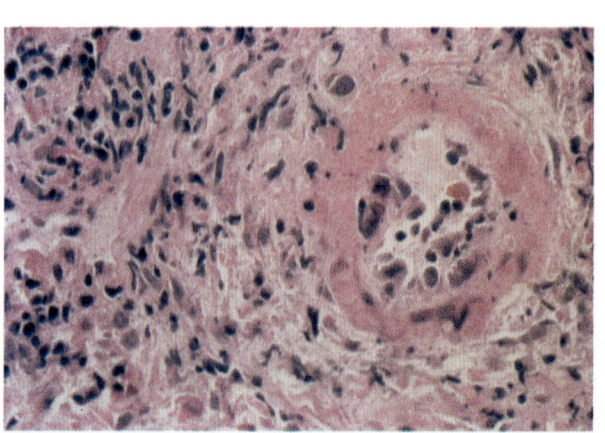

FIGURA 16.81
Rejeição humoral aguda a aloenxerto. A. Coloração de capilares peritubulares e glomerulares com anticorpos anti-C4d fluoresceinados mostrando evidência de ativação de complemento pelos anticorpos direcionados contra antígenos do doador nas células endoteliais. B. Vasculite aguda necrosante humoral aguda em uma artéria interlobular com necrose fibrinóide extensa da muscular. Os infiltrados vasculares e intersticiais de leucócitos mononucleares indicam rejeição celular aguda concomitante.

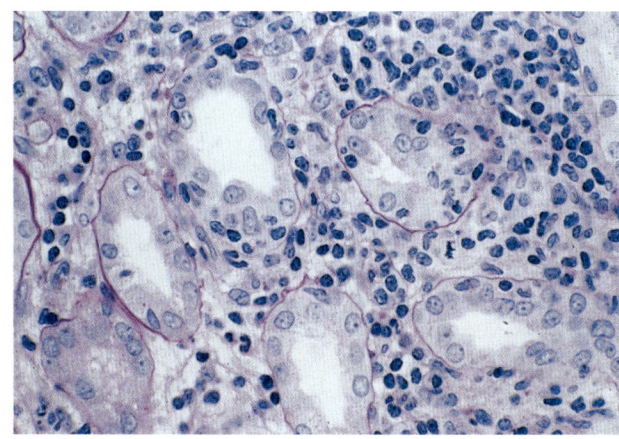 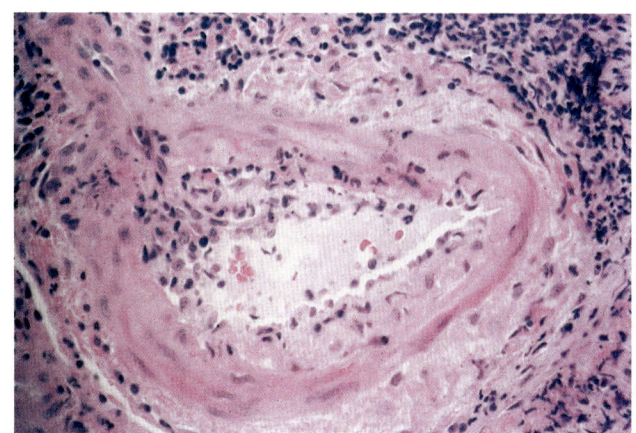

FIGURA 16.82
Rejeição celular aguda a aloenxerto. A. Rejeição celular tubulointersticial aguda com tubulite indicada pelos linfócitos na face epitelial da membrana basal (coloração PAS). B. Rejeição vascular celular aguda com endarterite indicada pelos leucócitos mononucleares infiltrando-se na íntima de uma artéria arqueada.

mas também a de outros aloenxertos (p. ex., fígado, coração e pulmões). Infelizmente, ambas as drogas lesam os aloenxertos renais, bem como os rins naturais dos pacientes que estão recebendo tratamento imunossupressor por outras razões. A toxicidade pode causar insuficiência renal aguda ou crônica.

A lesão renal mais característica é uma *arteriolopatia* que se inicia com degeneração de células da musculatura lisa e necrose. As células musculares arteriolares destruídas são substituídas por material hialino acidófilo (Fig. 16.84). Nos casos fulminantes, as lesões vasculares têm o aspecto de uma microangiopatia trombótica completamente desenvolvida, com necrose fibrinóide circunferencial de arteríolas. A toxicidade crônica apresenta zonas de fibrose intersticial e atrofia tubular ("fibrose em listras").

TUMORES BENIGNOS DO RIM

ADENOMA RENAL: É controversa a possibilidade de se denominar qualquer neoplasia de células epiteliais renais como um *adenoma*, uma expressão que significa ausência de potencial maligno. O tamanho do tumor tem sido utilizado como um critério para separar adenomas de carcinomas, mas isso é problemático porque todos os carcinomas começam como lesões pequenas. As neoplasias epiteliais renais menores que 3 cm de diâmetro raramente formam metástase, mas "raramente" não significa "nunca". Esses tumores pequenos são denominados *adenomas* quando possuem margens bem demarcadas e compõemse de células cubóides pequenas com núcleo redondo e regular. As células podem estar dispostas em túbulos intimamente compactados ou com configurações papilares (adenoma papilar). As neoplasias com células claras que se assemelham a carcinomas de células renais (células claras) ou oncocitomas (oncócitos) não devem ser chamadas de adenomas, mesmo se forem pequenas. Quando esses critérios são utilizados, a maioria dos adenomas renais encontra-se no córtex externo e possui menos de 1 cm de diâmetro. Os adenomas renais aumentam de freqüência com a idade e são encontrados à necropsia em 40% dos pacientes com mais de 70 anos de idade.

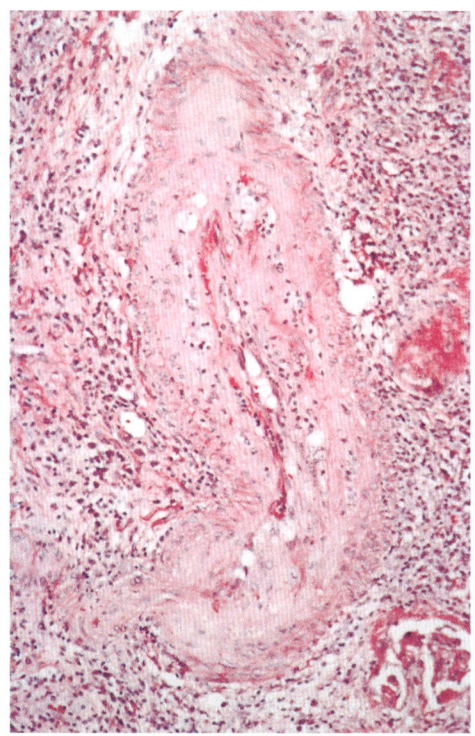

FIGURA 16.83
Rejeição crônica a aloenxerto. A luz desta artéria de tamanho médio encontra-se ocluída por uma íntima espessada e fibrótica, que contém algumas células inflamatórias.

QUADRO 16.14 Características Histológicas da Rejeição Renal a Aloenxerto Crônica

Espessamento fibrótico da íntima das artérias
Atrofia tubular
Fibrose intersticial
Leucócitos mononucleares intersticiais
Espessamento da parede capilar glomerular e expansão do mesângio
Esclerose glomerular

QUADRO 16.15 Recorrência de Doença em Aloenxertos Renais

Doença	Índice de Recorrência (%)	Índice de Perda do Enxerto (%)
Glomerulonefrite membranoproliferativa do tipo II	> 90	15
Glomerulosclerose diabética	> 90	< 5
Nefropatia por IgA	40	< 10
Glomerulosclerose segmentar focal	35	30
Glomerulonefrite membranoproliferativa do tipo I	30	< 10
Glomerulopatia membranosa	20	< 5
Glomerulonefrite por ANCA	15	< 5
Glomerulonefrite anti-MBG	5	< 5
Glomerulonefrite lúpica	5	< 5

ANCA, auto-anticorpo anticitoplasma de neutrófilos; MBG, membrana basal glomerular.

ONCOCITOMA RENAL: Esse tumor compõe-se de células grandes com citoplasma abundante, finamente granular e acidófilo, e com núcleos redondos sem atipia. A microscopia eletrônica demonstra muitas mitocôndrias como base para o aspecto distintivo do citoplasma. Macroscopicamente, os oncocitomas apresentam uma coloração marrom-avermelhada, causada pelos pigmentos de lipocromo nas mitocôndrias. Esses tumores raramente formam metástase.

FIBROMA MEDULAR: Os fibromas medulares (tumores de células intersticiais renomedulares) são tumores tipicamente pequenos (< 0,5 cm de diâmetro), cinza-pálidos e bem circunscritos, geralmente localizados na porção média da pirâmide medular. Histologicamente, as neoplasias compõem-se de células estelares ou poligonais pequenas, jazendo em um estroma frouxo. Os fibromas medulares renais podem ser identificados em metade de todas as necropsias em adultos.

ANGIOMIOLIPOMA: Os angiomiolipomas exibem uma mescla de tecido adiposo bem diferenciado, musculatura lisa e vasos com paredes espessadas. Macroscopicamente, os tumores são amarelos e bosselados, e podem assemelhar-se a carcinoma de células renais. Entretanto, são sempre bem encapsulados e não possuem áreas de necrose. **Os angiomiolipomas apresentam uma forte associação com esclerose tuberosa.** Oitenta por cento dos pacientes com esclerose tuberosa apresentam angiomiolipomas, embora menos de 50% dos pacientes com angiomiolipomas apresentem esclerose tuberosa.

NEFROMA MESOBLÁSTICO: Os nefromas mesoblásticos são neoplasias benignas congênitas ou hamartomas, em geral diagnosticados nos 3 primeiros meses de vida, e devem ser diferenciados do tumor de Wilms. Os tumores variam de menos de 1 cm de diâmetro até mais de 15 cm. Histologicamente, compõem-se de células fusiformes de linhagem fibroblástica ou miofibroblástica. Caracteristicamente, as margens do tumor são irregulares, com faixas de células interdigitando com o parênquima adjacente. Se algumas dessas línguas de tecido tumoral forem deixadas após remoção cirúrgica, é possível a recorrência local.

TUMORES MALIGNOS DO RIM

O Tumor de Wilms (Nefroblastoma) Compõe-se de Elementos Embrionários

O tumor de Wilms é uma neoplasia maligna de elementos nefrogênicos embrionários, composta de misturas de tecido blastêmico, estromal e epitelial. É o tumor sólido abdominal mais freqüente em crianças, com uma prevalência de 1 em 10.000.

Patogenia: Na maioria (90%) dos casos de tumor de Wilms, a neoplasia é esporádica e unilateral. Entretanto, em 5% dos casos, o tumor de Wilms surge no contexto de três síndromes congênitas diferentes, todas incluindo maior risco de desenvolvimento desse câncer em idade precoce e freqüentemente bilateral:

- **Síndrome WAGR** — de tumor de *W*ilms, com *a*niridia, alterações *g*enitourinárias, *r*etardo mental
- **Síndrome de Denys-Drash (DDS)** — tumor de Wilms, distúrbios intersexuais, glomerulopatia
- **Síndrome de Beckwith-Wiedemann (BWS)** — tumor de Wilms, crescimento excessivo variando desde gigantismo até hemi-hipertrofia, visceromegalia e macroglossia

Cerca de 6% dos casos de tumor de Wilms são familiares, apresentam início precoce e são bilaterais, porém não estão associados a qualquer outra síndrome.

Duas décadas atrás, a análise cariotípica de crianças com síndrome WAGR revelou uma deleção no braço curto de uma cópia de cromossomo 11 (11p13). Agora se compreende que a deleção WAGR afeta genes contíguos, inclusive o *PAX6*, o gene da aniridia, e o ***WT1*, o gene do tumor de Wilms**. A perda ou a mutação de um alelo *WT1* provoca alterações genitourinárias, enquanto um defeito no gene *PAX6* é responsável por aniridia. Com o passar do tempo, um terço das crianças com síndrome de WAGR desenvolverá tumor de Wilms. A presença de mutação na linhagem germinativa em um alelo *WT1* e perda da heterozigosidade nesse *locus* nos tumores da síndrome WAGR

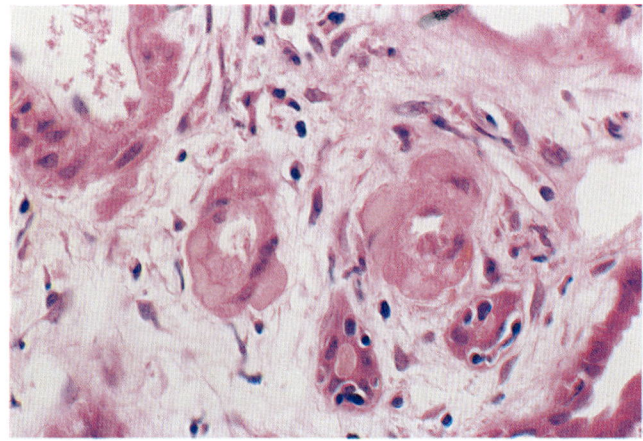

FIGURA *16.84*
Nefrotoxicidade e arteriolopatia por ciclosporina. Há acentuada hialinose destrutiva das arteríolas.

significam que uma segunda mutação no alelo *WT1* normal é responsável pelo surgimento do tumor de Wilms (semelhante à patogenia do retinoblastoma hereditário; ver Cap. 5). Ao contrário das deleções na síndrome WAGR, mutações específicas do gene *WT1* caracterizam a DDS. O fato de a expressão fenotípica das alterações na DDS ser muito mais grave que a da síndrome WAGR sugere que o *WT1* mutante seja, na verdade, um gene disfuncional (mutação negativa dominante).

O *WT1* é um gene supressor de tumor que funciona como um regulador da transcrição de muitos outros genes, inclusive o IGF-2 e o PDGF. A proteína do gene *WT1* também forma um complexo com a proteína p53. **Enquanto os tumores de Wilms que surgem no contexto da síndrome WAGR mostram defeitos de *WT1*, menos de 10% dos tumores esporádicos exibem tais alterações.** Assim, acredita-se que outros genes participem de forma mais crítica que o *WT1* na gênese de tumores de Wilms esporádicos.

Um segundo gene para a suscetibilidade ao tumor de Wilms (**WT2**) foi descoberto em tumores esporádicos que mostravam perda de heterozigosidade (LOH [loss of heterozygosity]) no cromossomo 11 (11p15), um local distinto do gene *WT1*, porém próximo a ele. O *WT2* também está ligado à BWS. É interessante notar que na perda da heterozigosidade do *locus WT2* nos tumores de Wilms esporádicos o alelo perdido é, invariavelmente, o materno. É importante notar que alguns pacientes com BWS mostram uma duplicação na linhagem germinativa do alelo *WT2* paterno, e outros herdam ambas as cópias aparentemente normais desse gene do pai e nenhuma da mãe (*paternal uniparental isodisomy [isodissomia de um só genitor-paterna]*). Uma possibilidade é que o *WT2* seja expresso normalmente apenas pelo alelo paterno (*impressão genômica*) e, portanto, que a hiperexpressão do *WT2* possa ser responsável pelo crescimento excessivo característico da BWS. Como o gene *IGF-2* também foi mapeado no cromossomo 11p15 e também está impresso pelo lado paterno, é possível que uma dosagem aumentada de *IGF-2* pudesse contribuir tanto para a BWS quanto para gênese tumoral. Uma outra possibilidade é que o *WT2* seja expresso apenas pelo alelo materno agindo como um supressor de tumor. Nesse caso, a perda do alelo materno contribuiria para a tumorigênese.

Restos nefrogênicos (ou seja, pequenos focos de células blastêmicas primitivas persistentes) são encontrados nos rins de todas as crianças com tumores de Wilms sindrômicos e em um terço dos casos esporádicos. Como esses remanescentes no rim sem o tumor contêm as mesmas mutações somáticas do *WT1* da maneira que estão presentes nos tumores, acredita-se que esses resquícios representam lesões precursoras clonais que são, pelo menos, uma etapa no caminho da formação tumoral.

 Patologia: O tumor de Wilms tende a estar grande quando detectado, com uma superfície de corte abaulada, marrom-clara, englobada em uma borda fina de córtex e cápsula renais (Fig. 16.85). Histologicamente, o tumor compõe-se de elementos semelhantes a tecido fetal normal (Fig. 16.86), incluindo (1) blastema metanéfrico, (2) estroma imaturo (tecido mesenquimatoso) e (3) elementos epiteliais imaturos.

Embora a maioria dos tumores de Wilms contenha todos os três elementos em proporções variáveis, tumores ocasionais contêm somente dois elementos, ou mesmo, apenas um. O componente correspondente ao blastema compõe-se de pequenas células ovóides com citoplasma escasso, crescendo em ni-

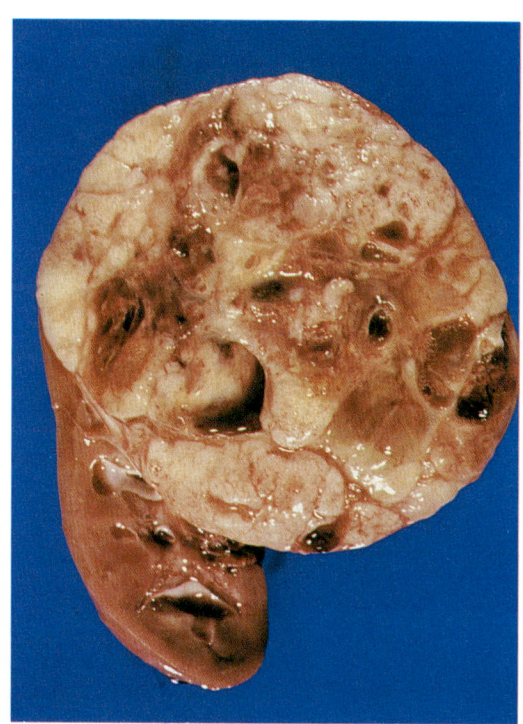

FIGURA *16.85*
Tumor de Wilms. Corte transversal de uma neoplasia castanho-claro ligada à porção residual do rim.

nhos e trabéculas. O componente epitelial tem o aspecto de estruturas tubulares pequenas. Em alguns casos, são encontradas estruturas assemelhadas a glomérulos imaturos. O estroma entre os outros elementos compõe-se de células fusiformes, em sua maioria indiferenciadas, porém, ocasionalmente, mostram diferenciação de musculatura lisa ou de fibroblasto. O músculo esquelético é o elemento do estroma heterotópico mais comum, embora raramente sejam encontrados osso, cartilagem, gordura, ou tecido neural.

 Manifestações Clínicas: Geralmente, o tumor de Wilms manifesta-se entre 1 e 3 anos de idade, e 98% ocorrem antes dos 10 anos de idade. Os poucos casos familiares geralmente exibem herança autossômica dominante. Somente 5% dos casos esporádicos são bilaterais, em contraste com 20% dos casos familiares. Mais freqüentemente, o diagnóstico é feito após o reconhecimento de uma massa abdominal. Manifestações adicionais incluem dor abdominal, obstrução intestinal, hipertensão, hematúria e sintomas de ruptura traumática do tumor.

Muitos parâmetros histológicos e clínicos foram utilizados com sucesso variável para predizer o comportamento do tumor de Wilms. Os pacientes com menos de 2 anos de idade tendem a apresentar um prognóstico melhor. A invasão do tumor além da cápsula renal, observada no momento da cirurgia, é um indicador prognóstico negativo. Anaplasia (aumento nuclear, hipercromasia e figuras mitóticas atípicas) também indica um prognóstico pior. A anaplasia é mais comum em pacientes mais idosos, uma característica que contribui para o prognóstico geral pior nesses casos. A quimioterapia e a radioterapia, combinadas à ressecção cirúrgica, melhoraram bastante o prognóstico dos pacientes com este tumor, e muitos cen-

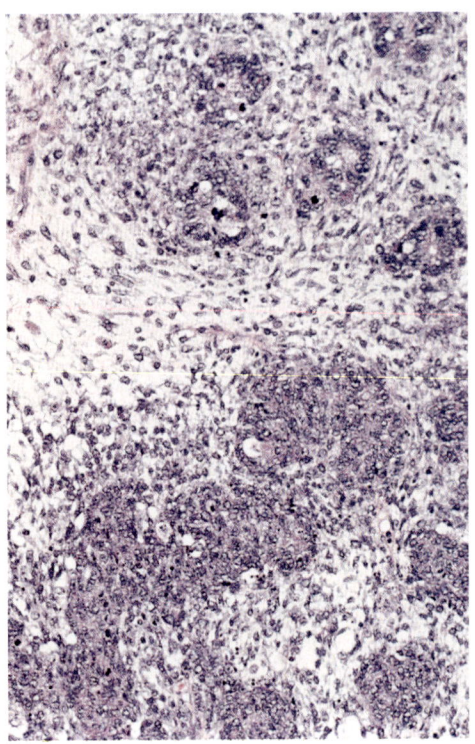

FIGURA 16.86
Tumor de Wilms (nefroblastoma). Esta foto fotomicrografia do tumor mostra áreas muito celulares compostas de blastema indiferenciado, estroma frouxo contendo células mesenquimatosas indiferenciadas e túbulos imaturos.

tros hoje em dia relatam uma taxa geral de sobrevida a longo prazo de 90%.

O Carcinoma de Células Renais É o Câncer mais Comum do Rim

O carcinoma de células renais (CCR) é uma neoplasia maligna das células epiteliais tubulares ou ductais renais. O CCR soma 90% dos cânceres renais, contribuindo com mais de 11.000 casos por ano nos Estados Unidos. A incidência desse tumor no mundo todo tem aumentado em 2% anualmente.

 Patogenia: A grande maioria dos casos de CCR é esporádica, mas cerca de 5% são herdados. O CCR hereditário ocorre no contexto de três síndromes distintas:

- **CCR autossômico dominante**, em que um tumor de células claras é a manifestação primária e ocorre em metade das pessoas sob risco
- **Doença de von Hippel-Lindau (VHL),** uma síndrome de câncer autossômica dominante, caracterizada pelo desenvolvimento de hemangioblastomas no cérebro, angiomas na retina, CCR de células claras (40% de todos os casos de doença de VHL), feocromocitoma e cistos em diferentes órgãos
- **CCR papilar hereditário**

Todas as formas de CCR hereditário tendem a ser multifocais e bilaterais, e surgem em uma idade mais jovem que o CCR esporádico. Estima-se que cerca de 5% dos casos de CCR sejam hereditários, e a história familiar de CCR coloca o indivíduo sob risco quatro a cinco vezes maior para essa neoplasia maligna.

Em estudos genéticos de CCR autossômico dominante, foram reconhecidas várias translocações envolvendo um ponto de quebra (*breakpoint*) no cromossomo 3. Subseqüentemente, estudos de pacientes com CCR esporádico demonstraram deleções consistentes e LOH no braço curto do cromossomo 3 (3p) no tecido tumoral. Por fim, a posição do gene *VHL* foi semelhantemente localizada no 3p. O gene *VHL* é um gene supressor de tumor. **A perda de um alelo do gene *VHL* ocorre em praticamente todos (98%) os CCR de células claras esporádicas, e mutações no gene são encontradas em mais da metade desses tumores.** Assim, as evidências sugerem fortemente que a perda da função supressora de tumor do *VHL* seja um evento importante na gênese de CCR de células claras.

Diferentemente do CCR de células claras, o CCR papilar hereditário não mostra associação com o gene *VHL*. Trissomias dos cromossomos 7, 16 e 17 e perda do cromossomo Y foram demonstradas em muitos casos. As mutações no protoncogene de c-*met* (*MET*) estão arroladas no desenvolvimento de CCR papilar hereditário.

O tabaco, fumado ou mascado, está associado a um risco maior de CCR, e um terço desses tumores está ligado ao uso de tabaco. As doenças císticas do rim, tanto as herdadas quanto as adquiridas, podem ser complicadas pelo desenvolvimento de carcinoma de células renais, especialmente CCR papilar. O câncer também foi ligado a nefropatia por analgésicos.

 Patologia: Existem variantes patológicas de CCR que refletem diferenças na histogênese e predizem os diferentes desfechos. As diversas categorias histológicas são mostradas no Quadro 16.16.

O **CCR de células claras** é o tipo mais comum e origina-se das células epiteliais tubulares proximais. Tipicamente é amarelo-laranja e com freqüência exibe hemorragia focal evidente e necrose (Fig. 16.87). Os tumores são sólidos ou focalmente císticos. O citoplasma claro das células neoplásicas (Fig. 16.88) reflete a remoção de lipídios e glicogênios citoplasmáticos abundantes pela água e pelos solventes utilizados no preparo do tecido. Freqüentemente, as células são dispostas em coleções redondas ou alongadas demarcadas por uma rede de vasos delicados, e há pouco pleomorfismo celular ou nuclear. À microscopia eletrônica, as células neoplásicas com freqüência assemelham-se a células epiteliais tubulares proximais, com microvilosidades, vesículas associadas à membrana envolvidas em pinocitose e dobra da membrana plasmática.

O **tipo papilar de CCR** caracteriza-se por células neoplásicas dispostas em eixos fibrovasculares. As células tumorais são tipicamente cuboidais, com núcleo redondo pequeno. O citoplasma

QUADRO 16.16 Categorias de Carcinoma de Células Renais

Categoria	Freqüência (%)
Tipo células claras	70-80
Tipo papilar	10-15
Tipo cromófobo	5
Tipo ducto coletor	1

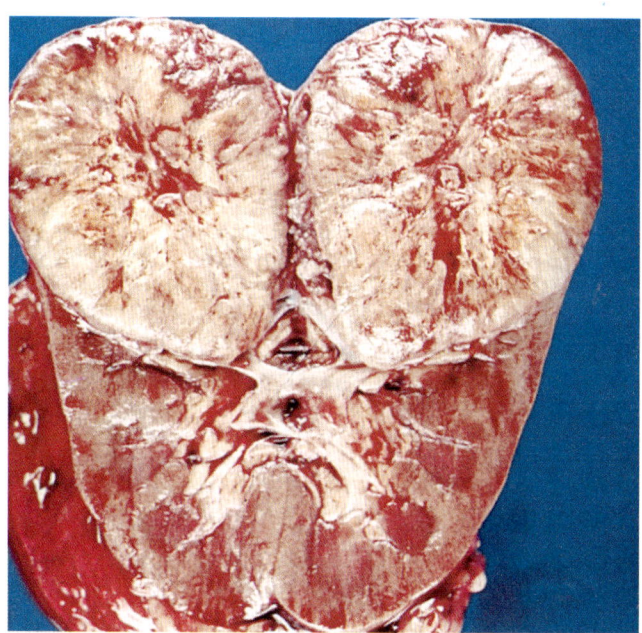

FIGURA 16.87
Carcinoma de células renais de células claras. O rim contém uma neoplasia irregular grande com a superfície de corte variegada. Áreas amarelas correspondem às células que contêm lipídios.

pode ser eosinofílico ou basofílico. Esses tumores originam-se em células epiteliais tubulares proximais.

O CCR cromófobo mostra uma mistura de células granulares acidófilas e células transparentes pálidas com bordas celulares proeminentes, que conferem um aspecto semelhante a células de plantas. O citoplasma contém muitas vesículas preenchidas com um tipo distintivo de mucopolissacarídeo que pode ser corado pela técnica de ferro coloidal de Hale. Nas células pálidas, essas vesículas deslocam outras organelas para a periferia, provocando uma palidez citoplasmática central. O CCR cromófobo parece originar-se em células intercaladas de ductos coletores renais.

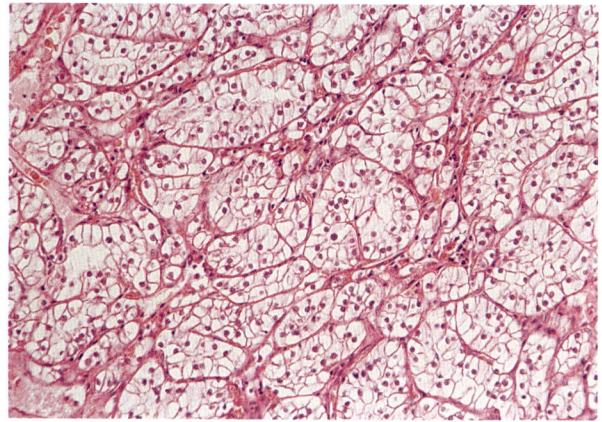

FIGURA 16.88
Carcinoma de células renais de células claras. Fotomicrografia mostrando coleções arredondadas de células neoplásicas com citoplasma claro abundante.

O CCR de ductos coletores é uma forma rara de CCR que surge, geralmente, na medula, mas pode estender-se para o córtex. Histologicamente, compõe-se de estruturas tubulares e papilares revestidas por uma única camada de células cuboidais que podem ter o aspecto de tacha [prego de cabeça grande]. Os carcinomas medulares renais são uma variante de carcinomas de ductos coletores que se desenvolvem quase exclusivamente em afrodescendentes norte-americanos com traço ou doença falciforme.

As alterações "sarcomatóides" podem ocorrer em qualquer variante de CCR e indicam um desfecho clínico pior. O sistema de graduação histológica recomendado para os carcinomas de células renais é o sistema de Fuhrman:

- **Grau I:** Núcleos redondos, uniformes, 10 μm; nucléolos inconspícuos ou ausentes
- **Grau II:** Núcleos irregulares, 15 μm; nucléolos evidentes
- **Grau III:** Núcleos muito irregulares, 20 μm; nucléolos grandes e proeminentes
- **Grau IV:** Núcleos bizarros e multilobulados, 20 μm ou mais; nucléolos proeminentes

 Manifestações Clínicas: A incidência de CCR alcança seu máximo na sexta década de vida e é duas vezes mais freqüente em homens que em mulheres. **A tríade clínica clássica de hematúria, dor no flanco e massa abdominal palpável** ocorre em menos de 10% dos pacientes. A hematúria é o sinal individual mais comum ao diagnóstico. Conhecido na medicina clínica como um dos grandes mimetizadores, o CCR é uma fonte potencial de produção ectópica de hormônios e está freqüentemente associado a síndromes paraneoplásicas. Por exemplo, a secreção de uma substância semelhante a paratormônio leva ao hiperparatireoidismo, a produção de eritropoietina causa eritrocitose, e a liberação de renina resulta em hipertensão. Com freqüência, um paciente com CCR apresenta inicialmente sintomas provocados por uma metástase. Por exemplo, convulsão súbita ou desenvolvimento de tosse em uma pessoa anteriormente saudável leva à descoberta de um tumor insuspeito no cérebro ou no pulmão, que se revela, em exame mais aprofundado, um CCR.

O prognóstico do CCR é influenciado por muitos fatores, inclusive tamanho do tumor, extensão da invasão e da metástase, tipo histológico e grau nuclear. Poucos pacientes com características sarcomatóides proeminentes sobrevivem mais de um ano. Por outro lado, a sobrevida após nefrectomia para CCR de células claras é de 50%. Os tipos papilar e cromófobo apresentam um prognóstico melhor do que o do tipo de células claras. O estágio do tumor (uma avaliação de invasão e metástase) é o fator prognóstico mais importante. A sobrevida em 5 anos é de 90% se o CCR não se estender além da cápsula renal; a sobrevida cai para 30% se houver metástases distantes. O tumor se dissemina com maior freqüência para o pulmão e os ossos.

Carcinoma de Células de Transição (Transicionais)

Entre 5 e 10% das neoplasias primárias do rim constituem carcinomas de células transicionais da pelve renal ou dos cálices (ver Cap. 17). Esses são morfologicamente idênticos aos carcinomas de células transicionais mais comuns da bexiga urinária e estão associados a eles em metade dos casos. Menos de 5% dos carcinomas de células transicionais ocorrem no sistema coletor proximal à bexiga.

LEITURAS SUGERIDAS

Livros

Jennette JC, Olson JL, Schwartz MM, Silva FG: *Heptinstall's pathology of the kidney*, 5th ed. Boston: Little, Brown, 1998.

Murphy WM: *Urological pathology*, 2nd ed. Philadelphia: WB Saunders, 1997.

Murphy WM, Beckwith JB, Farrow GM: *Tumors of the kidney, bladder and related urinary structures*. Washington, DC: Armed Forces Institute of Pathology, 1994.

Silva FG, D Agati VD, Nadasdy T: *Renal biopsy interpretation*. New York: Churchill Livingstone, 1996.

Artigos de Periódicos

Colvin RB: The renal allograft biopsy. *Kidney Int* 50:1069–1082, 1996.

Couser WG: Pathogenesis of glomerulonephritis. *Kidney Int* 44(suppl 42):S19–S26, 1993.

D'Agati VD: Morphologic features of cyclosporin nephrotoxicity. *Contrib Nephrol* 114:84–110, 1995.

Freedman BI, Iskandar SS, Appel RG: The link between hypertension and nephrosclerosis. *Am J Kidney Dis* 25:207–221, 1995.

Glassock RJ, Cohen AH: The primary glomerulopathies. *Disease-A-Month* 42:329–383, 1996.

Harris PC, Ward CJ, Peral B, Hughes J: Polycystic kidney disease 1: Identification and analysis of the primary defect. *J Am Soc Nephrol* 6:1125–1133, 1995.

Jennette JC, Falk RJ: Small Vessel Vasculitis. *N Engl J Med* 337:1512–1523, 1997.

Jennette JC, Falk RJ: Diagnosis and management of glomerular diseases. *Med Clin N Am* 81:653–677, 1997.

Linehan WM, Lerman MI, Zbar B: Identification of the von Hipple-Lindau (VHL) gene. Its role in renal cancer. *JAMA* 273:564–570, 1995.

Mauiyyedi S, Crespo M, Collins AB, et al.: Acute humoral rejection in kidney transplantation: II. Morphology, immunopathology, and pathological classification. *J Am Soc Nephrol* 13:779–787, 2002.

Pantuck AJ, Zisman A, Belldegrun A: Biology of renal cell carcinoma: Changing concepts in classification and staging. *Semin Urol Oncol* 19:72–79, 2001.

Reddy JC, Licht JD: The WT1 Wilms tumor suppressor gene. How much do we really know? *Biochim Biophys Acta* 1287:1–28, 1996.

Ruggenenti P, Remuzzi G: Malignant vascular disease of the kidney: Nature of the lesion, mediators of disease progression, and the case for bilateral nephrectomy. *Am J Kidney Dis* 27:459–475, 1996.

Silva FG, Hogg RJ: Glomerular lesions associated with the acute nephritic syndrome and hematuria. *Semin Diagn Pathol* 5:4–38, 1988.

Weber M: Rapidly progressive glomerulonephritis: Recent advances in pathogenesis, diagnosis and therapy. *Clin Invest* 71:825–829, 1993.

CAPÍTULO 17

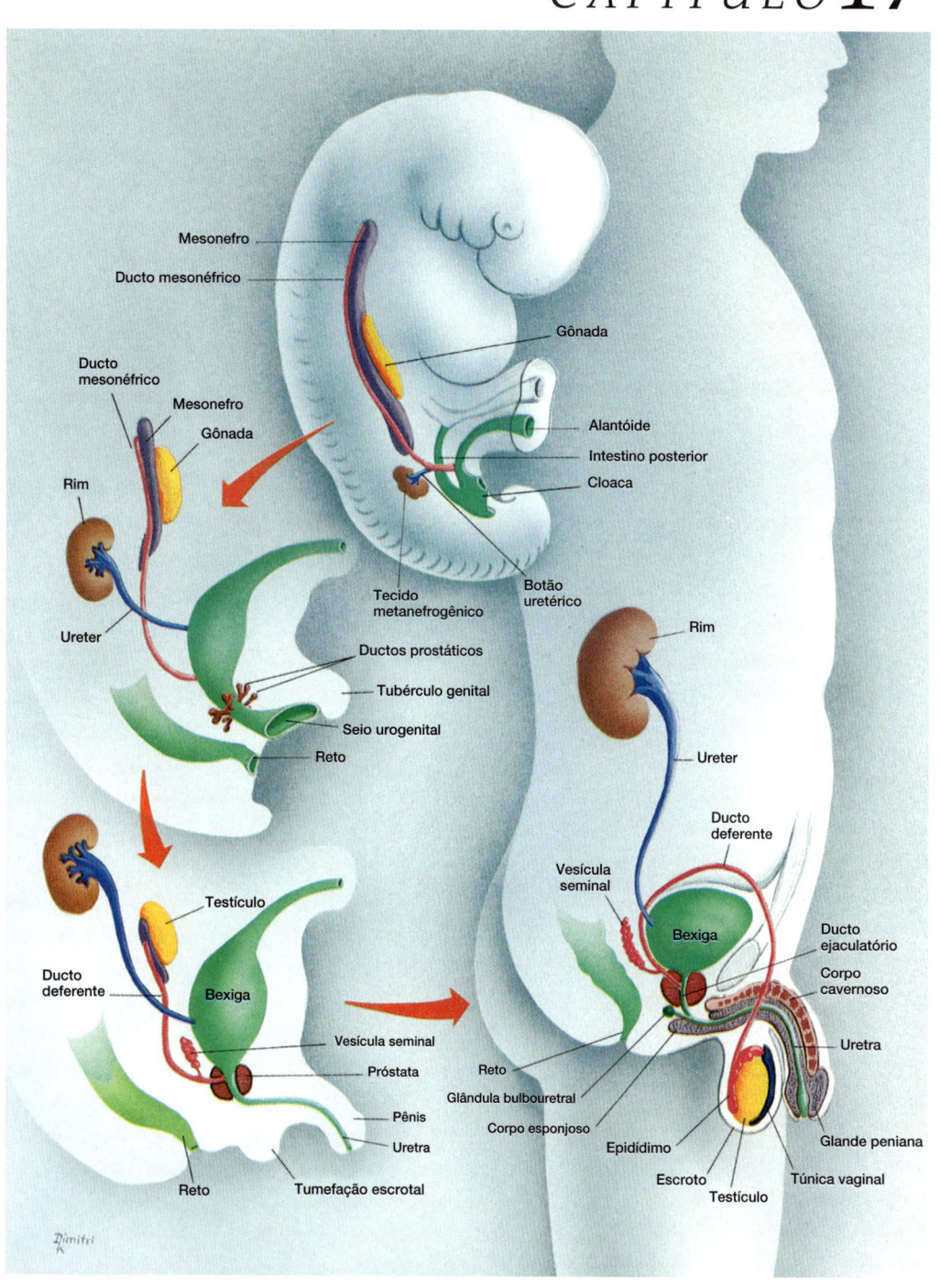

Trato Urinário Inferior e Sistema Reprodutivo Masculino

Ivan Damjanov

Anatomia e Embriologia

Trato Urinário Inferior
Bexiga
Ureteres
Uretra
Características Histológicas
Embriologia

Sistema Reprodutivo Masculino
Embriologia

Pelve Renal e Ureter

Distúrbios Congênitos

Ureterite e Obstrução Ureteral

Tumores

Bexiga

Distúrbios Congênitos

Cistite
Formas Especiais de Cistite Crônica

Lesões Uroteliais Proliferativas e Metaplásicas Benignas

Tumores
Papiloma de Células Transicionais (Uroteliais)
Carcinoma de Células Transicionais *In Situ*
Carcinoma de Células Transicionais
Formas Raras de Câncer da Bexiga

Pênis, Uretra e Escroto

Distúrbios Congênitos do Pênis

Massas Escrotais

Distúrbios Circulatórios

Distúrbios Inflamatórios
Doenças Sexualmente Transmitidas
Balanite
Doença de Peyronie

Uretrite e Distúrbios Relacionados

Tumores
Câncer da Uretra

(continua)

FIGURA **17.1** *(ver página anterior)*
Desenvolvimento embriológico do trato urinário e sistema reprodutivo masculino.

Câncer do Pênis
Câncer do Escroto

Testículo, Epidídimo e Ducto Deferente

Criptorquidismo

Anormalidades da Diferenciação Sexual

Infertilidade Masculina

Epididimite

Orquite

Tumores do Testículo
Neoplasia de Células Germinativas Intratubulares
Seminoma
Tumores de Células Germinativas Não-seminomatosos

Próstata

Prostatite

Hiperplasia Nodular da Próstata

Adenocarcinoma da Próstata

Anatomia e Embriologia

TRATO URINÁRIO INFERIOR

Os ureteres, a bexiga e a uretra, também conhecidos como trato urinário inferior, constituem a porção de saída do sistema urinário (Fig. 17.1). No sexo masculino, o trato urinário inferior está intimamente relacionado com o sistema reprodutivo.

Bexiga

A bexiga localiza-se no espaço retroperitoneal na porção baixa da cavidade abdominal. No sexo masculino, a bexiga encontra-se anterior ao reto e superior à próstata. No sexo feminino, encontra-se anterior à porção inferior do corpo uterino e ao fórnice vaginal anterior.

A bexiga pode ser subdividida anatomicamente em várias partes: ápice (cúpula), porção média e base, esta última compreendendo o trígono e o colo da bexiga. O ápice localiza-se atrás da margem da sínfise pubiana e está ligado na linha média ao umbigo pelo ligamento umbilical, um cordão fibroso que representa o *úraco* fetal involuído. No sexo masculino, o colo da bexiga repousa na superfície superior da próstata, onde as fibras de musculatura lisa dos dois órgãos se entrelaçam. Dentro da bexiga, a face posterior da base da bexiga tem uma forma triangular e é denominada *trígono*, uma região que não possui pregas mucosas e que tem o aspecto aplainado. Na parte superior, o trígono está ligado por uma crista muscular alcançando os orifícios dos ureteres, situados lateralmente. A extremidade inferior do trígono é formada pelo orifício interno da uretra, em forma de funil.

Ureteres

Os ureteres são órgãos pareados que ligam cada pelve renal com a bexiga. Como os rins, localizam-se no espaço retroperitoneal posterior, lateral à coluna vertebral. A porção mais inferior dos ureteres encontra-se embebida na parede da bexiga, formando as *valvas ureterovesicais*. Essas valvas permitem a passagem de urina no sentido inferior a partir dos ureteres para a bexiga, mas não a passagem na direção oposta.

Uretra

A uretra é a porção terminal do trato de saída urinário. A uretra masculina, em média com 20 cm de comprimento, divide-se em (1) uretra prostática, que se estende através da próstata; (2) uretra membranosa, que penetra através do assoalho pélvico; e (3) uretra esponjosa ou peniana, ocupando a porção central do pênis. A uretra prostática contém os orifícios dos ductos ejaculatório e prostático. A parte posterior da uretra peniana, também denominada *uretra bulbosa*, recebe as secreções das glândulas bulbouretrais mucosas (de Cowper). A uretra peniana termina na fossa navicular, imediatamente proximal ao orifício externo, o meato, localizado na extremidade do pênis.

A uretra feminina é mais curta do que a masculina, medindo apenas 3 a 4 cm de comprimento. Estende-se de seu orifício interno na bexiga até o orifício externo na vulva, imediatamente abaixo do clitóris. A parede da uretra feminina também contém glândulas mucosas.

Características Histológicas

Os ureteres, a bexiga e a uretra posterior estão revestidos por epitélio de transição, também conhecido como *urotélio*. As partes terminais da uretra estão revestidas por epitélio escamoso. O urotélio consiste em três zonas epiteliais. A camada basal situa-se sobre uma membrana basal e contém células que podem se dividir e substituir células superficiais lesadas. Acima da camada basal estão três a quatro camadas de células poligonais que formam a zona intermediária. Tanto as células basais quanto as poligonais podem se achatar quando a bexiga se dilata. A camada superficial do urotélio consiste em "células guarda-chuva", que são resistentes à urina que constantemente as banha.

Sob o epitélio encontra-se a lâmina própria, composta principalmente de tecido conjuntivo frouxo e vasos sangüíneos. A muscular da mucosa é incompleta e mal desenvolvida. A lâmina própria é circundada externamente por uma camada muscular espessa coberta pela adventícia. Como a bexiga, os ureteres e a uretra são retroperitoneais, não apresentam serosa externa. A única parte do trato urinário inferior que tem a serosa é a cúpula da bexiga.

Embriologia

O trato urinário inferior desenvolve-se em grande parte da cloaca, que é uma estrutura fetal dividida precocemente durante a ontogênese em uma parte anterior, o seio urogenital e uma parte posterior, que é o primórdio do reto. O seio urogenital é a origem da bexiga, da uretra proximal e do úraco, uma estrutura fetal temporária que conecta o trato urinário ao umbigo. O seio urogenital caudal faz contato com uma invaginação da membrana urogenital, desse modo formando a uretra. O úraco gradualmente involui formando o ligamento umbilical. A bexiga fetal forma evaginações laterais simétricas que crescem cranialmente como botões uretéricos. Quando esses botões epiteliais alcançam a zona nefrogênica, induzem a formação do metanefro, que é o primórdio dos rins.

SISTEMA REPRODUTIVO MASCULINO

O sistema reprodutivo masculino compreende testículo, epidídimo, ducto deferente, vesículas seminais, próstata e pênis (Fig. 17.1). O testículo adulto localiza-se no escroto e mede 4 × 3 × 3 cm. Ao longo da face látero-posterior do testículo encontra-se o epidídimo, que se estende até o ducto deferente. O testículo é revestido pela *túnica vaginal*, uma camada de células mesoteliais que cobre a cápsula fibrosa externa do testículo, a *túnica albugínea*. Essa cápsula tem ramificações septais internas que dividem o testículo em cerca de 250 lóbulos. Cada lóbulo consiste em túbulos seminíferos espiralados e tecido intersticial frouxo contendo vasos sangüíneos e células intersticiais de Leydig.

O *suprimento arterial* do testículo dá-se através das artérias testiculares, que têm origem na aorta abdominal. A *drenagem venosa* é um sistema duplo: a veia espermática interna direita desemboca na veia cava, e a esquerda desemboca na veia renal ipsilateral. Essa diferença anatômica tem várias implicações clínicas discutidas adiante.

Os **túbulos seminíferos,** principal unidade funcional do testículo, contêm o epitélio seminífero e as células de Sertoli, que proporcionam suporte à *espermatogênese*. As **células de Sertoli** também secretam *inibina*, que proporciona informação do tipo *feedback* à hipófise, desse modo regulando a secreção das *gonadotrofinas*, a saber, o hormônio folículo-estimulante (FSH) e o hormônio luteinizante (LH). Os espaços intersticiais do testículo contêm **células de Leydig,** fonte primária de *testosterona*.

No testículo pré-puberdade, os túbulos seminíferos contêm dois tipos celulares: as **células germinativas** no estágio de espermatogônia e as **células de Sertoli.** Na puberdade, o LH estimula as células de Leydig a produzirem testosterona e a iniciarem a espermatogênese, e o FSH atua tanto nas células germinativas quanto nas células de Sertoli, apoiando a espermatogênese.

Estímulos hormonais acarretam o aumento do número de células germinativas, basicamente *espermatogônia*, que também começam a se diferenciar em *espermatócitos* primários. A divisão meiótica dos espermatócitos primários acarreta a formação de *espermatócitos secundários*, que apresentam um número haplóide (23) de cromossomos. Os espermatócitos secundários amadurecem até *espermátides*, e estas até *espermatozóides*, que são secretados através dos canais da *rete testis* até os ductos epididimários. No **epidídimo,** os espermatozóides são misturados ao líquido secretado pelas células de revestimento epididimárias e são transportados ao longo do **ducto deferente,** que desemboca na uretra. O sêmen final a ser *ejaculado* através da uretra peniana é formado pela mistura de espermatozóides nas secreções epididimárias com os líquidos produzidos pelas **glândulas acessórias,** a saber, vesículas seminais, próstata, glândulas bulbouretrais de Cowper e glândulas uretrais.

A próstata é a maior e mais importante glândula acessória. Localiza-se na pelve em contato com as camadas externas posterior e inferior da bexiga, próximo ao reto. Anatomicamente, a próstata pode ser dividida em cinco partes: lobos anterior, médio, posterior e dois laterais. Microscopicamente, consiste em uma glândula tubuloalveolar com rico estroma fibromuscular. A próstata desenvolve-se sob a influência da testosterona, que é essencial na manutenção da produção de líquido seminal pela glândula.

Embriologia

A embriologia do sistema reprodutivo masculino é complexa porque se desenvolve de diversos primórdios embriológicos. Os testículos se desenvolvem das *cristas gonadais*, que se formam na superfície posterior da cavidade celômica. Essas cristas são povoadas com *células germinativas primordiais* (formadas inicialmente no saco vitelino) que penetram no corpo fetal através da linha média e, a seguir, migram lateralmente para as cristas genitais direita e esquerda. Interações complexas entre as células germinativas e as células do estroma nas cristas genitais acarretam a formação dos testículos fetais, localizados na parede posterior do mesoabdome. Ao mesmo tempo, os testículos conectam-se aos futuros epidídimo e ducto deferente, que se desenvolvem a partir dos *ductos de Wolff*. Nesse ponto, os testículos começam a sua descida gradual pelo canal inguinal, através do qual finalmente alcançam o escroto.

O escroto e o pênis desenvolvem-se simultaneamente aos testículos, porém a partir de um outro primórdio que corresponde predominantemente ao *tubérculo genital* e parcialmente ao *seio urogenital* anterior. Esses primórdios dos órgãos genitais externos são inicialmente idênticos em ambos os sexos. No feto do sexo masculino, desenvolvem-se sob a influência da testosterona formando pênis, uretra peniana e escroto, ao passo que no sexo feminino originam clitóris, pequenos lábios e grandes lábios.

Pelve Renal e Ureter

DISTÚRBIOS CONGÊNITOS

As anomalias de desenvolvimento da pelve renal e dos ureteres são encontradas em 2 a 3% de todos os indivíduos. Na maioria dos casos, não provocam sintomas clínicos, porém, ocasionalmente, predispõem a obstrução e infecções do trato urinário. As anomalias de desenvolvimento mais importantes das pelves renais e ureteres são agenesia, ectopia, duplicações, obstruções e dilatações (Fig. 17.2).

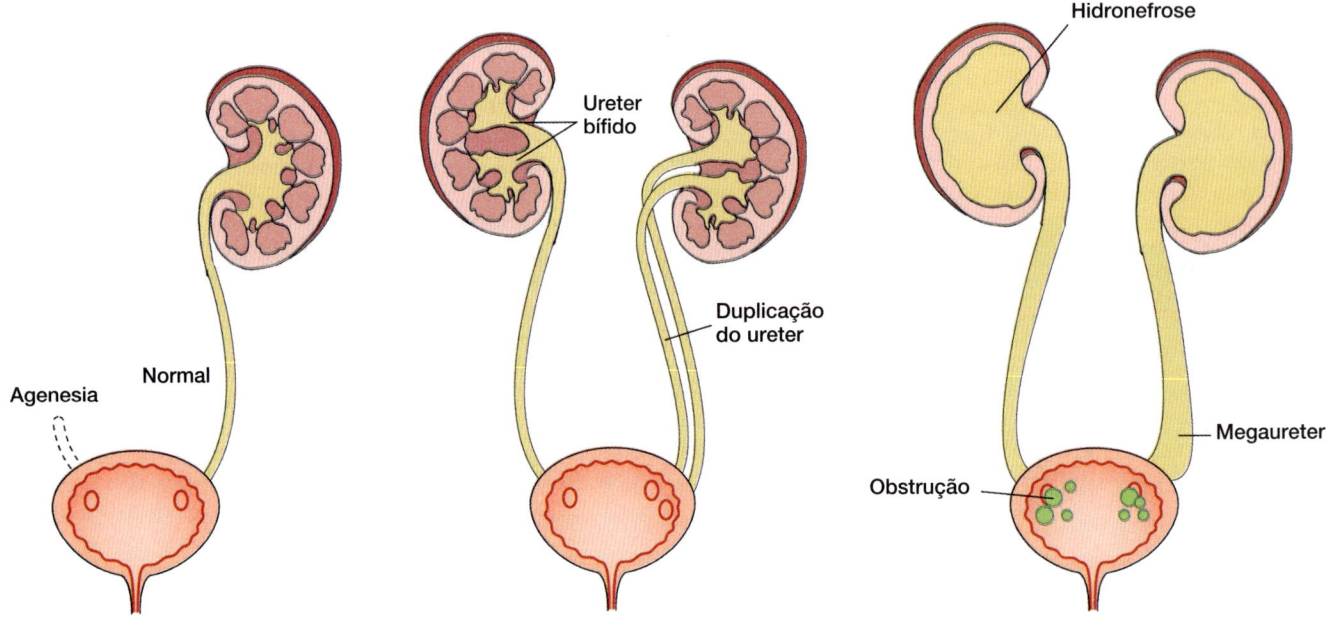

FIGURA 17.2
Anomalias das pelves renais e dos ureteres.

AGENESIA DA PELVE RENAL E URETERES: Essa rara anomalia está sempre associada à agenesia do rim correspondente. Em geral, a agenesia unilateral é assintomática. A agenesia bilateral dos ureteres e rins, uma característica da *síndrome de Potter*, é incompatível com a vida.

URETERES ECTÓPICOS: Os botões uretéricos podem se desenvolver no local anatômico errado durante a embriogênese. Os orifícios inferiores de ureteres ectópicos podem ser encontrados em muitos locais anômalos, como a porção média da bexiga, as vesículas seminais, a uretra ou os ductos deferentes.

DUPLICAÇÕES: Botões uretéricos únicos ou múltiplos podem ser duplicados no lado da bexiga urinária fetal. As duplicações podem ser unilaterais ou bilaterais, completas ou parciais. Em geral, há dois ureteres paralelos, cada um com sua própria pelve renal e orifício vesical separado. *Ureteres bífidos* (subdivididos por um septo), *ureteres bifurcados* e muitas outras variações dessa anomalia podem ser encontrados, porém a maioria não tem importância clínica.

OBSTRUÇÕES DOS URETERES: As obstruções podem ser atribuídas a *atresia* congênita ou *valvas ureterais* anormais. Entretanto, a *obstrução da junção ureteropélvica* congênita, a forma mais comum de hidronefrose em lactentes e crianças, não pode ser explicada nesses termos. Acredita-se que esteja relacionada com a deposição anormal de camadas de células de músculo liso e/ou fibrose substituindo as células de musculatura lisa no local da junção ureteropélvica. A obstrução urinária nessas crianças geralmente é unilateral, mas em 20% dos casos é bilateral. Essa forma de hidronefrose freqüentemente está associada a outras anomalias do trato urinário e, em alguns casos, a agenesia do rim contralateral.

DILATAÇÕES DA PELVE RENAL OU DOS URETERES: Podem ser localizadas na forma de *divertículos* ou generalizadas. A dilatação envolvendo todo o ureter, conhecida como *megaureter congênito*, pode ser unilateral ou bilateral. As possíveis causas ou a patogenia de megaureteres congênitos são praticamente desconhecidas. Os ureteres são tortuosos e não apresentam peristalse. A resultante estagnação da urina *(hidroureter)* está tipicamente associada a hidronefrose progressiva que, por fim, acarreta insuficiência renal.

URETERITE E OBSTRUÇÃO URETERAL

A ureterite é uma inflamação dos ureteres, que ocorre como uma complicação de infecções descendentes dos rins ou pode estar associada a infecções ascendentes no refluxo vesicouretérico. Com freqüência, a ureterite está associada a obstrução ureteral, que pode ser intrínseca ou extrínseca (Fig. 17.3).

As **causas intrínsecas** de obstrução ureteral incluem cálculos, coágulos sangüíneos intraluminares, pólipos fibroepiteliais, estenoses inflamatórias, amiloidose e tumores do ureter.

As **causas extrínsecas** de obstrução ureteral incluem vasos renais aberrantes para o pólo inferior do rim que atravessam o ureter, endometriose e tumores em linfonodos adjacentes. Além disso, o útero gravídico pode comprimir os ureteres.

A obstrução ureteral também pode ser conseqüente a doenças que envolvem a bexiga, próstata e uretra. Tais distúrbios incluem câncer da bexiga na vizinhança do orifício ureteral ou colo da bexiga, bexiga neurogênica e hiperplasia prostática. As causas proximais de obstrução ureteral tendem a ser unilaterais, ao passo que as mais distais, como a hiperplasia prostática, provocam hidronefrose bilateral, com a possibilidade de insuficiência renal nos casos não tratados.

A **fibrose retroperitoneal idiopática é** *uma causa especialmente incomum de obstrução ureteral, que se caracteriza por fibrose densa dos tecidos moles retroperitoneais e uma reação inflamatória crônica discreta e inespecífica.* Conforme o nome sugere, a etiologia é desconhecida, embora o uso de certos fármacos (metissergida, bloqueadores β-adrenérgicos) e a auto-imunidade tenham sido pro-

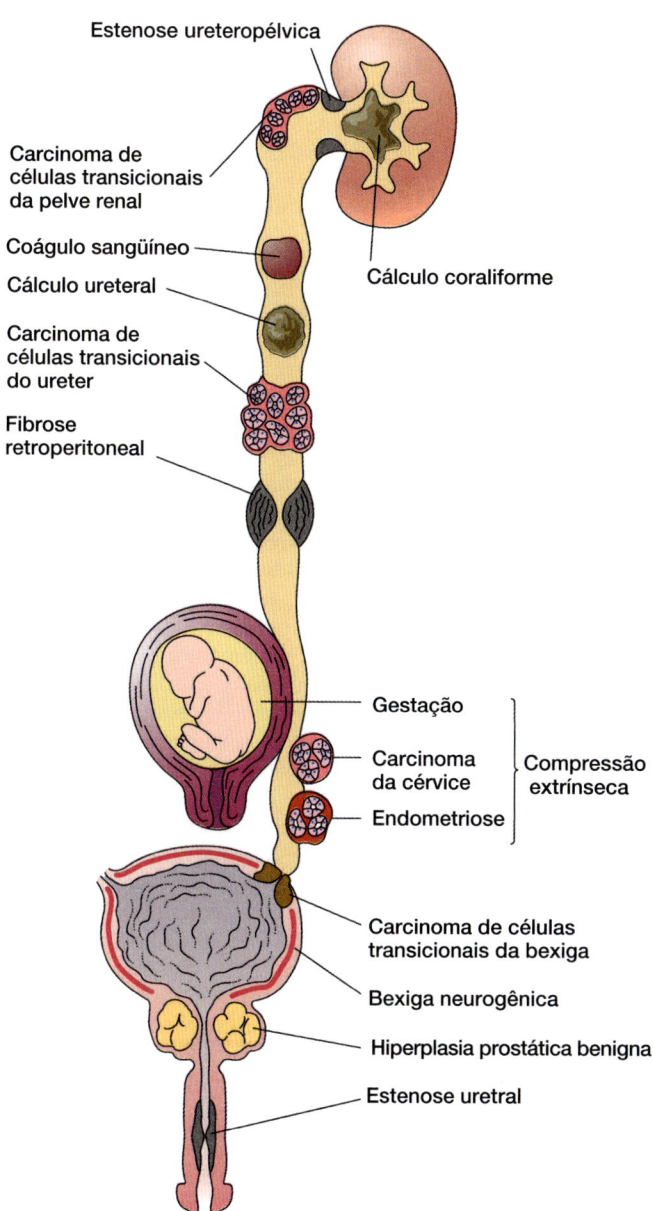

FIGURA 17.3
Causas mais freqüentes de obstrução ureteral.

postos como etiologias. Ocasionalmente, a fibrose retroperitoneal idiopática vem acompanhada por fibrose inflamatória em outras áreas, incluindo a tireoidite de Riedel (tireóide), colangite esclerosante (fígado) e fibrose mediastinal. A doença pode responder ao tratamento com corticosteróides e agentes imunossupressores.

TUMORES

Os tumores da pelve renal e ureter assemelham-se aos da bexiga, exceto pelo fato de serem muito menos comuns. Histologicamente, a maioria (> 90%) constitui-se de **carcinomas de células transicionais.** Os fatores etiológicos associados a tumores epiteliais da pelve renal e ureter são semelhantes àqueles observados no câncer da bexiga, sugerindo um "efeito de campo" no qual toda a mucosa urotelial representa um "órgão-alvo" contínuo. A pelve renal e os ureteres são o ponto de origem de 5% de todos os tumores uroteliais.

Os pacientes mais freqüentemente são diagnosticados na sexta e na sétima décadas de vida com hematúria (80%) e dor no flanco (25%). O carcinoma de células transicionais do ureter ou da pelve renal é indicação para nefroureterectomia radical. A excisão do ureter inteiro é necessária devido à alta freqüência de carcinomas de células transicionais, concomitantes e subseqüentes. O prognóstico está relacionado com o estágio tumoral no momento do diagnóstico.

Bexiga

DISTÚRBIOS CONGÊNITOS

As malformações congênitas da bexiga incluem (1) extrofia da bexiga, (2) divertículos, (3) remanescentes do úraco e (4) incompetência congênita da valva vesicoureteral.

EXTROFIA DA BEXIGA: *Essa anormalidade de desenvolvimento caracteriza-se pela ausência da parede anterior da bexiga e de uma porção da parede abdominal anterior.* Estima-se que a freqüência dessa anomalia seja de 1 em 50.000 nascimentos. Em alguns bebês do sexo masculino, está associada a *epispádias* (formação incompleta da uretra peniana).

A extrofia da bexiga origina-se da reabsorção incompleta da membrana anterior da cloaca. Na embriogênese normal, essa membrana é substituída por músculo liso, porém, se persistir, forma a parede vesical anterior. Como a membrana é delgada, acaba por romper, deixando um defeito grande acompanhado pelo fechamento defeituoso da parede muscular anterior da cavidade abdominal. Esses dois defeitos expõem a parede posterior da bexiga ao meio externo e transformam a bexiga em um órgão semelhante a taça e que não consegue reter a urina (Fig. 17.4). A parede posterior da bexiga exposta à lesão mecânica sofre metaplasia escamosa ou glandular e torna-se propensa a infecções freqüentes. Embora a extrofia possa ser reparada cirurgicamente, a mucosa vesical metaplásica permanece sob maior risco de transformação maligna. De fato, relatou-se uma incidência

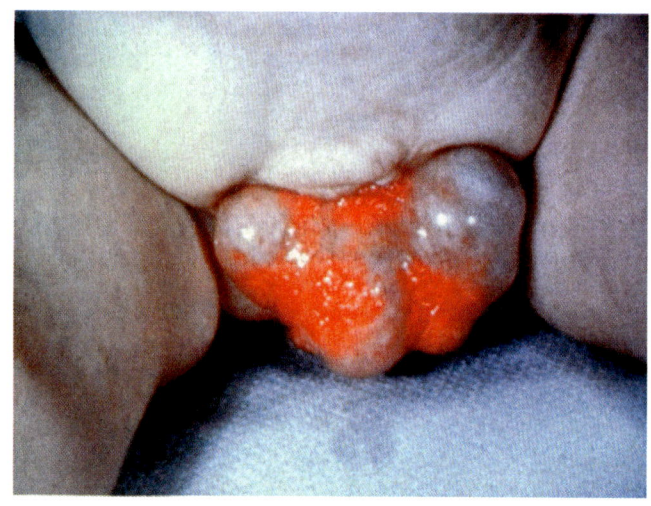

FIGURA 17.4
Extrofia da bexiga.

maior do que a esperada de câncer da bexiga em pessoas que viveram mais 50 a 60 anos após o reparo cirúrgico da extrofia.

DIVERTÍCULOS: Essas evaginações da parede da bexiga semelhantes a bolsas estão relacionadas com a formação incompleta das camadas musculares. Podem ser solitárias ou múltiplas. A urina retida dentro desses divertículos geralmente está infectada, uma complicação que pode levar à formação de cálculos urinários. Os divertículos congênitos devem ser diferenciados de *divertículos vesicais adquiridos* que tipicamente ocorrem em casos de obstrução do trato urinário prolongada, causada por hiperplasia prostática.

REMANESCENTES DO ÚRACO: O úraco (haste alantóica fetal que liga a bexiga ao umbigo) pode sofrer involução incompleta; se o úraco permanecer patente por completo, forma uma *fístula vesicoumbilical*. A regressão incompleta da extremidade urinária, da porção média ou da extremidade umbilical do úraco resulta em *divertículo do úraco, seio úraco-umbilical ou cisto umbilical*, respectivamente. O epitélio colunar dos reminiscentes do úraco pode originar *adenocarcinoma*. Embora esses tumores somem apenas 0,2% dos cânceres da bexiga, representam um terço dos adenocarcinomas da bexiga.

INCOMPETÊNCIA CONGÊNITA DA VALVA VESICOURETERAL: Essa anomalia é conseqüente à junção anormal entre os ureteres e a bexiga. Normalmente os ureteres penetram na parede da bexiga de modo oblíquo e apresentam uma longa porção intravesical. A camada muscular da bexiga funciona como um esfíncter que impede o fluxo retrógrado de urina para os ureteres normais durante a micção. Por outro lado, os ureteres que penetram na bexiga perpendicularmente apresentam um segmento intravesical curto, que não protege adequadamente contra o fluxo retrógrado de urina durante a micção. O **refluxo vesicouretérico (RVU)** é mais comum em meninas do que meninos e, com freqüência, é familial. Em 75% dos casos, o RVU é assintomático, mas, nos casos restantes, é uma causa importante de pielonefrite por refluxo. O RVU congênito é diferenciado da forma adquirida que ocorre durante a gestação ou em condições associadas à hipertrofia da bexiga.

CISTITE

A cistite é uma inflamação da bexiga que pode ser aguda ou crônica. É a infecção mais freqüente do trato urinário e também é uma infecção hospitalar comum nos pacientes internados.

Patogenia: Na maioria dos casos, a cistite é secundária a infecção do trato urinário inferior. Os fatores relacionados com a infecção da bexiga são idade e sexo do paciente, presença de cálculos vesicais, obstrução da saída da bexiga, diabetes melito, imunodeficiência, instrumentação ou cateterismo prévios, radioterapia e quimioterapia. O risco de cistite no sexo feminino é maior devido a uma uretra mais curta, especialmente durante a gestação. A obstrução da saída da bexiga secundária à hiperplasia prostática predispõe os homens à cistite. A introdução de patógenos na bexiga também pode ocorrer durante instrumentação (cistoscopia) e é particularmente comum em pacientes nos quais os cateteres de demora são deixados por períodos prolongados.

Na maioria dos casos, bactérias coliformes causam a cistite, com maior freqüência *Escherichia coli, Proteus vulgaris, Pseudomonas aeruginosa* e *Enterobacter* spp. A tuberculose da bexiga é quase sempre secundária a tuberculose renal. Bacilos formadores de gás, geralmente em indivíduos com diabetes, podem produzir bolhas intersticiais características na lâmina própria da bexiga *(cistite enfisematosa)*. Praticamente desconhecida no mundo Ocidental, a esquistossomose é uma etiologia de cistite comum em áreas onde o *Schistosoma haematobium* é endêmico, a saber, norte da África e Oriente Médio.

Patologia: Edema do estroma, hemorragia e infiltrado neutrofílico de intensidade variável são típicos da cistite aguda (Fig. 17.5). A falta de resolução da reação inflamatória está associada aos indicadores de inflamação crônica, incluindo predominância de linfócitos (Fig. 17.6) e fibrose da lâmina própria. Ocasionalmente, a mucosa da bexiga inflamada contém muitos folículos linfocíticos *(cistite folicular)* ou infiltrados densos de eosinófilos *(cistite eosinófila)*. A *cistite granulomatosa* é uma característica da tuberculose. Os ovos de *S. haematobium* podem causar reações granulomatosas e infiltrados eosinofílicos simultaneamente. As formas patológicas específicas da cistite crônica incluem:

Cistite hemorrágica: Hemorragias petequiais focais na mucosa freqüentemente são encontradas na cistite bacteriana aguda. Diáteses hemorrágicas (p. ex., leucemia ou tratamento com agentes citotóxicos) ou coagulação intravascular disseminada freqüentemente causam cistite hemorrágica extensa.

Cistite ulcerativa: A irritação crônica, causada, por exemplo, por cateteres de demora ou cistoscopia traumática, pode ser seguida por ulceração e hemorragia focal da mucosa. A *úlcera mucosa solitária* também é encontrada na cistite intersticial (ver adiante).

Cistite supurativa: O pus pode cobrir a mucosa da bexiga, preencher a luz ou permear a parede. A cistite supurativa pode se desenvolver durante a evolução de infecção local, porém com maior freqüência é uma complicação de sepse, pielonefrite ou infecções purulentas secundárias a cirurgia da bexiga.

Cistite pseudomembranosa: Pseudomembranas (camadas felpudas de material necrótico, cinza ou amarelo) algumas vezes cobrem a mucosa da bexiga. Essas camadas podem ser removidas, expondo a mucosa ulcerada hemorrágica subjacente. Quase sempre a cistite pseudomembranosa é uma complicação de infecção que ocorre após o tratamento com agentes citotóxicos, mais freqüentemente a ciclofosfamida. As pseudomembranas consistem em detritos celulares, fibrina, células inflamatórias e sangue.

Cistite calcificada: Essa forma de inflamação crônica é encontrada tipicamente na esquistossomose. A calcificação de ovos produz incrustações da parede da bexiga semelhantes a grãos de areia. Esses grãos gradualmente coalescem e transformam toda a bexiga em um recipiente rígido calcificado.

Manifestações Clínicas: Praticamente todos os pacientes com cistite aguda ou crônica queixam-se de freqüência excessiva de micção [polaciúria], dor à micção *(disúria)* e desconforto abdominal baixo ou pélvico. O exame da urina geralmente revela células inflamatórias, e o agente causal pode ser identificado por cultura da urina. A maioria dos casos de cistite responde bem ao tratamento com agentes antimicrobianos.

Formas Especiais de Cistite Crônica

CISTITE INTERSTICIAL CRÔNICA: Esse distúrbio de etiologia desconhecida tipicamente afeta mulheres de meia-idade e manifesta inflamação transmural da parede da bexiga, ocasionalmente associada à ulceração da mucosa **(úlcera de Hunner)** (Fig. 17.7). A inflamação

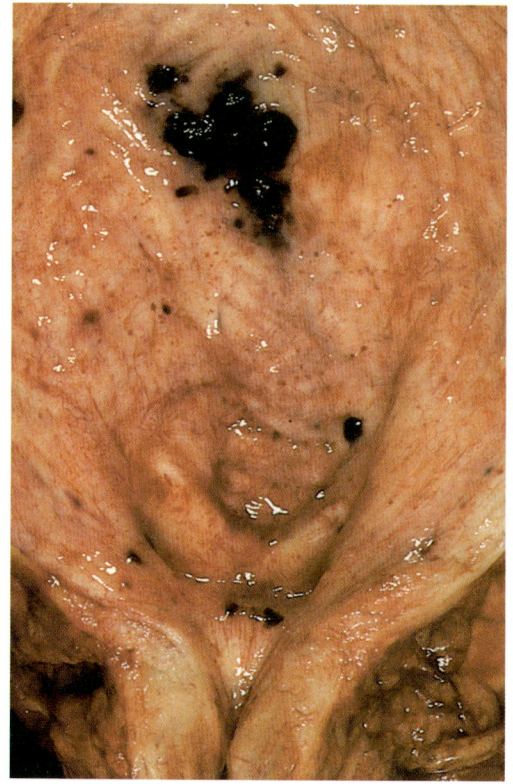
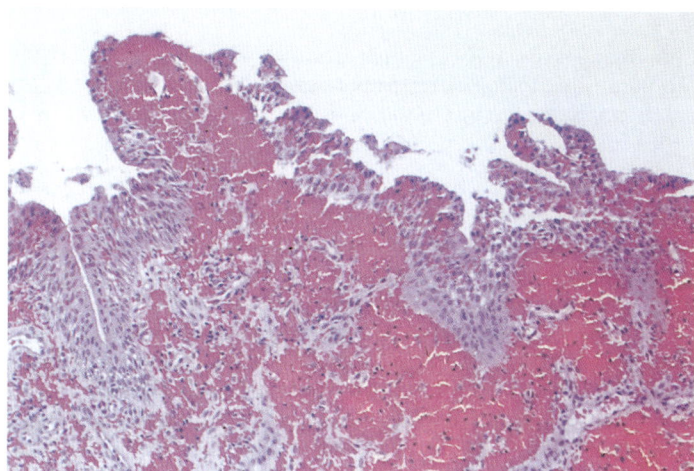

FIGURA 17.5
Cistite hemorrágica aguda. O paciente morreu 2 dias após a cirurgia, e a cistite foi causada claramente por um cateter de demora. A. Diversos focos de hemorragia são observados na mucosa hiperêmica da bexiga. B. Focos microscópicos de hemorragia da mucosa.

crônica, inclusive número aumentado de mastócitos, é observada comumente dentro da mucosa e da muscular. Uma úlcera de Hunner exibe reação inflamatória aguda intensa.

Os sintomas mais comuns da cistite intersticial crônica são dor suprapúbica de longa duração, polaciúria e urgência, com ou sem hematúria. A cistoscopia revela edema da mucosa, petéquias focais e áreas hemorrágicas irregulares, mais freqüentemente na cúpula e na parede posterior, que são manifestações características. As cul-

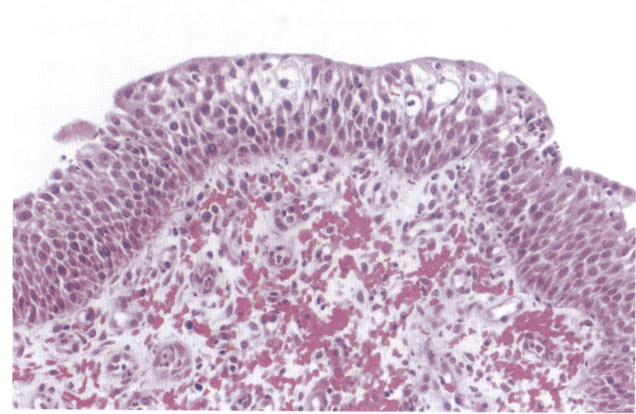

FIGURA 17.6
Cistite crônica. Um infiltrado inflamatório inespecífico composto de linfócitos e plasmócitos está presente na lâmina própria edematosa.

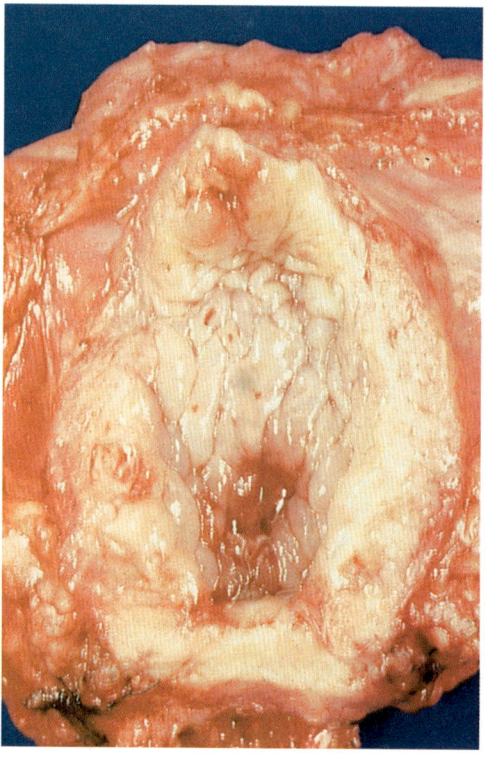

FIGURA 17.7
Cistite intersticial. O defeito hemorrágico na mucosa edematosa da parede posterior da bexiga é conhecido clinicamente como úlcera de Hunner.

turas de urina geralmente são negativas. A doença quase sempre é persistente e refratária a todas as formas de tratamento.

MALACOPLAQUIA (*do grego* malakos, *mole;* plax, *placa*): Um distúrbio inflamatório incomum de etiologia desconhecida, a malacoplaquia é identificada pelo acúmulo de macrófagos característicos. O distúrbio foi descrito primeiramente na bexiga, mas tem sido observado em muitos outros locais, tanto dentro quanto fora do trato urinário. A malacoplaquia é encontrada em todas as faixas etárias, e o pico de freqüência ocorre na quinta até a sétima década de vida. Existe uma preponderância acentuada de casos em mulheres, independentemente da localização.

Com freqüência, a malacoplaquia está associada a uma infecção do trato urinário por *E. coli*, embora seja dúbia uma relação causal direta. É comum um fundo clínico de imunossupressão, infecções crônicas ou câncer.

Patologia: A malacoplaquia caracteriza-se por placas amarelas e macias na superfície mucosa da bexiga (Fig. 17.8). À histologia, a característica mais importante é um infiltrado de células inflamatórias crônicas composto predominantemente de macrófagos grandes com citoplasma eosinofílico e abundante, contendo grânulos ácido periódico de Schiff (PAS) positivos (*células de von Hansemann*). Alguns desses macrófagos exibem calcosferitos basofílicos laminados, denominados *corpúsculos de Michaelis-Gutmann*. Ultra-estruturalmente, os grânulos das células de von Hansemann são lisossomos ingurgitados que contêm fragmentos de bactérias, sugerindo que a malacoplaquia pode refletir um defeito adquirido na degradação lisossômica. Os corpúsculos de Michaelis-Gutmann são conseqüentes a deposição de sais de cálcio nesses lisossomos aumentados.

A bexiga é o local mais comum de malacoplaquia, com metade dos casos ocorrendo nesse órgão. Esse distúrbio enigmático também foi relatado em outras regiões do sistema genitourinário, incluindo rim, pelve renal, ureter, testículo, epidídimo e próstata. O cólon, os ossos e os pulmões também são locais de malacoplaquia. A sintomatologia clínica da malacoplaquia é indistinguível daquela de outras formas de cistite crônica, e o tratamento é ineficaz.

LESÕES UROTELIAIS PROLIFERATIVAS E METAPLÁSICAS BENIGNAS

As lesões proliferativas e metaplásicas benignas do urotélio ocorrem com maior freqüência na bexiga, mas podem ser encontradas em todo o trato urinário, desde a pelve renal até a uretra. Essas lesões não-neoplásicas caracterizam-se por hiperplasia ou por hiperplasia e metaplasia associadas (Fig. 17.9). São encontradas mais freqüentemente associadas à inflamação crônica causada por infecções do trato urinário, cálculos, bexiga neurogênica e (raramente) extrofia da bexiga. Ocasionalmente também são observadas na ausência de qualquer distúrbio inflamatório preexistente.

Os **botões de Brunn** são invaginações bulbosas da superfície do urotélio para a lâmina própria. São encontrados em 85% das bexigas e são considerados variantes normais do epitélio.

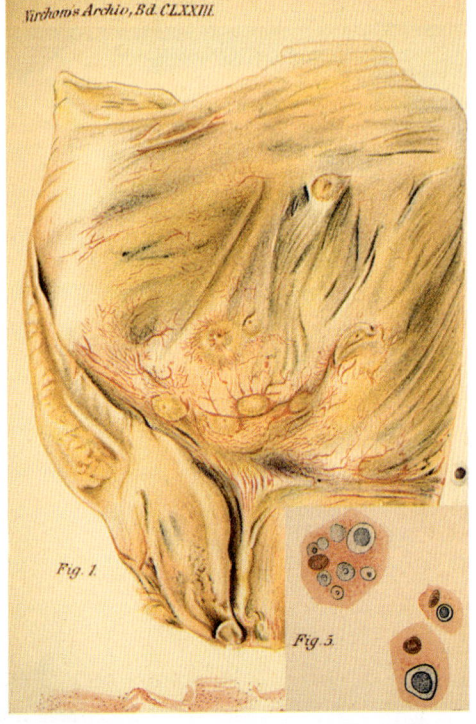
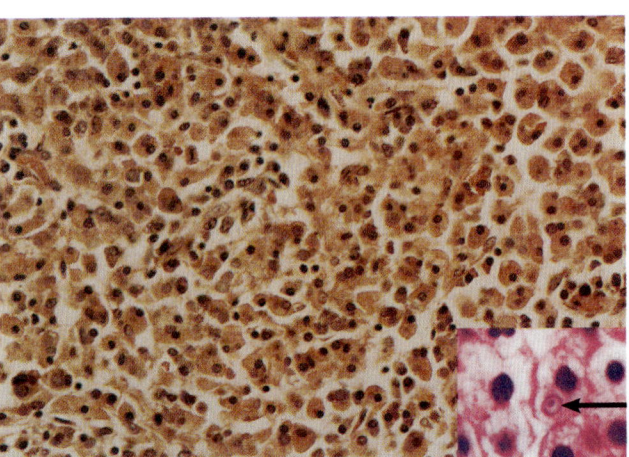

FIGURA *17.8*
A. Malacoplaquia. Este desenho colorido do caso original relatado por von Hansemann em 1903 ilustra as regiões de endurecimento em placa da mucosa da bexiga e os corpúsculos azulados de Michaelis-Gutmann no citoplasma das células inflamatórias (*detalhe*). B. Uma fotomicrografia mostra muitos corpúsculos de Michaelis-Gutmann visualizados como estruturas esféricas bem definidas no citoplasma. O fundo de células inflamatórias compõe-se principalmente de macrófagos, com menos linfócitos (*detalhe*). Um corpúsculo de Michaelis-Gutmann (*seta*) é visto em maior aumento.

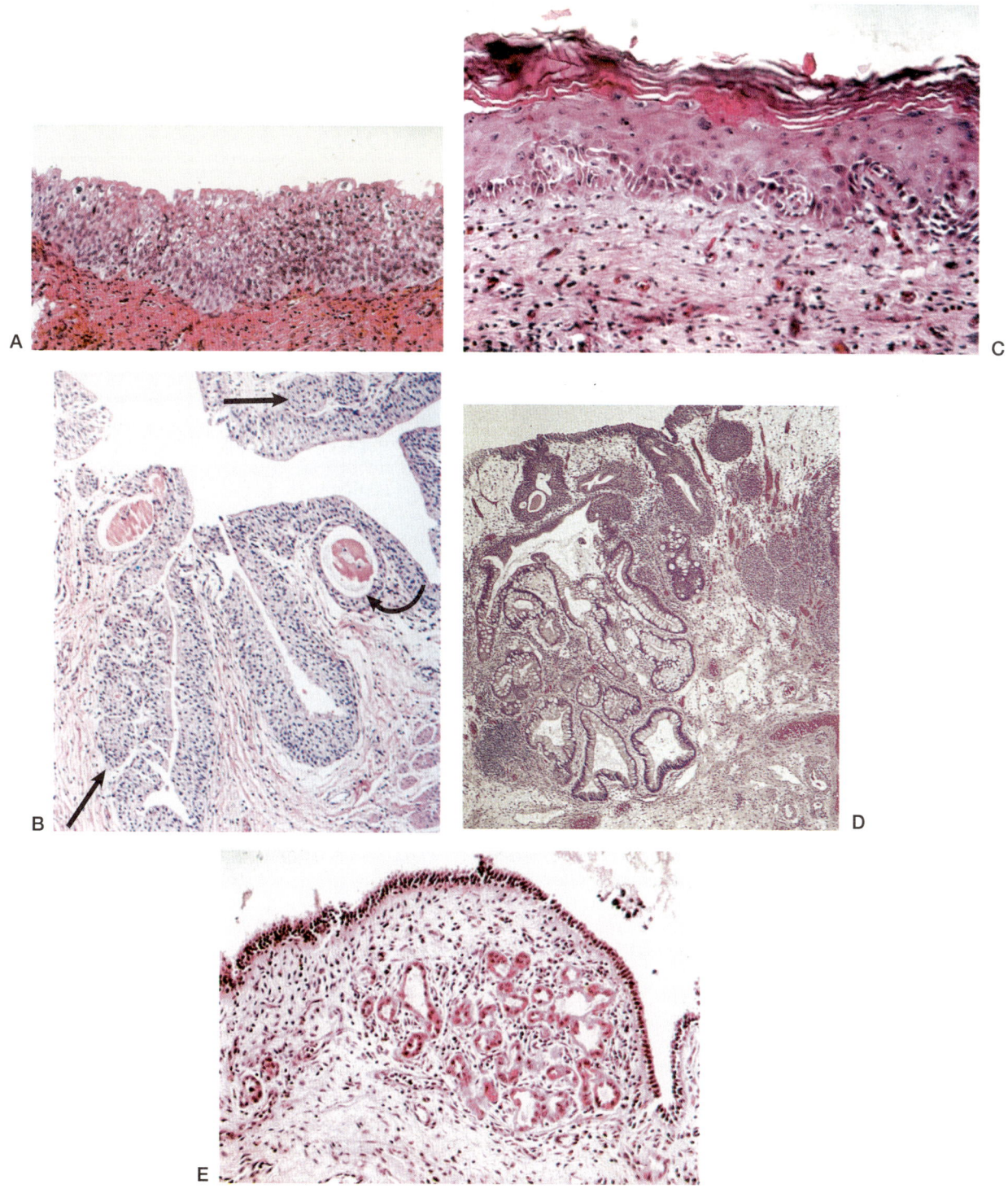

FIGURA 17.9
Alterações proliferativas e metaplásicas da bexiga. A. Hiperplasia. B. Ninhos de Brunn (setas retas) e cistite cística (seta curva) projetam-se para a lâmina própria. C. Metaplasia escamosa. D. Cistite glandular. E. Metaplasia nefrogênica.

Os **ninhos de Brunn** são semelhantes aos botões de Brunn, mas as células uroteliais se destacaram da superfície e são visualizadas dentro da lâmina própria.

As **lesões císticas da bexiga (cistite cística)** manifestam-se como cistos agrupados repletos de líquido. Podem ser visualizados cistos semelhantes na uretra ou no ureter **(uretrite cística, ureterite cística)** (Fig. 17.10). De fato, a cistite cística é comum, sendo encontrada à histologia em 60% das bexigas normais nos outros aspectos. Esses cistos podem se tornar grandes o suficiente a ponto de serem evidentes na cistoscopia. Histologicamente, todas essas lesões correspondem a ninhos de Brunn císticos e estão revestidas por epitélio de transição normal. Material proteináceo e eosinofílico pode estar presente nas luzes dos cistos.

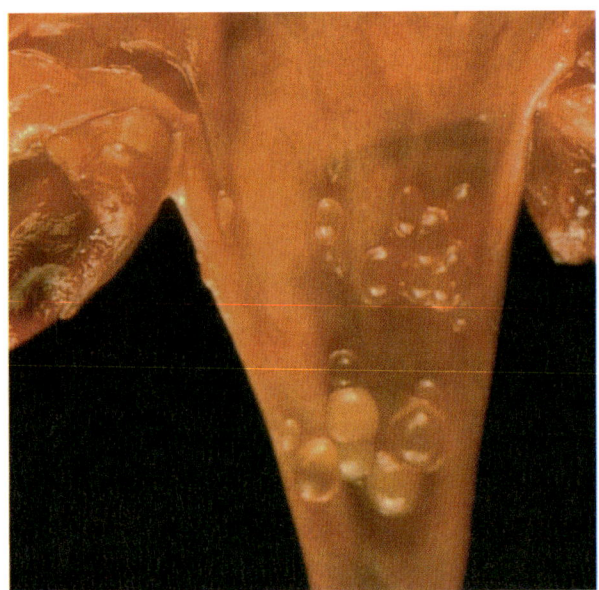

FIGURA 17.10
Ureterite cística. A mucosa da porção proximal do ureter exibe pequenas estruturas císticas.

A **cistite glandular** é uma lesão da mucosa caracterizada por estruturas glandulares revestidas por células epiteliais colunares, secretoras de mucina, freqüentemente próximo de ninhos de Brunn e de cistite cística. A cistite glandular difere da cistite cística apenas quanto à natureza das células de revestimento. Na verdade, as estruturas tanto com células colunares da cistite glandular quanto com células transicionais da cistite cística não são raras.

A **metaplasia escamosa** é uma reação a lesão e inflamação crônicas, particularmente quando associada a cálculos. Atualmente está claro que a metaplasia escamosa do trato urinário, presumivelmente associada a infecções, é consideravelmente mais comum do que se pensava anteriormente e está presente em até 50% das mulheres e em 10% dos homens adultos normais.

A **metaplasia nefrogênica** é uma lesão causada pela transformação de epitélio de transição em epitélio semelhante a túbulos renais. Ocorre mais freqüentemente na bexiga, mas foi relatada com pouca freqüência na uretra e no ureter. Muitos túbulos pequenos agrupados na lâmina própria produzem um nódulo exofítico papilar. A histogênese da metaplasia nefrogênica não é conhecida, mas parece que, em determinados casos, as lesões são conseqüentes a implantes de células tubulares renais destacadas, transportadas fluxo abaixo pela urina. A lesão pode produzir projeções semelhantes a tumor na bexiga. Essas projeções podem obstruir os ureteres, em cujo caso há necessidade de tratamento cirúrgico.

 Manifestações Clínicas: As lesões proliferativas e metaplásicas do urotélio têm importância clínica limitada. O mais importante é que essas lesões não devem ser confundidas com o câncer. No entanto, os pacientes com essas alterações apresentam um risco significativamente maior de desenvolvimento de carcinoma de células transicionais da bexiga e, no caso de cistite glandular, de adenocarcinoma também. Por outro lado, não há evidências que sugiram que essas lesões sejam pré-neoplásicas. Em vez disso, a persistência da lesão relacionada com o desenvolvimento de lesões uroteliais proliferativas e metaplásicas é mais provavelmente o fator importante na patogenia do câncer da bexiga.

TUMORES

Os fatos mais importantes sobre câncer da bexiga são os seguintes:

- A bexiga é o local mais comum de tumores do trato urinário.
- A maioria dos tumores da bexiga ocorre em pacientes idosos (média de idade de 65 anos) e são raros em idade inferior a 50 anos.
- Os cânceres são mais comuns em homens do que em mulheres.
- A maioria dos tumores é classificada microscopicamente como neoplasias de células transicionais (uroteliais).
- A maioria dos tumores é cancerosa, mas o grau de malignidade varia, dependendo do estágio clínico e da graduação microscópica de cada tumor.
- Com freqüência, os tumores são multifocais e podem ocorrer em qualquer parte do trato urinário revestido por epitélio de transição, desde a pelve até a uretra posterior.
- Com freqüência, o tratamento cirúrgico é seguido por recorrência tumoral.

 Epidemiologia: Cerca de 50.000 novos casos de câncer da bexiga são diagnosticados por ano nos Estados Unidos, totalizando 3 a 5% de todas as mortes relacionadas com câncer. A incidência de câncer da bexiga mostra diferenças geográficas e sexuais importantes em todo o mundo. As freqüências mais altas são registradas entre indivíduos brancos, urbanos, nos Estados Unidos e na Europa ocidental, enquanto uma prevalência baixa é encontrada no Japão e entre negros norte-americanos.

Uma incidência alta de câncer da bexiga no Egito, Sudão e em outros países africanos é atribuída à esquistossomose endêmica. Em 70% dos casos, os tumores que complicam a esquistossomose são carcinomas de células escamosas.

O câncer da bexiga pode ser encontrado em qualquer idade, porém a maioria dos pacientes (80%) tem entre 50 e 80 anos de idade. Os homens são afetados três vezes mais do que as mulheres. Os fatores de risco mais importantes são:

- Tabagismo (risco quatro vezes maior)
- Exposição industrial a corantes do tipo azo
- Infecção com *S. haematobium*
- Fármacos, como ciclofosfamida e analgésicos
- Radioterapia (câncer de cérvice, próstata ou reto)

 Patogenia: A associação entre câncer da bexiga e exposição ocupacional a determinadas substâncias químicas orgânicas entre os operários da indústria alemã de corante à base de anilina foi descrita em 1895 e subseqüentemente confirmada em operários semelhantes nos Estados Unidos. Posteriormente, foi identificado um risco maior de câncer da bexiga nas indústrias de couro, borracha, tinta e substâncias químicas orgânicas. A melhora da higiene industrial reduziu esse risco.

Um papel para substâncias químicas na origem do câncer da bexiga foi fortalecido pela demonstração de que a administração de β-naftilamina, um composto ao qual os trabalhadores da indústria de corante foram expostos, produz câncer da bexiga em cães. A via metabólica das naftilaminas explica sua especificidade orgânica. As arilaminas são conjugadas com o ácido glicurônico no fígado, e depois os conjugados são excretados na urina. Na bexiga, a β-glicuronidase hidrolisa o conjugado de ácido glicurônico no pH ácido da urina, desse modo produzindo íons reativos de arilnitrênio. Essas formas são presumivelmente carcinogênicas para as células da mucosa devido a sua habilidade de se ligar à porção guanina do DNA.

Foram observadas **anormalidades citogenéticas específicas** em 50% dos cânceres da bexiga. Entre essas, ocorrem com maior freqüência deleção do cromossomo 9 ou seu braço curto ou longo (9p− ou 9q−) e deleções de 11p, 13p, 14q, ou 17p. As deleções cromossômicas em 9p, que contêm o **gene supressor tumoral p16**, são os únicos achados consistentes em tumores papilares de grau baixo e carcinomas planos *in situ*. As deleções em 17p, o local do **gene p53**, são encontradas freqüentemente nos cânceres de bexiga invasivos.

Há evidências de que os tumores múltiplos da bexiga surjam simultaneamente ou em momentos diferentes, derivem do mesmo **clone de células neoplásicas** e, portanto, representem a semeadura de locais adicionais dentro da mucosa vesical a partir de um tumor original solitário. A presença de múltiplos tumores era considerada anteriormente como um **"efeito de campo"** sobre uma mucosa urotelial "não em repouso". A "teoria do efeito de campo" é apoiada pelo fato de que tumores idênticos podem se originar simultaneamente na pelve renal, ureteres e porção posterior da uretra, que são estruturas revestidas por epitélio de transição. Assim, a "teoria do efeito de campo" não pode ser completamente descartada.

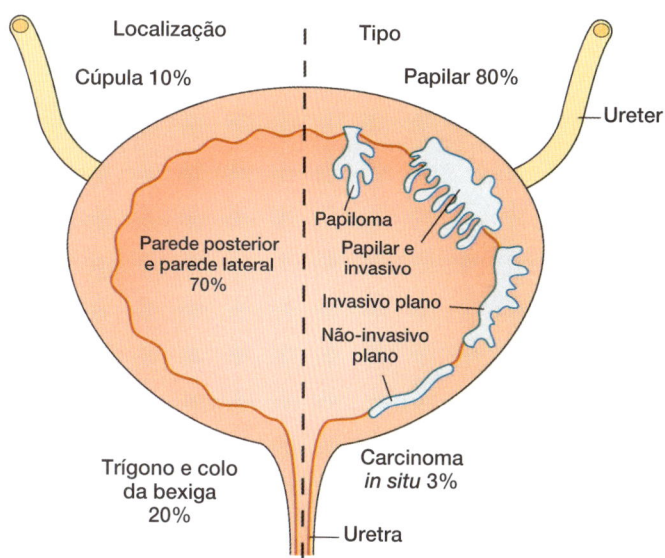

FIGURA 17.11
Neoplasias uroteliais. A maioria dos tumores ocorre na bexiga e é classificada histologicamente como carcinoma de células transicionais (CCT). Os ureteres e a uretra posterior também são revestidos por epitélio de transição e podem originar CCT. Os CCT podem ser planos, papilares, papilares e invasivos ou simplesmente invasivos. Os papilomas de células de transição benignos são raros.

 Patologia: Os tumores epiteliais, cuja maioria é constituída por carcinomas de células transicionais, abrangem mais de 98% de todos os tumores primários da bexiga. As lesões epiteliais de células transicionais neoplásicas que surgem da mucosa da bexiga compreendem um espectro que, em uma extremidade, inclui papilomas benignos e carcinomas papilares exofíticos de grau baixo, e na outra extremidade, carcinomas de células transicionais invasivos e tumores muito malignos (Fig. 17.11). Outros tumores relacionados no Quadro 17.1 são menos comuns.

O Papiloma de Células Transicionais (Uroteliais) É uma Lesão Benigna

O papiloma de células transicionais da bexiga urinária é incomum e, com freqüência, encontrado ocasionalmente ou após hematúria indolor. Os papilomas constituem 2 a 3% dos tumores epiteliais da bexiga e ocorrem com maior freqüência em homens com mais de 50 anos de idade. Duas formas são o papiloma exofítico clássico e o papiloma invertido.

O **papiloma exofítico** exibe frondes papilares revestidas por epitélio de transição que é praticamente indistinguível do urotélio normal. Os tumores papilares que satisfazem a esse critério são raros, e apenas recentemente foram aceitos como papilomas, e não como carcinoma de células transicionais de grau baixo. À cistoscopia, a maioria dos pacientes mostra lesões solitárias, com 2 a 5 cm de diâmetro, embora papilomas múltiplos não sejam incomuns. Os papilomas exofíticos recorrentes são comuns (70%), e o carcinoma invasivo se desenvolve em 7% dos pacientes.

Embora os papilomas de células transicionais não sejam malignos, surgem em mucosa urotelial que não se encontra em repouso, e tumores em evolução podem ser detectados por meio de exames repetidos durante muitos anos. Na maioria dos casos, as "recorrências" representam novos tumores que se desenvolvem em outro local da bexiga.

Os **papilomas invertidos** são raros e tipicamente apresentam-se como lesões nodulares da mucosa da bexiga, em geral na região do trígono. Também são observados na pelve renal, ureter e uretra. Os papilomas invertidos são recobertos por urotélio normal, a partir do qual descem cordões de epitélio de transição para a lâmina própria. Essas lesões são mais freqüentes em homens, com um pico de incidência na sexta e na sétima décadas de vida. Hematúria de início recente é a apresentação clínica usual.

O Carcinoma de Células Transicionais *In Situ* Está Confinado ao Urotélio Plano

O termo carcinoma in situ *está reservado para alterações malignas confinadas ao urotélio plano na mucosa vesical não-papilar.* A lesão caracteriza-se por um urotélio de espessura variável que exibe atipia celular de toda a espessura do epitélio, desde a camada basal até a superfície (Fig. 17.12). A atipia manifesta-se por alterações nuclea-

QUADRO 17.1 Tumores da Bexiga

Papiloma de células transicionais
    Papiloma exofítico
    Papiloma invertido
Carcinoma *in situ* de células transicionais
Carcinoma de células transicionais papilar, graus I – III
Carcinoma de células escamosas
Adenocarcinoma
Carcinoma neuroendócrino (pequenas células)
Carcinossarcoma
Sarcoma

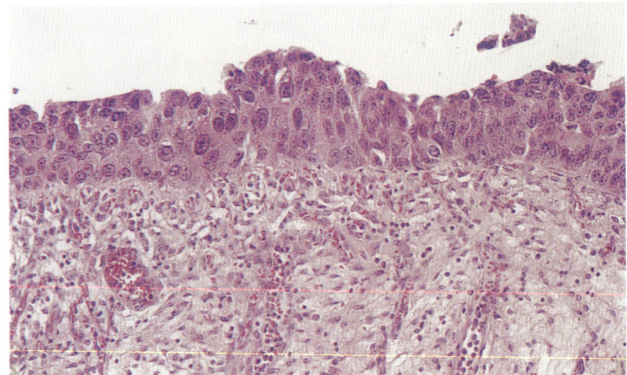

FIGURA 17.12
Carcinoma in situ de células transicionais. A mucosa urotelial mostra pleomorfismo nuclear e falta de polaridade a partir da camada basal para a superfície, sem evidências de amadurecimento.

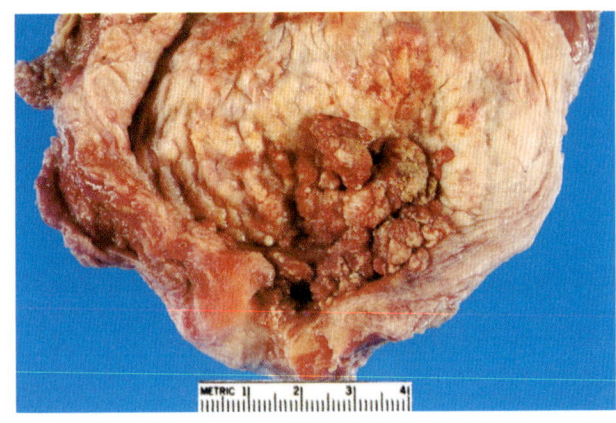

FIGURA 17.13
Carcinoma de células transicionais da bexiga. Um grande tumor exofítico situa-se acima do colo da bexiga.

res, como aumento, hipercromatismo, forma irregular, nucléolos proeminentes e cromatina grosseira. Ocasionalmente ocorrem células multinucleadas. Um aspecto desorganizado refletindo variação na polaridade nuclear é uma característica constante.

Em um terço dos casos, o carcinoma in situ da bexiga está associado a carcinoma invasivo subseqüente. Por sua vez, a maioria dos carcinomas de células transicionais invasivos surge de carcinoma in situ, e não de cânceres de células transicionais papilares. Confinada à superfície mucosa, a lesão in situ é observada mais freqüentemente por meio de endoscopia como múltiplas áreas planas aveludadas e vermelhas, topograficamente próximas ao carcinoma de células transicionais papilar exofítico (ver adiante). O envolvimento concomitante com o câncer in situ em outro local da bexiga ou nos ureteres, uretra e ductos prostáticos é comum. Com freqüência, o carcinoma in situ é multifocal quando descoberto ou pode haver o desenvolvimento de lesões semelhantes logo após. Quando confinado à bexiga, o carcinoma de células transicionais in situ é tratado atualmente por meio de agentes quimioterápicos ou BCG, por via intravesical. Os pacientes são acompanhados com atenção, e a cirurgia radical é realizada apenas quando a biopsia repetida indica progressão (invasão da parede da bexiga ou envolvimento prostático). No entanto, a preocupação crescente devido à natureza agressiva do carcinoma in situ da bexiga leva alguns à defesa da cistectomia radical para essas lesões.

O Carcinoma de Células Transicionais Varia desde Papilar Superficial até Profundamente Invasivo

À cistoscopia, os cânceres da bexiga variam de exofítico e sem invasão até planos e profundamente penetrantes.

 Patologia: O câncer papilar surge com maior freqüência das paredes laterais da bexiga e, com menor freqüência, da parede posterior. À cistoscopia, os tumores podem ser lesões papilares de grau baixo, pequenas e delicadas, limitadas à superfície da mucosa, ou como massas mais volumosas, invasivas e sólidas, de graduação mais alta, freqüentemente ulceradas (Fig. 17.13). Os cânceres papilares e exofíticos tendem a ser mais diferenciados; os tumores infiltrantes são, em geral, mais anaplásicos.

Os cânceres de bexiga são estadiados de acordo com o sistema de classificação TNM (Quadro 17.2; Fig. 17.14). Em ordem decrescente de freqüência, as metástases do câncer da bexiga ocorrem em linfonodos regionais e periaórticos, fígado, pulmão e osso.

À histologia, os carcinomas de células transicionais da bexiga são classificados de acordo com o seguinte sistema de graduação (Fig. 17.15 A-D):

- **Grau 1:** As projeções papilares são revestidas por células epiteliais transicionais neoplásicas que mostram pleomorfismo nuclear e atividade mitótica mínimos. As papilas são longas e delicadas, e a fusão de papilas é focal e limitada.
- **Grau 2:** As características histológicas e citológicas são intermediárias entre as do grau 1 (mais bem diferenciado) e grau 3 (menos diferenciado).
- **Grau 3:** Pleomorfismo nuclear importante, mitoses freqüentes e fusão das papilas são típicos. Células bizarras ocasionais podem estar presentes e, com freqüência, são visualizados pontos focais de diferenciação escamosa. Embora a invasão da bexiga subja-

QUADRO 17.2 Estadiamento TNM de Carcinoma de Células Transicionais da Bexiga

T – Tumor primário
  T0 Sem tumor visível macroscopicamente
  Ta Carcinoma papilar não-invasivo
  Tis Carcinoma in situ
  T1 Invasão da lâmina própria
  T2 Invasão da muscular própria
    T2a Invasão superficial da muscular (metade interna)
    T2b Invasão da musculatura profunda (metade externa)
  T3 Invasão do tecido perivesical
  T4 Disseminação extravesical para órgãos adjacentes ou metástases distantes
N – Linfonodos regionais
  N0 Sem envolvimento de linfonodos
  N1 Metástases para um linfonodo
  N2, N3 Mais linfonodos envolvidos
M – Metástases distantes
  M0 Sem metástases
  M1 Metástases distantes

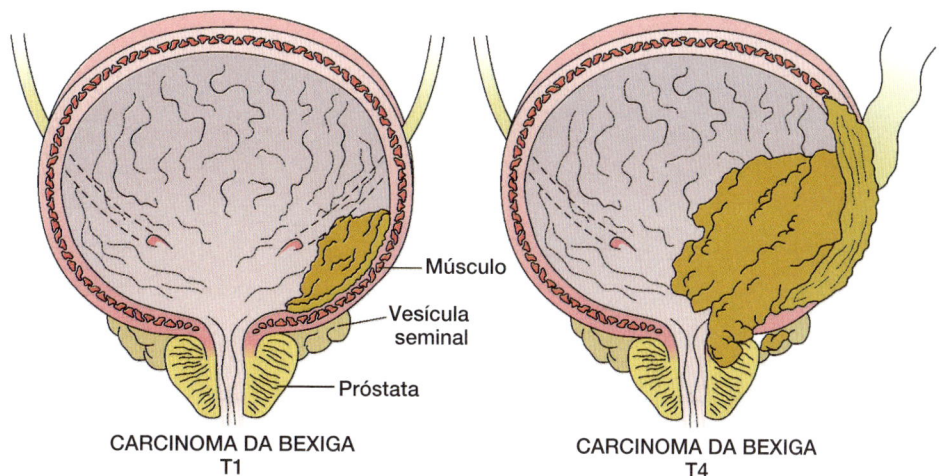

FIGURA 17.14
Estadiamento de carcinoma urotelial da bexiga. Os tumores de estágio T0 (carcinoma *in situ*) estão limitados ao epitélio da mucosa. Os tumores T1 mostram invasão da lâmina própria. Os tumores T2 invadem a camada muscular superficialmente. Os tumores T3 invadem o tecido perivesical. Os tumores T4 invadem os órgãos adjacentes ou mostram metástases locais e distantes.

cente possa ocorrer com qualquer grau de carcinoma de células transicionais, é mais freqüente nos tumores de grau 3.

Manifestações Clínicas: O carcinoma de células transicionais da bexiga manifesta-se tipicamente como **hematúria** súbita e, com menor freqüência, **disúria**. A cistoscopia revela tumores solitários ou múltiplos. No momento do diagnóstico, 85% dos pacientes apresentam um tumor confinado à bexiga e 15% apresentam metástases regionais ou distantes. As lesões papilares limitadas à mucosa (estágio T0) ou à lâmina própria (estágio T1) são comumente tratadas de modo conservador por meio de ressecção transuretral. A cistectomia radical é realizada nos pacientes que demonstram invasão muscular e ocasionalmente naqueles com tumores em estágio avançado.

A probabilidade de expansão tumoral e subseqüente recorrência correlaciona-se com diversos fatores:

- Tamanho grande
- Estágio avançado
- Graduação alta
- Presença de múltiplos tumores
- Invasão vascular ou linfática
- Displasia urotelial (inclusive carcinoma *in situ*) em outros locais da bexiga

A sobrevida estimada de 5 anos dos pacientes com tumores T0 e T1 é de 80%, T2 60%, T3 30 a 50% e T4 abaixo de 20%. Os tumores de células transicionais não-invasivos ou superficialmente invasivos são tratados de modo conservador, apesar de até 30% desses pacientes acabarem por manifestar extensão do tumor. A invasão do tumor na camada muscular e além dela agrava o prognóstico. Contudo, avanços recentes na quimioterapia melhoraram bastante o desfecho do tratamento. As causas mais comuns de morte são uremia (devido à obstrução do trato de saída urinário) e carcinomatose.

Formas Raras de Câncer da Bexiga

O **carcinoma de células escamosas** da bexiga como conseqüência de esquistossomose desenvolve-se em focos de metaplasia escamosa. Praticamente todos os pacientes com esse tumor exibem invasão da parede da bexiga no momento do diagnóstico e, por isso, o prognóstico é sombrio.

O **adenocarcinoma** da bexiga contribui com apenas 1% de todos os tumores malignos da bexiga. Origina-se de focos de cistite glandular ou metaplasia intestinal ou de remanescentes do epitélio do úraco na cúpula da bexiga. A maioria dos adenocarcinomas da bexiga é profundamente invasiva no momento do diagnóstico e não tem cura.

O **carcinoma neuroendócrino,** semelhante a carcinoma de células pequenas do pulmão, é encontrado ocasionalmente na bexiga. O tumor é muito maligno e tem prognóstico sombrio.

O **rabdomiossarcoma,** quase sempre do tipo embrionário, manifesta-se mais comumente em crianças sob a forma de *sarcoma botrióide* (massas polipóides edematosas na mucosa e que são comparadas a um cacho de uvas). O tratamento associado de radioterapia e quimioterapia melhorou bastante as taxas de sobrevida.

Pênis, Uretra e Escroto

DISTÚRBIOS CONGÊNITOS DO PÊNIS

As **anomalias de desenvolvimento do pênis** incluem afecções raras como agenesia, anormalidades ocasionais como hipoplasia e as anomalias mais freqüentes que envolvem a uretra peniana e o prepúcio.

HIPOSPÁDIAS: *Esse termo refere-se a uma anomalia congênita na qual a uretra se abre na face ventral do pênis, de forma que o meato é proximal à sua localização normal na glande.* Essa alteração resulta do fechamento incompleto das pregas uretrais no seio urogenital.

As hipospádias têm uma freqüência de 1 em 350 neonatos do sexo masculino. A maioria dos casos é esporádica, porém foi observada uma ocorrência familiar. As hipospádias também mostram associações com outras anomalias urogenitais e síndromes de desenvolvimento multissistêmicas e complexas. Em 90% dos casos, o meato localiza-se na face ventral da glande ou da

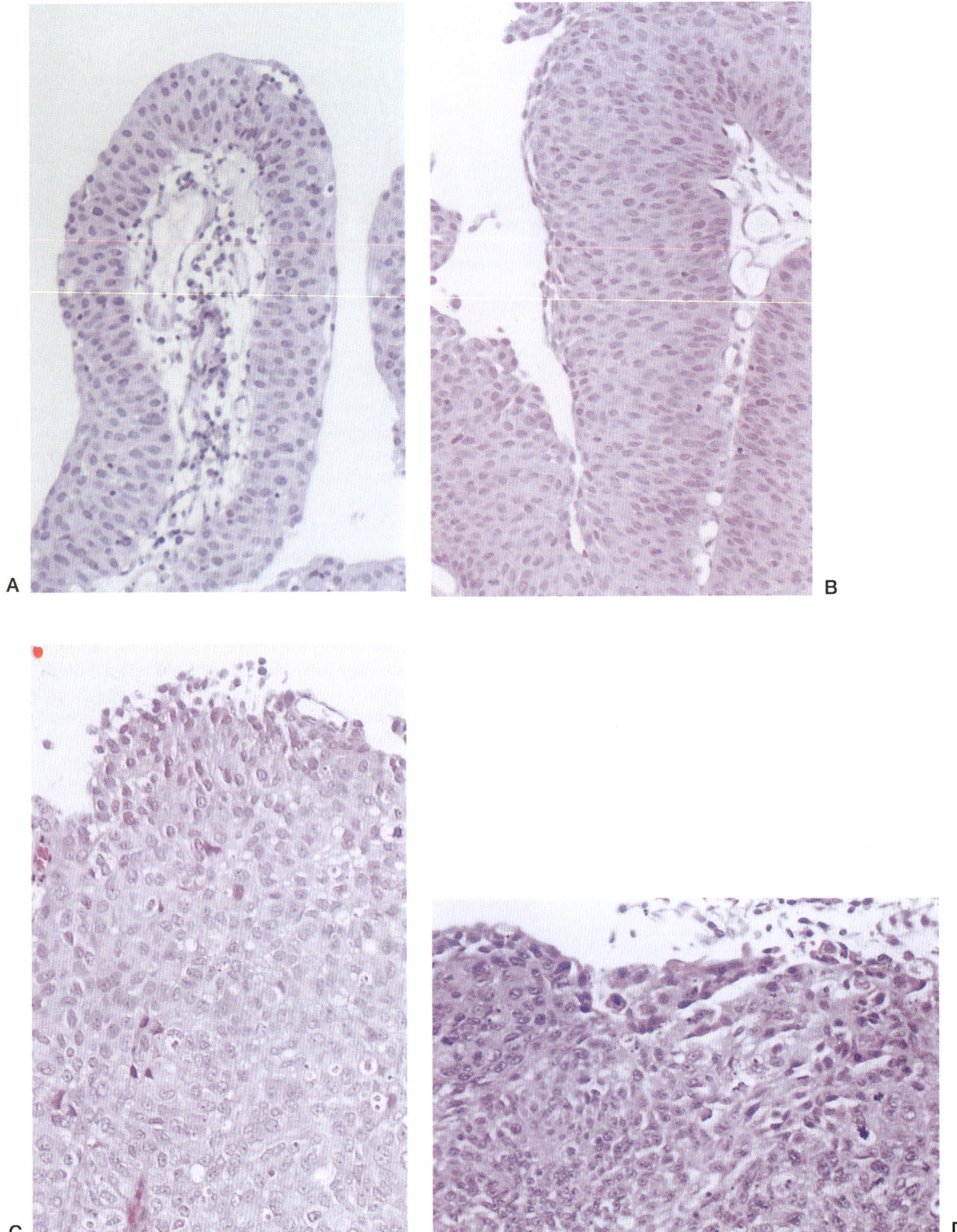

FIGURA 17.15
Tumores uroteliais da bexiga. A. Papiloma. A papila contém um eixo vascular revestido por epitélio benigno com apenas algumas células de espessura. B. Carcinoma de células transicionais de grau 1. A papila está revestida por um epitélio de transição espessado composto de células relativamente uniformes. C. Carcinoma de células transicionais de grau 2. O epitélio que reveste a papila mostra atipia moderada, e as células variam de tamanho e forma. D. Carcinoma de células transicionais de grau 3. O epitélio desorganizado compõe-se de células hipercromáticas que mostram atipia considerável e variam em tamanho e forma.

coroa. Com menor freqüência, é encontrada ao longo da porção média do corpo do pênis, no escroto e até mesmo no períneo. Em geral, o reparo cirúrgico não apresenta complicações.

EPISPÁDIAS: Nessa rara anomalia congênita, a uretra se abre na face superior (dorsal) do pênis. Na forma mais comum de epispádias, toda a uretra peniana encontra-se aberta ao longo do corpo. As epispádias graves podem estar associadas à extrofia da bexiga (ver Fig. 17.4). Na forma mais leve, o defeito fica limitado à uretra da glande. O tratamento cirúrgico das epispádias é mais complicado que o das hipospádias.

FIMOSE: O orifício do prepúcio pode ser estreito demais a ponto de não permitir a retração sobre a glande do pênis. A fimose predispõe o pênis a infecções. Se o prepúcio estreito for retraído com força, pode estrangular a glande e impedir a saída do sangue venoso, uma alteração denominada *parafimose*. A fimose congênita deve ser diferenciada da fimose adquirida, que, em geral, é uma conseqüência de infecções recorrentes ou de traumatismo do prepúcio em homens não circuncidados. A circuncisão cura tanto a fimose quanto a parafimose.

MASSAS ESCROTAIS

Massas escrotais e afecções que acarretam tumefação e aumento do escroto freqüentemente refletem anormalidades de desenvolvimento do testículo, epidídimo e escroto. Os problemas clínicos relacionados com essas alterações patológicas são encontrados com maior freqüência em crianças, mas também podem ser vistos em adultos (Fig. 17.16A-D).

HIDROCELE: Esse termo refere-se a uma coleção de líquido seroso no saco escrotal entre as duas camadas da túnica vaginal. A cavidade é revestida por mesotélio. A hidrocele pode ser congênita ou adquirida.

A **hidrocele congênita** reflete um processo vaginal do testículo patente ou sua obliteração incompleta. É a causa mais comum de tumefação escrotal em lactentes e, com freqüência, está associada a hérnia inguinal.

A **hidrocele adquirida** em adultos é secundária a alguma outra doença que afeta o escroto, como infecção, tumor ou traumatismo. A causa não pode ser encontrada. O diagnóstico é feito por ultra-sonografia ou transiluminação do líquido na cavidade. A hidrocele é um processo benigno que desaparece quando a doença causal é eliminada. Entretanto, a hidrocele prolongada pode causar atrofia testicular ou compressão do epidídimo, ou o líquido pode se tornar infectado e acarretar **periorquite.**

HEMATOCELE: Um acúmulo de sangue entre as camadas da túnica vaginal pode se desenvolver após traumatismo ou hemorragia em uma hidrocele. Tumores e infecções testiculares também podem acarretar hematocele.

ESPERMATOCELE: Essa massa consiste em um cisto formado a partir das projeções de ductos eferentes alargados da rede do testículo ou do epidídimo. Manifesta-se como um nódulo paratesticular hilar ou como uma massa flutuante repleta de líquido leitoso. O exame microscópico revela um cisto revestido por epitélio cuboidal que contém espermatozóides em diferentes estágios de degeneração.

VARICOCELE: Uma dilatação das veias testiculares manifesta-se como nodularidade na face lateral do escroto. A maioria das varicoceles é assintomática e descoberta durante exame físico de homens inférteis. A varicocele maciça é mencionada em textos clínicos como semelhante a um "saco de vermes". A varicocele é considerada uma causa comum de infertilidade e oligospermia, embora não esteja claro o motivo pelo qual a dilatação das veias tenha tais conseqüências. A atrofia testicular é encontrada apenas raramente e apenas na doença prolongada. A ressecção cirúrgica da varicocele por meio de ligação da veia espermática interna freqüentemente melhora a função reprodutiva.

HÉRNIA INGUINAL ESCROTAL: Uma protrusão dos intestinos no escroto através do canal inguinal é reconhecida como uma massa. As alças intestinais podem ser reposicionadas, porém, se a afecção permanecer sem tratamento, ocorre o desenvolvimento de aderências e a hérnia somente pode ser reparada cirurgicamente. A hérnia prolongada pode causar atrofia testicular.

DISTÚRBIOS CIRCULATÓRIOS

EDEMA ESCROTAL: Líquido linfático ou seroso pode se acumular no escroto devido à obstrução da drenagem linfática ou venosa. O **linfedema** devido à obstrução dos linfáticos pode ser causado por tumores pélvicos ou abdominais, cicatrizes cirúrgicas ou infecções como a filaríase. A **transudação** de plasma é comum nos pacientes que apresentam insuficiência cardíaca, anasarca secundária à cirrose ou síndrome nefrótica. O líquido se acumula tanto no tecido conjuntivo frouxo quanto na cavidade revestida pela túnica vaginal do testículo.

DISFUNÇÃO ERÉTIL: Também conhecida como impotência, essa alteração é definida como *"a incapacidade de alcançar ou manter uma ereção suficiente para o desempenho sexual satisfatório"*. Sua prevalência aumenta com a idade, desde 20% aos 40 anos de idade até 50% aos 70 anos.

A ereção demanda o preenchimento adequado dos corpos cavernosos e esponjosos do pênis com sangue. A tumescência do pênis é o resultado final de uma interação completa de fatores mentais, neurais, hormonais e vasculares. O preenchimento dos espaços vasculares do pênis depende do relaxamento das células da musculatura lisa vascular mediado pelo óxido nítrico (NO) nos cilindros eréteis. Como a liberação de NO está relacionada com o 3', 5'-monofosfato de guanosina cíclico (cGMP), os fármacos que inibem a fosfodiesterase que degrada o cGMP (p. ex., sildenafil [Viagra]) são empregados no tratamento da disfunção erétil. Os distúrbios associados à disfunção erétil estão relacionados no Quadro 17.3.

PRIAPISMO: A ereção contínua do pênis não relacionada com excitação sexual é dolorosa. A causa mais freqüente de priapismo é desconhecida e seu tratamento é ineficaz. O priapismo secundário ocorre como complicação de diversas doenças, incluindo (1) doenças pélvicas que impedem a saída de sangue do pênis (p. ex., tumores ou hematomas pélvicos, trombose das veias pélvicas, infecções), (2) distúrbios hematológicos (p. ex., anemia falciforme, policitemia vera, leucemia) e (3) doenças do cérebro e da medula espinal (p. ex., tumores, sífilis).

DISTÚRBIOS INFLAMATÓRIOS

As alterações inflamatórias mais importantes que afetam o pênis são (1) doenças sexualmente transmitidas, (2) infecções inespecíficas, (3) doenças de etiologia desconhecida, como balanite xerótica obliterante, (4) dermatoses e (5) dermatite envolvendo o corpo do pênis e o escroto (Quadro 17.4).

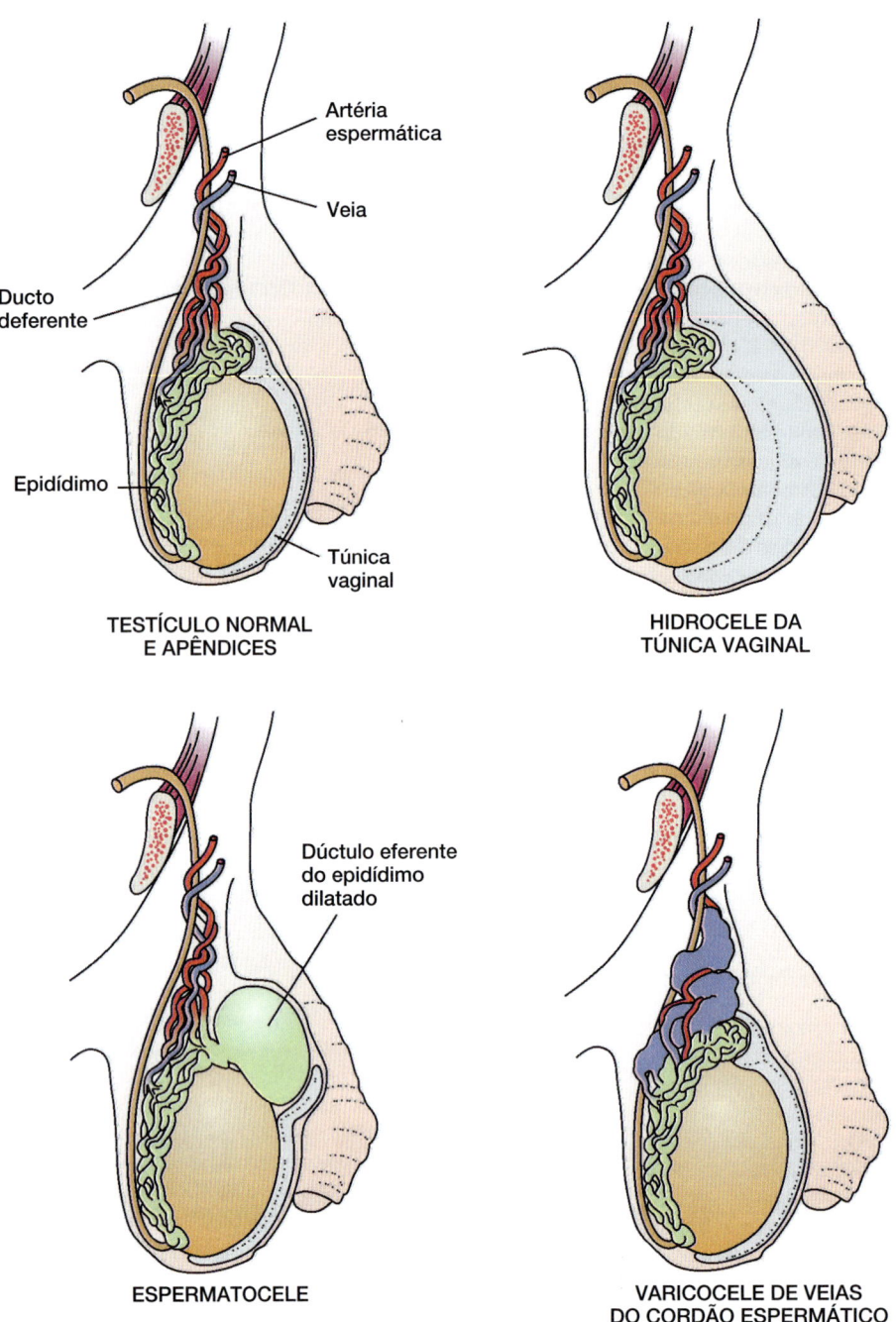

FIGURA 17.16
Massas escrotais. A. Testículo normal. B. Hidrocele. C. Espermatocele. D. Varicocele.

As Doenças Sexualmente Transmitidas Provocam Lesões Penianas Distintas

As doenças sexualmente transmitidas (DST) são discutidas com detalhes no Cap. 9 e são revistas aqui brevemente no contexto de outras infecções do trato urinário inferior (Fig. 17.17).

O **herpes genital** (HSV-2) é a DST mais comum que afeta a glande. Quase sempre se manifesta como vesículas agrupadas que ulceram e se transformam em crostas.

A **sífilis** (*Treponema pallidum*) manifesta-se como uma úlcera mole solitária (*cancro*).

O **cancróide** (*Haemophilus ducreyi*) manifesta-se como uma pápula que se transforma em pústula e, finalmente, ulcera. Úlceras superficiais da glande ou da pele do corpo do pênis freqüentemente estão associadas a linfadenite inguinal supurativa dolorosa.

O **granuloma inguinal**, uma doença tropical causada por *Calymmatobacterium granulomatis*, manifesta-se como uma ulceração elevada repleta de exsudato inflamatório crônico copioso e tecido de granulação. Essas ulcerações tendem a aumentar e cicatrizar muito lentamente.

QUADRO 17.3 Disfunções Eréteis

Neuropsiquiátricas
   Distúrbios psiquiátricos (p. ex., depressão)
   Lesão da medula espinal
   Lesão nervosa durante cirurgia (p. ex., cirurgia pélvica ou perineal)
Endócrinas
   Hipogonadismo
   Doenças hipofisárias (p. ex., hiperprolactinemia)
   Hipotireoidismo, síndrome de Cushing, doença de Addison
Vasculares
   Microangiopatia diabética
   Hipertensão
   Aterosclerose
Fármacos
   Anti-hipertensivos
   Drogas psicotrópicas
   Estrógenos, agentes anticâncer etc.
Idiopáticas
   "Ansiedade do desempenho"
   "Impotência" relacionada com a idade

QUADRO 17.4 Lesões Inflamatórias do Pênis

Doenças sexualmente transmitidas
   Herpes genital
   Sífilis
   Cancróide
   Granuloma inguinal
   Linfogranuloma venéreo
   Infecções por papilomavírus humano
Balanopostite infecciosa inespecífica
   Bacteriana, fúngica, viral
Doenças de etiologia desconhecida
   Balanite xerótica obliterante
   Balanite circinada
   Balanite de plasmócitos (balanite de Zoon)
   Doença de Peyronie
Dermatite envolvendo o corpo do pênis e o escroto
   Infecciosa (bacteriana, viral, fúngica)
   Não-infecciosa (p. ex., líquen plano, doenças cutâneas bolhosas)

O **linfogranuloma venéreo** (*Chlamydia trachomatis*) tem o aspecto de uma pequena vesícula, freqüentemente inócua, que ulcera. Quase sempre se acompanha de aumento com sensibilidade dos linfonodos inguinais, que se aderem à pele e formam fístulas que drenam pus e líquido serossangüinolento.

O **condiloma acuminado** (**papilomavírus humano**) manifesta-se como verrugas com a superfície plana no corpo do pênis (Fig. 17.18), pequenos pólipos na glande e no meato uretral, ou tumores maiores semelhantes à couve-flor que podem ser confundidos com carcinoma verrucoso.

A Balanite É uma Inflamação da Glande

Em homens não-circuncidados, a balanite geralmente se estende da glande do pênis até o prepúcio e é denominada *balanopostite*. Com maior freqüência, é causada por bactérias, mas em pessoas imunossuprimidas e em diabéticos também pode ser causada por fungos. Tipicamente, a balanite é uma conseqüência de higiene inadequada. Complicações importantes da balanopostite crônica são estenose do meato, fimose e parafimose.

BALANITE XERÓTICA OBLITERANTE: Essa afecção inflamatória crônica de origem desconhecida caracteriza-se por fibrose e esclerose de tecido conjuntivo subepitelial. A porção afetada da glande mostra-se branca e endurecida. A fibrose pode contrair o meato uretral ou provocar fimose. Essa alteração é equivalente ao líquen escleroso e atrófico da vulva (ver Cap. 18).

BALANITE CIRCINADA: Na evolução da **síndrome de Reiter** (ver adiante), a glande pode mostrar descolorações semelhantes a placas, confluentes, lineares ou circulares, ocasionalmente associadas a ulcerações superficiais.

BALANITE PLASMOCITÁRIA: Também conhecida como **balanite de zoon,** essa *doença de origem desconhecida causa descoloração macular ou pápulas indolores na glande.* À histologia, o tecido conjuntivo mostra infiltrados de plasmócitos e linfócitos, e o epitélio sobrejacente está espessado. A doença é crônica, porém, inócua.

DERMATOSES: Muitas doenças cutâneas inflamatórias podem envolver o pênis. Essas afecções são discutidas no Cap. 24.

A Doença de Peyronie É uma Induração do Pênis

A doença de Peyronie é uma moléstia de etiologia desconhecida, caracterizada por fibrose assimétrica focal do corpo do pênis. A curvatura peniana resultante (estrabismo peniano) se acompanha de dor durante a ereção. O caso típico consiste em um endurecimento mal definido do corpo do pênis em um homem jovem ou de meia-idade, sem qualquer alteração na pele sobrejacente. À microscopia, mostra fibrose densa associada a infiltrado de células inflamatórias crônico, inespecífico e esparso. O colágeno substitui focalmente o músculo no septo do corpo cavernoso.

A doença de Peyronie afeta 1% dos homens com idade superior a 40 anos, mas, na maioria dos casos, ocorre de uma forma leve que não interfere na função sexual. A curvatura peniana intensa pode ser incapacitadora e necessitar de tratamento cirúrgico, embora o desfecho nem sempre seja satisfatório.

URETRITE E DISTÚRBIOS RELACIONADOS

A uretrite é uma inflamação da uretra que pode ocorrer na forma aguda ou crônica.

URETRITE SEXUALMENTE TRANSMITIDA: A uretrite é a manifestação mais comum de doenças sexualmente transmitidas (DST) em homens, nos quais quase sempre se manifesta com secreção uretral. As mulheres raramente observam secreção uretral distinta e em geral se queixam de corrimento vaginal.

Tanto a uretrite **gonocócica quanto a não-gonocócica** apresentam um início agudo e estão relacionadas com relação sexual recente. A infecção manifesta-se com secreção uretral, tipicamente purulenta e amarelo-esverdeada. Os sintomas incluem dor ou latejamento no meato da uretra e dor à micção (*disúria*). Em geral, observa-se rubor e tumefação no meato uretral em ambos os sexos. A uretrite gonocócica e a não-gonocócica, agudas, podem se tornar crônicas.

O diagnóstico final é feito pela identificação do patógeno causal. Na uretrite gonocócica, a secreção uretral contém *Neis-*

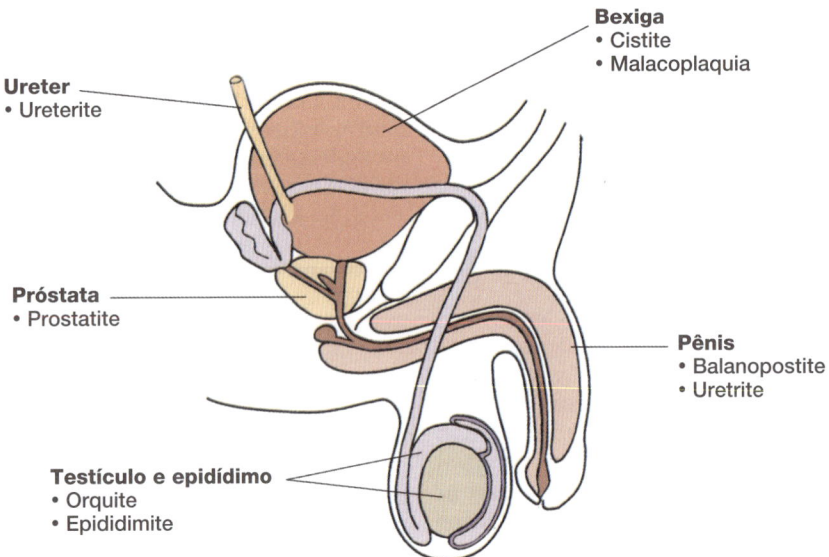

FIGURA 17.17
Infecções do trato urinário inferior e sistema reprodutivo masculino.

seria gonorrhoeae, que pode ser identificada microscopicamente em esfregaços dos exsudatos uretrais. A uretrite não-gonocócica é causada mais freqüentemente por *C. trachomatis* ou *Ureaplasma urealyticum*, mas pode estar relacionada com diversos outros patógenos.

URETRITE INFECCIOSA INESPECÍFICA: *Uropatógenos como a* E. coli *e* Pseudomonas *podem causar uretrite.* Quase sempre a infecção está associada à cistite, mas pode estar relacionada a outras doenças (p. ex., hiperplasia prostática ou cálculos urinários). Em homens, a uretrite infecciosa pode ser o único sinal de prostatite;

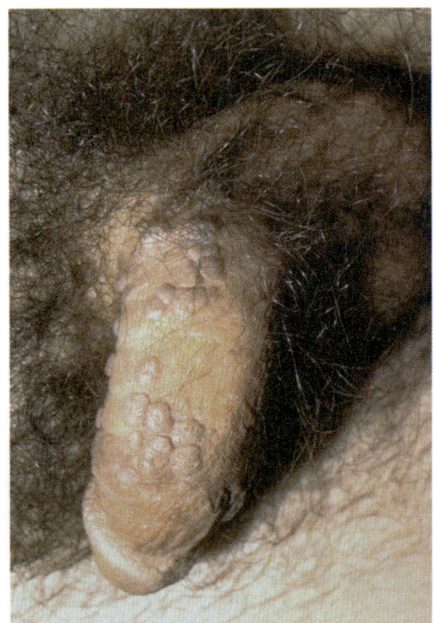
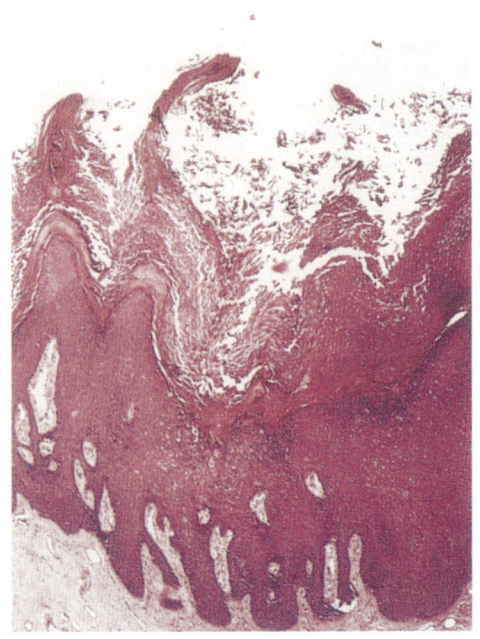

FIGURA 17.18
Condiloma acuminado do pênis. A. Lesões circunscritas e elevadas são vistas no corpo do pênis. B. Corte de uma lesão mostra hiperqueratose epidérmica, paraqueratose, acantose e papilomatose.

em mulheres, pode ser uma complicação de vaginite e vulvite. Em pacientes hospitalizados, é uma conseqüência comum de cistoscopia e outros procedimentos urológicos e é quase inevitável em pacientes com cateteres uretrais de demora.

Clinicamente, a uretrite infecciosa inespecífica manifesta-se com urgência e ardor durante a micção. Em geral, não há secreção, embora os homens possam exteriorizar um pouco de líquido leitoso ao "ordenhar" [manipular comprimindo] a uretra.

CARÚNCULAS URETRAIS: Lesões inflamatórias polipóides próximas do meato uretral feminino produzem dor e sangramento. Ocorrem exclusivamente em mulheres, com maior freqüência após a menopausa. A etiologia e a patogenia são incertas; sugeriu-se como causa o prolapso da mucosa uretral e a inflamação crônica associada.

A carúncula uretral manifesta-se como uma massa polipóide exofítica, freqüentemente ulcerada, com 1 a 2 cm de diâmetro, no meato uretral ou próximo a ele. À microscopia, a lesão exibe tecido de granulação inflamado de modo agudo e crônico, e ulceração e hiperplasia de células transicionais ou epitélio escamoso. Embora padrões complexos de papilomatose e epitélio displásico ocasional possam conferir a essa lesão inflamatória um aspecto superficial semelhante ao de carcinoma, ela não provoca câncer. O tratamento é a excisão cirúrgica.

SÍNDROME DE REITER: Essa afecção manifesta uma tríade de **uretrite, conjuntivite e artrite** *das articulações que sustentam peso* (p. ex., as articulações do joelho, sacroilíaca e vertebrais). Outros achados clínicos encontrados em proporções variáveis são balanite circinada, cervicite e erupções cutâneas. A síndrome de Reiter tende a afetar adultos jovens que apresentam um haplótipo HLA-B27. Em geral, os sintomas aparecem após algumas semanas de uretrite por clamídias ou uma infecção entérica causada por uma variedade de patógenos como *Shigella, Salmonella* ou *Campylobacter*. Por isso, acredita-se que a síndrome represente uma reação imunológica inadequada a algum antígeno microbiano (ou alguns antígenos microbianos). Na maioria dos pacientes, os sintomas geralmente desaparecem de modo espontâneo em um período de 3 a 6 meses. No entanto, a artrite recorre em metade dos pacientes.

TUMORES

O Câncer da Uretra Origina-se de Epitélio Escamoso ou de Transição

O carcinoma da uretra tem uma predominância no sexo feminino de 2:1. O tumor pode estar associado a estenoses provocadas por instrumentação prévia e doença venérea e, mais importante, anterior ou concomitantemente a câncer da bexiga.

Patologia: A maioria dos cânceres da uretra consiste em carcinoma de células escamosas com origem na uretra distal. O carcinoma de células transicionais semelhante ao da bexiga surge na uretra proximal.

Manifestações Clínicas: O câncer uretral é o mais freqüentemente observado na sexta e sétima décadas de vida. A maioria dos pacientes apresenta sangramento uretral e disúria. Apesar da localização acessível e dos sintomas associados, a maioria dos pacientes já apresenta disseminação para tecidos adjacentes ou para linfonodos regionais no momento do diagnóstico. A terapia primária consiste em cirurgia radical.

O Câncer do Pênis Ocorre em Homens Não-circuncidados

O câncer do pênis origina-se da mucosa escamosa da glande e do meato uretral contíguo ou do prepúcio e da pele que cobre o corpo do pênis.

Epidemiologia: Nos Estados Unidos, o carcinoma de células escamosas invasivo do pênis é um tumor incomum, somando menos de 0,5% de todos os cânceres em homens. A média de idade dos pacientes com esse tumor é de 60 anos. O câncer do pênis é muito mais comum em países menos desenvolvidos, e em algumas partes da África e da Ásia constitui 10% dos cânceres do sexo masculino. Como essa malignidade é praticamente desconhecida em homens circuncidados ao nascimento, essas variações geográficas foram atribuídas a diferenças na freqüência de circuncisão.

Não foi identificado um agente isolado como a causa do câncer do pênis. O interesse atual concentra-se na possível influência de fragmentos acumulados de queratina e o exsudato inflamatório (*esmegma*) que se acumula abaixo do prepúcio. Mais de metade dos pacientes com câncer do pênis tem fimose desde uma idade precoce, sugerindo que o contato prolongado entre o esmegma e o epitélio peniano pode participar do processo. Os papilomavírus humanos (HPV) dos tipos 16 e 18 também têm sido sugeridos como fatores na patogenia do câncer do pênis.

Patologia: O carcinoma do pênis ocorre de modo pré-invasivo (carcinoma *in situ*) e em uma variedade invasiva.

CARCINOMA DE CÉLULAS ESCAMOSAS **IN SITU:** Historicamente, o carcinoma *in situ* do pênis foi descrito em duas formas: doença de Bowen e eritroplasia de Queyrat.

A **doença de Bowen** manifesta-se como uma placa branco-acinzentada ou eritematosa, bem demarcada, no corpo do pênis.

A **eritroplasia de Queyrat** manifesta-se como placas eritematosas moles, brilhantes, solitárias ou múltiplas, na glande e no prepúcio.

À microscopia, essas duas alterações manifestam-se como carcinoma de células escamosas *in situ* semelhante ao de outras localizações. As lesões exibem atipia citológica dos queratinócitos de todas as camadas da epiderme, com paraqueratose ou hiperqueratose, papilomatose com papilas epidérmicas amplas e adelgaçamento da camada granular. Por definição, os queratinócitos atípicos não invadem a derme subjacente. Pode haver um infiltrado celular inflamatório crônico dentro da derme subjacente. A freqüência com a qual a doença de Bowen e a eritroplasia de Queyrat evoluem até carcinoma de células escamosas invasivo continua sem definição, mas estima-se que seja inferior a 10% dos casos.

A **papulose bowenóide** do pênis é causada pelo HPV e acomete homens jovens e sexualmente ativos. Em oposição à lesão solitária da doença de Bowen, a papulose bowenóide manifesta-se com múltiplas pápulas amarronzadas ou violáceas. À microscopia, o distúrbio assemelha-se a outras variantes do carcinoma *in situ*, mas, ocasionalmente, existem diferenças. Em oposição ao carcinoma *in situ* verdadeiro, que nas margens mescla-se lentamente com o epitélio normal, as lesões da papulose bowenóide são bem demarcadas da epiderme normal e, desse modo, assemelham-se a verrugas induzidas pelo HPV. A epiderme alterada mostra uma certa estratificação superficial e amadurecimento e pode conter queratinócitos gigantes com núcleos atípicos multinucleados. O HPV do tipo 16 pode ser demonstrado em 80% dos pacientes. Praticamente todas as lesões da papulose bowenóide regridem espontaneamente e não evoluem para carcinoma invasivo.

CARCINOMA DE CÉLULAS ESCAMOSAS INVASIVO: O tumor manifesta-se como (1) uma úlcera, (2) uma cratera endurecida, (3) uma massa hemorrágica friável ou (4) um tumor papilar vegetante exofítico. Em geral, o carcinoma de células escamosas envolve a glande ou o prepúcio e, com menor freqüência, o corpo do pênis. A destruição extensa do tecido peniano, incluindo o meato uretral, é observada nos casos não tratados. À microscopia, o exemplo típico é um carcinoma de células escamosas bem diferenciado, focalmente queratinizante. Os tumores invasivos estão associados a um infiltrado de células inflamatórias crônico, denso, na derme. A epiderme adjacente freqüentemente exibe alterações displásicas. O tumor pode invadir profundamente ao longo do corpo do pênis ou pode se disseminar para linfonodos inguinais, a seguir para os linfonodos ilíacos e, por fim, para órgãos distantes.

CARCINOMA VERRUCOSO: Esse tumor merece ser separado dos outros cânceres de pênis porque é um carcinoma de células escamosas exofítico maligno sob o ponto de vista clínico, mas citologicamente é benigno (Fig. 17.19). Também é conhecido como **tumor de Buschke e Löwenstein**, assim denominado em homenagem aos dois médicos que o descreveram pela primeira vez, em 1925. Essa lesão peniana é macroscópica e citologicamente semelhante ao condiloma acuminado, porém, em oposição a este, mostra invasão local. Esse carcinoma de células escamosas de grau baixo geralmente não forma metástases e a remoção cirúrgica é curativa.

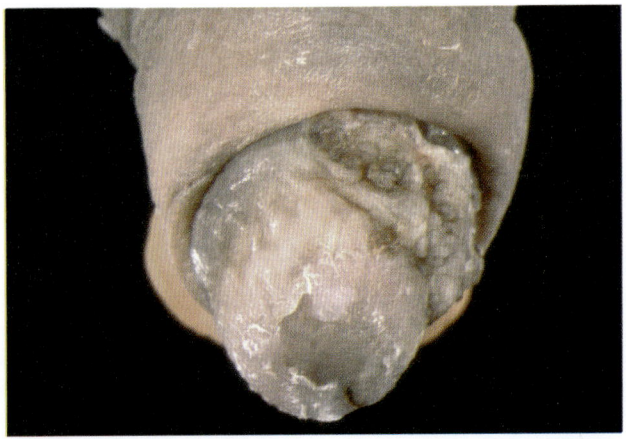

FIGURA *17.19*
Carcinoma do pênis. Esse carcinoma verrucoso surge na glande e manifesta-se como uma massa exofítica.

 Manifestações Clínicas: A maioria dos cânceres de células escamosas está confinada ao pênis no momento do diagnóstico, porém, não são incomuns metástases ocultas para linfonodos inguinais. Por outro lado, metade dos pacientes com linfonodos regionais clinicamente aumentados não apresenta metástases para linfonodos, mas apenas alterações reativas secundárias à inflamação associada ao tumor.

A sobrevida dos pacientes com câncer de pênis está relacionada com o estágio clínico e, em menor proporção, com o grau histológico do tumor. Em geral, é necessária a amputação do pênis. Os pacientes com câncer superficialmente invasivo apresentam sobrevida em 5 anos de 90%; os que apresentam metástases para linfonodos inguinais apresentam 20 a 50% de chance de sobrevida em 5 anos, dependendo da extensão da disseminação.

O Câncer do Escroto Tem Interesse Histórico

A identificação em 1775 do câncer escrotal como uma doença ocupacional dos limpadores de chaminés, descoberta essa feita por Sir. Percival Pott, introduziu o conceito de carcinogênese química (ver Cap. 5). Pott relacionou a exposição constante a fuligem como o agente causal, porém, posteriormente outros pesquisadores incriminaram uma grande variedade de substâncias químicas industriais na patogenia desse tumor. Devido aos refinamentos na higiene industrial, o câncer escrotal atualmente é bastante incomum.

O carcinoma de células escamosas do escroto tipicamente afeta homens mais velhos e é mais freqüente na sexta e na sétima décadas de vida. Ao diagnóstico, muitos pacientes demonstram a invasão do conteúdo escrotal e metástases para linfonodos regionais. O tratamento consiste na excisão cirúrgica.

Testículo, Epidídimo e Ducto Deferente

CRIPTORQUIDISMO

O criptorquidismo, conhecido clinicamente como testículo não descido, é uma anormalidade congênita na qual um testículo (ou ambos) não é encontrado na sua posição normal no escroto. É o distúrbio urológico mais comum que indica tratamento cirúrgico em lactentes. Em 5% dos meninos nascidos a termo e 30% daqueles nascidos prematuramente, os testículos não estão localizados no escroto ou são facilmente retraídos. Na grande maioria desses lactentes, o testículo descerá para o escroto durante o primeiro ano de vida. Da mesma forma, a prevalência de criptorquidismo a partir do fim do primeiro ano de vida até a vida adulta encontra-se na faixa de 1%. Em geral, o criptorquidismo é unilateral, porém é bilateral em 30% dos homens acometidos.

 Patogenia: As causas de deiscência testicular inadequada geralmente são desconhecidas, porém, teoricamente, a afecção pode estar relacionada com (1) distúrbios de desenvolvimento da gônada, (2) fatores endócrinos ou (3) fatores mecânicos que impedem a passagem do testículo fetal através do canal inguinal. Em geral, é um distúrbio de desenvolvimento isolado, mas, em casos raros, está associado a outras anomalias congênitas.

Patologia: A descida do testículo pode ser impedida em qualquer ponto desde a cavidade abdominal até a porção superior do escroto (Fig. 17.20). De acordo com sua localização, os testículos criptorquídicos podem ser classificados como **abdominais, inguinais ou escrotais superiores.** Em raros casos de testículos ectópicos, os testículos situam-se em localizações incomuns, como o períneo ou a panturrilha.

Os testículos criptorquídicos são menores do que o normal mesmo em tenra idade, e a diferença entre o testículo acometido e o testículo normal torna-se mais proeminente com o passar do tempo. Esses testículos mostram-se firmes devido à fibrose do parênquima.

As alterações microscópicas no testículo criptorquídico também são relacionadas com a idade. Na lactância e na segunda infância, os túbulos seminíferos nos testículos acometidos são menores do que o normal e contêm menos células germinativas. Os testículos pós-púberes contêm menos células germinativas do que o normal, e a espermatogênese está limitada a uma minoria de túbulos. Observa-se o espessamento hialino das membranas basais tubulares e fibrose proeminente do estroma (Fig. 17.21). Por fim, os túbulos tornam-se desprovidos de células espermatogênicas e se tornam completamente hialinizados. A *orquiopexia* (colocação cirúrgica do testículo no escroto) realizada na infância ou após a puberdade não impede a perda de epitélio e túbulos seminíferos; em metade dos casos, nem o testículo não tratado nem o reposicionado mostram sinais de espermatogênese. Alguns testículos criptorquídicos adultos (2%) contêm células germinativas atípicas correspondentes a carcinoma *in situ*.

 Manifestações Clínicas: A importância clínica dos testículos não descidos não está relacionada com a posição anormal da gônada *per se* (os pacientes são assintomáticos), mas a maior incidência de **infertilidade** e **neoplasia de células germinativas.** Todos os homens com testículos criptorquídicos bilaterais apresentam *azoospermia* e são inférteis. O criptorquidismo unilateral está associado, em 40% dos casos, a *oligospermia*, definida como número de espermatozóides inferior a 20 milhões/ml. Embora a oligospermia seja uma causa de infertilidade reduzida, a maioria dos homens que tem um testículo normal apresenta uma chance razoável de ter um filho. A orquiopexia realizada na infância ou após a puberdade não tem efeito sobre o número de espermatozóides. A maior parte dos urologistas recomenda a orquiopexia precoce entre os 6 meses e

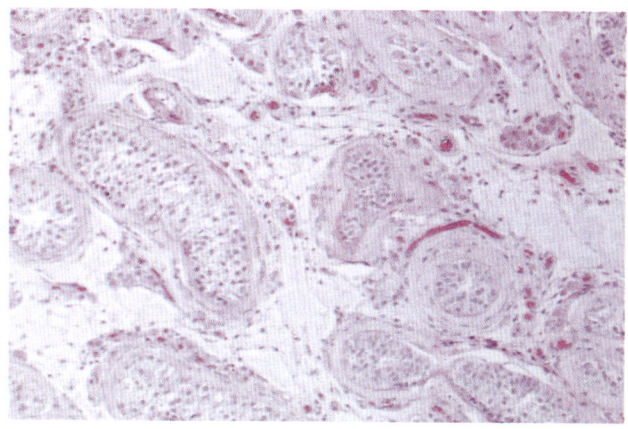

FIGURA 17.21
Criptorquidismo. Este testículo removido de um homem pós-púbere mostra hialinização focal de túbulos e fibrose intersticial separando os túbulos seminíferos entre si. Os túbulos não contêm espermatozóides.

1 ano de idade, porém, não existem dados confiáveis que indiquem se esse tratamento melhora o número de espermatozóides.

O criptorquidismo está associado a um risco 20 a 40 vezes maior do que o normal de câncer testicular. Por outro lado, 10% dos pacientes com neoplasia de células germinativas apresentam testículos criptorquídicos. Testículos intra-abdominais encontram-se sob risco mais elevado do que os retidos no canal inguinal; por sua vez, os testículos inguinais encontram-se sob risco mais elevado do que aqueles localizados na porção alta do escroto. O testículo contralateral, descido normalmente, também encontra-se sob risco, mas a incidência de câncer nesses testículos é apenas quatro vezes maior do que em homens normais. Infelizmente, a orquiopexia não reduz o risco de câncer, e os pacientes são instruídos a realizar auto-exames regulares.

ANORMALIDADES DA DIFERENCIAÇÃO SEXUAL

Os distúrbios da gonadogênese e a formação dos órgãos genitais externos, bem como o desenvolvimento de características sexuais secundárias, podem ser explicados como relacionados com:

- Sexo genético; a presença ou a ausência de cromossomos X ou Y
- Sexo gonadal; a presença ou a ausência de testículos ou ovários
- Sexo genital; a presença de órgãos genitais externos
- Orientação sexual psicossocial

Diversos distúrbios estão relacionados no Quadro 17.5. Alguns desses, como a síndrome de Klinefelter e a síndrome de Turner, são discutidos no Cap. 6.

HERMAFRODITISMO: Esse raro distúrbio do desenvolvimento caracteriza-se por genitália ambígua em uma pessoa que tem tanto a gônada feminina quanto a masculina. As gônadas podem se desenvolver até ovotestículos (uma combinação de ovário e testículo) ou uma gônada pode ser um testículo e a outra, ovário. Metade desses indivíduos apresenta um cariótipo feminino (46,XX) e a outra metade é constituída por sexo masculino genético (46,XY) ou mosaicos, ou apresenta um cromossomo sexual a menos (45,X).

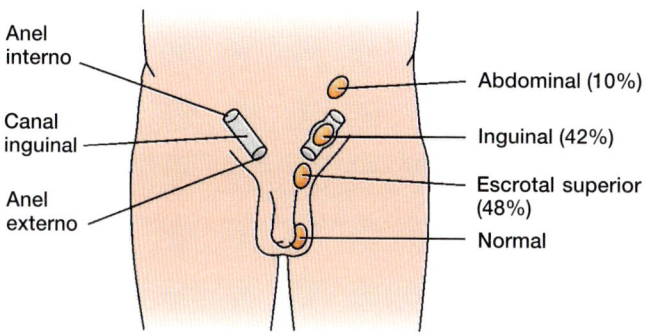

FIGURA 17.20
Criptorquidismo. Na maioria dos casos, o testículo apresenta uma localização escrotal superior ou está retido no canal inguinal.

QUADRO 17.5 Distúrbios da Diferenciação Sexual

Anormalidades cromossômicas sexuais
  Síndrome de Klinefelter e suas variantes
  Síndrome de Turner
  Sexo masculino 46,XX
Defeitos genéticos solitários
  Síndromes adrenogenitais
  Síndromes de insensibilidade a androgênios
  Deficiência da substância inibidora mulleriana
Efeitos hormonais pré-natais
  Hormônios exógenos durante a gestação
  Tumores maternos produtores de hormônios
Afecções idiopáticas
  Hermafroditismo
  Disgenesia gonadal

QUADRO 17.6 Causas de Infertilidade Masculina

Causas supratesticulares
  Distúrbios do eixo hipotálamo-hipófise-gônada
  Doença endócrina da supra-renal, tireóide; diabetes
  Distúrbios metabólicos
  Doenças de órgãos importantes (p. ex., doenças renais, hepáticas e cardiopulmonares)
  Infecção crônica e doenças debilitantes (p. ex., tuberculose, AIDS)
  Uso abusivo de fármacos e substâncias
Causas testiculares
  Hipospermatogênese ou azoospermia idiopáticas
  De desenvolvimento (criptorquidismo, disgenesia gonadal)
  Doenças genéticas que afetam as gônadas (síndrome de Klinefelter)
  Orquite (imunológica e infecciosa)
  Lesão testicular iatrogênica (radiação, agentes citotóxicos)
  Traumatismo do testículo e lesão cirúrgica
  Ambiental (fitoestrogênios)
Causas pós-testiculares
  Anomalias congênitas dos ductos excretores
  Inflamação e fibrose de ductos excretores
  Lesões iatrogênicas ou pós-traumáticas de ductos excretores

PSEUDO-HERMAFRODITISMO FEMININO: *A virilização dos órgãos genitais externos pode ocorrer no sexo feminino genético (46,XX) que tem ovários e órgãos genitais femininos internos normais.* A virilização da vulva, que pode exibir fusão em pregas escrotais e está associada a clitoromegalia, é encontrada com maior frequência na síndrome adrenogenital causada por deficiência de 21-hidroxilase. A falta dessa enzima acarreta a produção excessiva de androgênios na glândula supra-renal durante a vida fetal e a genitália ambígua é observada ao nascimento. O excesso de androgênios em uma mulher grávida pode provocar os mesmos efeitos sobre a genitália externa do bebê.

O cariótipo 46,XX é encontrado em 1 entre 25 pacientes com os sinais clássicos da síndrome de Klinefelter. Essas pessoas do *sexo masculino 46,XX* carreiam o *locus* para a região determinadora do sexo do cromossomo Y (SRY [*sex-determining region of chromosome Y*] em um dos cromossomos X. Não se sabe como ocorre essa translocação, mas provavelmente está relacionada com o cruzamento [*cross-over*] que ocorre durante a meiose masculina.

PSEUDO-HERMAFRODITISMO MASCULINO: *Um espectro de distúrbios congênitos acomete os indivíduos geneticamente do sexo masculino que apresentam um cariótipo normal 46,XY. As gônadas são testículos criptorquídicos, mas os órgãos genitais externos têm o aspecto feminino ou ambiguamente feminino com sinais de virilização.* O pseudo-hermafroditismo é encontrado com maior frequência em *síndromes de insensibilidade ao androgênio* devido a uma deficiência congênita do receptor de androgênio, entidade também conhecida como *síndrome da feminização testicular.*

INFERTILIDADE MASCULINA

A infertilidade é definida empiricamente como a incapacidade de conceber após 1 ano de atividade sexual com o mesmo parceiro sexual sem a contracepção. Cerca de 15% dos casais nos Estados Unidos não têm filhos, porém a prevalência verdadeira de infertilidade é difícil de avaliar porque é confundida por diversos determinantes culturais e sociais. As causas de infertilidade podem ser encontradas no parceiro masculino em 20% dos casos; no feminino, em 40%; e em ambos os parceiros, em 20%. Nos 20% dos casais inférteis remanescentes, a causa não é identificada. As causas de infertilidade feminina estão relacionadas no Quadro 17.6 e mostradas na Fig. 17.22.

As **causas supratesticulares de infertilidade** são fatores que influenciam ou regulam os aspectos hormonais e metabólicos da espermatogênese. Os melhores exemplos são lesões da área hipotálamo-hipófise. A infertilidade pode ser conseqüente a transecção do pedículo da hipófise, a destruição do hipotálamo por um tumor cerebral ou compressão da hipófise por um craniofaringioma. Um tumor hipofisário secretor de prolactina (prolactinoma) pode atuar como uma lesão de volume que destrói as células hipofisárias secretoras de gonadotrofinas ou comprime o pedículo hipofisário. Também secreta prolactina, que suprime a espermatogênese.

A **infertilidade testicular,** a variedade mais comum de infertilidade masculina, está relacionada com alterações patológicas no testículo. Um exame abrangente da infertilidade masculina (andrológica) inclui exame urológico, sonografia, análise do sêmen, exames hormonais e, em alguns casos, biopsia testicular.

A **infertilidade pós-testicular** refere-se ao bloqueio dos ductos excretores através dos quais o esperma alcança a uretra. Com freqüência, infecções crônicas do epidídimo ou do ducto deferente são responsáveis pela alteração. Com menor freqüência, a obstrução do ducto excretor deve-se a traumatismo prévio ou atresia congênita. A vasectomia voluntária, realizada anualmente em milhões de norte-americanos, é a causa mais comum de infertilidade pós-testicular.

 Patologia: As alterações morfológicas na biopsia testicular que podem identificar a causa da infertilidade incluem o seguinte:

- **A imaturidade dos túbulos seminíferos** é encontrada tipicamente no hipogonadismo hipogonadotrófico causado por doenças hipofisárias ou hipotalâmicas (Fig. 17.23). Os túbulos seminíferos não mostram sinais de diferenciação espermatogênica e assemelham-se aos dos testículos pré-púberes.
- **A diminuição da espermatogênese (hipospermatogênese)** ocorre em diversas doenças sistêmicas e endócrinas, e também na desnutrição e na AIDS. A hipospermatogênese também é encontrada em testículos criptorquídicos e após vasectomia.
- **A parada de amadurecimento de células germinativas** geralmente é idiopática. Pode ocorrer no nível da espermatogônia, dos espermatócitos ou das espermátides.
- **A aplasia de células germinativas** (células de Sertoli apenas) é principalmente idiopática, mas pode ser encontrada na lesão fármaco-induzida e na lesão tóxica (Fig. 17.24).

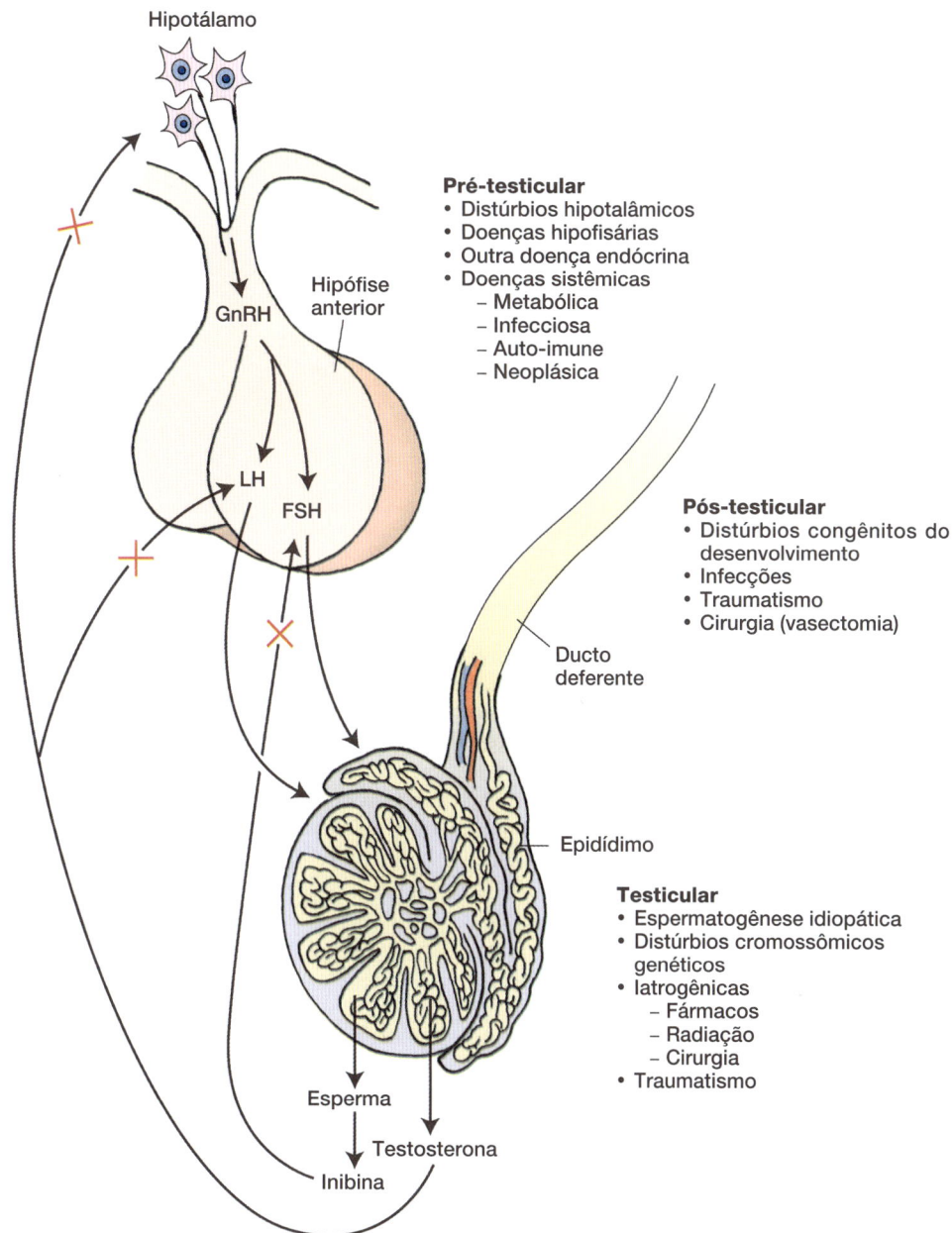

FIGURA 17.22
Causas de infertilidade masculina. A. Infertilidade pré-testicular. B. Infertilidade testicular. C. Infertilidade pós-testicular (obstrutiva).

- **A orquite** é causada por vírus (p. ex., caxumba) ou por doenças auto-imunes.
- **A fibrose peritubular e tubular** pode estar relacionada a distúrbios congênitos, como o criptorquidismo, ou a infecção, isquemia ou radiação prévias (Fig. 17.25).

EPIDIDIMITE

A epididimite é uma inflamação do epidídimo, em geral causada por bactérias, e pode ser aguda ou crônica.

A **epididimite bacteriana** em homens jovens ocorre com maior freqüência na forma aguda como uma complicação de gonorréia ou como uma infecção adquirida sexualmente com *Chlamydia*. Caracteriza-se por inflamação supurativa (Fig. 17.26). Em homens mais velhos, a *E. coli* oriunda de infecções associadas do trato urinário é o agente causal mais comum. Os pacientes apresentam dor e sensibilidade intra-escrotais, com ou sem febre associada. A epididimite de origem recente mostra as indicações usuais da inflamação aguda. A epididimite crônica persistente está associada ao acúmulo de plasmócitos, macrófagos e linfócitos e, por fim, à obstrução fibrótica dos ductos infectados. De fato, a inflamação do epidídimo causada por gonorréia é uma causa comum de infertilidade masculina.

A **epididimite tuberculosa** atualmente é infreqüente e, em geral, está associada à tuberculose pulmonar e renal estabelecida. A infecção manifesta-se clinicamente por aumento palpável do epidídimo e encaroçamento do ducto deferente. À microscopia, os nódulos consistem em granulomas caseosos confluentes.

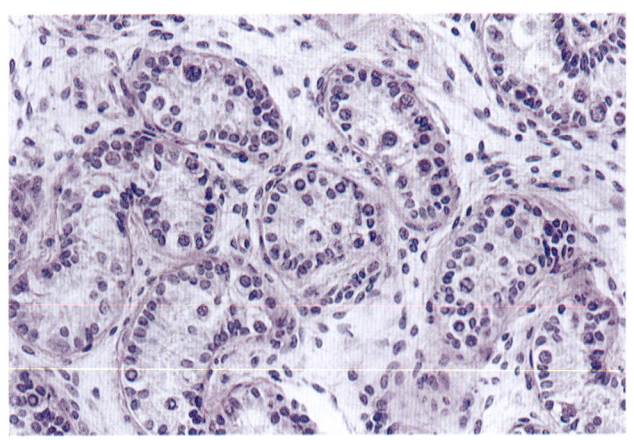

FIGURA 17.23
Hipogonadismo hipogonadotrófico. O testículo deste homem de 25 anos de idade compõe-se de túbulos seminíferos imaturos semelhantes aos encontrados em meninos pré-púberes.

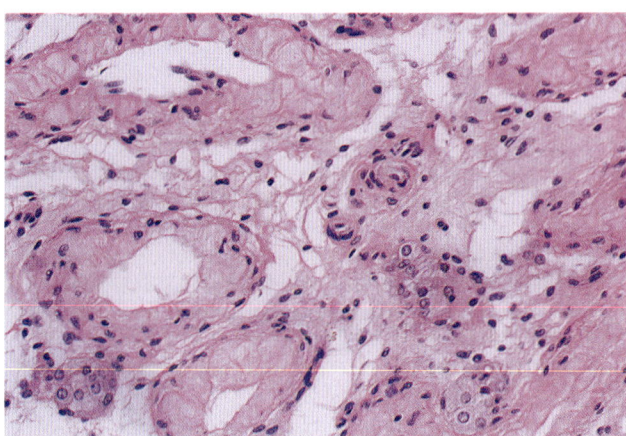

FIGURA 17.25
Atrofia tubular pós-irradiação do testículo. Os túbulos seminíferos estão hialinizados, e não há evidências de espermatogênese.

Os **granulomas espermáticos** são conseqüentes a resposta inflamatória intensa a esperma que ganhou acesso ao interstício do epidídimo. A etiologia subjacente do extravasamento de esperma é obscura, mas o rompimento traumático dos ductos epididimários pode participar da etiologia. Os pacientes apresentam dor e tumefação escrotais, freqüentemente persistindo semanas ou meses. À microscopia, o epidídimo exibe um infiltrado celular inflamatório misto associado a muitos fragmentos de esperma extravasado e fagocitose de esperma por macrófagos. Por fim, o processo inflamatório acarreta fibrose intersticial, obstrução ductal e infertilidade.

ORQUITE

A orquite é uma inflamação aguda ou crônica do testículo. Pode ser parte de epidídimo-orquite, geralmente causada por infecção ascendente, ou pode ocorrer como uma inflamação testicular isolada. Em geral, a orquite é secundária à disseminação hematógena de patógenos ou é uma doença imunomediada.

A **orquite bacteriana Gram-negativa** é a forma mais comum da doença e, com freqüência, é secundária a infecções do trato urinário. Quase sempre está associada a epididimite. A infecção também pode se manifestar como abscesso intratesticular ou supuração e fibrose peritesticulares.

A **orquite sifilítica** manifesta-se microscopicamente sob duas formas: (1) inflamação perivascular intersticial, caracterizada por infiltrados de linfócitos, macrófagos e plasmócitos ou (2) uma inflamação granulomatosa do testículo em forma de gomas.

A **orquite associada** à caxumba ocorre em 20% dos homens adultos com caxumba, mas a ampla vacinação contra a caxumba reduziu a incidência do distúrbio. A infecção viral caracteriza-se por dor testicular e tumefação gonadal, mais freqüentemente unilateral. À microscopia, mostra-se como uma inflamação intersticial que também provoca a destruição e a perda de epitélio seminífero (Fig. 17.27).

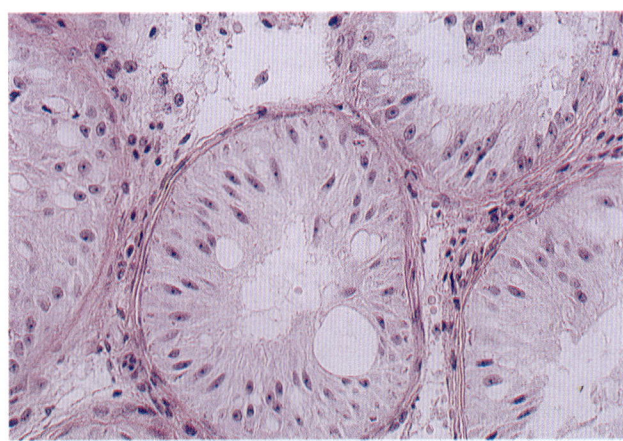

FIGURA 17.24
Síndrome da aplasia de células germinativas — células de Sertoli apenas. Os túbulos seminíferos estão revestidos por células de Sertoli e não contêm células germinativas.

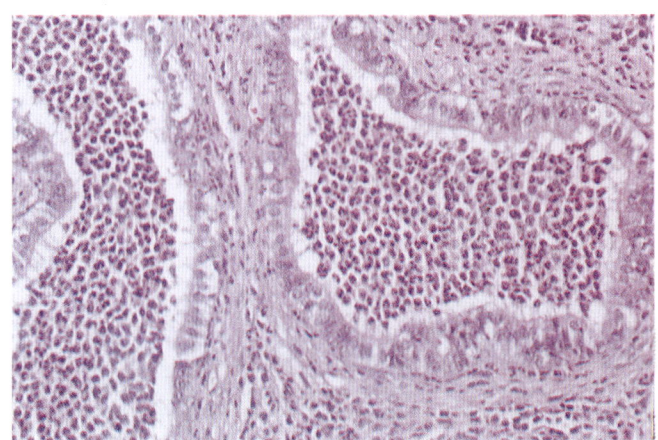

FIGURA 17.26
Epididimite bacteriana. Os ductos epididimários contêm muitos leucócitos polimorfonucleares.

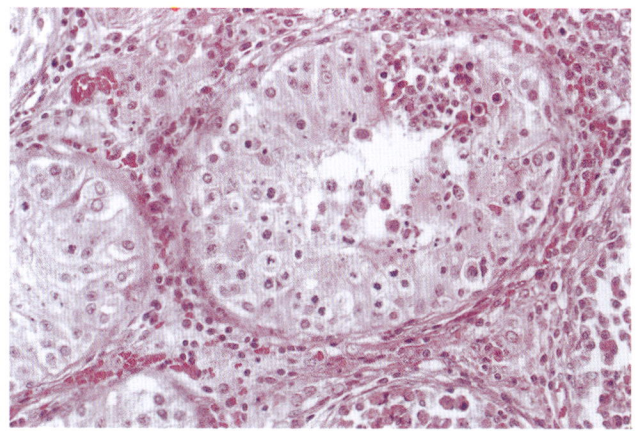

FIGURA 17.27
Orquite viral. Os espaços intersticiais estão infiltrados com células mononucleares que extravasam focalmente para a luz de túbulos seminíferos. Observe que a inflamação interrompeu a espermatogênese normal e que os túbulos seminíferos não contêm esperma.

A **orquite granulomatosa** de causa desconhecida é um distúrbio pouco freqüente de homens de meia-idade que manifestam aumento doloroso e agudo do testículo ou de modo insidioso, como endurecimento testicular. A doença caracteriza-se microscopicamente por granulomas não-caseosos que não revelam microrganismos nem a presença de remanescentes de esperma que poderiam atuar como agentes incitadores. Quantidades variáveis de túbulos seminíferos são destruídas pelo processo inflamatório granulomatoso, que é considerado uma reação de hipersensibilidade do tipo IV (celular).

A **malacoplaquia** do testículo tem as mesmas características microscópicas e presumivelmente a mesma histogênese da malacoplaquia em outro lugar do corpo.

TUMORES DO TESTÍCULO

Os tumores do testículo somam menos de 1% de todas as malignidades no sexo masculino adulto. Mais de 90% desses tumores mostram as seguintes características:

- Diagnóstico entre 25 e 45 anos de idade
- Origem em células germinativas
- Malignidade
- Curável por meio de abordagem cirúrgico-quimioterápica combinada
- Marcador citogenético, a saber i(p12)
- Metástase primeiramente para linfonodos abdominais peri-aórticos
- A maioria (65%) dos tumores testiculares libera marcadores detectáveis no sangue.

 Patogenia: A etiologia dos tumores testiculares ainda é desconhecida e a pesquisa de possíveis causas ambientais ou genéticas não levou a estudos mais aprofundados importantes. Contudo, existe uma variação geográfica na incidência do câncer testicular. A incidência é mais alta na Dinamarca, Suécia e Noruega, porém é baixa na Finlândia e nos países do sul europeu. Os tumores são cinco vezes mais comuns em norte-americanos de ascendência européia do que nos de linhagem africana. A ocorrência familiar de câncer testicular em irmãos ou filhos e pais é digna de nota, porém, rara, e não proporciona suporte para uma teoria genética de tumorigênese. A única anormalidade citogenética consistente é um fragmento adicional do cromossomo 12 (isocromossomo p12). Conforme discutido anteriormente, os únicos fatores de risco documentados para os tumores testiculares são **criptorquidismo e disgenesia gonadal.**

 Patologia: Os tumores testiculares são classificados histogeneticamente com base em sua origem em diversos grupos (Quadro 17.7).

 Patogenia: Foi proposto que a transformação maligna de células germinativas ocorreria durante o desenvolvimento fetal e envolveria (1) migração de células germinativas primordiais, (2) células germinativas fetais interagindo com células estromais na crista gonadal ou (3) espermatogônia fetal precoce. Como os tumores de células germinativas raramente ocorrem antes da puberdade, alguns pesquisadores acreditam que a transformação maligna ocorre no período peri-púbere e envolve espermatogônia estimulada hormonalmente para proliferar e se diferenciar em espermatócitos. Apesar das controvérsias sobre os eventos iniciais que desencadeiam o início da neoplasia, existe um consenso quanto à histogênese de tumores de células germinativas progredir através de duas vias (Fig. 17.28). A via mais comum envolve um carcinoma no estágio *in situ*, também conhecido como **neoplasia de células germinativas testicular intratubular** (ITGCN), que posteriormente evolui até carcinoma invasivo (ver adiante). Essa via contribui para o desenvolvimento da maioria dos tumores de células germinativas adultos, embora a ITGCN não seja encontrada em seminomas espermatocíticos, teratomas de testículos pré-púberes nem em tumores de saco vitelino da primeira infância, que se desenvolvem diretamente de células germinativas sem uma lesão *in situ*. É possível que algumas células germinativas primordiais migratórias não encontrem seu caminho para os túbulos seminíferos durante a organogênese testicular fetal e que as células "deslocadas" tornem-se as progenitoras dos tumores de saco vitelino e teratomas. Essas células germinativas também podem originar tumores de células germinativas extragonadais no retroperitônio, região sacral, mediastino anterior e área da pineal.

QUADRO 17.7 Tumores Testiculares

Tumores de células germinativas — **90%**
  Seminoma (40%)
  Tumores de células germinativas não-seminomatosos
    Carcinoma embrionário (5%)
    Teratocarcinoma (35%)
    Coriocarcinoma (<1%)
  Tumores mistos de células germinativas (15%)
  Teratoma (1%)
  Seminoma espermatocítico (1%)
  Tumor do saco vitelino da lactância (2%)
Tumores de células do cordão sexual — **5%**
  Tumores de células de Leydig (60%)
  Tumores de células de Sertoli
Metástases — **5%**

Observação: As percentagens em negrito referem-se aos três grupos principais de tumores. As percentagens entre parênteses referem-se à freqüência de tipos tumorais em cada grupo.

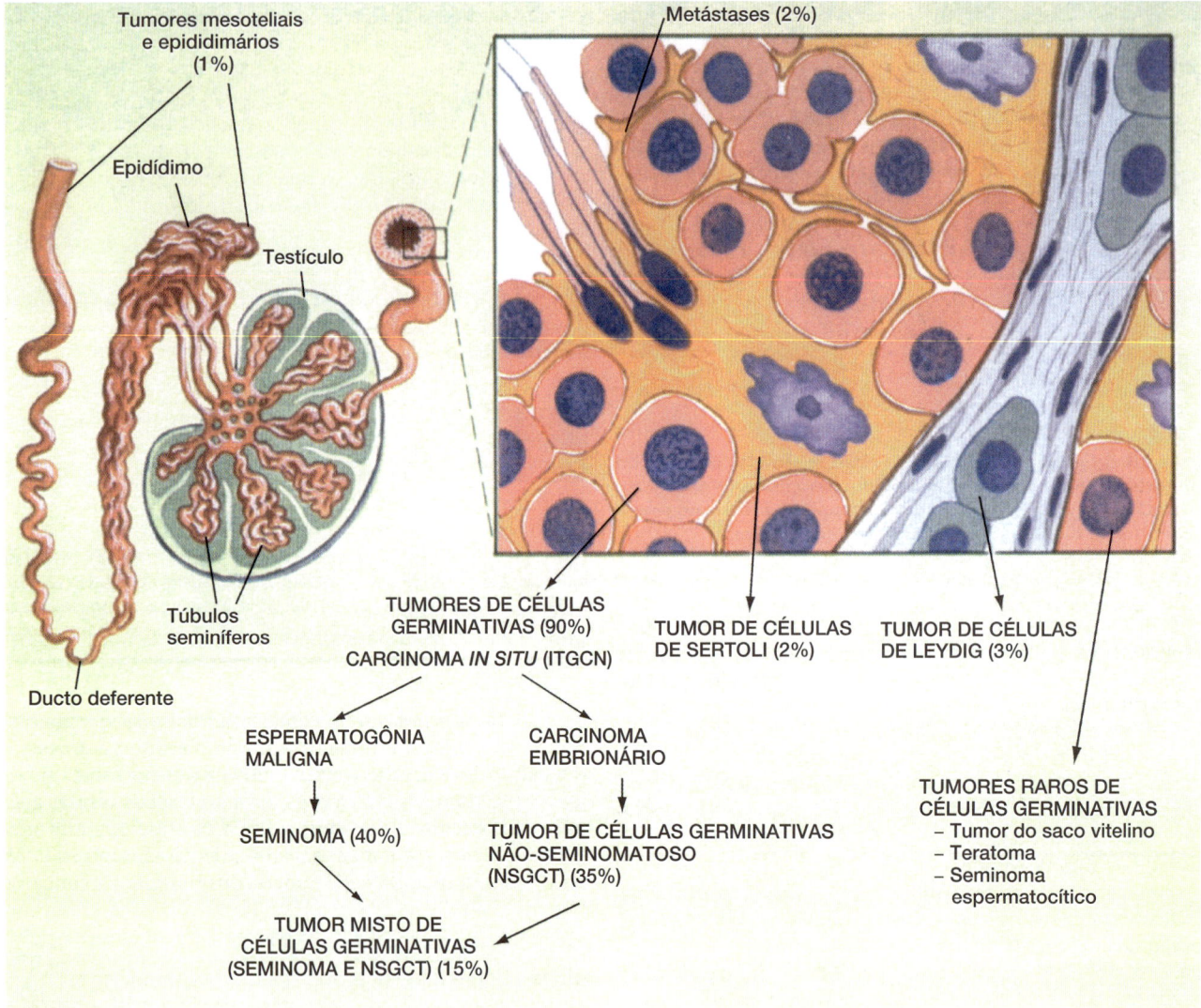

FIGURA 17.28
Tumores do testículo, epidídimo e estruturas relacionadas. A maioria dos tumores testiculares origina-se de células germinativas e é precedida por um carcinoma *in situ* em estágio conhecido como neoplasia de células germinativas intratubular (ITGCN). Os tumores de células germinativas do testículo do adulto podem ser classificados como seminoma (40%) ou como tumores de células germinativas não-seminomatosos (NSGCT) (35%). Em 15% dos casos os elementos seminomatosos encontram-se misturados a NSGCT, formando tumores mistos de células germinativas. Alguns tumores de células germinativas (tumor do saco vitelino da infância, teratomas da infância e seminomas espermatocíticos) desenvolvem-se sem passar por um estágio de ITGCN pré-invasivo. Tumores com origem nas células estromais do cordão sexual (tumores das células de Leydig e de Sertoli), tumores epididimários, tumores do revestimento mesotelial da túnica vaginal (tumores adenomatóides) e metástases são raros.

As células tumorais da ITGCN assemelham-se a espermatogônia ou a células germinativas fetais, porém apresentam núcleos polipóides muito maiores (Fig. 17.29). Assim como as células germinativas fetais, essas células expressam na sua superfície fosfatase alcalina semelhante à placentária. Em homens inférteis com história de testículos criptorquídicos, a ITGCN pode persistir sem alterações durante 5 a 10 anos, após o que as células neoplásicas adquirem propriedades invasivas, penetram pela membrana basal tubular e originam tumores malignos infiltrativos.

As células malignas que retêm as características fenotípicas da espermatogônia originam **seminomas**. Por outro lado, as células germinativas neoplásicas podem se diferenciar em células embrionárias malignas (**carcinoma embrionário**) por um processo que se assemelha à *ativação partenogênica* de oócitos nas gônadas femininas de anfíbios e répteis.

Em alguns casos, as células de carcinoma embrionário proliferam de um modo indiferenciado. Em outros casos, diferenciam-se em três camadas germinativas embrionárias (ectoderma, mesoderma e endoderma) ou em tecidos extra-embrionários que formam as membranas fetais e a placenta. A diferenciação adicional de células da camada germinativa provoca a formação de diferentes tecidos somáticos. O ectoderma se diferencia na pele, sistema nervoso central, pigmento retiniano e outros tecidos relacionados; o mesoderma origina músculo liso e estriado, cartilagem, osso etc.; o endoderma forma tecido intestinal, epitélio brônquico, glândulas salivares etc. Os derivados extra-embrionários das células de carcinoma embrionário originam epitélio coriônico (citotrofoblasto e sinciciotrofoblasto) e epitélio semelhante ao saco vitelino. Esses tumores complexos compostos de células de carcinoma embrionário indiferenciado maligno e seus derivados somáticos e ex-

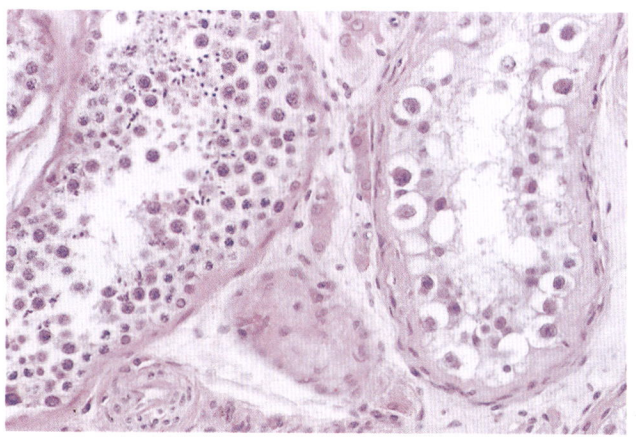

FIGURA 17.29
Neoplasia de células germinativas intratubular (ITGCN). O túbulo seminífero à direita contém células atípicas grandes correspondendo a carcinoma intratubular *in situ*. Compare estas células com a espermatogônia normal no túbulo adjacente (*à esquerda*), que mostra espermatogênese normal.

tra-embrionários são denominados **teratocarcinomas** ou **teratomas malignos.** Quando as células de carcinoma embrionário proliferam sem diferenciação posterior e exibem um único padrão histológico, o tumor é denominado *carcinoma embrionário.* Em casos raros, os componentes extra-embrionários de teratocarcinomas crescem excessivamente e destroem todos os outros componentes. Tais tumores compõem-se de um único tipo tumoral e são classificados como **carcinoma de saco vitelino** ou **coriocarcinoma.**

Para fins clínicos, todos os tumores de células germinativas contendo carcinoma embrionário como suas células-tronco malignas são agrupados como **tumores de células germinativas não-seminomatosos,** a fim de distingui-los de seminomas. Os carcinomas unicamente de saco vitelino do testículo adulto e os coriocarcinomas também estão incluídos nesse grupo porque presume-se que esses tumores devem conter algumas células de carcinoma embrionário que não são completamente reconhecíveis.

Em 15% dos casos, os tumores de células germinativas contêm tanto elementos de seminoma quanto elementos não-seminomatosos. Esses **tumores de células germinativas mistas** são tratados clinicamente como neoplasias não-seminomatosas.

A Neoplasia de Células Germinativas Intratubulares Refere-se a Carcinoma Testicular *In Situ*

A ITGCN representa uma forma pré-invasiva de tumores de células germinativas.

 Epidemiologia: A ITGCN pode ser encontrada como (1) uma alteração histológica focal isolada em 2% dos testículos criptorquídicos ou das biopsias testiculares realizadas para infertilidade, (2) carcinoma *in situ* disseminado adjacente a quase todas as germinativas invasivas e (3) lesões em 5% dos testículos contralaterais em pacientes que sofreram orquiectomia devido à neoplasia de células germinativas testiculares.

 Patologia: A ITGCN envolve os testículos de uma maneira irregular, em geral acometendo não mais do que 10 a 30% dos túbulos. Os túbulos seminíferos que abrigam a ITGCN apresentam membrana basal espessa e não contêm esperma. As células germinativas normais são substituídas por células germinativas neoplásicas que se encontram amplamente aderidas à lâmina basal (ver Fig. 17.29). As células neoplásicas apresentam aspecto maior do que a espermatogônia normal. Seu núcleo é grande, com cromatina finamente dispersa e exibe nucléolos proeminentes. Os núcleos localizam-se centralmente e estão circundados por citoplasma claro abundante que contém quantidades grandes de glicogênio. O teor de DNA nuclear está aumentado, sugerindo que as células são triplóides. A membrana plasmática é distinta e se cora com anticorpos contra fosfatase alcalina placentária (FAPL).

 Manifestações Clínicas: A ITGCN diagnosticada em amostras de biopsia de testículo é um precursor de carcinoma invasivo, que se desenvolve em um ritmo imprevisível. Metade dos homens diagnosticados com ITGCN desenvolverá câncer invasivo em 5 anos, e 70%, em 7 anos. O diagnóstico microscópico de ITGCN em uma amostra de biopsia testicular é uma indicação para orquiectomia profilática.

O Seminoma Contém Células Monomorfas que se Assemelham a Espermatogônia

 Epidemiologia: O seminoma é o câncer testicular mais comum, somando 40% de todos os tumores de células germinativas naquele órgão. O pico de incidência ocorre em homens entre 30 e 40 anos de idade. Os seminomas nunca são encontrados em crianças pré-púberes, exceto naquelas com gônadas disgênicas.

 Patologia: Ao exame macroscópico, os seminomas mostram-se como massas bosseladas e sólidas, com a firmeza da borracha. O tecido tumoral geralmente é bem demarcado do tecido testicular normal, que pode estar comprimido, atrófico e fibrótico. Ao corte transversal, os tumores mostram-se lobulados e homogeneamente marrom-dourados ou amarelo-acinzentados (Fig. 17.30). Em geral, áreas de necrose ou hemorragia são inconspícuas, mas podem ser vistas em tumores maiores.

À microscopia, o seminoma é equivalente ao disgerminoma ovariano. O tumor exibe uma única população de células poligonais uniformes que apresentam núcleo vesicular localizado centralmente. O amplo citoplasma mostra-se claro nos cortes histológicos padronizados porque contém quantidades grandes de glicogênio e um pouco de lipídio. As células tumorais estão dispostas como ninhos ou massas que estão separados por septos fibrosos infiltrados com linfócitos, plasmócitos e macrófagos. Ocasionalmente, os septos contêm granulomas com células gigantes. As células tumorais invadem o parênquima do testículo, mas também se disseminam através dos túbulos seminíferos e para a rede testicular. A invasão do epidídimo é observada posteriormente na evolução da doença, em geral precedendo a disseminação para os linfonodos abdominais.

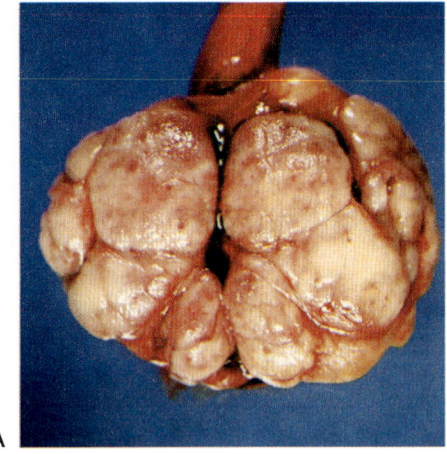
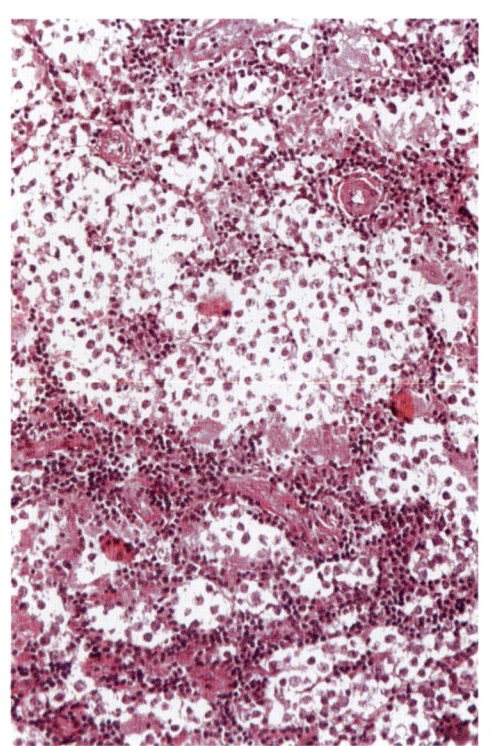

FIGURA *17.30*
Seminoma. A. A superfície de corte deste tumor nodular é castanho-bronzeada e abaulada, sugerindo que o tumor é firme e com textura de borracha. **B.** Grupos de células circundadas por septos fibrosos infiltrados com linfócitos.

As células do seminoma assemelham-se a espermatogônia imatura. Assim como a espermatogônia fetal e as células germinativas primordiais no feto, expressam FAPL na membrana plasmática. A FAPL é levada para o sangue em pequenas quantidades, mas não pode ser usada para fins diagnósticos.

Os patologistas reconhecem dois subtipos adicionais de seminoma: (1) seminoma com células gigantes sinciciotrofoblásticas e (2) seminoma anaplásico. O primeiro subgrupo inclui 20% dos tumores que contêm células sinciciotrofoblásticas. Essas células gigantes multinucleadas são demonstradas melhor com anticorpos contra gonadotropina coriônica humana (hCG). Embora a célula sinciciotrofoblástica secrete hCG, esse marcador tumoral sorológico potencial raramente se torna detectável na circulação sistêmica. Cerca de 5% dos seminomas mostram freqüente atividade mitótica e pleomorfismo nuclear leves e são classificados como *seminoma anaplásico*.

 Manifestações Clínicas: O seminoma manifesta-se como uma massa escrotal de crescimento progressivo e, em geral, é diagnosticado enquanto ainda pode ser curado por orquiectomia, com ou sem dissecção de linfonodos abdominais. Os seminomas são extremamente radiossensíveis, e a radioterapia desempenha um papel importante no tratamento de tumores que não podem ser curados por cirurgia apenas. Os seminomas em estágios avançados de disseminação são tratados com quimioterapia adicional. **A taxa de cura encontra-se acima de 90% em todos os tipos histológicos de seminoma.**

O **seminoma espermatocítico** é um tumor raro relacionado com o seminoma clássico apenas no nome. Os seminomas espermatocíticos são tumores benignos de homens com mais de 40 anos de idade. Esses tumores não estão associados a ITGCN e não provocam uma reação linfocítica. Os seminomas espermatocíticos contêm três tipos celulares, a saber, células grandes, pequenas e intermediárias. A orquiectomia é curativa.

Os Tumores de Células Germinativas Não-seminomatosos Derivam de Células Embrionárias

Os tumores de células germinativas não-seminomatosos (NSGCT) do testículo incluem diversas entidades patológicas, duas das quais contribuem para a maioria dos casos: (1) carcinomas embrionários puros e (2) teratocarcinomas, também conhecidos como *teratomas malignos* ou *tumores de células germinativas mistas*. O coriocarcinoma puro, o carcinoma de saco vitelino puro do testículo adulto e o teratoma de crescimento benigno são NSGCT raros. Os tumores de células germinativas mistas são NSGCT associados a seminomas.

Epidemiologia: Os NSGCT constituem 55% de todos os tumores de células germinativas testiculares. Os teratocarcinomas somam dois terços de todos os NSGCT, seguidos pelos tumores de células germinativas mistos e os carcinomas embrionários puros. Todos os outros tumores desse grupo são extremamente raros. Assim como os seminomas, os NSGCT apresentam um pico de incidência na faixa etária de 25 a 40 anos de idade, porém, no momento do diagnóstico, os pacientes com NSGCT são um pouco mais jovens do que os pacientes com seminomas.

Patologia: Macroscopicamente, os tumores não-seminomatosos variam em tamanho e forma. Ao corte transversal, são sólidos ou parcialmente císticos. As áreas sólidas variam em cor desde branco até amarelo e vermelho, indicando que são compostas de células tumorais viáveis, focos de necrose e hemorragia, respectivamente (Fig. 17.31).

As características microscópicas dos NSGCT são muito variáveis. No carcinoma embrionário puro, o tumor compõe-se exclusivamente de células de carcinoma embrionário não diferenciado que são semelhantes às células de embriões em estágio pré-implantação (Fig. 17.32). Como as células tumorais apresentam pouco citoplasma, seu núcleo desproporcionalmente grande e hipercromático parece se sobrepor. As células de carcinoma embrionário podem estar dispostas como massas sólidas amplas, cordões, túbulos semelhantes a glândulas e ácinos e, algumas vezes, até mesmo estruturas papilares. Muitas mitoses e células apoptóticas são características. Os anticorpos contra queratina são usados para diferenciar carcinoma embrionário rico em queratina de seminoma, linfoma, sarcoma e melanoma, que não possuem queratina. O carcinoma embrionário invade o testículo, o epidídimo e os vasos sangüíneos e forma metástases em linfonodos abdominais, pulmões e outros órgãos.

As células de carcinoma embrionário são células-tronco de **teratocarcinomas** (teratomas malignos), que exibem elementos somáticos diferenciados (tecidos que são encontrados normalmente em diferentes órgãos, e elementos extra-embrionários, incluindo células do saco vitelino e células trofoblásticas). Assim, o exame microscópico desses tumores não-seminomatosos revela focos de carcinoma embrionário e diversos outros tecidos (Fig. 17.33). Por exemplo, na forma abreviada usada por alguns patologistas, um tumor pode ser denominado NSGCT (YS + EC + Ch), indicando que tem componentes do saco vitelino de carcinoma

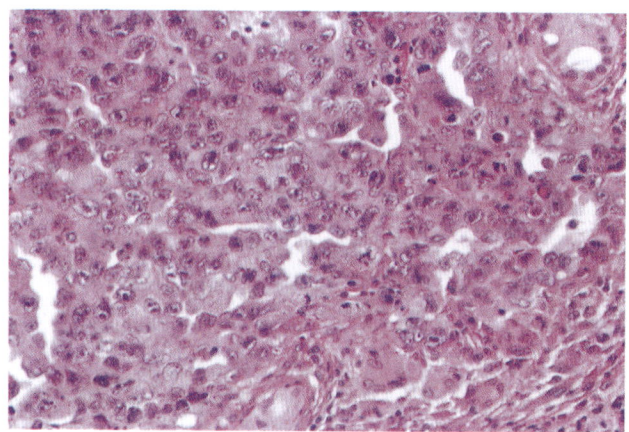

FIGURA 17.32
Componente de carcinoma embrionário de um NSGCT. Como essas células indiferenciadas têm citoplasma escasso, seus núcleos hipercromáticos assumem o aspecto aglomerado e parecem se sobrepor uns aos outros. As células formam camadas sólidas, focalmente interrompidas por fendas.

embrionário e componentes trofoblásticos correspondendo a coriocarcinoma. Entretanto, um tumor semelhante que também contém células de seminoma deveria ser chamado de **tumor misto de células germinativas**, e a abreviação seria NSGCT (EC + YS + Ch + Se). Na maioria dos tumores, a malignidade reside nas células de carcinoma embrionário. É interessante observar que, quando essas células formam metástases, podem se diferenciar em tecidos somáticos ou extra-embrionários, em cujo caso o tumor metastático pode se assemelhar ao original.

Os NSGCT podem originar clones de células citotrofoblásticas e sinciciotrofoblásticas muito malignas que excedem o crescimento dos outros elementos. Os tumores compostos exclusivamente de epitélio coriônico maligno são denominados *coriocarcinomas*. De modo semelhante, os clones de epitélio de saco vitelino maligno produzem **carcinoma do saco vitelino**.

Alguns teratomas histologicamente benignos de homens jovens pós-púberes podem apresentar evolução clínica maligna, embora demonstrem ser compostos de tecidos somáticos não proliferativos maduros, sem elementos embrionários (Fig. 17.34). Em alguns casos, presume-se que o tumor era, na verdade, um teratocarcinoma no qual quase todas as células embrionárias se diferenciaram em tecidos somáticos maduros, mas algumas células malignas remanescentes não foram detectadas pelo patologista ou já haviam formado metástases antes de o tumor ser ressecado. Esses tumores são conhecidos clinicamente como **síndrome do teratoma crescente**. Em outros casos, os tecidos do teratoma permanecem indiferenciados e se assemelham a órgãos embrionários ou a tumores embrionários como o neuroblastoma. Esses **teratomas imaturos** também são tumores potencialmente malignos.

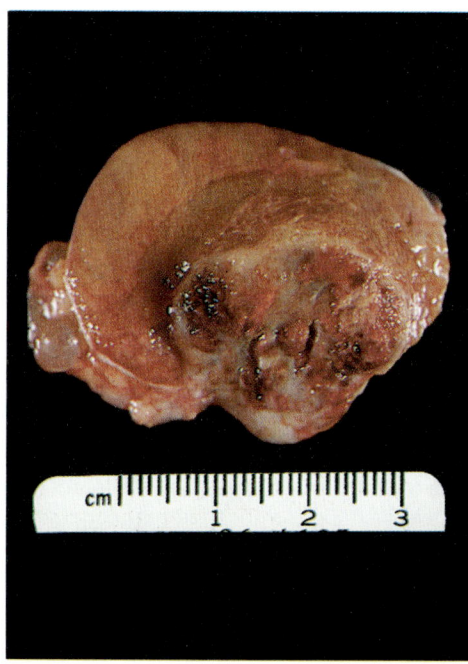

FIGURA 17.31
Tumor de células germinativas não-seminomatoso do testículo. A superfície de corte deste pequeno tumor testicular exibe heterogeneidade considerável, com a coloração variando de branca até vermelho escura.

 Manifestações Clínicas: A maioria dos NSGCT manifesta-se como uma massa testicular. Tendem a crescer mais rapidamente do que os seminomas e a formar metástases mais prontamente e mais amplamente. Dessa forma, em alguns NSGCT as metástases podem ser o primeiro sinal da doença neoplásica.

Em contraste com os seminomas, freqüentemente os NSGCT contêm componentes do saco vitelino e células sinciciotrofoblásti-

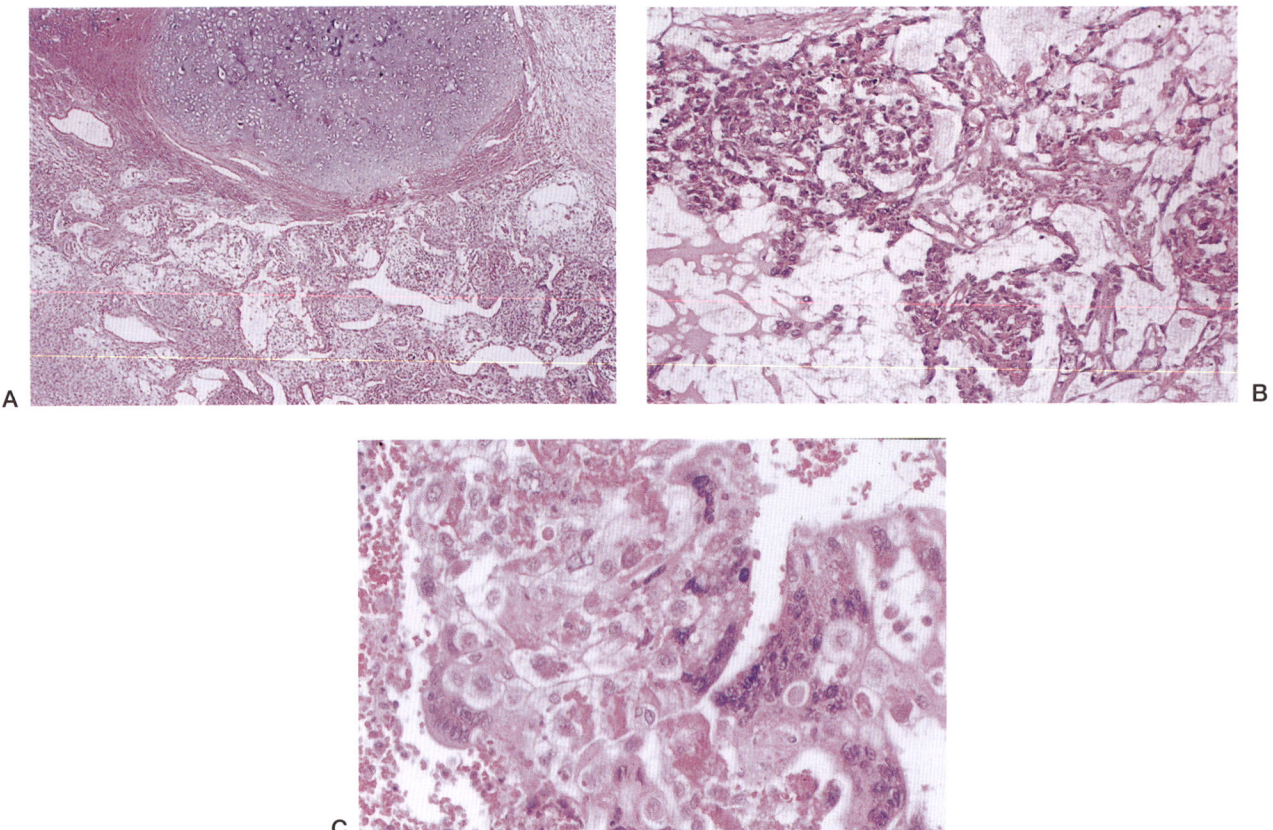

FIGURA 17.33
Tumor de células germinativas não-seminomatoso. A. O tecido somático deste tumor inclui cartilagem bem diferenciada (*acima*) e tecido conjuntivo indistinto (*abaixo*). B. O componente de saco vitelino consiste em cordão entrelaçado de células epiteliais circundado por estroma frouxo semelhante ao saco vitelino primordial. C. Componente coriocarcinoma do NSGCT consiste em células gigantes sinciciotrofoblásticas multinucleadas e células citotrofoblásticas mononucleadas. O crescimento invasivo dos trofoblastos geralmente está associado à hemorragia.

cas. As células do saco vitelino secretam α-fetoproteína (AFP), uma proteína plasmática fetal que não é encontrada normalmente no sangue. As células sinciciotrofoblásticas liberam hCG, um hormônio da gravidez, que também não é encontrado no sexo masculino. **Níveis elevados de AFP ou hCG séricos são encontrados em 70% dos pacientes com NSGCT e, dessa forma, são marcadores tumorais confiáveis.** Esses antígenos são mais úteis no acompanhamento pós-cirúrgico de pacientes que foram tratados para NSGCT. Níveis persistentemente elevados de AFP ou de hCG, ou ambos, indicam que o paciente não está livre do tumor. Os pacientes cujos níveis inicialmente altos de AFP e hCG normalizam após o tratamento, porém subseqüentemente elevam-se de novo, apresentam metástases.

O tratamento do NSGCT inclui orquiectomia para a remoção do tumor primário, seguida por quimioterapia com base de platina e, se indicado, dissecção cirúrgica de linfonodos abdominais. Em geral, a quimioterapia elimina as células de carcinoma embrionário metastático, porém tecidos diferenciados com origem nessas células são resistentes. Contudo, esses tecidos não crescem e provavelmente não impõem risco ao paciente. Não obstante, é melhor remover toda neoplasia residual do que dar a oportunidade a células tumorais malignas que possam estar escondidas nos tumores residuais. Apenas 3 décadas atrás, os pacientes com NSGCT tinham chance de sobrevida em 5 anos de apenas 35%. **Por outro lado, atualmente são registradas curas completas em mais de 90% dos casos.**

Tumores Testiculares da Lactância e da Infância

Os tumores testiculares são raros em meninos pré-púberes. Nos primeiros 4 anos de idade, a maioria das neoplasias testiculares é classificada histologicamente como tumores do saco vitelino. Os teratomas benignos são os tumores testiculares mais comuns no grupo etário entre 4 e 12 anos.

TUMORES DO SACO VITELINO: As neoplasias compõem-se de células dispostas em estruturas reminiscentes de parte do saco vitelino fetal. O diagnóstico baseia-se no reconhecimento de múltiplos padrões tumorais microscópicos e os assim denominados *corpúsculos de Schiller-Duval* glomerulóides (Fig. 17.35). As características histológicas dos tumores neonatais são semelhantes às dos elementos do saco vitelino em NSGCT. Os tumores do saco vitelino da lactância e da infância são considerados malignos, porém a orquiectomia no momento adequado e a remoção do tumor estão associadas a taxas de cura completa superiores a 95%.

TERATOMAS: Esses tumores de testículos pré-púberes são benignos e compostos de tecidos somáticos maduros. A orquiectomia simples e até mesmo cirurgia que conserva o testículo são curativas.

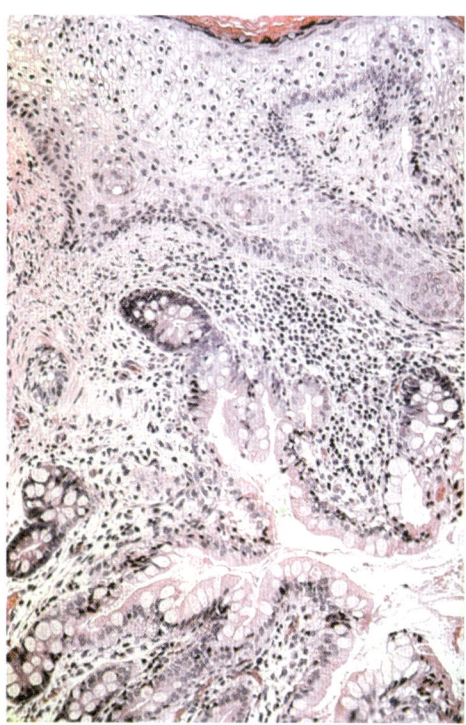

FIGURA 17.34
Teratoma. A cavidade principal deste tumor cístico está revestida por epitélio escamoso (*acima*). Adjacente ao epitélio escamoso, a parede do cisto contém epitélio secretor de muco semelhante à mucosa colônica.

Tumor do Estroma Gonadal/Cordão Sexual

Os tumores do estroma gonadal/cordão sexual compõem-se de células que se assemelham a células de Sertoli ou de Leydig. Essas neoplasias constituem 5% de todos os tumores testiculares.

TUMORES DE CÉLULAS DE LEYDIG: *Neoplasias raras compõem-se de células semelhantes a células intersticiais (Leydig) do testículo*. Podem ser hormonalmente ativos e secretar androgênios, estrogênios, ou ambos. Os tumores das células de Leydig podem ocorrer em qualquer idade, com dois picos distintos, um na infância e outro em adultos da terceira a sexta décadas de vida.

 Patologia: Os tumores das células de Leydig são bem circunscritos e alguns têm o aspecto encapsulado. Variam de tamanho desde 1 até 10 cm de diâmetro. A superfície de corte é amarela até marrom, e os tumores maiores apresentam trabéculas fibrosas, que conferem um aspecto lobular. À microscopia, o tumor de células de Leydig compõe-se de células uniformes com núcleos redondos e citoplasma vacuolizado ou eosinofílico, bem desenvolvido (Fig. 17.36). Os *cristais de Reinke*, que são inclusões citoplasmáticas, eosinofílicas, retangulares, são encontrados tipicamente em células de Leydig normais e estão presentes em 30% dos tumores. Embora a maioria (90%) dos tumores de células de Leydig seja benigna (apenas 10% são malignos), é difícil prever o comportamento biológico com base na histologia.

 Manifestações Clínicas: Os efeitos androgênicos dos tumores de células de Leydig testiculares em meninos pré-púberes provocam o desenvolvimento físico e sexual precoce. Por outro lado, observa-se feminização e ginecomastia em alguns adultos com esse tumor. Pode haver elevação dos níveis de estrogênio ou de testosterona, porém não existe um padrão característico. Todos os tumores de células de Leydig em crianças e quase todos os tumores em adultos são curados por orquiectomia.

TUMORES DAS CÉLULAS DE SERTOLI: *Alguns tumores de células do estroma testicular/cordão sexual compõem-se de células de*

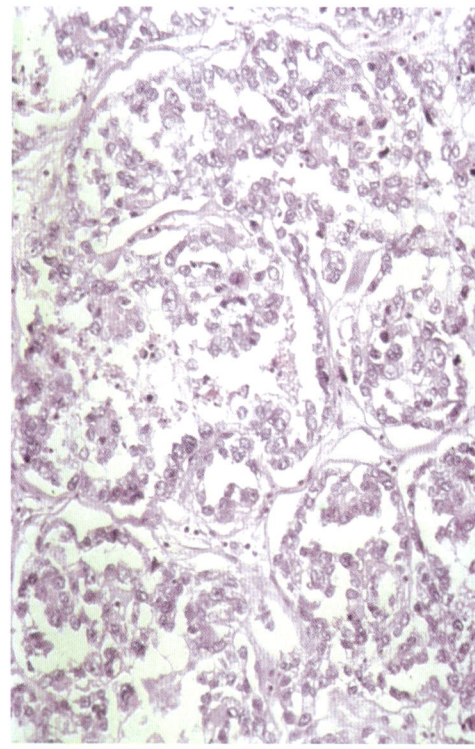

FIGURA 17.35
Tumor do saco vitelino. Esse tumor da infância compõe-se de faixas entrelaçadas de células epiteliais circundadas por estroma conjuntivo frouxo. A organização lobular das células circundadas por espaços vazios leva à formação de estruturas glomerulóides (corpúsculos de Schiller-Duval).

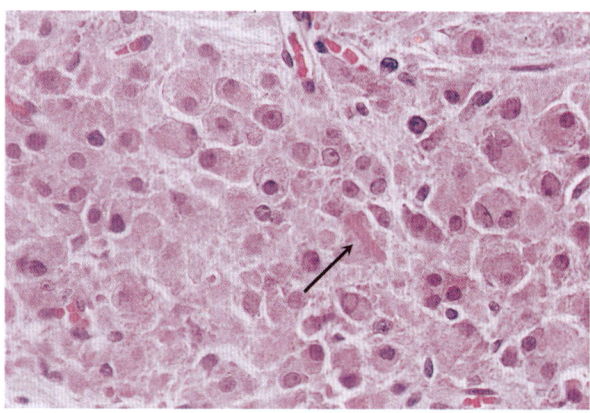

FIGURA 17.36
Tumor de células de Leydig. As células tumorais apresentam núcleo redondo uniforme e citoplasma eosinofílico bem desenvolvido. Um cristal de Reinke citoplasmático é visto no centro do campo (*seta*).

Sertoli neoplásicas. A maioria (90%) dos tumores é benigna e produz poucos (ou nenhum) sintomas hormonais.

 Patologia: Os tumores de células de Sertoli tendem a ser nódulos pequenos (1 a 3 cm) sólidos, bem circunscritos e de coloração cinza-amarelada. À microscopia, compõem-se de células tumorais colunares dispostas em túbulos ou cordões em um arcabouço trabecular fibroso (Fig. 17.37). A rara variante maligna exibe maior pleomorfismo celular, áreas de necrose e pouca tendência para formar cordões e túbulos.

 Manifestações Clínicas: A maioria dos pacientes com tumores de células de Sertoli é jovem, com menos de 40 anos de idade, e procura o médico devido a uma massa no escroto. Os efeitos endócrinos são incomuns e, se presentes, são vagos. A orquiectomia é curativa.

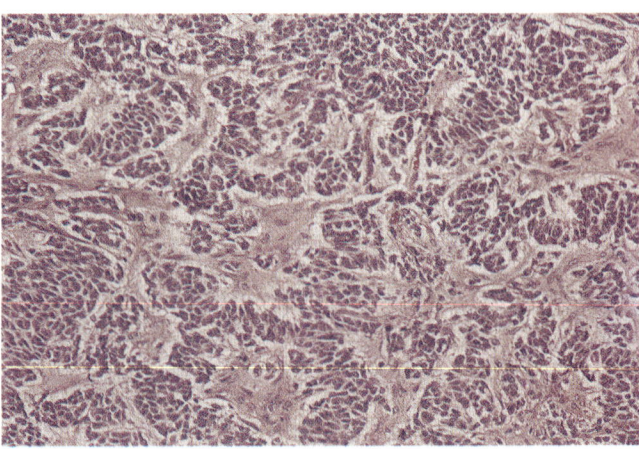

FIGURA **17.37**
Tumor de células de Sertoli. As células neoplásicas estão organizadas em cordões de tamanho variável em um estroma fibroso.

Outros Tumores Testiculares

METÁSTASES: O envolvimento do testículo em metástases é raro e totaliza apenas 5% de todos os tumores testiculares. Com maior freqüência, esses tumores são secundários a cânceres primários da próstata, intestino grosso ou bexiga.

LINFOMA MALIGNO: Esse câncer é a neoplasia encontrada com maior freqüência nos testículos de homens com mais de 60 anos de idade. Geralmente ocorre no contexto de uma doença sistêmica, porém foram relatados alguns casos de linfoma primário do testículo. A maioria, mas não todos os pacientes, com envolvimento linfomatoso do testículo tem prognóstico sombrio.

O **tumor adenomatóide** (*mesotelioma benigno*) *é um tumor benigno que se origina da camada mesotelial da túnica vaginal testicular.* Geralmente, essas neoplasias localizam-se no pólo superior do epidídimo, com menos casos envolvendo a túnica vaginal do testículo ou o cordão espermático. As lesões consistem em nódulos marrom-bronzeados bem demarcados com tamanho que varia desde alguns milímetros até 2 cm, embora tenham sido relatados exemplos raros de até 6 cm. Foram reconhecidos três padrões microscópicos: plexiforme, tubular e misto.

Próstata

PROSTATITE

A prostatite é uma inflamação da próstata que pode ocorrer nas formas aguda e crônica. Em geral, é causada por uropatógenos coliformes, porém, em muitos casos, a causa não pode ser determinada.

PROSTATITE AGUDA: *A prostatite aguda é conseqüente ao refluxo de urina infectada para a próstata, e quase sempre é uma complicação de outras infecções no trato urinário.* À microscopia, observa-se um infiltrado inflamatório agudo nos ácinos prostáticos e no estroma. O distúrbio provoca desconforto intenso à micção e, com freqüência, está associado a febre, calafrios e dor perineal. A maioria dos pacientes responde bem a tratamento padrão com antibióticos.

PROSTATITE BACTERIANA CRÔNICA: *Essa infecção de duração maior pode ou não ser precedida por um episódio de prostatite aguda.* A maioria dos pacientes com prostatite crônica queixa-se de disúria e ardência no meato uretral. Dor suprapúbica, perineal e lombar baixa ou desconforto e nictúria também podem estar presentes. Em geral, a urina contém bactérias. Além do refluxo de urina, fatores adicionais como cálculos prostáticos e obstrução de ducto prostático local podem contribuir para o desenvolvimento de prostatite bacteriana crônica. À microscopia, infiltrados de linfócitos, plasmócitos e macrófagos são típicos. A antibioticoterapia prolongada é freqüentemente, porém não necessariamente curativa.

PROSTATITE NÃO-BACTERIANA: *Existe uma forma de prostatite crônica na qual nenhum microrganismo causal é identificado.* É a forma mais comum de inflamação na biopsia de próstata ou nas amostras de prostatectomia ou à necropsia. A prostatite não-bacteriana acomete tipicamente homens com mais de 50 anos de idade, mas foi relatada em praticamente todos os grupos etários. Existe a hipótese de que alguns casos podem ser provocados por *C. trachomatis, Mycoplasma, U. urealyticum* e *Trichomonas vaginalis.* Contudo, na prática clínica é um diagnóstico de exclusão.

O padrão histológico mais comum consiste em glândulas dilatadas repletas de neutrófilos e macrófagos espumosos e circundadas por células inflamatórias crônicas. O distúrbio pode ser assintomático ou pode causar sintomas semelhantes aos da prostatite bacteriana crônica. O diagnóstico exige a coleta fracionada de urina associada à massagem prostática transretal. Na maioria dos casos, não existe terapia específica.

PROSTATITE GRANULOMATOSA: *Essa inflamação crônica caracteriza-se pela presença de granulomas.* Na maioria dos casos, não se consegue identificar a etiologia. Em raros casos, a prostatite granulomatosa pode ser associada a agentes causais específicos, como o *M. tuberculosis* e uma grande variedade de patógenos fúngicos como o *Histoplasma capsulatum.* Foi reconhecida uma lesão granulomatosa semelhante a nódulos reumatóides e relacionada à ressecção transuretral prévia de uma porção da glândula prostática. Os sintomas da prostatite granulomatosa crônica são vagos, e o diagnóstico é feito com base na histologia. Granulomas caseosos ou não-caseosos estão associados a destruição localizada de ductos e ácinos prostáticos e, em estágios tardios, a fibrose.

Manifestações Clínicas: Conforme indicado anteriormente, os sintomas da prostatite crônica são muito variáveis e o tratamento pode ser bastante frustrante. Mais importante ainda, a prostatite crônica pode causar elevação do antígeno sérico próstata-específico (PSA), aumentando a possibilidade de malignidade prostática. Conseqüentemente, o diagnóstico é estabelecido com freqüência com base em biopsia realizada para excluir a possibilidade de carcinoma.

HIPERPLASIA NODULAR DA PRÓSTATA

A hiperplasia nodular da próstata, também denominada hiperplasia prostática benigna (HPB) é um distúrbio comum caracterizado clinicamente por aumento da glândula e obstrução do fluxo de urina através da saída da bexiga e patologicamente pela proliferação de glândulas e estroma.

 Epidemiologia: A HPB é mais freqüente na Europa ocidental e nos Estados Unidos e menos comum no Oriente. A prevalência do distúrbio nos Estados Unidos é mais alta entre negros do que entre brancos. O prostatismo clínico (ou seja, HBP grave o suficiente a ponto de interferir na micção) alcança o pico na sétima década de vida. Contudo, a prevalência de HBP é muito maior à necropsia do que se sugere por prostatismo clinicamente aparente. De fato, 75% dos homens com idade igual ou superior a 80 anos apresentam algum grau de hiperplasia prostática. O distúrbio é observado raramente em homens com menos de 40 anos de idade (Fig. 17.38).

 Patogenia: Os primeiros eventos da histogênese da evolução da HPB não são conhecidos. Embora observado anteriormente, a castração pré-púbere impede o desenvolvimento subseqüente de HPB, a testosterona exógena não tem efeito sobre o aspecto histológico dos nódulos hiperplásicos nem sobre as áreas da próstata que mostram evidências de atrofia senil. A idade avançada está associada a uma redução comparável na testosterona circulante em homens com e sem HPB. Além disso, não foi observada a alteração no nível sérico de diidrotestosterona (DHT) em homens com HPB, embora a proporção de testosterona circulante e DHT possa estar anormalmente baixa. É interessante notar que as alterações que se assemelham a HPB foram produzidas em cães por meio da administração de DHT, e a ingestão da droga que bloqueia a 5α-redutase (finasterida) reduziu o tamanho da próstata em homens com HPB.

 Patologia: A hiperplasia nodular precoce da próstata começa na submucosa da uretra proximal **(zona de transição).** Os nódulos prostáticos em desenvolvimento comprimem a luz uretral localizada centralmente e a próstata normal localizada mais perifericamente (Fig. 17.39). Na HPB bem desenvolvida, a glândula normal está na verdade limitada a uma borda atenuada de tecido abaixo da cápsula. Ao corte, um nódulo individual está claramente demarcado por uma pseudocápsula fibrosa envolvente (Fig. 17.40). Pode haver hemorragia focal e infarto, especialmente nos nódulos maiores. Algumas vezes, pequenos cálculos estão presentes nos ácinos hiperplásicos dilatados. As alterações secundárias refletem obstrução da saída da bexiga (Fig. 17.41)

À histologia, a HPB exibe a proliferação de células epiteliais dos ácinos e dúctulos, células de músculo liso e fibroblastos do estroma, todos esses elementos em proporções variáveis. Assim, foram descritos cinco tipos de nódulos: (1) estromais (fibrosos), (2) fibromusculares, (3) musculares, (4) fibroadenomatosos e (5) fibromioadenomatosos, o tipo mais comum.

No nódulo fibromioadenomatoso típico, ácinos prostáticos hiperplásicos de tamanhos variados encontram-se dispersos aleatoriamente no estroma do nódulo. O componente epitelial (adenomatoso) compõe-se de uma dupla camada de células, com células colunares altas cobrindo a camada basal (ver Fig. 17.40B). A hiperplasia papilar do epitélio glandular é característica. Com freqüência, nódulos hiperplásicos contêm células inflamatórias crônicas, e *corpos amiláceos* (concreções laminadas eosinofílicas) são observados com freqüência dentro dos ácinos. As glândulas da região periférica da próstata não acometida freqüentemente

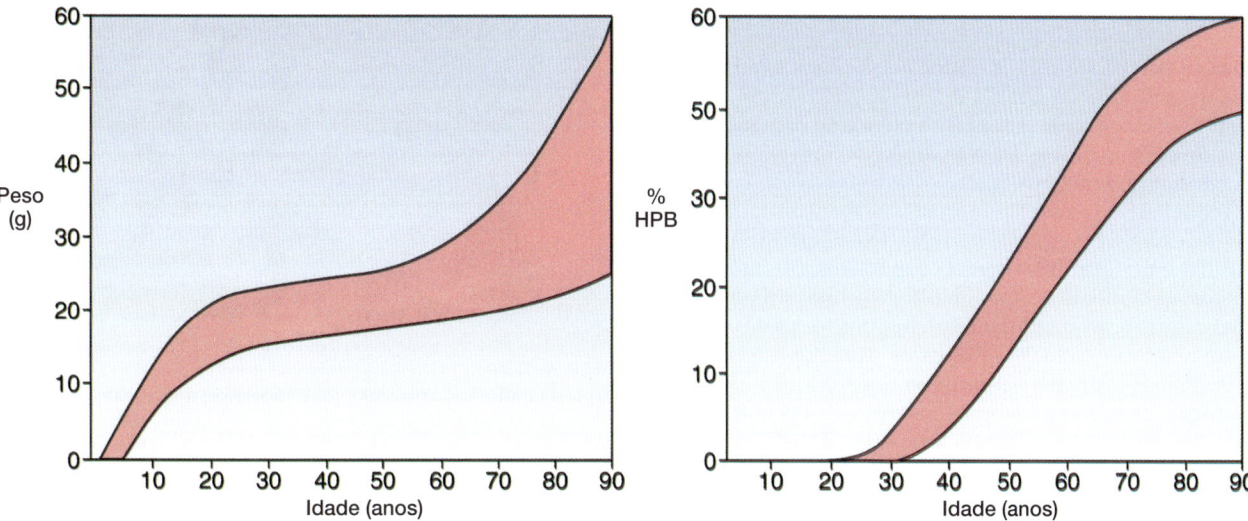

FIGURA *17.38*
Crescimento da próstata (*esquerda*) e freqüência de hiperplasia nodular (*direita*). Aos 80 anos de idade, a maioria dos homens apresenta hiperplasia prostática benigna (HPB).

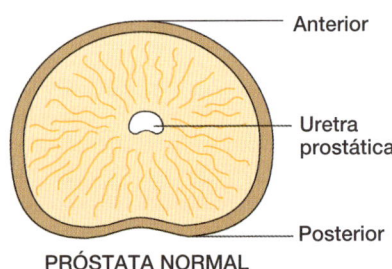

PRÓSTATA NORMAL

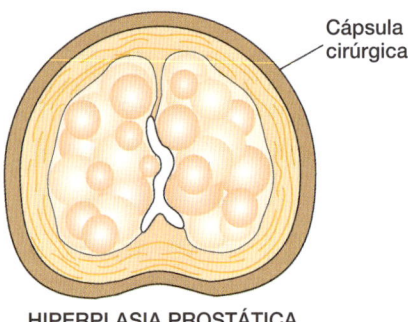

HIPERPLASIA PROSTÁTICA NODULAR

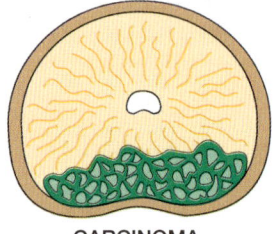

CARCINOMA DA PRÓSTATA

FIGURA 17.39

Próstata normal, hiperplasia nodular e adenocarcinoma. Na hiperplasia prostática, que envolve predominantemente a porção periuretral da glândula, os nódulos comprimem e distorcem a uretra. A expansão das glândulas prostáticas centrais acarreta a compressão das porções periféricas e fibrose, resultando na formação da denominada cápsula cirúrgica. O carcinoma prostático geralmente origina-se de glândulas periféricas, e a compressão da uretra é um evento clínico tardio.

Uma história de diminuição do vigor do fluxo urinário e aumento da freqüência urinária é típica. O exame retal revela próstata nodular aumentada e firme. Se a duração da obstrução grave for prolongada, a pressão retrógrada provoca hidroureter, hidronefrose e, por fim, insuficiência renal e morte.

O tratamento clássico da HPB era cirúrgico. A ressecção transuretral da próstata ou, com menor freqüência, a enucleação suprapúbica do tecido hiperplásico aliviava os sintomas do prostatismo. Esses dois procedimentos realizam a excisão cirúrgica dos nódulos hiperplásicos centrais, deixando para trás o tecido

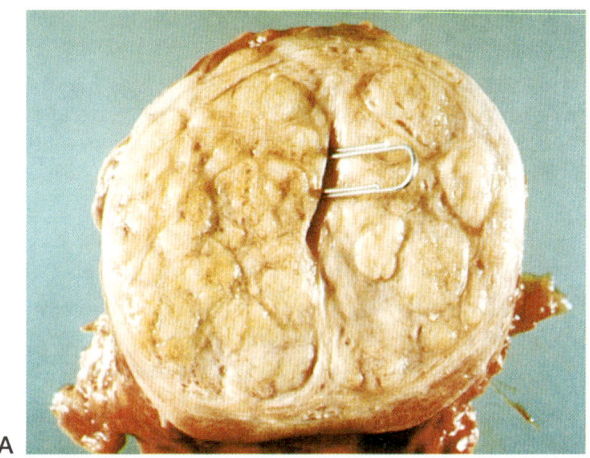

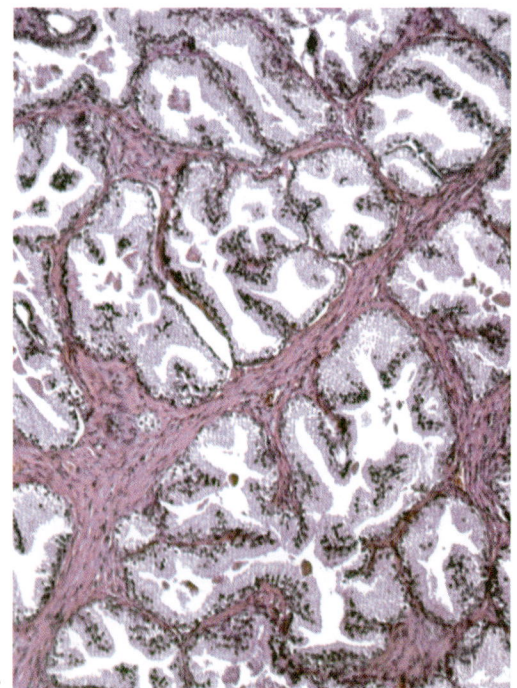

FIGURA 17.40

Hiperplasia nodular da próstata. A. A superfície de corte de uma próstata aumentada por hiperplasia nodular mostra inúmeros nódulos bem circunscritos de tecido prostático. A uretra prostática (*clipe de papel*) foi comprimida até se restringir a uma fenda estreita. B. O epitélio colunar que reveste os ácinos compõe-se de duas camadas celulares: células cuboidais claras polarizadas revestindo a luz acinar e células basais achatadas interpostas entre as células acinares cuboidais e o estroma. As células hiperplásicas revestem projeções papilares que se projetam para a luz dos ácinos.

são atróficas e estão comprimidas pelos nódulos em expansão. O estroma de cada tipo de nódulo difere em composição, mas fibras elásticas estão sempre ausentes. A coloração com imunoperoxidase do epitélio hiperplásico é compativelmente positiva para PSA e fosfatase ácida prostática.

Com freqüência, a prostatite inespecífica é encontrada em amostras que exibem hiperplasia nodular. Existe um infiltrado intraglandular e periglandular denso de linfócitos, plasmócitos e macrófagos, geralmente acompanhado de células inflamatórias agudas e destruição glandular focal. Infartos focais de idade variável são observados em 20% dos casos. A metaplasia escamosa do epitélio dos ductos na periferia dos infartos é típica. Focos ocasionais de adenocarcinoma prostático são encontrados em 10% das amostras cirúrgicas submetidas a um diagnóstico pré-cirúrgico de HPB.

 Manifestações Clínicas: Os sintomas clínicos da hiperplasia nodular resultam da compressão da uretra prostática e conseqüente obstrução da saída da bexiga.

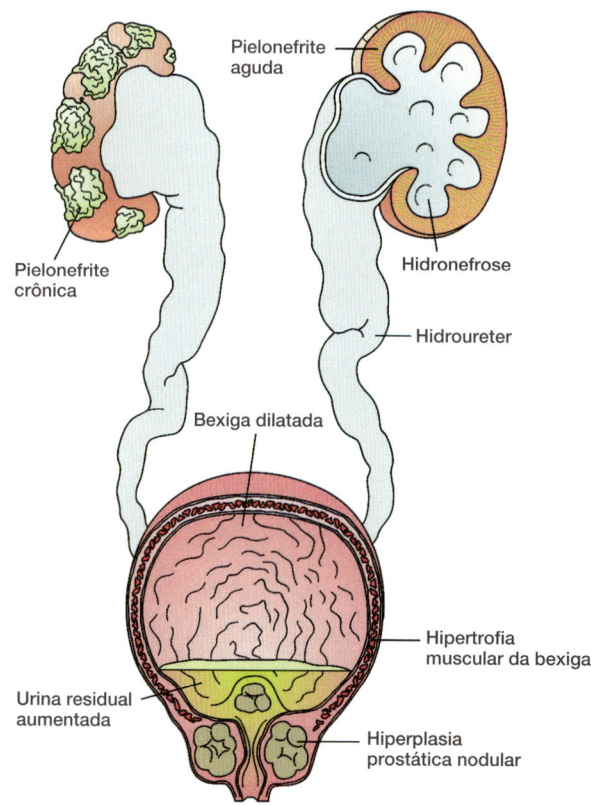

FIGURA 17.41
Complicações da hiperplasia prostática nodular.

glandular prostático mais periférico (subcapsular). Atualmente, o tratamento cirúrgico da hiperplasia nodular foi substituído em grande parte pela administração de fármacos que inibem a 5α-redutase, com resultante diminuição do tamanho da próstata. Os bloqueadores α-adrenérgicos diminuem o tono muscular na próstata e aliviam os sintomas de obstrução urinária.

ADENOCARCINOMA DA PRÓSTATA

 Epidemiologia: Em 1990, o adenocarcinoma prostático tornou-se o câncer diagnosticado com maior freqüência em homens norte-americanos, ultrapassando a incidência de câncer de pulmão pela primeira vez. Estima-se que 30.000 norte-americanos morrem anualmente em conseqüência dessa malignidade, um dado que ainda é muito menor do que a mortalidade provocada por câncer de pulmão. O câncer de próstata é uma doença de idosos e, de todos os pacientes com esse diagnóstico, 75% têm entre 60 e 80 anos de idade. Os pacientes com menos de 50 anos constituem menos de 1% dos casos nos Estados Unidos. Aos 50 anos de idade, a probabilidade estimada de vida de pessoas com carcinoma prostático clinicamente aparente é de 10% nos Estados Unidos.

Os estudos de necropsia têm mostrado que a freqüência verdadeira do carcinoma prostático é, de fato, consideravelmente mais alta do que a indicada por sua incidência clínica. A maioria dos casos (70-90%) são achados microscópicos ocasionais à necropsia ou são descobertos em uma amostra ressecada para hiperplasia prostática. **A prevalência do carcinoma de próstata à necropsia aumenta progressivamente com a idade, elevando-se de menos de 10% entre homens com idade entre 40 e 50 anos até algo entre um terço e metade de todos aqueles com mais de 80 anos de idade.**

Existe considerável variação geográfica nas taxas de morte relacionadas com a idade para adenocarcinoma da próstata no mundo todo. As freqüências mais elevadas são relatadas nos Estados Unidos e nos países escandinavos; as taxas mais baixas são descritas no México, na Grécia e no Japão. A maioria dos países da Europa ocidental apresenta taxas intermediárias. A incidência mais alta no mundo é registrada em negros norte-americanos, que manifestam uma taxa duas vezes mais elevada do que a dos brancos norte-americanos. Estudos sobre migrantes mostram que, nos Estados Unidos, os descendentes de imigrantes poloneses e japoneses mostram uma incidência maior de carcinoma prostático do que os homens em seus países de origem. Da mesma forma, a taxa de mortalidade devido a carcinoma prostático entre negros norte-americanos é mais elevada do que entre negros na África.

Além das diferenças geográficas, raciais e etárias, a hereditariedade e, possivelmente, a dieta influenciam o risco de câncer de próstata. Um décimo dos casos é familiar, com um risco significativamente aumentado em indivíduos cujos parentes em primeiro grau são acometidos pelo câncer prostático. Há algumas evidências de que o teor de gordura da dieta pode aumentar o risco de desenvolvimento de câncer de próstata, porém são necessários estudos adicionais para a confirmação dessa relação.

 Patogenia: A causa do adenocarcinoma prostático é desconhecida, mas o principal foco de interesse de pesquisa está direcionado para influências endócrinas. O controle androgênico do crescimento prostático normal e a responsividade do câncer de próstata à castração e estrogênios exógenos apóiam um papel para os hormônios masculinos. Contudo, níveis mais elevados de androgênios séricos não foram demonstrados uniformemente em pacientes com câncer de próstata. Foram relatadas proporções urinárias elevadas de estrona-testosterona. O adenocarcinoma prostático foi produzido experimentalmente por um carcinógeno químico (3,2'-dimetil-4-aminobifenil [DMAB]). Além disso, ratos desenvolveram o tumor após a administração prolongada de testosterona.

Não há evidências de que o adenocarcinoma prostático origine-se de nódulos hiperplásicos. A atenção atualmente está direcionada para focos displásicos intraductais denominados *neoplasia intra-epitelial prostática (NIP). A NIP refere-se a ductos prostáticos nativos revestidos por células luminares citologicamente atípicas e diminuição concomitante do número de células basais.* **Atualmente, evidências importantes apóiam a argumentação de que as lesões da NIP são alterações pré-malignas que evoluem para adenocarcinoma prostático.** Tais lesões precedem o surgimento de câncer invasivo em duas décadas, e sua gravidade aumenta com o avançar da idade.

Evidências morfológicas que associam a NIP a câncer prostático invasivo incluem (1) a preponderância da localização periférica de ambas as lesões, (2) a semelhança citológica da NIP de grau alto a câncer invasivo e (3) a íntima proximidade topográfica de NIP de grau alto e câncer invasivo. Finalmente, as lesões da NIP são observadas mais freqüentemente em próstata que abriga câncer do que na próstata sem o tumor. Determinados marcadores são semelhantes na NIP de grau alto e câncer invasivo (p. ex., aneuploidia, TGF-α, colagenase tipo IV e a expressão dos oncogenes *bcl*-2 e c-*erb*-2).

A NIP de grau alto funciona como um marcador importante para carcinoma quando identificada em biopsias com agulha da próstata. Muitos pacientes que mostram apenas NIP de grau alto na biopsia inicial posteriormente demonstram abrigar carcinoma invasivo em biopsias subseqüentes de acompanhamento realizadas em intervalos de semanas a meses.

 Patologia: Os adenocarcinomas prostáticos, que somam 98% de todos os tumores prostáticos primários, são comumente multicêntricos e estão localizados nas zonas periféricas. A superfície de corte da próstata mostra nódulos subcapsulares endurecidos, irregulares e de coloração branco-amarelada.

NEOPLASIA INTRA-EPITELIAL PROSTÁTICA: As lesões da **NIP de grau baixo** caracterizam-se por aglomeração e sobreposição de células luminares que exibem variação proeminente no tamanho nuclear. Com freqüência, existem nucléolos, mas não estão aumentados. A camada de células basais está presente. Por outro lado, os focos de **NIP de grau alto** caracterizam-se por aglomeração celular mais pronunciada, maior prevalência de aumento nuclear e nucléolos proeminentes e aumentados (Fig. 17.42). Menos células basais são demonstradas por colorações imunoistoquímicas para citoqueratina de alto peso molecular. As células atípicas dentro dos ductos afetados pela NIP podem mostrar um padrão achatado, papilar ou cribriforme.

CARACTERÍSTICAS HISTOLÓGICAS DO CARCINOMA INVASIVO: A maioria dos adenocarcinomas prostáticos é de origem acinar e exibe glândulas de tamanho pequeno a médio que não possuem organização e infiltram o estroma. Tumores bem diferenciados exibem glândulas uniformes de tamanho médio ou pequeno (Fig. 17.43) que estão revestidas por uma única camada de células epiteliais neoplásicas uniformes. **De fato, uma única camada de células cuboidais revestindo ácinos neoplásicos é o critério empregado com maior freqüência para estabelecer o diagnóstico de adenocarcinoma prostático.** A perda progressiva de diferenciação dos adenocarcinomas prostáticos caracteriza-se pelas seguintes alterações microscópicas:

- Aumento da variabilidade do tamanho e da configuração da glândula
- Padrões papilares e cribriformes
- Formação glandular rudimentar (ou ausência de formação glandular) com apenas cordões sólidos de células tumorais infiltrativas. Com pouca freqüência, o câncer de próstata compõe-se de células indiferenciadas pequenas crescendo individualmente ou em lâminas, sem evidência de qualquer organização estrutural.

CARACTERÍSTICAS CITOLÓGICAS: A abundância de núcleos pleomórficos e hipercromáticos é muito variável. Um a dois nucléolos evidentes em um fundo de cromatina aglomerada próximo à membrana nuclear é a manifestação nuclear mais freqüente. Quando corado, o citoplasma mostra-se levemente eosinofílico ou pode estar tão vacuolizado a ponto de simular células claras do carcinoma de células renais. As bordas das células são distintas nos tumores mais bem diferenciados, mas não estão bem demarcadas nos tumores com menor diferenciação.

GRADUAÇÃO: O adenocarcinoma prostático é classificado mais comumente de acordo com o **sistema de graduação de Gleason** (Fig. 17.44), que se baseia em cinco padrões histológicos de formação e infiltração do tumor na glândula. Reconhecendo a alta freqüência de padrões tumorais mistos, a contagem de Gleason é a soma dos graus (1-5) atribuídos ao padrão mais proeminente e o grau do padrão menos proeminente. Os tumores mais bem diferenciados apresentam contagem de Gleason de 2 (1 + 1), enquanto os menos bem diferenciados apresentam contagem de Gleason de 10 (5 + 5). A maioria dos cânceres de próstata apresenta contagens de Gleason de 4 a 7 (2 + 2, a 3 + 4 ou 4 + 3). Quando associado ao estágio tumoral, o sistema de graduação de Gleason tem valor prognóstico: quanto mais baixa a contagem, melhor o prognóstico.

INVASÃO E METÁSTASE: A freqüência alta de invasão da cápsula prostática pelo adenocarcinoma relaciona-se com a localização subcapsular do tumor. A invasão tumoral perineural dentro da próstata e tecidos adjacentes é comum. Como os nervos periféricos não possuem canais linfáticos perineurais, essa modalidade de invasão representa disseminação contígua do tumor ao longo de um espaço tecidual que oferece o plano de resistência mínima.

As vesículas seminais estão quase sempre acometidas pela extensão direta do câncer prostático. A invasão da bexiga urinária é menos freqüente até uma fase tardia da evolução clínica. As metástases mais precoces ocorrem no linfonodo obturador, com conseqüente disseminação para linfonodos ilíacos e periaórticos. As metástases do pulmão refletem disseminação linfática adicional através do ducto torácico e através da disseminação a partir do plexo venoso prostático para a veia cava inferior. As metástases ósseas, particularmente na coluna vertebral (Fig. 17.45), costelas e ossos pélvicos, são dolorosas e constituem um problema clínico difícil.

Manifestações Clínicas: Um décimo de todos os casos de câncer de próstata é descoberto inicialmente nos fragmentos de tecido obtido no momento da ressecção transuretral para hiperplasia prostática. Os programas amplos de rastreamento atuais para câncer de próstata que empregam exame

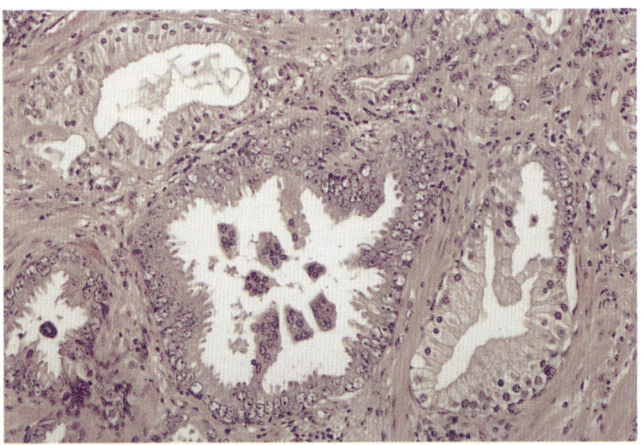

FIGURA *17.42*
Neoplasia intra-epitelial prostática (NIP) de grau alto. O ducto grande no centro está revestido por células atípicas com núcleos aumentados e nucléolos proeminentes. Dois ductos normais estão localizados adjacentes ao neoplásico.

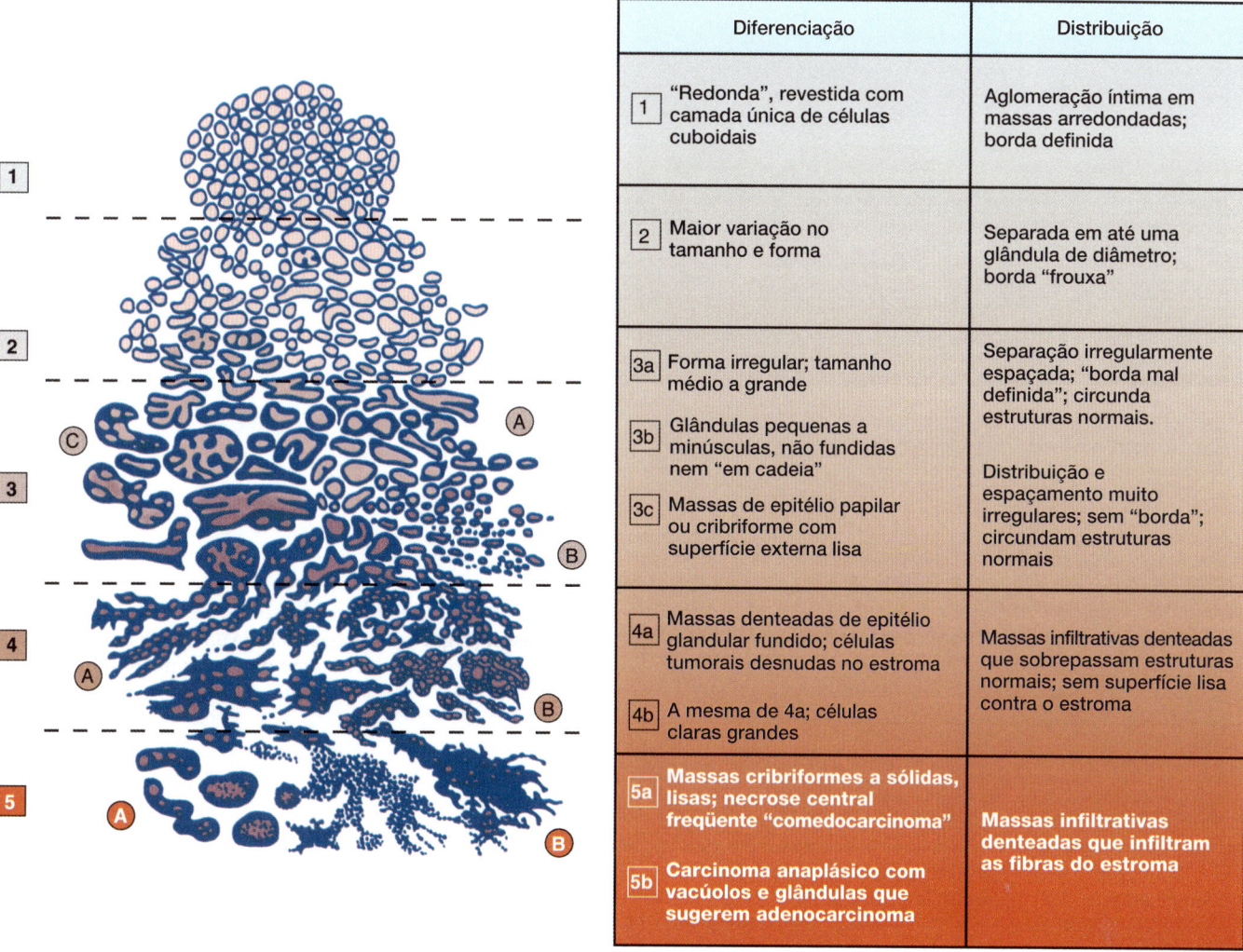

FIGURA 17.43
Carcinoma da próstata. Sistema de graduação de Gleason.

retal digital combinado a PSA sérico ajudam a detectar essa malignidade na maioria dos casos. Os pacientes que apresentam PSA sérico elevado são examinados posteriormente por meio de biopsias com agulha da próstata. Os níveis de PSA pré-cirúrgicos são correlacionados com o volume do câncer (Fig. 17.46). Algumas vezes, os pacientes com câncer de próstata apresentam obstrução da saída da bexiga ou sintomas provocados pelo tumor metastático.

Os princípios do estadiamento clínico do câncer de próstata são mostrados na Fig. 17.47 e no Quadro 17.8. No momento do diagnóstico, 10% dos cânceres de próstata encontram-se no estágio T1. Nos pacientes com tumores clinicamente considerados localizados na próstata (estágio T2), 60% mostram evidências microscópicas de penetração capsular ou invasão da vesícula seminal (estágio T3). As metástases do câncer de próstata, em ordem decrescente de freqüência, são observadas em linfonodos, ossos, pulmão e fígado. A disseminação ampla do tumor (carcinomatose), freqüentemente com pneumonia terminal ou sepse, é a causa mais comum de morte.

A demonstração de PSA e fosfatase ácida prostática por meio da coloração com imunoperoxidase de amostras de biopsia de pontos de metástases tem se mostrado valiosa na identificação da próstata como o sítio primário do tumor. Esses marcadores tumorais também são detectáveis no soro de pacientes com câncer de próstata. O PSA sérico funciona como um teste útil de rastreamento para a presença da doença e como um indicador da resposta ao tratamento. Os níveis séricos de fosfatase ácida prostática encontram-se elevados somente nos casos de câncer de próstata metastático, especialmente em pacientes com metástases ósseas osteoblásticas.

A terapia para câncer de próstata depende do estágio. Os pacientes com câncer de estágio T1 e T2 são tratados por meio de prostatectomia radical ou radioterapia. Nos tumores em estágio T3, a radioterapia é o tratamento preferido, tendo-se em mente que metade desses pacientes apresenta metástases ocultas em linfonodos pélvicos (e possivelmente disseminação sistêmica adicional), e não pode ser curada por meios cirúrgicos.

Para os pacientes cujos tumores evoluem clinicamente e para todos os pacientes considerados portadores de metástases regionais ou distantes no momento do diagnóstico, a principal forma de terapia é hormonal. Esse tratamento envolve a orquiectomia ou a administração de antagonistas do hormônio luteinizante hipofisário (LH) ou do hormônio libe-

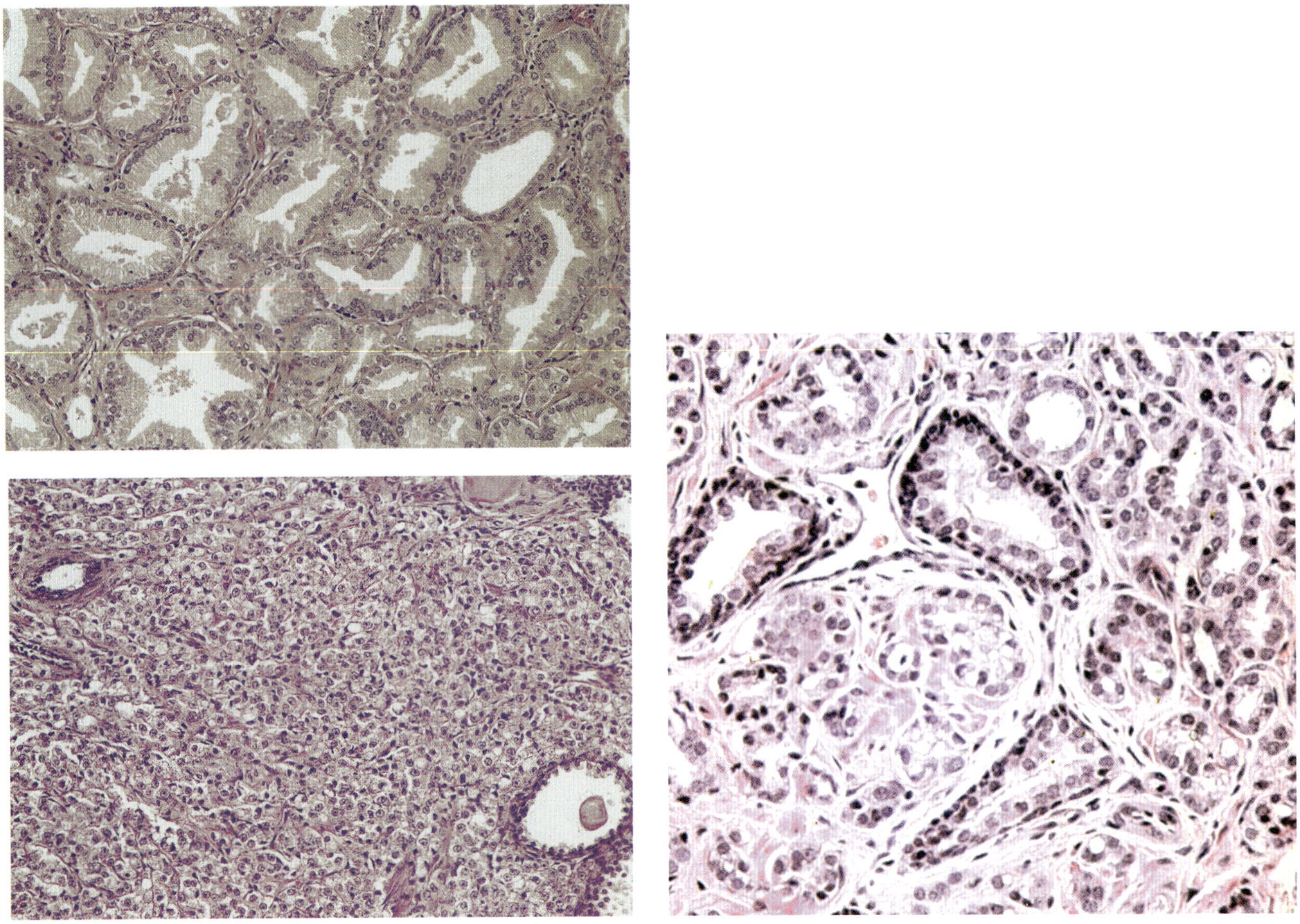

FIGURA 17.44
Sistema de graduação de Gleason. A. Gleason grau 1. B. Gleason grau 3. C. Gleason grau 5.

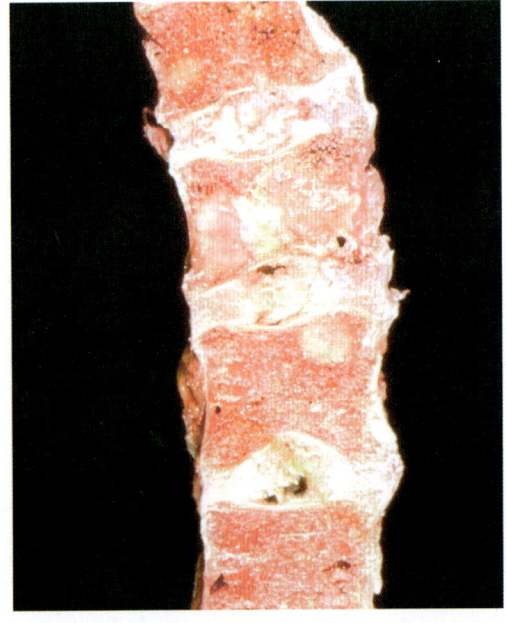

FIGURA 17.45
Carcinoma prostático metastático na coluna. Os corpos vertebrais contêm diversas metástases osteoblásticas nodulares.

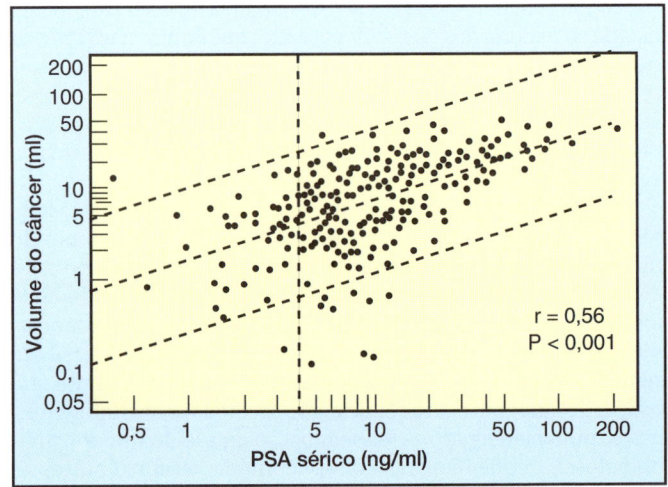

FIGURA 17.46
O antígeno prostático específico (PSA) pré-cirúrgico correlaciona-se positivamente com o volume do câncer.

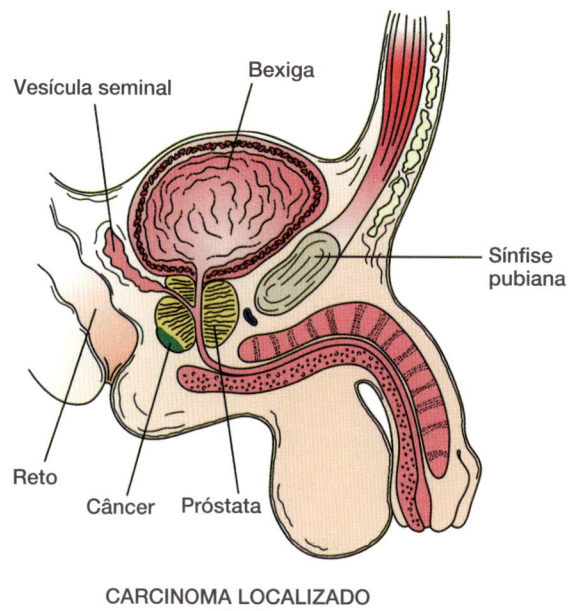 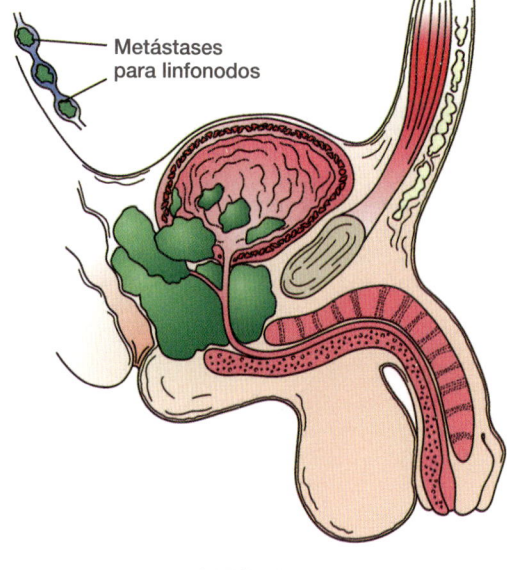

FIGURA 17.47
Estadiamento TNM do carcinoma prostático.

QUADRO 17.8 Estadiamento TNM do Carcinoma Prostático

T – Tumor primário
  T1 Sem tumor clinicamente detectável
    T1a Tumor histológico encontrado em 5% ou menos do tecido examinado
    T1b Tumor histológico encontrado em mais de 5% do tecido examinado
  T2 Tumor confinado à próstata
    T2a Tumor em um lobo apenas
    T2b Tumor em ambos os lobos
  T3 Tumor estende-se através da cápsula
    T3a Extensão extracapsular apenas
    T3b Tumor estende-se para vesículas seminais
  T4 Tumor invade estruturas adjacentes além das vesículas seminais
N – Linfonodos regionais
  N0 Sem envolvimento de linfonodo regional
  N1 Presença de metástases em linfonodo regional
M – Metástases distantes
  M0 Sem metástases distantes
  M1 Presença de metástases distantes

rador (LHRH). Em qualquer um desses casos, o objetivo é a privação de androgênios.

As taxas de sobrevida em 5 anos dependem do estágio e do grau de Gleason. Empregando-se apenas os dados do estadiamento, a sobrevida é a seguinte: estágios T1 e T2, 90%; estágio T3, 40%; e estágio T4, 10%.

LEITURAS SUGERIDAS

Livros

Bostwick DG, Eble JN (eds): Urologic surgical pathology. St.Louis: Mosby, 1997.
Epstein JI, Yang XJ: Prostate biopsy interpretation, 3rd ed. Philadelphia: Lippincott Williams & Wilkins, 2002.
Petersen RO: Urologic pathology, 2nd ed. Philadelphia: JB Lippincott, 1992.
Teichman JMH (ed): 20 Common problems in urology. New York: McGraw-Hill, 2001.
Ulbright TM, Amin MB, Young RH: Atlas of tumor pathology: Tumors of the testis, adnexa, spermatic cord and scrotum. Washington, DC: Armed Forces Institute of Pathology, 1999.

Artigos de Periódicos

Bostwick DG, Mikuz G: Urothelial papillary (exophytic) neoplasms. *Virchows Arch* 441:109., 2002.
Bostwick DG, Ramnani D, Cheng L: Diagnosis and grading of the bladder cancer and associated lesions. *Urol Clin North Am* 26:493, 1999.
Buechner SA: Common skin disorders of the penis. Brit. J. Urol. Internat 90:498, 2002.
Emberton M, Andriole GL, de la Rosette J, et al.: Benign prostatic hyperplasia: A progressive disease of aging men. *Urology* 61:267–273, 2003.
Epstein JI: Pathological assessment of the surgical specimen. *Urol Clin North Am* 28:567, 2001.
Frankel S, Smith GD, Donovan J, Neal D. Screening for prostate cancer. *Lancet* 361:1122–1128, 2003.
Hughes IA: Intersex. Brit. J. Urol. Internat 90:769, 2002.
Jones RH, Vasey PA: New directions in testicular cancer: Molecular determinants of oncogenesis and treatment success. *Eur J Cancer* 39:147–156, 2003.
Krieger JN: Urinary tract infections: What's new? *J Urol* 168:2351, 2002.
Leissner J, Koeppen C, Wolf HK: Prognostic significance of vascular and perineural invasion in urothelial bladder cancer treated with radical cystectomy. *J Urol* 169:955–960, 2003.
Looijenga LH, Oosterhuis JW: Pathogenesis of testicular germ cell tumors. *Rev Reprod* 4:90, 1999.
Marker PC, Donjacour AA, Dahiya R, Cunha GR: Hormonal, cellular, and molecular control of prostatic development. *Dev Biol* 253:165–174, 2003.
Oberpenning F, van Ophoven A, Hertle L: Interstitial cystitis: An update. *Curr Opin Urol* 12:321–332, 2002.

Oottamasathien S, Crawford ED: Should routine screening for prostate-specific antigen be recommended? *Arch Intern Med* 163:661–662, 2003.

Pollack A, Cowen D, Troncoso P, et al.: Molecular markers of outcome after radiotherapy in patients with prostate carcinoma: Ki-67, bcl-2, bax, and bcl-x. *Cancer* 97:1630–1638, 2003.

Ronald A. The etiology of urinary tract infection: traditional and emerging pathogens. *Am J Med* 113(suppl 1A):14S–19S, 2002.

Sirovich BE, Schwartz LM, Woloshin S: Screening men for prostate and colorectal cancer in the United States: Does practice reflect the evidence? *JAMA* 289:1414–1420, 2003.

Smith ND, Rubenstein JN, Eggener SE, Kozlowski JM: The p53 tumor suppressor gene and nuclear protein: Basic science review and relevance in the management of bladder cancer. *J Urol* 169:1219–1228, 2003.

Theodorescu D. Molecular pathogenesis of urothelial bladder cancer. *Histol Histopathol* 18:259–274, 2003.

Thorpe A, Neal D: Benign prostatic hyperplasia. *Lancet* 361:1359–1367, 2003.

Toner GC, Frydenberg M: Poor prognosis germ-cell tumors: An unresolved challenge. *Semin Urol Oncol* 20:251–261, 2002.

CAPÍTULO 18

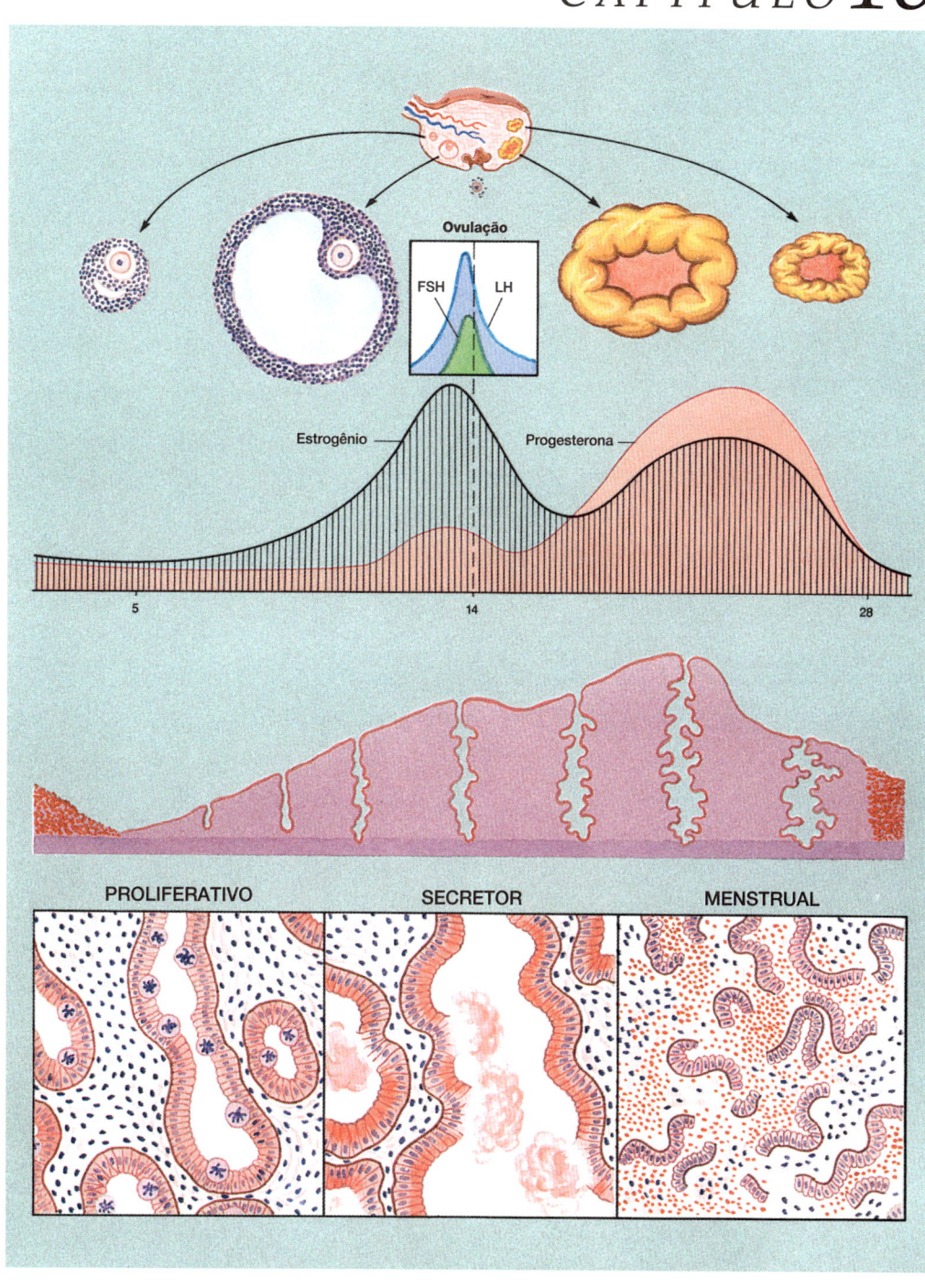

Sistema Reprodutivo Feminino

Stanley J. Robboy
Robert J. Kurman
Maria J. Merino

Embriologia

Infecções Genitais
Infecções Genitais Sexualmente Transmitidas
Infecções Genitais Não Transmitidas Sexualmente
Síndrome do Choque Tóxico

Vulva

Anatomia

Anomalias do Desenvolvimento e Cistos

Dermatoses
Dermatite Aguda
Dermatite Crônica

Tumores Benignos

Tumores Malignos e Afecções Pré-malignas
Neoplasia Intra-epitelial Vulvar
Carcinoma de Células Escamosas
Melanoma Maligno
Doença de Paget Extramamária

Vagina

Anatomia

Afecções Não-neoplásicas e Tumores Benignos
Anomalias Congênitas
Vaginite Atrófica
Adenose Vaginal
Pólipo Fibroepitelial
Tumores Mesenquimatosos Benignos

Tumores Malignos
Carcinoma de Células Escamosas
Adenocarcinoma de Células Claras
Rabdomiossarcoma Embrionário (Sarcoma Botrióide)

Cérvice

Anatomia
Zona de Transformação

Cervicite

Tumores Benignos e Afecções Tumoriformes
Pólipo Endocervical
Hiperplasia Microglandular
Leiomioma

Neoplasia de Células Escamosas
Neoplasia Intra-epitelial Cervical (NIC)
Carcinoma de Células Escamosas Microinvasivo

(continua)

FIGURA **18.1** *(ver página anterior)*
Ciclo menstrual com correlação de alterações hormonais, ovarianas e endometriais.

Carcinoma de Células Escamosas Invasivo
Adenocarcinoma

Útero

Anatomia

Ciclo Menstrual

Endométrio da Gravidez

Anomalias Congênitas

Endometrite

Lesões Traumáticas

Adenomiose

Efeitos Hormonais
Esteróides Anticoncepcionais
Sangramento Uterino Disfuncional
Sangramento Anovulatório
Defeito da Fase Lútea

Tumores
Pólipo Endometrial
Hiperplasia e Adenocarcinoma do Endométrio
Tumores do Estroma Endometrial
Leiomioma
Leiomiomatose Intravenosa
Leiomiossarcoma

Tuba de Falópio

Anatomia

Salpingite

Gestação Ectópica

Tumores

Ovário

Anatomia e Embriologia

Lesões Císticas
Cisto Folicular
Cisto do Corpo Lúteo
Cisto Teca Luteínico

Síndrome do Ovário Policístico

Hipertecose do Estroma

Tumores
Tumores Epiteliais
Tumores de Células Germinativas
Tumores do Cordão Sexual/Estroma
Tumores Metastáticos para o Ovário

Peritônio

Endometriose

Tumores Mesoteliais
Tumor Adenomatóide
Mesotelioma Papilar Bem Diferenciado
Mesotelioma Maligno Difuso

Tumores Serosos (Primários e Metastáticos)
Tumor Seroso
Adenocarcinoma Seroso

Pseudomixoma Peritoneal

Placenta e Doença Gestacional

Desenvolvimento

Anatomia

Infecções
Corioamnionite
Vilite

Pré-eclâmpsia e Eclâmpsia

Hematoma Retroplacentário

Placenta Acreta

Gestações Múltiplas

Aborto Espontâneo

Doença Trofoblástica Gestacional

Mola Hidatiforme Completa

Mola Hidatiforme Parcial

Mola Hidatiforme Invasiva

Coriocarcinoma

Tumor Trofoblástico em Sítio Placentário

EMBRIOLOGIA

O primórdio da gônada humana, que se forma como uma proeminência da crista urogenital embrionária, está inicialmente em um estado neutro. Tanto os cromossomos sexuais como os cromossomos autossômicos nas células estromais da gônada determinam se ela irá se diferenciar em um testículo ou um ovário. Se o estroma gonádico for masculino, um gene no cromossomo Y (gene determinante do testículo) interage com componentes somáticos na gônada primitiva e inicia o desenvolvimento dos túbulos seminíferos. Se o estroma gonádico for feminino e não houver estimulação para formar um testículo, desenvolve-se um ovário. O ovário deriva do mesoderma, exceto pelas células germinais, que são endodérmicas. Por volta do 40.º dia, os ovários e testículos já são histologicamente distintos.

Os ductos de Wolff (mesonéfricos) começam a se desenvolver por volta do 25.º dia, independentemente do sexo do embrião. Se estimulados pela testosterona (secretada pelas células de Leydig, tendo início por volta do 70.º dia), os ductos diferenciam-se em ducto deferente, epidídimo e vesícula seminal. Se não estimulados até o 84.º dia, os ductos regridem e permanecem como fragmentos vestigiais na mulher. Eles podem formar cistos na cérvice ou na vagina (cisto mesonéfrico).

Os ductos de Müller (paramesonéfricos) compreendem os primórdios da tuba de Falópio, útero e parede vaginal. Eles aparecem por volta do 37.º dia como aberturas afuniladas de epitélio celômico. Desenvolvem-se até tubos pareados e indiferenciados, usando os ductos de Wolff como fios condutores para alcançar a região do futuro hímen. Se o ducto de Wolff estiver ausente, como na agenesia renal, a vagina e a cérvice são quase sempre anormais ou ausentes. No 54° dia, os ductos müllerianos se fundem, tornando-se um canal uterovaginal contínuo.

Um princípio fundamental do desenvolvimento do aparelho genital de ambos os sexos é que os tubos de Müller tenderão predominantemente ao feminino, a menos que especificamente impedidos por fatores testiculares embrionários. No sexo masculino, as células de Sertoli no testículo em desenvolvimento produzem uma *substância inibidora mülleriana*, uma proteína que faz com que os ductos müllerianos regridam.

O desenvolvimento da genitália externa até uma forma masculina depende da conversão local de testosterona para diidrotestosterona. Na ausência de diidrotestosterona (ou seja, um estado de excesso relativo de estrogênio), os genitais externos permanecem femininos. O tubérculo genital se desenvolve até o clitóris, as dobras genitais até os pequenos lábios e as tumefações genitais até os grandes lábios. A arquitetura básica do trato genital feminino está completa por volta do 120.º dia.

INFECÇÕES GENITAIS

As Infecções Genitais São, com Freqüência, Sexualmente Transmitidas

As doenças infecciosas das vias genitais femininas são comuns e geradas por uma grande variedade de organismos patogênicos (Quadro 18.1). Estas doenças são discutidas também no Cap. 9. Em sua maioria, as doenças infecciosas importantes das vias genitais femininas são sexualmente transmitidas.

Infecções Bacterianas

Gonorréia

A gonorréia é causada pela *Neisseria gonorrhoeae*, um diplococo Gram-negativo demasiadamente delicado. Um milhão de casos de gonorréia ocorrem anualmente nos Estados Unidos. Ela é causa freqüente de salpingite aguda e doença inflamatória pélvica (DIP) (Fig. 18.2).

  Patogenia e Patologia: Os microrganismos ascendem através da cérvice e da cavidade endometrial, onde provocam uma endometrite aguda. A seguir, as bactérias se aderem às células da mucosa na tuba de Falópio e iniciam uma reação inflamatória aguda, confinada à superfície mucosa (*salpingite aguda*). A partir da luz tubária, a infecção dissemina-se envolvendo o ovário, algumas vezes acarretando um *abscesso tuboovariano*. Também pode acometer as cavidades pélvica e abdominal, com a formação de abscessos subdiafragmáticos e pélvicos.

As complicações sistêmicas da gonorréia incluem septicemia e artrite séptica. Os organismos induzem uma reação inflamatória purulenta em todos os locais de infecção. A resolução raramente é completa, ocorrendo a formação de densas aderências fibrosas. O processo de cicatrização deforma e destrói as pregas da tuba de Falópio e geralmente causa esterilidade.

Sífilis

A sífilis é uma doença venérea causada pelo *Treponema pallidum*, uma bactéria delgada, móvel, em forma de espiral, comumente conhecida como espiroqueta. Ela é adquirida por

QUADRO 18.1 Doenças Infecciosas do Trato Genital Feminino

Microrganismos	Doença	Características Diagnósticas
Doenças Sexualmente Transmitidas		
Bastonetes e cocos Gram-negativos		
Calymmatobacterium granulomatis	Granuloma inguinal	Corpúsculos de Donovan
Gardnerella vaginalis	Infecção por *Gardnerella*	Célula indicadora
Haemophilus ducreyi	Cancróide (cancro mole)	
Neisseria gonorrhoeae	Gonorréia	Diplococos Gram-negativos
Espiroquetas		
Treponema pallidum	Sífilis	Espiroqueta
Micoplasmas		
Mycoplasma hominis	Vaginite inespecífica	
Ureaplasma urealyticum	Vaginite inespecífica	
Riquétsias		
Chlamydia trachomatis tipo D-K	Diferentes formas de DIP*	
Chlamydia trachomatis tipo L_{1-3}	Linfogranuloma venéreo	
Viroses		
Papilomavírus humano (HPV)	Condiloma acuminado/plano	Coilócito
	Potencial neoplásico	
Tipos 6, 11, 40, 42, 43, 44, 57	Baixo risco	
Tipos 16, 18, 31, 33, 35, 39, 45, 51, 52, 56, 58, 66	Alto risco	
Herpes simples, tipo 2	Herpes genital	Célula gigante multinucleada com homogeneização intracelular e corpúsculos de inclusão
Citomegalovírus (CMV)	Doença da inclusão citomegálica	Corpúsculos de inclusão intranuclear bulbosos
Molusco contagioso	Infecção por molusco	Corpúsculo de molusco
Protozoários		
Trichomonas vaginalis	Tricomoníase	Tricomônade
Algumas Doenças Não Transmitidas Sexualmente		
Actinomyces e microrganismos relacionados		
Actinomyces israelii	DIP (um dos muitos microrganismos)	Grânulos de enxofre
Mycobacterium tuberculosis	Tuberculose	Granulomas necrosantes
Fungos		
Candida albicans	Candidíase	Espécies de *Candida*

*DIP, doença inflamatória pélvica.

---

contato sexual com uma pessoa infectada ou como resultado de disseminação transplacentária (sífilis congênita). O *T. pallidum* penetra em pequenas abrasões na pele ou nas membranas mucosas normais. Por causa de uma complexa reação imunológica contra a bactéria, que leva a uma crônica relação hospedeiro-parasita, a sífilis não tratada pode manifestar exacerbações e remissões, evoluindo através dos estágios primário, secundário e terciário.

- **O estágio primário** caracteriza-se pelo *cancro*, que geralmente aparece após um período de incubação de cerca de 3 semanas, seja no pênis, na vulva, na língua ou em outras portas de entrada de bactérias. O cancro manifesta-se como uma pápula endurecida, indolor, com 1 a vários centímetros de diâmetro. É cercado por um manguito inflamatório, que se rompe formando uma úlcera. O cancro pode persistir por 2 a 6 semanas e cicatrizar espontaneamente.
- **O estágio secundário** da sífilis aparece após um período latente de algumas semanas a meses. Caracteriza-se por febre baixa, dor de cabeça, mal-estar, linfadenopatia e a reaparição de lesões sifilíticas altamente contagiosas, chamadas *condilomas planos* (verrugas sifilíticas). As lesões infecciosas secundárias cicatrizam após 2 a 6 semanas, e os sintomas desaparecem espontaneamente.
- **O estágio terciário** desenvolve-se em qualquer época a partir daí e pode ser complicado por lesão grave dos sistemas cardiovascular e nervoso.

 Patologia: O marco da sífilis nas amostras de biopsia é o infiltrado denso com linfócitos e plasmócitos, particularmente adjacentes aos vasos sangüíneos, e tumefação endotelial proeminente. As técnicas de impregnação pela prata (coloração de Warthin-Starry ou suas modificações) ajudam a demonstrar os espiroquetas. Os estágios mais avançados da doença mostram endarterite obliterativa e subseqüente destruição tissular maiores.

Granuloma Inguinal

O granuloma inguinal é provocado por *Calymmatobacterium granulomatis*, um bastonete encapsulado e Gram-negativo, transmitido sexualmente. A doença ocorre com igual freqüência em homens e mulheres.

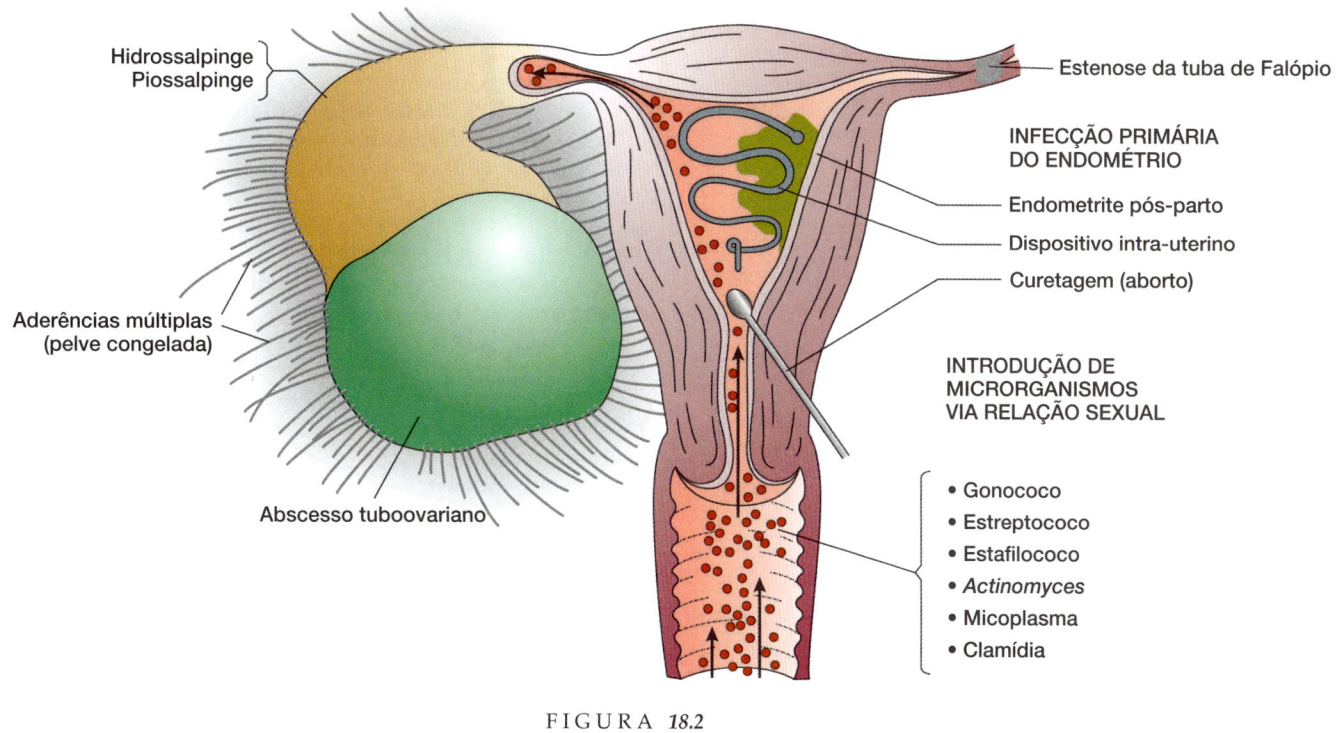

FIGURA 18.2
Doença inflamatória pélvica.

 Patologia: A lesão primária começa como um nódulo ulcerado, indolor, que afeta a pele genital, inguinal ou perianal. Os microrganismos atacam através de abrasões na pele e espalham-se localmente por extensão direta, destruindo a pele e seus tecidos subjacentes. A ampla disseminação local e a permeação linfática ocorrem posteriormente. Os macrófagos vacuolizados encontram-se repletos de bactérias intracelulares características (*corpúsculos de Donovan*). O microrganismo, que é mais bem observado com a coloração de Wright, assemelha-se a um alfinete de segurança fechado. O epitélio escamoso que reveste a área afetada pode apresentar uma hiperplasia intensa, às vezes bastante exuberante a ponto de ser confundida com um carcinoma de células escamosas. As recidivas são comuns após tratamento com antibiótico.

Cancróide

O cancróide, também chamado *cancro mole*, é causado pelo *Haemophilus ducreyi*, um bacilo Gram-negativo. Essa doença é rara nos Estados Unidos, mas comum em países subdesenvolvidos.

 Patologia: Geralmente 3 a 5 dias após relação sexual com um parceiro infectado, pequenas lesões vesiculopustulares, múltiplas, surgem na cérvice, vagina, vulva ou região perianal. O exame histológico revela uma reação inflamatória granulomatosa. A lesão freqüentemente se rompe e pode formar uma úlcera purulenta que é dolorosa e sangra facilmente. Pode haver linfadenopatia inguinal associada, febre, calafrios e mal-estar. Uma complicação grave é a formação de cicatriz durante a fase de cura, uma situação que, às vezes, causa estenose uretral.

Gardnerella

Um grande número de casos classificados como vaginite inespecífica é causado pela transmissão sexual da *Gardnerella vaginalis*, um cocobacilo Gram-negativo. Um fragmento de biopsia é geralmente normal porque o microrganismo não penetra a mucosa nem provoca uma reação inflamatória. O diagnóstico da infecção por *Gardnerella* pode ser estabelecido pela identificação dos microrganismos numa montagem a fresco da secreção vaginal ou em um esfregaço corado pelo Papanicolaou. A *célula indicadora* é patognomônica e mostra células escamosas cobertas com cocobacilos. Outros elementos que auxiliam no diagnóstico são uma secreção vaginal leitosa fina e homogênea, um pH vaginal acima de 4,5 e um odor de peixe vindo da secreção após esta ser alcalinizada com hidróxido de potássio a 10%.

Mycoplasma

Os micoplasmas são diminutos microrganismos pleomórficos que se assemelham às chamadas formas bacterianas em L, mas diferem por não apresentar parede celular. São os menores microrganismos conhecidos de vida livre. São comensais comuns das vias orofaríngeas e urogenital. A colonização da via genital inferior pelo *Mycoplasma* ocorre através do contato sexual. O *Ureaplasma urealyticum* pode ser isolado da via genital inferior em 40% das mulheres saudáveis e pode causar infertilidade, efeitos adversos na gravidez e infecções perinatais. O *Mycoplasma hominis*, encontrado na via genital inferior de 5% das mulheres saudáveis, é responsável por uma pequena proporção de casos de cervicite e vaginite sintomáticas. O *M. hominis* é freqüentemente cultivado em associações com a infecção por *G. vaginalis* ou *Trichomonas vaginalis*. Embora o papel dos micoplasmas na infecção da via genital não seja completamente compreendido, os microrganismos são encontrados na doença inflamatória pélvica, salpingite aguda, aborto espontâneo e febre puerperal. A aparência histológica do tecido afetado não é geralmente notável.

Infecções por *Chlamydia*

A *Chlamydia trachomatis* é um microrganismo comum transmitido por via venérea. É uma riquétsia intracelular obrigatória, Gram-negativa. Quinze sorotipos são conhecidos. A infecção por *C. trachomatis* resulta em uma ampla variedade de distúrbios em homens, mulheres e crianças. Este microrganismo foi encontrado na via genital de cerca de 8% de mulheres que não apresentavam sintomas e em 20% de mulheres com sintomas de uma infecção na via vaginal inferior.

Patologia: Na forma mais comum de infecções genitais, que envolve sorotipos D até K, a mucosa cervical está seriamente inflamada e as células endocervicais e metaplásicas escamosas revelam pequenos corpúsculos de inclusão. Ao exame citológico, a infecção por *Chlamydia* manifesta-se como inclusões intracitoplasmáticas perinucleares com bordas distintas e *corpúsculos cocóides* intracitoplasmáticos. As complicações incluem uma infecção ascendente do endométrio, tuba de Falópio e ovário, que pode resultar em oclusão tubária e infertilidade. A *Chlamydia* também gera infecções da glândula de Bartholin e uretrite aguda. As infecções de crianças nascidas por via vaginal podem acarretar conjuntivite, otite média e pneumonia.

Linfogranuloma Venéreo

O linfogranuloma venéreo é uma infecção transmitida sexualmente a homens e mulheres, endêmica em países tropicais. A doença é causada pela forma em L do *C. trachomatis*, sorotipos L1 a L3.

Patologia: Após alguns dias até um mês, forma-se uma pequena vesícula indolor no local da inoculação. Ela cura rapidamente e, em muitos casos, nem é notada. No segundo estágio surge uma hipertrofia bilateral dos linfonodos inguinais, que podem romper-se e formar fístulas supurativas. Os nódulos inguinais no homem e os nódulos perirretais na mulher tornam-se coalescentes e dolorosos. Em alguns pacientes não tratados, surge um terceiro estágio após uma latência de alguns anos. Essa fase crônica é caracterizada pela formação de cicatrizes, que causam obstrução linfática e resultam em elefantíase genital e estenoses retais. No segundo e terceiro estágios, os tecidos infectados contêm granulomas necrosantes, infiltrados neutrofílicos e, às vezes, corpúsculos de inclusão dentro de macrófagos.

Infecções Virais

Papilomavírus Humano

O papilomavírus humano (HPV) é um vírus DNA que infecta uma grande variedade de superfícies epiteliais e mucosas e produz lesões semelhantes a verrugas, conhecidas como *verrugas* e *condilomas*. Mais de 100 tipos deste vírus foram identificados, um terço dos quais causa lesão da via genital. O tempo médio desde a infecção até a primeira detecção do HPV é de 3 meses. Nos Estados Unidos, até dois terços das mulheres universitárias apresentam infecções por HPV, resultantes de contato sexual com uma pessoa infectada. Mesmo nas mulheres que tiveram apenas um parceiro sexual, com 3 anos após a primeira relação sexual, o risco de adquirir HPV no colo uterino foi de 50% em um estudo. Os HPV dos tipos 6 e 11 são detectados em mais de 80% dos condilomas macroscopicamente visíveis.

Várias cepas de HPV são consideradas atualmente o principal fator etiológico no desenvolvimento de câncer de células escamosas na via genital inferior feminina. Os tipos 16, 18, 31 e 45 são os tipos mais representativos de risco alto associados a neoplasia intra-epitelial e câncer invasivo (ver seção sobre cérvice para discussão mais detalhada).

Condiloma Acuminado

O condiloma acuminado é provocado por infecção pelo HPV. É uma lesão papilomatosa, exofítica, benigna na pele ou nas membranas mucosas da porção inferior do trato genital feminino, é freqüentemente visível a olho nu, mas, algumas vezes, há necessidade do colposcópio para sua visualização.

Patologia: Os condilomas acuminados ocorrem na vulva, região perianal, períneo, vagina e cérvice. Eles podem também envolver a uretra, a bexiga e o reto. Os condilomas desenvolvem-se como pápulas, placas ou nódulos e, finalmente, como excrescências espiculadas ou em forma de couve-flor (Fig. 18.3A). O exame microscópico geralmente mostra uma notável proliferação papilomatosa do epitélio escamoso. Uma descoberta característica é o *coilócito* (do grego *koilos*, côncavo), uma célula epitelial com um halo perinuclear e núcleo enrugado que contém partículas de HPV (Fig. 18.3B). Os microrganismos tipicamente permanecem em um estado epissômico e se replicam dentro da célula. A grande quantidade de partículas provoca destruição citoplasmática extensa, criando o coilócito (Fig. 18.3C).

Herpesvírus

O *herpes simples do tipo 2* é um vírus com dupla hélice de DNA que representa uma causa comum de infecções genitais transmitidas sexualmente. Após um período de incubação de 1 a 3 semanas, desenvolvem-se pequenas vesículas na vulva que se transformam em úlceras dolorosas. Lesões similares ocorrem na vagina e na cérvice. As células epiteliais adjacentes às vesículas intra-epiteliais mostram uma degeneração balonizante, e muitas contêm grandes núcleos com inclusões eosinofílicas.

O herpes genital tende a se tornar latente, com a permanência do vírus nos gânglios sacrais. A reativação do vírus durante a gravidez pode resultar em sua transmissão ao neonato durante o parto vaginal, uma complicação que pode ser fatal.

Citomegalovírus

O citomegalovírus é um vírus com dupla hélice de DNA da família do herpesvírus. O vírus é onipresente, e mais de 80%

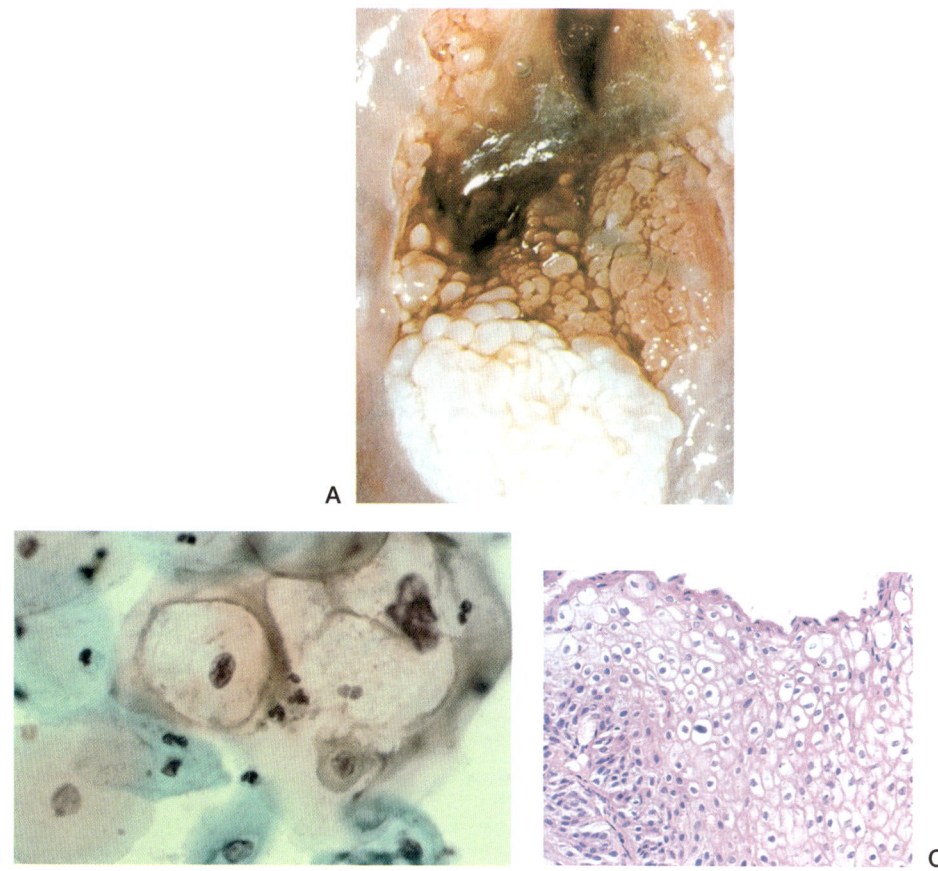

FIGURA 18.3
Infecções condilomatosas induzidas por papilomavírus humano. A. Condiloma acuminado sobre a cérvice, visível a olho nu como excrescências semelhantes a couve-flor. **B.** Um esfregaço cervical contém coilócitos característicos, com halo perinuclear e núcleo enrugado, contendo partículas virais. **C.** Biopsia do condiloma mostra coilócitos com halos perinucleares, porém sem atipia nuclear.

das pessoas com mais de 35 anos de idade têm anticorpos contra o citomegalovírus. Várias linhas de evidências sugerem que muitos casos são transmitidos sexualmente: (1) a soroprevalência do citomegalovírus aumentou em adultos jovens, (2) o vírus é isolado mais freqüentemente de secreções cervicais e sêmen que de qualquer outra parte do corpo, e (3) títulos virais em sêmen são 100.000 vezes maiores do que aqueles na urina. Entretanto, o citomegalovírus só raramente é identificado como causa de infecções genitais em mulheres. A infecção do endométrio pode resultar em aborto espontâneo ou infecção do recém-nascido. As células infectadas apresentam grandes inclusões intranucleares eosinofílicas características e, às vezes, inclusões citoplasmáticas.

Molusco Contagioso

O *molusco contagioso* é um vírus com dupla hélice de DNA do grupo altamente contagioso do poxvírus. A infecção por esse vírus leva à aparição de múltiplos nódulos lisos, branco-acinzentados, que são centralmente umbilicados e exsudam um material caseoso. As lesões ocorrem predominantemente na região genital, mas podem ser encontradas em outras partes do corpo. Grandes inclusões virais citoplasmáticas (*corpúsculos de molusco*) características são encontradas nas células epiteliais infectadas. A maioria das lesões regride espontaneamente, mas aquelas sem tratamento podem persistir por anos.

Tricomoníase

O *Trichomonas vaginalis* é um grande protozoário flagelado, em forma de pêra, que comumente causa vaginite. A doença é transmitida sexualmente, e 25% das mulheres infectadas são portadoras assintomáticas. A infecção manifesta-se como uma intensa secreção espumosa, amarelo-acinzentada, espessa, acompanhada por intenso prurido, dispareunia (relações sexuais dolorosas) e disúria (micção dolorosa). O diagnóstico é confirmado por uma preparação a fresco na qual se observam tricomônades móveis. Os microrganismos são também observados em esfregaço cervical corado pelo Papanicolaou.

Doença Inflamatória Pélvica

A doença inflamatória pélvica (DIP) descreve uma infecção dos órgãos pélvicos que segue a extensão de diversos microrganismos, além do corpo uterino (ver Fig. 18.2). A subida da infecção resulta em salpingite aguda bilateral, piossalpinge e abscessos tuboovarianos. A *N. gonorrhoeae* e as clamídias são os principais microrganismos isolados causadores de DIP, mas a maioria das infecções é polimicrobiana. A incidência de DIP é muito maior em mulheres sexualmente promíscuas do que naquelas que são monogâmicas. Ocasionalmente, a DIP é uma seqüela de endometrite pós-parto ou de uma infecção após curetagem endometrial.

As pacientes com DIP geralmente apresentam dor abdominal baixa. O exame físico revela hipersensibilidade bilateral dos anexos e acentuado desconforto quando a cérvice é palpada (*sinal do candelabro*). As complicações da DIP incluem (1) ruptura de um abscesso tuboovariano, que pode resultar em peritonite com risco de morte; (2) infertilidade decorrente de cicatrização das pregas tubárias curadas; (3) aumento da incidência de gravidez ectópica; e (4) obstrução intestinal devido a faixas fibrosas e aderências.

Algumas Infecções Genitais Não São Transmitidas Sexualmente

Tuberculose

O *Mycobacterium tuberculosis* pode infectar qualquer segmento das vias genitais femininas. A tuberculose genital é encontrada em 1% das mulheres inférteis nos Estados Unidos e em mais de 10% dessas mulheres em países menos desenvolvidos.

 Patologia: *SALPINGITE TUBERCULOSA*: A inflamação da tuba de Falópio é a lesão inicial na maioria dos casos de infecção genital tuberculosa. As micobactérias geralmente atingem a tuba através de disseminação hematogênica a partir do pulmão. A salpingite tuberculosa resulta em aderências fibrinosas e fibrose da tuba de Falópio. Por sua vez, essas complicações ocasionam múltiplas anormalidades funcionais (p. ex., infertilidade, gestação ectópica e dor pélvica). As tubas podem tornar-se nodulares e mimetizar a salpingite ístmica nodosa. A *piossalpinge* (tuba de Falópio distendida com pus) e a *hidrossalpinge* (tuba cheia de fluido) são seqüelas tardias, e o ovário adjacente pode tornar-se infectado.

ENDOMETRITE TUBERCULOSA: Essa afecção complica metade dos casos de infecção tuberculosa da tuba. Granulomas não-caseosos, malformados e com raras células gigantes são típicos. Em outras partes do corpo atingidas por essa infecção, os granulomas têm tempo para desenvolver necrose caseosa e células gigantes de Langhans características. Em contrapartida, os granulomas tuberculosos que se desenvolvem no endométrio não duram mais que um ciclo, devido à descamação menstrual e, conseqüentemente, estão em um estágio inicial de desenvolvimento.

Candidíase

Dez por cento das mulheres são portadoras assintomáticas de fungos na vulva ou na vagina, sendo a *Candida albicans* o mais comum. Entretanto, apenas 2% das mulheres apresentam vulvovaginite clinicamente evidente. As mulheres grávidas são consideravelmente mais suscetíveis à vulvovaginite, e 10% delas são sintomáticas. O diabetes melito e o uso de anticoncepcionais orais também promovem a candidíase vaginal. A infecção manifesta-se com prurido vulvar e secreção esbranquiçada. O exame clínico revela pequenas placas brancas, firmemente aderidas às membranas mucosas ("sapinho"). A biopsia revela edema submucoso e infiltrado inflamatório crônico. Os fungos não penetram o epitélio e as placas brancas correspondem a focos de células epiteliais necróticas descamadas, detritos celulares, flora bacteriana e esporos e pseudo-hifas de *C. albicans*. Se não tratada, a infecção exacerba e declina e, freqüentemente, desaparece após o parto. O diagnóstico pode ser feito pelo achado de esporos e pseudo-hifas característicos em uma preparação a fresco ou com coloração de Papanicolaou.

Actinomicose

A actinomicose das vias genitais é incomum, mas tem sido crescentemente relatada em associações com o uso de dispositivos intra-uterinos (DIU). O *Actinomyces israelii*, o organismo causal, é um bastonete Gram-positivo encontrado em cerca de 4% das vias genitais normais. Acredita-se que a bactéria penetre a cavidade uterina pela cauda do DIU. Ela ascende, infectando a tuba de Falópio, o ovário e os ligamentos largos, e forma um abscesso tubovariano. As lesões supurativas apresentam vias de drenagem que contêm densas colônias de microrganismos ("grânulos de enxofre"). A actinomicose resulta em uma extensa fibrose e cicatrização da via genital feminina.

A Síndrome do Choque Tóxico Está Associada à Infecção Estafilocócica Vaginal

A síndrome do choque tóxico é um distúrbio agudo, algumas vezes fatal, caracterizado por febre, choque e uma erupção eritematosa descamativa. São também comuns vômitos, diarréia, mialgias, sinais neurológicos e trombocitopenia. Certas cepas de *Staphylococcus aureus* liberam uma exotoxina chamada toxina-1 da síndrome do choque tóxico. Essa toxina exerce seus próprios efeitos e também altera a função dos fagócitos mononucleares, impedindo assim a depuração de outras substâncias potencialmente tóxicas, como a endotoxina. Em adição às alterações patológicas características do choque, as lesões da coagulação intravascular disseminada são geralmente proeminentes. A doença foi diagnosticada pela primeira vez quando foi introduzido o uso de tampões de ação prolongada, proporcionando tempo suficiente para os microrganismos estafilocócicos proliferarem. A "esponja" contraceptiva também foi associada ao processo. A ocorrência da síndrome do choque tóxico diminuiu sensivelmente desde o reconhecimento dos tampões como causadores de colonização da vagina pelo *S. aureus*.

Vulva

ANATOMIA

A vulva compõe-se do monte pubiano, grandes lábios, pequenos lábios, clitóris e vestíbulo. Com o início da puberdade, o monte pubiano e os bordos laterais dos grandes lábios adquirem maior quantidade de gordura subcutânea e desenvolvem pêlo grosso. As glândulas sebáceas e apócrinas nessas regiões desenvolvem-se concomitantemente. As aberturas externas pareadas das glândulas parauretrais (*glândulas de Skene*) localizam-se em ambos os lados do meato uretral. As *glândulas de Bartholin*, localizadas imediatamente póstero-laterais ao intróito, são glândulas tubuloalveolares secretoras de muco, ramificadas, drenadas por um ducto curto revestido por epitélio de transição. Além disso, glândulas mucosas microscópicas estão dispersas pela área limitada pelos pequenos lábios. Os linfonodos inguinais e femorais fornecem as vias primárias de drenagem linfática, exceto o clitóris (o homólogo do pênis), que compartilha a drenagem linfática da uretra.

ANOMALIAS DO DESENVOLVIMENTO E CISTOS

TECIDO MAMÁRIO ECTÓPICO: Pequenos nódulos isolados de tecido mamário podem estender-se na "linha do leite" até a vulva e aumentar durante a gestação.

CISTO DA GLÂNDULA DE BARTHOLIN: As glândulas pareadas de Bartholin produzem uma secreção mucóide límpida que lubrifica continuamente a superfície vestibular. Os ductos são propensos a obstrução e conseqüente formação de cistos (Fig. 18.4). Por sua vez, a infecção do cisto leva à formação de abscesso. Antigamente, um abscesso da glândula de Bartholin era comumente associado a gonorréia, mas atualmente é causado, com maior freqüência, por estafilococos, clamídias e anaeróbios. O tratamento consiste em incisão, drenagem, marsupialização e antibióticos adequados.

CISTOS FOLICULARES: O cisto folicular resume a porção mais distal do folículo piloso. Também denominados *cistos de inclusão epitelial* ou *cistos queratinosos*, os cistos foliculares freqüentemente surgem na vulva, em especial nos grandes lábios. Contêm um material branco, semelhante a queijo, e são tipicamente revestidos por epitélio escamoso estratificado.

CISTOS MUCINOSOS: As glândulas mucinosas da vulva, um achado normal, mas geralmente não reconhecido, ocasionalmente tornam-se obstruídas e, subseqüentemente, císticas. Células colunares mucinosas revestem o cisto e produzem secreções mucinosas, que podem se tornar infectadas.

DERMATOSES

Dermatite Aguda

A dermatite aguda da vulva manifesta-se por pele com vesículas e avermelhada (Fig. 18.5).

 Patologia: À medida que as vesículas se rompem na superfície, o líquido forma uma crosta na superfície cutânea. Histologicamente, a epiderme exibe uma gama de células inflamatórias, e áreas espongióticas formam vesículas espongióticas que se rompem, produzindo as lesões exsudativas. A derme exibe infiltrado linfocítico perivascular e edema, manifestos pela separação de fibras colágenas. Linfáticos telangiectásicos e capilares dilatados são típicos.

Os tipos endógenos mais comuns de dermatite aguda são a dermatite atópica (hipersensibilidade) e a dermatite seborréica, manifestas como uma erupção macular descamativa. A dermatite com uma etiologia exógena que se manifesta como dermatite aguda ou crônica inclui a dermatite irritativa (urina na pele vulvar) e a dermatite alérgica de contato (uma reação de hipersensibilidade do tipo 4).

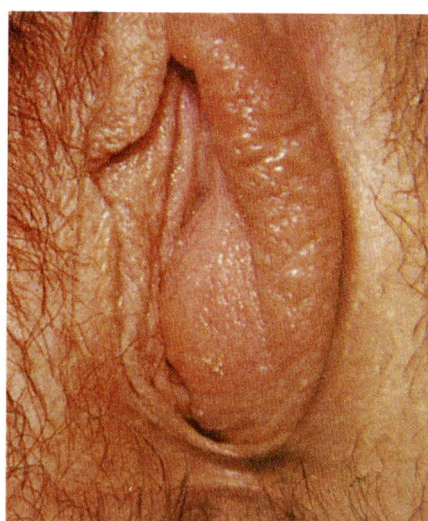

FIGURA *18.4*
Cisto da glândula de Bartholin. A lesão de 4 cm localiza-se à direita e posteriormente ao intróito vaginal.

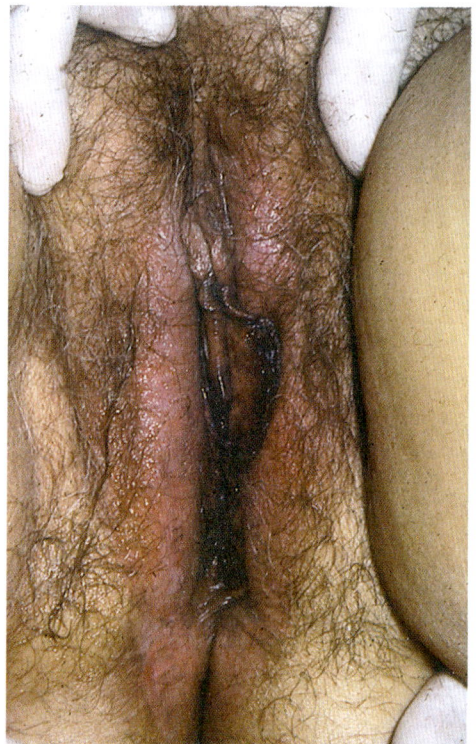

FIGURA *18.5*
Dermatite aguda vulvar (eczema). Há eritema e edema, com escoriações lineares devido ao ato de coçar.

Dermatite Crônica

O *líquen simples crônico* (Fig. 18.6), ou dermatite crônica, é um "estágio terminal" de muitas doenças vulvares inflamatórias que, na sua fase ativa, são clinicamente pruriginosas e, portanto, sujeitas ao ato de coçar repetido. Também pode ocorrer em outros distúrbios, como líquen plano, psoríase e líquen escleroso. A pele encontra-se espessada com marcas cutâneas exageradas ("liquenificação") e branca, devido a hiperceratose acentuada. Em geral há descamação, e, com freqüência, observam-se escoriações provocadas pelo ato de coçar recente.

LÍQUEN ESCLEROSO: O líquen escleroso é uma doença inflamatória da vulva associada a distúrbios auto-imunes, como vitiligo, anemia perniciosa e tireoidite.

Patologia: Esse distúrbio caracteriza-se por placas brancas, atrofia da pele e um aspecto semelhante a pergaminho ou enrugado e, ocasionalmente, por contratura acentuada dos tecidos vulvares (Fig. 18.7A). Histologicamente, ocorre hiperceratose, achatamento ou perda das cristas epidérmicas e uma zona homogênea acelular na derme superior (Fig. 18.7). Uma faixa de células inflamatórias crônicas localiza-se tipicamente abaixo dessa camada. O prurido é o sintoma mais comum, e a dispareunia é freqüente. A doença desenvolve-se de modo insidioso e é progressiva. As mulheres com líquen escleroso sintomático apresentam uma probabilidade de 15% de desenvolver carcinoma de células escamosas.

TUMORES BENIGNOS

HIDRADENOMA: Esse tumor benigno de origem em glândula sudorípara apócrina surge principalmente nos grandes lábios como um nódulo bem circunscrito, raramente com mais de 1 cm. Microscopicamente, a lesão compõe-se de túbulos e ácinos papilares revestidos por duas camadas de células: uma camada interna de células colunares apócrinas e uma camada externa de células mioepiteliais.

SIRINGOMA: Um adenoma de glândulas écrinas, o siringoma apresenta-se como uma pápula cor-de-carne dentro da derme dos

FIGURA 18.6
Líquen simples crônico do grande lábio direito. Há espessamento e acentuação dos marcos cutâneos, com superfície escoriada devido a ato recente de coçar.

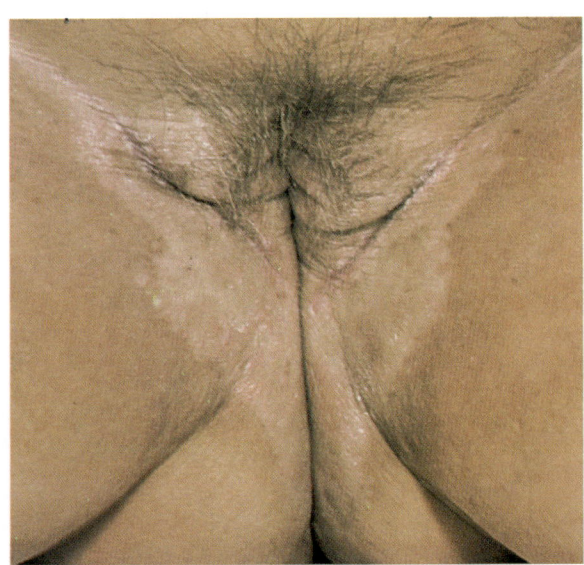
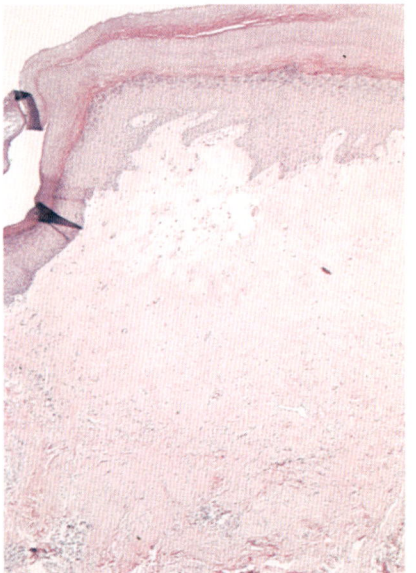

FIGURA 18.7
Líquen escleroso da vulva. A. A lesão branca bem demarcada afeta a vulva e o períneo. B. A epiderme é fina e exibe hiperceratose e falta do padrão normal de cristas. A derme exibe uma zona homogênea acelular cobrindo um leve infiltrado inflamatório crônico.

grandes lábios. Esse tumor assintomático compõe-se de duas camadas de células: uma camada de células serosas e uma camada externa de células mioepiteliais.

TUMORES DE TECIDO CONJUNTIVO: *Hemangiomas senis* (hemangiomas tipo cereja) são pequenas pápulas roxas na pele que, quando traumatizadas superficialmente, podem sangrar. O *granuloma piogênico*, anteriormente considerado uma reação a infecção de ferida superficial, é uma variante de hemangioma. Ocorre infecção secundária porque a superfície da lesão é frágil e facilmente traumatizada. Tumores de tecido mole encontrados em outros locais do corpo também ocorrem na vulva, incluindo tumor de células granulares, leiomioma, fibroma, lipoma e histiocitoma.

TUMORES MALIGNOS E AFECÇÕES PRÉ-MALIGNAS

A Neoplasia Intra-epitelial Vulvar (NIV) É um Precursor de Câncer Invasivo

A neoplasia intra-epitelial vulvar reflete um espectro de alterações neoplásicas que variam desde atipia celular mínima até alterações celulares mais acentuadas próximas de câncer invasivo. Desde 1980, houve um aumento de 5 a 10 vezes da freqüência de neoplasia intra-epitelial vulvar (NIV) e um aumento de 10 vezes no número de mulheres com menos de 40 anos com a doença. Além disso, mulheres mais jovens desenvolvem cada vez mais uma forma indiferenciada de NIV, algumas vezes denominada *displasia verrucosa* ou *basalóide*, comumente associada a infecção por HPV 16. Uma segunda forma de NIV, encontrada mais freqüentemente em mulheres idosas, é mais diferenciada. Se não forem tratadas, muitas dessas mulheres desenvolvem carcinoma de células escamosas invasivo após 6 a 7 anos. Dessa forma, semelhante a lesões comparáveis na cérvice (NIC), a **NIV é uma lesão precursora de carcinoma de células escamosas, que tem entre 30 a 40% dos casos provocados por HPV.**

Patologia: As lesões da NIV podem ser solitárias ou múltiplas, e maculares, papulares ou semelhantes a placas. Microscopicamente, os graus são classificados em NIV I, II e III, correspondendo a displasia leve, moderada e grave. O grau III também inclui carcinoma *in situ*. Os critérios utilizados no estabelecimento da graduação da NIV incluem (1) tamanho e atipia nucleares, (2) número e grau de mitoses atípicas e (3) perda da diferenciação citoplasmática em relação à superfície epitelial. Na forma indiferenciada vista em mulheres mais jovens, o epitélio inteiro consiste em células com núcleos muito atípicos e citoplasma insignificante. Mitoses, incluindo muitas formas atípicas, são freqüentes. A forma mais diferenciada vista em mulheres mais idosas mostra atipia confinada principalmente nas camadas basais e parabasais com pérolas de queratina encontradas com freqüência nas cristas interpapilares. Esta última forma está mais freqüentemente associada a carcinoma invasivo, porém menos comumente a infecção por HPV. A *doença de Bowen*, uma expressão ainda utilizada na literatura dermatológica, é um sinônimo de NIV III.

A neoplasia intra-epitelial vulvar, mesmo se excisada localmente, recorre com freqüência (25%), em cujo caso pode progredir até carcinoma de células escamosas invasivo (6%). As mulheres com NIV podem apresentar neoplasias escamosas em qualquer outro local do trato genital inferior.

O Carcinoma de Células Escamosas Sucede a NIV

O carcinoma de células escamosas da vulva (Fig. 18.8) é o resultado final de um processo de múltiplas etapas que tem suas origens na NIV. Esse tumor contribui com 3% de todos os cânceres genitais em mulheres, e é o câncer mais comum da vulva (86%). No passado, acometia principalmente mulheres idosas, mas, assim como a NIV, atualmente ocorre com freqüência em mulheres mais jovens. Dois terços dos tumores maiores são exofíticos; os outros são ulcerativos e endofíticos. Comumente, o primeiro sintoma é prurido antigo. Pode haver o desenvolvimento de ulceração, sangramento e infecção secundária. Os tumores crescem lentamente; estendem-se para a pele contígua, vagina e reto; e dão metástases para os linfonodos inguinais superficiais e, então, inguinais profundos, femorais e pélvicos.

Um sistema de estadiamento de câncer vulvar emprega 2 cm na dimensão maior como o tamanho crítico que diferencia as lesões de estágio I e estágio II (Quadro 18.2). Além do tamanho aumentado (em uma série, cada centímetro do tamanho do tumor aumentou o risco de morte em cerca de 50%), os fatores que afetam a sobrevida da paciente incluem graduação do tumor e a presença e a localização de metástases em linfonodos. Tumores mais diferenciados apresentam uma sobrevida média mais alta, e a taxa de sobrevida alcança 90% quando os linfonodos não estão envolvidos. Dois terços das mulheres com metástases em linfonodos inguinais sobrevivem durante pelo menos 5 anos, enquanto apenas um quarto das com metástases para linfonodos pélvicos vive tanto.

Carcinoma Verrucoso

O carcinoma verrucoso da vulva é uma variedade distinta de carcinoma de células escamosas que se apresenta como uma grande massa vegetativa, semelhante a um condiloma acuminado gigante. O HPV, em geral do tipo 6 ou 11, é comumente identificado. O tu-

QUADRO 18.2 Estadiamento Clínico do Carcinoma da Vulva

Estágio	Descrição
0	Carcinoma *in situ*
I	Tumor ≤ 2 cm, confinado à vulva
Ia	Invasão do estroma ≤ 1 mm
Ib	Invasão do estroma > 1 mm
II	Tumor > 2 cm confinado à vulva
III	Tumor de qualquer tamanho, estendendo-se para o terço inferior da uretra, a vagina ou o ânus; ou metástases para linfonodo regional unilateral
IV	Extensão do tumor
IVa	Mucosa da bexiga ou do reto; osso ou terço superior da uretra; ou linfonodos regionais bilaterais
IVb	Metástases distantes, incluindo linfonodos pélvicos

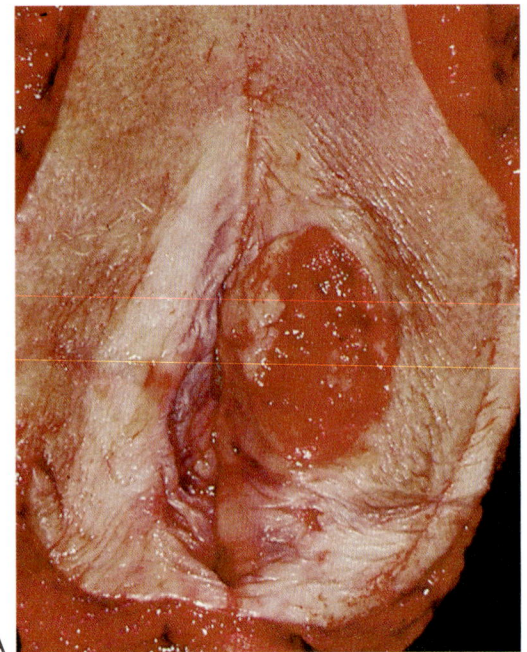
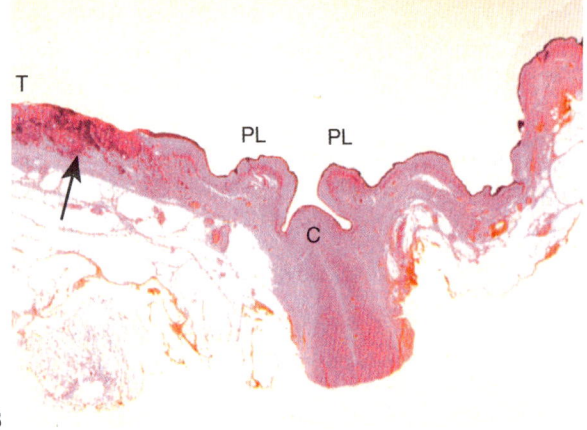
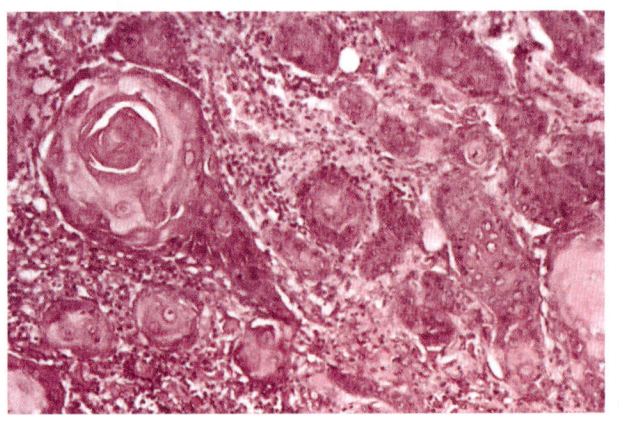

FIGURA 18.8
Carcinoma de células escamosas da vulva. A. O tumor situa-se em uma área extensa de líquen escleroso (*branco*). B. Corte transverso da vulva com um pequeno carcinoma de células escamosas (*seta*) mostra as duas metades do períneo, incluindo pequenos lábios (*PL*) e clitóris (*C*). Um tumor (*T*) de 1 cm está confinado à derme. C. Pequenos ninhos de células escamosas neoplásicas, algumas com pérolas de queratina, são evidentes neste tumor bem diferenciado.

mor é muito bem diferenciado, sendo composto por grandes ninhos de células escamosas com citoplasma abundante e núcleos pequenos e delicados. São comuns as pérolas escamosas, e as mitoses são raras. O tumor "invade" com prolongamentos amplos, e a interface estromal freqüentemente exibe um infiltrado intenso de linfócitos e plasmócitos. O carcinoma verrucoso raramente forma metástase. A excisão cirúrgica local ampla é o tratamento de escolha, mas outras formas de terapia (criocirurgia e retinóides) têm sido empregadas com sucesso.

Melanoma Maligno

Embora incomum, o melanoma maligno é o segundo tipo de câncer de vulva mais freqüente (5%). Ocorre na sexta e sétima décadas, embora ocasionalmente seja encontrado em mulheres mais jovens. O tumor apresenta características biológicas e microscópicas de melanoma ocorrendo em outro local do corpo. É muito agressivo, e o prognóstico é sombrio.

A Doença de Paget Extramamária Exibe Células Intra-epiteliais com Citoplasma Abundante e Pálido

A doença de Paget da vulva recebe esse nome por causa dos tumores de aspecto semelhante no mamilo e em pontos extramamários, como axila e a região perianal. Em geral, o distúrbio ocorre nos grandes lábios em mulheres idosas. Mulheres com doença de Paget da vulva queixam-se de prurido ou de sensação de queimação durante muitos anos.

Patologia: A lesão da doença de Paget é grande, vermelha, úmida e bem demarcada. A origem exata das células diagnósticas (células de Paget) ainda é controversa; acredita-se que surjam na epiderme ou em estruturas anexas derivadas da epiderme. Geralmente, as células de Paget encontram-se confinadas à epiderme e têm o aspecto de células individuais grandes ou, com menor freqüência, de agrupamentos de células, as quais não possuem pontes intercelulares. A célula de Paget típica apresenta um citoplasma pálido e vacuolizado (Fig. 18.9), que contém glicosaminoglicanos; cora-se pelo ácido periódico de Schiff (PAS) e mucicarmina e expressa antígeno carcinoembrionário (CEA).

A doença de Paget intra-epidérmica pode ter estado presente durante muitos anos e, com freqüência, é muito mais extensa pela epiderme do que evidencia a biopsia pré-operatória. Ao contrário da doença de Paget da mama, que está quase sempre associada a um carcinoma de ducto subjacente, a doença de Paget extramamária apenas raramente está associada a um adenocarcinoma dos anexos da pele. Como as metástases ocorrem raramente, o tratamento exige apenas excisão local ampla ou vulvectomia simples.

Vagina

ANATOMIA

A vagina estende-se desde o útero até o vestíbulo da vulva e é revestida por um epitélio escamoso responsivo a hormônios. Estrógenos estimulam a proliferação e a maturação de células epiteliais vaginais. A maturação é marcada pelo acúmulo de glicogênio, que confere um aspecto claro ao citoplasma das células epiteliais. Por outro lado, a maturação do epitélio vaginal é inibida por progesterona. Como conseqüência, durante a fase secretora do ciclo menstrual ou durante a gestação, quando os níveis de progesterona são altos, as células intermediárias, e não as superficiais, predominam nos esfregaços vaginais.

A linfa drena através do plexo perivaginal lateral. Os linfáticos da abóbada vaginal e do terço superior da vagina comunicam-se com ramos oriundos da cérvice, drenando para os linfonodos pélvicos e, então, para os linfonodos para-aórticos. O terço inferior da vagina drena também para os linfonodos inguinais e femorais.

AFECÇÕES NÃO-NEOPLÁSICAS E TUMORES BENIGNOS

As Anomalias Congênitas da Vagina São Raras

A **ausência congênita da vagina** está associada, em geral, a anomalias do útero e do trato urinário. Na presença de um útero funcional, a ausência da vagina pode levar ao acúmulo de sangue menstrual no útero.

A **vagina septada** resulta da incapacidade dos ductos de Müller embrionários de se fundirem adequadamente e da parede média resultante de não reabsorver.

Atresia vaginal e hímen imperfurado impedem a transformação do revestimento da vagina embrionária de epitélio mülleriano para escamoso, um efeito que é uma causa de adenose vaginal.

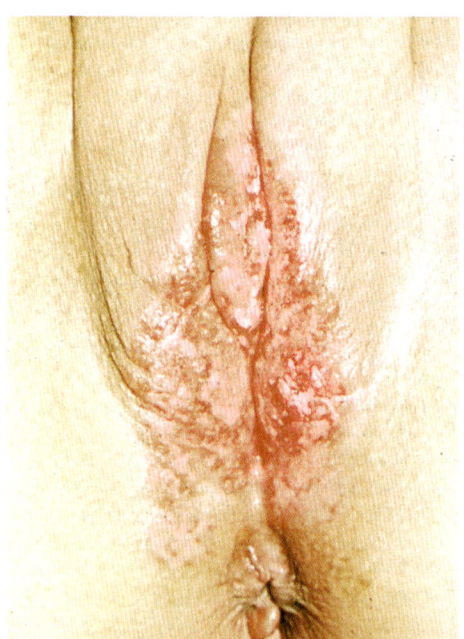
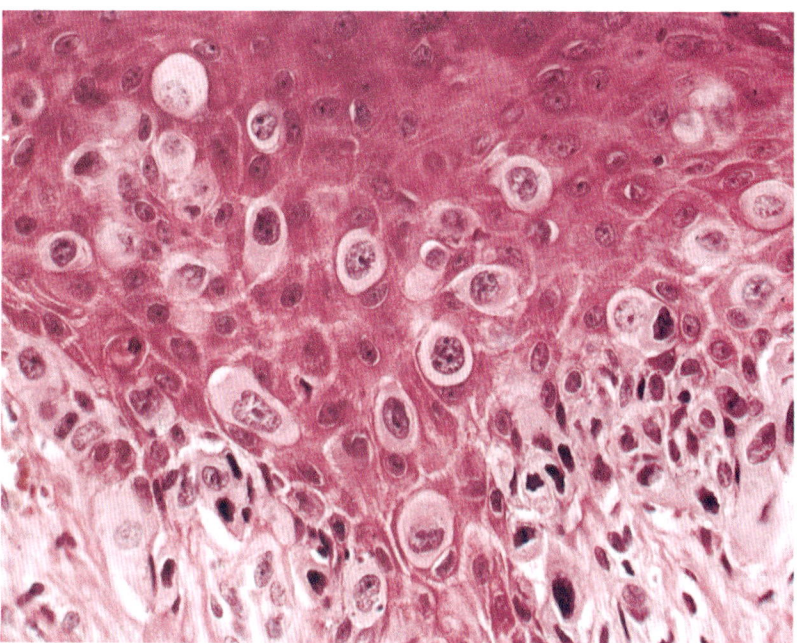

FIGURA 18.9
Doença de Paget da vulva. A. A lesão é vermelha, úmida e bem demarcada. B. Células individuais de Paget, caracterizadas por citoplasma pálido abundante, infiltram o epitélio e entremeiam queratinócitos normais.

A Vaginite Atrófica É Conseqüente à Diminuição da Estimulação Estrogênica

A vaginite atrófica é o adelgaçamento e a atrofia do epitélio vaginal. O epitélio adelgaçado na mulher deficiente em estrógenos é uma barreira fraca contra infecções ou abrasões. A vaginite atrófica ocorre mais comumente em mulheres na pós-menopausa nas quais os níveis de estrógenos são baixos. Dispareunia e pequeno sangramento vaginal são sintomas comuns.

A Adenose Vaginal Acomete as Filhas Expostas *in Utero* ao Dietilestilbestrol

A adenose vaginal refere-se à incapacidade do epitélio glandular normal que reveste a vagina embrionária de ser substituído durante a vida fetal por epitélio escamoso. Antes do uso de dietilestilbestrol (DES), iniciado na década de 1940 para o tratamento de gestação de alto risco, a adenose vaginal era uma curiosidade. Entretanto, na década de 1970 houve um aumento substancial da incidência desse distúrbio em filhas jovens de mulheres que haviam recebido DES durante a gestação. Muitas dessas lesões desapareceram quando as mulheres jovens ficaram mais velhas. Raros casos de adenocarcinoma de células claras da vagina também ocorreram nas filhas de mulheres tratadas com DES.

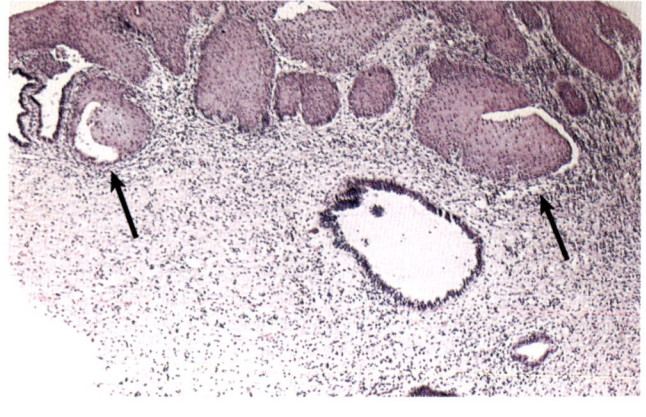

FIGURA *18.10*
Adenose vaginal. Corte da vagina mostra glândulas na lâmina própria inflamada de modo crônico, revestidas por células ciliadas que se coram de modo escuro, semelhante ao epitélio tubário ou endometrial. Algumas glândulas surgem com cavilhas escamosas metaplásicas (*setas*). O epitélio de superfície consiste em células escamosas metaplásicas sem glicogênio, contribuindo para a coloração anormal por iodo.

Patogenia: Na décima semana de gestação, o desenvolvimento do epitélio escamoso derivado do seio urogenital substitui o epitélio glandular (mülleriano) que reveste a vagina e a exocérvice. A exposição ao DES em qualquer momento durante essa janela crítica, que dura até perto da 18.ª semana, bloqueia o processo de transformação. Daí, algum tecido glandular (ou seja, adenose) permanece.

Patologia: A adenose apresenta-se como áreas granulares vermelhas sobre a mucosa vaginal. Microscopicamente, compreende dois tipos de células: células colunares mucinosas, semelhantes às que revestem a endocérvice, e células ciliadas com citoplasma eosinofílico, semelhantes às que revestem o endométrio e as tubas de Falópio (Fig. 18.10). Por fim, as células glandulares sofrem metaplasia escamosa.

Pólipo Fibroepitelial

Pólipos vaginais são crescimentos benignos incomuns compostos de núcleo de tecido conjuntivo e revestimento externo de epitélio escamoso vaginal. Geralmente são únicos, branco-acinzentados e com menos de 1 cm de diâmetro. Em geral, a simples excisão é curativa.

Tumores Mesenquimatosos Benignos

A maioria dos tumores na vagina assemelha-se àqueles em outras partes do trato genital feminino e incluem leiomiomas, rabdomiomas e neurofibromas. Estes são tumores submucosos sólidos, geralmente com menos de 2 cm de diâmetro. O *tumor de células granulares* é um tumor incomum de origem nas células de Schwann que agem sobre o epitélio escamoso sobrejacente.

TUMORES MALIGNOS

Tumores malignos primários da vagina são incomuns, constituindo cerca de 2% de todos os tumores de trato genital. A maioria (80%) dos processos malignos vaginais representa disseminação secundária. Os sintomas mais comuns são corrimento vaginal, freqüentemente com odor pútrido, e sangramento durante o coito, porém os tumores avançados podem acarretar dor pélvica ou abdominal e edema das pernas. Os tumores confinados à vagina em geral são tratados por histerectomia radical e vaginectomia.

O Carcinoma de Células Escamosas É o Principal Câncer Vaginal

O carcinoma de células escamosas da vagina contribui com mais de 90% de todos os tumores malignos primários da vagina. Geralmente, é uma doença de mulheres idosas, com um pico de incidência entre 60 e 70 anos de idade. O carcinoma de células escamosas surge mais comumente na parede anterior do terço superior da vagina, onde usualmente apresenta-se como uma massa exofítica. *Neoplasia intra-epitelial vaginal* (NIVA), uma expressão que substitui tanto *displasia vaginal* quanto *carcinoma* in situ, freqüentemente precede o desenvolvimento de carcinoma invasivo. Não é infreqüente o desenvolvimento de carcinoma de células escamosas da vagina alguns anos após carcinoma cervical ou vulvar, uma seqüência que apóia o conceito de um efeito de campo de carcinogênese no trato genital inferior relacionado com infecção por HPV.

Como a maioria dos cânceres pré-invasivos e de invasão precoce é clinicamente silenciosa, o uso rotineiro de citologia vaginal ainda é o método mais eficaz de detecção de carcinoma de células escamosas da vagina. O prognóstico está relacionado com a disseminação do tumor no momento de sua descoberta (Quadro 18.3). A taxa de sobrevida em 5 anos para tumores confinados à vagina (estágio I) é de 80%, enquanto esse índice é de apenas 20% para as pessoas com disseminação extensa (estágios III/IV).

O Adenocarcinoma de Células Claras Sucede a Exposição *in Utero* ao DES

O adenocarcinoma de células claras é mais freqüente na parede anterior do terço superior da vagina. O tumor é incomum antes dos 13 anos de idade, e é mais comum entre os 17 e 22 anos. Embora quase todos os adenocarcinomas de células claras estejam associados a adenose vaginal, pouquíssimas mulheres com adenose desenvolvem esse câncer. O citoplasma claro abundante, refletindo a presença de glicogênio, é responsável pelo nome *adenocarcinoma de células claras* (Fig. 18.11). Seu outro padrão mostra células com núcleos bulbosos que revestem as luzes glandulares (*células em tacha*). Adenocarcinomas de células claras são quase invariavelmente curáveis quando pequenos e assintomáticos, mas, em estágios mais avançados, podem disseminar-se pelas vias hematógenas ou linfáticas.

O Rabdomiossarcoma Embrionário (Sarcoma Botrióide) É um Tumor Infantil Maligno

O rabdomiossarcoma embrionário é um tumor vaginal raro que surge como massas polipóides confluentes semelhantes a um cacho de uvas, daí o nome sarcoma botrióide (do *grego*, botrys, *uvas*) (Fig. 18.12). Ocorre quase exclusivamente em meninas com menos de 4 anos de idade.

 Patologia: O tumor forma-se na lâmina própria da vagina e compõe-se de rabdomioblastos fusiformes primitivos, alguns dos quais mostrando estriações transversas. Miofibrilas compostas de miosina e actina são demonstráveis com freqüência. Uma zona densa de rabdo-

QUADRO 18.3 Estadiamento Clínico do Carcinoma da Vagina

Estágio	Descrição
0	Carcinoma *in situ*
I	Limitado à parede vaginal
II	Envolve tecido subvaginal, mas não se estende para a parede pélvica
III	Estende-se para a parede pélvica
IV	Estende-se além da pelve verdadeira ou envolve mucosa da bexiga ou do reto
IVa	Dissemina-se para órgãos adjacentes
IVb	Dissemina-se para órgãos distantes

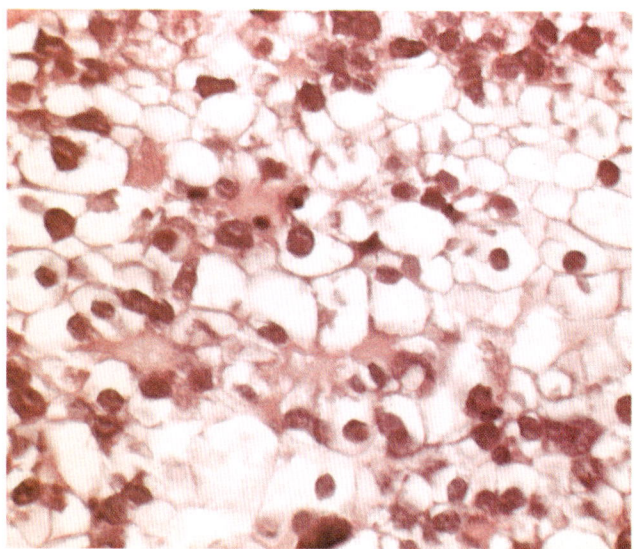

FIGURA *18.11*
Adenocarcinoma de células claras da vagina na filha de uma mulher tratada com dietilestilbestrol.

mioblastos redondos, referida como camada de câmbio, está presente abaixo do epitélio vaginal. Abaixo dessa camada, o estroma é mixomatoso e mostra menos rabdomioblastos neoplásicos.

 Manifestações Clínicas: Geralmente, o tumor é detectado por causa de pequeno sangramento encontrado na fralda da criança. Tumores com menos de 3 cm em sua dimensão maior tendem a ser localizados e podem ser curados por excisão ampla e quimioterapia. Tumores maiores podem ter invadido estruturas adjacentes, formado metástase para linfonodos regionais e disseminado-se por via hematógena para sítios distantes. Mesmo nos casos avançados, metade das pacientes sobrevive após cirurgia radical e quimioterapia.

Cérvice

ANATOMIA

A cérvice (do latim, *collare*, pescoço) é a porção inferior do útero que conecta o corpo à vagina (Fig. 18.13). Sua porção exposta, também denominada *exocérvice*, *ectocérvice* ou *porção vaginal*, projeta-se para dentro da porção superior da vagina e é coberta por um epitélio escamoso rico em glicogênio. A endocérvice, canal que leva à cavidade endometrial, é revestida por cristas mucosas longitudinais, compostas de núcleos fibrovasculares revestidos por uma camada única de células colunares mucinosas. Ocasionalmente, a saída das glândulas endocervicais torna-se bloqueada. Como conseqüência, a mucina é retida e produz dilatações císticas dessas glândulas macroscopicamente visíveis, denominadas *cistos de Naboth*. O orifício externo é a junção *macroscopicamente* visível entre a exocérvice e a endocérvice. A junção escamocolunar é a junção anatômica *microscópica* dos epitélios colunares escamoso e mucinoso. A área entre a

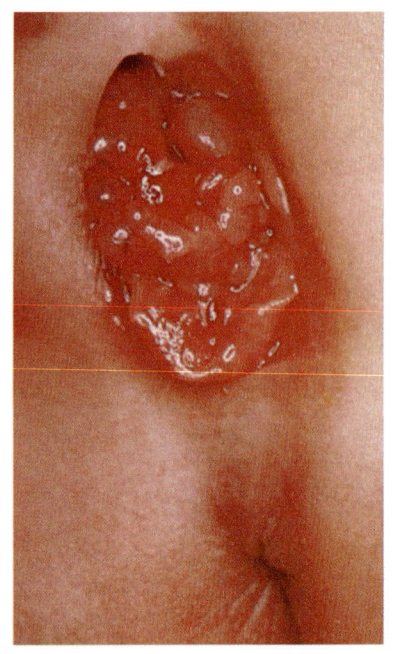
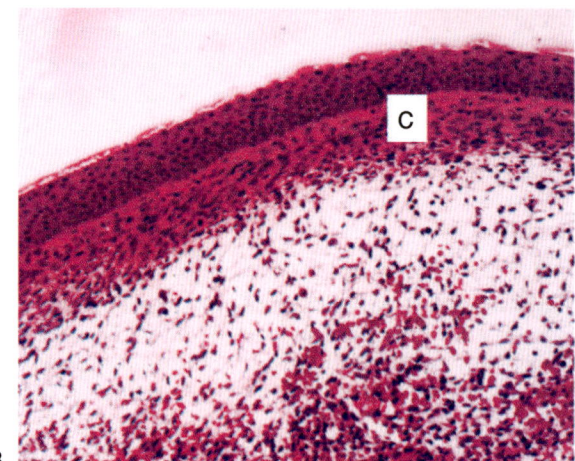
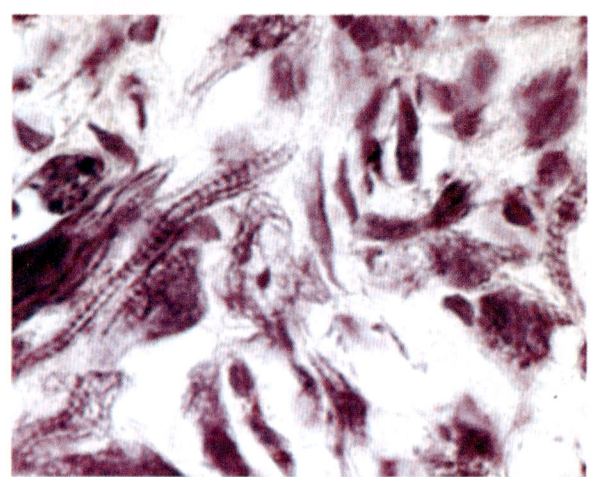

FIGURA 18.12
Rabdomiossarcoma embrionário (sarcoma botrióide) da vagina. A. O tumor semelhante a uvas projeta-se pelo intróito. B. Corte do tumor mostra uma camada densa de estroma neoplásico, denominada *camada de câmbio* (c), abaixo do epitélio superficial da vagina. Um estroma neoplásico frouxo está presente abaixo da camada de câmbio. C. O tumor contém rabdomioblastos caracterizados por estriações transversais (coloração PTAH).

endocérvice e a cavidade endometrial é denominada *istmo* ou *segmento uterino inferior*.

A Zona de Transformação É o Local de Carcinoma Escamoso

A exocérvice remodela-se continuamente ao longo da vida. Durante o desenvolvimento embrionário, a migração ascendente das células escamosas encontra o epitélio colunar da endocérvice, formando a junção escamocolunar inicial (Fig. 18.14). Em algumas mulheres jovens, essa junção escamocolunar "original" localiza-se no orifício interno. Entretanto, na maioria das mulheres jovens, o epitélio colunar estende-se por cima da exocérvice, caso em que a junção escamocolunar também se localiza sobre a exocérvice. Nesta situação, as áreas da exocérvice revestidas por epitélio colunar são chamadas de *ectrópio endocervical* e surgem no exame colposcópico como colorações avermelhadas. Com a idade, o epitélio colunar do ectrópio sofre metaplasia escamosa e a nova junção escamocolunar localiza-se no orifício interno. **A área entre a junção escamocolunar mais distal e o orifício externo é denominada** *zona de transformação*.

O epitélio escamoso imaturo da zona de transformação exibe maturação nuclear progressiva e quantidades crescentes de citoplasma sem glicogênio em direção à superfície. A colposcopia revela o desenvolvimento de uma membrana branca delgada, que finalmente torna-se mais espessa e mais branca à medida que o epitélio escamoso amadurece (Fig. 18.15). Subseqüentemente, as células acumulam glicogênio e são indistinguíveis do epitélio escamoso normal que reveste a exocérvice.

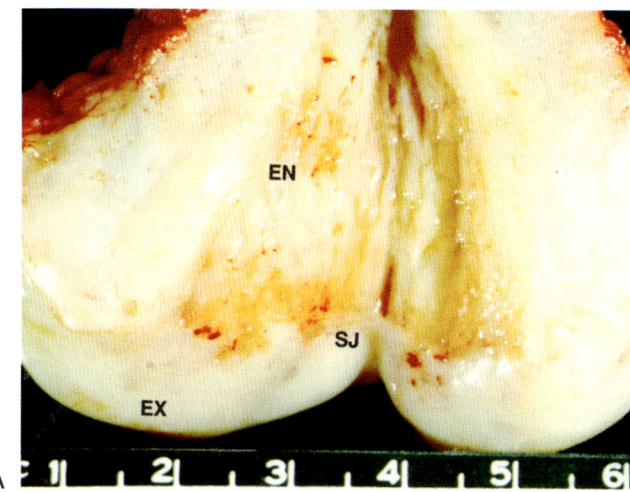
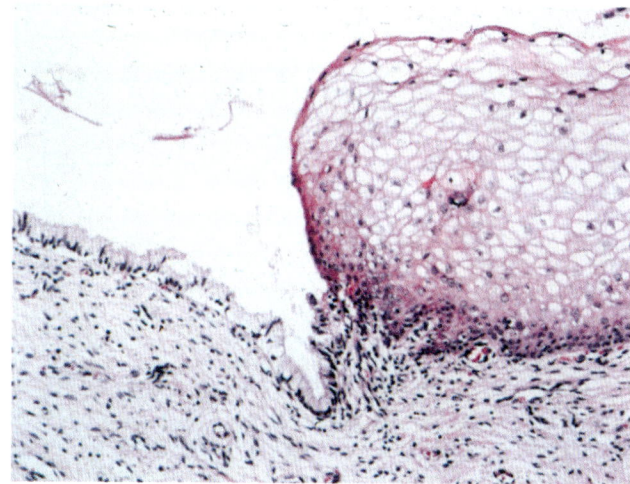

FIGURA 18.13
Anatomia da cérvice. A. A cérvice foi aberta para mostrar a endocérvice (*EN*), a junção escamocolunar (*SJ*) e a exocérvice (*EX*). A camada espessa de células escamosas cobrindo a exocérvice contribui para sua cor branca. B. Visão microscópica da junção escamocolunar. A endocérvice está revestida por uma camada única de células colunares produtoras de muco, que abruptamente encontra a exocérvice revestida por células escamosas maduras. *Observação:* Nas amostras onde junção escamocolunar encontra-se sobre a ectocérvice ou no canal endocervical, a região entre ela e o óstio externo é denominada *zona de transformação* (ver Fig. 18.14).

O exame da zona de transformação pela coloração com iodo forma a base do *teste de iodo de Schiller.* Se as células escamosas que revestem a exocérvice forem maduras (ricas em glicogênio), o que é normal, irão corar com iodo e a exocérvice assumirá a cor marrom-avermelhada. Se as células que revestem a exocérvice forem imaturas (pobres em glicogênio), não ocorrerá coloração com iodo e a exocérvice irá mostrar-se pálida.

CERVICITE

A inflamação da cérvice é muito comum e está relacionada com a exposição constante à flora bacteriana na vagina. Cervicite aguda e cervicite crônica resultam de infecção por muitos microrganismos, particularmente os aeróbios e anaeróbios endógenos vaginais, *Streptococcus, Staphylococcus* e *Enterococcus*. Outros microrganismos específicos incluem *Chlamydia trachomatis, Neisseria gonorrhoeae* e ocasionalmente herpes simples do tipo 2. Alguns agentes são transmitidos sexualmente, enquanto outros podem ser introduzidos por corpos estranhos, como fragmentos residuais de tampões e pessários.

 Patologia: Na **cervicite aguda**, a cérvice encontra-se macroscopicamente edematosa, tumefeita e vermelha, com pus copioso "pingando" do orifício externo. Microscopicamente, os tecidos exibem um infiltrado extenso de leucócitos polimorfonucleares e edema do estroma.

Na **cervicite crônica,** que é a mais comum, a mucosa cervical encontra-se hiperêmica (Fig. 18.16) e pode haver erosões epiteliais verdadeiras. Microscopicamente, o estroma encontra-se infiltrado por células mononucleares, principalmente linfócitos e plasmócitos. O epitélio escamoso metaplásico da zona de transformação pode estender-se para as glândulas endocervicais, formando aglomerados de epitélio escamoso com núcleos levemente aumentados, que devem ser diferenciados de carcinoma.

TUMORES BENIGNOS E AFECÇÕES TUMORIFORMES

Pólipo Endocervical

Pólipo endocervical, o crescimento do colo uterino mais comum (Fig. 18.17), aparece como uma massa solitária lisa ou lobulada, tipicamente com menos de 3 cm em sua maior dimensão. Com freqüência manifesta-se como sangramento ou corrimento vaginais. O epitélio de revestimento é mucinoso, com graus variados de metaplasia escamosa, mas pode exibir áreas de erosão e tecido de granulação nas mulheres com sintomas. A excisão simples ou a curetagem são curativas. Raramente surge câncer em um pólipo endocervical (0,2% dos casos).

A Hiperplasia Microglandular Reflete Estimulação Progestacional

A hiperplasia microglandular da cérvice é uma afecção benigna que exibe glândulas intimamente agrupadas sem estroma interveniente e também um infiltrado neutrofílico. Não se deve confundir essa alteração com adenocarcinoma bem diferenciado. Em geral, a hiperplasia microglandular é assintomática e tipicamente associada a estimulação de progestina. Em geral, ocorre durante a gestação e no período pós-parto e nas mulheres que tomam anticoncepcionais orais.

Leiomioma

O leiomioma da cérvice pode sangrar ou sofrer prolapso no canal endocervical, um evento que leva a contrações e dores uterinas semelhantes às fases iniciais do trabalho de parto. O aspecto é semelhante ao de leiomiomas uterinos (ver adiante).

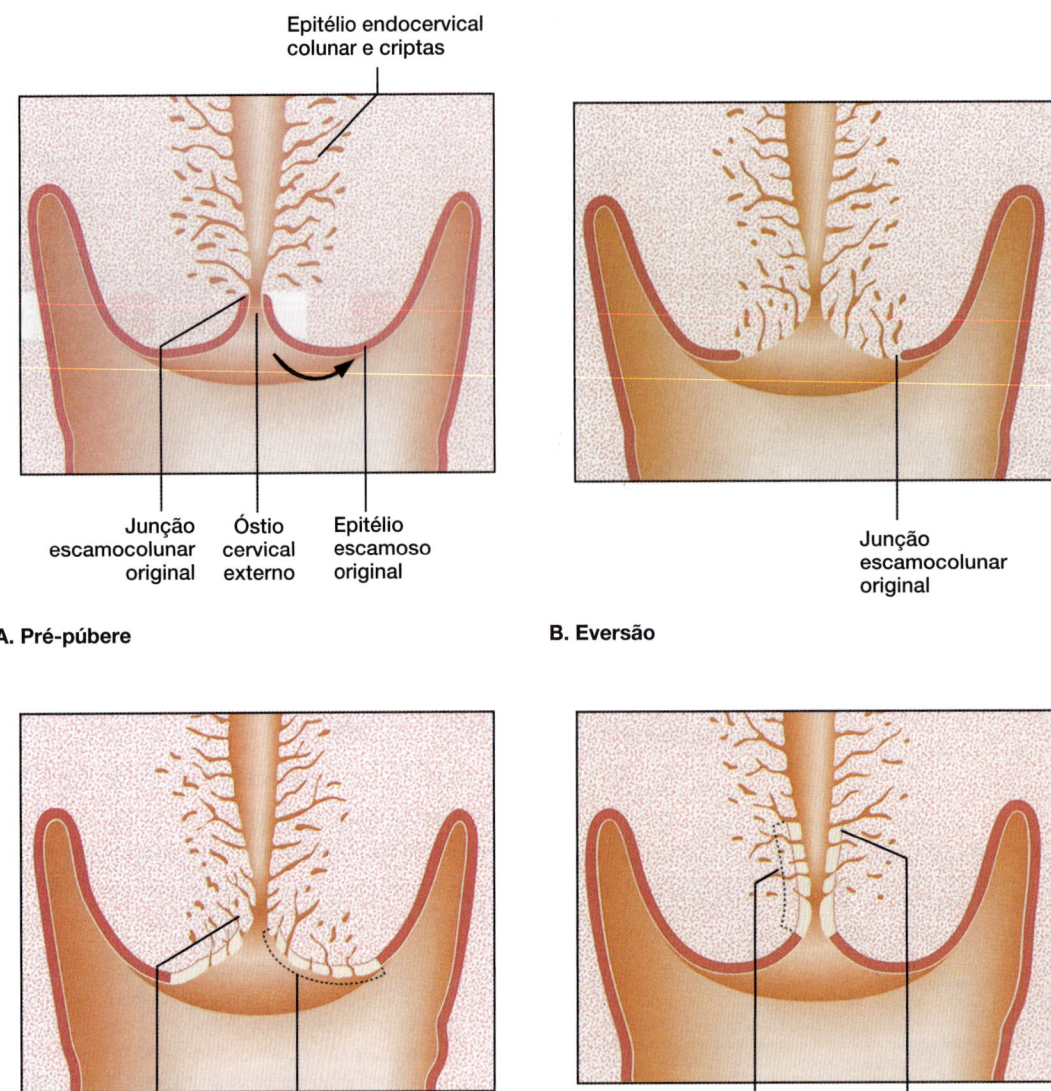

FIGURA 18.14
Zona de transformação da cérvice. A. Cérvice pré-púbere. A junção escamocolunar situa-se no óstio cervical externo. As guias mostram a direção do movimento que ocorre em decorrência do aumento do volume da cérvice durante a adolescência. B. Processo de eversão. Quando completo, o tecido colunar endocervical situa-se na superfície vaginal da cérvice e fica exposto ao meio vaginal. C. Cérvice pós-adolescência. A acidez do meio vaginal é um dos fatores que estimulam a alteração metaplásica escamosa, substituindo o epitélio colunar exposto por epitélio escamoso. D. Cérvice pós-menopausa. Nesse momento, ocorre a inversão cervical. Esse fenômeno é o oposto da eversão, que foi tão importante na adolescência. A zona de transformação nesse momento é direcionada para o canal cervical, freqüentemente tornando-o inacessível ao exame colposcópico.

NEOPLASIA DE CÉLULAS ESCAMOSAS

Há cinqüenta anos, o câncer cervical era a principal causa de morte por câncer nas mulheres norte-americanas. Com a introdução e o emprego disseminado da triagem citológica, a incidência de câncer cervical diminuiu em 50 a 85% nos países ocidentais. É o sexto câncer feminino mais comum nos Estados Unidos, onde a taxa de mortalidade caiu em 70%. Não obstante, mundialmente o câncer cervical ainda é o segundo câncer mais comum em mulheres.

A Neoplasia Intra-epitelial Cervical (NIC) É o Precursor do Câncer Invasivo

A neoplasia intra-epitelial cervical é definida como um espectro de alterações intra-epiteliais que começa com atipia mínima e progride através de estágios de alterações intra-epiteliais mais acentuadas até carcinoma de células escamosas invasivo (Fig. 18.18). *NIC, displasia, carcinoma in situ e lesão intra-epitelial escamosa (LIE) são expressões comumente sinônimas* (ver Cap. 30).

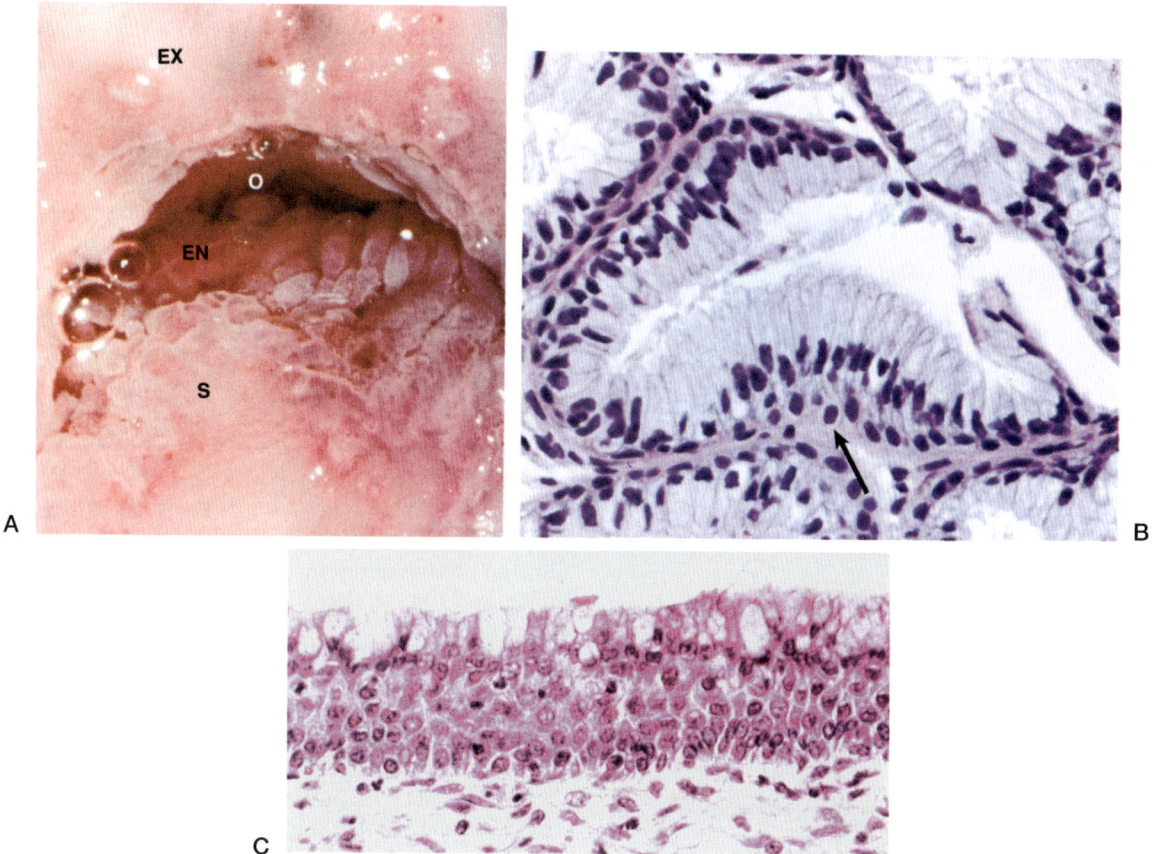

FIGURA 18.15
Metaplasia escamosa na zona de transformação. A. Nesta visão colposcópica da cérvice, uma área branca de epitélio escamoso metaplásico (S) situa-se entre a exocérvice (EX) e a endocérvice mucinosa (EN), que termina no orifício interno (O). B. Nos estágios iniciais da metaplasia escamosa da zona de transformação, as células de reserva, que normalmente constituem uma camada única, começam a proliferar (seta). C. Em um estágio posterior, as células de reserva em proliferação deslocam o epitélio glandular. Como uma etapa final, as células metaplásicas amadurecem até células escamosas ricas em glicogênio, semelhantes àquelas na Fig. 18.13B.

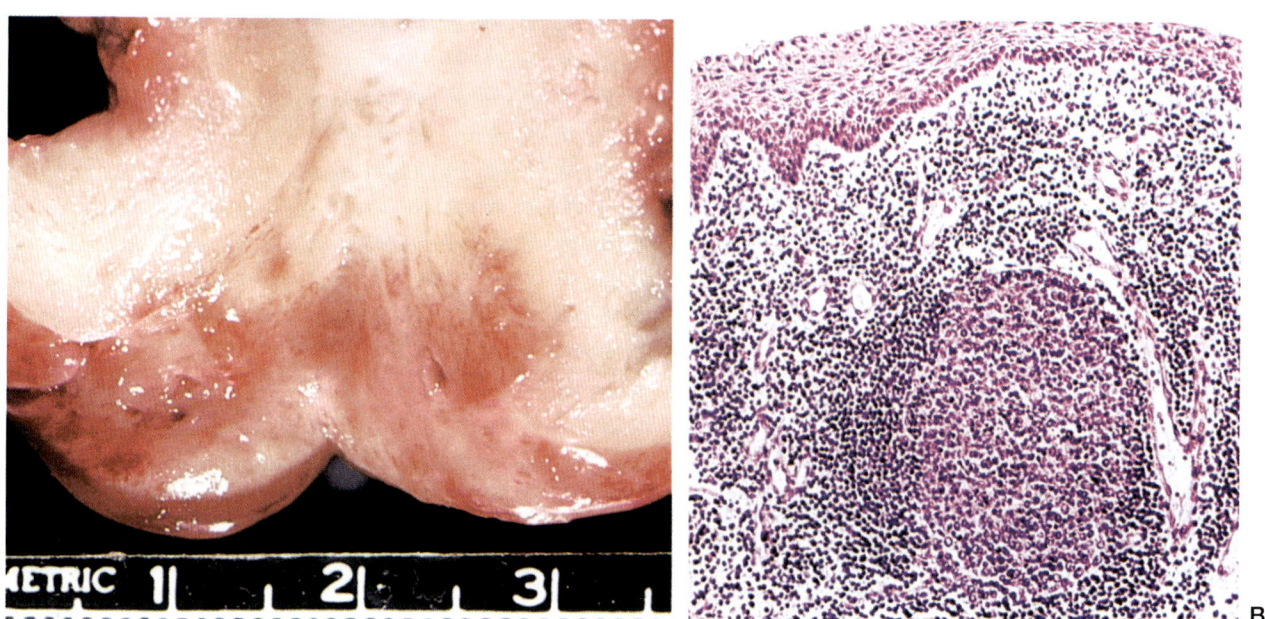

FIGURA 18.16
Cervicite crônica. A. A cérvice foi aberta revelando a exocérvice avermelhada. B. O exame microscópico exibe inflamação crônica e formação de folículo linfóide.

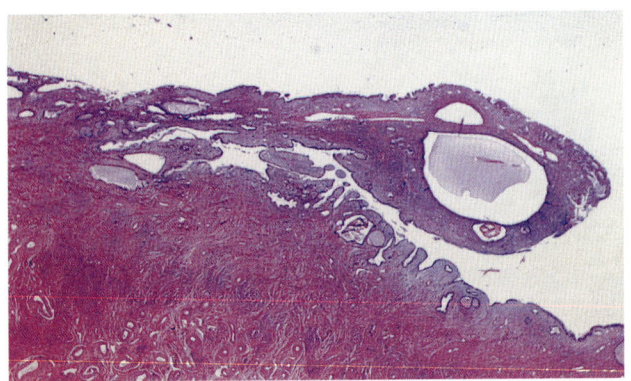

FIGURA 18.17
Pólipo endocervical. Fotomicrografia de pequeno aumento mostra glândulas endocervicais císticas em um estroma inflamado de modo crônico.

A displasia no epitélio do colo uterino implica o potencial de transformação maligna (Fig. 18.19). O conceito de NIC enfatiza que a displasia e o carcinoma *in situ* são pontos sobre um espectro de doença, e não entidades separadas.

Os graus de NIC são os seguintes:

- NIC-1: displasia leve
- NIC-2: displasia moderada
- NIC-3: displasia grave e carcinoma *in situ*

O recentemente promulgado "Bethesda System for Reporting Cervical/Vaginal Cytologic Diagnoses" agrupa essas lesões de modo um pouco diferente, denominando-as lesões intra-epiteliais escamosas de grau baixo e de grau alto. A LIE de grau baixo reflete condições que raramente progredirão em gravidade e comumente desaparecerão (NIC-1, displasia leve). A LIE de grau alto corresponde a lesões histológicas mais graves (NIC-2 e NIC-3), que tendem a progredir e exigem tratamento. Há evidências crescentes de que as alterações produzidas pelos tipos de HPV oncogênicos podem surgir com freqüência como NIC-2, ao passo que as lesões associadas a tipos não-oncogênicos freqüentemente não evoluem além de NIC-1 e, a seguir, desaparecem.

  Epidemiologia e Patogenia: As características epidemiológicas de NIC e de câncer invasivo são semelhantes. Enquanto o câncer do colo uterino apresenta-se geralmente entre 40 e 60 anos de idade, com uma média etária de 54 anos, a NIC, em geral, ocorre em mulheres com menos de 40 anos. **O fator crítico é a infecção pelo HPV, que reflete múltiplos parceiros sexuais e primeiro coito em idade precoce.** Como conseqüência, a NIC é uma **doença sexualmente transmitida.** O tabagismo parece aumentar a incidência de câncer da cérvice, porém o mecanismo é obscuro.

INFECÇÃO PELO PAPILOMAVÍRUS HUMANO: A infecção pelo HPV está envolvida na patogenia da NIC e do

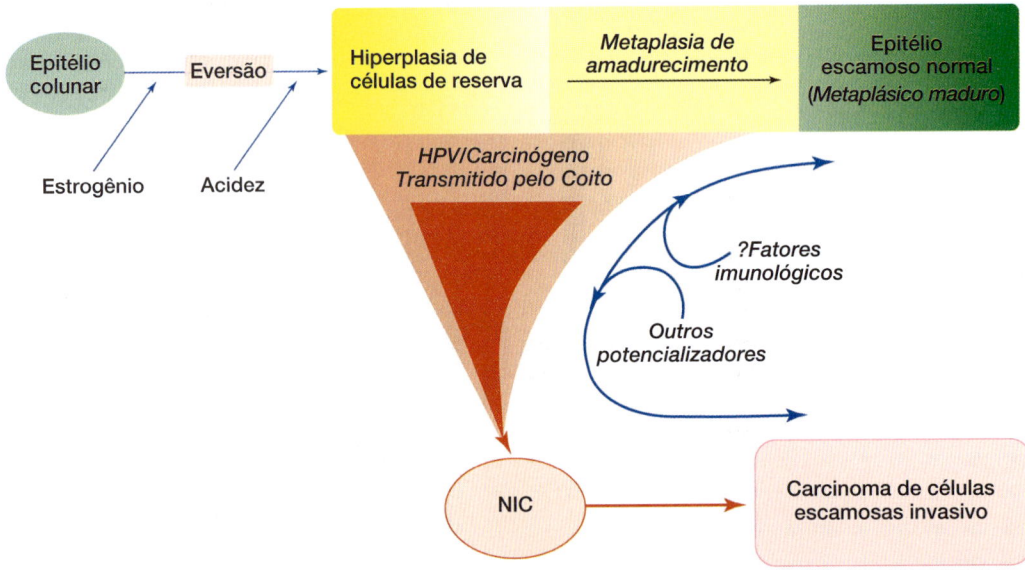

FIGURA 18.18
Fisiopatologia do carcinoma de células escamosas da cérvice. A eversão induzida hormonalmente da cérvice e o meio vaginal ácido estimulam o desenvolvimento da zona de transformação. Em condições fisiológicas, a metaplasia escamosa benigna é o desfecho final. Na presença de um agente sexualmente transmitido (HPV), o processo metaplásico benigno é alterado para transformação maligna, resultando primeiro em neoplasia intra-epitelial cervical (NIC) progressivamente grave e, a seguir, numa proporção desconhecida de mulheres, progressão para carcinoma de células escamosas invasivo. *Observação*: A base ampla dessa seta reflete a incerteza quanto à extensão do processo que as células escamosas metaplásicas permanecem suscetíveis a alteração pelo carcinógeno. As células no início do estágio de hiperplasia celular de reserva geralmente são consideradas sob risco maior e o epitélio escamoso metaplásico maduro é considerado sem risco. O potencial para transformação das células entre esses dois extremos é desconhecido. Não se sabe se todos os agentes atuam em uníssono ou seqüencialmente como iniciadores e promotores. Também não se sabe se a exposição continuada ao carcinógeno (ou outros potencializadores) é necessária para a progressão de NIC leve a grave ou para o estabelecimento de um carcinoma invasivo. As defesas imunológicas locais e sistêmicas provavelmente são importantes para contrabalançar as alterações geradas pelos agentes carcinogênicos.

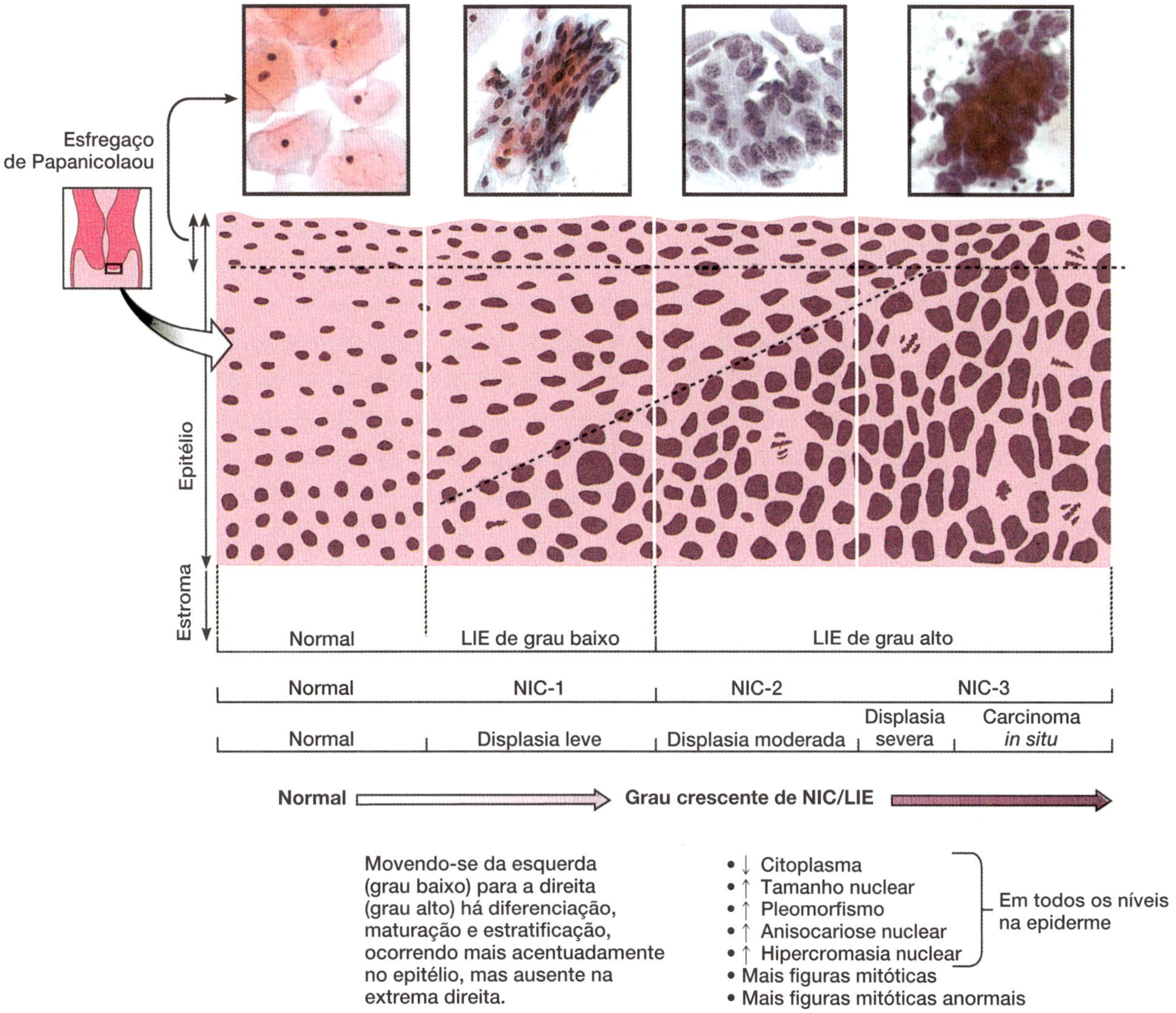

FIGURA 18.19

Inter-relações dos sistemas de nomenclatura na doença cervical pré-neoplásica. Este gráfico complexo integra múltiplos aspectos do complexo mórbido. Relaciona as características qualitativas e quantitativas que se tornam progressivamente anormais conforme a doença pré-neoplásica avança em intensidade. Também ilustra as alterações dos estados mórbidos progressivamente mais anormais e oferece nomenclatura de tradução para displasia/sistema CIS, sistema NIC e sistema Bethesda. Finalmente, o esquema ilustra o esfregaço citológico correspondente resultante da esfoliação das células mais superficiais, indicando que, mesmo no estado mórbido mais leve, as células anormais alcançam a superfície e são descamadas.

câncer do colo uterino (Fig. 18.20). A NIC de grau baixo é um exemplo de infecção permissiva, na qual o HPV é epissômico e replica-se livremente, desse modo provocando morte celular. Quantidades imensas de cópias virais precisam se acumular no citoplasma da célula para que possam ser visualizadas microscopicamente como um *coilócito*.

Na maioria dos casos de NIC de grau alto, ocorre a integração viral ao genoma celular. As proteínas codificadas pelos genes *E6* e *E7* do HPV 16 ligam as proteínas p53 e Rb, respectivamente, desse modo inativando funções de supressão de tumor importantes (ver Cap. 5).

Após a integração do HPV ao DNA do hospedeiro, o capsídio do vírus torna-se supérfluo. Como conseqüência, não se acumulam cópias do vírus inteiro, e os coilócitos estão ausentes em muitos casos de displasia de grau alto e em todos os cânceres invasivos.

Cerca de 85% das lesões de NIC de grau baixo abrigam HPV de alto risco. Muitas verrugas genitais (condilomas acuminados) no colo uterino contêm HPV 6 ou 11, que são vistos como tipos de HPV de baixo risco. Por outro lado, as células na NIC de grau alto geralmente contêm HPV dos tipos 16, 18, 31, 33, 35, 39, 45, 51, 52, 56, 58, 59 e 68. **Os HPV dos tipos 16 e 18 são encontrados em 70% dos cânceres invasivos, e os outros tipos de alto risco somam mais 25%.**

 Patologia: A NIC é quase sempre uma doença do epitélio escamoso metaplásico da zona de transformação ou da endocérvice. **De fato, a extensão da zona de transformação determina a distribuição da NIC e, assim, do câncer do colo uterino, na porção exposta da cérvice.**

O processo normal de maturação do epitélio escamoso da cérvice encontra-se perturbado na NIC, conforme evidenciado morfologicamente por alterações na celularidade, diferenciação, polaridade, características nucleares e atividade

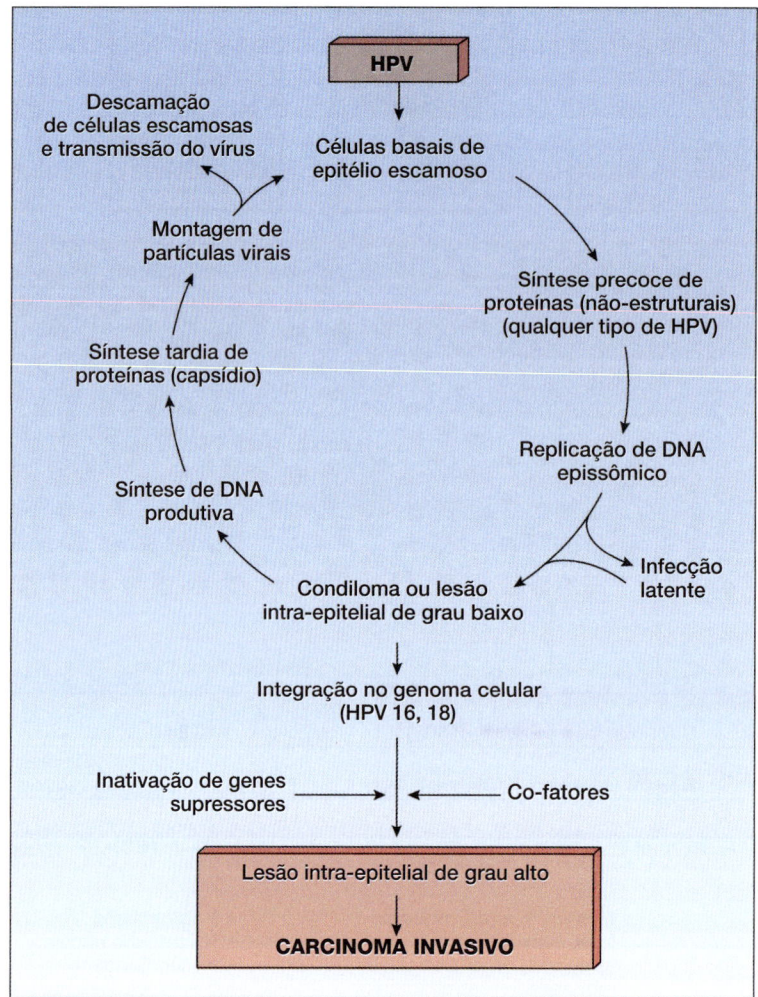

FIGURA *18.20*
Participação do papilomavírus humano (HPV) na patogenia da neoplasia do colo uterino.

mitótica. Na NIC-1 (displasia leve), as alterações mais pronunciadas são vistas no terço basal do epitélio. Contudo, as células anormais estão presentes por toda a espessura do epitélio. Ocorre diferenciação citoplasmática substancial à medida que as células anormais migram através dos dois terços superiores do epitélio, porém os núcleos dos níveis superiores ainda são morfologicamente anormais. Assim, as células descamadas podem ser detectadas como anormais nos esfregaços de Papanicolaou. Na NIC-2 (displasia moderada), a maior parte das alterações celulares encontra-se nos terços inferior e médio do epitélio. Ocorre citodiferenciação nas células do terço superior, mas é menos intensa que na NIC-1.

A NIC-3 é sinônimo de displasia grave e de carcinoma *in situ* (CIS). Na displasia intensa, as células no epitélio superficial (superiores) exibem alguma diferenciação, embora mínima, ao passo que o CIS não mostra diferenciação alguma. A seqüência de alterações histológicas de NIC-1 a NIC-3 está ilustrada na Fig. 18.21.

Freqüentemente, displasia e carcinoma *in situ* podem ser detectados ao exame colposcópico por sinais associados a sua vasculatura alterada e às modificações epiteliais. Mosaicismo (superfície irregular semelhante a carpintaria marchetada) e pontilhado (pontos diferenciados da superfície tissular circundante pela cor e textura) (Fig. 18.22) são os dois padrões encontrados com maior freqüência na NIC de grau alto. O processo neoplásico ocorre mais comumente no lábio anterior da cérvice que no posterior e, freqüentemente, estende-se envolvendo as glândulas endocervicais.

A média de idade na qual as mulheres desenvolvem NIC é de 24 a 27 anos para NIC-1 e NIC-2, e de 35 a 42 anos para NIC-3. Com base nos critérios morfológicos, metade dos casos de NIC-1 regride, 10% progridem até NIC-3, e menos de 2% formarão um câncer invasivo. A freqüência é muito maior, e o tempo necessário muito mais curto, para a progressão até CIS para os graus de NIC inicialmente mais altos. O tempo médio para todos os graus de displasia progredirem até carcinoma *in situ* é de cerca de 10 anos. **Pelo menos 20% dos casos de NIC-3 progridem para carcinoma invasivo em 10 anos.**

 Manifestações Clínicas: Quando a NIC é descoberta, o exame colposcópico, combinado a um teste de Schiller, é importante para delinear a extensão da lesão e para indicar as áreas a serem submetidas a biopsia. A curetagem endocervical diagnóstica também é útil na determinação da extensão do envolvimento endocervical. Mulheres com NIC-1 são freqüentemente acompanhadas de maneira conservadora (esfregaços de Papanicolaou repetidos mais acompanhamento próximo), embora alguns ginecologistas

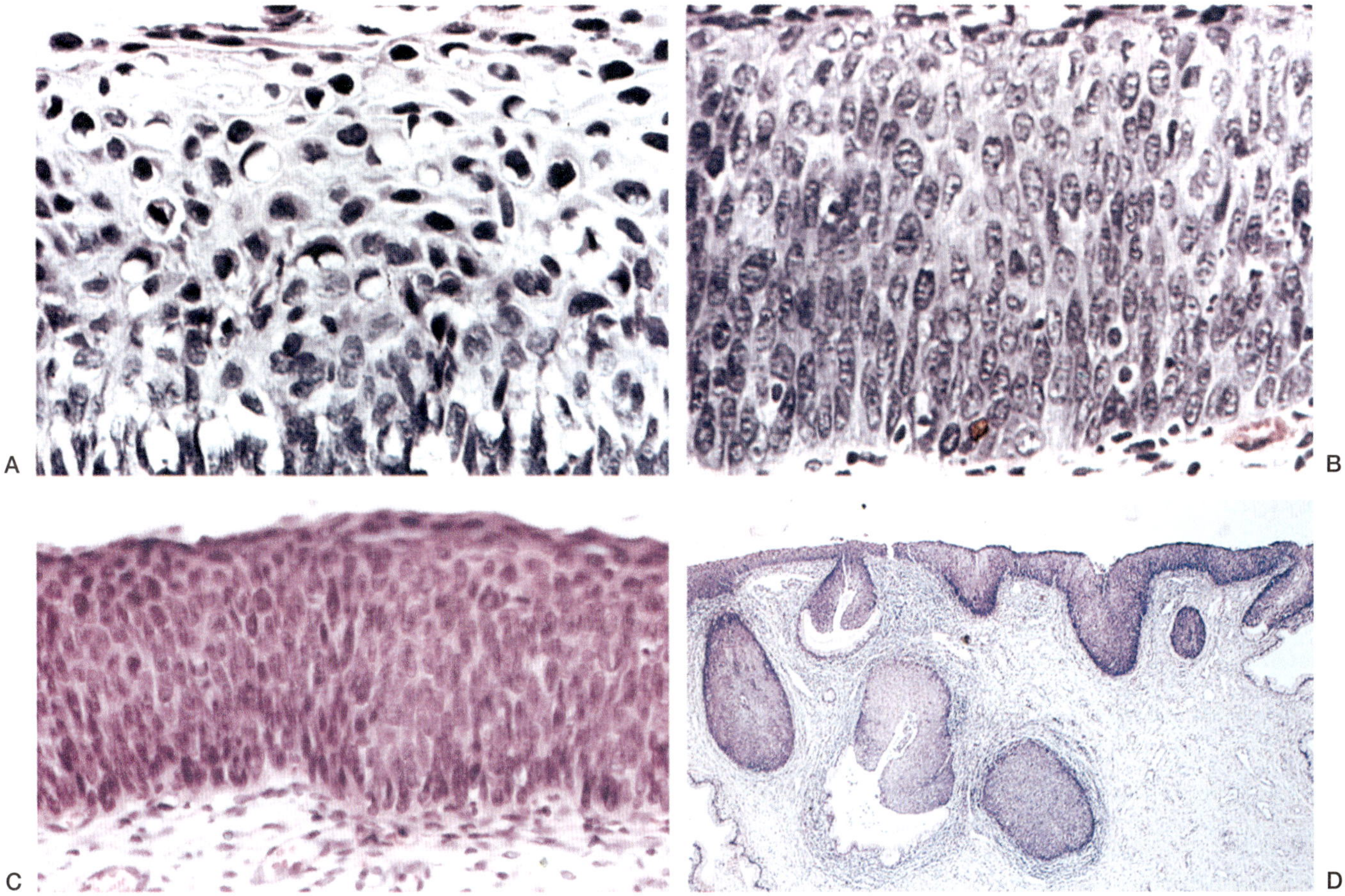

NEOPLASIA DE CÉLULAS ESCAMOSAS

FIGURA 18.21
Neoplasia intra-epitelial cervical (NIC). A. NIC-1: O epitélio cervical mostra atipia celular pronunciada no terço basal. Algumas células nos dois terços superiores do epitélio apresentam núcleos anormais, mas todas mostram diferenciação citoplasmática. B. NIC-2 a NIC-3: Os dois terços inferiores do epitélio mostram atipia celular pronunciada. Embora ocorra citodiferenciação no terço superior do epitélio, ela é menos pronunciada que a NIC-1. C. NIC-3 (carcinoma *in situ*): Células neoplásicas estão presentes por todo o epitélio. D. NIC-3: CIS parcialmente ou completamente substitui o epitélio colunar das glândulas endocervicais.

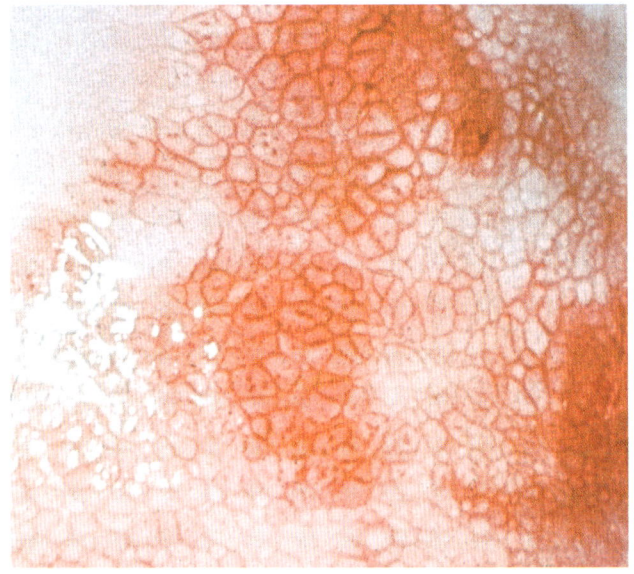

FIGURA 18.22
Displasia da cérvice. Exame com o colposcópio exibe um padrão em mosaico semelhante a trabalho em madeira em forma de mosaico.

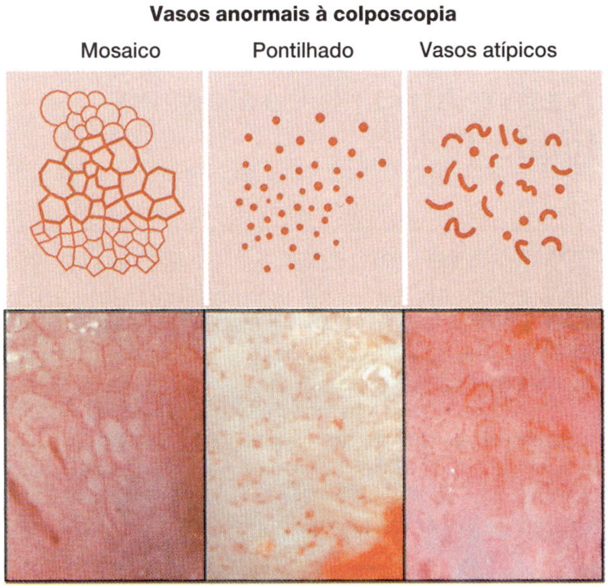

FIGURA 18.23
Vasos anormais à colposcopia.

atualmente defendam tratamento ablativo local. Lesões de grau alto são tratadas de acordo com a extensão da doença. O procedimento de excisão por eletrocautério (LEEP [*loop electrosurgical excision procedure*]), que pode ser realizado como paciente ambulatorial, é empregado com freqüência. Em certas situações, a conização cervical (remoção de um cone de tecido ao redor do orifício externo), criocirurgia e histerectomia (raramente) são realizadas. Esfregaços de acompanhamento e exames clínicos devem continuar por toda a vida, já que pode haver o desenvolvimento de câncer escamoso vaginal ou vulvar posteriormente.

O Carcinoma de Células Escamosas Microinvasivo É o Estado mais Inicial (Ia) do Câncer Cervical Invasivo

O carcinoma microinvasivo caracteriza-se por invasão mínima do estroma por células neoplásicas (Fig. 18.24). Cerca de 7% das amostras removidas para carcinoma *in situ* demonstram focos de câncer microinvasivo. Pequenos aglomerados de células ou de lesões sólidas no estroma apresentam as seguintes características (ver Quadro 18.5 e Fig. 18.25):

- Invasão até uma profundidade inferior a 3 mm (estágio 1a1) ou 5 mm (estágio 1a2) abaixo da membrana basal
- 7 mm de extensão lateral máxima

A maioria dos oncologistas ginecológicos norte-americanos limita adicionalmente a definição para

- Ausência de invasão vascular
- Sem metástase para linfonodos

Em geral, a conização ou a histerectomia simples são suficientes para curar cânceres microinvasivos com menos de 3 mm de profundidade.

O Carcinoma de Células Escamosas Invasivo Ainda É Comum no Mundo Todo

 Epidemiologia: De longe, o carcinoma de células escamosas é o tipo mais comum de câncer do colo uterino. A despeito de sua freqüência decrescente nos Estados Unidos (Quadro 18.4) devido ao emprego amplo dos esfregaços citológicos, ainda contribui com cerca de 13.000 novos casos anualmente, que é menos do que a incidência de câncer endometrial ou de câncer ovariano. Contudo, em áreas subdesenvolvidas, onde o rastreamento citológico não está disponível com facilidade, o câncer de células escamosas da cérvice ainda é uma causa importante de morte por câncer.

 Patologia: O câncer cervical, em seus estágios iniciais, manifesta-se com freqüência como uma lesão mal definida, granular e erodida ou como uma massa nodu-

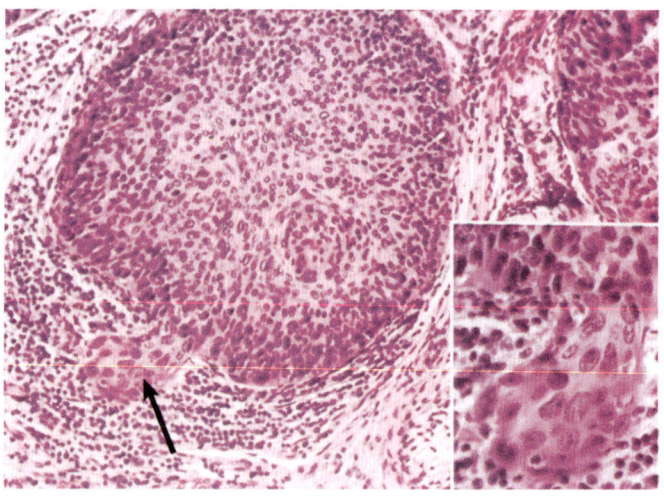

FIGURA *18.24*
Carcinoma de células escamosas microinvasivo. Corte da cérvice mostra que o carcinoma *in situ* em uma glândula endocervical rompeu pela membrana basal (*seta*), invadindo o estroma. (*Detalhe*): Visão de maior aumento do foco microinvasivo.

lar exofítica (Fig. 18.26A). Se estiver predominantemente dentro do canal endocervical, o câncer cervical pode assumir o aspecto de uma massa endofítica, infiltrando o estroma e provocando aumento difuso e endurecimento da cérvice (cérvice com a forma de barril). No exame microscópico, a maioria dos tumores exibe um padrão não-queratinizante, caracterizado por ninhos sólidos de células escamosas malignas grandes com não mais do que queratinização celular individual. A maioria dos cânceres remanescentes exibe ninhos de células queratinizadas organizadas em espirais concêntricas, denominados pérolas córneas (ver Fig. 18.26B).

O padrão menos comum de câncer de células escamosas é o carcinoma de células pequenas. É o tipo mais agressivo de câncer da cérvice e está associado ao pior prognóstico. Consiste em massas infiltrativas de células malignas, não-queratinizadas, coesas e pequenas.

O câncer do colo uterino dissemina-se por extensão direta e através dos vasos linfáticos (Fig. 18.27) e apenas raramente pela via hematógena. A extensão local em tecidos vizinhos (paramétrio) resulta em compressão ureteral (estágio IIIb, Quadro 18.5); as complicações clínicas correspondentes são hidroureter, hidronefrose e insuficiência renal, esta última sendo a causa mais comum de morte (50% das pacientes). O envolvimento da bexiga e do reto (estágio IVa) pode acarretar a formação de fístula. Metástases para linfonodos regionais envolvem os linfonodos paracervicais, hipogástricos e ilíacos externos. Além de tudo, o crescimento e a disseminação do câncer são relativamente lentos, já que a média de idade das pacientes para tumor de estágio 0 (NIC-III) é de 35 a 40 anos; para o estágio 1A, 43 anos; e para o estágio IV, 57 anos.

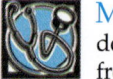 Manifestações Clínicas: Nos estágios mais iniciais do câncer do colo uterino, as pacientes queixam-se mais freqüentemente de sangramento vaginal após o coito ou uma ducha. Com os tumores mais avançados, os sintomas são ligados à via e ao grau de disseminação. Embora o esfregaço de Papanicolaou ainda seja o teste de rastreamento mais confiável para a detecção de câncer cervical, uma prova mais recente para antígeno de carcinoma de células escamosas (SCC-Ag) no esfre-

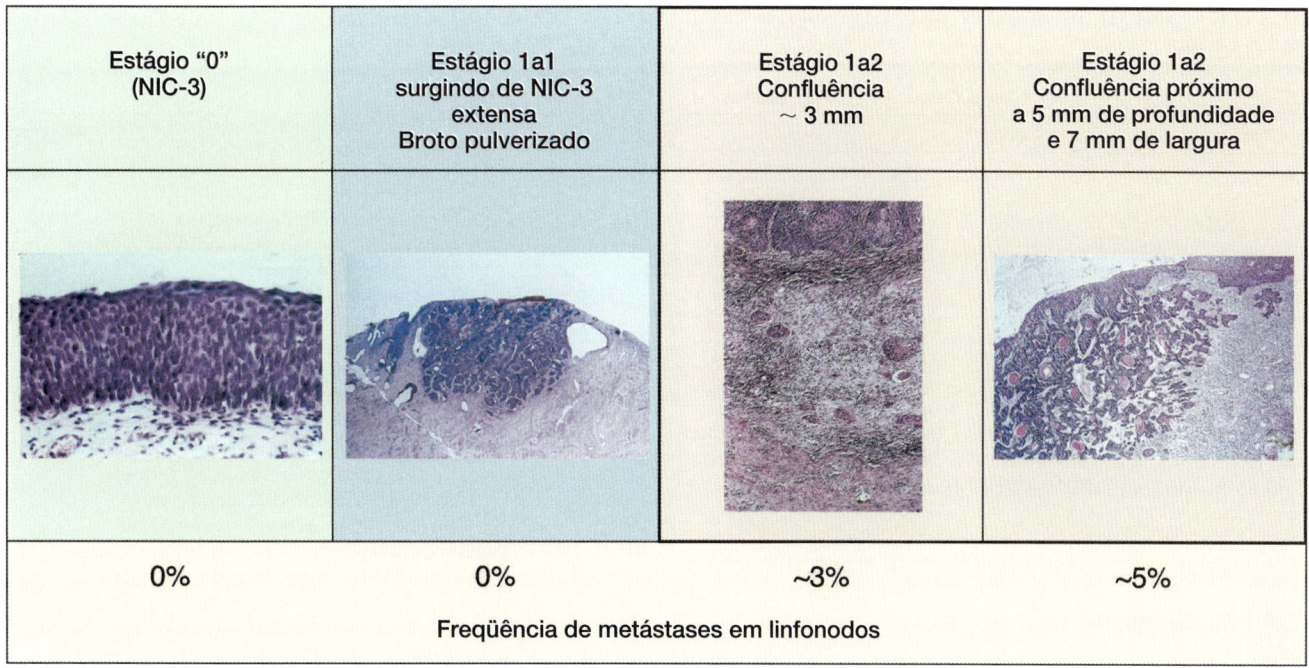

FIGURA 18.25
Comparação entre os carcinomas microinvasivos da cérvice.

gaço de Papanicolaou será positiva em um terço dos casos de tumor em estágio I e em mais de metade dos casos de estágios mais altos.

O estágio clínico do tumor é o melhor índice prognóstico de sobrevida (ver Quadro 18.5). A taxa de sobrevida geral em 5 anos é de 60%, e para cada estágio é a seguinte: I, 90%; II, 75%; III, 35%; e IV, 10%. Cerca de 15% das pacientes desenvolvem recidivas na parede vaginal, bexiga, pelve ou reto em 2 anos de tratamento. A histerectomia radical é a melhor opção para tumor localizado, especialmente em mulheres mais jovens, enquanto a radioterapia ou associações dessas duas abordagens são utilizadas para tumores mais avançados.

O Adenocarcinoma da Endocérvice Totaliza 20% dos Tumores Cervicais Malignos

Uma incidência maior de adenocarcinoma do colo uterino foi relatada recentemente, com média de idade ao diagnóstico de 56 anos. A maioria dos tumores é do tipo de células endocervicais (mucinoso), mas todos os diversos subtipos têm pouca importância para a sobrevida geral. O adenocarcinoma compartilha fatores epidemiológicos com o carcinoma de células escamosas da cérvice

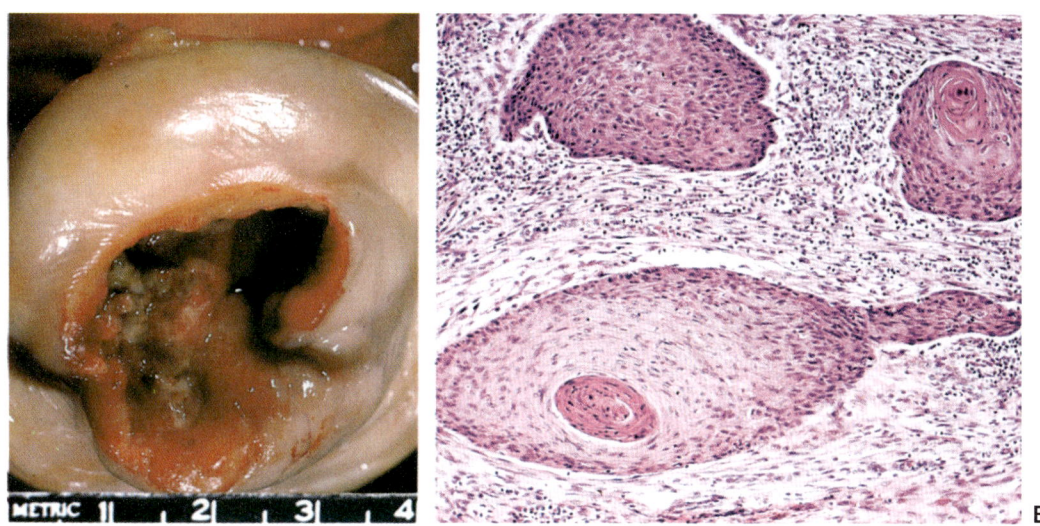

FIGURA 18.26
Câncer de células escamosas. A. A cérvice está distorcida pela presença de um carcinoma de células escamosas ulcerado e exofítico. B. O padrão queratinizante do tumor manifesta-se como espirais de células queratinizadas ("pérolas de queratina").

SISTEMA REPRODUTIVO FEMININO

QUADRO 18.4 Incidência de Câncer Ginecológico nos Estados Unidos

	Novos Casos		Mortes	
	Casos	%	Casos	%
Endométrio	34.000	6	6.000	2
Ovário	27.000	4	15.000	6
Cérvice, invasivo	16.000	3	5.000	2
Vulva, invasivo	3.000	< 1		
Vagina, invasivo	1.000	< 1		
Outros	2.000	< 1		

Carcinoma *in situ* da cérvice > 50.000 novos casos/ano.
%, percentual de todos os casos de câncer no sexo feminino.

e se dissemina de modo semelhante. Com freqüência, os tumores estão associados a adenocarcinoma *in situ* e estão infectados freqüentemente com HPV dos tipos 16 e 18.

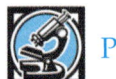 ## Patologia

ADENOCARCINOMA IN SITU: Em geral, essa lesão, também denominada *neoplasia intra-epitelial glandular cervical (NIGC)*, surge na região da junção escamocolunar e estende-se para o canal endocervical. Compõe-se de células colunares altas com citoplasma eosinofílico ou mucinoso, algumas vezes assemelhando-se a células caliciformes. Seu padrão de disseminação e envolvimento de glândulas endocervicais assemelha-se ao da NIC. Tipicamente, o adenocarcinoma *in situ* é uma proliferação intra-epitelial, e a arquitetura normal das glândulas endocervicais é mantida. As células mostram ligeiro aumento, núcleos hipercromáticos atípicos com índice núcleo-citoplasma aumentado, e números variáveis de mitoses. Transições abruptas ajudam a distinguir

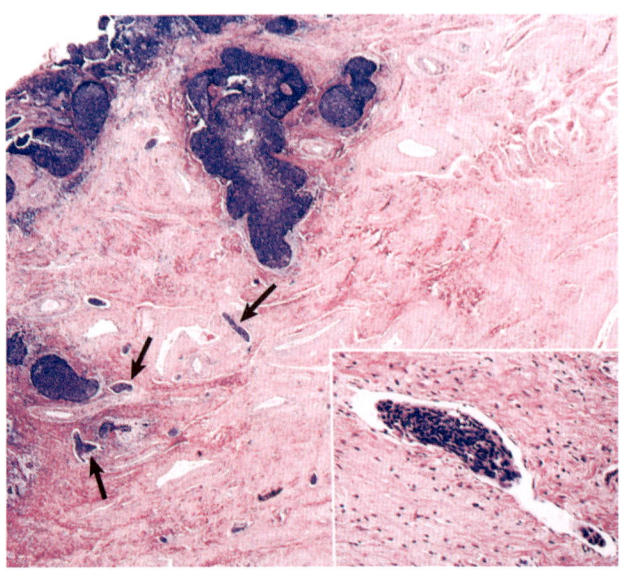

FIGURA 18.27
Câncer de células escamosas da cérvice com invasão linfática. Pequeno aumento mostra um carcinoma de células escamosas que invadiu o estroma e permeou os linfáticos (*setas*). (*Detalhe*) Visão de maior aumento da invasão linfática.

QUADRO 18.5 Estadiamento Clínico de Câncer Cervical (FIGO)

Estágio	Descrição
0	Carcinoma *in situ* (neoplasia intra-epitelial cervical)
I	Carcinoma confinado à cérvice (extensão para o corpo não considerada)
Ia	Câncer invasivo identificado *apenas* microscopicamente. Profundidade máxima, 5 mm; largura máxima, 7 mm
1a1	Profundidade ≤ 3 mm
1a2	Profundidade > 3 mm
Ib	Qualquer câncer *macroscopicamente* visível
1b1	Tamanho clínico ≤ 4 cm
1b2	Tamanho clínico > 4 cm
II	Carcinoma estendendo-se além da cérvice, mas não para a parede pélvica lateral; envolvimento da vagina limitado aos dois terços superiores
IIa	Sem suspeita de extensão paracervical
IIb	Com suspeita de extensão paracervical
III	Carcinoma invasivo estendendo-se para a parede pélvica lateral ou o terço inferior da vagina
IIIa	Sem extensão para a parede pélvica
IIIb	Extensão para a parede pélvica, hidronefrose, ou rim não funcional
IV	Disseminação estendida envolvendo
IVa	Mucosa da bexiga ou reto
IVb	Tecidos além da pelve verdadeira

células neoplásicas das células endocervicais normais vizinhas. NIC de células escamosas de grau alto associada ocorre em 40% dos casos de adenocarcinoma *in situ*.

ADENOCARCINOMA INVASIVO: Tipicamente, esse tumor manifesta-se como uma massa polipóide vegetante ou papilar. À microscopia, os tumores exofíticos freqüentemente apresentam um padrão papilar, enquanto os endofíticos exibem padrões tubulares ou glandulares. Tumores mal diferenciados compõem-se predominantemente de camadas sólidas de células.

O adenocarcinoma invasivo da endocérvice dissemina-se por invasão local e metástases linfáticas, entretanto, a sobrevida geral é um pouco menor do que aquela do carcinoma escamoso. O adenocarcinoma é tratado de forma semelhante à do carcinoma escamoso.

Útero

ANATOMIA

O corpo uterino é menor do que o colo ao nascimento e durante a infância, porém aumenta rapidamente de tamanho após a puberdade. O endométrio, composto de glândulas e estroma, é delgado ao nascimento, consistindo em uma superfície contínua de epitélio cuboidal que se aprofunda revestindo algumas glândulas tubulares esparsas. Após a puberdade, o endométrio espessa-se. Os dois terços superficiais, a *zona funcional*, respondem a hormônios e são descamados a cada fase menstrual. O terço mais profundo, a camada basal, é a porção germinativa, e a cada ciclo regenera-se em uma nova zona funcional.

O endométrio é suprido por artérias arqueadas, que atravessam o miométrio externo e originam dois conjuntos de vasos, um para o miométrio e o outro, as artérias radiais, para o endométrio. Por sua vez, as artérias radiais ramificam-se em dois tipos de vasos. As artérias espirais alimentam os dois terços superficiais e as artérias basais, o endométrio basal.

CICLO MENSTRUAL

O endométrio normal sofre uma série de alterações seqüenciais que dão base ao crescimento do ovo fertilizado implantado (*zigoto*) (Fig. 18.28). Na ausência de concepção, o endométrio é descamado e então se regenera para receber um ovo fertilizado durante o ciclo seguinte.

FASE PROLIFERATIVA: Nos primeiros 14 dias do ciclo menstrual, o endométrio encontra-se sob estimulação estrogênica. A zona funcional exibe glândulas, desde tubulares até espiraladas, distribuídas ao acaso e apoiadas por um estroma monomórfico celular (Fig. 18.28). No início da fase proliferativa, as glândulas têm diâmetro estreito, mas, à medida que a proliferação avança, as glândulas enrolam-se mais e aumentam levemente de calibre. As células que revestem os túbulos são colunares e aumentam de uma camada de espessura até um epitélio pseudo-estratificado e é mitoticamente ativo. As glândulas produzem uma secreção alcalina aquosa, que facilita a passagem do esperma através da cavidade endometrial para as tubas de Falópio. O estroma encontra-se também mitoticamente ativo. As artérias espiraladas do útero são estreitas e geralmente não são notadas.

FASE SECRETÓRIA: Após a ovulação, que ocorre cerca de 14 dias após o último período menstrual, o folículo de de Graaf que eliminou seu óvulo torna-se um corpo lúteo. As células da granulosa do corpo lúteo sofrem luteinização e começam a secretar progesterona, o hormônio que transforma o endométrio de um estado proliferativo para um estado secretor.

- **Dias 17 a 19 (dias 3 a 5 pós-ovulatórios):** As glândulas endometriais aumentam e tornam-se mais espiraladas. As células que revestem as glândulas desenvolvem abundantes e proeminentes vacúolos subnucleares ricos em glicogênio (dia 17). Nos dias seguintes, as células glandulares endometriais produzem secreções copiosas que podem apoiar o zigoto enquanto há o desenvolvimento de vilosidades coriônicas iniciais capazes de invadir o endométrio.
- **Dias 20 a 22 (dias 6 a 8 pós-ovulatórios):** O endométrio exibe secreções glandulares proeminentes e edema do estroma. As glândulas dilatam-se e são mais tortuosas.
- **Dia 23 (dia 9 pós-ovulatório):** As células do estroma aumentam e exibem núcleos vesiculares redondos e grandes e citoplasma eosinofílico abundante. Essas células, que surgem normalmente primeiro ao redor das arteríolas espiraladas, são precursoras das

Dia do Ciclo		Antes dos 14	15–16	17	18	19–22	23	24–25	26–27	28+
Dia Pós-ovulatório			1–2	3	4	5–8	9	10–11	12–13	14+
Fases do ciclo		Proliferativa	Intervalo	Início da secretora		Meio da secretora			Final da secretora	Menstrual
Manifestação principal		Mitoses	Mitoses e vacúolos subnucleares	Vacúolos subnucleares máximos	Vacúolos subnucleares presentes	Edema do estroma	Decídua focal ao redor de artérias espiraladas	Decídua em áreas	Decídua extensa	Desagregação do estroma
Características microscópicas da zona funcional	Estroma	Estroma frouxo. Mitoses	Iguais às proliferativas	Estroma frouxo. Raras mitoses	Estroma frouxo	Edema do estroma	Decídua focal ao redor de artérias espiraladas. Edema proeminente	Decídua por todo o estroma. Um pouco de edema	Decídua extensa. Linfócitos granulados proeminentes	Desagregação do estroma. Hemorragia
	Glândulas	Túbulos retos a extremamente espiralados. Mitoses	Alguns vacúolos subnucleares, os outros aspectos iguais às proliferativas	Vacúolos subnucleares extensos	Glândulas dilatadas. Alguns vacúolos subnucleares	Glândulas dilatadas com delineamento irregular. Secreção luminal		Glândulas em "dentes de serra"	Glândulas em "dente de serra" proeminentes	Glândulas rompidas. Exaustão secretora. Regeneração do epitélio
Aspectos (imagens)		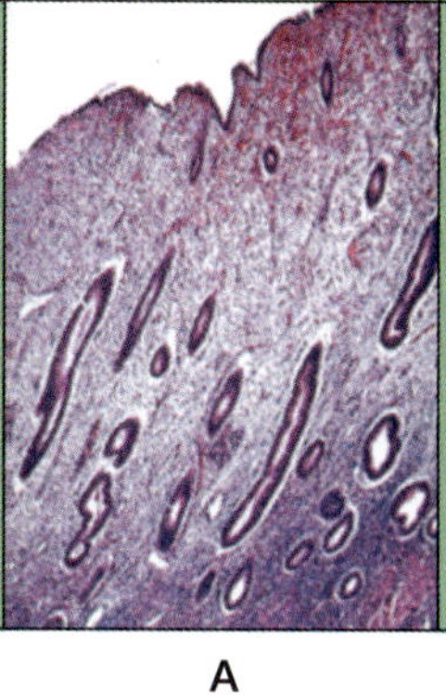 A				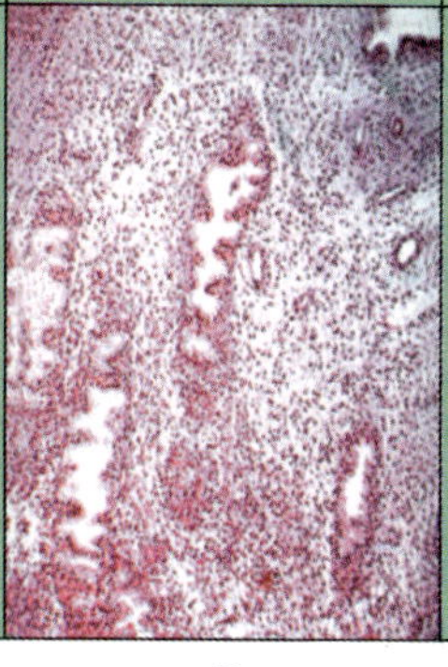 B			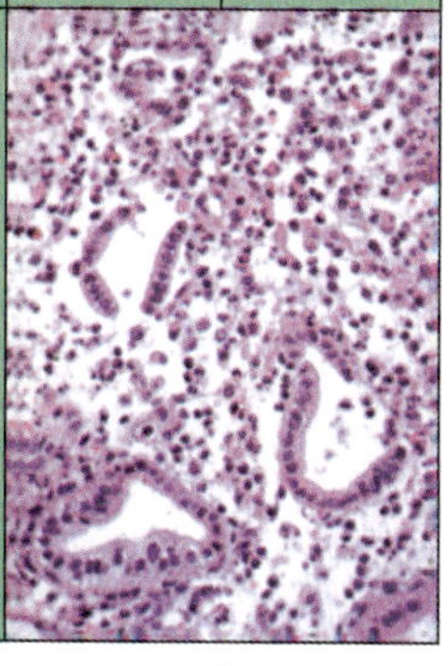 C	

FIGURA *18.28*
Principais características histológicas das fases endometriais do ciclo menstrual normal. A. Fase proliferativa. Glândulas tubulares retas encontram-se embebidas em estroma monomórfico celular. B. Fase secretória, 24.º dia. Glândulas tortuosas dilatadas com bordas em serra situam-se no estroma pré-decidual. C. Endométrio menstrual. Glândulas fragmentadas, dissolução do estroma e numerosos neutrófilos são evidentes.

células deciduais da gravidez e denominam-se *"pré-decídua"* ou *"pseudodecídua"*.

- **Dia 27 (dia 13 pós-ovulatório):** A espessura total do estroma encontra-se significativamente pré-decidualizada e preparada para a menstruação. As glândulas tubulares continuam a se dilatar e desenvolver bordas em serra (dente de serra).

FASE MENSTRUAL: Na ausência de gestação, ocorre uma série de eventos regressivos. Sem um blastocisto para elaborar a gonadotrofina coriônica humana (hCG), as células da granulosa e da teca do corpo lúteo degeneram-se. À medida que o corpo lúteo degenera-se, os níveis de progesterona caem, o endométrio torna-se ressecado, as artérias espiraladas colapsam, e o estroma se desintegra. A menstruação começa no dia 28, dura de três a sete dias e resulta em um fluxo de cerca de 35 ml de sangue. A superfície desnuda é reepitelizada por extensão do epitélio glandular residual.

ENDOMÉTRIO ATRÓFICO: Após a menopausa, o número de glândulas e a quantidade de estroma diminuem progressivamente. As glândulas remanescentes freqüentemente são orientadas paralelas à superfície, e o estroma contém colágeno abundante. Com freqüência, as glândulas do endométrio atrófico encontram-se bastante dilatadas, um aspecto denominado *atrofia cística senil do endométrio*.

ENDOMÉTRIO DA GRAVIDEZ

A manutenção do corpo lúteo da gestação depende de estimulação contínua pela hCG secretada pelo trofoblasto placentário do embrião em desenvolvimento. O trofoblasto começa a se desenvolver por volta do dia 23. Nesse momento, sob a influência da hCG, o corpo lúteo aumenta sua produção de progesterona, desse modo estimulando a secreção de líquido pelas glândulas endometriais. O endométrio hipersecretor da gestação caracteriza-se por glândulas muito dilatadas, revestidas por células com glicogênio abundante. Essas características podem persistir por até 8 semanas após o parto.

A resposta hipersecretora pode tornar-se exagerada com a gestação intra-uterina, gestação ectópica ou doença trofoblástica. Nessa circunstância, os núcleos das células glandulares tornam-se aumentados, bulbosos e polipóides, porque o DNA replica-se, mas as células não se dividem. Os núcleos projetam-se além dos limites citoplasmáticos aparentes da célula até a luz da glândula, um aspecto denominado *reação de Arias-Stella* (Fig. 18.29). As células não se encontram em aneuploidia e essa alteração não deve ser confundida com adenocarcinoma ou seus precursores pré-neoplásicos.

ANOMALIAS CONGÊNITAS

As alterações congênitas do útero são raras. A **ausência congênita do útero (agenesia)** é causada por uma falha de desenvolvimento dos ductos de Müller. Como o alongamento dos ductos de Müller durante a vida embrionária depende da presença dos ductos de Wolff como linhas de orientação, a agenesia uterina é quase sempre acompanhada por outras anomalias do trato urogenital, além de agenesia da vagina e das tubas de Falópio.

O **útero didelfo** refere-se a um útero duplo que resulta da ausência de fusão dos dois ductos de Müller durante o início da vida embrionária. É comum essa anomalia ser acompanhada por vagina dupla.

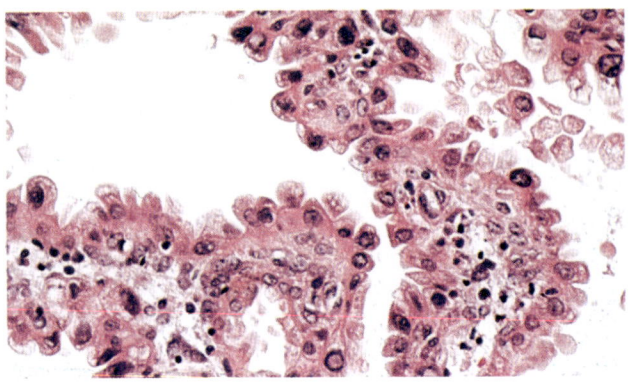

FIGURA *18.29*
Reação de Arias-Stella de gestação associada a estimulação de gonadotrofina coriônica humana (hCG). Corte do endométrio mostra núcleos bulbosos e aumentados, que se projetam para a luz da glândula.

O **útero duplo bicorne [bicorne completo]** é um útero com uma parede comum fundida entre duas cavidades endometriais distintas. Reflete a incapacidade da parede comum entre os dois ductos de Müller opostos de degenerar e formar uma cavidade uterina única.

O **útero septado** é um útero único com um septo parcial remanescente devido à falha de reabsorção completa da parede dos ductos de Müller fundidos. As pacientes com um septo uterino encontram-se sob maior risco de aborto recorrente.

O **útero bicorne [bicorne parcial]** refere-se a um útero com dois cornos e um colo comum. Defeitos na fusão uterina, no caso de didelfo e no caso de bicorne, ocasionam um pequeno aumento da incidência de nascimento prematuro.

ENDOMETRITE

A endometrite, ou inflamação do endométrio, é um diagnóstico histológico com base no achado de um infiltrado celular inflamatório anormal no endométrio. Deve ser distinta da presença normal de leucócitos polimorfonucleares durante a menstruação e leve infiltrado linfocitário em outros momentos. Na maioria dos casos de endometrite, os achados são inespecíficos e raramente apontam para uma causa específica.

ENDOMETRITE AGUDA: Essa afecção é definida como a presença anormal de leucócitos polimorfonucleares no endométrio. A maioria dos casos de endometrite aguda resulta de uma infecção ascendente com origem na cérvice, como a que ocorre após a barreira cervical geralmente impermeável ser comprometida por aborto, parto ou instrumentação médica. A curetagem é diagnóstica e, freqüentemente, curativa, porque remove o tecido necrosado que serve como ninho para a infecção existente. Atualmente, o distúrbio é de pequena importância, em contraste com os perigos que apresentava antes da era antibiótica.

ENDOMETRITE CRÔNICA: Plasmócitos no endométrio identificam endometrite crônica (Fig. 18.30). Embora linfócitos e folículos linfóides sejam encontrados ocasionalmente dispersos no endométrio normal, sua presença individualmente

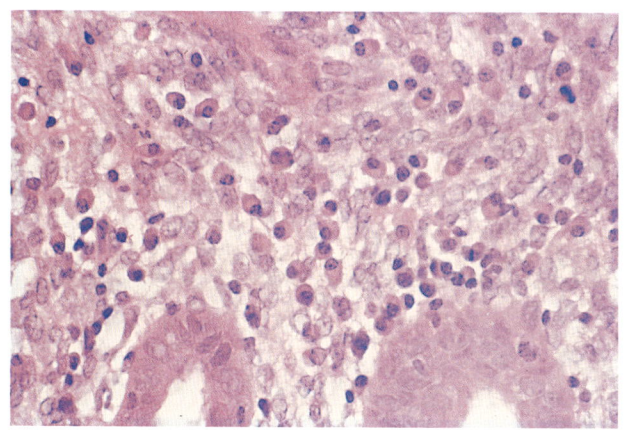

FIGURA 18.30
Endometrite crônica. O infiltrado inflamatório compõe-se, em grande parte, de linfócitos e plasmócitos.

não é considerada diagnóstica de endometrite crônica. A endometrite crônica está associada ao uso de dispositivo intra-uterino (DIU), DIP e produtos de concepção retidos após aborto ou parto. Na ausência de culturas, os achados patológicos individualmente são insuficientes para a distinção entre causas infecciosas e não-infecciosas. Em geral, as pacientes queixam-se de sangramento, dor pélvica, ou ambos. Em geral, a afecção é autolimitada.

PIOMETRA: Definida como pus na cavidade endometrial, a piometra está associada a qualquer lesão que provoque estenose cervical, como tumor ou formação de tecido cicatricial devido a tratamento cirúrgico (conização) da cérvice. A piometra de longa duração pode estar associada ao raro desenvolvimento de câncer de células escamosas do endométrio.

LESÕES TRAUMÁTICAS

DISPOSITIVO INTRA-UTERINO (DIU): A presença de um DIU está associada a vários riscos, incluindo (1) fluxo menstrual aumentado, (2) perfuração uterina, (3) aborto espontâneo quando a concepção ocorre com um DIU no lugar. Grande parte da publicidade contrária aos DIUs relaciona-se com os dispositivos mais antigos, e apenas 1% das mulheres que desejam a contracepção fazem uso atualmente do DIU.

ADERÊNCIAS INTRA-UTERINAS (SÍNDROME DE ASHERMAN): Algumas vezes, há desenvolvimento de aderências fibrosas intra-uterinas após curetagem do útero, particularmente por complicações pós-parto ou aborto terapêutico. Essas faixas atravessam, mas não necessariamente obliteram, a cavidade endometrial. Complicações adicionais incluem amenorréia ou, no caso de uma gestação subseqüente, taxas elevadas de abortos, trabalho de parto pré-termo e placenta acreta.

ADENOMIOSE

A adenomiose refere-se à presença de glândulas e estroma endometriais dentro do miométrio (Fig. 18.31). Embora definida comumente, mas incorretamente, como glândulas a mais de 3 mm abaixo da junção endometrial-miometrial, mais de dois terços das mulheres sintomáticas com dor, dismenorréia, ou menorragia mostram glândulas a apenas 1 mm de profundidade na linha basal, indicando que a definição é um erro. A correlação

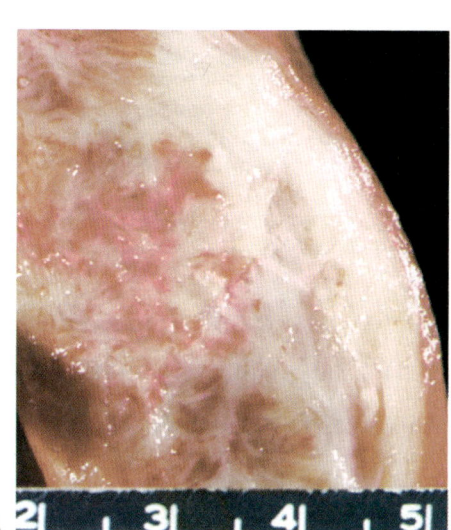
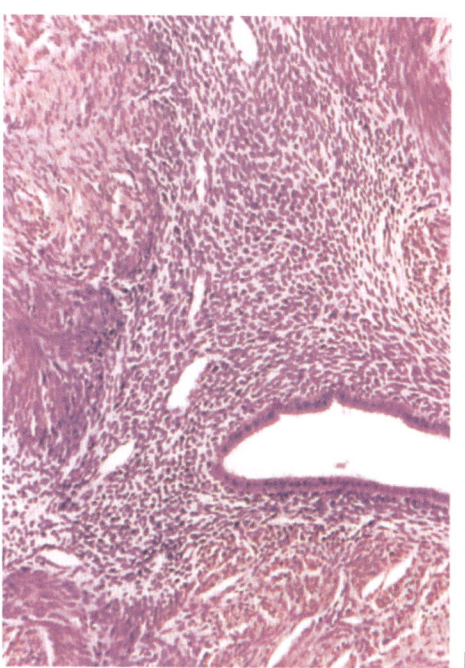

FIGURA 18.31
Adenomiose. A. A superfície de corte do útero revela pequenas áreas vermelhas correspondentes às glândulas endometriais no miométrio. B. Uma visão microscópica mostra uma glândula endometrial e estroma no miométrio.

mais importante clinicamente ocorre se as glândulas se localizarem 2 mm ou mais para dentro do miométrio. Um quinto de todos os úteros removidos à cirurgia mostra algum grau de adenomiose.

Patologia: No exame macroscópico, o miométrio contém áreas vermelhas moles e pequenas, algumas das quais císticas. O exame microscópico dessas lesões revela glândulas revestidas por epitélio endometrial levemente proliferativo ou inativo e circundadas por estroma endometrial com graus variáveis de fibrose. As alterações secretoras são raras, exceto durante a gestação e nas pacientes tratadas com progestinas. Às vezes, o útero está aumentado por hipertrofia da musculatura lisa ao redor dos focos de adenomiose. Com o passar do tempo, o útero também pode tornar-se aumentado devido a sangramento cíclico dentro desses focos. Graus variáveis de hiperplasia glandular são encontrados e, ocasionalmente, o endométrio superficial hiperplásico estende-se para dentro dos focos de adenomiose.

Manifestações Clínicas: Embora muitas pacientes com adenomiose sejam assintomáticas, não é incomum as pacientes apresentarem graus variáveis de dor pélvica, sangramento uterino disfuncional, dismenorréia e dispareunia. Esses sintomas surgem em mulheres que já deram à luz e se encontram em idade reprodutiva, e regridem após a menopausa.

EFEITOS HORMONAIS

Os Esteróides Anticoncepcionais Impedem a Gravidez e Muitos Cânceres Ginecológicos

Agentes contraceptivos orais induzem uma ampla variedade de alterações endometriais que refletem o tipo, a potência e a dosagem de estrógenos e progestinas utilizados nessas formulações. Preparados associados geralmente contêm progestinas potentes e estrógenos fracos. Portanto, a alteração decidual surge precocemente e ofusca o fraco crescimento glandular. Com o correr do tempo (ou seja, após muitos ciclos), as glândulas endometriais sofrem atrofia. Combinações contraceptivas desenvolvidas mais recentemente contêm doses menores de hormônios e, por conseguinte, provocam menos alterações. **As mulheres que usam esteróides anticoncepcionais apresentam taxas significativamente reduzidas tanto de câncer endometrial quanto de câncer ovariano, efeitos que refletem as propriedades de inibição do crescimento da progesterona, e, no ovário, uma redução do número de ovulações.**

O Sangramento Uterino Disfuncional Ocorre durante ou entre Períodos Menstruais

No sangramento uterino disfuncional, a causa encontra-se fora do útero. É um dos distúrbios ginecológicos mais comuns em mulheres em idade reprodutiva, mas ainda é pouco compreendido. A maioria dos casos está relacionada com uma perturbação endócrina que envolve um aspecto do eixo hipotalâmico-hipofisário-ovariano (Quadro 18.6). É comum a disfunção ovariana, especialmente quando existe anovulação.

Algumas causas de irregularidade menstrual que não são consideradas disfuncionais são intrínsecas ao próprio útero, como (1) crescimentos (p. ex., carcinomas, hiperplasia e pólipos), (2) inflamação (p. ex., endometrite), (3) gestação (p. ex., complicações de gestações intra-uterina ou ectópica) e (4) os efeitos de DIUs (ver Quadro 18.6).

O Sangramento Anovulatório É a Causa mais Comum de Hemorragia Disfuncional

O sangramento anovulatório é uma síndrome complexa com muitas causas que se manifesta como a ausência de ovulação durante os anos reprodutivos. É observada mais freqüentemente nas extremidades da vida reprodutiva (ou seja, menarca e menopausa).

Patogenia e Patologia: Em um ciclo anovulatório, a falência de ovulação leva a uma estimulação excessiva e prolongada pelos estrógenos, sem a elevação pós-ovulatória dos níveis de progesterona. O resultado final é um endométrio em estado proliferativo, mas com um aspecto desorganizado e fragmentado. Sem progesterona adequada, as artérias espiraladas do endométrio não se desenvolvem normalmente. Quando o nível de estrogênio cai, ocorre "sangramento por ruptura". Como o estrogênio mantém a turgescência de fluidos no estroma que dá apoio aos vasos sangüíneos endometriais, uma queda do nível de estrogênio resulta em perda de líquido do estroma e, portanto, uma perda do apoio vascular. A compressão subseqüente das artérias espiraladas mal desenvolvidas, por sua vez, acarreta estase, trombose, infarto e hemorragia. O sangramento também pode ocorrer se o endométrio continuar a proliferar com um nível de estrógenos inalterado. Nesse caso, o endométrio proliferativo não é nutrido de forma adequada e ocorre sangramento por supressão.

Ao exame microscópico, as glândulas no sangramento anovulatório encontram-se freqüentemente desorganizadas e aparecem aglomeradas, por causa da necrose intensa do estroma e do colapso do endométrio proliferativo. Fragmentos de endométrio do tipo menstrual também estão presentes.

O Defeito da Fase Lútea Relaciona-se com Progesterona Inadequada

O defeito da fase lútea resulta em um ciclo menstrual anormalmente curto, no qual as menstruações ocorrem 6 a 9 dias após a elevação do hormônio luteinizante (associada à ovulação). Um defeito da fase lútea ocorre quando o corpo lúteo não se desenvolve adequadamente ou regride prematuramente. O distúrbio é principalmente de interesse nas pesquisas sobre infertilidade e, ocasionalmente, na análise de sangramento uterino anormal. Na verdade, os defeitos da fase lútea são responsáveis

QUADRO 18.6 Causas de Sangramento Uterino Anormal (Incluindo Causas Uterinas e Extra-uterinas)	
Neonato	Estrógeno materno
Infância	Iatrogênica (traumatismo, corpo estranho, infecção da vagina)
	Neoplasias vaginais (sarcoma botrióide)
	Tumores ovarianos (funcionais)
Adolescência	Imaturidade hipotalâmica
	Problemas psicogênicos e nutricionais
	Função lútea inadequada
Idade reprodutiva	Anovulatória
	Central: psicogênica, estresse
	Sistêmica: nutricional e doença endócrina
	Gonadal: tumores funcionais
	Órgão final: hiperplasia endometrial
	Gestação: ectópica, placenta retida, aborto, mola
	Ovulatória
	Orgânica: neoplasia, infecções (DIP), leiomiomas
	Polimenorréia: fases folicular ou lútea curtas
	Iatrogênica: anticoagulantes, DIU
	Descamação irregular
Menopausa	Orgânicas: carcinoma, hiperplasias, pólipos
Pós-menopausa	Orgânicas: carcinoma, hiperplasia, pólipos
	Atrofia endometrial

DIU, dispositivo intra-uterino; DIP, doença inflamatória pélvica.

por 3% dos casos de infertilidade. O diagnóstico de um defeito da fase lútea é confirmado por biopsias endometriais nas quais os achados microscópicos encontram-se mais de 2 dias fora de sincronia com o dia cronológico do ciclo menstrual.

TUMORES

O Pólipo Endometrial É uma Excrescência Benigna na Cavidade Endometrial

Os pólipos endometriais ocorrem mais comumente no período perimenopausa e são praticamente desconhecidos antes da menarca. Acredita-se que os pólipos endometriais surjam de focos endometriais hipersensíveis à estimulação estrogênica ou que não respondam à progesterona. Em qualquer um dos dois casos, esses focos não se desprendem durante a menstruação e continuam a crescer.

 Patologia: A maioria dos pólipos endometriais surge no fundo (Fig. 18.32), embora possam originar-se em qualquer localização dentro da cavidade endometrial. Variam de tamanho, desde alguns milímetros de extensão até um crescimento que preenche toda a cavidade endometrial. A maioria é solitária, mas 20% são múltiplos.

Microscopicamente, o núcleo de um pólipo compõe-se de (1) glândulas endometriais, freqüentemente dilatadas de forma cística e hiperplásica; (2) estroma endometrial fibroso; e (3) vasos sangüíneos dilatados, espiralados, com a parede espessa, derivados de uma das artérias retas que normalmente suprem a zona basal do endométrio. Um manto de epitélio endometrial cobre o pólipo. O epitélio glandular geralmente não se encontra no mesmo estágio do ciclo como o epitélio glandular do endométrio normal adjacente.

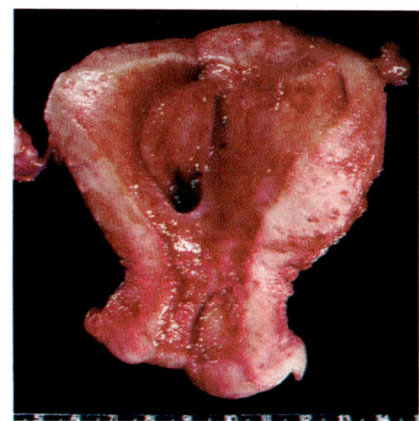 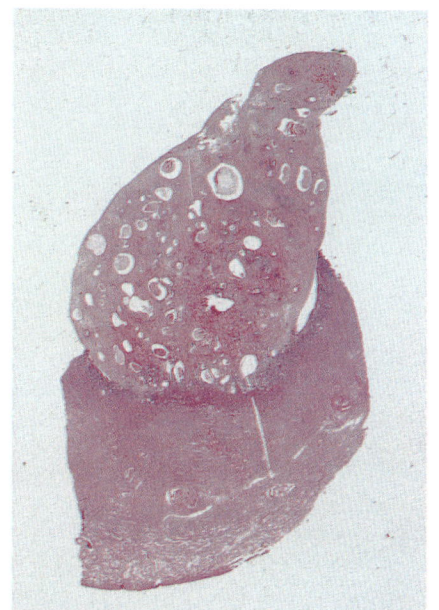

FIGURA 18.32
Pólipo endometrial. A. Um pólipo único estende-se para a cavidade endometrial. A extremidade necrótica é responsável pelo sangramento clínico. **B.** Ao corte microscópico, um pólipo (de um caso diferente) exibe glândulas endometriais levemente dilatadas, embebidas em um estroma acentuadamente fibroso.

Manifestações Clínicas: Tipicamente, os pólipos endometriais apresentam sangramento intermenstrual, devido a ulceração da superfície ou a infarto hemorrágico. Como não é infreqüente o sangramento em uma mulher idosa estar ligado a câncer, a presença desse sinal deve ser completamente investigada. Não se acredita que pólipos endometriais sejam pré-neoplásicos, mas até 0,5% abrigam adenocarcinoma.

A Hiperplasia e o Adenocarcinoma do Endométrio São Pontos de uma Série Contínua

A hiperplasia e o adenocarcinoma endometriais representam um amplo espectro de doença proliferativa que constitui um contínuo morfológico e biológico, semelhante à carcinogênese de múltiplas fases em outros tecidos (Fig. 18.33). Desse modo, as lesões progridem desde os graus mais leves de hiperplasia de glândulas endometriais até câncer invasivo. Freqüentemente, lesões proliferativas do endométrio resultam de estrógenos endógenos produzidos por tumores funcionais em termos hormonais, como tumor de células da granulosa do ovário ou síndrome do ovário policístico. O hiperestrinismo também resulta da administração de estrógenos exógenos para controlar os sintomas da menopausa.

Hiperplasia Endometrial

Hiperplasia endometrial refere-se a um contínuo morfológico que varia desde a aglomeração glandular simples até uma proliferação evidente de glândulas atípicas, difíceis de serem distintas do carcinoma em fase inicial. Acredita-se, em geral, que o risco de desenvolvimento de carcinoma aumenta com os graus progressivamente mais altos de hiperplasia endometrial. A progressão de hiperplasia sem atipia até câncer invasivo consome cerca de 10 anos, mas o tempo correspondente para hiperplasia com atipia é de apenas 4 anos. Os cânceres que se desenvolvem em mulheres com hiperplasia geralmente são do tipo adenocarcinoma endometrióide. Com freqüência existe uma relação com exposição a estrogênio.

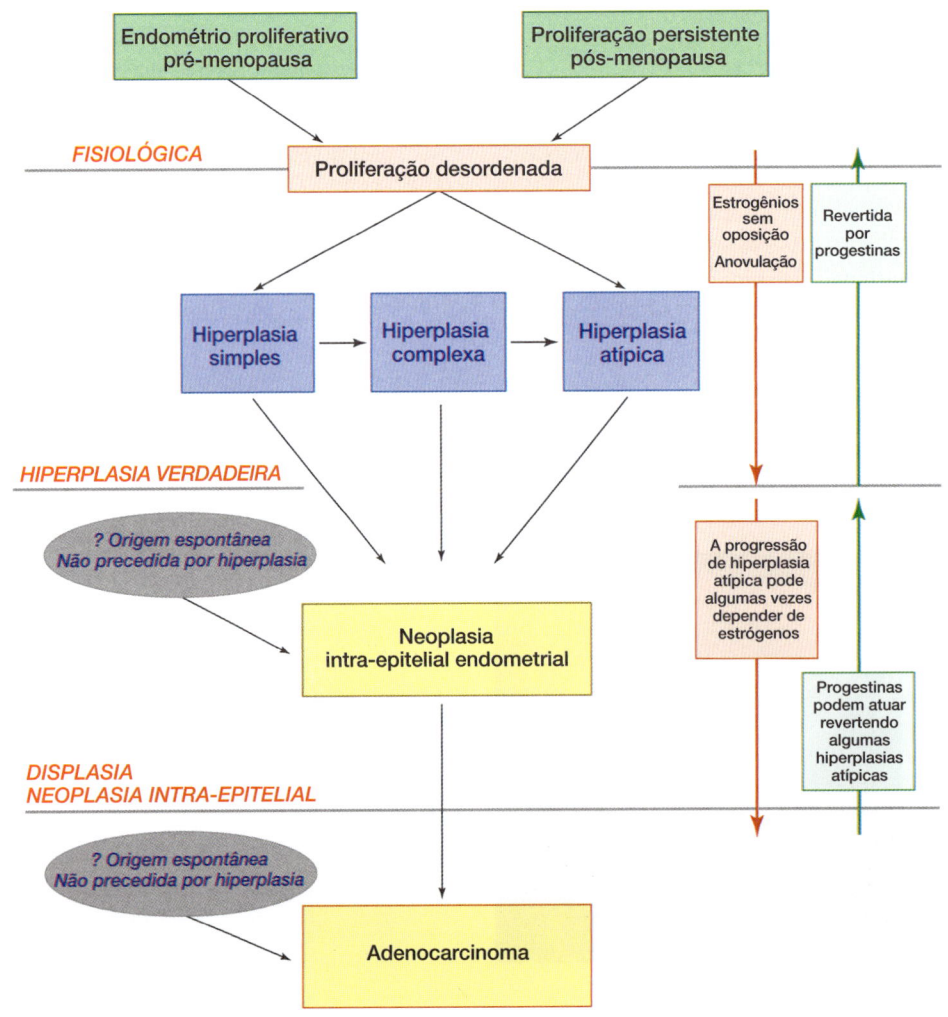

FIGURA 18.33
Relações entre proliferação, hiperplasia, hiperplasia atípica e carcinoma do endométrio.

Patologia: Existem agora duas classificações de hiperplasia endometrial. A classificação antiga tinha por foco a presença de atipia citológica e arquitetura glandular anormal. **A característica prognóstica mais importante é a presença de atipia citológica.**

- **Hiperplasia simples:** Essa lesão proliferativa exibe complexidade e aglomeração glandulares mínimas sem atipia citológica. O revestimento epitelial, em geral, é de uma camada celular de espessura, e o estroma entre as glândulas é abundante. Um por cento dos casos de hiperplasia endometrial simples progride para adenocarcinoma.
- **Hiperplasia complexa:** Essa variante exibe complexidade glandular acentuada e aglomeração, mas não apresenta atipia citológica (Fig. 18.34). As glândulas encontram-se aumentadas de número e podem variar de tamanho. O estroma entre as glândulas é escasso. Três por cento dessas lesões progridem para adenocarcinoma.
- **Hiperplasia atípica:** Essa lesão exibe atipia citológica e aglomeração glandular acentuada, freqüentemente sob a forma de glândulas umas contra as outras. As glândulas podem apresentar uma arquitetura complexa, com um arranjo papilar intraluminal ou o aspecto de glândulas em brotamento no estroma. As células epiteliais encontram-se aumentadas e hipercromáticas e apresentam nucléolos proeminentes e índice núcleo-citoplasma aumentado. Um quarto desses casos progride para adenocarcinoma, que quase sempre é do tipo endometrióide. Com freqüência, essas mulheres foram submetidas anteriormente a estrogênio, seja por via endógena ou exógena (ver adiante).

A **neoplasia intra-epitelial endometrial (NIE)** é uma classificação mais nova que **se baseia no conceito de que a maioria dos precursores comuns do câncer endometrial constitui-se de neoplasias benignas monoclonais sem propensão à transformação maligna e mostra uma continuidade de marcadores genéticos adquiridos durante a transformação para uma fase maligna.** A manifestação mais importante da arquitetura da NIE é a área ocupada por glândulas, que excede a do estroma. O foco anormal precisa exceder 1 mm e deve ser diferente citologicamente do endométrio de fundo. Compatível com uma origem monoclonal proliferativa, as lesões da NIE originam-se focalmente e se expandem em tamanho com o tempo, sendo diagnosticadas como câncer quando surgem glândulas semelhantes a milho, áreas sólidas ou uma organização cribriforme importante. Em oposição às alterações difusas da arquitetura, benignas, geralmente associadas a estrogênio sem oposição, a NIE origina-se focalmente, apenas mais tarde progredindo para um estado difuso. Quando correlacionada com o sistema mais antigo (descrito anteriormente), 5% das hiperplasias simples, 44% das hiperplasias complexas e 79% das hiperplasias atípicas podem ser rediagnosticadas como NIE. O diagnóstico morfométrico de NIE dá o prognóstico da probabilidade futura da paciente de desenvolver câncer endometrial com 100% de sensibilidade e 78% de especificidade.

O gene supressor de tumor *PTEN*, que é regulado hormonalmente no endométrio normal, é um marcador biológico informativo para carcinogênese endometrial. A perda da função gênica ocorre de modo clonal em dois terços das lesões NIE, e uma fração comparável de carcinomas endometriais subseqüentes. Evidências adicionais de que o gene *PTEN* tem uma participação funcional vem dos camundongos *knockout PTEN* heterozigóticos, que desenvolvem uniformemente uma "hiperplasia endometrial" que evolui para carcinoma em um quinto dos animais.

 Manifestações Clínicas: A hiperplasia endometrial pode resultar de ciclos anovulatórios, síndrome do ovário policístico, tumor produtor de estrógenos, ou obesidade. Nesses casos, a terapia direcionada para a doença primária pode aliviar a estimulação estrogênica. O tratamento com doses altas de progestinas pode produzir remissões objetivas, embora mais de 60% dos casos recidivem se o grau inicial de hiperplasia for grave. Em geral, a histerectomia é considerada a terapia de escolha em uma mulher que tenha completado seu ciclo reprodutivo e na qual a curetagem revele um grau significativo de hiperplasia. Cerca de um sexto dos úteros abriga pequenos focos de adenocarcinoma quando a curetagem endometrial exibe apenas hiperplasia avançada.

Adenocarcinoma Endometrial

 Epidemiologia: O carcinoma endometrial é a quarta causa mais freqüente de câncer em mulheres norte-americanas e o câncer ginecológico mais comum individualmente. Estima-se que 6.000 mortes ocorreram nos Estados Unidos em 2002 (7% de todos os cânceres em mulheres). A incidência desse câncer manteve-se estável entre 1950 e 1970, mas a partir de então aumentou 40% até 1975. A elevação foi atribuída à prática comum de prescrever estrógenos para a menopausa. Em 1985, os índices haviam retornado para valores próximos aos de 1950, uma tendência que refletiu a administração de doses menores de estrogênio, a incorporação de progestinas (antagonistas de estrógenos) nos esquemas de reposição estrogênica e o maior controle de mulheres tratadas com estrógenos.

A ocorrência de câncer endometrial varia com a idade. Enquanto a incidência é de 12 casos por 100.000 mulheres aos 40 anos de idade, é sete vezes mais alta aos 60 anos. Três quartos das mulheres com câncer endometrial estão na pós-menopausa, e a média de idade ao diagnóstico é de 63 anos.

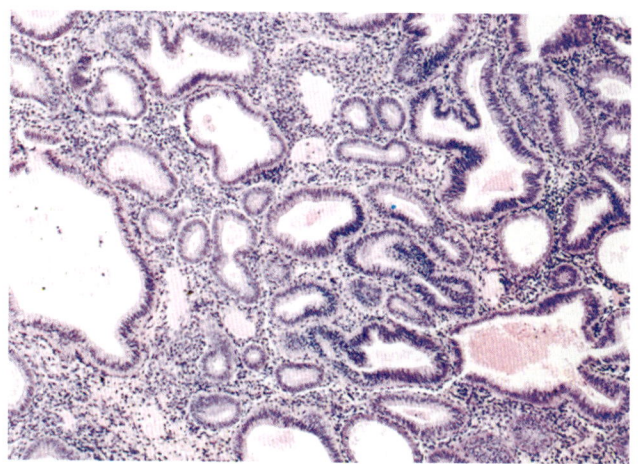

FIGURA 18.34
Hiperplasia endometrial complexa. As glândulas endometriais estão na fase proliferativa, encontram-se intimamente compactadas e exibem desarranjo arquitetônico moderado (brotamento e ramificação). Não há atipia citológica.

Patogenia: A principal forma de câncer endometrial, o adenocarcinoma endometrióide, está ligada à estimulação estrogênica prolongada do endométrio.
Além do tratamento de sintomas da menopausa com estrógenos exógenos, os fatores de risco mais comuns para o câncer endometrial são obesidade, diabetes, nuliparidade, menarca precoce e menopausa tardia. Cada fator de risco aponta para hiperestrinismo relativo. As mulheres com agenesia ovariana não desenvolvem câncer endometrial, a menos que tratadas com estrógenos exógenos. Uma freqüência alta de câncer endometrial também é encontrada em mulheres com tumores de células da granulosa secretores de estrógenos. No caso da obesidade, o grau de risco correlaciona-se com o peso corporal, estando o risco aumentado em 10 vezes em mulheres com mais de 23 kg de excesso de peso. Esse efeito da obesidade relaciona-se com a aromatização aumentada da androstenediona até estrona nos adipócitos. O tabagismo, que interfere na conversão hepática de estrona até seu metabólito ativo estriol (ver Cap. 8), está associado a um risco menor de câncer do endométrio. O tratamento do câncer de mama com tamoxifeno, um antiestrógeno sintético que possui atividade agonista, pode aumentar levemente o risco de câncer do endométrio.

Os cânceres não-endometrióides, especialmente adenocarcinoma seroso e adenocarcinoma de células claras, não estão relacionados com exposição a estrogênio e geralmente ocorrem em mulheres na faixa dos 60 e 70 anos de idade. O endométrio adjacente geralmente é atrófico, um sinal de deficiência de estrogênio. Ocasionalmente, o tumor pode exibir uma forma precursora, denominada *carcinoma intra-epitelial endometrial* (ver adiante).

O câncer endometrial também ocorre em associação a maior incidência de câncer de mama e de ovário em mulheres de parentesco próximo, sugerindo uma predisposição genética. Além disso, o câncer endometrial é o câncer extracólon mais comum em mulheres com a síndrome não-poliposa hereditária (*síndrome de Lynch II*), que também está associada a cânceres de mama e de ovário.

 Patologia: O câncer endometrial pode crescer com um padrão difuso ou polipóide (Fig. 18.35). Independentemente de seu local de origem, o tumor com freqüência envolve múltiplas áreas, já que as paredes anterior e posterior do endométrio encontram-se em contato. Tumores grandes são freqüentemente hemorrágicos e necróticos.

ADENOCARCINOMA ENDOMETRIÓIDE DO ENDOMÉTRIO: Esse tipo de câncer endometrial compõe-se completamente de células glandulares e é a variante histológica mais comum (60%). O sistema FIGO divide esse tumor em três graus, com base na proporção de elementos glandulares em relação aos sólidos no tumor, sendo estes últimos um sinal de diferenciação diminuída (Quadro 18.7; Fig. 18.36).

- **Grau 1:** altamente diferenciado; composto quase exclusivamente de glândulas neoplásicas, com áreas sólidas apenas mínimas (< 5%)
- **Grau 2:** moderadamente diferenciado; formado parcialmente por elementos glandulares e parcialmente (< 50%) por tumor sólido
- **Grau 3:** mal diferenciado; exibe áreas grandes (> 50%) de tumor sólido

Os núcleos do adenocarcinoma endometrial são vesiculares e podem estar acentuadamente pleomórficos e mostrar nucléolos proeminentes. As figuras mitóticas são abundantes e, com freqüência, anormais. As células tumorais crescendo em camadas sólidas geralmente são mal diferenciadas.

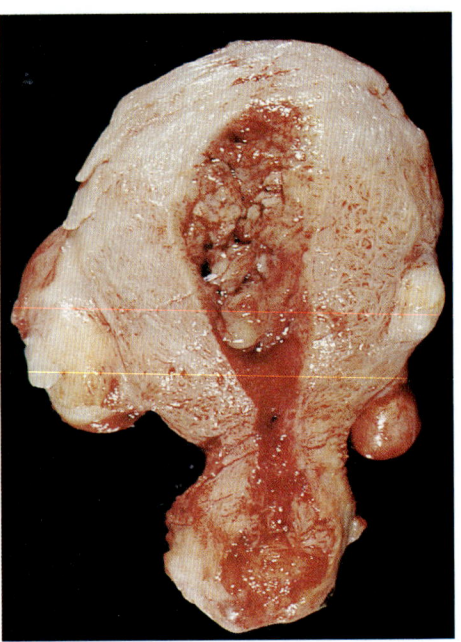

FIGURA *18.35*
Adenocarcinoma do endométrio. O útero foi aberto, revelando um câncer endometrial polipóide e parcialmente necrosado.

ADENOCARCINOMA ENDOMETRIÓIDE COM DIFERENCIAÇÃO ESCAMOSA: Um terço de todos os carcinomas endometriais contém células escamosas, além do elemento glandular. Se o elemento escamoso for bem diferenciado e exibir atipia mínima, o tumor é denominado *adenocarcinoma bem diferenciado com diferenciação escamosa* (anteriormente denominado *adenoacantoma*) (Fig. 18.37). Se o elemento escamoso tiver aspecto

QUADRO *18.7* **Estadiamento Cirúrgico e Graduação Histopatológica de Câncer Endometrial**

Estágio	Descrição
0	Hiperplasia atípica ou carcinoma *in situ*
I	Confinado ao corpo
Ia	Confinado ao endométrio
Ib	Invade < ½ do miométrio
Ic	Invade > ½ do miométrio
II	Envolve a cérvice
IIa	Envolvimento glandular endocervical apenas (ou seja, nas glândulas *in situ*)
IIb	Invasão do estroma cervical
III	Estende-se além do útero, mas não fora da pelve verdadeira
IIIa	Envolve serosa ou anexos, ou apresenta citologia peritoneal positiva
IV	Estende-se além da pelve verdadeira ou envolve a mucosa da bexiga ou do reto
IVa	Dissemina-se para órgãos adjacentes
IVb	Dissemina-se para órgãos distantes

Graduação (FIGO) de tecido glandular: G1, < 5% sólido (bastante diferenciado); G2, 5%-50% sólido (diferenciado com áreas parcialmente sólidas); G3, > 50% sólido (predominantemente sólido ou completamente indiferenciado).

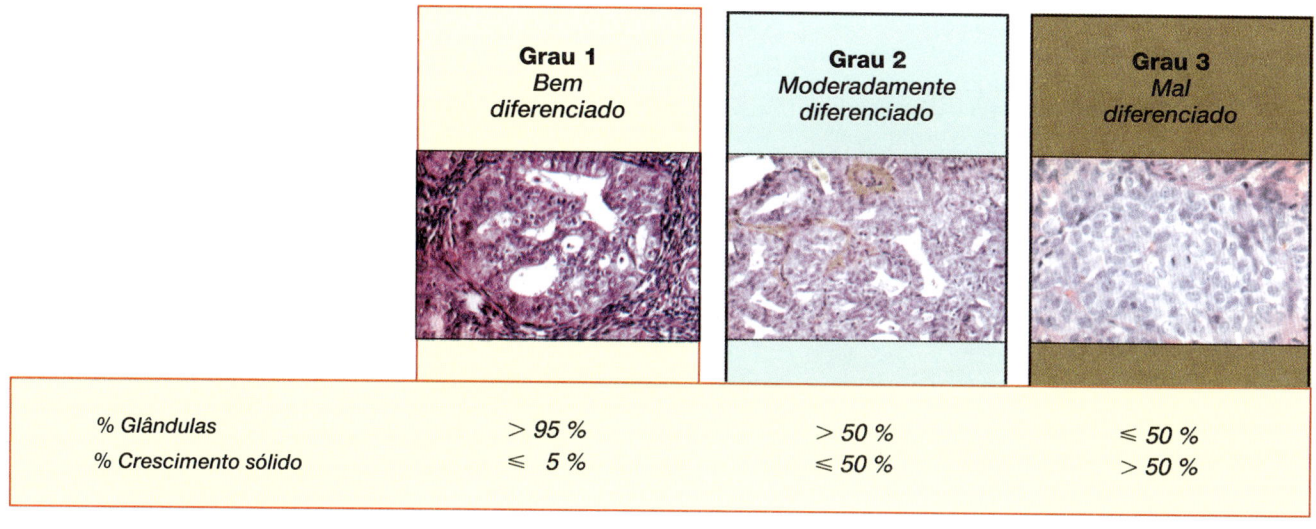

FIGURA 18.36
Graduação de adenocarcinoma endometrial. O grau depende basicamente do padrão da arquitetura, porém atipia nuclear importante altera um tumor de grau 1 para grau 2, e um tumor de grau 2 para grau 3.

maligno, o tumor é rotulado de *adenocarcinoma mal diferenciado com diferenciação escamosa* (também conhecido como *carcinoma adenoescamoso*). Essas duas variantes representam 22% e 7% de todos os cânceres endometriais, respectivamente. Freqüentemente coexistem com câncer ovariano sincrônico de mesma histologia e acredita-se que reflitam tumores primários sincrônicos (efeitos de campo).

OUTROS TIPOS DE CARCINOMA ENDOMETRIAL: Outros tipos de carcinoma endometrial são menos comuns e incluem os seguintes:

- **Adenocarcinoma seroso** assemelha-se histologicamente a adenocarcinoma seroso do ovário (Fig. 18.38A). Também se comporta de forma mais semelhante a um carcinoma ovariano que a um tumor endometrial, freqüentemente exibindo disseminação transcelômica. Uma forma *in situ* foi denominada "carcinoma intra-epitelial endometrial" (CIE), que não deve ser confundido com NIE, descrita anteriormente.
- **Adenocarcinoma de células claras** é um tumor de mulheres idosas. Compõe-se de células grandes com glicogênio citoplasmático abundante (*células claras*) ou de células com núcleos bulbosos que revestem a luz glandular (*células em tacha*) (Fig. 18.38B). Os carcinomas seroso e de células claras e o adenocarcinoma mal diferenciado com diferenciação escamosa estão associados a desfechos adversos.
- **Carcinoma secretor** é caracterizado por células com vacuolização subnuclear, geralmente em mulheres na pré-menopausa. O carcinoma secretor é um adenocarcinoma extremamente bem diferenciado, mas, nos outros sentidos, é típico. As células tumorais manifestam sua responsividade à progesterona formando grandes vacúolos subnucleares de glicogênio. O carcinoma secretor apresenta o melhor prognóstico de todos os adenocarcinomas, presumivelmente porque as células são tão bem diferenciadas.

Embora a maioria dos carcinomas endometriais surja no corpo uterino, uma pequena proporção tem origem no segmento uterino inferior (istmo). Com freqüência, esses tumores ocorrem em mulheres com menos de 50 anos de idade e, comumente, são de grau alto e profundamente invasivos.

 Manifestações Clínicas: Tipicamente, o carcinoma endometrial ocorre em mulheres na perimenopausa ou na pós-menopausa. A queixa principal, em geral, é sangramento uterino anormal, especialmente quando o tumor encontra-se em seus estágios iniciais de crescimento (ou seja, confinado ao endométrio). Infelizmente, a triagem citológica cervicovaginal não é adequada para a detecção precoce de carcinoma do endométrio. É necessária a curetagem fracionada para a avaliação da disseminação para a cérvice, enquanto lavados peritoneais detectam refluxo tubário e contaminação abdominal. A ultra-sonografia transvaginal é uma modalidade diagnóstica importante; endométrio com espessura superior a 5 mm é considerado muito suspeito. Ao contrário do câncer cervical, o câncer endometrial pode disseminar-se diretamente para linfonodos para-aórticos, dessa forma não atingindo os linfonodos pélvicos. As pacientes com cânceres avançados

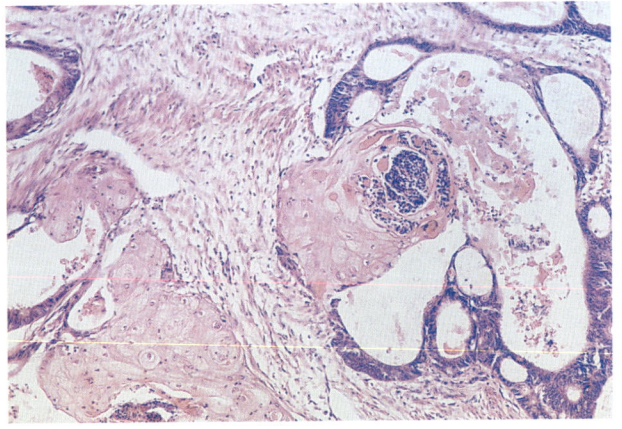

FIGURA 18.37
Diferenciação escamosa em adenocarcinoma endometrióide do endométrio. As células escamosas bem diferenciadas mostram atipia mínima, um padrão que também foi denominado adenoacantoma.

QUADRO 18.8 Estágio, Grau e Sobrevida para Câncer Endometrial

Estágio	Sobrevida em 5 Anos (%)		
	G-1*	G-2	G-3
I	90	69	52
II	80	42	12
III, IV	25	33	17

*G, graduação FIGO.

também podem desenvolver metástases pulmonares (40% dos casos com metástases).

As pacientes com tumores bem diferenciados confinados ao endométrio geralmente são tratadas por histerectomia simples. Radioterapia pós-operatória é realizada se (1) o tumor for mal diferenciado, (2) o miométrio estiver invadindo mais do que superficialmente, (3) a cérvice estiver envolvida, ou (4) os linfonodos contiverem metástases.

A sobrevida no carcinoma endometrial relaciona-se com múltiplos fatores, incluindo (1) o estágio e o grau do tumor, (2) a idade e (3) outros fatores de risco mensuráveis, como atividade de receptor de progesterona, profundidade da invasão do miométrio e resultados de lavados citológicos peritoneais. Níveis altos de receptores de estrogênio e de progesterona no tumor e níveis baixos de atividade proliferativa correlacionam-se com um prognóstico significativamente melhor. A taxa atuarial de sobrevida para todas as pacientes com câncer endometrial em seguida a tratamento é de 80% após o segundo ano, diminuindo para 65% após 10 anos. Os tumores que penetram o miométrio, especialmente as camadas mais profundas, ou que invadem os linfáticos, têm mais probabilidade de disseminação extra-uterina. Cânceres endometriais envolvendo a cérvice apresentam um prognóstico pior, e aqueles que se estendem para fora do útero representam a pior previsão (Quadro 18.8).

Os Tumores do Estroma Endometrial Somam Menos de 2% de Todos os Cânceres Uterinos

Alguns tumores do estroma endometrial são sarcomas puros, enquanto outros exibem misturas íntimas de elementos sarcomatosos (do estroma) e carcinomatosos (epiteliais). Neste último caso, o prognóstico depende da maturidade ou do potencial maligno relativos de cada componente. A nomenclatura desses tipos de tumor, o espectro de seus componentes histológicos e a correlação de cada tipo de tumor com seu potencial para comportamento maligno são apresentados no Quadro 18.9.

Sarcoma do Estroma Endometrial

Os tumores do estroma puros são divididos em duas categorias principais, com base em sua margem tumoral ser expansível

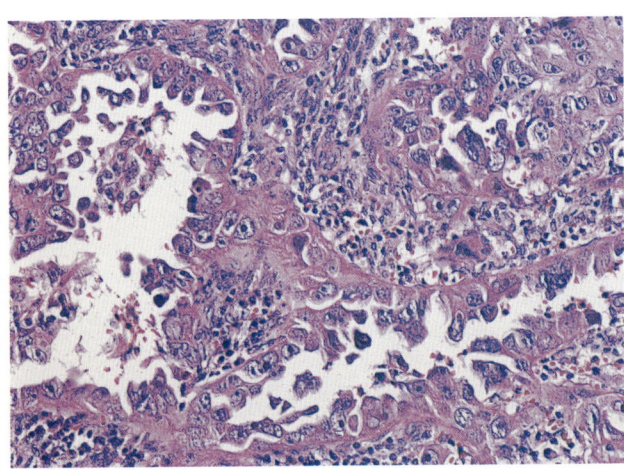 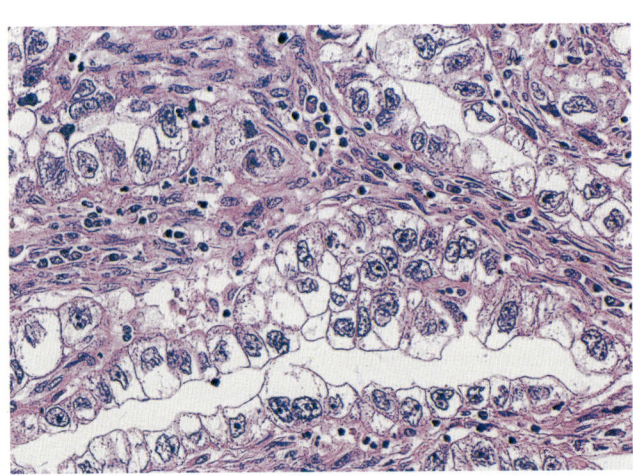

FIGURA 18.38
Variantes de adenocarcinoma endometrial. A. Adenocarcinoma seroso mostra células grandes com núcleos bulbosos, pleomórficos, em uma configuração papilar. B. Adenocarcinoma de células claras. O aspecto claro do citoplasma deve-se à dissolução do glicogênio quando a amostra é processada para o exame microscópico. Células em tacha com núcleo bulboso revestem a luz das glândulas.

QUADRO 18.9 Nomenclatura dos Tumores Uterinos

Tumor	Epitélio	Estroma	Comportamento Clínico
Epitélio e Estroma			
Hiperplasia endometrial	Hiperplásico	—	Benigno
Adenocarcinoma endometrial	Maligno	—	Maligno
Nódulo estromal endometrial	—	Benigno	Benigno
Sarcoma do estroma endometrial			
Grau baixo	—	Maligno	Maligno de grau baixo
Grau alto	—	Maligno	Maligno
Adenossarcoma	Benigno	Maligno	Maligno de grau baixo
Carcinossarcoma			
Tipo homólogo	Maligno	Maligno	Maligno
Tipo heterólogo[a]	Maligno	Maligno	Maligno
Músculo Liso			
Leiomioma	—	Benigno	Benigno
Leiomioma celular	—	Benigno	Benigno
Leiomiomatose intravenosa	—	Benigno	Benigno
Leiomiossarcoma	—	Maligno	Maligno

[a]Antes denominado rabdomiossarcoma se predominantemente composto de rabdomioblastos embrionários, ou tumor mesodérmico misto maligno se houvesse outros componentes heterólogos (p. ex., cartilagem, osso).

ou infiltrativa. As lesões expansíveis que não invadem são *nódulos benignos do estroma*, com pouca importância clínica. Os tumores com margens infiltrativas são denominados *sarcomas do estroma*.

Patologia: O sarcoma do estroma endometrial pode ser polipóide e preencher a cavidade endometrial, ou pode invadir o miométrio de forma difusa. Massas grandes de células fusiformes com citoplasma escasso dissecam o miométrio e invadem canais vasculares. As células neoplásicas assemelham-se às células do estroma endometrial na fase proliferativa. Um aspecto característico de todos os tumores do estroma endometrial é uma rede de apoio vascular rica, com as células neoplásicas arrumadas de forma concêntrica ao redor dos vasos sangüíneos (Fig. 18.39). A atipia nuclear pode ser desde mínima até grave e a atividade mitótica pode estar restrita (sarcoma do estroma de grau baixo) ou exuberante (sarcoma de estroma de grau alto). À medida que o tumor torna-se progressivamente menos diferenciado, tende a perder sua semelhança com o estroma endometrial e assume o aspecto de um sarcoma não diferenciado. A expressão de CD-10 indiferenciado ajuda a confirmar o diagnóstico.

Manifestações Clínicas: O sarcoma do estroma endometrial pode recidivar mesmo se estiver restrito ao útero na primeira cirurgia. Geralmente, as recorrências envolvem a pelve inicialmente e são seguidas, depois, por metástases pulmonares. Em tumores pequenos ou sarcomas de grau baixo (também chamados de *miose estromal endolinfática*), muitos anos podem passar até que a doença recidivante se torne clinicamente evidente. Nesses casos, a sobrevida prolongada e até mesmo a cura são possíveis apesar das metástases. Por outro lado, sarcoma de grau alto recidiva precocemente, em geral com metástases disseminadas, mesmo se houver pouca invasão do miométrio.

ADENOSSARCOMA UTERINO: O adenossarcoma uterino (de Müller) é um tumor distintivo de grau baixo, caracterizado por uma combinação de epitélio glandular benigno (porém neoplásico) e estroma maligno. Deve ser diferenciado de carcinossarcoma, que apresenta elementos epiteliais e estromais malignos e é muito agressivo.

Tipicamente o adenossarcoma manifesta-se como uma massa polipóide dentro da cavidade endometrial. O epitélio glandular assemelha-se ao das glândulas endometriais na fase proliferativa, mas, ocasionalmente, podem ser encontrados epitélio escamoso e epitélio do tipo mucinoso. O estroma é celular, pode exibir atividade mitótica e freqüentemente é mais denso próximo ao epitélio glandular (manguito periglandular). As células do estroma são malignas e se assemelham a células do estroma endometrial na fase proliferativa do ciclo. Um quarto dos pacientes com adenossarcoma, no correr do processo, sucumbe à recidiva local ou à disseminação metastática.

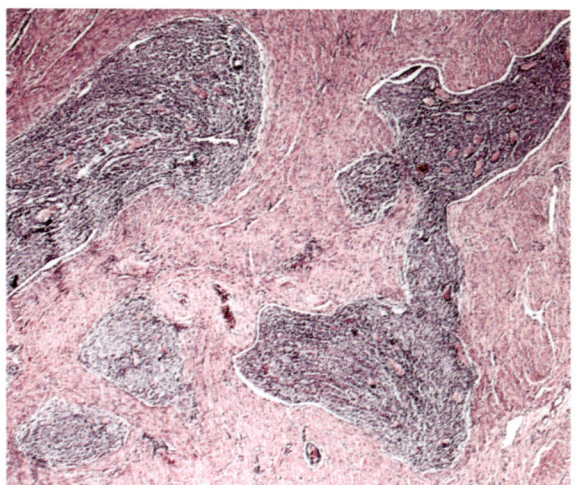

FIGURA 18.39
Sarcoma do estroma endometrial. O miométrio encontra-se invadido de forma irregular pelo tumor, que exibe uma rede vascular rica.

CARCINOSSARCOMA (TUMOR MESODÉRMICO MISTO MALIGNO): Neste tumor misto, os componentes epiteliais e do estroma são bastante malignos. Essas neoplasias derivam de células multipotenciais do estroma. No passado, eram subdivididas em *heterólogas* se contivessem componentes mesenquimatosos estranhos ao útero, como músculo estriado, osso, osteóide, cartilagem e gordura. Eram denominadas *homólogas* se o componente do estroma não apresentasse tal mescla. Essa distinção não é mais considerada útil, porque nenhum componente tem qualquer importância prognóstica ou correlato clínico exclusivo. A sobrevida geral em 5 anos é de 25%.

O Leiomioma É o Tumor mais Comum do Trato Genital Feminino

Leiomioma, definido como um tumor benigno de origem na musculatura lisa, é coloquialmente conhecido como "mioma" ou "fibróide". Se forem incluídos tumores minúsculos, leiomiomas ocorrem em 75% das mulheres com mais de 30 anos de idade. São raros antes dos 20 anos e a maioria regride após a menopausa. Embora freqüentemente múltiplos, cada leiomioma é monoclonal (ver Cap. 5). O estrogênio estimula o crescimento de leiomiomas, embora não os inicie.

 Patologia: Macroscopicamente, os leiomiomas são firmes, cinza-pálidos, espiralados e sem cápsula (Figs. 18.40 e 18.41). Variam de tamanho desde 1 mm até mais de 30 cm de diâmetro. A superfície de corte se projeta, e os bordos são lisos e distintos do miométrio circunvizinho. A maioria dos leiomiomas é intramural, mas alguns se encontram na submucosa, na subserosa, ou pedunculados. Muitos leiomiomas, especialmente os maiores, mostram áreas de hialinização degenerativa que são bem demarcadas no miométrio normal adjacente. Por outro lado, a necrose geográfica ("por coagulação") é comum no leiomiossarcoma, em que pequenas ilhas de tumor viável persistem ao redor de pequenos vasos sangüíneos. Leiomiomas com baixa atividade mitótica (quatro mitoses ou menos para cada 10 campos de grande aumento) e sem atipia nuclear nem necrose coagulativa apresentam pouco ou nenhum potencial maligno.

À microscopia, os leiomiomas compõem-se de fascículos entrelaçados de células fusiformes uniformes, nas quais o núcleo é alongado e apresenta extremidades obtusas (ver Fig. 18.41). O citoplasma é abundante, eosinofílico e fibrilar. Os miócitos dos leiomiomas e do endométrio adjacente são citologicamente idênticos, mas os leiomiomas são facilmente diferenciados por sua circunscrição, nodularidade e celularidade mais densa.

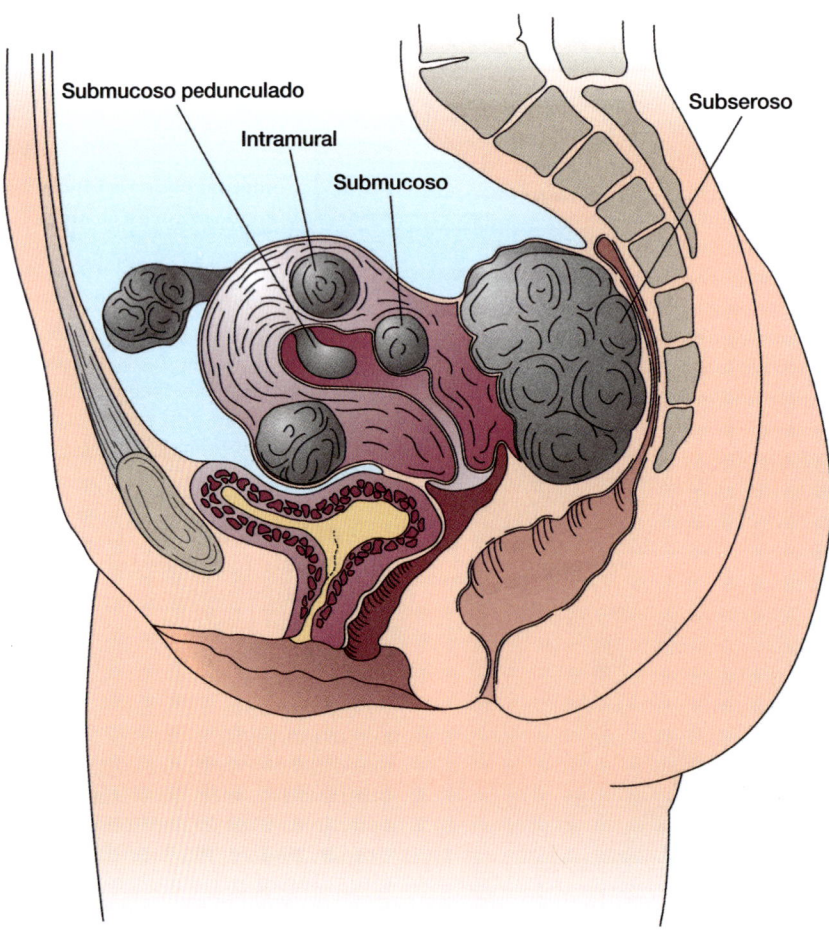

FIGURA *18.40*
Leiomiomas do útero. Os leiomiomas são intramurais; submucosos (com um tumor pedunculado surgindo sob a forma de pólipo endometrial) e subseroso (com um tumor comprimindo a bexiga e o outro, o reto).

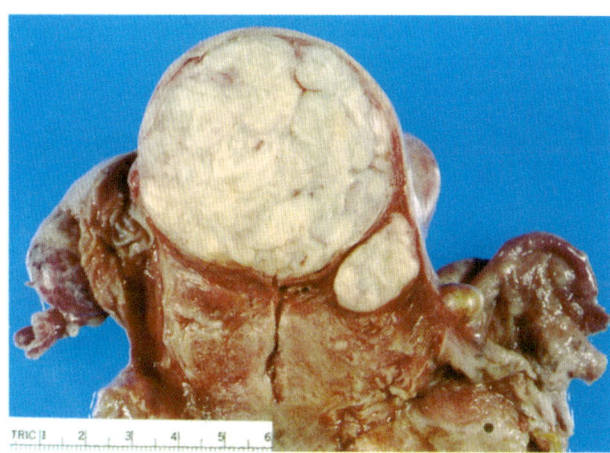
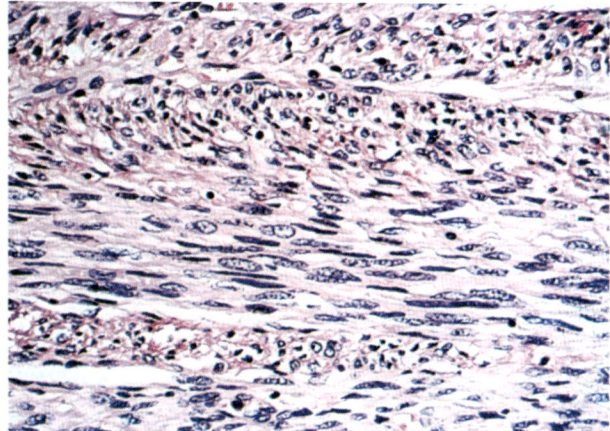

FIGURA 18.41
Leiomioma do útero. A. Um útero bisseccionado mostra um tumor carnoso, bem circunscrito e proeminente. B. Microscopicamente, as células da musculatura lisa entrelaçam-se em feixes, alguns dos quais estão cortados longitudinalmente (núcleos alongados) e outros, transversalmente.

 Manifestações Clínicas: Leiomiomas na submucosa podem provocar sangramento, um efeito decorrente de ulceração do endométrio sobrejacente adelgaçado. Alguns leiomiomas na submucosa são pedunculados e projetam-se através do orifício cervical, provocando dores do tipo cólicas. Muitos leiomiomas intramurais são sintomáticos devido ao volume evidente, e os grandes podem interferir na função intestinal e da bexiga ou provocar distocia no trabalho de parto. Os leiomiomas pedunculados na serosa do útero também podem interferir na função das vísceras vizinhas. Se sofrerem torção, podem tornar-se infartados e dolorosos.

Geralmente, os leiomiomas crescem de modo lento, mas ocasionalmente aumentam de tamanho com rapidez durante a gestação. Os leiomiomas grandes sintomáticos são removidos por miomectomia ou histerectomia. A ablação por trombose arterial também tem sido empregada recentemente.

Leiomiomatose Intravenosa

A leiomiomatose intravenosa é uma alteração rara, caracterizada por crescimento de músculo liso benigno dentro das veias uterinas e pélvicas. A alteração origina-se de invasão vascular por leiomioma uterino preexistente ou como conseqüência do crescimento de musculatura lisa venosa. O distúrbio pode ser evidente à cirurgia sob a forma de extensões vermiformes próximo da superfície uterina ou como projeções dentro das veias uterinas no ligamento largo. Apesar do crescimento intravascular extenso, essas neoplasias não dão metástases. Fatalidades raras resultam da extensão direta de tecidos leiomiomatosos dentro das veias pélvicas para dentro da veia cava inferior ou do átrio direito. O tratamento consiste em histerectomia abdominal total.

O Leiomiossarcoma É Raro Quando Comparado a Leiomioma

O leiomiossarcoma é um processo maligno de origem na musculatura lisa cuja incidência é de apenas 1/1.000 a de sua contraparte benigna. Totaliza 2% dos processos malignos uterinos. Sua patogenia é incerta, mas pelo menos alguns parecem ter origem em leiomiomas. As mulheres com leiomiossarcomas são, em média, uma década mais velhas (idade acima de 50 anos) do que as mulheres com leiomiomas, e os tumores malignos são maiores (10–15 cm *versus* 3–5 cm).

 Patologia: Deve-se suspeitar de leiomiossarcoma se um suposto leiomioma for macio, exibir áreas de necrose ao exame macroscópico, apresentar bordas irregulares (invasão no miométrio circunvizinho), ou não se abaular por cima da superfície quando cortado (Fig. 18.42). A atividade mitótica, a atipia celular e a necrose geográfica são os melhores critérios diagnósticos (Fig. 18.43). Em geral, existe uma transição evidente de tumor viável para zonas grandes de necrose, com uma borda interveniente de células tumorais parcialmente viáveis. Os vasos sangüíneos, se presentes, podem estar circundados por uma borda delgada de células tumorais viáveis. As seguintes características são consideradas evidências para o diagnóstico de leiomiossarcoma: (1) 10 ou mais mitoses por 10 campos de maior aumento; (2) 5 ou mais mitoses por 10 campos de maior aumento, com atipia nuclear e necrose geográfica; e (3) tumores da musculatura lisa mixóides e epitelióides com 5 ou mais mitoses por 10 campos de maior aumento. O tamanho é uma característica prognóstica importante, já que os tumores com menos de 5 cm de diâmetro quase nunca recidivam.

A maioria dos leiomiossarcomas é grande e encontra-se em um estágio avançado quando detectada, sendo assim geralmente fatal apesar de associações entre cirurgia, radioterapia e quimioterapia. Quase metade recidiva inicialmente no pulmão, e a taxa de sobrevida em 5 anos é de cerca de 20%.

Tuba de Falópio

ANATOMIA

As tubas de Falópio estendem-se do fundo uterino para os ovários. Uma porção intersticial, denominada *istmo*, localiza-se

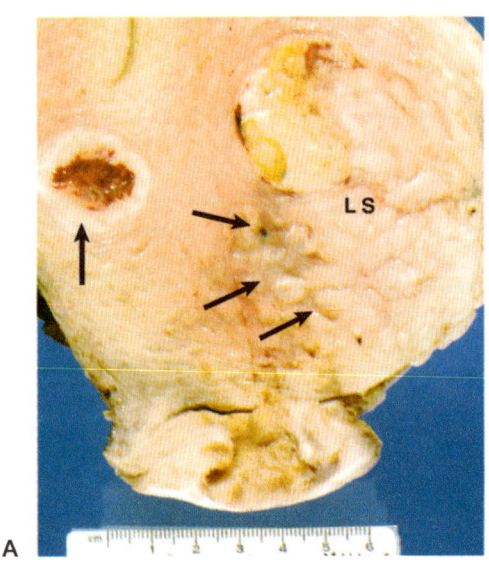
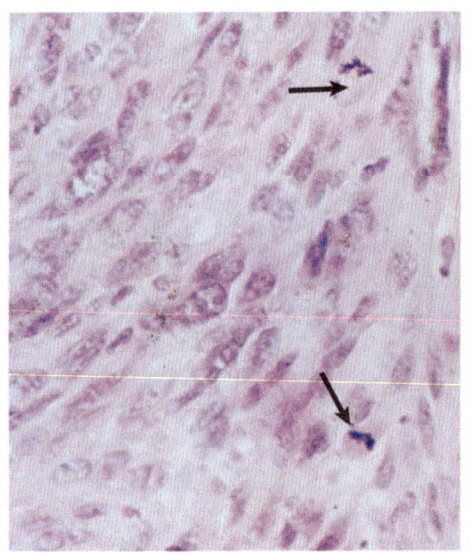

FIGURA 18.42
Leiomiossarcoma do útero. A. O útero foi aberto, revelando um leiomiossarcoma (*LS*) mole e grande, com bordas irregulares (*setas horizontais*) e que invade o miométrio circundante. Por comparação, um pequeno leiomioma firme (*seta vertical*), com um centro hemorrágico, encontra-se bem demarcado. B. As células malignas encontram-se moderadamente desorganizadas quanto à arquitetura, são irregulares quanto à forma, e exibem numerosas mitoses (*setas*).

dentro dos cornos do útero e conecta a cavidade uterina com a porção reta da tuba. À medida que a tuba se estende para o ovário, aumenta de diâmetro, formando a ampola, que se funde com o infundíbulo. A extremidade fimbriada, que se abre como a campânula de uma trombeta, apresenta inúmeras extensões semelhantes a dedos. Estas extensões envolvem o ovário e facilitam a passagem do ovo a partir do folículo de de Graaf rompido. As células que revestem a tuba de Falópio são ciliadas e têm participação importante no transporte do ovo.

SALPINGITE

A salpingite refere-se à inflamação das tubas de Falópio, tipicamente conseqüente a infecções ascendentes do trato genital inferior. Os microrganismos causais mais comuns são *Neisseria gonorrhoeae,* *Escherichia coli, Chlamydia* e *Mycoplasma*. Tipicamente, a infecção é polimicrobiana. Os episódios agudos (particularmente aqueles associados à infecção por clamídias) podem ser assintomáticos. Uma tuba de Falópio lesada por infecção prévia é particularmente suscetível à reinfecção. Na maioria dos casos, a salpingite crônica desenvolve-se apenas após episódios repetidos de salpingite aguda.

 Patologia e Manifestações Clínicas: Na salpingite aguda, o exame microscópico revela um infiltrado inflamatório acentuado de leucócitos polimorfonucleares, em associação a edema pronunciado e congestão das pregas mucosas. O infiltrado inflamatório na salpingite crônica compõe-se de linfócitos e plasmócitos, e o edema e a congestão tendem a ser mínimos. Nos estágios tardios, a tuba de Falópio pode fechar e tornar-se distendida com pus (*piossalpinge*) ou um transudato acelular (*hidrossalpinge*).

A tuba de Falópio permite que microrganismos ascendentes do trato genital inferior alcancem a cavidade peritoneal, um percurso que causa peritonite e DIP. Aderências fibrinosas entre a serosa da tuba de Falópio e as superfícies peritoneais circundantes podem organizar-se em aderências fibrosas delgadas (*aderências em "corda de violino"*). O ovário adjacente também pode estar envolvido no processo, às vezes originando um *abscesso tuboovariano*.

As complicações também se originam da lesão da própria tuba de Falópio. A destruição do epitélio ou a deposição de fibrina sobre as pregas mucosas da tuba de Falópio resultam na formação de pontes de fibrina, que provocam aderências das pregas umas às outras. Na salpingite crônica grave, as aderências são densas e formam uma extremidade obtusa, em clava, da tuba. A consequência da luz bloqueada pode ser hidrossalpinge ou piossalpinge. **A lesão provocada pela salpingite crônica freqüentemente impõe uma obstrução mecânica à passagem do**

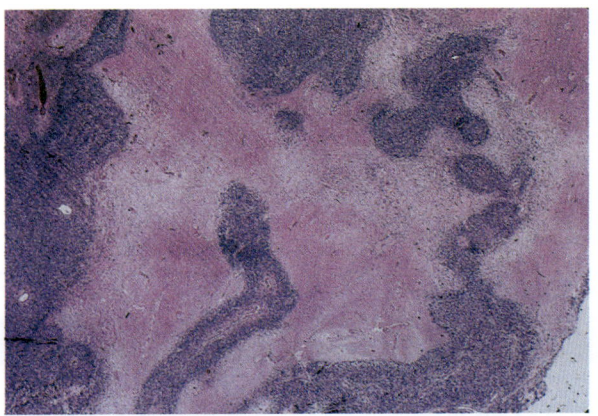

FIGURA 18.43
Leiomiossarcoma com necrose de coagulação. No aumento menor, áreas de necrose encontram-se bem demarcadas do tumor viável.

esperma, com conseqüente infertilidade. **A salpingite crônica é uma etiologia comum de gestação ectópica**, já que as pregas mucosas aderentes criam bolsas nas quais os ovos ficam aprisionados.

GESTAÇÃO ECTÓPICA

Gestação ectópica refere-se a implantação fora do endométrio. A freqüência desse distúrbio nos Estados Unidos aumentou três vezes para 1,5% dos nativivos nas duas últimas décadas, embora a mortalidade tenha diminuído de forma marcante. **Mais de 95% das gestações ectópicas ocorrem na tuba de Falópio, principalmente nos terços distal e médio** (Fig. 18.44).

Patologia: A gestação ectópica ocorre quando a passagem do concepto ao longo da tuba de Falópio é impedida, por exemplo, por aderências mucosas ou por motilidade tubária anormal secundária a doença inflamatória ou a endometriose. O trofoblasto penetra prontamente na mucosa e na parede da tuba. Dessa maneira, a gestação ectópica assemelha-se a placenta increta ou a placenta percreta do útero (ver adiante). O sangue proveniente do sítio de implantação na tuba penetra a cavidade peritoneal, provocando dor abdominal. Além disso, com freqüência a gestação ectópica está associada a sangramento uterino anômalo seguindo um período de amenorréia e a presença de células de Arias-Stella no endométrio. A parede tubária delgada geralmente rompe-se até a 12.ª semana de gestação. **A ruptura tubária é um risco de morte, porque pode resultar em hemorragia rapidamente exsanguinante**.

A ruptura da porção intersticial da tuba de Falópio produz maior hemorragia intra-abdominal do que a ruptura em outras localizações, porque a vasculatura é mais rica nessa região e a ruptura ocorre em um período mais tardio da gestação. No istmo, a tuba rompe precocemente (dentro das primeiras 6 semanas) porque sua parede muscular rígida e espessa não permite grande distensão. As gestações tubárias na ampola tendem a ser de duração maior, já que a parede tubária dilatável pode acomodar uma gestação crescente por um período maior.

A gestação ectópica deve ser tratada prontamente com intervenção cirúrgica ou quimioterapêutica. A administração de metotrexato interrompe a gestação ectópica e é utilizada quando o concepto tem menos de 4 cm.

TUMORES

Os tumores da tuba de Falópio são raros. O mais comum é o pequeno e circunscrito *tumor adenomatóide*, de origem mesotelial. Surge na mesossalpinge e compõe-se de células mesoteliais benignas que revestem espaços semelhantes a fendas.

O envolvimento tubário por metástases ou implantes oriundos de neoplasias ovarianas ou uterinas adjacentes excede, em muito, a freqüência do raro câncer primário da tuba de Falópio. A maioria dos processos malignos primários consiste em adenocarcinomas, e o pico de incidência situa-se na faixa dos 50 a 60 anos de idade. O tumor é bilateral em 25% dos casos. O prognóstico é sombrio, porque a doença quase sempre é detectada em um estágio tardio.

Ovário

ANATOMIA E EMBRIOLOGIA

Os ovários são órgãos pareados que se localizam em ambos os lados do útero. Estão ligados à superfície posterior do ligamento largo em uma fossa peritoneal rasa entre os vasos ilíacos externos e o ureter. Cada ovário compõe-se de (1) superfície epitelial, (2) estroma mesenquimatoso contendo células produtoras de esteróides e (3) células germinativas. Divide-se em córtex externo e medula interna.

Os ovários surgem no início da vida fetal como tumefações das cristas genitais. No 19.º dia de gestação, as células germinativas migram do saco vitelino primitivo para as gônadas e multiplicam-se por divisão mitótica. No 40.º dia, os ovários e os testículos encontram-se histologicamente distintos. Por volta do terceiro trimestre da vida fetal, as células germinativas param de se multiplicar e, em vez disso, continuam a se desenvolver por meiose. Dos 1.000.000 de folículos primordiais presentes ao nascimento, apenas 70% permanecem até a puberdade, e menos de 15% permanecem até os 25 anos de idade. Apenas cerca de 450 óvulos são verdadeiramente desprendidos durante a vida reprodutiva de 35 anos.

O mesênquima do córtex ovariano consiste em células fusiformes semelhantes a fibroblastos. Essas células dão origem às células da granulosa e da teca, que formam a unidade funcional em torno de cada ovo (teca interna e teca externa). O complexo de célula germinativa e células da granulosa de apoio é conhecido primeiramente como um *folículo primordial*. Durante o período reprodutivo, um folículo dominante desenvolve-se a cada mês até um *folículo de de Graaf*, que se rompe então durante a ovulação. Com freqüência, a própria ovulação está associada a uma leve

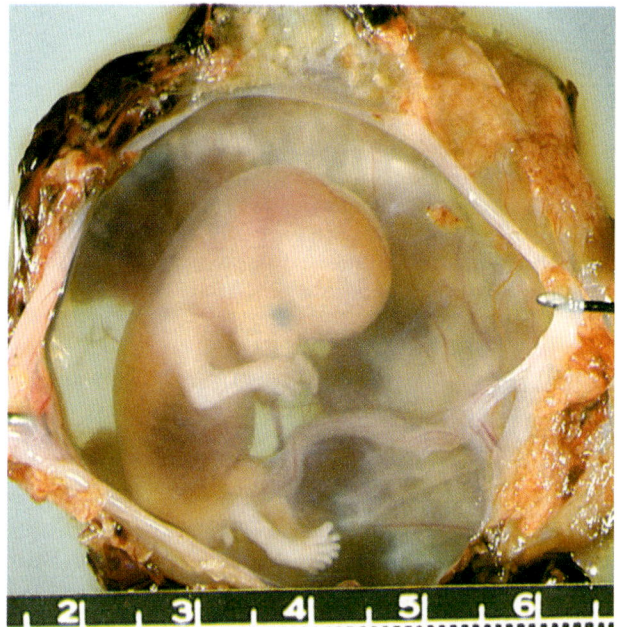

FIGURA *18.44*
Gestação ectópica. Uma tuba de Falópio aumentada foi aberta, exibindo um feto minúsculo.

cólica e, se intensa, é denominada *dor intermenstrual* (ou seja, dor do meio do ciclo). Com freqüência, essa dor é confundida com apendicite. Após a ovulação, as células da granulosa do folículo sofrem luteinização, uma alteração caracterizada por hipertrofia e acúmulo de lipídios, e secretam progesterona, além de estrógenos. O folículo colapsado torna-se amarelo-brilhante e é chamado de *corpo lúteo*.

As células com origem no estroma ovariano incluem células do hilo e as células semelhantes a células luteinizadas da teca interna, ambas respondendo a hormônios hipofisários. Essas células especializadas sintetizam e secretam hormônios androgênicos e estrogênicos, que estimulam a proliferação em órgãos finais, como o útero. Inibem a função hipotalâmica por ciclos de retroalimentação negativos.

LESÕES CÍSTICAS

Cistos são a causa mais comum de ovários aumentados. Excluindo os cistos que surgem do epitélio superficial invaginado no ovário (cistos serosos), que são bem comuns, quase todos se originam em folículos ovarianos.

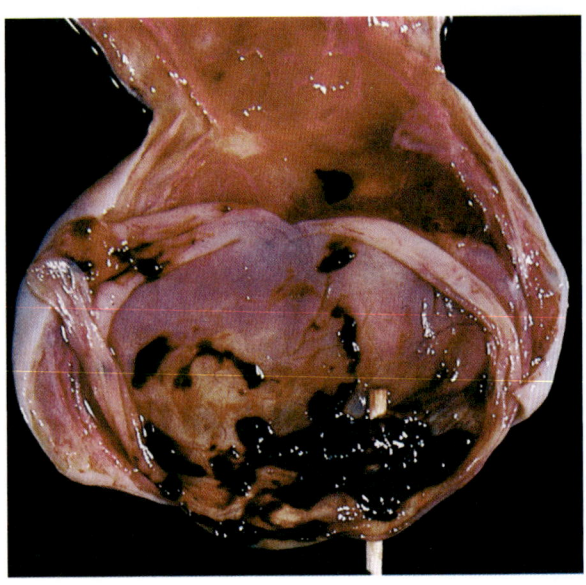

FIGURA 18.45
Cisto folicular do ovário. A ruptura desse cisto folicular de parede delgada (palito) provocou hemorragia intra-abdominal.

O Cisto Folicular Tende a Ser Assintomático

Os cistos foliculares são estruturas de parede delgada, preenchidas com líquido, revestidas internamente por células da granulosa e externamente por uma camada de células da teca interna. Ocorrem em qualquer idade até a menopausa. Cistos foliculares são uniloculares e podem ser solitários ou múltiplos, unilaterais ou bilaterais. Surgem de folículos ovarianos e estão relacionados, provavelmente, com alterações na liberação de gonadotrofinas hipofisárias.

 Patologia: Os cistos foliculares raramente excedem 5 cm em sua dimensão maior. Em um estado não estimulado, as células da granulosa do cisto apresentam núcleo uniforme e redondo e pouco citoplasma. As células da teca são pequenas e fusiformes. Ocasionalmente, as camadas podem estar luteinizadas, caso em que a luz contém fluido com um teor alto de estrogênio ou de progesterona. Se o cisto persistir, a produção hormonal pode ocasionar puberdade precoce em uma criança e irregularidades menstruais na mulher adulta. A única complicação importante é sangramento intraperitoneal leve (Fig. 18.45).

O Cisto do Corpo Lúteo Pode Sangrar

O cisto do corpo lúteo resulta da resolução tardia da cavidade central de um corpo lúteo. A síntese continuada de progesterona provoca irregularidades menstruais. A ruptura de um cisto do corpo lúteo provoca hemorragia leve na cavidade abdominal. Um cisto do corpo lúteo é tipicamente unilocular, com 3 a 5 cm de diâmetro e parede amarela. O conteúdo do cisto varia desde líquido serossanguinolento até sangue coagulado. O exame microscópico mostra inúmeras células da granulosa luteinizadas e grandes. A afecção é autolimitada.

O Cisto Teca Luteínico Relaciona-se com Níveis Elevados de Gonadotrofinas

Os cistos teca luteínicos, também conhecidos como hyperreactio luteinales, são comumente bilaterais e múltiplos. Comumente, estão associados a distúrbios caracterizados por níveis altos de gonadotrofina circulante (p. ex., gestação, mola hidatiforme, coriocarcinoma e terapia exógena com gonadotrofina). Os níveis excessivos de gonadotrofina causam estímulo exagerado da teca interna e formação extensa de cistos.

 Patologia: Ambos os ovários são substituídos por múltiplos cistos de parede delgada, preenchidos com fluido límpido. Microscopicamente, os cistos mostram luteinização acentuada da camada interna da teca. O parênquima dos ovários mostra edema e focos de células do estroma luteinizadas. Hemorragia intra-abdominal secundária a torção ou ruptura do cisto pode exigir intervenção cirúrgica.

SÍNDROME DO OVÁRIO POLICÍSTICO

A síndrome do ovário policístico, conhecida como **síndrome de Stein-Leventhal,** *descreve (1) manifestações clínicas relacionadas com secreção de hormônios androgênicos em excesso, (2) anovulação persistente e (3) ovários contendo muitos cistos pequenos e subcapsulares.* Foi descrita inicialmente como uma síndrome de *amenorréia secundária, hirsutismo* e *obesidade.* Entretanto, atualmente se reconhece que a apresentação clínica é muito mais variável e inclui mulheres amenorréicas que não apresentam outros problemas e, mesmo raramente, apresentam ovários sem características policísticas. Até 7% das mulheres experimentam a síndrome do ovário policístico, tornando essa alteração uma das causas mais comuns de infertilidade.

 Patogenia: A fisiopatologia da síndrome do ovário policístico representa um estado de hiperandrogenismo ovariano funcional associado a níveis aumentados de hormônio luteinizante (LH), embora o aumento do LH seja, provavelmente, uma conseqüência, e não uma causa da disfunção ovariana (Fig. 18.46).

1. Acredita-se que a alteração central seja o aumento da produção ovariana de androgênios, embora a hipersecreção adrenal de androgênios possa contribuir para as manifestações clínicas do distúrbio. Existe ampla evidência de regulação anormal da enzima limitadora da taxa na biossíntese de androgênios, a saber, citocromo $P450_{c17\alpha}$ (17α-hidroxilase), uma enzima expressa tanto no ovário quanto na glândula supra-renal.
2. Androgênios ovarianos em excesso atuam localmente provocando (a) atresia folicular prematura, (b) cistos foliculares múltiplos e (c) um estado anovulatório persistente. O comprometimento da maturação folicular acarreta a diminuição da secreção de progesterona. Perifericamente, o hiperandrogenismo resulta em hirsutismo, acne e alopecia de padrão masculino (dependente de androgênios).
3. Androgênios em excesso são convertidos a estrogênios no tecido adiposo periférico, um efeito que é exagerado pela obesidade. A produção acíclica de estrógenos e a deficiência de progesterona aumentam a secreção hipofisária de LH.
4. As pacientes com síndrome do ovário policístico exibem acentuada resistência periférica a insulina, que está fora de proporção com o grau de obesidade. O mecanismo parece envolver um defeito no receptor pós-insulina, provavelmente relacionado com menor expressão de um transportador de glicose. De qualquer forma, acredita-se que a hiperinsulinemia resultante contribua tanto para aumento da hipersecreção ovariana de androgênios quanto para uma estimulação direta da produção hipofisária de LH.

 Patologia: No exame macroscópico, ambos os ovários encontram-se aumentados. A superfície é lisa, um aspecto que reflete a ausência de ovulação. Em corte, o córtex encontra-se espessado e exibe inúmeros cistos, tipicamente com 2 a 8 mm de diâmetro, organizados perifericamente ao redor de um núcleo denso de estroma ou espalhados por uma quantidade aumentada de estroma (Fig. 18.47). Microscopicamente, as seguintes características encontram-se presentes: (1) numerosos folículos nos estágios iniciais de desenvolvimento, (2) atresia folicular, (3) estroma aumentado, ocasionalmente com células luteinizadas (hipertecose) e (4) sinais morfológicos de ausência de ovulação (cápsula lisa e espessa e ausência de corpos lúteos e de corpos albicantes). Muitos dos cistos subcapsulares são revestidos por zonas espessas de teca interna, nas quais algumas células podem estar luteinizadas.

 Manifestações Clínicas: A infertilidade aflige 15% dos casais nos Estados Unidos. Daqueles com infertilidade anovulatória, quase três quartos apresentam síndrome do ovário policístico. As pacientes com esse distúrbio tipicamente encontram-se na década dos 20 anos de idade e apresentam uma história de obesidade

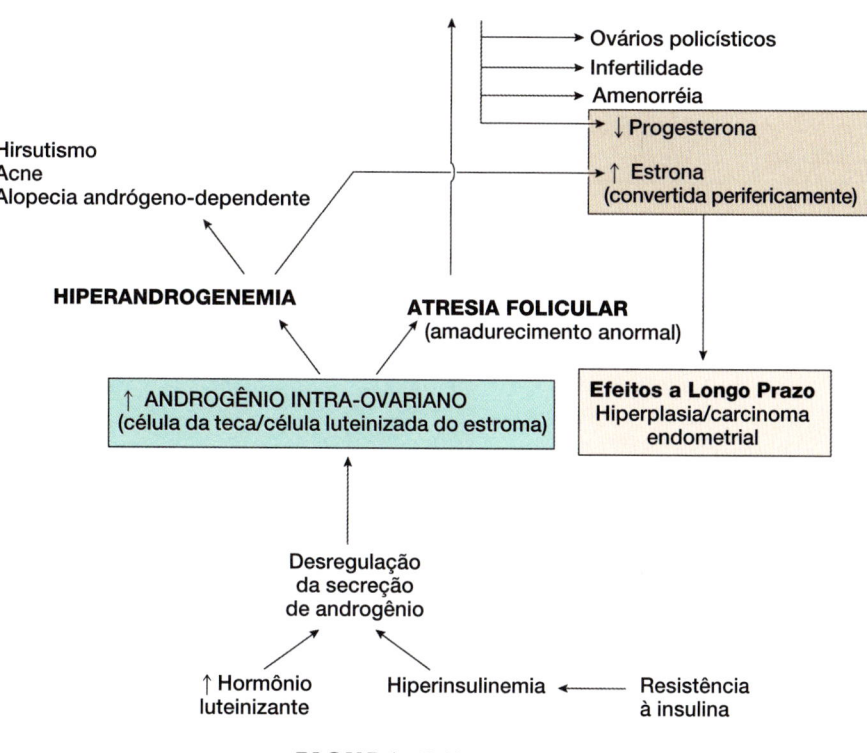

FIGURA *18.46*
Patogenia da síndrome do ovário policístico.

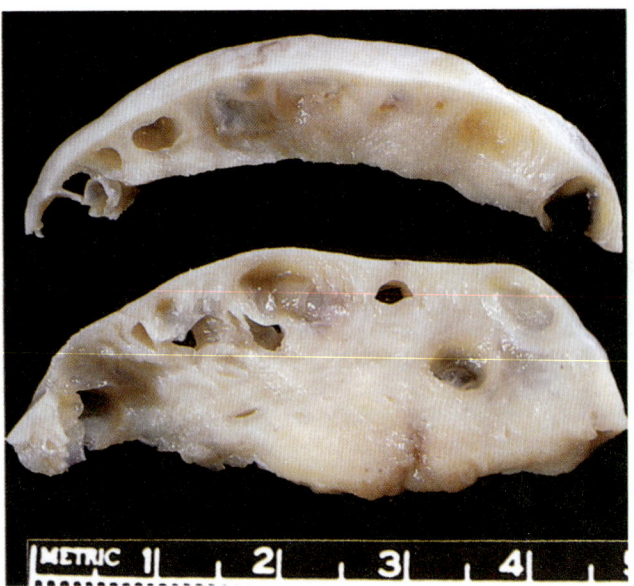

FIGURA 18.47
Doença policística do ovário. Cortes de um ovário mostram inúmeros cistos embebidos em estroma esclerótico.

precoce, problemas menstruais e hirsutismo. Metade das mulheres com síndrome do ovário policístico é amenorréica, enquanto a maioria das outras apresenta períodos menstruais irregulares. Apenas 75% das mulheres acometidas são verdadeiramente inférteis, indicando que algumas ocasionalmente ovulam. A secreção de estrogênios acíclica sem oposição resulta em maior incidência de hiperplasia endometrial e adenocarcinoma.

O tratamento da síndrome do ovário policístico engloba dois problemas comuns na endocrinologia reprodutiva — hirsutismo e anovulação. A terapia consiste principalmente em hormônios e é direcionada para a interrupção do estado contínuo de produção excessiva de androgênios. A ressecção em cunha do ovário também proporciona remissão temporária da síndrome, mas é empregada raramente hoje em dia.

HIPERTECOSE DO ESTROMA

A hipertecose do estroma refere-se à luteinização focal das células do estroma ovariano. As células luteinizadas do estroma são, com freqüência, funcionais e causam **virilização**. A alteração ocorre mais comumente em mulheres na pós-menopausa e, sob uma forma microscópica, é encontrada em um terço dos ovários pós-menopausa.

 Patologia: Nas mulheres em que o distúrbio é detectado clinicamente, em geral com base nos sinais masculinizantes, os dois ovários podem estar aumentados, às vezes até 8 cm na dimensão maior. A serosa ovariana é lisa, e a superfície de corte é homogênea, firme e de coloração marrom a amarela. Microscopicamente, ninhos solitários ou nódulos de células do estroma luteinizadas estão presentes no córtex ou na medula (Fig. 18.48). O citoplasma dessas células encontra-se profundamente eosinofílico e, com freqüência, vacuolizado. As células luteinizadas apresentam um núcleo grande central, com um nucléolo proeminente, característica essa compartilhada com todas as células estromais hormonalmente ativas no ovário.

TUMORES

O câncer do ovário é a segunda neoplasia maligna ginecológica mais freqüente após o câncer endometrial, mas nos Estados Unidos apresenta uma taxa de mortalidade mais elevada que todos os cânceres genitais combinados (Quadro 18.4). Infelizmente, é difícil detectar este câncer no início de sua evolução, quando ainda é curável. Mais de três quartos das pacientes já apresentam disseminação extragonadal do tumor para a pelve ou o abdome no momento do diagnóstico.

Existem mais de 25 tipos importantes de neoplasias ovarianas. Com variantes e entidades raras, seu número excede 100. O tumor maligno mais comum, o adenocarcinoma seroso (também denominado *cistadenocarcinoma seroso*), ocorre em 1 a 2% das mulheres.

A ampla variação dos aspectos histológicos exibidos pelos tumores ovarianos reflete a estrutura anatômica diversa do próprio ovário. A classificação dos tumores ovarianos identifica-os pelo tecido de origem (Fig. 18.49). Os tumores mais freqüentemente encontrados surgem do epitélio de superfície e são denominados *tumores epiteliais comuns*. Outros grupos importantes incluem tumores de células germinativas, tumores do cordão sexual/estroma, tumores de células esteróides e tumores metastáticos para o ovário. Cerca de um sexto dos tumores ovarianos é de tipo misto.

Os Tumores Epiteliais Totalizam mais de 90% dos Cânceres Ovarianos

Os tumores de origem epitelial comum podem ser classificados amplamente como (1) benignos, (2) de malignidade marginal [*borderline*] (também denominados *proliferação atípica* ou *baixo potencial maligno*) e (3) malignos.

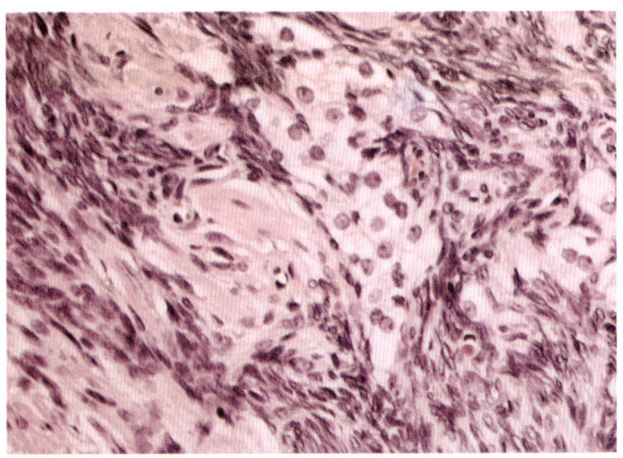

FIGURA 18.48
Hipertecose do ovário. Ninhos de células do estroma luteinizadas (ricas em lipídios) estão presentes.

Epidemiologia: Estudos epidemiológicos sugerem que as neoplasias epiteliais comuns estão relacionadas a ruptura e reparos repetidos da superfície epitelial, que é parte da ovulação cíclica. Dessa forma, os tumores acometem mais comumente mulheres nulíparas e, por outro lado, ocorrem com menos freqüência nas mulheres nas quais a ovulação foi suprimida (p. ex., por gestação ou anticoncepcionais orais). Agentes irritantes, como o talco usado para a higiene feminina, também foram arrolados, já que podem ser transportados para cima no trato reprodutivo e alcançar os ovários.

Ocasionalmente obtém-se uma história familiar de carcinoma ovariano. As mulheres com uma parenta em primeiro grau com câncer ovariano têm risco 3,5 vezes maior de desenvolver a mesma doença. As mulheres com história de carcinoma ovariano também se encontram sob maior risco de câncer de mama, e vice-versa. O mesmo gene implicado no câncer de mama hereditário, a saber, *BRCA-1* (17q12-q23), foi incriminado na patogenia de cânceres ovarianos familiares. Assim como o que ocorre no carcinoma endometrial, as mulheres que sofrem de câncer colônico não-polipose hereditário (CCNH) também se encontram sob risco maior de câncer ovariano. As mulheres que têm *BRCA-1* tendem a desenvolver câncer ovariano consideravelmente mais cedo do que as mulheres que apresentam câncer ovariano esporádico, mas seu prognóstico é consideravelmente melhor. Os ovários clinicamente normais em uma mulher *BRCA-1* heterozigótica raramente mostram quaisquer evidências de alterações pré-malignas, sugerindo que a ooforectomia profilática pode não estar aconselhada para tais mulheres.

 Patogenia: Os tumores epiteliais mais comuns, especialmente carcinomas serosos, surgem do epitélio de superfície, ou serosa, do ovário. Alguns poucos, especialmente o tumor de Brenner, surgem em outros locais no ovário. Durante a vida embrionária, a cavidade celômica é revestida por um mesotélio, parte do qual especializa-se, formando o epitélio seroso que cobre a crista gonadal. O mesmo revestimento mesotelial origina os ductos de Müller, dos quais originam-se as tubas de Falópio, o útero e a vagina (Fig. 18.50).

À medida que o ovário se desenvolve, o epitélio de superfície pode estender-se para o estroma ovariano, formando glândulas e cistos. Em alguns casos, essas inclusões tornam-se neoplásicas e exibem uma variedade de diferenciações do tipo mülleriano (Fig. 18.51).

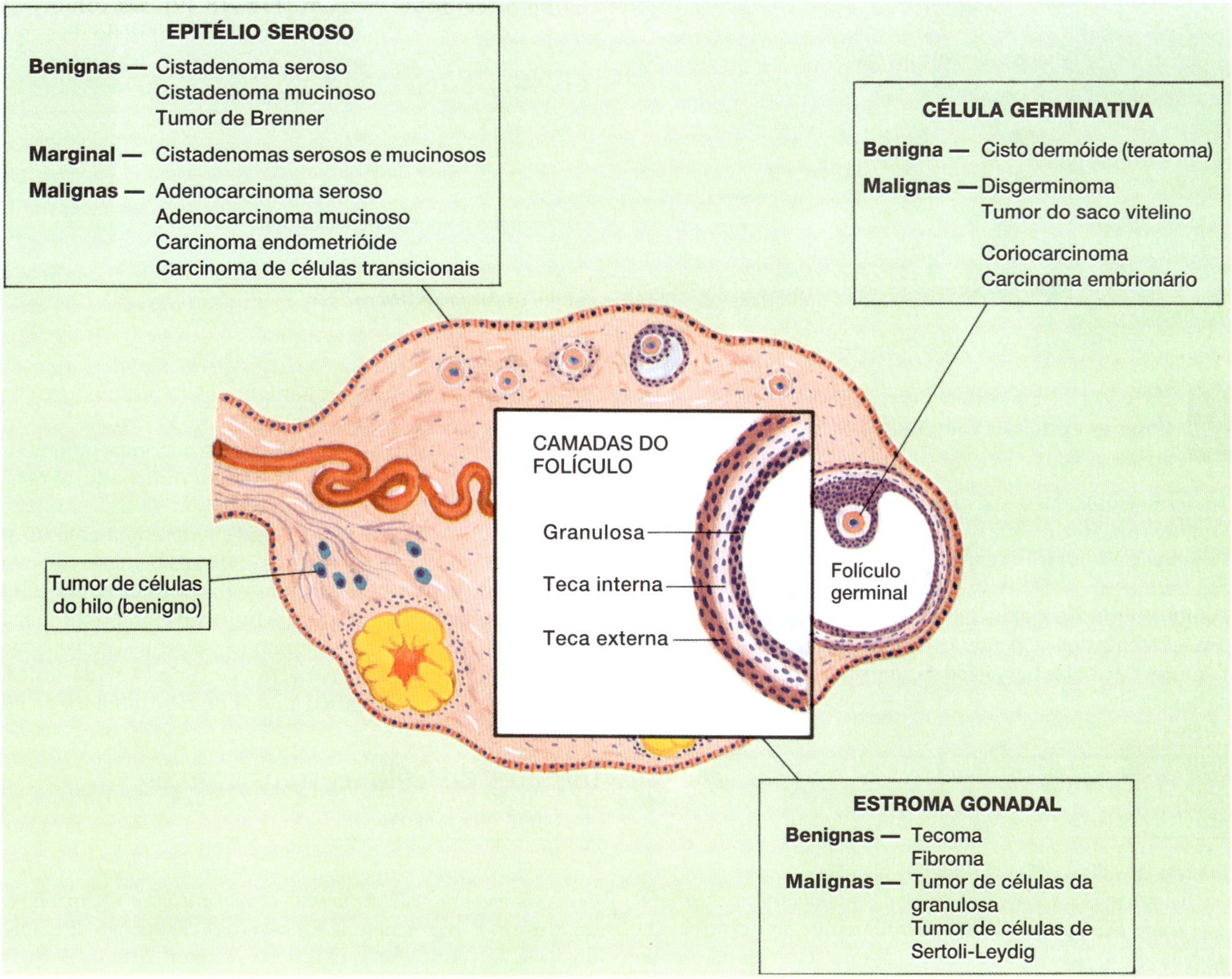

FIGURA *18.49*
Classificação de neoplasias ovarianas com base na origem celular.

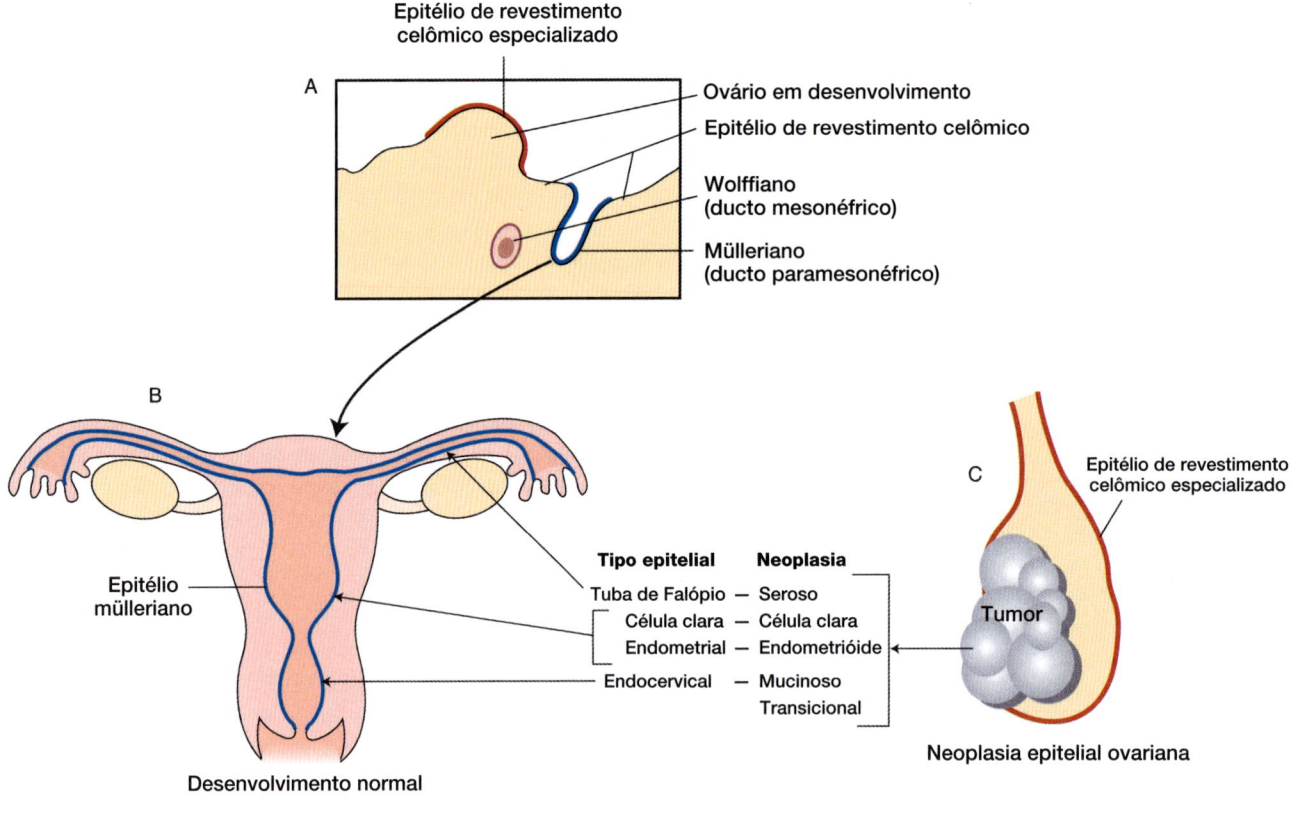

FIGURA 18.50
As relações müllerianas dos tumores epiteliais/estromais dos ovários.

 Patologia: Em ordem decrescente de freqüência, os **tumores epiteliais comuns** são os seguintes:

- **Tumores serosos,** que se assemelham ao epitélio da tuba de Falópio
- **Tumores mucinosos,** que mimetizam a mucosa da endocérvice
- **Tumores endometrióides,** que são semelhantes às glândulas do endométrio
- **Tumores de células claras,** que exibem células ricas em glicogênio que se assemelham a glândulas endometriais na gestação
- **Tumores de células transicionais,** que se assemelham à mucosa da bexiga
- **Mistos**

Cistadenomas

Os tumores epiteliais comuns benignos são quase sempre adenomas serosos ou mucinosos e, em geral, surgem em mulheres entre 20 e 60 anos de idade. As neoplasias freqüentemente são grandes, em geral crescendo até 15 a 30 cm de diâmetro. Alguns desses tumores, particularmente a variedade mucinosa, alcançam proporção verdadeiramente grande, excedendo 50 cm de diâmetro, caso em que mimetizam o aspecto de uma gestação a termo. Os tumores epiteliais benignos são tipicamente císticos, daí o termo *cistadenoma.* Os cistadenomas serosos são mais comumente bilaterais (15%) que os cistadenomas mucinosos e tendem a ser uniloculares (Fig. 18.52). Por outro lado, os *tumores mucinosos* caracteristicamente compõem-se de centenas de pequenos cistos (lóculos) (Fig. 18.53). Diferentemente de suas contrapartes malignas, os tumores epiteliais benignos do ovário tendem a apresentar paredes finas e não possuir áreas sólidas. Microscopicamente, uma camada única de epitélio colunar alto reveste os cistos. As papilas, quando presentes, consistem em um núcleo fibrovascular coberto por uma camada única de epitélio colunar alto, idêntico àquele do revestimento do cisto.

Tumores de Células Transicionais (Tumor de Brenner)

O tumor de Brenner típico é benigno e ocorre em todas as idades, com metade dos casos acometendo mulheres com mais de 50 anos de idade. O tamanho varia desde um foco microscópico até massas de 8 cm ou mais de diâmetro. Em oposição a outros tumores epiteliais comuns, o tumor de Brenner tem dois componentes. Histologicamente, o tumor de Brenner compõe-se de ninhos sólidos de células semelhantes a células transicionais (semelhantes ao urotélio) contidas em um estroma

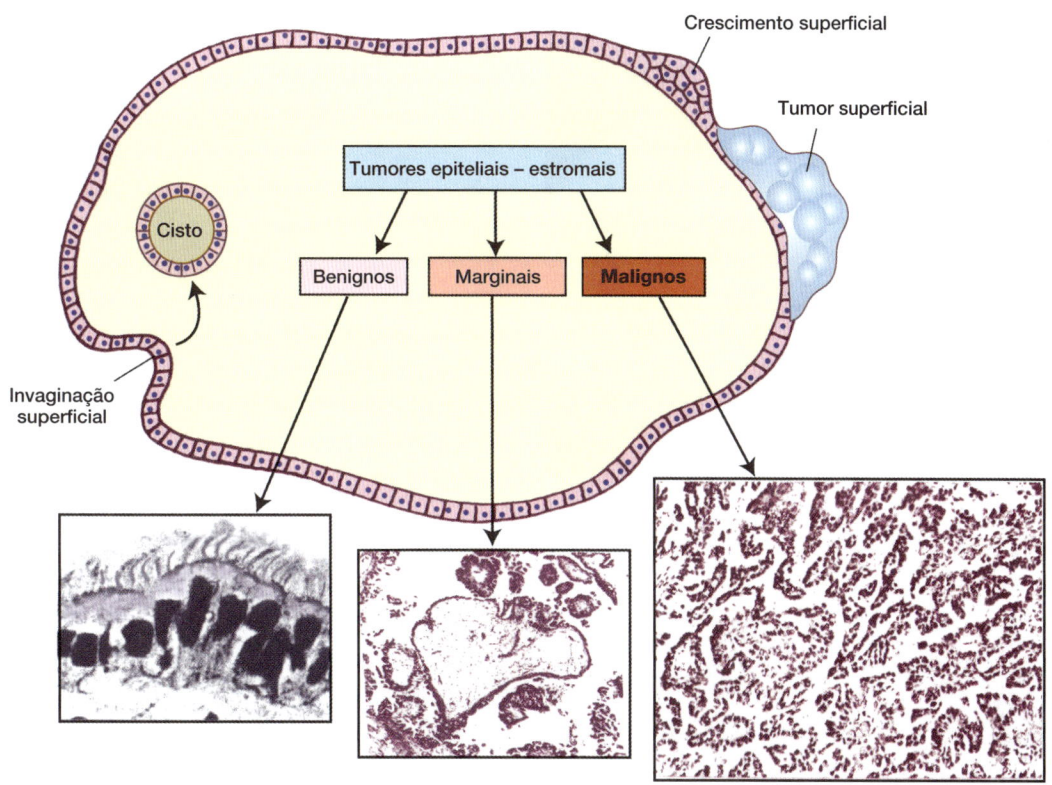

FIGURA 18.51
Histogênese de tumores epiteliais-estromais ovarianos.

fibroso e denso (Fig. 18.54). As células epiteliais mais superficiais podem exibir diferenciação mucinosa.

Tumores Marginais (Tumores com Baixo Potencial Maligno) ou Tumores Proliferativos Atípicos

A designação "tumor marginal [borderline]" *refere-se a um grupo de tumores ovarianos que compartilham um prognóstico excelente,* *a despeito de certas características histológicas que sugerem câncer.* Os tumores marginais geralmente ocorrem em mulheres entre 20 e 40 anos de idade, mas também podem ser encontrados em mulheres mais idosas. Em termos de comportamento biológico, o tumor é de "baixo potencial maligno", porém, do ponto de vista morfológico, é atípico e proliferativo. Foram encontradas anormalidades cromossômicas em tumores marginais diferentes daquelas encontradas nas formas comuns de câncer. É quase sempre possível uma cura cirúrgica se o tumor estiver confinado aos ovários. Mesmo quando apresenta disseminação para a pelve ou o abdome, 80% das pacientes

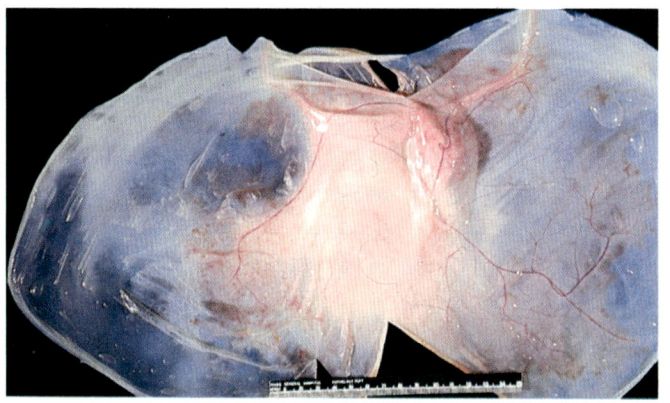
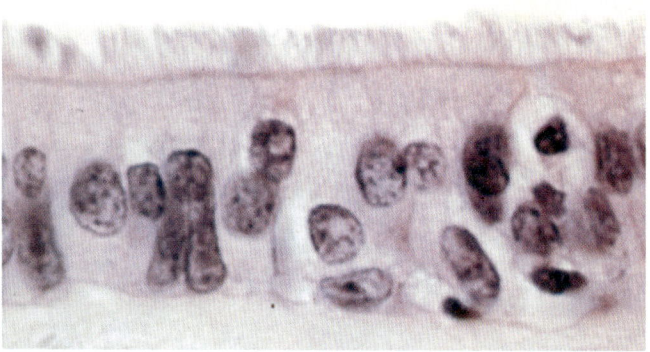

FIGURA 18.52
Cistadenoma seroso do ovário. A. O fluido foi removido deste cistadenoma seroso unilocular imenso. A parede é delgada e translúcida. B. No exame microscópico, o cisto é revestido por uma camada única de epitélio ciliado do tipo tubário.

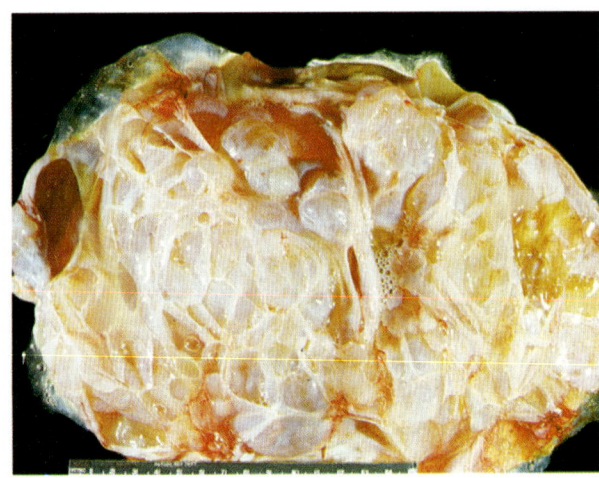
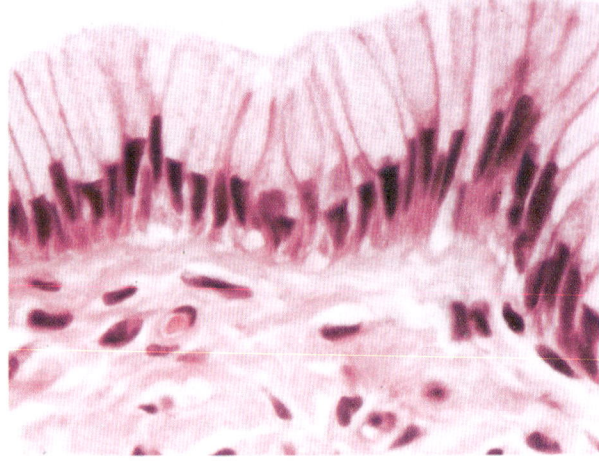

FIGURA *18.53*
Cistadenoma mucinoso do ovário. A. O tumor caracteriza-se por inúmeros cistos preenchidos com líquido viscoso e espesso. B. Uma camada única de células epiteliais mucinosas reveste o cisto.

estão vivas após 5 anos, embora exista uma taxa importante de recorrência tardia.

Os tumores serosos de malignidade marginal são mais comumente bilaterais (34%) que os mucinosos (6%) ou de outros tipos. Os tumores são de tamanho variável. Algumas vezes, os tumores mucinosos alcançam tamanho gigantesco (100 + kg). Nos tumores serosos de malignidade marginal, é comum encontrar projeções papilares, variando desde estruturas delgadas e exuberantes até aglomerados semelhantes a uva surgindo de um ou de vários sítios da parede cística (Fig. 18.55). Microscopicamente, essas estruturas assemelham-se às frondes papilares nos cistadenomas, mas são distintas deles por (1) estratificação epitelial, (2) atipia nuclear e (3) atividade mitótica. Os mesmos critérios aplicam-se aos tumores mucinosos marginais, embora projeções papilares sejam menos evidentes. **Por definição, a presença de microinvasão maior do que focal (ou seja, ninhos individualizados de células epiteliais que invadem menos de 3 mm no estroma ovariano) pelo tumor primário retira-o da categoria de malignidade marginal e o identifica como francamente maligno.** Conforme descrito anteriormente na sessão sobre peritônio, os tumores marginais com metástases para linfonodos ou implantes no peritônio, sejam não-invasivos ou invasivos, ainda são classificados como "marginais", refletindo que essa categoria é bem definida e indica um prognóstico bem melhor do que o do adenocarcinoma comum.

Tumores Epiteliais Malignos

Os tumores epiteliais malignos do ovário são mais comuns entre 40 e 60 anos de idade e são raros abaixo dos 35 anos. Quando um carcinoma alcança o tamanho de 10 a 15 cm, com freqüência já se disseminou para além do ovário e semeou o peritônio.

ADENOCARCINOMA SEROSO: Esse tumor, comumente denominado "cistadenocarcinoma", é o tumor ovariano maligno mais comum, contribuindo com um terço de todos os cânceres do ovário. Como os tumores de estágio avançado são bilaterais em mais do que o dobro das vezes que os tumores em estágio inicial, acredita-se que, em muitos casos, o câncer dissemine-se para o outro ovário por implantação. De fato, dois terços dos cânceres serosos com disseminação extragonadal são bilaterais. No exame macroscópico, geralmente os adenocarcinomas serosos são uniloculados ou pauciloculados, com papilas delicadas e moles revestindo toda a superfície. Áreas sólidas, freqüentemente com necrose e hemorragia, são comuns (Fig. 18.56).

Microscopicamente, os adenocarcinomas serosos variam desde tumores bem diferenciados até mal diferenciados. Neste último caso, o padrão papilar pode ser inconspícuo, com a maioria das áreas composta por camadas sólidas de células malignas. A invasão do estroma e da cápsula pelas células tumorais é evidente. Concreções calcificadas laminadas, denominadas *corpúsculos de psammoma*, estão presentes em um terço dos casos (ver Fig. 18.56C).

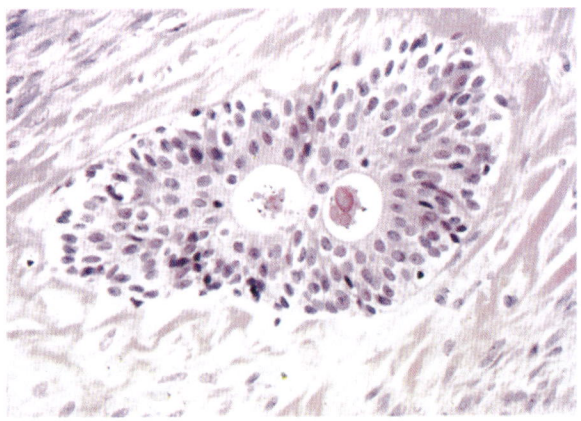

FIGURA *18.54*
Tumor de Brenner. Um ninho de células semelhantes a células transicionais está embebido em estroma fibroso e denso.

ADENOCARCINOMA MUCINOSO: Os cistadenocarcinomas mucinosos constituem até 10% de todos os cânceres

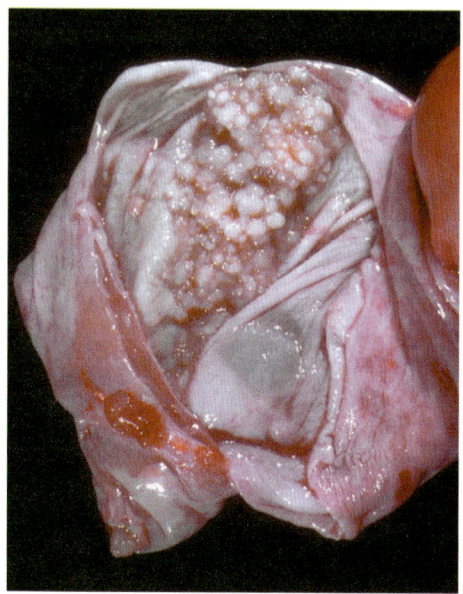 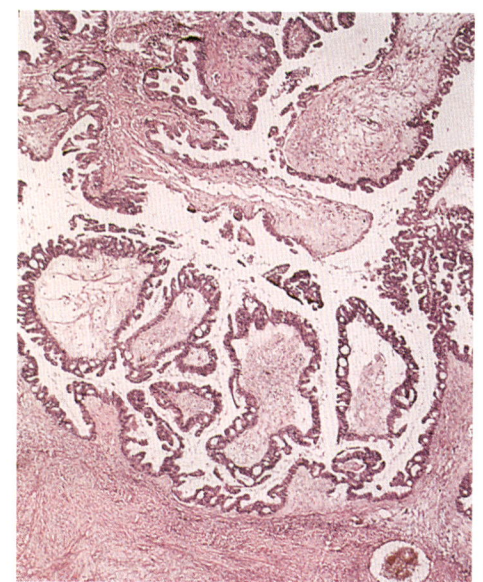

FIGURA 18.55
Tumor ovariano seroso de malignidade marginal. A. Excrescências papilares projetam-se da parede cística. B. Visão microscópica demonstra a estrutura papilar do tumor.

ovarianos. Em um sexto dos casos em que o tumor encontra-se confinado ao ovário, o tumor é bilateral. Os cânceres mucinosos são quase sempre multiloculares, com pequenos cistos freqüentemente variando entre centenas a milhares. Em oposição aos tumores serosos que estão praticamente dispersos de modo uniforme, os tumores mucinosos com freqüência contêm algumas áreas sólidas ou outras com projeções papilares. As áreas císticas tipicamente manifestam-se como tumores benignos ou marginais, e os aspectos evidentemente malignos são encontrados apenas nas regiões sólidas. Microscopicamente, o mesmo tumor mucinoso pode exibir uma gama completa de aspectos, desde bem diferenciado até mal diferenciado. Por outro lado, os tumores serosos tendem a ser uniformes completamente. Tumores mucinosos bem diferenciados contêm glândulas neoplásicas revestidas por células colunares altas, produtoras de mucina, geralmente com algumas áreas sólidas ou cribriformes (Fig. 18.57). Os adenocarcinomas mucinosos mal diferenciados mostram ninhos e cordões irregulares de células tumorais e inúmeras mitoses. A invasão do estroma é a regra, e é comum a infiltração da serosa.

ADENOCARCINOMA ENDOMETRIÓIDE: O adenocarcinoma endometrióide é um tumor do ovário histologicamente semelhante ao adenocarcinoma do endométrio, e é o segundo tumor em freqüência, perdendo apenas para o adenocarcinoma seroso, e soma 20% de todos os cânceres ovarianos. O tumor ocorre mais comumente após a menopausa. Ao contrário das neoplasias serosas e mucinosas, a maioria dos tumores endometrióides é maligna. Até metade desses cânceres é bilateral.

Macroscopicamente, os carcinomas endometrióides variam de tamanho, desde 2 cm até mais de 30 cm de diâmetro. Podem ser císticos, embora a maioria seja basicamente sólida e exiba áreas necróticas. Microscopicamente, os tumores são graduados de acordo com o mesmo esquema utilizado para adenocarcinoma endometrial. Muitas pacientes com carcinoma endometrióide do ovário também abrigam um câncer endometrial, cujas taxas em diversas séries variam de 15 a 50%. Fortes evidências sugerem que tanto os cânceres ovarianos quanto os endometriais surgem de modo independente, e não de metástases de um ou de outro. Da mesma forma, a sobrevida em 5 anos excede 85% nesses tumores sincrônicos. Assim como em todas as outras formas de tumores epiteliais malignos do ovário, o prognóstico depende do estágio em que o tumor é diagnosticado.

ADENOCARCINOMA DE CÉLULAS CLARAS: Esse câncer ovariano, que está intimamente relacionado com o adenocarcinoma endometrióide, é encontrado com freqüência associado a endometriose. Constitui 5 a 10% de todos os cânceres ovarianos, geralmente ocorrendo após a menopausa. O tamanho dos tumores varia de 2 a 30 cm de diâmetro, e 40% são biliares. A maioria é parcialmente cística e exibe necrose e hemorragia nas áreas sólidas.

Microscopicamente, o adenocarcinoma de células claras do ovário compõe-se de camadas ou túbulos de células malignas com citoplasma claro. Na forma tubular, as células malignas freqüentemente exibem núcleos bulbosos que se projetam para a luz do túbulo (*células em tacha*), um aspecto semelhante à reação de Arias-Stella no endométrio gestacional. O aspecto microscópico do adenocarcinoma de células claras assemelha-se ao de sua contraparte na vagina. A evolução clínica acompanha a do carcinoma endometrióide.

 Manifestações Clínicas: A grande maioria dos tumores ovarianos é não-funcional, ou seja, não secreta hormônios. Entretanto, um anticorpo contra um antígeno cancerígeno (CA-125) no soro detecta cerca de metade dos tumores epiteliais que ainda estão confinados ao

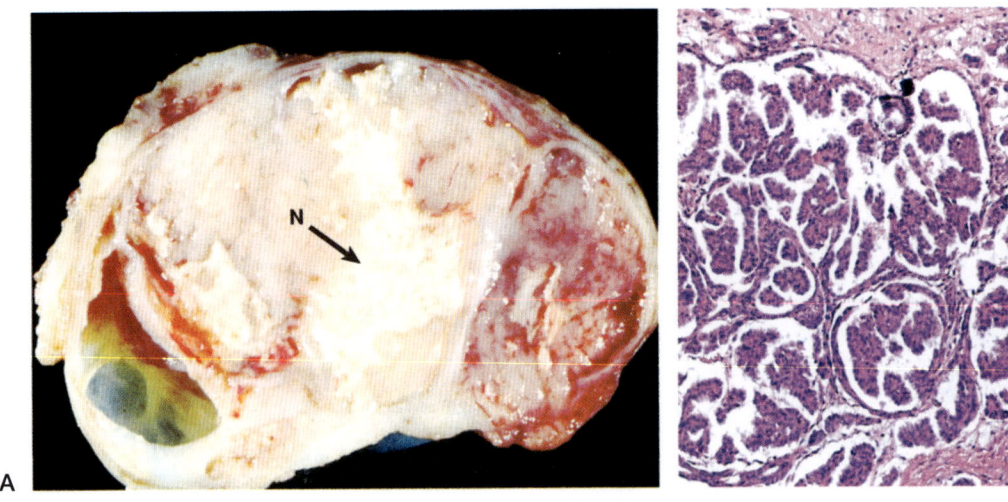
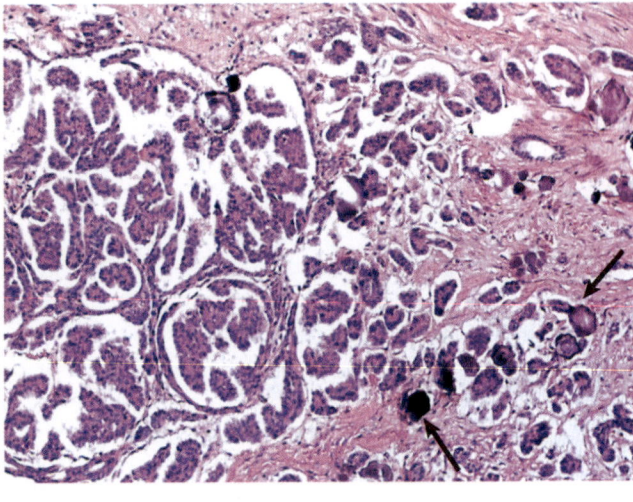
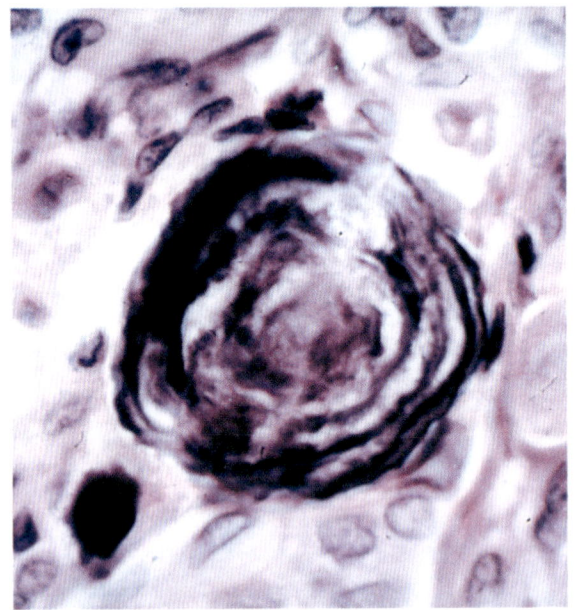

FIGURA 18.56
Cistadenocarcinoma seroso. A. O ovário encontra-se aumentado por um tumor sólido, o qual exibe necrose extensa (N). B. Exame microscópico mostra um câncer papilar invadindo o estroma ovariano. Vários corpúsculos de psammoma estão presentes (*setas*). C. O aumento maior mostra a estrutura laminar de um corpúsculo de psammoma.

ovário e cerca de 90% dos que já se disseminaram. A especificidade desse teste é de cerca de 90%, enquanto a sensibilidade é de cerca de 75%.

As massas ovarianas raramente causam sintomas até que sejam grandes. Quando distendem o abdome, provocam dor, pressão pélvica ou compressão de órgãos regionais. No momento em que os cânceres ovarianos são diagnosticados, muitos deram metástases (implantaram) para a superfície da pelve, órgãos abdominais ou bexiga. A avaliação de uma paciente com um câncer ovariano de origem epitelial exige um conhecimento íntimo do estadiamento, da graduação e das vias de disseminação do tumor. Por exemplo, os tumores ovarianos apresentam uma tendência para implantação na cavidade peritoneal sobre o diafragma, goteiras paracólicas e omento. A disseminação linfática transporta células malignas preferencialmente para linfonodos para-aórticos próximos da origem das artérias renais e, em menor proporção, para linfonodos ilíacos externos (pélvicos) ou inguinais. Além dos sintomas específicos, os cânceres metastáticos estão associados a ascite, fraqueza, perda de peso e caquexia.

Em geral, a sobrevida das pacientes com tumores ovarianos malignos é baixa. O indicador prognóstico individual mais importante é o estágio cirúrgico do tumor no momento de sua detecção (Quadro 18.10). Considerando-se todos os dados, a sobrevida em 5 anos é de apenas 35%, porque mais da metade dos tumores já se disseminou para a cavidade abdominal (estágio 3), ou para um outro local, no momento de sua descoberta. Indicadores prognósticos importantes para tumores epiteliais também incluem grau e tipo histológico e o tamanho da neoplasia residual.

O fundamento para o tratamento do câncer ovariano é a cirurgia, porque não apenas remove o tumor primário, como também é importante no estabelecimento do diagnóstico e na avaliação da extensão da disseminação. Na laparotomia, o

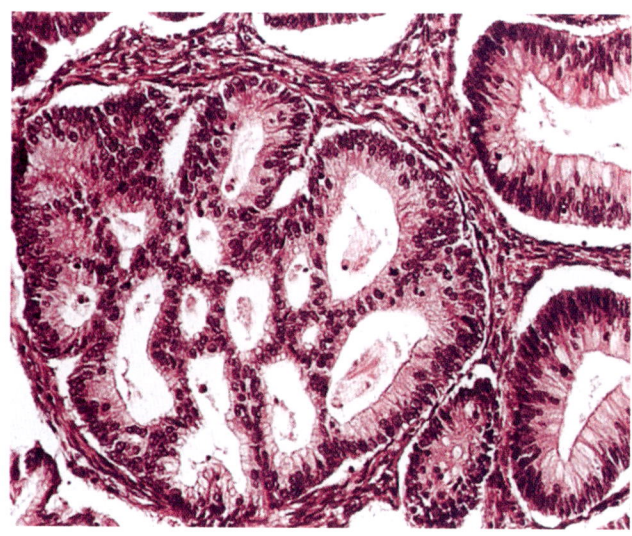

FIGURA 18.57
Cistadenocarcinoma mucinoso. As glândulas malignas encontram-se arranjadas em um padrão cribriforme e compõem-se de células colunares produtoras de mucina.

cirurgião precisa examinar as superfícies peritoneais, omento, fígado, recessos subdiafragmáticos e todas as regiões abdominais de forma a remover o máximo possível do tumor metastático. A quimioterapia adjuvante é utilizada para tratar sítios ocultos distantes de disseminação do tumor.

Em algum momento após a operação inicial, uma outra laparotomia exploratória (laparotomia para segunda visão) é utilizada em algumas instituições para avaliar a eficácia do tratamento. Entretanto, mesmo quando não há doença residual aparente, um terço das pacientes mais velhas vem a desenvolver recidivas tardias. Os fatores de risco para a recorrência incluem (1) tumor de estágio alto, (2) grau alto e (3) mais de 2 cm de doença residual permanecendo após a operação primária.

Os Tumores de Células Germinativas Tendem a Ser Benignos em Adultos e Malignos em Crianças

Os tumores derivados das células germinativas do ovário constituem um quarto de todos os tumores ovarianos. Em mulheres adultas, os tumores de células germinativas são praticamente todos benignos (teratoma cístico maduro, cisto dermóide), ao passo que, em crianças e adultos jovens, eles são malignos em sua maioria. Em crianças, os tumores de células germinativas são a forma mais comum de câncer ovariano (60%); são raros após a menopausa.

A célula germinativa neoplásica pode seguir uma entre diversas linhas de diferenciação, originando tumores análogos aos encontrados no testículo masculino (Fig. 18.58).

- O **disgerminoma** compõe-se de células germinativas neoplásicas, assemelhando-se à ovogônia do ovário fetal.
- O **teratoma** diferencia-se em tecidos somáticos (embrionários).
- O **tumor do saco vitelino** diferencia-se em tecido extra-embrionário e se assemelha ao mesênquima placentário ou seus precursores.
- O **coriocarcinoma** exibe células semelhantes às que cobrem as vilosidades placentárias.

Os tumores de células germinativas em lactentes tendem a ser sólidos e imaturos (p. ex., tumor do saco vitelino e teratoma imaturo). Tumores em mulheres jovens mostram diferenciação maior, como no teratoma cístico maduro. Os tumores de células germinativas malignos em mulheres com mais de 40 anos de idade são, em geral, a conseqüência da transformação de um dos componentes de um teratoma cístico benigno.

Os tumores de células germinativas malignos são, em geral, muito agressivos. Há algum tempo, os tumores sólidos de células germinativas do ovário eram uniformemente fatais, mas, com o advento da quimioterapia, as taxas de sobrevida excedem 80% para muitas pessoas.

Disgerminoma

Disgerminoma é a contraparte ovariana do seminoma testicular e compõe-se de células germinativas primordiais. Embora some menos de 2% de todos os cânceres ovarianos, o disgerminoma é responsável por 10% desses cânceres em mulheres com menos de 20 anos de idade. A maioria das pacientes encontra-se entre 10 e 30 anos de idade. Esses tumores são bilaterais em cerca de 15% dos casos.

QUADRO 18.10 Estadiamento Clínico de Câncer Ovariano

Estágio	Descrição
I	Limitado aos ovários: cápsula íntegra; sem tumor na superfície externa
Ia	Limitado a um ovário; líquido ascítico, se presente, não possui células malignas
Ib	Limitado a ambos os ovários; cápsula íntegra; sem tumor na superfície externa; líquido ascítico, se presente sem células malignas
Ic	Qualquer uma das apresentadas anteriormente, porém com ascite ou lavados peritoneais positivos
II	Com extensão pélvica
IIa	Extensão ou metástases para útero ou tubas
IIb	Extensão para outros tecidos pélvicos
IIc	Qualquer uma das descritas anteriormente, porém com ascite ou lavados peritoneais positivos
III	Com metástases intraperitoneais fora da pelve, ou linfonodos retroperitoneais positivos, ou ambos
	Tumor limitado à pelve verdadeira com extensão maligna comprovada histologicamente para intestino delgado ou omento
IIIa	Semeadura microscópica na superfície peritoneal abdominal
IIIb	Implante ≤ 2 cm na superfície peritoneal abdominal
IIIc	Implante > 2 cm na superfície peritoneal abdominal
IV	Com metástases distantes. Se houver derrame pleural, é necessário citologia positiva. Metástases para o fígado devem ser no parênquima

 Patologia: No exame macroscópico, freqüentemente os disgerminomas são grandes e firmes e apresentam uma superfície externa bosselada. A superfície de corte é mole e carnosa. O exame microscópico revela grandes ninhos de células tumorais homogêneas, que apresentam um citoplasma claro

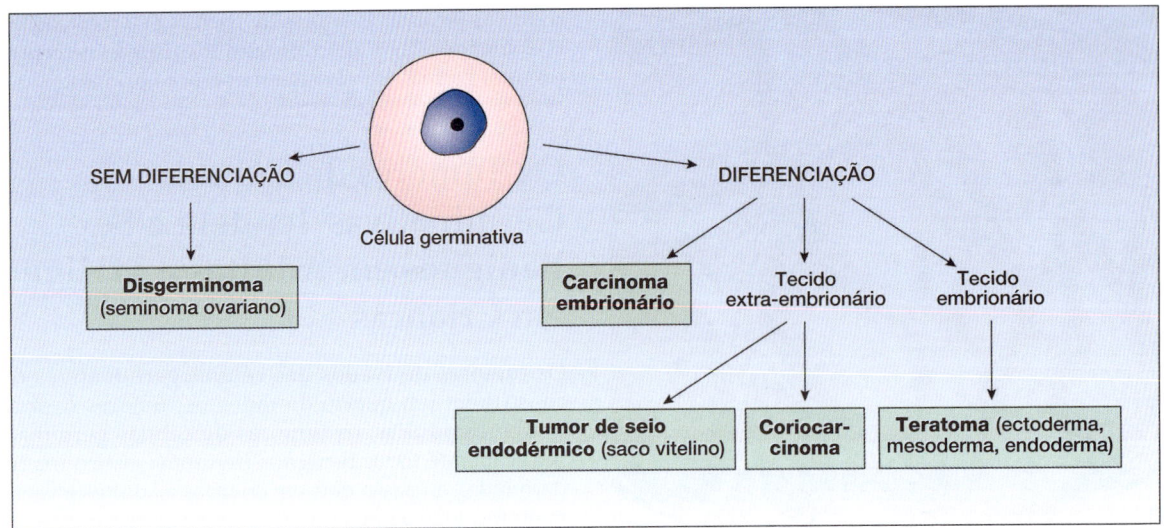

FIGURA 18.58
Classificação de tumores de células germinativas do ovário.

preenchido com glicogênio e núcleos centrais irregularmente achatados (Fig. 18.59). Septos fibrosos contendo linfócitos atravessam o tumor.

O disgerminoma é tratado cirurgicamente. A taxa de sobrevida em 5 anos para as pacientes com tumores no estágio I aproxima-se de 100%. Como o tumor é muito radiossensível, as taxas de sobrevida em 5 anos para tumores de estágios mais altos ainda excedem 80%.

Teratoma

Teratoma é um tumor de origem de células germinativas que mostra diferenciação tendendo a estruturas somáticas. A maioria dos teratomas contém tecidos representando, pelo menos, duas camadas embrionárias e, em geral, todas as três.

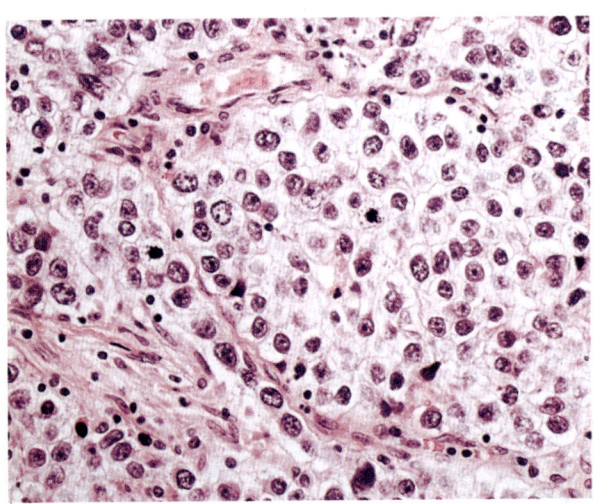

FIGURA 18.59
Disgerminoma. As células germinativas neoplásicas apresentam citoplasma claro preenchido com glicogênio e núcleo central. Septos fibrosos contendo linfócitos atravessam o tumor.

TERATOMA MADURO (TERATOMA CÍSTICO MADURO, CISTO DERMÓIDE): Essa neoplasia benigna contribui com um quarto de todos os tumores ovarianos. O pico de incidência ocorre na terceira década. Teratomas maduros desenvolvem-se por partenogênese: células germinativas haplóides (pós-meióticas) autofertilizam-se, originando células tumorais diplóides, as quais são geneticamente femininas (46,XX).

 Patologia: O teratoma maduro é cístico, e mais de 90% contêm pele, glândulas sebáceas e folículos pilosos (Fig. 18.60). Metade dos tumores exibe musculatura lisa, glândulas sudoríparas, cartilagem, osso, dentes e epitélio do trato respiratório. Tecidos como intestino, tireóide e cérebro são encontrados com menor freqüência. Focos nodulares na parede cística ("tubérculos mamários" ou "nódulos de Rokitansky"), quando presentes, contêm os elementos tissulares das três camadas de células germinativas. Essas camadas são (1) ectoderma (p. ex., pele e glia), (2) mesoderma (p. ex., musculatura lisa ou cartilagem) e (3) endoderma (p. ex., epitélio respiratório).

Bócio ovariano (*Struma ovarii*) refere-se a uma lesão cística composta predominantemente de tecido tireóideo (5 a 20% dos teratomas císticos maduros). Casos raros de hipertireoidismo foram associados a bócio ovariano.

Uma pequena minoria (1%) dos cistos dermóides sofre transformação maligna. Esses cânceres geralmente ocorrem em mulheres idosas e correspondem aos tumores que se originam em outros tecidos diferenciados do corpo. Três quartos de todos os cânceres que surgem em cistos dermóides são carcinomas de células escamosas. O restante inclui tumor carcinóide, carcinoma basocelular, câncer de tireóide, adenocarcinoma e outros. Em casos raros, derivados do intestino podem ser funcionais, produzindo a síndrome carcinóide. O prognóstico geral das pacientes com transformação maligna de um teratoma cístico maduro está basicamente relacionado com o estágio do câncer.

TERATOMA IMATURO: O teratoma imaturo do ovário compõe-se de elementos derivados das três camadas germi-

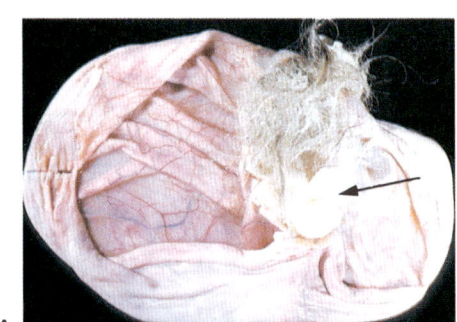
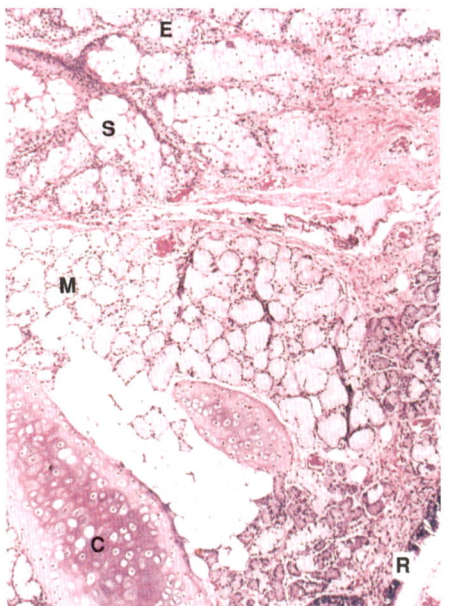

FIGURA 18.60
Teratoma cístico maduro do ovário. A. Um teratoma cístico maduro foi aberto, revelando uma saliência arredondada sólida (*seta*) da qual projeta-se cabelo. B. Fotomicrografia dessa saliência mostra componentes epidérmicos e respiratórios. Tecido semelhante a pele mostra uma epiderme (E) com glândulas sebáceas subjacentes (S). O tecido respiratório consiste em glândulas mucosas (M), cartilagem (C) e epitélio respiratório (R).

nativas. Entretanto, de maneira diferente do teratoma cístico maduro, o teratoma imaturo contém tecidos embrionários. O teratoma imaturo é responsável por 20% dos tumores malignos em todos os sítios em mulheres com menos de 20 anos de idade, e torna-se progressivamente menos comum em mulheres mais velhas.

 Patologia: O teratoma imaturo é predominantemente sólido e lobulado e contém inúmeros cistos pequenos. As áreas sólidas podem conter ossos e cartilagem imaturos, reconhecíveis macroscopicamente. Microscopicamente, em geral, são encontrados múltiplos componentes tumorais, incluindo aqueles que se diferenciam para nervo (rosetas neuroepiteliais e glia imatura) (Fig. 18.61), glândulas e outras estruturas encontradas em teratomas císticos maduros. As metástases no teratoma imaturo compõem-se de tecidos embrionários geralmente do estroma. Por outro lado, as raras metástases de teratomas císticos maduros assemelham-se a neoplasias malignas epiteliais do tipo adulto.

A sobrevida correlaciona-se com o grau do tumor. Em geral, teratomas imaturos bem diferenciados apresentam um prognóstico favorável, enquanto tumores de grau alto (predominantemente tecido embrionário) apresentam um prognóstico ruim.

Tumor do Saco Vitelino

O tumor do saco vitelino é um tumor muito maligno de mulheres com menos de 30 anos de idade que, histologicamente, assemelha-se ao mesênquima do saco vitelino.

 Patologia: Tipicamente, o tumor do saco vitelino é grande e exibe necrose extensa e hemorragia. O exame microscópico revela padrões múltiplos. O aspecto mais comum é o padrão reticular, em colméia, com espaços comunicantes revestidos por células primitivas. Os *corpúsculos de Schiller-Duval* (Fig. 18.62), que se assemelham ao seio endodérmico da placenta dos roedores, são encontrados em

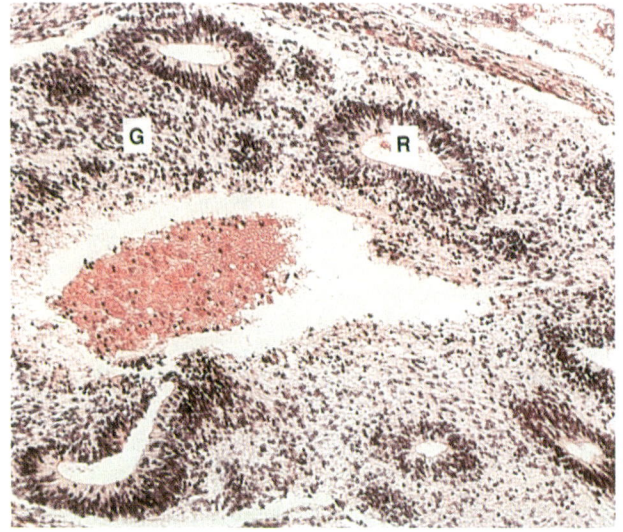

FIGURA 18.61
Teratoma imaturo do ovário. Tecido neural imaturo exibe rosetas (R) com múltiplas camadas de núcleos. Glia embrionária (G) mostra núcleos atípicos densamente agrupados.

alguns tumores, porém são característicos. Essas estruturas consistem em papilas que se projetam para um espaço revestido por células tumorais, assemelhando-se ao espaço de Bowman glomerular. As papilas são cobertas por um manto de células embrionárias e contêm um núcleo fibrovascular e um vaso sangüíneo central.

O tumor do saco vitelino não deve ser confundido com carcinoma de células embrionárias, que é comum no testículo. O tumor do saco vitelino secreta α-fetoproteína, que pode ser demonstrada histoquimicamente dentro de gotículas eosinofílicas. A detecção de α-fetoproteína no sangue é útil tanto para o diagnóstico quanto para o acompanhamento da eficácia da terapia. Antes da era da quimioterapia, o tumor do saco vitelino era quase sempre fatal. Atualmente, os níveis de sobrevida em 5 anos excedem 80% nos tumores em estágio I.

Coriocarcinoma

O coriocarcinoma do ovário é um tumor raro que incita a cobertura epitelial das vilosidades placentárias, a saber, citotrofoblasto e sinciciotrofoblasto. Se o tumor surgir antes da puberdade ou combinado a um outro de células germinativas, credita-se uma derivação de células germinativas ovarianas. Por outro lado, nas mulheres em idade reprodutiva, o coriocarcinoma do ovário também pode representar uma metástase oriunda de um tumor gestacional intra-uterino. O coriocarcinoma originado de células germinativas em geral apresenta-se, em meninas novas, sob a forma de desenvolvimento sexual precoce, irregularidades menstruais ou aumento rápido da mama.

Patologia: O coriocarcinoma do ovário é unilateral, sólido e muito hemorrágico. Microscopicamente, compõe-se de uma mistura de citotrofoblastos e sinciotrofoblastos malignos (ver placenta, coriocarcinoma, adiante). As células sinciciais secretam gonadotrofina coriônica humana (hCG), o que contribui para o achado freqüente de teste positivo para gravidez. Cistos teca luteínicos bilaterais, que resultam da estimulação de hCG, também podem ser encontrados.

Determinações seriadas dos níveis séricos de hCG são úteis, tanto para o diagnóstico quanto para o acompanhamento. O tumor é muito agressivo, mas responde à quimioterapia.

Gonadoblastoma

O gonadoblastoma é um tumor ovariano raro, diferente por causa de sua associação a diversos tipos de disgenesia gonadal, especialmente em mulheres com um cromossomo Y. É encontrado em mulheres fenotípicas com menos de 30 anos de idade, embora 20% ocorram em homens fenotípicos com criptorquidismo, hipospádias e órgãos sexuais internos femininos. A maioria das mulheres afetadas encontra-se virilizada e sofre amenorréia primária e alterações de desenvolvimento da genitália.

Patologia: O tumor é sólido e, com freqüência, exibe calcificação extensa. Microscopicamente, os ninhos celulares compõem-se de uma mistura de células germinativas e de derivados do cordão sexual, que se assemelham a células de Sertoli e células da granulosa imaturas, razão pela qual alguns consideram o tumor como uma forma *in situ* de germinoma. Em metades dos casos, o gonadoblastoma é sobreposto por disgerminoma. O gonadoblastoma por si não dá metástase; seu crescimento sobreposto, sim.

Os Tumores do Cordão Sexual/Estroma São Clinicamente Funcionais

Os tumores do cordão sexual e do estroma derivam dos cordões sexuais primitivos ou do estroma mesenquimatoso da gônada em desenvolvimento. Contribuem com 10% de todos os tumores ovarianos. Os tumores variam desde benignos até malignos de grau baixo e, freqüentemente, diferenciam-se no sentido de estruturas femininas (células da granulosa e da teca) ou masculinas (células de Sertoli e de Leydig).

Fibroma

Os fibromas são os tumores do estroma ovariano mais comuns, somando 75% de todos os tumores do estroma e 7% de todos os tumores ovarianos. Ocorrem em todas as idades, com um pico no período perimenopausa, e são praticamente sempre benignos.

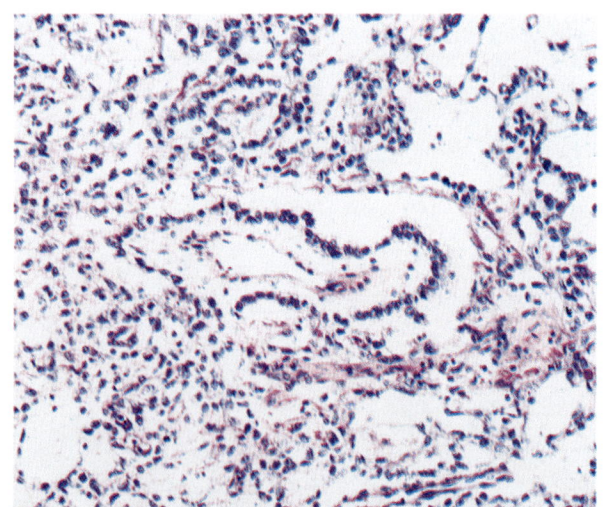

FIGURA 18.62
Carcinoma de saco vitelino do ovário. As células tumorais estão arranjadas em um padrão reticular, e um corpúsculo de Schiller-Duval encontra-se presente no centro e assemelha-se aos seios endodérmicos da placenta de roedores; consiste em uma papila que se projeta para um espaço revestido por células tumorais.

Patologia: Os tumores são sólidos, firmes e brancos (Fig. 18.63). Microscopicamente, as células assemelham-se ao estroma do córtex ovariano normal, compondo-se de fibroblastos bem diferenciados e quantidades variáveis de

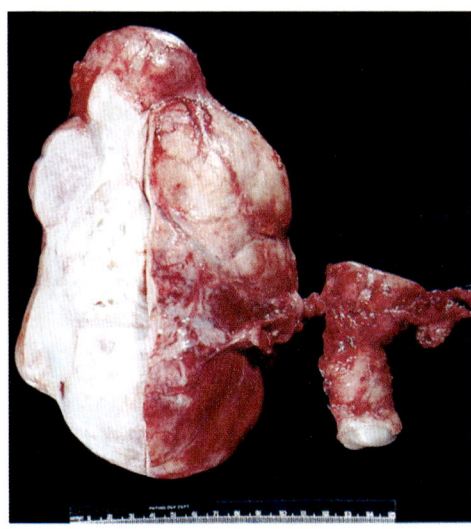

FIGURA 18.63
Fibroma do ovário. O ovário encontra-se muito aumentado por um tumor bosselado branco e firme.

colágeno. Metade dos tumores maiores está associada a ascite e, raramente, a ascite com derrames pleurais (*síndrome de Meigs*).

Tecoma

Os tecomas são tumores ovarianos funcionais que surgem nas mulheres na pós-menopausa. Na maioria dos casos, produzem sinais de produção de estrogênio.

 Patologia: Os tecomas são tumores sólidos, principalmente com 5 a 10 cm de diâmetro. Ao corte, são amarelos devido à presença de muitas células da teca repletas de lipídios. Microscopicamente, as células são grandes e de oblongas a redondas, com citoplasma vacuolizado contendo lipídio. Faixas de colágeno hialinizado separam ninhos de células da teca. Os tecomas são quase sempre benignos.

Por causa da produção de estrógeno pelo tumor, os tecomas comumente provocam irregularidade nos ciclos menstruais e aumento da mama. Hiperplasia endometrial e câncer são complicações bem conhecidas do tumor.

Tumor de Células da Granulosa

O tumor de células da granulosa é a neoplasia funcional prototípica do ovário associada à secreção de estrogênio. Esse tumor deve ser considerado maligno por causa de seu potencial para disseminação local e pela ocorrência rara de metástases distantes.

 Patogenia: A maioria dos tumores de células da granulosa ocorre após a menopausa (forma adulta), sendo incomuns antes da puberdade. A forma juvenil ocorre em crianças e mulheres jovens e tem aspectos clínicos e patológicos distintos (hiperestrogenismo e puberdade precoce). Diferentemente de tumores epiteliais comuns, nos quais a ovulação repetida é um fator contributivo, há evidências experimentais de que o desenvolvimento de tumores de células da granulosa está associado à perda de oócitos. Os oócitos parecem regular as células da granulosa, e ocorre tumorigênese quando os folículos encontram-se desorganizados ou atrésicos.

 Patologia: Os tumores de células da granulosa do tipo adulto, como a maioria dos tumores ovarianos, são grandes e focalmente císticos a sólidos. A superfície de corte apresenta áreas amarelas, representando células da granulosa luteinizadas repletas de lipídios e zonas brancas de estroma e hemorragias focais (Fig. 18.64). Microscopicamente, os tumores de células da granulosa exibem uma variedade de padrões de crescimento: (1) difuso (sarcomatóide), (2) insular (ilhas de células), ou (3) trabecular (faixas anastomóticas de células da granulosa). A orientação acidental do núcleo sobre um espaço degenerativo central (*corpúsculos de Call-Exner*) resulta em um padrão folicular característico (ver Fig. 18.64). Tipicamente, as células tumorais são fusiformes e comumente apresentam núcleo alongado e fendido (aspecto de grão de café). Elas secretam inibina, uma proteína que suprime a liberação hipofisária de hormônio folículo-estimulante (FSH).

 Manifestações Clínicas: Três quartos dos tumores de células da granulosa são funcionais, ou seja, secretam estrogênios. Conseqüentemente, hiperplasia endometrial é um sinal comum ao diagnóstico. A hiperplasia pode progredir até adenocarcinoma endometrial, se o tumor de células da granulosa funcional não for detectado. Quando detectado clinicamente, 90% dos tumores de células da granulosa encontram-se confinados ao ovário (estágio I). Essas pacientes apresentam uma sobrevida em 10 anos superior a 90%. Os tumores que se estendem para a pelve e a porção baixa do abdome apresentam um prognóstico pior. A recorrência tardia após remoção cirúrgica não é incomum após 5 a 10 anos e, em geral, é fatal.

Tumores de Células de Sertoli-Leydig

O tumor das células de Sertoli-Leydig (arrenoblastoma ou androblastoma) é uma rara neoplasia mesenquimatosa do ovário, com baixo potencial maligno e que se assemelha ao testículo embrionário. O tumor de células de Sertoli-Leydig é o tumor funcional prototípico associado à secreção de androgênios. Tipicamente, as células neoplásicas secretam androgênios fracos (desidroepiandrosterona), que contribuem para o tamanho grande do tumor necessário para alcançar sinais masculinizantes. Ocorre em todas as idades, entretanto é mais comum em mulheres jovens em idade reprodutiva.

 Patologia: Os tumores de células de Sertoli-Leydig são unilaterais, a maioria medindo entre 5 e 15 cm de diâmetro. Tendem a ser lobulados, sólidos e marrons a amarelos. Microscopicamente, os tumores variam desde bem diferenciados até mal diferenciados e alguns exibem elementos

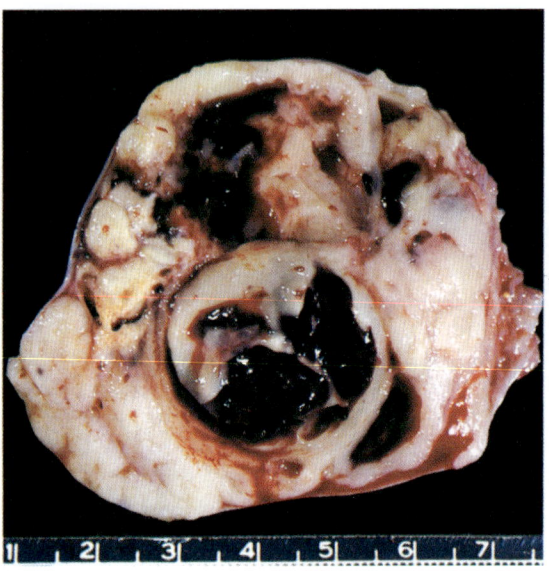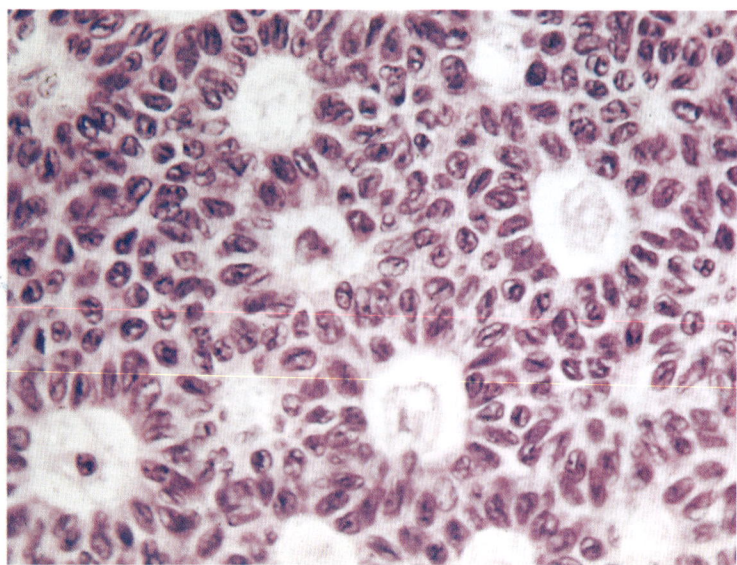

FIGURA *18.64*
Tumor de células da granulosa do ovário. A. Corte do ovário aumentado mostra um tumor sólido e matizado com hemorragias focais. As áreas amarelas representam coleções de células da granulosa luteinizadas preenchidas por lipídios. **B.** A orientação das células tumorais ao redor de espaços centrais resulta no padrão folicular característico (corpúsculos de Call-Exner).

heterólogos (p. ex., glândulas mucinosas e, raramente, até mesmo cartilagem). Os aspectos mais característicos são células de Leydig grandes, que apresentam citoplasma eosinofílico abundante e núcleo central redondo a oval, com nucléolo proeminente. As células tumorais estão embebidas em estroma sarcomatóide (Fig. 18.65). Em algumas áreas, o estroma freqüentemente diferencia-se em túbulos sólidos imaturos de células de Sertoli embrionárias.

Manifestações Clínicas: Quase metade de todas as pacientes com tumores de células de Sertoli-Leydig manifesta efeitos androgênicos, ou seja, sinais de virilização, evidenciados por hirsutismo, escudo masculino, clitóris aumentado e voz mais grave. Os sinais iniciais do tumor são, freqüentemente, desfeminização, manifesta como atrofia de mama, amenorréia e perda da gordura do quadril. O tumor, uma vez removido, tem seus sinais eliminados ou, pelo menos amenizados. Os tumores bem diferenciados são sempre curados por ressecção cirúrgica, mas os tumores mal diferenciados recidivam e dão metástases.

Tumor de Células Esteróides

Os tumores de células esteróides do ovário, também conhecidos como *tumores de células lipídicas* e *tumores de células lipóides*, compõem-se de células semelhantes a células luteínicas, células de Leydig e células do córtex supra-renal. A maioria dos tumores de células esteróides é ativa em termos hormonais, geralmente com manifestações androgênicas. Alguns secretam testosterona, enquanto outros sintetizam andrógenios mais fracos.

Tumor de Células do Hilo

O tumor de células de hilo é uma forma especializada de tumor de células esteróides e é tipicamente uma neoplasia benigna composta de células de Leydig, que surge no hilo do ovário, em geral após a menopausa. Secreta testosterona, que é o mais potente dos androgênios comuns. Como conseqüência, os sinais de masculinização são freqüentes (75%), embora o tumor tenha um tamanho tipicamente pequeno. A maioria desses tumores contém *cristalóides de Reinke* (estruturas citoplasmáticas semelhantes a bastonetes).

Os Tumores Metastáticos para o Ovário Podem Mimetizar um Tumor Primário

Cerca de 3% dos cânceres ovarianos surgem fora do ovário, sendo os locais mais comuns, em ordem decrescente, mama,

FIGURA *18.65*
Tumor de células de Sertoli-Leydig. Túbulos sólidos imaturos de células embrionárias de Sertoli encontram-se adjacentes a aglomerados de células de Leydig, que exibem citoplasma eosinofílico abundante.

intestino grosso, endométrio e estômago. Esses tumores variam em tamanho desde lesões microscópicas até massas grandes. Na maioria dos casos, metástases oriundas da mama são microscópicas, e são encontradas em 10% dos ovários removidos profilaticamente nos casos de câncer de mama avançado. Desses tumores metastáticos grandes o suficiente para serem observados clinicamente, o cólon é o sítio mais freqüente de origem. Comumente, as células tumorais estimulam o estroma ovariano diferenciando-as em células hormonalmente ativas (células do estroma luteinizadas), dessa maneira induzindo sintomas androgênicos e, algumas vezes, estrogênicos.

Os **tumores de Krukenberg** são metástases ovarianas nas quais o tumor surge como ninho de células em "anel de sinete" preenchidas com mucina dentro de um estroma celular derivado do ovário (Fig. 18.66). O estômago é o sítio primário em 75% dos casos, e a maioria dos outros tumores de Krukenberg surge no cólon.

O envolvimento ovariano bilateral e a multinodularidade são elementos importantes para o diagnóstico de carcinoma metastático. Ambos os ovários encontram-se macroscopicamente envolvidos em até 75% dos casos. Na doença metastática clinicamente unilateral, o ovário aparentemente normal também pode conter implantes sobre a superfície ou focos minúsculos do tumor dentro do parênquima. Dessa maneira, quando se documenta metástase para um ovário, é importante que o cirurgião remova o ovário contralateral também.

Peritônio

O peritônio é uma membrana quase contínua que reveste a cavidade peritoneal e separa as vísceras da parede abdominal. No sexo masculino, a cavidade peritoneal forma um sistema fechado. No feminino, o peritônio é um "sistema aberto" que é interrompido na pelve pelas tubas de Falópio. As tubas de Falópio proporcionam um conduto final para a transmissão de patógenos e substâncias químicas do trato genital para a cavidade peritoneal.

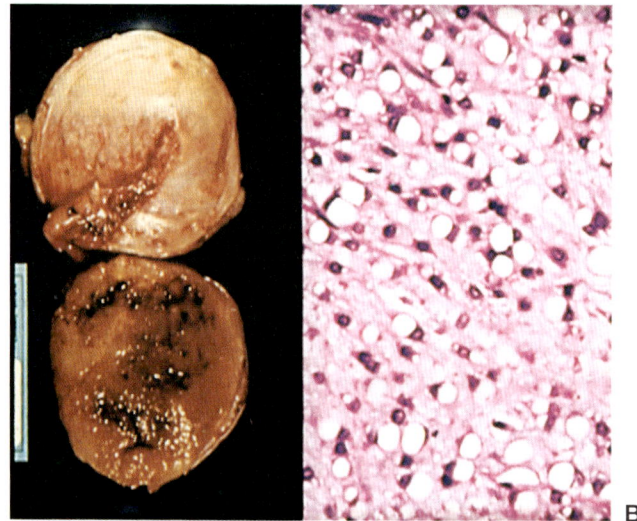

FIGURA 18.66
Tumor de Krukenberg. A. O ovário encontra-se aumentado e parcialmente hemorrágico. **B.** Corte microscópico de *A* revela células mucinosas (anel de sinete) infiltrando o ovário.

As células que revestem a cavidade peritoneal e as que formam a serosa do ovário são de origem epitelial celômica. Assim, continua a ser uma questão aberta se os tumores e as lesões tumoriformes do peritônio e do ovário (ou seja, lesões do epitélio de Müller) são a mesma entidade nas duas localizações.

O peritônio é o local de uma ampla gama de lesões inflamatórias, como peritonite granulomatosa como resposta a materiais de sutura, talco de luva cirúrgica, meio de contraste, conteúdo intestinal após perfuração (p. ex., na doença de Crohn ou na diverticulite), ruptura de um teratoma cístico maduro (cisto dermóide) do ovário e, naturalmente, tuberculose. Também é o local de proliferação mesotelial reativa, que ocorre com mínima irritação. A peritonite é discutida no Cap. 13.

ENDOMETRIOSE

A endometriose refere-se à presença de glândulas endometriais benignas e estroma fora do útero. Acomete 5 a 10% das mulheres em idade reprodutiva e regride após menopausa natural ou artificial. A média de idade ao diagnóstico encontra-se entre o final da década dos 20 anos e o início da década dos 30, embora possa surgir em qualquer momento após a menarca. Os locais mais freqüentemente envolvidos são os ovários (> 60%), outros anexos uterinos (ligamentos uterinos, septo retovaginal, saco de Douglas) e o peritônio pélvico que cobre o útero, as tubas de Falópio, o cólon retossigmóide e a bexiga (Fig. 18.67). A endometriose pode estar ainda mais disseminada e afetar ocasionalmente a cérvice, vagina, períneo, bexiga e umbigo. Até mesmo os linfonodos pélvicos podem conter focos de endometriose. Em raras ocasiões, áreas distantes como pulmões, pleura, intestino delgado, rins e ossos contêm lesões.

 Patogenia: As teorias para explicar a histogênese da endometriose incluem:

Transplante de fragmentos endometriais para sítios ectópicos
Metaplasia do peritônio celômico multipotencial
Indução de mesênquima indiferenciado em sítios ectópicos
    formando lesões após exposição a substâncias liberadas no endométrio descamado.

TRANSPLANTE: A teoria mais aceita afirma que focos de endométrio menstrual refluem através das tubas de Falópio e se implantam em sítios ectópicos. Nesse contexto, a menstruação retrógrada através das tubas de Falópio ocorre em 90% das mulheres. Uma extensão da teoria do transplante é a disseminação linfática e hematógena, que explicaria a ocorrência de endometriose em sítios distantes, como pulmões e rins. A observação de que a endometriose pulmonar ocorre quase exclusivamente em mulheres submetidas a cirurgia uterina apóia essa argumentação. A presença de endometriose em linfonodos é compatível com disseminação linfática semelhante.

METAPLASIA CELÔMICA: A teoria metaplásica propõe que a endometriose surge na pelve e em outros locais por metaplasia endometrial da serosa peritoneal ou estruturas semelhantes à serosa. De acordo com esse conceito, o peritônio pélvico pode potencialmente se diferenciar, se estimulado de modo apropriado, em qualquer tipo de epitélio de Müller.

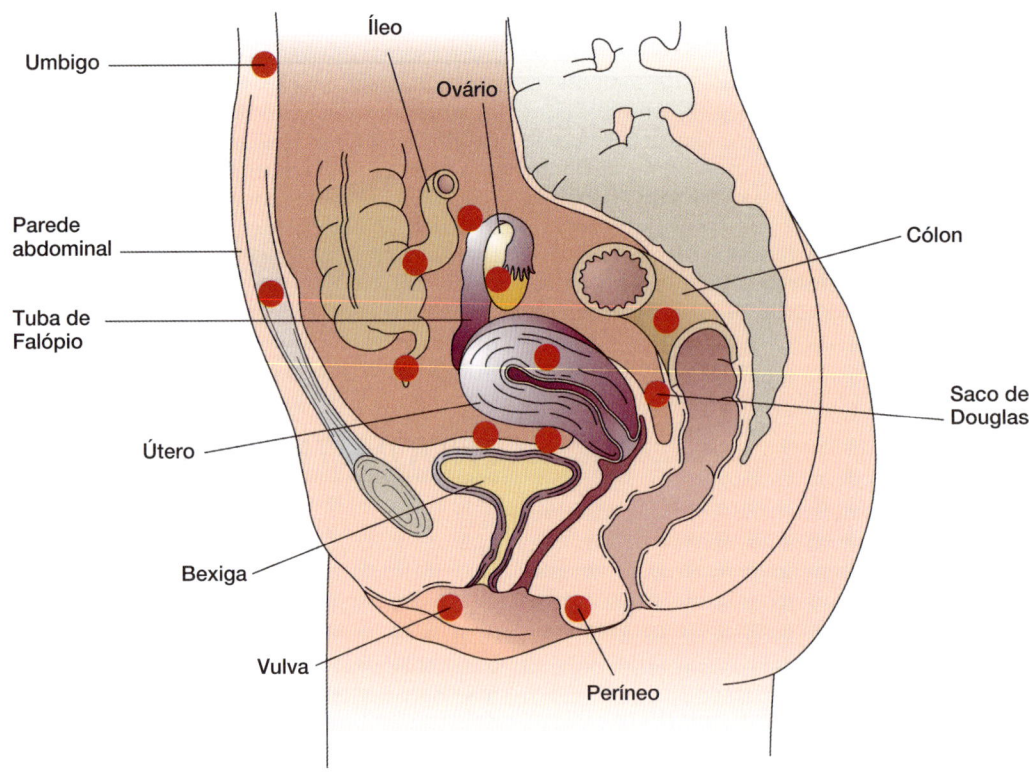

FIGURA 18.67
Locais de endometriose.

TEORIA DA INDUÇÃO: Esse conceito oferece uma alternativa para o postulado do transplante e sugere que alguma substância secretada pelo endométrio induz o desenvolvimento de epitélio endometrial e estroma em sítios ectópicos.

 Patologia: Ao exame macroscópico, as lesões da endometriose variam quanto à cor. Manchas amarelo-avermelhadas, quando confinadas à serosa, refletem a degradação de produtos sangüíneos e freqüentemente são as lesões detectáveis mais precocemente. Lesões vermelhas também refletem uma forma precoce da doença, em que os focos de endometriose estão crescendo ativamente. Em geral, os patologistas vêem lesões em amostras cirúrgicas, que exibem algum grau de resolução. Tais focos no ovário e nas superfícies peritoneais, denominados nódulos em "amora", têm de 1 a 5 mm de diâmetro. Com ciclos repetidos, hemorragia e o início de fibrose, a superfície acometida pode mostrar formação de tecido cicatricial e assumir uma alteração macroscópica de mudança da cor para castanho ("queimaduras de pólvora"). Com o decorrer do tempo, as aderências fibrosas podem se tornar mais pronunciadas. Algumas vezes, o tecido cicatricial acarreta complicações, como obstrução intestinal. Nos ovários, a hemorragia repetida pode levar os focos do endométrio a formar cistos de até 15 cm de diâmetro, contendo material condensado, cor de chocolate (*cistos de chocolate*).

À microscopia, a endometriose exibe glândulas endometriais ectópicas e estroma (Fig. 18.68). Ocasionalmente, focos de endometriose cicatrizados podem consistir apenas em tecido fibroso e macrófagos repletos de hemossiderina, características

que, por si, não são diagnósticas. A demonstração de expressão de CD-10 pode ser diagnóstica.

 Manifestações Clínicas: Os sinais e sintomas da endometriose dependem da localização dos implantes. A queixa mais freqüente é dismenorréia, relacionada com implantes nos ligamentos uterossacrais. Essas lesões incham imediatamente antes ou durante a menstruação, produzindo dor pélvica. De fato, metade das mulheres com dismenorréia apresenta endometriose. A dispareunia e a dor abdominal cíclica podem ser incômodas.

A infertilidade é a queixa básica em um terço das mulheres com endometriose (Fig. 18.69). A conjuntura hormonal em uma mulher que não atinge a gravidez encoraja o desenvolvimento de endometriose. Por sua vez, desenvolvida endometriose, ela contribui para o estado de infertilidade, e se estabelece um círculo vicioso. Por outro lado, a gestação freqüentemente tem um efeito benéfico sobre a doença. Com a cirurgia conservadora para restabelecer a anatomia pélvica, muitas das mulheres que sofrem de endometriose terminam engravidando.

Ocorre transformação maligna em cerca de 1 a 2% dos casos de endometriose. Os tumores de células claras e os tumores endometrióides são as formas mais freqüentes. Adenossarcoma, embora raro, é o sarcoma mais comum.

TUMORES MESOTELIAIS

Os tumores de origem mesotelial variam desde neoplásicos, porém benignos, até malignidades multicêntricas e agressivas.

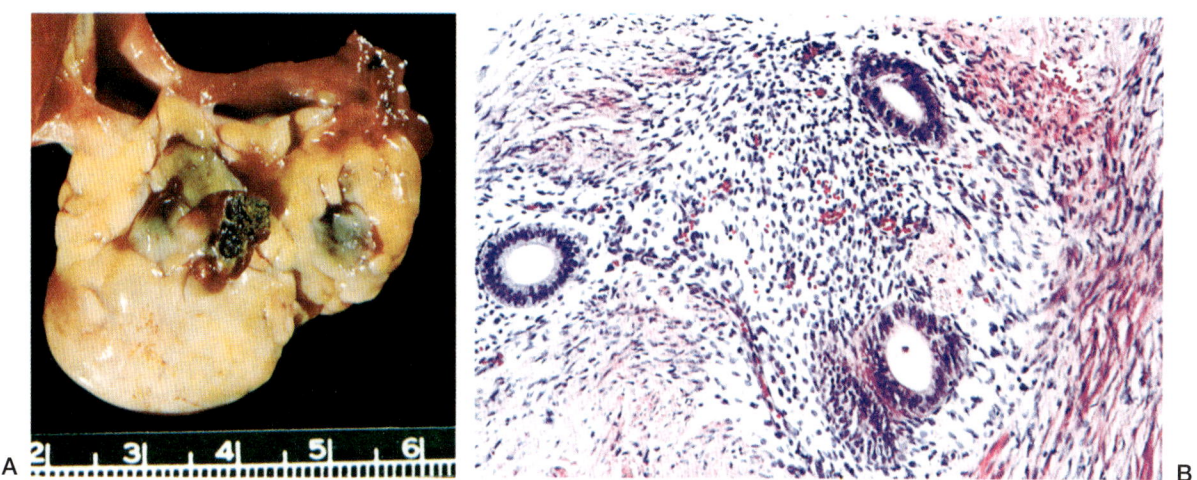

FIGURA 18.68
Endometriose. A. Implantes de endometriose no ovário têm o aspecto de nódulos azul-avermelhados. B. Corte microscópico do ligamento largo mostra glândulas e estroma endometriais no ovário.

O Tumor Adenomatóide É uma Neoplasia Mesotelial Benigna

O tumor adenomatóide é encontrado na tuba de Falópio e no tecido subseroso do corpo uterino próximo da tuba de Falópio. Raramente é encontrado em outro local da cavidade peritoneal.

O Mesotelioma Papilar Bem Diferenciado É Benigno

Uma forma rara de mesotelioma peritoneal, o mesotelioma papilar bem diferenciado é uma neoplasia rara de mulheres na idade reprodutiva. As lesões são quase sempre assinto-

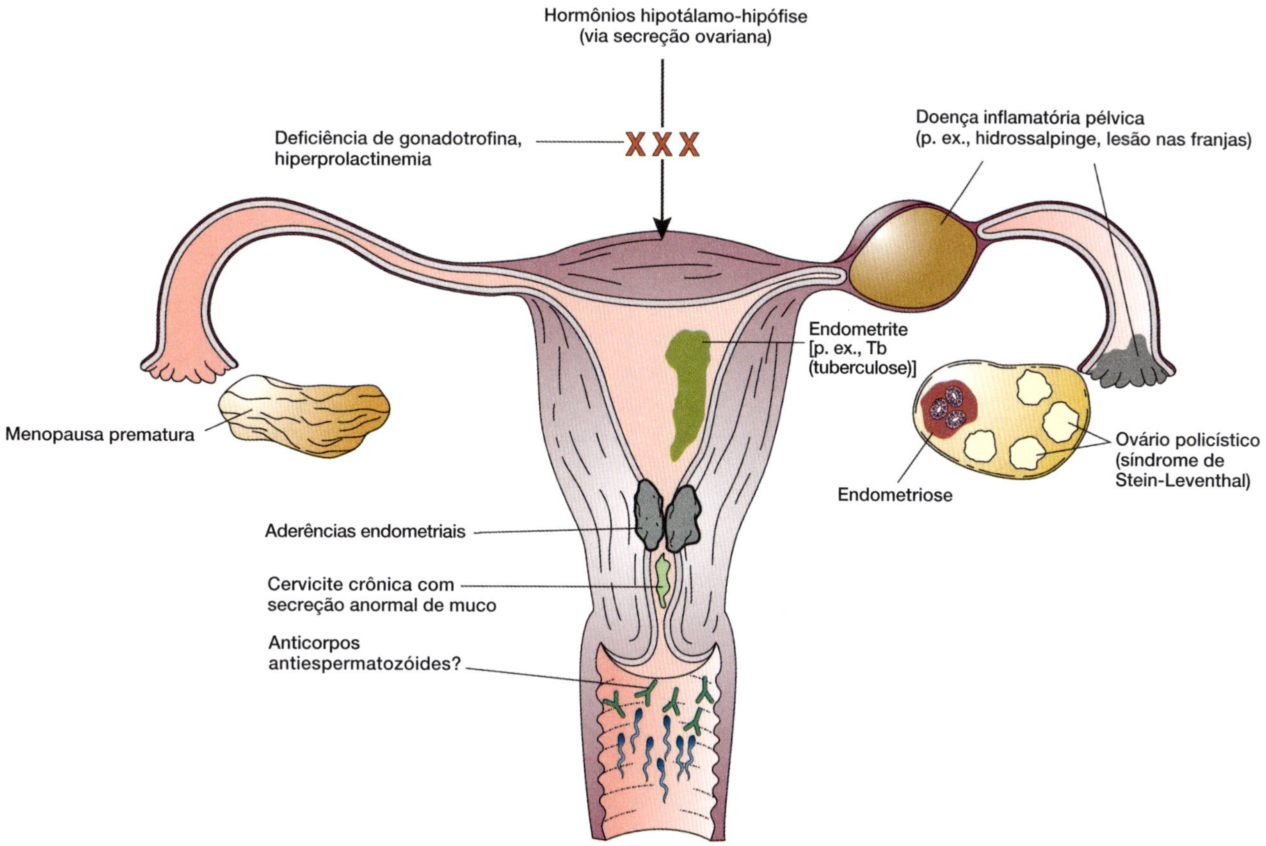

FIGURA 18.69
Causas de infertilidade adquirida.

máticas e em geral encontradas ocasionalmente durante cirurgia. Os tumores são tipicamente solitários, consistindo em excrescências semelhantes a verruga e com a base ampla, polipóides ou nodulares. Microscopicamente, papilas espessas estão cobertas por uma única camada de células cuboidais pequenas com núcleos delicados (Fig. 18.70). Com freqüência, essas lesões assemelham-se a tumores epiteliais serosos, mas os dois distúrbios são tratados de modo diferente.

O Mesotelioma Maligno Difuso É um Tumor Peritoneal Invariavelmente Fatal

O mesotelioma maligno difuso origina-se do mesotélio que recobre o peritônio. É raro em mulheres e compreende apenas uma pequena proporção de todos os mesoteliomas malignos, que são principalmente pleurais. Esses tumores precisam ser diferenciados de adenocarcinomas serosos, inclusive os que surgem da própria superfície peritoneal e os que são metástase do ovário, porque as taxas de sobrevida de mesotelioma são muito precárias e o tratamento é diferente do tratamento do adenocarcinoma seroso. A maioria das pacientes é de meia-idade ou encontra-se na pós-menopausa. As manifestações clínicas são inespecíficas e incluem ascite, desconforto abdominal, distúrbios digestivos e perda de peso. Embora a exposição ao amianto seja incomum em mulheres com mesotelioma peritoneal quando comparado aos tumores pleurais, foram relatados até 2 milhões de fibras por grama de peso fresco em alguns tumores.

Patologia: O mesotelioma maligno difuso envolve de modo extenso e espessa o peritônio e a serosa dos diversos órgãos abdominais e pélvicos. Ao exame microscópico, apresenta um padrão de tubulopapilar a sólido. Em oposição ao mesotelioma pleural, o tipo sarcomatóide é raro. A variante epitelial exibe células neoplásicas poligonais ou cuboidais com um citoplasma abundante. Não existe tratamento eficaz.

TUMORES SEROSOS (PRIMÁRIOS E METASTÁTICOS)

Em oposição ao ovário, que exibe uma ampla gama de tumores, os tumores serosos são praticamente o único tipo encontrado no peritônio. Tumores mucinosos no peritônio são metástases de uma neoplasia primária no apêndice ou no ovário.

O Tumor Seroso de Malignidade Marginal Assemelha-se à Neoplasia Ovariana

A maior parte dos tumores marginais serosos no peritônio representa metástases do ovário, mas alguns podem ser primários no peritônio. Neste caso, tumores peritoniais serosos sem evidências de invasão geralmente seguem um curso benigno; os invasivos têm um prognóstico pior.

Patologia: Seja no ovário ou no peritônio, um tumor seroso de malignidade marginal caracteriza-se por processos papilares, pequenos aglomerados de células, estratificação celular, aglomerados celulares destacados, atipia nuclear e atividade mitótica sem invasão. Macroscopicamente, os implantes têm o aspecto de granularidades delicadas ou de pequenos nódulos no peritônio. O exame microscópico revela aglomerados de papilas obtusas ou estruturas glandulares, freqüentemente com tufos celulares complexos (Fig. 18.71). Os corpúsculos de psammoma são comuns e podem preencher o cerne das papilas. É comum atipia citológica de leve a intensa com alguma estratificação, porém substancialmente menos do que a encontrada no adenocarcinoma.

O Adenocarcinoma Seroso Ocorre em Mulheres com Ovários Normais

A freqüência de adenocarcinoma seroso surgindo *de novo* no peritônio é estimada em 10% de seu equivalente no ovário. A média de idade de mulheres com esse tumor é de 50 a 65 anos.

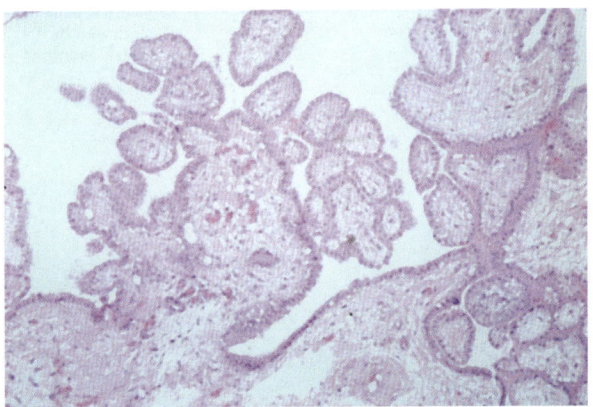

FIGURA 18.70
Mesotelioma peritoneal bem diferenciado.

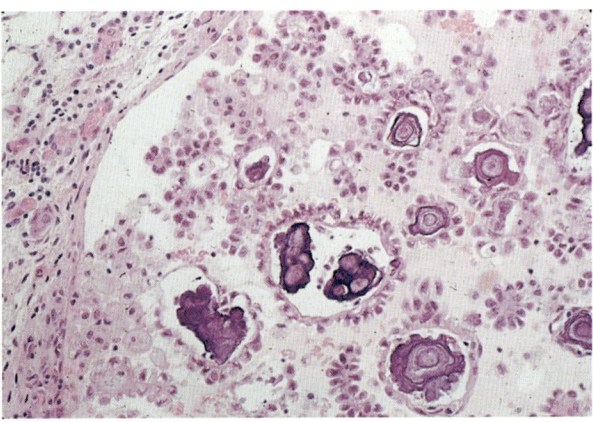

FIGURA 18.71
Implantes não-invasivos de tumor seroso marginal no peritônio exibem tufos epiteliais e corpúsculos de psammoma.

O diagnóstico de um tumor peritoneal primário exige a demonstração de ovários normais. Dor abdominal e ascite são manifestações freqüentes. Assim como o câncer ovariano, o adenocarcinoma seroso primário no peritônio pode ter uma base familiar e formar metástases para locais distantes.

PSEUDOMIXOMA PERITONEAL

O pseudomixoma peritoneal *refere-se ao acúmulo de muco semelhante a gelatina na cavidade pélvica ou peritoneal*. Embora historicamente interpretado como disseminação em estágio 3 de tumores ovarianos mucinosos, atualmente considera-se que muitos, senão a grande maioria dos tumores, são na verdade adenocarcinomas do apêndice produtores de muco.

 Patologia: O distúrbio pode ser extenso e manifestar-se como gelatina semi-sólida cobrindo todas as estruturas abdominais ou pode haver pouco mais de uma cobertura gelatinosa levemente espessada sobre uma área focal do intestino ou do omento. Durante cirurgia, o apêndice freqüentemente será encontrado aumentado ou aderido ao omento que estará coberto pelo material gelatinoso. À microscopia, a gelatina revela faixas de epitélio mucinoso do tipo intestinal, extremamente bem diferenciado (Fig. 18.72). Se houver somente focos isolados, o epitélio pode ser tão bem diferenciado a ponto de assemelhar-se a um adenoma mucinoso simples. Ocasionalmente, existem padrões cribriformes ou outras características histológicas de malignidade, como células em anel de sinete, contribuindo para um diagnóstico de adenocarcinoma.

Os tumores de grau baixo geralmente são tratados para a cura, que consiste em retirada cirúrgica agressiva da massa e quimioterapia intraperitoneal. A taxa de sobrevida em 5 anos é inferior a 50%.

Placenta e Doença Gestacional

DESENVOLVIMENTO

O ovo fertilizado implanta-se no endométrio cerca de 5 dias após a ovulação. O blastocisto origina as três camadas de trofoblastos:

- **O citotrofoblasto** constitui a camada germinativa da placenta e não contém hormônios. As células são mononucleares e pequenas.
- **O sinciciotrofoblasto,** forma mais diferenciada de trofoblasto, compõe-se de células multinucleadas grandes. Essas células contêm muitos hormônios, entre eles hCG e lactógeno placentário humano (hPL).
- **As células trofoblásticas intermediárias** são uma forma de transição entre citotrofoblastos e sinciciotrofoblastos. São células mononucleares, mas apresentam citoplasma eosinofílico, mais intimamente semelhante a sinciciotrofoblasto. As células intermediárias contêm principalmente hPL e pequenas quantidades de hCG.

As funções do trofoblasto são (1) abrigar a implantação do blastocisto, (2) desenvolver a circulação uteroplacentária e (3) sintetizar hormônios.

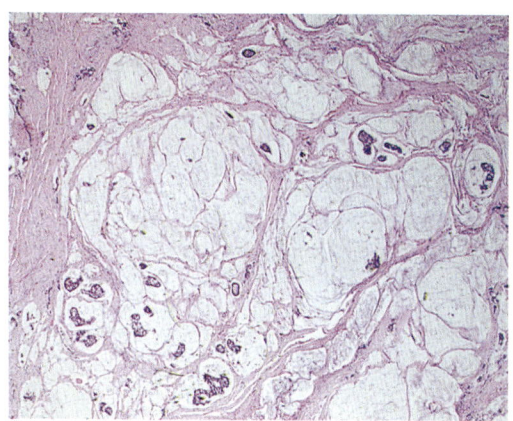

FIGURA *18.72*
Pseudomixoma peritoneal. Há múltiplas coleções de células tumorais no material mucinoso.

As vilosidades coriônicas desenvolvem-se no 21.º dia a partir dos feixes vilosos primários que se estendem para o espaço interviloso. Até o quarto mês de gestação, a placenta definitiva encontra-se desenvolvida e não ocorrem mais alterações anatômicas, embora o crescimento continue até o parto.

ANATOMIA

A placenta contém cerca de 200 subunidades denominadas *lóbulos*. Os feixes vilosos primários originam-se da placa coriônica e ramificam-se em feixes vilosos secundários e a seguir terciários. Os lóbulos são formados pelos feixes vilosos terciários que correm através do espaço viloso na direção da placa basal. Nesse local, inserem-se e entram de novo no espaço interviloso, dividindo-se em uma rede complexa de vilosidades terminais. O sangue fetal penetra a placenta através de duas artérias umbilicais que se espiralam ao redor da veia umbilical. Cada artéria supre metade da placenta.

A vilosidade terminal é a unidade funcional da placenta e compõe-se de uma camada interna de citotrofoblasto (*células de Langhans*), uma camada média de trofoblasto intermediário e uma camada externa de sinciciotrofoblasto. O estroma viloso consiste em mesênquima frouxo que contém macrófagos (*células de Hofbauer*). No segundo trimestre, as vilosidades tornam-se menores e mais numerosas, as células citotrofoblásticas e trofoblásticas intermediárias tornam-se menos proeminentes e o sinciciotrofoblasto atenua-se. Os capilares vilosos crescem mais e tornam-se mais numerosos e permanecem principalmente dentro do centro das vilosidades. Esse processo continua até o termo.

No terceiro trimestre, os núcleos sinciciotrofoblásticos agregam-se, formando protrusões multinucleares denominadas *nós sinciciais*. Em outras áreas ao longo da superfície vilosa, o sincício entre os nós adelgaça-se acentuadamente e atenua-se. Nesses locais, o citoplasma trofoblástico entra em contato direto com o endotélio dos capilares fetais, formando a *membrana vasculossincicial*. Essas zonas especializadas facilitam a transferência de gás e de nutrientes através da placenta. Áreas não-membranosas participam da síntese de hormônios.

INFECÇÕES

A Corioamnionite É Conseqüente a Infecção Ascendente

A corioamnionite refere-se à inflamação do âmnio e do córion placentários e das membranas extraplacentárias. Os microrganismos infecciosos ascendem do canal do parto materno, comumente devido à ruptura prematura das membranas. O processo inflamatório afeta primariamente as membranas (corioamnionite), e não as vilosidades coriônicas.

Patologia: O líquido amniótico em geral é turvo. As paredes membranosas são levemente opacas, amarelas, com odor desagradável e edematosas. Microscopicamente, exibem um infiltrado neutrofílico, com freqüência acompanhado de deposição de fibrina. Com disseminação mais extensa, o cordão umbilical pode tornar-se infectado (*funisite*) e exibir vasculite de um ou mais vasos umbilicais ou inflamação do mesênquima do cordão (*geléia de Wharton*). Em geral, as vilosidades coriônicas permanecem livres do infiltrado inflamatório. Os microrganismos isolados das placentas com corioamnionite, em ordem decrescente de freqüência, são os micoplasmas genitais (*U. urealyticum, M. hominis*), microrganismos anaeróbicos do grupo *Bacteroides* e aeróbios (estreptococos do grupo B, *E. coli* e *G. vaginalis*).

Manifestações Clínicas: A corioamnionite aguda é encontrada em 10% das placentas e está associada a trabalho de parto pré-termo, infecções fetais e neonatais e hipoxia intra-uterina. Os riscos da corioamnionite para o feto incluem (1) pneumonia após inalação de líquido amniótico infectado, (2) infecções da pele ou do olho por contato direto com microrganismos no líquido e (3) gastrite, enterite ou peritonite neonatais provocadas por ingestão de líquido infectado. Os principais riscos para a mãe são febre intraparto, endometrite pós-parto e sepse pélvica com trombose venosa.

A Vilite Pode Refletir Infecção Hematógena

A infecção das vilosidades coriônicas resulta de endometrite ou da passagem transplacentária de microrganismos carreados por meio da circulação materna. O processo freqüentemente é focal. Embora a infecção não possa ser demonstrada na maioria dos casos, os microrganismos que causam esse tipo de infecção incluem (1) bactérias (*Treponema pallidum, Mycobacterium tuberculosis, Mycoplasma* spp., *Chlamydia* spp.), (2) vírus (rubéola, citomegalovírus e herpes), (3) parasitas e protozoários (*Toxoplasma* spp.), e (4) fungos (*Candida* spp.). A conseqüência mais importante da infecção placentária hematógena é o estabelecimento de um foco inflamatório, que pode então infectar secundariamente o feto. Aproximadamente 30% das vilosidades precisam ser destruídas para que a mortalidade perinatal seja aumentada de modo significativo.

PRÉ-ECLÂMPSIA E ECLÂMPSIA

Os distúrbios hipertensivos da gestação, conhecidos como pré-eclâmpsia e eclâmpsia, definem um complexo de sintomas de hipertensão, proteinúria e edema patológico e, nos estágios mais avançados, convulsões. A pré-eclâmpsia ocorre em 6% das gestantes no último trimestre, especialmente na primeira gestação. Se houver tremores convulsivos, o distúrbio é denominado *eclâmpsia*.

Patogenia: No passado, a eclâmpsia era denominada toxemia da gestação, mas esse termo é inadequado, já que não foi identificada toxina alguma. A patogenia da pré-eclâmpsia e da eclâmpsia não está bem elucidada. Foram evocados fatores imunológicos e genéticos, bem como reatividade vascular alterada, lesão endotelial e alterações de coagulação (Fig. 18.73). Independentemente da causa precisa, certos aspectos são característicos:

- A pré-eclâmpsia ocorre com mola hidatiforme (discutida adiante), o que sugere que o trofoblasto é o tecido mais provavelmente responsável e que a pré-eclâmpsia é uma doença trofoblástica. Embora os sistemas hemodinâmico, renal ou endotelial sejam essenciais para o desenvolvimento desse distúrbio, a pré-eclâmpsia não é uma doença primária de qualquer um desses sistemas.
- Existe uma redução acentuada do fluxo sangüíneo materno para a placenta, porque não ocorrem as alterações normais nas artérias espiraladas maternas do leito placentário.
- O envolvimento renal na pré-eclâmpsia contribui para a hipertensão e proteinúria.
- A coagulação intravascular disseminada é um aspecto proeminente da pré-eclâmpsia, manifesta como trombos de fibrina no fígado, cérebro e rins. O tratamento com agentes antiplaquetários, particularmente a aspirina em doses baixas, melhora ou previne a doença.
- A primeira gestação apresenta um risco para a síndrome muito maior do que aquele associado a gestações subseqüentes. A incidência também é maior em mulheres cuja gestação atual tenha sido concebida com um parceiro diferente daquele da primeira gestação e nas mulheres com um histórico de uso de contraceptivo de barreira, sugerindo que a exposição prévia ao antígeno proteja contra a doença.
- A eclâmpsia é uma doença cerebrovascular caracterizada por convulsões, hipertensão que se agrava e edema cerebral. Com freqüência é o primeiro sinal de pré-eclâmpsia, mas não necessariamente evolui desse distúrbio.

As alterações patológicas da placenta refletem um fluxo sangüíneo materno reduzido para a unidade uteroplacentária. **O fator chave reside nas artérias espiraladas do leito uteroplacentário, que nunca se dilatam completamente.** As artérias são menores do que o normal e retêm sua parede musculoelástica, que está comumente atenuada por trofoblastos infiltrativos. Normalmente, trofoblasto extraviloso invade essas artérias e destrói seu tônus vascular. Como conseqüência, esses vasos tornam-se condutores passivos dilatados de sangue oriundo da mãe para a unidade feto-placentária. Na pré-eclâmpsia, até metade das artérias

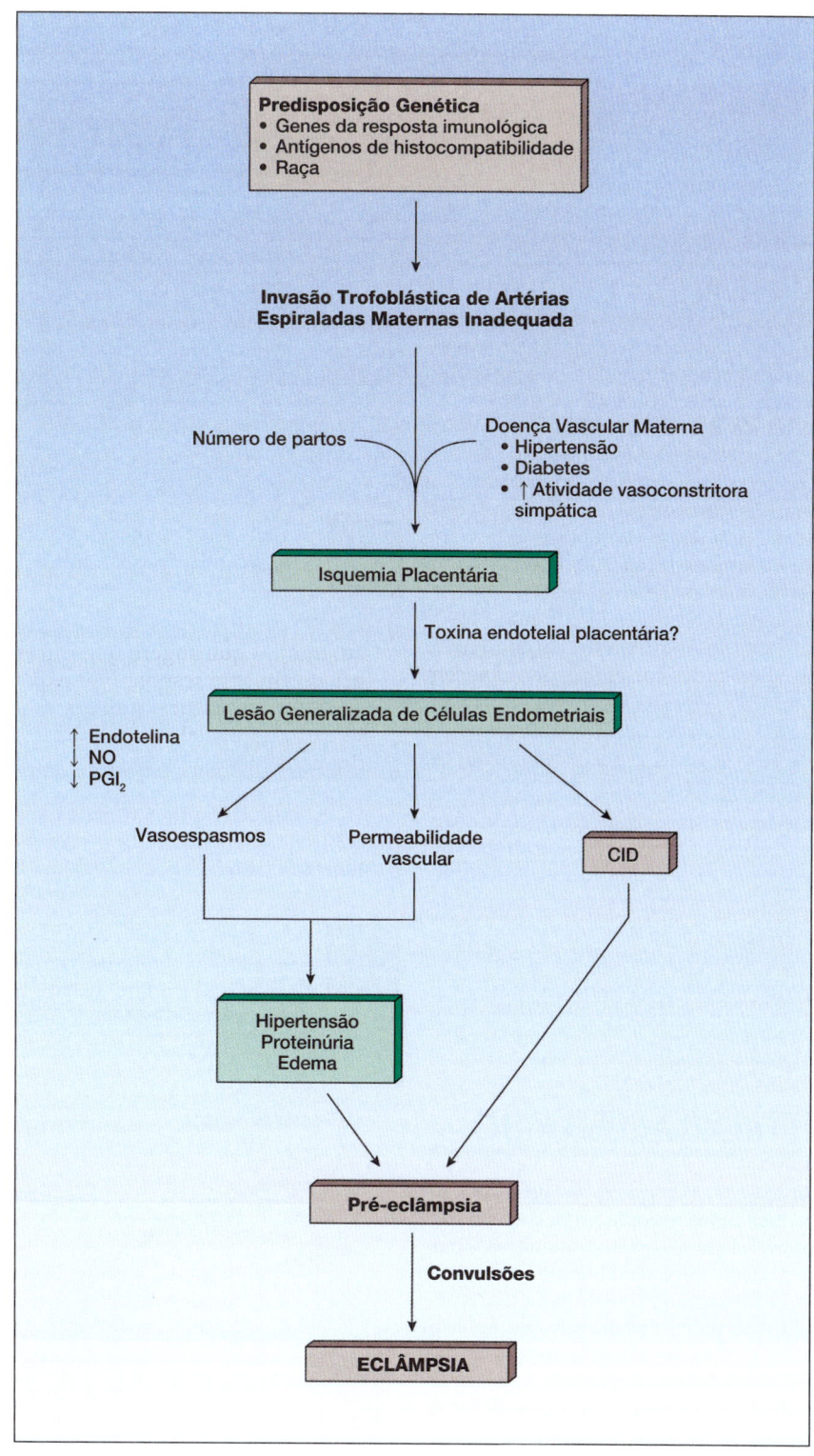

FIGURA 18.73
Patogenia da pré-eclâmpsia e da eclâmpsia.

espiraladas não sofre a invasão pelo tecido trofoblástico endovascular e, dessa forma, nunca se dilatam. Existe uma resposta imunológica inadequada entre o tecido trofoblástico e o tecido musculoelástico da artéria espiralada que impede a invasão adequada pelo trofoblasto. Também há evidências de que as células citotrofoblásticas não se diferenciam adequadamente e não expressam moléculas de adesão adequadas que permitem a invasão vascular.

Nas mulheres com pré-eclâmpsia, as artérias espiraladas comumente exibem *aterose aguda*, que consiste em necrose fibrinóide com acúmulo de macrófagos cheios de lipídios. A trombose desses vasos é freqüente e resulta em infartos placentários focais. A combinação de vasoconstrição e alterações estruturais nas artérias espiraladas contribui para o fluxo sangüíneo inadequado e para a isquemia placentária.

 Patologia: A placenta e os órgãos maternos das mulheres com pré-eclâmpsia mostram alterações evidentes. Infarto extenso da placenta ocorre em quase um terço das pacientes com pré-eclâmpsia grave, embora freqüentemente seja desprezível na pré-eclâmpsia leve. Ocorre hemorragia retroplacentária em até 15% das pacientes. Microscopicamente, as vilosidades coriônicas mostram sinais de hipoperfusão. As células citotrofoblásticas que as revestem estão hiperplásicas, e a membrana basal encontra-se espessada.

Os rins sempre demonstram alterações glomerulares. Os glomérulos encontram-se aumentados, e as células endoteliais estão intumescidas. A fibrina está presente entre as células endoteliais e a membrana basal dos capilares glomerulares. Hiperplasia de células mesangiais é a regra. As alterações nos rins maternos são reversíveis com terapia ou após o parto.

Os casos fatais de pré-eclâmpsia freqüentemente exibem hemorragias cerebrais, variando desde petéquias até grandes hematomas.

 Manifestações Clínicas: Geralmente a pré-eclâmpsia começa de modo insidioso após a 20.ª semana de gestação, com (1) ganho de peso excessivo ocasionado por retenção de líquidos, (2) aumento da pressão arterial materna e (3) surgimento de proteinúria. À medida que a doença progride desde pré-eclâmpsia leve até grave, a pressão diastólica persistentemente excede 110 mm Hg. A excreção de proteína na urina excede 3 g por dia e a função renal diminui. Ocorrem alterações de coagulação intravascular disseminada com freqüência. A pré-eclâmpsia é tratada com agentes anti-hipertensivos e drogas antiplaquetárias, mas a terapia definitiva é a remoção da placenta, esperançosamente por parto normal. A eclâmpsia é tratada com sulfato de magnésio, que reduz o tono cerebrovascular.

HEMATOMA RETROPLACENTÁRIO

O hematoma retroplacentário consiste em sangue entre a placa basal da placenta e a parede uterina. O hematoma retroplacentário é uma das causas mais comuns de mortalidade perinatal, somando 8% das mortes perinatais. A fonte da hemorragia geralmente é a ruptura de uma artéria materna ou a separação prematura da placenta. Em um terço dos casos, pode ocorrer hematoma retroplacentário sem uma hemorragia clínica (*abruptio placentae*) e o inverso também é verdadeiro. Quase metade dos casos de hematoma retroplacentário se associa a tabagismo materno, idade materna avançada, corioamnionite aguda e, mais recentemente, uso abusivo de cocaína.

 Patologia: Os hematomas podem ser pequenos ou podem ocupar toda a superfície materna da placenta. Hematomas recentes são moles, vermelhos e facilmente destacados da superfície materna. Hematomas mais antigos são firmes, marrons e mais aderentes à superfície placentária. Desfecho perinatal adverso associado a hematoma retroplacentário está relacionado com o tamanho da lesão e com a gravidade dos distúrbios que a acompanham, particularmente pré-eclâmpsia, lúpus eritematoso sistêmico e infarto placentário.

PLACENTA ACRETA

Placenta acreta é definida como a aderência anormal de parte ou de toda a placenta à parede uterina subjacente (Fig. 18.74). Uma deficiência da decídua no local de implantação pode resultar de implantação da placenta perto ou sobre a cérvice (*placenta prévia*). Uma situação semelhante pode ocorrer quando a implantação se dá sobre cicatrizes de corte anterior de cesárea. Devido à ausência de decídua, a placenta não se separa normalmente da parede uterina subjacente após o parto, um evento que pode resultar em sangramento com risco de morte.

 Patologia: A placenta acreta é subclassificada de acordo com a profundidade com que as vilosidades invadem o miométrio:

- **Placenta acreta** refere-se à aderência das vilosidades ao miométrio sem invasão adicional.
- **Placenta increta** define vilosidades invadindo o miométrio subjacente.
- **Placenta percreta** é uma condição na qual as vilosidades penetram em toda a espessura da parede uterina.

As vilosidades placentárias em todos esses distúrbios placentários são normais e não mostram evidências de proliferação trofoblástica hiperplásica.

 Manifestações Clínicas: A maioria das pacientes com placenta acreta apresenta gestação e parto normais. Entretanto, podem ocorrer complicações durante a gestação, o parto, ou especialmente no estado pós-parto imediato.

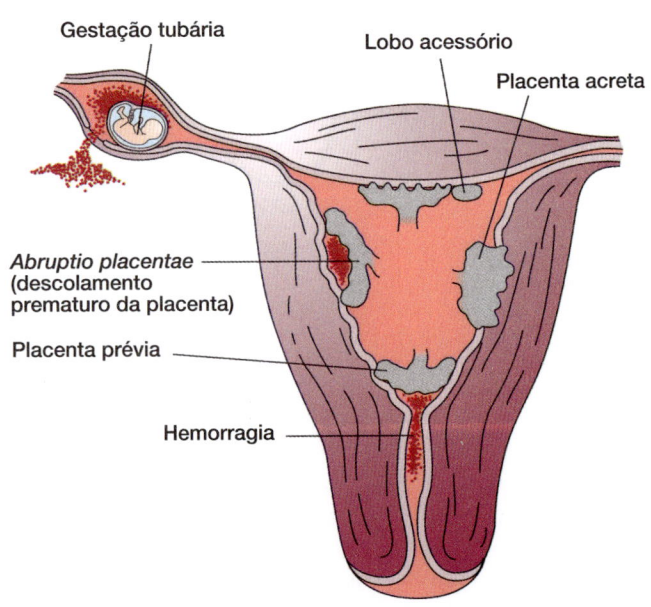

FIGURA *18.74*
Anormalidades uteroplacentárias.

Sangramento no terceiro trimestre é o sinal de apresentação mais comum antes do parto. Ruptura uterina, antes, durante ou após o parto ocorre em 15% das pacientes. Fragmentos substanciais de placenta podem permanecer aderidos após o parto e são uma fonte de hemorragia pós-parto. Pode ser difícil controlar o sangramento e não raras vezes há necessidade de histerectomia de emergência. Uma tentativa de remover os fragmentos placentários aderidos pode, por si, provocar hemorragia e mesmo inversão uterina. A placenta acreta é uma complicação séria da gestação e associa-se a uma taxa de morte materna de 2%.

GESTAÇÕES MÚLTIPLAS

Gêmeos ocorrem em um pouco menos de 1% das gestações e podem ser dizigóticos ou monozigóticos (Fig. 18.75).

GÊMEOS DIZIGÓTICOS: A fertilização de dois ovos separados resulta em gêmeos geneticamente diferentes e que podem ser do mesmo sexo ou de sexo diferente. Gestação gemelar dizigótica apresenta um forte componente hereditário, restrito ao lado materno. A freqüência de gêmeos dizigóticos e de gestações múltiplas é maior em mulheres submetidas à indução artificial de ovulação com hormônio, ou que engravidaram após fertilização *in vitro*.

Ocorre o desenvolvimento de placentas separadas quando dois ovos fertilizados implantam-se separados um do outro. Se os ovos se implantarem próximos, as duas placentas mostrarão graus variáveis de fusão e podem aparecer como uma. Quando os ovos se implantam separadamente, há conceptos individualizados, com cada placenta apresentando seu próprio saco amniótico. No caso de fusão placentária, o exame microscópico das membranas que se estendem entre os dois fetos mostra dois âmnios e dois córions (gestação diamniônica e dicoriônica).

GÊMEOS MONOZIGÓTICOS: A divisão precoce de um único ovo fertilizado resulta em gêmeos geneticamente idênticos e, portanto, do mesmo sexo. Se um único ovo fertilizado dividir-se em 2 dias de fertilização, antes da diferenciação do trofoblasto, haverá o desenvolvimento de dois embriões separados, cada qual com sua placenta e seu saco amniótico (gêmeos dicoriônicos, diamnióticos). Assim, o estudo da placenta nem sempre consegue distinguir entre gêmeos monozigóticos e dizigóticos. Se a divisão ocorrer entre o 3.º e o 8.º dias após a concepção, o trofoblasto, mas não a cavidade amniótica, já se diferenciou, e desenvolve-se uma placenta com dois sacos amnióticos (gêmeos monocoriônicos, diamnióticos). Uma placenta monocoriônica monoamniótica é formada se a divisão ocorrer entre o 8.º e o 13.º dias após a concepção, porque a cavidade amniótica já se desenvolveu. A divisão em períodos posteriores resulta em gêmeos unidos (siameses).

ABORTO ESPONTÂNEO

A expressão aborto espontâneo aplica-se à gestação que termina antes que o feto seja capaz de vida extra-uterina, que atualmente é de cerca de 22 semanas de gestação. Cerca de 15% das gestações reconhecidas abortam espontaneamente, e um adicional de 30% das mulheres abortam sem saber que estavam grávidas. **Dessa forma, a taxa geral de aborto espontâneo está estimada em 45%.**

 Patogenia: Os principais fatores responsáveis pelo aborto são maternos e fetais e incluem o seguinte:

- Infecção no início da gravidez
- Fatores mecânicos (p. ex., leiomioma uterino submucoso ou incompetência cervical)
- Fatores endócrinos (p. ex., produção inadequada de progesterona)
- Fatores imunológicos
- Alterações fetais congênitas (p. ex., defeitos do tubo neural)
- Alterações cromossômicas

 Patologia: O exame patológico do aborto e da placenta, nos casos de aborto espontâneo, em geral é difícil, porque o tecido abortado encontra-se fragmentado e/ou macerado no momento em que é recebido pelo patologista. Produtos fetais, se identificados, devem ser examinados para alterações sugestivas de anomalias cromossômicas. Um saco gestacional vazio com tumefação hidrópica das vilosidades

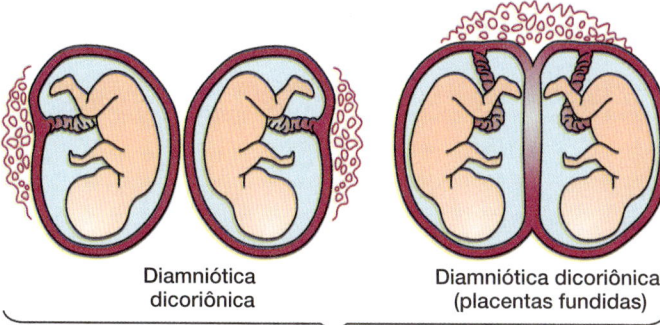
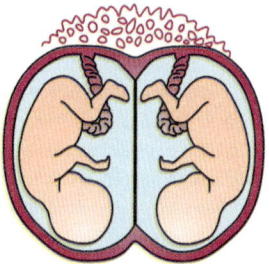
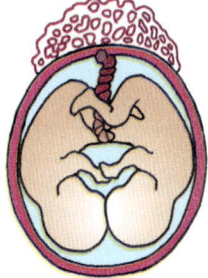

FIGURA *18.75*
Estrutura da placenta em gestações gemelares. As percentagens na figura referem-se à proporção total (100%) de gestações gemelares proporcionada por cada variante.

coriônicas (ovo choco) é evidência de morte precoce do feto. Microscopicamente, as vilosidades coriônicas no aborto espontâneo podem ter o aspecto normal para a idade gestacional ou podem mostrar fibrose intravilosa ou alteração hidrópica.

DOENÇA TROFOBLÁSTICA GESTACIONAL

A expressão *doença trofoblástica gestacional* engloba o espectro de distúrbios trofoblásticos caracterizados por proliferação e maturação anormais de trofoblasto, bem como neoplasias derivadas do trofoblasto (Fig. 18.76).

A Mola Hidatiforme Completa Não Contém um Embrião

A mola hidatiforme completa é uma placenta com vilosidades coriônicas macroscopicamente edemaciadas, assemelhando-se a cachos de uvas, onde existem graus variados de proliferação trofoblástica. As vilosidades encontram-se aumentadas, freqüentemente excedendo 5 mm de diâmetro (Fig. 18.77).

Patogenia: A mola completa resulta da fertilização de um ovo vazio que não possui DNA funcional. O conjunto haplóide (23,X) dos cromossomos paternos duplica-se para 46,XX. Assim, molas mais completas são 46,XX homozigotos, mas todos os cromossomos são de origem paterna. Como o embrião morre em um estágio muito precoce, antes do desenvolvimento da circulação placentária, poucas vilosidades coriônicas desenvolvem vasos sangüíneos, e não há partes fetais.

FATORES DE RISCO: O risco de desenvolvimento de mola hidatiforme está relacionado com a idade materna e apresenta dois picos. Meninas com menos de 15 anos de idade apresentam um risco 20 vezes maior do que mulheres com 20 a 35 anos de idade. O risco aumenta progressivamente em mulheres com mais de 40 anos de idade. De fato, as mulheres acima de 50 anos de idade apresentam um risco 200 vezes maior do que as mulheres entre 20 e 40 anos de idade. A origem étnica e o histórico obstétrico também influenciam o risco de mola hidatiforme. A incidência de mola hidatiforme é muito maior em mulheres asiáticas do que em mulheres brancas, atingindo uma incidência em Taiwan 25 vezes maior do que nos Estados Unidos. Mulheres que apresentam previamente mola hidatiforme encontram-se sob risco 20 vezes maior do que a população geral de desenvolver de uma gestação molar subseqüente.

Patologia: O tecido molar é volumoso e consiste em vilosidades macroscopicamente visíveis que se encontram obviamente intumescidas. Microscopicamente, muitas das vilosidades individuais apresentam cisternas, que são espaços centrais, acelulares, preenchidos com fluido e sem células mesenquimatosas. O trofoblasto é hiperplásico e compõe-se de sinciciotrofoblasto, citotrofoblasto e trofoblasto intermediário. Ocorre atipia celular considerável.

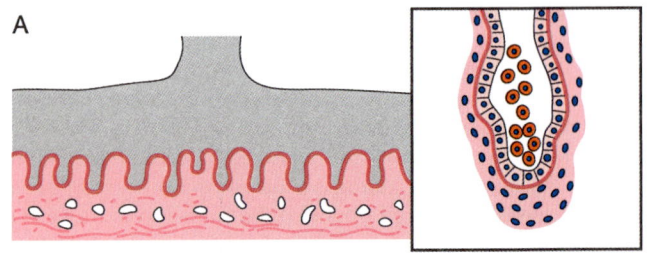
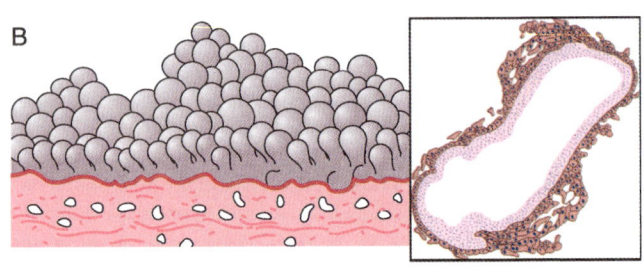
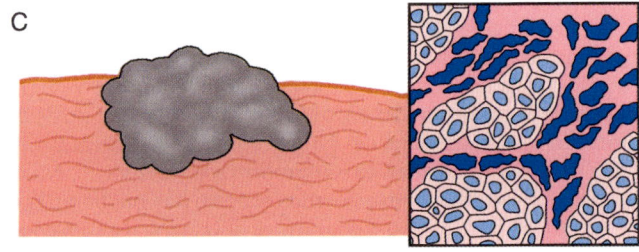
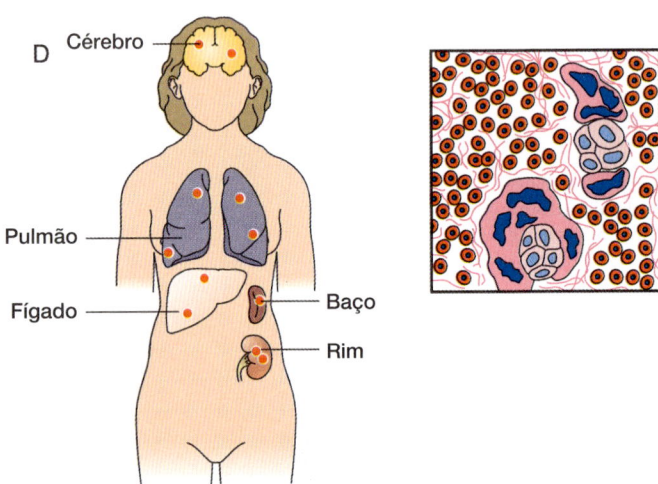

FIGURA *18.76*

Distúrbios proliferativos do trofoblasto. A. Vilosidade coriônica normal de feto de 8 semanas, com vasos sangüíneos contendo eritrócitos nucleados. B. Mola hidatiforme completa com vilosidades hidrópicas. As vilosidades estão aumentadas por um estroma edematoso sem vasos sangüíneos. O epitélio trofoblástico é hiperplásico e exibe atipia variável. **C. Coriocarcinoma,** que surgiu em uma gestação molar, invade o miométrio e consiste em elementos misturados de sinciciotrofoblasto e citotrofoblasto. **D. Sítios comuns de metástases de coriocarcinoma.**

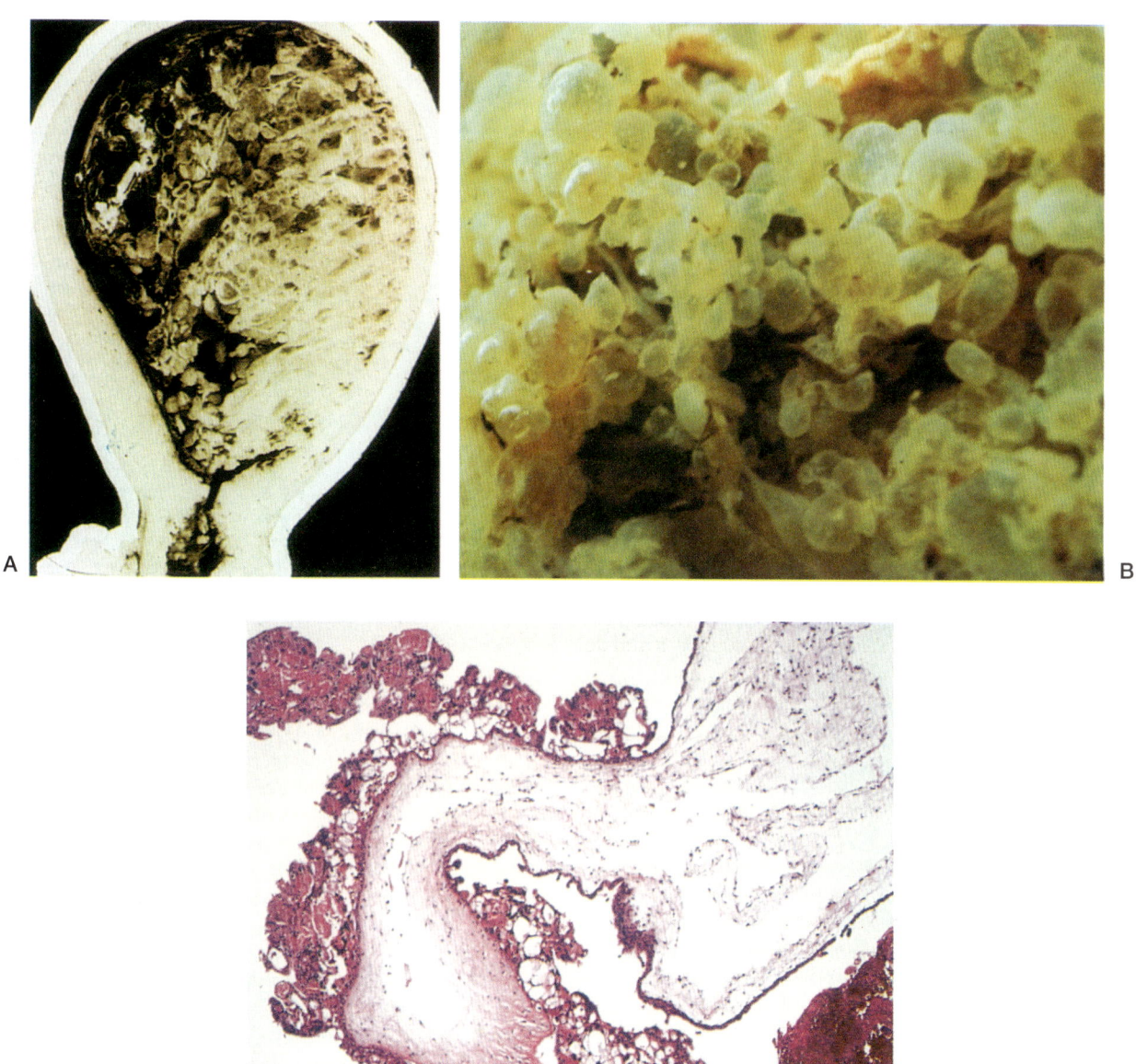

FIGURA 18.77
Mola hidatiforme completa. A. Mola completa na qual a cavidade uterina inteira foi preenchida com vilosidades intumescidas. **B.** Cada vilosidade tem 1 a 3 mm de diâmetro e o aspecto de uva. **C.** Vilosidades molares individuais, muitas das quais apresentam cisternas centrais cavitárias, exibem hiperplasia trofoblástica considerável e atipia. Os vasos sangüíneos das vilosidades atrofiaram e desapareceram.

Manifestações Clínicas: As pacientes com molas completas são diagnosticadas comumente entre a 11.ª e a 25.ª semanas de gestação, queixando-se de aumento uterino excessivo e, com freqüência, de sangramento uterino anormal, algumas vezes acompanhado pela passagem de fragmentos de tecidos, que têm o aspecto de pequenas massas semelhantes a uvas. A concentração sérica de hCG encontra-se acentuadamente elevada, e determinações seriadas mostram níveis rapidamente crescentes.

As complicações de mola completa incluem hemorragia uterina, coagulação intravascular disseminada, perfuração uterina, embolia trofoblástica e infecção. **A complicação mais importante da mola hidatiforme é o desenvolvimento de coriocarcinoma, que ocorre em cerca de 2% das pacientes após uma mola completa ter sido evacuada.**

O tratamento da mola hidatiforme consiste em curetagem por sucção do útero e subseqüente monitoramento dos níveis séricos de hCG. Até 20% das pacientes necessitam de quimioterapia adjuvante para doença persistente, conforme julgado pelos níveis de hCG estáveis ou em elevação. A presença de aneuploidia no tecido molar pode ajudar a identificar as pacientes que necessitam de tratamento adjuvante. Com esse controle, a taxa de sobrevida alcança 100%.

A Mola Hidatiforme Parcial Exibe Células Triplóides

A mola hidatiforme parcial é uma forma distinta de mola que quase nunca evolui até coriocarcinoma (ver Quadro 18.11). As molas hidatiformes parciais apresentam 69 cromossomos (triploidia). Esse complemento cromossômico anormal resulta da

QUADRO 18.11 Aspectos Comparativos de Mola Hidatiforme Parcial e Completa

Aspectos	Mola Completa	Mola Parcial
Cariótipo	46,XX	47,XXY ou 47,XXX
Diagnóstico pré-operatório	Mola	Aborto não observado
Sangramento vaginal acentuado	3+	1+
Útero	Grande	Pequeno
hCG sérica	Alta	Menos elevada
Vilosidades hidrópicas	Todas	Algumas
Proliferação trofoblástica	Difusa	Focal
Atipia	Difusa	Mínima
hCG em tecido	3+	1+
Presença de embrião	Não	Algumas
Vasos sangüíneos	Não	Comum
Eritrócitos nucleados	Não	Algumas vezes
Persiste após terapia inicial	20%	7%
Desenvolvimento de coriocarcinoma	2% após a mola	Sem coriocarcinoma

hCG, gonadotrofina coriônica humana.

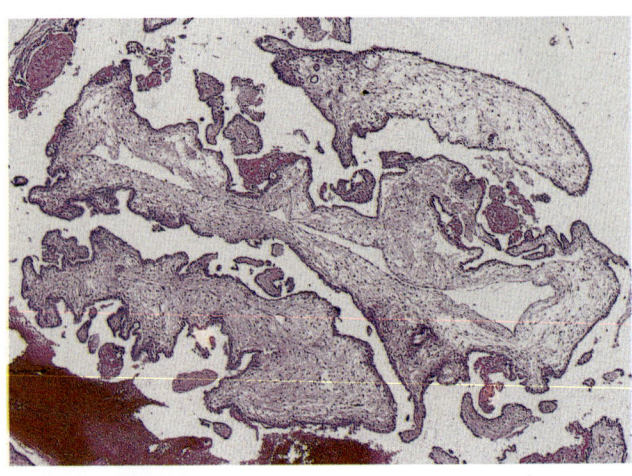

FIGURA 18.78
Mola hidatiforme parcial. Duas populações de vilosidades coriônicas são evidentes; algumas são normais, enquanto outras estão bastante edemaciadas. A proliferação trofoblástica é focal e menos evidente que em uma mola completa.

fertilização de um ovo normal (23,X) por dois espermatozóides normais, cada um portando 23 cromossomos, ou um único espermatozóide que não sofreu redução meiótica e tem 46 cromossomos. O feto associado a uma mola parcial em geral morre com cerca de 10 semanas de gestação, e a mola é abortada logo depois. Ao contrário de uma mola completa, partes fetais estão comumente presentes.

 Patologia: As molas parciais apresentam duas populações de vilosidades coriônicas. Algumas vilosidades são normais, enquanto outras encontram-se aumentadas por tumefação hidrópica e podem mostrar cavitação central que resulta de cortes histológicos tangenciais de epitélio de superfície invaginado ("semelhante a fiorde") (Fig. 18.78). A proliferação trofoblástica é focal e muito menos pronunciada que na mola completa. Os vasos sangüíneos são encontrados tipicamente dentro das vilosidades coriônicas e contêm eritrócitos fetais (nucleados).

A Mola Hidatiforme Invasiva Penetra o Miométrio Subjacente

 Patologia: Vilosidades de uma mola hidatiforme podem estender-se apenas superficialmente dentro do miométrio e podem penetrar o útero e até mesmo envolver o ligamento largo. A mola tende a penetrar canais venosos dilatados no miométrio, e um terço dos casos dissemina-se para locais distantes, com mais freqüência para os pulmões. Diferentemente do coriocarcinoma (ver adiante), depósitos distantes de uma mola invasiva não penetram além dos limites dos vasos sangüíneos nos quais estão alojados, e é incomum a morte por disseminação desse tipo. A distinção clínica entre mola invasiva e coriocarcinoma com freqüência é difícil.

Histologicamente, molas invasivas mostram menos alteração hidrópica do que molas completas. Geralmente, a proliferação trofoblástica é proeminente. Perfuração uterina é uma complicação importante, mas ocorre apenas em uma minoria dos casos. Podem ocorrer cistos teca luteínicos com qualquer forma de doença trofoblástica em decorrência de estimulação de hCG, e são proeminentes com molas invasivas.

O Coriocarcinoma É um Tumor Alogênico na Mãe Hospedeira

O coriocarcinoma gestacional é um tumor maligno derivado do trofoblasto.

 Epidemiologia: O coriocarcinoma ocorre com uma freqüência de 1 em 30.000 gestações nos Estados Unidos; no Oriente, a freqüência é muito maior. A incidência de coriocarcinoma parece estar relacionada com o grau de anormalidade da gestação. Dessa forma, há uma incidência de 1 em 160.000 gestações normais, 1 em 15.000 abortos espontâneos, 1 em 5.000 gestações ectópicas e 1 em 40 gestações molares. Na raça branca, 25% dos coriocarcinomas originam-se de parto a termo, 25%, de abortos espontâneos, e 50%, de molas hidatiformes. Embora o risco de uma mola hidatiforme vir a transformar-se em um coriocarcinoma seja de apenas 2%, ainda é de várias ordens de magnitude maior do que se a gestação fosse normal.

 Patologia: As lesões uterinas do coriocarcinoma variam desde focos microscópicos até tumores necróticos e hemorrágicos enormes. Geralmente, tumor viável está confinado à borda da neoplasia porque, diferentemente da maioria dos outros cânceres, o coriocarcinoma não possui uma vasculatura tumoral intrínseca. Histologicamente, o coriocarcinoma consiste em uma população dimórfica de citotrofoblasto e sinciciotrofoblasto, com graus variáveis de trofoblasto intermediário (Fig. 18.79). O tumor

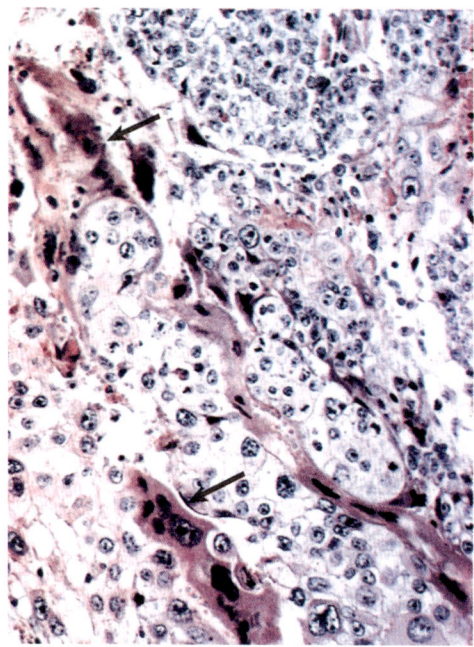

FIGURA 18.79
Coriocarcinoma. Citotrofoblasto e sinciciotrofoblasto malignos (*setas*) estão presentes.

assemelha-se ao trofoblasto no início da implantação do blastocisto. Bordas de sinciciotrofoblasto circundam núcleos centrais de citotrofoblasto, além de estarem organizadas ao redor de espaços sangüíneos maternos, que se parecem com o espaço interviloso da placentação normal. A hCG está localizada no elemento sinciciotrofoblástico. Por definição, os tumores que contêm quaisquer estruturas vilosas, mesmo se metastáticos, são considerados mola hidatiforme, e não coriocarcinoma.

O coriocarcinoma invade basicamente através dos seios venosos no miométrio. Dá metástases amplamente pela via hematógena, em especial para o pulmão (mais de 90%), cérebro, trato gastrintestinal, fígado e vagina (Quadro 18.12).

 Manifestações Clínicas: A indicação inicial mais freqüente da presença de coriocarcinoma é sangramento uterino anormal. Ocasionalmente, o primeiro sinal é provocado por metástases para os pulmões ou cérebro. Em alguns casos, um coriocarcinoma torna-se evidente apenas 10 anos ou mais após a última gestação.

QUADRO 18.12 Estadiamento Clínico de Tumores Trofoblásticos Gestacionais

I	Confinado ao útero
Ia	0 fator de risco
Ib	1 fator de risco
Ic	2 fatores de risco
II	Estende-se para fora do útero, porém limitado a estruturas genitais
III	Estende-se para pulmões
IV	Todos os outros sítios metastáticos

Os fatores de risco que afetam o estágio incluem (1) hCG > 100.000 mUI/ml e (2) duração da doença > 6 meses a partir do término da gestação anterior.

Antes da era da quimioterapia, a taxa de cura para o coriocarcinoma limitado ao útero era de apenas 20%, e o coriocarcinoma metastático era praticamente sempre fatal. Atualmente, com o reconhecimento dos fatores de risco (níveis altos de hCG e intervalo prolongado da gestação antecedente) e o tratamento precoce, a maioria das pacientes é curada. Taxas de sobrevida acima de 70% estão sendo atingidas atualmente para os tumores que deram metástases, e praticamente 100% de taxas de remissão devem ser esperadas se o tumor for localizado. Níveis seriados de hCG são utilizados para monitorar a eficácia do tratamento.

O Tumor Trofoblástico em Sítio Placentário É Geralmente Benigno

O tumor trofoblástico em sítio placentário, o menos comum das diferentes formas da doença trofoblástica, compõe-se predominantemente de células trofoblásticas intermediárias.

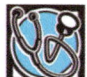 Patologia: O aspecto macroscópico do tumor trofoblástico em sítio placentário é mais variável que o do coriocarcinoma. Com freqüência, o miométrio mostra uma massa tumoral mal definida, de cor amarelada e sem hemorragia notável. O grau de invasão miometrial é variável. Microscopicamente, o padrão de infiltração assemelha-se ao do trofoblasto normal no leito placentário. Considerando-se que a função do trofoblasto intermediário na gestação de desenvolvimento normal é ancorar a gestação no miométrio superficial, o aspecto microscópico é tipicamente aquele de um sítio placentário exagerado. Pode haver trofoblasto mononuclear e multinuclear sob a forma de células solitárias ou em cordões, ilhas e mantos de células entremeadas nas células miometriais. Não há necrose, nem vilosidades coriônicas. O tumor trofoblástico em sítio placentário também é distinto do coriocarcinoma por sua proliferação trofoblástica monomórfica (intermediária), em contraste com o padrão dimórfico do trofoblasto no coriocarcinoma. A maioria das células trofoblásticas é positiva para hPL, mas algumas são positivas para hCG.

Manifestações Clínicas: A idade e o número de partos das pacientes com tumor trofoblástico de sítio placentário assemelha-se àqueles das pacientes com coriocarcinoma. Metade das pacientes com tumor trofoblástico em sítio placentário relata amenorréia, enquanto o sangramento vaginal ocorre geralmente com coriocarcinoma. Comparadas com pacientes com coriocarcinoma, muito menos pacientes com tumor trofoblástico em sítio placentário apresentam uma gestação molar anterior (5% contra 50%).

Em geral, o tumor trofoblástico em sítio placentário comporta-se de forma benigna, mas às vezes pode dar metástases e mostrar-se fatal. Os aspectos adversos são tumores grandes e um índice mitótico superior a 5 mitoses/10 campos de maior aumento. Devido à curta meia-vida de hPL, os níveis séricos de hCG são mais úteis no monitoramento da resposta ao tratamento. Em geral, o tratamento conservador é suficiente. Se a hCG persistir, mesmo que em níveis baixos, ou se a contagem mitótica for elevada, é indicado tratamento agressivo com histerectomia ou quimioterapia.

LEITURAS SUGERIDAS

Livros

Dabbs DJ: *Diagnostic immunohistochemistry.* London: Churchill Livingstone, 2001.
Fox H, Wells M: *Haines and Taylor's Gynecopathologic and obstetrical pathology,* 4th ed. London: Churchill Livingstone, 2002.
Kurman RJ: *Blaustein's pathology of the female genital tract,* 5th ed. New York: Springer-Verlag, 2002.
Robboy SJ, Anderson MC, Russell P: *Pathology of the female reproductive tract.* London: Churchill Livingstone, 2002.
Tavassoli FA, Stratton MR: *Tumors of the breast and female genital organs.* Lyon: IARC Press, 2002.

Artigos de Periódicos

Nielsen GP, Young RH: Mesenchymal tumors and tumor-like lesions of the female genital tract: A selective review with emphasis on recently described entities. *Int J Gynecol Pathol* 20:105–127, 2001.
Scully R, Young RH: A half century in gynecological pathology: Reminiscences of Robert E. Scully on his career—An interview with Robert H. Young. *Int J Gynecol Pathol* 20: 2–15, 2001.

Embriologia

Ali S, Hasnain SE: Molecular dissection of the human Y-chromosome. *Gene* 283:1–10, 2002.

Vulva

Hart WR: Vulvar intraepithelial neoplasia: Historical aspects and current status. *Int J Gynecol Pathol* 20:16–30, 2001.
McCluggage WG: Recent advances in immunohistochemistry in gynaecological pathology. *Histopathology* 40:309–326, 2002.
Rogstad KE: Vulvar vestibulitis: Aetiology, diagnosis and treatment. *Int J STD AIDS* 11:557–562, 2000.

Vagina

Hatch EE, Herbst AL, Hoover RN, et al.: Incidence of squamous neoplasia of the cervix and vagina in women exposed prenatally to diethylstilbestrol (United States). *Cancer Causes Control* 12:837–845, 2001.
Titus-Ernstoff L, Hatch EE, Hoover RN, et al.: Long-term cancer risk in women given diethylstilbestrol (DES) during pregnancy. *Br J Cancer* 84:126–133, 2001.

Cérvice

Alfsen GC, Kristensen GB, Skovlund E, et al.: Histologic subtype has minor importance for overall survival in patients with adenocarcinoma of the uterine cervix—A population-based study of prognostic factors in 505 patients with nonsquamous cell carcinomas of the cervix. *Cancer* 92:2471–2483, 2001.
Pinto AP, Crum CP: Natural history of cervical neoplasia: defining progression and its consequence. *Clin Obstet Gynecol* 43:352–362, 2000.
Stoler MH: Human papillomaviruses and cervical neoplasia: A model for carcinogenesis. *Int J Gynecol Pathol* 19:16–28, 2000.

Corpo Uterino

Clement PB: The pathology of uterine smooth muscle tumors and mixed endometrial stromal-smooth muscle tumors: A selective review with emphasis on recent advances. *Int J Gynecol Pathol* 19:39–55, 2000.
Clement PB, Young TH: Endometrioid carcinoma of the uterine corpus: A review of its pathology with emphasis on recent advances and problematic aspects. *Adv Anat Pathol* 9:145–184, 2002.
Mutter GL: Diagnosis of premalignant endometrial disease. *J Clin Pathol* 55:326–331, 2002.
Robboy SJ, Bentley RC, Butnor K, Anderson MC: Pathology and pathophysiology of uterine smooth-muscle tumors. *Environ Health Perspect* 108:779–784, 2000.

Tuba de Falópio

Agoff SN, Mendelin JE, Grieco VS, Garcia RL: Unexpected gynecologic neoplasms in patients with proven or suspected BRCA-1 or-2 mutations—Implications for gross examination, cytology, and clinical follow-up. *Am J Surg Pathol* 26:171–178, 2002.
Demopoulos RI, Aronov R, Mesia A: Clues to the pathogenesis of fallopian tube carcinoma: A morphological and immunohistochemical case control study. *Int J Gynecol Pathol* 20:128–132, 2001.

Ovário

Bell KA, Kurman RJ: A clinicopathologic analysis of atypical proliferative (borderline) tumors and well-differentiated endometrioid adenocarcinomas of the ovary. *Am J Surg Pathol* 24:1465–1479, 2000.
Dietel M, Hauptmann S: Serous tumors of low malignant potential of the ovary. 1. Diagnostic pathology. *Virchows Archiv* 2000;436:403–412.
McGuire V, Jesser CA, Whittemore AS: Survival among US women with invasive epithelial ovarian cancer. *Gynecol Oncol* 84:399–403, 2002.
Seidman JD, Kurman RJ: Ovarian serous borderline tumors: A critical review of the literature with emphasis on prognostic indicators. *Hum Pathol* 31:539–557, 2000.
Silverberg SG: Histopathologic grading of ovarian carcinoma: A review and proposal. *Int J Gynecol Pathol* 19: 7–15, 2000.

Placenta e Doença Gestacional

Benirschke K, Masliah E: The placenta in multiple pregnancy: Outstanding issues. *Reprod Fertil Dev* 13:615–622, 2001.
Katz VL, Farmer R, Kuller JA: Preeclampsia into eclampsia: toward a new paradigm. *Am J Obstet Gynecol* 182:1389–1396, 2000.
Shih IM, Kurman RJ: The pathology of intermediate trophoblastic tumors and tumor-like lesions. *Int J Gynecol Pathol* 20:31–47, 2001.
Shih IM, Kurman RJ: Placental site trophoblastic tumor—Past as prologue. *Gynecol Oncol* 82:413–414, 2001.

Peritônio

Kerrigan SAJ, Turnnir RT, Clement PB, et al.: Diffuse malignant epithelial mesotheliomas of the peritoneum in women—A clinicopathologic study of 25 patients. *Cancer* 94:378–385, 2002.
Stern RC, Dash R, Bentley RC, et al.: Malignancy in endometriosis: Frequency and comparison of ovarian and extraovarian types. *Int J Gynecol Pathol* 20:133–139, 2001.
Witz CA: Pathogenesis of endometriosis. *Gynecol Obstet Invest* 53:52–60, 2002.

CAPÍTULO 19

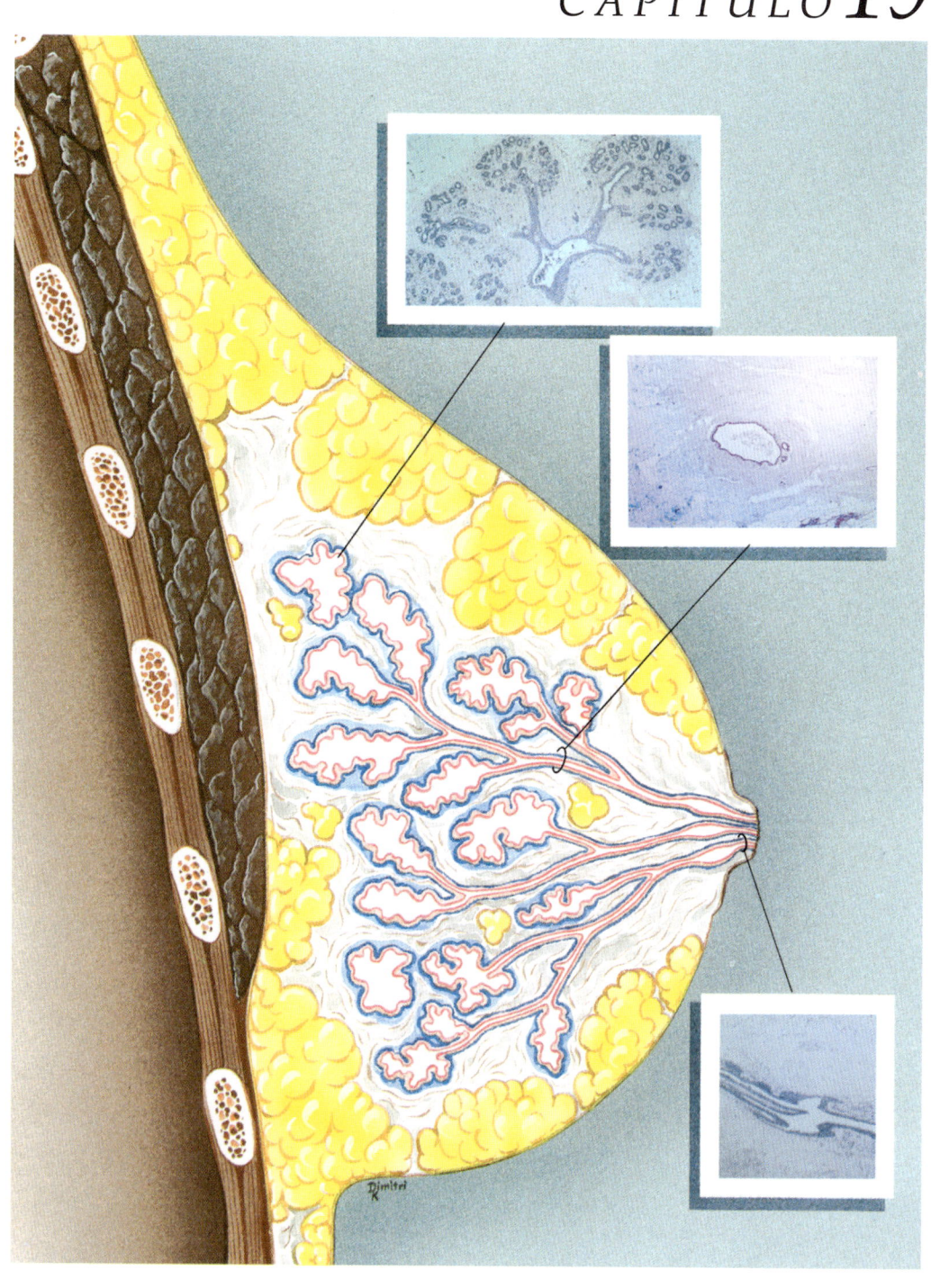

A Mama

Ann D. Thor
Jianzhou Wang
Sue A. Bartow

Anatomia e Desenvolvimento

Controle Hormonal do Desenvolvimento e da Função

Anomalias Congênitas

Hipertrofia Juvenil

Ginecomastia

Mastite Aguda

Ectasia Ductal

Necrose Gordurosa

Mastite Granulomatosa

Alteração Fibrocística
Alteração Fibrocística Não-proliferativa
Alteração Fibrocística Proliferativa

Tumores Benignos
Fibroadenoma
Papiloma Intraductal

Carcinoma de Mama
Carcinoma *In Situ*
Carcinoma Invasivo
Padrões Metastáticos
Fatores Prognósticos
Tratamento
Câncer de Mama Masculina

Tumor Filodes

FIGURA *19.1 (ver página anterior)*
Anatomia da mama. As unidades lobulares do ducto terminal (*acima*) são as unidades funcionais da mama. Os condutos para a secreção produzida são os ductos intermediários (*centro*) e os seios lactíferos (*abaixo*). Os componentes lobulares, ductais e do estroma fibroso do parênquima estão dispersos dentro do tecido gorduroso do órgão.

A mama tornou-se biologicamente supérflua nas sociedades avançadas e hoje é uma questão de escolha fazer ou não uso de sua função exclusiva de amamentar o bebê. Não obstante, o câncer de mama é comum e continua sendo uma das principais causas de óbito entre as mulheres. Por isso, é importante compreender a biologia dos tumores malignos e das alterações benignas que se acham associadas ao aumento do risco de câncer.

ANATOMIA E DESENVOLVIMENTO

A mama humana é identificada pela primeira vez, com cerca de seis semanas de desenvolvimento embrionário, como um espessamento ectodérmico semelhante a uma borda que se estende do botão do membro anterior ao botão do membro posterior ao longo de cada lado da superfície ventral do feto. A maior parte desta borda sofre regressão. Por volta da nona semana de gestação, sólidos cordões epiteliais começam a estender-se da epiderme para o mesênquima subjacente e gradualmente formam ductos mamários primários ramificados.

O desenvolvimento mamário ainda é rudimentar ao nascimento e os ductos continuam a alongar-se e ramificar-se durante a infância. Na mama feminina, esse desenvolvimento acelera-se na puberdade. Sob a influência da crescente produção de estrogênio, os ductos grandes e intermediários, assim como o estroma de tecido conjuntivo, proliferam na mama no período da perimenarca. O sistema ductal ramificante consiste em aproximadamente 20 lobos que se acham distribuídos radialmente ao redor do mamilo. Esses lobos são posteriormente divididos em *unidades lobulares do ducto terminal* (ULDT) que não se desenvolvem inteiramente até a chegada da menarca. As unidades lobulares consistem em (1) dúctulos terminais, cujo epitélio se diferencia nos "ácinos" secretores da mama grávida ou lactante; (2) ducto coletor intralobular, e (3) estroma intralobular especializado. Cada lobo desemboca no seu próprio ducto lactífero, o qual se abre na superfície do mamilo (Fig. 19.1).

O parênquima da mama feminina consiste em ductos e lóbulos (Fig. 19.1), assim como seu tecido fibroso interlobular circundante. O parênquima encontra-se difusamente distribuído dentro do tecido adiposo da mama. A quantidade de tecido adiposo varia consideravelmente, dependendo da idade e das características gerais da mulher. Enquanto as adolescentes possuem tipicamente mamas densas e fibrosas, mulheres na pós-menopausa geralmente apresentam mamas predominantemente gordurosas. Mulheres em idade reprodutiva, entre 20 e 50 anos de idade, têm padrões muito mais variáveis. Em cerca de metade das mulheres pertencentes a essa faixa etária, o parênquima fibroso constitui mais de 25% da mama. Mamas contendo abundante tecido fibroso são mais difíceis de avaliar radiologicamente do que mamas gordurosas, porque os tumores de mama também contêm tecido fibroso e podem parecer semelhantes ao parênquima fibroso em uma mamografia.

Os canais linfáticos da mama comunicam-se com o grupo peitoral inferior de linfonodos axilares, que recebem 75% da drenagem. Os 25% restantes do fluxo linfático são conduzidos para os linfonodos paraesternais (linfonodos mamários internos).

O mamilo consiste predominantemente em tecido fibroso denso mesclado com fascículos de musculatura lisa. Este último componente confere ao mamilo sua capacidade "erétil" e contribui para a saída do leite. A pele imediatamente ao redor do mamilo é a aréola, que se torna pigmentada durante a gestação. Nessa área, a pele tem unidades pilossebáceas e é uma das poucas áreas do corpo que contêm glândulas suporíparas apócrinas e também écrinas (Fig. 19.2).

CONTROLE HORMONAL DO DESENVOLVIMENTO E DA FUNÇÃO

Com o início da menarca e o aumento concomitante de estrogênio e progesterona, as unidades lobulares do ducto terminal (ULDT), se desenvolvem mais completamente (Fig. 19.2A). Uma vez formados, os sistemas ductais grandes e intermediários da mama permanecem estáveis e não são afetados pelos níveis hormonais flutuantes do ciclo menstrual, da gravidez ou da lactação. Por outro lado, as ULDT são estruturas dinâmicas que sofrem acentuadas alterações não apenas na época da gestação, mas também, em menor extensão, durante os ciclos menstruais regulares. Essas mudanças cíclicas envolvem as células epiteliais do lóbulo, assim como os componentes estromais intralobulares. Assim, as unidades lobulares dos ductos terminais são os componentes funcionais da mama feminina adulta (Fig. 19.2B, C).

Tanto a mama quando o endométrio femininos são governados pelos mesmos hormônios. Entretanto, ao contrário do endométrio, que apresenta atividade mitótica durante a primeira metade do ciclo menstrual, o epitélio da mama sofre sua maior proliferação durante a segunda metade do ciclo menstrual.

- **Fase folicular:** Na primeira metade, ou fase folicular do ciclo, os ductos terminais são poucos e revestidos por uma camada simples de duas células de epitélio circundadas por uma camada de células mioepiteliais.
- **Fase lútea:** Após a ovulação, o aumento da atividade mitótica no epitélio do ducto terminal resulta em considerável aumento no número dos ductos terminais dentro de um lóbulo. Simultaneamente, a camada basal das células epiteliais torna-se vacuolar. O estroma intralobular torna-se edematoso e distinto do denso tecido fibroso que circunda cada lóbulo. Do ponto de vista clínico, as mulheres em geral percebem um intumescimento progressivo e sensibilidade da mama durante a fase lútea do ciclo menstrual.
- **Menstruação:** Com o início da menstruação, à medida que os níveis de estrogênio e progesterona caem, ocorre aumento de morte celular apoptótica no epitélio do ducto terminal. Dá-se uma progressiva infiltração linfocítica no estroma intralobular. As ULDT regridem finalmente ao estado morfológico descrito na fase folicular do ciclo menstrual.

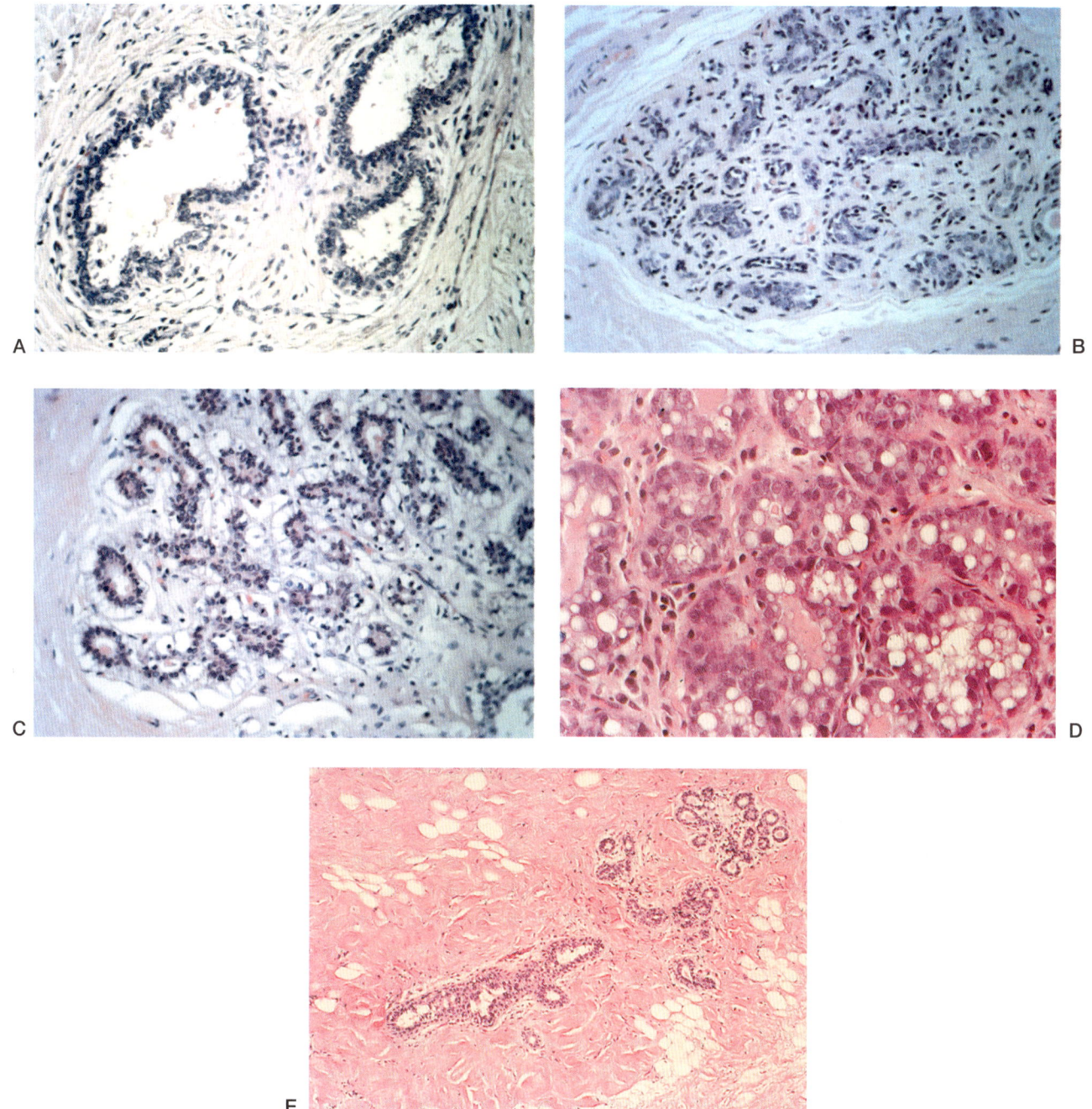

FIGURA 19.2
Arquitetura da mama normal em várias idades. A. Mama adolescente: Ductos grandes e de dimensões intermediárias são vistos dentro de um estroma fibroso denso. Não há quaisquer unidades lobulares. B. Mama pós-puberal, na primeira metade do ciclo menstrual: A unidade lobular do ducto terminal consiste em pequenos dúctulos agrupados ao redor do ducto intralobular. O epitélio de duas camadas de células não apresenta nenhuma atividade secretora ou mitótica. O estroma intralobular é denso e confluente com o estroma interlobular. C. Mama pós-puberal, na segunda metade do ciclo menstrual: As unidades lobulares do ducto terminal estão aumentadas, com maior quantidade de ductos terminais. As células basais epiteliais são vacuoladas e existem mitoses. O estroma intralobular é edematoso e diferente do estroma interlobular. D. Mama lactante: As unidades lobulares do ducto terminal estão notavelmente aumentadas, com aparente ausência de estroma interlobular e intralobular. Os ductos terminais individuais (agora denominados *ácinos*) apresentam proeminente atividade secretora epitelial (vacuolização citoplasmática). As luzes acinares contêm material secretor. E. Mama na pós-menopausa: As unidades lobulares do ducto terminal estão ausentes. Os ductos intermediários remanescentes e os ductos maiores acham-se comumente dilatados. Existe pouco tecido conjuntivo fibroso interlobular, e a maior parte da mama constitui-se de gordura.

- **Gestação:** Na gestação, há um aumento pronunciado, induzido por hormônios, no número de ductos terminais. O epitélio lobular aumenta a ponto de representar o principal componente do tecido mamário.
- **Lactação:** Durante a lactação, as células epiteliais da mama tornam-se vacuoladas e seus lumens ficam distendidos com secreções. Quando cessa a lactação, as unidades lobulares involuem e revertem ao seu estado inicial (Fig. 19.2D).
- **Pós-menopausa:** Depois da menopausa, as unidades lobulares dos ductos terminais atrofiam. Porém, permanecem os sistemas ductais grandes e intermediários, e é comum uma dilatação cística pequena de ductos residuais, acompanhada por uma perda concomitante do tecido conjuntivo fibroso interlobular denso. Assim, a quantidade de tecido adiposo aumenta relativamente. Por volta dos 80 anos de idade, 80% das mulheres têm mamas predominantemente gordurosas. Em algumas mulheres idosas, áreas de denso tecido fibroso persistem ao redor dos ductos remanescentes (Fig. 19.2E).
- **Mama masculina:** Até a puberdade, a mama masculina desenvolve-se de modo semelhante ao da mama feminina, e é nesse momento que o desenvolvimento é interrompido. Dessa maneira, a mama masculina adulta consiste em ductos de tamanho grande a intermediário, semelhantes àqueles da mama feminina imatura.

ANOMALIAS CONGÊNITAS

É comum uma faixa de tecido mamário estender-se até a borda inferior da axila. Mais raramente, pode haver tecido mamário ou mamilar ao longo da borda mamária embrionária original (*crista mamária*). Assim, o tecido mamário pode ser encontrado ao longo da porção anterior do tronco, acima ou abaixo da mama principal, até a área inguinal, e, mesmo ocasionalmente, para dentro da vulva. A variante mais freqüente da mama normal é a *inversão do mamilo*. Tem significado clínico por causa da dificuldade que pode causar para a amamentação e porque a inversão do mamilo secundária pode ser causada pela tração de um carcinoma subjacente.

HIPERTROFIA JUVENIL

HIPERTROFIA NEONATAL: A hipertrofia da mama no período neonatal é induzida pelos hormônios maternos e desaparece à medida que os níveis desses hormônios caem após o nascimento.

HIPERTROFIA JUVENIL (PUBERAL): A hipertrofia da mama na época da puberdade pode ocorrer em ambos os sexos e pode ser unilateral ou bilateral.

Patologia: Morfologicamente, o estroma fibroso expande-se e os ductos aumentam em número. O epitélio ductal torna-se hiperplásico e as estruturas ramificadas tornam-se mais exageradas. Como os lóbulos ainda não estão formados, não participam no processo hiperplásico. A hipertrofia juvenil geralmente não representa grande problema, exceto para o psiquismo do adolescente moça/ou rapaz, e na maioria das vezes regride espontaneamente.

HIPERTROFIA SECUNDÁRIA: A hipertrofia da mama pode ser secundária a níveis hormonais anormalmente altos, como os induzidos pelos tumores ovarianos, adrenocorticais ou hipofisários, funcionais.

GINECOMASTIA

A ginecomastia refere-se a um aumento da mama masculina adulta e é morfologicamente similar a hipertrofia juvenil da mama feminina (Fig. 19.3).

Patogenia: No homem adulto, a ginecomastia é causada por um aumento absoluto nos estrogênios circulantes ou por um aumento relativo na razão estrogênio/androgênio. A ginecomastia associada ao excesso de estrogênios ocorre com (1) ingestão de estrogênios exógenos ou agentes similares a estrogênios (p. ex., digitálicos, opiáceos); (2) presença de tumores adrenais ou testiculares secretores de hormônios; (3) produção paraneoplásica de gonadotrofinas por câncer do fígado, pulmão e outros órgãos, e (4) distúrbios metabólicos, tais como hepatopatia e hipertireoidismo, que são caracterizados pelo aumento da conversão de androstenediona em estrogênios. Níveis baixos de androgênios podem dever-se a secreção inadequada de testosterona pelos testículos (síndrome de Klinefelter, castração, orquite) ou a insensibilidade androgênica (feminização testicular). A ginecomastia freqüentemente é idiopática, mostrando-se, nesse caso, comumente unilateral. Não há provas de que a ginecomastia esteja associada ao aumento de risco de câncer.

MASTITE AGUDA

A mastite aguda é uma infecção bacteriana da mama. Pode ser observada em qualquer idade, mas com freqüência muito maior

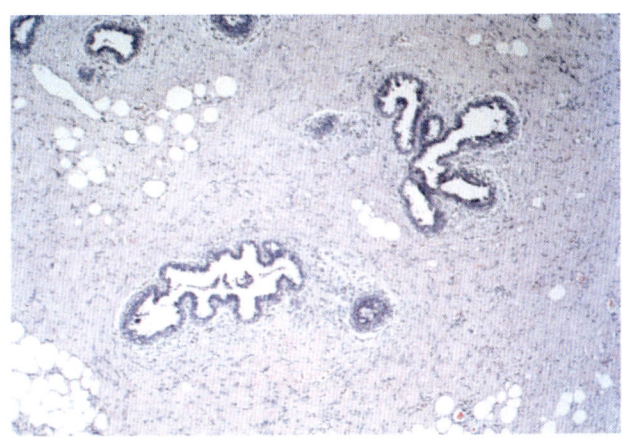

FIGURA 19.3
Ginecomastia. Existe uma proliferação de ductos de tamanho intermediário ramificados. O epitélio ductal é hiperplásico e existem mitoses. Um aumento concomitante no tecido fibroso circundante produz uma massa palpável. Observe a semelhança com a mama adolescente normal.

na lactação pós-parto ou na mama involutiva. Esse distúrbio em geral é secundário a obstrução do sistema ductal por secreção espessada, com estase das secreções. Os organismos mais comumente isolados são o *Staphylococcus* e o *Streptococcus*. Não tratada, a infecção pode evoluir para a formação de abscesso, uma complicação que exige intervenção cirúrgica. Um abscesso encapsulado, rígido e indolor pode ser confundido com câncer. A mastite bacteriana aguda pode ser tratada com sucesso por aspiração mecânica agressiva, com freqüente esvaziamento das mamas, assim como pela administração de antibióticos.

ECTASIA DUCTAL

Ectasia ductal, ou ductoectasia, refere-se à presença de ductos grandes e intermediários dilatados na mama, contendo material pastoso e espessado, acompanhados de inflamação e fibrose periductais. Trata-se de uma inflamação comum em mulheres idosas, nas quais afeta os grandes ductos coletores imediatamente abaixo da aréola. Morfologicamente, os ductos comprometidos são acentuadamente dilatados e contêm detritos acelulares e macrófagos espumosos. Esses ductos dilatados podem romper-se e a liberação de material grumoso estimula a inflamação crônica, freqüentemente com granulomas tipo corpo estranho no estroma circundante. A ectasia ductal deve ser submetida à biopsia porque é difícil de se distinguir clinicamente de câncer.

NECROSE GORDUROSA

Uma história de traumatismo geralmente pode ser descoberta nos casos de necrose gordurosa na mama.

Patologia: Inicialmente, a lesão consiste em necrose dos adipócitos e hemorragia. Em seguida, as células inflamatórias fagocitam os detritos lipídicos. A proliferação fibroblástica durante a cicatrização provoca dedos de tecido cicatricial fibroso que se estendem para o tecido mamário adjacente. **Como conseqüência, uma massa dura, irregular e fixa pode formar-se, assemelhando-se clinicamente ao câncer de mama.** Calcificação distrófica, um aspecto comum do câncer de mama, também pode ser detectada radiograficamente nas áreas de necrose gordurosa. Assim, as lesões da necrose gordurosa não raro exigem biopsia para estabelecer seu caráter benigno.

MASTITE GRANULOMATOSA

A inflamação granulomatosa não é comum na mama, mas é encontrada em duas circunstâncias. A primeira delas, associada a material estranho. Implantes mamários de silicone, mesmo quando não há evidências de ruptura, lentamente vazam no tecido mamário circundante. Isto resulta na formação de uma cápsula fibrosa com macrófagos associados e células gigantes tipo corpo estranho. O segundo diagnóstico a ser considerado na inflamação mamária granulomatosa é a infecção, geralmente do tipo micobacteriano. A infecção por fungos é muito menos comum.

ALTERAÇÃO FIBROCÍSTICA

A alteração fibrocística, ou doença fibrocística da mama, refere-se a uma constelação de aspectos morfológicos caracterizados por: (1) dilatação cística dos ductos terminais, (2) aumento relativo do estroma fibroso e (3) proliferação variável dos elementos epiteliais do ducto terminal. Ela é diagnosticada com mais freqüência em mulheres a partir do final da terceira década de vida até a menopausa, e ocorre alguma alteração fibrocística em 75% das mulheres adultas nos Estados Unidos. A alteração fibrocística sintomática, na qual cistos grandes e detectáveis clinicamente são encontrados, é muito menos comum, ocorrendo em 10% das mulheres adultas entre 35 e 55 anos de idade. A freqüência da alteração fibrocística diminui progressivamente após a menopausa.

A alteração fibrocística com cistos gigantes e lesões epiteliais proliferativas é mais comum em populações sujeitas a maior risco de câncer de mama, mas a progressão para o carcinoma ainda não foi documentada. Entretanto, algumas das suas manifestações exageradas parecem ser indicadoras para mulheres sob alto risco de câncer de mama. Tais lesões são denominadas alteração fibrocística *proliferativa*. As formas de alteração fibrocística que não acarretam um aumento do risco de desenvolvimento de câncer, denominadas alteração fibrocística *não-proliferativa*, são muito mais prevalentes (ver Fig. 19.4 A-C).

Patologia: A alteração fibrocística tanto do tipo proliferativo quanto do não-proliferativo compromete as unidades lobulares dos ductos terminais.

A Alteração Fibrocística Não-proliferativa Não É Pré-neoplásica

As marcas registradas morfológicas da alteração fibrocística não-proliferativa são representadas por um aumento no estroma denso e fibroso e algum grau de dilatação cística dos ductos terminais (Fig. 19.5). Embora o grau de comprometimento possa variar de uma área da mama para outra, a alteração fibrocística sempre ocorre em múltiplas áreas de ambas as mamas. Com mais freqüência, as transformações císticas são menos importantes e não produzem massas distintas. Entretanto, um cisto dominante, ou um agregado de tecido conjuntivo fibroso contendo cistos menores, pode se manifestar como uma "massa" distinta, exigindo biopsia para excluir a possibilidade de câncer.

Os cistos maiores, com até 5 cm de diâmetro, muitas vezes contêm um fluido escuro e fino que confere uma cor azul aos cistos fechados — os chamados *cistos de cúpula azul de Bloodgood*. A aspiração de um cisto grande em geral conduzirá a seu colabamento e a massa desaparecerá.

Ao exame microscópico, o revestimento epitelial dos cistos varia de colunar a achatado ou pode estar inteiramente ausente. Um aspecto concomitante freqüente da alteração fibrocística não-proliferativa consiste numa alteração no revestimento epitelial, denominada *metaplasia apócrina* (Fig. 19.5B). As células metaplásicas são maiores e mais eosinofílicas do que as células que geralmente revestem os ductos e assemelham-se a epitélio de glândula sudorípara apócrina.

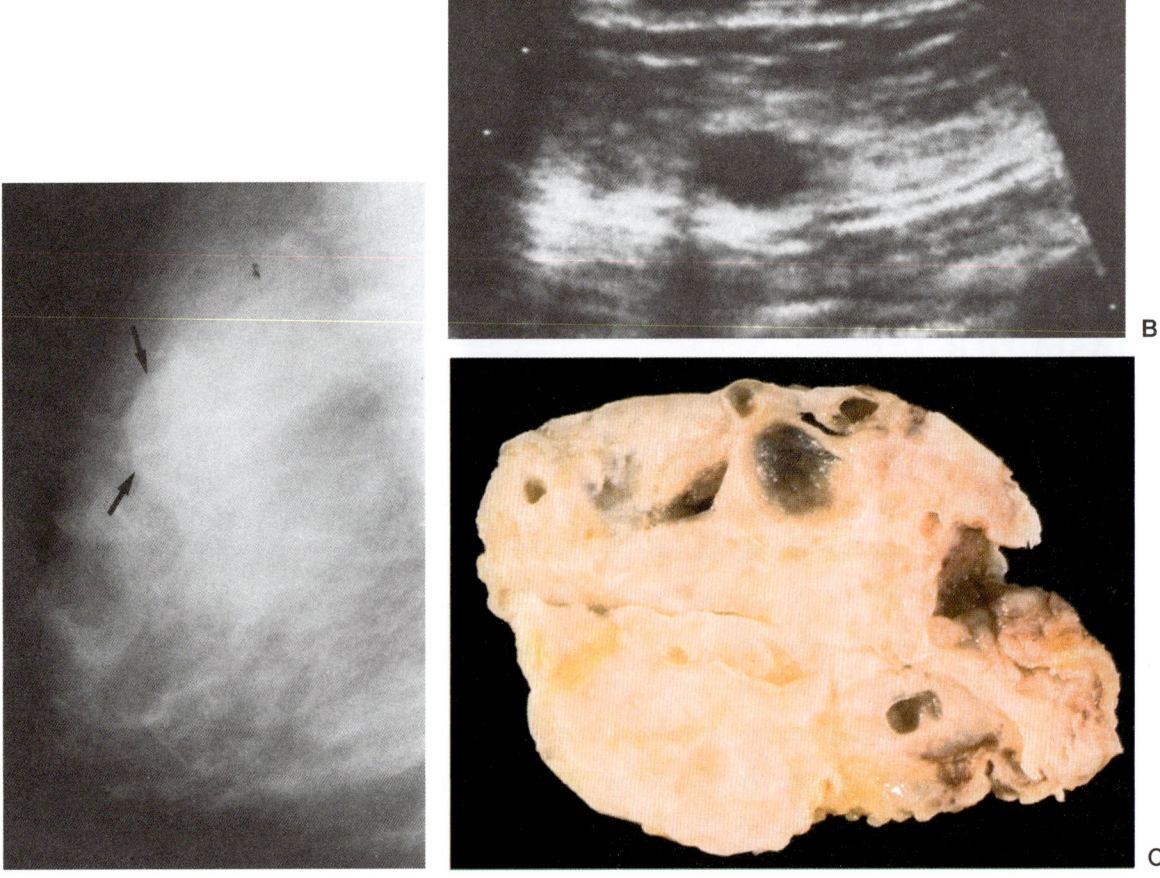

FIGURA 19.4
Alteração fibrocística. A. Mamografia: Presença de densidades irregulares, inclusive uma massa dominante (setas). B. Ultra-sonografia: As áreas brancas são tecido sólido. A área escura redonda ao centro é um cisto hipoecóico, correspondente à massa dominante na mamografia (A). C. Espécime cirúrgico: Cistos de vários tamanhos estão dispersos em denso tecido conjuntivo fibroso.

A Alteração Fibrocística Proliferativa Aumenta o Risco de Câncer

A alteração fibrocística proliferativa abrange várias formas de proliferação epitelial que ocorrem no contexto da alteração fibrocística não-proliferativa. A alteração proliferativa mais comum é o aumento da quantidade de células que revestem os ductos terminais dilatados, descrito como *hiperplasia ductal epitelial*. A proliferação pode, às vezes, tornar-se exuberante e formar estruturas papilares dentro do lúmen do dúctulo distendido (*papilomatose*).

O espectro morfológico da hiperplasia ductal abrange (1) graus menores de hiperplasia; (2) hiperplasia exuberante, mas citologicamente benigna; (3) hiperplasia com atipia citológica insuficiente para confirmar um diagnóstico de malignidade (*hiperplasia atípica*); e (4) carcinoma ductal *in situ*.

ADENOSE ESCLEROSANTE: *Essa alteração é uma variante menos comum da doença fibrocística proliferativa, caracterizada por uma proliferação de pequenos ductos e células mioepiteliais na região da unidade lobular do ducto terminal (adenose)* (Fig. 19.6). Acha-se quase sempre associada a outras formas de alteração fibrocística proliferativa. Como a lesão em geral mostra-se associada à fibrose, adiciona-se o termo *esclerosante*. Do ponto de vista microscópico, as unidades lobulares mostram-se deformadas e aumentadas à custa das células epiteliais que proliferaram, as quais aparecem como redemoinhos e cordões de túbulos circundados por estroma fibroso (Fig. 19.6).

A adenose esclerosante tem significado basicamente para o patologista cirúrgico, que precisa diferenciá-la histologicamente do carcinoma invasivo. **Entretanto, o aspecto algumas vezes é tão exuberante que dá lugar a uma massa distinta que pode ser confundida clinicamente com o câncer.**

Significado Prognóstico

Inúmeras conclusões podem ser tiradas a respeito da relação entre a alteração fibrocística e o câncer de mama.

- A presença de alteração fibrocística não-proliferativa em amostra de biopsia não indica aumento do risco de desenvolvimento de câncer de mama invasivo.
- A demonstração da alteração fibrocística proliferativa em uma biopsia coloca a mulher em risco 1,5 a 2 vezes maior de desenvolvimento de câncer invasivo.

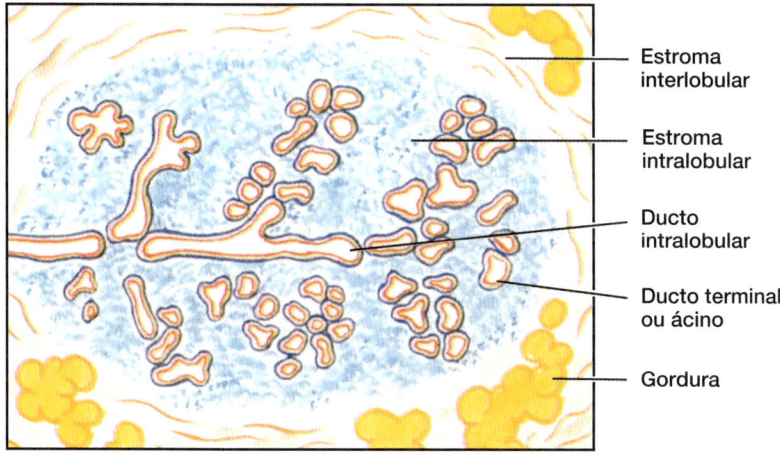

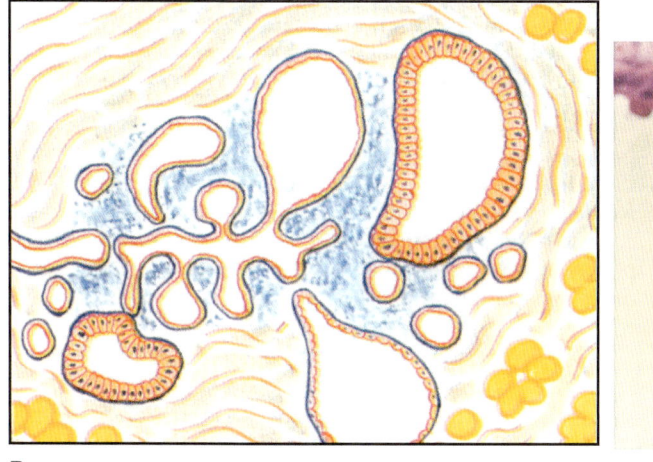 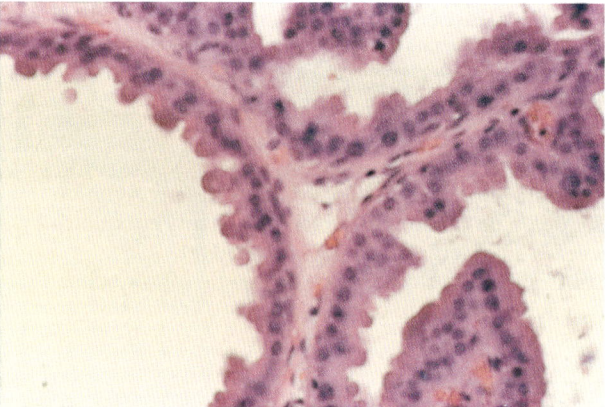

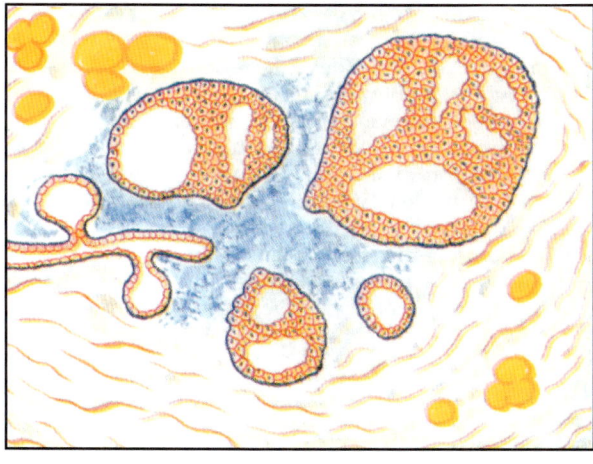 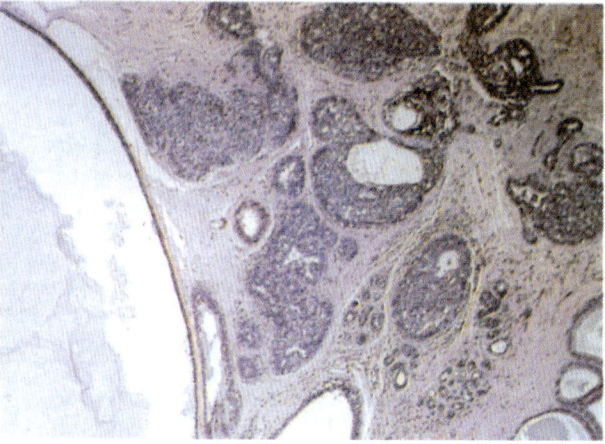

FIGURA 19.5
Histologia da alteração fibrocística. A. Unidade lobular terminal normal. B. Alteração fibrocística não-proliferativa: Esta lesão associa a dilatação cística dos ductos terminais com graus variados de metaplasia apócrina do epitélio e aumento do estroma fibroso. C. Alteração fibrocística proliferativa: Dilatação do ducto terminal e hiperplasia epitelial intraductal estão presentes.

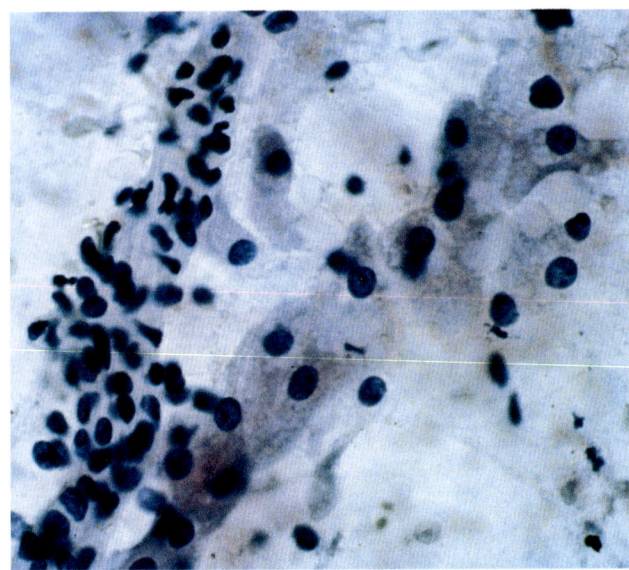

FIGURA 19.5 (cont.)
D. Citologia por aspiração com agulha fina: Nesta preparação citológica, as células epiteliais ductais normais exibem núcleos pequenos e delicados. Algumas células epiteliais têm aspecto apócrino, com citoplasma eosinófilo e nucléolo único.

- A "hiperplasia atípica" aumenta o risco de desenvolvimento subseqüente de carcinoma invasivo da mama em quatro a cinco vezes em relação ao da população geral.
- As lesões proliferativas aumentam o risco de câncer subseqüente igualmente para ambas as mamas.

TUMORES BENIGNOS

O Fibroadenoma É Hormonalmente Responsivo

O fibroadenoma é a neoplasia benigna mais comum da mama e compõe-se de elementos epiteliais e estromais que se originam da unidade lobular do ducto terminal. Os fibroadenomas geralmente são encontrados em mulheres entre 20 e 35 anos de idade, embora também ocorram em adolescentes. Alguns fibroadenomas juvenis atingem grandes dimensões, sendo denominados *fibroadenomas gigantes*. Eles não regridem espontaneamente e podem não ser detectados até a mulher chegar à quinta ou sexta década de vida.

Em geral, os fibroadenomas aumentam mais rapidamente durante a gestação e param de crescer depois da menopausa. Embora respondam aos hormônios, ainda não foi estabelecida uma relação causal entre os hormônios e o desenvolvimento de fibroadenomas. Os fibroadenomas são comumente solitários, porém, algumas vezes, são múltiplos. É interessante notar que o risco de câncer invasivo subseqüente em uma mama da qual foi removido um fibroadenoma torna-se o dobro.

Patologia: O fibroadenoma é um tumor redondo e elástico, bem delimitado da mama circunjacente e, por isso, pode ser movido livremente. A superfície de corte aparece branco-acinzentada e brilhante. Embora varie de tamanho, desde uma lesão microscópica até um grande tumor, geralmente está entre 2 a 4 cm de diâmetro quando diagnosticado (Fig. 19.7A e B).

Ao exame microscópico, os fibroadenomas compõem-se, caracteristicamente, de uma mistura de tecido conjuntivo fibroso e ductos (Fig. 19.7C). Os ductos podem ser simples e redondos ou alongados e ramificados, encontrando-se dispersos dentro de um estroma fibroso típico. O estroma fibroso varia de frouxo e mixomatoso a colágeno hialinizado. Esse tecido fibroso, que forma a maior parte do tumor, não raro comprime os ductos proliferados, reduzindo-os a filetes curvilíneos. Em outras áreas, os ductos permanecem patentes porque o estroma prolifera circunferencialmente ao redor deles. A aparência do epitélio varia da dupla camada epitelial de lóbulos normais até graus variáveis de hiperplasia.

O Papiloma Intraductal Ocorre nos Ductos Lactíferos de Mulheres na Meia-idade e Idosas

Como está situada nos grandes ductos subareolares, a lesão pode ser associada a uma secreção serosa ou sanguinolenta do mamilo. Essa lesão deve ser diferenciada da papilomatose, a forma de hiperplasia epitelial que ocorre nos ductos periféricos como um componente da alteração fibrocística proliferativa. Um papiloma intraductal solitário não é uma lesão pré-maligna ou um marcador de aumento de risco de câncer de mama.

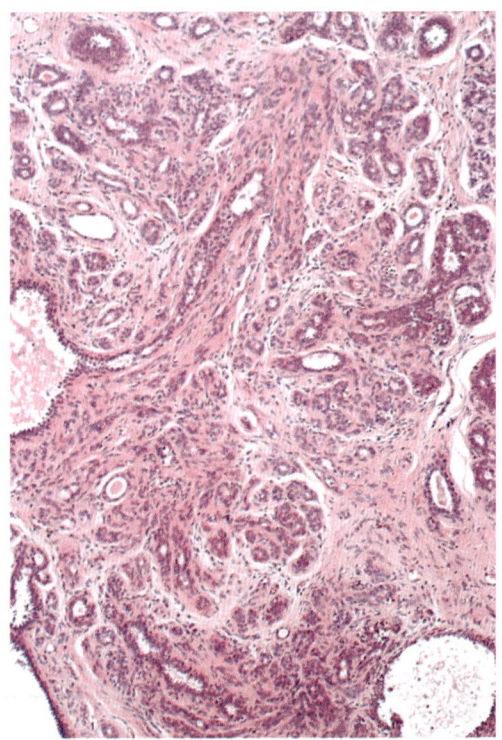

FIGURA 19.6
Adenose esclerosante. Proliferação de estruturas pequenas, imaturas e ductiformes, acompanhada de células mioepiteliais, expande e distorce o lóbulo no qual se manifesta.

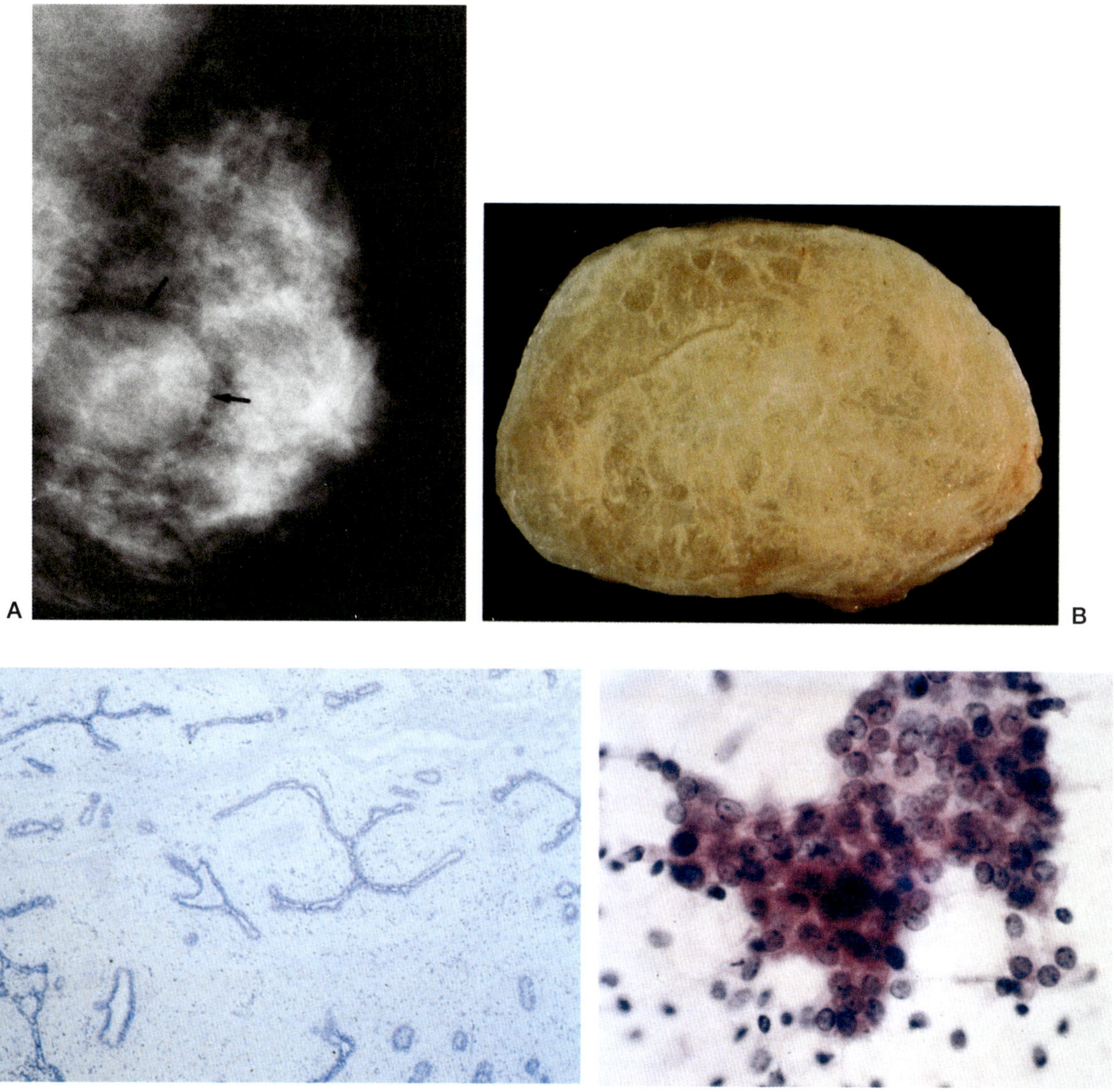

FIGURA 19.7
Fibroadenoma. A. Mamografia. Uma massa dominante *(setas)* com bordas lisas com a mesma densidade da mama normal em mulher jovem. **B. Amostra cirúrgica.** Este tumor bem circunscrito foi facilmente enucleado do tecido circundante. A superfície de corte é caracteristicamente brilhante, castanho-esbranquiçada, com aparência septada. **C. Corte microscópico.** Estruturas alongadas de ductos epiteliais estão situadas dentro de um estroma mixóide frouxo. **D. Aspiração com agulha fina.** Esta preparação citológica mostra células ductais delicadas dispostas em aglomerados coesos que apresentam uma forma irregular de "chifre de veado".

Patologia: O papiloma intraductal (Fig. 19.8) é um tumor isolado, geralmente com poucos milímetros de diâmetro, aderido à parede do ducto por um pedúnculo fibrovascular. A porção papilomatosa consiste em uma dupla camada de células epiteliais, uma camada externa de células cubóides ou colunares e uma camada interna de células mioepiteliais mais arredondadas.

CARCINOMA DE MAMA

O câncer de mama é a doença maligna mais comum entre as mulheres nos Estados Unidos, e a mortalidade resultante desta doença só fica atrás do câncer de pulmão como causa de óbito por câncer entre mulheres.

Epidemiologia: A incidência de câncer de mama aumentou lentamente nos últimos 50 anos. Atualmente, pode ter-se a expectativa de que uma entre nove mulheres norte-americanas venha a desenvolver câncer de mama, das quais um terço morrerá da doença. Nos países ocidentais industrializados com alto índice de câncer de mama, a incidência deste tumor continua a aumentar ao longo da vida, embora em uma taxa mais lenta em mulheres mais idosas. Nas populações com risco baixo de câncer de mama, a incidência atinge um platô antes da menopausa e não progride poste-

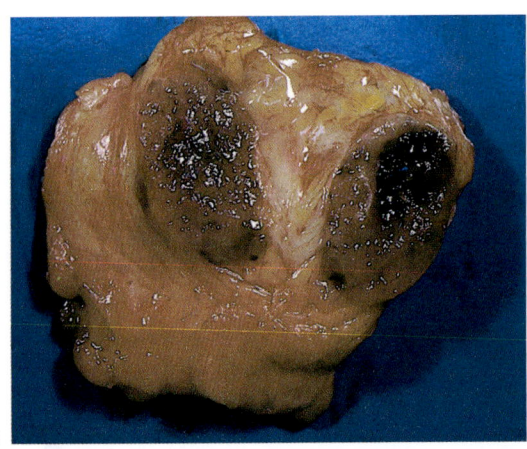 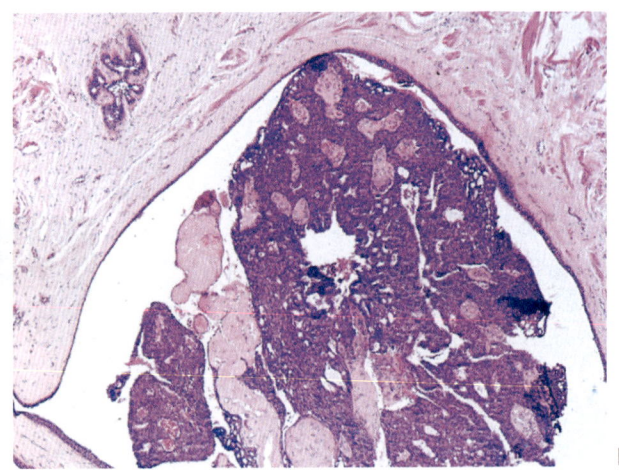

FIGURA *19.8*
Papiloma intraductal. A. Uma grande massa papilar é vista dentro de ductos dilatados. B. A fotomicrografia revela crescimento papilar benigno em um ducto subareolar.

riormente. O câncer de mama não é comum antes de 35 anos de idade.

Existe uma incidência 4 a 5 vezes maior de câncer de mama nos países industrializados ocidentais do que em países menos desenvolvidos e em índios norte-americanos nos Estados Unidos. Além disso, as mulheres que migram para os estados Unidos oriundas de países onde a incidência de câncer de mama é baixa (p. ex., Japão), em uma ou duas gerações, manifestam um risco de câncer tão alto quanto o da população branca norte-americana. Foi sugerido que fatores da dieta, particularmente o teor de gordura, são responsáveis pelas diferenças na distribuição geográfica do câncer de mama, porém o conceito permanece controverso.

 Patogenia: A patogenia do câncer de mama é mal compreendida, mas estudos epidemiológicos, moleculares e genético-clínicos têm incriminado fatores associados a maior risco de câncer de mama.

FATORES HEREDITÁRIOS: **A mais forte associação a um aumento de risco de câncer de mama é uma história familiar, especificamente câncer de mama em parentas de primeiro grau (mãe, irmã, filha).** O risco é maior quando a parenta é acometida em idade jovem ou tem câncer de mama bilateral. A mulher que tem duas irmãs com câncer de mama, uma das quais com tumores bilaterais, ou a mãe e uma irmã que apresentam o mesmo padrão, tem um risco de 25% de desenvolver câncer de mama em torno dos 70 anos de idade.

O **gene *BRCA1*** (câncer de mama 1), supressor tumoral localizado no cromossomo 17 (17q21), foi implicado na patogenia dos cânceres de mama e de ovário hereditários. Considera-se que mutações nesse gene estejam presentes em uma entre 200 a 400 pessoas nos Estados Unidos. Mutações e deleções pontuais nas linhagens germinativas no *BRCA1* colocam a mulher sob risco notável de 60 a 85% de desenvolver câncer de mama durante a vida. Ademais, o câncer de mama desenvolve-se em mais de metade dessas mulheres antes dos 50 anos de idade. Assim, embora as mutações hereditárias do *BRCA1* possam ser responsáveis por menos de 2% dos casos de câncer de mama descobertos depois dos 70 anos de idade, cerca de 30% das mulheres nas quais o tumor é detectado antes dos 45 anos de idade são portadoras dessas mutações. Atualmente, suspeita-se que o *BRCA1* mutante seja responsável por 20% de todos os casos de câncer de mama *hereditários* (cerca de 3% de todos os cânceres). Mutações somáticas no *BRCA1* são incomuns em cânceres de mama *esporádicos* (não-familiares).

Mulheres portadoras de mutações do *BRCA1* também apresentam maior risco de câncer de ovário durante a vida, que pode ser estimado variando de 15 a 40%. Há algumas evidências de que pessoas portadoras de mutações neste gene também podem se encontrar sob maior risco de cânceres de próstata e cólon.

O **gene *BRCA2***, localizado no cromossomo 13q12, está envolvido em cerca de 20% dos casos de câncer de mama hereditários que não são secundários a mutações no *BRCA1*. Mulheres com uma cópia do gene *BRCA2* mutante têm risco de 30 a 40% de desenvolver câncer de mama durante a vida. De modo similar ao que ocorre com o *BRCA1*, essas mulheres também apresentam aumento de risco de câncer de ovário. Ademais, as mutações no *BRCA2* também aumentam o risco de câncer de mama em homens. Essas mutações são particularmente comuns entre mulheres judias Ashkenazi.

O **gene *p53*** sofre mutação na síndrome de Li-Fraumeni. Essa rara síndrome de câncer familiar manifesta tumores do cérebro e supra-renais em crianças e câncer de mama em mulheres jovens. Estima-se que mutações na linhagem germinativa (hereditárias) em *p53* contribuam para 1% dos cânceres de mama entre mulheres nas quais o tumor é detectado antes dos 40 anos de idade. Contudo, quase todas (90%) as mulheres com a síndrome de Li-Fraumeni que sobrevivem aos cânceres infantis associados a esse distúrbio podem ter a expectativa de desenvolver câncer de mama. As mutações somáticas de *p53* são encontradas com freqüência nos cânceres de mama que surgem em mulheres que não evidenciam uma história familiar dessa doença.

O **gene *CHEK2* (quinase do ponto de verificação do ciclo celular [cell-cycle-checkpoint kinase])** sofre mutação em 5% das mulheres com câncer de mama que têm dois membros da família ou mais que desenvolveram câncer de mama antes dos 60 anos de idade. O risco individual para mulheres que portam a mutação é inferior a 20%. Essa mutação dobra o risco de câncer de mama entre mulheres e aumenta o risco entre homens por um fator de 10. O *CHEK2* é fosforilado por *ATM*, um outro gene de ponto de verificação, e, por sua vez, ativa *BRCA1*.

ESTADO HORMONAL: Um elo entre o câncer de mama e o estado hormonal das mulheres é fortemente sugerido pela sensível associação entre a incidência desse tumor e a idade da menarca, da menopausa e da primeira gestação. **Menarca precoce, menopausa tardia e faixa etária mais alta na primeira gravidez constituem fatores que aumentam o risco de câncer de mama.** A ooforectomia antes dos 35 anos de idade, mas não depois, reduz dramaticamente o risco de câncer de mama. Mulheres nulíparas, ou aquelas que ficaram grávidas pela primeira vez após os 35 anos, correm duas a três vezes mais risco de câncer de mama em comparação com mulheres cuja primeira gravidez ocorreu antes dos 25 anos. O uso de agentes anticoncepcionais orais não vem sendo associado a aumento de risco de câncer de mama embora a suplementação hormonal na pós-menopausa aumente levemente o risco.

RADIAÇÃO: A mama feminina é suscetível a neoplasia induzida por radiação, e o risco de câncer de mama tornou-se maior nas sobreviventes das explosões de bombas atômicas, nas mulheres irradiadas devido a mastite pós-parto e nas mulheres sujeitas a múltiplos exames fluoroscópicos durante o tratamento da tuberculose. O aumento do risco de câncer de mama é maior quando a exposição ocorre em crianças pequenas e mulheres no período pré- e perimenarca; há pouco risco quando as mulheres são expostas a radiação após os 40 anos de idade. As técnicas mamográficas modernas utilizam doses de radiação extremamente baixas, que não impõem um risco.

ALTERAÇÃO FIBROCÍSTICA: Mulheres com alteração fibrocística só apresentam aumento de risco de câncer de mama quando lesões proliferativas específicas são identificadas à biopsia. Como discutido previamente, a mais forte associação ao aumento de risco parece ocorrer em mulheres portadoras de hiperplasia "atípica". Mulheres tanto com uma história familiar de câncer de mama em parentes de primeiro grau quanto de hiperplasia "atípica" correm um risco dez vezes maior de desenvolver câncer.

CÂNCER PRÉVIO: Mulheres que tiveram câncer de mama anteriormente têm 10 vezes mais risco de desenvolver um segundo câncer de mama primário.

Patologia: Cânceres de mama (Fig. 19.9) são quase todos adenocarcinomas, que derivam do epitélio glandular da unidade lobular do ducto terminal. Os vários subtipos derivam seus nomes de uma combinação de seus padrões histológicos e suas características citológicas, e não de seu ponto de origem (Quadro 19.1).

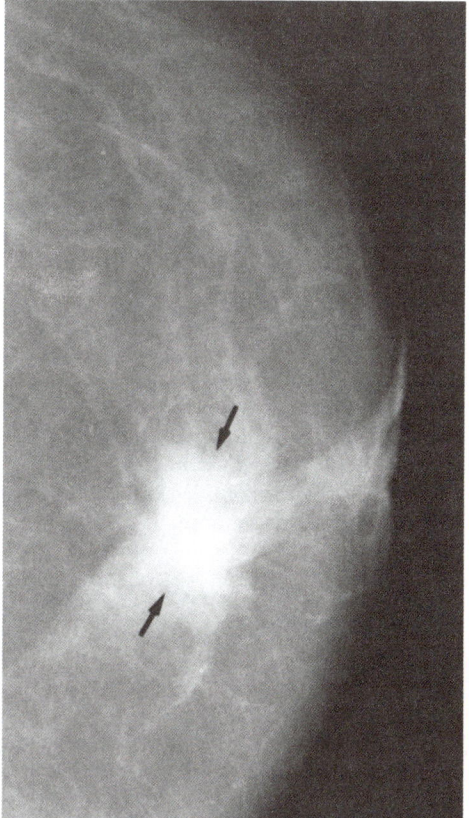
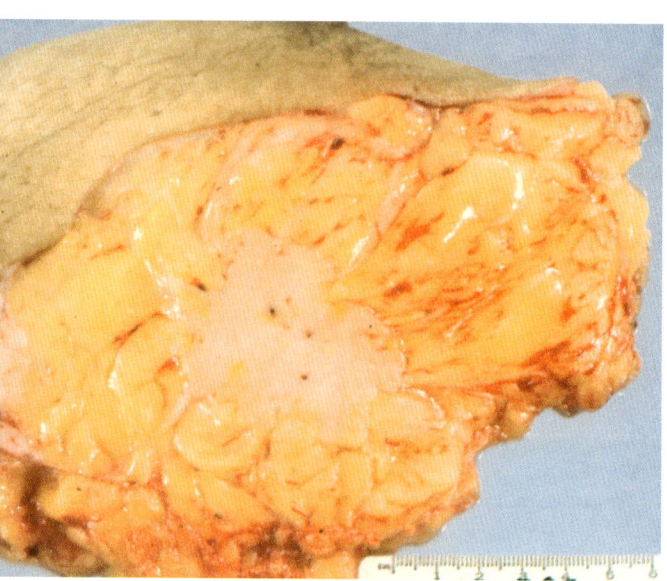

FIGURA 19.9
Carcinoma de mama. A. Mamografia. Uma densa massa, de forma irregular *(setas)* pode ser vista nesta mama inteiramente gordurosa. B. Espécime de mastectomia. A massa branca, firme e irregular ao centro está circundada de tecido gorduroso.

QUADRO 19.1 Freqüência dos Subtipos Histológicos do Câncer de Mama Invasivo

Subtipo	Freqüência (%)
Carcinoma ductal invasivo	
Puro	55
Mesclado com outros tipos (inclusive lobular)	25
Carcinoma invasivo lobular (puro)	10
Carcinoma medular (puro)	< 5
Carcinoma mucinoso (puro)	2
Outros tipos puros	2
Outros tipos mistos	1

O Carcinoma *In Situ* Freqüentemente É uma Lesão Pré-invasiva

O termo carcinoma in situ *refere-se à presença de células epiteliais aparentemente malignas que não penetram a membrana basal.* O nome carcinoma in situ implica que elas são precursores obrigatórios do carcinoma invasivo e, histologicamente, os vários subtipos de carcinoma *in situ* apresentam contrapartes invasivas. Entretanto, apenas 20 a 30% das mulheres que demonstraram essas lesões em uma biopsia de mama, mas que não receberam nenhum tratamento posterior, desenvolveram subseqüentemente câncer invasivo. A probabilidade de um câncer invasivo surgir após o diagnóstico de um "carcinoma *in situ*" varia de acordo com o subtipo histológico dessa lesão.

Carcinoma Intraductal *In Situ*

Essa lesão surge na unidade lobular do ducto terminal, distendendo e distorcendo muito os ductos em virtude de seu crescimento. Os ductos terminais podem tornar-se acentuadamente aumentados, assemelhando-se dessa forma aos grandes ductos. O carcinoma intraductal *in situ* apresenta dois tipos histológicos principais denominados comedocarcinoma e carcinoma não-comedo.

CARCINOMA DUCTAL IN SITU — TIPO COMEDO: Esse subtipo é composto de células pleomórficas muito grandes, contendo citoplasma eosinofílico abundante e núcleos irregulares, comumente portadores de nucléolos proeminentes, e quase sempre cresce em um padrão sólido. A necrose central é um fator proeminente (Fig. 19.10A). Os restos necróticos podem sofrer calcificação distrófica. No exame macroscópico, a superfície de corte apresenta ductos distendidos contendo detritos necróticos semelhantes a comedões, daí o termo *comedocarcinoma*. Embora as células malignas não invadam através da membrana basal dos ductos, essa forma de carcinoma *in situ* comumente incita uma inflamação crônica e resposta fibroblástica no estroma circundante.

A inflamação estromal e a fibrose no comedocarcinoma às vezes são suficientes para causar uma massa clinicamente palpável ou radiograficamente detectável. Ademais, as microcalcificações que ocorrem nos detritos necróticos dentro dos ductos assumem uma aparência ramificada característica à mamografia. O câncer pode estender-se dentro do sistema ductal além do crescimento tumoral clinicamente detectável. As conseqüentes dificuldades na excisão completa do tumor freqüentemente exigem mastectomia, em vez de "nodulectomia".

CARCINOMA INTRADUCTAL IN SITU — TIPO NÃO-COMEDO: Esse tumor apresenta múltiplos padrões arquitetônicos, que freqüentemente estão entremeados e exibem um espectro de atipia citológica. Os padrões são classificados como micropapilares, cribriformes e sólidos. As células e núcleos tumorais são menores e mais regulares do que no tipo comedo. O carcinoma não-comedo intraductal *in situ* tem menos possibilidade de incitar uma resposta desmoplásica no tecido circundante do que o tipo comedo. A necrose é mínima ou ausente (Fig. 19.10B).

O carcinoma ductal *in situ*, tratado apenas com biopsia, implica um risco de 30% de que carcinoma invasivo desenvolva-se na mesma mama nos 20 anos seguintes. O risco de câncer na mama contralateral também é maior, mas não no mesmo grau. As chances de recorrência local, seja do câncer *in situ* ou do câncer invasivo, são substancialmente maiores no caso dos subtipos comedo do que nos subtipos não-comedo.

Carcinoma Lobular *In Situ*

Esse tumor também se origina na unidade lobular do ducto terminal. No carcinoma lobular *in situ*, as células tendem a ser menores e mais homogêneas do que as do tipo ductal, com núcleos redondos e regulares e nucléolos diminutos (ver Fig. 19.12A). As células malignas apresentam-se como aglomerados sólidos que preenchem e distendem os ductos terminais, mas não na extensão do carcinoma ductal *in situ*. O carcinoma lobular *in situ* também pode ter microcalcificações nos ductos que podem ser detectadas radiograficamente. O carcinoma lobular *in situ* em geral não incita a densa fibrose e a inflamação crônica tão características do carcinoma intraductal *in situ*. É menos provável, portanto, que possa causar uma massa detectável. Não é raro o carcinoma lobular *in situ* representar um achado "ocasional" em uma biopsia recomendada devido a alterações benignas.

Tal como no carcinoma intraductal *in situ*, 20 a 30% das mulheres com carcinoma lobular *in situ* que não recebem tratamento posterior à biopsia desenvolvem câncer invasivo nos 20 anos seguintes ao diagnóstico. Contudo, cerca de metade desses cânceres invasivos surge na mama contralateral e pode ser lobular ou ductal. Assim, o carcinoma lobular *in situ*, mais do que o carcinoma ductal *in situ*, serve como um marcador para um aumento do risco de câncer invasivo subseqüente em ambas as mamas.

Carcinoma Papilar *In Situ*

Essa neoplasia é muito menos comum do que o carcinoma intraductal ou o carcinoma lobular *in situ*. O carcinoma papilar *in situ* é fora do comum pelo fato de originar-se nos ramos maiores do sistema ductal. O tumor é muito bem diferenciado e exibe uma configuração papilar. As células são tipicamente pequenas e regulares, tornando às vezes difícil distinguir esse tipo de carcinoma de um papiloma intraductal benigno. O carcinoma papilar *in*

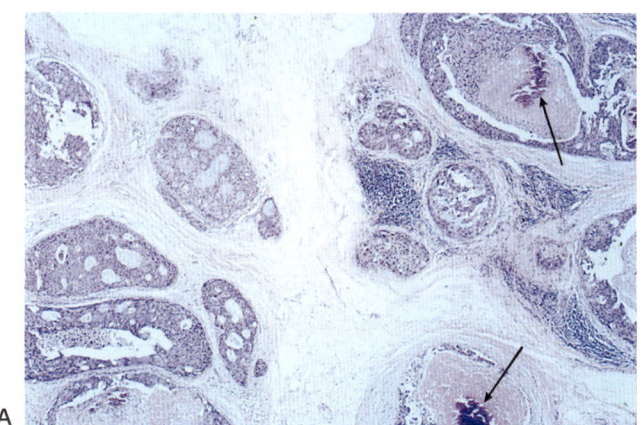
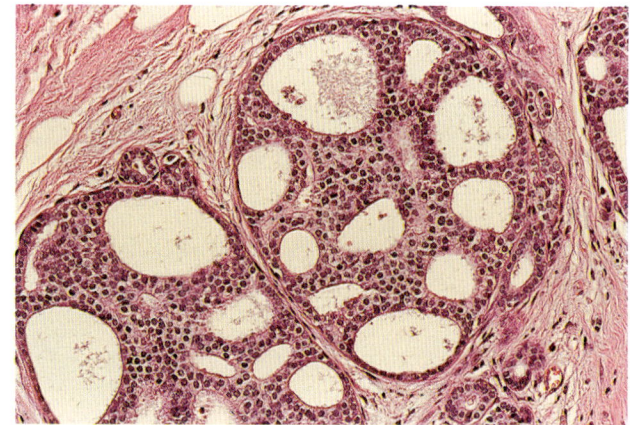
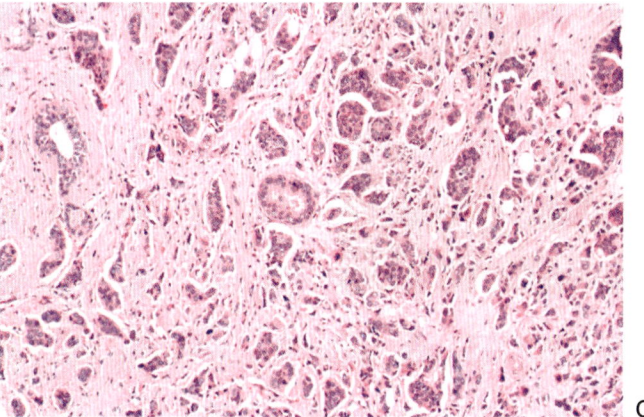

FIGURA 19.10
Carcinoma ductal. A. Carcinoma ductal *in situ* do tipo comedo. Os ductos terminais estão distendidos pelo carcinoma *in situ* (carcinoma intraductal). Os centros das massas tumorais são necróticos e exibem calcificação distrófica (setas). B. Carcinoma ductal *in situ* do tipo não-comedo. É evidente um arranjo cribriforme de células tumorais. C. Carcinoma ductal invasivo. Cordões e ninhos irregulares de células tumorais, derivados das mesmas células que constituem o componente intraductal (A), invadem o estroma. Muitas das células formam estruturas ductiformes.

situ não traz consigo um aumento de risco de câncer invasivo subseqüente a sua completa excisão local.

O Carcinoma Invasivo Tem Prognóstico Dependente do Estágio

Carcinoma Ductal

O carcinoma ductal invasivo, ou infiltrativo, é a forma mais comum de câncer de mama. Nesse câncer, a invasão estromal por células malignas geralmente desencadeia uma acentuada proliferação fibroblástica. Essa "desmoplasia" cria uma massa palpável que representa o sinal inicial mais comum do carcinoma ductal. O carcinoma ductal invasivo geralmente se manifesta como uma massa rija e fixa, não raro citada como um *carcinoma cirroso* (ver Fig. 19.9). No exame macroscópico, o tumor é tipicamente firme e apresenta bordas irregulares. A superfície de corte é cinza-pálido e arenosa e percorrida por faixas amarelas e esbranquiçadas.

Microscopicamente, o carcinoma ductal invasivo desenvolve-se como ninhos irregulares e cordões de células epiteliais, geralmente dentro de um denso estroma fibroso (Fig. 19.10C). Os cânceres bem diferenciados podem formar glândulas imaturas, enquanto as formas menos diferenciadas consistem em camadas sólidas de células neoplásicas. As células apresentam grau variável de diferenciação e atividade mitótica e não são diferenciáveis, do ponto de vista citológico, das células do carcinoma ductal *in situ* (Fig. 19.10A e C). Cânceres mal diferenciados e de crescimento mais rápido podem apresentar extensa necrose.

DOENÇA DE PAGET DO MAMILO: A Doença de Paget do mamilo configura uma variante incomum do carcinoma ductal, seja in situ *ou invasivo, que se estende até envolver a epiderme do mamilo e da aréola* (Fig. 19.11A). Essa patologia geralmente desperta a atenção clínica devido a uma alteração eczematosa na pele do mamilo e da aréola. Microscopicamente, grandes células com citoplasma claro *(células de Paget)* são encontradas isoladas ou em grupos dentro da epiderme (Fig. 19.11B). O prognóstico da doença de Paget está relacionado com o do câncer ductal subjacente.

Carcinoma Lobular

O carcinoma lobular invasivo é a segunda forma mais comum de câncer de mama invasivo (Fig. 19.12). Como a quantidade

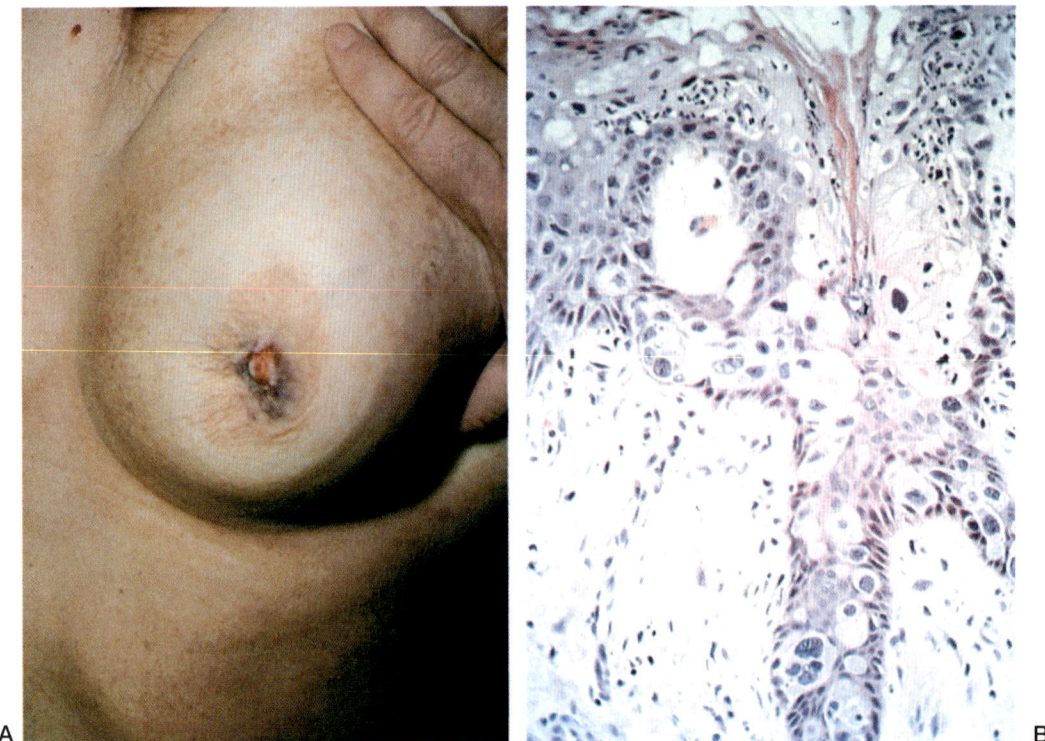

FIGURA 19.11
Doença de Paget no mamilo. A. Um "eczema" eritematoso, descamativo e exsudativo envolve o mamilo. B. A epiderme contém aglomerados de células carcinomatosas do tipo ductal que são maiores e apresentam citoplasma pálido mais abundante do que os queratinócitos circundantes.

de fibrose é variável, a manifestação clínica do carcinoma lobular invasivo varia de uma massa firme e distinta, similar ao carcinoma ductal, a uma área mais sutil, difusa e endurecida. Microscopicamente, o carcinoma lobular invasivo consiste em faixas isoladas de células malignas infiltrando-se entre fibras estromais, característica denominada *fila indiana* (Fig. 19.12B). Algumas vezes, um padrão de crescimento mais sólido ou trabecular pode ser observado. As células pequenas e regulares são idênticas do ponto de vista citológico às da forma *in situ*, e é rara a atividade mitótica. A despeito das características citológicas inócuas dessa forma de carcinoma invasivo, ele é biologicamente tão agressivo quanto o tipo ductal invasivo.

Variantes do carcinoma lobular clássico exibem um padrão de crescimento global idêntico ao do carcinoma lobular invasivo comum. Entretanto, as características nucleares são diferentes. Em uma forma, as células tumorais pequenas e regulares têm mucina intracelular. A mucina geralmente comprime o núcleo para um lado, dando à célula uma aparência de "anel de sinete", daí o termo *carcinoma em anel de sinete* (Fig. 19.12C). Outra variante mantém o padrão de crescimento lobular usual, mas apresenta pleomorfismo nuclear mais acentuado e é denominada *carcinoma lobular pleomórfico*. Vinte e cinco por cento dos carcinomas invasivos exibem aspectos mistos de carcinoma ductal e lobular (ver Quadro 19.1).

Tipos Incomuns de Câncer de Mama Invasivo

CARCINOMA COLÓIDE (MUCINOSO): Essa variedade invasiva tende a ocorrer em mulheres mais idosas. Ao corte, o carcinoma colóide apresenta uma superfície brilhante e consistência mucóide. Histologicamente, é composto de pequenas aglomerações de células epiteliais, ocasionalmente formando glândulas, flutuando em lagos de mucina extracelular (Fig. 19.13). Em sua forma pura, o carcinoma colóide tem um prognóstico consideravelmente melhor que o carcinoma ductal ou lobular infiltrativo. Entretanto, o carcinoma colóide está freqüentemente mesclado com o carcinoma ductal infiltrativo, circunstância na qual o prognóstico é determinado pelo componente ductal.

CARCINOMA TUBULAR: Também conhecido como carcinoma bem diferenciado, o carcinoma tubular invasivo é constituído por pequenos ductos dispostos aleatoriamente, infiltrantes e bem formados que consistem apenas em uma ou duas camadas de células pequenas e regulares. O prognóstico desse câncer, quando não mesclado em outros tipos, é excelente, e é praticamente curado em todos os casos por mastectomia ou excisão ampla.

CARCINOMA MEDULAR: Do ponto de vista clínico e à mamografia, esse tumor invasivo apresenta-se como uma massa circunscrita, carente de calcificações. O carcinoma medular tem uma aparência macroscópica característica, constituindo uma massa bem circunscrita, carnosa e cinza-pálido. À microscopia, é composto de camadas de células altamente pleomórficas que apresentam alto índice mitótico (Fig. 19.14). A definição patológica do carcinoma medular inclui um infiltrado linfóide que abrange a periferia do tumor. A despeito do aspecto histológico bastante maligno dessa neoplasia, ela apresenta um prognós-

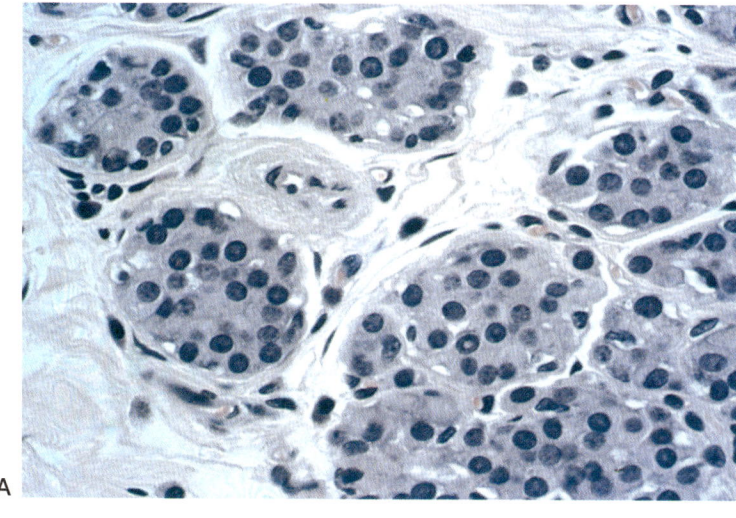
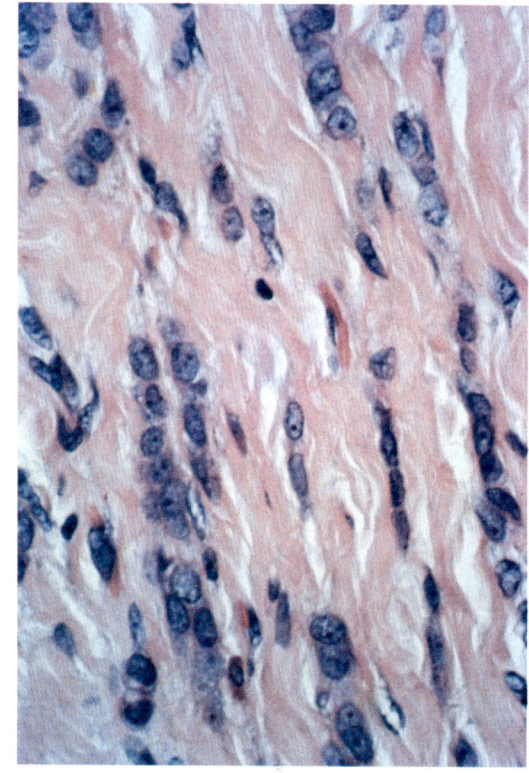
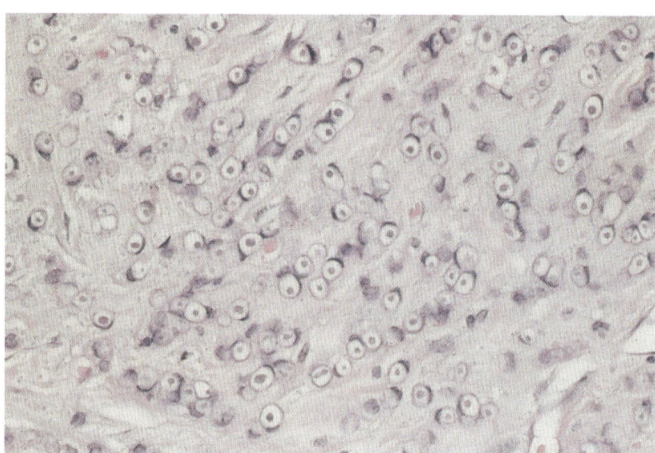

FIGURA 19.12
Carcinoma lobular. A. Carcinoma lobular *in situ*. A luz das unidades lobulares do ducto terminal está distendida por células tumorais, que exibem núcleos redondos e pequenos nucléolos. As células cancerosas na forma lobular do carcinoma *in situ* são menores e têm menos citoplasma do que as do tipo ductal. B. Carcinoma lobular invasivo. Ao contrário do carcinoma ductal invasivo, as células do carcinoma lobular tendem a formar faixas isoladas que invadem entre as fibras colagenosas em um padrão único. As células tumorais são similares às observadas no carcinoma lobular *in situ*. C. Carcinoma em anel de sinete. As células tumorais contêm grandes quantidades de mucina límpida.

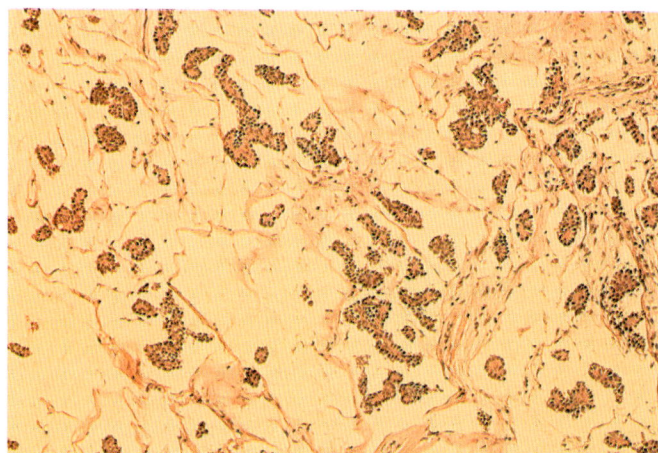

FIGURA 19.13
Carcinoma colóide (mucinoso). Aglomerados de células malignas flutuam em grandes lagos de mucina extravascular.

tico claramente melhor do que o prognóstico do carcinoma ductal ou lobular infiltrante usuais.

CARCINOMA METAPLÁSICO: O carcinoma metaplásico representa uma variedade invasiva rara na qual o epitélio maligno diferenciou-se parcialmente seja em outro tipo de epitélio seja em tecido mesenquimatoso. Tais tumores podem apresentar áreas de tecido maligno escamoso, fibroso, cartilaginoso ou ósseo, mescladas com o componente glandular maligno.

Padrões Metastáticos do Câncer de Mama

O câncer de mama invasivo dissemina-se basicamente através dos vasos linfáticos até os lifonodos regionais, incluindo os linfonodos axilares, mamários internos e supraclaviculares. Em cerca de metade das pacientes portadoras de câncer de mama, o tumor já deu metástase no momento do diagnóstico. A probabilidade de

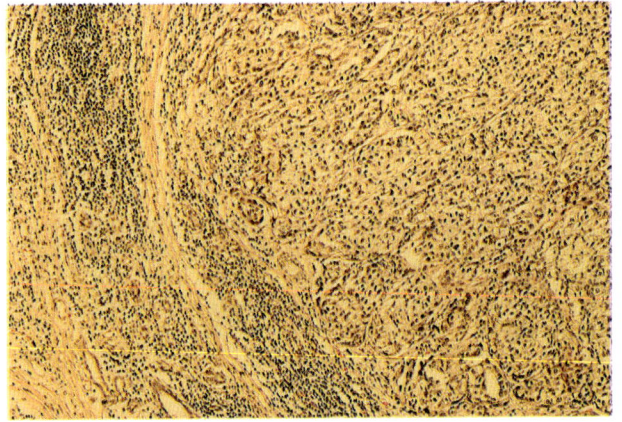

FIGURA 19.14
Carcinoma medular. As células malignas são pleomórficas e crescem em camadas sólidas, formando uma margem difusa. Não há formação glandular. Estão presentes inúmeras mitoses. O tumor é circundado por denso infiltrado linfocitário.

disseminação para os linfonodos axilares relaciona-se diretamente com o tamanho do tumor primário. O comprometimento dos linfonodos mamários internos e supraclaviculares não é comum na ausência de metástases nos linfonodos axilares. O câncer de mama também se dissemina para locais distantes, na maioria das vezes o pulmão e a pleura, fígado, osso, supra-renais, pele e cérebro.

Fatores Prognósticos

Estágio no Momento do Diagnóstico

O fator prognóstico mais importante no câncer de mama é o estágio (isto é, a extensão da disseminação do tumor) no momento do diagnóstico. Em geral, pequenos tumores localizados na mama têm excelente prognóstico, enquanto aqueles que se disseminaram para órgãos distantes são incuráveis. Os tumores maiores e aqueles que metastatizaram para linfonodos regionais apresentam um prognóstico intermediário.

- **Estágio I:** Tumores com 2 cm ou menos de diâmetro sem extensão direta ou metástases para linfonodos.
- **Estágio II:** Tumores entre 2 e 5 cm de diâmetro sem metástases para linfonodos, ou qualquer tumor de menos de 5 cm, com metástases axilares ipsilaterais nos quais os linfonodos permanecem móveis.
- **Estágio III:** Um tumor de mais de 5 cm de diâmetro com ou sem metástases para os linfonodos; qualquer tumor com metástases nos linfonodos axilares e linfonodos fixados uns aos outros ou a outras estruturas; ou qualquer tumor com comprometimento do músculo peitoral ou da fáscia subjacente (não incluindo a parede do tórax).
- **Estágio IV:** Qualquer tumor com comprometimento da parede do tórax (costelas e músculos intercostais) ou da pele da mama (incluindo o carcinoma inflamatório); qualquer tumor com metástases para os linfonodos supraclaviculares ou infraclaviculares ipsilaterais, ou edema do braço ou quaisquer metástases distantes.

A maior parte dos cânceres de mama apresenta-se sob a forma de pequenos tumores localizados na mama (estágios I ou II).

Há uma significativa diferença em termos de sobrevida entre mulheres com a doença no estágio I, em comparação com aquelas portadoras de metástases nos linfonodos axilares (estágio II). Dentro da doença no estágio II, a taxa de sobrevida diminui à medida que o número de linfonodos axilares acometidos aumenta. Mulheres com doença avançada local ou regional (estágio III) podem ter a doença mitigada, mas geralmente não curada. O prognóstico para as mulheres portadoras de metástases distantes (estágio IV) é sombrio em termos de sobrevida, mas o tratamento paliativo pode prolongar a vida significativamente.

Com o aumento da conscientização pública sobre o câncer de mama e a utilização cada vez maior da mamografia, mais da metade dos cânceres de mama atualmente diagnosticados nos Estados Unidos encontra-se no estágio I da doença. Cerca de 70% dessas mulheres serão curadas através da cirurgia. As 30% restantes, se tratadas apenas com cirurgia, terão recorrência da doença. Estudos clínicos demonstraram que o benefício da adição da quimioterapia ao tratamento cirúrgico no tratamento de todas as pacientes no estágio I é marginal e apresenta morbidade. Assim, há um certo incentivo para identificar subgrupos específicos de mulheres que poderiam particularmente beneficiar-se da quimioterapia após a cirurgia.

O estágio de uma neoplasia também é expresso em termos da classificação TMN, que descreve a extensão clínica ou patológica da neoplasia e o grau de diferenciação celular. Um esquema simplificado é observado a seguir.

Tumor Primário (T)
Tis   Carcinoma *in situ*
T1   Diâmetro igual a 2 cm ou menos na dimensão maior
T1cs Diâmetro acima de 1 cm, porém não mais que 2 cm
T2   Diâmetro acima de 2 cm, porém não mais que 5 cm

Linfonodos Regionais (N)
N0   Sem metástases em linfonodos regionais
N1   Metástases para linfonodos axilares ipsilaterais móveis
N2   Metástases em linfonodos axilares ipsilaterais fixos ou aderidos

Com freqüência, faz-se a avaliação de um "linfonodo sentinela" durante a cirurgia para avaliar o estado dos linfonodos ipsilaterais. O linfonodo sentinela é o linfonodo mais próximo e presume-se que seja o sítio inicial de metástase linfonodal. É identificado com um corante ou material radioativo. A dissecção de um linfonodo axilar é realizada apenas se forem encontradas evidências microscópicas de células metastáticas no linfonodo sentinela.

Metástase Distante (M)
MX   A metástase distante não pode ser avaliada
M0   Sem metástase distante
M1   Metástase distante

Gradação Histológica

Além do subtipo histológico e do estágio do câncer, a gradação histológica do tumor primário também representa um indicador prognóstico útil. A gradação histológica compreende: (1) o grau de diferenciação glandular, (2) o grau de atipia nuclear e (3) o índice mitótico. No sistema de gradação usual, cada um desses parâmetros recebe um valor de um a três. A soma dos valores desses três parâmetros resulta em uma graduação global da seguinte maneira: 3 a 5, bem diferenciado; 6 a 7, moderadamente diferenciado; 8 a 9, mal diferenciado. Os tumores menos diferenciados tendem a indicar um prognóstico pior.

Receptores de Estrogênio e Progesterona

Mais da metade dos cânceres de mama apresenta proteína nuclear receptora de estrogênio. Uma proporção ligeiramente menor também apresenta receptores de progesterona. Mulheres cujos cânceres exibem receptores hormonais têm uma possibilidade de sobrevivência sem a doença e sobrevivência global mais longa do que aquelas portadoras de cânceres em estágio inicial negativas para esses receptores.

Os efeitos benéficos da ooforectomia na sobrevivência de pacientes com câncer de mama levou ao uso de antagonistas do estrogênio no tratamento do câncer de mama. Em geral, a terapia antiestrogênica parece prolongar a sobrevida livre da doença, particularmente em mulheres após a menopausa e linfonodo-positivas. Essa terapia também reduz o risco de câncer na mama contralateral. Essa última descoberta levou a estudos atuais de antiestrogênios como uma forma de quimioprevenção em mulheres com "alto risco" de desenvolver câncer de mama.

Capacidade Proliferativa e Ploidia

A avaliação da capacidade proliferativa dos cânceres de mama tem valor prognóstico. Em geral, o aumento da capacidade proliferativa está associado a um prognóstico pior. Existem vários métodos usados para avaliar a capacidade proliferativa dos cânceres de mama, abrangendo (1) índice mitótico, do ponto de vista da avaliação histológica; (2) estimativa da proporção de células na fase S do ciclo celular por citometria de fluxo e (3) coloração imunoistoquímica para proteínas nucleares expressas em células que são ativamente proliferativas (antígenos Ki67 ou mib1). Quando a capacidade proliferativa é avaliada por citometria de fluxo, a análise do ciclo celular também pode detectar a presença de populações de células aneuplóides. A presença de aneuploidia, que é encontrada em dois terços dos cânceres de mama, também foi associada a pior prognóstico.

Invasão Linfática e Vascular

A presença de invasão linfática e vascular dentro da mama está associada a um prognóstico mais sombrio. **Carcinoma inflamatório da mama** é um termo que descreve a invasão linfática dérmica, distúrbio que acarreta um diagnóstico particularmente sombrio. Tal invasão provoca obstrução da drenagem linfática e, por isso, relaciona-se comumente com eritema clínico e endurecimento da pele da mama, fenômeno denominado *peau d'orange* (casca de laranja), devido à sua semelhança com a casca dessa fruta.

Expressão Oncogênica

A hiperexpressão de *HER2/neu* é identificada em 10 a 35% dos tumores de mama primários e é atribuída principalmente à amplificação gênica. A amplificação ou a hiperexpressão de *HER2/neu* também foi descrita em cânceres do pulmão, ovário e estômago. A hiperexpressão pode ser determinada pela detecção imunoistológica da proteína c-erbB2 na membrana celular (Fig. 19.15A) ou por meio de análise do gene *HER2/neu* empregando-se hibridização fluorescente *in situ* (FISH) (Fig. 19.15B). Os pacientes cujos tumores demonstram a amplificação do gene *HER2* beneficiam-se do tratamento com um anticorpo monoclonal que se ligue seletivamente ao domínio extracelular da proteína. A mutação e a hiperexpressão do gene de supressão tumoral *p53* correlaciona-se com a recorrência de câncer de mama e sobrevida encurtada.

Outros Fatores Relacionados com Invasão e Metástase

Várias enzimas, moléculas de adesão celular e marcadores angiogênicos estão relacionados com metástase e recorrência do câncer de mama. Entre eles, estão a estromelisina, o ativador da uroquinase-plasminogênio, o receptor da laminina e a alta densidade vascular. Contudo, esses marcadores demonstraram poder prognóstico apenas limitado, e sua importância ainda precisa ser estabelecida. Estudos recentes relataram que "marca de expressão gênica" de um tumor pode ser um prognóstico importante da sobrevida no câncer de mama. Em um estudo desse tipo, a análise de microarranjos de 70 genes candidatos codificando proteínas supressoras de tumor, fatores de crescimento e receptores hormonais, além de genes expressos basicamente por células B e T de linfócitos infiltrativos, permitiu a separação dos pacientes com doença no estágio I e estágio II em grupos ou de prognóstico bom ou de prognóstico sombrio, independentemente do estado de linfonodos do paciente (Fig. 19.16). Outros estudos de adenocarcinoma prostático, pulmonar e colônico demonstraram perfis semelhantes de expressão gênica que fornecem informações prognósticas.

Tratamento

A pedra fundamental do tratamento eficaz do câncer de mama é a detecção precoce. O auto-exame regular das mamas, a obediência às instruções médicas para fazer mamografias de rotina e exames periódicos por um médico diminuem a mortalidade do câncer de mama em cerca de 30%.

É útil avaliar uma massa suspeita da maneira menos invasiva possível, de modo que o maior número possível de opções para um tratamento definitivo seja mantido, não apenas para curar o câncer, mas também para preservar a mama da mulher. A aspiração com agulha fina é agora uma modalidade plenamente aceita para avaliar uma massa clinicamente palpável. A técnica tem uma sensibilidade de 80 a 90%, com praticamente nenhum resultado falso-positivo.

O tratamento do câncer de mama ainda é controvertido. Historicamente, um avanço importante no tratamento deste câncer foi a mastectomia radical (remoção total da mama, de todos os linfonodos axilares e dos músculos subjacentes da parede do tórax). Embora a detecção precoce tenha aumentado a proporção de tumores que são tratados em estágios mais favoráveis, aperfeiçoamentos subseqüentes no tratamento do câncer de mama não melhoraram o prognóstico das mulheres com essa doença. Hoje, a mastectomia radical modificada, que difere da mastectomia total por deixar os músculos da parede do tórax íntegros e não dissecar os linfonodos axilares superiores, é o tratamento preferido para muitos cân-

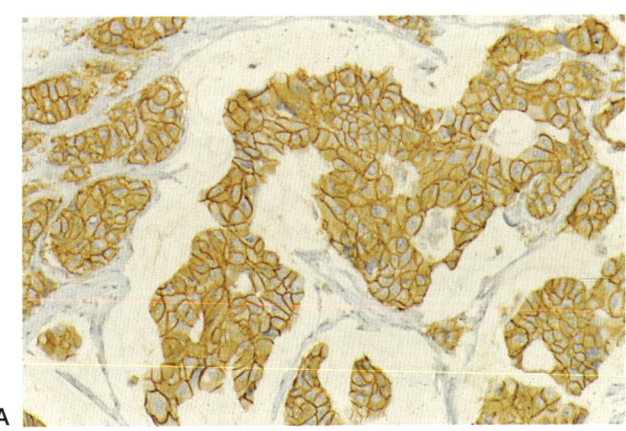
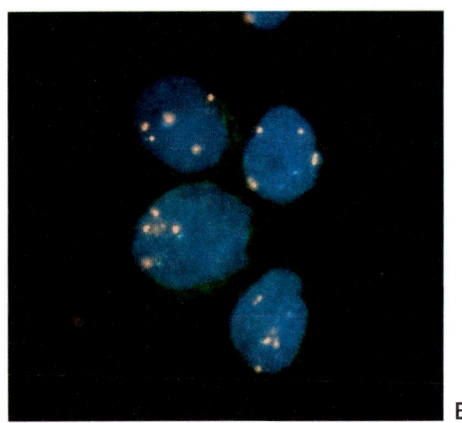

FIGURA 19.15
HER2/neu no câncer de mama. A. Coloração com imunoperoxidase de carcinoma ductal invasivo revela hiperexpressão da proteína HER2/neu. B. Hibridização *in situ* com fluorescência (FISH) demonstra amplificação genética de HER2/neu.

ceres de mama. No câncer de mama em estágio inicial, uma alternativa aceitável é a completa excisão do câncer primário ("nodulectomia" ou excisão segmentar), deixando a maior parte da mama íntegra. Realiza-se a excisão cirúrgica em separado dos linfonodos próximos, acompanhada da irradiação da mama. Essa abordagem é tão bem-sucedida quanto uma mastectomia radical modificada, em termos dos 10 anos de sobrevida para casos apropriadamente selecionados.

O Câncer de Mama Masculina É Especialmente Incomum

O câncer da mama no homem contribui com menos de 1% de todos os casos de câncer de mama. Tal como na mulher, o tipo mais comum é, sem dúvida, o carcinoma ductal infiltrativo. Como há menos gordura na mama, o achado de invasão dos músculos da parede torácica é mais freqüente no momento do diagnóstico em homens. No que se refere a tumores no mesmo estágio, entretanto, o prognóstico para o câncer de mama no homem é similar ao da mulher. Os fatores predisponentes ao desenvolvimento do câncer de mama no homem são praticamente desconhecidos, embora as mutações no gene *BRCA2* (ver anteriormente) aumentem o risco desse tumor.

TUMOR FILODES

O tumor filodes da mama é uma proliferação de elementos estromais acompanhada de crescimento benigno de estruturas ductais (Fig. 19.17). Esses tumores geralmente ocorrem em mulheres entre 30 e 70 anos de idade, com índice máximo na quinta década de vida. O nome original deste tumor, *cistossarcoma filodes*, implica comportamento maligno, embora apenas poucos desses tumores sejam capazes de invasão e metástase. Assim, a terminologia atual refere-se a tumor *filodes* com a designação adicional de benigno ou maligno.

 Patologia: Os tumores filodes assemelham-se a fibroadenomas em sua arquitetura global e pela presença de elementos glandulares e estromais. De maneira semelhante ao fibroadenoma, os tumores filodes benignos são muito bem circunscritos e a superfície de corte é firme, brilhante e cinza-pálido. Os tumores filodes, benignos ou malignos, são semelhantes à macroscopia. Embora, no passado, fossem descritos como tumores muito grandes, a dimensão média, hoje, é de 5 cm, e são encontrados muitos tumores menores.

À microscopia, o estroma de um tumor filodes benigno é hipercelular e tem atividade mitótica. A distinção do fibroadenoma é feita não pelo tamanho, mas pelas características histológicas e citológicas do componente estromal.

O diagnóstico de um tumor filodes maligno baseia-se no aspecto do componente estromal. Os tumores filodes malignos mostram estroma obviamente sarcomatoso, com abundante atividade mitótica e o componente estromal está desproporcionalmente aumentado em relação aos elementos ductais benignos. Eles são geralmente mal circunscritos com invasão do tecido circundante da mama. Os tumores malignos podem exibir vários

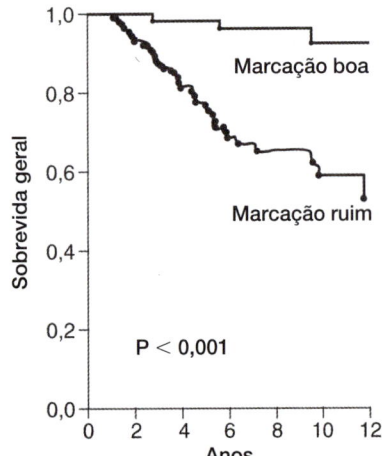

FIGURA 19.16
Expressão genômica e prognóstico de câncer de mama. A análise de microarranjos da expressão gênica em pacientes com metástases em linfonodos demonstra diferenças prognósticas.

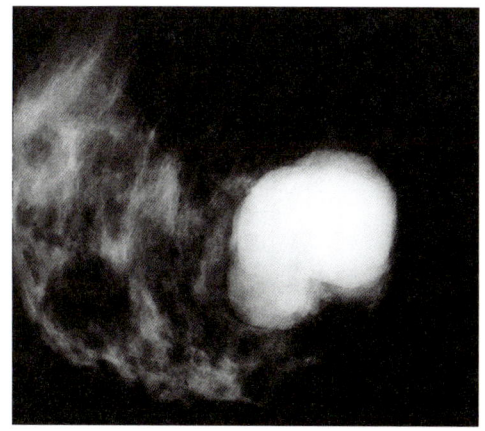
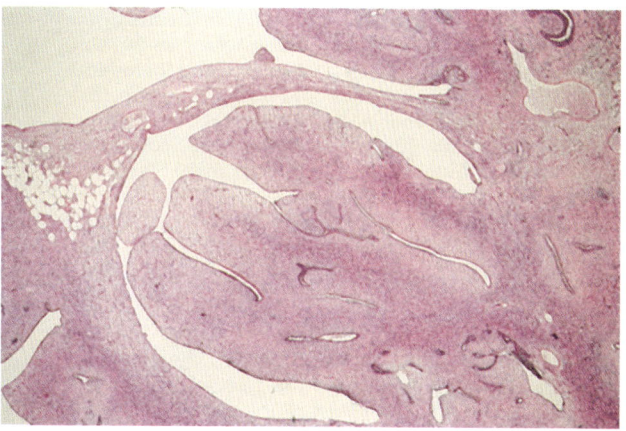
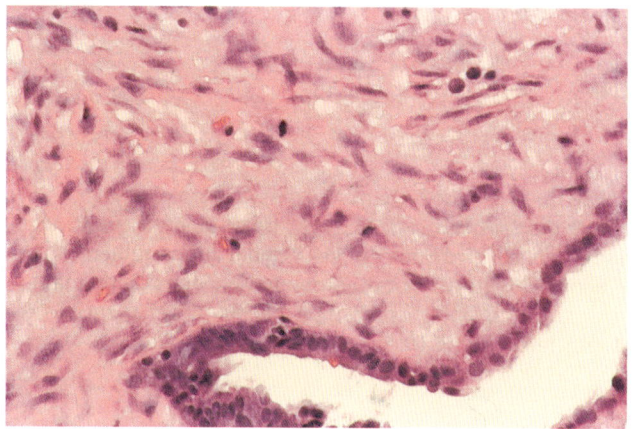

FIGURA *19.17*
A. Uma mamografia demonstra um grande tumor filodes circunscrito, com contorno irregular. **B.** Tumor polipóide com um padrão em folha expande um ducto. **C.** O componente estromal adjacente ao epitélio ductal é semelhante a um fibroadenoma, porém é mais celular. A estrutura ductal residual é benigna.

tipos de tecido sarcomatoso, como o histiocitoma fibroso maligno, o condrossarcoma e o osteossarcoma.

 Manifestações Clínicas: Os tumores filodes benignos são adequadamente tratados com excisão local. O tratamento inicial de um tumor filodes maligno é a excisão ampla, se o tumor for pequeno, ou uma mastectomia simples, se o tumor for grande. Não se indica a dissecção dos linfonodos axilares. Os tumores filodes malignos tendem a recidivar localmente, e 15% terminam por dar metástases tanto em locais distantes quanto em linfonodos axilares.

LEITURAS SUGERIDAS

Livros

Harris JR, Lippman ME, Morrow M, Hellman S: *Diseases of the breast.* Philadelphia: Lippincott–Raven, 1996.
Rosai J: Breast. In: *Ackerman's surgical pathology*, 9th ed. St. Louis: Mosby, 2002.
Rosen PP: *Rosen's breast pathology.* Philadelphia: Lippincott Williams & Wilkins, 2001.
Sharkey FE, Allred DC, Valente PT: Breast. In: Damjanov I, Linder J (eds): *Anderson's pathology*, 10th ed. St. Louis: Mosby, 1996.
Tavassoli FA: *Pathology of the breast*, 2nd ed. New York: Elsevier, 1999.

Artigos de Periódicos

Armstrong K, Eisen A, Weber B: Assessing the risk of breast cancer. *N Engl J Med* 342(8):564–570, 2000.
Association of Directors of Anatomic and Surgical Pathology: Recommendations in the reporting of breast carcinoma. *Am J Clin Path* 104:614–619, 1995.
Balmain A, Gray J, Ponder B: The genetics and genomics of cancer. *Nat Genet* 33(suppl):238–244, 2003.
Braunstein GD: Gynecomastia. *N Engl J Med* 328:490–495, 1993.
Clemons M, Goss P: Estrogen and the risk of breast cancer. *N Engl J Med* 344(4):276–85, 2001.
Domchek SM, Weber BL: Recent advances in breast cancer biology. *Curr Opin Oncol* 14(6):589–593, 2002.
Fechner RE: One century of mammary carcinoma *in situ*. What have we learned. *Am J Clin Path* 100:654–661, 1993.
International conference series on nutrition and health promotion. Breast cancer research: Current issues—Future directions. *Cancer* 74(suppl):991–1192, 1994.
Jakub JW, Pendas S, Reintgen DS: Current status of sentinel lymph node mapping and biopsy: facts and controversies. *Oncologist* 8(1):59–68, 2003.
Keen JC, Davidson NE: The biology of breast carcinoma. *Cancer* 97(3 suppl):825–833, 2003.
Key TJ, Allen NE: Hormones and breast cancer. *IARC Sci Publ* 156:273–276, 2002.
Popescu NC, Zimonjic DB: Chromosome and gene alterations in breast cancer as markers for diagnosis and

prognosis as well as pathogenetic targets for therapy. *Am J Med Genet* 115(3):142–149, 2002.

Sauer G, Deissler H: Angiogenesis: Prognostic and therapeutic implications in gynecologic and breast malignancies. Curr Opin Obstet Gynecol 15(1):45–49, 2003.

Skolnick AA: New data suggest needle biopsies could replace surgical biopsy for diagnosing breast cancer. *JAMA* 271:1724–1728, 1994.

Terribile D, Palumbo F, Nardone L: Prognostic role of sentinel lymph node biopsy in breast cancer. *Rays* 27(4):291–294, 2002.

Artigos Independentes

Bellamy COC, McDonald C, Salter DM, et al.: Non-invasive ductal carcinoma of the breast. The relevance of histologic categorization. *Hum Pathol* 24:16–23, 1993.

Fisher B, Anderson S, Redmond CK, et al: Reanalysis and results after 12 years of follow-up in a randomized clinical trial comparing total mastectomy with lumpectomy with or without irradiation in the treatment of breast cancer. *N Engl J Med* 333:1456–1461, 1995.

Kallioniemi A: Molecular signature of breast cancer—Predicting the future (editorial) *N Engl J Med* 347:25, 2067–2068, (2002).

Page DL, Jensen RA: Ductal carcinoma *in situ* of the breast. Understanding the misunderstood stepchild (editorial). *JAMA* 275:948, 949, 1996.

Sandias EE, DeBree E, Tsiftsis DD: How many cases are enough for accreditation in sentinel lymph node biopsy in breast cancer: *Am J Surg* 185(3):202–210, 2003.

Shattuck-Eidens D, McClure M, Simard J, et al.: A collaborative survey of 80 mutations in the BRCA1 breast and ovarian cancer susceptibility gene. Implications for presymptomatic testing and screening. *JAMA* 273: 535–541, 1995.

Van de Vijver M, et al.: A gene expression signature as a predictor of survival in breast cancer. *N Engl J Med* 347: 1999–2009, 2002.

Van't Veer LJ, Dai H, van de Vijver MJ, et al.: Gene expression profiling predicts clinical outcome of breast cancer. *Nature* 415:2002.

Yang Q, Yoshimura G, Nakamura M, et al.: BRCA1 in non-inherited breast carcinomas. *Oncol Rep* 9(6):1329–1333, 2002.

CAPÍTULO 20

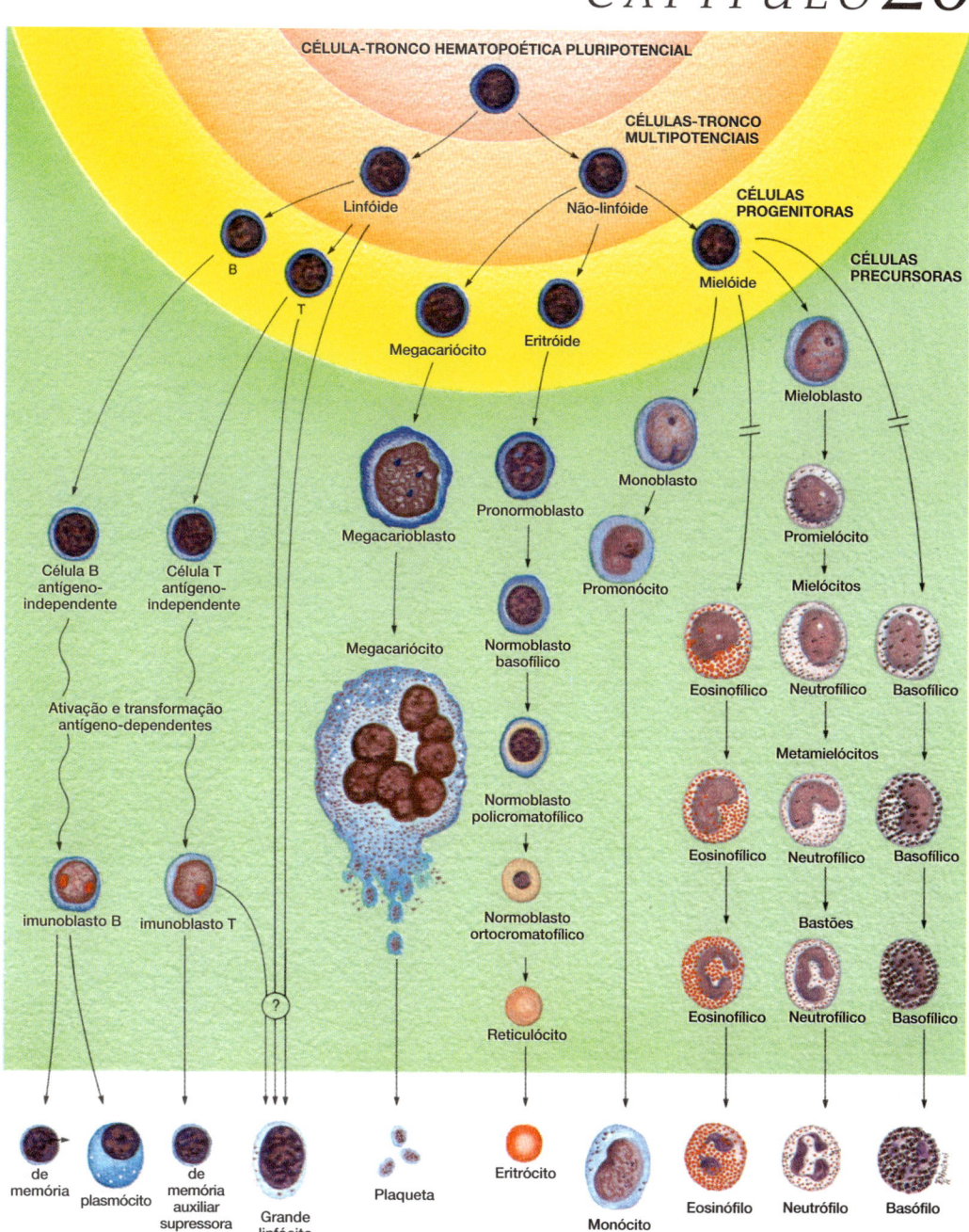

Hematopatologia

Roland Schwarting
William D. Kocher
Steven McKenzie
Mohammad Alomari

Medula Óssea e Células Mielopoéticas Normais

Embriologia

Medula Óssea
Distúrbios da Medula Óssea
Cinética Funcional

Células Mielopoéticas Periféricas
Granulócitos
Basófilos
Monócitos

Hemácias

Estrutura e Função Normais

Distúrbios das Hemácias

Anemia
Menor Produção de Hemácias
Produção Ineficaz de Hemácias
Anemias Hemolíticas
Perda Aguda de Sangue Resulta em Anemia

Policitemia

Plaquetas e Hemostasia

Hemostasia Normal
Plaquetas
Vasos Sangüíneos e Células Endoteliais
Ativação da Cascata da Coagulação
Trombólise

Distúrbios Hemostáticos
Distúrbios Hemostáticos dos Vasos Sangüíneos
Distúrbios Plaquetários
Coagulopatias
Hipercoagulabilidade

Leucócitos

Distúrbios Não-malignos
Neutropenia
Neutrofilia
Distúrbios Qualitativos dos Neutrófilos
Eosinofilia
Basofilia
Monocitose
Histiocitose das Células de Langerhans
Distúrbios Proliferativos dos Mastócitos

(continua)

FIGURA 20.1 *(ver página anterior)*
Diferenciação e maturação celulares dos componentes linfóides (*esquerda*) e mielóides (*direita*) do sistema hematopoético. Apenas as células precursoras (blastos e células em fase de maturação) são identificáveis pela avaliação ao microscópio óptico da medula óssea.

Técnicas Acessórias no Diagnóstico das Malignidades Hematológicas

Leucemias e Síndromes Mielodisplásicas
Doenças Mieloproliferativas Crônicas
Síndromes Mielodisplásicas
Leucemia Mielóide Aguda

Distúrbios do Sistema Linfopoético

Linfócitos Normais

Linfonodos

Tecido Linfóide do Intestino e do Brônquio

Distúrbios Benignos do Sistema Linfopoético
Linfocitose
Plasmacitose
Linfocitopenia
Hiperplasia Reativa dos Linfonodos
Histiocitose Sinusal
Histiocitose Sinusal com Linfadenopatia Maciça
Linfadenopatia Dermatopática
Síndrome Hemofagocítica Induzida por Infecção

Linfomas Malignos
Linfoma/Leucemia Linfoblástica Aguda B
Células T Precursoras nos Linfomas Linfoblásticos
Linfomas de Células B Maduras (Periféricas)
Malignidades de Células T e Células NK Maduras
Linfoma de Hodgkin
Classificação Histológica do Linfoma de Hodgkin
Distúrbio Linfoproliferativo Pós-transplante

Baço

Anatomia e Função

Distúrbios do Baço
Esplenomegalia

Timo

Hiperplasia

Timoma
Timoma Maligno
Outros Tumores do Timo

Células Ósseas e Mielopoéticas Normais

EMBRIOLOGIA

A hematopoese, ou formação de células sangüíneas, ocorre pela primeira vez no saco vitelino fetal (Fig. 20.2). Após a terceira semana de embriogênese, a formação de eritrócitos se desloca para o fígado e o baço, onde as células contêm hemoglobina fetal em vez da hemoglobina embrionária produzida durante a fase do saco vitelino. A termo, a eritropoese no fígado e no baço já cessou, e a eritropoese medular tornou-se plenamente estabelecida.

Do nascimento até os 4 anos de idade, todas as cavidades ósseas estão abarrotadas densamente com tecido hematopoético. Depois dessa época, o tamanho das cavidades ósseas cresce e ultrapassa o volume necessário para a hematopoese e, nos adultos, células gordurosas estão misturadas no espaço disponível. As cavidades no esqueleto axial continuam sendo ativas e repletas de "medula vermelha" até a idade adulta, quando a reabsorção do osso esponjoso amplia ainda mais as cavidades medulares e acarreta a substituição por gordura.

A expansão local da medula vermelha (celular) e a reativação da medula amarela periférica conferem ao sistema hematopoético a capacidade de atender às demandas para uma maior formação de células sangüíneas. A reativação da hematopoese hepática e esplênica só ocorre raramente durante a vida adulta. **O achado de uma hematopoese extramedular nas áreas dos tecidos moles sugere habitualmente um distúrbio clonal (maligno), em vez de um distúrbio reativo.**

MEDULA ÓSSEA

A medula óssea consiste em uma complexa rede de cordões sólidos separados por sinusóides (Fig. 20.3). Os cordões são constituídos por células estromais e hematopoéticas, mantidas juntas pela matriz extracelular. A barreira semipermeável entre os sinusóides e os cordões consiste em uma camada de células endoteliais, uma fina membrana basal e uma camada externa interrompida de células adventiciais reticulares. Essas células reticulares se ramificam extensamente através dos cordões e proporcionam uma estrutura para as células estromais e hematopoéticas. As outras células estromais normais incluem macrófagos, células endoteliais, linfócitos e fibroblastos.

Dentro dos cordões existem ilhas de eritroblastos, localizadas habitualmente em anéis concêntricos ao redor de um macrófago (denominado erroneamente de célula nutriente), que remove o excesso de ferro ou os núcleos extrudados. Essas ilhas estão lo-

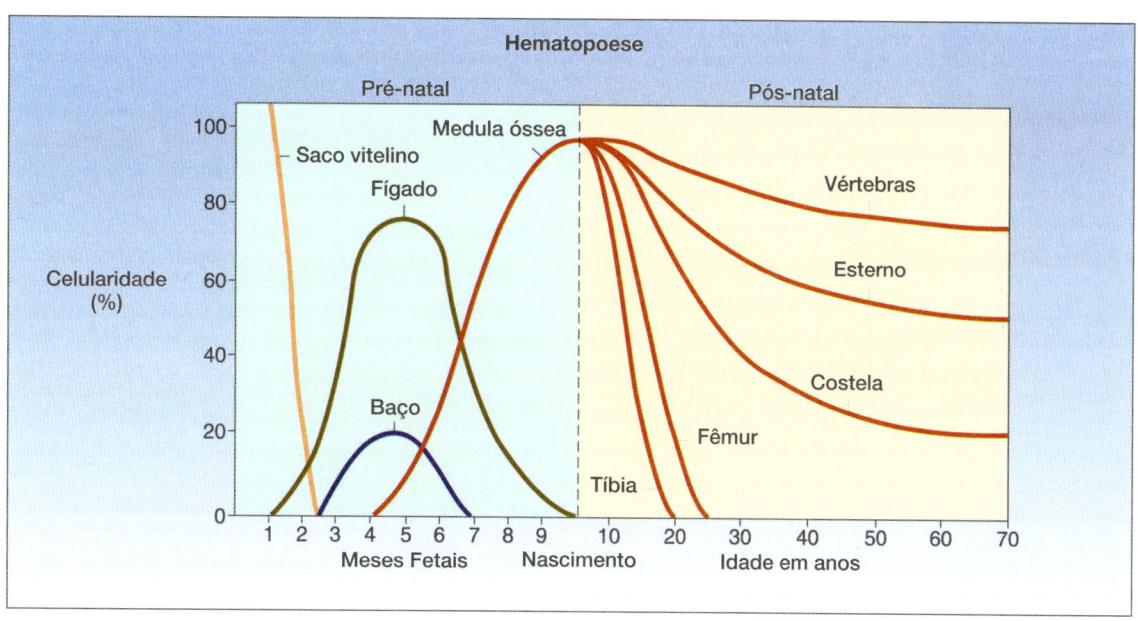

FIGURA 20.2
Hematopoese em vários órgãos antes e após o nascimento.

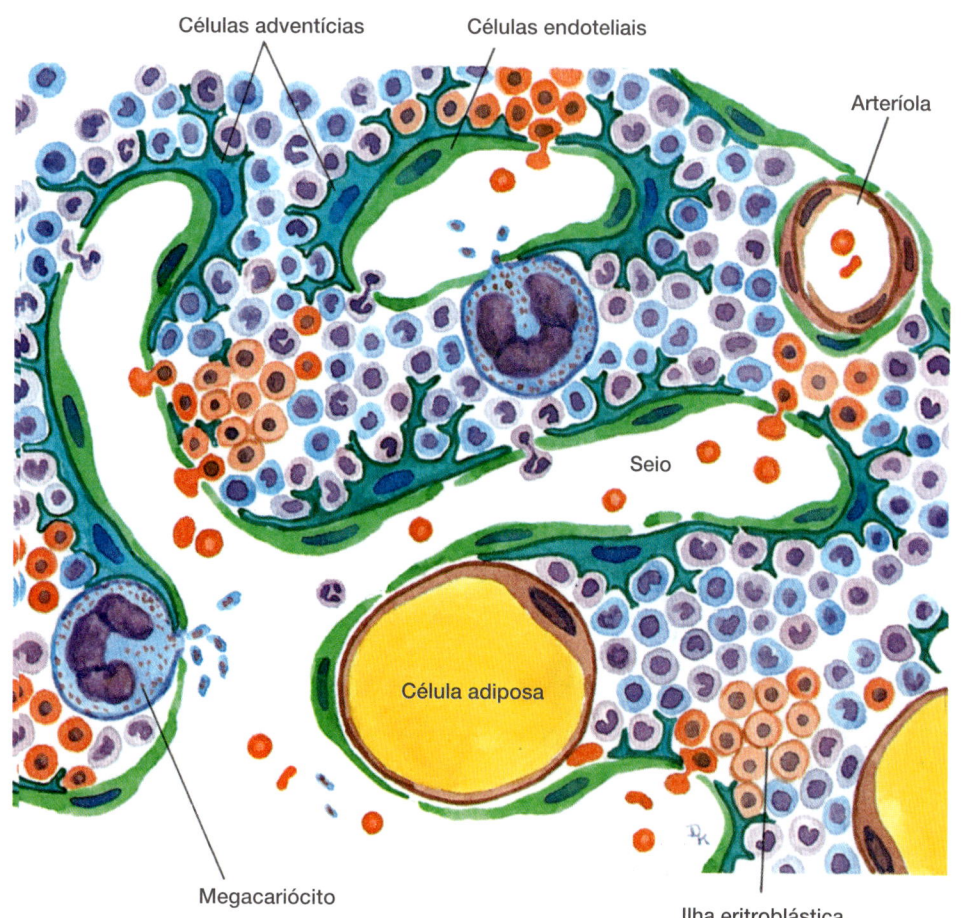

FIGURA 20.3
Estrutura da medula óssea normal.

calizadas em grande proximidade das paredes dos sinusóides, como acontece com os megacariócitos. Os precursores dos granulócitos estão localizados mais profundamente nos cordões.

Existem três componentes críticos da hematopoese:

- Células-tronco (*semente*)
- Estroma, que consiste em células estromais e matriz extracelular (*solo*)
- Fatores de crescimento (*fertilizante*)

CÉLULAS-TRONCO: Estas células indiferenciadas constituem um reservatório autoperpetuante, no qual a diferenciação e a saída são equilibradas minuciosamente pela auto-renovação (Fig. 20.4). As células-tronco (primordiais) são pequenas células mononucleares cuja identificação morfológica não é fácil. Entretanto, elas podem ser isoladas injetando-se elementos medulares em camundongos irradiados, nos quais as células-tronco formam colônias visíveis no baço (*unidade formadora de colônia, baço; CFU-S*). Na medula óssea que é cultivada em um meio semi-sólido, as células-tronco formam também colônias constituídas de múltiplos tipos de células, incluindo granulócito, eritróide, macrófago e elementos dos megacariócitos (*CFU-GEMM*). As células-tronco são semi-adormecidas (não ingressam no ciclo), porém, quando solicitadas, sofrem diferenciação para células progenitoras ou linhas celulares específicas.

CÉLULAS PROGENITORAS: À semelhança das células-tronco (primordiais), as células progenitoras são células mononucleares de tamanho pequeno a médio que não podem ser diferenciadas morfologicamente dos linfócitos maduros. Quando cultivadas *in vitro*, dão origem a colônias que consistem em milhares de descendentes diferenciados. A célula progenitora destinada à produção de eritrócitos forma colônias luxuriantes com formato de explosões e recebe a designação *unidade formadora de explosões, eritróide* (*BFU-E, burst-forming unit, erythroid*) (Fig. 20.5). Cada geração subseqüente de BFU-E produz colônias menores, até que a célula progenitora final, a *unidade formadora de colônias, eritróide* (*CFU-E, colony-forming unit, erythroid*), produz apenas um pequeno clone de eritroblastos maduros.

As linhas celulares granulocíticas e monocíticas têm origem em uma única célula progenitora. Quando cresce *in vitro*, essa célula, denominada *unidade formadora de colônias, granulócito-monócito* (*CFU-GM, colony-forming unit, granulocyte-monocyte*), forma uma colônia que consiste em células tanto granulocíticas

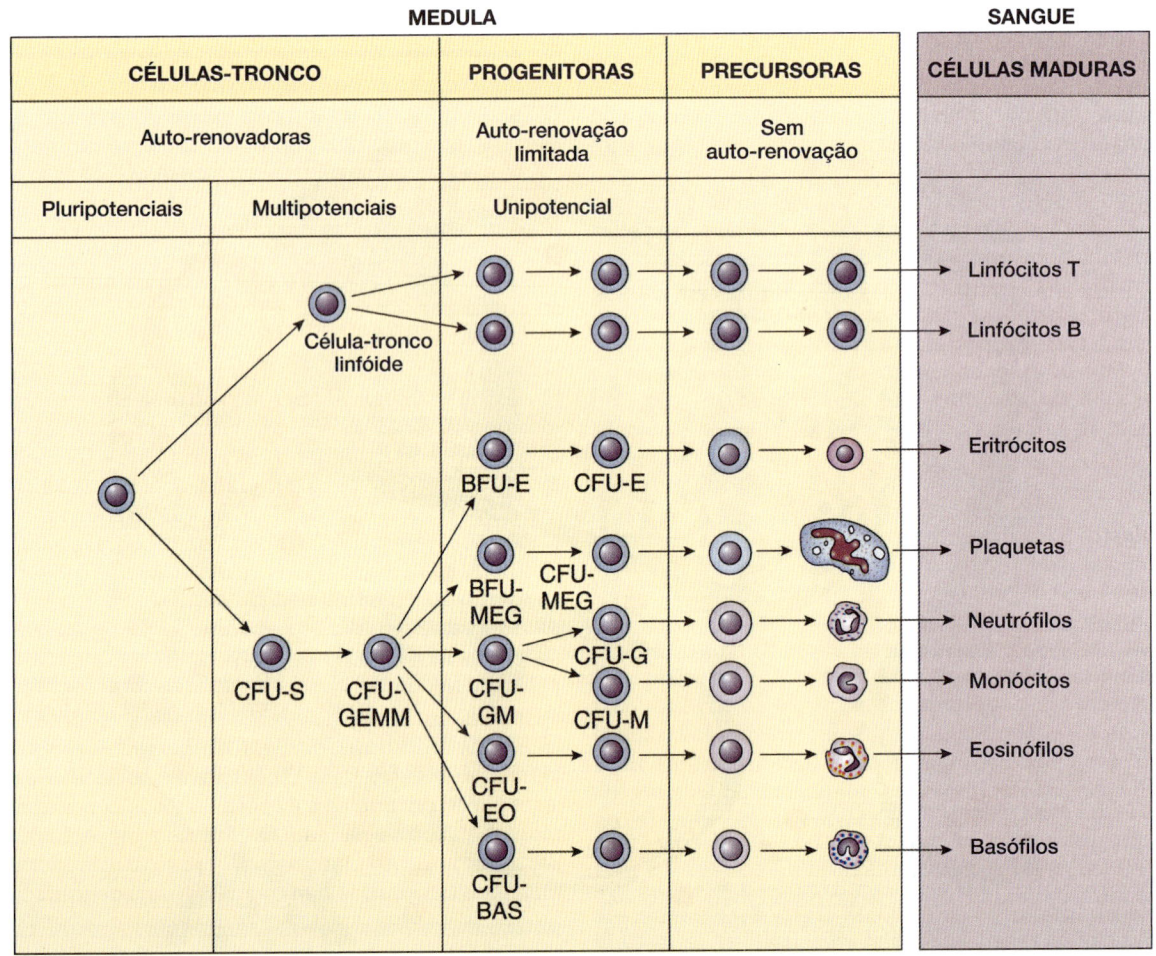

FIGURA 20.4
Diferenciação dos elementos formados do sangue, com um esquema simplificado de alguns locais de ação (*setas*) de citocinas selecionadas, interleucinas e fatores estimulantes de colônias. Observar que as células-tronco e os progenitores não são identificáveis prontamente no exame de rotina de um aspirado de medula óssea.

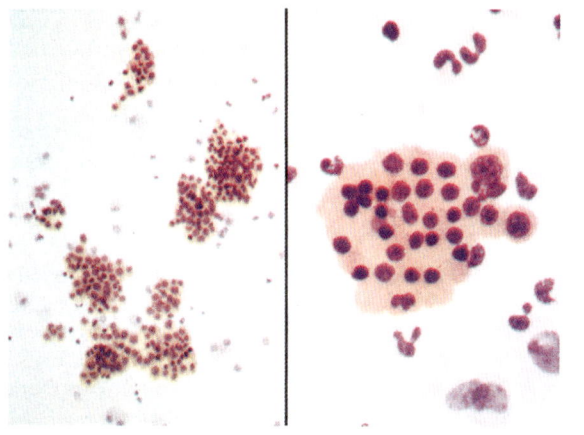

FIGURA 20.5
(*Esquerda*) Quando crescem *in vitro*, as células progenitoras eritróides dão origem a colônias com formato de explosão que consistem em progênie diferenciada. (*Direita*) Uma vista com maior aumento. A célula progenitora destinada à produção de eritrócitos forma colônias exuberantes com formato de explosão e recebe a designação de *unidade formadora de explosão, eritróide* (BFU-E).

quanto monocíticas. À medida que a célula amadurece, sua progênie se torna cada vez mais comprometida com uma ou outra linha celular.

Eosinófilos e basófilos também possuem células progenitoras específicas, porém parecem ramificar-se durante a maturação das células precursoras. As *células precursoras megacariocíticas* (*CFU-Meg, megakariocytic progenitor cells*) produzem colônias *in vitro* que consistem em quatro a oito megacariócitos.

CÉLULAS PRECURSORAS: A próxima etapa na hematopoese é a transformação das células progenitoras em células precursoras denominadas *blastos* (Fig. 20.1). É somente neste estágio e além que as células se tornam morfologicamente reconhecíveis em termos de sua linhagem.

A célula precursora eritróide: O *proeritroblasto* é uma célula volumosa com intenso citoplasma azul e um núcleo homogêneo arredondado que contém alguns nucléolos. O proeritroblasto amadurece seqüencialmente da seguinte maneira:

1. *Eritroblastos basófilos* sem nucléolos
2. *Eritroblastos policromáticos* com citoplasma cinzento (por causa da síntese da hemoglobina) e um núcleo com cromatina irregularmente distribuída
3. *Eritroblastos ortocromáticos* com citoplasma que contém hemoglobina vermelha e um denso núcleo picnótico
4. *Reticulócitos*, células não-nucleadas que representam o último estágio antes do eritrócito maduro. O núcleo é extruído do eritroblasto ortocromático, deixando mitocôndrias e polirribossomos produtores de hemoglobina no reticulócito. Após ser liberado pela medula óssea, o reticulócito perde sua capacidade em termos de metabolismo aeróbico e de síntese da hemoglobina e, após 1 ou 2 dias, torna-se um eritrócito maduro.

A célula precursora granulocítica: O *mieloblasto* possui um núcleo arredondado a oval, com uma delicada cromatina e alguns nucléolos, e um citoplasma azul-acinzentado. O próximo estágio, o *promielócito*, possui um núcleo semelhante, porém o citoplasma contém inúmeros grânulos primários (azurófilos).

A maturação subseqüente de *mielócito* para *neutrófilo* maduro envolve (1) a condensação progressiva da cromatina nuclear, (2) maior lobulação do núcleo e (3) o aparecimento de grânulos secundários (específicos), que são neutrofílicos, basofílicos ou eosinofílicos.

A célula precursora monocítica: A formação paralela de monócitos a partir dos monoblastos também envolve uma condensação nuclear, porém uma formação menos proeminente de lóbulos nucleares. O citoplasma se torna cinzento, contendo apenas alguns grânulos de coloração rosada ou púrpura. Subseqüentemente, o monócito deixa a corrente sangüínea e passa a constituir um membro do sistema dos fagócitos mononucleares. A seguir sofre alterações morfológicas adicionais, dependendo de sua localização tecidual e de sua função como fagócito (fixo ou nômade) ou como imunorregulador (Fig. 20.6).

O precursor megacariocítico: Os megacariócitos na medula óssea amadurecem e se transformam em células gigantes multilobuladas através de inúmeras divisões endomitóticas. Após alcançar uma determinada ploidia, o citoplasma se torna pontilhado e azurófilo e acaba sendo lançado no interior dos sinusóides na forma de longas fitas que contêm plaquetas. Alguns megacariócitos intactos também são liberados e a produção de plaquetas ocorre após terem sido aprisionados na microcirculação pulmonar.

A Medula Óssea É Examinada por Biopsia e Esfregaço do Aspirado

Os elementos celulares da medula óssea são avaliados comumente tanto com biopsia por agulha quanto por aspiração da medula óssea da crista ilíaca posterior. A medula pode ser obtida também em lactentes da parte anterior da tíbia e, em adultos, do esterno. A celularidade e a arquitetura histológica da medula óssea são avaliadas pelo exame dos cortes de biopsia (Fig. 20.7A), enquanto as células precursoras específicas são identificadas em um esfregaço do aspirado (Fig. 20.7B). Em um adulto normal, cerca de metade da área de superfície de biopsia consiste em células adiposas e metade em tecido hematopoético ativo. A proporção de células hematopoéticas recebe a designação de *celularidade*. A celularidade é alta em crianças e diminui no idoso.

As proporções normais de precursores granulocíticos (células mielóides) e precursores eritroblásticos (células eritróides), ou a *relação mielóide-para-eritróide*, fica entre 2:1 e 7:1 (Quadro 20.1). As células blásticas são poucas e as células mais maduras são abundantes. As modificações nessa distribuição são designadas de "desvio para a esquerda" (para a imaturidade) ou de "desvio para a direita" (para a maturidade). Estão presentes dois a cinco megacariócitos por campo de grande aumento. A medula óssea normal contém menos de 3% de plasmócitos, até 20% de linfócitos e apenas raros mastócitos e macrófagos. A coloração pela prata da reticulina revela fibras espalhadas no estroma hematopoético. Com a coloração tricrômica para colágeno, é observada habitualmente uma delicada fibrose perivascular.

A avaliação das reservas de ferro na medula óssea utiliza a coloração com azul da Prússia, que demonstra os grânulos azuis de hemossiderina nos macrófagos no interstício. Minúsculos grânulos de hemossiderina são encontrados no citoplasma de 10% dos precursores eritróides (*sideroblastos*).

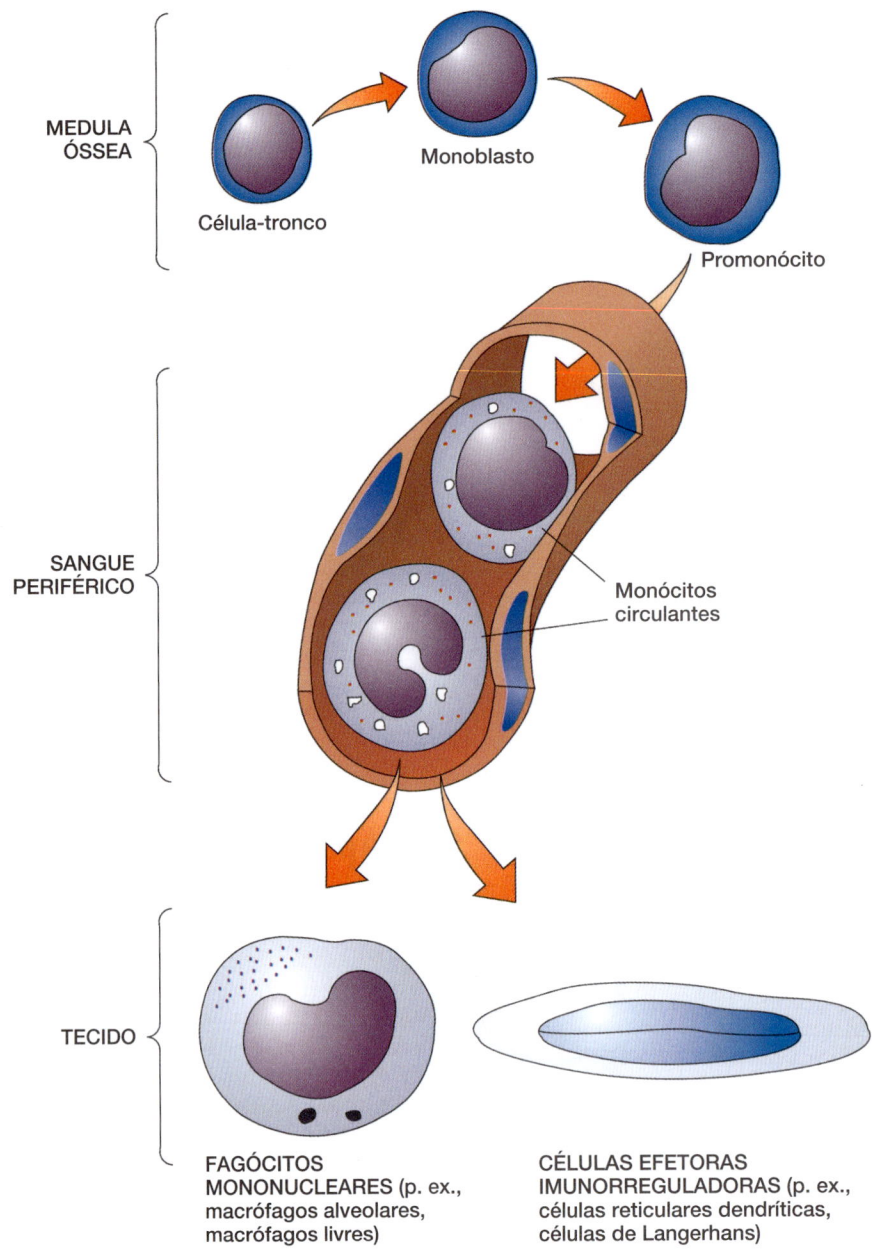

FIGURA 20.6
O sistema efetor fagocítico mononuclear e imunorregulador (M-PIRE). As células deste sistema têm origem na medula óssea das células-tronco hematopoéticas que produzem monoblastos e, a seguir, promonócitos. Os últimos amadurecem e se transformam em monócitos, que circulam no sangue periférico. A seguir esses monócitos saem do sangue periférico e penetram os tecidos, onde se transformam nos vários fagócitos especializados ou em células imunorreguladoras.

A Cinética Funcional É Regulada pelos Fatores do Crescimento

As células hematopoéticas na medula óssea preservam o tamanho da massa de células sangüíneas circulantes, ajustando-se de forma a compensar a senescência das células sangüíneas. Essa regulação é mediada por inúmeros fatores do crescimento que afetam o ritmo de proliferação celular, principalmente dentro do compartimento de células progenitoras.

FATORES DE CRESCIMENTO: Interleucina-1 (IL-1), IL-3, IL-6, IL-11 e o fator das células-tronco (SCF, *stem cell factor*) favorecem a sobrevida e a proliferação de células-tronco. A proliferação subseqüente e a maturação das células progenitoras são afetadas pelos fatores específicos estimulantes das colônias mencionados anteriormente.

A **eritropoetina** é liberada pelas células peritubulares intersticiais no rim em resposta à hipoxia e ativa os receptores específicos existentes na membrana celular das células progenitoras eritróides. Em combinação com IL-3 e GM-CSF, esse fator de

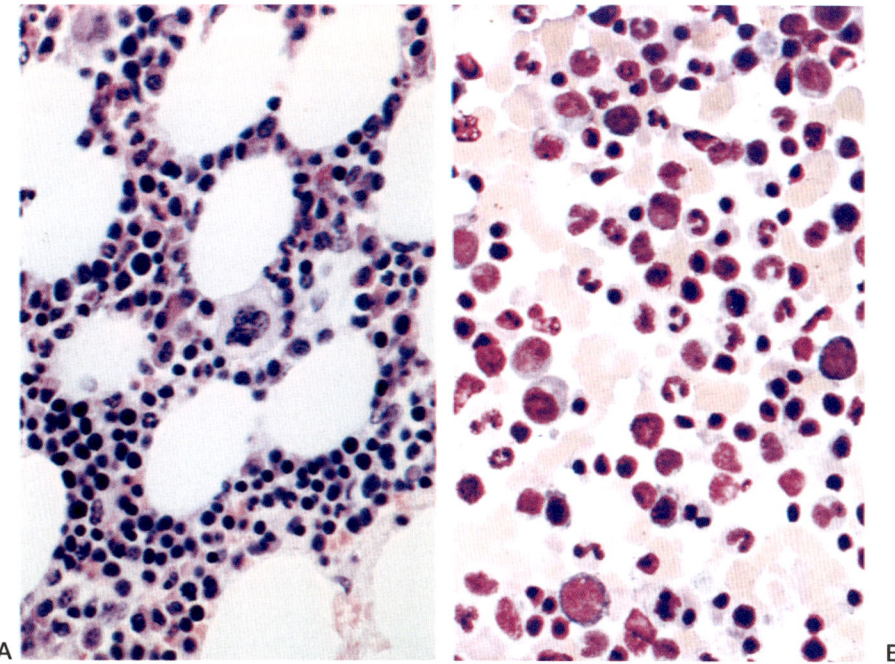

FIGURA 20.7
Medula óssea normal. A. Uma fotomicrografia de um corte tecidual mostra a relação normal (1:1) dos elementos celulares para gordura, uma relação mielóide-para-eritróide normal e um megacariócito no centro. **B.** Um esfregaço do aspirado de medula óssea do mesmo paciente demonstra elementos hematopoéticos normais e estágios variáveis de diferenciação.

crescimento promove o crescimento das células progenitoras eritróides precoces (BFU-E). Entretanto, apenas a eritropoetina determina a transformação das células progenitoras eritróides (CFU-E) subseqüentes para eritroblastos.

Enquanto a IL-3, a IL-6 e a IL-11, entre outras, afetam o crescimento e a diferenciação dos megacariócitos, um regulador mais específico da megacariopoese, denominado *trombopoetina*, facilita a produção e a maturação dos megacariócitos.

LIBERAÇÃO PELA MEDULA ÓSSEA: As células sangüíneas maduras formam um estreito canal de migração através do endotélio, que participa na exclusão do núcleo picnótico indeformável do eritroblasto ortocromático. Em contrapartida, os núcleos de outras células precursoras podem modificar seu formato a fim de se acomodarem até mesmo a uma abertura extremamente estreita. O mecanismo de liberação pode, em uma situação emergencial, lançar na circulação uma quantidade adicional de células maduras armazenadas na medula óssea, particularmente os granulócitos de vida curta.

QUADRO 20.1 Medula Óssea Adulta Normal (Idade 18-70 Anos)

Relação gordura: célula, 50:50 ± 15%
Relação mielóide-para-eritróide: 2:1 a 7:1
Distribuição celular (% de área superficial)
 Células adiposas, 35-65%
 Série eritróide, 10-20%
 Série granulocítica (mielóide), 40-65%
Megacariócitos, 2-5/campo de grande aumento
Plasmócitos, < 3% de células nucleadas
Linfócitos, < 20% de células nucleadas
Nenhuma fibrose

CÉLULAS MIELOPOÉTICAS PERIFÉRICAS

Os Granulócitos Constituem a Primeira Defesa Contra os Microrganismos

Por causa de sua configuração nuclear, os granulócitos maduros são denominados também de *leucócitos polimorfonucleares*. Os subtipos são definidos pelas características de coloração de grânulos citoplásmicos específicos e são rotulados de neutrófilos, eosinófilos e basófilos.

NEUTRÓFILOS: O granulócito neutrofílico possui um citoplasma cor-de-rosa delicadamente granulado e um núcleo formado por dois a quatro lobos interligados. Os neutrófilos imaturos (*células em bastão*) possuem núcleos entalhados e não-lobulados. Existe um considerável reservatório de armazenamento dessas células na medula óssea, assim como um reservatório de neutrófilos temporariamente marginados ao longo das paredes vasculares. Essa reserva pode ser mobilizada agudamente e lançada no sangue circulante por endotoxina, adrenalina ou corticosteróides. As liberações esporádicas contribuem para as variações diárias nas contagens de neutrófilos. A destruição local das células nos locais de infecção acarreta a liberação de moléculas quimiotáxicas que recrutam os neutrófilos.

EOSINÓFILOS: Os granulócitos eosinofílicos contêm grandes grânulos que são corados em vermelho com a eosina, por causa de seu conteúdo de proteínas básicas. Em geral o núcleo é bilobado, com um fino filamento de conexão. Os eosinófilos são principalmente células teciduais, com apenas uma curta permanência intravascular. Estão presentes principalmente na mucosa dos tratos gastrintestinal, brônquico e geniturinário inferior. Aí seus receptores IgA e proteínas catiônicas tóxicas contribuem para a defesa contra os parasitas e participam nas reações alérgicas.

Os Basófilos Contêm Mediadores Inflamatórios

Os granulócitos basofílicos apresentam grânulos azuis escuros proeminentes que, com freqüência, se superpõem e obscurecem o núcleo. Os grânulos contêm histamina e outras substâncias e sua liberação representa um importante componente de certos distúrbios alérgicos. Outros mediadores inflamatórios, por exemplo, os leucotrienos (SRS-A), são produzidos após uma estimulação apropriada.

Os Monócitos Exercem Funções Imunorreguladoras e Fagocíticas

Os monócitos são células de tamanho médio a grande que exibem um núcleo com formato de rim ou lobulado e abundante citoplasma cinza com poucos grânulos. São potencialmente fagocíticos, porém só se transformam em macrófagos verdadeiramente funcionais após penetrarem nos tecidos e sofrerem inúmeras alterações morfológicas. Os monócitos plenamente diferenciados desempenham funções fagocíticas ou imunorreguladoras, sendo responsáveis pelo termo *sistema M-PIRE* (*m*ononuclear-*p*hagocyte and *i*munorregulatory *e*ffector) (Fig. 20.6). O ramo imunorregulador inclui as células de Langerhans e outras células dendríticas. As funções dessas células M-PIRE versáteis incluem as seguintes:

- Produção dos fatores que controlam a proliferação celular e a maturação. Assim sendo, essas células são denominadas *condutoras do sistema imune*.
- Fagocitose e processamento dos antígenos estranhos. As proteínas do antígeno leucocitário humano (HLA) Classe I e Classe II existentes na superfície dos monócitos facilitam a apresentação de fragmentos antigênicos processados para a ativação dos linfócitos.
- Remoção de eritrócitos anormais ou senescentes e recuperação do ferro para ser reutilizado pelos precursores eritróides.
- Retirada do sangue e dos tecidos de células neoplásicas ou estranhas.

Hemácias

ESTRUTURA E FUNÇÃO NORMAIS

A função das hemácias, ou eritrócitos, é o transporte de oxigênio para os tecidos. Os eritrócitos maduros não são nucleados e assumem o formato de disco bicôncavo com 7 a 8 μm, que tem tamanho igual ao núcleo de um pequeno linfócito (Fig. 20.8). Nos esfregaços de sangue processados pelo corante de Wright, eles parecem arredondados e possuem um citoplasma eosinofílico avermelhado. A coloração vermelha é conferida pela hemoglobi-

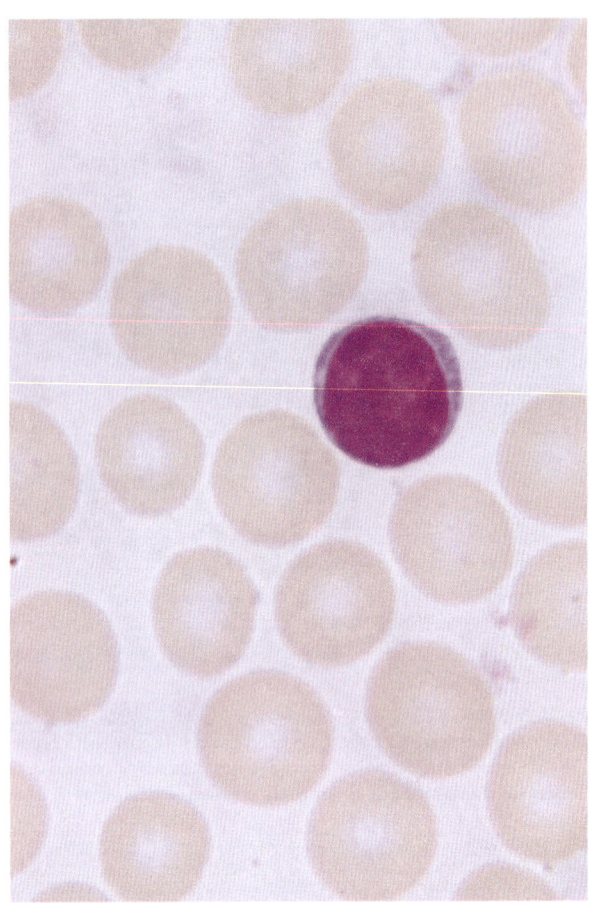

FIGURA *20.8*
Os eritrócitos normais possuem aproximadamente o mesmo tamanho do núcleo de um linfócito.

na, que é o principal componente citoplásmico. Por causa de seu formato de disco bicôncavo, as hemácias vermelhas exibem uma área de palidez central que corresponde a aproximadamente um terço do diâmetro da célula. As hemácias são liberadas pela medula óssea no estágio de reticulócito. Em comparação com os eritrócitos maduros, os reticulócitos são maiores e possuem um citoplasma cinzento mais difusamente basofílico. Esta policromatofilia dos reticulócitos é secundária ao seu conteúdo mais alto de ribossomas, pois essas células ainda sintetizam hemoglobina.

A membrana das hemácias está ligada a uma rede citoesquelética subjacente (Fig. 20.9). Introduzida dentro da bicamada lipídica existe uma grande variedade de proteínas transmembrana que funcionam como receptores, canais e âncoras para outros componentes da membrana e para o citoesqueleto subjacente. O acréscimo de grupos de carboidratos a algumas proteínas da membrana resulta na formação de diferentes grupos antigênicos hemáticos. O citoesqueleto dos eritrócitos é formado por dímeros de espectrina interligados e por outras proteínas estabilizadoras (anquirina, actina, faixa 4.1). Este arranjo complexo torna possível a deformabilidade inerente característica das hemácias. Alterações nesta unidade membrana-citoesqueleto são responsáveis pela rigidez celular e destruição prematura dos eritrócitos circulantes.

O citoplasma dos eritrócitos contém poucas organelas, e o metabolismo e a geração de energia se processam anaerobi-

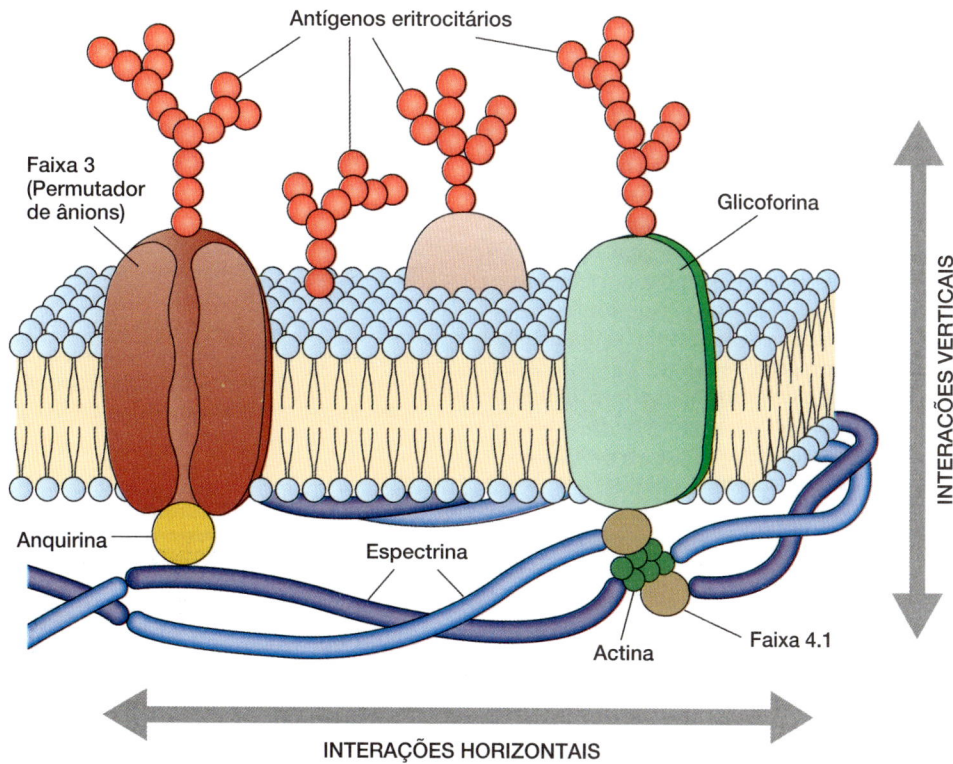

FIGURA 20.9
Estrutura da membrana plasmática do eritrócito. A membrana é estabilizada por inúmeras interações. As duas verticais são espectrina-anquirina-faixa 3 e espectrina-proteína 4.1 — glicoforina. As duas interações horizontais são o ajuntamento do heterodímero espectrina e espectrina-actina-proteína 4.1.

camente através da via glicolítica. Cerca de 10% da glicose dos eritrócitos é metabolizada alternadamente através do *shunt* hexose monofosfato, que utiliza a enzima glicose-6-fosfato desidrogenase (G6PD). Esta via acaba sendo responsável pela redução de glutationa, que protege as hemácias do estresse oxidativo. O *shunt* Rapoport-Luebering, outra via alternativa durante a glicólise, gera 2,3-difosfoglicerato (2,3-DPG) a expensas da produção de ATP. O 2,3-DPG acelera o fornecimento de oxigênio aos tecidos por regular o grau de inclinação da curva de dissociação do oxigênio (Fig. 20.10).

A hemoglobina é responsável pela capacidade carreadora de oxigênio das hemácias. Cada molécula de hemoglobina é formada por quatro grupos heme e quatro cadeias de globina e, quando plenamente saturada, transporta quatro moléculas de oxigênio. A porção heme da molécula consiste em um anel de porfirina (protoporfirina IX), dentro do qual foi introduzido um átomo de ferro ferroso (Fe^{2+}). A porção globina da molécula consiste em pares de duas cadeias protéicas diferentes. A hemoglobina normal mais abundante, hemoglobina A, contém duas cadeias de globina alfa (α) e duas beta (β). Outras hemoglobinas estão presentes normalmente em menores quantidades e incluem a hemoglobina S e a hemoglobina A_2. Estas possuem duas cadeias de globina gama (γ) e duas delta (δ), respectivamente, que assumem o lugar das cadeias de globina β.

Cada grupo heme interage com uma bolsa hidrofóbica de uma das cadeias de globina, e a molécula inteira adquire uma estrutura terciária globular. A hemoglobina desoxigenada possui baixa afinidade pelo oxigênio e torna necessária uma maior tensão do oxigênio para que ocorra a fixação heme-oxigênio. Após essa interação inicial, a molécula de hemoglobina sofre uma mudança em sua conformação que facilita a fixação subseqüente do oxigênio aos três grupos restantes do heme. Esse aumento progressivo na afinidade do oxigênio se reflete no formato sigmóide da curva de dissociação do oxigênio (Fig. 20.10). A inclinação da curva de dissociação do oxigênio pode desviar-

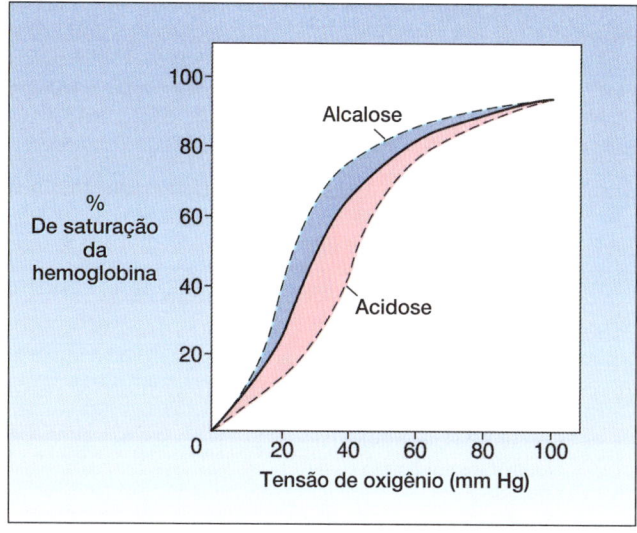

FIGURA 20.10
Curva de dissociação do oxigênio da hemoglobina. Com uma redução do pH (acidose) a afinidade pelo oxigênio declina (se desvia para a direita); com um aumento do pH (alcalose) a afinidade aumenta (se desvia para a esquerda). A afinidade pelo oxigênio é aumentada também por 2,3-DPG e pelas temperaturas mais baixas.

se para a direita em virtude da acidose ou de um aumento nos níveis de 2,3-DPG, acelerando dessa forma o fornecimento de oxigênio aos tecidos. A curva se desvia para a esquerda com a alcalose e resulta em maior fixação do oxigênio pela hemoglobina.

Após a liberação pela medula óssea, a duração média da vida do eritrócito na circulação é de 120 dias. Mudanças nas proteínas da membrana e nos fosfolipídios aparecem nas hemácias envelhecidas e representam provavelmente os sinais para a remoção do eritrócito pelo sistema fagocítico mononuclear.

O componente eritróide do sangue é analisado preferencialmente através da combinação de um hemograma completo e do exame microscópico de um esfregaço de sangue (Quadro 20.2). O hemograma completo inclui a determinação direta da hemoglobina (HB), a contagem de leucócitos e o volume corpuscular médio (VCM). A partir desses valores, poderão ser calculados parâmetros adicionais que incluem o hematócrito (HCT = VCM × HEMÁCIAS), a hemoglobina corpuscular média (HCM = HB/HEMÁCIAS) e a concentração da hemoglobina corpuscular média (CHCM = HB/HCT). O grau de variação no tamanho das hemácias ou na amplitude de sua distribuição também é obtido. Os reticulócitos podem ser identificados com exatidão utilizando corantes supravitais, que coram os agregados de ribossomas em seu citoplasma.

Distúrbios das Hemácias

ANEMIA

Anemia se refere a uma redução na massa total de eritrócitos circulantes. O diagnóstico de anemia é feito pela demonstração de uma redução na hemoglobina, no hematócrito ou na contagem de hemácias. A anemia resulta em menor transporte de oxigênio pelo sangue e, finalmente, em hipoxia tecidual.

Classificação das Anemias

As anemias são classificadas de acordo com critérios morfológicos ou fisiopatológicos. A classificação morfológica da anemia se baseia no aspecto dos eritrócitos conforme determinado por contadores automatizados do sangue e pela avaliação microscópica do esfregaço de sangue. O tamanho das hemácias, que se reflete no hematócrito pelo VCM, torna possível a divisão das anemias em três grupos: (1) microcíticas (VCM reduzido), (2) normocíticas e (3) macrocíticas (VCM aumentado) (Quadro 20.3).

QUADRO 20.3 Classificação Morfológica da Anemia

Macrocítica
  Megaloblástica
  Uso de álcool
  Doença hepática
  Hipotireoidismo
  Reticulocitose
  Doença primária da medula óssea
Microcítica
  Deficiência de ferro
  Anemia da doença crônica/inflamação
  Talassemias
  Anemias sideroblásticas
Normocítica
  Anemia da doença crônica/inflamação
  Anemia da doença renal
  Perda aguda de sangue

QUADRO 20.2 Hemograma Completo: Valores Normais em Adultos

Eritrócitos		
Hemoglobina	Homens, 14-18 g/dl	
	Mulheres, 12-16 g/dl	
Hematócrito	Homens, 40-54%	
	Mulheres, 35-47%	
Contagem de eritrócitos	Homens, 4,5-6 × 10^6/μl	
	Mulheres, 4-5,5 × 10^6/μl	
Reticulócitos	0,5-2,5%	
Índices		
Volume corpuscular médio	82-100 μm^3	
Hemoglobina corpuscular média	27-34 pg	
Concentração de hemoglobina corpuscular média	32-36%	
Leucócitos		
	Contagem Absoluta/μl	Contagem Diferencial (%)
Leucócitos	4.000-11.000	
Granulócitos neutrófilos	1.800-7.000	50-60
Neutrófilos em bastão	0-700	2-4
Linfócitos	1.500-4.000	30-40
Monócitos	0-800	1-9
Basófilos	0-200	0-1
Eosinófilos	0-450	0-3
Plaquetas		

Valor normal quantitativo: 150.000-400.000/μl
Estimativa qualitativa no esfregaço: Número de plaquetas/campo de imersão em óleo × 10.000 = contagem estimada de plaquetas
Relação normal de eritrócitos para plaquetas = 15:1 a 20:1

O exame de um esfregaço de sangue é útil também para a classificação morfológica da anemia. Hemácias com um formato anormal (*poiquilocitos*) podem ser visualizadas em uma ampla variedade de anemias, e o tipo em particular de poiquilocito observado pode ajudar na formulação de um diagnóstico etiológico (Fig. 20.11).

Em bases fisiopatológicas, a anemia pode ser classificada em quatro grupos principais (Quadro 20.4): (1) menor produção de hemácias pela medula óssea, (2) produção inefetiva de hemácias na medula óssea, (3) maior destruição de hemácias após a liberação pela medula óssea e (4) perda aguda de sangue. Em geral, as anemias associadas a uma produção reduzida ou ineficaz de hemácias podem ser diferenciadas daquelas decorrentes de maior destruição de hemácias pela ausência ou presença, respectivamente, de maiores números de reticulócitos circulantes (reticulocitose).

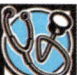 Manifestações Clínicas: Na vigência de anemia, o corpo dispõe de vários mecanismos de compensação para acelerar o fornecimento de oxigênio aos tecidos.

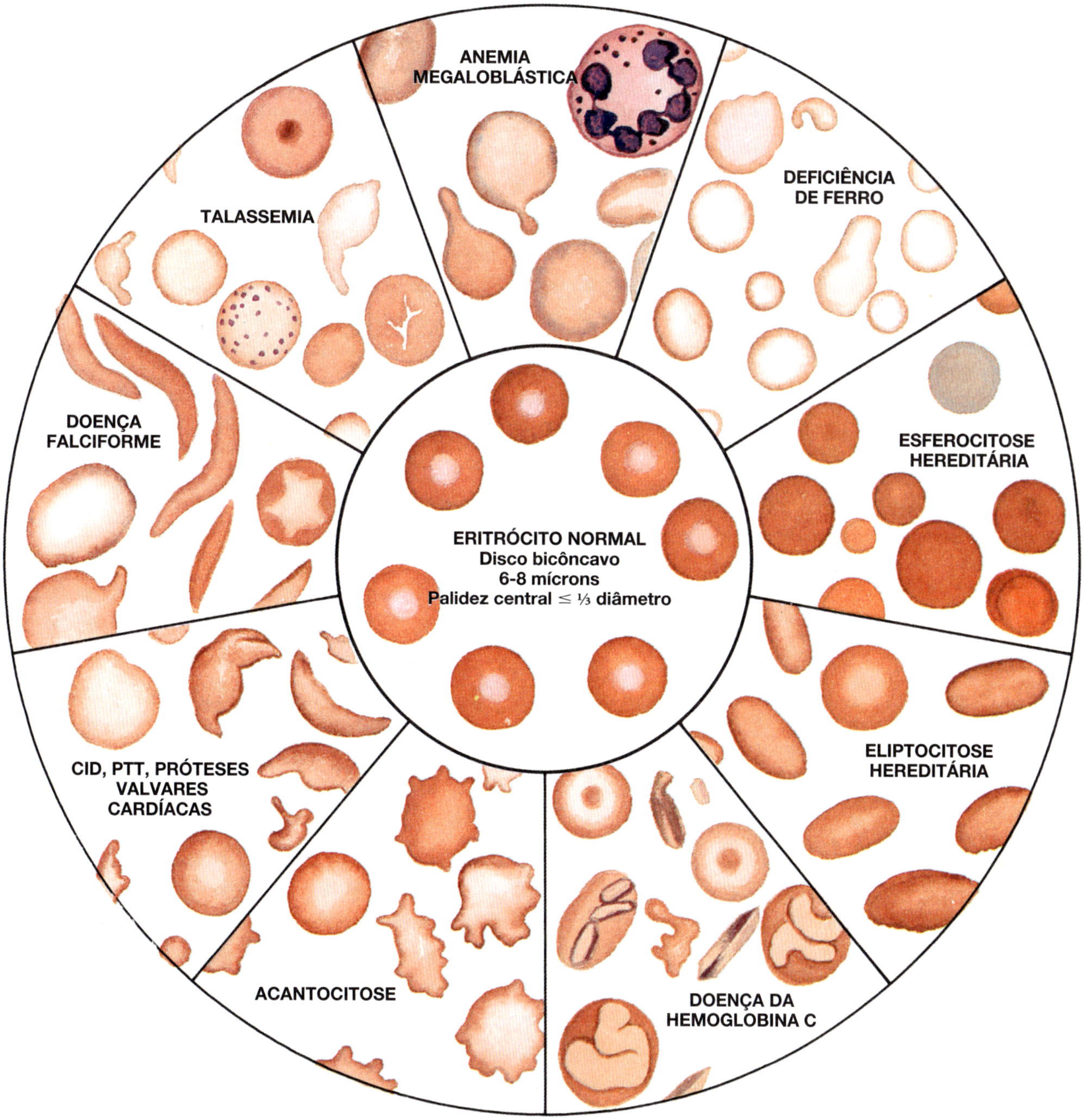

FIGURA *20.11*

As anemias. É mostrada a fisiopatologia dos elementos morfológicos característicos das várias anemias. A morfologia dos eritrócitos normais é contrastada no círculo central.

DISTÚRBIO	FISIOPATOLOGIA	MORFOLOGIA
Anemia megaloblástica	Distúrbio na síntese do DNA	Macrócitos ovais, poiquilocitos em gota de lágrima, polimorfonucleares hipersegmentados
Deficiência de ferro	Distúrbio na síntese da hemoglobina (falta de ferro)	Hipocrômica, microcítica
Esferocitose hereditária	Defeito de membrana	Esferócitos
Eliptocitose hereditária	Defeito de membrana	Eliptócitos
Doença da hemoglobina C	Cadeia de globina anormal	Células-alvo, cristais rombóides (HbC)
Acantocitose	Defeito lipídico da membrana (abetalipoproteinemia)	Espiculação irregular (semelhante aos acantócitos da doença hepática)
CID, PTT, seqüela de prótese valvar cardíaca	Dano mecânico dos eritrócitos	Esquistócitos
Doença falciforme	Cadeia de globina anormal	Células falciformes
Talassemia	Distúrbio na síntese da hemoglobina (defeito na cadeia de globina)	Hipocrômica, microcítica, poiquilocitose, pontilhado basofílico
Anemia mieloftísica	Substituição ou infiltração da medula óssea	Poiquilocitose em gota de lágrima, leucócitos e eritrócitos imaturos, grandes plaquetas
Anemia de doença crônica	Bloqueio na utilização do ferro de armazenamento	Normocrômica, normocítica para hipocrômica leve, microcítica
Anemia sideroblástica	Defeito na síntese da porfirina e do heme	População bimórfica (normal e microcítica), corpúsculos de Pappenheimer
Anemia da doença renal	Multifatorial	Células espiculadas (crenadas) (recorte marginal uniforme)
Anemia hemolítica auto-imune	Destruição de eritrócitos mediada por anticorpos	Esferócitos
Anemia por perda aguda de sangue	Hemorragia	Policromasia (reticulócitos aumentados)

FIGURA 20.11 (continuação)

QUADRO 20.4 Classificação Fisiopatológica da Anemia

Menor Produção	Maior Destruição

Com base na célula-tronco e célula progenitora
  Anemia aplásica
  Aplasia eritrocitária pura
  Hemoglobinúria paroxística noturna
  Leucemia
  Síndromes mielodisplásicas
  Infiltração da medula óssea
  Anemia da doença crônica/inflamação
  Anemia da doença renal
Deficiência nutricional
  Anemia megaloblástica (vitamina B_{12} e ácido fólico)
  Deficiência de ferro
	Intracorpuscular
	  Defeito da membrana
	  Deficiência enzimática
	  Hemoglobinopatias
	Extracorpuscular
	  Imunológica
	    Auto-imune
	    Aloimune
	  Não-imunológica
	    Mecânica
	    Hiperesplenismo
	    Infecciosa
	    Química
	    Perda aguda de sangue

- Débito cardíaco aumentado
- Freqüência respiratória aumentada
- Derivação do fluxo sangüíneo de forma a proporcionar uma maior perfusão tecidual dos órgãos vitais
- Menor afinidade hemoglobina-oxigênio
- Maior produção de eritrócitos na medula óssea em virtude da estimulação pela eritropoetina

Sinais e sintomas clínicos (taquicardia, falta de ar e sopros sistólicos) podem surgir em virtude desses processos de compensação. Se a anemia for suficientemente acentuada (níveis de hemoglobina em geral abaixo de 7 g/dl), a hipoxia tecidual poderá não ser compensada e aparecem outros achados clínicos, incluindo fatigabilidade fácil, angina e dispnéia de esforço.

A Menor Produção de Hemácias Caracteriza Vários Tipos de Anemia

Anemia Aplásica

Anemia aplásica é um distúrbio das células-tronco pluripotenciais que resulta em falência da medula óssea. O distúrbio exibe uma medula óssea hipocelular e pancitopenia (menores níveis circulantes de todos os elementos figurados no sangue).

Patogenia: A anemia aplásica resulta de uma lesão das células-tronco na medula óssea. A maioria dos casos é idiopática e não se consegue identificar nenhuma etiologia desencadeante específica (Quadro 20.5). Dois mecanismos principais podem resultar em lesão das células-tronco. O primeiro é uma lesão tóxica dose-dependente previsível, exemplificada pela exposição a certos medicamentos quimioterapêuticos, substâncias químicas e radiação ionizante. O outro mecanismo é uma lesão imunológica dose-independente idiossincrásica, como aquela observada nos casos idiopáticos ou após certas exposições medicamentosas ou infecções virais. Casos raros de anemia aplásica (anemia de Fanconi) possuem uma base hereditária. Dependendo da causa subjacente, a lesão das células-tronco pode ou não ser reversível.

QUADRO 20.5 Etiologia da Anemia Aplásica

Idiopática (⅔ dos casos)
Radiação ionizante
Medicamentos
  Agentes quimioterapêuticos
  Cloranfenicol
  Anticonvulsivantes
  Agentes antiinflamatórios não-esteróides
  Ouro
Substâncias químicas
  Benzeno
Vírus
  Hepatite (HCV)
  Vírus Epstein-Barr (EBV)
  HIV
  Parvovírus B19
Hereditária
  Anemia de Fanconi

A natureza imunológica da lesão das células-tronco em alguns pacientes é confirmada pela resposta clínica à globulina antitimocítica ou a outros agentes imunossupressivos. Uma anormalidade intrínseca das células-tronco em outros casos de anemia aplásica é sugerida pela evolução subseqüente dos distúrbios das células-tronco clonais (hemoglobinúria paroxística noturna, mielodisplasia, leucemia aguda). Nos casos de **anemia de Fanconi**, mutações da linha germinativa nos genes *FAC* (complementação da anemia de Fanconi), resultam em instabilidade cromossomal após a exposição à radiação ionizante ou a agentes alquilantes.

Patologia: A medula óssea na anemia aplásica mostra uma celularidade variavelmente reduzida, dependendo do estágio clínico da doença (Fig. 20.12). Existe uma redução no número de células das linhagens mielóide, eritróide e megacariocítica, com um aumento relativo nos linfócitos e plasmócitos. À medida que a celularidade diminui, observa-se um aumento correspondente na gordura da medula óssea.

Anemia, leucopenia (principalmente granulocitopenia) e trombocitopenia caracterizam a anemia aplásica. As hemácias circulantes possuem um formato normal, porém com demasiada freqüência são ligeiramente macrocíticas. Apesar dos níveis elevados de eritropoetina, não existe reticulocitose. A hemoglobina fetal aumentada pode ser demonstrada nas hemácias em alguns casos. Como acontece na medula óssea, uma linfocitose relativa é observada no sangue.

Manifestações Clínicas: Os pacientes com anemia aplásica se apresentam com sinais e sintomas que podem ser atribuídos à pancitopenia, isto é, fraqueza, fadiga, infecção e sangramento. Com freqüência, a anemia de Fanconi se manifesta na primeira década da vida e exibe uma ampla variedade de malformações associadas, incluindo polegares hipoplásicos, rádios ausentes e pigmentação cutânea e anomalias renais. A gordura aumentada na medula óssea é demonstrada prontamente pelos estudos com imageamento por ressonância magnética nuclear. Para a anemia aplásica não tratada, o prognóstico é sombrio, com uma sobrevida mediana de 3 a 6 meses e uma sobrevida de apenas 20% após 1 ano. A terapia imunossupressiva costuma resultar em remissões transitó-

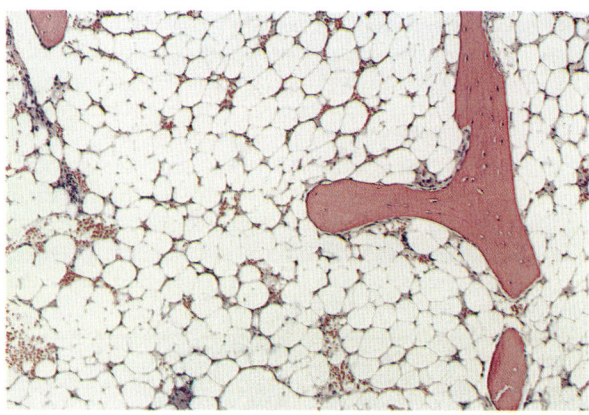

FIGURA 20.12
Anemia aplásica. A medula óssea consiste essencialmente em células adiposas e carece de atividade hematopoética normal.

rias, e o transplante de medula óssea ou de células-tronco pode ser curativo.

Aplasia Eritrocitária Pura

A aplasia eritrocitária pura (AEP) é a supressão seletiva dos precursores eritróides envolvidos na medula óssea. Leucócitos e plaquetas não são afetados.

Patogenia: A AEP resulta mais freqüentemente de uma supressão imunológica da produção de eritrócitos sem causa conhecida. Ocasionalmente, é secundária a infecções virais (parvovírus B19) ou a lesões tímicas. O sistema do antígeno P na membrana dos eritrócitos funciona como receptor para o parvovírus e explica a infecção limitada dos precursores eritróides por esse agente.

A *síndrome de Diamond-Blackfan* é um tipo hereditário de AEP que aparece no primeiro ano de vida e está associado com precursores eritróides defeituosos que mostram uma resposta reduzida à eritropoetina e menores capacidades de explosão eritróide e de formação de colônias.

Patologia: Na AEP, a celularidade global da medula óssea é normal, porém existe ausência seletiva de precursores eritróides. Os precursores eritróides estão completamente ausentes ou pararam no estágio de eritroblasto. Nos casos secundários ao parvovírus B19, podem ser observadas inclusões virais intranucleares. Os precursores mielóides e megacariocíticos estão presentes em números adequados e mostram uma maturação normal.

Os pacientes com AEP desenvolvem uma anemia de moderada a intensa que, com freqüência, exibe índices macrocíticos. Apesar dos maiores níveis de eritropoetina, não existe reticulocitose concomitante.

Manifestações Clínicas: A AEP adquirida se manifesta como uma enfermidade aguda autolimitada ou como um processo recidivante crônico.

A **AEP autolimitada aguda** é secundária com freqüência à infecção pelo parvovírus B19. Esta condição pode não ser clinicamente evidente, a menos que o paciente sofra de uma anemia hemolítica crônica subjacente (p. ex., esferocitose hereditária, anemia falciforme). Esses casos podem ser complicados pela denominada crise aplásica, com piora súbita da anemia. Os pacientes imunocomprometidos não conseguem eliminar a infecção pelo parvovírus e a anemia poderá ser prolongada.

A **AEP recidivante** crônica é observada nos casos idiopáticos ou pode estar associada a uma lesão tímica subjacente (timoma, hiperplasia tímica). Nesses casos, a timectomia pode acarretar a resolução dessa condição e a correção subseqüente da anemia.

O apoio com transfusões é necessário com freqüência em todas as formas de AEP.

Anemia Ferropriva

A deficiência de ferro interfere na síntese normal do heme (hemoglobina) e, assim sendo, resulta em eritropoese deteriorada e anemia. A deficiência de ferro é a causa mais comum de anemia no mundo todo.

Patogenia: A dieta normal do adulto ocidental contém cerca de 20 mg de ferro, dos quais apenas 1 a 2 mg são absorvidos pelo duodeno e jejuno proximal (ver Cap. 14). O ritmo de absorção do ferro é regulado pelas perdas normais, porém na vigência de anemia (especialmente nos casos de eritropoese ineficaz), a absorção intestinal aumenta e, finalmente, pode acarretar uma sobrecarga de ferro. Após a absorção, cerca de 85% do ferro absorvido são transportados no sangue por uma proteína carreadora, a transferrina, e a seguir são incorporados nas hemácias em desenvolvimento através de receptores específicos da transferrina existentes em sua superfície. À medida que as hemácias senescentes são removidas da circulação, a hemoglobina é fracionada em suas partes componentes e o ferro é reciclado. O excesso de ferro é armazenado no corpo em duas formas, hemossiderina e ferritina. A hemossiderina consiste em grandes agregados de ferro com uma estrutura desorganizada, enquanto a ferritina se combina com a proteína (apoferritina) e parece altamente organizada.

Muitas condições subjacentes dão origem à deficiência de ferro. Nos lactentes e crianças, as fontes dietéticas de ferro podem ser inadequadas para o crescimento e o desenvolvimento. Também se observa maior demanda de ferro na gestação e na lactação. Em adultos, a deficiência de ferro resulta tipicamente da perda crônica de sangue ou, menos comumente, da hemólise intravascular. Um miligrama de ferro é contido em 2 ml de sangue total perdidos pelo corpo. Nas mulheres em idade fértil, a perda de sangue tem mais freqüentemente uma origem ginecológica (menstruação, parturição, sangramento vaginal). Em homens e mulheres pós-menopáusicas, a deficiência de ferro inexplicável deve induzir-nos a realizar uma investigação do trato gastrintestinal para a possível presença de tumores ou de lesões vasculares, pois este é o local mais comum de perda crônica de sangue.

Patologia: A anemia ferropriva (por deficiência de ferro) se caracteriza por anemia microcítica e hipocrômica (Fig. 20.13). Uma variação no tamanho e no formato dos eritrócitos (*anisopoiquilocitose*) se reflete por uma maior amplitude de distribuição das hemácias. Os

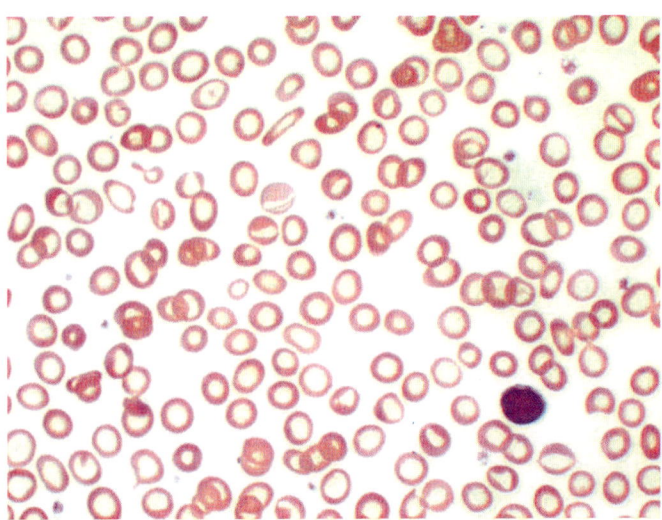

FIGURA 20.13
Anemia hipocrômica microcítica causada por deficiência de ferro. Os eritrócitos são muito menores que o núcleo de um linfócito.

ovalocitos podem ser encontrados, alguns dos quais são muito finos e recebem a designação de *células em lápis*. Por causa do defeito de produção na medula óssea, não existe reticulocitose associada. Com freqüência, a anemia ferropriva é acompanhada por ligeira trombocitose. A medula óssea exibe hiperplasia eritróide e muitos dos normoblastos em desenvolvimento possuem bordas citoplásmicas denteadas. A coloração pelo azul da Prússia demonstra ausência de ferro de armazenamento.

O níveis séricos de ferro e de ferritina são reduzidos pela deficiência de ferro, enquanto a capacidade fixadora de ferro total (que reflete o nível sérico de transferrina) está aumentada. Como resultado, a saturação percentual de transferrina é claramente reduzida (com freqüência para menos de 5%). Os maiores níveis de protoporfirina eritrocitária livre e da protoporfirina ligada ao zinco são característicos, por causa da incorporação alterada do ferro na protoporfirina IX.

 Manifestações Clínicas: Os sintomas da deficiência de ferro são aqueles da anemia em geral. Com a doença em fase avançada, podem ser observadas glossite atrófica e estomatite angular, assim como uma deformidade com formato de colher das unhas dos dedos (*coiloníquia*). O tratamento da deficiência de ferro envolve a correção da fonte da perda crônica de sangue e a suplementação com ferro oral. O ferro parenteral é disponível para os pacientes que não demonstram adesão.

Anemia da Doença Renal

A anemia da insuficiência renal crônica reflete menor produção de eritropoetina pelos rins lesionados.

 Patogenia: A doença renal de causas variáveis está associada a menor produção de eritropoetina e subseqüente surgimento de anemia. Além disso, a presença de uma "toxina urêmica," que suprime os precursores eritróides, assim como um pequeno componente hemolítico foram sugeridos (porém precariamente comprovados) como contribuindo para a anemia da doença renal crônica.

 Patologia: A anemia da doença renal crônica é normocítica e normocrômica. Em alguns casos podem ser visualizados *equinócitos* (células crenadas, células espiculadas) com membranas celulares entalhadas. Se a insuficiência renal for secundária à hipertensão maligna, pode-se observar fragmentação das hemácias com formação de esquistócitos.

 Manifestações Clínicas: A gravidade da anemia é proporcional ao grau subjacente de insuficiência renal. A administração de eritropoetina recombinante constitui o tratamento de escolha.

Anemia da Doença Crônica

A anemia da doença crônica se manifesta em associação com afecções inflamatórias e malignas crônicas.

 Patogenia: A doença crônica resulta em utilização ineficaz do ferro proveniente das reservas dos macrófagos na medula óssea, resultando em deficiência funcional de ferro, apesar de o ferro armazenado ser normal ou até mesmo aumentado. Outros fatores que podem contribuir para a anemia são uma menor duração da vida dos eritrócitos, uma menor produção de eritropoetina pelo rim em resposta à hipoxia tecidual e uma resposta deteriorada da medula óssea à eritropoetina. Admite-se que as citocinas inflamatórias (lactoferrina, IL-1, fator α de necrose tumoral [TNF-α], e interferon) interferem na mobilização do ferro.

 Patologia: A anemia da doença crônica varia de leve a moderada e as hemácias costumam ser microcíticas. A coloração pelo azul da Prússia demonstra quantidades normais ou até mesmo aumentadas do ferro de armazenamento. Os níveis séricos de ferro costumam ser reduzidos. Entretanto, ao contrário da anemia por deficiência de ferro, a capacidade total fixadora de ferro também tende a ser reduzida (o mesmo ocorrendo com o nível sérico de albumina). O tratamento bem-sucedido da doença crônica subjacente está associado com restauração dos níveis normais de hemoglobina.

Anemia Associada com Infiltração da Medula Óssea (Anemia Mielotísica)

Anemia mielotísica se refere à anemia hipoproliferativa associada com infiltração da medula óssea por uma ampla variedade de processos.

 Patogenia: Qualquer processo infiltrativo, como a mielofibrose, as malignidades hematológicas, o carcinoma metastático ou a doença granulomatosa, pode substituir os elementos hematopoéticos normais e causar anemia (e, com freqüência, leucopenia e trombocitopenia). Na tentativa de manter a produção de células sangüíneas, podem aparecer focos de hematopoese extramedular, mais claramente no baço e fígado.

 Patologia: A infiltração da medula óssea resulta em anemia normocítica moderada a intensa, com anisopoiquilocitose e células em gota de lágrima. Os granulócitos imaturos circulantes e as hemácias nucleadas (*leucoeritroblastose*) são identificados com freqüência.

Anemia da Intoxicação pelo Chumbo

A intoxicação pelo chumbo resulta em anemia em virtude da interferência em várias das enzimas que participam na síntese do heme.

 Patogenia: A maioria das enzimas na via sintética do heme é suscetível à toxicidade do chumbo, porém a desidratase e a ferroquelatase do ácido aminolevulínico (AAL) são as mais sensíveis. O resultado final é menor síntese do heme (e, finalmente, da hemoglobina). O chumbo inibe também a pirimidina 5'-nucleotidase, produzindo dessa forma um pontilhado basofílico nos eritrócitos circulantes. A intoxicação pelo chumbo resulta mais comumente da ingestão de materiais pintados com chumbo (crianças) ou da exposição ocupacional (adultos) (ver Cap. 8).

 Patologia: O grau de anemia na intoxicação pelo chumbo varia, porém é freqüentemente mais severo nas crianças afetadas. O exame de um esfregaço de sangue revela hemácias microcíticas e hipocrômicas com um pontilhado basofílico proeminente. Dentro da medula óssea, os sideroblastos anelados refletem a utilização inadequada do ferro nos precursores eritróides.

A Produção Ineficaz de Hemácias se Reflete por Menor Número de Eritrócitos Circulantes

Anemias Megaloblásticas

As anemias megaloblásticas são causadas pela síntese deteriorada do DNA, habitualmente em virtude de uma deficiência de vitamina B_{12} ou de ácido fólico.

 Patogenia: A síntese deteriorada do DNA resulta em desenvolvimento nuclear anormal que, por sua vez, acarreta uma maturação ineficaz dos eritrócitos e anemia. A anemia megaloblástica é observada também após a administração de certos agentes quimioterapêuticos (metotrexato, hidroxiuréia) ou de medicamentos anti-retrovirais (5-azacitidina). Menos comumente, um defeito hereditário no metabolismo das purinas ou da pirimidina se caracteriza por anemia megaloblástica.

Na síntese do DNA, as moléculas de uridilato são transformadas em timidilato (Fig. 20.14) pela ação da timidilato sintetase, que utiliza o tetraidrofolato como co-fator. O tetraidrofolato é convertido a partir de metiltetraidrofolato por metiltetraidrofolato redutase e vitamina B_{12}, que funciona como co-fator. A vitamina B_{12} também é necessária para a transformação de homocisteína para metionina.

Na vigência de uma síntese defeituosa do DNA, o desenvolvimento nuclear é afetado, enquanto a maturação citoplásmica prossegue normalmente. Esta situação, denominada *assincronia do núcleo e do citoplasma*, resulta na formação de megaloblastos. Levando-se em conta que os precursores megaloblásticos não amadurecem o suficiente para serem lançados no sangue, eles sofrem destruição intramedular.

A vitamina B_{12} (cianocobalamina) é encontrada em uma ampla variedade de fontes alimentares animais e é sintetizada também pelos microrganismos intestinais. A absorção apropriada da vitamina B_{12} torna necessária a fixação ao fator intrínseco, que protege a vitamina B_{12} da degradação pelas enzimas intestinais (Fig. 20.15). O fator intrínseco é produzido, juntamente com o ácido clorídrico, pelas células parietais gástricas. A vitamina B_{12} é absorvida através de receptores específicos no íleo distal. No sangue, a vitamina B_{12} é transportada por um grupo de proteínas denominadas *transcobalaminas*, das quais a transcobalamina II é a mais importante. A necessidade diária de vitamina B_{12} é de 1 μg e, portanto, as reservas corporais

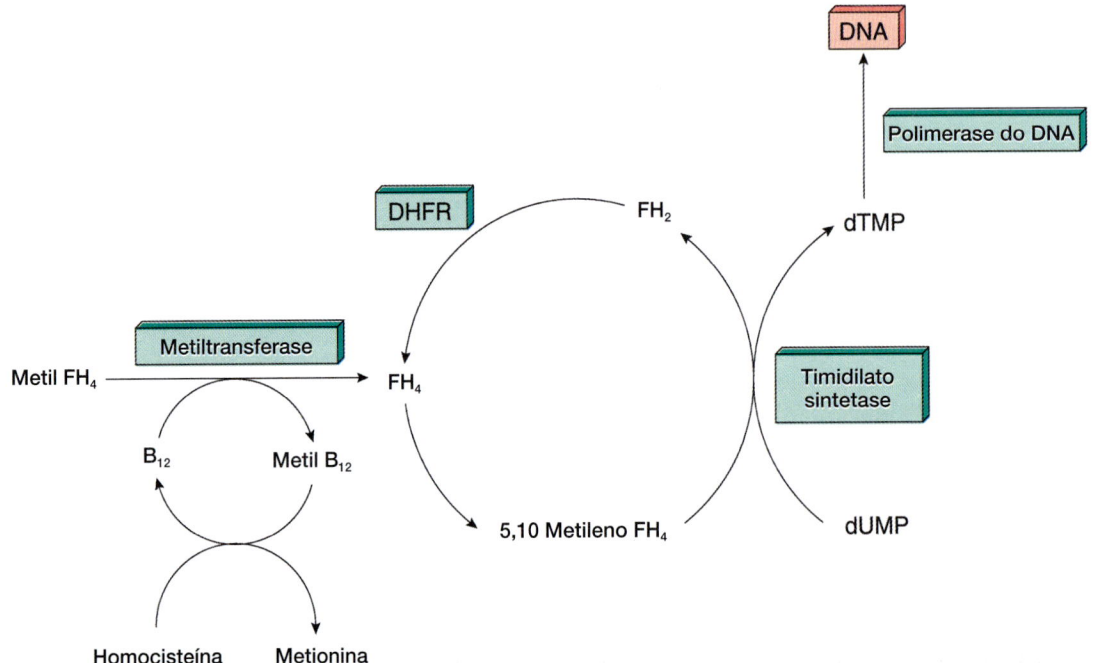

FIGURA 20.14
Relação de ácido fólico para vitamina B_{12}. A transferência de um carbono mediada pelo ácido fólico induz a metilação de dUMP para dTMP, que a seguir é utilizado para a síntese do DNA. Para penetrar neste ciclo, o folato (metil FH_4) é desmetilado para FH_4, com a vitamina B_{12} agindo como co-fator. Assim sendo, as deficiências tanto de vitamina B_{12} quanto de ácido fólico acarretam uma síntese deteriorada do DNA e o surgimento de anemia megaloblástica. FH_4, tetraidrofolato; dUMP, desoxiuridina monofosfato; dTMP, desoxitimidina monofosfato; FH_2, diidrofolato; DHFR, diidrofolato redutase.

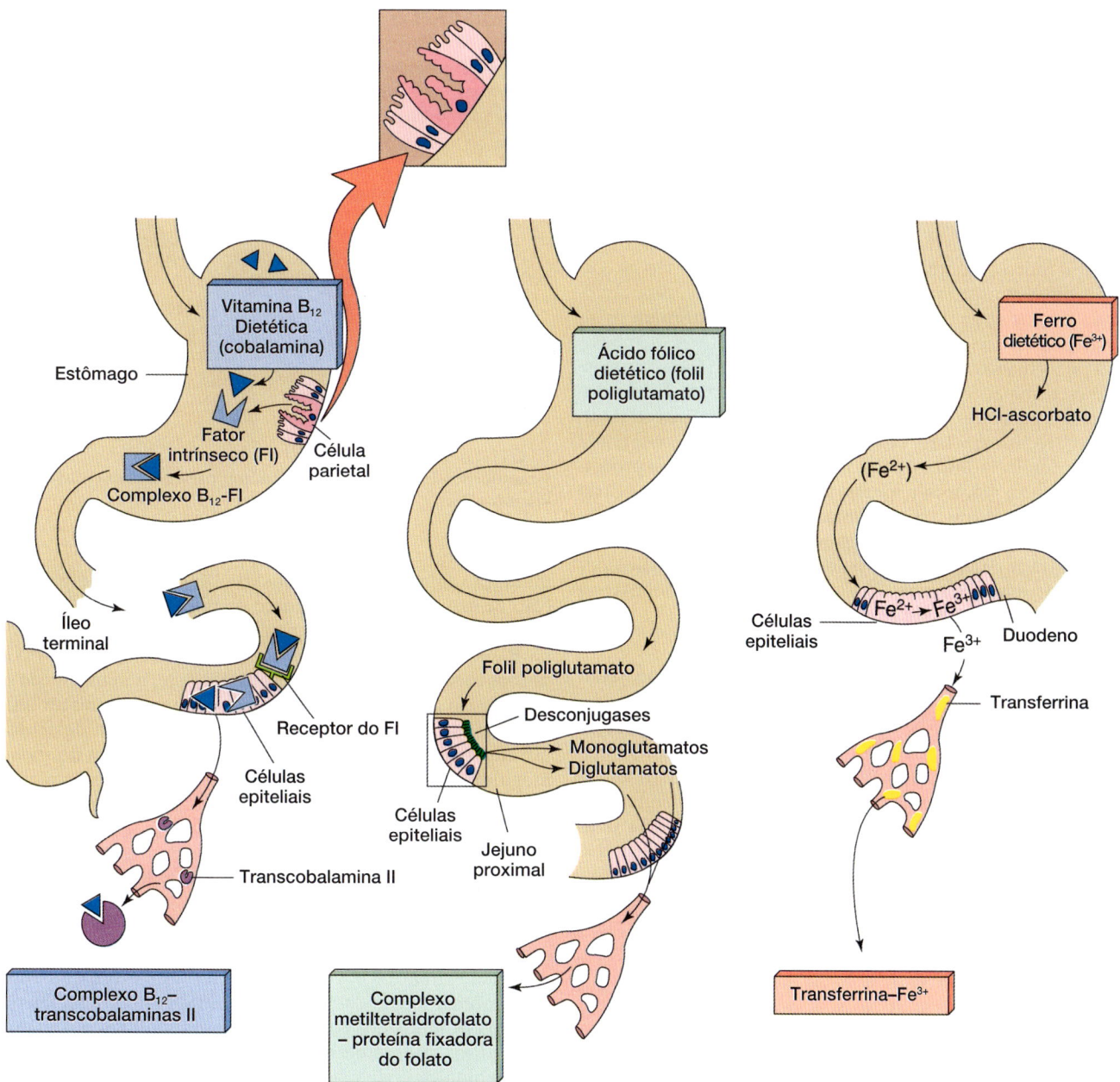

FIGURA 20.15
Absorção de vitamina B$_{12}$, ácido fólico e ferro. A absorção da vitamina B$_{12}$ exige a combinação inicial com o fator intrínseco (FI) que é produzido pelas células parietais da mucosa gástrica. A seguir, a absorção ocorre no íleo terminal, onde existem receptores para o complexo FI-B$_{12}$. O ácido fólico dietético é conjugado pelas enzimas conjugase para poliglutamato. A absorção ocorre no jejuno após a desconjugação na luz intestinal. A redução e metilação resultam na geração de metiltetraidrofolato, que a seguir é transportado pela proteína fixadora do folato. O ferro férrico dietético é reduzido para ferro ferroso no estômago e absorvido principalmente no duodeno. O ferro é transportado pela transferrina na circulação.

normais de 1.000 a 5.000 µg proporcionam vários anos de reserva de vitamina. A deficiência de vitamina B$_{12}$ resulta de diversas causas.

A ingestão dietética inadequada de vitamina B$_{12}$ ocorre raramente e, em geral, é observada somente nos vegetarianos absolutos (vegans). A causa mais comum de deficiência de vitamina B$_{12}$ é uma absorção deteriorada secundária à ausência de fator intrínseco. O fator intrínseco pode ser deficiente como resultado de uma cirurgia gástrica prévia na qual a massa de células parietais do estômago foi removida.

Anemia perniciosa é um distúrbio auto-imune no qual os pacientes desenvolvem anticorpos dirigidos contra as células parietais e o fator intrínseco. Os anticorpos para as células parietais resultam também em gastrite atrófica com acloridria. Os distúrbios intestinais primários (doença intestinal inflamatória) ou uma cirurgia intestinal prévia (derivação ileal) podem estar associados com absorção alterada da vitamina B$_{12}$. A competição microbiológica pela vitamina B$_{12}$ pode resultar em deficiência. Esta pode ter origem no crescimento bacteriano excessivo de uma alça cega ou na infestação pela tênia do peixe,

Diphyllobothrium latum. Raramente, um defeito hereditário no receptor intestinal para vitamina B_{12} (*síndrome de Imerslund-Grasbeck*) é a causa da deficiência.

O *ácido fólico* é encontrado nos vegetais ricos em folhas, assim como em carnes e ovos. O ácido fólico dietético existe em uma forma de poliglutamato, porém é desconjugado para monoglutamato nos intestinos e será absorvido principalmente no jejuno. Após a absorção, o folato é reduzido e metilado para formar 5-metiltetraidrofolato, que a seguir é transportado no sangue pela proteína fixadora de folato. A necessidade diária de ácido fólico é de aproximadamente 50 µg. As reservas corporais de folato são em média de 2.000 a 5.000 µg, proporcionando uma reserva de poucos meses antes de surgirem os sinais de deficiência.

A causa mais comum de deficiência de ácido fólico é a ingestão dietética inadequada. Esta situação ocorre mais freqüentemente nos pacientes com dietas precariamente balanceadas (alcoólicos, reclusos). Maior demanda de ácido fólico é observada na gravidez, lactação, períodos de crescimento rápido e processos hemolíticos crônicos, podendo resultar em deficiência se não for proporcionada uma suplementação de folato. As doenças intestinais primárias (doença intestinal inflamatória, espru) podem interferir na absorção de ácido fólico. Várias medicações também podem afetar a absorção de ácido fólico (fenitoína) ou seu metabolismo (metotrexato).

 Patologia: As manifestações hematológicas, tanto na medula óssea quanto no sangue, são idênticas na deficiência de ácido fólico ou de vitamina B_{12}. A medula óssea tende a ser hipercelular, porém o sangue demonstra pancitopenia, por causa da hematopoese ineficaz. A maturação megaloblástica, caracterizada por hipertrofia celular com maturação assincrônica entre o núcleo e o citoplasma (Fig. 20.16), é observada nos precursores da medula óssea de todas as linhagens.

O grau de anemia varia, mas pode ser severo. Os eritrócitos são macrocíticos e muitos assumem um formato oval (macrócitos ovais). A anisopoiquilocitose costuma ser proeminente, e podem ser observadas células em gota de lágrima. Com freqüência, os neutrófilos circulantes mostram hiperpig-

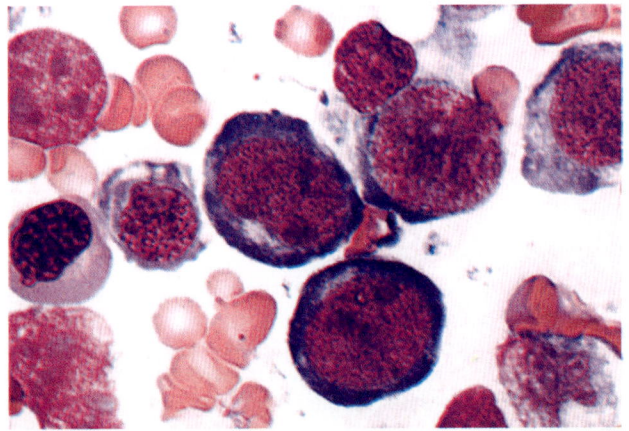

FIGURA 20.16
Anemia megaloblástica. Um aspirado de medula óssea de paciente com deficiência de vitamina B_{12} (anemia perniciosa) mostra precursores eritróides megaloblásticos proeminentes.

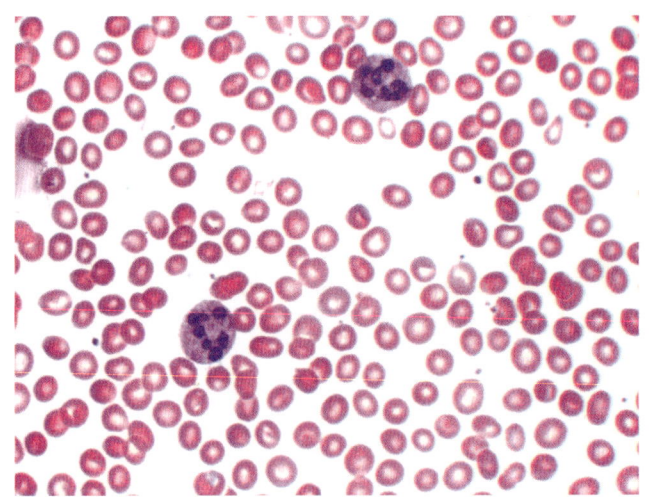

FIGURA 20.17
Granulócitos hipersegmentados em um paciente com deficiência de vitamina B_{12}.

mentação (mais de cinco lobos) de seus núcleos (Fig. 20.17). Não ocorre aumento no número de reticulócitos.

A distinção entre a deficiência de ácido fólico e de vitamina B_{12} em geral pode ser estabelecida medindo-se os níveis séricos desses compostos. Ocasionalmente, a mensuração específica do folato eritrocitário proporciona informação mais útil que as determinações séricas. Por causa da destruição intramedular maciça dos precursores eritrocitários na anemia megaloblástica, os níveis séricos de lactato desidrogenase (LDH), especialmente da isoenzima 1, são conspicuamente elevados.

O teste de Schilling mede a absorção de vitamina B_{12}. Nesse teste, administra-se oralmente ao paciente vitamina B_{12} radioativa com ou sem fator intrínseco. A excreção urinária da radioatividade é medida durante um período de 24 horas e, com base nos resultados, poderá ser sugerida a causa da deficiência de vitamina B_{12}. O teste de Schilling deixou de ser usado comumente, por causa das dificuldades em trabalhar com compostos marcados com elementos radioativos. A demonstração dos níveis elevados de homocisteína e de ácido metilmalônico pode revelar-se útil nos casos de deficiência de vitamina B_{12}. Anticorpos circulantes contra as células parietais gástricas ou o fator intrínseco podem ser detectados na vigência de anemia perniciosa. O primeiro anticorpo é detectado mais freqüentemente; o último é mais específico para anemia perniciosa.

 Manifestações Clínicas: Seja ela devida a uma deficiência de vitamina B_{12} ou de ácido fólico, a manifestação clínica da anemia megaloblástica é semelhante. Em geral, a deficiência de folato se instala mais rapidamente (meses) que a deficiência de vitamina B_{12} (anos). A diferença clínica mais importante é o surgimento de sintomas neurológicos nos casos de deficiência de vitamina B_{12}, secundários à degeneração das colunas posteriores e laterais da medula espinhal (ver Cap. 28). Se não for instituída uma terapia pronta e apropriada, os sintomas neurológicos poderão tornar-se irreversíveis. Esses achados neurológicos não são observados na deficiência de folato.

Talassemia

As talassemias são anemias que resultam de cadeias defeituosas de globina.

 Epidemiologia: Talassemia deriva da palavra grega *thalassa*, que significa mar, por causa de sua alta incidência ao redor do Mar Mediterrâneo, especialmente na Itália e Grécia. Entretanto, a talassemia exibe uma distribuição de âmbito mais mundial, particularmente nas áreas em que historicamente a malária tem sido endêmica (Oriente Médio, Índia, Sudeste da Ásia e China). Um estado heterozigótico para a talassemia pode proporcionar um efeito protetor contra a malária e elevar o potencial reprodutor dos heterozigotos, explicando dessa forma a persistência dos distúrbios talassêmicos. Muitas das áreas geográficas que exibem uma incidência mais alta de talassemia demonstram também maior prevalência de defeitos estruturais da hemoglobina (p. ex., hemoglobina S). Esta situação resulta na ocorrência de heterozigosidade dupla (p. ex., talassemia falciforme), que demonstra características de ambos os distúrbios.

Uma molécula normal de hemoglobina contém quatro cadeias de globina, consistindo em duas cadeias α e duas cadeias não-α. São encontradas três variantes normais de hemoglobina, com base na natureza das cadeias não-α (Fig. 20.18). A hemoglobina A ($\alpha_2\beta_2$) é responsável por 95 a 98% da hemoglobina total em adultos; estão presentes apenas pequenas quantidades de hemoglobina F ($\alpha_2\gamma_2$) e hemoglobina A_2 ($\alpha_2\delta_2$).

Normalmente, está presente um total de quatro genes α, emparelhados em cada cromossomo 16. Os genes não-α estão localizados no cromossomo 11 e consistem em dois genes γ, um δ e um β por cromossomo. Estão presentes também genes da globina embrionária zeta (ζ) (equivalentes de α) e épsilon (ϵ) (equivalentes não-α), que estão localizados nos cromossomos 16 e 11, respectivamente.

As talassemias em geral são classificadas de acordo com a cadeia de globina afetada, e as duas formas clinicamente significativas envolvem déficits das cadeias α e β. As talassemias que envolvem a síntese das globinas γ e δ também foram descritas, porém não são comuns.

β-Talassemia

 Patogenia: As β-talassemias são um grupo heterogêneo de distúrbios que ocorrem mais freqüentemente em virtude de mutações pontuais que afetam o gene da globina β. A mutação pode estar localizada na região promotora do gene, em um local de entrançamento de genes ou em outras regiões codificadoras, ou pode resultar na criação de um códon de terminação inapropriado. Seja como for, a transcrição do gene ou é inteiramente (β^o) ou parcialmente (β^+) suprimida. Ocasionalmente, uma mutação pode afetar também o gene da globina δ adjacente, resultando em uma β-δ-talassemia.

 Patologia e Manifestações Clínicas: A **β-talassemia homozigótica** (*anemia de Cooley*) se caracteriza por anemia microcítica e hipocrômica de moderada a grave (Fig. 20.19). Existe um acentuado excesso de cadeias α, que formam tetrâmeros instáveis (α_4) que sofrem precipitação no citoplasma dos precursores eritróides em desenvolvimento. No tipo β^o, a hemoglobina fetal representa a maior parte da hemoglobina, apesar de estarem presentes também níveis aumentados (5-8%) de hemoglobina A_2. No caso do tipo β^+, pode ser detectada alguma hemoglobina A (dependendo da natureza do defeito subjacente) e a hemoglobina A_2 está ligeiramente aumentada. Um aumento moderado na hemoglobina A_2 é característico de todas as formas de β-talassemia, em virtude da regulação ascendente dos genes da globina δ.

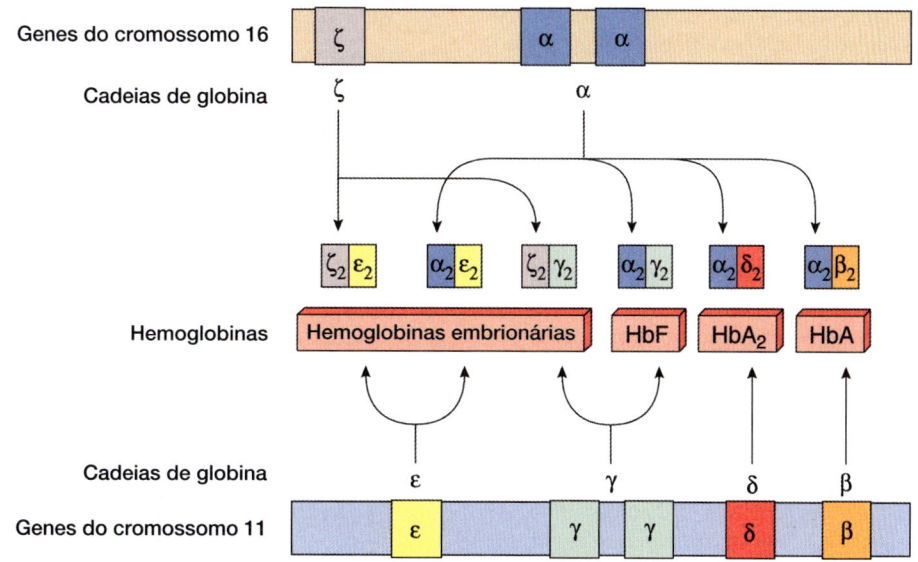

FIGURA 20.18
Ajuntamento das cadeias de subunidades para formar as diferentes hemoglobinas.

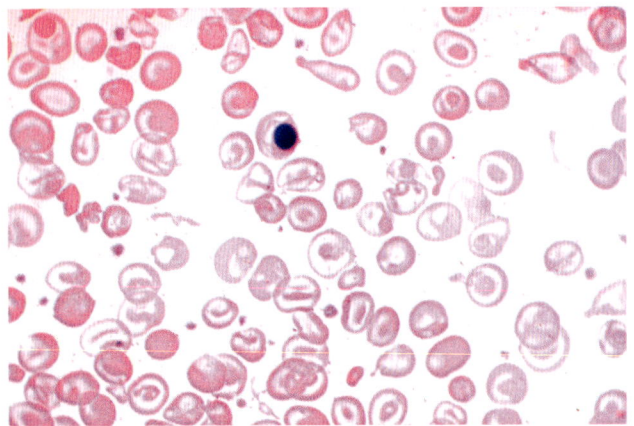

FIGURA 20.19
Talassemia. Os eritrócitos no sangue periférico são hipocrômicos e microcíticos e mostram anisocitose, poiquilocitose e células-alvo.

Além da microcitose e hipocromia, uma extraordinária anisopoiquilocitose com células-alvo, pontilhado basofílico e normoblastos circulantes (especialmente após esplenectomia) pode ser identificada no sangue. Uma combinação da maior afinidade pelo oxigênio da hemoglobina F e da anemia subjacente resulta em menor fornecimento de oxigênio e maior produção de eritropoetina, que acarreta uma impressionante hiperplasia eritróide na medula óssea. Assim sendo, o espaço medular é ampliado, o que resulta em deformidades dos ossos da face e do crânio. A hematopoese extramedular contribui para a hepatoesplenomegalia e a formação de massas de tecidos moles.

A eritropoese excessiva acarreta maior absorção de ferro, que juntamente com as transfusões repetidas gera uma sobrecarga de ferro. A deposição excessiva de ferro nos tecidos constitui a principal causa de morbidez e mortalidade nos pacientes talassêmicos e, com freqüência, exige uma terapia de quelação agressiva.

A **β-talassemia heterozigótica** está associada com microcitose e hipocromia e o grau de microcitose é desproporcional à gravidade da anemia, que em geral é leve. Observa-se com freqüência uma eritrocitose concomitante (contagem de hemácias aumentada), porém uma anisocitose mínima (amplitude de distribuição das hemácias normal). Estão presentes células-alvo, pontilhado basofílico e um ligeiro aumento na hemoglobina A_2. A maioria dos pacientes é inteiramente assintomática.

α-Talassemia

Patogenia: Diferentemente das β-talassemias, as α-talassemias ocorrem mais freqüentemente como resultado de deleções gênicas. Mais síndromes são observadas clinicamente em virtude do número potencial (até quatro) de genes da globina α que podem ser afetados. A α-talassemia está associada com excesso de cadeias β ou γ, que a seguir podem formar a hemoglobina H tetramérica (β_4) e a hemoglobina Bart (γ_4). A hemoglobina H e a hemoglobina Bart são ambas instáveis e sofrem precipitação no citoplasma, formando corpúsculos de Heinz, porém em menor grau que os tetrâmeros α_4. As hemoglobinas H e Bart possuem altas afinidades pelo oxigênio e resultam em menor fornecimento de oxigênio aos tecidos. A quantidade relativa dessas hemoglobinas tetraméricas depende do número de genes α envolvidos e da idade do paciente. Por causa da deterioração subjacente na síntese da hemoglobina, as hemácias circulantes exibem habitualmente microcitose e hipocromia.

  Patologia e Manifestações Clínicas: A **α-talassemia no portador silencioso (um único gene afetado)** é difícil de ser diagnosticada, pois os pacientes não apresentam anormalidades hematológicas, com exceção de ligeiros aumentos da hemoglobina Bart, que são detectáveis apenas na primeira infância. Clinicamente, não existe anemia e os pacientes são assintomáticos.

O **traço da α-talassemia (dois genes afetados)** está associado com uma ligeira anemia microcítica. Como a β-talassemia heterozigótica, o grau de microcitose é desproporcionalmente baixo em comparação com o grau de anemia. Observa-se eritrocitose e existe uma anisopoiquilocitose mínima. Não há elevação de hemoglobina A_2, o que torna possível a distinção entre os traços de talassemia α e β. Até 5% da hemoglobina Bart podem ser observados durante a primeira infância. São possíveis dois genótipos diferentes na α-talassemia heterozigótica. Pode haver um único gene deletado de cada cromossomo 16 ou, como alternativa, ambos os genes podem ser deletados do mesmo cromossomo 16. A primeira situação é mais comum nas pessoas de descendência mediterrânea e africana; a última é mais freqüente no Sudeste da Ásia. Clinicamente, ambos os genótipos possuem manifestações diferentes, porém o potencial para o surgimento de talassemia α homozigótica é possível somente se ambos os genes forem deletados do mesmo cromossomo.

A **doença da hemoglobina H (três genes afetados)** está associada a uma anemia microcítica moderada. Os eritrócitos circulantes exibem uma anisopoiquilocitose moderada e algumas células-alvo. Maiores quantidades de hemoglobina Bart (até 25% na primeira infância) e níveis variáveis de hemoglobina H podem ser detectados. Tanto a hemoglobina H quanto a hemoglobina Bart podem ser reconhecidas pela eletroforese da hemoglobina, por causa de sua migração rápida em relação à hemoglobina A. A hemoglobina H precipitada (corpúsculos de Heinz) também pode ser demonstrada pela coloração supravital de um esfregaço de sangue.

A **α-talassemia homozigótica (quatro genes afetados)**, também denominada de *hidropsia fetal α*, é incompatível com a vida. Os indivíduos afetados morrem *in utero* ou logo após o nascimento com anemia intensa, acentuada anisopoiquilocitose e grandes quantidades de hemoglobina Bart. A deterioração intensa no fornecimento de oxigênio aos tecidos está associada com insuficiência cardíaca e edema generalizado. A hepatoesplenomegalia maciça é secundária à hematopoese extramedular.

As Anemias Hemolíticas se Caracterizam por Maior Destruição de Hemácias

Uma ampla variedade de anemias se manifesta em virtude da maior destruição de hemácias após sua liberação pela medula óssea. A eliminação prematura dos eritrócitos circulantes é denominada *hemólise*, e as anemias resultantes são denominadas *anemias hemolíticas*. Essas anemias são classificadas de acordo com o local de destruição das hemácias. A hemólise *extravascular* é realizada por células do sistema de monócitos/macrófagos no baço e, em menor grau, no fígado. Na hemólise *intravascular*, os eritrócitos são destruídos na circulação.

As anemias hemolíticas se caracterizam por um aumento compensatório na produção e na liberação de hemácias pela medula óssea, que se manifesta no sangue por policromasia das hemácias e maior contagem de reticulócitos. Outros achados de laboratório associados comumente com a hemólise incluem bilirrubina não conjugada (indireta) aumentada, haptoglobina reduzida, LDH aumentado (particularmente a isoenzima 1), hemoglobina livre (extracelular) no sangue e na urina, urobilinogênio aumentado e hemossiderina na urina.

Defeitos da Membrana

A membrana do eritrócito possui normalmente uma extraordinária flexibilidade e pode deformar-se para permitir que as hemácias circulem livremente através da microcirculação e da árvore vascular esplênica. A membrana das hemácias consiste em uma bicamada lipídica, que está aderida a um citoesqueleto subjacente (Fig. 20.9). O principal componente do citoesqueleto é a espectrina, que é um dímero constituído por subunidades α e β. Os genes para as subunidades α e β da espectrina estão localizados nos cromossomos 1 e 14, respectivamente. A anquirina (faixa 2.1) ancora a espectrina às proteínas transmembrana (faixa 3, proteínas permutadoras de aniontes), enquanto a espectrina está ligada à actina e à glicoforina pela proteína 4.1. Alterações em qualquer porção da membrana das hemácias podem reduzir a plasticidade normal e tornar os eritrócitos suscetíveis à hemólise.

Esferocitose Hereditária

A esferocitose hereditária (EsH) representa um grupo heterogêneo de distúrbios hereditários do citoesqueleto do eritrócito, caracterizada por uma deficiência de espectrina ou de outro componente do citoesqueleto (anquirina, proteína 4.2, faixa 3).

Patogenia: A deficiência de uma proteína do citoesqueleto na EsH resulta em um defeito *vertical* na membrana das hemácias, com separação da bicamada lipídica do citoesqueleto subjacente. O defeito consiste em perda progressiva da área superficial da membrana e formação de esferócitos. Esses eritrócitos anormais são mais rígidos e não conseguem atravessar o baço facilmente. Enquanto circulam através do baço, os esferócitos se tornam "condicionados" e perdem mais membrana superficial antes de serem vítimas da hemólise extravascular. A maioria das formas de EsH é herdada como traços autossômicos dominantes e os raros casos recessivos acometem todos a subunidade α da espectrina.

Patologia: A maioria dos pacientes com EsH apresenta uma anemia normocítica moderada. Os esferócitos conspícuos que parecem hipercrômicos (sem palidez central) são típicos e, juntamente com a policromasia e a recitulocitose, são invariáveis (Fig. 20.20). A medula óssea demonstra hiperplasia eritróide.

A concentração de hemoglobina corpuscular média (CHCM) está ligeiramente aumentada, refletindo a perda de área superfi-

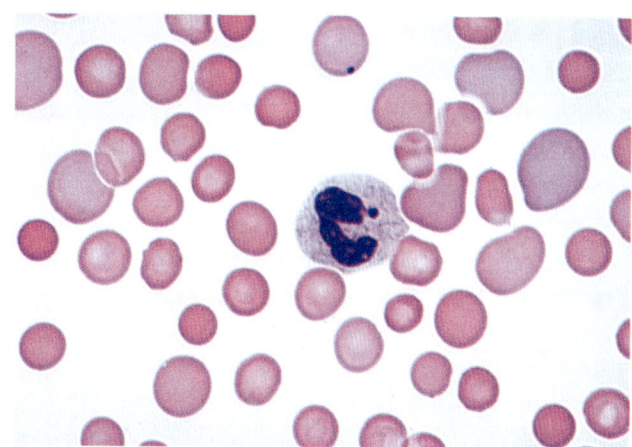

FIGURA *20.20*
Esferocitose hereditária. O esfregaço de sangue periférico mostra muitos eritrócitos com diâmetro reduzido, coloração intensa e nenhuma palidez central (esferócitos).

cial que caracteriza os esferócitos. Quando colocados em solução salina de maior concentração, os esferócitos demonstram mais fragilidade osmótica que os esferócitos normais. Os achados de laboratório típicos da hemólise (haptoglobina reduzida, bilirrubina indireta aumentada, LHD aumentada) estão presentes com freqüência.

Manifestações Clínicas: A maioria dos pacientes demonstra esplenomegalia secundária à hemólise extravascular crônica. Eles podem aparecer ictéricos e até 50% desses pacientes desenvolvem colelitíase, com cálculos biliares pigmentados (de bilirrubina). Apesar da hemólise crônica, a transfusão não costuma ser necessária. Uma exceção é o declínio súbito na hemoglobina e os reticulócitos que prenunciam uma crise aplásica (devida habitualmente à infecção pelo parvovírus B19). A anemia pode tornar-se também mais acentuada na denominada crise hemolítica, durante a qual ocorre uma aceleração transitória da hemólise. Os pacientes com EsH podem ser controlados efetivamente pela esplenectomia, porém os esferócitos ainda persistem na circulação.

Eliptocitose Hereditária

A eliptocitose hereditária (ElH) se refere a um grupo heterogêneo de distúrbios hereditários que acometem o citoesqueleto dos eritrócitos.

Patogenia: A ElH se caracteriza por anormalidade *horizontal* dentro do citoesqueleto. As variantes de ElH descritas mais comumente incluem defeitos no ajuntamento automático de espectrina, na fixação espectrina-anquirina, na proteína 4.1 e na glicoforina C. Independentemente da anormalidade molecular subjacente, a maioria dos eritrócitos circulantes assume um formato elíptico ou oval. Esses eliptócitos ainda possuem uma área de palidez central, pois não ocorre a perda da bicamada lipídica (como observado na EsH). A maioria das formas de ElH é autossômica dominante. Curiosamente, os eritrócitos dos camelos e das lhamas são elípticos.

Patologia e Manifestações Clínicas: Habitualmente, a ElH se manifesta apenas com uma ligeira anemia normocítica e muitos pacientes são completamente assintomáticos. O exame do esfregaço de sangue demonstra numerosos eliptócitos com uma reticulocitose apenas mínima (Fig. 20.21). Em geral, observa-se menos hemólise e anemia subseqüente que aquelas observadas com EsH. Alguns pacientes com hemólise mais acentuada podem necessitar de esplenectomia.

Acantocitose

A acantocitose resulta de um defeito dentro da bicamada lipídica da membrana eritrocitária e se caracteriza por projeções semelhantes a espinhos da superfície, que podem estar associadas com hemólise.

 Patogenia: A causa mais comum de acantocitose é a doença hepática crônica, na qual maior quantidade de colesterol livre é depositada dentro da membrana celular. Os acantócitos também constituem uma característica proeminente nos casos de abetalipoproteinemia, um distúrbio autossômico recessivo associado a anormalidades da membrana lipídica (ver Cap. 13).

 Patologia e Manifestações Clínicas: As anormalidades na membrana lipídica fazem com que os eritrócitos fiquem deformados e passem a exibir projeções superficiais espinhosas irregulares e um citoplasma com uma área central densa (sem palidez central) (Fig. 20.22). Esses eritrócitos são denominados *acantócitos* (células espiculadas). Os acantócitos devem ser diferenciados das células com formato de trépano (células crenadas, equinócitos), que possuem entalhes mais uniformes da membrana eritrocitária e mantêm uma área de palidez central. A hemólise e a anemia associadas à acantocitose são leves.

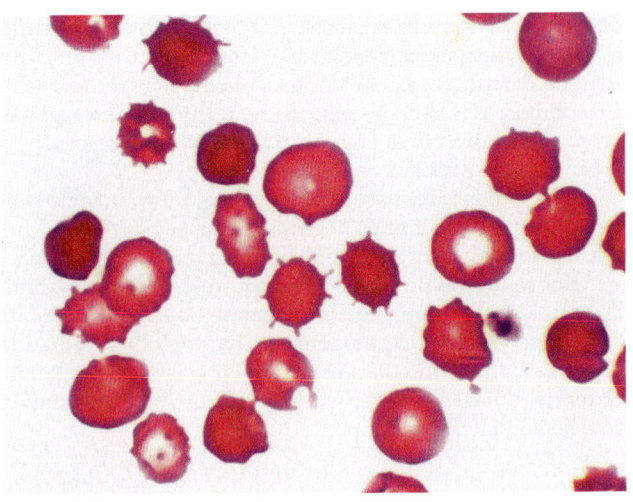

FIGURA 20.22
Acantócitos. As hemácias carecem de palidez central e exibem pontas na superfície.

Defeitos Enzimáticos

A geração de energia dentro dos eritrócitos ocorre principalmente através do processo da glicólise. Os defeitos hereditários das enzimas envolvidos na via glicolítica podem predispor as hemácias circulantes para a hemólise. O defeito enzimático mais comum envolve glicose-6-fosfato desidrogenase (G6PD), que catalisa a conversão de glicose-6-fosfato para 6-fosfogluconato (ver adiante). As deficiências das demais enzimas glicolíticas são raras e autossômicas recessivas e, entre elas, a deficiência de piruvato cinase é a mais freqüente. Clinicamente, essas deficiências enzimáticas se manifestam com um grau variável de anemia e são agrupadas juntas sob a designação de *anemias não-esferocíticas hereditárias*

Deficiência de G6PD

A deficiência de G6PD é um distúrbio ligado ao X que causa uma anemia hemolítica caracterizada por sensibilidade anormal das hemácias ao estresse oxidativo. A deficiência de G6PD tem uma distribuição mundial variável e exibe sua prevalência mais alta em áreas nas quais a malária é historicamente endêmica, particularmente na África e na região Mediterrânea. As mutações G6PD parecem proporcionar algum efeito protetor contra a malária.

 Patogenia: Por causa do papel de G6PD na reciclagem da glutationa reduzida, os eritrócitos deficientes nessa enzima são suscetíveis ao estresse oxidativo (p. ex., infecções, drogas ou a ingestão de favas [favismo]). A oxidação da hemoglobina resulta na formação de metemoglobina, na qual o ferro ferroso (Fe^{2+}) é transformado para o estado férrico (Fe^{3+}). A metemoglobina, que não consegue transportar oxigênio, é instável e sofre precipitação no citoplasma na forma de corpúsculos de Heinz. A metemoglobina precipitada faz aumentar a rigidez celular e produz hemólise.

 Patologia: Nos períodos quiescentes, os eritrócitos da deficiência de G6PD parecem normais. Entretanto, durante um episódio hemolítico desencadeado pelo es-

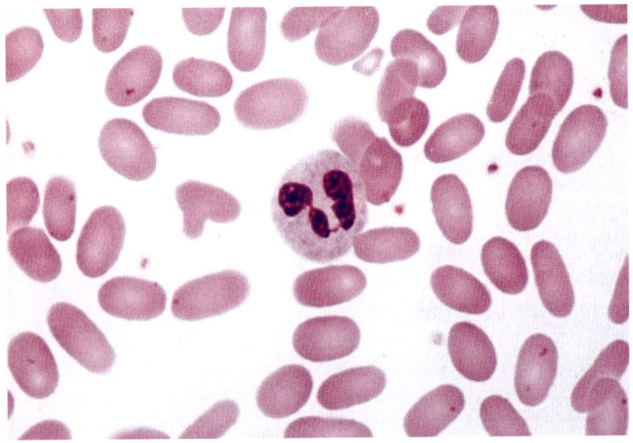

FIGURA 20.21
Eliptocitose hereditária. Um esfregaço de sangue periférico revela que praticamente todos os eritrócitos são elípticos.

tresse oxidativo, os corpúsculos de Heinz podem ser demonstrados pela coloração supravital. Como resultado da passagem prévia através do baço, os eritrócitos circulantes podem ter parte de sua membrana removida, formando as *células mordidas*. Os testes para uma baixa atividade enzimática devem ser realizados preferencialmente quando o paciente não está tendo hemólise, pois os eritrócitos jovens (reticulócitos) possuem normalmente níveis mais altos de enzimas, o que pode produzir um resultado falso-negativo.

 Manifestações Clínicas: A expressão plena da deficiência de G6PD é observada apenas em homens, com as mulheres sendo portadoras assintomáticas. A variante A de G6PD é observada em 10 a 15% dos negros norte-americanos e está associada com atividade enzimática reduzida (10% do normal), por causa da instabilidade da molécula. Nos pacientes afetados, a exposição aos medicamentos oxidantes, como o agente antimalárico primaquina, pode resultar em hemólise.

No tipo Mediterrâneo de mutação de G6PD, a atividade enzimática está ausente e, portanto, com a exposição ao estresse enzimático, a hemólise será mais constante e severa. Uma hemólise potencialmente letal pode acompanhar a ingestão de favas (*favismo*) nos pacientes suscetíveis.

Hemoglobinopatias

A maioria das hemoglobinopatias clinicamente relevantes é causada por mutações pontuais que afetam o gene da cadeia da globina β.

Doença Falciforme

A doença (anemia) falciforme se caracteriza pela presença de uma hemoglobina anormal, a hemoglobina S, que, pela desoxigenação, confere ao eritrócito o formato afoiçado.

 Epidemiologia: A presença de hemoglobina S comporta sua incidência mais alta em pessoas de ancestralidade africana, porém o gene é encontrado também nas populações mediterrâneas, do Oriente Médio e indianas. Em algumas regiões da África, até 40% da população são heterozigóticos para hemoglobina S. Dez por cento dos negros norte-americanos são heterozigóticos e 1 em 650 é homozigótico. Admite-se que a heterozigosidade para hemoglobina S proporciona alguma proteção contra a malária falcípara. Os eritrócitos infectados sofrem um afoiçamento seletivo e são removidos da circulação pelos macrófagos esplênicos e hepáticos, destruindo efetivamente o organismo.

 Patogenia: A hemoglobina S resulta de uma mutação pontual no gene que codifica o gene da cadeia da globina β, com substituição de uma valina para o ácido glutâmico normal na sexta posição de aminoácido. Esta mudança única resulta em uma molécula estruturalmente anormal que será polimerizada dentro do citoplasma em condições de desoxigenação. A polimerização da hemoglobina S transforma o citoplasma em um gel filamentar rígido e resulta na formação de eritrócitos afoiçados menos deformáveis.

A maior rigidez dos eritrócitos afoiçados resulta em obstrução da microcirculação, com subseqüente hipoxia tecidual e lesão isquêmica em muitos órgãos. A natureza inflexível das células falciformes também as torna suscetíveis à destruição (hemólise) durante a circulação através do baço. Assim sendo, as duas manifestações primárias da doença falciforme são os eventos isquêmicos recorrentes e a anemia hemolítica extravascular crônica.

O afoiçamento dos eritrócitos inicialmente é reversível com a reoxigenação, porém após vários ciclos de afoiçamento e supressão do afoiçamento, o processo se torna irreversível. Os eritrócitos afoiçados demonstram também mudanças no componente fosfolipídico da membrana, acarretando maior aderência às células endoteliais e complicando ainda mais o fluxo sangüíneo capilar.

As pessoas que são homozigóticas para a mutação da hemoglobina S mostram a manifestação clínica plena da anemia (doença) falciforme. Um distúrbio com afoiçamento é observado também nos pacientes que são duplamente heterozigóticos para duas mutações da cadeia β (p. ex., doença da hemoglobina SC, β-talassemia falciforme). Os heterozigotos para hemoglobina S (traço falciforme), porém, não desenvolvem o afoiçamento eritrocitário, pois a presença de hemoglobina A bloqueia efetivamente a capacidade de polimerização da hemoglobina S. A hemoglobina F também interfere na polimerização da hemoglobina S e os pacientes homozigóticos com maiores níveis de hemoglobina F sofrem de uma forma mais leve da doença.

 Patologia: Os pacientes homozigóticos (hemoglobina SS) sofrem de anemia normocítica ou macrocítica grave. A macrocitose pode ser atribuída a um maior número de reticulócitos, em virtude da hemólise crônica. O exame do esfregaço de sangue revela acentuada anisopoiquilocitose e policromasia. São observadas células falciformes e células-alvo clássicas, assim como uma variedade de outros eritrócitos com um formato anormal (Fig. 20.23). Os corpúsculos de Howell-Jolly, que representam resíduos nucleares, são observados na maioria dos pacientes além da segunda infância e refletem o hipoesplenismo causado pela perda isquêmica de tecido esplênico.

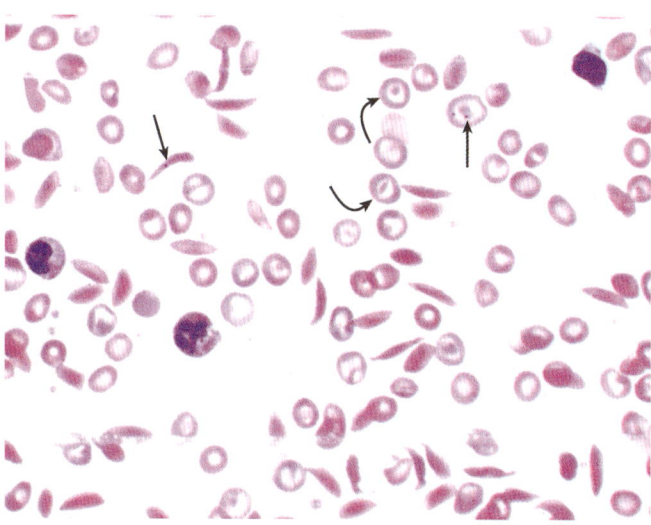

FIGURA 20.23
Anemia falciforme. Corpúsculos de Howell-Jolly (*setas retas*) e células-alvo (*setas curvas*) são evidentes.

A eletroforese da hemoglobina demonstra a ausência de hemoglobina A e a hemoglobina S é responsável por 80 a 95% da hemoglobina total. A hemoglobina restante consiste em uma combinação de hemoglobinas F e A_2.

Manifestações Clínicas: Os lactentes afetados com hemoglobina SS são assintomáticos durante as primeiras 8 a 10 semanas de vida, por causa dos altos níveis de hemoglobina F. Os sintomas clínicos se manifestam pela primeira vez na segunda infância quando a síntese da cadeia da globina γ sofre uma regulação descendente, um evento que é bastante retardado nos pacientes homozigóticos S. Embora os pacientes sofram de hemólise a vida inteira, ocorre uma adaptação com o passar do tempo e a maioria deles poderá não necessitar de transfusões regulares. Pelo contrário, o quadro clínico é dominado pelas seqüelas da doença vasoclusiva repetida. Na tentativa de minimizar essas complicações através de uma diminuição da quantidade de hemoglobina S na circulação, poderá tornar-se necessário um programa crônico de exsanguineotransfusão. A anemia falciforme é um distúrbio sistêmico e eventualmente será responsável por uma função deteriorada na maioria dos sistemas orgânicos e tecidos em todo o corpo (Fig. 20.24).

Os pacientes com anemia falciforme são acometidos por crises dolorosas episódicas, cujo número varia. A oclusão capilar acarreta lesão celular isquêmica e hipóxica, e está associada com dor intensa, especialmente no tórax, abdome e ossos. As crises dolorosas podem ser desencadeadas por uma ampla variedade de estímulos (p. ex., infecção subjacente, acidose ou desidratação).

CRISE APLÁSICA: Esta condição ocorre quando existe uma parada dos eventos compensatórios na medula óssea. Essas crises se caracterizam por uma queda rápida no nível de hemoglobina e pela ausência de uma resposta apropriada dos reticulócitos. A infecção pelo parvovírus B19 é a causa mais freqüente de crise aplásica, porém outras infecções virais e bacterianas também podem estar associadas com supressão transitória da medula óssea.

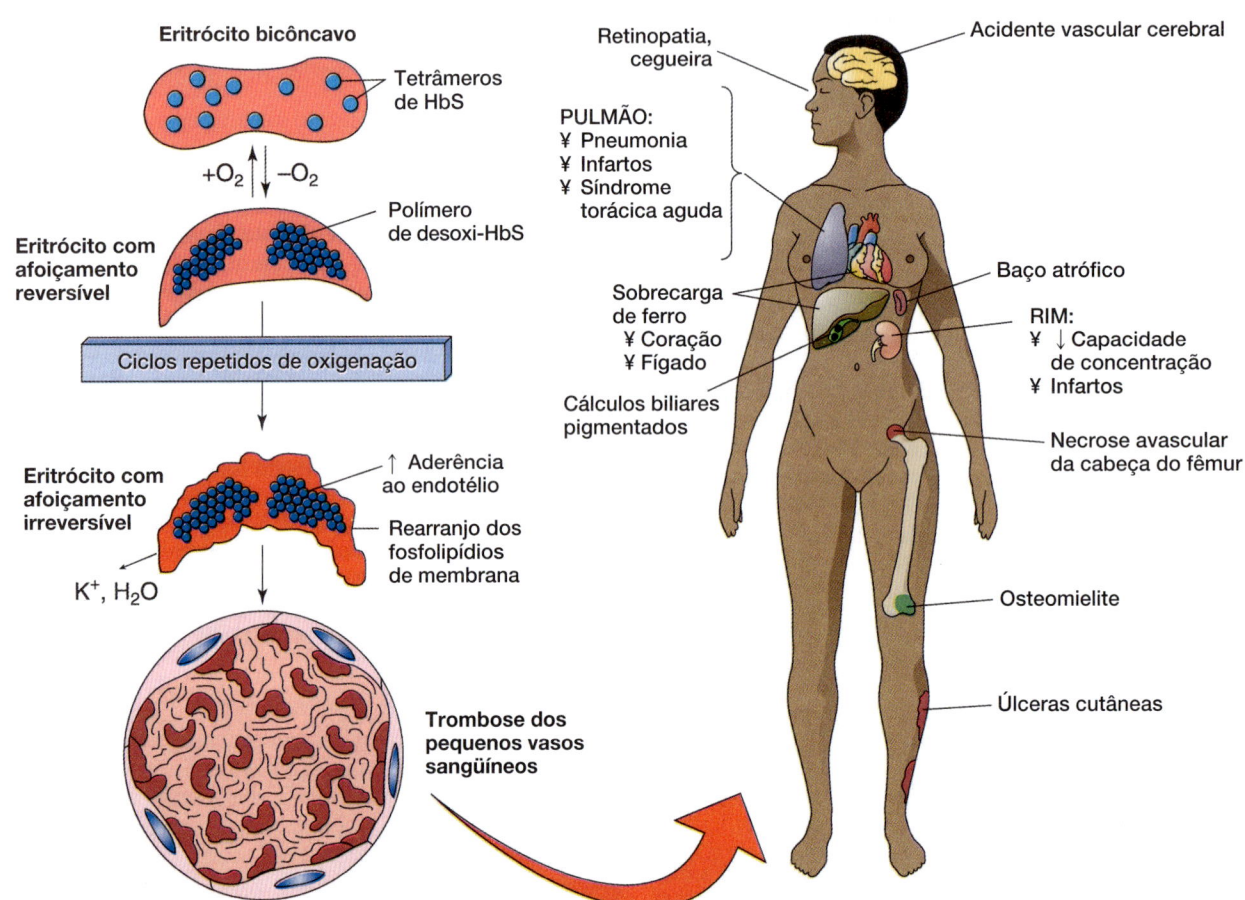

FIGURA 20.24
Patogenia das complicações vasculares da anemia falciforme. A substituição da valina por ácido glutâmico acarreta uma alteração na carga superficial da molécula de hemoglobina. Com a desoxigenação, os tetrâmeros da hemoglobina falciforme se agregam para formar polímeros pouco solúveis. O eritrócito muda de formato de um disco bicôncavo para uma forma afoiçada com a polimerização da hemoglobina falciforme (HbS). Inicialmente, este processo é reversível com a reoxigenação, porém com ciclos repetidos de desoxigenação e reoxigenação, os eritrócitos se tornam irreversivelmente afoiçados. As células irreversivelmente afoiçadas exibem um rearranjo de fosfolipídios entre as monocamadas externa e interna da membrana celular, em particular um aumento nos aminofosfolipídios no folheto externo. Potássio e água são perdidos pela célula. Os eritrócitos não são mais deformáveis e são mais aderentes às células endoteliais, propriedades que predispõem à trombose dos pequenos vasos sangüíneos. As oclusões vasculares resultantes acarretam complicações isquêmicas generalizadas.

CRISE DE SEQÜESTRAÇÃO: Este termo se aplica à estagnação súbita de eritrócitos, especialmente no baço. Resulta em um menor volume de sangue circulante e baixos níveis de hemoglobina. A etiologia deste processo não é bem compreendida, porém se manifesta mais freqüentemente em crianças pequenas, que ainda possuem um baço funcionante. Esta complicação é acompanhada por choque hipovolêmico, sendo a causa mais freqüente de morte durante os primeiros anos de vida.

Coração: Uma demanda crônica por maior débito cardíaco pode resultar no surgimento de cardiomegalia e insuficiência cardíaca congestiva. Além disso, a obstrução da microcirculação coronariana pode causar isquemia miocárdica. A função dos miócitos também pode ser comprometida pela deposição excessiva de ferro, secundária à hemólise crônica e às transfusões de sangue repetidas.

Pulmões: Até um terço dos pacientes com anemia falciforme exibe uma redução rápida na função respiratória, que está associada com infiltrados pulmonares na radiografia de tórax. A situação recebe a designação de *síndrome torácica aguda* e pode ser fatal. O infarto pulmonar pode ser causado pela doença falciforme e observa-se maior suscetibilidade a uma ampla variedade de infecções pulmonares.

Baço: Embora a esplenomegalia seja observada freqüentemente na segunda infância, infartos repetidos resultam em auto-esplenectomia funcional e, na maioria dos adultos, persiste apenas um pequeno resíduo fibroso do baço. O estado asplênico torna o paciente suscetível às infecções por bactérias encapsuladas, especialmente *Streptococcus pneumoniae*.

Cérebro: Os pacientes com anemia falciforme exibem uma ampla variedade de complicações neurológicas relacionadas a uma obstrução vascular, incluindo ataques isquêmicos transitórios, acidentes vasculares cerebrais óbvios e hemorragias cerebrais. A oclusão da árvore microvascular da retina pode dar origem a uma hemorragia retiniana e descolamento, retinopatia proliferativa e cegueira.

Rim: O afoiçamento ocorre comumente na medula renal em virtude do ambiente hipóxico, acidótico e hipertônico que existe normalmente nessa região. As complicações incluem a incapacidade de produzir uma urina concentrada, infartos renais e necrose papilar. Os pacientes do sexo masculino podem desenvolver priapismo que, se não for tratado prontamente, pode resultar em disfunção erétil permanente.

Fígado: Como em qualquer forma de anemia hemolítica crônica, os pacientes com anemia falciforme possuem maiores níveis de bilirrubina não conjugada (indireta), que predispõe ao surgimento de cálculos biliares pigmentados de bilirrubina. A colelitíase pode evoluir para colecistite, que a seguir pode tornar necessária uma colecistectomia. A hepatomegalia e maior deposição hepática de ferro também são observadas.

Extremidades: Úlceras cutâneas sobre as extremidades inferiores, especialmente na região dos tornozelos, são comuns e refletem a obstrução dos capilares dérmicos. A *síndrome mão-pé*, com tumefação autolimitada das mãos e dos pés, pode manifestar-se em crianças por causa dos infartos ósseos subjacentes. A necrose avascular da cabeça do fêmur torna necessária uma cirurgia corretiva do quadril. A doença falciforme está associada também com maior incidência de osteomielite, particularmente com *Salmonella typhimurium*, relacionada possivelmente à deterioração subjacente da função esplênica.

Traço Falciforme

A heterozigosidade para a mutação da hemoglobina S recebe a designação de traço falciforme.

Patogenia: Nas pessoas com o traço falciforme, a hemoglobina A nos eritrócitos previne a polimerização da hemoglobina S e, portanto, o afoiçamento. Entretanto, o afoiçamento dos eritrócitos pode ocorrer em condições extremas (vôo em uma grande altitude em uma aeronave não pressurizada, mergulho em mar profundo). Os heterozigotos são clinicamente assintomáticos, não desenvolvem anemia hemolítica e têm duração de vida normal.

Patologia: Ao exame do esfregaço de sangue, a morfologia dos eritrócitos é normal, exceto por algumas células-alvo. A eletroforese da hemoglobina revela aproximadamente 60% de hemoglobina A e 40% de hemoglobina C. Embora as cadeias de globina β normais e anormais sejam sintetizadas com ritmos iguais, o pareamento preferencial entre as cadeias α e as cadeias β normais resulta em maiores quantidades de hemoglobina A.

Dupla Heterozigosidade para Hemoglobina S e Outras Hemoglobinopatias

Alguns pacientes que se apresentam com distúrbio falciforme representam na verdade heterozigotos compostos para hemoglobina S e outras moléculas de hemoglobina estruturalmente anormais (p. ex., hemoglobina C, hemoglobina D) ou talassemia.

Patogenia: A presença de uma hemoglobina anormal adicional ou do gene talassêmico não previne a polimerização da hemoglobina S, e a expressão clínica e a gravidade da doença podem ser afetadas. Os indivíduos duplamente heterozigóticos podem apresentar crises menos freqüentes, valores mais altos da hemoglobina basal, índices eritrocitários microcíticos ou esplenomegalia persistente durante a vida adulta.

Doença da Hemoglobina C

A doença da hemoglobina C resulta da herança homozigótica de uma hemoglobina estruturalmente anormal, que é responsável por maior rigidez dos eritrócitos e hemólise crônica ligeira.

Patogenia: A mutação que resulta em hemoglobina C envolve a substituição de uma lisina pela molécula normal de ácido glutâmico na sexta posição dos aminoácidos da cadeia da globina β. A hemoglobina C sofre precipitação no citoplasma dos eritrócitos e acarreta desidratação celular e deformabilidade diminuída. Durante a passagem através do baço, as hemácias anormais são removidas da circulação e observa-se uma anemia leve e esplenomegalia. A hemoglobina C possui uma afinidade reduzida pelo oxigênio, o que resulta em maior fornecimento de oxigênio aos tecidos e reduz a gravidade global da doença. A hemoglobina C é encontrada mais comumente nas mesmas populações que exibem a hemoglobina S, embora a incidência global seja menor.

Patologia: A doença homozigota da hemoglobina C (CC) está associada com uma anemia normocítica ligeira. O exame do esfregaço de sangue revela numerosas células-alvo e ligeira policromasia. A hemoglobina pode distribuir-se irregularmente dentro dos eritrócitos e estão presentes cristais rombóides densos (que representam a hemoglobina C precipitada) em alguns eritrócitos. A eletroforese da hemoglobina não revela hemoglobina A e evidencia mais de 90% de hemoglobina C.

Dois a 3% dos negros norte-americanos são heterozigotos para a hemoglobina C e continuam assintomáticos (traço da hemoglobina C). Cerca de 40% da hemoglobina total consistem em hemoglobina C. A morfologia dos eritrócitos é normal, com exceção de algumas células-alvo.

Doença da Hemoglobina E

A doença da hemoglobina E resulta da herança homozigótica de uma hemoglobina estruturalmente anormal, que produz um defeito tipo talassemia e está associada com hemólise crônica leve.

Patogenia: A mutação na hemoglobina E envolve a substituição de uma lisina pelo ácido glutâmico normal na vigésima sexta posição dos aminoácidos da cadeia da globina β. Esta posição fica em um local de junção no gene e a mutação resulta não apenas em uma molécula estruturalmente anormal, mas também em menor transcrição do gene e um RNA mensageiro instável. O último defeito reduz a síntese de hemoglobina E, produzindo uma situação semelhante àquela observada na talassemia. A hemoglobina E é relativamente instável e pode sofrer precipitação dentro da célula, contribuindo para a hemólise. A hemoglobina E é mais prevalente nas regiões do Sudeste da Ásia e, globalmente, vem logo depois da hemoglobina S em termos totais. A presença de hemoglobina E nos eritrócitos é considerada como sendo capaz de exercer um efeito protetor contra a malária.

Patologia: A doença da hemoglobina E homozigota (EE) está associada com anemia microcítica leve. O VCM é reduzido e existe com freqüência eritrocitose em virtude do componente talassemia-símile. O exame do esfregaço de sangue revela eritrócitos hipocrômicos microcíticos e células-alvo. A eletroforese da hemoglobina demonstra mais de 90% de hemoglobina E.

A heterozigosidade para hemoglobina E (traço da hemoglobina E) em geral é assintomática, porém os eritrócitos dos pacientes afetados são microcíticos. Apenas cerca de 30% da hemoglobina total são representados por hemoglobina E.

Outras Hemoglobinopatias

Foram descritas várias centenas adicionais de variantes da hemoglobina que resultam de mutações nos genes da globina α ou β. Essas mutações podem dar origem a anormalidades estruturais ou a um distúrbio funcional da molécula da hemoglobina.

Patogenia: Algumas mutações resultam em alteração da estrutura terciária da hemoglobina, resultando em desestabilização da molécula e precipitação citoplásmica. Como grupo, essas hemoglobinas são denominadas *hemoglobinas instáveis* e, com freqüência, recebem a designação de conformidade com a localização geográfica na qual foram descobertas inicialmente (p. ex., hemoglobina Köln). As hemoglobinas instáveis sofrem precipitação e formam corpúsculos de Heinz dentro dos eritrócitos que podem ser demonstrados como a coloração supravital. Os corpúsculos de Heinz se fixam na membrana celular, aumentando sua rigidez e resultando em ligeira hemólise crônica. Os pacientes podem sofrer icterícia e esplenomegalia.

Outras mutações da hemoglobina estão associadas com uma *afinidade anormal da hemoglobina pelo oxigênio*. A maior afinidade pelo oxigênio está associada clinicamente com um menor fornecimento de oxigênio ao nível tecidual, resultando em hipoxia. A hipoxia acarreta maior produção de eritropoetina e hiperplasia eritróide na medula óssea, o que, por sua vez, causa eritrocitose. Embora os pacientes sejam principalmente assintomáticos, em alguns casos podem ter sintomas relacionados à hiperviscosidade.

As hemoglobinas anormais com menor afinidade pelo oxigênio liberam prontamente o oxigênio ao nível tecidual. Os níveis de eritropoetina são baixos e a maioria dos pacientes terá uma anemia ligeira. Por causa das maiores concentrações de desoxiemoglobina, os pacientes parecem cianóticos.

Anemias Hemolíticas Imunes

As anemias hemolíticas imunes se caracterizam por maior destruição dos eritrócitos (hemólise) secundária aos anticorpos dirigidos contra os antígenos presentes na superfície dos eritrócitos. Nesses distúrbios, os eritrócitos propriamente ditos são intrinsecamente normais, porém passam a constituir o alvo de um ataque de mediação imune. A anemia hemolítica imune pode manifestar-se em virtude de auto- ou aloanticorpos e o local da hemólise pode ser extra- ou intravascular.

Anemia Hemolítica Auto-imune

A anemia hemolítica auto-imune (AHAI) se caracteriza por auto-anticorpos contra os eritrócitos. Os auto-anticorpos podem ser classificados como anticorpos a quente ou a frio.

AHAI por Anticorpo a Quente

Patogenia: Os auto-anticorpos a quente possuem uma reatividade ótima a 37°C e são responsáveis por 80% de todos os casos de AHAI. Em geral são IgG e possuem uma especificidade geral dirigida contra os determinantes Rh existentes no eritrócito. Os anticorpos a quente não fixam o complemento e, portanto, a hemólise extravascular ocorre primariamente no baço. Os macrófagos esplênicos possuem receptores Fc que reconhecem os anticorpos a quente ligados aos eritrócitos e removem segmentos da membrana com o anticorpo afixado. A perda progressiva de membrana resulta na formação de esferócitos, que acabam sofrendo hemólise.

A AHAI por anticorpo a quente afeta as mulheres mais freqüentemente que os homens e metade dos casos são idiopáticos.

Nos demais casos, o anticorpo a quente surge em virtude de uma condição subjacente, como infecção, doença vascular colágena, distúrbios linfoproliferativos e reações medicamentosas.

Os anticorpos a quente induzidos por medicamentos podem ser produzidos através de vários mecanismos diferentes. No mecanismo de "hapteno", um fármaco como penicilina se fixa na superfície do eritrócito, que acaba sendo modificado e desencadeia uma resposta de auto-anticorpo. No mecanismo de "complexo imune," um medicamento como a quinidina reage com anticorpos circulantes específicos para formar complexos imunes, que a seguir se fixam na membrana eritrocitária. No mecanismo de "auto-anticorpo," o medicamento (p. ex., α-metildopa) resulta na formação de anticorpos que realizam uma reação cruzada com componentes da membrana eritrocitária. Nos modelos de hapteno e de complexo imune, a presença do medicamento responsável é necessária para o surgimento da hemólise, enquanto no modelo de auto-anticorpo, a hemólise ocorre na ausência do medicamento desencadeante.

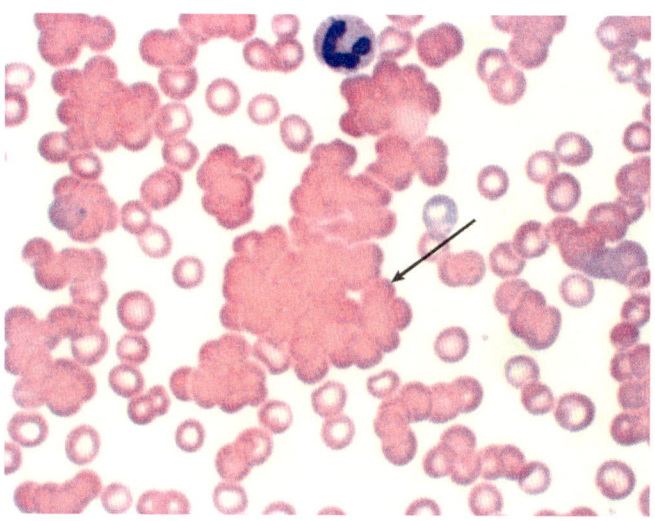

FIGURA 20.25
Agregação de hemácias (*seta*) causada por crioaglutininas.

 Patologia: A AHAI por anticorpo a quente está associada a anemia normocítica e ocasionalmente macrocítica, com esferócitos e policromasia. O teste da antiglobulina direta (de Coombs) em geral é positivo e será útil para distinguir os casos de esferocitose imune daqueles que são não-imunes. No teste direto de Coombs, os eritrócitos do paciente são incubados com antiglobulina humana. A aglutinação indica a presença de moléculas do anticorpo na superfície da célula.

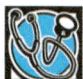 **Manifestações Clínicas:** A AHAI por anticorpo a quente é tratada com corticosteróides ou outros agentes imunossupressivos. Os casos refratários podem tornar necessária uma esplenectomia ou o apoio transfusional.

AHAI por Anticorpo a Frio

Os anticorpos a frio (crioglobulinas) possuem uma reatividade máxima a 4°C. Cerca de 20% dos casos de AHAI são causados por anticorpos IgM ou IgG a frio, que ocorrem como crioaglutininas ou crioemolisinas.

Doença por Crioaglutinina

 Patogenia: As crioaglutininas são principalmente IgM e são dirigidas contra o sistema de antígenos I/i nos eritrócitos. Com temperaturas mais baixas na circulação periférica, esses anticorpos se fixam aos eritrócitos e os aglutinam (Fig. 20.25). As crioaglutininas fixam também o complemento. Com o reaquecimento na circulação central, o anticorpo se dissocia da superfície do eritrócito, deixando afixado o complemento não ativado. Esses eritrócitos revestidos por complemento podem sofrer hemólise extravascular no fígado, pois as células de Kupffer possuem mais receptores do complemento que os macrófagos esplênicos. Ocasionalmente, a amplitude térmica de uma crioaglutinina é suficientemente alta para manter afixado o anticorpo; o complemento acaba sendo ativado e ocorre hemólise intravascular.

As crioaglutininas podem ser idiopáticas ou se manifestar em virtude de uma condição subjacente, mais freqüentemente infecções (vírus Epstein-Barr [EBV], micoplasma) ou distúrbios linfoproliferativos. A hemólise significativa é incomum com as crioaglutininas, sendo mais provável que os pacientes venham a desenvolver sintomas vasculares periféricos (fenômeno de Raynaud) pela exposição ao frio, por causa da aglutinação dos eritrócitos.

 Patologia: As crioaglutininas são ativadas freqüentemente pelo esfriamento do sangue na temperatura ambiente e a aglutinação dos eritrócitos *in vitro* pode ser observada nos esfregaços de sangue (Fig. 20.25). A aglutinação resulta em hemácias e hematócrito falsamente baixos, assim como em VCM e CHCM falsamente elevados. O aquecimento da amostra de sangue até 37°C antes da análise corrige os resultados espúrios. O teste de Coombs direto é positivo, porém em geral somente para a presença de complemento nas hemácias.

Doença por Crioemolisinas (Crioemoglobinúria Paroxística)

 Patogenia: As crioemolisinas (anticorpos de Donath-Landsteiner) em geral são IgG e possuem especificidade dirigida contra o sistema de antígenos P nas hemácias. As crioemolisinas possuem atividade bifásica e só raramente causam AHAI. O anticorpo se une aos eritrócitos em baixas temperaturas e fixa o complemento. Por ser o anticorpo uma IgG, não ocorre aglutinação dos eritrócitos. Pelo reaquecimento, a crioemolisina continua aderida, o complemento é ativado e ocorre hemólise intravascular.

A síndrome clínica relacionada às crioemolisinas é designada de *crioemoglobinúria paroxística* (CEP). Historicamente, a CEP estava associada comumente com sífilis, porém atualmente acompanha mais freqüentemente uma enfermidade viral. A terapia imunossupressiva e a esplenectomia em geral são inefetivas e torna-se necessária uma terapia de apoio.

Patologia: Os pacientes com CEP podem desenvolver anemia grave, níveis de haptoglobina reduzidos e hemoglobinúria secundária à hemólise intravascular. O teste de Coombs direto é positivo para complemento, mas pode ser negativo para IgG, pois as crioemolisinas podem dissociar-se prontamente dos eritrócitos *in vitro*.

Anemia Hemolítica Aloimune

Anemia hemolítica aloimune se refere à destruição de eritrócitos estranhos circulantes pelos aloanticorpos.

 Patogenia: A anemia hemolítica aloimune se manifesta em duas circunstâncias, transfusão de elementos do sangue incompatíveis (reação transfusional hemolítica) e doença hemolítica do recém-nascido. Os aloanticorpos no sistema ABO ocorrem naturalmente, enquanto aqueles dirigidos contra outros antígenos eritrocitários (incluindo o sistemas Rh) tornam necessária uma exposição prévia através de transfusão ou gravidez.

Reações Transfusionais Hemolíticas

Uma reação **transfusional hemolítica imediata** ocorre quando sangue grosseiramente incompatível é administrado a um paciente com aloanticorpos pré-formados, habitualmente em virtude de um erro administrativo. A hemólise maciça do sangue transfundido pode estar associada com complicações graves, incluindo hipotensão, insuficiência renal e até mesmo a morte.

As reações transfusionais hemolíticas retardadas envolvem habitualmente anticorpos aos pequenos antígenos eritrocitários. Com o passar do tempo, os níveis dos aloanticorpos podem declinar até o ponto em que se tornam indetectáveis nos testes de triagem de rotina pré-transfusão. Com a reexposição subseqüente ao antígeno agressor, surge uma resposta anamnésica de anticorpo, com a hemólise ocorrendo vários dias depois. As reações transfusionais hemolíticas retardadas em geral são menos graves que as reações imediatas e podem ser clinicamente indetectáveis. Em ambos os tipos de reações transfusionais hemolíticas, o teste da antiglobulina direto é positivo.

Doença Hemolítica do Recém-nascido

A doença hemolítica do recém-nascido (DHRN) reflete uma incompatibilidade dos tipos sangüíneos entre a mãe e o feto em desenvolvimento; a mãe carece de um antígeno que é expressado pelo feto. Os aloanticorpos IgG maternos podem atravessar a placenta e causar hemólise dos eritrócitos fetais e eritroblastose detectável nos esfregaços do sangue periférico (Fig. 20.26). Mais comumente, a DHRN em geral é do tipo ABO ou Rh.

Com a DHRN tipo ABO, a mãe é tipo O e o feto costuma ser tipo A. Os anticorpos anti-A maternos de ocorrência natural causam hemólise no feto. É desnecessária qualquer exposição prévia através de gravidez ou transfusão para o surgimento da hemólise. A anemia associada com incompatibilidade de ABO costuma ser leve e os bebês afetados desenvolvem hiperbilirrubinemia, esferocitose e um teste da antiglobulina direto positivo.

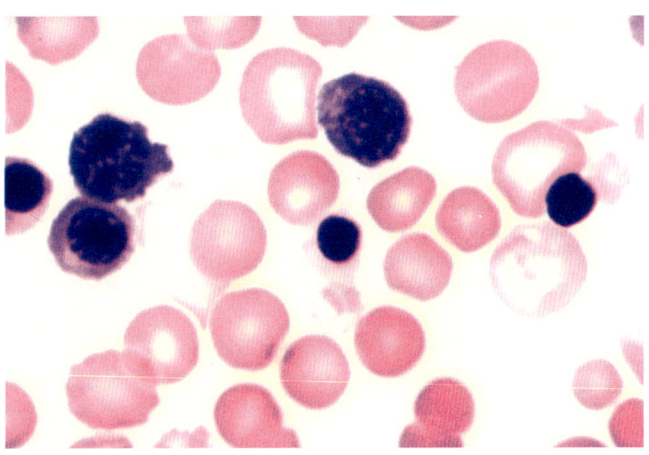

FIGURA 20.26
Doença hemolítica do recém-nascido. O sangue periférico contém numerosos precursores eritróides (eritroblastos), que estão confinados normalmente à medula óssea.

Com a DHRN tipo Rh, a mãe é Rh-negativa e o feto é Rh-positivo. O antígeno D é envolvido mais freqüentemente, porém os antígenos Rh menores também podem causar a doença. Levando-se em conta que os antígenos Rh não são de ocorrência natural, é necessária a exposição prévia através de gravidez ou de uma transfusão. A gravidade da doença varia, porém a hemólise na incompatibilidade Rh em geral é mais significativa que aquela observada com a DHRN tipo ABO. Os fetos afetados profundamente podem desenvolver *hidropsia fetal*, caracterizada por insuficiência cardíaca, edema generalizado e morte intra-uterina. Felizmente, hoje a maioria dos casos de DHRN relacionada ao antígeno D pode ser prevenida pela imunização passiva das mães Rh-negativas durante a gravidez com injeções de imunoglobulina Rh. Os achados de laboratório são semelhantes àqueles descritos acima para a DHRN do tipo ABO.

Síndromes de Fragmentação Mecânica dos Eritrócitos

As síndromes de fragmentação dos eritrócitos são distúrbios nos quais eritrócitos intrinsecamente normais sofrem ruptura mecânica quando circulam no sangue (hemólise intravascular).

 Patogenia: Esses distúrbios são classificados como macroangiopáticos (grandes vasos) ou microangiopáticos (capilares), de conformidade com o local da hemólise. A fragmentação mecânica das hemácias deve-se a uma alteração da superfície endotelial dos vasos sangüíneos ou a distúrbios nos padrões do fluxo sangüíneo que resultam em turbulência e estresse de cisalhamento aumentado.

A anemia hemolítica macroangiopática resulta mais comumente de traumatismos dos eritrócitos, em virtude de uma superfície vascular anormal (p. ex., prótese valvar, enxerto vascular sintético).

A anemia hemolítica microangiopática resulta mais freqüentemente de anormalidades na microcirculação que causam padrões de fluxo sangüíneo turbulentos. Os exemplos clássicos de hemólise microangiopática são a coagulação intravascular disseminada (CID) e a púrpura trombocitopênica trombótica (PTT), que se caracterizam ambas por trombose generalizada dos vasos capilares (ver adiante). As corridas de longa distância ou as caminhadas (*hemoglobinúria da marcha*) ou o exercício vigoroso prolongado podem causar traumatismos repetitivos dos eritrócitos na microcirculação e resultar em hemólise. Alterações no fluxo sangüíneo, como aquelas observadas na hipertensão maligna ou nas síndromes vasculíticas, podem acarretar fragmentação mecânica dos eritrócitos.

 Patologia: Os achados de laboratório são semelhantes para os pacientes com anemias hemolíticas macro ou microangiopáticas. A anemia varia de leve a moderada, sendo acompanhada por uma resposta apropriada dos reticulócitos. O exame do esfregaço de sangue revela hemácias fragmentadas (esquistócitos) e policromasia (Fig. 20.27). As anormalidades na coagulação e a trombocitopenia caracterizam a CID, enquanto a trombocitopenia isoladamente é observada nos casos de PTT (ver adiante).

Hemoglobinúria Paroxística Noturna

A hemoglobinúria paroxística noturna (HPN) é um distúrbio clonal adquirido das células-tronco caracterizado por anemia hemolítica intravascular episódica que é secundária a maior sensibilidade dos eritrócitos à lise mediada pelo complemento.

 Patogenia: O defeito subjacente nos casos de HPN consiste em uma mutação somática do gene de fosfatidilinositol glicano-classe A (*PIG-A*), que fica localizado no braço curto do cromossomo X (Xp22.1) nas células-tronco hematopoéticas multipotenciais. A mutação do gene *PIG-A* resulta em ruptura da síntese de glicosil fosfatidilinositol (GPI), que ancora normalmente a membrana celular a uma ampla variedade de proteínas (p. ex., CD14, CD16, CD55, CD59). A perda subseqüente do *fator acelerador da decomposição* (CD55) e, ainda mais importante, *do inibidor de membrana da lise reativa* (CD59) da superfície dos eritrócitos torna a célula suscetível à hemólise mediada pelo complemento. Leucócitos e plaquetas derivados das células-tronco anormais também demonstram perda das proteínas de membrana ligadas ao GPI.

A HPN pode manifestar-se como um distúrbio primário ou evoluir a partir de casos preexistentes de anemia aplásica. Por causa da natureza clonal do defeito, a progressão para mielodisplasia ou leucemia aguda óbvia pode ocorrer. Alguns pacientes exibem várias populações anormais de eritrócitos clonais, com suscetibilidade variável ao complemento.

 Patologia: Durante os episódios hemolíticos, os pacientes desenvolvem anemia normocítica ou macrocítica de intensidade variável, acompanhada por uma resposta apropriada dos reticulócitos. Por causa da natureza intravascular da hemólise, existe hemoglobinúria e, com o passar do tempo, pode ocorrer uma deficiência de ferro secundária à perda de ferro recorrente na urina. Tradicionalmente, o diagnóstico de HPN é sugerido pela observação de maior lise das hemácias do paciente quando incubadas com açúcar (teste de hemólise pela sacarose) ou soro acidificado (teste de Ham), que exacerbam, ambos, a fixação do complemento às hemácias. Atualmente, a HPN é diagnosticada mais facilmente demonstrando-se a perda de proteínas ancoradas ao GPI nas células sangüíneas pela citometria de fluxo. Leucopenia e trombocitopenia são identificadas com freqüência e a sensibilidade ao complemento pode dar origem a uma ativação inapropriada das plaquetas.

 Manifestações Clínicas: Os pacientes com HPN desenvolvem hemólise intravascular intermitente, apesar de ser noturna apenas em uma pequena minoria dos casos. Observa-se uma incidência de trombose venosa e arterial, particularmente a síndrome de Budd-Chiari (trombose da veia hepática), nos casos de HPN devida à ativação das plaquetas mediada pelo complemento. O sangramento pode ser secundário à trombocitopenia. O tratamento é de apoio e o transplante de medula óssea é curativo.

Hiperesplenismo

Uma anemia hemolítica leve pode manifestar-se nos pacientes com hiperesplenismo e esplenomegalia congestiva.

 Patogenia: O aumento esplênico causa estagnação do sangue e trânsito retardado das células sangüíneas através da circulação esplênica. A exposição prolongada dos eritrócitos aos macrófagos esplênicos está associada com sua destruição prematura.

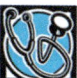 **Patologia e Manifestações Clínicas:** A anemia associada com hiperesplenismo não mostra características morfológicas es-

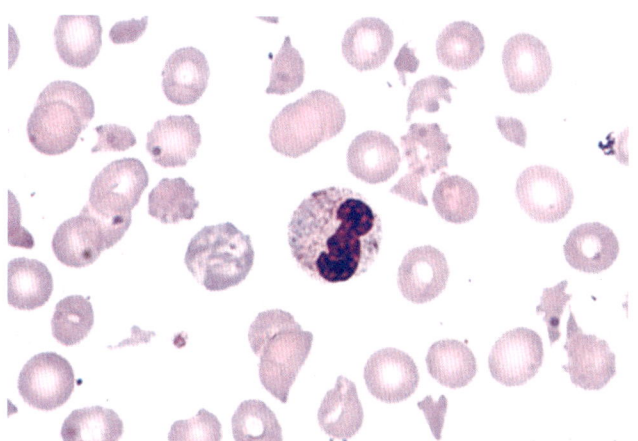

FIGURA 20.27
Anemia hemolítica microangiopática. Eritrócitos irregulares e fragmentados (esquistócitos) são vistos no esfregaço de sangue de um paciente com coagulação intravascular disseminada.

pecíficas. Alguma leucopenia e trombocitopenia é observada ocasionalmente, porém isso se deve à seqüestração, e não à destruição, desses elementos dentro do baço aumentado de volume. O exame da medula óssea demonstra hiperplasia compensatória de todas as linhas celulares. Se o paciente se apresentar suficientemente sintomático, pode-se realizar uma esplenectomia.

Outras Anemias Hemolíticas

As queimaduras térmicas graves resultam em hemólise intravascular dos eritrócitos. Os eritrócitos normais sofrem ruptura da membrana e fragmentação quando expostos a temperaturas acima de 49°C. O exame do esfregaço de sangue dos pacientes queimados revela numerosos esquistócitos e microesferócitos, assim como policromasia. O teste de Coombs direto é negativo.

Vários microrganismos infecciosos parasitam especificamente os eritrócitos e podem estar associados a hemólise significativa. Todas as espécies de *Plasmodium* possuem um ciclo vital intra-eritrocítico que, uma vez completado, resulta em lise do eritrócito (ver Cap. 9). Os eritrócitos infectados também são removidos da circulação pelos macrófagos esplênicos. A *babesiose*, encontrada nos climas mais temperados (nordeste dos Estados Unidos), também está associada a hemólise após ter sido completado um ciclo vital intra-eritrocítico. Em ambos os casos, o exame do esfregaço de sangue revela a presença de parasitas dentro dos eritrócitos.

A Perda Aguda de Sangue Resulta em Anemia Normocrômica Normocítica

A anemia aguda reflete a perda de sangue por parte do compartimento intravascular.

 Patologia e Manifestações Clínicas: As manifestações iniciais da perda aguda de sangue estão relacionadas a depleção volêmica e perfusão tecidual diminuída. Por estar sendo perdido sangue total, a gravidade da anemia pode não ser reconhecida no início. Nas primeiras 24 a 48 horas após uma hemorragia significativa, porém, o líquido é mobilizado das áreas extravasculares para o espaço intravascular a fim de restaurar o volume sangüíneo global. Pelo fato de a reposição de hemácias não ocorrer com a mesma rapidez, o grau verdadeiro de anemia torna-se aparente nessa oportunidade. Se o sangramento subjacente for interrompido, a hiperplasia eritróide acionada pela eritropoetina na medula óssea corrigirá gradualmente a anemia. O exame do esfregaço de sangue não revela anormalidades eritrocitárias específicas, porém existe policromasia durante a fase de recuperação.

POLICITEMIA

Policitemia (eritrocitose) se refere a um aumento na massa de eritrócitos.

 Patogenia: A policitemia pode ser definida arbitrariamente como um valor do hematócrito superior a 54% em homens e a 47% em mulheres. Quando os níveis do hematócrito sobem além de 50%, a viscosidade do sangue aumenta exponencialmente e a função cardíaca e o fluxo sangüíneo periférico podem ser afetados. Com um hematócrito acima de 60%, o fluxo sangüíneo pode tornar-se tão profundamente comprometido a ponto de resultar em hipoxia tecidual.

A policitemia pode ser subdividida, com base na massa hemática global, em categorias relativa e absoluta. A *policitemia relativa*, característica da desidratação, se caracteriza por um volume plasmático reduzido com uma massa hemática normal. A *síndrome de Gaisbock* (policitemia espúria) é observada em fumantes hipertensos de meia-idade com sobrepeso, devendo-se a uma combinação de depleção do volume plasmático e produção aumentada de eritrócitos. A nicotina existente nos cigarros age como diurético e acarreta uma redução do volume plasmático, enquanto os níveis aumentados de monóxido de carbono causam hipoxia e um aumento compensatório na eritropoese.

A *policitemia absoluta* está associada com um aumento verdadeiro na massa de eritrócitos e pode ser subdividida nas categorias primária e secundária. A *policitemia primária*, ou **policitemia vera**, é uma proliferação autônoma independente da eritropoetina das células eritróides que resulta de um distúrbio clonal adquirido das células-tronco hematopoéticas. A policitemia vera é considerada como um dos distúrbios mieloproliferativos crônicos e será abordada adiante.

As *policitemias secundárias* resultam da estimulação eritropoetina-dependente da eritropoese na medula óssea, habitualmente como uma resposta compensatória à hipoxia tecidual generalizada. As causas de hipoxia tecidual incluem doença pulmonar crônica, fumo de cigarros, residência nas grandes altitudes, uma derivação da direita para a esquerda no coração e a presença de uma hemoglobina anormal com alta afinidade pelo oxigênio.

A policitemia secundária pode manifestar-se também em certas circunstâncias que não estão relacionadas à hipoxia tecidual generalizada. Uma grande variedade de neoplasias pode produzir de maneira imprópria a eritropoetina como uma síndrome paraneoplásica. Os tumores implicados mais comumente como causa da policitemia secundária incluem o carcinoma de células renais, o carcinoma hepatocelular, o hemangioblastoma cerebelar e o leiomioma uterino. As afecções não-neoplásicas que envolvem o rim podem causar policitemia secundária. Os cistos renais ou a hidronefrose podem exercer pressão direta sobre o rim, acarretando dessa forma hipoxia localizada e maior produção de eritropoetina.

Plaquetas e Hemostasia

HEMOSTASIA NORMAL

Plaquetas, endotélio e fatores da coagulação participam na hemostasia. A hemostasia é conseguida normalmente pela formação de um coágulo. Inicialmente, as plaquetas aderem ao endotélio vascular e, subseqüentemente, formam *agregados* plaquetários que são estabilizados pela fibrina após a ativação da cascata da coagulação. Os coágulos sangüíneos podem ser dissolvidos pelo *sistema fibrinolítico*.

As Plaquetas Formam a Primeira Linha de Defesa na Hemostasia

As células-tronco hematopoéticas proliferam e se diferenciam na medula óssea para formarem megacariócitos, sob a influência da *trombopoetina* (TPO), que é produzida pelo fígado. Cada megacariócito libera 1.000 a 4.000 plaquetas anucleadas.

Morfologia e Função

Em repouso, as plaquetas são pequenas células discóides com 2 a 3 μm de diâmetro. As plaquetas circulam livremente por cerca de 10 dias com uma concentração de 150.000 a 400.000/μl. Em um esfregaço corado pelo método de Wright elas aparecem com uma coloração azul-pálida e contêm grânulos rosa-pálidos. Pela microscopia eletrônica, elas exibem mitocôndrias, partículas de glicogênio, grânulos densos e grânulos alfa. Os grânulos densos contêm vários nucleotídeos, incluindo a poderosa molécula agregativa ADP. Os grânulos alfa contêm muitos polipeptídios, incluindo proteínas adesivas, tais como fibrinogênio, fator de von Willebrand, fibronectina e trombospondina, assim como as quimiocinas do fator plaquetário 4 e o peptídio 2 ativador dos neutrófilos. Quando o endotélio vascular sofreu ruptura, as plaquetas respondem produzindo uma rolha plaquetária destinada a minimizar o sangramento. As plaquetas são particularmente importantes na vedação dos vasos sangüíneos lesionados que estão sujeitos a uma alta taxa de cisalhamento, como artérias e arteríolas. Em circunstâncias patológicas, as plaquetas respondem também aos leucócitos ativados e às células endoteliais (ver Cap. 2) (Fig. 20.28).

Ativação das Plaquetas

Existem múltiplas etapas seqüenciais na ativação das plaquetas após a lesão dos vasos sangüíneos e a perda de uma camada intacta de células endoteliais (Fig. 20.29).

1. **Adesão das plaquetas** às proteínas da matriz subendotelial, como colágeno e fator de von Willebrand (vWF), por parte de receptores glicoprotéicos específicos existentes na superfície da plaqueta. GP Ib/IX fixa vWF e Gp Ia/IIa e GP VI fixam o colágeno.
2. **Mudança de formato,** de discóide para esférico para estrelado
3. **Secreção dos conteúdos de grânulos plaquetários,** incluindo ADP, adrenalina, cálcio, vWF e fator de crescimento derivado das plaquetas (FCDP)
4. **Geração de tromboxano A_2** por cicloxigenase 1
5. **Alteração da membrana,** que expõe P-selectina e os fosfolipídios aniônicos pró-coagulantes, como fosfatidilserina

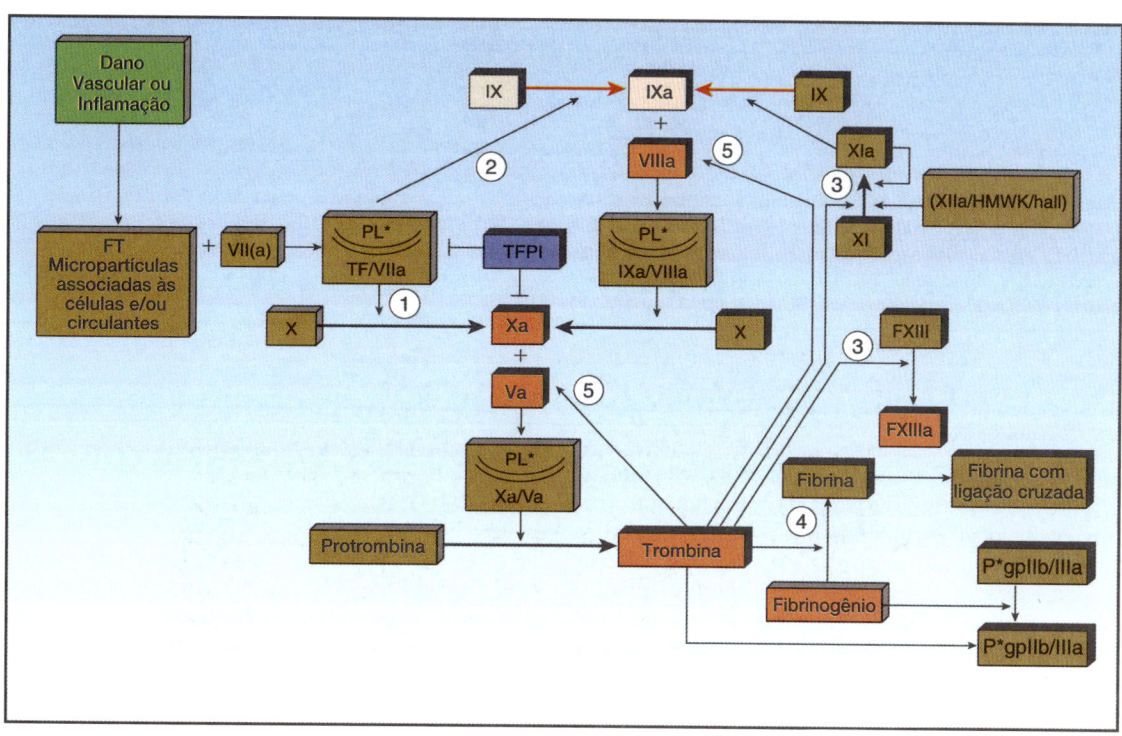

FIGURA 20.28

Hemostasia e trombose. Após a lesão de um vaso, a ruptura de uma placa aterosclerótica ou na presença de uma inflamação significativa, a coagulação é iniciada quando o fator tecidual (FT) se fixa ao fator VII circulante, com uma pequena proporção dele sendo ativada (VIIa). O FT fica localizado nas células (células subendoteliais ou endoteliais ativadas ou leucócitos) ou em micropartículas circulantes. O complexo FT/VIIa é ativado pela localização em uma superfície de fosfolipídio ativado (PL*), como aquela proporcionada por plaquetas ativadas. FT/VIIa ativa o fator X para formar Xa (*1*) e IX para formar IXa (*2*). Entretanto, o inibidor da via FT (VIFT) inibe tanto (*1*) quanto (*2*). A amplificação persistente é conseguida através das ações dos fatores XI, IX e VIII. O fator XI é ativado através da pequena quantidade de trombina inicial formada e, em um grau limitado, pela auto-ativação do fator XIIa. Os co-fatores II e VIII, quando ativados pela trombina, formam complexos com X (Xa/Va) e IX (IXa/VIIIa), respectivamente, sobre as superfícies PL ativadas. Observar os papéis centrais e múltiplos da trombina (*4*), que transforma o fibrinogênio para fibrina, (*5*) ativa os co-fatores V e VIII, (*3*) ativa os fatores XI e XIII e ativa as plaquetas. O fibrinogênio se fixa ao receptor da integrina gpIIb/IIIa sobre as plaquetas ativadas (P*). Observar o extenso controle no tempo e espaço dessas reações superficiais conjuntas. O resultado combinado é o trombo de plaquetas-fibrina.

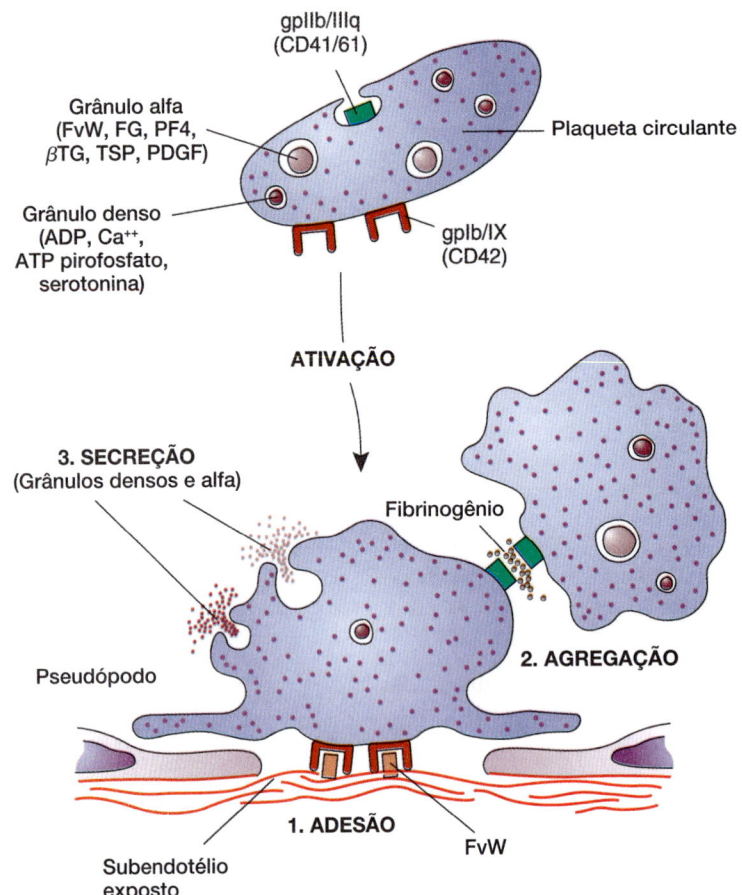

FIGURA 20.29
A ativação das plaquetas envolve três mecanismos superpostos. (1) A adesão ao subendotélio exposto é mediada pela fixação do fator de von Willebrand (FvW) a gpIb/IX (CD42) e constitui o sinal inicial para a ativação. (2) A exposição de gpIIb/IIIa (CD41-61) ao receptor do fibrinogênio (FG) sobre a superfície das plaquetas torna possível a agregação plaquetária. (3) Ao mesmo tempo, as plaquetas secretam o conteúdo de seus grânulos, o que facilita ainda mais a ativação. Os grânulos α contêm FvW, fibrinogênio, fator plaquetário 4 (FP4), tromboglobulina (TG), trombospondina (TSP) e o fator de crescimento derivado das plaquetas (PDGF).

6. **Agregação das plaquetas através da ligação cruzada do receptor do fibrinogênio e GP IIb/IIIa**

Cada uma dessas etapas funcionais tem conseqüências específicas. Os eventos adesivos iniciais enviam sinais para que ocorra uma ativação adicional. O conteúdo dos grânulos secretados e o tromboxano A_2 proporcionam um *feedback* positivo para ativar mais plaquetas através de seus receptores superficiais. O formato estrelado projeta a superfície da membrana procoagulante e GP IIb/IIIa/fibrinogênio ativados para o local de interação com os fatores da coagulação e outras plaquetas, respectivamente. Assim sendo, a superfície das plaquetas ativadas constitui um ambiente ótimo para propagar o ajuntamento do complexo dos fatores da coagulação, incluindo o complexo protrombinase. A trombina resultante exerce efeitos pleiotrópicos, particularmente a ativação de plaquetas adicionais. Finalmente, a P-selectina participa na fixação dos leucócitos assim e em sua localização de forma a participarem na cura, juntamente com substâncias secretadas pelas plaquetas, como o fator de crescimento derivado das plaquetas (FCDP). Como resultado dessas etapas coordenadas, as plaquetas ativadas formam uma poderosa *rolha* primária e, a seguir, um *agregado* no interior de uma malha de plaquetas-fibrina, que pára o sangramento e inicia a cura.

Vasos Sangüíneos e Células Endoteliais Interagem com as Plaquetas

Os vasos sangüíneos são cobertos internamente por uma monocamada não-trombogênica lisa de células endoteliais. As plaquetas não estimuladas não aderem à barreira endotelial nem a penetram, em virtude da regulação por parte dos inibidores plaquetários e das moléculas anticoagulantes existentes no endotélio. As células endoteliais sintetizam o poderoso vasodilatador prostaciclina, que inibe a função plaquetária. O óxido nítrico exerce efeito semelhante. Essas ações mantêm o sangue em um estado líquido até que uma lesão do endotélio venha a expor o tecido subendotelial.

As células endoteliais se apóiam sobre uma matriz que contém colágenos, elastina, laminina, fibronectina, vWF e outras proteínas estruturais e adesivas. As células subendoteliais também constituem uma poderosa fonte do fator tecidual (FT). Quando exposta, a matriz da íntima torna-se intensamente trombogênica. Suas proteínas adesivas se unem aos receptores glicoproteicos correspondentes nas membranas plaquetárias e causam sua aderência à matriz exposta. O FT serve para fixar o fator VIIa ativado circulante que irá iniciar a geração do fator X ativado e do fator IX ativado.

A Ativação da Cascata da Coagulação Completa a Formação do Coágulo Sangüíneo

Plaquetas e leucócitos circulam em um estado inativo. Da mesma forma, as proteínas da coagulação estão presentes como formas inativas de zimogênio. A ativação das plaquetas e a geração dos fatores da coagulação ativados são ajustadas e altamente restringidas no espaço e no tempo a fim de limitar a disseminação dos coágulos através da circulação. A localização dos complexos dos fatores de coagulação nas superfícies ativadas das células sangüíneas, especialmente plaquetas, acelera a ativação dos fatores da coagulação, evitando dessa forma os muitos fatores anticoagulantes existentes no plasma. Quatro complexos principais são essenciais, três *procoagulantes* e um *anticoagulante* (Fig. 20.28). Como regra geral, cada enzima ativa na cascata é ajudada por um co-fator e fica localizada em uma superfície fosfolipídica (PL). Existem dois complexos que ativam o fator 10, os denominados complexos Xase.

O complexo de FT e fator VIIa é o iniciador da coagulação. Sua ativação é controlada pela exposição às células subendoteliais ou aos monócitos ativados e células endoteliais. As micropartículas que derivam dos leucócitos ativados e das células endoteliais contribuem para um reservatório de FT circulante que participa na hemostasia e na trombose. O complexo FT/VIIa/PL também é clivado e, dessa forma, ativa uma pequena quantidade do fator IX. O fator Xa, juntamente com seu co-fator Va, cliva o fator II (protrombina) e o transforma em IIa (trombina). A trombina possui a interessante propriedade de retroalimentação (*feeding back*) para ativar os fatores XI, VIII e V.

O segundo complexo para ativar o fator X é o complexo IXa/VIIIa/PL. O complexo FT/VIIa/PL inicia a ativação do fator X, porém a seguir é eliminado rapidamente pelo inibidor da via FT (TFPI de *TF pathway inhibitor*). A propagação em maior escala da ativação do fator X é realizada a seguir pelo complexo IXa/VIIIa/PL, com a ativação contínua do fator IX por XIa.

Em resumo, os três complexos procoagulantes são dois complexos Xase, ou seja FT/VIIa/PL e IXa/VIIIa/PL, e o complexo protrombinase, Xa/Va/PL. O complexo anticoagulante funciona para ativar a proteína C. O complexo da proteína C_{ase} é constituído por trombina e trombomodulina na membrana plasmática das células endoteliais. A proteína C ativada, juntamente com seu co-fator proteína S, inativa a seguir os fatores chave VIIIa e Va, limitando dessa forma qualquer geração adicional de Xa e IIa.

A antitrombina (conhecida antigamente como antitrombina III) inibe a atividade da trombina. Além da inibição da trombina, a antitrombina cliva inúmeros fatores ativados, ou seja IXa, Xa, XIa e XIIa. *In vivo*, esse efeito é acentuado pelos proteoglicanos do sulfato de heparana e, mais drasticamente, por administração terapêutica de heparina.

A Trombólise É Mediada pela Ativação do Plasminogênio

Após o trombo se tornar firmemente estabelecido, qualquer crescimento adicional é limitado pela remoção dos fatores ativadores das plaquetas e proteínas da coagulação. As células endoteliais na vizinhança do trombo produzem ativadores do plasminogênio, que, por sua vez, ativam o plasminogênio circulante e o transformam em plasmina e iniciam a trombólise (também conhecida como *fibrinólise*). Existem dois ativadores do plasminogênio principais, o ativador do plasminogênio tecidual (t-PA) e o ativador do plasminogênio tipo uroquinase (u-PA). A clivagem do plasminogênio para plasmina e a ação desta última estão reguladas firmemente por vários inibidores de ocorrência natural. Estes incluem o inibidor-1 do ativador do plasminogênio (PAI-I), antiplasmina e inibidor da fibrinólise que pode ser ativado pela trombina (TAFI, *thrombin-activatable fibrinolysis inhibitor*). A dissolução do trombo é empreendida pela protease plasmina e pela atividade dos macrófagos. A plasmina tem como alvo locais específicos na malha de fibrina para degradação, ajudando a localizar sua atividade nos locais onde é necessária. A trombólise também é coincidente com o início do processo de reparo da ferida. Este último envolve a migração e a proliferação de fibroblastos e de células endoteliais, a secreção de uma nova matriz extracelular e a restauração da desobstrução (patência) dos vasos sangüíneos caso tenha sido ocluída. A angiogênese (i. e., o brotamento de novos vasos sangüíneos a partir de outros já existentes) ocorre na vigência de isquemia ou dano tecidual. Muitos dos produtos da coagulação e da via da fibrinólise são poderosamente angiogênicos.

DISTÚRBIOS HEMOSTÁTICOS

Os defeitos do sistema destinado a preservar a passagem do sangue líquido através de vasos intactos se enquadram em duas categorias: distúrbios *hemostáticos* e distúrbios *trombóticos*. A incapacidade do sistema hemostático em restaurar a integridade de um vaso lesionado causa *sangramento*. A incapacidade de manter a fluidez do sangue resulta em *trombose*.

As manifestações clínicas da hemorragia associada aos distúrbios de cada componente do sistema hemostático tendem a ser distintivas (Quadro 20.6). As anormalidades plaquetárias resultam tanto em petéquias quanto em hemorragias purpúricas na pele e nas membranas mucosas. As deficiências dos fatores da coagulação resultam em hemorragia para o interior de músculos, vísceras e espaços articulares. Os distúrbios dos vasos sangüíneos costumam causar púrpura.

Os Distúrbios Hemostáticos dos Vasos Sangüíneos Refletem uma Disfunção dos Tecidos Vasculares ou Extravasculares

A disfunção dos tecidos extravasculares ou vasculares pode causar hemorragias que variam de manchas com um significado puramente estético até uma perda de sangue que chega a ameaçar a vida.

Disfunção Extravascular

PÚRPURA SENIL: O distúrbio mais comum na disfunção extravascular é a atrofia relacionada à idade dos tecidos conjuntivos de apoio. Denominada de *púrpura senil*, está associada com manchas purpúricas superficiais persistentes e nitidamente demarcadas nos antebraços e em outras áreas expostas ao sol.

QUADRO 20.6 Principais Causas de Sangramento

Distúrbios vasculares
  Púrpura senil
  Púrpura simples
  Excesso de glicocorticóides
  Disproteinemias
  Púrpura alérgica (de Henoch-Schönlein)
  Telangiectasia hemorrágica hereditária
Anormalidades das plaquetas
  Trombocitopenia (ver Quadro 20.7)
  Distúrbios qualitativos
    Hereditários
      Deficiência de glicoproteína IIb/IIIa (trombastenia de Glanzmann)
      Deficiência de glicoproteína Ib/IX/V (síndrome de Bernard-Soulier)
      Doenças do reservatório de armazenamento (α e δ)
      Metabolismo anormal do ácido araquidônico
    Adquiridos
      Uremia
      Medicamentos
      Derivação cardiopulmonar
      Distúrbios mieloproliferativos
      Doença hepática
Deficiências dos fatores da coagulação
  Hereditárias
    Doença de von Willebrand
    Hemofilia A
    Hemofilia B
  Adquiridas
    Deficiência/antagonismo da vitamina K
    Doença hepática
    Coagulação intravascular disseminada

PÚRPURA SIMPLES: Um tipo semelhante de púrpura ocorre principalmente em mulheres por ocasião das menstruações. A púrpura simples está presente nas camadas mais profundas da derme e regride rapidamente.

ESCORBUTO: A síntese do colágeno é afetada na deficiência de vitamina C e a púrpura constitui uma manifestação comum. As hemorragias perifoliculares são particularmente características do escorbuto.

Disfunção Vascular

A deposição de fragmentos de imunoglobina nas paredes vasculares pode ocorrer na **amiloidose, crioglobulinemia e outras paraproteinemias** e pode causar fraqueza da parede vascular e púrpura. Certos tipos de arterite também lesionam a parede vascular e podem causar hemorragia.

Telangiectasia Hemorrágica Hereditária (Síndrome de Rendu-Osler-Weber)

A telangiectasia hemorrágica hereditária é um distúrbio autossômico dominante das paredes dos vasos sangüíneos (vênulas e capilares) que resulta em vasos tortuosos e dilatados (telangiectasias). O defeito subjacente é um adelgaçamento das paredes vasculares, nas quais uma quantidade insuficiente de tecido elástico e de músculo liso permite a dilatação dos vasos. As telangiectasias aparecem inicialmente como manchas avermelhadas e pontilhadas nos lábios e no nariz, medindo até 0,5 cm de diâmetro. Elas permanecem como telangiectasias ou progridem para malformações ateriovenosas ou dilatações aneurismáticas através de todo o corpo.

Manifestações Clínicas: Os pacientes com telangiectasia hemorrágica hereditária experimentam hemorragias recidivantes, que podem ser espontâneas ou secundárias a um traumatismo trivial, e anemia. Embora o sangramento possa ocorrer no local de qualquer lesão, a epistaxe recorrente ocorre em mais de 80% dos pacientes, começando em uma idade precoce. Nas fases subseqüentes da vida, a hemorragia gastrintestinal pode ser o sintoma dominante. As fístulas arteriovenosas no pulmão, cérebro e retina podem ser problemáticas e estar associadas com hemorragia ou uma derivação de sangue clinicamente significativa. As atividades do paciente podem ser restritas pelo sangramento recorrente, porém a morte por exsangüinação é rara.

Púrpura Alérgica (Púrpura de Henoch-Schönlein)

A púrpura alérgica é uma doença vascular que resulta do dano imunológico da parede dos vasos sangüíneos (ver Cap. 16). Nas crianças, o distúrbio é autolimitado e acompanha com freqüência uma infecção viral. Nos adultos, está associado com exposição a uma ampla variedade de medicamentos e pode ser crônico.

Patologia: Ao exame histológico, a púrpura de Henoch-Schönlein se caracteriza por vasculite leucocitoclástica, com um infiltrado perivascular de neutrófilos e eosinófilos. Observa-se necrose fibrinóide da parede vascular e o entupimento da luz vascular por plaquetas. IgA e complemento são depositados freqüentemente na parede do vaso e os complexos IgA foram encontrados no sangue circulante. As manchas purpúricas são acompanhadas freqüentemente por lesões urticariformes elevadas. O acometimento gastrintestinal é indicado por cólicas intestinais e sangramento, e o envolvimento renal pode resultar em insuficiência renal.

Os Distúrbios Plaquetários Afetam a Hemostasia

Os distúrbios plaquetários mais comuns estão associados com sangramento. Os pacientes podem relatar uma história de equimoses que surgem facilmente ou de um sangramento que chega a ameaçar a vida. Embora o sangramento possa ocorrer em qualquer leito vascular lesionado, um padrão particular de sangramento mucocutâneo é observado com freqüência, incluindo sangramento gengival, epistaxe e menorragia. As manifestações mais severas são o sangramento para o interior do trato gastrintestinal, do trato geniturinário e do cérebro. As petéquias, que são características dos distúrbios plaquetários, são lesões vermelhas que não empalidecem, com menos de 2 mm de tamanho. Elas ocorrem habitualmente nas extremidades inferiores, nas regiões declives do corpo, na mucosa bucal e no palato mole, e nos pontos de pressão (faixa da cintura da calça, faixa do relógio de pulso). As petéquias podem ocorrer também nos distúrbios vasculares. Os distúrbios plaquetários refletem (1) menor produção, (2) maior destruição ou (3) função deteriorada das plaquetas.

Trombocitopenia

Trombocitopenia é definida como contagens de plaquetas inferiores a 150.000/μl. Quanto mais baixa a contagem de plaquetas, maior o risco de sangramento traumático e perioperatório. Os pacientes com menos de 10.000 plaquetas/μl correm maior risco de hemorragia espontânea (Quadro 20.7).

A **menor produção de plaquetas é causada por infiltração da medula óssea por células leucêmicas ou câncer metastático, que prejudicam a megacariopoese.** A megacariopoese ineficaz na mielodisplasia resulta também em trombocitopenia. A falência da medula óssea nos pacientes com anemia aplásica ou naqueles que receberam radioterapia ou quimioterapia produz pancitopenia, incluindo trombocitopenia. Certas infecções virais, como citomegalovírus, ou qualquer anemia megaloblástica podem estar associadas com trombocitopenia severa.

A *anomalia de May-Hegglin* é um defeito hereditário na maturação dos megacariócitos no qual a trombocitopenia está associada com plaquetas gigantes circulantes e corpúsculos semelhantes aos de Döhle nos neutrófilos (Fig. 20.35).

A **maior destruição de plaquetas** reflete o dano de mediação imune e a remoção das plaquetas circulantes, como ocorre na púrpura trombocitopênica idiopática e na trombocitopenia induzida por drogas. Como alternativa, a agregação plaquetária intravascular pode produzir trombocitopenia (p. ex., na PTT).

Púrpura Trombocitopênica (Imune) Idiopática

A púrpura trombocitopênica idiopática (PTI) é um distúrbio quantitativo das plaquetas causado por anticorpos dirigidos contra os antígenos plaquetários ou megacariocíticos. Portanto, seria mais apropriado falar de púrpura trombocitopênica *imune*. A PTI ocorre em duas formas, uma síndrome hemorrágica autolimitada aguda em crianças e um distúrbio hemorrágico crônico em adultos.

 Patogenia: À semelhança da anemia hemolítica autoimune, a etiologia da PTI está relacionada à destruição imune mediada por anticorpos de plaquetas ou de seus precursores. Na maioria dos pacientes, os auto-anticorpos são da classe IgG, porém já foram relatados anticorpos antiplaquetários IgM em alguns pacientes, apesar de ainda não ter sido esclarecido seu significado clínico.

A **PTI aguda** aparece tipicamente em crianças de ambos os sexos após uma enfermidade viral, sendo causada provavelmente por alterações induzidas pelo vírus nos antígenos plaquetários que ocasionam a produção de auto-anticorpos. O complemento a seguir se fixa na superfície, depois do que as plaquetas são lisadas no sangue ou fagocitadas e destruídas pelos macrófagos esplênicos e hepáticos.

A **PTI crônica** ocorre predominantemente em adultos (relação de homens para mulheres de 1:2,6) e pode estar associada a uma doença vascular colágena (p. ex., lúpus eritematoso sistêmico), ou a uma doença linfoproliferativa maligna, especialmente a leucemia linfocítica crônica. É comum também em pessoas infectadas pelo HIV. A extensão da trombocitopenia na PTI é determinada pelo equilíbrio entre três mecanismos: (1) o nível de anticorpos antiplaquetários; (2) o grau de inibição da produção de plaquetas na medula óssea, pois alguns anticorpos podem ser dirigidos contra os megacariócitos; e (3) a expressão dos receptores Fc e do complemento sobre a superfície dos macrófagos. Esta expressão sofre uma regulação ascendente na infecção e na gravidez, porém é minorada por certos medicamentos, como, por exemplo, corticosteróides, danazol e gamaglobulina intravenosa, que são todos usados para tratar a PTI.

 Patologia: Na PTI aguda, a contagem de plaquetas é tipicamente inferior a 20.000/μl. Na PTI crônica em adultos, a contagem de plaquetas varia de poucos milhares a 100.000/μl. O esfregaço de sangue periférico na PTI exibe numerosas grandes plaquetas, que refletem um maior número de plaquetas jovens liberadas pela medula óssea engajada ativamente na produção de plaquetas. Conseqüentemente, o exame da medula óssea revela um aumento compensatório nos megacariócitos (Fig. 20.30). A IgG está presente nas plaquetas em mais de 80% dos pacientes com PTI crônica e, em metade deles, podem ser demonstrados maiores níveis de C3 associada às plaquetas.

QUADRO 20.7 Principais Causas de Trombocitopenia

Menor produção
  Anemia aplásica
  Infiltração da medula óssea (neoplásica, fibrose)
  Supressão da medula óssea por drogas ou radiação
Produção ineficaz
  Anemia megaloblástica
  Mielodisplasia
Maior destruição
  Imunológica (idiopática, HIV, medicamentos, aloimune, púrpura pós-transfusional, neonatal)
  Não-imunológica (CID, PTT, SHU, malformações vasculares, medicamentos)
Maior seqüestração
  Esplenomegalia
Dilucional
  Transfusões de sangue e de plasma

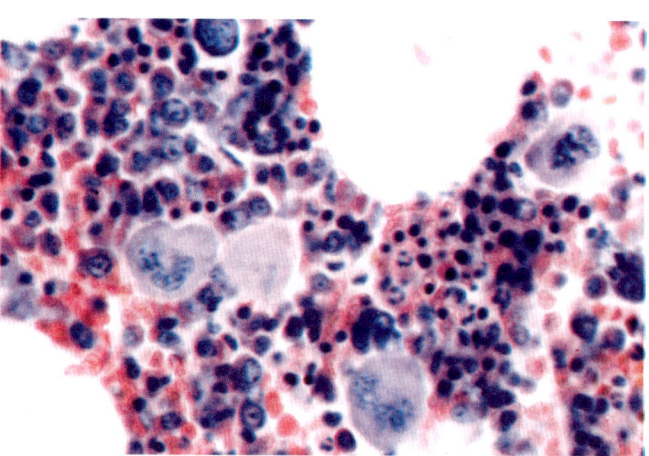

FIGURA 20.30
Púrpura trombocitopênica idiopática. Um corte da medula óssea revela um maior número de megacariócitos.

Manifestações Clínicas: As crianças com PTI aguda experimentam o início súbito de petéquias e púrpura, porém quanto ao resto são assintomáticas. A recuperação espontânea pode ser esperada em mais de 80% dos casos no transcorrer de 6 meses. A principal ameaça (1% dos casos) é a hemorragia intracraniana. Na maioria dos casos, nenhum tratamento é necessário; porém, com a doença grave, poderão ser necessários os corticosteróides e a imunoglobulina intravenosa. Os glicocorticóides reduzem a produção de anticorpos antiplaquetários e induzem uma regulação descendente dos receptores Fc existentes nos macrófagos. A gamaglobulina interfere na retirada da circulação das plaquetas revestidas por IgG.

A PTI crônica em adultos se manifesta como episódios hemorrágicos, tais como epistaxe, menorragia ou equimoses. Apesar de poderem ocorrer hemorragias capazes de ameaçar a vida, elas são incomuns. Ocasionalmente, descobre-se que pessoas assintomáticas possuem trombocitopenia em um exame de sangue de rotina. A maioria dos adultos com PTI crônica melhora pelo tratamento com corticosteróides e a administração intravenosa de gamaglobulina. O danazol (um esteróide anabólico sintético) atua de uma maneira semelhante àquela dos glicocorticóides. Nos pacientes que não respondem adequadamente à terapia medicamentosa em 2 a 3 meses, a esplenectomia produz uma remissão completa ou parcial em 70% dos casos.

Trombocitopenia Induzida por Medicamentos

Os medicamentos podem causar destruição plaquetária de mediação imune. Os exemplos incluem quinina, quinidina, heparina, sulfonamidas, sais de ouro, antibióticos, sedativos tranqüilizantes e anticonvulsivantes. Em muitos casos, os medicamentos formam um complexo com uma proteína relacionada às plaquetas para formarem um neo-epítopo que induz a produção de anticorpos. Em contrapartida, os agentes quimioterapêuticos, o etanol e as tiazidas causam trombocitopenia pela supressão da produção de plaquetas.

Na *trombocitopenia induzida pela heparina*, ocorre uma trombocitopenia ligeira e transitória nos primeiros 2 a 5 dias em 25% dos pacientes tratados com esse medicamento. Entretanto, 1 a 3% desenvolvem uma trombocitopenia profunda após 1 a 2 semanas de terapia com heparina. Esses pacientes estão predispostos aos eventos tromboembólicos arteriais e venosos que podem ser letais. O diagnóstico de trombocitopenia induzida por heparina é confirmado pela demonstração de anticorpos para o complexo de heparina e fator plaquetário 4.

Trombocitopenia Associada à Gravidez

Uma trombocitopenia mínima ocorre com freqüência durante o terceiro trimestre da gestação. Deve-se a uma diminuição das plaquetas e, levando-se em conta que a contagem plaquetária em geral é superior a 100.000/µl, não exige qualquer controle especial. As síndromes de pré-eclâmpsia e eclâmpsia podem resultar em trombocitopenia materna. Uma condição correlata é denominada HELLP, que corresponde a *h*emólise, testes para enzimas hepáticas (*l*iver) *e*levadas e *p*laquetas baixas (*l*ow).

Trombocitopenia Neonatal

A trombocitopenia neonatal pode ser classificada como *hereditária* ou *adquirida*.

As **causas hereditárias** associadas à destruição de plaquetas aumentadas incluem a **síndrome de Wiskott-Aldrich** (SWA), que é causada por um defeito no gene SWAP no cromossomo X. Os meninos afetados possuem plaquetas pequenas, eczema e imunodeficiência. Uma variante de SWA é a *trombocitopenia ligada ao X*, que evidencia defeitos no mesmo gene, mas se caracteriza apenas por trombocitopenia. As causas hereditárias associadas a uma produção precária incluem **trombocitopenia amegacariocítica, síndrome de trombocitopenia – ausência do rádio, anemia de Fanconi** e outros defeitos genéticos no desenvolvimento das plaquetas. A trombocitopenia pode ser observada em lactentes com trissomias do 13, do 18 ou do 21.

A **anemia de Fanconi** é um distúrbio genético com falência da medula óssea que se manifesta freqüentemente com trombocitopenia e macrocitose dos eritrócitos. Observa-se uma alta incidência de anomalias congênitas associadas, tais como hipopigmentação e hiperpigmentação da pele, estatura baixa, microcefalia, microftalmia e anormalidades radiais/do polegar. Foram identificados defeitos na família dos genes responsáveis pela anemia de Fanconi.

A **trombocitopenia aloimune neonatal** (TAIN) deve-se à maior destruição de plaquetas. É causada por aloimunização para HPA-1a e outros antígenos plaqueta-específicos que ocorrem durante a gravidez. O mecanismo para a aloimunização desta condição é semelhante à aloimunização Rh, pois o feto é HPA-1a-positivo, enquanto a mãe é negativa. Na TAIN, o feto ou recém-nascido, porém não a mãe, é trombocitopênico. A TAIN predispõe a hemorragia intracraniana fetal e neonatal. Nas pessoas que correm um alto risco de TAIN, como uma história sugestiva de aloimunização ou diferenças na tipagem plaquetária materna e paterna (p. ex., HPA-1a/1b), estão indicados uma amostragem percutânea de sangue do cordão umbilical e possivelmente o tratamento da mãe com imunoglobulina intravenosa ou corticóides. Após o parto, uma opção terapêutica adicional é a transfusão com plaquetas que sejam negativas para o antígeno ao qual o anticorpo materno é dirigido.

As **causas não-imunes de trombocitopenia** no recém-nascido são semelhantes àquelas observadas em adultos, com algumas considerações adicionais, como asfixia do parto, lesão hipóxica, sepse e CID, enterocolite necrosante, hemangiomas e trombose.

Púrpura Pós-transfusional

Como seqüência de uma transfusão prévia, as pessoas HPA-1-negativas podem desenvolver aloanticorpos para as plaquetas HPA-1a-positivas. As plaquetas HPA-1-positivas recém-transfundidas são destruídas por esses anticorpos. Curiosamente, as plaquetas HPA-1-negativas do próprio paciente também são destruídas, fato esse que talvez esteja relacionado à aquisição passiva do antígeno por essas plaquetas ou ao surgimento de complexos imunes. Seja como for, uma trombocitopenia autolimitada ocorre cerca de 1 semana após a transfusão.

Púrpura Trombocitopênica Trombótica

A PTT é uma síndrome rara que se caracteriza pelo quinteto de trombocitopenia, anemia hemolítica microangiopática, sintomas neurológicos, febre e comprometimento renal. A agregação plaquetária resulta na deposição generalizada de plaquetas na microcirculação, na forma de trombos hialinos característicos.

Patogenia: A patogenia da PTT é obscura, porém a hipótese mais plausível sustenta que resulta da introdução de uma ou mais substâncias agregadoras de plaquetas dentro da circulação. A teoria que recebeu mais atenção é a ligação cruzada de plaquetas por multímeros inadequados do fator de von Willebrand provenientes de células endoteliais lesionadas. Os monômeros do fator de von Willebrand se agregam normalmente em moléculas multiméricas de tamanho variável (com até milhões de daltons) dentro das células endoteliais e são liberados localmente em resposta à estimulação endotelial. Por razões desconhecidas, na PTT, multímeros extremamente volumosos do fator de von Willebrand estão presentes no plasma, onde medeiam a agregação plaquetária intravascular. Uma protease que cliva o fator de von Willebrand (vWF) está geneticamente ausente ou é defeituosa na PTT familial e é inativada por auto-anticorpos dirigidos contra ela na PTT esporádica. Assim sendo, a infusão de plasma é melhor nas formas familiais de PTT e a troca do plasma é preferida nos tipos adquiridos.

Embora a maioria dos casos de PTT se manifeste em pessoas quanto ao resto normais, a doença pode complicar também os distúrbios vasculares colágenos auto-imunes (lúpus eritematoso sistêmico, artrite reumatóide, síndrome de Sjögren) e as reações de hipersensibilidade induzidas por medicamentos. A PTT tem sido deflagrada também por infecções, quimioterapia para câncer, transplante de medula óssea e gravidez. A ocorrência da doença em irmãos sugere uma predisposição hereditária.

 Patologia: A característica morfológica da PTT é a deposição em todo o corpo de microtrombos hialinos PAS-positivos nas arteríolas e nos capilares, principalmente no coração, cérebro e rins. Os microtrombos contêm agregados plaquetários, fibrina e alguns eritrócitos e leucócitos. A PTT é diferenciada claramente da vasculite de mediação imune pela ausência de inflamação. No esfregaço de sangue periférico, eritrócitos fragmentados (esquistócitos) são sempre evidentes (Fig. 20.31) e existem numerosos reticulócitos.

 Manifestações Clínicas: A PTT ocorre em praticamente qualquer idade, porém é mais comum em mulheres nas quarta e quinta décadas da vida. A doença pode ser crônica e recorrente durante um determinado período de anos ou ocorre mais freqüentemente como uma doença aguda fulminante que costuma ser fatal. A maioria dos pacientes se apresenta com sintomas neurológicos, incluindo crises convulsivas, fraqueza focal, afasia e alterações no estado de consciência. A púrpura generalizada está presente com freqüência e o sangramento vaginal pode ocorrer em mulheres. A anemia é uma característica constante, freqüentemente com um nível de hemoglobina inferior a 6 g/dl. A icterícia secundária à hemólise pode ser pronunciada. Com freqüência, a disfunção renal é proeminente, com metade dos pacientes sendo azotêmicos.

Mais de metade dos pacientes com PTT exibe contagens de plaquetas abaixo de 20.000/μl. Apesar da presença de plaquetas agregadas, a ativação da cascata da coagulação não ocorre. Conseqüentemente, o tempo de trombina, o tempo de tromboplastina parcial (TTP) e a concentração de fibrinogênio continuam sendo normais, diferenciando esta síndrome da CID (ver adiante). Antes da terapia moderna, a PTT aguda costumava ser fatal. Entretanto, com o uso da infusão de plasma e da plasmaférese, a taxa de cura aumentou para 80%.

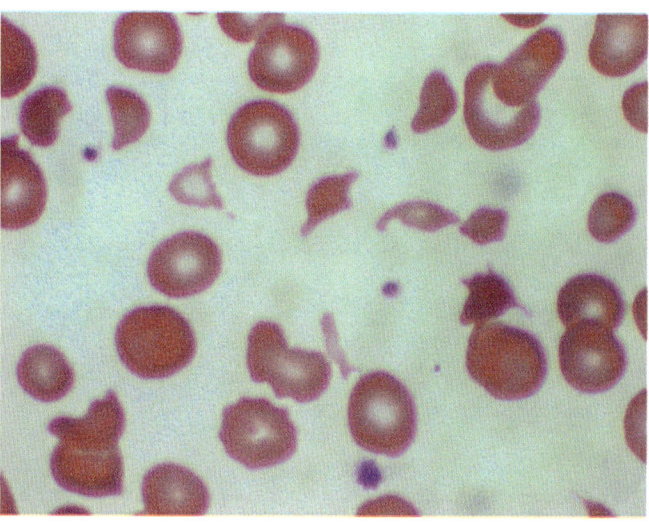

FIGURA 20.31
Anemia hemolítica microangiopática. Estão presentes numerosos esquistócitos em um paciente com púrpura trombocitopênica trombótica.

Síndrome Hemolítica-Urêmica

A síndrome hemolítica-urêmica (SHU) é semelhante à PTT e, em sua forma adulta, constitui uma variante desta última. A SHU clássica ocorre em crianças, habitualmente após uma infecção entérica aguda. Parece ser uma conseqüência da lesão das células endoteliais glomerulares produzidas por verotoxinas elaboradas pelo microrganismo agressor (habitualmente *Escherichia coli* ou *Shigella dysenteriae*) (ver Cap. 16). Na SHU, trombos plaquetários agregados são encontrados principalmente na microcirculação renal e a insuficiência renal, em vez de anormalidades neurológicas, é o elemento clínico característico. A SHU adulta não foi vinculada a infecções entéricas, e a patogenia da lesão endotelial subjacente não foi elucidada.

Seqüestração Esplênica de Plaquetas

Muitos pacientes com esplenectomia, independentemente da causa, manifestam *hiperesplenismo*, uma síndrome que inclui seqüestração de plaquetas no baço. Enquanto apenas um terço das plaquetas produzidas é armazenado normalmente por um determinado período no baço, na esplenomegalia maciça até 90% do reservatório total de plaquetas podem ser capturados nesse órgão. Curiosamente, a duração da vida das plaquetas é normal ou apenas ligeiramente reduzida. A trombocitopenia associada ao hiperesplenismo só raramente é grave e, por si só, não produz uma diátese hemorrágica.

Outras Causas de Trombocitopenia

As malformações vasculares podem resultar em trombocitopenia, incluindo hemangiomas e malformações arteriovenosas. Nos hemangiomas, o consumo excessivo de plaquetas recebeu a denominação de *síndrome de Kasabach-Merritt*. A perda de plaquetas ocorre nos pacientes que sofrem uma hemorragia maciça, como acontece no sangramento devido a uma úlcera péptica ou durante a cirurgia com perda maciça de sangue. O sangue administrado na forma de transfusão não contém plaquetas viáveis, pois é armazenado a 4°C no banco de sangue. Assim sendo, a trombocitopenia ocorre nos pacientes transfundidos em virtude da perda e da diluição das plaquetas. As transfusões de plaquetas podem estar indicadas a fim de prevenir o surgimento de uma trombocitopenia.

Distúrbios Hereditários das Plaquetas

Síndrome de Bernard-Soulier (Síndrome das Plaquetas Gigantes)

A síndrome de Bernard-Soulier é um traço autossômico recessivo no qual as plaquetas possuem um defeito quantitativo ou qualitativo no complexo de glicoproteínas das membranas (GPIb/IX [CD42] e, às vezes, [GPV]) que funciona como receptor para o fator de von Willebrand (vWF). O complexo desempenha um papel proeminente na adesão das plaquetas normais ao vWF nos tecidos subendoteliais lesionados. As plaquetas na síndrome de Bernad-Soulier variam extensamente de tamanho e formato e o diagnóstico é sugerido pela presença de trombocitopenia e plaquetas gigantes no esfregaço de sangue.

Manifestações Clínicas: A síndrome de Bernard-Soulier se manifesta na primeira ou na segunda infância com um padrão de sangramento característico da função plaquetária anormal, ou seja, equimoses, epistaxes e sangramento gengival. Em uma idade subseqüente, podem ocorrer hemorragias traumáticas, sangramento gastrintestinal e menorragia. Apesar de muitos pacientes terem apenas um distúrbio hemorrágico ligeiro, outros sofrem de hemorragias mais graves que tornam necessárias as transfusões freqüentes de plaquetas e podem até mesmo ser fatais.

Trombastenia de Glanzmann

A trombastenia de Glanzmann é um defeito autossômico recessivo na agregação das plaquetas causado por uma anormalidade quantitativa ou qualitativa no complexo glicoprotéico IIb/IIIa (CD41/61). Nas plaquetas normais, esse complexo é ativado durante a adesão plaquetária e funciona como receptor para o fibrinogênio e o fator de von Willebrand (vWF), mediando a agregação plaquetária e a geração de uma rolha sólida. Além disso, o complexo IIb/IIIa está vinculado ao citoesqueleto das plaquetas e transmite a força de contração para a fibrina aderente, um mecanismo que promove a retração do coágulo. Na trombocitopenia de Glanzmann a falta de agregação e de retração do coágulo dificulta a hemostasia e causa sangramento, apesar de uma contagem normal de plaquetas.

Manifestações Clínicas: A doença se torna clinicamente evidente logo após o nascimento quando o lactente manifesta hemorragia mucocutânea ou gengival, epistaxe ou sangramento após a circuncisão. A seguir, os pacientes podem sofrer uma hemorragia inesperada após traumatismo ou cirurgia. A gravidade da doença varia, e apenas alguns pacientes têm uma hemorragia capaz de ameaçar a vida. As transfusões de plaquetas corrigem temporariamente essa condição.

Doença do Reservatório de Armazenamento Alfa (Síndrome das Plaquetas Cinzentas)

Uma enfermidade hereditária rara, a doença do reservatório do armazenamento alfa se caracteriza pela ausência de grânulos alfa morfologicamente reconhecíveis nas plaquetas. O defeito reside em membranas anormais dos grânulos. A trombocitopenia é comum e as plaquetas são volumosas e pálidas. A diátese hemorrágica costuma ser ligeira.

Doença do Reservatório de Armazenamento Delta

Esta enfermidade heterogênea afeta os grânulos densos das plaquetas. A doença às vezes está associada a outros distúrbios hereditários de múltiplos sistemas, incluindo as síndromes de Chédiak-Higashi ou a síndrome de Hermansky-Pudlak (um tipo de albinismo oculocutâneo; ver Cap. 6). As manifestações hemorrágicas variam de leves a moderadas.

Distúrbios Qualitativos Adquiridos das Plaquetas

Uma ampla variedade de distúrbios adquiridos pode afetar negativamente a função das plaquetas (ver Quadro 20.7).

Medicamentos: Inúmeros medicamentos podem prejudicar a função plaquetária. A aspirina induz a acetilação irreversível de cicloxigenase, principalmente de COX-1, e bloqueia dessa forma a produção do tromboxano A_2 plaquetário, que é um agregador plaquetário importante. As plaquetas não conseguem sintetizar cicloxigenase e, portanto, o efeito da aspirina dura por todo o período vital das plaquetas (7-10 dias). Os analgésicos não-esteróides, como indometacina ou ibuprofeno, podem prejudicar a função das plaquetas, porém sua inibição da cicloxigenase é reversível e a duração de seu efeito sobre as plaquetas é curta. Os antibióticos, particularmente aqueles que compartilham um anel β-lactâmico (penicilina e cefalosporinas), podem causar disfunção plaquetária. A ticlopidina, um agente usado para suprimir a função plaquetária nos pacientes com doença tromboembólica, causa acentuada deterioração da função plaquetária e até mesmo PTT.

Insuficiência renal: A doença renal em estágio terminal é acompanhada freqüentemente por um defeito plaquetário qualitativo que resulta em um tempo de sangramento prolongado e uma tendência hemorrágica. A anormalidade plaquetária é heterogênea e será agravada pela anemia urêmica. A restauração de um hematócrito normal pela administração de eritropoetina pode normalizar o tempo de sangramento sem afetar o grau de azotemia.

Cirurgia com desvio (*bypass*) cardiopulmonar: A disfunção plaquetária decorrente de ativação e fragmentação das plaquetas ocorre dentro do circuito extracorpóreo durante a cirurgia de derivação (*bypass*).

Malignidades hematológicas: Nos distúrbios mieloproliferativos crônicos e nas síndromes mielodisplásicas, a disfunção plaquetária se deve a defeitos intrínsecos das plaquetas. Nas disproteinemias, as plaquetas são afetadas porque estão recobertas com paraproteína plasmática.

Trombocitose

Trombocitose Reativa

Um aumento nas plaquetas ocorre freqüentemente em associação com as seguintes condições: (1) anemia ferropriva, especialmente em crianças.; (2) esplenectomia; (3) câncer; e (4) distúrbios inflamatórios crônicos. A trombocitose reativa só é sintomática raramente, porém esteve associada com episódios trombóticos, especialmente em pacientes confinados ao leito após esplenectomia.

Trombocitose Clonal

Os pacientes com síndromes mieloproliferativas crônicas, como policitemia vera e trombocitemia essencial, sofrem de uma proliferação maligna de megacariócitos. O aumento resultante nas plaquetas circulantes pode estar associado com episódios de trombose ou sangramento (ver adiante).

As Coagulopatias São Causadas por Fatores da Coagulação Deficientes ou Anormais

Já foram identificados distúrbios quantitativos e qualitativos de todos os fatores da coagulação. Essas condições podem ser hereditárias ou adquiridas. Das deficiências hereditárias, somente as do fator VIII (hemofilia A), do fator IX (hemofilia B) e do fator de von Willebrand (vWF) são comuns. A maioria desses distúrbios representa o resultado da deficiência do fator protéico, resultando em hemostasia inadequada e sangramento concomitante. Ocasionalmente, o fator protéico está presente, porém é disfuncional.

A hemofilia A é abordada no Cap. 6.

Hemofilia B

 Patogenia: *A hemofilia B é um distúrbio hereditário ligado ao cromossomo X, que consta de deficiência do fator IX.* Com uma incidência de 1 em 20.000 nascimentos de indivíduos do sexo masculino, a hemofilia B é quatro vezes menos comum que a hemofilia A e representa 15% de todos os casos de hemofilia. O fator IX é uma proteína sintetizada pelo fígado que depende da vitamina K e que circula na forma de um zimogênio, sendo ativado inicialmente por TF/VIIa. Após TFPI inativar TF/VIIa, o fator IX é ativado por XIa, que por sua vez havia sido ativado por um aumento súbito inicial da trombina. O fator IX trabalha com o fator VIIIa, PL e Ca^{2+} sobre as superfícies das plaquetas ativadas para ativar o fator X e transformá-lo em Xa.

O gene do fator IX fica localizado em Xq27.1, sendo telomérico ao gene do fator VIII. O domínio Gla N-terminal da proteína é o local para a carboxilação dos resíduos de ácido glutâmico que depende da vitamina K, dando origem ao domínio que é otimizado para as interações com os fosfolipídios e Ca^{2+} nas superfícies das membranas. Muitas mutações diferentes, que variam desde substituições de um único nucleotídeo até deleções grosseiras, já foram observadas.

 Manifestações Clínicas: As manifestações hemorrágicas na hemofilia B espelham aquelas da hemofilia A. O tratamento da deficiência do fator IX se baseia na infusão de proteína purificada ou recombinante. Relatos recentes indicam que a hemofilia B pode ser tratada com sucesso com terapia gênica somática *in vivo*, utilizando vetores virais especialmente modificados.

Doença de von Willebrand

A doença de von Willebrand (DvW) denota um complexo heterogêneo de distúrbios hemorrágicos hereditários relacionados a uma deficiência ou a uma anormalidade do fator de von Willebrand (vWF). Foram descritos mais de 20 subtipos distintos. Uma classificação simplificada (ver adiante) reconhece três categorias principais. A expressão variável do vWF (especialmente tipo I) complica as estimativas da prevalência, porém alguns admitem que a doença de von Willebrand é a coagulopatia hereditária mais comum (1-2% da população).

O fator de von Willebrand (vWF), uma molécula adesiva, é sintetizado pelas células endoteliais e pelos megacariócitos como um monômero de 250 kD que sofre polimerização para multímeros com pesos moleculares na ordem de milhões. É armazenado nos corpúsculos citoplásmicos de Weibel-Palade das células endoteliais, sendo liberado e lançado nos tecidos subendoteliais e no plasma. Após uma lesão endotelial, o vWF subendotelial se fixa nos receptores das glicoproteínas das plaquetas (Ib/IX ou D42), promovendo dessa forma a aderência das plaquetas e vedando a lesão endotelial. Pode fixar-se também em GPIIb/IIIA (CD41/61) para promover a agregação plaquetária. **No plasma, o vWF se fixa ao fator VIII e o protege; sua ausência está sempre associada a uma deficiência na atividade do fator VIII.**

 Patogenia: Como distúrbio autossômico, o vWD afeta homens e mulheres. O gene do *vWF* no cromossomo 12 é grande e complexo (180 kb com 52 éxons). São reconhecidos três tipos de doença, com cada um deles representando um grupo heterogêneo de defeitos.

DOENÇA DE von WILLEBRAND TIPO I: Essas variantes constituem 75% de todos os casos da doença de von Willebrand e são herdadas como traços autossômicos dominantes com uma penetrância variável. A doença de von Willebrand tipo I é uma deficiência *quantitativa* no vWF, na qual os níveis de *todos* os multímeros estão reduzidos, apesar de suas concentrações relativas continuarem sendo inalteradas.

DOENÇA DE von WILLEBRAND TIPO II: Defeitos *qualitativos* no vWF caracterizam as variantes tipo II, que são responsáveis por 20% de todos os casos da doença de von Willebrand. Na doença tipo II, as interações do vWF e da parede do vaso sangüíneo são defeituosas. As atividades plasmáticas tanto do vWF quanto do fator VIII são reduzidas. No tipo IIa, os multímeros de peso molecular mais alto estão *ausentes* das plaquetas e do plasma. O tipo IIb é causado pela síntese de um vWF anormal com uma maior afinidade pelas plaquetas e pode estar associado com trombocitopenia.

DOENÇA DE von WILLEBRAND TIPO III: Esta forma grave da doença de von Willebrand é a variedade menos comum, sendo herdada como um traço autossômico recessivo. Alguns pacientes exibem heterozigosidade complexa (mutações diferentes nos dois alelos do vWF). A atividade do vWF está ausente e os níveis plasmáticos do fator VIII são inferiores a 10% do valor normal.

 Manifestações Clínicas: A maioria dos casos da doença de von Willebrand associa-se apenas com uma diátese hemorrágica ligeira, com exceção do tipo III. O surgimento fácil de equimoses, a epistaxe, o sangramento gastrintestinal e (nas mulheres) a menorragia são freqüentes. O sintoma inicial é representado freqüentemente por uma hemorragia excessiva após traumatismo ou cirurgia. Os pacientes com a doença de von Willebrand tipo III podem sofrer uma hemorragia capaz de ameaçar a vida através do trato gastrintestinal, e hemartroses comparáveis àquelas observadas na hemofilia não são infreqüentes.

A tendência hemorrágica em todas as formas da doença de von Willebrand é tratada com sucesso pelo fator VIII, concentrados do vWF ou crioprecipitado. O análogo da vasopressina DDAVP é o tratamento preferido nos tipos I e IIa da doença de von Willebrand, pois aumenta a liberação do vWF pré-formado a partir de seus reservatórios de armazenamento endotelial. Estão disponíveis atualmente aerossóis intranasais de DDAVP.

Deficiências de Outros Fatores da Coagulação

As deficiências de todas as proteínas dos fatores da coagulação foram observadas em seres humanos, incluindo aquelas dos fatores VII, X, V, XI, II (protrombina) e fibrinogênio. Como era de se esperar, a gravidade do sangramento se correlaciona habitualmente com o nível de atividade da proteína funcional detectada nos testes de laboratório *in vitro*. O prolongamento do tempo de protrombina (TP) ou do tempo de tromboplastina parcial (TTP) nos pacientes com manifestações hemorrágicas ajuda a identificar um problema com os fatores da coagulação. Ensaios específicos para cada fator confirmam o diagnóstico. Existem deficiências raras de mais de um único fator da coagulação. Por exemplo, defeitos em γ-carboxilase resultam em baixos níveis de vários fatores que dependem da vitamina K, incluindo II, VII, IX e X. O tempo de trombina ajuda na triagem para deficiência ou disfunção do fibrinogênio. A deficiência de fibrinogênio causa sangramento. Em contrapartida, a disfibrinogenemia pode causar sangramento, porém resulta mais freqüentemente em trombose.

Doença Hepática

Muitos dos fatores da coagulação são produzidos no fígado. A secreção deteriorada dessas proteínas ocorre na doença hepática grave como uma manifestação do defeito da síntese das proteínas em geral. Nesse caso, os níveis de todos os fatores da coagulação sintetizados no fígado são baixos e tanto TP quanto TTP são prolongados.

Deficiência de Vitamina K

Os fatores da coagulação II, VII, IX e X são sintetizados no fígado e dependem da vitamina K como um co-fator essencial na γ-carboxilação dos resíduos do ácido glutâmico para resíduos de Gla. Apenas quando os resíduos de Gla estão presentes as proteínas secretadas são funcionais. Em contrapartida, o fator V é sintetizado no fígado, mas não necessita da vitamina K. Assim sendo, a deficiência de vitamina K está associada a uma baixa atividade dos fatores II, VII, IX e X, porém a uma atividade normal do fator V. **Entretanto, na doença hepática grave, todos esses fatores exibem uma baixa atividade.**

Manifestações Clínicas: O nível de vitamina K é fisiologicamente baixo no recém-nascido, e constitui uma prática padronizada administrar vitamina K aos lactentes recém-nascidos para prevenir a doença hemorrágica. Nos adultos, a deficiência de vitamina K pode refletir uma ingestão dietética inadequada. Levando-se em conta que as bactérias no cólon produzem a forma de vitamina K que é mais apropriada para ser absorvida, a ingestão prolongada de antibióticos ou as grandes ressecções colônicas podem acarretar uma deficiência de vitamina K.

Inibidores dos Fatores da Coagulação

Os inibidores adquiridos dos fatores da coagulação, também denominados *anticoagulantes circulantes*, são habitualmente auto-anticorpos IgG. A maioria deles é dirigida contra o fator VIII e o fator de von Willebrand (vWF), porém já foram relatados casos raros de anticorpos contra a maioria dos outros fatores da coagulação. Nos distúrbios hereditários da coagulação, especialmente a hemofilia, os anticoagulantes circulantes surgem como resposta à administração de concentrados de plasma que contêm o fator deficiente. Os anticoagulantes surgem também em alguns pacientes com distúrbios auto-imunes (p. ex., lúpus eritematoso sistêmico, artrite reumatóide), presumivelmente como resultado da regulação imune anormal. Finalmente, muitos casos de anticoagulantes adquiridos aparecem em pessoas aparentemente normais.

Manifestações Clínicas: As conseqüências dos anticoagulantes adquiridos variam de um achado laboratorial assintomático a uma hemorragia capaz de ameaçar a vida. Esses auto-anticorpos são difíceis de eliminar, porém um terço dos pacientes experimenta uma remissão espontânea. A condição é tratada pela administração de concentrados de plasma, corticosteróides ou agentes imunossupressivos.

Os **anticoagulantes lúpicos** são anticorpos antifosfolipídio nos pacientes com lúpus eritematoso sistêmico e outras condições auto-imunes ou em pessoas quanto ao resto assintomáticas. O sangramento é claramente incomum, porém esses pacientes exibem uma tendência hipercoagulável (trombótica) (ver adiante).

Coagulação Intravascular Disseminada (CID)

CID se refere às alterações isquêmicas generalizadas secundárias aos trombos de fibrina microvasculares, que são acompanhados pelo consumo de plaquetas e dos fatores da coagulação e por uma diátese hemorrágica. A CID é um distúrbio sério e freqüentemente fatal e ocorre tipicamente como uma complicação de traumatismo maciço, septicemia devida a numerosos organismos e emergências obstétricas. Está associada também com câncer metastático, malignidades hematopoéticas, doença cardiovascular e hepática e numerosas outras condições.

Patogenia: O evento central no desencadeamento da CID é a ativação das cascatas da coagulação dentro do compartimento vascular em virtude de lesão tecidual ou de dano do endotélio, ou de ambos. **A geração subseqüente de quantidades substanciais de trombina** (Fig. 20.28), **combinada com a falência inicial dos mecanismos inibitórios naturais que neutralizam a trombina, é responsável pelo desencadeamento da**

CID. Com a conseqüente coagulação intravascular descontrolada, o delicado equilíbrio entre coagulação e fibrinólise é rompido. Este evento acarreta o consumo dos fatores da coagulação, de plaquetas e de fibrinogênio e uma conseqüente diátese hemorrágica (Fig. 20.32).

O **fator tecidual (FT) procoagulante** é liberado e lançado na circulação após lesão em uma ampla variedade de circunstâncias, incluindo traumatismo direto, lesão cerebral e acidentes obstétricos (p. ex., descolamento prematuro da placenta) (ver Cap. 18). A **endotoxina bacteriana** também estimula a liberação de FT pelos macrófagos. **Certas neoplasias** estão associadas com CID, em virtude da liberação do FT pelas células cancerosas. Como conseqüência da ativação da cascata da coagulação, a fibrina intravascular é depositada como microtrombos nos vasos sangüíneos menos calibrosos. A estimulação do sistema fibrinolítico pela fibrina gera produtos de clivagem da fibrina, que exercem propriedades anticoagulantes e contribuem para a diátese hemorrágica.

A **lesão endotelial** desempenha um papel importante na patogenia de muitos casos de CID. O endotélio normal possui propriedades anticoagulantes (Fig. 20.33) e protege as plaquetas da ativação pelo contato com o tecido conjuntivo subendotelial (ver Caps. 2 e 10). As propriedades anticoagulantes do endotélio são prejudicadas por lesões altamente variáveis, incluindo (1) FNT na sepse Gram-negativa; (2) outros mediadores inflamatórios, como o complemento ativado, IL-1 ou as proteases dos neutrófilos; (3) infecções virais ou riquetsiais; e (4) traumatismos (p. ex., queimaduras). Como resultado, formam-se agregados plaquetários na microcirculação.

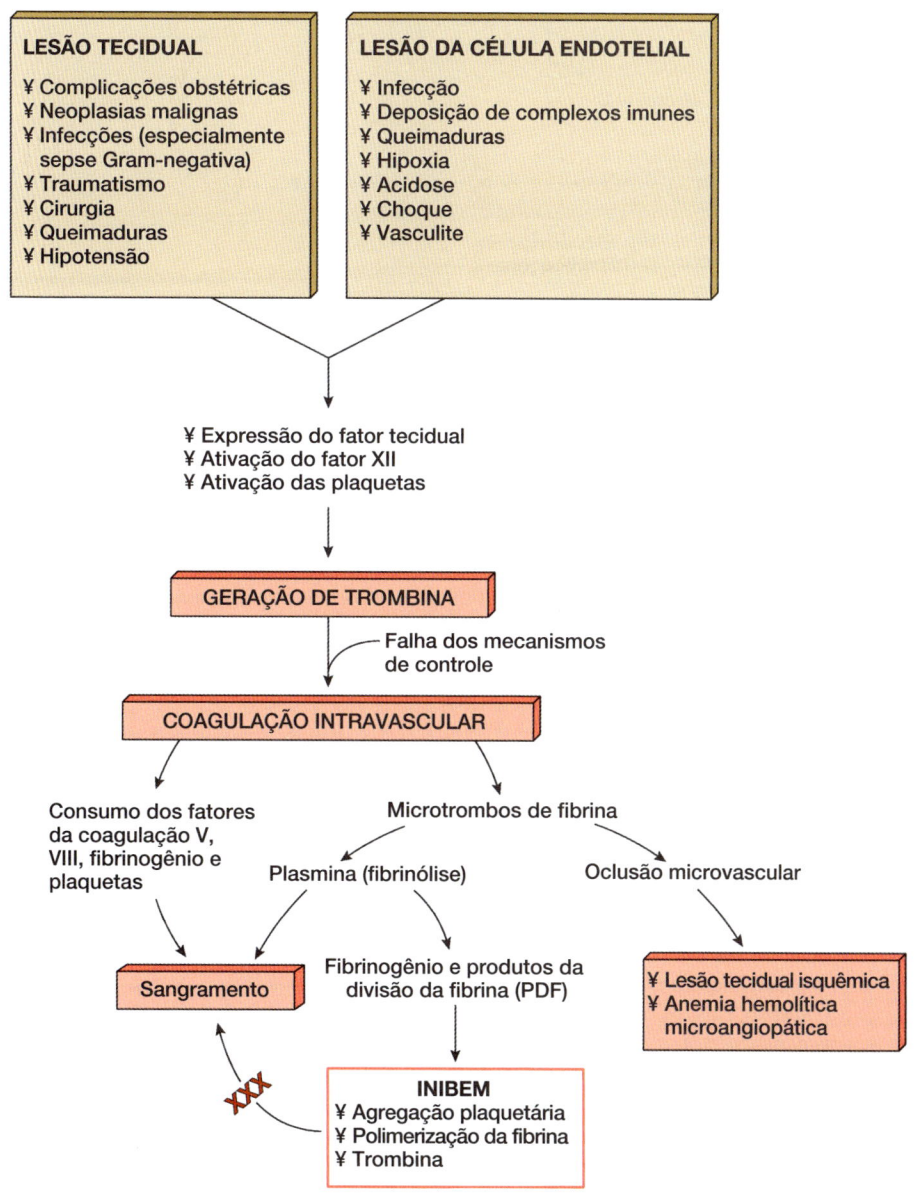

FIGURA 20.32
Fisiopatologia da coagulação intravascular disseminada (CID). A síndrome de CID é desencadeada por lesão tecidual, lesão das células endoteliais ou uma combinação das duas. Essas lesões induzem maior expressão do fator tecidual nas superfícies celulares e a ativação dos fatores da coagulação (incluindo XII e V) e as plaquetas. Com a falência dos mecanismos normais de controle, a geração de trombina resulta em coagulação intravascular.

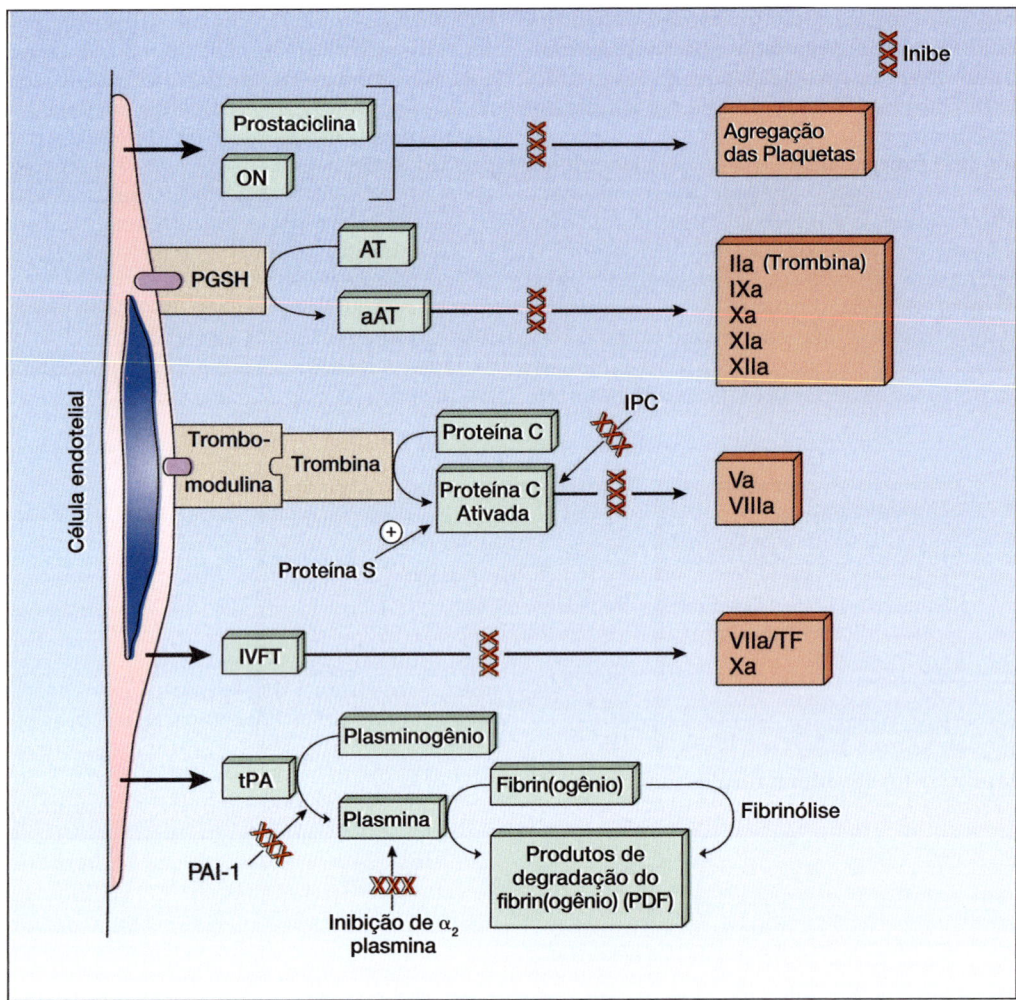

FIGURA 20.33
Papel do endotélio na anticoagulação, na inibição das plaquetas e na trombólise. A célula endotelial desempenha um papel central na inibição dos vários componentes do mecanismo da coagulação. O proteoglicano sulfato de heparano potencializa em 15 vezes a ativação da antitrombina (AT). A trombomodulina estimula em 30 vezes a ativação da proteína C pela trombina. ON, óxido nítrico; PGSH, proteoglicano sulfato de heparana; IPC, inibidor da proteína C; IVFT, inibidor da via do fator tecidual; tPA, ativador do plasminogênio tecidual; PAI-I, inibidor do ativador do plasminogênio-I. *Setas*, produtos secretados pela célula endotelial; *barras*, moléculas ligadas à superfície celular; +, potencialização; XXX, inibição.

 Patologia: Arteríolas, capilares e vênulas em muitas partes do corpo são ocluídos por **microtrombos** constituídos de fibrina e plaquetas (Fig. 20.34). Entretanto, em virtude da exacerbação da fibrinólise, esses trombos podem não ser mais visualizados por ocasião da necropsia. A função microvascular está associada com **alterações isquêmicas generalizadas**, particularmente no cérebro, rins, pele, pulmões e trato gastrintestinal. Esses órgãos constituem também os locais de sangramento, que no caso do cérebro e do trato gastrintestinal pode ser fatal.

Os eritrócitos acabam sendo fragmentados (*esquistócitos*) pela passagem através de membranas dos filamentos de fibrina intravascular, resultando em **anemia hemolítica microangiopática**. O consumo de plaquetas ativadas resulta em **trombocitopenia**, enquanto a **depleção dos fatores da coagulação** se reflete por um TP e TTP prolongados e um menor nível plasmático de fibrinogênio. Os produtos de clivagem da fibrina plasmática prolongam o tempo de trombina. Os exames de laboratório que são úteis para fazer o diagnóstico de CID incluem a mensuração dos dímeros dos fibrinopeptídios A e D, cujos níveis estão elevados (como marcadores da coagulação e da ativação fibrinolítica, respectivamente).

 Manifestações Clínicas: Os sintomas de CID refletem tanto a trombose microvascular quanto uma tendência hemorrágica. As alterações isquêmicas no cérebro resultam em crises convulsivas e coma. Dependendo da gravidade da CID, os sintomas renais variam de azotemia leve até uma insuficiência renal aguda fulminante. Pode sobrevir a síndrome de angústia respiratória aguda e as úlceras agudas do trato gastrintestinal podem sangrar. A diátese hemorrágica é evidenciada por hemorragia cerebral, equimoses e hematúria. Os pacientes com CID são tratados com (1) anticoagulação com heparina para interromper o ciclo da coagulação intravascular e (2) reposição das plaquetas e dos fatores da coagulação para controlar o sangramento.

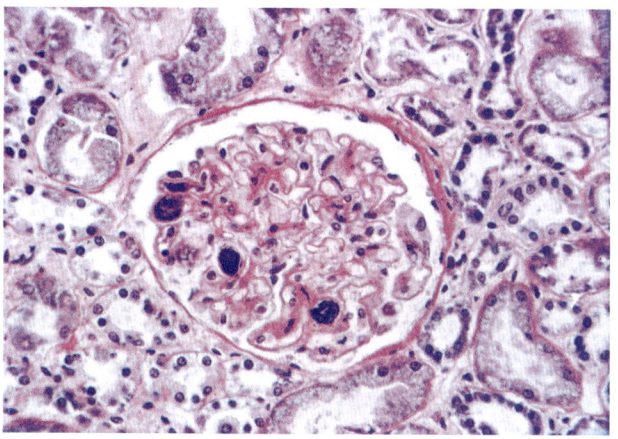

FIGURA 20.34
Coagulação intravascular disseminada. Um corte de um glomérulo corado com ácido fosfotúngstico-hematoxilina (PTAH), que confere uma coloração púrpura intensa à fibrina, demonstra vários microtrombos.

QUADRO 20.8 Principais Causas de Hipercoagulabilidade

Hereditárias
   Resistência à proteína C ativada (fator V de Leiden)
   Deficiência de antitrombina
   Deficiência de proteína C
   Deficiência de proteína S
   Disfibrinogenemia
Adquiridas
   Inibidor lúpico
   Malignidade
   Síndrome nefrótica
   Terapia
     Concentrados de fatores
     Heparina
     Anticoncepcionais orais
   Hiperlipidemia
   Púrpura trombocitopênica trombótica

Fibrinólise e Sangramento

Fibrinólise é o processo pelo qual os coágulos de fibrina são dissolvidos. O plasminogênio inativo é transformado em plasmina proteoliticamente ativa pelos ativadores do plasminogênio t-PA e u-PA. O inibidor I dos ativadores do plasminogênio (IAP-I) é o inibidor primário da ativação do plasminogênio, e α_2-antiplasmina inibe a própria plasmina. Deficiências hereditárias raras tanto de α_2-antiplasmina quanto de IAP-I resultam em hemorragia, que se admite resultar do fracionamento rápido dos coágulos secundário à geração não inibida ou à atividade da plasmina.

A Hipercoagulabilidade Causa Trombose Generalizada

Hipercoagulabilidade é definida como um maior risco de trombose em circunstâncias que não causariam trombose em uma pessoa normal. A avaliação laboratorial de um estado hipercoagulável subjacente se justifica nas pessoas que apresentam episódios trombóticos inexplicáveis e mostram um ou mais dos seguintes:

- Recidiva
- Surgimento em uma idade jovem
- História familiar de episódios trombóticos
- Trombose em localizações anatômicas incomuns
- Dificuldade em controlar com os anticoagulantes

Os estados hipercoaguláveis são divididos nas formas hereditária e adquirida (Quadro 20.8).

Hipercoagulabilidade Hereditária

Os estados hipercoaguláveis hereditários devem-se a mutações genéticas que afetam um dos mecanismos anticoagulantes naturais. A tendência hereditária de desenvolver trombose, independentemente de sua origem, recebe a designação de *trombofilia*.

Resistência à proteína C ativada (PCA) — fator V de Leiden: Uma mutação pontual no gene que codifica o fator V (fator V de Leiden) o torna resistente ao efeito inibitório da PAC. *A resistên-* *cia à ação da PAC é o distúrbio genético mais comum associado com hipercoagulabilidade e sua prevalência nos pacientes com trombose venosa pode alcançar um valor de até 65%.* A mutação no fator V de Leiden é encontrada no mundo todo, porém é mais freqüente em caucasianos (até 5% da população geral) e muito menos em africanos (perto de 0%). Em comparação com as pessoas normais, o risco de trombose venosa profunda aumenta em 7 vezes nos heterozigotos e 80 vezes nos homozigotos.

Deficiência de antitrombina: Este distúrbio autossômico dominante, que possui uma penetrância incompleta, ocorre em 0,2 a 0,4% da população geral e pode resultar em um efeito quantitativo ou qualitativo sobre a antitrombina. O risco de um evento trombótico (habitualmente venoso) varia entre 20 e 80% em diferentes famílias.

Deficiências de proteína C e proteína S: A deficiência de proteína C homozigota causa trombose neonatal ameaçadora com *púrpura fulminante*. Até 0,5% da população geral possui deficiência de proteína C heterozigota, porém muitas dessas pessoas são assintomáticas. As manifestações clínicas para as deficiências de proteína C e de proteína S são semelhantes àquelas da deficiência de ATIII.

Outras causas de hipercoagulabilidade: A protrombina também possui uma variante genética conhecida (G20210A) na região não traduzida 3' do mRNA que está associada com trombose. O mecanismo não é definido, porém pode envolver níveis de trombina excessivamente altos nas pessoas com essa variante. Níveis extremamente altos de fibrinogênio, do fator VII e do fator VIII estão associados com trombose, porém a base molecular para os níveis elevados ainda não foi elucidada. Algumas disfibrinogenemias estão associadas também com trombose.

Hipercoagulabilidade Adquirida

A estase venosa contribui para a hipercoagulabilidade associada com imobilização prolongada e insuficiência cardíaca congestiva. A ativação das plaquetas aumentada é responsável provavelmente pela tendência à coagulação nos pacientes com distúrbios mieloproliferativos, trombocitopenia associada à heparina e PTT.

Síndrome dos Anticorpos Antifosfolipídio

Os anticorpos dirigidos contra vários fosfolipídios carregados negativamente estão associados ao surgimento da síndrome dos anticorpos antifosfolipídio. Esse distúrbio se caracteriza por (1) eventos tromboembólicos, (2) abortos espontâneos e (3) trombocitopenia. Combinações de exames de laboratório ajudam a confirmar o diagnóstico da síndrome do antifosfolipídio. Os anticorpos (IgG principalmente, porém não exclusivamente) reagem com proteínas que fixam fosfolipídios aniônicos, como fosfatidilserina (PS) ou cardiolipina. Esses lipídios da membrana são expostos somente quando células como as plaquetas são ativadas. Muitas proteínas plasmáticas, e as proteínas procoagulantes que contêm o domínio Gla (p. ex., protrombina), se fixam na PS e nos fosfolipídios aniônicos correlatos. Os exames de laboratório são (1) identificação da atividade anticoagulante tipo lúpica, (2) anticorpos anticardiolipina e (3) anticorpos para a proteína plasmática β2-GPI. Os anticorpos anticardiolipina se fixam na proteína β2-GPI na presença de cardiolipina.

A síndrome dos anticorpos antifosfolipídio é a principal causa hematológica adquirida de trombose. A trombose nesta síndrome possui vários mecanismos propostos, incluindo ativação das plaquetas, ativação das células endoteliais e alteração na agregação dos fatores da coagulação sobre as membranas. A interferência na função vascular placentária constitui o mecanismo provável na perda fetal recorrente.

O anticoagulante lúpico (que não se restringe aos pacientes com lúpus eritematoso sistêmico) é um anticorpo antifosfolipídio que resulta em prolongamento paradoxal do TPP *in vitro* (em virtude da inibição dos fosfolipídios), resultando porém em hipercoagulabilidade *in vivo* (provavelmente através da ativação das plaquetas). Este último fato é responsável pela ocorrência freqüente de trombose arterial e constitui o mais comum dos defeitos adquiridos das proteínas do sangue que causam trombose.

Função Plaquetária Comprometida

A atividade anormal das plaquetas foi implicada na trombose arterial recorrente e na estenose pós-angioplastia coronariana. A *trombocitose primária*, como ocorre nas síndromes mieloproliferativas, foi implicada na trombose. A *trombocitose secundária* está associada com tumores sólidos, o estado pós-esplenectomia, a deficiência de ferro e sepse. As contagens de plaqueta em geral são mais altas na trombose primária que na secundária e a incidência de trombose é maior na primeira. Os distúrbios mieloproliferativos, como a trombocitemia essencial e a policitemia vera, podem resultar em contagens de plaquetas acima de 1.000.000/μl.

O reconhecimento de que as plaquetas desempenham um papel significativo nas síndromes coronarianas agudas e na doença vascular cerebral resultou na elaboração de importantes medicamentos que são usados para prevenir as complicações da aterosclerose. As placas ateroscleróticas rompidas ativam as plaquetas e a rolha de plaquetas e a malha de plaquetas-fibrina que se formam a seguir causam obstrução vascular e isquemia. Existem várias opções na terapia antiplaquetária. A aspirina, um inibidor irreversível da cicloxigenase plaquetária, é o padrão ideal para a terapia antiplaquetária. Ticlopidina e clopidogrel (derivados da tienopiridina) inibem a agregação plaquetária mediada por ADP, porém seu efeito pleno ocorre somente após 3 a 5 dias. ABCIXIMAB (ReoPro) é um inibidor de GPIIa/IIIb. Este anticorpo quimérico bloqueia o receptor do fibrinogênio, prevenindo dessa forma a agregação plaquetária.

Lesão Vascular

Pelo lado arterial, a aterosclerose é incontestavelmente a principal causa de trombose. Diabetes, hipercolesterolemia, hipertensão e o uso de tabaco são os principais fatores de risco. Outras causas incluem arterite, aneurisma e malformações arteriovenosas. Os níveis elevados de homocisteína contribuem para a função alterada das células endoteliais e a trombose resultante (ver Cap. 10).

Pelo lado venoso, vasculite, vasos tortuosos, lesão mecânica e estase contribuem para a trombose. Esses distúrbios são exacerbados freqüentemente por anormalidades hereditárias das proteínas da coagulação.

Leucócitos

DISTÚRBIOS NÃO-MALIGNOS

Neutropenia se Refere a uma Contagem Absoluta de Neutrófilos Inferior a 1.800/μl

Na maioria dos pacientes com neutropenia (granulocitopenia), o número de neutrófilos é suficiente para a defesa contra os microrganismos. Quando o número declina para 1.000/μl, o paciente se torna vulnerável às infecções microbianas, porém um risco sério é experimentado com contagens absolutas abaixo de 500/μl. O termo *agranulocitose* fica reservado para a ausência virtual de neutrófilos causada pela depleção tanto do reservatório marginal quanto da reserva da medula óssea.

A neutropenia reflete menor produção ou maior destruição de neutrófilos (Quadro 20.9). A maioria dos casos de neutropenia é assintomática e inexplicável, e utiliza-se o termo de *neutropenia benigna crônica*. Em alguns casos, o reservatório total de granulócitos é normal, porém um número excessivo de neutrófilos é armazenado na medula óssea ou é retido nos vasos sangüíneos.

MENOR PRODUÇÃO DE NEUTRÓFILOS: A radiação e os agentes quimioterapêuticos interferem na geração de neutrófilos em uma supressão geral da proliferação celular na medula óssea. Certos medicamentos, como fenotiazinas, fenilbutazona, medi-

QUADRO 20.9 Principais Causas de Neutropenia

Menor produção
  Irradiação
  Induzida por medicamentos (a longo e a curto prazo)
  Infecções virais
  Congênita
  Cíclica
Produção ineficaz
  Anemia megaloblástica
  Síndromes mielodisplásicas
Maior destruição
  Neonatal isoimune
  Auto-imune
    Idiopática
    Induzida por medicamentos
    Síndrome de Felty
    Lúpus eritematoso sistêmico
    Diálise (induzida por ativação do complemento)
  Seqüestração esplênica
  Marginação aumentada

camentos antitireóide e indometacina, podem causar uma supressão *idiossincrásica* da medula óssea. A infecção viral e a ingestão de álcool estiveram associadas com supressão da mielopoese. A menor produção de granulócitos constitui uma característica de inúmeros distúrbios hereditários, incluindo a *síndrome de Kostmann* e agranulocitose genética infantil. A mielopoese ineficaz participa na neutropenia das anemias megaloblásticas e nas síndromes mielodisplásicas. Na *neutropenia cíclica*, os episódios recidivam com regularidade aproximadamente a cada 21 dias.

MAIOR DESTRUIÇÃO PERIFÉRICA DE GRANULÓCITOS: A eliminação acelerada dos granulócitos é causada pelo seguinte:

- Maior consumo de neutrófilos nas infecções fulminantes
- Maior seqüestração no hiperesplenismo
- Maior destruição pelos anticorpos

A neutropenia é uma característica comum na AIDS, sendo multifatorial. A depressão induzida por vírus da produção de neutrófilos é agravada pelo consumo infeccioso de neutrófilos e, com freqüência, por mecanismos relacionados aos medicamentos (p. ex., zidovudina).

Outro tipo de neutropenia induzida por medicamentos é de mediação imunológica. Muitos medicamentos acarretam essa forma de destruição dos neutrófilos, especialmente as sulfonamidas, a fenilbutazona e a indometacina. O efeito tóxico resulta da fixação dos complexos circulantes antígeno-anticorpo na superfície dos granulócitos, com subseqüente lesão mediada pelo complemento.

A Neutrofilia É uma Contagem Absoluta de Neutrófilos acima de 7.000/μl

A neutrofilia possui muitas causas (Quadro 20.10) e reflete (1) maior mobilização de neutrófilos a partir do reservatório de armazenamento da medula óssea, (2) liberação acelerada a partir do reservatório marginal do sangue periférico ou (3) estimulação da granulocitose na medula óssea. A maior mobilização de neutrófilos a partir do reservatório da medula óssea ou a partir do reservatório marginal periférico ocorre nos distúrbios traumáticos ou infecciosos agudos. Uma neutrofilia ligeira ocorre em 20% das mulheres durante o terceiro trimestre da gravidez, porém o mecanismo ainda não foi bem definido.

REAÇÃO LEUCEMÓIDE: Nas infecções agudas, a neutrofilia pode ser tão pronunciada a ponto de ser confundida com leucemia, especialmente a leucemia mielóide crônica (LMC), caso em que recebe a designação de *reação leucemóide*. Os indícios para a natureza benigna (ou reativa) de uma reação leucemóide incluem o seguinte: (1) as células no sangue periférico em geral são mais maduras que os mielócitos; (2) a atividade da fosfatase alcalina dos leucócitos é alta em uma reação leucemóide, porém é baixa na LCM; e (3) com freqüência, os neutrófilos benignos contêm grandes inclusões citoplásmicas azuis (*corpúsculos de Döhle*) ou granulações tóxicas (ver Fig. 20.35).

Os Distúrbios Qualitativos dos Neutrófilos Estão Associados a Função Deteriorada

Se a competência funcional dos granulócitos estiver deteriorada, a resistência à infecção pode diminuir apesar de uma contagem normal de granulócitos. Foram descritos inúmeros distúrbios hereditários raros dos granulócitos.

DOENÇA GRANULOMATOSA CRÔNICA (DGC): DGC se *refere a um grupo de distúrbios hereditários raros ligados ao X ou autossômicos recessivos caracterizados por um defeito na função bactericida de neutrófilos e macrófagos.*

QUADRO 20.10 Principais Causas de Neutrofilia

Infecções
  Principalmente bacterianas
Inflamatória imunológica
  Artrite reumatóide
  Febre reumática
  Vasculite
Neoplasia
Hemorragia
Medicamentos
  Glicocorticóides
  Fatores estimulantes das colônias (CFS)
  Lítio
Hereditárias
  Deficiência de CD18
Metabólica
  Acidose
  Uremia
  Gota
  Tempestade tireóidea
Necrose tecidual
  Infarto
  Traumatismo
  Queimaduras

Patogenia: Todas as formas de DGC refletem a incapacidade dessas células sofrerem uma explosão respiratória e gerarem peróxido de hidrogênio através da fagocitose dos microrganismos. O defeito básico na variante ligada ao X é uma deficiência da porção B do citocromo ligado à membrana de NADPH oxidase. Na DGC autossômica recessiva falta um fator citosólico necessário para a ativação de NADPH oxidase.

Na DGC, neutrófilos e macrófagos podem fagocitar os microrganismos. Entretanto, não conseguem destruir os microrganismos catalase-positivos (p. ex., espécies de *Staphylococcus aureus, Serratia marcescens, Salmonella*), que são protegidos de seu próprio peróxido de hidrogênio endógeno pela catalase. Como resultado da incapacidade de gerar peróxido de hidrogênio, forma-se ácido hipocloroso e os microrganismos não são destruídos. Entretanto, os microrganismos catalase-negativos, como *Lactobacillus*, são eliminados de uma maneira normal.

Manifestações Clínicas: A DGC se torna sintomática em qualquer idade desde a primeira infância até a vida adulta e as infecções recorrentes resultam em microabscessos e granulomas generalizados. Os neutrófilos são morfologicamente normais na DGC. O diagnóstico é feito medindo-

NEUTRÓFILOS

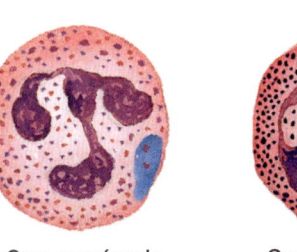
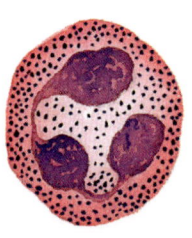
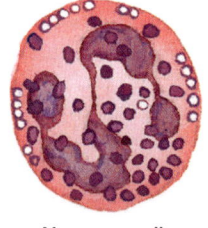
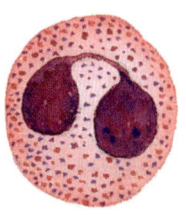

Normal · Com corpúsculo de Döhle · Com granulação tóxica · Na mucopolissacaridose · Com anomalia de Pelger-Huët

LINFÓCITOS

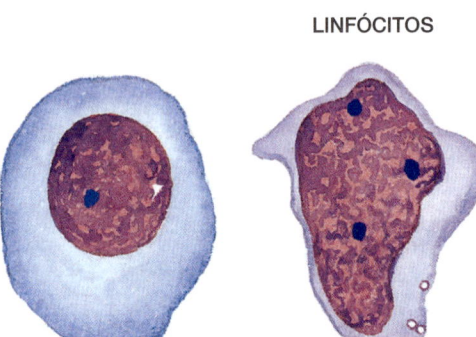
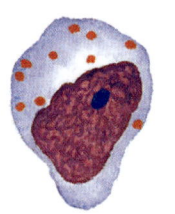
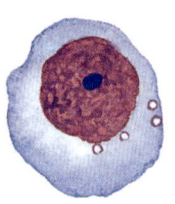

Normal (pequeno) · Atípico · Atípico · Granular (grande) · Plasmacitóide

FIGURA 20.35
Morfologia dos leucócitos anormais. Neutrófilos e linfócitos anormais são contrastados com células normais. Os *corpúsculos de Döhle* são inclusões citoplásmicas azuis que representam o retículo endoplásmico associado ao ribossoma. Nas *granulações tóxicas*, existe uma granulação azul-escura proeminente no citoplasma. Isso representa a persistência de grânulos primários ou azurófilos. Tanto os corpúsculos de Döhle quanto a granulação tóxica são característicos dos processos benignos ou reativos. Nas doenças por armazenamento, como as mucopolissacaridoses, são visualizadas grandes inclusões citoplásmicas semelhantes a blocos. A *anomalia da Pelger-Huët* consiste em hipossegmentação nuclear, freqüentemente com núcleos bilobados, e cromatina densa. Os *linfócitos atípicos* são grandes e exibem uma coloração azul intensa a cinza-pálida; são visualizados nos processos reativos benignos. Os *grandes linfócitos granulares* são células linfóides de tamanho médio a grande com alguns grânulos citoplásmicos cor-de-rosa. Eles são linfócitos T supressores, alguns com função destruidora natural, e podem estar aumentados nos distúrbios benignos ou malignos. Os linfócitos plasmacitóides possuem abundante citoplasma azul e são visualizados em alguns distúrbios reativos.

se a atividade na explosão respiratória no teste do nitroazul tetrazólio (NAT).

DEFICIÊNCIA DE MIELOPEROXIDASE: Este distúrbio autossômico recessivo hereditário se caracteriza pela ausência de mieloperoxidase lisossomal neutrofílica. Entretanto, as infecções bacterianas são observadas apenas raramente, pois existe um aumento compensatório no peróxido de hidrogênio intracelular. As infecções por *Candida* constituem um problema significativo nos pacientes diabéticos com essa deficiência.

SÍNDROME DE CHÉDIAK-HIGASHI: Esta condição autossômica recessiva rara se caracteriza por lisossomos gigantes nos leucócitos e em muitas células de outros tecidos. Nos neutrófilos, monócitos e linfócitos, o defeito se manifesta morfologicamente pela presença de enormes grânulos citoplásmicos. Funcionalmente, observa-se neutropenia, quimiotaxia reduzida, desgranulação alterada e atividade bactericida ineficaz. O distúrbio é atribuído a um aumento generalizado na fusão dos grânulos citoplásmicos (lisossomos).

 Manifestações Clínicas: Clinicamente, os pacientes com a síndrome de Chédiak-Higashi sofrem **infecções bacterianas e fúngicas** recorrentes que envolvem principalmente a pele, as membranas mucosas e o trato respiratório. A agregação plaquetária defeituosa se reflete por **tempos de sangramento prolongados**. O albinismo oculocutâneo (ver Cap. 6) está relacionado à segregação da melanina nos melanossomas gigantes. A doença pode progredir para uma *fase acelerada* fatal, na qual uma síndrome linfoproliferativa (provavelmente uma conseqüência da infecção por EBV) resulta em pancitopenia. Em alguns pacientes, o transplante de medula óssea conseguiu curar a síndrome de Chédiak-Higashi.

A Eosinofilia Ocorre com Reações Alérgicas e Malignidades

Os eosinófilos se diferenciam na medula óssea sob a influência de um ou vários fatores de crescimento dos eosinófilos (p. ex., IL-5). Eles circulam por curtos períodos no sangue periférico e, a seguir, migram preferencialmente para os tratos gastrintestinal e respiratório e a pele. Os eosinófilos respondem às substâncias quimiotáxicas produzidas pelos mastócitos ou que são induzidas pela presença de complexos antígeno-anticorpo persistentes, como ocorre nas condições parasitárias, dermatológicas e alérgicas crônicas. As principais causas de eosinofilia são listadas no Quadro 20.11.

SÍNDROME HIPEREOSINOFÍLICA IDIOPÁTICA: Este termo se refere a um aumento nos eosinófilos circulantes acima de 1.500/μl por mais de 6 meses sem uma doença subjacente evidente. Com freqüência, o acúmulo de eosinófilos nos tecidos resulta em necrose, particularmente no miocárdio, onde produz doença endomiocárdica (ver Cap. 11). Pode surgir também uma disfunção neurológica. A lesão celular mediada pelos eosinófilos está relacionada aos componentes dos grânulos eosinofílicos, particularmente a proteína básica principal e a proteína catiônica (ver Cap. 2). O prognóstico da síndrome hipereosinofílica idiopática não tratada é sombrio e apenas 10% dos pacientes não tratados sobrevivem por 3 anos. A terapia agressiva com corticosteróides melhorou acentuadamente esta situação e, até mesmo nos pacientes com acometimento cardíaco, 70% sobrevivem por mais de 5 anos.

A Basofilia Está Associada a Reações Alérgicas e Doenças Mieloproliferativas

O basófilo, o menos numeroso de todos os leucócitos, se diferencia na medula óssea, circula por um curto período no sangue periférico e, a seguir, passa para os tecidos. Sua relação com os mastócitos é controversa. Os grânulos basofílicos contêm inúmeros mediadores pré-formados da resposta inflamatória, incluindo histamina e sulfato de condroitina. Com a estimulação, essas células sintetizam também leucotrienos e outros mediadores. As principais causas de basofilia são listadas no Quadro 20.12. A basofilia é observada mais comumente nas reações de hipersensibilidade do tipo imediato e nas síndromes mieloproliferativas crônicas.

A Monocitose É Observada nas Condições Malignas e Inflamatórias

Monocitose é definida como uma contagem de monócitos no sangue periférico acima de 800/μl. As principais causas de monocitose incluem distúrbios hematológicos, condições imunológicas e inflamatórias, doenças infecciosas e cânceres sóli-

QUADRO 20.11 Principais Causas de Eosinofilia

Distúrbios alérgicos
Doenças da pele
Infestações parasitárias (helmintos)
Neoplasias malignas
  Hematopoéticas
  Tumores sólidos
Colagenoses
Miscelâneas
  Síndromes hipereosinofílicas
  Síndrome de eosinofilia-mialgia
  Terapia com IL-2

QUADRO 20.12 Principais Causas de Basofilia

Alérgica (medicamento, alimento)
Inflamação
  Artrite reumatóide juvenil
  Colite ulcerativa
Infecção
  Viral (varicela, gripe)
  Tuberculose
Neoplasia
  Síndromes mieloproliferativas
  Leucemia basofílica
  Carcinoma
Endócrina
  Diabetes melito
  Mixedema
  Administração de estrogênio

dos. As doenças hematológicas são responsáveis por pelo menos metade das monocitoses no sangue periférico. Por exemplo, os monócitos podem constituir um componente da leucemia mielógena aguda ou crônica. Nesses casos, eles podem ser tanto morfologicamente normais quanto podem exibir características citológicas imaturas e dispoéticas. Com freqüência, a monocitose ocorre nos estados neutropênicos, provavelmente como um mecanismo de compensação. A monocitose no sangue periférico pode acompanhar também os linfomas malignos e o linfoma de Hodgkin.

A Histiocitose das Células de Langerhans É Habitualmente uma Proliferação Neoplásica Juvenil

A histiocitose das células de Langerhans (HCL) se refere a um amplo espectro de distúrbios proliferativos incomuns das células de Langerhans. As doenças variam desde um acometimento assintomático de um único local, como o osso e os linfonodos, até um distúrbio sistêmico agressivo que acomete múltiplos órgãos.

As células de Langerhans são componentes do sistema de fagócitos mononucleares que derivam das células precursoras na medula óssea. São encontradas na epiderme e em outros locais, como linfonodos, baço, timo e tecidos mucosos. As células de Langerhans ingerem, processam e apresentam os antígenos aos linfócitos T.

A etiologia e a patogenia da HCL são desconhecidas. Admitia-se que a doença poderia representar uma reação imunológica atípica ou uma manifestação incomum de um distúrbio autoimune, porém a demonstração recente da proliferação clonal das células de Langerhans em todas as formas de HCL sugere a possibilidade de um distúrbio neoplásico. Por sua vez, a produção de citocinas pelas células de Langerhans neoplásicas pode ser responsável pelo aspecto polimórfico das lesões da HCL. Lactentes, crianças e adultos jovens são afetados mais comumente. A extensão da doença e o ritmo de progressão se correlacionam inversamente com a idade por ocasião da apresentação. Certos epônimos foram atribuídos tradicionalmente às várias apresentações da HCL.

- O **granuloma eosinofílico** é o distúrbio localizado, em geral autolimitado, de crianças maiores (5-10 anos) e adultos jovens (menos de 30 anos de idade). É responsável por quase 75% de todos os casos de HCL e acomete os homens quatro vezes mais freqüentemente que as mulheres. Os ossos (Fig. 20.36) e os pulmões são os principais órgãos afetados.

- A **doença de Hand-Schüller-Christian** é um distúrbio multifocal e tipicamente indolente, habitualmente em crianças entre 2 e 5 anos de idade, que representa cerca de 25% de todos os casos de HCL. Meninos e meninas são afetados igualmente. As lesões ósseas tendem a predominar, porém o acometimento das glândulas endócrinas pode ser proeminente.
- A **doença de Letterer-Siwe** é uma variante disseminada aguda rara (menos de 10% dos casos) de HCL em lactentes e crianças com menos de 2 anos de idade. Não existe predominância sexual. As lesões cutâneas e o acometimento de órgãos viscerais e do sistema hematopoético são característicos (Fig. 20.37).

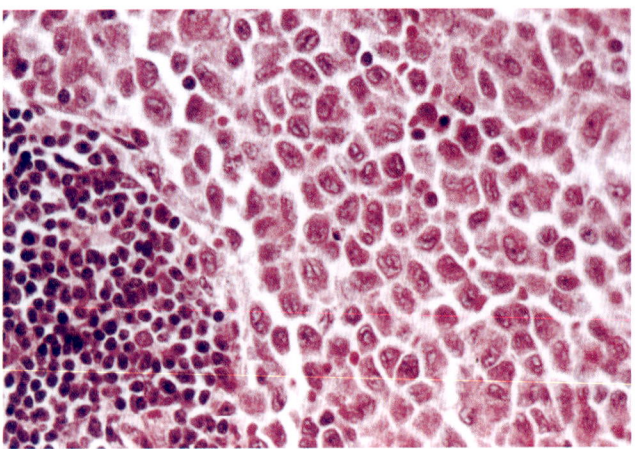

FIGURA 20.37
Doença de Letterer-Siwe. Um corte do baço ilustra massas de células de Langerhans proliferadas.

 Patologia: Apesar da heterogeneidade clínica da HCL, existem achados histopatológicos comuns. As células que se acumulam neste distúrbio são grandes (15-25 μm de diâmetro), com núcleos arredondados ou denteados, cromatina vesicular delicada e pequenos nucléolos. Pregas nucleares acentuadas e sulcos ou dobras proeminentes são características citológicas que faltam nos outros distúrbios dos fagócitos mononucleares. O citoplasma abundante varia de rosado a vermelho e, na doença crônica, pode conter vacúolos lipídicos. Podem ser identificadas células de Langerhans binucleadas ou multinucleadas.

Pela microscopia eletrônica, uma inclusão citoplásmica distintiva, o *grânulo de Birbeck* (Fig. 20.38), é observada comumente nas células de Langerhans. Esta inclusão tem forma de bastonete ou tubular, com uma parte central densa e uma dupla bainha externa. Com freqüência, uma extremidade é bulbosa, quando então o grânulo se assemelha a uma raquete de tênis. Os marcadores celulares imunológicos característicos idênticos àqueles das células de Langerhans epidérmicas incluem a proteína S-100 e CD1 (Fig. 20.39).

As células de Langerhans infiltrantes são acompanhadas por números variáveis de células inflamatórias, principalmente eosinófilos e, menos comumente, plasmócitos e neutrófilos. Focos de necrose com eosinófilos circundantes são denominados *micro-* *abscessos eosinofílicos*. Existem padrões histopatológicos característicos de infiltração histiocítica nos diferentes órgãos.

- A **pele** mostra inicialmente acometimento da derme papilar superficial. A invasão da epiderme pelas células de Langerhans resulta em ulceração secundária.
- Os **linfonodos** exibem primeiro acometimento dos seios, porém a infiltração subseqüente do estroma é comum.
- O **baço** é infiltrado pelas células de Langerhans, predominantemente na polpa vermelha.
- O **fígado** mostra células de Langerhans nos sinusóides.
- Os **pulmões** mostram inicialmente uma infiltração dos septos alveolares assim como nas áreas peribrônquicas e perivasculares.
- A **medula óssea** é infiltrada no estroma hematopoético.

 Manifestações Clínicas: As manifestações clínicas da HCL refletem os locais de acometimento tecidual. O acometimento da pele, principalmente na variante de

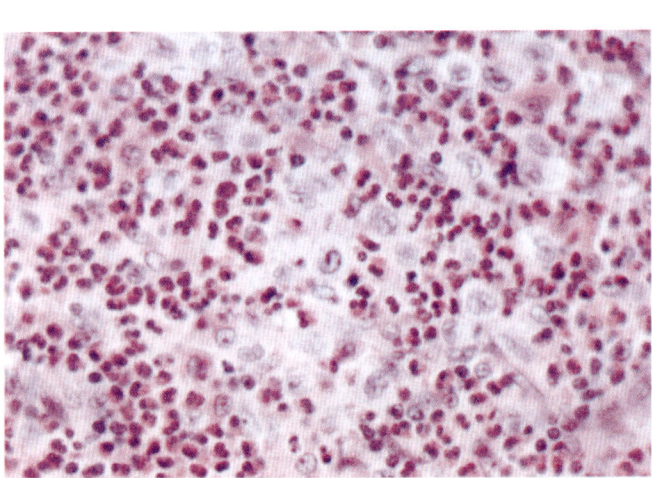

FIGURA 20.36
Granuloma eosinofílico. Um corte de uma costela afetada mostra proliferação de células de Langerhans e numerosos eosinófilos.

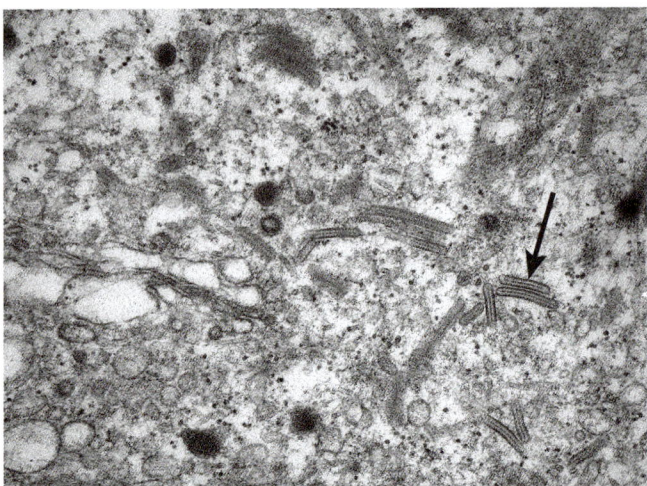

FIGURA 20.38
A micrografia eletrônica mostra um grânulo de Birbeck na histiocitose de Langerhans.

Letterer-Siwe, assume a forma de dermatite seborréica ou eczematóide, mais proeminentemente no couro cabeludo, na face e no tronco. A otite média é um achado comum. A linfadenopatia localizada ou generalizada indolor e a hepatoesplenomegalia são freqüentes. As lesões líticas do osso causam dor ou hipersensibilidade à palpação. A proptose (protrusão do globo ocular) pode ser uma complicação da infiltração da órbita. O diabetes insípido ocorre quando o eixo hipotalâmico-hipofisário é afetado. **A tríade clássica de diabetes insípido, proptose e defeitos nos ossos membranosos ocorre apenas em 15% dos casos da doença de Hand-Schüller-Christian.**

O prognóstico na HCL depende principalmente da idade por ocasião da apresentação, da extensão da doença e do ritmo de progressão. Em geral, o distúrbio é autolimitado e benigno nas pessoas mais idosas (granuloma eosinofílico), enquanto as crianças com menos de 2 anos de idade (doença de Letterer-Siwe) costumam ter uma evolução precária. Raramente, a evolução clínica é agressiva e indiferenciável daquela de uma neoplasia maligna.

Os Distúrbios Proliferativos dos Mastócitos Liberam Mediadores Inflamatórios

Os mastócitos derivam de células precursoras na medula óssea e são encontrados nos tecidos conjuntivos, habitualmente em grande proximidade dos vasos sangüíneos. Nos cortes corados com hematoxilina e eosina, os mastócitos são indiferenciáveis dos fibroblastos ou dos macrófagos teciduais. Eles são alongados ou fusiformes, mas podem ser poligonais ou estrelados. O núcleo ocupa uma posição central, varia de arredondado a alongado e, com freqüência, é denteado. O citoplasma é rosa-pálido e delicadamente granular. Com as colorações de Giemsa ou metacromáticas, como o azul de toluidina, os grânulos dos mastócitos são basofílicos (azul-púrpura). A reação de cloroacetato esterase (CAE) confere aos grânulos uma coloração avermelhada.

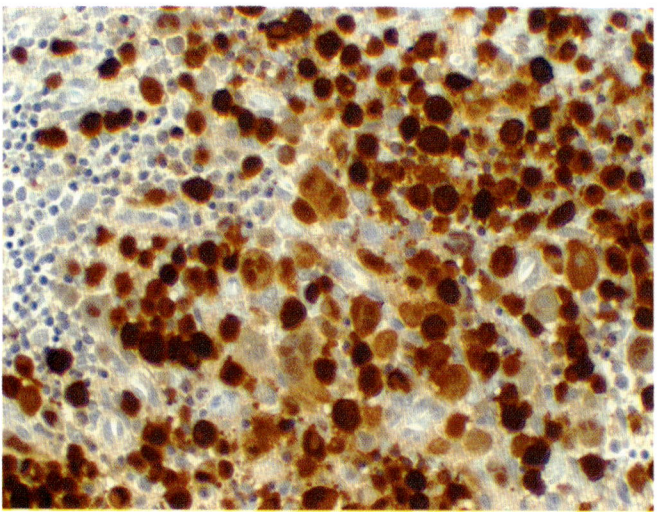

FIGURA 20.39
Granuloma eosinofílico. As células de Langerhans são positivas para CD1 pela coloração com imunoperoxidase.

Os grânulos dos mastócitos contêm mediadores inflamatórios, como histamina, heparina, fatores quimiotáxicos de eosinófilos e neutrófilos e certas proteases. Os sintomas das doenças proliferativas dos mastócitos devem-se à liberação dessas substâncias e incluem rubor, prurido e urticária. A secreção de heparina causa também sangramento através da nasofaringe ou do trato gastrintestinal. O espectro dos distúrbios proliferativos dos mastócitos engloba uma ampla variedade de condições benignas e malignas.

HIPERPLASIA DOS MASTÓCITOS (MASTOCITOSE REATIVA): Este processo ocorre nas reações de hipersensibilidade do tipo imediato e retardado, assim como nos linfonodos que drenam os locais de tumores malignos. É observado também na macroglobulinemia de Waldeström, na medula óssea de mulheres com osteoporose pós-menopáusicas, na síndrome mielodisplásica e após quimioterapia para leucemia.

MASTOCITOSE LOCALIZADA (MASTOCITOMA): Essa lesão se manifesta seja como um único nódulo cutâneo de coloração bronzeada-castanha em recém-nascidos, seja na forma de vários grupos de nódulos cutâneos em crianças menores. Ao exame microscópico, observa-se um infiltrado dérmico difuso de mastócitos. O distúrbio regride espontaneamente e o acometimento extracutâneo secundário é raro.

URTICÁRIA PIGMENTOSA: Esta entidade se manifesta como múltiplas máculas ou pápulas cutâneas distribuídas simetricamente, de coloração bronzeada-castanha, mais comumente em lactentes e crianças pequenas. A pele do tronco é afetada predominantemente, porém qualquer área cutânea pode ser acometida. Microscopicamente, observa-se um infiltrado dérmico difuso de mastócitos. A resolução espontânea costuma ocorrer por ocasião da puberdade e o acometimento sistêmico é incomum.

MASTOCITOSE SISTÊMICA: Este distúrbio raro se caracteriza por infiltrações de muitos órgãos com mastócitos, incluindo a pele, os linfonodos, o baço, o fígado, os ossos e a medula óssea, e o trato gastrintestinal. A mastocitose sistêmica ocorre em qualquer idade, porém os adultos na sexta e sétima décadas da vida são afetados mais comumente. A mastocitose sistêmica pode acompanhar a urticária pigmentosa. Ainda não foi esclarecido se o distúrbio é um processo reativo ou se representa uma proliferação neoplásica de mastócitos.

 Patologia: Na mastocitose sistêmica, os linfonodos mostram inicialmente uma infiltração perifolicular e perivascular por mastócitos. O baço exibe agregados nodulares de mastócitos com fibrose densa concomitante na polpa vermelha, particularmente em relação às trabéculas fibrosas e à cápsula. No fígado, as tríades portais são acometidas primeiro. O acometimento da medula óssea pode ser peritrabecular, perivascular ou difuso (Fig. 20.40) e existe com freqüência uma fibrose concomitante.

Ao exame radiológico podem ser identificadas lesões tanto osteolíticas quanto osteoblásticas na mastocitose sistêmica. O esqueleto axial central, que inclui as costelas, as vértebras, a pélvis, o crânio e os ossos longos proximais, é afetado mais comumente.

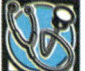 Manifestações Clínicas: Os pacientes com mastocitose sistêmica sofrem de sintomas relacionados à superprodução de inúmeros mediadores produzidos normalmente por mastócitos e basófilos, incluindo histamina, pros-

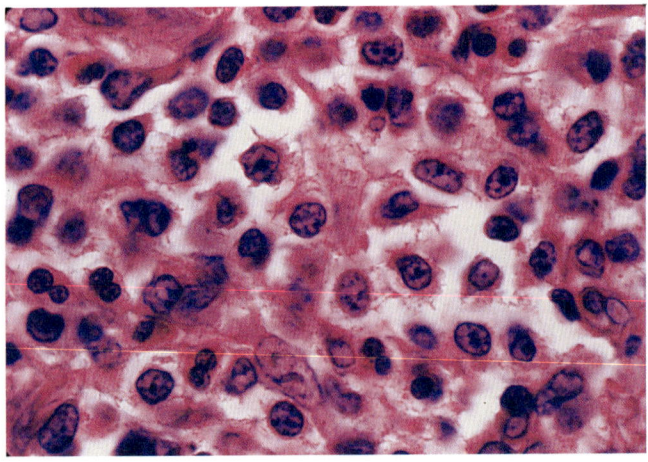

FIGURA 20.40
Mastocitose. Um corte de linfonodo mostra apagamento da arquitetura normal por massas de mastócitos. Os núcleos de localização central são redondos a alongados e, ocasionalmente, denteados. O citoplasma é rosa-pálido e finamente granular.

taglandina D_2 e tromboxano B_2. A maioria dos pacientes apresenta dor abdominal e diarréia. Os episódios anafiláticos, com prurido, rubor e sintomas asmáticos, são comuns. Uma extensa infiltração por mastócitos da medula óssea resulta em anemia secundária, leucopenia e trombocitopenia.

A mastocitose sistêmica adota uma evolução crônica indolente, com cerca de metade dos pacientes sobrevivendo por 5 anos. O alívio sintomático é obtido, pelo menos em parte, com os antagonistas dos receptores H_1 e H_2. Não existe qualquer terapia efetiva para o processo patológico subjacente.

LEUCEMIA DE MASTÓCITOS: Esta complicação ocorre em 15% dos casos de mastocitose sistêmica. As células circulantes exibem as características citológicas típicas dos mastócitos ou de variantes menos diferenciadas. A contagem de leucócitos pode ser extremamente aumentada.

SARCOMA DE MASTÓCITOS: Este câncer é um distúrbio maligno raro dos mastócitos que se caracteriza por extensa infiltração das áreas cutâneas e extracutâneas por variantes anaplásicas de mastócitos. A doença é rapidamente progressiva e o prognóstico é sombrio.

Técnicas Acessórias Ajudam no Diagnóstico das Malignidades Hematológicas

Durante muitos anos, a morfologia convencional, em combinação com um número limitado de testes citoquímicos, representou a única base para fazer o diagnóstico das malignidades hematológicas (leucemias e linfomas). Dispomos atualmente de inúmeras técnicas para a caracterização desses cânceres em um nível molecular.

Citometria de Fluxo

As suspensões de células tumorais coradas com anticorpos fluoresceinados são analisadas para a possível expressão de marcadores por citometria de fluxo (Fig. 20.41). A maioria dos instrumentos avalia seis parâmetros simultaneamente — tamanho da célula, granularidade interna e quatro marcadores diferentes — com o objetivo de identificar e definir as populações de células anormais. A Fig. 20.42 mostra os histogramas

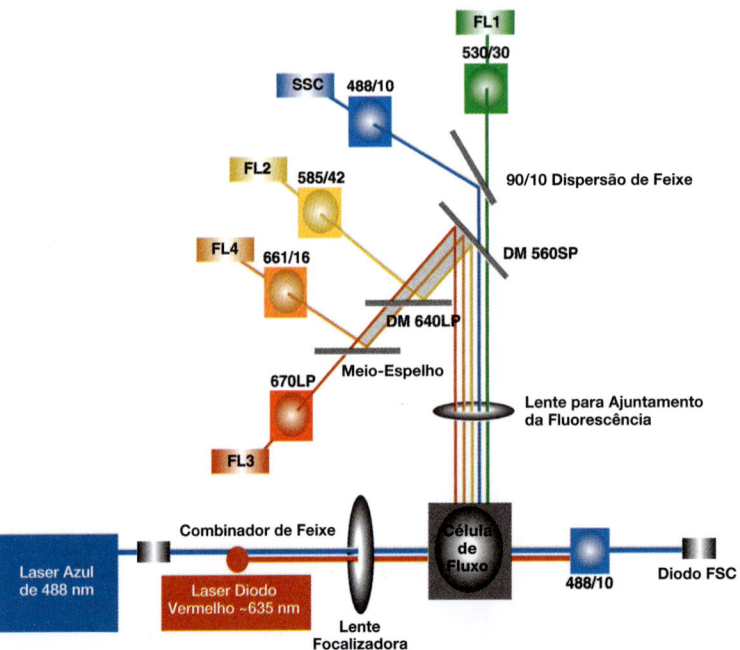

FIGURA 20.41
Diagrama de um citômetro de fluxo com seis parâmetros. Células marcadas com vários anticorpos fluoresceinados que passam através da célula de fluxo são analisadas para seu tamanho (dispersão anterógrada, *FSC*), granularidade interna (dispersão lateral, *FSC*) e marcação com quatro anticorpos adicionais. Diferentes corantes fluorescentes fixados a quatro anticorpos são excitados com luz monocromática de 488 nm e 635 nm, e seu espectro de emissão é identificado por quatro detectores de luz individuais. O sistema identifica células com imunofenotipos anormais.

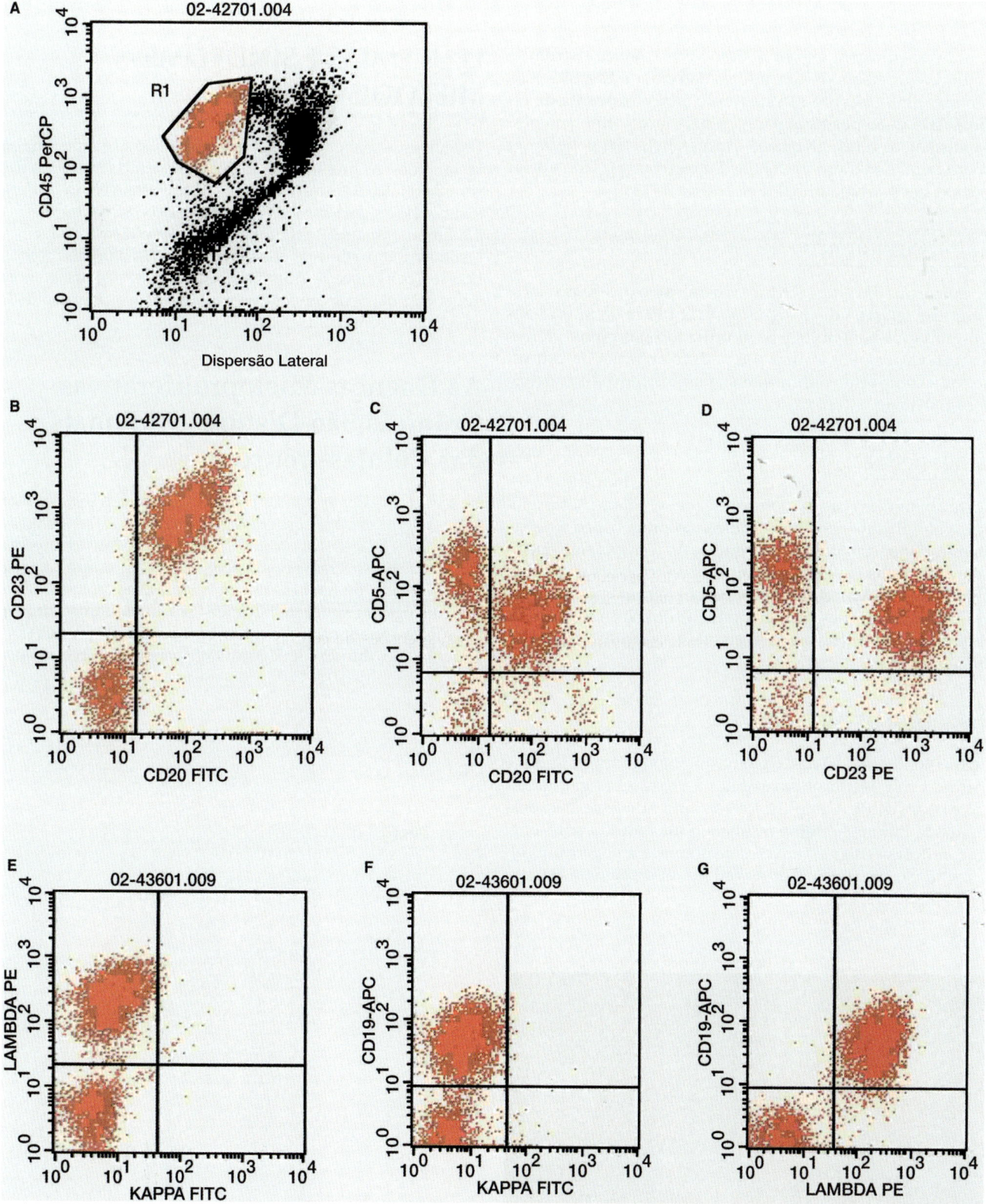

FIGURA 20.42
Análise citométrica de fluxo do sangue periférico obtido de um paciente com leucemia linfocítica crônica do tipo de célula B (CD19 + CD20 + CD5 + CD23 + κ − λ +).

A) Os linfócitos são contidos para análise (barreira R1)
B) As células tumorais co-expressam os marcadores da célula B CD23 e CD20 (quadrante superior direito)
C) As células tumorais co-expressam de uma maneira aberrante os marcadores da célula T CD5 e o marcador da célula B CD20 (quadrante superior direito)
D) As células tumorais co-expressam o marcador da célula T CD5 e o marcador da célula B CD23 (quadrante superior direito)
E) As células tumorais expressam a cadeia leve λ superficial (quadrante superior esquerdo), porém não a cadeia leve κ (quadrante inferior direito)
F) e G) Mostram reatividade das cadeias leves κ e λ versus marcador da célula B CD19.

de um paciente com leucemia linfocítica crônica. As células tumorais expressam os marcadores da célula B CD19/20/23, mostram uma co-expressão aberrante para o marcador da célula T CD5 e são positivas para a cadeia leve λ. Em uma pessoa normal, as células B não co-expressam CD5 e poderia ser esperada uma mistura de células B positivas para as cadeias leve κ e λ (a relação normal de κ/λ é de 2:1).

Imunoistoquímica

Os anticorpos dirigidos contra o mesmo alvo possuem o mesmo grupo (*cluster*) de designação (CD). Para a maioria das malignidades hematológicas, é utilizado um painel de vários anticorpos para avaliar um padrão anormal de expressão, que comporta com freqüência significado diagnóstico e prognóstico.

Citogenética

Existe um número cada vez maior de malignidades hematológicas cujo diagnóstico é definido e cujo prognóstico é determinado por anormalidades genéticas. As técnicas convencionais de bandas revelam numerosas aberrações e translocações cromossômicas. As translocações cromossômicas podem ser identificadas também pela hibridização *in situ* com fluorescência (FISH, *fluorescence in situ hybridization*) (Fig. 20.43).

Diagnósticos Moleculares

A clonalidade das células T e B nas malignidades linfóides é avaliada por técnicas baseadas na reação em cadeia da polimerase (RCP). A amplificação de partes do gene da cadeia pesada da imunoglobulina resulta em uma escada policlonal nas condições benignas; uma banda dominante sugere um clone ampliado de células B observado freqüentemente nos linfomas (Fig. 20.44).

LEUCEMIAS E SÍNDROMES MIELODISPLÁSICAS

Os leucócitos malignos originam-se de células mielóides ou células linfóides. As proliferações malignas de células mielóides derivam de células da medula óssea e se manifestam como *síndromes mielodisplásicas, doenças mieloproliferativas ou leucemias mielógenas agudas*. Em contrapartida, os linfócitos malignos podem ter origem em qualquer compartimento que contenha células linfóides. A classificação da Organização Mundial de Saúde (OMS) se baseia em critérios morfológicos convencionais, citogenética, anormalidades moleculares e imunofenotipo.

As Doenças Mieloproliferativas Crônicas São Distúrbios Clonais das Células-tronco

As doenças mieloproliferativas crônicas são definidas como distúrbios hematogênicos clonais das células-tronco com maior proliferação de uma ou mais linhagens mielóides (células granulocíticas, eritróides ou megacariocíticas). Tradicionalmente, foram definidos quatro tipos diferentes de doenças mieloproliferativas crônicas: leucemia mielógena crônica, policitemia vera, mielofibrose idiopática crônica e trombocitemia essencial (Quadros 20.13 a 20.15). A Organização Mundial de Saúde (OMS) acrescentou recentemen-

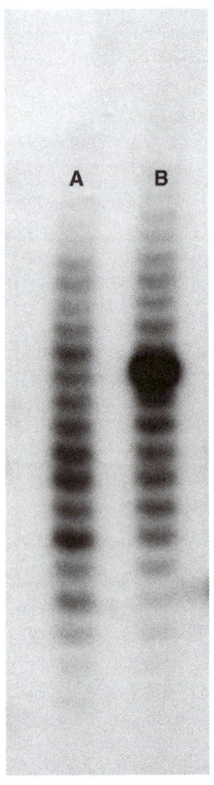

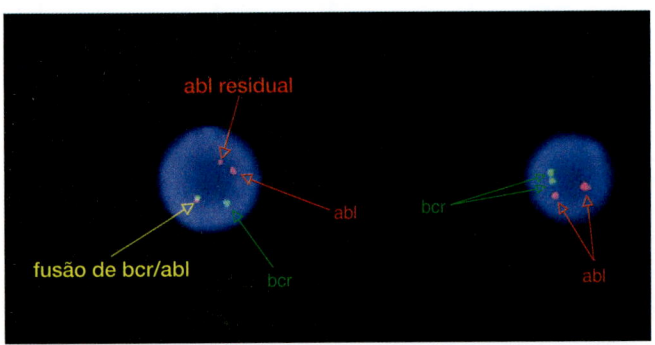

FIGURA 20.43
Hibridização *in situ* com fluorescência (FISH) em um paciente com leucemia mielóide crônica positiva para t(9;22) (cromossomo Philadelphia).
Imagem à direita: Uma célula normal contém dois genes bcr (cromossomo 22) e abl (cromossomo 9) separados.
Imagem à esquerda: Uma célula leucêmica com um sinal de fusão bcr/abl, sinal abl residual e dois sinais abl e bcr normais derivados dos cromossomos normais 9 e 22, respectivamente.

FIGURA 20.44
Ensaio molecular baseado na RCP para o rearranjo do gene *IgH* clonal. *Raia A:* Escada policlonal — nenhuma evidência de uma população de célula B clonal. *Raia B:* Faixa dominante em um fundo policlonal de conformidade com o rearranjo do *IgH* clonal.

QUADRO 20.13 Síndromes Mieloproliferativas Crônicas: Características Morfológicas

	Policitemia Vera	Leucemia Mielógena Crônica	Mielofibrose Idiopática Crônica	Trombocitemia Essencial
Medula óssea				
Histopatológica	Pan-hiperplasia (predominantemente eritróide)	Pan-hiperplasia (predominantemente granulocítica)	Pan-hiperplasia com fibrose	Os megacariócitos atípicos predominam
Relação M:E	< = 2:1	10:1 a 50:1	2:1 a 5:1	2:1 a 5:1
Ferro medular	↓ ou ausente	Normal ou ↑	Normal ou ↑	Normal ou ausente
Fibrose medular	15-20%	< 10%	90-100%	< 5%
Fígado, Baço				
Hematopoese extramedular (metaplasia mielóide)	Moderada (predominantemente eritróide)	Moderada a acentuada (predominantemente granulocítica)	Moderada a acentuada	Ligeira (predominantemente megacariocítica)

te as leucemias neutrofílica crônica e eosinfílica crônica a essa lista.

As doenças mieloproliferativas crônicas afetam tipicamente adultos entre 40 e 80 anos de idade. Elas são relativamente incomuns, com uma incidência de 5 a 10 casos por 100.000 anualmente.

Leucemia Mielógena Crônica (LMC)

A LMC deriva de uma célula-tronco pluripotencial anormal da medula óssea e resulta em leucocitose neutrofílica proeminente que abarca toda a gama da maturação mielóide. Por definição, a presença do cromossomo Philadelphia ou a demonstração molecular do gene de fusão *BCR/ABL* é necessária para estabelecer o diagnóstico.

 Epidemiologia: A LMC é a doença mieloproliferativa mais comum, sendo responsável por 15 a 20% de todos os casos de leucemia. A incidência máxima ocorre na quinta e sexta décadas da vida, com uma ligeira predominância masculina.

Patogenia: A causa da LMC na maioria dos casos é desconhecida. A exposição à radiação e os agentes mielotóxicos como o benzeno foram implicados em um pequeno número de casos. As células leucêmicas representam células-tronco pluripotenciais transformadas com diferenciação predominantemente granulocítica. Em 95% de todos os casos de LCM, o cromossomo Philadelphia, que resulta da translocação t(9:22)(q34:q11), pode ser demonstrado pela citogenética convencional (Fig. 20.45). O próprio cromossomo Philadelphia é um cromossomo 22 derivado (encurtado) [DER (22q)]. O gene *BCR* (break point cluster region — região de aglomeração do ponto de ruptura) no cromossomo 22 se funde ao gene *ABL* no cromossomo 9. Um pequeno número de casos envolve anormalidades cromossômicas adicionais ou translocação críptica de 9q34 e 22q11 que não podem ser identificadas pela citogenética convencional. Nesses casos, o gene de fusão *BCR/ABL* é detectado pela hibridização *in situ* com fluorescência (FISH) (Fig. 20.43), RCP ou pelas técnicas *Southern blot*, que demonstram um gene *BCR/ABL* fundido ou transcriptos de fusão no cromossomo 22. O gene *BCR/ABL* codifica uma proteína de fusão, p210, que atua como uma tirosina cinase constitutivamente ativada. Muito menos comu-

QUADRO 20.14 Síndromes Mieloproliferativas Crônicas: Características Laboratoriais

	Policitemia Vera	Leucemia Mielógena Crônica	Mielofibrose Idiopática Crônica	Trombocitemia Essencial
Hemoglobina	>20 g/dl	Anemia leve	Anemia leve	Anemia leve
Morfologia dos eritrócitos	Ligeira aniso e poiquilocitose	Ligeira aniso e poiquilocitose	Eritrócitos imaturos e acentuada aniso e poiquilocitose	Micrócitos hipocrômicos
Granulócitos	Normais a ligeiramente aumentados; podem mostrar algumas formas imaturas	Moderada a acentuadamente aumentados com espectro de maturação	Normais a moderadamente aumentados; alguns leucócitos imaturos	Normais a ligeiramente aumentados
Plaquetas	Normais a moderadamente aumentadas	Normais a moderadamente aumentadas	Aumentadas a reduzidas	Acentuadamente aumentadas com formas anormais
Fosfatase alcalina leucocitária (LAP)	Normal a aumentada	Diminuída a ausente	Variável	Variável
Citogenética	Inespecífica	Cromossomo Philadelphia (Ph^1); rearranjo do gene *BCR/ABL*	Inespecífica	Inespecífica

QUADRO 20.15 Síndromes Mieloproliferativas Crônicas: Manifestações Clínicas

	Policitemia Vera	Leucemia Mielógena Crônica	Mielofibrose Idiopática Crônica	Trombocitemia Essencial
Relação homem para mulher	1,2:1	3:2	1:1	1,2:1
Variação da idade máxima (anos)	40-60	25-60	50-70	50-70
Sintomas clínicos	Cefaléia, vertigem, prurido	Assintomática ou desconforto no QSE, fatigabilidade	Assintomática ou desconforto no QSE, fatigabilidade	Assintomática ou desconforto no QSE
Esplenomegalia	75%	90%	100%	30% (leve)
Hepatomegalia	40%	50%	80%	40% (leve)
Conversão leucêmica aguda	5-10%	80%	5-10%	2-5%
Sobrevida mediana (anos)	13	3-4	5	>10

QSE, quadrante superior esquerdo.

mente, os genes de fusão *BCR/ABL* resultam da clivagem na região de aglomeração do ponto de ruptura menor e produzem uma proteína de fusão denominada p190. A proteína p190 é observada mais comumente na *leucemia linfoblástica aguda* positiva para o cromossomo Philadelphia. A aquisição de anormalidades cromossômicas adicionais (p. ex., um segundo cromossomo Philadelphia ou trissomia 8) está associada com uma evolução clínica mais agressiva.

Patologia: A LMC pode manifestar-se nas *fases crônica, acelerada ou de blasto*.

A **fase crônica da LMC** apresenta uma leucocitose conspícua, consistindo principalmente em neutrófilos em fase de maturação. Por definição, os blastos representam menos de 10% dos leucócitos. Basofilia e eosinofilia são observadas com freqüência. A contagem de plaquetas está tipicamente aumentada e pode ser superior a $10^6/\mu l$. A biopsia de medula óssea mostra uma hipercelularidade significativa, com apagamento total do espaço medular por células predominantemente mielóides e seus precursores (Fig. 20.46). Com freqüência, os megacariócitos formam aglomerados e mostram características morfológicas anormais, incluindo micromegacariócitos e um menor número de lobos nos núcleos. Um maior número de macrófagos atípicos (*células pseudo-Gaucher e histiócitos azul-marinho*) reflete a fagocitose dos fosfolipídios da membrana secundária a uma maior renovação (*turnover*) celular na medula óssea.

A **fase acelerada da LMC** segue com freqüência a fase crônica e pode estar associada com (1) 10 a 20% de blastos no sangue periférico ou na medula óssea, (2) mais de 20% de basófilos no sangue, (3) trombocitopenia persistente ou trombocitose que não

FIGURA 20.45
Leucemia mielóide crônica. É mostrado o cromossomo Philadelphia der(22).

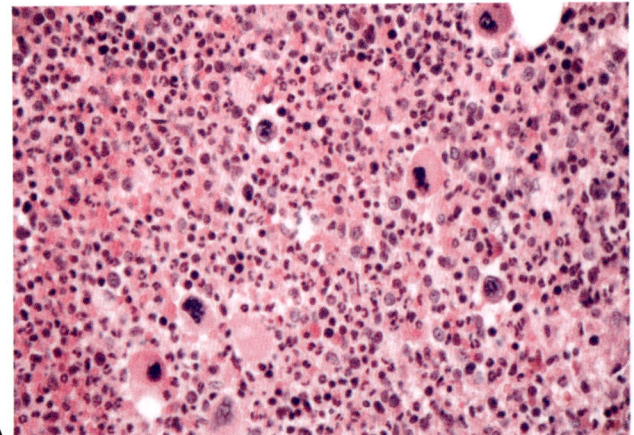
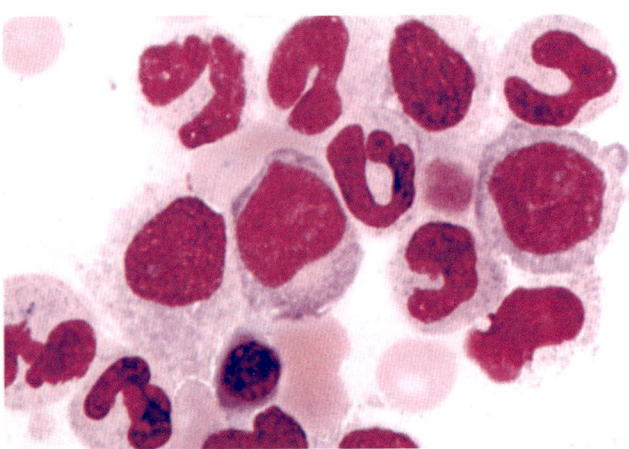

FIGURA 20.46
Leucemia mielógena crônica. A. A medula óssea é conspicuamente hipercelular, em virtude de um aumento nos precursores dos granulócitos, nos granulócitos maduros e nos megacariócitos. B. Um esfregaço do aspirado de medula óssea do mesmo paciente revela numerosos granulócitos em vários estágios de desenvolvimento.

responde à terapia, (4) esplenomegalia, (5) uma contagem cada vez mais alta de leucócitos que não responde à terapia e (6) outras anormalidades cromossômicas.

A **fase de blasto da LMC** representa o resultado final e se caracteriza por (1) pelo menos 20% de blastos da medula óssea, (2) proliferação extramedular de blastos (pele, linfonodos, baço, osso, sistema nervoso central [SNC]) e (3) aglomerados de blastos na biopsia da medula óssea. Na maioria dos casos (70%), as células leucêmicas na fase de blasto exibem aspectos morfológicos e imunofenotípicos da linhagem mielóide; em 30%, exibem o aspecto de linfoblastos. Na maioria dos casos da fase de blasto linfoblástico, os linfoblastos malignos demonstram um imunofenotipo de precursores da célula B, com a expressão de CD10, CD19, CD34 e desoxinucleotidil transferase terminal TdT. Ocasionalmente, os linfoblastos mostram um imunofenotipo de célula T precursora que é corado para CD3, CD7 e TdT. A fase de blasto prenuncia um prognóstico sombrio.

Manifestações Clínicas: A longo prazo, a LMC é uniformemente fatal. Entretanto, com as modalidades terapêuticas aprimoradas, são relatados comumente períodos de sobrevida mediana de 5 a 7 anos.

A LMC é um paradigma para uma malignidade com anormalidade citogenética bem conhecida que pode ser atingida pela terapia medicamentosa específica. Um medicamento recém-elaborado, Gleevec, bloqueia o local de fixação de ATP na tirosina cinase *BCR/ABL*, inativando-o. Remissões significativas da LMC são observadas após o tratamento com esse medicamento. Entretanto, o transplante de medula óssea alogênica constitui atualmente a única esperança de cura.

Policitemia Vera

A policitemia vera (PV) é uma doença mieloproliferativa com origem em uma célula-tronco hematopoética clonal e que resulta em produção descontrolada de hemácias. O aumento nos eritrócitos na PV é autônomo e não é regulado pela eritropoetina. A Organização Mundial de Saúde estabeleceu critérios diagnósticos maiores e menores para a policitemia.

Critérios maiores

- Massa hemática aumentada (hemoglobina > 18,5 g/dl em homens e > 16,5 g/dl em mulheres)
- Nenhuma elevação do nível de eritropoetina
- Nenhuma causa de eritrocitose secundária
- Esplenomegalia
- Demonstração de uma anormalidade genética clonal diferente do cromossomo Philadelphia
- Formação de colônias eritróides *in vitro* na ausência de estimulação pelos fatores de crescimento

Critérios menores

- Trombocitose > $400 \times 10^9/l$
- Leucocitose > $12 \times 10^9/l$
- Eritropoese e megacariopoese proeminentes na medula óssea
- Baixos níveis séricos de eritropoetina

Epidemiologia: Na América do Norte, são observados a cada ano 8 a 10 casos de PV por milhão. A média etária por ocasião do diagnóstico é de 60 anos.

Patogenia: A policitemia vera deriva da transformação maligna de uma única célula-tronco hematopoética com destinação primária para a linhagem eritróide. A proliferação do clone neoplásico ocorre predominantemente na medula óssea, porém pode envolver áreas extramedulares como o baço, os linfonodos e o fígado (metaplasia mielóide).

As células progenitoras eritróides neoplásicas da policitemia vera são sensíveis à eritropoetina como seus congêneres normais. Nos meios de cultura semi-sólidos, elas formam aglomerados luxuriantes de células eritróides (BFU-E) quando expostas à eritropoetina. Entretanto, no estágio mais maduro de formação de colônias (CFU-E), as células neoplásicas formam colônias eritróides nos meios de cultura semi-sólidos até mesmo na ausência de estimulação exógena pela eritropoetina. Essas colônias eritróides autônomas são denominadas CFU-E *endógenas* e são características da policitemia vera durante toda a evolução da doença. Em contrapartida, a formação de CFU-E nas células progenitoras eritróides normais depende da eritropoetina (CFU-E *exógena*). A proliferação autônoma das células mais maduras confere uma vantagem proliferativa aos clones neoplásicos, pois a maior massa de eritrócitos suprime a secreção normal de eritropoetina e a função dos demais progenitores normais. Como resultado, os níveis séricos de eritropoetina são normais ou baixos na PV, diferentemente da eritrocitose secundária (funcional), na qual os níveis de eritropoetina estão aumentados. Nenhum defeito genético recorrente específico foi identificado na PV, apesar de terem sido descritas algumas anormalidades citogenéticas.

Patologia: A medula óssea na PV exibe uma coloração vermelho-púrpura homogênea. O baço está moderadamente aumentado e sua superfície cortada é uniformemente vermelho-escura, com expansão da polpa vermelha e obliteração da polpa branca. O fígado costuma estar aumentado. Os linfonodos podem estar ligeiramente aumentados, em virtude da metaplasia mielóide. As principais características morfológicas na PV são esboçadas no Quadro 20.13.

A medula óssea é hipercelular, com hiperplasia de todos os elementos. Entretanto, as células precursoras eritróides predominam e a relação mielóide-para-eritróide é inferior a 2:1. A maturação eritróide é normal (normoblástica). Observa-se maturação normal da linhagem de células granulocíticas. Os megacariócitos estão tipicamente aumentados de número e tamanho e costumam ficar aglomerados. Em 90% dos casos, o ferro medular que pode ser corado está reduzido ou ausente. Um aumento de ligeiro a moderado na fibrose de reticulina é comum e 10% dos casos progridem para uma fibrose colagenosa grave.

O baço exibe um acúmulo proeminente de eritrócitos nos cordões e seios da polpa vermelha. Pode haver metaplasia mielóide, caracterizada por células precursoras eritróides, granulócitos imaturos e megacariócitos. A polpa branca linfóide é atrófica ou obliterada. A metaplasia mielóide também é comum nos sinusóides do fígado e nos seios e nos paracórtices dos linfonodos.

O esfregaço de sangue periférico revela eritrócitos normais, porém observa-se hipocromia e microcitose quando existe deficiência de ferro. A anemia ferropriva constitui um elemento característico da policitemia vera por causa de (1) desvio do ferro de armazenamento para a massa hemática aumentada, (2) perda de ferro no trato gastrintestinal como complicação das úlceras gástricas e duodenais e (3) flebotomia terapêutica. Se a esplenomegalia causa hiperesplenismo, os eritrócitos exibem acentuada anisocitose e poiquilocitose, com formas em gota de lágrima características.

Os achados laboratoriais iniciais comuns na PV são esboçados no Quadro 20.15. A concentração de hemoglobina pode ser superior a 20 g/dl e o hematócrito ultrapassa os 60%. A contagem de eritrócitos é de 6 a $10 \times 10^6/l$. O ferro sérico costuma estar reduzido e a capacidade fixadora de ferro total está aumentada. No esfregaço de sangue, os elementos formados em geral estão aumentados na PV. Uma leucocitose de ligeira a moderada, de 10.000 a 25.000/μl, ocorre inicialmente em dois terços dos casos, porém em ocasiões raras são observadas contagens de neutrófilos superiores a 100.000/μl. Um ligeiro aumento nos granulócitos imaturos circulantes (desvio para a esquerda) é comum. Basófilos e eosinófilos circulantes também costumam estar aumentados. Uma trombocitose de ligeira a moderada (400.000-800.000 plaquetas/μl) ocorre inicialmente em metade dos casos. Com freqüência, as plaquetas exibem características morfológicas anormais, incluindo formas gigantes e hipogranuladas. A agregação anormal das plaquetas pela exposição ao ADP, à adrenalina e ao colágeno é observada em muitos casos. O escore da fosfatase alcalina leucocitária (LAP) é normal em 30% dos casos e aumentado em 70%. O escore LAP às vezes é útil para distinguir os subtipos das síndromes mieloproliferativas crônicas (Quadro 20.14). A hiperuricemia e a gota secundária podem estar presentes e estão relacionadas à renovação celular rápida.

Manifestações Clínicas: O início da policitemia vera tende a ser insidioso e os sintomas em geral são inespecíficos, relacionados tipicamente a uma massa aumentada de eritrócitos. Pletora e esplenomegalia são achados precoces. Cefaléia, vertigem e problemas visuais resultam dos distúrbios vasculares no cérebro e na retina. Podem ser observadas angina do peito, secundária à lentidão do fluxo sangüíneo nas artérias coronárias, e claudicação intermitente causada por um fluxo sangüíneo periférico lento nas extremidades inferiores. Úlceras gástricas ou duodenais podem resultar de problemas circulatórios no trato gastrintestinal e, possivelmente (em parte), da liberação de histamina pelos basófilos. Complicações trombóticas significativas ocorrem em um terço dos casos, incluindo acidente vascular cerebral e infarto do miocárdio. As características clínicas da policitemia vera são esboçadas no Quadro 20.15.

A evolução clínica da policitemia vera prossegue através de uma série de fases.

- **Fase proliferativa:** A maioria dos pacientes experimenta uma fase proliferativa prolongada que é dominada pela proliferação eritróide e uma massa aumentada de eritrócitos. Esta fase costuma persistir inalterada até que o paciente acaba sucumbindo às complicações ou morre de causas estranhas. Em um terço dos pacientes a doença progride para outros estágios.
- **Fase de exaustão:** Em 10% dos casos, a proliferação excessiva de células eritróides cessa, resultando em uma massa de eritrócitos estável ou reduzida.
- **Mielofibrose pós-policitêmica com metaplasia mielóide:** Cerca de 10% dos casos mostram progressão para mielofibrose, que é similar àquela observada em outras síndromes mieloproliferativas crônicas. Esses pacientes exibem (1) uma anemia progressivamente severa, (2) esplenomegalia cada vez mais acentuada em virtude da metaplasia mielóide, (3) uma reação leucoeritroblástica no sangue periférico com células eritróides e granulocíticas imaturas circulantes e poiquilocitose e anisocitose dos eritrócitos e (4) mielofibrose severa com depleção de células hematopoéticas. Neste estágio, o prognóstico é sombrio, com uma sobrevida média de apenas 2 anos.
- **Leucemia mielógena aguda:** A LMA se instala em 5 a 10% dos casos de PV. O risco de progressão para LMA parece ser maior quando houve um tratamento prévio com p-32 ou agentes alquilantes. Entretanto, pode refletir também a história natural da doença, com os pacientes tratados sobrevivendo por períodos mais longos.

A sobrevida mediana na PV é de 13 anos e as causas mais comuns de morte são aquelas associadas à idade avançada. As causas específicas de morte relacionadas à própria doença incluem trombose, hemorragia, LMA e a fase de exaustão. A redução terapêutica da massa de eritrócitos, por flebotomia repetida ou quimioterapia, constitui um tratamento eficaz na maioria dos casos.

Mielofibrose Idiopática Crônica

A mielofibrose idiopática crônica é uma doença mieloproliferativa clonal na qual a fibrose da medula óssea é acompanhada por megacariopoese e granulopoese proeminentes.

Epidemiologia: A incidência anual de mielofibrose idiopática é estimada entre 0,5 e 1,5 por 100.000. É uma doença dos idosos, com uma incidência máxima na sétima década da vida.

Patogenia: Como em outros tipos de doença mieloproliferativa, alguma exposição ao benzeno ou à radiação tem sido implicada ocasionalmente na mielofibrose idiopática crônica. Os megacariócitos malignos produzem PDGF e TGF-β, que são ambos poderosos mitógenos dos fibroblastos. Finalmente, todo o espaço medular é deslocado pelo tecido conjuntivo, embora os fibroblastos não façam parte do distúrbio clonal de células-tronco. Na *fase fibrótica*, as células-tronco malignas penetram na circulação e dão origem à hematopoese extramedular em múltiplos locais anatômicos. Não foi identificado qualquer defeito genético.

Patologia: A maioria dos pacientes é diagnosticada no estágio fibrótico, porém 25% são detectados pela primeira vez na fase celular. O **estágio pré-fibrótico** exibe uma medula óssea hipercelular, com proliferação neutrofílica e megacariocítica predominante. Os megacariócitos se aglomeram e são atipicamente lobulados. No **estágio fibrótico**, o sangue periférico mostra leucopenia ou acentuada leucocitose e os precursores mielóides e as hemácias nucleadas (leucoeritroblastose) costumam estar presentes. As hemácias exibem poiquilocitose e formas em gota de lágrima. A fibrose conspícua de reticulina ou de colágeno na medula óssea define esse estágio (Fig. 20.47). Como na fase celular, estão presentes muitos megacariócitos atípicos. A hematopoese extramedular resulta em esplenomegalia, hepatomegalia e linfadenopatia e pode estar presente em outros órgãos.

Manifestações Clínicas: Vinte e cinco por cento dos pacientes com mielofibrose idiopática são assintomáticos por ocasião do diagnóstico. Nesses casos, a doença é identificada pela esplenomegalia ao exame físico e pela demonstração de hemácias em gota de lágrima ou de trombocitose. Os

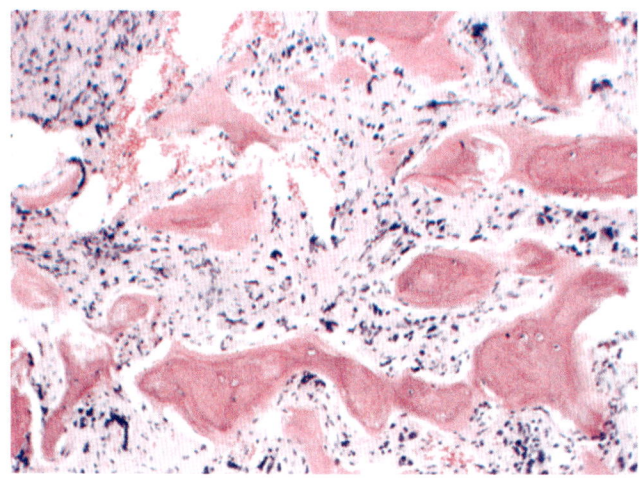

FIGURA 20.47
Mielofibrose idiopática crônica. Um corte de medula óssea mostra fibrose colagenosa, osteosclerose e numerosos megacariócitos anormais.

sintomas clínicos iniciais são inespecíficos e incluem fadiga, febrícula, suores noturnos e perda de peso. A função plaquetária pode estar deteriorada e associada a uma maior agregação das plaquetas e trombose ou a uma menor agregação das plaquetas com uma diátese hemorrágica. A transformação para LMA ocorre em 15% dos casos.

Trombocitemia Essencial

A trombocitemia essencial é um distúrbio neoplásico incomum das células-tronco hematopoéticas que se caracteriza por proliferação descontrolada dos megacariócitos. Um acentuado aumento nas plaquetas circulantes é acompanhado por episódios recorrentes de trombose e hemorragia. A doença afeta pessoas de meia-idade, com uma ligeira predominância masculina. Os critérios da Organização Mundial de Saúde exigem uma contagem plaquetária persistente acima de 600.000/μl e uma proliferação megacariocítica proeminente na medula óssea. Os critérios de exclusão incluem a inexistência de qualquer evidência para o seguinte:

Policitemia (massa hemática normal)
Leucemia mielógena crônica
Mielofibrose idiopática
Anormalidades cromossômicas
Características morfológicas displásicas
Trombocitose reativa

 Patogenia: Admite-se que a trombocitemia essencial é um distúrbio clonal que deriva da transformação maligna de uma única célula-tronco hematopoética com destinação principal, porém não exclusiva, para a linhagem megacariocítica. A doença caracteriza-se por acentuada proliferação dos megacariócitos, com um aumento de até 15 vezes ou mais na produção de plaquetas. As unidades formadoras de colônias de megacariócitos (CFU-Mega) aumentam de número e podem proliferar de maneira autônoma sem o acréscimo de fatores de crescimento específicos. Em alguns casos, o número de BFU-E também aumenta, achado esse que pode explicar algumas características que se superpõem com a policitemia vera (PV). Diferentemente da PV, a massa de eritrócitos na trombocitemia não aumenta.

Patologia: As anormalidades da função plaquetária são comuns na trombocitemia primária. Os episódios recorrentes de trombose são atribuídos à trombocitose severa, e a hemorragia reflete defeitos na função das plaquetas. A anemia ferropriva acompanha a hemorragia através dos tratos gastrintestinal e urogenital.

A trombose pode ocorrer em qualquer órgão ou tecido e pode acometer artérias ou veias. As tromboses no baço, com infartos subseqüentes, podem resultar em atrofia esplênica. Por sua vez, esse efeito reduz o tamanho do principal local de seqüestração para o maior reservatório de plaquetas no sangue e a conseqüente exacerbação da trombocitose agrava o prognóstico. Outrossim, a esplenectomia em geral está contra-indicada, pois produz um aumento conspícuo na contagem de plaquetas.

Observa-se uma acentuada hipercelularidade da medula óssea, com um menor número de células adiposas e um maior número de megacariócitos (Fig. 20.48). Menos comumente, ocorre hiperplasia de todas as três linhagens de células hematopoéticas, porém a linhagem de megacariócitos predomina. Os megacariócitos se distribuem em aglomerados coesivos ou massas e exibem características morfológicas atípicas. Estas incluem formas com núcleos grandes, bizarros, hipercromáticos e hiperlobulados e citoplasma abundante, assim como formas micromegacariocíticas menores. Os grandes aglomerados de plaquetas livres constituem um achado característico. As fibras de reticulina na medula óssea estão aumentadas em um terço dos casos, porém a fibrose óbvia é rara. Os depósitos de ferro são normais ou reduzidos.

O baço fica ligeiramente aumentado em metade dos casos de trombocitemia primária. A superfície de corte do baço é homogeneamente vermelho-púrpura, com expansão da polpa vermelha e atrofia da polpa branca. Ao exame microscópico, a metaplasia mielóide é comum. A metaplasia mielóide dos sinusóides hepáticos e dos linfonodos é observada ocasionalmente. Os principais achados morfológicos na trombocitemia primária são resumidos no Quadro 20.13.

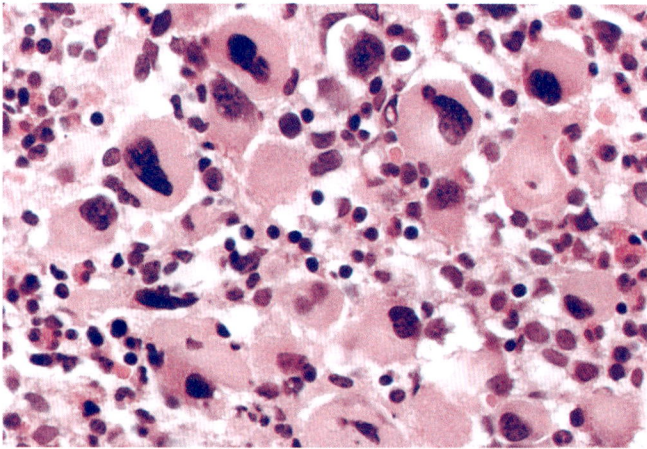

FIGURA 20.48
Trombocitemia essencial. Um corte de medula óssea mostra um aumento conspícuo no número de megacariócitos, que exibem características atípicas e formas hipolobadas.

Manifestações Clínicas: A evolução clínica da trombocitemia primária é prolongada, com uma sobrevida mediana superior a 10 anos. Nos casos não tratados, a trombose de grandes artérias e veias constitui uma complicação comum, especialmente nas extremidades inferiores, coração, intestino e rins. A hemorragia em geral é ligeira e não chega a ameaçar a vida. A LMA sobrevém em até 5% dos casos, com os blastócitos neoplásicos sendo de linhagem granulocítica ou megacariocítica. Em uma pequena minoria dos pacientes, a trombocitemia primária se transforma em outra síndrome mieloproliferativa crônica. A doença é tratada com plaquetoférese e quimioterapia mielossupressiva. As característica clínicas da trombocitemia primária são listadas no Quadro 20.15.

Leucemia Neutrofílica

A leucemia neutrofílica crônica é uma doença mieloproliferativa rara que foi reconhecida recentemente pela OMS como uma entidade patológica em separado. *Caracteriza-se por neutrofilia persistente no sangue periférico e hipercelularidade da medula óssea e exibe proliferação de granulócitos neutrofílicos e hepatoesplenomegalia.* Por definição, não existe cromossomo Philadelphia nem gene de fusão *BCR/ABL*. O diagnóstico diferencial mais difícil é com a neutrofilia reativa. Para estabelecer um diagnóstico de leucemia neutrofílica crônica, todas as causas identificáveis de neutrofilia fisiológica, como infecção ou qualquer outro tipo de processo inflamatório, devem ser excluídas. Mais de 80% dos leucócitos no sangue periférico devem consistir em neutrófilos segmentados, ao contrário da LMC, na qual é observado todo o espectro da maturação mielóide.

Leucemia Eosinofílica Crônica e Síndrome Hipereosinofílica

A leucemia eosinofílica crônica é uma doença mieloproliferativa com proliferação clonal dos precursores eosinofílicos. O distúrbio mostra eosinófilos persistentemente aumentados no sangue (> 1.500/µl), na medula óssea e nos tecidos periféricos. O dano cardíaco e pulmonar resulta da infiltração eosinofílica, que libera citocinas e proteínas citotóxicas. As causas de hipereosinofilia secundária (alergias, parasitas etc.) terão que ser excluídas. Os casos de eosinofilia idiopática sem demonstração molecular de clonalidade e sem qualquer cariótipo anormal devem ser designados preferencialmente de *síndrome hipereosinofílica.*

As Síndromes Mielodisplásicas São Distúrbios Clonais que Causam Hematopoese Ineficaz

As síndromes mielodisplásicas (SMD) são distúrbios clonais das células-tronco hematopoéticas nos quais as características morfológicas displásicas em uma ou mais linhagens hematopoéticas são acompanhadas por uma hematopoese ineficaz (Quadro 20.16). A doença é mais comum nos idosos. Existe uma discrepância entre a escassez de elementos do sangue periférico e a acentuada hiperplasia observada na medula óssea. Todos os tipos de SMD manifestam uma anemia refratária ou outros tipos de citopenia. Alguns casos estão associados a um aumento nos mieloblastos. Ao contrário das doenças mieloproliferativas, a SMD não exibe leucocitose nem trombocitose. A SMD deve ser diferenciada também de LMA, que exibe pelo menos 20% de blastos na medula óssea. Pelo fato de a SMD evoluir freqüentemente para LMA, é denominada também de *síndrome pré-leucêmica.*

 Patogenia: A SMD pode ser primária (*de novo*) ou secundária (relacionada à terapia). Os pacientes com mielodisplasia secundária contam habitualmente uma história de quimioterapia, especialmente com agentes alquilantes ou radioterapia para o tratamento do câncer. Outros fatores de risco para SMD incluem vírus, exposição ao benzeno, fumo de cigarros e anemia de Fanconi.

 Patologia: A classificação morfológica da SMD se baseia na presença de células hematopoéticas com um formato anormal e na proporção de mieloblastos (Quadro 20.16). Características displásicas podem estar presentes em uma ou mais linhagens hematopoéticas. Elas são mais freqüentes nos precursores eritróides, que mostram alterações megaloblastóides, multinucleação, brotamento nuclear, formação de pontes entre os núcleos e cariorrexe (Fig. 20.49). Os sideroblastos anelados são comuns (Fig. 20.50). As características disgranulopoéticas incluem hipersegmentação ou hipossegmentação nuclear (*pseudocélulas de Pelger-Huët*) e hipogranulação citoplásmica (Fig. 20.51). Os megacariócitos displásicos incluem as formas mononucleares ou hipolobuladas e as células com separação nuclear (Fig. 20.52).

A SMD com mais de 15% de sideroblastos anelados (SA) é designada de SMD-SA. Os casos com mais de 5% de blastos são denominados de *anemia refratária com excesso de blastos (AREB).* Os blastos aumentados na medula óssea, que são acompanhados por aglomerados de células imaturas no interstício, recebem a designação de *localização atípica de precursores imaturos* (LAPI).

Os estudos citogenéticos e moleculares são essenciais para o diagnóstico e o prognóstico das síndromes mielodisplásicas. A deleção isolada do cromossomo 5 (5q-) ocorre principalmente em mulheres e indica um prognóstico mais favorável. Diferentemente de outros tipos de SMD, a síndrome 5q- se caracteriza por contagens normais ou aumentadas de plaquetas. Outras anormalidades cromossômicas favoráveis são -y e 20q-. Em contrapartida, a deleção do cromossomo 7 (7q-) comporta um prognóstico desfavorável. Quanto maior o número de anormalidades cromossômicas presentes, menos favorável será a conseqüência da doença.

 Manifestações Clínicas: A SMD se manifesta com anemia, neutropenia e trombocitopenia. Os pacientes com a doença correm maior risco de leucemia aguda, e quanto mais alta a proporção de blastos na medula óssea, maior será o risco.

Anemia Refratária

A anemia refratária (AR) é um tipo de SMD definida como eritropoese ineficaz com características displásicas. É uma doença dos idosos, sendo responsável por 5 a 10% de todos os casos de SMD. Não existe

QUADRO 20.16 Classificação da OMS para os Achados no Sangue Periférico e na Medula Óssea nas Síndromes Mielodisplásicas

Doença	Achados no Sangue	Achados na Medula Óssea
Anemia refratária (AR)	Anemia Blastos ausentes ou raros	Displasia eritróide apenas <5% de blastos <15% de sideroblastos anelados
Anemia refratária com sideroblastos anelados (ARSA)	Anemia Ausência de blastos	≥15% dos sideroblastos anelados Displasia eritróide apenas <5% de blastos
Citopenia refratária com displasia de múltiplas linhagens (CRDM)	Citopenia (bicitopenia ou pancitopenia) Blastos ausentes ou raros Ausência dos corpúsculos de Auer <1 × 10⁹/l monócitos	Displasia em ≥ 10% das células em uma ou mais linhas celulares mielóides <5% de blastos na medula óssea Ausência de corpúsculos de Auer <15% de sideroblastos anelados
Citopenia refratária com displasia de múltiplas linhagens e sideroblastos anelados (CRDM-SA)	Citopenia (bicitopenia ou pancitopenia) Blastos ausentes ou raros Ausência dos corpúsculos de Auer <1 × 10⁹/l monócitos	Displasia em ≥ 10% das células em uma ou mais linhas celulares mielóides ≥15% de sideroblastos anelados <5% de blastos Ausência dos corpúsculos de Auer
Anemia refratária com excesso de blastos-1 (AERB-1)	Citopenias <5% de blastos Ausência de corpúsculos de Auer <1 × 10⁹/l monócitos	Displasia de uma única linhagem ou de múltiplas linhagens 5-9% de blastos Ausência de corpúsculos de Auer
Anemia refratária com excesso de blastos-2 (AERB-2)	Citopenias 5-19% de blastos Corpúsculos de Auer ± <1 × 10⁹/l monócitos	Displasia de uma única linhagem ou de múltiplas linhagens 10-19% de blastos Corpúsculos de Auer ±
Síndrome mielodisplásica-não classificada (SMD-N)	Citopenias Blastos ausentes ou raros Ausência de corpúsculos de Auer	Displasia de uma única linhagem: uma única linha celular mielóide <5% de blastos Ausência de corpúsculos de Auer
SMD associada com del(5q) isolada	Anemia Em geral contagem de plaquetas normal ou aumentada <5% de blastos	Megacariócitos normais a aumentados com núcleos hipolobados <5% de blastos Anormalidade citogenética isolada del(5q) Ausência de corpúsculos de Auer

qualquer aumento nos blastos nem nos sideroblastos anelados. AR é um diagnóstico de exclusão, e outras condições que produzem precursores eritróides anormais (p. ex., álcool, medicamentos e toxinas, vírus e deficiências vitamínicas), devem ser excluídas.

 Patologia: A biopsia de medula óssea mostra uma celularidade maior que a esperada, com acentuada proliferação eritropoética. Essa discrepância com a anemia reflete uma eritropoese ineficaz. As colorações para ferro demonstram maior quantidade desse elemento nos macrófagos, porém menos de 15% de sideroblastos anelados.

Não existem anormalidades imunofenotípicas específicas na AR, porém um cariótipo anormal é determinado em 25% dos casos, incluindo 5q-, 7q-, 20q- e trissomia do 8.

 Manifestações Clínicas: A sobrevida mediana na AR é de 5 anos. A progressão para leucemia aguda ocorre em 5 a 10% dos casos.

Anemia Refratária com Sideroblastos Anelados (ARSA)

Um diagnóstico de ARSA exige que 15% ou mais das hemácias nucleadas sejam representadas por sideroblastos anelados (Fig. 20.50). Nas colorações para ferro, o núcleo dos sideroblastos anelados é circundado por pelo menos 10 grânulos sideróticos, que representam acúmulo de ferro nas mitocôndrias. A ARSA é responsável por 10% de todos os casos de SMD, sendo observada tipicamente em idosos. A etiologia do distúrbio é desconhecida.

 Patologia: Os achados morfológicos na medula óssea dos pacientes com ARSA são semelhantes àqueles observados nos pacientes com AR que se apresentam com acentuada hiperplasia eritróide. As hemácias no esfregaço de sangue podem exibir um padrão dimórfico, ou seja, uma mistura de células normocrômicas e hipocrômicas. Os

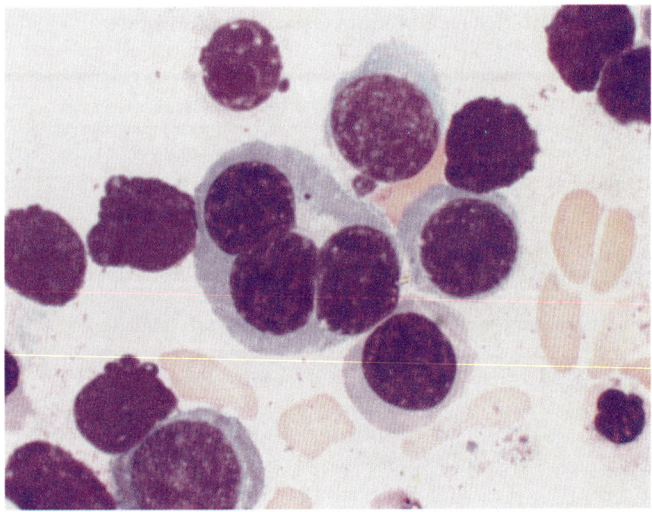

FIGURA 20.49
Síndrome mielodisplásica. São mostrados eritrócitos megaloblásticos, multinucleados e displásicos.

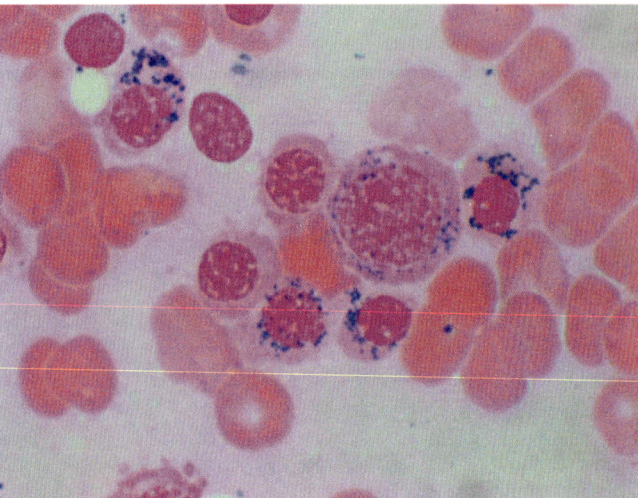

FIGURA 20.50
Sideroblasto anelado. O esfregaço de um aspirado de medula óssea corado com azul da Prússia mostra uma célula precursora eritróide contendo mitocôndrias repletas de ferro que circundam os núcleos.

sinais de sobrecarga de ferro são comuns, com siderófagos abundantes na medula óssea e maiores depósitos de ferro no fígado e no baço.

 Manifestações Clínicas: Os sintomas de ARSA estão relacionados principalmente a uma anemia moderada e a uma sobrecarga de ferro progressiva. De todos os diferentes tipos de SMD, a ARSA comporta o mais baixo risco de LMA (1-2%). A sobrevida mediana é de 6 anos.

Citopenia Refratária com Displasia de Múltiplas Linhagens (CRDM)

CRDM é uma SMD caracterizada por eritroblastos displásicos e características displásicas em pelo menos 10% das células de uma linhagem hematopoética adicional.

 Patologia: As alterações displásicas estão presentes em 10% ou mais das células de pelo menos duas linhagens hematopoéticas. Além das alterações nos precursores eritróides, os precursores neutrofílicos podem demonstrar hipogranulação e hipossegmentação ou hipersegmentação nuclear. As anormalidades dos megacariócitos também podem estar presentes. As anormalidades cromossômicas são observadas em metade dos pacientes com CRDM ou CRDM-SA.

 Manifestações Clínicas: A maioria dos pacientes com CRDM mostra evidência de falência da medula óssea. Uma discrepância entre uma medula óssea hipercelular e uma extraordinária citopenia periférica indica uma hematopoese ineficaz. Dez por cento dos pacientes evoluem para leucemia aguda e a sobrevida mediana é inferior a 3 anos.

Anemia Refratária com Excesso de Blastos (AREB)

AREB mostra até 20% de mieloblastos na medula óssea e engloba mais de um terço de todos os casos de SMD. São afetadas pessoas com mais de 50 anos de idade.

 Patologia: As características displásicas de AREB são semelhantes às observadas em outros tipos de mielodisplasia. Sabendo-se que as células mielopoéticas mostram um desvio para a esquerda, com um maior número de blastos, pode haver uma localização anormal (intersticial) de precursores imaturos na medula óssea. Como em outros tipos de

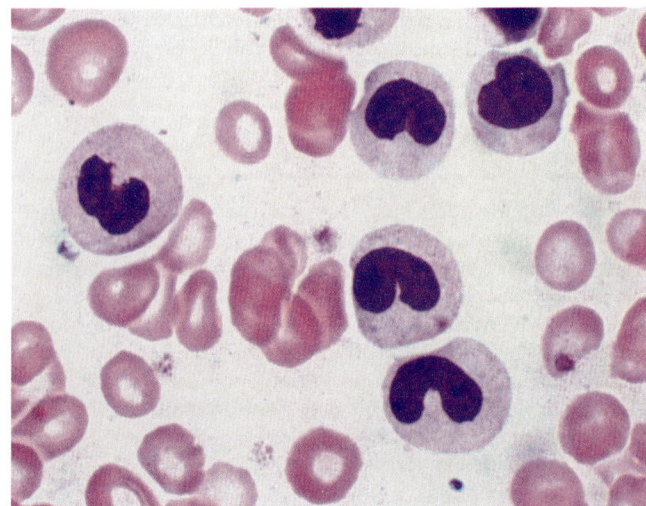

FIGURA 20.51
Síndrome mielodisplásica. Granulócitos hipoglanulares.

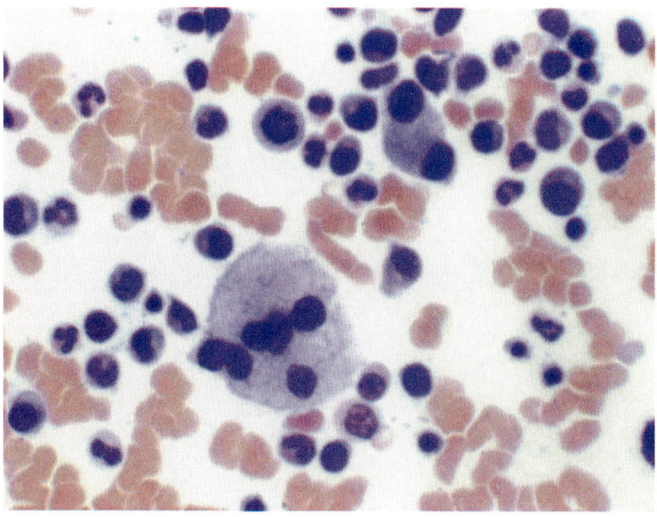

FIGURA 20.52
Síndrome mielodisplásica. Megacariócitos displásicos com separação nuclear.

mielodisplasia, a medula óssea costuma ser hipercelular, porém são observadas variantes hipocelulares em 10% dos pacientes. As anormalidades citogenéticas são as mesmas descritas em outros tipos de mielodisplasia. O imunofenotipo dos blastos identificados por citometria de fluxo é o mesmo observado em muitos tipos de LMA.

 Manifestações Clínicas: Os pacientes com AREB se apresentam com sintomas de pancitopenia periférica e falência da medula óssea. O prognóstico se deteriora com um número cada vez maior de blastos e a sobrevida mediana é de 1 a 2 anos.

Síndrome 5q-

A SMD 5q- está associada a uma deleção isolada del(5q) e mostra menos de 5% de blastos na medula óssea. Os pacientes se apresentam com sintomas de anemia refratária. Este distúrbio é observado tipicamente em mulheres de meia-idade, em oposição a pessoas mais velhas em outros tipos de SMD. A síndrome 5q- tem um prognóstico relativamente favorável.

A Leucemia Mielóide Aguda (LMA) Exibe Mieloblastos com Parada da Maturação

A LMA se caracteriza por expansão clonal de mieloblastos na medula óssea e seu aparecimento subseqüente no sangue e nos tecidos. De acordo com a classificação da OMS, **mais de 20% de blastos devem estar presentes na medula óssea para se poder estabelecer um diagnóstico de LMA.** Se houver menos de 20% de blastos, o processo deveria ser designado de AREB. Os blastos devem possuir características citoquímicas e imunofenotípicas das células mielóides. São reconhecidos quatro tipos de LMA (Quadro 20.17):

LMA com anormalidades genéticas recorrentes
LMA que evolui a partir da displasia de múltiplas linhagens
LMA — relacionada à terapia
LMA quanto ao resto não categorizada. (Superposições com os tipos M da antiga classificação FAB, ver Fig. 20.53, ver Quadro 20.17).

 Epidemiologia: De todas as leucemias agudas, 70% são leucemias mielóides e as 30% restantes são leucemias linfoblásticas. A maioria dos casos de LMA é observada em adultos, com uma idade mediana de 60 anos por ocasião do início.

 Patogenia: A maioria dos casos de LMA é de etiologia desconhecida, porém em alguns casos foi documentada uma relação causal entre radiação, quimioterapia citotóxica ou exposição ao benzeno. Um aumento no número de casos de LMA foi observado após a detonação das bombas atômicas em Hiroshima e Nagasaki (ver Cap. 8). O fumo de cigarros duplica o risco de LMA. **Os principais problemas associados à LMA estão relacionados principalmente ao acúmulo progressivo na medula de células mielóides imaturas que carecem do potencial de diferenciação e maturação adicionais.** Enquanto os mieloblastos leucêmicos replicam com um ritmo mais lento que as células precursoras hematopoéticas normais, a freqüência de morte celular espontânea é inferior à normal. O reservatório ampliado de blastos leucêmicos anormais invade a medula e suprime a hematopoese normal. Conseqüentemente, os principais problemas clínicos na LMA são **granulocitopenia, trombocitopenia e anemia.**

 Patologia: Os mieloblastos malignos da LMA podem ser identificados na medula óssea e, na maioria dos casos, no sangue periférico. Tipicamente, as células malignas abarrotam a medula óssea e deslocam as células hematopoéticas normais (Fig. 20.54). Os mieloblastos são células de tamanho médio a grande com núcleos arredondados ou ligeiramente irregulares. Dependendo do subtipo, os corpúsculos (bastonetes) de Auer podem estar presentes no citoplasma (Fig. 20.55). Essas inclusões são específicas para a linhagem mielóide e excluem o diagnóstico de leucemia linfoblástica.

A imunofenotipagem por citometria de fluxo e os estudos citogenéticos são essenciais para a classificação correta da LMA. Os marcadores mielóides que são expressados com freqüência incluem CD13, CD15, CD33, CD34 e CD117. A LMA com diferenciação megacarioblástica pode exibir os marcadores de plaquetas/megacariócitos CD41 e CD61 (complexo plaquetário GPIIb/IIIa).

Os marcadores citoquímicos importantes incluem mieloperoxidase, Sudan black e esterase inespecífica (NSE). Mieloperoxidase e Sudan black decoram as células mielóides e seus precursores com maior intensidade de coloração nas formas mais maduras. A esterase inespecífica marca os monoblastos e os prómonócitos e constitui um marcador para LMA com diferenciação monocitóide (Fig. 20.56).

Leucemia Mielóide Aguda com Anormalidades Genéticas Recorrentes

A classificação da OMS de LMA define quatro tipos diferentes com anormalidades genéticas recorrentes:

MORFOLOGIA	CLASSIFICAÇÃO	NÚCLEO	NUCLÉOLO	CROMATINA	CITOPLASMA
	L1 LINFOBLÁSTICA AGUDA (principalmente pediátrica)	Uniformemente arredondado, pequeno	Único, indistinto	Ligeiramente reticulada com aglomeração perinuclear	Escasso, azul
	L2 LINFOBLÁSTICA (principalmente adulta)	Irregular	Único a vários, indistinto	Fina	Moderado, pálido
	L3 TIPO BURKITT	Arredondado a oval	2 a 5	Indistinta com paracromatina clara	Azul moderado, proeminentemente vacuolado
	M0 MIELOBLÁSTICA (minimamente diferenciada)	Arredondado a oval	Único a múltiplo, distinto	Fina a grosseira	Escasso, não granulado
	M1 MIELOBLÁSTICA (sem maturação)	Arredondado a oval	Único a múltiplo, distinto	Fina	Escasso, variavelmente granulado
	M2 MIELOBLÁSTICA (com maturação)	Arredondado a oval	Único a múltiplo, distinto	Fina	Grânulos azurófilos delicados com ou sem corpúsculos de Auer
	M3 MIELOCÍTICA	Arredondado a denteado a lobado, pão cottage	Único a múltiplo (os grânulos podem obscurecer)	Fina	Grânulos azurófilos proeminentes e/ou múltiplos corpúsculos de Auer
	M4 MIELOMONOBLÁSTICA (bifásica M1 e M5)	Arredondado a denteado, pregueado	Único a múltiplo, distinto	Fina	Moderado, azul a cinza, pode ser granulado
	M5 MONOBLÁSTICO	Arredondado a denteado, pregueado	Único a múltiplo, distinto	Variável, semelhante a renda ou corda	Escasso a moderado, cinza-azul, grânulos de alfazema semelhantes a poeira
	M6 ERITROBLÁSTICA	Único a bizarro multinucleado, multilobado	Único a múltiplo, distinto	Megaloblastóide aberta	Abundante, vermelha a azul
	M7 MEGACARIOBLÁSTICA	Arredondada a oval	Único a múltiplo, distinto	Ligeira a moderadamente reticulada	Escasso a moderado, cinza-azul, com vesículas

FIGURA 20.53
Morfologia da leucemia aguda no esquema de classificação tradicional Francês-Americano-Britânico (FAB). As leucemias mielóides agudas na classificação FAB (M0–M7) essencialmente se sobrepõem com "LMA-quanto ao resto não categorizada" na nova classificação da OMS.

LMA com t(8;21) (LMA1/ETO)
LMA com inv(16) ou t(16;16) (CBFβ/MYH11)
Leucemia pró-mielocítica aguda (LMA com t(15;17) (LMP/RARα)
LMA com anormalidades de 11q23 (LLM)

Leucemia Promielocítica Aguda

A leucemia promielocítica aguda (LPA) é definida por uma translocação cromossômica que envolve o gene LMP1 *e o gene receptor do ácido retinóico (RAR). A doença afeta principalmente pacientes de meia-idade, sendo responsável por 5 a 10% de todos os casos de LMA.*

 Patogenia: O defeito genético subjacente na LPA é uma translocação que envolve o gene *LPM* no cromossomo 15 e o gene *RARα* no cromossomo 17. O gene de fusão *LPM/RARα* resultante codifica um receptor funcional do ácido retinóico. O receptor pode ser alvejado por all-*trans*-ácido retinóico (ATRA), que medeia a maturação das células tumorais (ver adiante).

 Patologia: A medula óssea fica abarrotada com células tumorais que exibem características morfológicas promielocíticas. Os corpúsculos de Auer estão presen-

QUADRO 20.17 Classificação da OMS da Leucemia Mielóide Aguda (LMA)

Leucemia mielóide aguda com anormalidades genéticas recorrentes
  Leucemia mielóide aguda com t(8;21)(q22;q22);(LMA1/ETO)
  Leucemia mielóide aguda com eosinófilos anormais na medula óssea inv(16)(p13q22) ou t(16;16)(p13;q22);(CBFβ/MYH11)
  Leucemia promielocítica aguda (LMA com t(15;17)(q22;q12)(PML/RARα) e variantes (FAB M3)
  Leucemia mielóide aguda com anormalidades de 11q23 (LLM)
Leucemia mielóide aguda com displasia de múltiplas linhagens
  Após uma síndrome mielodisplásica ou síndrome mielodisplásica/distúrbio mieloproliferativo
  Sem síndrome mielodisplásica antecedente
Leucemia mielóide aguda e síndromes mielodisplásicas, relacionadas à terapia
  Relacionada a agentes alquilantes
  Relacionada aos inibidores de topoisomerase tipo II (algumas podem ser linfóides)
  Outros tipos
Leucemia mielóide aguda quanto ao resto não categorizada
  Leucemia mielóide aguda minimamente diferenciada (FAB M0)
  Leucemia mielóide aguda sem maturação (FAB M1)
  Leucemia mielóide aguda com maturação (FAB M2)
  Leucemia mielomonocítica aguda (FAB M4)
  Leucemia monoblástica e monocítica aguda (FAB M5)
  Leucemia eritróide aguda (FAB M6)
  Leucemia megacarioblástica aguda (FAB M7)
  Leucemia basofílica aguda
  Pan-mielose aguda com mielofibrose
  Sarcoma mielóide

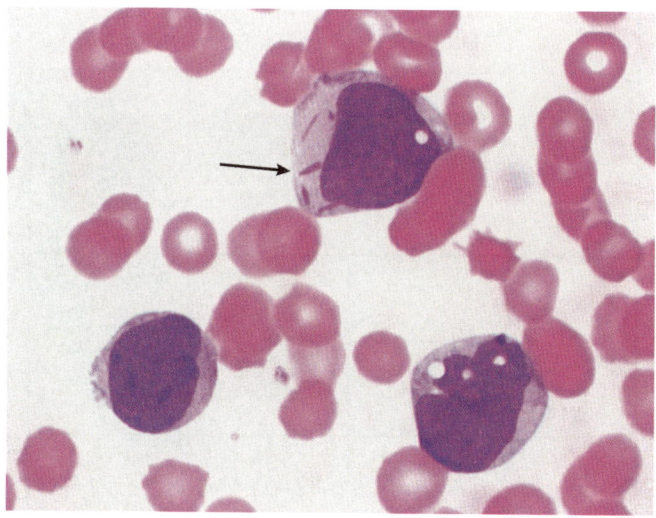

FIGURA 20.55
Leucemia promielocítica aguda. Os corpúsculos de Auer são proeminentes.

tes em grandes quantidades (Fig. 20.55). As células leucêmicas mostram uma poderosa reatividade para mieloperoxidase ou Sudan black. Os marcadores mielóides CD13 e CD33 podem ser positivos. Diferentemente do que ocorre nas formas maduras de LMA, HLA-DR e CD34 são negativos.

 Manifestações Clínicas: Os pacientes com LPA se apresentam freqüentemente com CID. As células leucêmicas senescentes sofrem desgranulação e ativam a cascata da coagulação. O tratamento com ATRA induz maturação das células tumorais e previne tanto a desgranulação quanto a CID. LPA é um paradigma para uma doença com definição molecular na qual o defeito genético subjacente determina o tipo de tratamento.

Leucemias Mielóides Agudas Induzidas pela Terapia e Síndromes Mielodisplásicas

O tratamento de tumores sólidos com quimioterapia ou radioterapia pode induzir cânceres hematopoéticos subseqüentes. As malignidades secundárias mais comuns induzidas pela terapia são SMD e LMA. Os agentes alquilantes e os inibidores da topoisomerase II (epipodofilotoxinas) dão origem mais freqüentemente à LMA. LMA ou SMD após o tratamento com agentes alquilantes ou radiação ocorrem com um período de latência mediano de aproximadamente 6 anos, enquanto a LMA após tratamento com o inibidor da topoisomerase II ocorre em média 3 anos após o tratamento.

 Patologia: A LMA secundária está associada freqüentemente com morfologia e imunofenotipo monocitóides. As translocações mais comuns neste tipo de LMA envolvem o gene *LLM* (leucemia de linhagem mista) (11q23).

Leucemia Mielóide Aguda, Quanto ao Resto Não Categorizada

As variedades de LMA quanto ao resto não categorizadas não demonstram anormalidades citogenéticas recorrentes e não estão relacionadas à terapia. Os subtipos neste tipo de LMA adotam essencialmente a antiga classificação morfológica francesa-americana-britânica (FAB) para as LMA.

M0 — LMA, minimamente diferenciada: As células leucêmicas são mieloblastos imaturos sem critérios morfológicos defini-

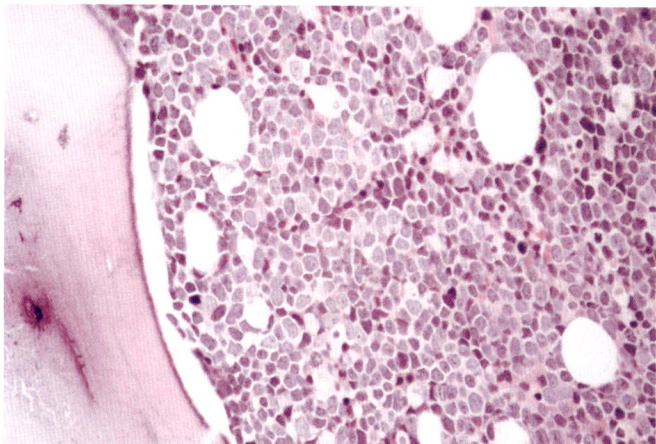

FIGURA 20.54
Leucemia mielógena aguda. Um corte de medula óssea é hipercelular, por causa do apagamento da arquitetura normal pelos mieloblastos.

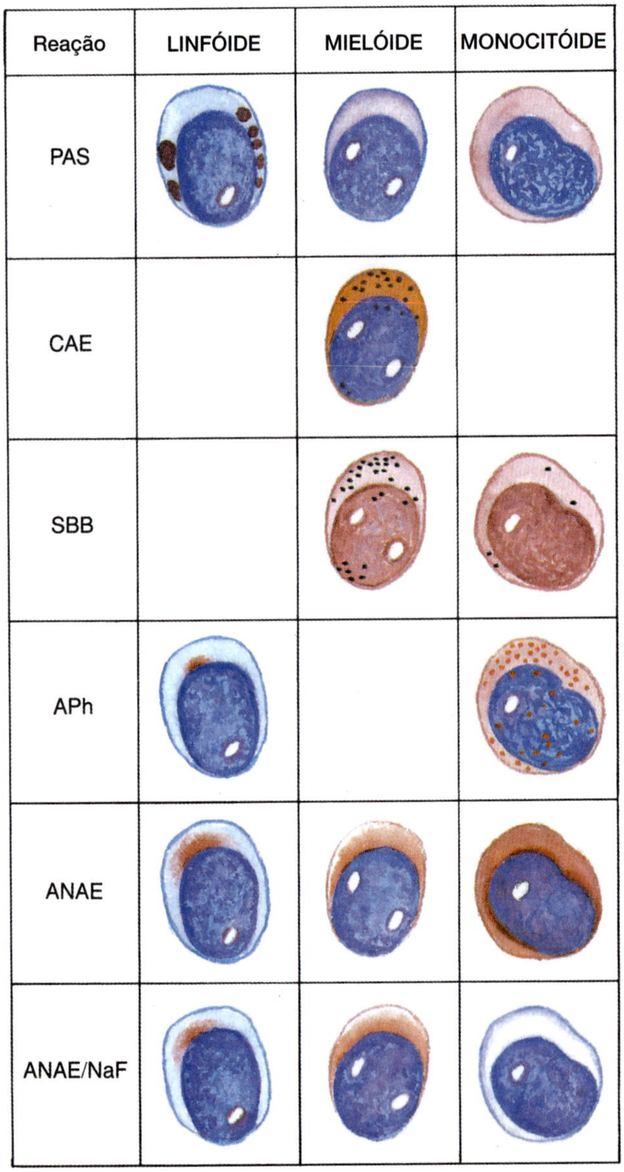

FIGURA 20.56
Leucemias linfoblástica, mieloblástica e monocítica agudas: colorações citoquímicas. *PAS*, ácido periódico-Schiff; *CAE*, cloroacetato esterase; *SBB*, Sudan black B; *APh*, fosfatase ácida; *ANAE*, α-naftolacetato esterase (com ou sem inibição do flúor).

dores da linhagem mielóide. A imunofenotipagem por citometria de fluxo estabelece a natureza mielóide das células tumorais. O prognóstico é desfavorável.

M1 — LMA sem maturação: Menos de 10% das células mielóides são promielócitos ou células mielóides mais maduras. A doença ocorre mais freqüentemente em pessoas de meia-idade. Podem ser visualizados alguns corpúsculos de Auer.

M2 — LMA com maturação: Podem estar presentes mais de 10% de células mielóides em fase de maturação (promielócitos e estágios subseqüentes). A doença ocorre em todos os grupos etários. A LMA com maturação positiva para t(8;21) é classificada como LMA com anormalidades citogenéticas recorrentes.

M3 — LPA: Muitas das células leucêmicas na leucemia promielocítica aguda são semelhantes aos promielócitos normais. Os corpúsculos de Auer são comuns. A LPA associada a translocações cromossômicas que envolvem o gene do receptor do ácido retinóico no cromossomo 17 pertence agora ao grupo de leucemias com anormalidades citogenéticas recorrentes (ver anteriormente).

M4 — Leucemia mielomonocítica aguda (LMMA): Cerca de 20 a 80% das células tumorais mostram características monocitóides. A LMMA é responsável por 20% de todos os casos de LMA, com uma idade mediana por ocasião do início de 50 anos. A infiltração extramedular de células leucêmicas é comum.

M5 — Leucemia monoblástica/monocítica aguda (LMoA): Pelo menos 80% das células mielóides exibem diferenciação monocitóide (Fig. 20.57). A LMoA constitui 5 a 8% de todos os casos de LMA, sendo observada em pacientes mais jovens. É também uma leucemia comum na primeira infância, caso em que está associada com translocações 11q23 e será classificada como LMA com anormalidade citogenética recorrente. As massas extramedulares são comuns na LMoA e podem acometer a pele, as gengiva e o SNC. Alguns pacientes exibem distúrbios hemorrágicos. A LMoA adota uma evolução clínica agressiva.

M6 — Leucemia eritróide aguda: As leucemias eritróides agudas se caracterizam por uma proliferação eritropoética proeminente; mais de 50% de todas as células nucleadas na medula óssea são precursores eritróides. O restante da população de células consiste em pelo menos 20% de mieloblastos. Tipicamente, a doença progride para uma predominância de mieloblastos. Uma forma rara e mais crônica dessa doença exibe eritroblastos puros e recebe a designação de *mielose eritrêmica* ou de *síndrome de di Guglielmo*. A leucemia eritróide pode manifestar-se com anemia severa. A doença pode evoluir sem antecedentes (*de novo*) ou acompanhar a SMD. A evolução clínica é agressiva.

M7 — Leucemia megacarioblástica aguda (LMeA): Pelo menos 50% dos blastos demonstram um imunofenotipo megacariocítico.

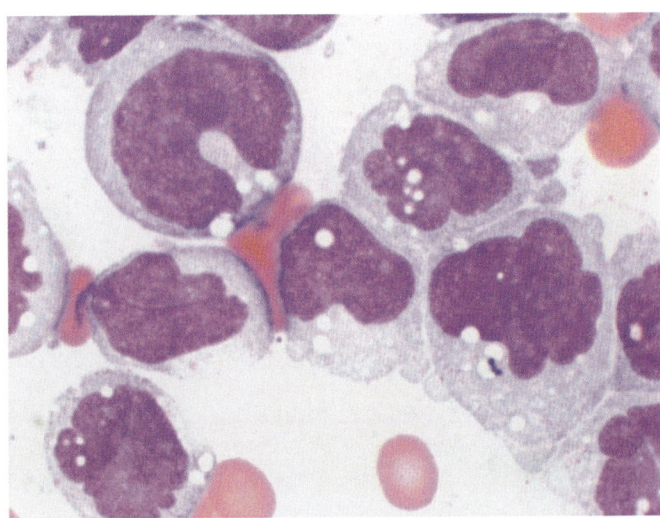

FIGURA 20.57
Leucemia monoblástica aguda.

Epidemiologia: A LMeA é uma leucemia incomum que engloba menos de 5% de todos os tipos de LMA. É uma leucemia infantil distinta associada com t(1;22) e hepatoesplenomegalia. Ocorre como complicação tardia em homens adultos jovens que sofrem de tumores de células germinativas mediastinais.

 Patologia: No sangue periférico, podem ser visualizados micromegacariócitos, fragmentos megacariocíticos, plaquetas atípicas ou blastos. Com freqüência, a medula óssea mostra acentuada fibrose que resulta da liberação de PDGF, que estimula os fibroblastos a depositarem colágeno.

As anormalidades citogenéticas incluem t(1;22) e anormalidades do cromossomo 3. Os blastos tumorais podem expressar os marcadores associados às plaquetas CD41 e CD61 (complexo plaquetário GPIIb/GPIIIa), CD42 (GPIb plaquetário) ou o antígeno relacionado ao fator VIII (vWF). Os marcadores mielóides CD13 e CD33 estão presentes.

O prognóstico é uniformemente sombrio, particularmente em crianças com t(1;22). Uma variante de LMeA é observada em crianças com a síndrome de Down.

Sarcoma Mielóide

O sarcoma mielóide é um tumor sólido extramedular que consiste em mieloblastos ou monoblastos (Fig. 20.58). Outro termo para esta entidade é *cloroma*, por causa de sua cor esverdeada. O termo *sarcoma granulocítico* se aplica às lesões que são constituídas predominantemente por mieloblastos. O *sarcoma monoblástico* é menos comum que o sarcoma granulocítico e está associado mais comumente com translocações que envolvem o gene LMM (11q23).

O sarcoma mielóide pode evoluir sem antecedentes (*de novo*) ou em associação com LMA, ou pode representar a fase de blasto nos distúrbios mieloproliferativos. O prognóstico é determinado pelo processo leucêmico subjacente.

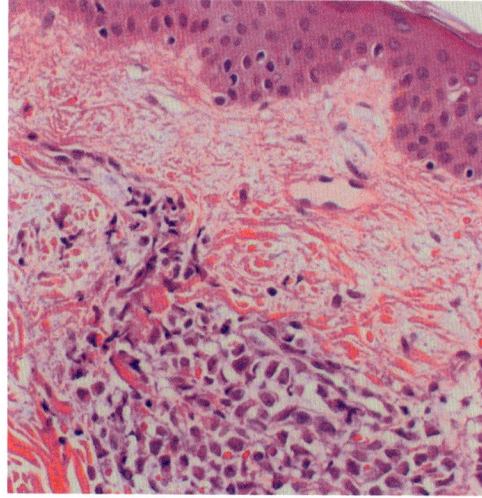

FIGURA *20.58*
Sarcoma mielóide. A pele de um paciente com leucemia monoblástica aguda (leucemia cutânea) mostra células mielóides neoplásicas.

Distúrbios do Sistema Linfopoético

LINFÓCITOS NORMAIS

O sistema linfopoético consiste em linfócitos B e T circulantes e nos órgãos linfóides, incluindo linfonodos, baço, timo e o tecido linfóide associado à mucosa (MALT, *mucosa-associated lymphoid tissue*). MALT inclui o tecido linfóide orofaríngeo (anel de Waldeyer), o tecido linfóide associado ao intestino (GALT, *gut-associated lymphoid tissue*) e o tecido linfóide associado ao brônquio (BALT, *bronchus-associated lymphoid tissue*).

Os linfócitos derivam todos das células-tronco da medula óssea. As células que sofrem diferenciação e maturação no timo são denominadas *células T*; aquelas que se desenvolvem na medula óssea são denominadas *células B*. A diferenciação e maturação dos linfócitos estão associadas com um ganho e uma perda seqüenciais de inúmeros antígenos citoplásmicos e de superfície. O padrão de expressão desses antígenos identifica a natureza das células ou o estágio de maturação de um clone neoplásico.

Linfócitos T: as células-tronco linfocíticas que migram para o timo são expostas a inúmeros hormônios tímicos que primeiro induzem a expressão dos receptores de superfície CD2 que fixam os eritrócitos do carneiro. Nesse ponto, a recombinação dos genes receptores das células T resulta na produção de muitos receptores diferentes, cada um dos quais reconhece um único antígeno. O receptor da célula T está presente na membrana em associação com uma molécula CD3; os marcadores CD2 e CD3 definem as células como sendo células T. Outros marcadores aparecem, tais como CD5 e particularmente CD4 (auxiliar) ou CD8 (supressor). A seguir, as células migram do timo para os linfonodos, o baço e o sangue periférico.

Quando expostas aos antígenos específicos para seus receptores, as células CD4$^+$ são ativadas. Esses antígenos são fragmentos peptídicos que derivam da digestão parcial de proteínas pelos macrófagos ou células apresentadoras de antígeno. Quando esses antígenos são apresentados em associação com uma molécula HLA classe II, as células CD4$^+$ são ativadas, liberam fatores de crescimento mitogênicos (IL-1 e IL-2) e sofrem transformação para uma célula auxiliar/indutora. Por sua vez, essas células T interagem com os linfócitos B que expressam a mesma especificidade antigênica, promovendo dessa forma a proliferação das últimas e induzindo sua diferenciação para plasmócitos produtores de imunoglobulina.

As células CD8$^+$ são ativadas quando seus receptores reconhecem os peptídios apresentados em associação com um antígeno HLA classe I, transformando-se a seguir em células supressoras/citotóxicas. As células CD8$^+$ limitam a expansão das células B ativadas e encerram sua resposta imune.

Uma subpopulação de linfócitos T ativados por peptídios antigênicos se transforma em linfócitos citotóxicos (células destruidoras), que eliminam as células estranhas ou os vírus que são portadores do antígeno reconhecido.

Linfócitos B: as células precursoras dos linfócitos B adquirem seu repertório de antígenos citoplásmicos e de superfície celular na medula óssea. O marcador da célula B que aparece mais precocemente na superfície da célula é CD19, seguido por CD20, CD22 e CD79a. Como a membrana superficial de todas as células, a membrana superficial das células B expressa o antígeno HLA classe I. Entretanto, exibe também um antígeno HLA classe II, característica essa compartilhada somente pelas células que processam e apresentam o antígeno. No início da maturação da célula B, o antígeno CALLA (leucemia aguda comum/antígeno do linfoma, CD10) está presente por um curto período de tempo, o mesmo ocorrendo com o antígeno nuclear TdT.

À medida que os linfócitos B amadurecem, os genes para as cadeias pesadas da imunoglobulina se reorganizam como preparação para a síntese das moléculas de IgM. Nas células pré-B, a IgM é expressada no citoplasma.

As células B maduras expressam os pan-marcadores de superfície das células B CD19, CD20, CD22, assim como as cadeias Ig pesadas e leves. Quando ativadas por um antígeno e estimuladas por uma célula T auxiliar apropriada, as células B se transformam em plasmócitos que sintetizam e exportam as imunoglobulinas. Neste estágio, elas não exibem mais cadeias Ig pesadas ou leves sobre a membrana superficial.

Células nulas: uma pequena proporção de linfócitos não expressa os antígenos de diferenciação dos linfócitos B nem T e, portanto, recebe a designação de *células nulas*. Elas podem funcionar como células citotóxicas ou destruidoras naturais (*células NK*), que não exigem o reconhecimento antigênico para sua função. Morfologicamente, as células NK são reconhecidas por seu citoplasma granular (*grandes linfócitos granulares*).

Os linfócitos exibem um aspecto morfológico heterogêneo. Os linfócitos de tamanho pequeno a médio podem ser células B e T primitivas que independem dos antígenos ou células consignadas antígeno-independentes que não foram reexpostas ao antígeno sensibilizador específico. Quando ativados por um antígeno, os linfócitos tanto B quanto T sofrem transformação para grandes células sintetizadoras de proteína, que recebem a designação de *linfócitos atípicos* nos esfregaços de sangue periférico e de *imunoblastos* nos cortes de tecido. Os linfócitos atípicos nos esfregaços visualizados com a coloração de Wright-Giemsa tendem a possuir um abundante citoplasma azul-cinzento e múltiplos nucléolos. As mesmas células nos cortes de tecido corados com hematoxilina e eosina possuem um núcleo arredondado a oval com cromatina clara ou vesicular, um a vários nucléolos eosinofílicos apostos à membrana nuclear e abundante citoplasma de coloração clara a púrpura. Nos tecidos afetados por infecções e reações imunes, o tamanho e o aspecto dos linfócitos variam amplamente, em virtude da transformação e modulação dos linfócitos. São observados linfócitos pequenos, linfócitos parcialmente ativados (transformados) e grandes linfócitos ativados (imunoblastos).

Os centros germinativos normais dos folículos linfáticos exibem um amplo espectro de células B. A população de células varia de pequenos linfócitos com núcleos irregularmente entalhados ou "clivados" (*centrócitos*) a grandes linfócitos com núcleos vesiculares, irregulares e arredondados (*centroblastos*). No tecido linfóide, com exclusão dos centros germinativos, os linfócitos B são mais regulares e possuem núcleos hipercromáticos com formato redondo a oval e citoplasma azul-púrpura. Células semelhantes aos imunoblastos com proeminente citoplasma azul-púrpura são denominadas *imunoblastos plasmocitóides*.

Os linfócitos B efetores, com sua diferenciação já terminada, são reconhecidos como *plasmócitos* tanto nos esfregaços quanto nos cortes de tecido. Essas células possuem um núcleo excêntrico com grumos de cromatina circunscritos junto da membrana nuclear, descritos tradicionalmente como "cromatina em mostrador de relógio." O abundante citoplasma azul-púrpura dos plasmócitos exibe com freqüência uma zona clara paranuclear que representa o complexo de Golgi.

Os linfócitos T em geral são indiferenciáveis das células B nos cortes de tecido. Raramente, eles mostram uma membrana nuclear com contorno irregular e um citoplasma claro e pálido. No sangue periférico, 60 a 80% dos linfócitos circulantes são da linhagem de células T e 10 a 15% têm origem na célula B. Os demais são células nulas que não possuem marcadores de diferenciação da linhagem de células tanto B quanto T.

LINFONODOS

Os linfonodos consistem em acúmulos organizados de tecido linfóide localizados ao longo dos vasos linfáticos. Com uma coloração tipicamente branca-acinzentada e um formato ovóide ou de feijão, eles variam de 2 mm a 2 cm de diâmetro. Uma cápsula fibrosa e trabéculas irradiadas proporcionam uma estrutura de sustentação e uma delicada malha reticular contribui para o apoio interno. Em sua arquitetura, os linfonodos exibem um córtex externo e uma medula interna. O córtex contém domínios bem definidos de células B e células T (Fig. 20.59).

O córtex que depende das células B consiste em dois tipos de folículos. Os folículos imunologicamente inativos são denominados *folículos primários*; os ativos que contêm centros germinativos são denominados *folículos secundários*. Os folículos primários consistem em agregados coesivos de pequenos linfócitos de aspecto normal. Os centros germinativos contêm grandes linfócitos (centroblastos) e pequenos linfócitos com núcleos clivados (centrócitos). Existem também macrófagos dispersos que contêm detritos nucleares e citoplásmicos fagocitados (macrófagos "de corpo tingível"— macrófagos que se especializam na fagocitose de células linfóides). As células dendríticas foliculares (CDF) são células estreladas com longos processos citoplásmicos, que formam uma malha de células que apresentam os antígenos às células B foliculares. Os macrófagos e, em menor grau, as células dendríticas proporcionam os fatores de crescimento para a ativação das células B. Após a ativação e a expansão clonal nos centros germinativos, os linfócitos B migram para os cordões medulares que dependem das células B dos linfonodos e ou se transformam em plasmócitos que secretam imunoglobulinas ou saem dos linfonodos como linfócitos B de memória.

O paracórtex célula T-dependente, também conhecido como córtex profundo, fica localizado entre os folículos das células B e profundamente a eles. Além dos linfócitos T, macrófagos dispersos e células reticulares interdigitadas (CID) são encontrados no paracórtex. As CID processam e apresentam os antígenos aos linfócitos T, que por sua vez proliferam e induzem a transformação tanto das células T quanto das células B.

Os linfócitos B e os linfócitos T circulante penetram nos linfonodos migrando através das células endoteliais altas das vênulas póscapilares no paracórtex. Os linfócitos T costumam permanecer no paracórtex; os linfócitos B permanecem nos centros germinativos.

A linfa ou o líquido intersticial entra nos linfonodos através de linfáticos aferentes na convexidade do córtex. Percolando primeiro através dos seios subcapsulares e, a seguir, dos seios radiais, a linfa sai através dos linfáticos eferentes. Os seios são revestidos por células que pertencem ao sistema de fagócitos mononucleares. A organização dos seios maximiza a exposição dos antígenos estranhos na linfa aos macrófagos e às células B e células T imunorreativas.

TECIDO LINFÓIDE DO INTESTINO E DO BRÔNQUIO

Agregados de tecido linfóide estão presentes ao longo do trajeto do trato gastrintestinal, com acentuação proeminente na orofaringe e nasofaringe (*anel de Waldeyer*) e nas placas de Peyer do íleo terminal. Agregados menos proeminentes de linfócitos se distribuem também na lâmina própria da árvore brônquica (*BALT*). Em locais como as tonsilas e as placas de Peyer, os linfócitos chegam por migração através das células endoteliais altas dos vasos que são comparáveis às vênulas pós-capilares dos linfonodos. (*MALT*) desempenha um papel importante na prote-

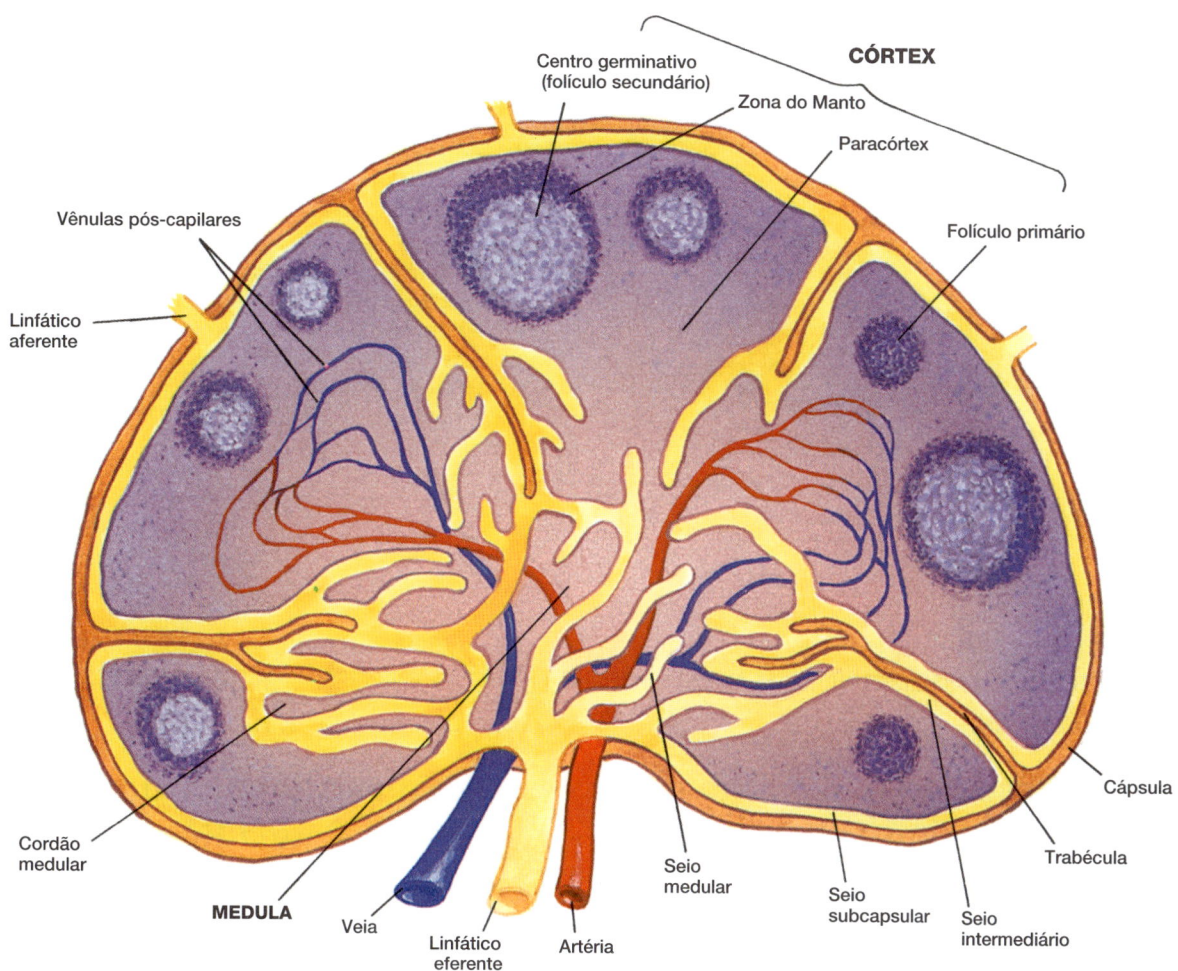

FIGURA 20.59
Estrutura de um linfonodo normal.

ção imunológica do hospedeiro em áreas vulneráveis aos invasores potenciais. A secreção de IgA constitui um componente proeminente dessa função protetora.

DISTÚRBIOS BENIGNOS DO SISTEMA LINFOPOÉTICO

A Linfocitose Reflete Infecções ou Condições Linfoproliferativas

A linfocitose no sangue periférico é definida como um aumento na contagem absoluta de linfócitos no sangue periférico acima da variação normal ($>4.000/\mu l$ em adultos, $7.000/\mu l$ em crianças e $9.000/\mu l$ em lactentes). As principais causas de linfocitose absoluta no sangue periférico são (1) infecções agudas (mononucleose infecciosa, coqueluche, linfocitose infecciosa aguda), (2) infecções bacterianas crônicas (tuberculose, brucelose) e (3) doenças linfoproliferativas.

Além da linfocitose, os **linfócitos atípicos** constituem um elemento característico das infecções virais, particularmente mononucleose infecciosa, e alguns distúrbios imunológicos, como reações medicamentosas e doença do soro. Os linfócitos atípicos são grandes células (Fig. 20.60) com núcleos arredondados a irregulares, cromatina irregularmente distribuída, um a vários nucléolos distintos e abundante citoplasma azul. Ocasionalmente, o citoplasma é vacuolado. Com freqüência, a membrana citoplásmica é denteada pelos eritrócitos circundantes (fenômeno da saia da bailarina). A maioria dos linfócitos atípicos é da linhagem de células T (células $CD8^+$ citotóxicas/supressoras).

A **linfocitose infecciosa aguda** é um distúrbio da infância raro, autolimitado, no qual existe acentuada linfocitose no sangue periférico, principalmente de células T. Apesar de a linfocitose poder persistir por várias semanas, as crianças afetadas em geral são assintomáticas. Em alguns casos de linfocitose infecciosa aguda, ocorrem febrícula, dor abdominal e diarréia. A etiologia é desconhecida.

Na **hiperplasia linfóide reativa da medula óssea,** um maior número de linfócitos na medula óssea pode acompanhar a linfocitose no sangue periférico, porém ambas podem ocorrer isoladamente. Na medula óssea normal, os linfócitos se distribuem no interstício do estroma hematopoético ou em agregados coesivos denominados *nódulos linfóides.* Nos cortes de biopsia da medula óssea, a hiperplasia linfóide foi definida como quatro ou mais agregados linfóides em qualquer campo microscópico de

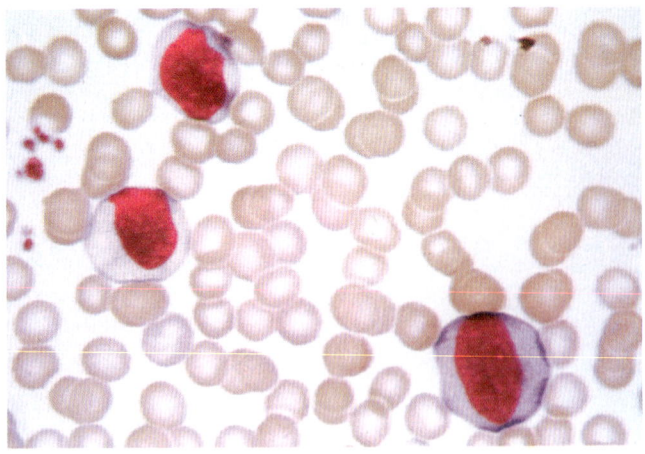

FIGURA 20.60
Mononucleose infecciosa. Os linfócitos atípicos são característicos.

pequeno aumento (4 ×) ou como a presença de um único agregado que mede pelo menos 0,6 cm de diâmetro. Um adulto com mais de 20% de linfócitos, seja nos aspirados de medula óssea, seja nos cortes de biopsia, é considerado como tendo linfocitose.

A Plasmacitose É Mais Comum no Mieloma em Estágio Terminal

Plasmacitose no sangue periférico: Um aumento nos plasmócitos no sangue é incomum. A causa mais freqüente é uma neoplasia de plasmócitos (mieloma múltiplo) habitualmente nos estágios terminais da doença. A plasmacitose periférica é identificada ocasionalmente em algumas reações imunológicas sistêmicas e infecções virais. Às vezes, linfócitos atípicos se assemelham aos plasmócitos, caso em que recebem a designação de *células de Türk*.

Plasmacitose reativa da medula óssea: Um aumento dos plasmócitos na medula óssea ocorre em uma ampla variedade de distúrbios infecciosos, inflamatórios e neoplásicos. Por exemplo, acompanha infecções tão diversificadas quanto broncopneumonia e hepatite viral. Ocorre também em associação com doenças vasculares colágenas e com cânceres epiteliais, como carcinoma do pulmão. A plasmacitose reativa da medula óssea está presente quando os plasmócitos representam mais de 3% da população total de células nucleadas na medula óssea. Na proliferação tanto reativa quanto neoplásica dos plasmócitos, a imunoglobulina pode acumular-se no citoplasma para formar um glóbulo eosinofílico proeminente denominado *corpúsculo de Russell*. A invaginação do citoplasma que contém imunoglobulina para dentro do núcleo, habitualmente na neoplasia de plasmócitos, aparece em um corte transversal como um glóbulo eosinofílico intranuclear denominado *corpúsculo de Dutcher*.

A Linfocitopenia Reflete Habitualmente uma Redução nos Linfócitos T Auxiliares

A linfocitopenia no sangue periférico é definida como uma diminuição na contagem de linfócitos no sangue periférico para menos de 1.500/µl em adultos ou menos de 3.000/µl em crianças. Levando-se em conta que o linfócito predominante no sangue periférico é o linfócito T-auxiliar/indutor (CD4$^+$), a linfocitopenia em geral indica uma redução nessas células. Existem vários mecanismos pelos quais ocorre a linfocitopenia:

- **Menor produção de linfócitos:** Uma ampla variedade de síndromes de imunodeficiências congênitas e adquiridas se caracteriza pela produção reduzida de linfócitos. A menor produção de linfócitos T ocorre no linfoma de Hodgkin, particularmente nos estágios avançados.
- **Maior destruição de linfócitos:** Os linfócitos são destruídos por inúmeros tratamentos médicos, incluindo irradiação X, quimioterapia para tumores malignos e administração de globulina antilinfocítica, ACTH ou corticosteróides. Algumas infecções virais, particularmente AIDS, se caracterizam pela destruição de células T.
- **Perda de linfócitos:** Os distúrbios intestinais que estão associados com dano dos linfáticos resultam na perda de linfa e de seus linfócitos para dentro da luz intestinal. Essas enfermidades incluem as enteropatias com perda de proteína, a doença de Whipple e distúrbios associados a uma pressão venosa central aumentada (p. ex., insuficiência cardíaca direita e pericardite constritiva crônica). O dano imunológico dos linfócitos pode ocorrer nas doenças vasculares colágenas, como lúpus eritematoso sistêmico.

A Hiperplasia Reativa dos Linfonodos É uma Resposta às Infecções, à Inflamação ou aos Tumores

Os linfonodos podem exibir hiperplasia de todos os componentes celulares ou qualquer combinação de linfócitos B, linfócitos T e células fagocíticas mononucleares em resposta a uma ampla variedade de distúrbios infecciosos, inflamatórios e neoplásicos (Fig. 20.61).

- **A hiperplasia dos folículos secundários** (centros germinativos) e a plasmacitose dos cordões medulares indicam imunorreatividade do linfócito B.
- **A hiperplasia do córtex profundo ou paracórtex** (hiperplasia interfolicular ou difusa) é característica da imunorreatividade do linfócito T.

As características histopatológicas e o grau de aumento de volume dos linfonodos nas hiperplasias imunorreativas refletem (1) a idade do paciente (as crianças tendem a exibir uma imunorreatividade mais pronunciada que os adultos), (2) a competência imunológica do hospedeiro e (3) o tipo de agente infeccioso ou distúrbio inflamatório.

A **linfadenite supurativa aguda** ocorre nos linfonodos que drenam um local de infecção bacteriana aguda. Os linfonodos supurativos aumentam de volume rapidamente por causa do edema e da hiperemia e ficam sensíveis em virtude da distensão da cápsula. Ao exame microscópico, observa-se infiltração dos seios dos linfonodos e do estroma por leucócitos polimorfonucleares e hiperplasia folicular proeminente.

A área anatômica da linfadenopatia costuma proporcionar um indício acerca de sua causa. Por exemplo, os linfonodos auriculares posteriores estão aumentados comumente na infecção por rubéola; os linfonodos occipitais nas infecções do couro cabelu-

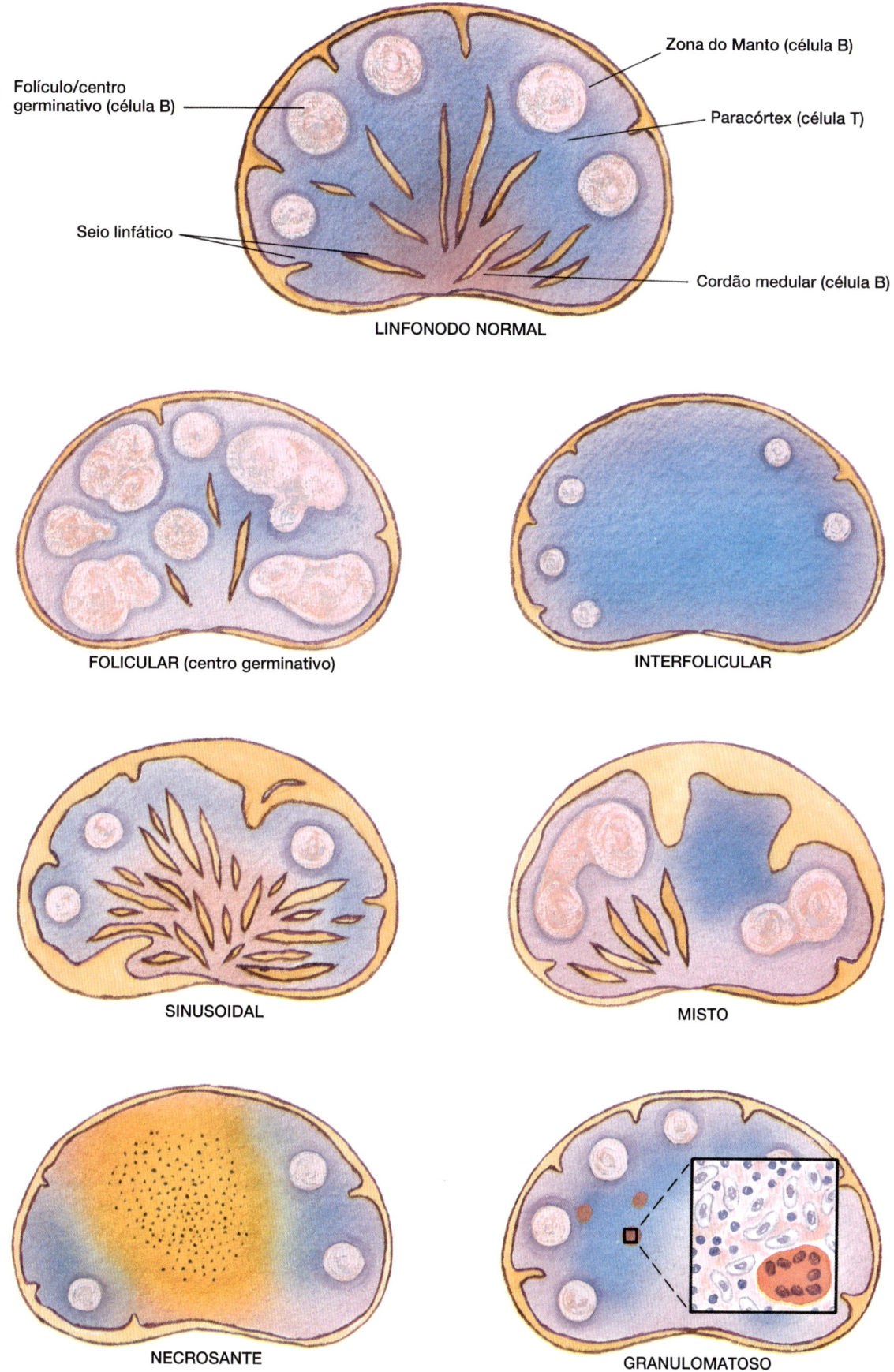

FIGURA 20.61

Linfonodos. Os padrões de hiperplasia reativa benigna são contrastados com a estrutura de um linfonodo normal. A *hiperplasia folicular*, com proeminentes folículos benignos aumentados e irregulares, é característica da imunorreatividade da célula B. A *hiperplasia interfolicular* é típica da imunorreatividade da célula T. O *padrão sinusoidal* com expansão dos seios por macrófagos benignos é observado nas proliferações reativas do sistema de fagócitos mononucleares. Os padrões mistos de hiperplasia folicular, interfolicular e sinusoidal são comuns em uma ampla variedade de reações imunes complexas. Na *linfadenite necrosante*, existe uma necrose variável da arquitetura do linfonodo com detritos celulares residuais. Na *inflamação granulomatosa*, os aglomerados coesivos de macrófagos e as células gigantes multinucleadas ocasionais são característicos.

do; os linfonodos cervicais posteriores na toxoplasmose; os linfonodos axilares nas infecções das extremidades superiores ou da parede torácica; e os linfonodos inguinais nas infecções venéreas e nas infecções das extremidades inferiores. A linfadenopatia generalizada pode ocorrer nas infecções sistêmicas, no hipertireoidismo, nas reações medicamentosas e nas lesões vasculares nas doenças do colágeno.

Hiperplasia Folicular

Na **hiperplasia folicular reativa inespecífica,** que é uma afecção benigna, os folículos hiperplásicos proeminentes ocorrem principalmente no córtex do linfonodo (Fig. 20.62). Os folículos são arredondados ou irregulares e podem ser confluentes. Os linfócitos B ativados nos folículos variam de pequenas células com núcleos irregulares e clivados a grandes imunoblastos. Os folículos linfóides benignos se caracterizam por "polarização" (i. e., uma predominância de linfócitos transformados ou imunoblastos em um dos pólos). Numerosas figuras mitóticas refletem a proliferação rápida dos linfócitos B ativados. Macrófagos benignos dispersos, com abundante citoplasma pálido contendo detritos nucleares picnóticos e citoplásmicos, conferem o padrão característico de "céu estrelado" dos folículos benignos. Células reticulares dendríticas isoladas, com núcleos vesiculares arredondados e abundante citoplasma cor-de-rosa, podem ser identificadas próximo da margem do folículo. Um invólucro bem definido de pequenos linfócitos B normais circunda os folículos, demarcando-os nitidamente das regiões interfoliculares. Uns poucos linfócitos parcialmente transformados e imunoblastos e células inflamatórias inespecíficas ocupam a zona interfolicular e pode haver um maior número de plasmócitos nos cordões medulares.

A causa da hiperplasia folicular reativa inespecífica é desconhecida com freqüência, porém suspeita-se amiúde de uma etiologia viral ou inflamatória. A evolução clínica se caracteriza pela resolução rápida e completa da linfadenopatia.

A linfadenopatia, tanto localizada quanto generalizada, é um achado comum na artrite reumatóide. A hiperplasia folicular conspícua acomete principalmente o córtex, porém se estende ocasionalmente até a medula. É característica também uma plasmacitose intrafolicular proeminente. A linfadenopatia com características histológicas indiferenciáveis daquela da artrite reumatóide também pode ocorrer em distúrbios correlatos, como a síndrome de Sjögren e a síndrome de Felty, assim como em doenças não relacionadas, como a sífilis.

Hiperplasia Angiofolicular dos Linfonodos (Doença de Castleman)

Este distúrbio distintivo de etiologia desconhecida acomete tanto os linfonodos quanto os tecidos extranodais. São reconhecidos dois subtipos histopatológicos:

A hiperplasia angiofolicular vascular-hialina dos linfonodos perfaz até 90% dos casos da doença de Castleman. Manifesta-se como uma massa assintomática, mais comumente no mediastino, porém também em outros tecidos moles. Os homens adultos jovens são afetados mais comumente. Os elementos histopatológicos característicos incluem (1) numerosas pequenas estruturas semelhantes a folículos, freqüentemente com vasos hialinizados de paredes espessas que penetram na direção radial; (2) pequenos linfócitos organizados concentricamente ao redor das estruturas foliculares, denominados "casca de cebola;" e (3) extensa proliferação de capilares nas áreas interfoliculares.

A hiperplasia angiofolicular de plasmócitos dos linfonodos é responsável por 10% dos casos da doença de Castleman e aparece como uma massa localizada ou como um distúrbio sistêmico multicêntrico.

A **variedade localizada** do tipo plasmócito, que na verdade pode consistir em múltiplos linfonodos emaranhados, exibe (1) grandes folículos hiperplásicos com vasos penetrantes menos proeminentes que no tipo vascular-hialino, (2) plasmacitose interfolicular pronunciada e (3) vascularidade proeminente.

A **forma multicêntrica** da variante de plasmócitos da doença de Castleman é mais agressiva e, ocasionalmente, exibe uma evolução crônica. Os pacientes afetados correm algum risco de possível surgimento de um sarcoma de Kaposi ou um linfoma imunoblástico. O herpesvírus 8 foi identificado em todos os pacientes HIV-positivos com doença de Castleman multicêntrica. As características clínicas da hiperplasia angiofolicular de plasmócitos incluem febre, hipergamaglobulinemia policlonal, velocidade de hemossedimentação elevada e anemia.

Linfadenopatia da AIDS

Este distúrbio é caracterizado por (1) acentuada hiperplasia folicular, com uma perda distintiva das zonas do manto (revestimento); (2) infiltração de folículos por aglomerados de pequenos linfócitos; (3) focos de hemorragia intrafolicular ("lise do folículo"); e (4) hiperplasia focal perisinusoidal e monocitóide de células B. Graus variáveis de proliferação vascular, com subseqüente depleção de linfócitos tanto nos folículos quanto nas áreas interfoliculares, podem ocorrer. Além disso, os linfóides na AIDS mostram uma alta incidência de neoplasias malignas superpostas, incluindo linfomas difusos de células B, linfoma de Burkitt, linfoma de Hodgkin e sarcoma de Kaposi.

Hiperplasia Interfolicular

Na **hiperplasia interfolicular inespecífica,** o paracórtex dos linfonodos é ampliado por uma população de células reativas he-

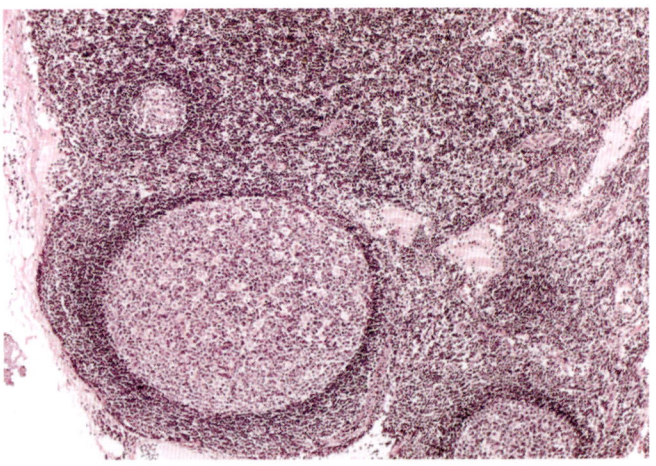

FIGURA **20.62**
Linfonodo com hiperplasia folicular reativa. O corte de um linfonodo hiperplásico mostra folículos proeminentes (centros germinativos) contendo numerosos macrófagos com citoplasma pálido.

terogêneas. Na microscopia com pequeno aumento, o infiltrado confere um aspecto mosqueado típico ("sal e pimenta"), que reflete uma mistura de pequenos linfócitos, linfócitos variavelmente ativados, imunoblastos e macrófagos dispersos. Podem ser identificadas células reticulares interdigitantes isoladas com núcleos sulcados. As vênulas pós-capilares proeminentes exibem células de revestimento endoteliais conspícuas. Raramente, o componente imunoblástico é tão exuberante que a hiperplasia interfolicular reativa deverá ser diferenciada de um linfoma maligno em evolução.

A hiperplasia interfolicular inespecífica reativa (Fig. 20.63) deve-se mais comumente a infecções virais ou a reações imunológicas. A causa precisa deixa de ser determinada com freqüência, porém a condição regride prontamente.

Linfadenite viral: A hiperplasia interfolicular dos linfonodos é um achado comum nas doenças virais, algumas delas caracterizando-se por elementos histológicos específicos:

- A **mononucleose infecciosa** mostra células imunoblásticas nos seios dos linfonodos. Raramente, ocorre obliteração extensa ou até mesmo completa da arquitetura nodal normal por imunoblastos em fase de proliferação. Podem ser observados imunoblastos bizarros binucleados ou multinucleados que podem ser confundidos com as células de Reed-Sternberg ou com o linfoma de Hodgkin.
- A **infecção por varicela-herpes zoster** apresenta inclusões intranucleares eosinofílicas circundadas por uma zona ou um halo claro (inclusões tipo A de Cowdry) nas células endoteliais.
- O **sarampo** na fase prodrômica se caracteriza por células linfóides multilobuladas ou multinucleadas dispersas. Essas células (*células de Warthin-Finkeldey*) exibem cromatina delicada, pequenos nucléolos pontilhados e um citoplasma pálido e escasso.
- A **linfadenite por citomegalovírus** se caracteriza pela presença nas células endoteliais de grandes inclusões intranucleares eosinofílicas arredondadas com um halo claro circundante.

A **linfadenite necrosante histiocítica (doença de Kikuchi)** é uma linfadenite incomum de mulheres jovens que acomete mais comumente os linfonodos cervicais. Infiltrados focais de imunoblastos e macrófagos, ambos com núcleos distintivos angulados e torcidos, são observados no córtex e paracórtex. Cariorrexe proeminente e detritos citoplásmicos são característicos, porém os granulócitos estão ausentes. Em geral a linfadenopatia é autolimitada e regride em 3 a 4 meses. Suspeita-se de uma etiologia viral.

A fenitoína (Dilantin) é um medicamento usado comumente no tratamento da epilepsia. Alguns pacientes tratados cronicamente com esse medicamento desenvolvem uma **linfadenopatia induzida pela fenitoína** caracterizada por hiperplasia interfolicular com apagamento variável da arquitetura dos linfonodos. Uma população de células polimorfas, que consistem em pequenos linfócitos, imunoblastos, eosinófilos e plasmócitos, é característica. Os imunoblastos binucleados atípicos, que são semelhantes às células de Reed-Sternberg do linfoma de Hodgkin, podem ser observados. As áreas focais de necrose são comuns. As anormalidades sistêmicas incluem febre, erupção cutânea, hipergamaglobulinemia policlonal e eosinofilia no sangue periférico. A resolução ocorre habitualmente após a retirada do medicamento. É controverso se existe maior incidência de linfoma de Hodgkin ou de linfoma maligno associada à linfadenopatia induzida por fenitoína.

O **lúpus eritematoso sistêmico** está associado freqüentemente a uma linfadenopatia caracterizada por hiperplasia interfolicular com imunoblastos e plasmócitos proeminentes e necrose focal-a-maciça. É observada freqüentemente uma arteriolite com necrose fibrinóide das paredes vasculares. Os corpúsculos hematoxilinófilos (ver Cap. 4) são observados em relação aos focos de necrose ou aos seios nodais.

Padrões Mistos de Hiperplasia Reativa dos Linfonodos

Algumas doenças infecciosas estão associadas a padrões mistos de hiperplasia dos linfonodos, nos quais são proeminentes várias características diferentes.

TOXOPLASMOSE: Esta forma de linfadenite se caracteriza por (1) hiperplasia folicular proeminente; (2) pequenos acúmulos de macrófagos epitelióides nas regiões interfoliculares do linfonodo (Fig. 20.64) que invadem os folículos (*lesão de Piringer-Kuchinka*); e (3) hiperplasia perisinusoidal de células B monocitóides. Os linfócitos B monocitóides são células linfóides de tamanho médio com núcleos arredondados a denteados, cromatina uniforme e citoplasma moderadamente pálido.

DOENÇA DA ARRANHADURA DE GATO: Esta enfermidade se manifesta tipicamente com linfadenite dos linfonodos axilares e cervicais, sendo caracterizada por hiperplasia folicular e focos granulomatosos supurativos. Estas últimas áreas consistem em abscessos alongados ou estrelados com necrose central, contendo leucócitos polimorfonucleares e detritos celulares e sendo circundados por macrófagos e fibroblastos em paliçada. A hiperplasia de células B monocitóides e os imunoblastos dispersos podem ser observados nas regiões interfoliculares. As características histológicas da linfadenite causada por **linfogranuloma venéreo** e **tularemia** (ver Cap. 9) são indiferenciáveis daquelas da doença da arranhadura de gato.

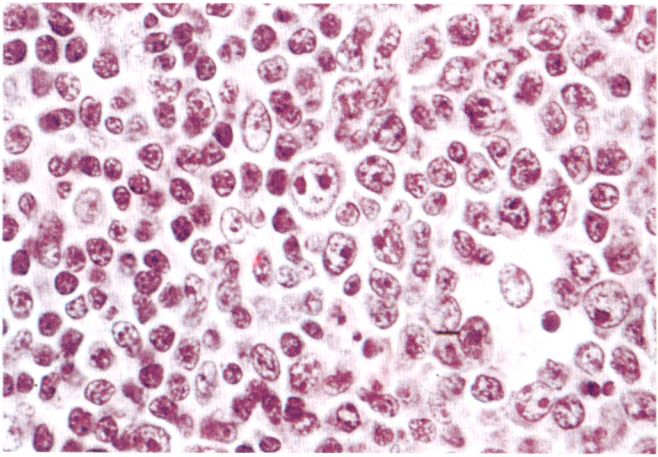

FIGURA 20.63
Linfonodo com hiperplasia interfolicular reativa. Uma vista com grande aumento do paracórtex T-dependente mostra uma mistura de pequenos linfócitos, linfócitos variavelmente ativados, imunoblastos e macrófagos dispersos.

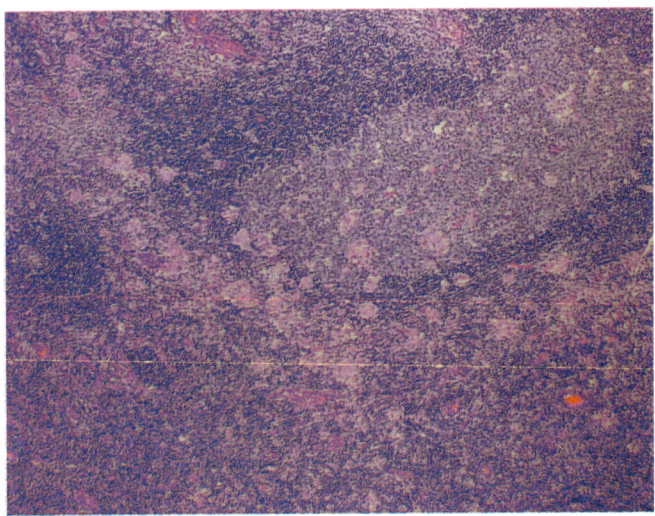

FIGURA 20.64
Toxoplasmose. O corte de um linfonodo mostra aglomerados de macrófagos epitelióides cor-de-rosa e hiperplasia folicular.

A Histiocitose Sinusal Representa um Aumento no Número de Macrófagos

Histiocitose sinusal se refere a um aumento nos macrófagos teciduais (histiócitos) dos seios subcapsulares e trabeculares dos linfonodos (Fig. 20.65). Os histiócitos sinusais derivam das células do revestimento sinusal, que por sua vez têm origem nos monócitos do sangue. Os histiócitos sinusais possuem núcleos excêntricos, redondos a ovais e denteados, com cromatina delicada, nucléolos pontilhados e abundante citoplasma cor-de-rosa. Os macrófagos livres e as células gigantes multinucleadas podem ser observados nos seios ampliados.

A histiocitose sinusal é um achado comum nos linfonodos que drenam os locais de câncer e, menos comumente, os focos inflamatórios e infecciosos. A natureza dos detritos fagocíticos no citoplasma dos macrófagos ajuda a identificar a origem da histiocitose sinusal. Por exemplo, o pigmento antracótico é observado com freqüência nos macrófagos dos linfonodos mediastinais que exibem histiocitose sinusal. Macrófagos que contêm eritrócitos e pigmentos de hemossiderina ocorrem com anemia hemolítica auto-imune. O material de contraste radiopaco é observado nos macrófagos dos linfonodos pélvicos e abdominais aumentados de volume após o estadiamento linfangiográfico do linfoma maligno.

A Histiocitose Sinusal com Linfadenopatia Maciça É Benigna

*A histiocitose sinusal com linfadenopatia maciça (HSLM), também conhecida como **doença de Rosai-Dorfman**, é um distúrbio autolimitado raro de etiologia desconhecida caracterizado por impressionante linfadenopatia cervical bilateral e indolor.* Outros grupos de linfonodos periféricos e centrais também podem ser acometidos e, em mais

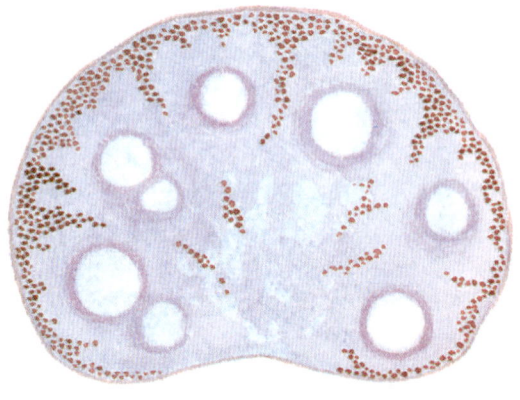

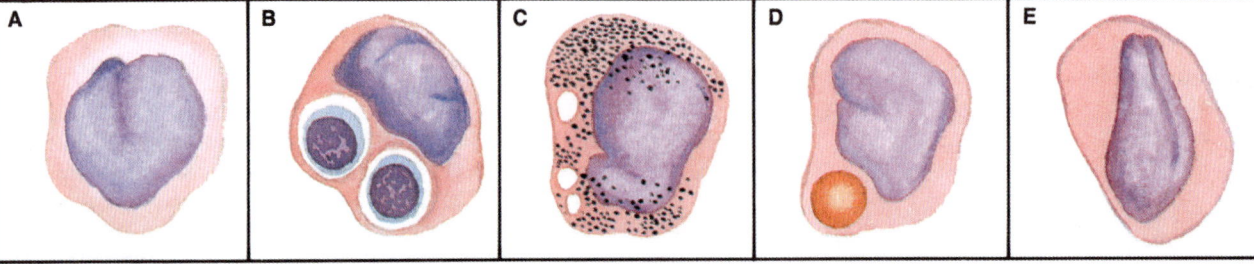

FIGURA 20.65
Distúrbios benignos do sistema de fagócitos mononucleares. Nos linfonodos, as proliferações benignas dos fagócitos mononucleares acometem primeiro os seios nodais (*os pontos azuis no corte transversal do linfonodo*), mas subseqüentemente podem estender-se até acometer o estroma nodal. A. Na *histiocitose sinusal benigna*, os seios nodais são ampliados por histiócitos inofensivos ou macrófagos fagocíticos. B. Na *histiocitose sinusal com linfadenopatia maciça*, os macrófagos contêm linfócitos em vacúolos citoplasmicos. C. Na *linfadenopatia dermatopática* os macrófagos contêm lipídio citoplásmico e pigmento de melanina. D. Na *reticulose hemofagocítica induzida por infecção*, os macrófagos contêm hemácias fagocitadas. E. Nas *histiocitoses diferenciadas* as células são inofensivas e uma prega nuclear profunda ou dobra é característica.

de 25% dos casos, são afetados locais de tecidos moles extranodais. A HSLM ocorre mais comumente em negros nas duas primeiras décadas da vida, embora possa ser encontrada em qualquer idade.

 Patologia: Ao exame macroscópico, os linfonodos acometidos estão aumentados de volume e são de coloração laranja-castanha. Os elementos histopatológicos característicos incluem (1) fibrose capsular e pericapsular e inflamação crônica; (2) acentuada histiocitose sinusal, com dilatação dos seios subcapsulares e trabeculares e distorção variável da arquitetura dos linfonodos; e (3) plasmacitose proeminente do estroma intersinusoidal. Os histiócitos sinusais possuem grandes núcleos vesiculares ovais ou denteados, com um a vários pequenos nucléolos. O citoplasma abundante é cor-de-rosa e, ocasionalmente, vacuolado. Numerosos linfócitos e, menos comumente, eritrócitos e plasmócitos são observados tipicamente no citoplasma dos histiócitos sinusais (ver Fig. 20.64). Este fenômeno pode refletir a fagocitose, mas pode representar também a penetração ativa do citoplasma dos histiócitos sinusais por essas células (*emperipolese*). Os histiócitos sinusais da HSLM exibem os marcadores celulares imunológicos e citoquímicos habituais dos fagócitos mononucleares. Além disso, demonstram uma poderosa reatividade imunoistoquímica para a proteína S-100.

Os sinais clínicos concomitantes comuns de inflamação incluem febre, uma velocidade de hemossedimentação elevada, leucocitose neutrofílica e hipergamaglobulinemia policlonal. A evolução clínica é benigna, com resolução espontânea em meses a anos. Não existe terapia efetiva.

A Linfadenopatia Dermatopática Exibe Proliferação Paracortical de Células T

Linfadenopatia dermatopática se refere às alterações reativas específicas nos linfonodos que são secundárias a uma ampla variedade de dermatoses crônicas. Essa reação é devida à drenagem de lipídio, melanina e hemossiderina da pele afetada para os linfonodos regionais. Os linfonodos demonstram uma reação imunológica ao material antigênico que drena da pele, que se acumula principalmente nos macrófagos paracorticais. O paracórtex é ampliado por uma população de células heterogêneas que consistem principalmente em macrófagos cujo citoplasma contém lipídio ou um pigmento granular castanho de melanina (Fig. 20.64). Existe maior número de células de Langerhans, assim como células reticulares interdigitantes, cujos núcleos são preguedos e contêm uma cromatina delicada. O paracórtex contém também linfócitos e alguns eosinófilos, plasmócitos e imunoblastos. Pela microscopia com pequeno aumento do linfonodo, a população de células heterogêneas confere um aspecto mosqueado característico ao paracórtex.

A Síndrome Hemofagocítica Induzida por Infecção É Causada por Macrófagos Ativados

A síndrome hemofagocítica induzida por infecção é um distúrbio raro nas pessoas imunodeficientes, que se caracteriza pela ativação generalizada dos macrófagos teciduais. Ocorre em uma ampla variedade de infecções virais, bacterianas, fúngicas e parasitárias e (raramente) em alguns linfomas de células T. O mecanismo fisiopatológico comum pode ser a ativação induzida por linfocinas, dos macrófagos teciduais.

A principal característica histopatológica da síndrome hemofagocítica induzida por infecção é uma hiperplasia generalizada dos macrófagos teciduais na polpa esplênica vermelha, nos sinusóides hepáticos, nos seios dos linfonodos e na medula óssea. Os macrófagos exibem fagocitose ativa, principalmente dos eritrócitos (Fig. 20.65), mas também de neutrófilos e plaquetas.

A reticulose hemofagocítica induzida por infecção se caracteriza pelo início agudo de febre, hepatoesplenomegalia, linfadenopatia, erupção cutânea, infiltrados pulmonares e pancitopenia. O distúrbio em geral é autolimitado, porém (raramente) pode ser fatal.

LINFOMAS MALIGNOS

Os linfomas são proliferações malignas de linfócitos ou linfoblastos. A classificação da OMS diferencia o linfoma de Hodgkin dos *linfomas de células B e de células T* (denominados comumente de linfomas não-Hodgkin) (Quadros 20.18 e 20.19). Os *linfomas de células B e de células T* são categorizados também como derivados de células *imaturas* (precursoras) ou de células efetoras *maduras* (periféricas).

Os linfomas malignos incluem o grupo mais heterogêneo de tumores no homem. A classificação da OMS dos linfomas se baseia em seus congêneres celulares normais, que podem representar (1) *linfócitos imaturos ou maduros*, (2) *células B e células T* e (3) linfócitos que ocupam *locais anatômicos diferentes.* Os linfomas malignos exibem também anormalidades imunofenotípicas, citogenéticas e moleculares características. Em muitas circunstâncias, a nova classificação da OMS não

---

QUADRO 20.18 Classificação Histológica da OMS das Neoplasias de Células B

Neoplasia de célula B precursora
  Leucemia/linfoma linfoblástico B precursor
Neoplasias de células B maduras
  Leucemia linfocítica crônica/linfoma de pequenos linfócitos
  Leucemia prolinfocítica de células B
  Linfoma linfoplasmacítico
  Linfoma da zona marginal esplênica
  Leucemia de células pilosas
  Mieloma de plasmócitos
  Gamopatia monoclonal de significado indeterminado (QMSI)
  Plasmacitoma solitário do osso
  Plasmacitoma extra-ósseo
  Amiloidose primária
  Doença das cadeias pesadas
  Linfoma de células B da zona marginal extranodal do tecido linfóide associado à mucosa (linfoma MALT)
  Linfoma de células B da zona marginal nodal
  Linfoma mediastinal (tímico) de grandes células B
  Linfoma intravascular de grandes células B
  Linfoma com derrame primário
  Linfoma/leucemia de Burkitt

QUADRO 20.19 Classificação Histológica da OMS das Neoplasias de Células T e Células NK

Neoplasia de células T precursoras
  Leucemia/linfoma T-linfoblástico precursor
Neoplasia de células T maduras
Leucêmica/disseminada
  Leucemia prolinfocítica de células T
  Leucemia de grandes linfócitos granulares de células T
  Leucemia de células NK agressivas
  Leucemia/linfoma de células T adultas
Cutâneas
  Micose fungóide
  Síndrome de Sézary
  Linfoma anaplásico cutâneo primário
  Linfoma de grandes células
  Papulose linfomatóide
Outras extranodais
  Linfoma extranodal de células NK/T, tipo nasal
  Linfoma de células T tipo enteropatia
  Linfoma de células T hepatoesplênico
  Linfoma de células T semelhante à paniculite subcutânea
Nodais
  Linfoma de células T angioimunoblástico
  Linfoma de células T periférico, não especificado
  Linfoma de grandes células anaplásicas
Neoplasia de linhagem e estágio de diferenciação incertos
  Linfoma de células NK blásticas

estabelece qualquer diferença entre *linfoma* e *leucemia*. Por exemplo, em princípio, nenhuma diferença é feita entre *leucemia* linfocítica crônica (LLC) e *linfoma* de pequenos linfócitos (LPL).

Linfoma/Leucemia Linfoblástica Aguda B (LLA/LBL-B) É a Leucemia Mais Comum na Infância

Os linfoblastos B imaturos (precursores) são as células malignas na LLA/LBL-B. A maioria das malignidades de células B precursoras acomete principalmente a medula óssea e o sangue periférico, sendo denominada *leucemia linfoblástica B.* Entretanto, o acometimento nodal pode ocorrer, quando então a doença é denominada *linfoma linfoblástico B.*

 Epidemiologia: A maioria das leucemias na infância é representada por leucemias linfoblásticas agudas do tipo de células B (B-LLA). Cerca de 75% dos casos ocorrem em crianças com menos de 6 anos de idade. Quase todas as malignidades de células B precursoras são predominantemente *leucêmicas* e o *linfoma* linfoblástico é um tipo incomum.

 Patologia: Os linfoblastos malignos (pelo menos 20% na medula óssea) são células de tamanho pequeno a médio com maior relação núcleo-citoplásmica e nucléolos inconspícuos (com uma morfologia principalmente do tipo L1 de conformidade com a antiga classificação FAB (Fig. 20.53).

Os **imunofenotipos** da B-LLA refletem diferentes estágios de maturação da célula B (Fig. 20.66). Os marcadores mais precoces que indicam a diferenciação da célula B são CD19 e CD79A citoplásmico, acompanhados habitualmente por expressão citoplásmica de CD22, que é uma linhagem de células B específica. B-LLA que expressa esses marcadores mas não mostra cadeias μ citoplásmicas é denominada *leucemia de células B progenitoras pré-pré-B ou precursoras precoces.*

O advento da expressão das cadeias μ citoplásmicas é característico da leucemia de *célula pré-B*. Tanto a leucemia de células B progenitoras quanto as leucemias de células pré-B são positivas para a expressão nuclear de TdT (Fig. 20.67). CD10 (CALLA) pode ser expressado em ambos os tipos. **As malignidades de células B que expressam a imunoglobulina sobre a superfície celular não são consideradas leucemias precursoras.**

Estão envolvidas **anormalidades citogenéticas.** B-LLA exibe *aberrações numéricas* e *translocações cromossômicas*, incluindo o cromossomo Philadelphia. Na LLA da infância, uma proteína de fusão *BCR/ABL*, P190, é produzida, ao contrário da proteína de fusão CML (P210) que é observada em metade dos casos adultos de LLA ou LMC. B-LLA progenitora pode manifestar-se com t(4;11) envolvendo o gene *MLL* em 11q23. Cerca de 25% dos pacientes com pré-B-LLA infantil são positivos para t(1;19), que envolve *PBX/E2A*.

 Manifestações Clínicas: As células leucêmicas de B-LLA deslocam os elementos hematopoéticos normais na medula óssea, resultando em anemia, trombocitopenia e neutropenia. A organomegalia e o acometimento do SNC são comuns. As células tumorais em crescimento rápido na medula causam dor óssea e artralgias. Em geral, a B-LLA infantil tratada com quimioterapia comporta um excelente prognóstico, com taxas de remissão completa superiores a 90%. Entretanto, uma idade muito jovem (menos de 1 ano), t(9;22) t(1;19) e t(4;11) são indicadores prognósticos desfavoráveis. Todas as translocações que envolvem o gene *MLL* em 11q23 estão associadas com um prognóstico sombrio, seja qual for a idade. A *hiperdiploidia* (> 50 cromossomos) comporta um bom prognóstico, enquanto os cariótipos *hipodiplóides* pressagiam um resultado desfavorável.

As Células T Precursoras Compõem a Maioria dos Linfomas Linfoblásticos

A leucemia linfoblástica aguda de células T precursoras (T-LLA) e o linfoma linfoblástico de células T (T-LLB) são neoplasias de células T imaturas. Em muitos casos a aplicação do termo leucemia ou linfoma é arbitrária e as considerações são semelhantes àquelas descritas para B-LLA.

 Epidemiologia: A maioria dos casos de LLA infantil deriva das células B e apenas 15% têm origem nas células T. Nos adultos, o percentual de leucemia linfoblástica de células T é mais alto. O linfoma linfoblástico, uma massa tu-

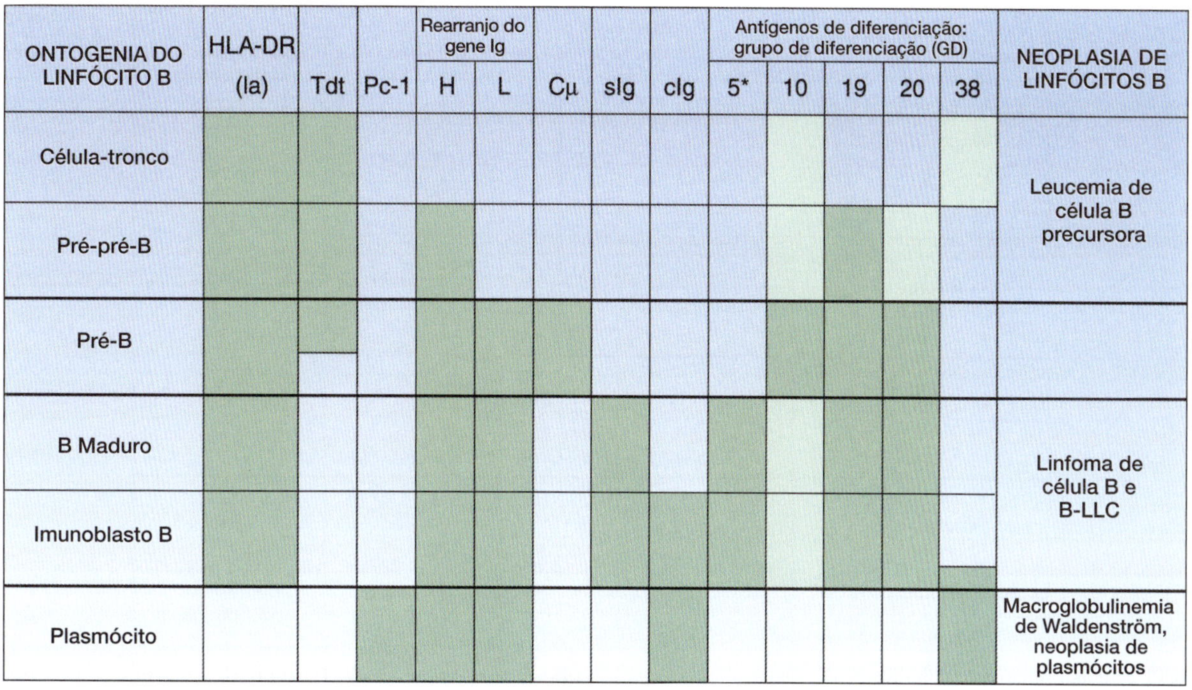

ONTOGENIA DO LINFÓCITO B	HLA-DR (Ia)	Tdt	Pc-1	Rearranjo do gene Ig H	Rearranjo do gene Ig L	Cμ	sIg	cIg	Antígenos de diferenciação: grupo de diferenciação (GD) 5*	10	19	20	38	NEOPLASIA DE LINFÓCITOS B
Célula-tronco		●								●	●			Leucemia de célula B precursora
Pré-pré-B	●	●		●						●	●			
Pré-B	●	●		●	●	●				●	●			
B Maduro	●			●	●		●				●	●		Linfoma de célula B e B-LLC
Imunoblasto B	●			●	●		●	●			●	●	●	
Plasmócito			●	●	●			●					●	Macroglobulinemia de Waldenström, neoplasia de plasmócitos

FIGURA 20.66
Maturação da célula B: Imunofenotipos e equivalentes neoplásicos. *H*, gene da cadeia pesada da imunoglobulina; *L*, gene da cadeia leve da imunoglobulina; *C*μ, cadeia μ citoplásmica; sIg, imunoglobulina superficial; cIg, imunoglobulina citoplásmica.

moral que consiste em linfócitos precursores, tem origem nas células T em 90% dos casos.

Patologia: O aspecto morfológico dos linfoblastos T é semelhante àquele dos linfoblastos B. No T-LBL pode estar presente um padrão de "céu estrelado" de macrófagos, à semelhança do linfoma de Burkitt. A maioria das T-LLA possui uma morfologia L2 na antiga classificação FAB (Fig. 20.53) (blastos maiores com nucléolos mais proeminentes e variação no tamanho das células) (Fig. 20.68).

Imunofenotipos: A expressão dos marcadores em T-LLA reflete a diferenciação e a maturação normais das células T na medula óssea e no timo (Fig. 20.69). O marcador mais precoce da célula T é CD7, seguido por CD2 e CD5. Durante a diferenciação tímica, as células T se tornam positivas para CD1A e CD3 citoplásmico (cCD3), CD4 e CD8. Os imunofenotipos em T-LLA refletem essa seqüência da expressão dos marcadores. Com freqüência, T-LLA que deriva do timo co-expressa CD4 e CD8. À semelhança de B-LLA, T-LLA é positiva para TdT.

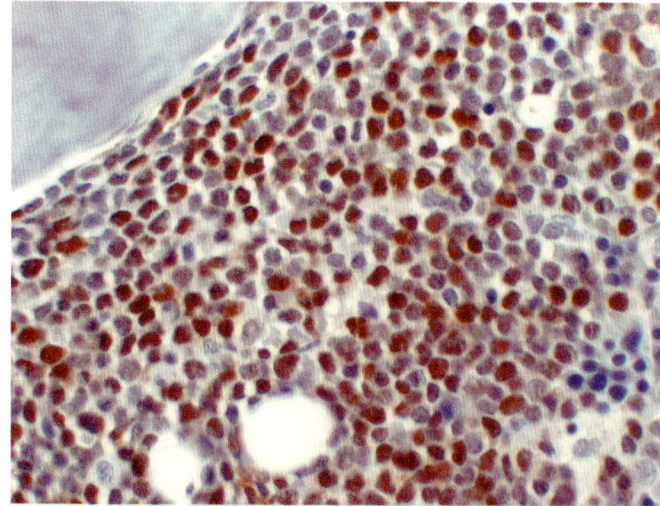

FIGURA 20.67
Leucemia linfoblástica aguda. A medula óssea contém células TdT-positivas (imunoperoxidase).

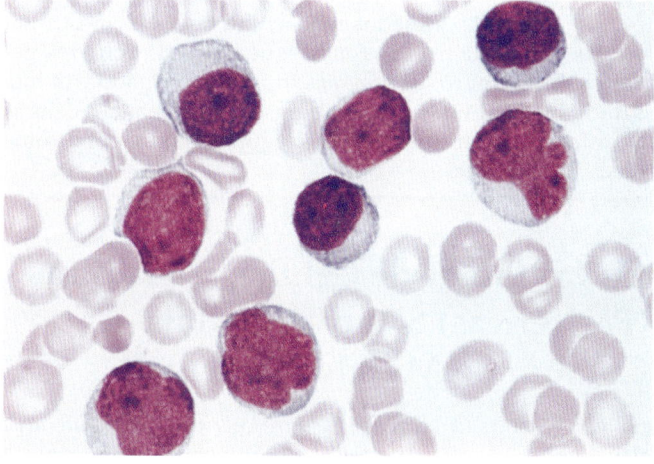

FIGURA 20.68
Leucemia linfoblástica aguda (L2 LLA). Os linfoblastos no sangue periférico contêm núcleos irregulares e denteados com nucléolos proeminentes e uma quantidade moderada de citoplasma.

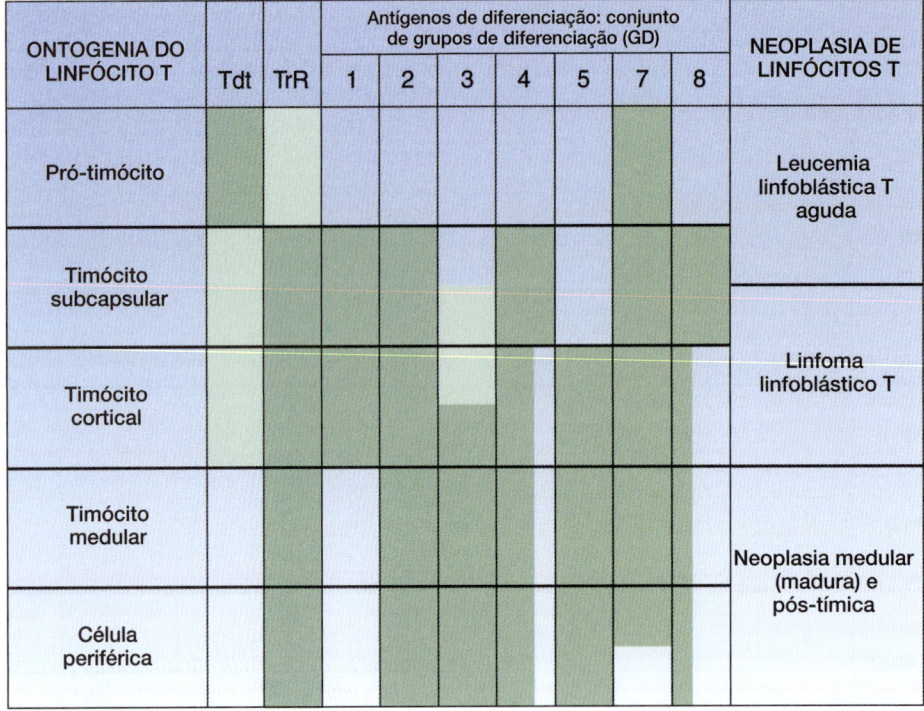

FIGURA 20.69
Maturação da célula T. Imunofenotipos e seus equivalentes neoplásicos. TrR, rearranjo do receptor da célula T.

Anormalidades citogenéticas: Os genes que codificam as quatro cadeias de receptores da célula T (cadeias α, β, γ, δ) participam com freqüência nas translocações cromossômicas com os genes dos fatores de transcrição, tais como *MYC*, *TAL1*, *RBTN1*, *RBTN2* e *HOX11*. A justaposição dos *loci* receptores da célula T para um dos genes companheiros da transcrição resulta com freqüência em regulação alterada da transcrição. Outra anormalidade cromossômica comum é del(9p), com a perda de *CDKN2A*, que funciona como um inibidor *CDK*.

 Manifestações Clínicas: O sangue e a medula óssea são afetados mais comumente na T-LLA. A leucemia infiltra com freqüência os linfonodos periféricos, o cérebro, as gônadas, o baço e o fígado. As malignidades de células T precursoras com origem nas células T tímicas se manifestam mais freqüentemente como uma massa mediastinal.

Os Linfomas de Células B Maduras (Periféricas) São o Tipo Mais Comum no Mundo Ocidental

As malignidades de células B maduras derivam da proliferação clonal das células B periféricas. Levando-se em conta que as células B passam através de múltiplas etapas de diferenciação e maturação desde as células B virgens até os plasmócitos maduros, os linfomas podem ter origem em qualquer etapa desse caminho.

 Epidemiologia: A incidência de linfomas malignos nos Estados Unidos é de 15 por 100.000 a cada ano. As neoplasias de células B superam em número claramente as malignidades de células T, particularmente no mundo ocidental. Os linfomas de células B mais comuns são o linfoma folicular e o linfoma difuso de grandes células (Quadro 20.20), que sozinho representa 50% de todos os linfomas malignos no mundo ocidental. Com exceção do linfoma B mediastinal de células B e o de Burkitt, a maioria dos linfomas de células B maduras ocorre na sexta e sétima décadas. Os linfomas de células B periféricas

QUADRO 20.20 Freqüência de Linfomas de Células B e T/NK

Diagnóstico	% de Casos Totais
Linfoma difuso de grandes células B	30,6%
Linfoma folicular	22,1%
Linfoma MALT	7,6%
Linfomas de células T maduras (com exceção de LCAG)	7,6%
Leucemia linfocítica crônica/linfoma de pequenos linfócitos	6,7%
Linfoma de células do manto	6,0%
Linfoma mediastinal de células B grandes	2,4%
Linfoma de células anaplásicas grandes	2,4%
Linfoma de Burkitt	2,50%
Linfoma da zona marginal nodal	1,8%
Linfoma linfoblástico T precursor	1,7%
Linfoma linfoplasmacítico	1,2%
Outros tipos	7,4%

são claramente incomuns em crianças, com exceção do linfoma de Burkitt e do linfoma de grandes células B.

 Patogenia: A maioria dos linfomas de células B periféricas ocorre sem causa aparente. Entretanto, a deterioração do sistema imune e certos agentes infecciosos podem dar origem aos linfomas malignos (Quadro 20.21). A imunodeficiência causada pela infecção com HIV e a imunossupressão terapêutica nos receptores de aloenxertos promovem o desenvolvimento de linfoma de grandes células B ou de linfoma de Burkitt. Nos pacientes com certos tipos de doença autoimune, podem formar-se linfomas de células B malignas de baixo grau. Por exemplo, os pacientes com a *doença de Sjögren* ou com a *tireoidite de Hashimoto* (ver Cap. 21) podem desenvolver linfoma da zona marginal extranodal (linfoma MALT). *EBV* está vinculado ao linfoma de Burkitt endêmico e aos linfomas associados ao HIV. Outros vírus que predispõem às malignidades de células B incluem o *herpesvírus humano 8* (HHV-8) no linfoma com derrame primário e o *vírus da hepatite C* no linfoma linfoplasmacítico associado com crioglobulinemia tipo 2. O linfoma MALT está associado freqüentemente com a infecção pelo *Helicobacter pylori* do estômago (ver Cap. 13) e costuma regredir com o tratamento antibiótico.

 Patologia: Imunofenotipos: Após o estágio precursor, as células B sofrem arranjos do gene *VDJ* da imunoglobulina e amadurecem para células B virgens superficiais positivas para IgM e IgD que expressam com freqüência CD5 (Fig. 20.70). Duas malignidades de células B derivam das células B virgens, ou seja, B-LLC e o linfoma de células de revestimento (manto).

As células B virgens são ativadas pela estimulação antigênica e povoam os centros germinais dos folículos linfáticos, onde acabam amadurecendo e se transformando em plasmócitos secretores de IgG ou de IgA e em células de memória. As grandes células B ativadas que ocupam os centros germinativos são denominadas *centroblastos*. No centro germinativo, os centroblastos amadurecem e se transformam em células menores com núcleos clivados, denominados *centrócitos*. Centroblastos e centrócitos não possuem o inibidor da apoptose BCL-2 (Fig. 20.71). Eles expressam *BCL6* e *CD10*. As mutações somáticas na região variável Ig ocorrem no centro germinativo, resultando em impressionante diversidade da especificidade dos anticorpos. Os linfomas foliculares derivam das células B do centro germinativo e consistem em uma mistura de centroblastos e centrócitos. O linfoma de Burkitt e alguns linfomas de grandes células B também derivam dos linfócitos do centro germinativo.

As células B de memória dos estágios subseqüentes residem *na zona marginal*, o compartimento mais externo do folículo linfático. Variantes dos linfomas da zona marginal incluem o linfoma da zona marginal esplênica e os linfomas MALT do estômago e de outras superfícies mucosas.

Finalmente, algumas células B se diferenciam em plasmócitos. Essas células são as únicas células B que secretam imunoglobulinas, apesar de não possuírem a expressão Ig na superfície celular. Os plasmócitos passam a ocupar a medula óssea, onde podem dar origem ao mieloma múltiplo.

Classificação dos linfomas de células B maduras: A classificação de linfomas da OMS diferencia três grupos de linfomas de células B:

Linfomas com acometimento predominante da medula óssea
Linfomas com acometimento extranodal predominante
Linfomas com linfadenopatia predominante

 Manifestações Clínicas: Os linfomas *indolentes* são diferenciados dos linfomas de células B *agressivos*. Os linfomas indolentes típicos são o B-LLC e o linfoma folicular; os linfomas de células B agressivos costumam ser linfomas de grandes células B e linfomas de Burkitt. Embora os linfomas indolentes adotem uma evolução clínica prolongada, em geral são incuráveis. Em contrapartida, os linfomas agressivos progridem rapidamente, mas muitos deles são curáveis. Nem todos os linfomas malignos se enquadram inequivocamente em uma dessas categorias. Os linfomas MALT, por exemplo, são linfomas indolentes que, às vezes, podem ser curados por irradiação local.

Leucemia Linfocítica Crônica/ Linfoma de Pequenos Linfócitos (LLC-LPL)

LLC/LPL é uma proliferação maligna de células B de pequenos linfócitos de aspecto maduro e um número variável de células maiores (pró-linfócitos e paraimunoblastos). Um diagnóstico de LLC é feito quando existe acometimento primário da medula óssea e do sangue periférico. Se as células tumorais dão origem predominantemente a uma linfadenopatia ou a massas tumorais sólidas, o termo *linfoma* de pequenos linfócitos é mais apropriado.

 Epidemiologia: LLC/LPL é um linfoma maligno indolente típico do idoso (idade mediana de 65 anos), sendo responsável por 7% dos linfomas malignos.

 Patologia: Os linfonodos infiltrados por LLC mostram apagamento completo da arquitetura (Fig. 20.72). Com pequeno aumento, áreas mais claras precariamente definidas, denominadas *pseudofolículos* ou *centros de proliferação*,

---

QUADRO 20.21 Distúrbios com Maior Risco de Linfoma Maligno Secundário

Síndrome de Sjögren
Tireoidite de Hashimoto
Receptores de transplante renal e cardíaco
Síndrome de imunodeficiência adquirida (AIDS)
Infecção pelo EBV
Infecção pelo HHV-8
Gastrite positiva para *Helicobacter pylori*
Hepatite C
Síndromes de imunodeficiência congênita
   Chediak-Higashi
   Wiskott-Aldrich
   Ataxia telangiectasia
   Deficiência de IgA
   Imunodeficiência combinada grave
Doença das cadeias pesadas α
Doença celíaca
Linfoma de Hodgkin (pós-tratamento)

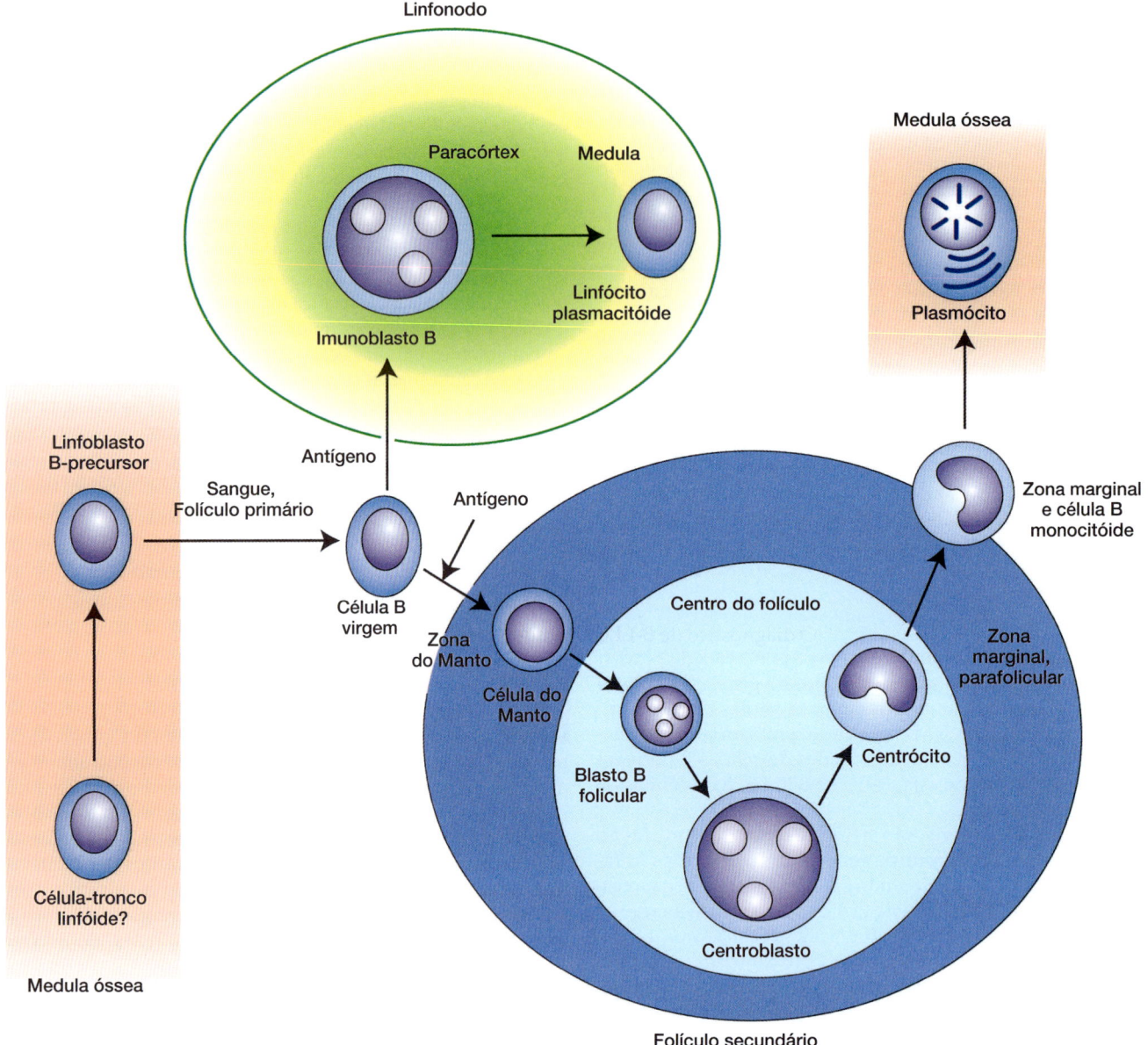

FIGURA 20.70
Via esquemática da diferenciação da célula B. Após o estado precursor, as células B amadurecem e se transformam em linfócitos B virgens. A resposta do centro germinativo representa uma importante plataforma giratória para as mutações do gene da região variável da imunoglobulina, o desvio da cadeia pesada Ig e a diferenciação em plasmócitos e células de memória.

representam uma mistura de linfócitos maiores com aspecto mais imaturo (paraimunoblastos ou pró-linfócitos).

No baço, a polpa branca está ampliada (Fig. 20.73), porém as células tumorais podem estender-se também para dentro da polpa vermelha. O acometimento da medula óssea varia de apagamento completo do espaço medular até uma distribuição mais irregular. Nos esfregaços de sangue periférico (Fig. 20.74), alguns linfócitos leucêmicos são destruídos e mostram restos nucleares mal definidos (células "fantasmas"). Pode-se observar um número variável de células maiores com nucléolos proeminentes (*pró-linfócitos*). Um número cada vez maior de pró-linfócitos pode indicar uma evolução mais agressiva. Se estiverem presentes mais de 55% de pró-linfócitos, terão sido satisfeitos os critérios da *transformação pró-linfocítica*. A transformação de LLC/LPL em linfoma difuso de grandes células recebe a designação de *síndrome de Richter*, que se caracteriza por massas de grandes linfócitos (centroblastos ou imunoblastos).

Imunofenotipos: LPL/LLC exibem uma população de células B maduras que expressam CD19, CD20, CD22 e CD79. A co-expressão de CD23 e o marcador das células T CD5 separam a LLC dos outros tipos de linfomas de células B. Existe uma expressão apenas indistinta para IgM ou IgG de superfície. A expressão do marcador dos plasmócitos CD38 ou ZAP-70 tem um prognóstico desfavorável.

Genótipos: Metade dos casos de B-LLC não sofre mutações somáticas nos genes da região variável e, portanto, se assemelha ao genótipo das células B virgens. A outra metade deriva de células B que sofreram mutações no gene *VH* e se assemelham às células B pós-centro germinativo. As anormalidades cariotípicas comuns incluem trissomia do 12 e deleções de 13q14 e 11q23.

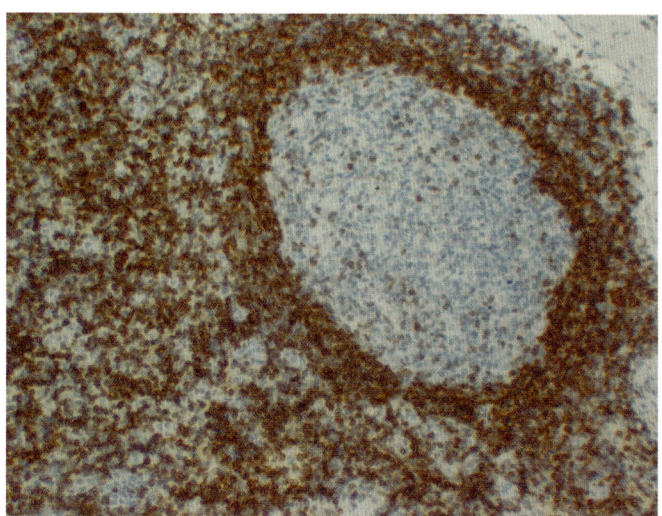

FIGURA 20.71
Folículo linfático corado com um anticorpo contra BCL-2. A ausência de coloração no centro germinativo indica um folículo benigno.

Manifestações Clínicas: O diagnóstico de B-LLC é estabelecido pela demonstração de uma linfocitose persistente no sangue periférico, em geral superior a 15.000/μl, e uma linfocitose na medula óssea superior a 40% dos elementos celulares nucleados. Se a contagem de linfócitos no sangue fica entre 5.000 e 15.000/μl, a demonstração de monoclonalidade (restrição das cadeias leves ou rearranjo clonal de um gene das cadeias leves) confirma o diagnóstico de B-LLC.

As contagens de eritrócitos e de plaquetas inicialmente são normais, porém com a doença em fase avançada observa-se anemia severa, trombocitopenia e neutropenia. Um teste de Coombs positivo é observado em algum momento em até 20% dos casos.

As deficiências imunológicas, principalmente de células B mas também de células T, são comuns. Embora a causa precisa da disfunção das células B não seja conhecida, a hipogamaglobulinemia ocorre em 50 a 75% dos casos em algum momento durante a evolução da doença. O grau de hipogamaglobulinemia em geral se correlaciona com o estágio da doença e é responsável pelas complicações infecciosas.

Os pacientes com B-LLC exibem também um aumento de células T no sangue periférico (> 3.000/μl). Existe um aumento nas células T $CD8^+$ e uma redução correspondente nas células $CD4^+$, com uma diminuição correspondente na relação de células $CD4^+/CD8^+$. As células T com freqüência mostram uma hipersensibilidade tipo retardada alterada *in vitro*, que também contribui para o maior risco de infecção. Uma pequena quantidade de imunoglobulina monoclonal, mais comumente IgM κ, é encontrada no soro em uma pequena minoria dos pacientes com B-LLC.

Inicialmente, a maioria dos pacientes com B-LLC é assintomática e o diagnóstico é sugerido pela identificação de linfadenopatia e esplenomegalia em um exame físico de rotina ou linfocitose em um hemograma completo. A evolução clínica subseqüente é altamente variável. Em alguns casos, a doença progride rapidamente e o paciente morre em 2 a 3 anos. Outros pacientes continuam assintomáticos por 10 a 20 anos. As complicações mais comuns são infecções bacterianas e, menos freqüentemente, fúngicas e virais. A anemia hemolítica autoimune Coombs-positiva e os episódios hemorrágicos secundários à trombocitopenia são observados com freqüência.

A sobrevida média global na B-LLC é de 6 anos. O prognóstico se relaciona principalmente com (1) a extensão da carga tumoral por ocasião do diagnóstico inicial, (2) o padrão de infiltração da medula óssea e (3) a presença de anormalidades citogenéticas. Os achados prognósticos adversos incluem (1) idade avançada; (2) padrões difusos em vez de intersticiais ou nodulares de acometimento da medula óssea; e (3) a presença de anormalidades cromossômicas, particularmente quando múltiplas.

Os pacientes com trissomia do 12 têm prognóstico pior que o habitual, enquanto aqueles com deleção 13q14 exibem uma sobrevida média mais longa. Os pacientes com LLC que se origina nas células B virgens têm prognóstico sombrio e maior probabilidade de terem células tumorais que expressam CD38.

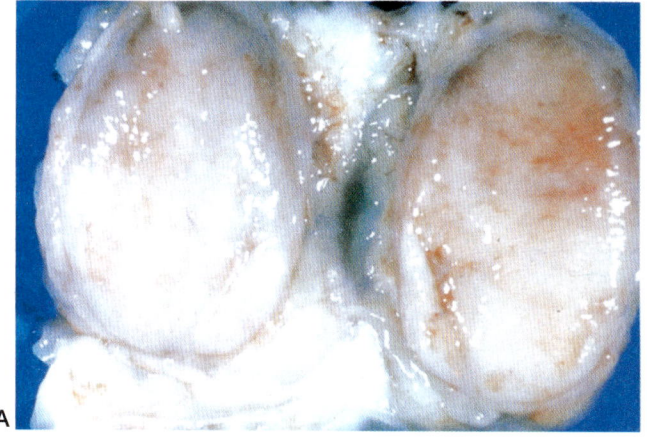
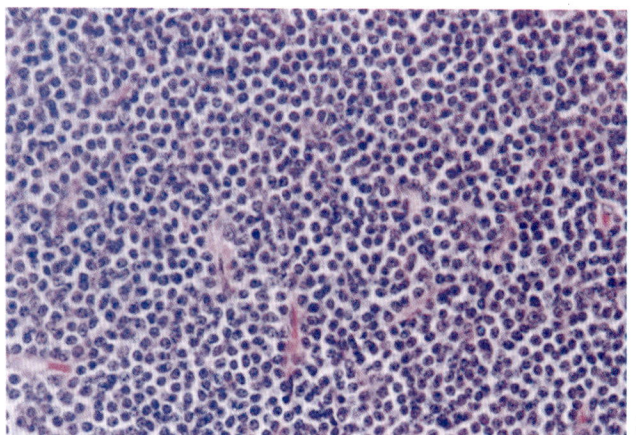

FIGURA 20.72
Linfoma de pequenos linfócitos/leucemia. A. Um linfonodo aumentado, quando bissectado, mostra a coloração cinza brilhante uniforme característica que confere um aspecto de carne de peixe. B. Ao exame microscópico, a arquitetura nodal é substituída por uma infiltração difusa de pequenos linfócitos de aspecto normal.

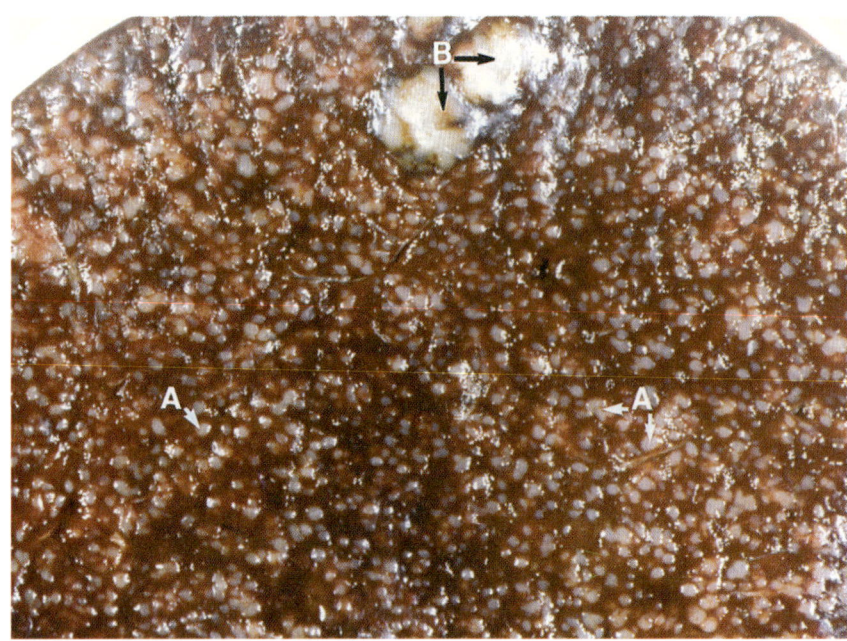

FIGURA 20.73
O baço na leucemia linfocítica crônica. Existe aumento difuso da polpa branca (A) com proeminência focal de nódulos tumorais (B).

A **conversão para leucemia pró-linfocítica** ocorre em 10% dos casos de B-LLC e se caracteriza por acentuada elevação na contagem de linfócitos no sangue, 15 a 50% de pró-linfócitos e uma esplenomegalia progressiva. A conversão pró-linfocítica prognostica uma evolução clínica mais agressiva, com uma sobrevida média inferior a 2 anos. Casos raros de conversão para leucemia linfoblástica aguda já foram descritos, com uma evolução rapidamente fatal. Existe um aumento superior a duas vezes na incidência esperada de segundos cânceres na B-LLC, incluindo tumores pulmonares, melanoma maligno, sarcoma dos tecidos moles e neoplasias de plasmócitos.

A **síndrome de Richter,** um linfoma de grandes células (ver adiante), se sobrepõe em 5% dos casos de B-LLC. Os pacientes com esta complicação se apresentam com início rápido de febre, dor abdominal e linfadenopatia e hepatoesplenomegalia progressivas. O aumento de volume proeminente dos linfonodos retroperitoneais e o acometimento neoplásico do trato gastrintestinal são achados comuns. A síndrome de Richter é agressiva e refratária à terapia, com uma sobrevida média de 2 meses.

Os pacientes assintomáticos com B-LLC que possuem contagens estáveis de linfócitos em geral não são tratados. A doença mais avançada é tratada com agentes quimioterapêuticos e anticorpo antilinfocítico. Os corticosteróides são usados para controlar a anemia hemolítica auto-imune e a trombocitopenia. A esplenectomia ou a irradiação esplênica poderá ser necessária para controlar o hiperesplenismo refratário.

Linfoma Linfoplasmacítico/ Macroglobulinemia de Waldenström

Linfoma linfoplasmacítico (LLP)/ doença de Waldenström é uma proliferação neoplásica de pequenos linfócitos e um número variável de plasmócitos que secretam IgM do mesmo clone maligno. A doença de Waldenström não é uma variante do mieloma múltiplo, mas sim um linfoma maligno indolente que afeta principalmente os idosos.

 Patogenia: A etiologia do LLP é obscura. Em um pequeno subgrupo de pacientes com LLP e crioglobulinemia que sofrem de hepatite C, a proteína HCV pode ser demonstrada com freqüência nos linfócitos. A regressão parcial do linfoma ocorre após o tratamento antiviral da hepatite com α-interferon.

 Patologia: A doença de Waldenström, ou LLP, acomete principalmente a medula óssea, porém a doença pode ser observada também nos linfonodos, baço e sangue pe-

FIGURA 20.74
Leucemia linfocítica crônica. Um esfregaço de sangue periférico mostra numerosos linfócitos de tamanho pequeno a médio. Uma célula fantasma é vista acima à esquerda.

riférico. Nos linfonodos, LLP mostra um infiltrado linfocítico interfolicular com plasmócitos. Os infiltrados leucêmicos da medula óssea são semelhantes àqueles observados na LLC, porém podem existir mais plasmócitos. Pode ocorrer a transformação de LLP para linfoma de grandes células.

LLP expressa os marcadores comuns da célula B e CD5 e CD23 são negativos. A translocação mais comum é t(9;14). Como ocorre em outros linfomas com diferenciação de plasmócitos, o rearranjo do gene *PAX-5*, que codifica a proteína ativadora célula-B específica (BSAP, *B-cell-specific activator protein*), é comum.

 Manifestações Clínicas: Oitenta por cento dos pacientes com macroglobulinemia de Waldeström se apresentam com um pico de IgM monoclonal na eletroforese sérica (> 3 g/dl). Muitos dos sintomas clínicos resultam da hiperviscosidade. A formação de aglutinação e de empilhamento dos eritrócitos no sistema microvascular pode resultar em distúrbios visuais e acidente vascular cerebral. As complicações associadas com hiperviscosidade são tratadas com plasmaférese. O excesso de IgM no soro pode acarretar uma coagulopatia ao fixar-se nos fatores da coagulação, nas plaquetas e na fibrina. O resultado clínico da doença é comparável àquele de outros linfomas indolentes, como B-LLC.

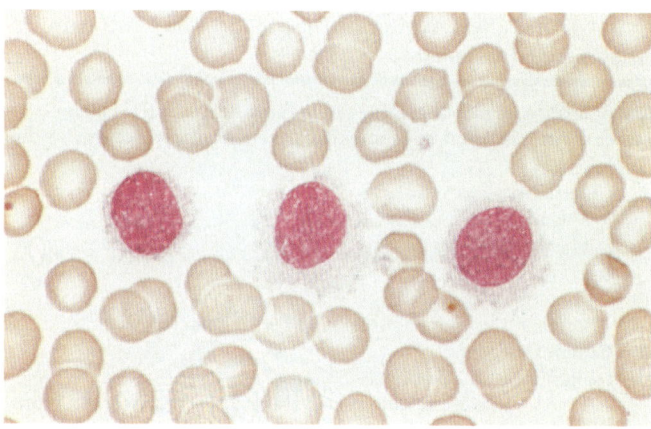

FIGURA 20.75
Leucemia de células pilosas. Células pilosas com projeções citoplásmicas delicadas e irregulares são visualizadas no sangue periférico.

Leucemia de Células Pilosas

A leucemia de células pilosas é uma proliferação clonal de células B de linfócitos de tamanho pequeno a médio que exibem abundante citoplasma e protrusões semelhantes a pêlos da membrana celular. A doença acomete principalmente o sistema de monócitos/macrófagos da medula óssea, do baço e do fígado.

A leucemia de células pilosas é rara e afeta principalmente pessoas de meia-idade a idosas, com uma relação extremamente aumentada de homens para mulheres de 5:1.

 Patologia: A leucemia de células pilosas exibe infiltrados intersticiais sutis que não perturbam a arquitetura normal da medula óssea. As células pilosas possuem um citoplasma mais abundante que os pequenos linfócitos normais, o que lhes confere um aspecto de "ovo frito" (Fig. 20.75). A coloração com prata da medula óssea demonstra um aumento nas fibras de reticulina e as aspirações da medula óssea são infrutíferas com freqüência, por causa de uma "punção seca." Diferentemente de B-LLC, as células pilosas no baço infiltram a polpa vermelha e a polpa branca fica atrófica. O fígado mostra infiltrados sinusoidais densamente compactados.

Imunofenotipos: O equivalente celular normal da leucemia de células pilosas não é conhecido. As células são positivas para todos os marcadores estabelecidos da célula B e são negativas para CD5, CD10 e CD23. As células malignas expressam também poderosamente CD11c, CD25, FMC7 e CD103. A demonstração citoquímica ou imunoistoquímica de fosfatase ácida tartarato-resistente (TRAP, *tartrate-resistant acid phosphatase*) é um marcador adicional (Fig. 20.76).

 Manifestações Clínicas: A maioria dos pacientes com leucemia de células pilosas se apresenta com esplenomegalia e monocitopenia ou pancitopenia periférica. O distúrbio é um linfoma indolente com evolução clínica prolongada. Os medicamentos quimioterapêuticos que têm como alvo especificamente os linfomas malignos de baixo grau, como desoxicoformicina ou 2-clorodesoxiadenosina (2-CDA), podem proporcionar remissões a longo prazo.

Neoplasia de Plasmócitos

A neoplasia de plasmócitos engloba um grupo de distúrbios malignos correlatos de linfócitos B com diferenciação terminal (plasmócitos).

O **mieloma de plasmócitos ou mieloma múltiplo** (90% dos casos) se caracteriza por infiltração multifocal de plasmócitos malignos na medula óssea. Nesta condição, existem tipicamente múltiplas lesões destrutivas (líticas) ou desmineralização difusa do osso. Os critérios diagnósticos da OMS para mieloma de plasmócitos são resumidos no Quadro 20.22.

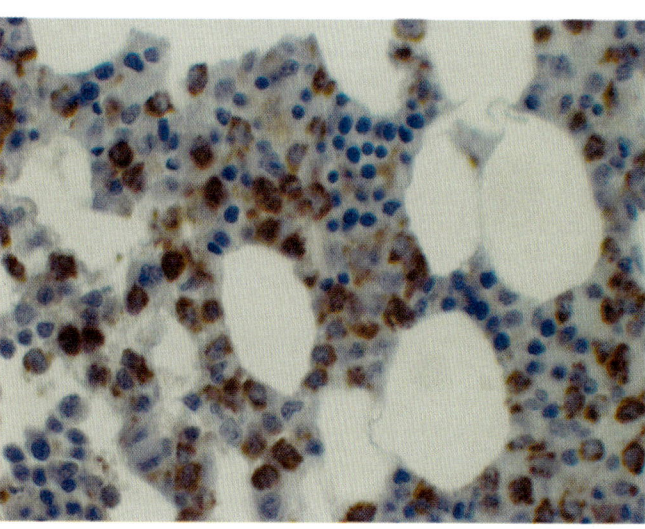

FIGURA 20.76
Células pilosas positivas para o anticorpo contra a fosfatase ácida tartarato-resistente (TRAP) na medula óssea.

QUADRO 20.22 Critérios Diagnósticos da OMS para Mieloma de Plasmócitos

O diagnóstico de mieloma exige um mínimo de um critério maior e um menor ou de três critérios menores que devem incluir pelo menos os dois primeiros:

A. Critérios maiores:
 1. Plasmacitose medular (> 30%)
 2. Plasmacitoma na biopsia
 3. Componente M:
  Soro: IgG > 3, 5 g/dl, IgA > 2 g/dl
  Urina > 1 g/24 h da proteína de Bence-Jones (BJ)
B. Critérios menores:
 1. Plasmacitose medular (10-30%)
 2. Componente M presente, porém em quantidade menor que acima
 3. Lesões líticas dos ossos
 4. Imunoglobulinas normais reduzidas (< 50% do normal):
  IgG < 600 mg/dl, IgA < 100 mg/dl, IgM < 50 mg/dl

O **mieloma ósseo solitário** (5% dos casos) é uma lesão destrutiva única do osso.

O **plasmacitoma extramedular** (5% dos casos) se manifesta como uma massa de tecidos moles, mais freqüentemente no trato respiratório superior.

Na maioria dos casos de neoplasia de plasmócitos, as células neoplásicas secretam uma molécula de imunoglobulina homogênea, completa ou parcial, denominada *componente M* ou *paraproteína*. Com base no tipo de componente M, o mieloma múltiplo pode ser dividido nos seguintes tipos:

- **Tipos IgG, IgA, IgD, IgE e IgM**
- **Doença de cadeias leves,** na qual são sintetizadas apenas as cadeias leves κ ou λ
- **Mieloma múltiplo biclonal,** no qual são secretados dois componentes M distintos (raro)
- **Mieloma não-secretório,** no qual nenhum componente M é secretado (1%)

 Epidemiologia: A neoplasia de plasmócitos constitui 10% de todas as malignidades hematológicas. Cerca de 7.500 casos são relatados anualmente nos Estados Unidos, produzindo uma incidência global de 3 por 100.000 pessoas. O distúrbio é mais de duas vezes mais comum em negros (8 por 100.000 pessoas) que em brancos. A freqüência de neoplasia de plasmócitos aumenta com a idade, com a média etária ao ser feito o diagnóstico de mieloma múltiplo sendo de 65 anos e aquela do mieloma ósseo solitário e do plasmacitoma extramedular sendo uma década antes. A neoplasia de plasmócitos é claramente incomum antes dos 40 anos de idade. Existe uma ligeira predominância masculina no mieloma múltiplo, com uma relação global de mulheres para homens de 1,5:1. Essa predominância masculina é ainda mais pronunciada para o mieloma ósseo solitário e o plasmacitoma extramedular, com cada um deles exibindo uma relação de homens para mulheres de 3:1.

Patogenia: Foram identificados inúmeros fatores de risco para a neoplasia de plasmócitos.

- Uma **predisposição genética** é sugerida por uma maior incidência de mieloma múltiplo em parentes de primeiro grau dos pacientes com neoplasia de plasmócitos e por uma freqüência mais alta de mieloma múltiplo nos negros.
- A **radiação ionizante** foi incriminada na etiologia da neoplasia de plasmócitos. Os sobreviventes a longo prazo das bombas de Hiroshima e Nagasaki evidenciaram uma incidência cinco vezes maior de mieloma múltiplo.
- A **estimulação antigênica crônica** pode constituir um fator de risco. Por exemplo, nos camundongos Balb-C, a instilação intraperitoneal de óleo mineral ou de material plástico sólido induz comumente a formação de um plasmacitoma. Nos seres humanos, alguns casos de mieloma múltiplo estiveram associados com infecções crônicas, como HIV e osteomielite crônica, e com distúrbios inflamatórios crônicos (p. ex., artrite reumatóide). Foi proposta uma hipótese de dois golpes segundo a qual (1) a estimulação antigênica resulta em proliferação policlonal reativa de linfócitos B e (2) um evento mutagênico subseqüente estabelece um único clone maligno.

 Patologia: Ao exame macroscópico, os tumores ósseos e extra-ósseos da neoplasia de plasmócitos são variavelmente vermelhos, marrons claros ou cinzentos e possuem uma consistência que varia de carnosa a gelatinosa. As lesões ósseas são bem demarcadas dos tecidos normais circundantes (Fig. 20.77). O osso cortical pode ser destruído, com extensão tumoral direta para os tecidos moles circundantes. No mieloma múltiplo, o aumento moderado de linfonodos, baço e fígado é observado ocasionalmente, porém o aspecto macroscópico desses órgãos não é distintivo. Com freqüência, os rins exibem um tamanho encolhido.

Medula óssea: Microscopicamente, a característica morfológica mais proeminente do mieloma múltiplo na medula óssea é a presença de massas difusas ou de agregados nodulares de plasmócitos. Um aspecto precoce característico é representado pelas células de gordura circundadas por plasmócitos. Finalmente, tan-

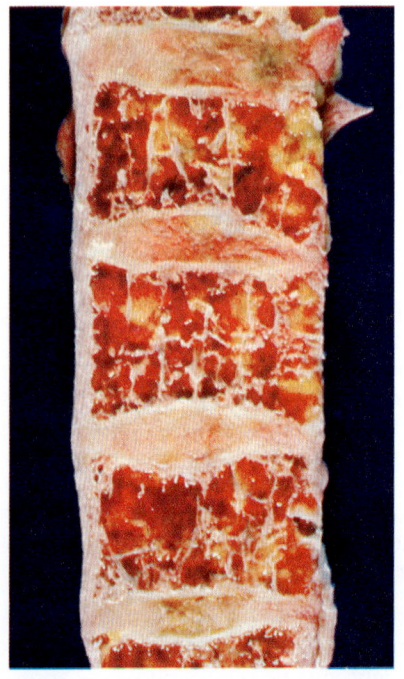

FIGURA 20.77
Mieloma múltiplo. Existem múltiplas lesões ósseas líticas na vértebra.

to os tecidos hematopoéticos normais quanto as células de gordura são substituídos por plasmócitos neoplásicos.

Nos esfregaços dos aspirados de medula óssea, os plasmócitos neoplásicos em geral representam mais de 30% dos elementos celulares nucleados (Quadro 20.22). As células malignas podem ser morfologicamente normais, porém demonstram mais comumente uma atipia citológica (Fig. 20.78). As características citológicas atípicas incluem (1) nucléolos proeminentes, (2) distribuição irregular da cromatina, (3) binucleação e multinucleação bizarra e (4) assincronia nuclear-citoplásmica, com núcleos imaturos e citoplasma maduro. Podem ser observados plasmablastos, caracterizados por grandes núcleos centrais, uma cromatina finamente dispersa, nucléolos proeminentes e citoplasma azul escasso que, em alguns casos, constituem o tipo de célula predominante. Uma tonalidade vermelha distinta do citoplasma periférico dos plasmócitos neoplásicos (*células em chama*) é observada comumente no mieloma IgA.

As inclusões citoplásmicas e nucleares, que representam um acúmulo de imunoglobulina, podem ser observadas nos plasmócitos neoplásicos. Os *corpúsculos de Russell* são inclusões citoplásmicas refrativas, eosinofílicas e globulares, enquanto os *corpúsculos de Dutcher* são invaginações nucleares. As *células de Moth* contêm acúmulos eosinofílicos de imunoglobulina semelhantes a cachos de uva. Podem ser observados também precipitados de imunoglobulina cristalina no citoplasma dos plasmócitos neoplásicos.

Ossos: Um maior número de osteoclastos está presente comumente nas lacunas de reabsorção ao longo das margens entalhadas das trabéculas ósseas. Uma mielofibrose ligeira ou o espessamento das trabéculas ósseas (osteoesclerose) é observado ocasionalmente.

Rins: Observa-se uma constelação de anormalidades renais em mais de metade dos casos de neoplasia de plasmócitos (ver Cap. 16).

A **nefropatia por cilindros de cadeias leves** é o achado mais proeminente e se caracteriza pela precipitação de cilindros protéicos uniformemente granulares ou lamelares contendo cadeias leves e outras proteínas, nos túbulos contornados distais e coletores. A lesão secundária dos túbulos induzida pelos cilindros protéicos resulta em atrofia ou hiperplasia das células epiteliais tubulares, com a formação de sincícios de células epiteliais. A destruição das membranas basais tubulares induz uma inflamação tubulointersticial renal e fibrose intersticial secundária.

A **glomerulopatia** é outra anormalidade renal importante na neoplasia de plasmócitos. Ocorre uma deposição difusa do componente M nos glomérulos renais, nas membranas basais tubulares e na árvore vascular. A glomerulopatia se caracteriza por proliferação de células mesangiais e uma matriz mesangial aumentada. Além disso, pode haver dano tanto dos túbulos renais quanto dos vasos sangüíneos.

Outros **achados renais** no mieloma múltiplo incluem a deposição de (1) amilóide nos glomérulos e vasos sangüíneos, (2) cálcio (nefrocalcinose) e (3) cristais de ácido úrico (nefropatia induzida por uratos). A pielonefrite aguda e crônica também pode ser observada. A infiltração focal ou (raramente) maciça de plasmócitos neoplásicos pode ocorrer no interstício.

Linfonodos: Os linfonodos podem ser infiltrados por plasmócitos neoplásicos, inicialmente nos cordões medulares que dependem da célula B. Esse processo pode progredir para obliteração total da arquitetura nodal normal.

Baço e fígado: O baço mostra uma infiltração variável dos cordões e seios da polpa vermelha. No fígado, as tríades portas podem conter plasmócitos e, no caso de uma distribuição leucêmica, eles são identificados nos sinusóides hepáticos.

Imunofenotipos: A maioria dos casos de mieloma múltiplo se manifesta com secreção de IgG ou IgA monoclonal. Raramente, observa-se secreção de IgD ou IgE. Em 85% dos casos, é secretada uma imunoglobulina completa, porém em 15% são produzidas apenas cadeias leves (*doença das cadeias leves*). Ig superficial está ausente das células tumorais. Muitos dos marcadores da célula B que são expressados sobre a superfície celular das células B maduras estão ausentes nos plasmócitos, com exceção de CD79A.

Genótipos: O rearranjo clonal para IgH pode ser demonstrado por estudos moleculares. Foram descritas múltiplas anormalidades cromossômicas no mieloma múltiplo, incluindo monossomia ou deleção parcial do cromossomo 13 em 25% dos casos. Como acontece no linfoma de células do manto, t(11;14) pode ocorrer um rearranjo no *locus* do gene *BCL-1*. À semelhança de outras proliferações clonais de plasmócitos, foram descritas anormalidades de *PAX-5* no cromossomo 9. As anormalidades genéticas associadas com um prognóstico desfavorável são as deleções de 30q14 e 17p13 (perda de *p53*).

 Manifestações Clínicas: Os critérios para o diagnóstico do mieloma múltiplo são resumidos no Quadro 20.22. As lesões líticas do osso do crânio e de outros ossos planos, incluindo a coluna vertebral e as costelas, constituem um achado radiológico característico (porém não diagnóstico) no mieloma múltiplo (Fig. 20.79).

O distúrbio mais importante a ser aventado no diagnóstico diferencial do mieloma múltiplo é o evento mais comum representado pela *gamopatia monoclonal de significado desconhecido* (MGUS, *monoclonal gammopathy of unknown significance*) (Fig. 20.80). Também conhecida como *gamopatia essencial benigna*, o termo *gamopatia monoclonal de significado desconhecido* é preferido porque o distúrbio não é necessariamente benigno. Cerca de 2% dos pacientes com MGUS progridem a cada ano para neoplasia das células B (distúrbio linfoplasmacítico ou mieloma múltiplo). O poderoso elo entre MGUS e o mieloma múltiplo confirma a hipótese de dois golpes na qual o primeiro

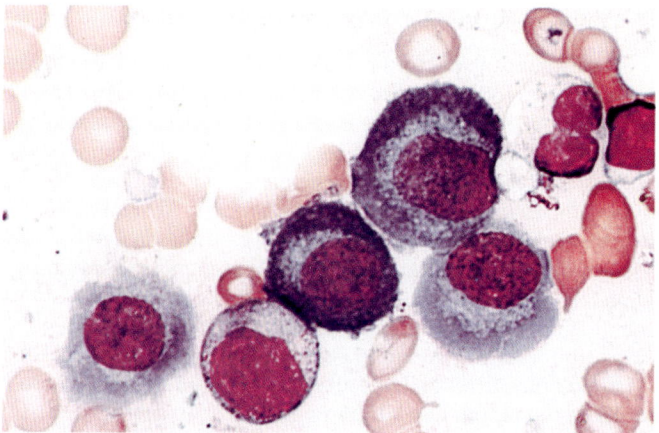

FIGURA 20.78
Mieloma múltiplo. Um esfregaço do aspirado de medula óssea mostra um aglomerado de três plasmócitos neoplásicos.

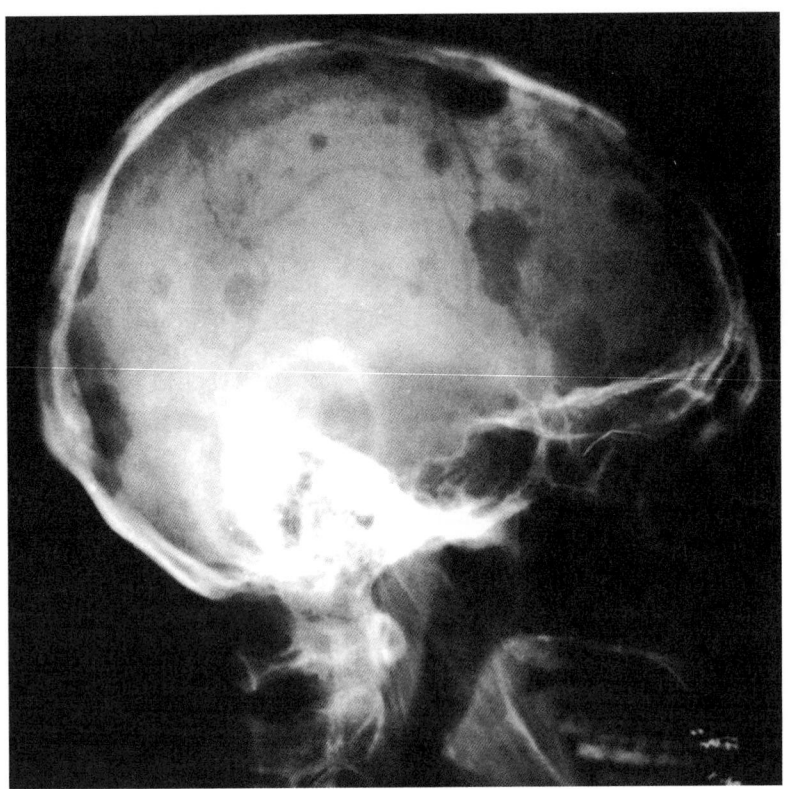

FIGURA 20.79
Mieloma múltiplo. Uma radiografia do crânio mostra numerosas áreas radiotransparentes em saca-bocado.

evento oncogênico causa MGUS e um segundo evento resulta em mieloma múltiplo.

Os achados laboratoriais iniciais comuns no mieloma múltiplo incluem anemia normocítica normocrômica, hipercalcemia e hiperuricemia. Um pico significativo que representa o componente M é observado na eletroforese das proteínas séricas ou urinárias (Fig. 20.80). A imunofixação com anticorpos dirigidos contra as imunoglobulinas das cadeias pesadas e leves permite fazer uma melhor caracterização da proteína anormal (Fig. 20.81). A velocidade de hemossedimentação está elevada, em virtude do componente M. No esfregaço de sangue periférico, os eritrócitos podem parecer empilhados e agregados (formação de empilhamentos) (Fig. 20.82), o que também reflete o componente M.

O tipo de componente M é clinicamente relevante, por causa de algumas associações clinicopatológicas observadas comumente.

- O **mieloma IgG** é o mieloma "típico," com uma sobrevida média de 3 a 4 anos. As infecções constituem uma complicação comum.
- O **mieloma IgA** mostra sintomas e sinais devidos à hiperviscosidade sérica, por causa da tendência da molécula IgA em formar dímeros.
- O **mieloma IgD** é um distúrbio clínico agressivo que tende a ocorrer em homens de meia-idade. A sobrevida média é de 1 ano. O acometimento extramedular com massas de tecidos moles é comum. A doença renal também é freqüente, possivelmente porque as cadeias pesadas IgD estão quase invariavelmente associadas com uma síntese não balanceada de cadeias leves λ nefrotóxicas.
- O **mieloma IgE** é um distúrbio clínico incomum e agressivo que também tende a ocorrer em homens adultos jovens. Uma fase leucêmica, com contagens de plasmócitos no sangue periférico superiores a $2.000/\mu l$, ocorre em 25% dos casos. A não ser no mieloma IgE, a leucemia de plasmócitos é uma manifestação incomum e habitualmente pré-terminal da neoplasia de plasmócitos.
- A **doença de cadeias leves** é uma variante agressiva do mieloma múltiplo na qual são sintetizadas somente cadeias leves κ ou λ. A doença da cadeia κ é duas vezes mais comum que a doença da cadeia λ. O padrão de proteínas séricas é normal até que a doença renal secundária acabe por prevenir a filtração glomerular das cadeias leves.

O mieloma múltiplo se manifesta tipicamente com dor óssea, acometendo mais comumente as vértebras e costelas. Os sintomas devidos a anemia, hipercalcemia e insuficiência renal são freqüentes. A amiloidose de origem nas cadeias leves (principalmente λ) ocorre em 15% dos casos e a síndrome de hiperviscosidade é observada em menos de 5%. Existe uma distribuição "primária" do amilóide, com deposição em locais como a língua, o trato gastrintestinal e o coração.

A evolução clínica no mieloma múltiplo tende a ser bifásica. Uma fase estável crônica inicial é seguida por uma fase pré-terminal agressiva ou acelerada. O prognóstico depende de (1) a carga tumoral do corpo todo por ocasião do diagnóstico e (2) o estado da função renal. Uma alta carga tumoral no corpo todo é indicada por (1) um nível de hemoglobina abaixo de 8,5 g/dl; (2) concentração sérica de cálcio acima de 12 mg/dl; (3) um componente M mais alto que 5 g/dl; (4) altos níveis séricos de LDH ou β_2-microglobulina, com ambos refletindo a renovação das células nucleadas; e (5) extensas lesões líticas nos ossos.

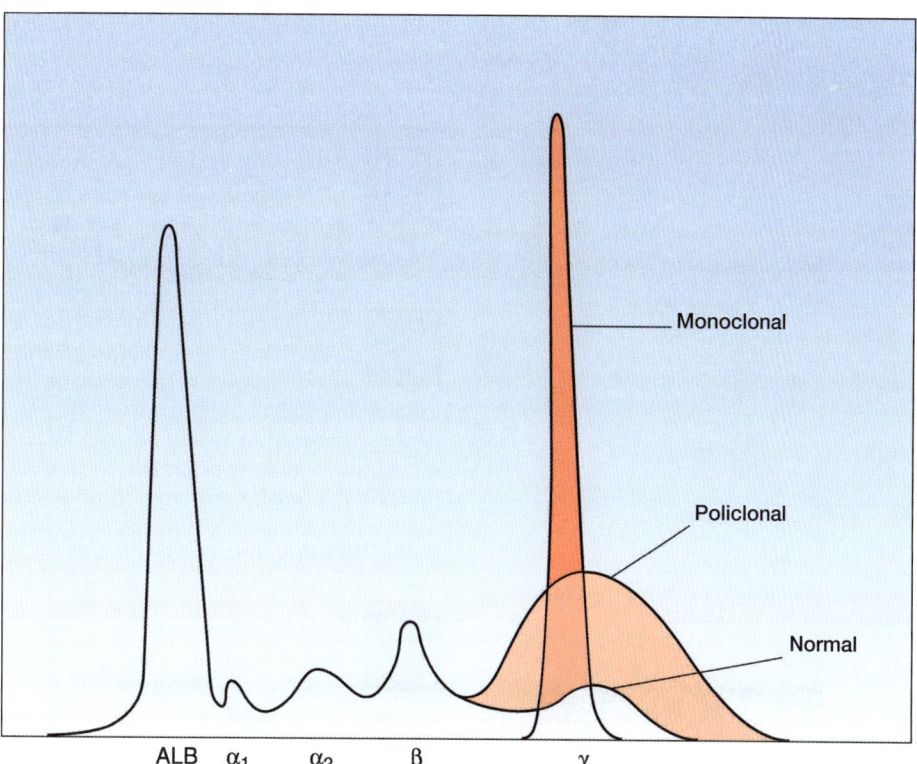

FIGURA 20.80
Padrões eletroforéticos anormais da proteína sérica contrastados com um padrão normal. A hipergamaglobulinemia policlonal, característica dos processos reativos benignos, mostra um aumento de base ampla nas imunoglobulinas, em virtude da secreção dessa substância por inúmeros plasmócitos reativos. A gamopatia monoclonal de significado desconhecido ou a neoplasia de plasmócitos mostra um pico estreito, ou ponta, em virtude da homogeneidade das moléculas de imunoglobulinas secretadas de um único clone de plasmócitos aberrantes.

A **destruição óssea** no mieloma múltiplo se deve tanto ao crescimento progressivo do tumor quanto à secreção do fator ativador dos osteoclastos pelos plasmócitos neoplásicos. Os osteoclastos podem ser ativados também pelo sistema IL-6, cuja atividade está aumentada nos pacientes com mieloma múltiplo. As complicações comuns da destruição óssea incluem colapso vertebral e fraturas patológicas dos ossos longos. Além disso, o cálcio liberado pelo osso lesionado pode sofrer precipitação nos rins e causar dano renal (nefrocalcinose).

A **síndrome de hiperviscosidade** (ver macroglobulinemia) é particularmente comum nos mielomas IgG e IgA, porém é muito menos freqüente que na macroglobulinemia. Uma elevação na viscosidade sérica para mais de 4 unidades cp (normal, 1,4 a 1,8) resulta em anormalidades do fluxo sangüíneo, com complicações secundárias em múltiplos sistemas orgânicos. São observadas anormalidades neurológicas e episódios espontâneos de sangramento.

Alguns componentes M funcionam como crioglobulina, as quais são proteínas que sofrem precipitação no frio. Como conseqüência, o fluxo sangüíneo para as extremidades distais pode ser afetado, com resultante acrocianose e fenômeno de Raynaud.

As **anormalidades da coagulação** resultam de (1) complexos formados entre o componente M e os fatores da coagulação, (2) co-precipitação das crioglobulinas do componente M com os complexos da coagulação e (3) revestimento das plaquetas com o componente M.

As cadeias leves monoclonais estão presentes na urina (proteína de Bence-Jones) em até 75% dos casos de mieloma múltiplo, assim como em uma pequena minoria de mielomas ósseos solitários e de plasmacitomas extramedulares. O clone neoplásico dos plasmócitos pode secretar um excesso de cadeias leves, em virtude da síntese não balanceada das cadeias pesadas e leves. As cadeias leves são filtradas rapidamente através dos glomérulos e aparecem na urina como proteína de Bence-Jones.

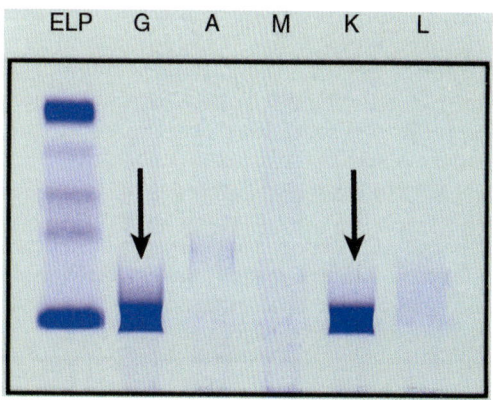

FIGURA 20.81
Eletroforese das proteínas séricas e imunofixação em um paciente com uma ponta IgGκ. As proteínas séricas são separadas pela eletroforese padronizada das proteínas séricas (raia ELP). Uma faixa distinta é observada na fração gama na parte inferior da raia ELP. Subseqüentemente, as raias individuais são incubadas com anticorpos dirigidos contra as cadeias leves IgG, A, M e κ e λ. Os reagentes dirigidos contra as cadeias leves IgG e κ são positivos (*setas*).

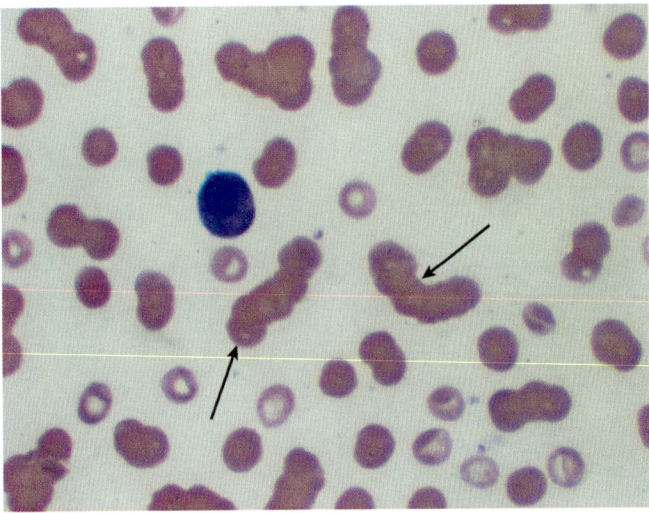

FIGURA 20.82
Mieloma múltiplo. Visualiza-se a formação de empilhamentos (*setas*) e um plasmócito circulante.

A **deficiência imune humoral,** com níveis reduzidos de imunoglobulinas séricas normais, é característica do mieloma múltiplo. Esse defeito se deve a (1) supressão dos linfócitos B normais pelo clone neoplásico e (2) maior catabolismo da IgG normal. Por causa dos baixos níveis de anticorpos normais, os pacientes com mieloma múltiplo são suscetíveis a uma ampla variedade de complicações infecciosas, particularmente pneumonia e pielonefrite.

O mieloma múltiplo é uma doença incurável, com uma sobrevida média de 6 meses nos pacientes não tratados e de 3 anos com quimioterapia apropriada. A morte se deve habitualmente a uma infecção ou insuficiência renal. A doença pode ser complicada pela superposição de SMD ou LMA, o que é atribuído habitualmente ao efeito leucemogênico do tratamento com agentes alquilantes. Após o tratamento, o risco de LMA vir a ocorrer em 5 anos é de 14% e, em 10 anos, de 20%.

O **mieloma ósseo solitário** se manifesta como uma lesão esquelética lítica única, acometendo mais comumente as costelas, as vértebras ou os ossos pélvicos. A história natural do mieloma ósseo solitário é a progressão para mieloma múltiplo (70%), extensão local ou recidiva (15%) ou extensão para uma área esquelética distante (15%). A sobrevida global em 10 anos é de 20%. O mieloma ósseo solitário é tratado com irradiação.

Os **plasmacitomas extramedulares** ocorrem no trato respiratório superior em 80% dos casos, incluindo os seios nasais, a nasofaringe e as amígdalas. Os 20% restantes ocorrem em outras áreas de tecidos moles, como pulmões, mamas e linfonodos. O plasmacitoma extramedular é erradicado pela cirurgia ou radioterapia local. Em 20% dos casos ocorre progressão para mieloma múltiplo.

Linfoma de Células B da Zona Marginal Extranodal do Tecido Linfóide Associado à Mucosa

Os linfomas MALT são proliferações indolentes de linfócitos malignos que consistem em linfócitos de tamanho pequeno a médio, com características monocitóides freqüentes e misturas variáveis de plasmócitos. Os linfócitos malignos parecem ter origem nas células B da zona marginal.

 Epidemiologia: Os linfomas MALT constituem 5 a 10% de todos os linfomas de células B, com uma incidência média aos 60 anos de idade. A maioria dos linfomas gástricos é representada por linfomas MALT.

 Patogenia: Os linfomas MALT ocorrem tanto em órgãos glandulares quanto ao longo das superfícies mucosas. Surgem comumente no contexto de um processo inflamatório crônico ou de uma doença auto-imune. O protótipo de um linfoma MALT induzido por infecção é o linfoma gástrico secundário à gastrite associada ao *H. pylori*. Os exemplos de linfoma MALT nas doenças auto-imunes incluem linfoma das glândulas salivares na síndrome de Sjögren e o linfoma da tireóide associado à tireoidite de Hashimoto.

 Patologia: Os linfomas MALT em estágio inicial se apresentam microscopicamente com linfócitos na zona marginal ampliados ao redor de folículos de células B reativas. O espectro dos linfócitos malignos varia desde pequenos linfócitos até linfócitos monocitóides de tamanho médio com citoplasma mais abundante e uma mistura variável de plasmócitos clonais. As células tumorais invadem o epitélio glandular ou os epitélios das superfícies mucosas, onde formam *lesões linfoepiteliais* (Fig. 20.83). *A doença imunoproliferativa do intestino delgado, também denominada doença das cadeias α ou linfoma mediterrâneo,* é um subtipo de linfoma MALT que produz cadeias pesadas α. Ocasionalmente, ocorre transformação do linfoma MALT (indolente) para linfoma de grandes células B.

Imunofenotipos: Não existe um imunofenotipo específico do linfoma MALT. A maioria das células tumorais expressa IgM e mostra uma restrição das cadeias leves. Os linfomas MALT expressam os antígenos associados à célula B e são negativos para

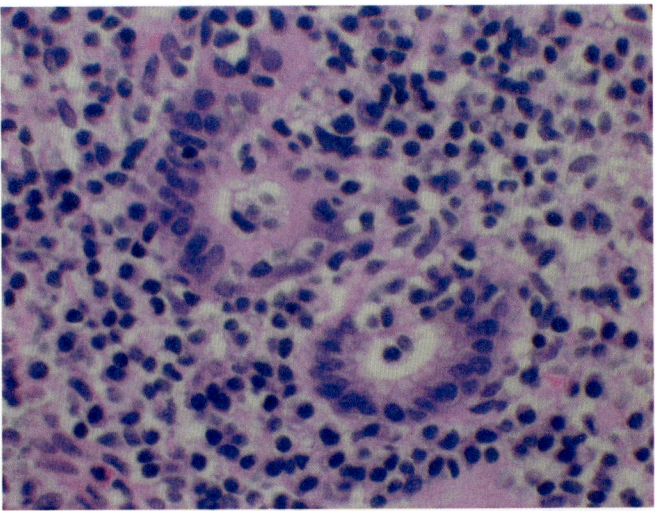

FIGURA 20.83
Linfoma de tecido linfóide associado à mucosa (MALT). Estão presentes lesões linfoepiteliais do estômago.

CD5 e CD23, o que os diferencia de B-LLC/LPL e do linfoma de células de revestimento. São também negativos para CD10, o que os diferencia do linfoma folicular.

Genótipos: O linfoma MALT mostra tipicamente uma mutação somática dos genes da região variável, admitindo-se que deriva das células B de memória. As anormalidades citogenéticas mais comuns são trissomia do 3 e t(11;18), a última envolvendo o gene inibidor da apoptose *AP12* e um novo gene denominado *MLT*. Nos casos com infiltrados linfocíticos sutis na mucosa gástrica, a demonstração de um rearranjo do gene *IgH* clonal ajuda a estabelecer o diagnóstico.

 Manifestações Clínicas: A maioria dos linfomas MALT acomete o estômago ou outras áreas mucosas, incluindo o trato respiratório. Podem ser observados também na região da cabeça e do pescoço, em locais dos anexos oculares, na pele, na tireóide e na mama. Os linfomas MALT permanecem localizados por períodos prolongados e tendem a adotar uma evolução clínica indolente. Os linfomas MALT que acometem a parótida são sensíveis à radioterapia; os linfomas MALT gástricos secundários à infecção pelo *H. pylori* respondem à antibioticoterapia.

Linfoma Folicular

Linfoma folicular (LF) é o equivalente maligno dos linfócitos derivados dos centros foliculares. Os centros foliculares (germinativos) são formados por grandes células arredondadas (centroblastos) e células menores com núcleos irregulares ou clivados (centrócitos). Diferentemente de qualquer outro tipo de linfoma, o linfoma folicular simula uma unidade funcional inteira de linfócitos, incluindo suas células auxiliares. O oposto do linfoma *folicular* é o linfoma *difuso*. Dependendo do percentual de centroblastos, o linfoma folicular é dividido em três graus. Quanto mais centroblastos estiverem presentes, mais alto será o grau.

 Epidemiologia: O LF é uma neoplasia particularmente comum nos Estados Unidos, onde constitui 35% de todos os linfomas malignos em adultos. A doença mostra uma incidência máxima aos 60 anos de idade e é ligeiramente mais comum em mulheres que em homens.

 Patologia: O LF (Fig. 20.84) acomete predominantemente os linfonodos e se assemelha à hiperplasia folicular benigna. O LF é diferenciado desta última por (1) zonas de revestimento (em manto) precariamente definidas, (2) ausência de polarização dentro do centro germinativo, (3) ausência de macrófagos do tipo "céu estrelado" e (4) invasão extracapsular para o interior da gordura perinodal. O LF pode transformar-se em um linfoma difuso mais agressivo que consiste em uma mistura de centroblastos e centrócitos.

Imunofenotipos: O LF exibe habitualmente Ig superficial e existe restrição de cadeias leves. As células tumorais são positivas para a maioria dos marcadores das células B e CD10, porém negativas para CD5. Ao contrário dos linfócitos B benignos do centro germinativo (Fig. 20.71), LF expressa a proteína BCL-2 (Fig. 20.85).

Genótipos: A translocação citogenética mais comum no LF é t(14:18) (q32:q21), com *IgH* e *BCL-2* como genes companheiros.

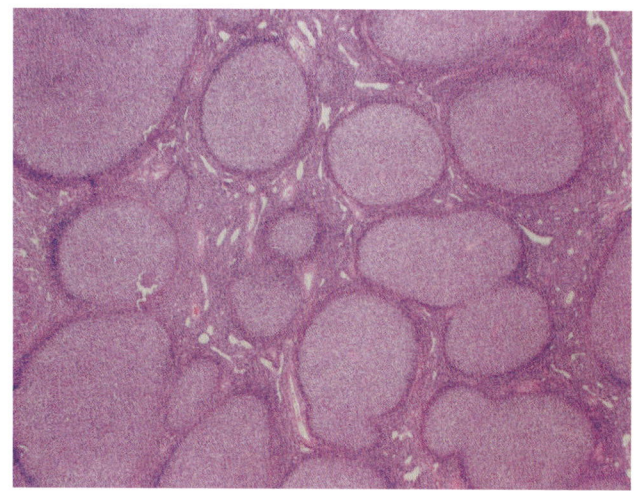

FIGURA 20.84
Linfoma folicular.

A proteína BCL-2 fica localizada na membrana mitocondrial e funciona como inibidor da apoptose. O rearranjo clonal do oncogene *BCL-6* é comum.

 Manifestações Clínicas: O LF afeta predominantemente os linfonodos. Outros locais de acometimento incluem o baço, a medula óssea, o sangue periférico, a região de cabeça e pescoço, o trato gastrintestinal, os tecidos moles e a pele. A maioria dos pacientes sofre de doença avançada por ocasião da apresentação. O LF de baixo grau é uma malignidade indolente, porém habitualmente incurável, enquanto o LF grau 3 é mais agressivo porém comporta o potencial de cura. O prognóstico se deteriora com o número de anormalidades genéticas. Um terço dos pacientes com LF progride para linfoma de grandes células B (difuso), que conserva a ex-

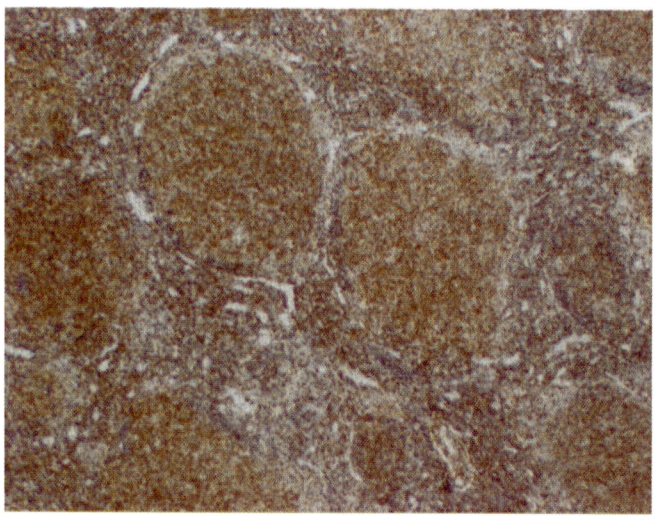

FIGURA 20.85
Linfoma folicular. Os folículos linfáticos malignos são marcados com um anticorpo dirigido contra BCL-2 (comparar com a coloração negativa na hiperplasia folicular na Fig. 20.70).

pressão de CD10 (CALLA) até mesmo quando a arquitetura nodular típica do LF é perdida.

Linfoma de Células do Manto

O linfoma de células do manto é uma neoplasia de células B que consiste em linfócitos de tamanho pequeno a médio com característica nucleares irregulares.

 Epidemiologia: O linfoma de células do manto constitui menos de 10% de todos os linfomas malignos. Não ocorre em crianças, mas afeta pessoas mais velhas, com uma idade mediana de 60 anos. Os homens têm maior probabilidade de serem afetados que as mulheres.

 Patologia: Linfócitos de tamanho pequeno a médio com características nucleares irregulares infiltram difusamente os linfonodos. Em uma variante, um manto folicular ampliado (maligno) é envolto ao redor dos centros germinativos (benignos) (*linfoma da zona do manto*). Em outra variante mais agressiva, as células tumorais parecem ser maiores e mais imaturas (*linfoma de células do manto blastóides*). Baço, medula óssea e trato gastrintestinal podem ser acometidos. No trato gastrintestinal, o linfoma de células do manto produz alterações nodulares da superfície mucosa, denominada *polipose linfomatosa*.
Imunofenotipos: O linfoma de células do manto possui um imunofenotipo de célula B e as células tumorais expressam CD5, porém são negativas para CD23 e CD10. As células tumorais são positivas para a proteína BCL-1 nuclear (Fig. 20.86).
Genótipos: Os genes da região variável normalmente não sofrem mutação, indicando uma derivação de uma célula B pré-centro germinativo. A anormalidade citogenética mais importante é t(11:14)(q13:q32), que acomete o gene da ciclina D1 (*BCL-1, PRAD1*) no cromossomo 11 e o gene *IgH* no cromossomo 14. A ciclina D1 exerce controle no ciclo celular na transição de G1 para S ao combinar-se com CDK 4/6. Esse evento resulta na fosforilação de RB e subseqüente ativação dos fatores da transcrição (ver Cap. 5). Em muitos casos, foram descritas anormalidades do gene *ATM* (**a**taxia **t**elangiectasia com **m**utação).

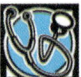 **Manifestações Clínicas:** O linfoma de células do manto progride inexoravelmente e metade dos pacientes não sobrevive por 3 anos.

Linfoma Difuso de Grandes Células B

O linfoma difuso de grandes células B (LDGCB) engloba um grupo heterogêneo de neoplasias de células B agressivas e potencialmente curáveis. A doença ocorre em todos os grupos etários, porém é mais prevalente entre os 60 e 70 anos de idade. A causa do LDGCB é desconhecida, mas pode ser observado em associação com infecções por EBV e HIV.

 Patologia: O LDGCB pode acometer os linfonodos ou áreas extranodais. As células tumorais se assemelham aos imunoblastos ou centroblastos (Fig. 20.87) ou aparecem como células bizarras anaplásicas com acentuadas irregularidades nucleares. Os imunoblastos são grandes células B (Fig. 20.88) cujos núcleos exibem nucléolos centrais proeminentes. Os centroblastos são grandes células derivadas do centro germinativo (Fig. 20.88). Uma variante de LDGCB é o *linfoma de células B rico em células T*, no qual algumas células tumorais são circundadas por pequenas células T normais.

As células tumorais de LDGCB expressam vários marcadores da célula B, com reatividade ocasional para CD5 ou CD10. Como no LF, os rearranjos do gene *BCL2* clonal são observados com freqüência, indicando uma possível origem nos centros germinativos em alguns casos. O LDGCB associado com imunodeficiência em geral é positivo para EBV.

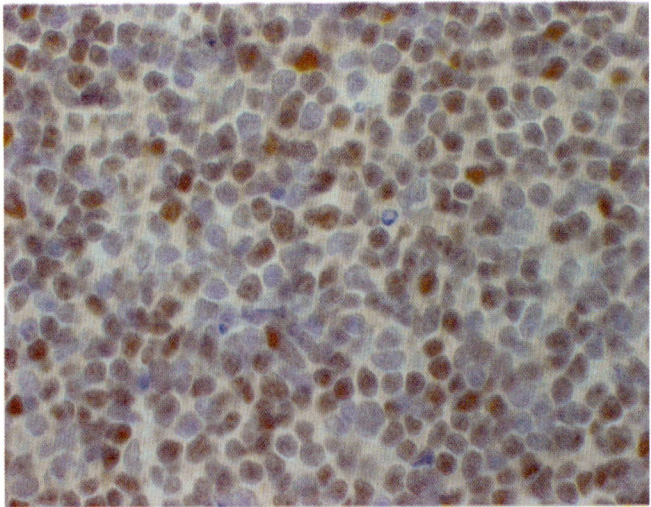

FIGURA 20.86
Linfoma de células do manto. Uma coloração nuclear para BCL-1 é positiva.

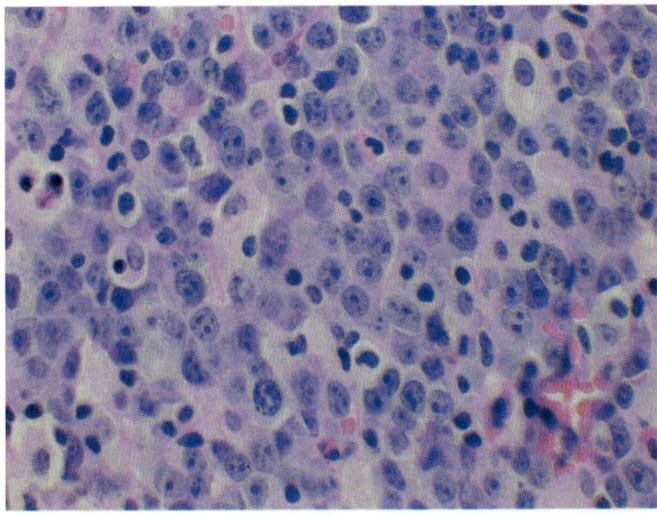

FIGURA 20.87
Linfoma difuso de grandes células B. As células tumorais mostram nucléolos proeminentes.

PEQUENO LINFÓCITO
Núcleo: arredondado
Cromatina: densa
Nucléolo: indistinto
Citoplasma: escasso, azul

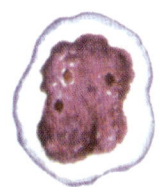
CÉLULA T
Núcleo: arredondado a irregular
Cromatina: variável
Nucléolos: variáveis
Citoplasma: claro

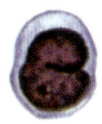
DE CÉLULAS DO MANTO OU FOLICULAR
(Centrocítico)
Núcleo: denteado
Cromatina: irregular
Nucléolo: pequeno
Citoplasma: escasso

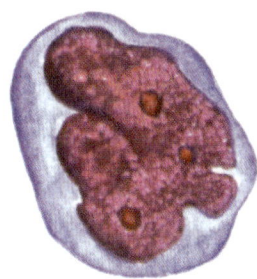
DE CÉLULAS ANAPLÁSICAS GRANDES
Núcleo: pleomórfico
Cromatina: variável
Núcleos: variáveis
Citoplasma: moderado

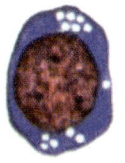
DE BURKITT
Núcleo: arredondado a oval
Cromatina: irregularmente reticulada
Nucléolos: pequenos, 2-5
Citoplasma: azul, vacuolado

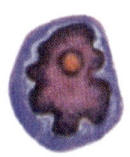
LINFOBLÁSTICO, CONVOLUTO
Núcleo: irregular
Cromatina: delicada
Nucléolo: variável
Citoplasma: azul, escasso

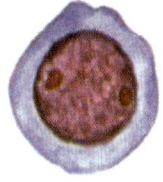
DE CÉLULAS GRANDES
(Centroblástico)
Núcleo: arredondado a oval
Cromatina: vesicular
Nucléolo: contíguos à membrana
Citoplasma: moderado

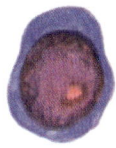
LINFOBLÁSTICO, NÃO-CONVOLUTO
Núcleo: arredondado a oval
Cromatina: delicada
Nucléolo: variável
Citoplasma: escasso, azul

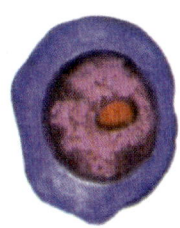
DE CÉLULAS GRANDES (Imunoblástico)
Núcleo: arredondado a oval
Cromatina: vesicular
Nucléolo: proeminente
Citoplasma: moderado, denso, azul

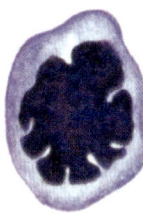
MICOSE FUNGÓIDE
Núcleo: irregular, convoluto
Cromatina: densa
Nucléolo: indistinto
Citoplasma: escasso

FIGURA 20.88
Linfomas malignos: células neoplásicas.

 Manifestações Clínicas: Manifestações tumorais de evolução rápida, multifocais, nodais e extranodais, são observadas tipicamente por ocasião da apresentação. O LDGCB é potencialmente curável, porém uma alta taxa de proliferação confere um prognóstico adverso.

Linfoma Mediastinal Difuso de Grandes Células B (Tímico)

O linfoma mediastinal difuso de grandes células B (LDGCB-MED) consta de um tumor localmente invasivo do mediastino anterior, afe- tando mais comumente mulheres jovens. Com freqüência, o tumor exibe acentuada fibrose. As células tumorais derivam das células B medulares tímicas e são positivas para a maioria dos marcadores da célula B. O LDGCB-MED confinado ao mediastino pode ser tratado com sucesso ao se combinar radioterapia e quimioterapia, porém a doença disseminada comporta um prognóstico menos favorável.

Linfoma com Derrame Primário

O linfoma com derrame primário (LDP) é uma entidade recém-reconhecida que ocorre principalmente em pessoas imunocomprometidas infec-

tadas pelo HIV e se caracteriza por suspensões de células tumorais nas cavidades pleural, pericárdica ou peritoneal. O HHV 8 é identificável em todos os casos e o EBV constitui um co-infectante comum. Embora a maioria dos tumores apresente células B com rearranjos do gene *IgH* clonal, os marcadores de superfície das células B costumam estar ausentes. O equivalente normal do LDP é uma célula B pós-centro germinativo. A sobrevida costuma ser inferior a 6 meses após se fazer o diagnóstico.

Linfoma de Burkitt

O linfoma de Burkitt (LB), uma das malignidades com crescimento mais rápido, é definido por uma translocação cromossômica que envolve 8q24, que abriga o oncogene MYC (ver Cap. 5).

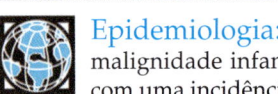

Epidemiologia: **O linfoma de Burkitt endêmico** é a malignidade infantil mais comum na África Central, com uma incidência máxima entre os 3 e 7 anos de idade. O **linfoma de Burkitt esporádico** afeta principalmente crianças e adultos jovens no mundo ocidental, onde é responsável por 1 a 2% de todos os linfomas. Como acontece no linfoma de Burkitt endêmico, os homens são afetados mais freqüentemente que as mulheres. O **linfoma de Burkitt associado à imunodeficiência** ocorre principalmente em pessoas infectadas pelo HIV.

Patogenia: O EBV está presente em praticamente todos os casos de LB endêmico, porém é identificado em menos de 30% dos tipos esporádicos. O LB esporádico EBV-positivo associa-se a estado sócio-econômico baixo. Muitos pacientes experimentam um estágio prodrômico de ativação das células B policlonais causada por infecções bacterianas, virais ou parasitárias (malária) (ver Cap. 5).

Patologia: O LB produz tipicamente tumores extranodais em vez de linfadenopatia. Todos os tipos desse linfoma comportam um alto risco do acometimento do SNC. A apresentação clássica do LB endêmico é um tumor destrutivo nas maxilas ou em outros ossos faciais. Os pacientes acometidos por LB esporádico se apresentam tipicamente com massas abdominais. Todos os tipos podem acometer os ovários, rins e mama. Os pacientes com tumores relativamente volumosos às vezes se apresentam com leucemia de Burkitt e extenso acometimento da medula óssea. O LB associado à imunodeficiência acomete os linfonodos mais freqüentemente que outros tipos de LB.

Ao exame microscópico, as células do LB são de tamanho médio e não exibem uma atipia citológica significativa. Os cortes teciduais revelam um grande número de figuras mitóticas, o que confirma a taxa de proliferação extremamente alta nesse tumor. Os detritos celulares das células tumorais apoptóticas são eliminados pelos macrófagos, cujo aspecto disperso lhes confere a designação de "macrófago em céu estrelado" (Fig. 20.89). Os esfregaços do aspirado corados com Wright-Giemsa demonstram numerosos vacúolos lipídicos no citoplasma profundamente basofílico das células tumorais (morfologia L3 na antiga classificação FAB) (Figs. 20.88 e 20.53).

Imunofenotipos: As células de Burkitt expressam IgM superficial e são positivas para os antígenos comuns da célula B (CD19, CD20, CD22). Elas se distinguem por CD10 e BCL-6 e, assim sen-

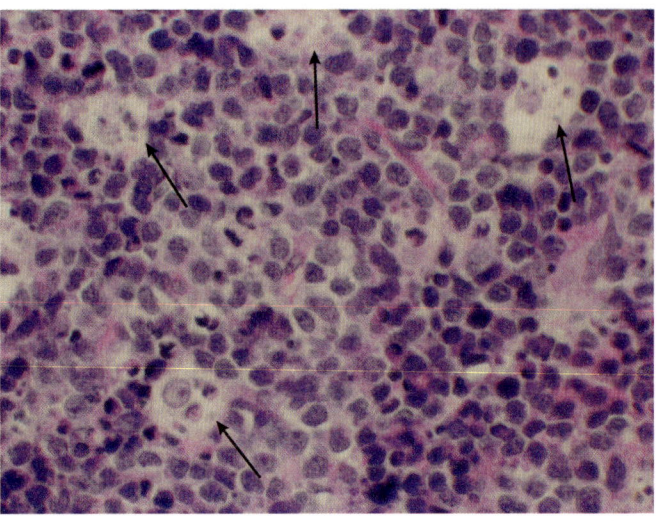

FIGURA *20.89*
Linfoma de Burkitt com vários macrófagos tipo céu estrelado (*setas*).

do, são consideradas como tendo origem nos centros germinativos. Levando-se em conta que as células de Burkitt expressam Ig de superfície mas são negativas para TdT, elas não representam células B precursoras.

Genótipos: O rearranjo do gene *IgH* clonal pode ser demonstrado para os genes das cadeias pesadas e leves. As mutações somáticas do gene *IgH* apontam para um tipo mais maduro de célula B. Os genes das cadeias pesadas da imunoglobulina e o gene *MYC* participam em t(8;14). Nos casos endêmicos, o ponto de ruptura no cromossomo 14 ocorre na região de junção das cadeias pesadas, conforme observado nas células B precoces. No LB esporádico, a translocação ocorre na região de desvio Ig, o que é mais característico dos linfócitos B maduros. Nesses casos, a regulação do gene *MYC* pelo promotor das cadeias pesadas Ig resulta em crescimento descontrolado das células tumorais. Menos comumente, o gene *MYC* é translocado para o gene da cadeia leve λ no cromossomo 22 ou da cadeia leve κ no cromossomo 2.

Manifestações Clínicas: A maioria dos pacientes se apresenta com tumores extranodais volumosos que emergem em um curto período de tempo e respondem à quimioterapia agressiva. O LB, tanto endêmico quanto esporádico, é curável em até 90% dos pacientes.

Os Linfomas Maduros de Células T e de Células NK Têm Prognóstico Sombrio

As malignidades maduras (periféricas) de células T e de células NK têm origem nas células T pós-tímicas.

Epidemiologia: Em âmbito mundial, as malignidades de células T são responsáveis por 12% de todos os linfomas não-Hodgkin. Os linfomas de células T e de células NK são mais comuns na Ásia que no mundo ocidental.

No Japão, um grupo significativo de malignidades de células T é atribuído à infecção pelo vírus da leucemia humana de células T (HTLV-1).

 Patologia: O imunofenotipo das malignidades de células T maduras se caracteriza uniformemente pela expressão de pares α,β ou γ,δ dos receptores da célula T, que estão ambos vinculados à proteína CD3. Por definição, as células NK não possuem a expressão completa do gene receptor da célula T, porém são positivas para a cadeia ε intracelular de CD3. As células T γ,δ constituem menos de 5% do repertório de células T e são encontradas principalmente em associação com as superfícies epiteliais e dentro da polpa esplênica vermelha. Essas células T não expressam CD4, CD8 e CD5, enquanto as células T α,β são (CD4$^+$) auxiliares ou CD8$^+$ (citotóxicas).

As células NK expressam CD2, CD7 e CD8 e também são positivas para CD16, CD56 e CD57. As malignidades de células T tanto NK quanto citotóxicas demonstram as proteínas associadas aos grânulos *porfirina, granzima B* e o *antígeno intracelular da célula T (TIA-1)*.

 Manifestações Clínicas: As malignidades de células T e de células NK são agrupadas clinicamente em malignidades leucêmicas ou nodais, extranodais e cutâneas. Como regra simples, essas neoplasias e os linfomas de células NK são mais agressivos que a maioria das malignidades de células B e o linfoma de Hodgkin. Elas são tratadas com quimioterapia padronizada para os linfomas de células B. Muitas neoplasias de células T respondem precariamente ao tratamento, com uma sobrevida global de 5 anos na variação de 20 a 30%.

Leucemia Pró-linfocítica de Células T

A leucemia pró-linfocítica de células T (LPL-T) é uma leucemia de células T rara e agressiva caracterizada pela proliferação de linfócitos de tamanho médio. A hepatoesplenomegalia com leucocitose periférica é comum. As anormalidades cromossômicas que acometem os oncogenes da célula T *TCL1* em 14q32.1 são extremamente comuns. O prognóstico é favorável.

Leucemia de Grandes Linfócitos Granulares da Célula T (LGL-T)

LGL-T é uma proliferação crônica rara de grandes linfócitos granulares envolvendo sangue periférico, medula óssea, fígado e baço. É o protótipo de um distúrbio linfoproliferativo indolente. LGL-T está associada freqüentemente com esplenomegalia, artrite reumatóide, auto-anticorpos e hipergamaglobulinemia. Leucopenia e anemia severa são outras associações comuns.

Leucemia Agressiva de Células NK

A leucemia agressiva de células NK é um distúrbio linfoproliferativo sistêmico raro, observado mais comumente em adultos jovens asiáticos. A maioria dos casos está associada com infecção pelo EBV. Os pacientes se apresentam com febre, hepatoesplenomegalia e anemia. A sobrevida é curta, não ultrapassando habitualmente os 2 anos.

Leucemia/Linfoma de Células T do Adulto

A leucemia/linfoma de células T do adulto (LLTA) é causada por HTLV-1.

 Epidemiologia: Geograficamente, a LLTA mantém paralelismo com a prevalência endêmica da infecção pelo HTLV-1 no Japão, na bacia do Caribe e na África Central. Apenas umas poucas pessoas (2%) que são portadoras desse vírus desenvolvem LLTA.

 Patologia: LLTA é causada pela ativação gênica mediada através da proteína viral de HTLV-1 P40 tax. As células leucêmicas na LLTA são acentuadamente atípicas e contêm núcleos multilobulados (*células em flor*). Sangue periférico, medula óssea e pele são locais comuns de acometimento.

Imunofenotipos: Os marcadores da célula T na LLTA são positivos para CD2, CD3 e CD5. Como em muitos outros linfomas de células T periféricas, CD7 está ausente com freqüência. A maioria dos pacientes possui um imunofenotipo auxiliar da célula T (CD4$^+$). Em alguns, as células tumorais são positivas para o receptor de IL-2 de baixo peso molecular (CD25) e CD30.

Genótipos: As células tumorais mostram um padrão de rearranjo do gene receptor da célula T clonal e são positivas para HTLV-1 que exibe integração clonal. O equivalente normal de LLTA é uma célula T CD4$^+$ madura e ativada.

 Manifestações Clínicas: LLTA é uma doença sistêmica com manifestações em múltiplos órgãos e leucocitose periférica. São reconhecidas as variantes aguda, latente e crônica. A hipercalcemia, com ou sem lesões ósseas líticas, é típica. A pele representa o acometimento extranodal mais importante. A LLTA aguda comporta um diagnóstico desfavorável. A morte ocorre freqüentemente em virtude de complicações infecciosas, semelhantes às observadas nos pacientes infectados pelo HIV. As formas crônica e latente têm um prognóstico ligeiramente melhor.

Linfoma Extranodal de Células NK/T, Tipo Nasal

O linfoma de células NK/T é uma malignidade altamente agressiva, predominantemente extranodal, caracterizada por um infiltrado vascular angiocêntrico necrosante. A doença combina características da célula NK (CD56$^+$) e da célula T, sendo em geral positiva para EBV. O protótipo desta malignidade é observado dentro e ao redor da cavidade nasal. Pele, tecidos moles, trato gastrintestinal e testículo são outros locais comuns de acometimento.

Linfoma de Células T Associado à Enteropatia

O linfoma de células T associado à enteropatia é um distúrbio maligno incomum com origem nos linfócitos T intra-epiteliais em pacientes com doença celíaca (ver Cap. 13). O tumor é observado mais comumente no jejuno e íleo e as manifestações fora do trato gastrintestinal são raras. As células tumorais mostram uma expressão variável dos antígenos da célula T. O marcador mais específico é CD103, que se expressa nos linfócitos intra-epiteliais CD8+ normais ao longo das superfícies mucosas. O linfoma de células T associado à enteropatia e a leucemia de células pilosas, uma malignidade de células B, são as neoplasias linfóides com uma expressão consistente de CD103. A doença tem prognóstico sombrio.

Linfoma de Células T Hepatoesplênico

O linfoma de células T hepatoesplênico é uma malignidade rara que deriva das células T citotóxicas. Baço, fígado e medula óssea são os principais locais de acometimento. Na maioria dos casos, a doença ocorre em homens jovens e exibe células que expressam o receptor da célula T γ,δ. A maioria dos pacientes exibe acentuada hepatoesplenomegalia, com acometimento do sistema de monócitos/macrófagos no fígado e baço, situação essa observada também na leucemia de células pilosas. O isocromossomo 7q é uma anormalidade genética consistente. A doença é clinicamente agressiva, com uma sobrevida mediana inferior a 2 anos.

Linfoma de Células T Semelhante à Paniculite Subcutânea

O linfoma de células T semelhante à paniculite subcutânea tem origem nas células T citotóxicas e infiltra os tecidos subcutâneos, com uma margeação característica das células tumorais ao redor dos vacúolos gordurosos. A doença adota uma evolução clínica agressiva e a síndrome hemofagocítica é uma complicação comum. A maioria desses linfomas expressa os receptores celulares α,β.

Micose Fungóide e Síndrome de Sézary

Micose fungóide é um linfoma de células T cutâneas que se caracteriza por tropismo epidérmico.

Epidemiologia: A doença ocorre principalmente em adultos e nos idosos, sendo afetados mais homens que mulheres.

Patologia: A micose fungóide exibe infiltrados linfocíticos na junção dermoepidérmica e, em alguns casos, acúmulos intra-epidérmicos de células tumorais (*microabscessos de Pautrier*) (ver Cap. 24).

Imunofenotipos e Genótipos: A maioria dos tumores mostra um imunofenotipo de célula T auxiliar madura (CD2+, CD3+, CD5+, CD4+, CD8- e TCR$\alpha\beta$+). À semelhança do que ocorre com outros linfomas de células T periféricas, CD7 está ausente. Os rearranjos do gene receptor da célula T clonal são comuns, o que ajuda a diferenciar os casos sutis de micose fungóide dos infiltrados inflamatórios.

Manifestações Clínicas: A micose fungóide é um linfoma indolente.

- **O estágio pré-micótico ou eczematoso** dura alguns anos e não é diferenciável de uma ampla variedade de dermatoses crônicas benignas. Uma amostra de biopsia da pele não é diagnóstica de linfoma e mostra uma infiltração linfocítica perivascular e perianexial inespecífica com a presença de eosinófilos e plasmócitos.
- **O estágio de placa,** que acompanha o estágio pré-micótico, se caracteriza por placas cutâneas elevadas bem demarcadas. Um diagnóstico definitivo de CTCL em geral pode ser feito neste estágio. Existe um infiltrado subepidérmico denso semelhante a uma faixa de células linfóides, com contornos nucleares irregulares e um amplo espectro de tamanhos das células. Células linfóides distintivas de dimensões médias a grandes com núcleos hipercromáticos e contornos nucleares cerebriformes, denominadas *células da micose*, são típicas. Com freqüência, são observados microabscessos de Pautrier nos espaços claros intra-epidérmicos.
- **O estágio tumoral** exibe tumores cutâneos elevados, mais comumente na face e nas pregas corporais, que ulceram com freqüência e sofrem infecção secundária. O nome *micose fungóide* deriva do aspecto elevado e exuberante, semelhante a um cogumelo, desses tumores cutâneos. O acometimento extracutâneo, particularmente de linfonodos, baço, fígado, medula óssea e pulmões, ocorre comumente.

A propagação da micose fungóide para outros órgãos, incluindo pulmão, baço, fígado e sangue periférico, é denominada *síndrome de Sézary*. A síndrome de Sézary se instala após lesões cutâneas extensas terem existido por um longo período de tempo. Células pequenas (*de Lutzner*) ou grandes células tumorais (*de Sézary*) são encontradas no sangue periférico (Fig. 20.90).

Linfoma de Células T Angioimunoblástico

O linfoma de células T angioimunoblástico (LTAI) se manifesta com linfadenopatia generalizada e mostra zonas T ampliadas por um infiltrado de células T polimórficas e proliferação de vênulas tipo endoteliais altas. O EBV pode ser demonstrado nas células B atípicas, porém em geral isso não ocorre nas células T malignas.

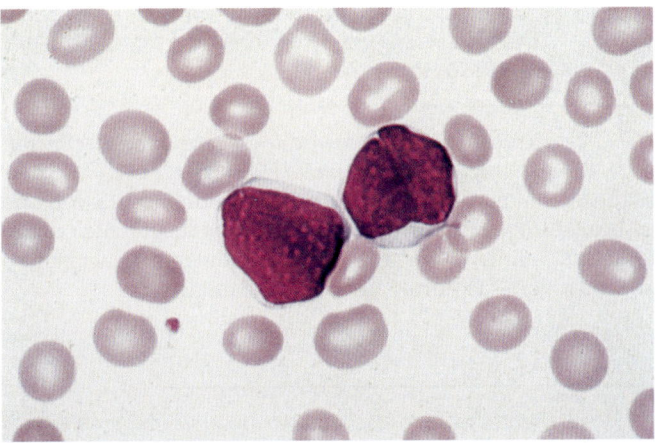

FIGURA 20.90
Células de Sézary. São visualizadas duas células T auxiliares neoplásicas circulantes com núcleos irregulares e uma fina margem de citoplasma.

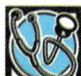 **Manifestações Clínicas:** A maioria dos pacientes com LTAI se apresenta com linfadenopatia generalizada, hepatoesplenomegalia, acometimento da medula óssea, hipergamaglobulinemia e, com freqüência, derrames provenientes das superfícies serosas. Outros achados laboratoriais incluem crioemaglutininas, anemia hemolítica, complexos imunes circulantes e fator reumatóide positivo. Ao contrário das opiniões precedentes, o LTAI é considerado agora um linfoma maligno agressivo, com uma sobrevida mediana inferior a 3 anos.

Linfoma de Células T Periféricas, Não Especificado

Os linfomas de células T sem características definidoras específicas se enquadram coletivamente na categoria de "não especificados". São responsáveis por cerca de metade de todos os linfomas de células T no mundo ocidental. Podem ser nodais ou extranodais. Podem estar associados com eosinofilia, prurido ou síndrome hemofagocítica. Existe uma expressão variável dos antígenos da célula T, com a maioria dos casos nodais exibindo um imunofenotipo da célula T auxiliar (CD4$^+$). Os linfomas das células T periféricas como um grupo são malignidades agressivas com uma baixa sobrevida em 5 anos (20-30%).

Linfoma de Grandes Células Anaplásicas

O linfoma de grandes células anaplásicas (LGCA) se caracteriza por grandes células tumorais atípicas que expressam universalmente o marcador da ativação CD30. A maioria dos casos se caracteriza por t(2;5) envolvendo os genes da *nucleofosmina* (*NPM*) e da *cinase do linfoma anaplásico* (*ALK*). NPM é uma proteína de transferência nuclear e ALK é um receptor transmembranoso da tirosina cinase da superfamília dos receptores da insulina. A proteína de fusão que resulta dessa translocação é silenciosa nos linfócitos normais, porém exibe uma regulação ascendente no LGCA.

 Epidemiologia: O LGCA adota uma distribuição etária bimodal; o primeiro pico ocorre na vida adulta jovem e o segundo em pessoas mais velhas. Um número considerável de casos ocorre na segunda infância.

 Patologia: O LGCA se caracteriza por células tumorais altamente irregulares (Fig. 20.91) que contêm núcleos com formato de rim ou de ferradura. Células tumorais multinucleadas com nucléolos proeminentes, semelhantes às células de Reed-Sternberg, estão presentes ocasionalmente. O LGCA mostra uma expressão variável dos marcadores da célula T e a maioria dos pacientes é positiva para as proteínas associadas aos grânulos citotóxicos, granzima B, TIA-1 e perforina.

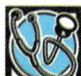 **Manifestações Clínicas:** As áreas tanto nodais quanto extranodais são acometidas comumente. Muitos pacientes apresentam febre. Dentro do espectro das malignidades de células T, LGCA ALK-positivo comporta um prognóstico favorável, com uma sobrevida mediana em 5 anos de 80%; a perspectiva para os pacientes ALK-negativos é mais sombria.

Linfoma de Hodgkin (LH) se Caracteriza por Células de Hodgkin e Células de Reed-Sternberg contra um Antecedente Inflamatório

Grandes células tumorais mononucleares ou multinucleadas atípicas, denominadas células de Hodgkin e de Reed-Sternberg, são a característica diagnóstica do linfoma de Hodgkin (Figs. 20.92 e 20.93). A doença de Hodgkin foi reconhecida pela primeira vez por Thomas Hodgkin do Guy's Hospital, Londres, em 1832. As primeiras descrições das células malignas distintivas foram feitas por Sternberg em 1898 e por Reed em 1902. O LH tem sido incluído tradicionalmente nos linfomas malignos e o termo *linfoma de Hodgkin* e *linfoma não-Hodgkin* são utilizados comumente. Historicamente, houve incerteza acerca da histogênese do LH. Agora existe uma evidência cada vez maior de que a maioria dos casos de LH representa neoplasias dos linfócitos B. Entretanto, suas características clinicopatológicas ímpares justificam seu reconhecimento como um distúrbio neoplásico distintivo.

 Epidemiologia e Patogenia: O LH é a neoplasia maligna mais comum dos norte-americanos com 10 a 30 anos de idade. Cerca de 8.000 casos são relatados anualmente nos Estados Unidos, para uma incidência de 3 por 100.000 pessoas. O distúrbio é ligeiramente mais comum em homens que em mulheres (4:2,5) e em brancos que em negros (3,5:2). Existe uma **distribuição etária bimodal** distintiva **nos países desenvolvidos,** com um pico no final da terceira década, uma diminuição na freqüência durante a quarta e quinta décadas e uma incidência gradualmente maior após os 50 anos de idade.

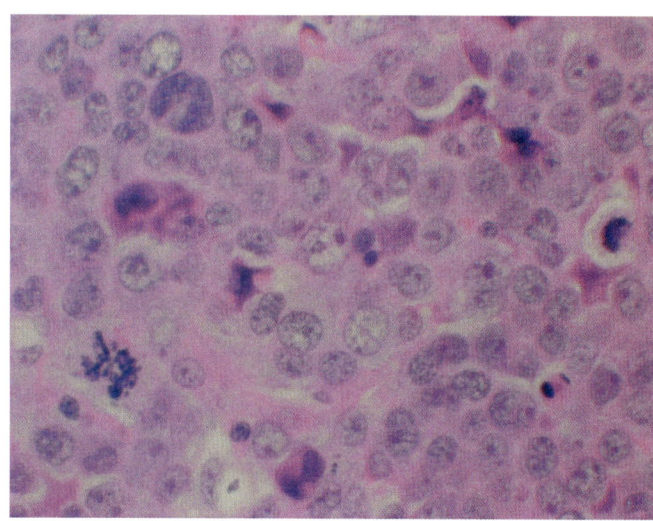

FIGURA *20.91*
Linfoma de grandes células anaplásicas.

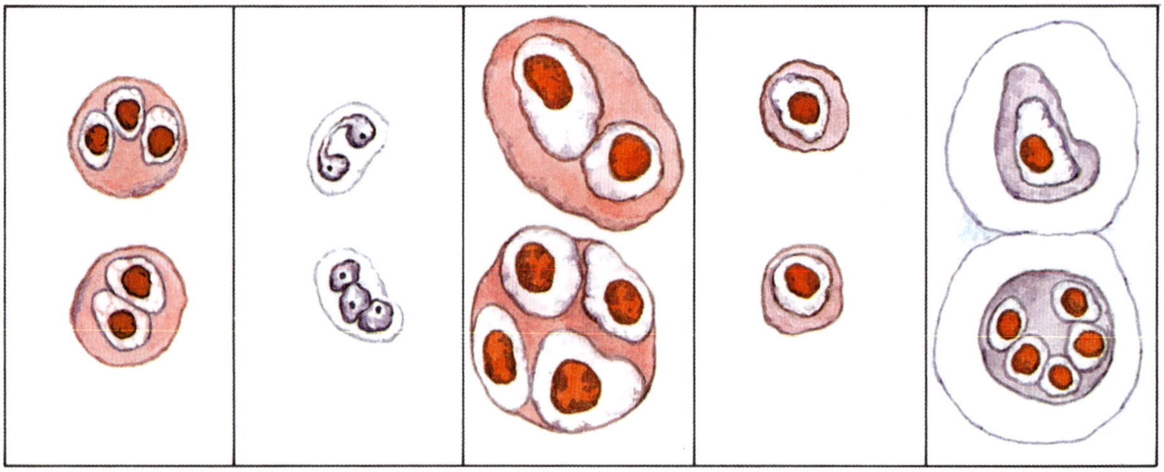

1132 HEMATOPATOLOGIA

	CLÁSSICA	VARIANTE LP	VARIANTE PLEOMÓRFICA	MONONUCLEAR	CÉLULA LACUNAR
Configuração Nuclear	Binucleada a multinucleada a multilobada	Única a multilobada	Única a multinucleada ou multilobada	Única	Única a multilobada
Nucléolos	Grandes (≥ 1/3 diâmetro do núcleo), eosinofílicos	Únicos, pontilhados	Variáveis, proeminentes	Grandes (≥ 1/3 diâmetro do núcleo), eosinofílicos	Variáveis (em geral < 1/3 diâmetro do núcleo), eosinofílicos
Cromatina	Paracromatina clara	Delicada	Variável, paracromatina clara a hipercromática	Abundante, paracromatina clara	Paracromatina delicada a clara
Citoplasma	Moderado a abundante, pálido a rosado	Escasso, nodular	Moderado a abundante, eosinofílico	Moderado, pálido a rosado	Abundante, pálido†
Subtipo histológico associado	Diagnóstico com celularidade mista, pode ser observado (diagnóstico) na esclerose nodular, com depleção de linfócitos	Com predominância de linfócitos	Com depleção de linfócitos‡	Pode ser observado em qualquer subtipo	Esclerose nodular§

As variantes de células R-S mononucleares não são diagnósticas da doença de Hodgkin. Entretanto, essas células, no ambiente apropriado, indicam participação seja na pesquisa de estadiamento, seja na recaída.
†Artefato de fixação com formalina: o citoplasma dessas células pode retrair-se e a célula dar a impressão de estar em um espaço vazio (lacuna ou lago).
‡O linfoma pleomórfico de grandes células do tipo célula T deve ser excluído.
§Células semelhantes podem ser observadas ocasionalmente na celularidade mista.

FIGURA 20.92
Células de Reed-Sternberg no linfoma de Hodgkin. O quadro lista os critérios para a identificação de cada tipo de célula.

Os padrões epidemiológicos no LH sugerem que a exposição precoce e aumentada a um agente não identificado de baixo potencial oncogênico pode ser importante em seu surgimento. Nos países subdesenvolvidos e nas regiões menos avançadas dos países desenvolvidos, a incidência global é baixa, porém existe uma freqüência maior em crianças. Existe também uma distribuição diferente dos subtipos de LH em diferentes áreas. Em comparação com as sociedades afluentes, as regiões menos desenvolvidas mostram maior freqüência dos subtipos mais agressivos como "celularidade mista" e "depleção de linfócitos". Nos países desenvolvidos, as variantes menos agressivas (esclerose nodular e predominância linfocítica) são mais comuns em adultos jovens de pequenas famílias com poucos companheiros de divertimento na vizinhança durante a infância.

Esses padrões epidemiológicos sugerem a possibilidade de que a exposição precoce a um agente etiológico não identificado possa predispor as crianças ao LH agressivo. Segundo essa teoria, a exposição mais tardia resulta em uma predisposição ao LH indolente em adultos jovens. Esse esquema não explica se a maior incidência de LH após os 50 anos de idade reflete a exposição ao mesmo agente etiológico hipotético ou se possui uma causa diferente.

A **variação geográfica** na incidência de LH e algumas características clinicopatológicas que estimulam um processo infeccioso sugerem uma etiologia viral, porém ainda não existe prova para isso. A possibilidade de transmissão horizontal (transmissão por contatos interpessoais) de um agente infeccioso foi sugerida por várias "mini-epidemias" autolimitadas de LH em crianças. Entretanto, esse aparente aglomerado de casos é previsível em bases estatísticas e não foi confirmado por estudos epidemiológicos mais extensos. Foi sugerida uma possível relação entre LH e a infecção pelo EBV. Adultos jovens que tiveram in-

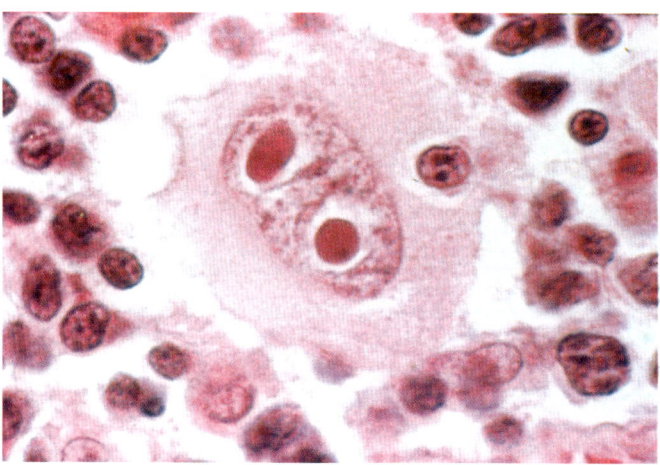

FIGURA 20.93
Célula de Reed-Sternberg clássica. Os núcleos com imagem especular contêm grandes nucléolos eosinofílicos.

fecção pelo EBV (mononucleose infecciosa) correm um risco três vezes maior de virem a desenvolver LH, e o genoma EBV é identificado freqüentemente na célula de Reed-Sternberg (Fig. 20.94).

Os **fatores genéticos** podem desempenhar algum papel. A freqüência de certos subtipos HLA, particularmente HLA-B18, é mais alta nos pacientes com LH. Ainda mais, observa-se um risco sete vezes maior de LH em irmãos de pacientes com esse distúrbio, e um risco 100 vezes maior quando o irmão é um gêmeo monozigótico.

O **estado imune** parece ser um fator em pelo menos alguns casos de LH. Existe maior incidência de LH nos pacientes com imunidade comprometida e nas pessoas com doenças auto-imunes, como artrite reumatóide. De fato, nos pacientes com ataxia-telangiectasia, que comportam uma incidência de câncer 100 vezes maior, 7% das malignidades são representadas por LH.

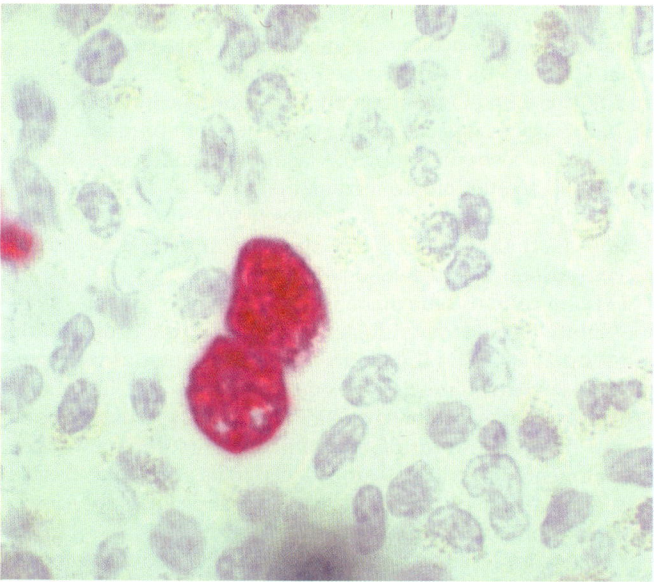

FIGURA 20.94
Genoma EBV em uma célula de Reed-Sternberg. O RNA do EBV é visualizado como cor vermelha pela hibridização *in situ*.

Historicamente, tem sido difícil estudar a patogenia do LH, em parte por causa da impossibilidade de definir a linhagem e a clonalidade da célula de Reed-Sternberg. Nesse contexto, as células de Reed-Sternberg constituem com freqüência menos de 1% da população total de células. De fato, uma característica proeminente do LH é a predominância no tecido tumoral de componentes teciduais benignos reativos. Estudos recentes indicaram que, na maioria dos pacientes com LH, EBV está presente nas células de Reed-Sternberg. Os antígenos EBV podem ser demonstrados *in situ* nas células tumorais por imunoistoquímica ou por hibridização *in situ*. O LH com celularidade mista está associado com EBV em 70 a 80% dos casos, porém em menos de 40% daqueles do tipo esclerosante nodular.

A clonalidade da célula de Reed-Sternberg já foi confirmada, sugerindo que ela é, de fato, a célula neoplásica do LH. Muitos dos componentes celulares normais dos linfonodos foram propostos como candidatos para a origem da célula de Reed-Sternberg. Essas incluem os linfócitos T e B e as células do sistema fagocítico mononuclear, incluindo macrófagos, células reticulares dendríticas dos folículos linfóides e as células reticulares interdigitantes do paracórtex que depende da célula T. Os marcadores celulares característicos de cada uma dessas linhagens celulares foram demonstrados em algumas, porém não em todas as células de Reed-Sternberg.

O LH nodular com predominância de linfócitos é reconhecido agora como uma neoplasia com origem no linfócito B, e as células de Reed-Sternberg dessa variante expressam marcadores da linhagem específica dos linfócitos B. Elas carecem dos marcadores celulares imunológicos CD15 (Leu-M1) e CD30 (Ki-1), que são identificados habitualmente, porém nem sempre nas células de Reed-Sternberg de todos os outros subtipos de LH. Não obstante, casos de LH clássico são considerados como sendo neoplasias dos linfócitos B aberrantes. A expressão da proteína ativadora específica da célula B (BSAP) na esmagadora maioria dos casos favorece essa interpretação. O gene *PAX5* codifica BSAP, um fator da transcrição específico da célula B. O rearranjo do gene *IgH* clonal nas células tumorais é observado em quase todos os casos. Os genes *IgG* rearranjados são positivos para as mutações na região variável da cadeia pesada IgG, indicando que tem origem mais provavelmente nas células B do centro germinativo. Em poucos casos, o equivalente normal parece ser uma célula T pós-tímica.

 Patologia: A maioria dos pacientes com LH se apresenta com linfadenopatia. Após fazer o diagnóstico inicial de LH, realiza-se comumente uma avaliação abrangente destinada a estabelecer a extensão, ou o estágio, da doença. Em casos selecionados, realiza-se uma operação abdominal exploradora (laparotomia para estadiamento), na qual o baço é removido e biopsias dos linfonodos, do fígado e da medula óssea são obtidas para pesquisar o possível acometimento abdominal.

Linfonodos: Ao exame clínico, os linfonodos acometidos pelo LH são descritos como duros ou gomosos, porém ao exame macroscópico no laboratório, a consistência varia. Quando a fibrose não constitui uma característica proeminente e quando existem extensas áreas de necrose celular, os linfonodos podem até mesmo ser macios. A superfície de corte é homogeneamente cinza-esbranquiçada, produzindo um aspecto de "carne de peixe." Se o tecido tumoral se estende além dos confins de linfonodos individuais, grupos de linfonodos podem estar emaranhados juntos.

Baço: O baço é acometido em um terço dos casos de LH por ocasião do diagnóstico e, na maioria dos pacientes, por ocasião da necropsia. Em uma fatia cortada, a polpa branca esplênica é ampliada pelo LH e a polpa vermelha é afetada apenas secundariamente pelo prolongamento direto a partir da polpa branca. A incidência de acometimento esplênico se correlaciona com o tamanho do órgão. Um baço que pesa mais de 400 g é quase invariavelmente acometido por LH. Em contrapartida, um baço menor pode mostrar LH ou pode exibir apenas uma hiperplasia reativa benigna.

No baço, o LH ocorre primeiro nas bainhas linfóides periarteriolares que dependem da célula T da polpa branca ou na zona marginal entre a polpa branca e a polpa vermelha. À medida que a doença progride, nódulos tumorais únicos ou múltiplos circunscritos ou massas tumorais multinodulares confluentes no baço são comuns (Fig. 20.95). O prognóstico no LH é afetado negativamente pela presença de múltiplos nódulos tumorais distintos no baço.

Fígado: Na necropsia, o fígado é acometido por LH em dois terços dos pacientes com doença residual, porém isso é incomum por ocasião da apresentação. As áreas portais são afetadas primeiro, sem achados macroscópicos significativos. Com o passar do tempo, podem aparecer no fígado múltiplos nódulos tumorais cinza-esbranquiçados, que se assemelham com freqüência ao carcinoma metastático.

Medula óssea: A medula óssea é acometida apenas raramente no início. As alterações iniciais na medula óssea se caracterizam macroscopicamente por focos circunscritos de tumor fibrótico, sem destruição das trabéculas ósseas. À medida que a doença progride, a destruição do osso pode produzir um aspecto osteolítico ao exame radiológico. Raramente, ocorre espessamento das trabéculas ósseas (osteosclerose). Quando presente, a osteosclerose pode ser particularmente proeminente nas vértebras, produzindo um aspecto radiológico densamente esclerótico descrito como "vértebras em marfim".

Outros sistemas: O acometimento pulmonar é descoberto na necropsia em mais da metade dos pacientes com doença residual, e a propagação peridural do LH a partir dos nodos paravertebrais através dos forames intervertebrais constitui uma complicação neurológica freqüente.

Manifestações Clínicas: O LH se manifesta habitualmente como uma adenopatia periférica indolor que acomete um único linfonodo ou um grupo de linfonodos. Os nodos cervicais e mediastinais são acometidos em mais de metade dos casos e o mediastino anterior é acometido com freqüência, especialmente no tipo com esclerose nodular. Menos comumente, os linfonodos axilares, inguinais e retroperitoneais estão aumentados de volume desde o início. Grupos de linfonodos periféricos, como os antecubitais, poplíteos e mesentéricos, costumam ser poupados.

Inicialmente, o LH se propaga de maneira previsível entre grupos contíguos de linfonodos através dos linfáticos eferentes. Com a progressão da doença, a propagação se torna imprevisível com freqüência, em virtude da invasão vascular e da disseminação hematogênica.

Sintomas constitucionais ("B") são observados em 40% dos pacientes com HLA. Esses incluem febrícula, que ocasionalmente é cíclica (febre de *Pel-Ebstein*), suores noturnos e perda de peso que ultrapassa 10% do peso corporal. O prurido pode ocorrer com a progressão da doença. Por razões desconhecidas, a ingestão de álcool induz dor nos locais afetados em 10% dos pacientes com LH.

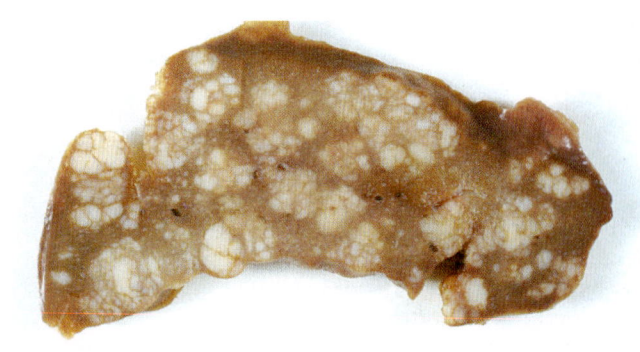

FIGURA 20.95
Linfoma de Hodgkin com acometimento do baço. Massas tumorais multinodulares substituem o parênquima esplênico normal.

Os achados laboratoriais no LH são inespecíficos. Incluem uma anemia normocítica e normocrômica leve e neutrofilia e eosinofilia moderadas. A elevação da velocidade de hemossedimentação se correlaciona com a atividade da doença.

Uma função deficiente dos linfócitos T é característica do LH. Defeitos sutis da hipersensibilidade tipo retardada, que podem ser identificados na maioria dos pacientes até mesmo por ocasião do diagnóstico inicial, tendem a ser mais pronunciados com a progressão da doença. A anergia aos antígenos dos testes cutâneos é observada com freqüência desde o início da evolução do LH. Essa disfunção imune é exacerbada pelos efeitos imunossupressivos da terapia. Uma linfocitopenia absoluta (< 1.500 por μl) é observada em metade dos casos, mais comumente no LH em fase avançada. A imunidade tumoral costuma permanecer intacta até as fases mais avançadas da evolução da doença.

LH com predominância de linfócitos (LHPL) é o tipo mais indolente. Homens adultos com menos de 35 anos de idade são afetados mais comumente (relação de homens para mulheres de 4:1). Por ocasião do diagnóstico inicial, a doença costuma ser localizada (estágio I), com os linfonodos cervicais altos, axilares ou inguinais sendo acometidos mais comumente. Os sinais e sintomas B estão tipicamente ausentes, estando presentes apenas em 20% dos casos. O acometimento visceral é incomum. Ao contrário dos tipos clássicos de LH, a doença com predominância de linfócitos costuma poupar certas regiões anatômicas de linfonodos. O acometimento mediastinal é raro. A sobrevida global é excelente, com aquela de 10 anos sendo superior a 80% nos estágios I e II. Entretanto, o LH com predominância de linfócitos comporta uma alta taxa de recidiva.

LH com celularidade mista (LHCM) é mais comum na quarta e quinta décadas da vida, apesar de qualquer grupo etário poder ser afetado. Os linfonodos cervicais esquerdos representam o local mais comum de acometimento inicial. Entretanto, após o estadiamento, constata-se que a maioria dos pacientes possui doença no estágio II ou III, e uma pequena minoria apresenta acometimento visceral (estágio IV). Os sinais e sintomas B estão presentes em metade dos casos de LHCM. O prognóstico é intermediário, com uma taxa de cura de 75%.

LH com depleção de linfócitos (LHDL) é o tipo clinicamente mais agressivo. Homens de meia-idade a idosos são afetados mais comumente. O estágio clínico avançado (III-IV) e os sinais e sintomas B estão presentes em dois terços dos pacientes. Aqueles com o subtipo de fibrose difusa do LHDL se apresentam comumente com febre de origem indeterminada, pancitopenia e definhamento. Em geral não existe adenopatia periférica nem mediastinal. Entretanto, a adenopatia retroperitoneal costuma ser proeminente e o acometimento de baço, fígado e medula óssea é comum. Acaba se instalando uma imunodeficiência profunda e a morte resulta comumente de inanição ou infecções secundárias. O subtipo reticular de LHDL se caracteriza por uma adenopatia periférica volumosa, que é mais freqüente acima do diafragma. Os pacientes sucumbem habitualmente em virtude da progressão do tumor. A taxa de cura global em ambos os tipos de LHDL é de 40 a 50%.

LH com esclerose nodular (LHEN) é a forma mais comum de LH e, com freqüência, é observada em mulheres adolescentes e adultas jovens com 15 a 35 anos de idade. Tende a manifestar-se na forma de adenopatia cervical inferior, supraclavicular e mediastinal (estágio II). Os sintomas B (Quadro 20.23) ocorrem em até 40% dos pacientes. O prognóstico é bom, com uma taxa de cura de 80 a 85%.

Se não for tratado, o LH constitui um distúrbio letal, com uma taxa de sobrevida em 10 anos de apenas 1%. Com as modernas radioterapia e quimioterapia, pode ser conseguida uma taxa de cura global de 70%. **O prognóstico no LH depende principalmente da idade do paciente e da extensão anatômica da doença ou de seu estágio.** Um prognóstico melhor está associado com (1) idade mais jovem, (2) estágio clínico mais baixo (doença localizada) e (3) ausência de sinais e sintomas B. Na avaliação do estágio, é utilizado o sistema de estadiamento abrangente Ann Arbor (Quadro 20.23), que se baseia tanto na avaliação clínica quanto nos achados patológicos fornecidos pela laparotomia de estadiamento.

As complicações de LH incluem comprometimento de órgãos vitais pelo crescimento progressivo do tumor e infecções secundárias, em virtude tanto do defeito primário na hipersensibilidade tipo retardada quanto dos efeitos imunossupressivos da terapia. O surgimento de segundas malignidades como conseqüência da terapia constitui uma preocupação especial, pois mais de 15% dos pacientes tratados eventualmente poderão sofrer dessa complicação. A LMA se manifesta em 5% dos pacientes e os linfomas agressivos de grandes células ocorrem com uma freqüência ligeiramente menor.

Classificação Histológica do Linfoma de Hodgkin

São reconhecidos dois tipos principais de LH, o *LH nodular com predominância de linfócitos* (LHNPL) e o *LH clássico* (LHC) (Fig. 20.96).

Linfoma de Hodgkin Nodular com Predominância de Linfócitos

LHNPL exibe variantes das células de Reed-Sternberg denominadas células tipo "pipoca" ou L&H (linfo-histiocíticas). As células tumorais expressam consistentemente os antígenos da célula B membranosa. LHNPL representa apenas uma pequena proporção de todos os casos de LH.

Patologia: O tumor apaga completamente a arquitetura nodal segundo um padrão vagamente nodular. Falta o arcabouço inflamatório habitual de eosinófilos e plasmócitos. Ao contrário dos tipos clássicos de LH, as células tumorais são positivas para os antígenos de superfície das célula B e Ig de superfície. Elas são negativas tanto para CD15 quanto para CD30, o que define os tipos clássicos de LH. Genotipicamente, as células tumorais são semelhantes às células B dos centros germinativos. As células tumorais no LHNPL são negativas para EBV.

Linfoma de Hodgkin Clássico

O LHC se caracteriza por proliferação clonal das células mononucleares típicas de Hodgkin e células multinucleadas de Reed-Sternberg (HRS) com expressão invariável de CD30 (Fig. 20.97). Um fundo inflamatório variável que consiste em linfócitos, eosinófilos, macrófagos, neutrófilos, plasmócitos, fibroblastos e tecido colagenoso determina o aspecto morfológico. Foram definidos quatro tipos diferentes de LH clássico: as variantes ricas em linfócitos, com esclerose nodular, de celularidade mista e com depleção de linfócitos.

Patologia: Células mononucleares ou multinucleadas típica de Reed-Sternberg com grandes nucléolos estão imersas em um rico fundo inflamatório. Ocasionalmente, as células HRS sofrem apoptose, resultando em células fantasmas com citoplasma condensado e núcleos picnóticos (células mumificadas). Na esclerose nodular, as *células lacunares* resultam de um artefato de retração no tecido fixado com formaldeído. A expressão para o marcador de ativação linfocítica CD30 une os diferentes tipos de LH clássico. A maioria dos pacientes é positiva também para CD15, enquanto o antígeno leucocitário comum (CD45) é negativo. Os marcadores comuns das células T e B estão faltando, com exceção de CD20, que é identificada ocasionalmente.

QUADRO 20.23 Sistema de Estadiamento Ann Arbor

Estágio		
Estágio I A ou B[a]	I	Acometimento de uma única região de linfonodos
		ou
	I_E	Um único órgão ou local extralinfático
Estágio II A ou B	II	Acometimento de duas ou mais regiões de linfonodos no mesmo lado do diafragma
		ou
	II_E	com acometimento contíguo localizado de uma área orgânica extralinfática
Estágio III A ou B	III	Acometimento de regiões de linfonodos de ambos os lados do diafragma
		ou
	III_E	com acometimento contíguo localizado de um órgão ou local extralinfático
		ou
	III_S	com acometimento do baço
		ou
	III_{ES}	com acometimento tanto de um órgão ou local extralinfático quanto do baço
Estágio IV A ou B	IV	Acometimento difuso ou disseminado de um ou mais órgãos extralinfáticos com ou sem acometimento associado dos linfonodos

[a]A, assintomático; B, presença de sintomas constitucionais (febre, suores noturnos e perda de peso superior a 10% do peso corporal basal nos 6 meses precedentes).

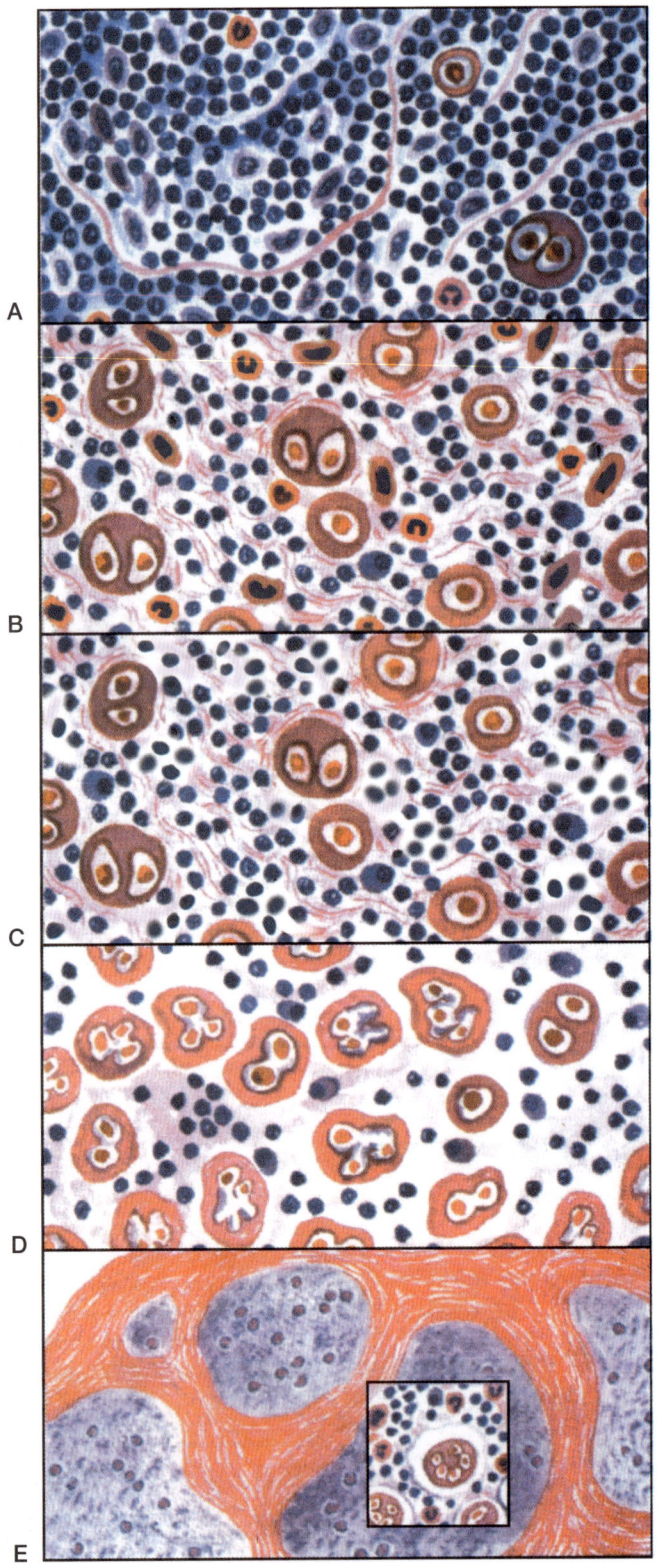

FIGURA 20.96
Subtipos histopatológicos do linfoma de Hodgkin. A. Com predominância de linfócitos. B. De celularidade mista. C. Rico em linfócitos. D. Com depleção de linfócitos. E. Esclerose nodular. A seqüência de LH com predominância de linfócitos para a variante com depleção de linfócitos se caracteriza por um número progressivamente menor de linfócitos normais e números cada vez maiores de células de Reed-Sternberg. O subtipo com depleção de linfócitos-fibrose difusa apresenta apenas poucos linfócitos e células de Reed-Sternberg e abundante fibrose frouxa. O linfoma de Hodgkin com esclerose nodular é característico, por causa da densa fibrose colagenosa semelhante a uma faixa que circunda agregados celulares que contêm células linfóides e inflamatórias, e a variante de célula lacunar específica da célula de Reed-Sternberg.

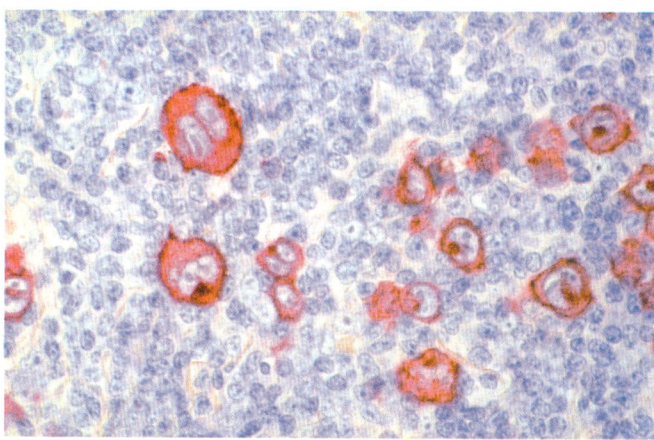

FIGURA 20.97
Células de Reed-Sternberg e de Hodgkin. As células são positivas para CD30.

As células HRS produzem inúmeras citocinas que acarretam efeitos teciduais característicos. Os eosinófilos são atraídos pelos efeitos combinados de IL-5 e eotaxina, e IL-6 pode atrair os plasmócitos. TGFβ ativa os fibroblastos e pode ser responsável pela fibrose nodular. Outros fatores de crescimento e as citocinas produzidas pelas células tumorais incluem interleucina 2, 7, 9, 10 e 13.

Linfoma de Hodgkin com Esclerose Nodular

O LHEN exibe uma arquitetura nodular na qual o tecido linfóide é circundado por fibrose (Fig. 20.98). São típicas as células HRS clássicas com as variantes lacunares. O LHEN é responsável por 70% dos linfomas de Hodgkin clássicos, com a maioria dos casos ocorrendo entre os 20 e 30 anos de idade. O acometimento mediastinal é mais comum neste tipo de LH.

Linfoma de Hodgkin com Celularidade Mista

O LHCM se caracteriza por células HRS e um fundo inflamatório misto que consiste em eosinófilos, neutrófilos, macrófagos e plasmócitos (Fig. 20.99). O aspecto histológico é semelhante ao da variedade com esclerose nodular, porém com ausência das faixas colágenas. O LHCM é o subtipo histológico mais freqüente nos pacientes infectados pelo HIV com LH e demonstra a mais alta associação com EBV (Fig. 20.94). O acometimento mediastinal é incomum.

Linfoma de Hodgkin Rico em Linfócitos (LHRL)

O LHRL foi acrescentado recentemente à lista dos linfomas de Hodgkin. Caracteriza-se por células HRS clássicas em um fundo abundante de pequenos linfócitos. Estão faltando as células inflamatórias mistas e as faixas de colágeno.

Linfoma de Hodgkin com Depleção de Linfócitos

O LHDL é o tipo menos comum de LH clássico. O aspecto histológico demonstra predominância de células tumorais e uma acentuada ausência de linfócitos (Fig. 20.100). O LHDL está associado freqüentemente com infecção pelo HIV. Sem tratamento, este tipo de doença de Hodgkin tem prognóstico menos favorável. O estágio avançado e os sintomas B são observados em mais de 70% dos pacientes e a maioria deles é positiva para EBV.

O Distúrbio Linfoproliferativo Pós-transplante Está Associado Freqüentemente com Infecção pelo EBV

O distúrbio linfoproliferativo pós-transplante (DLPT) resulta da imunossupressão. Na maioria dos casos, o DLPT é uma proliferação de linfócitos monoclonais desencadeada pelo EBV com uma morfologia variável.

 Epidemiologia: A incidência de DLPT mantém paralelismo com a extensão da imunossupressão. Os receptores de transplante hepático exibem uma incidên-

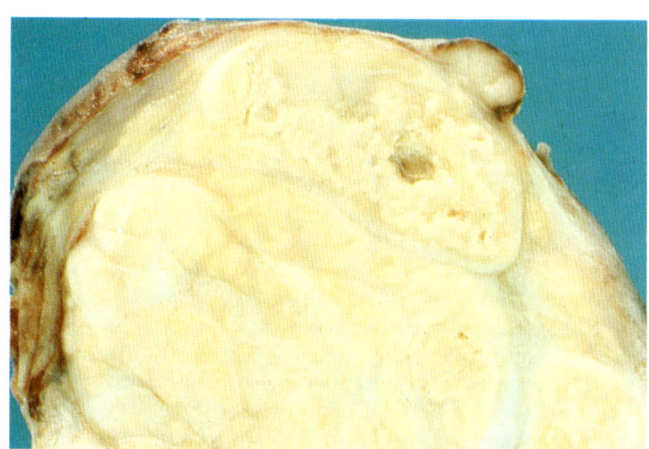
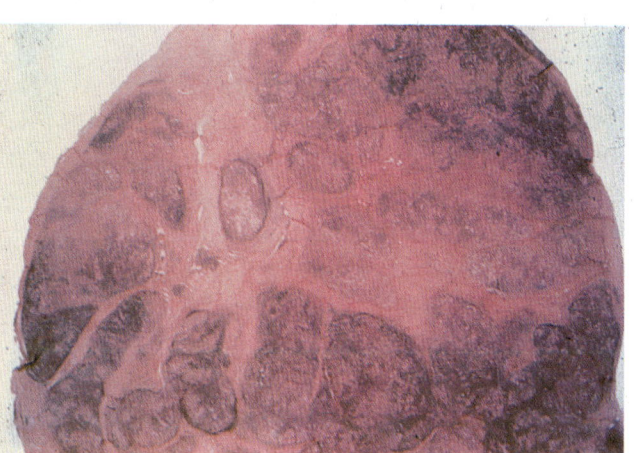

FIGURA 20.98
Linfoma de Hodgkin; esclerose nodular. A. Uma superfície de corte de linfonodos emaranhados mostra amplas faixas de fibrose que dividem o parênquima em nódulos distintos. São evidentes vários focos de necrose. B. Uma fotomicrografia com pequeno aumento demonstra amplas faixas de fibrose.

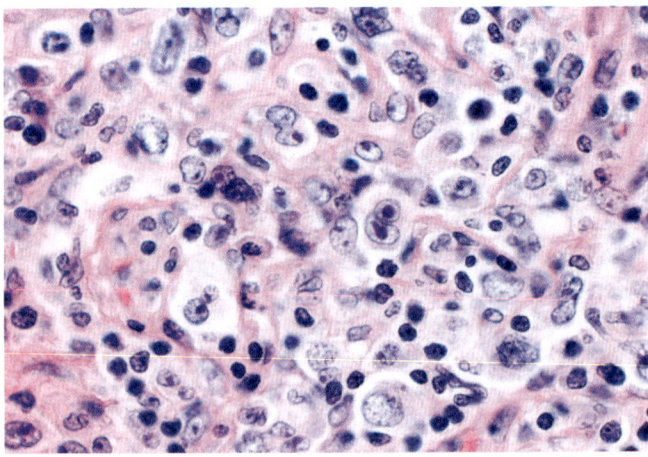

FIGURA 20.99
Linfoma de Hodgkin; celularidade mista. Uma fotomicrografia de um linfonodo mostra as células de Reed-Sternberg clássicas, binucleadas e mononucleares, linfócitos e uma ligeira fibrose difusa.

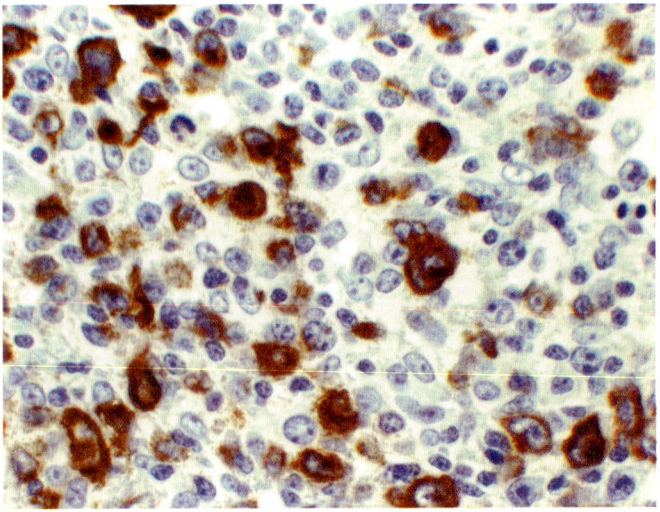

FIGURA 20.101
Distúrbio linfoproliferativo pós-transplante (DLPT). Linfócitos atípicos são positivos para a proteína de membrana latente (PML) do EBV.

cia de DLPT mais alta que aqueles que recebem transplantes de rim (5% vs. 1%). Os receptores de aloenxertos equivalentes de medula óssea mostram uma baixa incidência de DLPT (1%), enquanto os receptores não equivalentes evidenciam uma incidência muito mais alta, em virtude dos níveis mais altos de imunossupressão.

 Patogenia: A maioria dos casos de DLPT comporta uma relação causal com EBV (Fig. 20.101), com um período de latência médio inferior a 1 ano. Entretanto, os casos EBV negativos podem evoluir por mais de 5 anos após o transplante. Enquanto nos receptores de órgãos sólidos os linfócitos do hospedeiro acabam sendo infectados com EBV, nos receptores de aloenxerto de medula óssea o DLPT é causado pelos linfócitos doadores infectados.

 Patologia: As lesões nodais precoces do DLPT se caracterizam por um maior número de plasmócitos ou por um aspecto semelhante ao da *mononucleose infecciosa*. A proliferação de linfócitos e plasmócitos neste estágio não é clonal.

O DLPT *polimórfico* é a próxima etapa na evolução da doença e exibe uma mistura de imunoblastos, plasmócitos e linfócitos de tamanho médio nos linfonodos ou em outros órgãos (Fig. 20.102). As células B que demonstram toda a gama de maturação e possuem numerosas figuras mitóticas infiltram o tecido. Apesar do aspecto polimórfico dos linfócitos, os rearranjos no gene *IgH* clonal são quase sempre demonstrados pela RCP. Alguns pacientes podem regredir espontaneamente quando o nível de terapia imunossupressiva é reduzido.

Eventualmente, o DLPT adquire um aspecto *monomórfico* indiferenciável daquele do *linfoma maligno*. Os tipos histológicos incluem o linfoma difuso de grandes células B, o linfoma de Burkitt, LH, o mieloma de plasmócitos ou, raramente, o linfoma de células T.

 Manifestações Clínicas: No DLPT os linfócitos neoplásicos podem ser visualizados em qualquer área nodal ou extranodal. Os receptores de órgãos sólidos tratados com azatioprina se apresentam com DLPT após um período de latência médio de 48 meses, enquanto aqueles que receberam ciclosporina desenvolvem a doença dentro de 15 meses. O DLPT em receptores de aloenxerto de medula óssea ocorre no transcorrer dos primeiros 6 meses. Os casos EBV-positivos ocorrem muito mais precocemente que os casos EBV-negativos. O DLPT precoce tem excelente prognóstico e pode regredir com um nível reduzido de imunossupressão. O DLPT em um estágio subseqüente, com linfoma maligno exuberante, comporta uma taxa de mortalidade de 70%. O tratamento com anticorpo anti-CD20 (Rituxan) tem sido bem-sucedido no sentido de eliminar as proliferações de células B clonais.

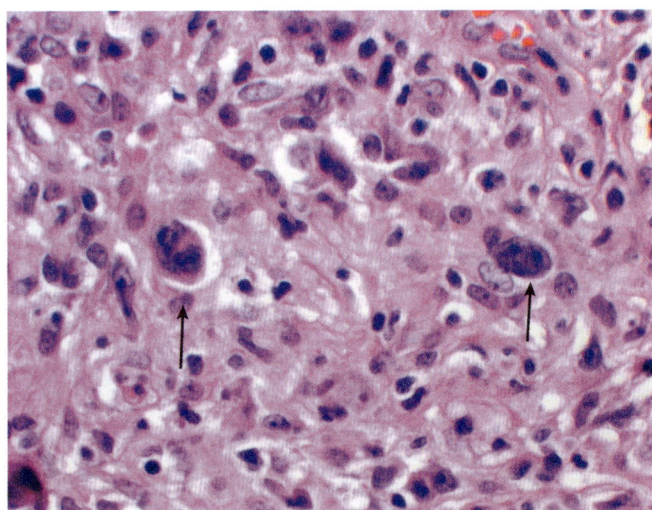

FIGURA 20.100
Linfoma de Hodgkin; tipo com depleção de linfócitos. São visualizadas duas células tumorais (*setas*). O número de linfócitos reativos no fundo fibrótico é acentuadamente reduzido.

ANATOMIA E FUNÇÃO   1139

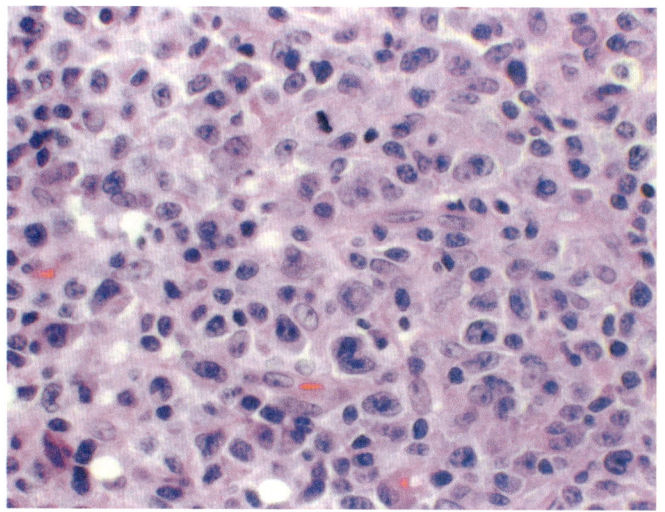

FIGURA 20.102
Distúrbio linfoproliferativo pós-transplante (DLPT). São mostrados linfócitos altamente atípicos.

Baço

ANATOMIA E FUNÇÃO

O baço é um órgão linfóide que funciona também como um filtro versátil para as células anormais ou senescentes. O peso normal do baço é de 100 a 170 g; normalmente não é palpável ao exame clínico. A estrutura de apoio do órgão consiste em uma cápsula fibrosa, trabéculas fibrosas que se irradiam e um delicado arcabouço estromal de fibras reticulares. A artéria esplênica penetra o hilo e se ramifica em artérias trabeculares, seguindo o trajeto das trabéculas fibrosas.

Polpa branca: Deixando as trabéculas, as artérias centrais acabam sendo envolvidas por uma bainha de linfócitos, que constitui a polpa branca. A polpa branca é subdividida em um domínio de células T, localizado na bainha linfóide periarteriolar, e um domínio de células B que engloba os folículos e a zona do manto folicular (Fig. 20.103). Como os linfonodos, os folículos são ou inativos ou ativados, estando os últimos associados com a formação de centros germinativos. Partindo da artéria central, as

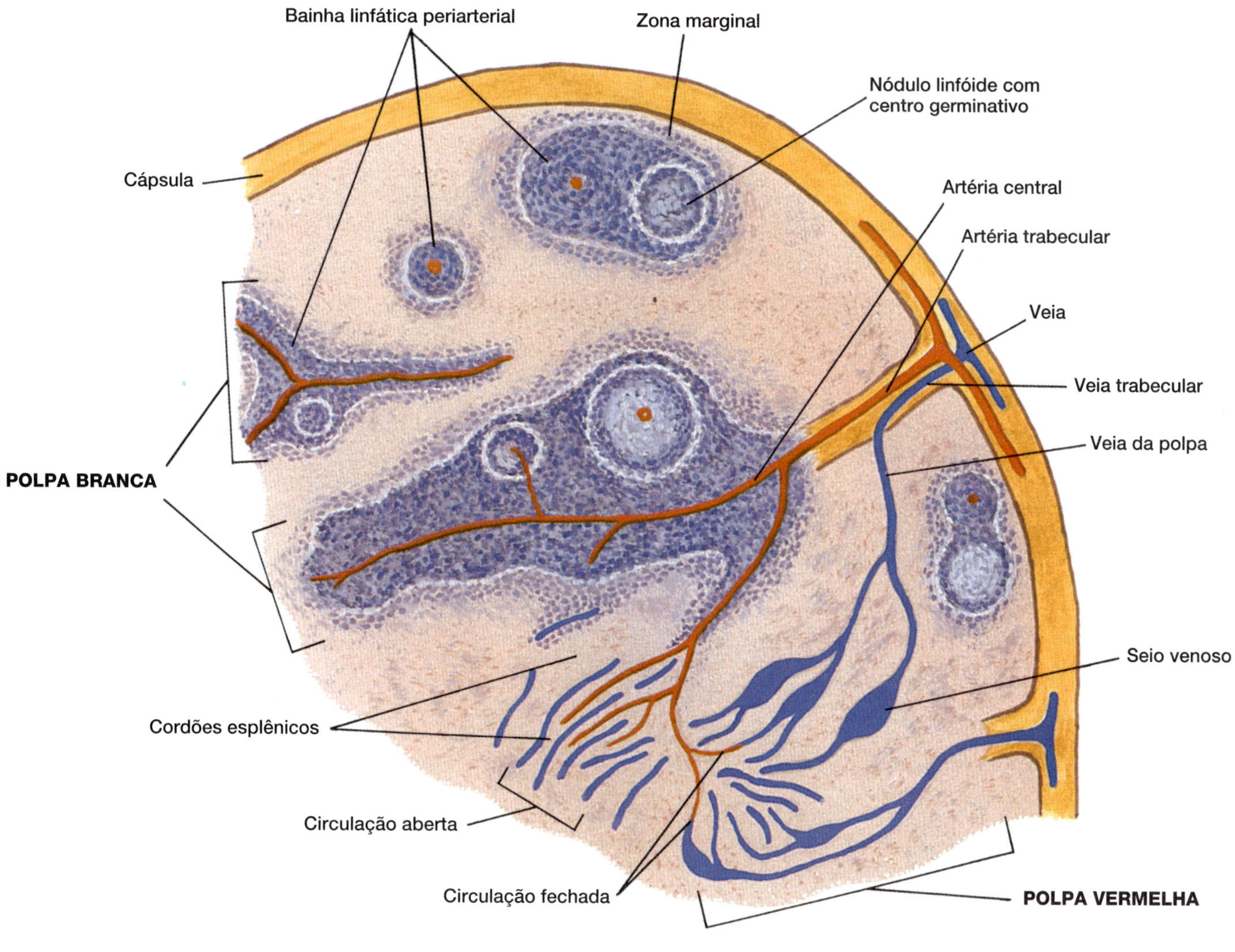

FIGURA 20.103
Estrutura do baço normal.

artérias foliculares entram nos folículos de células B e terminam no seio marginal na junção entre as polpas branca e vermelha. Os linfócitos circulantes saem do sistema vascular a partir do seio marginal e se dirigem para seus domínios respectivos na célula B e célula T. Os linfócitos deixam a polpa branca e entram na polpa vermelha por intermédio dos mesmos seios marginais.

Polpa vermelha: Esta região engloba uma rede de cordões estromais e seios vasculares. A maior parte do sangue proveniente das artérias peniciladas deságua diretamente nos seios (circulação fechada), com a drenagem subseqüente para as veias trabeculares e, finalmente, a veia esplênica. Uma pequena fração (5-10%) é desviada para os cordões esplênicos (circulação aberta) e escoa lentamente através de uma malha salpicada com macrófagos fagocíticos. A seguir o sangue volta a entrar nos sinusóides através de estreitas fendas constituídas por células endoteliais finas orientadas longitudinalmente e fibras aneladas orientadas radialmente.

Nos cordões esplênicos, os eritrócitos estão sujeitos ao exame constante por parte dos fagócitos mononucleares e devem ser deformáveis para atravessar os estreitos interstícios entre as células intersticiais de revestimento. Os eritrócitos devem ser capazes também de suportar a hipoxia, a hipoglicemia e a acidose que são características do ambiente dos cordões estromais. As células eritróides mais normais sobrevivem, o mesmo acontecendo com os granulócitos e as plaquetas. Elas penetram finalmente as veias trabeculares e deixam o hilo através da veia esplênica.

Como parte do sistema linfóide periférico, os linfócitos T e B efetores da polpa branca realizam uma função imunológica para o sistema circulatório comparável à função imunológica dos linfonodos. A polpa branca é (1) a fonte de proteção para a infecção veiculada pelo sangue, (2) o principal local para a síntese do anticorpo IgM responsável pela opsonização e (3) um local de produção de linfócitos e plasmócitos.

A polpa vermelha é principalmente um filtro destinado a separar e eliminar as células defeituosas ou estranhas. Os eritrócitos senescentes e danificados são reconhecidos e fagocitados pelos macrófagos esplênicos. O baço é responsável normalmente pela remoção de cerca de metade dos eritrócitos envelhecidos, com o restante sendo destruído no fígado, na medula óssea e em outros componentes do sistema fagocítico mononuclear. Após a fagocitose e a desintegração dos eritrócitos, o ferro é armazenado primeiro na forma de hemossiderina nos macrófagos. A seguir é liberado, unido à transferrina e transportado para a medula óssea a fim de ser reutilizado na produção de eritrócitos. As inclusões eritrocitárias anormais, como os corpúsculos de Howell-Jolly (restos do DNA nuclear), os corpúsculos de Heinz (hemoglobina desnaturada) e os grânulos sideróticos (ferro), são reconhecidas e removidas (descaroçadas) pelos macrófagos, sem destruição do eritrócito.

Alguns lipídios da membrana do eritrócito em fase de maturação são removidos na polpa vermelha. Na ausência dessa função, como acontece após a esplenectomia, pode haver um excesso de membrana eritrocitária em relação ao conteúdo de hemoglobina, situação essa que resulta em estagnação central da hemoglobina, assim como em um aspecto de "célula-alvo".

Um terço do reservatório de plaquetas no sangue periférico e uma pequena fração dos granulócitos são seqüestrados normalmente no baço sem acarretar qualquer dano às células. Em contrapartida, não existe seqüestração esplênica significativa de eritrócitos e a esplenectomia é seguida apenas por um aumento nas contagens de plaquetas e de granulócitos.

DISTÚRBIOS DO BAÇO

Hiperesplenismo é um distúrbio funcional que, como assinalado anteriormente (ver anemia hemolítica), se caracteriza por anemia, leucopenia, trombocitopenia e hiperplasia compensatória da medula óssea. Hipoesplenismo se refere a uma situação na qual as funções esplênicas normais são reduzidas por doença ou estão ausentes após esplenectomia. A filtração deteriorada resulta em maior risco de bacteremia severa e leucocitose e trombocitose leves. Os restos nucleares e os corpúsculos de Howell-Jolly são encontrados em muitos dos eritrócitos circulantes.

A **ausência congênita do baço** (asplenia) é rara e está associada freqüentemente com outras anomalias congênitas. A **asplenia adquirida** é observada mais comumente em adultos jovens com anemia falciforme. Os infartos múltiplos resultam eventualmente em atrofia e hipoesplenismo. Com freqüência, os infartos são dolorosos, por causa da complicação da periesplenite fibrosa. Como resultado da ausência de seqüestração esplênica dos eritrócitos, com subseqüente falta de remoção do excesso de detrito das membranas intracelulares, muitos eritrócitos se transformam em células-alvo e contêm restos nucleares, corpúsculos de Howell-Jolly ou até mesmo núcleos intactos.

Os **baços acessórios** são comuns, ocorrendo em 10% das pessoas normais. Podem medir até vários centímetros de diâmetro e são encontrados mais freqüentemente na cauda do pâncreas ou no ligamento gastroesplênico. Após a esplenectomia, os baços acessórios podem aumentar consideravelmente de volume, porém só raramente se tornam suficientemente grandes a ponto de restaurar as funções do baço perdido.

A Esplenomegalia É Causada por Processos Funcionais, Infecciosos e Infiltrativos

O baço é um membro proeminente dos sistemas de fagócitos linfopoéticos e mononucleares, e a esplenomegalia constitui um achado comum em uma ampla variedade de situações patológicas não relacionadas (Quadro 20.24).

Esplenomegalia Reativa

A hiperplasia reativa do baço ocorre em inúmeras condições inflamatórias agudas e crônicas. É causada provavelmente pela fagocitose das bactérias carreadas pelo sangue, o que resulta na liberação de fatores do crescimento e de outros produtos da resposta inflamatória. O baço é moderadamente aumentado (com até 400 g) e os macrófagos e neutrófilos são abundantes na polpa vermelha. Uma ligeira hiperplasia da polpa branca linfóide é comum.

Nas **parasitemias agudas e crônicas**, a polpa vermelha pode ficar ingurgitada com parasitas e seus produtos de desintegração. Com freqüência, o baço sofre um aumento maciço nas infecções maláricas crônicas (chegando a pesar até 10 kg). Mostra

QUADRO 20.24 Principais Causas de Esplenomegalia

Infecções
  Agudas
  Subagudas
  Crônicas
Distúrbios inflamatórios imunológicos
  Síndrome de Felty
  Lúpus eritematoso
  Sarcoidose
  Amiloidose
  Tireoidite
Anemias hemolíticas
Trombocitopenia imune
Hipertensão da veia esplênica
  Cirrose
  Trombose ou estenose da veia esplênica ou porta
  Insuficiência cardíaca direita
Neoplasia primária ou metastática
  Leucemia
  Linfoma
  Doença de Hodgkin
  Síndromes mieloproliferativas
  Sarcoma
  Carcinoma
Doenças de armazenamento
  De Gaucher
  De Niemann-Pick
  Mucopolissacaridoses

---

espessamento fibroso da cápsula e das trabéculas, com uma coloração cinzenta a preta da polpa, por causa da presença do pigmento malárico fagocitado (hematina).

Nos **distúrbios inflamatórios imunológicos crônicos,** a esplenomegalia é causada por hiperplasia da polpa branca. Os centros germinativos são proeminentes, como acontece na artrite reumatóide, e a polpa vermelha mostra um aumento associado nos fagócitos mononucleares, imunoblastos, plasmócitos e eosinófilos.

O **lúpus eritematoso sistêmico** se caracteriza por necrose fibrinóide do colágeno capsular e trabecular e espessamento concêntrico, ou tipo "casca de cebola," das artérias peniciladas e das artérias centrais da polpa branca.

Na **mononucleose infecciosa,** os linfócitos transformados (imunoblastos) infiltram acentuadamente a polpa vermelha, enquanto a polpa branca pode deixar de ser evidente. A infiltração dos sistemas trabecular e capsular e dos vasos sangüíneos por elementos linfóides enfraquece a estrutura de apoio do baço, sendo responsável pela **ruptura esplênica traumática** na mononucleose infecciosa.

Esplenomegalia Congestiva

A congestão passiva crônica do baço causa esplenomegalia e hiperesplenismo. Isso é extremamente comum nos pacientes com hipertensão porta devida a cirrose, trombose das veias porta ou esplênica ou insuficiência cardíaca direita.

Patologia: O baço fica moderadamente aumentado (300-700 g) e possui uma cápsula fibrótica espessada. A acentuação focal da fibrose capsular dá origem a um aspecto "recoberto por açúcar". A superfície de corte é firme e a cor varia de rosada a vermelha profunda, dependendo da extensão da fibrose. Ao exame microscópico a polpa vermelha mostra inicialmente seios dilatados e maior número de macrófagos. A seguir, o parênquima se torna fibrótico e a polpa vermelha é hipocelular. Os focos de antigas hemorragias persistem na forma de *corpúsculos de Gamna-Gandy,* que são nódulos fibróticos contendo ferro e sais de cálcio incrustados sobre as fibras colágenas e elásticas. A polpa branca tende a ser atrófica.

Esplenomegalia Infiltrativa

O baço pode aumentar de volume em virtude de um maior número de elementos celulares ou da deposição de material extracelular, como ocorre na amiloidose. Os macrófagos esplênicos se acumulam nas infecções crônicas, nas anemias hemolíticas e em uma ampla variedade de doenças de armazenamento, com a doença de Gaucher sendo o protótipo (ver Cap. 6). Uma ampla variedade de distúrbios neoplásicos e reativos da medula óssea é acompanhada por hematopoese extramedular e um aumento correspondente no tamanho do baço. A esplenomegalia também é causada pela infiltração de células malignas nos distúrbios proliferativos hematológicos, como leucemias e linfomas.

Esplenomegalia Devida a Cistos e Tumores

Os **cistos esplênicos** são raros e os mais comuns na verdade são os pseudocistos. Estes últimos são revestidos por uma parede fibrosa e representam o resíduo de hemorragia ou infarto prévio. Os *cistos hidáticos* são encontrados nas áreas endêmicas para *Echinococcus granulosus* (ver Cap. 9).

Os **tumores esplênicos primários** também são nitidamente incomuns. Os tumores benignos primários mais comuns do baço são os hemangiomas e linfangiomas. Sendo habitualmente do tipo cavernoso, contêm grandes espaços revestidos por endotélio e variam de focos minúsculos a lesões que ocupam a maior parte do baço. Os espaços nos hemangiomas são ocupados por eritrócitos e nos linfangiomas, por linfa.

Os **tumores malignos,** como linfomas malignos ou LH, em geral não são primários do baço mas fazem parte de uma doença generalizada. O *hemangiossarcoma esplênico* é uma neoplasia rara altamente maligna das células endoteliais vasculares que tende a metastatizar para o fígado através da drenagem porta.

Apesar de seu enorme suprimento sangüíneo e de sua função de filtragem, o baço só raramente é acometido por tumores metastáticos. O microambiente, com abundância de macrófagos e de linfócitos, aparentemente não é favorável ao crescimento tumoral. Os tumores metastáticos são observados habitualmente apenas em uma fase tardia na evolução de uma neoplasia extensamente metastatizante.

Timo

HIPERPLASIA

Hiperplasia tímica se refere à presença de folículos linfóides no timo, independentemente do tamanho da glândula (Fig. 20.104). O peso total do timo em geral está dentro da variação normal, embora possa estar aumentado. Os folículos contêm centros germinativos e são constituídos essencialmente por linfócitos B que

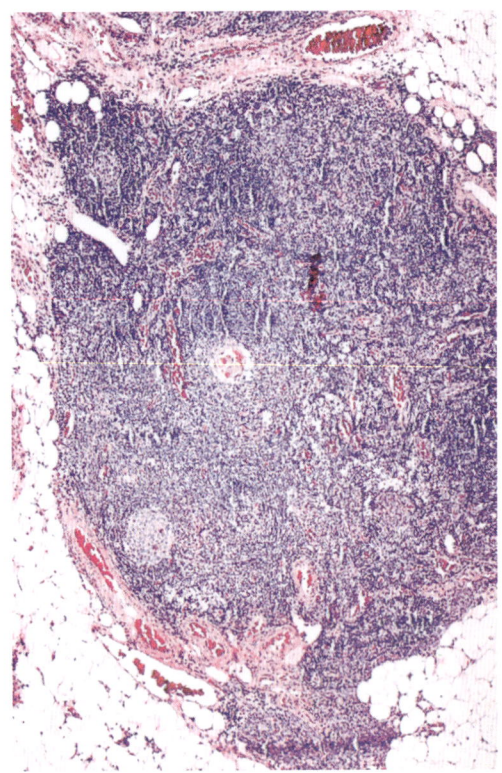

FIGURA 20.104
Hiperplasia tímica. Este timo removido de um paciente com miastenia grave mostra folículos linfóides com centros germinativos.

também em outras doenças nas quais se admite que a auto-imunidade desempenha algum papel, incluindo doença de Graves, doença de Addison, lúpus eritematoso sistêmico, esclerodermia e artrite reumatóide.

TIMOMA

Timoma é uma neoplasia de células epiteliais tímicas, sem qualquer relação com a presença ou o número de linfócitos. Este tumor ocorre quase sempre na vida adulta e a maioria deles (80%) é benigna.

 Patologia: A maioria dos timomas fica localizada no mediastino ântero-superior, porém alguns já foram descritos em outras localizações onde existe tecido tímico, incluindo o pescoço, o mediastino médio e posterior e o hilo pulmonar. Os timomas benignos são massas com formato irregular que variam de alguns centímetros a 15 cm ou mais em sua maior dimensão. Trata-se de tumores encapsulados, firmes e de coloração cinzenta a amarelada divididos em lóbulos por septos fibrosos (Fig. 20.105). Os grandes tumores mostram focos de hemorragia, necrose e degeneração cística. Em alguns casos, todo o timoma se torna cístico e são necessários múltiplos cortes para identificar a verdadeira natureza da lesão.

Ao exame microscópico, os timomas consistem em uma mistura de células epiteliais neoplásicas e linfócitos não-tumorais. As proporções desses elementos variam nos casos individuais e até mesmo entre diferentes lóbulos. As células epiteliais possuem um formato roliço ou fusiforme e mostram núcleos vesiculares. Nos casos em que as células epiteliais predominam, podem exibir uma diferenciação organóide, incluindo espaços perivasculares contendo linfócitos e macrófagos, rosetas de células tumorais e vórtices sugestivos da formação de corpúsculos de Hassall abortivos.

MIASTENIA GRAVE: Quinze por cento dos pacientes com miastenia grave possuem um timoma. Inversamente, um ter-

contêm IgM e IgD. Os folículos tendem a ocupar e distorcer as zonas medulares.

A associação mais bem conhecida da hiperplasia tímica é com a **miastenia grave** (ver Cap. 27), na qual dois terços dos pacientes exibem esta anormalidade tímica. Curiosamente, as células tímicas epitelióides e mióides contêm a proteína receptora acetilcolina nicotínica, sugerindo uma fonte potencial para o surgimento de anticorpos dirigidos contra esse receptor. A hiperplasia folicular tímica pode ser encontrada

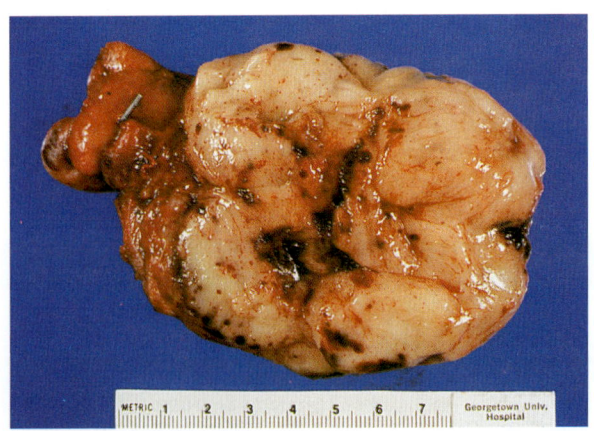 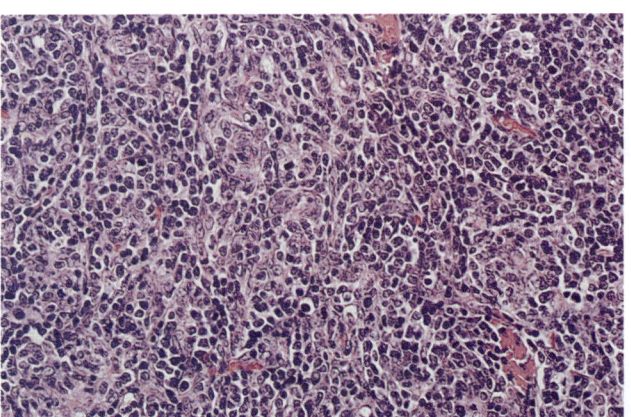

FIGURA 20.105
Timoma. A. O tumor em corte transversal é esbranquiçado e possui uma superfície abaulada com áreas de hemorragia. Observar a porção unida de timo normal. B. Ao exame microscópico, o tumor consiste em uma mistura de células epiteliais neoplásicas e linfócitos não-tumorais.

ço a metade dos pacientes com timoma desenvolve miastenia grave. A ocorrência de timoma nas pessoas com miastenia grave é mais comum em homens com mais de 50 anos de idade.

Nos casos de timoma associado com sintomas miastênicos, as células epiteliais são da variedade roliça, e não de célula fusiforme. Os antígenos relacionados ao receptor da acetilcolina nicotínica também já foram detectados nos timomas. A hiperplasia tímica está quase sempre presente no tecido tímico não-tumoral e os folículos linfóides podem até mesmo estar presentes no próprio timoma.

OUTRAS DOENÇAS ASSOCIADAS: O timoma está associado também com muitos outros distúrbios imunes. Mais de 10% dos pacientes com timoma apresentam hipogamaglobulinemia, e 5% exibem hipoplasia eritróide. Ao contrário da situação observada na miastenia grave, o componente epitelial do timoma possui um formato fusiforme nesses casos. Outras doenças associadas incluem miocardite, dermatomiosite, artrite reumatóide, lúpus eritematoso, esclerodermia e síndrome de Sjögren. Certos tumores malignos também estiveram associados com timoma, incluindo leucemia-linfoma de células T e mieloma múltiplo.

O Timoma Maligno Invade Localmente e Pode Metastatizar

Uma quarta parte dos timomas não é encapsulada e exibe características malignas.

Patologia: **O timoma maligno tipo I** é o câncer mais comum do timo, sendo praticamente indiferenciável histologicamente do timoma benigno encapsulado. Entretanto, ele penetra na cápsula, se implanta nas superfícies pleurais ou pericárdicas e metastatiza para linfonodos, pulmão, fígado e osso.

O timoma maligno tipo II é um tumor invasivo claramente incomum, que recebe também a designação de *carcinoma tímico*. O aspecto morfológico deste tumor é altamente variável e assume a forma de carcinoma de células escamosas, carcinoma semelhante ao linfoepitelioma (idêntico àquele encontrado na orofaringe; ver Cap. 25), uma variante sarcomatóide (carcinossarcoma) e inúmeros outros padrões raros. Essas variantes compartilham um aspecto epitelial distinto e um tumor mediastinal que não possui essa característica provavelmente não é um carcinoma tímico.

Manifestações Clínicas: O timoma maligno é tratado por excisão cirúrgica e radioterapia. A quimioterapia é acrescentada nos casos com metástases distantes. O prognóstico para o timoma benigno é excelente e a presença ou ausência de sintomas miastênicos tem pouco valor prognóstico. No caso de timoma maligno tipo I, o prognóstico se correlaciona com a extensão da doença. A maioria dos pacientes com timomas tipo II morre em 5 anos após ser feito o diagnóstico.

Outros Tumores do Timo São Incomuns

TUMOR CARCINÓIDE: O timo dá origem ao tumor carcinóide, que é semelhante, em seu aspecto morfológico e história natural, aos tumores comparáveis de outras localizações. Os tumores carcinóides tímicos tendem a invadir localmente e metastatizam extensamente, embora os tumores bem circunscritos possam ser curados por excisão local. Curiosamente, um terço dos pacientes manifesta a síndrome de Cushing e a síndrome carcinóide não ocorre. Um tumor carcinóide tímico pode manifestar-se também no contexto de NEM-1 e 2A.

CARCINOMA DE PEQUENAS CÉLULAS: O timo pode ser também o local de outro tumor neuroendócrino, ou seja, o carcinoma de pequenas células, que é indiferenciável de seu congênere no pulmão.

TUMORES DE CÉLULAS GERMINATIVAS: Os tumores de células germinativas no timo são responsáveis por 20% de todos os tumores mediastinais. Admite-se que a migração das células germinativas durante a embriogênese deixa células germinativas em uma localização anômala que, eventualmente, dão origem a neoplasias de células germinativas nesse local. O espectro de tumores de células germinativas no mediastino mantém paralelismo com aquele das gônadas (ver Caps. 17 e 18). O teratoma cístico maduro é o mais comum desses tumores tímicos. Seminoma, carcinoma embrionário, tumor do seio endodérmico, teratocarcinoma e coriocarcinoma podem todos ocorrer. Com exceção do teratoma cístico maduro, que acomete igualmente ambos os sexos, todos os outros tumores mostram uma substancial predileção pelo sexo masculino e o seminoma tímico ocorre somente em homens. Em geral, o prognóstico é semelhante ao dos tumores gonádicos comparáveis.

LEITURAS SUGERIDAS

Beutler E, Lichtman MA, Coller BS, et al.: *Williams hematology,* 6th ed. New York: McGraw Hill, 2001.

Brunning RD, McKenna RW: *Tumors of the bone marrow.* Washington, DC: Armed Forces Institute of Pathology, 1994.

Colman R, Hirsh J, Marder VJ, et al.: *Hemostasis and thrombosis,* 4th ed. Philadelphia: Lippincott Williams & Wilkins, 2001.

Ferry JA, Harris NL: *Atlas of lymphoid hyperplasia and lymphoma.* Philadelphia: WB Saunders, 1997.

Foucar K: *Bone marrow pathology.* Chicago: ASCP (American Society of Pathology) Press, 2001.

Harmening D: *Clinical hematology and fundamentals of hemostasis,* 4th ed. Philadelphia: FA Davis, 2001.

Hoffbrand AV, Pettit JE: *Color atlas of clinical hematology,* 3rd ed. London: Mosby-Wolfe, 2000.

Jaffe ES, Harris NL, Stein H, Vardiman JW: *World Health Organization classification of tumours. pathology and genetics. Tumours of haematopoietic and lymphoid tissues.* Lyon: IARC Press, 2001.

Jandl JH: *Textbook of hematology,* 2nd ed. Boston: Little, Brown & Co, 1996.

Keren DF, McCoy JP, Carey JL: *Flow cytometry in clinical diagnosis,* 3rd ed. Chicago: ASCP (American Society of Pathology) Press, 2001.

Knowles DM: *Neoplastic hematology,* 2nd ed. Philadelphia: Lippincott Williams & Wilkins, 2001.

McKenzie SB: *Textbook of hematology,* 2nd ed. Baltimore: Williams & Wilkins, 1996.

Warnke RA, Weis LM, Chan JKC, et al.: *Tumors of the lymph nodes and spleen.* Washington, DC: Armed Forces Institute of Pathology, 1995.

Artigos de Periódicos

Alizadeh AA, Eisen MB, Davis RE, Ma C, Lossos IS, Rosenwald A, Boldrick JC, Sabet H, Tran T, Yu X, Powell JI, Yang L, Marti GE, Moore T, Hudson J, Jr., Lu L, Lewis DB, Tibshirani R, Sherlock G, Chan WC, Greiner TC, Weisenburger DD, Armitage JO, Warnke R, Levy R, Wilson W, Grever MR, Byrd JC, Botstein D, Brown PO, Staudt LM (2000). Distinct types of diffuse large B-cell lymphoma identified by gene expression profiling. Nature 403, 503–511.

Bennett JM (2000). World Health Organization classification of the acute leukemias and myelodysplastic syndrome. Int J Hematol 72, 131–133.

Bick RL (1995). Laboratory evaluation of platelet dysfunction. Clin Lab Med 15, 1–38.

Chan JK (2001). The new World Health Organization classification of lymphomas: the past, the present and the future.

Giardini C, Galimberti M, Lucarelli G (1995). Bone marrow transplantation in thalassemia. Annu Rev Med 46, 319–330.

Harris NL, Jaffe ES, Stein H, Banks PM, Chan JK, Cleary ML, Delsol G, Wolf-Peeters C, Falini B, Gatter KC (1994). A revised European-American classification of lymphoid neoplasms: a proposal from the International Lymphoma Study Group. Blood 84, 1361–1392.

Levine JS, Branch DW, Rauch J (2002). The antiphospholipid syndrome. N Engl J Med 346, 752–763.

Masters JR, Lakhani SR (2000). How diagnosis with microarrays can help cancer patients. Nature 404, 921–•••

Olivieri NF (1999). The beta-thalassemias. N Engl J Med 341, 99–109.

Rodak BF, Leclair SJ (2002). The new WHO nomenclature: introduction and myeloid neoplasms. Clin Lab Sci 15, 44–54.

Rosenwald A, Staudt LM (2002). Clinical translation of gene expression profiling in lymphomas and leukemias. Semin Oncol 29, 258–263.

Tefferi A (2003). Anemia in adults: a contemporary approach to diagnosis. Mayo Clin Proc 78, 1274–1280.

Vardiman JW, Harris NL, Brunning RD (2002). The World Health Organization (WHO) classification of the myeloid neoplasms. Blood 100, 2292–2302.

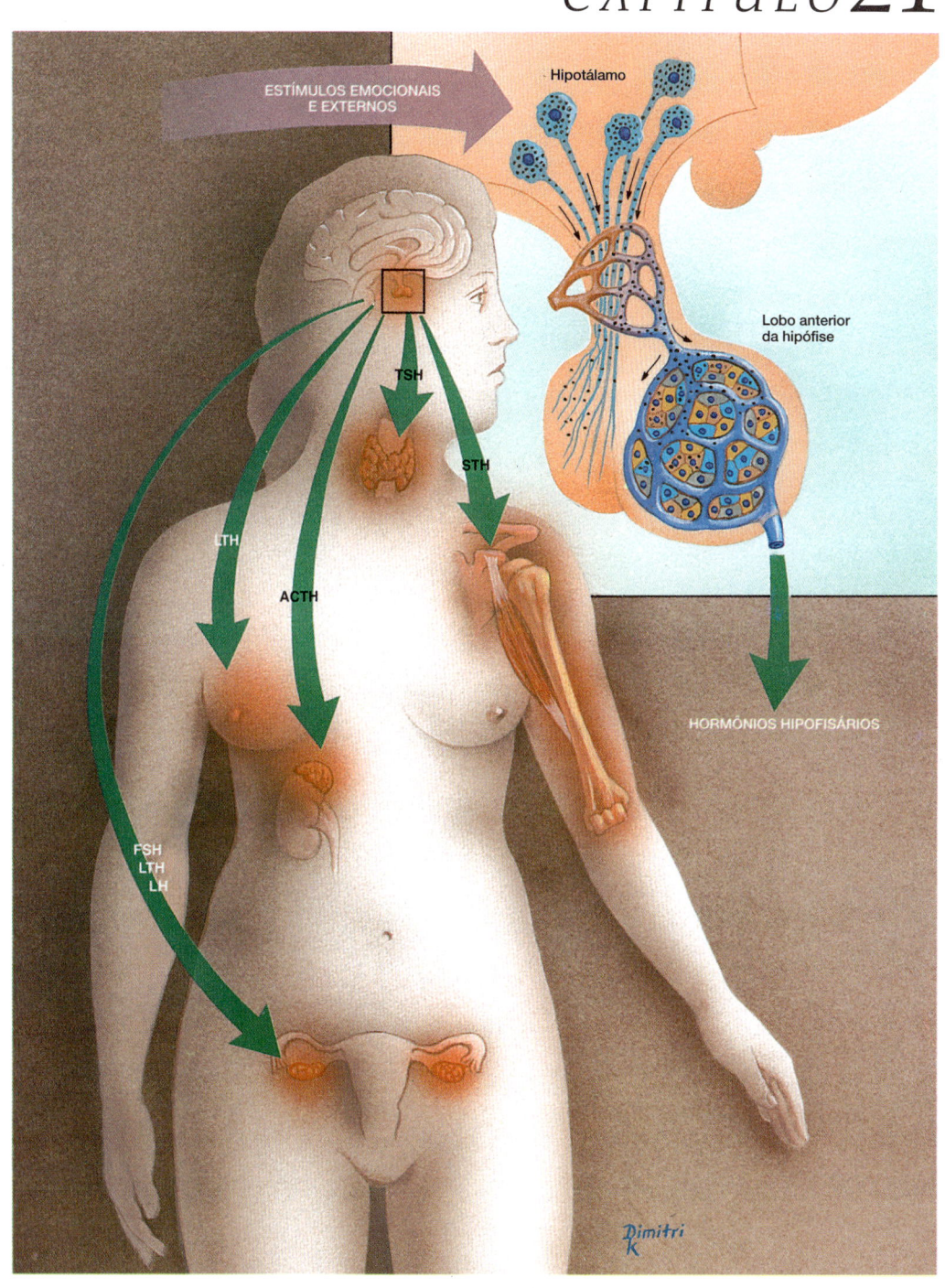

CAPÍTULO 21

Sistema Endócrino

Raphael Rubin
Emanuel Rubin

Hipófise

Anatomia

Hipopituitarismo

Adenomas Hipofisários
Adenoma Lactotrófico (Prolactinomas)
Adenoma Somatotrófico
Adenoma Corticotrófico
Adenoma Gonadotrófico
Adenomas Tireotróficos
Adenomas Hipofisários Não-funcionantes

Hipófise Posterior

Eixo Hipotalâmico–Hipofisário

Tireóide

Anatomia

Função

Anomalias Congênitas

Bócio Atóxico

Hipotireoidismo
Hipotireoidismo Primário (Idiopático)
Hipotireoidismo Bocioso
Hipotireoidismo Congênito

Hipertireoidismo
Doença de Graves
Bócio Multinodular Tóxico
Adenoma Tóxico

Tireoidite
Tireoidite Auto-imune Crônica
(Tireoidite de Hashimoto)
Tireoidite Subaguda (de de Quervain, Granulomatosa,
ou Tireoidite de Células Gigantes)
Tireoidite Silenciosa
Tireoidite de Riedel

Adenoma Folicular da Tireóide

Câncer da Tireóide
Carcinoma Papilar da Tireóide
Carcinoma Folicular da Tireóide
Carcinoma Medular da Tireóide
Carcinoma Anaplásico (Indiferenciado) da Tireóide
Linfoma da Tireóide

(continua)

FIGURA 21.1 *(ver página anterior)*
A hipófise libera uma ampla variedade de hormônios que estimulam a secreção hormonal por parte de outras glândulas endócrinas ou atuam diretamente. A atividade hipofisária é modulada por fatores de liberação do hipotálamo, que por sua vez respondem a estímulos emocionais e externos. *ACTH*, hormônio adrenocorticotrófico; *FSH*, hormônio folículo-estimulante; *LH*, hormônio luteinizante; *LTH*, hormônio luteotrófico (prolactina); *STH*, somatotrofina (hormônio do crescimento); *TSH*, hormônio tireoestimulante.

Paratireóides

Anatomia e Fisiologia

Hipoparatireoidismo
Menor Secreção de Paratormônio
Pseudo-hipoparatireoidismo

Hiperparatireoidismo Primário
Adenoma das Paratireóides
Hiperplasia Paratireóidea Primária
Carcinoma Paratireóideo
Características Clínicas do Hiperparatireoidismo

Hiperparatireoidismo Secundário

Córtex Supra-renal

Anatomia

Hiperplasia Supra-renal Congênita
Deficiência de 21-Hidroxilase
Deficiência de 11β-Hidroxilase

Insuficiência Cortical Supra-renal
Insuficiência Supra-renal Crônica Primária
(Doença de Addison)
Insuficiência Supra-renal Aguda
Insuficiência Supra-renal Secundária

Hiperfunção Supra-renal
Hiperfunção Supra-renal ACTH-Dependente
Hiperfunção Supra-renal ACTH-Independente
Características Clínicas da Síndrome de Cushing
Aldosteronismo Primário (Síndrome de Conn)

Outros Tumores Supra-renais

Medula Supra-renal e Paragânglios

Anatomia e Função

Feocromocitoma
Paraganglioma

Neuroblastoma
Ganglioneuroma

Timo

Anatomia e Função

Agenesia e Displasia

Pineal

Anatomia e Fisiologia

Neoplasias

Os organismos multicelulares utilizam dois sistemas aparentemente distintos para a comunicação intercelular. Reconheceu-se há quase um século que um deles, o sistema nervoso, é uma rede estruturalmente fixa elaborada para a sinalização rápida. O outro, o sistema endócrino, foi descrito como agindo mais lentamente e utilizando mensageiros químicos móveis que são efetivos a uma certa distância do local de sua produção (Fig. 21.1). Com a descoberta dos neurotransmissores e o reconhecimento de que moléculas sinalizadoras podem agir localmente sobre as células adjacentes ou até mesmo sobre a própria célula produtora, foi reconhecido que uma distinção rígida entre os sistemas nervoso e endócrino não é apropriada e que, de muitas maneiras, eles atuam de uma maneira integrada como um *sistema neuroendócrino*.

O termo *hormônio* (grego, "colocar em movimento") se referia originalmente a uma substância química secretada em uma localização que produzia efeitos, em geral a uma certa distância, sobre outra parte do corpo. A noção de glândulas "sem ducto" (isto é, endócrinas) implicava que o mensageiro químico penetra a circulação, que o conduz até o órgão-alvo. Muitos hormônios, como o hormônio tireóideo, os corticosteróides e os hormônios hipofisários, se enquadram nessa definição clássica. Em contrapartida, alguns hormônios reconhecidos tradicionalmente, como as catecolaminas, são produzidos em uma ampla variedade de locais e atuam seja localmente, seja através da circulação. Outros mediadores funcionam somente em compartimentos restritos. Por exemplo, os hormônios hipotalâmicos atuam somente sobre a hipófise e alcançam esta glândula através dos tributários portas sem penetrarem a circulação sistêmica. Finalmente, muitos hormônios exercem seus efeitos nos mesmos tecidos onde são formados, como a substância inibidora de Müller. Essas diversas formas de comunicação mediada quimicamente de célula para célula são resumidas na Fig. 21.2.

Para se qualificar como hormônio, um mensageiro químico deve unir-se a um receptor, seja na superfície da célula, seja dentro dela. Os hormônios atuam seja sobre o alvo efetor final, seja sobre outras glândulas que, por sua vez, produzem outro hormônio. Por exemplo, o hormônio tireóideo atua diretamente sobre muitos tipos de células periféricas, enquanto o hormônio tireoestimulante (TSH) é liberado pela hipófise e, a seguir, pro-

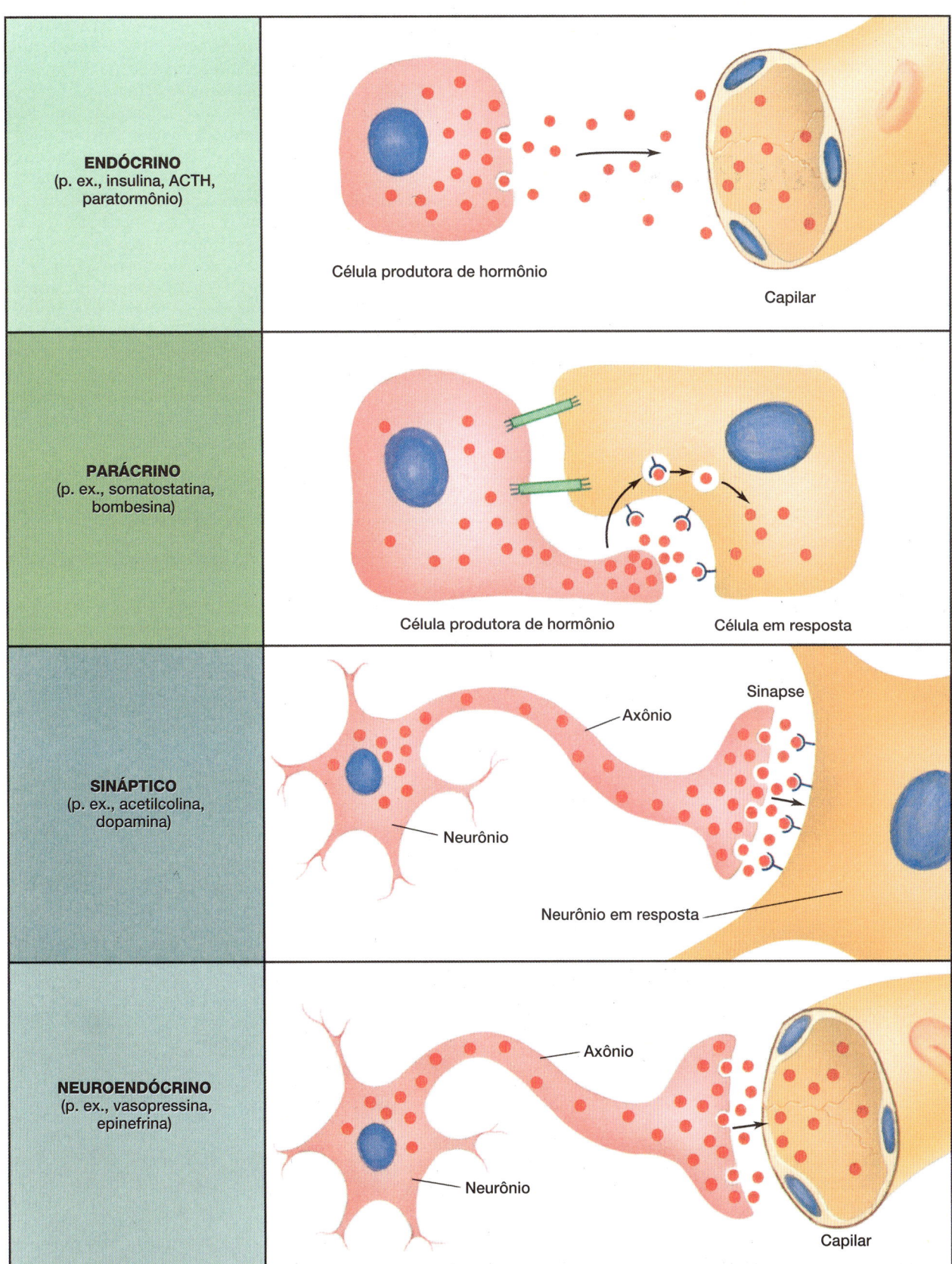

FIGURA 21.2
Mecanismos de comunicação célula-a-célula de mediação química. As mensagens biológicas podem ser transmitidas por mecanismos diferentes daqueles da via endócrina clássica através da circulação. Essas incluem as modalidades parácrina, sináptica e neuroendócrina da comunicação.

move a secreção do hormônio tireóideo pela tireóide. As doenças do sistema endócrino resultam em produção excessiva ou insuficiente de hormônios. Além disso, a insensibilidade dos tecidos-alvo produz efeitos semelhantes aos associados com a produção insuficiente de hormônios.

Hipófise

ANATOMIA

A hipófise, também denominada *pituitária*, habita a sela turca, localizada na base do crânio dentro do osso esfenóide. O lobo anterior, que perfaz 80% da glândula, é conhecido como *adeno-hipófise*, e o lobo posterior é denominado *neuro-hipófise*. A hipófise está em proximidade com o quiasma óptico e os nervos cranianos III, IV, V e VI; assim sendo, os tumores da glândula podem produzir cegueira ou paralisias de um número dos nervos cranianos.

Os dois lobos da hipófise são anatomicamente distintos e derivam de um primórdio embriologicamente diferente. O lobo anterior provém do ectoderma que cresce para cima a partir da cavidade oral (ducto de Rathke). Ao longo de seu trajeto, esse ducto craniofaríngeo deixa restos epiteliais escamosos intra-esfenoidais que, a seguir, podem funcionar como a origem do craniofaringioma. A neuro-hipófise (lobo posterior) origina-se como uma projeção descendente do cérebro e permanece conectada ao hipotálamo pela haste hipofisária. Entre os lobos anterior e posterior existe o lobo intermediário vestigial, formado por alguns folículos cheios de colóide.

A hipófise possui uma circulação dupla, constituída, por um lado, de artérias e veias e, por outro lado, de um sistema venoso porta entre o hipotálamo e o lobo anterior. Este último fornece 80 a 90% do sangue à hipófise. Este sistema porta é o conduto para o transporte dos hormônios liberadores hipotalâmicos para a hipófise anterior.

O lobo posterior é controlado por fibras nervosas não-mielinizadas com origem no hipotálamo e prossegue ao longo da haste hipofisária até a neuro-hipófise. Além de sua ação neural convencional, esses nervos secretam também arginina-vasopressina (hormônio antidiurético [ADH]) e ocitocina, que são sintetizados no hipotálamo, armazenados no lobo posterior e, a seguir, lançados na circulação sistêmica.

Microscopicamente, as células glandulares da hipófise anterior estão organizadas em cordões ou ninhos dentro de um estroma altamente vascularizado. Tendo como base a coloração com hematoxilina e eosina, essas células eram divididas classicamente em dois grupos com números iguais, ou seja, células que podiam ou não ser coradas, com as últimas sendo designadas de *células cromófobas*. Os grânulos citoplasmáticos das células que podiam ser coradas eram denominados *acidofílicos* (eosinofílicos) (40%) ou *basofílicos* (10%). **Entretanto, acabou-se constatando que as propriedades tintoriais dos grânulos não estavam relacionadas com sua função e a classificação histológica foi substituída por outra que define a célula de acordo com o hormônio secretado.** A localização celular de hormônios hipofisários específicos é determinada por meio da coloração imunoistoquímica (Fig. 21.3). As células produtoras de hormônio na hipófise anterior são as seguintes:

- **Corticotróficas:** Estas células basofílicas secretam o hormônio adrenocorticotrófico (ACTH, corticotrofina), que controla a secreção supra-renal de corticosteróides.
- **Lactotróficas:** Certas células acidofílicas secretam prolactina, que é essencial para a lactação e exerce numerosas outras atividades metabólicas.
- **Somatotróficas:** Estas células acidofílicas elaboram o hormônio do crescimento e constituem metade de todas as células produtoras de hormônio da adeno-hipófise.
- **Tireotróficas:** O TSH é produzido por células basofílicas pálidas ou anfofílicas, que constituem apenas 5% das células do lobo anterior.
- **Gonadotróficas:** O hormônio folículo-estimulante (FSH) e o hormônio luteinizante (LH) são secretados pela mesma célula basofílica. O FSH estimula a formação dos folículos de de Graaf no ovário e o LH induz a ovulação e a formação dos corpos amarelos no ovário.

Histologicamente, o lobo posterior da hipófise é constituído por pituicitos, um tipo de célula glial sem função secretória, e fibras

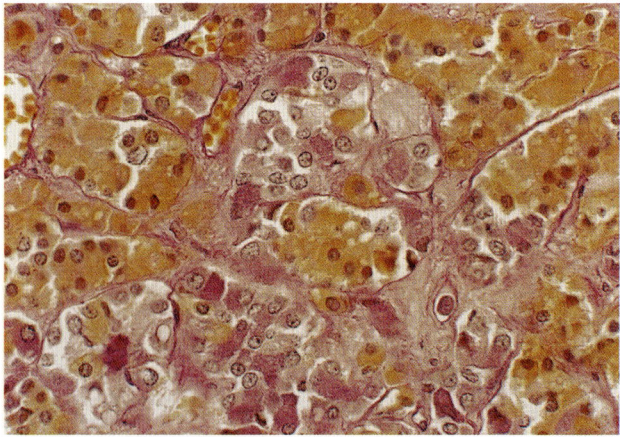
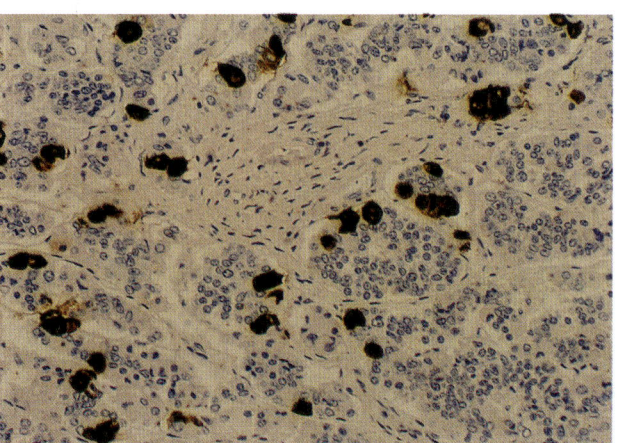

FIGURA 21.3
Lobo anterior normal da hipófise. A. Em uma coloração PAS-orange-G, o citoplasma das células somatotróficas e secretoras de prolactina capta a coloração laranja (orange) G. A maioria das células com um citoplasma da cor da alfazema produz ACTH (corticotrofos). B. Uma coloração imunoistoquímica demonstra células que sintetizam o hormônio do crescimento (somatotrofos).

nervosas não-mielinizadas que contêm ADH e ocitocina. Esses dois hormônios são formados nos corpos das células nervosas no hipotálamo e transportados através dos axônios até a neuro-hipófise. O ADH promove a reabsorção da água a partir dos túbulos renais distais; a ocitocina estimula o útero gravídico a se contrair a termo.

HIPOPITUITARISMO

Hipopituitarismo se refere à secreção deficiente de um ou mais dos hormônios secretados pela hipófise. Na maioria das situações, apenas um ou alguns dos hormônios hipofisários são deficientes. Ocasionalmente, ocorre falência total da função hipofisária, caso em que se aplica o termo *pan-hipopituitarismo*. Os efeitos do hipopituitarismo variam com (1) a extensão da perda, (2) os hormônios específicos envolvidos e (3) a idade do paciente. Em geral, os sintomas estão relacionados com uma função deficiente da tireóide e da supra-renal e do sistema reprodutor. Em crianças, o retardo de crescimento e a puberdade retardada são problemas adicionais.

TUMORES HIPOFISÁRIOS: Mais de metade de todos os casos de hipopituitarismo em adultos é causada por tumores hipofisários, habitualmente um adenoma. Embora o próprio tumor possa ser funcional, os sintomas de hipopituitarismo resultam freqüentemente da compressão do tecido adjacente pela massa tumoral.

SÍNDROME DE SHEEHAN: Nessa situação, o pan-hipopituitarismo é causado pela necrose isquêmica da glândula, comumente (porém não exclusivamente), após uma hipotensão induzida por hemorragia pós-parto. A hipófise é particularmente suscetível nessa oportunidade, pois seu aumento de volume durante a gravidez a torna vulnerável a uma redução no fluxo sangüíneo. Amenorréia, hipotireoidismo e função supra-renal inadequada são conseqüências freqüentes (Fig. 21.4). Com a assistência obstétrica moderna, a síndrome de Sheehan passou a ser rara.

APOPLEXIA HIPOFISÁRIA: O infarto hemorrágico de um adenoma hipofisário não comporta habitualmente efeitos endócrinos, pois ainda persiste uma quantidade suficiente de tecido funcionante. Entretanto, às vezes a apoplexia hipofisária resulta em hipopituitarismo.

HIPOPITUITARISMO IATROGÊNICO: A radioterapia da própria hipófise ou das lesões das regiões adjacentes da cabeça e do pescoço pode resultar em hipopituitarismo. Da mesma forma, os procedimentos neurocirúrgicos podem lesionar a hipófise.

TRAUMATISMO: As fraturas da base do crânio e outros traumatismos da sela turca podem lesionar a hipófise.

DOENÇAS INFILTRATIVAS: As infecções bacterianas e virais que produzem inflamação da área hipofisária podem lesionar a glândula. A doença de Hand-Schüller-Christian está associada com diabetes insípido, mas pode causar também hipopituitarismo. A hemocromatose resulta em deposição de ferro na hipófise e pode resultar em pan-hipopituitarismo.

ANORMALIDADES GENÉTICAS DO DESENVOLVIMENTO HIPOFISÁRIO: Em algumas circunstâncias, as crianças so-

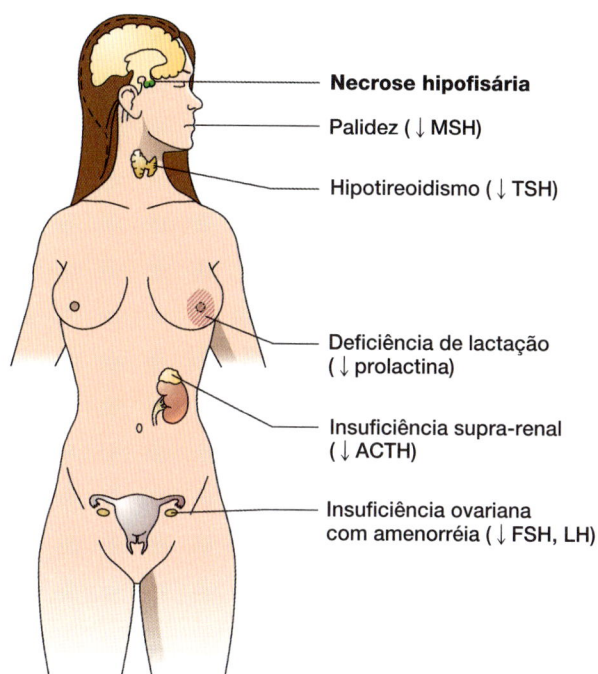

FIGURA 21.4
Principais manifestações clínicas do pan-hipopituitarismo.

frem de deficiência isolada do hormônio de crescimento (DIGH), para a qual são responsáveis as deleções e as mutações que inativam o hormônio do crescimento. A disponibilidade de hormônio do crescimento humano recombinante tornou possível o tratamento seguro e eficaz dessas crianças. Em outras situações, os indivíduos sofrem de múltiplas deficiências de hormônios hipofisários. Já foram identificadas inúmeras mutações nos fatores de transcrição que participam no desenvolvimento embrionário da hipófise:

Pit-1: As mutações neste gene (3p11) resultam em deficiências do hormônio do crescimento (GH), da prolactina (PRL) e do TSH.

PROP1 (5q): As mutações neste fator de transcrição inativam LH, FSH, GH, PRL e TSH.

HSEX1 (3p21): Este gene é importante para o desenvolvimento do nervo óptico, assim como da hipófise. Sua expressão começa antes daquela dos outros genes responsáveis pelo desenvolvimento. As mutações resultam em uma hipófise pequena que libera quantidades insuficientes de GH e ADH.

INSENSIBILIDADE AO HORMÔNIO DO CRESCIMENTO (SÍNDROME DE LARON): *O nanismo de Laron é uma forma autossômica recessiva rara de estatura baixa que se deve à resistência extrema ao GH secundária a anormalidades no receptor do hormônio do crescimento* (GHR). Clinicamente, esses anões tendem a ser obesos e exibem altos níveis de GH sérico e baixas concentrações do fator-I de crescimento insulino-símile (IGF-I). A condição é observada predominantemente em pessoas de origem mediterrânea, especialmente judeus sefarditas. Curiosamente, a mesma lesão é responsável pelo nanismo dos pigmeus africanos.

A síndrome de Laron é causada por mais de 30 mutações de *GHR*, todas envolvendo o domínio extracelular do receptor. A manifestação clínica é heterogênea e a maioria dos casos é exclusiva para determinadas famílias ou áreas geográficas. Levando-se em conta que GH exerce seus efeitos promovendo a secreção de IGF-I, este último hormônio proporciona uma terapia de reposição efetiva para a síndrome de Laron, simulando a maioria dos efeitos atribuídos ao próprio GH.

DEFICIÊNCIA ISOLADA DE GONADOTROFINA (SÍNDROME DE KALLMANN): A síndrome de Kallmann se caracteriza por hipogonadismo secundário a uma deficiência de gonadotrofina e anosmia (ausência do sentido do olfato). Fenda palatina e outras anomalias também podem estar presentes. A síndrome de Kallmann é diagnosticada habitualmente por ocasião da puberdade, em virtude de uma demora no aparecimento das características sexuais secundárias. A prevalência da síndrome de Kallmann é de 1/10.000 em meninos e muito menor em meninas. A maioria dos casos é esporádica, apesar de já terem sido descritas formas familiais da doença. Todos os casos refletem mutações na família do gene *KAL*, algumas das quais estão ligadas ao X e outras são autossômicas dominantes ou autossômicas recessivas. O *KAL* codifica um componente da matriz extracelular com hipotética atividade antiprotease e função de aderência celular. Como resultado desta mutação, os neurônios destinados a secretar o hormônio liberador da gonadotrofina (GnRH) deixam de migrar de sua origem no primórdio olfatório para sua localização normal no hipotálamo.

SÍNDROME DA SELA VAZIA: Este é um termo radiológico que descreve uma sela aumentada de volume que contém uma hipófise fina e achatada na base (Fig. 21.5). A síndrome da sela vazia é secundária a um diafragma da sela turca congenitamente defeituoso ou ausente, ou que permite a transmissão da pressão do líquido cerebroespinhal para o interior da sela. As anormalidades hormonais em geral são pequenas, porém algumas mulheres desenvolvem um leve hipopituitarismo.

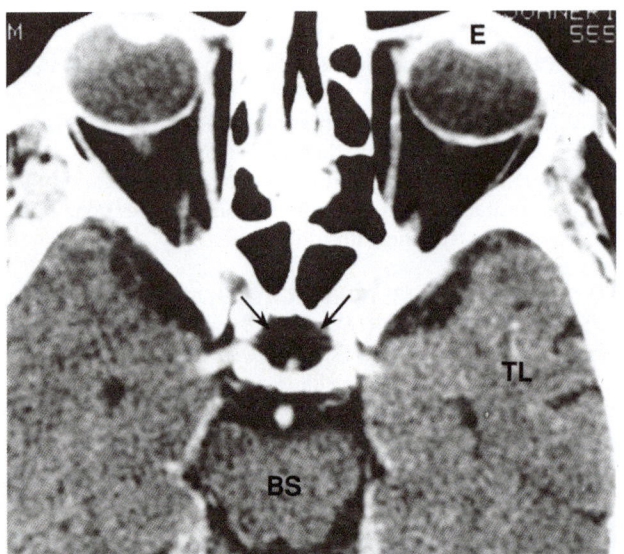

FIGURA 21.5
Síndrome da sela vazia. Uma cintilografia TC do crânio em um corte axial demonstra uma sela turca vazia (*setas*). *E*, olho; *TL*, lobo temporal; *BS*, tronco cerebral.

ADENOMAS HIPOFISÁRIOS

Os adenomas hipofisários são neoplasias benignas do lobo anterior da hipófise e estão associados freqüentemente com secreção excessiva de hormônios hipofisários e evidência de uma hiperfunção endócrina correspondente (Quadro 21.1). Ocorrem em ambos os sexos e quase em qualquer idade, porém são mais comuns em homens entre 20 e 50 anos de idade. Os adenomas hipofisários pequenos, aparentemente não-funcionantes, são encontrados incidentalmente em até 25% das necropsias de adultos.

 Patogenia: A etiologia dos adenomas hipofisários é obscura. Em circunstâncias raras, eles ocorrem no contexto da neoplasia endócrina múltipla (NEM) tipo 1, uma tendência hereditária para a formação de adenomas da hipófise, hiperplasia ou adenoma das paratireóides e adenomas das células insulares do pâncreas (ver Cap. 15). As mutações pontuais ativadoras adquiridas na subunidade estimulatória da proteína G_s que ativa a adenil ciclase foram relatadas em 40% dos adenomas hipofisários que secretam hormônio do crescimento. Foi sugerido que a elevação resultante dos níveis intracelulares do monofosfato de adenosina cíclico (cAMP) resulta em hipersecreção de GH e proliferação celular. As mutações ou a expressão excessiva de inúmeros genes reguladores foram descritas em inúmeros adenomas hipofisários, incluindo ciclina D_1, *CREB*, *ras*, e o gene transformador de tumor hipofisário descrito recentemente (*PTTG*).

 Patologia: Por sua histologia, os adenomas hipofisários foram subdivididos classicamente de acordo com as propriedades tintoriais de suas células. Assim sendo, foram classificados como adenomas acidófilos, basófilos ou cromófobos. Neste esquema, os adenomas acidófilos foram associados com produção excessiva de GH, os adenomas basófilos com excesso de secreção de ACTH e os adenomas cromófobos não evidenciaram qualquer hiperfunção endócrina. Em vista da ausência de correlação entre as propriedades de coloração das células tumorais e o tipo de hormônio secretado, atualmente os adenomas hipofisários são classificados de acordo com o(s) hormônio(s) elaborado(s) pelas células neoplásicas.

Os adenomas hipofisários variam desde pequenas lesões que não produzem um aumento da glândula até tumores ex-

QUADRO 21.1 Freqüência dos Adenomas da Hipófise Anterior

Tipo de Célula	Hormônio	Freqüência (%)
Lactotrofo	Prolactina	26
Célula nula	Nenhum	17
Corticotrofo	ACTH (corticotrofina)	15
Somatotrofo	Hormônio do crescimento	14
Pluri-hormonal	Múltiplos	13
Gonadotrofo	FSH, LH	8
Oncocitoma	Nenhum	6
Tireotrofo	TSH	1

pansivos que acarretam erosão da sela turca e invadem as estruturas cranianas adjacentes (Fig. 21.6). Em geral, os adenomas com menos de 10 mm de diâmetro são denominados *microadenomas* e os maiores são denominados *macroadenomas*. Os microadenomas não produzem sintomas, a não ser quando secretam hormônios. Entretanto, os macroadenomas tendem a causar sintomas locais, em virtude de seu tamanho, e manifestações sistêmicas como resultado da produção excessiva de hormônios.

 Manifestações Clínicas: Os efeitos expansivos (tipo massa) dos macroadenomas hipofisários incluem compressão do quiasma óptico, em geral com hemianopsia bitemporal e perda da visão central, paralisias oculomotoras quando o tumor invade os seios cavernosos e cefaléias intensas. Os grandes adenomas podem invadir o hipotálamo e acarretar perda de regulação da temperatura, hiperfagia e síndromes hormonais causadas pela interferência no influxo hipotalâmico normal para a hipófise.

O Adenoma Lactotrófico (Prolactinomas) Resulta na Endocrinopatia Hipofisária mais Comum

A hiperprolactinemia é a endocrinopatia mais comum associada a adenomas hipofisários. Quase metade de todos os microadenomas hipofisários contém prolactina (PRL), porém um número muito menor parece secretar esse hormônio. Os microadenomas que produzem PRL são mais freqüentemente sintomáticos em mulheres jovens, porém mais da metade de todos os macroadenomas que elaboram PRL é encontrada em homens. Esta diferença na distribuição sexual está relacionada com a ocorrência mais freqüente de sintomas endocrinológicos em mulheres, e a verdadeira incidência em necropsias não selecionadas é semelhante em ambos os sexos. Em geral, quanto maior o adenoma, mais PRL será secretada.

 Patologia: Os adenomas lactotróficos tendem a ser cromofóbicos e coram para PRL através da imunoistoquímica. A deposição de amilóide endócrino (ver Cap. 23) e a presença de corpúsculos de psamoma (calcosferitas) são características do adenoma lactotrófico, porém não são patognomônicas.

 Manifestações Clínicas: Nas mulheres, os adenomas lactotróficos funcionais resultam em amenorréia, galactorréia e infertilidade. Os níveis sangüíneos de PRL consistentemente elevados inibem a oscilação na secreção do LH hipofisário necessária para a ovulação. Os homens costumam sofrer de uma libido reduzida e disfunção erétil. Os microadenomas lactotróficos funcionais são tratados com sucesso com agonistas da dopamina (bromocriptina) para inibir a secreção de PRL, enquanto os macroadenomas podem tornar necessária uma cirurgia ou radioterapia. A secreção excessiva de PRL pode ser causada por outros fatores além dos adenomas hipofisários, incluindo gravidez, lactação, administração de certos medicamentos ou os efeitos da pressão sobre o hipotálamo por parte de outros tumores.

Os Adenomas Somatotróficos Secretam Hormônio do Crescimento

A secreção excessiva de hormônio do crescimento (GH) produz alterações corporais dramáticas. Um adenoma somatotrófico que se manifesta em uma criança ou adolescente antes do fechamento das epífises resulta em *gigantismo*. Em contrapartida, depois que as epífises dos ossos longos já se fundiram e foi alcançada a altura de adulto, o mesmo tumor produz *acromegalia*.

 Patologia: Dos pacientes com acromegalia, 75% possuem um macroadenoma somatotrófico e a maioria dos demais possui microadenomas. Pela microscopia óptica, os adenomas somatotróficos são acidofílicos ou cromofóbicos. Pela microscopia eletrônica, os tumores acidofílicos costumam conter grânulos secretores abundantes, enquanto os cromofóbicos são escassamente granulares. Os adenomas somatotróficos acidofílicos costumam crescer lentamente e permanecem dentro da sela.

Ao exame microscópico, são observadas massas ou trabéculas de células eosinofílicas regulares (Fig. 21.7). A variante cromofóbica é tipicamente de crescimento mais rápido e invasiva e manifesta microscopicamente um pleomorfismo celular e nuclear.

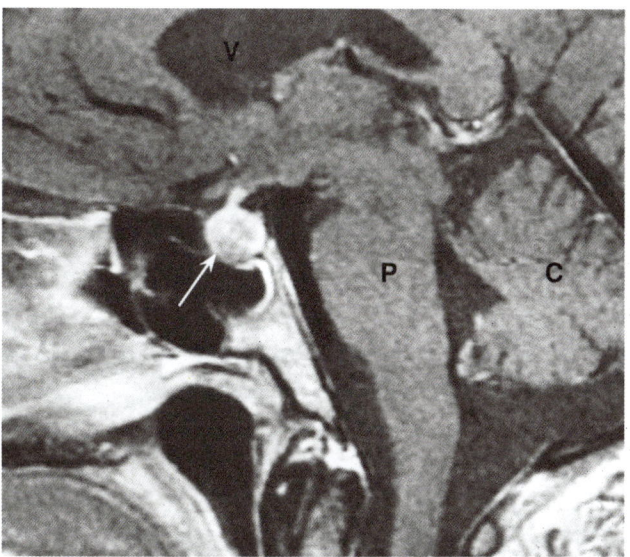

FIGURA 21.6
Adenoma hipofisário. Uma vista sagital da ressonância magnética do cérebro mostra um tumor hipofisário distinto (*seta*). V, ventrículo lateral; P, protuberância; C, cerebelo.

Manifestações Clínicas: A acromegalia é um distúrbio incomum, com uma incidência anual de apenas três casos por milhão. No transcorrer de muitos anos, os pacientes com acromegalia desenvolvem gradualmente ca-

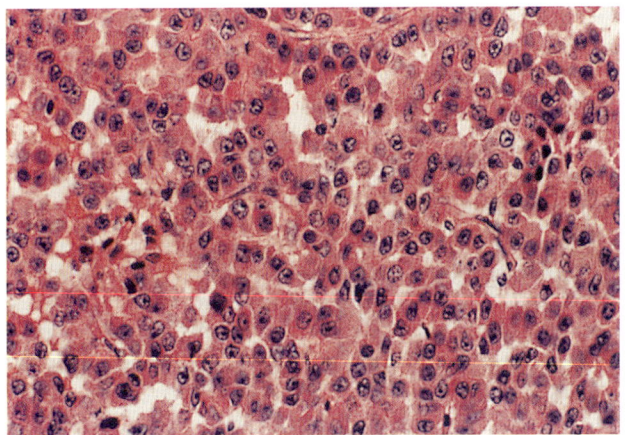

FIGURA 21.7
Adenoma somatotrófico da hipófise de um homem com acromegalia. As células tumorais estão organizadas em finos cordões e fitas.

Pela microscopia eletrônica, os adenomas basofílicos contêm numerosos grânulos secretórios e feixes perinucleares de delicados filamentos intermediários positivos para a queratina (filamentos tipo I). Esses filamentos podem ser suficientemente abundantes a ponto de serem visíveis pela microscopia óptica como *hialinização de Crooke*, uma alteração relacionada com a supressão da secreção de ACTH pelos altos níveis de cortisol circulante.

O Adenoma Gonadotrófico Secreta LH e FSH

A maioria dos tumores são macroadenomas e se manifestam em homens de meia-idade com cefaléia, distúrbio visual e hipogonadismo adquirido. Levando-se em conta que LH estimula normalmente a produção de testosterona no testículo, o hipogonadismo em homens com adenomas gonadotróficos é aparentemente paradoxal. Esse efeito foi atribuído à bioatividade inadequada do LH secretado ou a anormalidades no padrão pulsátil normal da liberação de LH.

racterísticas faciais grosseiras (Fig. 21.8). Eles exibem crescimento excessivo da mandíbula (prognatismo) e da maxila, com espaços entre os dentes incisivos superiores, e um nariz grosso. As mãos e os pés aumentam de volume e o tamanho do chapéu aumenta.

A acromegalia tem mais implicações para a saúde do paciente que a simples deformação estética. A incidência de mortes cardiovasculares, vasculares cerebrais e respiratórias aumenta. A maioria dos acromegálicos sofre de sintomas neurológicos e musculoesqueléticos, incluindo cefaléias, parestesias, artralgias e fraqueza muscular. Um terço sofre de hipertensão e até metade das pessoas normotensas com acromegalia possui uma massa ventricular esquerda aumentada e pode desenvolver insuficiência cardíaca congestiva na ausência de afecção cardíaca definida. As vísceras também se hipertrofiam. O diabetes ocorre em até 20% e a hipercalciúria e os cálculos renais estão presentes em outros 20% dos pacientes. Em metade dos pacientes com acromegalia, a hiperprolactinemia é suficientemente acentuada a ponto de se tornar sintomática (ver anteriormente).

O tratamento de escolha para os adenomas somatotróficos é a remoção transesfenoidal da hipófise, depois da qual os níveis circulantes de GH podem declinar e alcançar níveis normais em poucas horas. A radioterapia é uma alternativa quando a cirurgia está contra-indicada. Um análogo de ação prolongada da somatostatina, que é um antagonista de GH, é um coadjuvante útil para o tratamento.

O Adenoma Corticotrófico Produz ACTH

O excesso de ACTH induz hipersecreção córtico-supra-renal e produz a *doença de Cushing* (ver adiante). Na maioria dos casos, o tumor é um microadenoma intensamente basofílico e ácido periódico-Schiff (PAS) positivo. A análise imunoistoquímica revela a presença não apenas de ACTH, mas também de peptídios correlatos, como endorfinas e lipoproteína, no citoplasma. Alguns adenomas corticotróficos funcionais são cromofóbicos e tendem a ser mais agressivos que seus equivalentes basofílicos.

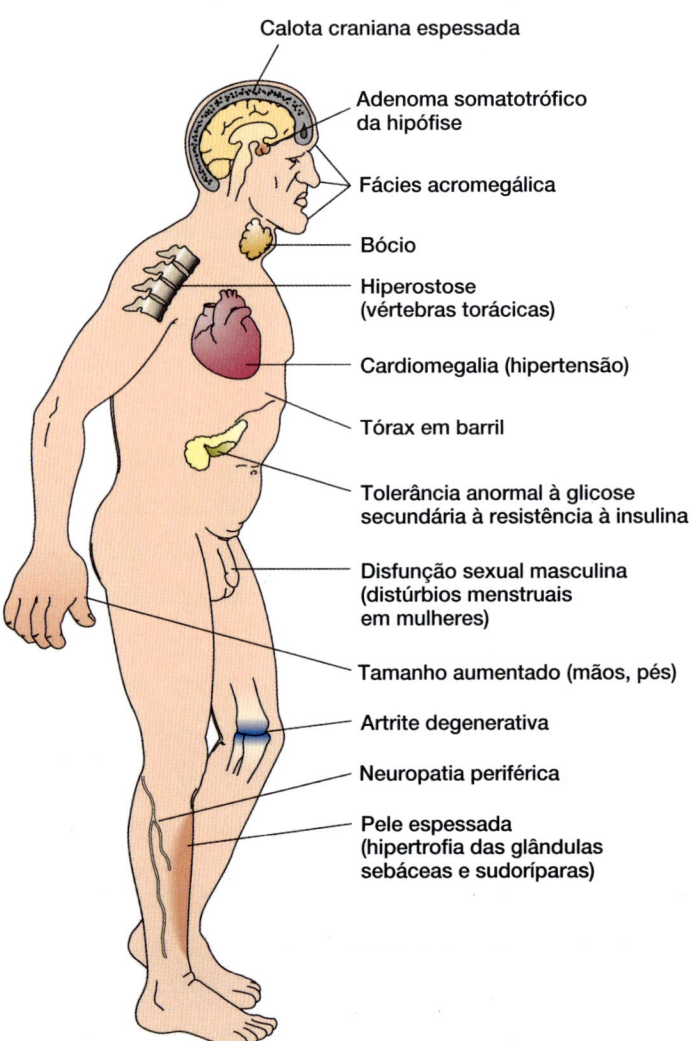

FIGURA 21.8
Manifestações clínicas da acromegalia.

Os adenomas gonadotróficos são cromofóbicos ou algo acidofílicos. As células tumorais exibem uma poderosa imunorreatividade para FSH, LH, ou ambos. A ressecção cirúrgica constitui o tratamento de escolha.

Os Adenomas Tireotróficos Produzem TSH

O adenoma tireotrófico, o mais raro de todos os adenomas hipofisários, chama a atenção médica em virtude de sintomas de hipertireoidismo, bócio, ou uma lesão expansiva hipofisária. Tipicamente, os níveis circulantes de TSH e dos hormônios tireóideos aumentam, situação essa específica para este tumor. Os adenomas tireotróficos são cromofóbicos, com células poliédricas ou colunares que formam pseudo-rosetas ao redor dos vasos sangüíneos. Eles coram para TSH e, pela microscopia eletrônica, os grânulos secretórios se distribuem com freqüência em uma única fileira imediatamente sob a membrana plasmática.

Nos pacientes com hipotireoidismo de longa duração, a hiperplasia dos tireotropos hipofisários (células da deficiência tireóidea) é uma entidade bem descrita, secundária presumivelmente à inibição por *feedback* inadequada por parte dos hormônios tireóideos.

Os Adenomas Hipofisários Não-funcionantes Não Estão Associados a Endocrinopatias

Uma quarta parte de todos os tumores hipofisários removidos cirurgicamente não secreta hormônios em excesso. Os tumores são macroadenomas de crescimento lento que são diagnosticados em pessoas mais idosas em virtude de seus efeitos expansivos (tipo massa).

Os **adenomas de células nulas** são cromofóbicos e PAS-negativos. Pela imunoistoquímica, as células são negativas para todos os hormônios da hipófise anterior ou exibem algumas células imunorreativas.

O **oncocitoma** é uma variante do adenoma de células nulas não-funcionantes caracterizada por células tumorais aumentadas de volume, eosinofílicas e freqüentemente granulares. Pela microscopia eletrônica, estão abarrotados com mitocôndrias, porém quanto ao resto são semelhantes aos outros adenomas de células nulas.

Os **adenomas silenciosos** são diferenciados de outros adenomas hipofisários não-funcionantes por seu aspecto bem diferenciado ao microscópio eletrônico e, em muitos casos, pela imunorreatividade para ACTH e outros hormônios. As razões para a falta de secreção hormonal não são compreendidas.

HIPÓFISE POSTERIOR

O **diabetes insípido central** (Fig. 21.9) é a única condição siginificativa associada com doença da hipófise posterior. O distúrbio se caracteriza pela incapacidade de concentrar a urina e conseqüente diurese hídrica crônica (poliúria), sede e polidipsia. A base bioquímica da doença é uma deficiência de ADH (vasopressina),

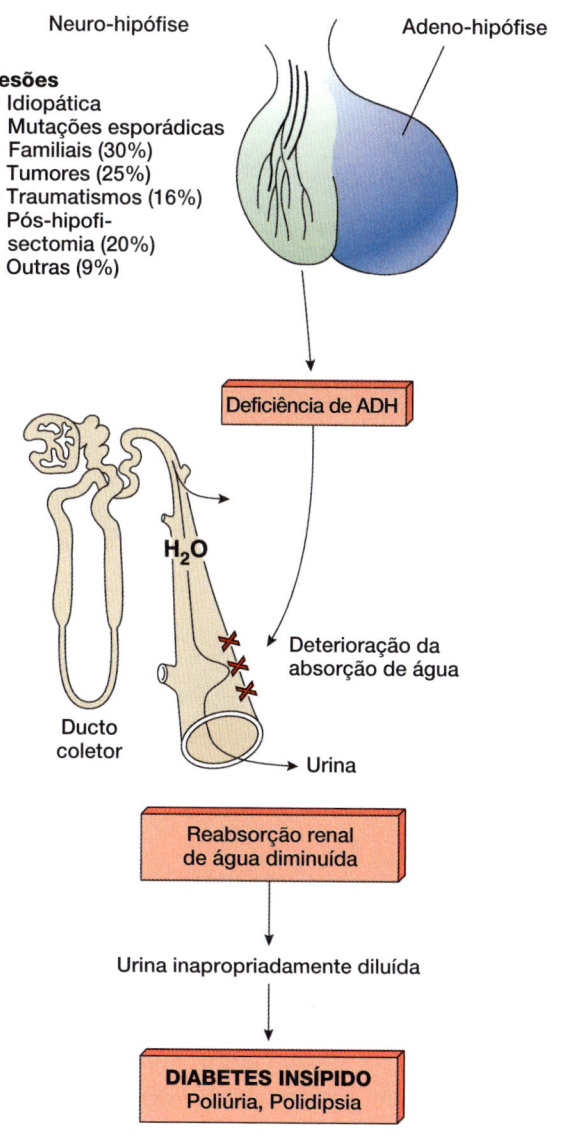

FIGURA 21.9
Mecanismos do diabetes insípido.

que é secretado pela hipófise posterior sob a influência do hipotálamo. Um terço dos casos de diabetes insípido central ainda é de etiologia desconhecida ou pode ser atribuído a mutações esporádicas ou familiais no gene vasopressina-neurofisina II. Mutações no receptor da vasopressina e nos genes dos canais da água sensíveis à vasopressina também foram descritas no contexto do *diabetes insípido nefrogênico*.

Uma quarta parte dos casos de diabetes insípido central está associada com tumores cerebrais, particularmente *craniofaringioma* (Fig. 21.10). Esse tumor tem origem acima da sela turca em restos da bolsa de Rathke e invade e comprime os tecidos adjacentes (ver Cap. 28). O traumatismo e a hipofisectomia para tumores hipofisários anteriores são responsáveis pela maior parte dos casos restantes de diabetes insípido. Raramente, hemorragia ou infarto localizado, a histiociotose de células de Langerhans ou os infiltrados granulomatosos acometem a haste ou o corpo da hipófise posterior. A poliúria pode ser controlada com hipófise posterior em pó ou vasopressina administrada como

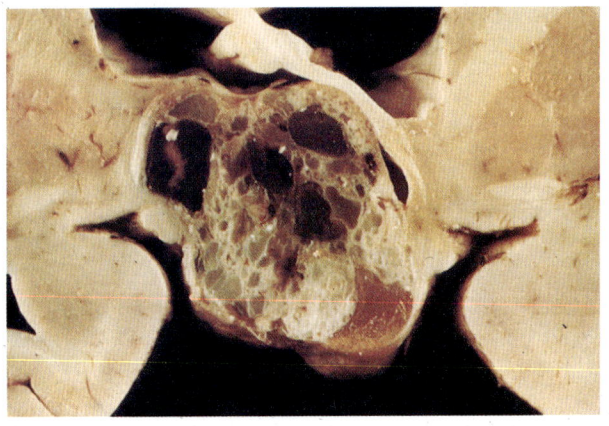

FIGURA 21.10
Craniofaringioma. O corte coronal do cérebro mostra uma grande massa tumoral cística que substitui as estruturas da linha média na região do hipotálamo.

rapé. A secreção ectópica de ADH e uma síndrome de secreção inapropriada de ADH (SIADH) podem ser causadas pela secreção paraneoplásica de ADH pelas células tumorais.

EIXO HIPOTALÂMICO–HIPOFISÁRIO

O hipotálamo, a haste hipofisária e a hipófise constituem um "sistema neuroendócrino" integrado, tanto anatômica quanto funcionalmente. Grupos de neurônios no hipotálamo secretam inúmeros fatores que estimulam o lobo anterior da hipófise (Quadro 21.2). A secreção desses fatores hipotalâmicos é, por sua vez, antagonizada pelos hormônios secretados pelos órgãos-alvo periféricos, completando dessa forma uma alça de *feedback*. Além disso, já foram identificados hormônios inibitórios hipotalâmicos específicos. Por exemplo, a dopamina inibe a secreção hipofisária de prolactina.

O hipotálamo pode ser lesionado por uma grande variedade de tumores primários e metastáticos, infecções virais e inflamações granulomatosas e vários tipos de distúrbios degenerativos e hereditários. Em muitas circunstâncias, a disfunção hipotalâmica ocorre na ausência de uma anormalidade anatômica identificável. Diversas condições resultam dos distúrbios da função hipotalâmica e incluem, entre outros, hipogonadismo, puberdade precoce, amenorréia e distúrbios alimentares (obesidade ou anorexia). Alguns distúrbios hipofisários caracterizados por secreção hormonal aumentada ou diminuída têm sua origem na disfunção hipotalâmica. Uma descrição detalhada das síndromes hipotalâmicas ultrapassa a finalidade deste capítulo e o leitor é aconselhado a consultar os compêndios de endocrinologia listados em "Leituras Sugeridas".

Tireóide

ANATOMIA

A tireóide primitiva desce até sua localização final na parte ânteroinferior do pescoço pelo alongamento de sua fixação tubular na língua, conhecida como *ducto tireoglosso*, que a seguir sofre atrofia. A tireóide adulta inclui dois lobos conectados por um istmo e está localizada abaixo da cartilagem tireóide adiante da traquéia. Cada lobo tem cerca de 4 cm em seu maior diâmetro e a glândula inteira pesa aproximadamente 20 g. A superfície de corte possui um aspecto lobulado marrom claro brilhante. Microscopicamente, o parênquima está organizado em ácinos ou folículos que têm em média cerca de 200 μm de diâmetro. Os folículos são revestidos por um epitélio cujo aspecto depende da demanda de hormônio tireóideo. As células de revestimento são colunares quando a glândula está secretando hormônio ativamente e mais achatadas quando a tireóide está menos ativa. As células epiteliais exibem glóbulos de glicoproteína compostos de tireoglobulina. A luz do folículo contém um material proteináceo eosinofílico de aspecto vítreo denominado *colóide*. Esta substância representa a tireoglobulina secretada, a partir da qual são liberados os hormônios tireóideos.

Além das células foliculares epiteliais, a tireóide contém também *células* parafoliculares ou *C*, que produzem calcitonina, um hormônio que reduz a concentração de cálcio. Essas células estão entremeadas com células epiteliais foliculares ou ficam no interstício. Com as colorações de rotina, as células C são difíceis de identificar, mas são visualizadas prontamente com a imunocoloração para calcitonina.

FUNÇÃO

Os principais produtos metabólicos da tireóide são triiodotironina (T_3) e tetraiodotironina (tiroxina, T_4). T_4 é principalmente um pró-hormônio; o principal efetor da função tireóidea é T_3. Essas moléculas são formadas pela iodação dos resíduos de

QUADRO 21.2 Hormônios do Eixo Hipotalâmico–Hipofisário–Glândula-alvo

Hipotálamo	Hipófise	Glândula-alvo	Hormônio Inibitório Periférico
CRH	ACTH	Supra-renal	Corticosteróides
TRH	TSH	Tireóide	T_3, T_4
GHRH	Hormônio do crescimento	Variada	IGF-I
Somatostatina	Hormônio do crescimento	Variada	IGF-I
LHRH	LH	Gônadas	Estradiol, testosterona
	FSH	Gônadas	Inibina, estradiol, testosterona
Dopamina	Prolactina	Mama	Desconhecido

CRH, hormônio liberador de corticotrofina (ACTH); GHRH, hormônio liberador do hormônio do crescimento; IGF-I, fator-I do crescimento insulino-símile; LHRH, hormônio liberador do hormônio luteinizante; TRH, hormônio de liberação da tireotrofina.

tirosina da tireoglobulina dentro das células foliculares. A seguir, a tireoglobulina iodada é secretada e lançada na luz do folículo. Somente a tireóide entre as glândulas endócrinas consegue, dessa forma, armazenar uma grande quantidade de hormônio pré-formado.

Quando isso se torna necessário, a tireoglobulina é reabsorvida pelas células foliculares, depois do que T_4 e T_3 são liberadas por clivagem proteolítica e lançadas no sangue. A maior parte do hormônio secretado é T_4, cujo iodo é removido nos tecidos periféricos e se transforma na forma mais ativa T_3. No sangue, os hormônios tireóideos circulam tanto livres quanto ligados à globulina fixadora de tironina (TBG). As células periféricas captam somente o hormônio livre, que se fixa aos receptores nucleares e inicia a síntese de proteínas específicas.

O hormônio tireóideo afeta quase todos os órgãos do corpo. Estimula a taxa metabólica basal e o metabolismo de carboidratos, lipídios e proteínas. O hormônio tireóideo eleva a termogênese e a produção hepática de glicose através de uma gliconeogênese e glicogenólise exacerbadas. Promove a síntese de numerosas proteínas estruturais, enzimas e outros hormônios. A utilização da glicose, a síntese de ácidos graxos no fígado e a lipólise do tecido adiposo são todas aumentadas. Em geral, as atividades metabólicas globais do corpo, tanto anabólicas quanto catabólicas, sofrem uma regulação ascendente pela ação do hormônio tireóideo.

A estrutura e função da tireóide são governadas principalmente pelo TSH secretado pela hipófise. Por sua vez, o hormônio tireóideo suprime a secreção de TSH, a fim de completar uma alça de *feedback* auto-reguladora. A manutenção de uma taxa normal de produção do hormônio tireóideo depende de um suprimento dietético adequado de iodo.

ANOMALIAS CONGÊNITAS

TIREÓIDE LINGUAL: Se a tireóide não desce durante a embriogênese, permanece em sua origem como um nódulo na base da língua. Sua remoção resulta em hipotireoidismo total.

TECIDO TIREÓIDEO HETEROTÓPICO: Ninhos de tecido tireóideo podem ser encontrados em qualquer local ao longo do trajeto de sua descida para a região inferior do pescoço. O tecido tireóideo é encontrado também ocasionalmente no pericárdio ou mediastino.

TIREÓIDE ABERRANTE LATERAL: O tecido tireóideo ectópico ocorre ocasionalmente nos linfonodos e nos tecidos moles adjacentes à glândula normal. A origem do tecido tireóideo aberrante lateral é controversa. Alguns admitem que todos esses casos representam na verdade metástases bem diferenciadas de um câncer oculto da tireóide; outros aceitam o conceito de restos embrionários localizados lateralmente à tireóide. Seja como for, o achado de folículos tireóideos em linfonodos aumentados de volume deve ser tratado como uma evidência sugestiva de um câncer primário da tireóide.

CISTO DO DUCTO TIREOGLOSSO: A ausência de involução completa do ducto tireoglosso pode resultar em um resíduo cístico cheio de líquido em qualquer local ao longo do trajeto do ducto. Os cistos, que são mais comuns em crianças, têm 1 a 3 cm de diâmetro e são revestidos por um epitélio tipo escamoso ou respiratório. A excisão cirúrgica é curativa.

BÓCIO ATÓXICO

Bócio atóxico (do latim, guttur, "garganta"), também denominado bócio simples, colóide ou multinodular, se refere a um aumento da tireóide que não está associado com alterações funcionais, inflamatórias ou neoplásicas. Assim sendo, os pacientes com bócio atóxico não são hipertireóideos nem hipotireóideos e não sofrem de qualquer forma de tireoidite (ver adiante). A doença é muito mais comum em mulheres que em homens (8:1). A forma difusa é freqüente na adolescência e durante a gestação, enquanto o tipo multinodular ocorre habitualmente em pessoas com mais de 50 anos de idade.

 Patogenia: No bócio atóxico, a capacidade da tireóide de produzir hormônio tireóideo é comprometida. A maior secreção resultante de TSH resulta em aumento de volume da glândula, uma situação que preserva o estado eutireóideo. A etiologia da redução na produção de hormônio tireóideo ainda não foi estabelecida.

O aumento nodular simples da tireóide tende a ser familial, sugerindo uma contribuição genética para esse distúrbio. Na verdade, as mutações no gene da tireoglobulina já foram detectadas em inúmeras famílias afetadas pelo bócio simples.

 Patologia: O tamanho dos bócios atóxicos varia desde uma duplicação no tamanho da glândula (40 g) até um aumento de volume maciço no qual a tireóide chega a pesar algumas centenas de gramas (Fig. 21.11).

O **bócio atóxico difuso** caracteriza os estágios mais precoces da doença. A glândula está difusamente aumentada e, ao exame microscópico, exibe hipertrofia e hiperplasia das células epiteliais foliculares. Ocasionalmente, o epitélio possui um aspecto papilar. Neste estágio, a quantidade de colóide nos folículos é reduzida.

O **bócio atóxico multinodular** se instala à medida que a doença se torna mais crônica. A tireóide aumentada de volume assume uma configuração cada vez mais nodular e a superfície de corte é tipicamente salpicada com numerosos nódulos irregulares. Quando contêm grandes quantidades de colóide, os nódulos tendem a ser macios, brilhantes e avermelhados. Aqueles constituídos por folículos menores que contêm pouco colóide são tipicamente cinzentos esbranquiçados e carnosos. Áreas hemorrágicas, necróticas e císticas são comuns e as faixas fibrosas atravessam a glândula com freqüência. Os focos calcificados, que conferem uma superfície arenosa, são freqüentes.

Ao exame microscópico, os nódulos variam consideravelmente de tamanho e formato. Alguns são distendidos com colóide; outros estão colapsados. Os grandes folículos que contêm colóide podem fundir-se e formar "cistos colóides" ainda maiores. As células epiteliais de revestimento são planas a cubóides e, ocasionalmente, estão organizadas como papilas que se projetam para dentro da luz folicular. A deposição de hemossiderina e os granulomas de colesterol constituem evidência de hemorragia antiga. Os folículos individuais ou grupos de folículos são separados por fibrose densa e a calcificação distrófica dos focos necróticos é observada com freqüência.

 Manifestações Clínicas: Os pacientes com bócio atóxico são tipicamente assintomáticos e chamam a atenção médica em virtude de uma massa no pescoço. Os grandes bócios podem causar disfagia e estridor inspiratório em virtude da compressão do esôfago ou da traquéia. A pressão exercida pelo bócio sobre as veias do pescoço resulta em congestão venosa da cabeça e da face. A rouquidão pode resultar da compressão do nervo laríngeo recorrente. Ocasionalmente, a dor local é produzida por hemorragia para dentro de um nódulo ou de um cisto. Ainda mais importante, as concentrações sangüíneas de T_4, T_3 e (habitualmente) TSH são normais.

O bócio atóxico é tratado mais comumente pela administração de hormônio tireóideo com a finalidade de reduzir os níveis de TSH e, dessa forma, a estimulação para o crescimento da tireóide. Nos pacientes mais velhos com baixos níveis de TSH, a supressão adicional pelo hormônio tireóideo exógeno poderá ser ineficaz e estará indicada a terapia com iodo radioativo. Em geral, a cirurgia está contra-indicada, porém poderá tornar-se necessária se os sintomas obstrutivos locais se tornarem inoportunos. Muitos pacientes com bócio atóxico desenvolvem eventualmente hipertireoidismo, quando é aplicado o termo *bócio multinodular tóxico* (ver adiante).

HIPOTIREOIDISMO

Hipotireoidismo se refere às manifestações clínicas de deficiência de hormônios tireóideos. Pode ser a conseqüência de três processos gerais:

- **Síntese defeituosa do hormônio tireóideo,** com bociogênese compensatória (hipotireoidismo bocioso)
- **Função inadequada do parênquima tireóideo,** habitualmente como resultado de tireoidite ou da ressecção cirúrgica da glândula ou da administração terapêutica de iodo radioativo
- **Secreção inadequada de TSH** pela hipófise ou do hormônio de liberação da tireotropina (TRH) pelo hipotálamo

A sintomatologia clínica do hipotireoidismo reflete os menores níveis de hormônio tireóideo circulante. Os sintomas de hipotireoidismo (Fig. 21.12) se instalam insidiosamente e, com freqüência, as primeiras manifestações são cansaço, letargia, sensibilidade ao frio e incapacidade de concentração. Muitos sistemas orgânicos no corpo são afetados, porém são todos hipofuncionais. O hipotireoidismo é tratado efetivamente pela administração de hormônio tireóideo.

PELE: As alterações na pele são quase universais nos pacientes com hipotireoidismo clinicamente aparente. Os proteoglicanos se acumulam na matriz extracelular e fixam água, resultando em uma forma peculiar de edema denominado *mixedema*. Os pacientes mixedematosos possuem fácies inchado, pálpebras túrgidas, edema das mãos e dos pés e uma língua aumentada de volume. O espessamento das membranas mucosas da laringe torna os pacientes roucos. Uma pele pá-

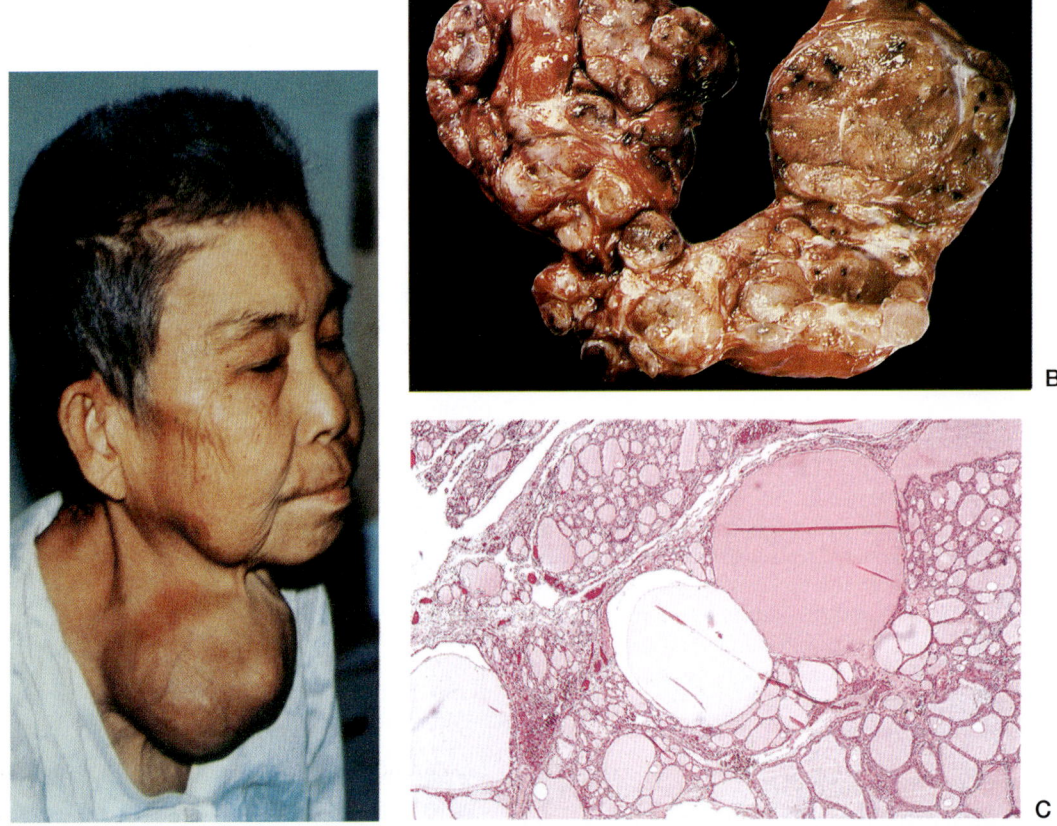

FIGURA 21.11
Bócio atóxico. A. Em uma mulher de meia-idade com bócio atóxico, a tireóide aumentou de volume a ponto de produzir uma massa cervical conspícua. B. O corte coronal da tireóide aumentada mostra numerosos nódulos irregulares, alguns com degeneração cística e antiga hemorragia. C. Vista microscópica de um dos nódulos macroscópicos mostra acentuada variação no tamanho dos folículos.

lida e fria reflete a vasoconstrição cutânea. A pele é também seca e áspera, pois as secreções das glândulas sebáceas e sudoríparas são inadequadas. As equimoses são comuns, por causa da maior fragilidade capilar, e as feridas da pele cicatrizam lentamente.

SISTEMA NERVOSO: O hipotireoidismo em mulheres grávidas implica graves conseqüências neurológicas para o feto, evidenciadas após o nascimento como cretinismo (ver adiante). O adulto hipotireóideo é letárgico e sonolento e sofre de perda da memória e de uma lentidão geral dos processos mentais. A ideação paranóide ou depressão é freqüente e pode instalar-se uma agitação severa, denominada *demência do mixedema*. Os defeitos sensoriais, incluindo surdez e cegueira noturna, podem ocorrer. Pode aparecer uma ataxia cerebelar e os reflexos tendinosos são embotados. O exame microscópico do cérebro mostra acúmulos mucinosos nas fibras nervosas e no cerebelo.

CORAÇÃO: Na fase inicial do hipotireoidismo a freqüência cardíaca e o volume sistólico ficam ambos reduzidos, resultando em débito cardíaco diminuído. No hipotireoidismo não tratado, instala-se o denominado *coração do mixedema*, que se caracteriza por um coração dilatado e derrame pericárdico. Ao exame patológico, o coração se apresenta amolecido e, microscopicamente, mostra edema intersticial e tumefação dos miócitos. A aterosclerose coronariana constitui um achado comum.

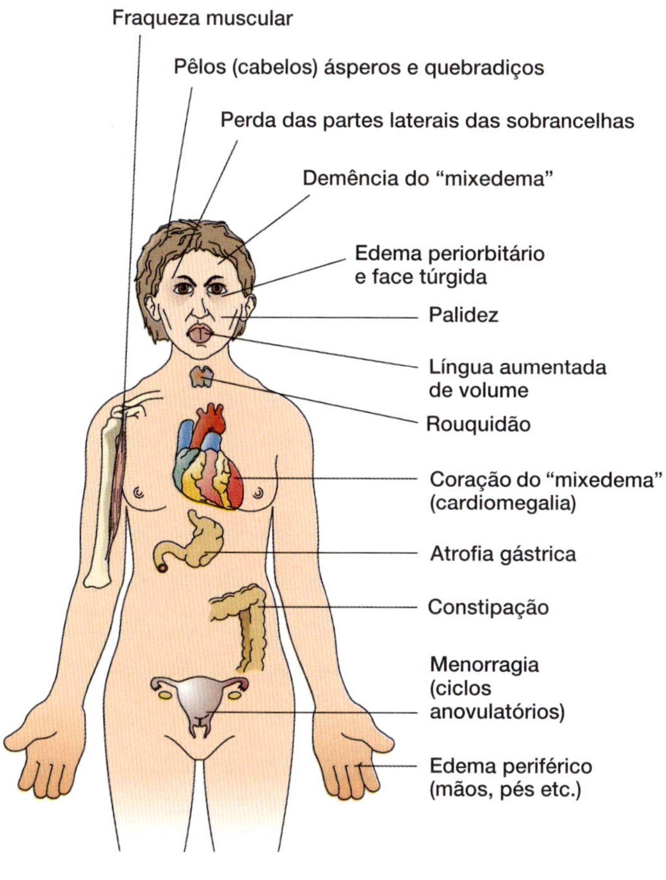

TRATO GASTRINTESTINAL: A constipação, devida a uma peristalse reduzida, é uma queixa comum e pode ser suficientemente intensa a ponto de resultar em fecaloma (*megacólon do mixedema*).

SISTEMA REPRODUTIVO: As mulheres com hipotireoidismo sofrem de falência ovulatória, deficiência de progesterona e sangramento menstrual irregular e excessivo. Nos homens, a disfunção erétil e a oligospermia são comuns.

O Hipotireoidismo Primário (Idiopático) É Auto-imune com Freqüência

O hipotireoidismo primário é mais comum na quinta e sexta décadas e, como a maioria dos distúrbios da tireóide, é mais comum em mulheres que em homens. Cerca de 75% dos pacientes possuem anticorpos circulantes para os antígenos tireóideos, sugerindo que esses casos representam o estágio terminal da tireoidite auto-imune (ver adiante). O hipotireoidismo não-bocioso também pode resultar de anticorpos que bloqueiam o próprio TSH ou o receptor do TSH sem ativar a tireóide. Alguns casos de hipotireoidismo primário fazem parte de uma síndrome auto-imune multiglandular, incluindo diabetes insulino-dependente, anemia perniciosa, hipoparatireoidismo, atrofia supra-renal e hipogonadismo (ver adiante).

O Hipotireoidismo Bocioso Reflete a Secreção Inadequada de Hormônio Tireóideo

Existem inúmeras condições nas quais o aumento de volume da tireóide (bócio) está associado com hipotireoidismo. A etiologia do hipotireoidismo bocioso inclui deficiência de iodo, agentes antitireóideos (medicamentos ou bociogênios dietéticos), ingestão prolongada de iodo e inúmeros defeitos hereditários na síntese do hormônio tireóideo. **A evolução das alterações patológicas no hipotireoidismo bocioso é semelhante àquela descrita previamente para o bócio atóxico.**

Bócio Endêmico

Bócio endêmico se refere ao hipotireoidismo bocioso da deficiência dietética de iodo nas áreas com alta prevalência da doença. Nas áreas afastadas da água salgada e dos frutos do mar, que são fontes ricas de iodo, os bócios são (ou eram) comuns. A região dos grandes lagos nos Estados Unidos, a Europa alpina, a África Central, partes da China e o Himalaia são locais desse tipo. O sal iodado constitui uma medida dietética preventiva eficaz e sua ampla disponibilidade praticamente eliminou o bócio endêmico em muitas áreas. Não obstante, foi estimado que mais de 200 milhões de pessoas em todo o mundo ainda são acometidas pela doença.

A evolução patológica do bócio endêmico é comparável àquela do bócio atóxico abordado anteriormente. Entretanto, ao contrário deste último, o bócio endêmico só raramente acaba em hipertireoidismo. A administração de iodo pode reverter o estágio difuso inicial do bócio endêmico, porém essa terapia exerce um

FIGURA 21.12
Manifestações clínicas dominantes do hipotireoidismo.

efeito muito pequeno sobre um bócio multinodular plenamente desenvolvido. A terapia de reposição com hormônio tireóideo está indicada, e a ressecção cirúrgica poderá ser necessária quando os sintomas locais são severos.

Bócio Induzido por Agentes Antitireóideos

Inúmeros medicamentos e substâncias químicas de ocorrência natural nos alimentos são bociogênicos, pelo fato de suprimirem a síntese do hormônio tireóideo. Esses bócios podem ou não estar associados com hipotireoidismo. O medicamento bociogênico usado mais comumente é o **lítio**, que é utilizado no tratamento de estados maníaco-depressivos. Outros medicamentos bociogênicos comuns incluem fenilbutazona e ácido *p*-aminossalicílico. Certos vegetais crucíferos (nabos, rutabaga, mandioca) contêm bociogênicos e sua ingestão pode potencializar uma dieta deficiente em iodo e produzir hipotireoidismo bocioso.

Bócio Induzido por Iodo

Bócio e hipotireoidismo, ou cada um deles isoladamente, podem ocorrer nas pessoas que consomem grandes quantidades de iodo, seja como um componente medicinal (expectorantes que contêm iodo e potássio), seja em alimentos particularmente ricos neste haloíde (p. ex., alga marinha no Japão). Na maioria dos casos, o bócio induzido por iodo se instala no contexto de uma doença tireóidea preexistente, como tireoidite. As mulheres que recebem altas doses de iodo durante a gravidez podem gerar lactentes bociosos.

O Hipotireoidismo Congênito Também É Denominado *Cretinismo*

O cretinismo pode ser endêmico, esporádico ou familial, sendo duas vezes mais freqüente em meninas que em meninos. Nas regiões não-endêmicas, 90% dos casos resultam de defeitos desenvolvimentais da tireóide (*disgenesia tireóidea*). Os demais apresentam principalmente uma variedade de defeitos metabólicos hereditários, incluindo mutações nos genes para TRH e seu receptor, TSH e seu receptor, o simportador de sódio-iodo, tireoglobulina e oxidase tireóidea.

Manifestações Clínicas: Os sintomas de hipotireoidismo congênito aparecem nas primeiras semanas de vida. Os lactentes são apáticos e morosos. O abdome é volumoso e, com freqüência, exibe uma hérnia umbilical. Com freqüência, a temperatura corporal é inferior a 35°C e a pele é pálida e fria. São freqüentes uma anemia refratária e um coração dilatado. Por volta dos 6 meses de idade, a síndrome clínica de hipotireoidismo congênito está bem desenvolvida. Retardo mental, crescimento inadequado (em virtude da maturação óssea defeituosa) e um facies característico são evidentes. Os níveis séricos de T_4 e T_3 são baixos e o nível sérico de TSH é alto (a menos que o problema esteja relacionado com a falta de secreção do próprio TSH).

Se a terapia de reposição do hormônio tireóideo não for proporcionada prontamente, o hipotireoidismo congênito resulta em anões mentalmente retardados. Embora o tratamento possa prevenir o nanismo, os efeitos sobre o desenvolvimento mental são mais variáveis. As crianças nas quais o hipotireoidismo é identificado precocemente nos programas de triagem neonatal respondem muito bem ao tratamento com hormônio tireóideo e desenvolvem uma capacidade mental aparentemente normal. Em contrapartida, as crianças tratadas em uma idade mais avançada podem ser deixadas com um dano cerebral irreversível.

Cretinismo Endêmico

Cretinismo endêmico se refere ao hipotireoidismo congênito em áreas de bócio endêmico. Em geral, ambos os progenitores sofrem de bócio. A doença engloba duas apresentações clínicas superpostas, uma síndrome neurológica e uma outra predominantemente hipotireóidea.

O **cretinismo neurológico** se caracteriza por retardo mental, ataxia, espasticidade e surdimutismo. Na forma pura de cretinismo neurológico, as crianças podem ter uma estatura normal e serem praticamente eutireóideas. Assim sendo, admite-se que a deficiência de iodo no primeiro trimestre da gravidez pode lesionar o sistema nervoso em desenvolvimento independentemente de seu efeito sobre a produção de hormônio tireóideo.

Admite-se que o **cretinismo hipotireóideo** resulta da deficiência de iodo no final da vida fetal e no período neonatal. A evolução clínica nessas crianças é semelhante àquela de outras formas de hipotireoidismo congênito.

HIPERTIREOIDISMO

Hipertireoidismo se refere às conseqüências clínicas de uma quantidade excessiva de hormônio tireóideo circulante. Em geral, os sinais e sintomas de hipertireoidismo refletem um estado hipermetabólico dos tecidos-alvo. A hipersecreção prolongada de hormônio tireóideo pode resultar de (1) presença de um estimulador tireóideo anormal (doença de Graves), (2) doença intrínseca da tireóide (bócio multinodular tóxico ou adenoma funcional) e (3) produção excessiva de TSH por um adenoma hipofisário (raro).

A Doença de Graves É a Causa mais Freqüente de Hipertireoidismo em Adultos Jovens

Também conhecida como *Doença de Basedow* na Europa continental, a doença de Graves é um distúrbio auto-imune caracterizado por bócio difuso, hipertireoidismo e exoftalmia (Fig. 21.13). O distúrbio é a doença auto-imune mais prevalente nos Estados Unidos, afetando 0,5 a 1% da população com menos de 40 anos de idade.

Patogenia: A etiologia da doença de Graves não é compreendida plenamente e parece envolver uma interação entre mecanismos imunes, hereditariedade, sexo e, possivelmente, fatores emocionais.

HIPERTIREOIDISMO

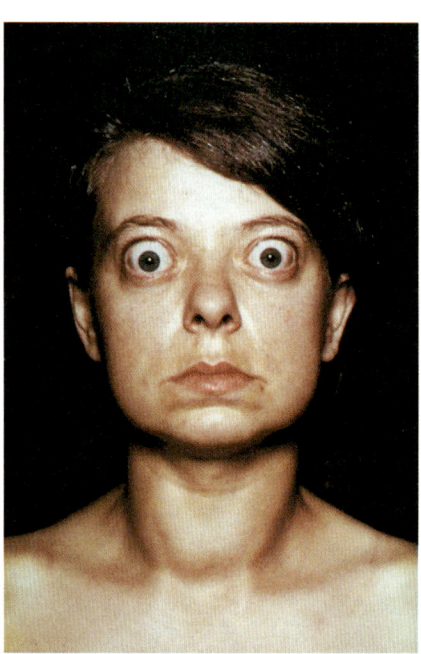

FIGURA 21.13
Doença de Graves. Uma mulher jovem com hipertireoidismo exibe uma massa no pescoço e exoftalmia.

MECANISMOS IMUNES: Os pacientes com doença de Graves são hipertireóideos em virtude da presença de anticorpos IgG que se fixam ao receptor TSH expressado sobre a membrana plasmática dos tireocitos (Fig. 21.14). Esses anticorpos funcionam como agonistas; isto é, estimulam o receptor TSH, ativando dessa forma adenililciclase e aumentando a secreção de hormônio tireóideo. Com essa estimulação contínua, a tireóide se torna difusamente hiperplásica e excessivamente vascularizada.

A elaboração de anticorpos tireóide-estimulantes depende da ativação das células T auxiliares (CD4$^+$) tireóide-específicas que reconhecem múltiplos epítopos do receptor TSH. Essas células T estimulam as células B auto-reativas, que a seguir produzem imunoglobulinas tireóide-estimulantes. Os autoanticorpos para a doença de Graves na verdade são heterogêneos e aqueles que estimulam a secreção de hormônio tireóideo representam apenas um componente. Outros anticorpos parecem ser citotóxicos e podem ser responsáveis pela falência da tireóide que acompanha com freqüência a doença de Graves de longa duração. Esses incluem anticorpos dirigidos contra a tireoglobulina, a peroxidase tireóidea e o simporte sódio-iodo, que foram todos postulados como desempenhando algum papel na patogenia da tireoidite linfocítica crônica (doença de Hashimoto; ver adiante).

FATORES GENÉTICOS: O fator de risco mais significativo para o surgimento da doença de Graves é uma história familial positiva. Nenhum gene isolado é responsável pela doença de Graves nem é necessário para seu surgimento. A taxa de concordância em gêmeos monozigóticos é muito inferior a 100%, variando de 30 a 50%. Em contrapartida, os gêmeos dizigóticos exibem uma taxa de concordância de apenas 5%. Assim sendo, fatores tanto genéticos quanto ambientais participam na patogenia da doença de Graves. Com relação à contribuição genética, as moléculas HLA classe II expostas nos tireocitos (p. ex., HLA-DR3, HLA-DQA1) foram estabelecidas como locais (*loci*) de suscetibilidade, com inúmeros deles comportando um risco relativo de doença de Graves de até 4. A doença de Graves está associada também com polimorfismo do antígeno-4 do linfócito T citotóxico (CTLA-4), o que indica a importância das células T auto-reativas. Os pacientes com doença de Graves e seus parentes têm incidência consideravelmente mais alta de outras doenças auto-imunes, incluindo anemia perniciosa e tireoidite de Hashimoto. Alguns parentes de primeiro grau assintomáticos desses pacientes exibem também maior captação de I-131. Enquanto os pacientes com doença de Graves evidenciam maior freqüência de HLA-B8 e HLA-DR3, os pacientes chineses têm maior probabilidade de manifestarem HLA-Bw46 e os japoneses de exibirem HLA-Bw35.

SEXO: Como outras doenças auto-imunes, a doença de Graves é muito mais comum (7-10 vezes) em mulheres que em homens. Curiosamente, o distúrbio tende a manifestar-se durante os períodos de desequilíbrio hormonal, incluindo puberdade, gravidez e menopausa. Os homens com doença de Graves em geral são mais velhos e, apesar de o grau de hiperfunção tireóidea ser maior com bastante freqüência em homens que em mulheres, os sintomas costumam ser menos severos em homens.

INFLUÊNCIAS EMOCIONAIS: Faltam dados quantitativos, porém os endocrinologistas já observaram que o início da doença de Graves acompanha com freqüência um período de estresse emocional, como ansiedade de separação, morte de um ente amado, ou uma possível lesão em um acidente.

FUMO: O fumo está associado com um maior risco de contrair a doença de Graves e faz aumentar a gravidade da doença ocular nos pacientes que desenvolvem oftalmopatia.

OFTALMOPATIA: Apesar de a exoftalmia (protrusão do globo ocular) ser uma complicação comum da doença de Graves, sua ocorrência e gravidade se correlacionam precariamente com os níveis de hormônio tireóideo. Parece provável que esteja envolvida uma combinação de mecanismos imunes de mediação humoral e celular. Os linfócitos T que estão sensibilizados para os antígenos compartilhados pelas células foliculares tireóideas e pelos fibroblastos orbitários (possivelmente o receptor TSH) se acumulam ao redor do olho, onde secretam citocinas que ativam os fibroblastos. Existe também evidência favorável à produção sistêmica ou local de anticorpos que estimulam os fibroblastos orbitários a proliferarem e produzirem colágeno e glicosaminoglicanos.

 Patologia: A tireóide na doença de Graves fica simetricamente aumentada de volume, em geral pesando 35 a 40 g. A superfície de corte é firme e vermelha escura. A translucência castanha da superfície cortada normal da tireóide, que pode ser atribuída ao colóide armazenado, está particularmente ausente. Ao exame microscópico, a tireóide se apresenta difusamente hiperplásica e altamente vascularizada. As células epiteliais são altas e colunares e, com freqüência, se distribuem como papilas que se projetam para dentro da luz dos folículos. O colóide costuma ficar depletado e apresenta um aspecto recortado ou "roído por traças" onde entra em contato com as células epiteliais

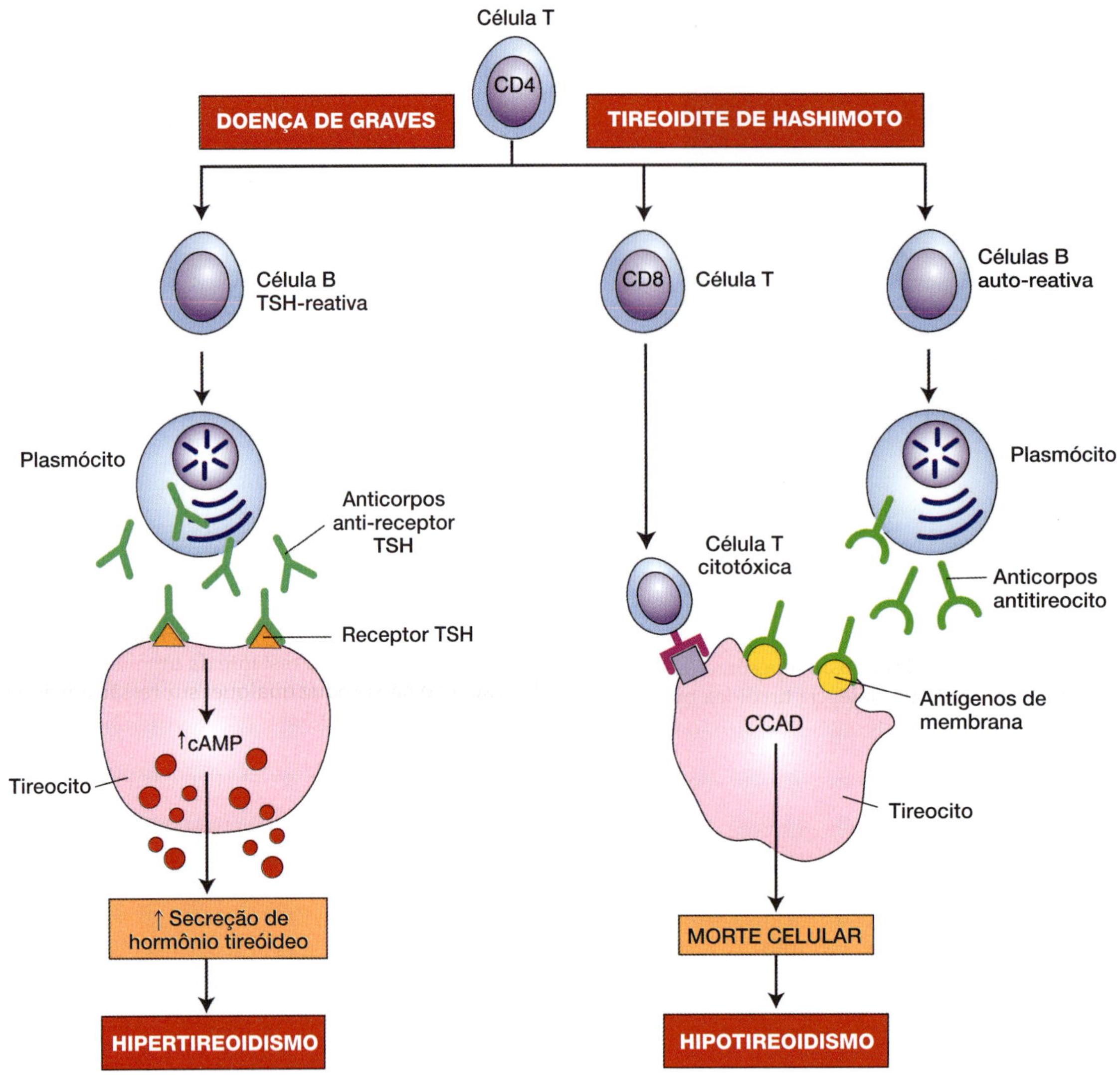

FIGURA 21.14

Mecanismos imunes da doença de Graves e da tireoidite de Hashimoto. As células T CD4+ estimulam a produção de anticorpos pelas células B auto-reativas. Os anticorpos anti-receptor TSH estimulam a síntese dos hormônios tireóideos na doença de Graves. Os anticorpos produzem a morte dos tireocitos na tireoidite de Hashimoto por citotoxicidade complemento-dependente e citotoxicidade de mediação celular anticorpo-dependente. A morte dos tireocitos resulta também do ataque pelas células T CD8+ (citotóxicas).

(Fig. 21.15). Linfócitos e plasmócitos dispersos infiltram o tecido intersticial e podem até mesmo agregar-se para formar folículos germinais.

A terapia com a medicação antitireóidea (p. ex., metimazol ou propiltiouracil) resulta comumente em maior hiperplasia da tireóide, assim como em ausência completa de colóide.

A exoftalmia é causada pelo aumento de volume dos músculos extra-oculares dentro da órbita. Os músculos propriamente ditos estão normais, porém ficam tumefeitos em virtude do edema mucinoso, do acúmulo de fibroblastos e da infiltração por linfócitos. O conteúdo da órbita aumentado causa deslocamento anterógrado do olho (*proptose*).

 Manifestações Clínicas: Os pacientes com doença de Graves assinalam o início gradual de sintomas inespecíficos, como nervosismo, labilidade emocional, tremores, fraqueza e perda de peso (Fig. 21.16). Eles se tornam intolerantes ao calor, procuram ambientes mais frios, tendem a transpirar profusamente e podem relatar palpitações. Um excesso de hormônio tireóideo reduz a resistência vascular sistêmica, aprimora a contratilidade cardíaca e eleva a freqüência cardíaca. Nos pacientes com cardiopatia preexistente, pode instalar-se uma insuficiência cardíaca congestiva. As mulheres desenvolvem oligomenorréia, que pode progredir para amenorréia.

O exame físico revela uma tireóide simetricamente aumentada, em geral com um sopro audível e um frêmito palpável. A protrusão do globo ocular e a retração das pálpebras expõem a esclerótica acima da margem superior do limbo. A pele é quente e úmida e alguns pacientes exibem *dermopatia de Graves*, um edema pré-tibial peculiar causado pelo acúmulo de líquido e de glicosaminoglicanos. O diagnóstico de doença de Graves é documentado por maior captação do iodo radioativo pela tireóide e níveis séricos elevados de T_3 e T_4.

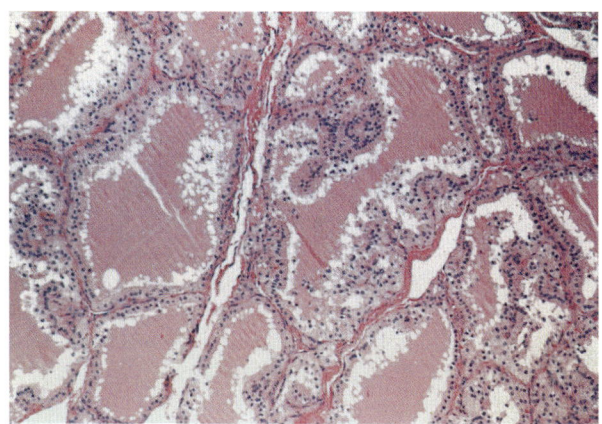

FIGURA 21.15
Doença de Graves. Os folículos são revestidos por células colunares hiperplásicas altas. O colóide é cor de rosa e entalhado na periferia adjacente às células foliculares.

A evolução da doença de Graves se caracteriza por exacerbações e remissões. Nos casos não tratados, o hipertireoidismo pode ser substituído eventualmente por falência tireóidea progressiva e hipotireoidismo, presumivelmente como resultado da tireoidite crônica. O tratamento do distúrbio depende de muitos fatores individuais e inclui a utilização de medicação antitireóidea, destruição do tecido tireóideo com iodo radioativo e terapia coadjuvante com corticosteróides e antagonistas adrenérgicos. Atualmente não é comum a realização da ablação cirúrgica. Lamentavelmente, apesar do alívio bem-sucedido do hipertireoidismo, com bastante freqüência a exoftalmia persiste e pode até mesmo piorar.

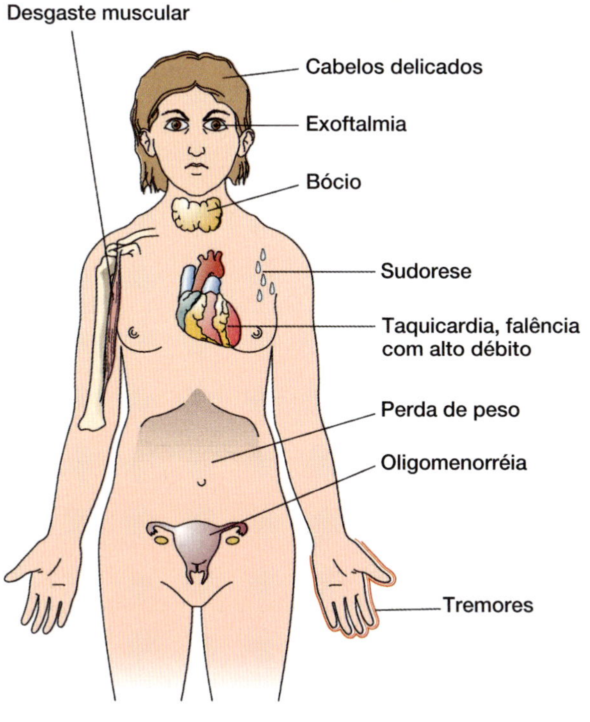

O Bócio Multinodular Tóxico Resulta da Autonomia Funcional dos Nódulos Tireóideos

Muitos pacientes com bócio multinodular atóxico, habitualmente com mais de 50 anos de idade, acabam desenvolvendo uma forma tóxica da doença. Como sua doença precursora, o bócio tóxico é 10 vezes mais freqüente em mulheres que em homens.

  Patogenia e Patologia: Os mecanismos precisos pelos quais o bócio multinodular atóxico adquire autonomia funcional não são claros, porém são assinalados dois padrões. Em alguns pacientes, a captação do iodo é difusa e não é afetada pela administração de hormônio tireóideo. O exame microscópico da tireóide mostra grupos de pequenos folículos hiperplásicos misturados com outros nódulos de tamanho variável que parecem ser inativos. O segundo padrão se caracteriza pelo acúmulo focal de iodo radiomarcado em um ou mais nódulos. A hiperfunção desses nódulos suprime a função do restante da tireóide. O hormônio tireóideo exógeno não produz qualquer supressão adicional da captação de iodo, porém as áreas previamente inativas responderão ao TSH realizando a seqüestração do iodo. Ao exame microscópico, os nódulos funcionais são claramente demarcados das áreas inativas e consistem em grandes folículos hiperplásicos, semelhantes portanto a adenomas. Apesar de haver pouca evidência sugestiva de que os nódulos funcionais possuem características neoplásicas, a apresentação clínica é semelhante àquela de uma tireóide normal com um único adenoma hiperfuncionante.

 Manifestações Clínicas: Os pacientes com bócio multinodular tóxico costumam ter sintomas menos intensos de hipertireoidismo que aqueles com doença de Graves e nunca desenvolvem exoftalmia. Levando-se em conta que os pacientes com bócio tóxico costumam ser mais velhos, as complicações cardíacas, incluindo fibrilação atrial e insuficiência cardíaca congestiva, podem dominar a manifestação clínica. Os níveis séricos de T_4 e T_3 com bastante freqüência estão elevados apenas minimamente e a captação de iodo radiomarcado pode estar dentro da variação normal ou apenas ligeiramente acima dela. A administração de iodo radiomarcado após uma seqüência de terapia antitireóidea é a terapia mais comum para o bócio multinodular tóxico.

O Adenoma Tóxico É uma Neoplasia Funcional

O adenoma tóxico é definido como um tumor folicular hiperfuncionante, benigno e solitário, em uma tireóide quanto ao resto normal. É uma causa rara de hipertireoidismo. Esses tumores (1) exibem função autônoma, (2) não dependem do TSH e (3) não são suprimidos pela administração de hormônio tireóideo. A hiperfunção do adenoma tóxico acaba suprimindo o restante da tireóide, que a seguir sofre atrofia. Nessas circunstâncias, um cintilograma com I-131 mostra um foco solitário de captação de iodo ("nódulo quente") em um fundo de captação mínima. Muitos, porém nem todos os adenomas tóxicos exibem uma grande variedade de mu-

FIGURA 21.16
Principais manifestações clínicas da doença de Graves.

tações ativadoras somáticas do gene do receptor TSH, que resultam em regulação ascendente essencial da cascata do cAMP e, menos comumente, do sistema de inositol fosfatodiacilglicerol.

Manifestações Clínicas: O adenoma tóxico da tireóide é mais comum na quarta e quinta décadas da vida. A maioria dos pacientes não sofre de sintomas de hipertireoidismo até que o adenoma tenha alcançado um diâmetro de aproximadamente 3 cm. Ocasionalmente, a necrose espontânea e a hemorragia dentro do adenoma aliviam o hipertireoidismo, com o restante da glândula recuperando a seguir sua função normal. Nesses casos, o adenoma aparece como um nódulo "frio" no cintilograma e pode simular um câncer da tireóide.

Já que o tecido tireóideo normal é suprimido, o adenoma tóxico é tratado efetivamente com iodo radiomarcado. Como alternativa, os grandes nódulos podem ser excisados cirurgicamente, em especial nas mulheres jovens que correm um alto risco de desenvolver câncer da tireóide muitos anos após a administração de iodo radioativo.

TIREOIDITE

Tireoidite é um termo que engloba um grupo heterogêneo de distúrbios inflamatórios da tireóide, incluindo aqueles que são causados por mecanismos auto-imunes e agentes infecciosos.

A Tireoidite Auto-imune Crônica (Tireoidite de Hashimoto) É uma Causa Comum de Hipotireoidismo Bocioso

A tireoidite de Hashimoto se caracteriza pela presença de anticorpos circulantes para os antígenos tireóideos e exibe imunidade de mediação celular para o tecido tireóideo. A doença se instala mais comumente na quarta e quinta décadas e as mulheres comportam uma probabilidade seis vezes maior de serem acometidas que os homens. Embora a tireoidite auto-imune seja rara em crianças, ela é responsável por metade dos casos dos bócios em adolescentes.

Patogenia: O mecanismo responsável pela patogenia da tireoidite de Hashimoto envolve imunidade tanto celular quanto humoral. O processo auto-imune na tireoidite de Hashimoto resulta da ativação de linfócitos T CD4 (auxiliares) que foram sensibilizados para os antígenos tireóideos (ver Fig. 21.14). Por sua vez, as células CD4+ estimulam a proliferação de células T citotóxicas (CD8+) auto-reativas, que atacam os tireócitos. Os tireócitos são induzidos também para expressar as moléculas MHC classe II (HLA-DR, DP, DQ) por parte dos linfócitos ativados que secretam interferon-γ, ampliando dessa forma a população de células T auto-reativas. Esses efeitos são responsáveis pelo impressionante acúmulo de linfócitos nas glândulas dos pacientes com tireoidite auto-imune.

As células CD4 ativadas recrutam também células B auto-reativas que produzem anticorpos contra os antígenos tireóideos. Esses incluem anticorpos contra a peroxidase microssômica tireóidea (95%), tireoglobulina (60%) e o receptor TSH. Os anticorpos citotóxicos capazes de fixarem o complemento já foram descritos em alguns pacientes e a citotoxicidade de mediação celular anticorpo-dependente (CCAD) pode contribuir para a lesão da tireóide. Ao contrário da função agonista dos anticorpos anti-receptor TSH na doença de Graves, os anticorpos comparáveis na tireoidite de Hashimoto bloqueiam a ação de TSH. Esses anticorpos bloqueadores foram descritos em 10% dos pacientes com tireoidite auto-imune bociosa e em 20% daqueles com atrofia em estágio terminal da glândula.

Uma **predisposição genética** para a tireoidite auto-imune é sugerida pela natureza familial da doença. Metade de todos os parentes de primeiro grau dos pacientes com esta condição exibem anticorpos tireóideos, transmitidos aparentemente como traço dominante. Ainda mais, tanto a doença de Graves quanto a tireoidite auto-imune crônica foram descritas em membros dessas famílias. Uma tendência familial para a tireoidite de Hashimoto é sugerida também pela prevalência mais alta de outros distúrbios auto-imunes nos pacientes e em seus parentes, incluindo a síndrome de neoplasia endócrina múltipla tipo 2 (NEM-2), diabetes insulino-dependente, anemia perniciosa, doença de Addison e miastenia grave. A alta incidência de auto-imunidade e de tireoidite nas pessoas com a síndrome de Down e a doença de Alzheimer familial chamou a atenção para genes existentes no cromossomo 21, porém até agora nenhum deles foi identificado como causa dos distúrbios. Curiosamente, metade de todos os pacientes adultos com a síndrome de Turner, especialmente aqueles com um isocromossomo X, exibem anticorpos antitireóideos, e um terço desenvolve hipotireoidismo. Os únicos fatores de risco hereditários que foram encontrados consistentemente são os genes HLA e CTLA-4, porém os mecanismos pelos quais contribuem para a tireoidite auto-imune continuam obscuros.

A **ingestão de iodo** está relacionada com a prevalência da tireoidite de Hashimoto, que é mais alta nas regiões com a maior ingestão de iodo, como, por exemplo, Japão e Estados Unidos. Nas áreas com deficiência de iodo, a suplementação com esse elemento faz aumentar de maneira significativa a prevalência de inflamação crônica da tireóide e a presença de auto-anticorpos tireóideos.

Patologia: Ao exame macroscópico, a glândula nos pacientes com tireoidite de Hashimoto é difusamente aumentada e firme, pesando 60 a 200 g. A superfície de corte é marrom pálida e carnosa e exibe um padrão vagamente nodular (Fig. 21.17). Ao exame microscópico a tireóide mostra (1) um infiltrado conspícuo de linfócitos e plasmócitos, (2) destruição e atrofia dos folículos e (3) metaplasia oxifílica das células epiteliais foliculares (*células de Hürthle* ou *de Askanazy*). Os infiltrados inflamatórios estão organizados focalmente em folículos linfóides, na maioria das vezes com centros germinativos. As células de Askanazy estão cheias com mitocôndrias e mostram freqüentemente atipia nuclear, que pode ser confundida com câncer. A fibrose intersticial está presente em uma extensão variável e, em 10% dos casos, é particularmente conspícua (variante fibrosa). A tireóide acaba sofrendo atrofia em alguns pacientes, os quais são deixados com uma glândula fibrótica pequena infiltrada com linfócitos.

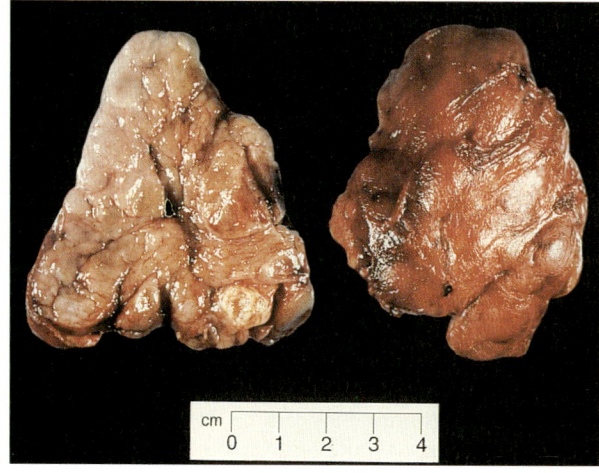
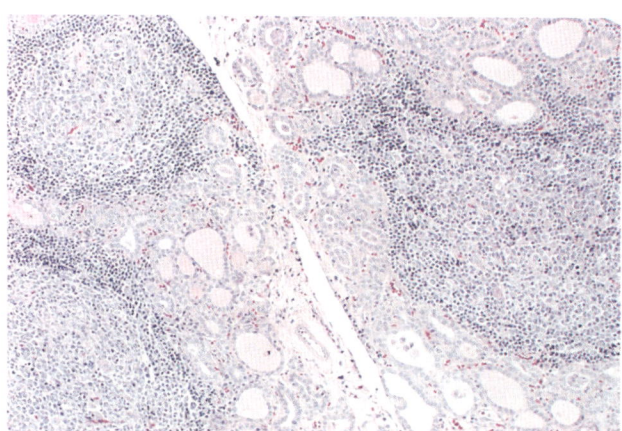

FIGURA 21.17
Tireoidite auto-imune crônica (de Hashimoto). A tireóide aumenta de volume simetricamente e torna-se irregularmente nodular. A. Um corte coronal do lobo direito mostra nódulos irregulares e uma cápsula intacta. B. Um corte microscópico da tireóide revela um infiltrado inflamatório crônico conspícuo e muitos folículos tireóideos atróficos. As células inflamatórias formam folículos linfóides proeminentes com centros germinativos.

Manifestações Clínicas: Na maioria dos casos de tireoidite de Hashimoto, o paciente observa o início gradual de um bócio, porém em alguns casos a tireóide aumenta de volume rapidamente. Inicialmente a maioria desses pacientes é eutireóidea, porém alguns são hipotireóideos quando procuram assistência médica. Por fim, de um terço à metade de todos os pacientes progridem para um estado hipotireóideo óbvio, com o risco sendo consideravelmente maior entre os homens que entre as mulheres. Em ocasiões raras poderá haver hipertireoidismo (*hashitoxicose*). O diagnóstico de tireoidite de Hashimoto é feito agora pela identificação de anticorpos antitireóideos circulantes e por um nível elevado de TSH.

Muitos pacientes não necessitam de nenhum tratamento para a tireoidite de Hashimoto. O hormônio tireóideo é administrado para reduzir o hipotireoidismo e diminuir o tamanho da glândula. A cirurgia fica reservada para os pacientes que não respondem à terapia hormonal supressiva ou nos quais os sintomas compressivos são perturbadores.

maioria das vezes com microabscessos. Esse quadro é seguido pelo aparecimento de um infiltrado irregular de linfócitos, plasmócitos e macrófagos por toda a tireóide. A destruição dos folículos torna possível a liberação do colóide, que induz uma reação granulomatosa conspícua (Fig. 21.18). Estão presentes numerosas células gigantes multinucleadas do tipo corpo estranho, contendo com freqüência colóide. A fibrose da tireóide pode acompanhar a resolução da reação inflamatória, porém a arquitetura normal da tireóide costuma ser restaurada.

Manifestações Clínicas: Os pacientes com tireoidite subaguda assinalam tipicamente dor na parte anterior do pescoço, às vezes acompanhada por febre. O distúrbio é confundido freqüentemente com uma faringite, por causa da infecção precedente do trato respiratório e da presença de rouquidão e disfagia. Ao exame físico, a tireóide é moderadamente aumentada e extremamente sensível. Em geral, a ti-

A Tireoidite Subaguda (Tireoidite de de Quervain, Granulomatosa ou de Células Gigantes) É Causada por uma Infecção Viral

A tireoidite subaguda é um distúrbio autolimitado raro da tireóide caracterizado por inflamação granulomatosa. A doença ocorre tipicamente após infecções do trato respiratório superior, incluindo aquelas causadas pelo vírus influenza, adenovírus, vírus ECHO e vírus coxsackie. O vírus da caxumba também foi incriminado em alguns casos. A tireoidite de de Quervain afeta principalmente mulheres entre 30 e 50 anos de idade.

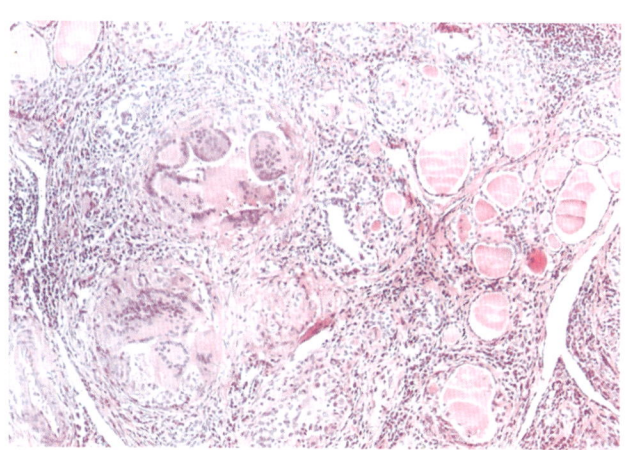

Patologia: A tireóide aumenta até 40 a 60 g e a superfície de corte é firme e pálida. Inicialmente, o exame microscópico revela uma reação inflamatória aguda, na

FIGURA 21.18
Tireoidite subaguda. A liberação de colóide para dentro do tecido intersticial induziu uma proeminente reação granulomatosa, com numerosas células gigantes tipo corpo estranho.

reoidite subaguda regride dentro de poucos meses sem quaisquer seqüelas clínicas.

A liberação do hormônio tireóideo pré-formado pela destruição dos folículos costuma elevar os níveis séricos de T_4 e T_3, ocasionalmente até valores suficientemente altos para produzirem um hipertireoidismo clínico transitório. A supressão conseqüente do TSH resulta em menor captação de iodo radioativo. Esta fase é seguida por menores níveis séricos de T_4 e T_3, porém à medida que a tireoidite subaguda regride, será restaurado um estado eutireóideo.

A Tireoidite Silenciosa Causa Hipertireoidismo Transitório

A tireoidite silenciosa, também denominada *tireoidite subaguda indolor* ou *tireoidite linfocítica*, se caracteriza por aumento de volume indolor da tireóide, hipertireoidismo autolimitado e destruição do parênquima tireóideo com um infiltrado linfocítico. Assim sendo, clinicamente se assemelha à tireoidite subaguda, porém patologicamente é mais semelhante à tireoidite de Hashimoto. Ainda mais importante, a tireoidite silenciosa é diferenciada desta última pela ausência de anticorpos antitireóideos ou de qualquer outra evidência de tireoidite auto-imune. Entretanto, uma associação com HLA-DR3 já foi relatada. Como acontece na tireoidite subaguda, o estado hipertireóideo reflete a liberação de hormônio tireóideo pré-formado pela glândula lesionada.

A tireoidite silenciosa afeta predominantemente mulheres, em geral no período pós-parto. Habitualmente, o hipertireoidismo persiste por 2 a 4 meses. O tratamento é sintomático e a maioria dos pacientes acaba se tornando eutireóidea.

A Tireoidite de Riedel Causa Fibrose da Tireóide

O termo *tireoidite* na tireoidite de Riedel é uma designação bastante incorreta, pois esta doença rara acomete também os tecidos moles extratireóideos do pescoço e está associada freqüentemente com fibrose progressiva em outras localizações, incluindo o retroperitônio, o mediastino e a órbita. A tireoidite de Riedel é principalmente uma doença da meia-idade, com uma relação de mulheres para homens de 3:1. A etiologia é desconhecida, porém não parece estar relacionada a outras formas de tireoidite.

 Patologia: Ao exame macroscópico, parte de ou toda a tireóide é dura como pedra e é descrita como "lenhosa". Na maioria dos casos, o processo é assimétrico e afeta freqüentemente apenas um lobo. Caracteristicamente, a fibrose se estende até além das bordas da glândula e o cirurgião pode ter dificuldade extrema em identificar um plano tecidual. O exame microscópico revela um tecido fibroso hialinizado denso e um infiltrado inflamatório crônico que substitui o parênquima nas porções afetadas da tireóide (Fig. 21.19). Os folículos são normais nas porções da glândula não afetada. O tecido fibroso circunda também e infiltra outros tecidos, incluindo o músculo esquelético, os nervos, a gordura e os vasos sangüíneos. Em casos raros, as paratireóides também estão embutidas na fibrose.

 Manifestações Clínicas: Os pacientes com tireoidite de Riedel assinalam o início gradual de um bócio indolor. Subseqüentemente, podem sofrer as conseqüências da compressão da traquéia (estridor), do esôfago (disfagia) e do nervo laríngeo recorrente (rouquidão). Nos casos incomuns que envolvem toda a tireóide, instala-se um quadro de hipotireoidismo. O tratamento é principalmente cirúrgico para aliviar a compressão dos órgãos locais.

ADENOMA FOLICULAR DA TIREÓIDE

Adenoma folicular se refere a uma neoplasia benigna que exibe diferenciação folicular. É o tumor mais comum da tireóide e se manifesta tipicamente em pessoas eutireóideas como um nódulo "frio" solitário, isto é, um tumor que não capta o iodo radioativo. O adenoma folicular é uma neoplasia encapsulada na qual as células ou se organizam em folículos semelhantes ao tecido tireóideo normal, ou simulam estágios do desenvolvimento embrionário da glândula. Até 90% das lesões foliculares solitárias palpáveis constituem na verdade o nódulo dominante em um bócio multinodular, e os adenomas foliculares são correspondentemente raros. O adenoma folicular é mais comum na quarta e quinta décadas, com uma relação de mulheres para homens de 7:1. A origem clonal dos adenomas foliculares já foi estabelecida.

 Patologia: Ao exame macroscópico, o adenoma folicular é um nódulo solitário circunscrito, com 1 a 3 cm de diâmetro, que faz protrusão a partir da superfície da tireóide. A superfície de corte do tumor é macia e mais pálida que o parênquima circundante. Hemorragia, fibrose e alterações císticas são comuns. Histologicamente, são observados inúmeros padrões distintivos (Fig. 21.20). Embora essas variantes não tenham nenhum significado clínico em particular, seu reconhecimento pode ser importante para separá-los dos cânceres da tireóide.

- O **adenoma embrionário** se caracteriza por um padrão trabecular no qual folículos precariamente formados contêm pouco ou nenhum colóide.

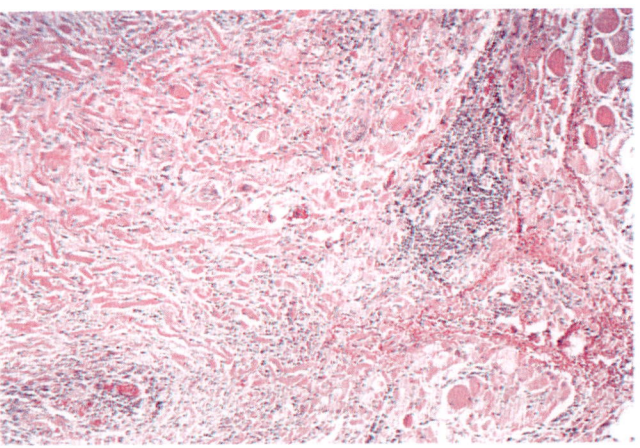

FIGURA **21.19**
Tireoidite de Riedel. O parênquima tireóideo é substituído essencialmente por denso tecido fibroso hialinizado e um infiltrado inflamatório crônico.

- O **adenoma fetal** exibe células que são semelhantes àquelas do adenoma embrionário, mas que tendem a se organizar em microfolículos que contêm pouco colóide.
- O **adenoma simples** exibe folículos maduros com uma quantidade normal de colóide.
- O **adenoma colóide** é semelhante ao adenoma simples, exceto que os folículos são maiores e contêm uma quantidade de colóide mais abundante.
- O **adenoma de células de Hürthle** é um tumor sólido caracterizado por células oxifílicas, pequenos folículos e colóide escasso.
- O **adenoma atípico** é um tumor folicular que exibe mitoses, celularidade excessiva, atipia nuclear ou invasão capsular equívoca, mas para o qual um diagnóstico de carcinoma não pode ser estabelecido com certeza.

CÂNCER DA TIREÓIDE

O tópico da neoplasia tireóidea despertou o interesse de técnicos e patologistas fora de proporção para sua incidência. Essa atenção foi atribuída à freqüência de nódulos tireóideos atóxicos e à dificuldade de estabelecer clinicamente a diferença entre lesões não-neoplásicas, tumores benignos e câncer da tireóide. Enquanto os nódulos tireóideos são encontrados em até 1 a 10% da população, os tumores malignos da tireóide são responsáveis apenas por cerca de 1% de todos os cânceres. Não obstante, o câncer da tireóide é o tumor endócrino maligno mais comum.

A maioria dos casos de carcinoma da tireóide ocorre entre a terceira e a sétima décadas. A biopsia por agulha fina dos nódulos tireóideos proporciona um diagnóstico na maioria dos casos. O prognóstico está relacionado às características morfológicas do tumor, variando de uma evolução clínica praticamente benigna até uma doença rapidamente fatal. Este último resultado felizmente é incomum.

O Carcinoma Papilar da Tireóide (CPT) É o Câncer da Tireóide mais Comum

O CPT constitui até 90% dos casos esporádicos de câncer da tireóide nos Estados Unidos. O tumor é mais freqüente entre os 20 e 50 anos de idade, com uma relação de mulheres para homens de 3:1. Entretanto, o CPT pode manifestar-se em qualquer idade, até mesmo em crianças. A incidência relata-

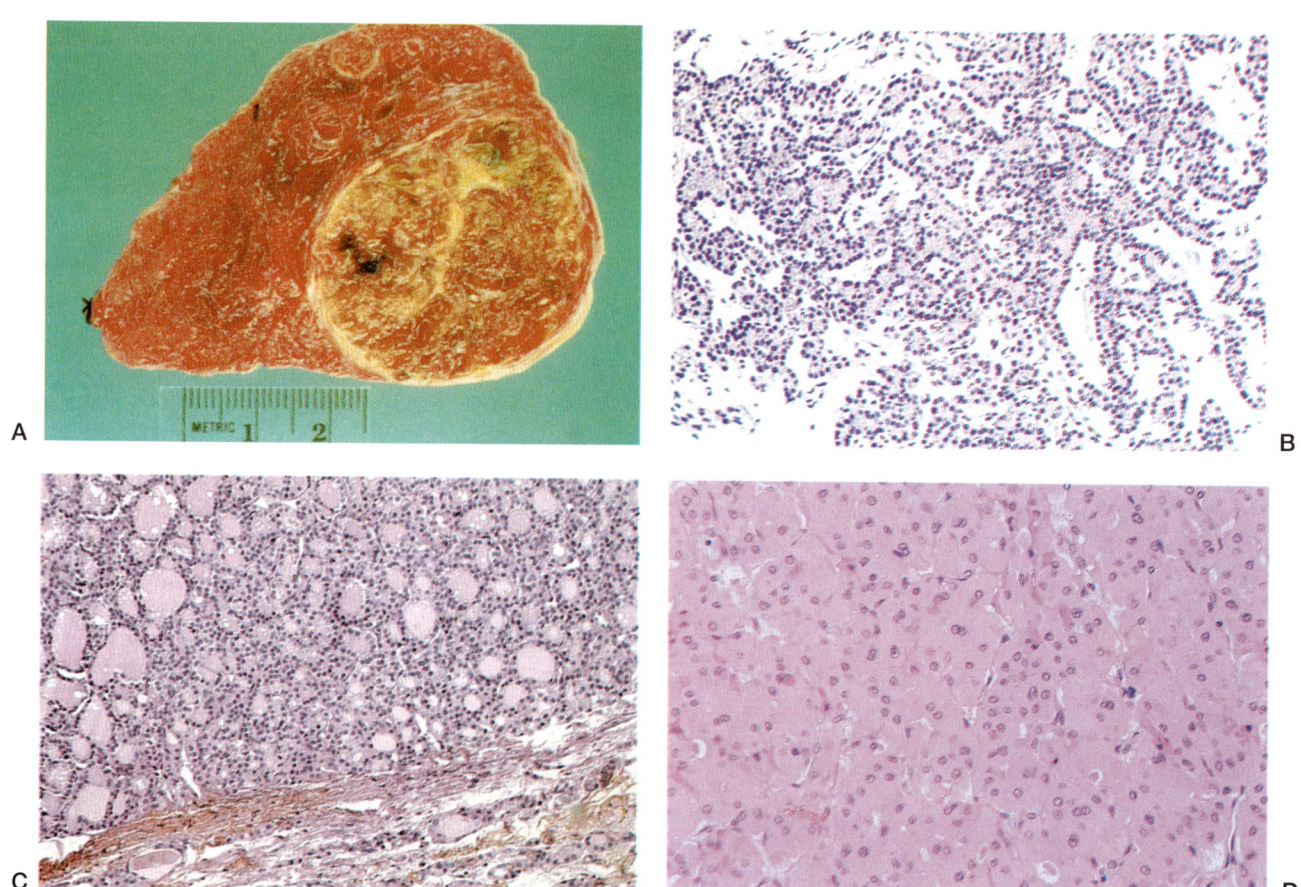

FIGURA 21.20
Adenoma folicular. A. Adenoma colóide. A superfície de corte de uma massa encapsulada revela hemorragia, fibrose e degeneração cística. B. Adenoma embrionário. O tumor se caracteriza por um padrão trabecular com folículos precariamente formados que contêm pouco ou nenhum colóide. C. Adenoma fetal. Observa-se um padrão regular de pequenos folículos. D. Adenoma de células de Hurthle. O tumor é constituído por células com pequenos núcleos regulares e abundante citoplasma eosinofílico.

da deste tumor variou de 35 a 90% de todos os cânceres da tireóide. Alguns patologistas consideram a variante mais madura como sendo um adenoma papilar e outros classificam os tumores papilares com elementos foliculares como carcinoma folicular. **Neste contexto, consideramos todas as neoplasias com elementos papilares como sendo cânceres papilares.** Essa classificação tem um interesse muito mais que acadêmico, pois o comportamento biológico dos cânceres papilares difere daquele dos outros tumores malignos da tireóide.

Patogenia: Embora a etiologia do CPT ainda não tenha sido estabelecida, já foram identificadas inúmeras associações.

- **Excesso de iodo:** O CPT foi produzido em animais pela administração de uma quantidade excessiva de iodo. Nas regiões com bócio endêmico, o acréscimo de iodo na dieta fez aumentar a proporção de carcinoma papilar em comparação com o câncer folicular.
- **Radiação:** A radiação externa do pescoço em crianças e adultos faz aumentar a incidência de CPT subseqüente. Os sobreviventes das explosões de bombas atômicas no Japão sofreram mais cânceres papilares que o número que poderia ser esperado. Uma incidência substancialmente mais alta de CPT ocorreu em crianças que viviam em áreas contaminadas ao redor de Chernobyl, o local na Ucrânia de uma catástrofe com um reator nuclear em 1986. Por outro lado, não foi possível mostrar que o tratamento com iodo radioativo fosse capaz de elevar o risco deste tumor.
- **Fatores genéticos:** Estudos epidemiológicos relataram um risco 4 a 10 vezes mais alto de CPT em parentes de primeiro grau de pessoas com esse tumor. Uma concordância para CPT foi descrita em gêmeos monozigóticos. Uma forma familial de CPT é responsável por cerca de 5% de todos os casos, porém os genes responsáveis ainda não foram devidamente identificados.
- **Mutações somáticas:** O risco de CPT é mais alto nos pacientes com polipose adenomatosa familial. Os rearranjos somáticos do protoncogene *RET* no cromossomo 10 (10q11.2) são comuns no CPT, e 60% desses tumores em crianças expostas à radiação em virtude do acidente de Chernobyl mostravam essa mutação. A mesma mutação ocorre após irradiação externa da tireóide. Esses rearranjos causam a fusão do domínio tirosina cinase de *RET* para vários outros genes, criando os oncogenes de fusão *RET/CPT*. Curiosamente, a freqüência de rearranjos *RET/CPT* nos pacientes com CPT mostra uma distribuição geográfica pronunciada, variando de nenhuma na Coréia até 2% na Arábia Saudita e 60% nos Estados Unidos e na Grã-Bretanha. A recombinação ilegítima do gene *NTRK1* no cromossomo 1, que codifica o receptor do fator de crescimento neural de alta afinidade (*NGFR*), com outro gene no mesmo cromossomo (*TPM3*) também foi descrita em alguns CPT.

Patologia: Os CPT variam de lesões microscópicas a tumores maiores que a glândula normal. Os cortes seriados de tireóides claramente normais obtidos por ocasião da necropsia revelaram uma alta proporção de cânceres papilares que medem menos de 1 mm de diâmetro, porém as metástases para os linfonodos nesses casos são claramente incomuns. Ao exame macroscópico, a maioria dos CPT é representada por lesões pálidas e firmes ou duras e arenosas, com menos de 10% sendo verdadeiramente encapsuladas (Fig. 21.21A).

O exame microscópico revela papilas ramificadas que são constituídas por um núcleo fibrovascular central e um revestimento de uma única camada ou estratificado de células cubóides a colunares (ver Fig. 21.21B). Na maioria dos casos, folículos neoplásicos com formato irregular ou tubulares estão presentes dentro do tumor, porém as proporções dos elementos papilares e foliculares são altamente variáveis. A atipia nuclear constitui uma característica diagnóstica importante e inclui núcleos claros (em *vidro fosco* ou tipo *Orphan Annie*), pseudo-inclusões eosinofílicas (que representam invaginações do citoplasma para dentro do núcleo) e sulcos nucleares. Muitos cânceres papilares mostram fibrose densa e calcosferitas (*corpúsculos de psamoma*) estão presentes em metade dos casos. Esta última característica é praticamente diagnóstica de carcinoma papilar, sendo rara em outras condições. O estroma pode estar infiltrado por linfócitos e células de Langerhans. Em mais de 75% dos casos de CPT, os cortes minuciosos da tireóide ressecada revelam múltiplos focos microscópicos de tumor, porém não ficou claro se isso representa uma origem multifocal do tumor ou a propagação linfática a partir de uma lesão primária solitária. A invasão vascular é claramente incomum.

O CPT invade tipicamente os linfáticos e se dissemina para os linfonodos cervicais regionais. As metástases para os linfonodos variam de focos microscópicos em linfonodos quanto ao resto normais a grandes massas que fazem a lesão primária parecer um anão. A extensão direta do CPT para os tecidos moles do pescoço ocorre em 25% dos casos. Embora as metástases hematogênicas sejam menos comuns que em outras variedades de câncer da tireóide, elas ocorrem ocasionalmente, mais comumente para os pulmões.

Manifestações Clínicas: O CPT se manifesta como (1) um nódulo palpável e indolor em uma glândula quanto ao resto normal; (2) um nódulo com linfonodos cervicais aumentados de volume; ou (3) linfadenopatia cervical na ausência de um nódulo tireóideo palpável. Os tumores com mais de 0,5 cm foram detectados como áreas frias em um cintilograma da tireóide.

Em geral, o prognóstico do CPT é excelente e a expectativa de vida para esses pacientes difere muito pouco daquela da população em geral. O prognóstico é mais sério nos pacientes com mais de 50 anos de idade, enquanto nas crianças a perspectiva é boa até mesmo quando são identificadas metástases pulmonares. O CPT tende a ser mais agressivo em homens do que em mulheres.

Como regra, quanto maior o tumor primário, mais agressivo, com a extensão direta para os tecidos moles adjacentes apontando para um prognóstico mais sombrio. A proporção de elementos papilares e foliculares contribui pouco para o prognóstico, porém os carcinomas papilares menos diferenciados tendem a ser mais agressivos. A presença de metástases para os linfonodos cervicais por ocasião da cirurgia não modifica o prognóstico, com menos de 10% desses pacientes falecendo em virtude do tumor. Nos casos fatais de CPT, a morte é causada principalmente por metástases para os pulmões ou o cérebro ou pela obstrução da traquéia ou do esôfago.

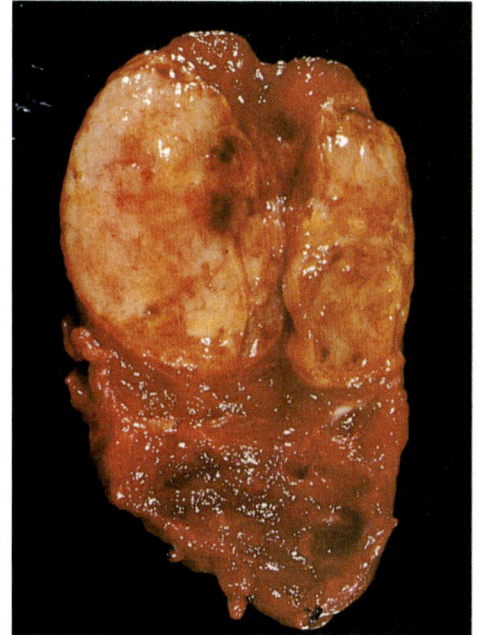
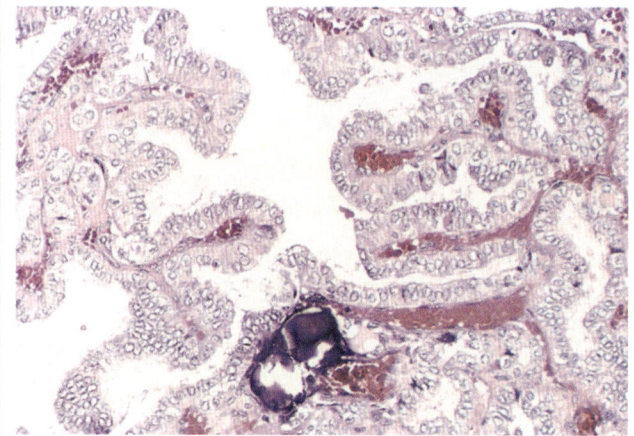

FIGURA 21.21
Carcinoma papilar da tireóide. A. A superfície de corte de uma tireóide ressecada cirurgicamente mostra uma massa circunscrita de coloração marrom pálida com focos de degeneração cística. **B.** As papilas ramificadas são revestidas por epitélio colunar neoplásico com núcleos claros. É evidente uma calcosferita, ou corpúsculo de psamoma.

O Carcinoma Folicular da Tireóide (CFT) Só Raramente É Fatal

O CFT é definido como uma neoplasia maligna do tipo puramente folicular que não contém quaisquer elementos papilares ou de outra natureza. A maioria dos pacientes tem mais de 40 anos de idade e a relação de mulheres para homens é de 3:1. A incidência de carcinoma folicular é maior nas áreas com bócio endêmico em pessoas que não recebem suplementos de iodo. Entretanto, nas áreas onde o iodo é acrescentado ao sal, como os Estados Unidos, o CFT se tornou incomum, constituindo apenas 2% de todos os cânceres da tireóide.

 Patologia: O CFT é subdividido nas variantes minimamente invasiva e extensamente invasiva.

O **CFT minimamente invasivo** é visualizado macroscopicamente como um tumor encapsulado bem definido, que no corte tecidual é macio e de coloração marrom pálida a rosada e que faz proeminência a partir dos confins de sua cápsula. Ao exame microscópico, a maioria das lesões é semelhante ao adenoma folicular, porém tendendo mais para um padrão microfolicular ou trabecular. Ocasionalmente, existe necrose hemorrágica no centro do tumor. As mitoses são observadas comumente, característica essa que diferencia o câncer folicular de um adenoma. A principal diferença em relação ao adenoma reside na interface da cápsula e no parênquima normal. O câncer minimamente invasivo é diagnosticado quando o tumor se estende para dentro da cápsula, porém não inteiramente através dela (Fig. 21.22).

O **CFT invasivo** apresenta habitualmente poucos problemas diagnósticos, pois se estende através da cápsula ou mostra invasão vascular (ver Fig. 21.22), na maioria das vezes dentro da cápsula ou adjacente a ela. O tumor pode estender-se também para dentro dos tecidos moles circundantes.

O CFT difere do CPT pelo fato de as metástases no primeiro serem carreadas pelo sangue e não pelos linfáticos e de se dirigirem principalmente para os ossos dos cíngulos dos membros superior e inferior, o esterno e o crânio.

 Manifestações Clínicas: A maioria dos cânceres foliculares é identificada clinicamente como um nódulo palpável ou como uma tireóide aumentada de volume, porém em alguns casos o sinal de apresentação é uma fratura patológica através de uma metástase óssea ou uma lesão pulmonar. Tanto o tumor primário quanto as metástases possuem afinidade para o iodo radioativo, embora a cintilografia da tireóide possa indicar um nódulo frio, pois a tireóide normal acumula iodo com maior eficiência. Entretanto, a afinidade pelo I-131 pode ser utilizada com finalidades terapêuticas. Os tumores foliculares minimamente invasivos comportam uma taxa de cura de pelo menos 95%, em comparação com uma sobrevida de aproximadamente 50% para a forma extensamente invasiva.

O Carcinoma Medular da Tireóide (CMT) Deriva das Células C da Tireóide

O CMT se caracteriza pela secreção do hormônio redutor de cálcio calcitonina. Este tumor representa no máximo 5% de todos os cânceres da tireóide, porém a proporção nos centros de encaminhamento é mais alta. A doença ocorre nas formas esporádica e fa-

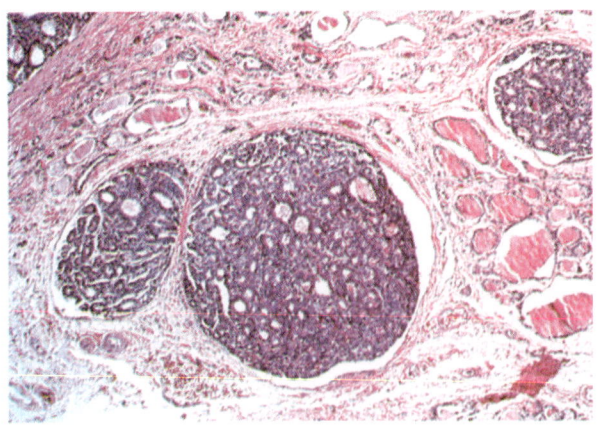

FIGURA 21.22
Carcinoma folicular da tireóide. Um tumor microfolicular invadiu as veias no parênquima tireóideo.

milial, com a última sendo responsável por 20% dos casos. Os pacientes com a forma familial de carcinoma medular são acometidos freqüentemente pela síndrome NEM tipo 2, que inclui feocromocitoma da medula supra-renal e hiperplasia ou adenoma das paratireóides.

As mutações somáticas no protoncogene *RET* foram identificadas em 25 a 70% dos casos de CMT esporádico. A maioria delas ocorre no códon 918 (ATG para ACG) no domínio da tirosina cinase da proteína RET e indica um prognóstico mais sombrio que nos tumores sem mutação *RET*. O gene *RET* é abordado mais plenamente na sessão sobre a síndrome NEM (ver adiante).

A média etária dos pacientes com CMT é de 50 anos, porém os casos familiais aparecem mais precocemente (média etária de 20 anos). Existe uma ligeira predominância feminina (1,5:1); nos casos familiais, a herança é autossômica dominante e a distribuição sexual é igual.

 Patologia: Ao exame macroscópico, o CMT tende a ter origem na porção superior da tireóide, nas regiões que são mais ricas em células C. Na vigência da NEM tipo 2, os tumores costumam ser multicêntricos e bilaterais. Os CMT não são encapsulados, mas costumam ser circunscritos. A superfície de corte é firme e de coloração cinza esbranquiçada. O aspecto histológico é altamente variável. Caracteristicamente, o tumor é sólido e constituído por células poligonais granulares que são separadas por um estroma distintamente vascular (Fig. 21.23). Entretanto, os padrões arquitetônicos e os aspectos das células são altamente variáveis. **Uma característica conspícua é a presença de amilóide estromal, que representa a deposição de procalcitonina.** Os ninhos de células tumorais estão embutidos em um arcabouço de colágeno hialinizado. A calcificação focal está presente com freqüência e pode ser suficientemente extensa a ponto de poder ser identificada pelo exame radiológico.

Pela microscopia eletrônica, as células C neoplásicas mostram grânulos secretórios com a parte central mais densa que são corados pelas técnicas imunoistoquímicas para uma ampla variedade de marcadores endócrinos, incluindo calcitonina, sinaptofisina, cromogranina e enolase neurônio-específica. Quase todos esses tumores são positivos para o antígeno carcinoembriônico (ACE). Muitos pacientes são positivos também para ACTH, serotonina, substância P, glucagon, insulina e gonadotropina coriônica humana (hCG).

O CMT se estende por invasão direta para o interior dos tecidos moles e metastatiza para os linfonodos regionais e o pulmão, fígado e osso. Em algumas circunstâncias, a doença metastática é responsável pela manifestação inicial. Os depósitos metastáticos são semelhantes ao tumor primário e também tendem a conter amilóide.

A lesão precursora da variedade familial de CMT é a hiperplasia de célula C. Assim sendo, os pacientes com NEM tipo 2A e 2B (ver seção sobre medula supra-renal) que correm um alto risco para o surgimento de CMT são monitorados através de mensurações periódicas de calcitonina sérica, ACE e, às vezes, cromogranina. Quando os níveis desses marcadores são elevados, o paciente é submetido a uma tireoidectomia total.

 Manifestações Clínicas: Os pacientes com CMT sofrem freqüentemente de inúmeros sintomas relacionados à secreção endócrina, incluindo síndrome carcinóide (serotonina) e síndrome de Cushing (ACTH). A diarréia aquosa em um terço dos pacientes é causada pela secreção do peptídio intestinal vasoativo, prostaglandinas e várias cininas. Nos casos de CMT familial, os pacientes podem exibir hiperparatireoidismo, hipertensão episódica e outros sintomas que podem ser atribuídos à secreção de catecolaminas pelo feocromocitoma.

O tumor se manifesta habitualmente como um nódulo tireóideo firme ou linfadenopatia cervical. Pelo cintilograma, um nódulo frio é característico. O tratamento consiste em tireoidectomia total, porém as recidivas locais ocorrem em um terço dos pacientes. A taxa de sobrevida em 5 anos é de 75%.

O Carcinoma Anaplásico (Indiferenciado) da Tireóide Costuma Ser Fatal

O câncer anaplásico da tireóide acomete principalmente mulheres (relação de mulheres para homens de 4:1) com mais de 60 anos de idade. O tumor constitui 10% dos cânceres da tireóide, sendo mais comum nas áreas com bócio endêmico. De fato, em síntese, pelo menos metade dos pacientes sofre de bócio de longa duração. Além disso, muitos pacientes com carcinoma anaplásico referem uma história de um câncer da tireóide de grau mais baixo. Assim sendo, parece provável que a variante anaplásica represente com freqüência a transformação de uma neoplasia da tireóide benigna ou de baixo grau para um câncer precariamente diferenciado e altamente agressivo. Existe evidência de que o risco desse evento é exacerbado pela radiação externa. As mutações no gene supressor tumoral *p53* são comuns no câncer anaplásico, porém a ativação de *RET* não foi observada.

 Patologia: O carcinoma anaplásico da tireóide se manifesta como grandes massas na glândula que são pouco circunscritas e, com freqüência, se estendem para os tecidos moles do pescoço. A superfície de corte é dura e de coloração

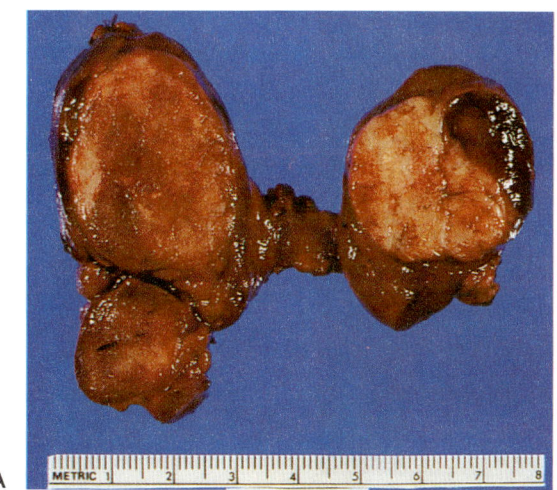
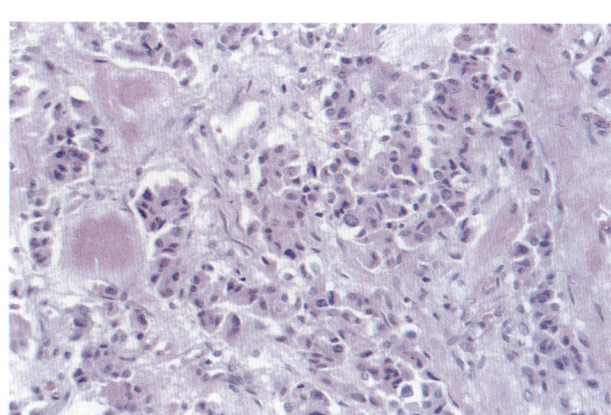
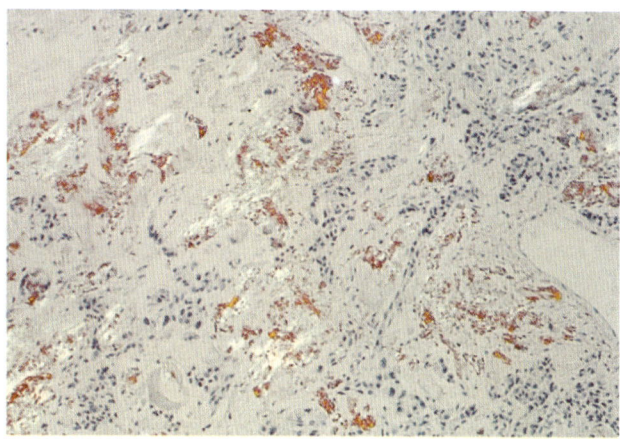

FIGURA 21.23
Carcinoma medular da tireóide. A. Um corte coronal de uma ressecção total da tireóide mostra acometimento bilateral por um tumor firme e pálido. B. O tumor apresenta ninhos de células poligonais embutidas em um arcabouço colágeno. Os septos de tecido conjuntivo contêm amilóide eosinofílico. C. Um corte corado com vermelho Congo e visualizado sob luz polarizada demonstra a birrefringência verde pálida do amilóide.

cinza esbranquiçada. O aspecto histológico é altamente variável. O padrão mais comum é uma proliferação semelhante ao sarcoma de células fusiformes e gigantes bizarras, com núcleos poliplóides, muitas mitoses, necrose e fibrose estromal (Fig. 21.24). Outras peças revelam uma diferenciação epitelial distinta. O tumor costuma invadir as veias e artérias, ocluindo com freqüência os vasos e produzindo focos de infarto dentro do tumor.

Manifestações Clínicas: Esses tumores altamente malignos comprimem e destroem as estruturas locais. A disfagia e a dispnéia são causadas por compressão ou invasão traqueal. O prognóstico é sombrio e as metástases generalizadas são freqüentes. Menos de 10% dos pacientes sobrevivem por 5 anos.

Os Linfomas da Tireóide São Essencialmente Tumores de Células B

O linfoma com origem na tireóide é claramente incomum, sendo responsável por 2% de todos os cânceres da tireóide. A maioria dos casos, ou até mesmo todos eles, se manifesta na vigência de uma tireoidite crônica, sendo que, nas regiões onde esse distúrbio é freqüente, até 10% dos tumores malignos da tireóide são linfomas. Como ocorre com a tireoidite crônica, o linfoma da tireóide é mais comum em mulheres que em homens (4:1), porém a média etária por ocasião da apresentação (sétima década) é mais alta.

Os linfomas da tireóide se manifestam como grandes massas macias de coloração marrom na tireóide, estendendo-se habitualmente até além dos confins da glândula. Microscopicamente, mostram todo o espectro dos linfomas observados em outros locais; o subtipo mais comum é o padrão de grandes células difusas.

O prognóstico do linfoma da tireóide depende do estágio por ocasião do diagnóstico. Quando se restringe apenas à tireóide, o prognóstico é excelente, com 75% dos pacientes sobrevivendo agora por 10 anos. A perspectiva para os pacientes com doença disseminada é semelhante àquela para os demais linfomas.

Paratireóides

ANATOMIA E FISIOLOGIA

As paratireóides derivam das fendas branquiais III e IV. A maioria das pessoas possui 4 glândulas, porém o número varia de 1 a

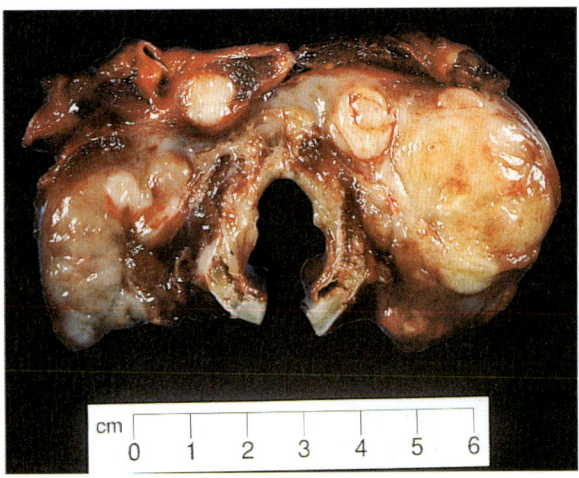
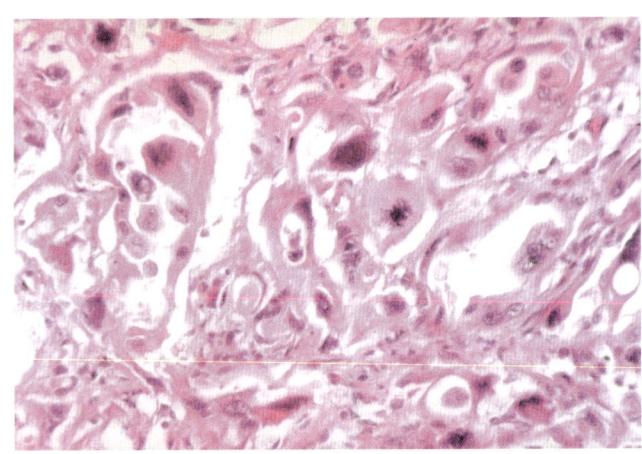

FIGURA 21.24
Carcinoma anaplásico da tireóide. A. O tumor em corte transversal circunda parcialmente a traquéia e se estende para dentro do tecido mole adjacente. B. O tumor é formado por células fusiformes e gigantes bizarras com núcleos poliplóides e numerosas mitoses.

12. Normalmente, elas são encontradas sobre a superfície posterior da tireóide, embora possam ocorrer ocasionalmente em localizações ectópicas.

As paratireóides possuem o tamanho e a cor de um grão de arroz cozinhado em açafrão. O peso combinado de todas as quatro glândulas é de aproximadamente 130 mg. O peso de uma glândula individual varia consideravelmente, porém qualquer valor acima de 50 mg representa provavelmente um aumento de volume. Ao exame microscópico, cerca de 75% das paratireóides são constituídas por células principais e células oxifílicas, com o restante sendo representado por tecido adiposo disperso através do parênquima.

As **células principais** são responsáveis pela secreção do paratormônio (PTH). Elas são células poliédricas que se caracterizam por um citoplasma pálido, eosinofílico a anfofílico, que contém glicogênio e gotículas de gordura. A microscopia eletrônica revela grânulos secretórios envoltos por membrana no citoplasma.

As **células claras** são células principais cujo citoplasma está repleto de glicogênio.

As **células oxifílicas**, que aparecem após a puberdade, são maiores que as células principais e exibem um citoplasma profundamente eosinofílico, em virtude da presença de numerosas mitocôndrias. Elas não contêm grânulos secretórios e não secretam PTH.

As paratireóides respondem ao nível de cálcio e magnésio ionizados no sangue. Por sua vez, o PTH controla o nível de cálcio plasmático. O magnésio, um cationte intimamente relacionado ao cálcio, atua como um freio sobre a secreção de PTH.

HIPOPARATIREOIDISMO

O hipoparatireoidismo resulta da menor secreção de PTH ou da insensibilidade dos órgãos terminais para o hormônio (pseudo-hipoparatireoidismo).

A Menor Secreção de Paratormônio É Mais Comumente Iatrogênica

A causa mais comum de hipoparatireoidismo é a ressecção cirúrgica das paratireóides como uma complicação da tireoidectomia. Dos pacientes submetidos a uma cirurgia para hiperparatireoidismo primário, 1% desenvolve hipoparatireoidismo irreversível. Os sintomas de hipoparatireoidismo, estão relacionados à hipocalcemia. A excitabilidade neuromuscular aumentada se reflete por sintomas que variam de formigamento ligeiro nas mãos e nos pés até câimbras musculares severas, estridor laríngeo e convulsões. As manifestações neuropsiquiátricas incluem depressão, paranóia e psicoses. Uma alta pressão do líquido cerebrospinal e o papiledema podem simular um tumor cerebral. Os pacientes com todas as formas de hipoparatireoidismo são tratados com sucesso pela suplementação de vitamina D e cálcio.

O *hipoparatireoidismo familial* pode fazer parte de uma síndrome poliglandular que inclui também insuficiência supra-renal e candidíase mucocutânea (ver adiante). O *hipoparatireoidismo isolado familial* é um distúrbio raro caracterizado por secreção deficiente de PTH, que exibe padrões de herança variáveis. O *hipoparatireoidismo idiopático* é um grupo heterogêneo de distúrbios raros, esporádicos e familiais, que compartilham uma secreção deficiente de PTH. A *agenesia das paratireóides* ocorre como parte da síndrome de DiGeorge (ver Cap. 4).

O Pseudo-hipoparatireoidismo Reflete a Insensibilidade dos Órgãos-alvo ao PTH

O pseudo-hipoparatireoidismo designa um grupo de condições hereditárias caracterizadas por hipocalcemia. O defeito nesses pacientes foi rastreado até mutações no gene *GNAS1* no braço longo do cromossomo 20 que resulta em menor atividade de G_s, a proteína G que acopla os receptores hormonais com a estimulação de adenililciclase. Conseqüentemente, no epitélio tubular renal, a produção de cAMP em resposta ao PTH é alterada, e observa-se reabsorção inadequada de cálcio a partir do filtrado glomerular. Com freqüência, os pacientes com pseudo-hipoparatireoidismo são resistentes também aos outros hormônios que são acoplados ao cAMP, incluindo TSH, glucagon e as gonadotropinas FSH e LH. Esses pacientes demonstram um fenótipo característico (*osteodistrofia hereditária de Albright*), incluindo estatura baixa, obesidade, retardo mental, calcificação subcutânea e inúmeras anomalias congênitas do osso, particularmente os metatarsos e metacarpos anormalmente curtos (Fig. 21.25).

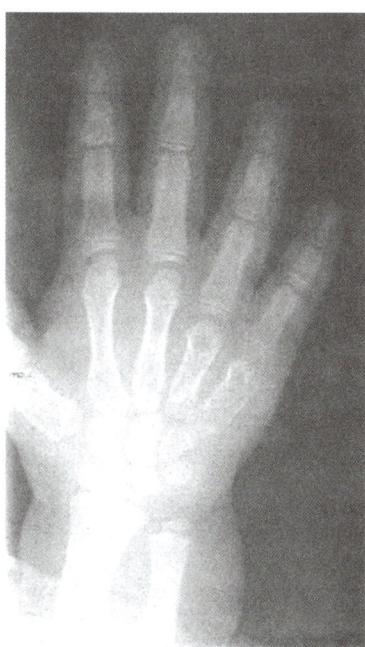

FIGURA 21.25
Pseudo-hipoparatireoidismo. Uma radiografia da mão revela o encurtamento característico do quarto e quinto metacarpos.

Alguns pacientes com pseudo-hipoparatireoidismo exibem atividade G_s normal e possuem um fenótipo normal. A base para a resistência ao PTH nesses pacientes reside provavelmente em uma mutação dentro ou próximo de GNAS1.

Pseudopseudo-hipoparatireoidismo pode ser encarado como um erro tipográfico, porém o termo se refere aos raros casos em que o fenótipo da osteodistrofia hereditária de Albright está associado com uma resposta do cAMP normal ao PTH. Paradoxalmente, esses pacientes apresentam também uma atividade reduzida de G_s comparável àquela relatada nos casos de pseudo-hipoparatireoidismo. Não foram encontradas mutações GNAS1 nessa condição, porém um gene candidato foi mapeado em uma região próxima no cromossomo 20.

HIPERPARATIREOIDISMO PRIMÁRIO

Hiperparatireoidismo primário se refere à síndrome causada por secreção excessiva de PTH por um adenoma das paratireóides, hiperplasia primária de todas as paratireóides, ou (em casos raros) carcinoma da paratireóide.

O Adenoma das Paratireóides É Responsável pela Maioria dos Casos de Hiperparatireoidismo

O adenoma das paratireóides é a causa de 85% de todos os casos de hiperparatireoidismo primário. Os tumores surgem esporadicamente ou (em 20%) no contexto de NEM-1 (ver adiante). Em uma pequena minoria dos casos de adenomas esporádicos, a análise genética identificou um rearranjo e a expressão excessiva do protoncogene da ciclina D_1 (PRAD1) no cromossomo 11.

 Patologia: Um adenoma das paratireóides é uma massa solitária circunscrita de coloração marrom avermelhada, que mede 1 a 3 cm de diâmetro. As áreas hemorrágicas são comuns e as alterações císticas são observadas ocasionalmente. Ao exame microscópico, o adenoma das paratireóides é constituído por massas de células principais neoplásicas embutidas em uma rica rede capilar. Uma borda de tecido paratireóideo normal é evidente habitualmente fora da cápsula e serve para distinguir um adenoma de uma hiperplasia das paratireóides (Fig. 21.26). Em sua maior parte, as células são semelhantes às células principais normais. As colorações imunoistoquímicas positivas para PTH confirmam a atividade secretória do tumor. Na presença de um adenoma paratireóideo funcionante, as outras três glândulas costumam ser atróficas. A ressecção cirúrgica do tumor elimina os sintomas de hiperparatireoidismo.

A Hiperplasia Paratireóidea Primária É uma Causa Menor de Hiperparatireoidismo

A hiperplasia das células principais é responsável por cerca de 15% dos casos de hiperparatireoidismo primário. Desses, aproximadamente 20% estão associados com hiperparatireoidismo familial ou síndrome NEM (NEM tipos 1 e 2A). Um terço dos casos esporádicos de hiperplasia paratireóidea primária demonstra monoclonalidade, sugerindo uma base neoplásica para a proliferação das células principais nesses casos. Nessas circunstâncias, tanto a hiperplasia de células principais quanto os pequenos múltiplos adenomas estão presentes na mesma glândula. Os fatores associados com o hiperparatireoidismo primário esporádico incluem irradiação externa e a ingestão de lítio. Cerca de 75% dos casos ocorrem em mulheres.

 Patologia: Ao exame macroscópico, todas as quatro paratireóides estão aumentadas de volume, com o peso combinado variando desde menos de 1 g até 10 g. Em metade dos pacientes, uma glândula é claramente maior que as outras, caso em que poderá ser difícil diferenciá-la de um adenoma. Ao exame microscópico, o tecido adiposo normal da glândula é substituído por células principais hiperplásicas distribuídas como lençóis ou segundo padrões trabeculares ou foliculares (Fig. 21.27). Células oxifílicas dispersas são comuns e os pequenos focos de tecido adiposo podem permanecer. Uma característica importante que diferencia a hiperplasia do adenoma é a falta de pleomorfismo celular na primeira.

O Carcinoma Paratireóideo É uma Causa Rara de Hiperparatireoidismo

O carcinoma paratireóideo é responsável por 1% de todos os casos de hiperparatireoidismo primário, ocorrendo principalmente entre os 30 e 60 anos de idade em ambos os sexos. Trata-se habitualmente de um tumor funcionante e a maioria dos

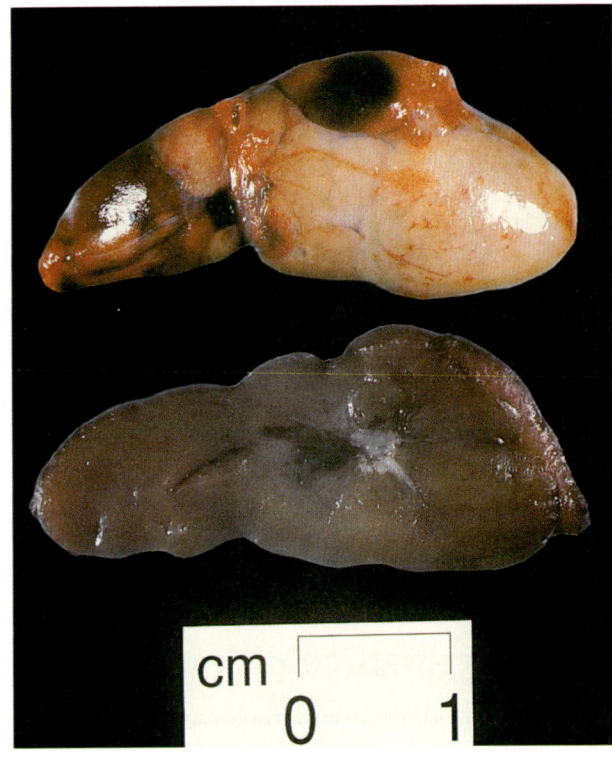
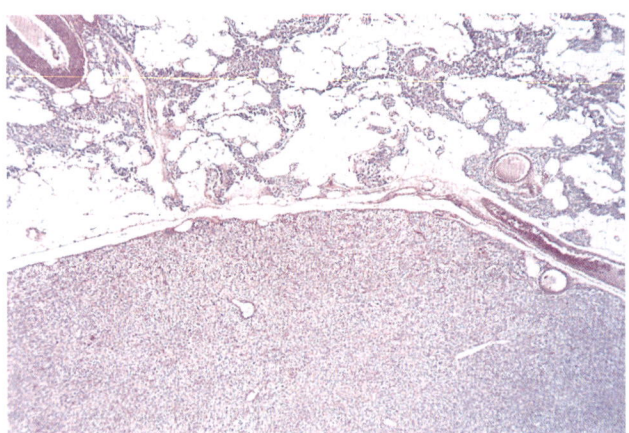

FIGURA 21.26
Adenoma de paratireóide. A. Vistas externa (*acima*) e em corte transversal (*abaixo*) mostram um tumor carnoso de coloração marrom. **B.** O tumor consiste em massas de células principais neoplásicas e é separado do parênquima normal por uma fina cápsula.

pacientes se apresenta com sintomas de hiperparatireoidismo. À semelhança dos adenomas paratireóideos funcionantes, a expressão excessiva da ciclina D_1 também foi descrita em alguns carcinomas paratireóideos, sugerindo que a desregulação deste protoncogene é uma característica importante da neoplasia paratireóidea em geral. A maioria dos carcinomas paratireóideos não é corada para a proteína do retinoblastoma (outro regulador do ciclo celular); em geral os adenomas evidenciam uma coloração normal.

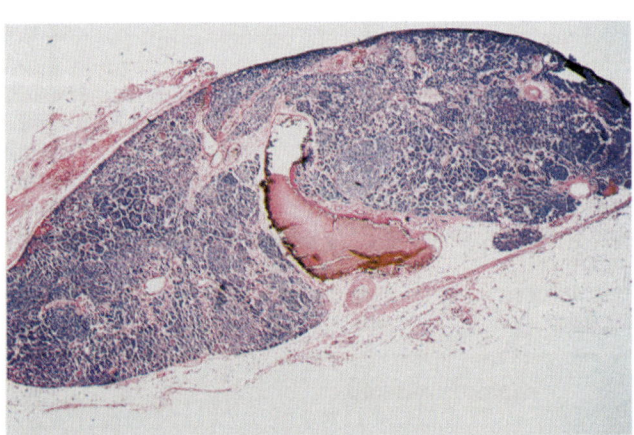

FIGURA 21.27
Hiperplasia paratireóidea primária. O tecido adiposo normal da glândula foi substituído por massas e trabéculas de células principais hiperplásicas.

 Patologia: Os carcinomas costumam ser ligeiramente maiores que os adenomas e aparecem como massas lobuladas sem cápsula, de consistência firme e coloração marrom, na maioria das vezes aderidas aos tecidos moles circundantes. Ao exame microscópico, a maioria dos casos mostra um padrão trabecular, com atividade mitótica significativa e espessas faixas fibrosas. A invasão capsular ou vascular é observada ocasionalmente. Ainda mais importante, a atipia celular encontrada com freqüência nos adenomas paratireóideos é incomum no carcinoma das paratireóides.

Apesar da remoção cirúrgica do tumor, a recidiva local é comum, com cerca de um terço dos pacientes desenvolvendo metástases para os linfonodos regionais, os pulmões, o fígado e o osso. Nos casos fatais, a causa da morte é mais freqüentemente o hiperparatireoidismo que a carciomatose.

As Características Clínicas do Hiperparatireoidismo São Altamente Variáveis

As manifestações clínicas do hiperparatireoidismo primário variam de hipercalcemia sintomática identificada em um exame de sangue de rotina até doença sistêmica, renal e esquelética exuberante (Fig. 21.28). Hipercalcemia e hipofosfatemia são as anormalidades bioquímicas características. A quantidade excessiva de PTH resulta em perda excessiva de cálcio pelos ossos e reabsorção exacerbada de cálcio pelos túbulos re-

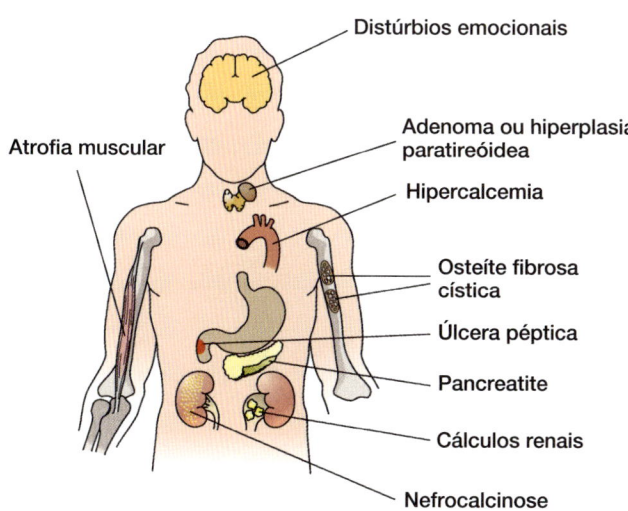

FIGURA 21.28
Principais manifestações clínicas do hiperparatireoidismo.

nais. A produção da forma ativada de vitamina D (1,25[OH]$_2$D) pelos túbulos renais também é estimulada pelo PTH, um efeito que aumenta a absorção intestinal de cálcio. A ação do PTH sobre o rim, juntamente com a hipercalcemia, resulta em hipofosfatemia.

SISTEMA ESQUELÉTICO: As lesões ósseas clássicas do hiperparatireoidismo, conhecidas como *osteíte fibrosa cística* (ver Cap. 26), são encontradas em uma pequena minoria de pacientes que são acometidos por uma forma acelerada e séria da doença. Em resumo, esses pacientes se apresentam com dor óssea, cistos ósseos, fraturas patológicas e tumefação óssea localizada (tumores castanhos e epúlide da maxila). A condrocalcinose pode ser uma complicação do hiperparatireoidismo.

RIM: Dez por cento dos pacientes com hiperparatireoidismo primário se apresentam com cólica renal como resultado de cálculos renais. A nefrocalcinose, observada radiologicamente como calcificação renal difusa, também pode ocorrer (ver Cap. 16). A poliúria está relacionada à hipercalciúria, um efeito que pode resultar também em polidipsia.

SISTEMA NERVOSO: O hiperparatireoidismo é acompanhado freqüentemente por alterações mentais, incluindo depressão, labilidade emocional, atividade mental precária e defeitos de memória. Os reflexos hiperativos são comuns. A neuropatia periférica resulta em atrofia das fibras tipo 2 dos músculos esqueléticos e conseqüente fraqueza.

TRATO GASTROINTESTINAL: A incidência de doença ulcerosa péptica é maior nos pacientes com hiperparatireoidismo, possivelmente porque a hipercalcemia eleva a gastrina sérica, estimulando dessa forma a secreção ácida gástrica. As úlceras pépticas no contexto de NEM tipo 1, que inclui hiperplasia ou adenoma das paratireóides, podem ser secundárias à síndrome de Zollinger-Ellison (ver Cap. 15). A pancreatite crônica também é uma complicação reconhecida da hipercalcemia prolongada, porém a patogenia não é bem compreendida. A hipercalcemia também é uma causa de constipação.

OUTROS SISTEMAS: A hipertensão ocorre em até metade dos pacientes com hiperparatireoidismo, apesar de ainda não ter sido esclarecido qual é o mecanismo subjacente. A anemia de causa desconhecida também é freqüente.

HIPERPARATIREOIDISMO SECUNDÁRIO

A hiperplasia secundária das paratireóides é encontrada principalmente nos pacientes com insuficiência renal crônica, porém o distúrbio ocorre também em associação com deficiência de vitamina D, má absorção intestinal, síndrome de Fanconi e acidose tubular renal (Fig. 21.29). A hipocalcemia crônica por retenção renal de fosfato, produção inadequada de 1,25(OH)$_2$D pelos rins enfermos e alguma resistência esquelética ao PTH resulta em hipersecreção compensatória de PTH. Como resultado, ocorre hiperplasia secundária de todas as quatro paratireóides. Por sua vez, os níveis excessivos de PTH causam as manifestações ósseas do hiperparatireoidismo, que recebem a designação de *osteodistrofia renal* (ver Cap. 26). O aspecto morfológico das paratireóides na hiperplasia secundária é semelhante àquele da hiperplasia primária.

Hiperparatireoidismo terciário se refere ao surgimento de hiperplasia paratireóidea autônoma após uma hiperplasia de longa duração secundária à insuficiência renal. Nessas circunstâncias, a hiperplasia paratireóidea pode não regredir após o transplante renal, tornando-se necessária uma intervenção cirúrgica para remover o tecido paratireóideo. Nesse contexto, a monoclonalidade das lesões paratireóideas hiperplásicas foi descrita em dois terços dos pacientes com uremia de longa duração.

Córtex Supra-renal

ANATOMIA

Cada supra-renal consiste em dois órgãos endócrinos independentes, isto é, o córtex e a medula. Ambos os componentes são distintos não apenas anatômica e funcionalmente mas também embriologicamente. O córtex supra-renal tem origem nas células mesenquimais celômicas próximas da crista urogenital. A medula é formada quando a supra-renal fetal é invadida por células neuroectodérmicas.

As supra-renais adultas são órgãos piramidais localizados no pólo superior de cada rim. Cada glândula tem 4 a 6 cm em sua maior dimensão e pesa aproximadamente 4 g. Microscopicamente, o córtex exibe três camadas ou zonas.

- A **zona glomerulosa** é a camada mais externa e constitui o local de secreção da aldosterona. É estimulada por angiotensina e potássio e inibida pelo peptídio natriurético atrial e somatostatina. A zona glomerulosa engloba 15% do córtex e é constituída por ninhos esféricos indistintos de células com núcleos de coloração escura e um número moderado de gotículas de gordura no citoplasma.
- A **zona fasciculada** corresponde a 75% do córtex e não é claramente separada da zona glomerulosa. Cordões radiais de células, cada uma delas contendo pequenos núcleos e abundante citoplasma claro e espumoso, que representam lipídio armazenado, são reconhecidos prontamente.

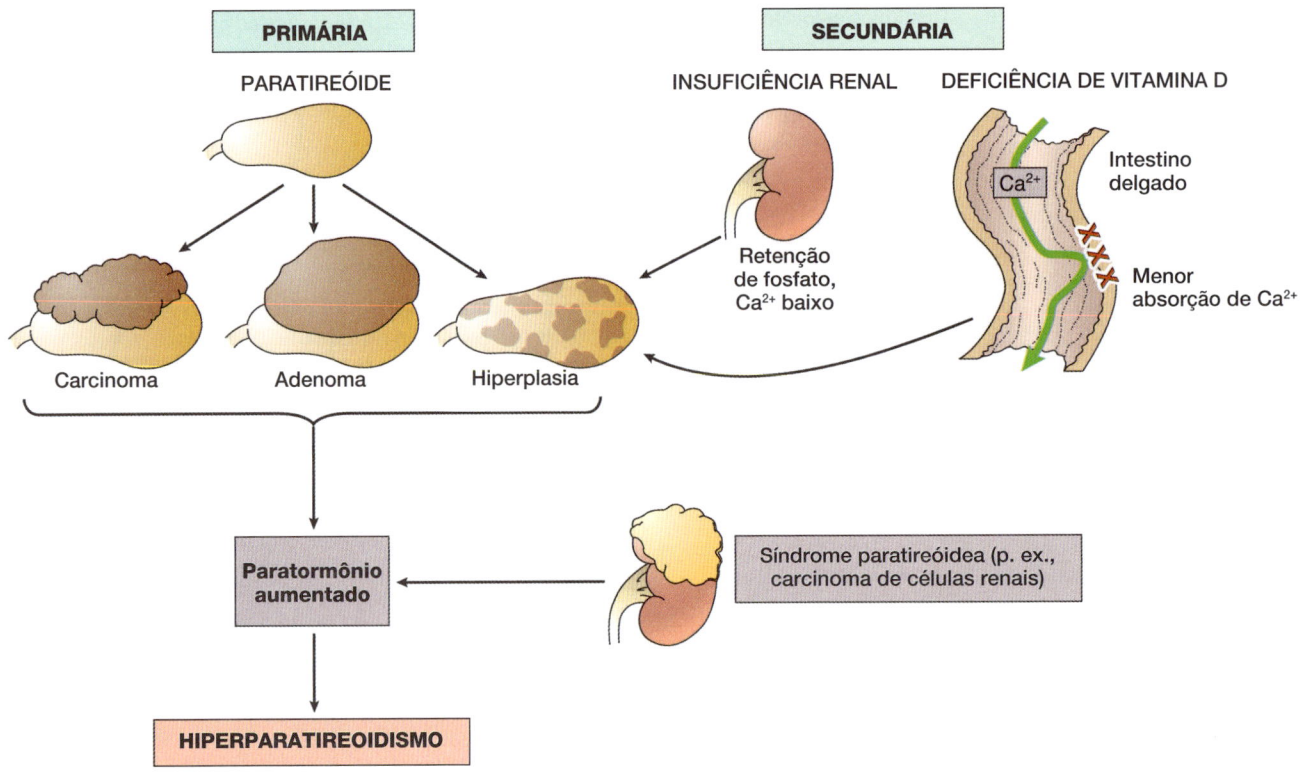

FIGURA 21.29
Principais vias patogênicas que resultam em hiperparatireoidismo clínico primário e secundário.

- A **zona reticular** é a camada mais interna adjacente à medula. Cordões anastomóticos irregulares são formados por células compactas com um citoplasma pobre em lipídios e ligeiramente granular e núcleos claros.

As células das zonas fasciculada e reticular secretam glicocorticóides sob o controle do ACTH. Além disso, o ACTH estimula o crescimento supra-renal. Essas zonas produzem também deidroepiandrosterona, um androgênio supra-renal fraco.

HIPERPLASIA SUPRA-RENAL CONGÊNITA

A hiperplasia supra-renal congênita (HSRC) é uma síndrome que resulta de inúmeros defeitos enzimáticos autossômicos recessivos na biossíntese do cortisol a partir do colesterol (Fig. 21.30). A extensão dos defeitos é altamente variável, oscilando de deficiências leves a completas. Em geral, uma deficiência na síntese dos corticosteróides resulta na ação sem qualquer oposição do ACTH e, conseqüentemente, em hiperplasia supra-renal. A HSRC é a causa mais comum de genitália ambígua em meninas recém-nascidas (Fig. 21.31A).

 Patologia: As supra-renais são aumentadas, pesando até 30 g (ver Fig. 21.31B). A superfície de corte é macia, de coloração bronzeada a marrom, e difusamente aumentada ou nodular. Ao exame microscópico, o córtex se estende entre a medula e a zona glomerulosa (ver Fig. 21.31C). A zona hiperplásica está cheia com células eosinofílicas granulares compactas. Na maioria dos casos, a zona glomerulosa também é hiperplásica, porém não no mesmo grau das outras zonas.

A Deficiência de 21-Hidroxilase É a Principal Causa de HSRC

Mais de 90% dos casos de HSRC representam uma deficiência inata de 21-hidroxilase, denominada mais especificamente $P450_{C21}$. O gene para $P450_{C21}$ está ligado ao *locus MHC* sobre o braço curto do cromossomo 6 e está associado intimamente com *HLA-B* e os genes do complemento *C4A* e *C4B*. A incidência dessa doença varia de aproximadamente 1 em 10.000 entre os brancos a 1 em 500 em esquimós do Alasca.

$P450_{C21}$ é uma enzima microsomal que converte 17-hidroxiprogesterona em 11-desoxicortisol. Uma deficiência nessa atividade enzimática prejudica a biossíntese do cortisol e os precursores acumulados são transformados em androgênios.

 Manifestações Clínicas: A HSRC clássica causada por deficiência de 21-hidroxilase se manifesta como várias síndromes geneticamente distintas. Duas variantes afetam recém-nascidos. Uma delas é a HSRC virilizante simples; a outra é a forma com perda de sal, que está ligada ao HLA-Bw47. Existe também uma variante de início tardio (não-clássica), que é menos grave. As mutações que resultam em inativação completa de 21-hidroxilase produzem uma HSRC com perda de sal, enquanto aquelas que reduzem essa atividade para 2% se correlacionam com a HSRC virilizante simples. A HSRC de início tardio apresenta valores intermediários.

HSRC VIRILIZANTE SIMPLES: Lactentes do sexo feminino exibem pseudo-hermafroditismo, enquanto os do sexo masculino não exibem anormalidades dos órgãos sexuais. A conversão dos precursores do cortisol para androgênios supra-renais é amplificada pelo aumento no tamanho da glândula que depende do ACTH. Os recém-nascidos do sexo feminino expostos a um grande excesso de androgênios supra-renais *in utero* nascem com os lábios genitais fundidos, um clitóris aumentado de volume e um seio urogenital que pode ser confundido com uma uretra peniana. A ambigüidade sexual pode ser tão acentuada que o lactente é rotulado incorretamente como sendo do sexo masculino.

A genitália externa feminina não é necessariamente anormal por ocasião do nascimento, porém as meninas recém-nascidas podem desenvolver uma síndrome de excesso de androgênio, caracterizada por aumento de volume do clitóris e a presença de pêlos pubianos. Os meninos recém-nascidos exibem precocidade sexual. Eventualmente, os altos níveis de androgênios supra-renais acarretam o fechamento das epífises e crescimento retardado. As mulheres adultas com HSRC costumam ser inférteis, pois os níveis elevados de androgênios e de progesterona interferem no eixo hipotalâmico–hipofisário–gonádico e, dessa forma, inibem a ovulação e perturbam o ciclo menstrual. Em contrapartida, os jovens com HSRC podem ser férteis, apesar de alguns exibirem azoospermia.

HSRC COM PERDA DE SAL: Por causa da deficiência de 21-hidroxilase, a síntese de aldosterona pode ser prejudicada. Como resultado, instala-se um quadro de hipoaldosteronismo no transcorrer das primeiras semanas de vida em dois terços dos recém-nascidos com HSRC, que se manifesta como hiponatremia, hipercalemia, desidratação, hipotensão e maior secreção de renina. Esses efeitos podem ser rapidamente fatais se a doença não for tratada.

As duas variantes infantis de HSRC causadas por deficiência de 21-hidroxilase são tratadas pela administração de glicocorticóides e mineralocorticóides para suprimir a secreção de ACTH e proporcionar os esteróides de reposição. A cirurgia reconstrutiva é necessária para as mulheres virilizadas com genitália externa ambígua.

HSRC DE INÍCIO TARDIO: Os pacientes com as variantes não-clássicas de deficiência de 21-hidroxilase não mostram anormalidades por ocasião do nascimento, mas exibem sintomas virilizantes por ocasião da puberdade. Em mulheres jovens, a HSRC de início tardio pode ser difícil de diferenciar da síndrome ovariana policística. Em contrapartida, a maioria dos homens jovens com esse distúrbio é assintomática. Esta forma de HSRC é provavelmente mais comum que a HSRC clássica, particularmente entre judeus asquenazes, italianos e pessoas da antiga Iugoslávia.

A Deficiência de 11β-Hidroxilase É uma Causa Menor de HSRC

Uma deficiência em 11β-hidroxilase é responsável por 5% dos casos de HSRC. Embora o distúrbio seja nitidamente incomum na população geral, entre judeus de ancestralidade iraniana ou marroquina em Israel, a deficiência de 11β-hidroxilase é a causa mais comum de HSRC. O gene para 11β-hidroxilase está localizado no cromossomo 8 e, assim sendo, não existe qualquer ligação com o *locus HLA*. A 11β-hidroxilase é a enzima responsável pela hidroxilação terminal na biossíntese do cortisol. Além das complicações androgênicas da HSRC, a presença de altos níveis de 11-desoxicortisol, um mineralocorticóide fraco, costuma causar retenção de sódio e hipertensão concomitante.

Foram descritas formas raras de HSRC, incluindo deficiências de uma ampla variedade de enzimas envolvidas na biossíntese dos adrenocorticosteróides. Estas resultam em combinações variáveis de anormalidades eletrolíticas e anomalias dos órgãos sexuais.

INSUFICIÊNCIA CORTICAL SUPRA-RENAL

A produção deficiente de hormônios corticais supra-renais pode resultar de (1) destruição da supra-renal, (2) disfunção hipofisária ou hipotalâmica ou (3) ingestão de corticosteróides no tratamento de doenças inflamatórias crônicas.

A Insuficiência Supra-renal Crônica Primária (Doença de Addison) Costuma Refletir uma Destruição Auto-imune da Supra-renal

A doença de Addison é um distúrbio debilitante fatal causado pela incapacidade das supra-renais produzirem glicocorticóides, mineralocorticóides e androgênios. Se não for tratada, a doença se caracteriza por fraqueza, perda de peso, sintomas gastrintestinais, hipotensão, distúrbios eletrolíticos e hiperpigmentação.

Patogenia: Quando Addison descreveu a insuficiência supra-renal primária em 1855, a causa mais comum da síndrome que leva seu nome era a tuberculose das supra-renais. No mundo todo, a tuberculose continua sendo provavelmente a causa mais comum de insuficiência supra-renal crônica, porém nas sociedades avançadas a adrenalite auto-imune é responsável por 75% dos casos. A adrenalite auto-imune ocorre como um distúrbio isolado ou como parte de duas síndromes auto-imunes poliglandulares diferentes. Na verdade, existe evidência de que os casos esporádicos podem ser uma variante da síndrome auto-imune poliglandular tipo II (ver adiante). Outras causas de destruição supra-renal incluem carcinoma metastático, amiloidose, hemorragia supra-renal, sarcoidose e infecções fúngicas. Na doença de Addison idiopática, o defeito bioquímico da adrenoleucodistrofia (ver Cap. 28) é identificado com freqüência. Raramente, a insuficiência supra-renal é o resultado de hipoplasia supra-renal congênita ou de uma deficiência familial de glicocorticóides (receptor do ACTH defeituoso).

A patogenia auto-imune da maioria dos casos de doença de Addison é confirmada pelo seguinte:

- Infiltrados linfóides na supra-renal
- A presença de anticorpos circulantes para os antígenos supra-renais

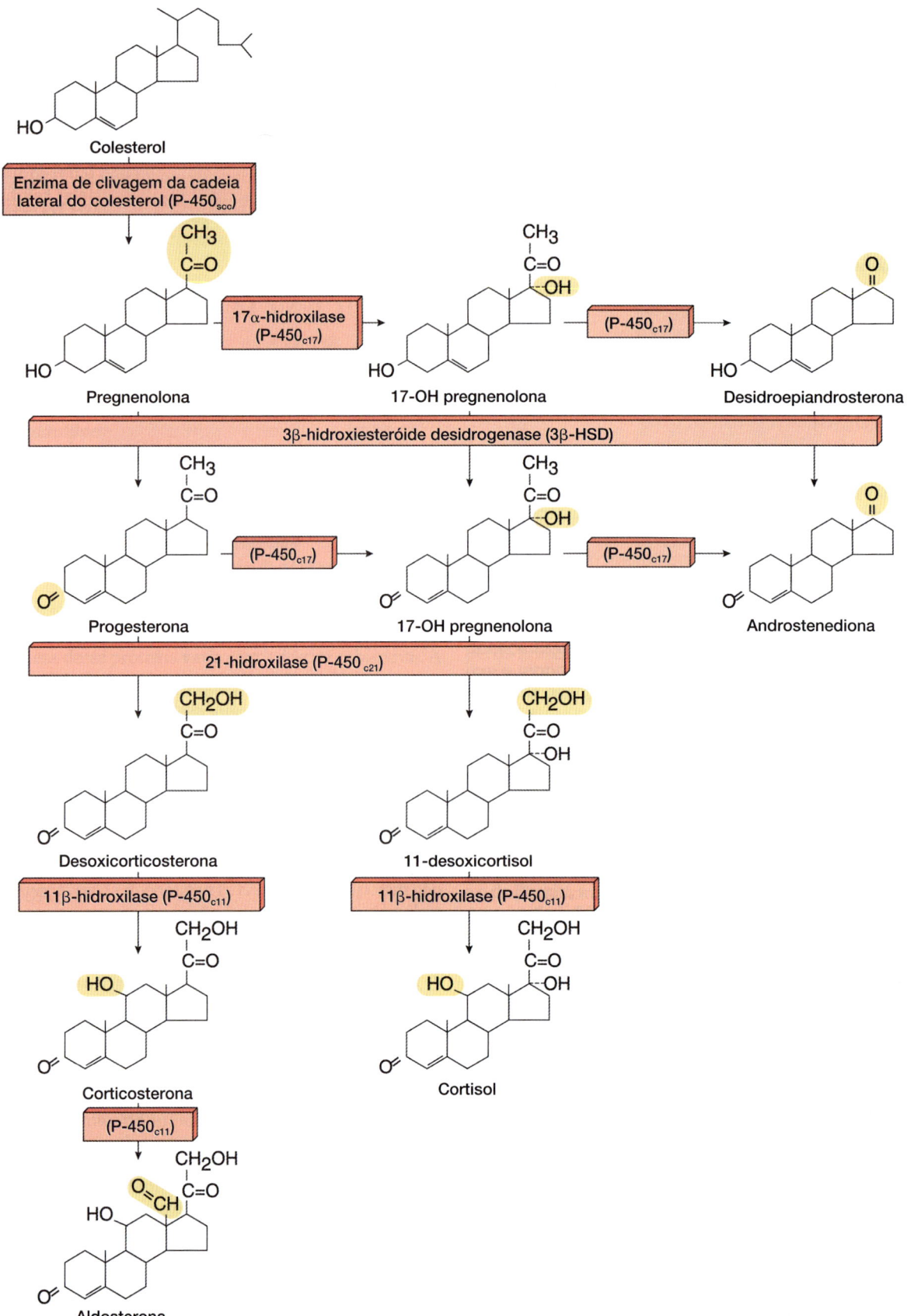

FIGURA 21.30
Vias biossintéticas na síntese dos corticosteróides supra-renais.

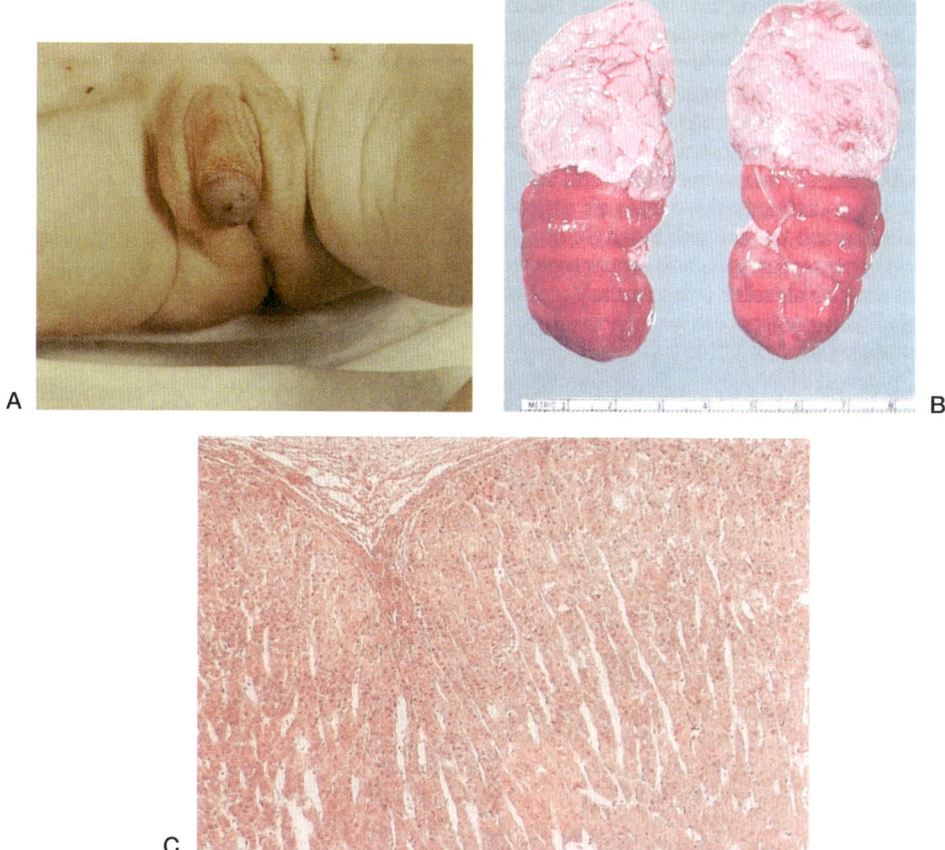

FIGURA 21.31
Hiperplasia supra-renal congênita. A. Um lactente do sexo feminino é acentuadamente virilizado com hipertrofia do clitóris e fusão parcial das pregas labio-escrotais. B. Um bebê do sexo masculino com 7 semanas de idade morreu de hiperplasia supra-renal congênita severa com perda de sal. Na necropsia, ambas as supra-renais estavam acentuadamente aumentadas de volume. C. Uma vista microscópica mostra um córtex alargado contendo células eosinofílicas compactadas.

- Anormalidades da imunidade celular
- Associações com outras endocrinopatias auto-imunes
- Ligação genética com os *loci HLA*

MECANISMOS IMUNES: Os anticorpos anti-supra-renais que reagem com os tecidos de todas as três zonas do córtex supra-renal foram relatados em dois terços dos pacientes com insuficiência supra-renal crônica que não poderia ser atribuída a uma causa específica. Os principais auto-antígenos são enzimas esteroidogênicas supra-renais, particularmente 21-hidroxilase, que está localizada no segmento classe III do complexo de histocompatibilidade principal (MHC). Embora os auto-anticorpos sejam característicos da doença de Addison, admite-se que eles não resultam de lesão tecidual. Pelo contrário, a imunidade de mediação celular é responsável provavelmente pela destruição da supra-renal. Maiores números de linfócitos T Ia+ e uma menor função das células T supressoras foram detectados no sangue de pacientes com esse distúrbio.

ENDOCRINOPATIAS POLIGLANDULARES: Metade dos pacientes com insuficiência supra-renal auto-imune sofre de outras doenças endócrinas auto-imunes. Esses distúrbios são agrupados em duas síndromes endócrinas poliglandulares.

A **síndrome auto-imune poliglandular tipo I** é uma condição autossômica recessiva rara que exibe uma ligeira predominância feminina e é observada em crianças mais crescidas e adolescentes. Além da insuficiência supra-renal, a maioria (60%) dos pacientes é acometida por hipoparatireoidismo e candidíase mucocutânea crônica. O diabetes insulino-dependente (tipo 1) também é freqüente. A falência ovariana prematura é comum e hipotireoidismo, síndromes de má absorção, anemia perniciosa, hepatite crônica, alopecia total e vitiligo também são observados.

A doença poliglandular tipo I é prevalente entre a população finlandesa e os judeus iranianos. O gene associado com a doença tipo I foi identificado como *AIRE* (regulador auto-imune), que é expressado no timo, linfonodos e fígado fetal, todos eles tecidos que participam na maturação do sistema imune e na tolerância imune. À semelhança da forma comum de doença de Addison auto-imune, os soros dos pacientes com doença poliglandular tipo I reconhecem os auto-antígenos esteroidogênicos e outros alvos.

A **síndrome auto-imune poliglandular tipo II** *(síndrome de Schmidt)* é mais comum que o tipo I e inclui sempre insuficiência supra-renal. As mulheres são afetadas duas vezes mais freqüentemente que os homens e o distúrbio se manifesta habitualmente entre 20 e 40 anos de idade. Metade dos casos é de natureza familial, porém são conhecidas várias modalidades de herança. A tireoidite de Hashimoto e, ocasionalmente, a doença de Graves ocorrem em mais de dois terços dos casos. O diabetes melito insulino-dependente e a falência ovariana prematura são comuns. Só raramente estão presentes outras doenças auto-imunes.

FATORES GENÉTICOS: Metade dos pacientes com insuficiência supra-renal auto-imune como parte de uma síndrome poliglandular relata uma história familial de endocrinopatia auto-imune. Nos casos em que a doença de Addison ocorre na ausência de outras endocrinopatias, um terço dos pacientes tem um parente afetado. Existe uma poderosa associação entre a adrenalite auto-imune e *HLA-B8, HLA-DR3* e *HLA-DR4*, com exceção dos casos que ocorrem como parte da síndrome poliglandular tipo I, que não está relacionada a qualquer alelo *HLA*.

Patologia: Mais de 90% da supra-renal devem ser destruídos para que haja sintomas de insuficiência supra-renal crônica. Os casos atribuídos a distúrbios infecciosos, neoplásicos ou metabólicos específicos mostram uma evidência correspondente do distúrbio subjacente nas supra-renais. A adrenalite auto-imune resulta em uma glândula pálida, irregular e contraída, que pesa 2 a 3 g ou menos. Ao exame microscópico, uma medula intacta é circundada por tecido fibroso que contém pequenas ilhas de células corticais atróficas (Fig. 21.32). Dependendo do estágio da doença, são encontrados infiltrados linfóides de densidade variável.

Manifestações Clínicas: A descrição original das características clínicas da insuficiência supra-renal crônica feita por Addison continua válida atualmente para os casos não-tratados. Os pacientes eram relatados como tendo "abatimento geral e debilidade, impressionante fraqueza da ação do coração, irritabilidade do estômago e uma mudança peculiar na cor da pele". Nos casos típicos, o primeiro sintoma é o surgimento insidioso de fraqueza, que pode tornar-se tão profunda que o paciente fica confinado ao leito. Anorexia e perda de peso são características invariáveis da doença. Surge habitualmente, porém não invariavelmente, uma pigmentação bronzeada difusa da pele e manchas escuras podem aparecer sobre as membranas mucosas. A hiperpigmentação está relacionada à estimulação dos melanócitos cutâneos pela pró-opiomelanocortina (POMC) hipofisária. A hipotensão, com pressões arteriais na variação de 80/50 mm Hg, constitui a regra. Uma ampla variedade de sintomas gastrintestinais, incluindo vômitos, diarréia e dor abdominal, afeta a maioria dos pacientes e pode constituir a queixa inicial. Os pacientes com doença de Addison exibem com freqüência acentuadas alterações da personalidade e até mesmo síndromes cerebrais orgânicas.

A falta de secreção de mineralocorticóides, juntamente com outros distúrbios metabólicos, resulta em baixos níveis séricos de sódio e altos níveis de potássio. A ausência de glicocorticóides se reflete na linfocitose e ligeira eosinofilia. O diagnóstico de insuficiência supra-renal crônica é estabelecido medindo-se os níveis sangüíneos de corticosteróides após a estimulação pelo ACTH. Antes da disponibilidade de corticosteróides, menos de 20% dos pacientes com um diagnóstico de doença de Addison sobreviviam por 2 anos. Atualmente, esses pacientes levam uma vida normal quando tratados com glicocorticóides e mineralocorticóides.

A Insuficiência Supra-renal Aguda É uma Emergência Capaz de Ameaçar a Vida

A insuficiência supra-renal aguda, ou crise supra-renal, reflete a perda brusca da função cortical supra-renal. Os sintomas estão relacionados mais à deficiência de mineralocorticóides que aos glicocorticóides insuficientes. A crise supra-renal ocorre em três circunstâncias:

- A retirada brusca da terapia corticosteróidea nos pacientes com atrofia supra-renal secundária à administração prolongada desses esteróides é a causa mais comum de insuficiência supra-renal aguda.
- Um agravamento súbito e devastador da insuficiência supra-renal crônica pode ser desencadeado pelo estresse de uma infecção ou cirurgia.
- A *síndrome de Waterhouse-Friderichsen é o infarto hemorrágico agudo bilateral do córtex supra-renal, mais comumente secundário a uma septicemia meningocócica ou pseudomonal* (ver Fig. 7.24). A hemorragia supra-renal nessas circunstâncias é considerada como sendo uma manifestação local de uma reação de Shwartzman generalizada com coagulação intravascular disseminada. A insuficiência supra-renal aguda secundária a uma hemorragia supra-renal é observada também em recém-nascidos que foram vítimas de um traumatismo do parto.

Manifestações Clínicas: As manifestações iniciais da crise supra-renal em geral são hipotensão e choque. Os sintomas inespecíficos também são comuns, incluindo fraqueza, vômitos, dor abdominal e letargia, que pode progredir para coma. No caso típico da síndrome de Waterhouse-Friderichsen, uma pessoa jovem desenvolve subitamente hipotensão e choque, juntamente com dor abdominal ou nas costas, febre e púrpura. A crise supra-renal é quase invariavelmente fatal, a menos que o paciente seja tratado pronta e agressivamente com corticosteróides e medidas de apoio.

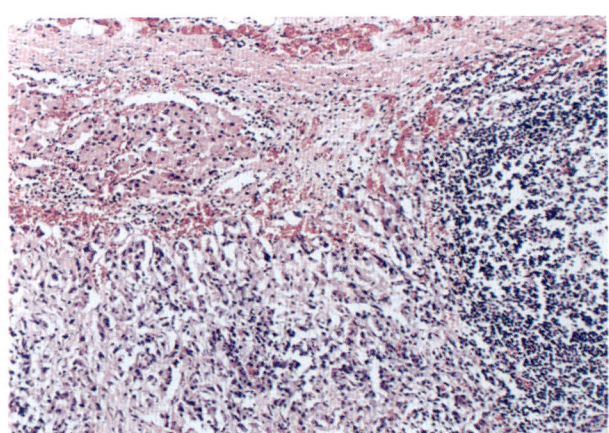

FIGURA 21.32

Adrenalite auto-imune. Um corte da supra-renal de um paciente com doença de Addison mostra inflamação crônica e fibrose no córtex, uma ilha de células corticais atróficas residuais e uma medula intacta.

A Insuficiência Supra-renal Secundária Reflete a Ausência de ACTH

A destruição da hipófise e conseqüente pan-hipopituitarismo resultam em insuficiência supra-renal secundária. Essas lesões incluem tumores hipofisários, craniofaringioma, síndrome da sela vazia e infarto hipofisário. Traumatismo, cirurgia e radioterapia também podem resultar na perda da função hipofisária. A deficiência isolada de ACTH está associada freqüentemente com endocrinopatias auto-imunes.

Qualquer distúrbio que interfere na secreção do hormônio liberador de corticotrofina (ACTH) (CRH) pelo hipotálamo (p. ex., tumores, sarcoidose) pode resultar em secreção insuficiente de ACTH. A secreção de glicocorticóides em resposta ao ACTH serve para diferenciar a insuficiência supra-renal secundária da forma primária. Anormalidades pigmentares e eletrolíticas estão tipicamente ausentes na insuficiência supra-renal secundária, pois esses processos não são regulados pelo ACTH.

HIPERFUNÇÃO SUPRA-RENAL

A secreção excessiva de corticosteróides ocorre no contexto de hiperplasia ou neoplasia supra-renal (Fig. 21.33). Essa hiperfunção pode assumir uma de duas formas, ou seja, hipercortisolismo (síndrome de Cushing) ou hiperaldosteronismo (síndrome de Conn), distúrbios que refletem as duas principais classes de hormônios esteróides supra-renais.

Na primeira parte do século XX o neurocirurgião Harvey Cushing associou "a obesidade dolorosa, a hipertricose e amenorréia" com a presença de um tumor hipofisário. A combinação de hiperfunção hipofisária com os sinais e sintomas produzidos pelo excesso crônico de glicocorticóides foi denominada de *doença de Cushing*. Agora já foi reconhecido que a constelação de manifestações clínicas causadas pelos altos níveis de glicocorticóides pode resultar também de um adenoma ou carcinoma supra-renal, da produção ectópica de ACTH ou CRH por um tumor, ou da administração exógena de corticosteróides. *Assim sendo, as manifestações clínicas do hipercortisolismo de qualquer causa são denominadas agora de* **síndrome de Cushing**, *e o termo* **doença de Cushing** *fica reservado para a secreção excessiva de ACTH por tumores corticotrópicos hipofisários.*

A causa mais comum da síndrome de Cushing nos Estados Unidos é a administração crônica de corticosteróides no tratamento de distúrbios imunológicos e inflamatórios. A segunda causa mais comum é um efeito paraneoplásico associado com cânceres não-hipofisários que produzem quantidades inapropriadas de ACTH. A doença de Cushing é cinco vezes mais freqüente que o tipo de síndrome de Cushing associada com tumores supra-renais.

A Hiperfunção Supra-renal ACTH-Dependente É de Origem Hipofisária ou Ectópica

Patogenia: As mulheres, habitualmente entre 25 e 45 anos de idade, têm probabilidade cinco vezes maior que os homens de virem a desenvolver a doença de Cushing.

A secreção excessiva de ACTH resulta em hiperplasia cortical supra-renal. A hiperfunção supra-renal ACTH-dependente resulta de um dos seguintes:

- Produção ectópica de ACTH por um tumor não-hipofisário
- Hipersecreção primária de ACTH pela hipófise (doença de Cushing)
- Secreção inapropriada de CRH por tumores com origem fora do hipotálamo, com hipersecreção hipofisária secundária de ACTH

PRODUÇÃO ECTÓPICA DE ACTH: A secreção inapropriada de ACTH por um tumor maligno é responsável pela maioria dos casos de hiperadrenalismo ACTH-dependente. O câncer do pulmão, particularmente o carcinoma de pequenas células, é responsável por mais de metade dos casos da síndrome de ACTH ectópico. Os demais casos podem ser atribuídos principalmente aos carcinóides e tumores da crista neural (feocromocitoma, neuroblastoma, carcinoma medular da tireóide), timoma e adenoma de células insulares do pâncreas.

HIPERSECREÇÃO PRIMÁRIA DE ACTH: A doença de Cushing resulta habitualmente de microadenomas corticotróficos da hipófise, embora possa ser secundária ocasionalmente a um macroadenoma ou, em alguns pacientes, a uma hiperplasia corticotrófica difusa. Enquanto os adenomas são claramente monoclonais, com origem em uma única célula progenitora, a hiperplasia corticotrófica é causada por hipersecreção crônica de CRH.

PRODUÇÃO ECTÓPICA DE CRH: A síndrome de CRH ectópico é semelhante à síndrome de ACTH ectópico, exceto que um tumor maligno secreta CRH. Por sua vez, CRH estimula a secreção de ACTH pela hipófise, resultando dessa forma em hiperplasia supra-renal.

Patologia: A doença de Cushing se caracteriza por hiperplasia bilateral, difusa (75%) ou nodular (25%) das supra-renais. Cada glândula pesa habitualmente 8 a 10 g, porém ocasionalmente pode chegar a 20 g.

A **hiperplasia supra-renal difusa** apresenta um córtex alargado macroscopicamente visível, formado por uma camada marrom interna e uma cobertura amarela rica em lipídios. Ao exame microscópico, o terço interno do córtex é formado por uma camada de células compactas e a zona externa, que corresponde à zona fasciculada, exibe grandes células claras repletas de lipídio. O aspecto da zona glomerulosa varia, às vezes sendo proeminente e outras vezes difícil de identificar.

Hiperplasia supra-renal nodular é um termo reservado para nódulos macroscopicamente visíveis com até 2,5 cm de diâmetro, pois os nódulos microscópicos são comuns na hiperplasia difusa. Múltiplos nódulos bilaterais comprimem o córtex suprajacente e o parênquima de permeio exibe uma hiperplasia difusa. Entretanto, a hiperplasia nodular pode ser assimétrica e as duas glândulas podem ter pesos muito diferentes. Ao exame microscópico, os nódulos são constituídos por grandes células claras repletas de lipídios.

A Hiperfunção Supra-renal ACTH-Independente É Causada por Tumores Supra-renais

Em adultos, a incidência de carcinoma supra-renal alcança um pico aos 40 anos de idade e aquela do adenoma uma década de-

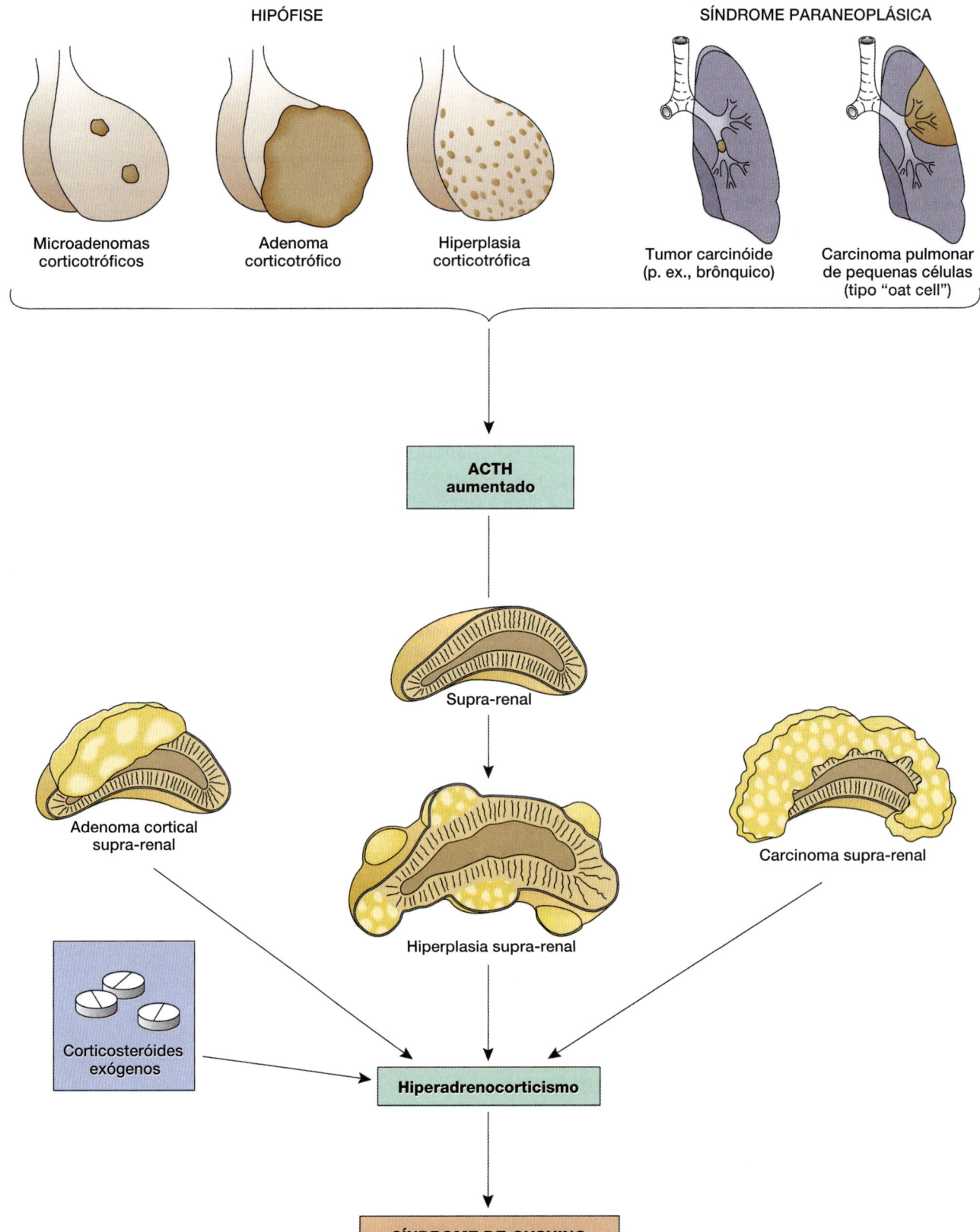

FIGURA 21.33
As vias patogenéticas da síndrome de Cushing. A via ACTH-dependente recebe a designação de doença de Cushing.

pois. Em crianças, o carcinoma supra-renal é responsável por metade dos casos da síndrome de Cushing, enquanto 15% são causados por adenoma. Em todas as idades, a relação de mulheres para homens é de 4:1.

Adenoma Supra-renal

 Patologia: Os adenomas da supra-renal são incomuns, desde que sejam excluídos os nódulos do córtex supra-renal. O adenoma típico é uma massa encapsulada, firme, amarelada e ligeiramente lobulada, que mede cerca de 4 cm de diâmetro (Fig. 21.34). Esses tumores pesam habitualmente entre 10 e 50 g, porém já foram relatados pesos de até 100 g. Ao corte tecidual, a superfície é amarela e marrom mosqueada e, ocasionalmente, escura, em virtude da deposição do pigmento lipofuscina. Uma fina orla de córtex supra-renal normal comprimida circunda o tumor. Necrose e calcificação podem estar presentes, até mesmo nos tumores pequenos. Ao exame microscópico, os adenomas exibem células claras, repletas de lipídios (tipo fasciculada) organizadas em massas ou ninhos, em geral com aglomerados entremeados de células eosinofílicas (tipo reticular) compactas e com depleção de lipídios. O córtex não-tumoral da glândula acometida e contralateral em geral é atrófico.

O **adenoma cortical supra-renal não-funcionante** é observado em até 5% das necropsias de adultos, porém menos de 10% dos tumores benignos removidos cirurgicamente da supra-renal são silenciosos do ponto de vista hormonal. Apenas em bases morfológicas, os adenomas não-funcionais não podem ser diferenciados de seus congêneres funcionantes.

Carcinoma Cortical Supra-renal

O carcinoma cortical supra-renal é um tumor raro e agressivo que tem uma incidência de 1 caso por milhão por ano. Oitenta por cento dos carcinomas corticais supra-renais são funcionantes.

 Patologia: O tumor pesa mais de 100 g e já foram registrados pesos de até 5 kg. Os carcinomas supra-renais são tumores macios, encapsulados, lobulados e volumosos (Fig. 21.35). A superfície de corte possui uma coloração rosada variegada, marrom ou amarela, freqüentemente com necrose, hemorragia e alteração cística. É comum a invasão local pelo tumor e os resíduos do tecido supra-renal normal são difíceis de identificar. Microscopicamente, estão presentes células tanto claras quanto compactas. São observados graus variáveis de pleomorfismo nuclear. As figuras mitóticas e a invasão vascular podem ou não ser evidentes. Nos carcinomas funcionantes, o córtex supra-renal contralateral é atrófico.

A maioria dos carcinomas corticais supra-renais não pode ser ressecada completamente e, até mesmo quando o cirurgião acredita que todo o tumor foi removido, micrometástases em outros órgãos já estão presentes. Até mesmo com cirurgia, a maioria dos pacientes sobrevive por apenas 1 a 3 anos.

Os **carcinomas corticais supra-renais não-funcionantes** costumam ser tumores altamente malignos, com pesos acima de 1 kg. Eles são morfologicamente idênticos aos cânceres funcionais.

Os carcinomas supra-renais são monoclonais, enquanto um terço dos adenomas é policlonal. Várias síndromes tumorais hereditárias estão associadas com tumores benignos e malignos da supra-renal, incluindo a síndrome de Li-Fraumeni, a síndrome de Beckwith-Wiedemann, NEM tipo 1 e algumas condições raras.

Outras Causas da Síndrome de Cushing ACTH-Independente

A administração crônica de corticosteróides no tratamento de uma ampla variedade de doenças imunológicas e inflamatórias constitui agora incontestavelmente a causa mais comum da síndrome de Cushing. Os hormônios sintéticos utilizados habitualmente (p. ex., dexametasona, prednisona) exercem apenas atividade glicocorticóidea e poucos ou nenhum efeito mineralocorticóideo ou androgênico. Como resultado, hipertensão e hirsutis-

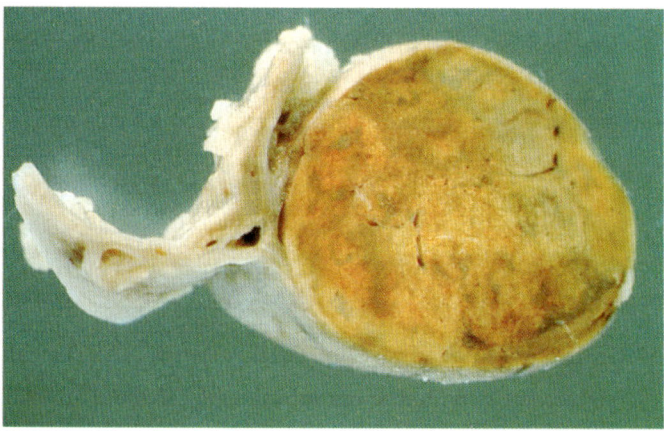
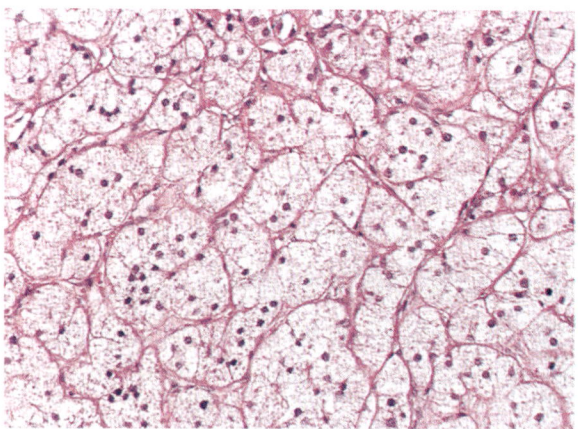

FIGURA 21.34
Adenoma supra-renal. A. A superfície de corte de um tumor supra-renal removido de um paciente com a síndrome de Cushing apresenta uma coloração amarela mosqueada com uma orla de tecido supra-renal normal comprimido. **B.** Uma vista microscópica revela ninhos de células claras repletas de lipídio.

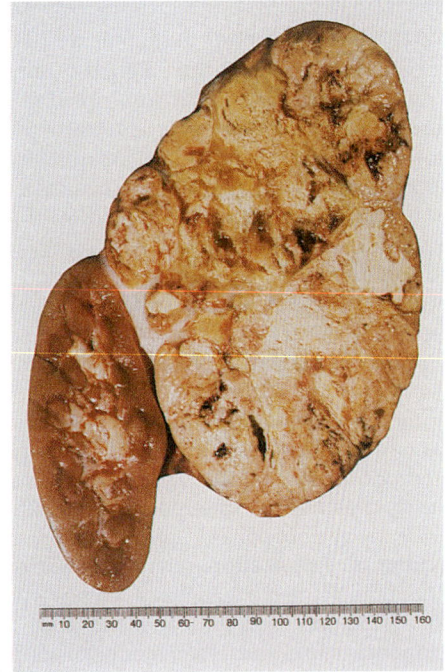
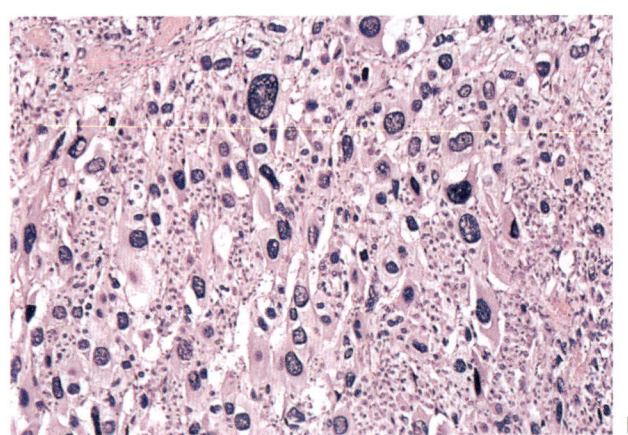

FIGURA 21.35
Carcinoma cortical supra-renal. A. No corte, o tumor volumoso é amarelo a marrom claro com áreas de necrose e degeneração cística. B. Um corte microscópico demonstra acentuada anisocitose e pleomorfismo nuclear.

mo, aspectos observados comumente com a síndrome de Cushing secundária a uma hiperplasia ou neoplasia supra-renal, em geral estão ausentes neste distúrbio iatrogênico.

A **hiperplasia micronodular bilateral** do córtex supra-renal *(complexo de Carney ou doença adenocortical nodular pigmentada primária)* é uma causa rara da síndrome de Cushing ACTH-independente. As vítimas são crianças ou adultos jovens. A metade possui uma doença autossômica dominante caracterizada por lesões cutâneas pigmentadas sobre a maior parte do corpo, uma ampla variedade de mixomas, tumores testiculares e adenomas somatotróficos da hipófise. A suprarenal contém pequenos nódulos castanhos ou pretos, com até 0,5 cm de diâmetro, que consistem em grandes células eosinofílicas repletas com grânulos de lipofuscina. Metade dos pacientes com o complexo de Carney demonstra uma mutação em um gene supressor tumoral (17q22-24) que codifica uma subunidade reguladora da proteína cinase A. Outro gene em 2p16 também foi mapeado para essa doença.

As Características Clínicas da Síndrome de Cushing se Manifestam em Muitos Sistemas Orgânicos

 Manifestações Clínicas: As manifestações clínicas da síndrome de Cushing (Fig. 21.36) dependem do grau e da duração dos níveis excessivos de corticosteróides, assim como dos níveis de androgênios supra-renais e mineralocorticóides.

OBESIDADE: Tipicamente, o paciente observa um início gradual de obesidade da face (face de lua cheia), do pescoço (giba de búfalo), do tronco e do abdome (Fig. 21.37). Os membros estão caracteristicamente preservados ou apresentam desgaste muscular.

PELE: A pele é atrófica e observa-se a perda de gordura subcutânea. O aumento de volume do abdome e de outras áreas de deposição de gordura distende a fina pele e produz estrias de coloração púrpura, que representam os canais venosos que se tornam visíveis através da derme atenuada. A hiperpigmentação da pele, de maneira semelhante, porém menos intensamente que na doença de Addison, pode ocorrer em virtude da hipersecreção de POMC pela hipófise. A acantose nigricans é observada com maior freqüência nos pacientes com a síndrome de Cushing.

SISTEMA MUSCULOESQUELÉTICO: A maior reabsorção óssea causa osteoporose. A dor nas costas é uma queixa comum e até 20% dos pacientes com a síndrome de Cushing apresentam evidências radiológicas de fraturas por compressão das vértebras. Podem ocorrer fraturas das costelas e, ocasionalmente, dos ossos longos. O desgaste dos músculos proximais *(miopatia induzida por esteróides)* causa fraqueza, que pode ser tão intensa a ponto de o paciente não conseguir levantar-se da posição sentada ou subir um lance de escadas.

SISTEMA CARDIOVASCULAR: A hipertensão é um achado freqüente na síndrome de Cushing, refletindo com freqüência a atividade excessiva dos mineralocorticóides. Em pacientes mais velhos, a insuficiência cardíaca congestiva constitui uma seqüela comum.

CARACTERÍSTICAS SEXUAIS SECUNDÁRIAS: As mulheres com a síndrome de Cushing tendem a ser virilizadas,

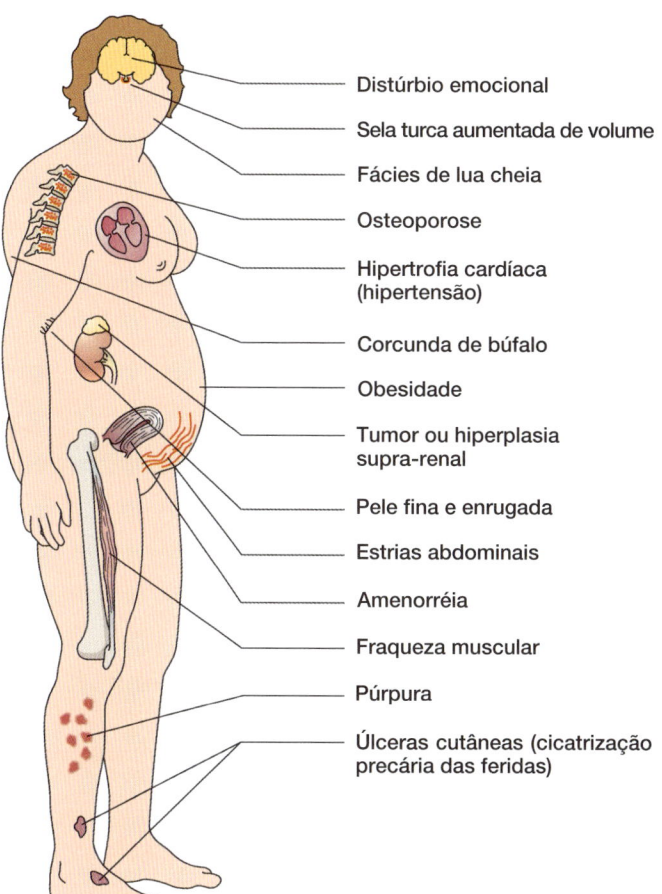

FIGURA 21.36
Principais manifestações clínicas da síndrome de Cushing.

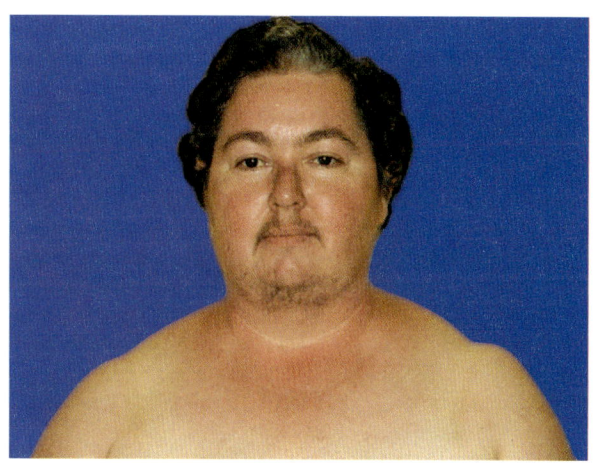

FIGURA 21.37
Síndrome de Cushing. Uma mulher que teve um adenoma hipofisário que produzia ACTH exibe uma face de lua cheia, giba de búfalo, aumento dos pêlos faciais e adelgaçamento dos pêlos do couro cabeludo.

mostrando uma maior quantidade de pêlos faciais, adelgaçamento dos pêlos do couro cabeludo, acne e oligomenorréia. Os níveis excessivos de glicocorticóides em homens causam disfunção erétil e ambos os sexos experimentam uma redução da libido.

OLHOS: Uma quarta parte dos pacientes exibe uma pressão intra-ocular aumentada, que pode constituir um problema na presença de glaucoma preexistente.

INTOLERÂNCIA À GLICOSE: A estimulação da gliconeogênese pelos glicocorticóides resulta em intolerância à glicose e hiperinsulinemia. O diabetes melito sobrevém em 15% dos pacientes, habitualmente naqueles com uma história familiar de diabetes.

ALTERAÇÕES PSICOLÓGICAS: A maioria dos pacientes com a síndrome de Cushing, tanto endógena quanto iatrogênica, sofre de alterações distintas da personalidade. Essas incluem irritabilidade, labilidade emocional, depressão e paranóia. O distúrbio na atividade mental (ideação) pode ser tão intenso a ponto de o paciente se tornar suicida.

ACHADOS LABORATORIAIS: Metade dos pacientes exibe uma linfopenia absoluta e um terço possui contagens de eosinófilos anormalmente baixas. A hipercalciúria é comum, porém os níveis séricos de cálcio não se modificam. Os níveis séricos de colesterol e de triglicerídeos estão elevados com freqüência.

Todas as formas da síndrome de Cushing se caracterizam por maiores níveis de glicocorticóides. O teste de supressão da dexametasona é utilizado para diferenciar a forma da síndrome da Cushing ACTH-dependente da forma ACTH-independente. A dexametasona suprime a secreção hipofisária de ACTH e, conseqüentemente, o hipercortisolismo, enquanto não exerce qualquer efeito sobre os tumores supra-renais.

A síndrome de Cushing é tratada por (1) extirpação (cirurgia ou irradiação) dos tumores hipofisários, supra-renais ou ectópicos, produtores de ACTH; (2) interrupção da terapia corticosteróidea; ou (3) administração de inibidores das enzimas supra-renais (p. ex., aminoglutetimida, cetoconazol, metapirona). Antigamente, a mortalidade de 5 anos para a síndrome de Cushing era de 50%, porém agora o prognóstico é consideravelmente melhor. Com exceção da síndrome de ACTH ectópico e do carcinoma supra-renal, na qual os pacientes falecem do câncer e não do hipercortisolismo, a síndrome de Cushing é altamente curável.

O Aldosteronismo Primário (Síndrome de Conn) Resulta em Hipertensão e Hipocalemia

A secreção inapropriada de aldosterona é causada por um adenoma supra-renal ou por uma supra-renal hiperplásica. Os adenomas secretores de aldosterona são mais comuns em mulheres que em homens (3:1) e ocorrem habitualmente entre os 30 e 50 anos de idade.

 Patogenia: Cerca de 75% dos casos de aldosteronismo primário são causados por um adenoma supra-renal solitário (aldosteronismo). Em 25% dos casos, a condição está associada com hiperplasia supra-renal. Os demais refletem hiperplasia bilateral da zona glomerulosa supra-renal. Apenas alguns casos de aldosteronismo primário são causados por carcinoma supra-renal.

Foram definidos dois tipos de hiperaldosteronismo familial. O tipo I (que pode ser suprimido pelos glicocorticóides) é uma doença autossômica dominante na qual a fusão dos elementos reguladores responsivos ao ACTH do gene 11β-hidroxilase para o gene aldosterona sintase resulta em um gene híbrido. Esse gene sofre ativação ectópica e essencial na zona fasciculada, com resultante hiperplasia bilateral dessa zona. Por suprimirem a liberação de ACTH, os glicocorticóides melhoram a doença tipo I. Ao contrário da doença tipo I, o hiperaldosteronismo familial tipo II está associado com adenomas corticais supra-renais e, portanto, não pode ser suprimido pelos glicocorticóides.

A hipersecreção de aldosterona acelera a reabsorção de sódio pelos túbulos renais, aumentando dessa forma o sódio corporal. A hipertensão é causada não apenas pela retenção de sódio e conseqüente expansão volêmica, mas também pela maior resistência vascular periférica. A hipocalemia reflete a perda de potássio induzida pela aldosterona no túbulo renal distal.

Patologia: A maioria dos adenomas secretores de aldosterona medem menos de 3 cm de diâmetro, pesam menos de 6 g e são amarelos. Entretanto, o tamanho varia e já foram relatados tumores com até 50 g. Ao exame microscópico, as células dominantes são claras, ricas em lipídios e organizadas em cordões ou alvéolos. Observa-se pouco pleomorfismo nuclear. Ao contrário dos adenomas produtores de cortisol, o córtex não-tumoral nos casos de hiperaldosteronismo não é atrófico, pois a aldosterona não inibe a secreção de ACTH pela hipófise.

A hiperplasia supra-renal nodular bilateral na síndrome de Conn se caracteriza por nódulos corticais amarelos com menos de 2 cm de diâmetro. Ao exame microscópico, são formados por células claras que não mostram pleomorfismo nuclear.

Manifestações Clínicas: A maioria dos pacientes com aldosteronismo primário é diagnosticada após a identificação de hipertensão diastólica assintomática. Fraqueza muscular e fadiga são produzidas pelos efeitos da depleção de potássio sobre o músculo esquelético. Poliúria e polidipsia resultam de um distúrbio na capacidade de concentração do rim, secundária provavelmente à hipocalemia. A alcalose metabólica e uma urina alcalina são comuns.

O aldosteronismo primário causado por adenoma é curado pela remoção cirúrgica do tumor. A restrição de sódio dietético e o tratamento com o antagonista da aldosterona a espironolactona também são efetivos com freqüência. A hiperplasia supra-renal bilateral na síndrome de Conn é tratada clinicamente com os antagonistas da aldosterona e, às vezes, com dexametasona no caso de hiperaldosteronismo que pode ser suprimido pelos glicocorticóides.

OUTROS TUMORES SUPRA-RENAIS

O **mielolipoma supra-renal** é uma mistura de tecido adiposo e medula hematopoética maduros e se caracteriza por seu grande tamanho ocasional.

Os **cistos supra-renais** são raros e a maioria deles na verdade representa pseudocistos que se desenvolveram em virtude de alterações degenerativas em tumores supra-renais benignos ou como conseqüência da resolução da hemorragia. Em alguns casos, representam os restos de uma lesão vascular subjacente.

O **câncer metastático** para as supra-renais tem origem comumente em carcinomas do pulmão ou da mama ou no melanoma maligno. As glândulas podem evidenciar um aumento maciço unilateral ou bilateral, alcançando cada uma delas até 20 a 45 g. Elas são essencialmente substituídas pelo carcinoma e, com freqüência, exibem necrose e hemorragia. Em geral, permanece uma quantidade suficiente de parênquima cortical supra-renal, o que impede o surgimento da doença de Addison, particularmente em vista da sobrevida limitada desses pacientes.

Medula Supra-renal e Paragânglios

ANATOMIA E FUNÇÃO

A medula supra-renal é contida inteiramente dentro do córtex supra-renal e representa 10% do peso da glândula. Consiste em células neuroendócrinas, denominadas *células cromafins*, que derivam dos feocromoblastos primitivos do sistema nervoso simpático em desenvolvimento (Fig. 21.38). As células cromafins recebem essa designação porque as catecolaminas contidas em seus grânulos citoplásmicos possuem afinidade para os sais de cromo e adquirem uma coloração escura quando oxidadas pelo dicromato de potássio. Essas células estão presentes também em locais extra-supra-renais do sistema nervoso simpático, como os plexos simpáticos pré-aórticos e a cadeia simpática paravertebral.

As células cromafins aparecem como ninhos de pequenas células poliédricas que evidenciam um citoplasma anfofílico pálido e núcleos vesiculares. As células da medula supra-renal contêm numerosos grânulos cromafins (que contêm catecolaminas) elétrondensos com 100 a 300 nm de diâmetro e são semelhantes àquelas das terminações nervosas simpáticas. A epinefrina constitui 85% do conteúdo dos grânulos, com norepinefrina e inúmeros hormônios diferentes das catecolaminas representando o restante. Entremeados entre as células cromafins existem neurônios pós-ganglionares e pequenas fibras nervosas autônomas. As catecolaminas armazenadas são secretadas após a estimulação simpática como uma resposta de vigilância ao estresse (exercício, frio, jejum, traumatismo) e à excitação emocional que acompanha o medo e a raiva.

A medula supra-renal recebe irrigação através das circulações arterial e venosa porta com origem na zona reticular do córtex. A maior parte do sangue para as células da medula com atividade hormonal deriva da circulação porta. A medula é inervada pelos nervos esplâncnicos através de neurônios simpáticos pré-ganglionares colinérgicos.

FEOCROMOCITOMA

O feocromocitoma é um tumor raro de células cromafins da medula supra-renal que secreta catecolaminas. Esses tumores têm origem também em locais extra-supra-renais, caso em que são denominados paraganglioma. Outros tumores que produzem catecolaminas (p. ex., quimiodectoma e ganglioneuroma) também podem causar uma síndrome semelhante àquela associada com o feocromocitoma.

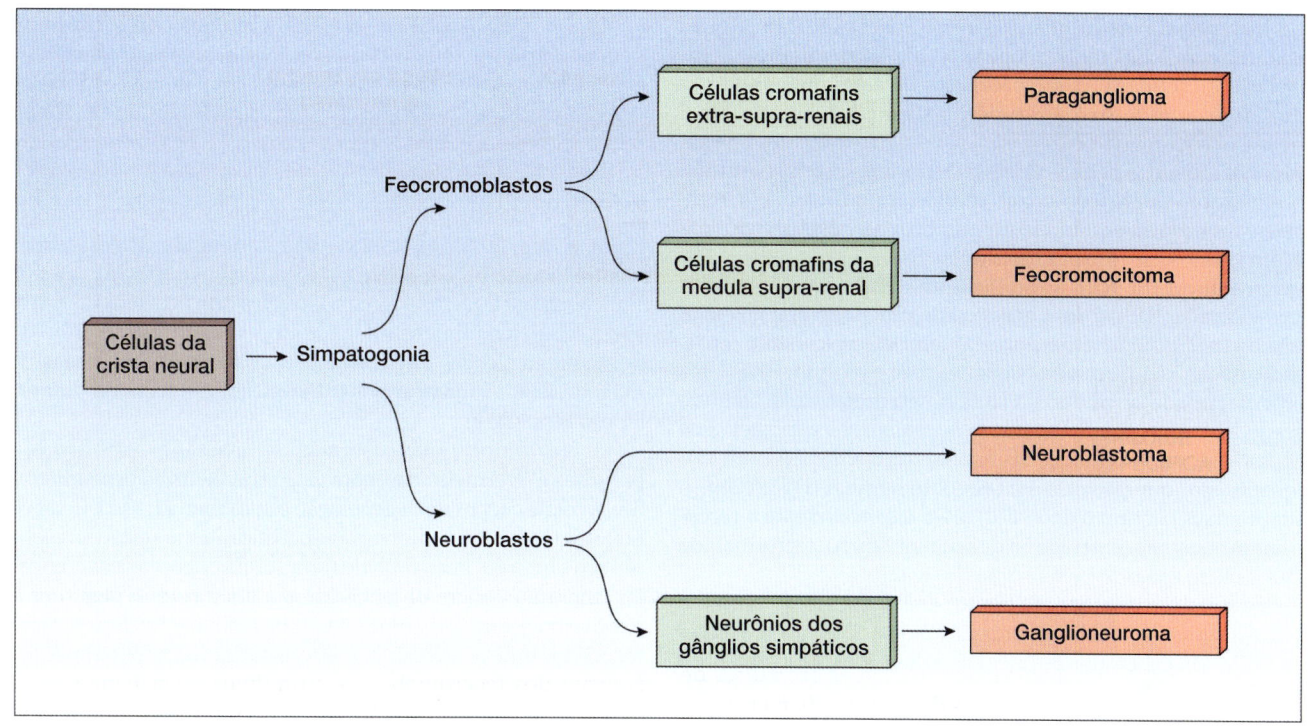

FIGURA 21.38
Histogênese dos tumores da medula supra-renal e do sistema nervoso simpático extra-supra-renal.

Os feocromocitomas são bastante mais freqüentes em mulheres que em homens e são observados em qualquer idade, incluindo primeira infância, porém são incomuns após os 60 anos de idade. **Os sintomas iniciais estão relacionados a hipertensão persistente ou episódica.** Não obstante o fato de os feocromocitomas serem responsáveis por menos de 0,1% dos casos de hipertensão, é importante pensar nesse tumor na avaliação de qualquer paciente hipertenso. Quando identificado precocemente, o feocromocitoma é passível de ressecção cirúrgica, porém se não for tratado, os pacientes poderão morrer das complicações da hipertensão prolongada. Esse problema é enfatizado pela observação de que a maioria dos feocromocitomas é encontrada inesperadamente por ocasião da necropsia, indicando que alguns casos curáveis de hipertensão deixaram de ser detectados pela avaliação clínica.

 Patogenia: A maioria dos feocromocitomas é esporádica; uma pequena minoria dos casos é familial e se manifesta isoladamente ou como parte de várias síndromes hereditárias, incluindo NEM tipos 2A e 2B, doença de von Hippel-Lindau, neurofibromatose tipo 1 e síndrome de McCune-Albright.

As características das síndromes NEM autossômicas dominantes são as seguintes:

- **A NEM tipo 1 (síndrome de Wermer)** inclui (1) adenoma da hipófise, (2) hiperplasia ou adenoma das paratireóides e (3) tumores de células insulares do pâncreas (insulinoma, gastrinoma). As neoplasias pancreáticas tendem a ser multicêntricas e mais malignas que os casos esporádicos. Dois terços dos pacientes possuem adenomas de dois ou mais sistemas endócrinos, e 20% desenvolvem tumores de três ou mais sistemas.

Tumores carcinóides, adrenocorticais e lipóides também podem ocorrer na NEM-1. Quase todas as pessoas com NEM tipo 1 (> 95%) sofrem de hiperparatireoidismo primário. A doença é causada por uma mutação no gene supressor tumoral NEM-1 (cromossomo 11), que codifica uma proteína denominada *menina*. Admite-se que essa proteína nuclear interage com o fator de transcrição *junD*.

- **As síndromes NEM tipo 2** se caracterizam por um carcinoma medular da tireóide em praticamente todos os pacientes e por um feocromocitoma em cerca da metade.

NEM-2A (SÍNDROME DE SIPPLE): A maioria (95%) dos pacientes com NEM-2 é classificada como 2A. Além do carcinoma medular da tireóide e do feocromocitoma, um terço desses pacientes exibe hiperparatireoidismo como resultado de hiperplasia ou adenoma das paratireóides. Uma ampla variedade de tumores da crista neural é observada ocasionalmente nos pacientes com NEM tipo 2A, incluindo gliomas, glioblastomas e meningiomas. A doença de Hirschsprung também está associada com NEM tipo 2A.

NEM-2B: Este distúrbio é semelhante a NEM-2A, porém se manifesta cerca de 10 anos mais precocemente e a doença das paratireóides é incomum. A *síndrome do neuroma mucoso* (ganglioneuromas da conjuntiva, cavidade oral, laringe e trato gastrintestinal) é uma característica de NEM-2B. Os neuromas mucosos são sempre encontrados, porém somente metade dos pacientes expressa o fenótipo pleno. Muitos pacientes possuem uma constituição semelhante àquela observada na síndrome de Marfan.

CARCINOMA MEDULAR FAMILIAL DA TIREÓIDE: Existem famílias que possuem pelo menos quatro membros com esse tumor e sem qualquer evidência de outras características de NEM-2.

A **hiperplasia medular supra-renal** foi relatada em alguns pacientes com NEM tanto 2A quanto 2B. À semelhança da hiperplasia de células C como precursor do carcinoma medular da tireóide, admite-se que a hiperplasia medular supra-renal precede o feocromocitoma nesses casos. O corte tecidual da supra-renal aumentada de volume mostra uma medula ampliada. Ao exame microscópico, as células cromafins não são incomuns, porém são maiores que as normais e estão organizadas em ninhos ou cordões distintos.

O **protoncogene *RET*** no cromossomo 10q11.2 é responsável pelas síndromes NEM-2. Esse gene codifica um receptor transmembrana da família da tirosina-cinase. O fator de crescimento de derivação glial e a neurturina são ligantes para o receptor RET. Uma ampla variedade de mutações na linha germinativa, de sentido trocado e de ativação no domínio extracelular rico em cisteína de RET, foi identificada em 95% das famílias com NEM-2A e em 85% daquelas com um carcinoma da tireóide familial (Fig. 21.39). A mutação mais comum (códon 634) ativa essencialmente o receptor por promover a dimerização de seu monômero, reproduzindo assim o efeito causado pela fixação do ligante.

Uma mutação pontual (de ponto) no códon 918 do domínio da tirosina-cinase de *RET* foi encontrada em 95% dos pacientes com NEM-2B. Esta mutação, além de ativar constitutivamente a função tirosina-cinase do receptor, acarreta também a fosforilação dos substratos preferidos comumente por outras cinases (p. ex., c-*src* e c-*abl*).

A identificação das mutações *RET* é utilizada atualmente para confirmar o diagnóstico de NEM-2 e para identificar os membros assintomáticos da família. As pessoas que são portadoras das mutações *RET* são submetidas a uma triagem para câncer da tireóide, feocromocitoma e hiperparatireoidismo dos 6 aos 35 anos de idade e poderão ser submetidas a uma tireoidectomia profilática.

As mutações somáticas em *RET* foram encontradas em uma pequena minoria (10-20%) dos pacientes com feocromocitomas esporádicos. Além disso, alguns feocromocitomas esporádicos exibem mutações nos genes de von Hippel-Lindau (*VHL*) e da neurofibromatose, tipo 1 (*NF1*).

Patologia: Nos casos esporádicos de feocromocitoma, 80% dos tumores são unilaterais, 10% são bilaterais e 10% ocorrem em localizações extra-supra-renais. Em contrapartida, dois terços daqueles que ocorrem no contexto de NEM são bilaterais. Os tumores variam de tamanho desde pequenas lesões que medem 1 cm até grandes massas com mais de 2 kg. A maioria dos tumores tem 5 a 6 cm de diâmetro e pesa 80 a 100 g.

Os feocromocitomas costumam ser massas encapsuladas, esponjosas e avermelhadas, com cicatrizes centrais proeminentes, hemorragia e focos de degeneração cística (Fig. 21.40A). O aspecto histológico é altamente variável. Tipicamente, estão presentes ninhos circunscritos (*zellballen*) de células neoplásicas. As células tumorais variam de poliédricas e fusiformes e mostram um citoplasma granular, anfofílico ou basofílico e núcleos vesiculares. Os glóbulos eosinofílicos são visualizados habitualmente no citoplasma. O pleomorfismo celular costuma ser proeminente e pode incluir células gigantes tumorais multinucleadas (ver Fig. 21.40B). O tumor é atravessado por numerosos capilares. Menos comumente, o padrão arquitetônico exibe formações trabeculares ou sólidas, apenas com *zellballen* indistintos.

Pela microscopia eletrônica, são visualizados grânulos centrais densos limitados por membrana, que correspondem às catecolaminas armazenadas. As colorações imunoistoquímicas confirmam a natureza neuroendócrina do tumor e revelam a presença de enolase neurônio-específica, cromogranina (Fig. 21.40C) e sinaptofisina.

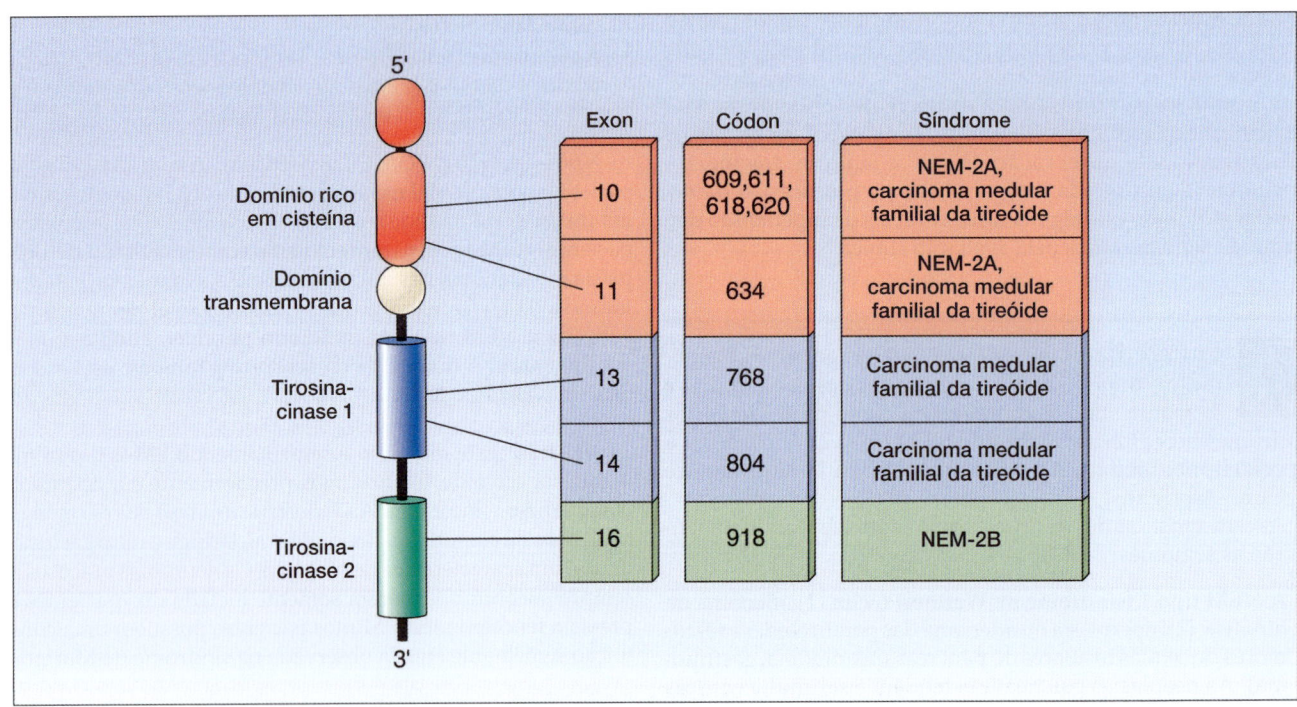

FIGURA *21.39*
Mutações representativas do protoncogene *RET* na neoplasia endócrina múltipla, tipo 2 (NEM-2).

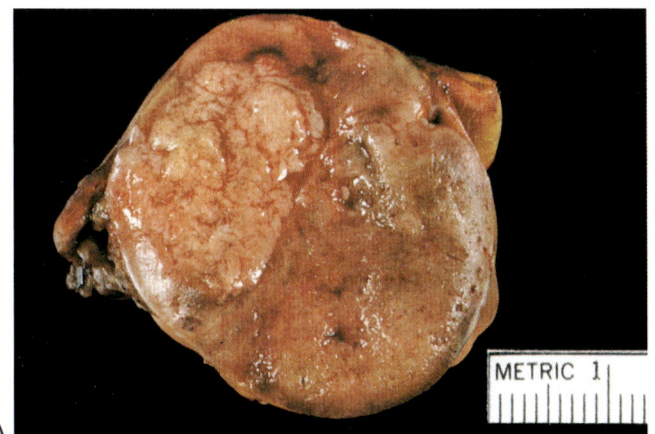
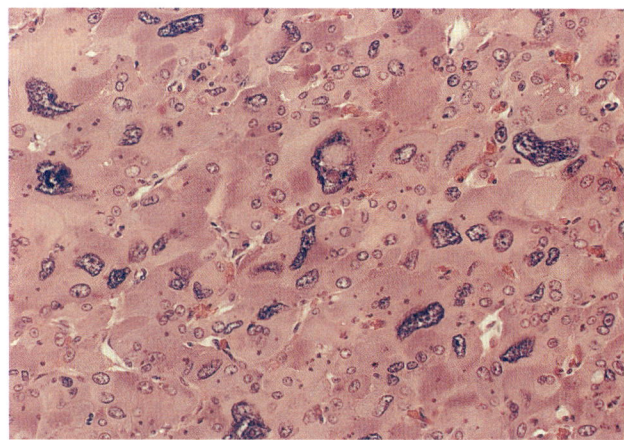
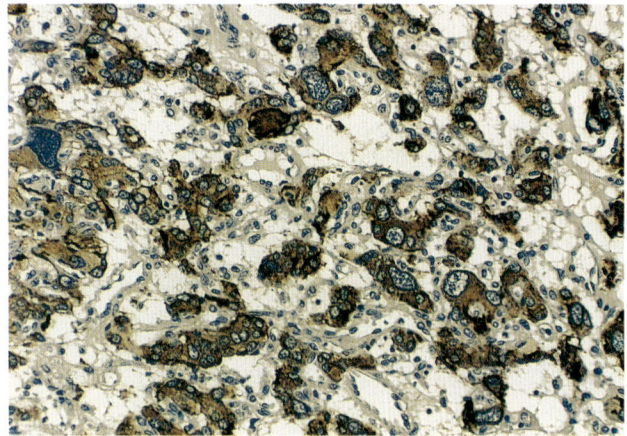

FIGURA 21.40
Feocromocitoma. A. A superfície de corte de um tumor supra-renal de um paciente com hipertensão episódica é marrom avermelhada com uma área proeminente de fibrose. São evidentes os focos de hemorragia e de degeneração cística. B. Uma fotomicrografia do tumor mostra células tumorais poliédricas com abundante citoplasma delicadamente granular. Observar os núcleos hipercromáticos aumentados de volume. C. Muitas das células tumorais mostram coloração imunoistoquímica positiva para a cromogranina A, um marcador da diferenciação neuroendócrina.

Em 5 a 10% dos casos acaba-se constatando que o feocromocitoma é maligno, porém esse número pode ser mais alto para os tumores extra-supra-renais. Não existem critérios histológicos confiáveis para diferenciar o feocromocitoma maligno do benigno e a malignidade só será determinada pelo comportamento biológico do tumor (isto é, metástases). Os feocromocitomas tanto benignos quanto malignos evidenciam mitoses, pleomorfismo celular, invasão da cápsula ou dos vasos sangüíneos e necrose. As metástases são mais comuns nos linfonodos regionais, no osso, no pulmão e no fígado.

 Manifestações Clínicas: Com poucas exceções, as manifestações clínicas associadas ao feocromocitoma são causadas pela liberação de catecolaminas pelo tumor. Os pacientes com feocromocitoma chamam a atenção médica por causa de (1) hipertensão assintomática descoberta em um exame físico de rotina, (2) hipertensão sintomática que resiste à terapia anti-hipertensiva, (3) hipertensão maligna (p. ex., encefalopatia, papiledema, proteinúria), (4) infarto do miocárdio ou dissecção aórtica ou (5) paroxismos de convulsões, ansiedade ou hiperventilação.

No caso típico, a liberação episódica de catecolaminas resulta em um paroxismo ou uma crise, que dura até várias horas, com cefaléia intensa e latejante, transpiração, palpitações, taquicardia, dor abdominal e vômitos. Uma pressão arterial elevada, em geral em grau extremo, é característica. O paroxismo é desencadeado freqüentemente por atividades que exercem pressão sobre o conteúdo abdominal (incluindo o tumor), como um exercício, o levantamento de um peso, a inclinação ou a palpação abdominal vigorosa. A ansiedade pode ser um elemento proeminente de um paroxismo, porém o estresse emocional não constitui um fator desencadeante.

Mais de 90% dos pacientes com feocromocitoma exibem hipertensão, que é persistente em dois terços dos pacientes e é semelhante à hipertensão essencial. Nesses pacientes, a pressão arterial sobe para níveis ainda mais altos durante um paroxismo. Em um terço dos pacientes, a hipertensão é apenas episódica. Com freqüência, a hipertensão episódica se torna persistente e, em muitos pacientes não tratados, a condição evolui para hipertensão maligna.

Existem outras consequências dos níveis excessivos de catecolaminas. A hipotensão ortostática resulta do volume plasmático diminuído e de um tônus postural precário. Uma taxa metabólica basal aumentada, transpiração, intolerância ao calor e perda de peso podem simular o hipertireoidismo. A angina e o infarto do miocárdio ocorrem na ausência de doença aterosclerótica coronariana. As complicações cardíacas são atribuídas à necrose miocárdica causada pelos níveis elevados de catecolaminas (*miocardiopatia das catecolaminas*).

O feocromocitoma é diagnosticado pela identificação de níveis urinários aumentados dos metabólitos das catecolaminas, particularmente ácido vanililmandélico, metanefrina e catecolaminas não conjugadas. O tratamento definitivo para o feocromocitoma é a extirpação cirúrgica do tumor. Os agentes bloqueadores α-adrenérgicos são usados para controlar a crise hipertensiva e os antagonistas dos receptores β-adrenérgicos são coadjuvantes úteis.

O Paraganglioma É um Feocromocitoma em um Local Extra-supra-renal

Os paragangliomas têm origem nos paragânglios em qualquer localização, incluindo o retroperitônio, o mediastino posterior e a bexiga. O paraganglioma vesical pode manifestar-se como uma síndrome peculiar de cefaléia e hipertensão paroxística ao urinar. Os paragangliomas podem ter origem também na base do crânio, no pescoço, nos corpúsculos vagais ou aórticos ou em qualquer órgão que contenha tecido paraganglionar, como a laringe e o intestino delgado. Eles têm origem em paragânglios como o glomo jugular, o glomo carotídeo (corpúsculo carotídeo) e outros corpúsculos vasorreceptores. A maioria (90%) dos paragangliomas da cabeça e do pescoço é benigna; aqueles do retroperitônio são mais freqüentemente malignos.

*O **tumor do glomo carotídeo** (corpúsculo carotídeo) é um paraganglioma prototípico com origem na bifurcação da carótida, formando uma massa palpável no pescoço*. Curiosamente, os tumores do glomo carotídeo são 10 vezes mais freqüentes em pessoas que vivem nas grandes altitudes que naquelas que residem ao nível do mar, sugerindo que esses tumores representam de fato uma resposta hiperplásica à percepção prolongada de hipoxia pelo glomo carotídeo (corpúsculo carotídeo).

A transmissão autossômica dominante dos paragangliomas foi descrita em algumas famílias, e o paraganglioma hereditário foi a primeira síndrome tumoral hereditária que foi relatada como sendo causada por uma mutação da linha germinativa em um gene que codifica uma proteína mitocondrial. A ligação genética é rastreada ao gene *SDHD* (11q23), que codifica uma subunidade do citocromo B que foi proposta como participando na percepção do oxigênio. Curiosamente, todas as pessoas afetadas, sejam elas homens ou mulheres, herdaram a doença de seu pai.

NEUROBLASTOMA

O neuroblastoma é um tumor maligno com origem na crista neural que é constituído por neuroblastos neoplásicos e tem origem na medula supra-renal ou nos gânglios simpáticos. O neuroblasto deriva da simpatogonia primitiva e representa um estágio intermediário no desenvolvimento dos neurônios ganglionares simpáticos (ver Fig. 21.38). **O neuroblastoma é um dos tumores malignos mais importantes da segunda infância, sendo responsável por até 10% de todos os cânceres infantis e por 15% das mortes por câncer entre crianças.** A incidência global é de 1 em 7.000. A incidência máxima é observada nos 3 primeiros anos. O tumor é congênito em alguns casos e foi encontrado até mesmo em natimortos prematuros. De fato, o neuroblastoma é responsável por metade de todos os cânceres diagnosticados no primeiro mês de vida. Alguns casos ocasionais são encontrados em adolescentes ou adultos. Embora a ocorrência do neuroblastoma seja esporádica, já foram registrados alguns casos de tumores familiais.

Patogenia: A embriogênese da medula supra-renal e, presumivelmente, de outras partes do sistema nervoso simpático continua durante o primeiro ano de vida. A persistência e a transformação dessas estruturas embrionárias podem estar relacionadas com a patogenia do neuroblastoma. O neuroblastoma se caracteriza por deleções freqüentes no cromossomo 1 (1p35-36), com translocação não balanceada com 17q. Duplas diminutas extra-cromossômicas e regiões de coloração homogênea (HSR) são encontradas no cromossomo 2. As HSR representam a amplificação de N-*myc*, uma anormalidade que desempenha um papel chave no sentido de determinar a agressividade do neuroblastoma. Admite-se que o *locus* no cromossomo 1 codifica um gene que suprime a amplificação de N-*myc*.

Patologia: O neuroblastoma pode ter origem em qualquer local onde existem células derivadas da crista neural (isto é, da fossa craniana posterior até o cóccix). Um terço dos tumores ocorre na supra-renal, outro terço em outros locais abdominais e 20% no mediastino posterior.

Os neuroblastomas variam de tamanho desde minúsculos nódulos quase imperceptíveis até tumores prontamente palpáveis através da parede abdominal. Trata-se de massas arredondadas, irregularmente lobuladas que pesam 50 a 150 g ou mais (Fig. 21.41A). A superfície de corte é macia e friável, com uma coloração castanha variegada. Estão presentes com freqüência áreas de necrose, hemorragia, calcificação e degeneração cística.

Ao exame microscópico, o tumor é constituído por densas massas de pequenas células arredondadas a fusiformes com núcleos hipercromáticos e citoplasma escasso, que são comparadas freqüentemente aos linfócitos. As mitoses são freqüentes. As rosetas características são definidas por uma reborda de células tumorais escuras em um arranjo circunferencial ao redor de um núcleo fibrilar pálido central (ver Fig. 21.41B). As pseudo-rosetas, caracterizadas por células tumorais aglomeradas radialmente ao redor de pequenos vasos, também estão presentes. Ao exame por microscopia eletrônica o aspecto das células do neuroblastoma é distintivo. Os neuroblastos malignos exibem processos dendríticos periféricos que contêm microtúbulos orientados longitudinalmente e grânulos neurossecretórios e filamentos no citoplasma.

Os neuroblastomas infiltram prontamente as estruturas circundantes e metastatizam para os linfonodos regionais, o fígado, os pulmões, os ossos e outros locais. A metástase para a órbita pode resultar em proptose. Ocasionalmente, as metástases podem ser identificadas antes do tumor primário.

Manifestações Clínicas: Os sinais e sintomas de neuroblastoma são altamente variáveis, em virtude dos numerosos locais do tumor primário e de suas metástases. O sinal de apresentação consiste com freqüência em aumento do abdome em uma criança pequena. O exame físico revela uma massa firme, irregular e indolor. As metástases hepáticas acarretam um

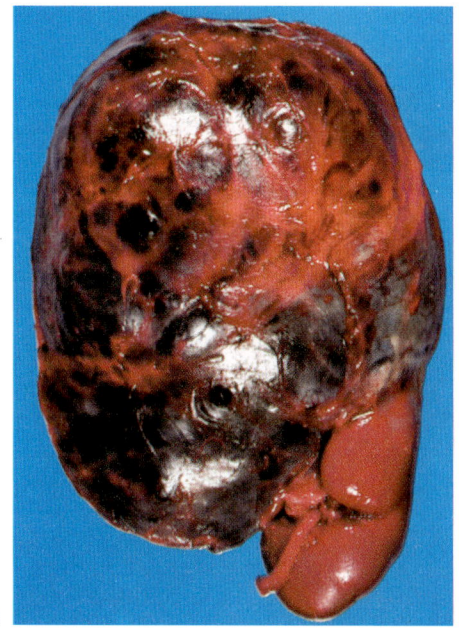
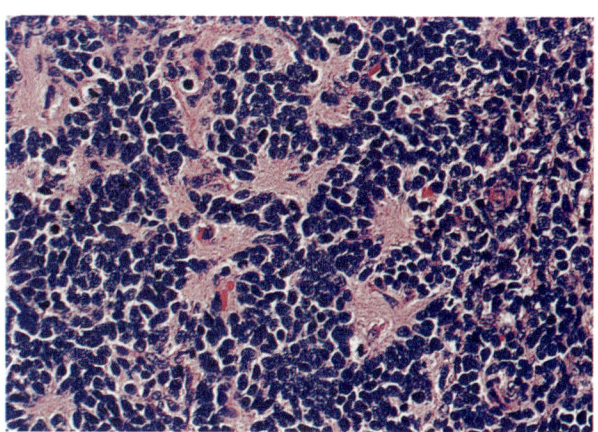

FIGURA 21.41
Neuroblastoma. A. Um grande tumor hemorrágico e cístico lobulado, aderido ao pólo superior do rim, foi removido de uma criança que se apresentou com uma massa abdominal. **B.** Uma fotomicrografia ilustra as rosetas características, formadas por pequenas células tumorais escuras e regulares distribuídas ao redor de uma área central fibrilar mais pálida.

aumento do fígado e, ocasionalmente, produzem ascite. A grande irritabilidade pode refletir a dor das metástases ósseas. A angústia respiratória acompanha as grandes massas no tórax e os tumores na pelve obstruem o intestino ou os ureteres. A compressão da medula espinhal pode resultar em distúrbios da marcha e disfunção esfincteriana. Uma diarréia intensa pode ser causada pela secreção do peptídio intestinal vasoativo pelo neuroblastoma.

A excreção urinária de catecolaminas e de seus metabólitos está quase invariavelmente elevada nos pacientes com neuroblastoma. A urina contém maiores quantidades de norepinefrina, ácido vanililmandélico (AVM), ácido homovanílico (AHV) e dopamina.

Foram identificados inúmeros fatores prognósticos:

- **Idade:** O melhor prognóstico é observado em crianças com menos de 2 anos de idade.
- **Local:** Os tumores extra-supra-renais costumam ser mais bem diferenciados e, conseqüentemente, têm melhor prognóstico.
- **Estágio:** A sobrevida é de 90% no estágio I (tumor confinado ao órgão de origem) e diminui para menos de 3% no estágio IV (metástases generalizadas). Uma exceção é o estágio IVS (especial-*special*), no qual as anormalidades cromossômicas características do neuroblastoma estão ausentes. Até mesmo com metástases para o fígado e a medula óssea, os pacientes com o estágio IVS conseguem com freqüência remissões espontâneas e têm uma taxa de sobrevida de 60 a 90%.
- **Grau:** Os tumores de baixo grau (mais bem diferenciados) comportam um melhor prognóstico que os neuroblastomas de alto grau (indiferenciados).
- **Relação AVM/AHV:** Uma relação inferior a 1 indica uma deficiência na atividade de dopamina β-hidroxilase nos tumores agressivos e sugere um desfecho desfavorável.
- **Alterações genômicas:** A amplificação de N-*myc* ocorre em 30% dos casos e, como assinalado anteriormente, está cor-

lacionada negativamente com a sobrevida. A deleção do cromossomo 1p e o ganho em 17q pressagiam um prognóstico desanimador, pouco importando o fato de ocorrerem independentemente ou juntos. Alguns neuroblastomas expressam o receptor do fator de crescimento neural que é codificado pelo gene *TRK*. Um alto nível de expressão de *TRK* permite prever uma sobrevida prolongada.

Os neuroblastomas localizados são tratados apenas por ressecção cirúrgica. Os pacientes com tumor disseminado recebem quimioterapia e, às vezes, irradiação.

O Ganglioneuroma É uma Variante Tumoral Madura dos Tumores Neuroblásticos

O *ganglioneuroma*, como o *neuroblastoma*, é um tumor com origem na crista neural, encontrado em crianças maiores e adultos jovens. O ganglioneuroma é benigno e tem origem nos gânglios simpáticos, tipicamente no mediastino posterior. Até 30% desses tumores ocorrem na medula supra-renal. De conformidade com seu grau de diferenciação, o ganglioneuroma não manifesta as anormalidades cromossômicas características do neuroblastoma.

 Patologia: Os ganglioneuromas são bem encapsulados e evidenciam uma superfície de corte mixóide brilhante. Ao exame microscópico mostram células ganglionares maduras bem diferenciadas, associadas com células fusiformes em um estroma fibrilar frouxo e abundante (Fig. 21.42). As fibrilas representam axônios que se estendem a par-

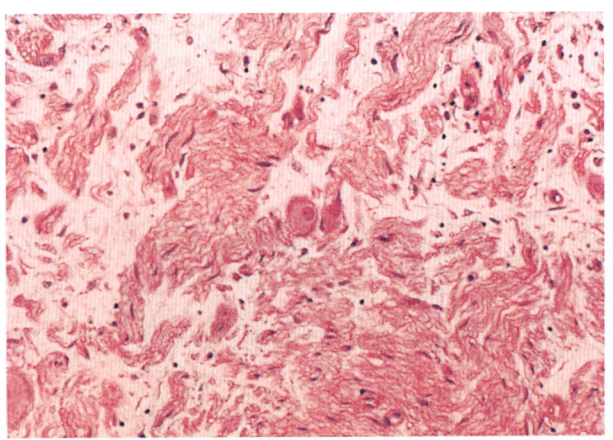

FIGURA 21.42
Ganglioneuroma. Uma fotomicrografia mostra células ganglionares maduras entremeadas entre células fusiformes onduladas embutidas em uma matriz mixóide.

tir dos corpos das células tumorais. Os processos citoplásmicos das células ganglionares contêm grânulos neurossecretórios e podem até mesmo formar junções sinápticas. Substâncias neuroendócrinas típicas, como enolase neurônio-específica e certos hormônios peptídicos, são demonstradas prontamente. Como mencionado antes, um neuroblastoma pode diferenciar-se de um ganglioneuroma.

Timo

As teorias responsáveis pela categorização histórica do timo como órgão endócrino foram desacreditadas há muito tempo. Não obstante, agora sabemos que o timo elabora inúmeros fatores (hormônios tímicos) que desempenham um papel chave na maturação do sistema imune e no desenvolvimento da tolerância imune. Assim sendo, a inclusão do timo em um capítulo sobre patologia endócrina é apropriada.

ANATOMIA E FUNÇÃO

Embriologicamente, o timo deriva do terceiro par de bolsas faríngeas, com uma contribuição inconstante por parte do quarto par. O órgão é irregularmente piramidal, com sua base localizada inferiormente e seus dois lobos fundidos na linha média. Sua cápsula fibrosa se estende para dentro do parênquima, formando septos que delimitam os lóbulos. O timo é maior em relação ao tamanho e peso corporais totais por ocasião do nascimento, quando alcança uma média de aproximadamente 25 g. Continua crescendo até a puberdade e, a seguir, pode pesar 45 g.

Ao exame microscópico os lóbulos evidenciam um córtex externo e uma medula interna. O córtex consiste em linfócitos densamente compactados que, nessa localização, são denominados *timócitos*. Os *corpúsculos de Hassall* são estruturas medulares que representam agregados concêntricos focalmente queratinizados de células epiteliais características do timo.

O timo emergiu agora como o local chave para a diferenciação dos linfócitos T (ver Cap. 4). O timo possui também uma pequena população de células neuroendócrinas, o que pode explicar a ocorrência de tumores neuroendócrinos nesse órgão. O timo exibe também um complemento de células mióides, que possuem muitas características estruturais e funcionais das células musculares estriadas mas que, não obstante, são consideradas como células epiteliais. As células mióides podem desempenhar algum papel na patogenia auto-imune da miastenia grave.

A partir da puberdade, o timo começa a involuir e continua diminuindo de tamanho até a vida adulta. Inicialmente, o número de timócitos corticais diminui em relação às células epiteliais. Eventualmente, o timo consiste em ilhas de células epiteliais depletadas de linfócitos e contém agregados de corpúsculos de Hassall separados por tecido adiposo.

AGENESIA E DISPLASIA

As alterações do timo variam desde a ausência completa (*agenesia*) ou *hipoplasia* severa até uma situação na qual o timo é pequeno porém exibe uma arquitetura normal. Algumas glândulas pequenas exibem *displasia tímica*, caracterizada por ausência de timócitos, poucos ou nenhum corpúsculo de Hassall e apenas componentes epiteliais. Inúmeras anormalidades do desenvolvimento do timo estão associadas com deficiências imunes (ver Cap. 4) e distúrbios hematológicos.

A **imunodeficiência combinada severa** apresenta defeitos dos linfócitos tanto B quanto T e está associada com displasia tímica severa.

A **síndrome de DiGeorge** é causada por uma falha no desenvolvimento da terceira e quarta bolsas branquiais, resultando em agenesia ou hipoplasia do timo e das paratireóides, defeitos congênitos do coração, fácies dismórfica e uma ampla variedade de outras anomalias congênitas. Como resultado, os pacientes exibem hipocalcemia e uma deficiência da imunidade celular, com uma grande suscetibilidade para as infecções por *Candida*.

A **síndrome de Nezelof** é semelhante à síndrome de DiGeorge, com exceção da ausência de acometimento das paratireóides e do coração.

A **síndrome de Wiskott-Aldrich** é uma doença hereditária recessiva ligada ao sexo na qual uma imunodeficiência severa está associada com um timo hipoplásico, eczema e trombocitopenia.

Disgenesia reticular se refere a uma forma severa de deficiência imune caracterizada por um timo vestigial e falha do desenvolvimento das células-tronco da medula óssea, resultando em linfopenia, granulocitopenia e morte *in utero* ou no período neonatal.

A **hipogamaglobulinemia tipo suíço** é um distúrbio autossômico recessivo que se caracteriza por hipoplasia ou displasia tímica severa. Os lactentes com essa condição não possuem linfócitos nem corpúsculos de Hassall no timo e morrem em poucos dias de uma ampla variedade de infecções. A anomalia representa uma falha do primórdio tímico no pescoço em descer para o mediastino.

Ataxia telangiectasia é um traço autossômico recessivo que se caracteriza por telangiectasia difusa, ataxia cerebelar e ocorrência freqüente de linfoma. O timo involuído não mostra diferenciação epitelial nem corpúsculos de Hassall.

Pineal

ANATOMIA E FUNÇÃO

A pineal tem apenas 5 a 7 mm em seu diâmetro máximo e pesa somente 100 a 180 mg. Com um formato semelhante a uma pinha minúscula, está localizada abaixo da borda posterior do corpo caloso e entre os colículos superiores.

Ao exame microscópico, a pineal é formada por cordões e aglomerados de grandes células tipo epitelial, denominadas *pinealócitos*. Um segundo tipo de célula é semelhante aos astrócitos cerebrais.

A pineal produz inúmeras substâncias neurotransmissoras, entre as quais a mais abundante e prontamente demonstrável é a melatonina. Nos animais inferiores a melatonina exerce um efeito de despigmentação significativo, porém essa ação não foi mostrada nos mamíferos. Levando-se em conta que os níveis de melatonina são claramente mais altos de noite que durante as horas de vigília, foi sugerido que poderia funcionar como um indutor do sono.

A serotonina e vários peptídios também são produzidos pela pineal. Importante entre os peptídios é a arginina vasotocina, um hormônio que exerce importante atividade antigonadotrófica nos animais. A melatonina pode atuar como fator de liberação para arginina vasotocina.

Por volta da época da puberdade, as calcificações na pineal podem ser mostradas em peças de necropsia ou por várias técnicas radiológicas.

NEOPLASIAS

Os tumores da pineal são curiosidades, representando menos de 1% dos tumores cerebrais.

Patologia:

- **Tumores de células germinativas:** Estes são as neoplasias pineais mais freqüentes e derivam aparentemente de células germinativas ectópicas. Os germinomas, ou disgerminomas, são responsáveis por cerca de 60% dos tumores pineais e são indiferenciáveis de seus congêneres gonádicos.
- **Pineocitoma:** Este tumor benigno é uma massa sólida bem circunscrita que substitui o corpo pineal. Ao exame microscópico, pequenas células tumorais com núcleos arredondados e citoplasma eosinofílico aparecem como ninhos separados por finos filamentos de tecido conjuntivo. O aspecto global é semelhante àquele de um paraganglioma, porém sem a presença de grânulos neurossecretórios.
- **Pineoblastoma:** Este tumor altamente maligno é extremamente raro e ocorre em adultos jovens. Massas macias, que mostram com freqüência áreas hemorrágicas e necróticas, invadem e infiltram as estruturas circundantes. Ao exame microscópico, o pineoblastoma consiste em pequenas células ovais, com núcleos escuros e citoplasma escasso, assemelhando-se ao meduloblastoma ou neuroblastoma. As mitoses em geral são numerosas.

Manifestações Clínicas: Seja qual for o tipo histológico, os tumores da pineal se manifestam com sinais e sintomas relacionados ao seu impacto sobre as estruturas circundantes, incluindo cefaléias e distúrbios visuais e comportamentais. Nas crianças, esses tumores estão associados freqüentemente com puberdade precoce, predominantemente em meninos. O prognóstico dos tumores pineais é sombrio no caso do pineoblastoma, mas é reservado também nos casos de pineocitoma. Até mesmo os cistos pineais não-neoplásicos representam uma grande ameaça para a vida por causa das dificuldades envolvidas em sua remoção.

LEITURAS SUGERIDAS

Livros

DeGroot LJ (ed): *Endocrinology*. 4th ed. Philadelphia: WB Saunders, 2001.

DeLellis RA: *Tumors of the parathyroid gland. Atlas to tumor pathology*, 3rd series. Fascicle 16. Washington, DC: Armed Forces Institute of Pathology, 1993.

Felig P, Baxter JD, Frohman, LA (eds): *Endocrinology and metabolism*. 4th ed. New York: McGraw-Hill, 2001.

Kornstein MJ: *Pathology of the thymus and mediastinum*. Philadelphia: WB Saunders, 1995.

Lack EE: *Tumors of adrenal glands and extra-adrenal paraganglia. Atlas of tumor pathology*, 3rd series. Fascicle. Washington, DC: Armed Forces Institute of Pathology, 1997.

Livolsi VA, Asa SL (eds): *Endocrine pathology*. Philadelphia: Churchill Livingstone, 2002.

Rosai J, Carcangina ML, DeLellis RA: *Tumors of the thyroid gland. Atlas of tumor pathology*, 3rd series. Fascicle. Washington, DC: Armed Forces Institute of Pathology, 1993.

Wenig BM, Heffnes CS, Adair CF: *Atlas of endocrine pathology*. Philadelphia: WB Saunders, 1997.

Wilson JD, Foster DW (eds): *Williams textbook of endocrinology*, 9th ed. Philadelphia: WB Saunders, 1998.

Artigos de Periódicos

Alsanea O, Clark OH: Familial thyroid cancer. *Curr Opin Oncol* 13:44–51, 2001.

Baloch ZW, LiVolsi VA: Follicular patterned lesions of the thyroid. *Am J Clin Pathol* 117:143–150, 2002.

Boscaro M, Barzon L, Falio F, Sonino N: Cushing's syndrome. *Lancet* 357:783–791, 2001.

Dayan, CM, Daniels GH: Chronic autoimmune thyroiditis. *N Engl J Med* 335:99–107, 1996.

Eng C: The RET proto-oncogene in multiple endocrine neoplasia type 2 and Hirschsprung's disease. *N Engl J Med* 335:943–951, 1996.

Faglia G, Spada A: Genesis of pituitary adenomas: State of the art. *J Neurooncol* 54:95–110, 2001.

Ganguly A: Primary aldosteronism. *N Engl J Med*: 339(25): 1828, 1998.

Gimm O: Thyroid cancer. *Cancer Lett* 163:143–156, 2001.

Hoff AO, Cote GJ, Gagel RF: Multiple endocrine neoplasias. *Annu Rev Physiol* 62:377–411, 2000.

Hull KL, Harvey S: Growth hormone resistance: Clinical states and animal models. *J Endocrinol* 163:165–172, 1999.

Johnson SB, Eng TY, Giaccone G, Thomas CR: Thymoma: Update for the new millennium. *Oncologist* 6:239–246, 2001.

Lloyd RV: Molecular pathology of pituitary adenomas. *J Neurooncol* 54:111–119, 2001.

Marx, S: Hyperparathyroid and hypoparathyroid disorders. *N Engl J Med* 343(25):1863–1875, 2000.

Neumann PH, Hoegerle S, Manz T, et al.: How many pathways to pheochromocytoma. *Semin Nephrol* 22(2):89–99, 2002.

Parks JS, Brown MR, Hurley DL, et al.: Heritable disorders of pituitary development. *J Clin Endocrinol Metab* 84:4362–4370, 1999.

Peterson P, Uibo R, Krohn K: Adrenal autoimmunity: results and developments. *Trends Endocrinol Metab* 11(7):285–290, 2000.

Phay JE, Moley JF, Lairmore TC: Multiple endocrine neoplasias. *Semin Surg Oncol* 18:324–332, 2000.

Puxeddu E, Fagin J: Genetic markers in thyroid neoplasia. *Endocrinol Metab Clin North Am* 30(2):493–513, 2001.

Reincke M, Beuschlein F, Slawik M, Borm K: Molecular adrenocortical tumourigenesis. *Eur J Clin Invest* 30(suppl 3):63–68, 2000.

Savage MO, Burren CP, Blair JC, et al.: Growth hormone insensitivity: Pathophysiology, diagnosis, clinical variation and future perspectives. *Horm Res* 55(suppl 2):32–35, 2001.

Schusshem DH, Skarulis MC, Agarwal SK, et al.: Multiple endocrine neoplasia type 1: New clinical and basic findings. *Trends Endocr Metab* 12(4):173–178, 2001.

Shane, E: Clinical review 122, Parathyroid carcinoma. *J Clin Endocr Metab* 86(2):485–493, 2001.

Speiser, PW: Congenital adrenal hyperplasia owing to 21-hydroxylase deficiency. *Endocrinol Metab Clin* 30(1):31–59, 2001.

Stassi G, DeMaria R: Autoimmune thyroid disease: New models of cell death in autoimmunity. *Nat Rev/Immunol* 2:195–204, 2002.

Ten S, New M, Maclaren N: Addison's disease 2001. *J Clin Endocrinol Metab* 86: 2909–2922, 2001.

CAPÍTULO 22

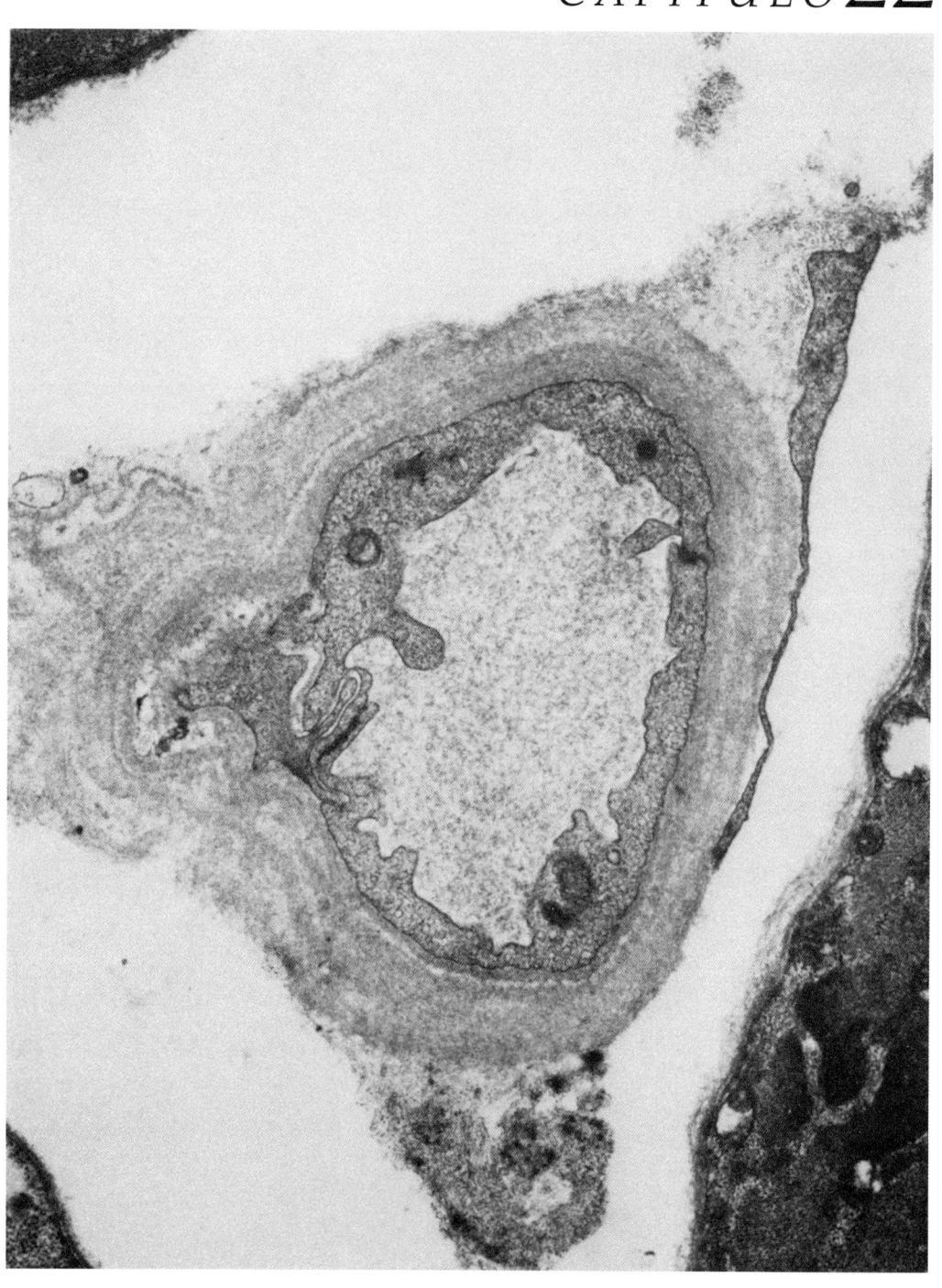

Diabetes Melito

Barry J. Goldstein

Diabetes Melito Tipo 1

Diabetes Melito Tipo 2

Complicações do Diabetes
Aterosclerose
Microangiopatia Diabética

Nefropatia Diabética
Retinopatia Diabética
Neuropatia Diabética
Infecções
Gravidez

FIGURA 22.1 *(ver página anterior)*
Micrografia eletrônica de capilar muscular de uma mulher com 56 anos de idade portadora de DMT2. Observe a membrana basal espessada, lesão tardia característica dessa doença.

Há quase um século, o respeitado médico *Sir* William Osler definiu o diabetes melito como "uma síndrome provocada por um distúrbio no metabolismo dos carboidratos oriundo de várias causas, no qual aparece açúcar na urina, associado a sede, poliúria, emagrecimento e oxidação imperfeita de gorduras". Embora tenha descrito os aspectos clínicos principais da doença, Osler também enfatizou as diversas etiologias do diabetes.

Atualmente, o diabetes é um problema importante de saúde pública que afeta números crescentes de indivíduos no mundo desenvolvido. Hoje em dia, são reconhecidas duas formas principais de diabetes, classificadas pela sua fisiopatologia subjacente. O diabetes melito tipo 1, também denominado *diabetes insulino-dependente (DMID) ou diabetes juvenil*, é causado por destruição auto-imune das células β produtoras de insulina nas ilhotas pancreáticas e afeta menos de 10% de todos os pacientes com diabetes. Por outro lado, o diabetes tipo 2, também denominado *diabetes melito não-insulino-dependente (DMNID) ou diabetes da maturidade*, está tipicamente associado a obesidade e resulta de uma inter-relação completa entre resistência à ação metabólica da insulina nos seus tecidos-alvo e secreção inadequada de insulina a partir do pâncreas (Quadro 22.1).

O diabetes gestacional também se desenvolve em uma pequena porcentagem de mulheres grávidas devido à resistência à insulina na gestação, associada a um defeito nas células β, mas quase sempre acaba após o parto. O diabetes também pode ocorrer secundariamente a outras alterações endócrinas ou terapia medicamentosa, especialmente nos pacientes com síndrome de Cushing ou durante tratamento com glicocorticóides. Outras síndromes clínicas raras estão associadas ou a hiperglicemia franca ou a metabolismo anormal da glicose. Como essas alterações não são comuns e apresentam uma etiologia genética bem definida que difere das formas mais comuns de diabetes, não são consideradas em detalhes.

Os critérios atuais para o diagnóstico do diabetes melito baseiam-se na determinação dos níveis anormais de limiar da glicose que estão associados mais intimamente às complicações crônicas desse distúrbio. Em particular, a hiperglicemia do diabetes causa as alterações "microvasculares" características da retinopatia diabética e da lesão glomerular renal. Em um paciente jovem com hiperglicemia e corpos cetônicos plasmáticos elevados ou cetoacidose franca, o diagnóstico de diabetes tipo 1 devido a deficiência absoluta de insulina é óbvio. Quase sempre o diabetes tipo 2 desenvolve-se gradualmente por muitos anos até que seja diagnosticado, com maior freqüência em um indivíduo acima do peso e com predisposição genética. Hoje em dia os critérios aceitos incluem nível de glicose plasmática em jejum de pelo menos 126 mg/dL ou um nível de glicose superior a 200 mg/dL, medido em qualquer momento do dia, em um paciente com sintomas francos de poliúria e polidipsia. O nível normal de glicose plasmática em jejum é inferior a 110 mg/dL; os pacientes com níveis de glicose em jejum de 110 até 126 mg/dL apresentam "comprometimento da glicose em jejum", e devem ser acompanhados cuidadosamente porque encontram-se sob risco alto de desenvolver diabetes com o passar do tempo.

DIABETES MELITO TIPO 1

O diabetes melito tipo 1 (DMT1) é um distúrbio vitalício da homeostase da glicose e que resulta da destruição auto-imune das células β nas ilhotas de Langerhans. A doença caracteriza-se pela presença de poucas células β funcionais, ou mesmo sua ausência total nas ilhotas de Langerhans, e pela redução substancial ou inexistência da secreção de insulina. Como conseqüência, a gordura corporal, em vez da glicose, é metabolizada preferencialmente como fonte de energia. Por sua vez, a oxidação da gordura produz corpos cetônicos em excesso (ácido cetoacético e ácido β-hidroxibutírico), que são liberados no sangue a partir do fígado e acarretam cetoacidose

QUADRO 22.1 Comparação Entre os Tipos 1 e 2 de Diabetes Melito

	Diabetes Tipo 1	Diabetes Tipo 2
Idade de início	Geralmente antes de 20 anos	Geralmente após 30 anos
Tipo de início	Súbito; freqüentemente intenso com cetoacidose	Gradual; geralmente sutil; freqüentemente assintomático
Peso corporal habitual	Normal	Acima do peso
Genética (pais ou irmãos com diabetes)	< 20%	> 60%
Gêmeos monozigóticos	50% concordantes	90% concordantes
Associações HLA	+	Não
Anticorpos contra células das ilhotas	+	Não
Lesões das ilhotas	Precoce — inflamação	
	Tardia — atrofia e fibrose	Fibrose, amiloidose
Células β	Acentuadamente reduzidas	Normais ou levemente reduzidas
Insulina sangüínea	Acentuadamente reduzida	Elevada ou normal
Tratamento clínico	A insulina é indispensável	Dieta, exercícios físicos, fármacos orais, insulina

metabólica. A hiperglicemia é conseqüente à produção de glicose hepática sem contraposição e redução do aporte de glicose à musculatura esquelética e ao tecido adiposo, e acarreta glicosúria e desidratação provocadas pela perda de água corporal na urina. Se não corrigidos, esses efeitos por fim provocam coma e morte (Fig. 22.2).

Epidemiologia: O DMT1 é mais comum entre os europeus setentrionais e seus descendentes e não é encontrado com tanto freqüência entre asiáticos, negros e índios norte-americanos. Por exemplo, a incidência de DMT1 na Finlândia é de 20 a 40 vezes maior do que a do Japão. Embora o distúrbio possa se desenvolver em qualquer idade, o pico etário de início coincide com a puberdade. Alguns pacientes mais velhos podem ser diagnosticados com destruição auto-imune de células β que se desenvolveu lentamente durante muitos anos. Uma incidência maior no final do outono e no início do inverno foi documentada em muitas áreas geográficas.

Patogenia: Diversos fatores foram incriminados na patogenia do DMT1.

Fatores Genéticos

Menos de 20% dos indivíduos com DMT1 têm um genitor ou irmão com a doença. Em gêmeos idênticos (monozigóticos) nos quais um gêmeo é diabético, ambos os membros do par são afetados em menos da metade dos casos. Essa falta de concordância completa sugere que fatores ambientais contribuem de modo importante para o desenvolvimento da doença. Contudo, certos fatores genéticos são importantes, especialmente os antígenos do complexo de histocompatibilidade principal (MHC [major histocompatibility complex]). **Cerca de 95% dos pacientes com DMT1 expressam o HLA-DR3 ou o HLA-DR4, ou ambos, comparados com 20% da população geral.**

Há evidências de que a suscetibilidade ao DMT1 esteja associada ao *locus DQ* e a uma única substituição de aminoácido em um ponto específico (códon 57) no domínio da cadeia β de DQ. Noventa e seis por cento dos pacientes são homozigóticos para esse polimorfismo, comparados com apenas 19% dos indivíduos saudáveis não aparentados. Postula-se que essa mutação possa modular uma resposta auto-imune de células T direcionada contra a célula β. Contudo, além do códon 57, cerca de 20 regiões cromossômicas independentes já foram associadas à suscetibilidade ao DMT1. É interessante notar que as crianças cujo pai tem DMT1 têm risco três vezes maior de desenvolver a doença do que os filhos de mãe diabética, sugerindo impressão genética do gene de suscetibilidade paterna.

Auto-imunidade

O conceito de uma patogenia auto-imune para o DMT1 apóia-se na observação de que os pacientes que morrem logo após o início da doença freqüentemente exibem um infiltrado de células mononucleares dentro das ilhotas de Langerhans e ao seu redor, infiltrado esse denominado *insulite* (Fig. 22.3). Entre as células inflamatórias, predominam os linfócitos T $CD8^+$, embora também haja algumas células $CD4^+$. As células inflamatórias infiltrativas também elaboram citocinas, por exemplo, IL-1, IL-6, interferon-α e óxido nítrico, que podem contribuir adicionalmente para a patogenia da lesão das células β.

Foi sugerida inicialmente uma origem auto-imune para DMT1 pela demonstração de anticorpos circulantes contra componentes das células β das ilhotas (incluindo a própria insulina) na maioria das crianças recém-diagnosticadas com diabetes. Muitos desses pacientes desenvolvem anticorpos contra células das ilhotas meses ou anos antes de a produção de insulina pelas ilhotas diminuir e os sintomas clínicos surgirem, um quadro clínico conhecido como "pré-diabetes" (Fig. 22.4). Contudo, esses anticorpos são vistos

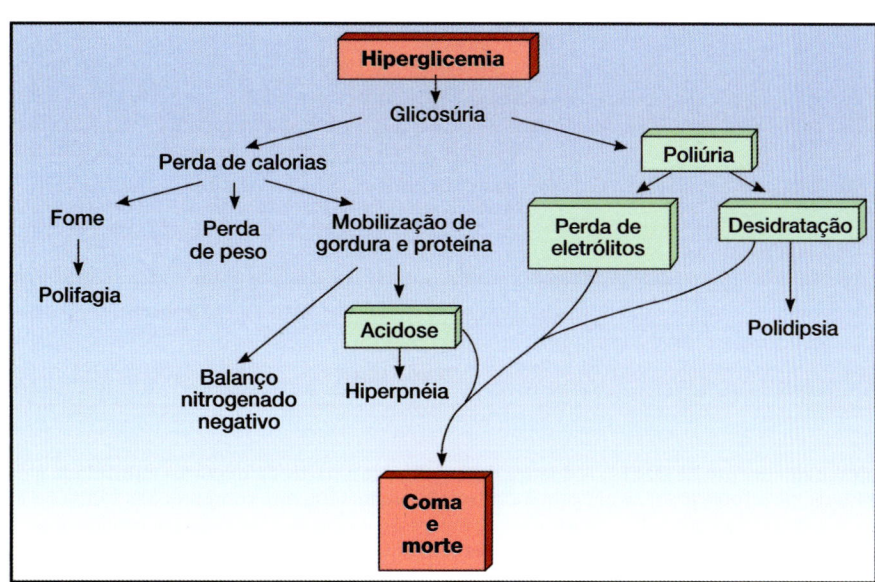

FIGURA 22.2
Sinais e sintomas de hiperglicemia sem controle no diabetes melito.

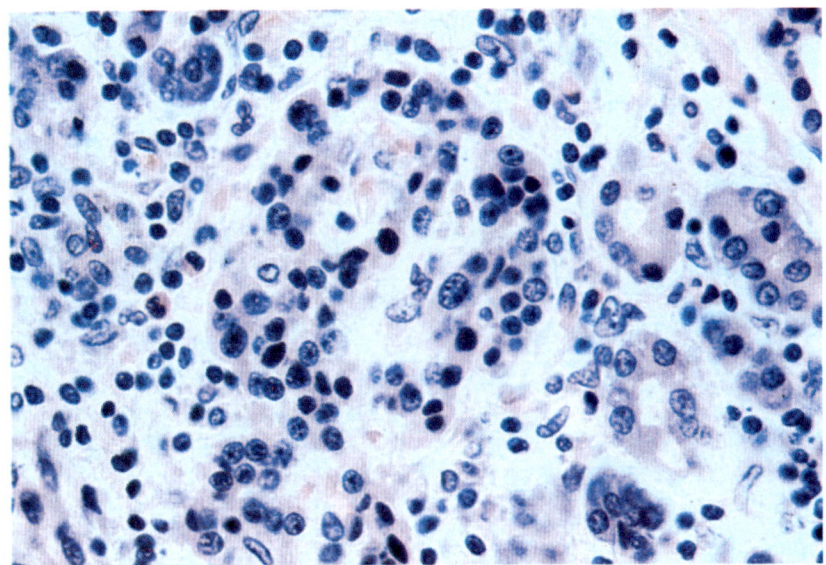

FIGURA 22.3
Insulite no diabetes melito tipo 1. Observa-se infiltrado inflamatório mononuclear dentro da ilhota e ao seu redor.

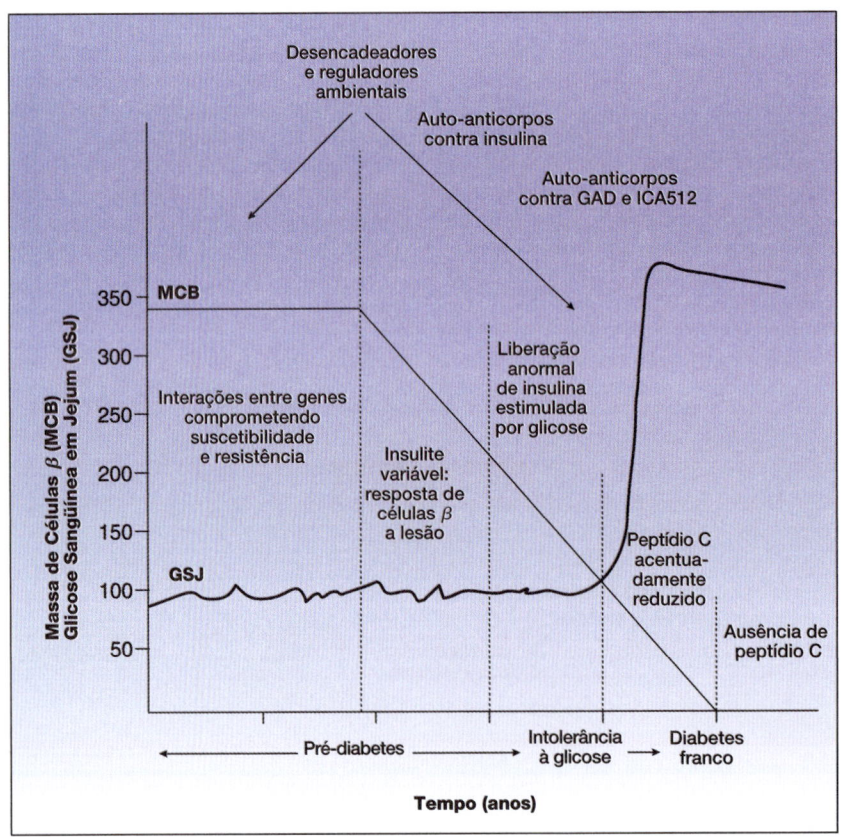

FIGURA 22.4
Estágios patogênicos do desenvolvimento de DMT1. A doença desenvolve-se a partir de uma suscetibilidade genética inicial ao reconhecimento defeituoso de epítopes de células β e termina com a destruição essencialmente completa das células β na maioria dos pacientes. Acredita-se que um evento ambiental desencadeie o ataque imune, e as pessoas com determinados marcadores genéticos (HLA-DR3 e -DR4) são particularmente suscetíveis à doença auto-imune. Os pacientes com anticorpos contra células das ilhotas e glicemia normal são considerados "pré-diabéticos". A taxa de declínio da massa de células β determina o período de tempo entre o início da destruição de células β e a hiperglicemia final devido à perda de > 90% de células β funcionais. No soro, auto-anticorpos contra insulina surgem precocemente, seguidos por anticorpos contra os antígenos das células β, descarboxilase do ácido glutâmico (GAD-65) e o antígeno das células das ilhotas (ICA-512).

como uma resposta contra os antígenos de células β liberados durante a destruição de células β por mecanismos imunológicos celulares, e não como uma causa inicial de depleção de células β. A detecção de anticorpos contra células das ilhotas e antígenos das ilhotas (GAD-65, ICA-512, insulina etc.) em uma amostra de sangue é um instrumento útil para o estabelecimento do diagnóstico de diabetes tipo 1.

Os mecanismos imunológicos celulares são fundamentais para a patogenia do DMT1, e linfócitos T citotóxicos sensibilizados contra células β no DMT1 persistem indefinidamente, possivelmente por toda a vida. Os pacientes transplantados com um pâncreas doador ou um preparado de ilhotas purificadas devem ser tratados com agentes imunossupressores. Dez por cento dos pacientes com DMT1 manifestam pelo menos uma outra doença auto-imune órgão-específico, incluindo tireoidite de Hashimoto, doença de Graves, miastenia grave, doença de Addison ou anemia perniciosa. É interessante notar que a maioria dos pacientes com síndromes imunológicas poliendócrinas (ver Cap. 20) apresenta antígenos de histocompatibilidade HLA DR3 e DR4.

A destruição de células β no DMT1 geralmente desenvolve-se de modo lento, e foram descritos estágios específicos da doença (Fig. 22.4). O diabetes clinicamente evidente com hiperglicemia ou cetoacidose manifesta-se apenas quando 90% das células secretoras de insulina foram eliminadas e a privação de insulina torna-se grave.

Fatores Ambientais

O que aciona a lesão imunológica contra as ilhotas de Langerhans? Vírus e substâncias químicas foram incriminados como fatores etiológicos em pelo menos alguns casos de DMT1. Por exemplo, a doença desenvolve-se ocasionalmente após infecção com caxumba ou vírus *coxsackie* do grupo B. As crianças e os adultos jovens que foram infectados *in utero* com rubéola também desenvolvem diabetes ocasionalmente, presumivelmente após lesão viral do pâncreas fetal.

Certas proteínas virais e da dieta podem compartilhar epítopos antigênicos com proteínas de superfície celular humanas e acionar o processo mórbido auto-reativo por meio de "mimetismo molecular". Por exemplo, a albumina sérica bovina contém subunidades de proteínas MHC classe II, e uma proteína do vírus *coxsackie* B apresenta homologia com a proteína do antígeno da ilhota GAD-65 humana. Diferenças geográficas e sazonais na incidência de DMT1 sugerem adicionalmente que fatores ambientais sejam importantes na patogenia desse distúrbio.

Patologia: A lesão inicial mais característica no pâncreas do DMT1 consiste em um infiltrado linfocítico nas ilhotas (*insulite*), algumas vezes acompanhado por alguns macrófagos e neutrófilos (ver Fig. 22.3). **À medida que a doença se torna crônica, as células β das ilhotas vão sendo progressivamente esgotadas; por fim, as células produtoras de insulina não são mais discerníveis.** A perda de células β acarreta ilhotas de tamanhos variáveis, muitas das quais com aspecto de cordões semelhantes a fita que são difíceis de serem diferenciados do tecido acinar circundante. A fibrose das ilhotas não é comum. Não existe a deposição de amilóide nas ilhotas de Langerhans característico do diabetes tipo 2. O pâncreas exócrino no DMT1 crônico freqüentemente exibe fibrose interlobular e interacinar difusa, acompanhada por atrofia das células acinares.

Manifestações Clínicas: O DMT1 manifesta-se classicamente com descompensação metabólica aguda caracterizada por cetoacidose e hiperglicemia. A cetoacidose grave pode ser precedida em várias semanas a meses por aumento da produção de urina (poliúria) e da sede (polidipsia). A diurese excessiva é conseqüente à glicosúria, e o aumento do apetite (polifagia) e a perda de peso devem-se ao uso ineficiente de energia devido ao metabolismo de carboidratos comprometido. Com freqüência, o início clínico do DMT1 coincide com uma outra doença aguda, como uma infecção viral ou bacteriana febril.

DIABETES MELITO TIPO 2

O diabetes melito tipo 2 (DMT2) é um distúrbio heterogêneo caracterizado por diminuição da sensibilidade tissular à insulina e comprometimento da secreção de insulina. Em geral, a doença desenvolve-se em adultos, com uma prevalência maior em indivíduos obesos e em idosos. Recentemente, parece haver um aumento da incidência de DMT2 em adultos jovens e adolescentes, devido ao agravamento da obesidade e à falta de exercícios físicos nesse grupo etário. **A hiperglicemia no DMT2 não é causada pela destruição de células β mas, em vez disso, representa uma falha das células β em compensar um aumento da demanda por insulina no corpo.** O DMT2 afeta mais de 16 milhões de norte-americanos, quase metade dos quais sem diagnóstico. Quase 10% dos indivíduos com idade superior a 65 anos são acometidos, e 80% dos pacientes com DMT2 encontram-se acima do peso (Fig. 22.5). O DMT2 é mais prevalente em minorias étnicas nos Estados Unidos, incluindo negros, latinos, asiáticos e índios norte-americanos.

Patogenia: O DMT2 é conseqüente a uma interação complexa entre resistência subjacente à ação da insulina nos seus tecidos-alvo metabólicos (fígado, musculatura esquelética e tecido adiposo) e redução na secreção de insulina estimulada pela glicose, que não consegue compensar o aumento da demanda de insulina. A evolução para o diabetes franco em populações suscetíveis ocorre mais comumente nos pacientes que exibem esses dois defeitos (Fig. 22.6).

Fatores Genéticos

A herança multifatorial e multigênica é um fator contribuidor chave no desenvolvimento de DMT2. Sessenta por cento dos pacientes têm um dos genitores ou um irmão com a doença. Em algumas populações, principalmente índios norte-americanos e algumas populações indígenas encontradas em nações das Ilhas do Pacífico, a adoção de um estilo de vida mais afluente levou à ocorrência de DMT2 em 30 a 50% da população. Ambos os gêmeos monozigóticos são afetados quase sempre pela doença. Não foi encontrada associação com os genes do MHC, conforme visto no DMT1. Apesar da prevalência familiar alta da doença, o padrão de hereditariedade é complexo e acredita-se que ocorra devido a

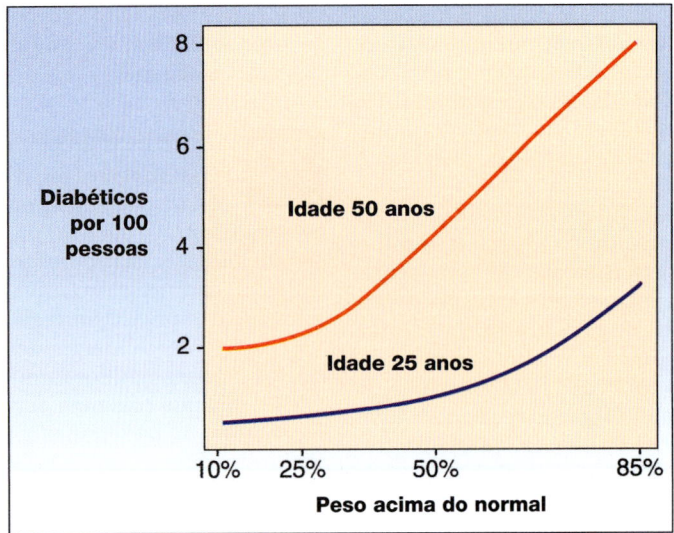

FIGURA 22.5
Ocorrência de diabetes em relação ao peso corporal em adultos jovens e mais velhos. Nos indivíduos com idade superior a 50 anos, o risco de diabetes aumenta linearmente com o peso corporal acima de 25% do normal.

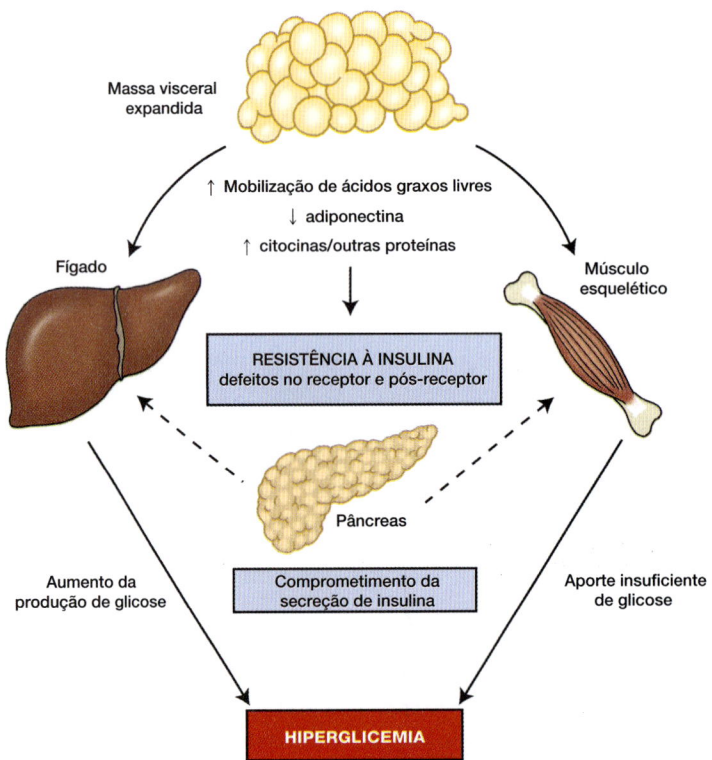

FIGURA 22.6
Patogenia do DMT2 relacionado com a obesidade. A massa de gordura visceral expandida na obesidade da porção superior do corpo elabora diversos fatores que contribuem para a resistência à insulina tissular. Entre esses fatores estão aumento de ácidos graxos livres (não-esterificados) circulantes e outras citocinas e proteínas que inibem a ação da insulina, bem como diminuição de fatores que estimulam a sinalização da insulina, como a adiponectina. Essas alterações resultam em bloqueio à ação da insulina no fígado e no músculo esquelético no nível do receptor de insulina e nos sítios de sinalização pós-receptor, resultando em falha da insulina em suprimir a produção de glicose hepática e promover a captação da glicose pelo músculo. A hiperglicemia resultante é contrabalançada normalmente pelo aumento da secreção de insulina pelas células β pancreáticas. Nos indivíduos com DMT2, a combinação entre resistência à ação da insulina e comprometimento geneticamente determinado da resposta das células β à hiperglicemia tem por conseqüência hiperglicemia e sucede o DMT2.

múltiplos genes de suscetibilidade interagindo. Fatores constitucionais, como obesidade (que por si só tem determinantes genéticos fortes), hipertensão e a quantidade de exercícios físicos influenciam a expressão fenotípica do distúrbio e complicam as análises genéticas.

Metabolismo da Glicose

Em um indivíduo normal, a concentração extracelular de glicose nos estados alimentado e em jejum mantém uma variação bastante limitada. Esse controle rígido é mediado pelas ações opostas da insulina e do glucagon. Após uma refeição rica em carboidratos, a absorção de glicose a partir do intestino provoca um aumento da glicose sangüínea, que estimula a secreção de insulina pelas células β-pancreáticas e o subseqüente aumento da captação de glicose pela musculatura esquelética e pelo tecido adiposo, mediada pela insulina. Ao mesmo tempo, a insulina suprime a produção hepática de glicose por meio de (1) inibição da gliconeogênese, (2) aumento da síntese de glicogênio, (3) bloqueio dos efeitos do glucagon sobre o fígado e (4) antagonização da liberação de glucagon a partir do pâncreas.

Função das Células β

Os indivíduos com DMT2 exibem comprometimento da liberação de insulina pelas células β em resposta à estimulação da glicose, um defeito que pode aparecer precocemente na evolução da doença. A hiperglicemia de leve a moderada pode alterar o ponto de ajuste do acoplamento dos níveis de glicose e secreção de insulina por meio de um processo conhecido como *toxicidade da glicose*. Essa anormalidade funcional é específica para a glicose, já que as células β mantêm a habilidade de responder a outros secretagogos, como aminoácidos. Uma rara forma autossômica dominante de diabetes herdado, conhecida como *diabetes da maturidade no jovem (DMJ)*, manifesta mutações na glicoquinase, um importante sensor de glicose da célula β. Outras mutações que afetam o desenvolvimento e a função das células β também foram identificadas em parentes com DMJ. Contudo, as mutações nesses genes não contribuem para as formas prevalentes típicas do DMT2. A função das células β também pode ser afetada pelos níveis plasmáticos de ácidos graxos livres cronicamente elevados que ocorrem em indivíduos obesos.

Resistência à Insulina

A resistência à insulina periférica é um componente fundamental na patogenia do DMT2. Na obesidade, diversos produtos liberados de adipócitos (incluindo ácidos graxos livres e citocinas como o fator de necrose tumoral α e a adiponectina) afetam a sensibilidade periférica à insulina. Os níveis plasmáticos desses produtos são bastante influenciados pela distribuição da gordura corporal, em especial a adiposidade víscera-abdominal (porção superior do corpo) *versus* subcutânea (quadris/nádegas; porção inferior do corpo). Existe uma prevalência mais elevada de resistência à insulina e de DMT2 em indivíduos com a primeira forma citada de adiposidade.

O receptor de insulina é uma glicoproteína heterotetramérica composta de duas subunidades α extracelulares que ligam a insulina e duas subunidades β transmembranas que expressam atividade de tirosinoquinase estimulada por insulina. A ativação da quinase do receptor provoca a fosforilação da tirosina em diversas proteínas de substrato de receptor da insulina (IRS [insulin receptor substrate]). As proteínas de adaptação ligam-se a esses sítios, após o que sua atividade latente de sinalização torna-se ativada. Por sua vez, essas quinases sinalizadoras fosforilam substratos lipídicos e protéicos, efeitos que acarretam a translocação de proteínas de transporte da glicose e a ativação do metabolismo de glicose e lipídios, dependendo do tipo específico de célula-alvo (fígado, músculo esquelético ou tecido adiposo). Em pessoas obesas, a liberação de mediadores inibitórios a partir de tecido adiposo interfere na cascata de sinalização da insulina porque rompe a propagação da fosforilação da tirosina protéica. A hiperinsulinemia, secundária à resistência à insulina, também infra-regula o número de receptores de insulina na membrana plasmática.

A "Síndrome Metabólica/Resistência à Insulina"

A resistência à ação da insulina em tecidos-alvo e a hiperinsulinemia compensatória estão intimamente ligadas a um conjunto diverso de fatores de risco cardiovasculares que são prevalentes tanto em pessoas obesas e sedentárias quanto em pacientes com DMT2. Esses fatores de risco, denominados coletivamente *síndrome metabólica*, incluem hipertensão leve (talvez relacionada a uma falência do relaxamento vascular dependente do endotélio) e uma dislipidemia, caracterizada por redução do colesterol HDL, aumento de triglicerídios circulantes e pequenas partículas de lipoproteínas de baixa densidade (LDL) (Quadro 22.2).

 Patologia: São encontradas diversas lesões microscópicas nas ilhotas de Langerhans de muitos pacientes com DMT2, mas não todos. Em oposição à DMT1, na DMT2 não há uma redução consistente no número de células β, e não foram encontradas lesões morfológicas dessas células por meio de microscopia óptica ou eletrônica.

Em algumas ilhotas, o tecido fibroso acumula-se, algumas vezes até um grau que as torna obliteradas. Freqüentemente há amiloidose das ilhotas (Fig. 22.7), particularmente nos pacientes com idade superior a 60 anos. Esse tipo de amilóide compõe-se de uma molécula polipeptídica conhecida como *amilina*, secretada com a insulina pela célula β. É importante notar que até 20% das pessoas não-diabéticas idosas também apresentam depósitos de amilóide no pâncreas, um achado atribuído ao próprio processo de envelhecimento.

COMPLICAÇÕES DO DIABETES

A descoberta da insulina no início do século XX prometia a cura para o diabetes, porém, à medida que os diabéticos viviam mais, ficou claro que estavam sujeitos a muitas complicações (ver Fig. 22.1). **É consenso hoje que a gravidade e a cronicidade da hiperglicemia tanto no DMT1 quanto no DMT2 são os principais fatores patogênicos que provocam**

QUADRO 22.2 Componentes da Síndrome Metabólica/Resistência à Insulina

Sinais Clínicos	Alterações Laboratoriais	Co-morbidades
Obesidade central (parte superior do corpo)	Elevação da glicose em jejum e/ou pós-prandial	Hipertensão (geralmente leve)
Acantose nigricans (alterações cutâneas hipertróficas, hiperpigmentadas)	Resistência à insulina com hiperinsulinemia	Aterosclerose
	Dislipidemia	Hiperandrogenismo com síndrome do ovário policístico
	Trombólise anormal	
	Hiperuricemia	
	Disfunção de musculatura lisa endotelial e vascular	

as complicações "microvasculares" do diabetes, como retinopatia, nefropatia e neuropatia. Por conseguinte, o controle da glicemia ainda é o principal meio pelo qual o desenvolvimento das complicações diabéticas microvasculares pode ser minimizado. Tem sido mais difícil demonstrar que o controle da glicose pode impedir a aterosclerose e suas complicações (coronariopatia, vasculopatia periférica e doença cerebrovascular). Essas complicações "macrovasculares" são especialmente comuns em pacientes insulino-resistentes com DMT2, já que tendem a ser mais velhos e freqüentemente abrigam fatores de risco vasculares adicionais.

 Patogenia: Foram propostos diversos mecanismos bioquímicos que contribuem para o desenvolvimento de alterações patológicas no diabetes.

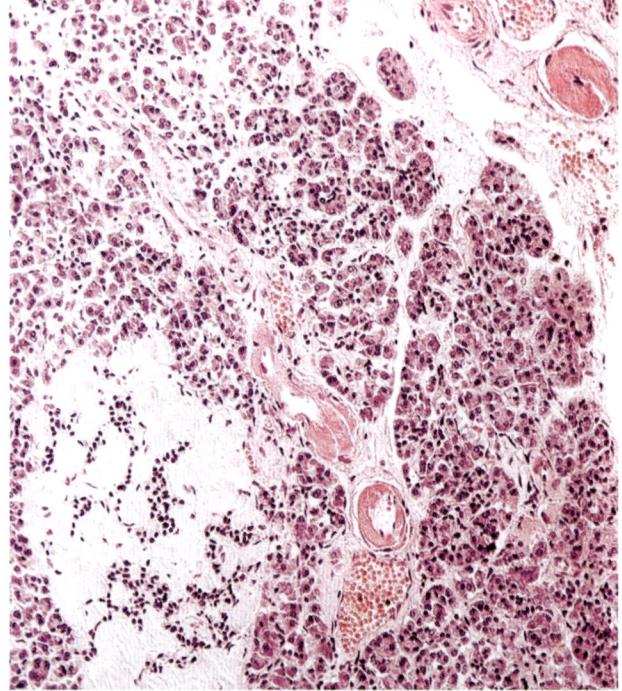

FIGURA 22.7
Amiloidose (hialinização) de uma ilhota no pâncreas de paciente com DMT2. O vaso sangüíneo adjacente à ilhota exibe a arteriolosclerose hialina avançada característica do diabetes.

GLICOSILAÇÃO PROTÉICA: A glicose se liga de modo não-enzimático, aderindo-se a uma grande variedade de proteínas. Esse processo, denominado *glicosilação*, ocorre grosso modo proporcionalmente à intensidade da hiperglicemia. Muitas proteínas celulares são modificadas dessa maneira, incluindo hemoglobina, componentes do cristalino e proteínas nas membranas basais celulares. Uma fração específica da hemoglobina glicosilada nos eritrócitos circulantes (hemoglobina A_{1c}) é medida rotineiramente para monitorar o grau geral de hiperglicemia que ocorreu durante as 6 a 8 semanas precedentes. A glicosilação não-enzimática da hemoglobina é irreversível, e o nível de hemoglobina A_{1c}, desse modo, funciona como um marcador para o controle glicêmico, bem como de lesão protéica ativa no organismo devido a glicemia excessiva.

Os produtos iniciais da glicosilação (conhecidos quimicamente como bases de Schiff) são lábeis e podem se dissociar rapidamente. Com o tempo, esses produtos lábeis sofrem reorganizações químicas complexas, formando *produtos de glicosilação avançados,* que consistem em um derivado da glicose ligado de modo covalente ao grupamento amino da proteína. Como conseqüência, a estrutura da proteína torna-se permanentemente alterada e sua função pode ser afetada. Por exemplo, a albumina e a IgG não se ligam normalmente ao colágeno, mas aderem-se ao colágeno glicosilado. Ligações químicas instáveis nas proteínas que contêm produtos de glicosilação avançados podem acarretar ligações cruzadas físicas de proteínas próximas, o que pode contribuir para o espessamento característico das membranas basais vasculares no diabetes. É importante notar que, em oposição aos produtos de glicosilação lábeis iniciais, os produtos de glicosilação avançados podem continuar a ligar proteínas de modo cruzado, apesar do retorno da glicemia ao nível normal. Assim, em um modelo canino de retinopatia diabética (ver adiante), essa complicação é prevenida apenas se a glicemia for rigidamente controlada dentro de 2 meses após o início da hiperglicemia. Os pacientes com retinopatia diabética apresentam níveis mais elevados desses produtos do que os diabéticos sem essa complicação. Ademais, os compostos que inibem a formação de produtos de glicosilação avançados fornecem alguma proteção contra complicações diabéticas em animais experimentais.

VIA DA ALDOSE-REDUTASE: Por meio da ação de massa, a hiperglicemia também aumenta a captação da glicose em tecidos que não dependem da insulina. Uma determinada parte do fluxo aumentado de glicose é metabolizada pela aldose-redutase, acarretando o acúmulo de sorbitol. Suspeita-se que esse álcool do açúcar participe das complicações do diabetes em diferentes tecidos, incluindo nervos periféricos, retina, cristalino e rim. Embora a aldose-redutase possa ter baixa afinidade pela glicose, gera quantidades apreciáveis de sorbitol nesses tecidos quando os níveis glicêmicos encontram-se elevados. O mecanismo pelo qual um acúmulo de sorbitol provoca lesão tissular ainda não está bem compreendido. No cristalino, o acúmulo desse álcool pode simplesmente criar um gradiente osmótico que provoca influxo de líquido e conseqüente tumefação. O sorbitol também pode ser diretamente tóxico para as células. O aumento do sorbitol intracelular foi associado à diminuição do mioinositol (um precursor de fosfoinositídios), diminuição da atividade da proteinoquinase C e inibição da bomba de sódio da membrana plasmática.

ATIVAÇÃO DA PROTEINOQUINASE C: Nos pacientes com hiperglicemia, isoformas específicas, principalmente PKC-β e PKC-δ, são ativadas pelo diacilglicerol (DAG) sintetizado a partir de intermediários glicolíticos. A ativação de PKC pode acarretar (1) aumento da produção de matriz extracelular e citocinas, (2) aumento da contratilidade microvascular, (3) aumento da permeabilidade microvascular e (4) proliferação de células da musculatura lisa e do endotélio. A PKC também induz a ativação de fosfolipase A_2 e inibe a ativação de Na^+/K^+-ATPase. A inibição de PKC-β por um inibidor seletivo impede ou reverte muitas anormalidades vasculares *in vitro* e *in vivo*.

FORMAS DE OXIGÊNIO REATIVAS EM EXCESSO: Em vários tipos celulares, a hiperglicemia aumenta a produção de formas de oxigênio reativas por meio da fosforilação oxidativa mitocondrial. As formas de oxigênio reativas foram implicadas em muitos tipos de lesão celular (ver Cap. 1).

A Aterosclerose É uma Complicação Perigosa do Diabetes

A doença cardiovascular, incluindo cardiopatia aterosclerótica e acidente vascular cerebral isquêmico, é a principal causa de morte entre adultos com diabetes, somando mais de metade de todas as mortes nessa população. A extensão e a intensidade das lesões ateroscleróticas em artérias de médio e grande calibres são maiores nos pacientes com diabetes antigo. O efeito protetor habitual do sexo feminino é eliminado pelo diabetes, e a coronariopatia desenvolve-se em idade mais precoce do que em pacientes não-diabéticos. Além disso, a mortalidade por infarto do miocárdio é mais elevada nos diabéticos do que nos pacientes não-diabéticos. Conforme indicado anteriormente, os pacientes com DMT2 com freqüência manifestam múltiplos fatores de risco da síndrome metabólica que contribuem para o desenvolvimento da aterosclerose.

A vasculopatia periférica aterosclerótica, particularmente das extremidades inferiores, é uma complicação comum do diabetes. A insuficiência vascular provoca úlceras e gangrena dos artelhos e pés, complicações que por fim indicam amputação. De fato, o diabetes contribui com 40% das amputações não-traumáticas de membro nos Estados Unidos.

O mecanismo (ou mecanismos) pelo qual a hiperglicemia promove a aterosclerose é assunto de estudos consideráveis. Foram propostos muitos fatores patogênicos, como LDL glicosiladas que não são bem depuradas pelo fígado, glicosilação e ligação cruzada de proteínas celulares (que podem lesar a parede vascular), um defeito na lipase de lipoproteínas que compromete a depuração de quilomícrons e acarreta hipertrigliceridemia pós-prandial e o acúmulo de partículas lipoprotéicas remanescentes aterogênicas. Aumento da agregação plaquetária e dos níveis plasmáticos de fibrinogênio e produção defeituosa de óxido nítrico pelo endotélio, que compromete a vasodilatação da parede arterial, também são observados nos pacientes com diabetes.

A Microangiopatia Diabética É uma Causa de Insuficiência Renal e Cegueira

A arteriolosclerose hialina (ver Fig. 22.7) **e o espessamento da membrana basal capilar** (Figs. 22.1 e 22.8) **são alterações vasculares características nos diabéticos.** A freqüente ocorrência de hipertensão contribui para o desenvolvimento de lesões arteriolares. Além disso, a deposição de proteínas da membrana basal, que também podem se tornar glicosiladas, aumenta no diabetes. A agregação plaquetária nos pequenos vasos sangüíneos e o comprometimento dos mecanismos fibrinolíticos também foram sugeridos como atores na patogenia da microangiopatia diabética.

Quaisquer que sejam os processos patogênicos, os efeitos da microangiopatia sobre a perfusão tissular e a cicatrização de feridas são profundos. Por exemplo, acredita-se que reduzam o fluxo sangüíneo ao coração, que já se encontra comprometido pela aterosclerose coronariana. A cicatrização de úlceras crônicas que se desenvolvem devido a traumatismo e infecção dos pés em pacientes diabéticos freqüentemente está comprometida, em parte devido a microangiopatia. As principais complicações da microangiopatia diabética envolvem o rim e a retina.

Nefropatia Diabética

Dos pacientes com DMT1, 30 a 40% terminam por desenvolver insuficiência renal. Uma proporção algo menor (até 20%) de pacientes com DMT2 é afetada de modo semelhante. Por outro lado, como o diabetes é uma afecção bastante comum, a nefropatia diabética contribui com um terço de todos os novos casos de insuficiência renal. Embora alguns pacientes com DMT1 morram devido a uremia, a maioria daqueles que desenvolvem nefropatia sucumbe à cardiovasculopatia, sendo o risco dessa complicação 40 vezes mais elevado nos diabéticos com doença renal terminal. A prevalência de nefropatia diabética aumenta com a gravidade e a duração da hiperglicemia. **A nefropatia provocada pelo diabetes é a justificativa mais comum para transplante renal em adultos.**

Inicialmente, a hiperglicemia provoca hipertensão glomerular e hiperperfusão renal (Fig. 22.9). O aumento da pressão glomerular favorece a deposição de proteína no mesângio, resultando em glomerulosclerose e, por fim, insuficiência renal. Os produtos de glicosilação avançados e as anormalidades lipoprotéicas podem contribuir para as alterações na composição química da membrana basal glomerular. Ademais, fatores de crescimento (p. ex., fator de crescimento transformador-β) foram implicados em algumas dessas anormalidades celulares na nefropatia diabética. Independentemente do mecanismo subjacente, o controle rígido dos níveis glicêmicos retarda o desenvolvimento da nefropatia diabética. O tratamento com inibidores da enzima conversora da angiotensina (ECA), que reduzem a pressão arterial sistêmica, a hiperten-

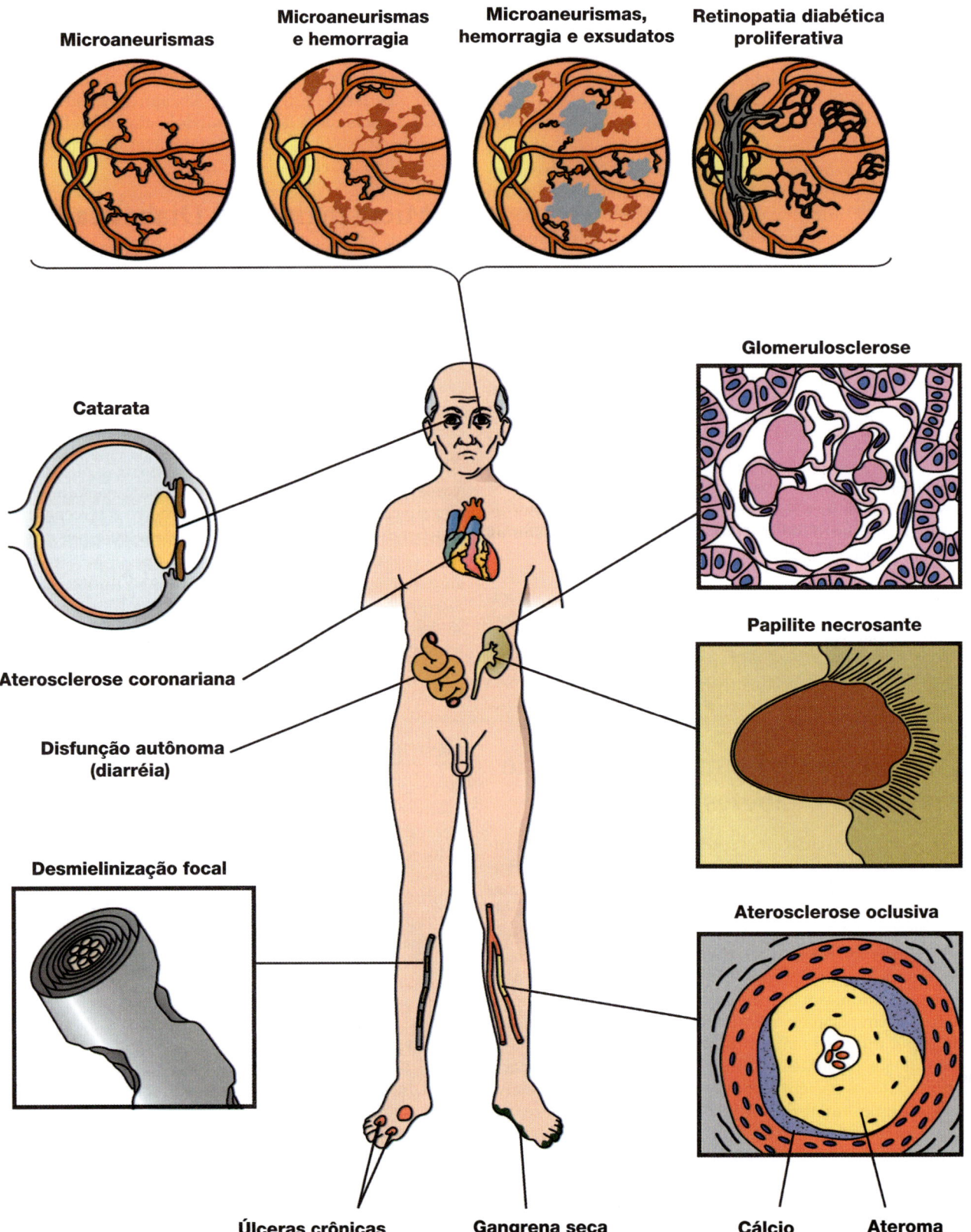

FIGURA 22.8
Complicações secundárias do diabetes. Os efeitos do diabetes sobre diferentes órgãos vitais resultam em complicações que podem ser incapacitantes (vasculopatia cerebral e periférica), dolorosas (neuropatia) ou ameaçadoras à vida (coronariopatia, pielonefrite com papilite necrosante).

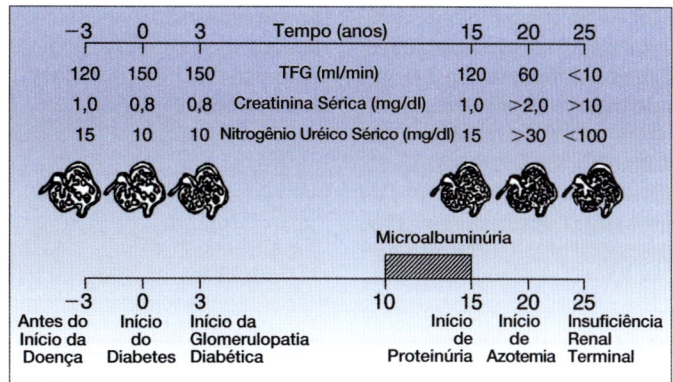

FIGURA 22.9
História natural da nefropatia diabética. Inicialmente, hipertrofia e hiperfiltração renais provocam aumento da taxa de filtração glomerular (TFG). Quando começa o declínio da função renal, em média pelo menos 10 anos após o início do diabetes, o extravasamento de uma pequena quantidade de albumina sérica na urina (microalbuminúria) é a primeira anormalidade avaliada de modo fácil e confiável. A elevação da creatinina sérica e a proteinúria macroscópica ocorrem bem depois.

são glomerular e a perfusão renal, protela a evolução da nefropatia diabética.

Por fim, os glomérulos no rim diabético exibem uma lesão única denominada *doença de Kimmelstiel-Wilson ou glomerulosclerose nodular* (ver Cap. 30). São observados dois padrões microscópicos. No padrão mais comum, massas esféricas de material semelhante a membrana basal acumulam-se nos lóbulos dos glomérulos (Fig. 22.10). A outra forma caracteriza-se por deposição mais difusa, embora um pouco irregular, desse material por todo o glomérulo. Essa última alteração deve ser diferenciada da nefropatia membranosa. O início da glomerulopatia é marcado clinicamente pelo aparecimento de pequenas quantidades de albumina sérica na urina. A proteinúria aumenta com o passar do tempo, e a função renal declina progressivamente.

Retinopatia Diabética

A retinopatia diabética é a etiologia mais importante de cegueira nos Estados Unidos nas pessoas com idade inferior a 60 anos, sendo o risco mais elevado no DMT1 do que no DMT2. De fato, 10% dos pacientes com DMT1 de 30 anos de duração tornam-se legalmente cegos. Não obstante, como existem muito mais pacientes com DMT2, esse grupo contém a maioria dos pacientes com retinopatia diabética. A retinopatia é a complicação oftálmica do diabetes mais devastadora, embora também possam ocorrer com maior freqüência glaucoma, catarata e doença corneana. Assim como a nefropatia, a prevalência de retinopatia no diabetes está relacionada com a duração e o grau do controle glicêmico. A retinopatia diabética é discutida em detalhes no Cap. 30.

A Neuropatia Diabética Acomete Inervação Sensorial e Autônoma

O comprometimento sensorial periférico e a disfunção nervosa autônoma estão entre as complicações mais comuns e angustiantes do diabetes. As alterações nos nervos são complexas, e são encontradas anormalidades em axônios, na bainha de mielina e células de Schwann. Ademais, a doença dos pequenos vasos sangüíneos dos nervos contribui para o distúrbio. Evidências sugerem que a hiperglicemia aumenta a percepção da dor, independentemente de quaisquer lesões estruturais nos nervos.

A neuropatia periférica caracteriza-se inicialmente por dor e sensações anormais nas extremidades. Contudo, a sensação do tato delicado, a detecção de dor e a propriocepção acabam por se perder. Como conseqüência, o diabético tende a ignorar a irritação e os pequenos traumatismos nos pés, articulações e pernas. Assim, a neuropatia periférica pode ser um fator importante no desenvolvimento de úlceras dos pés, que acometem tão freqüentemente os pacientes com diabetes intenso. Também pode participar da doença articular destrutiva indolor que ocorre ocasionalmente.

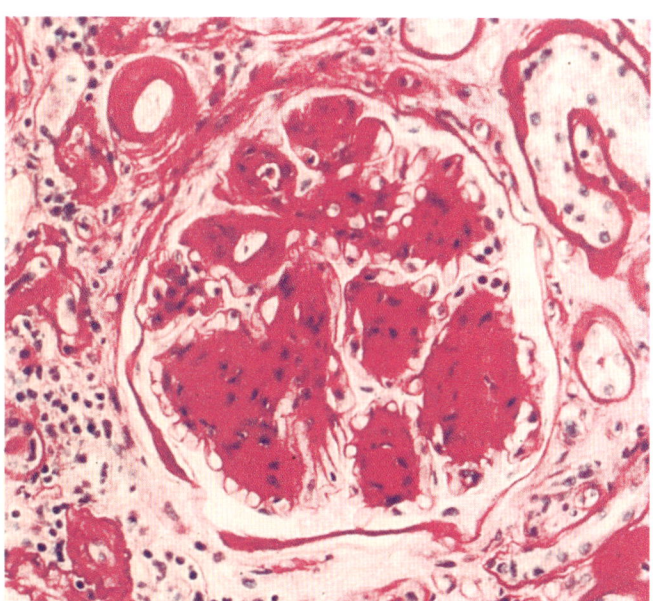

FIGURA 22.10
Glomerulosclerose diabética. A coloração ácido periódico de Schiff (PAS) demonstra acúmulos nodulares de material semelhante a membrana basal no glomérulo.

Embora a disfunção nervosa autônoma seja sutil, anormalidades na regulação neurogênica das funções cardiovasculares e gastrintestinais freqüentemente resultam em hipotensão postural e problemas de motilidade intestinal, como diarréia. A disfunção erétil e a ejaculação retrógrada são complicações comuns da disfunção autônoma, embora a vasculopatia freqüentemente seja um fator contributivo. Ocasionalmente, os diabéticos desenvolvem bexiga hipotônica, que provoca a retenção de urina e predispõe à infecção.

As Infecções Acometem Principalmente o Rim

Infecções bacterianas e fúngicas complicam a vida dos pacientes diabéticos nos quais a hiperglicemia é mal controlada. Foram descritas nesses pacientes muitas anormalidades na sua resposta à invasão microbiana. A função leucocitária encontra-se comprometida, e a resposta imunológica, embotada. Antes do emprego da insulina, a tuberculose e as infecções purulentas eram potencialmente letais. Felizmente, com controle adequado, atualmente o paciente diabético encontra-se muito menos suscetível a infecções. Contudo, as infecções do trato urinário ainda constituem um problema, porque a glicose na urina proporciona um meio de cultura rico. Além disso, os pacientes com neuropatia autônoma freqüentemente apresentam bexiga distônica que retém urina. A pielonefrite é uma ameaça constante para os pacientes com diabetes, e a papilite necrosante pode ser uma complicação devastadora de infecção renal.

A Gravidez Pode Ser Complicada pelo Diabetes

Embora o diabetes gestacional desenvolva-se em apenas uma pequena porcentagem de mulheres aparentemente sadias durante a gravidez, continua após o parto em uma pequena proporção dessas pacientes. A gestação é um estado de resistência à insulina, mas apenas as grávidas com comprometimento da secreção de insulina por células β tornam-se diabéticas. Essas anormalidades na quantidade e no momento certo de secreção pancreática de insulina tornam essas mulheres muito suscetíveis a DMT2 franco em um estágio posterior da vida.

As mães diabéticas com controle glicêmico inadequado podem dar à luz bebês grandes, tornando o trabalho de parto e o parto difíceis e indicando uma cirurgia cesariana. É necessário o controle severo da glicose na mãe diabética para evitar a estimulação excessiva do pâncreas fetal durante a gestação. Os fetos expostos a hiperglicemia *in utero* podem desenvolver hiperplasia das células β pancreáticas, que podem secretar insulina de modo autônomo e causar hipoglicemia ao nascimento e no início do período neonatal.

Os lactentes de mães diabéticas mostram incidência de 5 a 10% de anormalidades importantes no desenvolvimento. Entre estas estão anomalias do coração e grandes vasos e defeitos no tubo neural, como anencefalia e espinha bífida. A freqüência dessas lesões relaciona-se com o controle do diabetes materno durante o início da gestação.

LEITURAS SUGERIDAS

Livro

Goldstein BJ, Gorstein F (guest eds). *Diabetes mellitus, clinics in laboratory medicine*, vol. 21, no. 1. Philadelphia: WB Saunders, March 2001.

Artigos de Periódicos

Atkinson MA, Eisenbarth GS: Type 1 diabetes: New perspectives on disease pathogenesis and treatment. *Lancet* 358(9277):221–229, 2001.

Bell GI, Polonsky KS: Diabetes mellitus and genetically programmed defects in beta-cell function. *Nature* 414(6865):788–791, 2001.

Brownlee M: Biochemistry and molecular cell biology of diabetic complications. *Nature* 414(6865):813–820, 2001.

Ford ES, Giles WH, Dietz WH: Prevalence of the metabolic syndrome among US adults—Findings from the Third National Health and Nutrition Examination Survey. *JAMA* 287(3):356–359, 2002.

Gavin JR, Alberti KGMM, Davidson MB, et al.: Report of the Expert Committee on the diagnosis and classification of diabetes mellitus. *Diabetes Care* 23(suppl:1):1–S19, 2000.

Gottlien PA, Eisenbarth GS: Diagnosis and treatment of pre-insulin dependent diabetes. Annu Rev Med 49:391–405, 1998.

Harris MI: Diabetes in America: Epidemiology and scope of the problem. *Diabetes Care* 21(suppl 3):C11–C14, 1998.

Kahn BB, Flier JS: Obesity and insulin resistance. *J Clin Invest* 106(4):473–481, 2000.

Kukreja A, MacLaren NK: Autoimmunity and diabetes. *J Clin Endocrinol Metab* 84:4371–4378, 1999.

Marker J, Maclaren N: Immunopathology of immune-mediated (type 1) diabetes. *Clin Lab Med* 21(1):15–30, 2001.

Martin S, Wolf-Eichbaum D, Duinkerken G, et al.: Development of type 1 diabetes despite severe hereditary B-cell deficiency. *N Engl J Med* 345:1036–1040, 2001.

McGowan T, McCue P, Sharma K: Diabetic nephropathy. *Clin Lab Med* 21(1):111–146, 2001.

Meier M, King GL: Protein kinase C activation and its pharmacological inhibition in vascular disease. *Vasc Med* 5(3):173–185, 2000.

Rosenbloom A, Arslanian S, Brink S, et al.: Type 2 diabetes in children and adolescents. *Pediatrics* 105(3):671–680, 2000.

Saltiel AR: New perspectives into the molecular pathogenesis and treatment of type 2 diabetes [Review]. *Cell* 104(4):517–529, 2001.

Saltiel AR, Kahn CR: Insulin signalling and the regulation of glucose and lipid metabolism. *Nature* 414(6865):799–806, 2001.

Stumvoll M, Gerich J: Clinical features of insulin resistance and beta cell dysfunction and the relationship to type 2 diabetes. *Clin Lab Med* 21(1):31–51, 2001.

Unger RH: Lipotoxic diseases. *Annu Rev Med* 53:319–336, 2002.

Zimmet P, Alberti KGMM, Shaw J: Global and societal implications of the diabetes epidemic. *Nature* 414(6865):782–787, 2001.

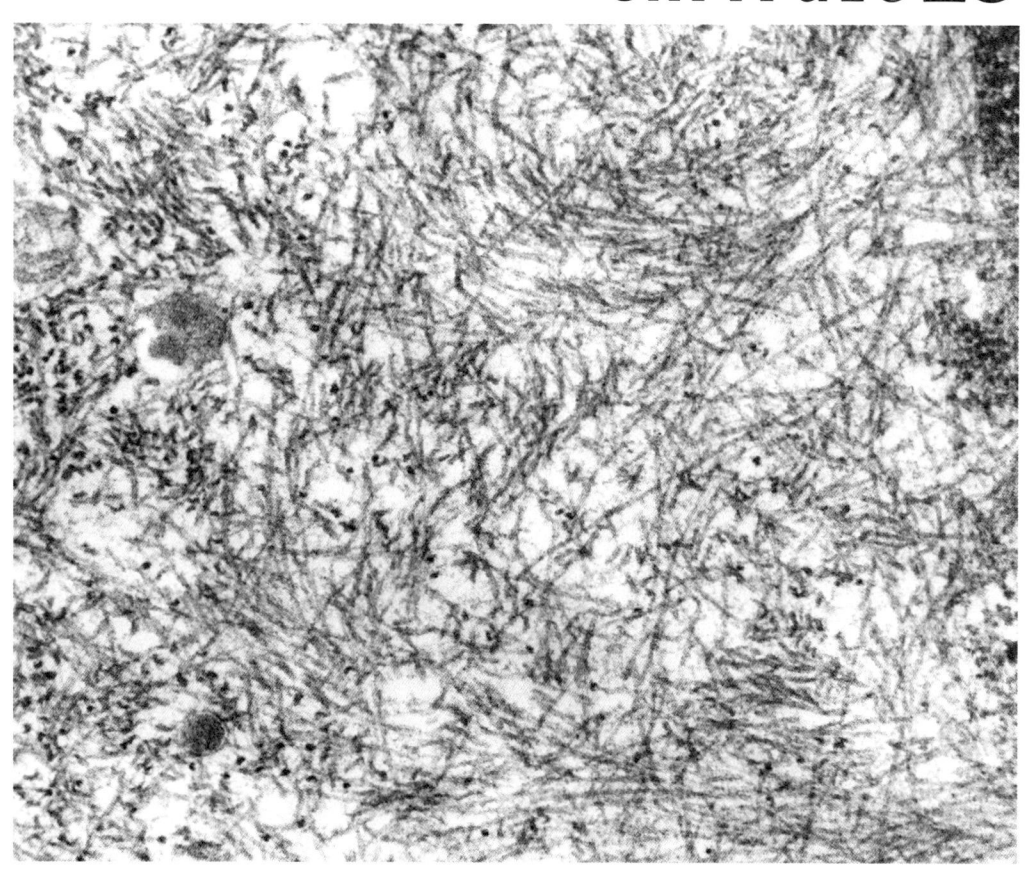

CAPÍTULO 23

Amiloidose

Robert Kisilevsky

Componentes Comuns nos Amilóides

Propriedades de Coloração dos Depósitos de Amilóide

Estrutura do Amilóide

Definição de Amilóide

Classificação Clínica das Amiloidoses
Amiloidose Primária
Amiloidose Secundária
Amiloidose Familiar
Amiloidose Isolada

Classificação de Amiloidose pelo Tipo de Proteína
Amilóide Aβ2M

Amilóide AL
Amilóide AA
Amilóide APrP
Amilóide ATTR (Amilóide Transtirretina)
Outros Amilóides

Esquema Geral de Amiloidogênese

Características Morfológicas das Amiloidoses

Características Clínicas das Amiloidoses

Estratégias do Tratamento de Amilóide

FIGURA 23.1 *(ver página anterior)*
Depósitos de amilóide no tecido. Arranjos paralelos e entrelaçados de fibrilas são evidentes nesta fotomicrografia eletrônica.

Amilóide refere-se a um grupo de depósitos diversos de proteínas extracelulares que apresentam (1) *propriedades morfológicas comuns*, (2) *afinidades por corantes específicos* e (3) *um aspecto característico sob luz polarizada.* **Embora variem na seqüência de aminoácidos, todas as proteínas amilóides são dobradas de tal forma que compartilham propriedades ultra-estruturais e físicas comuns.**

Os distúrbios associados à deposição de amilóide são conhecidos há mais de 300 anos, mas só após a era de Virchow, na metade do século XIX, foram feitas tentativas para definir a natureza dos depósitos tissulares por suas propriedades de coloração. O amilóide corava-se de azul com o iodo, que era então utilizado para demonstrar celulose ou amido. Essa coloração não apenas levou à expressão *amilóide* (semelhante a amido), como também sugeriu, de forma incorreta, sua natureza fundamental. Nem o amido nem a celulose são constituintes de amilóide, e um carboidrato complexo diferente é responsável por suas propriedades de coloração com o iodo. Os depósitos de amilóide compõem-se de duas classes de constituintes:

UMA PROTEÍNA FIBRILOGÊNICA ESPECÍFICA DA DOENÇA: A natureza dessa proteína varia com a doença subjacente. A estrutura terciária da proteína e a maneira pela qual interage com as outras moléculas são responsáveis pelas características do amilóide. **A proteína fibrilar específica nos diferentes tipos de amilóide agora é o fator determinante na classificação do amilóide.**

UM CONJUNTO DE COMPONENTES COMUNS ENCONTRADO EM TODOS OS AMILÓIDES

- **O componente amilóide P (AP)** é uma proteína pentagonal, em forma de rosca, presente em todos os tipos de amilóide. O AP é idêntico a uma proteína sérica circulante normal e deriva desta, sendo denominado *amilóide P sérico (SAP).* O SAP também é um componente estrutural de membranas basais normais.
- **Outros blocos de construção molecular de membranas basais** estão presentes no amilóide e incluem laminina, colágeno do tipo IV e perlecan (um proteoglicano de sulfato de heparana). A cadeia lateral do glicosaminoglicano de perlecan é o sulfato de heparana. Essa cadeia lateral de carboidrato provavelmente é responsável pelas propriedades do amilóide de se corar com o iodo. Também desempenha um papel crucial na alteração da conformação das proteínas fibrilogênicas específicas da doença.
- **Apolipoproteína E (apoE)** é encontrada normalmente como um constituinte de lipoproteínas de alta densidade e participa do transporte de colesterol.

Nem todos os amilóides são iguais e a proteína responsável pelas características fibrilares varia significativamente. Por exemplo, no amilóide associado a mieloma múltiplo, o componente fibrilar é um produto de cadeias leves de imunoglobulinas produzido pelas células do mieloma. No amilóide associado a doenças inflamatórias, o componente fibrilar deriva de uma proteína da fase aguda, produzida pelo fígado, e que não está relacionada com imunoglobulinas. Nesses dois casos, o amilóide é depositado sistemicamente.

Em outras situações, o amilóide é depositado apenas localmente. O amilóide no carcinoma medular da tireóide está restrito aos depósitos de tumor, e seu componente fibrilar deriva de um hormônio polipeptídico relacionado com a calcitonina. No pâncreas, o amilóide localizado em um tumor de células de ilhotas, ou nas ilhotas no diabetes do tipo 2, deriva de um hormônio peptídio secretado com insulina (amilina ou polipeptídio amilóide da ilhota [IAPP]). Na doença de Alzheimer, o amilóide encontra-se restrito ao cérebro e seus vasos sangüíneos; por outro lado, deriva de uma proteína da membrana plasmática, encontrada não apenas no sistema nervoso central, e sim distribuída pelo organismo.

Embora a natureza dos depósitos amilóides varie bastante e as condições sob as quais ocorrem sejam diferentes, um século de uso ratificou a expressão *amiloidose* denotando uma única doença. Essa noção atualmente foi substituída pelo conceito de que o termo deve ser usado genericamente para designar um grupo de doenças. **Assim, a amiloidose caracteriza-se por depósitos tissulares proteináceos com propriedades morfológicas, estruturais e de coloração comuns, mas com composição protéica variada.**

PROPRIEDADES DE COLORAÇÃO DOS DEPÓSITOS DE AMILÓIDE

As propriedades de coloração e o aspecto geral do amilóide são governados principalmente pela natureza de sua proteína. Por causa de sua estrutura compacta, o amilóide apresenta poucas características morfológicas visíveis à microscopia óptica. Quando são utilizadas colorações de rotina, o amilóide é amorfo, vítreo e quase semelhante a cartilagem, propriedades responsáveis por seu aspecto conhecido como hialino. Na coloração com hematoxilina e eosina, o amilóide não se cora diferentemente de muitas outras proteínas. Entretanto, a natureza específica e a organização subjacente das proteínas amilóides, bem como aquelas de moléculas associadas (glicosaminoglicanos e componente amilóide P), permitem que o amilóide seja corado de maneiras específicas.

VERMELHO-CONGO: Todos os amilóides coram-se de vermelho com o corante vermelho-Congo (Fig. 23.2A). Quando os cortes corados pelo vermelho-Congo são vistos sob luz polarizada, os depósitos exibem birrefringência verde-avermelhada (ver Fig. 23.2B). Os depósitos fibrilares organizados em um plano apresentam uma cor, enquanto aqueles organizados perpendicularmente a tal plano apresentam a outra cor. **O vermelho-Congo é o corante mais comumente utilizado para o diagnóstico de amiloidose.**

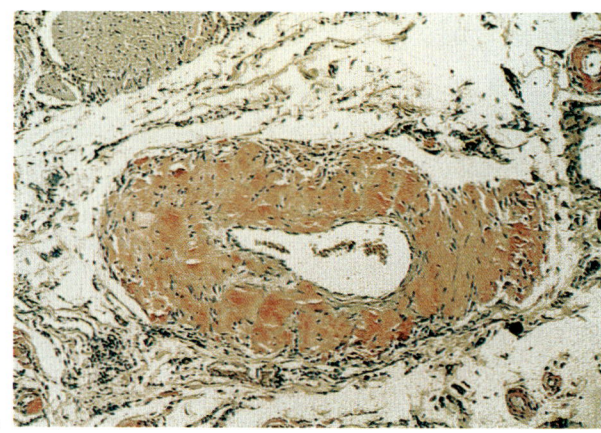 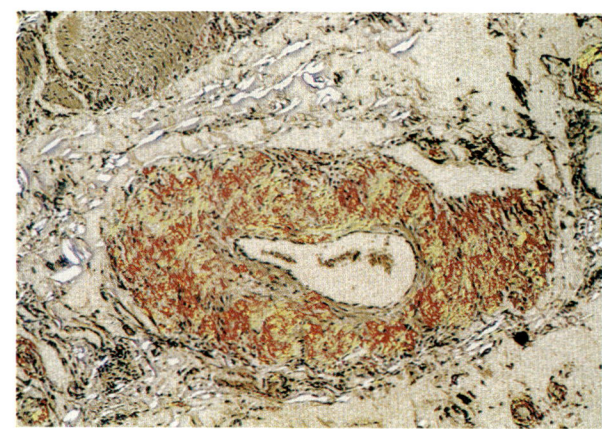

FIGURA 23.2
Amilóide AL envolvendo a parede de uma artéria, corada com vermelho-Congo. São mostrados os aspectos sob luz comum (A) e luz polarizada (B). Observe a birrefringência verde-avermelhada do amilóide. O colágeno apresenta um aspecto prateado.

TIOFLAVINA T: Embora não seja completamente específica para amilóide, a coloração com tioflavina T permite que o amilóide exiba fluorescência quando visto sob luz ultravioleta.

ALCIAN BLUE: A presença de glicosaminoglicanos em todos os depósitos amilóides é demonstrada por uma variedade de corantes de alcian blue, que levam os glicosaminoglicanos a se corarem de azul.

ANTICORPOS ESPECÍFICOS: O sucesso no isolamento de diferentes proteínas amilóides levou ao preparo de anticorpos, tanto policlonais quanto monoclonais, direcionados contra as proteínas diferentes. Por outro lado, técnicas imunoistoquímicas foram projetadas para demonstrar a presença de componente AP, bem como a proteína específica presente em cada tipo de amilóide.

ESTRUTURA DO AMILÓIDE

Todos os amilóides apresentam um aspecto ultra-estrutural semelhante, independentemente da proteína responsável pelo componente fibrilar. À microscopia eletrônica, grupos de fibras são arranjados em feixes paralelos, cada grupo apresentando uma orientação diferente (ver Fig. 23.1). Esses arranjos paralelos orientam os corantes específicos, como o vermelho-Congo e, dessa maneira, conferem ao amilóide a habilidade de girar a luz polarizada, uma propriedade que provoca sua birrefringência clássica. Embora as fibrilas individuais variem consideravelmente em comprimento, todas apresentam um diâmetro de 7 a 13 nm. Quando isoladas, geralmente as fibrilas individuais consistem em pelo menos dois feixes entrecruzados, cada um com 3,0 a 3,5 nm de espessura, que são contorcidos como uma hélice de pequena altura. Entretanto, a estrutura da fibrila e a composição do amilóide *in situ* parecem ser semelhantes às das microfibrilas da membrana basal, sobre a superfície das quais estão filamentos específicos de proteínas organizados em protofibrilas helicoidais ajustadas, de 3 nm.

A organização secundária e terciária da proteína que constitui a fibrila amilóide foi explorada por difração por raios X e por espectroscopia por infravermelho. As subunidades protéicas individuais parecem estar organizadas primariamente como uma *folha dobrada em β*. Porém, no caso do peptídio amilóide encontrado nas doenças inflamatórias, existe uma estrutura abundante em α-hélice, bem como um segmento organizado em uma folha dobrada em β. Recentemente, foram realizados achados semelhantes com os peptídios amilóides responsáveis pelo amilóide na doença de Alzheimer e nas ilhotas pancreáticas no diabetes de início na vida adulta (tipo 2). As subunidades polipeptídicas dobradas individualmente são presas em fibrilas. O modo e o mecanismo precisos pelos quais este fato ocorre podem ser diferentes para cada amilóide. As interações entre os monômeros polipeptídios são responsáveis pela maioria da estrutura cruzada de folhas dobradas em β.

Em todos os amilóides, glicosaminoglicanos de carga alta, SAP, os outros componentes da membrana basal (laminina e colágeno IV), e apoE estão presentes em associação íntima com os depósitos amilóides. Em pelo menos seis tipos de amilóides, a forma da membrana basal do proteoglicano de sulfato de heparana (perlecan) foi identificada como o componente com carga. A interação de precursores protéicos amilóides com os componentes comuns provavelmente influencia a conformação da proteína doença-específica, desviando-a a favor de intermediários amiloidogênicos, os quais, por sua vez, interagem como folhas dobradas em β. Dessa forma, a fibrila básica parece não ser formada simplesmente em decorrência da estrutura primária do precursor ou do fragmento protéico. A formação de fibrila é influenciada mais provavelmente pela maneira pela qual o fragmento protéico interage com componentes adicionais. As organizações secundária e terciária comuns da proteína resultam, então, em propriedades estruturais e de coloração uniformes.

DEFINIÇÃO DE AMILÓIDE

As propriedades de coloração e estruturais do amilóide permitem uma definição geral, baseada primariamente em suas características morfológicas.

- Todas as formas de amilóide coram-se positivamente com o vermelho-Congo e mostram birrefringência verde-avermelhada quando vistas sob luz polarizada.
- Ultra-estruturalmente, todas as formas de amilóide consistem em feixes entrelaçados de arranjos paralelos de fibrilas, que têm um diâmetro de 7 a 13 nm.

- A proteína nas fibrilas amilóides contém uma proporção grande de estrutura cruzada de folhas dobradas em β.

CLASSIFICAÇÃO CLÍNICA DAS AMILOIDOSES

A classificação de amiloidose sofreu uma alteração importante (Quadro 23.1), primariamente por causa do conhecimento de que a proteína específica encontrada em cada tipo de amilóide sobrepõe agrupamentos prévios. Por exemplo, a proteína amilóide da febre familiar do Mediterrâneo (um distúrbio herdado) e a proteína amilóide depositada secundariamente em uma variedade de doenças inflamatórias são a mesma. De forma semelhante, as proteínas encontradas na amiloidose "primária" e no amilóide associado a uma variedade de discrasias de plasmócitos são idênticas. O amilóide da amiloidose cardíaca isolada e o amilóide da amiloidose sistêmica senil também são indistinguíveis.

As antigas classificações clínicas não consideravam a estrutura protéica. Por exemplo, a febre familiar do Mediterrâneo e a polineuropatia amiloidótica familiar eram agrupadas juntas como formas "familiares" de amilóide, uma classificação que implica um processo semelhante em cada doença. Esse conceito não tem apoio em informações correntes. A classificação antiga ainda é empregada na medicina clínica, e os agrupamentos mais novos, baseados no tipo de proteína, só agora estão sendo utilizados de forma geral. Por esse motivo, ambas as classificações necessitam de revisão.

A classificação antiga baseia-se no quadro clínico do paciente e categoriza a amiloidose como primária, secundária, familiar, ou isolada. As amiloidoses primária, secundária e familiar são geralmente, porém nem sempre, doenças sistêmicas, nas quais os pacientes, com freqüência, apresentam-se com disfunção renal ou insuficiência cardíaca. Fígado, baço, trato gastrintestinal, língua e tecidos subcutâneos também são sítios freqüentes de deposição amilóide. Por definição, a amiloidose isolada restringe-se a um único órgão.

A Amiloidose Primária Refere-se à Manifestação de Amilóide sem Qualquer Doença Precedente

Em um terço desses casos, a amiloidose primária é o precursor de **neoplasia de plasmócitos** franca, como mieloma múltiplo ou outros linfomas de células β. Nesse aspecto, a amiloidose primária forma parte do espectro de distúrbios amilóides associados à disfunção de células β, mas difere de outros tipos porque o amilóide surge antes, e não depois da neoplasia maligna franca. Independentemente da amiloidose e/ou a neoplasia de células B apresentarem-se primeiramente, o tipo da proteína amilóide é o mesmo.

A Amiloidose Secundária Complica Distúrbios Inflamatórios

A amiloidose secundária é uma complicação de um distúrbio inflamatório crônico previamente existente, que pode ou não ter uma base imunológica. Os pacientes com artrite reumatóide, espondilite anquilosante e, ocasionalmente, lúpus eritematoso sistêmico podem desenvolver amiloidose secundária. A maioria dos outros pacientes com amiloidose secundária apresenta distúrbios que são complicados por inflamação de longa duração (p. ex., abscesso pulmonar, tuberculose, ou osteomielite). Esses distúrbios eram as causas mais comuns de amiloidose sistêmica no passado, mas o uso de antibióticos e técnicas cirúrgicas modernas reduziu extraordinariamente a freqüência dessa complicação.

Atualmente, a amiloidose secundária também ocorre em pessoas que desenvolvem abscessos crônicos na pele como conseqüência da auto-administração subcutânea de narcóticos. A amiloidose secundária também é vista em pacientes com cânceres específicos, como doença de Hodgkin e carcinoma de células renais. A proteína amilóide depositada secundariamente a essas malignidades é idêntica àquela vista na artrite reumatóide, em infecções crônicas e na febre familiar do Mediterrâneo.

QUADRO 23.1 Classificação de Amilóides

Proteína Amilóide	Precursor Protéico	Quadro Clínico
AA	apoSAA	Inflamação aguda persistente
AL	Cadeia leve κ ou λ	Mieloma múltiplo, discrasias de plasmócitos e amilóide primário
AH	Cadeia γ	Macroglobulinemia de Waldenström
ATTR	Transtirretina	Polineuropatia amiloidótica familiar (PAF), TTR normal no amilóide sistêmico senil
AapoAI	apoAI	PAF Iowa
AGel	Gelsolin	Amiloidose familiar, finlandesa
ACys	Cistatina C	Hemorragia cerebral hereditária com amilóide (HCHCA), islândica
ALys	Lisozima	Amiloidose sistêmica hereditária, tipo Ostertag
AFib	Fibrinogênio	Amiloidose renal hereditária
Aβ	Precursor de β-proteína	Doença de Alzheimer Síndrome de Down, HCHCA holandesa
APrP	Proteína príon	CJD[a], scrapie, BSE[a], GSS[a], kuru
ACal	(Pró) calcitonina	Carcinoma medular da tireóide
AANF	Fator natriurético atrial	Amilóide atrial isolado
AIAPP	Polipeptídio amilóide da ilhota	Diabetes do tipo 2, insulinomas
AIns	Insulina	Amilóide da ilhota no degu (um roedor)
AApoAII	ApoAII (murino)	Amilóide em camundongos com senescência acelerada

[a]CJD, doença de Creutzfeldt/Jakob; BSE, encefalopatia espongiforme bovina; GSS, Síndrome de Gerstmann-Straussler-Sheinker.

A Amiloidose Familiar Exibe uma Distribuição Étnica

Várias populações geográficas exibem formas de amiloidose herdadas geneticamente.

FEBRE FAMILIAR DO MEDITERRÂNEO: Essa doença autossômica recessiva é encontrada predominantemente na bacia do Mediterrâneo entre judeus sefarditas e turcos, embora os armênios e os árabes também possam ser acometidos. Mais de 90% dos pacientes judeus em Israel são de origem sefardita. A febre familiar do Mediterrâneo caracteriza-se por disfunção de leucócitos polimorfonucleares e episódios recorrentes de serosite, incluindo peritonite. Como a inflamação é recorrente, o tipo de proteína amilóide depositado é o mesmo que na amiloidose secundária a distúrbios inflamatórios adquiridos. O gene para a febre do Mediterrâneo (*MEFV*) foi mapeado no braço curto do cromossomo 16, codificando uma proteína denominada *pirina* ou, mais poeticamente, *marenostrina*. É expressa em neutrófilos e acredita-se que seja um fator de transcrição que regula outros genes envolvidos na supressão da inflamação.

POLINEUROPATIA AMILOIDÓTICA FAMILIAR (PAF): Geralmente, esse é um distúrbio genético autossômico dominante no qual, pelo menos, 60 mutações disseminadas pela proteína amiloidogênica foram descritas. Cada proteína origina uma variante clínica da doença. A PAF exibe uma predileção por nervos periféricos e autônomos. A variante mais comum deve-se à substituição de valina por metionina no resíduo 30 da **transtirretina**, a proteína responsável por esta forma de amiloidose. Esta variante met30 foi descrita basicamente em três nacionalidades, a saber, sueca, portuguesa e japonesa. É interessante notar que a distribuição demográfica da PAF ocorre primariamente em uma região onde os portugueses estabeleceram uma colônia. Em Portugal, a área onde esse distúrbio é mais freqüente era visitada anteriormente e colonizada por marinheiros vikings. Ainda precisa ser determinado se essa mutação responsável por tal forma de amiloidose familiar originou-se na Escandinávia ou se mutações idênticas surgiram em diferentes populações geográficas.

ANGIOPATIA CONGOFÍLICA HEREDITÁRIA (ISLÂNDICA): Também denominada hemorragia cerebral hereditária com amiloidose (HCHCA), esta forma de amiloidose é conseqüente a uma cistatina-c mutante, um inibidor de protease.

ANGIOPATIA CONGOFÍLICA HEREDITÁRIA (HOLANDESA): A HCHCA (holandesa) é semelhante clínica e patologicamente à variedade islândica, porém resulta de uma mutação no segmento formador de amilóide do precursor da proteína Aβ da doença de Alzheimer (ver adiante). Esses pacientes, entretanto, não manifestam demência.

Amiloidose Isolada

A amiloidose isolada foi descrita nas principais artérias, no pulmão, coração e em diferentes articulações e em associação com tumores endócrinos que secretam hormônios polipeptídios. Nos tumores endócrinos, o amilóide é, geralmente, parte de um hormônio ou de um pró-hormônio. Sem dúvida, os amilóides órgão-específicos mais comuns são aqueles encontrados na doença de Alzheimer e no diabetes do tipo 2.

Aterosclerose Aórtica e Inflamações Arteriais

Há muito se sabe que o amilóide está presente na parede da aorta em locais de aterosclerose e em artérias com inflamação (p. ex., arterite de células gigantes) associadas a lâmina elástica. O peptídio amilóide isolado nessas alterações foi designado *medina*, classificado como **Amed**, e mostrou-se ser um fragmento proteolítico de 50 resíduos derivados da lactaderina. Esse precursor foi descrito anteriormente em membranas de glóbulos de gordura do leite e também é sintetizado pelas células da musculatura lisa da média arterial. A função dessa proteína é desconhecida.

Doença de Alzheimer

Na forma mais comum de demência, denominada doença de Alzheimer, o amilóide Aβ está restrito ao cérebro e seus vasos. A proteína depositada, um peptídio 4 kD denominado *proteína Aβ*, é um fragmento de um precursor maior da proteína Aβ (AβPP), que é um constituinte normal de membranas celulares. A parte mais longa da AβPP é extracelular, com o restante atravessando a membrana celular e terminando em uma porção citoplasmática de aproximadamente 100 aminoácidos. A própria proteína Aβ é um segmento de 40 a 43 aminoácidos que se localiza imediatamente fora e parcialmente dentro da membrana celular. A AβPP está presente não apenas nas células do sistema nervoso central, mas também na maioria dos outros tecidos. Existem pelo menos cinco produtos de união de RNAm do gene AβPP, vários dos quais foram identificados no cérebro, mas apenas um deles (AβPP-695) é específico do cérebro. Aceita-se, em geral, mas nunca foi demonstrado, que a proteína Aβ que origina o amilóide Aβ deriva de uma célula no sistema nervoso central. Como a AβPP é produzida por tantos tipos celulares, ainda é possível que a fonte de Aβ para o amilóide vascular ou o amilóide parenquimatoso cerebral na doença de Alzheimer seja extracerebral.

A proteína Aβ é derivada da AβPP por uma série de etapas proteolíticas, catalisadas por enzimas denominadas *secretases*. A α-secretase corta o segmento da proteína Aβ e, portanto, impede seu envolvimento na produção do fragmento protéico Aβ. As β- e γ-secretases, respectivamente, cortam nas extremidades aminoterminal e carboxiterminal da proteína Aβ, dessa forma gerando o fragmento amiloidogênico de 40 a 43 resíduos. As mutações adjacentes a esses sítios de clivagem (porém não dentro da proteína Aβ) estão associadas a várias formas familiares de doença de Alzheimer, sugerindo que o amilóide seja importante na patogenia da doença de Alzheimer.

O gene para AβPP localiza-se no cromossomo 21, o que, possivelmente, explica a observação de que pacientes com **síndrome de Down** (trissomia do 21) desenvolvem as lesões morfológicas da doença de Alzheimer até os 35 anos de idade. Vários outros genes, além do AβPP, foram implicados, tanto na patogenia da doença de Alzheimer quanto na deposição de Aβ. Esses incluem um *locus* no cromossomo 19, que codifica para apoE, um dos constituintes mais comuns de todos os amilóides. A isoforma E$_4$ da apoE está ligada à doença de Alzheimer. Recentemente, *loci* nos cromossomos 1 e 4, que codificam duas proteínas relacionadas, denominadas *presenilinas,* também foram ligados à doença de Alzheimer. Mutações nessas proteínas influenciam a atividade da γ-secretase e assim a produção e o processamento de proteína Aβ. Na cultura de tecidos, a proteína Aβ, em uma conformação ao acaso, é inócua aos neurônios. Entretanto, a dobragem da proteína em uma lâmina β contendo protofibrilas e sua organização em Aβ *in vivo* conferem toxicidade neuronal *in vitro* e *in vivo*. Também há evidências de que o TGF-β1 possa contribuir para a deposição amilóide na doença de Alzheimer, através de sua capacidade de induzir proteínas de ligação com o amilóide.

Diabetes

O amilóide depositado nas ilhotas de Langerhans no diabetes do tipo 2 também deriva de um precursor maior, um peptídio relacionado com uma variante da calcitonina, denominado *polipeptídio amilóide da ilhota (IPPA [islet amyloid polypeptide])* ou *amilina*. Semelhante à insulina, esse novo hormônio é produzido pelas células β das ilhotas e parece apresentar um efeito profundo sobre a captação da glicose pelo fígado e células da musculatura estriada. Em camundongos transgênicos que sintetizam amilina humana, a produção excessiva dessa proteína leva a amilóide da ilhota. Essas observações significam que o amilóide da ilhota está envolvido na patogenia do diabetes do tipo 2, embora o assunto exija estudos mais profundos.

Amiloidose Cardíaca Senil

A deposição amilóide isolada pode ocorrer no coração, particularmente em homens, após os 70 anos de idade. Esse distúrbio é, em geral, assintomático, mas, ocasionalmente, depósitos extensos no miocárdio podem provocar insuficiência cardíaca. O precursor amilóide responsável é a **transtirretina**.

CLASSIFICAÇÃO DE AMILOIDOSE PELO TIPO DE PROTEÍNA

O isolamento e a caracterização de muitas das proteínas fibrilares nas diferentes formas de amilóide deram base à reconsideração dos agrupamentos nos quais cada distúrbio específico deveria ser situado. Atualmente, é evidente que (1) formas específicas de amiloidose secundária compartilham uma proteína comum com a amiloidose primária; (2) a febre familiar do Mediterrâneo deveria ser agrupada com formas secundárias ocorrendo em associação com distúrbios inflamatórios e alguns cânceres; e (3) existem formas isoladas de amiloidose que envolvem órgão sistêmico único, que apresentam o mesmo tipo de proteína encontrada na polineuropatia amiloidótica familiar. A presença de depósitos amilóides com proteínas idênticas em entidades clínicas aparentemente distintas leva a crer que ocorrem processos patológicos comuns. Essas diferentes proteínas amilóides são denominadas A (amilóide), seguida por uma letra ou uma palavra que se refira à origem específica da proteína. Atualmente, foram isoladas e identificadas 24 proteínas amiloidogênicas diferentes a partir de tecidos humanos ou animais.

Os amilóides mais comumente relacionados em termos clínicos são (1) AMed e aterosclerose, (2) Aβ e doença de Alzheimer, (3) AIAPP (*islet amyloid polypeptide* [polipeptídio amilóide da ilhota]) e diabetes tipo 2 e (4) Aβ2M e diálise crônica. Os primeiros três tipos foram discutidos anteriormente.

O Amilóide Aβ2M Está Associado a Diálise Renal

A deposição de amilóide formado a partir de β_2-microglobulina (β2M) é uma doença relativamente nova, caracterizada por uma **artropatia destrutiva devido à deposição de amilóide nas principais articulações de pacientes submetidos a diálise renal crônica.** Como a diálise está em uso comum por apenas 25 a 30 anos, e são necessários de 8 a 10 anos antes de as manifestações do Aβ2M tornarem-se aparentes, a doença não surgiu como uma entidade clínica até o início da década de 1980. Atualmente, a maioria (50 a 75%) dos pacientes submetidos a diálise por mais 10 anos manifesta este distúrbio. O amilóide Aβ2M é depositado no osso subcondral e nos tecidos periarticulares, bem como no trato gastrintestinal. O nível circulante de β2M, que funciona como o reservatório (*pool*) precursor para deposição de amilóide, encontra-se acentuadamente aumentado nos pacientes com insuficiência renal. A proteína normal íntegra é depositada, e nem o processamento proteolítico nem uma mutação estão envolvidos na patogenia da deposição de Aβ2M.

O Amilóide AL Deriva de Cadeias Leves de Imunoglobulinas

A primeira proteína amilóide a ser isolada e seqüenciada foi o amilóide AL, que era derivado de pacientes que tinham amiloidose primária ou mieloma múltiplo. **Geralmente, o amilóide AL consiste na região variável de cadeias leves de imunoglobulinas (L-light) [leve] e pode derivar das porções κ ou λ**. Ocasionalmente, a subunidade amilóide AL é maior do que a extremidade variável das cadeias leves, caso em que pode representar a cadeia leve completa da imunoglobulina. Dentro de um paciente individualmente, a seqüência da proteína amilóide AL é constante, independente do órgão de que o amilóide é isolado. A seqüência de aminoácidos da região variável da proteína urinária Bence Jones corresponde à proteína AL do paciente. Como as cadeias leves produzidas pelas células neoplásicas das discrasias de plasmócitos são únicas para cada paciente, **o amilóide AL isolado de pessoas diferentes difere na sua seqüência de aminoácidos.**

A proteína AL é comum na amiloidose primária e na amiloidose associada a mieloma múltiplo, linfomas de células B e outras discrasias de plasmócitos. A proteína AL em nódulos isolados de amilóide pulmonar é um produto de agregados focais de plasmócitos. Como um terço dos pacientes que são diagnosticados primeiramente com amiloidose "primária" subseqüentemente desenvolve alterações de plasmócitos ou mieloma franco, amiloidose "primária", mieloma múltiplo e linfomas imunoblásticos aparentemente formam um espectro de um distúrbio único. Em alguns casos, a doença maligna manifesta-se primeiramente como mieloma múltiplo ou linfoma, enquanto, em outros casos, é anunciada por depósitos de AL em diferentes tecidos.

Apenas alguns pacientes com mieloma múltiplo desenvolvem amilóide AL, provavelmente porque algumas cadeias κ ou λ são mais fibrilogênicas que outras. O mecanismo pelo qual o amilóide AL é depositado encontra-se resumido na Fig. 23.3.

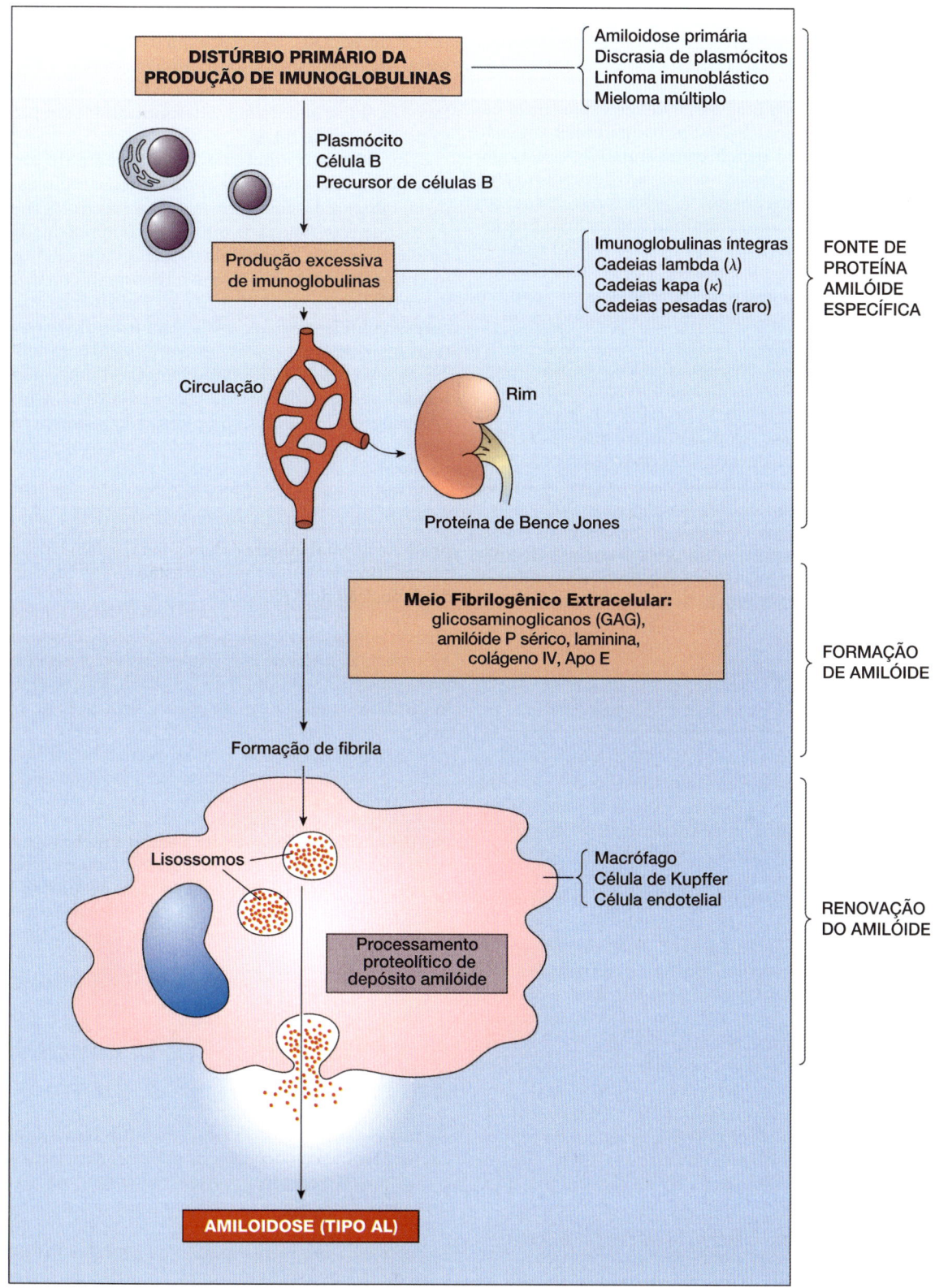

FIGURA 23.3
Mecanismo da deposição de amilóide AL.

O Amilóide AA Reflete Diversos Processos Inflamatórios

O amilóide AA é comum a uma gama de distúrbios inflamatórios crônicos, neoplásicos e hereditários aparentemente não relacionados, que levam à denominada amiloidose secundária. Como no amilóide AL, existe um espectro de peptídios AA de tamanhos diferentes dentro dos depósitos AA, todos eles com a mesma seqüência aminoterminal. Isto inclui o precursor intacto de AA, denominado amilóide sérico A (SAA). O tamanho mais prevalente é um peptídio de 76 aminoácidos, que corresponde aos dois terços aminoterminais do SAA. Em animais experimentais, o SAA íntegro é incorporado nas fibrilas AA, após o que sofre proteólise pós-fibrilogênica. O SAA é uma proteína de fase aguda cuja concentração sérica aumenta rapidamente até 1.000 vezes o seu valor durante qualquer processo inflamatório. **Ao contrário da proteína AL, a seqüência de aminoácidos de proteínas AA é idêntica em todos os pacientes, independentemente da doença subjacente.** A proteína SAA também foi encontrada em muitas outras espécies, incluindo peixes, patos, cobaias, camundongos e macacos. Nesses animais, a proteína SAA é essencialmente a mesma vista em seres humanos. A preservação evolutiva da seqüência de aminoácidos reflete o papel importante que o SAA provavelmente desempenha durante a inflamação, o que está aparentemente relacionado com o metabolismo de colesterol em locais de lesão tissular.

Deposição de Amilóide AA e Inflamação

O SAA circulante é convertido em AA. O SAA apresenta as características de uma apolipoproteína de uma lipoproteína de alta densidade (HDL); por outro lado, está presente em quantidades importantes apenas durante a inflamação. A desnaturação dessa lipoproteína, que libera uma subunidade denominada *apoSAA*, torna-a amiloidogênica. A apoSAA é sintetizada primariamente no fígado e liga-se à HDL ao penetrar na circulação. A síntese de mRNA de apoSAA no fígado é induzida por IL-1, IL-6 e FNT [fator de necrose tumoral], citocinas liberadas pelas células inflamatórias ativadas em sítio de inflamação. Desse modo, pelo menos parte da via envolvida na deposição de AA envolve a reação normal do organismo aos estímulos inflamatórios agudos. Como no caso do amilóide AL, macrófagos e células endoteliais encontram-se intimamente relacionados com a deposição de amilóide AA. Embora a distribuição anatômica dessas células pareça determinar a localização do AA, a deposição amilóide não pode ser vista como sua atividade normal. Por que células inflamatórias e endoteliais não conseguem degradar SAA completamente?

Enquanto apenas uma pequena proporção de pacientes com níveis altos de SAA verdadeiramente desenvolve amiloidose, há modelos experimentais nos quais todos os animais depositam amilóide AA em uma questão de dias. A inflamação aguda persistente induz não somente à síntese do precursor amilóide SAA, mas também ao surgimento de uma substância denominada *fator estimulador do amilóide (FEA)*. Em modelos experimentais, a deposição de amilóide não ocorre sem a presença concomitante de FEA, que apresenta características análogas às de um nicho de cristalização, servindo como um molde para a formação de fibrilas de amilóide AA.

Nesse aspecto, apresenta características análogas às da partícula "infecciosa" que participa das encefalopatias espongiformes transmissíveis, a proteína príon (ver adiante). Quando injetado por via endovenosa, o FEA localiza-se em macrófagos e células endoteliais, alterando assim seu processamento metabólico de SAA.

Um elemento adicional na patogenia do amilóide AA murino é a codeposição de apoE e os constituintes estruturais de membranas basais (perlecan, laminina, colágeno IV e SAP). Apesar da observação de que esses componentes da membrana basal *in vitro* organizam-se espontaneamente formando membranas basais, não se encontrou nenhuma membrana basal em depósitos amilóides *in vivo*. Pelo menos quatro precursores amilóides — SAA, IAPP, Tau fosforilada e AβPP — podem ligar-se a vários desses componentes *in vitro*. Em dois casos, SAA e AβPP, eles impedem suas interações normais de ligação dessas proteínas da membrana basal. Outras evidências sugerem que parte do processo de formação do amilóide é uma desorganização do metabolismo protéico da membrana basal.

Estudos recentes com camundongos "nocaute" com apoE e SAP mostraram que a presença desses dois componentes não determina se o amilóide AA será depositado. Entretanto, quando ausentes, o início da amiloidose é retardado e sua progressão é desacelerada de maneira considerável. Essas observações com apoE em camundongos são semelhantes àquelas de apoE4 em pacientes com doença de Alzheimer. Pesquisas recentes adicionais mostraram que a interferência nas interações de ligação entre SAA e sulfato de heparana, a cadeia lateral de carboidratos do perlecan, pode inibir a deposição de amilóide AA *in vivo*.

Desse modo, durante a inflamação, os seguintes processos coincidentes são necessários para a deposição de amilóide AA (Fig. 23.4):

- A geração do precursor amilóide apoSAA
- A geração de FEA, que por sua vez afeta o processamento de apoSAA em macrófagos e em células endoteliais
- Um distúrbio no metabolismo das proteínas da membrana basal, cujos componentes podem ligar-se à apoSAA e alterar sua conformação
- A presença de apoE na progressão de amiloidose

O Amilóide APrP É Encontrado nas Encefalopatias Espongiformes

As **proteínas príon (PrPs)** são constituintes naturais da membrana plasmática encontrados em diversas células, incluindo o sistema nervoso central. Até o momento, sua função fisiológica não é evidente. Na grande maioria dos indivíduos, a conformação de PrP encontra-se em um estado não-fibrilar, não-"infeccioso". Em raros casos, uma proteína PrP com ou sem uma mutação pode sofrer uma alteração em sua estabilidade de conformação e a seguir uma suscetibilidade alterada à proteólise. A PrP residual, nesse momento em uma conformação alterada, pode funcionar como um arcabouço para a associação de mais moléculas de PrP e, desse modo, conferir-lhes a nova conformação PrP (PrPsc). Tal amilóide PrP alterado e seus agregados formam fibrilas com as características de amilóide e, acredita-se, desempenham um papel em um grupo de doenças degenerativas do sistema nervoso central de seres

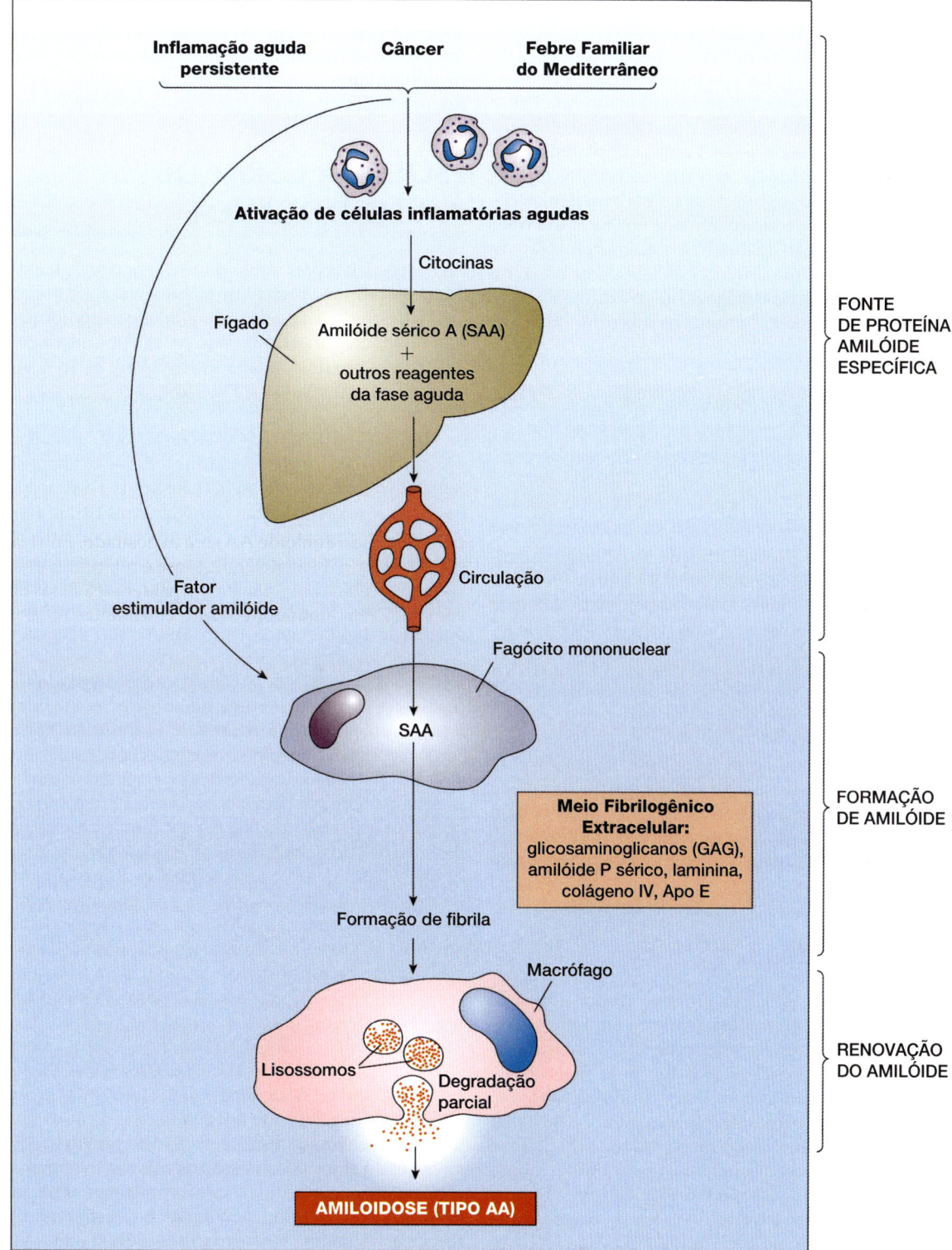

FIGURA 23.4

Mecanismo de deposição de amilóide AA. Diversas doenças estão associadas à ativação de leucócitos polimorfonucleares e macrófagos, o que, por sua vez, leva à síntese e liberação de reagentes da fase aguda pelo fígado, incluindo SAA. É provável que o SAA, na presença de fator estimulador amilóide (FEA), seja liberado substancialmente íntegro pelos macrófagos. Em um meio fibrilogênico, o produto liberado forma complexos com glicosaminoglicanos e SAP, como o amilóide AA. Esse depósito é então processado pelos macrófagos.

humanos e animais, como **kuru, doença Creutzfeldt-Jakob (DCJ), doença de Gerstmann-Straussler-Sheinker (GSS),** *scrapie* e encefalopatia espongiforme bovina (BSE, doença da vaca louca) (ver Cap. 28). No caso da kuru e da BSE, a evidência é clara de que a ingestão de tecido contaminado com PrPsc pode induzir a conformação PrPsc e a doença em quem o consumir. Foram relatados casos de DCJ após a implantação cirúrgica de transplantes teciduais ou do uso de estratos hipofisários oriundos de indivíduos infectados. Essa experiência clínica enfatiza as questões de saúde humana e veterinária relacionadas com a transmissão de distúrbios de conformação de PrP. Não obstante, a natureza "infecciosa" de PrPsc não é de replicação da PrPsc transferida exógena, e sim a influência que tem sobre a conformação da PrP endógena e as conseqüências clínicas que sucedem.

Amilóide ATTR (Amilóide Transtirretina)

A **transtirretina (TTR)** é secretada pelo fígado para o plasma, onde funciona como um transportador de hormônios tireoidianos e como uma proteína de ligação do retinol. Pelo menos 60 mutantes de TTR foram descritos, cada um deles responsável por uma variante clínica de PAF. A forma mais comum de polineuropatia amiloidótica familiar (PAF) é causada pela substituição de valina por metionina na TRR na posição 30. Esta mutação diminui a estabilidade da TTR natural tetramérica, permitindo a formação de um intermediário monomérico com a conformação alterada. Há uma correlação satisfatória entre as mutações que originam os mais instáveis tetrâmeros e as formas mais graves de PAF. É interessante notar que a TTR normal é depositada na amiloidose cardíaca isolada e em uma forma sistêmica de amiloidose associada ao envelhecimento, indicando que uma seqüência alterada de aminoácidos não é uma exigência absoluta para a deposição de ATTR.

Outros Amilóides

Outras formas de amilóide derivam de um pré-pró-hormônio normal ou de um produto hormonal secretado por tecido endócrino ou por tumores endócrinos. O carcinoma medular da tireóide origina-se de células do tipo C da tireóide, que normalmente secretam calcitonina. O amilóide nesse tumor é um fragmento de pró-calcitonina. No amilóide atrial isolado, o peptídio é o fator natriurético atrial. Proteínas amilóides foram caracterizadas na pele, onde se relacionam com a queratina. Existem outros exemplos de formas isoladas de amiloidose humana para os quais existe pouca informação estrutural. Um exemplo é amilóide nas articulações osteoartríticas associado a envelhecimento, um achado freqüente à necropsia.

A instabilidade de conformação de diversas outras proteínas com formação de fibrilas semelhante ao amilóide parece participar de várias outras doenças (ver Cap. 28). Assim, a proteína fosforilada tau, em complexo com o sulfato de heparana, foi identificada como filamentos helicoidais pareados nos neurônios de pacientes com a doença de Alzheimer. De modo semelhante, os filamentos nos corpúsculos de Lewy nos pacientes com a doença de Parkinson compõem-se de α-sinucleína.

Essa proteína forma rapidamente tais filamentos *in vitro* na presença de heparina/sulfato de heparana. Finalmente, filamentos protéicos intranucleares compostos de seqüências longas de poliglutamina parecem participar da neurodegeneração na doença de Huntington.

ESQUEMA GERAL DE AMILOIDOGÊNESE

As necessidades para amiloidogênese *in vivo* incluem (1) um *pool* adequado de uma proteína amiloidogênica, (2) um nicho ou núcleo para fibrilogênese, (3) instabilidade da conformação da proteína amilodoigênica (mutações, proteólise e interações protéicas) e (4) renovação do amilóide. Esses fatores estão inter-relacionados esquematicamente na Fig. 23.5.

UM POOL PRECURSOR ADEQUADO: Em algumas situações, como o ATTR associado ao amilóide cardíaco senil ou sistêmico senil, a síntese hepática constitutiva de transtirretina fornece o *pool* necessário. Em outras formas de amilóide, como o AA, uma resposta fisiológica como parte da inflamação leva à síntese aumentada do precursor, que, inadvertidamente, fornece o *pool* necessário. Alternativamente, mutações podem alterar uma proteína não-amiloidogênica, proporcionando-lhe uma seqüência amiloidogênica e gerando o *pool* necessário.

LOCALIZAÇÃO ANATÔMICA DO AMILÓIDE: A função fisiológica do precursor do amilóide provavelmente determina a localização da forma específica de amilóide. Por exemplo, o SAA, precursor do AA, pode tornar as lipoproteínas de alta densidade (HDL) alvos de macrófagos e células endoteliais. O manuseio inadequado do SAA por essas células formaria o cenário para a deposição local de AA. De forma semelhante, uma mutação pode não apenas fornecer uma seqüência amiloidogênica, mas também levar a proteína a interagir com células diferentes. Dessa maneira, a mesma proteína, nas formas mutante e normal, pode estar envolvida no amilóide em diferentes sítios anatômicos. Como um exemplo, a TTR normal é encontrada no coração na amiloidose cardíaca senil. Já na PAF, a mesma proteína, em sua forma mutante, é depositada como ATTR no sistema nervoso periférico.

MICROAMBIENTES ALTERADOS, NÚCLEOS DE FIBRILIZAÇÃO E INSTABILIDADE DA CONFORMAÇÃO: É necessário um microambiente adequado para a proteína precursora manifestar-se como amilóide. Esse meio provavelmente envolve alterações do metabolismo de proteínas da membrana basal e interações moleculares diretas dessas proteínas com a proteína amiloidogênica. Exemplos incluem as interações de SAA, tau, α-sinucleína, IAPP ou Aβ com o sulfato de heparana. Nesses casos, essa interação altera a conformação da proteína amiloidogênica, aumentando desse modo seu teor de lâminas β. Um núcleo de fibrilização pode auxiliar e estimular esse processo, direcionando o equilíbrio para longe da conformação original, a favor da conformação amilóide.

PROTEÓLISE E RENOVAÇÃO: Em algumas formas de amilóide, a proteólise do precursor pode ser parte do seu processamento ou de sua modificação pós-tradução. Essas etapas pré-fibrilogênicas geram um peptídio ou uma proteína normal

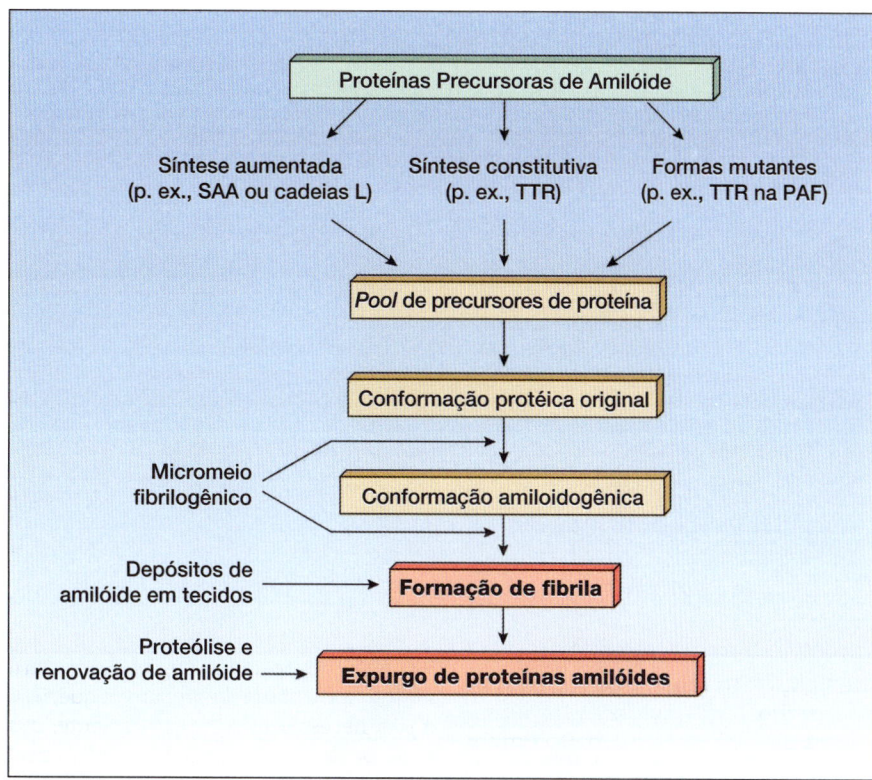

FIGURA 23.5
Esquema geral de amiloidogênese.

que, sob condições adequadas, podem levar até a deposição de amilóide. A conversão de AβPP em Aβ na doença de Alzheimer é um exemplo. A proteólise de precursores de amilóide, que gera os diferentes tamanhos de peptídios encontrados em depósitos individuais, parece ocorrer em uma etapa além da incorporação do precursor nas fibrilas amilóides. Proteases em diferentes tecidos processam as fibrilas até um ponto além do qual uma degradação posterior torna-se difícil. Dessa maneira, o tamanho dos peptídios amilóides residuais varia em qualquer depósito considerado.

CARACTERÍSTICAS MORFOLÓGICAS DAS AMILOIDOSES

As fibrilas de amilóide, no início de sua deposição, encontram-se, em geral, em íntima associação com as membranas basais subendoteliais (Fig. 23.6). **Como o amilóide acumula-se ao longo das redes de estroma, os depósitos levam em consideração a estrutura arquitetônica dos órgãos envolvidos.** As diferenças morfológicas na deposição amilóide a partir de um órgão para o próximo simplesmente refletem as diferentes organizações do estroma de cada tecido. Por exemplo, na medular do rim, o amilóide é assentado de uma forma longitudinal, paralelo aos túbulos e aos vasos retos. Por outro lado, no glomérulo (Figs. 23.7 e 23.8), o amilóide assume o aspecto de um padrão determinado pela arquitetura lobular de tal estrutura. O amilóide esplênico pode estar associado ou ao estroma da polpa vermelha ou ao estroma da polpa branca. No exame macroscópico, o amilóide na polpa vermelha confere o aspecto difusamente pálido e ceroso, o denominado baço lardáceo. A superfície de corte do baço contendo amilóide na polpa branca é diferente e mostra múltiplos focos pálidos espalhados pelo órgão, um aspecto rotulado de *baço em sagu*. Os depósitos no fígado seguem as artérias das tríades portais ou são assentados ao longo das veias centrais e irradiam-se para o parênquima ao longo das placas de células hepáticas.

O amilóide acrescenta material intersticial aos sítios de deposição aumentando dessa forma o tamanho dos órgãos afetados. Este aumento pode ser contrabalançado pela deposição de amilóide em vasos sangüíneos (Fig. 23.9), um efeito que prejudica a circulação e pode ocasionar atrofia do órgão. Portanto, os órgãos afetados aumentam ou diminuem de tamanho. Como os depósitos compactos de amilóide são essencialmente avasculares, os órgãos envolvidos tendem a ser pálidos e firmes.

Independentemente de o amilóide ser assentado de forma sistêmica ou local, o depósito tende a ocorrer entre células parenquimatosas e seu suprimento sangüíneo. Por fim, o amilóide pode aprisionar as células parenquimatosas, pode apresentar um efeito tóxico direto sobre essas células através da interação de protofibrilas e membranas celulares ou pode interferir em sua nutrição. **De qualquer modo, a amiloidose provoca estrangulamento, atrofia e morte celulares** (Fig. 23.10).

CARACTERÍSTICAS CLÍNICAS DAS AMILOIDOSES

Nenhum conjunto individual de sintomas aponta, de forma inequívoca, para amiloidose como diagnóstico. A sintomatologia da

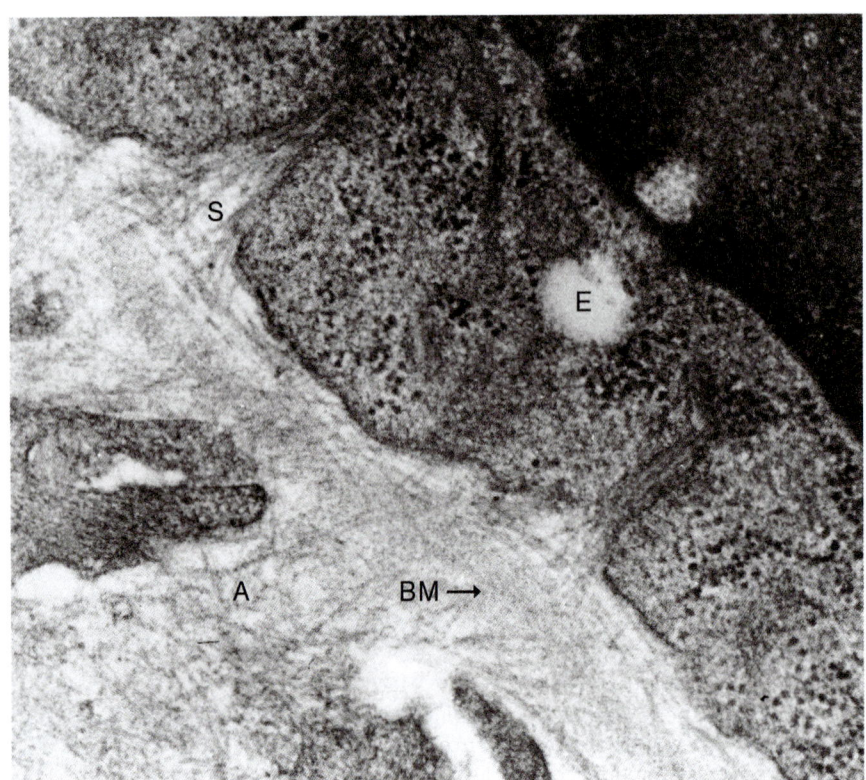

FIGURA 23.6
Fotomicrografia eletrônica de amilóide glomerular *(A)* ilustrando sua localização com relação à membrana basal *(BM)*. Espículas amilóides *(S)* estendem-se para o citoplasma das células epiteliais glomerulares *(E)*.

amiloidose é governada tanto pela doença subjacente quanto pelo tipo de proteína depositada. Não é incomum a amiloidose ser encontrada como um distúrbio completamente inesperado, sem manifestações clínicas. Em outros casos, complicações renais e cardíacas inexplicáveis podem ser os distúrbios do diagnóstico.

RIM: Pacientes com mieloma múltiplo, distúrbios inflamatórios crônicos de longa duração ou febre familiar do Mediterrâ-

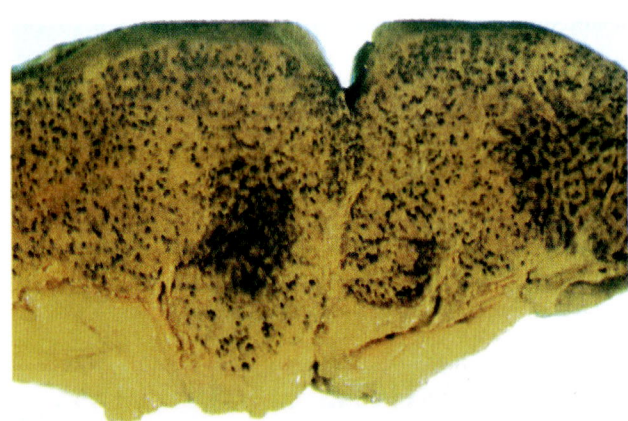

FIGURA 23.7
Rim contendo amilóide AA corado com a reação de iodo. Observe a coloração semelhante a pontos dos glomérulos no córtex e o arranjo linear na medula.

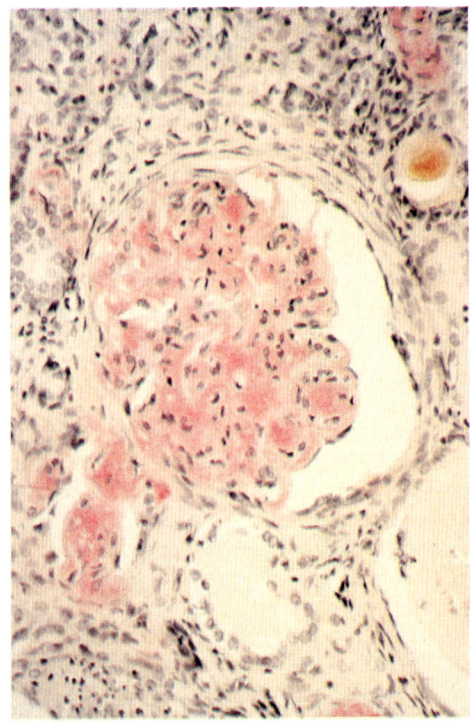

FIGURA 23.8
Aspecto microscópico de amilóide AA obtido de glomérulos da amostra na Fig. 23.7. Observe o padrão lobular do depósito de amilóide e o envolvimento da arteríola aferente.

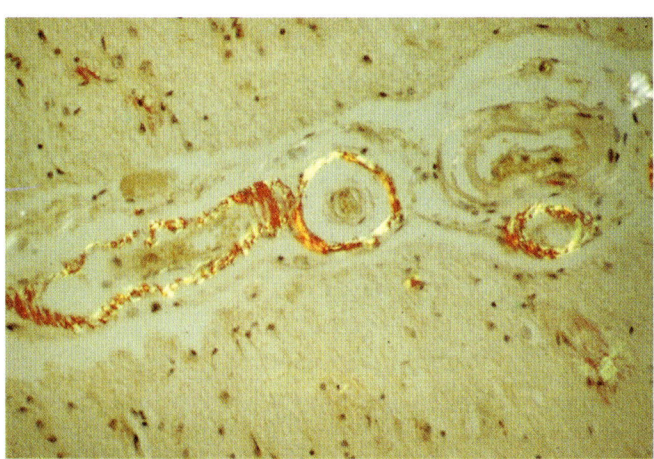

FIGURA 23.9
Amilóide cerebrovascular em um caso de doença de Alzheimer. O corte foi corado com vermelho-Congo e examinado sob a luz polarizada.

neo e que desenvolvem a síndrome nefrótica devem ser suspeitos de apresentar amiloidose. Proteinúria, particularmente em pacientes com discrasias de plasmócitos, pode passar despercebida se o paciente já estiver excretando uma proteína de Bence Jones. A obliteração glomerular progressiva pode, por fim, levar a insuficiência renal e uremia.

CORAÇÃO: Deve-se suspeitar de envolvimento amilóide do miocárdio nas formas sistêmicas de amiloidogênese, em que a insuficiência congestiva ou a cardiomegalia estão associadas a baixa voltagem ao eletrocardiograma. O aprisionamento do sistema de condução leva a arritmias que, por sua vez, podem resultar em morte súbita. Não apenas a insuficiência congestiva secundária a amiloidose cardíaca responde mal à terapia digitálica, como também fibrilas de amilóide seqüestram e concentram digoxina, desencadeando portanto a toxicidade digitálica e arritmias fatais. A deposição de amilóide dentro do miocárdio também pode prejudicar a capacidade de distensão e de preenchimento ventriculares, um efeito que aparece clinicamente como uma **forma restritiva de cardiomiopatia**. Em alguns casos, a amiloidose cardíaca mascara-se como pericardite constritiva.

TRATO GASTRINTESTINAL: Os gânglios, a musculatura lisa vascular e submucosa do trato gastrintestinal podem ser afetados por amiloidose. Depósitos nessas localizações alteram a motilidade e a absorção gastrintestinais. Os pacientes queixam-se de constipação ou de diarréia, ocasionalmente em associação com má absorção. O aumento da língua é clássico, e a interferência em sua função motora pode ser de grau suficiente a ponto de afetar a fala e a deglutição.

NERVOS PERIFÉRICOS: As formas polineuropáticas familiares de amilóide geralmente se apresentam como parestesias, com perda das sensações de temperatura e dor das extremidades.

Em todas as formas sistêmicas de amiloidose, a evolução do paciente é, geralmente, contínua e finalmente fatal. Os pacientes com mieloma múltiplo e com amiloidose AL geralmente morrem em um a dois anos, devido ao próprio processo maligno ou por causa de complicações cardíacas ou renais. Os pacientes com amiloidose AA secundária a doença inflamatória de longa duração apresentam um curso mais prolongado, mas a morte deve ser esperada em cinco anos após o diagnóstico, geralmente por insuficiência cardíaca ou renal. As pessoas que sofrem de deposição de ATTR do tipo familiar apresentam um curso mais extenso, de 15 a 25 anos. Os sintomas podem começar em qualquer idade, mas, em geral, são pós-puberdade, com a morte ocorrendo mais comumente na quinta e na sexta décadas. O tratamento bem-sucedido da afecção subjacente, como mieloma múltiplo ou um distúrbio inflamatório, pode, às vezes, levar à reabsorção e à resolução dos depósitos amilóides. Essas observações clínicas indicam que o amilóide realmente se renova, embora lentamente.

Mesmo quando há suspeita de amiloidose, o diagnóstico baseia-se principalmente na sua demonstração histológica em amostras de biopsia. O amilóide é prontamente demonstrado em amostras de biopsia da gengiva e do reto e na gordura subcutânea abdominal. É comumente visualizado em biopsias renais obtidas como parte de uma pesquisa geral de função renal alterada. A disponibilidade de anti-soros específicos para as diferentes proteínas amilóides atualmente permite a determinação das formas específicas de amilóide.

ESTRATÉGIAS DO TRATAMENTO DE AMILÓIDE

As estratégias para a terapia antiamilóide provêm dos processos de amiloidogênese delineados anteriormente.

REDUÇÃO DA CONCENTRAÇÃO DE PRECURSOR AMILÓIDE: Como é necessário um *pool* precursor adequado de amilóide para a fibrilogênese, foram feitas tentativas para limitar a disponibilidade desses precursores. Um exemplo clínico envolve a ATTR mutante em famílias. O transplante de fígado em pacientes com PAF substitui a TTR anormal por sua contraparte normal. Nesses pacientes, pode-se demonstrar uma redução gradual da carga de amilóide. Em alguns pacientes, tal abordagem acarreta melhora clínica.

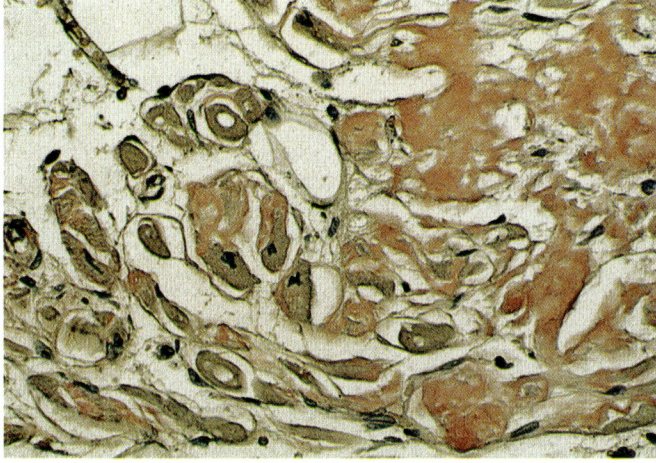

FIGURA 23.10
Amilóide miocárdico (tipo AL) mostrando a deposição em torno das fibras miocárdicas individuais e seu estrangulamento.

INIBIÇÃO DA FORMAÇÃO DO NICHO (NÚCLEO): Colchicina é a droga de escolha na prevenção do desenvolvimento de amiloidose nos pacientes com a febre familiar do Mediterrâneo. Experimentalmente, essa droga atua impedindo a geração de FEA (o nicho), impedindo dessa forma o surgimento de amilóide.

AUMENTO DA ESTABILIDADE DE PROTEÍNAS AMILOIDOGÊNICAS: Algumas proteínas amiloidogênicas (p. ex., TTR) são transportadoras naturais de outros ligantes. A presença desses ligantes no precursor amilóide estabiliza sua conformação. No caso da TTR, análogos do ligante natural podem exercer o mesmo efeito, abrindo uma via terapêutica interessante.

INIBIÇÃO DE INTERAÇÕES MOLECULARES: A descoberta recente de que a formação de fibrila amilóide pode ser o produto de processos interativos entre dois ou mais componentes moleculares sugeriu que a interferência nessas interações pode inibir a amiloidogênese. Experimentalmente, essa abordagem mostrou-se bem-sucedida com diferentes formas de amilóide, mas sua eficácia na amiloidose humana ainda precisa ser demonstrada.

ACELERAÇÃO DA REMOÇÃO DE AMILÓIDE: Os pacientes com amilóide AL que são tratados com um análogo iodado de doxorrubicina reabsorvem quantidades consideráveis de seu amilóide. O agente liga-se com grande afinidade a vários amilóides, incluindo AL. Em termos teóricos, o deslocamento de alguns dos componentes das fibrilas amilóides pode tornar as remanescentes mais suscetíveis à digestão proteolítica. Contudo, o tratamento da amiloidose humana não foi tentado.

LEITURAS SUGERIDAS

Bellotti V, Mangione P, Merlini G: Review: Immunoglobulin light chain amyloidosis: The archetype of structural and pathogenic variability. *J Struct Biol* 130:280–289, 2000.

Benson MD, Uemichi T: Transthyretin amyloidosis. *Amyloid* 3:44–56, 1996.

Buxbaum JN, Tagoe CE: The genetics of the amyloidoses. *Annu Rev Med* 51:543–569, 2000.

Caughey B: Interactions between prion protein isoforms: The kiss of death? *Trends Biochem Sci* 26:235–242, 2001.

Chen SM, Berthelier V, Yang W, Wetzel R: Polyglutamine aggregation behavior *in vitro* supports a recruitment mechanism of cytotoxicity. *J Mol Biol* 311:173–182, 2001.

Cohlberg JA, Li J, Uversky VN, Fink AL: Heparin and other glycosaminoglycans stimulate the formation of amyloid fibrils from α-synuclein *in vitro*. *Biochemistry* 41:1502–1511, 2002.

Damas AM, Saraiva MJ: Review: TTR amyloidosis—Structural features leading to protein aggregation and their implications on therapeutic strategies. *J Struct Biol* 130:290–299, 2000.

Glenner GG: Amyloid deposits and amyloidosis: The β-fibrilloses (Part I). *N Engl J Med* 302:1283–1292, 1980.

Glenner GG: Amyloid deposits and amyloidosis: The β-fibrilloses (Part II). *N Engl J Med* 302:1333–1341, 1980.

Goedert M, Jakes R, Spillantini MG, et al.: Assembly of microtubule associated protein tau into Alzheimer-like filaments induced by sulphated glycosaminoglycans. *Nature* 383:550–553, 1996.

Haass C: The molecular significance of amyloid beta-peptide for Alzheimer's disease. *Eur Arch Psychiatry Clin Neurosci* 246:118–123, 1996.

Hamilton JA, Benson MD: Transthyretin: A review from a structural perspective. *Cell Mol Life Sci* 58:1491–1521, 2001.

Kahn SE, Andrikopoulos S, Verchere CB: Islet amyloid: A long-recognized but underappreciated pathological feature of type 2 diabetes. *Diabetes* 48:241–253, 1999.

Kazatchkine MD, Husby G, Arak S, et al.: Nomenclature of amyloid and amyloidosis—WHO-IUIS Nomenclature Sub-Committee. *Bull WHO* 71:105–108, 1993.

Kisilevsky R: Review: Amyloidogenesis-unquestioned answers and unanswered questions. *J Struct Biol* 130: 99–108, 2000.

Kisilevsky R, Fraser PE: Aβ amyloidogenesis: Unique or variation on a systemic theme? *Crit Rev Biochem Mol Biol* 32:361–404, 1997.

Kisilevsky R, Gruys E, Shirahama T: Does amyloid enhancing factor (AEF) exist? Is AEF a single biological entity? *Amyloid* 2:128–133, 1995.

Kisilevsky R, Lemieux LJ, Fraser PE, et al.: Arresting amyloidosis *in vivo* using small-molecule anionic sulphonates or sulphates: Implications for Alzheimer's disease. *Nat Med* 1:143–148, 1995.

Merlini G, Bellotti V, Andreola A, et al.: Protein aggregation. *Clin Chem Lab Med* 39:1065–1075, 2001.

Park K, Verchere CB: Identification of a heparin binding domain in the N-terminal cleavage site of pro-islet amyloid polypeptide—Implications for islet amyloid formation. *J Biol Chem* 276:16611–16616, 2001.

Peterson SA, Klabunde T, Lashuel HA, et al.: Inhibiting transthyretin conformational changes that lead to amyloid fibril formation. *Proc Natl Acad Sci USA* 95:12956–12960, 1998.

Porte D, Kahn SE: β-Cell dysfunction and failure in type 2 diabetes—Potential mechanisms. *Diabetes* 50:S160–S163, 2001.

Prusiner SB: Shattuck lecture—Neurodegenerative diseases and prions. *N Engl J Med* 344:1516–1526, 2001.

Skinner M: AL amyloidosis: The last 30 years. *Amyloid* 7:13–14, 2000.

Spillantini MG, Tolnay M, Love S, Goedert M: Microtubule-associated protein tau, heparan sulphate and α-synuclein in several neurodegenerative diseases with dementia. *Acta Neuropathol* 97:585–594, 1999.

Westermark P: Classification of amyloid fibril proteins and their precursors: An ongoing discussion. *Amyloid* 4:216–218, 1997.

Zoghbi HY, Orr HT: Glutamine repeats and neurodegeneration. *Annu Rev Neurosci* 23: 217–247, 2000.

CAPÍTULO 24

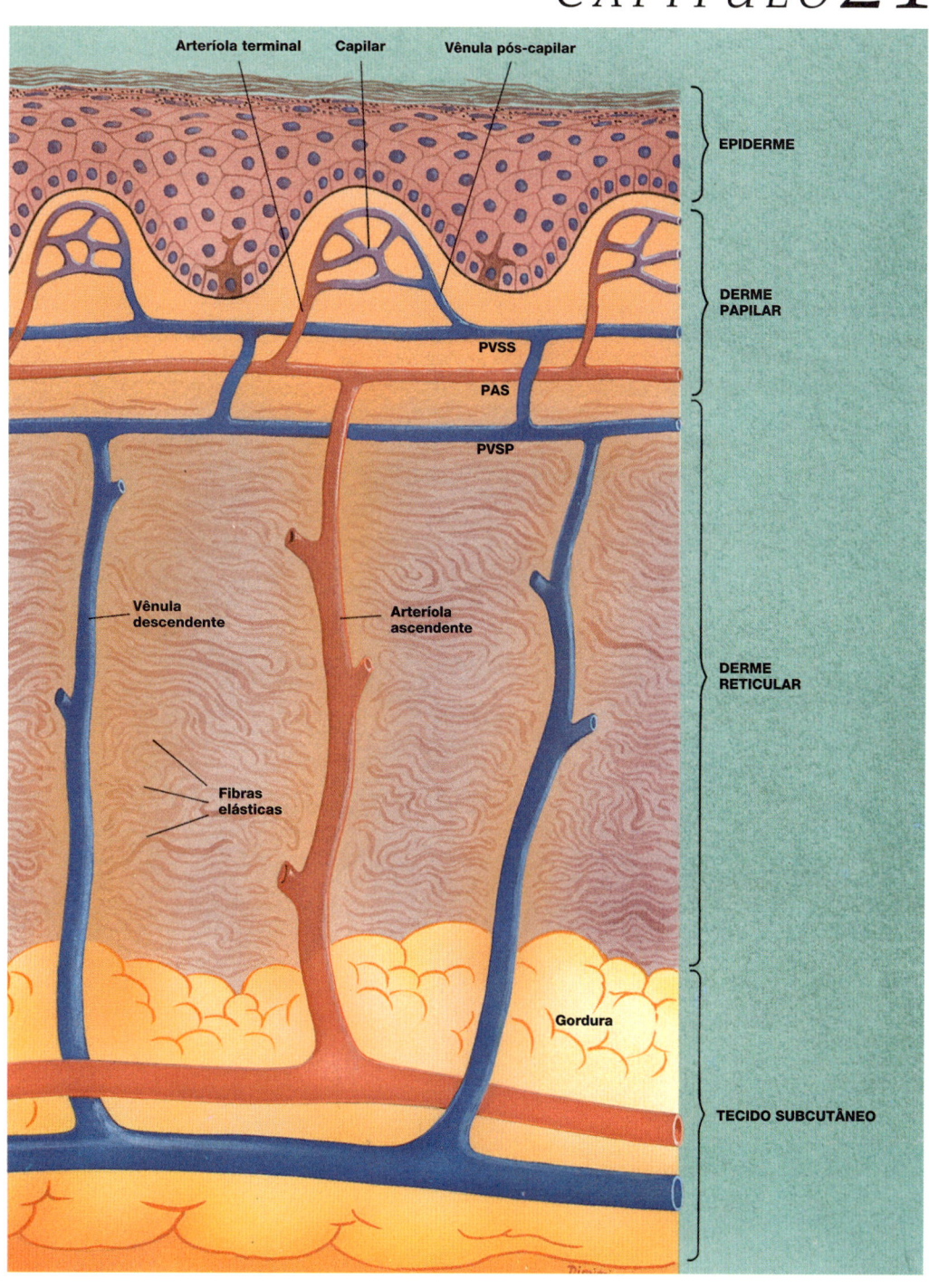

Pele

Craig A. Storm
David E. Elder

Anatomia e Fisiologia da Pele

Doenças da Epiderme
Ictioses
Doença de Darier
Psoríase
Pênfigo Vulgar

Doenças da Zona da Membrana Basal (Interface Dermo-epidérmica)
Epidermólise Bolhosa
Penfigóide Bolhoso
Dermatite Herpetiforme
Eritema Multiforme
Lúpus Eritematoso Sistêmico
Líquen Plano

Doenças Inflamatórias do Leito Vascular Superficial e Profundo
Urticária e Angioedema
Vasculite Necrosante Cutânea
Dermatite de Contato Alérgica
Dermatite Granulomatosa
Sarcoidose
Granuloma Anular

Distúrbios do Tecido Conjuntivo Dérmico
Esclerodermia

Distúrbios Inflamatórios do Panículo
Eritema Nodoso
Eritema Indurado

Acne Vulgar: Um Distúrbio da Unidade Pilossebácea

Infecções e Infestações
Impetigo
Infecções Fúngicas Superficiais
Infecções Fúngicas Profundas
Infecções Virais
Infestações por Artrópodes

Neoplasias Primárias da Pele
Nevo Melanocítico Adquirido Comum (Sinal)
Nevo Displásico (Atípico)
Displasia Melanocítica
Melanoma Maligno
Tumores Benignos dos Melanócitos
Verrugas
Queratose
Carcinoma basocelular
Carcinoma de Células Escamosas
Carcinoma de Células de Merkel
Tumores de Anexos
Tumores Fibro-histiocíticos
Micose Fungóide
Infecção por HIV

FIGURA **24.1** *(ver página anterior)*
A derme e sua vasculatura. A derme está dividida em duas regiões anatômicas distintas. A derme papilar, com seu plexo vascular e a epiderme geralmente reagem juntas na maioria das doenças limitadas basicamente à pele. A derme reticular e o tecido subcutâneo estão alterados em associação a doenças sistêmicas que se manifestam na pele. *PVSP,* **plexo venoso superficial profundo;** *PAS,* **plexo arterial superficial;** *PVSS,* **plexo venular superficial superior.**

A pele é um órgão ideal para o estudo de princípios fundamentais de patologia, porque as lesões em sua superfície são prontamente avaliadas e estudadas. Com exceção de algumas doenças de tecidos muito especializados — por exemplo, os do alvéolo ou do glomérulo, ou as doenças desmielinizantes do sistema nervoso central — todas as classes de doenças são vistas na pele. Algumas doenças, como as formadoras de bolhas, manifestam-se apenas na pele (exceto por algum comprometimento das membranas mucosas).

Considerando-se as imposições de aparência nos relacionamentos humanos, não surpreende que uma alteração no aspecto da pele possa ser a característica individual mais importante da doença cutânea. Muitas doenças cutâneas apresentam pequena sintomatologia, enquanto outras não têm sintomas. Apenas algumas são potencialmente fatais, e muitas são autolimitadas. Entretanto, mesmo as doenças cutâneas autolimitadas e assintomáticas implicam grande preocupação para o paciente. Por exemplo, os sintomas da acne são pequenos em termos sistêmicos, mas a doença pode mudar completamente uma vida. Embora o cabelo do couro cabeludo seja desnecessário, a calvície pode provocar angústia considerável. O vitiligo, um distúrbio completamente assintomático, progressivo, de despigmentação, pode converter um ser humano normal em um recluso ou pária.

ANATOMIA E FISIOLOGIA DA PELE

A pele funciona como uma barreira protetora; é quase impossível a epiderme ser atravessada por microrganismos, e a perda de água é limitada. A pele também é vital na regulação da temperatura e na proteção contra luz ultravioleta. Uma grande variedade de receptores sensoriais transmite detalhes relacionados com o ambiente imediato. A pele tem papel importante na regulação imunológica através dos *tecidos linfóides associados à pele (TLAP)*, que consistem em linfócitos e células apresentadoras de antígeno que se movimentam entre a pele e os linfonodos regionais através dos linfáticos e da corrente sangüínea. Queratinócitos, células de Langerhans, mastócitos, linfócitos e macrófagos apresentam funções relacionadas com a imunidade. Os queratinócitos epidérmicos produzem uma variedade de citocinas, notavelmente interleucina (IL)-1α e IL-1β, bem como eicosanóides. Esses diferentes produtos de queratinócitos, que medeiam imunidade e inflamação, são necessários em um órgão continuamente exposto ao meio externo. As células de Langerhans, células dendríticas apresentadoras de antígeno da pele, são células imigrantes epidérmicas derivadas da medula óssea. Essas células desempenham um papel importante no desenvolvimento e na regulação da hipersensibilidade de contato, rejeição de aloenxerto e doença enxerto-*versus*-hospedeiro.

QUERATINÓCITOS: A epiderme humana é uma folha de multicamadas de células sintetizadoras de queratina. Uma alteração progressiva na morfologia ocorre desde as células colunares em replicação da camada basal (*estrato basal*) através da camada espinhosa (*estrato espinhoso*) e a camada granular (*estrato granuloso*) até as células achatadas inviáveis da camada cornificada (*estrato córneo*) (Fig. 24.2). As células basais abrigam a maior parte da atividade mitótica da epiderme. À medida que os queratinócitos aproximam-se das faces superfi-

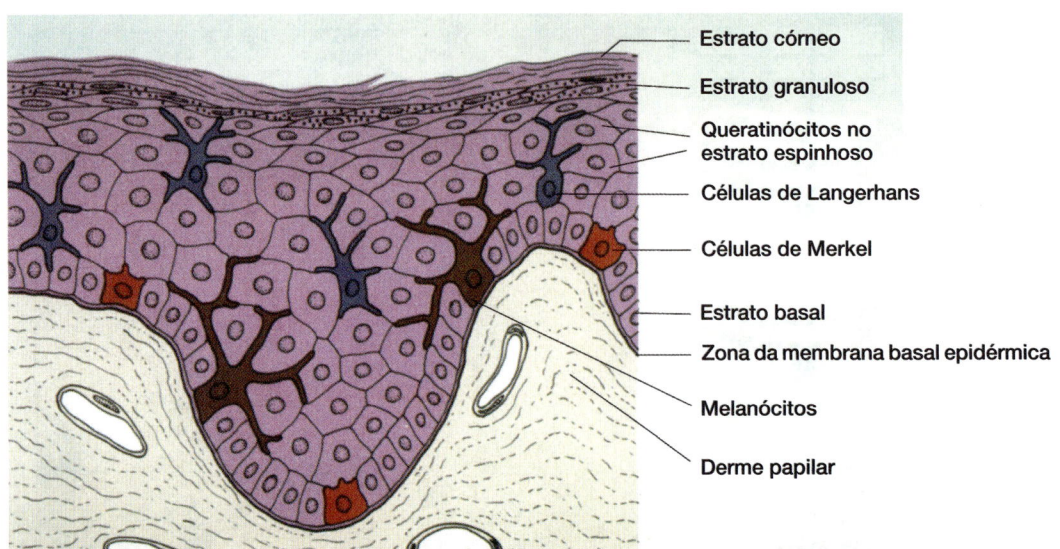

FIGURA 24.2
Epiderme normal e células imigrantes epidérmicas. Os queratinócitos formam a epiderme de múltiplas camadas, o que protege contra a perda de água e a invasão bacteriana. Os melanócitos fornecem a cor, bem como a proteção contra a radiação ultravioleta. As células de Langerhans estão entre as células responsáveis pela função da pele como órgão imunológico. As células de Merkel podem representar um dos capacitadores da função tátil da pele.

ciais da epiderme, tornam-se anucleados e formam o que consiste em placas essencialmente achatadas de células mortas na superfície da pele (a camada cornificada). Os queratinócitos sintetizam uma proteína filamentosa pobre em enxofre, a *tonofibrila*, que se relaciona com a molécula de queratina do estrato córneo. As tonofibrilas são formadas de filamentos de queratina intermediários, ácidos e básicos, compreendendo mais de 30 diferentes queratinas. Os tipos de queratina são responsáveis pela estrutura do estrato córneo, do cabelo e das unhas. Feixes de tonofibrilas convergem para a membrana plasmática e aí terminam, na forma de placas de aderência denominadas *desmossomos* (Fig. 24.3).

Os queratinócitos também são diferenciados por dois outros produtos estruturais: *grânulos queratoialinos* e *corpúsculos de Odland*. Os grânulos queratoialinos, o marco de definição do estrato granuloso, compõem-se de proteína basofílica elétron-densa, rica em histidina, a *profilagrina*, que está associada a filamentos intermediários. Os corpúsculos de Odland, também conhecidos como queratinossomos ou grânulos recobertos por membrana, são o único produto secretório, estruturalmente diferenciador da epiderme (Fig. 24.3). Formam-se nas camadas externas espinhosa e granular e secretam seus conteúdos nos espaços intercelulares, tendo, nesses locais, aspecto de massas lamelares que se colocam paralelas à superfície da pele. Os corpúsculos de Odland e os produtos lamelados secretados são manifestos mais claramente na camada granular externa e relacionam-se com a função de barreira epidérmica.

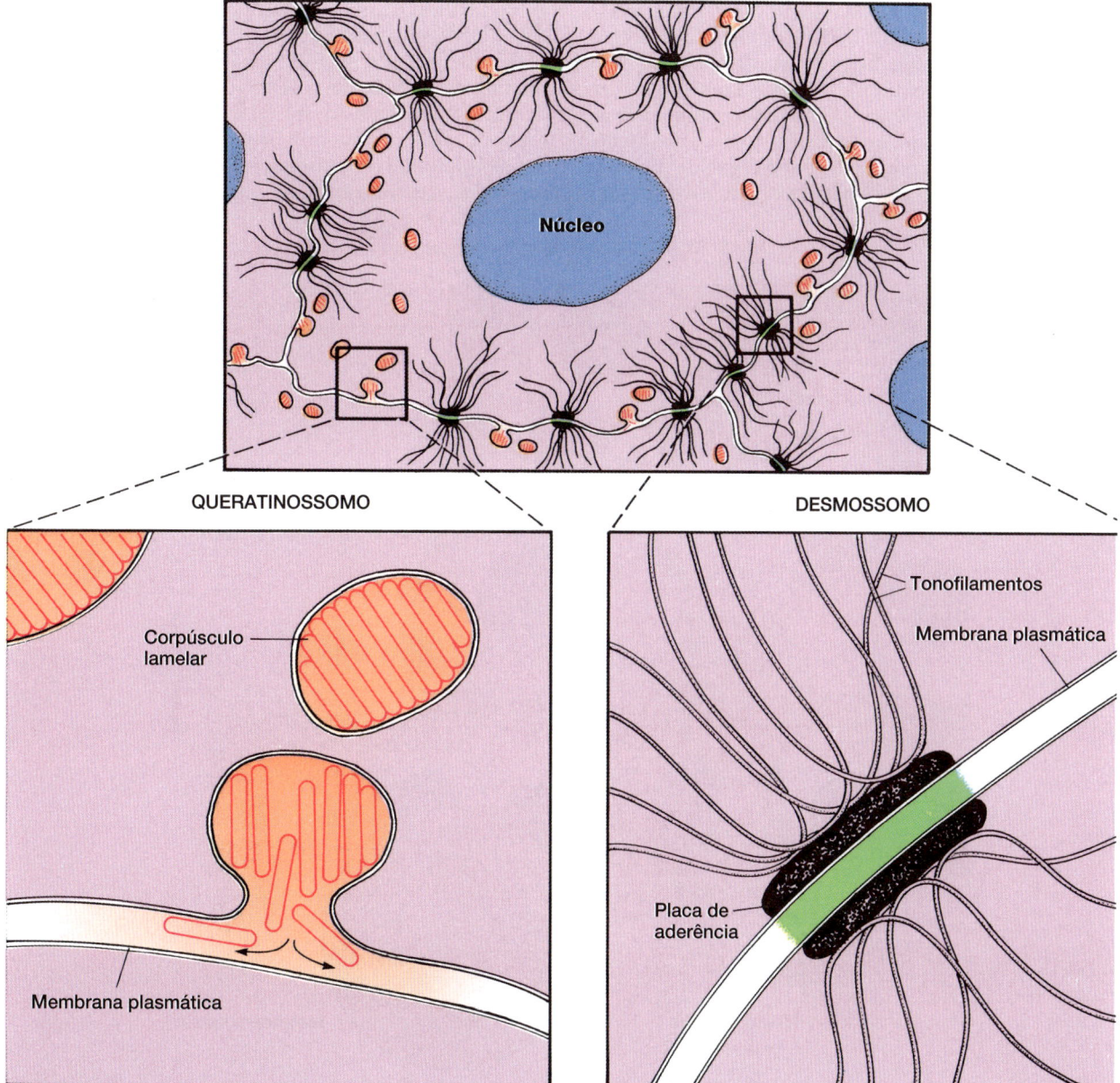

FIGURA 24.3
Queratinócito, queratinossomo e desmossomo. O citoplasma do queratinócito está dominado por delicadas fibrilas de queratina, os tonofilamentos. Esses formam uma parte do citoesqueleto da célula e da alça dentro da placa de aderência do desmossomo. O corpo lamelar do queratinócito faz extrusão de seu conteúdo para o espaço intercelular. Provavelmente, esse material participa da coesão celular.

A epiderme abriga células imigrantes de origem neuroectodérmica e mesenquimatosa que não sintetizam queratina, mas têm suas próprias organelas bastante distintivas. Essas células aparecem em quantidades e a níveis variados da epiderme. Duas dessas células, melanócitos e células de Langerhans, são dendríticas; a terceira, a célula de Merkel, está associada a um axônio neuronal terminal.

MELANÓCITOS: Os melanócitos são células dendríticas responsáveis, em grande parte, pela coloração da pele humana; originam-se na crista neural. Os melanócitos residem na camada basal da epiderme e são separados da derme pela zona epidérmica da membrana basal. Um único melanócito supre dendritos para cerca de 30 queratinócitos (Fig. 24.4).

O *melanossomo* é um complexo citoplasmático envolto por membrana no qual a melanina é sintetizada. Quando a síntese de melanina é ativa, o melanossomo contém filamentos, que estão organizados em um arranjo paralelo ao longo do eixo longo da organela (Fig. 24.4). A estrutura interna regular é progressivamente obliterada e, então, o melanossomo surge como um grânulo elétron-opaco. Este grânulo é transferido para o queratinócito, onde protege o material nuclear contra a luz ultravioleta por meio da formação de uma capa supranuclear.

A melanina é responsável pelas diferentes colorações dos seres humanos e outros animais. É interessante notar que a nuvem negra que obscurece o refúgio da lula é secretada por uma glândula que sintetiza quantidades maciças de melanina. A cor da pele baseia-se bastante no número, tamanho e acondicionamento dos melanossomos nos queratinócitos. No cabelo e nos queratinócitos epidérmicos, as melaninas são acondicionadas para absorver e refletir a luz visível de forma variável, formando, assim, as cores tegumentares.

CÉLULAS DE LANGERHANS: Essas células chegam à pele embrionária no último mês do primeiro trimestre de gestação, seguindo os melanócitos em um mês. Com a chegada dessas células HLA-DR-positivas, a pele adquire a capacidade de reconhecer e processar antígenos, tornando-se então parte do sistema imunológico. Incomuns na derme, essas células estão distribuídas através de camadas nucleadas da epiderme, em que constituem cerca de 4% das células. É difícil visualizá-las nos preparados microscópicos ópticos rotineiros, porque seu citoplasma é translúcido e formado por um pericário e por dendritos. As células de Langerhans não formam aderências especializadas nos queratinócitos justapostos. Nas micrografias eletrônicas, o citoplasma contém um número moderado de organelas especializadas, os *grânulos de Birbeck.* Em duas di-

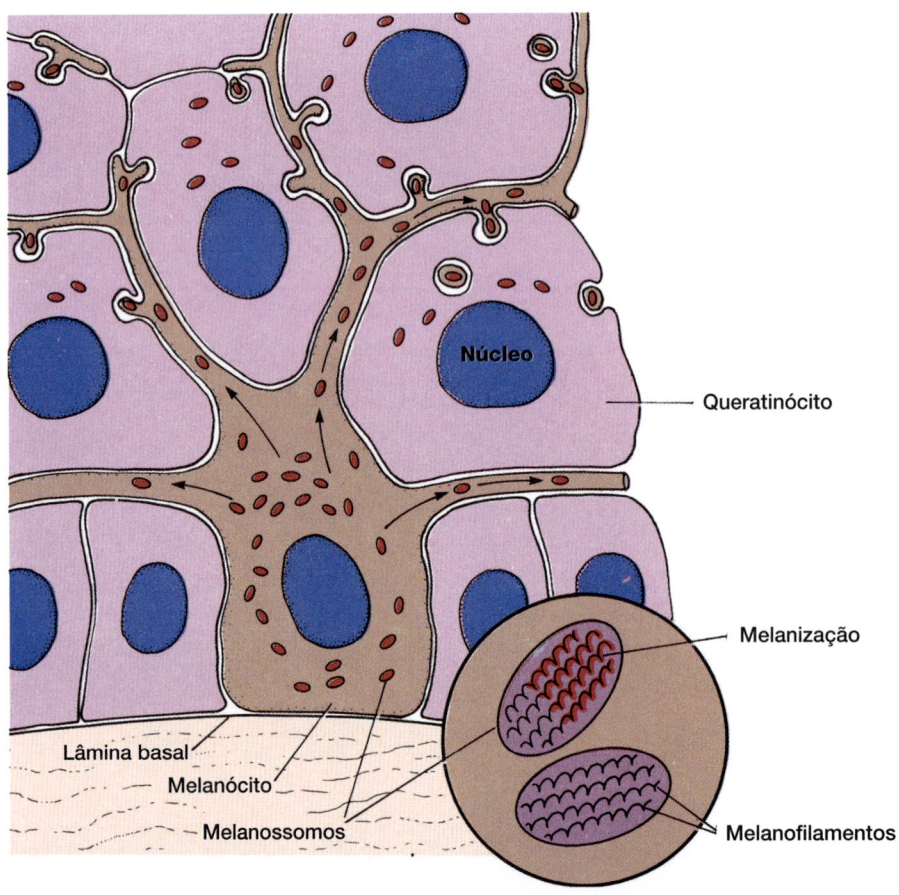

FIGURA **24.4**
Um melanócito supre aproximadamente 30 queratinócitos com grânulos de melanina por meio de extensões citoplasmáticas dendríticas complexas. Os grânulos de melanina são transferidos para queratinócitos e jazem em uma capa supranuclear, um local sugestivo da sua função protetora. Na verdade, os grânulos de pigmento são formados nos melanócitos dentro de organelas distintivas — os melanossomos. O pigmento é sintetizado em pequenos filamentos dentro desta organela (*detalhe*).

mensões, essas estruturas têm o aspecto de forma de raquete, mas, sob reconstrução tridimensional, apresentam forma de taça (Fig. 24.5). A função dessas organelas únicas, que são derivadas da membrana plasmática, está provavelmente relacionada com o papel das células de Langerhans como células apresentadoras de antígeno (o material antigênico sendo internalizado nos grânulos de Birbeck).

Nas histiocitoses de células de Langerhans (ver Cap. 20), os grânulos de Birbeck encontram-se ligados à membrana plasmática das células em proliferação e em comunicação direta com o espaço extracelular. Além disso, apresentam uma cobertura felpuda de clatrina, um aspecto de "depressões revestidas", sugerindo uma relação com o processamento e o reconhecimento de antígenos, mediados por receptor. As células de Langerhans expressam MHC I, MHC II, e os receptores para Fc IgG e Fc IgE. As células de Langerhans são identificadas pela demonstração imunoistoquímica de CD1 ou, menos especificamente, pela proteína S-100.

CÉLULAS DE MERKEL: Embora ainda classificadas como células "imigrantes", acumula-se evidência de que as células de Merkel possam, na verdade, não ser imigrantes para a epiderme, e sim queratinócitos basais especializados. Formam desmossomos com queratinócitos e expressam queratinas 8, 18 e 20 de forma semelhante à dos queratinócitos. As células de Merkel projetam prolongações citoplasmáticas curtas e de pontas arredondadas para os queratinócitos adjacentes. Não surgem em todas as áreas da epiderme, mas são encontradas em regiões especiais, como os lábios, cavidade oral, bainha externa da raiz dos folículos pilosos e pele palmar dos dígitos. As células de Merkel apresentam uma organela característica, um grânulo com um núcleo denso, limitado por membrana, com 100 nm ou mais de largura (Fig. 24.6). Estudos imunoistoquímicos e ultra-estruturais sugerem que as células de Merkel têm uma função neurossecretora. A face basal da célula é aposta a uma pequena placa nervosa, conectada a um axônio mielinizado por meio de um axônio não-mielinizado e curto. Essa estrutura complexa pode ter a função de mecanorreceptor tátil.

MEMBRANA BASAL: A zona da membrana basal (ZMB) funciona como uma interface entre a epiderme e a derme e é tão diversa em funções quanto na complexidade de sua estrutura (Fig. 24.7). É responsável pela aderência dermo-

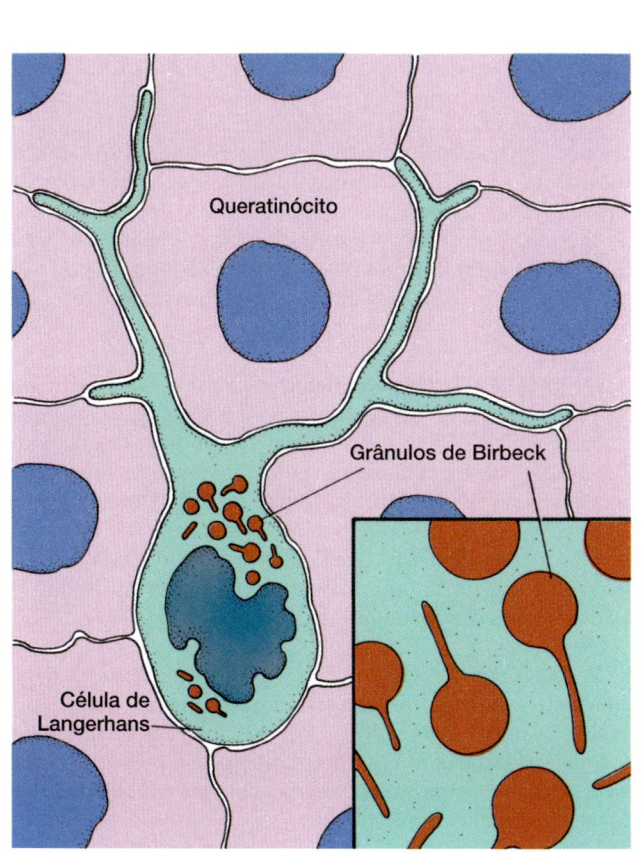
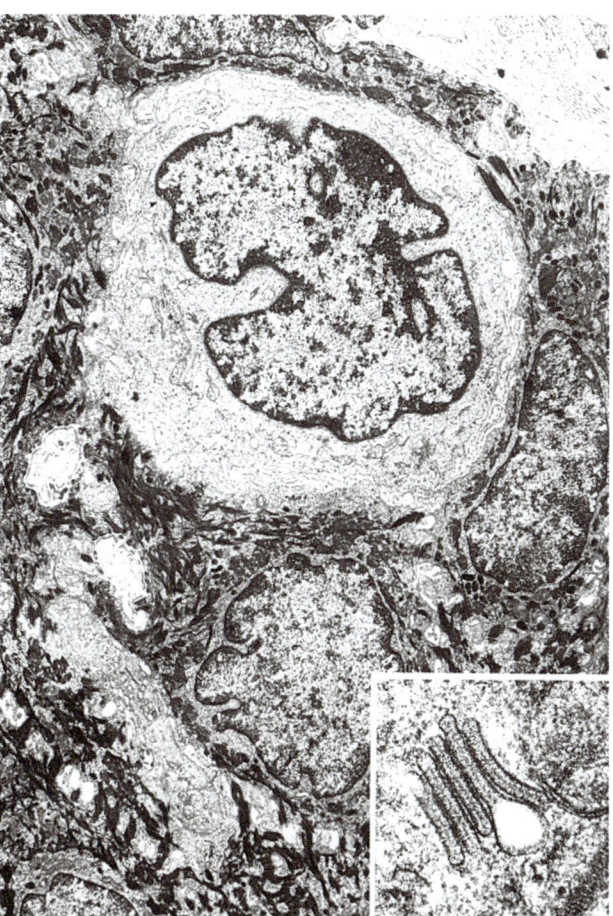

FIGURA 24.5
A célula de Langerhans dendrítica pode reconhecer e processar antígenos. A. As organelas diferenciadas em forma de raquete, denominadas *grânulos de Birbeck*, podem ser importantes na apresentação de antígeno. B. Uma micrografia eletrônica de célula de Langerhans mostra uma visão de maior aumento das organelas em forma de raquete (detalhe). O corpo da célula de Langerhans (*porção meso-inferior*) é pálido quando comparado com os queratinócitos circundantes, cujos citoplasmas contêm tonofilamentos compactados elétron-densos. Um dendrito está presente (*canto superior direito*).

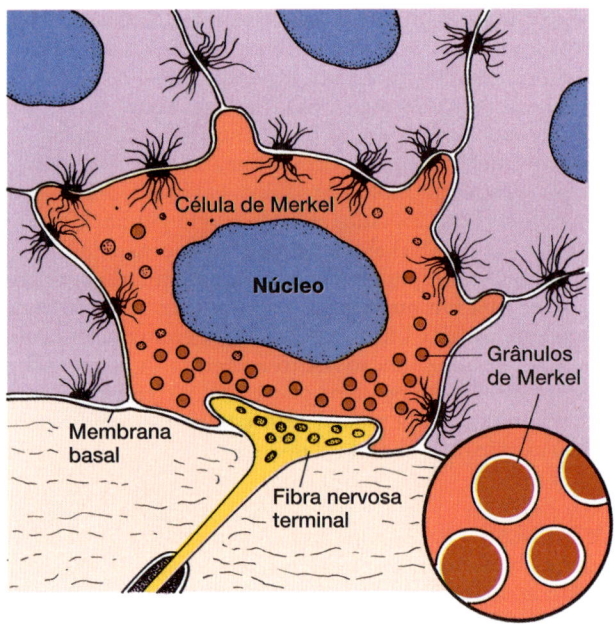

FIGURA 24.6
A célula de Merkel, que difere de outras células imigrantes, forma desmossomos com queratinócitos e está ligada a uma pequena placa nervosa (fibra nervosa terminal). O grânulo de núcleo denso, delimitado por membrana, é distintivo (*detalhe*).

epidérmica e, provavelmente, funciona como um filtro macromolecular seletivo. Também é um sítio importante de deposição de imunoglobulina e complemento em certas doenças cutâneas. A maioria das estruturas da ZMB é elaborada por células da epiderme. A lâmina basal é a característica organizacional básica da ZMB e é responsável pela polaridade das células epiteliais e também por uma determinada expressão do gene da queratina. Ultra-estruturalmente, a lâmina basal inclui o seguinte:

- **A parte mais profunda dos queratinócitos basais,** incluindo a membrana plasmática e os tonofilamentos que ligam a face profunda do hemidesmossomo
- **O hemidesmossomo,** com sua placa subdesmossômica densa
- **Os filamentos de ancoragem** que se estendem das placas densas subdesmossômicas através da lâmina lúcida e inserem-se na lâmina densa
- **A lâmina lúcida,** uma camada elétron-transparente, em que as proteínas de aderência estão localizadas
- **A lâmina densa,** composta principalmente por colágeno do tipo IV
- **As fibrilas de ancoragem,** que são arranjos de colágeno do tipo VII, estendendo-se desde a face interna da lâmina densa, por uma distância curta, para dentro da derme papilar
- **As microfibrilas,** que são fibrilas elásticas longas e delicadas que se misturam ao sistema fibrilar elástico subjacente da pele

Certos componentes antigênicos foram identificados na ZMB, alguns dos quais desempenham papéis reconhecidos na doença cutânea. A laminina é uma glicoproteína presente na lâmina lúcida e na lâmina densa de todas as ZMB. Auxilia na organização de macromoléculas da ZMB e promove a aderência de células à matriz extracelular. A laminina liga-se ao colágeno tipo IV. Foram identificados antígenos do penfigóide bolhoso (PB) com anticorpos oriundos de pacientes com o distúrbio formador de bolhas denominado penfigóide bolhoso. Os antígenos BPAG1 e BPAG2 (colágeno tipo XVII) são constituintes normais da junção dermo-epidérmica, mas estão ausentes na ZMB ao redor de estruturas anexas e vasos sangüíneos. Esses antígenos do PB localizam-se nos hemidesmossomos e no citoplasma dos queratinócitos basais. O colágeno tipo IV está presente na lâmina densa de todas as ZMB. É o componente superficial principal da complexa rede de fibras de colágeno da derme e é importante na aderência dermo-epidérmica. O colágeno tipo VII está presente na face profunda da lâmina basal nas fibrilas de ancoragem. Os antígenos das fibrilas de ancoragem (AF-1 e AF-2) encontram-se dentro das fibrilas de ancoragem e possivelmente no interior da lâmina densa inferior.

A **derme** consiste em uma organização complexa de tecido conjuntivo abaixo da ZMB e compõe-se predominantemente de colágeno, o qual está embebido em uma substância fundamental rica em ácido hialurônico. A derme consiste em duas zonas:

DERME PAPILAR: É uma zona estreita imediatamente abaixo da membrana basal da epiderme. Essa região é rosa-pálido na coloração por hematoxilina e eosina, e apresenta pouca organização quando vista à microscopia óptica (ver Fig. 24.1). Suas estruturas mais proeminentes são fibrilas de colágeno delicadas. O tecido conjuntivo delicado da derme papilar estende-se como uma bainha ao redor dos vasos sangüíneos, nervos e apêndices da pele. A rede completa deste colágeno é denominada *derme adventícia*.

Como regra, a derme papilar encontra-se alterada com doença epidérmica e distúrbios que afetam o leito vascular superficial. As três estruturas — epiderme, derme papilar e leito vascular superficial — reagem juntas e influenciam-se de modos complexos. Algumas doenças primárias da pele, com pouca ou nenhuma manifestação sistêmica, por exemplo, psoríase e líquen plano, envolvem essas estruturas superficiais.

DERME RETICULAR: Encontra-se abaixo da derme papilar e contém a maioria do colágeno dérmico, que está organizado em feixes grosseiros e associado com fibras elásticas (ver Fig. 24.1). A derme reticular e a subcútis (também anteriormente referida como estrutura cutânea) são sítios menos comuns de alterações patológicas e, quando doentes, são geralmente manifestações de doença sistêmica. Esclerodermia (esclerose sistêmica progressiva) e eritema nodoso exemplificam esse princípio de patologia cutânea.

VASCULATURA CUTÂNEA: A pele recebe 10 vezes a quantidade de sangue necessária para a sua nutrição, e seu sangue circulante tem muitas funções. Por exemplo, a pele, por meio de sua rede vascular, é muito importante na regulação da temperatura. Muitos aspectos da inflamação cutânea envolvem a unidade vascular cutânea superficial.

Uma arteríola ascendente origina-se em artérias na subcútis e atravessa diretamente grande parte da derme reticular (Fig. 24.1). Na parte externa da derme reticular, junto a outras artérias ascendentes semelhantes, forma-se um plexo arteriolar superficial. A partir deste plexo, uma arteríola terminal estende-se para cada papila dérmica, onde é formado um capilar arterial. O capilar arterial faz uma curva em U e, na sua descida, torna-se um

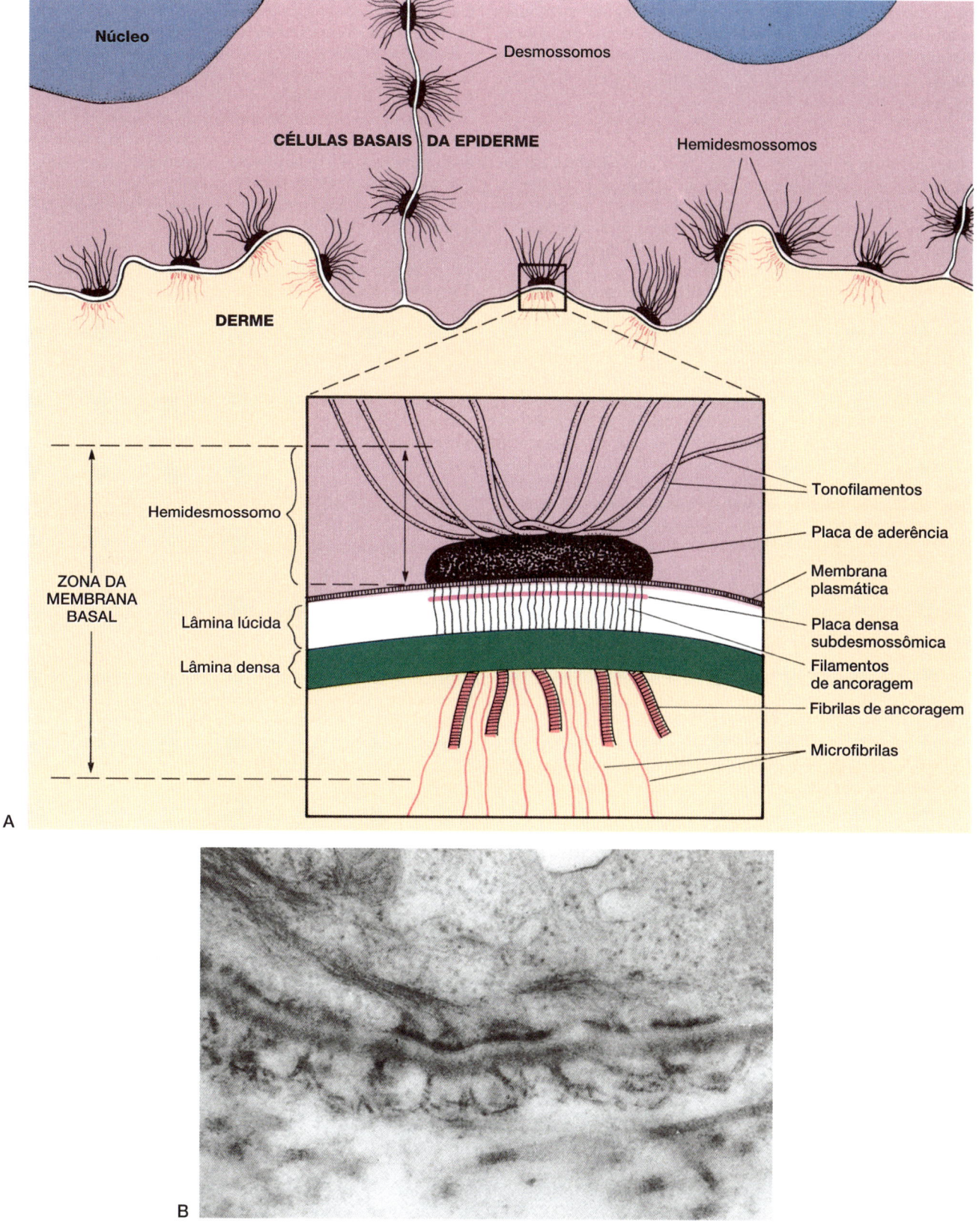

FIGURA 24.7
Interface dermo-epidérmica e zona de membrana basal. A. Esta interface epitelial-mesenquimatosa é o sítio da zona de membrana basal, uma estrutura complexa sintetizada principalmente pelas células basais da epiderme. Cada uma de suas estruturas complexas, desde tonofilamentos e placas de aderência de células basais até fibrilas e microfibrilas de ancoragem, ligadas à face interna da lâmina densa, é um sítio de alteração em doença específica. B. A fotomicrografia eletrônica mostra as placas de aderência hemidesmossômicas com seus tonofilamentos de inserção (*próximos ao centro*). As placas densas subdesmossômicas, a lâmina lúcida, a lâmina densa e as fibrilas de ancoragem subjacente estão bem demonstradas.

capilar venoso e uma vênula pós-capilar. A seguir, as vênulas juntam-se, formando um plexo venular complexo na derme reticular, imediatamente abaixo da derme papilar. A extremidade venular desta estrutura vascular é importante na mediação da resposta inflamatória cutânea.

Os vasos linfáticos da pele formam uma rede ao acaso, começando como capilares linfáticos próximos da epiderme. Forma-se então um plexo linfático superficial, a partir do qual canais linfáticos desembocam em linfonodos regionais. Os canais linfáticos estão envolvidos na drenagem de líquidos tissulares e nas metástases de cânceres cutâneos, especialmente melanoma maligno. Os linfáticos cutâneos não apresentam lâmina basal ou a possuem de forma incompleta.

Os mastócitos derivam da medula óssea e estão presentes, normalmente, ao redor das vênulas da pele, onde colaboram para a liberação imediata de substâncias vasoativas e quimiotáticas. Os mastócitos medeiam inflamação de todos os tipos e proliferam em um espectro de doenças denominado *urticária pigmentosa* (Fig. 24.8).

FOLÍCULOS PILOSOS: Os folículos pilosos originam-se na epiderme primitiva e crescem ventralmente através da derme e também dorsalmente através da epiderme. O pêlo crescente do couro cabeludo e da barba apresenta bulbos de tecido epitelial e mesenquimatoso firmemente embebidos dentro da subcútis. O corte vertical de um bulbo revela uma capa de células em divisão ativa, sintetizadoras de queratina, que se tornam arranjadas em camadas que se unem no topo do bulbo, formando a haste cilíndrica do pêlo. Os pêlos em diferenciação formam a cobertura do bulbo epitelial e interagem com uma ilha de melanócitos, que contribuem com melanina para os queratinócitos que passam. É esse processo que resulta na cor do cabelo. Os queratinócitos coloridos perdem seu núcleo à medida que formam a haste cilíndrica final do cabelo. O cabelo cacheado é formado de bulbos angulados, enquanto o cabelo liso desenvolve-se de bulbos redondos.

CICLO DO CABELO: O cabelo cresce de modo cíclico. Cerca de 90% dos pêlos num dado momento encontram-se normalmente na fase *anágena*, a fase de crescimento ativo do cabelo. Os pêlos em crescimento apresentam uma distribuição de mosaico e estão entremeados com cabelos que não mostram evidência de crescimento, denominados pêlos *telógenos*. Os pêlos no processo de parada de crescimento, conhecidos como pêlos *catágenos*, ainda apresentam uma haste de cabelo. Eles terminam na derme reticular inferior como uma estrutura levemente alargada semelhante a uma baqueta, circundada por um bordo de queratinócitos nucleados. O bulbo piloso não é mais evidente, e uma lâmina densa surpreendentemente espessada circunda o pêlo catágeno.

Quando a fase telógena (folículo em repouso) é atingida, a extremidade do pêlo retrai-se para o nível do músculo eretor dos pêlos. A haste do pêlo pode estar ausente, já que não se encontra mais presa na base, deixando apenas um rudimento do folículo original. Entretanto, um trato mesenquimatoso vascularizado delicado, o *trato telógeno*, estende-se desde sua extremidade atenuada. No topo deste trato, o pêlo em início de anágena forma-se novamente a partir das células-tronco foliculares. Com o crescimento, segue a delicada via através da derme reticular para o panículo, formando um folículo anágeno maduro e um novo pêlo.

ALOPECIA: Alopecia, geralmente conhecida como *calvície*, refere-se à perda do cabelo. A *alopecia comum* afeta tanto homens quanto mulheres e resulta de uma interação complexa e mal compreendida de fatores hereditários e hormonais. Homens castrados antes da puberdade não perdem cabelo do couro cabeludo e não apresentam crescimento de barba. Por outro lado, a administração de testosterona a esses homens castrados resulta em crescimento de barba e pode levar ao padrão masculino de calvície. A perda de cabelo resulta na substituição de um grande folículo terminal por um pequeno folículo de *penugem*, o gerador da delicada lanugem sobre as bochechas de mulheres e na parte superior das bochechas de homens.

O pêlo em crescimento é um sítio de mitose ativa, e muitas doenças sistêmicas provocam a cessação da mitose nessa loca-

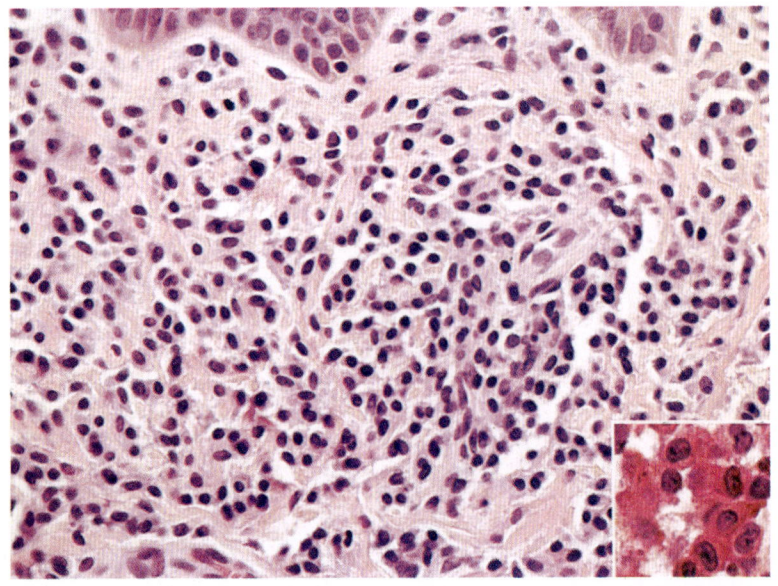

FIGURA 24.8
Urticária pigmentosa. Mastócitos preenchem e expandem a derme papilar. Os citoplasmas de mastócitos contêm grânulos ricos em esterase de cloracetato, proporcionando-lhes um matiz vermelho nessa coloração de Leder (*detalhe*), uma característica diferenciadora útil.

lização e subseqüente alopecia. Se a doença passar, a atividade mitótica é renovada e ocorre o crescimento novamente. Se uma pessoa estiver sujeita a um esquema antimitótico potente, como quimioterapia para câncer avançado, os folículos pilosos cessam o crescimento, há perda de cabelo e segue-se um folículo telógeno. Com a interrupção da terapia, o ciclo do cabelo reinicia-se. Quase qualquer tipo de inflamação folicular pode induzir à fase telógena; se fibrose distorcer o trato telógeno (a via da retomada do crescimento), ocorre perda permanente daquele folículo e alopecia.

Alopecia circunscrita (areata) é uma área circunscrita de perda de cabelo, geralmente no couro cabeludo, embora outras áreas do corpo possam estar envolvidas. Menos comumente, há perda de todo o cabelo do couro cabeludo *(alopecia total)*, e raramente de todo o cabelo e pêlos *(alopecia universal)*. Essas doenças caracterizam-se por um infiltrado linfocítico ativo ao redor do bulbo piloso, resultando na formação de pêlos telógenos e perda do pêlo. Os achados de alopecia circunscrita podem, na verdade, ser conseqüentes a um grupo heterogêneo de doenças. Esse padrão histológico e a associação desse fenômeno com a herança dos alelos HLA classe II (especialmente HLA-DQ3) foram interpretados como evidência de uma etiologia auto-imune. Em geral, não ocorre formação de tecido conjuntivo cicatricial, e o cabelo pode crescer novamente de forma normal após intervalos variáveis. Às vezes, especialmente quando a perda de cabelo é extensa, a alopecia é permanente.

PENUGEM: Esses pêlos finos podem participar da percepção do toque em muitos mamíferos, mas em seres humanos não apresentam função. Microscopicamente, a penugem são pêlos anágenos diminutos, com um pequeno bulbo ativo na derme reticular alta, junto a pequenas glândulas sebáceas.

FOLÍCULOS SEBÁCEOS: Essas estruturas desenvolvem-se na puberdade e têm importância clínica porque são o sítio da acne. Os folículos sebáceos apresentam uma penugem minúscula na base. A face central exibe grandes glândulas sebáceas que comprimem a penugem e preenchem o canal folicular com sebo.

DOENÇAS DA EPIDERME

As Ictioses Manifestam Espessamento Epidérmico e Escamas

As dermatoses ictiosiformes, muitas das quais herdadas, são um grupo heterogêneo de doenças cutâneas, caracterizadas por espessamento surpreendente do estrato córneo. O termo *ictiose* reflete a semelhança da pele doente com escamas grosseiras, semelhantes às de peixes (Fig. 24.9). Existem quatro ictioses principais: (1) ictiose vulgar, (2) ictiose ligada ao X, (3) ictiose lamelar e (4) hiperqueratose epidermolítica. Várias ictioses raras estão associadas a outras alterações, como metabolismo lipídico anormal, distúrbios neurológicos, doenças ósseas, e câncer.

 Patogenia: Três defeitos gerais estão envolvidos na cornificação epidérmica excessiva das ictioses:

- **Coesão aumentada** das células do estrato córneo, possivelmente relacionada com metabolismo lipídico alterado

- **Queratinização anormal,** expressa como formação prejudicada de tonofilamentos e prejuízo também da síntese de queratoialina e uma cornificação excessiva
- **Proliferação aumentada de células basais,** associada a diminuição do tempo de trânsito de queratinócitos através da derme.

 Patologia: Todas as ictioses (com a possível exceção da ictiose lamelar) apresentam um estrato córneo desproporcionalmente espesso em comparação às camadas epidérmicas nucleadas. Praticamente todas as doenças caracterizadas por espessamento das camadas epidérmicas nucleadas também exibem hiperqueratose. Por exemplo, escarificação ou fricção crônicas da pele normal provocam uma epiderme espessada e alterações dérmicas, afecção conhecida como *líquen simples crônico.* Nessa alteração, tanto as camadas epidérmicas nucleadas quanto o estrato córneo compactado têm probabilidade de apresentar espessura três vezes a normal. Por outro lado, na ictiose, embora o estrato córneo possa estar quatro ou cinco vezes mais espesso que o normal, sobrepõe-se a uma epiderme nucleada desproporcionalmente delgada.

Ictiose Vulgar

A ictiose vulgar é um distúrbio autossômico dominante de queratinização, caracterizado por hiperqueratose leve e grânulos queratoialinos reduzidos ou ausentes na epiderme. Pele em escamas resulta da aderência aumentada do estrato córneo. O estrato granuloso atenuado consiste em uma única camada com pequenos grânulos queratoialinos defeituosos. A síntese diminuída ou ausente de *profilagrina,* um filamento "de cola" da queratina, é a responsável por esses defeitos.

A ictiose vulgar é o protótipo de espessamento córneo desproporcional. O estrato córneo é frouxo e apresenta um aspecto de cesta trançada, que difere pouco do normal, exceto na quantidade. A camada granular encontra-se bastante diminuída e, com freqüência, parece ausente (Fig. 24.9). Ultra-estruturalmente, os grânulos queratoialinos são pequenos e semelhantes a esponja, um aspecto indicativo de síntese defeituosa. As camadas basais e espinhosas parecem completamente normais. **Dessa maneira, o defeito primário na ictiose vulgar encontra-se nas camadas granular e cornificada, zonas epidérmicas responsáveis pelo estágio final de queratinização e cornificação.**

 Manifestações Clínicas: A ictiose vulgar é a mais comum das ictioses e começa em tenra idade. O histórico familiar dessa afecção é obtido com freqüência. Pequenas escamas brancas ocorrem nas superfícies extensoras das extremidades, no tronco e na face. A doença dura toda a vida, mas a maioria dos pacientes pode ficar livre de escamas com o tratamento tópico.

Um estado clínico e histológico semelhante à ictiose vulgar encontra-se associado, ocasionalmente, a outras doenças ou pode suceder o uso de drogas que afetam o metabolismo de colesterol. Linfomas, e especialmente a doença de Hodgkin, podem estar associados à ictiose, e outros tipos de neoplasias, distúrbios granulomatosos sistêmicos e doença de tecido conjuntivo também são ocasionalmente complicados por ictiose. É possível que drogas produzam ictiose por interferência em vias de metabolismo de colesterol semelhantes àquelas envolvidas nas ictioses raras. Nessas doenças queratóticas incomuns, as alterações cutâneas devem-se, aparentemente, a alterações no metabolismo de lipídios, por exemplo, doença de depósito de ácido fitânico *(doença de Refsum).*

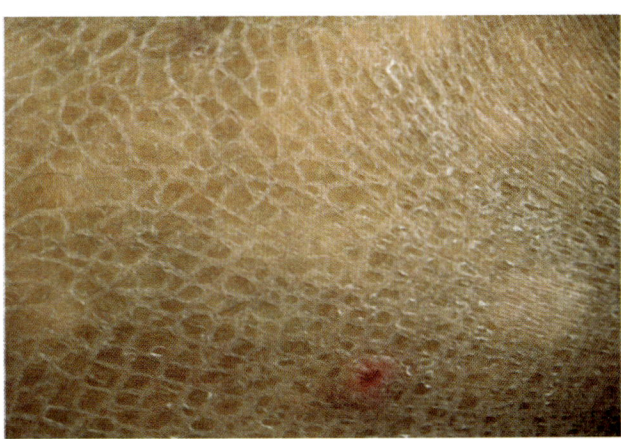
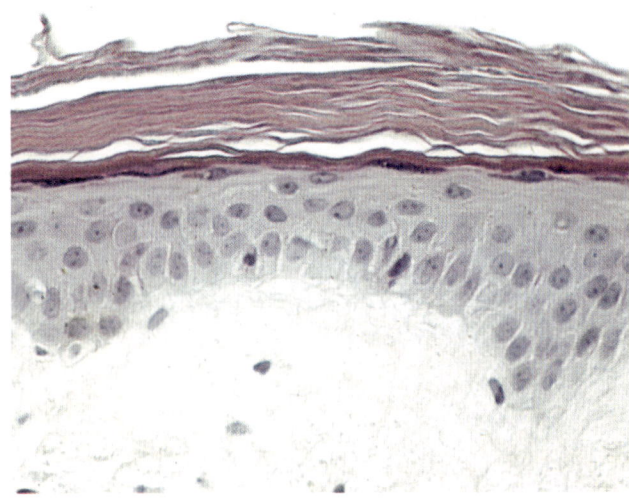

FIGURA 24.9
Ictiose vulgar. A. Há escamas não-inflamatórias semelhantes a de peixes evidentes na coxa do paciente com forte história familiar de ictiose vulgar. B. Existe espessamento desproporcional do estrato córneo em relação à espessura normal da camada epidérmica nucleada. O estrato granuloso é delgado e focalmente ausente.

Ictiose Ligada ao X

É um distúrbio epidérmico hereditário, caracterizado por dissolução retardada dos discos desmossômicos no estrato córneo, devido a uma deficiência de esteróide sulfatase. A esteróide sulfatase normalmente degrada o produto do corpúsculo de Odland, o sulfato de colesterol, que fornece adesão celular no estrato córneo inferior. A falha da ação da esteróide sulfatase sobre o sulfato de colesterol leva a coesão persistente do estrato córneo, mas, nessa doença, a camada granular é preservada.

Ictiose lamelar

É um distúrbio congênito autossômico recessivo de cornificação, caracterizado por ictiose grave e generalizada. De forma típica, existe coesão maior do estrato córneo, acompanhada por numerosos queratinossomos e por uma quantidade anormalmente grande de substância intercelular. Geneticamente, a doença é heterogênea, mas mutações no gene que codifica a enzima transglutaminase 1 (*TGM1*; cromossomo 14q11), com um conseqüente defeito na secreção de corpúsculo lamelar, freqüentemente estão subjacentes ao distúrbio.

Hiperqueratose epidermolítica

Esse tipo de ictiose consiste em uma doença congênita autossômica dominante que manifesta eritrodermia generalizada, pele ictiosiforme e formação de bolhas. A doença resulta de mutações nos genes de queratina *K1* e *K10*, que codifica as queratinas na epiderme suprabasal. Tais mutações provocam a montagem defeituosa de tonofilamentos de queratina e comprometem sua inserção em desmossomos. Essas falhas impedem o desenvolvimento normal do citoesqueleto, resultando em "lise" epidérmica e tendência a formar vesículas.

Na hiperqueratose epidermolítica, os queratinócitos espinhosos contêm tonofilamentos espessos eosinofílicos, que se enrolam ao redor do núcleo de uma forma concêntrica (Fig. 24.10). O citoplasma apresenta uma zona clara periférica aos tonofilamentos perinucleares, mas na periferia da célula esses filamentos tornam-se novamente condensados. O estrato córneo encontra-se desproporcionalmente espessado (Fig. 24.11).

Manifestações Clínicas: A hiperqueratose epidermolítica manifesta-se ao nascimento, ou logo após, com a formação de bolhas. A doença pode ser generalizada ou localizada em apenas algumas áreas do corpo. As lesões tendem a ser escuras e até mesmo verrucosas. Além da desfiguração cosmética, o principal problema é uma infecção bacteriana secundária.

As principais ictioses são comparadas no Quadro 24.1.

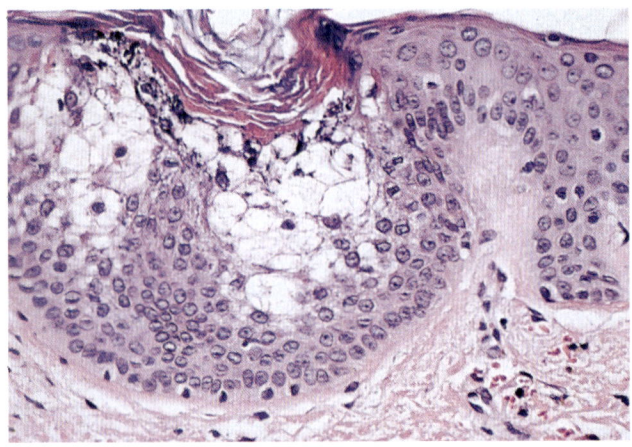

FIGURA 24.10
Hiperqueratose epidermolítica. Os queratinócitos do estrato espinhoso apresentam tonofilamentos aglomerados. Como conseqüência, seus citoplasmas são relativamente claros. No estrato espinhoso externo, as fibrilas aglomeradas são adicionalmente compactadas e espiraladas ao redor dos núcleos, resultando em citoplasma escuro condensado ao redor dos núcleos. Essas células separam-se umas das outras produzindo epidermólise. Uma porção normal de epiderme encontra-se à *direita*.

A Doença de Darier É um Distúrbio Genético de Queratinização

A doença de Darier, também denominada *queratose folicular*, é um distúrbio autossômico dominante de queratinização, caracterizado por queratoses multifocais.

Patogenia: A doença de Darier está associada a um defeito na matriz intercelular, com o gene responsável localizado no cromossomo 12q23-24.1. O gene específico, *ATP2A2*, codifica uma bomba de cálcio do retículo endoplasmático, e sua mutação pode exercer um efeito direto sobre a organização de desmossomos, dependente de cálcio. A ampla variação de distúrbios neuropsiquiátricos entre pacientes com a doença de Darier também está relacionada com mutações de *ATP2A2*.

Patologia: Microscopicamente, a pápula verrucosa da doença de Darier apresenta uma fenda suprabasal. Acima e lateral à fenda, queratinócitos disqueratóticos com citoplasma eosinofílico contêm fibrilas de queratina, que se espiralam ao redor do núcleo (Fig. 24.12). A cobertura da fenda é formada por uma coluna de material queratótico compacto. No estrato espinhoso, algumas dessas células, denominadas *corpos redondos*, apresentam núcleos picnóticos. Os remanescentes eosinofílicos de células disqueratóticas no estrato córneo, semelhantes a sementes, são denominados *corpos granulares*.

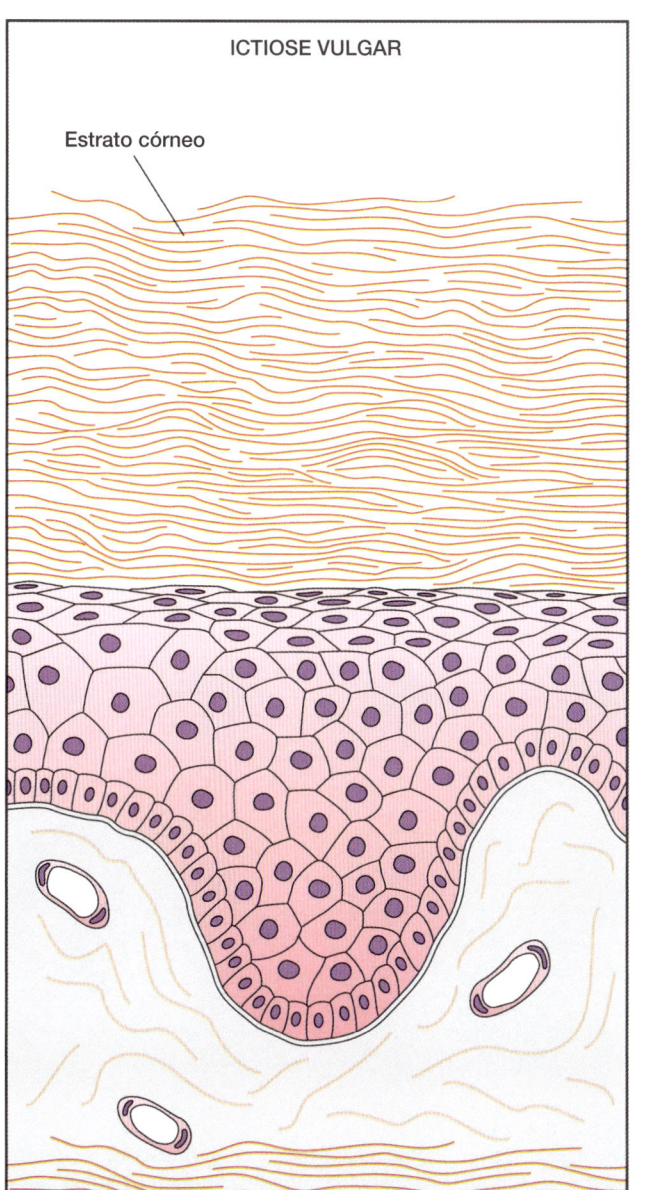
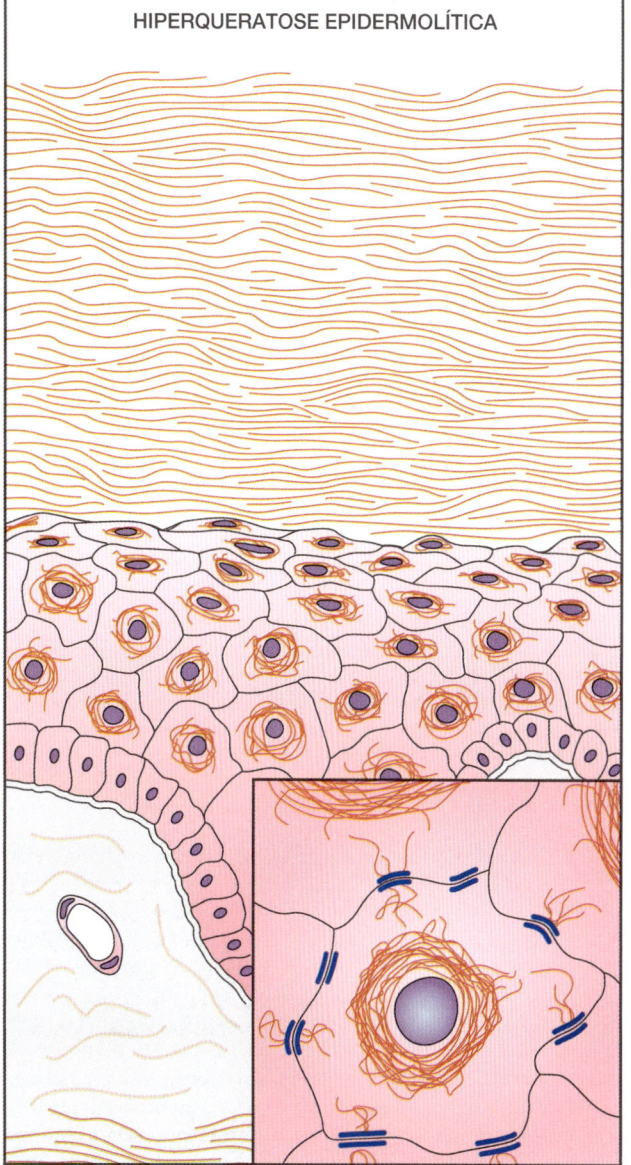

FIGURA 24.11
A. Ictiose vulgar e (B) hiperqueratose epidermolítica. Ambas as doenças caracterizam-se por espessamento do estrato córneo relativo às camadas nucleadas. A hiperqueratose epidermolítica caracteriza-se por síntese anormal de queratina, manifesta por filamentos de queratina espiralados em torno do núcleo (*detalhe*).

QUADRO 24.1 Comparação entre as Principais Ictioses

Tipo de Ictiose	Modo de Herança	Presença ao Nascimento	Mecanismo Patogênico	Histologia
Ictiose vulgar	Autossômico dominante	Não; início na infância	Renovação epidérmica normal Queratose de retenção devido à dissolução defeituosa de mecanismos de aderência no estrato córneo	Hiperqueratose, frouxamente trançado; desproporcionalmente espesso em relação a um estrato espinhoso relativamente delgado Camada granular delgada com grânulos queratoialinos anormais
Ictiose ligada ao sexo	Recessivo ligado ao X	Sim; o início pode ser na lactância	Renovação epidérmica normal Ausência constitucional de sulfatase de esteróide e arilssulfatase-C Queratose de retenção devido à falha de quebra do sulfato de colesterol, uma substância importante na aderência do estrato córneo	Estrato córneo desproporcionalmente espesso, compacto. Camada granular normal. Estrato espinhoso apenas ligeiramente espessado
Hiperqueratose epidermolítica	Autossômico recessivo	Sim	Replicação aumentada de células germinativas e tempo diminuído de trânsito celular pela epiderme Defeito nos genes de queratina *K1* e *K10*, as queratinas de diferenciação específica da epiderme suprabasal	Tonofilamentos agregam-se na periferia celular e apresentam uma associação distorcida com desmossomos. Isto pode levar à falha de coesão (acantólise) de queratinócitos epidérmicos e formação de vesículas. Raramente, a pele toda está envolvida
Ictiose lamelar	Autossômico recessivo	Sim	Número aumentado de queratinossomos e aumento da substância intercelular; alterações na acilação de transglutaminase e na secreção de corpúsculo lamelar	Hiperqueratose moderada; camada granular normal ou espessada Hiperplasia epidérmica moderada. Pode ser psoriasiforme com paraqueratose. Toda a pele e as unhas estão acometidas

 Manifestações Clínicas: A doença de Darier aparece primeiramente na fase tardia da infância ou na adolescência, sob a forma de pápulas da cor-da-pele que, mais tarde, tornam-se crostosas. A área afetada apresenta-se com numerosas elevações verrucosas, com dois a quatro milímetros de diâmetro. O tórax, dobras nasolabiais, costas, couro cabeludo, testa, orelhas e virilha são localizações favorecidas.

A Psoríase É uma Doença Cutânea Proliferativa Caracterizada por Placas Escamosas

A psoríase é uma doença da derme e epiderme, caracterizada por hiperplasia epidérmica persistente. É um distúrbio crônico, freqüentemente familiar, que manifesta placas escamosas eritematosas grandes, comumente nas superfícies cutâneas dorsais extensoras. A psoríase é uma das doenças mais antigas da humanidade. Acredita-se que as injunções no Velho Testamento direcionadas contra pessoas com hanseníase referiam-se inadvertidamente, também, à pessoa com psoríase. A doença era conhecida por Hipócrates, embora sua classificação moderna date da metade do século XIX, quando várias formas foram reconhecidas pelo grande dermatologista vienense von Hebra. A psoríase apresenta distribuição mundial e acomete 1 a 2% da população. Pode surgir em qualquer idade e mostra um pico no final da adolescência. É interessante notar que a doença não ocorre em índios norte-americanos e mostra uma baixa incidência entre asiáticos.

 Patogenia: A patogenia da psoríase ainda é mal compreendida e, provavelmente, é multifatorial.

FATORES GENÉTICOS: Inquestionavelmente, a psoríase apresenta um componente genético, embora apenas um terço dos pacientes com psoríase apresente uma história familiar

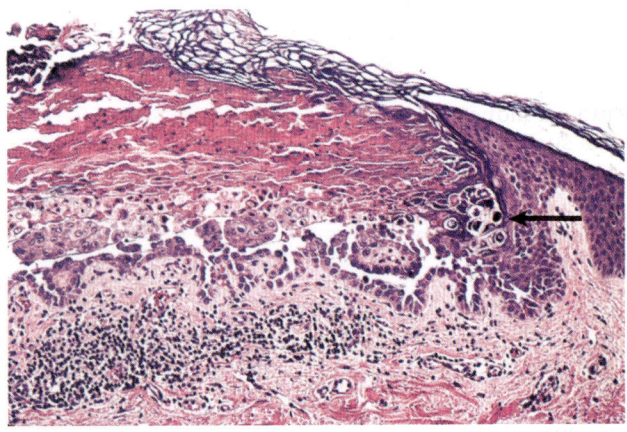

FIGURA 24.12
Doença de Darier. Praticamente toda a epiderme exibe disqueratose acantolítica focal. Uma pequena porção de epiderme normal está presente (*direita*). Na lesão, existe uma fenda suprabasal com alguns queratinócitos sem coesão (acantolíticos) cobertos por hiperqueratose e paraqueratose. A fenda não é uma vesícula verdadeira, já que a maioria das vesículas verdadeiras contém células inflamatórias e líquido tissular. A disqueratose encontra-se acima da fenda.

positiva da doença. Quanto mais grave a doença, maior a probabilidade de um cenário familiar. A base genética para a psoríase repousa em muitas observações: (1) incidência maior da doença entre parentes e prole de pacientes com psoríase, (2) 65% de concordância para psoríase em gêmeos monozigóticos e (3) ocorrência aumentada de certos haplótipos de HLA em pessoas acometidas. A freqüência de HLA-B13, HLA-B17, HLA-Bw57, e particularmente HLA-Cw6, está aumentada. Na verdade, as pessoas com fenótipo HLA-Cw6 têm 10 a 15 vezes mais probabilidade de desenvolver psoríase que a população geral.

FATORES AMBIENTAIS: Toda a epiderme de qualquer indivíduo com o fenótipo psoriático tem a capacidade de expressar as lesões clínicas. Nesse contexto, uma variedade de estímulos, como lesão física (*fenômeno de Köbner*), infecção, certas drogas e fotossensibilidade, pode produzir lesões psoriáticas na pele aparentemente normal. A patogenia das placas psoriáticas pode ser apreciada contrastando-se o efeito de traumatismo cutâneo crônico em pessoas com e sem psoríase. A irritação crônica da pele de uma pessoa normal — por exemplo, aquela provocada por fricção repetida — produz uma placa cutânea descamativa e endurecida, que é psoriasiforme tanto clínica quanto histologicamente. Entretanto, com a cessação do traumatismo, a lesão desaparece. No paciente psoriático, mesmo pequeno traumatismo produz uma placa psoriática que pode persistir durante anos após a lesão inicial.

PROLIFERAÇÃO CELULAR ANORMAL: Há evidências que sugerem a desregulação da proliferação epidérmica e uma alteração na microcirculação da derme como responsáveis pelo desenvolvimento de lesões psoriáticas (Fig. 24.13). A proliferação anormal de queratinócitos possivelmente está relacionada com receptores de superfície celular epidérmica defeituosos. Uma diminuição da atividade de adenililciclase no compartimento interativo inferior da epiderme foi atribuída a receptores β-adrenérgicos defeituosos. A diminuição no AMPc altera as respostas cutâneas ao traumatismo de maneiras complexas ainda não completamente entendidas.

Postula-se que o aumento das proteinases reguladas pelo AMPc e de poliaminas de baixo peso molecular aumentadas esteja associado a um efeito semelhante ao do fator de crescimento e à indução de inflamação neutrofílica. A inflamação aguda sucede um aumento da fosfolipase A_2, que estimula a produção de ácido araquidônico. Por sua vez, metabólitos de lipoxigenase do ácido araquidônico, notavelmente leucotrieno B_4, exercem efeitos quimiotáticos neutrofílicos potentes.

ALTERAÇÕES MICROCIRCULATÓRIAS: Na pele psoriática, as alças capilares das papilas dérmicas tornam-se venulares, mostrando múltiplas camadas de material de lâmina basal, luz ampla e fenestrações "em pontes" entre células endoteliais. A alteração vascular, que ocorre associada a um aumento surpreendente de fatores quimiotáticos neutrofílicos, leva à diapedese de muitos neutrófilos nas extremidades das papilas dérmicas e a subseqüente migração para a epiderme ("papilas em forma de esguicho") (Fig. 24.13). Esse padrão incomum de inflamação neutrofílica é responsável pelas coleções densas de neutrófilos no estrato córneo (*microabscessos de Munro*), bem como pela dispersão de neutrófilos pela epiderme (*pústulas espongiformes*).

FATORES IMUNOLÓGICOS: Os linfócitos T foram propostos como contribuidores da patogenia de lesões psoriáticas. A erupção dessas lesões coincide com a infiltração de células T na epiderme. Por outro lado, a resolução de placas psoriáticas, de forma espontânea ou induzida por tratamento, é precedida pelo desaparecimento ou pela redução do número de células T epidérmicas. Superantígenos estreptocócicos foram relatados como sendo indutores da expressão de antígenos cutâneos de linfócitos, os quais, acredita-se, capacitam as células T a migrar para a pele. Por fim, os linfócitos T de pacientes psoriáticos são capazes de produzir placas lesionais na pele aparentemente normal quando transferidos para camundongos atímicos.

Em resumo, os queratinócitos de pessoas afetadas por psoríase possuem um fenótipo geneticamente determinado que exibe uma capacidade de hiperproliferação e diferenciação alterada. Muitos estímulos ambientais podem desencadear a liberação de citocinas e fatores do crescimento pelos queratinócitos e outros tipos celulares na epiderme. As respostas imunológicas e inflamatórias que se seguem contribuem para o desenvolvimento completo das lesões psoriáticas.

Patologia: As alterações patológicas mais distintivas são vistas na periferia de uma placa psoriática. A epiderme encontra-se espessada e exibe tanto hiperqueratose quanto paraqueratose. A paraqueratose pode apresentar-se como focos elipsóides circunscritos, ou pode ser difusa, com a camada granular diminuída ou ausente. As camadas nucleadas da epiderme estão espessadas várias vezes nas cristas interpapilares e, freqüentemente, são mais delgadas sobre as papilas dérmicas (Fig. 24.14). Por sua vez, as papilas são alongadas e têm o aspecto de cortes de cones, com os ápices na direção da derme. Em lesões crônicas, as papilas tendem ao aspecto de baquetas bulbosas com o cabo curto (Figs. 24.14 e 24.15). As cristas interpapilares da epiderme apresentam um perfil equivalente ao das papilas dérmicas, resultando em baquetas mesenquimatosas e epiteliais interconectadas, com polaridade alternadamente invertida (ver Fig. 24.15). Os capilares das papilas encontram-se dilatados e tortuosos. Numa lesão bem inicial, as alterações podem estar limitadas a dilatação de capilares e alguns neutrófilos "esguichando" na epiderme. A hiperplasia epidérmica e a hiperqueratose são marcos de lesões mais crônicas.

Ultra-estruturalmente, os capilares são semelhantes a vênulas; neutrófilos podem emergir em suas extremidades e migrar para a derme acima dos ápices das papilas. Os neutrófilos podem tornar-se localizados na camada espinhosa epidérmica ou nos pequenos microabscessos de Munro no estrato córneo e podem estar associados a áreas circunscritas de paraqueratose (Fig. 24.16). A derme abaixo da papila exibe um número variável de células inflamatórias mononucleares, principalmente linfócitos, ao redor do plexo vascular superficial. Há pouca extensão do processo inflamatório para a derme reticular subjacente.

O padrão histológico psoriasiforme é comum na patologia cutânea. Dermatite seborréica, reação a traumatismo crônico (líquen simples crônico) e linfoma cutâneo de células T (micose fungóide) exibem alteração epidérmica psoriasiforme.

Manifestações Clínicas: A gravidade da psoríase varia desde lesões descamativas incômodas nos cotovelos até um distúrbio debilitante sério envolvendo a maior parte da pele e, com freqüência, associado a artrite. Uma

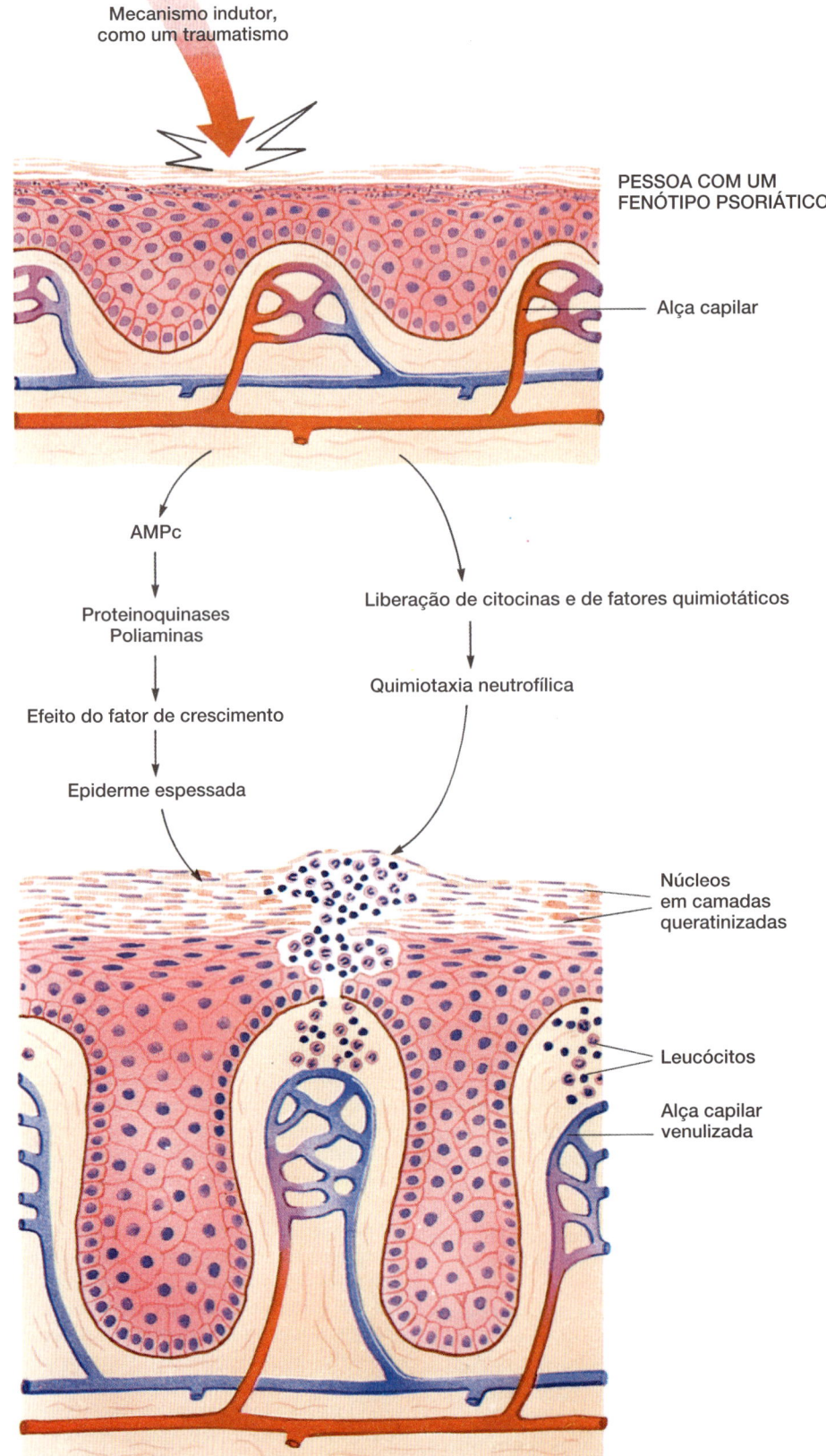

FIGURA 24.13

Mecanismos patogênicos da psoríase. O desenho mostra a desregulação do crescimento epidérmico, a venulização da alça capilar e uma forma única de inflamação neutrofílica. Acredita-se que o crescimento epidérmico alterado seja causado por receptores defeituosos da superfície celular epidérmica. Isto resulta em AMPc diminuído, junto com os defeitos indicados. A diminuição de AMPc também, provavelmente, está relacionada com a produção aumentada de ácido araquidônico, que, por sua vez, leva à ativação de LTB-4. Este agente quimiotático neutrofílico potente age sobre uma alça capilar venulizada. Os neutrófilos emergem então das extremidades da alça capilar no ápice das papilas dérmicas, e não da vênula pós-capilar, como é a regra na maioria das doenças inflamatórias da pele.

única lesão de psoríase pode ser um pequeno foco de eritema descamativo ou uma enorme placa confluente cobrindo grande parte do tronco (Fig. 24.14). Uma placa típica possui 4 a 5 cm de diâmetro, é bem demarcada em sua margem e coberta por uma superfície de escamas prateadas. Quando as escamas são destacadas, focos puntiformes de sangramento, com origem nos capilares dilatados nas papilas dérmicas, mancham a superfície eritematosa lustrosa subjacente (sinal de Auspitz).

De todos os pacientes com psoríase, 7% desenvolvem artrite soronegativa (ver Cap. 26). A tendência à artropatia apresenta um componente genético e está ligada a vários haplótipos HLA, particularmente o HLA-B27. A artrite psoriática assemelha-se bastante a sua contraparte reumatóide, mas, em geral, é mais leve e causa menos incapacitação.

A psoríase é uma doença de atividade intermitente e de quadro clínico variável, mas a psoríase familiar é incomumente grave. Em algumas variações da doença, pústulas neutrofílicas dominam o processo patológico (psoríase pustular). Psoríase intratável grave foi observada em alguns pacientes com síndrome da imunodeficiência adquirida (AIDS), mas a causa não é conhecida.

A psoríase tem sido tratada há muito tempo com derivados de alcatrão de carvão ou de alcatrão de madeira e antralina, um agente redutor forte. Corticosteróides tópicos e sistêmicos também têm sido empregados. A psoríase generalizada grave justifica o tratamento sistêmico com metotrexato, embora a toxicidade hepática continue sendo uma ameaça (ver Cap. 14). A fototerapia ("PUVA") após a administração de psoralenos (compostos absorventes de ultravioleta que se combinam com DNA) mostrou-se eficaz em muitos casos graves. Mais recentemente, derivados sintéticos de vitamina A e vitamina D foram adicionados à lista de tratamentos farmacológicos de psoríase.

O Pênfigo Vulgar É um Distúrbio Cutâneo com Formação de Bolhas, Causado por Anticorpos contra Queratinócitos

Distúrbios da coesão celular são doenças cutâneas nas quais a formação de bolhas é secundária à menor coesão dos queratinócitos epidérmicos. O pênfigo vulgar (do grego *pemphix*, "bolha"), o protótipo das doenças com falha na coesão celular, é um distúrbio crônico da pele e formador de bolhas, causado pela ação de anticorpos para antígenos de superfície sobre células escamosas estratificadas. A doença ocorre mais comumente entre 40 e 60 anos de idade, mas é relatada em todos os grupos etários, inclusive crianças. Todas as raças são suscetíveis ao pênfigo vulgar (PV), mas os indivíduos de origem judaica ou mediterrânea encontram-se sob risco maior.

 Patogenia: O PV é uma doença auto-imune provocada por anticorpos contra um antígeno de queratinócitos. Anticorpos IgG circulantes nos pacientes com PV reagem com um antígeno epidérmico de superfície denominado *desmogleína 3*, uma proteína desmossômica. A união antígeno-anticorpo resulta em falha de coesão, que é aumentada pela liberação de ativador de plasminogênio e, assim, pela ativação de plasmina. Essa enzima proteolítica atua na substância intercelular e pode ser o fator dominante na falha de coesão. A internalização do complexo antígeno-anticorpo do pênfigo, o desaparecimento das placas de aderência e a retração de tonofilamentos perinucleares podem agir em conjunto com as proteinases, provocando falha de coesão e formação de vesículas (Fig. 24.17).

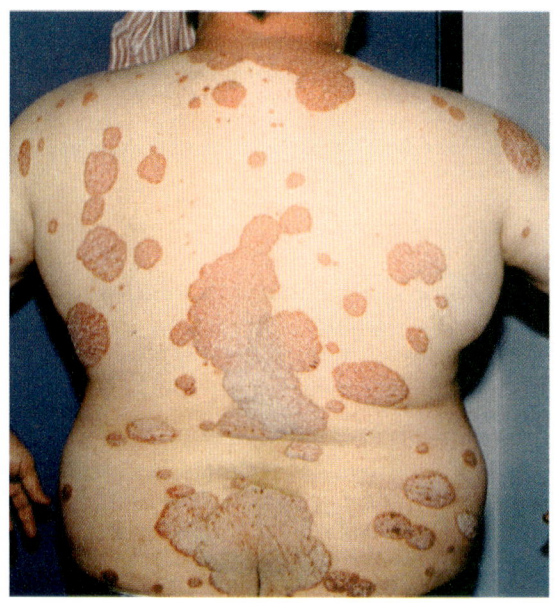
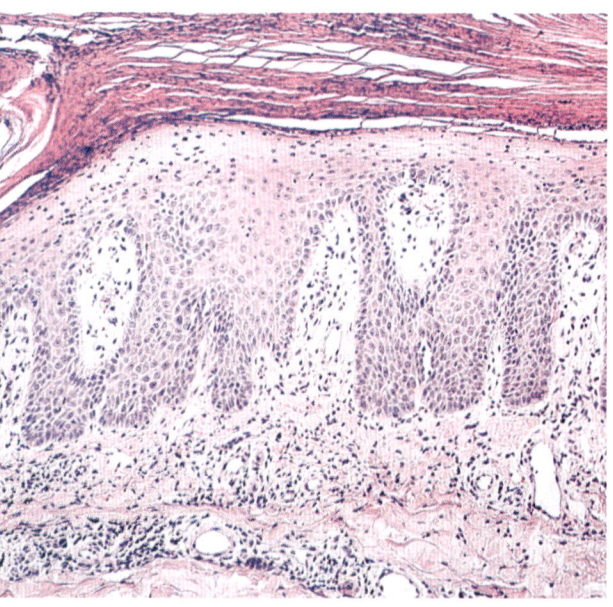

FIGURA 24.14
Psoríase. A psoríase é o protótipo de hiperplasia epidérmica psoriasiforme. A. Um paciente com psoríase mostra placas eritematosas confluentes e grandes, bem delimitadas, sobre o tronco. B. O exame microscópico de uma lesão demonstra que as cristas interpapilares encontram-se alongadas de forma uniforme, assim como as papilas dérmicas, proporcionando um padrão entrecruzado de "baquetas" alternadamente reversas. As papilas dérmicas estão edematosas e residem abaixo de uma epiderme adelgaçada (adelgaçamento suprapapilar) com paraqueratose surpreendente, que é a descamação observada clinicamente.

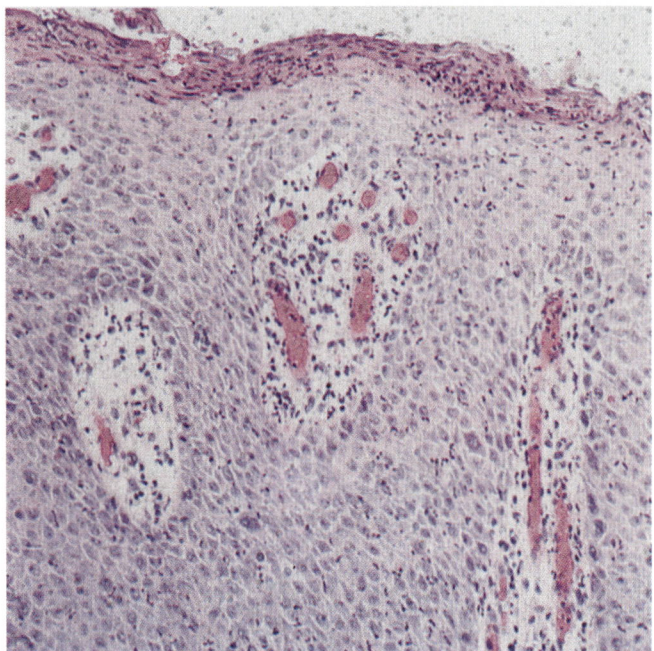

FIGURA 24.15
Psoríase. As papilas em baqueta contêm vênulas dilatadas tortuosas. As vênulas proeminentes são parte da venulização de capilares, que pode ter importância histogênica na psoríase. A papila *à direita* apresenta um corte transversal de sua alça de vênula capilar superficial, que é normal. A papila *no centro* mostra numerosos cortes transversais de sua vênula, indicando tortuosidade acentuada.

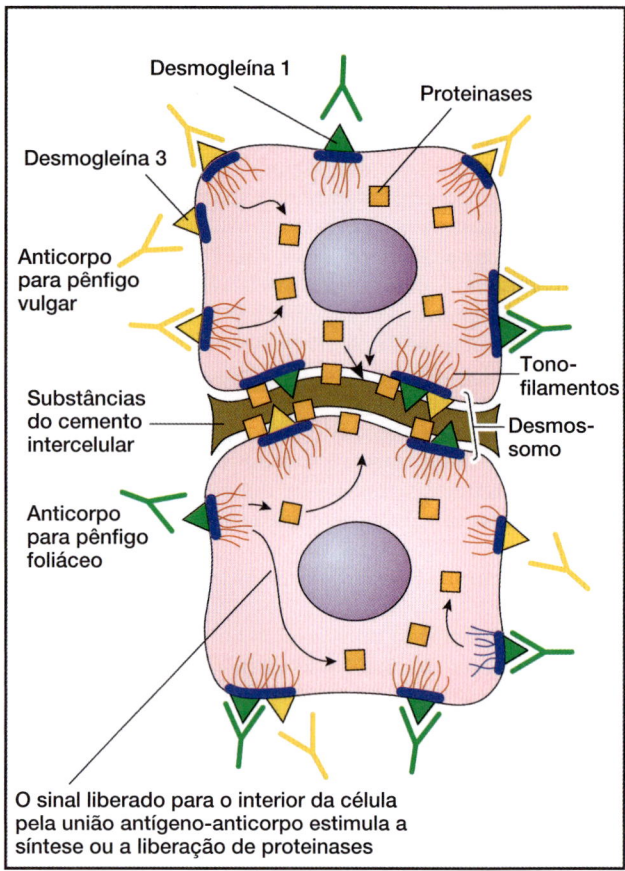

FIGURA 24.17
Pênfigo vulgar. Mecanismo patogênico de falha na coesão suprabasal. *(1)* Um auto-anticorpo circulante, cujo estímulo para produção não é conhecido, liga-se a um antígeno no folheto externo da membrana plasmática (desmossomo) do queratinócito, especialmente nas regiões basais. *(2)* A união antígeno-anticorpo resulta na liberação de uma proteinase (plasmina). *(3)* A proteinase interage com cemento intercelular, iniciando a destruição da coesão. *(4)* Os desmossomos deterioram-se, os tonofilamentos aglomeram-se em torno do núcleo, as células arredondam-se, e a separação é completa. *(5)* Forma-se uma vesícula, geralmente suprabasal. Alternativamente, a acantólise pode ocorrer por interferência direta nas fixações desmossômicas e fixações de junção de aderência.

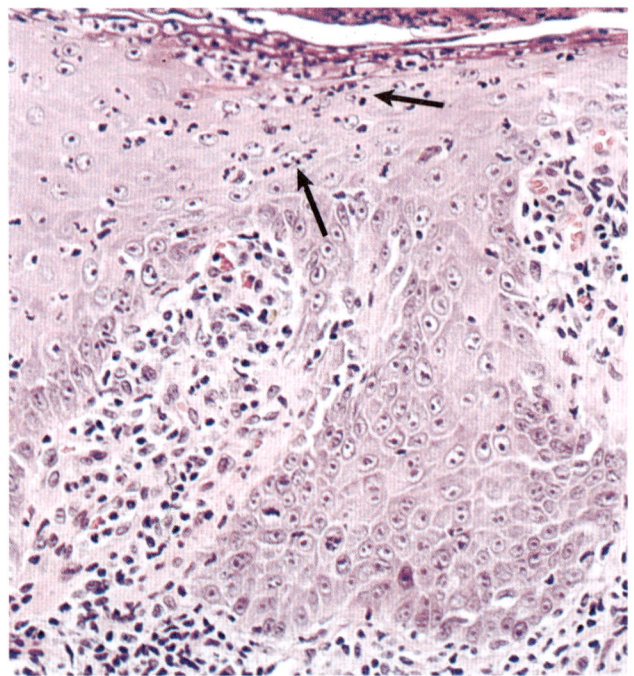

FIGURA 24.16
Psoríase. Os neutrófilos migram para a epiderme, emergindo de capilares venulizados nas extremidades das papilas dérmicas. Eles migram para o estrato espinhoso superior e o estrato córneo (*setas*). Em algumas formas de psoríase, as pústulas são lesões clínicas comuns.

 Patologia: A bolha no PV forma-se por causa da separação do estrato espinhoso e outras camadas epidérmicas externas da camada basal. A não-coesão suprabasal resulta em uma bolha que apresenta uma camada basal íntegra como assoalho e a epiderme remanescente como cobertura (Figs. 24.18 e 24.19). A desmogleína 3 está concentrada na epiderme inferior, explicando a localização da bolha. A bolha contém quantidade moderada de linfócitos, macrófagos, eosinófilos e neutrófilos. Queratinócitos arredondados distintivos, denominados células acantolíticas, são descamados dentro da vesícula durante o processo de falha de coesão. As células basais permanecem aderidas à lâmina basal e formam uma camada de "células em lápide". A não-coesão pode estender-se ao longo dos anexos dérmicos e nem sempre é estritamente suprabasal. A derme subjacente mostra um infiltrado moderado de linfócitos, macrófagos, eosinófilos e neutrófilos, predominantemente ao redor do leito venular capilar.

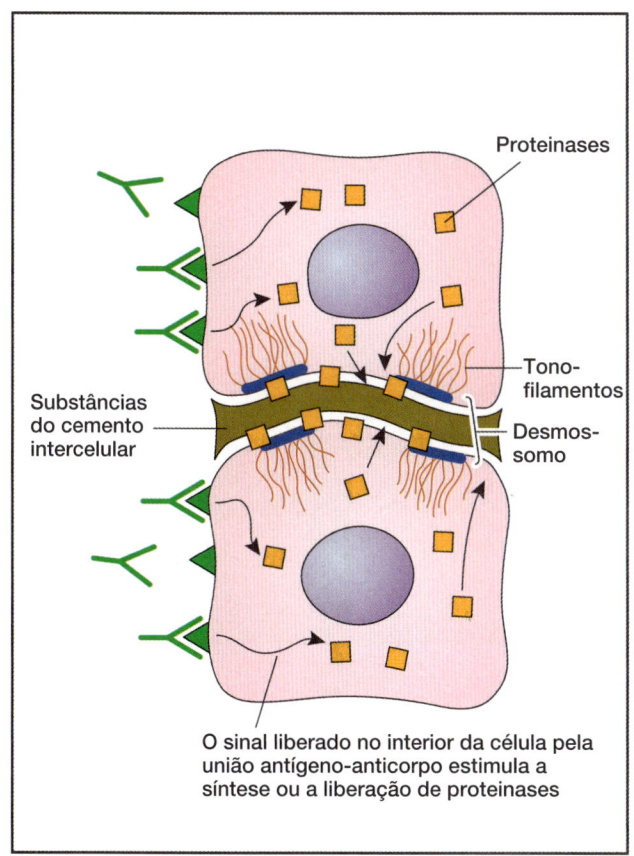
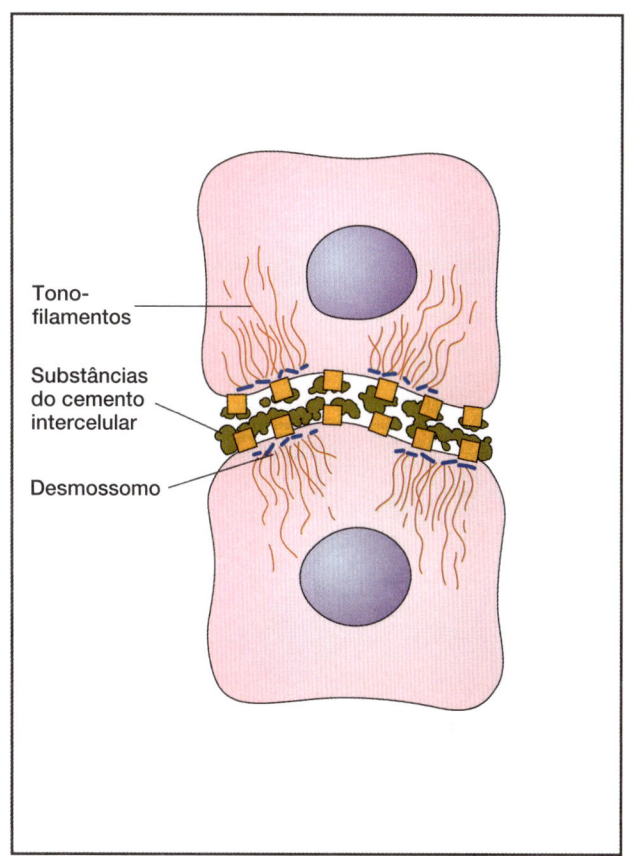
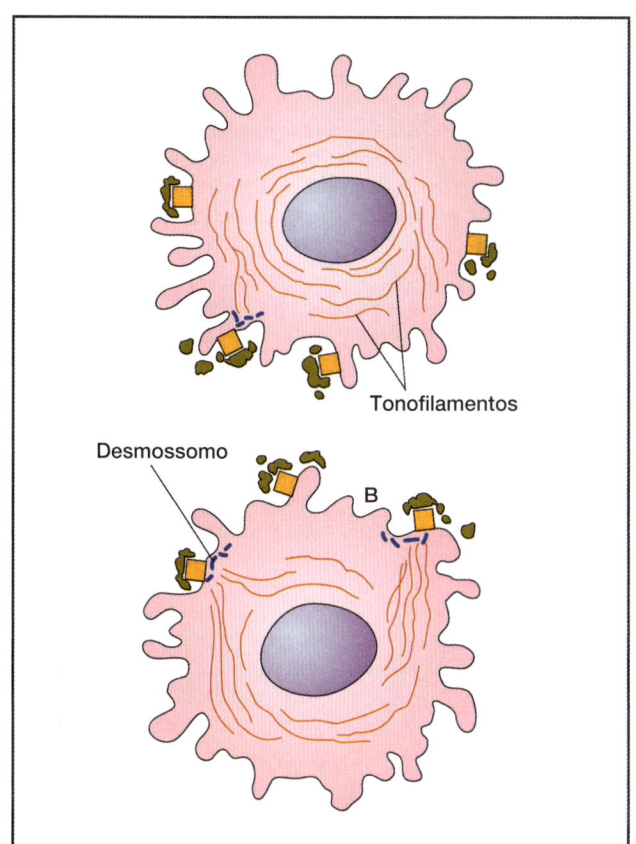
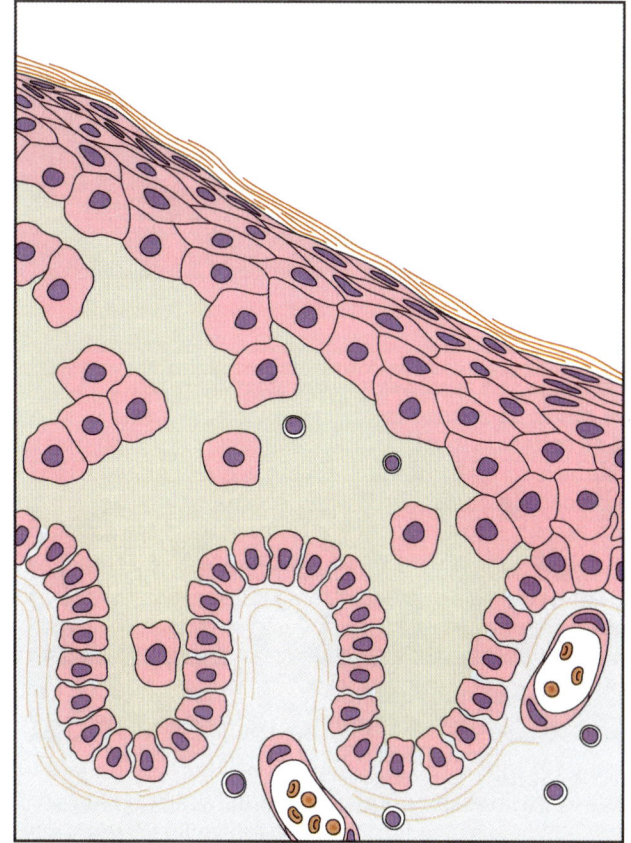

FIGURA 24.17 *(continuação)*

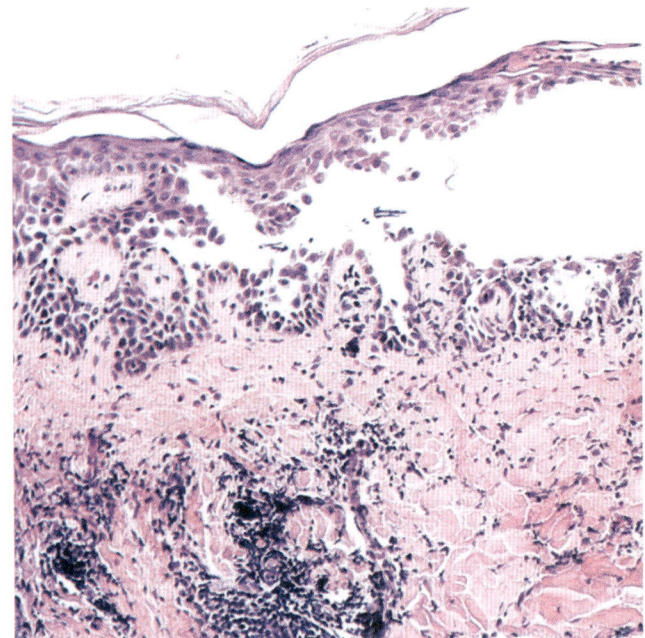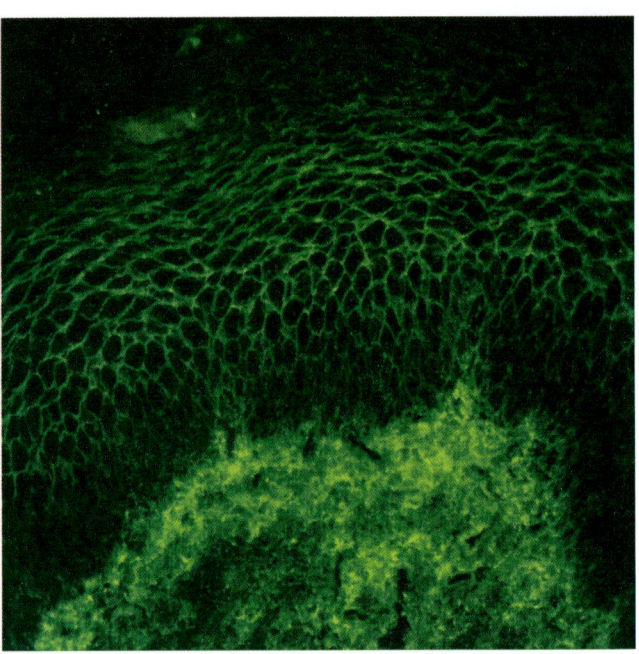

FIGURA 24.18
Pênfigo vulgar. A. A falha na coesão suprabasal ocasiona uma bolha intra-epidérmica que contém queratinócitos acantolíticos. B. O exame por imunofluorescência direta da pele perilesional revela anticorpos, geralmente do tipo IgG, depositados na substância intercelular da epiderme, produzindo um padrão rendilhado que delineia os queratinócitos.

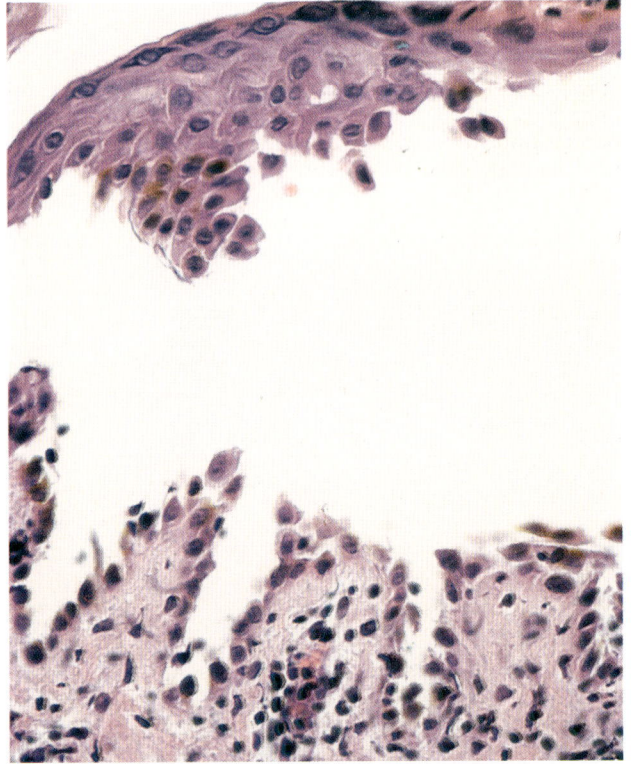

FIGURA 24.19
Pênfigo vulgar. A ampliação em aumento maior da falha na coesão suprabasal revela queratinócitos basais bem delineados um pouco separados uns dos outros e totalmente separados do estrato espinhoso. Os queratinócitos basais encontram-se firmemente aderidos à zona da membrana basal epidérmica.

Manifestações Clínicas: A lesão característica do PV é uma bolha grande que se rompe facilmente e deixa áreas desnudas ou crostosas extensas. As lesões são mais comuns no couro cabeludo, nas membranas mucosas e nas áreas periumbilicais e intertriginosas. Sem tratamento com corticosteróides, a doença é progressiva e, em geral, fatal, podendo grande parte da superfície cutânea ficar desnuda. Agentes imunossupressores também são úteis para a terapia de manutenção. Com terapia adequada, a taxa de mortalidade em 10 anos para o PV é inferior a 10%.

DISTÚRBIOS RELACIONADOS COM PÊNFIGO VULGAR: Outras doenças provocadas por falha de coesão que apresentam um mecanismo patogenético semelhante ao do PV incluem pênfigo vegetante, pênfigo foliáceo, pênfigo eritematoso e pênfigo fármaco-induzido (mais comumente associado a penicilamina e captopril). O antígeno específico do pênfigo foliáceo é a *desmogleína 1*, uma proteína encontrada em desmossomos. Auto-anticorpos para a desmogleína 1 provocam falha de coesão nas camadas epidérmicas espinhosas e granulares externas (Fig. 24.20). As diferenças entre as diferentes formas de pênfigo são delineadas no Quadro 24.2. O pênfigo paraneoplásico foi descrito associado a cânceres, geralmente tumores linfoproliferativos.

O pênfigo pode estar associado a outras doenças auto-imunes, como miastenia grave e lúpus eritematoso, e também pode ser visto com timomas benignos. Outras doenças podem simular o aspecto histológico do PV, a saber, o pênfigo crônico benigno familiar (*doença de Hailey-Hailey*) e a dermatose acantolítica transitória (*doença de Grover*). Entretanto, anticorpos IgG não reagem com antígenos epidérmicos em nenhuma dessas entidades.

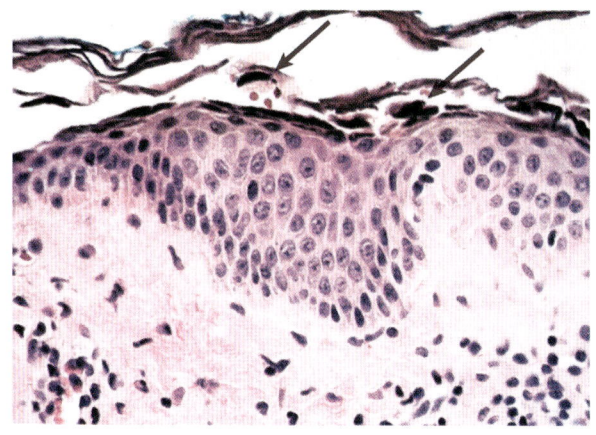

FIGURA 24.20
Pênfigo foliáceo. A falha de coesão desenvolve-se no estrato espinhoso externo e no estrato granuloso. (Compare com a lesão do pênfigo vulgar; Fig. 24.19.) Queratinócitos disqueratóticos e sem coesão do estrato granuloso (*setas*) são indicações importantes.

DOENÇAS DA ZONA DA MEMBRANA BASAL (INTERFACE DERMO-EPIDÉRMICA)

A Epidermólise Bolhosa Exibe a Formação de Bolhas na Zona da Membrana Basal

A epidermólise bolhosa (EB) engloba um grupo heterogêneo de distúrbios, mantidos de certa forma juntos por sua natureza hereditária e por uma tendência a formar bolhas em sítios de traumatismo pequeno. O espectro clínico na EB varia desde um pequeno incômodo até uma doença disseminada formadora de bolhas e potencialmente fatal. Essas bolhas são quase sempre observadas ao nascimento ou logo após. A classificação desses distúrbios baseia-se no sítio de formação da bolha na zona da membrana basal (ZMB) (Quadro 24.3). Os diferentes mecanismos de formação de bolhas subjacentes a cada uma das três categorias principais de EB são mostrados na Fig. 24.21.

Epidermólise Bolhosa Epidermolítica

Esse distúrbio também conhecido como *EB simples* consiste em um grupo de doenças cutâneas autossômicas dominantes que formam bolhas como conseqüência da ruptura de queratinócitos basais. A EB epidermolítica foi atribuída a mutações de genes codificadores de filamentos intermediários de citoqueratina que se acredita propiciam estabilidade mecânica para a epiderme. As bolhas desenvolvem-se em resposta a traumatismo pequeno, como a simples fricção da pele, mas apresentam resolução sem a formação de tecido conjuntivo (daí o termo *simples*). Embora a EB epidermolítica seja cosmeticamente perturbadora e, algumas vezes, debilitante, não é potencialmente fatal.

 Patologia: Citólise dos queratinócitos é a base da formação de bolhas na variedade epidermolítica da EB. Inicialmente, pequenos vacúolos citoplasmáticos subnucleares desenvolvem-se, aumentam de tamanho e coalescem. A formação desses vacúolos reflete a presença de queratinas anormais 5 e 14, que se agregam em torno do núcleo do queratinócito. A membrana plasmática rompe-se quando

QUADRO 24.2 Doenças do Grupo Pênfigo: Anticorpos Reativos do Tipo IgG Contra o Antígeno sobre as Membranas Plasmáticas dos Epitélios Escamosos Estratificados

Tipo de Pênfigo	Manifestações Clínicas	Patologia
Pênfigo vulgar	Bolhas flácidas, facilmente rompidas e comumente envolvendo o couro cabeludo, região periumbilical, áreas intertriginosas e membranas mucosas Ocorre comumente durante as quarta e quinta décadas de vida Ocorre predominantemente nas pessoas de origem judaica e outros povos do Mediterrâneo	Vesícula suprabasal com falha de coesão e um infiltrado esparso de linfócitos, macrófagos e eosinófilos. O antígeno é a desmogleína 3 (nos desmossomos)
Pênfigo vegetante	Uma variante de pênfigo vulgar, mas a resolução nas áreas intertriginosas caracteriza-se por hiperplasia epidérmica papilar complexa, resultando em lesões verrucosas ou vegetantes	A mesma do pênfigo vulgar com hiperplasia epidérmica extensa sobreposta Os eosinófilos podem ser numerosos
Pênfigo foliáceo	As bolhas ocorrem no início da evolução da doença, mas podem não estar presentes. A doença pode ser eczematóide, com erosões superficiais, escamas e crostas. O couro cabeludo, a face, a garganta, as costas e o abdome estão comumente envolvidos, mas o envolvimento de membranas mucosas é incomum. Não é fatal se não for tratado. Questão de leve predominância em judeus	Falha de coesão na camada espinhosa. Células granulares podem desprender-se; o aspecto é de células granulares desprendendo-se uma a uma Número variável de células inflamatórias Os neutrófilos podem ser numerosos com formação de pústulas subcórneas O antígeno é a desmogleína 1 (nos desmossomos)
Pênfigo eritematoso	Semelhantes às do pênfigo foliáceo, mas dominadas por alterações semelhantes a lúpus na área em borboleta da face Imunologicamente, os pacientes apresentam anticorpos de pênfigo, anticorpos antinucleares e depósitos de complexos imunológicos de lúpus eritematoso	A mesma do pênfigo foliáceo

QUADRO 24.3 Classificação de Epidermólise Bolhosa (Variantes Selecionadas)

Classe	Sítio de Formação da Bolha	Nome da Variante	Resíduo da Cura	Hereditariedade	Alteração Molecular	Alteração Cromossômica
Epidermolítica	Dentro da camada queratinocítica basal	Epidermólise bolhosa simples localizada	Nenhum	Autossômica dominante	Queratinas 5 e 14	12q11-13 e 17q21
		Epidermólise bolhosa simples generalizada	Nenhum	Autossômica dominante		
Juncional	Lâmina lúcida	Epidermólise bolhosa letal	Nenhum ou pele atrófica	Autossômica recessiva	Laminina 5 Integrinas α6β4	1q25-31, 1q3 e 18q11.2
		Epidermólise bolhosa atrófica benigna generalizada	Pele atrófica	Autossômica recessiva	Colágeno tipo XVII	1q32 e 10q23.4
Dermolítica	Imediatamente abaixo da lâmina densa	Epidermólise bolhosa distrófica	Cicatrizes, unhas deformadas	Autossômica dominante	Colágeno tipo VII	3p21
		Epidermólise bolhosa distrófica	Cicatrizes, dentes e unhas deformados	Autossômica recessiva		

o vacúolo grande a alcança, após o que a célula é lisada. Resulta uma vesícula intra-epidérmica da lise de vários queratinócitos basais. A cobertura da vesícula é uma epiderme quase intacta com a camada basal fragmentada. O assoalho da vesícula mostra porções de citoplasma de células basais aderido à lâmina densa, visto como uma linha rósea bem preservada na base da vesícula. As células inflamatórias são esparsas.

Epidermólise Bolhosa Juncional

Esse tipo de EB é uma doença de pele herdada como traço autossômico recessivo na qual se formam bolhas dentro da lâmina lúcida. A expressão clínica varia desde uma doença benigna que não apresenta efeitos sobre o ciclo de vida até uma condição grave fatal nos primeiros 2 anos de vida.

Patogenia: Na forma grave de EB juncional, foram relatadas mutações nos genes de certas isoformas de laminina e das integrinas. A forma benigna foi atribuída a mutações no gene codificador de colágeno tipo XVII. As duas variedades cicatrizam sem formação de tecido conjuntivo, mas pode haver atrofia residual da pele. Também pode haver alterações associadas de unhas e dentes.

Patologia: Uma epiderme intacta forma a cobertura da vesícula na EB juncional. As membranas plasmáticas dos queratinócitos basais encontram-se inalteradas. O assoalho das vesículas é uma lâmina densa íntegra, como na EB epidermolítica, mas sem os fragmentos aderidos de citoplasma de células basais. Portanto, a bolha ocorre dentro da lâmina lúcida. Tanto a pele lesada quanto a não envolvida mostram menos hemidesmossomos basais, que desenvolveram fracamente placas de aderência e placas densas sub-basais.

Epidermólise Bolhosa Dermolítica

EB dermolítica, também conhecida como *EB distrófica*, é uma afecção cutânea hereditária na qual as bolhas localizam-se imediatamente abaixo da lâmina densa. A doença dermolítica pode ser dominante ou recessiva, esta última mais grave. Em ambas as variantes, as bolhas cicatrizadas caracterizam-se por cicatrização atrófica ("distrófica"). Pode haver alterações associadas de unhas e dentes.

Patogenia: Atribui-se o desenvolvimento da EB dermolítica a um defeito nas fibrilas de ancoragem. Arquitetura anormal e redução do número dessas fibrilas foram demonstradas em pele aparentemente normal de neonatos acometidos. O defeito básico é uma mutação no gene codificador de colágeno tipo VII no cromossomo 3 (3p21). As fibrilas de ancoragem constam de uma rede na derme superior, através da qual correm fibras de colágeno dos tipos I e III. Essa estrutura funciona como ancoragem da epiderme à derme subjacente, e sua ruptura resulta em bolhas subepidérmicas, surgindo na zona da sublâmina densa.

Patologia: A cobertura da vesícula é uma epiderme normal com uma lâmina lúcida e uma lâmina densa íntegras e aderidas. A base da vesícula é formada pela parte externa da derme papilar. Ultra-estruturalmente, há diminuição do número de fibrilas de ancoragem na variante dominante, e uma quase ausência de fibrilas na forma recessiva. Uma diminuição correspondente nas proteínas de fibrilas de ancoragem AF-1 e AF-2 ocorre nas duas variantes.

O Penfigóide Bolhoso (PB) É uma Doença Auto-imune com Formação de Bolhas e que Envolve as Proteínas da Membrana Basal

O penfigóide bolhoso (PB) é uma doença auto-imune comum, formadora de bolhas, com semelhanças clínicas com pênfigo vulgar (daí o nome *penfigóide*), porém sem acantólise. A doença apresenta uma predileção pelas décadas tardias da vida, mas não tem predileção racial ou sexual.

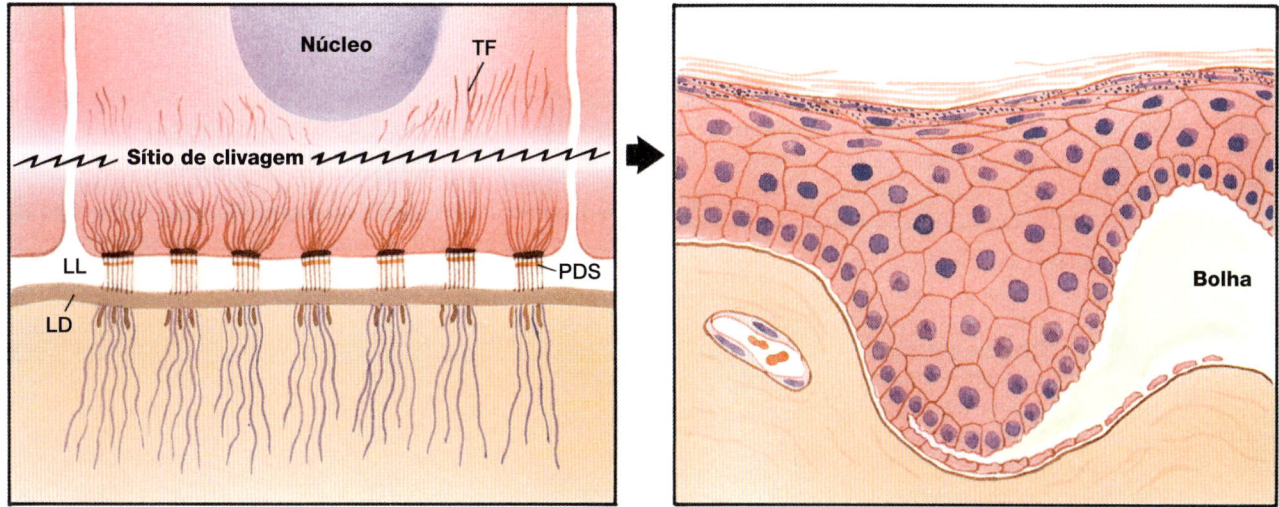
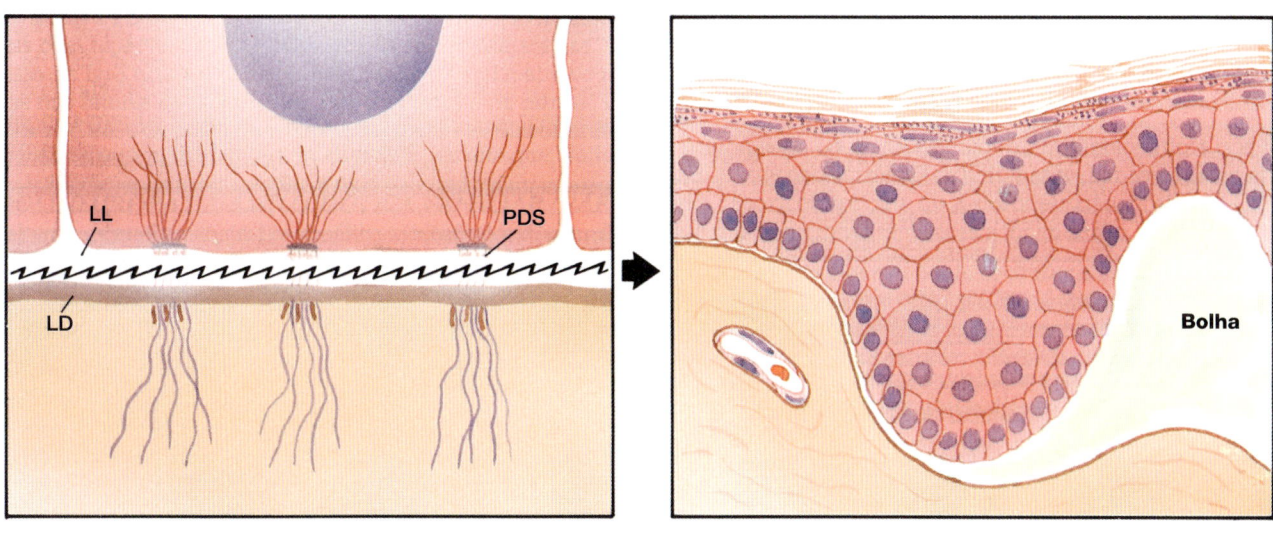
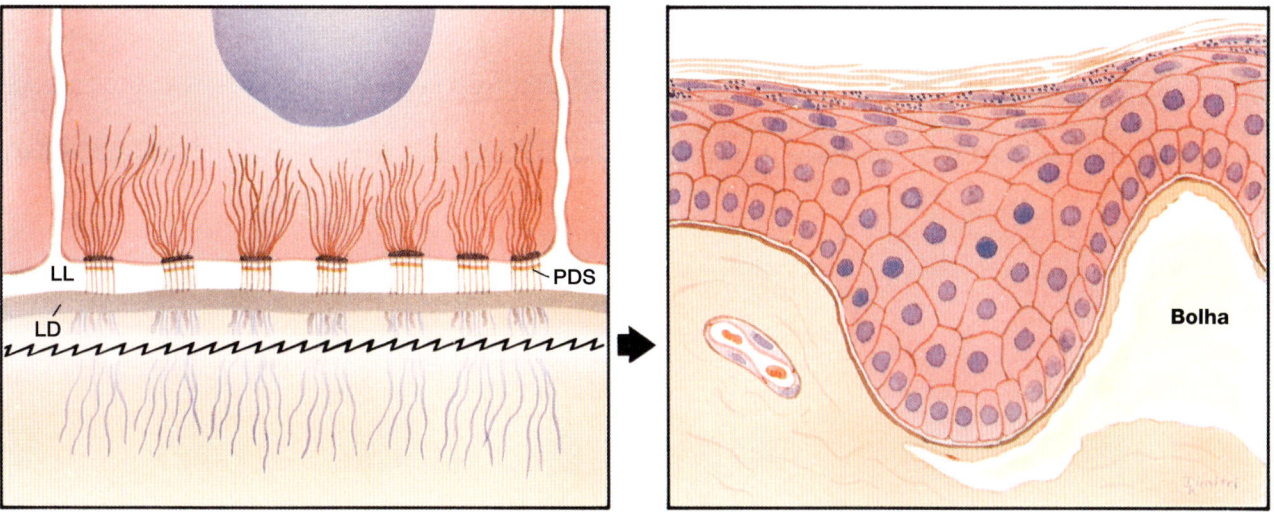

FIGURA 24.21
Epidermólise bolhosa. Três mecanismos distintos de formação de bolha. Imagens de fotomicrografia eletrônica estão *à esquerda*; as imagens de microscopia óptica estão *à direita*. A epidermólise bolhosa epidermolítica é provocada pela desintegração das regiões mais inferiores das células basais epidérmicas. As porções inferiores das células basais fendem-se, e o restante da epiderme eleva-se. Pequenos fragmentos de células basais permanecem ligados à zona da membrana basal. A epidermólise bolhosa juncional caracteriza-se pela clivagem na lâmina lúcida. A epidermólise bolhosa dermolítica está associada a fibrilas de ancoragem rudimentares e fragmentadas. Toda a zona da membrana basal e a epiderme estão separadas da derme relacionada com essas fibrilas de ancoragem defeituosas. *LL*, lâmina lúcida; *LD*, lâmina densa; *PDS*, placa densa subdesmossômica.

Patogenia: De forma semelhante ao pênfigo vulgar, o PB é uma doença auto-imune, mas, nesse caso, anticorpos IgG de fixação de complemento são direcionados contra duas proteínas da membrana basal, BPAG1 e BPAG2. A BPAG1 é uma proteína de 230 kd localizada na porção intracelular do hemidesmossomo das células basais. A BPAG2 é uma proteína de 180 kd que atravessa a membrana plasmática e se estende para a lâmina lúcida superior. O complexo antígeno-anticorpo do PB na lâmina lúcida pode lesar a membrana plasmática da célula basal através da formação do complexo de ataque à membrana, C5b-C9 (ver Cap. 4). Por sua vez, essa lesão pode interferir na elaboração de fatores de aderência pelos queratinócitos basais. De maior importância é a produção das anafilatoxinas C3a e C5a, sucedendo a ativação da cascata de complemento. Essas moléculas provocam desgranulação de mastócitos e liberação de fatores quimiotáticos para eosinófilos, neutrófilos e linfócitos. Níveis de IL-5 e eotaxina, conhecidamente participantes do recrutamento e da função de eosinófilos, estão elevados no líquido da bolha dos pacientes com PB. Os grânulos de eosinófilos contêm substâncias que lesam tecidos, incluindo peroxidase de eosinófilos e proteína básica principal. Essas moléculas, junto a proteases de origem neutrofílica e de mastócitos, provocam separação dermo-epidérmica dentro da lâmina lúcida (Fig. 24.22).

 Patologia: As bolhas de PB são subepidérmicas, com cobertura formada por uma epiderme íntegra, e a base, pela lâmina densa da zona da membrana basal (Fig. 24.23). As bolhas contêm numerosos eosinófilos, junto a fibrina, linfócitos e neutrófilos. No PB, a pele aparentemente normal mostra migração de mastócitos oriundos da vênula para a epiderme. Com o início de eritema, eosinófilos surgem na derme superior e, ocasionalmente, encontram-se arranjados ao longo da ZMB epidérmica. Ultra-estruturalmente, o primeiro local de separação dermo-epidérmica encontra-se na lâmina lúcida e está associado à ruptura de filamentos de ancoragem. Estudos com imunofluorescência demonstram deposição linear de C3 e IgG ao longo da zona da membrana basal epidérmica e anticorpos direcionados contra BPAG1 e BPAG2 no soro (Fig. 24.24).

 Manifestações Clínicas: As bolhas do PB são grandes e tensas e podem surgir em pele de aparência normal ou sobre uma base eritematosa (Fig. 24.23). A face medial da coxa e a face flexora do antebraço são afetadas com freqüência, mas a virilha, a axila e outros sítios cutâneos também podem desenvolver bolhas. A doença é autolimitada, porém crônica, e a saúde geral do paciente não é afetada. O curso da doença é bastante encurtado pela administração sistêmica de corticosteróides.

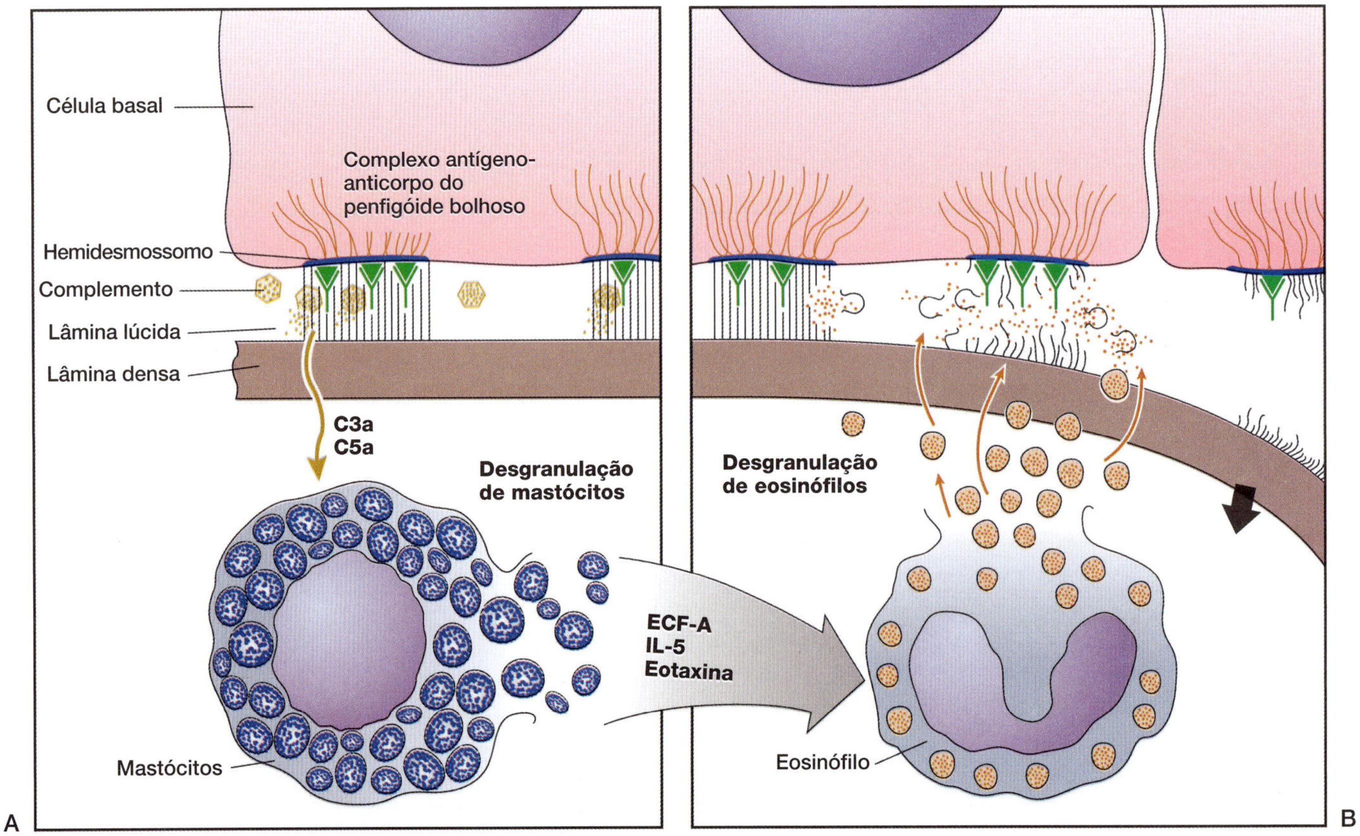

FIGURA 24.22
Mecanismos patogênicos de formação de bolhas no penfigóide bolhoso. Um anticorpo circulante contra uma glicoproteína aparentemente normal — antígeno BP — na lâmina lúcida desencadeia os eventos patogênicos no penfigóide bolhoso. A. A união antígeno-anticorpo ativa o complemento, e são produzidas as anafilatoxinas C3a e C5a. Estas desgranulam mastócitos, resultando na liberação de fatores quimiotáticos eosinofílicos. B e C. As substâncias que lesam tecidos oriundas dos grânulos eosinofílicos provocam a formação de vesículas na lâmina lúcida, com quebra da lâmina densa. *ECF-A*, fator quimiotático eosinofílico-A.

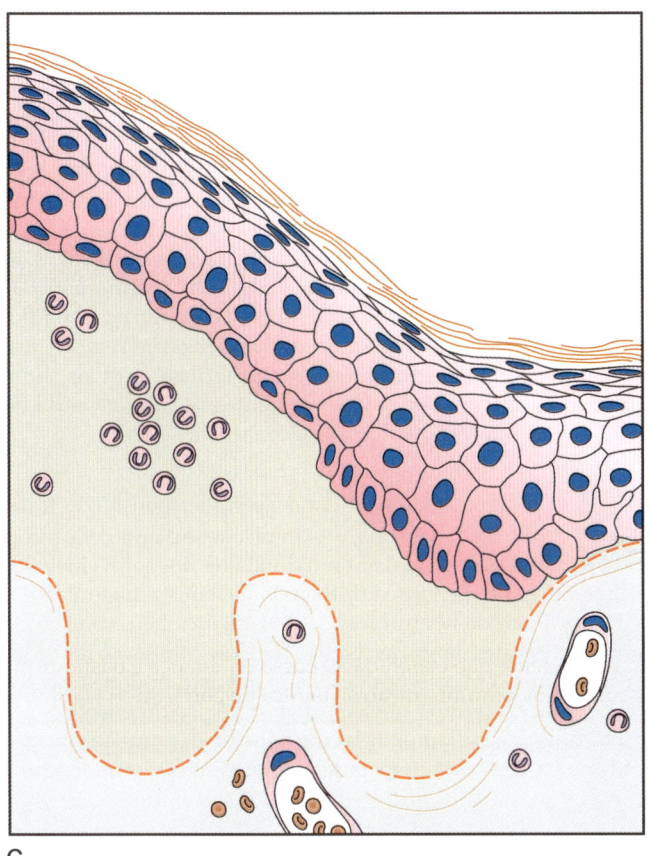

FIGURA 24.22 *(continuação)*

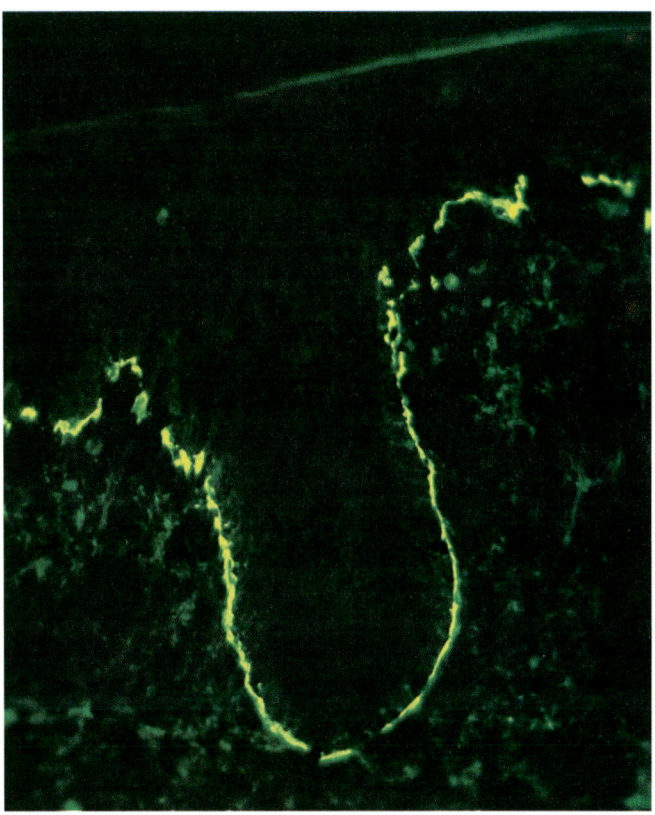

FIGURA 24.24
Penfigóide bolhoso. O estudo de imunofluorescência direta exibe IgG (e C3) depositada linearmente ao longo da junção dermo-epidérmica. Ultra-estruturalmente, esses anticorpos e complemento estão presentes na lâmina lúcida.

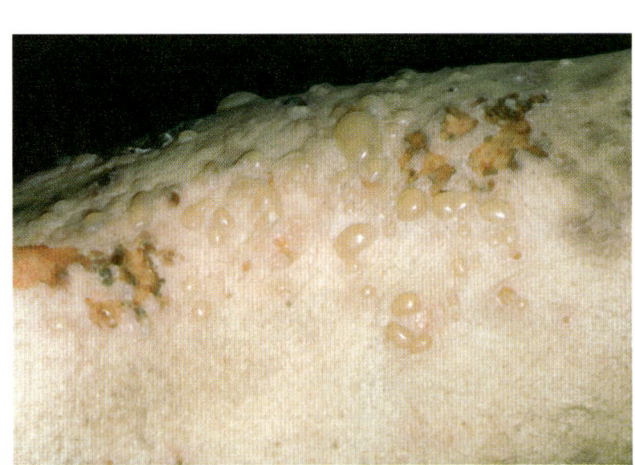

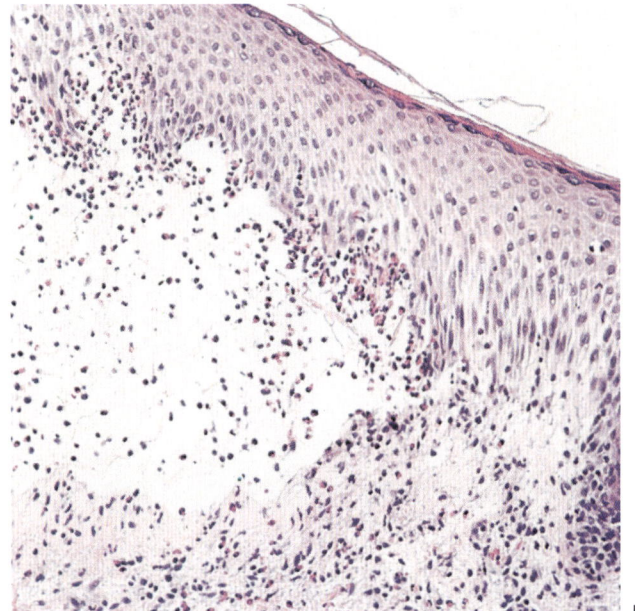

FIGURA 24.23
Penfigóide bolhoso. (A). A pele mostra múltiplas bolhas tensas sobre uma base eritematosa e erosões, distribuídas basicamente na face medial das coxas e no tronco. (B). Uma bolha subepidérmica apresenta derme papilar edematosa como base. A cobertura da bolha consiste em epiderme inteira intacta, incluindo o estrato basal. Células inflamatórias, fibrina e líquido tissular preenchem a bolha.

A Dermatite Herpetiforme Reflete Sensibilidade ao Glúten

A dermatite herpetiforme (DH) é uma erupção cutânea intensamente pruriginosa relacionada com sensibilidade ao glúten, que se caracteriza por placas semelhantes a urticária e pequenas vesículas sobre as superfícies extensoras do corpo.

 Patogenia: A DH está associada à sensibilidade ao glúten em pacientes dos haplótipos HLA-B8, HLA-DR3 e HLA-DQw2. A enteropatia sensível ao glúten é, em geral, subclínica (ver Cap. 14). O glúten é uma proteína encontrada no trigo, cevada, centeio e aveia. As lesões cutâneas estão relacionadas com depósitos granulares de IgA na interface dermo-epidérmica, principalmente nas extremidades das papilas dérmicas. Os imunocomplexos de IgA nas extremidades das papilas dérmicas são mais proeminentes na pele perilesional do que na pele de aspecto normal. É importante notar que uma dieta sem glúten controla a doença, ao passo que a reintrodução do glúten provoca novas lesões.

Pacientes predispostos geneticamente podem desenvolver anticorpos IgA contra componentes do glúten nos intestinos. Os complexos IgA resultantes então ganham acesso à circulação e são depositados, possivelmente através da ligação com um ligante ainda desconhecido, nas papilas dérmicas da pele (ver Fig. 24.26). Os pacientes com DH apresentam elevação dos níveis de auto-anticorpos IgA contra transglutaminase tissular, sugerindo a existência de um auto-antígeno dérmico relacionado com a transglutaminase tissular.

Complexos imunológicos IgA são ineficientes na ativação do complemento (via alternativa), e poucos neutrófilos são atraídos para o sítio. Entretanto, os neutrófilos que se acumulam elaboram leucotrienos, que atraem mais neutrófilos. A liberação de enzimas lisossômicas pelas células inflamatórias rompe a epiderme a partir da derme. Os complexos imunológicos são depositados abaixo da lâmina densa em relação íntima com as radículas de colágeno (microfibrilas), as quais, junto a fibrilas de ancoragem, são importantes na aderência da lâmina densa à derme papilar subjacente (Fig. 24.25).

 Patologia: Com 24 horas após a suspensão do tratamento com dapsona, desenvolvem-se placas urticariformes eritematosas nas proximidades dos cotovelos e dos joelhos. Surge um delicado infiltrado linfocitário perivenular junto a uma fileira de neutrófilos imediatamente abaixo da lâmina densa nas papilas dérmicas. Nas 12 horas seguintes, os neutrófilos agregam-se em coleções de 10 a 25 nas extremidades das papilas dérmicas, criando um aspecto histológico diagnóstico.

Há dois mecanismos relacionados de separação dermo-epidérmica. Um está associado à disseminação semelhante a

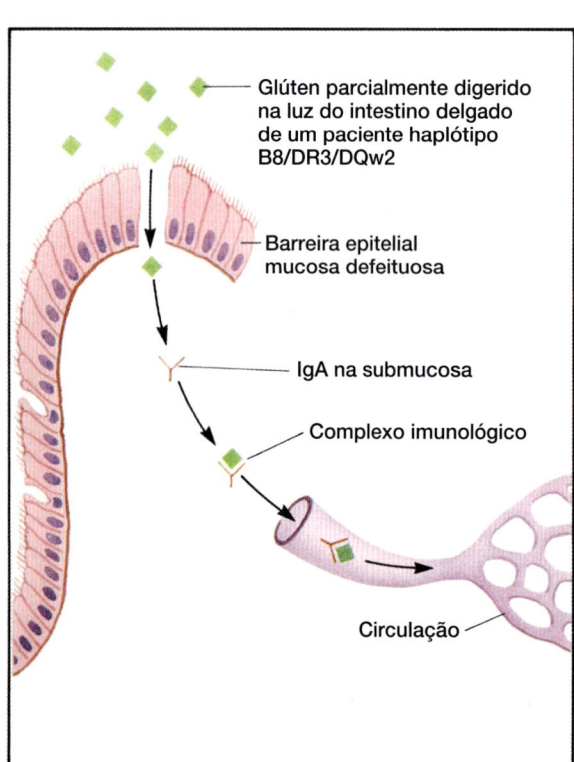

1. Formação de complexos imunológicos na submucosa do intestino delgado. Passagem de complexos imunológicos para a circulação.

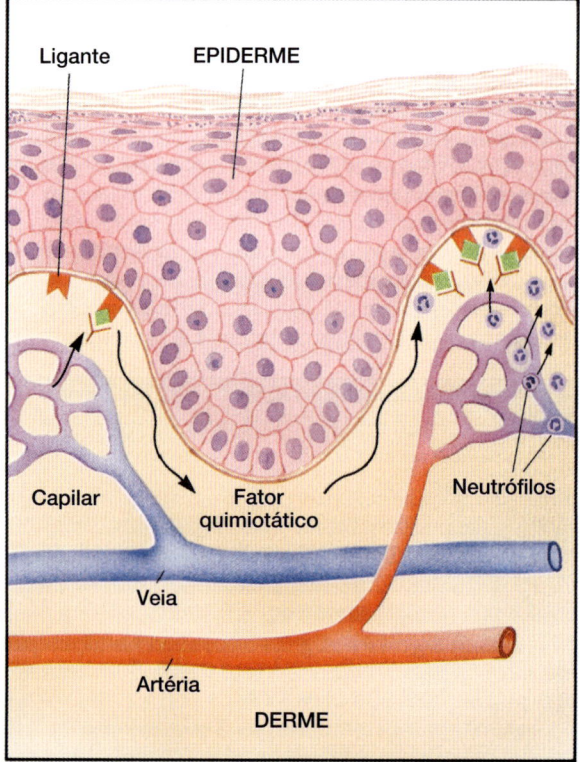

2. A união ligante-complexo imunológico libera fator quimiotático neutrofílico. Os neutrófilos migram para as extremidades das papilas.

FIGURA 24.25
Dermatite herpetiforme. Patogenia proposta para as lesões cutâneas. A doença é iniciada no intestino delgado e é expressa na pele, provavelmente, por causa de um ligante imediatamente abaixo da lâmina densa.

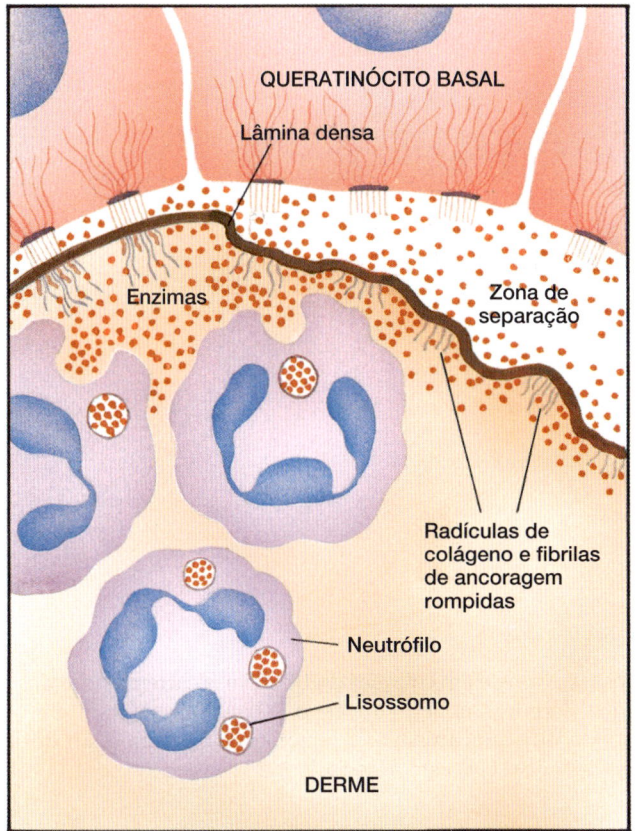

3. Dissolução das radículas basais e das fibrilas de ancoragem por enzimas liberadas de neutrófilos. Início da separação dermo-epidérmica.

4. Concentração de neutrófilos nas extremidades das papilas. Disseminação de enzimas ao longo da membrana basal. Elevação da lâmina densa.

FIGURA 24.25 (*continuação*)

lâmina de uma camada ou duas de neutrófilos na interface dermo-epidérmica. Nessa situação, toda a epiderme destaca-se da derme papilar (Fig. 24.26). A cobertura desta vesícula contém a epiderme, enquanto o assoalho compõe-se da lâmina densa e da derme papilar. Em oposição ao penfigóide bolhoso, é incomum o aparecimento de eosinófilos no início do curso da DH.

No segundo mecanismo de formação de vesículas, muitos neutrófilos acumulam-se rapidamente nas extremidades das papilas dérmicas. A liberação de enzimas lisossômicas neutrofílicas na porção superficial das papilas dérmicas resulta em (1) separação da epiderme da derme nas extremidades das papilas dérmicas, (2) ruptura da zona da membrana basal na lâmina lúcida e na parte externa das papilas e (3) laceração da epiderme através das cristas interpapilares adjacentes. Na vesícula resultante, a cobertura apresenta lacerações alternantes através de sua cobertura epidérmica, e o assoalho mostra cristas epidérmicas residuais alternando-se com a metade basal das papilas dérmicas.

 Manifestações Clínicas: As lesões da DH são especialmente proeminentes nos cotovelos, joelhos e nádegas (Fig. 24.26). As vesículas intensamente pruriginosas podem tornar-se agrupadas de forma semelhante àquela das infecções por herpes simples (daí o termo *herpetiforme*) e, quase invariavelmente, são friccionadas até romperem. Desse modo, os pacientes podem apresentar-se apenas com lesões crostosas e sem vesículas íntegras. Embora a doença seja de gravidade variável e caracterizada por remissões, é incomodamente crônica. A cura das lesões freqüentemente deixa cicatrizes. O tratamento com dapsona ou sulfapiridina, além de dieta sem glúten, controla os sinais e sintomas da DH por meio de um mecanismo desconhecido.

O Eritema Multiforme Freqüentemente É uma Reação a Fármaco ou Infecção

O eritema multiforme (EM) é um distúrbio agudo e autolimitado que varia desde algumas máculas eritematosas e bolhas (EM menor) até uma ulceração disseminada da pele e das membranas mucosas com ameaça à vida (EM maior; síndrome de Stevens-Johnson). Geralmente, esse fenômeno é uma reação a uma droga ou a um agente infeccioso, em particular infecção por herpes simples.

 Patogenia: A lista de agentes e distúrbios que se acredita possam provocar EM é longa e inclui herpes simples, *Mycoplasma* e sulfonamidas. Entretanto, pode ser

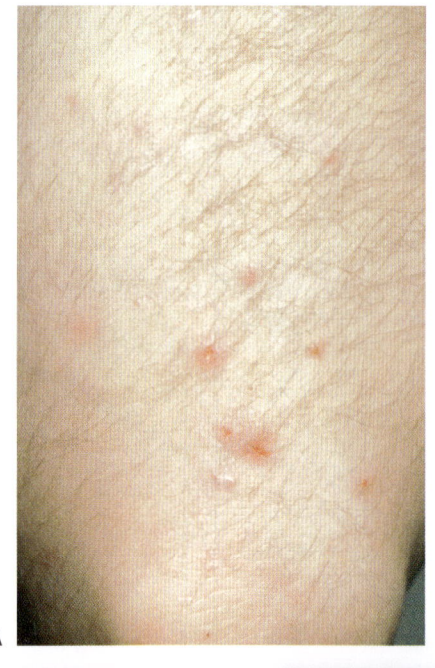
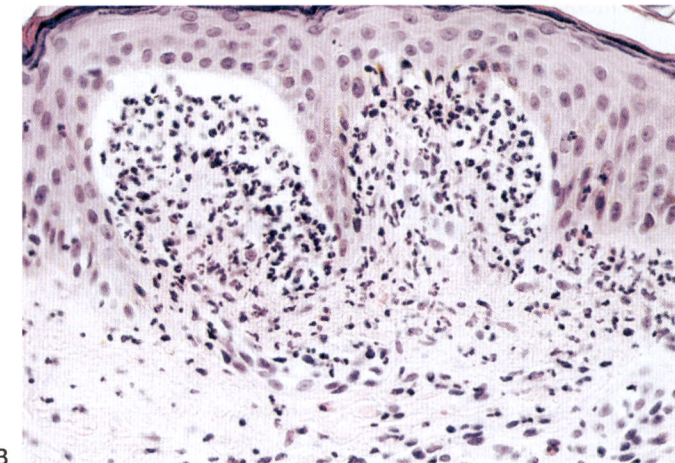
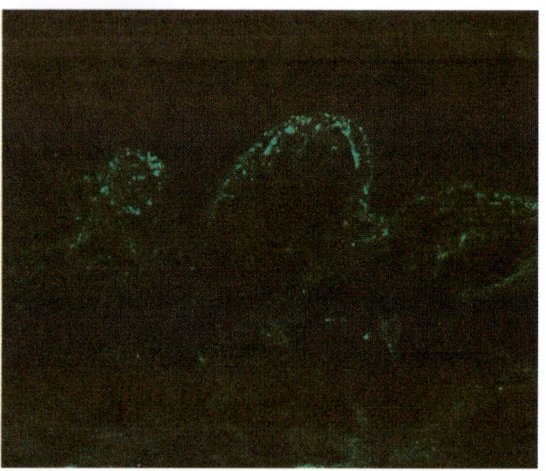

FIGURA 24.26
Dermatite herpetiforme. A. Coleção de vesículas simétricas, pruriginosas, sobre uma base eritematosa nos cotovelos e joelhos. **B.** Abscessos papilares dérmicos de neutrófilos com formação de vesículas na junção dermo-epidérmica característicos. **C.** A imunofluorescência direta revela IgA depositada em papilas dérmicas associadas a (porém não necessariamente direcionadas para) fibrilas de ancoragem e fibras tissulares elásticas. Esse é o local da infiltração neutrofílica e da formação de vesículas subepidérmicas.

demonstrado um fator desencadeador em apenas metade dos casos. No EM pós-herpético, a deposição de antígenos virais, IgM e C3 pode ser identificada em uma localização perivascular e na zona da membrana basal epidérmica. A associação de linfócitos infiltrantes e a presença de complexos antígeno-anticorpo dentro das lesões sugerem que mecanismos de hipersensibilidade, tanto do tipo humoral quanto tardio, contribuem para a patogenia do EM.

Patologia: A derme no EM mostra um infiltrado esparso de linfócitos ao redor do leito vascular superficial e na interface dermo-epidérmica. Um aspecto morfológico característico na epiderme é a presença de queratinócitos apoptóticos, apresentando núcleo picnótico e citoplasma eosinofílico. A apoptose pode ser extensa e associada a uma vesícula subepidérmica, cuja cobertura é uma epiderme quase completamente necrótica. Por causa do início agudo da doença, na maioria dos casos, existe pouca ou nenhuma alteração no estrato córneo.

Manifestações Clínicas: As lesões em "alvo" ou em "íris" características do EM apresentam uma zona vermelho-escura central, ocasionalmente com uma bolha, circundada por uma área mais pálida (Fig. 24.27). Por sua vez, esta última é circundada por um bordo vermelho periférico. São comuns placas urticariformes. A presença de vesículas e de bolhas geralmente prediz um curso mais grave. O EM é uma alteração comum, com pico de incidência na segunda e na terceira décadas de vida. É encontrado algumas vezes em associação com outros distúrbios cutâneos

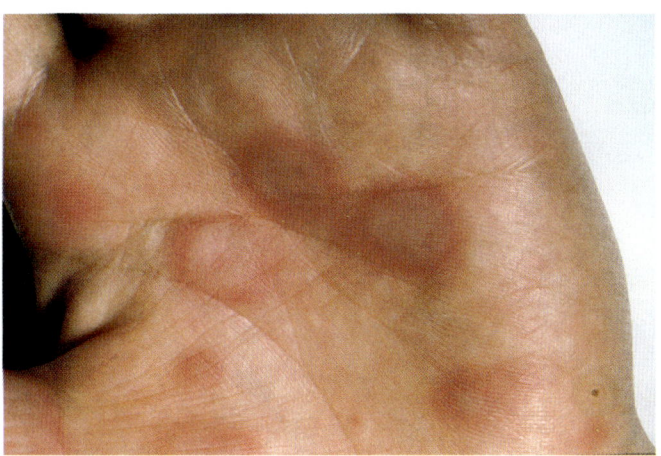

FIGURA 24.27
Eritema multiforme. Pápulas em forma de alvo, responsivas a esteróides, caracterizadas por bolhas centrais com eritema circundante, surgidas após antibioticoterapia.

presumivelmente imunológicos, incluindo eritema nodoso, necrólise epidérmica tóxica e vasculite necrosante. A *síndrome de Stevens-Johnson* refere-se a uma forma incomumente grave de EM que envolve várias superfícies mucosas e órgãos internos e é freqüentemente fatal.

O Lúpus Eritematoso Sistêmico É uma Doença Causada por Imunocomplexos

Lúpus eritematoso sistêmico (LES), o paradigma da doença por complexos imunológicos, caracteriza-se por uma variedade de auto-anticorpos e outras alterações imunológicas indicativas de hiperatividade de células B (ver Caps. 4 e 16). Embora o envolvimento cutâneo possa ser grave e cosmeticamente devastador, não ameaça a vida. Entretanto, a natureza e o padrão dos reagentes imunológicos na pele servem como um guia excelente para a probabilidade de doença sistêmica.

 Patogenia: Apesar da importância patogênica de complexos imunológicos na doença renal por LES, provavelmente eles não são os únicos responsáveis pela produção das lesões cutâneas. Nesse aspecto, complexos imunológicos estão presentes na pele lesada e naquela de aspecto normal no LES. A deposição de reagentes imunológicos ao longo da zona da membrana basal epidérmica (teste da faixa lúpica positivo) de pele "normal" é importante para o diagnóstico de LES. A lesão epidérmica nas lesões cutâneas do LES parece ser iniciada por agentes exógenos, como luz ultravioleta, e perpetuada por reações imunológicas celulares semelhantes às da doença enxerto-*versus*-hospedeiro. As manifestações da lesão epidérmica incluem (1) vacuolização de queratinócitos basais com diminuição da espessura epidérmica e hiperqueratose, (2) liberação de DNA e outros antígenos nucleares e citoplasmáticos para a circulação e (3) deposição de DNA e de outros determinantes antigênicos na zona da membrana basal epidérmica (lâmina densa e derme imediatamente subjacente) (Fig. 24.28). Assim, a lesão epidérmica, a formação local de complexos imunológicos, a deposição de complexos imunológicos circulantes e a lesão celular induzida por linfócitos parecem agir em conjunto.

As diferentes formas do lúpus eritematoso cutâneo foram classificadas de acordo com a sua cronicidade, mas são possíveis diversas sobreposições nas manifestações. Existe uma relação inversa entre a proeminência das lesões de pele e a extensão da patologia sistêmica.

LÚPUS ERITEMATOSO CUTÂNEO CRÔNICO (DISCÓIDE): Em geral, essa forma de lúpus é uma doença da pele apenas. As lesões do lúpus eritematoso cutâneo crônico, em geral, situam-se acima do pescoço e são encontradas na face (especialmente na área malar), couro cabeludo e orelhas. As lesões começam como pápulas violáceas levemente elevadas, com uma escama grosseira de queratina. À medida que aumentam, adquirem a forma de um disco com margem hiperqueratótica e centro despigmentado. As lesões cutâneas podem culminar em cicatrizes desfigurantes. A elevação de anticorpos antinucleares circulantes (ANA) é vista em menos de 10% dos pacientes.

 Patologia: No lúpus discóide, as camadas epidérmicas nucleadas encontram-se pouco espessadas ou algo delgadas. A hiperqueratose e a obstrução de folículos pilosos são proeminentes. O padrão de cristas-papilas da interface dermo-epidérmica é parcialmente perdido. Os queratinócitos basais encontram-se vacuolizados, e corpúsculos apoptóticos eosinofílicos são observados. A lâmina densa encontra-se bastante espessada e reduplicada. Sob coloração PAS, múltiplas camadas de lâmina densa estendem-se para a derme subjacente. A quantidade excessiva de lâmina densa, um produto dos queratinócitos basais, reflete uma resposta de células basais à lesão. Todas essas alterações sugerem que a lesão dos queratinócitos basais é uma característica patogenética essencial da doença de pele associada ao lúpus (Figs. 24.29 a 24.31).

Os queratinócitos basais e a zona de membrana basal contêm um infiltrado linfocítico difuso, que penetra focalmente na camada basal. Mais profundamente na derme, áreas densas de linfócitos T auxiliares e linfócitos T citotóxicos/supressores, freqüentemente com plasmócitos, estão dispostos comumente ao redor dos apêndices cutâneos. Os complexos imunológicos localizam-se predominantemente abaixo da lâmina densa, mas também são vistos sobre a lâmina densa e dentro da lâmina lúcida. Esse padrão contrasta com aquele do penfigóide bolhoso, em que há apenas dois antígenos, ambos localizados precisamente na lâmina lúcida.

LÚPUS ERITEMATOSO CUTÂNEO SUBAGUDO: Esse distúrbio primário afeta basicamente mulheres brancas jovens e de meia-idade. Ao contrário do lúpus discóide, o lúpus cutâneo subagudo pode acompanhar-se de envolvimento do sistema mus-

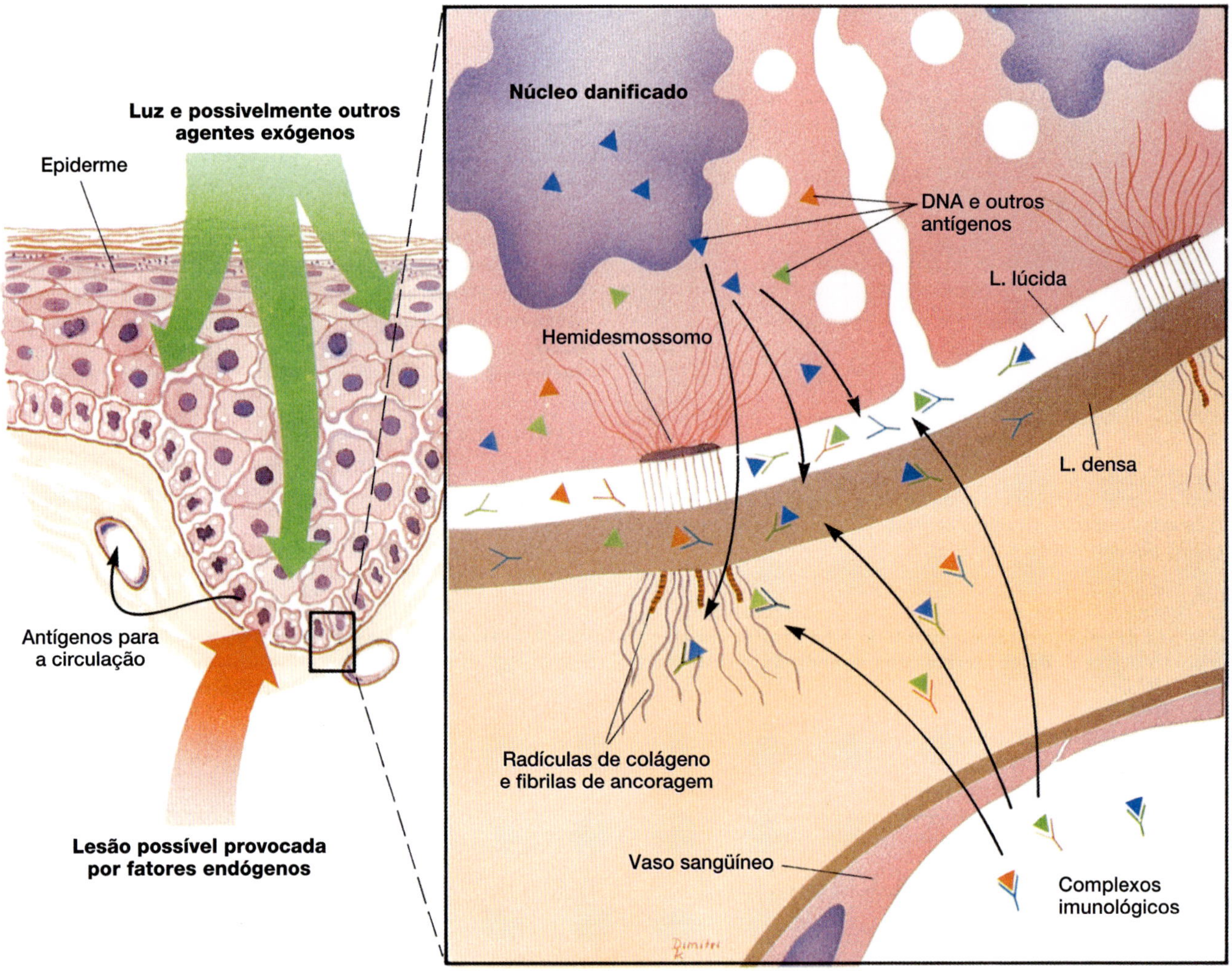

FIGURA 24.28
Lúpus eritematoso. Uma reação imunológica celular provoca lesão celular epidérmica se iniciada por luz ou outros agentes exógenos, bem como por agentes endógenos. Essa lesão libera um grande número de antígenos, alguns dos quais podem retornar à pele na forma de complexos imunológicos. Os imunocomplexos também são formados na pele por uma reação de DNA local com anticorpo, e também podem ser depositados abaixo da zona da membrana basal epidérmica.

culoesquelético e dos rins. Inicialmente, desenvolvem-se pápulas eritematosas descamativas que, então, aumentam até lesões psoriasiformes ou anulares que, por sua vez, podem fundir-se. As alterações cutâneas são observadas na porção superior do tórax, das costas e nas superfícies extensoras dos braços, distribuição essa que indica que a exposição à luz participa da patogenia do distúrbio. Não ocorre formação significativa de tecido conjuntivo cicatricial. Cerca de 70% dos pacientes apresentam anticorpos circulantes anti-Ro (ss-A), e os níveis de ANA estão elevados em 70%.

 Patologia: Histologicamente, o lúpus cutâneo subagudo exibe edema da derme papilar, espessamento da lâmina densa e degeneração vacuolar proeminente dos queratinócitos basilares. Existe alguma infiltração linfocítica da zona da membrana basal, porém áreas mais profundas de linfócitos não são observadas.

LÚPUS ERITEMATOSO SISTÊMICO AGUDO: Mais de 80% dos pacientes com LES apresentam manifestações cutâneas durante a evolução da doença, associadas à doença dos rins e das articulações. A erupção da pele é, com freqüência, a primeira manifestação da doença e pode preceder o início de sintomas sistêmicos em alguns meses. A erupção "em borboleta" típica do LES é um eritema delicado da área malar da face, que pode passar em algumas horas ou em alguns dias. Muitos pacientes exibem uma erupção maculopapular do tórax e das extremidades, em geral com desenvolvimento após exposição ao sol. Ambas as erupções se curam sem formação de tecido cicatricial. Podem ocorrer lesões indistinguíveis daquelas do lúpus discóide. Os níveis de ANA estão elevados em mais de 90% dos pacientes.

Patologia: Histologicamente, a ruborização malar inicial do lúpus cutâneo agudo pode mostrar apenas edema da derme papilar. Mais comumen-

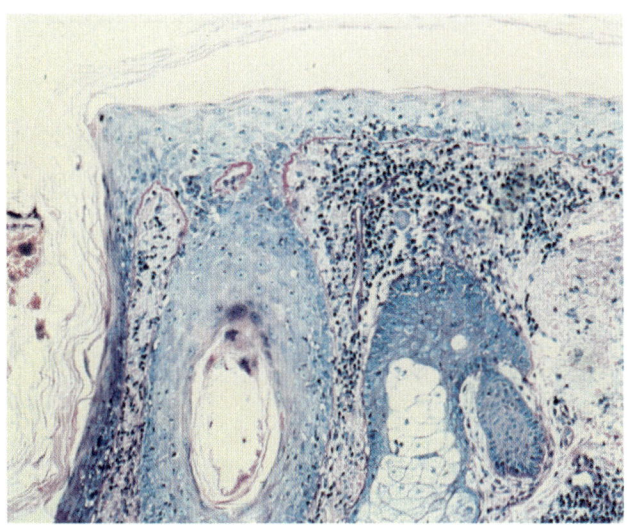

FIGURA 24.29
Lúpus eritematoso. Um infiltrado linfocítico semelhante a faixas, que varia de rico em células até pobre em células, está presente nas dermes papilar e adventícia e há atrofia epidérmica surgindo da lesão da epiderme, que é mediada por linfócitos infiltrantes.

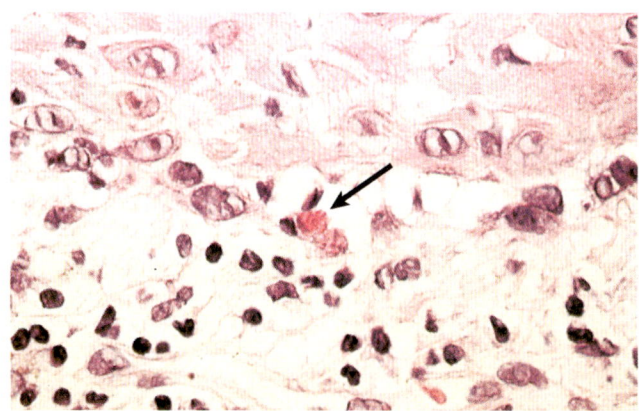

FIGURA 24.31
Lúpus eritematoso. Na lesão ativa, existe intensa vacuolização basal, com necrose de queratinócitos (*seta*) formando um corpúsculo eosinofílico denso (corpúsculo apoptótico/fibrilar/colóide), circundado por linfócitos (satelitose).

te, as alterações são semelhantes às da forma subaguda de lúpus. No LES *bolhoso*, as bolhas podem ocorrer subepidermicamente e abaixo da lâmina densa, na qual um auto-anticorpo contra colágeno do tipo VII, um componente de fibrilas de ancoragem, é depositado.

O Líquen Plano É uma Reação de Hipersensibilidade com Infiltrados Linfocíticos na Junção Dermo-epidérmica

As reações tissulares "liquenóides" recebem esse nome por causa de uma semelhança com certos líquens que formam um crescimento descamativo sobre pedras ou troncos de árvores. À histologia, o infiltrado liquenóide caracteriza-se por um infiltrado semelhante a faixa de linfócitos que obscurece a junção dermo-epidérmica. A doença caracteriza-se por decréscimo da renovação epidérmica e subseqüente hiperqueratose sem paraqueratose. O distúrbio prototípico desse grupo é o líquen plano (LP). Outras doenças nessa categoria incluem líquen nítido e erupções liquenóides por drogas.

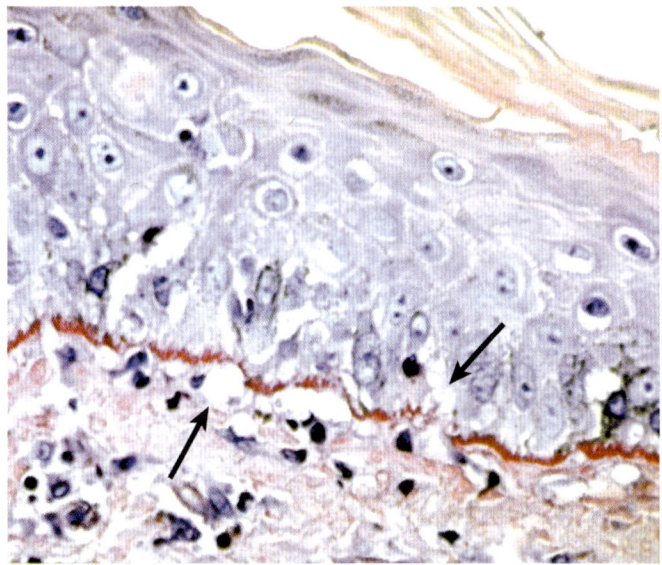

FIGURA 24.30
Lúpus eritematoso. A necrose de células basais, com resultante migração queratinocítica basal e síntese de nova zona de membrana basal, ocasiona espessamento da zona da membrana basal epidérmica, conforme definido nesta coloração por ácido periódico de Schiff (PAS). Observe os vacúolos (*setas*) nos dois lados da zona da membrana basal, um indicador de lesão celular.

 Patogenia: A etiologia do LP não é conhecida. Ocasionalmente, a doença é familiar, e também pode acompanhar uma variedade de distúrbios considerados auto-imunes, como LES e miastenia grave. O LP é mais freqüente em pacientes com colite ulcerativa. Drogas como ouro, clorotiazida e cloroquina podem induzir reações liquenóides. Agentes externos, como substâncias químicas para fotografia, também podem provocar uma resposta liquenóide. Lesões semelhantes a LP são observadas comumente nos estágios tardios de doença enxerto-*versus*-hospedeiro crônica. Assim, parece que os mecanismos imunológicos participam da patogenia do líquen plano (Fig. 24.32). A presença de corpúsculos apoptóticos e a demonstração de renovação aumentada de células epidérmicas fornecem evidências de que as lesões do LP resultam de destruição celular seguida de proliferação epidérmica reativa. Evidências apóiam a noção de que o LP é um tipo tardio de reação de hipersensibilidade, iniciado e amplificado por citocinas como o interferon gama (IFN-γ) e IL-6, cuja expressão deve-se não apenas aos linfócitos infiltrativos, mas também aos queratinócitos estimulados.

 Patologia: A epiderme no LP exibe hiperqueratose compacta, com pouca ou nenhuma paraqueratose. O estrato granuloso encontra-se espessado, freqüentemente em um pa-

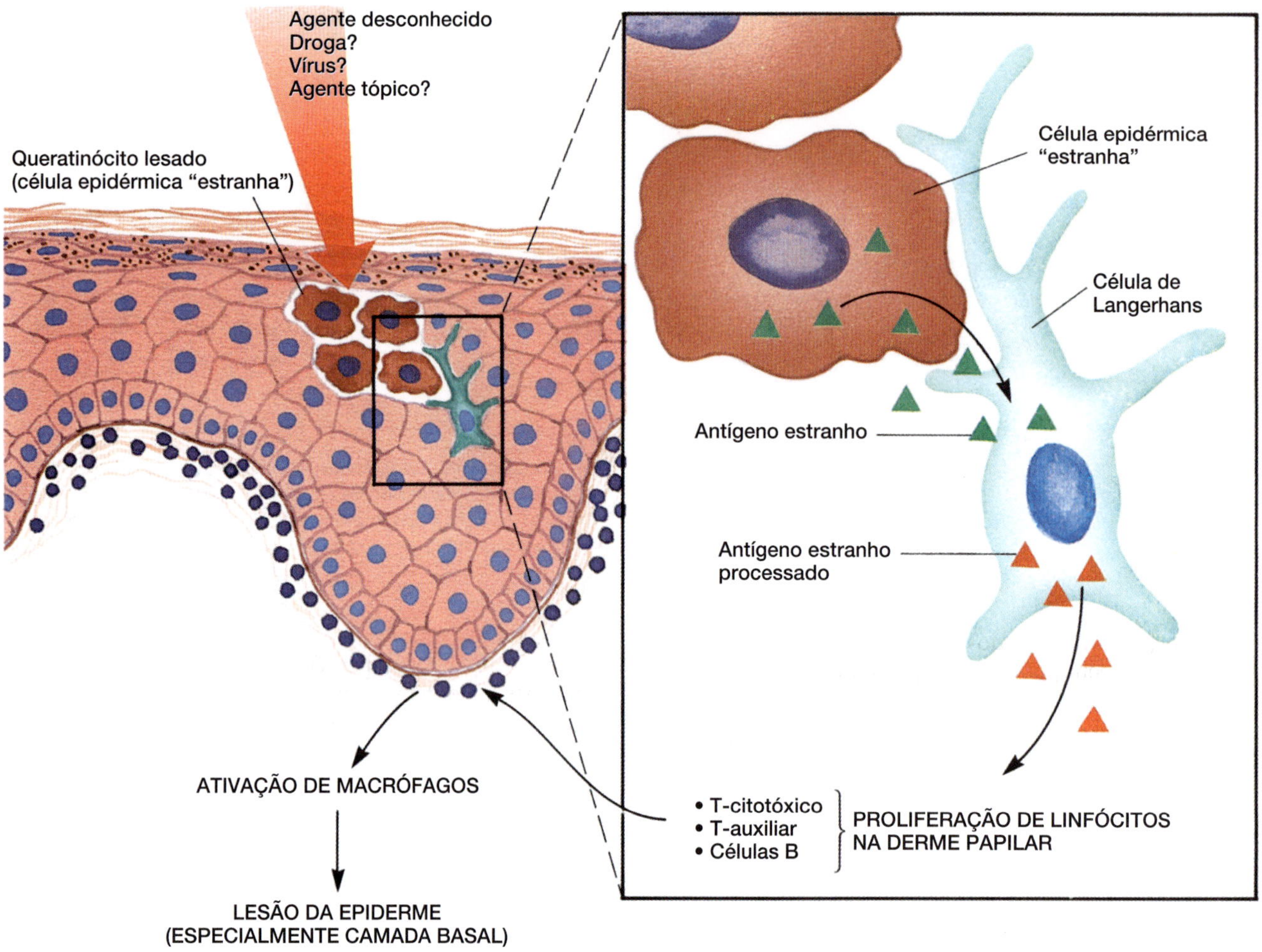

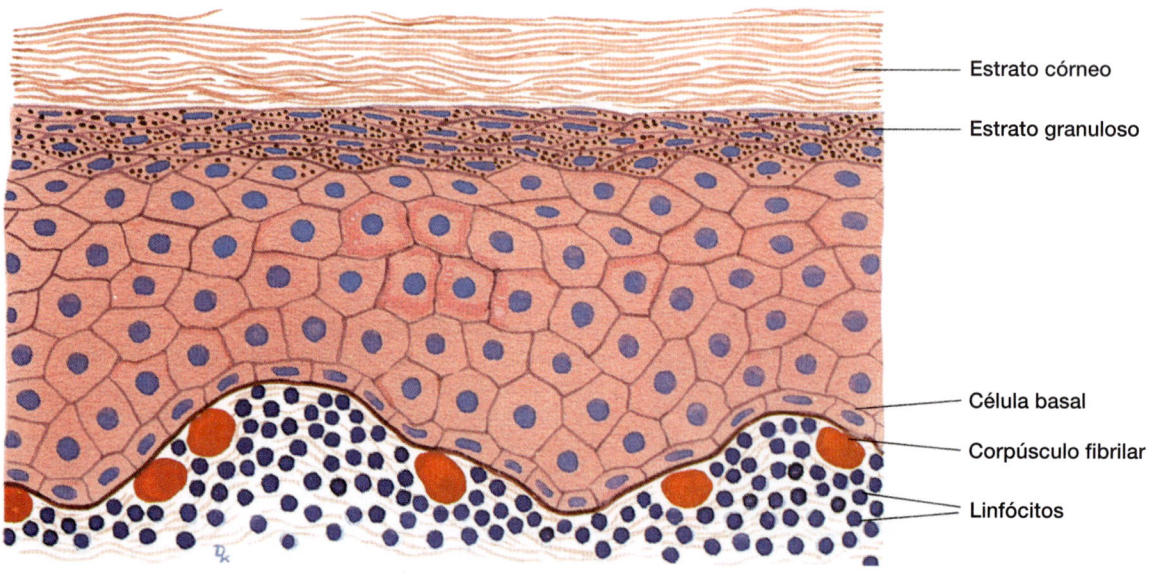

FIGURA 24.32
Líquen plano. Mecanismos patogênicos são destacados. Aparentemente a doença é iniciada por lesão epidérmica. Esta lesão faz com que algumas células sejam tratadas como "estranhas". Os antígenos dessas células são processados por células de Langerhans. O antígeno processado induz à proliferação linfocítica e ativação de macrófagos. Os macrófagos, junto com linfócitos T, matam as células basais epidérmicas, resultando em uma proliferação epidérmica reativa e na formação de corpúsculos fibrilares.

drão focal distintivo, em forma de cunha, cuja base alcança o estrato córneo, e o estrato espinhoso encontra-se variavelmente espessado.

As alterações patológicas distintivas do LP encontram-se na interface dermo-epidérmica. A camada basal não é mais uma fileira diferenciadora de células cuboidais, e sim encontra-se substituída por queratinócitos achatados ou poligonais. A interface ondulante entre as papilas dérmicas e os perfis arredondados das cristas interpapilares encontra-se obscurecida por um infiltrado denso de linfócitos e macrófagos, muitos destes contendo pigmento de melanina (melanófagos) (Fig. 24.33). Os linfócitos são principalmente do fenótipo auxiliar/indutor. Cunhas bastante pontiagudas ("dentes de serra") de queratinócitos projetam-se no infiltrado inflamatório.

Comumente mesclados com o infiltrado (na epiderme ou na derme) encontram-se corpúsculos eosinofílicos fibrilares, globulares, com 15 a 20 μm de diâmetro (Fig. 24.34), que representam queratinócitos apoptóticos. Essas estruturas são denominadas de várias formas, como *corpúsculos apoptóticos*, *colóides*, *de Civatte*, ou *fibrilares*. As fibrilas dentro dos corpúsculos apoptóticos são filamentos de queratina. Maior número de células de Langerhans epidérmicas é visto no início do LP.

 Manifestações Clínicas: O LP caracteriza-se por pápulas violáceas com o topo achatado, geralmente nas superfícies flexoras dos pulsos (Fig. 24.33). Áreas ou estrias brancas também podem estar presentes nas membranas mucosas orais. Na maioria dos pacientes, as lesões pruriginosas resolvem-se em menos de um ano, mas podem, ocasionalmente, persistir por períodos mais longos.

DOENÇAS INFLAMATÓRIAS DO LEITO VASCULAR SUPERFICIAL E PROFUNDO

A Urticária e o Angioedema Refletem Reações Anafiláticas

Urticária e angioedema são reações de hipersensibilidade do tipo I, (dependente de IgE ou anafilática) iniciadas pela desgranulação de mastócitos sensibilizados por um antígeno específico. A **urticária** são pápulas e placas pruriginosas bem delimitadas, pálidas e elevadas, que surgem e desaparecem em algumas horas. As lesões representam edema das porções superficiais da derme. O **angioedema** refere-se a uma condição em que o edema envolve a derme inferior ou a subcútis, resultando em uma tumefação semelhante a um ovo. Tanto a urticária quanto o angioedema têm início rápido e variam em gravidade desde lesões simplesmente irritantes até reações anafiláticas com ameaça à vida. Os pilares do tratamento são evitar o agente agressor e administrar prontamente anti-histamínicos.

O *dermatografismo* é uma placa de urticária linear com uma flama rósea rica produzida por leve contato com a pele. É encontrado em cerca de 4% da população e representa uma resposta dependente de IgE exagerada. Pode-se escrever sobre a pele dessas pessoas e criar uma urticária na forma de uma palavra legível.

 Patogenia: A maior parte dos casos de urticária é dependente de IgE, e a via final consiste na permeabilidade exagerada de vênulas secundária à desgranulação de mastócitos. Uma lista quase infindável de materiais pode reagir com anticorpos IgE na superfície do mastócito. A urticária ocorre em pessoas tanto atópicas quanto não-atópicas. Os pacientes atópicos apresentam erupções de pele intensamente pruriginosas, um histórico familiar de erupções semelhantes, e um histórico pessoal ou familiar de alergias. Comumente, exibem elevação de IgE circulante.

Inicialmente, as vênulas cutâneas reagem contra a desgranulação de mastócitos e a liberação de seus mediadores vasoativos estocados, com permeabilidade aumentada, dessa maneira resultando em edema de rápida formação. Se a reação persistir, células inflamatórias são atraídas para a área e uma placa urticariforme persistente (durante mais de 24 horas) é o resultado.

O *angioedema hereditário* é um distúrbio autossômico dominante grave causado por mutação de inibidor da C1-esterase.

 Patologia: Na urticária, as fibras e as fibrilas de colágeno são empurradas e separadas por líquido em excesso. Os vasos linfáticos estão dilatados e as vê-

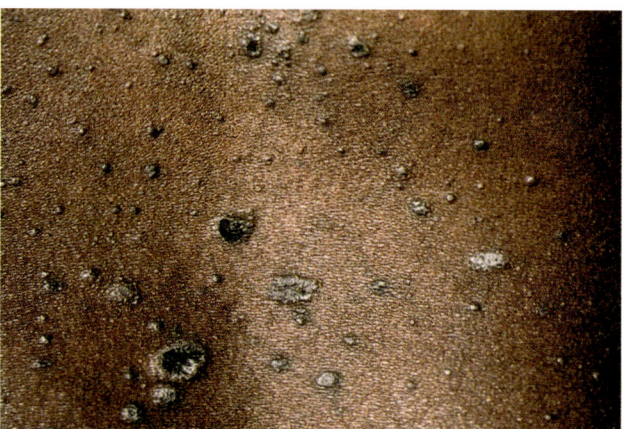
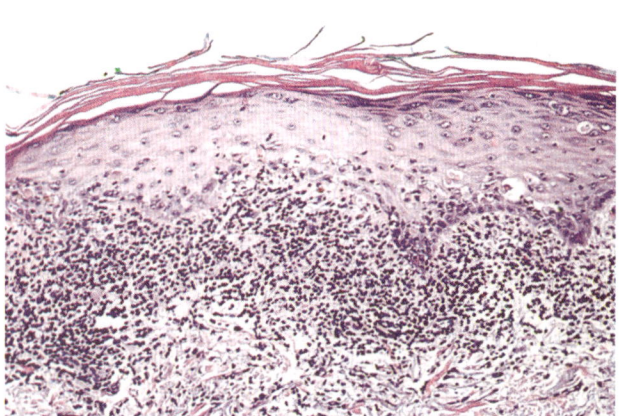

FIGURA 24.33
Líquen plano. A. A pele exibe múltiplas pápulas poligonais violáceas e com a parte superior aplainada. B. Um infiltrado linfocítico rico em células, em forma de faixa, rompe o estrato basal. Em oposição ao lúpus eritematoso, geralmente há hiperplasia epidérmica, hiperqueratose e hipergranulose semelhante a cunha.

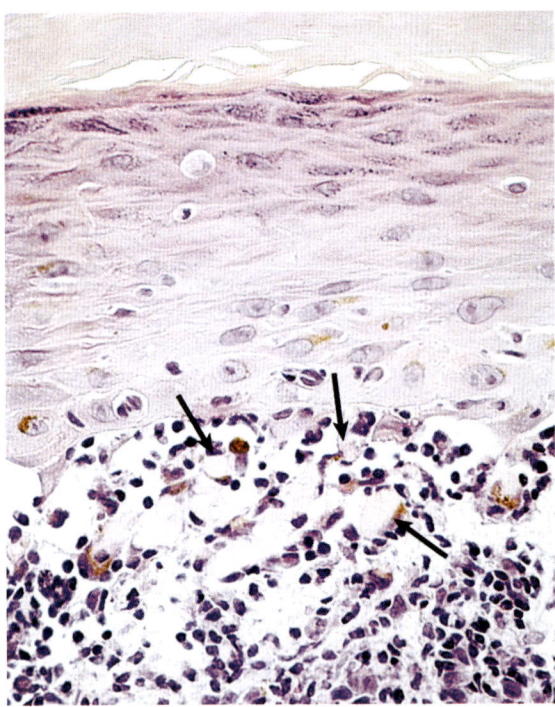

FIGURA 24.34
Líquen plano. São observadas hipergranulose e perda das cristas interpapilares. O sítio da lesão patológica encontra-se na junção dermoepidérmica, na qual há um infiltrado surpreendente de linfócitos, muitos dos quais circundam queratinócitos apoptóticos (*setas*).

nulas mostram marginação de neutrófilos e eosinófilos. Os vasos exibem manguito com alguns linfócitos. Uma lesão urticariforme persistente exibe quantidade de linfócitos e eosinófilos bastante aumentada, enquanto a de neutrófilos está diminuída.

A Vasculite Necrosante Cutânea É uma Reação Imunológica que Manifesta Inflamação Neutrofílica

A vasculite necrosante cutânea (VNC) caracteriza-se por "púrpura palpável", e também foi denominada *vasculite cutânea alérgica*, *vasculite leucocitoclástica* e *angiíte de hipersensibilidade*.

 Patogenia: Na VNC, complexos imunológicos circulantes são depositados nas paredes venulares, provavelmente em sítios de lesão, em pontos ramificados nos quais a turbulência é maior ou nos quais a circulação venosa é desacelerada, como nas extremidades inferiores. O componente de complemento C5a elaborado atrai neutrófilos, que desgranulam e liberam enzimas lisossômicas, resultando em lesão endotelial e deposição de fibrina (Fig. 24.35).

A venulite necrosante cutânea pode ser primária, sem um evento desencadeador conhecido, ou associada a um agente infeccioso específico (como o vírus da hepatite B ou da hepatite C). Também pode representar um processo secundário em uma

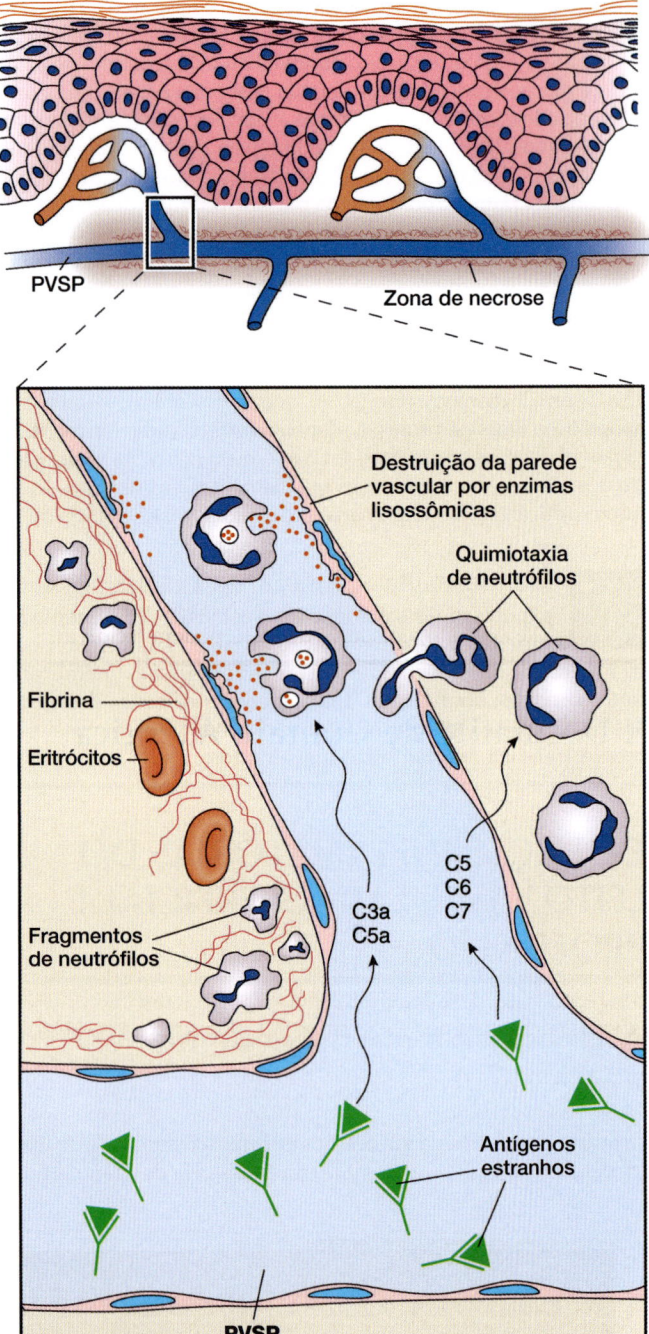

FIGURA 24.35
Vasculite necrosante cutânea. A patogenia de lesão vascular é delineada. O sítio de patologia vascular está indicado no *diagrama superior*. Complexos imunológicos circulantes ativam o complemento. Existe quimiotaxia neutrofílica (*C5a*) e destruição neutrofílica. A lesão vascular ocorre com extravasamento de eritrócitos, deposição de fibrina e leucocitoclasia. *PVSP*, plexo venoso superficial profundo.

ampla variedade de doenças crônicas, como artrite reumatóide, LES e colite ulcerativa. A VNC também pode estar associada a (1) malignidade subjacente, como linfoma, (2) um fármaco ou alguma outra alergia, ou (3) um processo infeccioso, como a púrpura de Henoch-Schönlein.

Patologia: As lesões da VNC mostram paredes venulares obliteradas por um infiltrado neutrofílico. É difícil visualizar as células endoteliais, e a lesão do vaso manifesta-se por deposição de fibrina e extravasamento de eritrócitos (Fig. 24.36). Muitos dos neutrófilos também se encontram danificados, resultando em fragmentos nucleares semelhantes a poeira, um processo conhecido como *leucocitoclasia* (Fig. 24.37). As fibras de colágeno entre as vênulas afetadas estão separadas por neutrófilos, eosinófilos e remanescentes celulares leucocitoclásticos, e também por eritrócitos extravasados que contribuem para a púrpura palpável característica.

 Manifestações Clínicas: A VNC é diferenciada por pápulas purpúricas, que são lesões palpáveis e vermelhas, com 2 a 4 mm de largura, e que não se descoram sob pressão (púrpura palpável) (Fig. 24.36). Lesões múltiplas surgem de forma característica em coleções nas extremidades inferiores ou em sítios de pressão. As lesões podem estar confinadas à pele em uma pessoa que, à exceção dessa lesão, é saudável, ou podem envolver pequenos vasos sangüíneos nas articulações, trato gastrintestinal ou rim. Lesões individuais duram até um mês e, então, curam, deixando hiperpigmentação ou cicatrizes atróficas. Apesar da remoção do agente agressor, episódios de VNC podem recidivar.

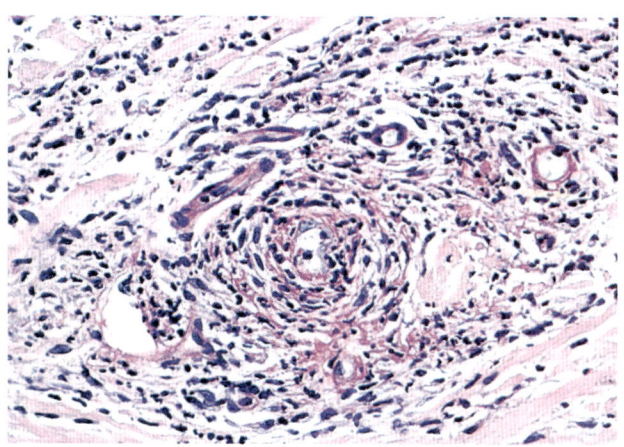

F I G U R A 24.37
Vasculite necrosante cutânea. O material fibrilar-amorfo rosado ao redor dos vasos é denominado necrose "fibrinóide". O principal componente é a fibrina, mas o material também contém componentes celulares degenerados, complemento e outros constituintes séricos.

A Dermatite de Contato Alérgica Caracteriza-se por Hipersensibilidade Celular a Agentes Exógenos

A dermatite de contato alérgica refere-se a uma reação de hipersensibilidade tipo IV (celular) na pele após exposição ao agente sensibilizador. Alguns dos agentes sensibilizantes mais comuns são os membros do gênero *Rhus* de plantas. Cerca de 90% da população dos Estados Unidos é sensível aos agressores comuns: *R. radicans* (hera venenosa), *R. diversiloba* (carvalho venenoso) e *R. vernix* (sabugueiro venenoso). Essas dermatites por plantas são tão comuns que a doença resultante recebe o nome da planta agressora. O paciente [norte-americano] afirma "Eu estou com hera venenosa", e procura o médico para alívio, não para diagnóstico.

 Patogenia: A planta agressora contém compostos de baixo peso molecular denominados *haptenos*, em particular, oleorresinas. Estas não são ativas na sensibilização, a menos que se combinem com uma proteína transportadora. Possivelmente, isto ocorre na membrana celular das células de Langerhans na *fase de sensibilização*, um processo estudado como protótipo da sensibilização antigênica na hipersensibilidade tardia. A formação do complexo hapteno-transportador exige cerca de uma hora, após o que é processado como um antígeno pelas células de Langerhans. Essas células transportam o antígeno através dos linfáticos até os linfonodos regionais e apresentam o antígeno a linfócitos T CD4$^+$ (Fig. 24.38). Após 5 a 7 dias, alguns clones desses linfócitos T tornam-se sensibilizados para o antígeno, são ativados, multiplicam-se e circulam como células de memória na corrente sangüínea. Algumas migram para a pele, prontas a reagir com o antígeno, caso o encontrem. A IL-1 produzida pelas células de Langerhans

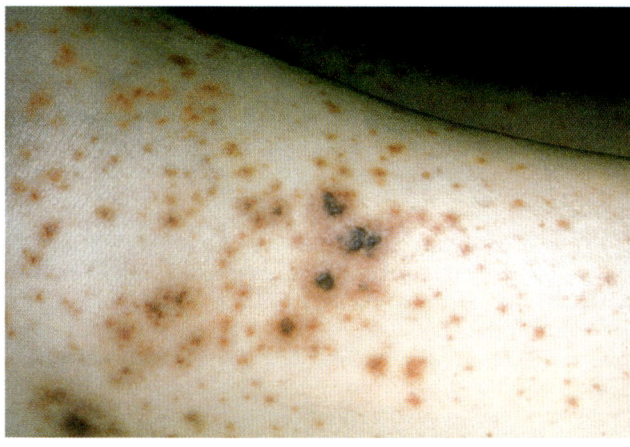
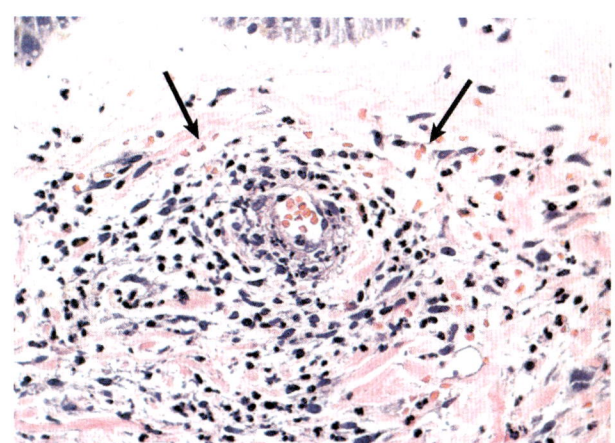

F I G U R A 24.36
Vasculite necrosante cutânea. A. Pápulas sensíveis palpáveis, de cor púrpura, nas pernas de uma mulher de 25 anos de idade. O distúrbio sofreu resolução após tratamento para faringite estreptocócica. **B.** O vaso é circundado por neutrófilos e fibrina rósea, muitos dos quais sofreram desintegração (leucocitoclasia). Eritrócitos extravasados (*setas*) e inflamação dão o aspecto clínico clássico de "púrpura palpável".

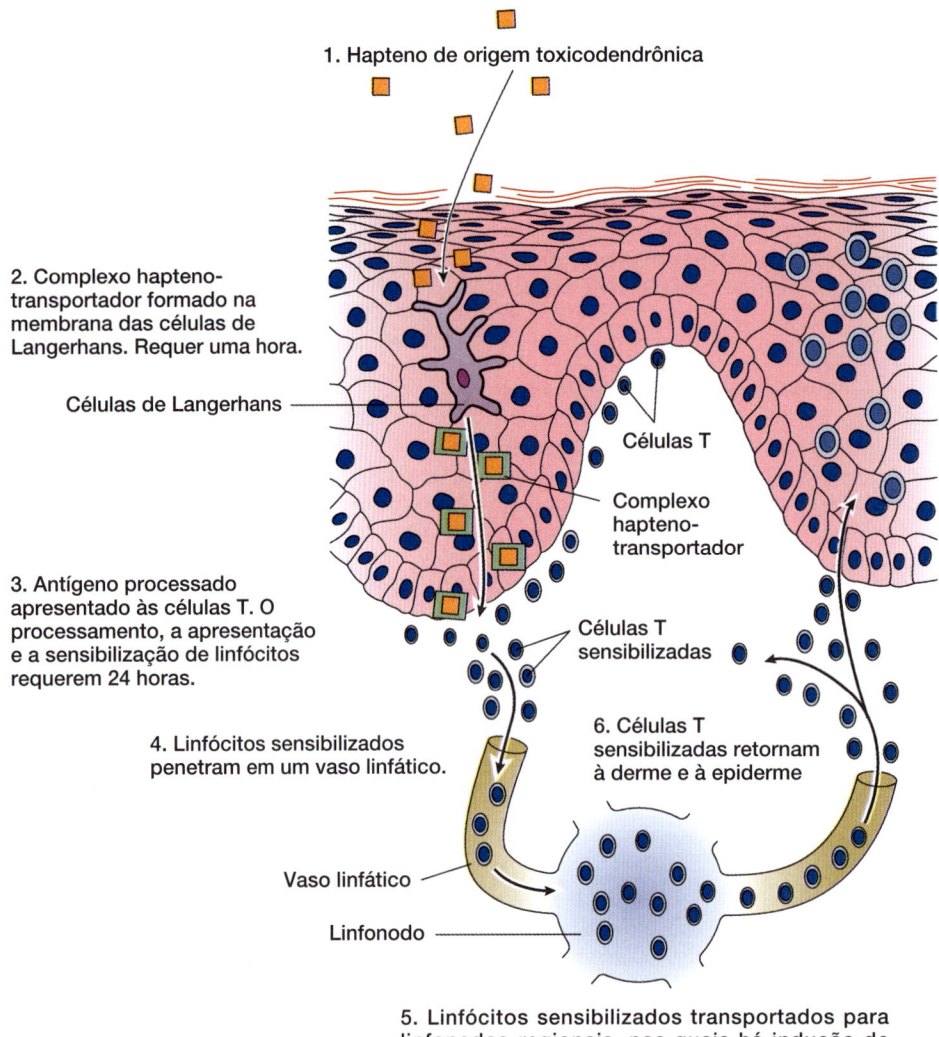

FIGURA 24.38
Mecanismos patogênicos na dermatite de contato alérgica.

apóia a proliferação de linfócitos Th1 CD4+, as células efetoras da hipersensibilidade tardia.

Na *fase de indução*, os linfócitos T especificamente sensibilizados na circulação penetram na pele. No local do desafio com o antígeno, células de Langerhans, células endoteliais, células dendríticas perivasculares e monócitos processam o antígeno e o apresentam a células T especificamente sensibilizadas, as quais, então, migram para dentro da epiderme. A produção de citocinas leva ao acúmulo de mais células T e de macrófagos. Esse infiltrado inflamatório é responsável pela lesão celular epidérmica. Foi proposto que células T ativadas na pele, por meio de IFN-α, induzem a apoptose de queratinócitos por meio da supra-regulação da expressão de Fas pelos queratinócitos. O ligante de Fas penetra no microambiente antes de ser expresso na superfície de células T.

Patologia: A dermatite de contato alérgica é um modelo de *dermatite espongiótica*, um padrão de reação no qual existe edema na epiderme. Nas primeiras 24 horas após a reexposição à planta ofensora (fase de iniciação), muitos linfócitos e macrófagos acumulam-se no leito venular superficial e estendem-se para dentro da epiderme. Os queratinócitos epidérmicos são parcialmente separados pelo líquido do edema, criando um aspecto semelhante a esponja (*espongiose*) (Fig. 24.39). O estrato córneo contém fluido eosinofílico e proteínas plasmáticas coagulados. Posteriormente, inúmeras células inflamatórias mononucleares e eosinófilos acumulam-se. Há vesículas contendo linfócitos e macrófagos, e grandes quantidades de líquido coagulado eosinofílico acumulam-se no estrato córneo.

Manifestações Clínicas: Quando uma pessoa entra em contato pela primeira vez com hera venenosa, não ocorre reação imediata. Cinco a 7 dias após a reexposição, o sítio de contato torna-se intensamente pruriginoso, após o que se desenvolvem rapidamente eritema e pequenas vesículas (Fig. 24.39). Nos dias subseqüentes, a área aumenta, torna-se bastante vermelha, desenvolve inúmeras vesículas e exsuda uma grande quantidade de líquido proteináceo claro. Durante essa fase, o prurido é intenso. O processo inteiro dura cerca de 3 semanas. A exsudação cede gradualmente, e a área toda é coberta por uma crosta irregular que, finalmente, desprende-se. O prurido diminui, e a resolução ocorre sem formação de tecido cicatricial.

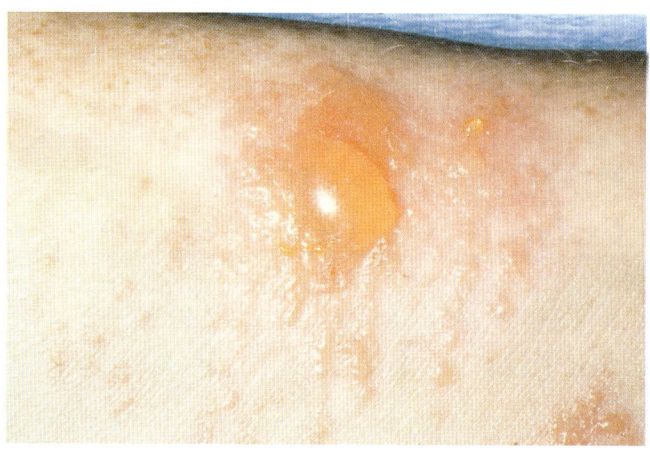
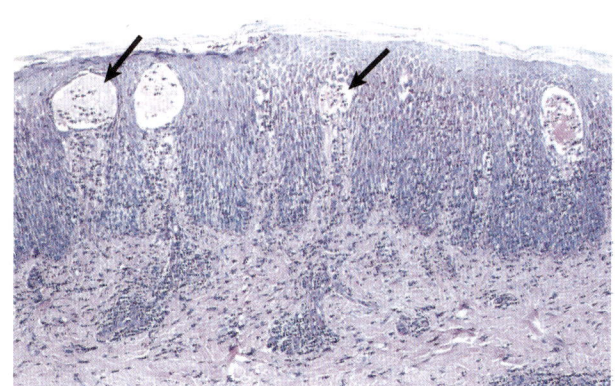

FIGURA 24.39
Dermatite de contato alérgica. A. Houve o desenvolvimento de vesículas e bolhas no antebraço volar após a aplicação de perfume. B. Espongiose epidérmica e vesículas espongióticas (*setas*) estão presentes nesta biopsia de "hera venenosa". Linfócitos infiltrantes são evidentes na epiderme, na qual expressam a reação de hipersensibilidade retardada celular.

Quando um paciente sensibilizado entra novamente em contato com hera venenosa, o processo inteiro é bastante acelerado. Em 24 a 48 horas surgem as lesões, que se disseminam rapidamente e produzem o mesmo aspecto clínico. Entretanto, em geral a reação é mais intensa. Novamente, as lesões melhoram em cerca de 3 semanas. A dermatite de contato alérgica responde à administração tópica ou sistêmica de corticosteróides.

A Dermatite Granulomatosa É uma Resposta a Antígenos Não-digeríveis

Os granulomas, em geral definidos como coleções localizadas de macrófagos epitelióides, formam-se em resposta a antígenos insolúveis ou liberados lentamente que produzem uma resposta não alérgica focal ou uma resposta alérgica em indivíduos sensibilizados. Os antígenos implicados no processo incluem substâncias estranhas implantadas acidentalmente na pele, por exemplo, silicone em implantes de mama, ou antígenos endógenos, como a queratina. Em muitos casos de dermatite granulomatosa, inclusive na sarcoidose, o antígeno exato não é caracterizado. Outras causas comuns incluem infecções micobacterianas e outras (ver Cap. 9) e granuloma anular. A fagocitose da matéria particulada estranha ou o processamento dos antígenos protéicos é fundamental para a ativação de macrófagos tissulares que se tornam as células epitelióides granulomatosas características (ver Cap. 2).

A Sarcoidose Pode Provocar Lesões Cutâneas

A sarcoidose é um distúrbio granulomatoso de etiologia desconhecida que afeta principalmente os pulmões, mas também pele, linfonodos, baço, olhos e outros órgãos (ver Cap. 12). Os granulomas da sarcoidose são do tipo de células epitelióides clássico, sem necrose por caseificação (Fig. 24.40). Envolvem tanto a derme quanto o tecido subcutâneo. As manifestações cutâneas da sarcoidose caracterizam-se por pápulas assintomáticas, placas e nódulos da derme e do tecido subcutâneo. Algumas placas dérmicas podem ser anulares, e aquelas que envolvem o tecido subcutâneo apresentam-se como nódulos irregulares. Nos casos graves, as lesões cutâneas são tão proeminentes que simulam uma neoplasia difusamente infiltrativa.

O Granuloma Anular É uma Reação a um Antígeno Desconhecido

Granuloma anular é um distúrbio autolimitado benigno de etiologia desconhecida, caracterizado por granulomas em paliçada "necrobióticos" na pele.

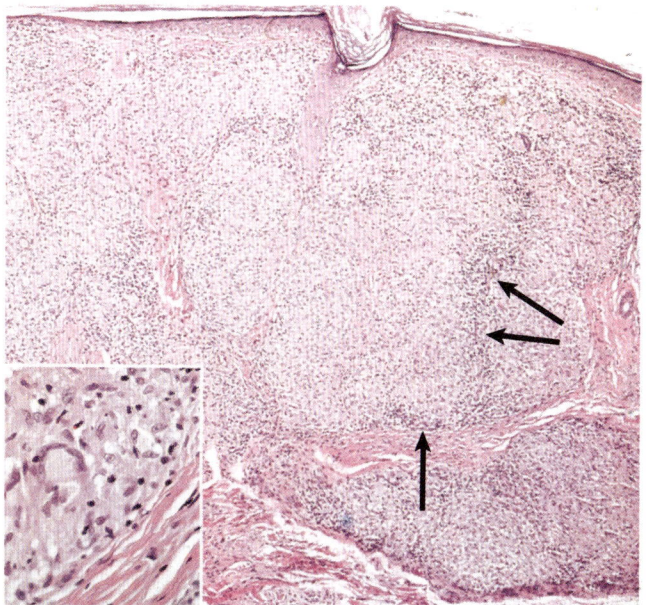

FIGURA 24.40
Sarcoidose. Muitos granulomas grandes preenchem a derme reticular. Próximo a alguns dos granulomas há pequenos manguitos de linfócitos (*setas*). Os granulomas compõem-se de macrófagos epitelióides, alguns dos quais multinucleados (*detalhe*).

Patogenia: Postula-se que o granuloma anular seja uma reação mediada imunologicamente contra um antígeno de origem desconhecida. A doença foi relatada sucedendo várias afecções, como picadas de insetos, exposição ao sol e infecções virais. Acredita-se que, entre os estímulos antigênicos, estejam antígenos virais, fibras de colágeno dérmicas ou elásticas alteradas, ou proteínas na saliva de artrópodes picadores. O tipo preciso de reação imunológica não está claro, mas tanto complexos imunológicos circulantes quanto imunidade celular podem estar envolvidos. Os macrófagos ativados podem, eles mesmos, contribuir para o processo da doença por meio da liberação de enzimas lisossômicas e citocinas o que, por sua vez, provoca a degeneração focal de colágeno (a denominada "necrobiose"), característica do granuloma anular.

 Patologia: Lesões bem desenvolvidas contêm uma área central de deposição de colágeno degenerado acelular e de mucina (necrobiose) na derme superficial até mesorreticular (Fig. 24.41). Esta área central é circundada por macrófagos em paliçada, com o eixo longo dos núcleos irradiando-se para fora. São encontradas células multinucleadas ocasionais, junto a infiltrado linfocítico perivascular superficial.

 Manifestações Clínicas: O tipo mais comum de granuloma anular ocorre no dorso das mãos e dos pés, primariamente em crianças e adultos jovens (Fig. 24.41). A doença apresenta-se como placas anulares eritematosas ou da cor-da-pele, assintomáticas. Cerca de 15% dos pacientes apresentam granuloma anular disseminado, com 10 lesões ou mais envolvendo o tronco e o pescoço. O granuloma anular raramente exige tratamento e, em geral, não apresenta conseqüências clínicas. Nos casos com desfiguração cosmética significativa, a injeção lesional de esteróides é, em geral, eficaz.

DISTÚRBIOS DO TECIDO CONJUNTIVO DÉRMICO

A Esclerodermia Caracteriza-se por Fibrose Intensa da Pele

A esclerodermia (do grego, *skleros*, duro), também conhecida como *esclerose sistêmica progressiva*, é definida por fibrose e endurecimento progressivos da pele. O distúrbio também apresenta envolvimento estrutural e funcional variável de órgãos internos, incluindo os rins, pulmões, coração, esôfago e intestino delgado. *Morféia* é semelhante a esclerodermia, mas envolve apenas placas circunscritas da pele. A patogenia e as manifestações sistêmicas da esclerodermia são discutidas nos Caps. 4 e 16.

 Patologia: As lesões cutâneas iniciais da esclerodermia encontram-se na derme reticular inferior, mas, com a evolução do processo, toda a derme reticular e até mesmo a derme papilar são envolvidas. Existe uma diminuição do espaço entre os feixes de colágeno na derme reticular e uma tendência para os feixes de colágeno estarem aumentados, hipocelulares, e paralelos uns aos outros. Um infiltrado linfocítico irregular contendo alguns plasmócitos é comum e também pode

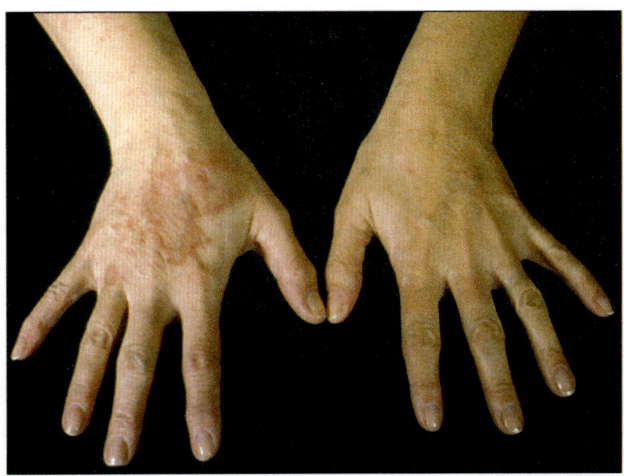
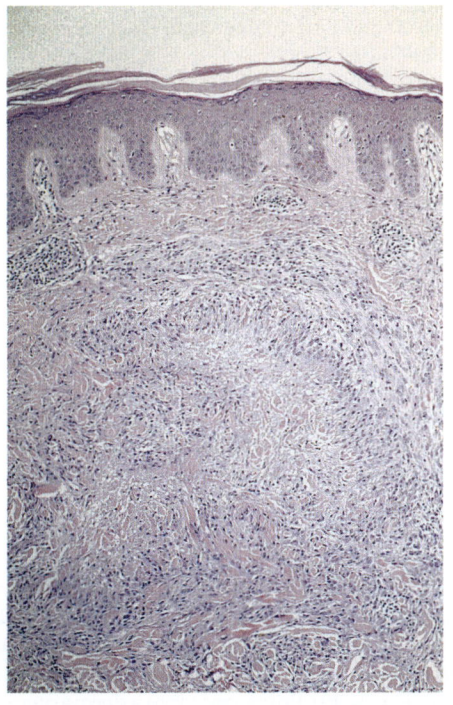

FIGURA 24.41
Granuloma anular. A. A pele exibe uma placa anular típica no dorso da mão direita. B. Uma área central de colágeno degenerado acelular é circundada por macrófagos em paliçada com os eixos longos de seus núcleos irradiando-se para fora.

ocorrer no tecido subcutâneo subjacente. Ductos de glândulas sudoríparas são aprisionados no tecido fibroso espessado e há perda da gordura normal ao redor de estruturas écrinas. Os folículos pilosos são completamente obliterados (Fig. 24.42). Nos estágios tardios da doença, áreas grandes de gordura subcutânea são substituídas por colágeno recém-formado.

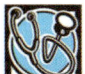 **Manifestações Clínicas:** A esclerodermia mostra um pico de incidência em pessoas de 30 a 50 anos de idade, e as mulheres são acometidas quatro vezes mais que os homens. Os pacientes com esclerodermia precoce geralmente apresentam-se com o fenômeno de Raynaud (ver Cap. 10) ou edema sem cacifo das mãos ou dos dedos. As áreas afetadas tornam-se endurecidas e tensas. A pele da face torna-se semelhante a uma máscara e sem expressão, e a pele ao redor da boca exibe sulcos radiais. Nos estágios tardios da doença, a pele sobre grandes áreas do corpo encontra-se espessada, densamente fibrosada, e fixada ao tecido subjacente. O prognóstico está relacionado com a extensão da doença em órgãos viscerais, particularmente pulmão e rim.

DISTÚRBIOS INFLAMATÓRIOS DO PANÍCULO

A paniculite compreende um grupo heterogêneo de doenças em que o foco principal de inflamação encontra-se no tecido subcutâneo (panículo). Os diferentes distúrbios agrupados no termo paniculite são classificados de acordo com a sua localização. *Paniculite septal* refere-se à inflamação nos septos de tecido conjuntivo, enquanto *paniculite lobular* denota envolvimento de lóbulos de gordura. Essas duas entidades podem ocorrer com ou sem uma vasculite associada. Por exemplo, a *poliarterite nodosa* (ver Cap. 10) produz uma paniculite septal.

O Eritema Nodoso Está Relacionado com Agentes Tóxicos e Infecciosos

Eritema nodoso (EN) é um distúrbio cutâneo que se manifesta como nódulos sensíveis, não-supurativos e autolimitados, sobre as superfícies extensoras das extremidades inferiores. A doença apresenta um pico de incidência na terceira década de vida e é três vezes mais comum em mulheres que em homens.

 Patogenia: O EN é desencadeado pela exposição a uma ampla variedade de agentes, incluindo drogas e microrganismos (bactérias, vírus e fungos), e ocorre associado a muitas doenças sistêmicas benignas e malignas. Infecções comuns complicadas por EN incluem doenças estreptocócicas (especialmente em crianças), tuberculose e infecção por *Yersinia*. Em áreas endêmicas, infecções fúngicas profundas (blastomicose, histoplasmose, coccidioidomicose) são uma causa comum. O EN também é freqüente após infecções agudas do trato respiratório de etiologia desconhecida, provavelmente virais. No EN induzido por drogas, os agentes mais comumente implicados são sulfonamidas e anticoncepcionais orais. Por fim, doença de Crohn e colite ulcerativa podem ser complicadas ocasionalmente por EN.

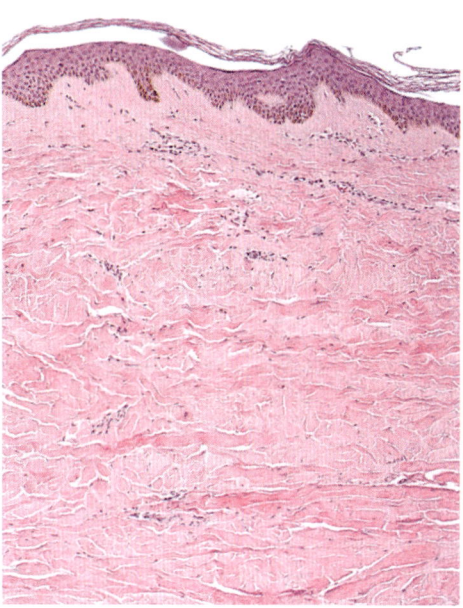

FIGURA 24.42
Esclerodermia. A derme caracteriza-se por grandes feixes de colágeno reticular orientados paralelos à epiderme. O tamanho grande e a perda do padrão de treliça desses feixes de colágeno são anormais. Não são evidentes apêndices, pois foram destruídos.

Acredita-se que o EN represente uma resposta imunológica a antígenos estranhos, embora a evidência seja indireta. Por exemplo, pacientes com tuberculose ou coccidioidomicose não desenvolvem EN até o teste de pele tornar-se positivo, e a testagem com o antígeno de Frei para linfogranuloma venéreo pode, por si só, induzir EN. A inflamação neutrofílica inicial sugere que o EN possa ser uma resposta à ativação de complemento, com quimiotaxia neutrofílica resultante. A inflamação crônica, as células gigantes do tipo corpo estranho e a fibrose subseqüentes são secundárias à necrose de tecido adiposo na interface dos septos e dos lóbulos.

 Patologia: No início do curso da doença, as lesões do EN encontram-se nos septos fibrosos do tecido subcutâneo, no qual a inflamação neutrofílica está associada ao extravasamento de eritrócitos. Nas lesões crônicas, os septos encontram-se alargados, com coleções focais de macrófagos tipo células gigantes ao redor de pequenas áreas de colágeno alterado e um infiltrado linfocítico mal definido (Fig. 24.43). Células gigantes e células inflamatórias estendem-se para o lóbulo na interface entre o septo e o lóbulo de gordura. Ocasionalmente, observa-se envolvimento vascular secundário.

 Manifestações Clínicas: Tipicamente, o EN manifesta-se de forma aguda na face anterior dos membros inferiores como nódulos eritematosos especialmente sensíveis, em forma de abóbada. Os nódulos por fim tornam-se firmes e menos sensíveis, e desaparecem em 3 a 6 semanas. À medida que alguns nódulos sofrem resolução, outros surgem, mas todas as lesões se resolvem em 6 semanas, sem a formação de tecido cicatricial residual.

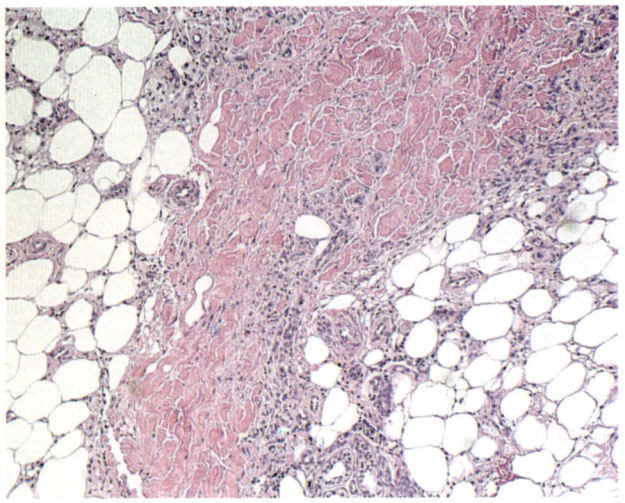

FIGURA 24.43
Eritema nodoso. A derme reticular está presente na *parte superior direita*. Dentro do panículo (*estendendo-se pelo meio de campo*) encontra-se um septo alargado. Linfócitos e macrófagos estão presentes em seu bordo com os lóbulos de tecido adiposo. Os vasos em paliçada ao longo do bordo do septo estão infiltrados por linfócitos.

O Eritema Indurado Está Freqüentemente Associado a *M. tuberculosis*

Eritema indurado (EI) refere-se a nódulos ou placas subcutâneas recorrentes crônicas nas pernas, predominantemente em mulheres. Historicamente, o EI tem sido considerado uma "tubercúlide" (uma reação de hipersensibilidade a micobactérias ou a antígenos associados em um sítio distante). O fato de o tecido lesional não conter isolados de micobactérias em cultura ou em animais de laboratório levantou dúvidas quanto à validade desse conceito. No entanto, pesquisas recentes utilizando a reação de cadeia de polimerase detectaram uma seqüência específica de DNA de *M. tuberculosis* em mais de 75% de amostras de biopsia de pele com diagnóstico histológico de EI.

 Patologia: Ao contrário do EN, o EI apresenta-se inicialmente como uma paniculite lobular. Essa lesão é secundária a uma vasculite, que produz necrose isquêmica do lóbulo de gordura. O panículo exibe um infiltrado inflamatório crônico denso dentro dos lóbulos, que podem formar granulomas tuberculóides proeminentes ou resultar em áreas de necrose por coagulação. Os septos lobulares dentro do panículo são relativamente poupados. Em geral, as alterações vasculares são extensas e incluem (1) infiltração proeminente de artérias e veias de pequeno e médio calibres por um infiltrado denso, linfóide ou granulomatoso, (2) tumefação endotelial, que pode progredir até trombose, e (3) espessamento fibroso da íntima. A necrose isquêmica extensa provoca a ulceração subseqüente da epiderme sobrejacente. No final, as lesões se resolvem por fibrose.

 Manifestações Clínicas: Os pacientes com eritema indurado exibem nódulos subcutâneos eritematosos sensíveis e recorrentes nas pernas, particularmente na área da panturrilha. As lesões tendem a ulcerar e curar-se com uma cicatriz atrófica. O curso pode se prolongar durante muitos anos e, em geral, são necessários esteróides sistêmicos para controlar a doença.

ACNE VULGAR: UM DISTÚRBIO DA UNIDADE PILOSSEBÁCEA

A acne vulgar é um distúrbio inflamatório autolimitado dos folículos sebáceos que afeta tipicamente adolescentes e resulta na formação intermitente de lesões papulares ou pustulares individualizadas, podendo levar à formação de tecido conjuntivo cicatricial. Em alguns casos, a acne estende-se até a terceira década de vida. A afecção é cosmeticamente desfigurante e, com freqüência, debilitante do ponto de vista psicológico. A acne é tão comum que muitos a vêem como um "rito de passagem" da adolescência.

  Patogenia e Patologia: O desenvolvimento de acne está relacionado com (1) produção excessiva de sebo induzida por hormônios; (2) cornificação anormal de porções do epitélio folicular; (3) uma resposta ao difteróide anaeróbico *Propionibacterium acnes*; e (4) ruptura do folículo e conseqüente inflamação. O folículo sebáceo contém uma penugem e glândulas sebáceas proeminentes. A alteração do status hormonal na puberdade leva à produção de sebo no folículo e a uma cornificação alterada no colo do folículo sebáceo (infundíbulo), efeitos que produzem dilatação do canal folicular. Um outro ciclo de produção excessiva de sebo está associado à descamação de células escamosas e ao acréscimo de restos queratinosos, uma situação que propicia um meio rico para a proliferação de *P. acnes*. Essas alterações combinadas resultam na formação de um folículo obstruído e distendido, denominado *comedão*. Neutrófilos são atraídos para a área por fatores quimiotáticos liberados pelo *P. acnes*, liberando enzimas hidrolíticas e formando um abscesso folicular (*pústula*). Os neutrófilos também atacam a parede do folículo, permitindo, assim, o escape de sebo, queratina e bactérias para o tecido perifolicular, no qual estimulam inflamação aguda adicional e um abscesso perifolicular (Fig. 24.44). O desenvolvimento de alergia ao *P. acnes* intensifica a resposta inflamatória. As lesões completamente evoluídas mostram intensa inflamação neutrofílica circundando o folículo sebáceo rompido. Além disso, muitos macrófagos, linfócitos e células gigantes tipo corpo estranho acumulam-se como resposta à ruptura do folículo sebáceo.

 Manifestações Clínicas: A acne vulgar apresenta uma variedade de lesões da pele em diferentes estágios de desenvolvimento, incluindo comedões, pápulas, pústulas, nódulos, cistos e cicatrizes deprimidas. Os comedões, que são as lesões não-inflamatórias primárias da acne, ou estão abertos ("*cabeças pretas*") ou fechados ("*cabeças brancas*"). As lesões inflamatórias mais avançadas variam desde pequenas pápulas eritematosas até nódulos e cistos purulentos, sensíveis e grandes.

A acne vulgar é tratada com limpeza tópica e com agentes queratolíticos e antibacterianos. Casos graves são tratados com vitamina A tópica, antibióticos sistêmicos e retinóides orais sintéticos (isotretinoína).

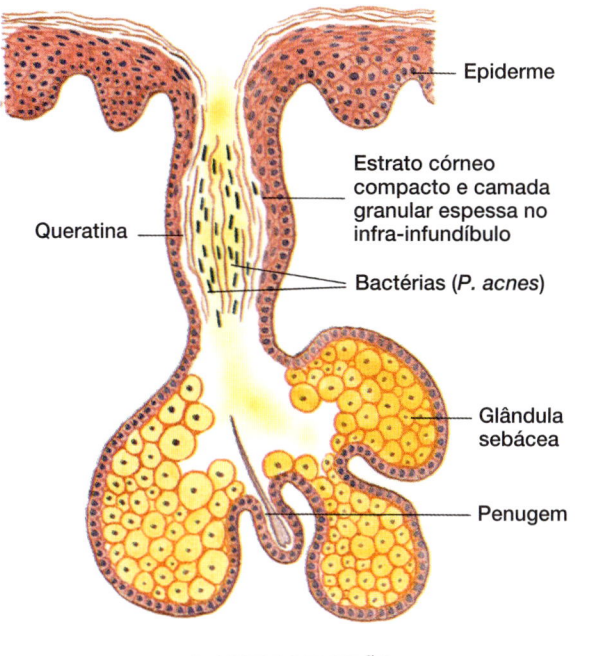
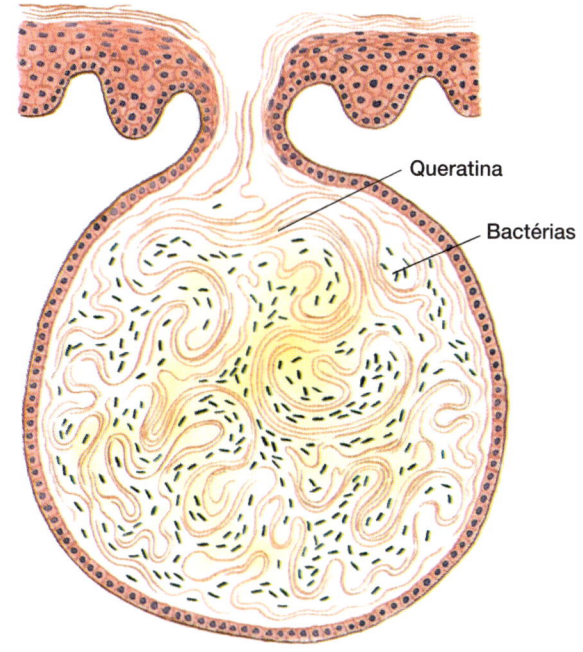
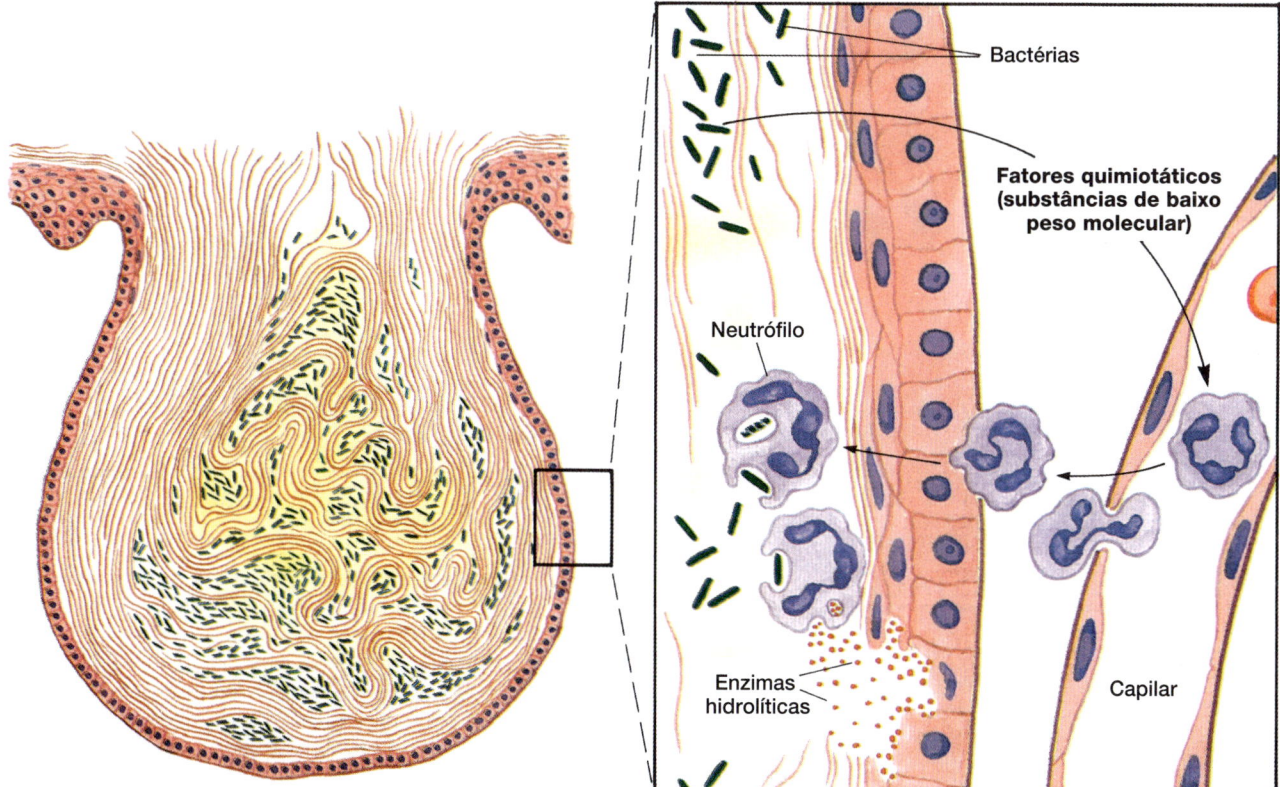

FIGURA 24.44
Acne vulgar. Patogenia da distensão, ruptura e inflamação foliculares. A acne é uma doença do canal folicular de um folículo sebáceo. Estrato córneo compacto e camada granular espessada no infra-infundíbulo são o começo da formação de um comedão. Microcomedões (A) fechado (B) e aberto (C) são formados. Ocorre secreção excessiva de sebo, e a bactéria *P. acnes* prolifera-se. O microrganismo produz fatores quimiotáticos, levando à migração de neutrófilos para o comedão íntegro. Enzimas neutrofílicas são liberadas e o comedão rompe-se, induzindo um ciclo de quimiotaxia e inflamação neutrofílica intensa (D e E).

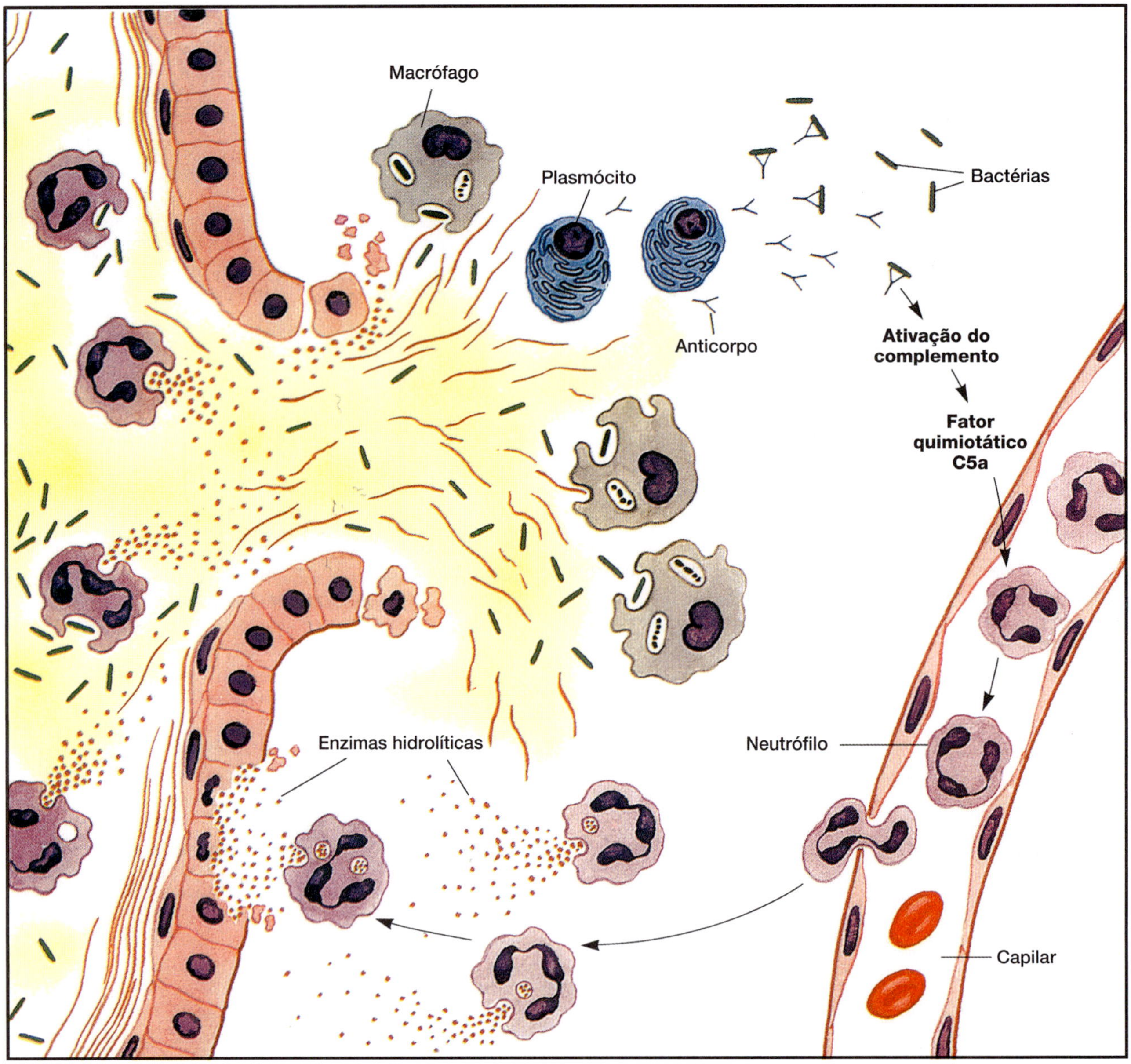

E. INFLAMAÇÃO E RUPTURA DO FOLÍCULO SEBÁCEO

FIGURA 24.44 *(continuação)*

INFECÇÕES E INFESTAÇÕES

A pele encontra-se sob agressão constante advinda de uma variedade incontável de agentes agressores e proporciona uma barreira efetiva, porém imperfeita contra eles. Bactérias, fungos, vírus, parasitas e insetos algumas vezes conseguem penetrar na primeira linha de defesa.

O Impetigo É uma Infecção por Estafilococos ou por Estreptococos

Infecções bacterianas superficiais da pele, conhecidas como *impetigo*, ocorrem mais comumente em crianças, que freqüentemente se infectam através de pequenas rupturas na pele. Os adultos tendem a manifestar o impetigo como uma seqüela de um processo mórbido subjacente que, de alguma forma, compromete a função de barreira da pele. Erosões ou úlceras crostosas cor de mel, freqüentemente com área central de cicatrização, estão presentes principalmente nas áreas expostas, como a face, as mãos e as extremidades (Fig. 24.45). Uma combinação de agentes antimicrobianos tópicos e sistêmicos direcionados contra estafilococos ou estreptococos é o principal ponto da terapia. O *ectima* ocorre quando o microrganismo invade áreas superficiais da pele, formando uma lesão ulcerada necrosante na derme.

 Patologia: À microscopia, muitos neutrófilos são encontrados abaixo do estrato córneo. Microrganismos bacterianos podem ser identificados com colorações especiais. Vesículas ou bolhas se formam e por fim rompem-se,

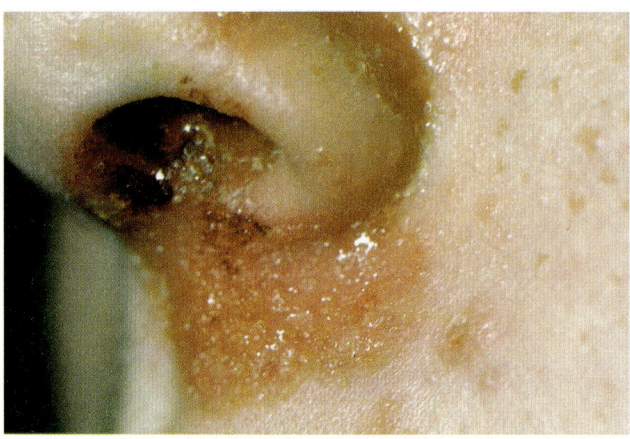

FIGURA 24.45
Impetigo contagioso. Crostas cor de mel secundárias a ruptura de vesicopústulas são vistas na área nasal de uma criança, área comumente colonizada por Staphylococcus aureus.

permitindo o aparecimento de uma secreção soropurulenta fina. Essa secreção seca e forma as camadas características de exsudato contendo neutrófilos e restos celulares. Alterações epidérmicas reativas (espongiose e alongamento das cristas epidérmicas) e inflamação dérmica superficial geralmente estão presentes.

As Infecções Fúngicas Superficiais São Causadas por Dermatófitos

Os dermatófitos são fungos que podem infectar epitélio queratinizado inviável, como o estrato córneo, unhas e cabelo. Sintetizam queratinases que digerem queratina e fornecem sustento para os microrganismos. Com freqüência, as infecções fúngicas superficiais são causadas por uma alteração no meio ambiente cutâneo, o que permite o crescimento excessivo de flora transitória ou residente. Por exemplo, o uso de agentes imunossupressores, como glicocorticóides tópicos ou sistêmicos, pode comprometer a resposta imunológica celular que normalmente elimina dermatófitos da pele. Transpiração excessiva ou oclusão de uma parte do corpo pode proporcionar um meio que "altera o equilíbrio" entre a proliferação fúngica e a eliminação a favor da proliferação.

Das cerca de 10 espécies de dermatófitos que são causas comuns de infecção cutânea humana, o *Trichophyton rubrum* é a etiologia mais comum. Uma infecção superficial causada por um dermatófito é denominada *dermatofitose* ou *tinha*. As tinhas apresentam características clínicas diferenciadoras dependendo do local de infecção. São divididas da seguinte forma: (1) *tinha da cabeça* (couro cabeludo), (2) *tinha da barba*, (3) *tinha da face*, (4) *tinha do corpo* (tronco, pernas, braços ou pescoço, excluindo pés, mãos e virilha), (5) *tinha da mão*, (6) *tinha do pé* ("pé-de-atleta"; Fig. 24.46), (7) *tinha crural* (virilha, área pubiana e coxa; "prurido do jóquei"), e (8) *tinha ungueal* (unhas; "onicomicose").

Outras causas de infecções fúngicas superficiais são as espécies de *Candida* e *Malassezia furfur*. As espécies de *Candida* precisam de um meio úmido e quente para florescer, como o encontrado nas nádegas de um bebê com uma fralda molhada. A *M. furfur* precisa de um meio úmido e rico em lipídios. A *tinha versicolor*, provocada pela *M. furfur*, é mais comum em adultos jovens, quando a produção de sebo é maior. Ocorrem máculas redondas ou ovais, bem demarcadas, pigmentadas e de tamanhos variados, com escamas delicadas, predominantemente na porção superior do tronco.

Colorações especiais, como o PAS, demonstram formas em brotamento de leveduras e hifas nas camadas mais superficiais do estrato córneo. Hiperqueratose, hiperplasia epidérmica e inflamação perivascular crônica são observadas na derme (Fig. 24.46).

As Infecções Fúngicas Profundas Refletem Disseminação de Infecções Pulmonares

A maioria das infecções fúngicas invasivas ou sistêmicas originam-se da inalação de material contaminado com microrganismos, como *Histoplasma* ou *Blastomyces*. A seguir, a infecção primária pode se disseminar para a pele ou a mucosa. As infecções fúngicas da pele invasivas localmente são raras e em geral originam-se em microrganismos como *Sporothrix* ou *Fonsecaea*, implantados de modo traumático. Um estado subjacente de depressão imunológica aumenta a probabilidade de disseminação dos microrganismos fúngicos.

A extensão profunda de uma infecção cutânea local freqüentemente resulta em lesão semelhante a cancro no local da implantação. Vasos linfáticos entremeados podem se tornar indurados e espessados. Nódulos e ulcerações, especialmente os encontrados bilateralmente, sugerem uma fonte interna de infecção.

A presença de certas características morfológicas ou de padrões de coloração fornece uma indicação para a identificação do microrganismo. Por exemplo, a forma em levedura de *Blastomyces dermatitidis* exibe paredes notavelmente refráteis e um padrão amplo de brotamento, ao passo que a forma em levedura de *Histoplasma capsulatum* é muito menor, com freqüência é encontrada no interior de macrófagos e mostra um padrão de brotamento com base estreita. A coloração do esfregaço com nanquim ou de um tecido de biopsia com mucicarmina pode demonstrar a cápsula espessa característica da levedura *Cryptococcus neoformans*. Hiperplasia epidérmica acentuada, microabscessos intra-epidérmicos e inflamação supurativa granulomatosa na derme são alguns dos achados associados às infecções fúngicas profundas (Fig. 24.47).

As Infecções Virais Provocam uma Grande Variedade de Lesões Cutâneas

As dermatoses causadas por vírus são numerosas e incluem um amplo espectro de quadros clínicos (ver Cap. 9). Alguns vírus, como o poxvírus *molluscum contagiosum (MCV)* ou os *papilomavírus humanos (HPV)* (ver adiante), manifestam-se como proliferações epiteliais benignas transitórias e que sofrem resolução de modo espontâneo. Outros vírus (por exemplo, do sarampo ou o *parvovírus* [eritema infeccioso]) provocam doença febril com erupções cutâneas autolimitadas (exantemas). A infecção primária pela maior parte dos *herpesvírus humanos* freqüentemente é assintomática, mas acarreta um estado de infecção latente. Mediante reativação, o vírus provoca uma erupção vesicular.

O **molusco contagioso** é uma infecção comum em crianças e adultos sexualmente ativos. É uma infecção autolimitada que se dissemina facilmente pelo contato direto. Pápulas em forma de cúpula e com a superfície lisa, além de umbilicação central característica, são encontradas geralmente na face, tronco e área anogeni-

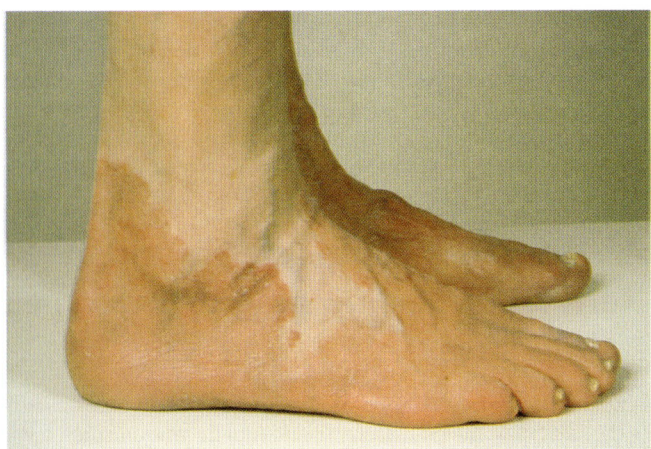
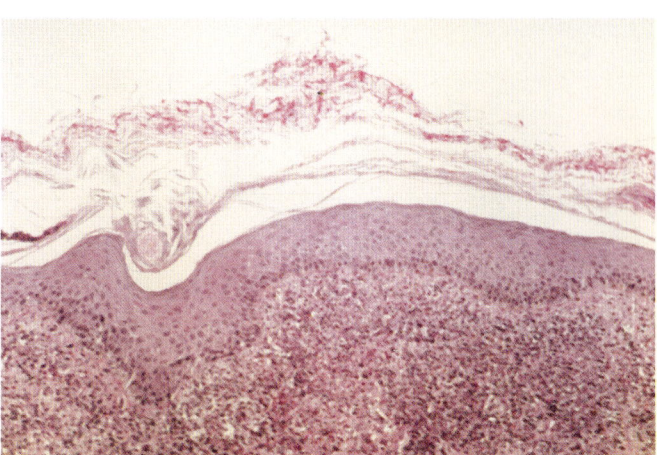

FIGURA 24.46
Dermatofitose. A. Tinha do pé. Uma borda importante de escamas e eritema em uma distribuição de mocassim caracteriza essa infecção, mais freqüentemente causada por *Trichophyton rubrum*. **B.** Há denso infiltrado inflamatório na epiderme e na derme e está associado à presença de hifas fúngicas no estrato córneo. **C.** Visão de maior aumento das hifas fúngicas no estrato córneo.

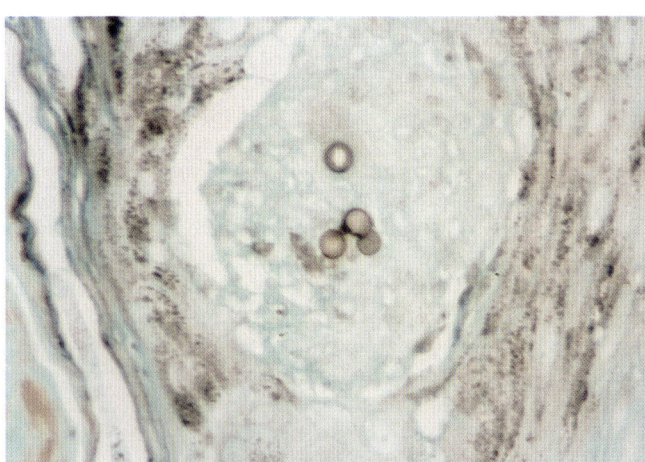

FIGURA 24.47
Blastomicose. Uma coloração pelo ácido periódico de Schiff acentua os microrganismos, que apresentam esporos de parede espessa com 8 a 15 microns de diâmetro. Um dos microrganismos demonstra brotamento de base ampla.

tal. O exame microscópico mostra células epidérmicas contendo grandes corpúsculos de inclusão intracitoplasmáticos ("corpúsculos de *molusco*"), que são encontrados no interior de áreas em forma de taça que também exibem hiperplasia epidérmica verrucosa (papilomatosa). Existem muitas partículas virais dentro desses corpúsculos de inclusão (Fig. 24.48).

As Infestações por Artrópodes Produzem Lesões Cutâneas Pruriginosas

Sarnas e piolhos, outros insetos e aranhas produzem lesões locais que podem ser intensamente pruriginosas.

- A *escabiose* é uma dermatite eczematosa muito pruriginosa causada pelo ácaro *Sarcoptes scabiei*. A fêmea do ácaro abriga-se abaixo do estrato córneo dos dedos, pulsos, tronco e pele genital (Fig. 24.49). Uma dermatite linfocítica e eosinofílica intensa é induzida como uma reação de hipersensibilidade ao ácaro e seus ovos e fezes.

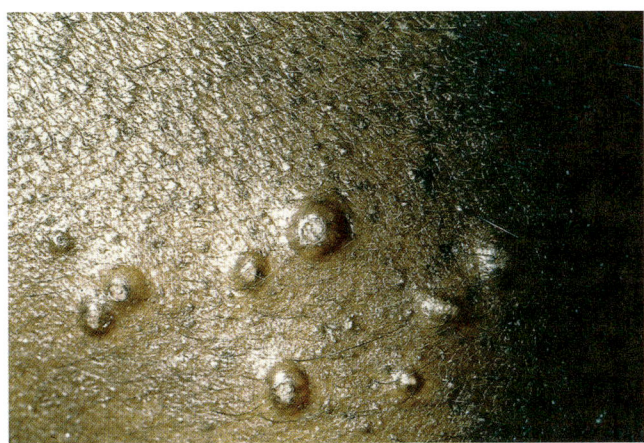
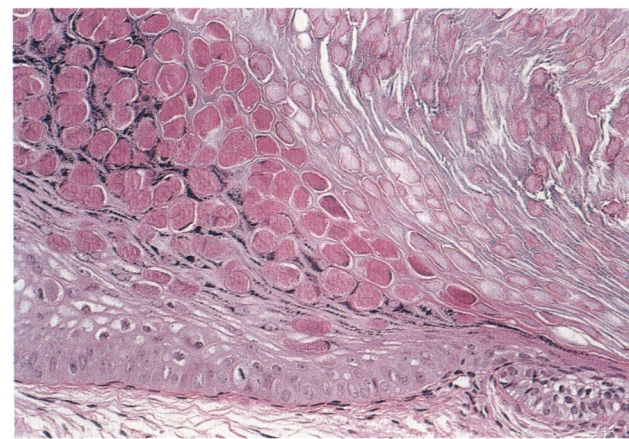

FIGURA 24.48
Molusco contagioso. A. Múltiplas pápulas umbilicadas em paciente HIV-positivo. B. Os queratinócitos que estão infectados com esse poxvírus mostram grandes inclusões citoplasmáticas eosinofílicas, denominadas "corpúsculos do molusco".

- *Pediculose:* Uma outra dermatose pruriginosa pode ser causada por uma variedade de piolhos humanos. Os ovos do piolho ("lêndeas") podem ser encontrados aderidos às hastes de cabelo.
- *Picadas de insetos:* As lesões produzidas por picada de insetos variam desde pápulas pequenas e pruriginosas até nódulos grandes, exsudativos. A reação depende da espécie de artrópode e da resposta imunológica do hospedeiro. Por exemplo, picadas de carrapatos tendem a ser grandes, com um infiltrado linfocítico e eosinofílico surpreendente. Também pode haver a formação de folículos linfóides. Picadas de pulgas são, em geral, urticariformes, com um infiltrado neutrofílico escasso. Os venenos injetados por alguns artrópodes, como a aranha reclusa castanha da América do Norte, podem ocasionar necrose tecidual grave no sítio da picada. A *doença de Lyme,* uma infecção treponêmica transmitida pelo carrapato *Ixodes,* é discutida no Cap. 9.

NEOPLASIAS PRIMÁRIAS DA PELE

Os tumores cutâneos constituem um paradigma importante para a compreensão de neoplasias em geral. Essas lesões encontram-se na superfície do corpo, podendo-se observar prontamente seu desenvolvimento e evolução. A pronta disponibilidade de tecido tumoral oriundo de lesões seqüenciais permite estudos *in vitro* de células tumorais a serem correlacionadas com o comportamento observado das lesões clínicas.

A incidência de melanoma maligno em particular está aumentando a uma taxa alarmante. Estima-se que mais de 1% das crianças nascidas atualmente venham a desenvolver melanoma maligno. Embora o diagnóstico de melanoma maligno signifique certo risco, o prognóstico é excelente se a lesão for diagnosticada e excisada antes de entrar na fase de crescimento vertical. Entretanto, quando o tumor estende-se até uma profundidade crítica na derme, muitos pacientes afetados morrerão de doença metastática.

O Nevo Melanocítico Adquirido Comum (Sinal) É uma Lesão Cutânea Pigmentada Benigna

O nevo melanocítico adquirido comum é composto de proliferação localizada de melanócitos dentro da epiderme ou da derme.

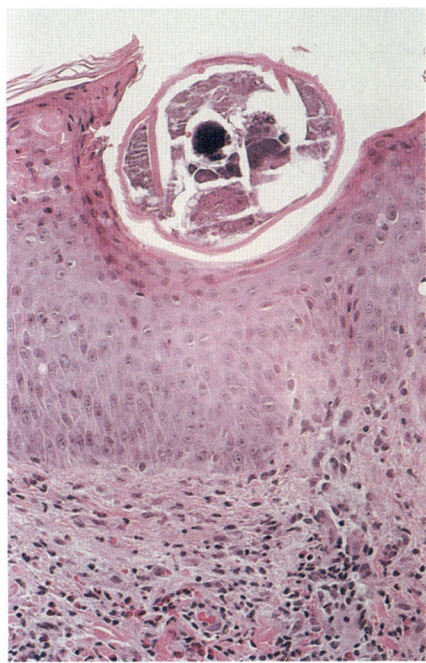

FIGURA 24.49
Nódulo de escabiose. Uma sarna escabiótica está presente no estrato córneo.

 Patogenia: A maioria das pessoas expostas a uma quantidade significativa de luz nos primeiros 15 anos de vida, independentemente da cor de sua pele, desenvolverá cerca de 10 a 50 sinais sobre a pele. A pele negra pode desenvolver nevos, mas são incomuns e não estão associados a progressão até melanoma. Contudo, se estiverem localizados nas palmas das mãos, nas solas dos pés ou na pele genital, o risco de melanoma é o mesmo em todas as raças.

Ordinariamente, os nevos não se desenvolvem em áreas protegidas da luz por, pelo menos, duas camadas de roupas, como as mamas das mulheres. Uma notável exceção para a indução de nevos melanocíticos pela luz ocorre nas pessoas de olhos azuis e cabelo ruivo e com pele branco-leite. Esses indivíduos são especialmente sensíveis à luz e formam sardas, mas não exibem um número importante de nevos. Existe uma relação causal inequívoca entre luz ultravioleta e nevos melanocíticos (e melanoma maligno), mas a relação é complexa; algumas pessoas com pele clara formam relativamente poucos nevos, enquanto algumas com pele escura desenvolvem muitos sinais. A habilidade de formar nevos foi correlacionada com variantes polimórficas do receptor de melanocortina e com variação subseqüente do índice entre feomelanina vermelha e eumelanina marrom.

Estudos epidemiológicos recentes mostraram a importância de lesões precursoras (nevos melanocíticos ou sinais) para o desenvolvimento de melanoma. Uma pessoa com 100 ou mais sinais com 2 a 5 mm de largura apresenta um risco três vezes maior de desenvolver melanoma do que aquela com menos de 25 sinais semelhantes. Os pacientes com nevos clinicamente atípicos ou com nevos histologicamente displásicos apresentam um risco ainda maior de desenvolvimento de melanoma.

Os nevos melanocíticos começam a surgir entre o primeiro e o segundo anos de vida, e continuam a emergir nas primeiras duas décadas de vida. Uma pinta é reconhecida primeiramente como um pequeno ponto marrom, que não excede 1 a 2 mm de diâmetro. Durante um período de 3 a 4 anos, o ponto aumenta como uma área uniforme marrom claro a castanha, circular ou oval. Geralmente o contorno do nevo permanece regular. Quando o nevo tem 4 a 5 mm de diâmetro, é achatado ou levemente elevado, pára de aumentar na periferia e encontra-se bem delimitado da pele normal circundante. Nos 10 anos seguintes, a lesão começa a se elevar, e sua coloração diminui até tornar-se uma massa polipóide bronzeada. Durante uma até duas décadas, gradativamente se achata, e a pele pode retornar ao seu aspecto normal. A maioria das pessoas mostra uma diminuição gradual do número de nevos com o passar dos anos. É digno de nota o fato de que muitos pacientes com melanoma retêm quantidade importante de sinais, atípicos para a época, nas décadas posteriores de vida.

 Patologia: No começo de um nevo melanocítico, existe uma quantidade aumentada de melanócitos na epiderme basal, com hiperpigmentação posterior. Subseqüentemente, os melanócitos formam ninhos, em geral nas extremidades das cristas epidérmicas, e migram para a derme, formando pequenos aglomerados. Conforme a lesão torna-se elevada, o componente dérmico começa a se diferenciar de modo parecido com as células de Schwann, uma evolução que gradualmente abrange todo o componente dérmico deixando um núcleo de neuromesênquima delicado. Com o avanço do processo, o nevo pode se achatar e possivelmente até mesmo desaparece. A classificação histológica de nevos melanocíticos reflete a evolução das lesões.

- **Nevo juncional:** Os melanócitos formam ninhos nas extremidades das cristas epidérmicas na epiderme.
- **Nevo composto:** Ninhos de melanócitos são vistos na epiderme e as células também migraram para a derme (Fig. 24.50).
- **Nevo dérmico:** O crescimento melanocítico intradérmico cessou (Fig. 24.51).

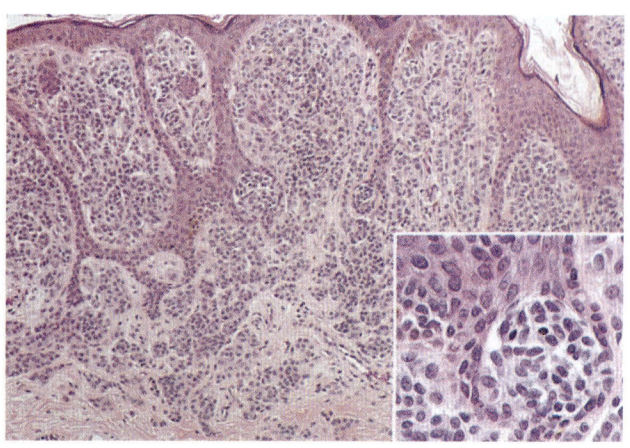

FIGURA 24.50
Nevo melanocítico composto. Melanócitos estão presentes como ninhos dentro da epiderme e da derme. Um ninho intra-epidérmico de melanócitos está circundado por queratinócitos (*detalhe*).

O Nevo Displásico (Atípico) Exibe Crescimento Melanocítico Persistente

Alguns nevos adquiridos comuns não seguem o padrão esperado de crescimento, diferenciação e desaparecimento descrito anteriormente. Essas lesões persistem, e, em geral, têm mais de 5 mm transversalmente. Esses nevos podem mostrar áreas focais de crescimento melanocítico aberrante, e tornam-se maiores e mais irregulares perifericamente. A área irregular é achatada (macular) e estende-se assimetricamente a partir do nevo-mãe. Alguns nevos displásicos clinicamente são maculares por completo.

Mutações na linhagem germinativa no gene supressor tumoral *CDKN2A* (também conhecido como *p16* ou *p16INK4a*), mapeado no cromossomo 9p21, foram encontradas em alguns pacientes com nevo displásico/melanoma e membros de sua família. Esse gene codifica um inibidor da quinase 4 dependente de ciclina (CDK4) e funciona suprimindo a proliferação.

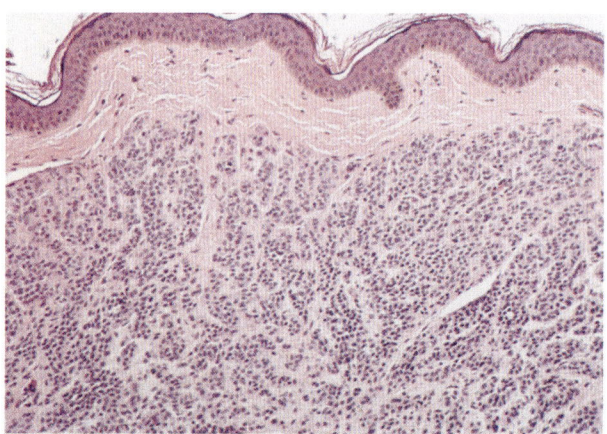

FIGURA 24.51
Nevo melanocítico dérmico. Os melanócitos estão completamente confinados à derme.

A Displasia Melanocítica Exibe Atipia da Arquitetura e da Citologia

Inicialmente, o crescimento de melanócitos na epiderme basal tem o aspecto semelhante ao do que ocorre nos estágios iniciais de um nevo comum. Essa área é anormal quanto ao padrão de arquitetura, não nas características citológicas. Uma faixa de tecido conjuntivo eosinofílico (*fibroplasia lamelar*) é vista ao redor das cristas epidérmicas, que contêm melanócitos com crescimento aberrante. Esses melanócitos aberrantes podem crescer até se tornarem fluxos contínuos de melanócitos estendendo-se de crista para crista ("formação de pontes"). À medida que essas características de arquitetura tornam-se mais proeminentes, os melanócitos com núcleos atípicos grandes que lembram células malignas também podem surgir nas áreas de distúrbio da arquitetura. Essa combinação de distúrbio da arquitetura e atipia citológica constitui um nevo displásico (Figs. 24.52 e 24.53). Áreas de displasia também podem estar associadas a infiltrado linfocítico subjacente. Mais de um terço dos melanomas malignos apresenta um nevo precursor e a maioria deles exibe displasia melanocítica.

O Melanoma Maligno tem Conseqüências Relacionadas com a Profundidade de Invasão

Melanoma em Fase de Crescimento Radial

A forma encontrada mais freqüentemente de melanoma encontra-se na fase de crescimento radial e também é denominada *melanoma de disseminação superficial* (Fig. 24.54).

 Patologia: Melanócitos epitelióides grandes estão dispersos em ninhos e como células individuais por toda a espessura da epiderme. Esses melanócitos podem estar apenas na epiderme (*melanoma* in situ), mas também pode haver extensão focal para a derme papilar. Na fase de crescimento radial, nenhum ninho apresenta preferência de crescimento (tamanho maior) sobre os outros ninhos (Fig. 24.55). Desse modo, os melanócitos da fase de crescimento radial crescem em todas as direções: para cima na epiderme, perifericamente na epiderme e para baixo, a partir da epiderme para a derme. Não são observadas mitoses em melanócitos dérmicos. O aumento dessas lesões circulares dá-se na periferia; daí o termo *radial*. Os melanócitos da fase de crescimento radial estão quase sempre associados a resposta linfocitária ativa. Os melanomas na fase de crescimento radial apenas raramente apresentam metástase.

 Manifestações Clínicas: O melanoma de disseminação superficial (MDS) tende a ocorrer na pele exposta intermitentemente ao sol. O tumor foi associado a uma história de queimadura solar. Melanomas iniciais na fase de crescimento radial apresentam borda levemente elevada e palpável. Em geral a neoplasia é pigmentada de modo variável e ao acaso. Algumas partes são negras ou marrom-escuras, ao passo que outras áreas podem ser marrom mais claro, possivelmente mescladas com tons rosados ou de azul-claro. A lesão inteira pode ser puramente marrom-escura (ver Fig. 24.54). Com relação às lesões que finalmente são diagnosticadas como melanoma, os pacientes com freqüência afirmam ter ocorrido uma alteração em um nevo. Tais alterações podem incluir prurido, aumento do tamanho, escurecimento ou sangramento e exsudação, embora os últimos sinais tendam a surgir posteriormente. Mesmo na ausência dessas observações por parte do paciente, qualquer lesão que levante a suspeita clínica de melanoma deve ser submetida a biopsia excisional. A regra "ABCD" é um mnemônico conveniente ensinado com freqüência aos pacientes para ajudá-los a reconhecer alterações nos nevos que devem fazer com que procurem ajuda médica: **A**ssimetria da forma, irregularidade da **B**orda, variação da **C**or e **D**iâmetro acima de 6 mm. Contudo, nem todos os melanomas em fase inicial exibem esses atributos, e qualquer lesão que sofra alteração deve ser avaliada por biopsia excisional.

Melanoma em Fase de Crescimento Vertical

Após um tempo variável (geralmente 1 a 2 anos), a característica de crescimento começa a mudar. Os melanócitos exibem atividade mitótica focal e crescem como nódulos esferóides que se expandem mais rapidamente do que o restante do tumor na derme papilar circundante (Fig. 24.56). O direcionamento final do crescimento tende a ser perpendicular àquele da fase de crescimento radial, daí a expressão *vertical* (Figs. 24.57 até 24.59).

 Patologia: As características da fase de crescimento vertical são as seguintes:

- As células tendem a diferenciar-se em aspecto daquelas da fase de crescimento radial. Por exemplo, podem conter pouco ou nenhum pigmento, enquanto as células da fase de crescimento radial são melanóticas.

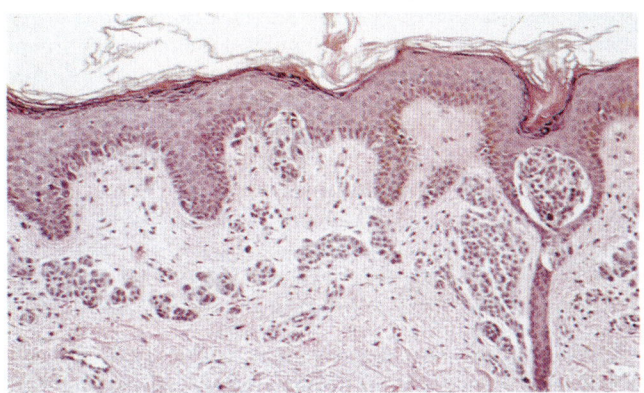

FIGURA 24.52
Nevo composto com displasia melanocítica. À *direita*, um nevo composto é mostrado com componentes intra-epidérmicos e dérmicos. À *esquerda*, dentro da epiderme encontram-se melanócitos atípicos individualizados dentro da unidade basal, bem como fibroplasia lamelar incipiente. Melanócitos dérmicos estão presentes *abaixo*.

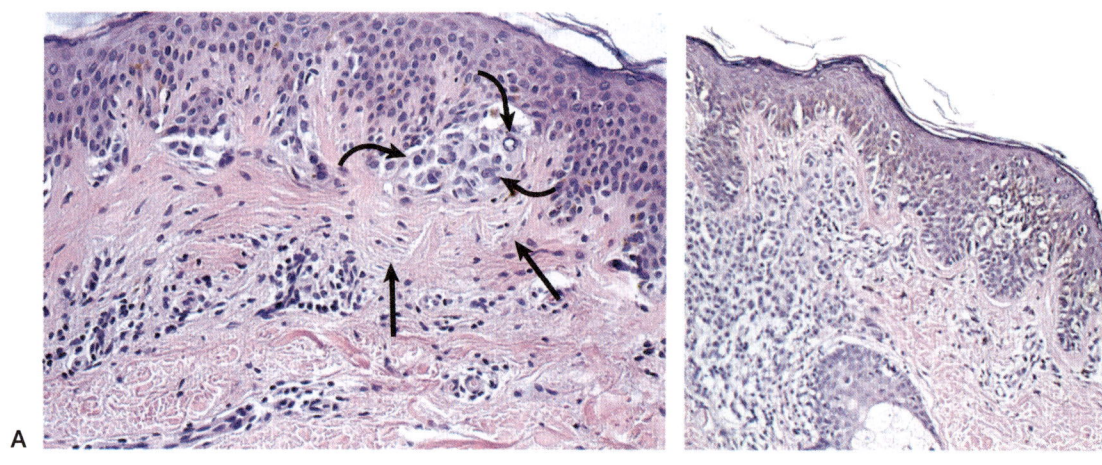

FIGURA 24.53
Nevo displásico. A. Existe formação de pontes das cristas epidérmicas por ninhos de melanócitos, melanócitos com atipia citológica (*setas curvas*), fibroplasia lamelar (*setas retas*) e um infiltrado linfocítico perivascular escasso. B. À *esquerda*, há uma zona contendo células névicas dérmicas típicas de um nevo melanocítico composto. Na epiderme, à *direita*, está uma proliferação lentiginosa de melanócitos atípicos com fibroplasia lamelar. Esta fotomicrografia é tirada da junção dos componentes papilares e maculares deste nevo displásico. Na porção macular, que toma a maior parte do campo, geralmente desenvolve-se displasia. C. Estes ninhos melanocíticos elipsóides repousando sobre fibroplasia lamelar (*setas retas*) exibem grandes melanócitos epitelióides com atipia (*setas curvas*).

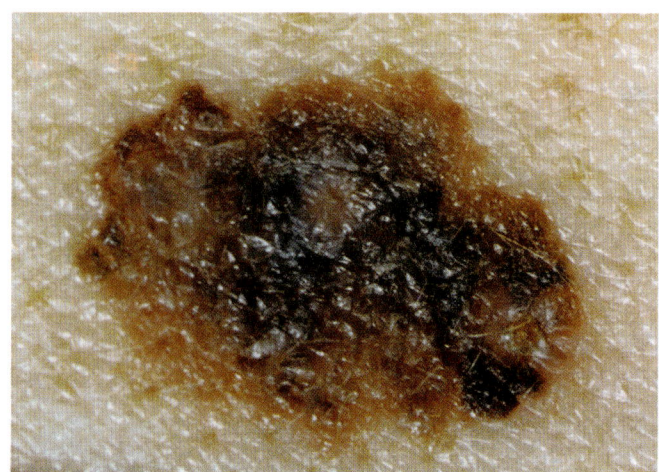

FIGURA 24.54
Aspecto clínico da fase de crescimento radial no melanoma maligno do tipo disseminante superficial. O diâmetro maior é de 1,8 cm.

- O agregado celular que caracteriza a fase de crescimento vertical é maior do que os aglomerados de células que formam os componentes intra-epidérmicos e invasivos da fase de crescimento radial. O sítio dominante do crescimento do tumor é desviado da epiderme para a derme.
- Tumores que se estendem para a metade inferior da derme reticular estão, por definição, na fase de crescimento vertical.
- A resposta imunológica celular do hospedeiro pode estar ausente na base da fase de crescimento vertical.
- Marcadores da progressão do ciclo celular, como Ki-67, elevam-se nas células da fase de crescimento vertical.

Mesmo quando os tumores entram na fase de crescimento vertical, ainda podem faltar as propriedades necessárias para metástases. Alguns tumores têm pouca capacidade de dar metástases, enquanto outros têm maior potencial. Por exemplo, melanomas em fase de crescimento vertical, com mais de 1,7 mm de espessura, que não apresentam mitoses evidentes e exibem um leve infiltrado de linfócitos raramente dão metástases. Melanomas em fase de crescimento vertical com mais de 3,6 mm

NEOPLASIAS PRIMÁRIAS DA PELE   1273

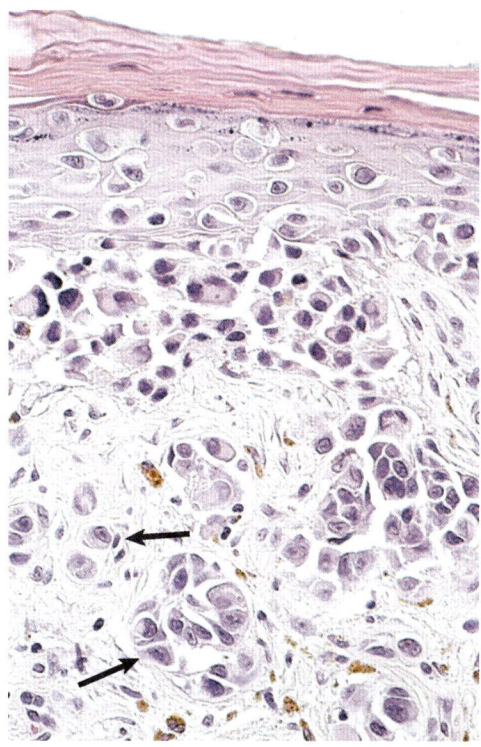

FIGURA 24.55
Melanoma maligno, do tipo disseminante superficial, fase de crescimento radial. Melanócitos crescem individualmente dentro da epiderme em todos os níveis e na forma de ninhos grandes, de tamanhos irregulares, na junção dermo-epidérmica. Há células tumorais na derme papilar (*setas*), mas nenhum ninho mostra crescimento preferencial sobre os outros.

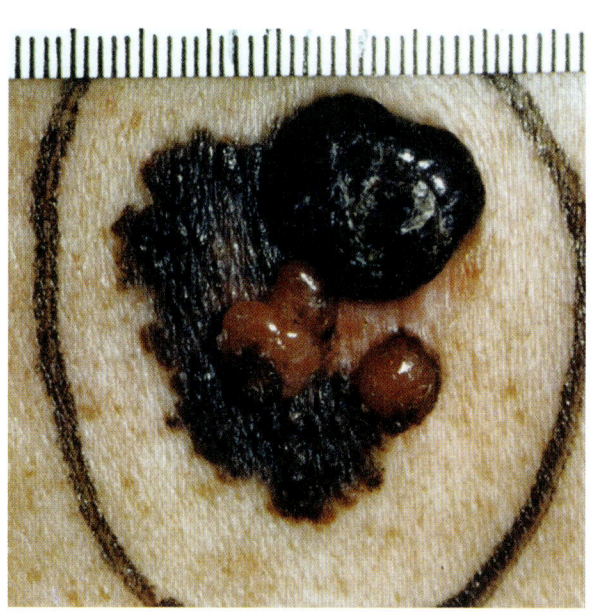

FIGURA 24.56
Melanoma maligno. O tipo de disseminação superficial é representado pelas partes marrons e pretas, escuras, relativamente achatada, do tumor. Há três áreas nessa lesão, características da fase de crescimento vertical. Todas são nodulares em configuração; duas apresentam coloração rosada, e a maior é intensamente negra, como ébano.

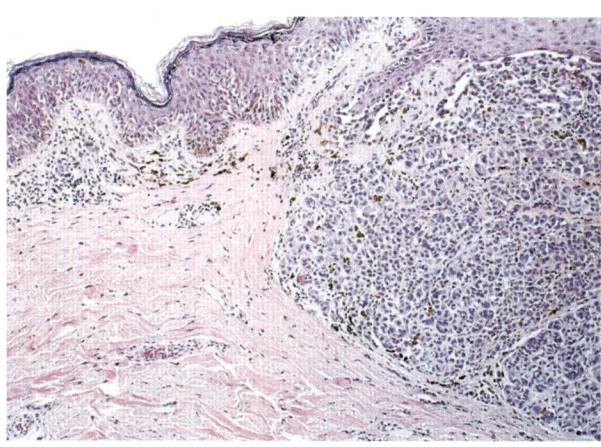

FIGURA 24.57
Melanoma maligno, tipo disseminante superficial, fase de crescimento vertical. O crescimento vertical manifesta-se pelo nódulo tumoral esférico distinto à *direita*. Um foco de melanócitos apresenta claramente uma vantagem de crescimento (tamanho maior) sobre os outros ninhos da fase de crescimento radial (*esquerda*). O nódulo distorce a junção dérmica reticular-papilar e, desse modo, é de nível III.

de espessura, que exibem mais de seis mitoses/mm^2, e não contêm linfócitos infiltrados no tumor geralmente dão metástases. Lesões entre esses extremos podem ser reconhecidas e seu comportamento previsto por meio do uso de modelos prognósticos, embora imperfeitamente.

Melanoma Metastático

O melanoma metastático surge dos melanócitos da fase de crescimento vertical. Geralmente, as metástases iniciais envolvem os linfonodos regionais, embora seja comum também a disseminação através da corrente sangüínea. Quando ocorrem metástases pela corrente sangüínea, elas são incomumente disseminadas em comparação a outras neoplasias; praticamente qualquer órgão pode estar envolvido. Muitos melanomas metastáticos permanecem dormentes por períodos longos, reaparecendo apenas anos depois da excisão do tumor primário.

Melanoma Nodular

Ocasionalmente, o melanoma "pula" a progressão tumoral escalonada descrita anteriormente e manifesta todas suas características malignas na lesão inicial. O melanoma nodular é uma forma incomum de tumor (10%) e manifesta-se como um nódulo esferóide, elevado e circunscrito. Não se desenvolve através de uma fase de crescimento radial, mas encontra-se na fase de crescimento vertical quando observado inicialmente (Fig. 24.60). À histologia, o melanoma nodular compõe-se de um ou mais nódulos de células que crescem de modo expansível na derme (Figs. 24.61 e 24.62).

Melanoma Lentigo Maligno

O melanoma lentigo maligno, também conhecido como *sarda melanótica de Hutchinson,* é uma mácula pigmentada grande que ocorre na pele lesada pelo sol. Desenvolve-se quase que ex-

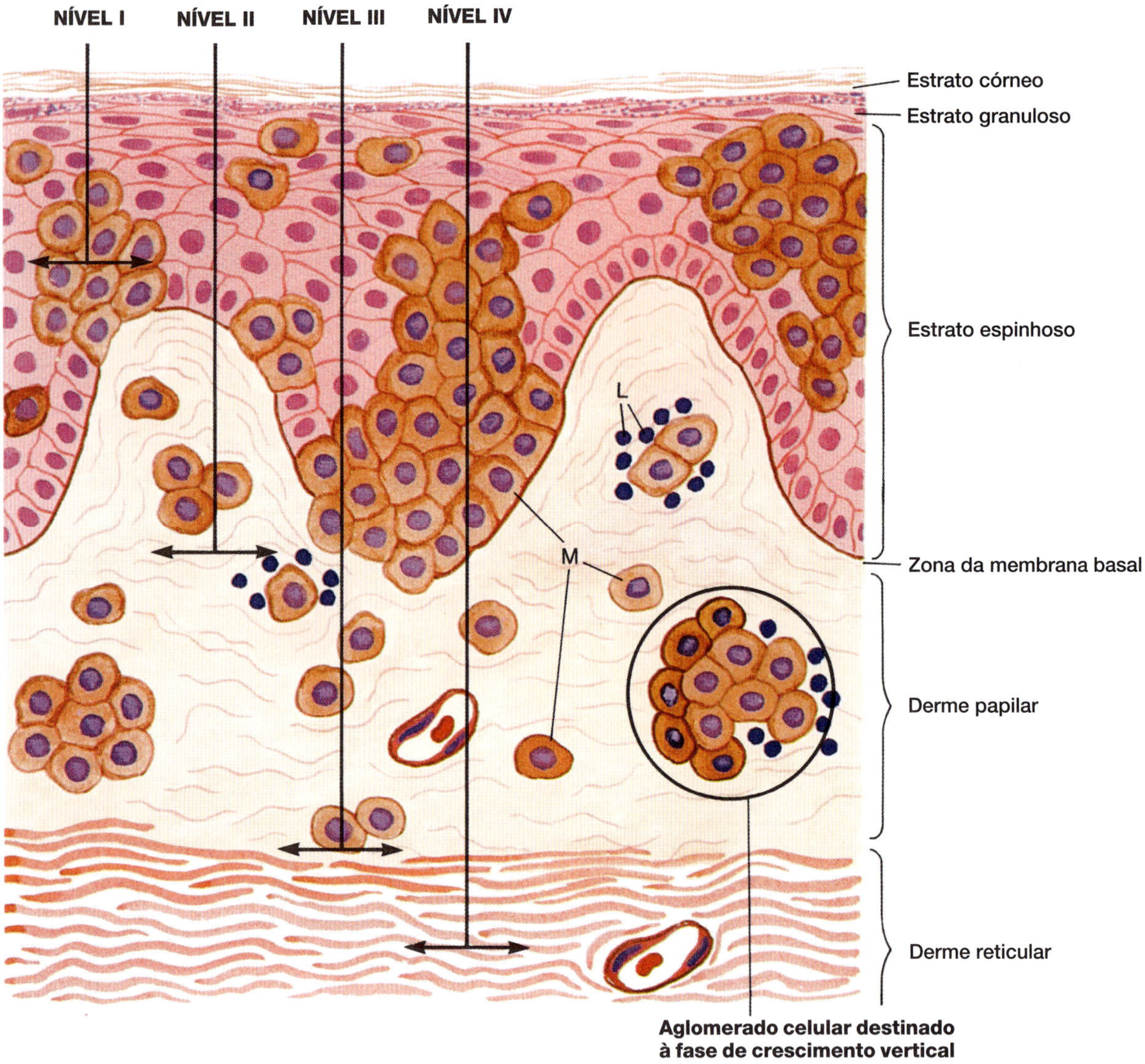

FIGURA 24.58

Melanoma maligno. Na fase de crescimento radial, as células crescem na epiderme e estão presentes na derme. Crescem em todas as direções: para fora, perifericamente e para baixo. Entretanto, a direção resultante do crescimento é periférica — ao longo dos raios de um círculo imperfeito. O crescimento, conforme manifesto por atividade mitótica, ocorre, em grande parte, na epiderme. Nenhuma célula na derme parece apresentar preferência de crescimento sobre outras. O ninho representado aqui é mostrado, à medida que evolui para a fase de crescimento vertical, nas Figs. 24.57 e 24.59. Os marcos anatômicos dos níveis de invasão são demonstrados. O nível III não é simplesmente a manifestação ocasional de uma célula tumoral contra a derme reticular, mas indica uma coleção de células que preenche e alarga a derme papilar e toca amplamente na derme reticular. Em geral, a invasão de nível III é uma manifestação da fase de crescimento vertical. A invasão de nível IV deve ser designada apenas quando as células tumorais permearem claramente fibras de colágeno inalteradas da derme reticular.

clusivamente em pessoas de pele clara, geralmente idosos, brancos. Como ocorre nas superfícies corporais expostas, provavelmente está relacionado à exposição crônica à luz ultravioleta, sem episódios agudos de queimadura solar e freqüentemente em trabalhadores de áreas abertas.

 Patologia: Na fase de crescimento radial, o melanoma lentigo maligno (MLM) consiste em uma área achatada, irregular, de coloração marrom a negra e pode cobrir uma grande parte da face ou do dorso das mãos (Fig. 24.63).

As células da fase de crescimento radial encontram-se predominantemente na camada basal, formando fileiras contíguas ou quase contíguas de melanócitos solitários atípicos, mas algumas vezes, pequenos ninhos "pendem" para dentro da derme papilar (Fig. 24.64). A invasão não é tão proeminente nem tão extensa na fase de crescimento radial do melanoma lentigo maligno como é no melanoma disseminante superficial. As células da fase de crescimento radial do MLM têm tamanho variável e geralmente estão associadas ao desvanecimento das cristas epidérmicas e adelgaçamento da epiderme. A derme subjacente freqüentemente mostra um infiltrado linfocítico modesto e, quase invariavelmente, degeneração solar do tecido conjuntivo.

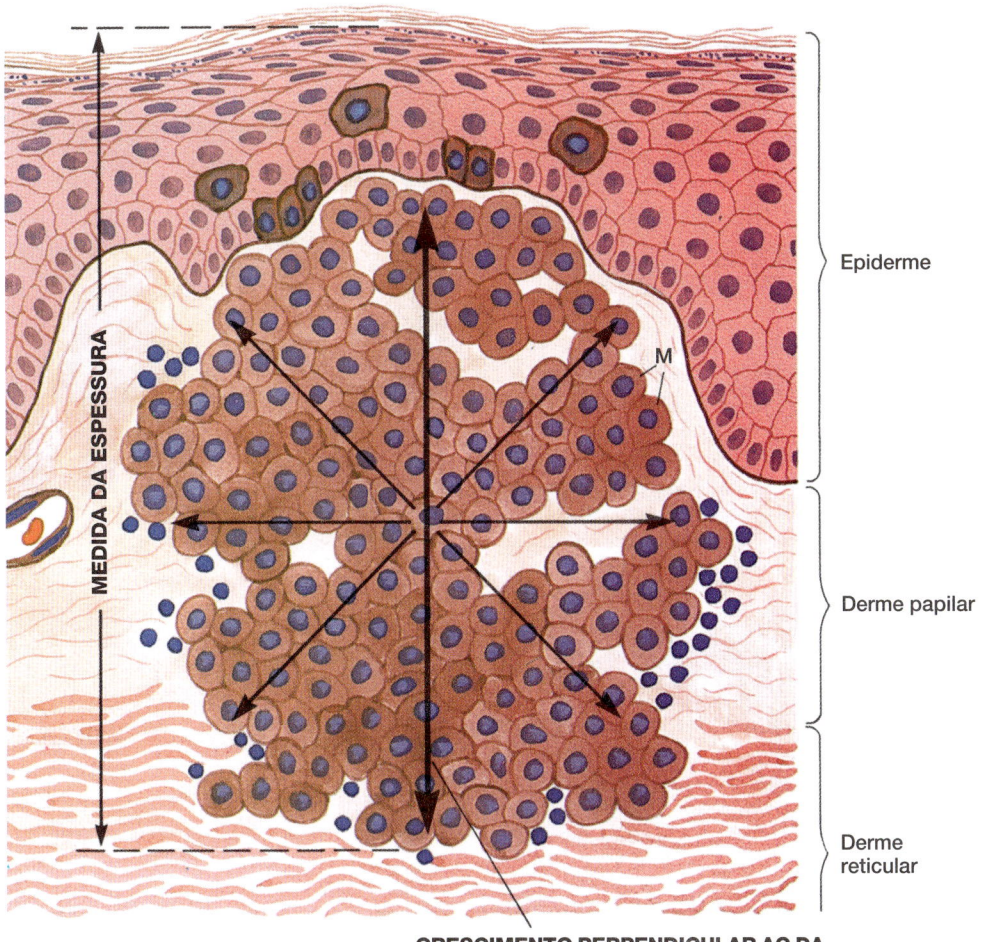

FIGURA 24.59
Melanoma maligno. Fase de crescimento vertical desenvolvida no melanoma maligno do tipo disseminante superficial, com uma indicação de como a espessura é medida. Nesta ilustração, a fase de crescimento vertical estendeu-se para a derme reticular. Pequenos nódulos de células tumorais que, claramente, apresentam uma preferência de crescimento sobre as outras células tumorais podem ser uma manifestação da fase de crescimento vertical. As avaliações de espessura (*setas*) são feitas a partir da camada granular mais externa através de um tumor em sua parte mais espessa.

Na fase de crescimento vertical do MLM (Fig. 24.65), as células tendem a ser fusiformes. Ocasionalmente, as células desta fase provocam uma resposta de tecido conjuntivo, formando uma placa firme (desmoplasia). As células da fase de crescimento vertical também podem crescer ao longo de nervos pequenos (*neurotropismo*).

Melanoma Acral Lentiginoso

O melanoma acral lentiginoso é a forma mais comum de melanoma em pessoas de pele escura e, conforme o nome indica, encontra-se essencialmente limitado às palmas, solas e regiões subungueais. Embora raro, ocorre um tumor semelhante nas membranas mucosas, denominado *melanoma lentiginoso de mucosas*.

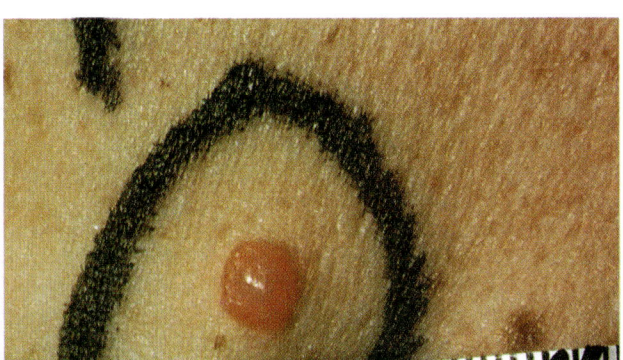

FIGURA 24.60
Melanoma maligno do tipo nodular. O foco primário de crescimento desta lesão de 0,5 cm encontra-se na derme.

 Patologia: Na fase de crescimento radial, o melanoma acral lentiginoso forma uma área irregular de coloração marrom a preta, cobrindo uma grande parte da palma ou da sola, ou surge sob uma unha, geralmente a do artelho maior ou a do polegar (Fig. 24.66). Microscopicamente, a maioria das células encontra-se confinada à camada basal da epiderme e mantém dendritos longos (Figs. 24.67

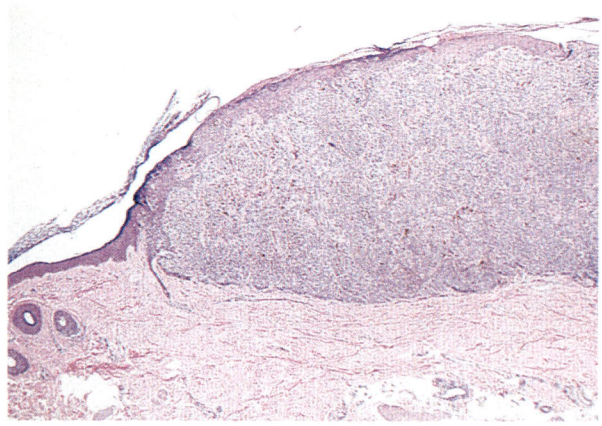

FIGURA 24.61
Melanoma maligno, tipo nodular. O crescimento intra-epidérmico está essencialmente ausente. Não existe crescimento radial lateral ao nódulo. Este tumor expande a derme papilar e distorce a junção dérmica reticular; portanto, é de nível III.

e 24.68). Com freqüência, há um infiltrado linfocítico liquenóide ativo.

À medida que a fase de crescimento vertical se desenvolve, as células podem crescer para cima na epiderme e tornar-se mais epitelióides. A fase de crescimento vertical (Figs. 24.69 e 24.70) é semelhante àquela do melanoma lentigo maligno, consistindo comumente em células fusiformes. Ocasionalmente também se encontra neurotropismo.

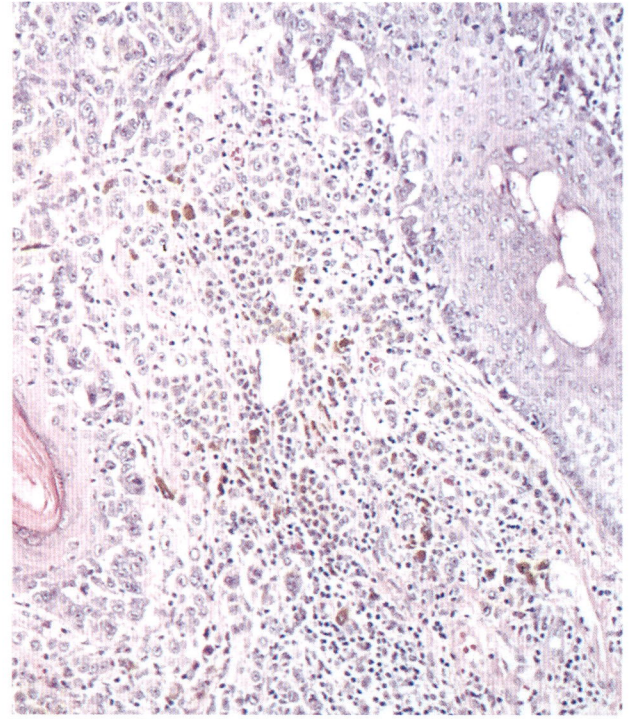

FIGURA 24.62
Melanoma maligno, fase de crescimento vertical. A resposta do hospedeiro consiste em linfócitos infiltrando-se entre os melanócitos ("linfócitos infiltrativos de tumor").

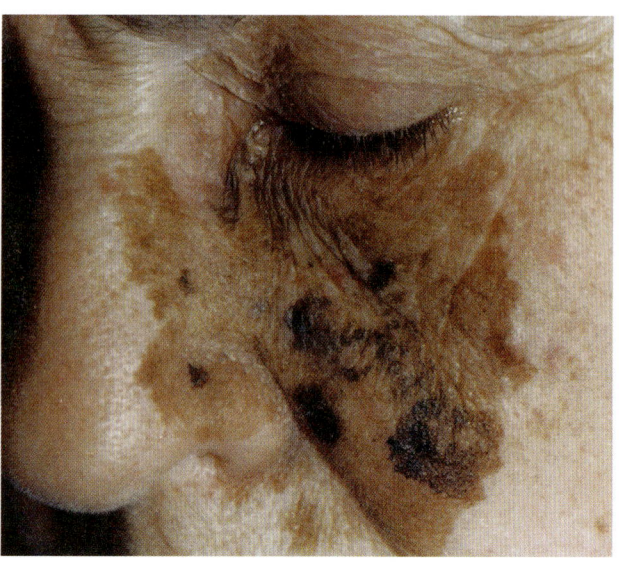

FIGURA 24.63
Fase de crescimento radial no melanoma maligno do tipo lentigo maligno.

Estadiamento e Prognóstico do Melanoma

O prognóstico de um paciente cujo tumor tenha entrado na fase de crescimento vertical baseia-se em muitos atributos.

ESPESSURA DO TUMOR: A avaliação da espessura do tumor é reconhecida como a variável individual prognóstica mais forte para melanoma que encontra-se aparentemente confinado ao sítio primário. A espessura de um melanoma é medida a partir da face mais superficial do estrato granuloso até o ponto de penetração mais profunda do tumor na derme (Fig. 24.59). O desfecho pode ser previsto com alguma precisão dividindo-se os tumores em quatro grupos de espessura, sem considerar a fase de crescimento do tumor. O prognóstico de até 10 anos após a remoção da lesão primária pode então ser estimado com base no Quadro 24.4.

TAXA MITÓTICA DÉRMICA: Nas células tumorais da fase de crescimento vertical, a taxa de mitoses é bastante sugestiva da sobrevida. Esta torna-se progressivamente pior à medida que a taxa mitótica se eleva. A sobrevida de 5 anos é de 99% para os pacientes com uma taxa mitótica zero, 85% com taxa mitótica de 0,1 a 6,0/mm^2, e 68% com uma taxa mitótica acima de 6 mitoses/mm^2.

RESPOSTA LINFOCÍTICA: A interação de linfócitos e células tumorais na fase de crescimento vertical é um indicador prognóstico importante. A resposta celular é relatada como sendo *infiltrativa* quando os linfócitos realmente infiltram e rompem o tumor, freqüentemente formando rosetas ao redor das células tumorais (Fig. 24.71). Se houver linfócitos infiltrando o tumor (LIT) na fase de crescimento vertical, ou forem vistos cruzando toda a base da fase de crescimento vertical, diz-se que o infiltrado é *ativo*. Quanto maior o número de linfócitos infiltrando o tumor, melhor o prognóstico.

LOCALIZAÇÃO: Melanomas nas extremidades apresentam um prognóstico melhor do que aqueles na cabeça, pescoço, ou

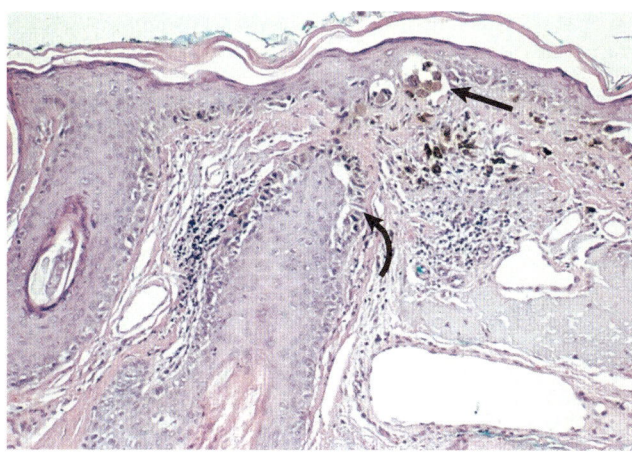

FIGURA 24.64
Lentigo maligno. Melanócitos atípicos crescem bastante na interface dermo-epidérmica (*seta reta*), estendendo-se para baixo na bainha da raiz externa dos folículos (*seta curva*). O crescimento para cima de melanócitos é muito menos proeminente que no melanoma maligno intra-epidérmico do tipo disseminante superficial.

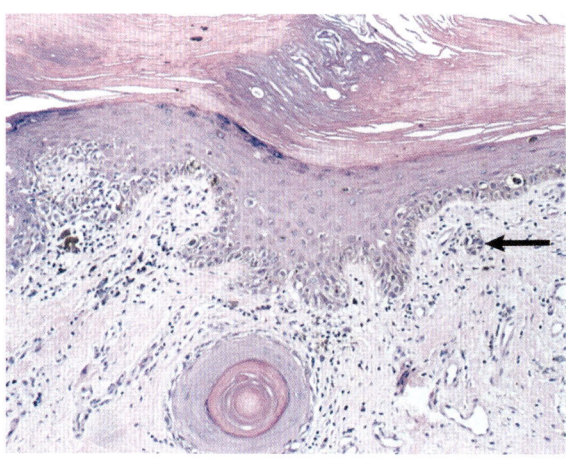

FIGURA 24.67
Melanoma maligno, tipo lentiginoso acral, principalmente com crescimento radial intra-epidérmico. Melanócitos atípicos estão presentes ao longo da junção dermo-epidérmica, com crescimento focal para cima. Um pequeno ninho dérmico de melanócitos atípicos está presente (*seta*).

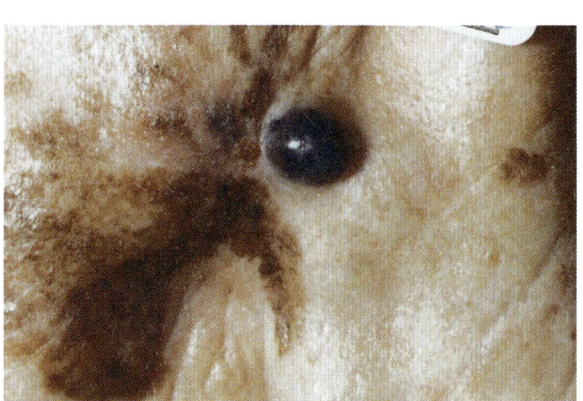

FIGURA 24.65
Lentigo maligno. Aspecto clínico da fase de crescimento radial e vertical no melanoma maligno do tipo lentigo maligno. A lesão tem 1 cm de diâmetro.

tronco (axiais). Entretanto, melanomas na sola do pé ou na região subungueal apresentam um prognóstico semelhante ou pior em comparação com lesões axiais.

SEXO: Para cada sítio e espessura, as mulheres apresentam um prognóstico melhor do que os homens. Por exemplo, mulheres com melanomas axiais com 0,8 a 1,7 mm de espessura apresentam uma taxa de sobrevida de quase 90% 10 anos após a excisão da lesão, enquanto, nos homens, o número comparável é de apenas 60%.

REGRESSÃO: Muitos melanomas primários mostram alguma evidência de regressão espontânea no componente da fase de crescimento radial, indicada clinicamente por uma alteração para uma coloração azul-esbranquiçada ou branca. Microsco-

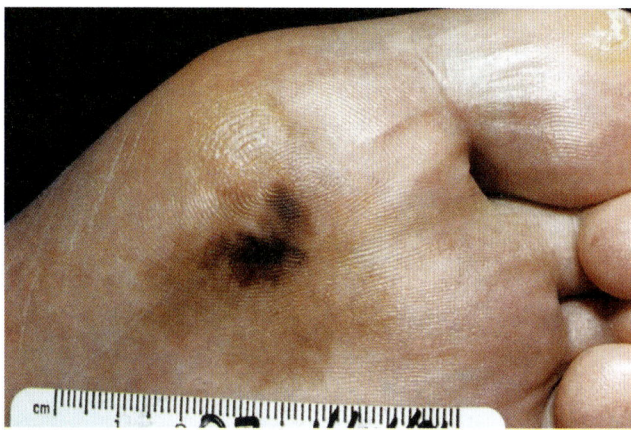

FIGURA 24.66
Aspecto clínico da sola do pé em um paciente com melanoma maligno do tipo lentiginoso acral (fase de crescimento radial).

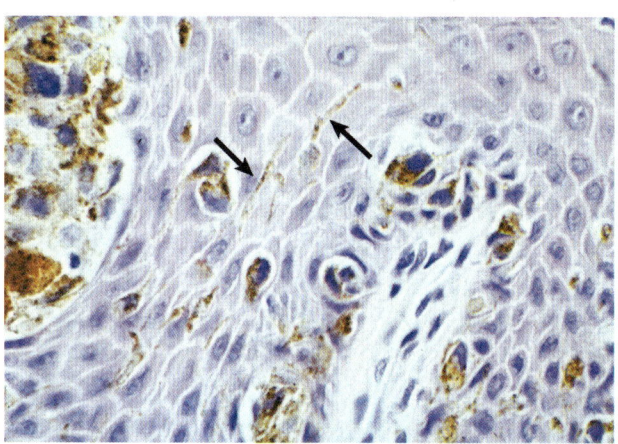

FIGURA 24.68
Melanoma maligno, tipo lentiginoso acral. Melanócitos grandes com dendritos proeminentes (*setas*) estão presentes na região basilar da epiderme, com crescimento para cima. As células tumorais contêm numerosos melanossomos, tornando os citoplasmas perinucleares e dendríticos marrons.

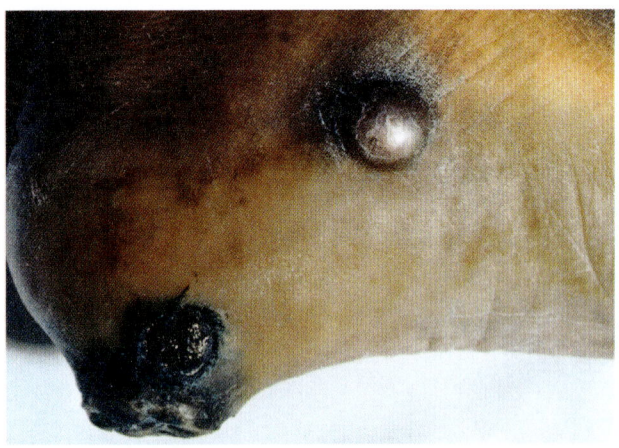

FIGURA 24.69
Melanoma maligno do tipo lentiginoso acral. A lesão do calcanhar é o tumor primário. A porção achatada representa a fase de crescimento radial, enquanto a porção elevada é indicativa da fase de crescimento vertical. O nódulo escuro no dorso do pé é uma metástase.

QUADRO 24.4 Espessura Tumoral como Único Fator Prognóstico 10 Anos após Tratamento Definitivo de Melanoma Primário

Espessura (mm)	Sobrevida (%)
< 0,76	96
0,76-1,69	83
1,70-3,60	59
> 3,60	29

picamente, tal regressão caracteriza-se por derme papilar alargada, com melanófagos e infiltrado linfocítico. Os pacientes cujos tumores mostram essas alterações apresentam um prognóstico algo pior do que aqueles nos quais não há regressão. Acredita-se que a regressão participe de modo permissivo no desenvolvimento da fase de crescimento vertical.

ULCERAÇÃO: A presença de ulceração em um melanoma primário está associada a diminuição da sobrevida. Em um estudo, as taxas de sobrevida foram de 92% e de 66% para os pacientes com e sem ulceração, respectivamente.

NÍVEIS DE INVASÃO: O nível de lesão tumoral conforme delineado pelo sistema de Clark refere-se ao grau de penetração tumoral nas camadas anatômicas da pele (Fig. 24.58). É um fator prognóstico da probabilidade de metástase, embora não seja tão preciso quanto a espessura do tumor. A invasão de nível IV pode predizer metástases em linfonodos. Os diferentes níveis são definidos como se segue. Nível I: As células tumorais estão situadas totalmente acima da membrana basal (*in situ*). Nível II: Existem células invasivas apenas na derme papilar sem preenchê-la ou expandi-la (fase de crescimento radial). Nível III: O tumor em geral penetrou na fase de crescimento vertical e invade a derme reticular, formando pequenos nódulos expansíveis que alargam a derme papilar. Nível IV: As células tumorais invadem claramente entre os feixes de colágeno e a derme reticular. Nível V: O tumor se estende para o interior da gordura subcutânea.

ESTÁGIO: O estágio da doença talvez seja o fator individual mais importante que influencia a sobrevida de um paciente. A metástase para linfonodos regionais foi associada a uma diminuição estimada de 40% da sobrevida em 5 anos, comparada com pacientes com tumores clinicamente localizados. O número de linfonodos acometidos também é bastante prognóstico. Os pacientes com um linfonodo positivo apresen-

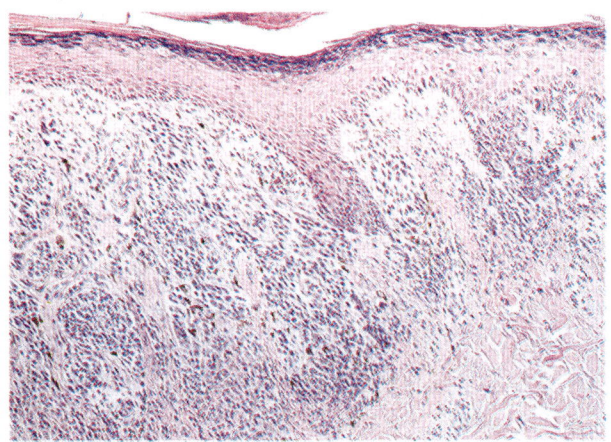

FIGURA 24.70
Melanoma maligno, tipo lentiginoso acral, fase de crescimento vertical. À *esquerda*, há crescimento confluente de melanócitos dérmicos atípicos preenchendo e expandindo a derme papilar.

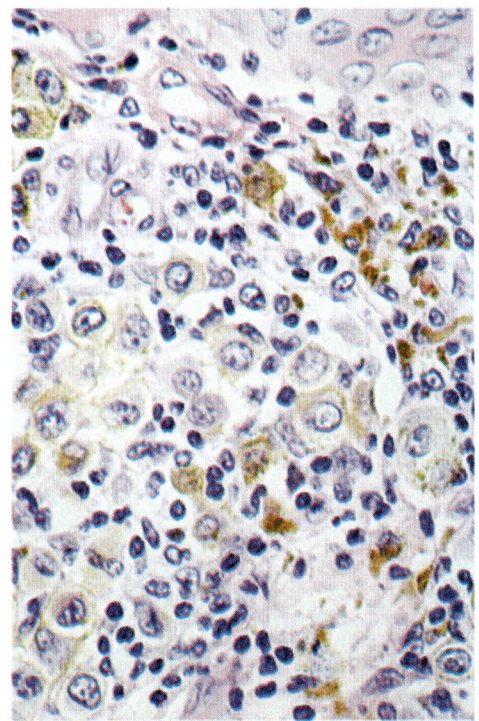

FIGURA 24.71
Melanoma maligno, fase de crescimento vertical. Numerosos linfócitos infiltrantes no tumor estão colocados em torno de células tumorais individuais como satélites.

tam sobrevida em 10 anos de 40%, comparados com 25% com 2 a 4 linfonodos e 15% com 5 ou mais linfonodos envolvidos.

O sistema de estadiamento tumoral tumor-linfonodo [nódulo]-metástase (TNM) incorpora características relacionadas com o tumor primário, linfonodos regionais e tecidos moles, e metástases distantes. Os atributos do T (tumor primário) de espessura, presença ou ausência de ulceração e nível de invasão são classificados após a excisão do melanoma. O número de linfonodos com tumor metastático e a caracterização desse tumor como micrometástase ou macrometástase é uma parte importante da classificação N (nódulo linfático). A *micrometástase* refere-se a metástases de linfonodos diagnosticadas após linfadenectomia sentinela ou eletiva; a *macrometástase* refere-se a metástases em linfonodos clinicamente detectáveis confirmadas por linfadenectomia terapêutica. As propriedades do M (metástase) incorporam os resultados de uma avaliação quanto a metástases distantes em diferentes sítios anatômicos. O esquema de classificação TNM é empregado para determinar o estágio patológico da doença que, por sua vez, reflete a probabilidade de sobrevida (Quadro 24.5).

As recomendações atuais com relação à remoção excisional de melanomas confirmados preconizam que deve ser obtida uma margem de 5 mm de tecido não envolvido nos casos de melanoma *in situ*, margem de 1 cm com espessura de 1 mm ou menos, e margem de 2 cm com melanomas de 1 a 4 mm de espessura ou com o nível IV de Clark com qualquer espessura.

Tumores Benignos dos Melanócitos Podem Mimetizar Melanoma

Nevo Melanocítico Congênito

Cerca de 1% das crianças brancas nasce com alguma forma de lesão pigmentada na pele, às vezes insignificante, como uma pequena área de hiperpigmentação marrom-clara. Raramente, o tronco ou uma extremidade encontra-se coberto por uma área ou placa grande e pigmentada, cosmeticamente deformada (nevo "piloso gigante" ou "nevo de vestuário"). Essas áreas apresentam um aumento surpreendente de melanócitos intraepidérmicos e dérmicos, que se estendem profundamente no tecido subcutâneo. O melanoma maligno pode desenvolver-se nesses grandes nevos melanocíticos congênitos. Alguns médicos tentam remover essas lesões grandes, mas, em muitos casos, seu tamanho torna a remoção cirúrgica problemática.

QUADRO 24.5 Taxas de Sobrevida por Categorias de Estadiamento

Estágio Patológico	Atributos Clínicos[a]	10 Anos de Sobrevida
I	Tumor clinicamente localizado; 2,0 mm de espessura ou menos	79-88%
II	Tumor clinicamente localizado; > 2,0 mm de espessura	32-64%
III	Metástase para linfonodo(s) regional(is)	18-63%
IV	Metástase para locais distantes	6-16%

[a]Adaptado da classificação TNM.

Tumor de Spitz

Os tumores de Spitz (também conhecidos como nevos de células fusiformes e de células epitelióides) ocorrem em crianças e, com menos freqüência, em adultos. O tumor de Spitz apresenta-se como um nódulo rosado, liso, esferóide, elevado, que cresce rapidamente, atingindo um diâmetro de 3 a 5 mm em 6 meses. A lesão compõe-se de grandes melanócitos epitelióides ou fusiformes que se estendem para a epiderme e derme (Fig. 24.72). As células são tão atípicas que um falso diagnóstico de melanoma pode ser feito, embora o melanoma seja bastante raro na infância.

Nevo Azul

O nevo azul aparece na infância ou no final da adolescência como uma pápula ou nódulo bem demarcado, firme, de coloração azul-escura, cinza ou preta, no dorso das mãos ou pés e nas nádegas, couro cabeludo ou face. O quadro clínico pode indicar uma biopsia excisional para eliminar a possibilidade de melanoma nodular. Melanócitos contendo melanina com dendritos longos e delgados estão presentes na derme superficial à média, onde freqüentemente são misturados a muitos macrófagos contendo melanina (Fig. 24.73).

Sarda e Lentigo

As sardas, ou *efélides*, são pequenas máculas marrons que ocorrem na pele exposta ao sol, especialmente em pessoas com a pele clara (Fig. 24.74). As sardas geralmente aparecem em torno dos 5 anos de idade. A pigmentação de uma sarda se intensifica com a exposição à luz solar e desvanece quando cessa a exposição à luz. Um lentigo consiste em uma mácula marrom individualizada que surge em qualquer idade e em qualquer parte do corpo (embora um *lentigo solar*, ou "lentigo senil", apareça em uma idade mais avançada após exposição prolongada ao sol) (Fig. 24.75). Em oposição à sarda, a pigmentação de um lentigo não depende da exposição ao sol. As sardas mostram hiperpigmentação dos queratinócitos basais sem uma elevação concomitante da quantidade de melanócitos. Os lentigos, por outro lado, exibem cristas papilares alongadas, aumento do pigmento melanina tanto nos queratinócitos basais quanto nos melanócitos e aumento no número de melanócitos. Lesões maiores podem ter que ser submetidas a biopsia para eliminar a possibilidade de melanoma lentigo maligno.

As Verrugas São Causadas por Papilomavírus Humanos

As verrugas são tumores cutâneos. As lesões são proliferações epidérmicas simétricas e circunscritas, elevadas acima da pele e, freqüentemente, papilares.

 Patologia:

- ***Verruga vulgar***, também conhecida como verruga comum, consiste em uma pápula elevada com uma superfície verru-

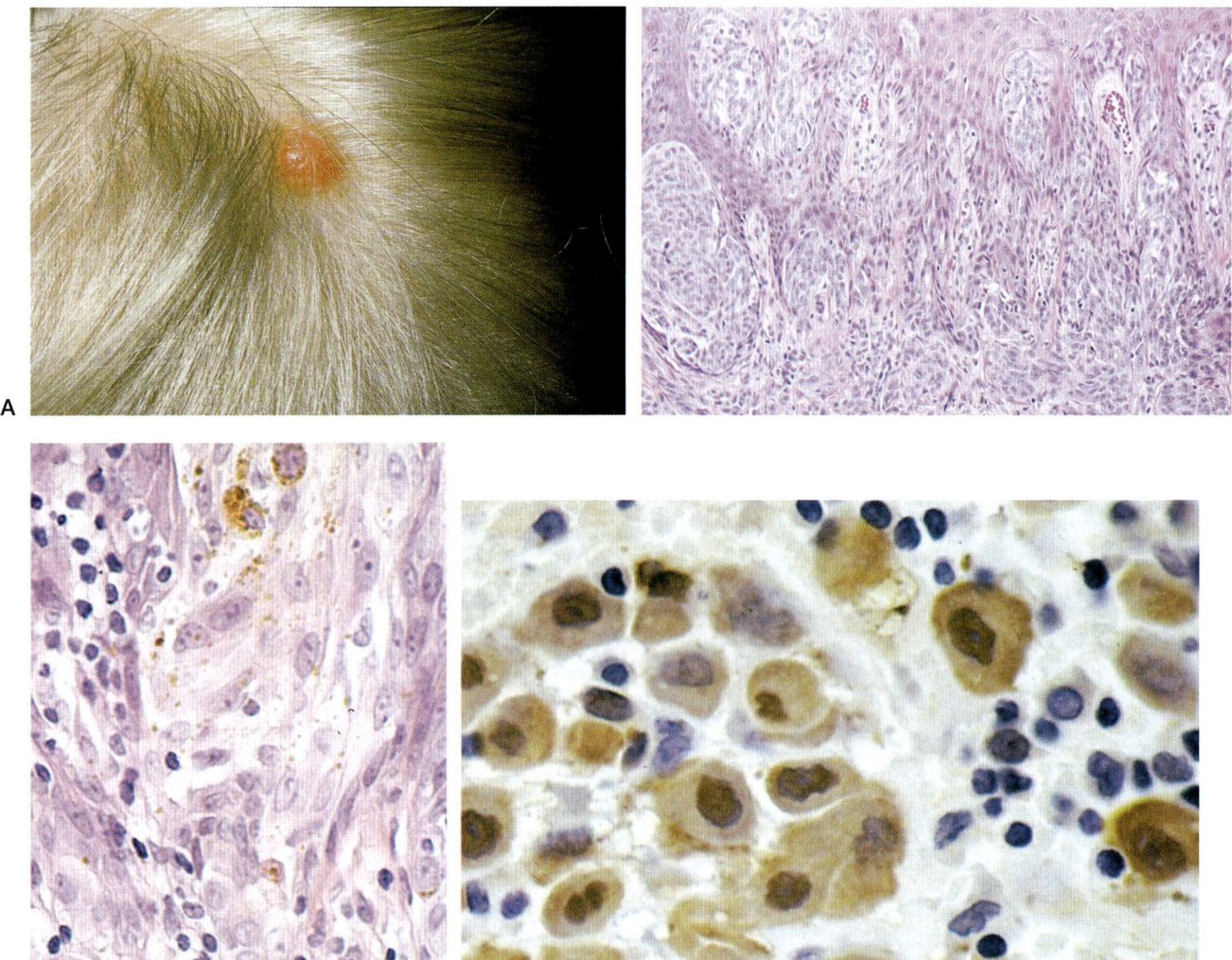

FIGURA 24.72
Nevo celular fusiforme e epitelióide (Spitz). A. Um nódulo rosado assimétrico surgiu subitamente em uma criança, mas permaneceu estável durante várias semanas até ser excisado. B. Tumores de Spitz compõem-se de melanócitos grandes com núcleos proeminentes. Dentro de uma epiderme hiperplásica, os melanócitos estão dispostos em ninhos grandes. Embora as células sejam grandes e, à primeira vista, sugestivas de melanoma, são muito mais uniformes que as células da maior parte dos melanomas malignos. C. Os melanócitos apresentam citoplasma anfofílico e núcleos regulares proeminentes. D. A maioria dos tumores melanocíticos, incluindo os tumores de Spitz, compõe-se de células que possuem antígenos S-100, conforme mostrado por produto de reação marrom nos mesmos após estudo imunoistoquímico. O antígeno S-100 é encontrado em alta concentração na maioria dos tumores com origem na crista neural.

cosa (papilomatosa). Podem ser solitárias ou múltiplas, e são mais freqüentes no dorso das mãos ou na face. Histologicamente, a verruga vulgar caracteriza-se por hiperqueratose e hiperplasia epidérmica papilar (Fig. 24.76). *Coilócitos* (queratinócitos aumentados com núcleo picnótico circundado por área mais clara semelhante a halo) são observados dentro da epiderme superior. É difícil identificar inclusões virais (Fig. 24.77). Diversos sorotipos diferentes de HPV, incluindo os tipos 2 e 4, foram demonstrados na verruga vulgar. Não se conhece potencial maligno.

- ***Verrugas plantares*** são nódulos hiperqueratóticos benignos, freqüentemente dolorosos, na sola dos pés. Às vezes, surgem lesões semelhantes nas palmas (*verrugas palmares*). Histologicamente, as verrugas plantares são proliferações endofíticas ou exofíticas, papilares, escamosas e epiteliais. As células contêm inclusões citoplasmáticas abundantes, semelhantes a grânulos queratoialinos mais escuros. Os núcleos dos queratinócitos próximos da base dessas verrugas também contêm inclusões nucleares róseas brilhantes. O HPV tipo 1 é o agente etiológico.
- ***Verrugas planas*** são pequenas pápulas achatadas que surgem na face. Microscopicamente, exibem leve alongamento das cristas epidérmicas (acantose), com freqüência, hipergranulose surpreendente e formação superficial de coilócitos. HPV dos tipos 3 e 10 estão entre os tipos que provocam essas lesões. As lesões não evoluem para câncer.
- ***Condiloma acuminado*** representa verrugas que ocorrem primariamente na região da genitália e são transmitidas sexualmente. Histologicamente, consistem em uma proliferação escamosa papilar. Geralmente, há coilocitose e uma cobertura quase contínua de células paraqueratóticas. HPV dos tipos 6 e 11 são os agentes etiológicos habituais. Pode

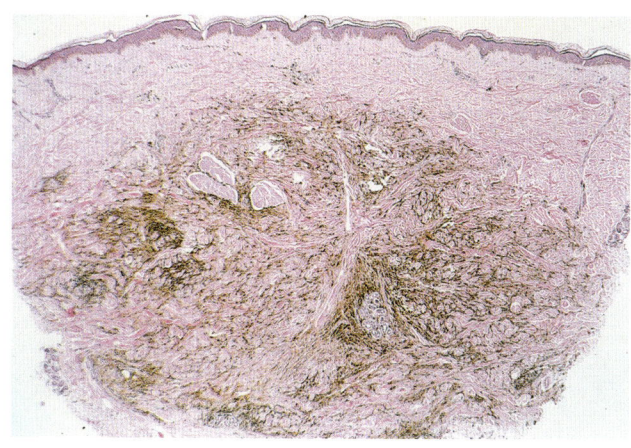
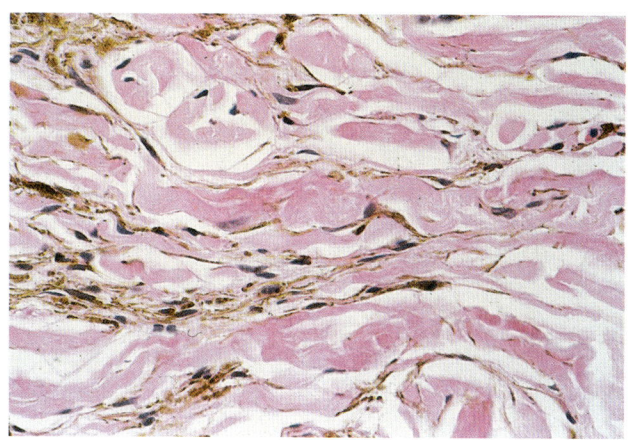

FIGURA 24.73
Nevo azul. A. Dentro da derme existe uma proliferação de células fusiformes simétricas porém mal definidas, de coloração marrom-escura. B. A lesão compõe-se de células alongadas com dendritos bastante pigmentados e pequenos núcleos delicados.

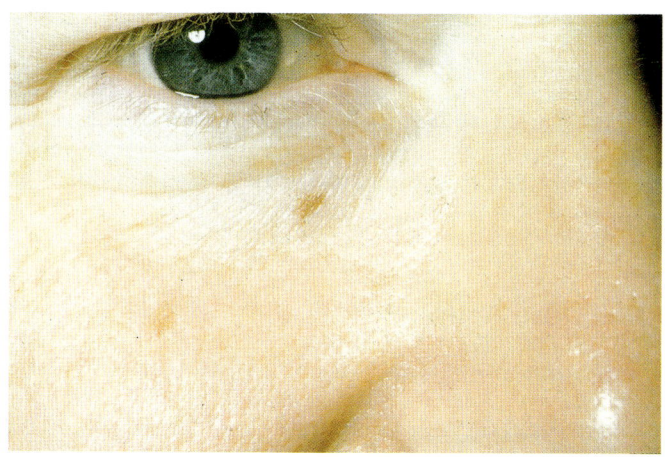

FIGURA 24.74
Sarda. Um aumento de pele clara apresenta mácula marrom proeminente que escurece sob a luz solar.

haver o desenvolvimento de carcinoma de células escamosas nas lesões, caso em que, geralmente, identifica-se HPV-16 e HPV-18.

- *Papulose bowenóide*, também provocada por HPV-16 e HPV-18, caracteriza-se por pápulas múltiplas hiperpigmentadas na genitália. As lesões podem ser histologicamente idênticas às do carcinoma de células escamosas *in situ*, quando exibem maturação epitelial desordenada e queratinócitos atípicos dispersos. As lesões também exibem paraqueratose e acantose irregular. Com freqüência a papilose bowenóide regride, mas, em alguns casos, pode evoluir para displasia ou neoplasia maligna.
- *Epidermodisplasia verruciforme*, doença autossômica recessiva rara, caracteriza-se por imunidade celular prejudicada e maior suscetibilidade à infecção pelo HPV. Verrugas semelhantes às da verruga plana, com confluência for-

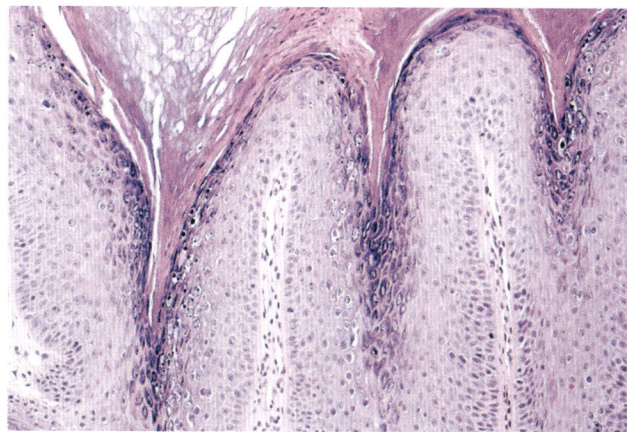

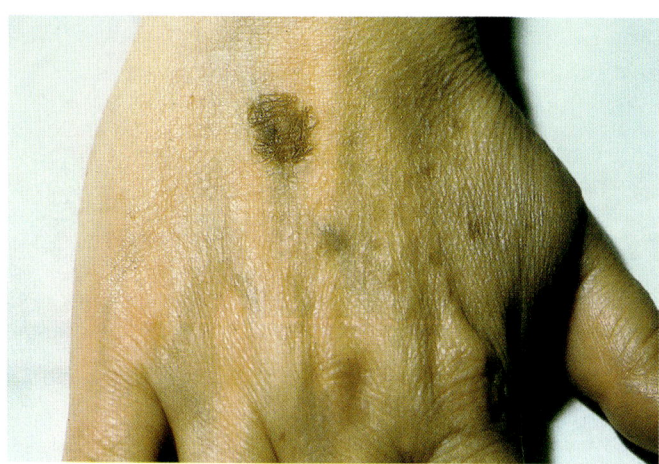

FIGURA 24.75
Lentigo. Uma área irregular de 1 cm de hiperpigmentação levemente variegada está presente em um fundo de lesão solar crônica.

FIGURA 24.76
Verruga vulgar. A verruga vulgar é o protótipo de hiperplasia epidérmica papilar. Franjas revestidas de epitélio escamoso apresentam eixos fibrovasculares. Os vasos sangüíneos dentro dos eixos estendem-se próximo da superfície das verrugas, tornando-as suscetíveis à hemorragia traumática e às resultantes "sementes" negras que os pacientes observam.

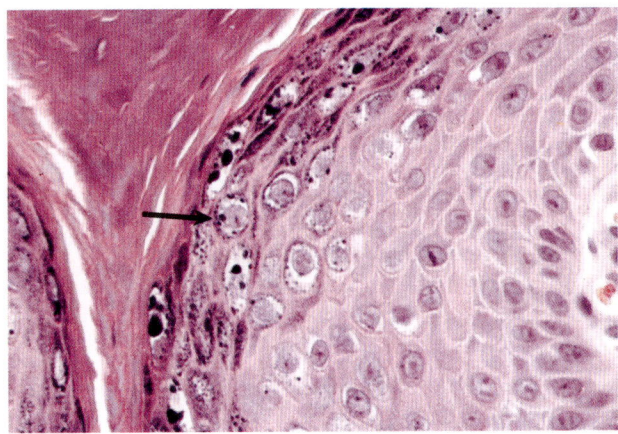
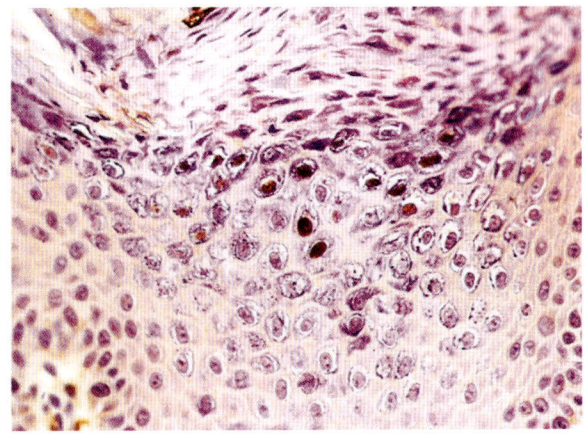

FIGURA 24.77
Verruga vulgar. A. Alterações citopáticas características ocorrem na porção externa do estrato espinhoso e do estrato granuloso, no qual há vacuolização perinuclear e grânulos queratoialinos proeminentes, com inclusões azuis homogêneas (*seta*). B. Antígeno de superfície de papilomavírus é demonstrado em um preparado imunoistoquímico como produto de reação intranuclear marrom.

mando placas, encontram-se disseminadas. A entidade é evidente primeiramente na infância e, em 30 a 60% dos pacientes, as verrugas progridem até carcinoma de células escamosas. O HPV dos tipos 5, 8, 9 e 47 é o vírus mais comumente encontrado nas lesões que exibem carcinoma de células escamosas.

A Queratose É um Crescimento Córneo Benigno Composto de Queratinócitos

Queratose Seborréica

Queratoses seborréicas são pápulas ou placas elevadas, escamosas, freqüentemente pigmentadas, cujas escamas são facilmente retiradas por fricção. Embora estejam entre as queratoses mais comuns, não se conhece a etiologia. Em geral, as lesões apresentam-se nos anos tardios da vida e tendem a ser familiares. Clínica e microscopicamente, as queratoses seborréicas aparecem "grudadas" na pele e compõem-se de cordões de epitélio escamoso estratificado maduro anastomosados e amplos, associados a pequenos cistos de queratina (cistos córneos). Embora as lesões sejam inócuas, apresentam um aspecto cosmético desagradável. O surgimento súbito de muitas queratoses seborréicas foi associado a neoplasias malignas internas (*sinal de Leser-Trélat*), especialmente adenocarcinoma gástrico.

Queratose Actínica

Queratose actínica ("oriunda dos raios de sol") é uma neoplasia queratinocítica que se desenvolve na pele lesada pelo sol como uma área ou placa queratótica circunscrita, comumente nas costas das mãos ou na face. Microscopicamente, o estrato córneo não é mais frouxo e nem tem o aspecto de trançado, mas está substituído por uma escama paraqueratótica densa. Os queratinócitos basais subjacentes exibem atipia importante (Fig. 24.78). Com a passagem do tempo, a queratose actínica pode evoluir para carcinoma de células escamosas *in situ* e, por fim, para carcinoma de células escamosas invasivo. Contudo, a maioria é estável e muitos regridem.

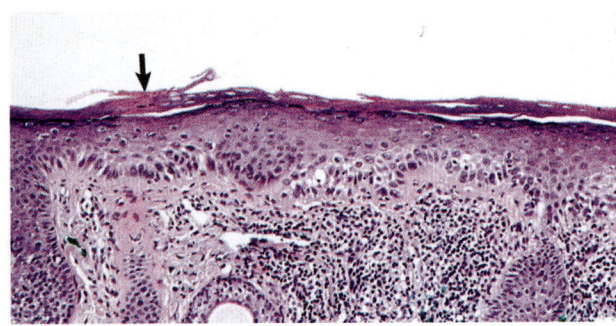
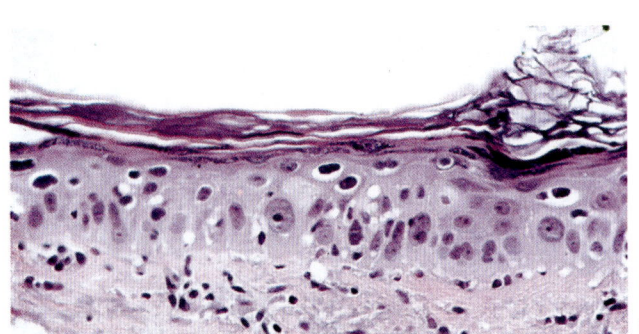

FIGURA 24.78
Queratose actínica. A. Visão de pequeno aumento revela atipia citológica dentro do estrato basal e do estrato espinhoso inferior, com perda de polaridade. Um infiltrado linfocítico liquenóide, semelhante a faixa, está presente com freqüência. Há paraqueratose aqui apenas em um pequeno foco (*seta*). B. Exame em grande aumento de uma queratose actínica revela atipia celular intensa dos queratinócitos basais, o marco da queratose actínica.

Queratoacantoma

Queratoacantomas são pápulas queratóticas de crescimento rápido sobre áreas expostas ao sol e que se desenvolvem, por um período de 3 a 6 semanas, em nódulos semelhantes a crateras. Alcançam um diâmetro máximo de 2 a 3 cm. Geralmente, a regressão espontânea ocorre em 6 a 12 meses, deixando uma cicatriz atrófica. No momento, o queratoacantoma é considerado uma variante de carcinoma de células escamosas, embora existam muitas opiniões a esse respeito.

 Patologia: Histologicamente, o queratoacantoma é uma proliferação papilar endofítica de queratinócitos. A lesão tem forma de taça, com uma umbilicação central preenchida com queratina e bordos pendentes para a depressão (Fig. 24.79). Na base da queratina, os queratinócitos são grandes, com abundância de citoplasma eosinofílico ("vítreo") homogêneo. Na face inferior da lesão, línguas irregulares de epitélio escamoso infiltram o colágeno da derme reticular. Lesões mais antigas mostram fibroplasia ativa na derme ao redor das línguas epiteliais. Pode haver inflamação liquenóide focal, e a derme pode estar acentuadamente infiltrada com neutrófilos, linfócitos e eosinófilos. Microabscessos de neutrófilos e fibras elásticas dérmicas aprisionadas podem ser evidentes dentro da lesão.

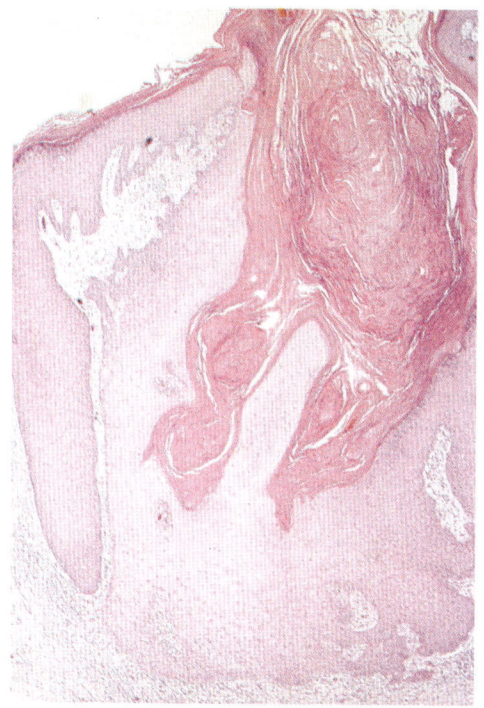

FIGURA 24.79
Queratoacantoma. Uma cratera preenchida com queratina (*direita*) é revestida por queratinócitos proliferantes vítreos que invadem a derme.

O Carcinoma Basocelular É uma Neoplasia Epidérmica Localmente Invasiva

O carcinoma basocelular (CB) é o tumor maligno mais comum em pessoas com pele clara. Embora o tumor possa ser agressivo localmente, as metástases são bastante raras.

 Patogenia: O CB geralmente desenvolve-se na pele, lesada pelo sol, de indivíduos com pele clara e sardas. Entretanto, diferentemente do carcinoma de células escamosas, o CB também surge em áreas não expostas à luz solar intensa. Não é comum encontrar o tumor nos dedos e nas superfícies dorsais das mãos. Acredita-se que o tumor derive de células pluripotentes na camada basal da epiderme, mais especificamente na região do bulbo do folículo piloso.

O carcinoma basocelular também é um componente de muitas síndromes hereditárias nas quais o tumor origina-se na pele com pouca exposição à luz solar. A **síndrome de CB nevóide** refere-se à ocorrência de múltiplos tumores no contexto de uma doença multissistêmica complexa. A síndrome também inclui depressões (disqueratoses) nas palmas e solas, cistos mandibulares, hipertelorismo e uma predisposição a outras neoplasias, inclusive meduloblastoma. O CB da síndrome surge em idade jovem e pode alcançar centenas.

As mutações na linhagem germinativa do gene de supressão tumoral humano *PTCH*, mapeado no cromossomo 9q22, são responsáveis pelo desenvolvimento da síndrome de CB nevóide. Mutações somáticas no gene *PTCH* também foram relacionadas com 20 a 30% dos casos de CB esporádicos.

 Patologia: O CB compõe-se de ninhos de células epiteliais profundamente basofílicas com bordas estreitas de citoplasma, aderidas à epiderme e que se projetam para a derme papilar subjacente (Fig. 24.80). A parte central de cada ninho contém queratinócitos intimamente aglomerados levemente menores do que os queratinócitos basais epidérmicos

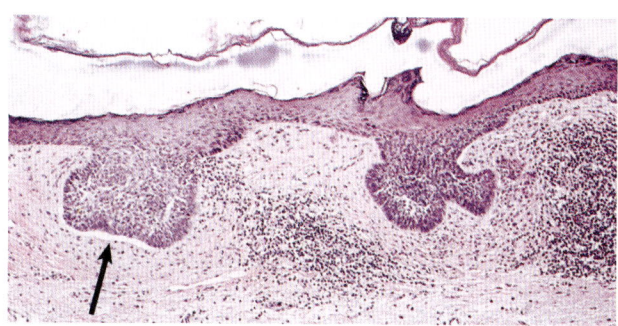

FIGURA 24.80
Carcinoma basocelular, tipo superficial. Botões de queratinócitos basalóides atípicos estendem-se da epiderme sobrejacente para a derme papilar. Os queratinócitos periféricos mimetizam o estrato basal por meio de formação de paliçada. O artefato de separação (*seta*) está presente por causa dos componentes de membrana basal malformados e do estroma rico em ácido hialurônico e que contém colagenase.

normais e que mostram apoptose ocasional. A periferia de cada ninho exibe uma camada organizada de queratinócitos colunares polarizados, com o eixo longo de cada célula perpendicular à ZMB circundante ("paliçada periférica"). O *CB multicêntrico superficial* compõe-se de ninhos aparentemente isolados, porém, na verdade interconectados, que geralmente permanecem confinados à derme papilar e manifestam-se clinicamente como uma placa que se dissemina. O *CB nodulocístico* também encontra-se aderido à epiderme e exibe as mesmas características citológicas e arquitetônicas do tipo superficial de CB, mas cresce mais profundamente na derme. Em geral, as células tumorais das ilhas dérmicas estão associadas a uma substância fundamental mucinosa e estão circundadas por um arranjo de fibroblastos e linfócitos. Os ninhos tumorais com freqüência estão separados do estroma adjacente por fendas delgadas ("artefato de retração"), uma característica que algumas vezes é útil na diferenciação entre CB e outras neoplasias de anexos que exibem proliferação de células basalóides. O CB com um estroma esclerótico particularmente denso é denominado *CB do tipo morféia* devido à semelhança clínica com lesões de esclerodermia localizada, também conhecidas como *morféia*.

Manifestações Clínicas: O CB ocorre sob muitas formas comuns. O tratamento geralmente envolve diversos procedimentos de excisão ou de erradicação.

- *Pápula perolada* é o tipo nodulocístico prototípico de lesão, assim denominada porque assemelha-se a uma pérola de 2 a 3 mm (Fig. 24.81). Está coberta por epiderme bastante estirada e está entrelaçada com pequenos vasos ramificados delicados (telangiectasia).
- *Úlcera roedora* é uma pequena cratera no centro da pérola.
- *CB superficial* surge como uma placa bem demarcada, vermelha e descamativa (ver Fig. 24.80).
- *CB semelhante a morféia* é um tumor semelhante a uma cicatriz, firme, pálido e mal definido, especialmente abaixo da superfície da pele, tornando-o particularmente difícil de ser erradicado (Fig. 24.81).
- *CB pigmentado* pode se assemelhar grosseiramente a melanoma maligno.

O Carcinoma de Células Escamosas Tipicamente Assemelha-se a Queratinócitos Diferenciados

Em termos de incidência, o CCE fica atrás apenas do carcinoma basocelular e pode ser provocado por luz ultravioleta, radiação ionizante, carcinogênios químicos e HPV. O CCE é mais comum na pele lesada pelo sol de pessoas claras com cabelo claro e sardas e, com freqüência, origina-se em queratoses actínicas. O tumor é bastante raro na pele negra normal.

Patogenia: Embora o CCE tenha múltiplas causas, a forma mais comum relaciona-se com a luz ultravioleta. O CCE originado na pele lesada pelo sol apresenta baixa propensão a formar metástases (< 2%). Também pode desenvolver-se associado a processos crônicos de formação de tecido cicatricial, como de fístulas de osteomielite, cicatrizes de queimaduras e áreas de dermatite por radiação. Nessas circunstâncias, o câncer apresenta maior propensão a metástases. Mutações em *p53* são identificadas em mais de 90% dos CCE e também em muitas queratoses actínicas.

Patologia: O CCE compõe-se de células tumorais que mimetizam em graus variáveis o estrato espinhoso epidérmico e estendem-se para a derme subjacente (Fig. 24.82). As bordas de muitos tumores mostram alterações típicas de queratose actínica, na qual a epiderme encontra-se variavelmente espessada e paraqueratótica, com atipia significativa dos queratinócitos basais.

Manifestações Clínicas: O CCE surge caracteristicamente em áreas expostas ao sol de modo crônico, como no dorso das mãos, face, lábios e orelhas (Fig. 24.82). As lesões iniciais são pequenas pápulas eritematosas, descamativas ou ulceradas, que podem ser pruriginosas. Em geral os CCE são tratados por eletrocirurgia, quimioterapia tópica, excisão ou radioterapia.

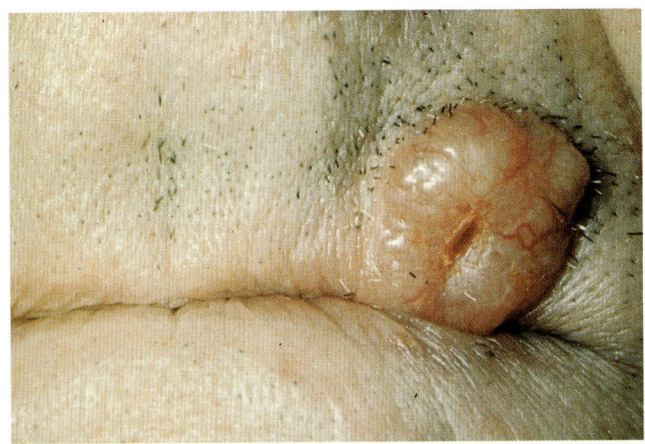
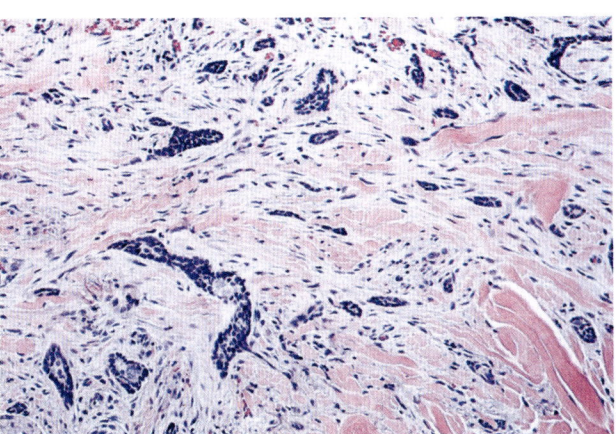

FIGURA 24.81
Carcinoma basocelular. A. O tumor exibe bordas peroladas enroladas típicas, com telangiectasias e ulceração central. B. O exame microscópico revela uma lesão esclerosante e infiltrativa. Faixas ramificadas irregularmente de células tumorais permeiam a derme, com indução de um estroma celular, fibroblástico, rico em ácido hialurônico.

O Carcinoma de Células de Merkel É um Tumor Agressivo de Células Neurossecretórias que Exibe Diferenciação Epitelial

O carcinoma de células de Merkel (CCM) é tipicamente um nódulo solitário, de coloração vermelha a violácea e em forma de abóbada, ou é uma placa endurecida que surge na pele da cabeça e do pescoço em pacientes brancos idosos. Esses tumores são perigosos, levando à morte 30 a 65% dos pacientes em cinco anos.

 Patologia: A maioria dos CCM consiste em grandes ninhos sólidos de células indiferenciadas, que se assemelham a carcinoma de células pequenas do pulmão. Em sua periferia, o tumor pode manifestar um padrão trabecular. A cromatina nuclear é densa e distribuída de maneira uniforme, e o citoplasma é escasso. Figuras mitóticas freqüentes e fragmentação nuclear são observadas. A coloração imunoistoquímica para citoqueratina 20 revela uma concentração citoplasmática de imunorreatividade "perinuclear puntiforme". As células tumorais também se coram positivamente com marcadores neuroendócrinos como cromogranina e sinaptofisina.

Os Tumores dos Anexos Diferenciam-se no Sentido de Apêndices Cutâneos

Os tumores de anexos geralmente manifestam-se como pequenos nódulos elevados sobre a pele. Muitos pacientes apresentam uma história familiar de tumores semelhantes. Freqüentemente, as lesões surgem na puberdade. Embora a maioria desses tumores comporte-se de maneira benigna, algumas vezes são observadas contrapartes malignas.

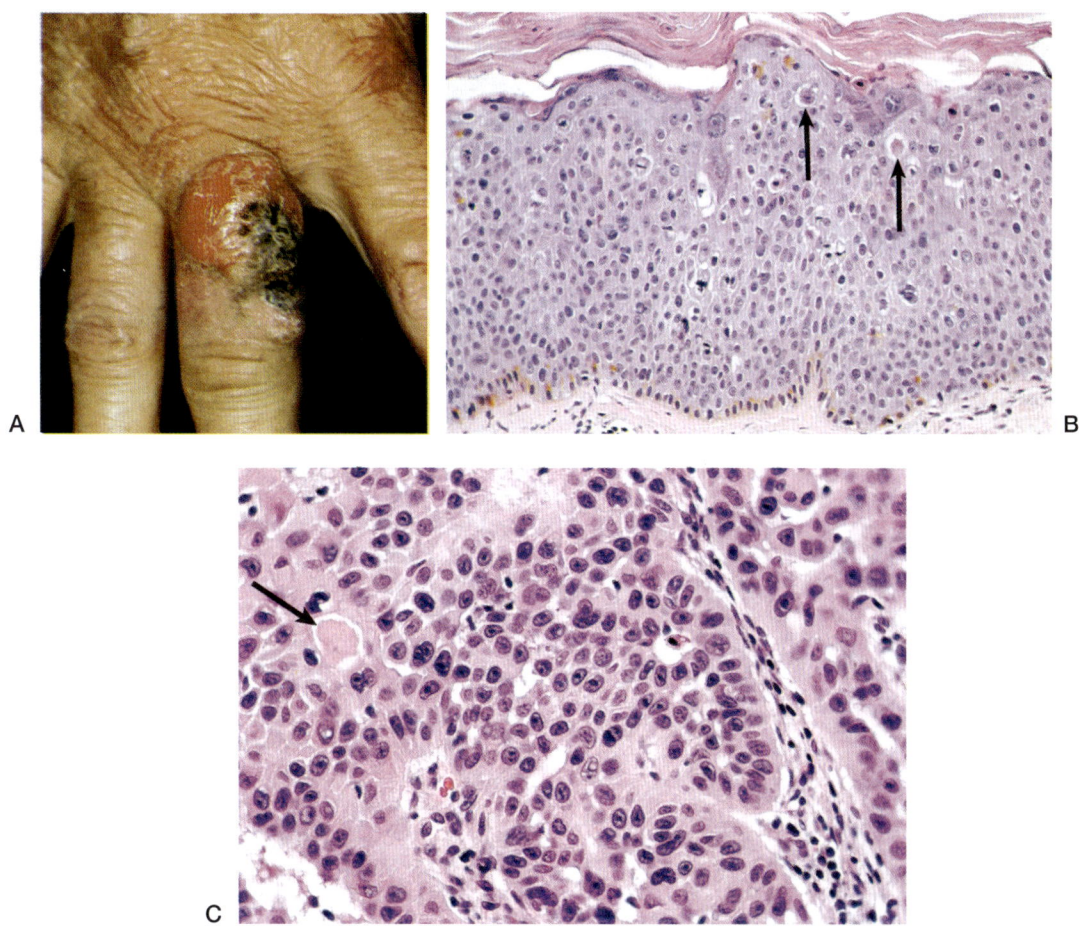

FIGURA 24.82
Carcinoma de células escamosas. A. Uma lesão ulcerada, crostosa e infiltrante é vista na face dorsal, exposta ao sol, de um dedo. **B.** Visão microscópica da periferia da lesão mostra carcinoma de células escamosas *in situ*. Toda a epiderme está substituída por queratinócitos atípicos. Mitoses e multinucleação de queratinócitos são evidentes, bem como apoptose (*setas*). **C.** Carcinoma de células escamosas, componente invasivo. Visão de aumento maior revela lóbulos irregularmente conformados de queratinócitos surpreendentemente atípicos que invadiram até o nível da derme mesorreticular. Células apoptóticas estão presentes (*seta*). O citoplasma róseo, bem como pontes intercelulares (desmossomos) são aspectos diagnósticos úteis na exclusão de outros processos malignos.

Cilindroma

O cilindroma é uma neoplasia de anexos na qual as células mostram características de diferenciação de glândulas sudoríparas. As lesões podem ser solitárias ou nódulos elevados múltiplos no couro cabeludo. Uma variante hereditária autossômica dominante manifesta-se com tumores múltiplos. Ocasionalmente, os cilindromas tornam-se grandes e aglomeram-se na cabeça, sendo então denominados *tumores em turbante*. O exame microscópico revela ninhos bem circunscritos de células profundamente basofílicas (Fig. 24.83). Cada ninho de células está circundado por ZMB espessada e hialinizada.

Siringoma

O siringoma surge tipicamente na região das pálpebras e da parte superior da bochecha como uma pequena pápula elevada, corda-pele. Microscopicamente, observam-se pequenos ductos semelhantes à porção intra-epidérmica dos ductos sudoríparos écrinos (Fig. 24.84).

Poroma

O poroma é uma neoplasia comum, solitária, que se assemelha histologicamente à queratose seborréica, mas contém luzes ductais estreitas e espaços císticos ocasionais. O padrão é interpretado como diferenciação de glândulas sudoríparas écrinas. O tumor é uma lesão firme e elevada, geralmente com menos de 2 cm de diâmetro, que se desenvolve na sola, ou nas laterais do pé, mãos e dedos. Microscopicamente, o poroma estende-se da porção inferior da epiderme para a derme sob a forma de faixas amplas de células cuboidais uniformes, formando anastomoses. Lesões malignas ocasionais com diferenciação ductal são denominadas *porocarcinomas*.

Tricoepitelioma

O tricoepitelioma é uma neoplasia que se diferencia no sentido de estruturas pilosas. Ocorre geralmente como um tumor solitário, mas na *síndrome de tricoepiteliomas múltiplos,* é transmitido como um traço autossômico dominante. As lesões começam a surgir na puberdade, na face, no couro cabeludo, pescoço e parte superior do tronco. Microscopicamente, o tricoepitelioma assemelha-se a carcinoma basocelular, mas contém inúmeros "cistos córneos", compostos de centros queratinizados circundados por células epiteliais basofílicas.

Os Tumores Fibro-histiocíticos Cutâneos Exibem Variado Espectro de Diferenciação

Dermatofibroma

Dermatofibroma é uma lesão dérmica benigna comum, composta de fibroblastos e macrófagos, sendo os fibroblastos as células neoplásicas. Ocorre na pele das extremidades sob a forma de um nódulo firme, em forma de abóbada e de consistência de borracha, com bordas mal definidas e pigmentação variável, desde cor-de-rosa até marrom-escuro. Geralmente, as lesões não têm mais de 3 a 5 mm de diâmetro. À microscopia, a derme papilar e reticular está substituída por tecido fibroso com um padrão distintivo. Os fibroblastos tendem a formar estruturas mal definidas semelhantes a roda de carroça, com um pequeno espaço vascular no centro. Os tumores não são bem circunscritos e misturam-se com a derme circunvizinha. A epiderme sobrejacente é hiperplásica e freqüentemente hiperpigmentada.

Dermatofibrossarcoma Protuberante

Esse tumor de potencial maligno intermediário ocorre com maior freqüência no tronco de adultos jovens, sob a forma de um nódulo de crescimento lento ou de uma placa endurecida. A recidiva local após a tentativa de excisão completa é comum, mas as metástases são raras. O padrão histológico mais comum é uma população homogênea, mal circunscrita, de células fusiformes organizadas de modo a apresentar arranjos densos em feixes entrecruzados "estoriformes". O tumor se estende na subcútis ao longo dos septos de gordura e dos interstícios, criando um padrão infiltrativo semelhante a uma colméia. As células tumorais contêm CD34, um antígeno encontrado em células do endotélio e em alguns tumores neurais, e também em células dendríticas dérmicas (provável célula de origem), semelhantes a fibroblastos. A imunorreatividade positiva para CD34 pode ser útil na diferenciação entre esse tumor e um dermatofibroma, que não apresenta tal antígeno.

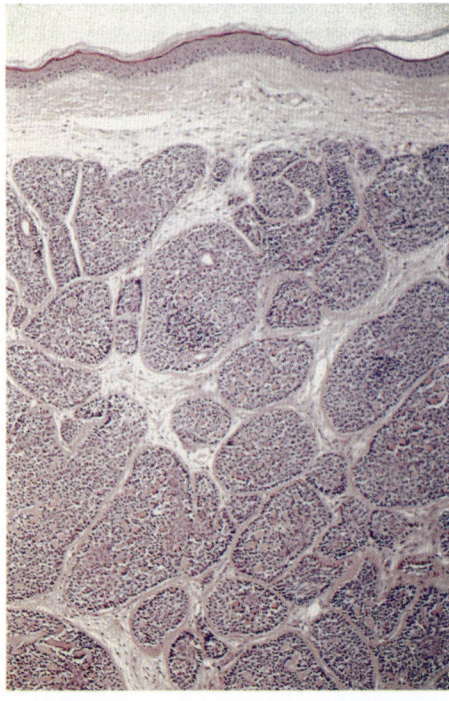

FIGURA 24.83
Cilindroma. Ilhas bem circunscritas de células epiteliais basofílicas residem em um arranjo semelhante a quebra-cabeça. Bainhas eosinofílicas hialinas densas circundam cada ilha e formam pequenos cordões circulares dentro de cada uma.

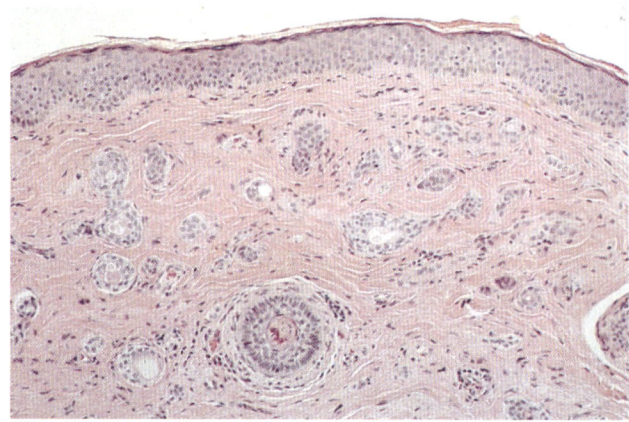 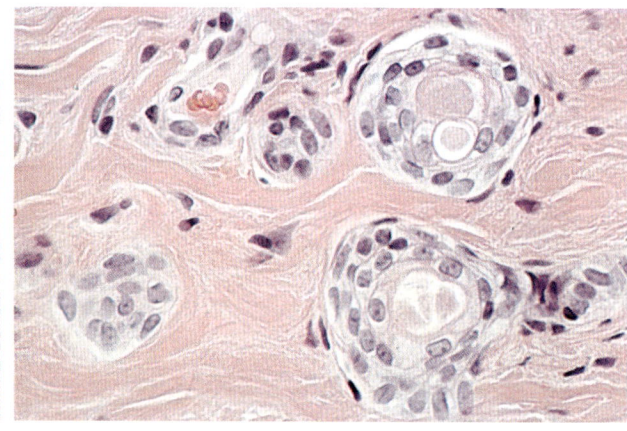

FIGURA 24.84
Siringoma. A. Dentro da derme superior há uma proliferação de epitélio formador de ductos, túbulos e ilhas sólidas em um estroma fibroso denso. B. A diferenciação ductal mimetiza bastante aquela de ducto écrino dérmico reto, com uma luz central e formação de cutícula. O complemento de enzima das células e seu imunofenótipo apóiam a derivação ductal écrina.

Fibroxantoma Atípico

Fibroxantoma atípico é uma neoplasia com baixo grau de malignidade que se apresenta como um nódulo em forma de abóbada na pele, exposta ao sol, de pessoas idosas; as células do tumor caracterizam-se por aspectos citológicos bizarros. À microscopia, células fusiformes atípicas e células epitelióides infiltram e rompem a derme. Células multinucleadas, algumas com o citoplasma finamente vacuolizado, podem ser proeminentes. As figuras mitóticas são numerosas. Essa lesão tem de ser diferenciada do carcinoma de células escamosas com células fusiformes e do melanoma de células fusiformes. O fibroxantoma atípico cora-se negativamente para citoqueratinas e a proteína S-100, dessa forma diferenciando-o do carcinoma de células escamosas e do melanoma, respectivamente. O tratamento é feito por excisão, porém, é comum a recorrência local.

A Micose Fungóide É uma Variante de Linfoma Cutâneo de Células T

A etiologia da micose fungóide (MF) é desconhecida, mas acredita-se que a neoplasia maligna de células T auxiliares (CD4+) possa ser causada pela exposição crônica a um antígeno.

 Patologia: Nos estágios iniciais da doença, surgem placas eritematosas delicadas, com freqüência na área das nádegas. À microscopia, essas placas tendem a exibir alterações semelhantes a psoríase na epiderme. Os infiltrados iniciais de células inflamatórias na derme são polimórficos e, com freqüência, não são diagnósticos de MF.

O acometimento cutâneo torna-se progressivamente mais proeminente e mais infiltrativo. A característica histológica mais importante da MF é a presença de linfócitos na epiderme (*epidermotropismo*). Nos estágios tardios, o infiltrado dérmico torna-se denso a ponto de formar nódulos tumorais. Quantidades crescentes de linfócitos atípicos que exibem núcleos convolutos (cerebriformes) e hipercromáticos são visualizadas na derme papilar e na epiderme (Fig. 24.85). Ninhos circunscritos desses linfócitos atípicos finalmente aparecem na epiderme e são conhecidos como *microabscessos de Pautrier*. As técnicas de reação de cadeia de polimerase e de *Southern blotting* podem revelar a reorganização de gene de receptor de células T e, dessa forma, a presença de uma população celular clonal.

A *síndrome de Sézary* refere-se à disseminação sistêmica da MF. O aspecto característico é a presença de linfócitos cerebriformes na circulação periférica.

 Manifestações Clínicas: a MF afeta grupos etários mais velhos, apresenta leve predominância pelo sexo masculino e afeta preferencialmente negros sobre brancos. O distúrbio é classicamente dividido em três estágios: mancha, placa e tumor. No estágio de mancha, que pode persistir meses, as erupções consistem em máculas eritematosas descamativas que podem estar levemente endurecidas. Em geral, as lesões são encontradas na porção inferior do abdome, nádegas e porção superior das coxas e também nas mamas de mulheres e podem mimetizar outras dermatites, como a psoríase ou o eczema (Fig. 24.85). O estágio de placa exibe lesões mais infiltradas e circunscritas. À medida que essas placas coalescem, o comprometimento torna-se mais disseminado. Nódulos grandes de formas variáveis podem se formar nas placas endurecidas existentes ou em pele aparentemente normal. A disseminação para linfonodos ou o comprometimento visceral anuncia sobrevida reduzida. As modalidades terapêuticas incluem luz ultravioleta, mostarda nitrogenada tópica e terapia com feixe de elétrons.

A Infecção pelo HIV Provoca Diferentes Doenças Cutâneas

Sarcoma de Kaposi

O sarcoma de Kaposi (SK) é um tumor maligno derivado de células endoteliais. Essa neoplasia é um sinal cutâneo importante observado na pandemia da AIDS e é discutida nos Caps.

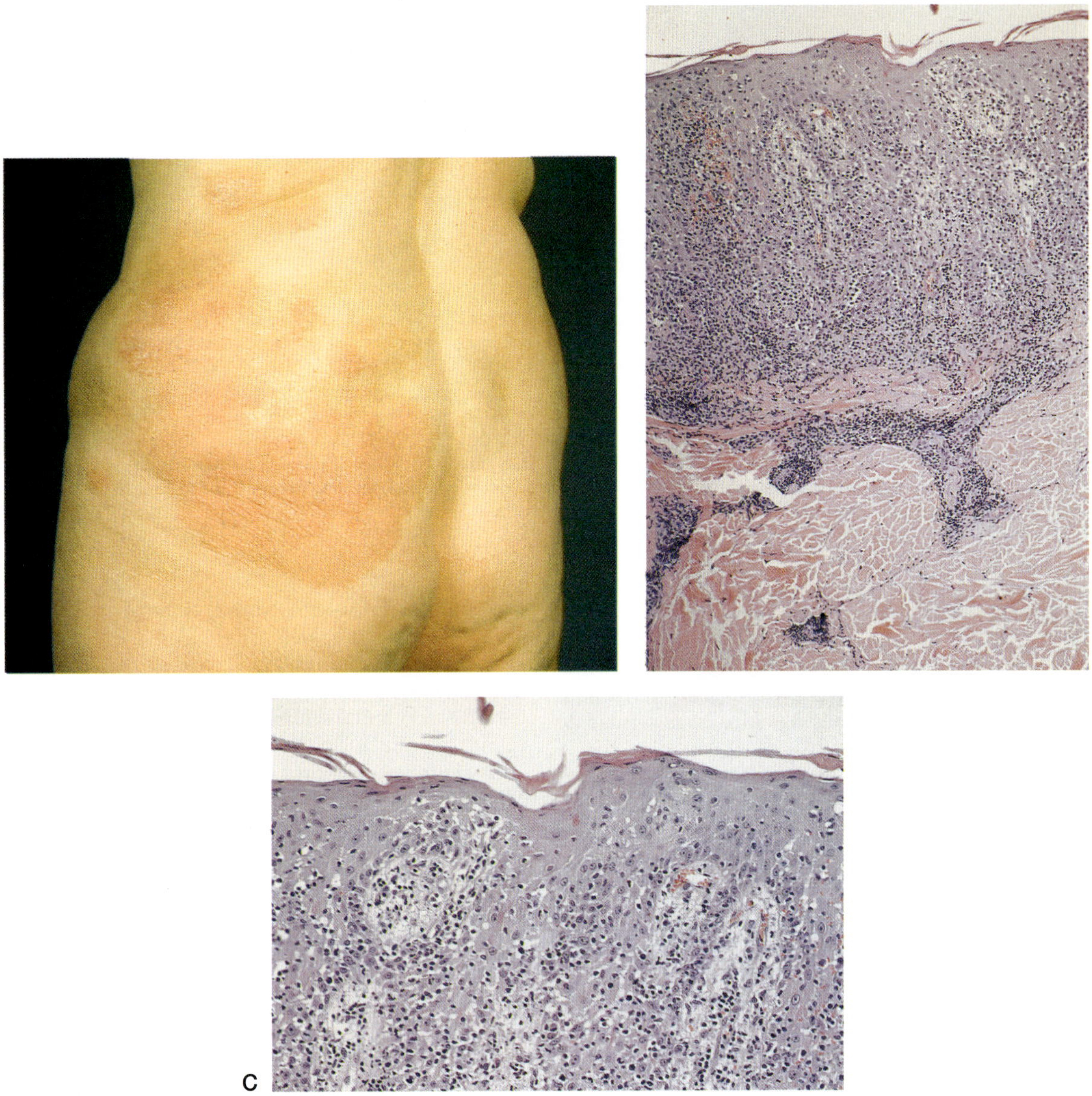

FIGURA 24.85

Micose fungóide. A. Mulher de 66 anos de idade com história de 30 anos de áreas e de placas descamativas eritematosas com telangiectasias, atrofia e pigmentação. **B.** A derme papilar encontra-se expandida por um infiltrado de linfócitos atípicos. Os linfócitos com núcleo hipercromático infiltram a epiderme espessada. **C.** Visão de maior aumento de (B).

4 e 10. Acredita-se que o herpesvírus humano 8 (HHV-8) participe da patogenia do sarcoma.

 Patologia: Todos os casos de sarcoma de Kaposi, associados ou não ao HIV, evoluem através de três estágios: mancha, placa e nódulo. No estágio inicial de mancha, uma proliferação sutil de canais vasculares irregulares, revestidos por uma camada única de células endoteliais levemente atípicas, irradia-se a partir de vasos sangüíneos preexistentes e estende-se, de forma quase imperceptível, para a derme reticular circunvizinha. Eritrócitos extravasados, deposição de hemossiderina e um infiltrado inflamatório esparso composto de linfócitos e de plasmócitos são observados com freqüência.

No estágio de placa (Fig. 24.86), há envolvimento de toda a derme reticular, com extensão freqüente para a subcútis, e formação de feixe de células fusiformes. No estágio de nódulo (Fig. 24.87), nódulos dérmicos bem circunscritos compõem-se de fascículos em anastomose de células fusiformes circundando numerosos espaços semelhantes a fenda.

Angiomatose Bacilar

A angiomatose bacilar é uma proliferação pseudoneoplásica de capilares que surge em resposta à infecção por espécies de *Bartonella*. Pacientes com AIDS em estágio terminal encontram-se sob risco de desenvolver infecção por esses microrganismos.

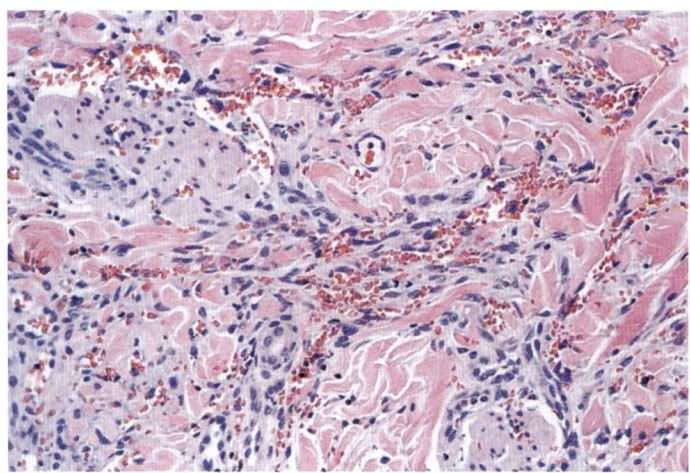

FIGURA 24.86
Sarcoma de Kaposi, estágio de placa. Estendendo-se ao longo das arcadas vasculares e entre o colágeno dérmico reticular está uma proliferação de células endoteliais. Elas formam canais vasculares delicados preenchidos com eritrócitos. Algumas células endoteliais não estão canalizadas (não têm luz formada).

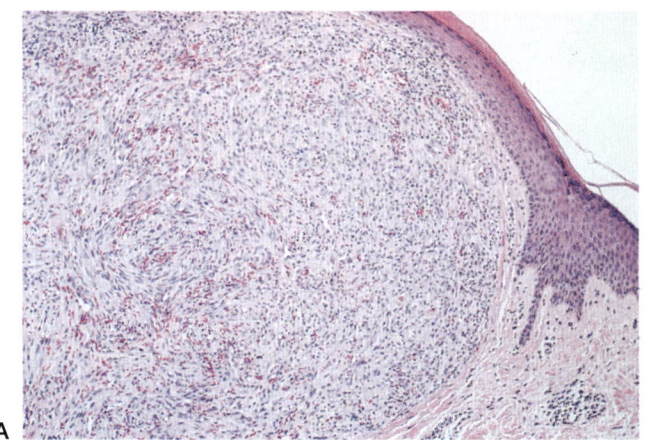
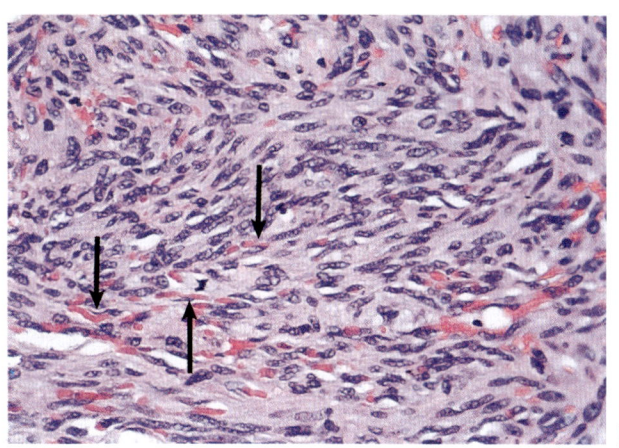

FIGURA 24.87
Sarcoma de Kaposi, estágio de nódulo. A. Um nódulo grande compõe-se de células endoteliais em proliferação formando fascículos e espaços vasculares. B. O exame em aumento maior de (A) mostra atipia citológica das células fusiformes. Eritrócitos surgem aglutinados (setas). As células endoteliais, nas quais estão presentes os eritrócitos aglutinados, formam espaços semelhantes a fendas.

 Patologia: As lesões proliferativas aparecem como pápulas de vermelhas a marrons, freqüentemente em grande quantidade, e podem ser confundidas com o sarcoma de Kaposi. À histologia, mostram ser proliferações lobulares de capilares, com células endoteliais abauladas se projetando para as luzes. Essas lesões são circundadas por um estroma edematoso contendo infiltrado inflamatório composto de células mononucleares, quantidades variáveis de neutrófilos e fragmentos de neutrófilos. Os corantes com impregnação pela prata mostram massas densas de bacilos dentro dos depósitos basofílicos. As lesões melhoram com o tratamento antibiótico.

Foliculite Eosinofílica

A foliculite eosinofílica é uma erupção pruriginosa crônica de pápulas centradas nos folículos pilosos em pacientes com AIDS. As lesões são encontradas principalmente no tronco e extremidades proximais. Está presente um infiltrado composto de linfócitos, macrófagos e numerosos eosinófilos na derme adventícia e perifolicular e ao redor dos vasos sangüíneos dérmicos.

LEITURAS SUGERIDAS

Livros

Austen KF, Eisen AZ, Freedberg IM, et al.: *Dermatology in general medicine*, 5th ed. New York: McGraw-Hill, 1998.

Balch CM, Houghton AN, Sober AJ, et al (eds): *Cutaneous melanoma*, 3rd ed. St. Louis: Quality Medical, 1998.

Berger TG, James WD, Odom RB (eds.): *Diseases of the skin*, 9th ed. Philadelphia: WB Saunders, 2000.

Campbell JL, Habif TP, Quitadamo MJ, et al (eds.): *Skin disease*. St. Louis: Mosby, 2001.

Elder D, Elenitsas R, Jaworsky C, et al (eds): *Histopathology of the skin*, 8th ed. Philadelphia: Lippincott-Raven, 1997.

Farmer ER, Hood AF (eds): *Pathology of the skin*, 2nd ed. New York: McGraw-Hill, 2000.

Goldblum JR, Weiss SW (eds.): *Soft tissue tumors*, 4th ed. St. Louis: Mosby, 2001.

Smoller BR, Horn TD: *Dermatopathology in systemic disease.* New York: Oxford, 2001.

Sternberg SS: *Histology for pathologists*, 2nd ed. Philadelphia: Lippincott-Raven, 1997.

Artigos de Periódicos

Anatomia e Fisiologia da Pele

Cotsarelis G, Paus R: The biology of hair follicles. *N Engl J Med* 341:491–497, 1999.

Fine JD: The skin basement membrane zone. *Adv Dermatol* 2:283–304, 1987.

Johnson KO: The roles and functions of cutaneous mechanoreceptors. *Curr Opin Neurobiol* 11:455–461, 2001.

McMillan JR, Shimizu H: Desmosomes: structure and function in normal and diseased epidermis. *J Dermatol* 28:291–298, 2001.

Rietschel RL: A simplified approach to the diagnosis of alopecia. *Dermatol Clin* 14:691–695, 1996.

Romani N, Ratzinger G, Pfaller K, et al.: Migration of dendritic cells into lymphatics—The Langerhans cell example: Routes, regulation, and relevance. *Int Rev Cytol* 207:237–270, 2001.

Smack DP, Korge BP, James WD: Keratin and keratinization. *J Am Acad Dermatol* 30:85–102, 1994.

Uchi H, Terao H, Koga T, et al.: Cytokines and chemokines in the epidermis. *J Dermatol Sci* 24:S29–38, 2000.

Doenças da Epiderme

Elder JT, Nair RP, Henseler T, et al.: The genetics of psoriasis 2001. *Arch Dermatol* 137:1447–1454, 2001.

Hertl M: Humoral and cellular autoimmunity in autoimmune bullous skin disorders. *Int Arch Allergy Immunol* 122:91–100, 2000.

Nickoloff BJ: Skin innate immune system in psoriasis: Friend or foe? *J Clin Invest* 104:1161–1164, 1999.

Nousari HC, Anhalt GJ: Pemphigus and bullous pemphigoid. *Lancet* 354:667–672, 1999.

Prinz JC: Psoriasis vulgaris—A sterile antibacterial skin reaction mediated by cross-reactive T cells? An immunological view of the pathophysiology of psoriasis. *Clin Exp Dermatol* 26:326–332, 2001.

Ringpfeil F, Raus A, DiGiovanna JJ, et al.: Darier disease—Novel mutations in ATP2A2 and genotype-phenotype correlation. *Exp Dermatol* 10:19–27, 2001.

Travers JB, Hamid QA, Norris DA, et al.: Epidermal HLA-DR and the enhancement of cutaneous reactivity to superantigenic toxins in psoriasis. *J Clin Invest* 104:1181–1189, 1999.

Valdes-Flores M, Kofman-Alfaro SH, Jimenez-Vaca AL, et al.: Deletion of exons 1–5 of the STS gene causing X-linked ichthyosis. *J Invest Dermatol* 116:456–458, 2001.

Yang J, Ahn K, Cho M, et al.: Novel mutations of the transglutaminase 1 gene in lamellar ichthyosis. *J Invest Dermatol* 117:214–218, 2001.

Doenças da Zona da Membrana Basal

Bhattacharya M, Kaur I, Kumar B: Lichen planus: A clinical and epidemiological study. *J Dermatol* 27:576–582, 2000.

Callen JP: Collagen vascular diseases. *Med Clin North Am* 82:1217–1237, 1998.

Dieterich W, Laag E, Bruckner-Tuderman L: Antibodies to tissue transglutaminase as serologic markers in patients with dermatitis herpetiformis. *J Invest Dermatol* 113:133–136, 1999.

Engineer L, Bhol K, Kumari S, et al.: Bullous pemphigoid: interaction of interleukin 5, anti-basement membrane zone antibodies and eosinophils. A preliminary observation. *Cytokine* 13:32–38, 2001.

Fayyazi A, Schweyer S, Soruri A, et al.: T lymphocytes and altered keratinocytes express interferon-gamma and interleukin 6 in lichen planus. *Arch Dermatol Res* 291:485–490, 1999.

Fine J, Eady RAJ, Bauer, EA, et al.: Revised classification system for inherited epidermolysis bullosa: Report of the second international consensus meeting on diagnosis and classification of epidermolysis bullosa. *J Am Acad Dermatol* 42:1051–1066, 2000.

Leaute-Labreze C, Lamireau T, Chawki D, et al.: Diagnosis, classification, and management of erythema multiforme and Stevens-Johnson syndrome. *Arch Dis Child* 83: 347–352, 2000.

Millard TP, McGregor JM: Molecular genetics of cutaneous lupus erythematosus. *Clin Exp Dermatol* 26:184–191, 2001.

Reunala TL: Dermatitis herpetiformis. *Clin Dermatol* 19:728–736, 2001.

Spirito F, Chavanas S, Prost-Squarcioni C, et al.: Reduced expression of the epithelial adhesion ligand laminin 5 in the skin causes intradermal tissue separation. *J Biol Chem* 276:18828–18835, 2001.

Yancey KB, Egan CA: Pemphigoid: Clinical, histologic, immunopathologic, and therapeutic considerations. *JAMA* 284:350–356, 2000.

Doenças Inflamatórias do Leito Vascular Superficial e Profundo

Carugati A, Pappalardo E, Zingale C, et al.: C1-inhibitor deficiency and angioedema. *Mol Immunol* 38:161–173, 2001.

English JC, Patel PJ, Greer KE: Sarcoidosis. *J Am Acad Dermatol* 44:725–743, 2001.

Fang KS, Lawry M, Haas A: Papules on the hands. Granuloma annulare. *Arch Dermatol* 137:1647–1652, 2001.

Gibson LE: Cutaneous vasculitis update. *Dermatol Clin* 19:603–615, 2001.

Hsu S, Le EH, Khoshevis MR: Differential diagnosis of annular lesions. *Am Fam Physician* 64:289–296, 2001.

Thestrup-Pedersen K: Clinical aspects of atopic dermatitis. *Clin Exp Dermatol* 25:535–543, 2000.

Trautmann A, Akdis M, Brocker E, et al.: New insights into the role of T cells in atopic dermatitis and allergic contact dermatitis. *Trends Immunol* 22:530–532, 2001.

Wakelin SH: Contact urticaria. *Clin Exp Dermatol* 26:132–136, 2001

Distúrbios do Tecido Conjuntivo Dérmico

Hawk A, English JC: Localized and systemic scleroderma. *Semin Cutan Med Surg* 20:27–37, 2001.

Distúrbios Inflamatórios do Panículo

Requena L, Sanchez Yus E: Panniculitis. Part I. Mostly septal panniculitis. *J Am Acad Dermatol* 45:163–183, 2001.

Requena L, Sanchez Yus E: Panniculitis. Part II. Mostly lobular panniculitis. *J Am Acad Dermatol* 45:325–361, 2001.

Acne Vulgar

Federman DG, Kirsner RS: Acne vulgaris: pathogenesis and therapeutic approach. *Am J Manag Care* 6:78–87, 2000.

Infecções e Infestações

Amagai M, Matsuyoshi N, Wang ZH, et al.: Toxin in bullous impetigo and staphylococcal scalded-skin syndrome targets desmoglein 1. *Nat Med* 6:1213–1214, 2000.

Rinaldi MG: Dermatophytosis: epidemiological and microbiological update. *J Am Acad Dermatol* 43:S120–124, 2000.

Sangueza OP, Fleet SL, Requena L: Update on the histologic

findings of cutaneous infections. *Adv Dermatol* 16: 361–423, 2000.

Neoplasias Primárias da Pele

Bale AE, Yu K: The hedgehog pathway and basal cell carcinomas. *Hum Mol Genet* 10:757–762, 2001.

Barnhill R: Malignant melanoma, dysplastic melanocytic nevi, and Spitz tumors. *Clin Plast Surg* 27:331–360, 2000.

Elder DE, Murphy GF: *Melanocytic tumors of the skin.* Washington, DC: Armed Forces Institute of Pathology (in press).

Goessling W, McKee PH, Mayer RJ: Merkel cell carcinoma. *J Clin Oncol* 20:588–598, 2002.

Goldstein BG, Goldstein AO: Diagnosis and management of malignant melanoma. *Am Fam Physician* 63:1359–1368, 2001.

Guillen DR, Cockerell CJ: Cutaneous and subcutaneous sarcomas. *Clin Dermatol* 19:262–268, 2001.

Kamino H, Salcedo E: Histopathologic and immunohistochemical diagnosis of benign and malignant fibrous and fibrohistiocytic tumors of the skin. *Dermatol Clin* 17: 487–505, 1999.

Piepkorn, M: Melanoma genetics: an update with focus on the CDKN2A(p16)/ARF tumor suppressors. *J Am Acad Dermatol* 42:705–722, 2000.

Pollock PM, Trent JM: The genetics of cutaneous melanoma. *Clin Lab Med* 20:667–690, 2000.

Ratner D, Peacocke M, Zhang H, et al.: UV-specific p53 and PTCH mutations in sporadic basal cell carcinoma of sun-exposed skin. *J Am Acad Dermatol* 44:293–297, 2001.

Salasche S: Epidemiology of actinic keratosis and squamous cell carcinoma. *J Am Acad Dermatol* 42:S4–7, 2000.

Sanchez Yus E, Simon P, Requena L, et al.: Solitary keratoacanthoma. *Am J Dermatopathol* 22:305–310, 2000.

Schaffer JV, Bolognia JL: The clinical spectrum of pigmented lesions. *Clin Plast Surg* 27:391–408, 2000.

Schuchter LM: Review of the 2001 AJCC staging system for cutaneous malignant melanoma. *Curr Oncol Rep* 3:332–337, 2001.

Titus-Ernstoff L: An overview of the epidemiology of cutaneous melanoma. *Clin Plast Surg* 27:305–316, 2000.

White WL, Loggie BW: Sentinel lymphadenectomy in the management of primary cutaneous malignant melanoma: an update. *Dermatol Clin* 17:645–655, 1999.

Manifestações Cutâneas da Infecção pelo HIV

Aftergut K, Cockerell CJ: Update on the cutaneous manifestations of HIV infection: Clinical and pathologic features. *Dermatol Clin* 17:445–471, 1999.

Ensoli B, Sgadari C, Barillari G, et al.: Biology of Kaposi's sarcoma. *Eur J Cancer* 37:1251–1269, 2001.

Gasquet S, Maurin M, Brouqui P, et al.: Bacillary angiomatosis in immunocompromised patients. *AIDS* 12:1793–1803, 1998.

CAPÍTULO 25

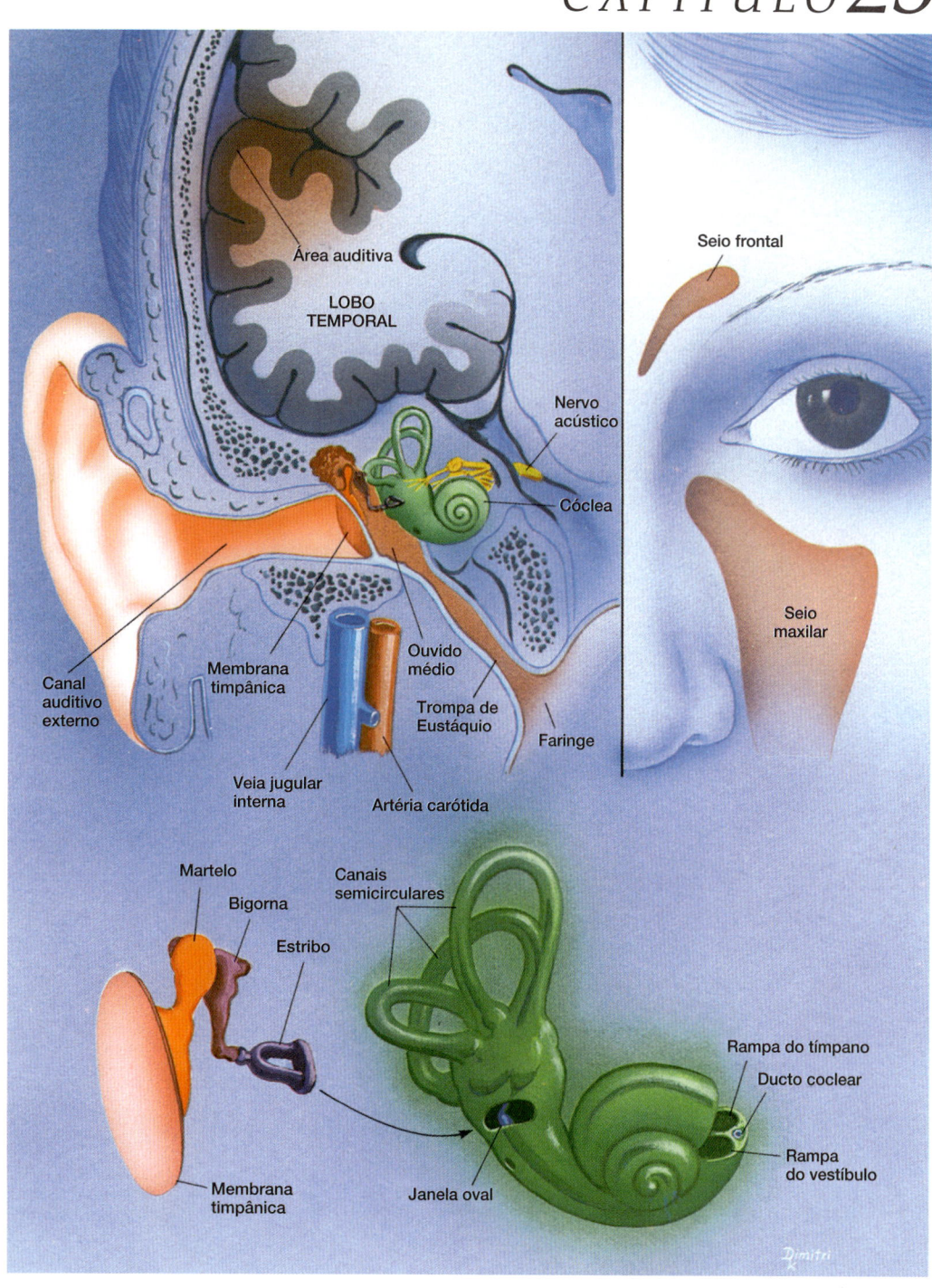

Cabeça e Pescoço

Bruce M. Wenig
Mary Cunnane
Károly Bálogh

Cavidade Oral

Anatomia

Anomalias de Desenvolvimento

Infecções
Infecções Bacterianas e Fúngicas
Infecções Virais

Tumores Benignos
Leucoplasia e Eritroplasia

Carcinomas de Células Escamosas

Doenças dos Lábios

Doenças da Língua

Cáries Dentárias

Doenças da Polpa e dos Tecidos Periapicais

Doença Periodontal

Cistos e Tumores Odontogênicos
Ameloblastoma

Glândulas Salivares

Síndrome de Sjögren

Adenoma Pleomórfico (Tumor Misto)

Adenoma Monomórfico

Tumores Malignos
Carcinoma Mucoepidermóide
Carcinoma Adenóide Cístico
Carcinoma de Células Acinares

Nariz e Seios Paranasais

Doenças da Cavidade Nasal e dos Seios Paranasais
Rinite
Pólipos Nasais
Sinusite
Sífilis
Hanseníase
Rinoscleroma
Infecções Fúngicas
Leishmaniose

(continua)

FIGURA 25.1 *(ver página anterior)*
Anatomia do ouvido. (*Acima*) As relações do ouvido externo, médio e interno. Note a membrana timpânica, os ossículos do ouvido médio, a localização da trompa de Eustáquio e a proximidade das meninges e do cérebro. (*Abaixo*) Visualização em diagrama da membrana timpânica e dos ossículos. A *seta* indica a posição normal do estribo na janela oval. Um corte transversal da cóclea demonstra a relação do ducto coclear (transportando endolinfa) com a rampa do tímpano e a rampa do vestíbulo (preenchida com perilinfa).

Granulomatose de Wegener
Linfoma de Células T Destruidoras Naturais/Angiocêntrico do Tipo Nasal
Tumores Benignos
Tumores Malignos

Nasofaringe

Anatomia e Função

Hipoplasia e Hiperplasia de Tecido Linfóide Faringiano

Inflamação

Tumores
Angiofibroma Nasofaringiano Juvenil
Carcinoma de Células Escamosas
Carcinoma Nasofaringiano
Linfomas do Anel de Waldeyer
Plasmocitoma
Cordoma
Outros Tumores Malignos

Ouvido

Ouvido Externo

Ouvido Médio
Anatomia
Otite Média

Ouvido Interno
Anatomia
Otosclerose
Doença de Meniere
Toxicidade Labiríntica
Labirintite Viral
Traumatismo Acústico
Tumores

Cavidade Oral

A cavidade oral é revestida por epitélio escamoso não-queratinizado ou apenas levemente queratinizado. Bactérias, espiroquetas, vírus, fungos e parasitas normalmente encontrados na cavidade oral são, em geral, inofensivos. Se a mucosa estiver lesada ou se os mecanismos de defesa do corpo estiverem prejudicados, por exemplo, por imunossupressão, os mesmos organismos podem provocar doença, como na gengivite por fusospiroquetas. Pessoas saudáveis também podem carrear patógenos, como *Corynebacterium diphtheriae* ou meningococos na cavidade oral. Freqüentemente, doenças sistêmicas afetam a cavidade oral e, embora a mucosa oral não seja necessariamente o espelho do organismo, pode refletir mais do que doença localizada.

ANATOMIA

A mucosa oral consiste nos tecidos queratinizados da gengiva e mucosa do palato duro, aderidos, além da mucosa não-queratinizada da mucosa labial inferior (mucosa labial interna) e mucosa bucal (mucosa interna da bochecha). Também inclui a gengiva não aderida, ou seja, a gengiva móvel que se estende nos sulcos maxilares e mandibulares, língua ventral, assoalho da boca, mucosa do palato mole e pilares tonsilares, e a mucosa gustativa queratinizada especializada do dorso da língua.

Os tecidos queratinizados da gengiva aderida e palato duro podem ser ortoqueratinizados com uma camada de células granulares ou podem ser paraqueratinizados. O epitélio tem três a quatro vezes a espessura da epiderme da pele. Abaixo do epitélio encontra-se a lâmina própria, composta de tecido fibroso e vasos sangüíneos. Como não existe uma muscular da mucosa, não existe uma "submucosa" verdadeira. A mucosa é limítrofe ao periósteo densamente fibroso do palato duro ou do alvéolo da maxila e da mandíbula. Há glândulas mucosas na lâmina própria, particularmente da mucosa do palato duro posterior, com tecido adiposo maduro sendo proeminente na mucosa do palato duro anterior. Ocasionalmente, restos de epitélio odontogênico com células claras são encontrados na gengiva.

O epitélio crevicular é uma continuação do epitélio gengival à medida que gira internamente na direção da superfície do dente e, a seguir, na direção da raiz do dente. Esse epitélio é não-queratinizado e, com freqüência, exibe hiperplasia irregular, exocitose leucocitária e microulcerações por causa da resposta do epitélio à placa na fenda gengival. A mucosa não-queratinizada consiste no epitélio com uma camada de células espinhosas relativamente espessa e lâmina própria. O termo *submucosa* algumas vezes é aplicado livremente ao tecido conjuntivo profundo logo acima da camada muscular, no qual freqüentemente as glândulas salivares menores encontram-se embebidas.

Os dois terços anteriores do dorso da língua são cobertos por epitélio escamoso estratificado queratinizado, especializado para formar papilas filiformes (projeções pontiagudas de queratina), com freqüência associadas a colônias bacterianas. Entre elas existem papilas fungiformes que consistem em elevações da mucosa em forma de cogumelo e contêm botões gustativos. Separando os dois terços anteriores do terço posterior encontram-se as papilas circunvaladas que contêm botões gustativos na sua base. As glândulas salivares serosas da porção posterior da língua desembocam nas criptas que circundam essas papilas. O último grupo de papilas são as papilas folheadas localizadas na porção lateral posterior da língua em uma série de saliências. Cada botão gustativo consiste em uma coleção de células epiteliais modificadas, em forma de barril, que se estende verticalmente da lâmina basal até a superfície epitelial, abrindo por meio de um poro gustativo. São inervadas por ramos nervosos terminais da lâmina própria.

ANOMALIAS DE DESENVOLVIMENTO

FENDAS FACIAIS: A falha de fusão de estruturas faciais na sétima semana da vida embrionária leva à formação de fendas faciais, sendo a mais comum delas a fenda no lábio superior (lábio leporino). Pode ser unilateral ou bilateral e, com freqüência, ocorre associada a fenda palatina (ver Cap. 6).

NÓDULO TIREÓIDEO LINGUAL: Durante seu desenvolvimento normal, a glândula tireóide desce da base da língua para sua posição definitiva no pescoço. O tecido tireoidiano funcionante heterotópico ou um cisto de desenvolvimento (*cisto de ducto tireoglóssico*) podem ocorrer em qualquer ponto ao longo da via de descida. A localização mais comum é no forame cego da língua. Existe uma predileção de 4:1 para o sexo feminino, e sintomas como disfonia, dor de garganta e sensação de massa na garganta freqüentemente tornam-se evidentes durante a adolescência e a gestação. O imageamento com radioisótopos mostra tipicamente atividade de radionuclídios na boca, mas não no pescoço.

CISTO DE FENDA BRANQUIAL: Cistos da fenda branquial originam-se de remanescentes dos arcos branquiais (Fig. 25.2). Eles ocorrem na face anterior lateral do pescoço ou na glândula parótida, principalmente em adultos jovens. O cisto contém fluido aquoso fino e material mucóide ou gelatinoso. Em geral, está revestido por epitélio escamoso, embora também possam ser vistos focos de epitélio colunar pseudo-estratificado ou epitélio respiratório ciliado (Fig. 25.3).

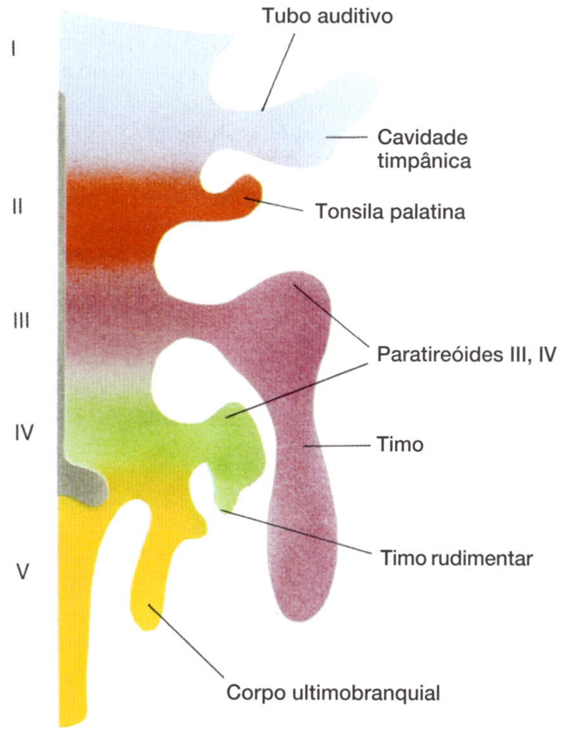

INFECÇÕES

Os seguintes termos são utilizados para descrever inflamação localizada da cavidade oral:

- *Queilite* (lábios)
- *Gengivite* (gengiva)
- *Glossite* (língua)
- *Estomatite* (mucosa oral)

Infecções Bacterianas e Fúngicas Afetam Comumente a Cavidade Oral

ESCARLATINA: Predominantemente uma doença de crianças, a escarlatina é provocada por diferentes cepas de estreptococos β-hemolíticos (*Streptococcus pyogenes*). A lesão do endotélio vascular pela toxina eritrogênica resulta em uma erupção da pele e da mucosa oral. A língua apresenta uma cobertura branca, através da qual as papilas fungiformes heperêmicas projetam-se como pequenos botões vermelhos ("língua em morango").

ESTOMATITE AFTOSA (AFTA): A estomatite aftosa descreve uma doença comum caracterizada por úlceras recidivantes, solitárias ou múltiplas, pequenas e dolorosas, na mucosa oral. O agente causal não é conhecido. Bactérias, micoplasmas, vírus, reações auto-imunes e hipersensibilidade foram implicados, mas não comprovados. À microscopia, as lesões consistem em uma úlcera rasa coberta por exsudato fibrinopurulento. O infiltrado inflamatório subjacente compõe-se de leucócitos mononucleares e polimorfonucleares. As lesões curam sem formação de cicatriz.

FIGURA 25.2
Aparelho branquial em seres humanos. Diagrama esquemático das bolsas faríngeas (*metade esquerda, vista ventral*) em um embrião humano de 6 semanas. Cinco pares de bolsas originam muitas estruturas importantes da cabeça, pescoço e tórax. Um amplo espectro de malformações congênitas resulta de alterações do aparelho branquial.

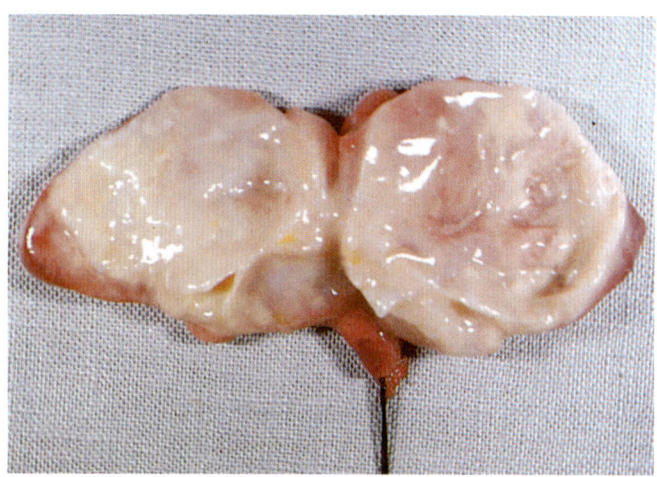

FIGURA 25.3
Cisto de fenda branquial. A maioria desses cistos surge da segunda fenda branquial e ocorre lateralmente no pescoço. Os cistos apresentam uma parede fina, contêm líquido turvo e são revestidos por epitélio escamoso estratificado ou do tipo respiratório.

GRANULOMA PIOGÊNICO: *O granuloma piogênico é uma lesão vascular reativa que ocorre comumente na cavidade oral.* Em geral, algum traumatismo pequeno dos tecidos permite a invasão de microrganismos inespecíficos. Na cavidade oral, granulomas piogênicos, variando de alguns milímetros até 1 cm, são mais freqüentes na gengiva. A lesão é vista como uma massa mole, de cor vermelha ou púrpura e elevada, com uma superfície ulcerada, lobulada e lisa. À microscopia, o nódulo consiste em tecido de granulação ricamente vascular que mostra graus variáveis de inflamação aguda e crônica (Fig. 25.4). Com o tempo, o granuloma piogênico torna-se menos vascular e começa a assemelhar-se a um fibroma.

Em mulheres grávidas, particularmente próximo do fim do primeiro trimestre, pode desenvolver-se uma lesão gengival idêntica, macroscópica e microscopicamente, ao granuloma piogênico. Denominada *tumor da gestação*, essa lesão pode ou não regredir após o parto.

GENGIVITE ULCERATIVA NECROSANTE AGUDA (ANGINA DE VINCENT): *A angina de Vincent representa uma infecção por dois microrganismos simbióticos, um bacilo fusiforme e uma espiroqueta (Borrelia vincentii).* O termo *fusospiroquetose* é utilizado para descrever essa infecção. Como esses microrganismos são encontrados na boca de muitas pessoas saudáveis, sugeriu-se que fatores predisponentes são importantes no desenvolvimento da gengivite ulcerativa necrosante aguda. O elemento mais importante parece ser resistência reduzida a infecção, como conseqüência de nutrição inadequada, imunodeficiência ou higiene oral deficiente. A infecção de Vincent caracteriza-se por erosões escavadas das papilas interdentárias. A úlcera tende a disseminar-se e, por fim, envolver todas as margens gengivais, que se tornam cobertas por uma pseudomembrana necrosada.

Noma **(cancro oral)** *é uma infecção grave por fusospiroquetas em pessoas desnutridas e debilitadas por infecções, ou enfraquecidas por discrasias sangüíneas, que provoca uma gangrena de disseminação rápida dos tecidos orais e faciais.* Massas grandes de tecido desprendem-se e deixam os ossos expostos (ver Fig. 9.39 e 25.5A), especialmente em crianças.

ANGINA DE LUDWIG: *A angina de Ludwig é uma celulite de disseminação rápida, ou fleimão, que se origina no espaço submaxilar ou sublingual, mas estende-se localmente envolvendo ambos.* Acredita-se que as bactérias responsáveis por essa infecção originem-se da flora oral, mas esse processo inflamatório potencialmente fatal é incomum em países desenvolvidos. Diferentes microrganismos aeróbios e anaeróbios foram implicados na angina de Ludwig. Os pacientes freqüentemente apresentam doenças crônicas associadas à imunossupressão.

A angina de Ludwig está relacionada mais freqüentemente com extração dentária ou traumatismo no assoalho da boca. Após extração de um dente, podem ocorrer fraturas filiformes no córtex lingual da mandíbula, proporcionando pronto acesso dos microrganismos ao espaço submaxilar. Seguindo os planos fasciais, a infecção pode dissecar até o espaço parafaringiano e, daí, para a bainha da carótida. O processo pode resultar em um aneurisma infectado (micótico) da artéria carótida interna, e sua erosão provoca hemorragia maciça. A inflamação também pode dissecar até o mediastino superior, envolvendo o espaço pleural e o pericárdio.

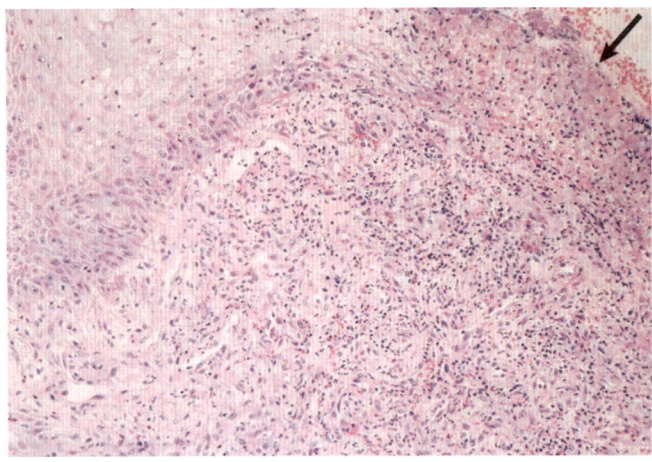

FIGURA 25.4
Granuloma piogênico da gengiva. A lesão exibe tecido de granulação vascular e inflamação. A superfície epitelial está parcialmente ulcerada (*seta*).

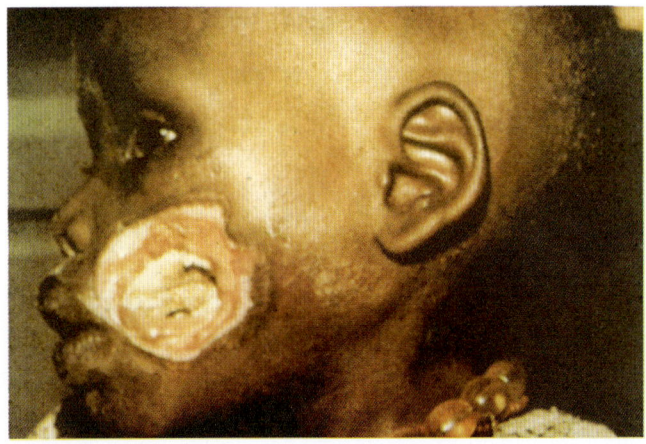

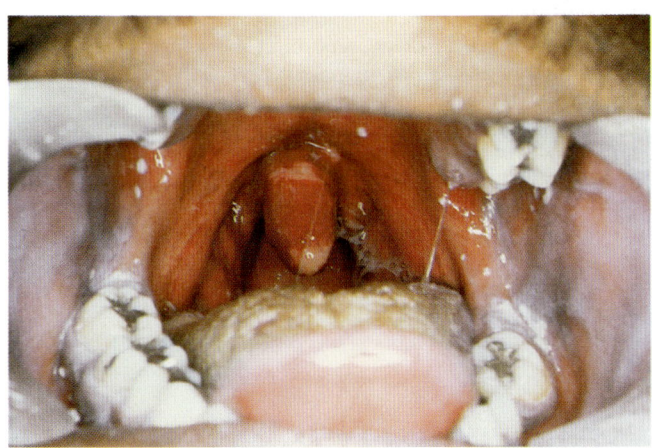

FIGURA 25.5
A. *Noma*, também denominado *cancro oral*, manifesta-se neste menino como uma lesão ulcerativa facial grande com exposição de tecidos moles subjacentes, incluindo o osso. B. Candidíase oral.

DIFTERIA: A infecção pelo *Corynebacterium diphtheriae* caracteriza-se pela formação de uma pseudomembrana desigual que, em geral, origina-se nas tonsilas e na faringe, mas também pode envolver o palato mole, gengiva ou mucosa bucal.

TUBERCULOSE: As lesões primárias da tuberculose da mucosa oral são raras, e a maioria das lesões resulta de doença pulmonar. Os bacilos são transportados no esputo e penetram na mucosa através de uma pequena abertura, onde produzem úlceras dolorosas e irregulares, mais comumente na língua. A biopsia revela inflamação granulomatosa caseosa típica dos granulomas tuberculosos.

SÍFILIS: O cancro da sífilis primária pode formar-se nos lábios, na língua ou na mucosa orofaríngea após o contato oral-genital com uma pessoa infectada. Acompanha-se de linfadenite regional e cura-se espontaneamente em algumas semanas. Se a sífilis não for tratada adequadamente, desenvolve-se uma erupção mucocutânea difusa do estágio secundário. As lesões na mucosa oral aparecem como áreas planas múltiplas, cinza-esbranquiçadas, sobrejacentes à superfície ulcerada. Podem sofrer remissão espontânea, mas também podem recidivar. Após anos de infecção sifilítica, podem surgir gomas no palato e na língua. São massas nodulares firmes que acabam ulcerando, podendo ocasionar perfuração do palato.

ACTINOMICOSE: Bactérias filamentosas ramificadas do grupo Actinomices ocasionalmente provocam infecções orais. O microrganismo agressor mais comum é o *Actinomyces bovis*, mas *A. israelii* é encontrado algumas vezes. Os microrganismos produzem inflamação granulomatosa crônica e abscessos, que drenam pela formação de fístulas. Como os actinomicetos são habitantes comuns da cavidade oral de pessoas saudáveis, a cultura do microrganismo não significa necessariamente uma infecção. É costume diferenciar as formas cervicofacial (a forma mais comum), pulmonar e abdominal de actinomicose, de acordo com o sítio da infecção. Na actinomicose cervicofacial, a infecção dos tecidos moles pode estender-se para ossos adjacentes, mais comumente para a mandíbula.

CANDIDÍASE: Também denominada *sapinho* ou *moniliase*, a candidíase é provocada por um fungo leveduriforme, *Candida albicans*, que é habitante comum da superfície da cavidade oral, trato gastrintestinal e vagina. Para provocar a doença, o fungo precisa penetrar os tecidos, ainda que superficialmente. A candidíase oral é mais comum em pessoas imunocomprometidas e em diabéticos, e a incidência em pacientes com AIDS é de 40 a 90%. Tipicamente, as lesões orais são áreas planas brancas, macias e levemente elevadas, consistindo principalmente em hifas fúngicas (Fig. 25.5B).

As Infecções Virais Manifestam-se como Lesões Vesiculares ou Ulcerativas

As infecções por herpesvírus simples (HSV) e citomegalovírus (CMV) manifestam-se como lesões vesiculobolhosas e ulcerativas, respectivamente. A infecção pelo vírus Epstein-Barr (EBV) pode ocorrer como lesões ulcerativas da mucosa na cavidade oral posterior; ou, conforme visto na lesão relacionada com o EBV, *leucoplasia pilosa oral*. A infecção por EBV provoca lesões brancas, felpudas, na porção lateral da língua e outras superfícies mucosas. A leucoplasia pilosa oral está associada mais freqüentemente, mas não exclusivamente, a infecção pelo HIV.

 Patologia: As infecções por herpes e por CMV freqüentemente são acompanhadas de ulceração da superfície epitelial. Na borda da úlcera por herpesvírus na mucosa encontram-se células epiteliais grandes e multinucleadas com núcleo homogeneizado com aspecto de "vidro fosco", freqüentemente exibindo moldagem do núcleo. Pode haver uma bolha intra-epitelial associada. Nas infecções por CMV, as células infectadas, em geral de origem fibroblástica, monocítica ou endotelial, apresentam núcleo grande com nucléolos eosinofílicos proeminentes.

HERPESVÍRUS SIMPLES TIPO 1: O herpes labial e estomatite herpética são provocados pelo herpesvírus simples tipo 1 e estão entre as infecções virais mais comuns dos lábios e da mucosa oral, tanto em crianças quanto em adultos jovens. A transmissão ocorre por infecção de gotícula, e o vírus pode ser isolado da saliva de pessoas infectadas. A doença começa com inflamação dolorosa da mucosa afetada, logo seguida de formação de vesículas. Essas vesículas rompem-se e formam úlceras dolorosas de pouca profundidade, variando de um tamanho mínimo até 1 cm de diâmetro. Microscopicamente, a vesícula herpética forma-se como conseqüência de "degeneração em balão" das células epiteliais. Algumas células epiteliais mostram corpúsculos de inclusão intranucleares. As úlceras curam-se espontaneamente sem formação de cicatriz.

Uma vez introduzido no organismo, o herpesvírus simples sobrevive em um estado de latência no gânglio trigêmeo. Pode ser reativado, provocando lesões herpéticas recorrentes, em diferentes circunstâncias, como traumatismo, alergia, menstruação, gestação, exposição a luz ultravioleta e outras infecções virais. Na cavidade oral, as vesículas recorrentes quase sempre se desenvolvem em uma mucosa firmemente presa ao periósteo, por exemplo, o palato duro.

OUTRAS INFECÇÕES VIRAIS: O vírus coxsackie A provoca herpangina, que é vista como uma orofaringite vesicular aguda. Após um curso breve, a infecção confere imunidade. Outras infecções virais que envolvem a mucosa oral são mononucleose infecciosa (vírus Epstein-Barr; EBV), sarampo, rubéola, catapora e herpes zoster.

TUMORES BENIGNOS

Tumores benignos que são comuns em outras áreas do corpo também são encontrados na cavidade oral. Incluem nevos pigmentados, fibromas, hemangiomas, linfangiomas e papilomas escamosos. Um traumatismo pode ocasionar a ulceração dessas lesões, que, então, podem sangrar ou tornar-se infectadas.

Uma lesão característica limitada à cavidade oral é o granuloma de células gigantes periférico. Esta não é uma neoplasia, mas uma reação proliferativa incomum contra lesão local, apresentando-se como uma massa na gengiva ou no processo alveolar. Essa lesão tem vários nomes, como epúlide, granuloma reparador de células gigantes, tumor de células gigantes da gengiva e *osteoclastoma*. O adjetivo "periférico" denota a localização extra-óssea superficial da lesão, em oposição a granulomas de células gigantes "centrais", que ocorrem dentro dos ossos da mandíbula.

A opinião prevalente é a de que o granuloma de células gigantes periférico não é uma neoplasia, mas uma reação proliferativa incomum contra uma lesão local. Em alguns casos, é provocado por hiperparatireoidismo, em cujo caso pode ser visto como um tumor pardo dos tecidos moles. A lesão sempre ocorre na gengiva ou no processo alveolar e parece originar-se dos tecidos moles mais profundos. A maioria dos pacientes são adultos jovens ou de meia-idade, mas a lesão ocorre em crianças e foi relatada em pacientes idosos desdentados.

 Patologia: O granuloma de células gigantes periférico é visto como uma massa coberta por membrana mucosa, que pode estar ulcerada. O tumor varia de marrom a negro, dependendo da quantidade de hemorragia. O exame histológico revela uma lesão não-encapsulada, com inúmeras células gigantes multinucleadas embebidas em estoma fibroso, que também contém células mesenquimatosas ovóides ou fusiformes (Fig. 25.6). A lesão é vascular e mostra focos de hemorragia antiga, com macrófagos carregados de hemossiderina e inflamação crônica. A origem das células gigantes multinucleadas ainda é incerta, embora evidências imunoistoquímicas sugiram que elas derivam de macrófagos.

Leucoplasia e Eritroplasia São Lesões da Mucosa

O aspecto clínico de lesões pré-malignas ou "incipientes" das superfícies mucosas do trato aerodigestivo superior incluem leucoplasia, eritroplasia ou leucoplasia salpicada, refletindo a presença de lesão branca, vermelha, ou mesclada branco/vermelha, respectivamente. *A leucoplasia* (do grego leukos, "branco" e plax, "placa") *refere-se a uma lesão branca assintomática na superfície de uma membrana mucosa.* Embora não seja um tumor, a leucoplasia e a eritroplasia orais são discutidas aqui porque algumas lesões sofrem transformação para carcinoma de células escamosas. Os distúrbios ocorrem com igual freqüência em ambos os sexos, principalmente após a terceira década de vida. Várias doenças manifestam-se clinicamente como leucoplasia, incluindo diferentes queratoses, hiperqueratoses e carcinoma escamoso *in situ*. Assim, a leucoplasia não é um diagnóstico histológico, e sim um termo clínico descritivo. Outras entidades clínicas também podem exibir uma placa branca na mucosa oral (por exemplo, candidíase, líquen plano, psoríase e sífilis).

As causas da leucoplasia são diversas, os fatores mais comuns sendo o uso de produtos do tabaco, alcoolismo e irritação local. Os mesmos fatores também parecem ser importantes na etiologia de carcinoma oral.

 Patologia: A leucoplasia ocorre mais freqüentemente na mucosa bucal, língua e assoalho da boca. As placas podem ser solitárias ou múltiplas e variar em tamanho desde pequenas lesões até grandes áreas. A eritroplasia está associada comumente a alterações histopatológicas de mau prognóstico, incluindo displasia intensa, carcinoma *in situ* ou carcinoma invasivo. Por outro lado, lesões leucoplásicas não são necessariamente pré-malignas e podem demonstrar um espectro de alterações histopatológicas, variando desde queratinização superficial aumentada sem displasia até carcinoma escamoso queratinizante invasivo (Fig. 25.7). As lesões leucoplásicas, em comparação com as lesões eritroplásicas, tendem a ser bem definidas com margens demarcadas. Embora a probabilidade de desenvolvimento de carcinoma em uma lesão leucoplásica seja baixa, ainda exige um risco (10-12%) de transformação maligna. O quadro clínico de uma mescla de lesão branca e vermelha, denominado *leucoplasia com manchas*, mostra um risco intermediário entre lesões leucoplásicas "puras" e eritroplásicas "puras" para o desenvolvimento de uma neoplasia maligna, mas a leucoplasia salpicada deve ser vista como uma variante de eritroplasia.

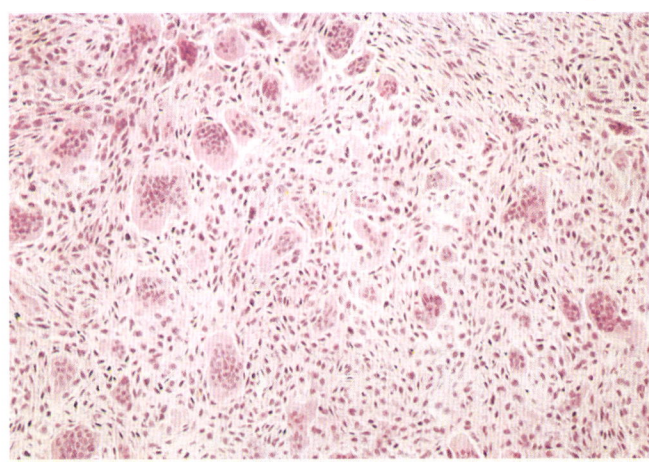

FIGURA 25.6
Granuloma periférico de células gigantes. Uma massa gengival projetada contém células gigantes multinucleadas e células fusiformes do estroma.

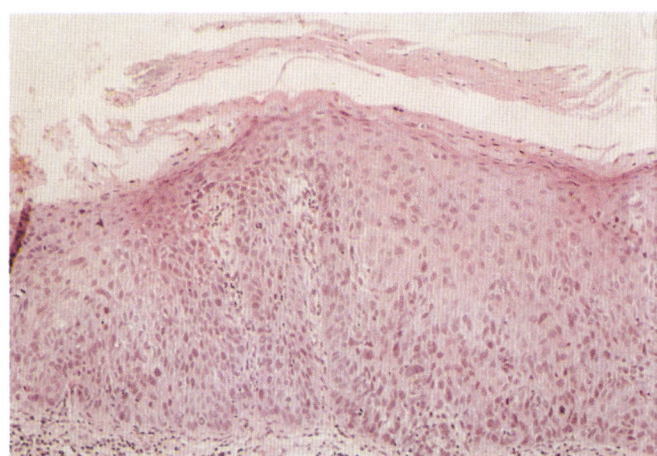

FIGURA 25.7
Leucoplasia. A lesão era vista como uma área branca sobre a mucosa bucal de um fumante inveterado. Histologicamente, são evidentes hiperplasia epitelial, atipia acentuada e paraqueratose.

A **leucoplasia pilosa oral** exibe paraqueratose felpuda e edema. As células epiteliais infectadas por EBV apresentam citoplasma vacuolizado e localizam-se superficialmente logo abaixo da queratina. Os núcleos mostram inclusões eosinofílicas centrais densas. Em geral, há hifas de *Candida*, e infecção por HPV ocorre concomitantemente em até metade dos casos.

CARCINOMA DE CÉLULAS ESCAMOSAS

O carcinoma de células escamosas é o tumor maligno mais comum da mucosa oral e pode ocorrer em qualquer sítio. Mais freqüentemente envolve a língua, seguindo-se, em ordem descendente, o assoalho da boca, a mucosa alveolar, o palato e a mucosa bucal. A relação sexo masculino:feminino é de 2:1 para a gengiva, mas de 10:1 para carcinoma escamoso do lábio. Há variações substanciais na distribuição geográfica do câncer oral; por exemplo, é o câncer individual mais comum em homens na Índia.

 Patogenia: Fatores predisponentes na patogenia do câncer oral incluem uso de produtos do tabaco, alcoolismo, deficiência de ferro (síndrome de Plummer-Vinson), irritantes físicos e químicos, mascar nozes de betel, luz ultravioleta sobre os lábios e higiene oral deficiente (dentes mal cuidados e dentaduras mal ajustadas). Não surpreende o fato de vários desses fatores terem sido mencionados em conexão com leucoplaquia. Alguns carcinomas de células escamosas de cabeça e pescoço estão associados a infecção pelo papilomavírus humano (HPV), mas não foi estabelecida uma relação definitiva direta de causa e efeito entre a presença de HPV e o desenvolvimento do CCE. Carcinomas epidermóides separados múltiplos podem ser encontrados ao mesmo tempo (sincrônico) ou a intervalos (metacrônico) na mucosa oral, uma situação denominada *cancerização de campo*.

 Patologia: O CCE invasivo da cavidade oral é semelhante ao mesmo tumor em outros sítios e, em geral, é precedido por carcinoma *in situ*. Variações na diferenciação do carcinoma escamoso deram origem a um sistema de graduação de tumores. Assim, o carcinoma de grau I é bem diferenciado e freqüentemente queratinizante (Fig. 25.8). Na outra extremidade do espectro, os carcinomas de grau IV são tão mal diferenciados que é difícil detectar sua origem no campo morfológico. O carcinoma oral dá metástase principalmente para linfonodos submandibulares e cervicais superficiais e profundos. Mais da metade dos pacientes que morrem do carcinoma de células escamosas de cabeça e pescoço apresenta metástases distantes, transportadas pelo sangue, mais comumente para pulmões, fígado e ossos.

O grau histológico do carcinoma não tem correlação necessariamente com o prognóstico. No entanto, os carcinomas de células escamosas que infiltram de modo invasivo, com grandes cordões e ilhas de células coesas, apresentam um prognóstico melhor do que os tumores que infiltram com cordões irregulares pequenos ou células solitárias. Esses padrões de infiltração também se correlacionam com a incidência de metástases em linfonodos.

DOENÇAS BENIGNAS DOS LÁBIOS

Os lábios são afetados por uma variedade de processos degenerativos, inflamatórios e proliferativos. Alguns deles, particularmente aqueles expressos na pele e nas membranas mucosas, são sistêmicos; outros refletem doença localizada (Figs. 25.9 e 25.10).

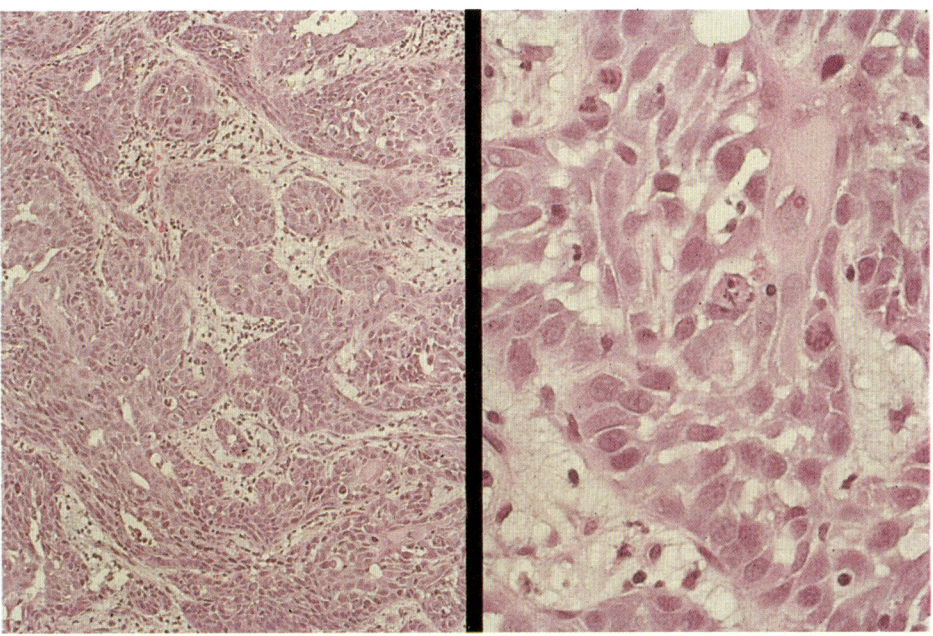

FIGURA 25.8
Carcinoma de células escamosas. A. Uma neoplasia infiltrativa compõe-se de ninhos coesos de tumor. B. Um tumor menos diferenciado exibe células com núcleo pleomórfico, nucléolos proeminentes, citoplasma eosinofílico brilhante indicando queratinização e pontes intercelulares conectando células adjacentes. B. Uma figura mitótica é observada à *direita do centro*.

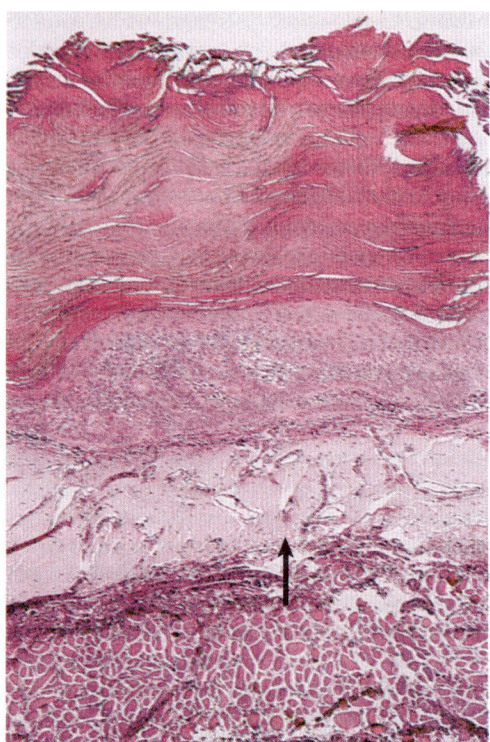

FIGURA 25.9
Queilite solar. Uma lesão análoga a uma queratose solar está presente na borda vermelha do lábio inferior. Hiperqueratose e hiperplasia epitelial e displasia são evidentes. A faixa clara sob o epitélio (*seta*) representa elastose solar (colágeno danificado), resultante de radiação ultravioleta.

DOENÇAS BENIGNAS DA LÍNGUA

MACROGLOSSIA: Todos os componentes da língua podem estar envolvidos por diferentes doenças localizadas ou sistêmicas, algumas das quais podem levar ao aumento da língua. Se presente ao nascimento, em geral a macroglossia deve-se a linfangioma ou hemangioma difusos, embora raramente o aumento seja provocado por neurofibromatose congênita ou hipertrofia muscular verdadeira. Uma língua aumentada que se projeta da boca ocorre no hipotireoidismo congênito, na síndrome de Hurler, na doença de depósito do glicogênio tipo II (doença de Pompe), síndrome de Beckwith-Wiedemann e síndrome de Down. A macroglossia adquirida deve-se a amiloidose, acromegalia e infiltração ou obstrução linfática por tumores.

GLOSSITE: A inflamação da língua, denominada *glossite*, pode ser causada por diferentes microrganismos, efeitos físicos, agentes químicos ou doenças sistêmicas. Algumas formas de glossite estão associadas a deficiências vitamínicas, incluindo anemia perniciosa, deficiência de riboflavina, pelagra e deficiência de piridoxina.

CÁRIES DENTÁRIAS

A cárie é a doença crônica mais prevalente dos tecidos calcificados dos dentes. Acomete pessoas de ambos os sexos e de todas as faixas etárias no mundo, e sua incidência aumentou muito com a civilização moderna.

 Patogenia: A cárie dentária resulta de interações entre diversos fatores.

BACTÉRIAS: A cárie dentária é uma doença infecciosa crônica do esmalte, dentina e cemento dos dentes, sendo os microrganismos parte da flora oral nativa. As superfícies do dente normalmente estão colonizadas por numerosos microrganismos e, a menos que a superfície seja limpa completa e freqüentemente, as colônias de bactérias coalescem formando uma massa macia conhecida como *placa bacteriana*.

As características essenciais das lesões da cárie resultam, primariamente, da dissolução de mineral dos tecidos dentários, provocada pelos ácidos produzidos a partir de resíduos alimentares por microrganismos nas superfícies do dente. Numerosos estreptococos, lactobacilos e actinomicetos na flora oral apresentam essas características. As evidências indiretas apontam fortemente para *Streptococcus mutans* como agente etiológico primário iniciador da cárie. Mais profundamente no esmalte e na dentina, outros microrganismos que não *S. mutans* podem ser mais capazes de manter o processo destrutivo.

SALIVA: A saliva tem uma alta capacidade de tamponamento que ajuda a neutralizar ácidos produzidos por micróbios na boca. Além disso, a saliva contém diversos fatores bacteriostáticos, como lisozima, lactoferrina, sistema lactoperoxidase e imunoglobulinas secretórias. A remoção das principais glândulas salivares em ratos resulta em um aumento de 10 vezes das cáries. Em seres humanos, *xerostomia* (ressecamento crônico da boca provocada por falta de saliva) resulta em cárie agressiva.

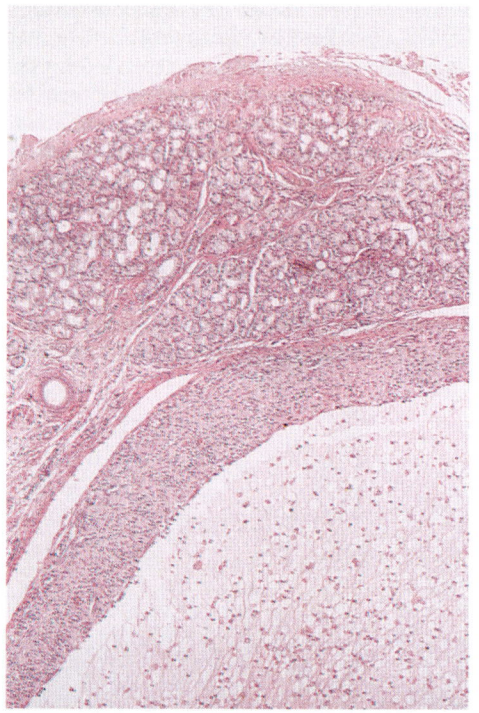

FIGURA 25.10
Mucocele do lábio inferior. Esta lesão cística está associada às glândulas salivares menores e é provocada, provavelmente, por traumatismo que permite escape do muco. O cisto apresenta uma parede fibrosa e é revestido por tecido de granulação. A luz encontra-se preenchida com muco que contém muitos macrófagos.

FATORES DA DIETA: Há um consenso de que um dos fatores mais importantes no desenvolvimento da cárie é a grande ingestão de carboidratos. Alimentos crus e não refinados contêm uma grande quantidade de fibras que limpam os dentes. Adicionalmente, as fibras necessitam de maior mastigação, o que contribui posteriormente para a limpeza dos dentes. Por outro lado, alimentos macios e refinados tendem a grudar nos dentes e também exigem menos mastigação.

FLUORETO: A presença de fluoreto na água potável protege contra cáries dentárias. O fluoreto é incorporado à estrutura de cristal entrelaçado do esmalte, na qual forma fluoroapatita, um composto menos solúvel em ácido que a apatita do esmalte. A fluoretação da água potável em muitas comunidades acompanhou-se de uma extraordinária redução na incidência de cáries dentárias em crianças, cujos dentes eram formados enquanto bebiam a água contendo o fluoreto.

 Patologia: A cárie começa com a desintegração dos prismas do esmalte após a descalcificação da substância interprismática, eventos que levam ao acúmulo de fragmentos e de microrganismos (Figs. 25.11 e 25.12). Essas alterações produzem uma pequena depressão ou fissura no esmalte. Quando o processo alcança a junção dentina-esmalte, dissemina-se lateralmente e também penetra na dentina ao longo dos túbulos de dentina. Forma-se, então, uma cavidade substancial na dentina, ocasionando uma lesão em forma de cantil com um orifício estreito. O processo de descalcificação da dentina resulta em coalescência focal dos túbulos de dentina destruídos. A reação inflamatória (*pulpite*) só ocorre após a invasão da polpa vascular do dente, acompanhada pela primeira vez de dor.

DOENÇAS DA POLPA E DOS TECIDOS PERIAPICAIS

A polpa dentária consiste em tecido conjuntivo delicado contido dentro das paredes calcificadas de dentina. A câmara da polpa é revestida por odontoblastos e apresenta um forame apical minúsculo, através do qual penetram vasos sangüíneos, linfáticos e pequenos nervos.

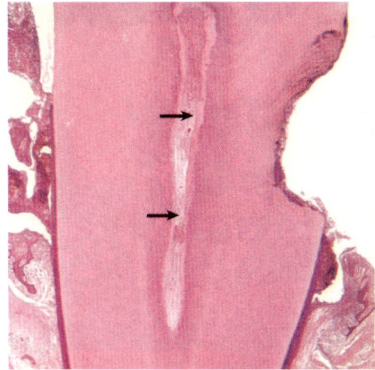

FIGURA 25.11
Cárie dentária. Uma grande cavidade próxima da margem gengival é representada. *Setas,* **faixa de dentina secundária que reveste a câmara da polpa. Esta dentina recém-formada está oposta à área de destruição do dente e foi produzida por odontoblastos estimulados.**

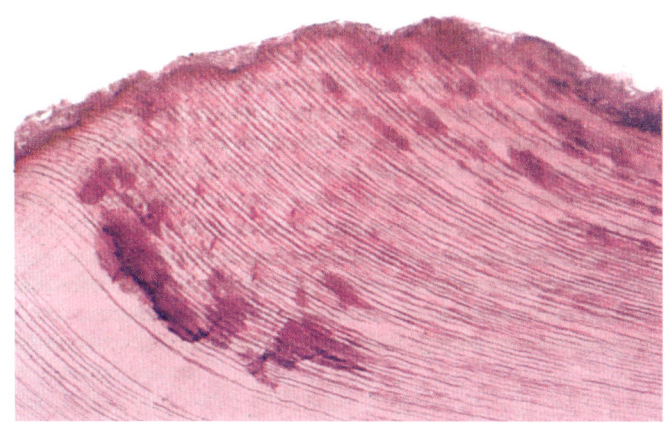

FIGURA 25.12
Cárie dentária. Depósitos de fragmentos cobrem a superfície. Colônias de bactérias (*roxo escuro*) estenderam-se para os canais da dentina.

PULPITE: A inflamação da polpa dentária, conhecida como *pulpite*, resulta da invasão por bactérias orais envolvidas na cárie dentária. A dor na pulpite aguda reflete um aumento na pressão da câmara da polpa provocado por edema e exsudato. A pressão aumentada na câmara da polpa também facilita a disseminação da inflamação. A pulpite aguda pode acompanhar-se de formação de pequeno abscesso na polpa, e vários abscessos pequenos podem provocar necrose de toda a polpa. A pulpite crônica pode ser o resultado de uma inflamação aguda que cede ou pode ser uma inflamação crônica desde seu início.

A pulpite, aguda ou crônica, se não for tratada, resulta em necrose completa da polpa dentária. A infecção pode disseminar-se através do canal da raiz para a região periapical, ocasionando assim lesões mais sérias.

GRANULOMA APICAL (OU PERIAPICAL): A seqüela mais comum de pulpite é a formação de tecido de granulação periapical inflamado de forma crônica (Fig. 25.13). O tecido inflamatório gradualmente torna-se circundado por uma cápsula fibrosa, e quando o dente é extraído, o granuloma encapsulado encontra-se aderido à raiz.

CISTO RADICULAR (CISTO PERIODONTAL APICAL): O epitélio escamoso de um granuloma apical prolifera, formando uma cavidade ou cisto revestido por epitélio escamoso estratificado.

ABSCESSO PERIAPICAL: Como conseqüência de pulpite, pode haver o desenvolvimento de abscesso ao redor da raiz do dente, diretamente ou após a formação de granulomas e cistos periapicais.

OSTEOMIELITE: Um abscesso periapical, se não for contido, estende-se rapidamente para o osso adjacente, no qual produz osteomielite. Culturas bacteriológicas em todos os estágios de pulpite e de infecções periapicais produzem o crescimento de *Staphylococcus aureus, S. epidermidis,* diferentes estreptococos ou microrganismos mistos.

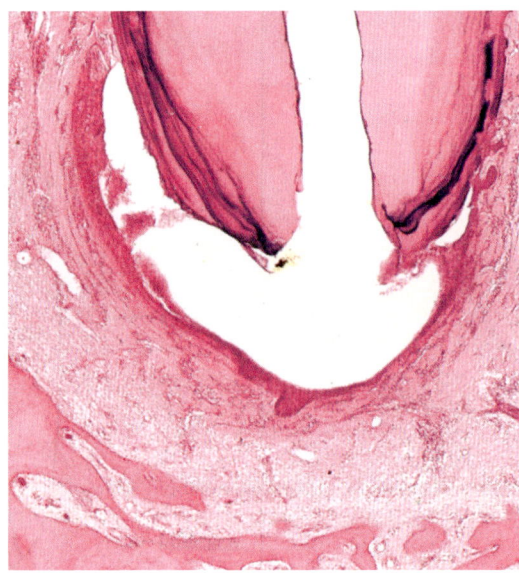

FIGURA 25.13
Cárie avançada com granuloma periapical.

 Patologia: A osteomielite da mandíbula ou da maxila é uma complicação incomum de doença odontogênica, geralmente de infecção periapical. Semelhante à osteomielite de outros ossos, pode tornar-se localizada ou propagar-se dentro dos ossos da mandíbula. A infecção pode romper o osso cortical e disseminar-se em diferentes espaços tissulares da cabeça e do pescoço, provocando celulite (*fleimão*) ou abscessos. O exsudato purulento pode ser lançado para a superfície das membranas mucosas ou para a pele e criar fístulas. Nos casos avançados, a infecção segue a linha de gravidade nos planos tissulares e, por fim, alcança o mediastino. Na era pré-antibiótica, essas complicações graves de osteomielite provocada por infecção dentária eram freqüentemente fatais, mas são raras atualmente.

DOENÇA PERIODONTAL

A doença periodontal refere-se a distúrbios agudos e crônicos dos tecidos moles em torno dos dentes que, no final do processo, provocam a perda de osso de sustentação. A gengiva é a parte da mucosa oral que circunda os dentes e termina em um bordo delgado (gengiva livre) intimamente aderido aos dentes. O ligamento periodontal compõe-se de fibras de colágeno que sustentam o dente em sua posição, suspendendo-o no alvéolo dos ossos do maxilar. Essas estruturas formam o periodonto.

A doença periodontal crônica ocorre tipicamente em adultos, particularmente em pessoas com higiene oral precária. Entretanto, muitas pessoas com hábitos evidentemente impecáveis, mas com uma forte história familiar de doença periodontal, manifestam o distúrbio. A periodontite crônica provoca perda de mais dentes em adultos do que qualquer outra doença, incluindo cáries.

 Patogenia e Patologia: A doença periodontal é provocada pelo acúmulo de bactérias sob a gengiva na bolsa periodontal. À medida que a massa de bactérias aderidas à superfície do dente (*placa bacteriana*) envelhece e mineraliza, forma *cálculo* (tártaro). A periodontite adulta está bastante associada a *Bacteroides gingivalis*. Além disso, *B. intermedius*, espécies de *Actinomyces*, espécies de *Haemophilus* e alguns outros microrganismos também podem participar.

Com freqüência, a inflamação começa com uma gengivite marginal, a qual, se não for tratada, progride até periodontite crônica. Uma vez iniciada, a periodontite continua a progredir se não houver tratamento. A inflamação crônica (Fig. 25.14) enfraquece ou destrói o periodonto, provocando afrouxamento e conseqüente perda dos dentes.

Formas Especiais de Doença Periodontal

Distúrbios hematológicos podem afetar os tecidos orais. A agranulocitose provoca úlceras necrosantes em qualquer ponto da mucosa oral e da mucosa faringiana, mas o envolvimento da gengiva é particularmente comum. Com freqüência, a mononucleose infecciosa resulta em gengivite e estomatite, com exsudato e ulceração. Leucemias agudas e crônicas de todos os tipos provocam lesões orais. O envolvimento mais comum de tecidos orais é visto na leucemia monocítica aguda, na qual 80% dos pacientes exibem gengivite, hiperplasia gengival, petéquias e hemorragia. Necrose e ulceração da gengiva provocam infecção sobreposta grave, que pode causar perda de dentes e de osso alveolar. Uma diátese hemorrágica pode estar refletida em hemorragia gengival.

O escorbuto (deficiência de vitamina C) tem interesse histórico, mas nas formas menos dramáticas ainda é encontrado, particularmente em pessoas pobres, abandonadas ou ignorantes. O escorbuto tende a afetar a gengiva marginal e a gengiva interdentária, que se tornam intumescidas e de coloração vermelho brilhante, sangram com facilidade e ulceram. A hemorragia para a membrana periodontal provoca afrouxamento e perda dos dentes.

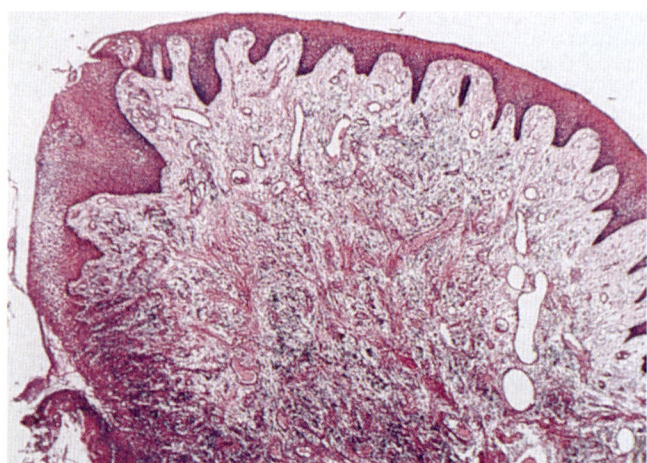

FIGURA 25.14
Gengivite crônica hiperplásica. Um corte da gengiva, nun caso de doença periodontal, mostra epitélio hiperplásico cobrindo tecido de granulação inflamado de forma crônica.

CISTOS E TUMORES ODONTOGÊNICOS

Uma variedade de cistos e tumores odontogênicos surge nos ossos da maxila e nos tecidos moles adjacentes, cuja patogenia pode ser entendida com base na histogênese dentária (Fig. 25.15).

CISTOS ODONTOGÊNICOS: Esses cistos têm sido classificados de acordo com o estágio de odontogênese em que se originam. Conforme mencionado anteriormente, o mais comum é o cisto periodontal radicular, ou apical, que envolve o ápice de um dente que sofreu erupção, geralmente após uma infecção da polpa dentária. O cisto é revestido por epitélio escamoso estratificado derivado dos fragmentos epiteliais de Malassez.

CISTOS DENTÍGEROS: Esses cistos estão associados à coroa de um dente impactado, incluso ou que não rompeu, mais freqüentemente envolvendo os terceiros molares mandibulares e maxilares. O cisto forma-se após a coroa do dente ter-se desenvolvido completamente, e acumula fluido entre a coroa e o epitélio do esmalte sobrejacente (Fig. 25.15). Os cistos dentígeros tendem a ser uniloculares e revestidos por uma camada delgada de epitélio escamoso estratificado. A pressão provocada por um cisto crescente pode causar reabsorção acentuada de osso e de dentes adjacentes. Entre as complicações potenciais de um cisto dentígero estão (1) recorrência após remoção incompleta, (2) desenvolvimento de um ameloblastoma oriundo do revestimento do cisto ou dos restos epiteliais de Malassez e (3) progressão para carcinoma de células escamosas.

O Ameloblastoma Origina-se do Órgão do Esmalte

Os ameloblastomas são tumores de origem odontogênica epitelial e representam o tumor odontogênico clinicamente importante mais comum. São tumores invasivos localmente e de crescimento lento, que geralmente seguem uma evolução clínica benigna.

 Patologia: A grande maioria dos ameloblastomas surge na mandíbula, e muitos deles ocorrem no ramo ou na área do molar. Ameloblastomas na maxila são mais comuns na área molar, mas também podem envolver o antro maxilar ou o assoalho da cavidade nasal. O tumor tende a crescer lentamente como uma lesão central do osso. As radiografias mostram um aspecto semelhante a cisto multilocular, com periferia lisa, expansão do osso e adelgaçamento do córtex. Os ameloblastomas estão divididos em três tipos: o tipo convencional sólido ou multicístico, representando 85% dos casos; o tipo unicístico, somando 13% dos casos; e o tipo periférico (extra-ósseo), constituindo 1% dos casos.

Microscopicamente, o ameloblastoma assemelha-se ao órgão do esmalte em seus diferentes estágios de diferenciação, e um tumor único pode mostrar vários padrões histológicos. Assim, as células tumorais assemelham-se a ameloblastos na periferia dos ninhos ou cordões epiteliais, nos quais as células colunares são orientadas perpendicularmente para a membrana basal (Figs. 25.15B e 25.16). Os centros desses ninhos de células consistem em células poliédricas maiores, frouxamente arranjadas, semelhan-

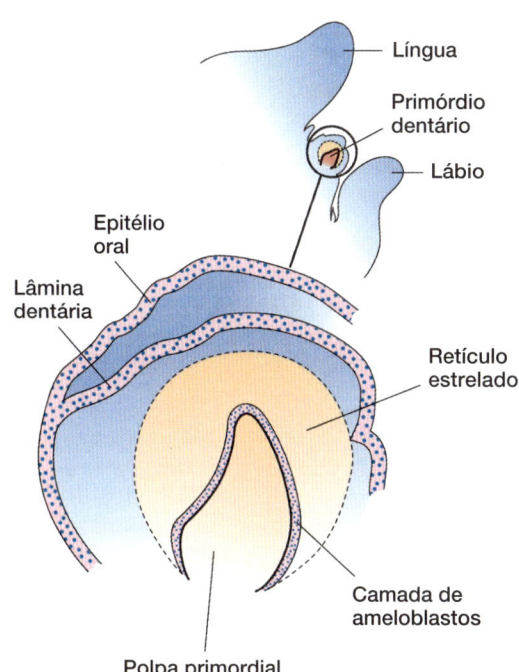
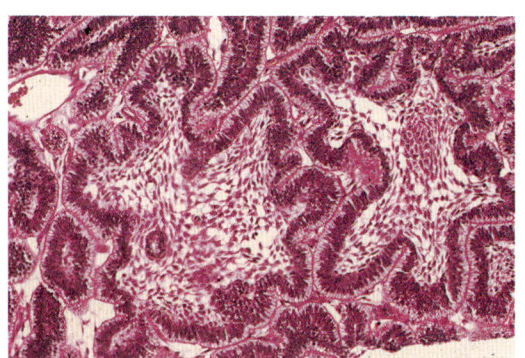

FIGURA 25.15
Desenvolvimento de dentes e de tumores odontogênicos. Representação esquemática do desenvolvimento normal de um dente e modo de formação de um cisto dentígero e ameloblastoma. **A.** Corte sagital da maxila de um embrião humano com 14 semanas, através do primórdio do incisivo central inferior. O órgão do esmalte nesta etapa é um saco de parede dupla, composto por uma parede convexa externa e uma parede côncava interna. Entre as duas, encontram-se células ectodérmicas mais frouxas (retículo estrelado). O retículo estrelado origina cistos dentígeros, enquanto os ameloblastos podem formar um ameloblastoma. **B.** O ameloblastoma caracteriza-se por ilhas celulares nas quais os núcleos na periferia se alinham de uma maneira perpendicular denominada *em paliçada;* a porção central, denominada *retículo estrelado,* tem um aspecto mais frouxo (menos celular).

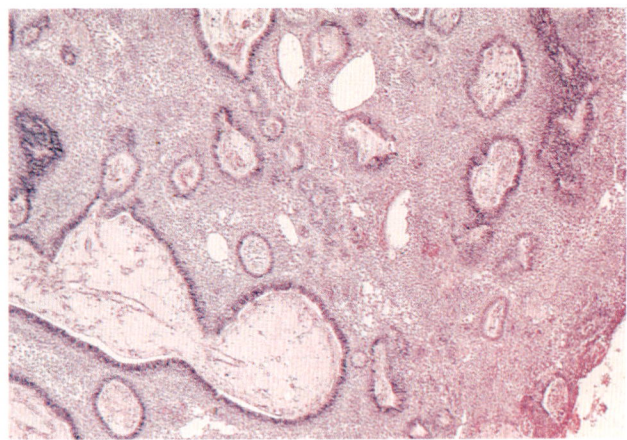

FIGURA 25.16
Ameloblastoma. Um padrão histológico comum caracteriza-se por ilhas confluentes de epitélio. As células periféricas formam faixas que separam o tumor do estroma. Observam-se vários microcistos.

tes ao retículo estelar do dente em desenvolvimento. Freqüentemente, a destruição completa dessas áreas mais frouxas resulta na formação de microcistos.

O prognóstico do ameloblastoma é favorável. Tumores excisados de forma incompleta recidivam, mas não ocorre transformação maligna.

Glândulas Salivares

As glândulas salivares, que se desenvolvem como botões do ectoderma oral, são estruturas tubuloalveolares que secretam saliva. As principais glândulas salivares são órgãos pareados. As glândulas parótidas secretam saliva serosa, enquanto as glândulas submandibulares e sublinguais produzem saliva serosa e mucosa, mista. As glândulas salivares menores encontram-se disseminadas, estando presentes sob a mucosa dos lábios, bochechas, palato e língua. Os linfonodos encontram-se inseridos normalmente na glândula parótida. Os linfonodos intraparotídeos podem estar envolvidos em diferentes processos inflamatórios, reativos ou proliferativos, incluindo linfoma maligno.

XEROSTOMIA: Xerostomia refere-se à secura crônica da boca, provocada por falta de saliva, e tem muitas causas. As doenças que envolvem as principais glândulas salivares e produzem xerostomia incluem caxumba, síndrome de Sjögren, sarcoidose, atrofia induzida por radiação (Fig. 25.17) e sensibilidade a drogas (anti-histamínicos, antidepressivos tricíclicos, drogas hipotensoras, fenotiazinas).

SIALORRÉIA: O fluxo salivar aumentado está associado a muitas condições, por exemplo, inflamação aguda da cavidade oral, como na estomatite aftosa, doença de Parkinson, retardo mental, náusea e gestação.

AUMENTO: O aumento unilateral das principais glândulas salivares deve-se a inflamação, cistos, ou neoplasias. O aumento bilateral é provocado por inflamação (caxumba, síndrome de Sjögren), doença granulomatosa (sarcoidose), ou envolvimento neoplásico difuso (leucemia ou linfoma maligno).

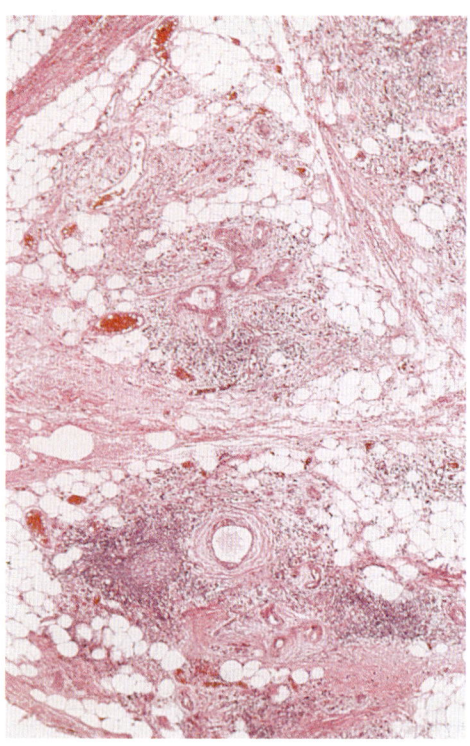

FIGURA 25.17
Sialadenite crônica. Inflamação crônica grave e atrofia acentuada da glândula submandibular estão presentes após irradiação de um câncer oral adjacente. Os ácinos atróficos foram substituídos por gordura.

SIALOLITÍASE: Cálculos calcificados ocorrem nos ductos de glândulas salivares, mais comumente na glândula submandibular. A conseqüência mais importante da formação de cálculos é a obstrução do ducto, freqüentemente seguida por inflamação distal à oclusão.

PAROTIDITE: Parotidite supurativa aguda é provocada pela ascensão de bactérias, geralmente S. aureus, a partir da cavidade oral quando o fluxo salivar encontra-se reduzido. É vista mais freqüentemente em pacientes debilitados ou no pós-operatório. A parotidite aguda e crônica está associada, freqüentemente, a estreitamento dos ductos salivares ou obstrução por cálculos. As secreções estagnadas servem como um meio para invasão bacteriana retrógrada.

A parotidite epidêmica (caxumba) é uma doença viral aguda das glândulas parótidas que se dissemina com a saliva infectada. As glândulas salivares submandibulares e sublinguais também podem estar envolvidas. Além da infecção das glândulas salivares na caxumba, pancreatite e orquite não são incomuns. Microscopicamente, as glândulas salivares encontram-se densamente infiltradas por linfócitos e macrófagos e exibem alterações degenerativas e necrose das células epiteliais. A caxumba é discutida com mais detalhes no Cap. 9.

SÍNDROME DE SJÖGREN

A síndrome de Sjögren é uma doença inflamatória crônica das glândulas salivares e lacrimais; pode estar restrita a esses locais ou pode associar-se a uma doença vascular sistêmica do colágeno. O envolvimento das glândulas salivares provoca boca seca (*xerostomia*), e a doença das glândulas lacrimais resulta em ressecamento dos olhos (*ceratoconjuntivite seca*). A patogenia e os aspectos clínicos da síndrome de Sjögren são discutidos no Cap. 4.

 Patologia: As glândulas parótidas e, algumas vezes, as glândulas submandibulares na síndrome de Sjögren encontram-se unilateral ou bilateralmente aumentadas, mas seu aspecto lobular é preservado. Histologicamente, um infiltrado periductal inicial de células redondas gradualmente se estende para os ácinos, até as glândulas estarem completamente substituídas por uma grande quantidade de linfócitos policlonais, imunoblastos, centros germinativos e plasmócitos. As células mioepiteliais em proliferação circundam remanescentes dos ductos lesados e formam as chamadas ilhas epimioepiteliais (Fig. 25.18). A expressão *lesão linfoepitelial benigna* foi introduzida para descrever essas alterações microscópicas características. Alterações semelhantes podem ser vistas nas glândulas lacrimais e nas glândulas salivares menores. Sialadenite linfocítica focal pode ser demonstrada também nas glândulas salivares menores obtidas por biopsia labial na maioria dos pacientes com a síndrome de Sjögren (Fig. 25.19). Mais tarde no curso da doença, as glândulas afetadas tornam-se atróficas, com fibrose e infiltração gordurosa do parênquima. Os infiltrados linfóides na síndrome de Sjögren podem conter células monotípicas que apresentam padrões restritos de imunoglobulinas, as quais podem não ser invasivas e podem permanecer localizadas.

A *síndrome de Mikulicz* refere-se ao aumento simétrico das glândulas salivares e lacrimais decorrente de uma doença específica, como infiltrados leucêmicos, linfoma maligno, amiloidose, tuberculose ou sarcoidose. O uso dessa expressão em tais situações não se justifica, porque é ambíguo.

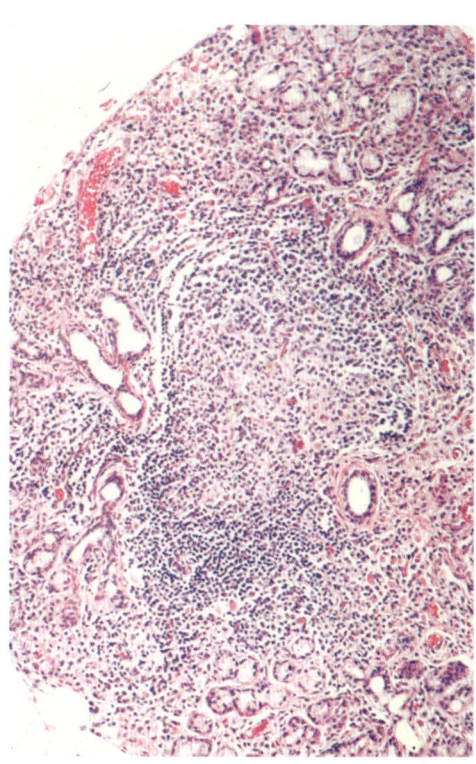

FIGURA 25.19
Síndrome de Sjögren. Uma biopsia do lábio mostra lóbulos de glândulas mucosas infiltrados por linfócitos e plasmócitos. Ductos levemente dilatados sem ácinos indicam atrofia glandular.

ADENOMA PLEOMÓRFICO (TUMOR MISTO)

Adenoma pleomórfico, o tumor mais comum das glândulas salivares, é uma neoplasia benigna caracterizada por um aspecto bifásico, que representa uma mistura dos elementos epiteliais e do estroma. Dois terços de todos os tumores das glândulas salivares principais, e cerca de metade dos tumores nas glândulas menores, são adenomas pleomórficos. O tumor é nove vezes mais freqüente na glândula parótida que na submandibular e, em geral, surge no lobo superficial da parótida. Ocorre com maior freqüência em pessoas de meia-idade e mostra preponderância do sexo feminino.

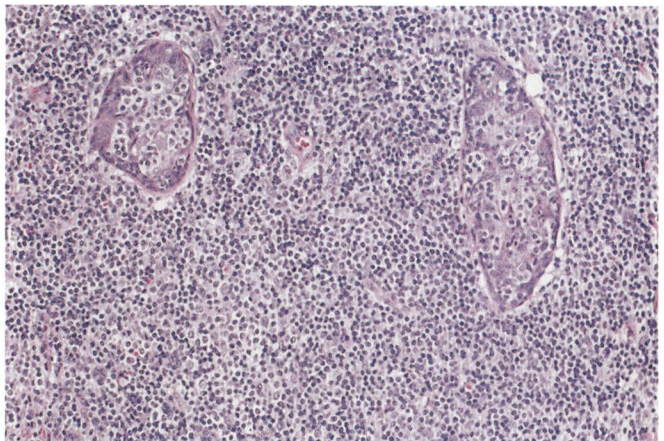

FIGURA 25.18
Síndrome de Sjögren. Há infiltração da glândula salivar envolvida por um infiltrado misto de células inflamatórias crônicas. A extensão do infiltrado para estruturas epiteliais (ductais) resulta em metaplasia e ilhas epimioepiteliais características.

 Patologia: O adenoma pleomórfico é visto como uma massa de crescimento lento, indolor, móvel e firme, com uma superfície lisa (Fig. 25.20). Os tumores que surgem profundamente na glândula parótida podem crescer entre o ramo da mandíbula e o processo estilóide e o ligamento estilomandibular para o espaço parafaringiano, vistos como uma tumefação da região faringiana lateral ou da região tonsilar.

Microscopicamente, o adenoma pleomórfico mostra uma mistura de tecido epitelial mesclado com áreas mixóides, mucóides ou condróides (Figs. 25.21 e 25.22) (Fig. 25.20). A expressão mais antiga, *tumor misto*, referia-se a essa mistura peculiar de células epiteliais e substância fundamental mesenquimatosa. Entretanto, atualmente, a neoplasia é considerada de origem epitelial: daí o nome "adenoma".

O componente epitelial do adenoma pleomórfico consiste em dois tipos celulares, células ductais e mioepiteliais. As células que revestem os ductos formam túbulos ou pequenas estruturas císticas e contêm líquido claro ou material eosinofílico, positivo na coloração do ácido periódico de Schiff (PAS). Ao redor das células epiteliais dos ductos encontram-se células mioepiteliais menores,

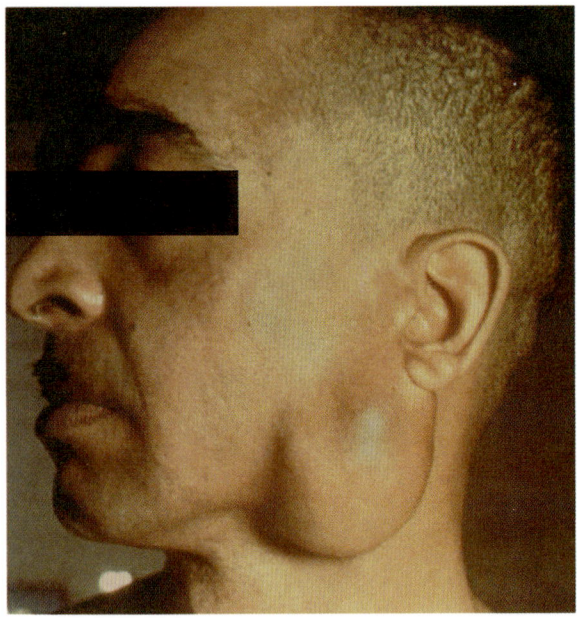

FIGURA 25.20
Adenoma pleomórfico da parótida. Uma massa tumoral é vista no ângulo da mandíbula.

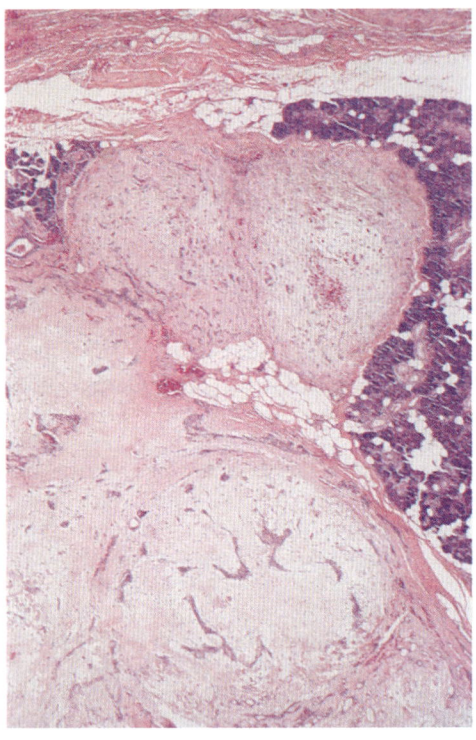

FIGURA 25.22
Adenoma pleomórfico da glândula parótida. O tumor contém porções mixóide e condróide características. O tumor encontra-se parcialmente encapsulado, mas um nódulo projetando-se para a glândula parótida não possui cápsula. Se esses nódulos não forem incluídos na ressecção, o tumor recidivará.

que constituem o principal componente celular. As células mioepiteliais formam bainhas, cordões, ou ninhos bem definidos (ver Fig. 25.21) e, com freqüência, estão separadas por uma substância fundamental celular, que se assemelha a material cartilaginoso, mixóide ou mucóide.

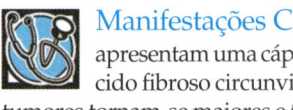 Manifestações Clínicas: Os adenomas pleomórficos apresentam uma cápsula fibrosa e, conforme crescem, o tecido fibroso circunvizinho se condensa ao redor deles. Os tumores tornam-se maiores e tendem a projetar-se focalmente para os tecidos adjacentes, tornando-se assim nodulares (ver Fig. 25.22). Na cirurgia, essas projeções podem ser perdidas se o tumor não for cuidadosamente dissecado, deixando uma cápsula íntegra e uma margem adequada de parênquima glandular circundante. O tumor implantado durante a cirurgia, ou nódulos tumorais deixados para trás, continuam a crescer como recidivas no tecido cicatricial da operação prévia. Quando o tumor recorrente é removido, o nervo facial pode ter de ser sacrificado. A recidiva de adenoma pleomórfico representa crescimento local e não reflete malignidade.

Em raras ocasiões, surgem carcinomas em adenomas pleomórficos e são denominados *carcinoma ex-adenoma pleomórfico*. Nessa situação, um adenoma pleomórfico que tenha estado presente

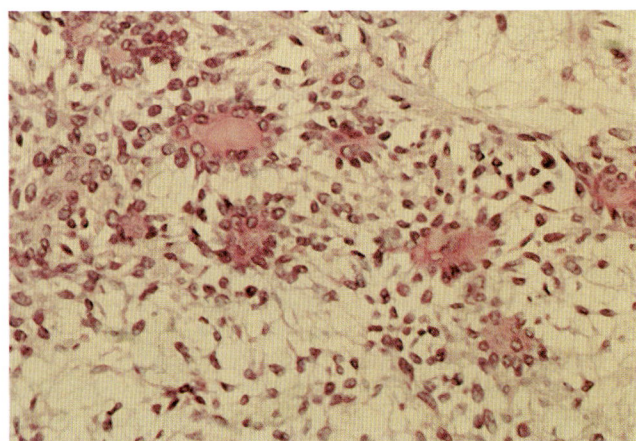 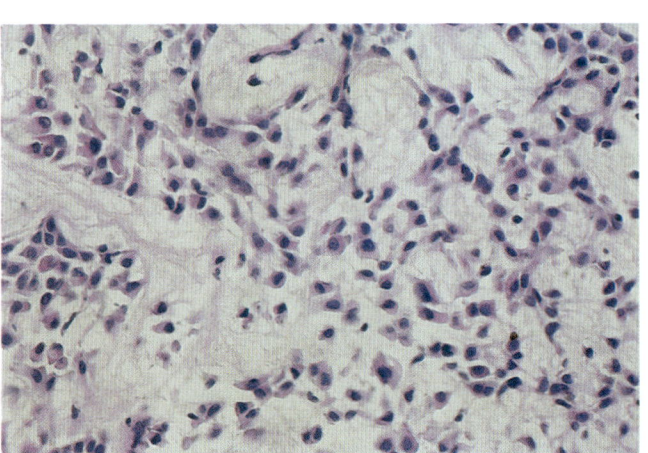

FIGURA 25.21
A. Componentes celulares de adenomas pleomórficos incluem uma mistura de glândulas e células mioepiteliais dentro de um estroma condromixóide. B. As células mioepiteliais podem apresentar uma variedade de aspectos, incluindo células plasmocitóides e fusiformes.

durante muitos anos pode começar a crescer rapidamente ou tornar-se doloroso. O exame histológico revela um carcinoma inequívoco em um adenoma pleomórfico benigno. Esses tumores geralmente são neoplasias malignas de grau alto como adenocarcinoma mal diferenciado e adenocarcinoma indiferenciado, porém praticamente qualquer tipo de processo maligno em glândula salivar pode ocorrer nessa circunstância, incluindo carcinomas mucoepidermóides ou carcinomas adenóides císticos.

ADENOMA MONOMÓRFICO

Uma pequena proporção (5 a 10%) de tumores epiteliais benignos das glândulas salivares consiste em epitélio disposto em um padrão regular, geralmente glandular, sem um componente semelhante a mesênquima. Os adenomas monomórficos incluem (1) tumor de Warthin (cistadenoma papilar linfomatoso), (2) adenoma de células basais, (3) adenoma oxifílico ou oncocitoma, (4) adenoma canalicular, (5) mioepitelioma e (6) adenoma de células claras.

TUMOR DE WARTHIN: *O tumor de Warthin é uma neoplasia benigna da glândula parótida composto de espaços glandulares císticos imersos em tecido linfóide denso.* Esse tumor é o adenoma monomórfico mais comum. Embora o tumor seja claramente benigno, pode ser bilateral (15% dos casos) ou multifocal dentro da mesma glândula. O adenolinfoma é o único tumor das glândulas salivares que é mais comum em homens que em mulheres. Em geral, os adenolinfomas ocorrem após os 30 anos de idade, com a maioria surgindo após os 50 anos.

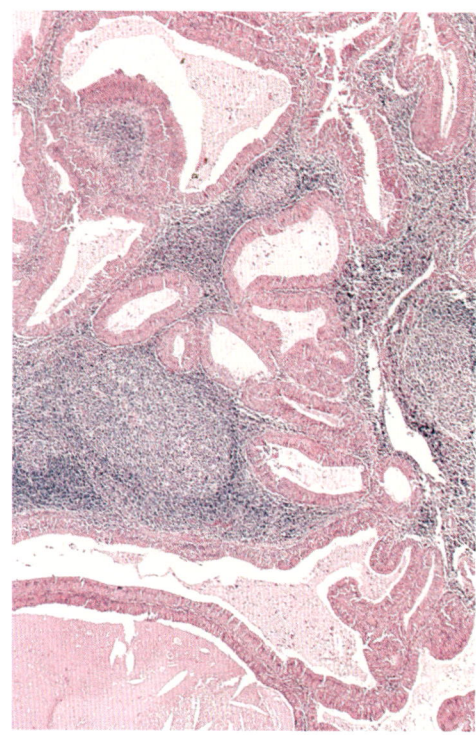

FIGURA 25.23
Tumor de Warthin. Espaços císticos e estruturas semelhantes a ductos são revestidos por oncócitos. Existe tecido linfóide folicular.

 Patologia: O tumor compõe-se de espaços glandulares, que tendem a tornar-se císticos e mostrar projeções papilares. Os cistos são revestidos por células epiteliais eosinofílicas características (*oncócitos*) e estão imersos em tecido linfóide denso com centros germinativos (Fig. 25.23).

A histogênese deste tumor peculiar foi muito debatida. Linfonodos, normalmente encontrados na glândula parótida e na sua vizinhança imediata, em geral contêm alguns ductos ou pequenas ilhas de tecido glandular salivar. Foi sugerido que os tumores de Warthin originam-se da proliferação dessas inclusões de glândulas salivares.

ONCOCITOMA (ADENOMA OXIFÍLICO): Esses tumores benignos raros compõem-se de ninhos ou cordões de oncócitos, a maioria deles ocorrendo nas glândulas parótidas de pessoas idosas. Oncócitos são células epiteliais benignas intumescidas com mitocôndrias, o que confere um aspecto granular ao citoplasma. Podem ser encontrados disseminados ou em pequenos grumos e entre as células epiteliais de diferentes órgãos normais (p. ex., glândulas tireóides e paratireóides). Por razões desconhecidas, os oncócitos começam a surgir no início da idade adulta, e seu número aumenta com a idade. Sua função não é conhecida.

TUMORES MALIGNOS DAS GLÂNDULAS SALIVARES

Os tumores de glândulas salivares somam cerca de 5% de todas as neoplasias da cabeça e do pescoço. A maioria (75%) ocorre nas glândulas parótidas, 10% surgem nas glândulas submandibulares e 15% localizam-se nas glândulas salivares menores (glândulas mucoserosas) do trato aerodigestivo superior. Menos de 1% encontra-se nas glândulas sublinguais.

O Carcinoma Mucoepidermóide Exibe Células Escamosas Neoplásicas e Células Secretoras de Muco

O carcinoma mucoepidermóide é um tumor maligno de glândulas salivares, composto de uma mistura de células escamosas neoplásicas, células secretoras de muco e células epiteliais de um tipo intermediário. Origina-se de epitélio ductal, que apresenta um potencial considerável para metaplasia. É responsável por 5 a 10% dos tumores de glândulas salivares principais e por 10% daqueles nas glândulas salivares menores. Dentro das glândulas salivares principais, mais da metade dos carcinomas mucoepidermóides surge na glândula parótida. Nas glândulas salivares menores, eles se desenvolvem, mais freqüentemente, no palato. Embora o tumor possa ocorrer em adolescentes, a maioria é vista em adultos, mais comumente em mulheres.

 Patologia: O carcinoma mucoepidermóide cresce lentamente e é visto como uma massa indolor e firme. À microscopia, tumores de grau baixo (bem diferenciados) formam espaços sólidos irregulares semelhantes a ductos e cistos com células epidermóides, células secretoras de muco e células intermediárias (Fig. 25.24). Os tumores de grau intermediário tendem a ser (1) mais sólidos quanto ao crescimento, (2) compostos de uma porcentagem maior de células epidermóides e intermediárias, e (3) possuidores de menos células secretoras de muco. Os carcinomas de grau alto (mal diferenciados) exibem uma população celular acentuadamente pleomórfica sem evidências de diferenciação. Contudo, existem células secretoras de muco dispersas.

 Manifestações Clínicas: Mesmo carcinomas mucoepidermóides de grau baixo (bem diferenciados) podem metastatizar, mas a sobrevida em 5 anos é melhor do que 90%, independentemente do sítio primário de grau alto. Carcinomas mucoepidermóides de grau alto (mal diferenciados) apresentam uma taxa de sobrevida muito menor (20 a 40%).

O Carcinoma Adenóide Cístico Invade Localmente mas Geralmente Recidiva

O carcinoma adenóide cístico, antes denominado cilindroma, é uma neoplasia maligna da glândula salivar, de crescimento lento, que é notório por sua tendência a invadir localmente e recidivar após ressecção cirúrgica. O carcinoma adenóide cístico representa 5% de todos os tumores das glândulas salivares principais e 20% daqueles das glândulas salivares menores. Um terço dos tumores do pescoço surge nas glândulas salivares principais e dois terços, nas menores. Esses tumores não apenas ocorrem na cavidade oral, mas também surgem em glândulas lacrimais, nasofaringe, cavidade nasal, seios paranasais e trato respiratório inferior. São mais comuns em pessoas entre 40 e 60 anos de idade.

 Patologia: Histologicamente, os carcinomas adenóides císticos apresentam padrões variados. As células tumorais são pequenas, apresentam citoplasma escasso e crescem em massas sólidas ou em pequenos grupos, faixas ou colunas. Dentro dessas estruturas, as células tumorais interconectam-se, englobando espaços císticos e resultando um arranjo sólido, tubular ou cribiforme (semelhante a peneira) (Fig. 25.25). As células tumorais produzem um material de membrana basal homogêneo que lhes dá o aspecto *cilindromatoso* característico.

Provavelmente, os tumores originam-se de células que estão sofrendo diferenciação no sentido de ductos intercalados e de mioepitélio. O carcinoma adenóide cístico tende a infiltrar os espaços perineurais (Fig. 25.26) e, com freqüência, é doloroso. Por essas razões, freqüentemente os tumores são diagnosticados em um estágio avançado. Embora a maioria dos carcinomas adenóides císticos não produza metástases por muitos anos, é difícil erradicá-los completamente, e seu prognóstico a longo prazo é sombrio.

O Carcinoma de Células Acinares Origina-se de Células Secretoras Epiteliais

O carcinoma de células acinares é um tumor incomum da glândula parótida (10% de todos os tumores de glândulas salivares). É

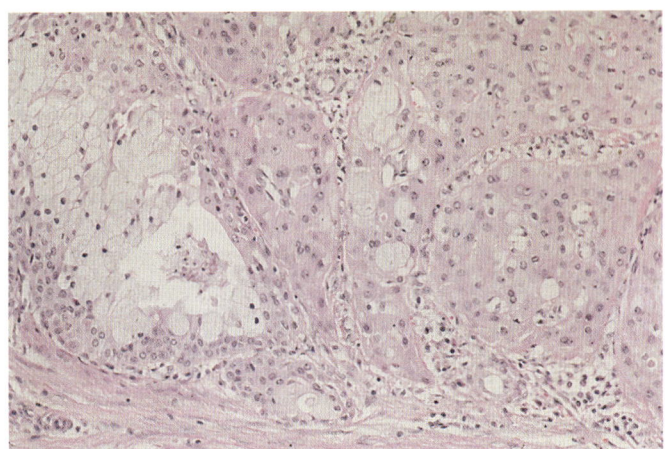

FIGURA 25.24
O carcinoma mucoepidermóide caracteriza-se por uma mistura de mucócitos, células epidermóides e células intermediárias. Os mucócitos estão aglomerados e apresentam citoplasma claro com núcleo excêntrico. As células epidermóides são semelhantes a células escamosas, porém não apresentam queratinização e pontes intercelulares. As células intermediárias (mais bem visualizadas *à esquerda abaixo*) são menores do que as células epidermóides.

encontrado ocasionalmente em outras glândulas salivares. O tumor ocorre principalmente em homens jovens entre 20 e 30 anos de idade. É visualizado como uma massa redonda e encapsulada, em geral com menos de 3 cm transversalmente e, algumas vezes, é cístico. Microscopicamente, os carcinomas de células acinares compõem-se de células uniformes com um pequeno núcleo central e citoplasma basofílico abundante, semelhante às células secretoras (acinares) das glândulas salivares normais. O tumor pode dar metástase para linfonodos regionais.

Após a ressecção cirúrgica do tumor, a grande maioria (90%) dos pacientes sobrevive por 5 anos, embora se possa esperar recidiva local em um terço dos pacientes, e apenas a metade sobrevive por 20 anos.

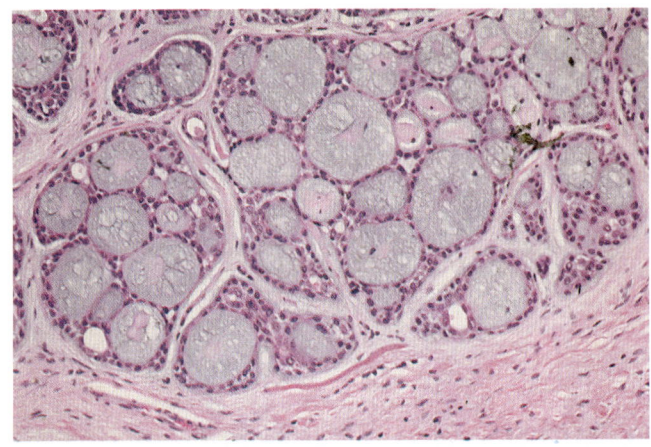

FIGURA 25.25
Carcinoma adenóide cístico exibindo crescimento cribriforme no qual espaços semelhantes a cistos são preenchidos com material basofílico. Os espaços císticos são na verdade pseudocistos circundados por células mioepiteliais.

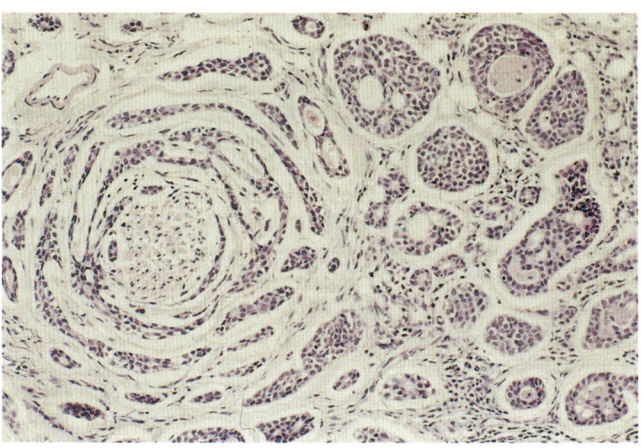

FIGURA 25.26
Os carcinomas adenóides císticos são conhecidos por sua propensão a crescer ao redor (e para dentro de) nervos, conforme visto *à esquerda* desta ilustração.

camosas e melanoma maligno). As numerosas glândulas sebáceas do nariz são um sítio freqüente de acne vulgar.

Rinofima refere-se a uma massa bulbosa protuberante sobre o nariz, provocada por hiperplasia acentuada das glândulas sebáceas e por inflamação crônica da pele na acne rosácea.

Granuloma piogênico é uma lesão inflamatória freqüentemente vista no septo nasal anterior. É tecido de granulação exuberante secundário a traumatismo.

SANGRAMENTO NASAL (EPISTAXE): Traumatismo do nariz ou da mucosa nasal são as causas mais comuns de sangramento nasal. Hipertensão, uma variedade de alterações hematológicas, distúrbios inflamatórios e doenças neoplásicas da mucosa nasal podem provocar sangramento do nariz. Freqüentemente, a epistaxe origina-se em uma área triangular do septo nasal anterior denominada *área de Little*. Nessa região, a epiderme é delgada, e não é raro haver numerosos vasos sangüíneos dilatados, ou telangiectasias. A área de Little também é localização de ulcerações e perfurações, que podem ser causadas por diferentes doenças e por traumatismo no septo nasal (Quadro 25.2).

Nariz e Seios Paranasais

ANATOMIA

As aberturas das narinas (narinas anteriores) levam ao vestíbulo nasal, um espaço revestido por pele que contém pêlos e glândulas sebáceas. Além das narinas, a cavidade nasal é dividida pelo septo mediano em duas câmaras simétricas, denominadas *fossas nasais*. Cada fossa nasal tem uma região olfatória, consistindo na concha nasal superior e a parte oposta do septo, e uma região respiratória que compreende o resto da cavidade. Na parede lateral encontram-se as conchas nasais inferior, média e superior, sobrejacentes às passagens nasais correspondentes ou meatos. Os seios paranasais são espaços aéreos pareados que se comunicam com a cavidade nasal.

A membrana mucosa que cobre a porção respiratória da cavidade nasal apresenta epitélio colunar ciliado com células caliciformes entremeadas. As inter-relações anatômicas favorecem certas vias de disseminação de doença e, portanto, têm papel importante no desenvolvimento de complicações (Quadro 25.1; Fig. 25.27).

DOENÇAS DO NARIZ EXTERNO E DO VESTÍBULO NASAL

Praticamente todas as doenças da pele podem ocorrer no nariz externo, incluindo lesões provocadas por dano solar (p. ex., queratose actínica, carcinoma basocelular, carcinoma de células es-

DOENÇAS DA CAVIDADE NASAL E DOS SEIOS PARANASAIS

A Rinite Geralmente É Viral ou Alérgica

A rinite é definida como inflamação das membranas mucosas da cavidade nasal e dos seios nasais. As causas variam desde resfriado comum até infecções incomuns como difteria, antraz e mormo.

RINITE VIRAL: A causa mais comum de rinite aguda é infecção viral, especialmente o resfriado comum (*coriza aguda*). Na rinite viral, o agente replica-se nas células epiteliais, após o que as células epiteliais em degeneração descamam-se. A mucosa encontra-se edematosa e ingurgitada e infiltrada por neutrófilos e células mononucleares. Clinicamente, a tumefação mucosa manifesta-se como entupimento nasal. Secreção mucosa abundante e aumento da permeabilidade vascular causam *rinorréia* (secreção livre de um muco nasal fino).

Em geral, a rinite viral é seguida, em alguns dias, de infecções secundárias provocadas pelos habitantes normais do muco nasal e do muco faringiano. A secreção serosa abundante torna-se então mucopurulenta, após o que o epitélio de superfície é descamado. As células epiteliais regeneram-se rapidamente após a diminuição da inflamação.

RINITE ALÉRGICA: Inúmeros alérgenos estão presentes de forma constante no ambiente, e a sensibilidade a qualquer um deles pode causar rinite alérgica. Nesse distúrbio, partículas aler-

QUADRO 25.1 Processos Patológicos no Nariz e nos Seios Paranasais e sua Relação com Estruturas Adjacentes

Nasofaringe ⇌ Cavidade nasal	⇌ Seio maxilar ⇌ Doença intra-orbitária, oral e odontogênica
	⇌ Seios etmoidais ⇌ Doença intra-orbitária e intracraniana
	⇌ Seio frontal ⇌ Doença intra-orbitária e intracraniana
	⇌ Seio esfenóide ⇌ Doença craniana e intracraniana

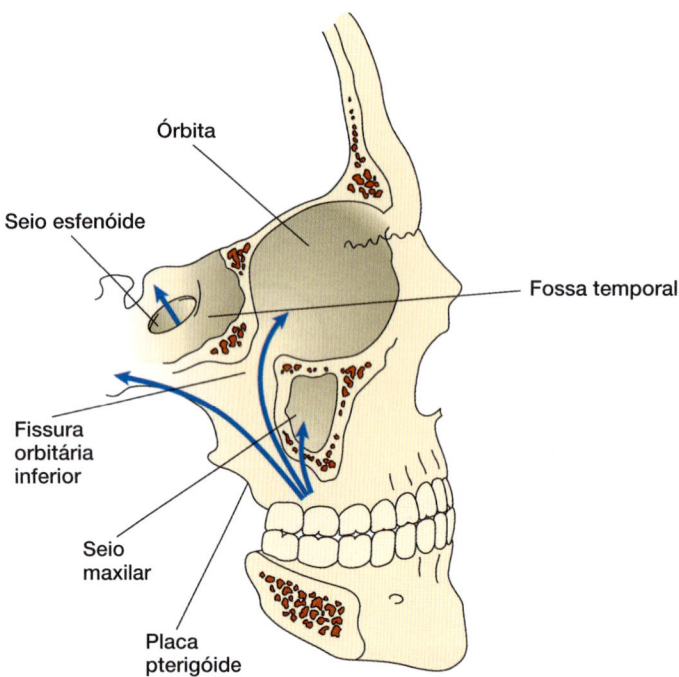

FIGURA 25.27
Vias de infecção para a cavidade intracraniana. Vias ósseas de infecção a partir dos maxilares. *Setas,* a direção da disseminação a partir dos dentes para o seio maxilar e através da fissura orbitária inferior para a órbita. Uma via mais profunda encontra-se ao longo da lâmina pterigóide lateral para cima até a base do crânio, na qual, medial ao forame oval, uma pequena abertura admite a veia de Vesalius. Por essa pequena veia, o plexo pterigóide comunica-se com o seio cavernoso.

QUADRO 25.2 Causas de Perfuração do Septo Nasal

Traumatismo
Infecções específicas (tuberculose, sífilis, hanseníase)
Granulomatose de Wegener
Lúpus eritematoso
Exposição crônica a poeira (contendo arsênico, cromo, cobre etc.)
Uso de cocaína
Tumores malignos

---

gênicas transportadas pelo ar (p. ex., pólens, bolores, alérgenos animais) são depositadas na mucosa nasal. Freqüentemente chamada de *febre do feno* (nos Estados Unidos), a rinite alérgica pode ser aguda e sazonal ou crônica e perene.

 Patogenia: Os poucos plasmócitos presentes na mucosa nasal normalmente produzem imunoglobulina E (IgE). Mastócitos na mucosa nasal ou livres em secreções nasais também abrigam IgE específica direcionada contra alérgenos. No contato com um alérgeno, os mastócitos liberam grânulos citoplasmáticos contendo uma variedade de mediadores químicos e de enzimas. Alguns mediadores são pré-formados e, dessa forma, possuem ação rápida (p. ex., histamina); outros são eluídos lentamente a partir da matriz do grânulo (p. ex., heparina ou tripsina); e ainda outros foram sintetizados recentemente (p. ex., leucotrienos). Assim, uma reação rapidamente evidente, imediata, pode dar lugar a uma reação inflamatória prolongada, à medida que diferentes mediadores exercem seus efeitos específicos. Os mediadores liberados causam os sinais e sintomas da rinite alérgica, e muitas das respostas são atribuíveis à ação da histamina através de seu receptor H_1.

 Patologia: A permeabilidade capilar aumentada mediada por substâncias vasodilatadoras resulta em edema da mucosa nasal, especialmente das conchas nasais inferiores. O exame microscópico das secreções nasais ou da mucosa nasal revela muitos eosinófilos. A fase tardia de reações mediadas por mastócitos está associada a edema persistente da mucosa nasal e é observada clinicamente com obstrução nasal.

RINITE CRÔNICA: Crises repetidas de rinite aguda podem levar ao desenvolvimento de rinite crônica. Freqüentemente, o desvio do septo nasal é um fator contribuidor. A rinite crônica caracteriza-se por espessamento da mucosa nasal decorrente de hiperemia persistente, hiperplasia das glândulas mucosas e **infiltração por linfócitos e plasmócitos.**

Os Pólipos Nasais São Tumefações Inflamatórias Focais

Pólipos inflamatórios sinonasais são lesões não-neoplásicas da mucosa. A maioria dos pólipos surge da parede nasal lateral ou do recesso etmóide. Podem ser unilaterais ou bilaterais, solitários ou múltiplos. Entre os sintomas estão obstrução nasal, rinorréia e cefaléias. A etiologia envolve múltiplos fatores, incluindo alergia, fibrose cística, infecções, diabetes melito e intolerância à aspirina (Fig. 25.28).

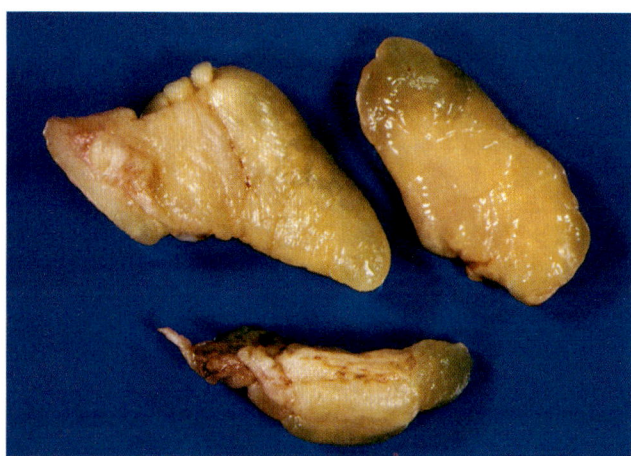

FIGURA 25.28
Pólipos nasais. Essas massas polipóides pálidas e lisas foram removidas de um paciente com rinite crônica.

Microscopicamente, os pólipos alérgicos sinonasais são revestidos externamente por epitélio respiratório e contêm glândulas mucosas dentro de um estroma mucóide frouxo, que se encontra infiltrado por plasmócitos, linfócitos e numerosos eosinófilos. O espessamento da membrana basal e a hiperplasia de células caliciformes geralmente são proeminentes (Fig. 25.29).

A Sinusite É uma Infecção Bacteriana

Sinusite refere-se a uma inflamação das membranas mucosas dos seios paranasais.

 Patogenia: Qualquer condição (inflamação, neoplasia, corpo estranho) que interfira na drenagem ou aeração de um seio torna-o propenso a infecção. Se o óstio de um seio for bloqueado, a secreção ou o exsudato acumula-se por trás da obstrução.

A sinusite aguda é um distúrbio de menos de 3 semanas de duração, provocado, predominantemente, pela extensão da infecção da mucosa nasal. Na maioria dos casos, encontra-se uma rica flora bacteriana, com *Haemophilus influenzae* e *Branhamella catarrhalis* vistas com maior freqüência. A sinusite maxilar também pode ser provocada por infecções odontogênicas, caso em que as bactérias das raízes do primeiro e segundo dentes molares penetram na placa óssea delgada que os separa do assoalho do seio maxilar.

A sinusite crônica é uma seqüela de inflamação aguda, quer decorrente de resolução incompleta da infecção quer de complicações agudas recorrentes. Ao contrário da sinusite aguda, o exsudato purulento na sinusite crônica quase sempre inclui bactérias anaeróbias.

 Patologia: À sinusite, aguda ou crônica, pode suceder muitas complicações.

- **Mucocele:** *Esse termo refere-se ao acúmulo de secreções mucosas em um seio nasal.* A infecção de uma mucocele resulta em um seio preenchido com exsudato mucopurulento, denominado

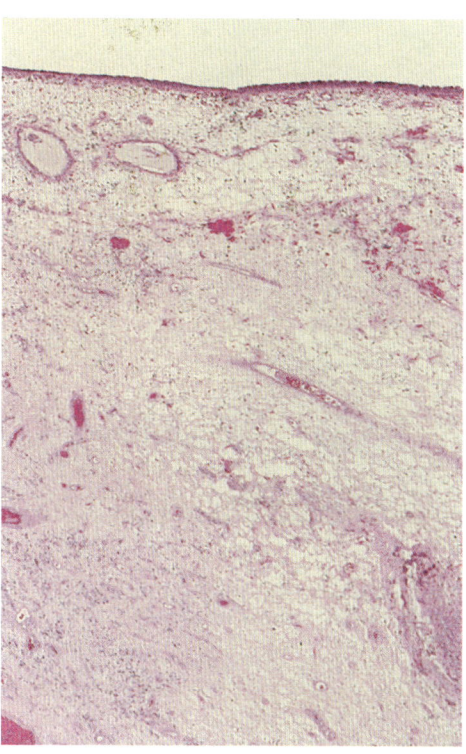

FIGURA 25.29
Pólipo inflamatório nasal. Uma massa intranasal mostra epitélio superficial íntegro (*acima*) e estroma edematoso, com infiltrado de células inflamatórias crônico.

piocele. O exsudato purulento no seio é denominado *empiema* (Fig. 25.30). As mucoceles ocorrem mais freqüentemente nos compartimentos anteriores ("celas") do seio etmoidal e no seio frontal. As lesões desenvolvem-se lentamente e, pela pressão, provocam reabsorção do osso (atrofia por pressão). As mucoceles dos seios etmoidal anterior ou frontal podem ser grandes o suficiente a ponto de deslocar o conteúdo da órbita e algumas vezes podem erodir até alcançar o sistema nervoso central.

- **Osteomielite:** Infecção óssea resulta da extensão de uma infecção supurativa no seio frontal para o osso. A infecção das paredes de um seio nasal pode disseminar-se através dos canais de Volkmann para o periósteo, produzindo periostite e abscesso subperiósteo. Se ocorrerem no lado orbital do osso, forma-se celulite orbital ou um abscesso orbital. A pele sobrejacente à infecção com freqüência encontra-se acentuadamente edematosa, e também pode haver o desenvolvimento de celulite subcutânea ou de abscesso subcutâneo. A ostemielite também pode disseminar-se rapidamente entre as tábuas internas e externas do crânio.
- **Tromboflebite séptica:** A infecção nos seios paranasais pode penetrar o osso e disseminar-se para os sistemas venenosos frontal e díploe. A disseminação de tromboflebite séptica para o seio venoso cavernoso através das veias oftálmicas superiores é uma complicação potencialmente fatal.
- **Infecções intracranianas:** A infecção disseminada para a cavidade craniana também pode ser uma complicação da sinusite. As lesões incluem abscessos peridurais, subdurais e cerebrais e leptomeningite purulenta. Essas conseqüências podem desenvolver-se sem destruição intensa do osso, porque

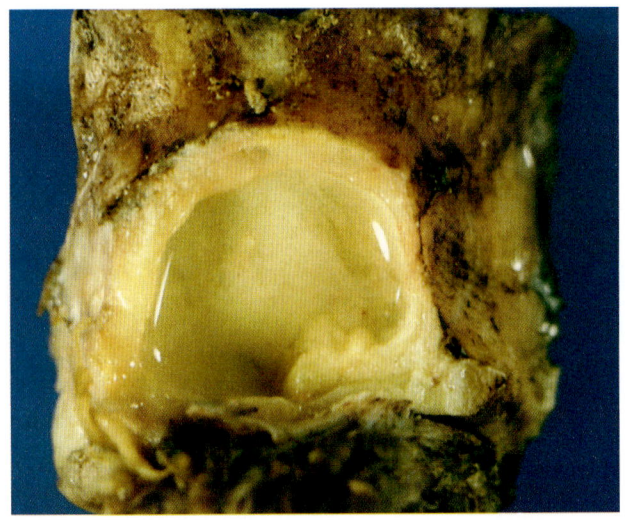

FIGURA 25.30
Empiema do seio maxilar (corte sagital). Infecção seguida de obstrução crônica do orifício, provocada por adenocarcinoma da mucosa nasal.

a infecção pode disseminar-se através dos linfáticos ou de veias. Antes da era da quimioterapia, essas temidas complicações com freqüência levavam à morte em alguns dias. Com o tratamento adequado, atualmente são incomuns.

A Sífilis Pode Destruir a Ponte Nasal

Embora seja raro um cancro primário no nariz, as lesões mucosas de sífilis secundária são observadas comumente no nariz e na nasofaringe. Na sífilis terciária, o processo inflamatório pode envolver grandes porções da mucosa nasal, cartilagem subjacente e osso. Gomas pericondrais ou periósteas podem destruir a cartilagem e o osso nasais. O colapso que se segue da ponte nasal produz o nariz em sela. A destruição das paredes ósseas do nariz também pode levar à perfuração do septo nasal, palato duro, parede da órbita ou seio maxilar. Para o espectro completo da sífilis, ver Cap. 9.

A Hanseníase Dissemina-se por Meio de Secreções Nasais

Como o *Mycobacterium leprae* multiplica-se mais rapidamente sob temperatura corporal mais baixa, freqüentemente infecta sítios corporais mais frios, como as narinas e a mucosa nasal anterior. De fato, o envolvimento nasal é, comumente, a primeira manifestação de hanseníase.

 Patologia: A pele ao redor das narinas e da mucosa nasal anterior mostra nódulos, ulceração ou perfurações. O envolvimento nasal é significativo porque a hanseníase é disseminada através de secreções nasais abundantes em bacilos. As formas tuberculóide e intermediária de hanseníase, que compõem a maioria dos casos, caracterizam-se microscopicamente por inflamação granulomatosa crônica. Os pacientes com imunidade celular deficiente desenvolvem hanseníase lepromatosa, na qual numerosos macrófagos espumosos (denominados células da hanseníase), contêm muitas micobactérias fagocitadas. A hanseníase é discutida com mais detalhes no Cap. 9.

O Rinoscleroma É uma Infecção Bacteriana Crônica do Nariz

O rinoscleroma (escleroma) é um processo inflamatório crônico que começa, em geral, no nariz e permanece localizado nesse sítio, embora possa estender-se lentamente para a nasofaringe, a laringe e a traquéia. Raramente o escleroma é visto em outras localizações, incluindo seios paranasais, tecidos orbitários, pele, lábios, mucosa oral, trato gastrintestinal e linfonodos cervicais. Também foram descritos casos de invasão intracraniana.

 Epidemiologia: O rinoscleroma é endêmico em alguns países do Mediterrâneo e em partes da Ásia, África e da América Latina. Também foram diagnosticados casos em índios nos Estados Unidos. A doença ocorre em ambos os sexos e em qualquer idade. Higiene doméstica e pessoal precária é comum à maioria dos pacientes. Evidências epidemiológicas sugerem que os relacionamentos domésticos são o fator decisivo no desenvolvimento desse distúrbio.

Patogenia: Embora o diplobacilo Gram-negativo, *Klebsiella rhinoscleromatis,* também conhecido como *bacilo de von Frisch*, tenha sido identificado há mais de um século, os postulados de Koch só foram satisfeitos na década de 1970. A doença experimental foi produzida injetando-se repetidamente bacilos suspensos em mucina estéril no mesmo sítio. Os microrganismos estão presentes na garganta de muitas pessoas saudáveis, mas o modo de transmissão ainda não é conhecido.

 Patologia: Os tecidos infectados têm aspecto irregularmente nodular, bastante espessado e firme e, com freqüência, ulcerado. Microscopicamente, o tecido de granulação é surpreendentemente rico em plasmócitos, linfócitos e macrófagos espumosos (Fig. 25.31). Os macrófagos grandes característicos, denominados *células de Mikulicz*, contêm massas de bacilos fagocitados.

Há testes sorológicos para o estabelecimento do diagnóstico de rinoscleroma, porque anticorpos específicos estão presentes em muitos pacientes. A doença é tratada com sucesso com diferentes antibióticos.

As Infecções Fúngicas Geralmente São Oportunistas

Ocasionalmente, fungos patogênicos envolvem o nariz e os seios paranasais como parte de uma infecção cutânea ou mucocutânea, particularmente em pessoas imunodeficientes.

A **candidíase** é a infecção fúngica mais comum da mucosa nasal, em geral acompanhando candidíase oral e faringiana (*sapinho*).

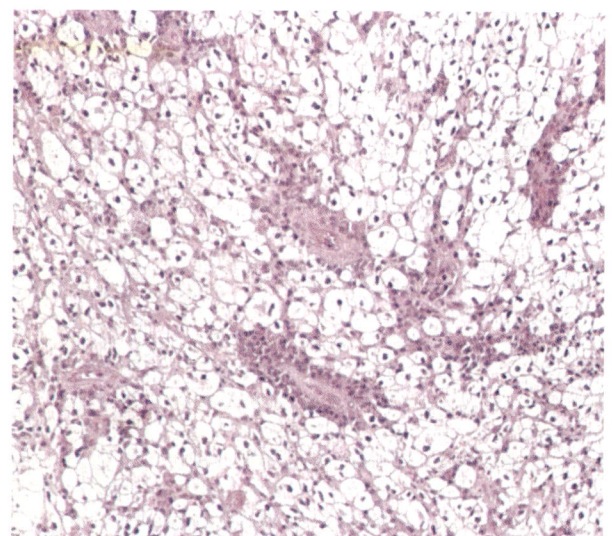

FIGURA 25.31
Escleroma. Tecido de granulação contém numerosos macrófagos espumosos (células de Mikulicz).

A **aspergilose** é rara e ocorre em geral em um seio paranasal. Os fungos podem se disseminar para os seios venosos, meninges e cérebro. A aspergilose do trato sinunasal pode ser não-invasiva ou invasiva. Os tipos não-invasivos de sinusite por aspergilus incluem a sinusite fúngica alérgica (SFA) e o micetoma sinusal (denominado bolas de fungos).

A SFA representa uma reação de hipersensibilidade a antígenos fúngicos e ocorre em pacientes atópicos ou imunologicamente "hipercompetentes". A patogenia da SFA é semelhante à da aspergilose broncopulmonar alérgica. A doença ocorre em todas as faixas etárias, porém é vista com maior freqüência em crianças ou adultos jovens. Basicamente, envolve os seios maxilares e etmóides, embora qualquer seio possa ser acometido.

As bolas de fungo ou aspergiloma ocorrem em pacientes imunologicamente competentes, em geral com uma doença sinusal crônica associada a drenagem inadequada. Nessas circunstâncias, o fungo pode proliferar e formar uma massa densa de hifas que provoca obstrução nasal (Fig. 25.32). Pode haver evidências de destruição óssea e sintomas oculares.

A sinusite fúngica invasiva geralmente afeta pacientes imunodeprimidos ou imunossuprimidos. Na rara *aspergilose rinocerebral*, os microrganismos disseminam-se para os seios venosos, meninges e cérebro, e poucos pacientes sobrevivem.

A **rinosporidiose** do nariz é produzida pelo enigmático *Rhinosporidium seeberi*, um microrganismo cuja fonte ainda não é conhecida. O micróbio está classificado entre os fungos, embora não tenha crescido em cultura e não tenha sido transmitido experimentalmente. A doença é endêmica no Sri Lanka e em partes da Índia, América Central e América do Sul.

A mucosa nasal afetada por rinosporidiose contém massas polipóides. Ocasionalmente, ocorrem lesões semelhantes na mucosa de outras partes do trato respiratório superior, conjuntiva, ouvido ou a pele. Microscopicamente, as massas polipóides mostram inflamação crônica acentuada e esporângios esféricos característicos. Os esporângios, com 50 a 350 μm de diâmetro, apresentam uma parede homogênea espessa e contêm citoplasma claro e incontáveis pequenos endosporos. A ruptura dos esporângios provoca uma reação de células gigantes de corpo estranho. O tratamento de escolha é a remoção cirúrgica da lesão.

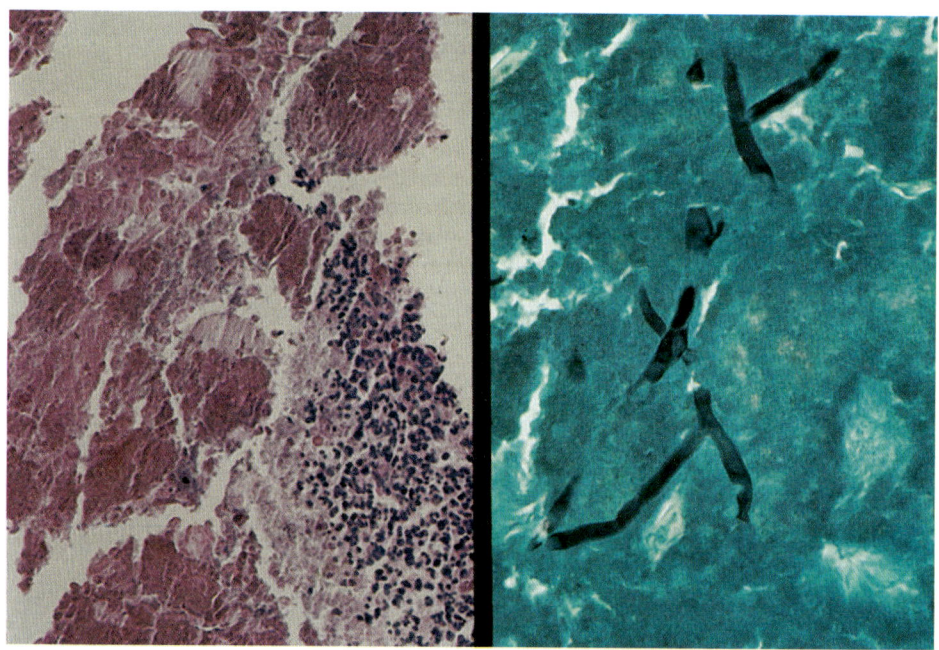

FIGURA 25.32
Sinusite alérgica fúngica. (*Painel à esquerda*) A mucina alérgica mostra-se como um material eosinofílico amorfo e acelular; ocorre infiltrado de células inflamatórias misto adjacente. (*Painel à direita*) A espécie *Aspergillus* consiste em fungos septados ramificados (coloração prata metenamina de Gomori).

Leishmaniose

O nariz é um local freqüente da forma mucocutânea de leishmaniose, provocada pela *Leishmania braziliensis* (ver Cap. 9). A doença nasal, conhecida como *espúndia,* ocorre na América Central e na América do Sul. A lesão inicial é uma ferida cutânea, que cicatriza em alguns meses. Em alguns pacientes, desenvolvem-se lesões mucocutâneas no nariz ou no lábio superior após um intervalo de meses ou anos. A infecção provavelmente dissemina-se por contato nasal com dedos contaminados.

 Patologia: A mucosa infectada exibe lesões inflamatórias polipóides e úlceras superficiais. Nas fases mais precoces da infecção, muitos macrófagos contêm parasitas. Mais tarde, desenvolve-se um tipo tuberculóide de resposta granulomatosa. Essas lesões contêm poucos parasitas reconhecíveis. Pode sobrevir infecção bacteriana e ocasionar destruição dos tecidos moles e colapso do septo nasal cartilaginoso anterior.

Granulomatose de Wegener Pode se Manifestar no Nariz

A granulomatose de Wegener afeta as vias aéreas inferiores (ver Cap. 10).

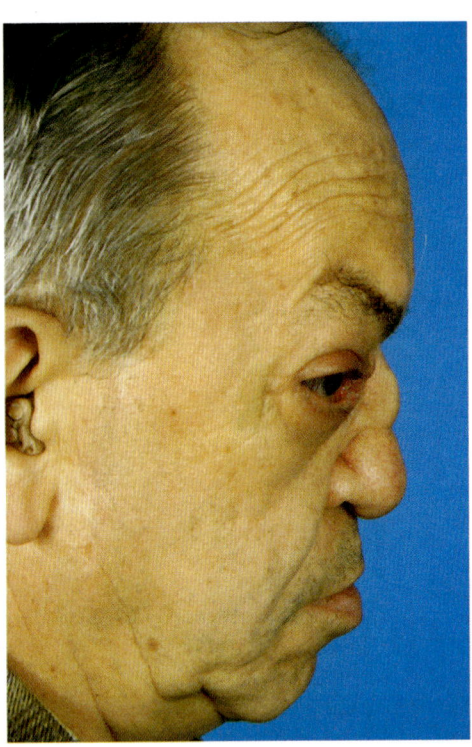

FIGURA 25.33
Deformidade de nariz em sela da granulomatose de Wegener.

 Patologia: Na sua forma completamente desenvolvida, essa doença incomum envolve os pulmões, rins e pequenas artérias pelo corpo. O trato sinonasal pode estar afetado como parte do processo sistêmico ou pode apresentar doença localizada nessa região. Com freqüência, a doença primeiramente manifesta-se como perfuração septal e ulceração da mucosa. Ocorre uma destruição lentamente progressiva do nariz e dos seios paranasais com o desenvolvimento da deformidade nariz em sela (Fig. 25.33). O "nariz escorrendo", a sinusite e as hemorragias nasais resultantes podem ser acompanhados por sintomas constitucionais, como febre, mal-estar e perda de peso. À microscopia, as lesões nasais revelam necrose isquêmica, vasculite, infiltrado de células inflamatórias crônico, células gigantes multinucleadas dispersas e formação de microabscessos. Granulomas bem formados não são encontrados na granulomatose de Wegener. Níveis séricos elevados de anticorpos anticitoplasma neutrofílico (ANCA) estão associados à doença ativa.

O Linfoma de Células T Destruidoras Naturais/Angiocêntrico do Tipo Nasal É uma Doença Agressiva e Altamente Letal

O linfoma de células T destruidoras naturais/angiocêntrico do tipo nasal *superou as denominações anteriores de granuloma letal da linha média, reticulose maligna da linha média e reticulose polimórfica. O linfoma de células T destruidoras naturais/angiocêntrico do tipo nasal manifesta-se como lesões ulcerativas necrosantes da mucosa do trato respiratório superior* (Fig. 25.34A). Se não tratado, o linfoma é invariavelmente fatal.

 Patologia: O polimorfismo dos linfócitos T atípicos é um aspecto característico que diferencia o granuloma letal da linha média do linfoma convencional. Infiltrados necrosantes semelhantes também podem ocorrer nas vias aéreas superiores, pulmões e trato alimentar, mas qualquer órgão pode estar envolvido. Caracteristicamente, o infiltrado celular maligno circunda vasos sangüíneos de pequeno a médio calibre (angiocêntrico) e infiltra pela parede vascular (angioinvasivo), freqüentemente ocluindo a luz de uma maneira semelhante a trombo e provocando necrose de tecido adjacente (tipo isquêmico) (Fig. 25.34B). Foi estabelecida uma associação com o EBV nesse tipo de linfoma.

 Manifestações Clínicas: O curso clínico do linfoma de células T destruidoras naturais do tipo nasal caracteriza-se por início insidioso, com sintomas de rinite ou sinusite não específicos. Gradualmente, a mucosa nasal torna-se focalmente intumescida e endurecida e, por fim, ulcera. As úlceras são cobertas por uma crosta negra, sob a qual as lesões progridem até a erosão de cartilagem e osso. Essa destruição provoca defeitos no septo nasal, palato duro e nasofaringe, com sérias conseqüências funcionais. Freqüentemente, a pele da linha média facial também torna-se envolvida, daí o nome descritivo *granuloma letal da linha média*. Em metade dos pacientes, a doença permanece localizada, mas uma proporção igual exibe disseminação ampla do linfoma. Em oposição à granulomatose de Wegener, os níveis séricos de ANCA não estão

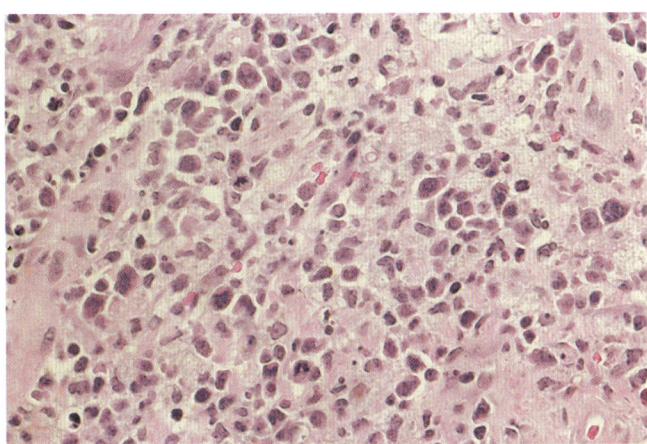 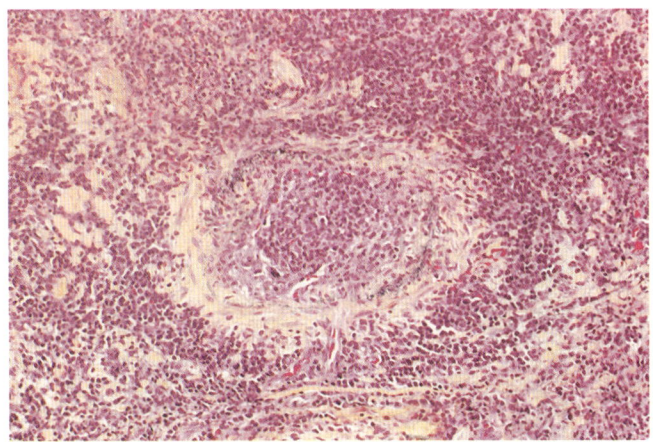

FIGURA 25.34
Linfoma de células T destruidoras naturais angiocêntrico. A. Um infiltrado celular maligno exibe crescimento celular frouxo; colorações especiais confirmaram este infiltrado como um linfoma. B. Infiltrado celular crescendo ao redor e dentro de vaso sangüíneo de calibre médio com ruptura da membrana elástica externa e oclusão da luz do vaso (coloração elástica).

elevados no linfoma de células T destruidoras naturais do tipo nasal. A morte deve-se a infecção bacteriana secundária, pneumonia por aspiração ou hemorragia oriunda de vaso sangüíneo grande erodido.

Os infiltrados do linfoma de células T destruidoras naturais do tipo nasal são, pelo menos inicialmente, radiossensíveis, e a remissão com agentes citotóxicos também foi relatada.

Tumores Benignos do Nariz

PAPILOMA ESCAMOSO: O tumor benigno mais freqüente da cavidade nasal é o papiloma escamoso, que, quase sempre, ocorre no vestíbulo nasal. Com freqüência, a lesão é clínica e microscopicamente indistinguível de uma verruga (verruga vulgar).

PAPILOMA INVERTIDO: Esse tumor envolve a parede nasal lateral e pode disseminar-se para os seios paranasais. Os papilomas invertidos ocorrem principalmente em pessoas de meia-idade. Como o nome sugere, mostram inversões características do epitélio de superfície para o estroma subjacente (Fig. 25.35). O HPV dos tipos 6/11 e raramente outros tipos (16/18, 33, 40, 57) foram encontrados em papilomas invertidos, porém ainda não foi provada uma relação de causa-efeito. Embora histologicamente benignos, os tumores podem erodir o osso por pressão. A menos que a ressecção estenda-se além dos limites da lesão macroscopicamente visível, em geral eles recidivam. Em 5% dos casos, os papilomas invertidos dão origem a carcinoma de células escamosas.

Tumores Malignos do Nariz

Carcinomas da Cavidade Nasal e dos Seios Paranasais

Mais de metade desses tumores origina-se no antro do seio maxilar, um terço na cavidade nasal, 10% no seio etmoidal e 1% nos seios esfenóides e frontal (Fig. 25.36). A maioria dos cânceres da cavidade nasal e dos seios paranasais constitui-se de carcinoma de células escamosas. Cerca de 15% são adenocarcinomas, carcinomas de células transicionais ou carcinomas indiferenciados.

 Patogenia: Vários produtos químicos industriais foram implicados na origem do câncer do nariz e dos seios paranasais, incluindo níquel, cromo e hidrocar-

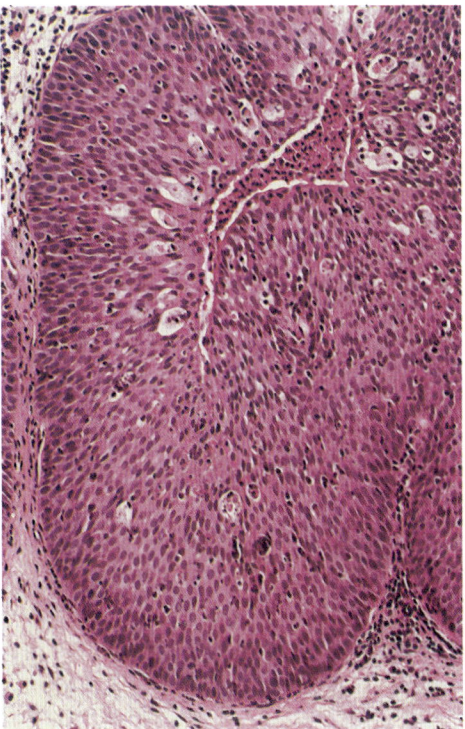

FIGURA 25.35
Papiloma invertido sinonasal. Ninhos epiteliais crescem ventralmente (invertido) na submucosa. Compõem-se de proliferação celular uniforme, que exibe um infiltrado de células inflamatórias e microcistos dispersos.

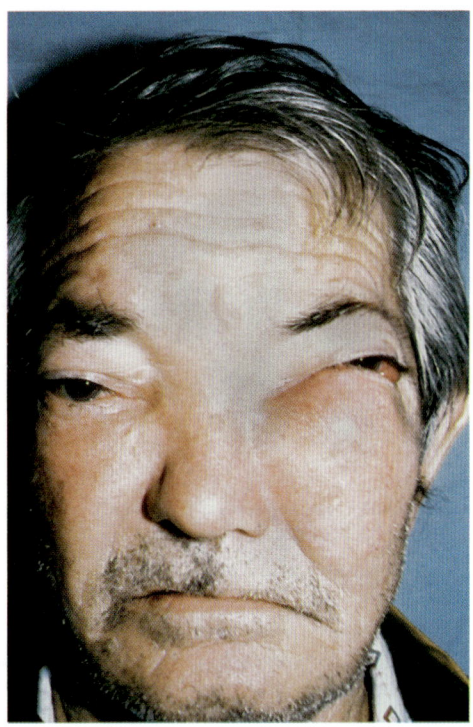

FIGURA 25.36
Carcinoma de células escamosas do seio maxilar causou deformidade facial óbvia devido à invasão fora dos limites do seio. O acometimento da órbita e do nervo facial é evidente. Este é definido pela queda da boca para o lado da paralisia do nervo facial.

bonetos aromáticos. Ambientes ocupacionais que implicam maior risco de câncer do nariz e dos seios nasais (para os quais não se identificou um agente químico específico) são o trabalho com madeira na indústria de móveis, o uso de óleos para corte e o trabalho em indústrias têxteis de couro.

Os tumores encontrados em indivíduos que trabalham com níquel são carcinomas de células escamosas, que geralmente surgem, a partir da concha nasal média. O período de latência varia de 2 a 32 anos. Os tumores relacionados com outras exposições ocupacionais são predominantemente adenocarcinomas e ocorrem principalmente nos seios maxilar e etmoidal. Em decorrência do ambiente ocupacional em que muitos cânceres do nariz e do seio surgem, esses tumores são muito mais comuns em homens e ocorrem após os 50 anos de idade.

Os cânceres da cavidade nasal e seios crescem inexoravelmente e invadem estruturas adjacentes, mas não originam metástases distantes. A sobrevida comum é de apenas alguns anos.

Neuroblastoma Olfatório

O neuroblastoma olfatório (estesioneuroblastoma) é um tumor maligno incomum do nariz e que possivelmente tem origem na crista neural. O tumor tem uma leve predominância pelo sexo masculino e ocorre em uma ampla variação etária desde 3 anos de idade até a nona década de vida.

 Patologia: Esse câncer surge da mucosa olfatória que cobre o terço superior do septo nasal, placa cribriforme e concha nasal superior. Em geral, o neuroblastoma olfatório é polipóide e bastante vascular, e exibe padrões histológicos diversos, dependendo da quantidade de material neurofibrilar intercelular (Fig. 25.37). As células tumorais são um pouco maiores do que linfócitos, exibem núcleos redondos com uma distribuição ao acaso de cromatina e apresentam citoplasma inconspícuo. Em alguns casos, as células tumorais formam pseudo-rosetas (rosetas de Homer Wright) ou rosetas neurais verdadeiras (rosetas de Flexner-Wintersteiner). À microscopia eletrônica, o neuroblastoma olfatório revela grânulos secretores intracitoplasmáticos e fibrilas e microtúbulos citoplasmáticos, semelhantes àqueles de neuroblastomas em outros locais (Fig. 25.37B).

 Manifestações Clínicas: Neuroblastomas olfatórios invadem e destroem lentamente as estruturas ósseas e são disseminados prontamente através dos linfáticos, envolvendo linfonodos regionais e distantes. Metástases hematógenas são menos freqüentes. A taxa de sobrevida em cinco anos é de 50% e, em geral, a morte ocorre por invasão da cavidade craniana.

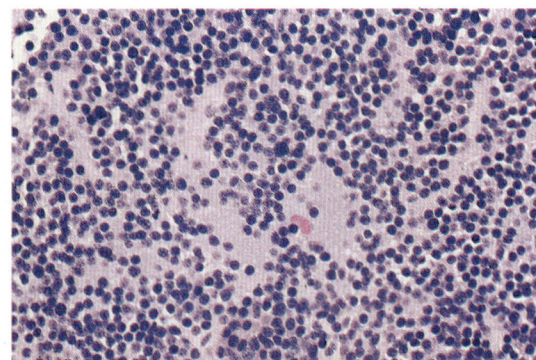
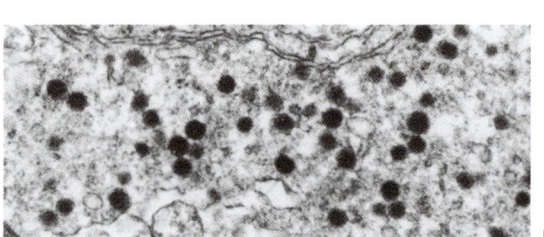

FIGURA 25.37
Neuroblastoma olfatório. A. Este tumor compõe-se de pequenas células redondas com núcleo hipercromático e um fundo de estroma eosinofílico representando matriz neurofibrilar. **B.** Fotomicrografia eletrônica revela grânulos intracitoplasmáticos, do tipo secretor, envoltos por membrana e com centros densos.

Nasofaringe

ANATOMIA E FUNÇÃO

A nasofaringe é contínua anteriormente com as cavidades nasais; seu teto é formado pelo corpo do osso esfenóide, e sua parede posterior é formada pelas vértebras cervicais. Nas paredes laterais da nasofaringe estão as aberturas das trompas de Eustáquio.

A nasofaringe do neonato encontra-se coberta por epitélio colunar ciliado pseudo-estratificado. Com o avanço da idade, este epitélio é substituído por um epitélio escamoso estratificado sobre áreas grandes (cerca de 80%). A mucosa contém muitas glândulas mucosas e tecido linfóide abundante.

ANEL DE WALDEYER: A faixa circular de tecido linfóide localizada na abertura da orofaringe nos tratos respiratório e digestivo é denominada anel de Waldeyer. O tecido linfóide na parede posterior superior forma as tonsilas nasofaringianas que, quando hiperplásicas, são conhecidas como *adenóides*. As tonsilas palatinas, situadas lateralmente na área em que a faringe conecta-se com a cavidade oral, estão cobertas por epitélio escamoso estratificado, o qual mergulha no tecido linfóide e reveste as invaginações (criptas). Normalmente, as criptas possuem epitélio descamado, linfócitos, alguns neutrófilos e microrganismos saprófitas, incluindo bactérias, *Candida* e *Actinomyces*. Patógenos virulentos também podem estar presentes na faringe de pessoas saudáveis (p. ex., *C. diphtheriae*, meningococos).

O anel de Waldeyer é bem desenvolvido em crianças e contém folículos com centros germinativos. De fato, a maior coleção de linfócitos B na criança normal é encontrada nas tonsilas. O tecido linfóide faringiano diminui consideravelmente quando se atinge a idade adulta e, com o avanço da idade, involui gradualmente, mas não desaparece totalmente. A tonsilectomia e a adenoidectomia, praticadas bem menos amplamente hoje em dia do que anos atrás, resultam em uma perda importante de tecido linfóide faringiano. A remoção das tonsilas e das adenóides não se acompanha de uma diminuição das imunoglobulinas séricas nem altera a resposta sorológica a diferentes vírus respiratórios humanos. Entretanto, a IgA secretora está diminuída localmente na nasofaringe. É interessante notar que a tonsilectomia triplica o risco de desenvolvimento de doença de Hodgkin posteriormente na vida.

HIPOPLASIA E HIPERPLASIA DE TECIDO LINFÓIDE FARINGIANO

A **agamaglobulinemia de Bruton ligada ao sexo** representa uma ausência congênita de tecido linfóide faringiano (ver Cap. 4). Essa doença familiar afeta apenas o sexo masculino da prole, que apresenta tecido linfóide mínimo ou ausente em suas tonsilas, faringe e intestinos (placas de Peyer e apêndice). Por outro lado, apresenta o timo com desenvolvimento normal.

A atrofia de tecido linfóide faringiano é vista comumente nos estados avançados de AIDS e em pacientes imunossuprimidos de forma crônica. A radioterapia local também resulta em perda acentuada de tecido linfóide no anel de Waldeyer.

A hiperplasia de tecido linfóide nasofaringiano sucede infecções ou irritação crônica da faringe por poeira, fumaça e vapores nocivos. Em algumas síndromes de imunodeficiência primária (disgamaglobulinemia tipo I ou hiperplasia linfóide nodular), as tonsilas podem estar aumentadas, presumivelmente refletindo uma resposta adaptativa pelo sistema imunológico.

INFLAMAÇÃO

Faringite e tonsilite estão entre as doenças mais comuns da cabeça e pescoço. A inflamação da nasofaringe ocorre predominantemente em crianças, embora também seja freqüente na adolescência e no início da vida adulta. Infecções bacterianas ou virais podem estar limitadas às tonsilas palatinas, mas as tonsilas nasofaringianas ou a mucosa faringiana adjacente também podem estar envolvidas, em geral como parte de uma infecção do trato respiratório superior. Nesse caso, o agente infeccioso inicial é, com maior freqüência, um vírus disseminado por gotícula ou por contato direto. Geralmente, a faringite viral é provocada por influenza, parainfluenza, adenovírus, vírus sincicial respiratório e rinovírus.

Com freqüência, a **mononucleose infecciosa** acompanha-se de inflamação da garganta. Diferente da maioria das outras doenças virais, a mononucleose infecciosa produz tipicamente uma faringite exsudativa.

O *S. pyogenes* é a causa mais importante de faringite e de tonsilite, por causa da possibilidade de seqüelas supurativas e não-supurativas sérias. A **difteria** ainda é uma causa importante de faringite em alguns países. Essas infecções caracterizam-se por um exsudato ou, no caso de difteria, uma pseudomembrana sobre as tonsilas e a faringe.

A **tonsilite aguda** é uma infecção bacteriana, em geral por *S. pyogenes* (estreptococos β-hemolíticos do grupo A). A tonsilite folicular caracteriza-se por exsudatos puntiformes que podem ser deslocados das criptas.

A **tonsilite pseudomembranosa** refere-se a uma mucosa necrótica coberta por uma camada de exsudato, por exemplo, na difteria ou na *angina de Vincent*. Esta última é provocada por bacilos fusiformes e espiroquetas presentes na flora bacteriana normal da boca. Esses microrganismos tornam-se patogênicos quando a resistência local ou sistêmica é baixa (p. ex., após lesão mucosa ou na desnutrição).

A tonsilite recorrente ou crônica não é tão comum quanto se acreditava anteriormente, e tonsilas aumentadas em crianças não significam necessariamente tonsilite crônica. Entretanto, infecções repetidas podem provocar o aumento das tonsilas e das adenóides até um grau que pode obstruir as passagens de ar. Em algumas pessoas, geralmente crianças, surtos repetidos de tonsilite estreptocócica podem estar associados a febre reumática ou a glomerulonefrite; essas pessoas podem beneficiar-se da tonsilectomia.

O **abscesso peritonsilar** (esquinência) é, em geral, a seqüela de uma tonsilite bacteriana aguda tratada de forma inadequada. Se não for reconhecida e tratada de forma adequada, pode levar a muitas situações com ameaça à vida: (1) auxiliada pela gravidade, pode dissecar inferiormente até o seio piriforme, com obstrução da via aérea ou ruptura dentro dela; (2) um abscesso peritonsilar pode estender-se lateralmente para o espaço parafaringiano (abscesso parafaringiano) e enfraquecer a parede da artéria carótida; ou (3) o abscesso pode penetrar ao longo da bainha da carótida inferiormente, para dentro do mediastino, ou superiormente, para a base do crânio ou para dentro da cavidade craniana, com conseqüências desastrosas.

Adenóides é um termo do tempo em que os linfonodos eram denominados "glândulas" de linfa e acreditava-se que o tecido linfóide era "semelhante a glândulas". As adenóides representam hiperplasia inflamatória crônica do tecido linfóide faringiano. Com freqüência, essa alteração acompanha-se de tonsilite ou rinite crônicas, quase sempre em crianças. Adenóides aumentadas podem provocar bloqueio parcial ou completo da trompa de Eustáquio, causando otite média.

TUMORES DA NASOFARINGE

O Angiofibroma Nasofaringiano Juvenil É um Tumor de Meninos Adolescentes

Angiofibroma juvenil é uma neoplasia da nasofaringe, altamente vascular e incomum, histologicamente benigna, mas agressiva localmente.

Patologia: O tumor é arredondado ou nodular e apresenta uma fixação séssil ou pedunculada na parede nasofaringiana posterior superior ou lateral. O angiofibroma pode crescer para as fissuras e os forames do cérebro ou pode destruir osso e disseminar-se para estruturas adjacentes, como a cavidade nasal, seios paranasais, órbita, fossa craniana média ou fossa pterigomaxilar.

Histologicamente, o tumor apresenta componentes vasculares e de estroma (Fig. 25.38). Os vasos sangüíneos variam de tamanho e forma. Suas paredes são caracterizadas por ausência de uma camada muscular lisa ou exibem musculatura lisa organizada de forma irregular, que pode estar ausente focalmente. Essas alterações na parede de vaso impedem a vasoconstrição, contribuindo assim para sangramento ativo após traumatismo. Portanto, as biopsias são perigosas e contra-indicadas. Embora muitos cirurgiões ainda defendam uma abordagem cirúrgica, bons resultados podem ser obtidos com radioterapia.

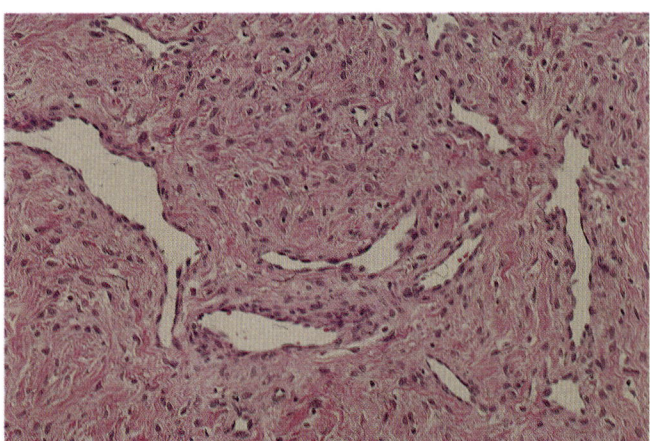

FIGURA 25.38
O angiofibroma nasofaringiano compõe-se de estruturas vasculares semelhantes a fenda em um estroma colagenoso.

Carcinoma de Células Escamosas

A orofaringe, incluindo o leito tonsilar e os pilares fauciais anterior e posterior, é um local comum para carcinomas escamosos. Esses tumores tendem a ser menos diferenciados e mais agressivos biologicamente que os carcinomas escamosos da cavidade oral anterior. Os carcinomas de células escamosas da orofaringe com freqüência dão metástases precocemente, por causa da rica rede linfática nessa região. Os linfáticos primários drenam para os linfonodos jugular profundo superior e submandibular e, em grau menor, para os linfonodos retrofaringianos.

O Carcinoma Nasofaringiano Está Relacionado com o EBV

Carcinoma nasofaringiano é um câncer epitelial da nasofaringe que é classificado em subtipos queratinizante e não-queratinizante. O carcinoma não-queratinizante está associado a infecção por EBV.

Epidemiologia: *O subtipo indiferenciado de carcinoma não-queratinizante é particularmente comum no sudeste da Ásia e em partes da África.* De longe o câncer da nasofaringe mais comum, o carcinoma nasofaringiano é o mais freqüente de todos os tumores malignos entre chineses. Em Hong Kong, o carcinoma nasofaringiano representa 18% de todos os cânceres, comparado com uma prevalência mundial de 0,25%. Chineses nascidos nos Estados Unidos apresentam mortalidade por carcinoma da nasofaringe cerca de 20 vezes maior do que as pessoas de outras raças. Também existe uma alta incidência na Tunísia e no leste da África.

Patogenia: Diferentes fatores de risco ambientais para carcinoma da nasofaringe (dieta, inalação de diferentes substâncias, costumes étnicos) foram pesquisados, mas não se encontrou uma associação positiva. Estudos recentes indicam um possível papel combinado entre fatores ambientais e genéticos na patogenia do carcinoma nasofaringiano. Existe uma associação com o perfil A2/sin HLA entre chineses, sugerindo uma suscetibilidade genética.

O vírus Epstein-Barr está presente nas células tumorais e nos linfócitos B dos pacientes com carcinoma nasofaringiano. Além disso, 85% dos pacientes também apresentam anticorpos para o EBV e apresentam IgA anti-EBV no soro. Os genomas de EBV são detectados em 75 a 100% dos tipos não-queratinizante e indiferenciado de carcinoma nasofaringiano. A detecção de genomas de EBV no subtipo queratinizante é variável, e, se presente, geralmente está limitada a células intra-epiteliais displásicas dispersas. Para mais detalhes sobre a infecção pelo vírus Epstein-Barr, ver os Caps. 5 e 9.

Patologia: O carcinoma nasofaringiano é encontrado como tumor queratinizante (células escamosas) ou não-queratinizante. Os tumores queratinizantes ocorrem em uma população mais idosa e não possuem a mesma relação com a infecção pelo EBV como aqueles dos tipos não-queratinizantes. Estes últimos são classificados como diferenciados ou indiferenciados. Carcinomas nasofaringianos não-queratinizantes diferenciados exibem um aspecto estratificado e margens celulares distintas. Por outro lado, tumores indiferenciados exibem aglomerados de células pouco delimitadas ou sinciciais, com núcleos ovais grandes e citoplasma eosinofílico escasso (Fig. 25.39). Com freqüência, a variante indiferenciada apresenta infiltrado linfóide conspícuo, sendo responsável pelo termo obsoleto (e enganador) *linfoepitelioma*. Ambos os subtipos são imunorreativos com citoqueratina. A presença de citoqueratina e a ausência de marcadores hematológicos ou linfóides nas células neoplásicas distinguem o carcinoma nasofaríngeo indiferenciado do linfoma maligno.

Manifestações Clínicas: Devido a sua localização, a maioria dos carcinomas nasofaringianos permanece assintomática durante muito tempo. Metástases palpáveis para linfonodos cervicais são o primeiro sinal de doença em cerca de metade dos casos e, mesmo então, muitos pacientes não apresentam queixas com relação à nasofaringe. O tumor infiltra regiões vizinhas, como espaço parafaringiano, órbita e cavidade craniana. Esse crescimento agressivo local resulta em diferentes sintomas neurológicos e perturbações da audição. A invasão da base do crânio leva ao envolvimento dos nervos cranianos. As neoplasias que crescem na fossa de Rosenmüller e na parede lateral da nasofaringe produzem sintomas referíveis ao ouvido médio. A obstrução da trompa de Eustáquio é comum. A rede linfática rica que drena a nasofaringe é a rota de metástases freqüentes e precoces para os linfonodos cervicais.

O carcinoma nasofaringiano indiferenciado é radiossensível, e mais da metade dos pacientes com tumor restrito à nasofaringe sobrevive 5 anos ou mais. As metástases para linfonodos cervicais reduzem consideravelmente a taxa de sobrevida, e o envolvimento de nervo craniano ou as metástases distantes implicam um prognóstico sombrio.

Os Linfomas do Anel de Waldeyer São Principalmente Tumores Difusos de Células B

Os linfomas constituem 5% dos cânceres de cabeça e pescoço. Nessa região, o anel de Waldeyer é, de longe, o sítio mais comum de origem de linfoma. As tonsilas palatinas são o sítio primário mais comum de linfoma, seguidas pelo tecido linfóide da nasofaringe e da base da língua. O aumento de uma tonsila individualmente, em qualquer faixa etária, ou o aumento indolor bilateral das tonsilas em adultos sugerem a possibilidade de um linfoma. Nesses casos, os linfonodos cervicais estão envolvidos em metástases com muita freqüência.

Histologicamente, 90% dos linfomas nasofaringianos são difusos, e mais da metade é classificada como linfomas de células grandes. Nos Estados Unidos e na Ásia, a grande maioria dos linfomas do anel de Waldeyer tem origem em células B.

Plasmocitoma

Três quartos de todos os plasmocitomas extramedulares ocorrem na cabeça e no pescoço, com uma forte predileção pela nasofaringe, cavidade nasal e seios paranasais. Semelhante aos plasmocitomas extramedulares em outros pontos do organismo, esses tumores são mais bem considerados como parte de um espectro de distúrbios de plasmócitos. Os tumores podem permanecer localizados ou podem evoluir para mieloma de plasmócitos sistêmicos.

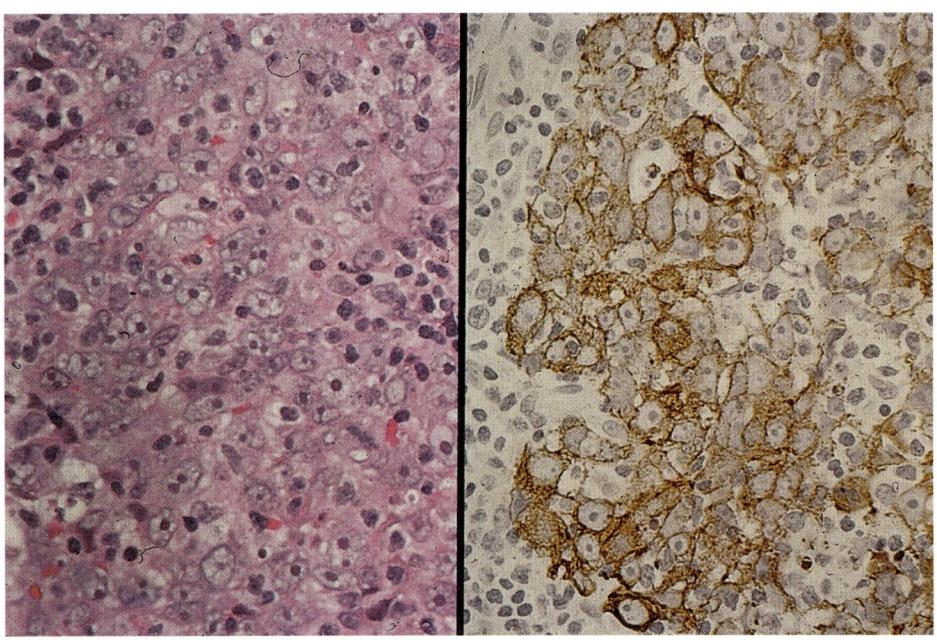

FIGURA 25.39
Carcinoma nasofaringiano não-queratinizante do tipo indiferenciado. O *painel à esquerda* mostra a presença de células com núcleo grande e nucléolos eosinofílicos proeminentes. O *painel à direita* mostra que essas células são positivas para citoqueratina, indicando uma proliferação de células epiteliais.

O Cordoma Surge dos Remanescentes do Notocórdio Embrionário

O cordoma, um tumor maligno derivado de remanescentes celulares do notocórdio é raro em pessoas com menos de 40 anos de idade. Em um terço dos casos, esses tumores se estendem para a nasofaringe. Na região craniana, originam-se da área da sincondrose esfeno-occipital. Histologicamente, exibem células grandes vacuolizadas (*fisalíferas*), circundadas por matriz intercelular abundante (Fig. 25.40). Em geral, os cordomas crescem de forma lenta, mas infiltram o osso e, amiúde, não são acessíveis à remoção cirúrgica completa. Poucos pacientes com cordomas da região craniana sobrevivem mais de 5 anos.

Outros Tumores Malignos

Outros tumores malignos da nasofaringe são raros. Podem surgir de diferentes componentes da mucosa ou dos tecidos moles de apoio adjacentes e do esqueleto. O *rabdomiossarcoma embrionário* (Fig. 25.41) surge nos tecidos faringianos de crianças pequenas. Esse tumor muito maligno invade estruturas contíguas e dá metástases tanto pela corrente sangüínea quanto pelos linfáticos. Nos últimos anos, o *sarcoma de Kaposi* tem sido encontrado com freqüência na mucosa nasofaringiana de pacientes com AIDS.

Ouvido

OUVIDO EXTERNO

A cartilagem elástica da aurícula e aquela do canal auditivo externo são contínuas e cobertas por pele. O canal auditivo externo termina em fundo cego na membrana timpânica (tímpano), que separa o ouvido externo do ouvido médio. A superfície externa desta membrana impermeável ao ar é coberta por epitélio escamoso, contínuo à pele do canal auditivo externo. Sua superfície interna é revestida pelo epitélio cuboidal do ouvido médio. Entre essas duas coberturas epiteliais da membrana timpânica encontra-se uma camada média de tecido fibroso denso.

QUELÓIDES: Os quelóides são particularmente comuns nos lobos auriculares após a perfuração para brincos ou outros traumatismos (ver Cap. 3). São muito mais freqüentes em negros e asiáticos do que em brancos. As lesões podem atingir tamanho considerável e tendem a recidivar. Histologicamente, os quelóides compõem-se de feixes hialinizados espessos de colágeno na derme profunda (ver Fig. 3.14).

ORELHAS EM COUVE-FLOR: Essas deformidades são particularmente comuns em praticantes de luta livre e em boxeadores e são a conseqüência de traumatismo mecânico repetido das aurículas. Golpes nas orelhas provocam hematomas subpericondrais, que se organizam e deformam as orelhas.

POLICONDRITE RECIDIVANTE: Esse distúrbio crônico e raro de origem desconhecida caracteriza-se por inflamação intermitente que destrói as estruturas cartilaginosas nos ouvidos, nariz, laringe, árvore traqueobrônquica, costelas e articulações. Pode envolver cartilagem hialina, cartilagem elástica ou fibrocartilagem.

 Patogenia: A causa da lesão celular é obscura, embora se suspeite de mecanismos imunológicos. Anticorpos para a cartilagem, colágeno tipo II e sulfato de condroitina foram demonstrados no soro de pacientes durante as crises agudas. A presença de complexos imunológicos foi demonstrada na cartilagem envolvida. A policondrite recidivante ocorre individualmente ou associada a uma das doenças do tecido conjuntivo. Tecidos não-cartilaginosos, como as escleróticas e as valvas cardíacas, também podem estar afetados. A aortite pode provocar ruptura fatal da aorta.

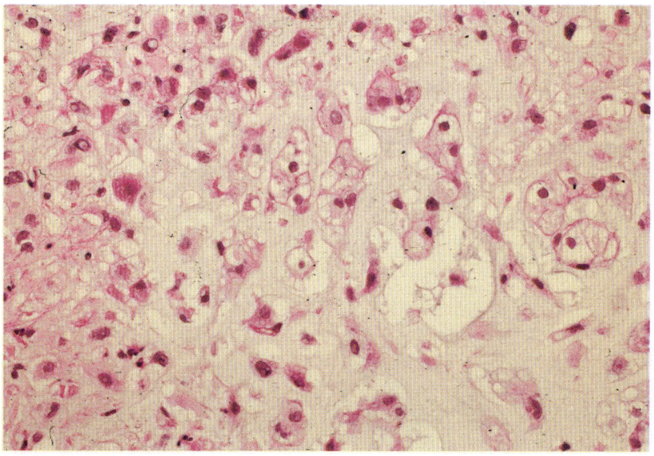

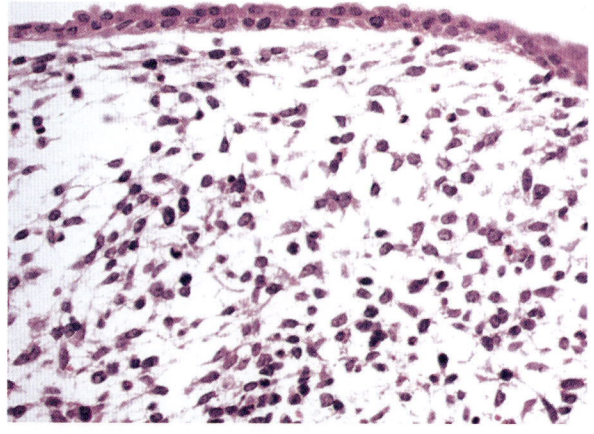

FIGURA 25.41
Rabdomiossarcoma embrionário de uma menina de 3 anos de idade. Este tumor muito maligno surgiu no espaço parafaríngeo e invadiu as estruturas adjacentes. As células tumorais ovais ou em forma de girinos sob o epitélio apresentam núcleos excêntricos e hipercromáticos e características imunoistoquímicas e ultra-estruturais de rabdomioblastos.

FIGURA 25.40
Cordoma. Células tumorais vacuolizadas (fisalíferas) grandes são evidentes.

Patologia: Microscopicamente, o pericôndrio encontra-se infiltrado por linfócitos, plasmócitos e neutrófilos que também se estendem para a cartilagem adjacente (Fig. 25.42). Os condrócitos morrem, e a matriz cartilaginosa degenera-se e fragmenta-se. Por fim, a cartilagem é destruída e substituída por tecido de granulação e fibrose.

OTITE MALIGNA EXTERNA: Essa infecção do canal auditivo externo é provocada por *Pseudomonas aeruginosa*. A infecção pode disseminar-se através da pele e da cartilagem, provocando mastoidite ou osteomielite do crânio, trombose dos seios venosos, meningite e morte. A otite maligna externa ocorre primariamente em diabéticos idosos, mas também é relatada nos pacientes com discrasias sangüíneas (p. ex., leucemia, granulocitopenia).

PÓLIPOS AURICULARES: Essas lesões inflamatórias benignas surgem de dentro do canal auditivo externo ou fazem extrusão no conduto a partir do ouvido médio. Os pólipos auriculares compõem-se de tecido de granulação ulcerado e inflamado, que sangra com facilidade. Os pólipos que surgem no ouvido médio são o resultado de otite média crônica.

OUVIDO MÉDIO

Anatomia

O ouvido médio, ou cavidade timpânica, é um espaço oblongo no osso temporal, revestido por uma membrana mucosa (ver Fig. 25.1). Junto com o mastóide, forma um compartimento mucoso fechado, também denominado *fenda do ouvido médio*. A maior parte da parede lateral consiste na membrana timpânica. Anteriormente, a trompa de Eustáquio liga o ouvido médio à nasofaringe e propicia uma passagem de ar para igualar a pressão de ar nos dois lados da membrana timpânica. Os três ossículos auditivos — martelo, bigorna e estribo — formam uma cadeia que conecta a membrana timpânica à janela oval (na parede medial da cavidade timpânica) e conduz o som através do espaço do ouvido médio. A liberdade de movimento dos ossículos, particularmente do estribo da janela oval, é mais importante para a audição que uma membrana timpânica íntegra. O ouvido médio abre-se posteriormente para o antro mastóide, uma colméia de pequenos compartimentos ósseos aerados (celas de ar) revestidos por uma membrana mucosa delgada, contínua àquela do ouvido médio.

A Otite Média Freqüentemente Decorre de Obstrução da Trompa de Eustáquio

A otite média refere-se à inflamação do ouvido médio que é, em geral, a conseqüência de uma infecção no trato respiratório superior estendendo-se a partir da nasofaringe.

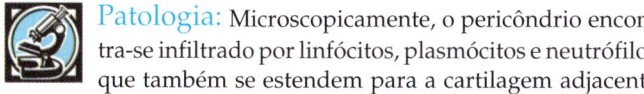**Patogenia:** Quase invariavelmente, a infecção penetra através do antro mastóideo nas celas mastóideas. Na presença de infecção na nasofaringe, os microrganismos podem alcançar o ouvido médio ascendendo pela trompa de

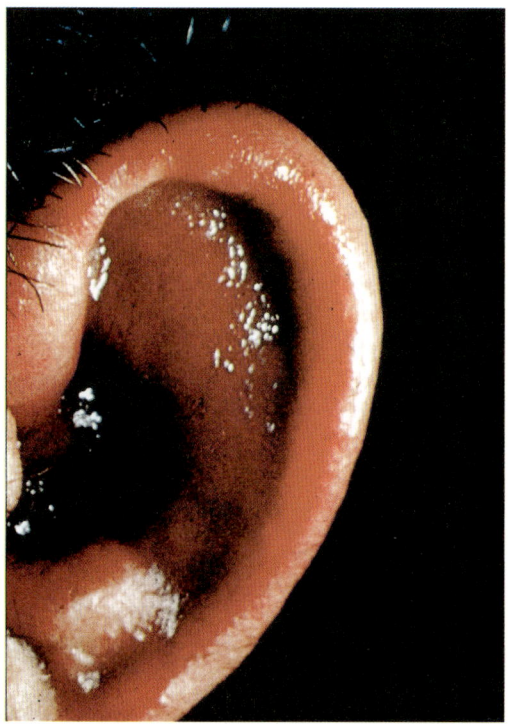
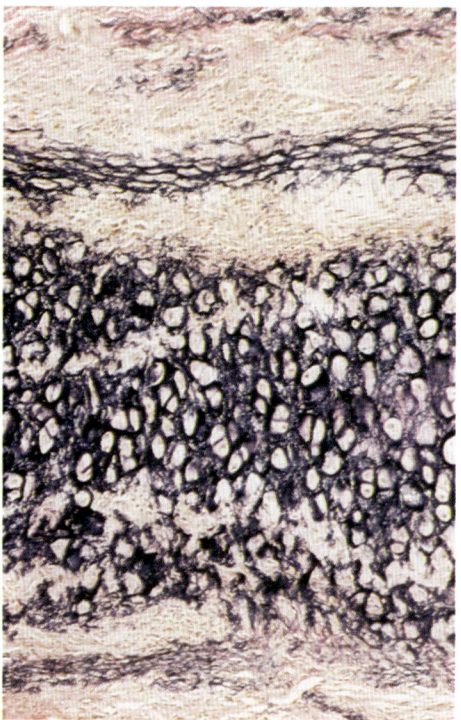

FIGURA 25.42
Policondrite recidivante. A. A orelha mostra-se vermelho-carnosa. B. O pericôndrio e a cartilagem elástica estão infiltrados e parcialmente destruídos por células inflamatórias e substituídos por fibrose.

Eustáquio. A otite média aguda pode dever-se a infecções virais ou bacterianas ou a obstrução da trompa de Eustáquio sem microrganismos. No caso de otite média viral, o processo pode resolver-se sem supuração, ou o ouvido médio pode ser invadido secundariamente por bactérias formadoras de pus.

A obstrução da trompa de Eustáquio é importante na produção de derrame do ouvido médio. Quando a extremidade faríngiana da trompa de Eustáquio encontra-se edematosa, o ar não consegue penetrar na trompa. Se a trompa estiver bloqueada, o ar no ouvido médio é absorvido através da mucosa e desenvolve-se pressão negativa que provoca transudação de plasma e, ocasionalmente, sangramento. Em geral, os antibióticos curam ou suprimem o distúrbio.

OTITE MÉDIA SEROSA AGUDA: A obstrução da trompa de Eustáquio pode resultar de alterações súbitas da pressão atmosférica (por exemplo, durante o vôo em uma aeronave ou um mergulho profundo do mar). Esse efeito é particularmente grave quando existe infecção no trato respiratório superior, reação alérgica aguda, ou infecção viral ou bacteriana no orifício da trompa de Eustáquio. A inflamação também pode ocorrer sem invasão bacteriana do ouvido médio. Mais de metade das crianças nos Estados Unidos apresentam pelo menos um episódio de otite média serosa antes de seu terceiro aniversário. Torna-se cada vez mais evidente que crises repetidas de otite média em idade tenra freqüentemente contribuem para perda da audição insuspeita, que se deve a líquido residual (geralmente estéril) no ouvido médio.

OTITE MÉDIA SEROSA CRÔNICA: A efusão serosa recorrente ou crônica no ouvido médio deve-se às mesmas condições que provocam a obstrução aguda da trompa de Eustáquio. Carcinoma da nasofaringe pode ser a causa de otite média serosa crônica em um adulto e sempre se deve suspeitar dessa patologia quando ocorre efusão unilateral no ouvido médio de um adulto.

Patologia: Na otite média serosa crônica, a metaplasia de células produtoras de muco (caliciformes) pode ser vista na mucosa de revestimento do ouvido médio. Se a obstrução ocorrer de forma aguda, pode haver também hemorragia, por exemplo, nas células mastóideas. O extravasamento de sangue e a degradação de eritrócitos liberam colesterol. Os cristais de colesterol estimulam uma reação de corpo estranho e a formação de tecido de granulação, denominado *granuloma de colesterol*. Granulomas de colesterol grandes podem destruir tecidos no mastóide ou no antro. Se o granuloma de colesterol durar muitos meses, o tecido de granulação poderá tornar-se fibrótico, um processo que resulta na obliteração completa do ouvido médio e do mastóide por tecido fibroso.

OTITE MÉDIA SUPURATIVA AGUDA: Uma das infecções mais comuns da infância, a otite média supurativa aguda é provocada por bactérias piogênicas virulentas que invadem o ouvido médio, geralmente através da trompa de Eustáquio. O *Streptococcus pneumoniae* (pneumococo) é o agente causal mais comum em todos os grupos etários (de 30 a 40%). O *Haemophilus influenzae* provoca cerca de 20% dos casos e é menos freqüente com o aumento da idade. Caso o exsudato purulento se acumule no ouvido médio, o tímpano se rompe e o pus é então eliminado. Na maioria dos casos, a infecção é autolimitada e, mesmo sem terapia, tende à resolução.

MASTOIDITE AGUDA: A infecção do osso mastóide era uma complicação comum de otite média aguda antes do advento dos antibióticos e ainda é observada, embora raramente, nos casos de otite média tratada de forma inadequada. Tipicamente, as celas de ar do mastóide encontram-se preenchidas com pus, e as finas paredes ósseas intercelulares tornam-se destruídas. A extensão da infecção a partir do mastóide para estruturas contíguas provoca complicações (Fig. 25.43).

OTITE MÉDIA E MASTOIDITE SUPURATIVAS CRÔNICAS: A infecção não tratada ou recorrente do ouvido médio e do processo mastóide pode, no final, produzir inflamação crônica da mucosa ou destruição do periósteo que cobre os ossículos (Fig. 25.44). A otite média crônica é muito mais comum em pessoas que apresentaram doença do ouvido no início da infância, doença essa que pode ter impedido o desenvolvimento normal das celas de ar no mastóide.

 Patologia: O processo inflamatório tende a ser insidioso, persistente e destrutivo. Por definição, o tímpano encontra-se sempre perfurado na otite média crônica. Secreção indolor (*otorréia*) e graus variáveis de perda da audição são sintomas constantes. Tecido de granulação exuberante pode formar pólipos, que podem estender-se através do tímpano perfurado para o canal auditivo externo.

O *colesteatoma* é uma massa de queratina e mucosa escamosa acumulada decorrente do crescimento de epitélio escamoso a partir do *canal auditivo externo e através do tímpano perfurado para o ouvido médio*. Nessa localização, continua a produzir queratina. Microscopicamente, os colesteatomas são idênticos aos cistos de inclusão epidérmicos e estão circundados por tecido de granulação e fibrose. A massa de queratina freqüentemente torna-se infectada e protege as bactérias da ação dos antibióticos. Os principais perigos do colesteatoma advêm da erosão do osso, um processo que pode levar à destruição de estruturas contíguas importantes (p. ex., ossículos auditivos, nervo facial, labirinto).

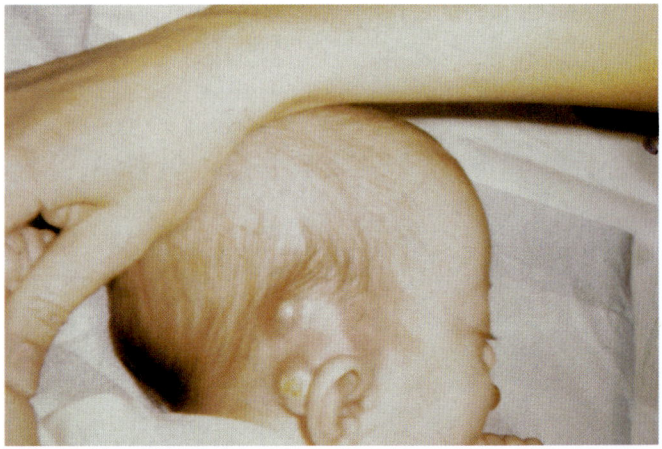

FIGURA 25.43
Complicação rara da otite média, a mastoidite aguda manifesta-se como lesões protuberantes grandes acima da orelha da criança.

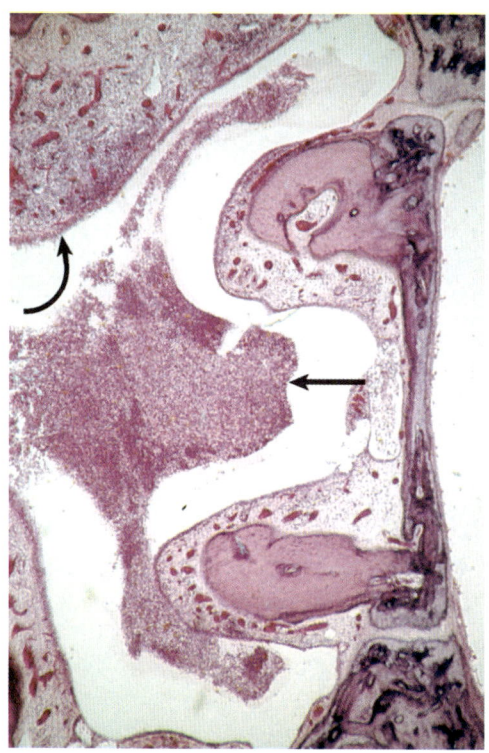

FIGURA 25.44
Otite média supurativa crônica. Um exsudato purulento (*seta reta*) está presente na cavidade do ouvido médio. Toda a mucosa (*seta curva*) está espessada por inflamação crônica e tecido de granulação. A base e o pedúnculo do estribo encontram-se à direita.

COMPLICAÇÕES DAS OTITES MÉDIAS AGUDA E CRÔ-NICA: Como conseqüência da antibioticoterapia, atualmente as complicações de otite média são raras. Entretanto, ainda existe um potencial para complicações sérias, e mesmo fatais, com qualquer inflamação supurativa do ouvido médio. Podem desenvolver-se as seguintes complicações cranianas e intracranianas:

- Destruição do nervo facial
- Abscesso cervical ou subperiósteo profundo, quando o osso cortical do processo mastóide for erodido
- Petrosite, quando a infecção se disseminar para a porção pétrea do osso temporal através da cadeia das celas de ar
- Labirintite supurativa, como conseqüência de infecção do ouvido interno
- Abscesso epidural, subdural ou cerebral, após extensão da infecção através da tábua interna do osso mastóide
- Meningite, quando a infecção se estender para as meninges
- Tromboflebite do seio sigmóide, quando a infecção se disseminar através da dura-máter para a fossa craniana posterior

O Paraganglioma Jugulotimpânico Origina-se dos Paragânglios do Ouvido Médio

O paraganglioma jugulotimpânico é o tumor benigno mais freqüente do ouvido médio. Os tumores crescem lentamente, mas, com o passar dos anos, provocam destruição extensa do ouvido médio e podem estender-se para o ouvido interno e a cavidade craniana. As metástases são raras.

Histologicamente, os quimiodectomas do ouvido médio são idênticos àqueles que surgem em outros locais e mostram lóbulos característicos de células embebidas em um tecido conjuntivo ricamente vascular (Fig. 25.45). As células do paragânglio originam-se na crista neural e contêm quantidades variáveis de catecolaminas, principalmente epinefrina e norepinefrina.

OUVIDO INTERNO

Anatomia

A porção pétrea do osso temporal contém o labirinto, que abriga os órgãos terminais para a audição (a cóclea) e o equilíbrio (o labirinto vestibular; ver Fig. 25.1). As cavidades complexas do labirinto ósseo contêm o labirinto membranoso, que forma uma série de sacos e ductos membranosos comunicantes. O labirinto ósseo é preenchido por um líquido límpido, a perilinfa. O sistema perilinfático é contínuo com o espaço subaracnóideo através do aqueduto coclear, que propicia a troca direta com o líquido cefalorraquidiano. O labirinto membranoso contém um líquido diferente, a endolinfa, que circula em um sistema fechado. Devido à falta de barreiras entre os labirintos coclear e vestibular, a lesão ou doença no ouvido interno freqüentemente afeta tanto a audição quanto o equilíbrio.

A cóclea encontra-se espiralada em torno de si mesma como a concha de um caracol e dá duas voltas e meia. Existem três compartimentos na cóclea; dois deles contêm perilinfa, enquanto o terceiro (o ducto coclear) contém endolinfa. O ducto coclear engloba o órgão final para a audição o órgão de Corti, que repousa sobre a membrana basal. O órgão de Corti está organizado como uma espiral, com três fileiras de células ciliadas externas e uma fileira de células ciliadas internas. Quando os cílios dessas células neuroepiteliais são encurvados ou distorcidos por vibração sonora, a força mecânica é convertida em estímulos eletroquímicos e é interpretada no córtex temporal como o som. A porção vestibular do labirinto membranoso consiste no utrículo, no sáculo e nos canais

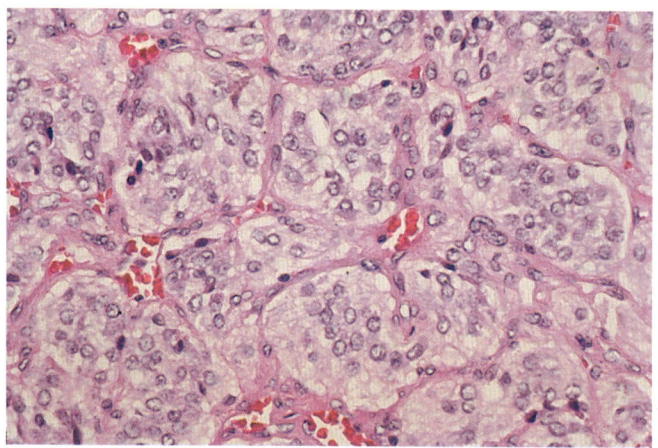

FIGURA 25.45
Paraganglioma jugulotimpânico. Ninhos de células tumorais compõem-se de células com bordas celulares mal definidas e citoplasma eosinofílico proeminente (células principais); difíceis de se identificar à microscopia óptica são as células de sustentação situadas perifericamente.

semicirculares. Cada uma dessas estruturas contém o neuroepitélio especializado, que é o órgão terminal do equilíbrio.

A Otosclerose Acarreta Surdez Progressiva

A otosclerose refere-se à neoformação de osso esponjoso em torno do estribo e da janela oval, resultando em surdez progressiva. A otosclerose é um defeito hereditário autossômico dominante e é a causa mais comum de perda de audição condutiva em adultos jovens e na meia-idade nos Estados Unidos. Dez por cento dos brancos e 1% dos negros norte-americanos adultos apresentam algum grau de otosclerose, embora 90% dos casos sejam assintomáticos. O índice sexo feminino/masculino é de 2:1 e, geralmente, ambos os ouvidos são afetados. A patogenia da otosclerose é obscura.

 Patologia: Embora qualquer parte do osso pétreo possa ser acometida, o osso otosclerótico tende a formar-se em pontos específicos. O sítio mais freqüente (80 a 90%) encontra-se imediatamente anterior à janela oval. O foco de osso esclerótico estende-se posteriormente e pode infiltrar e substituir os estribos. Esse processo imobiliza progressivamente a base dos estribos, e a anquilose óssea em desenvolvimento (Fig. 25.46) manifesta-se funcionalmente como perda de audição condutiva lentamente progressiva.

Histologicamente, a lesão inicial da otosclerose é a reabsorção óssea, com formação de tecido fibroso bastante celular, que contém amplos espaços vasculares e osteoclastos (Fig. 25.47). O

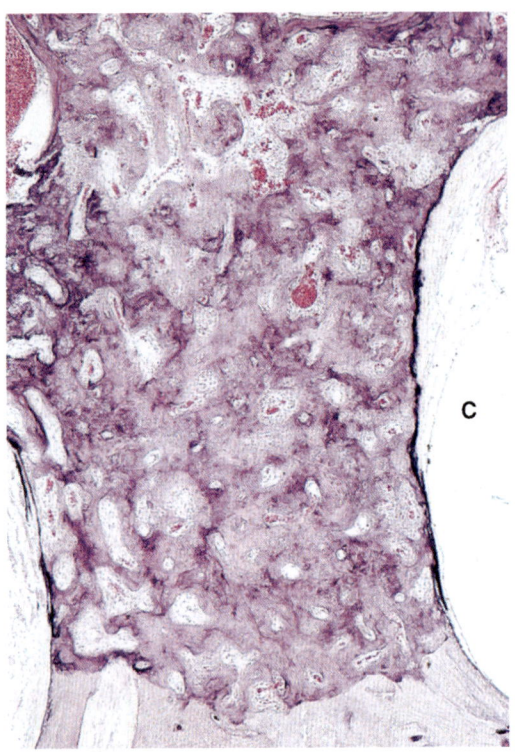

FIGURA 25.47
Otosclerose. Na parede lateral da cóclea, o osso basofílico é mais vascular está bem demarcado. *C*, órgão de Corti.

foco do osso reabsorvido é substituído posteriormente por osso imaturo. Pela remodelagem repetida, esse osso se transforma em um osso mais maduro.

A otosclerose é tratada com sucesso pela mobilização cirúrgica dos ossículos auditivos.

A Doença de Meniere Refere-se à Tríade de Vertigem, Perda Auditiva Sensorial e Tinido

Uma grande variedade de fatores etiológicos foi sugerida, mas a causa da doença de Meniere ainda é incerta. Seu correlato patológico é a distensão hidrópica do sistema endolinfático da cóclea. A doença de Meniere é mais comum na quarta e na quinta décadas de vida e é bilateral em 15% dos pacientes.

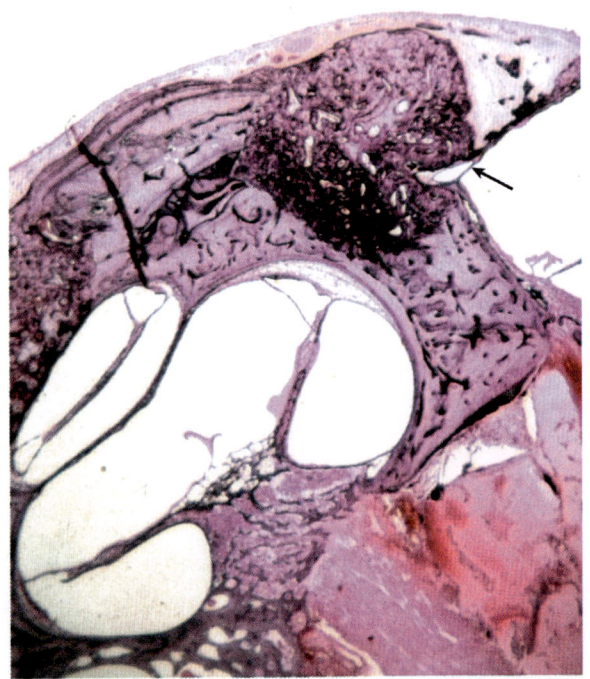

FIGURA 25.46
Otosclerose. Focos otoscleróticos aparecem como áreas de cor púrpura escura no labirinto ósseo. Na margem anterior da janela oval (*seta*), a otosclerose imobilizou a base do estribo por anquilose óssea.

 Patologia: Microscopicamente, as primeiras alterações são dilatação do ducto e do sáculo cocleares. À medida que a doença (*hidropsia*) progride, todo o sistema endolinfático torna-se dilatado, e a parede membranosa freqüentemente esgarça (Fig. 25.48). Algumas vezes, as rupturas são seguidas por colapso do labirinto membranoso, mas a atrofia das estruturas sensoriais e neurais é rara. Acredita-se que os sintomas da doença de Meniere ocorram quando a hidropsia endolinfática provoca ruptura e a endolinfa escapa para a perilinfa.

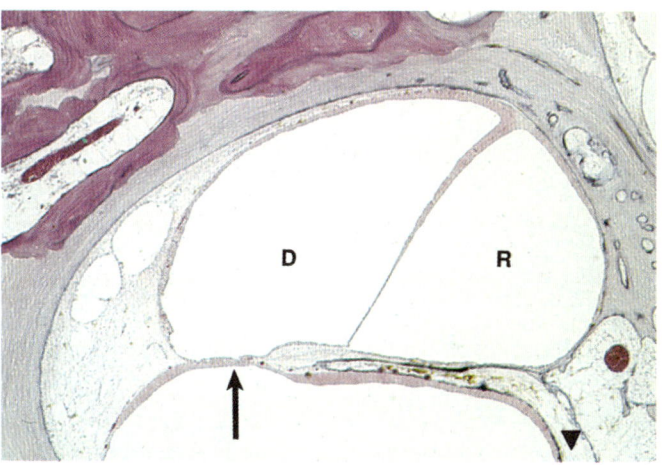

FIGURA 25.48
Doença de Meniere. O ducto coclear (D) está acentuadamente distendido e a membrana de Reissner (R) está empurrada para trás por hidropsia endolinfática. Nem o órgão de Corti (*seta*) nem o gânglio espiral (*cabeça da seta*) são vistos na sua localização usual.

 Manifestações Clínicas: As crises de vertigem, que são acompanhadas de náuseas e vômitos e, com freqüência, são incapacitadoras, duram menos de 24 horas. Passam-se semanas ou meses até uma outra crise e, com o tempo, as remissões tornam-se mais duradouras. A perda de audição é recuperada entre as crises, mas posteriormente torna-se permanente. A doença de Meniere parece melhorar com dieta com baixo teor de sal e administração de diuréticos.

A Toxicidade Labiríntica É uma Causa de Surdez Fármaco-induzida

As drogas mais conhecidas que produzem efeitos colaterais ototóxicos são antibióticos aminoglicosídeos, que provocam lesão irreversível das células sensoriais vestibulares ou cocleares. Outros antibióticos, diuréticos, drogas antimalária e salicilatos também podem causar perda de audição sensorineural transitória ou permanente. Entre os agentes antineoplásicos, a cisplatina freqüentemente causa perda de audição temporária ou permanente. O labirinto do embrião é especialmente sensível a certas drogas (surdez congênita decorrente de talidomida, quinina e cloroquina).

A Labirintite Viral Pode Acarretar Surdez Congênita

As infecções virais cada vez mais são reconhecidas como causa de vários distúrbios no ouvido interno, particularmente surdez. A maioria dos casos representa invasão do labirinto pelo vírus. Citomegalovírus e rubéola são as infecções virais pré-natais mais conhecidas que provocam surdez congênita pela transmissão materno-fetal. O antígeno do CMV foi demonstrado nas células do órgão do Corti e em neurônios dos gânglios espirais.

A caxumba é a causa mais comum de surdez entre as infecções virais pós-natais. A infecção pode provocar uma rápida perda de audição, que é unilateral em 80% dos casos. Por outro lado, a infecção pré-natal do labirinto pela rubéola é, em geral, bilateral, com perda permanente das funções coclear e vestibular. Suspeita-se que muitas outras viroses provoquem labirintite, incluindo os vírus da influenza e da parainfluenza, EBV, herpesvírus e adenovírus. Amostras de osso temporal desses casos revelam lesão grave do órgão de Corti, com perda quase total tanto das células ciliadas internas quanto das externas.

Traumatismo Acústico

A perda de audição induzida por ruídos é um problema de saúde importante nos países industrializados. A exposição ocupacional ou recreativa a tons ou sons altos pode causar perda de audição temporária ou permanente. A lesão mais inicial ocorre nas células ciliadas externas do órgão de Corti. A perda dos cílios sensoriais é seguida por deformação, edema e desintegração das células ciliares.

Tumores

SCHWANNOMA: Quase todos os schwannomas no canal auditivo interno surgem dos nervos vestibulares. Schwannomas vestibulares, que são responsáveis por cerca de 10% de todos os tumores intracranianos, possuem crescimento lento e são encapsulados. Tumores maiores projetam-se do meato auditivo interno para o ângulo cerebelo-pontino e podem deformar o tronco cerebral e o cerebelo adjacente (ver Fig. 28.136). Os schwannomas provocam sintomas vestibulares e auditivos lentamente progressivos. A neurofibromatose do tipo 2 caracteriza-se por uma alta incidência de schwannomas vestibulares bilaterais. Histologicamente, esses tumores são indistinguíveis de outros schwannomas vestibulares (ver Cap. 28). Para uma discussão mais detalhada sobre neurinomas acústicos, ver Cap. 28.

MENINGIOMA: Meningiomas do ângulo cerebelo-pontino originam-se das células meningoteliais nas vilosidades aracnóides. Os locais mais freqüentes desses tumores são a crista esfenoidal e a pirâmide pétrea. Os meningiomas podem estender-se para o osso temporal ou para os seios durais adjacentes (Fig. 25.49).

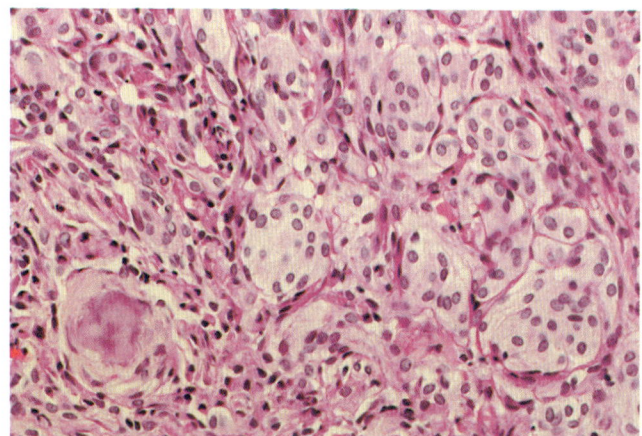

FIGURA 25.49
Meningioma. Pequenos ninhos celulares compõem-se de células com núcleo redondo uniforme; na direção da *esquerda* da ilustração um corpúsculo psamomatóide manifesta-se como uma estrutura eosinofílica acelular.

LEITURAS SUGERIDAS

Livros

Barnes I (ed): *Surgical pathology of the head and neck*, 2nd ed. rev. exp. New York: Marcel Dekker, 2001.

Ellis GL, Auclair PL, Gnepp DR: *Surgical pathology of the salivary glands*. Philadelphia: WB Saunders, 1991.

Friedmann I, Arnold W: *Pathology of the ear*. Edinburgh: Churchill Livingstone, 1992.

Fu Y-S, Wenig BM, Abemayor E, Wenig BL (eds): *Head and neck pathology with clinical correlations*. Philadelphia: Churchill Livingstone, 2001.

Gnepp DR (ed): *Diagnostic surgical pathology of the head and neck*. Philadelphia: WB Saunders, 2001.

Grundmann E, Krueger GRF, Ablashi DV (eds): *Nasopharyngeal carcinoma*. Stuttgart: Gustav Fischer Verlag, 1981.

Hawke M, Jahn AF (eds): *Disease of the ear: Clinical and pathological aspects*. Philadelphia: Lea & Febiger, 1986.

Hooks JJ, Jordan GH: *Viral infections in the oral cavity*. New York: Elsevier-North Holland, 1982.

Konigsmark BW, Gorlin RJ: *Genetic and metabolic deafness*. Philadelphia: WB Saunders, 1976.

McCarthy PL, Shklar G: *Diseases of the oral mucosa*, 2nd ed. Philadelphia: Lea & Febiger, 1980.

Michaels L (ed): *Ear, nose and throat histopathology*. New York: Springer-Verlag, 1987.

Nager GT: *Pathology of the ear and temporal bone*. Baltimore: Williams & Wilkins, 1993.

Neville BW, Damm DD, Allen CM, Bouquot JE (eds): *Oral and maxillofacial pathology*, 2nd ed. Philadelphia: WB Saunders, 2002.

Regezi JA, Sciubba J: *Oral pathology: Clinical-pathologic correlations*, 2nd ed. Philadelphia: WB Saunders, 1993.

Robertson PB, Greenspan JS: *Perspectives on oral manifestations of AIDS: Diagnosis and management of HIV-associated infections*. Littleton, MA: PSG Publishing, 1988.

Robinson HBG, Miller AS: *Colby, Kerr and Robinson's color atlas of oral pathology*, 5th ed. Philadelphia: JB Lippincott, 1990.

Schuknecht HF: *Pathology of the ear*. Cambridge, MA: Harvard University Press, 1974.

Tala H, Moutsopoulos HM, Kassan SG (eds): *Sjögren's syndrome: Clinical and immunological aspects*. New York: Springer-Verlag, 1987.

Wenig BM: *Atlas of head and neck pathology*. Philadelphia: WB Saunders, 1993.

Wenig BM: General principles of head and neck pathology. In: Harrison LB, Sessions RB, Hong WK (eds): *Head and neck cancer*. Philadelphia: Lippincott-Raven, 1999.

Artigos de Periódicos

Geral

Batsakis JG, Luna MA: Midfacial necrotizing lesions. *Semin Diagn Pathol* 4:90–103, 1987.

Feinmesser R, Miyazaki I, Cheung R, et al.: Diagnosis of nasopharyngeal carcinoma by DNA amplification of tissue obtained by fine-needle aspiration. *N Engl J Med* 326: 17–21, 1992.

Saul SH, Kapadia SB: Primary lymphoma of Waldyer's ring. *Cancer* 56:157, 1985.

Swanson JA, Hoecker JL: Otitis media in young children. *Mayo Clin Proc* 71:179–183, 1996.

Wenig BM: Nose/sinuses. In: Fletcher CM (ed): *Diagnostic histopathology of tumors*, 2nd ed. London: Churchill Livingstone, 2000.

Wenig BM: Squamous cell carcinoma of the upper aerodigestive tract: Precursors and problematic variants. *Mod Pathol* 2002;15:229–254.

Wenig BM: Nasal cavity, paranasal sinuses, and nasopharynx. In: Weidner N, Cote RJ, Suster S, Weiss LM (eds): *Modern surgical pathology*. Philadelphia: WB Saunders, 2003.

Wenig BM: The ear. In: Weidner N, Cote RJ, Suster S, Weiss LM (eds): *Modern surgical pathology*. Philadelphia: WB Saunders, 2003.

Cavidade Oral

Kramer IRH, Lucas RB, Pindborg JJ, Sobin LH: Definition of leukoplakia and related lesions: An aid to studies on oral precancer. *Oral Surg* 46:518, 1978.

Shaw JH: Causes and control of dental caries. *N Engl J Med* 316:996–1004, 1987.

Williams RC: Periodontal disease. *N Engl J Med* 322:373–382, 1990.

Nariz e Seios Paranasais

Batsakis JG, Luna MA: Midfacial necrotizing lesions. *Semin Diagn Pathol* 4:90–103, 1987.

Fienberg R, et al: Correlation of antineutrophil cytoplasmic antibodies with the extrarenal histopathology of Wegener's (pathergic) granulomatosis and related forms of vasculitis. *Hum Pathol* 24:160–168, 1993.

Lee NK, et al: Head and neck squamous cell carcinomas associated with human papillomaviruses and an increased incidence of cervical pathology. *Otolaryngol Head Neck Surg* 99:296–301, 1988.

Naclerio RM: Allergic rhinitis. *N Engl J Med* 325:860–869, 1991.

Vokes EE, Weichselbaum RR, Lippman SM, Hong WK: Head and neck cancer. *N Engl J Med* 328:184–186, 1993.

Wald ER: Sinusitis in children. *N Engl J Med* 326:319–323, 1992.

Wu TC, et al: Association of human papillomavirus with nasal neoplasia. *Lancet* 341:522–524, 1993.

Nasofaringe

De The G, Ito Y (eds): *Nasopharyngeal carcinoma: Etiology and control*. Lyon: IARC Scientific Publications, no. 20, 1978.

Feinmesser R, Miyazaki I, Cheung R, et al.: Diagnosis of nasopharyngeal carcinoma by DNA amplification of tissue obtained by fine-needle aspiration. *N Engl J Med* 326: 17–21, 1992.

Saul SH, Kapadia SB: Primary lymphoma of Waldeyer's ring. *Cancer* 56:157, 1985.

Ouvido

Melamed Y, Shupak A, Bitterman H: Medical problems associated with underwater diving. *N Engl J Med* 326: 30–35, 1992.

Nadol JB: Hearing loss. *N Engl J Med* 329:1092–1102, 1993.

Swanson JA, Hoecker JL: Otitis media in young children. *Mayo Clin Proc* 71:179–183, 1996.

Artigos Originais

Bedi GC, Westra WH, Gabrielson E, et al.: Multiple head and neck tumors: evidence for common clonal origin. *Can Res* 26:251–261, 1995.

Califano J, van der Riet P, Westra W, et al.: Genetic progression model for head and neck cancer: implications for field cancerization. *Cancer Res* 56:2484–2487, 1996.

Decker J, Goldstein JC: Risk factors in head and neck cancer. *N Engl J Med* 306:1151–1155, 1982.

Dyson N, Howley PM, Münger K, Harlow E: The human papillomavirus-16 E7 oncoprotein is able to bind the retinoblastoma gene product. *Science* 243:934–937, 1989.

Gillison ML, Koch WM, Capone RB, et al.: Evidence for a causal association between human papillomavirus and a subset of head and neck cancers. *J Natl Cancer Inst* 92:709–720, 2000.

MacMillan C, Kapadia SB, Finkelstein SD, et al.: Lymphoepithelial carcinoma of the larynx and hypopharynx: study of eight cases with relationship to Epstein-Barr virus (EBV) and p53 gene alterations, and review of the literature. *Hum Pathol* 27:1172–1179, 1996.

McKaig RG, Baric RS, Olshan AF: Human papillomavirus and head and neck cancer: Epidemiology and molecular biology. *Head Neck* 20:250–265, 1998.

Mork J, Lie K, Glattre E, et al.: Human papillomavirus infection as a risk factor for squamous-cell carcinoma of the head and neck. *N Engl J Med* 344:1125–1131, 2001.

Pacchioni D, Negro F, Valente G, Bussolati G: Epstein-Barr virus by in situ hybridization in fine-needle aspiration biopsies. *Diagn Mol Pathol* 3:100–104, 1994.

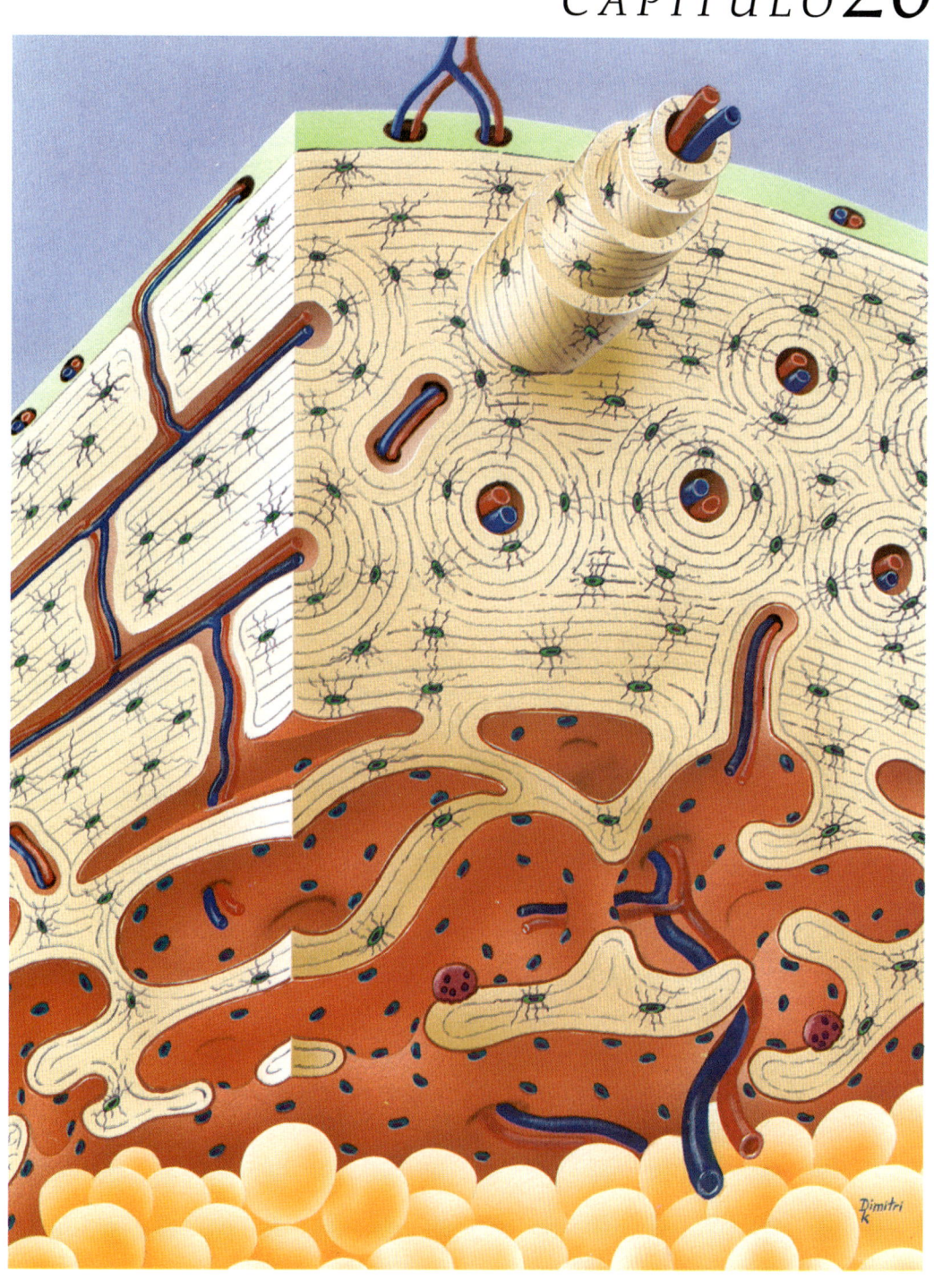

CAPÍTULO 26

Ossos e Articulações

Alan L. Schiller
Beverly Y. Wang
Michael J. Klein

Ossos

Anatomia
Medula Óssea
Suprimento Sangüíneo
Periósteo
Matriz Óssea
Células do Osso
Organização Microscópica do Tecido Ósseo
Cartilagem

Formação e Crescimento Ósseos
Ossificação Primária
Ossificação Secundária
Formação da Metáfise
Obliteração da Placa de Crescimento

Distúrbios da Placa de Crescimento
Cretinismo
Síndrome de Morquio
Acondroplasia
Escorbuto
Crescimento Assimétrico da Cartilagem

Anormalidades da Modelagem
Osteopetrose, Doença do Osso Marmóreo ou Doença de Albers-Schönberg
Displasia Diafisária Progressiva

Maturação Óssea Tardia
Osteogênese Imperfeita
Encondromatose

Fratura
Consolidação da Fratura
Fratura por Estresse

Osteonecrose (Necrose Avascular, Necrose Asséptica)

Formação Óssea Reativa
Calcificação Heterotópica
Miosite Ossificante

Infecções
Osteomielite
Tuberculose
Sífilis

Histiocitose de Células de Langerhans
Granuloma Eosinofílico
Doença de Hand-Schüller-Christian
Doença de Letterer-Siwe

Doenças Metabólicas Ósseas

Osteoporose
Osteoporose Secundária

(continua)

FIGURA 26.1 *(ver página anterior)*
Anatomia do osso. Representação esquemática do osso cortical e trabecular. O corte longitudinal (*à esquerda*) mostra a vasculatura penetrando no periósteo por meio das artérias perfurantes periosteais e correndo através do osso perpendicularmente ao eixo longo nos canais de Volkmann. Os vasos que correm longitudinalmente, ou paralelamente ao eixo longo, localizam-se nos canais de Havers. Cada artéria é acompanhada por uma veia. Dentro do córtex, os osteócitos residem em lacunas, e seus processos celulares estendem-se para os canalículos. A vista em corte transversal (*direita*) ilustra os diferentes tipos de osso lamelar no córtex. O osso lamelar circunferencial localiza-se adjacente ao periósteo e margeia o espaço medular. O osso lamelar concêntrico circunda os canais centrais de Havers, formando um ósteon. Cada camada de osso lamelar concêntrico exibe uma alteração na direção das fibras de colágeno, de forma que cada camada apresenta uma organização diferente de colágeno. O osso lamelar intersticial ocupa o espaço entre os ósteons. O espaço medular é preenchido com gordura, e seu osso trabecular é contíguo ao córtex. Há osteoclastos multinucleados, e osteoblastos em paliçada circundam as superfícies ósseas. As artérias perfurantes oriundas do periósteo e a artéria nutriente oriunda do espaço medular comunicam-se dentro do córtex por meio dos canais de Havers e de Volkmann.

Osteomalacia e Raquitismo
Metabolismo da Vitamina D
Deficiência Dietética da Vitamina D
Má Absorção Intestinal
Distúrbios do Metabolismo da Vitamina D
Distúrbios Renais do Metabolismo de Fosfato
Mineralização Defeituosa

Hiperparatireoidismo Primário
Ações do Paratormônio

Osteodistrofia Renal

Doença de Paget Óssea

Doença de Gaucher

Displasia Fibrosa

Tumores Ósseos Benignos
Fibroma Não-ossificante
Cisto Solitário
Cisto Ósseo Aneurismático
Osteoma Osteóide
Osteoblastoma
Condroma Solitário
Condroblastoma
Fibroma Condromixóide

Tumores Ósseos Malignos
Osteossarcoma
Condrossarcoma
Tumor de Células Gigantes
Sarcoma de Ewing
Mieloma Múltiplo

Articulações

Classificação das Articulações Sinoviais

Estruturas da Articulação Sinovial

Osteoartrite

Artrite Reumatóide
Espondiloartropatia
Artrite Juvenil

Gota
Gota Primária
Gota Provocada por Erros Inatos do Metabolismo
Gota Secundária

Doença de Depósito de Diidrato de Pirofosfato Cálcico (Condrocalcinose e Pseudogota)

Doença de Depósito de Hidroxiapatita de Cálcio

Hemofilia, Hemocromatose e Ocronose

Tumores e Lesões Articulares Tumoriformes
Cisto Sinovial (Ganglion)
Condromatose Sinovial
Sinovite Vilonodular Pigmentada

Tumores de Tecidos Moles

Tumores e Distúrbios Tumoriformes de Origem Fibrosa
Fasciíte Nodular
Fibromatose
Histiocitoma Fibroso Maligno

Tumores do Tecido Adiposo
Lipoma
Lipossarcoma

Rabdomiossarcoma

Tumores da Musculatura Lisa

Tumores Vasculares

Sarcoma Sinovial

Ossos

As funções do osso são classificadas como mecânicas, de depósito mineral e hematopoética. As funções mecânicas do osso incluem proteção para o cérebro, medula espinhal e órgãos do tórax, apoio interno rígido para os membros e desdobramento como braços de alavanca na musculatura esquelética. O osso é o principal reservatório de cálcio e estoca outros íons, como fosfato, sódio e magnésio. Os ossos também funcionam como hospedeiros para a medula óssea hematopoética.

As propriedades mecânicas do osso estão relacionadas com sua construção e sua arquitetura interna. Embora extremamente leve, o osso apresenta uma grande resistência à tração. Essa combinação de força e pouco peso é uma conseqüência de sua forma tubular oca, da estrutura em camadas do tecido ósseo e do reforço interno da matriz.

O termo *osso* pode referir-se tanto a um órgão quanto a um tecido. O "órgão" compõe-se de tecido ósseo, cartilagem, gordura, elementos da medula, vasos, nervos e tecido fibroso. O "tecido" ósseo é descrito em termos microscópicos e é definido pela relação de seu colágeno e sua estrutura mineral com as células ósseas.

ANATOMIA

Macroscopicamente, são reconhecidos dois tipos de osso.

- O **osso cortical** é osso denso e compacto, cuja cobertura externa define sua forma. O osso cortical compõe 80% do esqueleto e, devido a sua densidade, suas funções são principalmente biomecânicas.
- **Osso esponjoso** (também denominado *osso trabecular* ou *medular*) é encontrado, geralmente, nas extremidades de ossos longos dentro do canal medular. O osso esponjoso apresenta uma alta relação superfície-volume e, dessa forma, contém muito mais células ósseas por unidade de volume que o osso cortical. As alterações na taxa de renovação óssea manifestam-se principalmente no osso esponjoso.

Todos os ossos contêm elementos esponjosos e corticais (Fig. 26.1), mas suas proporções diferem. O corpo, ou diáfise, de um osso tubular longo, como o fêmur, compõe-se de osso cortical, e sua medula é formada principalmente por gordura. Em direção às extremidades do fêmur, o córtex torna-se fino e o osso esponjoso passa a ser a estrutura predominante. Por outro lado, o crânio é formado por tábuas externa e interna de osso compacto, com apenas uma pequena quantidade de osso esponjoso dentro do espaço medular, denominado *díploe*.

As estruturas anatômicas do osso são definidas em relação a uma placa de cartilagem transversal, presente na criança em desenvolvimento. Essa estrutura é denominada *placa de crescimento, placa de cartilagem epifisária,* ou *fise* (Fig. 26.2). Os termos *epífise, metáfise* e *diáfise* são definidos em relação à placa de crescimento.

- A **epífise** é a área do osso que se estende da placa óssea subarticular até a base da placa de crescimento.
- A **metáfise** descreve a região a partir da lateral da placa de crescimento, de frente para a articulação, até a área em que o osso desenvolve sua forma de flauta ou de funil. A metáfise contém osso esponjoso grosseiro.
- A **diáfise** corresponde ao corpo ou à haste do osso e é a zona entre as duas metáfises em um osso tubular longo.

A metáfise funde-se com a diáfise e representa a área em que o osso esponjoso dissipa-se. É a área do osso particularmente significativa nas infecções hematógenas, tumores e malformações do esqueleto.

Duas expressões adicionais são essenciais para a compreensão da organização do osso:

- **Ossificação endocondral** é o processo pelo qual o tecido ósseo substitui a cartilagem.
- **Ossificação intramembranosa** refere-se ao mecanismo pelo qual o tecido ósseo substitui o tecido membranoso ou fibroso produzido pelo periósteo.

Todos os ossos do corpo são formados por pelo menos alguma ossificação intramembranosa. Alguns ossos, por exemplo, a calvária do crânio, são formados unicamente por ossificação intramembrana. Microscopicamente, não se pode determinar se a formação óssea ocorreu como conseqüência de substituição de cartilagem ou de tecido fibroso. Como os tumores ósseos tendem a reproduzir suas origens embriológicas, não surpreende o fato de não serem encontrados tumores cartilaginosos do osso frontal, porque a calvária do crânio não se origina de cartilagem.

Medula Óssea

A medula óssea reside no espaço limitado pelo osso cortical, denominado *espaço medular* ou *canal medular*. É apoiada por uma armação delicada de tecido conjuntivo que entremeia as células da medula e os vasos sangüíneos. Três tipos de medula podem ser observados a olho nu:

- A **medula vermelha** corresponde ao tecido hematopoético e é encontrada em praticamente todos os ossos no momento do nascimento. Na adolescência, a medula vermelha está confinada ao esqueleto axial, que inclui o crânio, vértebras, esterno, costelas, escápulas, clavículas, pelve e o úmero e o fêmur proximais. A medula vermelha também pode ser patológica, dependendo da idade do paciente e do sítio da medula. Por exemplo, a presença de medula vermelha na diáfise femoral de um homem de 55 anos de idade é anormal e pode refletir doença subjacente, como leucemia.
- A **medula amarela** mostra-se microscopicamente como tecido adiposo e é encontrada nos ossos dos membros. A medula amarela em uma área normalmente hematopoética, como o corpo vertebral, é anormal em qualquer idade.
- A **medula cinza ou branca** é deficiente em elementos hematopoéticos e, com freqüência, é fibrótica. **É sempre um tecido patológico em um osso adulto que não está em crescimento ou em áreas distantes da placa de crescimento em uma criança.**

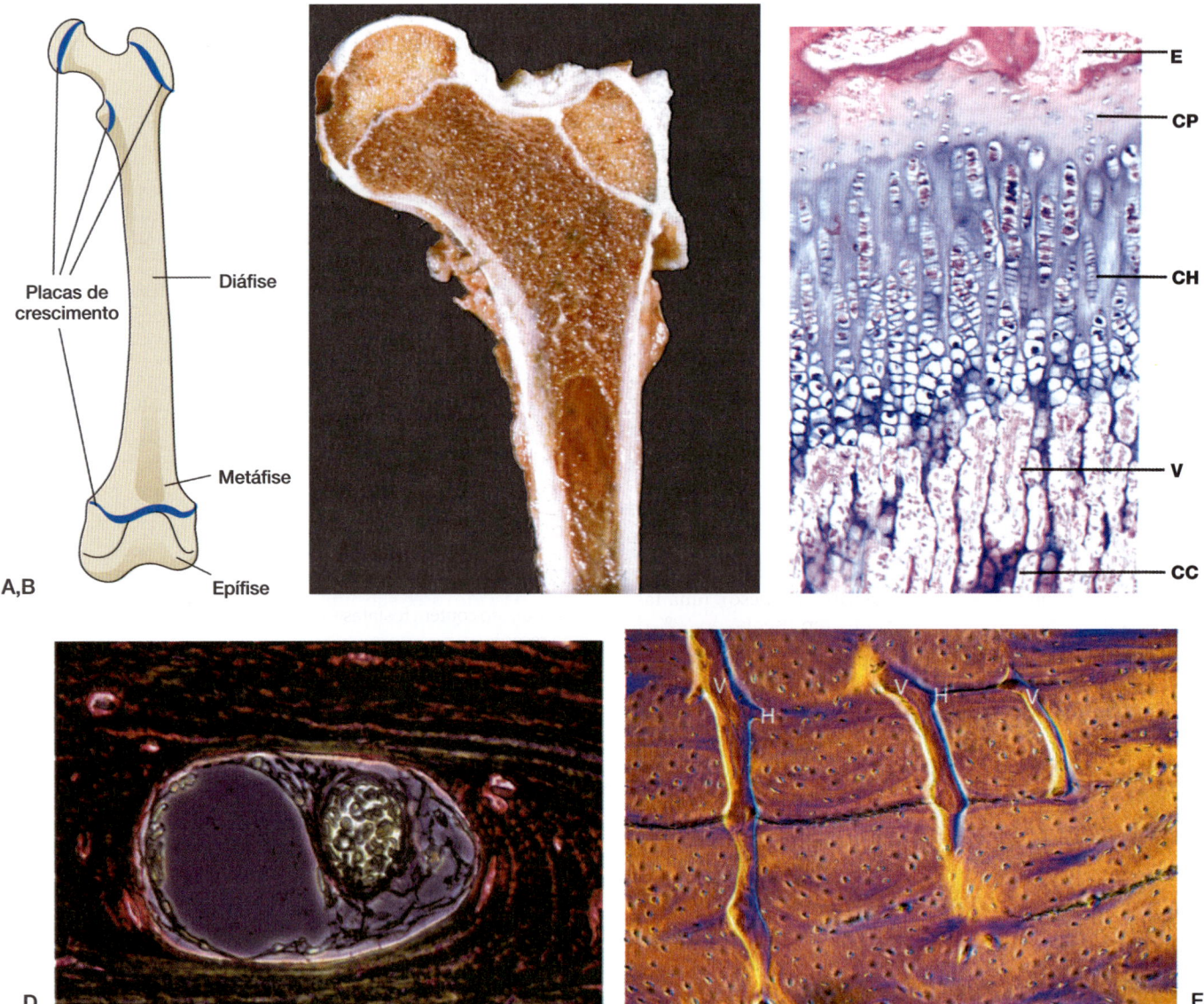

FIGURA 26.2
Anatomia de um osso longo. A. Diagrama do fêmur ilustra os vários compartimentos. B. Corte coronal do fêmur proximal ilustra as várias partes anatômicas de um osso longo. A epífise da cabeça femoral e a apófise do trocânter maior estão separadas da metáfise por suas respectivas placas epifisárias. O córtex e a cavidade medular são bem visualizados. A cavidade medular contém osso esponjoso até o ponto em que a metáfise se estreita na diáfise do osso, que quase não tem osso e está preenchida por medula óssea. C. Corte da epífise com uma zona de células de cartilagem em proliferação. Abaixo desta zona, as células de cartilagem hipertróficas estão organizadas em colunas. *Abaixo*, a matriz da calcificação está invadida por vasos sangüíneos. E, epífise; CP, cartilagem proliferativa; CH, cartilagem hipertrófica; CC, cartilagem calcificada; V, invasão vascular. D. O canal de Havers contém uma vênula (vaso mais largo e de parede delgada *à esquerda*) e uma arteríola (vaso estreito de parede mais espessa *à direita*). E. Canais de Volkmann. Nesta fotografia, três canais de Volkmann são vistos correndo paralelos entre si *(v)* e perpendiculares ao córtex. São visíveis duas aberturas dos canais de Havers *(h)*.

O Suprimento Sangüíneo Penetra o Osso Através de Canais Especializados

Os ossos tubulares longos são nutridos com sangue oriundo de duas fontes e contêm canais para suprir os tecidos.

- As **artérias nutrientes** penetram o osso por um forame nutriente e suprem o espaço medular e o terço interno à metade do córtex.
- As **artérias perfurantes** são pequenos vasos retos que se estendem para dentro, a partir das artérias periosteais sobre a superfície externa do periósteo (cápsula fibrosa do osso). As artérias perfurantes juntam-se por anastomose no córtex aos ramos oriundos das artérias nutrientes que chegam do espaço medular.
- Os **canais de Havers** são espaços no osso do córtex que correm paralelos ao eixo longo do osso por uma curta distância e, então, ramificam-se e comunicam-se com outros canais semelhantes. Cada canal contém um ou dois vasos sangüíneos, linfáticos e algumas fibras nervosas.
- Os **canais de Volkmann** são espaços dentro do córtex que correm perpendiculares a seu eixo longo, conectando os canais de Havers adjacentes. Os canais de Volkmann também contêm vasos sangüíneos.

Cada artéria possui sua veia pareada e, talvez, terminações nervosas livres. A drenagem das veias ocorre a partir do córtex para fora, em direção às veias do periósteo, ou para dentro, na direção do espaço medular e fora das veias nutrientes.

O Periósteo Recobre Todos os Ossos

O periósteo é um tecido conjuntivo especializado que cobre todos os ossos do corpo e é capaz de formar osso. A camada interna do periósteo, denominada *camada câmbio (osteogênica interna do periósteo)*, encontra-se sobre a superfície do osso e consiste em feixes colagenosos frouxamente arranjados, com células de tecido conjuntivo fusiformes e uma rede de fibras elásticas delgadas. A *camada fibrosa* externa e contígua aos planos de tecido mole e à fáscia. Compõe-se de um tecido conjuntivo denso contendo vasos sangüíneos.

A Matriz Óssea É Orgânica e Mineralizada

O tecido ósseo compõe-se de células (10% do peso), uma fase mineralizada (cristais de hidroxiapatita, representando 60% do tecido total) e uma matriz orgânica (30%). Dessa forma, com exceção das células, o osso é uma estrutura bifásica que compreende uma matriz orgânica e uma matriz inorgânica.

A **matriz mineralizada** consiste em hidroxiapatita fracamente cristalina, $Ca_{10}(PO_4)_6(OH)_2$. Devido a sua carga global negativa, esse material pode neutralizar quantidades substanciais de ácidos. Outros íons importantes no osso são carbonato, citrato, fluoreto, cloreto, sódio, magnésio, potássio e estrôncio.

A **matriz orgânica** consiste em 88% de colágeno tipo I, 10% de outras proteínas e 1 a 2% de lipídios e glicosaminoglicanos. **Assim, o colágeno tipo I define essencialmente a matriz orgânica.** Outras proteínas incluem as seguintes:

- A **osteocalcina** é uma proteína produzida por osteoblastos, e os níveis sangüíneos desta proteína servem como um marcador útil da formação óssea.
- A **osteopontina** e a **sialoproteína** são proteínas da matriz óssea que contêm a seqüência de aminoácidos *Arg-Gli-Asp*, reconhecida pelas proteínas de aderência celular denominadas *integrinas*. Desse modo, a osteopontina e a sialoproteína óssea provavelmente ajudam a ancorar células na matriz óssea.

As Células do Osso Mantêm sua Estrutura

Há quatro tipos de células no tecido ósseo, cada um deles com suas funções específicas relacionadas com formação, reabsorção e remodelagem do osso.

CÉLULA OSTEOPROGENITORA: A célula osteoprogenitora, que, por fim, diferencia-se em osteoblastos e osteócitos, deriva de uma célula-tronco primitiva. A célula-tronco é capaz de desenvolver-se até adipócitos, mioblastos, fibroblastos ou osteoblastos. A célula osteoprogenitora é encontrada na medula, no periósteo e em todas as estruturas de apoio dentro da cavidade medular. Essa célula não é prontamente reconhecida à microscopia óptica, porque mostra-se como uma célula pequena, inespecífica, estelar ou fusiforme. Em resposta a um sinal adequado, a osteoprogenitora origina um osteoblasto.

OSTEOBLASTO: Os osteoblastos são as células sintetizadoras de proteínas que produzem e mineralizam tecido ósseo. As células precursoras são transformadas em osteoblastos sob a influência do fator de transcrição do CBFA-1. Essas grandes células mononucleares e poligonais estão organizadas em uma linha ao longo da superfície óssea (Fig. 26.3A). Subjacente à camada de osteoblastos existe uma zona de matriz óssea orgânica ainda não mineralizada, eosinofílica e delgada, denominada *osteóide*. O tempo desde a deposição de osteóide até sua mineralização é conhecido como *tempo de demora de mineralização*. Refletindo sua capacidade de síntese protéica, o osteoblasto apresenta um citoplasma complexo, contendo retículo endoplasmático abundante, aparelho de Golgi proeminente e mitocôndrias com grânulos que contêm cálcio. Processos citoplasmáticos que se estendem para dentro do osteóide estão em contato com células imersas na matriz, denominadas *osteócitos*. O sincício de osteócitos e osteoblastos provavelmente funciona impedindo que o cálcio ósseo (99% do cálcio corporal) equilibre-se com o espaço extracelular geral. Quando o osteoblasto está inativo, achata-se sobre a superfície do tecido ósseo. O osteoblasto contém fosfatase alcalina, fabrica osteocalcina e apresenta receptores para hormônio paratireóideo. A colagenase secretada pelos osteoblastos também pode facilitar a atividade osteoclástica. Por fim, muitos fatores de crescimento, incluindo fator transformador do crescimento beta (TGF-β), fator de crescimento insulino-símile-1 (IGF-1), IGF-2, fator de crescimento derivado de plaquetas (PDGF), interleucina-1 (IL-1), fator de crescimento de fibroblastos (FGF) e fator de necrose tumoral-alfa (TNF-α), são produzidos por osteoblastos e desempenham papel importante na regulação do crescimento e na diferenciação do osso.

OSTEÓCITO: O osteócito é um osteoblasto que se encontra completamente imerso na matriz óssea e isolado em uma lacuna (ver Fig. 26.3B). Embora os osteócitos sejam responsáveis pela deposição de pequenas quantidades de osso ao redor das lacunas, com o tempo essa célula perde sua capacidade de síntese de proteína, e o aparelho de Golgi e o retículo endoplasmático tornam-se inconspícuos. O osteócito tem muitos processos que se estendem através dos canais ósseos, denominados *canalículos*, e se comunicam com aqueles de outros osteócitos (ver Fig. 26.3C). Os processos citoplasmáticos contêm filamentos de actina e estão separados dos processos de outros osteócitos por sinapses impermeáveis. Evidências recentes sugerem que o osteócito pode ser a célula óssea que reconhece e responde às forças mecânicas.

OSTEOCLASTO: O osteoclasto, que é a célula exclusiva de reabsorção do osso, é de origem hematopoética e é um membro da família monócitos/macrófagos. É uma célula multinucleada com muitos lisossomas e é rica em enzimas hidrolíticas. Os osteoclastos são encontrados na superfície dos ossos em pequenas depressões, denominadas *lacunas de Howship* (ver Fig. 26.3D). Os osteoclastos são células muito polarizadas. A estrutura mais surpreendentemente polarizada da célula é sua *membrana ondulada*, uma invaginação complexa de plasmalema, justaposta à superfície óssea, visualizada à microscopia eletrônica (Fig. 26.4). A membrana ondulada é a organela de reabsorção dos osteoclastos e forma-se apenas quando a célula está em contato com osso e o degrada de forma ativa. A reabsorção osteoclástica é um processo multifásico que compreende a aderência da célula ao osso pelas integrinas. Um lacre im-

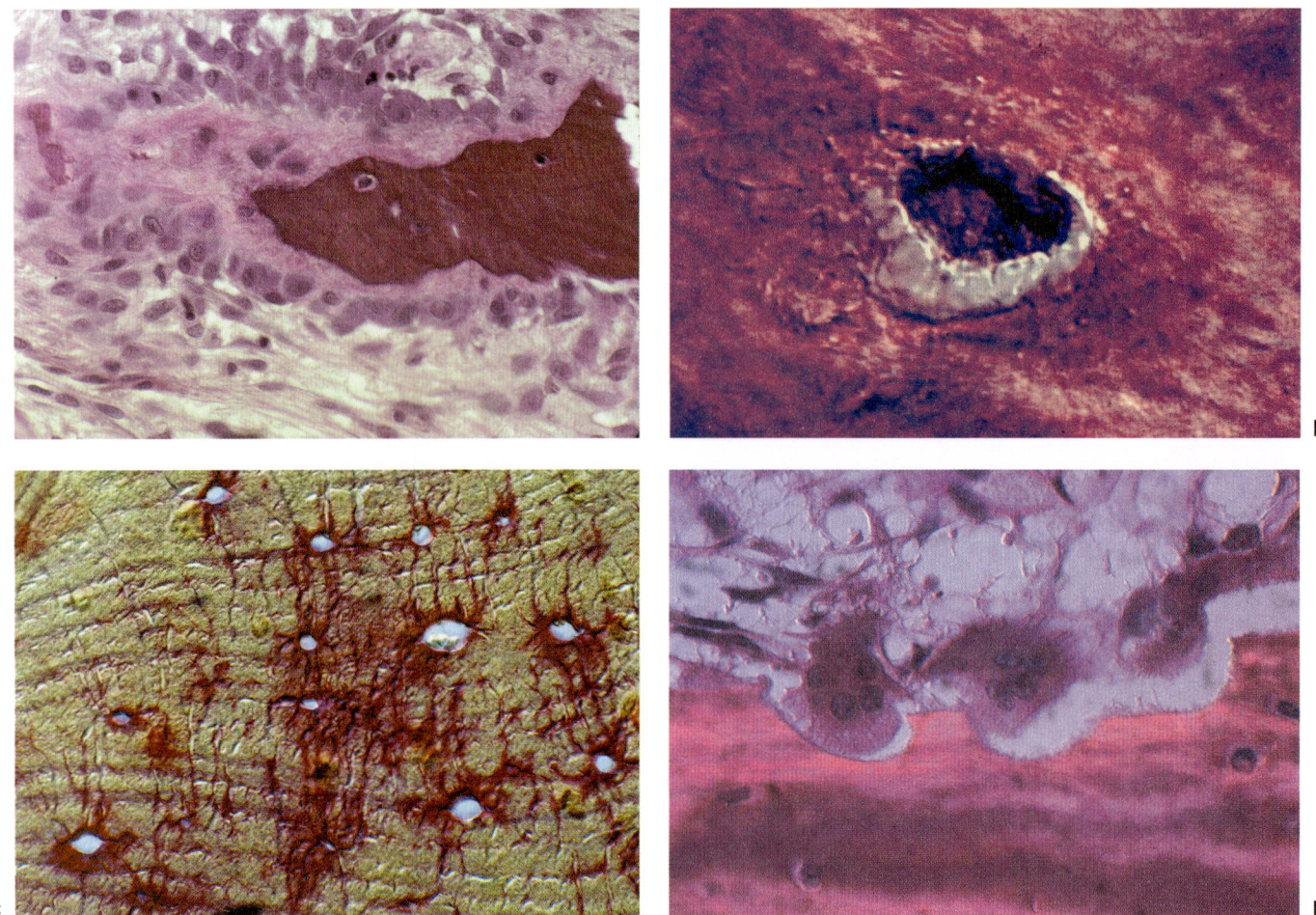

FIGURA 26.3
A. Células dos ossos. Uma espícula óssea em desenvolvimento demonstra uma camada proeminente de osteoblastos globosos que revestem a sutura osteóide rosada. A camada púrpura-escuro abaixo da sutura osteóide consiste em osso mineralizado. B. Osteócito. Os osteócitos representam osteoblastos aprisionados circundados por matriz óssea. O espaço que circunda a célula é denominado *lacuna*. Sob este aumento, algumas extensões citoplasmáticas da célula podem ser visualizadas estendendo-se para o interior de canais estreitos no osso, denominados *canalículos*. C. A intercomunicação extensa de processos de osteócitos por meio de sua rede canalicular no osso cortical é visível neste corte. D. Osteoclastos. São células gigantes multinucleadas encontradas nas superfícies ósseas com pequenas depressões de reabsorção em forma de concha, denominadas *lacunas de Howship*.

permeável semelhante a gaxeta isola um compartimento extracelular que se forma entre o osso e a membrana ondulada do osteoclasto. Uma bomba de prótons acidifica então este compartimento até um pH de aproximadamente 4,5, criando na verdade um lisossomo extracelular gigante. Esse meio rico em prótons mobiliza mineral ósseo, expondo assim a matriz orgânica do osso à degradação pelas enzimas lisossômicas. Fragmentos ósseos degradados são transportados para o lado oposto dos osteoclastos e, então, liberados para o espaço extracelular. Embora o mecanismo de um osteoclasto seja bastante adequado para a reabsorção óssea, ele funciona apenas se a matriz estiver mineralizada. **Na verdade, qualquer osso revestido por osteóide ou cartilagem não mineralizada está protegido da atividade osteoclástica.** No raquitismo, a placa de crescimento não se calcifica normalmente; portanto, cresce sem reabsorção osteoclástica e torna-se muito espessa.

A ação de reabsorção dos osteoclastos desencadeia a remodelagem constante do osso, que é uma parte normal da manutenção do esqueleto (Fig. 26.5).

Organização Microscópica do Tecido Ósseo

O exame microscópico revela dois tipos de tecido ósseo: osso lamelar e osso reticulado (Fig. 26.6). As duas variedades podem estar mineralizadas ou não mineralizadas, sendo estas últimas denominadas *osteóide*.

Osso Lamelar

O osso lamelar é produzido lentamente e é muito organizado. Como tecido ósseo mais forte, forma o esqueleto adulto. **Qualquer outra estrutura diferente de osso lamelar no esqueleto adulto é anormal.** O osso lamelar é definido por três características: (1) arranjo paralelo de fibras de colágeno tipo I, (2) poucos osteócitos na matriz e (3) osteócitos uniformes em lacunas paralelas ao eixo longo das fibras de colágeno. Existem quatro tipos de osso lamelar (Fig. 26.7).

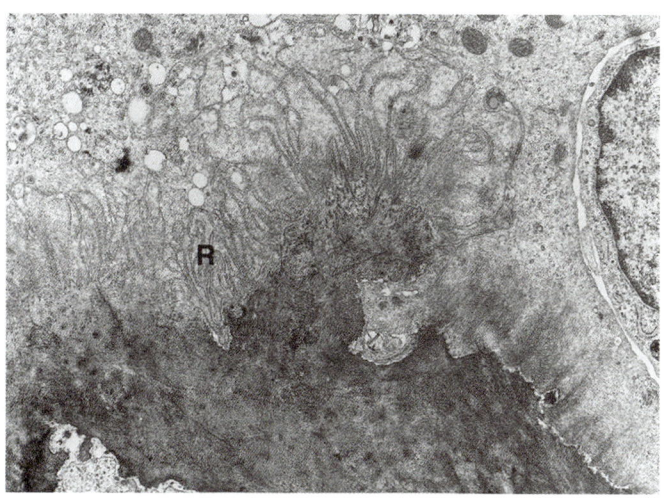

FIGURA 26.4
Osteoclasto. Uma fotomicrografia eletrônica mostra a membrana ondulada (R), que consiste no invaginamento complexo da membrana plasmática justaposta ao osso.

- O **osso circunferencial** forma as coberturas lamelares periosteais externas e endosteais internas do córtex.
- O **osso lamelar concêntrico** está distribuído ao redor dos canais de Havers. Em duas dimensões, o osso lamelar concêntrico e sua artéria e veia de Havers constituem o *ósteon* (ver Fig. 26.1). Em três dimensões, os ósteons compõem o sistema de Havers.

Esses cilindros ósseos ao redor dos canais de Havers correm paralelos ao eixo longo do córtex e são os ossos mais fortes produzidos. Os ósteons formam-se apenas se houver estresse adequado. Por exemplo, um membro paralisado em uma criança apresenta córtex composto exclusivamente de sistemas de Havers malformados e osso lamelar circunferencial.

- O **osso lamelar intersticial** representa remanescentes de osso lamelar circunferencial ou concêntrico que foram remodelados e ficam encunhados entre os ósteons.
- O **osso lamelar trabecular** forma o osso esponjoso da cavidade medular. Exibe placas de osso lamelar perfuradas por espaços medulares.

Osso Reticulado

O osso reticulado é identificado por (1) disposição irregular de fibras de colágeno tipo I, daí o termo *reticulado*, (2) muitos osteócitos na matriz; e (3) variação no tamanho e na forma dos osteócitos (ver Fig. 26.6A e B).

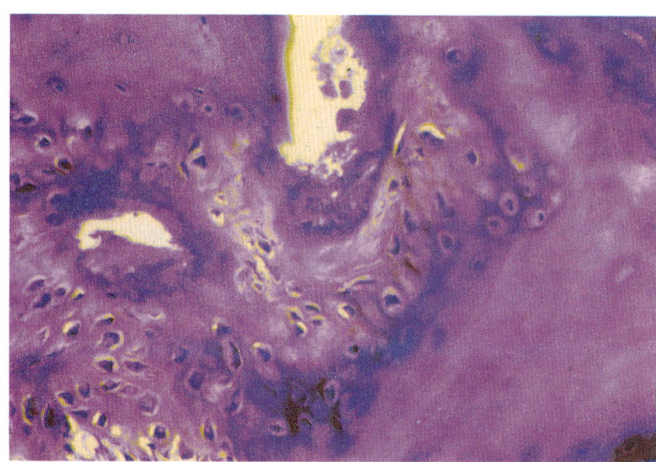

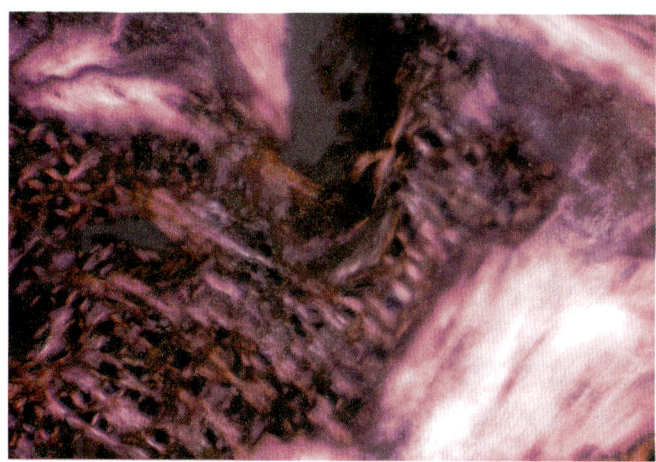

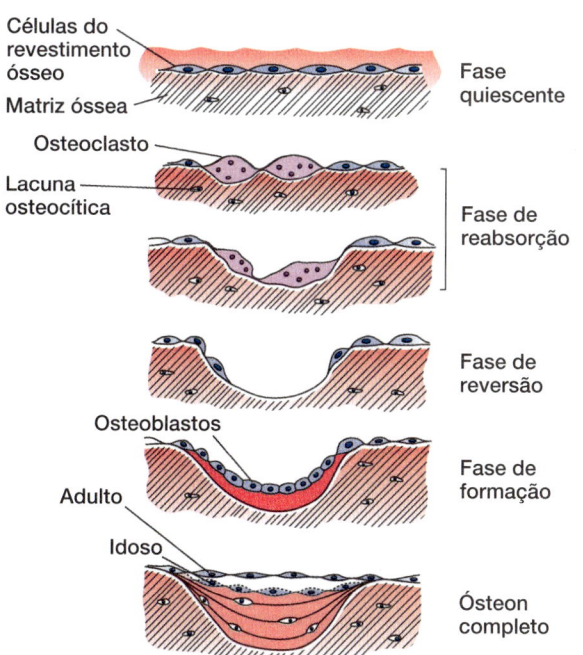

FIGURA 26.5
Seqüência da remodelação óssea. A remodelação óssea é iniciada pelo aparecimento de osteoclastos sobre uma superfície óssea previamente revestida por células fusiformes. Após o desenvolvimento de um recesso de reabsorção, os osteoclastos são substituídos por osteoblastos, os quais depositam osso novo. A perda óssea que acompanha o envelhecimento (osteoporose senil) deve-se ao preenchimento incompleto dos recessos de absorção.

FIGURA 26.6
Osso reticulado. A. Neste corte, o osso reticulado constitui o início do reparo da fratura. Observe que na área de osso novo existem muitos osteócitos que variam em tamanho, mas são principalmente grandes com lacunas proeminentes (comparar com a área de osso maduro à *direita inferior*). B. Este é o mesmo corte visto sob luz polarizada. Observe que as fibras de colágeno estão dispostas em um padrão semelhante ao padrão de fibras frouxas de aniagem trançadas grosseiramente.

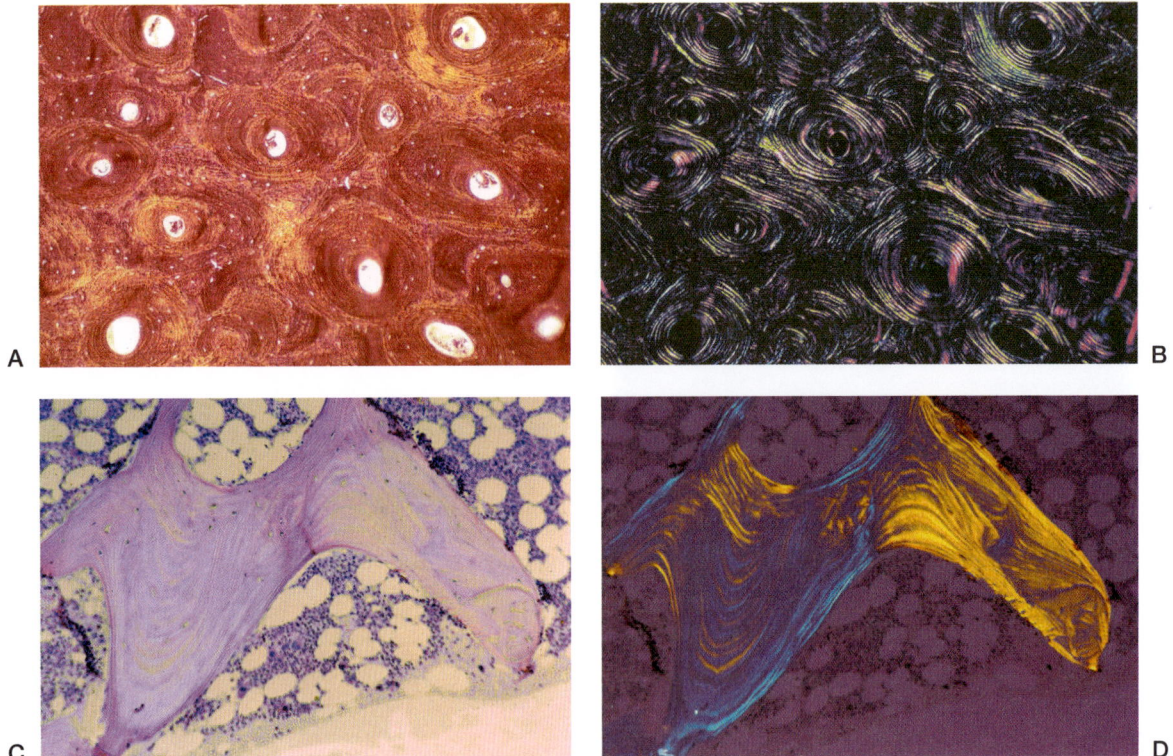

FIGURA 26.7
Osso lamelar cortical. A. Lamelas do estrato compacto (córtex) estão organizadas concentricamente ao redor dos canais de Havers. B. O mesmo campo sob luz polarizada mostra o arranjo alternante de camadas de luz e escuridão das fibras de colágeno. C. As lamelas da esponjosa em uma única trabécula madura são mostradas em uma visão de campo brilhante. D. A luz polarizada demonstra que as lamelas estão organizadas em camadas de luz e ausência de luz, mas essas camadas encontram-se em um arranjo de planos longos, e não de planos concêntricos.

O osso reticulado é depositado mais rapidamente que o osso lamelar. É distribuído ao acaso e apresenta pouca resistência à tração, funcionando como uma armação temporária para o apoio. Não surpreende que o osso reticulado seja encontrado no feto em desenvolvimento, em áreas que circundam tumores e infecções e como parte de uma fratura em processo de cura. **A presença de osso reticulado no esqueleto adulto sempre representa uma condição patológica e indica que foi produzido tecido reativo em resposta a algum estresse no osso.**

Cartilagem

Ao contrário do osso, a cartilagem não contém vasos sangüíneos nem nervos ou linfáticos. Pode estar calcificada focalmente para propiciar uma certa força interna em áreas adequadas.

Matriz Cartilaginosa

Semelhante ao osso, a cartilagem pode ser vista como um material bifásico orgânico e inorgânico. A fase inorgânica compõe-se de cristais de hidroxiapatita de cálcio equivalentes aos encontrados na matriz óssea. Entretanto, a matriz orgânica é bastante diferente daquela do osso. Essencialmente, a cartilagem é uma estrutura hiper-hidratada, sendo a água responsável por 80% do seu peso. Os 20% restantes compõem-se de duas substâncias macromoleculares, a saber, colágeno tipo II e proteoglicanos. O teor de água é extremamente importante na função da cartilagem articular, porque aumenta a elasticidade e a lubrificação da articulação. Os proteoglicanos são macromoléculas complexas compostas de um núcleo protéico linear central, ao qual encontram-se aderidas cadeias laterais longas de polissacarídeos, denominadas *glicosaminoglicanos*. Essas moléculas são polianiônicas por causa da presença regular de grupamentos carboxila e de sulfatos ao longo das moléculas. Os glicosaminoglicanos da cartilagem compreendem três sacarídeos polidiméricos de cadeias longas, não ramificados e repetitivos: sulfato de 4-condroitina, sulfato de 6-condroitina e sulfato de queratano. Os sulfatos de condroitina são os mais abundantes, respondendo por 55 a 90% da matriz da cartilagem, conforme a idade do tecido.

Tipos de Cartilagem

Existem três tipos de cartilagem:

- **Cartilagem hialina:** É o protótipo de cartilagem, compreendendo a cartilagem articular das articulações, o primórdio cartilaginoso dos ossos em desenvolvimento, as placas de crescimento, as cartilagens costocondrais, as cartilagens da traquéia, brônquios e laringe, e as cartilagens nasais. A cartilagem hialina é a cartilagem mais comum em tumores, em calos de fraturas e em áreas de relativa avascularidade.
- **Fibrocartilagem:** Esse tecido é essencialmente cartilagem hialina contendo numerosas fibras de colágeno tipo I para resistência à tração e força estrutural. É encontrada no anel fibroso do disco intervertebral, nas inserções tendinosas e ligamentares, meniscos, sínfise pubiana e inserções de cápsulas articulares. A fibrocartilagem também pode ocorrer em um calo de fratura.

- **Cartilagem elástica** é encontrada na epiglote, nas cartilagens aritenóides da laringe e no pavilhão auricular.

Condrócitos

Os condrócitos derivam de células mesenquimatosas primitivas semelhantes às precursoras das células ósseas. O condroblasto origina o condrócito. Assim como no osso, a célula que destrói cartilagem calcificada é o osteoclasto.

FORMAÇÃO E CRESCIMENTO ÓSSEOS

O tecido ósseo desenvolve-se apenas por crescimento aposicional, definido como a deposição de nova matriz na superfície por células de superfície adjacentes. Por outro lado, praticamente todos os outros tecidos, especialmente a cartilagem, aumentam por proliferação celular intersticial dentro da matriz e também por crescimento aposicional. O desenvolvimento do osso no feto segue uma seqüência estereotipada.

A maior parte do esqueleto (exceto os ossos da calvária e clavículas) desenvolve-se a partir de primórdios de cartilagem presentes durante o desenvolvimento fetal. Dessa forma, o osso é representado primeiramente por tecido cartilaginoso, que finalmente é reabsorvido e substituído por osso em um processo denominado *ossificação endocondral*. O desenvolvimento do osso pode ser ilustrado utilizando-se um membro como exemplo.

Ossificação Primária

O processo de ossificação primária segue uma seqüência temporal:

1. **Primórdio de cartilagem:** Até a quinta semana de gestação, uma camada delgada de células mesenquimatosas forma-se entre o ectoderma e o endoderma do broto do membro e condensa-se em um núcleo de cartilagem hialina. Esse primórdio cartilaginoso torna-se o precursor do futuro osso longo daquele membro. A cápsula fibrosa do primórdio cartilaginoso é denominada *pericôndrio*. A largura do primórdio cartilaginoso aumenta por crescimento aposicional de condroblastos, que depositam matriz de cartilagem na superfície interna do pericôndrio. Ao mesmo tempo, o primórdio aumenta em extensão por meio de uma combinação de crescimento aposicional e intersticial dos condrócitos. Nesse estágio, o "osso" longo é verdadeiramente composto de cartilagem.
2. **Centro primário de ossificação:** O leito vascular aumenta, e o pericôndrio deposita osso reticular na superfície do núcleo de cartilagem. Essa manga circunferencial de osso reticulado é o centro primário de ossificação, porque é o primeiro tecido ósseo a ser formado, e o pericôndrio é denominado *periósteo* a partir desse ponto (Fig. 26.8A).
3. **Cilindragem:** Dentro do primórdio cartilaginoso, os condrócitos formam colunas de proliferação que, por fim, sofrem calcificação focal. A calcificação é o sinal para a reabsorção osteoclástica e a invasão de vasos na massa cartilaginosa. Dessa maneira, a primeira ossificação endocondral ocorre após a cartilagem tornar-se oca a partir do centro do primórdio. Essa "cavitação" do núcleo cartilaginoso forma o futuro espaço medular. A cavitação progressiva da diáfise é denominada *cilindragem*.
4. **Esponjosa primária:** Os condrócitos hipertrofiados intumescidos dentro da cartilagem central começam a morrer, e a invasão capilar torna-se mais extensa. As superfícies dos núcleos de cartilagem calcificada tornam-se encobertas por osso reticulado depositado por osteoblastos, os quais chegam através do tecido mesenquimatoso pluripotente que penetra com os capilares. Esse núcleo cartilaginoso, circundado por osso reticulado, é denominado *esponjosa primária* ou *trabécula primária*. É o primeiro osso formado após a substituição da cartilagem no processo de ossificação endocondral.

A cavitação continua ao longo da futura diáfise em direção a cada extremidade do osso. Nesse ínterim, o osso aumenta de largura por meio de crescimento ósseo aposicional, a partir da manga periosteal em crescimento contínuo, o que fornece osso reticulado adicional para o futuro córtex.

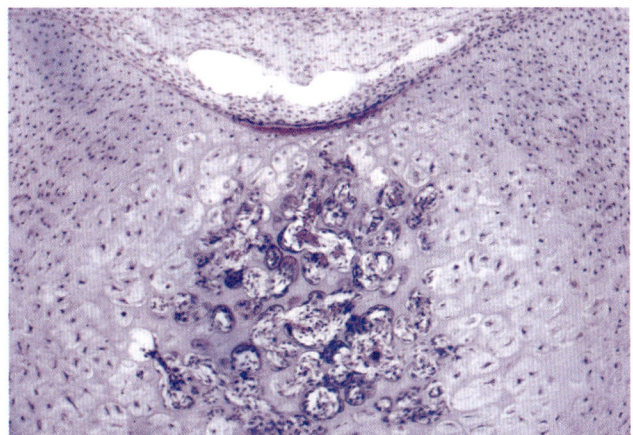
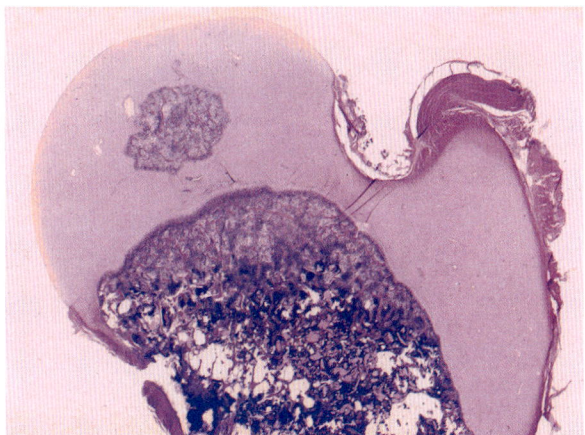

FIGURA 26.8
Ossificação primária. A. Este corte de um osso tubular curto exibe o primeiro tecido ósseo verdadeiro depositado no exterior da porção média da diáfise do modelo de cartilagem ao longo da escavação bastante inicial do centro do modelo de cartilagem, formando espículas mistas de cartilagem e osso (esponjosa primária). B. O centro de ossificação secundária é demonstrado nesta cabeça femoral.

Ossificação Secundária

Eventos programados semelhantes àqueles na esponjosa primária ocorrem nas extremidades cartilaginosas do futuro osso. A cartilagem de repouso (reserva) é estimulada para se tornar colunas de cartilagem em proliferação, as quais, então, progridem até condrócitos hipertrofiados e, por fim, cartilagem calcificada.

1. **Centro secundário de ossificação** (Fig. 26.8B): Também denominada *centro epifisário de ossificação,* essa estrutura é formada na extremidade do osso quando a cartilagem é reabsorvida. O aumento centrífugo da ossificação secundária é denominado *hemisferização* e ocorre simultaneamente com o desenvolvimento longitudinal da cavidade medular da diáfise.
2. **Formação da placa de crescimento:** No desenvolvimento do processo, conforme cessa a expansão óssea durante a hemisferização e ocorre cilindragem na futura diáfise, uma zona de cartilagem fica aprisionada entre a extremidade do osso e a diáfise. Essa cartilagem vem a ser a *placa de crescimento* (Fig. 26.9A). A placa de crescimento é uma camada de cartilagem modificada entre a diáfise e a epífise, e sua estrutura permanece inalterada desde o início da vida fetal até a maturidade do esqueleto. **A placa de crescimento controla o crescimento longitudinal dos ossos e, por fim, determina a altura adulta.**
3. **Estrutura da placa de crescimento:** Os condrócitos da placa de crescimento estão dispostos em fileiras verticais que, em três dimensões, são verdadeiras hélices. Quando vista longitudinalmente, a placa de crescimento, prosseguindo da epífise em direção à metáfise, está dividida em zonas (ver Figs. 26.2B e 26.9).

A **zona de reserva (repouso)** é nutrida pelas artérias epifisárias e apresenta condrócitos pequenos e pouca matriz. Uma zona periférica adicional, conhecida como *zona de Ranvier*, repousa diretamente sob o pericôndrio.

A **zona proliferativa** é a zona seguinte mais profunda, na qual ocorre proliferação ativa de condrócitos, tanto longitudinalmente quanto transversalmente, embora o principal impulso de crescimento esteja na direção longitudinal. Em uma placa de crescimento bastante ativa, as zonas proliferativas formam mais da metade da espessura da placa de crescimento.

A **zona hipertrófica** é a área cartilaginosa seguinte, que se caracteriza por um aumento substancial do tamanho dos condrócitos. A matriz intercelular é proeminente, e os condrócitos estão circundados por uma zona densa, denominada *matriz territorial*.

A **zona de calcificação** é a zona cartilaginosa mais próxima da metáfise, na qual a matriz torna-se mineralizada.

A **zona de ossificação** é a área em que uma cobertura de osso é depositada na superfície da cartilagem calcificada. Os capilares crescem para dentro da cartilagem calcificada e dão acesso aos osteoclastos, que reabsorvem muito da matriz calcificada. As paredes verticais residuais de cartilagem calcificada atuam como uma armação para a deposição óssea.

Os mecanismos moleculares que governam o crescimento endocondral estão começando a ser entendidos. Por exemplo, mutações do receptor FGF-3 ocasionam parada ou aceleração do crescimento. De maneira semelhante, o desenvolvimento de uma placa de crescimento normal depende da expressão da proteína relacionada com o paratormônio. A deficiência de produção desta proteína ocasiona grave retardo do crescimento e distorção das placas de crescimento.

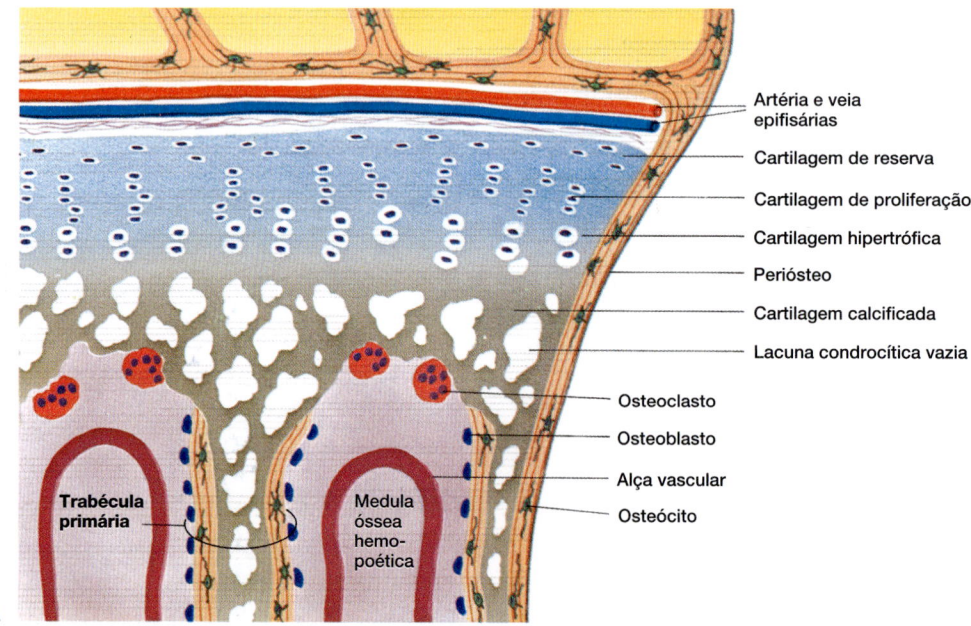

FIGURA 26.9
Anatomia da placa de crescimento (epifisária). A. Crescimento normal da placa epifisária. A epífise está separada da placa epifisária por placas transversais de osso que fecham a placa, de forma que ela cresce apenas na direção da metáfise. As diferentes zonas de cartilagem estão ilustradas. À medida que a cartilagem calcificada migra em direção à metáfise, os condrócitos morrem, e as lacunas estão vazias. Na interface da placa epifisária e da metáfise, os osteoclastos avançam na cartilagem calcificada, acompanhados por uma alça capilar proveniente dos vasos metafisários. Os osteoblastos seguem os osteoclastos e depositam osteóide sobre o núcleo da cartilagem, formando assim a esponjosa primária, ou trabéculas primárias.

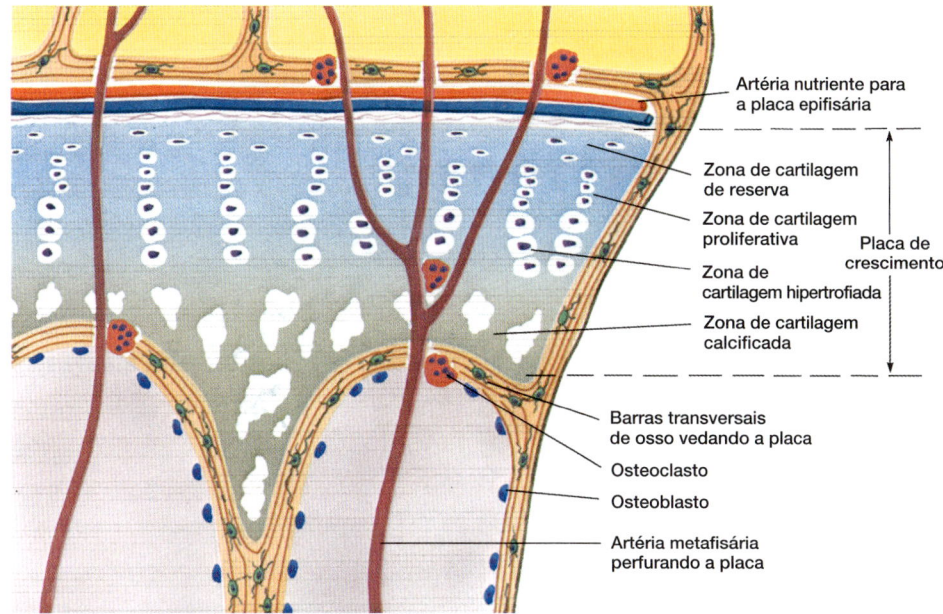

FIGURA 26.9 (*continuação*)
B. Fechamento normal. A cartilagem epifisária parou de crescer e os vasos metafisários penetram a placa cartilaginosa. Barras transversais de osso separam a placa da metáfise.

Formação da Metáfise

A formação de metáfise, denominada *funilização,* ocorre no anel de De LaCroix, um manguito periósteo de osso que circunda a cartilagem epifisária. Nessa área, uma onda de osteoclastos periosteais reabsorve o córtex, de modo que começa a surgir um formato de flauta ou de funil. Ao mesmo tempo, osso osteoblástico endosteal é depositado para acompanhar e neutralizar parte da reabsorção osteoclástica. O resultado final é a forma de funil ou de flauta do osso.

Obliteração da Placa de Crescimento

A placa de crescimento é obliterada normalmente em uma idade específica para cada osso (ver Fig. 26.9B). O fechamento da placa de crescimento é induzido pelos hormônios sexuais e ocorre mais cedo em meninas que em meninos. A renovação de condrócitos diminui o seu ritmo e, por fim, cessa. A placa inteira é finalmente substituída por osso. Em algumas pessoas, uma placa óssea transversal, representando o sítio do fechamento, pode ser visualizada radiologicamente.

DISTÚRBIOS DA PLACA DE CRESCIMENTO

O Cretinismo Provoca Amadurecimento Defeituoso da Cartilagem

O cretinismo, síndrome que resulta da deficiência materna de iodo (ver Cap. 21), apresenta efeitos profundos sobre o esqueleto. O crescimento linear é gravemente prejudicado, resultando em nanismo, com os membros desproporcionalmente curtos em relação ao tronco. O fechamento tardio das fontanelas no crânio produz uma cabeça anormalmente grande. Existe um retardo no fechamento das epífises, bem como pontilhado radiológico dessas zonas. A queda dos dentes de leite e a erupção dos dentes permanentes são tardias.

 Patologia: No cretinismo, os condrócitos não seguem a progressão ordenada da seqüência endocondral. Em vez disso, a maturação da zona hipertrofiada é tardia, e a zona de cartilagem proliferativa é estreita. Portanto, a ossificação endocondral não ocorre de forma adequada, e barras transversais de osso na metáfise vedam a placa de crescimento. Embora as placas de crescimento possam permanecer abertas, a insuficiência de ossificação endocondral produz nanismo grave. As epífises com formas alteradas vistas em radiografias refletem a penetração incompleta dos centros secundários de ossificação da epífise.

A Síndrome de Morquio Manifesta o Depósito de Mucopolissacarídeos em Condrócitos

Muitas das mucopolissacaridoses (ver Cap. 6) implicam deformidades do esqueleto, que podem ser atribuídas à deposição de mucopolissacarídeos (glicosaminoglicanos) nos ossos em desenvolvimento (Fig. 26.10). Um exemplo é a síndrome de Morquio (mucopolissacaridose tipo IV), que ocasiona uma forma particularmente grave de nanismo, além de defeitos dentários, retardo mental, opacidades da córnea e aumento da excreção urinária de sulfato de queratano.

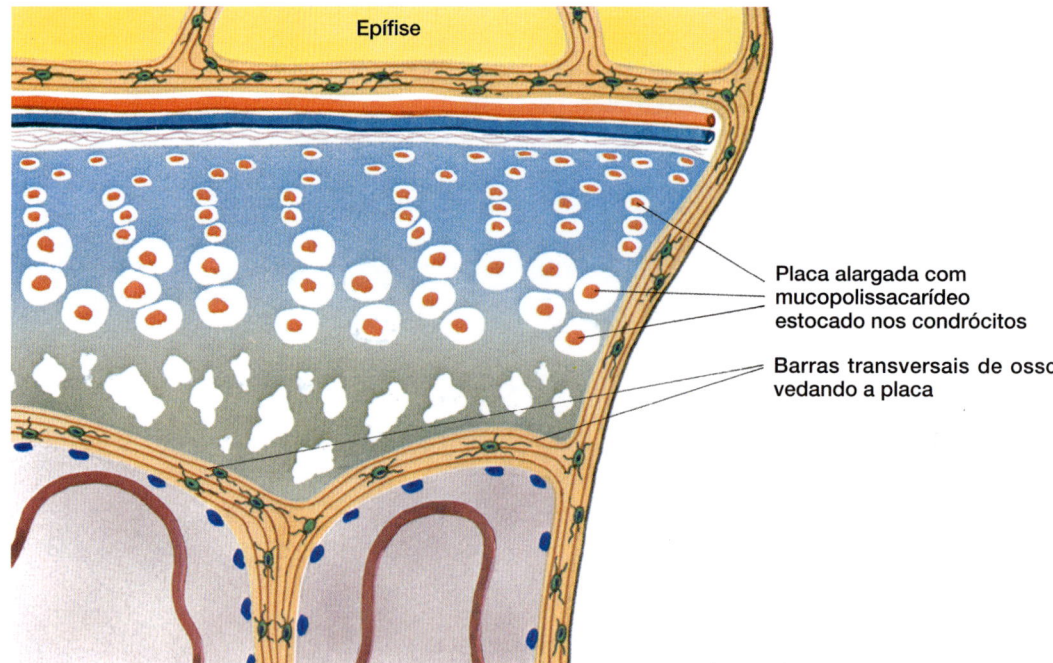

FIGURA 26.10
Placa de crescimento (epifisária) nas mucopolissacaridoses. Esses distúrbios caracterizam-se por colunas desorganizadas e condensadas de condrócitos tumefeitos ingurgitados com mucopolissacarídeos. Há interferência na seqüência endocondral normal, e a placa epifisária é vedada por barras transversais de osso proveniente da metáfise. O nanismo resulta da falta de penetração vascular na placa epifisária. Essa penetração normalmente sustenta a neoformação óssea, permitindo assim o crescimento contínuo do osso.

 Patologia: Os mucopolissacarídeos acumulam-se nos condrócitos, um processo que por fim interfere na seqüência endocondral normal. Como resultado, ocorre placa de crescimento desorganizada, que também é isolada por barras transversas de osso. Essa síndrome consiste em uma deficiência hereditária com diversos fenótipos, causada pela ausência ou redução da atividade de enzimas lisossômicas envolvidas na degradação do sulfato de queratano nos glicosaminoglicanos, especialmente na cartilagem, córnea e discos intervertebrais.

 Manifestações Clínicas: Os sintomas caracterizam-se por alterações esqueléticas típicas (p. ex., displasia da cabeça femoral, deformidades vertebrais e nanismo). Turvação corneana, distúrbios da função das valvas cardíacas, defeitos da audição e excreção urinária de sulfato de queratano são outras conseqüências sistêmicas.

A Acondroplasia É um Nanismo Hereditário Causado por Parada da Placa de Crescimento

A acondroplasia refere-se a uma síndrome de nanismo com membros curtos e macrocefalia e representa insuficiência de formação de cartilagem epifisária normal. É a forma genética mais comum de nanismo (1:15.000 nativivos), herdada como traço autossômico dominante. A maioria dos casos representa mutações novas. A altura adulta média na acondroplasia é de 131 cm (51 polegadas) em homens e de 125 cm (49 polegadas) em mulheres. Os anões acondroplásicos apresentam atividade mental normal e expectativa de vida também normal. Entretanto, alguns pacientes desenvolvem cifoscoliose e suas complicações.

 Patogenia: A acondroplasia é provocada por uma mutação no receptor FGF-3 no cromossomo 16 (4p16.3). A mutação acondroplásica regula negativamente a proliferação e a diferenciação de condrócitos e suspende o desenvolvimento da placa de crescimento. Compatível com essa observação, uma mutação inativadora do FGF-3 leva ao crescimento longitudinal acelerado. A *pseudo-acondroplasia* recentemente descrita apresenta o mesmo fenótipo, mas suas mutações associadas encontram-se no *locus* do gene da proteína da matriz oligomérica da cartilagem (*COMP*) no cromossomo 19.

 Patologia: A placa de crescimento na acondroplasia encontra-se bastante delgada, e a zona de cartilagem proliferativa ou está ausente ou bastante atenuada (Fig. 26.11). A zona de calcificação provisória, se presente, sofre calcificação endocondral, mas em ritmo bastante reduzido. Freqüentemente, uma barra de osso transversal veda a placa de crescimento, impedindo, dessa forma, a formação óssea posterior e provocando nanismo. É interessante notar que os centros secundários de ossificação e a cartilagem articular são normais. Como a ossificação intramembranosa não é perturbada, o periósteo funciona normalmente, e os ossos tornam-se muito curtos e espessos. Pelas mesmas razões, a cabeça dos pacientes afetados mos-

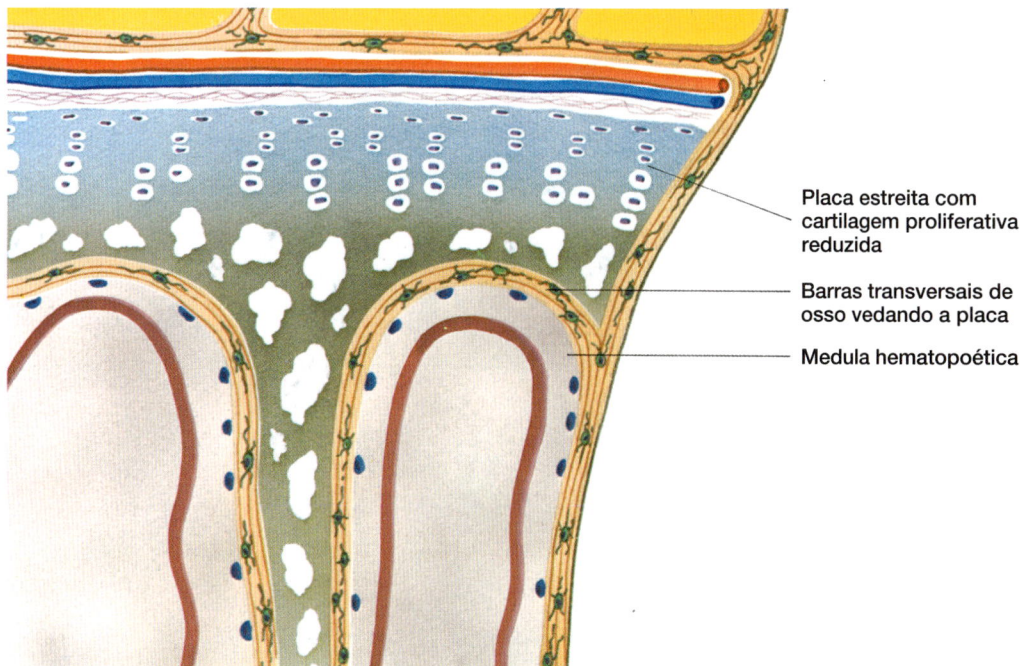

FIGURA 26.11
A placa de crescimento (epifisária) de um anão acondroplásico. Na acondroplasia, a placa epifisária está reduzida em espessura, e as zonas de cartilagem em proliferação estão atenuadas. A atividade osteoclástica é imperceptível, e a interface entre a placa e a metáfise freqüentemente está vedada por barras transversais de osso que impedem a ossificação endocondral adicional. Como conseqüência, os ossos são encurtados.

tra-se anormalmente grande, comparada com os ossos formados a partir de cartilagem da face. A coluna tem comprimento normal, mas os membros são anormalmente curtos.

O Escorbuto Reflete Deficiência de Vitamina C

O escorbuto, a expressão clínica da deficiência de vitamina C, é uma doença rara atualmente (ver Cap. 8).

 Patogenia: A vitamina C é um co-fator na hidroxilação de prolina e lisina. A hidroxiprolina e a hidroxilisina são importantes na estabilização da estrutura helicoidal do colágeno e na ligação cruzada das fibras de tropocolágeno na estrutura molecular de colágeno adequada. Portanto, a cicatrização de feridas e o crescimento ósseo encontram-se prejudicados nos pacientes com escorbuto. Além disso, a membrana basal de capilares está danificada por esse distúrbio, sendo comum o sangramento capilar generalizado.

 Patologia: As alterações esqueléticas do escorbuto refletem a falta de função osteoblástica. Como os osteoblastos não conseguem produzir colágeno e, normalmente, ligam-se a ele de forma cruzada, não há produção de osso reticulado. Na placa de crescimento, os condrócitos continuam a crescer. A zona de cartilagem calcificada pode, de fato, tornar-se mais proeminente por causa de sua calcificação mais intensa. Os osteo-

clastos reabsorvem essa zona, mas a esponjosa primária não se forma de maneira adequada, e existe perfuração vascular irregular da placa de cartilagem (Fig. 26.12). Ocorrem fraturas e sangramento capilar, levando a uma desorganização adicional na metáfise — daí a expressão alemã *Trümmerfeld* ("campo de ruínas") para essa área da placa subepifisária. O sangramento subperiosteal pode ser tão intenso a ponto de ocasionar diminuição do córtex, redução do crescimento apositivo e osteoporose. Também pode ocorrer deslocamento da placa de crescimento.

As crianças com escorbuto apresentam deformidades ósseas visíveis, semelhantes às associadas a raquitismo. Em adultos, não são encontradas deformidades ósseas, mas pode ocorrer sangramento subperiosteal, provocando dor articular e muscular.

O Crescimento Assimétrico da Cartilagem Provoca Distúrbios e Tumores da Coluna

O crescimento assimétrico da cartilagem, como o que ocorre nos pacientes com pernas em X e com pernas arqueadas, desenvolve-se quando uma placa de crescimento, seja medial ou lateral, cresce mais rápido que a outra. A maioria dos casos é hereditária, mas forças mecânicas, como traumatismo perto da placa de crescimento, podem estimular o crescimento mais rápido ou de forma assimétrica de um dos lados da placa.

Para corrigir uma afecção grave em uma criança, o crescimento dessa porção da placa é retardado pelo implante cirúrgico de um grampo ou uma órtese, permitindo dessa forma que o lado oposto da placa cresça. Em um adulto, como as placas de crescimento já

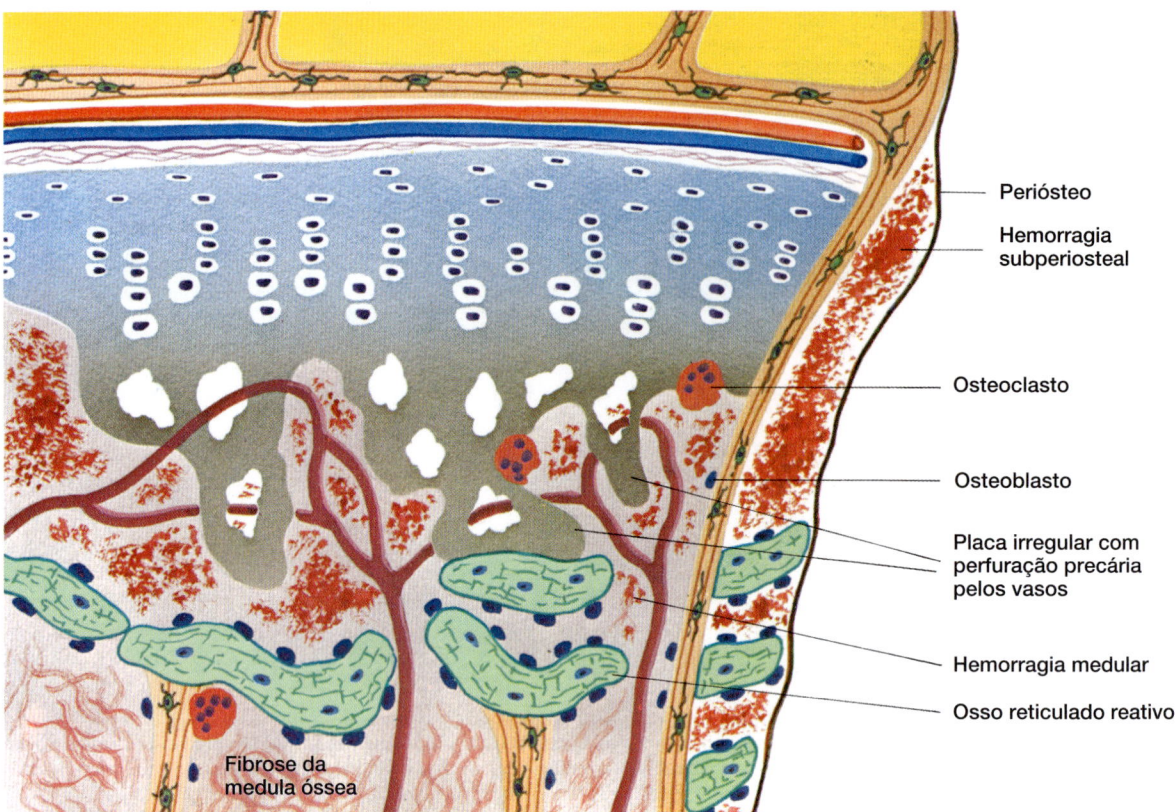

FIGURA 26.12
Placa de crescimento (epifisária) no escorbuto. A formação defeituosa de colágeno resulta em fragilidade capilar e hemorragia periosteal. Os osteoclastos não perfuram a placa de modo regular. Com freqüência, há hemorragia extensa nessa região. As microfraturas causam microcalos secundários; portanto, observa-se osso reativo nessa região.

estão fechadas, emprega-se a osteotomia (fratura). À parte o aspecto cosmético, esses distúrbios podem exigir correção para impedir incongruência futura, perda de cartilagem articular e destruição da articulação.

Escoliose e Cifose

Escoliose é uma curvatura lateral anormal da coluna vertebral que, em geral, acomete meninas adolescentes. Cifose refere-se a uma curvatura ântero-posterior anormal. Quando as duas alterações estão presentes, utiliza-se a expressão *cifoescoliose*.

 Patogenia: O corpo vertebral cresce em comprimento (altura) a partir das placas terminais das vértebras, que correspondem às placas de crescimento dos ossos tubulares longos. Como nos ossos tubulares, os corpos vertebrais aumentam em largura por crescimento ósseo apositivo a partir do periósteo. Na escoliose, por motivos desconhecidos, uma porção da placa terminal cresce mais rápido que a outra, produzindo uma curvatura lateral da coluna.

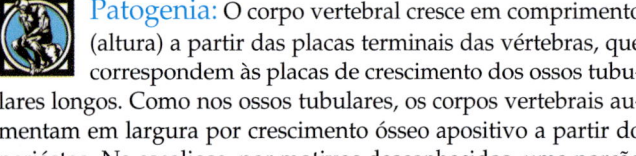 Manifestações Clínicas: O tratamento é o estresse adequado sobre o corpo vertebral mediante o uso de órteses ou de fixação interna, para corrigir a coluna. Se a cifoescoliose for grave, o paciente pode, por fim, desenvolver doença pulmonar crônica, *cor pulmonale* e problemas de articulação, particularmente envolvendo o quadril.

Osteocondroma

Osteocondroma é um defeito de desenvolvimento (hamartoma) do esqueleto, que surge a partir de um defeito no anel de Ranvier da placa de crescimento. O osteocondroma solitário é a forma mais comum da lesão. Pode ser necessária a remoção do tumor se for cosmeticamente desagradável ou pressionar uma artéria ou nervo.

Patogenia: O anel de Ranvier guia o crescimento da cartilagem de crescimento na direção da metáfise. Se o anel de Ranvier estiver ausente ou for defeituoso, a cartilagem de crescimento cresce lateralmente em direção ao tecido mole. Os vasos que se originam na cavidade medular do osso estendem-se para dentro dessa massa de cartilagem. A continuação desse processo resulta em um osteocondroma ósseo pedunculado, coberto por cartilagem (Fig. 26.13), que se encontra em continuidade direta com a cavidade medular do osso que o originou. A perda do cromossomo 8q distal está associada a osteocondroma.

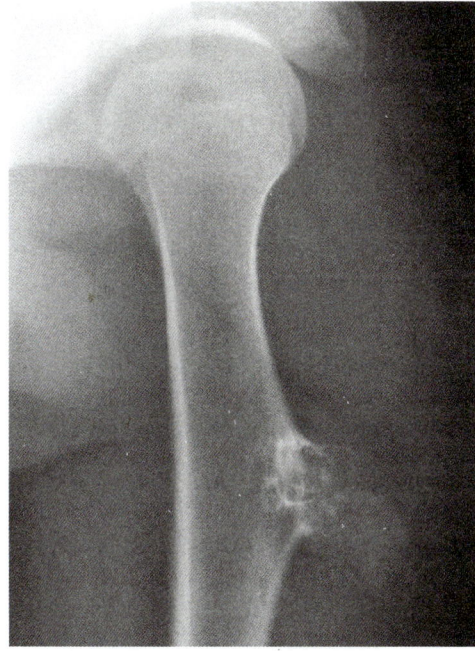
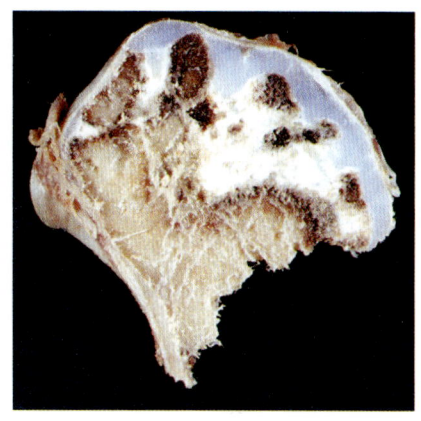

FIGURA 26.13
Osteocondroma. A. A radiografia de um osteocondroma do úmero mostra uma lesão diretamente contígua ao espaço medular. B. O corte transversal de um osteocondroma mostra a calota de cartilagem calcificada sobrepondo-se ao osso esponjoso mal organizado.

 Patologia: Os osteocondromas tendem a crescer distantes da articulação. Radiograficamente, uma massa cartilaginosa encontra-se em continuidade direta com o osso originador e não possui córtex subjacente. No exame histológico, uma massa óssea coberta por cartilagem está circundada por uma membrana fibrosa superficial que na verdade representa o pericôndrio. A ossificação endocondral ativa abaixo da cápsula articular permite que a protuberância óssea aumente.

OSTEOCONDROMATOSE HEREDITÁRIA MÚLTIPLA: Esse distúrbio congênito autossômico dominante caracteriza-se por numerosos osteocondromas. Embora não tão comum quanto o osteocondroma solitário, a forma múltipla não é rara. Ocorre predominantemente em homens. Entretanto, devido a sua expressão variável, uma mulher oriunda de uma família acometida e que não tenha o distúrbio também pode transmiti-lo.

 Patologia: Em casos graves de osteocondromatose hereditária, pode ocorrer nanismo por causa do deslocamento lateral da placa de crescimento longitudinal provocado pelo osteocondroma. Os metacarpianos podem estar encurtados e pode desenvolver-se pronação e supinação fixas se as lesões ocorrerem no antebraço e interferirem na função do pulso. Dificuldades ortopédicas adicionais podem ser provocadas por comprimento desigual da perna e função articular alterada por causa dos osteocondromas invasivos. Cada lesão individual na osteocondromatose múltipla é idêntica a um osteocondroma solitário. Contudo, há na osteocondromatose múltipla, o risco prolongado de desenvolvimento de condrossarcoma na cápsula da cartilagem, embora esse seja um evento raro.

As **hexostoses múltiplas hereditárias (EXT)** constituem um dos distúrbios musculoesqueléticos hereditários mais comuns, com incidência de cerca de 1/50.000. As EXT são geneticamente heterogêneas com pelo menos três *loci* cromossômicos: *EXT1* (8q24.1), *EXT2* (11p11-p13), e *EXT3* (19p). A perda da função do gene *EXT1* ou *EXT2* é a principal causa de EXT.

Hemi-hipertrofia

A hemi-hipertrofia refere-se a vários distúrbios que estimulam a ossificação endocondral rápida e prolongada da placa de crescimento em um membro. Como conseqüência, o membro é muito mais longo que o contralateral. Uma infecção na área metafisária pode estimular o crescimento rápido da placa de crescimento. Uma malformação arteriovenosa também pode provocar o crescimento mais rápido da placa de crescimento que de sua contraparte. Fraturas e tumores próximos da placa de crescimento podem produzir o mesmo resultado. Em alguns casos, a hemi-hipertrofia é parte de uma síndrome herdada. As crianças com hemi-hipertrofia isolada encontram-se sob risco maior para neoplasias.

ANORMALIDADES DA MODELAGEM

A Osteopetrose (Doença do Osso Marmóreo, Doença de Albers-Schönberg) Manifesta Osso Anormalmente Denso

A osteopetrose, também conhecida como doença do osso marmóreo *ou* doença de Albers-Schönberg, *é um grupo de pelo menos nove distúrbios hereditários raros.* A forma autossômica recessiva mais comum é grave, algumas vezes fatal, acometendo lactentes e crian-

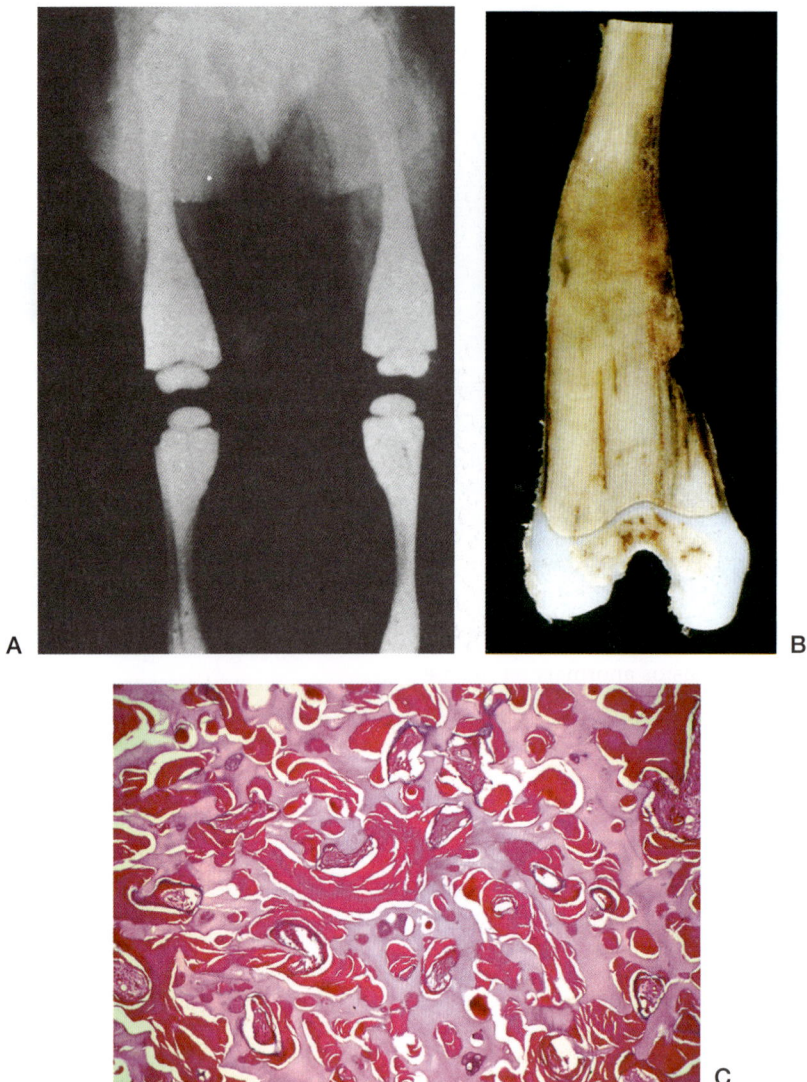

FIGURA 26.14
Osteopetrose. A. A radiografia de uma criança mostra os ossos das extremidades inferiores acentuadamente disformes e densos, característicos da osteopetrose. **B.** A amostra macroscópica do fêmur exibe obliteração do espaço medular por osso denso. **C.** Uma fotomicrografia do osso de uma criança com osteopetrose autossômica recessiva revela desorganização das trabéculas ósseas pela retenção de esponjosa primária (espículas mistas) e obliteração adicional do espaço medular por esponjosa secundária. O resultado é a desorganização completa das trabéculas e ausência de medula óssea.

ças. Atribui-se a morte de lactentes com essa variante grave a anemia acentuada, aprisionamento de nervo craniano, hidrocefalia e infecções. Uma forma mais benigna, transmitida como um traço autossômico dominante e encontrada na maturidade ou na adolescência, associa-se a anemia leve ou não apresenta sintomas.

Patogenia: O esqueleto esclerótico da osteopetrose é decorrente de reabsorção óssea osteoclástica malsucedida. A doença é provocada por mutações em genes que governam a formação ou a função osteoclástica. Por exemplo, a mutação de genes que codificam proteínas necessárias para a geração de macrófagos, que são precursores de osteoclastos, provoca uma forma de osteopetrose diferenciada pela ausência de osteoclastos. A mutação do oncogene c-*src*, necessária para a polarização osteoclástica, resulta em um outro tipo de osteopetrose. Nesta, osteoclastos em abundância, porém ineficientes, não conseguem polarizar, conforme evidenciado pela ausência de uma membrana ondulada.

Como a função osteoclástica fica interrompida, a osteopetrose caracteriza-se por (1) retenção da esponjosa primária com seus núcleos cartilaginosos, (2) ausência de funilização da metáfise e (3) córtex espessado. O resultado são ossos radiodensos e curtos, semelhantes a um cepo, justificando a expressão *doença óssea marmórea* (do inglês "marble bone disease") (Fig. 26.14). Esses ossos são extremamente radiopacos e pesam duas a três vezes mais que o osso normal. Entretanto, basicamente são fracos porque a estrutura óssea encontra-se intrinsecamente desorganizada, sendo incapaz de ser remodelada ao longo das linhas de estresse. A cartilagem mineralizada também está fraca e friável. Como conseqüência, os ossos na osteopetrose fraturam facilmente.

A osteopetrose autossômica dominante (ADO) do tipo II é o tipo mais freqüente de osteopetrose (incidência de 5/100.000), e está associada a fraturas freqüentes em 75% dos pacientes. Seu gene localiza-se no cromossomo 1p21. A deficiência de anidrase carbônica II foi identificada como o defeito primário na síndrome autossômica recessiva de osteopetrose com acidose tubular renal e calcificação cerebral. Uma região anormal no cromossomo 11q12-13 está ligada a ADO tipo I, síndrome osteoporose-pseudoglioma e osteopetrose maligna infantil.

  Patologia e Manifestações Clínicas: Macroscopicamente, os ossos na osteopetrose estão alargados na metáfise e na diáfise, resultando na deformidade característica em "frasco de Erlenmeyer". Histologicamente, o tecido ósseo está bastante irregular, e quase todas as áreas contêm um núcleo cartilaginoso. Dependendo da mutação, os osteoclastos podem estar ausentes, presentes em número normal ou ser abundantes. No caso da osteopetrose caracterizada por número normal ou aumentado de osteoclastos, o defeito molecular reside em um gene envolvido na função dos osteoclastos, e não em sua formação.

A supressão da hematopoese na osteopetrose, em geral, não se dá pela invasão de tecido mineralizado na medula, mas pela substituição por camadas de osteoclastos anormais ou fibrose extensa. A magnitude da supressão da medula nos pacientes com a forma maligna da osteopetrose é suficiente para provocar anemia grave e mesmo pancitopenia. Para compensar a invasão do espaço medular, ocorre hematopoese extramedular no fígado, baço e linfonodos, com resultante aumento dessas estruturas. O comprometimento de nervo craniano é provocado pelo estreitamento dos forames neurais, e o estrangulamento subseqüente dos nervos provoca cegueira e surdez. O tratamento utilizado para a osteopetrose é o transplante de medula óssea, que origina um novo clone de osteoclastos funcionais.

A Displasia Diafisária Progressiva Manifesta Ossos Longos Espessados

A displasia diafisária progressiva (doença de Camurati-Engelmann) é um distúrbio autossômico dominante de crianças no qual a cilindragem não ocorre de forma adequada, resultando em espessamento simétrico das diáfises dos ossos longos e em aumento de seu diâmetro. Deve-se ao aumento da formação óssea ligado a uma mutação no pró-peptídio de TGF-β. A doença acomete particularmente o fêmur, a tíbia, a fíbula, o rádio e a ulna. Os pacientes sentem dor nas áreas acometidas, fadiga, debilidade muscular, atrofia e alterações do andar.

MATURAÇÃO ÓSSEA TARDIA

A Osteogênese Imperfeita Relaciona-se com Colágeno Anormal do Tipo I

A osteogênese imperfeita (OI) refere-se a um grupo de distúrbios do tecido conjuntivo principalmente herdados de forma autossômica dominante, provocados por mutações no gene para o colágeno tipo I, que afetam o esqueleto, articulações, orelhas, ligamentos, dentes, escleras e pele (ver Cap. 6). Existem pelo menos quatro tipos de osteogênese imperfeita, cada um deles com uma anormalidade genética estrutural e quadro clínico diferentes.

 Patogenia: A patogenia da OI envolve mutações nos genes de *COL1A1* e *COL1A2*, que codificam as cadeias α1 e α2 do pró-colágeno tipo I, a principal proteína estrutural do osso. Esses dois genes estão localizados nos cromossomos 17 (17q21.3-q22) e 7 (7q21.3-q22), respectivamente. Enquanto as mutações de *COL1A1* são encontradas em todos os tipos de OI, as mutações de *COL1A2* são encontradas nos tipos II, III e IV da OI. As mutações de *COL1A1* afetam três quartos das moléculas do colágeno do tipo I, com metade das moléculas contendo uma cadeia pró-α I anormal e um quarto contendo duas cadeias pró-α I anormais. Por outro lado, mutações em *COL1A2* afetam apenas metade das moléculas de colágeno sintetizadas.

Osteogênese Imperfeita Tipo I

A OI do tipo I é o fenótipo mais leve e é herdado como um traço autossômico dominante. Caracteriza-se por múltiplas fraturas após o nascimento, escleras azuis e alterações da audição. Em alguns casos, são evidentes anormalidades dos dentes.

 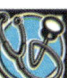 Patologia e Manifestações Clínicas: Em geral, as fraturas iniciais ocorrem quando o lactante começa a sentar e caminhar. Pode haver centenas de fraturas em um ano com movimento mínimo ou traumatismo. No exame radiológico, os ossos são extremamente delgados, delicados e anormalmente curvados (Fig. 26.15). Quando ocorre uma fratura, o calo da fratura pode ser grande a ponto de assemelhar-se a um tumor. À medida que a criança cresce, as fraturas tendem a diminuir em gravidade e freqüência, e a estatura, em geral, não é afetada.

As escleras são muito delgadas, com a cor azul sendo atribuída à coróide subjacente. A perda progressiva da audição, que se desenvolve até surdez total na idade adulta, resulta da fusão dos ossículos auditivos. A frouxidão articular associada ao distúrbio leva, por fim, até cifoscoliose e pés chatos. Por causa da hipoplasia da dentina e da polpa, os dentes são disformes e amarelo-azulados.

Osteogênese Imperfeita Tipo II

A osteogênese imperfeita tipo II é uma doença perinatal, letal com um padrão de hereditariedade autossômico dominante. Os lactantes acometidos nascem mortos ou morrem em alguns dias, de certa forma, sendo esmagados até a morte. Exibem estatura acentuadamente pequena e graves deformidades dos membros, e quase todos os ossos apresentam fraturas durante o parto ou durante as contrações uterinas no trabalho de parto. Como na osteogênese imperfeita tipo I, as escleras são azuis.

Osteogênese Imperfeita Tipo III

A osteogênese imperfeita tipo III é o tipo mais progressivo e deformante da doença e caracteriza-se por muitas fraturas ósseas, retardo do cres-

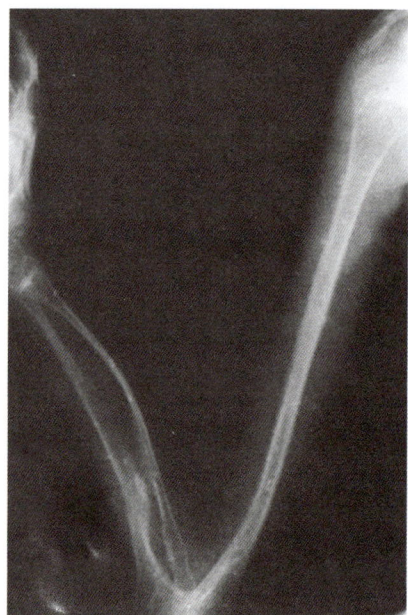

FIGURA 26.15
Osteogênese imperfeita. A radiografia ilustra o úmero e os ossos do antebraço acentuadamente finos e atenuados. Existe um calo de fratura no terço proximal da ulna.

cimento e graves deformidades esqueléticas. O padrão de hereditariedade é autossômico dominante, embora (raramente) sejam relatadas formas autossômicas recessivas. As fraturas estão presentes ao nascimento, mas os ossos são menos frágeis que no tipo II. Esses pacientes acabam desenvolvendo encurtamento grave de sua estatura por causa das fraturas ósseas progressivas e da cifoscoliose grave. Embora as escleras possam ser azuis ao nascimento, tornam-se brancas logo depois. São comuns as alterações nos dentes.

Osteogênese Imperfeita Tipo IV

A osteogênese imperfeita tipo IV é semelhante à do tipo I, exceto pelas escleras, que são normais. O distúrbio é heterogêneo em sua apresentação, e pode haver ou não doença dentária. Nesse distúrbio, ligações cruzadas anormais de colágeno resultam em fibrilas de colágeno finas, delicadas e fracas. Esse colágeno inadequado não permite que o córtex ósseo amadureça, de forma que, ao nascimento, o córtex do osso assemelha-se ao de um feto. O córtex compõe-se de osso reticulado e pequenas áreas de osso lamelar. Em um período de anos, o córtex amadurece, mas tal amadurecimento pode não ocorrer até a adolescência ou mesmo posteriormente. Em qualquer dos casos, a freqüência de fraturas tende a diminuir durante um período longo. Esses pacientes são tratados eficazmente com aparelhos ortopédicos, incluindo pinos inseridos nas cavidades medulares para impedir o efeito de nanismo causado pelas fraturas múltiplas.

Não existe um tratamento único para OI. Recentemente, existem experimentos clínicos em andamento relacionados com células osteoprogenitoras para transplante de medula óssea, fatores de crescimento, bifosfonatos e terapia genética para melhorar a síntese de colágeno, numa tentativa de modificar a evolução e a intensidade da doença. Como ocorre calo ósseo de fratura exuberante, não surpreende alguns casos de OI serem interpretados como osteossarcoma.

A Encondromatose Caracteriza-se por Múltiplos Tumores Cartilaginosos

A encondromatose, também denominada doença de Ollier, *é um distúrbio ósseo caracterizado pelo desenvolvimento de múltiplos tumores cartilaginosos, que ocasionam deformidades ósseas.* A afecção não é estritamente uma doença de amadurecimento ósseo tardio, mas uma doença em que a cartilagem hialina residual, a cartilagem primordial ou a cartilagem da placa de crescimento não sofre ossificação endocondral e permanece nos ossos. Como conseqüência, os ossos mostram múltiplas massas de cartilagem hialina arranjadas anormalmente (encondromas), semelhantes a tumores, com zonas de proliferação e hipertrofia de cartilagem (Fig. 26.16). Esses tumores tendem a localizar-se nas metáfises. À medida que o crescimento se processa, os encondromas organizam-se na diáfise de adolescentes e adultos.

A encondromatose é assimétrica e pode provocar deformidades ósseas. Para alguns pesquisadores, os encondromas representam neoplasias verdadeiras. Esses nódulos de cartilagem exibem uma forte tendência a sofrer alteração maligna para condrossarcomas na vida adulta. Portanto, um paciente com encondromatose que apresenta dor crescente ou uma alteração cada vez mais significativa em um sítio deve ser avaliado para a eliminação da possibilidade de um sarcoma subjacente.

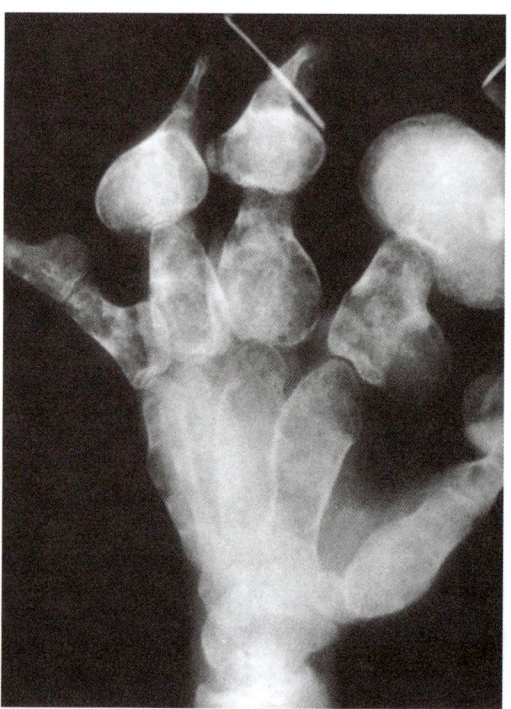

FIGURA 26.16
Encondromatose múltipla (doença de Ollier). A radiografia da mão mostra tumefações bulbosas que representam massas cartilaginosas compostas de cartilagem hialina, a qual, às vezes, encontra-se misturada à cartilagem mixóide mais primitiva.

O *encondroma solitário* apresenta características histológicas semelhantes às da doença de Ollier e afeta principalmente os ossos tubulares das mãos e dos pés. Sofre alteração maligna apenas raramente.

A *síndrome de Maffucci* caracteriza-se por encondromas múltiplos e hemangiomas cavernosos. O distúrbio geralmente manifesta-se em tenra idade e pode provocar deformidades esqueléticas significativas. O condrossarcoma desenvolve-se em até metade de todos os pacientes com a síndrome de Maffucci. A incidência de tumores malignos em outros órgãos também está aumentada nos pacientes com a síndrome de Maffucci.

FRATURA

A lesão óssea mais comum é a fratura, definida como uma descontinuidade do osso. Uma força perpendicular ao eixo longo do osso resulta em uma fratura transversal. Se a força aplicada for no eixo longo do osso, a fratura resultante é causada por compressão. Uma força de torção resulta em uma fratura em espiral, e as forças de cisalhamento de tensão e compressão combinadas provocam angulação e deslocamento das extremidades fraturadas.

Uma força intensa o suficiente para fraturar um osso também lesa os tecidos moles adjacentes. Nessa situação, freqüentemente há (1) necrose muscular extensa, (2) hemorragia provocada por cisalhamento de leitos capilares e vasos maiores dos tecidos moles, (3) laceração de inserções tendinosas e de fixações ligamentares e (4) até mesmo lesão do nervo, provocada por seu estiramento ou esgarçamento direto.

Consolidação da Fratura

No reparo de uma fratura óssea, qualquer coisa em vez da formação de tecido ósseo no local da fratura representa cura incompleta. A consolidação de uma fratura está dividida em três fases: fase inflamatória, fase de reparação e fase de remodelação (Fig. 26.17). A duração de cada fase depende da idade do paciente, do sítio da fratura, das condições gerais de saúde, do estado nutricional do paciente e do grau de lesão em tecidos moles. Além disso, fatores locais, como suprimento vascular e forças mecânicas na área, também participam da consolidação.

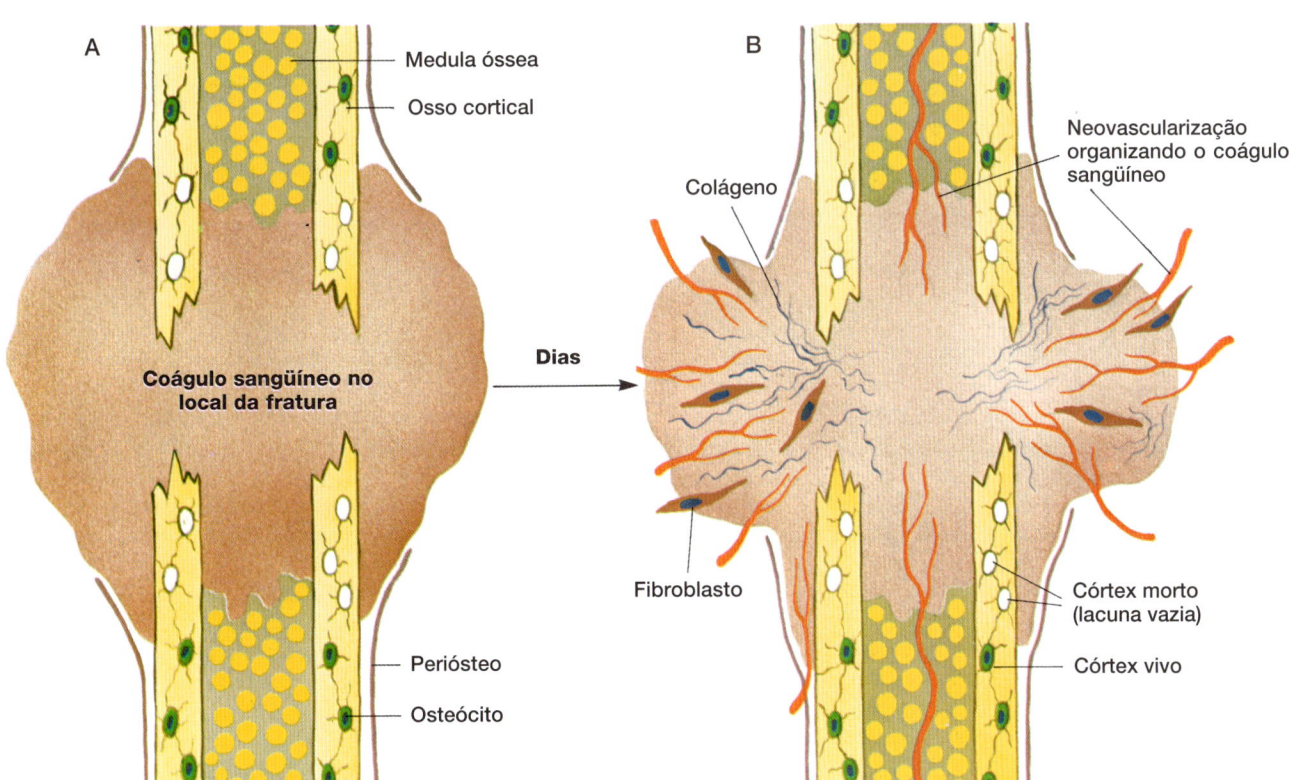

FIGURA 26.17
Consolidação de uma fratura. A. Logo após uma fratura, forma-se extenso coágulo sangüíneo nos tecidos subperiosteais e moles, bem como na cavidade medular. O osso no local da fratura está entalhado. B. A fase inflamatória da consolidação da fratura caracteriza-se por neovascularização e início da organização do coágulo sangüíneo. Como os osteócitos no local da fratura estão mortos, as lacunas estão vazias. Os osteócitos do córtex estão necróticos bem além da fratura, por causa da interrupção traumática das artérias perfurantes oriundas do periósteo. C. A fase de reparo da consolidação da fratura caracteriza-se pela formação de um calo de cartilagem e de osso reticulado próximo do local da fratura. As bordas entalhadas do córtex original foram remodeladas e erodidas por osteoclastos. O espaço medular foi revascularizado e contém osso reticulado reativo, assim como a área periosteal. D. Na fase de remodelação, durante a qual o córtex é revitalizado, o osso reativo pode ser lamelar ou reticulado. O osso novo é organizado ao longo das linhas de estresse e das forças mecânicas. É mantida extensa atividade celular osteoclástica e osteoblástica.

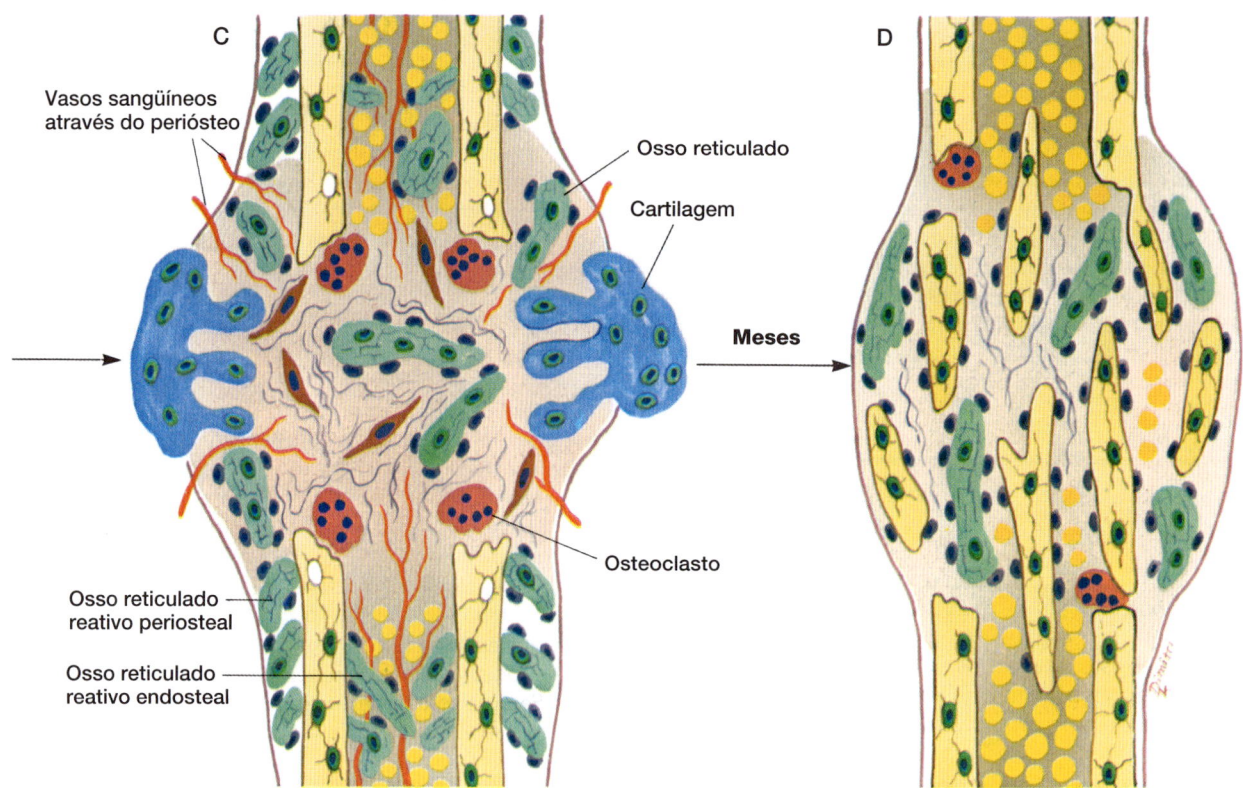

FIGURA 26.17 (continuação)

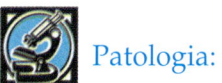 Patologia:

Fase Inflamatória

No primeiro ou no segundo dia após a fratura, a ruptura de vasos sangüíneos no periósteo e tecidos moles adjacentes ocasiona hemorragia extensa. Também há necrose extensa do osso no local da fratura, por causa da ruptura de vasos grandes no osso e da interrupção dos vasos corticais (ou seja, os canais de Volkmann e Havers). **O marco de osso morto é a ausência de osteócitos e lacunas ósseas vazias.**

Em 2 a 5 dias, a hemorragia forma um coágulo grande, que precisa ser reabsorvido para que a fratura possa cicatrizar. A neovascularização começa a ocorrer periférica a esse coágulo sangüíneo. No final da primeira semana, a maior parte do coágulo é organizado por invasão de vasos sangüíneos e fibrose inicial.

O osso mais inicial, invariavelmente osso reticulado, está formado após 7 dias. **Este osso corresponde à "cicatriz" do osso.** Como a formação óssea exige um bom suprimento sangüíneo, as espículas de osso reticulado começam a formar-se na periferia do coágulo. Células mesenquimatosas pluripotentes oriundas de tecido mole e dentro da medula óssea originam os osteoblastos que sintetizam o osso reticulado. Na maioria das fraturas, também se forma cartilagem que, por fim, é reabsorvida por ossificação endocondral. O tecido de granulação contendo osso ou cartilagem é denominado *calo*. Também se forma osso reticulado dentro da cavidade medular na periferia do coágulo sangüíneo, porque também existe tecido vascular nessa localização.

Fase de Reparação

A fase de reparação inicia-se na primeira semana após a fratura e estende-se por meses, dependendo do grau de movimento e da fixação da fratura. Nesse período, as células inflamatórias agudas já se dissiparam. O processo de reparação compreende a diferenciação de células pluripotentes em fibroblastos e osteoblastos. A reparação procede da periferia para o centro do local da fratura e concretiza dois objetivos: (1) organiza e reabsorve o coágulo sangüíneo e (2) mais importante, fornece a neovascularização para a construção do calo, que irá por fim ligar o local da fratura. Os eventos que levam à reparação são os seguintes:

1. Grandes quantidades de osteoclastos dentro dos canais de Havers formam corte de cones que penetram o córtex em direção ao local da fratura. Um novo vaso acompanha o corte de cone, fornecendo nutrientes para essas células e mais células pluripotentes para a renovação celular.
2. Ao mesmo tempo, o calo externo, encontrado na superfície do osso e formado a partir do periósteo e das células mesenquimatosas do tecido mole, continua a crescer em direção ao local de fratura.
3. Simultaneamente, forma-se um calo no endósteo, ou interno, dentro da cavidade medular, que cresce para fora em direção ao local da fratura.

4. Os cortes de cones corticais alcançam o local da fratura, e as extremidades do osso fraturado começam a surgir biseladas e lisas, conforme o local é remodelado por osteoclastos.
5. O mesmo ocorre na superfície endosteal do córtex, conforme o calo interno se dirige para o local da fratura.
6. Onde existem áreas grandes de cartilagem, vasos sangüíneos novos invadem a cartilagem calcificada, após o que a seqüência endocondral duplica a formação de osso na placa de crescimento.

Fase de Remodelagem

Várias semanas após a fratura, o crescimento interno do calo sela as extremidades ósseas e inicia-se a remodelagem. Nessa fase, o osso é reorganizado, de forma que o córtex original é restaurado. Ocasionalmente, o osso é forte o suficiente a ponto de qualificar-se como uma fratura clinicamente consolidada, porém, do ponto de vista biológico, a fratura pode não estar completamente consolidada e continuar sofrendo remodelação durante anos. Por exemplo, o calo de fraturas de costela pode permanecer durante toda a vida porque o movimento respiratório contínuo das costelas rompe vasos sangüíneos e preserva o calo cartilaginoso extenso. Em uma criança, na qual as placas de crescimento ainda estão abertas, o processo normal de modelagem do osso em crescimento sobrepõe-se ao calo, de forma que uma fratura pode não ser reconhecível na vida adulta. Da mesma forma, em uma criança, a angulação de um osso no seu local de fratura pode ser corrigida por um processo normal de modelagem. Se a fratura for próxima às placas de crescimento, os ritmos diferentes de crescimento da placa de crescimento também corrigem a angulação. Entretanto, em adultos, como as placas estão fechadas, a angulação freqüentemente exige correção com dispositivos externos ou internos.

Considerações Especiais

Existem algumas nuances incomuns na consolidação das fraturas que merecem menção.

CONSOLIDAÇÃO PRIMÁRIA: A fratura não resulta, necessariamente, em deslocamento do osso e em lesão do tecido mole. Por exemplo, um orifício de broca no córtex do osso ou uma fratura controlada, como na osteotomia criada com uma serra fina durante cirurgia ortopédica, não desloca o osso. Nessa situação, quase não existe reação de tecidos moles e formação de calo, porque o osso encontra-se rigidamente fixado. O calo de fratura cresce diretamente no sítio da fratura por um processo denominado *consolidação primária*. Esse fato resulta na reconstituição rápida do córtex, incluindo a restauração dos sistemas de Havers. Da mesma forma, se um sítio de fratura for mantido em alinhamento rígido por placas e parafusos de metal, também haverá pouco calo externo. Os cortes de cones corticais, então, serão proeminentes e consolidarão o sítio da fratura rapidamente.

NÃO-UNIÃO: Se um sítio de fratura não curar, a afecção é denominada *não-união*. As causas da não-união incluem interposição dos tecidos moles no local da fratura, movimento excessivo, infecção, pouco suprimento sangüíneo e outros fatores mencionados anteriormente. O movimento contínuo no local de fratura não consolidada também pode ocasionar *pseudo-artrose*, uma condição em que se forma tecido semelhante ao articular. As células de tecido pluripotente tornam-se células sinoviais, secretando líquido sinovial e formando uma estrutura semelhante à articulação. Nesses casos, a fratura nunca consolida, e o material semelhante à articulação precisa ser removido cirurgicamente para que a fratura consolide adequadamente.

A Fratura por Estresse Decorre do Acúmulo de Microfraturas

A fratura por estresse refere-se ao acúmulo de microfraturas induzidas por estresse, que finalmente resultam em uma fratura verdadeira através do córtex do osso.

 Patogenia: Uma fratura por estresse ocorre em ossos nos quais o córtex possui poucos ósteons e apenas quando é aplicado estresse ao córtex. Se o córtex preparado insuficientemente (p. ex., no quinto metatarso) sofrer estresse mecânico repetido, como o produzido por *jogging*, esqui ou balé, o osso produz cortes de cones em uma tentativa de implantar ósteons. Se o estresse continuar e as microfraturas se acumularem, desenvolvem-se calos periosteais e endosteais para fortalecer o osso enquanto ocorre remodelação ativa. Ocorre fratura real como último evento se os estresses forem aplicados continuamente durante a remodelagem.

 Manifestações Clínicas: As fraturas por estresse provocam dor e edema sobre o osso afetado. **No sítio de uma futura fratura por estresse, o calo se forma antes que a fratura ocorra.** Quando a fratura real ocorre, a dor torna-se mais intensa. Nos estágios iniciais desse problema, antes da fratura verdadeira, o aspecto radiográfico pode assemelhar-se ao de um tumor. A biopsia mostrará que o córtex está crivado de corte de cones para remodelação, o que também ocorre com o osso reativo na periferia de um tumor invasivo.

OSTEONECROSE (NECROSE AVASCULAR, NECROSE ASSÉPTICA)

A osteonecrose refere-se à morte de osso e medula sem infecção (Fig. 26.18). As causas da osteonecrose estão relacionadas no Quadro 26.1. O osso necrosado cura-se de forma diferente no córtex e no osso esponjoso subjacente.

 Patologia: **O osso esponjoso necrosado** consolida-se por um processo denominado *"substituição por rastejamento"*, no qual a medula necrótica é substituída por tecido neovascular por meio de invasão, ou rastejamento, o que fornece as células pluripotentes necessárias para a remodelagem óssea. Embora as trabéculas ósseas necróticas possam ser reabsorvidas diretamente por meio de atividade osteoclástica, são, mais comumente, circundadas por osso novo, reticulado ou lamelar, gerado pela atividade osteoblástica do tecido de granulação. No final, o sanduíche composto de osso

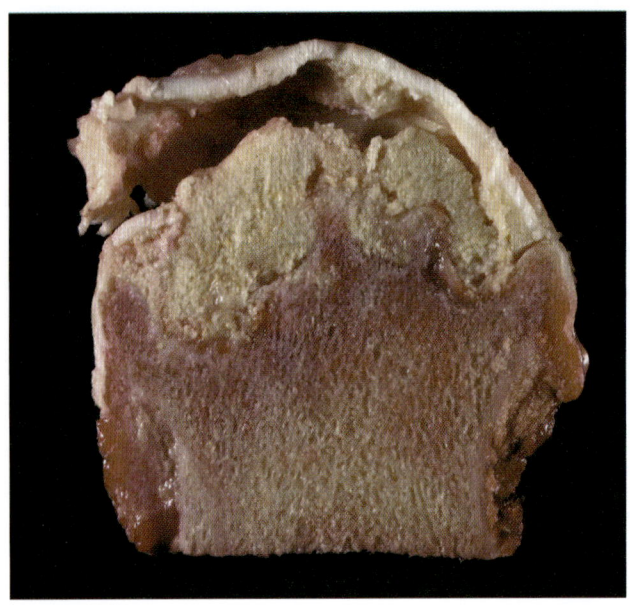

FIGURA 26.18
Osteonecrose da cabeça do fêmur. Um corte coronal mostra uma área circunscrita de infarto subcondral com descolamento parcial da cartilagem articular sobrejacente e osso subarticular.

necrótico no centro e osso viável circundante é remodelado por atividade osteoclástica, e osso novo é depositado por meio de formação óssea intramembranosa.

O osso cortical necrótico é curado por um corte de cone. O corte de cone, conforme discutido anteriormente, forma-se por meio dos canais vasculares preexistentes no córtex. Os sinais adequados alcançam este canal vascular e estimulam a neovascularização pelo tecido mesenquimatoso pluripoten-

---

QUADRO 26.1 Causas de Osteonecrose

Traumatismo, incluindo fratura e cirurgia
Êmbolos, produzindo infarto ósseo focal
Doenças sistêmicas, como policitemia, lúpus eritematoso, doença de Gaucher, doença falciforme e gota
Radiação, interna ou externa
Administração de **corticosteróide**
Necrose óssea focal específica em diferentes locais — por exemplo, na cabeça do fêmur (doença de Legg-Calvé-Perthes) ou no osso navicular (doença de Köhler)
Transplante de órgão, particularmente renal, nos pacientes com hiperparatireoidismo persistente
Osteocondrite dissecante, uma patologia de etiologia desconhecida na qual um pedaço de cartilagem articular e de osso subcondral quebra-se dentro de uma articulação. Acredita-se que ocorra uma área focal de necrose óssea que acaba por se desprender
Auto-enxertos e aloenxertos
Trombose de vasos locais secundária à compressão de tumores adjacentes ou de outras lesões que ocupam espaço
Fatores idiopáticos, como a grande incidência de osteonecrose da cabeça do fêmur em alcoólatras. O osso necrótico se consolida de maneira diferente no córtex e no osso esponjoso subjacente.

---

te circundante. Os osteoclastos abrem seu caminho no osso cortical compacto necrótico, e os osteoblastos vêm atrás. Como conseqüência, são formados túneis no córtex necrótico, levando assim à formação de osso novo. Esse é um processo lento, e, com freqüência, o osso é depositado *de novo* como osso lamelar.

A *doença de Legg-Calvé-Perthes* envolve a cabeça femoral em crianças, e a *osteonecrose idiopática* ocorre em localização semelhante em adultos. Em ambas as condições, um colapso da cabeça femoral pode ocasionar incongruência articular e finalmente osteoartrite grave. O colapso do osso subcondral ocorre como conseqüência de diferentes mecanismos:

- O osso necrótico pode sustentar fraturas por estresse e compactação durante um período longo.
- A porção periférica ao osso necrótico pode sofrer neovascularização. No exame radiológico, existe uma área transparente circundando a zona necrótica.
- A cartilagem articular rígida e o osso subcondral podem de fato rachar à medida que a zona necrótica subcondral sofre colapso, produzindo uma fratura.

Uma radiografia na necrose avascular freqüentemente mostra a zona necrótica como radiodensa, por causa (1) da relativa osteoporose no osso viável circundante em comparação com osso necrótico não modificado; (2) da adição de osso novo através de substituição por rastejamento e (3) da formação de sabões de cálcio, formados em decorrência de necrose da gordura medular; e (4) compactação verdadeira do osso morto preexistente. É possível que insuficiência vascular arterial terminal focal possa preceder esses eventos, porque a zona necrótica tende a apresentar forma de cunha.

FORMAÇÃO ÓSSEA REATIVA

O osso reativo é um osso intramembranoso formado em resposta a estresse sobre o osso ou sobre tecido mole. Condições como tumores, infecções, traumatismo, ou doença generalizada ou focal, podem estimular a formação de osso.

 Patologia: O periósteo pode responder com um padrão de *raios de sol* (Fig. 26.19), conforme observado em certos tumores, ou uma deposição progressiva de camadas do periósteo, que produz um *padrão de casca de cebola* do córtex. A superfície do endósteo ou da medula pode produzir osso novo, de forma que, nos estudos radiológicos, o córtex aparece espessado e o osso esponjoso aparece mais denso.

O osso reativo, dependendo das taxas de deposição, pode ser reticulado ou lamelar. Por exemplo, osso reativo ao redor de uma infecção crônica, como a osteomielite crônica, pode ser depositado *de novo* como osso lamelar a partir do periósteo. Nesse caso, o osso tem tempo para responder ao estresse persistente. Da mesma forma, um tumor benigno pode estimular uma reação de osso lamelar. Por outro lado, um tumor de crescimento rápido tem mais probabilidade de promover formação de osso reticulado como resposta ao crescimento rápido das células tumorais. Invariavelmente, o osso reativo é do tipo intramembranoso, porque deriva do periósteo ou do tecido endosteal da medula óssea.

Calcificação Heterotópica Acomete Tecidos Moles

A formação de osso reativo deve ser diferenciada da *calcificação heterotópica*, que é simplesmente a deposição de minerais acelulares nos tecidos moles. A formação de osso reativo, ou a formação de osso heterotópico, implica a produção de osso reticulado ou lamelar, que pode ou não estar mineralizado. Radiologicamente, essas entidades são, em geral, diferentes. Com freqüência, o osso reativo apresenta um padrão de espículas ou trabéculas, enquanto a calcificação heterotópica apresenta um aspecto amorfo, irregular e manchado. A calcificação heterotópica tende a ocorrer em tecido mole necrótico ou em cartilagem e, em geral, é mais densa que o osso na radiografia. A calcificação heterotópica aparece de duas formas:

- A **calcificação metastática** ocorre em condições nas quais existe aumento do produto cálcio-fósforo. Assim, os estados hipercalcêmicos ou as alterações hiperfosfatêmicas predispõem os tecidos moles normais à calcificação.
- **Calcificação distrófica** é vista em tecidos moles anormais como tumores, doenças degenerativas como arteriosclerose e em áreas sujeitas a traumatismo. Além disso, a perda da função neurológica, como, por exemplo, na quadriplegia e na hemiplegia, predispõe as partes afetadas a calcificação de tecido mole.

A Miosite Ossificante É a Formação de Osso no Músculo após Lesão

A miosite ossificante, também denominada *ossificação heterotópica*, acomete pessoas jovens e, embora seja completamente benigna, com freqüência mimetiza uma neoplasia maligna.

 Patogenia: Tipicamente, a lesão ocorre como conseqüência de traumatismo contuso do músculo e dos tecidos moles, em geral do membro inferior. A neovascularização periférica do hematoma resultante leva, em curto espaço de tempo, à formação de espículas ósseas no tecido mole, porque o meio local é semelhante ao do hematoma inicial em uma fratura em consolidação. Como a miosite ossificante freqüentemente ocorre perto de um osso, como o fêmur ou a tíbia, ela pode ser diagnosticada incorretamente na radiografia como um tumor maligno formador de osso.

 Patologia: Histologicamente, o osso reticulado é formado dentro do tecido de granulação (Fig. 26.20). Em uma lesão inicial de miosite ossificante, as células do osso reticulado e do tecido mole circunvizinho são pleomórficas e mostram mitoses abundantes, um aspecto histológico que

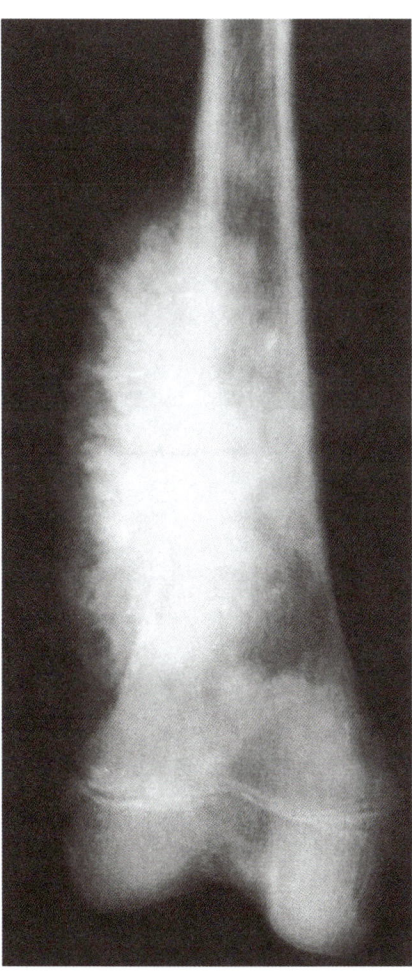

FIGURA 26.19
Formação óssea reativa. A radiografia de um fêmur ressecado apresentando um osteossarcoma mostra um padrão de raios de sol de osso novo hiperdenso na diáfise distal e na metáfise. Essa radiodensidade deve-se ao osso reticulado produzido pelo sarcoma e pela reação periosteal do osso que abriga a lesão. A placa epifisária está representada como uma linha transparente transversal que separa a metáfise da epífise. O osso radiodenso com radiações estende-se além do periósteo para os tecidos moles, obscurecendo a arquitetura óssea subjacente.

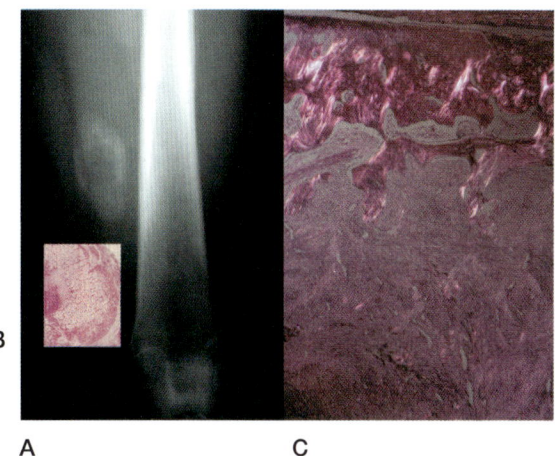

FIGURA 26.20
Miosite ossificante circunscrita. A. Radiografia da coxa mostra uma massa de tecido mole com um centro radiotransparente e ossificação que se torna mais densa na periferia. B. O detalhe exibe a massa sob menor aumento. Ocorre progressão a partir de um centro hemorrágico circunscrito através de tecido fibroso, trabéculas descontínuas e finalmente até osso compacto, correspondendo à concha óssea vista à radiografia. C. O maior aumento sob luz polarizada demonstra progressão da formação óssea até estrato compacto e até mesmo a presença de uma pequena quantidade de osso lamelar.

também tem semelhança com tumor maligno. **A característica principal que distingue miosite ossificante de uma neoplasia é que o osso amadurece perifericamente, enquanto é imaturo ou não é formado no centro da lesão.** O fenômeno de maturidade periférica com imaturidade central é denominado *efeito de zoneamento* e indica claramente um processo reativo. Uma neoplasia apresenta um efeito de zoneamento oposto, porque a maior parte do tecido maduro do tumor localiza-se centralmente. Numa lesão bem desenvolvida, esse fenômeno pode ser visto à radiologia (Fig. 26.20).

O padrão de crescimento da miosite ossificante reflete o crescimento para dentro do tecido neovascular a partir da parte periférica para o centro da área lesada. Nos estágios tardios, pode conter cartilagem e até mesmo osso lamelar. Dessa forma, em uma lesão bem desenvolvida, pode mimetizar um osso sesamóide no tecido mole.

INFECÇÕES

A Osteomielite É uma Infecção Bacteriana do Osso

A osteomielite é uma inflamação do osso e da medula óssea. Embora qualquer agente infeccioso possa causá-la, o termo é usado com maior freqüência para definir inflamação causada por infecção bacteriana. Os patógenos mais comuns são espécies de *Staphylococcus*, mas outros microrganismos, como *Escherichia coli*, *Neisseria gonorrhoeae*, *Haemophilus influenzae*, e espécies de *Salmonella*, também são encontrados. Os microrganismos são introduzidos pela via hematógena ou diretamente no osso.

Penetração Direta

Atualmente, a infecção por penetração direta ou por extensão de bactérias é a causa mais comum de osteomielite nos Estados Unidos. As bactérias são introduzidas diretamente no osso via feridas penetrantes, fraturas ou cirurgia. Estafilococos e estreptococos ainda são incriminados com freqüência, mas em 25% das infecções pós-cirúrgicas são detectados microrganismos anaeróbicos. Raramente, é possível um microrganismo Gram-negativo semear o quadril após um procedimento cirúrgico urológico ou gastrintestinal.

Osteomielite Hematógena

Microrganismos infecciosos podem atingir o osso a partir de um foco em um outro local do corpo através da corrente sangüínea. Freqüentemente, o próprio foco, por exemplo, uma pústula na pele ou dentes e gengivas infectados, representa pouca ameaça. Alguns sugerem que mesmo a mera escovação de dentes cria uma bacteremia temporária, que pode permitir que os microrganismos alcancem o osso.

Os sítios mais comumente afetados por osteomielite hematógena são as extremidades dos ossos longos, como no joelho, tornozelo e quadril. A infecção acomete principalmente meninos com 5 a 15 anos de idade, mas, algumas vezes, é vista em grupos etários mais idosos também. Viciados em drogas podem desenvolver osteomielite hematógena a partir de agulhas infectadas.

Patogenia e Patologia: A osteomielite hematógena afeta primariamente a área metafisária, por causa do suprimento vascular único nessa região (Fig. 26.21). Normalmente, as arteríolas penetram na porção calcificada da placa de crescimento, formam uma alça e então desembocam na cavidade medular sem estabelecer um leito capilar. Esse sistema de alça permite a desaceleração e a estase do fluxo sangüíneo, dessa forma proporcionando tempo para as bactérias penetrarem nas paredes dos vasos sangüíneos e estabelecerem um foco infeccioso dentro da medula. Se o microrganismo for virulento e continuar a proliferar, criará maior pressão nos vasos adjacentes de paredes delgadas, porque esses vasos localizam-se em um espaço fechado, a cavidade medular do osso. Tal pressão compromete posteriormente o fornecimento vascular nessa região e produz necrose óssea. As áreas necrosadas coalescem em uma zona avascular, permitindo assim proliferação bacteriana adicional.

Se a infecção não for contida, pus e bactérias estendem-se para os canais vasculares endosteais que suprem o córtex e disseminam-se através dos canais de Volkmann e Havers do córtex. Com o desenvolvimento do processo, haverá formação de pus sob o periósteo, destruindo as artérias perfurantes do periósteo e desvitalizando mais o córtex. O pus flui entre o periósteo e o córtex, isolando mais osso de seu suprimento sangüíneo, e pode até mesmo invadir a articulação. Por fim, o pus penetra no periósteo e na pele, formando uma fístula (Fig. 26.22). A fístula que se estende da cloaca até a pele pode se tornar epitelizada pela epiderme que cresce no interior da fístula. Quando isso ocorre, a fístula invariavelmente permanece aberta, drenando pus, osso necrosado e bactérias continuamente.

A formação periosteal de osso novo e a formação óssea reativa na medula tendem a isolar a infecção. Ao mesmo tempo, a atividade osteoclástica reabsorve osso. Se a infecção for virulenta, essa tentativa de contê-la é esmagada e a infecção corre através do osso, praticamente sem formação óssea e com necrose óssea extensa. Mais comumente, células pluripotentes modulam-se em osteoblastos numa tentativa de bloquear a infecção. Podem desenvolver-se diferentes lesões:

- **Cloaca** é o orifício formado no osso durante a formação de uma fístula.
- **Seqüestro** é um fragmento de osso necrosado imerso em pus.
- **Abscesso de Brodie** consiste em osso reativo oriundo do periósteo e do endósteo, que circunda e contém a infecção.
- **Invólucro** refere-se a uma lesão na qual a formação periosteal de osso novo origina uma bainha ao redor do seqüestro necrótico. Um invólucro que envolve um osso inteiro pode existir durante vários anos até o paciente procurar ajuda médica.

Em crianças muito pequenas (1 ano de idade ou menos) com osteomielite, a articulação adjacente freqüentemente está envolvida, porque o periósteo não se encontra aderido firmemente ao córtex. A partir de 1 ano de idade até a puberdade, são comuns os abscessos subperiósteos. A disseminação para articulações adjacentes também pode ocorrer em adultos.

Osteomielite Vertebral

Em adultos, a osteomielite freqüentemente envolve os corpos vertebrais (Fig. 26.23). O disco intervertebral não é uma barrei-

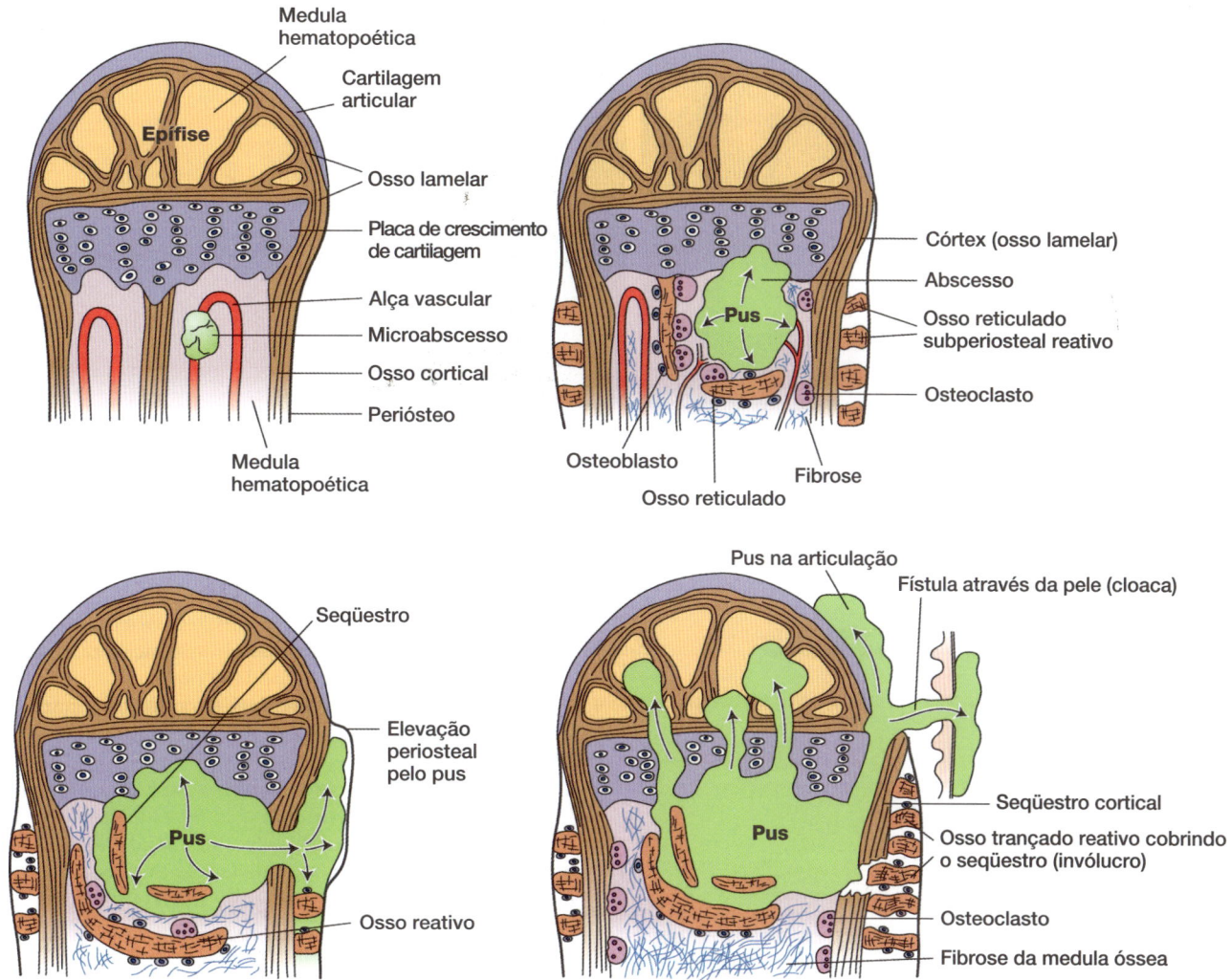

FIGURA 26.21
Patogenia da osteomielite hematogênica. A. A epífise, a metáfise e a placa de crescimento são normais. Um pequeno microabscesso séptico está se formando na alça capilar. **B.** A expansão do foco séptico estimula a reabsorção de trabéculas ósseas adjacentes. O osso reticulado começa a circundar esse foco. O abscesso expande-se para a cartilagem e estimula a formação óssea reativa pelo periósteo. **C.** O abscesso, que continua a expandir-se através do córtex para o tecido subperiosteal, cisalha as artérias perfurantes que nutrem o córtex com sangue, dessa forma levando à necrose do córtex. **D.** A extensão desse processo para o espaço articular, a epífise e a pele produz uma fístula. O osso necrótico é denominado *seqüestro*. O osso viável que circunda um seqüestro é denominado *invólucro*.

ra para a osteomielite bacteriana, particularmente para a infecção estafilocócica. As infecções migram de uma vértebra para a seguinte, diretamente, atravessando o disco intervertebral. Alguns pesquisadores consideram o disco intervertebral a fonte primária de infecção, a assim chamada *discite*. O disco expande-se com pus e por fim é destruído conforme o pus penetra nos corpos vertebrais adjacentes.

Metade ou mais dos casos de osteomielite vertebral é causada por *Staphylococcus aureus*. Vinte por cento representam infecções por *E. coli* e outros microrganismos entéricos, muitos dos quais originam-se do trato urinário. Também são vistas espécies de *Salmonella* nos corpos vertebrais, assim como espécies de *Brucella*. Os fatores predisponentes são abuso de drogas endovenosas, infecções do trato urinário superior, procedimentos urológicos e disseminação hematógena de microrganismos a partir de outros sítios. Dor lombar, com sensibilidade sobre a área da infecção, está associada a febre baixa e velocidade de hemossedimentação aumentada.

Algumas vezes, um abscesso paravertebral drenando o osso pode "apontar" e emergir na virilha ou em outro local. A osteomielite vertebral pode provocar (1) colapso vertebral com abscessos paravertebrais, (2) abscessos epidurais espinhais, com compressão da medula pelo abscesso ou pelos fragmentos deslocados do osso infectado e (3) fraturas por compressão do corpo vertebral, ocasionando déficits neurológicos.

Complicações

As complicações da osteomielite incluem:

- **Septicemia:** Pode ocorrer disseminação de microrganismos pela corrente sangüínea, como conseqüência de infecção óssea. É incomum a osteomielite decorrer de septicemia.
- **Artrite bacteriana aguda:** A infecção da articulação surge como conseqüência de osteomielite em crianças e adultos e representa uma emergência médica. A digestão direta da

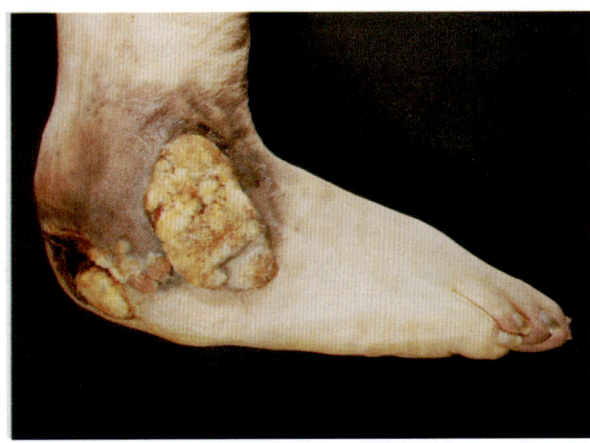
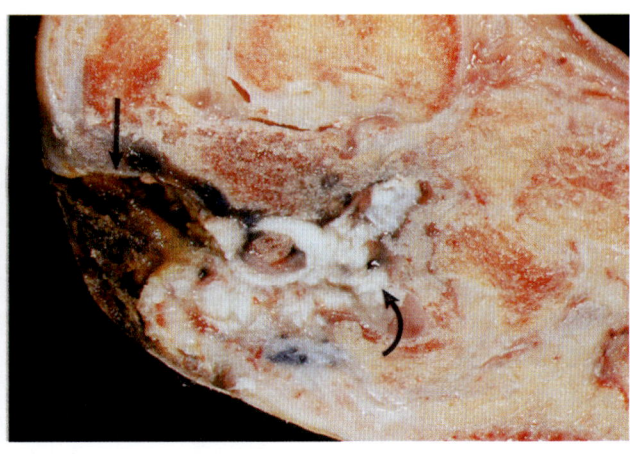

FIGURA 26.22
Osteomielite crônica. A. Neste paciente com osteomielite crônica, a pele sobrejacente ao osso infectado está ulcerada e uma fístula (*área escura*) é evidente no calcanhar. B. Após a amputação do pé, um corte sagital mostra uma fístula (*seta reta*) que liga o osso infectado à superfície da pele ulcerada. O tecido branco (*seta curva*) é carcinoma de células escamosas invasivo, que surgiu na pele.

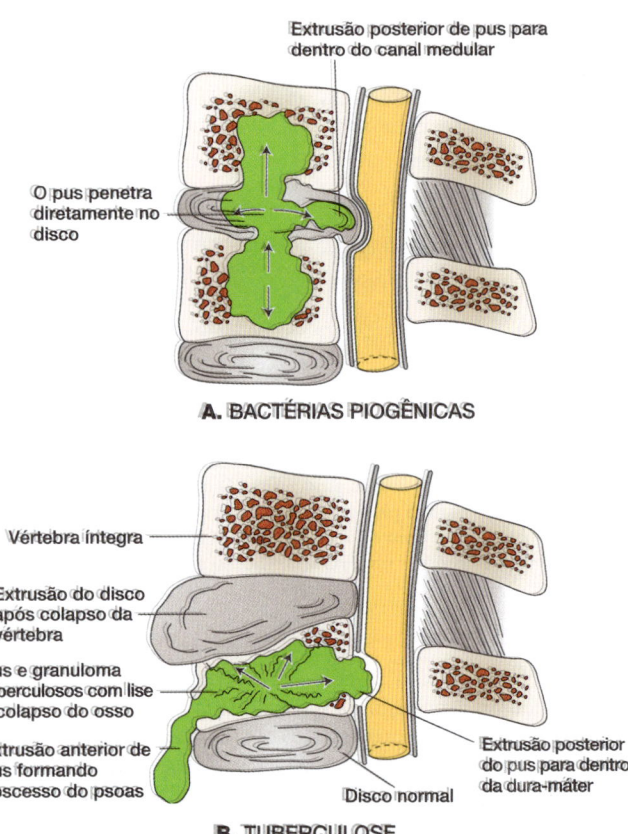

FIGURA 26.23
Osteomielite do corpo vertebral. A. A osteomielite bacteriana expande-se a partir de um corpo vertebral para o seguinte por meio de invasão direta do disco intervertebral e pode verdadeiramente empurrá-lo para trás em direção ao canal medular. A seqüência de eventos na cavidade medular óssea é semelhante àquela em um osso longo. B. Na osteomielite tuberculosa, o osso é destruído por reabsorção das trabéculas ósseas, o que resulta em colapso mecânico das vértebras e extrusão do disco intervertebral. Os microrganismos tuberculosos não conseguem penetrar o disco intervertebral diretamente; em vez disso, estendem-se de uma vértebra para a seguinte após as forças mecânicas destruírem e deslocarem o disco intervertebral.

cartilagem por células inflamatórias destrói a cartilagem articular e provoca osteoartrite. A intervenção rápida para impedir essa complicação é fundamental.

- **Fraturas patológicas:** A osteomielite pode ocasionar fraturas, que se consolidam mal e podem exigir drenagem cirúrgica.
- **Carcinoma de células escamosas:** Esse câncer desenvolve-se no osso ou na fístula de osteomielite crônica duradoura, em geral anos após a infecção inicial. Nesses casos, o tecido escamoso surge da epitelização do trajeto fistuloso e, com a evolução do processo, sofre transformação maligna (Fig. 26.22).
- **Amiloidose:** Essa doença sistêmica era uma complicação comum da osteomielite crônica na era pré-antibiótica e, com freqüência, os pacientes morriam de doença cardíaca e doença renal. Atualmente, é rara em habitantes de países industrializados.
- **Osteomielite crônica:** A infecção crônica do osso pode suceder a osteomielite aguda. A osteomielite crônica, especialmente aquela que envolve todo o osso, é incurável porque o osso necrosado ou os seqüestros funcionam como corpos estranhos em áreas avasculares, e os antibióticos não alcançam as bactérias. Portanto, a osteomielite crônica é tratada de forma sintomática com cirurgia ou com antibióticos durante toda a vida do paciente.

Manifestações Clínicas: A osteomielite hematógena em crianças é vista como uma doença súbita, com febre e toxicidade sistêmica, ou como uma doença subaguda na qual predominam as manifestações locais. Tumefação, eritema e sensibilidade sobre o osso envolvido são característicos. A leucometria freqüentemente está muito aumentada, mas está normal em tantos casos que a ausência de leucocitose não exclui a doença.

O tratamento da osteomielite depende do estágio da infecção. A osteomielite inicial é tratada com antibióticos endovenosos durante 6 semanas ou mais. Utiliza-se a cirurgia para drenar e descomprimir a infecção dentro do osso ou para drenar abscessos que não respondem à antibioticoterapia. Conforme mencionado anteriormente, na osteomielite crônica de longa duração, os antibióticos individualmente não são curativos e, com freqüência, há necessidade de desbridamento cirúrgico extenso do osso necrótico.

A Tuberculose Reflete um Foco Primário em Algum Local

A tuberculose do osso invariavelmente origina-se em outros focos, geralmente pulmões ou linfonodos (ver Cap. 9). Quando a infecção do osso é provocada pelo raro tipo de bacilo tuberculoso bovino, o foco inicial é freqüentemente o intestino ou as tonsilas. As micobactérias disseminam-se para o osso de forma hematógena; apenas raramente há disseminação direta para o osso a partir do pulmão ou linfonodo.

Espondilite Tuberculosa (Doença de Pott)

A espondilite tuberculosa, ou seja, a infecção da coluna vertebral, é uma complicação temida da tuberculose da infância. A doença afeta os corpos das vértebras, poupando as lâminas e as espinhas e as vértebras adjacentes (ver Figs. 26.23 e 26.24). Com o tratamento antibiótico, a doença de Pott é rara. As vértebras torácicas geralmente são afetadas, em especial a décima primeira vértebra torácica, com as vértebras lombares e cervicais sendo menos comumente envolvidas.

 Patologia: O processo patológico na espondilite tuberculosa é semelhante ao de outros locais. Os granulomas tuberculosos primeiro produzem necrose caseosa da medula óssea, um efeito que ocasiona reabsorção lenta de trabéculas ósseas e, algumas vezes, espaços císticos no osso. **Como existe pouca ou nenhuma formação óssea reativa, é comum o colapso da vértebra afetada, seguindo-se cifose e escoliose.** O disco intervertebral é esmagado e destruído pela fratura por compressão, e não pela invasão de microrganismos. O típico corcunda do passado com freqüência era uma vítima da doença de Pott.

Se a infecção romper-se no tecido mole anteriormente, pus e detritos necróticos drenam ao longo dos ligamentos espinhais e formam um *abscesso frio*, expressão que significa ausência de inflamação aguda. Um *abscesso do psoas* forma-se próximo das vértebras lombares inferiores e disseca ao longo da pelve, emergindo através da pele da região inguinal como uma fístula. Esse processo pode ocorrer sem quaisquer sintomas anteriores e pode ser a primeira manifestação de espondilite tuberculosa. A paraplegia resulta da insuficiência vascular dos nervos espinhais, e não da pressão direta.

Artrite Tuberculosa

A disseminação hematógena da tuberculose pode levar microrganismos para a cápsula articular, sinóvia ou porção intracapsular do osso. A tuberculose provoca granulomas no tecido sinovial, o qual, então, torna-se edematoso e papilar e pode preencher todo o espaço articular. A destruição maciça da cartilagem articular é conseqüente ao tecido de granulação corroendo o osso gradativamente. A articulação destruída é substituída por osso, um efeito que cria uma articulação imóvel (*anquilose óssea*).

Osteomielite Tuberculosa dos Ossos Longos

A infecção dos ossos longos é a manifestação menos comum da tuberculose. A tuberculose de um osso longo ocorre próximo à articulação, na qual também produz artrite. Por razões desconhecidas, o trocânter maior do fêmur é um local comum para essa doença.

A Sífilis É Rara Atualmente

A sífilis provoca uma doença inflamatória crônica e lentamente progressiva do osso, caracterizada por granulomas, necrose e formação óssea reativa acentuada. Pode ser adquirida por contato sexual ou pode ser passada da placenta da mãe para o feto (ver Cap. 9). As alterações ósseas na sífilis dependem da idade do paciente, das alterações endosteais e periosteais e da presença ou ausência de gomas.

 Patologia:

Sífilis Congênita

O envolvimento do osso na sífilis congênita pode surgir logo no quinto mês de gestação e está completamente desenvolvido ao nascimento. As espiroquetas são onipresentes na epífise e no periósteo, nos quais produzem osteocondrites (epifisite) e periostite, respectivamente (Fig. 26.25). Se a doença for grave, a epífise pode tornar-se deslocada, deixando a criança com um membro afuncional (*pseudoparalisia de Parrot*).

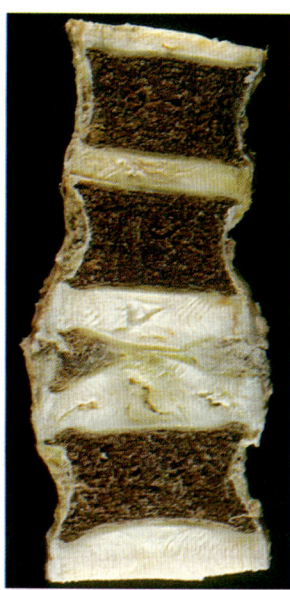

FIGURA 26.24
Espondilite tuberculosa (doença de Pott). Um corpo vertebral está quase completamente substituído por tecido tuberculoso. Observe a preservação dos discos intervertebrais.

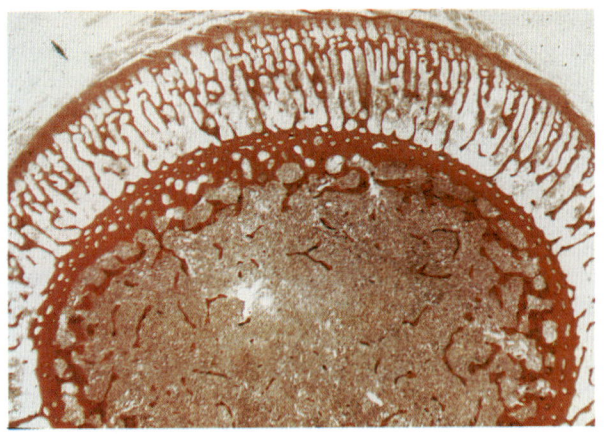

FIGURA 26.25
Sífilis congênita do osso. O corte transversal de um osso tubular infectado por sífilis mostra neoformação óssea periosteal acentuada. A cavidade medular está preenchida com infiltrado linfoplasmocítico que substitui a gordura medular normal. O córtex está destruído de modo irregular pela reabsorção osteoclástica, um processo que estimula a formação de osso novo periosteal.

O joelho é mais freqüentemente afetado pela sífilis congênita. A placa de crescimento fica irregularmente alargada e exibe uma coloração amarelada. A zona da cartilagem calcificada é destruída, e os espaços medulares são preenchidos por muitos linfócitos, plasmócitos e espiroquetas. Como o periósteo é estimulado a produzir osso reativo, a espessura do córtex pode, na verdade, estar dobrada. O infiltrado inflamatório permeia o córtex através dos canais de Volkmann e Havers e assenta-se no periósteo elevado. Por fim, à medida que os ossos afetados crescem, tornam-se curtos e deformados.

Sífilis Adquirida

A sífilis adquirida em adultos produz lesões do osso no início do estágio terciário, 2 a 5 anos após a inoculação dos microrganismos. A periostite é predominante porque as placas de crescimento já se fecharam. Os ossos mais comumente afetados são tíbia, nariz, palato e crânio. As lesões tibiais são acentuadas por uma periostite, com deposição de osso novo sobre as faces medial e anterior da diáfise, um processo responsável pela deformidade da *tíbia em sabre*. O crânio também está com espessura maior por causa do estímulo periosteal.

A formação de gomas é mais comum durante o estágio terciário da doença. O osso adjacente às gomas é lentamente substituído por medula fibrosa. Por fim, ocorrem perfurações através do córtex. As superfícies periosteais espessadas, muito irregulares, perfuradas por orifícios e ulcerações serpiginosas, são características da sífilis. A lise e o colapso dos ossos do nariz e do palato produzem o clássico *nariz em sela*: perfuração, destruição e colapso do septo nasal.

HISTIOCITOSE DE CÉLULAS DE LANGERHANS

A histiocitose de células de Langerhans (HCL) é uma expressão genérica (anteriormente denominada histiocitose X*) para três entidades caracterizadas pela proliferação de células de Langerhans em vários tecidos: (1)* granuloma eosinofílico, uma forma localizada, (2) doença de Hand-Schüller-Christian, uma variante disseminada e (3) doença de Letterer-Siwe, uma doença generalizada fulminante e freqüentemente fatal (ver Cap. 20). O termo *histiócito* é sinônimo de macrófago tissular, e o uso do nome *histiocitose* baseou-se primeiramente na presunção de que as células proliferadas eram histiócitos.

 Patologia: O aspecto histológico dos ossos em todas as três variantes de HCL é idêntico e caracterizado por coleções de células fagocíticas grandes com citoplasma espumoso eosinofílico pálido e núcleo lobulado (Fig. 26.26). À microscopia eletrônica, essas células apresentam as estruturas tubulares típicas, em forma de raquete (*grânulos de Birbeck*), vistas nas células de Langerhans da pele (Fig. 26.26C). Muitos eosinófilos dispersos localizam-se nas lesões, algumas vezes formando coleções denominadas *abscessos eosinofílicos*. Células gigantes multinucleadas do tipo corpo estranho (Touton) são vistas com freqüência na lesão, bem como células inflamatórias crônicas.

As lesões da HCL podem ocorrer em qualquer parte do corpo, incluindo ossos, pele, cérebro, pulmões, linfonodos, fígado e baço. Embora a deposição de colesterol seja proeminente nos macrófagos, não existe alteração definida relacionada com o metabolismo de colesterol, e esses pacientes não exibem hipercolesterolemia.

Em todas as três doenças, os achados radiológicos nos ossos são idênticos. As lesões podem ocorrer na metáfise ou na diáfise de um osso longo, ou em um osso plano, especialmente no crânio. Elas são visualizadas como defeitos líticos em saca-bocados, sem praticamente osso reativo algum. Essas lesões podem levar a fraturas e formação de calo periósteo.

O Granuloma Eosinofílico É uma Doença Autolimitada

O granuloma eosinofílico, em sua forma solitária ou em suas formas múltiplas, é responsável por 70% de todos os casos de HCL. É visto em geral nas primeiras duas décadas de vida, mas ocasionalmente em pessoas mais velhas. Tipicamente, existem duas ou mais áreas líticas nos ossos do esqueleto axial ou apendicular (Fig. 26.26A) ou nas vértebras. As lesões podem provocar dor leve ou podem ser um achado ocasional em uma radiografia de tórax rotineira. Focos da doença nas vértebras lombares superiores ou nas torácicas inferiores podem levar a colapso e fraturas patológicas. Regra geral, ocorre recuperação.

A Doença de Hand-Schüller-Christian Acomete Crianças Pequenas

A doença de Hand-Schüller-Christian ocorre em crianças mais novas (2 a 5 anos de idade) e é mais disseminada que o granuloma eosinofílico. Representa cerca de 20% de todos os casos de HCL. O distúrbio caracteriza-se por lesões ósseas transparentes, mais freqüentemente na calvária, costelas, pelve e escápulas. O envolvimento do osso maxilar resulta na perda de dentes, evidenciada radiologicamente como "dentes flutuantes". Uma lesão pode infiltrar o espaço retroorbitário, produzindo exoftalmia. A infiltração do pedúnculo do hipotálamo pelas células de Langerhans proliferadas causa diabetes insípido. Vinte por cento dos pacientes apresentam linfadenopatia e infiltrados no pulmão.

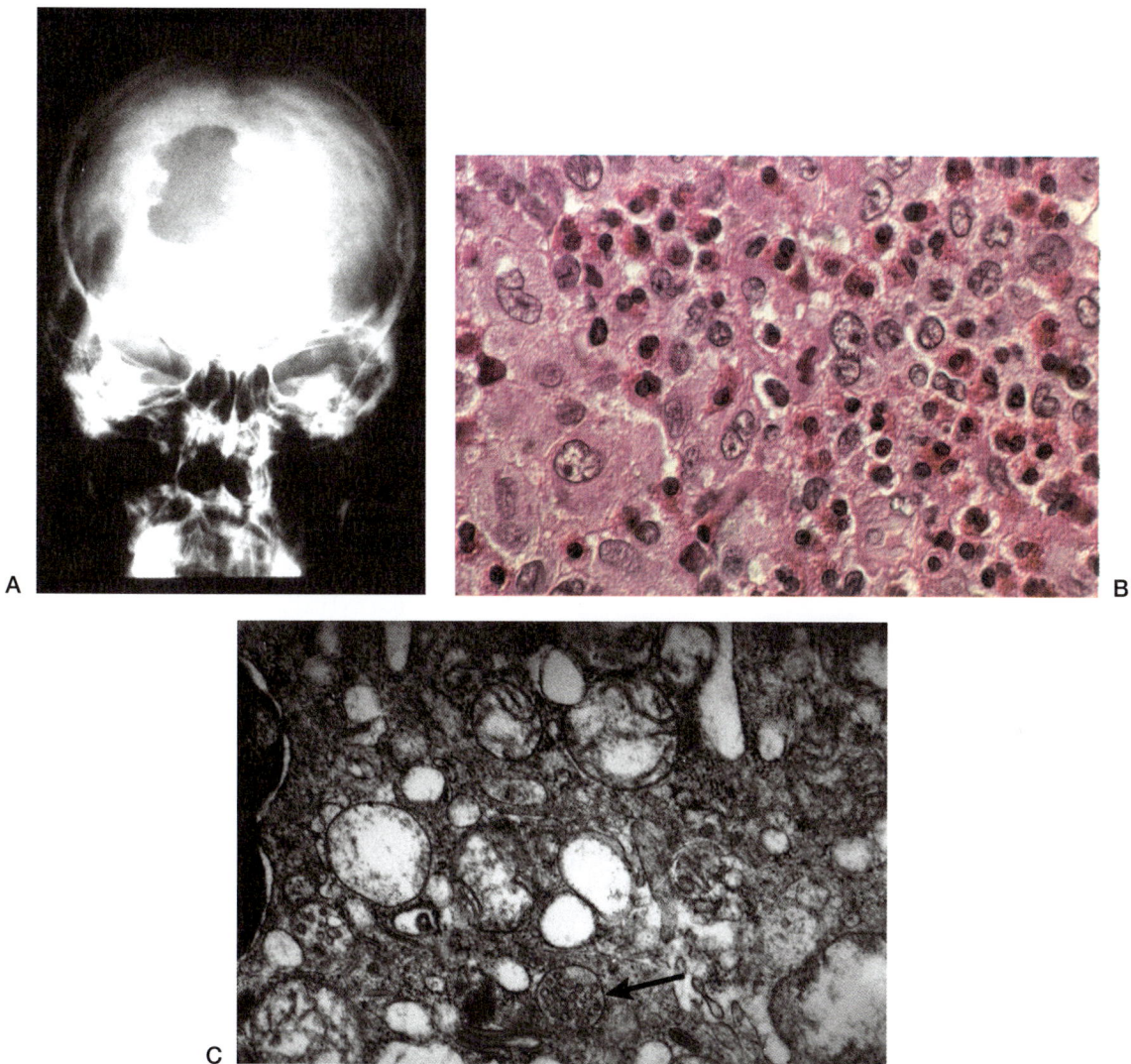

FIGURA 26.26
Granuloma eosinofílico. A. A radiografia do crânio mostra uma grande lesão lítica. B. Uma fotomicrografia revela histiócitos grandes e globosos (células de Langerhans) com núcleos chanfrados ocasionalmente e vesiculares, e eosinófilos. C. Micrografia eletrônica de um histiócito de Langerhans exibe grânulos de Birbeck (seta).

Lesões cutâneas crostosas, vermelhas e exsudativas ocorrem na linha de implantação dos cabelos e sobre as superfícies extensoras das extremidades, abdome e, ocasionalmente, a sola dos pés. A surdez é conseqüente ao envolvimento do canal auditivo externo e das células aéreas mastóides. Um terço dos pacientes acometidos demonstra doença no fígado e no baço, e 40% apresentam lesões ósseas, metade das quais envolvendo o crânio. Desse modo, a tríade clássica da doença de Hand-Schüller-Christian, **(1) lesões radiotransparentes do crânio, (2) diabetes insípido e (3) exoftalmia,** ocorre em apenas um terço dos pacientes.

A Doença de Letterer-Siwe É uma Doença de Lactentes Potencialmente Fatal

A doença de Letterer-Siwe é uma patologia sistêmica agressiva que ocorre em crianças com menos de 2 anos de idade e responde por 10% dos casos de HCL. As crianças acometidas não se desenvolvem e tornam-se caquéticas. O envolvimento de múltiplos órgãos culmina em hepatosplenomegalia maciça, linfadenopatia, anemia, leucopenia e trombocitopenia. Lesões seborréicas na pele e amplamente disseminadas, com freqüência hemorrágicas, são comuns. As lesões ósseas não são proeminentes inicialmente, mas a substituição medular progressiva e a infiltração pulmonar algumas vezes provocam a morte.

Manifestações Clínicas: O granuloma eosinofílico é uma doença autolimitada e a maioria das lesões desaparece por si. Uma lesão no osso poderá exigir curetagem e tamponamento com lascas de osso. Algumas vezes, a própria biópsia é suficiente para estimular a reparação da lesão lítica. Uma vértebra colapsada pode verdadeiramente reconstituir-se com o passar do tempo. A doença de Hand-Schüller-Christian pode demandar radioterapia para algumas lesões ósseas e retroorbitárias. O diabetes insípido parece ser irreversível, apesar da irradiação da região hipofisária. Drogas como corticosteróides, ciclofosfamida e agentes tumoricidas também podem ser utilizadas para tratar a doença de Hand-Schüller-Christian. Da mesma forma, uma terapia agressiva para doença de Letterer-Siwe pode melhorar o prognóstico.

Doenças Metabólicas Ósseas

As doenças metabólicas ósseas são definidas como distúrbios do metabolismo que resultam em efeitos estruturais secundários no esqueleto, incluindo massa óssea diminuída devido à diminuição da síntese ou ao aumento da sua destruição, redução da mineralização óssea, ou ambas. Como as doenças metabólicas ósseas são sistêmicas, uma biopsia de qualquer osso deverá revelar a anormalidade, embora sua intensidade possa variar nas diferentes partes do esqueleto (Fig. 26.27).

OSTEOPOROSE

A osteoporose é uma doença óssea metabólica caracterizada por lesões esqueléticas difusas nas quais o osso mineralizado normalmente está reduzido em massa a ponto de não mais propiciar apoio mecânico adequado. Embora a osteoporose reflita uma gama de etiologias, sempre se caracteriza por perda de massa esquelética. O osso remanescente exibe um índice normal de matriz mineralizada para não mineralizada (ou seja, osteóide). A perda óssea e as fraturas subseqüentes são marcos da osteoporose, independentemente das causas subjacentes (Fig. 26.28). A etiologia da perda óssea é diversa, mas inclui tabagismo, deficiência de vitamina D, índice de massa corporal baixo, hipogonadismo, estilo de vida sedentário e terapia com glicocorticóides.

Epidemiologia: Em pessoas normais de ambos os sexos, a massa óssea alcança seu pico entre 25 e 35 anos de idade e começa a declinar na quinta ou na sexta década. A perda de osso com a idade ocorre em todas as raças, porém, por causa do pico mais alto de massa óssea, os negros são menos propensos à osteoporose que os asiáticos e os brancos. A perda óssea associada ao envelhecimento normal em mulheres foi dividida em duas fases: uma provocada pela menopausa e uma provocada pelo envelhecimento. Esta última afeta tanto homens quanto mulheres. Em um determinado momento, essa perda de osso é suficiente para justificar o título *osteoporose* e fazer com que os ossos que sustentam peso tornem-se suscetíveis a fraturas. As fraturas mais comuns ocorrem no pescoço e na região intertrocantérica do fêmur (fratura de quadril, Fig. 26.28), corpos vertebrais e terço distal do rádio (*fratura de Colles*). Entre brancos nos Estados Unidos, 15% apresentam uma fratura de quadril até os 80 anos de idade, e até os 90 anos esse número aumenta para 25%. Quando comparadas aos homens, as mulheres apresentam o dobro do risco de fratura de quadril, embora, entre negros e algumas populações asiáticas, a incidência seja igual em ambos os sexos. Comparadas com outras fraturas osteoporóticas, as fraturas de quadril incorrem na maior morbidade, mortalidade e custos médicos diretos. A predominância feminina de fraturas vertebrais é bastante surpreendente, com relação sexo feminino:masculino de 8:1. Um subgrupo de mulheres nos primeiros anos pós-menopausa encontra-se sob risco particular de fraturas vertebrais, que são raras em homens de meia-idade. A propensão masculina para fraturas de quadril, em oposição às fraturas vertebrais, também reflete outros fatores que não a massa óssea, como perda da propriocepção.

Patogenia: **Independentemente da causa da osteoporose, ela sempre reflete maior reabsorção óssea em relação à formação.** Assim, esse grupo de doenças deve ser visto no contexto de um ciclo de remodelação. A reabsorção e a formação ósseas existem simultaneamente. Todos os osteoblastos e osteoclastos pertencem a uma única estrutura temporária, conhecida como unidade multicelular básica, ou UMB. A UMB é responsável pelo remodelamento ósseo durante toda a vida. As pessoas com menos de 35 ou 40 anos de idade substituem completamente o osso reabsorvido durante o ciclo de remodelação. Com a idade, repõe-se menos osso nos recessos de reabsorção do que é removido, o que ocasiona um pequeno déficit em cada sítio de remodelação. Considerando os milhares de sítios de remodelação no esqueleto, a perda óssea resultante, mesmo em um curto período de tempo, pode ser substancial.

A osteoporose é classificada como primária ou secundária. **A osteoporose primária**, a variedade mais comum, não tem origem certa e ocorre principalmente em mulheres na pós-menopausa (tipo 1) e em pessoas idosas de ambos os sexos (tipo 2). **A osteoporose secundária** é um distúrbio associado a uma causa definida, incluindo uma variedade de alterações endócrinas e genéticas.

A osteoporose primária do tipo 1 deve-se a um aumento absoluto da atividade osteoclástica. Como os osteoclastos iniciam a remodelação do osso, o número de sítios de remodelação aumenta nesse estado de formação osteoclástica elevada, um fenômeno conhecido como *freqüência de ativação aumentada*.

A maior quantidade de osteoclastos que surgem no esqueleto no início da pós-menopausa é o resultado direto da suspensão de estrógenos. Entretanto, os efeitos da falta de estrógenos não são direcionados especificamente para o osteoclasto, e sim para as células derivadas do estroma medular, que secretam citocinas que recrutam osteoclastos. Essas citocinas, que se acredita sejam sensíveis a estrógenos, incluem IL-1 e IL-6, TNF e fator estimulador de colônias de macrófagos (MCSF).

A osteoporose primária do tipo 2, também conhecida como **osteoporose senil**, apresenta uma patogenia mais complexa que a do tipo 1. Em geral, a osteoporose do tipo 2 surge após os 70 anos de idade e reflete função osteoblástica diminuída. Assim, embora a atividade osteoclástica não esteja aumentada, o número de osteoblastos e a quantidade de osso produzido por célula são insuficientes para repor o osso removido durante a fase de reabsorção do ciclo de remodelação.

A osteoporose primária foi associada a muitos fatores que influenciam o pico de massa óssea e a taxa de perda óssea:

- **Fatores genéticos:** O desenvolvimento de osteoporose clinicamente significativa está relacionado, em grande parte, com a quantidade máxima de osso em uma determinada pessoa, denominada *pico de massa óssea*. Os determinantes do pico de massa óssea são, em sua maior parte, genéticos. Em geral, o pico de massa óssea é maior em homens do que em mulheres e em negros, quando comparados com brancos ou asiáticos. Há uma concordância mais alta de pico de massa óssea em gêmeos monozigóticos em comparação com gêmeos dizigóticos. As mulheres em idade reprodutiva cujas mães apresentem osteoporose pós-menopausa exibem densidade mineral óssea mais baixa que as mulheres da população geral. A densidade mineral óssea (DMO) tem sido o índice empregado com

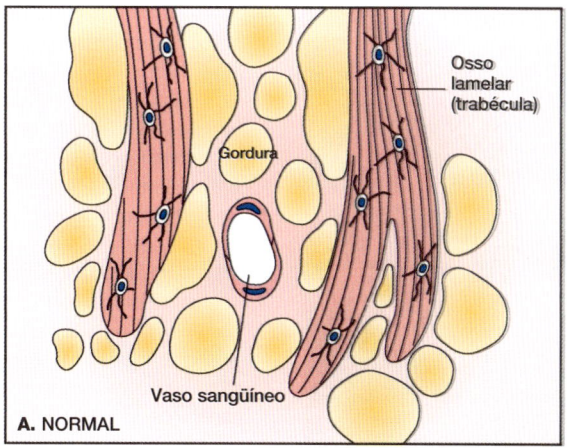
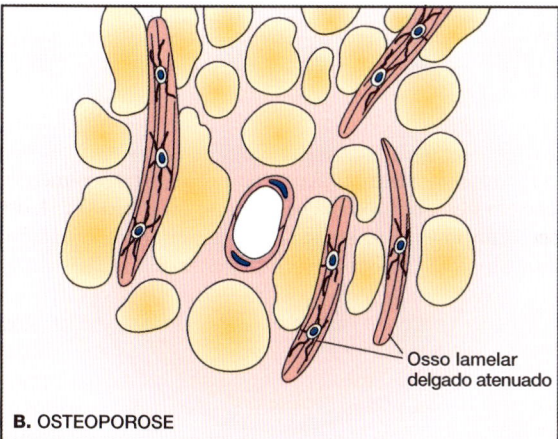
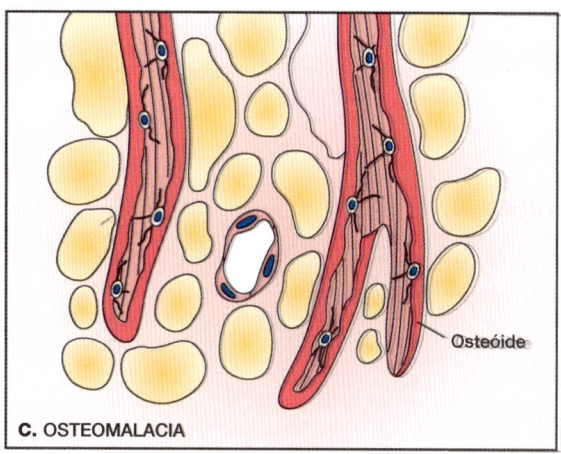
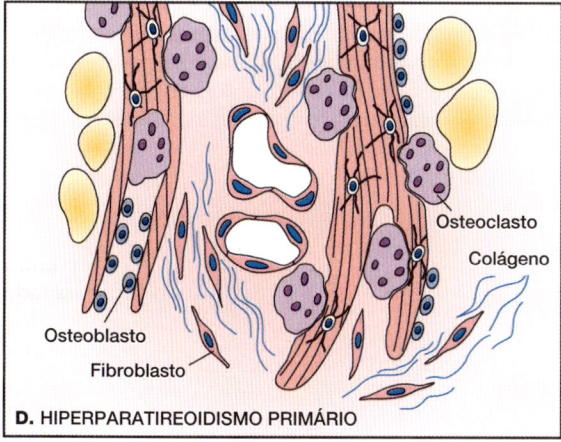
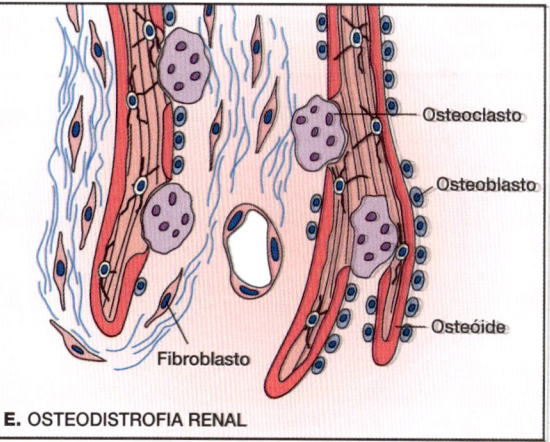

FIGURA 26.27

Doenças ósseas metabólicas. A. Osso trabecular e medula adiposa normais. O osso é lamelar e contém osteócitos distribuídos uniformemente. B. Osteoporose. O osso lamelar exibe trabéculas finas e descontínuas. C. Osteomalacia. As trabéculas do osso lamelar apresentam quantidades anormais de osso não mineralizado (osteóide). Essas suturas osteóides estão espessadas e cobrem uma área maior do que a normal da superfície óssea trabecular. D. Hiperparatireoidismo primário. As trabéculas ósseas lamelares são reabsorvidas ativamente por muitos osteoclastos que penetram em cada trabécula. O aspecto dos osteoclastos dissecando para dentro das trabéculas, um processo denominado *osteíte dissecante*, é diagnóstico do hiperparatireoidismo. A atividade osteoblástica também está pronunciada. A medula é substituída por tecido fibroso adjacente às trabéculas. E. Osteodistrofia renal. O aspecto morfológico é semelhante ao do hiperparatireoidismo primário, exceto pelo osteóide proeminente que cobre as trabéculas. Os osteoclastos não reabsorvem o osteóide e, onde faltar uma sutura osteóide, os osteoclastos penetram as trabéculas. A atividade osteoblástica, associada aos osteoclastos, é novamente proeminente.

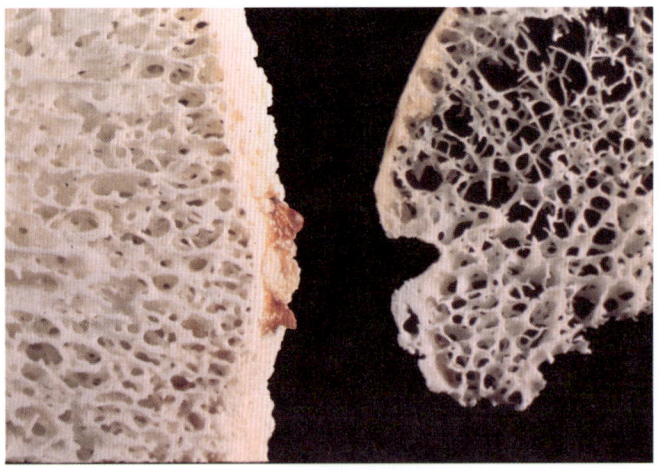

FIGURA 26.28
Osteoporose. Cabeça femoral de mulher de 82 anos de idade com osteoporose e fratura do colo femoral (*direita*) comparada com um controle normal cortado na mesma espessura (*esquerda*).

maior freqüência para a definição e o estudo da osteoporose. Acredita-se que fatores genéticos desempenhem um papel importante na regulação da DMO. Em homens, existem diferentes variações fenotípicas para as alterações de DMO. Embora essas alterações tenham sido associadas a diversos *loci* cromossômicos, os genes causais verdadeiros ainda não foram identificados.

- **Ingestão de cálcio:** A ingestão média de cálcio em mulheres na pós-menopausa nos Estados Unidos encontra-se abaixo do valor recomendado de 800 mg/dia. Entretanto, há controvérsias se essa aparente deficiência dietética contribui para o desenvolvimento da osteoporose, tendo em vista muitos estudos que afirmam o contrário. Não obstante, recomenda-se maior ingestão de cálcio e vitamina D em mulheres tanto na pré- quanto na pós-menopausa.
- **Absorção de cálcio e vitamina D:** A absorção de cálcio no intestino diminui com a idade. Como a absorção de cálcio dá-se, em grande parte, sob o controle de vitamina D, a atenção foi direcionada para a participação desse hormônio esteróide na osteoporose. Comparadas com controles, as pessoas com osteoporose mostram níveis circulantes diminuídos de $1,25(OH)_2D$, a forma ativa da vitamina D que promove a absorção de cálcio no intestino. Essa redução é atribuída a uma diminuição, relacionada com a idade, da atividade da 1α-hidroxilase no rim, a enzima que catalisa a formação de $1,25(OH)_2D$. A diminuição da atividade da 1α-hidroxilase é atribuída à menor estimulação da enzima pelo paratormônio (PTH) e também à redução, relacionada com a idade, da resposta do túbulo renal ao PTH. É interessante notar que a administração de estrógenos a mulheres na pós-menopausa com osteoporose aumenta tanto o nível circulante de $1,25(OH)_2D$ quanto a absorção de cálcio. Sugeriu-se que uma diminuição na atividade de 1α-hidroxilase no rim pode estimular a secreção de paratormônio, contribuindo dessa forma para a reabsorção óssea.
- **Exercício:** A atividade física é necessária para a manutenção da massa óssea, e os atletas com freqüência apresentam massa óssea aumentada. Por outro lado, a imobilização de um osso (p. ex., repouso ao leito prolongado, aplicação de aparelho para imobilização) ocasiona perda óssea acelerada. Um tema de interesse atual é que a falta de gravidade em vôos espaciais resulta em perda óssea grave (33% de massa óssea trabecular em 25 semanas). Apesar das expectativas iniciais, não há evidências de que o exercício vigoroso nessas circunstâncias aumente substancialmente a massa óssea ou ajude na prevenção da osteoporose.
- **Fatores ambientais:** O tabagismo em mulheres foi correlacionado com maior incidência de osteoporose. É possível que o nível reduzido de estrógenos ativos produzido pelo tabagismo (ver Cap. 8) seja responsável por esse efeito.

Em resumo, os dois principais determinantes da osteoporose primária são deficiência de estrógenos em mulheres na pós-menopausa e o processo de envelhecimento em ambos os sexos. Os possíveis mecanismos para esses efeitos estão resumidos na Fig. 26.29.

 Patologia: A relação osteóide: osso mineralizado é normal nas pessoas com osteoporose. Técnicas de densitometria e de imageamento mais recentes, como tomografia computadorizada, são suficientemente sensíveis e precisas para detectar pequenas deficiências de osso.

Por causa da abundância de osso esponjoso na coluna, as alterações osteoporóticas geralmente são mais dramáticas nessa localização. Nas fraturas de corpo vertebral provocadas por osteoporose, a vértebra encontra-se deformada, com encunhamento anterior e colapso. Se o corpo vertebral não estiver fraturado, existe um contorno geral das duas placas terminais, com praticamente ausência de osso esponjoso.

Histologicamente, a osteoporose caracteriza-se por diminuição da espessura do córtex e redução do número e do tamanho de trabéculas do osso esponjoso. Enquanto a osteoporose senil tende a exibir espessura trabecular reduzida, a osteoporose pós-menopausa exibe conexões rompidas entre as trabéculas. A perda de conectividade trabecular, que se acompanha de força biomecânica reduzida e que, por fim, ocasiona a fratura, deve-se à perfuração das trabéculas por osteoclastos em reabsorção nos sítios de remodelação. Em cortes histológicos, a perda da conectividade resulta no aparecimento de ilhas "isoladas" de osso (ver Fig. 26.27).

 Manifestações Clínicas: Em geral, a osteoporose pós-menopausa torna-se diagnosticável cerca de 10 anos após o início da menopausa, enquanto a osteoporose senil torna-se sintomática após 70 anos de idade. Até recentemente, a maioria dos pacientes não tinha consciência de sua doença até apresentar uma fratura de vértebra, quadril ou outro osso. Entretanto, o desenvolvimento de técnicas sensíveis de triagem permite atualmente o diagnóstico precoce. Com freqüência, fraturas por compressão dos corpos vertebrais ocorrem após traumatismo pequeno ou até mesmo após o levantamento de um objeto pesado. A cada fratura por compressão, o paciente se torna mais baixo e desenvolve cifose (*"corcunda de viúva"*). Os níveis séricos de cálcio e fósforo permanecem normais.

A estrogenoterapia é um meio eficaz e talvez controverso de prevenção da osteoporose pós-menopausa. Como o tratamento hormonal acompanha-se de um pequeno aumento no risco de câncer de mama e endometrial, foram desenvolvidas outras drogas antiosteoporóticas específicas de osso. Uma nova classe de compostos inorgânicos, conhecida como *bifosfonatos*, parece particularmente promissora. Todos os agentes

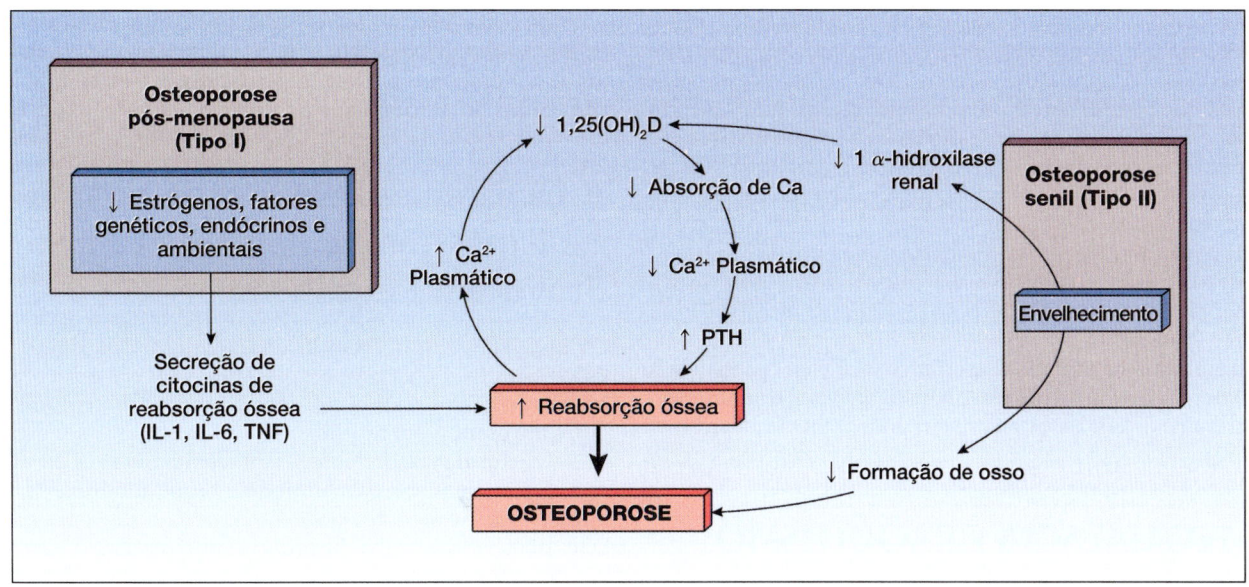

FIGURA 26.29
Patogenia da osteoporose primária.

antiosteoporóticos bem-sucedidos desenvolvidos até agora bloqueiam ou desaceleram a reabsorção óssea, mas não estimulam a formação de osso. Assim, as drogas podem impedir a progressão da osteoporose, mas não curam o paciente que já apresenta a doença. A suplementação dietética com cálcio em pacientes idosos tem reduzido o risco de fraturas osteoporóticas em 50%.

A Osteoporose Secundária Reflete Distúrbios Metabólicos Extra-ósseos

A osteoporose ocorre associada a um grande número de outras afecções. As causas de osteoporose secundária incluem efeitos adversos de terapia medicamentosa, distúrbios endócrinos, distúrbios alimentares, imobilização, distúrbios relacionados com a medula óssea, distúrbios do trato gastrintestinal ou do trato biliar, doença renal e câncer.

- **Distúrbios endócrinos:** A forma mais comum de osteoporose é iatrogênica e conseqüente a administração de corticosteróides. A perda de osso também pode resultar de um excesso de glicocorticóides endógenos, como na doença de Cushing. Os corticosteróides inibem a atividade osteoblástica, reduzindo dessa maneira a formação de osso. Também prejudicam a absorção intestinal de cálcio dependente de vitamina D, um efeito que provoca maior secreção de PTH e aumento da reabsorção óssea.
  O estrogênio é um hormônio fundamental para a manutenção da massa óssea. A deficiência de estrogênio é a principal causa de perda óssea relacionada com a idade em ambos os sexos; a deficiência de estrogênio ou um nível baixo de estrogênio biodisponível diminui a massa óssea em idosos do sexo masculino. Seu papel no metabolismo ósseo está concentrado na participação de citocinas pró-inflamatórias: IL-1, IL-6, TNF-α e RANK-L (ligante kapa B de fator nuclear de ativador de receptor), GM-CSF, M-CSF e PGE$_2$. Acredita-se que essas citocinas atuem tanto sobre osteoclastos quanto sobre osteoblastos por meio da mediação de receptores de estrogênio.
  O **hiperparatireoidismo** provoca o recrutamento de osteoclasto e o aumento da atividade osteoclástica, resultando em osteoporose secundária (ver adiante). Em ambos os sexos, o hiperparatireoidismo secundário à má absorção de cálcio aumenta o remodelamento, agrava o adelgaçamento cortical e a porosidade e predispõe a fraturas do quadril.
  O **hipertireoidismo** provoca renovação acelerada do osso e aumento da atividade osteoclástica. Embora a tireotoxicose esteja associada a algum grau de osteoporose secundária, a perda de osso é limitada.
  O **hipogonadismo,** tanto em homens quanto em mulheres, é acompanhado por osteoporose. Em mulheres com insuficiência gonadal primária (síndrome de Turner) ou com amenorréia secundária resultante de doença da pituitária, provavelmente a causa é a deficiência de estrógenos. Homens hipogonadais (por exemplo, síndrome de Klinefelter, hemocromatose) encontram-se sob risco de osteoporose devido a uma deficiência de androgênios anabólicos. De modo semelhante, o hipogonadismo contribui para a perda óssea em 25% dos idosos do sexo masculino. Em homens, também há evidências de diminuição da densidade óssea na terapia de privação de androgênio para o carcinoma prostático.
- **Processos malignos hematológicos:** Uma variedade de cânceres hematológicos, particularmente mieloma múltiplo, acompanha-se de perda óssea significativa. Os plasmócitos malignos do mieloma múltiplo secretam fator de ativação de osteoclastos, presumivelmente responsável por osteoporose secundária. Algumas leucemias e alguns linfomas tam-

bém estão associados a osteoporose. A perda óssea encontrada na mastocitose sistêmica é atribuída à liberação local de heparina, que ativa a reabsorção óssea. Mesmo sem metástases esqueléticas, algumas neoplasias estão associadas a hipercalcemia grave devido à reabsorção óssea. A atividade osteoclástica encontra-se aumentada nesses pacientes por causa da secreção, pelo tumor, da proteína relacionada com o PTH.
- **Má absorção:** Doenças gastrintestinais e hepáticas que provocam má absorção com freqüência causam osteoporose, provavelmente por causa da absorção prejudicada de cálcio, fosfato e vitamina D.
- **Alcoolismo:** O uso abusivo crônico de álcool foi associado ao desenvolvimento de osteoporose. O álcool é um inibidor direto de osteoblastos e também pode inibir a absorção de cálcio.

OSTEOMALACIA E RAQUITISMO

A *osteomalacia* (ossos moles) é um distúrbio de adultos, caracterizado por mineralização inadequada de matriz óssea recém-formada. O *raquitismo* refere-se a um distúrbio semelhante em crianças, nas quais as placas de crescimento (fises) estão abertas. Assim, as crianças com raquitismo manifestam mineralização defeituosa não apenas do osso (osteomalacia), mas também da matriz cartilaginosa da placa de crescimento. Diversos distúrbios associados a osteomalacia e raquitismo incluem alterações no metabolismo de vitamina D, estados de deficiência de fosfato e defeitos no próprio processo de mineralização.

O Metabolismo da Vitamina D Influencia a Mineralização Óssea

A vitamina D é ingerida no alimento ou sintetizada na pele a partir do 7-deidrocolesterol sob a influência do componente ultravioleta da luz solar (Fig. 26.30). A vitamina é primeiro hidroxilada no fígado, no carbono 25, formando seu principal metabólito circulante, a 25-hidroxivitamina D. A seguir, é hidroxilada novamente no túbulo renal proximal, no carbono 1, produzindo o hormônio ativo 1,25-diidroxivitamina D [(1,25(OH)$_2$D)]. A exposição à luz solar propicia vitamina D suficiente para o crescimento ósseo e sua mineralização, mesmo com uma fonte dietética inadequada.

Os receptores de 1,25(OH)$_2$D estão presentes não apenas nos alvos clássicos, como intestino, osso e rim, mais são expressos em muitas células. Esse hormônio esteróide é um indutor geral de diferenciação, por exemplo, influenciando o amadurecimento de células hematopoéticas e dérmicas, e também muitos cânceres. No intestino, a 1,25(OH)$_2$D estimula a absorção de cálcio e de fosfato. Também é essencial para a maturação osteoclástica. Embora a 1,25(OH)$_2$D aumente a reabsorção óssea *in vitro*, esse efeito não ocorre *in vivo*, provavelmente por causa da secreção suprimida de PTH. Independentemente do mecanismo, a 1,25(OH)$_2$D, junto com o PTH, mantém as concentrações de cálcio e fosfato no sangue necessárias para a mineralização adequada do osso. **O principal determinante da formação de 1,25(OH)$_2$D é a concentração sérica de cálcio.** Uma diminuição do nível de cálcio sangüíneo estimula a liberação de PTH, que age aumentando a síntese de 1,25(OH)$_2$D pelo rim.

A hipovitaminose D pode resultar de (1) exposição inadequada à luz solar, (2) ingestão dietética deficiente ou (3) absorção intestinal defeituosa. Além disso, há distúrbios hereditários e adquiridos do metabolismo da vitamina D.

A Deficiência Dietética da Vitamina D e a Exposição Inadequada à Luz Solar Provocam Raquitismo

O raquitismo afligiu crianças das cidades industriais dos Estados Unidos e da Europa do século XVII até o século XIX. Menos de 100 anos atrás, 85% das crianças urbanas nessas regiões apresentavam raquitismo. Tais crianças eram expostas ao sol de forma insuficiente, e a ingestão dietética da vitamina D era inadequada para impedir a hipovitaminose D. A administração de óleo de fígado de bacalhau, rico em vitamina D, e, posteriormente, o enriquecimento do leite e outros alimentos com vitamina D efetivamente eliminaram a epidemia de raquitismo nos países ocidentais. Entretanto, a deficiência nutricional da vitamina D ainda é um problema em algumas regiões subdesenvolvidas do mundo, bem como em pessoas idosas negligenciadas e naquelas adeptas de modismos alimentares.

A Má Absorção Intestinal Diminui a Disponibilidade da Vitamina D

Nos países industrializados, a osteomalacia é provocada, com maior freqüência, por doenças associadas a má absorção intestinal do que por má nutrição. **Doenças intrínsecas do intestino delgado, distúrbios colestáticos do fígado, obstrução biliar e insuficiência pancreática crônica são as causas mais freqüentes de osteomalacia nos Estados Unidos.**

A má absorção da vitamina D e do cálcio complica muitas doenças do intestino delgado, incluindo doença celíaca, doença de Crohn, esclerodermia e a síndrome pós-cirúrgica denominada alça cega. Na icterícia obstrutiva, a falta de sais biliares no intestino prejudica a absorção de lipídios e de substâncias solúveis em lipídios, entre as quais a vitamina D, que é lipossolúvel. Além disso, com lesão hepática suficiente, a hidroxilação da vitamina D está reduzida. É interessante notar que a perda óssea grave, freqüentemente acompanhando cirrose biliar, uma doença caracterizada por má absorção intestinal grave, que leva à deficiência da vitamina D, é a osteoporose, e não a osteomalacia. Esse achado surpreendente indica que a vitamina D é essencial não apenas para a mineralização, mas também para a síntese de colágeno ósseo.

Os Distúrbios do Metabolismo da Vitamina D São Hereditários ou Adquiridos

O metabolismo da vitamina D pode ser perturbado por 1α-hidroxilação defeituosa da vitamina D no rim ou a insensibilidade do órgão-alvo à 1,25(OH)$_2$D. Dois distúrbios autossômicos recessivos associados a raquitismo são conhecidos juntos como *raquitismo dependente de vitamina D*.

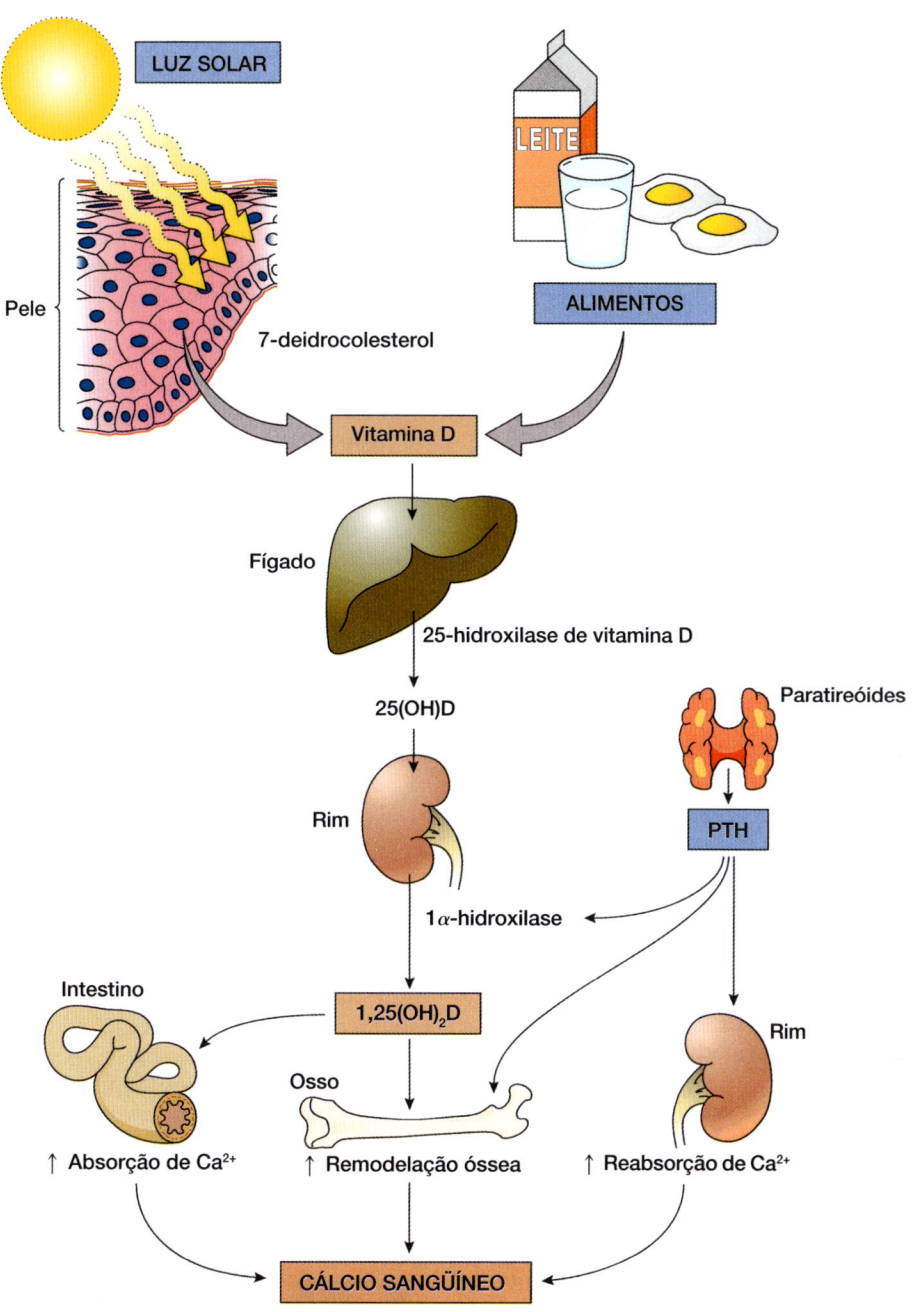

FIGURA 26.30
Metabolismo da vitamina D e regulação do cálcio sangüíneo.

O **raquitismo dependente da vitamina D do tipo I** resulta de uma deficiência hereditária da atividade renal da 1α-hidroxilase. As alterações químicas e bioquímicas do raquitismo surgem no primeiro ano de vida, e essas crianças exibem hipocalcemia, hipofosfatemia e níveis altos de PTH e fosfatase alcalina séricos. A doença é controlada pela administração de 1,25(OH)$_2$D.

O **raquitismo dependente da vitamina D do tipo II** representa mutações hereditárias do receptor da vitamina D, que torna os órgãos finais insensíveis à 1,25(OH)$_2$D. Geralmente, as manifestações de raquitismo tornam-se evidentes no início da vida, mas podem aparecer em qualquer momento até a adolescência. A concentração sérica de 1,25(OH)$_2$D é muito alta. Os pacientes não respondem à 1,25(OH)$_2$D, mas são auxiliados pela administração endovenosa repetida de cálcio.

As **alterações adquiridas do metabolismo da vitamina D** também incluem 1α-hidroxilação renal defeituosa e insensibilidade de órgão final. Algumas das causas de α-hidroxilação prejudicada são hipoparatireoidismo, osteomalacia induzida por tumor, doenças renais crônicas e osteomalacia da idade avançada. Ocasionalmente, a osteomalacia complica o tratamento da epilepsia com drogas anticonvulsivantes, particularmente o fenobarbital e a fenitoína. Acredita-se que essas drogas bloqueiem a ação do 1,25(OH)$_2$D sobre os órgãos-alvo.

Os Distúrbios Renais do Metabolismo de Fosfato Interferem no Metabolismo da Vitamina D

Tanto o raquitismo quanto a osteomalacia podem resultar da reabsorção prejudicada de fosfato pelos túbulos renais proximais, com resultante hipofosfatemia.

HIPOFOSFATEMIA ASSOCIADA AO X: Essa alteração, também denominada *raquitismo resistente a vitamina D* ou *diabetes por fosfato*, é o tipo mais comum de raquitismo hereditário e é herdado como um traço dominante. Mutações no gene *PHEX* (regulador de fosfato) no cromossomo X (Xp22) comprometem o transporte de fosfato através da membrana da luz das células tubulares renais. Embora a perda renal de fosfato seja central à doença, a função osteoblástica também está prejudicada. Em meninos, o raquitismo franco surge durante a infância, enquanto meninas freqüentemente apresentam apenas hipofosfatemia. A doença é tratada com a administração por toda a vida de fosfato e de $1,25(OH)_2D$. Histologicamente, os ossos dos pacientes com hipofosfatemia associada ao X mostram osteomalacia grave e contêm suturas osteóides amplas. Também exibem áreas hipomineralizadas características, circundando osteócitos, conhecidas como "halos". A presença dessas estruturas indica que os osteócitos são os responsáveis pela mineralização terminal do osso.

SÍNDROMES DE FANCONI: Esses erros inatos do metabolismo caracterizam-se por perda renal de fosfato, glicose, bicarbonato e aminoácidos. Todas as síndromes caracterizam-se por acidose tubular renal e resultam em raquitismo e osteomalacia. As síndromes de Fanconi incluem a doença de Wilson, tirosinemia, galactosemia, doença do depósito de glicogênio e cistinose. O dano tubular renal que ocasiona a perda de fosfato também pode ser adquirido, como o que ocorre na intoxicação por chumbo ou por mercúrio, na amiloidose e na proteinúria de Bence-Jones.

OSTEOMALACIA ASSOCIADA A TUMOR: Esse distúrbio consiste numa síndrome de perda de fosfato associada a tumores predominantemente benignos e ocasionalmente malignos do tecido mole e do osso. As características laboratoriais típicas são hipofosfatemia, hiperfosfatúria, concentrações séricas baixas de $1,25(OH)_2D$ e níveis séricos elevados de fosfatase alcalina. A osteomalacia oncogênica mimetiza o fenótipo clínico de hipofosfatemia ligada ao X e a hipofosfatemia autossômica dominante. Os fatores fosfatúricos paraneoplásicos secretados pelo tumor, ou *fosfatoninas*, provocam perda de fosfato pelos túbulos renais e impedem a conversão tubular de 25-hidroxivitamina D em $1,25(OH)_2D$. Assim, parece que as fosfatoninas têm o mesmo efeito das mutações hereditárias do gene PHEX encontradas na hipofosfatemia ligada ao X. A remoção do tumor primário freqüentemente é curativa.

Mineralização Defeituosa

A **hipofosfatasia** é uma doença autossômica recessiva rara na qual a baixa atividade da fosfatase alcalina no sangue e nos ossos está associada à mineralização inadequada dos ossos, resultando em raquitismo e osteomalacia. Não existe tratamento eficaz.

Alguns bifosfonatos, utilizados no tratamento da doença de Paget, e doses altas de fluoreto prejudicam a mineralização de matriz óssea em neoformação e podem acarretar osteomalacia.

Patologia:

OSTEOMALACIA: A osteomalacia, como a osteoporose, é uma causa de padrão radiológico osteopênico. Os únicos achados podem ser fraturas das vértebras por compressão e diminuição da espessura óssea, como ocorre na osteoporose. Entretanto, alguns achados específicos podem ser vistos na osteomalacia, incluindo as pseudofraturas da *síndrome de Milkman-Looser*. Estas são defeitos transversais translúcidos, mais comuns na face côncava de um osso longo, face medial do colo do fêmur, ramos esquiáticos e pubianos, costelas e escápula.

Histologicamente, a mineralização defeituosa da osteomalacia resulta em um **exagero das suturas osteóides**, tanto na espessura quanto na proporção da superfície trabecular coberta (Figs. 26.27 e 26.31). As suturas osteóides refletem um intervalo de tempo entre a deposição de colágeno e o surgimento do sal de cálcio. Os adultos adicionam 1 μm de matriz nova às superfícies do osso todos os dias, mas precisam de 10 dias para mineralizar esse osso novo. Portanto, a espessura normal das suturas osteóides não excede 12 μm. Áreas de pseudofratura exibem osteóide abundante e podem funcionar como pontos de estresse para fraturas verdadeiras. Essas áreas não provocam a formação de calo ósseo e não se estendem por todo o diâmetro do osso.

RAQUITISMO: O raquitismo é uma doença de crianças e, portanto, resulta em extensas alterações na placa fisária (Fig. 26.32), que não se torna mineralizada de forma adequada. A cartilagem calcificada e a zona de hipertrofia e de cartilagem proliferativa continuam a crescer porque a atividade osteoclástica não reabsorve a placa de crescimento da cartilagem. Como conseqüência, a placa de crescimento encontra-se bastante espessada, irregular e lobulada. A ossificação endocondral prossegue muito lentamente e, de preferência, nas porções periféricas da metáfise. O resultado final é uma epífise proeminente e com formato de cálice. A parte maior da esponjosa primária compõe-se de osso lamelar ou reticulado que, é importante ressaltar, permanece não mineralizado.

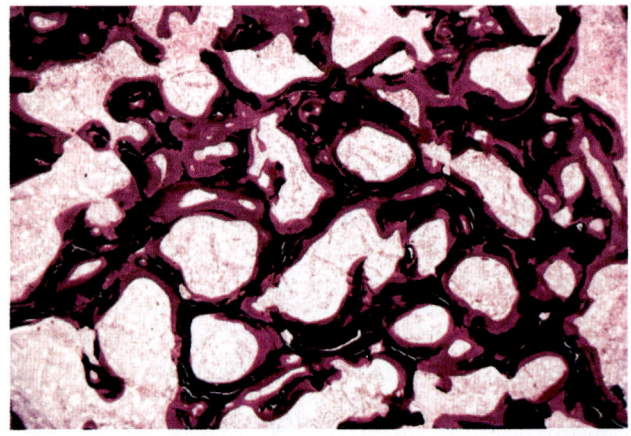

FIGURA 26.31
Osteomalacia. As superfícies das trabéculas ósseas (*preto*) estão cobertas por uma camada de osteóide mais espessa que o normal (*vermelho*) com o corante de von Kossa, que cora o tecido calcificado de preto.

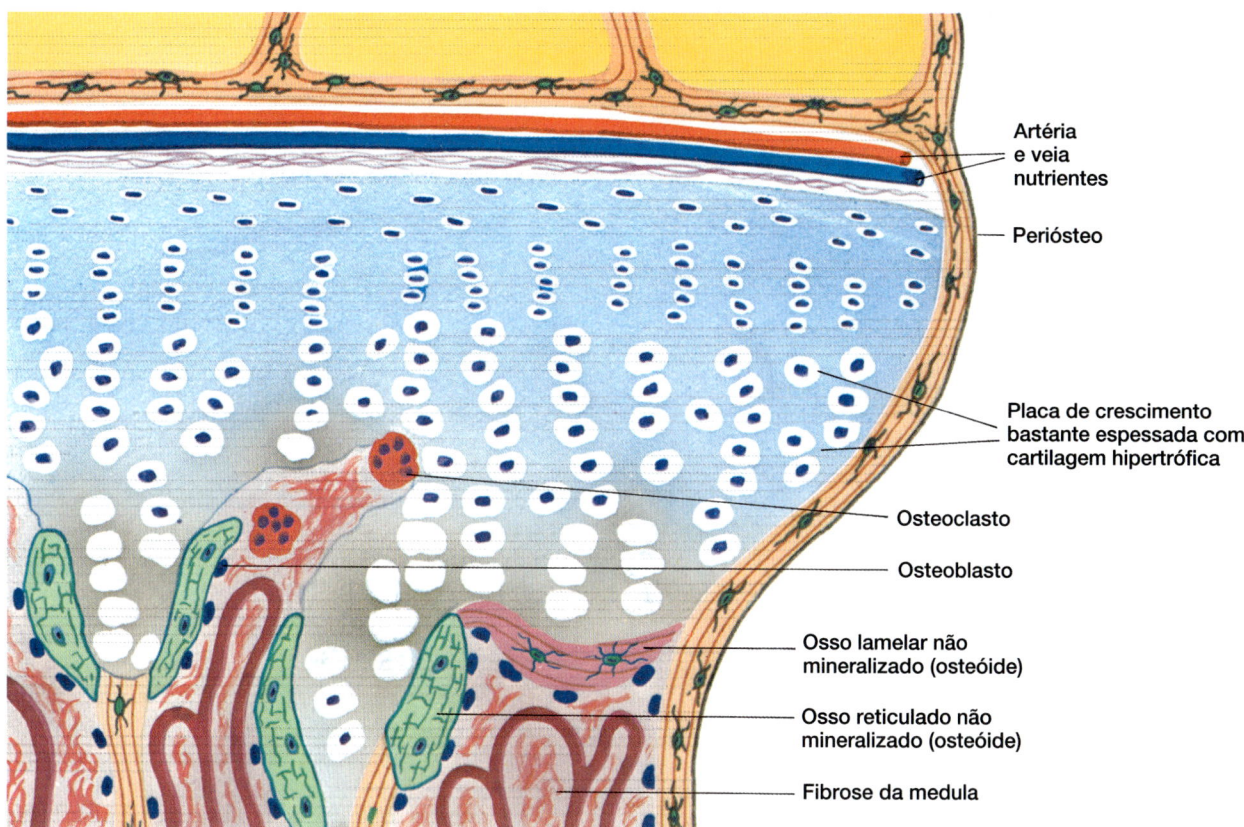

FIGURA 26.32
A placa de crescimento no raquitismo. A placa de crescimento encontra-se espessada e desorganizada, com uma grande zona de células cartilaginosas hipertróficas. Há perfuração irregular da placa de cartilagem pelos osteoclastos, porque existe pouca cartilagem calcificada. O osso reticulado na superfície de algumas das trabéculas primárias encontra-se não mineralizado e, portanto, é facilmente fraturado. Essas microfraturas freqüentemente ocasionam hemorragia na interface entre a placa e a metáfise.

No exame histológico, a placa de crescimento exibe alterações surpreendentes. Embora a zona de repouso seja normal, as zonas de cartilagem em proliferação estão bastante distorcidas. A progressão ordenada de condrócitos formando hélices é perdida, sendo substituída por uma profusão desordenada de células separadas por pequenas quantidades de matriz. As massas lobuladas resultantes de cartilagem em proliferação e hipertrofiada estão associadas a uma espessura crescente da placa de crescimento, que pode ter de 5 a 15 vezes a largura normal. A zona de calcificação provisória é mal definida, e apenas uma quantidade mínima de esponjosa primária é formada. Massas de cartilagem em proliferação estendem-se para a região metafisária sem qualquer invasão vascular aparente e com pequena atividade osteoclástica.

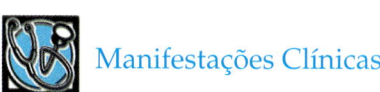 Manifestações Clínicas:

OSTEOMALACIA: Com freqüência, o diagnóstico clínico da osteomalacia é difícil. Os pacientes apresentam queixas não específicas, como fraqueza muscular ou dores e desconfortos difusos. Nas formas leves da doença, são encontradas apenas alterações lentamente progressivas no osso, e muitos pacientes encontram-se totalmente assintomáticos durante anos. Nos casos avançados, dor e hipersensibilidade ósseas difusas são comuns, especialmente na coluna vertebral, pelve e partes proximais das extremidades. Nesses casos, o diagnóstico de osteomalacia pode ser feito apenas após uma fratura aguda, sendo os sítios mais comuns o colo femoral, o ramo púbico, a coluna ou as costelas. Fraqueza muscular e hipotonia provocam uma marcha oscilante nos casos graves, e alguns pacientes não conseguem caminhar.

RAQUITISMO: As crianças com raquitismo são apáticas e irritáveis, demonstrando pouca atenção. Satisfazem-se em serem sedentárias, assumindo uma postura semelhante à de Buda. As crianças raquíticas são baixas e exibem alterações características dos ossos e dos dentes. Achatamento do crânio, ossos frontais proeminentes (*bossa frontal*) e linhas de suturas evidentes são típicos. A dentição é tardia, com cáries dentárias graves e defeitos no esmalte. O tórax apresenta o clássico *rosário raquítico* (um aspecto grosseiro de contas produzido pelo aumento das junções costocondrais que é produzido pelo aumento das cartilagens costais) e indentações das costelas inferiores na inserção do diafragma. O *Pectus carinatum* ("peito de pombo") reflete uma curvatura do esterno para fora.

A musculatura em geral é fraca, e a fraqueza abdominal ocasiona uma "pança". Os membros são curtos e deformados, com encurvamento grave dos braços e do antebraço e fraturas freqüentes. A cabeça femoral pode deslocar-se da placa de crescimento (deslocamento da epífise da cabeça femoral).

HIPERPARATIREOIDISMO PRIMÁRIO

O hiperparatireoidismo primário refere-se a uma doença óssea metabólica, caracterizada por reabsorção óssea generalizada decorrente de secreção inadequada de PTH. No início do século XX, a doença óssea nos pacientes diagnosticados com hiperparatireoidismo primário era, freqüentemente, avançada e incapacitante. Devido à triagem de pacientes hospitalizados por causa de alterações no cálcio sérico, o hiperparatireoidismo primário grave é encontrado raramente, e a doença óssea clinicamente importante é incomum.

As alterações histológicas do hiperparatireoidismo primário são conhecidas como *osteíte fibrosa*. Aplica-se essa expressão a todas as circunstâncias de remodelação acentuadamente acelerada, podendo a alteração ser encontrada na doença de Paget, no hipertireoidismo e mesmo em alguns pacientes com osteoporose pós-menopausa. Quase todos (90%) os casos de hiperparatireoidismo primário são provocados por um ou mais adenomas da paratireóide, enquanto a hiperplasia das quatro glândulas é responsável por apenas 10%. Em casos raros, o hiperparatireoidismo complica um carcinoma da paratireóide. Como o PTH promove excreção de fosfato na urina e estimula a reabsorção óssea osteoclástica, níveis séricos baixos de fosfato e altos de cálcio são característicos.

O Paratormônio Regula o Cálcio Extracelular

Os efeitos do PTH são mediados pelos seus efeitos no osso, rim e (indiretamente) intestino.

OSSO: O PTH mobiliza cálcio do osso, o principal reservatório de cálcio no organismo. Aumenta a reabsorção de osso no contexto de remodelagem acelerada. Assim, a formação óssea estimulada também é um componente do hiperparatireoidismo. Dependendo do aumento relativo da reabsorção e da formação ósseas, respectivamente, a secreção de PTH em excesso pode resultar em massa óssea diminuída, normal ou aumentada.

RIM: O PTH estimula a reabsorção de cálcio pelas porções ascendente espessa e granular dos túbulos renais distais. Também estimula a excreção de fosfato nos túbulos contorcidos proximal e distal através da inibição direta do transporte de fosfato dependente de sódio. Além disso, o hormônio aumenta a atividade da 1α-hidroxilase nos túbulos proximais, desse modo estimulando a produção de [1,25(OH)$_2$D].

INTESTINO: O PTH não age diretamente sobre o intestino, mas estimula a absorção intestinal de cálcio indiretamente pelo aumento da síntese renal de 1,25(OH)$_2$D.

  Patogenia e Patologia: A histogênese da osteíte fibrosa cística pode ser classificada em três estágios:

- **Estágio inicial:** Inicialmente, os osteoclastos são estimulados a reabsorver osso pelos níveis elevados de PTH. A partir das superfícies subperiosteais e endosteais, os osteoclastos ganham seu caminho no córtex sob a forma de cortes de cones. Esse processo é denominado *osteíte dissecante*, porque cada ósteon é continuamente escavado pela atividade osteoclástica (ver Figs. 26.27 e 26.33A). Ao mesmo tempo, fibras de colágeno são depositadas na medula endosteal, e osteoclastos adicionais penetram no osso. Ao contrário da mielofibrose de origem hematológica, na qual o tecido fibroso é distribuído ao acaso no espaço medular, o colágeno da osteíte fibrosa é depositado adjacente às trabéculas. Essa observação sugere que as células do estroma que depositam material da matriz são precursoras de osteoblastos.
- **Osteíte fibrosa:** No segundo estágio, o osso trabecular é reabsorvido e a medula é substituída por fibrose frouxa, macrófagos repletos de hemossiderina, áreas de hemorragia provocada por microfraturas e osso reticulado reativo. Essa combinação de características constitui a porção "osteíte fibrosa" do complexo.
- **Osteíte fibrosa cística:** À medida que o hiperparatireoidismo primário progride e a hemorragia continua, ocorre finalmente a degeneração cística, levando ao estágio final da doença. As áreas de fibrose que contêm osso reticulado reativo e macrófagos encerrando hemossiderina freqüentemente exibem muitas células gigantes, as quais, na verdade, são osteoclastos. Devido a seu aspecto macroscópico, a lesão foi chamada de *tumor marrom* (ver Fig. 26.33B). Este não é um tumor ver-

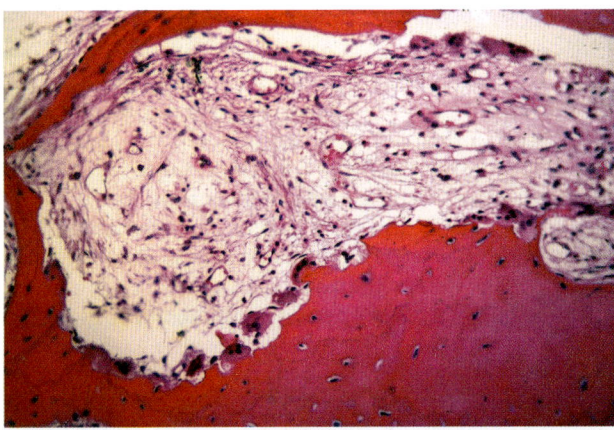 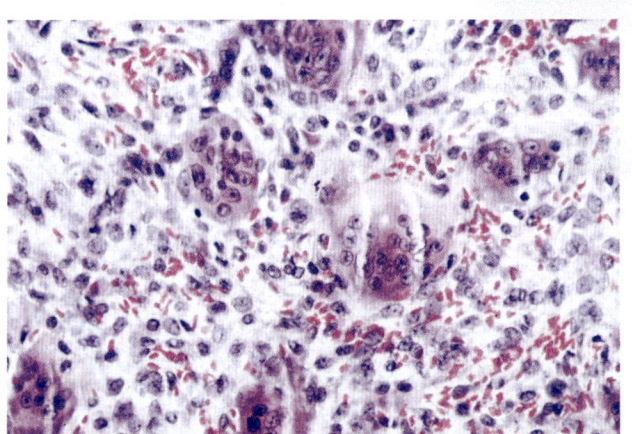

FIGURA 26.33
A. Hiperparatireoidismo primário. O corte do osso compacto mostra um canal de Havers sofrendo reabsorção com a formação de túneis. Muitos osteoclastos e fibrose do estroma são evidentes. B. O corte do tecido obtido de um "tumor marrom" revela muitas células gigantes em um estroma fibroso celular. Há eritrócitos dispersos pelo tecido.

dadeiro, mas uma reação de reparação como um estágio final do hiperparatireoidismo.

As radiografias do esqueleto da maioria das pessoas com hiperparatireoidismo primário são normais. Alguns pacientes exibem córtex ósseo matizado, com uma superfície franjada irregular na tábua externa do crânio, tufos das falanges distais e diáfises dos metacarpos (Fig. 26.34). Uma peculiaridade radiológica diferenciada, denominada *reabsorção óssea subperiosteal*, é evidente na superfície subperiosteal externa do córtex e reflete osteíte dissecante. A reabsorção ao redor dos alvéolos dentários provoca o desaparecimento da lâmina dura dos dentes, um achado bem conhecido à radiologia.

Um aspecto clássico da osteíte fibrosa cística é a presença de múltiplas lesões líticas localizadas, que representam cistos hemorrágicos ou massas de tecido fibroso. Essas lesões excêntricas e bem demarcadas estão separadas do tecido mole por uma casca periosteal de osso. **As lesões líticas focais, semelhantes a tumor, sempre ocorrem no contexto de um esqueleto anormal produzido por hiperparatireoidismo.** Se uma lesão única for examinada sem que se considere o resto do esqueleto, poderá ser confundida com uma neoplasia óssea primária de células gigantes.

 Manifestações Clínicas: Os sintomas de hiperparatireoidismo primário estão relacionados com a alteração da homeostase do cálcio e foram resumidos como *"pedras, ossos, queixumes e suspiros"*. As "pedras" referem-se aos cálculos renais e os "ossos" às alterações esqueléticas. Os "queixumes" descrevem a depressão psiquiátrica e outras alterações associadas à hipercalcemia, enquanto os "suspiros" caracterizam as irregularidades gastrintestinais associadas a um nível sérico alto de cálcio.

O hiperparatireoidismo primário é tratado com remoção cirúrgica dos adenomas paratireóides. Nos casos em que a hiperplasia da paratireóide é a causa da doença, em geral são removidas 3,5 glândulas. O fragmento remanescente é suficiente para assegurar ao paciente o não desenvolvimento de hipocalcemia. Após a cirurgia, o aspecto histológico do esqueleto afetado gradualmente normaliza-se.

Um tipo familiar de hiperparatireoidismo primário está associado a mutações no gene do receptor sensor de cálcio (*CASR*), localizado no cromossomo 3 (3q13.3).

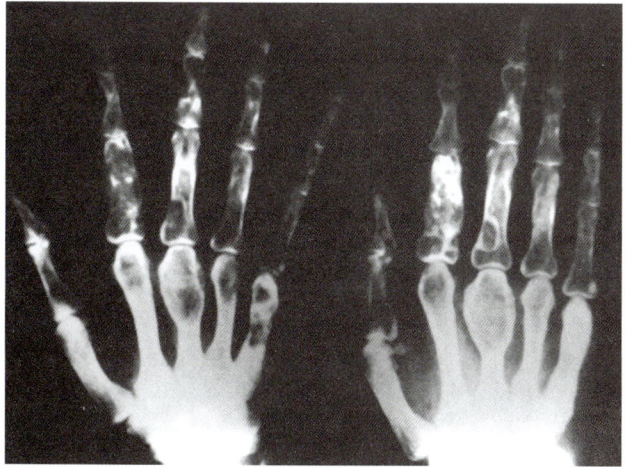

FIGURA 26.34
Hiperparatireoidismo primário. A radiografia das mãos revela tumefações bulbosas ("tumores marrons") e muitas cavidades, ambas representando reabsorção óssea.

OSTEODISTROFIA RENAL

A osteodistrofia renal é uma doença óssea metabólica complexa que ocorre no contexto de insuficiência renal crônica. A osteodistrofia renal grave é mais comum em pacientes mantidos sob diálise crônica, porque vivem tempo suficiente para o desenvolvimento de doença óssea intensa.

 Patogenia: A patogenia da osteodistrofia renal é semelhante à da osteomalacia, com hiperparatireoidismo secundário exercendo sua influência por meio da reabsorção osteoclástica de osso (ver Fig. 26.27). A seqüência de eventos que leva à osteodistrofia renal pode ser resumida da seguinte forma:

1. Na doença renal crônica, uma taxa de filtração glomerular reduzida provoca retenção de fosfato, dessa forma produzindo **hiperfosfatemia.** A elevação dos níveis séricos de fosfato faz baixar os níveis séricos de cálcio.
2. A lesão tubular provoca redução da atividade da 1α-hidroxilase, com uma deficiência resultante de $1,25(OH)_2D$.
3. Por sua vez, a reabsorção intestinal de cálcio está diminuída, dessa forma produzindo **hipocalcemia.**
4. A hipocalcemia estimula a elaboração de paratormônio. Na verdade, a maioria dos pacientes com doença renal em estágio terminal apresenta hiperparatireoidismo substancial. Entretanto, o PTH não promove a absorção intestinal de cálcio ou a reabsorção tubular renal de cálcio de forma eficaz por causa da falha na produção de $1,25(OH)_2D$.
5. Talvez por causa do hiperparatireoidismo e da hiperfosfatemia, uma proporção substancial de pacientes com doença renal em estágio terminal apresenta massa óssea aumentada. A osteosclerose renal é particularmente proeminente nas vértebras, nas quais, devido a faixas alternantes de osso radiopaco e osso normalmente denso, a lesão é denominada *"coluna de camisa de futebol americano"*.

A variante adinâmica da osteodistrofia renal (ORA) caracteriza-se pela parada de remodelamento ósseo. Mais de 40% dos adultos tratados com hemodiálise e mais de 50% daqueles tratados por meio de diálise peritoneal apresentam evidências de ORA à biopsia óssea. Da mesma forma, o desenvolvimento de osso adinâmico durante o tratamento de hiperparatireoidismo secundário com doses grandes intermitentes de calcitriol pode agravar o retardo do crescimento em crianças pré-púberes que são submetidas a diálise peritoneal. O osso adinâmico caracteriza-se histopatologicamente por uma redução geral da atividade celular no osso, com a quantidade de osteoblastos e osteoclastos diminuída. Essas alterações podem ser provocadas tanto por efeitos inibitórios diretos de fatores sistêmicos sobre a função osteoblástica quanto por alterações indiretas na atividade osteoblástica com mediação de mecanismos dependentes de PTH. O osso antigo acumula-se porque não há remodelamento, dessa forma acarretando comprometimento estrutural do esqueleto e aumento da tendência a fraturas.

  Patologia e Manifestações Clínicas: Como conseqüência desses efeitos da insuficiência renal crônica, a osteodistrofia renal caracteriza-se por graus variáveis de osteíte fibrosa, osteomalacia, osteosclerose e doença óssea adinâmica (Fig. 26.35). Combinações de osteíte fibrosa e osteomalacia são particularmente comuns.

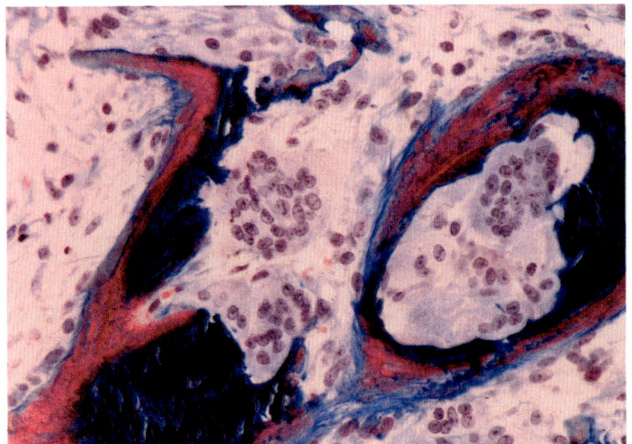
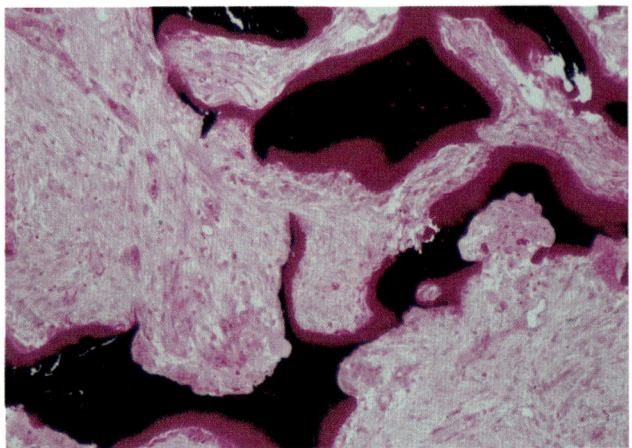
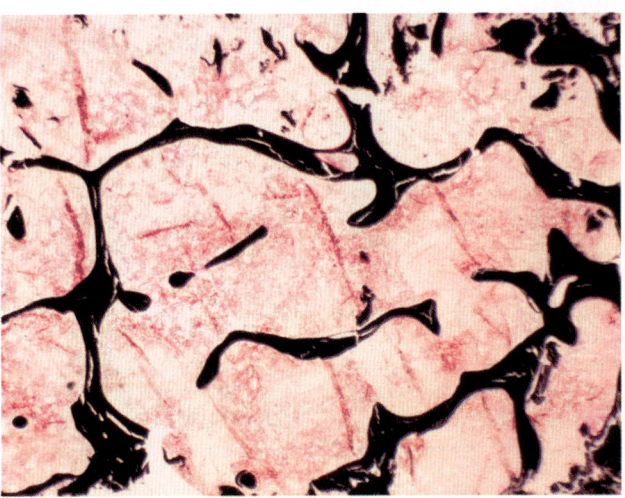

FIGURA 26.35
Osteodistrofia renal. A. Osteíte fibrosa. Diversos osteoclastos multinucleados grandes estão reabsorvendo essas espículas ósseas, e o tecido paraósseo é fibrótico. Observe que a reabsorção osteoclástica ocorre apenas nas porções mineralizadas (*azul*) das trabéculas. Neste corte subcalcificado, o osso não mineralizado (osteóide) mostra-se *vermelho*. B. Osteomalacia. Coloração de von Kossa preparada em corte subcalcificado. O osso mineralizado mostra-se *negro* e o osteóide abundante mostra-se *magenta*. O osteóide é espesso e reveste uma grande proporção das superfícies ósseas. As superfícies não recobertas por osteóide demonstram lacunas de Howship em forma de concha e contêm osteoclastos abundantes. C. Doença óssea adinâmica na qual o remodelamento encontra-se atenuado, com escassez de osteoblastos, osteoclastos e osteóide (coloração de von Kossa).

Pacientes hiperfosfatêmicos com doença renal crônica terminal podem exibir calcificação metastática em diferentes locais, incluindo olhos, pele, coberturas musculares de artérias e arteríolas e tecidos moles periarticulares.

O tratamento da osteodistrofia renal compreende não só o tratamento da insuficiência renal, mas também o controle dos níveis de fosfato, por meio de terapia adequada com drogas e infusões. Ocasionalmente, é necessária a paratireoidectomia para controlar o hiperparatireoidismo, e a administração de vitamina D também pode ser necessária.

DOENÇA DE PAGET ÓSSEA

A doença de Paget é um distúrbio crônico caracterizado por lesões do osso, provocadas por remodelamento desordenado, no qual a reabsorção óssea excessiva resulta inicialmente em lesões líticas, seguindo-se de formação óssea desorganizada e excessiva.

 Epidemiologia: A doença de Paget é comum e, em geral, acomete homens e mulheres com mais de 60 anos de idade. Nas populações predispostas, 3% das pessoas idosas manifestam a doença à necropsia ou no exame radiográfico. O distúrbio apresenta uma distribuição mundial incomum, acometendo populações das Ilhas Britânicas e seguindo suas migrações pelo mundo. Pessoas de ascendência inglesa que moram nos Estados Unidos, Austrália, Nova Zelândia e Canadá apresentam uma incidência alta da doença. Os europeus do norte também apresentam maior número de casos de doença de Paget do que os do sul. Surpreendentemente, o distúrbio é quase inexistente na Ásia e nas populações nativas da África e da América do Sul. Por razões desconhecidas, a incidência da doença de Paget parece ter aumentado nas últimas décadas.

 Patogenia: É interessante notar que Sir James Paget, que cunhou o termo *osteíte deformante* para a doença há mais de um século, acreditava que a causa talvez fosse uma infecção do osso. Desde então, praticamente todo tipo de processo mórbido, incluindo neoplasia, tem sido proposto como a causa. Embora a doença de Paget assemelhe-se a uma doença metabólica em termos histológicos, sua tendência clínica em envolver um osso ou apenas alguns ossos não preenche a definição de um distúrbio metabólico. Foi sugerida uma predisposição hereditária por relatos de quase 100 famílias nas quais a doença de Paget parece ser transmitida como um traço autossômico dominante. O *locus* do gene da doença de Paget familiar foi identificado recentemente no cromossomo 18 (18q21-22).

Muitas evidências indicam que Paget estava de fato correto, e que a doença que recebeu seu nome é de origem viral. Praticamente todos os pacientes exibem inclusões nucleares compatíveis com a estrutura de um vírus em precursores de osteoclastos e osteoclastos, que não são encontradas em nenhuma outra doença esquelética além de tumores de células gigantes do osso. Consistem em microfilamentos em um arranjo paracristalino e têm sido comparadas às inclusões no cérebro de pacientes com encefalite esclerosante subaguda (ver Cap. 29). Essa semelhança sugeriu a possibilidade de um vírus lento estar envolvido (Fig. 26.36). O apoio para esta hipótese vem do achado de que a medula dos pacientes com doença de Paget contém transcritos de nucleocapsídios de paramixovírus.

A doença de Paget caracteriza-se por um aumento localizado da formação de osteoclastos que acarreta a reabsorção óssea. O aumento da natureza osteoclastogênica do micromeio ósseo é mediado por fatores comuns, como elevações em IL-6 e no ligante de RANK. Este, um fator estimulador osteoclástico recentemente descrito, parece mediar os efeitos de fatores principalmente osteotrópicos na formação de osteoclastos. Os osteoclastos e os precursores de osteoclastos oriundos de pacientes com a doença de Paget são anormais e parecem hiper-responsivos a vitamina D e a RANK-L.

 Patologia: As lesões da doença de Paget podem ser solitárias ou podem ocorrer em múltiplos locais. Tendem a localizar-se nos ossos do esqueleto axial, incluindo coluna, crânio e pelve. O fêmur proximal e a tíbia também podem estar envolvidos na forma poliostótica da doença. A doença de Paget solitária raramente envolve o úmero, mas, na doença poliostótica, são comuns as lesões envolvendo esse osso.

A doença de Paget é um exemplo de remodelação óssea desorganizada. A doença é trifásica, da seguinte maneira:

1. **Estágio "quente" ou de reabsorção osteoclástica:** Radiologicamente, existe uma lise característica do córtex, bem definida, em forma de chama ou de cunha, que pode mimetizar um tumor (Fig. 26.37A). Histologicamente, há osteólise disseminada com fibrose da medula óssea e dilatação dos sinusóides medulares.
2. **Estágio misto de atividade osteoblástica e osteoclástica:** Pela radiografia, os ossos são maiores do que o normal. Na verdade, a doença de Paget é uma de apenas duas doenças que produzem **ossos maiores do que o normal** (a outra é a displasia fibrosa, discutida adiante). O córtex na fase mista encontra-se espessado, e a acentuação do osso esponjoso faz com que o osso pareça pesado e aumentado (Fig. 26.37B e C). O envolvimento de corpos vertebrais provoca uma aparência de "moldura de retrato" (ver Fig. 26.37D), pois os córtices e as placas terminais tornam-se bastante exagerados em comparação com o osso esponjoso grosseiro do corpo vertebral. Embora o osso seja anormal, o osso esponjoso distorcido e o córtex ainda tendem a alinhar-se ao longo das linhas de estresse. Com freqüên-

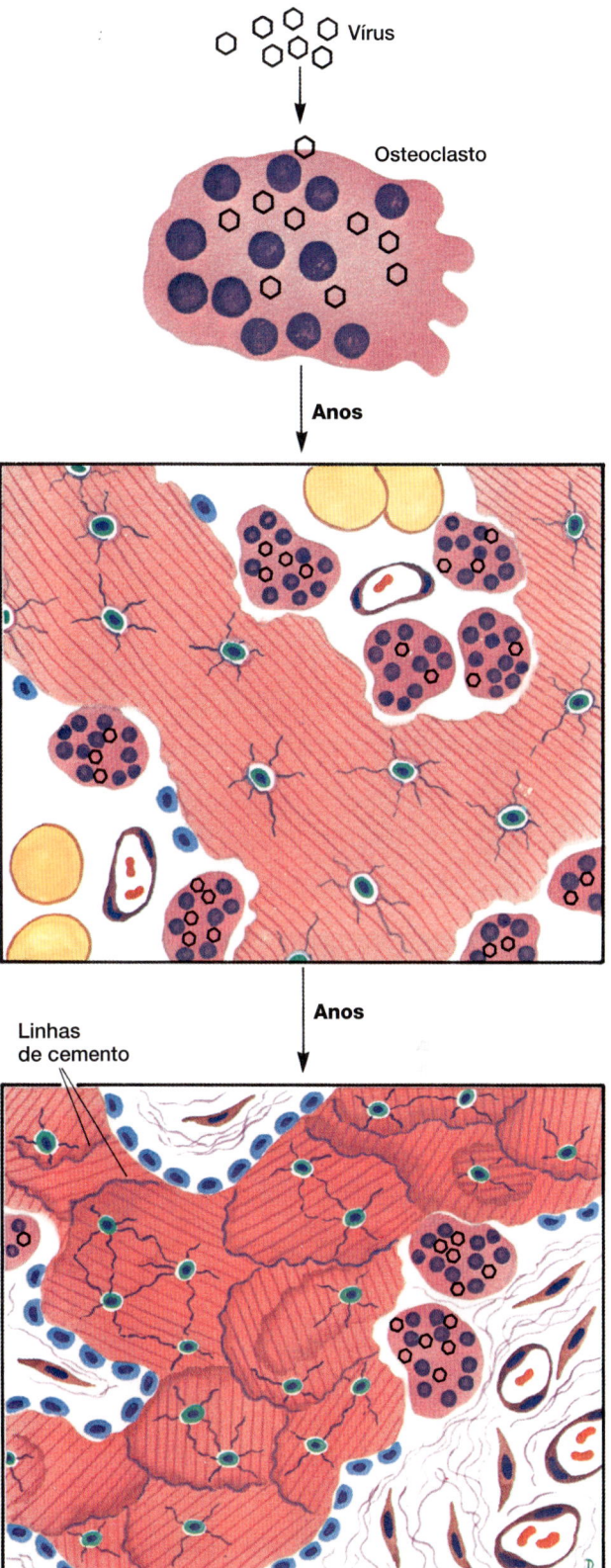

FIGURA 26.36
Etiologia viral hipotética da doença de Paget do osso. Um vírus infecta progenitores osteoclásticos ou osteoclastos e estimula a atividade osteoclástica, acarretando assim a reabsorção óssea excessiva. Durante anos, o osso desenvolve um padrão em mosaico característico, produzido pelas unidades caoticamente justapostas de osso lamelar que formam as linhas de cemento irregulares. A medula óssea adjacente freqüentemente encontra-se fibrosada, e existe uma mistura de osteoclastos e osteoblastos na superfície do osso.

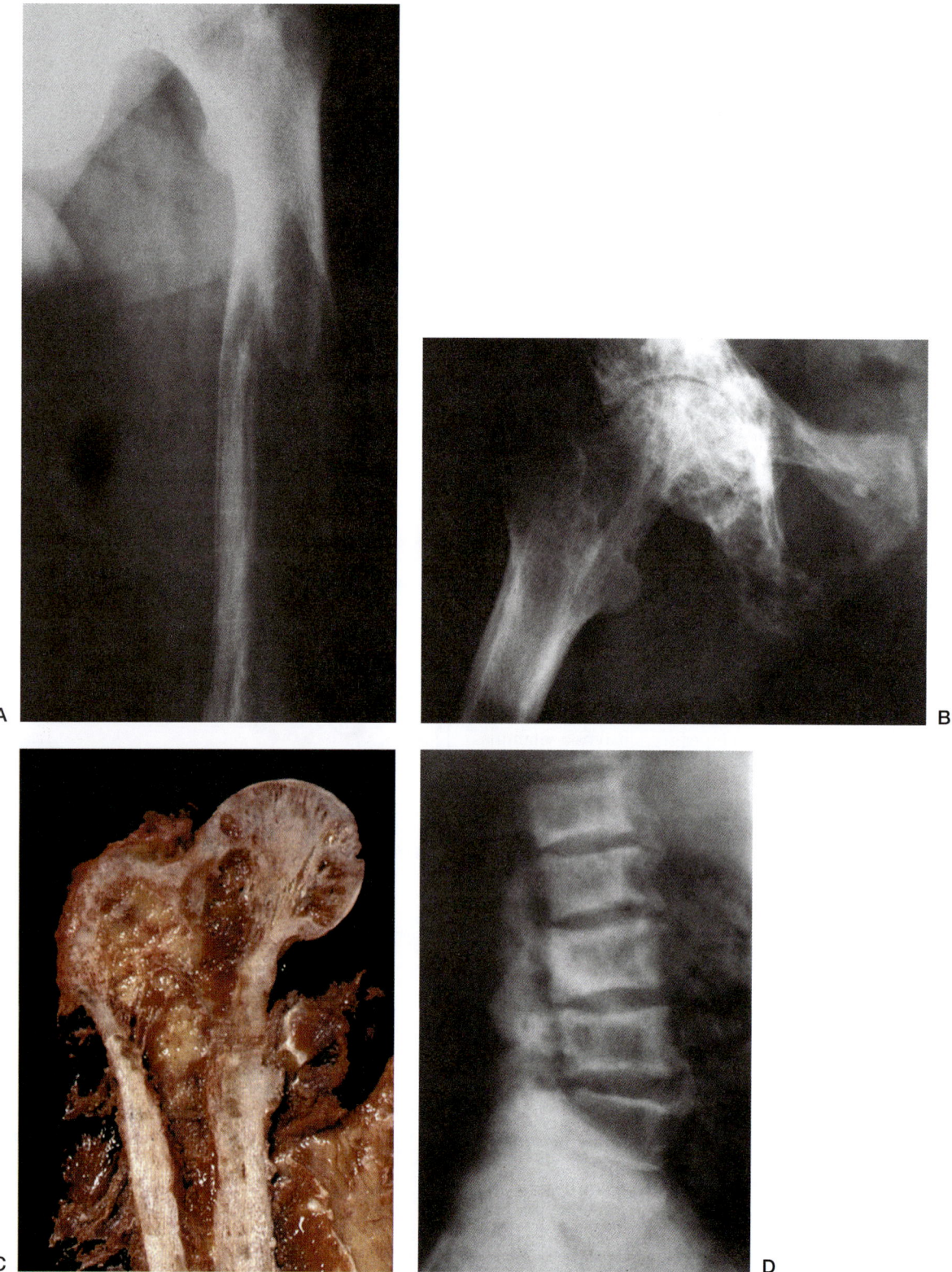

FIGURA 26.37
Doença de Paget. A. Uma radiografia do início da doença de Paget mostra dissolução cortical, aumento do diâmetro da diáfise e uma área em forma de cunha, que avança, de reabsorção cortical ("sinal da chama"). Proximal à borda desta cunha, o fêmur mostra-se completamente normal. B. Doença de Paget em fase tardia no terço proximal do fêmur e na pelve mostra desorganização cortical e trabeculações grosseiras irregulares. C. Amostra macroscópica de porção proximal do fêmur exibindo espessamento cortical e trabeculações grosseiras da cabeça e colo femorais. D. Doença de Paget da coluna mostra encurtamento e alargamento dos corpos vertebrais lombares. Seus córtices e placas terminais estão espessados e apresentam um aspecto de "moldura de porta-retratos".

cia, a pelve encontra-se espessada na área do acetábulo. Histologicamente, há evidência de atividade osteoclástica e atividade osteoblástica irregulares.
3. **Estágio "frio" ou apagado:** Esse período caracteriza-se histologicamente por pouca atividade celular e, radiologicamente, por ossos espessados e desordenados.

A doença não precisa evoluir pelos três estágios e, na doença poliostótica, vários focos podem surgir em diferentes estágios.

O osteoclasto é a célula patológica da doença de Paget e seu aspecto é característico. Enquanto osteoclastos normais contêm menos de 12 núcleos, aqueles da doença de Paget são enormes e podem compreender mais de 100 (Fig. 26.38). Os núcleos podem conter inclusões intranucleares que demonstram partículas semelhantes a vírus ultra-estruturalmente.

Como a doença de Paget ativa é um distúrbio de remodelagem acelerada, suas características histológicas são aquelas da osteíte fibrosa grave. Muitos osteoclastos, osteoblastos ativos grandes e fibrose medular peritrabecular são encontrados. A remodelação rápida leva à ruptura da arquitetura trabecular. Caracteristicamente, as trabéculas encontram-se distorcidas e irregulares, com alta relação superfície:volume. Com freqüência, o colágeno ósseo está organizado em um padrão reticulado em vez de lamelar.

Com o tempo, as lesões da doença de Paget estacionam e tornam-se inativas. O marco diagnóstico desse estágio é a organização anormal do osso lamelar, em que ilhas de formação óssea irregular, semelhantes a peças de quebra-cabeças, estão separadas por *linhas de cemento* proeminentes. O resultado é um *padrão em mosaico* do osso, que pode ser visto nitidamente sob luz polarizada. No córtex de um osso afetado, os ósteons tendem a ser destruídos, e as lamelas concêntricas estão incompletas. Embora as alterações no osso lamelar sejam diagnósticas, não é incomum encontrar osso reticulado como parte do processo patológico. Nessa situação, o osso reticulado é um fenômeno reativo, como em um microcalo ósseo, e representa uma transição entre as ilhas do osso em mosaico da doença de Paget.

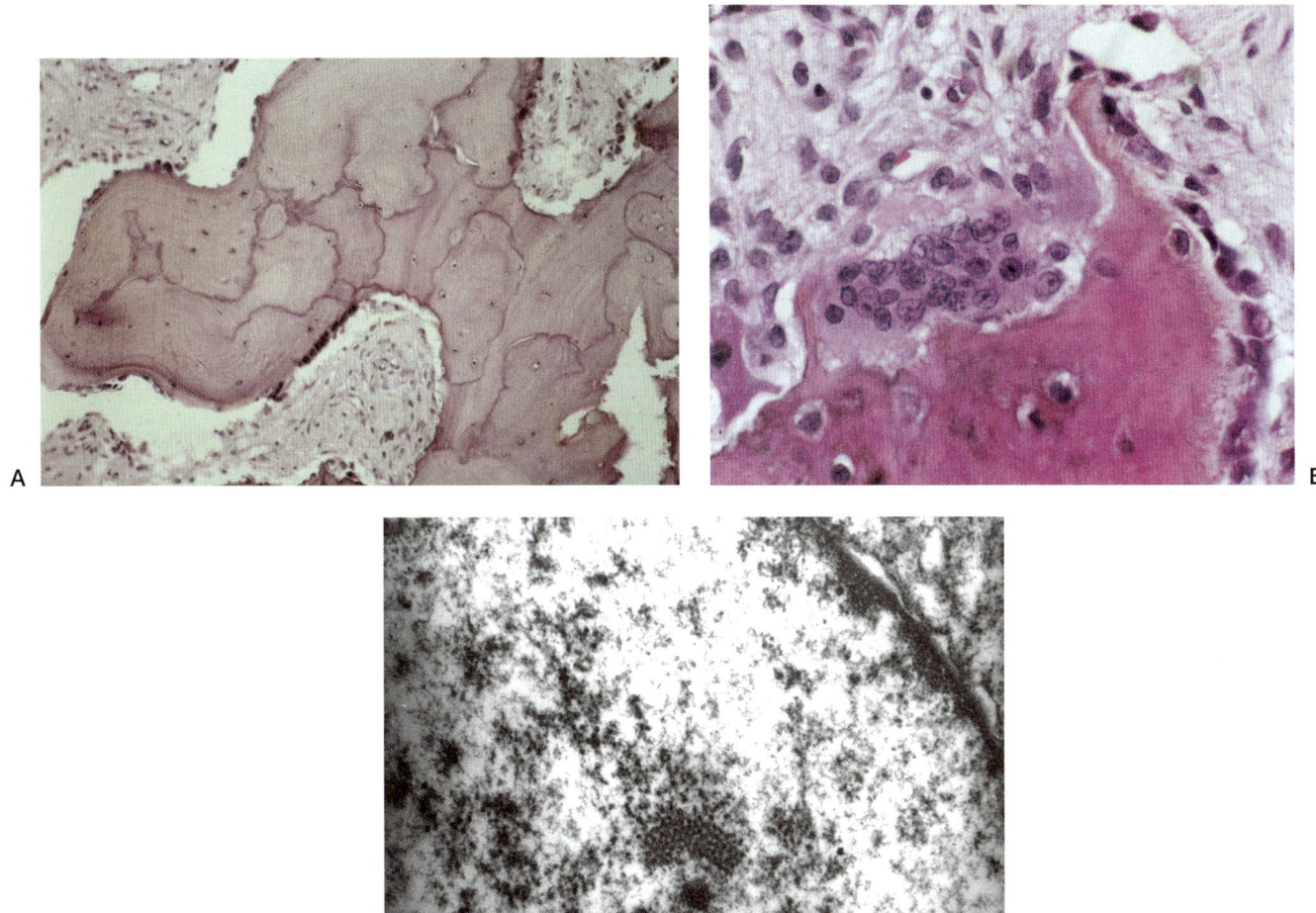

FIGURA 26.38
Doença de Paget. A. Um corte do osso mostra linhas de cemento basofílicas proeminentes e irregulares. **B.** Um osteoclasto no osso com a doença de Paget contém núcleos em quantidade maior do que um osteoclasto comum. Alguns dos núcleos contêm partículas semelhantes a inclusões intranucleares eosinofílicas. **C.** Sob microscopia eletrônica, os núcleos dos osteoclastos contêm partículas semelhantes a paramixovírus quanto a forma e orientação.

Manifestações Clínicas: O sintoma focal mais comum na doença de Paget é a dor no osso afetado, embora sua causa não seja clara. A dor pode estar relacionada com microfraturas, estimulação de terminações nervosas livres pelos vasos sangüíneos dilatados adjacentes aos ossos ou carga de peso em ossos mais fracos. O diagnóstico é estabelecido basicamente por achados radiológicos.

CRÂNIO: O envolvimento do crânio é particularmente comum na doença de Paget. O crânio exibe lise localizada, geralmente nos ossos frontais e parietais, o que se denomina *osteoporose circunscrita*. Alternativamente, pode haver espessamento das tábuas externa e interna, mais pronunciado nos ossos frontal e occipital. O crânio torna-se muito pesado e pode colapsar sobre a vértebra C1, comprimindo assim o cérebro e a medula espinhal. A perda da audição é provocada pelo envolvimento dos ossículos e pela compressão óssea sobre o oitavo nervo craniano no forame. A *platibasia* (achatamento da base do crânio) comprime o forame magno, dessa forma comprimindo a medula oblonga e a medula espinhal superior.

As maxilas podem estar macroscopicamente deformadas, e os dentes podem cair. Com freqüência, os ossos faciais aumentam de tamanho, produzindo a denominada *leontíase óssea* (face semelhante a leão).

SEQÜESTRO PAGÉTICO: Ocasionalmente, os pacientes sentem tontura, um sintoma que decorre do seqüestro pagético, no qual o sangue é desviado do sistema carótido interno para os ossos, e não para o cérebro.

FRATURAS E ARTRITE: As fraturas ósseas são comuns na doença de Paget, os ossos sofrendo fratura transversal como um pedaço de giz. Fraturas incompletas sem deslocamento são denominadas *infrações*. O envolvimento da pelve ocasiona problemas na bacia. A perda da complacência óssea subcondral provoca osteoartrite secundária e destruição da cartilagem articular.

INSUFICIÊNCIA CARDÍACA DE DÉBITO ALTO: Com a doença de Paget extensa, o fluxo sangüíneo para os ossos e o tecido subcutâneo encontra-se acentuadamente aumentado, exigindo um aumento do débito cardíaco, que pode ser grave o suficiente a ponto de resultar em insuficiência cardíaca se houver uma cardiopatia subjacente.

ALTERAÇÃO SARCOMATOSA: Pode ocorrer transformação neoplásica em um foco da doença de Paget, geralmente no fêmur, úmero ou pelve. Essa complicação ocorre em menos de 1% de todos os casos, geralmente nos pacientes com a forma grave da doença. Contudo, a incidência de sarcoma ósseo ainda é 1.000 vezes mais elevada do que aquela na população geral. É interessante notar que o crânio e as vértebras, que são os ossos mais comumente envolvidos na doença de Paget, raras vezes sofrem alteração sarcomatosa. Em geral, o sarcoma é osteogênico, mas pode ser fibrossarcoma ou condrossarcoma.

TUMOR DE CÉLULAS GIGANTES: Essa lesão não é uma neoplasia, mas um fenômeno reativo, semelhante ao "tumor marrom" do hiperparatireoidismo. O tumor de células gigantes representa um excesso de atividade osteoclástica e uma resposta fibroblástica associada. A radioterapia para o tumor de células gigantes é curativa em muitos casos.

Os níveis séricos de cálcio e fósforo na doença de Paget são normais, embora a taxa de renovação óssea esteja aumentada em mais de 20 vezes. Embora a hipercalcemia seja rara, ocorrerá se o paciente estiver imobilizado. A estrutura de colágeno do osso na doença de Paget é completamente normal, mas, por causa da renovação óssea acelerada, os níveis dos produtos da degradação do colágeno (hidroxiprolina e hidroxilisina) aumentam no soro e na urina. A excreção de hidroxiprolina pode alcançar 1.000 mg/dia (normal < 40 mg). O nível sérico de fosfatase alcalina serve como o teste laboratorial mais útil no diagnóstico da doença de Paget. Encontra-se muito aumentado e correlaciona-se com a atividade osteoblástica. Os níveis de fosfatase alcalina encontram-se desproporcionalmente altos com o envolvimento do crânio, mas tendem a ser baixos quando apenas a pelve é afetada. Um aumento súbito da atividade da fosfatase alcalina sérica pode refletir alteração sarcomatosa dentro de uma lesão.

Felizmente, a maioria dos pacientes com doença de Paget é assintomática e não demanda tratamento. Fraturas, osteoartrite e outras complicações ortopédicas são tratadas de forma sintomática. As drogas direcionadas para a função osteoclástica anormal, incluindo calcitonina, bifosfonatos e mitramicina, podem ser úteis.

DOENÇA DE GAUCHER

A doença de Gaucher é uma doença de armazenamento hereditária autossômica recessiva que afeta os ossos, assim como outros órgãos. É a doença de depósito lisossômico mais comum, com uma freqüência estimada ao nascimento de 1/50.000 na população branca. A doença é panétnica e apresenta prevalência mais elevada entre a população judia asquenazi.

 Patogenia: O gene defeituoso codifica a β-glicocerebrosidase e localiza-se no cromossomo 1q21, com mais de 200 mutações descritas até agora. A doença de Gaucher reflete atividade deficiente da hidrolase lisossômica β-glicocerebrosidase (β-glicosidase ácida) e leva monócitos e macrófagos a depositarem quantidades excessivas de glicocerebrosídio nos lisossomos. As células distendidas resultantes são denominadas células de Gaucher e sua presença em diferentes tecidos constitui-se no marco da doença.

  Patologia e Manifestações Clínicas: Histologicamente, as células de Gaucher são macrófagos aumentados, com até 100 μm de diâmetro, que exibem inclusões lineares citoplasmáticas. Ultra-estruturalmente, essas inclusões são lisossomos semelhantes a túbulos. Praticamente todos os pacientes com a doença de Gaucher do tipo I apresentam alguma anormalidade do esqueleto.

FALHA NA REMODELAGEM DO FÊMUR DISTAL E DA TÍBIA PROXIMAL: Essa é a alteração esquelética mais comum, embora a menos problemática, na doença de Gaucher. O defeito manifesta-se como uma ausência de formação do aspecto de chama apropriada e, portanto, a funilização e a cilindragem são anormais (Fig. 26.39). O osso resultante tem o aspecto de um frasco do tipo Erlenmeyer, semelhante àquele encontrado em outras deformidades de modelagem (p. ex., osteopetrose).

CRISE DE GAUCHER: Esse evento ocorre apenas em alguns pacientes com a doença, mas é intensamente doloroso e incapacitador. A crise resulta do infarto agudo de um grande segmento do osso, em geral a coluna vertebral, a pelve ou a cabeça femo-

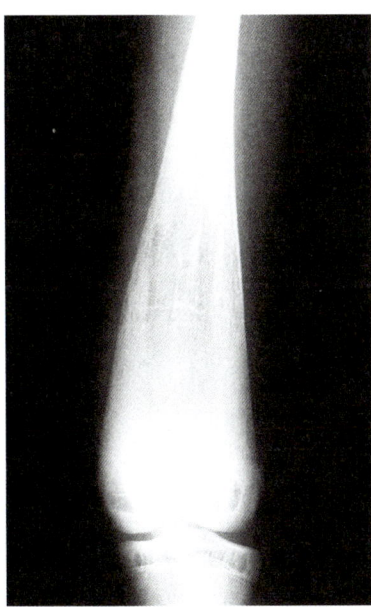

FIGURA 26.39
Doença de Gaucher. A radiografia do fêmur distal exibe a característico formação de chama da metáfise e da diáfise distal.

ral. A lesão pode até mesmo ser multifocal em um ou em vários ossos. Em muitos casos, a crise de Gaucher ocorre após uma doença viral aguda. Os pacientes apresentam dor intensa súbita e progressiva, localizada em um foco anatômico. Febre, sensibilidade na área do osso e tumefação do tecido mole são características. A crise de Gaucher dura 2 semanas ou mais e depois melhora gradualmente.

PERDA ÓSSEA LOCALIZADA E DIFUSA: Lesões líticas localizadas, adelgaçamento cortical e perda de osso esponjoso são vistos à radiologia. A perda óssea é, em geral, mais grave no esqueleto axial e no esqueleto apendicular proximal. No exame histológico, áreas de massa óssea diminuída contêm medula repleta de células de Gaucher. Em geral, esses pacientes são assintomáticos até que ocorra uma fratura ou osteonecrose.

LESÕES OSTEOSCLERÓTICAS: Ocorre aumento da formação óssea na cavidade medular dos ossos longos e da pelve. Osso novo reativo forma-se em áreas que sofreram osteonecrose, conforme evidenciado pela presença de osso morto nessas zonas, bem como de necrose gordurosa e calcificação da gordura. Ocasionalmente, há lesões osteoscleróticas nos ossos chatos do crânio.

OSTEONECROSE CORTICOMEDULAR: É o problema esquelético mais incapacitador associado à doença de Gaucher, ocorrendo com maior freqüência em pacientes jovens entre 8 e 35 anos de idade. Afeta a cabeça femoral ou o terço proximal do úmero ou, com menor freqüência, um côndilo femoral ou tibial, tálus ou capítulo. A osteonecrose corticomedular pode envolver a diáfise de ossos longos também. É bilateral em mais da metade dos pacientes e, com freqüência, é multifocal. A patogenia dessa lesão não está clara.

FRATURAS PATOLÓGICAS: As vértebras, os ossos longos e mesmo a pelve podem apresentar fraturas espontâneas.

OSTEOMIELITE HEMATÓGENA E ARTRITE SÉPTICA: Essas infecções não são incomuns nos pacientes com doença de Gaucher, e a incidência de infecção em ferida pós-operatória também é alta. Os agentes mais comuns são coliformes ou microrganismos anaeróbicos. Talvez bactérias sejam depositadas em áreas de infarto ósseo, ou talvez as células fagocíticas preenchidas com glicocerebrosídio sejam incompetentes e não consigam responder às bactérias invasoras.

A terapia de reposição de enzimas na doença de Gaucher é eficaz e a terapia genética com células-tronco hematopoéticas também é promissora.

DISPLASIA FIBROSA

A displasia fibrosa é uma alteração peculiar do desenvolvimento do esqueleto, caracterizada pela mistura desorganizada de elementos fibrosos e ósseos no interior dos ossos afetados. Ocorre em crianças ou adultos e pode envolver um único osso (monostótica) ou muitos ossos (poliostótica). Em 5% dos casos de displasia fibrosa, as lesões esqueléticas estão associadas a pigmentação da pele e disfunção endócrina, caso em que se aplica a expressão *síndrome de McCune-Albright*.

 Patogenia: Foram descritas mutações de ativação na subunidade alfa da proteína de ligação com o nucleotídio estimulatório guanina ($G_s\alpha$), que é ligada à adenilciclase, em células ósseas de pacientes com displasia fibrosa e síndrome de McCune-Albright. O resultado seria a ativação constitutiva da adenilciclase e aumento dos níveis de AMP cíclico, dessa maneira estimulando certas funções das células afetadas (p. ex., protoncogene c-*fos*, c-*jun*, IL-6 e IL-11).

 Patologia e Manifestações Clínicas:

DISPLASIA FIBROSA MONOSTÓTICA: A displasia fibrosa monostótica é a forma mais comum da doença e é vista mais freqüentemente na segunda e terceira décadas de vida, sem qualquer predominância de sexo. Os ossos envolvidos comumente são fêmur proximal, tíbia, costelas e ossos faciais, embora qualquer osso possa estar envolvido. A doença pode ser assintomática ou pode levar a uma fratura patológica.

DISPLASIA FIBROSA POLIOSTÓTICA: Um quarto dos pacientes com displasia fibrosa poliostótica exibe a doença em mais da metade do esqueleto, incluindo os ossos faciais. Em geral, os sintomas são vistos na infância, e quase todos os pacientes apresentam fraturas patológicas, deformidade de membros ou discrepâncias no comprimento do membro. A displasia fibrosa poliostótica é mais comum no sexo feminino. Algumas vezes, a doença torna-se quiescente na puberdade, enquanto a gestação pode estimular o crescimento das lesões.

SÍNDROME DE McCUNE-ALBRIGHT: Esse distúrbio caracteriza-se por disfunção endócrina, incluindo acromegalia, síndrome de Cushing, hipertireoidismo e raquitismo resistente à vitamina D. A alteração endócrina mais comum é a puberdade precoce em meninas (os meninos raramente apresentam a síndrome de McCune-Albright). Como conseqüência, o fechamento prematuro das placas de crescimento pode ocasionar uma estatura anormalmente baixa. As manifestações extra-esqueléticas mais freqüentes da síndrome de McCune-Albright são as características lesões de pele. Estas são máculas pigmentadas (pontos "café-com-leite") com bordos irregulares ("costa do Maine"), que não atravessam a linha média do corpo e, em geral, localizam-se sobre as nádegas, costas e sacro. Essas máculas tendem a cobrir as lesões esqueléticas.

As características radiográficas das displasias fibrosas são distintivas. A lesão óssea tem um aspecto de vidro fosco brilhante, com bordas bem delineadas e córtex delgado. O osso pode estar abaulado, deformado ou aumentado, e o envolvimento pode ser focal, ou pode englobar todo o osso (Fig. 26.40A).

Todas as formas de displasia fibrosa apresentam um padrão histológico idêntico (ver Fig. 26.40B, C). O tecido fibroblástico benigno é organizado em um padrão espiralado e frouxo. Espículas de osso reticulado, sem nenhuma finalidade, organizadas de forma irregular e sem contorno osteoblástico, estão imersas no tecido fibroso. Em 10% dos casos, ilhas irregulares de cartilagem hialina também estão presentes. Ocasionalmente, ocorre degeneração cística com macrófagos

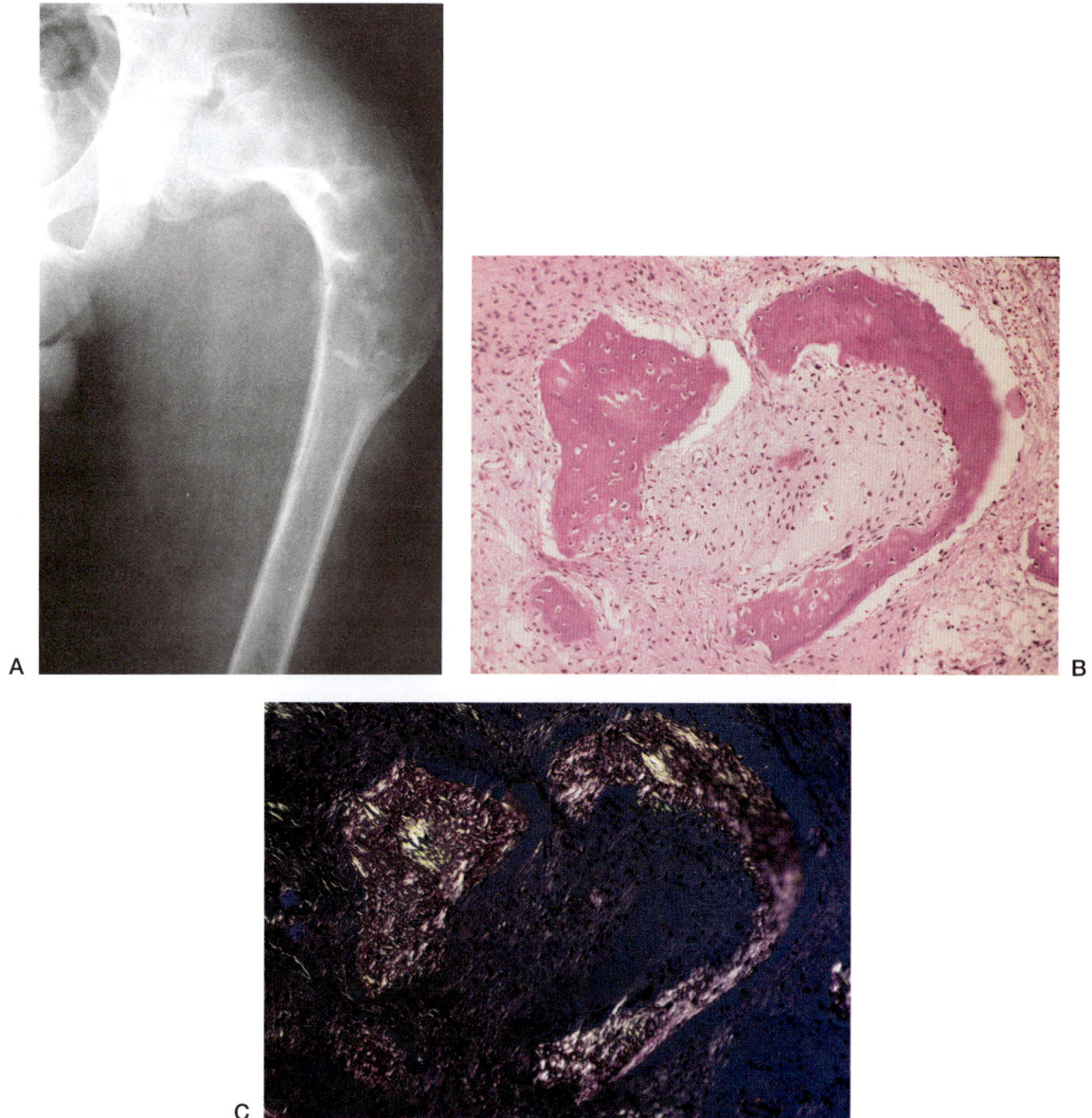

FIGURA 26.40
Displasia fibrosa. A. A radiografia do terço proximal do fêmur mostra uma deformidade do tipo "cajado de pastor", provocada por fraturas ocorridas ao longo dos anos. Luminosidades marginadas e irregulares semelhantes a vidro fosco são circundadas por osso reativo. A diáfise tem um aspecto que foi comparado a uma bolha de sabão. B. À histologia, a displasia fibrosa consiste em tecido fibroso moderadamente celular no qual espículas encurvadas e irregulares de osso reticulado desenvolvem-se sem atividade osteoblástica aposicional discernível. C. O mesmo corte sob luz polarizada demonstra não apenas que as espículas são reticuladas, mas também que seu padrão de fibras se estende de modo imperceptível para o padrão de fibras do estroma circundante.

repletos de hemossiderina, hemorragia e osteoclastos reunidos ao redor do cisto. Raramente (< 1% dos casos), relata-se degeneração maligna (osteossarcoma, condrossarcoma ou fibrossarcoma), mas a maioria desses casos envolve irradiação prévia. O tratamento da displasia fibrosa consiste em curetagem, reparação das fraturas e prevenção de deformidades.

TUMORES ÓSSEOS BENIGNOS

Os tumores ósseos de todos os tipos são raros, mas, não obstante, são neoplasias importantes, porque muitos ocorrem em crianças e em pessoas jovens e são potencialmente letais. Um tumor ósseo primário pode surgir de qualquer um dos elementos celulares do osso. A maioria das neoplasias ósseas ocorre próximo da área metafisária, e mais de 80% dos tumores primários ocorrem no fêmur distal ou na tíbia proximal (Fig. 26.41). Na criança em crescimento, essas áreas caracterizam-se por atividade de crescimento muito intensa, tendo, portanto, mais probabilidade de desenvolver um tumor.

FIGURA 26.41
Localização de tumores ósseos primários em ossos tubulares longos.

O Fibroma Não-ossificante É uma Lesão Solitária da Infância

O fibroma não-ossificante, também denominado defeito cortical fibroso, é um tumor benigno que ocorre na metáfise de um osso longo, mais comumente a tíbia ou o fêmur. O distúrbio é muito comum e pode ocorrer em até 25% de todas as crianças entre 4 e 10 anos de idade, após o que regride caracteristicamente. Ainda há controvérsia sobre o fibroma não-ossificante ser uma lesão neoplásica ou do desenvolvimento. A maioria dos casos é assintomática, embora dor ou fratura através do córtex fino sobrejacente à lesão ocasionalmente chame a atenção para a afecção.

 Patologia: Radiologicamente, os fibromas não-ossificantes são identificados por uma posição excêntrica e cortical e por zonas brilhantes centrais bem demarcadas, circundadas por margens recortadas e escleróticas. No exame macroscópico, a lesão é granular e de coloração vermelho-escuro a marrom. Microscopicamente, células fusiformes delicadas estão organizadas em um padrão espiralado e entrelaçado no qual células gigantes multinucleadas e macrófagos espumosos podem ser vistos. As raras lesões sintomáticas ou expandidas são tratadas com curetagem e enxerto ósseo.

O Cisto Ósseo Solitário Ocorre em Crianças e Adolescentes

O cisto ósseo solitário ou unicameral é uma lesão benigna unilocular, contendo líquido. Há predileção pelo sexo masculino (3:1). Mais de dois terços de todos os cistos ósseos solitários ocorrem no terço superior do úmero ou no fêmur, freqüentemente na metáfise adjacente à placa de crescimento.

 Patogenia: O cisto ósseo solitário parece não ser uma neoplasia verdadeira, mas uma perturbação do crescimento ósseo com traumatismo sobreposto. A organização secundária de um hematoma ou de alguma anormalidade dos vasos metafisários provoca acúmulo de líquido. O "tumor" cresce então pela expansão da cavidade com líquido, e a pressão resultante provoca reabsorção do osso mediada pelos osteoclastos vizinhos. O processo é lento, de modo que, conforme a superfície endosteal do córtex é reabsorvida, uma fina casca periosteal de osso novo é depositada. Esse processo resulta em uma lesão óssea transparente delgada e com margens bem definidas (Fig. 26.42) que nunca excede o diâmetro da placa de crescimento e é particularmente suscetível a fratura patológica.

 Patologia: Um cisto ósseo solitário é revestido por tecido fibroso, algumas células gigantes, macrófagos carregados de hemossiderina, células inflamatórias crônicas e osso reativo. Há osteoclastos na frente de avanço do cisto e permitem a expansão da lesão. O cisto contém massas de material proteináceo amorfo.

 Manifestações Clínicas: A maioria dos cistos ósseos solitários é completamente assintomática até uma fratura patológica chamar a atenção para a lesão. Uma vez confirmado o diagnóstico por meio de imageamento e pelo achado de líquido límpido por aspiração com agulha, são administrados corticosteróides no interior da lesão. A curetagem e a deposição de lascas de osso são realizadas somente quando o cisto não é controlado por injeção.

O Cisto Ósseo Aneurismático Não É um Tumor Verdadeiro

O cisto ósseo aneurismático é uma lesão hiperêmica expansiva incomum que surge na superfície do osso ou em seu interior. Ocorre em crianças e em adultos jovens, com um pico de incidência na segunda década de vida. A lesão tem sido observada em qualquer ponto do esqueleto, mas acomete mais os ossos longos e a coluna vertebral. A patogenia é obscura, embora possa representar transformação vascular cística de uma lesão subjacente, como condroblastoma, osteoblastoma, osteossarcoma, displasia fibrosa ou tumor de células gigantes.

Patologia: O periósteo ao redor de um cisto ósseo aneurismático é abaulado, porém íntegro. Na coluna, o cisto ósseo aneurismático pode de fato estender-se através de mais de um osso. Por ressonância magnética (RM), níveis hidro-hídricos podem ser visualizados à medida que as células sangüíneas se separam do plasma. A superfície de corte da lesão assemelha-se a uma esponja permeada com sangue e coágulos sangüíneos (Fig. 26.43). As paredes e os septos do cisto aneurismático compõem-se de tecido de granulação contendo células gigantes multinucleadas com trabéculas osteóides ocasionais.

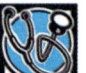**Manifestações Clínicas:** Embora alguns cistos ósseos aneurismáticos cresçam lentamente, a maioria expande-se de forma rápida e pode alcançar um tamanho muito grande. Em geral, as lesões são encontradas com dor e tumefação, algumas vezes relacionadas com traumatismo e freqüentemente se desenvolvem em curto período de tempo. O cisto ósseo pode "explodir", ou seja, romper e produzir hemorragia local. O tratamento preferido é a excisão extraperiosteal e a curetagem. Durante a cirurgia, a incisão do cisto descomprime sua pressão interna, resultando em vigoroso sangramento que pode ser difícil controlar. Em locais como a coluna vertebral ou a pelve, a embolização arterial seletiva tem sido bem-sucedida.

O Osteoma Osteóide É uma Lesão Dolorosa

O osteoma osteóide é uma pequena lesão óssea benigna, dolorosa, composta de tecido ósseo (o ninho) e circundada por um halo de formação óssea reativa. Tipicamente, o tumor ocorre em pessoas jovens, desde 5 até 25 anos de idade. Meninos são acometidos mais comumente que meninas (3:1). O osteoma osteóide surge com freqüência no córtex da diáfise dos ossos tubulares da extremidade inferior.

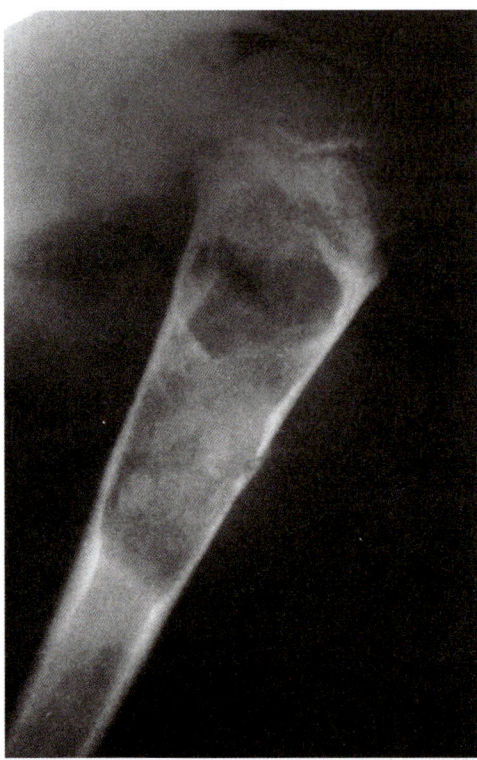

FIGURA 26.42
Cisto ósseo solitário. A radiografia do terço proximal do úmero de uma criança (observe a placa epifisária) mostra uma grande e bem demarcada lesão lítica epifisária e diafisária. O córtex encontra-se adelgaçado, mas não há distorção cortical nem má formação do contorno do osso.

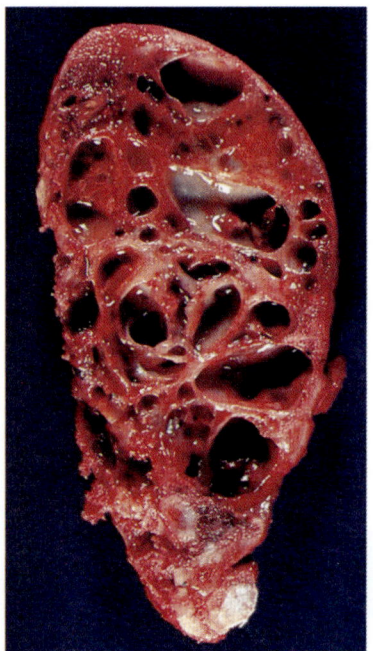

FIGURA 26.43
Cisto ósseo aneurismático. Em corte transversal, a lesão consiste em uma massa esponjosa na qual são vistos múltiplos cistos preenchidos com sangue. Alguns dos septos entre os cistos contêm tecido ósseo.

Patologia: O osteoma osteóide é um tumor esférico e hiperêmico, com cerca de 1 centímetro de diâmetro, consideravelmente mais mole que o tecido ósseo circundante (Fig. 26.44) e é facilmente enucleado na cirurgia. Microscopicamente, o tumor compõe-se de trabéculas irregulares delgadas com um tecido de granulação celular contendo osteoblastos e osteoclastos. As trabéculas são mais maduras no centro, que se encontra, com freqüência, parcialmente calcificado. Osso esclerótico reativo circunda o ninho.

 Manifestações Clínicas: A dor, tipicamente noturna, é desproporcional ao tamanho da lesão. Freqüentemente, é exacerbada pela ingestão de bebidas alcoólicas e aliviada prontamente com aspirina, talvez por causa do alto teor de prostaglandinas do tumor. A excisão cirúrgica ou a eletrocauterização são curativas e deixam o paciente muito grato ao cirurgião.

Osteoblastoma

O osteoblastoma é uma neoplasia benigna incomum, histologicamente semelhante ao osteoma osteóide, porém maior e sem a dor noturna aliviada por aspirina. Estimula uma reação óssea menor e parece simplesmente uma lesão radiotransparente, com apenas uma fina casca de osso circundante. O osteoblastoma ocorre em pessoas entre 10 e 35 anos de idade, sem predileção por sexo, e afeta principalmente a coluna vertebral e os ossos longos. A curetagem cura pequenos osteoblastomas, mas as lesões maiores podem exigir ressecção ampla.

O Condroma Solitário Exibe Cartilagem Hialina

O condroma solitário (encondroma) é um tumor intra-ósseo benigno composto de cartilagem hialina bem diferenciada. Embora seja debatido se representa uma neoplasia verdadeira ou um hamartoma, análises citogenéticas recentes implicaram uma origem clonal para essas lesões, sugerindo que elas são, na verdade, neoplasias. O diagnóstico é feito em qualquer idade, e muitos casos são completamente assintomáticos.

 Patologia: A maioria dos casos de condroma solitário ocorre nos metacarpos e nas falanges das mãos, com os casos restantes ocorrendo em quase qualquer outro osso tubular. O tumor é pequeno e cresce lentamente. Radiologicamente, aparece como um área radiotransparente bem delimitada, algumas vezes contendo calcificações pontilhadas. No exame macroscópico, o condroma solitário tem o aspecto semitransparente de cartilagem hialina, freqüentemente com algumas áreas calcificadas. Microscopicamente, o tecido cartilaginoso é bem diferenciado, com condrócitos esparsos.

Condromas assintomáticos não devem ser tratados. Quando ocorre dor, a curetagem e o enxerto de osso são os tratamentos de escolha.

O Condroblastoma Ocorre nas Epífises dos Ossos Longos

O condroblastoma é um tumor condrogênico benigno incomum que ocorre mais freqüentemente no terço superior do fêmur, tíbia e úmero. É mais comum no sexo masculino que no feminino (2:1), e 90% dos casos ocorrem em pessoas jovens entre 5 e 25 anos de idade.

 Patologia: O condroblastoma cresce lentamente, e, no exame radiológico, exibe um aspecto radiotransparente excêntrico e com bordos bem definidos (Fig. 26.45). No exame macroscópico, o tumor é mole e compacto, com áreas dispersas de hemorragia ou branco-acinzentadas. Microscopicamente, condroblastos primitivos estão organizados como camadas de células de formato redondo até poliédrico, que podem apresentar bordas citoplasmáticas bem definidas e núcleos grandes e ovóides, freqüentemente com ranhuras nucleares proeminentes. A matriz de cartilagem parece primitiva e encontra-se calcificada de forma variável, o que contribui para o padrão mosqueado observado com freqüência em tomografias computadorizadas (TC). O condroblastoma provoca destruição óssea por estimular a reabsorção osteoclástica. De fato, esses tumores podem perfurar o córtex, embora permaneçam confinados pelo periósteo.

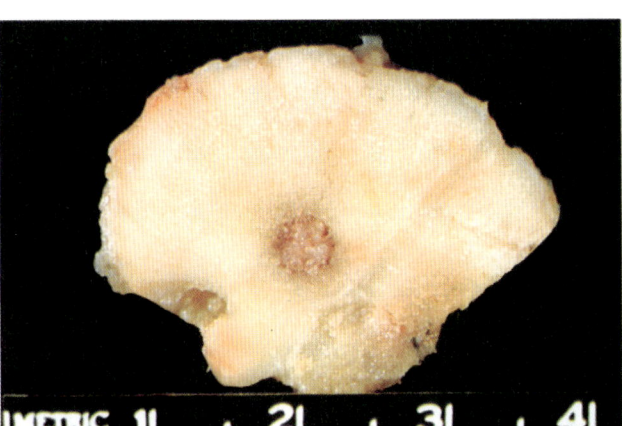 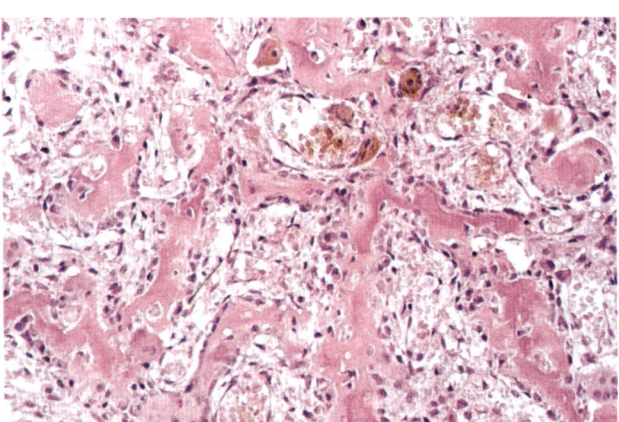

FIGURA 26.44
Osteoma osteóide. A. A amostra macroscópica de um osteoma osteóide revela o ninho central, imerso em osso denso. B. A fotomicrografia do ninho revela trabéculas irregulares de osso reticulado circundadas por osteoblastos, osteoclastos e medula fibrovascular.

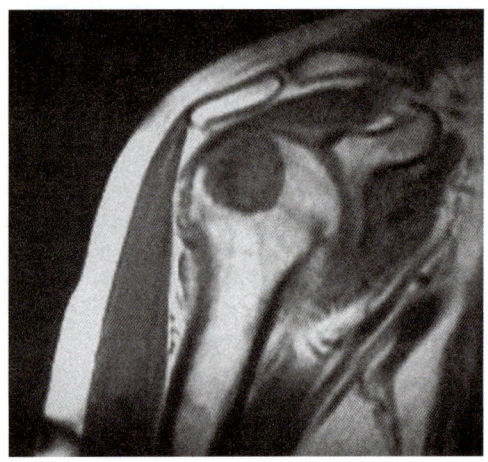
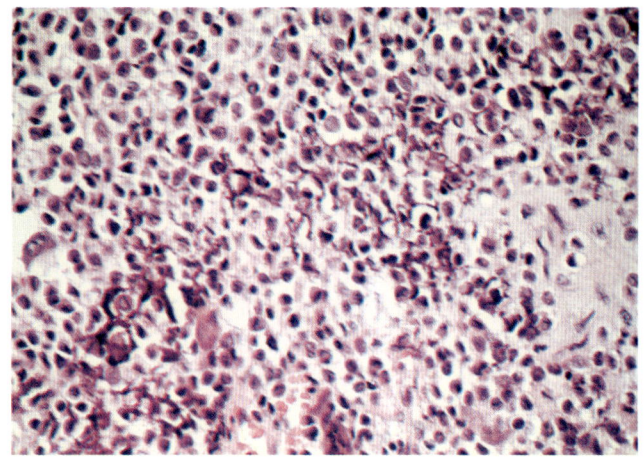

FIGURA 26.45
Condroblastoma. A. A imagem de ressonância magnética do ombro de uma criança mostra uma lesão lítica proeminente na cabeça do úmero, envolvendo a epífise e estendendo-se através da placa epifisária. **B.** O aspecto histológico de um condroblastoma é definido por células redondas globosas (condroblastos) circundadas por uma matriz mineralizada.

 Manifestações Clínicas: Por causa de sua localização para-articular, os sintomas do condroblastoma tendem a relacionar-se com uma articulação, com dor moderada, tumefação leve e limitação funcional do movimento da articulação. Se não for tratado, o tumor poderá, em raras ocasiões, alcançar um tamanho grande e destruir a área epifisária e invadir a articulação. A curetagem é o tratamento preferido, embora, em 10% dos casos, haja recidiva do tumor.

Fibroma Condromixóide

O fibroma condromixóide é um tumor raro e benigno que contém cartilagem e ocorre no fêmur ou na tíbia de crianças e adultos jovens. Ocasionalmente, o tumor também é encontrado em quase qualquer osso.

 Patologia: Radiologicamente, o fibroma condromixóide é identificado como um defeito transparente excêntrico com borda delgada e recortado de osso esclerótico. No exame macroscópico, o tumor é uma massa branco-acinzentada ou amarelada, firme e lobulada, que substitui o osso e afina o córtex. Microscopicamente, lóbulos esparsamente celulares mostram células fusiformes e estelares e células gigantes multinucleadas imersas em um condróide ou em matriz mixóide. Os lóbulos geralmente estão separados por faixas de tecido muito celular composto de células mononucleares globosas e células multinucleadas semelhantes às encontradas no condrossarcoma. A lobulação característica do tumor e suas bordas escleróticas típicas são importantes, já que, em alguns casos, a presença de células grandes pleomórficas na matriz condróide leva ao diagnóstico incorreto de condrossarcoma.

O melhor tratamento do fibroma condromixóide é a excisão cirúrgica, porque o tumor tende a recidivar após a curetagem simples.

TUMORES ÓSSEOS MALIGNOS

O Osteossarcoma É o Tumor Ósseo Maligno Primário Mais Comum

O osteossarcoma, também denominado sarcoma osteogênico, *é um tumor ósseo muito maligno, caracterizado pela formação de tecido ósseo por células tumorais.* Representa um quinto de todos os cânceres ósseos. O osteossarcoma é mais freqüente em adolescentes entre 10 e 20 anos de idade, acometendo meninos mais que meninas (2:1).

Patogenia: Quase dois terços dos casos de osteossarcoma exibem mutações do gene do retinoblastoma (*Rb*) (ver Cap. 5), e muitos tumores também contêm mutações no gene *p53*. Portanto, o osteossarcoma está entre os cânceres relacionados com a inativação dos genes supressores de tumor. O tumor é mais comum em indivíduos altos. É interessante notar que os osteossarcomas em cães são mais freqüentes em raças grandes. Quando o tumor surge em pessoas mais idosas, é quase sempre uma complicação da doença de Paget ou de exposição à radiação. Por exemplo, os trabalhadores que lidavam com a pintura de mostrador de relógio com rádio, e lambiam o pincel para umedecê-lo, desenvolveram osteossarcoma muitos anos depois como conseqüência da deposição de rádio em seus ossos. Além disso, o osteossarcoma também se desenvolveu em adultos e crianças submetidos previamente à radiação terapêutica externa. Várias lesões ósseas benignas preexistentes estão associadas a risco aumentado de osteossarcoma posterior, incluindo displasia fibrosa, osteomielite e infartos da medula óssea. Embora o traumatismo possa chamar atenção para um osteossarcoma existente, não há evidências de que provoque o tumor.

Patologia: Com freqüência, o osteossarcoma surge na vizinhança do joelho, ou seja, no terço inferior do fêmur (Fig. 26.46A), terço superior da tíbia, ou fíbula, embora qualquer área metafisária de um osso longo possa ser afetada. Depois da área do joelho, o terço proximal do úmero é o segundo local mais comum de ocorrência de osteossarcoma, e 75% de todos esses tumores surgem adjacentes ao joelho ou ao ombro.

Evidências radiológicas de destruição óssea e de formação óssea são características, esta última representando osso neoplásico. Com freqüência, o periósteo produz uma borda incompleta de osso reativo adjacente ao local onde encontra-se elevado da superfície cortical pelo tumor. Quando esse aspecto aparece radiologicamente como uma casca de osso na interface do córtex em uma extremidade e aberta na outra extremidade, é denominado *triângulo de Codman.* Um padrão de "raios de sol" também está presente com freqüência (ver Fig. 26.19).

O aspecto macroscópico do tumor é muito variável, dependendo das quantidades relativas de osso, cartilagem, estroma e vasos sangüíneos. A superfície de corte pode exibir qualquer combinação de áreas hemorrágicas, císticas, moles e áreas ósseas duras. O tecido neoplásico pode invadir e romper o córtex, disseminar-se para a cavidade medular, elevar ou perfurar o periósteo, ou crescer na epífise e até mesmo alcançar o espaço articular.

O exame histológico revela células malignas, produzindo osso reticulado (ver Fig. 26.46B). As células malignas coram-se proeminentemente para fosfatase alcalina e osteonectina. O osso tumoral é depositado ao acaso, e não está organizado ao longo de linhas de estresse. Com freqüência, focos de células de cartilagem malignas ou células gigantes pleomórficas malignas estão entremeados. Nas áreas de lise óssea, encontram-se osteoclastos não-neoplásicos na frente de avanço do tumor.

O osteossarcoma dissemina-se pela corrente sangüínea para os pulmões. De fato, quase todos os pacientes (98%) que morrem dessa doença apresentam metástases pulmonares. Menos comumente, o tumor dá metástase para outros ossos (35%), pleura (33%) e coração (20%).

 Manifestações Clínicas: Em geral, observa-se o osteossarcoma como uma dor leve ou intermitente ao redor do joelho ou de outras áreas envolvidas. À medida que a dor torna-se mais intensa, a área envolvida incha, e a palpação é dolorosa. O movimento da articulação adjacente está funcionalmente limitado. O nível sérico de fosfatase alcalina está aumentado em metade dos pacientes e pode diminuir após a amputação, porém novamente aumenta com uma recidiva ou com metástase. A doença metastática anuncia deterioração clínica rápida e morte.

Tradicionalmente, o osteossarcoma era tratado exclusivamente por amputação ou desarticulação do membro envolvido, mas o prognóstico de sobrevida em 5 anos não excedia 20%. Desenvolvimentos mais recentes na quimioterapia e na cirurgia preservadora de membro resultaram em taxas de sobrevida em 5 anos sem a doença de até 60%. A ressecção de metástases pulmonares isoladas parece prolongar a sobrevida.

Osteossarcoma Justacortical

O osteossarcoma justacortical é uma variante rara do osteossarcoma que ocorre na superfície periosteal do osso, especialmente a metáfise posterior inferior do fêmur (72% dos casos). Diferentemente do osteossarcoma clássico, a maioria dos pacientes tem mais de 25 anos de idade e o tumor é mais comum em mulheres. O osteossarcoma justacortical não acomete o córtex profundo e a medula do osso e cresce externo à diáfise (Fig. 26.47). Em geral, o triângulo de Codman não é evidente radiologicamente porque o periósteo não se encontra elevado. A maioria dos casos de osteossarcoma justacortical consiste em lesões de grau baixo, sem necessidade de quimioterapia associada. A excisão cirúrgica é o tratamento preferido, e o prognóstico é bom, com sobrevida em 5 anos acima de 80%.

O Condrossarcoma É uma Neoplasia Maligna Cujo Grau Determina o Prognóstico

O condrossarcoma é um tumor maligno que se origina de células da cartilagem e mantém sua natureza cartilaginosa em toda

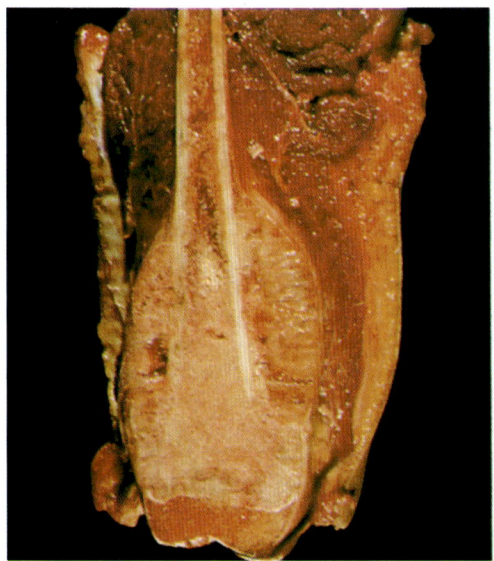
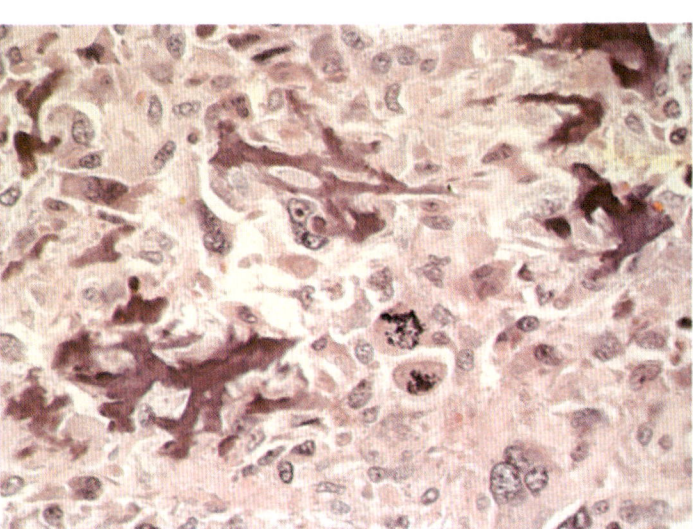

FIGURA 26.46
Osteossarcoma. A. O terço distal do fêmur contém um tumor maligno osteoblástico denso que se estende através do córtex para o tecido mole e a epífise. **B.** Uma fotomicrografia revela células malignas pleomórficas, células gigantes tumorais e mitoses. O tumor produz osso reticulado calcificado focalmente.

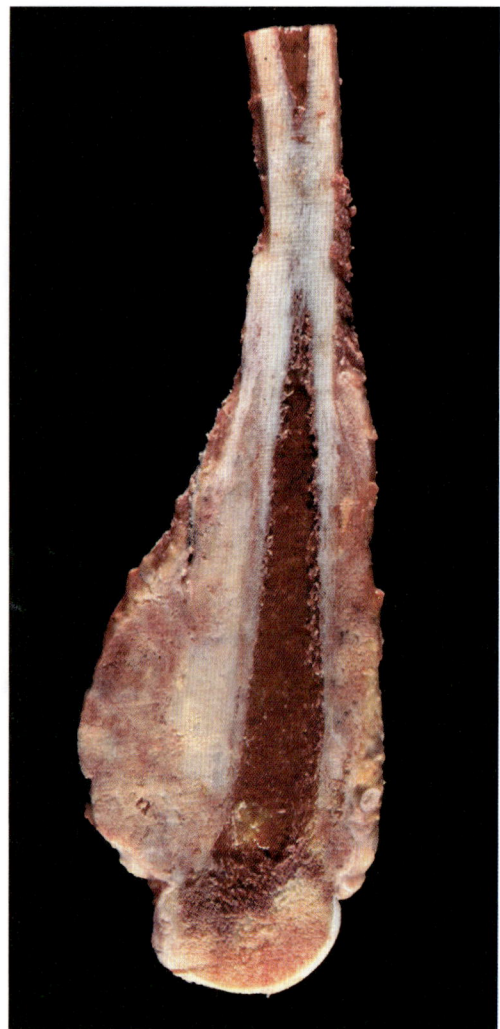
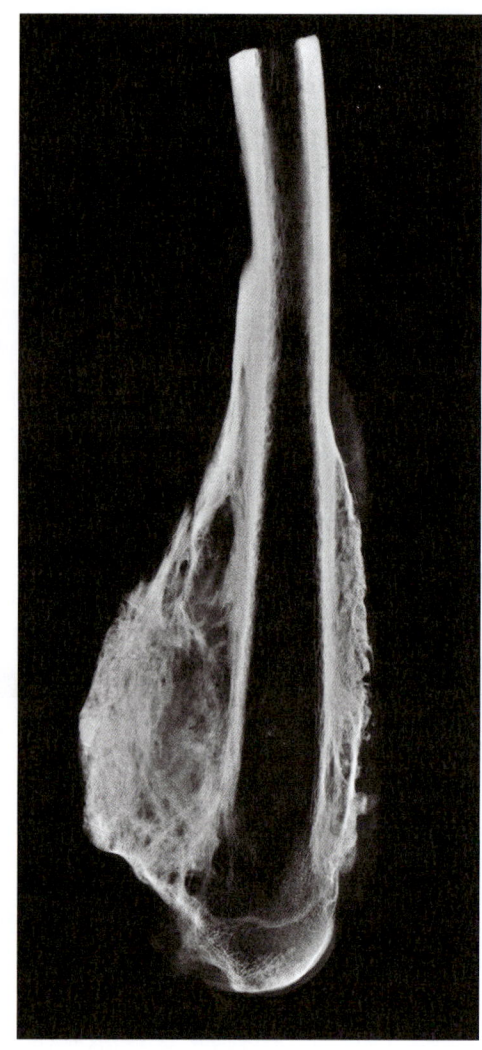

FIGURA 26.47
Osteossarcoma justacortical. A. A superfície posterior do fêmur tem um tumor na sua superfície posterior. A cavidade medular não está acometida. B. Uma radiografia da amostra demonstra que o tumor produz matriz óssea (é radiodensa) e, ao mesmo tempo, não invade a cavidade medular.

sua evolução. Alguns pacientes apresentam uma história de encondromas, osteocondroma solitário ou osteocondromas múltiplos hereditários. A maioria não apresenta lesão preexistente conhecida. O condrossarcoma é o segundo tumor ósseo maligno primário mais comum, ocorrendo com maior freqüência em homens do que em mulheres (2:1). É observado mais freqüentemente na quarta até a sexta década (média de idade, 45 anos).

 Patologia: O condrossarcoma ocorre em três variantes anatômicas:

CONDROSSARCOMA CENTRAL: Essa forma surge na cavidade medular de ossos pélvicos, costelas e ossos longos, embora qualquer local possa ser afetado. Em estudos radiológicos, esses tumores caracterizam-se por bordos mal definidos, diáfise espessada e perfuração do córtex. Em geral existem radiopacidades puntiformes ou ossificações semelhantes a anel que representam calcificação ou ossificação endocondral no tumor (Fig. 26.48A). Embora possam penetrar o córtex, a extensão além do periósteo é incomum. No exame macroscópico, o tecido cartilaginoso neoplásico está comprimido dentro do osso e exibe áreas de necrose, alteração cística e hemorragia (Fig. 26.48B). O córtex do osso e os espaços intratrabeculares da medula óssea encontram-se infiltrados pelo tumor.

O condrossarcoma central começa com uma dor profunda, que se torna mais intensa com o tempo. Na maioria dos casos, o tumor não pode ser palpado, mas, nos casos não tratados, formam-se massas grandes com o desenvolvimento do processo.

CONDROSSARCOMA PERIFÉRICO: Essa variante é menos comum que a variedade central de condrossarcoma e surge fora do osso, quase sempre na cobertura cartilaginosa de um osteocondroma. Ocorre após os 20 anos de idade e nunca antes da puberdade. A localização mais freqüente do condrossarcoma periférico é a pelve, seguida pelo fêmur, vértebras, sacro, úmero e outros ossos longos. Apenas raramente ocorre distal ao joelho ou ao cotovelo. Em estudos radiológicos, radiopacidades características representando calcificação ou ossificação da cartilagem neoplásica são ver-

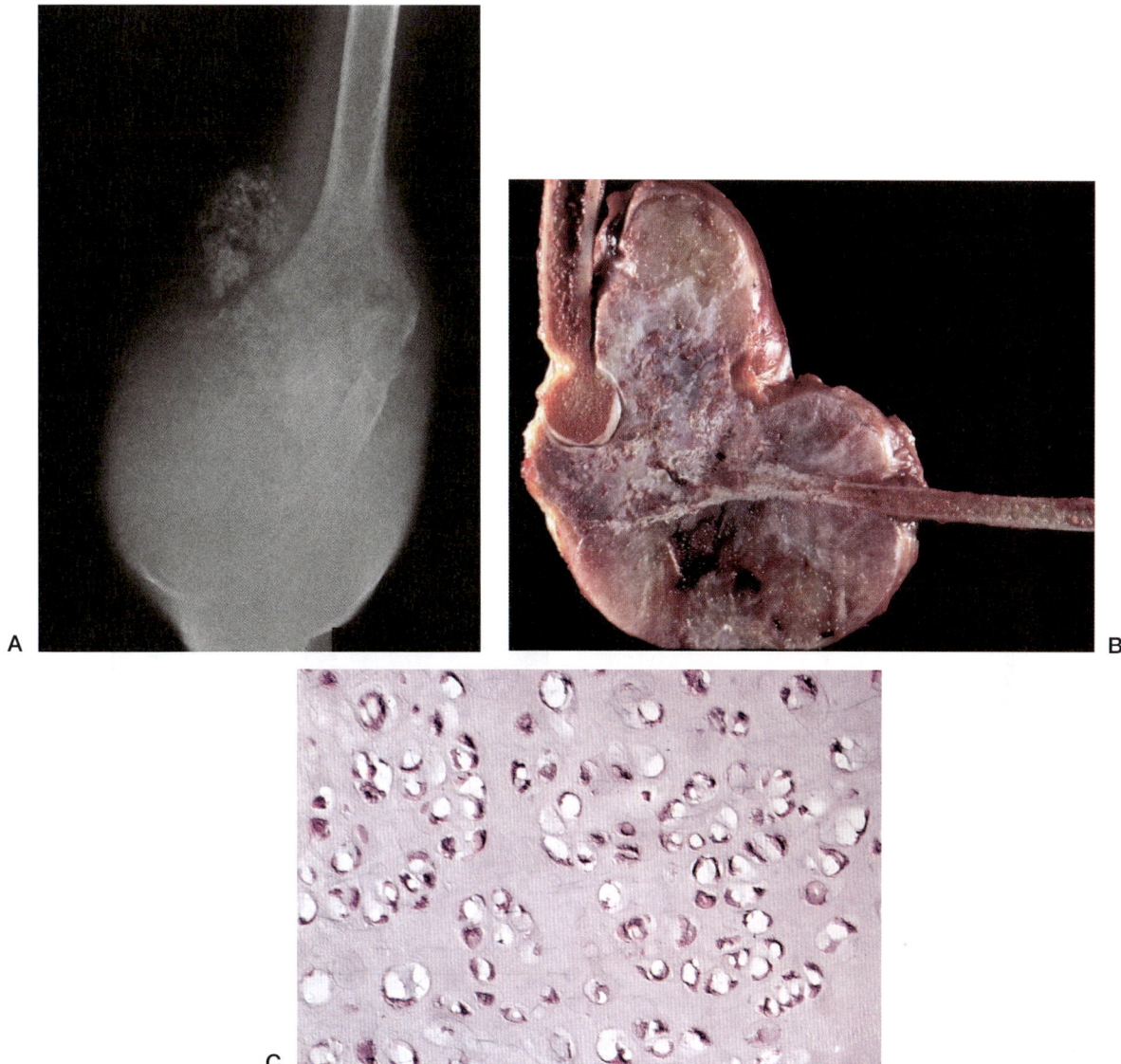

FIGURA 26.48
Condrossarcoma. A. A radiografia demonstra uma grande massa destrutiva que substitui a porção proximal da ulna. Existe uma imensa massa de tecido mole contendo agregados de calcificações em forma de anel e de pipoca. B. A amostra macroscópica ressecada demonstra cartilagem hialina lobulada com calcificações, ossificação e liquefação focal. C. Uma fotomicrografia de um condrossarcoma mostra condrócitos malignos com atipia pronunciada.

dadeiramente patognomônicas para a lesão. Macroscopicamente, o condrossarcoma periférico tende a ser uma massa bosselada grande, que circunda a base de um osteocondroma e invade o osso.

Em geral, o condrossarcoma periférico é visto como uma massa de crescimento lento. A expansão da massa provoca dor e sintomas locais. Na pelve, o plexo lombossacro pode estar comprimido, e tumores nas vértebras podem provocar paraplegia.

CONDROSSARCOMA JUSTACORTICAL: Essa é a variedade menos comum de condrossarcoma e é semelhante ao condrossarcoma central em sua predominância em homens de meia-idade. Tende a situar-se na metáfise de ossos longos, jazendo na superfície externa do córtex. Assim, provavelmente tem origem periosteal ou parosteal. Radiologicamente, pode ser todo transparente ou apresentar calcificação focal. Os sintomas de condrossarcoma justacortical são dominados por tumefação e dor branda.

Histologicamente, os condrossarcomas compõem-se de células de cartilagem malignas em diferentes estágios de maturidade (Fig. 26.48C). Ocasionalmente, é difícil estabelecer a distinção entre condrossarcoma bem diferenciado e tumor benigno, apenas com base na área citológica. Zonas de calcificação freqüentemente são conspícuas e são vistas em radiografias como manchas ou massas volumosas. O condrossarcoma expande-se pela estimulação da reabsorção osteoclástica do osso e, com freqüência, irrompe o córtex. A maioria dos condrossarcomas cresce lentamente, porém são comuns as metástases hematogênicas para os pulmões nas variantes mal diferenciadas.

Existe uma correlação positiva entre graduação histológica, histomorfologia e o grau de complexidade cariotípica. A trissomia do 7 está associada a condrossarcoma. A reorganização do braço curto do cromossomo 17 está associada a condrossarcoma de grau alto. As alterações de 12q13 estão associadas a tumores que exibem características mixóides. Os condrossarcomas mixóides extra-esqueléticos apresentam uma translocação clássica (9;22)(q31;q12).

 Manifestações Clínicas: O condrossarcoma é um dos poucos tumores em que a graduação microscópica tem valor prognóstico significativo. A taxa de sobrevida em 5 anos para condrossarcomas de grau baixo é de 80%, para tumores de grau moderado é de cerca de 50% e para tumores de graduação alta, de apenas 20%. A excisão ampla é o tratamento habitual.

O Tumor Ósseo de Células Gigantes Ocasionalmente Forma Metástases

O tumor ósseo de células gigantes é uma neoplasia agressiva localmente, potencialmente maligna, caracterizada pela presença de células gigantes multinucleadas osteoclásticas, distribuídas de modo aleatório e uniforme em um ambiente de células mononucleares em proliferação. Em geral, ocorre na terceira e quarta décadas de vida, com uma leve predileção por mulheres, e parece ser mais comum na Ásia que nos países ocidentais. Tumores de células gigantes em idosos podem ser secundários a irradiação. A doença de Paget pode produzir uma lesão reativa de células gigantes bastante semelhante a um tumor verdadeiro de células gigantes. Acredita-se que as neoplasias surjam de células primitivas do estroma que têm a capacidade de modular-se para osteoclastos.

Patologia: Na maioria dos casos (90%), o tumor ósseo de células gigantes origina-se na junção entre a metáfise e a epífise de um osso longo, estando mais da metade situada na área do joelho (fêmur distal e tíbia proximal; Fig. 26.49A). Ocasionalmente, a extremidade inferior do rádio, do úmero e da fíbula também está envolvida. Com freqüência, a neoplasia é uma lesão lítica que cresce de forma lenta o suficiente a ponto de permitir uma reação periosteal. Assim, radiologicamente, o tumor tende a ser circundado por uma casca óssea delgada e expande o osso. Com freqüência, apresenta um aspecto multiloculado ou de "bolha de sabão", representando a reabsorção endosteal do osso.

Macroscopicamente, o tumor de células gigantes é claramente circunscrito, e a superfície de corte é mole e marrom-clara, sem osso nem calcificação. Muitas áreas hemorrágicas resultam no aspecto de uma esponja cheia de sangue. Em alguns casos, há cavidades císticas e áreas necróticas. Com freqüência, o tumor de células gigantes está limitado pelo periósteo, embora formas agressivas penetrem o córtex e o periósteo, alcançando até mesmo a cápsula articular e a membrana sinovial.

Microscopicamente, o tumor de células gigantes exibe dois tipos de células (Fig. 26.49B). As células mononucleares ("estromais") são abauladas e ovais, com núcleo grande e citoplasma escasso. Células gigantes osteoclásticas grandes, algumas com mais de 100 núcleos, estão dispersas pelo estroma ricamente vascularizado. É comum haver hemorragia intersticial difusa. Sob menor aumento, com freqüência o tumor manifesta-se como um sincício de núcleos com demarcação pouco evidente das bordas citoplasmáticas e distribuição ao acaso das células gigantes. Acredita-se que as células mononucleares sejam os componentes neoplásicos e proliferativos do tumor de células gigantes (a atividade mitótica é comum nas células mononucleares, mas não é observada das células gigantes). De fato, o diagnóstico de neoplasia maligna em um tumor de células gigantes depende da morfologia das células mononucleares, e não da de células multinucleadas.

 Manifestações Clínicas: Todos os tumores de células gigantes devem ser vistos como potencialmente malignos, porque após a curetagem simples podem formar metástase para sítios distantes, particularmente os pulmões. Praticamente todas as metástases ocorrem após uma intervenção cirúrgica inicial. A maioria desses pacientes pode levar uma vida praticamente normal, em especial se os depósitos metastáticos forem poucos e puderem ser removidos cirurgicamente. Assim, alguns afirmam que a recorrência local do tumor reflete ressecção inadequada e que as metástases distantes são decorrentes do deslocamento de fragmentos tumorais durante cirurgia.

A malignidade verdadeira em um tumor de células gigantes pode ser observada ocasionalmente como uma lesão sarcomatosa que surge em um tumor de células gigantes típico ou como um

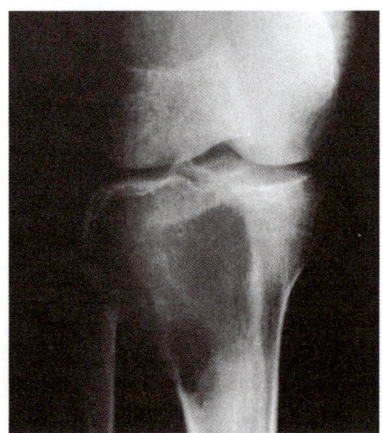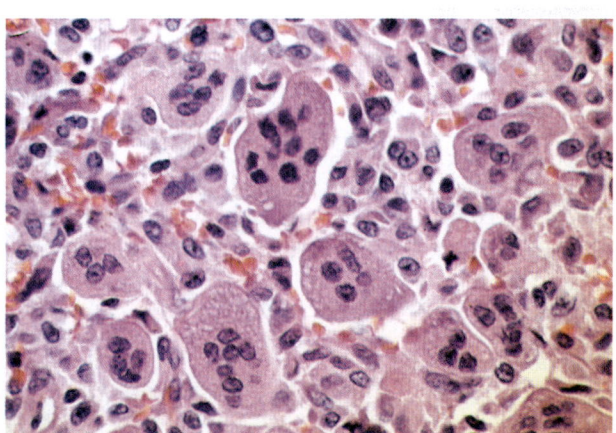

FIGURA 26.49
Tumor de células gigantes do osso. A. Radiografia do terço proximal da tíbia mostra lesão lítica excêntrica, praticamente sem neoformação óssea. O tumor estende-se para a placa óssea subcondral e rompe através do córtex, invadindo o tecido mole. B. A fotomicrografia revela células gigantes do tipo osteoclastos e células mononucleares globosas ovais. Os núcleos de ambos os tipos de células são idênticos.

sarcoma puro após um tumor de células gigantes ter sido curetado. A recorrência como sarcoma puro pode ocorrer espontaneamente ou após radioterapia local. Cerca de 6% dos tumores de células gigantes demonstram transformação sarcomatosa.

Os tumores de células gigantes acompanham-se de dor, freqüentemente na articulação adjacente ao tumor. São freqüentes microfraturas e fraturas patológicas por causa do adelgaçamento do córtex. Em geral, o tumor é tratado por curetagem e enxerto ósseo, embora tratamento mais agressivo, incluindo ressecção *em bloco* ou mesmo amputação, possa ser necessário. A recidiva local após curetagem simples foi relatada em um terço até metade dos casos, e 5 a 10% dão metástases.

O Sarcoma de Ewing É um Tumor Neuroectodérmico Primitivo da Infância

O sarcoma de Ewing (SEW) é um tumor ósseo maligno incomum, composto de pequenas células redondas e uniformes. Representa apenas 5% de todos os tumores ósseos e é encontrado em crianças e adolescentes, com dois terços dos casos ocorrendo em pacientes com menos de 20 anos de idade. Meninos são acometidos com maior freqüência do que meninas (2:1). É muito raro em negros.

 Patogenia: Acredita-se que o sarcoma de Ewing surja de elementos medulares primitivos ou de células mesenquimatosas imaturas. Praticamente todos (90%) esses tumores apresentam uma translocação recíproca entre os cromossomos 11 e 22 [t(11;22)p(13;q12)], que resulta na fusão da região amino-terminal do gene *SEW1* com a região carboxi-terminal do gene *FLI-1*, que codifica um fator de transcrição. A resultante proteína de fusão, SEW/FLI-1, é um fator de transcrição aberrante, cujos genes-alvo ainda não estão identificados. Uma translocação menos comum t(21;22) acarreta fusão dos genes *SEW/ERG* e origina uma variante de SEW com prognóstico bem mais sombrio.

 Patologia: O SEW é primariamente um tumor de ossos longos na infância, especialmente úmero, tíbia e fêmur, nos quais ocorre como uma lesão na porção mé-

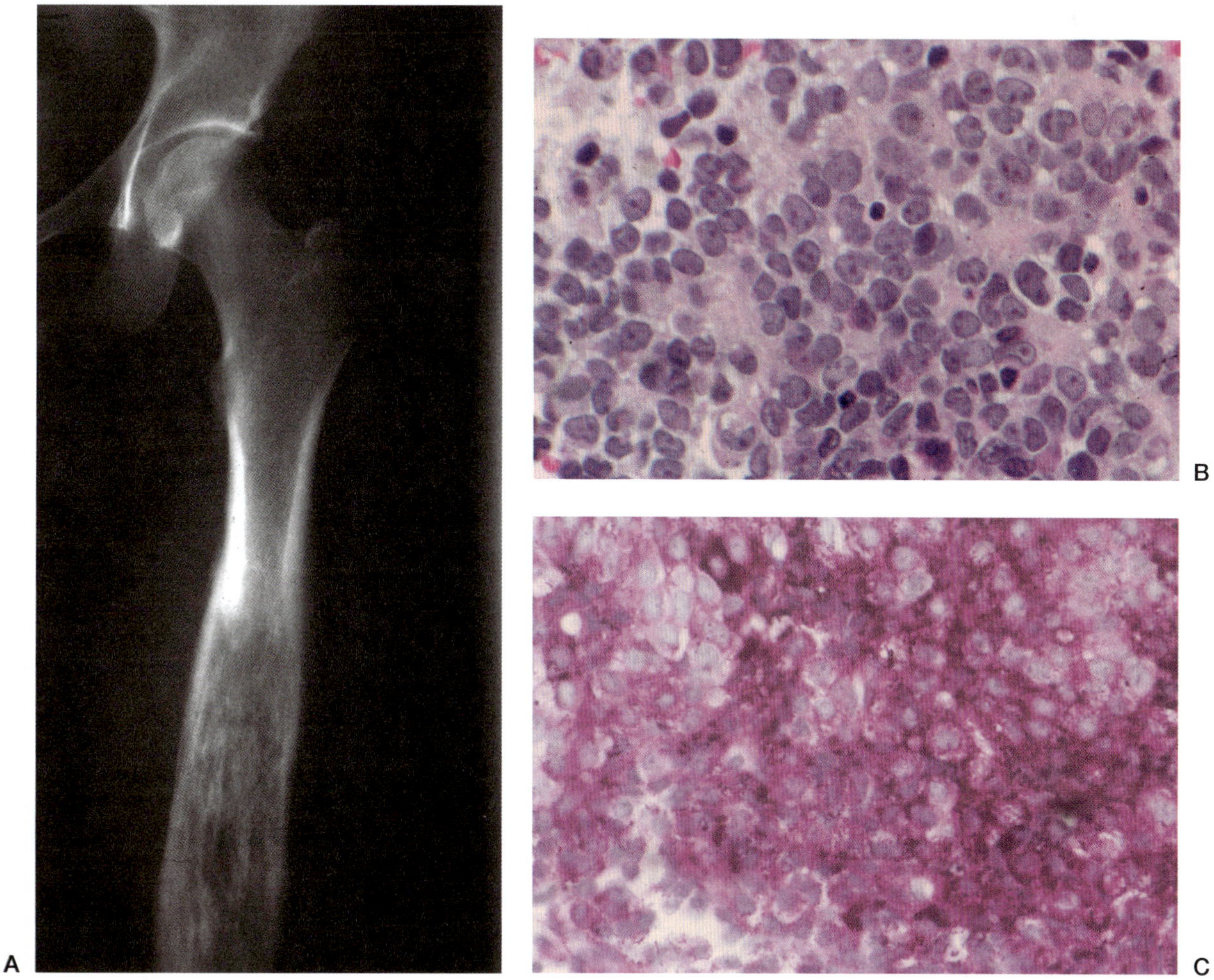

FIGURA 26.50
Sarcoma de Ewing. A. Uma radiografia clínica mostra a destruição cortical expansível com bordas mal definidas e reação periosteal interrompida delicada. **B.** Uma amostra de biopsia exibe células pequenas razoavelmente uniformes com núcleo redondo e córado de azul escuro, escassez de atividade mitótica e citoplasma mal definido. **C.** A coloração PAS demonstra glicogênio intracelular abundante.

dia da diáfise ou na metáfise. Tende a ser paralelo à distribuição da medula óssea vermelha, assim, quando aparece na terceira década ou depois, acomete a pelve e a coluna vertebral. Entretanto, nenhum osso está livre do envolvimento.

Os achados radiográficos são variáveis e dependem da interação entre o tumor e o osso hospedeiro. Com freqüência, há um processo destrutivo no qual o limite entre osso normal e a lesão não é distinto (Fig. 26.50A). O padrão em casca de cebola de osso periósteo encontrado algumas vezes à radiologia representa camadas descontínuas circunferenciais de osso novo periosteal em associação a uma lesão lítica envolvendo a medula óssea e a superfície endosteal do córtex. Já que alguns pacientes são diagnosticados com febre e fraqueza além da dor óssea, não surpreende sua patologia ser confundida com osteomielite.

No exame macroscópico, tipicamente o SEW é mole e branco-acinzentado, freqüentemente salpicado de focos hemorrágicos e áreas de necrose. O tumor pode infiltrar os espaços medulares sem destruir as trabéculas ósseas. Também pode infiltrar difusamente a cortical óssea ou formar nódulos nos quais o osso encontra-se completamente reabsorvido. Em muitos casos, a massa tumoral penetra no periósteo e estende-se para os tecidos moles.

Microscopicamente, as células tumorais aparecem como camadas de células redondas, pequenas, bastante próximas, com pouco citoplasma, que apresentam até o dobro do tamanho de um linfócito (Fig. 26.50B). As faixas fibrosas separam as camadas de células em ninhos irregulares. Há pouco ou nenhum estroma intersticial, e as mitoses não são freqüentes. Em algumas áreas, as células neoplásicas tendem a formar rosetas. Uma característica diagnóstica importante consiste na presença de quantidades substanciais de glicogênio no citoplasma das células tumorais, que é bem visualizado na coloração PAS (Fig. 26.50C).

O sarcoma de Ewing forma metástases para muitos órgãos, incluindo pulmões e cérebro. Outros ossos, especialmente o crânio, são locais comuns de metástases (50-75% dos casos).

Manifestações Clínicas: O SEW é visto inicialmente com dor leve, que se torna mais intensa e é seguida por tumefação da área afetada. Seguem-se, comumente, sintomas não-específicos, incluindo febre e leucocitose. Em alguns casos, encontra-se uma massa de tecido mole.

No passado, o prognóstico do SEW era sombrio, com taxas de sobrevida em 5 anos de apenas 5% após cirurgia ou radioterapia. O uso de quimioterapia, combinada com irradiação e cirurgia, significa atualmente uma taxa de sobrevida em 5 anos, livre da doença, de 60 a 75%.

O Mieloma Múltiplo Produz Lesões Líticas

Os tumores malignos de plasmócitos podem ser localizados (plasmocitomas) ou difusos (mieloma múltiplo; ver Cap. 20). O mieloma múltiplo ocorre com maior freqüência em pessoas mais idosas (média de idade de 65 anos) e afeta os homens duas vezes mais que as mulheres. Como as células do mieloma secretam citocinas que recrutam osteoclastos, as lesões são únicas no que se refere a sua natureza quase exclusivamente lítica. Com maior freqüência, os ossos envolvidos são o crânio (Fig. 26.51), a coluna, as costelas, a pelve e o fêmur. As fraturas patológicas são comuns. No exame microscópico, camadas de plasmócitos mostram graus variáveis de maturidade. De-

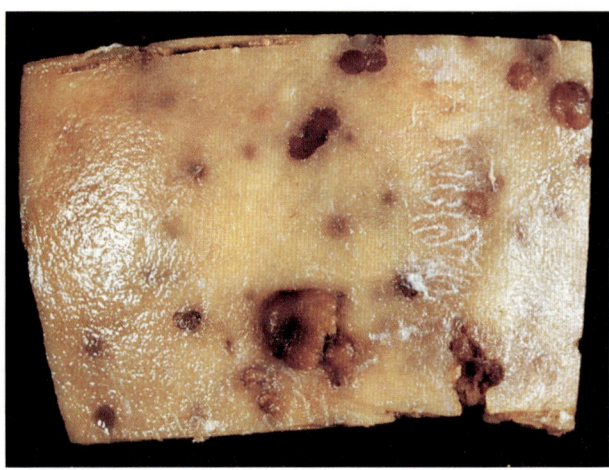

FIGURA 26.51
Mieloma múltiplo. Um segmento do crânio de um paciente com mieloma múltiplo demonstra numerosas lesões líticas em saca-bocados.

pósitos amilóides, tanto em locais do esqueleto quanto fora dele, são vistos em 10% dos pacientes.

Apesar da irradiação e da quimioterapia, o prognóstico é sombrio (o tempo médio de sobrevida é de 32 meses). A causa da morte é, em geral, infecção ou insuficiência renal. O plasmocitoma solitário tem um prognóstico melhor, com uma sobrevida em 5 anos de 60%.

Os Tumores Metastáticos São os Tumores Malignos mais Comuns no Osso

Os carcinomas compõem a maioria das lesões metastáticas no osso, especialmente tumores de mama, próstata, pulmão, tireóide e rim. Estima-se que sejam encontradas metástases esqueléticas em pelo menos 85% dos casos de câncer com evolução clínica completa. A coluna vertebral é a estrutura óssea mais comumente afetada. As células tumorais geralmente alcançam o osso por meio da corrente sangüínea; no caso de metástases na coluna, as veias vertebrais com freqüência transportam essas células.

Alguns tumores (cânceres da tireóide, do trato gastrintestinal, do rim e neuroblastoma) produzem principalmente lesões líticas pela estimulação de osteoclastos. Algumas neoplasias (próstata, mama, pulmão e estômago) estimulam componentes osteoblásticos para produzir osso, criando focos densos nas radiografias (Fig. 26.52A). Entretanto, a maior parte dos depósitos de câncer metastático nos ossos apresenta mistura de elementos líticos e blásticos (Fig. 26.52B).

Articulações

Uma articulação é a união entre dois ou mais ossos, cuja construção varia com a função dessa articulação. Existem dois tipos de articulação: (1) **uma articulação sinovial ou diartrodial,** que é uma articulação com movimento, como o joelho e o cotovelo, revestida por membrana sinovial; e (2) **uma sinartrose,** que é uma articulação com pouco movimento.

As sinartroses são divididas adicionalmente em quatro sub-classificações:

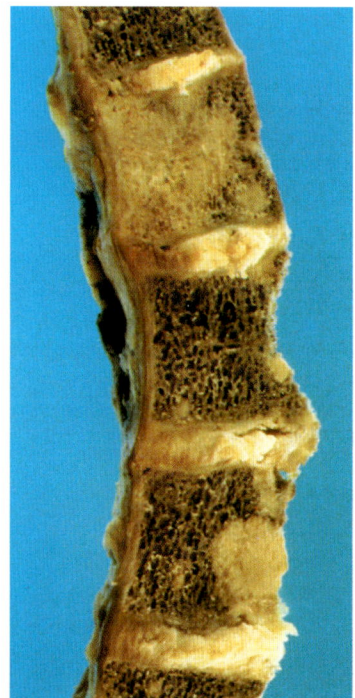

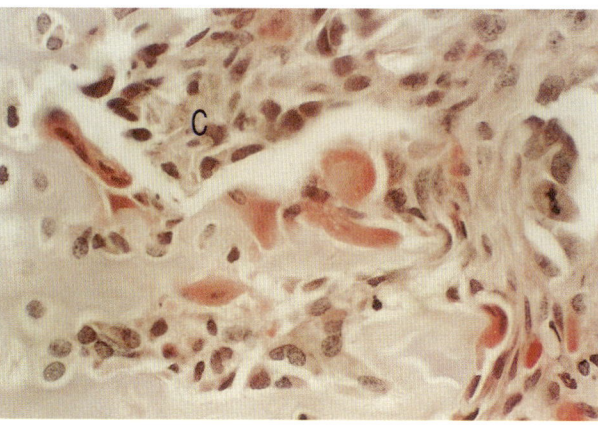

FIGURA 26.52
A. Carcinoma metastático no osso. O corte através da coluna vertebral revela nódulos conspícuos de tumor metastático. **B. Osteólise induzida por tumor.** Câncer de mama (C) metastático para o osso recruta muitos osteoclastos (*células coradas de vermelho*), que reabsorvem osso e acarretam lesões osteolíticas.

- **Uma sínfise** é a articulação ligada por tecido fibrocartilaginoso e ligamentos firmes que permite pouco movimento. Os exemplos são a sínfise pubiana e as extremidades das articulações vertebrais.
- **Uma sincondrose,** encontrada nas extremidades dos ossos, apresenta cartilagem articular, mas sem cavidade articular importante nem sinóvia. Um exemplo desse tipo de articulação é a articulação manubrioesternal.
- **Uma sindesmose** conecta ossos por meio de tecido fibroso, sem elementos cartilaginosos. A articulação tibiofibular e as suturas cranianas são sindesmoses.
- **Uma sinostose** refere-se a uma ponte óssea patológica entre ossos, como observado na anquilose da coluna vertebral.

As doenças das articulações diartrodiais estão entre as afecções patológicas mais antigas de que se tem conhecimento, tendo sido encontradas em ossos fossilizados de dinossauros. Um terço da população dos Estados Unidos com mais de 50 anos de idade desenvolverá alguma forma de doença articular clinicamente significativa.

CLASSIFICAÇÃO DAS ARTICULAÇÕES SINOVIAIS

As articulações sinoviais, ou diartrodiais, são classificadas de acordo com o tipo de movimento que elas permitem.

- **Uma articulação uniaxial** permite o movimento ao redor apenas de um eixo. Como exemplo, uma articulação do tipo dobradiça, como o cotovelo, e uma articulação giratória, como a articulação radioulnar.
- **Uma articulação biaxial** permite o movimento ao redor de dois eixos, como a articulação condilóide do pulso, um eixo é orientado no diâmetro longo e o outro, ao longo do diâmetro curto das superfícies articulares. Essa articulação permite quatro movimentos: flexão, extensão, abdução e adução. Em uma articulação do tipo sela, como a articulação carpometacarpiana do polegar, as superfícies articulares permitem movimento como em uma articulação condilóide.
- **As articulações poliaxiais** permitem movimento em praticamente qualquer eixo. Em uma articulação do tipo bola-e-encaixe, como a encontrada no ombro e no quadril, todos os movimentos, incluindo o de rotação, são possíveis.
- **Uma articulação plana,** representada pela patela, permite que as superfícies articulares deslizem uma sobre a outra.

CARGA UNITÁRIA: O conceito de carga unitária é o princípio mais importante na compreensão da função articular. A carga unitária é a força compressiva, expressa em kg/cm^3 de cartilagem articular. A carga unitária é quase constante no quadril, joelho e tornozelo (20 a 26 kg/cm^3 ao longo das superfícies articulares). Como a cartilagem articular é lesada se a carga exceder esses valores, muitos mecanismos protegem a articulação contra o excesso de carga unitária.

Os músculos adjacentes são as principais estruturas de absorção do choque que protegem a articulação. Além disso, deformação, até mesmo fraturas microscópicas do osso esponjoso, também ajuda a proteger a articulação. Além do mais, a deformação da articulação permite aumentar a área de contato com a carga crescente. Nas articulações diartrodiais, pode haver estruturas intra-articulares, como ligamentos e meniscos. Os meniscos suportam a força distribuída ao longo da superfície articular e permitem dois planos de movimentos, como flexão e rotação. Entretanto, 90% ou mais da absorção de energia através da articulação do joelho dão-se por contração muscular ativa, e apenas 10% ou menos são produzidos por mecanismos secundários, como absorção da força pelo osso esponjoso da articulação do joelho. **Desse modo, praticamente qualquer estrutura é sacrificada, até o ponto de uma fratura óssea, para proteger a cartilagem articular contra as forças que excedem a carga unitária crítica.**

ESTRUTURAS DA ARTICULAÇÃO SINOVIAL

O movimento tem papel importante na formação de uma articulação. A falta de movimento retarda o desenvolvimento da articulação e pode resultar em uma doença rara, porém extremamente incapacitante, denominada *artrogripose*, que se caracteriza por fusão articular.

Sinóvia

As articulações sinoviais são revestidas parcialmente em suas faces internas pela sinóvia. O revestimento sinovial não é uma membrana verdadeira, porque não existe membrana basal separando as células de revestimento sinoviais daquelas do tecido subsinovial. A sinóvia compõe-se de uma a três camadas de células de revestimento sinovial e é formada por dois tipos de células, distinguíveis apenas pela microscopia eletrônica. As **células do tipo A** são macrófagos que contêm enzimas lisossômicas e corpúsculos densos. As **células do tipo B** secretam ácido hialurônico. As membranas celulares sinoviais estão dispostas em vilosidades e microvilosidades, uma organização que cria uma enorme área de superfície. Estima-se que, apenas no joelho, existam 100 m² de revestimento sinovial. A sinóvia controla várias funções, incluindo (1) difusão para dentro e para fora da articulação; (2) ingestão de fragmentos; (3) secreção de hialuronato, imunoglobulinas e enzimas lisossômicas; e (4) lubrificação das articulações pela secreção de glicoproteínas. O líquido sinovial viscoso, pegajoso e límpido está presente em pequenas quantidades que não excedem 1 a 4 ml. É a fonte principal de nutrição para os condrócitos da cartilagem articular, que não possui suprimento sangüíneo. O líquido sinovial é um ultrafiltrado que funciona como uma peneira molecular. Não contém tromboplastina tissular e, portanto, não tem capacidade de coagulação. Não contém α_2-macroglobulina, embora, em estados patológicos, essa proteína possa acumular-se. O hialuronato é uma molécula muito grande e apresenta grande afinidade para a água por sua grande quantidade de cargas negativas.

Cartilagem Articular

A cartilagem hialina que cobre as extremidades articulares dos ossos não participa da ossificação endocondral e é bem adaptada a seu duplo papel de absorção de choques e lubrificação da superfície da articulação móvel. No exame macroscópico, a cartilagem articular é brilhante, lisa, branca e semi-rígida e, em geral, sua espessura não ultrapassa 6 mm.

Características Histológicas

Embora a superfície articular tenha um aspecto liso no exame macroscópico, o mapeamento à microscopia eletrônica revela ondas e depressões delicadas que correspondem às lacunas subjacentes dos condrócitos de superfície. Existem quatro zonas histológicas na cartilagem articular (Fig. 26.53).

- **Zona tangencial ou de deslizamento:** Esta é a região mais próxima da superfície articular, na qual os condrócitos são alongados, achatados e paralelos ao eixo longo da superfície. Dentro dessa zona, uma condensação de fibras de colágeno tipo II forma a denominada pele da cartilagem articular.

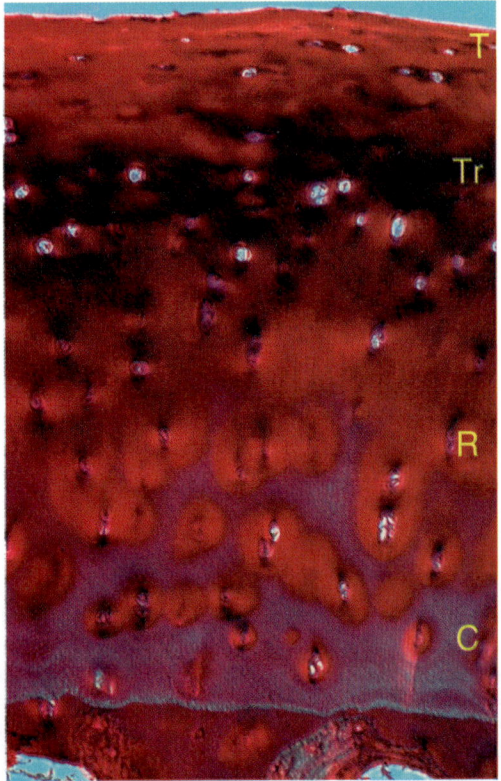
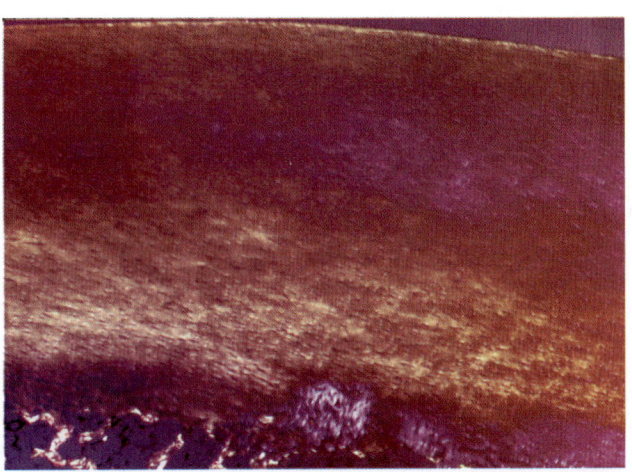

FIGURA 26.53
A. Cartilagem articular hialina demonstrando zona tangencial *(T)*, zona transicional *(Tr)*, zona radial *(R)* e zona calcificada *(C)*. As lacunas dos condrócitos alteram a forma de acordo com a direção das arcadas de colágeno na cartilagem. B. Cartilagem articular, luz polarizada. As zonas tangencial e radial apresentam a concentração mais alta de fibras de colágeno e mostram-se amarelo brilhante.

- **Zona transicional:** Os condrócitos nessa zona levemente mais profunda são maiores, ovóides e distribuídos mais ao acaso que na zona tangencial. A matriz de cartilagem hialina padrão está presente e, à microscopia eletrônica, as fibras de colágeno estão organizadas transversalmente à superfície articular.
- **Zona radial:** A próxima zona mais profunda é a zona radial, na qual os condrócitos são pequenos e organizados em colunas curtas, semelhantes às vistas na placa epifisária. Nessa área, as fibras de colágeno são grandes e orientadas perpendicularmente ao eixo longo da superfície articular.
- **Zona calcificada:** A região mais profunda caracteriza-se por condrócitos pequenos e matriz intensamente calcificada.

A zona calcificada está separada da zona radial por uma "linha azul" intensamente calcificada, ondulada e transversal (evidente à coloração de hematoxilina e eosina), denominada *marco da maré*. O marco da maré é a interface entre a cartilagem mineralizada e a não mineralizada. Acima do marco da maré, pelo lado articular, toda a cartilagem recebe sua nutrição do líquido sinovial por meio de difusão. Abaixo do marco da maré, a cartilagem calcificada é nutrida pelos vasos sangüíneos epifisários.

O marco da maré é a área em que as células da cartilagem são renovadas. Como conseqüência da divisão celular, há uma migração para cima de condrócitos articulares verdadeiros em direção à superfície articular. A divisão celular abaixo do marco da maré ocorre na cartilagem calcificada se houver estímulo adequado. Por exemplo, na acromegalia, quando as placas epifisárias já se fecharam, os ossos podem crescer em minúsculos incrementos, porque o hormônio do crescimento estimula o remanescente cartilaginoso do primórdio cartilaginoso epifisário. Como as articulações na acromegalia não exibem o mesmo ritmo, a incongruência articular ocasiona osteoartrite grave. Abaixo da cartilagem calcificada, a placa óssea transversal, denominada *placa óssea subcondral*, sustenta a cartilagem articular. É contígua ao osso esponjoso da epífise.

OSTEOARTRITE

A osteoartrite é uma destruição lentamente progressiva da cartilagem articular que se manifesta nas articulações que sustentam peso e nos dedos de pessoas idosas ou nas articulações de pessoas jovens submetidas a traumatismo. A osteoartrite é a forma individual mais comum de doença articular. O distúrbio não é uma entidade nosológica única, mas um grupo de afecções que têm como ponto comum a destruição mecânica de uma articulação.

A **osteoartrite primária** é uma doença de etiologia desconhecida, na qual a destruição das articulações é atribuída a um defeito intrínseco da cartilagem articular. A prevalência e a gravidade da osteoartrite primária aumentam com a idade. As pessoas com 18 e 24 anos de idade apresentam uma taxa de 4%, enquanto 85% daquelas com 75 a 79 anos de idade são acometidas. Antes de 45 anos de idade, a doença afeta predominantemente homens. Entretanto, após 55 anos de idade, a osteoartrite é mais freqüente em mulheres. Muitos casos de osteoartrite primária parecem exibir um agrupamento familiar, sugerindo que fatores hereditários podem predispor à doença.

A osteoartrite primária tem sido chamada variavelmente de *artrite por desgaste* e *doença articular degenerativa*. A degradação progressiva da cartilagem articular provoca estreitamento da articulação, espessamento do osso subcondral e, por fim, uma articulação dolorosa e não-funcional. Embora a osteoartrite não seja um processo primariamente inflamatório, pode ocorrer uma reação inflamatória leve dentro da sinóvia.

A **osteoartrite secundária** tem uma causa subjacente conhecida, como incongruência congênita ou adquirida das articulações, traumatismo, depósitos de cristais, infecção, doenças metabólicas, endocrinopatias, doenças inflamatórias, osteonecrose e hemartrose.

Condromalacia é a expressão aplicada a uma subcategoria de osteoartrite que afeta a superfície patelar dos côndilos femorais de pessoas jovens e produz dor e endurecimento do joelho.

 Patogenia: Os fatores que têm maior participação na etiologia da osteoartrite incluem os seguintes:

CARGA UNITÁRIA AUMENTADA: A força anormal sobre a cartilagem pode resultar de muitos fatores, mas, com freqüência, é atribuível a incongruências patológicas da articulação. Por exemplo, na displasia do quadril congênita, uma alteração razoavelmente comum, o encaixe do acetábulo é raso, cobrindo apenas 30 a 40% da cabeça femoral (normal, 50%). Como conseqüência, existe menos área superficial coberta pela cartilagem e maior carga sobre a cartilagem articular. Quando a carga unitária crítica é excedida, a morte dos condrócitos provoca a degradação da cartilagem articular.

ELASTICIDADE DA CARTILAGEM ARTICULAR: Como a cartilagem articular liga-se a grandes quantidades de água, normalmente apresenta uma pressão de edema de, pelo menos, 3 atm. Uma ruptura na ligação da água como conseqüência dos eventos discutidos anteriormente leva à diminuição da elasticidade.

RIGIDEZ DO OSSO ESPONJOSO SUBCONDRAL: A estrutura do osso adjacente à articulação também é um fator importante na manutenção da cartilagem articular. As forças mecânicas não são transferidas para a cartilagem articular pelo estresse normal, mas, em vez disso, são dissipadas por microfraturas do osso esponjoso. A lesão do osso esponjoso resulta em maior carga unitária sobre a cartilagem, por causa de um aumento na rigidez do osso subcondral, por exemplo, na doença de Paget.

ALTERAÇÕES BIOQUÍMICAS: As alterações bioquímicas da osteoartrite envolvem primariamente proteoglicanos. Há uma diminuição do conteúdo de proteoglicanos e de sua agregação, bem como redução do tamanho da cadeia dos glicosaminoglicanos. As fibras de colágeno estão mais espessas que o normal, e as arcadas de Benninghoff estão rompidas. O conteúdo de água da cartilagem osteoartrítica está aumentado. A redução dos proteoglicanos permite que maior quantidade de água ligue-se às fibras de colágeno. Dessa maneira, a cartilagem osteoartrítica, ou qualquer cartilagem fibrilada, tende a inchar mais que a cartilagem normal.

Embora a síntese de matriz pelos condrócitos esteja aumentada nos estágios iniciais da osteoartrite, a síntese de proteína tende a diminuir, sugerindo que as células alcançam um ponto no qual não conseguem mais responder aos estímulos de reparação. Da mesma forma, enquanto os condrócitos no início da cartilagem osteoartrítica se replicam, com a doença avançada, a replicação celular diminui. A catepsina ácida, que ataca os núcleos de proteína das macromoléculas da matriz, está aumentada na cartilagem osteoartrítica. Embora não exista colagenase na cartilagem normal, ela é encontrada na cartilagem osteoartrítica.

FATORES GENÉTICOS: Estudos com gêmeos idênticos demonstraram contribuições genéticas para a prevalência da osteoartrite. A análise genética dos pacientes com um tipo de osteoartrite familiar de início precoce mostrou variedade de mutações no gene para o colágeno do tipo II (*COL2A1*), a principal espécie de colágeno da cartilagem articular.

Patologia: As articulações comumente afetadas pela osteoartrite são as articulações interfalangianas proximais e distais da mão, joelhos e quadris, e os segmentos cervicais e lombares da coluna vertebral. Radiologicamente, a osteoartrite caracteriza-se por (1) estreitamento do espaço articular, que representa a perda de cartilagem articular, (2) espessura aumentada do osso subcondral; (3) cistos ósseos subcondrais; e (4) crescimentos de osso e cartilagem periféricos grandes, denominados *osteófitos*. As alterações histológicas seguem uma seqüência bem descrita.

1. As alterações histológicas iniciais da osteoartrite envolvem a perda de proteoglicanos a partir da superfície da cartilagem articular, manifesta como uma diminuição da coloração metacromática. Ao mesmo tempo, lacunas vazias na cartilagem articular indicam a morte de condrócitos (Fig. 26.54). Os condrócitos viáveis aumentam, agregam-se formando grupos ou clones e tornam-se circundados por matriz de coloração basofílica, denominada *matriz territorial*.
2. A osteoartrite pode estacionar nesse estágio por muitos anos antes de avançar para o estágio seguinte, que se caracteriza por fibrilação (ou seja, o desenvolvimento de rupturas de superfícies paralelas ao eixo longo da superfície articular). Essas fibrilações podem persistir durante anos até ocorrer progressão posterior da doença.
3. À medida que as fibrilações se propagam, o líquido sinovial começa a fluir para as alterações. As rupturas são orientadas progressivamente no sentido mais vertical, tendendo a ficar paralelas ao eixo longo das fibrilas de colágeno. O líquido sinovial passa mais profundamente para a cartilagem articular ao longo das rupturas. No final, pedaços de cartilagem articular quebram-se e alojam-se na sinóvia, induzindo assim uma inflamação e uma reação de corpo estranho de células gigantes. O resultado é uma sinóvia hiperêmica e hipertrofiada.
4. À medida que a ruptura se estende para baixo, na direção do marco da maré e por fim o atravessa, a neovascularização da epífise e do osso subcondral estende-se para a área da ruptura, induzindo a uma reabsorção óssea osteoclástica subcondral. Também ocorre atividade osteoblástica adjacente, e o resultado é o espessamento da placa de osso subcondral na área da ruptura. À medida que a neovascularização estende-se progressivamente para a área da ruptura, células mesenquimatosas a invadem e forma-se fibrocartilagem como um substituto inadequado para a cartilagem hialina articular (Fig. 26.55A). Esses tampões fibrocartilaginosos podem persistir ou podem ser levados para a articulação. O osso subcondral torna-se exposto e polido conforme atrita a superfície articular oposta, que está sofrendo o mesmo processo. Essas áreas lisas, brilhantes e espessas de osso subcondral são denominadas osso *ebúrneo* (semelhante a marfim) (ver Figs. 26.54 e 26.55B).
5. Em algumas áreas, o osso ebúrneo acaba quebrando-se, o que permite que o líquido sinovial estenda-se da superfície articular para a medula óssea subcondral, na qual, por fim, dá origem a um *cisto ósseo subcondral* (ver Fig. 26.55B). Esses cistos aumentam de tamanho à medida que o líquido sinovial é forçado para o espaço mas não consegue sair. Com o desenvolvimento do processo, há reabsorção óssea pelos osteoclastos e uma tentativa de isolar a área por meio de atividade osteoblástica. O resultado é um cisto ósseo subcondral preenchido com líquido sinovial, com parede óssea reativa e bem marginada.
6. Desenvolve-se um osteófito, geralmente nas porções laterais da articulação, quando o tecido mesenquimatoso da sinóvia modula-se em osteoblastos e condroblastos, formando uma massa de cartilagem e osso. No exame macroscópico, os osteófitos são nódulos ósseos acinzentados e perolados, surgindo na porção periférica da superfície articular. Esses osteófitos, ou esporões ósseos, também ocorrem nas porções laterais dos discos intervertebrais, estendendo-se a partir dos corpos vertebrais adjacentes. Eles produzem o padrão de "embeiçamento" visto em estudos radiológicos como osteoartrite da coluna vertebral. Nos dedos, os osteófitos nas articulações interfalangianas distais são denominados *nódulos de Heberden*.

Manifestações Clínicas: Os sinais e sintomas da osteoartrite estão relacionados com a localização das articulações envolvidas e com a gravidade e duração da deterioração articular. Os achados físicos são variáveis. As articulações envolvidas podem estar aumentadas, sensíveis e com líquido, e podem demonstrar crepitação. A dor articular profunda que segue a atividade física e alivia com o descanso é o marco clínico da osteoartrite. Em geral, a dor é uma manifestação de destruição articular significativa e surge em estruturas periarticulares, porque a cartilagem articular não possui suprimento nervoso. O desconforto também é provocado por períodos curtos de enrijecimento, freqüentemente vivenciado de manhã ou após período de atividade mínima. A restrição da movimentação articular é uma indicação de doença grave e pode resultar de contraturas articulares ou musculares, corpúsculos livres intra-articulares, osteófitos grandes e perda da congruência das superfícies articulares.

Atualmente, não existe tratamento específico para prevenir ou para controlar a osteoartrite. O tratamento é direcionado para as alterações ortopédicas específicas e inclui exercícios, perda de peso e outras medidas de apoio. Na osteoartrite incapacitante, pode ser necessária a substituição da articulação.

ARTRITE REUMATÓIDE

A artrite reumatóide (AR) é uma doença inflamatória crônica sistêmica, na qual a poliartrite crônica envolve articulações diartrodiais simé-

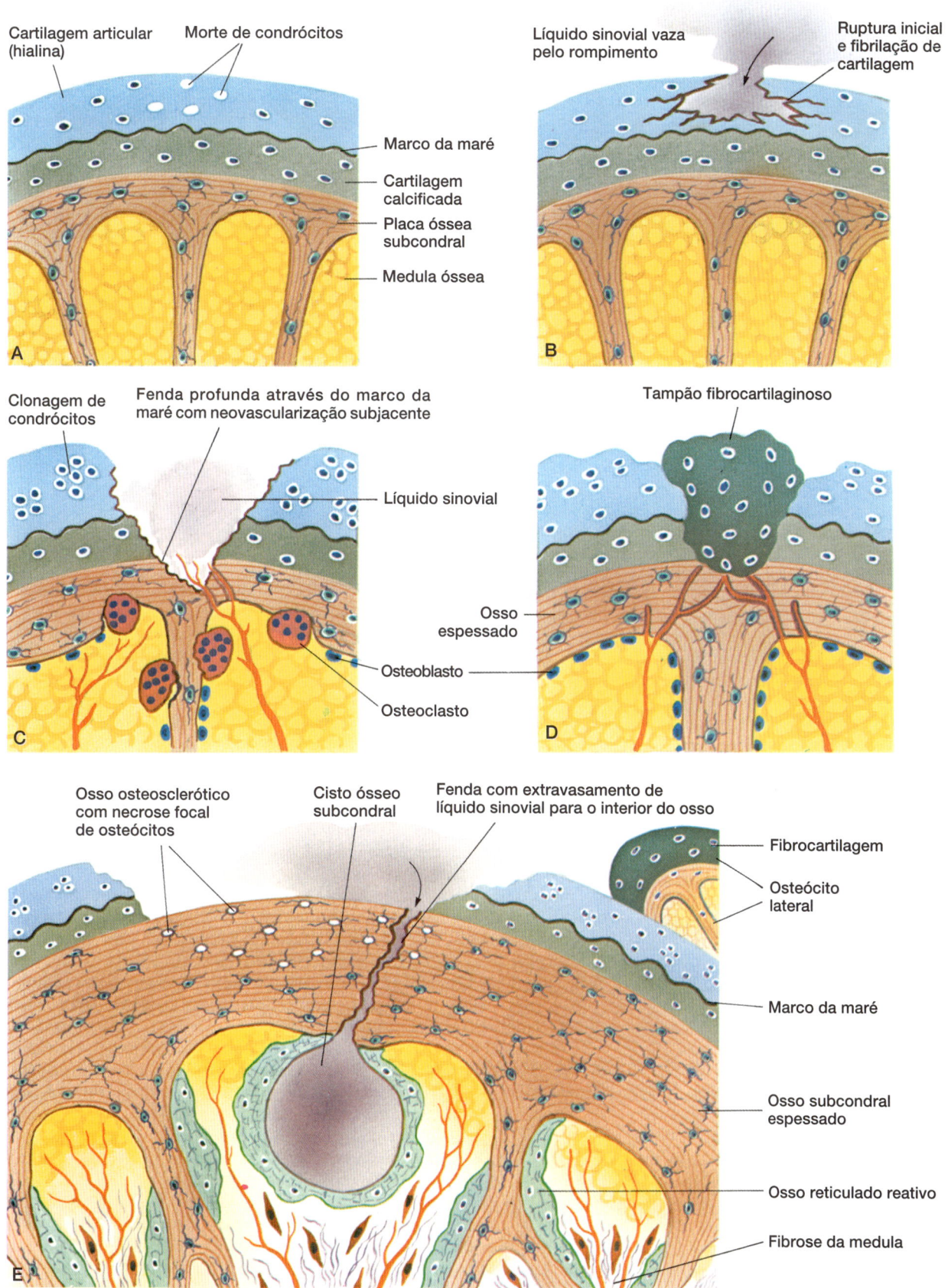

FIGURA 26.54
Histogênese da osteoartrite. A e B. A morte de condrócitos causa a ruptura da cartilagem articular, que é seguida por um influxo de líquido sinovial e posterior perda e degeneração de cartilagem. C. Como conseqüência desse processo, a cartilagem é gradualmente perdida. Abaixo do marco da maré, crescem novos vasos a partir da epífise, e a fibrocartilagem (D). é depositada. E. O tampão fibrocartilaginoso não é suficiente mecanicamente e pode ser desgastado, expondo assim a placa óssea subcondral, que se torna espessada e osteosclerótica. Se houver uma ruptura nesta região, o líquido sinovial vazará para o espaço medular e produzirá um cisto ósseo subcondral. A volta do crescimento focal da superfície articular leva à formação de osteófitos.

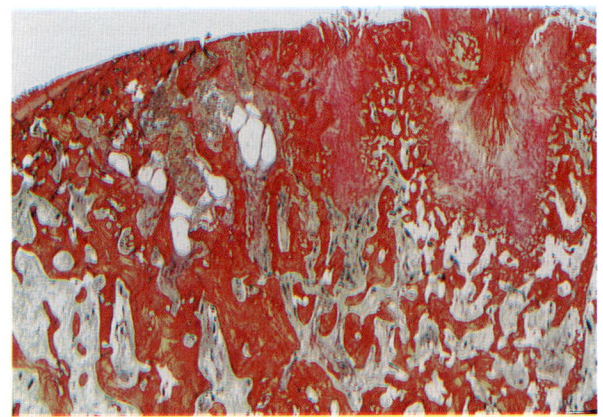
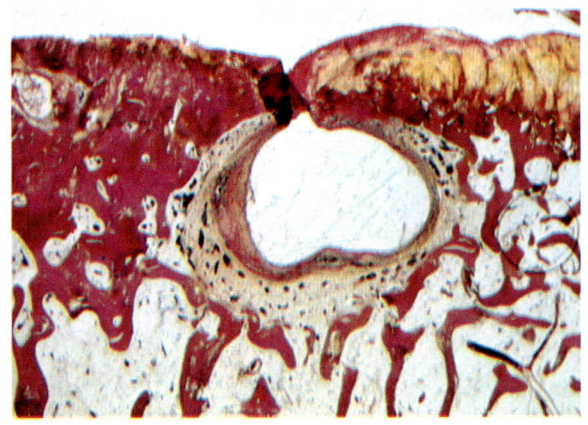

FIGURA 26.55
Osteoartrite. A. A cabeça femoral com osteoartrite ilustra um tampão fibrocartilaginoso (*extrema direita*) estendendo-se da medula óssea para a superfície articular. O osso osteosclerótico está presente sobre a superfície remanescente. B. O corte através da superfície articular de uma articulação osteoartrítica demonstra ausência focal de cartilagem articular, espessamento de osso subcondral (*esquerda*) e um cisto ósseo subcondral.

trica e bilateralmente. As articulações interfalangianas e metacarpofalangianas proximais, cotovelos, joelhos, tornozelos e coluna vertebral são afetados comumente. Em geral, o início dá-se na terceira ou na quarta década de vida, mas a prevalência aumenta com a idade até os 70 anos. Entretanto, a AR pode ocorrer em qualquer idade. A doença acomete 1 a 2% de toda a população adulta, e sua incidência é maior em mulheres que em homens (3:1). A grande incidência de AR em mulheres é evidente antes da menopausa, após o que as incidências para homens e mulheres aumentam de modo uniforme. Comumente, as articulações das extremidades são afetadas ao mesmo tempo e, com freqüência, em um padrão simétrico. A evolução da doença é variável e, com freqüência, pontilhada por remissões e exacerbações. O espectro amplo de manifestações clínicas varia desde sinais e sintomas leves e pouco discerníveis até doença grave, destrutiva e mutilante.

Acredita-se atualmente que a AR clássica provavelmente compreende um grupo heterogêneo de distúrbios. Os pacientes persistentemente soronegativos para fator reumatóide provavelmente apresentam a doença de etiologia diferente daquela dos soropositivos. Também existem doenças semelhantes a reumatóide que estão associadas a patologias subjacentes, como doença intestinal inflamatória e cirrose.

 Patogenia: Vários fatores foram implicados no desenvolvimento de AR.

FATORES GENÉTICOS: Uma contribuição de fatores hereditários para a suscetibilidade à AR é sugerida pela freqüência aumentada da doença em parentes de primeiro grau das pessoas acometidas e pela concordância da doença em gêmeos monozigóticos (30%). Além disso, em geral há um consenso de que certos genes de histocompatibilidade principal são expressos de modo não-randômico nos pacientes com AR. Um *locus* genético importante que predispõe à AR está presente nos genes HLA II, e um conjunto específico de alelos HLA-DR (DR4, DR1, DR10, DR14) está aumentado de forma compatível nesses pacientes. Esses alelos compartilham um motivo de seqüência pentapeptídica (epítope compartilhado) em um segmento hipervariável do *gene HLA-DRB1* que forma a bolsa reumatóide sobre a molécula de HLA. É provável que as propriedades de ligação desta bolsa influenciem o tipo de peptídios que podem ser ligados pelas moléculas HLA-DR associadas à AR, dessa maneira afetando a resposta imunológica contra esses peptídios. É interessante notar que a AR soropositiva (prognóstico sombrio) está associada a uma freqüência alta de uma arginina no epítope compartilhado, enquanto a doença soronegativa (prognóstico bom) comumente exibe uma lisina na mesma posição, sugerindo adicionalmente que as características físicas da bolsa reumatóide influenciam a resposta imunológica na AR.

IMUNIDADE HUMORAL: Mecanismos imunológicos têm papel importante na patogenia da AR. Linfócitos e plasmócitos acumulam-se na sinóvia, na qual produzem imunoglobulinas, principalmente da classe IgG. Além disso, depósitos de complexos imunológicos estão presentes na cartilagem articular e na sinóvia. Níveis séricos aumentados de IgM, IgA e IgG também são encontrados em pacientes com AR.

Cerca de 80% dos pacientes com AR clássica são positivos para **fator reumatóide** (RF). Na verdade, este fator representa anticorpos múltiplos, principalmente IgM, mas, algumas vezes, IgG ou IgA, direcionados contra o fragmento Fc da IgG. Títulos significativos deste fator também são encontrados nos pacientes com doenças vasculares do colágeno relacionadas, como lúpus eritematoso sistêmico, esclerose sistêmica progressiva e dermatomiosite. O fator reumatóide também ocorre em uma ampla variedade de distúrbios não-reumáticos, incluindo fibrose pulmonar, cirrose, sarcoidose, macroglobulinemia de Waldenström, tuberculose, calazar, hanseníase lepromatosa e hepatite viral. Até mesmo idosos sadios, particularmente mulheres, ocasionalmente apresentam resultado positivo para teste de fator reumatóide.

Embora os pacientes com AR clássica possam ser soronegativos, a presença de fator reumatóide em título alto associa-se, com freqüência, a doença grave e sem remissão, muitas complicações sistêmicas, e o prognóstico é grave. A presença de IgG RF pode estar associada ao desenvolvimento de complicações sistêmicas, como vasculite necrosante.

Imunocomplexos (IgG RF + IgG) e componentes do complemento são encontrados na sinóvia, no líquido sinovial e nas lesões extra-articulares dos pacientes com AR. Além disso, os pacientes com AR soropositiva apresentam níveis mais baixos de complemento em seu líquido sinovial que os pacientes com o tipo soronegativo.

IMUNIDADE CELULAR: Também se postulou que a imunidade celular contribui para a AR. Os linfócitos T abundantes na sinóvia reumatóide com freqüência são Ia positivos ("ativados") e do tipo auxiliares. Com freqüência, eles estão em contato íntimo com células HLA-DR-positivas, que são macrófagos ou células dendríticas Ia-positivas.

As células T podem interagir direta ou indiretamente com macrófagos através da produção de citocinas que inibem a migração e a divisão dos mesmos. Essas substâncias foram encontradas no líquido sinovial reumatóide e nos sobrenadantes oriundos de explantes de tecido reumatóide. Essas pesquisas oferecem evidências fortes de que a destruição articular na AR reflete a produção local de citocinas, especialmente o TNF e a IL-1.

AGENTES INFECCIOSOS: Nem bactérias infecciosas nem vírus foram detectados nas articulações de pacientes com AR. Estruturas semelhantes a vírus foram relatadas no início da evolução da doença. A maioria dos pacientes com AR desenvolve anticorpos contra um antígeno nuclear nas células B infectadas pelo vírus de Epstein-Barr (EBV). Este antígeno é denominado antígeno nuclear associado a AR (RANA) e está intimamente relacionado com o antígeno nuclear codificado pelo EBV (EBNA). Além disso, o EBV é um ativador de células B policlonais que estimula a produção de RF. É interessante notar que o sangue periférico de muitos pacientes com AR contém um número maior de células B infectadas pelo EBV.

FATORES LOCAIS: As células sinoviais cultivadas de articulações reumáticas exibem uma resposta menor a glicocorticóides e uma produção maior de hialuronato. Essas células liberam um peptídio (peptídio ativador de tecido conjuntivo) que pode influenciar a função de outras células, produzindo quantidades maiores de prostaglandinas, particularmente a prostaglandina E_2 (PGE_2).

Um cenário hipotético compatível com as evidências apresentadas anteriormente poderia ser construído da seguinte forma:

1. Em uma pessoa geneticamente suscetível, um agente desconhecido (talvez um vírus, possivelmente o EBV) infecta uma articulação ou algum outro tecido e estimula a formação de anticorpos.
2. Essas imunoglobulinas agem como novos antígenos, ou seja, acionam a produção de anticorpos antiidiótipos (RF).
3. Complexos imunológicos que contêm fator reumatóide são depositados na sinóvia e ativam a cascata do complemento. Essa ativação resulta em permeabilidade vascular aumentada e na captação de complexos imunológicos por leucócitos, os quais, por sua vez, liberam enzimas lisossômicas, formas de oxigênio reativas e outros produtos lesivos.
4. Macrófagos ativados na sinóvia apresentam antígenos desconhecidos para células T, desse modo estimulando a produção de citocinas, amplificando a inflamação, a lesão tissular e a proliferação de células sinoviais.

 Patologia: As primeiras alterações sinoviais da AR são edema e acúmulo de plasmócitos, linfócitos e macrófagos (Fig. 26.56). Há um aumento concomitante na vascularidade e exsudação de fibrina no espaço articular, que pode resultar em pequenos nódulos de fibrina que flutuam na articulação (*corpúsculos de arroz*).

FORMAÇÃO DE PANNUS (OU PANO): As células de revestimento sinoviais, normalmente apresentando apenas uma a três camadas de espessura, sofrem hiperplasia e formam camadas com 8 a 10 células de espessura. Com freqüência, células gigantes multinucleadas são encontradas entre as células sinoviais. **O resultado é um revestimento sinovial em numerosas vilosidades e dobras semelhantes a franjas que preenchem os recessos periféricos da articulação** (Fig. 26.57A). À medida que a sinóvia sofre hiperplasia e hipertrofia, arrasta-se sobre a superfície da cartilagem articular e de estruturas adjacentes. Esta sinóvia inflamatória, agora contendo mastócitos, é denominada *pannus* (pano ou manto). O *pannus* acaba cobrindo a cartilagem articular e a isola de seu líquido sinovial. Linfócitos agregam-se em massas e, finalmente, desenvolvem centros foliculares (*corpúsculos de Allison-Ghromley*; Fig. 26.57B). **O *pannus* produz erosão da cartilagem articular e do osso adjacente, provavelmente através da ação de colagenase por ele produzida** (ver Fig. 26.57C). Como PGE_2 e IL-1 estimulam osteoclastos e são produzidas ativamente na sinóvia reumatóide, podem ser mediadoras da erosão óssea.

A perda óssea característica da AR é justa-articular, ou seja, está imediatamente adjacente a ambos os lados da articulação. O *pannus* penetra no osso subcondral; pode acometer tendões e ligamentos, deformidades e instabilidades (Fig. 26.58). Por fim, a articulação é destruída e sofre fusão fibrosa, denominada anquilose (Fig. 26.58). Os casos crônicos podem provocar a formação de pontes ósseas da articulação (*anquilose óssea*). O *pannus* pode destruir a cartilagem por privá-la de seus nutrientes; ou pode estimular linfócitos T a secretar um fator causando a liberação de enzimas lisossômicas. Por sua vez, esse processo pode acarretar osteoartrite secundária.

As alterações no líquido sinovial incluem um aumento maciço de volume, aumento da turvação e diminuição da viscosidade. O teor protéico e a quantidade de células inflamatórias no líquido aumentam, correlacionando-se com a atividade do processo reumatóide. Em alguns casos, a leucometria excede 50.000/μL, com 95% de leucócitos polimorfonucleares.

Nódulos Reumatóides

A artrite reumatóide é uma doença sistêmica que também acomete outros tecidos além de articulações e tendões. Uma lesão característica, denominada *nódulo reumatóide*, é encontrada em outras localizações extra-articulares. Essa estrutura apresenta um núcleo de necrose fibrinóide localizado centralmente, que é uma mistura de fibrina e outras proteínas, como o colágeno degradado (Fig. 26.59). Uma borda circundante de macrófagos está organizada de forma radial ou em paliçada. Perifericamente aos macrófagos, encontra-se um círculo externo de linfócitos, plasmócitos e outras células mononucleares. O aspecto geral assemelha-se a um granuloma peculiar, circundando um núcleo de necrose fibrinóide. Os nódulos reumatóides, encontrados geralmente em áreas de pressão (por exemplo, a pele dos cotovelos e as pernas),

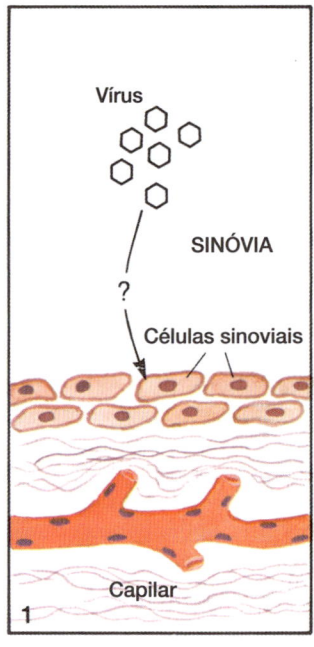
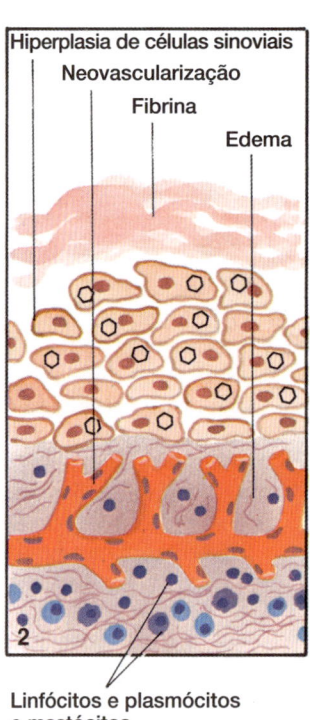
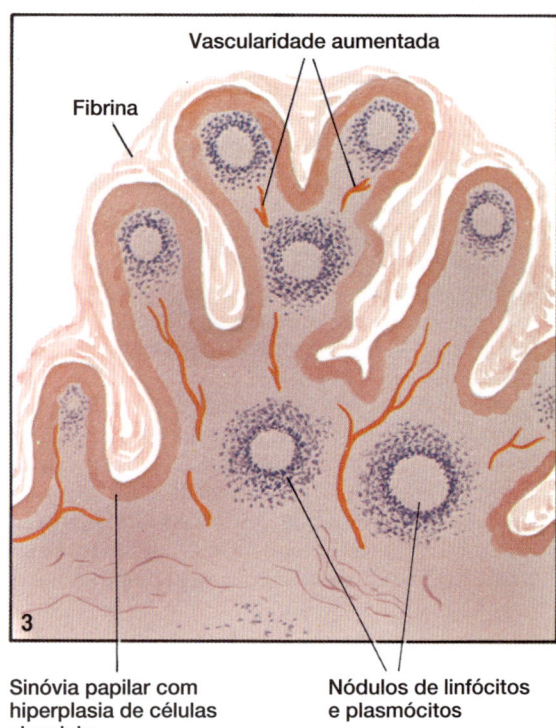
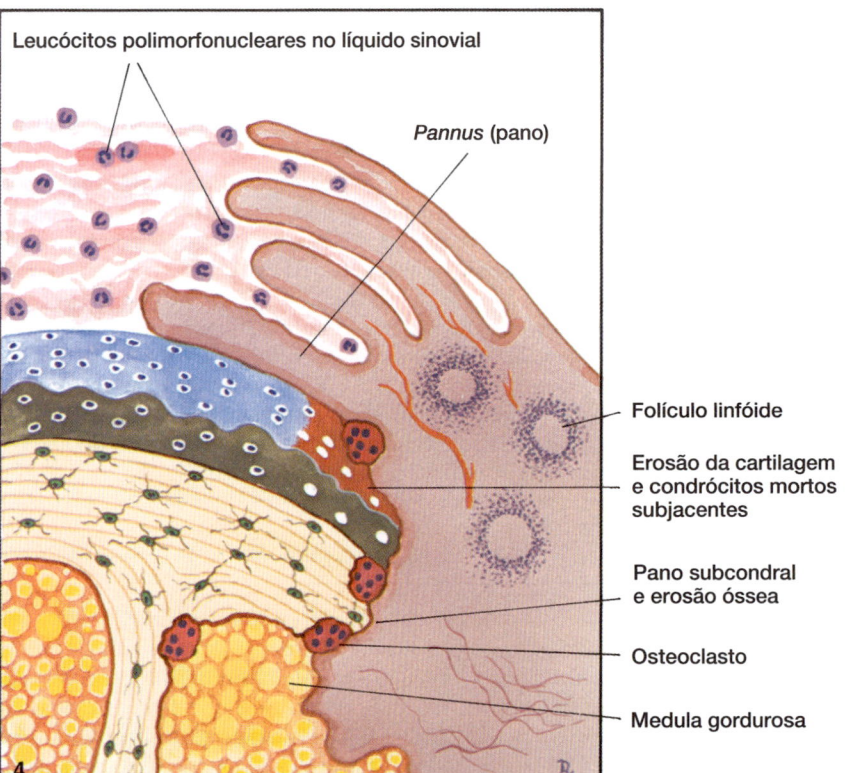
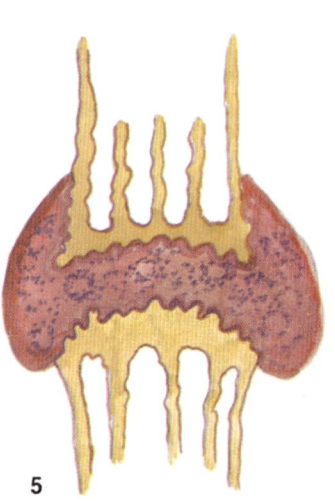

FIGURA 26.56

Histogênese da artrite reumatóide. 1. Um vírus ou um estresse desconhecido pode estimular a proliferação das células sinoviais. 2. O influxo de linfócitos, plasmócitos e mastócitos, junto a neovascularização e edema, leva à hipertrofia e hiperplasia da sinóvia. 3. Nódulos linfóides são proeminentes. 4. A sinóvia em proliferação estende-se para o espaço articular, escava o osso abaixo da cartilagem articular e cobre a cartilagem como um pano (*pannus*). Por fim, a cartilagem articular é destruída por reabsorção direta ou por privação de seu líquido sinovial nutriente. O tecido sinovial continua a proliferar na região subcondral, bem como na articulação. 5. Por fim, a articulação é destruída e torna-se fundida, uma condição denominada *anquilose*.

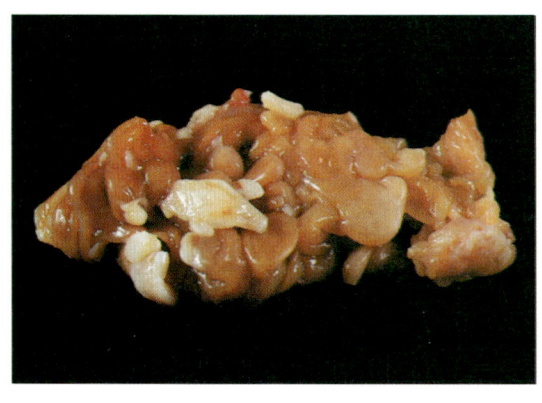
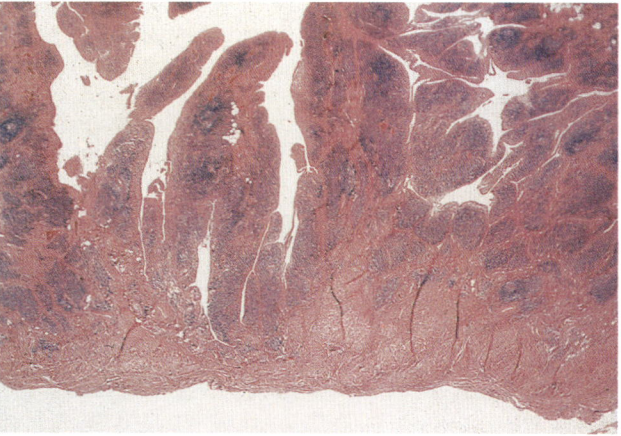
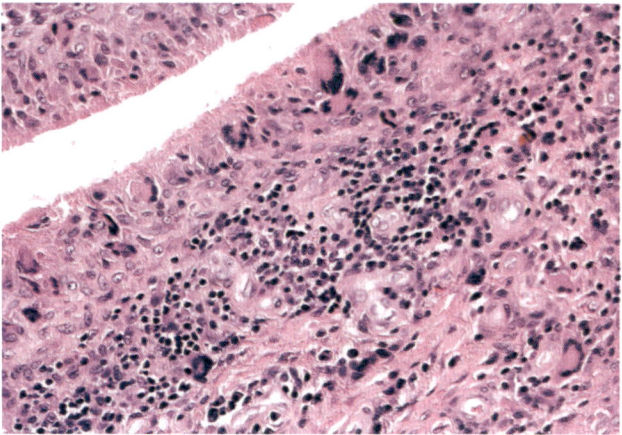

FIGURA 26.57
Artrite reumatóide. A. A sinóvia hiperplásica de um paciente com artrite reumatóide mostra numerosas projeções digitais, com áreas pálidas focais de deposição de fibrina. A coloração amarronzada da sinóvia reflete acúmulo de hemossiderina derivada de hemorragia antiga. **B.** A visão microscópica revela folículos linfóides proeminentes (corpúsculos de Allison-Ghormley), hiperplasia e hipertrofia sinoviais, pregas vilosas e espessamento da membrana sinovial pela fibrose e pela inflamação. **C.** Uma visão de aumento maior da sinóvia inflamada demonstra hiperplasia e hipertrofia das células de revestimento. Numerosas células gigantes são observadas sobre a superfície e abaixo dela. O estroma está inflamado de modo crônico.

são móveis, firmes, com consistência de borracha e algumas vezes sensíveis. Um nódulo grande pode ulcerar. A recidiva após remoção cirúrgica é comum.

Os nódulos reumatóides também podem ser vistos no lúpus eritematoso e na febre reumática. Às vezes, são encontrados em órgãos viscerais, como coração, pulmões e trato intestinal e mesmo na dura-máter. Os nódulos no feixe de His podem causar arritmias cardíacas, enquanto, nos pulmões, produzem fibrose e mesmo insuficiência respiratória (ver Cap. 12).

A artrite reumatóide também pode estar acompanhada de vasculite necrosante aguda, que pode afetar praticamente qualquer órgão.

 Manifestações Clínicas: O diagnóstico clínico da AR é impreciso e baseia-se em muitos critérios, como o número e os tipos de articulações envolvidas, a existência de nódulos reumatóides e RF, e aspectos radiográficos característicos da doença.

O início da doença pode ser agudo, lentamente progressivo ou insidioso. A maioria dos pacientes apresenta um histórico de fadiga, perda de peso, fraqueza e vago desconforto musculoesquelético, o qual, por fim, localiza-se nas articulações envolvidas. Freqüentemente, as articulações acometidas estão quentes, inchadas e dolorosas. A dor aumenta com movimentos e agrava-se após período de desuso. A doença que não diminui provoca destruição progressiva das superfícies articulares e das estruturas periarticulares. Por fim, os pacientes manifestam deformidades graves de flexão e extensão, associadas a subluxação articular, que pode terminar em anquilose articular.

O histórico natural da AR é variável e, na maioria dos pacientes, a atividade da doença apresentará exacerbações e remissões. Um quarto dos pacientes parece recuperar-se completamente. Um outro quarto permanece por muitos anos com apenas um leve comprometimento funcional, enquanto metade apresenta doença articular séria, progressiva e incapacitadora. Há maior mortalidade provocada por diferentes infecções, hemorragia e perfuração gastrintestinais, vasculite, envolvimento cardíaco e pulmonar, amiloidose e subluxação da coluna cervical. De fato, a sobrevida dos pacientes com AR ativa é comparável à observada na doença de Hodgkin e no diabetes.

As drogas utilizadas para suprimir o processo inflamatório da sinóvia e para induzir uma remissão são essencialmente de três classes:

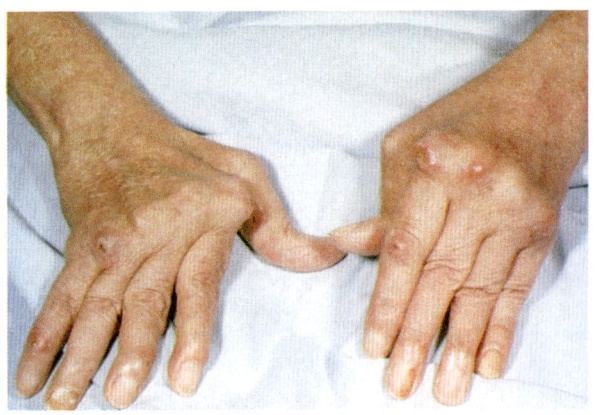

FIGURA 26.58
Artrite reumatóide. As mãos de um paciente com artrite avançada mostram edema das articulações metacarpofalangianas e desvio ulnar clássico dos dedos.

- **Os agentes antiinflamatórios** incluem aspirina, antiinflamatórios não-esteroidais, fenilbutazona, glicocorticóides, e mesmo corticosteróides intra-articulares administrados por injeção.
- **As drogas indutoras de remissão** utilizadas são sais de ouro, penicilamina e drogas antimalária, como a cloroquina.
- **As drogas imunossupressoras** são utilizadas nos pacientes com doença progressiva grave que não respondem a outros medicamentos.

A Espondiloartropatia Refere-se à Artrite Soronegativa Associada Principalmente a HLA-B27

Muitas entidades clínicas foram classificadas inicialmente como variantes de AR, mas hoje se reconhece que são distúrbios distintos. Essas formas de artrite são denominadas agora *espondiloartropatias* e incluem espondilite anquilosante, síndrome de Reiter, artrite psoriática e artrite associada a doença intestinal inflamatória. Essas afecções apresentam em comum as seguintes características:

- Soronegatividade para RF e outros marcadores sorológicos de AR
- Associação com antígenos de histocompatibilidade classe I, particularmente HLA-B27
- Localização preferencial sacroilíaca e na coluna vertebral
- Envolvimento assimétrico de apenas poucas articulações periféricas
- Uma tendência para inflamação de tendões periarticulares e fáscias
- Envolvimento sistêmico de outros órgãos, especialmente uveíte, cardite e aortite
- Início preferencialmente em homens jovens.

Espondilite Anquilosante

A espondilite anquilosante é uma artropatia inflamatória da coluna vertebral e das articulações sacroilíacas. Pode acompanhar-se de artrite assimétrica periférica (30% dos pacientes) e manifestações sistêmicas. A espondilite anquilosante é mais comum em homens jovens, sendo o pico de incidência em torno de 20 anos de idade. **Mais de 90% dos pacientes são positivos para HLA-B27 (normal, 4 a 8%), embora o distúrbio acometa apenas 1% das pessoas com esse haplótipo.**

 Patologia: A espondilite anquilosante começa nas articulações sacroilíacas bilateralmente e ascende a coluna vertebral, envolvendo as pequenas articulações dos elementos posteriores da coluna. O resultado é a destruição dessas articulações, após o que a coluna torna-se fundida posteriormente. Os corpos vertebrais que deixaram de receber cargas tornam-se quadrados e osteoporóticos, porque a principal força de gravidade é originada pelos elementos posteriores fundidos. Nesses casos, o disco intervertebral sofre ossificação e pode desaparecer. Por fim, ocorre fusão óssea dos corpos vertebrais (Fig. 26.60).

Embora alguns pacientes com espondilite anquilosante em geral apresentem um desenvolvimento rápido de doença de-

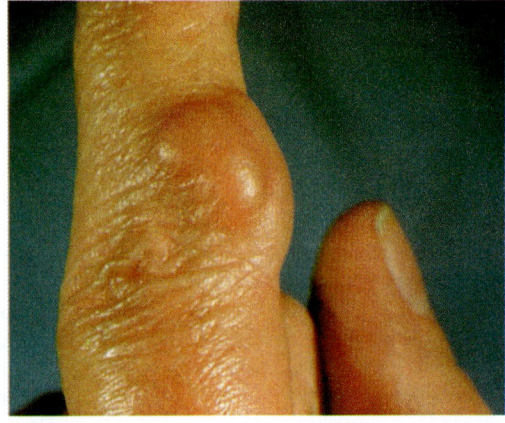 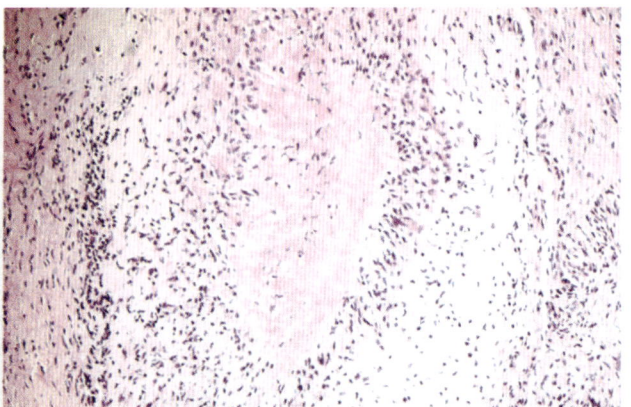

FIGURA 26.59
Nódulo reumatóide. **A.** O paciente com artrite reumatóide apresenta uma massa sobre um dígito. **B.** A visão microscópica de um nódulo reumatóide exibe uma área central de necrose circundada por macrófagos em paliçada e infiltrado inflamatório crônico.

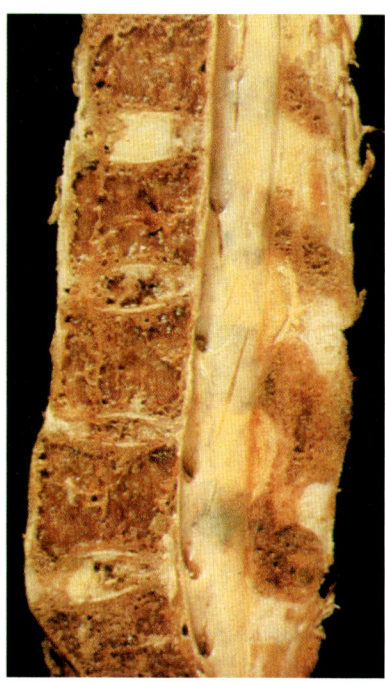

FIGURA 26.60
Espondilite anquilosante. As vértebras foram cortadas longitudinalmente. Os corpos vertebrais são quadrados e perderam a maior parte de seu osso trabecular, por causa de osteoporose provocada por desuso. Pontes ósseas fundem um corpo vertebral ao seguinte através dos discos intervertebrais. Porções do disco intervertebral são substituídas por medula óssea. Pontes ósseas também fundem os elementos posteriores, uma afecção denominada *anquilose.*

formante da coluna, a maioria é capaz de manter seu emprego e levar uma vida normal. Entretanto, até 5% dos pacientes desenvolvem amiloidose AA e uremia, e alguns manifestam comprometimento cardíaco grave.

Síndrome de Reiter

A síndrome de Reiter é uma tríade que inclui (1) poliartrite soronegativa, (2) conjuntivite e (3) uretrite inespecífica. O distúrbio é quase exclusivamente encontrado em homens e, em geral, sucede exposição venérea ou um episódio de disenteria bacilar. Assim como na espondilite anquilosante, a síndrome de Reiter está associada ao antígeno HLA-B27 em até 90% dos pacientes. De fato, após uma crise de disenteria, 20% dos homens HLA-B27-positivos desenvolvem a síndrome de Reiter.

As características patológicas da artrite de Reiter são comparáveis às da AR. Mais de metade dos pacientes desenvolve lesões mucocutâneas semelhantes às da psoríase pustular (*ceratodermablenorrágico*) sobre as palmas, solas e o tronco. Na maioria dos pacientes, a doença sofre remissão em um ano, mas em 20% desenvolve-se artrite progressiva, incluindo espondilite anquilosante.

Artrite Psoriática

De todos os pacientes com psoríase, particularmente naqueles com doença grave, 7% desenvolvem uma artrite soronegativa inflamatória. O HLA-B27 foi associado a espondilite psoriática e inflamação das articulações interfalangianas distais, e o HLA-DR4 foi associado a um padrão reumatóide de envolvimento. Em geral, a doença articular é leve e apenas lentamente progressiva, embora, algumas vezes, seja encontrada uma forma mutilante.

Artrite Enteropática

A colite ulcerativa e a doença de Crohn acompanham-se de artrite periférica soronegativa em 20% dos casos e de espondilite em 10%. Essa forma de artrite também é vista nos pacientes com doença de Whipple e após certas infecções bacterianas do intestino. Nenhum tipo particular de tecido está associado à artrite periférica, mas a maioria dos pacientes com espondilite anquilosante é HLA-B27-positiva. Propôs-se que o HLA-B27 e as proteínas das bactérias entéricas estão relacionados estruturalmente de uma maneira que pode afetar a apresentação do antígeno ao receptor das células T. A ressecção do intestino afetado na colite ulcerativa alivia a artrite, mas, na doença de Crohn, essa complicação em geral não desaparece.

A Artrite Juvenil Aplica-se a Qualquer Artrite Inflamatória em Crianças

A artrite juvenil, ou doença de Still, refere-se a muitas condições artríticas crônicas diferentes em crianças. No passado, essa expressão significava uma variante de AR caracterizada por sinovite crônica e sintomas extra-articulares. Entretanto, atualmente se reconhece que, além da AR, muitas crianças com artrite juvenil acabam desenvolvendo espondilite anquilosante, artrite psoriática e outras doenças do tecido conjuntivo.

- **Artrite soropositiva:** Menos de 10% das crianças com artrite são positivas para fator reumatóide e ostentam apresentação poliarticular. Há predominância do sexo feminino (80%) entre crianças com doença de Still soropositiva e, na maioria dos casos (75%), há anticorpos antinucleares. Há associação com o HLA-D4, e mais de metade das crianças acabam desenvolvendo artrite grave.
- **Doença poliarticular sem sintomas sistêmicos:** Um quarto dos casos de artrite juvenil (90% em meninas) é visto como doença de diferentes articulações, é soronegativo e não manifesta sintomas sistêmicos. Menos de 15% desses pacientes acabam desenvolvendo artrite grave.
- **Doença poliarticular com sintomas sistêmicos:** Vinte por cento das crianças com artrite juvenil poliarticular apresentam sintomas sistêmicos proeminentes, que incluem febre alta, erupções cutâneas, hepatosplenomegalia, linfadenopatia, pleurite, pericardite, anemia e leucocitose. A maioria (60%) dos pacientes constitui-se de meninos, negativos para fator reumatóide, e um quarto desses pacientes permanece com artrite grave.
- **Artrite pauciarticular:** As crianças com envolvimento de apenas algumas articulações grandes, como joelho, tornozelo, cotovelo, ou cintura do quadril, respondem por quase metade de todos os casos de artrite juvenil, e situam-se em dois grupos gerais. O grupo maior (80%) constitui-se principalmente de meninas negativas para RF mas que exibem anticorpos antinucleares e são positivas para HLA-DR5, HLA-DRw6 ou HLA-DRw8. Dessas pacientes, um terço apresenta doença ocular caracterizada por iridociclite crônica (inflamação da íris e do corpo ciliar). Apenas uma pequena minoria dessas crianças

apresenta poliartrite residual ou lesão ocular. O grupo menor de crianças com uma apresentação pauciarticular constitui-se quase exclusivamente de meninos, negativos tanto para fator reumatóide quanto para corpúsculos antinucleares e positivos para HLA-B27 (75%). Alguns apresentam iridociclite aguda, que se cura espontaneamente. Alguns desses meninos depois desenvolvem espondilite anquilosante.

GOTA

A gota é um grupo heterogêneo de doenças em que o denominador comum é um nível sérico de ácido úrico elevado e a deposição de cristais de urato nas articulações e nos rins. Embora todos os pacientes com gota exibam hiperuricemia, menos de 15% de todas as pessoas com hiperuricemia apresentam gota.

A gota caracteriza-se por artrite aguda e crônica. As variedades de gota são classificadas nas formas primária e secundária de acordo com a etiologia da hiperuricemia. A **gota primária** refere-se a hiperuricemia sem qualquer outra doença, enquanto a **gota secundária** ocorre associada a outra doença que resulta em hiperuricemia. De todos os casos de hiperuricemia, um terço é primário e o restante, secundário.

 Patogenia: O ácido úrico resulta do catabolismo das purinas derivadas da dieta ou sintetizadas *de novo*. Na maioria dos mamíferos, o ácido úrico relativamente insolúvel é convertido a alantoína bastante solúvel pela urato-oxidase. A perda dessa enzima durante a evolução humana impôs um equilíbrio estreito entre a produção de ácido úrico e a deposição tissular de uratos. Nos seres humanos, o ácido úrico é eliminado do corpo apenas na urina. Dessa forma, o nível de ácido úrico no sangue (normal < 7,0 mg/dl em homens e 6,0 mg/dl em mulheres) reflete a diferença entre as quantidades de purinas ingeridas e sintetizadas e a extensão da excreção renal. A gota pode resultar de (1) produção excessiva de purinas, (2) aumento do catabolismo de ácidos nucléicos como conseqüência de renovação celular aumentada, (3) diminuição da recuperação de bases purínicas livres ou (4) redução da excreção urinária de ácido úrico (Fig. 26.61). A maior ingestão dietética de alimentos ricos em purinas, particularmente carne, em pessoas normais não provoca hiperuricemia e gota.

A Gota Primária Reflete Hiperuricemia Idiopática

A maioria dos casos (85%) de gota idiopática resulta de um comprometimento ainda não explicado da excreção de ácido úrico pelos rins. Nos outros casos, há basicamente excesso de produção de ácido úrico, mas apenas em uma minoria de casos a alteração subjacente foi identificada.

FATORES GENÉTICOS: A tendência familiar para a gota é conhecida desde o tempo de Galeno. A hiperuricemia é comum entre os parentes de indivíduos com gota. Propôs-se que a hiperuricemia primária em algumas pessoas é herdada como um traço autossômico dominante com expressão variável, ligada ao X em alguns casos, enquanto outros favoreceram herança multifatorial. A gota precoce exibe uma forte tendência familiar, uma

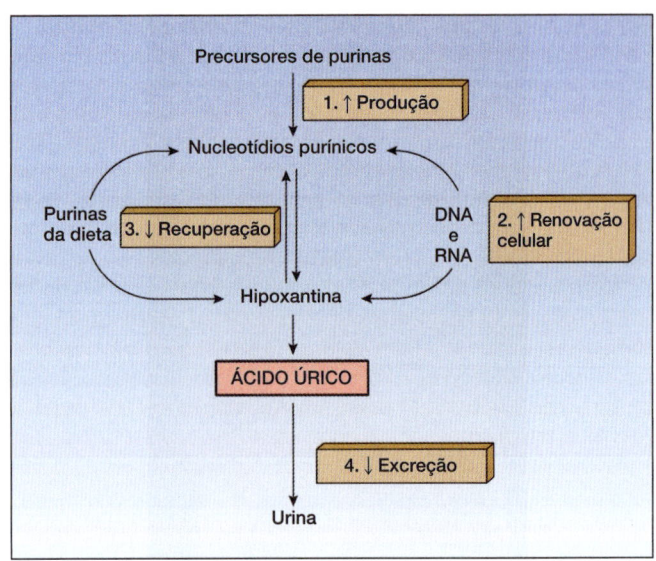

FIGURA **26.61**
Patogenia da hiperuricemia e da gota. Os nucleotídios purínicos são sintetizados *de novo* a partir de precursores não-purínicos ou derivados de purinas pré-formadas na dieta. Os nucleotídios purínicos são catabolisados até hipoxantina ou são incorporados em ácidos nucléicos. A degradação de ácidos nucléicos e purinas na dieta também produz hipoxantina. A hipoxantina é convertida a ácido úrico, que, por sua vez, é excretado na urina. A hiperuricemia e a gota resultam de (*1*) aumento da síntese *de novo* de purinas, (*2*) aumento da renovação celular, (*3*) diminuição da recuperação de purinas e de hipoxantina da dieta e (*4*) diminuição da excreção de ácido úrico pelos rins.

característica que é compatível com o fato de que o início precoce de muitas doenças com herança multifatorial (p. ex., aterosclerose, diabetes) provavelmente se associa a um componente genético claramente visível. O consenso atual é que o nível sérico de ácido úrico é controlado por múltiplos genes.

A Gota Pode Ser Provocada por Erros Inatos do Metabolismo

Embora a causa específica de uma taxa anormalmente alta de produção de urato não seja identificável na maioria dos casos de gota primária, são conhecidos dois erros inatos do metabolismo que resultam em nível elevado de fosforribosil-pirofosfato (PP-ribose-P). A esse respeito, a etapa limitante da taxa de síntese de purinas é a condensação da glutamina com o PP-ribose-P, formando a fosforribosilamina. A elevação da concentração intracelular de PP-ribose-P acelera a biossíntese das purinas. O PP-ribose-P, através da atividade da hipoxantina-fosforribosil-transferase (HPRT), também se condensa com bases purínicas (hipoxantina e guanina) derivadas do catabolismo de ácidos nucléicos, desse modo recuperando-as.

SÍNDROME DE LESCH-NYHAN: Esse distúrbio representa uma deficiência de HPRT hereditária e ligada ao X (Xq26-q27), um defeito que provoca o acúmulo de PP-ribose-P e, por sua vez, uma síntese aumentada de purinas. As crianças com essas síndromes são clinicamente normais ao nascimento, mas exibem atrasos no desenvolvimento e disfunção neurológica no primeiro ano de vida. A maioria é mentalmente retardada e exibe automutilação. Os pacientes exibem hiperuricemia e acabam desenvolvendo artrite gotosa. Além disso, nefropatia obstrutiva e alterações hematológicas ocorrem com freqüência.

A Gota Secundária Freqüentemente É Decorrente da Renovação de DNA

Muitas alterações resultam em hiperuricemia e gota secundária. Como na gota primária, a hiperuricemia secundária pode refletir a produção excessiva de urato ou diminuição da excreção urinária de ácido úrico. A produção aumentada de ácido úrico associa-se mais comumente à maior renovação de ácidos nucléicos, conforme visto nas leucemias e nos linfomas, e após quimioterapia para câncer. A degradação acelerada de ATP também pode ocasionar produção excessiva de ácido úrico e ocorre nas doenças de depósito de glicogênio e na hipoxia tissular. A ingestão de etanol é uma causa de hiperuricemia secundária, em parte devido ao catabolismo acelerado de ATP e, em menor grau, à excreção renal diminuída de ácido úrico. A excreção reduzida de uratos na gota secundária pode ser decorrente de doença renal primária. A desidratação e a administração de drogas diuréticas aumentam a reabsorção tubular de ácido úrico e provocam hiperuricemia. De fato, diferentes fármacos estão envolvidos em 20% dos pacientes com hiperuricemia.

A *gota saturnina* foi descrita no século XVIII na Inglaterra, onde a doença era prevalente entre as classes altas que dispunham de encanamento de chumbo em suas moradias (Saturno é o símbolo do chumbo). Sabe-se agora que esses pacientes foram acometidos por nefropatia do chumbo. Os romanos tiveram um problema semelhante porque bebiam de vasos que continham chumbo.

Epidemiologia: A gota primária é uma doença de homens adultos, com apenas 5% dos casos ocorrendo em mulheres. É rara em crianças antes da puberdade e em mulheres durante o período reprodutivo. O pico de incidência dá-se na quinta década de vida. Essa distribuição de sexo pode ser determinada pelo fato de que, em todas as idades, a concentração sérica média de uratos em mulheres é mais baixa que em homens, embora o nível naquelas aumente após a menopausa. Obtém-se uma história familiar em muitos pacientes com gota, mas fatores ambientais também desempenham papel importante. Existem correlações positivas entre a prevalência de hiperuricemia em uma população e os valores médios de peso e ingestão protéica, consumo de álcool, classe social e capacidade de raciocínio. Assim, a gota é uma doença que exemplifica a relação entre predisposição genética e influências ambientais.

Patologia: Quando os cristais de urato de sódio precipitam-se de líquidos corporais supersaturados, absorvem fibronectina, complemento e muitas outras proteínas em sua superfície. Os neutrófilos que fagocitam cristais de urato liberam formas ativadas de oxigênio e enzimas lisossômicas, que medeiam a lesão tissular e promovem a resposta inflamatória.

A presença de cristais longos em forma de agulha, negativamente birrefringentes sob luz polarizada, é diagnóstica de gota (Fig. 26.62). Os cristais de urato monoidrato monossódico podem ser encontrados intracelularmente em leucócitos do líquido sinovial.

O *tofo* é um depósito de cristais de urato extracelular em tecido mole, circundado por células gigantes do tipo corpo estranho e associado a resposta inflamatória de células mononucleares. Essas áreas semelhantes a granuloma são encontradas na cartilagem, em qualquer um dos tecidos moles ao redor das articulações e mesmo na medula óssea subcondral adjacente às articulações.

Macroscopicamente, qualquer depósito branco e semelhante a giz nas superfícies de estruturas intra-articulares, incluindo cartilagem articular, é sugestivo de gota. Radiologicamente, a artrite gotosa exibe lesões líticas justa-articulares e em saca-bocados, características ("mordida de rato"), associadas a osso novo apenas minimamente reativo (Fig. 26.63). Ao contrário da AR, não existe osteopenia justa-articular na gota.

Os depósitos de urato nos rins ocorrem no interstício entre os túbulos renais, especialmente nos ápices da medula. Esses depósitos são visíveis macroscopicamente como pequenas estrias brilhantes lineares amarelo-ouro na medula.

Manifestações Clínicas: A evolução clínica da gota pode ser dividida em quatro estágios: (1) hiperuricemia assintomática, (2) artrite gotosa aguda, (3) gota intercrítica, (4) gota tofácea crônica. Podem ocorrer cálculos renais em qualquer estágio, exceto no primeiro. Na maioria dos casos, a gota sintomática surge antes dos cálculos, que geralmente exigem 20 a 30 anos de hiperuricemia sustentada.

- A **hiperuricemia assintomática** com freqüência precede a gota clinicamente evidente em muitos anos.
- A **artrite gotosa aguda** foi bem caracterizada por Thomas Sydenham, que descreveu sua própria doença na primeira década de 1600. É um distúrbio doloroso que, em geral, envolve uma articulação e não se acompanha de sintomas constitucionais. Mais tarde na evolução da doença, o envolvimento poliarticular com febre é comum. Pelo menos metade dos pacientes é diagnosticada com a primeira articulação metatarsofalangiana (grande artelho) dolorosa e vermelha, denominada *podagra*. No final, 90% desses pacientes apresentam essa crise. Comumente, uma crise de gota começa à noite e é especialmente dolorosa, simulando uma infecção bacteriana aguda da articulação afetada. Uma crise pode ser desencadeada pelo consumo de uma lauta refeição ou pela ingestão de bebidas alcoólicas, mas outros eventos específicos, como traumatismo, certas drogas e cirurgias, também podem ser responsáveis. Mesmo quando não tratada, uma crise aguda de gota é autolimitada.
- O **período intercrítico** é o intervalo assintomático entre a crise aguda inicial e as crises subseqüentes. Esses períodos podem durar até 10 anos, mas crises posteriores tendem a ser mais graves e prolongadas, e poliarticulares.
- A **gota tofácea** surge finalmente no paciente não tratado sob a forma de tofos na cartilagem, em membranas sinoviais, tendões e tecidos moles.

A **insuficiência renal** é responsável por 10% das mortes nos pacientes com gota. Um terço dos pacientes com gota apresenta albuminúria leve, taxa de filtração glomerular reduzida e habilidade de concentração renal diminuída. Contudo, a contribuição da nefropatia por uratos na disfunção renal crônica não está esclarecida, e hipertensão, nefropatia preexistente e a ingestão de drogas analgésicas podem ser mais importantes. Nos pacientes com gota grave provocada por deficiência de enzimas e naqueles com manifestação precoce, a nefropatia por urato é uma característica proeminente da evolução clínica. Os **cálculos de urato** constituem 10% de todos os cálculos renais nos pacientes nos Estados Unidos e até 40% em Israel e na Austrália. A preva-

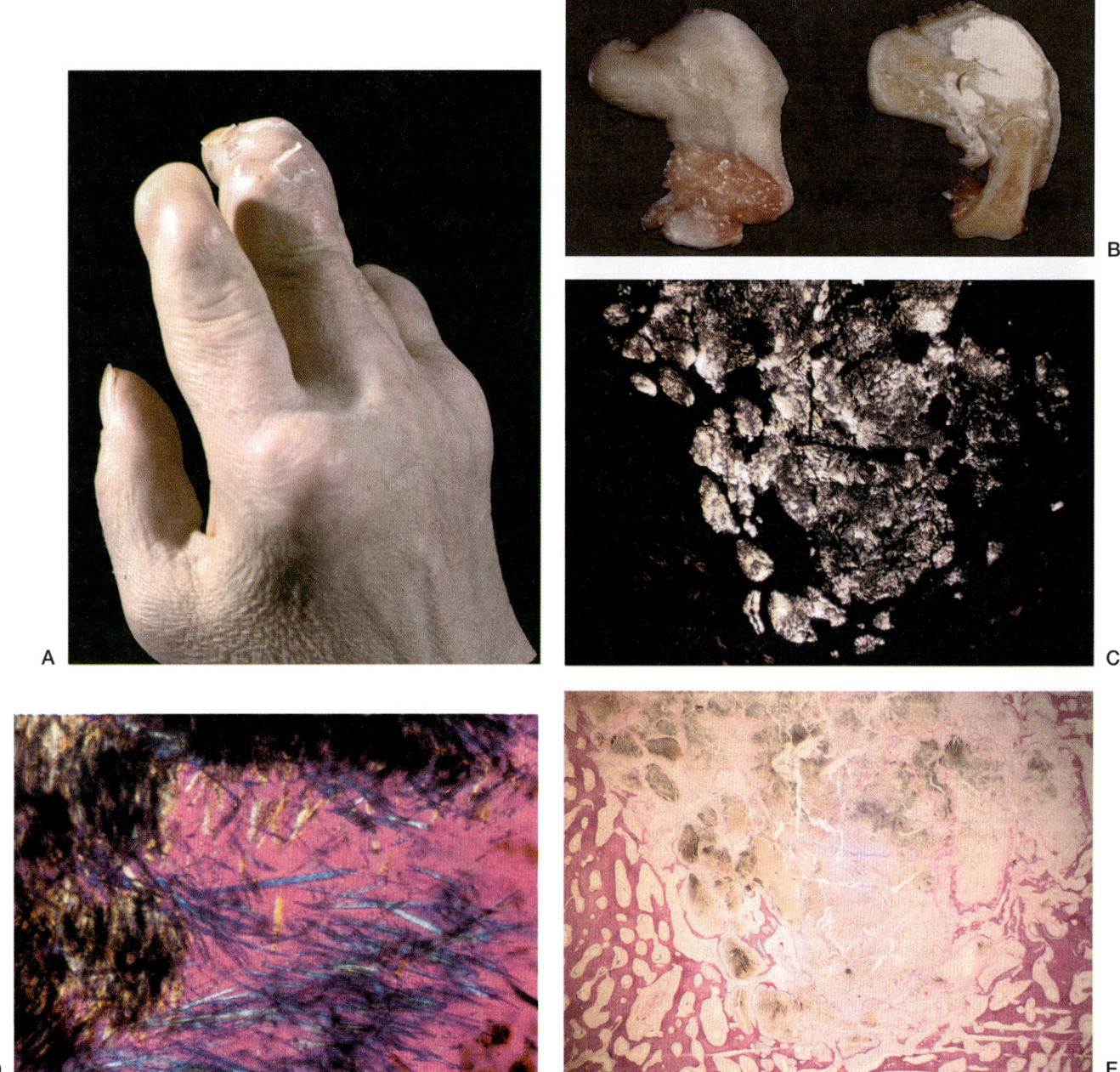

FIGURA 26.62
Gota. A. Tofos gotosos das mãos mostram-se como múltiplos nódulos de consistência da borracha, um dos quais ulcerado. B. Corte transversal de um dígito demonstra coleção tofácea de cristais de urato semelhante a pasta de dente. C. Corte histológico em campo brilhante demonstra cristais de urato monossódico amarronzados no interior do osso. D. Micrografia em maior aumento sob luz polarizada com uma placa de compensador de quartzo demonstra birrefringência negativa dos cristais (os que apresentam eixos longos paralelos ao eixo do compensador lento são amarelos). E. Um corte através do tofo (se for empregado processamento aquoso habitual) demonstra uma reação de corpo estranho ao redor de lesão amorfa rosada a partir da qual os cristais de urato foram dissolvidos no processamento.

lência de cálculos de uratos correlaciona-se com a concentração sérica de ácido úrico e acomete até 25% dos pacientes com gota. Eles também apresentam maior freqüência de cálculos contendo cálcio, caso em que o ácido úrico pode funcionar como ninho para um cálculo de cálcio.

TRATAMENTO: O tratamento da gota é planejado para (1) diminuir a gravidade das crises agudas, (2) reduzir os níveis séricos de urato, (3) evitar crises futuras, (4) promover a dissolução de depósitos de urato e (5) alcalinizar a urina para impedir a formação de cálculos. As principais drogas utilizadas para interromper o processo inflamatório, dessa forma impedindo ou controlando a crise aguda, são os agentes antiinflamatórios não-esteroidais. A colchicina é utilizada há centenas de anos e tem sido administrada profilaticamente nos intervalos entre as crises de gota para evitar episódios recorrentes. As drogas uricosúricas que interferem na reabsorção de uratos pelo túbulo renal freqüentemente são úteis.

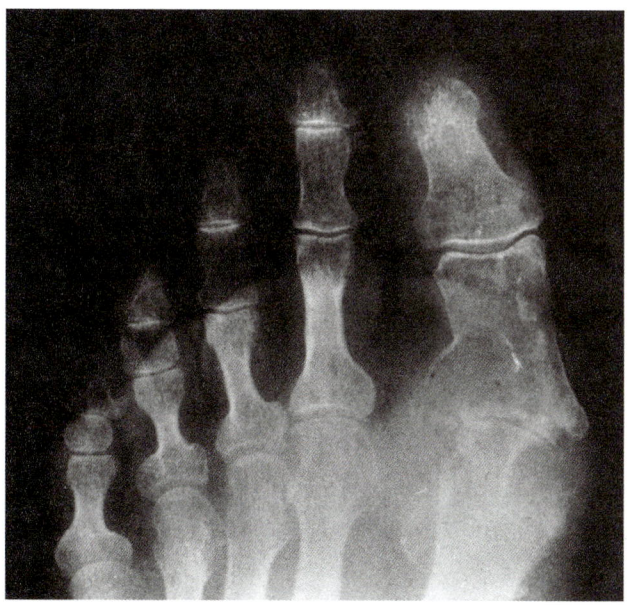

FIGURA 26.63
Gota. A radiografia da primeira articulação metatarsofalangiana exibe uma lesão lítica que destrói a superfície articular. Há um tofo adjacente no tecido mole, bem como edema circundante.

Uma droga digna de atenção especial é o **alopurinol,** um inibidor competitivo da xantina-oxidase, a enzima que converte xantina e hipoxantina a ácido úrico. Essa droga provoca uma redução imediata da uricosemia e da uricosúria. É utilizada em pacientes que apresentam insuficiência renal e naqueles resistentes a outras drogas uricosúricas. Também pode ser administrada a pacientes submetidos a quimioterapia por distúrbios hemopoéticos proliferativos, que eleva a taxa de produção de uratos.

DOENÇA DE DEPÓSITO DE DIIDRATO DE PIROFOSFATO CÁLCICO (CONDROCALCINOSE E PSEUDOGOTA)

A doença de depósito de diidrato de pirofosfato de cálcio (DPFC) refere-se ao acúmulo desse composto nas membranas sinoviais (pseudogota), cartilagem articular (condrocalcinose), ligamentos e tendões. A doença pode ser idiopática, associada a traumatismo, ligada a muitos distúrbios metabólicos ou, em casos raros, hereditária.

A doença de deposição de DPFC é um distúrbio principalmente de idosos, com metade da população acima de 85 anos de idade sendo acometida. A maioria dos casos em idosos não manifesta sintomas. Como dois terços desses pacientes manifestam doença articular preexistente, acredita-se que o traumatismo e o processo de envelhecimento na cartilagem promovam nucleação de cristais de DPFC. Nos casos assintomáticos, podem existir calcificações pontilhadas ou lineares em qualquer superfície de fibrocartilagem ou de cartilagem hialina. Por exemplo, a radiografia do joelho pode exibir estrias lineares que demarcam os meniscos.

 Patogenia: **A principal alteração predisponente nos pacientes com depósito de DPFC é um nível excessivo de pirofosfato inorgânico no líquido sinovial.** Esse material deriva da hidrólise de trifosfatos de nucleosídios nos condrócitos da articulação. Níveis elevados de pirofosfato no líquido sinovial podem resultar da produção aumentada ou do catabolismo diminuído.

A deposição de DPFC é encontrada comumente no joelho após traumatismo e após remoção cirúrgica no menisco. É possível que nucleotídios liberados após lesão na cartilagem articular funcionem como um substrato para a nucleotídio-trifosfato-pirofosfo-hidrolase (NTP), aumentando assim a produção de pirofosfato. Muitos outros distúrbios estão associados ao depósito de cristais de pirofosfato de cálcio, incluindo hiperparatireoidismo, hipotireoidismo, hemocromatose, doença de Wilson e ocronose. Presume-se que o ferro e o cobre inibam a pirofosfatase, contribuindo para a diminuição da degradação de pirofosfato.

A **hipofosfatasia** é um distúrbio hereditário no qual a atividade da fosfatase alcalina (a enzima que hidrolisa o pirofosfato) no soro e no tecido é deficiente. Como conseqüência, o pirofosfato não é metabolizado de forma adequada e acumula-se no líquido sinovial.

 Patologia e Manifestações Clínicas: Classifica-se a minoria dos casos de doença de deposição de DPFC sintomática de acordo com a natureza do envolvimento articular.

- A **pseudogota** refere-se a crises autolimitadas de artrite aguda que duram de 1 dia a 4 semanas e envolvem uma ou duas articulações. Cerca de 25% dos pacientes com doença de deposição de DPFC apresentam início agudo de sintomas semelhantes aos da gota, com inflamação e tumefação dos joelhos, tornozelos, pulsos, cotovelos, quadris ou ombros. As articulações metatarsofalangianas, freqüentemente afetadas na gota, em geral são poupadas. O líquido sinovial exibe leucócitos abundantes contendo cristais de DPFC.
- A **artrite pseudo-reumatóide** é uma variante da doença de deposição de DPFC na qual múltiplas articulações estão envolvidas de forma crônica. Os sintomas são leves e assemelham-se aos da AR.
- A **pseudo-osteoartrite** apresenta sintomas semelhantes aos da osteoartrite.
- A **doença pseudoneurotrófica** caracteriza-se por destruição articular tão grave que se assemelha a uma articulação neurotrófica.

No exame macroscópico, os depósitos de diidrato de pirofosfato de cálcio têm o aspecto de áreas brancas calcárias nas superfícies cartilaginosas (Fig. 26.64A). Diferentemente dos cristais de urato em forma de agulha, são espessos, curtos e rombóides ("em forma de caixão") e são apenas fracamente birrefringentes sob luz polarizada (Fig. 26.64B e C). Ao contrário dos cristais de urato, os cristais de DPFC não se dissolvem em água e são encontrados facilmente em cortes de tecidos. Apenas algumas células mononucleares e alguns macrófagos circundam os focos de depósito de cristal.

DOENÇA DE DEPÓSITO DE HIDROXIAPATITA DE CÁLCIO

A doença de deposição de hidroxiapatita cálcica é uma artrite aguda ou crônica, caracterizada por cristais de hidroxiapatita dentro de leucócitos e células mononucleares no tecido articular e no líquido sinovial. A hidroxiapatita cálcica (HA) é o principal mineral do osso e dos dentes e é o composto depositado na calcificação distrófica e na metastática. Os cristais de HA são encontrados com freqüência no líquido sinovial de articulações envolvidas pela osteoartrite, mas há razões para se acreditar que a deposição grave de HA é uma entidade distinta. As articulações envolvidas com maior freqüência são joelho, ombro, quadril e dedos. As crises podem durar vários dias.

HEMOFILIA, HEMOCROMATOSE E OCRONOSE

A hemofilia, a hemocromatose e a ocronose (ver Cap. 6) produzem doença articular com degradação da matriz e destruição da cartilagem articular.

A **hemofilia** origina formas graves de artrite por causa do sangramento extenso nas articulações (hemartrose), particularmente nos joelhos, cotovelos, tornozelos, ombros e quadris. Além dos efeitos no interior da matriz da cartilagem articular, a proliferação sinovial também simula a AR.

A **hemocromatose** é complicada pela artrite em metade dos pacientes acometidos. As mãos, os quadris e os joelhos podem ser acometidos em crises recorrentes.

A **ocronose** é uma doença autossômica recessiva rara, provocada por um defeito da ácido homogentísico oxidase. A deposição de pigmento ocronótico na cartilagem das articulações, incluindo os discos intervertebrais, acaba levando-as a se tornarem quebradiças e a degenerar.

TUMORES E LESÕES ARTICULARES TUMORIFORMES

As neoplasias verdadeiras das articulações são raras. As lesões malignas mais comuns da sinóvia são carcinomas metastáticos, particularmente adenocarcinoma do cólon, mama e pulmão. As doenças linfoproliferativas (p. ex., leucemia) também podem

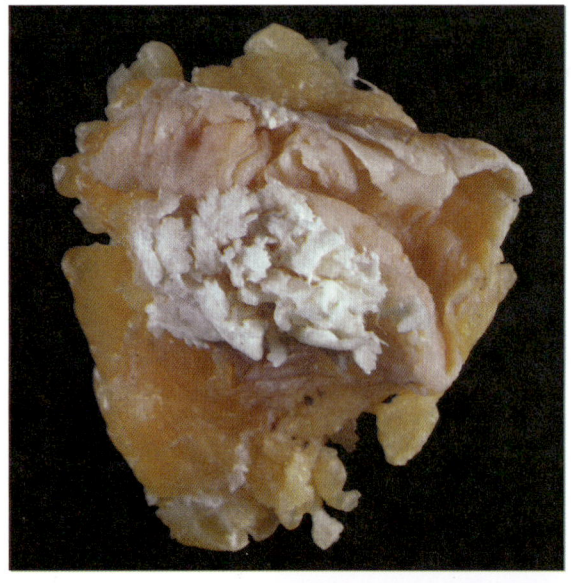
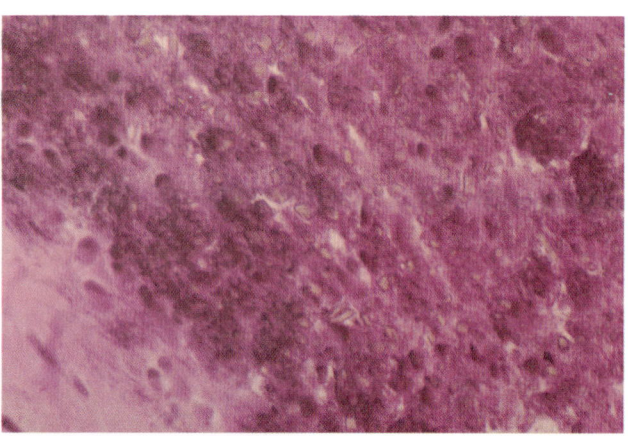

FIGURA 26.64
Doença de depósito de pirofosfato cálcico (DPFC). A. Amostra macroscópica exibe material calcificado branco semelhante a giz. B. Um corte histológico mostra cristais arroxeados cobertos com hematoxilina. Os cristais que não estão cobertos são claramente rombóides. C. Microscopia polarizada com um compensador de quartzo revela que os cristais mostram fraca birrefringência positiva.

envolver a sinóvia, mimetizando outras patologias como a AR. É incomum os tumores ósseos malignos primários estenderem-se para a articulação, embora possam invadir a cápsula articular a partir dos tecidos moles.

O Cisto Sinovial (Ganglion) é um Pequeno Cisto Repleto de Líquido

O cisto sinovial (ganglion) é um cisto simples de parede delgada, que contém líquido mucinoso límpido e ocorre com maior freqüência nas superfícies extensoras das mãos e dos pés, especialmente no pulso. O cisto surge da sinóvia ou de áreas de alteração mixóide no tecido conjuntivo, possivelmente após traumatismo. Se a lesão for dolorosa, poderá ser prontamente removida com cirurgia, embora um cisto sinovial no dorso do pulso fosse tratado tradicionalmente com uma pancada utilizando-se a Bíblia da família.

O **cisto de Baker** refere-se a uma herniação da sinóvia da articulação do joelho para o espaço poplíteo. É visto com maior freqüência associado a diferentes formas de artrite, nas quais a pressão intra-articular encontra-se aumentada.

A Condromatose Sinovial Exibe Nódulos de Cartilagem em uma Articulação

A condromatose sinovial é uma doença benigna e autolimitada na qual nódulos de cartilagem hialina, formados na sinóvia, destacam-se dessa estrutura e flutuam no líquido sinovial, de forma semelhante a grãos de areia entre engrenagens. A irritação crônica produzida por esses corpos estranhos estimula a sinóvia a secretar quantidades grandes de líquido sinovial e também provoca sangramento na membrana sinovial. A condromatose sinovial acomete as grandes articulações diartrodiais de homens jovens e de meia-idade, envolvendo os joelhos na maioria dos casos, mas também quadril, cotovelo, ombro e tornozelo. Os pacientes apresentam dor, enrijecimento e travamento da articulação com derrames sanguinolentos associados.

Diferentemente da cartilagem que se destaca da superfície articular nos casos de osteoartrite, na condromatose sinovial os fragmentos de cartilagem hialina são formados *de novo* na sinóvia. Portanto, não apresentam um marco de maré e, dessa forma, diferem da cartilagem articular verdadeira. Algumas vezes, os nódulos de cartilagem, embora residindo ainda na sinóvia, sofrem ossificação endocondral; nesse caso, a doença é denominada *osteocondromatose sinovial*. Se esses nódulos se destacarem, as porções ósseas morrem, mas os fragmentos de cartilagem permanecem viáveis e aumentam porque são nutridos por líquido sinovial. O distúrbio é tratado por meio de evacuação da articulação e por sinovectomia parcial.

A Sinovite Vilonodular Pigmentada É uma Neoplasia Benigna do Revestimento Sinovial

A sinovite vilonodular pigmentada caracteriza-se por proliferação exuberante de células sinoviais de revestimento com extensão para o tecido subsinovial. Envolve uma única articulação, em geral ocorre em adultos jovens e tem a mesma distribuição entre os sexos. O local mais comum (80%) é o joelho, embora a sinovite vilonodular pigmentada também ocorra no quadril, tornozelos, articulação calcâneo-cubóide, cotovelo e bainhas de tendão dos dedos e artelhos.

 Patologia: Os tumores surgem na sinóvia de bainhas de tendão, bursas e articulações diartrodiais. As lesões da sinovite vilonodular pigmentada invadem a articulação e provocam erosão no osso (Fig. 26.65A). Podem insinuar-se através das cápsulas articulares para o tecido mole e acometem nervos e artérias, algumas vezes sendo necessária a excisão cirúrgica radical. A sinóvia desenvolve pregas aumentadas e excrescências nodulares (Fig. 26.65B). À microscopia, o tumor compõe-se de células mononucleares delicadas com células gigantes multinucleadas dispersas, nas quais os núcleos estão organizados perifericamente. Macrófagos repletos de hemossiderina refletem hemorragia prévia (ver Fig. 26.65C e D).

A **sinovite nodular localizada** é uma afecção semelhante do joelho que envolve apenas uma porção da sinóvia, e não a membrana inteira. Os sintomas limitam-se a dor, bloqueio articular e derrames articulares.

A **tenossinovite nodular localizada**, também denominada *tumor de células gigantes da bainha do tendão,* envolve a bainha dos tendões das mãos e dos pés. **É o tumor mais comum de tecido mole da mão**. A lesão ocorre principalmente em mulheres jovens e de meia-idade e envolve a superfície flexora do dedo médio ou do dedo indicador.

O tratamento de todas as formas de sinovite vilonodular pigmentada é cirúrgico. A radioterapia produz fibrose do tecido sinovial em proliferação, mas, ocasionalmente, é necessário amputação.

Tumores de Tecidos Moles

A expressão *tumor de tecido mole* refere-se a distúrbios neoplásicos que surgem em certos tecidos mesodérmicos extra-esqueléticos do corpo, incluindo musculatura esquelética, gordura, tecido fibroso, vasos sangüíneos e linfáticos. Tumores de nervos periféricos estão incluídos na categoria de tumores de tecidos moles, apesar de sua derivação do neuroectoderma.

No contexto de tumores de tecidos moles, o termo *benigno* é relativo, porque os denominados tumores benignos podem ter capacidade limitada de crescimento invasivo e podem recidivar localmente. Os tumores de tecidos moles são raros, contribuindo com menos de 1% de todos os cânceres nos Estados Unidos. As neoplasias benignas de tecidos moles são 100 vezes mais comuns que as malignas.

Um grupo de distúrbios genéticos associados a tumores de tecidos moles inclui neurofibromatose tipo 1, esclerose tuberosa, doença de Osler-Weber-Rendu e fibromatose mesentérica na síndrome de Gardner. Queimaduras em crianças produzem cicatrizes as quais, em casos raros, provocam tumores fibroblásticos de tecido mole muitos anos depois. A lesão por radiação foi relatada como associada ao desenvolvimento de sarcomas anos após a exposição. Relatos de traumatismo como a causa de tumor de tecido mole em geral são feitos nos casos em que existe uma possível compensação. Não há evidências científicas que apóiem essa

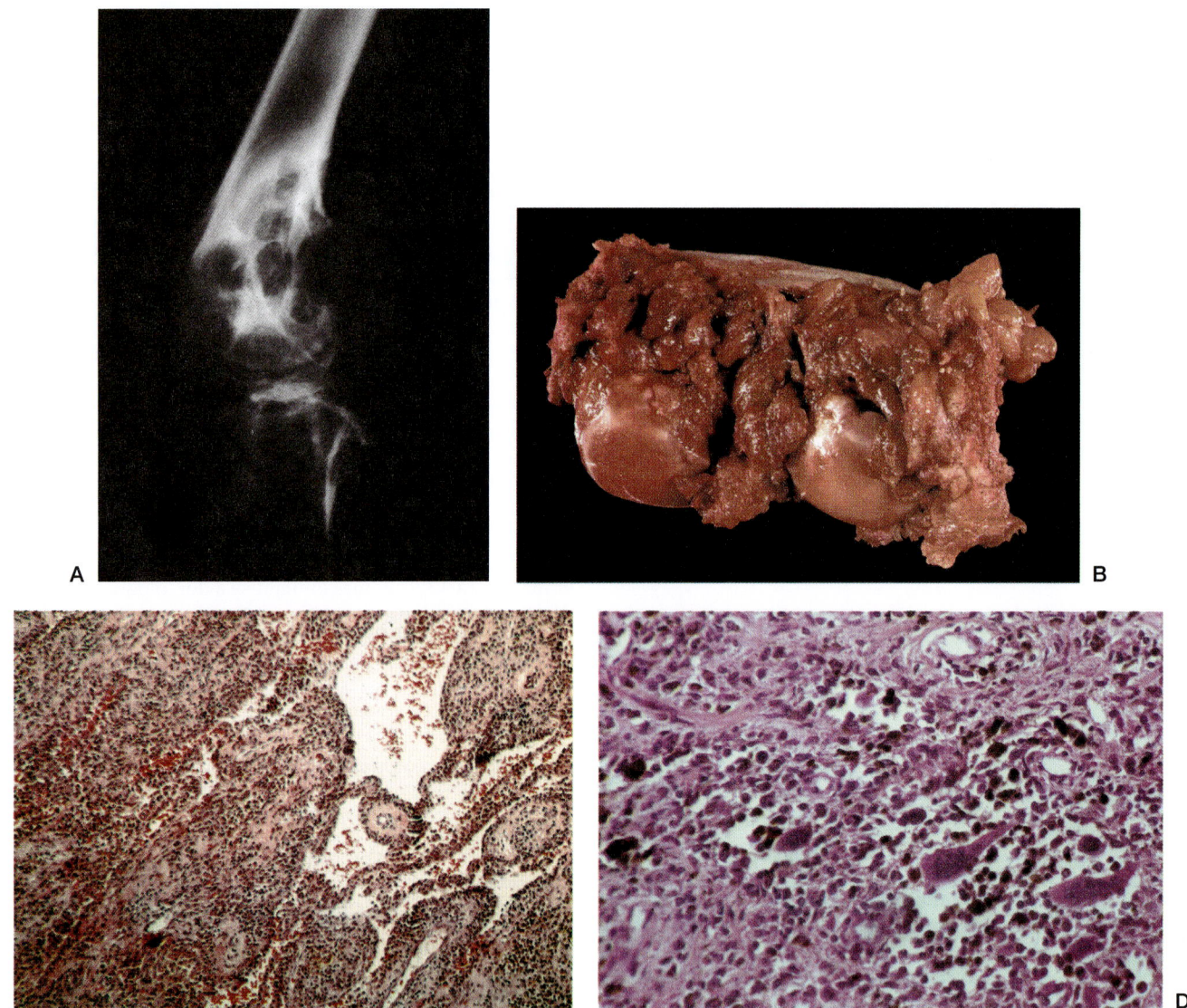

FIGURA 26.65
Sinovite vilonodular pigmentada. A. Radiografia do joelho demonstra erosões confluentes do terço distal do fêmur e terço proximal da tíbia e uma massa de tecido mole no interior da articulação. B. Amostra macroscópica revela destruição maciça dos côndilos femorais. Observe a coloração marrom e os espessamentos nodulares. C. Microscopia de menor aumento mostra sinóvia com vilosidades espessadas. D. Sob aumento maior, o infiltrado celular consiste principalmente em macrófagos mononucleares, muitos dos quais contendo pigmento de hemossiderina marrom, e células gigantes multinucleadas.

associação, e a lesão meramente direciona a atenção para um tumor preexistente.

Alguns princípios gerais importantes relacionam-se com tumores de tecidos moles:

- Os tumores superficiais tendem a ser benignos.
- As lesões profundas freqüentemente são malignas.
- Tumores grandes tendem a ser malignos com maior freqüência do que os pequenos.
- Um tumor de crescimento rápido tem mais probabilidade de ser maligno que um de desenvolvimento lento.
- Pode existir calcificação em tumores tanto benignos quanto malignos.
- Os tumores benignos são relativamente avasculares, enquanto a maioria dos tumores malignos é hipervascular.
- Alguns tumores de tecidos moles são classificados de acordo com a base genética ou os achados moleculares.

TUMORES E DISTÚRBIOS TUMORIFORMES DE ORIGEM FIBROSA

A Fasciíte Nodular Pode Ser Confundida com Sarcoma

A fasciíte nodular é uma lesão reativa benigna, porém de crescimento rápido, provavelmente conseqüência de traumatismo, e comumente afeta os tecidos superficiais do antebraço, do tronco e das costas (Fig. 26.66). A maioria dos casos ocorre em adultos, e o crescimento rápido da lesão geralmente leva o paciente a procurar ajuda médica. Histologicamente, a fasciíte nodular pode ser confundida com um sarcoma, porque é hipercelular e apresenta muitas mitoses e numerosas células fusiformes pleomórficas. Sua natureza ver-

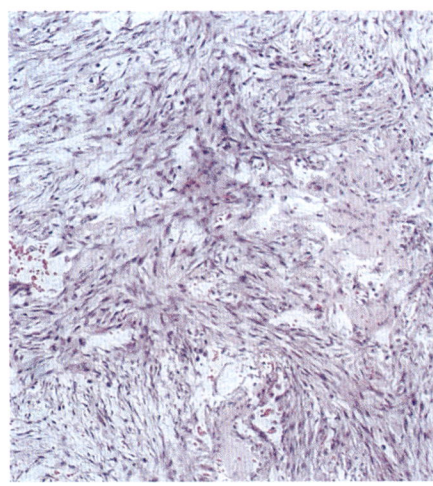

FIGURA 26.66
Fasciíte nodular. Espirais de células fusiformes levemente trançadas e de colágeno estão misturadas a algumas células linfóides e a canais vasculares.

dadeira é definida quando se reconhece que toda a "massa" é a contraparte de tecido de granulação em resposta a traumatismo. A lesão é autolimitada e é curada por excisão cirúrgica.

A Fibromatose É Localmente Agressiva

A fibromatose, também conhecida como tumor desmóide, é uma massa colagenosa de crescimento lento e invasiva localmente, que pode ocorrer praticamente em qualquer local do organismo. Embora não formem metástases, as lesões da fibromatose são localmente invasivas e, com freqüência, a ressecção cirúrgica é seguida por recidiva local. Uma incidência maior de fibromatose foi relatada em diabéticos, alcoólatras e epilépticos. Portanto, esse "tumor" pode representar a reação a um traumatismo específico em um determinado local.

 Patologia: No exame macroscópico, as lesões da fibromatose tendem a ser grandes, firmes e esbranquiçadas, com bordas mal demarcadas e superfície de corte espiralada. Freqüentemente originam-se em uma fáscia muscular. O exame microscópico revela camadas e fascículos interdigitantes de células fusiformes (fibroblastos) de aspecto benigno com pouca atividade mitótica. Como as línguas microscópicas do tumor estendem-se entre estruturas preexistentes, "o desbaste" cirúrgico da lesão acompanha-se de recidiva em metade dos casos. A excisão cirúrgica completa é curativa.

Formas específicas de fibromatose são identificadas por suas localizações características:

- A **fibromatose palmar** (contratura de Dupuytren) é a forma individual mais comum de fibromatose, ocorrendo em 1 a 2% da população geral, mas em até 20% das pessoas com mais de 65 anos de idade. Em metade dos casos, a lesão é bilateral e em 10% dos casos associa-se a fibromatose em outras localizações. Nódulos fibrosos e faixas semelhantes a cordões na fáscia palmar finalmente levam a contraturas de flexão dos dedos, em particular no quarto e quinto dígitos.
- A **fibromatose plantar** é semelhante à fibromatose palmar, exceto por ser menos freqüente e envolver a aponeurose plantar.
- A **fibromatose peniana** (doença de Peyronie) é a menos comum das fibromatoses localizadas e caracteriza-se por um endurecimento, ou uma massa, no corpo do pênis, levando-o a se curvar para o lado afetado (*estrabismo peniano*). A lesão provoca obstrução uretral e dor durante a ereção.

O Fibrossarcoma Tem Prognóstico Reservado

O fibrossarcoma é um tumor maligno de fibroblastos, encontrado mais comumente na coxa, particularmente ao redor do joelho. Essa neoplasia ocorre tipicamente em adultos, embora possa ser encontrada em qualquer grupo etário e possa até mesmo ser congênita. O fibrossarcoma congênito (infantil) apresenta uma translocação cromossômica, t(12;15)(p13;q26) que contém um gene de fusão *ETV6-NTRK3* e um prognóstico sombrio. Os fibrossarcomas surgem no tecido conjuntivo, como fáscia, tecido cicatricial, periósteo e tendões. Macroscopicamente, os tumores são bem demarcados e com freqüência exibem necrose e hemorragia. Caracterizam-se histologicamente por fibroblastos pleomórficos (Fig. 26.67) que, com freqüência, formam feixes e fascículos densamente entrelaçados, produzindo um padrão em ziguezague ("espinha de peixe"). O prognóstico para fibrossarcoma é, na melhor das hipóteses, reservado, e a sobrevida em 5 anos é de apenas 40% e em 10 anos, de apenas 30%. Fibrossarcomas mal diferenciados têm prognóstico pior do que os mais diferenciados.

O Histiocitoma Fibroso Maligno É o Sarcoma de Tecido Mole mais Comum

O histiocitoma fibroso maligno (HFM) é um tumor de tecido mole que contém focos de diferenciação histicítica (macrófagos) e é o sarcoma mais freqüente encontrado após radioterapia. Tipicamente, o

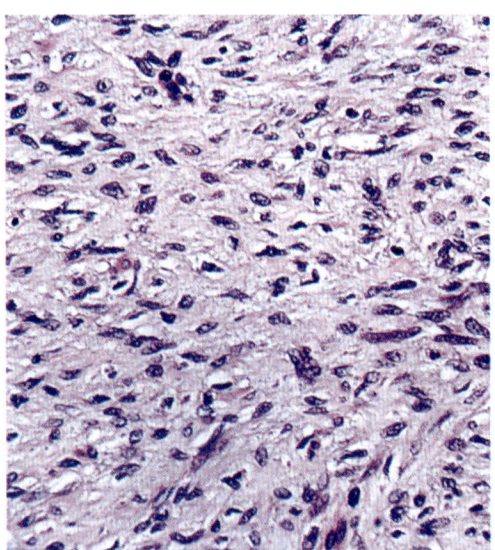

FIGURA 26.67
Fibrossarcoma. A fotomicrografia demonstra fibroblastos neoplásicos organizados de forma irregular.

HFM ocorre em idosos, mas foram registrados casos em todas as idades. Em metade dos casos, o HFM surge na fáscia profunda ou no interior de um músculo esquelético, tendo-se relatado a associação do tumor a cicatrizes cirúrgicas e corpos estranhos.

Patologia: Histologicamente, o HFM exibe um padrão morfológico muito variável, com áreas de células tumorais fusiformes organizadas em um padrão irregularmente espiralado (*storiform*) adjacentes a campos pleomórficos (Fig. 26.68). As células fusiformes tendem a ser bem diferenciadas e assemelham-se a fibroblastos. Existem células globosas ocasionais (histiócitos), mitoses abundantes, algumas células xantomatosas e uma reação inflamatória crônica moderada. Alguns tumores contêm numerosas células gigantes tumorais, que exibem eosinofilia intensa. A extensão da deposição de colágeno é variável e, algumas vezes, domina o padrão microscópico. Alguns tumores revelam um estroma mixóide conspícuo. O HFM não apresenta o perfil ultraestrutural nem o imunofenotípico de histiócitos (macrófagos) e, em vez disso, está mais intimamente relacionado com células mesenquimais primitivas ou fibroblastos; seu cariótipo demonstra muitas aberrações cromossômicas complexas.

O prognóstico do HFM depende do grau de atipia citológica, da extensão da atividade mitótica e do grau de necrose. Quase metade dos pacientes desenvolve recidiva local após cirurgia, e uma proporção comparável manifesta posteriormente doença metastática, particularmente nos pulmões.

TUMORES DO TECIDO ADIPOSO

O Lipoma Assemelha-se Bastante à Gordura Normal

O lipoma compõe-se de adipócitos bem diferenciados e é a massa de tecido mole mais comum. Esse tumor benigno e circunscrito pode originar-se em qualquer local do organismo que contenha tecido adiposo, mas a maioria surge nos tecidos subcutâneos da metade superior do corpo, especialmente no tronco e no pescoço. Os lipomas são encontrados principalmente em adultos, e os pacientes com tumores múltiplos com freqüência têm parentes com histórico semelhante.

 Patologia: No exame macroscópico, os lipomas são lesões amarelas moles e encapsuladas, que variam de tamanho e podem tornar-se muito grandes. Com freqüência, os tumores mais profundos são mal circunscritos. Histologicamente, um lipoma muitas vezes é indistinguível de tecido adiposo normal. Os lipomas são tratados adequadamente por excisão local simples.

ANGIOLIPOMA: Esse termo refere-se a um lipoma subcutâneo pequeno e bem circunscrito que exibe extensa proliferação vascular e que, normalmente, surge logo após a puberdade. Com freqüência, o angiolipoma é múltiplo e doloroso.

O Lipossarcoma Pode Alcançar Dimensões Imensas

Segundo sarcoma mais comum em adultos, o lipossarcoma compreende 20% de todos os tumores malignos de tecido mole. A neoplasia surge após os 50 anos de idade e é mais freqüente na parte profunda da coxa e no retroperitônio. Os lipossarcomas tendem a crescer lentamente, mas podem tornar-se extremamente grandes.

 Patogenia: A variante mixóide do lipossarcoma é um outro exemplo da relação crescente de cânceres humanos associados a translocações cromossômicas específicas que resultam na síntese de uma proteína anormal de fusão. No caso do lipossarcoma, a maioria dos tumores exibe uma translocação entre os cromossomos 12 e 16, [t(12;16)(q13;p11)], na qual o gene *TLS/FUS* no cromossomo 16 está fundido com o gene *CHOP* no cromossomo 12. O produto gênico *TLS/FUS* é uma nova proteína de ligação de RNA com homologia substancial com a proteína SEW do sarcoma de Ewing, enquanto a proteína CHOP é um repressor transcricional.

 Patologia: No exame macroscópico, o lipossarcoma típico mede 5 a 10 cm de diâmetro, embora sejam encontrados exemplos com até 40 cm de diâmetro e com mais de 20 kg de peso. Ao corte, o aspecto do tumor é variável, dependendo das proporções de tecidos adiposo, mucinoso e fibroso. Lipossarcomas mal diferenciados assemelham-se macroscopicamente a tecido cerebral e exibem necrose, hemorragia e cistos. Microscopicamente, o padrão mais comum é o de lipoblastos do tipo "anel de sinete", variavelmente diferenciados, imersos em um estroma mixóide vascularizado (Fig. 26.69). Lipossarcomas mal diferenciados exibem células redondas uniformes com núcleo vesicular, o que pode dificultar a diferenciação de outros sarcomas de células pequenas. Os lipossarcomas bem diferenciados podem ser confundidos com lipomas.

As taxas de recidiva local e de metástases após cirurgia são altas para os lipossarcomas de células redondas e os pleomórficos, e

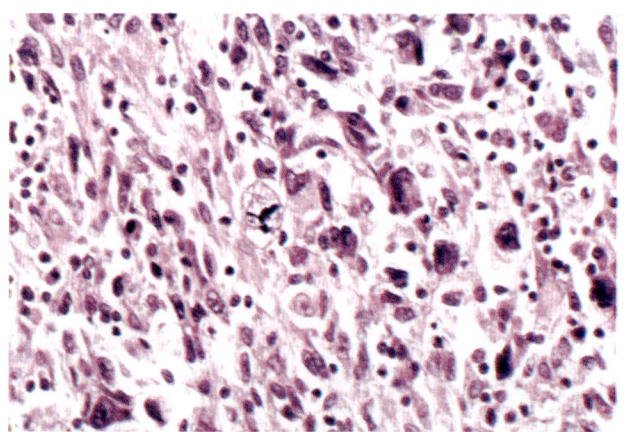

FIGURA 26.68
Histiocitoma fibroso maligno. Um tumor anaplásico exibe células fusiformes, histiócitos globosos repletos de lipídios, células gigantes tumorais, uma mitose anormal (*centro*) e leve infiltrado inflamatório crônico.

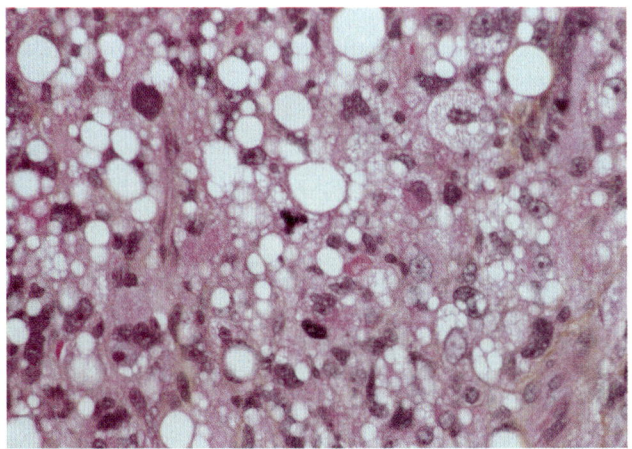

FIGURA 26.69
Lipossarcoma. Há células pleomórficas, muitas contendo vacúolos de lipídios que indentam os núcleos ou os deslocam completamente para um lado (células em anel de sinete).

a sobrevida em 5 anos para esses tumores é de menos de 20%. Por outro lado, a sobrevida em 5 anos para os pacientes com tumores bem diferenciados e mixóides supera 70%.

RABDOMIOSSARCOMA

O rabdomiossarcoma é um tumor maligno que exibe características de diferenciação de musculatura estriada. É incomum em adultos maduros, mas é o sarcoma de tecido mole mais freqüente em crianças e adultos jovens. A histogênese do rabdomiossarcoma é controversa, mas é provável que a maioria desses tumores derive de mesênquima primitivo que reteve a capacidade de diferenciação para a musculatura esquelética. Alternativamente, o rabdomiossarcoma pode surgir de tecido muscular embrionário deslocado para tecidos moles durante a embriogênese.

 Patologia: A maioria dos casos de rabdomiossarcoma pode ser classificada de acordo com quatro categorias histológicas.

RABDOMIOSSARCOMA EMBRIONÁRIO: Essa forma é mais comum em crianças de 3 a 12 anos de idade e, com freqüência, envolve a cabeça e o pescoço, o trato geniturinário e o retroperitônio. O aspecto morfológico varia desde um tumor bastante diferenciado contendo rabdomioblastos com estriações transversais e citoplasma eosinofílico grande (Fig. 26.70A), até uma neoplasia mal diferenciada.

RABDOMIOSSARCOMA EMBRIONÁRIO BOTRIÓIDE: Esse tumor, também conhecido como *sarcoma botrióide*, distingue-se pela formação de massas tumorais polipóides semelhantes a uvas. Microscopicamente, as células malignas estão dispersas em um estroma mixóide abundante. Os focos botrióides podem ocorrer em qualquer tipo de rabdomiossarcoma embrionário, mas são mais comuns nos tumores de órgãos viscerais ocos, incluindo a vagina (ver Cap. 18) e a bexiga.

RABDOMIOSSARCOMA ALVEOLAR: Essa neoplasia ocorre menos freqüentemente que a do tipo embrionário e acomete principalmente pessoas jovens entre 10 e 25 anos de idade; em casos raros, é encontrado em idosos. É mais comum nas extremidades superiores e inferiores, mas também pode distribuir-se pelos mesmos locais que a do tipo embrionário. Tipicamente, células tumorais claviformes estão organizadas em grupos delineados por septos fibrosos. A organização frouxa das células no centro dos aglomerados leva ao padrão "alveolar" (ver Fig. 26.70B). As células tumorais exibem uma eosinofilia intensa, e são identificadas células gigantes multinucleadas ocasionais. Rabdomioblastos malignos, reconhecíveis por suas estriações transversais, ocorrem com menor freqüência na variante alveolar do que no rabdomiossarcoma embrionário, estando presentes em apenas 25% dos casos. A maioria dos rabdomiossarcomas alveolares expressa fusões de genes *PAX3-FKHR* ou *PAX7-FKHR*, decorrentes das translocações t(2;13)(q35;q14) ou t(1;13)(p36;q14), respectivamen-

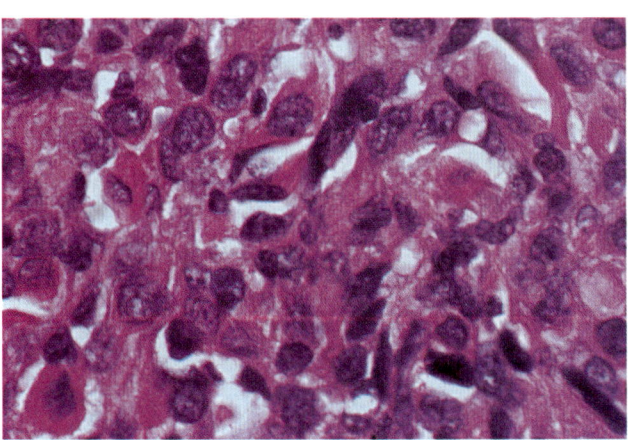
A

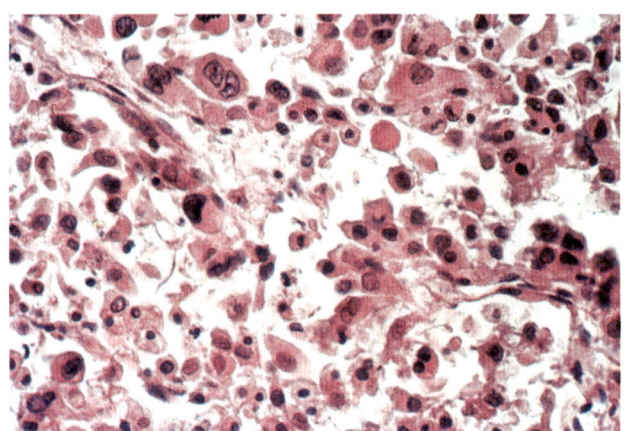
B

FIGURA 26.70
Rabdomiossarcoma. A. O tumor contém células tumorais poliédricas e fusiformes com núcleo hipercromático aumentado e citoplasma profundamente eosinofílico. Algumas células apresentam estriações transversais claramente visíveis. B. Rabdomiossarcoma alveolar. As células neoplásicas estão organizadas em grupos que exibem um padrão alveolar.

te. Nos pacientes com tumores localizados, o tipo de fusão não se correlaciona com o desfecho clínico. Contudo, quando existe doença metastática, os tumores positivos para *PAX3-FKHR* apresentam um prognóstico pior do que os positivos para *PAX7-FKHR*.

RABDOMIOSSARCOMA PLEOMÓRFICO: A forma menos comum de rabdomiossarcoma é encontrada na musculatura esquelética de pessoas idosas, freqüentemente na coxa. Esse tumor difere dos outros tipos de rabdomiossarcoma no pleomorfismo de suas células irregularmente organizadas. Rabdomioblastos grandes, granulares e eosinofílicos, junto a células gigantes multinucleadas, são comuns. Praticamente não há estriações transversais.

O prognóstico previamente sombrio associado à maioria dos rabdomiossarcomas melhorou nas duas últimas décadas em decorrência da introdução de modalidades terapêuticas associadas, incluindo cirurgia, radioterapia e quimioterapia. Atualmente, mais de 80% dos pacientes com doença localizada ou regional são curados. Os fatores que indicam um prognóstico pior incluem idade do paciente acima de 10, tamanho do tumor acima de 5 cm, subtipos histológicos alveolar e pleomórfico e estágio avançado da doença.

TUMORES DA MUSCULATURA LISA

LEIOMIOMA: Esse tumor benigno de tecido mole geralmente surge nos tecidos subcutâneos ou das paredes dos vasos sangüíneos. Os leiomiomas são lesões dolorosas, que surgem como nódulos firmes, amarelos e circunscritos. Microscopicamente, fascículos de células lisas regulares entrecruzados são evidentes. A excisão simples é curativa.

LEIOMIOSSARCOMA: Essa neoplasia maligna de tecido mole é um tumor incomum de adultos, que surge tipicamente nas extremidades a partir das paredes de vasos sangüíneos. No exame macroscópico, os leiomiossarcomas tendem a ser bem circunscritos, mas são maiores e mais moles que os leiomiomas e, com freqüência, exibem necrose, hemorragia e degeneração cística. Histologicamente, as células tumorais estão organizadas em fascículos, freqüentemente com núcleo em paliçada. Células tumorais bem diferenciadas apresentam núcleo alongado e citoplasma eosinofílico, enquanto as mal diferenciadas podem exibir atipia nuclear acentuada. O leiomiossarcoma é diferenciado do leiomioma principalmente por uma alta atividade mitótica, que também é indicadora do prognóstico. A maioria dos leiomiossarcomas acaba formando metástases, embora a disseminação possa ser vista com até 15 anos ou mais após a ressecção do tumor primário.

TUMORES VASCULARES

Tumores vasculares benignos (hemangiomas) estão entre os tumores mais comuns de tecido mole e são as neoplasias mais freqüentes da lactância e da infância. Por outro lado, os angiossarcomas estão entre os tumores mais raros de tecido mole, somando menos de 1% de todos os sarcomas. Os tumores vasculares são discutidos em detalhes no Cap. 10.

SARCOMA SINOVIAL

O sarcoma sinovial é um tumor de tecido mole muito maligno que surge na região de uma articulação, geralmente associado a bainhas de tendão, bursas e cápsulas articulares. Menos de 10% dos sarcomas sinoviais são intra-articulares. Embora o tumor possua semelhança microscópica com a sinóvia, sua origem a partir desse tecido não foi estabelecida. O sarcoma sinovial ocorre principalmente em adolescentes e adultos jovens sob a forma de uma massa dolorosa ou sensível, em geral na vizinhança de uma articulação grande, em particular a do joelho.

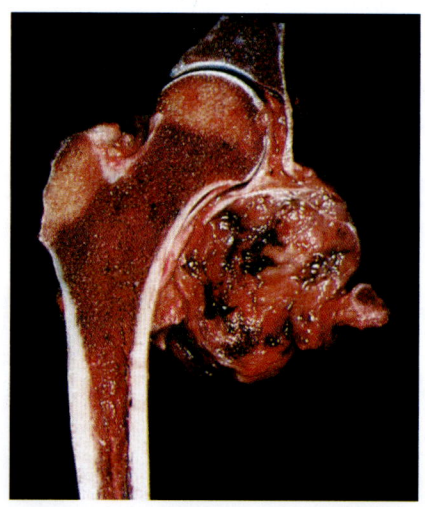
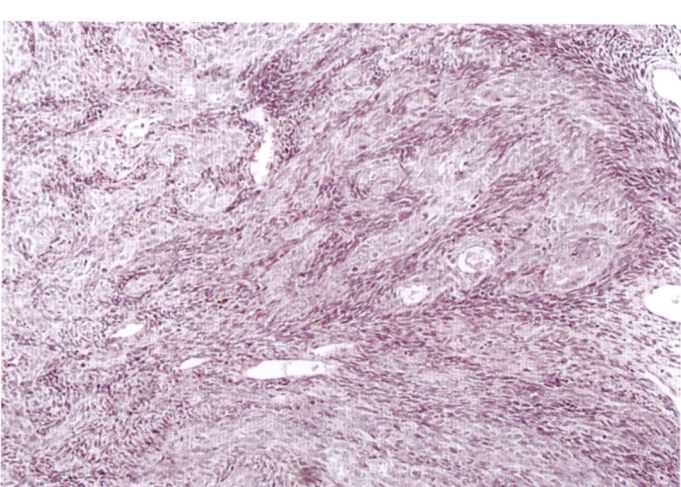

FIGURA 26.71
Sarcoma sinovial. A. Um corte do terço superior do fêmur e acetábulo revela um tumor adjacente à articulação do quadril e do colo do fêmur. **B.** Visão microscópica demonstrando o aspecto bifásico de um sarcoma sinovial. Espaços irregulares estão revestidos por células neoplásicas globosas, semelhantes a células sinoviais. O tecido do entremeio contém células com núcleos semelhantes.

Patogenia: Os sarcomas sinoviais contêm uma translocação cromossômica equilibrada e específica, envolvendo os cromossomos X e 18 [t(x;18)(p11.2; q11.2)]. Esta translocação resulta na fusão do gene *SYT* (sintenia) no cromossomo 18 com o gene *SSX* (um repressor de transcrição) no cromossomo X, levando à produção de uma proteína híbrida, a SYT-SSX1 ou SYT-SSX2. A proteína **SYT-SSX2** está associada a um prognóstico melhor se a doença for localizada.

Patologia: No exame macroscópico, os sarcomas sinoviais são geralmente massas circunscritas, redondas ou multilobulares, ligadas a tendões, bainhas de tendão ou à parede exterior da cápsula articular (Fig. 26.71A). Os tumores tendem a ser circundados por uma pseudocápsula brilhante e, em muitos casos, são císticos. Variam desde pequenos nódulos até massas de 15 cm ou mais de diâmetro, estando a média entre 3 e 5 cm.

À microscopia, o sarcoma sinovial é descrito classicamente como apresentando um **padrão bifásico** (ver Fig. 26.71B). Os espaços glandulares preenchidos com líquido e revestidos por células tumorais semelhantes a epitélio estão imersos em um fundo sarcomatoso de células fusiformes. Esses elementos variam em proporção, distribuição e diferenciação celular, com as células fusiformes sendo, em geral, bem mais numerosas que os elementos glandulares. Se o componente "epitelial" estiver ausente, o tumor é denominado *sarcoma sinovial monofásico*. Embora o sarcoma monofásico sinovial seja semelhante a fibrossarcoma, suas células fusiformes atípicas são mais globosas e espiraladas, em vez de estarem organizadas no padrão de espinha de peixe. O sarcoma sinovial geralmente expressa citoqueratina ou antígeno da membrana epitelial.

A taxa de recidiva do sarcoma sinovial é alta, e ocorrem metástases em mais de 60% dos casos. A taxa de sobrevida em 5 anos é de cerca de 50%, e aqueles que morrem geralmente apresentam metástases pulmonares extensas.

LEITURAS SUGERIDAS

Livros

Avioli LV, Krane SM (eds): *Metabolic diseases and clinically related disorders*, 3rd ed. Philadelphia: WB Saunders, 1997.

Collins DH: *Pathology of bone*. London: Butterworth, 1966.

Dahlin DC, Unni KK: *Bone tumors: General aspects and data on 8,542 cases*. 4th ed. Springfield, IL: Charles C Thomas, 1986.

Farvus M (ed): *Primer on the metabolic bone diseases and disorders of mineral metabolism.*: American Society for Bone and Mineral Research, 1990.

Fechner RE, Mills SE: *Tumors of bones and joints. Atlas of tumor pathology*. Fascicle 8, 3rd series. Washington, DC: Armed Forces Institute of Pathology, 1993.

Glimcher MJ: On the form and function of bone: From molecules to organs: Wolff's law revisited. In: Kelley WN, Harris ED Jr, Ruddy S, Sledge CB: *Textbook of rheumatology*, 5th ed. Philadelphia: WB Saunders, 1997.

Kempson RL, Fletcher CM, Evans HL, et al.: *Tumors of the soft tissues. Atlas of tumor pathology*. Fascicle 30. 3rd series. Washington, DC: Armed Forces Institute of Pathology, 2001.

Marcus R, Feldman D, Kelsey J (eds): *Osteoporosis*. San Diego: Academic Press, 1996.

Rodman GP, Shumacher HR (eds): *Primer on the rheumatic diseases*, 8th ed. Atlanta: Arthritis Foundation, 1983.

Scriver CR, Beaudet AL, Sly SW, Valle D (eds): *The metabolic basis of inherited disease*, 6th ed. New York: McGraw-Hill, 1989.

Unni KK: Dahlin's bone tumors. General aspects and data on 11,087 cases. 5th ed. Philadelphia: Lippincott-Raven, 1996:263–283.

Veis A (ed): *Chemistry and biology of mineralized connective tissue*. New York: Elsevier-North Holland, 1981.

Vogelstein B, Kinzler KW: *The Genetic Basis of Human Cancer*, 2nd ed. New York: McGraw-Hill Medical Publishing, 2002.

Weiss SW, Goldblum JR: *Enzinger and Weiss's soft tissue tumors*, 4th ed. St. Louis: CV Mosby, 2001.

Artigos de Periódicos

The ADHR Consortium: Autosomal dominant hypophosphatemic rickets is associated with mutations in FGF23. *Nat Genet* 26:345-348, 2000.

Barton NW, Brady RO, Dambrosia JM, et al.: Replacement therapy for inherited enzyme deficiency—macrophage-targeted glucocerebrosidase for Gaucher's disease. *N Engl J Med* 324:1464–1470, 1991.

Biermann JS: Common benign lesions of bone in children and adolescents. *J Pediatr Orthop* 22:268–273, 2002.

Byers PH: Osteogenesis imperfecta: perspectives and opportunities. *Curr Opin Pediatr* 12:603–609, 2000.

Dagher R, Pham TA, Sorbara L, et al.: Molecular confirmation of Ewing sarcoma. *J Pediatr Hematol/Oncol* 23: 221–223, 2001.

de Vernejoul MC, Benichou O: Human osteopetrosis and other sclerosing disorders: Recent genetic developments. *Calcif Tissue Int* 69:1–6, 2001.

Forlino A., Marini JC: Osteogenesis imperfecta: Prospects for molecular therapeutics. *Mol Genet Metab* 71:225–232, 2000.

Fuchs B, Pritchard DJ: Etiology of osteosarcoma. *Clin Orthop* 397:40–52, 2002.

Gallacher SJ: Paget disease of bone. *Curr Opin Rheumatol* 5:351=N356, 1993.

Gigante M, Matera MG, Seripa D, et al.: Ext-mutation analysis in Italian sporadic and hereditary osteochondromas. *Int J Cancer* 95:378–383, 2001.

Haynes MK, Smith JA: Rheumatoid arthritis—A molecular understanding. *Ann Intern Med* 136:908–922, 2002.

Hendy GN, D'Souza-Li L, Yang B, et al.: Mutations of the calcium-sensing receptor (CASR) in familial hypocalciuric hypercalcemia, neonatal severe hyperparathyroidism, and autosomal dominant hypocalcemia. *Hum Mutat* 16:281–296, 2000.

Hruska KA, Teitelbaum SL: Renal osteodystrophy. *N Engl J Med* 333:166–174, 1995.

Huvos AG. Malignant surface lesions of bone. *Curr Diagn Pathol* 7:247–250, 2001.

Inman RD, Scofield RH: Etiopathogenesis of ankylosing spondylitis and reactive arthritis. *Curr Opin Rheumatol* 6:360–370, 1994.

Klein MJ, Kenan S, Lewis MM: Osteosarcoma: Clinical and pathological considerations. *Orthop Clin North Am* 20: 327–345, 1989.

Kuivaniemi H, Tromp G, Prockop D: Mutations in fibrillar collagens (types I, II, III, and XI), fibril-associated collagen (type IX), and network-forming collagen (type X) cause a spectrum of diseases of bone, cartilage, and blood vessels. *Hum Mutat* 9:300–315, 1997.

Maiya S, Grimer RJ, Ramaswamy R, Deshmukh NS: Osteosarcoma occurring in osteogenesis imperfecta tarda. *Int Orthop* 26:126–128, 2002.

Marcus R: Normal and abnormal bone remodeling in man. *Annu Rev Med* 38:129–143, 1987.

Manolagas AC, Jilka RL: Bone marrow, cytokines, and bone remodeling: Emerging insights into the pathophysiology of osteoporosis. *N Engl J Med* 332:305–311, 1995.

Manolagas SD. Birth and death of bone cells: Basic regulatory mechanisms and implications for the pathogenesis and treatment of osteoporosis. *Endocr Rev* 21:115–137, 2000.

Nuovo MA, Dorfman HD, Sun CC, Chalew SA: Tumor-induced osteomalacia and rickets. *Am J Surg Pathol* 13:588–599, 1989.

Ollier W, Barton A: Genetic approaches to the investigation of rheumatoid arthritis. *Curr Opin Rheumatol* 13:260–269, 2002.

Qualman SJ, Morotti RA: Risk assignment in pediatric soft-tissue sarcomas: An evolving molecular classification. *Oncol Rep* 4:123–130, 2002.

McCormick G, Duncan G, Tufaro F: New perspectives in the molecular basis of hereditary bone tumors. Mol Med Today 5:481–486, 1999.

Ragland BD, Bell WC, Lopez RR, Siegal GP: Cytogenetics and molecular biology of osteosarcoma. *Lab Invest* 82:365–373, 2002.

Ralston SH: Genetic control of susceptibility to osteoporosis. *J Clin Endocrinol Metab* 87:2460–2466, 2002.

Raney RB: Soft-tissue sarcoma in childhood and adolescence. *Curr Oncol Rep* 4:291–298, 2002.

Reddy SV, Kurihara N, Menaa C, Roodman GD: Paget's disease of bone: A disease of the osteoclast. *Rev Endocr Metab Disord* 2:195–201, 2001.

Riggs BL: The mechanisms of estrogen regulation of bone resorption. *J Clin Invest* 106:1203–1204, 2000.

Roodman GD: Studies in Paget's disease and their relevance to oncology. *Semin Oncol* 28(4 suppl 11):15–21, 2001.

Salusky IB, Goodman WG: Adynamic renal osteodystrophy: Is there a problem? *J Am Soc Nephrol* 12:1978–1985, 2001.

Sandberg AA, Bridge JA: Updates on the cytogenetics and molecular genetics of bone and soft tissue tumors: Congenital (infantile) fibrosarcoma and mesoblastoma nephroma. *Can Gene Cytogene* 132:1–13, 2002.

Schiller AL: Diagnosis of borderline cartilage lesions of bone. *Semin Diagn Pathol* 2:42–61, 1985.

Scully RE, Mark EJ, McNeely WF, et al.: Case 29-2001 Oncogenic osteomalacia. *N Engl J Med* 345:903–908, 2001.

Seufert J, Ebert K, Muller J, et al.: Octreotide therapy for tumor-induced osteomalacia. *N Engl J Med* 345:1883–1888, 2001.

Sledge CB: Structure, development, and function of joints. *Orthop Clin North Am* 6:619–629, 1975.

Sorensen PHB, Lynch JC, Qualman SJ, et al.: PAX3-FKHR and PAX7-FKHR gene fusions are prognostic indicators in alveolar rhabdomyosarcoma: A report from the children's oncology group. *J Clin Oncol* 20:2672–2679, 2002.

Tallini G, Dorfman H, Brys P, et al.: Correlation between clinicopathological features and karyotype in 100 cartilaginous and chordoid tumors. A report from the Chromosomes and Morphology (CHAMP) Collaborative Study Group. *J Pathol* 196:194–203, 2002.

Unger S, Hecht JT: Pseudoachondroplasia and multiple epiphyseal dysplasia: New etiologic developments. *Am J Med Genet* 106:244–250, 2001.

Weiss SW: Soft tissue sarcomas: Lessons from the past, challenges for the future. Mod Pathol 15:77–86, 2002.

CAPÍTULO 27

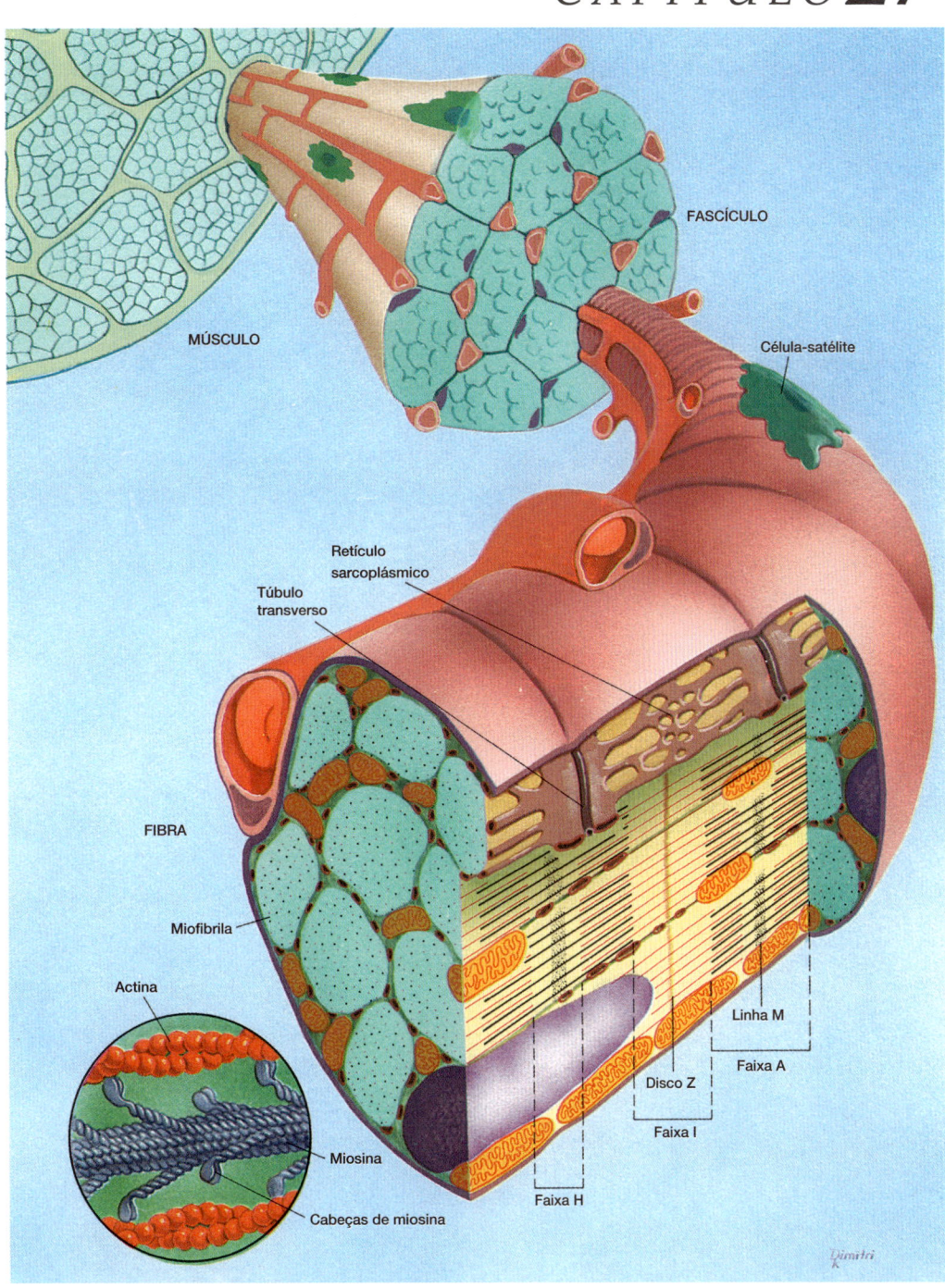

Músculo Esquelético

Lawrence C. Kenyon
Mark T. Curtis

Embriologia e Anatomia
Estrutura da Miofibra

Histoquímica

Biopsia Muscular

Reações Patológicas Gerais

Distrofia Muscular
Distrofias Musculares de Duchenne e de Becker
Distrofia Miotônica

Miopatias Congênitas
Doença da Zona Central (Cerne)
Miopatia dos Bastonetes (da Nemalina)
Miopatia Centronuclear (Miopatia Miotubular)

Miopatias Inflamatórias
Polimiosite
Miosite com Corpúsculos de Inclusão

Dermatomiosite
Miosite Granulomatosa
Vasculite

Miastenia Grave

Síndrome de Lambert-Eaton

Doenças Metabólicas Hereditárias
Doenças do Armazenamento do Glicogênio (Glicogenoses)
Miopatias Lipídicas
Doenças Mitocondriais
Deficiência de Mioadenilato Desaminase
Paralisia Periódica Familial

Rabdomiólise

Desnervação
Atrofia Muscular Espinhal
Atrofia das Fibras Tipo II
Miopatia da Enfermidade Crítica

FIGURA 27.1 *(ver página anterior)*
Anatomia do músculo esquelético. O desenho complexo demonstra as características morfológicas do músculo estriado dos níveis macroscopicamente visível ao macromolecular. Na parte *superior esquerda*, uma porção de um músculo é contida por uma camada externa distinta de tecido conjuntivo denominada *epimísio* ou *fáscia*. Os fascículos são grupos de fibras musculares separados por septos de tecido conjuntivo denominados *perimísio*. Dentro do fascículo, fibras musculares individuais (miofibras) estão intimamente agrupadas e são circundadas por um complexo conjunto de estruturas microvasculares e uma rede precariamente perceptível de tecido conjuntivo denominada *endomísio*. O fascículo ampliado mostra também células achatadas e dispersas (*verde*) denominadas *células-satélite*, localizadas sobre a superfície da fibra. Cada fibra muscular é coberta por uma membrana basal (*laranja*) e abarrotada com feixes de miofilamentos denominados *miofibrilas*. O retículo endoplásmico (retículo sarcoplásmico) forma uma extensa e complexa rede tubular com dilatações periódicas (cisternas) ao redor de cada miofibrila. As cisternas estão em íntima aposição com os túbulos transversos, que derivam da membrana celular (sarcolema) e formam uma rede transversa, que se assemelha a uma tela de arame, ao redor de cada miofibrila, proporcionando extensa comunicação entre os ambientes interno e externo. As estrias transversais do músculo estriado são produzidas pelos arranjos dos miofilamentos da miofibrila. Uma faixa A escura resulta dos filamentos espessos de miosina e dos filamentos mais finos de actina parcialmente superpostos. Na porção média dos filamentos de miosina, onde a actina não se superpõe, existe uma faixa mais clara denominada zona H ou faixa H. No meio da faixa H, o centro de cada filamento de miosina torna-se mais espesso, formando pontes intermoleculares com o filamento adjacente de miosina e dando origem à linha M. Os filamentos mais delicados de actina estão ancorados no disco Z escuro da faixa I mais clara. Com a contração, os filamentos de miosina tracionam os filamentos de actina, acarretando o desaparecimento da zona H, o alargamento da faixa A e o encolhimento da faixa I. As mitocôndrias estão dispersas por todo o sarcoplasma entre as miofibrilas. Na amplificação final, o filamento de miosina é coberto com cabeças de miosina que se fixam aos locais receptores sobre os filamentos de actina circundantes. O movimento dessas cabeças, com fixação e separação, traciona os filamentos de actina, como uma catraca, por sobre o filamento de miosina.

EMBRIOLOGIA E ANATOMIA

O mioblasto é uma célula primitiva que se funde com outros mioblastos para formar um miotubo multinucleado cilíndrico. A periferia do miotubo acumula miofibrilas rapidamente, contendo miosina e actina, que se distribuem segundo um padrão de faixas cruzadas característico do músculo estriado (Fig. 27.1).

O miotubo amadurece completamente quando é inervado pelo axônio terminal de um neurônio motor inferior. Antes da inervação, o sarcolema do miotubo contém receptores nicotínicos distribuídos difusamente para a acetilcolina sobre sua membrana superficial. Quando ocorre a inervação, esses receptores se tornam altamente concentrados na placa motora terminal. Uma fibra muscular individual é inervada apenas por uma única terminação nervosa, porém um neurônio motor inerva numerosas fibras musculares.

As fibras musculares responsáveis pelo movimento são denominadas fibras *extrafusais*, enquanto aquelas contidas dentro dos receptores de estiramento (órgão do fuso muscular) são conhecidas como fibras *intrafusais*. A maioria das miopatias primárias exibe um dano das fibras extrafusais porém não das fibras intrafusais. O resultado é que os órgãos do fuso muscular, que em geral são inconspícuos nos preparados histológicos de rotina, se tornam mais proeminentes quando as fibras extrafusais desaparecem.

A Miofibra Engloba Unidades Funcionais Distintas

Após a inervação, os núcleos de cada fibra se deslocam do centro para se distribuírem segundo um padrão regular por baixo do sarcolema (ver Fig. 27.3A). A miofibra possui uma arquitetura distintiva que é visualizada pela microscopia eletrônica. A contração muscular é produzida pelo deslizamento dos filamentos de actina sobre os filamentos de miosina (ver Figs. 27.1 e 27.2). Justificam-se algumas definições.

- **Sarcômero:** Unidade funcional da miofibrila que se estende de uma faixa Z para a próxima.
- **Faixa Z:** Uma faixa elétron-densa distinta que ancora os filamentos finos de actina.
- **Faixa I:** Zona dos filamentos de actina quando se estendem da faixa Z e penetram a faixa A.
- **Faixa A:** Estrutura composta dos filamentos espessos de miosina. Os filamentos de actina se sobrepõem aos filamentos de miosina numa extensão variável, dependendo do grau de contração muscular. Os filamentos finos formam um arranjo hexagonal ao redor de cada filamento espesso.
- **Zona H:** Região pálida na porção média da faixa A onde terminam os filamentos de actina.
- **Linha M:** Zona de pontes intermoleculares e de espessamento dos filamentos de miosina ao nível da linha média da faixa A, que forma uma faixa elétron-densa fina e ligeiramente mais escura.

Durante a contração, os filamentos de actina deslizantes avançam cada vez mais para dentro da faixa A, produzindo um sarcômero de menor comprimento. Como resultado, os comprimentos da faixa I e da zona H diminuem, enquanto aquele da faixa A permanece quase constante.

O *retículo sarcoplásmico* circunda cada miofibrila e forma uma rede membranosa elaborada que possui dilatações irregulares (cisternas) justapostas a uma rede tubular transversa que deriva do sarcolema. O *sistema tubular transverso* (sistema de túbulos T) se organiza através da fibra como uma tela de arame, com cada anel enroscando-se ao redor de uma miofibrila individual (ver Fig. 27.1). Esse arranjo permite que o estímulo elétrico prossiga ao longo da superfície da fibra muscular e que o mesmo seja internalizado difusa e rapidamente por intermédio do sistema tubular transverso. O estímulo elétrico é transformado em um sinal químico entre o túbulo transverso e as cisternas do retículo sarcoplásmico. Esse processo libera cálcio do retículo sarcoplásmico para a vizinhança da miofibrila, onde o sinal químico desencadeia a contração muscular.

O *neurônio motor inferior e as fibras que ele inerva recebem a designação de* **unidade motora**. O tamanho de uma unidade motora varia. Nos músculos dos membros, uma única unidade motora pode englobar até várias centenas de miofibras. Em contrapartida, cada unidade motora dos músculos extra-oculares pode possuir apenas 20 miofibras. Os músculos do olho são excepcionais também porque uma única fibra pode possuir mais de uma única placa motora terminal.

Os Tipos de Miofibra São de Contração Lenta ou Rápida

Após a inervação, instala-se um perfil metabólico característico para as diferentes fibras musculares. Nos mamíferos inferiores, alguns músculos possuem uma cor vermelha intensa (tipo I), enquanto outras são pálidas (tipo II).

FIBRAS TIPO I (VERMELHAS, DE CONTRAÇÃO LENTA): Se um nervo estimula um músculo escuro (vermelho), a contração resultante é mais lenta e mais prolongada do que quando um nervo excita um músculo pálido (branco). Por essa razão, os músculos vermelhos foram classificados como de "contração lenta". As fibras tipo I tendem a possuir mais pigmento vermelho armazenador de oxigênio (mioglobina) e mais mitocôndrias. As enzimas mitocondriais correspondentes do ciclo de Krebs e as proteínas carreadoras da cadeia de transporte dos elétrons estão todas presentes em maiores quantidades no músculo vermelho de contração lenta que no músculo branco de contração rápida. A reação histoquímica alcalina para miosina ATPase torna possível uma nítida distinção entre os dois tipos de fibras. As fibras tipo I continuam quase sem qualquer coloração para um pH alto (alcalino), enquanto as fibras tipo II adquirem uma coloração escura (Fig. 27.3).

Funcionalmente, os músculos tipo I possuem maior capacidade para as longas contrações persistentes e são resistentes à fadiga. Um programa de treinamento destinado a aumentar a

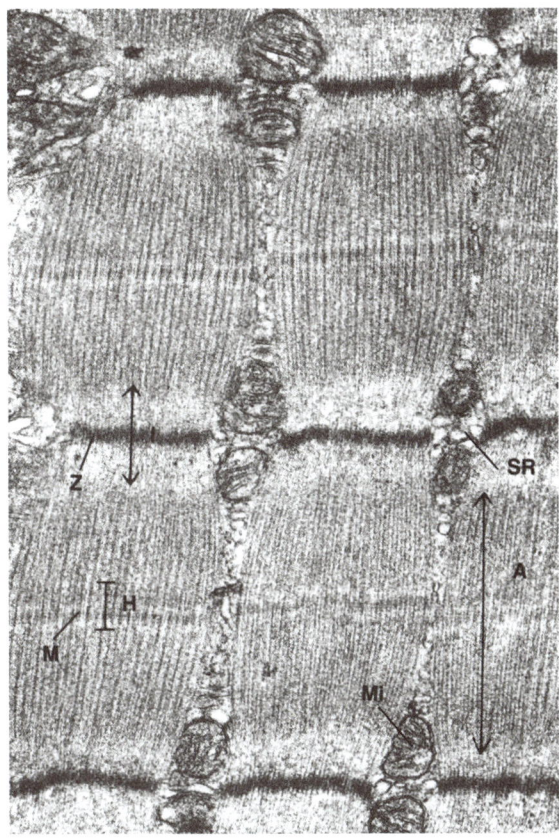

FIGURA 27.2
Músculo normal. Esta micrografia eletrônica do músculo bíceps demonstra a ultra-estrutura do sarcômero. A fina faixa escura, o disco Z (Z), divide ao meio a ampla e pálida faixa I (I), uma zona formada pelos filamentos finos de actina. A faixa ampla e escura, formada pelos filamentos espessos de miosina e os filamentos de actina superpostos, é a faixa A (A). A parte média da faixa A consiste na zona pálida H (H), que por sua vez é dividida ao meio por uma linha M ligeiramente mais escura (M), que representa uma zona de pontes intermoleculares de miosina. Pequenas vesículas ligadas à membrana compõem o retículo sarcoplásmico (SR) e os túbulos transversos. Pares de mitocôndrias (Mi) costumam ficar localizados entre as miofibrilas ao nível das faixas I.

endurance produz pouca mudança no tamanho das fibras tipo I, porém o condicionamento dessas fibras resulta em proliferação de mitocôndrias, assim como em maior capacidade para a geração de energia.

FIBRAS TIPO II (BRANCAS, DE CONTRAÇÃO RÁPIDA): A estimulação das fibras tipo II induz uma contração mais rápida, mais curta e mais poderosa que aquela que ocorre nas fibras tipo I. Glicogênio, fosforilase e outras enzimas na via de Embden-Meyerhof, que produzem energia pela glicólise anaeróbica, estão presentes em concentrações mais altas no músculo branco. As fibras musculares tipo II são apropriadas para as contrações rápidas de curta duração e reagem ao treinamento de força com hipertrofia. Os esteróides androgênicos induzem hipertrofia das fibras tipo II e o desuso do músculo resulta em sua atrofia seletiva.

O neurônio motor inferior influencia o tipo de fibra. Durante o desenvolvimento embrionário dos mamíferos, as células musculares iniciais começam a expressar proteínas contráteis tipo-específicas antes do músculo ser inervado. Assim sendo, o fenótipo de uma miofibra parece ser muito mais uma propriedade da célula determinada geneticamente do que aquela que seria determinada pela inervação. Entretanto, a inervação do músculo pode alterar os tipos de miofibras. Por exemplo, após uma lesão por desnervação, a inervação de um músculo de contração lenta pelo nervo proveniente de um músculo de contração rápida faz com que as fibras musculares tipo I recém-inervadas adquiram a característica de coloração das fibras tipo II. Admite-se que o padrão ou o ritmo de descarga dos neurônios motores inferiores desempenha um papel importante nesse processo. Já que o neurônio motor inferior consegue determinar o tipo de fibra, conclui-se que todas as fibras musculares em uma determinada unidade motora são do mesmo tipo. Um corte transversal do músculo que tenha sido corado com a reação alcalina ATPase demonstra uma mistura aleatória de tipos de fibra (ver Fig. 27.3B), pois as unidades motoras se entrelaçam extensamente umas com as outras.

Nos seres humanos, nenhum músculo é formado exclusivamente por um único tipo de fibras. Entretanto, a proporção de tipos de fibras varia de um músculo para outro. Por exemplo, o músculo solear é constituído predominantemente por fibras tipo I ($\geq 80\%$). O padrão de tipos de fibras em um determinado músculo varia entre as pessoas, diferença essa que aparentemente é determinada geneticamente. Alguma evidência indica que uma mudança na utilização de um músculo através de um longo período graças a um treinamento intensivo pode alterar o padrão dos tipos de fibras musculares.

HISTOQUÍMICA

A aplicação de reações histoquímicas enzimáticas ao tecido congelado é útil na interpretação das alterações patológicas nas amostras de biopsia muscular.

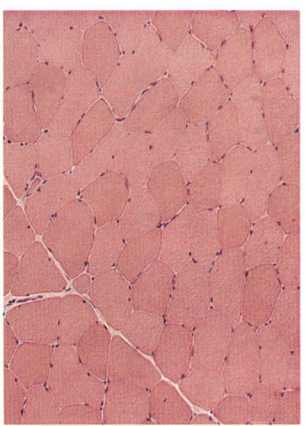 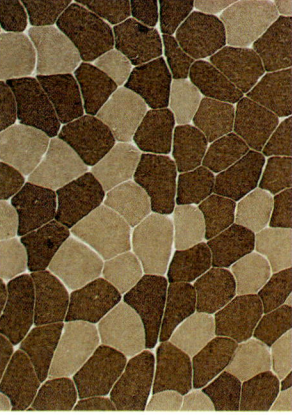

FIGURA 27.3
Músculo normal. A. Coloração de hematoxilina e eosina. Neste corte congelado transverso do vasto lateral, as miofibras poligonais estão separadas umas das outras por uma fina camada indistinta de tecido conjuntivo, o endomísio. Uma faixa mais espessa de tecido conjuntivo, o perimísio, demarca um feixe ou fascículo de fibras. Todos os núcleos nesse campo estão localizados na periferia das células. Núcleos ocasionais são contidos dentro das células-satélite, porém não podem ser diferenciados daqueles das miofibras pela microscopia óptica. B. ATPase miofibrilar (miosina). As fibras tipo I são pálidas, para um pH alto (alcalino); as fibras tipo II são escuras. Observar a mistura de tipos de fibras.

ESTERASE INESPECÍFICA: Com esta coloração, as fibras tipo I são ligeiramente mais escuras que as fibras tipo II. A reação da esterase inespecífica é importante na identificação da atrofia por desnervação, pois muitas das fibras desnervadas e atróficas são coradas seletivamente, independentemente de serem de tipo I ou do tipo II (ver Fig. 27.23). Os macrófagos também são corados intensamente por essa reação, o mesmo ocorrendo com as placas motoras terminais, em virtude da atividade de sua acetilcolina esterase.

NADH-TETRAZÓLIO REDUTASE: O produto final na reação NADH-tetrazólio redutase (NADH-TR) é o tetrazólio reduzido (formazana), que aparece como um precipitado escuro. As miofibrilas são delineadas como áreas não-coradas. Como as fibras tipo I possuem muitas mitocôndrias, elas aparecem escuras com esta coloração. A coloração NADH-TR não distingue os dois tipos de fibra tão claramente quanto a reação ATPase. Além disso, com certa freqüência a identidade do tipo de fibra não é mantida nos estados patológicos. Os acúmulos anormais de mitocôndrias adquirem uma coloração escura nos distúrbios mitocondriais primários. Além disso, uma coloração excessiva ocorre nas fibras atróficas como resultado da desnervação, independentemente de serem originalmente do tipo I ou do tipo II. As fibras-alvo características da desnervação são reconhecidas mais facilmente com esta coloração (ver Fig. 27.24).

SUCCINATO DESIDROGENASE (SDH): SDH reduz o tetrazólio na presença do substrato, o succinato, e o padrão de coloração é extremamente semelhante ao de NADH-TR. Esta coloração é o índice histoquímico mais sensível da proliferação mitocondrial causada por mutações de mtDNA, presumivelmente porque o defeito genético não interfere na função carreadora de elétrons (ver Fig. 27.21B).

CITOCROMO C OXIDASE: Esta reação histoquímica reduz a diaminobenzidina na presença de citocromo c, produzindo uma coloração castanha (ver Fig. 27.21C).

FOSFATASE ALCALINA: As fibras musculares normalmente não são coradas com a reação da fosfatase alcalina, porém aquelas em fase de regeneração são coradas seletivamente. Os pequenos vasos sangüíneos (provavelmente arteríolas) aparecem com uma coloração preta. Os casos de dermatomiosite exibem com freqüência uma coloração anormal dos vasos sangüíneos dos tecidos conjuntivos perifascicular e endomisial, o que pode ser um sinal útil da natureza inflamatória da doença.

ÁCIDO PERIÓDICO-SCHIFF (PAS): A reação PAS demonstra a membrana basal das fibras musculares e dos capilares. Dentro da fibra, a maior parte do material PAS-positivo é glicogênio, um material finamente granular distribuído ao redor das miofibrilas através de toda a fibra. A coloração PAS é útil no diagnóstico das doenças de armazenamento do glicogênio.

OIL RED ORCEÍNA: Esta coloração (no tecido congelado) marca o lipídio neutro e é particularmente útil na avaliação das miopatias por armazenamento dos lipídios, como a deficiência de carnitina (ver Fig. 27.20).

COLORAÇÃO TRICRÔMICA DE GOMORI MODIFICADA: Esta coloração é realizada em tecido congelado e constitui a coloração mais versátil na avaliação das miopatias. Várias inclusões e anormalidades são visualizadas facilmente com esta coloração, incluindo os bastonetes de nemalina (ver Fig. 27.11A), fibras vermelhas denteadas nos distúrbios mitocondriais (ver Fig. 27.21A) e vacúolos com bordas na miosite com corpúsculo de inclusão (ver Fig. 27.14B).

BIOPSIA MUSCULAR

Já que o padrão muscular normal é mais constante dentro de um músculo específico, é vantajoso limitar a biopsia ao mesmo músculo de um caso para outro. As amostras tanto do quadríceps femoral quanto do bíceps braquial são apropriadas para a biopsia na maioria das doenças musculares primárias (miopatias). A biopsia do músculo gastrocnêmio e do nervo sural é realizada com freqüência nos pacientes com suspeita de neuropatia periférica. Entretanto, algumas condições neuromusculares são mais focais e o tirocínio clínico deve ser utilizado de maneira apropriada.

A amostra de biopsia proveniente de um músculo moderadamente acometido é a mais informativa. Os músculos não afetados podem evidenciar pouca ou nenhuma modificação patológica, enquanto um músculo profundamente enfraquecido pode ser substituído em grande parte por tecido adiposo e conjuntivo fibroso (ver músculo em estágio terminal, Fig. 27.5).

REAÇÕES PATOLÓGICAS GERAIS

A **necrose** é uma resposta comum das miofibras a uma lesão nas doenças musculares primárias (miopatia). A necrose aguda disseminada das fibras musculares esqueléticas (*rabdomiólise*) libera proteínas citosólicas, incluindo mioglobina, para a circulação, evento esse que pode resultar em mioglobinúria e insuficiência renal aguda. Em muitas miopatias humanas, a necrose ocorre no segmento ao longo do comprimento da fibra, deixando duas porções intactas que flanqueiam o local do dano (Fig. 27.4). A lesão induz rapidamente duas respostas: um influxo de macrófagos levados pelo sangue até o citoplasma necrótico e a ativação de células-satélite, uma população de mioblastos adormecidos localizados muito próximos de cada fibra. À medida que os monócitos realizam gradualmente a fagocitose dos detritos necróticos e os removem, as células-satélite se transformam em mioblastos ativos e proliferam. Em 2 dias, começam a se fundir, tanto uns aos outros quanto com as extremidades dos resíduos da fibra intacta, para formar um segmento multinucleado de ligação. Essa fibra em regeneração tem um diâmetro menor que a fibra progenitora e possui citoplasma basofílico e grandes núcleos vesiculares com nucléolos proeminentes.

A **regeneração** pode restaurar a estrutura e função normais das fibras musculares em poucas semanas após um único episódio de lesão, como acontece no distúrbio hereditário com deficiência de miofosforilase (ver adiante). Com os distúrbios subagudos ou crônicos, a necrose da fibra prossegue concomitantemente com a regeneração das fibras, resultando gradualmente em atrofia das fibras musculares e fibrose.

DISTROFIA MUSCULAR

Na metade do século XIX, os médicos descobriram que a fraqueza progressiva dos músculos voluntários poderia ser causada seja por um distúrbio do sistema nervoso, seja pela degeneração primária do músculo. *Distrofia muscular* foi o nome aplicado para a

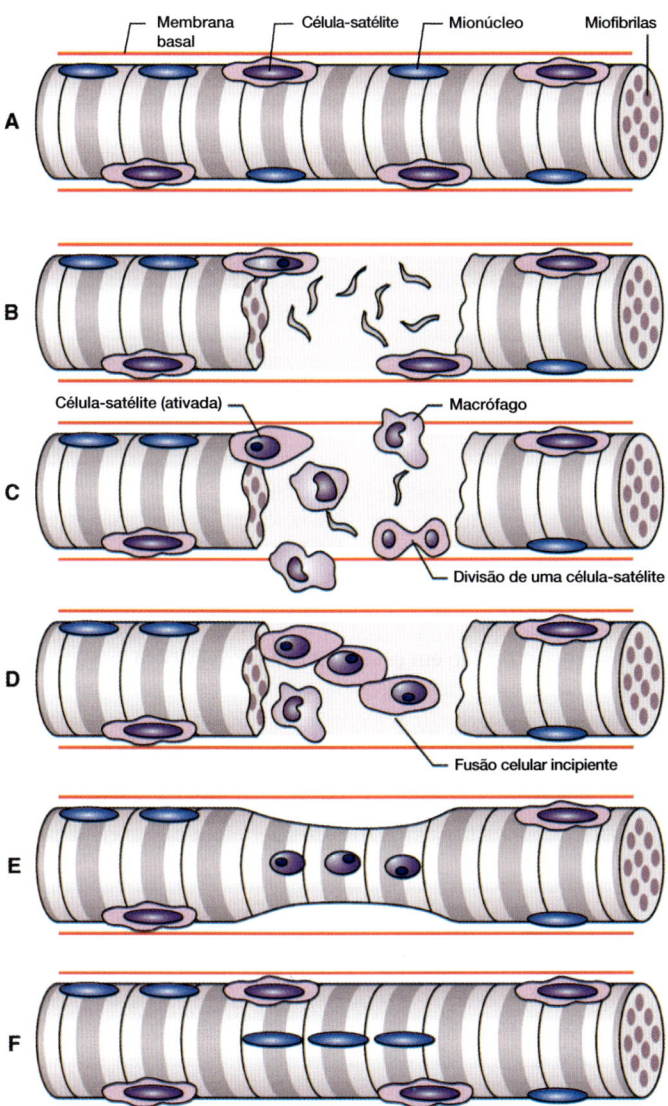

FIGURA 27.4
Necrose segmentar e regeneração de uma fibra muscular. A. Uma fibra muscular normal contém miofibrilas e núcleos subsarcolêmicos e é coberta por uma membrana basal. Células-satélite dispersas estão localizadas sobre a superfície do sarcolema, por dentro da membrana basal. Estas células são mioblastos adormecidos, capazes de proliferação e fusão para formarem fibras diferenciadas. Estas constituem 3 a 5% dos núcleos, conforme observado num corte transversal do músculo esquelético. B. Em muitas doenças musculares (p. ex., distrofia muscular de Duchenne ou polimiosite), uma lesão das fibras musculares acarreta necrose segmentar com desintegração do sarcoplasma, com preservação da membrana basal e da inervação (não mostrado). C. O segmento lesionado atrai os macrófagos circulantes que penetram na membrana basal e começam a digerir e engolir o conteúdo sarcoplásmico (miofagocitose). Os processos regenerativos começam com a ativação e proliferação das células-satélite, formando mioblastos por dentro da membrana basal. Os macrófagos deixam gradualmente o local de lesão com sua carga de detritos. D. Em um estágio subseqüente, os mioblastos se alinham em grande proximidade uns dos outros no centro da fibra e começam a se fundir. E. A regeneração do segmento de fibra é proeminente, conforme indicado pelos grandes núcleos pálidos, vesiculares e de localização central. F. A fibra é quase normal, com exceção de alguns núcleos centrais persistentes. Eventualmente, o estado normal (A) é restaurado.

degeneração muscular primária. Com demasiada freqüência constatava-se que era hereditária (ou pelo menos familial) e inexoravelmente progressiva. O estudo morfológico do tecido muscular desses pacientes mostrou necrose das fibras musculares, com atividade regenerativa, fibrose progressiva e infiltração do músculo com tecido adiposo (Fig. 27.5). É reconhecida pouca ou nenhuma inflamação. Nos anos subseqüentes, foram descritas numerosas variantes deste tipo de doença muscular e foi elaborada uma classificação das condições degenerativas não-inflamatórias hereditárias e progressivas do músculo.

As Distrofias Musculares de Duchenne e de Becker São Miopatias Não-inflamatórias Hereditárias

A distrofia muscular de Duchenne é uma condição hereditária progressiva grave ligada ao X caracterizada pela degeneração progressiva dos músculos, particularmente aqueles da cintura pélvica e dos ombros. Essa é a miopatia não-inflamatória mais comum em crianças. Uma forma mais leve da doença é conhecida como *distrofia muscular de Becker* (ver Cap. 6 para a genética molecular dessas duas doenças). A atividade de creatina cinase sérica é grandemente aumentada em ambas as condições.

 Patogenia: A distrofia muscular de Duchenne é causada por mutações de um grande gene no braço curto do cromossomo X (Xp21). Este gene codifica a *distrofina*, uma proteína de 427 kd localizada sobre a superfície interna do sarcolema. A distrofina conecta o citoesqueleto subsarcolêmico ao exterior da célula através de um complexo transmembrana de proteínas e glicoproteínas que se fixa na lamilina. A distrofina está ausente ou grandemente reduzida em quantidade, na maioria das vezes como resultado de deleções do gene (Fig. 27.6). As fibras musculares com deficiência de distrofina carecem, portanto, da interação normal entre o sarcolema e a matriz extracelular. Esta ruptura pode ser responsá-

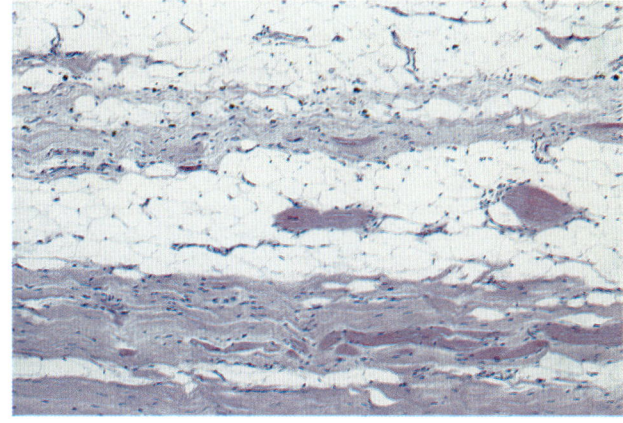

FIGURA 27.5
Doença neuromuscular em estágio terminal. Neste corte do músculo deltóide corado com hematoxilina e eosina, o músculo esquelético foi essencialmente substituído por tecido conjuntivo fibroadiposo. As poucas fibras musculares sobreviventes exibem uma eosinofilia mais profunda que o abundante componente colágeno.

vel pela maior fragilidade osmótica observada do músculo distrófico, pelo influxo excessivo de íons cálcio e pela liberação de enzimas musculares solúveis, como creatina cinase que penetra no soro. Uma evidência adicional em apoio dessa hipótese é o fato de que o fracionamento do sarcolema precede a necrose das células musculares e de a lâmina basal parecer separar-se do sarcolema precocemente durante a evolução da distrofia muscular de Duchenne.

A distrofia muscular de Becker é alélica para a distrofia de Duchenne e as mutações dos genes produzem uma distrofina alterada, habitualmente uma proteína truncada. Essa proteína que sofreu mutação fica localizada na membrana superficial das fibras musculares, porém a coloração imunocitoquímica costuma ser menos intensa ou focalmente ausente (Fig. 27.6). A proteína anormal aparentemente retém função suficiente para produzir um fenótipo menos grave. Outras doenças musculares são muito semelhantes às distrofias de Duchenne e de Becker, mas são herdadas segundo um padrão autossômico recessivo. Alguns desses pacientes possuem mutações que afetam a expressão das proteínas ou glicoproteínas transmembranas e interrompem o elo entre o citoesqueleto e a matriz extracelular (Quadro 27.1).

 Patologia: O processo patológico na distrofia de Duchenne consiste em (1) necrose inexorável das fibras musculares, (2) um esforço contínuo de reparo e regeneração e (3) fibrose progressiva. O processo degenerativo acaba sobrepujando a capaci-

QUADRO 27.1 Distrofias Musculares e Miopatias Congênitas Causadas por Anormalidades no Sarcolema ou na Matriz Extracelular

Doença Muscular	Proteínas Defeituosas
Sarcoglicanopatias	Sarcoglicanos α-ε (proteínas da membrana plasmática da fibra muscular)
Disferlinopatias (miopatias das cinturas dos membros e de Miyoshi)	Disferlina (proteína da membrana plasmática das fibras musculares)
Caveolinopatias (distúrbio muscular com agitação hereditária, DMA)	Caveolina-3 (proteína da membrana plasmática das fibras musculares)

dade regenerativa do músculo. Conseqüentemente, passa a existir um número progressivamente menor de fibras musculares e uma quantidade cada vez maior de tecido conjuntivo fibroadiposo. O estágio final se caracteriza por uma perda quase completa das fibras musculares esqueléticas, porém com preservação relativa das fibras musculares fusiformes (fibras intrafusais) (ver Fig. 27.5).

No estágio inicial da doença, as fibras necróticas e as fibras em regeneração tendem a ocorrer em pequenos grupos, juntas com grandes fibras escuras hialinizadas dispersas. Estas últimas estão excessivamente contraídas e admite-se que precedem a necrose das fibras (Figs. 27.7 e 27.8). O fracionamento do sarcolema é uma das alterações ultra-estruturais mais precoces. Os macrófagos invadem as fibras necróticas e refletem muito mais uma função de varredura que um processo inflamatório.

O diagnóstico de distrofia de Duchenne pode ser estabelecido pela análise da reação em cadeia da polimerase (RCP) do DNA genômico derivado dos leucócitos em uma amostra de sangue. Na prática, o diagnóstico com a utilização desse método se limita a grandes deleções do gene. Cerca de 30% dos pacientes exibem pequenos rearranjos ou mutações pontuais (de ponto) do gene, e eventualmente poderão ser avaliados por biopsia muscular, que mostra pouca ou nenhuma distrofina identificável pela coloração immunoblot ou imunocitoquímica.

 Manifestações Clínicas: Os meninos com a distrofia muscular de Duchenne apresentam níveis séricos extremamente elevados de creatina cinase desde o nascimento e músculos morfologicamente anormais até mesmo *in utero*. A fraqueza clínica não é identificável durante o primeiro ano, porém se torna evidente por volta dos 3 ou 4 anos. A fraqueza é observada principalmente ao redor das cinturas da pélvis e dos ombros (fraqueza muscular proximal), sendo inexoravelmente progressiva. Por fim se instala uma "pseudo-hipertrofia" (aumento de volume de um músculo em virtude da abundante substituição das fibras musculares por tecido fibroadiposo) dos músculos da panturrilha. Em geral, os pacientes estão confinados a uma cadeira de rodas aos 10 anos de idade e confinados ao leito aos 15 anos. As causas de morte mais comuns são complicações de insuficiência respiratória causada por fraqueza muscular ou arritmia cardíaca devida ao acometimento miocárdico. Outras manifestações extra-esqueléticas incluem disfunção gastrintestinal (devida à degeneração do músculo liso) e deterioração intelectual. Muitos meninos afetados pela distrofia de Duchenne exibem graus variáveis de retardo mental, devido aparentemente à falta de distrofina no sistema nervoso central.

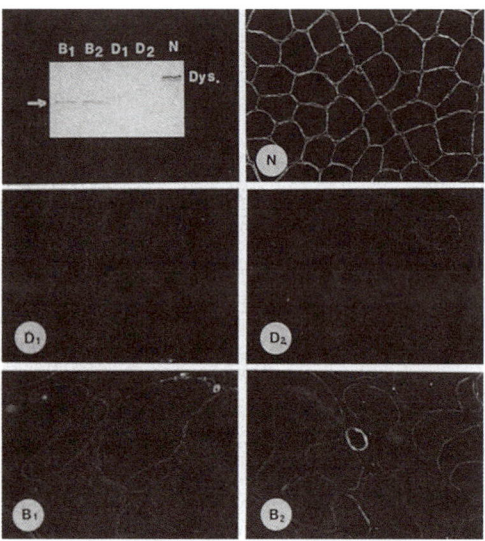

FIGURA 27.6
Análise da distrofina nas distrofias musculares de Duchenne e de Becker. Coloração com imunofluorescência para distrofina. Os cortes ilustram um indivíduo normal (*N*), dois pacientes com distrofia de Duchenne (*D*) e dois com distrofia de Becker (*B*). A distrofina está concentrada normalmente na membrana superficial de cada fibra muscular, porém, na distrofia de Duchenne, a proteína está ausente ou apenas precariamente identificada em uma pequena proporção de fibras musculares. A distrofia de Becker exibe fibras musculares hipertróficas com expressão reduzida da distrofina. O immunoblot (*acima à esquerda*) do músculo normal mostra uma faixa próximo da parte superior do gel que corresponde à proteína distrofina com 427 kd. A distrofina não é detectável na distrofia de Duchenne. Na distrofia de Becker, uma faixa mais fraca migrou ainda mais através do gel em relação à proteína normal, e corresponde a uma proteína truncada menor. A análise combinada (imunolocalização e immunoblot) da proteína distrofina é diagnóstica para este grupo de distrofias (distrofinopatias).

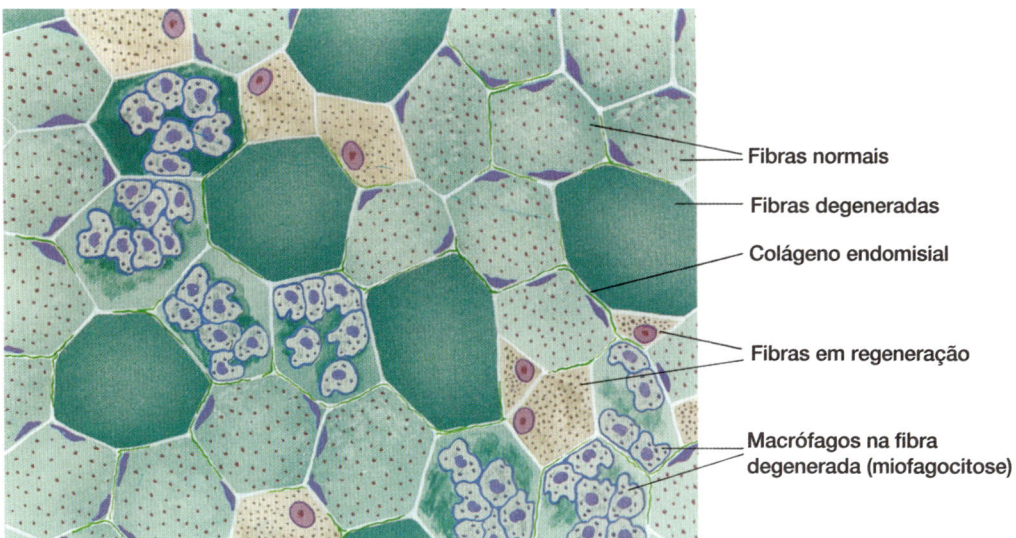

FIGURA 27.7
Distrofia muscular de Duchenne. As alterações patológicas no músculo esquelético são ilustradas pela coloração com a coloração tricrômica modificada de Gomori. Algumas fibras são ligeiramente maiores e mais escuras que o normal. Essas representam segmentos excessivamente contraídos do sarcoplasma localizados entre os segmentos degenerados. Outras fibras estão repletas de macrófagos (miofagocitose), que removem o sarcoplasma degenerado. Outras fibras são menores que as normais e possuem um sarcoplasma granular. Essas fibras possuem núcleos vesiculares aumentados com nucléolos proeminentes e representam fibras em processo de regeneração. A formação de fibrose endomisial é representada pela deposição de colágeno ao redor de fibras musculares individuais. Essas alterações são aquelas de uma miopatia não-inflamatória ativa crônica.

Casos ocasionais que são indiferenciáveis da distrofia muscular de Duchenne ocorrem em meninas. Estas pacientes apresentam uma doença geneticamente diferente ou a inativação (não-aleatória) do cromossomo X.

IDENTIFICAÇÃO DO PORTADOR: Levando-se em conta que a distrofia muscular de Duchenne é herdada como uma doença recessiva ligada ao X, a condição é passada da mãe que seja portadora heterozigótica do gene anormal. Como alternativa, a doença pode ter origem em uma mutação somática espontânea do gene, que ocorre com uma alta taxa e é responsável por 30% dos casos. Até recentemente, o melhor método para identificar os portadores era representado pelas determinações múltiplas dos níveis séricos de creatina cinase, que estão moderadamente aumentados em 75% dos heterozigotos. Existe considerável variabilidade na expressão do estado de portador, provavelmente por causa das variações na inativação aleatória do cromossomo X. Agora alguns portadores podem ser identificados pela imunolocalização da distrofina realizada em uma amostra de biopsia muscular. Esse procedimento mostra um padrão em mosaico característico de miofibras deficientes e normais. As sondas moleculares identificam mais de dois terços das pessoas que são portadoras de grandes deleções.

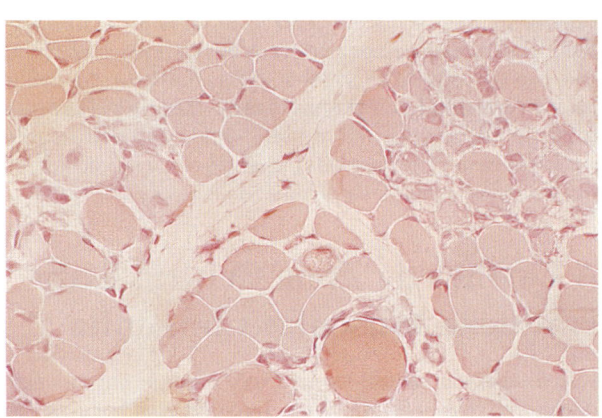
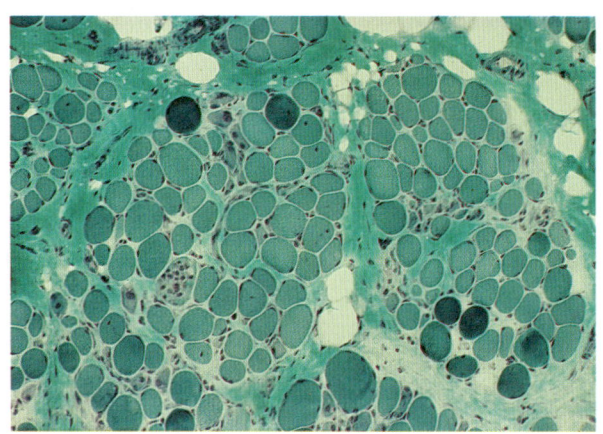

FIGURA 27.8
Distrofia muscular de Duchenne. A. Coloração de hematoxilina e eosina. Um corte do músculo vasto lateral mostra fibras musculares necróticas, algumas delas invadidas por macrófagos. Os septos endomisiais são espessados, indicando fibrose. B. Coloração tricrômica modificada de Gomori. Um corte semelhante demonstra fibras aumentadas de coloração escura, que representam fibras excessivamente contraídas. O influxo de cálcio através da membrana superficial defeituosa domina os mecanismos que mantêm uma baixa concentração de Ca^{2+} em repouso e desencadeiam uma contração excessiva. Existe uma fibrose perimisial e endomisial conspícua.

A Distrofia Miotônica se Caracteriza por Relaxamento Muscular Deteriorado

A distrofia miotônica, a forma mais comum de distrofia muscular adulta, é um distúrbio autossômico dominante caracterizado por relaxamento muscular lento (miotonia) e desgaste e fraqueza musculares progressivos. A prevalência foi estimada em até 14 por 100.000, embora possa ser mais alta em virtude da dificuldade de identificar as pessoas com acometimento mínimo. A idade por ocasião do início e a gravidade dos sintomas mostram variações extremas. A distrofia miotônica pode ser separada em dois grupos clínicos: início adulto e congênita.

Patogenia: O gene para a distrofia miotônica foi localizado no braço longo do cromossomo 19 (19q13.3) e a maioria dos casos parece descender de uma única mutação original. Esta mutação é a expansão de uma repetição CTG perto da extremidade 3' do gene. As pessoas normais possuem menos de 30 cópias dessa repetição do trinucleotídeo, enquanto está presente em 50 cópias ou mais nos pacientes minimamente afetados com distrofia miotônica. Uma característica genética interessante da doença é o fenômeno da *antecipação* (isto é, uma idade mais precoce por ocasião do início e maior gravidade dos sintomas nas gerações sucessivas). O número de repetições dos trinucleotídeos aumenta com as gerações sucessivas e o tamanho da seqüência da repetição se correlaciona com a gravidade dos sintomas. O gene para a distrofia miotônica codifica uma nova proteína cinase serina-treonina. O mecanismo da lesão induzida pela expansão das repetições CTG na distrofia miotônica, como em outros distúrbios de repetições dos trinucleotídeos, ainda não foi claramente compreendido (ver Cap. 1).

Patologia: As alterações patológicas da distrofia miotônica adulta são altamente variáveis, até mesmo em músculos do mesmo paciente. A maioria dos pacientes apresenta atrofia das fibras tipo I e hipertrofia das fibras tipo II. Os núcleos localizados internamente constituem uma característica constante. A reação da ATPase mostra muitas fibras aneladas, nas quais existe uma concentração circunferencial de sarcoplasma maciçamente corado. Necrose e regeneração, apesar de estarem presentes ocasionalmente, não são proeminentes (como acontece na distrofia muscular de Duchenne).

O músculo da distrofia miotônica congênita mostra atrofia das miofibras, núcleos centrais freqüentes e ausência de diferenciação das fibras. Estas características patológicas são muito semelhantes àquelas do tipo recessivo ligado ao X de miopatia miotubular (ver adiante).

Manifestações Clínicas: Além do músculo esquelético, a distrofia miotônica afeta muitos sistemas, incluindo o coração, o músculo liso, sistema nervoso central, glândulas endócrinas e outros. O diagnóstico se baseia nas manifestações clínicas, na história familial e na eletromiografia característica, que exibe descargas miotônicas. A demonstração de uma repetição ampliada de trinucleotídeos é previsora *in utero* e pode ser diagnóstica nos pacientes.

A distrofia miotônica adulta se caracteriza por fraqueza muscular lentamente progressiva e rigidez, principalmente na parte distal dos membros. Os músculos faciais e mandibulares são quase sempre afetados e a ptose pode ser severa. As características extramusculares da distrofia miotônica às vezes estão presentes e incluem catarata, atrofia testicular com fertilidade reduzida e graus variáveis de deterioração da personalidade. Alguns pacientes exibem acometimento do músculo liso, com distúrbio do trato gastrintestinal, vesícula biliar e útero. As arritmias cardíacas e, menos comumente, a miocardiopatia já foram relatadas.

A distrofia miotônica congênita é observada somente na prole de mulheres que exibem elas mesmas sintomas de distrofia miotônica. Os lactentes nascem com fraqueza muscular intensa, porém a miotonia é inconspícua ou está ausente, embora possa aparecer nas fases subseqüentes da segunda infância. Um número significativo desses pacientes sofre de retardo mental.

MIOPATIAS CONGÊNITAS

Ocasionalmente, o recém-nascido manifesta hipotonia generalizada, com redução dos reflexos tendinosos profundos e da massa muscular. Muitas dessas crianças têm um período perinatal difícil em virtude da respiração fraca e conseqüentes complicações pulmonares. Algumas apresentam hipotonia "maligna", que é progressiva e resulta em morte no transcorrer dos primeiros 12 meses de vida. *A doença de Werdnig-Hoffman* e *a deficiência infantil de maltase ácida (doença de Pompe)* são exemplos.

Outros pacientes hipotônicos exibem uma evolução "benigna". Embora a hipotonia persista por todo o transcorrer de suas vidas, ela mostra pouca ou nenhuma progressão. Os pacientes se tornam capazes de deambular e vivem por um período de tempo normal, caracterizado por complicações esqueléticas secundárias da hipotonia. Esse grupo de pacientes é incluído na categoria das "miopatias congênitas." O estudo morfológico do músculo desses pacientes só raramente revela anormalidades estruturais distintivas das miofibras. Três das formas mais comuns de miopatias congênitas são a doença da zona central (cerne), a miopatia da nemalina (bastonetes) e a miopatia centronuclear (Fig. 27.9).

Podem ser feitas algumas generalizações acerca dessas três condições. Todas elas possuem hipotonia congênita, reflexos tendinosos profundos diminuídos, massa muscular reduzida e desenvolvimento motor retardado. Além disso, a anormalidade morfológica demonstrada na amostra de biopsia muscular em todas as três condições em geral se limita às fibras tipo I (vermelhas). Ainda mais, esses pacientes apresentam com freqüência uma predominância anormal de fibras tipo I ou, possivelmente, uma incapacidade de desenvolver fibras tipo II (brancas). O músculo esquelético não mostra sinais de necrose ativa das miofibras nem de fibrose e os pacientes não evidenciam uma atividade sérica aumentada da creatina cinase.

A Doença da Zona Central Exibe Fraqueza Muscular Congênita

A doença da zona central (cerne) é uma condição autossômica dominante caracterizada por hipotonia congênita, com fraqueza muscular proximal, reflexos tendinosos profundos reduzidos e desenvolvimento motor retardado. A doença foi rastreada até uma mutação no braço longo do cromossomo 19 (19q13.1) que codifica o receptor da rianodina, o canal de liberação do cálcio do retículo sarcoplásmico. Alguns casos ocasionais são esporádicos ou mostram uma herança autossômica recessiva. O paciente típico aca-

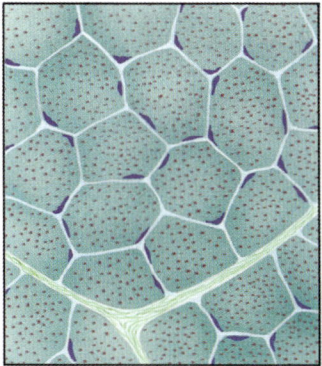
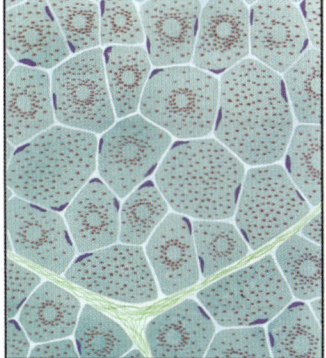
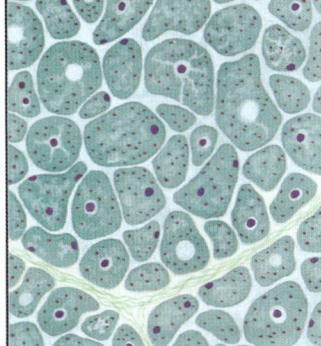

FIGURA 27.9
Miopatias congênitas. **A.** Normal. É representado um corte congelado de músculo esquelético normal corado com tricromo modificado de Gomori. Os núcleos são *púrpura*, as organelas membranosas (mitocôndrias e retículo sarcoplásmico) são *vermelhas*, as miofibrilas são *verde-claro* e o colágeno perifascicular *verde-claro*. As fibras são de tamanho uniforme e ligeiramente poligonais. **B.** Miopatia da zona central. Muitas fibras tipo I são ligeiramente menores que as normais e contêm uma zona central arredondada que percorre todo o comprimento da fibra muscular. O núcleo é isento de organelas da membrana e é circundado por um anel condensado. "Fibras centrais" se assemelham a fibras-alvo (ver Fig. 27.24), porém nenhum processo neuropático foi demonstrado na doença da zona central. **C.** Miopatia dos bastonetes (de nemalina). Muitas fibras tipo I são ligeiramente menores que as normais e contêm agregados avermelhados de bastonetes. Em um corte transversal, muitos dos bastonetes aparecem como grânulos, pois estão orientados paralelamente ao eixo longitudinal da fibra. **D.** Miopatia centronuclear (miopatia miotubular). Muitas fibras tipo I são menores e mais arredondadas que as normais. Algumas contêm um único núcleo central, enquanto outras contêm uma zona pálida central arredondada, que representa a zona entre núcleos adjacentes organizados longitudinalmente. Essas fibras são semelhantes ao estágio de miotubo durante o desenvolvimento embrionário do músculo esquelético.

copia eletrônica, a zona central se caracteriza pela perda de mitocôndrias e de outras organelas da membrana, com ou sem desorganização das miofibrilas. As organelas das membranas costumam condensar-se ao redor da margem da zona central. Quanto ao resto, não existem elementos característicos na periferia da fibra.

A anomalia da zona central comporta uma extraordinária semelhança com as fibras-alvo observadas nas condições com desnervação ativa (ver Fig. 27.24), embora não haja nenhuma evidência de desnervação. As placas motoras terminais não demonstram alterações arquitetônicas características e não existem receptores nicotínicos extrajuncionais da acetilcolina na membrana muscular.

As mutações do gene do receptor da rianodina também causam uma forma de *hipertermia maligna*, um distúrbio potencialmente fatal desencadeado pela utilização de anestesia para cirurgia. Tanto a doença da zona central quanto esta resposta adversa à anestesia coexistem em alguns pacientes.

A Miopatia dos Bastonetes (da Nemalina) Exibe Inclusões que Derivam da Faixa Z

A miopatia dos bastonetes inclui um grupo heterogêneo de doenças que possuem em comum o acúmulo de inclusões semelhantes a bastonetes dentro do sarcoplasma do músculo esquelético. A doença foi designada inicialmente como miopatia da "nemalina" porque as inclusões dentro da fibra muscular eram interpretadas como uma massa filiforme emaranhada. Na verdade, elas são aglomerados de estruturas com formato de bastonetes.

A forma congênita clássica da miopatia dos bastonetes se caracteriza por hipotonia congênita e desenvolvimento motor retardado de intensidade clínica variável, com alterações esqueléticas secundárias associadas, como cifoescoliose. Alguns pacientes exibem acometimento acentuado dos músculos da face, faringe e pescoço. As formas de início mais tardio (segunda infância e adulto) costumam estar associadas com alguma degeneração muscular, níveis séricos aumentados de creatina cinase e uma evolução lentamente progressiva. Em alguns pacientes considerados originalmente como tendo distrofia muscular da cintura dos membros acabou-se constatando que havia uma miopatia dos bastonetes. A causa dessa condição é desconhecida e a herança parece ser autossômica dominante ou autossômica recessiva. Os genes responsáveis pela miopatia dos bastonetes já identificados incluem uma α-tropomiosina lenta, nebulina, α-actina do músculo esquelético, β-tropomiosina e troponina T lenta. As mutações no gene receptor da rianodina também estiveram associadas à formação de bastonetes de nemalina.

ba sendo capaz de deambular, apesar de a força muscular nunca alcançar um nível normal.

 Patologia: A biopsia muscular revela uma impressionante predominância de fibras tipo I. Muitas ou todas essas fibras mostram uma zona central de degeneração que exibe perda de coloração na reação NADH-TR (Fig. 27.10B). Essa anormalidade da área central se estende por todo o comprimento da fibra. A área (cerne) central é difícil de ser visualizada com a coloração de hematoxilina e eosina (Fig. 27.10A), porém pode ser demonstrada freqüentemente com a reação PAS. Pela micros-

 Patologia: Os achados na biopsia muscular consistem em uma predominância variável de fibras tipo I e no acúmulo de estruturas com formato de bastonetes dentro de seu sarcoplasma. Os agregados dessas inclusões estão localizados freqüentemente nas regiões subsarcolêmicas próximas dos núcleos. Elas são vermelho-brilhante a vermelho-escuro quando coradas com a coloração tricrômica modificada de Gomori (ver Figs. 27.9 e 27.11A) e podem ou não ser visíveis com hematoxilina e eosina. Os bastonetes são quase sempre positivos com a coloração pela hematoxilina ácida fosfotúngstica (PTAH) e são negativos com as reações ATPase e NADH-TR. Os estudos ultra-estruturais demonstram que as inclusões possuem na verda-

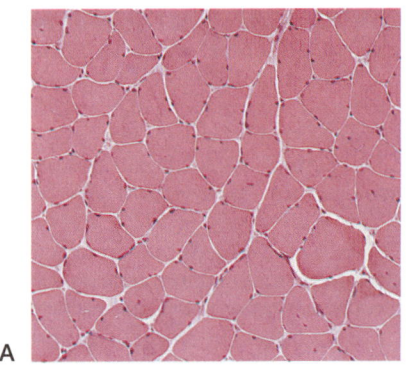
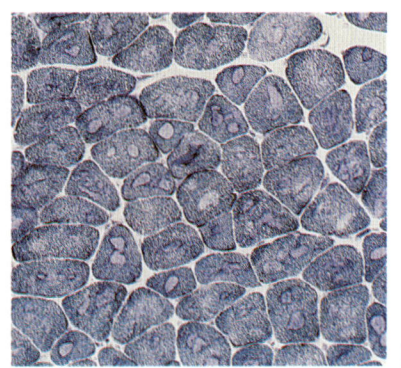

FIGURA 27.10
Doença da zona central. A. Coloração de hematoxilina e eosina. Um corte do músculo vasto lateral parece quase normal. B. Corado para NADH-tetrazólio redutase, o mesmo músculo mostra uma zona circular distinta de palidez no centro da maioria das fibras musculares. Uma fina zona de coloração excessiva circunda a lesão central. Todas as miofibras neste caso eram do tipo I, conforme demonstrado pela coloração ATPase miofibrilar (não mostrado). Observar a grande semelhança das lesões centrais com as formações-alvo encontradas nas fibras musculares dos distúrbios neurogênicos (ver Fig. 27.24).

de um formato de bastonete e têm origem na faixa Z, com a qual se assemelham estruturalmente (Fig. 27.11B).

Os bastonetes foram descritos em uma ampla variedade de doenças neuromusculares, incluindo atrofia por desnervação, distrofia muscular e miopatias inflamatórias. A tenotomia experimental (secção de um tendão) induz a formação de bastonetes no músculo quando a inervação continua sendo intacta. Na miopatia dos bastonetes, porém, as inclusões constituem a alteração patológica predominante.

A Miopatia Centronuclear (Miopatia Miotubular) se Assemelha ao Estágio Miotubular da Embriogênese

A miopatia centronuclear (miopatia miotubular) se refere a um grupo de condições hereditárias clínica e geneticamente heterogêneas que possuem em comum a presença de um núcleo de localização central nas células musculares esqueléticas. Já foram reconhecidas as variedades autossômica recessiva, autossômica dominante e recessiva ligada ao X (Xq28). Na herança ligada ao X, o recém-nascido é extremamente fraco e hipotônico e pode morrer de insuficiência respiratória durante o período neonatal. A forma autossômica dominante costuma ter um início mais tardio e está associada a níveis séricos moderadamente aumentados de creatina cinase. Comporta uma evolução lentamente progressiva e, como a miopatia dos bastonetes, é semelhante à denominada síndrome de distrofia muscular das cinturas dos membros. Alguns pacientes evidenciam um extraordinário acometimento da musculatura facial e extra-ocular.

 Patologia: As amostras de biopsia dos pacientes com miopatia centronuclear são variáveis, mas se caracterizam pela predominância de fibras tipo I (Fig. 27.12). Muitas dessas fibras são pequenas e arredondadas, com um único núcleo central, o que é responsável pelo nome da doença. A esse respeito, elas são semelhantes ao estágio miotubular na embriogênese do músculo esquelético. Esse aparente estado imatu-

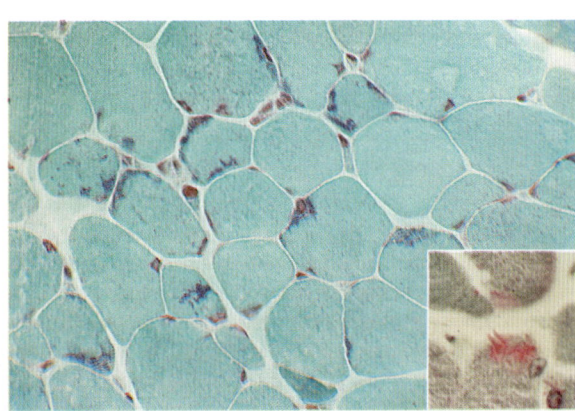
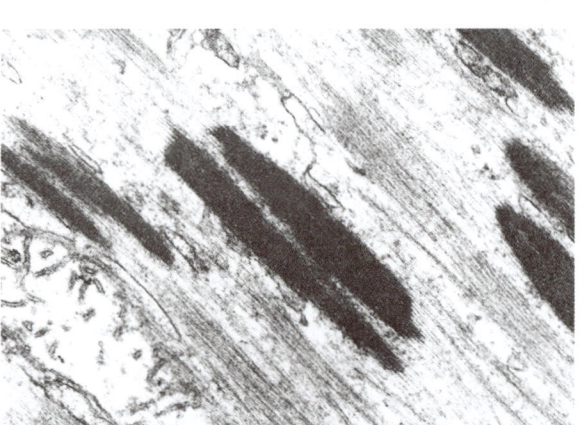

FIGURA 27.11
Miopatia dos bastonetes (de nemalina). (*A*) As fibras musculares contêm agregados escuros de bastonetes e grânulos (coloração tricrômica modificada de Gomori). Como mostrado no detalhe, estes bastonetes tendem a localizar-se na periferia da fibra perto do núcleo. (*B*) Uma micrografia eletrônica da mesma biopsia mostra que as estruturas possuem um formato de bastonete e derivam do disco Z.

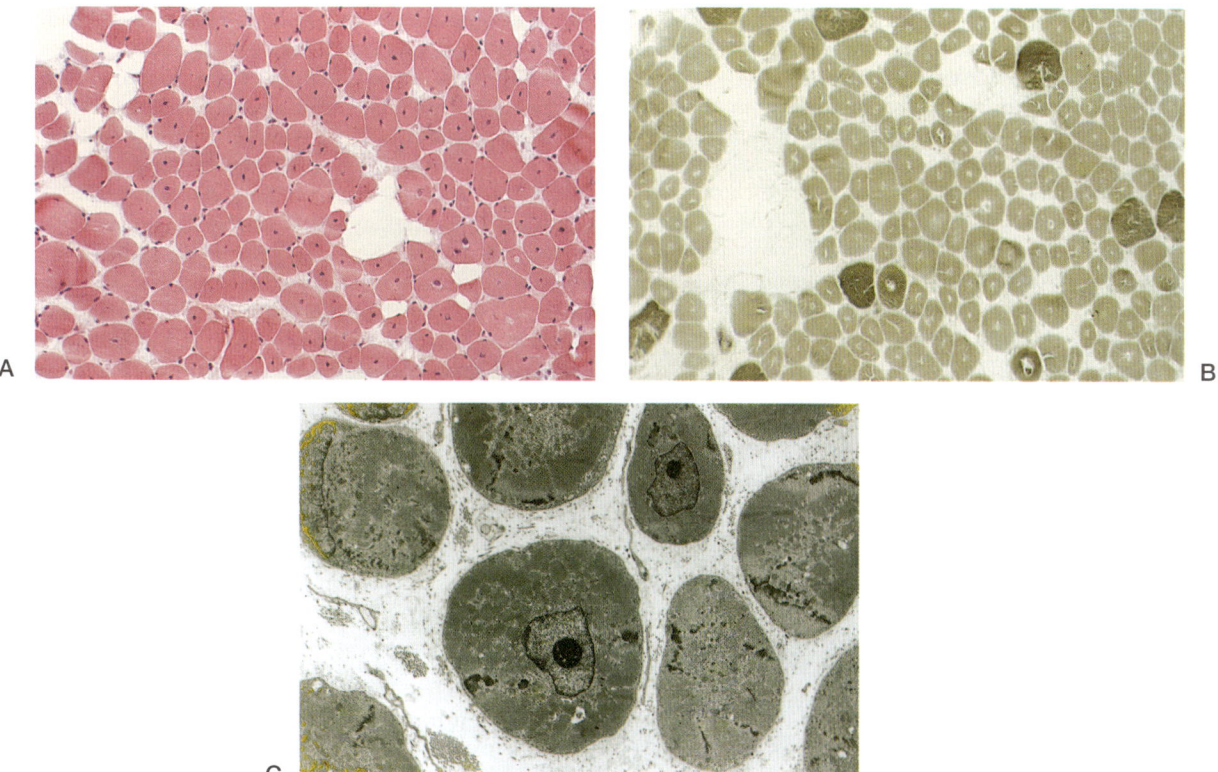

FIGURA 27.12
Miopatia centronuclear (miotubular). A. Coloração de hematoxilina e eosina. Muitas fibras musculares contêm um único núcleo central e a maioria das fibras musculares afetadas é anormalmente pequena. Essas fibras são semelhantes ao estágio final de miotubo do desenvolvimento fetal do músculo esquelético. B. Coloração ATPase miofibrilar (miosina). O corte demonstra o fenótipo tipo I nas fibras com núcleos centrais. Ilustra também a predominância de fibras tipo I, que constitui uma característica geral das miopatias congênitas. C. Micrografia eletrônica. Núcleos de aspecto normal ocupam os centros das fibras musculares na miopatia miotubular.

ro sugere um possível defeito na inervação da fibra muscular, pois o neurônio motor inferior torna necessária a maturação subseqüente da fibra. Entretanto, os estudos do neurônio motor inferior, incluindo a placa motora terminal, não conseguiram demonstrar nenhuma anormalidade nesses pacientes. As mutações de um gene para uma tirosina fosfatase causam a forma ligada ao X da miopatia miotubular.

As formas com início mais tardio de miopatia miotubular se caracterizam morfologicamente por fibras musculares mais maduras, nas quais as fibras são maiores, possuem miofibrilas mais numerosas e exibem núcleos centrais únicos que parecem mais maduros.

MIOPATIAS INFLAMATÓRIAS

As miopatias inflamatórias representam um grupo heterogêneo de distúrbios adquiridos, todos evidenciando fraqueza muscular proximal simétrica, níveis séricos aumentados das enzimas que derivam do músculo e inflamação não-supurativa do músculo esquelético.

As miopatias inflamatórias são incomuns, com a incidência anual sendo de 1 em 100.000. A dermatomiosite acomete crianças e adultos, enquanto a polimiosite ocorre quase sempre após os 20 anos de idade. Ambos os distúrbios ocorrem mais comumente em mulheres que em homens. Em contrapartida, a incidência de miosite com corpúsculos de inclusão é três vezes maior em homens que em mulheres e o distúrbio ocorre habitualmente após os 50 anos de idade.

Admite-se que as miopatias inflamatórias possuem uma origem auto-imune por causa de (1) sua associação com outras doenças auto-imunes e dos tecidos conjuntivos, (2) evidência patológica de mecanismos auto-imunes da lesão das células musculares, (3) identificação de auto-anticorpos no soro e (4) uma resposta benéfica aos agentes imunossupressivos na poliomiosite e dermatomiosite (porém não para a miosite com corpúsculo de inclusão). Não foram identificados auto-antígenos-alvo específicos no sangue nem nos vasos sangüíneos. As características morfológicas mais comuns nas miopatias inflamatórias são (1) presença de células inflamatórias, (2) necrose e fagocitose das fibras musculares, (3) uma mistura de fibras em fase de regeneração e atróficas e (4) fibrose.

 Manifestações Clínicas: Todas as miopatias inflamatórias se manifestam como fraqueza muscular insidiosa proximal e simétrica, que aumenta gradualmente durante um período de semanas a meses. Os pacientes têm problemas com atividades simples que exigem a utilização dos músculos proximais, incluindo levantamento de objetos, subida de escadas ou pentear o cabelo. A disfagia e a dificuldade em manter a cabeça erguida refletem o acometimento dos músculos faríngeos e flexores do pescoço. Alguns pacientes com miosite com corpúsculos de inclusão apresentam fraqueza muscular distal dos membros que iguala ou ultrapassa aquela dos músculos proximais. Nos casos avançados, podem ser afetados os músculos respiratórios. A fraqueza progride durante semanas ou meses e evolui para desgaste muscular intenso.

A dermatomiosite é diferenciada das outras miopatias pela presença de um exantema característico nas pálpebras superiores, face, tronco e, ocasionalmente, outras superfícies corporais. Pode ocorrer isoladamente ou em associação com esclerodermia, doença mista do tecido conjuntivo ou outras condições auto-imunes. Quando a dermatomiosite ocorre em um homem de meia-idade, está associada a um maior risco de câncer epitelial, mais comumente carcinoma do pulmão. Em contrapartida, a polimiosite e a miosite com corpúsculos de inclusão têm uma associação apenas casual com malignidade.

Os pacientes com miopatias inflamatórias possuem maiores níveis séricos de creatina cinase e de outras enzimas musculares. Os anticorpos antinucleares e anticitoplásmicos existem em todas essas doenças, com especificidade para vários antígenos diferentes. O tratamento da polimiosite e da dermatomiosite com corticosteróides costuma ser bem-sucedido, porém a miosite com corpúsculos de inclusão em geral é resistente a todas as terapias.

A Polimiosite Exibe Dano Muscular Mediado por Células T Citotóxicas

Patogenia: Admite-se que a polimiosite está relacionada ao dano direto das células musculares produzido por células T citotóxicas e não existe qualquer evidência de uma microangiopatia, como aquela observada na dermatomiosite (ver adiante). Nesses distúrbios, as fibras musculares saudáveis inicialmente são circundadas por linfócitos CD8$^+$ (Fig. 27.13) e macrófagos, depois do que as fibras musculares degeneram. Ao contrário do tecido muscular normal, os músculos afetados na polimiosite expressam o antígeno MHC-I no sarcolema. Levando-se em conta que as células T citotóxicas atacam os alvos antigênicos em associação com as moléculas MHC-I, esses achados apóiam uma base imunopatológica para esse distúrbio.

O papel dos auto-anticorpos contra os antígenos nucleares e as ribonucleoproteínas citoplásmicas na patogenia da lesão muscular é desconhecido. Existe uma associação freqüente entre polimiosite e anti-Jo-1, um anticorpo contra a sintetase histidil-tRNA, com a presença concomitante de doença pulmonar intersticial, fenômeno de Raynaud e artrite não-erosiva.

Embora as infecções virais possam desencadear a polimiosite, o tecido muscular não produziu qualquer vírus em cultura. Uma miopatia inflamatória indiferenciável da polimiosite ocorre em muitos casos de infecção pelo HIV-1 humano, porém o papel do retrovírus é obscuro.

 Patologia: As células inflamatórias infiltram o tecido conjuntivo principalmente dentro dos fascículos (isto é, inflamação endomisial) e invadem fibras musculares aparentemente saudáveis (ver Fig. 27.13). A angiopatia está ausente. Fibras isoladas em processo de degeneração ou de regeneração se espalham através dos fascículos. A atrofia perifascicular não está presente na polimiosite (ver adiante).

A Miosite com Corpúsculo de Inclusão Manifesta Depósitos Amilóides

As características patológicas da miosite com corpúsculo de inclusão são semelhantes àquelas da polimiosite e consistem em necrose de uma única fibra e regeneração com células T citotóxicas predominantemente endomisiais. Além disso, o material granular basofílico é visualizado na margem dos vacúolos semelhantes a fendas (vacúolos guarnecidos com borda) dentro das fibras musculares. As fibras contêm também pequenas inclusões citoplásmicas eosinofílicas, localizadas com freqüência próximo dos vacúolos guarnecidos com borda (Fig. 27.14A e B). As inclusões são coradas pelo vermelho Congo e representam uma for-

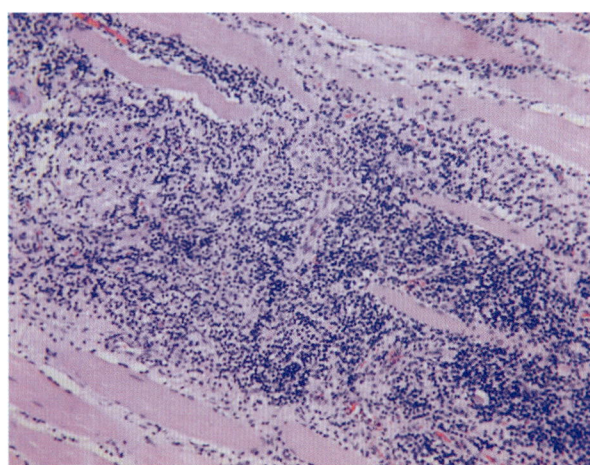
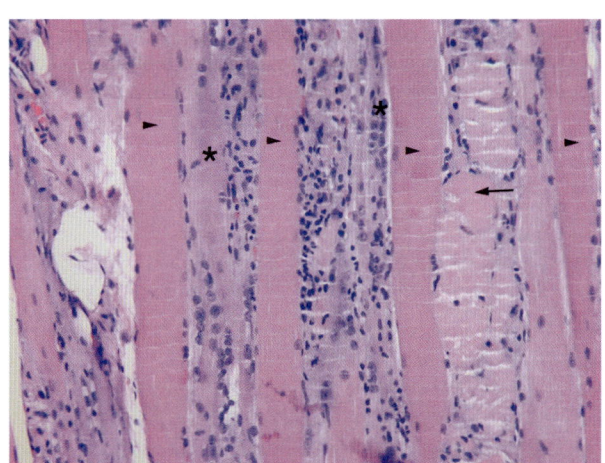

FIGURA 27.13
Polimiosite. A. Coloração de hematoxilina e eosina. Um corte no músculo afetado mostra uma miopatia inflamatória. As células inflamatórias mononucleares infiltram principalmente o endomísio. O campo inclui necrose de uma única fibra. B. A região da miopatia inflamatória em fase de cicatrização demonstra fibras intactas (*cabeças de seta*), fibras necróticas (*seta*) e fibras em regeneração caracterizadas por núcleos aumentados e citoplasma basofílico (*asteriscos*).

ma de amilóide intracelular (ver Fig. 27.14C). A substância é imunorreativa para a proteína β-amilóide, o mesmo tipo de amilóide presente nas placas senis da doença de Alzheimer. Não se conhece o significado patológico dessas inclusões. Estão presentes pequenos grupos de fibras anguladas. Pela microscopia eletrônica, os grânulos dos vacúolos guarnecidos com borda contêm espirais membranosas. Filamentos distintivos são encontrados nas vizinhanças dos vacúolos guarnecidos com borda (ver Fig. 27.14D). As características patognomônicas na miosite com corpúsculo de inclusão incluem as inclusões positivas para vermelho Congo e os filamentos característicos no citoplasma (ou raramente no núcleo) das fibras musculares.

A Dermatomiosite é Causada por uma Microangiopatia de Mediação Imune

Patogenia: Esta miopatia se caracteriza por (1) complexos imunes de IgG, IgM e componentes do complemento, incluindo um complemento de ataque da membrana C5b-9 nas paredes dos capilares e de outros vasos sangüíneos; (2) microangiopatia com perda de capilares; (3) sinais de lesão e atrofia das miofibras; e (4) infiltrados perivasculares de células B e células T com um fenótipo predominantemente CD4-auxiliar (Fig. 27.15). Estas características sugerem que a lesão muscular na dermatomiosite é produzida principalmente por anticorpos citotóxicos mediados pelo complemento dirigidos contra a árvore microvascular dos tecidos musculares esqueléticos. De fato, a presença de complemento nos capilares precede a inflamação ou o dano das fibras musculares e constitui a lesão mais específica da dermatomiosite. Admite-se que a microangiopatia resulta em lesão isquêmica das fibras musculares individuais e, eventualmente, em atrofia das fibras. Infartos verdadeiros podem resultar do acometimento das artérias intramusculares mais calibrosas. O exantema cutâneo, que diferencia clinicamente a dermatomiosite dos outros tipos de miopatias inflamatórias, está relacionado presumivelmente à mesma microangiopatia.

Patologia: A dermatomiosite se caracteriza por infiltrados linfóides ao redor dos vasos sangüíneos e no tecido conjuntivo do perimísio (ver Fig. 27.15). Os infiltrados são constituídos por células B e células T, com uma alta relação de células auxiliares (CD4+) para células T cito-

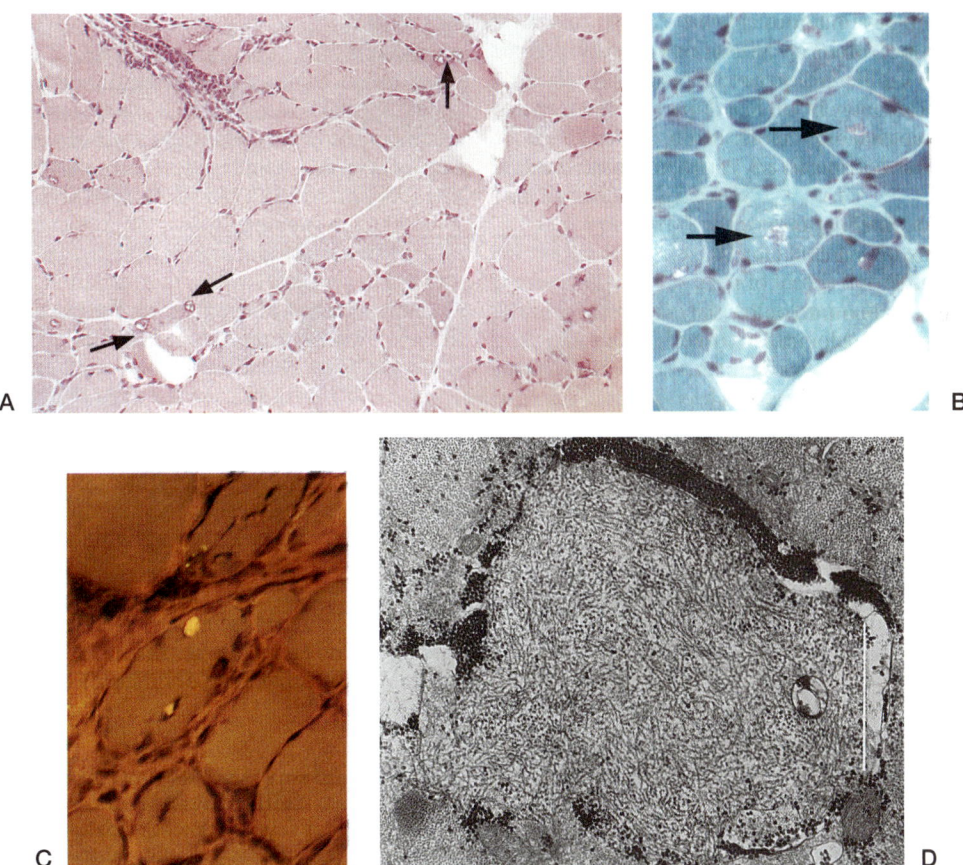

FIGURA 27.14
Miosite com corpúsculo de inclusão (MCI). A. Coloração de hematoxilina e eosina. As características na MCI são semelhantes àquelas da polimiosite, porém as fibras musculares exibem também vacúolos guarnecidos de uma borda (*setas*) que correspondem aos lisossomas aumentados de volume. As inclusões hialinas são esparsas e difíceis de visualizar com essa coloração. B. A coloração tricrômica modificada de Gomori mostra o contorno basofílico granular dos vacúolos. C. Coloração vermelho Congo. A inclusão exibe congofilia fraca, porém o sinal colorido é significativo, pois foi exacerbado pela excitação com fluorescência. D. Uma micrografia eletrônica mostra os filamentos característicos das inclusões amilóides.

tóxicas-supressoras (CD8⁺). Os complexos imunes nas paredes dos vasos sangüíneos (ver Fig. 27.15, detalhe) estão associados com microangiopatia. Os vasos sangüíneos intramusculares exibem hiperplasia endotelial, trombos de fibrina e obliteração dos capilares. A atrofia perifascicular consiste em uma ou mais camadas de fibras atróficas localizadas na periferia dos fascículos. A combinação de atrofia perifascicular e complexos imunes nas paredes dos capilares é praticamente diagnóstica de dermatomiosite, até mesmo na ausência de inflamação. A coloração anormal do tecido conjuntivo endomisial com uma reação de fosfatase alcalina reflete o dano dos vasos sangüíneos.

Miosite Granulomatosa

A miopatia inflamatória pode ocorrer na vigência de sarcoidose. Enquanto 60% dos pacientes com sarcoidose podem ter granulomas em seu tecido muscular (Fig. 27.16), apenas alguns mostram evidência de miopatia crônica com fraqueza e desgaste muscular.

Vasculite

A vasculite pode estar presente no músculo esquelético na vigência da periarterite nodosa (PAN) (Fig. 27.17), da granulomatose de Wegener, das colagenoses e dos estados de hipersensibilidade de mediação imune. Nessas circunstâncias, o músculo esquelético pode mostrar alterações neurogênicas secundárias ao dano neural.

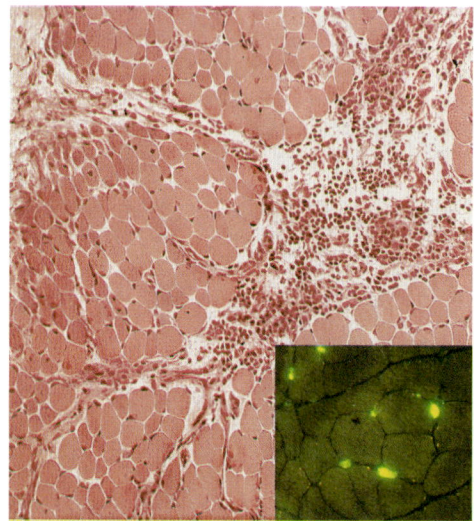

FIGURA 27.15
Dermatomiosite. Coloração de hematoxilina e eosina. As células inflamatórias infiltram predominantemente muito mais o perimísio que o endomísio. A periferia dos fascículos musculares mostra a maior parte da atrofia e do dano das fibras musculares, resultando em um padrão de lesão característico da dermatomiosite, que recebe a designação de *atrofia perifascicular*. A imunofluorescência (*detalhe*) revela que as paredes de muitos capilares exibem C5b-9 (complexo de ataque da membrana), refletindo a árvore microvascular alterada típica da dermatomiosite. Algumas pequenas fibras em fase de regeneração também são coradas por esse método.

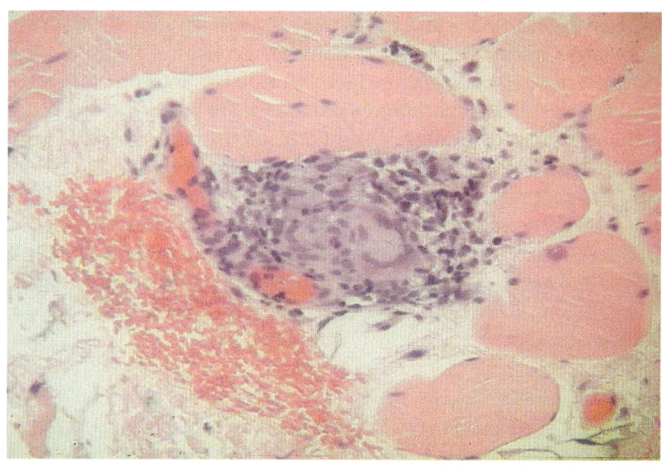

FIGURA 27.16
Miopatia sarcóide. Coloração de hematoxilina e eosina. Granuloma intramuscular com células gigantes de Langhans de um paciente com sarcoidose.

MIASTENIA GRAVE

A miastenia grave é uma doença autossômica adquirida caracterizada por fatigabilidade muscular anormal e causada por anticorpos circulantes para o receptor da acetilcolina (Ach) na junção mioneural. Ocorre em todas as raças e é duas vezes mais comum em mulheres que em homens. A doença começa tipicamente em adultos jovens, porém já foram descritos casos em crianças e pessoas muito idosas.

 Patogenia: A miastenia grave é mediada por um ataque imunológico ao receptor de Ach da placa motora terminal. Os anticorpos policlonais se fixam em vários epítopos da proteína receptora, reduzindo dessa forma o número de receptores.

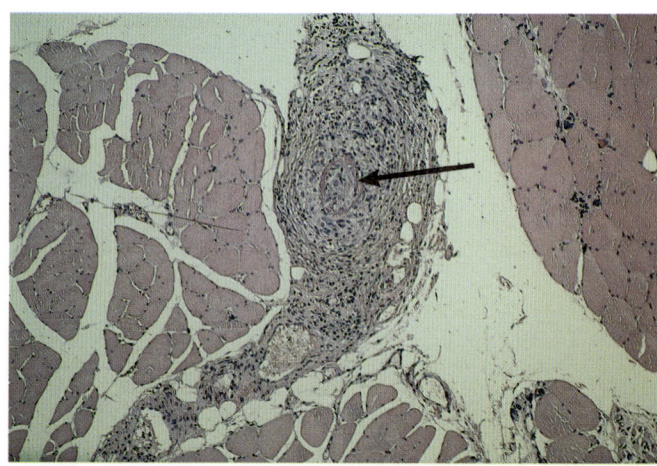

FIGURA 27.17
Periarterite nodosa (PAN). Coloração de hematoxilina e eosina. PAN é uma das formas de vasculite necrosante que pode afetar o músculo esquelético. Existe necrose fibrinóide na parede de um vaso sangüíneo (*seta*).

Na miastenia grave, o complexo antígeno-anticorpo fixa componentes do complemento e produz separação das porções terminais das pregas da junção neuromuscular, que são ricas em receptores Ach. Os anticorpos IgG são bivalentes e realizam a ligação transversa das proteínas receptoras que permanecem na membrana pós-sináptica. Esse efeito acelera o ritmo de endocitose dos receptores, ultrapassando a capacidade da fibra muscular em substituí-los. A combinação de uma área reduzida de membrana pós-sináptica, um menor número de receptores Ach por unidade de área e um espaço sináptico alargado resulta em fraqueza muscular e fadigabilidade anormal. Os anticorpos anti-receptor não atuam diretamente bloqueando a fixação de Ach para prevenir a transmissão neuromuscular.

O timo desempenha claramente um papel importante na patogenia da miastenia grave. Até 40% dos pacientes possuem um timoma associado e a remoção cirúrgica do tumor costuma ser curativa. Até 75% dos demais pacientes possuem hiperplasia tímica e, nesses casos, a timectomia constitui com freqüência um tratamento eficaz. Os receptores Ach foram demonstrados na superfície de algumas células tímicas tanto no timoma quanto na hiperplasia tímica. Assim sendo, existe evidência sugestiva de que, na miastenia grave, os linfócitos T tímicos ativam os linfócitos B para produzir anticorpos anti-receptor.

 Patologia: Pela microscopia óptica, as alterações patológicas na miastenia grave não são impressionantes. Quando muito, uma biopsia muscular pode revelar atrofia das fibras musculares tipo II. Os acúmulos focais de linfócitos podem estar presentes dentro dos fascículos, particularmente no tecido autopsiado. Pela microscopia eletrônica, a maioria das placas terminais musculares é anormal, até mesmo nos músculos que não estão enfraquecidos. Observa-se simplificação das pregas secundárias sarcolêmicas, desintegração e perda das cristas das pregas e alargamento das fendas.

 Manifestações Clínicas: Os pacientes com miastenia grave mostram considerável variação na intensidade dos sintomas e, como em outras doenças auto-imunes, os sintomas tendem a aumentar e diminuir. A fraqueza dos músculos extra-oculares é tipicamente severa e causa ptose e diplopia. De fato, a miastenia grave pode continuar confinada a esses músculos. Mais freqüentemente, a doença progride para outros músculos, como aqueles associados à deglutição, do tronco e das extremidades. Os pacientes com miastenia grave apresentam também uma alta incidência de outras doenças auto-imunes.

A mortalidade global da miastenia grave é de aproximadamente 10%, na maioria das vezes em virtude de insuficiência respiratória devida a fraqueza muscular. Além da timectomia, a terapia corticosteróidea, o metotrexato e os agentes anticolinesterase são usados isoladamente ou em combinação. A plasmaférese atua reduzindo os títulos dos anticorpos anti-receptor Ach e pode combater os sintomas, porém a melhora clínica é de curta duração.

SÍNDROME DE LAMBERT-EATON

A síndrome de Lambert-Eaton é um distúrbio paraneoplásico que se manifesta como fraqueza muscular, desgaste e fatigabilidade dos membros proximais e do tronco. Também denominada *síndrome miastênica-miopática*, a doença está associada habitualmente com carcinoma pulmonar de pequenas células, embora possa ocorrer também em pacientes com outras doenças malignas e, raramente, na ausência de uma malignidade subjacente. Existe evidência neurofisiológica de um defeito na liberação da acetilcolina nas terminações nervosas. Como a miastenia grave, a doença parece ter uma base auto-imune, pois pode ser transferida aos camundongos pela IgG proveniente dos pacientes e responde ao tratamento com corticosteróides. Os auto-anticorpos IgG patogênicos reconhecem os canais de cálcio sensíveis à voltagem que se expressam tanto nas terminações nervosas motoras quanto nas células do câncer pulmonar. Os canais de cálcio, que são necessários para a liberação de Ach, estão grandemente reduzidos na membrana pré-sináptica nesses pacientes, interferindo dessa forma na transmissão neuromuscular.

DOENÇAS METABÓLICAS HEREDITÁRIAS

O músculo esquelético é afetado drasticamente por uma ampla variedade de doenças endócrinas e metabólicas, como síndrome de Cushing, doença de Addison, hipotireoidismo, hipertireoidismo e condições associadas com insuficiência hepática ou renal. Entretanto, na discussão seguinte, as anormalidades hereditárias primárias no metabolismo do músculo esquelético resultam em uma função muscular anormal.

As Doenças do Armazenamento do Glicogênio (Glicogenose) São Distúrbios Genéticos que Produzem Efeitos Variáveis sobre o Músculo

As doenças de armazenamento do glicogênio são distúrbios metabólicos hereditários autossômicos recessivos caracterizados pela incapacidade de degradar o glicogênio (ver Cap. 6).

Glicogenose Tipo II (Deficiência de Maltase Ácida, Deficiência de α-1,4-Glicosidase, Doença de Pompe)

Várias mutações genéticas afetam a atividade da maltase ácida do músculo e resultam em síndromes clínicas claramente diferentes. A maltase ácida é uma enzima lisossômica que se expressa em todas as células e participa na degradação do glicogênio. Quando a enzima é deficiente, o glicogênio não é desintegrado, se acumula dentro dos lisossomos e continua preso à membrana (Fig. 27.18).

 Patologia: Em todas as formas de glicogenose por deficiência de maltase ácida, as alterações morfológicas são distintivas e quase patognomônicas (Fig. 27.18). O músculo na doença de Pompe exibe acúmulo maciço de glicogênio ligado à membrana e desaparecimento do miofilamento e de outras organelas sarcoplásmicas. Surpreendentemente, existe

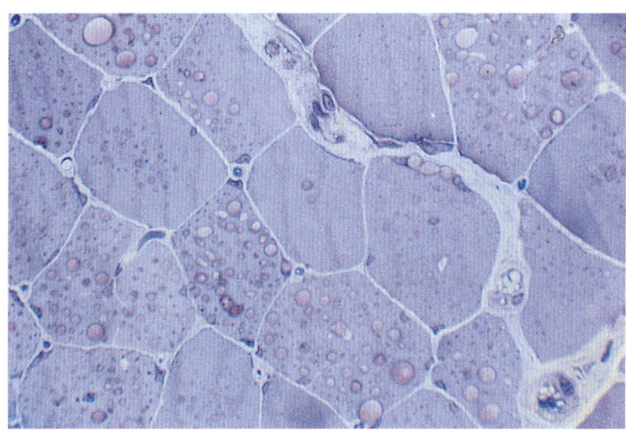
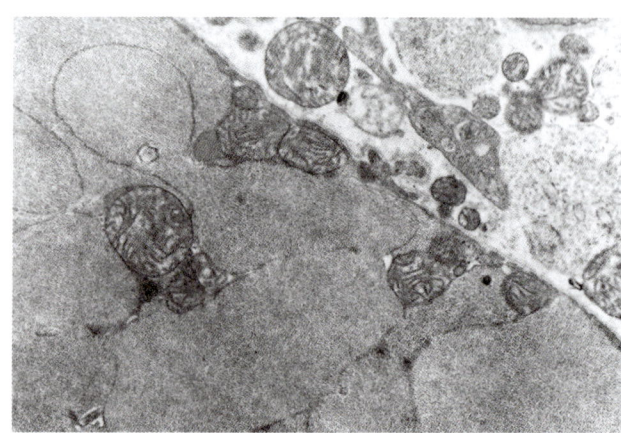

FIGURA 27.18
Deficiência de maltase ácida — início adulto. A. Corte plástico semifino de músculo corado com azul de toluidina. Os vacúolos nas fibras musculares contêm glicogênio metacromático (ligeiramente avermelhado) que contrasta com a coloração ortocromática (azulada) das outras estruturas. **B.** Uma micrografia eletrônica mostra acúmulo de partículas de glicogênio dentro dos lisossomas.

pouquíssima regeneração e, aparentemente, as células satélites inativas estão presentes na superfície das fibras musculares que foram destruídas quase completamente pelo processo patológico.

As características patológicas das formas infantil tardia, juvenil e de início adulto da glicogenose tipo II são mais leves. As alterações morfológicas variam desde uma miopatia vacuolar incontestável demonstrada pela histologia de rotina até um acúmulo muito sutil de partículas de glicogênio ligadas à membrana que são identificáveis apenas pela microscopia eletrônica. Os vacúolos observados pela microscopia óptica estão vazios ou contêm material granular PAS-positivo que é removido pela diastase, indicando que é composto de glicogênio.

 Manifestações Clínicas: A primeira deficiência de maltase ácida a ser reconhecida, descrita por Pompe, é a forma mais grave e ocorre no estágio neonatal ou infantil precoce. Esses pacientes apresentam hipotonia intensa e arreflexia e se assemelham clinicamente aos pacientes com a doença de Werdnig-Hoffmann (ver adiante em Desnervação). Às vezes os pacientes possuem uma língua aumentada de volume e cardiomegalia e morrem de insuficiência cardíaca, habitualmente no transcorrer dos dois primeiros anos de vida. Muitos tecidos são afetados, porém o acometimento mais significativo é nos músculos esquelético e cardíaco, no sistema nervoso central (SNC) e no fígado. O nível sérico de creatina cinase está apenas ligeira a moderadamente aumentado. Os pacientes com as formas de início mais tardio da doença apresentam uma miopatia leve, porém inexoravelmente progressiva. O glicogênio se acumula em outros órgãos, porém a expressão clínica do distúrbio se limita habitualmente ao músculo.

Glicogenose Tipo III (Deficiência de Enzimas Desramificadoras, Doença de Cori, Dextrinose Limítrofe, Deficiência de Amilo-1,6-Glicosidase)

A glicogenose tipo III é uma doença autossômica recessiva rara que afeta crianças ou adultos. Nesses pacientes, a fosforilase hidrolisa as ligações 1,4-glicosídicas das cadeias terminais de glicose do glicogênio, porém não além do local de um ponto de ramificação, por causa da ausência de enzima desramificadora. O glicogênio sem cadeias de glicose superficiais recebe a designação de "dextrina limite". Hepatomegalia e retardo do crescimento são habituais. Os sintomas musculares variam e o acometimento mais intenso e consistente está relacionado à disfunção hepática em crianças. Raramente, esses pacientes aparecem na vida adulta com uma miopatia lentamente progressiva. A microscopia eletrônica revela grandes massas de grânulos de glicogênio livres no sarcoplasma.

Glicogenose Tipo V (Doença de McCardle, Deficiência de Miofosforilase)

A glicogenose tipo V é uma miopatia metabólica mais comum que não costuma ser progressiva nem profundamente debilitante. A enzima, miofosforilase, é uma proteína tecido-específica do músculo esquelético normal. Na ausência de atividade enzimática, o glicogênio do músculo esquelético não pode ser clivado nas cadeias 1,4-glicosídicas para produzir glicose a ser utilizada na produção de energia durante o período de esforço físico. Como resultado, ocorrem cãibras musculares com o exercício. O paciente também não consegue produzir lactato durante o exercício isquêmico, um defeito que constitui a base de um teste metabólico destinado a identificar esta condição.

 Patologia: O tecido pode parecer completamente normal, exceto pela ausência de atividade da fosforilase. Entretanto, existe habitualmente evidência de um pequeno acúmulo anormal de grânulos de glicogênio dentro do sarcoplasma, predominantemente dentro da área subsarcolêmica (Fig. 27.19). Um diagnóstico específico pode ser feito pela reação histoquímica para miofosforilase, porém deverá ser confirmado pelo ensaio bioquímico da atividade enzimática muscular ou pela análise do DNA genômico.

 Manifestações Clínicas: Se os pacientes evitam o exercício extenuante, a anormalidade não interfere seriamente em suas vidas. Entretanto, o exercício vigoroso

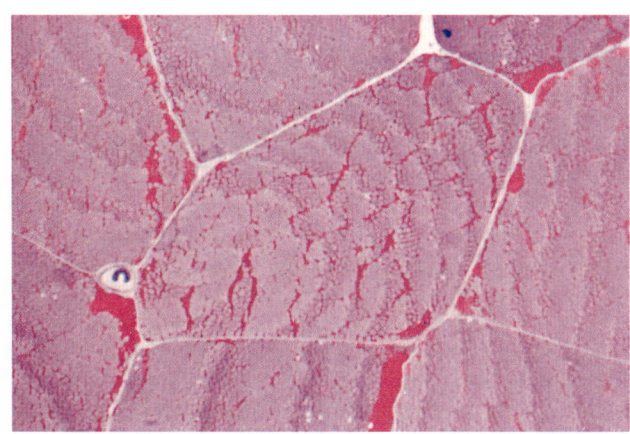 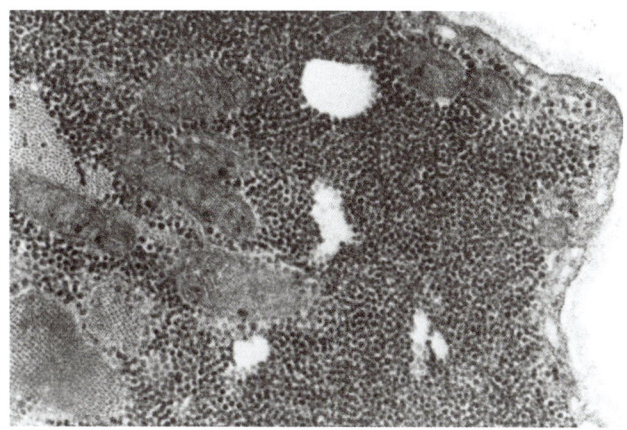

FIGURA 27.19
Doença de McArdle (deficiência de miofosforilase). A. Corte plástico transverso semifino de músculo corado por ácido periódico-Schiff (PAS) e azul de toluidina. O glicogênio PAS-positivo se acumula predominantemente na região subsarcolêmica. **B.** Uma micrografia eletrônica demonstra uma massa anormal de partículas de glicogênio imediatamente por baixo do sarcolema. O glicogênio não é circundado por uma membrana, ao contrário do armazenamento lisossômico do glicogênio na deficiência de maltase ácida.

prolongado pode resultar em necrose generalizada das miofibras e liberação de proteínas musculares solúveis, como creatina cinase e mioglobina, que serão lançadas na circulação. Este evento, por sua vez, pode produzir mioglobinúria e insuficiência renal.

A biopsia muscular deve ser feita várias semanas após um episódio de sintomas, para permitir que ocorra a regeneração do músculo.

Glicogenose Tipo VII (Deficiências de Fosfofrutocinase)

A deficiência de fosfofrutocinase (PFK) é menos comum que a doença de McArdle, porém causa uma síndrome idêntica. A PFK é uma enzima-chave na via de Embden-Meyerhof, que cataboliza a conversão de frutose-6-fosfato para frutose-1,6-difosfato. No músculo, essa enzima é formada por quatro subunidades idênticas (M_4), enquanto nos eritrócitos, o tretâmero contém duas subunidades diferentes (as subunidades M e L), cada uma delas sob controle genético separado. Como resultado, a falta genética da subunidade muscular resulta na ausência completa de atividade PFK no músculo, porém em uma redução de apenas 50% da atividade nos eritrócitos. Nestas últimas células, a enzima ativa restante é constituída por quatro subunidades L normais.

Os pacientes com glicogenólise tipo VII apresentam com freqüência anemia leve ou hemólise de baixo grau. Os achados morfológicos são semelhantes àqueles observados na doença de McArdle, exceto nos pacientes que exibem atividade de fosforilase no músculo. Em contrapartida, uma reação histoquímica para PFK mostra pouca ou nenhuma coloração para a enzima. O diagnóstico é consubstanciado pela análise bioquímica da atividade enzimática no músculo.

As Miopatias Lipídicas São Causadas por um Metabolismo Defeituoso das Gorduras

Ocasionalmente, uma amostra de biopsia muscular de um paciente com intolerância ao exercício ou fraqueza muscular contém uma quantidade excessiva de lipídios neutros. Essas condições são causadas por uma ampla variedade de distúrbios metabólicos que afetam o metabolismo lipídico, dos quais já foi identificada mais de uma dúzia. Em síntese, as miopatias lipídicas podem envolver (1) o transporte deficiente de ácidos graxos para o interior das mitocôndrias (síndromes de deficiência de carnitina e deficiência de carnitina palmitoiltransferase), (2) defeitos em uma ampla variedade de enzimas que medeiam a β-oxidação dos ácidos graxos, (3) anormalidades nas enzimas da cadeia respiratória e (4) defeitos na utilização dos triglicerídeos. Apenas os distúrbios que envolvem o metabolismo da carnitina serão abordados aqui.

Deficiência de Carnitina

A carnitina, que é sintetizada no fígado e existe em grandes quantidades no músculo esquelético, é necessária para o transporte dos ácidos graxos de cadeia longa para o interior das mitocôndrias. Os pacientes com deficiência de carnitina muscular, uma condição autossômica recessiva, exibem fraqueza e atrofia progressivas dos músculos proximais e, com freqüência, mostram sinais de desnervação e de neuropatia periférica. A ausência de carnitina resulta em acúmulo maciço de gotículas lipídicas no sarcoplasma fora das mitocôndrias, uma alteração que pode ser evidenciada prontamente em uma amostra de biopsia muscular (Fig. 27.20). Às vezes a terapia com carnitina oral alivia os sintomas. A deficiência de carnitina no músculo esquelético ocorre também como parte de um distúrbio sistêmico que pode afetar o SNC, o coração e o fígado.

Deficiência de Carnitina Palmitoiltransferase

Como na deficiência de carnitina, as pessoas com deficiência de carnitina palmitoiltransferase não conseguem metabolizar os ácidos graxos de cadeia longa por causa da incapacidade de transportar esses lipídios para o interior das mitocôndrias, onde sofrem β-oxidação. Após o exercício prolongado, esses pacientes queixam-se de dor muscular, que pode evoluir para

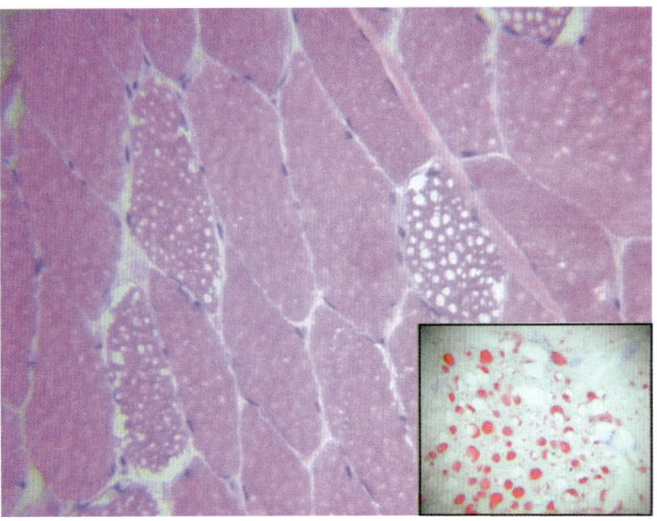

FIGURA 27.20
Miopatia com armazenamento de lipídio. Corte congelado corado por hematoxilina e eosina. Numerosos vacúolos citoplásmicos estão presentes nas fibras musculares. A coloração com oil redorceína (*detalhe*) demonstra que os vacúolos citoplásmicos contêm lipídio neutro.

mioglobinúria. O jejum prolongado pode produzir os mesmos sintomas. Após um episódio desse tipo, as fibras se regeneram e restauram a estrutura muscular. As amostras de biopsia não mostram qualquer excesso de lipídio sarcoplásmico nem outras anormalidades microscópicas e o diagnóstico depende do ensaio bioquímico para a atividade de carnitina palmitoiltransferase.

As Doenças Mitocondriais Refletem um nDNA ou mtDNA Mutante

Os defeitos hereditários do metabolismo mitocondrial são um grupo de distúrbios incomuns porém conceitualmente importantes. Historicamente, as doenças do músculo foram reconhecidas primeiro e designadas de miopatias mitocondriais, porém afetam tanto o SNC quanto o músculo e são conhecidas como *encefalomiopatias mitocondriais*. Sistema nervoso, músculo esquelético, coração, rim e outros órgãos podem ser afetados em combinações diferentes como parte de uma doença de múltiplos sistemas.

As doenças hereditárias das mitocôndrias são classificadas geneticamente em dois amplos grupos, como defeitos do DNA nuclear (nDNA) ou do DNA mitocondrial (mtDNA). Mutações pontuais (de ponto), deleções e duplicações de mtDNA foram identificadas e relacionadas a várias síndromes das encefalomiopatias mitocondriais. Este grupo de síndromes é abordado aqui.

 Patogenia: A maioria das proteínas mitocondriais é codificada por nDNA, porém 13 das aproximadamente 80 subunidades polipeptídicas dos complexos da cadeia respiratória são especificadas por mtDNA. Os defeitos nessas proteínas constituem as encefalomiopatias mitocondriais.

As doenças de mtDNA possuem uma forma materna de herança, contrastando com o padrão mendeliano das mutações nDNA. O mtDNA do zigoto deriva exclusivamente do oocito. O zigoto e suas células-filha possuem muitas mitocôndrias, cada uma das quais contém várias cópias do genoma mitocondrial de derivação materna. As mutações nas cópias de mtDNA são passadas aleatoriamente para as gerações subseqüentes de células. Durante o crescimento do feto ou depois, é provável que algumas células contenham apenas genomas mutantes (homoplasmia mutante), enquanto outras possuem apenas genomas normais (homoplasmia tipo selvagem). Ainda outras recebem uma população mista de mtDNA mutante e normal (heteroplasmia). Por sua vez, a expressão clínica de uma doença produzida por uma determinada mutação de mtDNA depende do conteúdo total de genomas mitocondriais e da proporção que seja do tipo mutante. **A fração de mtDNA mutante deve ultrapassar um nível crítico para que uma doença mitocondrial se torne sintomática.** Esse limiar varia em diferentes órgãos e está relacionado presumivelmente às necessidades energéticas das células.

 Patologia: No músculo esquelético, a assinatura patológica de um defeito do mtDNA é o acúmulo de mitocôndrias. O número excessivo de organelas é expresso como agregados de material granular avermelhado no sarcoplasma, conforme demonstrado pela coloração tricrômica modificada de Gomori (Fig. 27.21A). A anormalidade foi designada de *fibra vermelha rota*, por causa do contorno irregular dos depósitos avermelhados na periferia da fibra. As mutações patogênicas de mtDNA nessas doenças costumam prejudicar a atividade do complexo IV (citocromo oxidase). Três das subunidades são codificadas por mtDNA e são necessárias para a função do carreador do transporte de elétrons montado. Conseqüentemente, as colorações histoquímicas das fibras vermelhas rotas demonstram com freqüência uma atividade deficiente de citocromo oxidase (ver Fig. 27.21C). Em contrapartida, as fibras vermelhas rotas são coradas intensamente para succinato desidrogenase (SDH, complexo II), um complexo que é codificado exclusivamente por nDNA (ver Fig. 27.21B). SDH é uma das muitas proteínas sintetizadas no citoplasma e introduzida nas mitocôndrias e reflete presumivelmente a proliferação de mitocôndrias. Os defeitos das mitocôndrias (ver Fig. 27.21D) resultam em atrofia das miofibras e acúmulo de lipídio sarcoplásmico e glicogênio. A morte das células nervosas e a astrocitose reativa ocorrem no SNC.

 Manifestações Clínicas: As manifestações clínicas das encefalomiopatias variam, porém em geral começam na segunda infância. Alguns pacientes começam com fraqueza muscular e, a seguir, desenvolvem um distúrbio cerebral. Outros se apresentam com uma doença neurológica do cérebro e podem ou não ter fraqueza muscular óbvia, apesar de a biopsia muscular indicar um distúrbio mitocondrial. Outros órgãos, como o coração, são afetados freqüentemente como parte de um distúrbio de múltiplos sistemas.

Três síndromes neurológicas foram designadas de (1) *síndrome de Kearns-Sayre* (oftalmoplegia progressiva, degeneração pigmentar retiniana, arritmias cardíacas e outras características), (2) *MELAS* (miopatia mitocondrial, encefalopatia, acidose lática e episódios semelhantes a um acidente vascular cerebral) e (3) *MERRF* (epilepsia mioclônica e fibras vermelhas rotas). A maio-

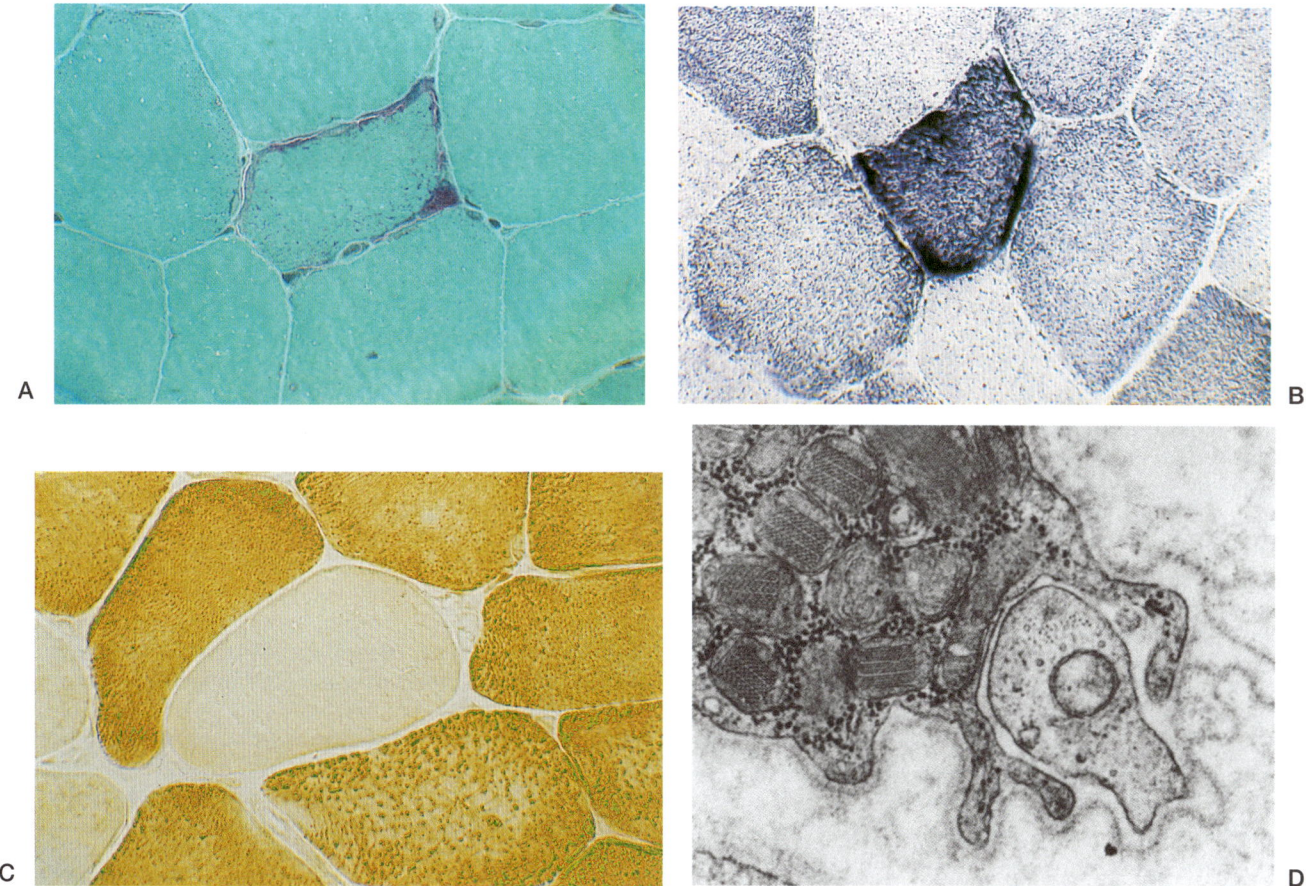

FIGURA 27.21
Miopatia mitocondrial causada por deleções de DNA mitocondrial (mtDNA). A. Tricromo de Gomori modificado. Uma fibra vermelha rota mostra proeminente proliferação de mitocôndrias granulares avermelhadas, localizadas principalmente em uma região subsarcolêmica. B. Coloração com succinato desidrogenase (SDH). Uma fibra vermelha rota mostra expressão excessiva de SDH, um carreador de transporte dos elétrons que é codificado inteiramente por DNA nuclear (nDNA). C. Outra fibra vermelha rota exibe ausência de coloração histoquímica para citocromo oxidase. Três subunidades deste carreador de transporte de elétrons são codificados por mtDNA, e as mutações interferiram na função nessa fibra. D. Uma micrografia eletrônica revela mitocôndrias com anormalidades ultra-estruturais, incluindo inclusões paracristalinas.

ria dos pacientes com a síndrome de Kearns-Sayre apresenta grandes deleções de mDNA que não são familiais. MELAS e MERRF demonstram habitualmente mutações pontuais (de ponto) de genes mitocondriais para certos RNA de transferência e mostram um padrão materno de herança.

A Deficiência de Mioadenilato Desaminase É uma Causa Freqüente de Fraqueza Leve

O monofosfato de adenosina desaminase (AMP-DA) está presente em grandes quantidades no músculo esquelético, particularmente nas fibras tipo II. AMP-DA é uma enzima importante na regulação do ciclo de purina nucleotídeo e ajuda a manter a relação ATP/ADP durante o exercício. Um grupo de pacientes com fraqueza muscular proximal leve e intolerância ao exercício evidencia ausência completa de atividade AMP-DA. Essa é uma condição autossômica recessiva comum, que ocorre em 1 a 2% de todas as amostras de biopsia muscular. Ainda não foi esclarecido se a deficiência de AMP-DA re-

presenta uma entidade patológica em separado ou uma enfermidade que acaba sendo revelada por outras doenças neuromusculares.

A Paralisia Periódica Familial Reflete um Fluxo de Eletrólitos Alterado

A paralisia periódica familial se refere a um grupo de distúrbios autossômicos dominantes caracterizados por episódios de fraqueza muscular ou até mesmo paralisia completa, seguida por recuperação rápida. Os distúrbios estão relacionados a anormalidades nos fluxos de sódio e potássio para dentro e para fora das células. Durante um ataque, a superfície das fibras musculares não propaga um potencial de ação, embora o fornecimento de cálcio dentro da fibra muscular resulte em contração. As amostras de biopsia muscular obtidas durante o ataque não evidenciam anormalidades identificáveis de início recente. A seguir, aparecem características miopáticas leves permanentes e vacúolos sarcoplásmicos. Os vacúolos correspondem ao retículo sarcoplásmico e a túbulos transversos dilatados ou remodelados. Em alguns casos, uma subpopulação de fibras distinta (tipo IIB) contém grandes números de agregados tubulares que derivam da rede tubular do retículo sarcoplásmico.

Existem três síndromes clínicas e geneticamente distintas — paralisia periódica hipocalêmica, hipercalêmica e normocalêmica. O tipo hipocalêmico foi vinculado a mutações do gene que codifica um canal de cálcio do músculo esquelético controlado por voltagem; as formas hipercalêmica e normocalêmica refletem mutações no gene SCN4A no cromossomo 17q, que especifica o canal do sódio.

RABDOMIÓLISE

Rabdomiólise se refere à dissolução das fibras musculares esqueléticas e à liberação de mioglobina para a circulação, um evento que pode resultar em mioglobinúria e insuficiência renal aguda. O distúrbio pode ser agudo, subagudo ou crônico. Durante a rabdomiólise aguda, os músculos ficam tumefeitos, sensíveis e profundamente fracos.

Ocasionalmente, um episódio de rabdomiólise pode complicar ou acompanhar a gripe. Alguns pacientes desenvolvem rabdomiólise com um exercício aparentemente leve e, provavelmente, possuem alguma forma de miopatia metabólica. Após a recuperação, uma biopsia subseqüente pode revelar um músculo que é morfologicamente normal. A rabdomiólise pode complicar também a intermação ou a hipertermia maligna após a administração de um anestésico, como halotano. O alcoolismo está associado ocasionalmente com rabdomiólise tanto aguda quanto crônica.

As alterações patológicas na rabdomiólise correspondem a uma miopatia não-inflamatória ativa, com necrose dispersa de fibras musculares e graus variáveis de degeneração e regeneração. Aglomerados de macrófagos são visualizados dentro e ao redor das fibras musculares, porém esses não são acompanhados por linfócitos nem por células inflamatórias.

DESNERVAÇÃO

A patologia da desnervação reflete lesões do neurônio motor inferior. As lesões do neurônio motor superior, como ocorrem na esclerose múltipla ou no acidente vascular cerebral, resultam em paralisia e atrofia. Entretanto, o neurônio motor inferior nessas condições continua intacto e as alterações patológicas refletem muito mais uma atrofia difusa inespecífica que a atrofia por desnervação.

Uma biopsia muscular é um teste altamente sensível para identificar uma lesão do neurônio motor inferior, porém o padrão de desnervação não identifica a causa da lesão. Por exemplo, não estabelece a diferença entre uma doença como a esclerose lateral amiotrófica, um distúrbio dos neurônios motores, e uma neuropatia periférica devida ao diabetes melito. As alterações morfológicas indicam se a desnervação é recente ou crônica.

Quando uma fibra muscular esquelética deixa de ter contato com seu neurônio motor inferior, sofre atrofia invariavelmente, por causa da perda progressiva de miofibrilas. Ao corte transversal, a fibra atrófica possui uma configuração angular característica, comprimida aparentemente pelas fibras musculares normais circundantes (Fig. 27.22). Se a fibra não for reinervada, a atrofia prossegue para perda completa das miofibrilas e os núcleos se condensam em agregados. No estágio terminal, as fibras musculares desaparecem e são substituídas essencialmente por tecido adiposo.

A fase inicial da doença por desnervação se caracteriza por fibras atróficas angulares irregularmente dispersas. Com a progressão da doença, essas fibras são visualizadas em grupos, primeiro em pequenos aglomerados de várias fibras e, a seguir, em grupos progressivamente maiores (ver Fig. 27.22B). Essas fibras são excessivamente escuras quando coradas para esterase inespecífica (Fig. 27.23) e pelas reações NADH-TR, ao contrário da atrofia causada por desuso ou desgaste. Com a reação ATPase, os grupos de fibras desnervadas constituem uma mistura de fibras tipo I e tipo II. **Praticamente todas as condições conhecidas como desnervação não exibem desnervação seletiva de um único tipo de neurônio motor.**

Outra anormalidade presente ocasionalmente em uma condição com desnervação é a "fibra-alvo" (Fig. 27.24), visualizada em 20% dos casos. Esta alteração é aparentemente transitória, ocorrendo durante ou logo após o processo de desnervação ou de reinervação e indicando que o processo é ativo. A lesão consiste em palidez central da fibra muscular, que é circundada por uma zona condensada que, por sua vez, é circundada por uma zona normal de sarcoplasma. As fibras-alvo são difíceis de visualizar com a coloração de hematoxilina e eosina, porém são demonstradas claramente pela coloração NADH-TR, que mostra uma coloração grandemente reduzida na zona central, refletindo um menor número ou ausência de mitocôndrias.

Com cada episódio de desnervação, existe um esforço de reinervação. No processo de desnervação lentamente progressivo, na verdade a reinervação pode manter paralelismo com a desnervação. Novos brotamentos de terminações nervosas fazem contato sináptico com a fibra muscular no local da antiga placa motora terminal. Logo após a desnervação, a fibra muscular fica coberta com receptores nicotínicos Ach (receptor extrajuncional), uma situação semelhante àquela observada na fase miotubular da embriogênese. Este estado desnervado induz um brotamento de novas terminações nervosas a partir do nervo sobrevivente adjacente. Com a reinervação, o receptor extrajuncional desaparece novamente do sarcolema, exceto no ponto de contato sináptico.

Em uma condição de desnervação crônica, a reinervação de cada unidade motora sobrevivente se torna gradualmente maior. À medida que um neurônio motor inferior de um tipo específico assume a inervação de um determinado campo de fibras, grupos de fibras de um único tipo são visualizadas adjacentes aos grupos de outro tipo. Esse padrão é designado *grupamento de tipo* e é patognomônico da desnervação seguida de reinervação (ver Figs. 27.22C e 27.25).

Os pacientes com grupamento de tipo significativo apresentam com freqüência sintomas de cãibras musculares, além de fraqueza muscular progressiva. Após um único episódio de desnervação, como ocorre com a poliomielite, a reinervação costuma resultar em impressionante recuperação da força. Anos depois, uma biopsia mostra um padrão conspícuo de grupamento de tipo, com grumos nucleares picnóticos dispersos (ver Fig. 27.25A). Nesses casos, não existem fibras atróficas angulares nem fibras-alvo.

Ocasionalmente, uma amostra de biopsia revela uma proeminência anormal de um único tipo de fibra em relação ao outro. Essa situação é designada *predominância de tipo* e pode envolver as fibras tanto tipo I quanto tipo II. A razão para esse efeito não costuma ser clara, porém existe freqüentemente evidência de desnervação. É possível que, na predominância de um determinado tipo, a desnervação favoreça um tipo de neurônio motor inferior em relação a outro.

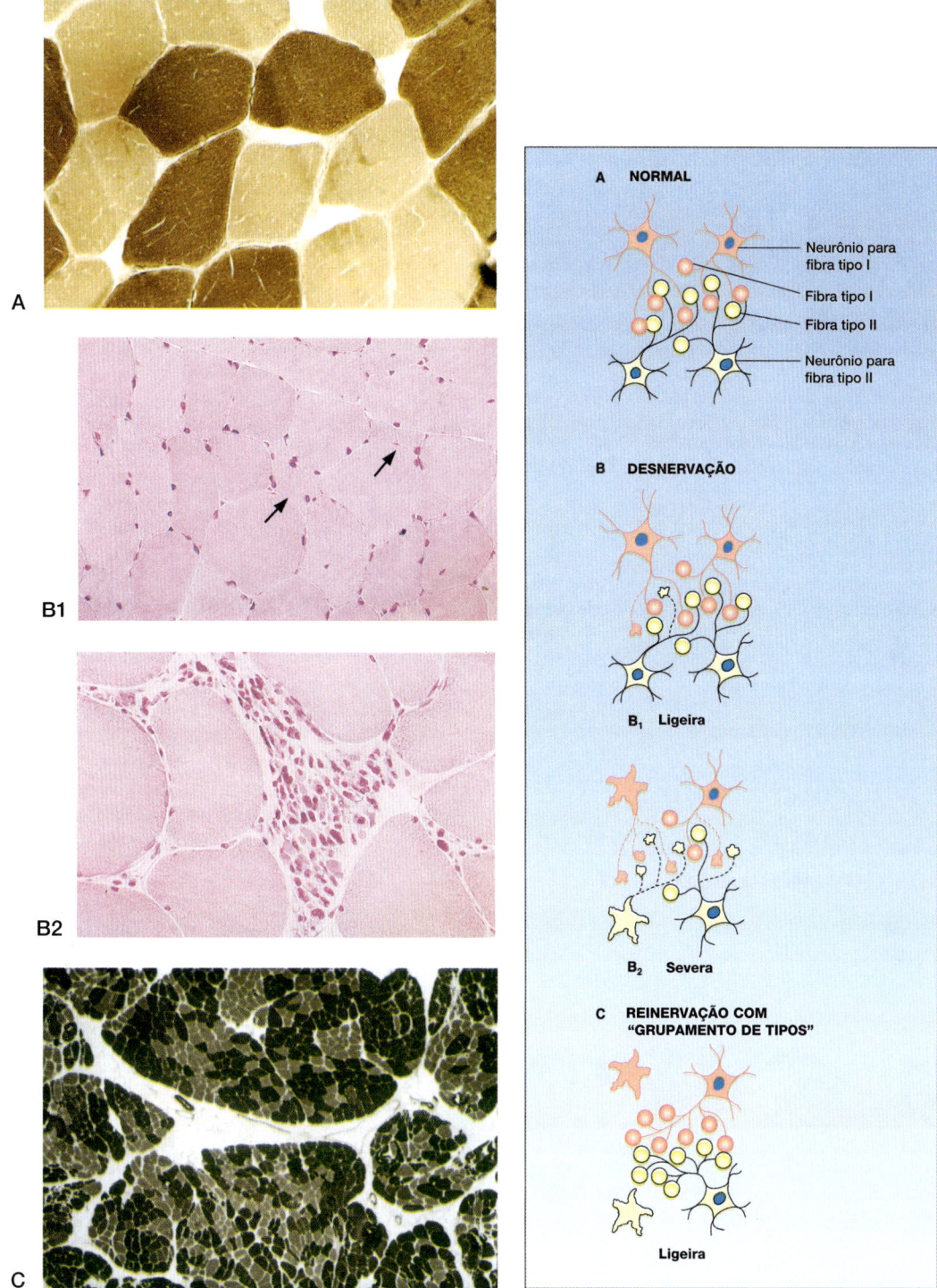

FIGURA 27.22

Desnervação/reinervação. (*A*) Como mostrado na fotomicrografia, a distribuição mista normal de fibras musculares tipo I (*pálidas*) e tipo II (*escuras*) é mostrada pela coloração para ATPase. No desenho, dois neurônios (*vermelhos*) inervam fibras musculares tipo I e dois neurônios (*amarelos*) inervam fibras tipo II. (*B*) Desnervação; coloração de hematoxilina e eosina. Com degeneração precoce (ligeira) (*B1*), porções da árvore axonal degeneram, resultando em atrofia angular de fibras musculares tipo I e tipo II dispersas. Com uma desnervação mais avançada (severa) (*B2*), neurônios motores inferiores inteiros ou numerosos processos axonais degeneram, acarretando o aparecimento de pequenos grupos de fibras atróficas angulares, conforme ilustrado na fotomicrografia. (*C*) Reinervação; ATPase miofibrilar. Com a degeneração dos neurônios, aqueles que sobrevivem produzem mais terminações nervosas e reinervam algumas das fibras desnervadas. Essas fibras reinervadas se transformam em tipo I ou tipo II, de conformidade com o tipo de neurônio que as reinervou. Esse processo resulta em um menor número de unidades motoras (que no entanto são maiores) e no aparecimento de aglomerados de fibras de um único tipo adjacentes a aglomerados de fibras do outro tipo, padrão esse denominado "grupamento de tipo". A fotomicrografia demonstra o grupamento de tipos. (Comparar com o padrão normal ilustrado na Fig. 27.3B ou 27.19A.) Este campo poderia parecer normal, exceto por algumas fibras atróficas, se tivesse sido corado com hematoxilina e eosina.

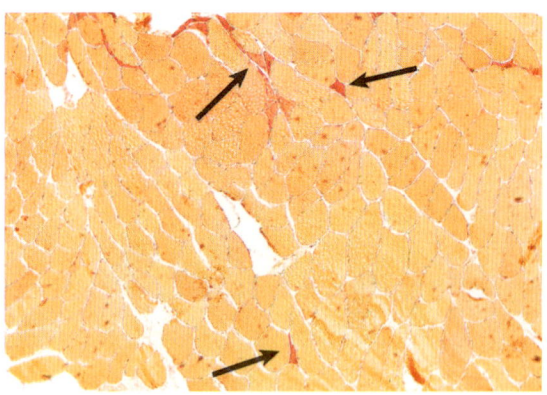

FIGURA 27.23
Desnervação. Neste corte congelado do músculo bíceps submetido à reação de esterase inespecífica, algumas fibras atróficas angulares irregularmente dispersas (*setas*) adquirem uma coloração excessivamente escura. Este padrão é altamente característico da atrofia devida à desnervação.

Não é incomum visualizar fibras musculares ocasionais sofrendo necrose ou regeneração nas condições neuropáticas. Nesses pacientes, um aumento moderado nos níveis séricos de creatina cinase reflete degeneração muscular. Esse achado é comum nos pacientes com as formas lentamente progressivas de atrofia muscular espinhal, como na doença de Kugelberg-Welander e na doença de Kennedy.

A Atrofia Muscular Espinhal Reflete Degeneração Progressiva das Células do Corno Anterior

A atrofia muscular espinhal (AMP) se caracteriza por degeneração das células do corno anterior da medula espinhal e representa o segundo distúrbio autossômico recessivo letal mais comum após a fibrose cística. A AMP da segunda infância é classificada em tipo I (*doença de Werdnig-Hoffmann*), tipo II (intermediária) e tipo III (*doença de Kugelberg-Welander*). O gene do neurônio motor sobrevivente (5q11.2-13.3) está ausente em praticamente todos os casos (99%) de AMP.

DOENÇA DE WERDNIG-HOFFMANN (AMP INFANTIL): *A doença de Werdnig-Hoffmann resulta em fraqueza progressiva e intensa no início da primeira infância, com os bebês só raramente vivendo até além do primeiro ano de vida.* A desnervação parece começar *in utero* após o estabelecimento das unidades motoras. O padrão histológico é virtualmente patognomônico (Fig. 27.26). Grupos de minúsculas fibras atróficas arredondadas ainda podem ser identificados com a reação ATPase como sendo do tipo I ou do tipo II. Além disso, existem fascículos de fibras musculares normais e quase invariavelmente aglomerados de fibras tipo I hipertrofiadas. Além da ausência do gene do neurônio motor sobrevivente, um segundo gene (gene da proteína inibidora da apoptose neuronal) também foi implicado na patogenia da doença de Werdnig-Hoffmann.

DOENÇA DE KUGELBERG-WELANDER (AMP JUVENIL): *Esta variante é uma forma de AMP de início mais tardio que não é necessariamente progressiva.* Antigamente, esses pacientes com freqüência eram designados como tendo uma distrofia muscular das cinturas dos membros. Um padrão eletromiográfico de desnervação ajuda a identificar esses pacientes. A amostra de biopsia muscular mostra o grupamento de tipo e outras evidências de um distúrbio neurogênico, porém pode assemelhar-se a uma miopatia em uma amostra pequena por causa da coexistência de fibras necróticas e fibras em regeneração.

A Atrofia das Fibras Tipo II se Assemelha à Miopatia com Degeneração

Um padrão patológico que com freqüência é interpretado incorretamente nas amostras de biopsia muscular é a atrofia que resulta de desuso, desgaste, doença do neurônio motor superior e toxicidade dos corticosteróides. Esta atrofia inespecífica difusa se manifesta histologicamente por atrofia angular seletiva das fibras tipo II. Com a coloração de hematoxilina e eosina, às vezes é impossível distinguir este padrão de atrofia daquele da desnervação. Entretanto, com a reação ATPase, todas as fibras atróficas angulares são do tipo II (Fig. 27.27). Ainda mais, essas fibras anormais não são coradas maciçamente com a reação inespecífica da esterase nem com a reação NADH-TR. A atrofia tipo II é uma condição comum que está relacionada freqüentemente a um problema mais crônico.

MIOPATIA INDUZIDA POR ESTERÓIDE: A terapia corticosteróidea pode produzir fraqueza muscular e a biopsia muscular se caracteriza histologicamente por atrofia tipo II. Este aspecto patológico gera um importante dilema clínico, pois os pacientes com polimiosite são tratados freqüentemente com altas doses de corticosteróides. Se o paciente manifestar agravamento da fraqueza, o médico deverá decidir se o

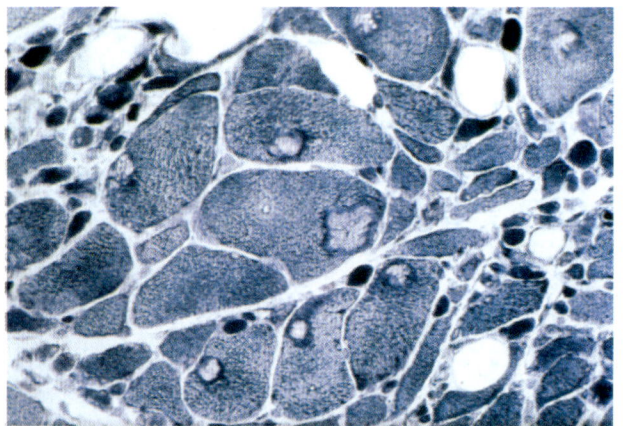

FIGURA 27.24
Fibra-alvo. Um corte transversal de músculo estriado tratado com a coloração NADH-TR demonstra várias "fibras-alvo", um aspecto característico de alguns casos de desnervação. Como a reação enzimática cria um produto (formazana) que se fixa seletivamente nas organelas membranosas, os centros das áreas-alvo parecem isentos de mitocôndrias e de retículo sarcoplásmico. As miofibrilas podem ou não estar intactas.

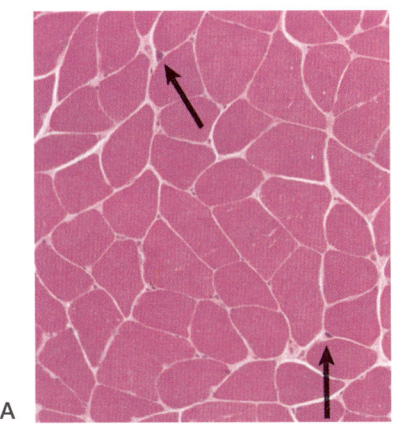 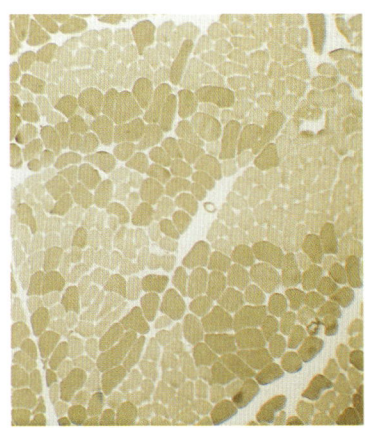

FIGURA 27.25
Grupamento de tipo. A. Biopsia do bíceps obtida de uma mulher de 27 anos de idade que havia contraído poliomielite aos 7 anos de idade. Corte do bíceps corado com hematoxilina e eosina mostra fibras musculares que variam ligeiramente de tamanho e formato. Os "pontos" pretos dispersos (*setas*) entre algumas das fibras são grumos nucleares picnóticos em fibras extremamente atróficas que não foram reinervadas. Os tipos de fibras não podem ser diferenciados com essa coloração. B. Um caso semelhante corado para ATPase. Um impressionante grupamento de tipos reflete a reinervação. Grupos de fibras tipo II (*escuras*) são adjacentes a grupos de fibras tipo I. Como resultado, existem menos unidades motoras, porém maiores. A ausência de fibras atróficas angulares ou de fibras-alvo sugere que não existe desnervação ativa.

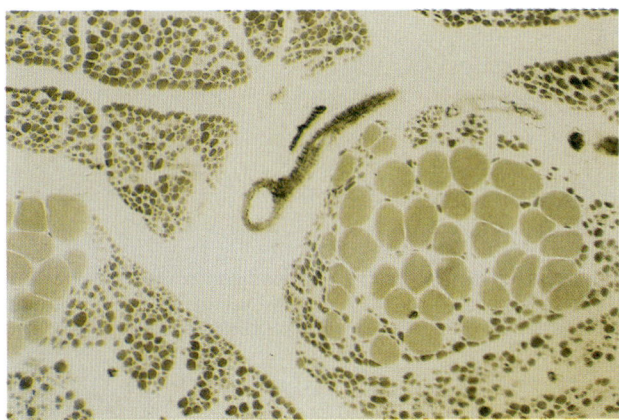 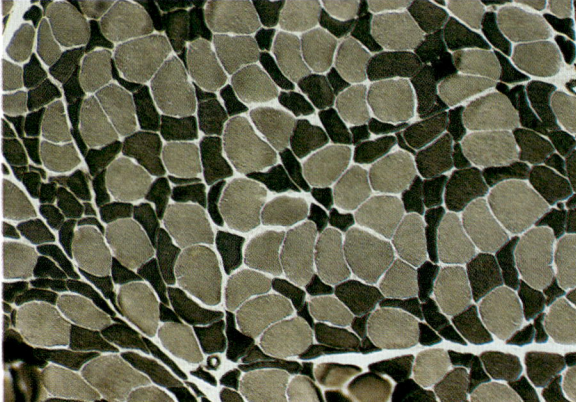

FIGURA 27.26
Doença de Werdnig-Hoffman (atrofia muscular espinhal). Este corte transversal do músculo esquelético corado para ATPase miofibrilar deriva de um lactente com hipotonia severa. Mostra grupos de fibras tipo I e tipo II arredondadas e extremamente atróficas e aglomerados de fibras tipo I acentuadamente hipertróficas.

FIGURA 27.27
Atrofia de fibras tipo II. Esta biopsia do músculo vasto lateral foi obtida de um homem com 48 anos de idade com fraqueza muscular proximal em virtude da toxicidade dos corticosteróides endógenos (síndrome de Cushing). Praticamente todas as fibras atróficas angulares são do tipo II. Esta forma de atrofia imita acentuadamente a atrofia por desnervação quando visualizada com a coloração de hematoxilina e eosina.

sintoma representa uma recaída da polimiosite e exige um aumento na posologia dos corticosteróides. Como alternativa, a fraqueza pode representar uma miopatia induzida pelos esteróides, caso em que estará indicada uma dosagem reduzida.

Na fraqueza causada pela toxicidade dos corticosteróides, os pacientes não evidenciam maior nível sérico de creatina cinase e, histologicamente, manifestam uma atrofia seletiva das fibras tipo II, na ausência de degeneração das fibras musculares e de inflamação. Em contrapartida, a degeneração e inflamação das fibras poderiam ser esperadas na polimiosite recorrente, um processo que se reflete por maior atividade sérica da creatina cinase.

A Miopatia da Enfermidade Crítica Está Associada à Terapia Corticosteróidea

Os pacientes que recebem altas doses de esteróides enquanto estão sendo medicados com agentes bloqueadores neuromusculares podem experimentar uma fraqueza intensa apesar da retirada dos agentes paralisantes. Esses pacientes podem ter uma "miopatia de enfermidade crítica", também conhecida como síndrome de depressão das cadeias pesadas de miosina. A análise microscópica eletrônica do músculo esquelético desses pacientes demonstra perda dos filamentos espessos de miosina pelas fibras musculares (Fig. 27.28).

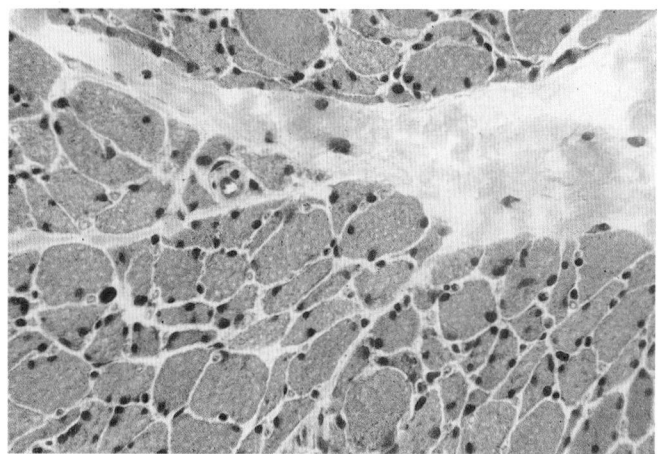
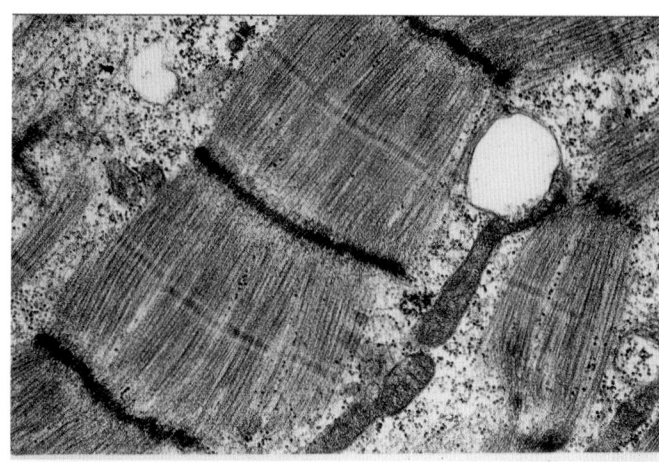
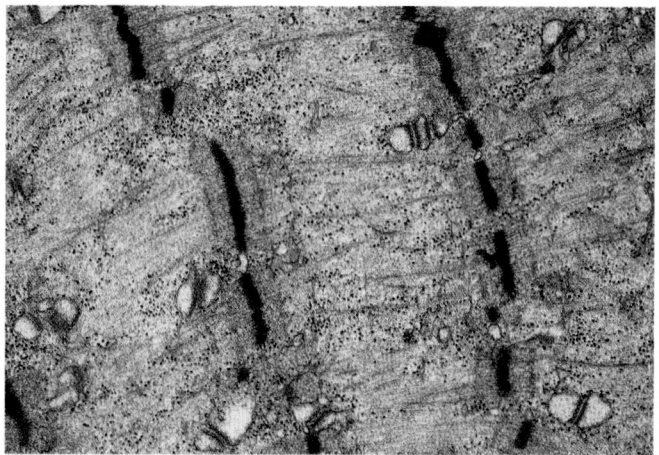

FIGURA 27.28
(A) A miopatia da enfermidade crítica mostra com freqüência um músculo atrófico com fibras musculares angulares (hematoxilina e eosina). (B) O músculo esquelético normal mostra miofilamentos tanto finos quanto espessos (micrografia eletrônica). (C) A miopatia da enfermidade crítica mostra uma acentuada perda de filamentos espessos de miosina, enquanto os filamentos α de actina (finos) estão intactos (micrografia eletrônica).

O mecanismo subjacente da depleção de miosina não é compreendido, porém a interrupção da terapia corticosteróidea resulta com freqüência em reaparecimento dos filamentos espessos de miosina e subseqüente restauração da força muscular.

LEITURAS SUGERIDAS

Livros

Carpenter S, Karpati G: *Pathology of skeletal muscle*, 2nd ed. New York, Oxford University Press, 2001.

DiMauro S: Mitochondrial encephalomyopathies. In: Rosenberg RN (ed): *Molecular and genetic basis of neurological disease*. Stoneham: Butterworth, 1993: 665–694.

Emery AEH: *Duchenne muscular dystrophy*, rev. ed. Oxford Monographs on Medical Genetics, vol 15. New York: Oxford University Press, 1988.

Engel AG, Franzini-Armstrong C (eds): *Myology*, 2nd ed. New York: McGraw-Hill, 1994.

Karpati G (ed): *Structural and molecular basis of skeletal muscle diseases*. Basal, ISN Neuropath Press, 2002.

Mastaglia FL, Walton OF, Detchant L (eds): *Skeletal muscle pathology*, 2nd ed. Edinburgh: Churchill Livingstone, 1992.

Walton JA (ed): *Disorders of voluntary muscle*, 5th ed. London: Churchill Livingstone, 1988.

Artigos de Periódicos

Ahn AH, Kunkel LM: The structural and functional diversity of dystrophin. *Nat Genet* 3:283–291, 1993.

Asbury AK, McKhann GM, McDonald WI (eds): Diseases of the central nervous system. *Clin Neurol* 1:11–15, 1992.

Beggs AH, Kunkel LM: Improved diagnosis of Duchenne/Becker muscular dystrophy. *J Clin Invest* 85:613–619, 1990.

Cullen MJ, Mastaglia FL: Morphological changes in dystrophic muscle. *Br Med Bull* 36:145–152, 1980.

DiMauro S, Bresolin E, Hays AP: Disorders of glycogen metabolism of muscle. *Crit Rev Clin Neurobiol* 1:83–116, 1984.

DiMauro S, Trevisan C, Hays A: Disorders of lipid metabolism in muscle. *Muscle Nerve* 3:369–388, 1980.

Mastaglia FL, Ojeda VJ: Inflammatory myopathies: Part 1. *Ann Neurol* 17:215–227, 1985.

Mastaglia FL, Ojeda VJ: Inflammatory myopathies: Part 2. *Ann Neurol* 17:317–323, 1985.

Plotz PH, Dalakas M, Leff RL, et al: Current concepts in the idiopathic inflammatory myopathies: Polymyositis, dermatomyositis and related disorders. *Ann Intern Med* 111:143–157, 1989.

Worton RG, Thompson MW: Genetics of Duchenne muscular dystrophy. *Annu Rev Genet* 22:601–629, 1988.

CAPÍTULO 28

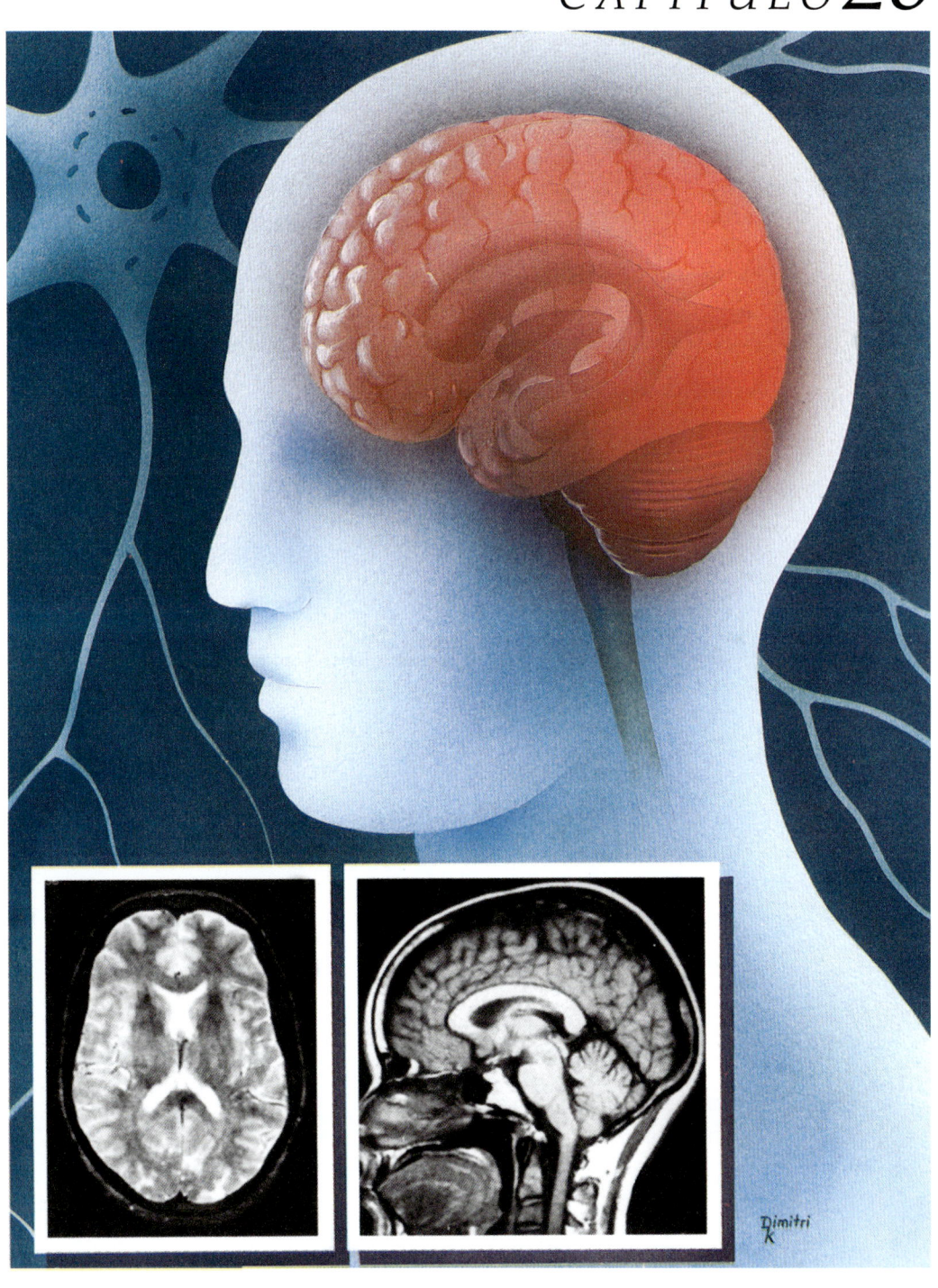

Sistema Nervoso

John Q. Trojanowski: Sistema Nervoso Central
Thomas W. Bouldin: Sistema Nervoso Periférico

Sistema Nervoso Central

Células do Sistema Nervoso
Neurônios
Astrócitos
Oligodendróglia
Epêndima
Micróglia

Malformações Congênitas
Defeitos do Tubo Neural (Estados Disráficos)
Malformações da Medula Espinhal
Malformação de Arnold-Chiari
Hidrocefalia Congênita
Distúrbios dos Giros Cerebrais
Defeitos Congênitos
Epilepsia

Traumatismo
Hematoma Epidural
Hematoma Subdural
Hemorragia Subaracnóide
Contusão Cerebral
Feridas Penetrantes
Lesões da Medula Espinhal

Distúrbios Circulatórios
Malformações Vasculares
Aneurismas Cerebrais
Hemorragia Cerebral
Isquemia e Infarto Cerebrais

Líquido Cefalorraquidiano
Hidrocefalia

Doenças Infecciosas
Meningite
Abscesso Cerebral
Encefalomielite Viral
Doenças pelo Príon (Encefalopatias Espongiformes)

Doenças Desmielinizantes
Leucodistrofias
Esclerose Múltipla
Encefalomielite Pós-infecciosa e Pós-vacinal
Mielinólise Pontina Central

Doenças de Depósito Neuronal
Doença de Tay-Sachs
Síndrome de Hurler

(continua)

FIGURA 28.1 *(ver página anterior)*
O cérebro. As estruturas anatômicas do cérebro são bem visualizadas por meio de ressonância magnética.

Doença de Gaucher
Doença de Niemann-Pick

Doenças Metabólicas Neuronais
Fenilcetonúria
Cretinismo
Doença de Wilson

Distúrbios Metabólicos
Alcoolismo
Encefalopatia Hepática
Degeneração da Medula Espinhal Combinada Subaguda

Doenças Neurodegenerativas
Doença de Parkinson
Esclerose Lateral Amiotrófica
Síndromes de Expansão da Repetição de Trinucleotídios
Doença de Alzheimer

Tumores do Sistema Nervoso Central
Tumores Derivados de Astrócitos
Ependimoma
Meduloblastoma
Ganglioglioma
Neoplasias de Origem Mesenquimatosa
Neoplasias Derivadas de Tecidos Ectópicos
Tumores de Origem em Células Germinativas
Hemangioblastoma
Linfoma
Tumores Metastáticos
Cisto Colóide
Neoplasias Intracranianas Hereditárias

Sistema Nervoso Periférico

Anatomia

Reações a Lesão
Degeneração Axonal
Desmielinização Segmentar

Neuropatias Periféricas
Neuropatia Diabética
Neuropatia Urêmica
Polineuropatia da Doença Crítica
Neuropatia Alcoólica
Polineuropatia Desmielinizante Inflamatória Aguda
(Síndrome de Guillain-Barré)
Ganglionite de Raízes Dorsais
(Neuropatia Sensorial)
Neuropatia Vasculítica
Neuropatias Associadas a Gamopatia Monoclonal
Neuropatia Amilóide
Neuropatias Paraneoplásicas
Neuropatia Tóxica
Neuropatias Hereditárias
Neuropatias Conseqüentes a Complicação de AIDS
Neuropatia Axonal Idiopática Crônica

Traumatismo dos Nervos
Neuroma Traumático
Neuroma Interdigital Plantar (Neuroma de Morton)

Tumores
Schwannoma
Neurofibroma
Tumor da Bainha de Nervos Periféricos Maligno
(Schwannoma Maligno, Neurofibrossarcoma)

Sistema Nervoso Central

O sistema nervoso é o sistema de órgão mais complexo do organismo (Fig. 28.1), e seus principais componentes (cérebro, medula espinhal, nervos periféricos e gânglios) encontram-se intimamente interconectados, possibilitando comunicações rápidas. As funções sensorial, motora, cognitiva, de memória e autônoma do sistema nervoso têm correlações anatômicas distintas, embora defeitos em uma determinada área possam ter efeitos significativos no funcionamento de outras regiões. Apesar dessa organização intricada e do fato de os neurônios serem as células mais assimétricas do corpo, com extensões (p. ex., axônios) que se estendem até metros distante do corpo celular originador, o sistema nervoso é governado praticamente pelos mesmos princípios que controlam a função das células em outras partes do corpo.

TOPOGRAFIA: As propriedades funcionais do sistema nervoso estão localizadas topograficamente e, dessa forma, as doenças neurológicas também estão distribuídas regionalmente. A vulnerabilidade seletiva de diferentes células do sistema nervoso e regiões a processos mórbidos é um dos principais enigmas das doenças neuropsiquiátricas. Por exemplo, a doença de Huntington caracteriza-se pela degeneração seletiva de neurônios nos núcleos caudados, enquanto a doença de Parkinson tem por objetivo o sistema negroestriado, e a esclerose lateral amiotrófica envolve, de preferência, os neurônios motores superiores e inferiores do cérebro, tronco cerebral e medula espinhal. Da mesma forma, as doenças infecciosas apresentam distribuições geográficas distintivas; a poliomielite envolve as células do corno anterior da medula espinhal e os núcleos motores do tronco cerebral; o herpes simples localiza-se preferencialmente nos lobos temporais; e a raiva escolhe a medula oblonga. As doenças vasculares e os distúrbios desmielinizantes também exibem preferências regionais dentro do sistema nervoso, e um certo grau de previsibilidade geográfica caracteriza a maioria dos tumores cerebrais.

IDADE: O sistema nervoso é acometido por distúrbios neuropsiquiátricos por toda a vida, mas uma doença individual em geral manifesta uma predileção por um determinado grupo etário. Por exemplo, erros inatos do metabolismo, como a doença de Tay-Sachs, as leucodistrofias e diferentes tumores são grandemente encontrados na infância. A esclerose múltipla mostra uma forte preferência por adultos jovens, raras vezes tendo início antes da puberdade ou após 40 anos de idade. A doença de Huntington tipicamente acomete adultos jovens e de meia-idade. A doença de Parkinson raramente é evidenciada antes das últimas décadas de vida, e a doença de Alzheimer tende a ser uma patologia do cérebro envelhecido.

CÉLULAS DO SISTEMA NERVOSO

Os Neurônios São as Células Efetoras do Sistema Nervoso

Embora os neurônios maduros não se dividam, o dogma de que os neurônios jamais são gerados após o nascimento foi derrubado na última década. Contudo, a importância funcional dessa produção de pequenas quantidades de neurônios novos no cérebro adulto é desconhecida. De fato, o sistema nervoso perde neurônios com o avançar da idade, mas essas perdas não são tão profundas conforme sugerido anteriormente.

A necessidade de estabilidade estrutural no sistema nervoso é compensada pela necessidade de plasticidade nas redes neuronais. O fato de que os neurônios do sistema nervoso central (SNC) não conseguem regenerar axônios de forma eficaz em distâncias longas limita a habilidade do SNC de responder a muitos tipos diferentes de lesões. Assim, um infarto que atravessa a cápsula interna cria um déficit motor permanente porque os axônios atravessados não se regeneram para restabelecer as conexões perdidas. Como os neurônios do SNC não são remielinizados de forma eficaz após uma lesão, uma doença desmielinizante como a esclerose múltipla provoca déficits funcionais permanentes.

ANATOMIA: Os neurônios têm uma variedade de formas e tamanhos, embora algumas características sejam comuns a todos eles. Microscopicamente, os núcleos redondos localizados centralmente contêm um nucléolo proeminente. O citoplasma é abundante e o retículo endoplasmático guarnecido de ribossomos forma grânulos basofílicos proeminentes conhecidos como corpúsculos de Nissl (Fig. 28.2). Alguns neurônios, como, por exemplo, aqueles na substância negra ou no *locus ceruleus,* contêm pigmentos citoplasmáticos denominados *neuromelanina* (Fig. 28.3).

Os neurônios também são muito assimétricos, com numerosas projeções ramificantes (axônios e dendritos) que funcionam na conexão de neurônios, formando redes estendidas ou unidades multicelulares funcionais. Os dendritos são mais bem demonstrados por meio de impregnação pela prata ou anticorpos contra marcadores dendríticos, como o MAP2. Em geral, cada neurônio origina um único axônio, que pode se estender por mais de um metro, ramificando-se em sinapses terminais com os processos de outros neurônios. Alguns axônios são circundados por uma bainha de mielina; outros são desmielinizados.

Os neurônios reagem à lesão de diversas maneiras que podem ser reversíveis ou podem culminar na morte celular.

CROMATÓLISE: O neurônio lesado distende-se, o citoplasma se expande, e a substância de Nissl se dispersa próximo à membrana plasmática (Fig. 28.4). O núcleo assume uma posição excêntrica. Esse processo é conhecido por cromatólise e é uma resposta comum à lesão (por exemplo, transação axonal).

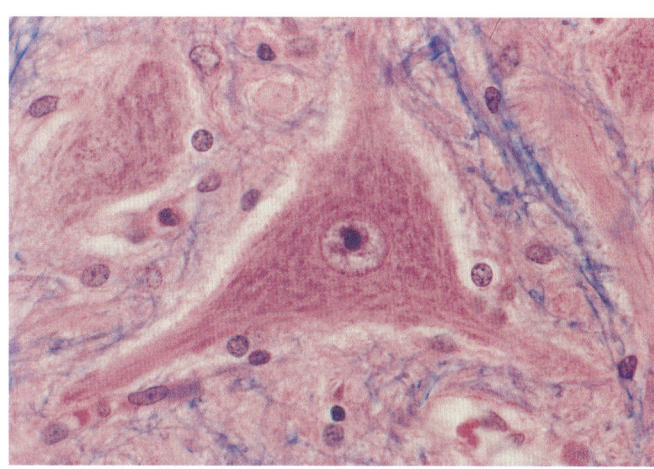

FIGURA 28.2
Neurônio. O neurônio é uma célula piramidal com núcleo arredondado e nucléolo proeminente. A granulosidade do citoplasma é conferida pelo retículo endoplasmático granular (substância de Nissl), mas acima de 95% do volume de neurônios grandes estão investidos nos seus processos (axônios e dendritos) que se estendem por distâncias muito longas (~1m para alguns neurônios motores), tornando essas células as mais assimétricas nos seres humanos e outros mamíferos.

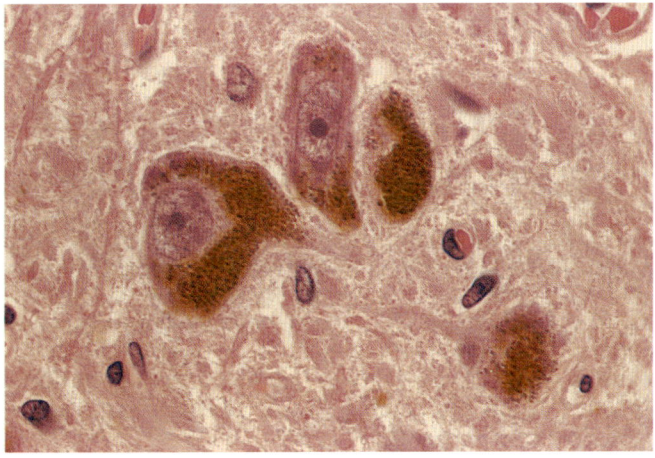

FIGURA 28.3
Neurônios pigmentados. Os neurônios da substância negra e do *locus ceruleus* estão intensamente pigmentados com neuromelanina.

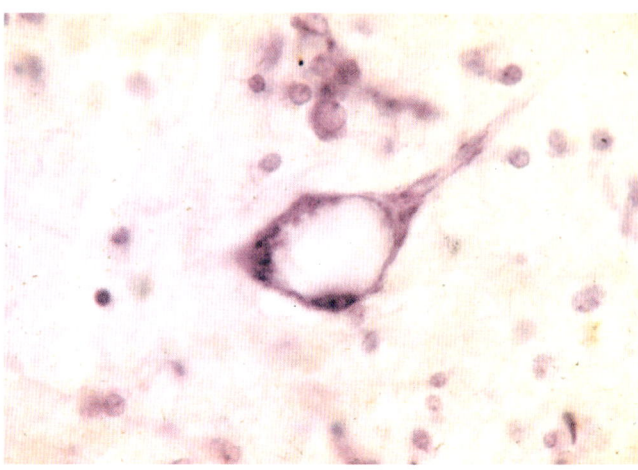

FIGURA 28.5
Degeneração hidrópica. Vacúolos repletos de líquido distendem o compartimento citoplasmático e deslocam o núcleo.

Pode ser reversível, mas também pode prenunciar morte celular (Fig. 28.5).

ATROFIA: A perda de neurônios no cérebro pode ser apreciada ao exame macroscópico como uma redução (atrofia) global ou regional do peso ou do volume do cérebro. Um único neurônio pode sofrer atrofia ou encolher e se tornar hipercromático (Fig. 28.6).

NEURONOFAGIA: As lesões que matam os neurônios criam resquícios celulares e induzem a fagocitose pelas células imunológicas (macrófagos cerebrais ou micróglia cerebral). Essa resposta fagocitária é denominada *neuronofagia* (Fig. 28.7).

INCLUSÕES INTRANEURONAIS: Uma variedade de inclusões nucleares e citoplasmáticas aparece nos neurônios, particularmente em certas encefalites virais (Figs. 28.8 e 28.9) e em doenças neurodegenerativas caracterizadas por depósitos amilóides intracitoplasmáticos (ver adiante).

Os Astrócitos Apóiam Neurônios e Promovem Reparo

Os astrócitos são células em forma de estrela que excedem em número os neurônios por todo o SNC. Embora os astrócitos tenham claramente o propósito de apoio, estudos mais recentes também os relacionam em funções de sinalização (por exemplo, como componentes da sinapse tripartite) previamente considerada domínio único de neurônios. Os astrócitos também podem participar de modo importante na resposta do SNC à lesão.

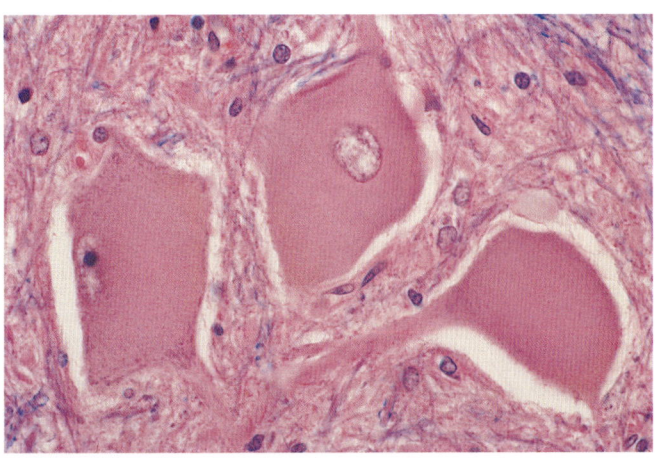

FIGURA 28.4
Cromatólise. Um neurônio lesado aparece intumescido, com citoplasma pálido e substância de Nissl marginada próximo da membrana plasmática.

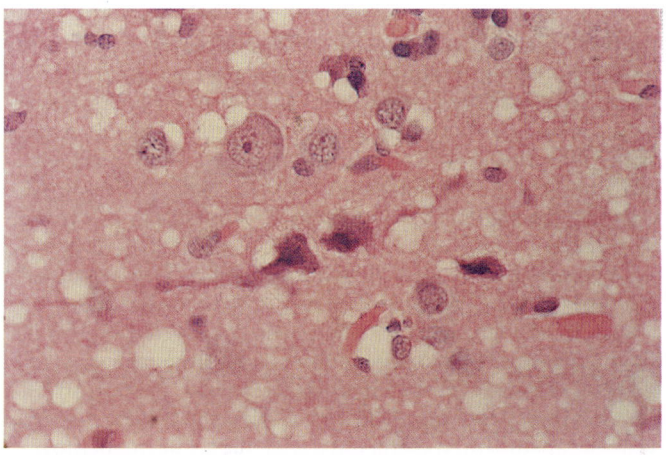

FIGURA 28.6
Atrofia. Neste caso de doença de Creutzfeldt-Jakob, os neurônios lesados encontram-se enrugados e hipercromáticos, e ocorre a alteração espongiforme clássica (grandes vacúolos brancos) que é o marco da maioria das doenças pelo príon.

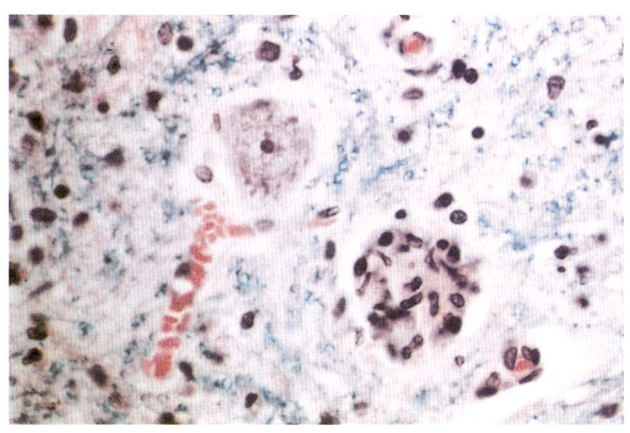

FIGURA 28.7
Neuronofagia. Os leucócitos podem acumular-se em locais de necrose neuronal e engolfar essas células, conforme mostrado neste caso de poliomielite.

ANATOMIA: Muitas espécies de astrócitos do SNC foram identificadas, mas os dois subtipos mais conhecidos são os *astrócitos fibrilares* na substância branca, e os *astrócitos protoplasmáticos* na substância cinzenta. À microscopia óptica, ambos os tipos de astrócitos exibem núcleo arredondado, com 7 a 10 μm de diâmetro, padrão homogêneo de cromatina e pouco citoplasma. Contudo, as imunocolorações para proteína ácida fibrilar glial (PAFG) ou a impregnação pela prata revelam processos que se estendem em todas as direções a partir do corpo da célula astrocítica (Fig. 28.10). À microscopia eletrônica, os dois tipos de astrócitos têm uma malha de delicados filamentos gliais formados por polímeros de PAFG.

REAÇÕES: Os astrócitos proliferam localmente em resposta a lesões (por exemplo, traumatismo, abscesso, tumores, infartos e hemorragias). Esse processo, denominado *astrocitose* ou *gliose*, é facilmente demonstrado pela imunocoloração PAFG (Figs. 28.10 a 28.12). A astrocitose evolui em horas até dias e persiste como uma extensão que, em geral, é proporcional à gravidade da lesão desencadeadora. Como conseqüência, existe uma "cicatriz glial" composta de astrócitos reativos e seus processos. Os astrócitos também podem sofrer transformação neoplásica,

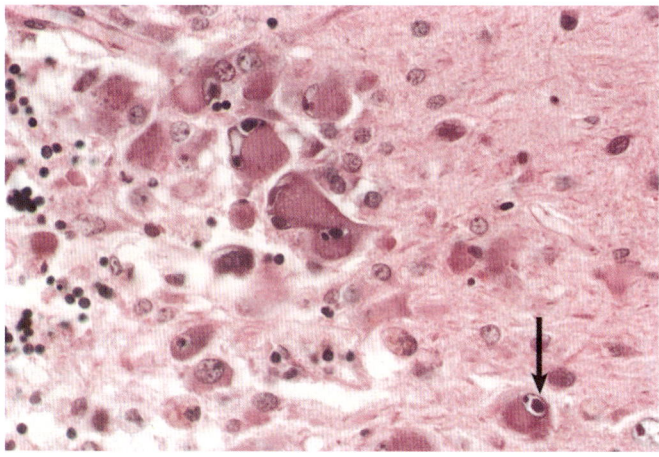

FIGURA 28.8
Inclusões intranucleares. O citomegalovírus induz inclusões intranucleares, com halos claros evidentes (*seta*). Essas inclusões são demonstradas nas células de Purkinje de um paciente com síndrome da imunodeficiência adquirida (AIDS).

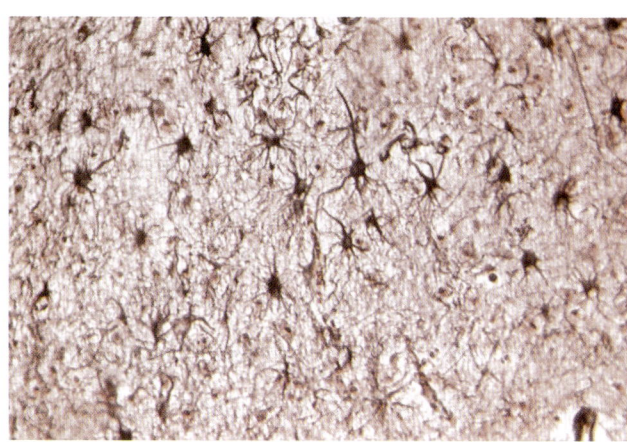

FIGURA 28.10
Astrócitos. Os astrócitos proliferaram no cérebro de um paciente com sífilis terciária, demonstrados com coloração à base de carbonato de prata.

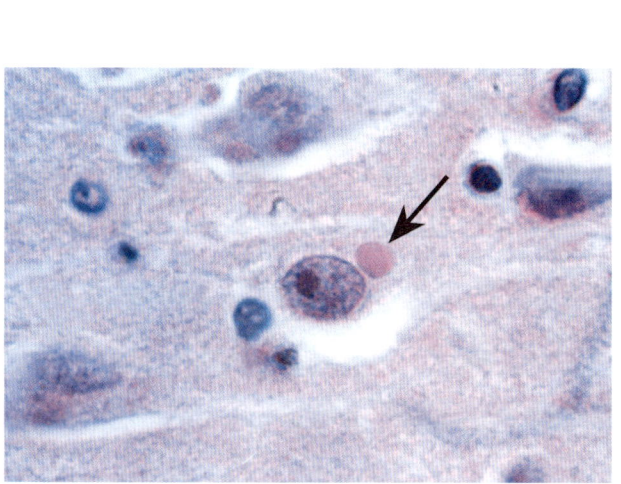

FIGURA 28.9
Corpúsculo de Negri. A encefalite rábica caracteriza-se por inclusões citoplasmáticas eosinofílicas redondas, semelhantes a um eritrócito (*seta*).

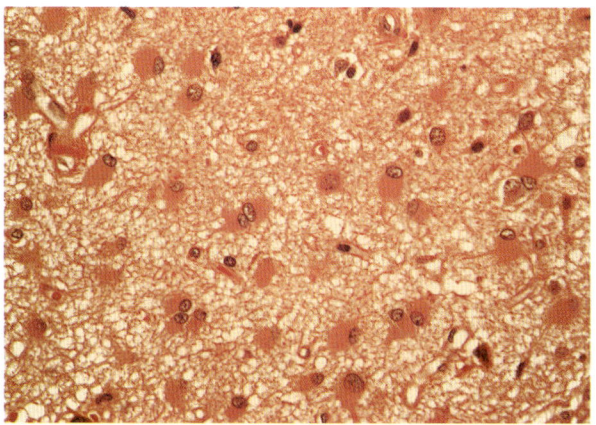

FIGURA 28.11
Astrócitos. Astrócitos reativos corados com hematoxilina e eosina (H&E) são globosos e exibem citoplasma róseo (astrócitos gemistocíticos).

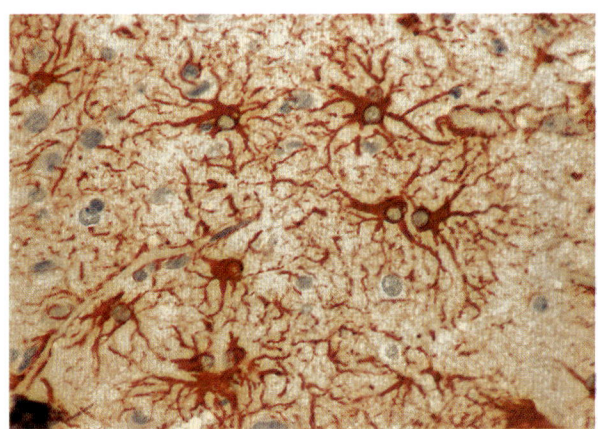

FIGURA 28.12
Astrócitos reativos. Os processos gliais de astrócitos coram-se intensamente para proteína ácida fibrilar glial (PAFG).

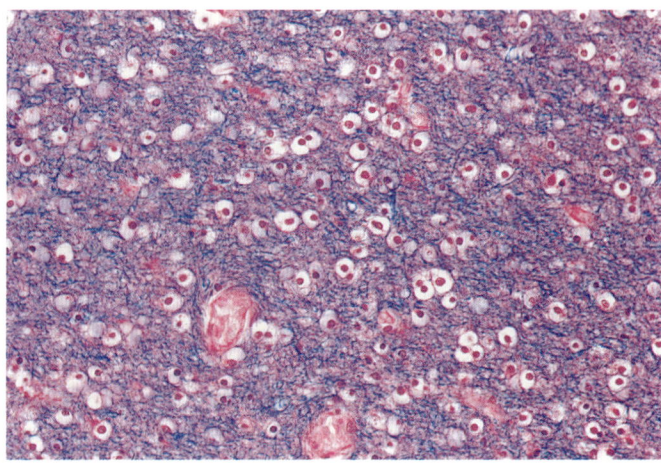

FIGURA 28.14
Substância branca normal. Neste corte corado com H&E, mais Luxol fast blue, para mielina, a substância branca contém oligodendróglia, com núcleos pequenos e citoplasma claro. Com freqüência, ocorre alinhamento da dendróglia ao longo dos axônios mielinizados.

resultando nos tumores cerebrais primários mais comuns, a saber, gliomas ou astrocitomas.

Os *corpúsculos amiláceos* são estruturas basofílicas e amorfas de 5 a 20 nm, formadas por agregados de carboidratos e proteínas. Esses corpúsculos acumulam-se no processo normal de envelhecimento, com predileção para regiões subpiais e subependimárias (Fig. 28.13). Embora mostrem-se extracelulares sob microscopia óptica, evoluem no interior de processos de astrócitos.

A Oligodendróglia São as Células do SNC Produtoras de Mielina

A oligodendróglia está relacionada com astrócitos à medida que ambos possuem origem neuroectodérmica. Em cortes corados com hematoxilina e eosina ou com "Luxol fast blue", a oligodendróglia apresenta núcleos redondos e escuros, com uma borda delgada de citoplasma. Na substância cinzenta, grande quantidade de oligodendróglia é satélite de neurônios, ao passo que na substância branca, a oligodendróglia está localizada longitudinalmente entre fibras mielinizadas (Fig. 28.14). A oligodendróglia sintetiza mielina no período final da gestação e no início da vida pós-natal, subseqüentemente mantendo essas membranas lipídicas para isolar axônios. Nas doenças que afetam oligodendrócitos (p. ex., esclerose múltipla e leu-

coencefalopatia multifocal progressiva), a desmielinização compromete a função axonal. Os oligodendrogliomas são um tipo menos comum de glioma do que as neoplasias astrocíticas.

O Epêndima Regula o Transporte de Líquidos

Uma camada única de células ependimárias reveste as quatro câmaras ventriculares, o aqueduto de Sylvius, o canal central da medula espinhal e o filamento terminal. Essas células variam de cuboidais a achatadas (Fig. 28.15) e modulam a transferência de líquido entre o líquido cefalorraquidiano (LCR) e o SNC. Durante a gestação, algumas infecções virais têm por alvo as células ependimárias, um evento responsável, em parte, pela estenose aquedutal e por hidrocefalia congênita. Ependimomas, que resultam da transformação neoplásica de células ependimárias, geralmente surgem no in-

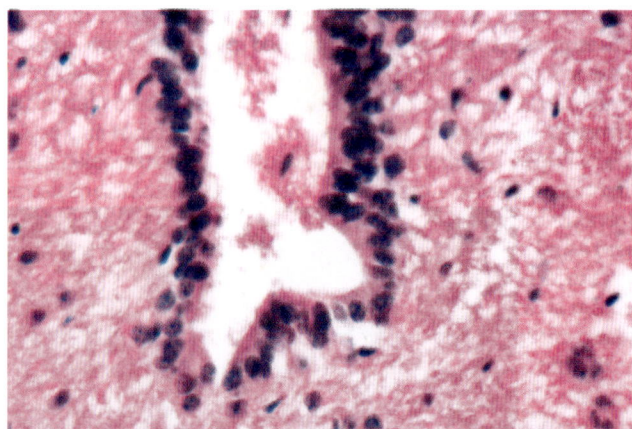

FIGURA 28.15
Epêndima. O canal central da medula espinhal está revestido por uma camada única de células ependimárias cuboidais a colunares alinhadas proximamente.

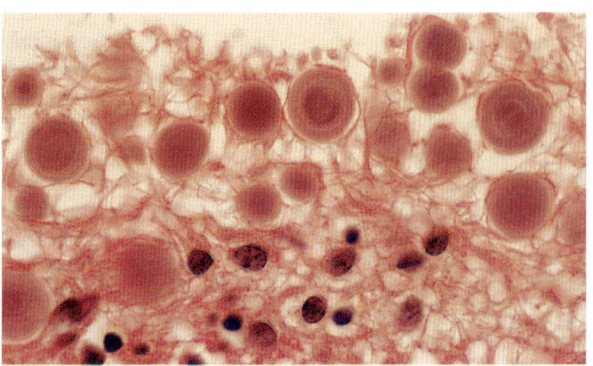

FIGURA 28.13
Corpúsculos amiláceos. Estas estruturas são corpúsculos basofílicos amorfos que se acumulam nas áreas subependimárias de idosos.

terior de um ventrículo, mas também constituem tumores intramedulares na medula espinhal e do filamento terminal.

A Micróglia São Macrófagos do SNC

A micróglia são células fagocitárias do SNC, derivadas de macrófagos, sendo responsáveis por 5% de todas as células gliais.

ANATOMIA: A micróglia em repouso é identificada nos tecidos corados com hematoxilina e eosina por seus núcleos alongados e hipercromáticos, circundados por uma borda delgada de citoplasma. Quando corada pela prata para marcadores microgliais, mostra-se filiforme e exibe processos delicados (Fig. 28.16). A micróglia pode estar dispersa no neuropilo ou disposta ao redor de neurônios ou vasos sangüíneos.

REAÇÕES: A micróglia prolifera e mostra alterações reativas em áreas de lesão. Dois padrões são reconhecidos, os nódulos microgliais focais e a microgliose difusa. Os *nódulos microgliais* são formados por micróglia e astrócitos (Fig. 28.17) e são respostas típicas para infecções por vírus e outras. Alguns elementos da micróglia reativa podem exibir um núcleo alongado proeminente e ser denominados *células em bastonete*. Em resposta à necrose, a micróglia torna-se fagocítica, acumula lipídios e outros resquícios celulares e é denominada *célula granulosa composta [célula "gitter"]* (Fig. 28.18). Embora a derivação embrionária da micróglia continue a ser questionada, parece que a micróglia fagocítica nas inflamações do SNC são monócitos derivados do sangue.

MALFORMAÇÕES CONGÊNITAS

O desenvolvimento do SNC ocorre de acordo com um cronograma preciso, e cada evento morfológico é a base para os que seguem. Por exemplo, a mielinização é iniciada posteriormente no desenvolvimento embrionário, somente após os neurônios e a oligodendróglia alcançarem diferenciação complexa e migração para seus destinos adequados; a interrupção desses processos resulta em mielinização defeituosa. **Assim, as anomalias congênitas refletem interrupções na conclusão de processos de desenvolvimento críticos.**

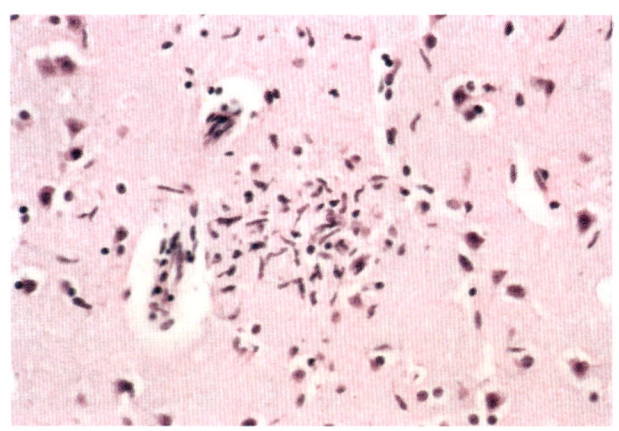

FIGURA *28.17*
Nódulo glial. A micróglia e os astrócitos criam nódulos celulares em resposta a infecções por vírus, protozoários ou riquétsias.

Assim, as características de uma malformação congênita são definidas mais com base no momento da lesão do que com base na natureza da lesão por si só. Embora malformações congênitas específicas possam ter muitas causas, elas tendem a compartilhar um alvo comum relacionado com o tempo. Por exemplo, a anoxia ou a radiação ionizante administrada a ratas prenhas no início do oitavo dia da gravidez provoca anencefalia (ver adiante), mas, apenas algumas horas depois, resultam em fenda palatina.

Os Defeitos do Tubo Neural (Estados Disráficos) Refletem o Fechamento Defeituoso da Face Dorsal da Coluna Vertebral

Espinha Bífida

A espinha bífida é um defeito do tubo neural que ocorre mais na região lombossacra (Fig. 28.19). É classificada adicionalmente de acordo com a extensão da alteração.

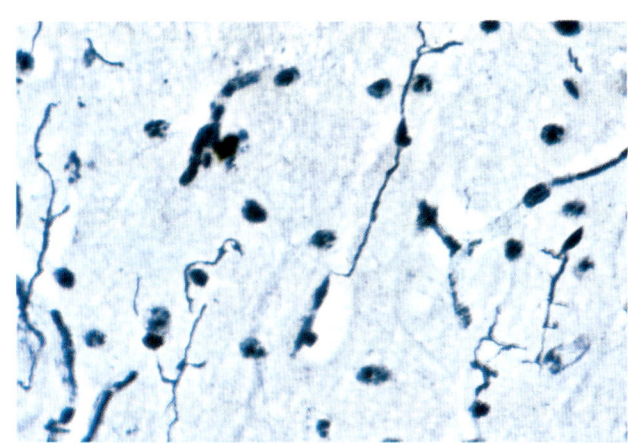

FIGURA *28.16*
Micróglia. Macrófagos do SNC, denominados *micróglia*, exibem alguns processos alongados nas colorações por carbonato de prata.

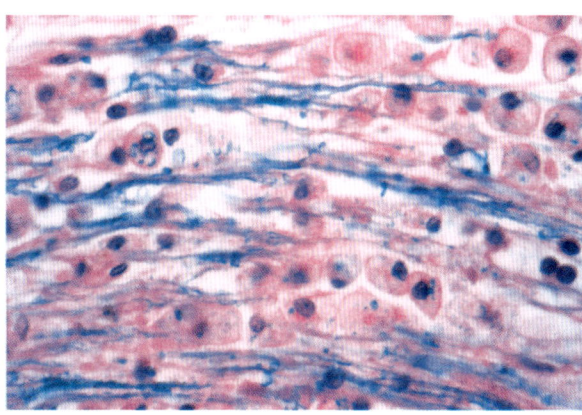

FIGURA *28.18*
Macrófagos. Corte de um paciente com mielinólise pontina central. Macrófagos, micróglia ativada e outras células derivadas da circulação acumulam-se nos locais de destruição tissular.

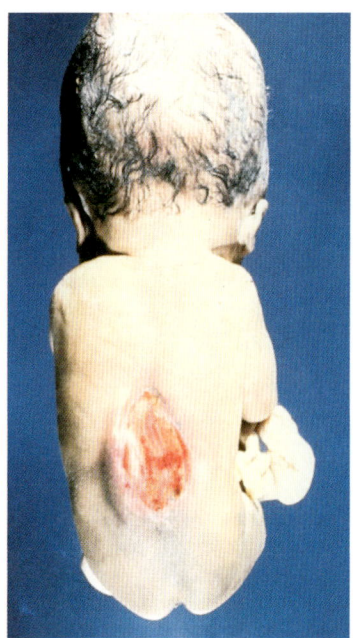

FIGURA 28.19
Espinha bífida com meningomielocele. A deformidade é evidente ao nascimento como um defeito cutâneo elíptico sobre a coluna vertebral lombar.

- **Espinha bífida oculta:** Esse defeito está restrito aos arcos vertebrais e geralmente é assintomático. Freqüentemente manifesta-se externamente apenas por uma pequena depressão ou um pequeno tufo de cabelo.
- **Meningocele:** Essa alteração representa um defeito ósseo e de tecido mole mais extenso, de modo a permitir a protrusão das meninges como um saco repleto de líquido. As faces laterais do saco estão cobertas caracteristicamente por pele, enquanto o ápice em geral está ulcerado.
- **Meningomielocele:** Esse termo refere-se a um defeito mais extenso que expõe o canal espinhal e faz com que as raízes nervosas (particularmente aquelas da cauda eqüina) fiquem presas no tecido cicatricial subcutâneo (Fig. 28.20). Caracteristicamente, a medula espinhal aparece como uma estrutura achatada, semelhante a fita.
- **Raquisquise:** Nesse defeito extremo, a coluna espinhal é convertida em um canal aberto, freqüentemente sem uma medula espinhal reconhecível (Fig. 28.21).

Os defeitos no tubo neural também são discutidos no Cap. 6.

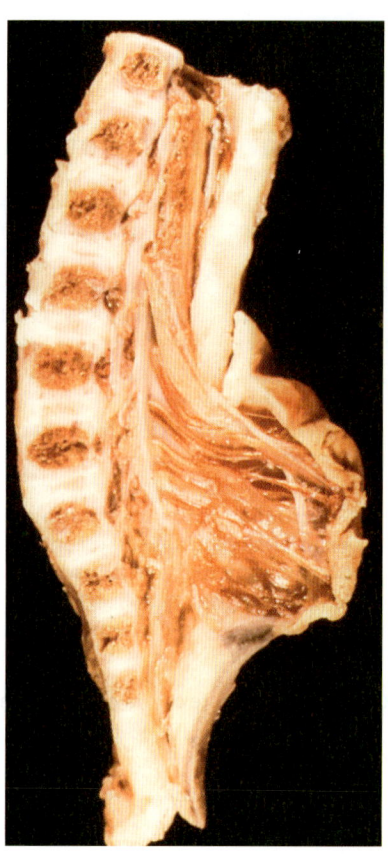

FIGURA 28.20
Meningomielocele. O corte sagital da coluna vertebral exibe raízes nervosas arqueando-se através do defeito sacular.

 Patogenia: A espinha bífida é provocada prontamente em ratos e pintos no oitavo ou nono dia gestacional por substâncias químicas, como o azul de tripan, ou pela hipervitaminose A. Provavelmente decorre de falha no fechamento do tubo neural, mas a validade desse conceito tem sido questionada. A deficiência materna de ácido fólico foi associada a uma incidência maior de defeitos do tubo neural. Como conseqüência, aprovou-se a inclusão do ácido fólico como suplemento alimentar na farinha comercial.

 Manifestações Clínicas: O espectro dos déficits neurológicos nos defeitos do tubo neural varia desde ausência de sintomas na espinha bífida oculta até paresia ou

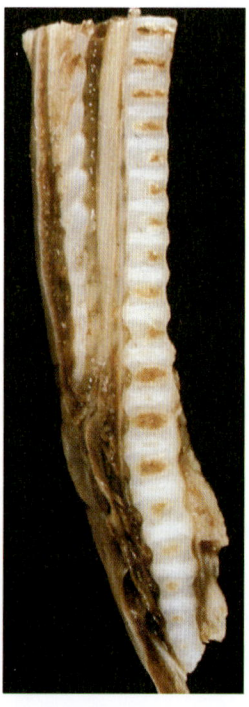

FIGURA 28.21
Raquisquise. Uma visão da coluna vertebral mostra um defeito ósseo e cutâneo, com ausência segmentar da medula espinhal.

paralisia de membro inferior, perda sensorial e incontinência retal e vesical com a meningomielocele. Deve-se estar atento a possibilidade de outras malformações associadas, como a malformação de Arnold-Chiari, hidrocefalia, polimicrogiria e hidromielia do canal central da medula espinhal (Fig. 28.22).

Anencefalia

A anencefalia refere-se à ausência de todo o cérebro ou de parte dele (Fig. 28.23). Entre as malformações do SNC, a incidência de anencefalia é inferior apenas à de espinha bífida (0,5 a 2,0 por 1.000 nascimentos, com uma leve predominância do sexo feminino). Os fetos anencefálicos ou são natimortos ou morrem nos primeiros dias de vida.

Patogenia: A patogenia da anencefalia é incerta, mas parece ser conseqüente a falha de fechamento do neuroporo anterior ou a angiogênese alterada. A concomitância de anencefalia com outros defeitos de tubo neural, como a espinha bífida, sugere mecanismos patogênicos compartilhados.

Patologia: Não existe calota craniana na anencefalia, e os hemisférios cerebrais consistem em uma massa discóide de tecido neural mal diferenciado e ricamente vascularizado, denominado *cerebrovasculosa*. Essa estrutura

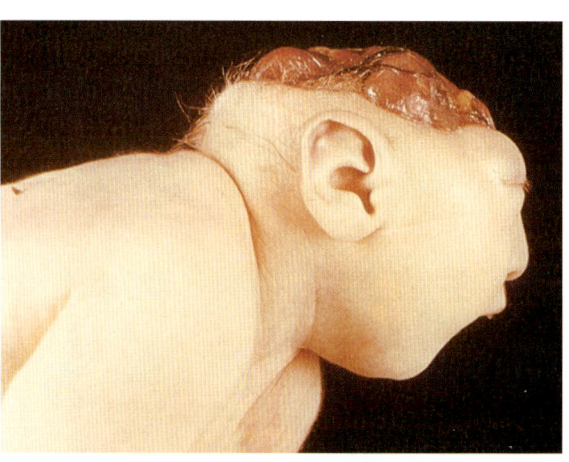

FIGURA 28.23
Anencefalia. A ausência da calvária expôs uma massa discóide de tecido intensamente vascularizado (cerebrovasculosa), no qual há estruturas neuroectodérmicas rudimentares. A lesão é limitada anteriormente por olhos formados normalmente e, posteriormente, pelo tronco cerebral.

situa-se na base achatada do crânio, atrás de dois olhos bem formados e posicionados normalmente, que marcam a margem anterior da organogênese alterada. A retina bem diferenciada comprova a preservação dos olhos e segmentos curtos do nervo óptico se estendem posteriormente. A face posterior da malformação forma uma zona de transição variável com mesencéfalo reconhecível, porém mais freqüentemente todo o tronco cerebral e o cerebelo são rudimentares. A medula espinhal superior é hipoplásica e um defeito ósseo disráfico da coluna espinhal posterior (raquisquise) pode envolver a área cervical. As artérias vertebrais e basilares são geralmente identificáveis em uma massa disforme de vasos meningianos (Fig. 28.24A).

A cerebrovasculosa corresponde a um resíduo dos hemisférios cerebrais subdesenvolvidos e, tipicamente, contém ilhas de tecido neural imaturo (ver Fig. 28.24B). Também abriga cavidades parcialmente revestidas por epêndima e, ocasionalmente, contém plexo coróide. Entretanto, a massa compõe-se predominantemente de canais vasculares anormais que variam consideravelmente de tamanho. Abaixo da cerebrovasculosa, porém, compartilhando uma origem comum com o cérebro, estão os nervos cranianos e os gânglios intra-ósseos.

As Malformações da Medula Espinhal São Distúrbios Congênitos Pouco Comuns

A medula espinhal algumas vezes abriga malformações congênitas que são menos aparentes ao nascimento do que os defeitos no tubo neural. Ocorrem raras duplicações, variando desde duplicação completa (*dimielia*) até a bifurcação parcial da medula espinhal em duas estruturas separadas (*diastematomielia*).

A **hidromielia** refere-se à dilatação do canal central da medula espinhal (ver Fig. 28.22).

SIRINGOMIELIA: Nessa malformação congênita, uma cavitação tubular (siringe) estende-se por distâncias variáveis ao longo de todo o comprimento da medula espinhal, que pode ou não se comunicar com o canal central. Geralmente o distúrbio é encontrado em adultos,

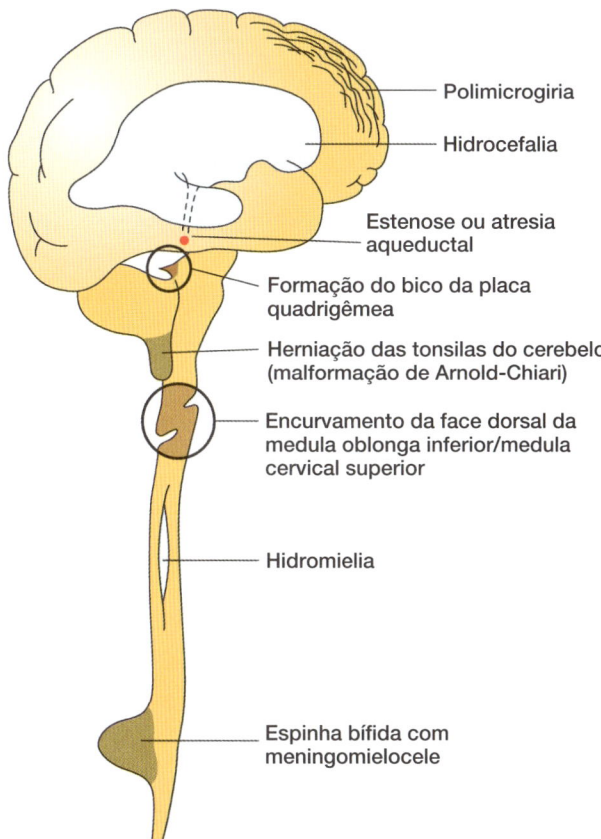

FIGURA 28.22
Malformação de Arnold-Chiari e lesões associadas.

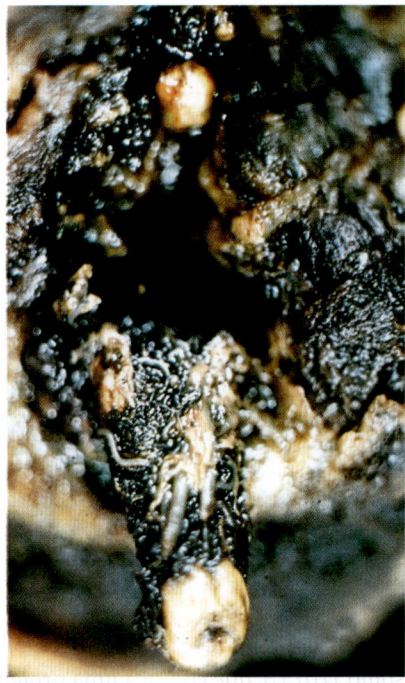
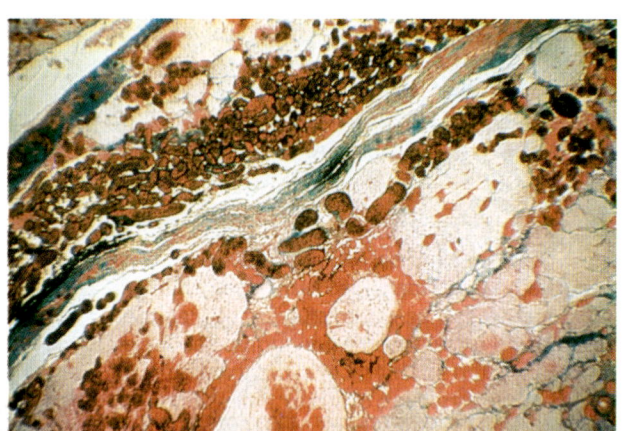

FIGURA 28.24
Anencefalia. A. Vista inferior da massa discóide (cerebrovasculosa) que substitui o cérebro na anencefalia mostra medula bem formada, circundada por um plexo de vasos sangüíneos anormais. **B.** O corte microscópico mostra que a cerebrovasculosa contém ilhas de tecido neural e abundância de vasos sangüíneos de paredes finas.

embora se acredite que muitos casos representem uma malformação congênita. Está claro que alguns casos são provocados por traumatismo, isquemia ou tumores. A siringe é preenchida com um líquido límpido bastante semelhante ao LCR. Os sintomas de siringomielia estão relacionados com a extensão da siringe e sua destruição concomitante de células e fibras. Déficits motores e sensoriais ocorrem em diferentes níveis, refletindo a localização anatômica das lesões na medula espinhal.

A *siringobulbia* é uma variante da siringomielia em que cavidades semelhantes a fendas localizam-se na medula oblonga (bulbo).

A Malformação de Arnold-Chiari Envolve a Medula e o Cerebelo

A malformação de Arnold-Chiari é uma condição na qual o tronco cerebral e o cerebelo encontram-se compactados em uma fossa posterior rasa, em forma de bacia, com o tentório posicionado baixo. Geralmente está associada a uma meningomielocele lombossacra (Fig. 28.22), e a sintomatologia depende da gravidade do defeito.

 Patogenia: Uma teoria sobre a origem da malformação de Arnold-Chiari afirma que quando a meningomielocele funciona ancorando a extremidade inferior da medula espinhal, e causa o crescimento ventral da coluna vertebral, cria assim uma tração na medula oblonga (Fig. 28.22). Entretanto, outras características dessa malformação (curvatura da medula e o encurvamento da placa quadrigêmea) não são explicadas exatamente por esse mecanismo. Uma outra teoria propõe o aumento da pressão intracraniana associado a hidrocefalia ou tamanho restrito da fossa posterior.

 Patologia: Na malformação de Arnold-Chiari, a face caudal do verme cerebelar está herniada através de um forame magno aumentado (Fig. 28.25), e se projeta como uma língua sobre a face dorsal da medula cervical, freqüentemente alcançando o nível de C3 a C5. O tecido herniado é mantido na posição pelas meninges espessadas e mostra atrofia por pressão (depleção das células de Purkinje e das células granulares). O tronco cerebral também está deslocado caudalmente. De maneira típica, o deslocamento é mais exagerado dorsalmente que ventralmente e, assim, marcos como o ápice do quarto ventrículo estão bem mais caudais que as estruturas ventrais, como a oliva inferior. Conforme vista a partir de uma face lateral, a medula oblonga inferior está formando ângulo agudo no seu segmento médio, criando assim uma protrusão dorsal (Fig. 28.26). Os forames de Magendie e de Luschka estão comprimidos pela crista óssea do forame magno. O cerebelo está achatado e apresenta um contorno discóide, e a placa quadrigêmea também está deformada por uma protrusão dorsal "em forma de bico" dos colículos inferiores. A hidrocefalia é decorrente da obstrução dos forames de Magendie e de Luschka.

A Hidrocefalia Congênita Refere-se a uma Quantidade Excessiva de LCR e Aumento Ventricular

Os acúmulos de líquido estão em localizações variadas e apresentam muitas causas, conforme discutidas adiante na seção sobre líquido cefalorraquidiano.

A **atresia congênita do aqueduto de Sylvius** é a causa mais comum de hidrocefalia congênita (Fig. 28.27). Ocorre com uma incidência de 1 em 1.000 nativivos. O exame histológico do me-

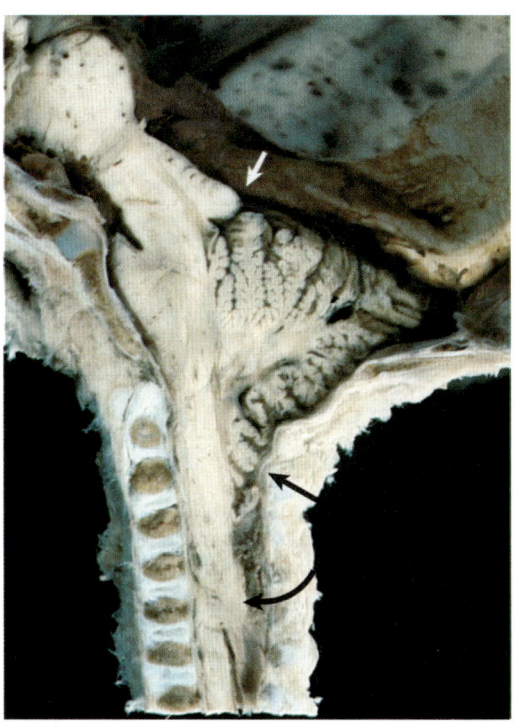

FIGURA 28.25
Malformação de Arnold-Chiari. Verme cerebelar herniado abaixo do nível do forame magno (*seta reta*). O deslocamento ventral da porção dorsal da medula leva o óbex do quarto ventrículo a ocupar uma posição abaixo do forame magno. A ponta do colículo inferior da placa quadrigêmea (*seta branca*) e a angulação em forma de S da medula cervical superior são vistas (*seta curva*).

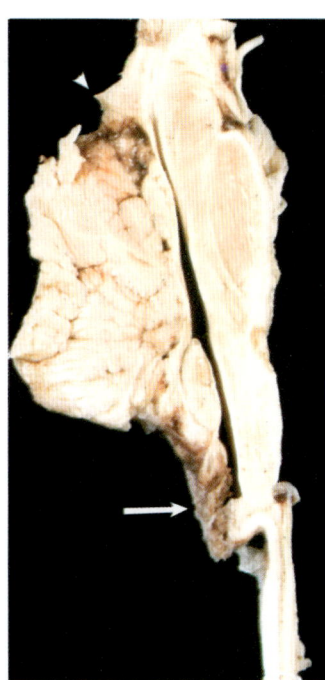

FIGURA 28.26
Malformação de Arnold-Chiari. Um corte sagital do tronco cerebral ilustra as características enumeradas na Fig. 28.22. Uma língua de verme cerebelar estende-se ventralmente sobre o dorso da medula cervical (*seta*). Observe a ponta aguda do colículo inferior (*ponta de seta*).

sencéfalo pode exibir canais atrésicos múltiplos (Fig. 28.28) ou um aqueduto estreitado pela gliose (Fig. 28.29), que pode ser conseqüente a transmissão transplacentária de vírus que induzem ependimite.

Os Distúrbios dos Giros Cerebrais São Freqüentemente Associados a Retardo Mental

Com freqüência, as alterações dos giros cerebrais estão associadas a retardo mental, incluindo um espectro de entidades, entre as quais estão as seguintes:

- A **polimicrogiria** refere-se à presença de pequenos giros em excesso (Fig. 28.30).
- A **paquigiria** é uma condição na qual os giros estão reduzidos em número e estão incomumente largos (Fig. 28.31).
- A **lissencefalia** é um distúrbio congênito no qual a superfície cortical dos hemisférios cerebrais é lisa ou apresenta giros malformados. Cerca de 60% dos pacientes com lissencefalia mostram deleções na região do gene *LIS1* no cromossomo 17p13.3, que codifica uma proteína envolvida na dinâmica citosquelética que participa da proliferação e da motilidade celulares.

   Malformações girais originam-se de perturbações na migração neuronal, um evento bastante padronizado do primeiro trimestre do desenvolvimento embrionário. Os neurônios primitivos movem-se centrifugamente a partir do epitélio germinativo para povoar o córtex. O número de neurônios e seu posicionamento no córtex são os fatores determinantes no processo de invaginação cortical que cria os sulcos e os giros.
- A **heterotopia** representa um distúrbio focal na migração neuronal que ocasiona coleções nodulares de neurônios ectópicos e na glia, geralmente na substância branca. Com freqüência, está associada a retardo mental e convulsões, e pode ser causada por alcoolismo materno.

Os Defeitos Congênitos São Associados Freqüentemente a Anomalias Cromossômicas

As desorganizações dos autossomas maiores, de 1 a 12, são incompatíveis com a vida intra-uterina sustentada, e os fetos afetados são abortados espontaneamente. As anormalidades estruturais e funcionais atribuíveis a desorganizações cromossômicas grandes são mais bem exemplificadas pelas trissomias dos cromossomos 13-15 e do cromossomo 21 (síndrome de Down).

Síndrome de Down

A síndrome de Down (trissomia do 21) é um distúrbio cromossômico caracterizado por retardo mental, características faciais distintivas e outras anomalias. Embora a maioria dos casos reflita a trissomia do cromossomo 21, raramente resultam de translocações ou mosaicismo. A síndrome de Down é discutida em detalhes no Cap. 6. O peso do cérebro está moderadamente reduzido, e o

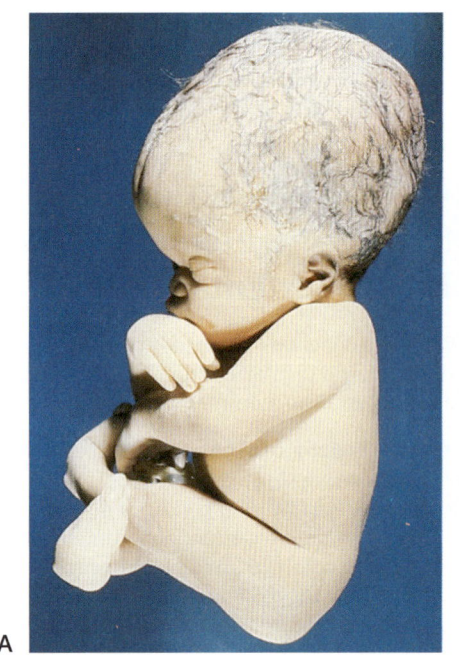 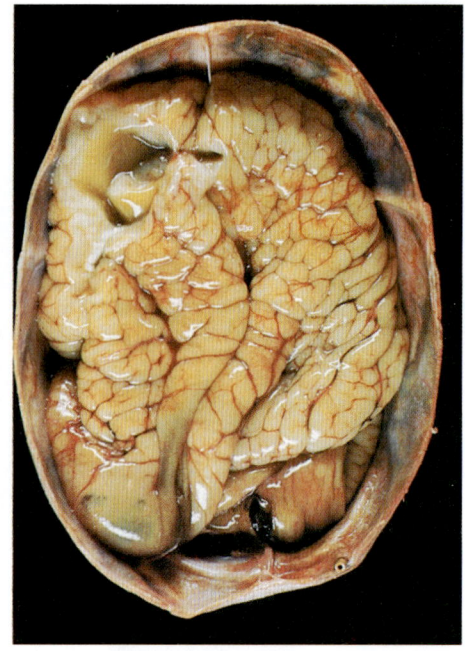

FIGURA 28.27
Hidrocefalia congênita. A. A hidrocefalia ocorrendo antes da fusão das suturas cranianas provoca aumento acentuado da cabeça. B. A remoção da calvária demonstra o córtex cerebral atrófico e colabado.

órgão está diminuído na sua dimensão ântero-posterior. Existe um padrão giral simples, com giros temporais superiores desproporcionalmente mais delgados (Fig. 28.32). A citoarquitetura do córtex na síndrome de Down aproxima-se dos padrões normais, embora os pacientes quase sempre desenvolvam alterações da patologia da doença de Alzheimer (ver adiante) por volta da quarta década de vida.

Trissomia de 13-15

A trissomia de 13-15 apresenta uma incidência de 1 em cada 5.000 nascimentos, com uma leve predominância do sexo feminino. As deformidades congênitas envolvem o cérebro, aspectos faciais e extremidades. O complexo é dominado por holoprosencefalia, arrinencefalia, microftalmia, ciclopia, orelhas de inserção baixa, lábio leporino e fenda palatina. As extremidades exibem polidactilia e pés semelhantes a "pés de cadeira de balanço".

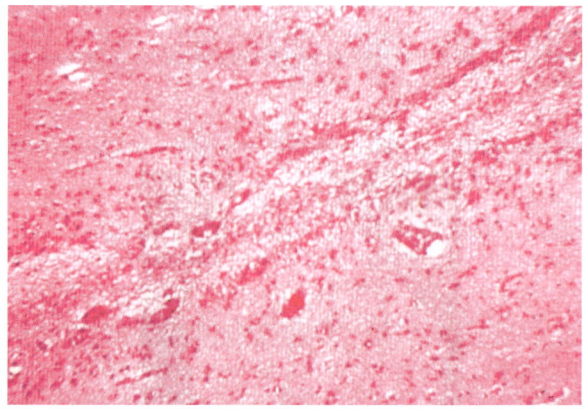

FIGURA 28.29
Hidrocefalia neonatal. O aqueduto de Sylvius está ocluído por astrogliose, uma resposta que pode representar infecção viral intra-uterina.

HOLOPROSENCEFALIA: Esse termo refere-se a um cérebro microencefálico que mostra ausência da fissura inter-hemisférica. Os hemisférios cerebrais em forma de ferradura apresentam os pólos frontais não fendidos, através dos quais os giros mostram uma orientação horizontal irregular (Fig. 28.33). Uma câmara ventricular comum é criada pelo deslocamento lateral das porções posteriores dos hemisférios cerebrais. Os núcleos caudados bilobados e os tálamos são proeminentes. A holoprosencefalia raramente é compatível com a vida além de algumas semanas ou meses.

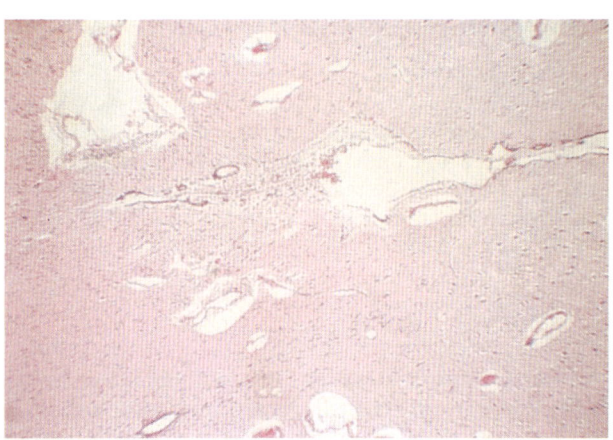

FIGURA 28.28
Hidrocefalia neonatal. Múltiplos canais atrésicos substituem o aqueduto de Sylvius normal único.

MALFORMAÇÕES CONGÊNITAS

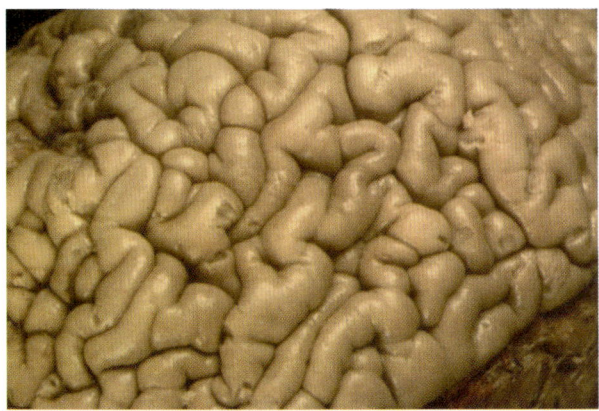

FIGURA 28.30
Polimicrogiria. A superfície do cérebro exibe um número excessivo de pequenas pregas girais, de tamanhos irregulares e distribuídas ao acaso.

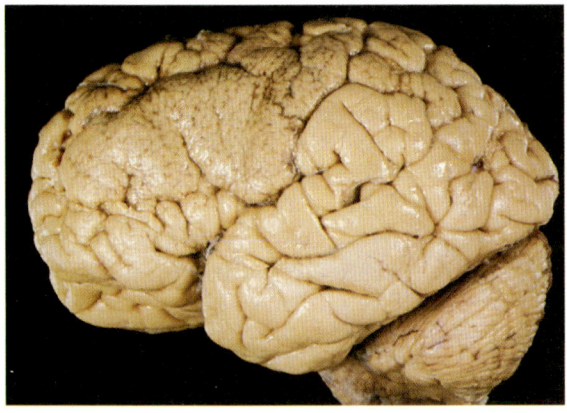

FIGURA 28.31
Paquigiria. A ocorrência de giros amplos marca uma deformidade do desenvolvimento embrionário.

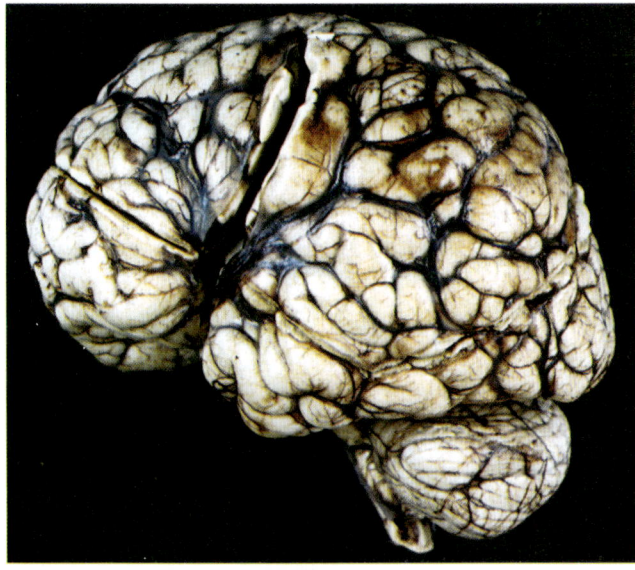

FIGURA 28.32
Síndrome de Down. Observam-se microcefalia leve e subdesenvolvimento dos giros temporais superiores.

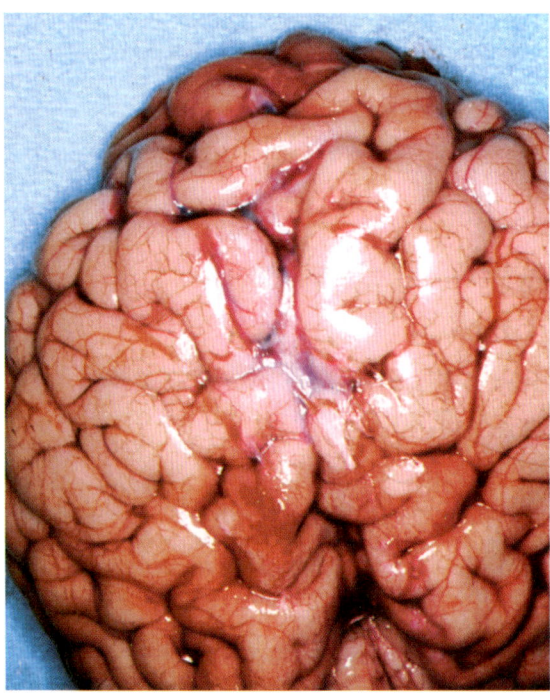

FIGURA 28.33
Holoprosencefalia. Uma visão a partir da face superior do cérebro mostra a ausência da fissura inter-hemisférica anterior.

ARRINENCEFALIA: *A ausência dos tratos e bulbos olfatórios (rinencéfalo) está associada à holoprosencefalia ou ocorre como uma malformação isolada* (Fig. 28.34).

AUSÊNCIA DO CORPO CALOSO: Essa anomalia é uma característica regular da holoprosencefalia, embora também possa

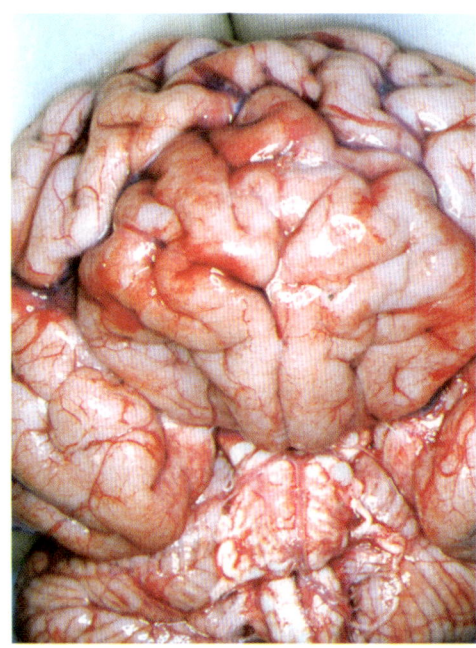

FIGURA 28.34
Arrinencefalia. A ausência do sistema olfativo freqüentemente acompanha a holoprosencefalia.

ocorrer como uma lesão solitária. A ausência do corpo caloso pode ocorrer sem qualquer comprometimento importante da coordenação funcional inter-hemisférica. Por outro lado, ocasionalmente está associada a convulsões. O corpo caloso amarra fisicamente e interconecta funcionalmente os hemisférios, e sua ausência permite que os ventrículos laterais movam-se para fora e para cima (Fig. 28.35), uma posição que é diagnóstica radiograficamente.

A Epilepsia Manifesta Distúrbios (Convulsões) Transitórios Paroxísticos na Função Cerebral

As convulsões comprometem a consciência e causam atividade motora anormal ou perturbações sensoriais ou mentais. A epilepsia tem uma prevalência de 6 em cada 1.000, e os neonatos e lactentes são particularmente vulneráveis. A maioria das convulsões (75%) ocorre sem uma lesão orgânica demonstrável e é classificada como epilepsia idiopática. A maioria dos casos é esporádica, embora formas hereditárias sejam reconhecidas.

 Patologia: Estudos cuidadosos de cérebro de pacientes que apresentaram epilepsia idiopática freqüentemente descrevem perda neuronal e gliose reativa. As áreas afetadas incluem o hipocampo, o cerebelo, o tálamo e o neocórtex cerebral. Ainda se debate se essas alterações são a causa da epilepsia idiopática ou se resultam da anoxia que ocorre com convulsões generalizadas. Ocasionalmente, encontram-se heterotopias, e com menor freqüência, a epilepsia pode ser desencadeada por tumor intracraniano, malformação arteriovenosa ou tecido cerebral fibrosado oriundo de ferida penetrante. Tais lesões têm mais probabilidade de provocar convulsões à medida que se encontram mais próximas do córtex motor ou da superfície do cérebro.

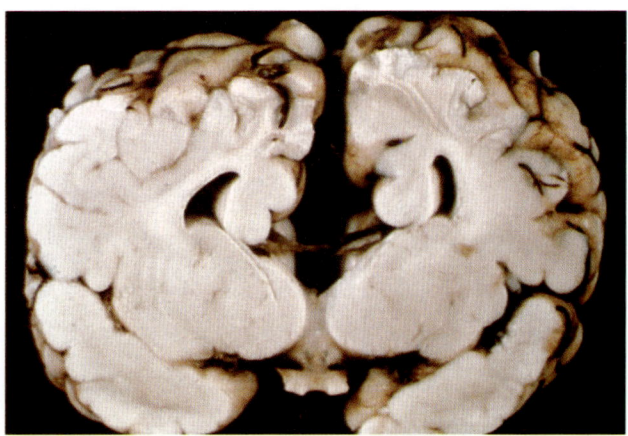

FIGURA 28.35
Ausência congênita de corpo caloso. Os ventrículos laterais adotaram uma posição mais lateral, enquanto os giros cingulados ocupam a posição do corpo caloso ausente.

TRAUMATISMO

O Hematoma Epidural É o Acúmulo de Sangue entre a Calvária e a Dura-Máter

Em geral, essa lesão decorre de uma pancada na cabeça e, a menos que tratado prontamente, um hematoma epidural é, com freqüência, fatal.

 Patogenia: A dura-máter intracraniana está presa de forma segura à face interna da calota craniana e, assim, é análoga ao periósteo. As artérias meníngeas médias ocupam o espaço teórico entre a dura-máter e a calota craniana. Estão encravadas na tábua interna do osso, e seus ramos correm através da área temporal-parietal, geralmente como três vasos principais. O osso temporal é um dos ossos mais finos do crânio e particularmente vulnerável a fratura. De modo que, até mesmo um traumatismo que pareça sem conseqüência pode ser suficiente para provocar fratura e transecção dos ramos da artéria meníngea média. O resultado é hemorragia epidural potencialmente letal (Fig. 28.36).

 Patologia e Manifestações Clínicas: A transecção da artéria meníngea média permite o escape de sangue arterial para o espaço epidural, dessa maneira separando lentamente a dura-máter da calvária. O hematoma progride sem interrupção (Fig. 28.37). Nas 4 a 8 horas iniciais, os eventos intracranianos são assintomáticos. Quando o hematoma alcança um volume de 30 a 50 ml, os sintomas podem refletir uma lesão que ocupa espaço. Como o compartimento supratentorial apresenta um volume fixo, a introdução de uma massa que ocupa espaço exige o deslocamento de um volume igual dessa região. Os ajustes volumétricos mais iniciais antes de os sintomas surgirem são alcançados pelo deslocamento ventral do LCR através da abertura no tentório. Se o hematoma continuar a aumentar, a pressão intracraniana por fim excede a pressão venosa. Os seios venosos grandes são comprimidos, resultando em estagnação circulatória e isquemia cerebral. Durante esse intervalo de hipoxia cerebral global, o paciente manifesta comprometimento cortical difuso, evidenciado como confusão e desorientação.

O *reflexo de Cushing* é uma resposta protetora que aumenta a circulação e a oxigenação cerebrais. A freqüência cardíaca diminui para aumentar o enchimento ventricular, e a contração miocárdica torna-se mais forte. A pressão arterial, particularmente a pressão sistólica, aumenta. Se o sangramento continuar, o hematoma pode atingir um tamanho de aproximadamente 60 ml em 6 a 10 horas. Os mecanismos compensatórios se exaurem, e o cérebro é desviado lateralmente no sentido oposto ao da lesão. O lobo temporal medial no lado do hematoma está comprimido contra o mesencéfalo, deslocando-o ventralmente através da abertura criada pelo tentório, um evento fatal denominado *herniação transtentorial* (Fig. 28.38). Esta herniação comprime os tecidos do unco do hipocampo contra o mesencéfalo e também contra estruturas contíguas, como o terceiro nervo. Assim, o nervo oculomotor é comprimido contra o bordo do

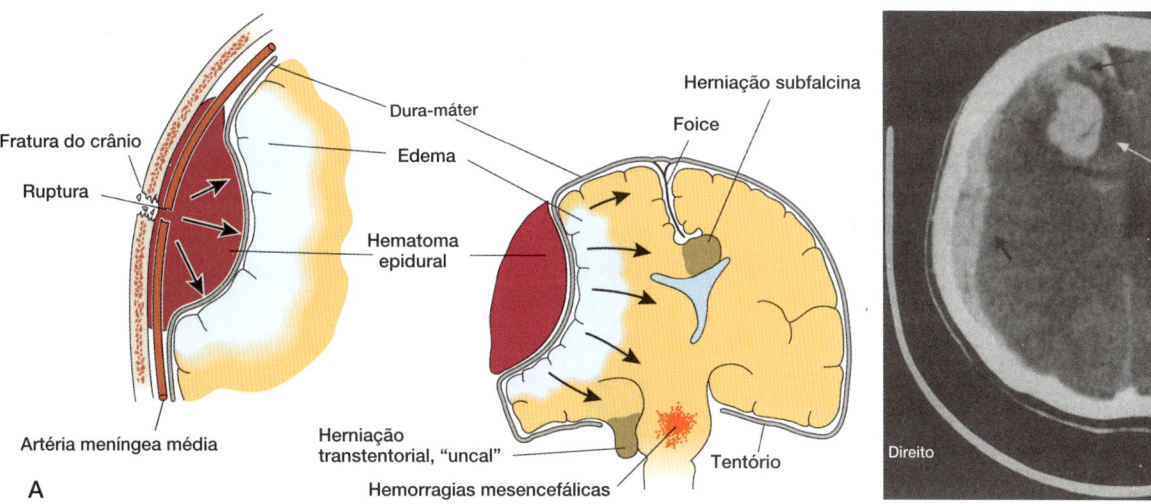

FIGURA 28.36
Desenvolvimento de um hematoma epidural. A. A transecção de um ramo da artéria meníngea média pelo bordo cortante de uma fratura inicia o sangramento sob pressão arterial, dissecando a dura-máter a partir da calvária e produzindo um hematoma em expansão. Após um intervalo assintomático de algumas horas, a herniação transtentorial passa a colocar em risco a vida do paciente. **B.** TC de hemorragias intracranianas pós-traumáticas. A imagem demonstra um hematoma epidural (seta branca grossa, lado esquerdo): um hematoma subdural laminado (seta preta grossa, lado direito); um hematoma intraparenquimatoso (seta branca fina, lado direito); e uma hemorragia subaracnóide (seta preta fina, região frontal direita).

tentório, provocando paralisia do terceiro nervo. A pupila, em geral no lado da lesão, torna-se fixa e dilatada.

O unco herniado também comprime a vasculatura do mesencéfalo, especialmente as veias mesencefálicas pareadas (grandes veias de Rosenthal). A estagnação venosa do mesencéfalo provoca mais hipoxia e compromete a função neuronal. A lesão da formação reticular é expressa clinicamente como o declínio do nível de consciência. Logo após, ocorrem hemorragia (Figs. 28.38 até 28.40) e necrose, após o que a lesão da formação reticular torna-se irreversível (Fig. 28.41). A morte é iminente ou, se a pressão supratentorial for aliviada, a inconsciência será permanente. **Os hematomas epidurais são invariavelmente progressivos e, quando não identificados e evacuados, são fatais em 24 a 48 horas.**

A concussão é definida como a perda transitória da consciência provocada por traumatismo. A pancada na cabeça que provoca um hematoma epidural não precisa necessariamente produzir uma concussão. A consciência é uma atividade neurológica positiva dependen-

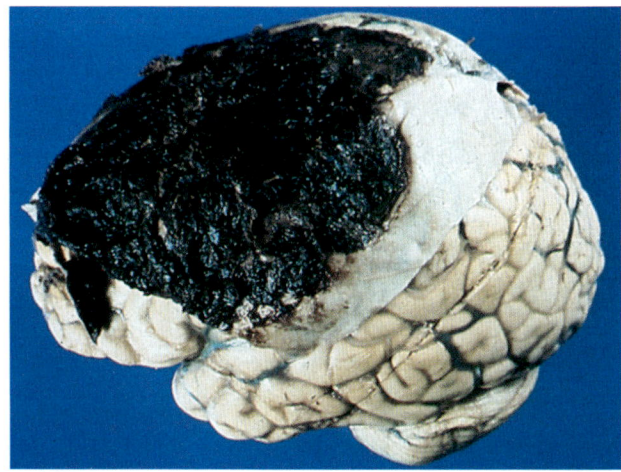

FIGURA 28.37
Hematoma epidural. Uma massa discóide de hemorragia recente recobre o córtex frontal-parietal.

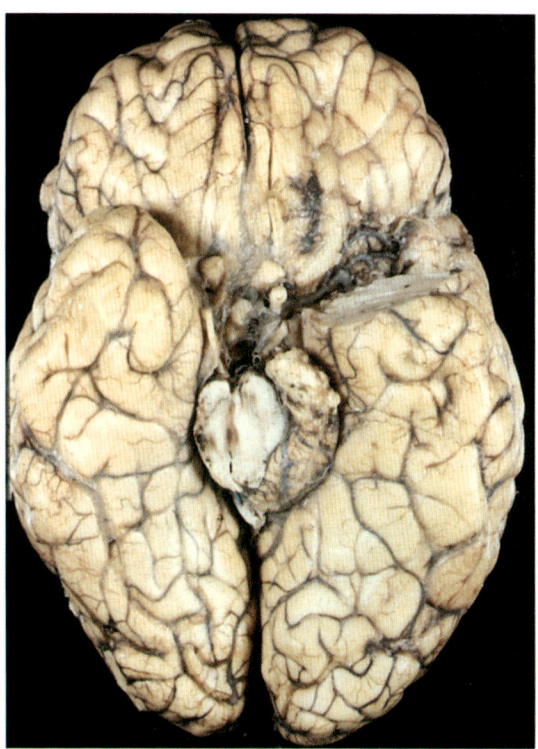

FIGURA 28.38
Herniação transtentorial. O unco do hipocampo está herniado ventralmente e desloca o mesencéfalo, que é o sítio de hemorragias secundárias ("Duret").

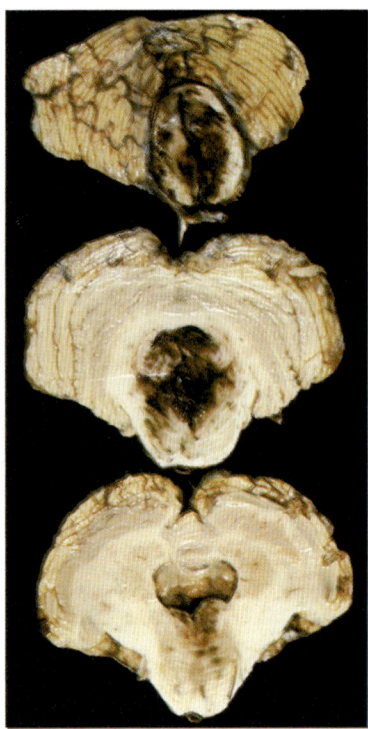

FIGURA 28.39
Herniação transtentorial. As hemorragias de Duret em um caso de herniação transtentorial tendem a encontrar-se na linha média e a ocupar o tronco cerebral a partir da porção superior do mesencéfalo até a porção média da ponte.

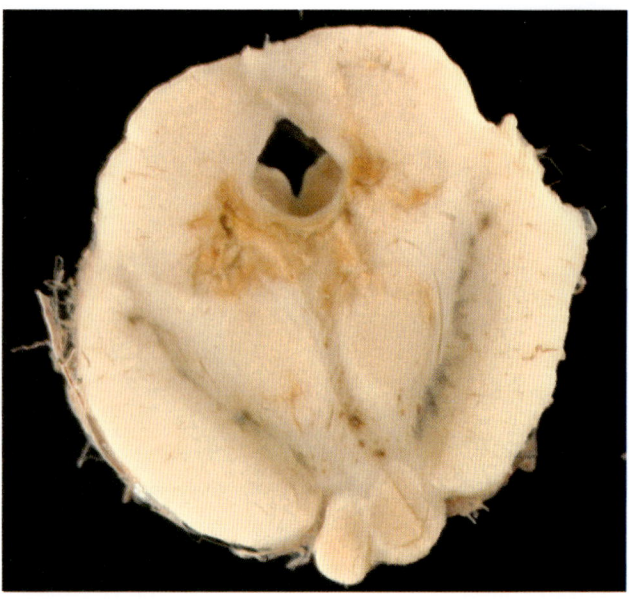

FIGURA 28.41
Herniação transtentorial em corte transversal do mesencéfalo de um paciente que sobreviveu a herniação transtentorial, mas permaneceu inconsciente durante vários meses. Áreas coradas por hemossiderina (*cor de tijolo*) marcam os sítios de hemorragias de Duret prévias.

te da função de neurônios específicos, especialmente aqueles da formação reticular do tronco cerebral. A concussão é exemplificada no ringue de boxe, geralmente como conseqüência de um soco que deflete a cabeça para cima e para trás, com freqüência acompanhando-se de um componente rotatório. Esses movimentos causam uma torção rápida no tronco cerebral e provocam paralisia funcional dos neurônios da formação reticular. Por outro lado, uma pancada na área têmporo-parietal pode causar fratura do crânio, mas, em geral, não provoca uma concussão, porque o movimento lateral dos hemisférios cerebrais é impedido pela foice.

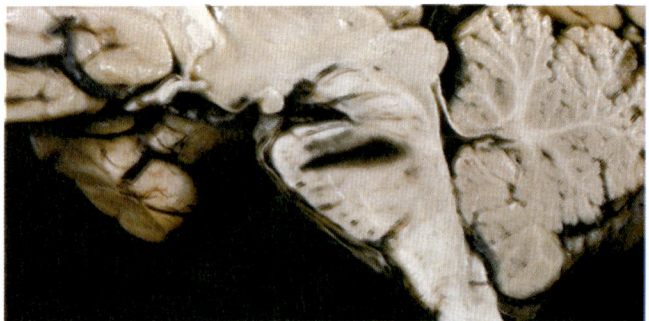

FIGURA 28.40
Herniação transtentorial. O corte sagital revela a distribuição longitudinal das hemorragias de Duret (*estrias vermelho-amarronzadas*).

O Hematoma Subdural Reflete Veias de Ligação Laceradas no Espaço Subdural

O hematoma subdural é uma causa importante de morte após lesões na cabeça provocadas por queda, agressões, acidentes em veículos e acidentes esportivos.

Patogenia: Os hemisférios cerebrais estão frouxamente presos pelos vasos sangüíneos e nervos cranianos, e flutuam no LCR. A drenagem venosa a partir dos hemisférios cerebrais flui para cima através das veias que cruzam o espaço subaracnóide e a aracnóide e atravessam o espaço subdural. Após romperem a dura-máter, penetram no seio dural.

Quando a porção frontal ou a occipital da cabeça em movimento batem contra um objeto fixo, ou quando a cabeça parada é atingida por um objeto não pontiagudo, os hemisférios cerebrais são deslocados em uma direção ântero-posterior e chocam-se contra a face interna do osso occipital ou do frontal. Os tecidos cerebrais moles tornam-se compactos e então rechaçam, iniciando um movimento de ondas de choque no parênquima cerebral. Como a dura-máter é aderente ao crânio, e a aracnóide está aderida ao cérebro, o movimento díspar dessas membranas produz um efeito de cisalhamento no espaço subdural, lacerando as veias que atravessam esse compartimento (Fig. 28.42). O espaço subdural pode se expandir, diferentemente do espaço epidural. Como a hemorragia nessa situação é de origem venosa, em geral cessa espontaneamente após o acúmulo de 25 a 50 ml, devido ao efeito de tamponamento local. Contudo, também pode comprimir veias de ligação muito lesadas e causar trombose. Como o cérebro é simétrico, e a força aplicada no plano sagital afeta de forma semelhante ambos os hemisférios, não

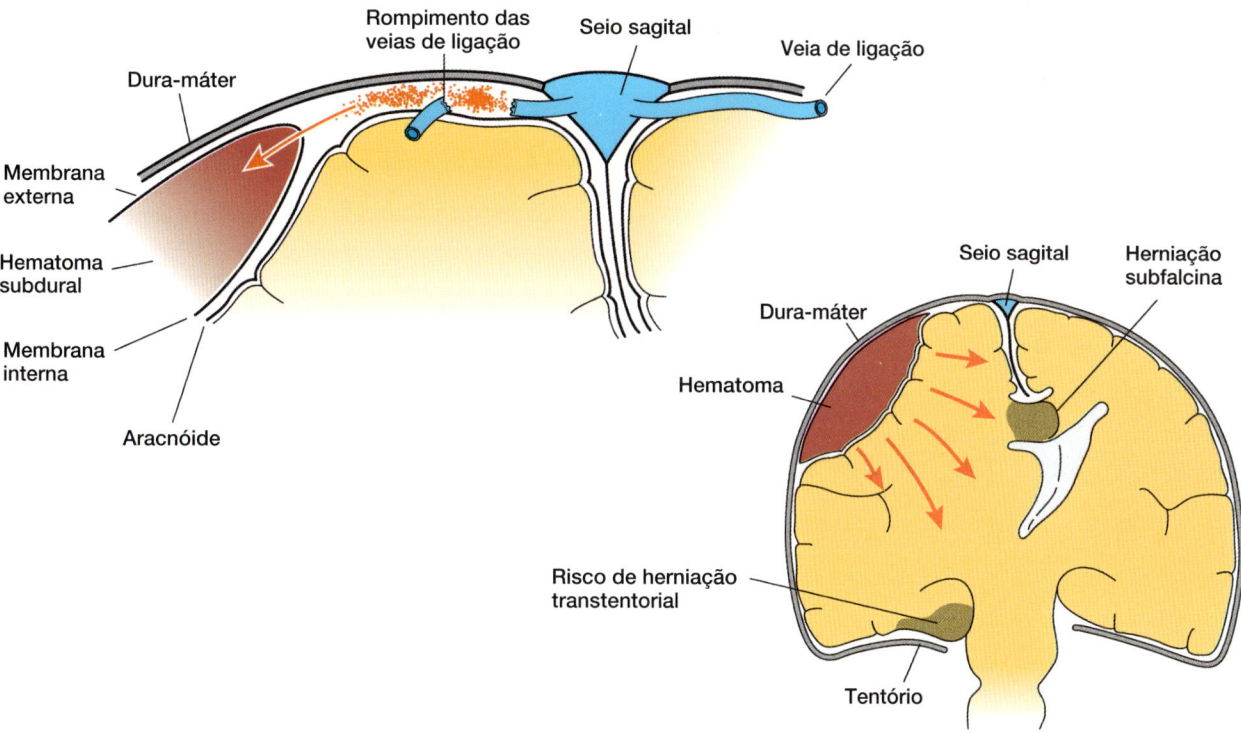

FIGURA 28.42
Desenvolvimento de um hematoma subdural. No traumatismo da cabeça, a dura-máter move-se com o crânio, e a aracnóide move-se com o cérebro. Como conseqüência, as veias de ligação rompem-se na passagem da dura-máter para a aracnóide. O sangramento venoso cria um hematoma no espaço subdural expansível. A herniação transtentorial subseqüente coloca em risco a vida do paciente.

surpreende o fato de os hematomas subdurais serem freqüentemente bilaterais.

 Patologia: Um hematoma subdural, mesmo quando limitado e pequeno demais para provocar sintomas, pode induzir respostas tissulares importantes. O contato entre o hematoma e a dura-máter provoca irritação e acarreta a formação de tecido de granulação nas semanas seguintes. O processo forma uma camada acima do hematoma, denominada *membrana externa* (Fig. 28.43). A partir dessa membrana, fibroblastos migratórios invadem o hematoma subjacente, formando uma membrana fibrosa abaixo do coágulo sangüíneo. Cerca de 2 semanas se passam até que essa *membrana interna* seja visível (Fig. 28.44).

Um hematoma subdural, estático quanto ao tamanho e, em geral, assintomático, tem potencial para três formas de evolução:

- O hematoma pode ser reabsorvido e deixar apenas uma pequena quantidade de hemossiderina reveladora.
- O hematoma pode permanecer estático, com o potencial de calcificação.
- O hematoma pode aumentar.

A expansão do hematoma, além do início dos sintomas, é mais freqüentemente o resultado de ressangramento, em geral no espaço de 6 meses. Como o tecido de granulação é vulnerável a pequenos traumatismos, até mesmo aquele provocado ao se movimentar a cabeça pode sangrar novamente e criar um novo hematoma subjacente à membrana externa original. Sucedem uma série de eventos semelhantes aos descritos anteriormente, inclusive o desenvolvimento de uma segunda membrana interna. Esses episódios de novos sangramentos esporádicos expandem a lesão periodicamente e a intervalos imprevisíveis. Alternativamente, postulou-se que a lise do hematoma original criaria um estado hiperosmótico, que atrai líquido através da membrana interna, aumentando assim a lesão. Se verdadeiro, esse processo tem conseqüências menores do que o novo sangramento no que tange a indução de sintomas. É importante observar que, durante a gênese de um hematoma subdural, o rompimento das veias de ligação corticais está localizado tão precisamente no espaço subdural a ponto de isolar o sangue do LCR. **Por**

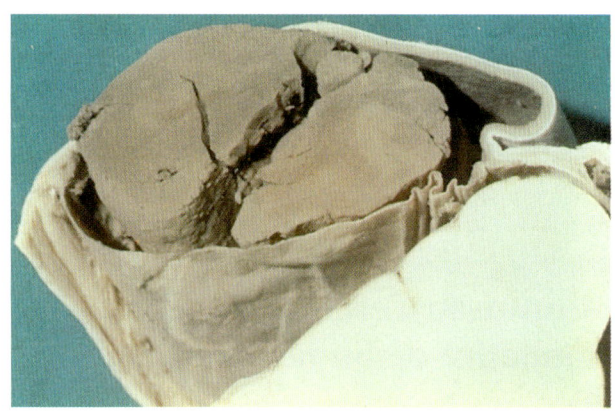

FIGURA 28.43
Hematoma subdural. Um hematoma subdural crônico está encapsulado por uma membrana externa (*camada marrom delgada abaixo da dura-máter branca mais espessa*).

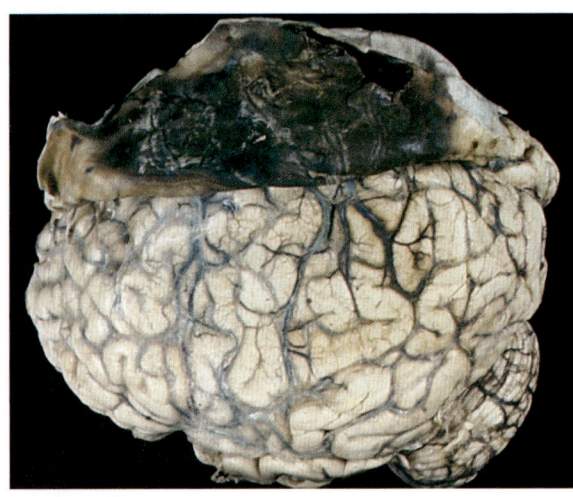

FIGURA 28.44
Hematoma subdural. O folheto esquerdo da dura-máter foi defletido para cima, exibindo um hematoma subdural finamente encapsulado por uma membrana interna.

conseguinte, a ausência de sangue no LCR não elimina a possibilidade da existência de um hematoma subdural.

Manifestações Clínicas: Os sintomas de um hematoma subdural são multiformes. O estiramento das meninges provoca cefaléias, a pressão sobre o córtex motor produz fraqueza contralateral, e a irritação focal do córtex pode desencadear convulsões. Hematomas subdurais bilaterais podem comprometer a função cognitiva e ocasionar um diagnóstico errado de demência, ou o ressangramento pode causar uma herniação transtentorial letal.

A Hemorragia Subaracnóide Refere-se a Qualquer Sangramento no Espaço Subaracnóide

A hemorragia subaracnóide pode ser vista associada a lesões traumáticas da cabeça (p. ex., contusão ou laceração cerebrais). Entretanto, raramente a hemorragia subaracnóide é um achado isolado nos casos de traumatismo, e, em geral, complica hemorragia em outras partes do cérebro. **Dois terços dos casos de hemorragia subaracnóide refletem a ruptura de um aneurisma arterial preexistente** (ver adiante). Em 10% dos casos, demonstra-se uma malformação arteriovenosa. Os casos remanescentes resultam de uma variedade de condições, incluindo discrasias sangüíneas, infecções, vasculite e tumores. A hemorragia subaracnóide e os aneurismas cerebrais são discutidos mais profundamente adiante.

A Contusão Cerebral É a Contusão Traumática da Superfície Cerebral

 Patogenia: De forma semelhante aos hematomas subdurais, em geral as contusões cerebrais são conseqüentes a deslocamento ântero-posterior, quando a cabeça em movimento atinge um objeto fixo. A flutuação dos hemisférios cerebrais na direção ântero-posterior e a qualidade gelatinosa e mole do cérebro criam uma vulnerabilidade a contusões ou lacerações pelas forças aplicadas à cabeça, particularmente aquelas no plano mesossagital. A magnitude da contusão equivale à velocidade da aceleração e à brusquidão da desaceleração da cabeça. Quando a contusão cerebral ocorre no ponto de impacto, a lesão é denominada contusão de *golpe* (Fig. 28.45). Se o lado do cérebro oposto ao ponto de contato atingir o crânio, as abrasões resultantes são contralaterais ao ponto do contato inicial e são denominadas lesão de *contragolpe* (ver Fig. 28.45).

A localização distante das lesões de contragolpe acentua as características anatômicas que determinam a natureza da lesão, conforme mostrado na Fig. 28.45, em que o osso occipital é o local de impacto. Não há lesão no córtex subjacente, mas o impacto provoca o movimento díspar do cérebro e crânio, de modo que os pólos frontal e temporal batem contra as superfícies ósseas das fossas frontal e média.

 Patologia: Se a força de impacto for pequena, a contusão cerebral limita-se ao córtex e ápice dos giros (Fig. 28.46A). Forças maiores destroem áreas maiores do córtex, criando lesões cavitárias profundas que se estendem para a substância branca ou que laceram o córtex e iniciam hemorragias (ver Fig. 28.46B). A hemorragia e o edema associados podem criar uma lesão de massa potencialmente fatal por causa da herniação transtentorial.

As contusões são permanentes. O tecido contundido e necrosado é prontamente fagocitado por macrófagos e eliminado, em grande parte, pela corrente sangüínea. A seguir, a astrocitose acarreta a formação de uma cicatriz local que persiste como uma evidência denunciadora de contusão anterior (Fig. 28.47).

As conseqüências da lesão traumática do cérebro podem ser internas e difíceis de se demonstrar. O córtex parassagital é ancorado às vilosidades aracnóides (*granulações paquionianas*), enquanto as faces laterais dos hemisférios cerebrais apresentam maior liberdade de movimento. Essa característica anatômica, além da diferença de densidade entre substância branca e cinzenta, permite a geração de forças de cisalhamento entre diferentes regiões do cérebro, gerando lesões difusas de cisalhamento axonal, particularmente nos acidentes com veículos motores. Essas lesões de cisalhamento podem distorcer ou romper axônios, levando-os a se retraírem, formando "esferóides", e também a perderem sua mielina. Essas alterações estão presentes de forma típica na substância branca parassagital e podem ser acompanhadas por múltiplas pequenas hemorragias. Se a lesão for grave, o paciente torna-se comatoso, e a ressonância magnética talvez revele apenas pequenas hemorragias e edema focal.

As Feridas Penetrantes Produzem Hemorragia e Efeitos Explosivos

Objetos penetrantes como projéteis de armas e facas penetram no crânio e atravessam o cérebro com velocidades variáveis. Na ausência de lesão direta contra os centros cerebrais vitais, a ameaça imediata à vida é a hemorragia (Fig. 28.48). Conforme observado anteriormente, o sangramento cria uma massa que ocupa espaço, cuja presença pode provocar herniação

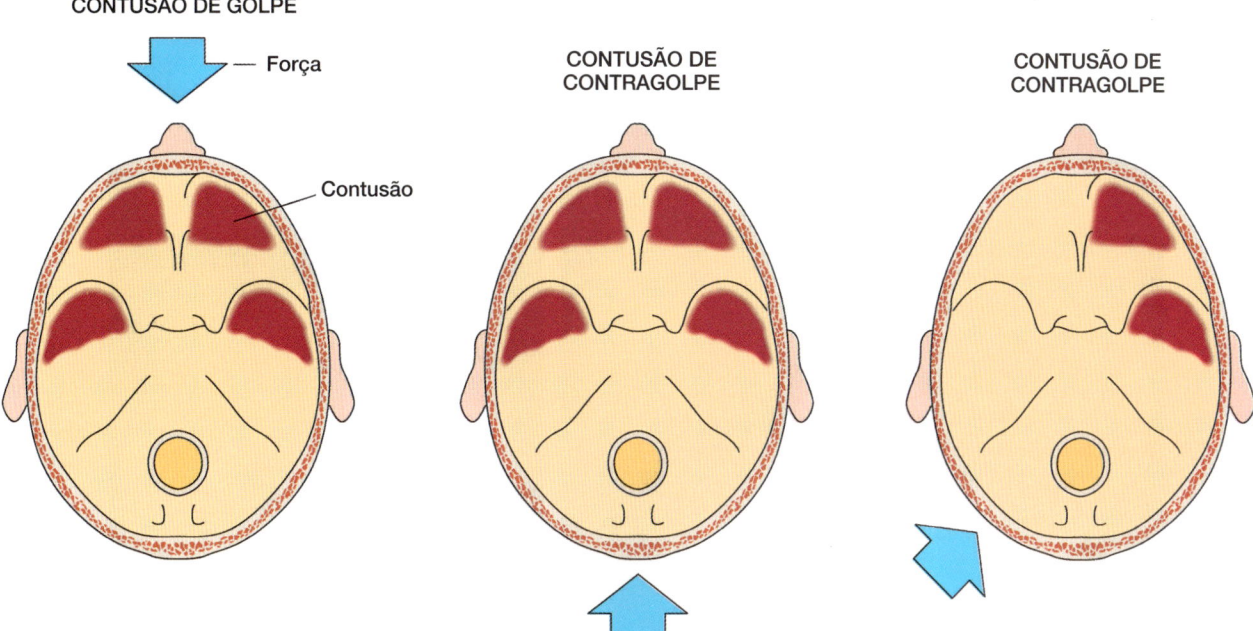

FIGURA 28.45
Mecanismos de contusão cerebral. Os hemisférios cerebrais flutuam no líquido cefalorraquidiano. A desaceleração ou a aceleração rápidas do crânio fazem com que o córtex tenha forte impacto nas fossas anterior e média. A posição de uma contusão é determinada pela direção da força e pela anatomia intracraniana.

transtentorial letal. No caso do cerebelo, a herniação das tonsilas cerebelares para o forame magno é seguida por compressão da medula oblonga, desse modo paralisando os centros cardíaco e respiratório.

A velocidade proporciona um efeito explosivo a um projétil (Fig. 28.49). Conforme uma bala de alta velocidade atravessa o cérebro, rompe tecidos, não apenas pela sua própria massa, mas também pela explosão centrífuga que aumenta o diâmetro do cilindro da ruptura. Assim, um projétil em alta velocidade pode provocar a morte imediata pelo aumento explosivo da pressão intracraniana. Essa pressão forçosamente provoca a herniação das tonsilas cerebelares pelo forame magno, causando morte imediata.

As convulsões são uma ameaça nas feridas penetrantes cicatrizadas, geralmente manifestas 6 a 12 meses após o traumatismo. O tecido colagenoso é deslocado para o cérebro a partir do couro ca-

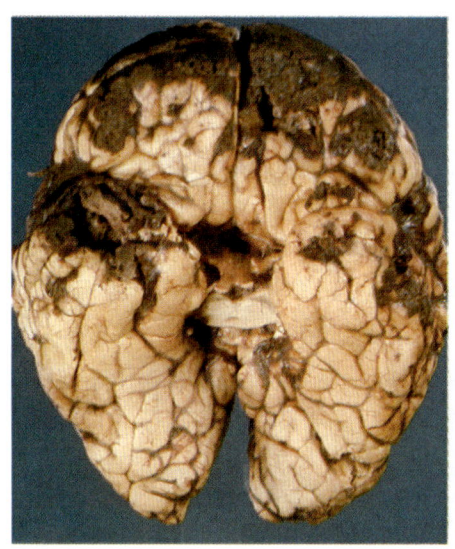
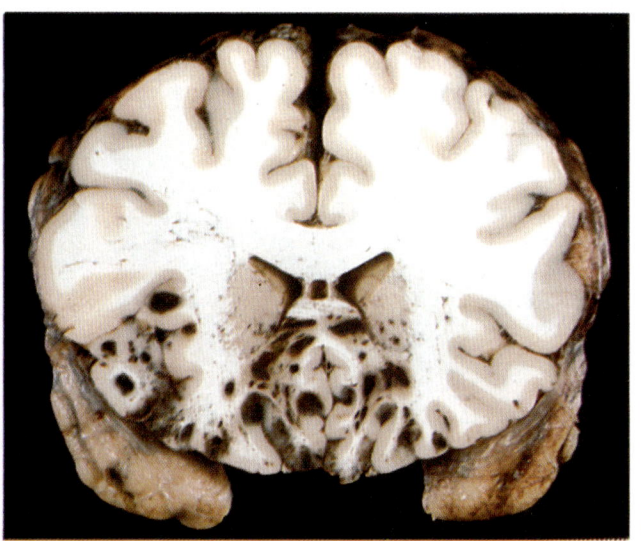

FIGURA 28.46
Contusões cerebrais recentes. A. Áreas múltiplas de hemorragias marcam os pólos frontais e temporais. **B.** Um corte coronal de *A* mostra hemorragias parenquimatosas subjacentes.

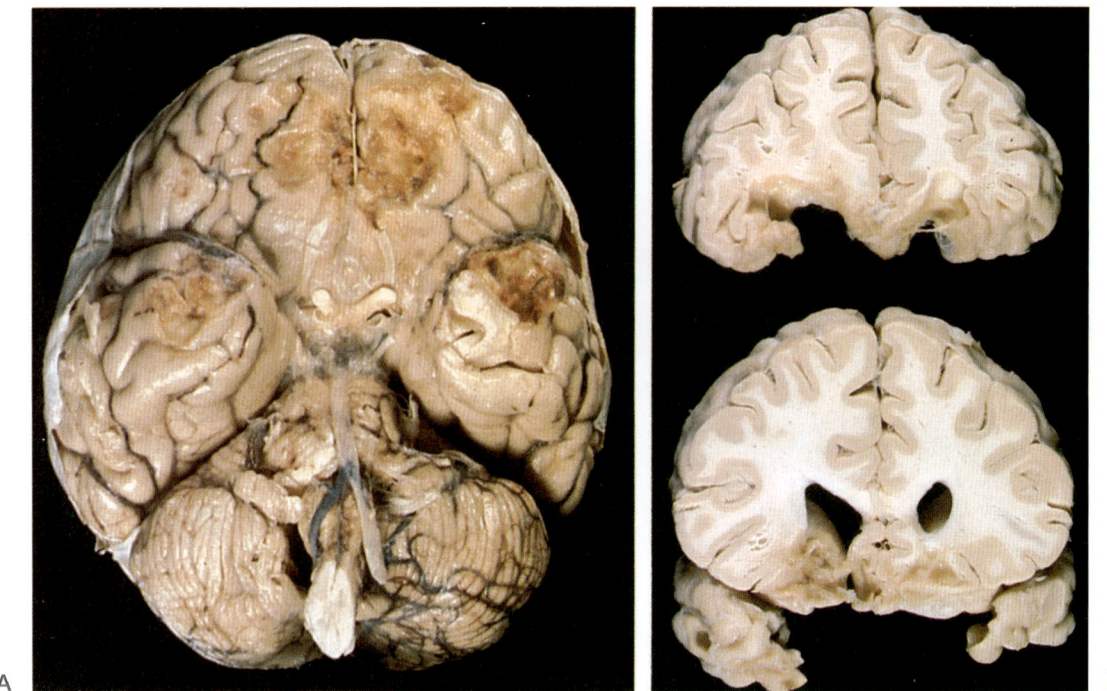

FIGURA 28.47
Contusão cerebral antiga. **A.** Contusões cerebrais prévias são evidenciadas por aspecto roto e escavação focal de sangue. **B.** Corte coronal através dos locais de contusões cerebrais antigas revela áreas císticas que marcam hemorragias prévias (*áreas castanhas*).

beludo ou da dura-máter, e os fibroblastos subseqüentemente proliferam, formando uma cicatriz densa. O mecanismo exato pelo qual uma cicatriz ativa neurônios e leva a convulsões ainda é obscuro.

As Lesões na Medula Espinhal Freqüentemente Acarretam Paraplegia ou Quadriplegia

As lesões traumáticas da medula espinhal podem resultar de lesão direta à medula por feridas penetrantes (facadas, projéteis) ou lesão indireta como conseqüência de fraturas ou deslocamento de vértebras. A medula espinhal pode estar contundida, não apenas no sítio da lesão, mas também acima e abaixo do ponto de traumatismo. A lesão traumática pode ser complicada por comprometimento do suprimento arterial à medula, com infarto resultante.

Os corpos das vértebras estão separados por discos intervertebrais e estão estabilizados no alinhamento normal por dois ligamentos longitudinais e, também, pelos processos ósseos posteriores. O ligamento espinhal anterior adere à superfície ventral dos corpos vertebrais, enquanto o ligamento espinhal posterior está fixado à coluna vertebral dorsal. Como conseqüência de extrema flexão ou extensão (Fig. 28.50), a angulação da coluna

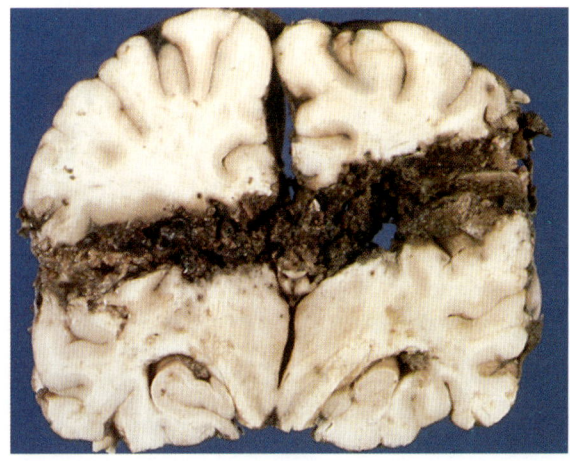
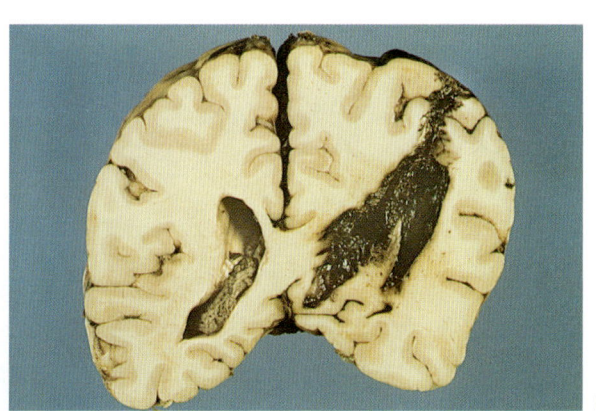

FIGURA 28.48
Ferida penetrante. **A.** Um projétil de calibre 32 criou uma via hemorrágica através do cérebro. **B.** Uma faca de açougueiro foi cravada profundamente no cérebro, provocando hemorragia letal.

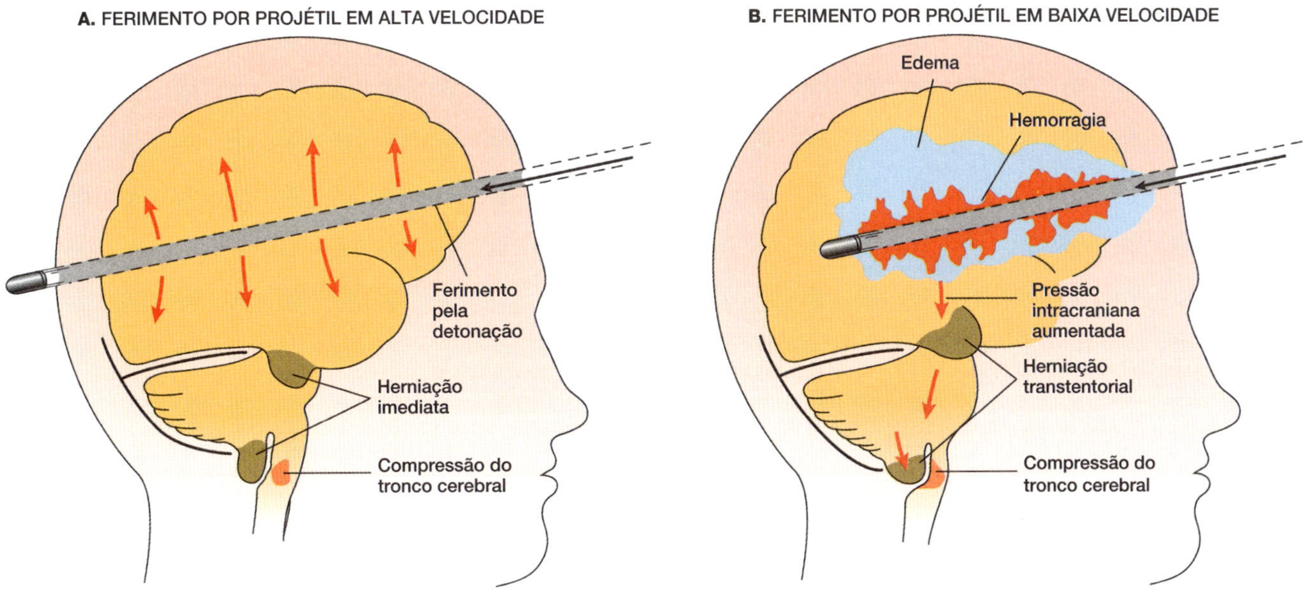

A. FERIMENTO POR PROJÉTIL EM ALTA VELOCIDADE

B. FERIMENTO POR PROJÉTIL EM BAIXA VELOCIDADE

FIGURA 28.49
Conseqüências de feridas por projéteis com alta e com baixa velocidade. A. O efeito "explosivo" de um projétil em alta velocidade provoca aumento imediato da pressão supratentorial e resulta em morte devido a impactação do cerebelo e da medula oblonga no forame magno. B. Um projétil de baixa velocidade aumenta a pressão numa taxa mais gradual através de hemorragia e edema.

vertebral óssea força a medula espinhal contra o osso, ou, alternativamente, interfere na circulação regional.

LESÃO POR HIPEREXTENSÃO: Quando a testa recebe uma pancada e é empurrada para trás (p. ex., conforme o que ocorre durante o impacto de mergulhar em águas rasas), o deslocamento posterior da cabeça (hiperextensão) rompe o ligamento espinhal anterior, dessa forma permitindo uma angulação posterior aguda do canal espinhal. No ponto da angulação, a face posterior da medula espinhal entra em contato forçado e lesivo com o processo posterior do corpo vertebral estacionário, que se situa imediatamente caudal à angulação (Fig. 28.51).

LESÃO POR HIPERFLEXÃO: Quando a cabeça ou o ombro é golpeado por trás, por um objeto de peso considerável, ou quando essa região de um corpo em queda (geralmente em posição de flexão) atinge um objeto estacionário, a cabeça é forçada para a frente e para baixo (hiperflexão). O impacto força um corpo vertebral para baixo contra o subjacente. A faceta anterior do corpo vertebral subjacente fratura, com deslizamento para a frente e deslocamento para baixo da vértebra sobrejacente. Esse desfiguramento do canal espinhal resulta em uma forte angulação para a frente da medula espinhal. A superfície anterior da medula angulada entra em contato forçado com a margem póstero-superior do corpo vertebral subjacente estável (Fig. 28.52).

As conseqüências de uma lesão na medula espinhal variam com a gravidade do traumatismo.

- A **concussão da medula espinhal** é a lesão mais leve e representa um distúrbio transitório e reversível da função da medula espinhal.
- A **contusão da medula espinhal** é o resultado de traumatismo mais grave, variando desde um hematoma transitório pequeno até necrose hemorrágica da medula espinhal. Essa necrose, além do edema da medula que se seguem a uma contusão grave são denominados *mielomalacia*, e o hematoma no interior da medula espinhal é denominado *hematomielia* (Fig. 28.53).

- As **lacerações e transecções da medula espinhal,** em geral produzidas por feridas penetrantes, são com freqüência irreversíveis e resultam na perda completa da função. A paralisia dos membros inferiores (paraplegia) ou das quatro extremidades (quadriplegia) depende da localização e da extensão da lesão.

DISTÚRBIOS CIRCULATÓRIOS

As Malformações Vasculares Podem Acarretar Hemorragia

- **Malformação arteriovenosa** (Fig. 28.54): Essa é a malformação vascular congênita mais comum e com maior significado clínico. Distúrbios convulsivos e hemorragias intracranianas, geralmente subaracnóides ou intracerebrais, com freqüência ocorrem na segunda ou na terceira década de vida. Acredita-se que os vasos sangüíneos anormais se formam durante a embriogênese em decorrência de comunicação focal entre as artérias e veias cerebrais. O conglomerado de vasos anormais resultante localiza-se tipicamente no córtex cerebral e na substância branca subjacente contígua. A malformação aumenta com o passar do tempo e tende a acometer uma área maior.
- **Angioma cavernoso:** Essa anomalia congênita é consideravelmente menos comum que as malformações arteriovenosas. É semelhante a um angioma cavernoso em outros locais (p. ex., fígado), por ser formado por grandes canais vasculares irregulares e de paredes delgadas. Embora a maioria dos angiomas cavernosos permaneça assintomática, eles podem causar hemorragia intracraniana, epilepsia, ou distúrbios neurológicos focais.
- **Telangiectasia:** Esse agregado focal de vasos uniformemente pequenos, com parênquima neural entremeado, pode iniciar convulsões, mas raramente se rompe.

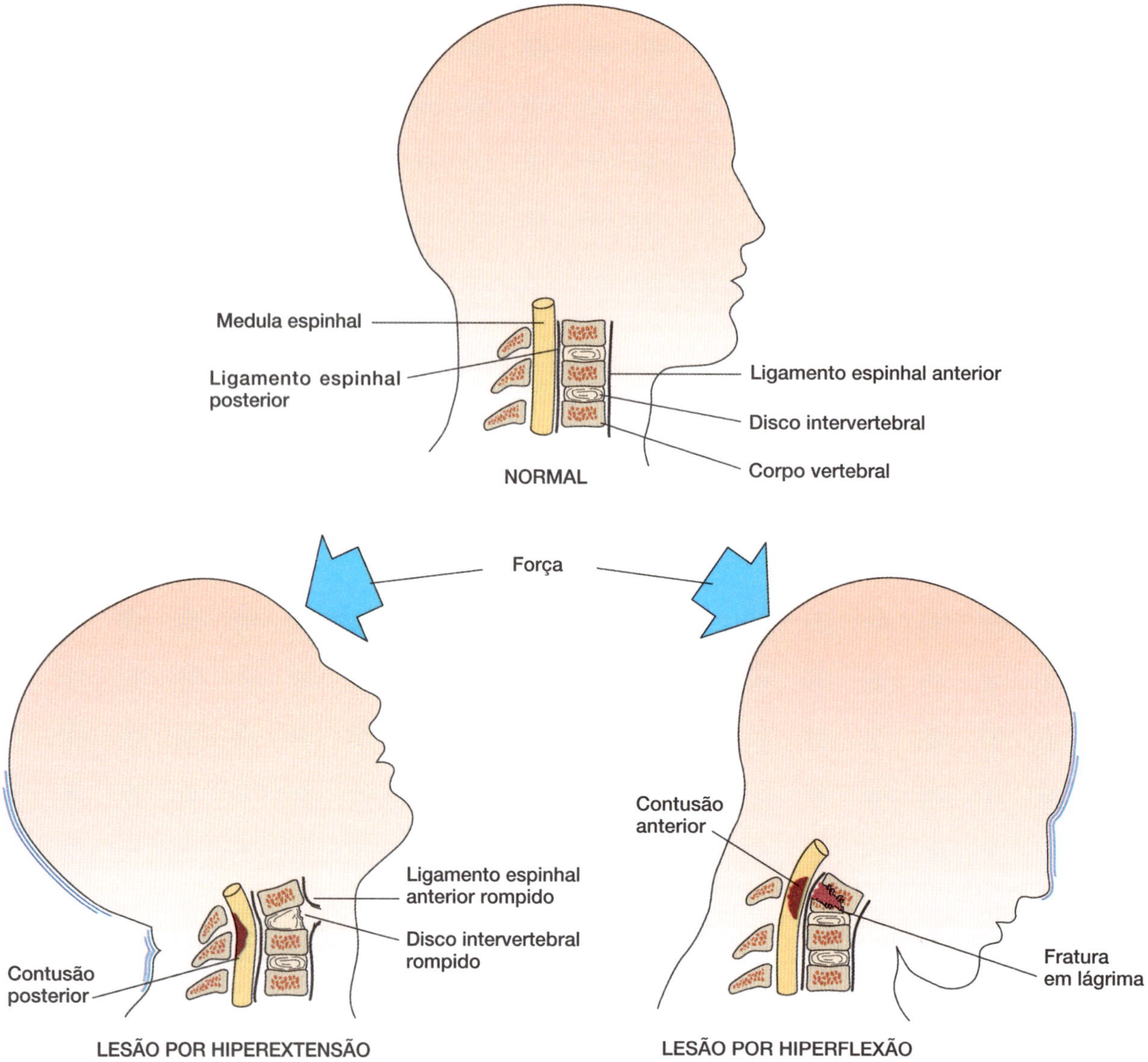

FIGURA 28.50
Lesão espinhal. Muitos ângulos de força podem ser aplicados à coluna cervical bastante vulnerável. As lesões posteriores (hiperextensão) e anteriores (hiperflexão) são as mais comuns. A lesão por hiperextensão provoca a ruptura do ligamento espinhal anterior e permite a angulação posterior excessiva. A lesão por hiperflexão provoca compressão associada a uma fratura "em lágrima" de um corpo vertebral, e produz excessiva angulação para a frente da medula.

- **Angioma venoso:** Essa estrutura consiste em um foco de algumas veias aumentadas e distribuídas ao acaso na medula espinhal ou no cérebro. Em geral, a lesão é assintomática e sobrepõe-se, em parte, a angiomas cavernosos.

Os Aneurismas Cerebrais Rompem-se e Provocam Hemorragia Fatal

A pressão intravascular e a fraqueza nas paredes arteriais provocam a formação de aneurismas cerebrais. Algumas das causas de aneurisma são as seguintes:

- **Defeitos de desenvolvimento,** que originam aneurismas saculares (defeito medial, sacular) (Fig. 28.55).
- **Aterosclerose** (Fig. 28.56) resulta em aneurismas que produzem efeito de massa.
- **Hipertensão,** que está associada a lipoialinose de arteríolas e ocasiona os aneurismas de Charcot-Bouchard (Fig. 28.57).
- **Infecções bacterianas,** ocasionando aneurismas micóticos.
- **Traumatismo,** que, em raras ocasiões, provoca aneurismas dissecantes.

Aneurismas Saculares

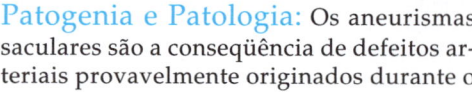

Patogenia e Patologia: Os aneurismas saculares são a conseqüência de defeitos arteriais provavelmente originados durante o

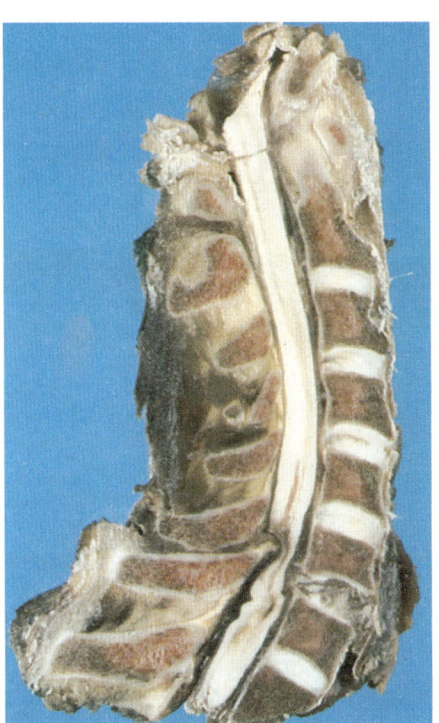

FIGURA 28.51
Contusão cervical. Uma lesão por hiperextensão da medula cervical provocada por uma pancada na testa resultou na angulação posterior. O ligamento espinhal anterior se rompeu, o disco intervertebral se fragmentou e a medula foi forçada contra o processo posterior do corpo vertebral fixo subjacente.

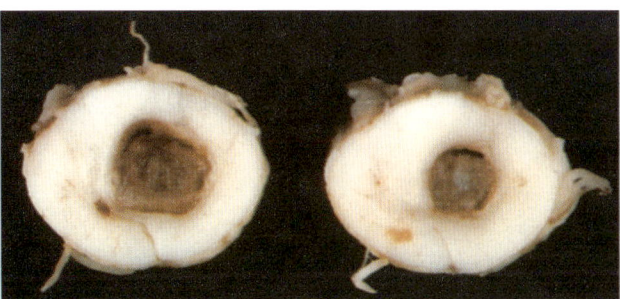

FIGURA 28.53
Contusão cervical. O corte transversal da medula espinhal contundida mostra hemorragia central ("hematomielia com mielomalacia").

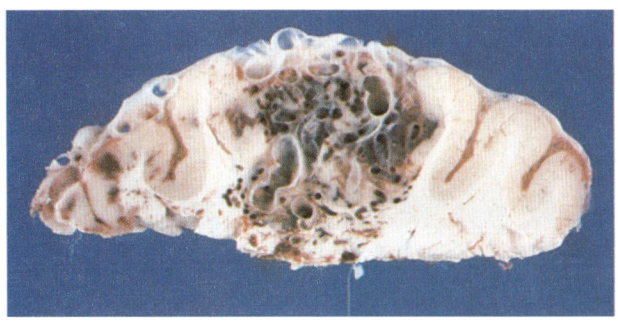

FIGURA 28.54
Malformação arteriovenosa. Vasos sangüíneos anormais substituem a substância cinzenta cortical e estendem-se profundamente na substância branca subjacente.

desenvolvimento embrionário, quando as artérias se bifurcam (Fig. 28.58). A camada muscular do vaso sangüíneo que se bifurca em dois ramos pode não conseguir interdigitar-se adequadamente no ponto da bifurcação. Esse fato cria um ponto de fraqueza muscular congênita, ligado apenas por endotélio, membrana elástica interna e camada adventícia delgada. Com o tempo, o fluxo sangüíneo oriundo do vaso-mãe exerce pressão na bifurcação, expandindo o defeito congênito. A membrana elástica interna pode se degenerar ou fragmentar, após o

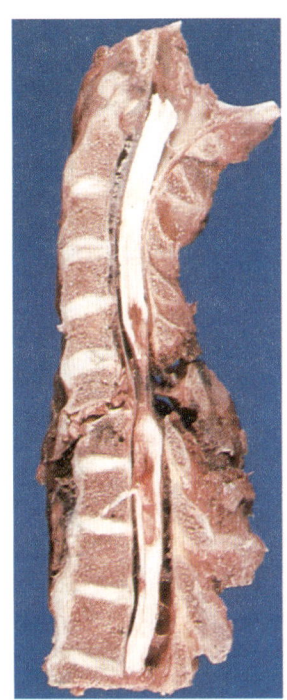

FIGURA 28.52
Contusão cervical. A lesão por hiperflexão provocou angulação da medula cervical para a frente, com fratura do lábio anterior do corpo vertebral subjacente. A medula está angulada sobre a crista superior-posterior do corpo cervical subjacente fixo.

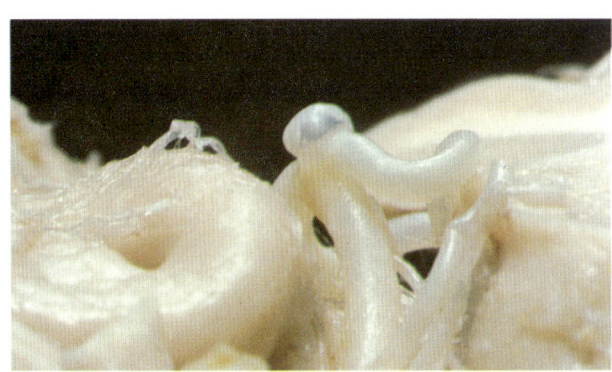

FIGURA 28.55
Aneurisma saculado. Um aneurisma de parede fina projeta-se de uma bifurcação arterial no círculo de Willis.

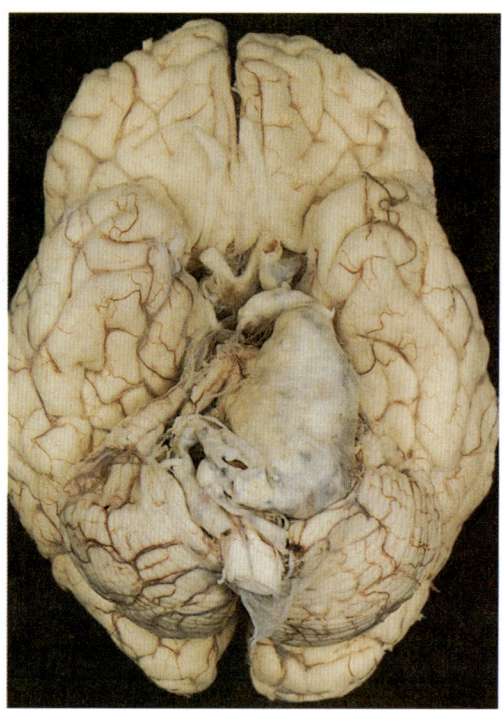

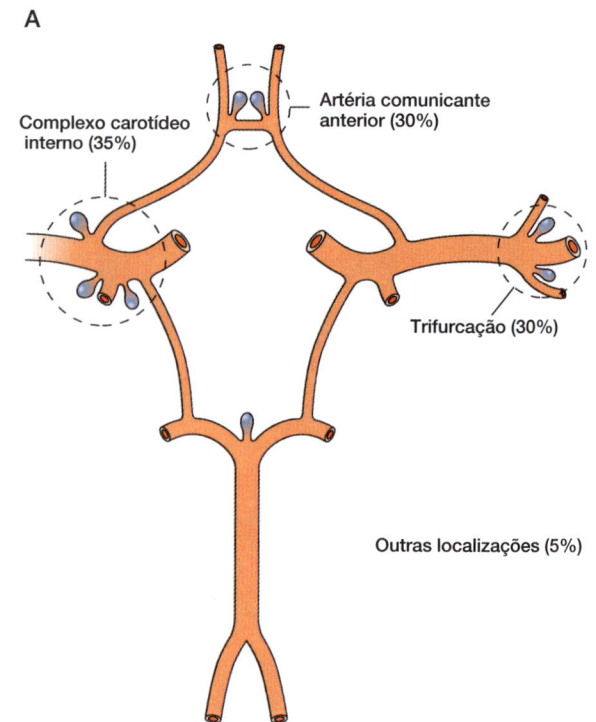

FIGURA 28.56
Aneurisma aterosclerótico. Uma dilatação fusiforme das artérias carótida interna e basilar conseqüente a aterosclerose grave.

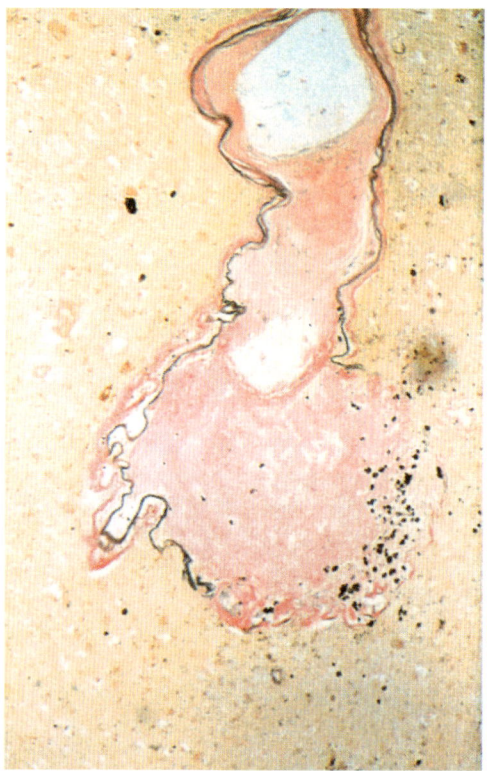

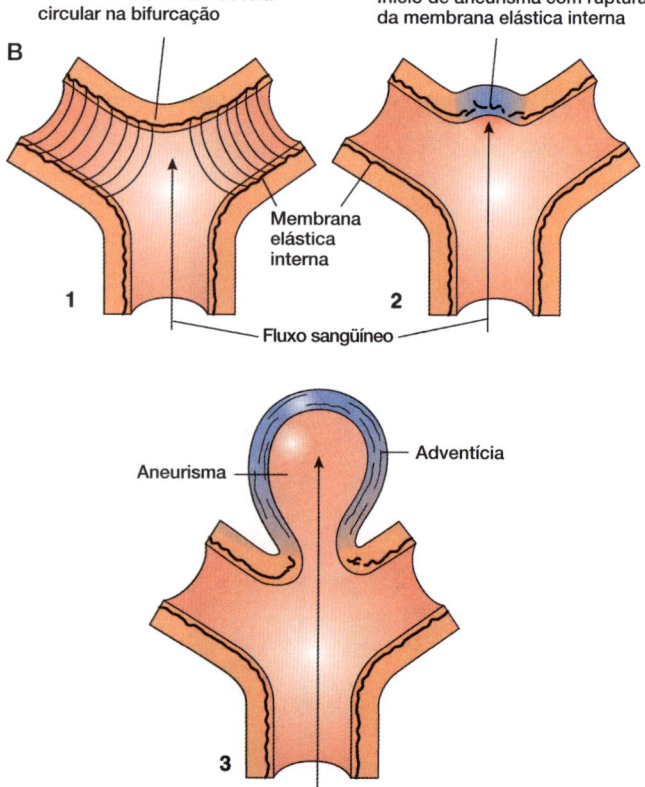

FIGURA 28.57
Aneurisma de Charcot-Bouchard. A hipertensão crônica iniciou a deposição de lipídio na parede arterial e sua hialinização. Um microaneurisma surge da parede lesada da arteríola. Os macrófagos repletos de hemossiderina atestam a hemorragia prévia.

FIGURA 28.58
Aneurisma sacular. A. A incidência de aneurismas saculares (aneurismas em baga), que preferencialmente envolvem as tributárias carotídeas, é mostrada. B. A lesão evolui em decorrência de ação do sangue sobre um defeito embrionário inicial.

que o aneurisma sacular evolui, coberto apenas por uma camada de adventícia.

Mais de 90% dos aneurismas saculares ocorrem em pontos de ramificação do sistema carotídeo. Estão distribuídos de modo aproximadamente igual nas uniões de (1) artérias cerebral anterior e comunicante anterior, (2) o complexo das artérias carótida interna—comunicante posterior—cerebral anterior—coroidal anterior, e (3) a trifurcação da artéria cerebral média. Em 20% dos casos, estão presentes múltiplos aneurismas saculares. Aneurismas saculares não detectados são encontrados em até 25% das pessoas com mais de 55 anos de idade.

Manifestações Clínicas: **A ruptura de um aneurisma sacular resulta em hemorragia subaracnóide com risco de vida, com uma mortalidade de 35% durante a hemorragia inicial.** A ruptura produz hemorragia intracerebral ou intraventricular em até um terço dos pacientes. Caracteristicamente, uma cefaléia intensa grave marca o início da hemorragia subaracnóide e pode ser seguida por coma. Os pacientes que sobrevivem por 3 a 4 dias manifestam, freqüentemente, uma diminuição progressiva da consciência, efeito atribuído aos espasmos arteriais que acarretam isquemia e infarto cerebrais. Os sobreviventes do episódio inicial podem sangrar novamente, quando o prognóstico é mais sombrio. O aumento de um aneurisma sacular forma uma massa que pode comprimir nervos cranianos e produzir paralisias ou forçar estruturas parenquimatosas e induzir sintomas neurológicos.

Aneurismas Ateroscleróticos

Os aneurismas provocados por aterosclerose localizam-se preferencialmente nas principais artérias cerebrais (vertebral, basilar e carótida interna), os sítios favoritos da aterosclerose. A substituição fibrosa da média e a destruição da membrana elástica interna enfraquecem a parede arterial e permitem a dilatação aneurismática (Fig. 28.59). À medida que aumentam, os aneurismas ateroscleróticos tendem a ser fusiformes e alongarem. Assim, um aneurisma aterosclerótico em desenvolvimento da artéria basilar invadirá o ângulo cerebelopontino, comprimindo nervos cranianos e produzindo déficits neurológicos (ver Fig. 28.56). Os aneurismas ateroscleróticos raramente se rompem, e a complicação principal é a trombose.

Aneurismas Micóticos

As infecções das paredes arteriais resultam de êmbolos sépticos, usualmente com origens em uma valva cardíaca infectada. O êmbolo flui através da circulação carótida e, tipicamente, aloja-se em um ramo da artéria cerebral média, onde as bactérias proliferam, ocasionam inflamação e destroem a parede arterial acometida e provocam a formação de um aneurisma. O rompimento de um aneurisma pode causar hemorragia intracerebral ou subaracnóide. Alternativamente, os microrganismos podem ser liberados e produzir abscesso cerebral ou meningite supurativa.

A Hemorragia Cerebral Provoca Acidente Vascular Cerebral (Derrame)

As hemorragias cerebrais que ocorrem sem traumatismo são denominadas "espontâneas", embora a maioria seja provocada por uma anomalia vascular (ver anteriormente) ou é a conseqüência de hipertensão prolongada. **A hemorragia intracerebral hipertensiva** ocorre em sítios preferenciais, em ordem de freqüência: (1) gânglios basais-tálamo (65%), (2) a ponte (15%), e (3) o cerebelo (8%) (Figs. 28.60 a 28.62).

A integridade das arteríolas cerebrais está comprometida pela hipertensão através da deposição de lipídios e de material hialino em suas paredes, uma alteração denominada *lipoialinose* (ver Fig. 28.57). O enfraquecimento resultante da parede leva à formação dos aneurismas de *Charcot-Bouchard*, loca-

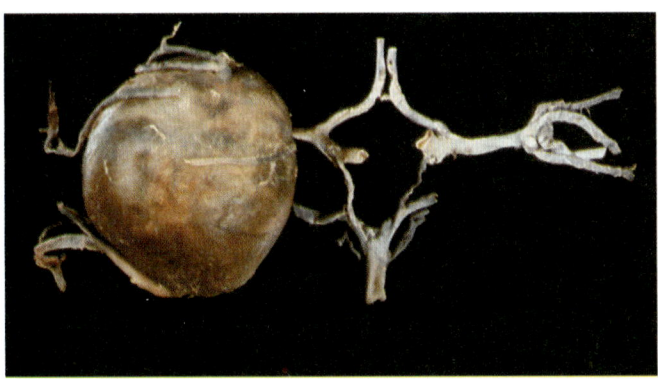

FIGURA *28.59*
Aneurisma sacular gigante. Um grande aneurisma da artéria cerebral média criou uma lesão em massa (*esquerda*), que produziu sintomas que podem ser confundidos clinicamente com os de um tumor.

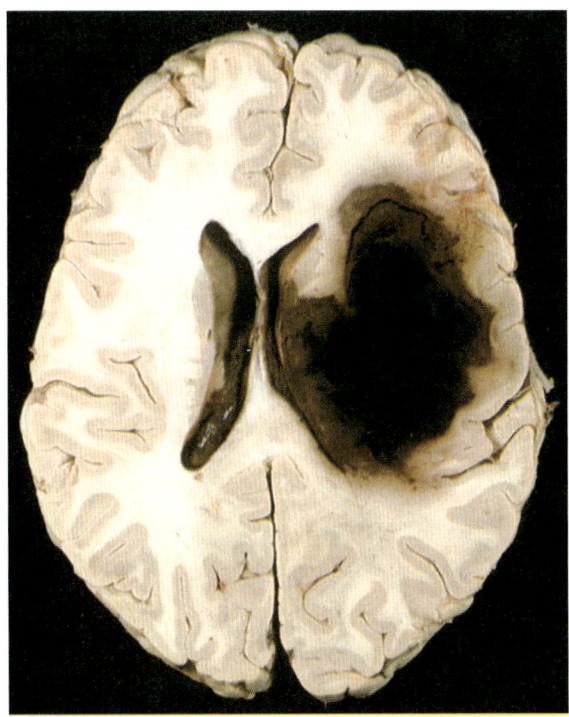

FIGURA *28.60*
Hemorragia cerebral. Uma hemorragia cerebral espontânea próximo à cápsula externa produziu um hematoma que ameaçava romper dentro do ventrículo lateral.

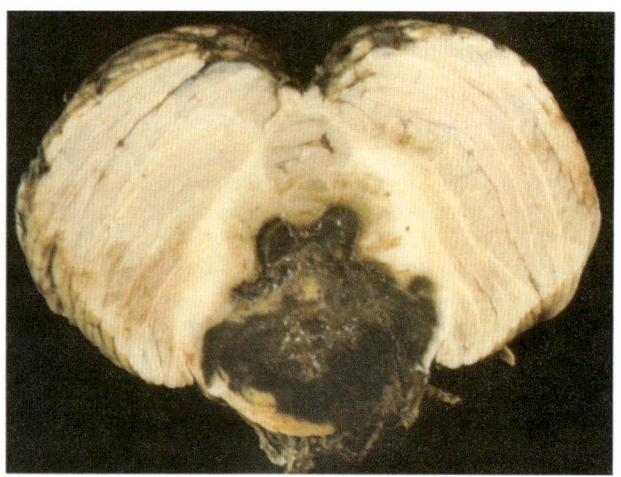

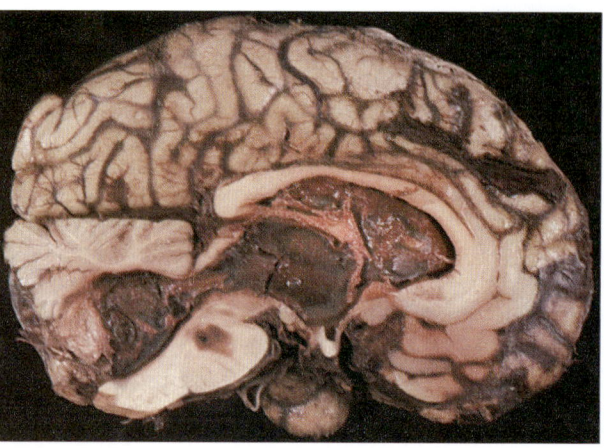

FIGURA 28.61
Hemorragia pontina. Uma hemorragia espontânea está presente na porção média da ponte e praticamente a ocupa por completo.

FIGURA 28.63
Hemorragia intraventricular. Um corte sagital do cérebro mostra câmaras ventriculares preenchidas com sangue. O paciente morreu rapidamente por causa da compressão do tronco cerebral pelo sangue no quarto ventrículo.

lizados principalmente ao longo do tronco de um vaso, e não na bifurcação.

O início dos sintomas, no caso de uma hemorragia cerebral hipertensiva (derrame hemorrágico), é abrupto e, em geral, há fraqueza dominante. Quando a hemorragia é progressiva, e geralmente o é, a morte ocorre em um período de horas ou alguns dias. À medida que o hematoma aumenta, pode provocar a morte por herniação transtentorial, ou pode romper-se dentro de um ventrículo lateral e iniciar hemorragia intraventricular maciça (Fig. 28.63).

HEMORRAGIA INTRAVENTRICULAR: A ruptura de um vaso sangüíneo cerebral dentro de um ventrículo rapidamente distende todo o sistema ventricular, inclusive o quarto ventrículo, com sangue. O sangue raramente emerge dos forames de Magendie e de Luschka, mas a morte por distensão do quarto ventrículo e por compressão de centros vitais na medula sucede rapidamente.

HEMORRAGIA PONTINA: Nesse evento catastrófico, a perda de consciência reflete lesão na formação reticular, uma lesão que predomina sobre todos os outros déficits nervosos cranianos específicos. O foco inicial de hemorragia encontra-se geralmente na região média da ponte. Com um aumento mínimo de intensidade, a hemorragia pontina invade os centros bulbares vitais, comumente resultando em morte antes da chegada do paciente ao hospital.

HEMORRAGIA CEREBELAR: O sangramento para o interior do cerebelo provoca ataxia súbita, acompanhada por cefaléia occipital grave e vômitos. O hematoma em expansão ameaça a vida de forma aguda por causa da compressão da medula oblonga ou por produzir herniação cerebelar através do forame magno. A evacuação cirúrgica do hematoma cerebelar salva vidas e talvez deixe apenas alguns déficits neurológicos graves, ao passo que a intervenção cirúrgica para hematomas cerebrais geralmente proporciona desfecho muito sombrio.

As hemorragias cerebrais espontâneas têm outras causas além da hipertensão, incluindo:

- Extravasamento de uma malformação arteriovenosa
- Erosão de vasos por uma neoplasia primária ou secundária
- Uma diátese hemorrágica, conforme exemplificado por púrpura trombocitopênica
- Lesão endotelial por microrganismos, notavelmente riquétsias
- Infarto embólico, com conseqüente hemorragia na área de necrose.

A Isquemia e o Infarto Cerebrais Representam as Principais Causas de Acidente Vascular Cerebral

A perfusão inadequada do cérebro resulta de fluxo sangüíneo baixo, generalizado, provocado por eventos extracerebrais que acarretam isquemia global (parada cardíaca, hemorragia externa) ou proveniente de doença oclusiva da circulação cerebral (trombose da artéria cerebral), que produz isquemia regional e, freqüentemente, infarto localizado. A isquemia global também resulta de hipoxia (p. ex., quase afogamento, envenenamento por monóxido de carbono, sufocação).

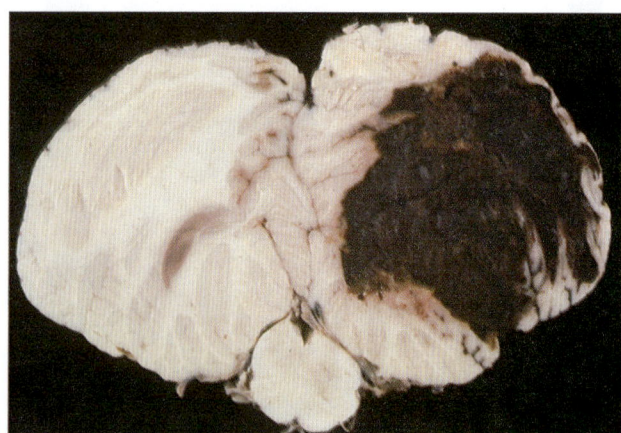

FIGURA 28.62
Hemorragia cerebelar. Uma hemorragia espontânea destruiu um lobo lateral do cerebelo.

Isquemia Global

O padrão da lesão produzida por isquemia global (ou hipoxia) reflete a organização anatômica dos vasos sangüíneos cerebrais e a sensibilidade de neurônios individuais à privação de oxigênio (Fig. 28.64).

INFARTOS DIVISÓRIOS: As artérias cerebrais anterior, média e posterior perfundem parcialmente sobrepondo territórios, mas não há anastomoses entre seus ramos terminais (Fig. 28.65). Por exemplo, as artérias cerebrais anteriores perfundem principalmente as faces mediais de ambos os hemisférios cerebrais. No entanto, também perfundem o córtex parassagital por sobrepor variavelmente com a distribuição das artérias cerebrais médias. Como essa zona de sobreposição não é ricamente perfundida como os territórios primários das artérias cerebrais anterior e média, a redução do fluxo sangüíneo nessas artérias diminuirá a perfusão mais intensamente na zona de sobreposição parcial (área divisória), desse modo provocando um infarto divisório parassagital.

NECROSE LAMINAR: Essa lesão também reflete a topografia da vasculatura cerebral (Figs. 28.66 e 28.67). O córtex cerebral é perfundido por "penetrantes curtas", que se originam em ângulos retos de vasos sangüíneos na pia-máter e, a seguir, penetram na substância cinzenta, onde formam um plexo de capilares nas camadas corticais V e VI. Uma perda de pressão circulatória diminui seletivamente o fluxo através desse plexo capilar terminal e causa necrose laminar nas camadas mais profundas do neocórtex. Entretanto, a vulnerabilidade seletiva de neurônios à isquemia/hipoxia também contribui para esse padrão laminar de acometimento.

A **sensibilidade neuronal seletiva** diante de uma falta de oxigênio é expressa mais dramaticamente nas células de Purkinje do cerebelo e nos neurônios piramidais no setor de Sommer no hipocampo. Devido a sua vulnerabilidade especial à hipoxia/isquemia, esses neurônios morrem mais rapidamente do que os vizinhos submetidos a graus semelhantes de privação de oxigênio, desse modo resultando em necrose localizada.

Isquemia Regional e Infarto Cerebral

A prevalência e a natureza progressiva da aterosclerose estão refletidas no fato de a doença oclusiva cerebrovascular continuar sendo uma causa importante de morbidade e de mortalidade. A aterosclerose predispõe a trombose vascular e a eventos embólicos, ambos resultando em isquemia localizada e subseqüente infarto cerebral (Fig. 28.68).

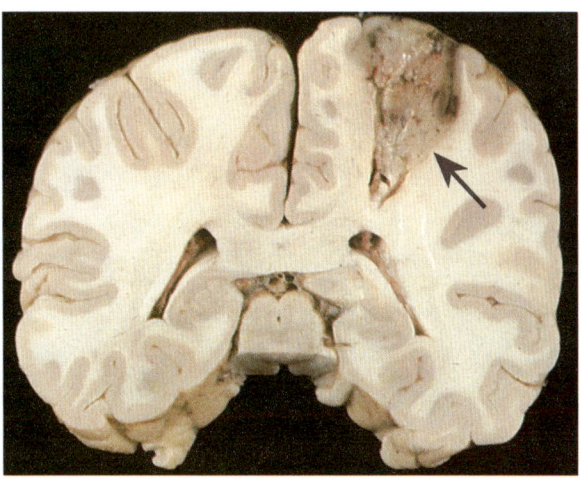

FIGURA 28.65
Infarto divisório. Corte coronal do cérebro mostra um infarto recente (*seta*) entre as distribuições das artérias cerebrais anterior e média.

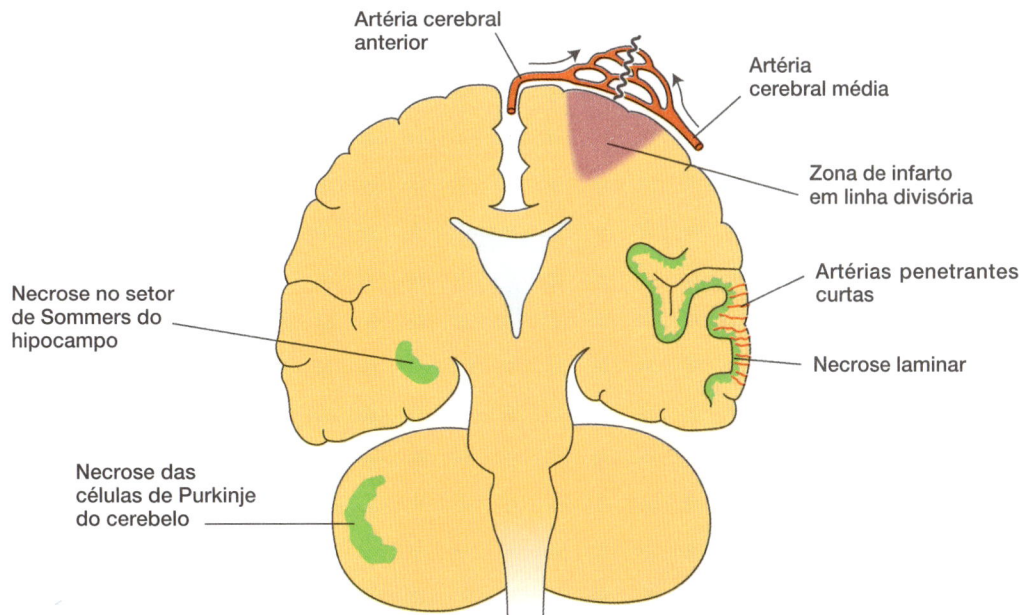

FIGURA 28.64
Conseqüências da isquemia global. Uma lesão global induz lesões que refletem a arquitetura vascular (infartos divisórios, necrose laminar) e a sensibilidade dos sistemas neuronais individuais (células piramidais do setor de Sommer, células de Purkinje).

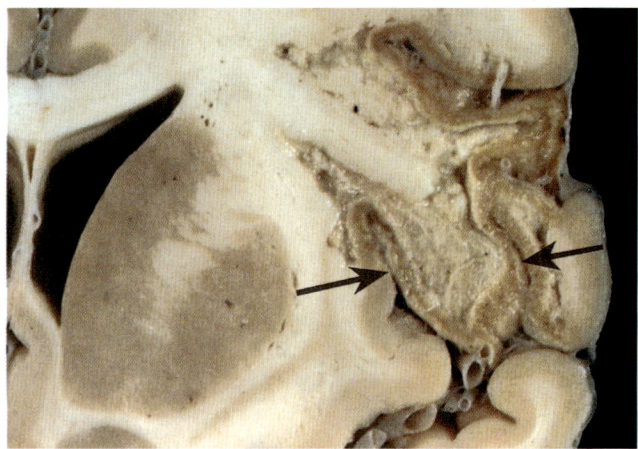

FIGURA 28.66
Necrose laminar. Uma zona mais restrita de infarto (relativa à mostrada na Fig. 28.65) (*setas*) é vista no interior do córtex cerebral.

 Patologia: Embora os infartos cerebrais sejam denominados, tradicionalmente, de "hemorrágicos" ou "anêmicos", essas expressões são muito simplistas. Em geral, os infartos provocados por embolização são hemorrágicos, enquanto aqueles iniciados por trombose local são isquêmicos (ou anêmicos). Um êmbolo oclui o fluxo vascular abruptamente, após o que os segmentos distais dos vasos sangüíneos acometidos sofrem necrose e extravasam sangue para aquela região. Por outro lado, a trombose progride

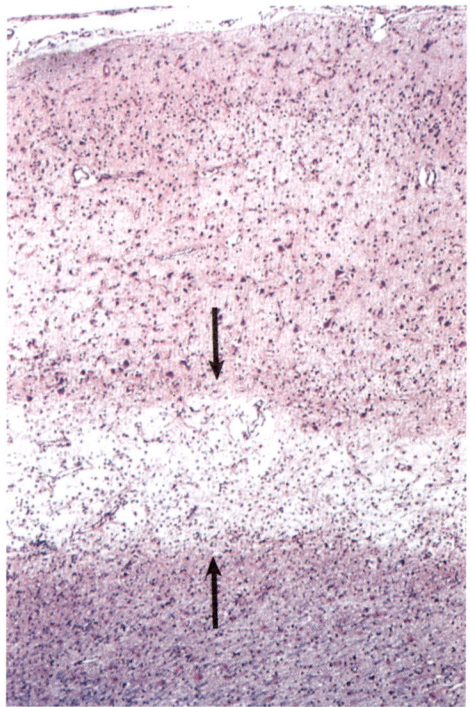

FIGURA 28.67
Necrose laminar. A visão microscópica da Fig. 28.66 mostra que a zona de infarto (*setas*) envolve seletivamente da quarta até a sexta camada cortical.

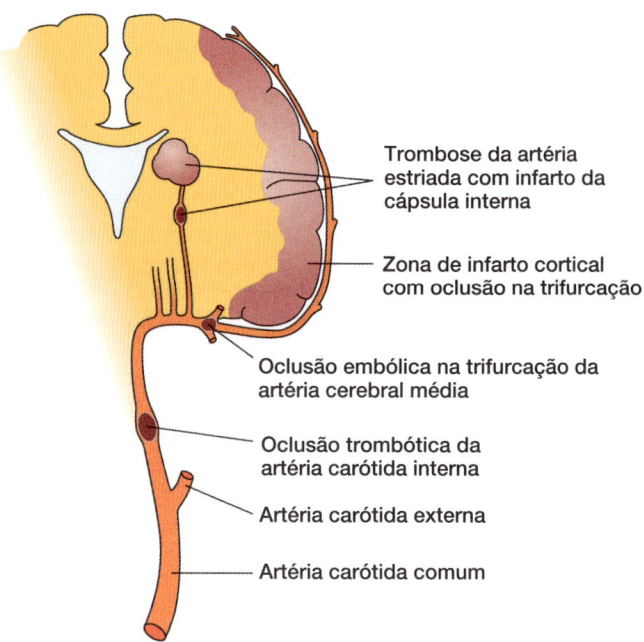

FIGURA 28.68
Distribuição de infartos cerebrais. A distribuição geográfica normal da vasculatura cerebral define o padrão e o tamanho dos infartos e, conseqüentemente, seus sintomas. A oclusão na trifurcação inicia infartos corticais, com perda motora e sensorial e, com freqüência, afasia. A oclusão de um ramo estriado atravessa a cápsula interna e provoca um déficit motor.

mais lentamente e priva o fluxo sangüíneo das artérias subseqüentes de modo gradual, protegendo assim de hemorragia secundária.

Um infarto do cérebro transforma o tecido acometido em fragmentos necrosados friáveis (Fig. 28.69), que, por fim, são fagocitados e eliminados por macrófagos (Fig. 28.70). Como uma resposta inicial, os capilares proliferam na margem do infarto, tornam-se numerosos em torno do quinto dia e melhoram a perfusão da penumbra do infarto. Subseqüentemente, a área necrosada é eliminada lentamente por fagocitose, formando uma cavidade cística revestida por gliose. Se a área inicial do infarto for grande, o cisto residual é ligado por uma rede colateral de vasos sangüíneos atrésicos (Fig. 28.71). Embora os infartos cerebrais sejam exemplos de necrose por coagulação, os infartos cerebrais grandes por fim sofrem fragmentação e liquefação (necrose por liquefação).

 Manifestações Clínicas: A diversidade dos déficits neurológicos causados pelo derrame reflete diretamente as conseqüências da oclusão de diferentes vasos cerebrais. Por exemplo, as artérias estriadas longas e delgadas, que se originam da artéria cerebral média proximal, comumente estão ocluídas por aterosclerose e trombose. Com freqüência, o infarto resultante atravessa a cápsula interna e produz hemiparesia ou hemiplegia (Fig. 28.72). De forma semelhante, a trifurcação da artéria cerebral média, um ponto de importante diminuição do calibre vascular, é um local favorecido não apenas para o alojamento de êmbolos, mas também para trombose secundária a lesão aterosclerótica. A oclusão da artéria cerebral média na trifurcação priva o córtex parietal de circulação e produz déficits motores e sensoriais. Quando o hemisfério dominante está envolvido, essas lesões comumente são acompanhadas por afasias.

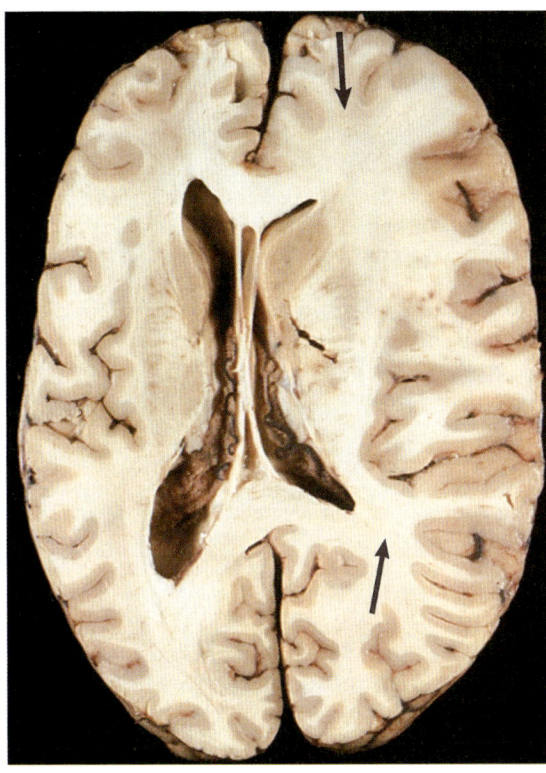

FIGURA 28.69
Infarto cerebral recente. O corte horizontal do cérebro mostra expansão e amolecimento na distribuição da artéria cerebral média direita (*entre setas*).

A isquemia localizada está associada a três síndromes clínicas distintas:

- A **crise isquêmica transitória (CIT)** refere-se à disfunção cerebral focal que dura menos de 24 horas e, com freqüência, tem apenas alguns minutos de duração. Embora seja seguida por recuperação neurológica completa, uma CIT significa um risco maior de infarto cerebral.

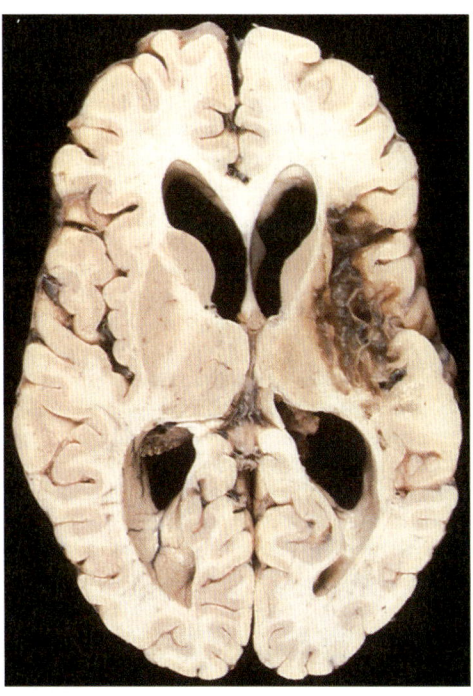

FIGURA 28.71
Infarto cerebral antigo. O corte horizontal do cérebro mostra um infarto cerebral em estágio final com um cisto atravessado por vasos atrésicos.

- O **derrame em evolução** descreve a progressão de sintomas neurológicos enquanto o paciente está sob observação. Essa síndrome é incomum e geralmente reflete a propagação de um trombo nas artérias carótida ou basilar.
- **Derrame completo** é a expressão para um déficit neurológico estável resultante de um infarto cerebral.

Doença Cerebrovascular Oclusiva Regional

As várias doenças cerebrovasculares oclusivas, que ocasionam infartos cerebrais, podem ser classificadas em cinco cate-

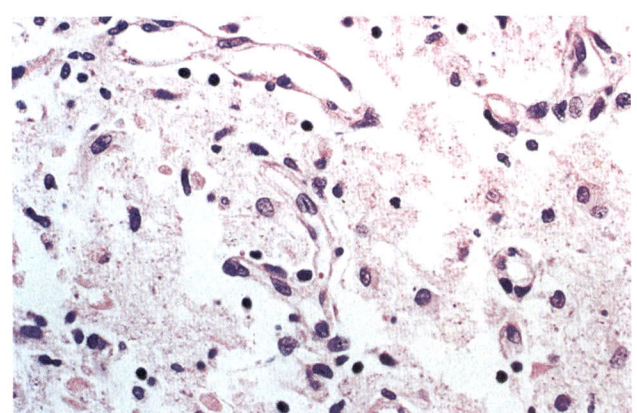

FIGURA 28.70
Infarto cerebral recente. A visão microscópica de material da Fig. 28.69 mostra destruição parenquimatosa com macrófagos repletos de fragmentos e capilares proliferados.

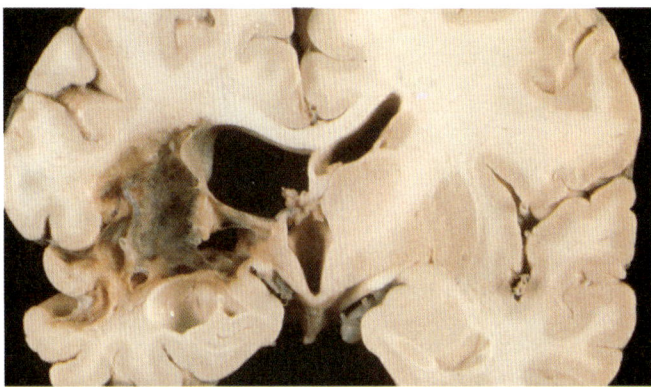

FIGURA 28.72
Infarto cerebral antigo. A oclusão dos vasos estriados resultou em um infarto na região da cápsula interna e dos gânglios basais. A reabsorção de tecido cerebral destruído levou à formação de cisto, com dilatação do ventrículo adjacente.

gorias, de acordo com o calibre e a natureza do vaso sangüíneo envolvido:

- Grandes vasos extracranianos e intracranianos, como as artérias carótida, vertebral e basilar
- Artérias do círculo de Willis e seus ramos imediatos
- Artérias e arteríolas parenquimatosas
- Capilares
- Veias e seios durais grandes

GRANDES ARTÉRIAS EXTRACRANIANAS E INTRACRANIANAS: Essas artérias são sítios freqüentes de aterosclerose (Fig. 28.73). O exemplo mais notável é a artéria carótida comum, na qual as placas ateroscleróticas são particularmente proeminentes no local em que a artéria bifurca-se, formando os ramos externos e internos. A oclusão ou a estenose grave de uma artéria carótida interna afeta o hemisfério ipsilateral, mas isso pode ser compensado pela circulação colateral variável através das artérias comunicantes anterior e posterior. Com maior freqüência, a oclusão de uma artéria carótida inicia infartos restritos à distribuição da artéria cerebral média, em parte ou completamente (ver Fig. 28.68).

CÍRCULO DE WILLIS: Os vários ramos dessa importante rede vascular do cérebro podem estar ocluídos, mas as conseqüências dependem da configuração do círculo. Assim, se a artéria comunicante anterior for grande, poderá propiciar circulação colateral ao lobo frontal cujo suprimento arterial esteja comprometido pela oclusão da artéria carótida interna. A artéria cerebral média é mais freqüentemente ocluída por trombose como complicação de aterosclerose no círculo de Willis. Como a trifurcação da artéria cerebral média representa uma diminuição importante do calibre vascular, é o local predominante de oclusão por êmbolos, a maioria vinda do coração (Fig. 28.74).

ARTÉRIAS E ARTERÍOLAS PARENQUIMATOSAS: Esses vasos não estão propensos à aterosclerose, mas são lesados por hipertensão e tornam-se estenosados por causa de arteriosclerose, desse modo provocando os denominados infartos lacunares. Quando múltiplos, esses infartos minúsculos podem prejudicar a cognição e criar a entidade denominada *demência por infartos múltiplos.*

A **encefalopatia hipertensiva** refere-se às complicações neurológicas de hipertensão maligna (ver Cap. 10). Como em outros órgãos acometidos, a necrose fibrinóide de pequenas artérias e arteríolas e hemorragias minúsculas (petéquias) é evidente. Edema cerebral pode complicar a patologia vascular. Clinicamente, a encefalopatia hipertensiva é vista, em geral, como cefaléia e vômitos e evolui para coma e morte. Com a terapia anti-hipertensiva moderna, a hipertensão maligna não é comum.

LEITO CAPILAR: Pequenos êmbolos, principalmente aqueles compostos de gordura ou de ar, ocluem capilares (Fig. 28.75).

Os **êmbolos gordurosos** são transportados corrente abaixo através dos vasos cerebrais até que o calibre do êmbolo exceda o do vaso sangüíneo, onde se alojam e bloqueiam o fluxo sangüíneo. O endotélio capilar distal torna-se hipóxico e permeável, e desenvolvem-se petéquias, mais comumente na substância branca.

Os **êmbolos de ar** liberam uma quantidade grande de bolhas que posteriormente se fragmentam conforme encontram bifurcações vasculares, até impedirem o fluxo vascular nos pequenos vasos sangüíneos. Nessa situação, as petéquias estão menos restritas à substância branca do que no caso da embolização por gordura.

VEIAS CEREBRAIS: As veias cerebrais desembocam em grandes seios venosos. Entre esses, o seio sagital ocupa uma posição proeminente porque acomoda a drenagem venosa das porções superiores dos hemisférios cerebrais (Fig. 28.76). A trombose venosa do seio venoso no cérebro é uma complicação potencialmente letal dos seguintes distúrbios:

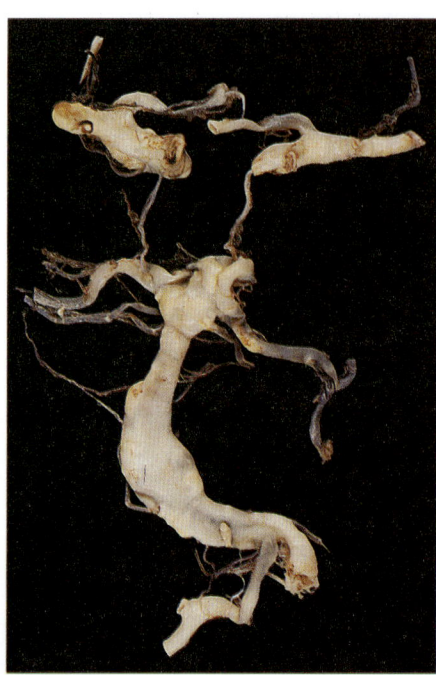

FIGURA 28.73
Aterosclerose da vasculatura cerebral. Os vasos grandes dissecados (as artérias vertebral, basilar, carótida interna e cerebral média) mostram aterosclerose importante, enquanto os vasos menores estão menos envolvidos.

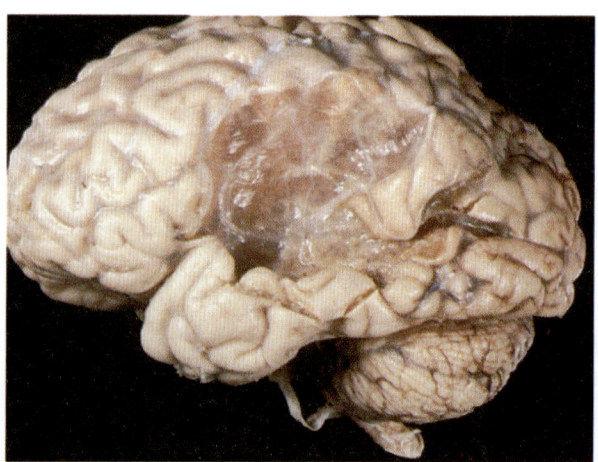

FIGURA 28.74
Infarto cerebral antigo. A oclusão da artéria cerebral média na trifurcação resultou em um infarto, que se tornou cístico.

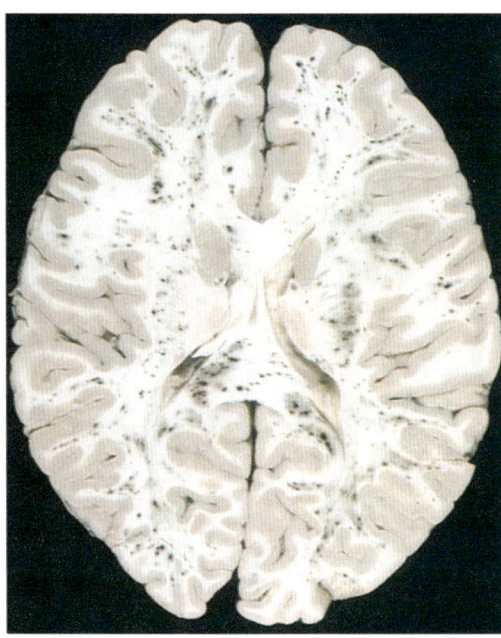

FIGURA 28.75
Embolização gordurosa. O corte horizontal do cérebro de um paciente que sofreu traumatismo maciço exibe numerosas petéquias através da substância branca.

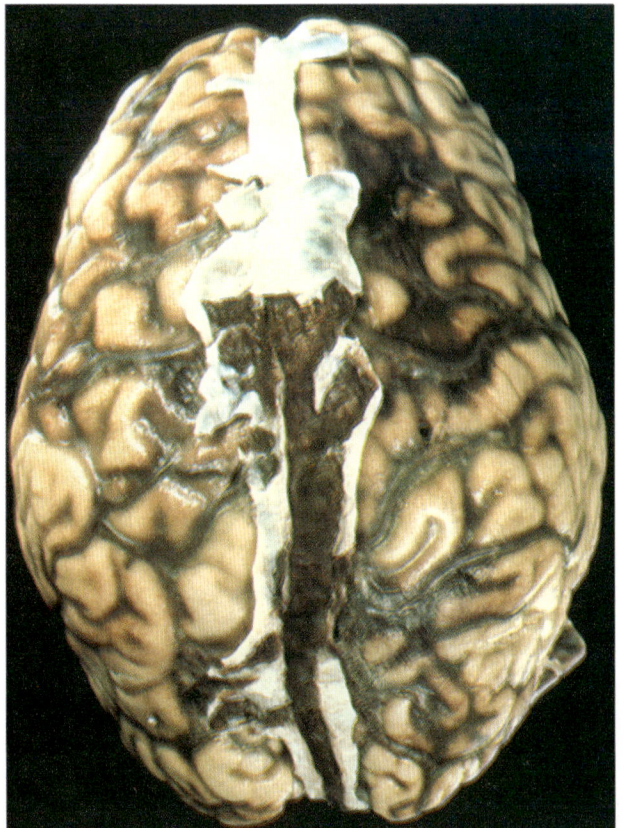

FIGURA 28.76
Trombose do seio sagital. A remoção da dura-máter revela o seio sagital preenchido com sangue coagulado. A trombose secundária das veias no córtex cerebral provocou infartos hemorrágicos bilaterais.

- Desidratação sistêmica, como a que ocorre no lactente com perda de líquido gastrintestinal
- Flebite, causada, por exemplo, por mastoidite ou por bacteremia
- Obstrução por uma neoplasia, notavelmente um meningioma
- Doença falciforme

Como a obstrução venosa provoca estagnação corrente acima, a trombose súbita do seio sagital resulta em infartos hemorrágicos bilaterais das regiões dos lobos frontais. Uma oclusão mais lenta do seio (devido a invasão por um meningioma) permite o recrutamento de circulação colateral através do seio sagital inferior, que se situa na borda inferior da foice e desemboca no seio reto.

LÍQUIDO CEFALORRAQUIDIANO (LCR)

O líquido cefalorraquidiano (LCR) constitui um "sistema circulatório acessório", adaptado às necessidades do SNC. Esse líquido flui a partir de sua origem intraventricular até seus sítios de reabsorção, principalmente através das vilosidades aracnóides e para o interior dos seios durais. O LCR transporta metabólitos para as células do SNC, funciona como um meio para a eliminação do lixo metabólico e protege ou "acolchoa" estruturas contidas nele.

O volume do LCR no SNC adulto é de cerca de 150 mL. É formado principalmente pelo plexo coróide, numa taxa de 500 mL/dia, aproximadamente, e é reabsorvido pelas vilosidades aracnóides. Um pequeno volume de LCR também flui no compartimento subaracnóide através dos espaços de Virchow-Robin. Com o avançar da idade, o plexo coróide torna-se fibrótico e contém depósitos de colesterol e cálcio, embora o LCR seja produzido durante toda a vida.

O **plexo coróide** estende-se ao longo do teto do terceiro ventrículo, atravessa os forames de Monro e, a seguir, angula-se posteriormente, estendendo-se pelos ventrículos laterais. O plexo coróide não penetra no aqueduto de Sylvius. Contudo, a face posterior do quarto ventrículo é coberta por plexo coróide, o qual estende-se lateralmente através do forame de Luschka para o espaço subaracnóide imediato do ângulo cerebelopontino.

A Hidrocefalia Refere-se à Dilatação dos Ventrículos por LCR Acumulado

Quando a obstrução ao fluxo ocorre dentro das câmaras ventriculares, a hidrocefalia é denominada *não-comunicante* (Fig. 28.77). A hidrocefalia *comunicante* refere-se à situação na qual não existe obstrução no sistema ventricular, mas a reabsorção de LCR pelas vilosidades aracnóides está comprometida.

HIDROCEFALIA NÃO-COMUNICANTE: O fluxo de LCR através do sistema ventricular pode ser obstruído por (1) malformações congênitas, (2) neoplasias, (3) inflamação ou (4) hemorragia. O aqueduto de Sylvius é a localização mais importante de malformações congênitas obstrutivas. Os tumores do plexo coróide e ependimomas que surgem nos ventrículos podem obstruir o fluxo do LCR e produzir hidrocefalia. Tumores parenquimatosos como os gliomas podem comprimir o aqueduto ou ventrículos e, portanto, causar hidrocefalia. A ependimite viral durante embriogênese pode acarretar estenose congênita do aqueduto (ver Fig. 28.29).

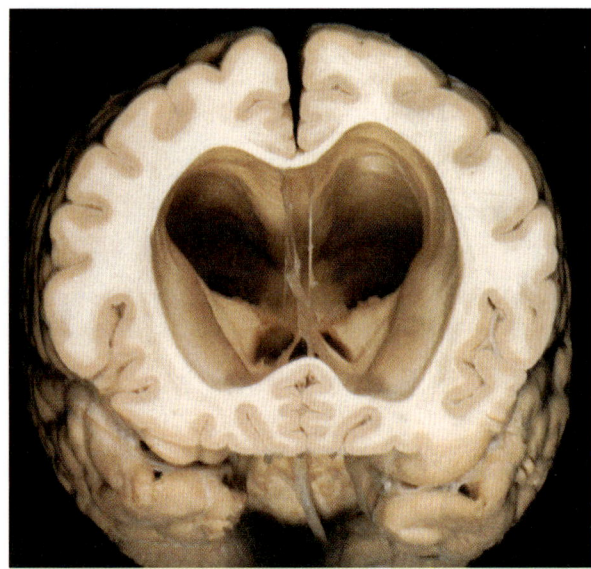

FIGURA 28.77
Hidrocefalia. O corte coronal do cérebro de um paciente que morreu de tumor cerebral que obstruía o aqueduto de Sylvius mostra dilatação acentuada dos ventrículos laterais.

HIDROCEFALIA COMUNICANTE: O comprometimento da reabsorção de LCR com conseqüente hidrocefalia comunicante pode complicar hemorragia subaracnóide, meningite e a disseminação de tumor dentro do espaço subaracnóide.

 Patologia: Na hidrocefalia de todas as etiologias, os hemisférios cerebrais estão aumentados e o sistema ventricular está dilatado atrás do ponto da obstrução. O padrão externo dos giros tende a ser menos proeminente à medida que os sulcos são comprimidos. A substância branca é reduzida em volume, e os gânglios basais e o tálamo estão atenuados (ver Figs. 28.77 e 28.78).

Quando a hidrocefalia se desenvolve *in utero* ou no início da vida, geralmente por causa de obstrução do aqueduto de Sylvius, os ventrículos expandem-se atrás do ponto de obstrução, e as suturas cranianas separam-se, a cabeça aumenta, e o córtex cerebral torna-se atenuado. O exame histológico da região do aqueduto obstruído revela múltiplos canais pequenos, irregulares e revestidos por epêndima (ver Fig. 28.28). Em alguns casos, o aqueduto, individualmente, ou os canais abortados agrupados estão circundados por gliose, sugerindo que uma infecção viral intra-uterina causou ependimite inflamatória (ver Fig. 28.29). Sem a drenagem cirúrgica do LCR ou seu desvio [*shunting*], a hidrocefalia é lentamente progressiva e letal.

 Manifestações Clínicas: Como o crânio infantil expande-se facilmente, os sintomas de pressão intracraniana aumentada em geral estão ausentes. As convulsões são comuns, e pode ocorrer atrofia óptica com cegueira. Fraqueza e espasticidade são comuns, mas a cognição pode não estar afetada, mesmo com dilatação ventricular intensa, embora dilatação ventricular intensa resulte em demência. O desvio cirúrgico de LCR controla a hidrocefalia em algumas crianças.

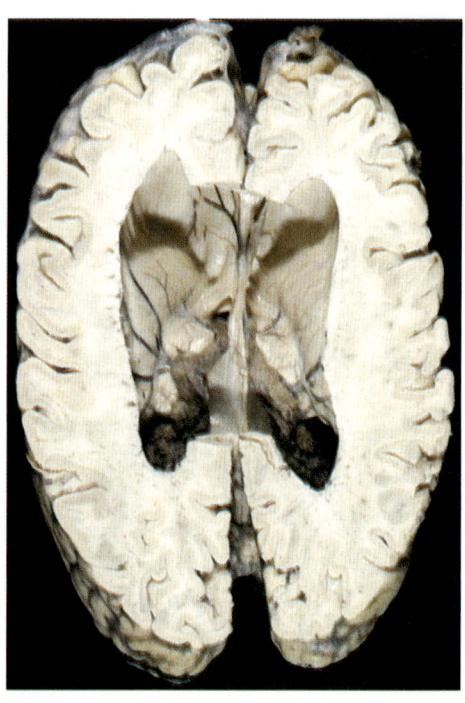

FIGURA 28.78
Hidrocefalia. O corte horizontal do cérebro de um paciente com hidrocefalia obstrutiva provocada por uma neoplasia enfatiza o aumento dos ventrículos laterais.

Em adultos, o início da hidrocefalia e pressão intracraniana elevada é marcado por cefaléia, vômitos e papiledema. Se a obstrução não for aliviada, por fim surge deterioração mental. Curiosamente, por motivos ainda desconhecidos, a pressão do LCR não está aumentada na rara síndrome de demência conhecida como *hidrocefalia com pressão normal.*

A **hidrocefalia** *ex vacuo* refere-se ao aumento do sistema ventricular que representa uma resposta compensatória à atrofia cerebral grave e não está relacionada com lesões obstrutivas (Fig. 28.79).

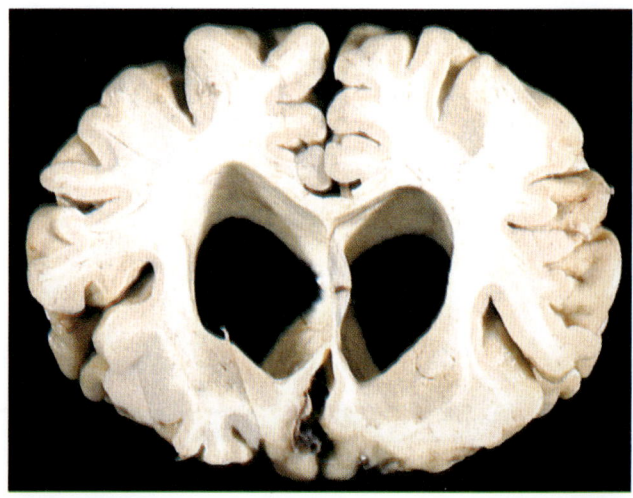

FIGURA 28.79
Hidrocefalia *ex vacuo*. A atrofia do córtex cerebral em uma pessoa idosa e demente está associada a aumento dos ventrículos.

DOENÇAS INFECCIOSAS

A lista de microrganismos que infectam o SNC é longa, mas a maioria localiza-se em sítios preferenciais do SNC. Por exemplo, o poliovírus seleciona os neurônios motores da medula espinhal e do tronco cerebral, o herpesvírus simples localiza-se nos lobos temporais, a leucoencefalopatia multifocal progressiva (vírus JC) envolve preferencialmente a substância branca cerebral, e as bactérias geralmente provocam meningite. As bactérias também podem invadir o cérebro, resultando em cerebrite ou abscesso cerebral, ou penetrar no espaço subdural induzindo empiema subdural.

Fungos, como o *Criptococcus neoformans*, infectam as leptomeninges, ao passo que o *Aspergillus fumigatus* induz abscessos cerebrais ou leptomeningite. O *Treponema pallidum* causa a sífilis por ganhar acesso ao sistema nervoso central pela corrente sanguínea. Pode permanecer no SNC por tempo prolongado, e aí se propaga, induzindo síndromes clínicas distintas, como demência paralítica e a tabes dorsal. Também pode invadir as meninges, nas quais inicia fibrose e endarterite obliterativa, um distúrbio denominado *sífilis meningovascular*.

As infecções por riquétsias, como a febre maculosa das Montanhas Rochosas, têm por objetivo as células endoteliais, produzindo petéquias, edema cerebral e encefalopatia. O *Toxoplasma gondii* tem baixa virulência no ser humano adulto saudável, mas a transmissão transplacentária possibilita infecção do cérebro fetal, produzindo necrose paraventricular e calcificação, principalmente dos gânglios basais e do tálamo. O adulto imunocomprometido (p. ex., AIDS) também pode ser infectado pelo microrganismo. Assim, a localização anatômica, a resposta tissular específica e a idade e o *status* imunológico do paciente são fundamentais na compreensão e no reconhecimento de infecções intracranianas.

A Meningite É uma Infecção Perigosa Provocada por Diversos Microrganismos

A **leptomeningite** denota um processo inflamatório localizado nas superfícies de interface da pia-máter e aracnóide (Fig. 28.80A). Esse compartimento abriga o LCR, um excelente meio de cultura para a maioria dos microrganismos. A resposta do LCR a infecções varia com o microrganismo e a extensão da infecção, incluindo alterações na composição de células, proteína, açúcar e eletrólitos e reatividade sorológica (ver Fig. 28.80B).

A **paquimeningite** refere-se à inflamação da dura-máter e geralmente é uma conseqüência de infecção extracraniana contígua, como sinusite ou mastoidite crônicas. A dura-máter é uma barreira substancial contra infecção e, em geral, a inflamação restringe-se à sua superfície externa.

Meningite Bacteriana

Com poucas exceções, todas as formas de meningite são iniciadas por microrganismos, sendo as bactérias supurativas os principais agentes causais.

Meningite Supurativa

- ***Escherichia coli*:** No neonato, no qual a resistência a bactérias Gram-negativas ainda não está completamente desenvolvida, a *E. coli* é a principal causa de meningite. A transferência transplacentária de imunoglobulina G (IgG) materna confere proteção ao neonato contra muitas bactérias. Entretanto, a *E. coli* e microrganismos Gram-negativos semelhantes exigem IgM para neutralização, uma imunoglobulina que não atravessa a

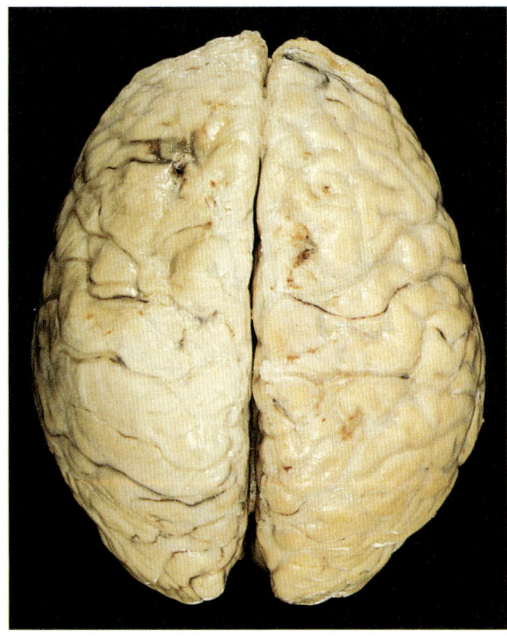 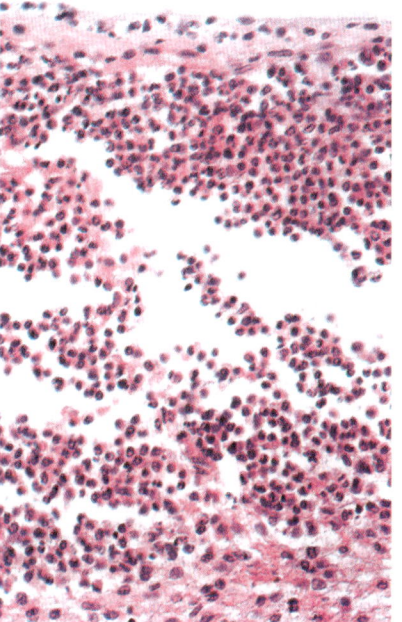

FIGURA *28.80*
Meningite purulenta. A. Um exsudato cremoso opacifica as leptomeninges. B. Um corte microscópico mostra o acúmulo de numerosos neutrófilos no espaço subaracnóideo.

placenta. Conseqüentemente, os microrganismos Gram-negativos na lactância rapidamente produzem uma meningite purulenta, com mortalidade alta (Fig. 28.81).
- *Haemophilus influenzae:* A exposição ambiental ao *H. influenzae*, um microrganismo Gram-negativo, é, de certa forma, tardia, e a incidência de meningite é máxima entre 3 meses e 3 anos (Fig. 28.82).
- *Streptococcus pneumoniae:* O pneumococo predomina como causa de meningite posteriormente na vida. Nos pacientes com história de fratura craniana basilar, existe uma incidência incomumente alta de meningite pneumocócica, que freqüentemente recidiva após tratamento.
- *Neisseria meningitidis:* Os meningococos freqüentam a nasofaringe, e a transmissão aérea em ambientes populosos (p. ex., escolas ou alojamentos) causa "meningite epidêmica". A fase inicial da infecção é uma bacteremia, manifesta por febre, mal-estar e erupção com petéquias, mas uma coagulopatia intravascular pode estar associada a hemorragias adrenais letais (*síndrome de Waterhouse-Friderichsen*). A bacteremia meningocócica não tratada é propensa a iniciar uma meningite aguda fulminante.

Embora os microrganismos alcancem o compartimento intracraniano por meio da corrente sangüínea, não está claro como saem (Fig. 28.83).

Como a maioria dos microrganismos inicia uma resposta purulenta e supurativa, a presença de leucócitos polimorfonucleares no LCR é o indicador mais definitivo de meningite (ver Fig. 28.80B). Por outro lado, os linfócitos são o marco da tuberculose e das meningites virais, bem como de algumas infecções crônicas, como aquelas provocadas por *Cryptococcus neoformans*.

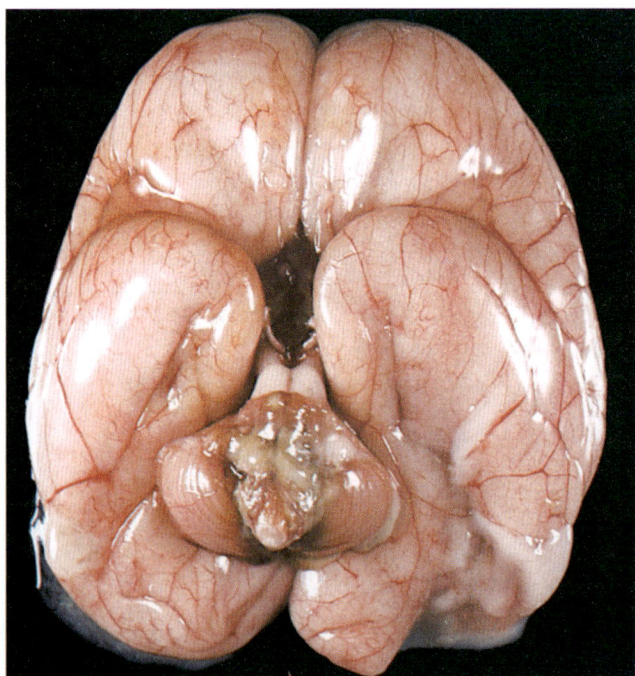

FIGURA 28.81
Meningite por *Escherichia coli*. O cérebro de um lactente que morreu de meningite por *E. coli* mostra um exsudato purulento (*áreas cremosas brancas*) nas leptomeninges na base do cérebro.

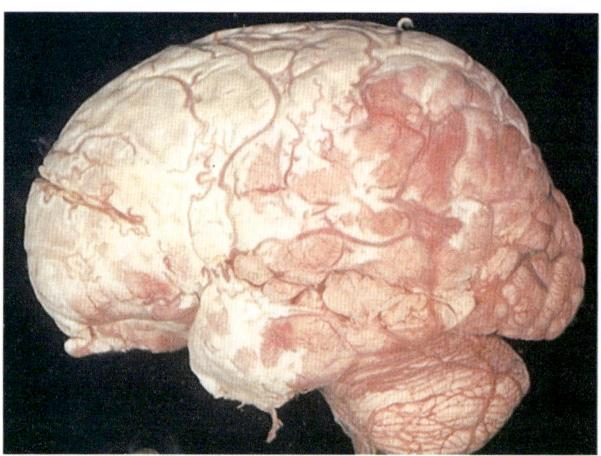

FIGURA 28.82
Meningite por *Haemophilus influenzae*. Um exsudato fibrinoso loculado envolve as meninges.

 Patologia: O exame macroscópico mostra um exsudato (leucócitos e fibrina) que opacifica a aracnóide. O exsudato pode ser leve a ponto de não ser percebido a olho nu, ou proeminente o bastante para obscurecer os vasos sangüíneos. Um exsudato purulento é mais evidente nos hemisférios cerebrais (ver Fig. 28.80A), mas pode se estender até a base do cérebro, e do espaço intracraniano para o intra-espinhal e o subaracnóide, que estão em continuidade. Embora a pia-máter seja uma barreira efetiva contra a disseminação da infecção, e os abscessos cerebrais raramente sejam uma complicação de meningite, a pia-máter forma mangas ao redor dos vasos sangüíneos conforme eles penetram no cérebro (*espaços de Virchow-Robin*) em continuidade com o espaço subaracnóide.

O *Haemophilus influenzae* inicia um exsudato leucocitário denso, rico em leucócitos e fibrina, criando uma barreira contra os antibióticos (ver Fig. 28.82).

 Manifestações Clínicas: As formas de meningite supurativa compartilham sintomas semelhantes (embora o início varie desde rápido até insidioso), incluindo cefaléia, vômitos, febre e convulsões (especialmente em crianças). Os sinais clássicos de meningite incluem rigidez cervical, dor no joelho quando o quadril é flexionado (sinal de Kernig) e flexão dos joelhos e dos quadris quando o pescoço é flexionado (sinal de Brudzinski). Nos casos não tratados, freqüentemente o delírio dá lugar a coma e morte.

Meningite Tuberculosa e Tuberculomas

Os granulomas tuberculosos nas meninges são análogos àqueles em outros locais (Fig. 28.84). Células epitelióides, células gigantes de Langhans e linfócitos circundam áreas de necrose caseosa. A meningite tuberculosa tratada inadequadamente resulta em fibrose meningiana, hidrocefalia comunicante e arterite, esta podendo ocasionar infartos. Como a meningite tuberculosa apresenta uma predileção pela base do cérebro, particularmente pela fissura de Sylvius, esses infartos são mais freqüentes na distribuição das artérias estriadas. A meningite tuberculosa não tratada é

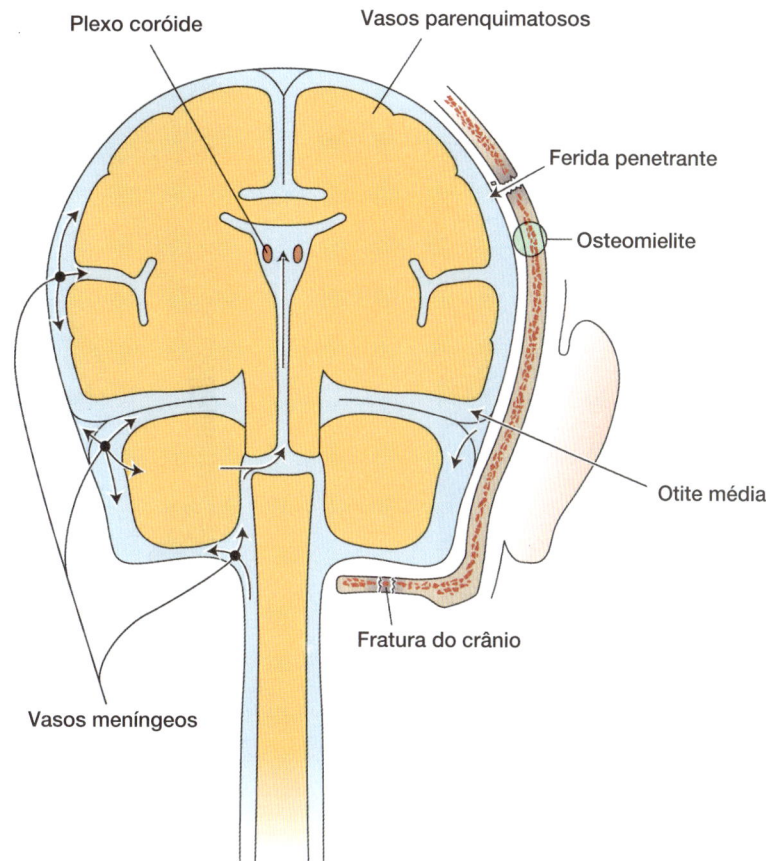

FIGURA 28.83
Vias de entrada de microrganismos infecciosos na cavidade craniana.

fatal em 4 a 6 semanas. A tuberculose parenquimatosa produz *tuberculomas* (massas solitárias com uma área central de necrose caseosa, circundada por tecido granulomatoso) (Fig. 28.85).

A maioria dos casos de meningite tuberculosa sucede disseminação hematógena, embora existam muitas entradas no SNC para os bacilos da tuberculose.

A **doença de Pott** refere-se a tuberculose da coluna vertebral, em que uma massa epidural de tecido granulomatoso destrói a coluna e provoca compressão da medula espinhal (Fig. 28.86). A doença de Pott foi responsável antigamente pelos numerosos "corcundas", uma condição rara atualmente.

Meningite Viral

A infecção das meninges pode ser a doença viral mais comum do SNC. Porém, diferentemente da meningite bacteriana, quase sempre é uma condição benigna que não deixa seqüelas. Os agentes causais mais comuns são os enterovírus (coxsackievírus B, echovírus). Além disso, o vírus da caxumba, o vírus da coriomeningite linfocítica, o vírus Epstein-Barr e o herpesvírus simples são provavelmente responsáveis por muitos casos esporádicos.

A meningite viral (predominantemente uma doença de crianças e adultos jovens) é marcada por doença febril súbita e cefaléia intensa. O LCR contém linfócitos em excesso e um leve aumento em proteínas, mas, ao contrário da meningite bacteriana, não existe diminuição do teor de glicose do LCR.

Meningite Criptocócica

A meningite criptocócica é uma infecção indolente na qual a virulência do agente causal excede marginalmente a resistência do hospedeiro. Embora o microrganismo raramente seja capaz de estabelecer uma meningite em um hospedeiro imunologicamente competente, na maioria dos casos age de forma oportunista nas pessoas imunocomprometidas. O *Cryptococcus neoformans* habitualmente penetra no hospedeiro humano por inalação de particulados contaminados. Os pássaros são um reservatório importante, e suas excreções inaladas iniciam uma pneumonite, após o que os fungos penetram a corrente sangüínea e alcançam o compartimento intracraniano.

 Patologia: A resposta tissular nas meninges para o *C. neoformans* é tipicamente esparsa. As lesões estão bastante disseminadas nas meninges, epêndima e plexo coróide. A olho nu, aparecem como nódulos brancos individualizados, com cerca de 1 mm de diâmetro. Microscopicamente, os microrganismos podem abundar, particularmente nos espaços de Virchow-Robin. Uma célula gigante multinucleada ocasional, algumas vezes com microrganismos fagocitados, está acompanhada por poucas células epitelióides e alguns linfócitos.

Os microrganismos criptocócicos são esferas encapsuladas com 5 a 15 μm de diâmetro. Apresentam uma cápsula gelatinosa externa e reproduzem-se por brotamento (Fig. 28.87). Quando

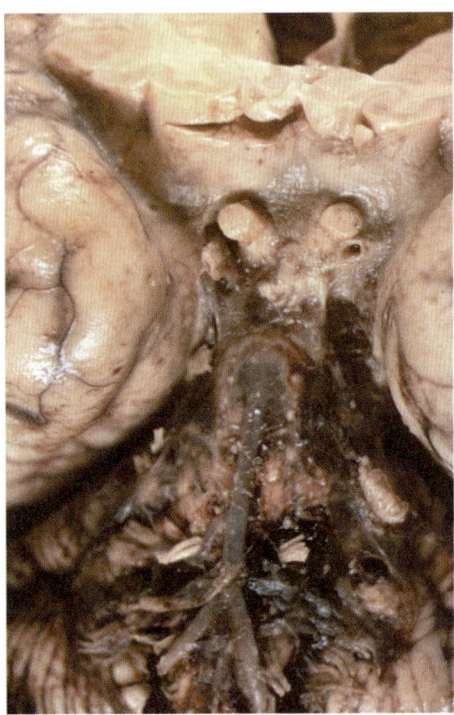

FIGURA 28.84
Meningite tuberculosa. As meninges cobrindo a base do cérebro (particularmente na área do quiasma óptico e da fossa interpeduncular) estão opacificadas por exsudatos meníngeos.

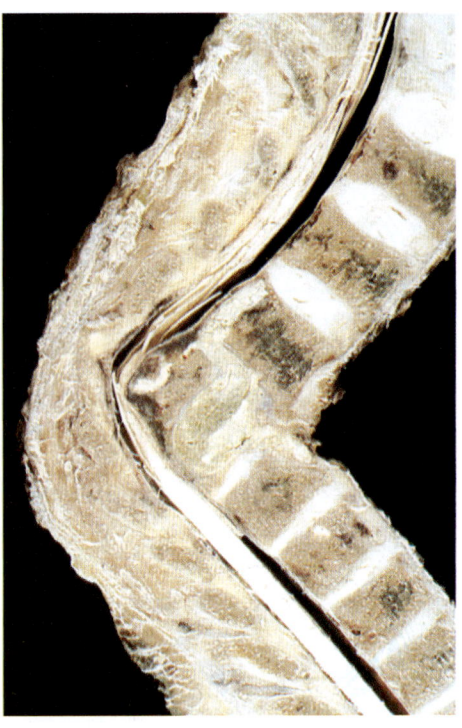

FIGURA 28.86
Doença de Pott. A tuberculose da coluna vertebral iniciou uma espondilite destrutiva, com resultantes cifose e compressão da medula espinhal.

uma gota de LCR contaminado é misturada com tinta nanquim, o exame microscópico mostra um halo claro ao redor do microrganismo encapsulado. Essa cápsula desprende antígenos específicos que podem ser detectados no LCR pelo teste do látex para antígenos criptocócicos.

Geralmente, o *Cryptococcus neoformans* causa apenas uma meningite, mas, em casos raros de infecção, há coleções de microrganismos dentro do parênquima cerebral, formando pseudocistos gelatinosos (Fig. 28.88).

Meningoencefalite Amebiana

Dois gêneros de ameba, *Naegleria* e *Acanthamoeba*, penetram no compartimento intracraniano pela placa cribriforme, via nervos olfatórios. As pessoas expostas a água salobra ao nadar

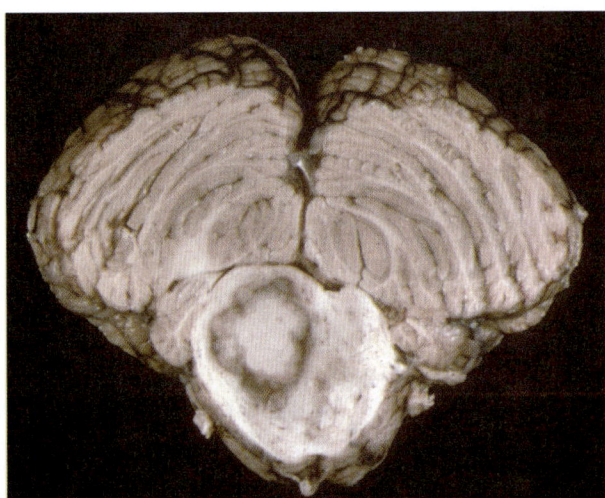

FIGURA 28.85
Tuberculoma. Uma massa esférica está presente no tegumento da ponte. O centro é caseoso e está encapsulado por uma borda de tecido granulomatoso mais escuro.

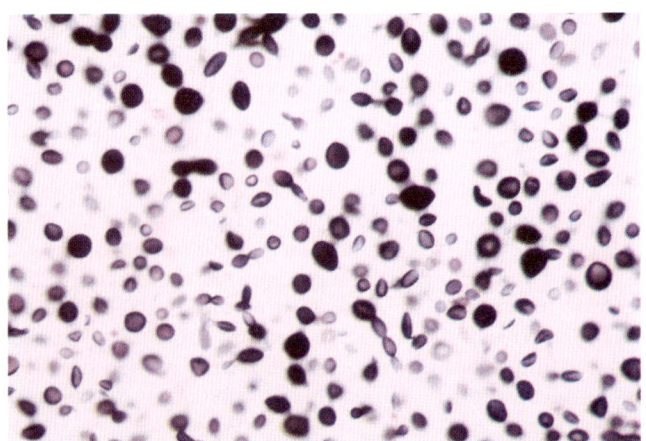

FIGURA 28.87
Meningite criptocócica. Os microrganismos criptocócicos variam de tamanho, com diâmetros entre 5 e 15 μm. Reproduzem-se por brotamento.

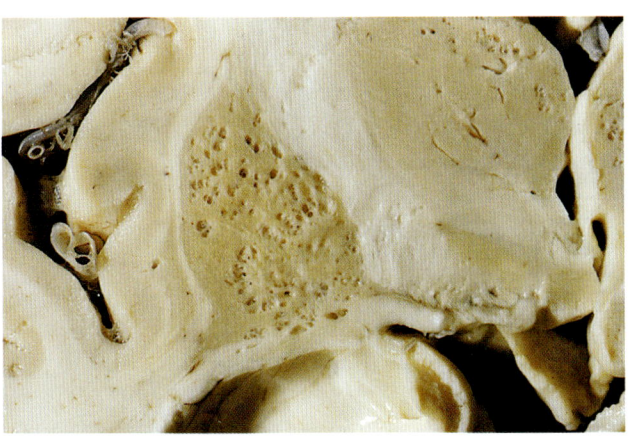

FIGURA 28.88
Infecção criptocócica. O termo histórico para criptococose, *Torula histolytica*, referia-se à propensão deste microrganismo de criar uma lesão esponjosa lítica no parênquima, mostrado aqui nos gânglios basais de um paciente que morreu de síndrome da imunodeficiência adquirida (AIDS).

podem ser infectadas por *Naegleria*, que produz uma leptomeningite fulminante e geralmente fatal. À microscopia óptica, os trofozoítas de *Naegleria* são semelhantes a macrófagos. A infecção por *Acanthamoeba*, cujos trofozoítas são semelhantes aos da *Naegleria* (Fig. 28.89), também é fatal, mas após um curso mais prolongado. Além da meningite, a *Acanthamoeba* produz abscessos parenquimatosos e reação tissular granulomatosa. O microrganismo apresenta uma parede celular serrilhada e dupla, distintiva.

Meningite Sifilítica (Luética) e Lesões Relacionadas

O espiroqueta da sífilis, *Treponema pallidum*, penetra na corrente sangüínea a partir da lesão primária, o cancro. O início da sífilis secundária é marcado externamente pelo aparecimento de uma erupção maculopapular na pele e nas membranas mucosas. Alguns linfócitos e plasmócitos e aumento de proteínas no LCR refletem a entrada de espiroquetas nas meninges, trazidos pelo sangue. Os microrganismos não sobrevivem muito tempo e o LCR reverte para normal. Algumas vezes, contudo, o espiroqueta transitório inicia uma resposta fibroblástica nas meninges, acompanhada por endarterite obliterativa proliferativa (Fig. 28.90), que induz múltiplos pequenos infartos no córtex cerebral. Os plasmócitos, marco da sífilis, circundam as arteríolas do córtex cerebral na sífilis meningovascular luética.

TABES DORSAL: A lesão inicial nesse distúrbio é uma variante de meningite crônica. As raízes nervosas dorsais proximalmente aos gânglios das raízes dorsais estão envolvidas por uma manga cônica de aracnóide preenchida com LCR, que pode ser o local da inflamação sifilítica. O tecido fibroso gerado pela inflamação constringe raízes nervosas e provoca degeneração dos axônios (walleriana). Os axônios que correm cefálicos no fascículo posterior não apresentam sinapses com neurônios intramedulares, como o que ocorre com todos os outros das vias ascendentes na medula. Em vez disso, eles são extensões diretas de axônios oriundos das raízes posteriores, e a degeneração walleriana iniciada pelas raízes nervosas da espinha dorsal estende-se para os fascículos posteriores. Essa é a lesão morfológica mais prontamente visualizada da *tabes dorsal* e é responsável pela perda do sentido de posição das extremidades inferiores. A reação sorológica do LCR geralmente reverte para negativa antes do início dos sintomas da tabes.

DEMÊNCIA LUÉTICA: O *T. pallidum* também pode alojar-se no cérebro durante décadas. Os espiroquetas replicam-se lentamente e não são erradicados, causando *demência paralítica* anos após a infecção inicial. As características morfológicas de demência luética incluem o seguinte:

- Perda focal de neurônios corticais (Figs. 28.90 e 28.91)
- Desfiguração da topografia das células nervosas residuais (aspecto de "soprado pelo vento")
- Gliose acentuada
- Conversão da micróglia em formas alongadas incrustadas com ferro ("células em bastonetes")
- Ependimite nodular

O Abscesso Cerebral É uma Lesão que Ocupa Espaço Potencialmente Fatal

O córtex cerebral e a substância branca subjacente contêm um leito capilar rico. Portanto, não surpreende que os microrganismos transportados pela corrente sangüínea alojem-se preferencialmente nessa localização, onde se replicam e provocam reação inflamatória aguda e edema denominados *cerebrite* (Fig. 28.92). Em alguns dias, a necrose por liquefação provoca um abscesso expansivo (Figs. 28.93 e 28.94), que traz risco à vida por herniação transtentorial ou por ruptura em um ventrículo.

Embora os astrócitos predominem no reparo cerebral, os fibroblastos também contribuem para a formação de uma cápsula ao redor dos abscessos. Se o abscesso não for drenado, nem tratado com antibioticoterapia, haverá aumento da pressão no seu interior. Tanto o abscesso quanto o edema circundante comprimem vasos sangüíneos, desse modo predispondo a região acometida à isquemia. A região ventral a um abscesso também é suscetível ao crescimento de microrganismos que escapam do abscesso "mãe" e, com freqüência, formam-se abscessos "filhos" abai-

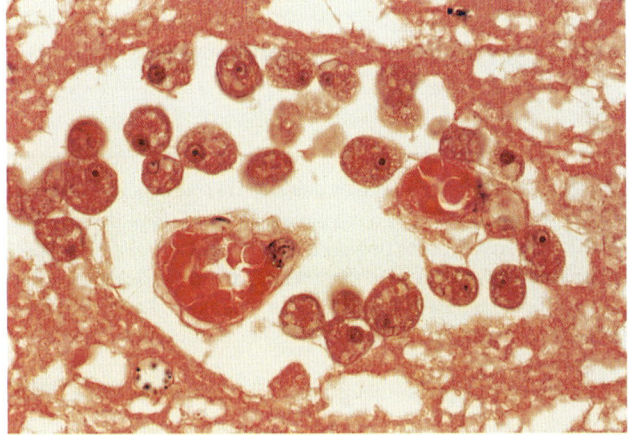

FIGURA 28.89
Infecção por *Acanthamoeba*. Os protozoários possuem uma semelhança grande com macrófagos.

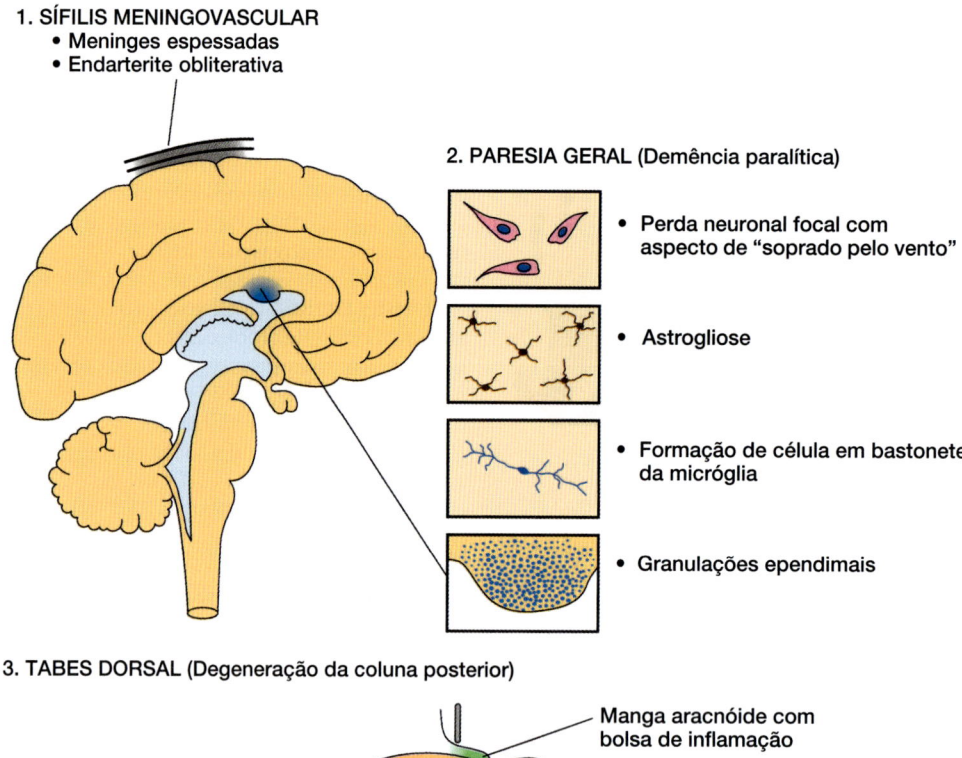

FIGURA 28.90
Envolvimento do sistema nervoso central na sífilis.

xo da lesão primária. Eles podem carrear o processo inflamatório para os ventrículos, a partir dos quais a infecção pode atravessar o epêndima através dos forames de Magendie e de Luschka e sobre as meninges, com um desfecho fatal.

A Encefalomielite Viral Reflete Localização em Áreas Específicas do SNC

As manifestações de infecções virais do parênquima do SNC são heterogêneas, tanto clínica quanto patologicamente (Fig. 28.95). Dessa forma, a poliomielite afeta os neurônios motores da medula espinhal e do tronco cerebral. A raiva acomete o tronco cerebral. O herpes simples tem por foco os lobos temporais. A panencefalite esclerosante subaguda e a leucoencefalopatia multifocal progressiva afligem os hemisférios cerebrais, a primeira geralmente na infância e a última nos pacientes imunocomprometidos. Os mecanismos de tropismo viral podem refletir ligação específica de vírus a sítios na membrana plasmática de células do SNC, a habilidade dos vírus de permanecerem latentes ou replicação seletiva em microambientes intracelulares distintos. Como os axônios se projetam por distâncias longas, os vírus que penetram um neurônio podem ser transportados por mecanismo de transporte axonal ortógrado e retrógrado e mecanismo de transporte dendrítico para sítios distantes de seu ponto de entrada, conforme exemplificado pela raiva e pelos herpesvírus.

 Patologia: O marco clássico da maioria das infecções virais no SNC é a presença de **linfócitos perivasculares** envolvendo pequenas artérias e arteríolas (Fig. 28.96). Mas uma característica mais diagnóstica de infecções virais do cérebro é a formação de corpúsculos de inclusão (Fig. 28.97). Entretanto, eles não são encontrados em todas as infecções virais (p. ex., poliomielite).

As características das inclusões mais comuns são as seguintes:

- **Infecção por herpes simples e herpes zoster:** As inclusões são pequenas, intranucleares e eosinofílicas, e não podem ser diferenciadas uma das outras pelo seu aspecto morfológico (ver Fig. 28.101).

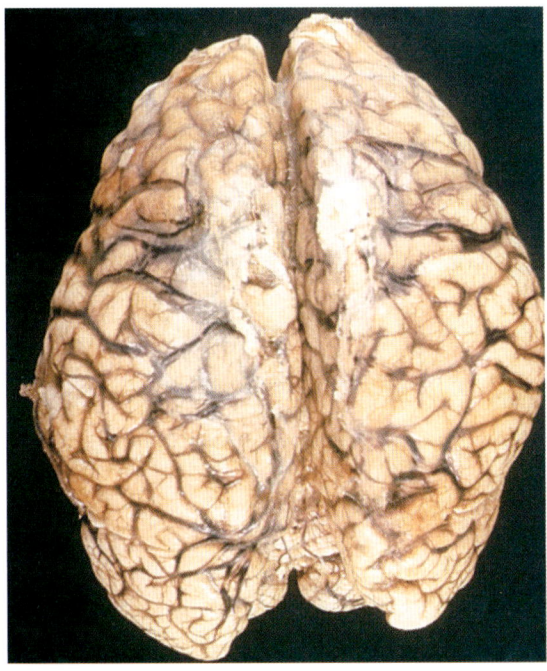 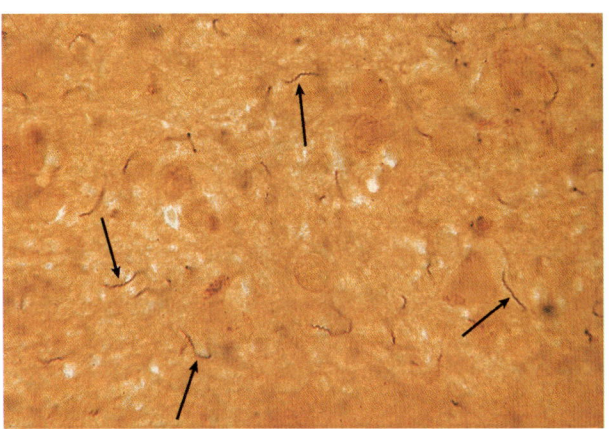

FIGURA 28.91
Sífilis terciária (paresia geral). A. O cérebro mostra atrofia cortical, mais acentuada nos lobos frontais. **B.** Os espiroquetas são evidentes com coloração pela prata (*setas*).

- **Raiva:** O corpúsculo eosinofílico de Negri no citoplasma constitui evidência inequívoca de encefalite rábica (ver Fig. 28.9).
- **Leucoencefalopatia multifocal progressiva:** As inclusões intranucleares que caracterizam essa doença refletem a presença de um papovavírus (vírus JC) e são encontradas dentro de células oligodendrogliais. Estão associadas a leve aumento do núcleo e exibem um aspecto de "vidro fosco" (ver Fig. 28.104).

- **Panencefalite esclerosante subaguda:** As inclusões intranucleares individualizadas encontradas nessa patologia são basofílicas e estão associadas a um halo proeminente.
- **Infecção por citomegalovírus:** As inclusões eosinofílicas estão presentes tanto no núcleo quanto no citoplasma de astrócitos e de neurônios. São mais conspícuas no núcleo aumentado, no qual estão bem definidas e circundadas por um halo (Figs. 28.8 e 28.103).

As partículas virais também podem ser visualizadas à microscopia eletrônica, mas a hibridização *in situ*, a reação de cadeia de polimerase (PCR) e a imunoistoquímica detectam partículas virais de modo mais confiável e são métodos mais eficazes para o diagnóstico de infecções virais (ver Fig. 28.103).

 Manifestações Clínicas: O início da maior parte das encefalites virais é súbito. Os déficits neurológicos mais específicos (p. ex., a paralisia da poliomielite ou a dificuldade de deglutição na raiva) refletem a localização dessas lesões. Embora a maioria das encefalites tenha uma evolução breve, o tempo pode ser variável. Por exemplo, o curso clínico da panencefalite esclerosante subaguda pode estender-se por muitos anos, ao passo que o herpesvírus simples pode residir de forma latente no gânglio gasseriano durante décadas, e fazer o mesmo no cérebro. As infecções virais também podem estar relacionadas com distúrbios cerebrais crônicos.

Poliomielite

O termo *poliomielite refere-se a qualquer inflamação da substância cinzenta da medula espinhal, mas, no uso comum, implica uma infecção com poliovírus.* O microrganismo é um dos enterovírus, que

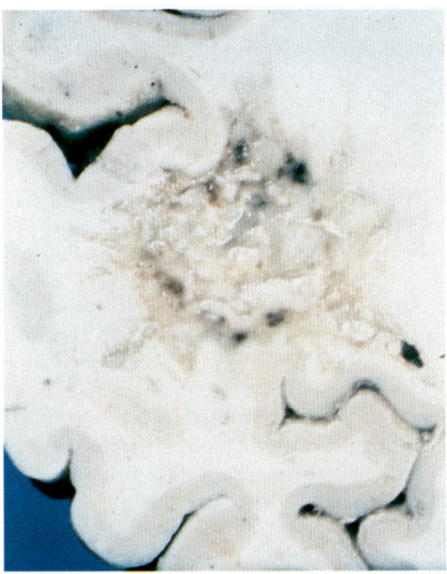

FIGURA 28.92
Cerebrite. Uma área gelatinosa macia irregular na substância branca é a fase prodrômica de um abscesso cerebral.

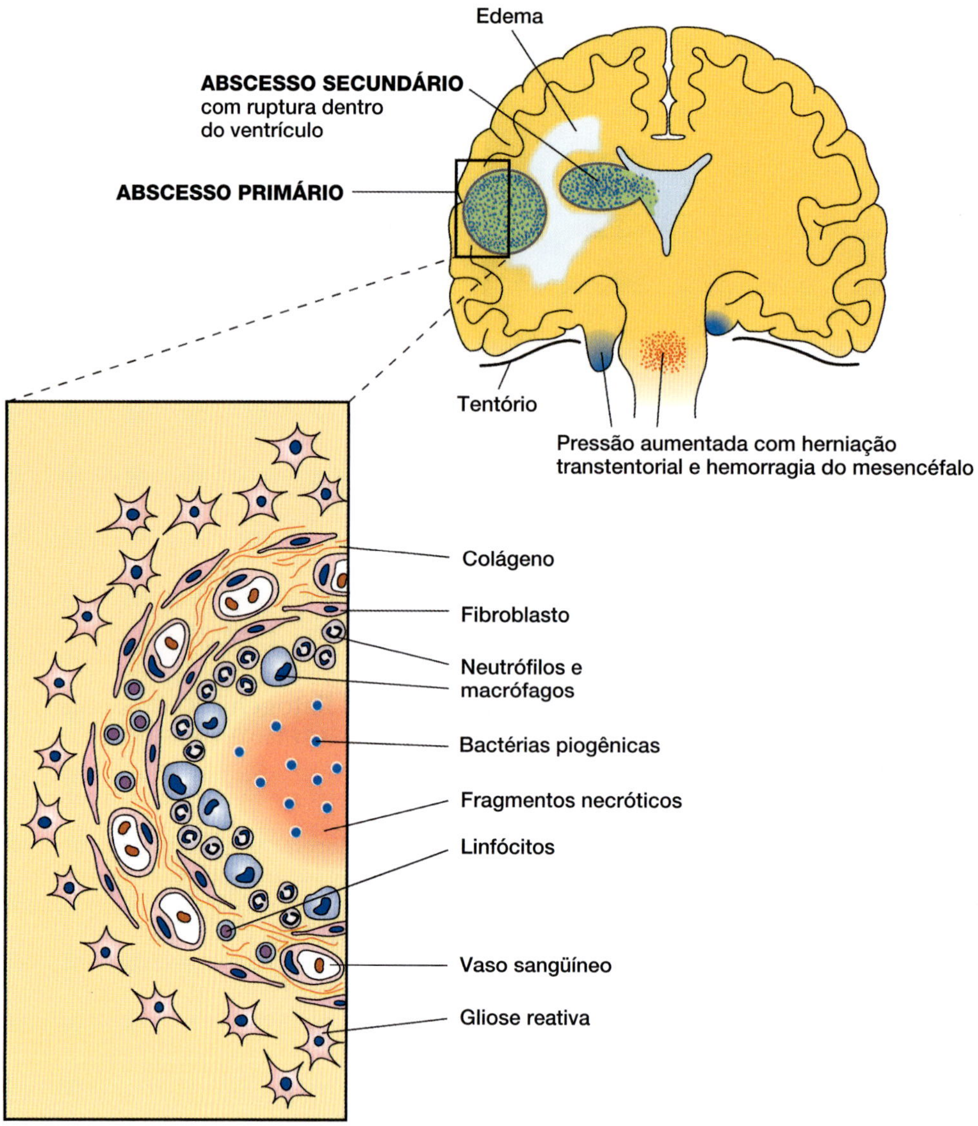

FIGURA 28.93
Abscesso cerebral e suas complicações. Um abscesso cerebral pode causar a morte pela produção de abscessos secundários com ruptura intraventricular; também a morte pode resultar de herniação transtentorial.

são vírus do tipo RNA pequenos, não-encapsulados e com filamento único.

Epidemiologia: Evidências históricas sugerem que a poliomielite ocorre de forma epidêmica desde a antiguidade. O triunfo médico sobre essa doença no século XX dependeu de muitos anos de pesquisas anteriores que culminaram no desenvolvimento de vacinas eficazes para prevenir a doença. As pessoas infectadas com o poliovírus liberam grandes quantidades de vírus nas fezes, e a infecção dissemina-se pela via fecal-oral. O agente dissemina-se rapidamente entre crianças em contato íntimo, quando são maiores as oportunidades para o contato fecal-oral.

Patologia: Os sítios de ligação nos neurônios motores, e as condições intracelulares favoráveis para a replicação viral permitem que os vírus penetrem essas células e se repliquem. As células infectadas sofrem cromatólise (ver Figs. 28.4 e 28.98), após o que são fagocitadas por macrófagos (neuronofagia; ver Fig. 28.7). A resposta inflamatória inicial mostra transitoriamente leucócitos polimorfonucleares, mas cedem a vez para linfócitos que circundam os vasos sangüíneos da medula espinhal e do tronco cerebral. A inflamação também pode se estender para as meninges. O córtex motor geralmente não apresenta inflamação, mas contém "nódulos gliais" (coleções focais de micróglia e de linfócitos) (ver Fig. 28.17). Embora a resposta imunológica do hospedeiro ao poliovírus seja limitada, pode interromper a evolução da doença clínica. Cortes da medula espinhal nos casos de poliomielite curada mostram escassez de neurônios, com degeneração secundária das raízes ventrais e dos nervos periféricos correspondentes.

Manifestações Clínicas: Após a infecção pelo poliovírus, sintomas inespecíficos como febre, mal-estar e cefaléia são sucedidos, em alguns dias, por sinais

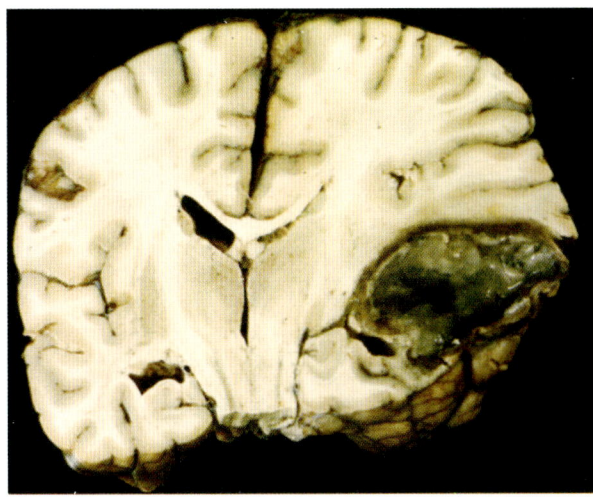

FIGURA 28.94
Abscesso cerebral. Um homem jovem com otite média crônica desenvolveu um abscesso no lobo temporal, que depois rompeu-se para o corno temporal do ventrículo lateral.

década de 1950 de vacinas eficazes contra o poliovírus praticamente eliminou a doença.

Raiva

A raiva é uma encefalite provocada pelo vírus rábico, um vírus RNA encapsulado e de filamento único do grupo rabdovírus. A raiva é reconhecida em registros históricos. Animais inferiores servem como reservatório dessa zoonose e transmitem a encefalite letal aos seres humanos. Cães, lobos, raposas e gambás são os principais reservatórios, mas a infecção também se estende a morcegos e animais domésticos, incluindo bovinos, caprinos e suínos. O agente infeccioso é transmitido aos seres humanos pela saliva contaminada que é introduzida por uma mordida. Nos Estados Unidos, onde os cães são vacinados rotineiramente contra a raiva, as poucas infecções rábicas humanas (uma a cinco por ano) geralmente resultam da exposição a animais silvestres com raiva. Por outro lado, em áreas da Ásia, África e América do Sul, onde a raiva é endêmica em cães, a maioria das infecções humanas resulta de mordidas de cães. Nessas áreas do mundo, a raiva mata mais de 50.000 pessoas anualmente.

de meningite e, logo depois, por paralisia. Nos casos graves, os músculos do pescoço, tronco e dos quatro membros podem não ter força, e a paralisia dos músculos respiratórios pode trazer risco à vida. Os pacientes com casos mais leves exibem paralisia assimétrica e em áreas, mais proeminentemente nos membros inferiores.

A melhora começa em cerca de uma semana, e apenas alguns dos músculos afetados no início ficam permanentemente paralisados. A mortalidade varia de 5 a 25%, com a morte, em geral, ocorrendo por insuficiência respiratória. O desenvolvimento na

 Patogenia: O vírus penetra em um nervo periférico e é transportado pelo fluxo axoplasmático retrógrado para a medula espinhal e o cérebro. O intervalo latente varia em proporção com a distância de transporte, sendo de 10 dias até 3 meses.

 Patologia: Os linfócitos agregam-se ao redor de pequenas artérias e veias no tronco cerebral. Neurônios dispersos exibem cromatólise e neuronofagia, e nódulos gliais se

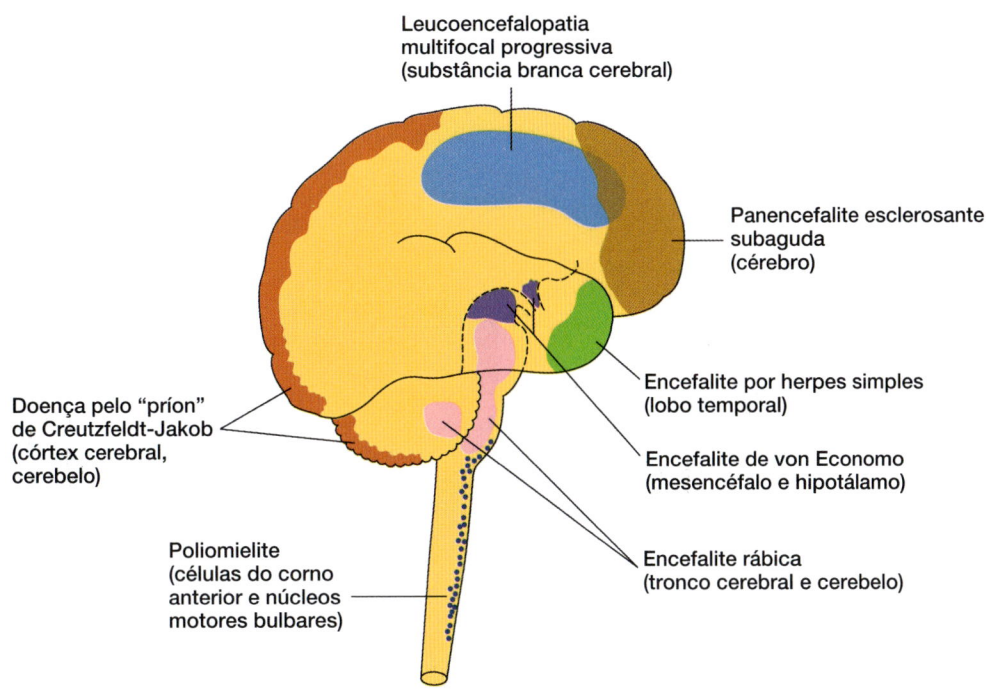

FIGURA 28.95
Distribuição das lesões de encefalites virais.

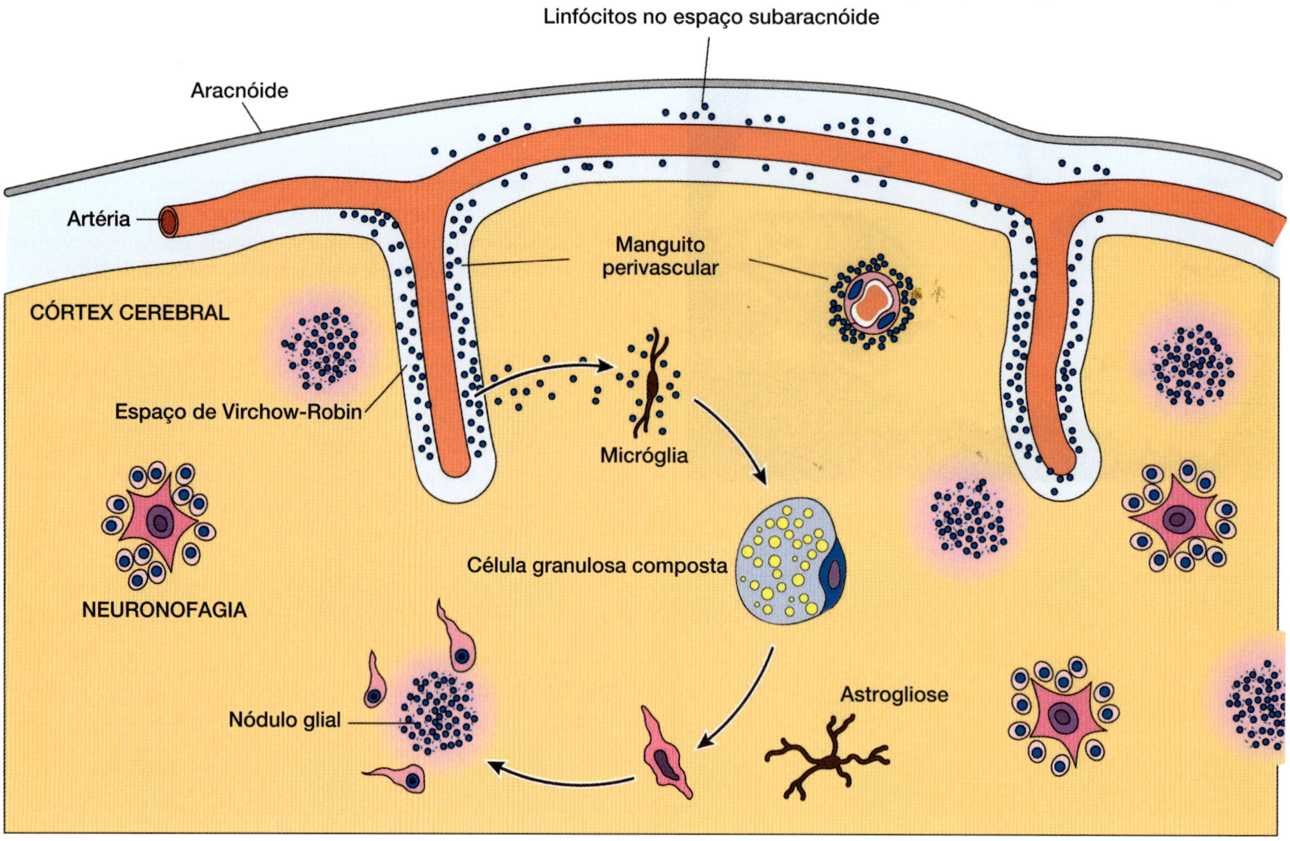

FIGURA 28.96
Lesões da encefalite viral.

desenvolvem. A inflamação é centrada no tronco cerebral e dissemina-se para o cerebelo e o hipotálamo. A presença de corpúsculos de Negri (ver Fig. 28.9) no hipocampo, no tronco cerebral e nas células de Purkinje cerebelares confirma o diagnóstico da raiva.

Manifestações Clínicas: A destruição de neurônios no tronco cerebral pelo vírus da raiva inicia espasmos dolorosos da garganta, dificuldade na deglutição e uma tendência a aspirar líquidos. Esses sintomas justificam o nome original "hidrofobia". Os sintomas clínicos também refletem uma encefalopatia generalizada, caracterizada por irritabilidade, agitação, convulsões e delírio. O LCR exibe uma resposta viral típica, mostrando (1) um modesto aumento no número de linfócitos, (2) um aumento moderado do teor protéico e (3) níveis de glicose e da pressão do LCR inalterados. A doença progride até a morte em um intervalo de uma até várias semanas, a menos que a vacinação pós-exposição seja administrada em tempo.

Encefalite por Herpes Simples e Infecções Relacionadas

Os herpesvírus incluem o herpes simples (tipos 1 e 2), o vírus varicela zoster, o citomegalovírus, o vírus Epstein-Barr e o vírus B símio.

HERPESVÍRUS SIMPLES TIPO 1 (HSV-1): O herpesvírus simples tipo 1 é basicamente responsável pelo "herpes na boca". A região da lesão vesicular no lábio é inervada a partir do gânglio gasseriano através de seu tronco nervoso mandibular. O VHS-1 pode residir de forma latente dentro do gânglio gasseriano, no qual prolifera durante períodos de estresse e é transmitido centrifugamente através do tronco nervoso para o lábio.

A encefalite por herpes é a principal infecção viral do sistema nervoso humano. Em adultos, a encefalite é causada principalmente pelo VHS-1 e localiza-se predominantemente em um ou em ambos os lobos temporais.

Patologia: A encefalite por herpes é uma infecção fulminante. Os lobos temporais tornam-se edemaciados, hemorrágicos e necróticos (Fig. 28.99). O exsudato inflamatório é predominantemente linfocítico e perivascular. As pequenas artérias e as arteríolas tornam-se hemorrágicas e edematosas (Fig. 28.100). Ocorrem inclusões intranucleares em neurônios, e também em células da glia. As inclusões são eosinofílicas, e, em geral, estão circundadas por um halo (Fig. 28.101). A detecção de proteínas virais pelas técnicas imunoistoquímicas é um diagnóstico confiável.

HERPESVÍRUS SIMPLES DO TIPO 2 (VHS-2): Em mulheres, o VHS-2 inicia uma lesão vesicular na vulva, junto a uma infecção latente nos gânglios pélvicos. Neonatos adquirem o VHS-2 do canal do parto e depois disso apresentam uma encefalite.

DOENÇAS INFECCIOSAS 1483

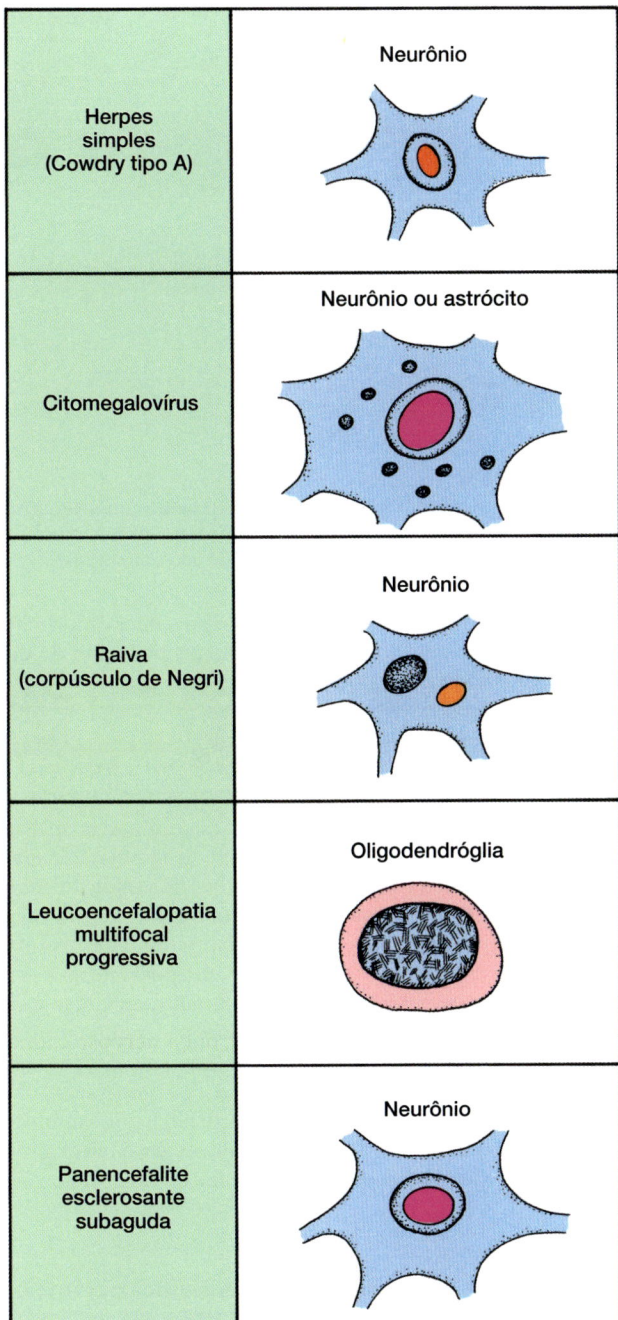

FIGURA 28.97
Corpúsculos de inclusão nas encefalites virais.

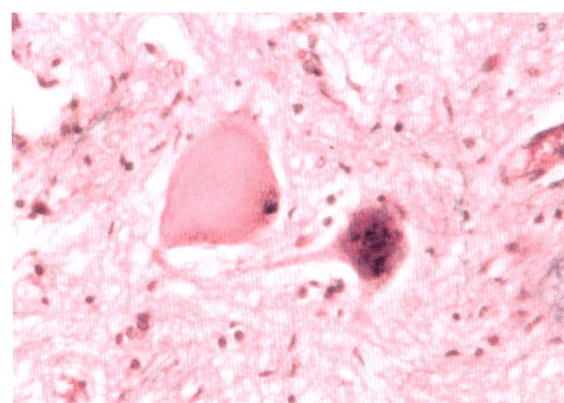

FIGURA 28.98
Poliomielite. A cromatólise e a necrose neuronal são visualizadas no corno anterior da medula espinhal.

CITOMEGALOVÍRUS: Esse agente atravessa a placenta induzindo encefalite *in utero.* As lesões no sistema nervoso embrionário predominam nas áreas periventriculares e caracterizam-se por necrose e calcificação. Por causa da proximidade dessas lesões com o terceiro ventrículo e o aqueduto, elas são propensas a induzir hidrocefalia. O citomegalovírus é um dos agentes do denominado complexo TORCH dos neonatos (toxoplasmose, outros [sífilis congênita e viroses], rubéola, citomegalovírus e herpesvírus simples). Em adultos, o citomegalovírus inicia encefalite em pacientes imunodeprimidos (ver Figs. 28.8 e 28.103).

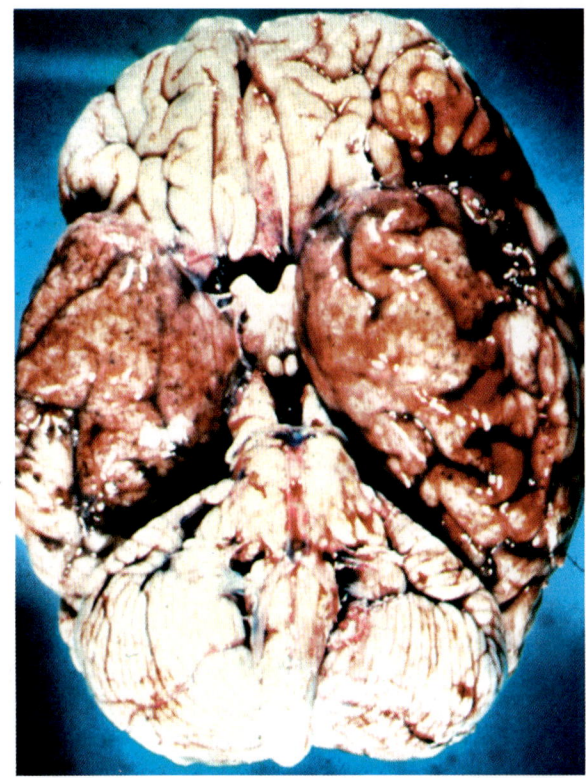

FIGURA 28.99
Encefalite por herpes simples. Os lobos temporais estão preferencialmente envolvidos por uma inflamação necrosante e hemorrágica.

Nessa fase da vida, os tecidos neurais são extremamente vulneráveis, e a infecção causa prontamente liquefação extensa do cérebro e do cerebelo (Fig. 28.102).

VÍRUS VARICELA-ZOSTER: O herpes zoster provoca uma doença anatomicamente análoga ao complexo gânglio gasseriano – vesículas orais do herpes simples. A erupção vesicular cutânea do "cobreiro" ocorre na distribuição de um dermátomo cujo gânglio da raiz dorsal abriga o vírus varicela-zoster. A infecção provoca apenas inflamação leve e raramente se dissemina para o SNC.

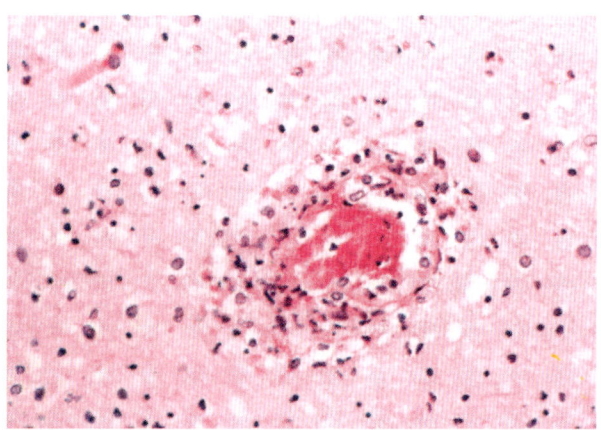

FIGURA 28.100
Encefalite por herpes simples. Uma visão microscópica da Fig. 28.99 mostra uma arterite necrosante em um lobo temporal.

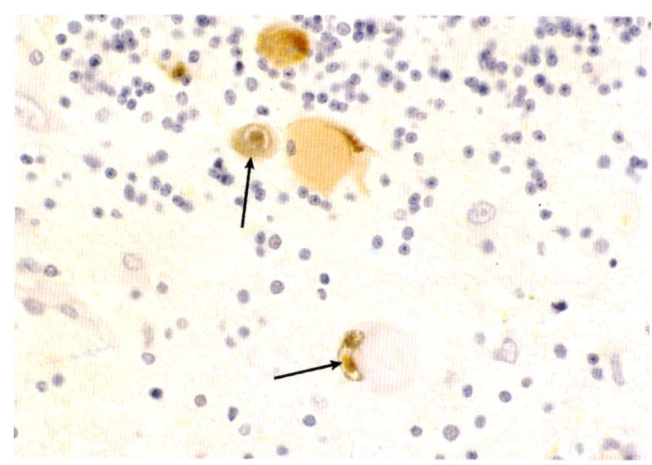

FIGURA 28.103
Encefalite por citomegalovírus (CMV). A localização imunoistoquímica dos antígenos do CMV demonstra inclusões intranucleares e intracitoplasmáticas dentro das células de Purkinje do cerebelo (setas).

VÍRUS B SÍMIO: Este vírus contamina a saliva de primatas inferiores e é transmitido aos seres humanos por meio de uma mordida, causando encefalite e mielite fulminantes.

Encefalite Viral Transmitida por Artrópodes

As viroses transmitidas por artrópodes, denominadas *arboviroses*, compreendem um grupo heterogêneo de agentes transmitidos entre vertebrados por vetores sugadores de sangue (mosquitos, carrapatos). Os *Togaviridae* e os *Bunyaviridae* contêm a maioria das arboviroses que provocam encefalite humana. As infecções por arbovírus são zoonoses compartilhadas por animais, e os seres humanos acidentalmente tornam-se infectados quando picados por um artrópode infectado. Os seres humanos não continuam a propagação viral. As diferentes encefalites provocadas pelos arbovírus foram denominadas principalmente pelas regiões geográficas onde foram primeiramente observadas (Quadro 28.1), por exemplo, a encefalite eqüina do leste, do oeste e venezuelana, a encefalite de St. Louis, a encefalite japonesa B e a encefalite da Califórnia.

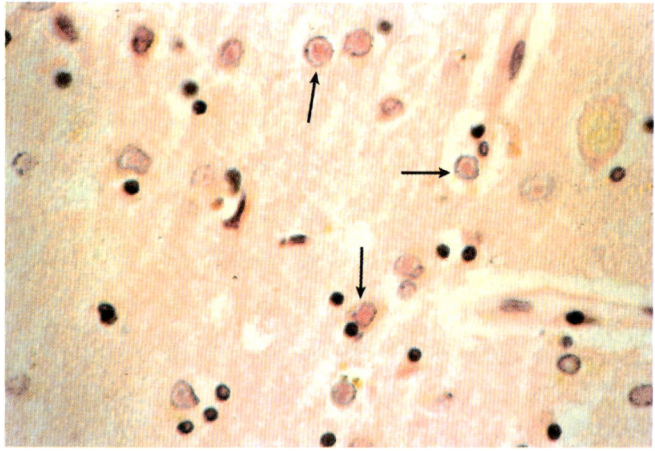

FIGURA 28.101
Encefalite por herpes simples. Os neurônios infectados exibem pequenas inclusões eosinofílicas intranucleares que não possuem halos (setas).

QUADRO 28.1 Encefalite Viral Transmitida por Insetos

Vírus	Inseto Vetor	Distribuição
Encefalite de St. Louis	Mosquito	Américas do Norte e do Sul
Encefalite eqüina ocidental	Mosquito	Américas do Norte e do Sul
Encefalite eqüina venezuelana	Mosquito	Américas do Norte e do Sul
Encefalite eqüina oriental	Mosquito	América do Norte
Encefalite da Califórnia	Mosquito	América do Norte
Encefalite do Vale Murray	Mosquito	Austrália, Papua-Nova Guiné
Encefalite japonesa B	Mosquito	Leste e sudeste da Ásia
Encefalite transmitida por carrapatos	Carrapato	Europa Oriental, Escandinávia

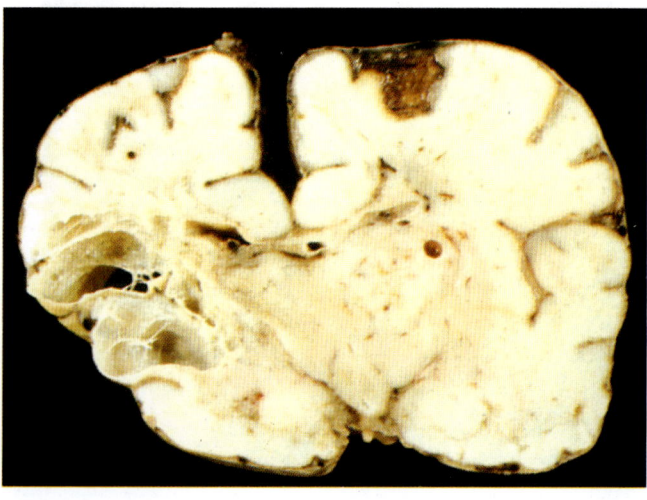

FIGURA 28.102
Encefalite por herpes simples do tipo 2. O cérebro de um lactente nascido de mãe com herpes genital mostra lesões cavitárias conspícuas.

Patologia: A resposta do cérebro não diferencia entre os vários arbovírus que causam encefalite, e as lesões variam desde uma meningite leve com linfócitos dispersos até inflamação grave da substância cinzenta, trombose de pequenos vasos e necrose proeminente. Não há corpúsculos de inclusão nos neurônios infectados. Nos focos necróticos, a neuronofagia é evidente e, se o paciente sobreviver, pode haver o desenvolvimento de desmielinização e gliose.

 Manifestações Clínicas: As encefalites transmitidas por artrópodes compartilham muitos aspectos, mas cada tipo apresenta uma evolução diferente. Por exemplo, a encefalite eqüina oriental é comumente uma doença fulminante que mata em alguns dias, enquanto a encefalite eqüina venezuelana tende a ser benigna. Os casos leves de encefalites por arbovírus podem manifestar-se por não mais do que uma síndrome semelhante a gripe leve e não são diagnosticados como encefalite. Nos casos graves, o início é súbito, com febre alta, cefaléia, vômitos e sinais meníngeos, seguidos por letargia e coma. A maior parte das vítimas morre em 5 dias. Com freqüência, crianças pequenas sobrevivem, mas podem ficar com retardo mental, epilepsia e outras seqüelas neurológicas.

Encefalite Letárgica (Encefalite de von Economo)

Com início em 1916 e durando cinco anos, o agente da encefalite letárgica induziu uma pandemia grave de encefalite. Embora o agente infeccioso não fosse isolado nem identificado, os característicos manguitos perivasculares de linfócitos no mesencéfalo e no hipotálamo indicaram sua natureza viral. O sintoma dominante era sonolência, que, às vezes, durava semanas. Um paciente ocasional mostrou a presença de parkinsonismo posteriormente (ver adiante), mas outras vítimas desenvolveram doença de Parkinson ("parkinsonismo pós-encefalite") uma década depois ou mais, sugerindo que as lesões subclínicas dos neurônios da substância negra comprometeram a longevidade dessas células.

Panencefalite Esclerosante Subaguda

A panencefalite esclerosante subaguda (PEES) é uma infecção viral do cérebro, letal e crônica, causada pelo vírus do sarampo. A doença foi identificada primeiramente em 1933, sendo denominada "encefalite subaguda de corpúsculos de inclusão". Mais tarde, suas características foram definidas como uma encefalite de início insidioso, predominantemente na infância. A evolução é lenta e a inflamação ocorre principalmente na substância cinzenta cerebral. Contudo, em adultos, a PEES pode seguir um curso mais rápido.

 Patogenia: A PEES é uma conseqüência de infecção pelo vírus do sarampo, e a maioria dos pacientes tem uma história de sarampo na infância. Os mecanismos subjacentes para a persistência do vírus dentro de células infectadas são incertos, mas sua presença durante anos no cérebro provoca um processo neurodegenerativo crônico.

 Patologia e Manifestações Clínicas: A inflamação é ressaltada pela presença de inclusões intranucleares com halos proeminentes dentro de neurônios e oligodendróglia, gliose acentuada na substância cinzenta e na substância branca (contribuindo para o termo *esclerosante*), perda de mielina em áreas e linfócitos e macrófagos perivasculares onipresentes. Em alguns casos, os neurônios acometidos contêm emaranhados neurofibrilares (ver adiante). Durante um período de anos, a doença clássica provoca de modo insidioso déficits cognitivos, alterações comportamentais, comprometimentos motores e sensoriais e, por fim, a morte. Tipicamente, o LCR apresenta aumento do título contra o vírus do sarampo.

Leucoencefalopatia Multifocal Progressiva

A leucoencefalopatia multifocal progressiva (LMP) é uma doença focal progressiva e destrutiva provocada pelo vírus JC, que afeta principalmente a substância branca no cérebro. A LMP manifesta demência, fraqueza, perda visual e ataxia, e a maioria dos pacientes morre em 6 meses. A infecção exemplifica as características fundamentais de viroses neurotrópicas, como seletividade para tipos celulares específicos, notavelmente oligodendróglia (Fig. 28.104), com desmielinização causada por lesão de oligodendrócitos (Fig. 28.105). Em oposição a muitos vírus, o vírus JC é oncogênico (Fig. 28.106).

O vírus JC é um papovavírus intimamente análogo ao vírus símio 40 (vírus SV40). Mais comumente, a encefalite é uma complicação terminal em pacientes imunossuprimidos, por exemplo, pessoas tratadas para câncer ou para lúpus eritematoso, pacientes que recebem transplante de órgãos e, particularmente, pessoas com AIDS. De fato, a LMP atualmente ocorre em 3% ou mais dos pacientes com AIDS nos Estados Unidos e na Europa

 Patologia: As lesões típicas da LMP aparecem como focos de desmielinização individualizados e amplamente disseminados, próximos da junção cinzenta-branca nos

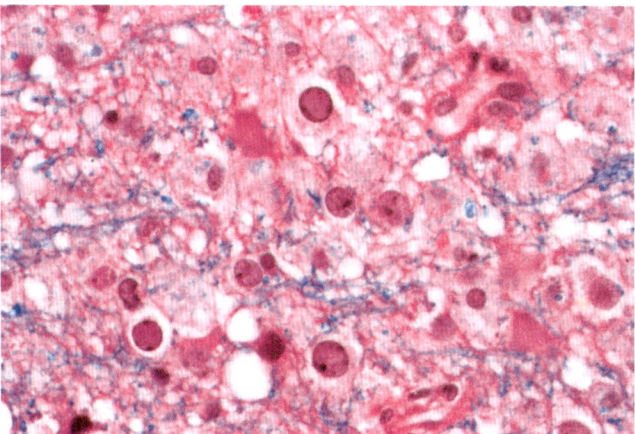

FIGURA 28.104
Leucoencefalopatia multifocal progressiva. A oligodendróglia está aumentada e exibe inclusões intranucleares.

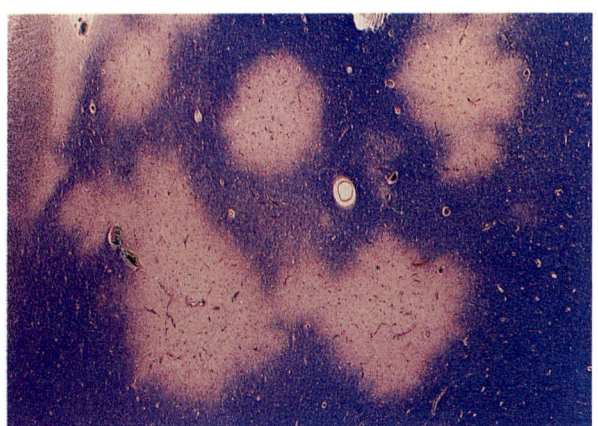

FIGURA 28.105
Leucoencefalopatia multifocal progressiva. A coloração do cérebro por Luxol fast blue para mielina demonstra desmielinização notável (*áreas róseo-acastanhadas*).

hemisférios cerebrais e no tronco cerebral (ver Fig. 28.105). A lesão típica da LMP exibe as seguintes características morfológicas:

- É esférica, medindo alguns milímetros de diâmetro.
- Uma área central é praticamente desprovida de mielina.
- Os axônios são mantidos.
- São vistos poucos oligodendrócitos.
- A lesão é infiltrada por macrófagos, sem necrose.
- Astrócitos pleomórficos estão presentes (ver Fig. 28.106).

Uma característica patognomônica da LMP é uma área periférica de desmielinização contendo oligodendrócitos aumentados, com inclusões intranucleares hipercromáticas e homogeneamente densas, sem um halo e com aspecto de vidro fosco (ver Fig. 28.104). A microscopia eletrônica revela arranjos cristalinos intranucleares de viriões esféricos, com 35 a 40 nm de diâmetro. Os astrócitos pleomórficos aparecem anaplásicos e contêm múltiplos núcleos irregulares, com cromatina densa. Vários pacientes com LMP têm desenvolvido astrocitomas.

Encefalopatia da AIDS

Entre os pacientes com AIDS, metade manifesta uma encefalopatia clínica e lesões cerebrais à necropsia. Alguns pacientes apresentam uma infecção oportunista no cérebro (p. ex., toxoplasmose, citomegalovírus [ver Fig. 28.8], herpes simples, leucoencefalopatia multifocal progressiva ou um linfoma primário). Entretanto, a maioria dos pacientes com AIDS com encefalopatia apresenta uma doença que é atribuível a uma infecção ativa do SNC pelo próprio retrovírus. **A demência é a manifestação clínica mais comum da encefalopatia da AIDS (*complexo de demência da AIDS*),** que varia de comprometimento cognitivo leve até grave, com paralisia e perda das funções sensoriais.

Patogenia: Na encefalopatia pela AIDS, os macrófagos e as células da micróglia no SNC são infectados de forma produtiva pelo HIV-1. Embora outras células, incluindo neurônios e astrócitos, também possam interagir com os vírus, elas não parecem estar infectadas, mas acredita-se que estejam lesadas indiretamente por citocinas ou outros fatores neurotóxicos.

Patologia: Macroscopicamente, a encefalopatia da AIDS caracteriza-se por leve atrofia cerebral, com dilatação dos ventrículos laterais e leve proeminência dos giros e dos sulcos. As alterações histológicas geralmente estão na substância cinzenta e na substância branca subcortical. **O marco da encefalopatia da AIDS é a presença de células gigantes multinucleadas da linhagem monócitos/macrófagos, associadas a nódulos microgliais** (Fig. 28.107). Além disso, palidez da mielina (Fig. 28.108), refletindo desmielinização difusa, astrogliose intensa e perda de neurônios são encontradas comumente.

A **miopatia vacuolar** é um outro distúrbio atribuído à infecção pelo HIV, embora seja menos freqüente que a encefalopatia. Caracteriza-se por vacuolização acentuada das colunas posterior e lateral, principalmente no nível torácico da medula espinhal. Ataxia e paraparesia estática dominam o quadro clínico.

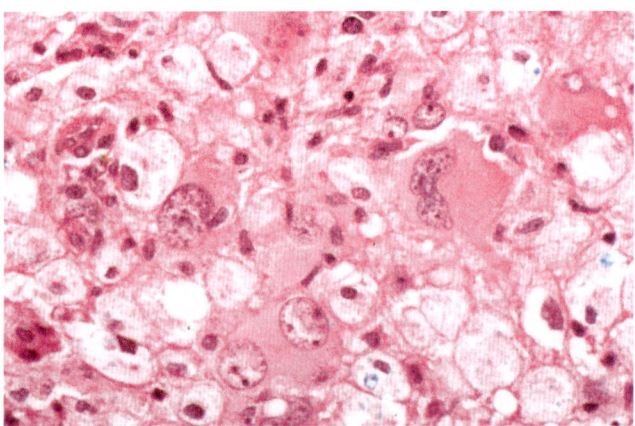

FIGURA 28.106
Leucoencefalopatia multifocal progressiva. A astróglia exibe pleomorfismo nuclear acentuado.

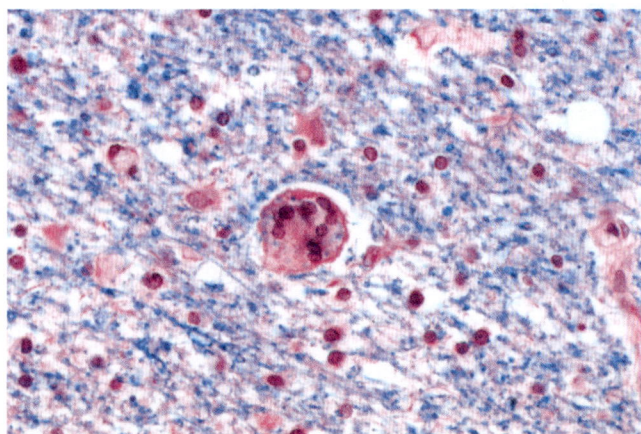

FIGURA 28.107
Encefalopatia da síndrome da imunodeficiência adquirida (AIDS). Esta incidência de maior aumento da Fig. 28.108 mostra um macrófago multinucleado e astrogliose difusa.

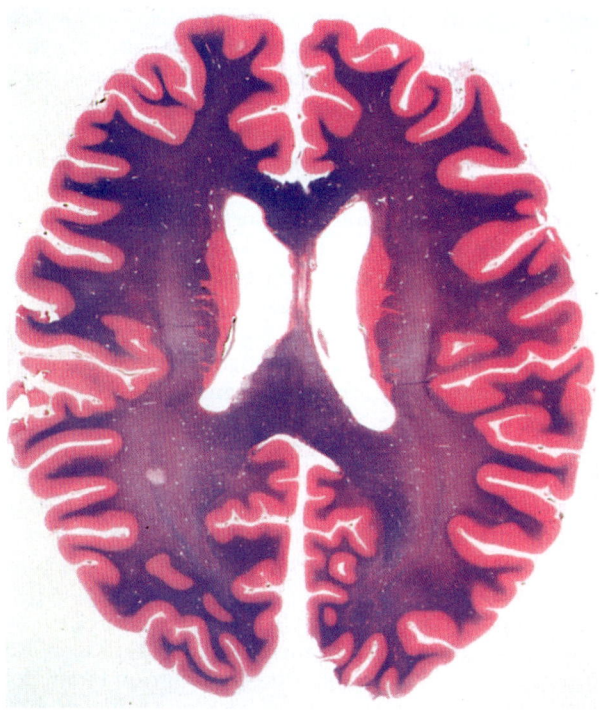

FIGURA 28.108
Encefalopatia da síndrome da imunodeficiência adquirida (AIDS). O corte horizontal do cérebro corado para mielina demonstra uma palidez simétrica, predominantemente na coroa radiada, indicando desmielinização.

QUADRO 28.2 Doenças pelo Príon

I. Humanas
  A. Doença de Creutzfeldt-Jakob (DCJ)
    1. Esporádica (85% de todos os casos de DCJ; incidência de 1 por milhão mundialmente)
    2. Mutação hereditária do gene do príon, transmissão autossômica dominante (15% de todos os casos de DCJ)
    3. Iatrogênica
      a. Injeção de hormônio
        Hormônio do crescimento humano (55 casos)
        Gonadotrofina pituitária humana (5 casos)
      b. Enxertos de tecidos
        Dura-máter (11 casos)
        Córnea (1 caso)
        Pericárdio (1 caso)
      c. Dispositivos médicos (esterilização inadequada)
        Eletrodos profundos (2 casos)
        Instrumentos cirúrgicos (não comprovado definitivamente)
    4. Nova variante de DCJ (vDCJ)
  B. Doença de Gerstmann-Staussler-Scheinker (GSS; mutação do gene do príon hereditária, transmissão autossômica dominante)
  C. Insônia familiar fatal (IFF; mutação do gene do príon hereditária, transmissão autossômica dominante)
  D. *Kuru* (confinado ao povo Fore da Papua-Nova Guiné; anteriormente transmitido por ritual canibalístico)
II. Animal
  A. *Scrapie* (ovinos e caprinos)
  B. Encefalopatia espongiforme bovina (EEB; "doença da vaca louca")
  C. Encefalopatia transmissível do mink
  D. Encefalopatia espongiforme felina
  E. Encefalopatia espongiforme de ungulados cativos (niala, antílope da África do Sul, élan, orix árabe, kudu maior)
  F. Doença debilitante crônica de cervídeos e alce
  G. Transmissão experimental para muitas espécies, incluindo primatas e camundongos transgênicos

A encefalopatia e a miopatia congênitas pelo HIV diferem da doença adulta mais em intensidade que nos atributos específicos. A calcificação dos gânglios basais e do tálamo é mais comum na infecção infantil e pode ser visualizada radiograficamente.

As Doenças pelo Príon (Encefalopatias Espongiformes) São Doenças Neurodegenerativas Transmissíveis

As doenças pelo príon compreendem um grupo de afecções neurodegenerativas caracterizadas clinicamente por ataxia e demência lentamente progressivas e, patologicamente, por acúmulos de proteínas de príon fibrilares ou insolúveis, degeneração de neurônios e vacuolização denominada **degeneração espongiforme** (Fig. 28.109). As encefalopatias espongiformes clássicas incluem várias síndromes, como kuru, doença de Creutzfeldt-Jakob (DCJ), síndrome de Gerstmann-Straussler-Scheinker e insônia familiar fatal (Quadro 28.2). Além disso, doenças semelhantes ocorrem em animais, incluindo *scrapie* em ovelhas e caprinos, encefalopatia espongiforme bovina (EEB; doença da vaca louca), encefalopatia do mink transmissível e doença da debilidade crônica no cervídeo híbrido e alce.

As doenças pelo príon englobam formas infecciosas e autossômicas dominantes (devido a mutações do gene do príon), mas na maioria dos casos, o modo de aquisição é incerto. Além de suas muitas características clínicas e patológicas moleculares singulares, as doenças pelo príon atualmente estão sob intenso escrutínio por causa dos dados recentes que indicam uma ligação entre EEB ("doença da vaca louca") e uma nova variante de DCJ humana, a saber, vDCJ.

 Patogenia: Todas as encefalopatias espongiformes são transmissíveis, e a transmissão humana inadvertida de DCJ também foi observada como conseqüência da administração de hormônio do crescimento pituitário humano contaminado, transplante de córnea de um doador doente, instrumentos neurocirúrgicos insuficientemente esterilizados e implantação cirúrgica de dura-máter contaminada. O agente infeccioso não é um vírus convencional, conforme indicado pela denominação anterior *scrapie* ovino de "vírus lento", e sim uma proteína nunca vista denominada *príon* (*partículas infecciosas proteináceas*).

O gene do príon humano (*PRNP*) localiza-se no braço curto do cromossomo 20, e consiste em um único exon codificando 254 resíduos de aminoácidos. O produto genético normal do príon, a proteína príon (PrP), é uma glicoproteína de superfície celular expressa de forma constitutiva, ligada ao plasmalema por uma âncora glicolipídica. Os níveis mais elevados de RNA mensageiro (RNAm) de PrP são encontrados em neurônios do SNC, mas a função da proteína não é conhecida. É interessante notar que a proteína de príon celular normal, denominada *PrP celular* ou *PrP^C*, e a proteína príon patogênica (infecciosa), conhecida como PrP do *scrapie* ou PrP^SC, não diferem na seqüência de aminoácidos. Contudo, apresentam conformações tridimensionais e padrões de glicosilação diferentes. Especificamente, o PrP^C é rico na configuração em α-hélice, ao passo que o teor de lâminas dobradas em β de PrP^{SC} é predominante. Acredita-se que essa diferença na conformação esteja subjacente à maior resistência do PrP^{SC} à digestão de proteinase, bem como ao mecanismo de propagação do príon, por meio do qual o PrP^C normal do hospedeiro é convertido ao PrP^{SC}. As proteínas recém-convertidas alteram outras proteínas de PrP^C em PrP^{SC} patogênico. O resultado é um acúmulo de expansão exponencial, autocatalítico, de PrP^{SC} anormal. O acúmulo de PrP^{SC} compromete a função celular e resulta na neurodegeneração por meio de mecanismos que ainda precisam ser elucidados, mas que podem ser semelhantes aos de outras doenças neurodegenerativas caracterizadas por amiloidose cerebral (ver adiante).

 Patologia: As características morfológicas principais da doença pelo príon são a degeneração e perda neuronal, gliose, degeneração espongiforme (pequenos microcistos) e acúmulos de príons insolúveis com propriedades de amilóide (ver Fig. 28.109). Essas lesões são prevalentes principalmente na substância cinzenta cortical, mas também envolvem os núcleos mais profundos dos gânglios basais, do hipotálamo e do cerebelo.

As diferentes doenças humanas pelo príon apresentam aspectos diferenciadores.

KURU: Em 1956, um médico do serviço público da Nova Guiné descreveu o *kuru*, um distúrbio neurológico progressivo e fatal, em membros de uma tribo isolada. A doença recebeu seu nome da palavra "tremor" na língua da tribo Fore. A transmissão do *kuru* estava associada ao canibalismo ritualístico, no qual mulheres e crianças consumiam cérebro humano.

O *kuru* foi a primeira doença humana pelo príon identificada como transmissível. A doença alcançava anteriormente proporções epidêmicas no povo Fore, mas foi praticamente eliminada após a cessação do canibalismo. As características clínicas iniciais e mais proeminentes do *kuru* são ataxia de membros e tronco, o que reflete grave envolvimento do cerebelo. Em 70% dos casos de *kuru*, a proteína de príon acumula-se extracelularmente sob a forma de placas amilóides ("placas do tipo *kuru*"), e a alteração espongiforme está presente tanto nos hemisférios cerebrais quanto no cerebelo. A demência ocorre em alguns pacientes posteriormente no curso clínico. Assim como em todas as doenças pelo príon, o *kuru* é letal.

DOENÇA DE CREUTZFELDT-JAKOB: Essa encefalopatia subaguda rara foi primeiramente descrita de modo completo por Jakob em 1921. Os sintomas começam de forma insidiosa, mas em 6 meses o paciente exibe demência grave e, em geral, morre em um ano. O envolvimento do cerebelo adiciona ataxia ao sintoma predominante de demência e distingue a DCJ clinicamente da doença de Alzheimer.

A doença de Creutzfeldt-Jakob é, de longe, a forma mais comum de doença humana pelo príon e pode ser classificada em quatro tipos, de acordo com a etiologia:

- **DCJ esporádica:** A forma esporádica ocorre no mundo todo, com uma incidência de 1 por milhão, e contribui com 75% de todos os casos de DCJ. O modo de aquisição não é conhecido; os pacientes não exibem as mutações associadas às formas hereditárias da DCJ ou de outras doenças pelo príon, e não há história de exposição iatrogênica. Um polimorfismo normal, que codifica metionina (M) ou valina (V), ocorre no códon 129 do gene do príon. A suscetibilidade a todas as formas de DCJ é influenciada por esse polimorfismo, com um número desproporcional de patentes sendo homozigotos neste *locus*. As freqüências para a população branca são 51% M/V, 37% M/M e 12% V/V.

A DCJ esporádica exibe características histológicas prototípicas das encefalopatias espongiformes: vacuolização neuropílica microcística (Fig. 28.109), astrogliose e perda neuronal. Não se vê resposta inflamatória do hospedeiro. Clinicamente, a DCJ esporádica caracteriza-se pela tríade clássica de demência, mioclonia e complexos de pico-onda periódicos no eletroencefalograma (EEG). A demência progride rapidamente, e a morte ocorre com 4 a 12 meses. Entretanto, cursos mais longos de 2 até 5 anos estão bem documentados. Cerca de 15% dos casos são vistos com ataxias semelhantes às do *kuru*, com a demência seguindo posteriormente.

- **DCJ hereditária:** A *DCJ familiar* compreende 15% das doenças pelo príon, com uma incidência de 1 para 10 milhões. Várias mutações diferentes do gene do príon foram documentadas em diversos parentescos consangüíneos. O PrP que sofreu mutação provoca DCJ familiar, insônia familiar fatal e a doença de Gerstmann-Straussler-Scheinker.

SÍNDROME DE GERSTMANN-STRAUSSLER-SCHEINKER (GSS): Esse distúrbio foi descrito em 1936 como uma síndrome familiar de ataxia espinocerebelar combinada à demência. Os pacientes são vistos com ataxia de membros e tronco, progressiva em 2 a 10 anos. À necropsia, placas amilóides proeminentes com proteína de príon ou semelhante a *kuru*, perda neuronal e alteração espongiforme são encontradas no cerebelo, cérebro e tronco cerebral. A demência é um aspecto tardio da doença.

INSÔNIA FAMILIAR FATAL (IFF): Essa doença caracteriza-se por perturbação profunda dos círculos vigília-sono e insônia intratável. São comuns disautonomia, função endócrina

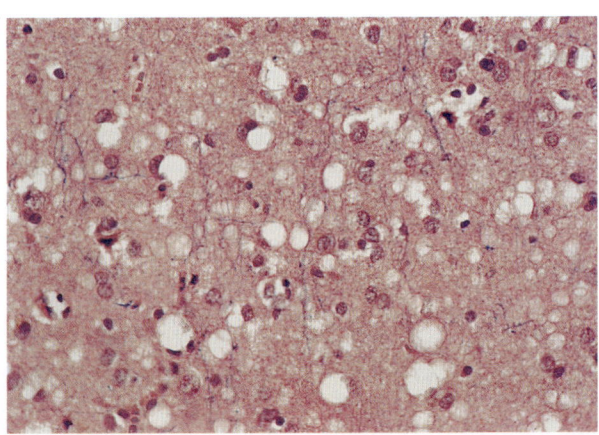

FIGURA *28.109*
Doença de Creutzfeldt-Jakob. A. A degeneração espongiforme da substância cinzenta caracteriza-se por vacúolos individuais e aglomerados, sem evidências de inflamação.

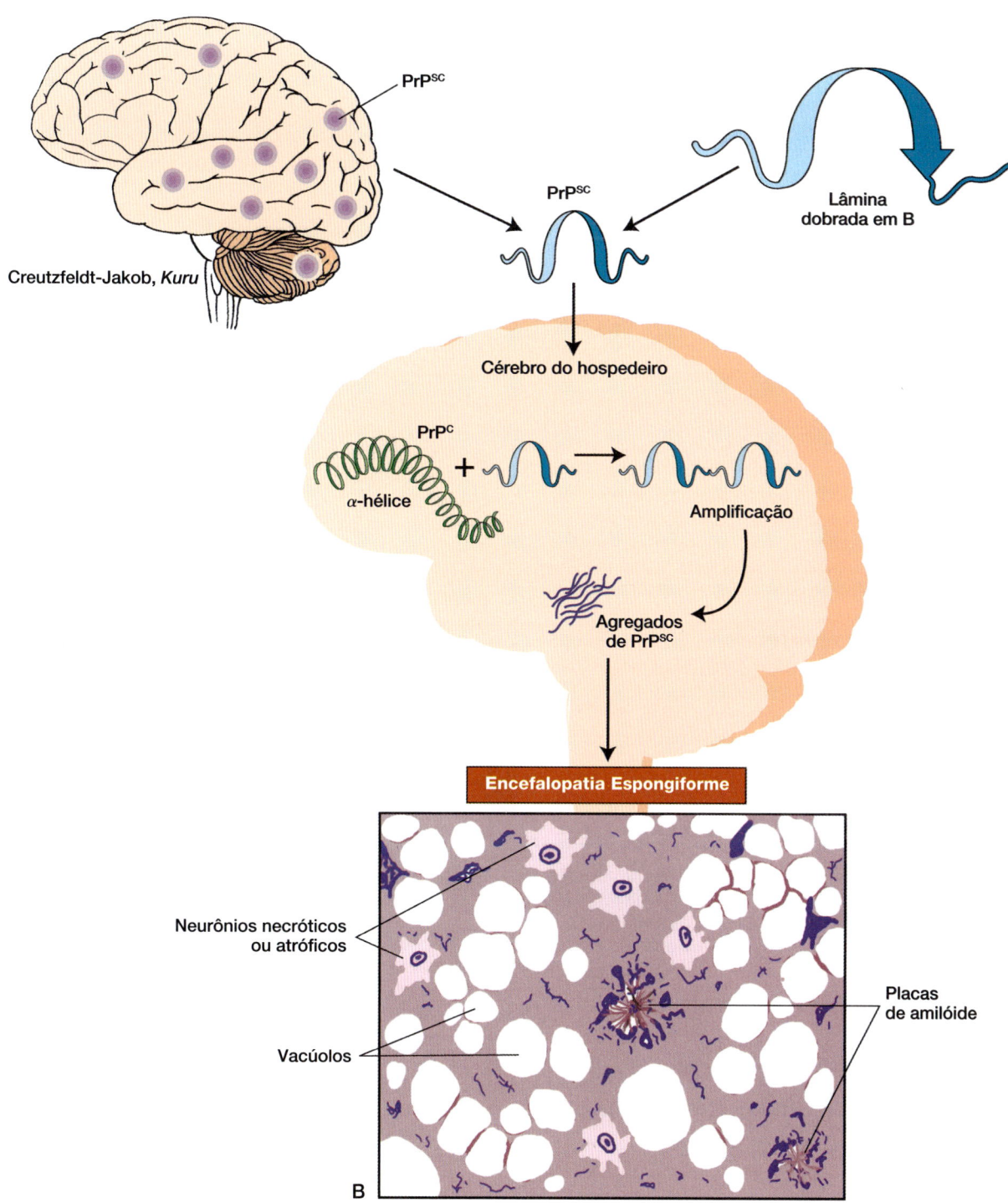

FIGURA 28.109 B. Patogenia das doenças pelo príon.

anormal e sinais de disfunção piramidal e cerebelar. Embora a função cognitiva geralmente permaneça íntegra, a demência pode sobrevir. O achado neuropatológico mais evidente consiste em neurodegeneração de núcleos talâmicos específicos. A doença foi descrita em diversas famílias italianas e é causada por uma mutação pontual no códon 178 do gene de *PRNP*, provocando uma substituição de ácido aspártico por asparagina. Também ocorrem formas esporádicas de insônia familiar fatal. É interessante observar que a mesma mutação é encontrada em uma outra doença pelo príon, um subtipo de DCJ hereditária denominada *DCJ[178]*. Os dois distúrbios diferem no fato de que a insônia fatal contém um códon para metionina no *locus* 178 polimórfico, ao passo que o alelo da DCJ[178] neste *locus* codifica a valina.

- **DCJ iatrogênica:** Conforme relacionado no Quadro 28.2, muitos casos iatrogênicos de DCJ foram documentados; entretanto, a maioria das causas está eliminada. Por exemplo, o hormônio do crescimento humano recombinante suplantou os preparados derivados de pituitária humana para o tratamento.

- **Nova variante de DCJ:** A nova variante de DCJ (vDCJ) foi identificada recentemente por um programa de pesquisa estabelecido no Reino Unido em resposta à epidemia de EEB que devastou a indústria do gado. Um grupo de pacientes foi identificado, o qual diferia de outros pacientes com DCJ esporádica em várias características importantes, sendo a mais surpreendente a idade. A média de idade no início dos sintomas de DCJ esporádica é de 65 anos, enquanto para os pacientes com vDCJ é de 26 anos. Outras diferenças importantes incluem uma duração maior da doença para a vDCJ (média de 12 meses contra 4 meses) e um quadro clínico atípico; os pacientes com vDCJ apresentando diferentes alterações comportamentais ou distúrbios sensoriais (disestesias) e sem os achados característicos no EEG vistos na DCJ esporádica. À necropsia, a vDCJ caracteriza-se por alteração espongiforme proeminente nos gânglios basais e no tálamo e placas de PrP extensas no cérebro e no cerebelo. As placas são distintivas porque estão circundadas por uma zona de alteração espongiforme, uma característica que não é encontrada na DCJ esporádica, mas é vista no *scrapie*. Por fim, a quantidade de PrP presente no cérebro de pacientes com vDCJ é muito maior do que aquela no cérebro nos casos de DCJ esporádica. Como a análise físico-química subseqüente revelou que o PrP^{sc} da vDCJ exibe características distintas do PrP^{sc} da DCJ, mas semelhantes aos príons na EEB transmitida a camundongos e primatas, a EEB provavelmente é a fonte da nova variante de DCJ.

DOENÇAS DESMIELINIZANTES

As doenças desmielinizantes são distúrbios nos quais a etiologia relaciona-se com uma perda seletiva de mielina. Assim, a esclerose múltipla é vista como uma doença desmielinizante, ao passo que a necrose devido a infartos ou abscessos, contusões traumáticas e desmielinização secundária causada por degeneração walleriana não são classificadas assim.

As Leucodistrofias Refletem Distúrbios Hereditários na Formação e na Preservação da Mielina

Leucodistrofia Metacromática

A leucodistrofia metacromática (LDM), o tipo mais comum de leucodistrofia, é um distúrbio autossômico recessivo do metabolismo de mielina, caracterizado pelo acúmulo de um cerebrosídio (galactosilsulfatídio) na substância branca do cérebro e de nervos periféricos. A LDM predomina na lactância, mas foram descritos casos raros "juvenis" ou "adultos". O distúrbio é letal em alguns anos.

 Patogenia: A LDM é provocada por uma deficiência da atividade de arilsulfatase A, uma enzima lisossômica envolvida na degradação de sulfatídios de mielina. Assim, existe um acúmulo progressivo de sulfatídios dentro dos lisossomas das células de Schwann e dos oligodendrócitos, formadores da mielina.

 Patologia: Na LDM, os sulfatídios acumulados formam grânulos citoplasmáticos esféricos, com 15 a 20 μm de diâmetro, que se coram metacromaticamente com cresil violeta e o azul de toluidina. O cérebro mostra perda difusa de mielina, acúmulo de material metacromático na substância branca e astrogliose proeminente. A desmielinização dos nervos periféricos é menos grave.

Doença de Krabbe

A doença de Krabbe é um distúrbio neurológico autossômico recessivo, rapidamente progressivo e invariavelmente fatal, causado por uma deficiência de galactocerebrosídio-β-galactosidase. A patologia aparece em lactentes novos e é definida pela presença de agregados perivasculares de "células globóides" mononucleares e multinucleadas na substância branca, daí o nome alternativo *leucodistrofia de células globóides*. As células globóides são macrófagos que contêm galactocerebrosídio não digerido (galactosilceramida).

A doença de Krabbe manifesta-se nos primeiros meses de vida e evolui até a morte em 1 a 2 anos. Comprometimentos motores, sensoriais e cognitivos, graves, refletem o acometimento difuso do sistema nervoso.

 Patogenia: O cérebro de pacientes com a doença de Krabbe exibe perda quase completa de oligodendróglia e mielina. Foi estabelecida a hipótese de que a deficiência enzimática resulta em metabólitos alternativos tóxicos que destroem a oligodendróglia, desse modo produzindo desmielinização.

 Patologia: À necropsia, o cérebro é pequeno e a perda de mielina é difusa, mas o córtex cerebral é normal. Áreas marmóreas de desmielinização parcial e total estão presentes. A astrogliose é tipicamente intensa. À medida que a desmielinização procede, aglomerados de células globóides são encontrados ao redor de vasos sangüíneos. Essas células medem até 50 μm de diâmetro e contêm até 20 núcleos localizados perifericamente. No estágio terminal da doença, o número de células globóides diminui e, em áreas de perda intensa de mielina, permanecem células globóides apenas dispersas. À microscopia eletrônica, as células globóides contêm inclusões com perfis retos ou tubulares, que têm o aspecto cristalóide.

Adrenoleucodistrofia

A adrenoleucodistrofia (ALD) refere-se a um distúrbio hereditário ligado ao X (Xq28), no qual a disfunção do córtex supra-renal e a desmielinização no sistema nervoso estão associadas a níveis altos de ácidos graxos saturados de cadeia muito longa (AGCMLs) no tecido e em líquidos corporais. A ALD ocorre em crianças entre 3 e 10 anos de idade e os sintomas neurológicos precedem os sinais de insuficiência supra-renal. A doença progride rapidamente, e o corpo é rapidamente reduzido a um estado vegetativo que pode persistir durante anos antes da morte ocorrer.

Patogenia: A causa da ALD envolve um defeito enzimático que compromete a capacidade de degradar AGCMLs. Um defeito na membrana peroxissômica impede a ativação normal de AGCMLs livres pela adição de coenzima A (CoA). Como conseqüência da incapacidade de degradar AGCMLs, esses ácidos graxos livres acumulam-se em gangliosídios e na mielina. Alterações patológicas no cérebro e na supra-renal são consideradas reflexos do acúmulo de ésteres de colesterol anormais e efeitos tóxicos dos AGCMLs.

 Patologia: A ALD caracteriza-se no cérebro por desmielinização bilateralmente simétrica e confluente. As lesões mais graves encontram-se na substância branca subcortical da região parieto-occipital, que então se estendem em uma direção rostral (sendo poupado o córtex), acarretando perda intensa de oligodendrócitos e axônios mielinizados. Nas áreas afetadas, são proeminentes gliose e infiltrados perivasculares de células mononucleares (principalmente linfócitos). Macrófagos dispersos contêm material positivo para ácido periódico de Schiff (PAS) e material sudanofílico. Os nervos periféricos também estão desprovidos de mielina, mas em um grau menor do que o cérebro. As supra-renais encontram-se caracteristicamente atróficas, e a microscopia eletrônica de células corticais revela inclusões curvilíneas citoplasmáticas envolvidas por membrana ou fendas (lamelas) contendo AGCML. Lesões semelhantes ocorrem em células de Schwann e macrófagos no SNC.

Doença de Alexander

A doença de Alexander é um distúrbio neurológico raro de lactentes e de crianças, caracterizado patologicamente por perda de mielina no cérebro e acúmulo impressionante de fibras extracelulares irregulares (fibras de Rosenthal; Fig. 28.110). Clinicamente, essas crianças apresentam retardo psicomotor, demência progressiva e paralisia e, por fim, morrem.

 Patogenia: A doença é causada por mutações no gene que codifica a GFAP (proteína ácida fibrilar glial), que provoca a formação de agregados de estruturas fibrosas, conhecidos como fibras de Rosenthal, formadas por GFAP em astrócitos. Ainda não se sabe como esse processo compromete a formação de mielina e induz a degeneração de oligodendrócitos e a degeneração de mielina.

 Patologia: A doença de Alexander manifesta a presença de fibras de Rosenthal (filamentos de GFAP com chaperonas protéicas associadas, por exemplo, α-B-cristalina) abundantes. Essas lesões irregulares, em forma de contas, e fibrosas, são depositadas nas regiões subpiais do cérebro e medula espinhal e também da substância branca, em especial ao redor dos vasos sangüíneos, onde o pedículo terminal dos astrócitos termina (ver Fig. 28.110). Pequenas fibras de Rosenthal estão presentes nos processos gliais. Fibras de Rosenthal maiores aparecem como acúmulos extracelulares irregulares, alongados ou em espiral. O teor de mielina na substância branca está extraordinariamente baixo. É interessante notar que a mielina está bem preservada nos nervos periféricos, onde as células de Schwann expressam pouca ou nenhuma GFAP.

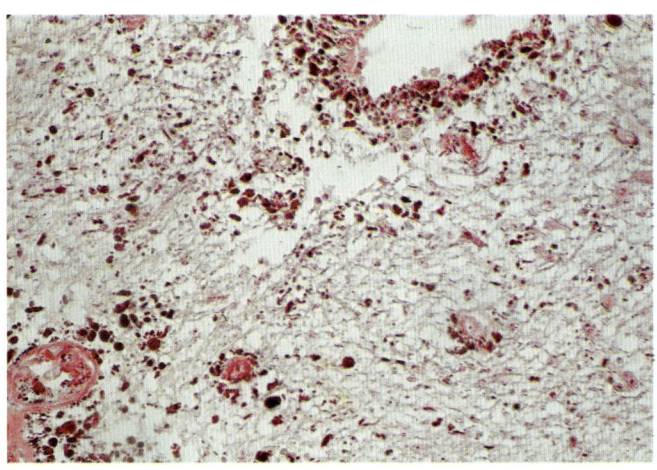

FIGURA *28.110*
Doença de Alexander. As fibras de Rosenthal estão agregadas acima da pia-máter e próximas dos vasos sangüíneos.

A Esclerose Múltipla Manifesta Áreas de Desmielinização pela Substância Branca

A esclerose múltipla (EM) é uma doença desmielinizante crônica que é a doença crônica mais comum do SNC em adultos jovens nos Estados Unidos, com uma prevalência alcançando 1 em 1.000. O distúrbio afeta funções sensoriais e motoras e caracteriza-se por exacerbações e remissões durante muitos anos. Em média, a EM manifesta-se aos 30 anos de idade, sendo as mulheres acometidas duas vezes mais do que os homens.

 Patogenia: A etiologia precisa da EM permanece obscura. Entretanto, estudos experimentais e clínicos apontam para uma predisposição genética da EM e uma patogenia imunológica. A EM é principalmente uma doença de climas temperados. As pessoas que emigram antes dos 15 anos de idade de áreas com prevalência baixa de EM para áreas endêmicas mais temperadas correm maior risco de desenvolver a doença, sugerindo que fatores ambientais geram suscetibilidade à doença.

FATORES GENÉTICOS: A predisposição genética para a EM é sugerida por estudos que mostram uma agregação familiar da doença, com risco aumentado nos parentes de segundo e terceiro graus de pacientes com EM, e concordância de 25% para EM em gêmeos monozigóticos. A suscetibilidade também está associada a muitos alelos do complexo de histocompatibilidade principal (MHC) (p. ex., HLA-DR2), desse modo sugerindo que existem mecanismos imunológicos envolvidos na patogenia. De fato, a prole com EM pode compartilhar o mesmo haplótipo de receptor de células T.

FATORES IMUNOLÓGICOS: As evidências que apóiam a participação de mecanismos imunológicos na EM vêm do aspecto microscópico das lesões. Por exemplo, as lesões crônicas da EM demonstram linfócitos perivasculares, macrófagos e muitas células T CD4+ (subgrupo auxiliar-indutor) e células CD8+. Além disso, as células T CD4+ isoladas do LCR de pacientes com EM são oligoclonais. Embora o antígeno-alvo não tenha sido identificado, os dados sugerem uma resposta imunológica a uma proteína específica do SNC. Base adicional para mecanismo imunológico na patogenia da EM vem da produção experimental de uma doença auto-imune, mediada por células T, e antígeno-específica, denominada *encefalite alérgica experimental (EAE)*. A injeção de proteína básica de mielina em animais experimentais, incluindo primatas não-humanos, resulta em um distúrbio desmielinizante semelhante à EM.

AGENTES INFECCIOSOS: Uma grande variedade de vírus foi implicada na etiologia da EM, incluindo vacínia, caxumba, rubéola, herpes simples e sarampo. Entretanto, atualmente, não existem evidências diretas para o envolvimento de qualquer agente infeccioso.

 Patologia: A placa desmielinizada é característica da EM (Fig. 28.111A). As placas, raramente com mais de 2 cm de diâmetro, acumulam-se em grande quantidade no cérebro e na medula espinhal. São individualizadas e, com freqüência, possuem contornos arredondados e lisos; em geral, situadas na substância branca, ocasionalmente as placas rompem a junção cinzenta-branca. As lesões exibem preferência pelos nervos ópticos, quiasma e substância branca paraventricular (ver Fig. 28.111B), embora a distribuição das placas de EM no SNC ocorra bastante ao acaso. As placas também são freqüentes na medula espinhal.

A placa em evolução é marcada pelos seguintes aspectos morfológicos:

- Perda seletiva de mielina em uma região de preservação axonal (ver Fig. 28.111C).
- Alguns linfócitos que se agrupam nas proximidades de veias e artérias pequenas (Fig. 28.112).
- Influxo de macrófagos.
- Edema considerável.

Quando os neurônios encontram-se nos limites de uma placa, os corpos celulares neuronais são poupados de forma marcante, mas o mesmo não acontece com os axônios, que podem sofrer degeneração. O número de oligodendrócitos está moderadamente diminuído e conforme a placa envelhece, torna-se mais individualizada e o edema regride. Essa seqüência ajuda a enfatizar a natureza focal da lesão tissular, sua seletividade e sua gravidade, porque a desmielinização é total dentro da área da placa. Característicamente, os axônios nas placas perdem sua mielina abruptamente (ver Fig. 28.111C). As placas antigas de EM são densas e exibem gliose. Essa "cicatriz" compromete a integridade estrutural dos axônios.

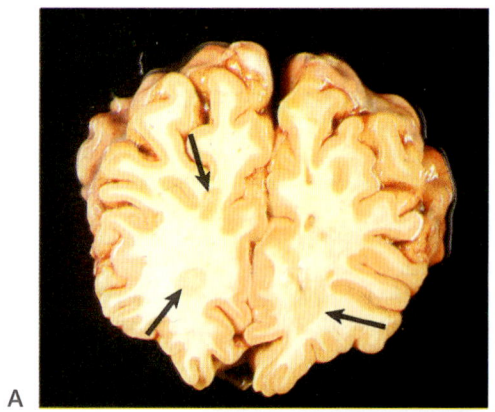
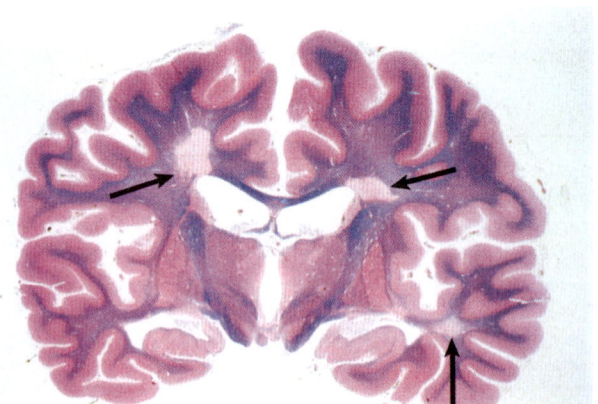
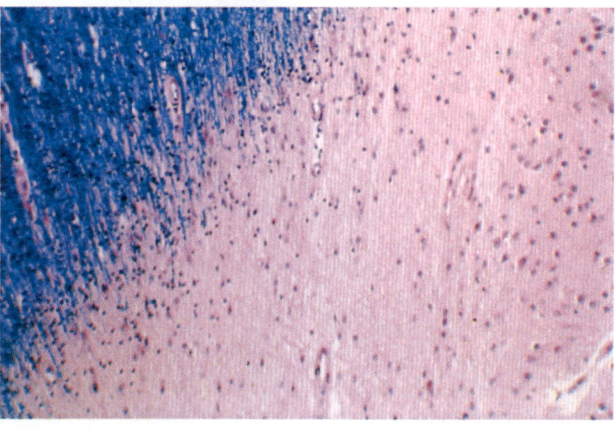

FIGURA 28.111
Esclerose múltipla. A. Neste cérebro não fixado, as placas de esclerose múltipla na substância branca (*setas*) tomam a cor mais escura do córtex cerebral. B. Um corte coronal do cérebro de um paciente com esclerose múltipla prolongada, que foi corado para mielina, mostra áreas individualizadas de desmielinização (*setas*) com envolvimento característico dos ângulos superiores dos ventrículos laterais. C. O maior aumento de *B* mostra a borda de uma placa e acentua o aspecto regional da lesão. Tanto as fibras motoras quanto as sensoriais perdem a mielina, mas retêm a continuidade axonal à medida que atravessam a lesão.

Manifestações Clínicas: A EM geralmente começa na terceira ou na quarta década de vida e é pontuada, daí para a frente, por episódios súbitos e breves de progressão clínica, entremeados com períodos de relativa estabilidade. Entretanto, alguns pacientes com EM exibem um curso progressivo sem remissões. Cada exacerbação reflete a formação de placas adicionais de desmielinização. O sistema visual e as áreas paraventriculares são particularmente vulneráveis à doença, enquanto os nervos periféricos são uniformemente poupados. Tipicamente, a esclerose múltipla começa com sintomas relacionados com lesões dos nervos ópticos, no tronco cerebral ou na medula espinhal. Visão embaçada ou a perda da visão em um olho é, com freqüência, a queixa inicial. Quando a primeira lesão encontra-se no tronco cerebral, os sintomas iniciais são visão dupla e vertigem. Placas dentro da medula espinhal refletem-se sob a forma de fraqueza de uma ou ambas as pernas e sintomas sensoriais sob a forma de dormência nas extremidades inferiores. Muitos dos sintomas iniciais são parcialmente reversíveis em alguns meses.

Infelizmente, na maioria dos pacientes com EM, a doença segue uma evolução crônica de recidivas e remissões, com o desenvolvimento de lesões permanentes. Nos casos estabelecidos, o grau de comprometimento funcional é bastante variável, indo desde incapacidade pequena a intensa, com paralisia disseminada, disartria, defeitos visuais graves, incontinência e demência. Em geral, os pacientes morrem de paralisia respiratória ou de infecções no trato urinário em coma terminal. A maioria dos pacientes com EM sobrevive 20 a 30 anos após o início dos sintomas. Em alguns pacientes com EM, o tratamento com beta-interferon foi considerado útil.

A Encefalomielite Pós-infecciosa e a Pós-vacinal São Respostas Imunológicas a Antígenos Virais

Alguns exantemas virais (p. ex., sarampo, varicela e rubéola) são seguidos, em raras ocasiões, por uma encefalomielite surgindo entre 3 e 21 dias após a erupção cutânea. A doença caracteriza-se por desmielinização perivascular focal e infiltrados conspícuos de células mononucleares ao redor de vênulas pequenas e de tamanho médio na substância branca do cérebro e da medula espinhal. Suspeita-se de uma base imunológica para esse distúrbio, mas a patogenia precisa ainda é incerta.

As crianças afetadas pela encefalomielite pós-infecciosa mostram início súbito de cefaléia, vômitos, febre e sinais meníngeos. Nos casos graves, esses sintomas podem ser seguidos por paraplegia, incontinência e torpor, e 15 a 20% dos pacientes morrem. Uma síndrome semelhante denominada *encefalomielite pós-vacinal* pode suceder a imunização contra agentes infecciosos (p. ex., catapora, raiva). O uso de vacinas mais purificadas, livres de contaminantes antigênicos de reação cruzada, praticamente eliminou essa complicação.

A Mielinólise Pontina Central Ocorre em Alcoólicos

A mielinólise pontina central é um distúrbio desmielinizante raro que afeta a ponte. Áreas individualizadas de desmielinização seletiva ocorrem na ponte (Fig. 28.113), embora com freqüência as lesões sejam pequenas demais para provocar manifestações clínicas e são descobertas apenas à necropsia. Em alguns pacientes, pode ocorrer quadriparesia, paralisia pseudobulbar ou uma depressão grave da consciência ("pseudocoma"). Acredita-se que a mielinólise pontina central origine-se da correção excessivamente rápida da hiponatremia em alcoólicos ou pessoas desnutridas.

DOENÇAS DE DEPÓSITO NEURONAL

As doenças de depósito neuronal são deficiências hereditárias de enzimas que resultam no acúmulo de produtos metabólicos normais dentro de lisossomos. São discutidas em detalhe no Cap. 6, e apenas os principais pontos de manifestação neurológica são apresentados aqui.

A Doença de Tay-Sachs Reflete o Acúmulo Neuronal de um Gangliosídio

A doença de Tay-Sachs (idiotia familiar amaurótica) é um distúrbio autossômico recessivo letal, provocado por deficiência inata de hexosaminidase A, o que permite o acúmulo de um gangliosídio dentro dos neurônios do SNC. A doença é fatal na lactância e na segunda infância. O envolvimento da retina aumenta a transparência macular e é responsável por uma *mancha vermelho-cereja* na mácula.

O cérebro é o principal sítio de depósito de gangliosídios, e progressivamente aumenta durante a lactância. No exame histológico, são encontradas gotículas de lipídios dentro do citoplasma de células nervosas distendidas, no sistema nervoso central e no periférico. A microscopia eletrônica revela o lipídio no interior dos lisossomas, sob a forma de "figuras de mielina" espiraladas. Os tecidos neurais respondem com uma astrogliose difusa. Um lactente acometido parece normal ao nascimento, porém mostra um atraso no desenvolvimento motor aos 6 meses de vida. Daí em diante, a deterioração progressiva leva a um estado

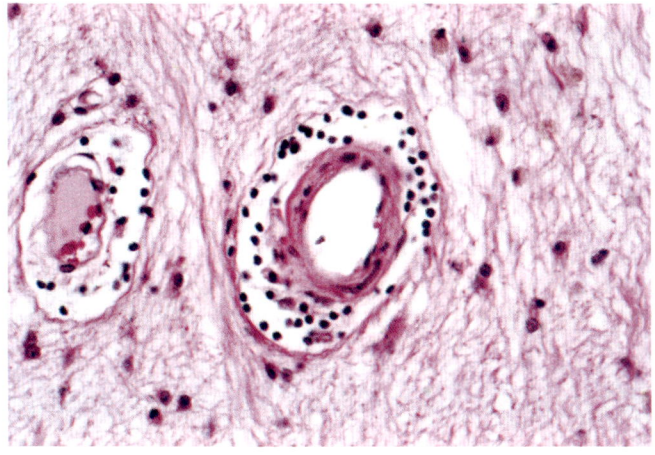

FIGURA 28.112
Esclerose múltipla. Uma lesão em estado final apresenta astrogliose, vasos sangüíneos com paredes espessas, inflamação perivascular moderada e uma perda secundária de axônios.

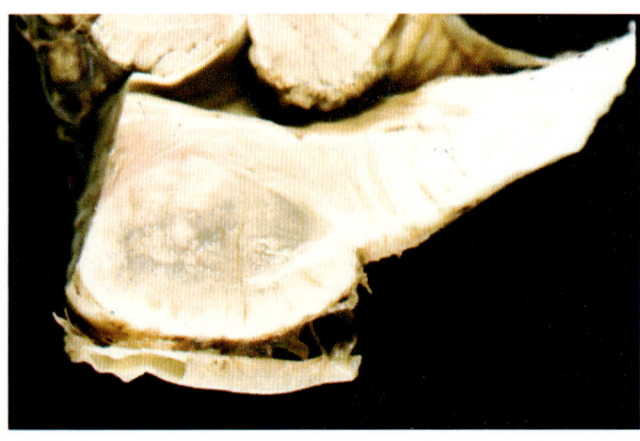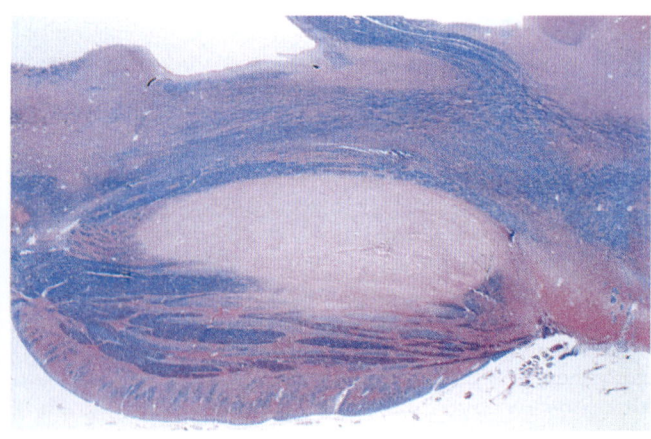

FIGURA 28.113
Mielinólise pontina central. A. O corte sagital do tronco cerebral mostra uma lesão mole no tegumento da ponte. B. Um corte de A corado para mielina revela uma perda bem demarcada de mielina (*área róseo clara*).

de fraqueza flácida, cegueira e comprometimento mental grave. Em geral, a morte ocorre antes do final do segundo ano.

A Síndrome de Hurler Representa Depósito de Mucopolissacarídios

A síndrome de Hurler é um distúrbio autossômico recessivo do metabolismo de glicosaminoglicano que resulta no acúmulo intraneuronal de mucopolissacarídios. As variantes clínicas dessa síndrome são diferenciadas pelo envolvimento variável de órgãos viscerais e do sistema nervoso. Tipicamente, a doença é expressa na lactância ou na segunda infância como nanismo, opacidades corneanas, deformidades esqueléticas e hepatosplenomegalia. O depósito intraneuronal distende o compartimento citoplasmático e é acompanhado por astrogliose e deterioração mental progressiva.

A Doença de Gaucher Manifesta o Depósito de Glicocerebrosídios

A doença de Gaucher é um distúrbio genético autossômico recessivo caracterizado por uma deficiência de glicocerebrosidase e pelo acúmulo de glicocerebrosídio, principalmente em macrófagos. O SNC está mais seriamente envolvido no tipo infantil (tipo II) da doença de Gaucher. Embora o acúmulo intraneuronal de glicocerebrosídio não seja notável, a perda neuronal é grave e está acompanhada por astrogliose difusa. Esses lactentes não se desenvolvem e morrem em idade tenra.

A Doença de Niemann-Pick Manifesta o Acúmulo de Esfingomielina

A doença de Niemann-Pick é um distúrbio autossômico recessivo no qual o depósito intraneuronal de esfingomielina é conseqüente a uma deficiência de esfingomielinase. Os sintomas clínicos ocorrem cedo, e a doença é marcada pelo não desenvolvimento do lactente. O sistema fagocitário mononuclear é o alvo para o depósito, mas o sistema nervoso pode predominar sintomaticamente durante a lactância. O cérebro torna-se atrófico e mostra astrogliose acentuada. A degeneração da retina pode produzir uma mancha vermelho-cereja semelhante à doença de Tay-Sachs.

DOENÇAS METABÓLICAS NEURONAIS

A Fenilcetonúria Provoca Retenção de Fenilalanina

A fenilcetonúria (FCU) é um distúrbio autossômico recessivo que reflete a deficiência de fenilalanina-hidroxilase (ver Cap. 6). A fenilalanina acumula-se no sangue e nos tecidos devido ao bloqueio da conversão de fenilalanina até tirosina. A condição torna-se evidente nos primeiros meses de vida e provoca retardo mental, convulsões e comprometimento do desenvolvimento físico. Os pacientes não tratados raramente alcançam um QI acima de 50. Embora não haja alterações consistentes, o cérebro pode estar abaixo do peso e deficiente em mielinização.

O Cretinismo Reflete Hipotireoidismo Infantil

O hipotireoidismo grave na lactância, denominado *cretinismo*, altera a capacidade funcional do SNC. O distúrbio é reversível pela administração precoce de tiroxina, mas, quando não tratado, a doença clínica emerge. O cérebro adquire um peso próximo do normal, apresenta citoarquitetura neuronal apropriada e está bem mielinizado. Entretanto, a parada do crescimento e os comprometimentos cognitivos tornam-se evidentes.

A Doença de Wilson Exibe Excesso de Cobre no Cérebro

A doença de Wilson, uma doença autossômica recessiva, é um distúrbio hereditário do metabolismo do cobre, causado por mutações do gene *WD*, que afeta o cérebro e o fígado; daí o sinônimo "degeneração hepatolenticular" (ver Cap. 14). Defeitos na excreção de cobre favorecem a deposição de cobre no cérebro. Os sintomas de intoxicação cerebral aparecem clinicamente na segunda década, evidenciados por movimentos atetóides. Antes, durante ou após o surgimento de sintomas neurológicos, uma cirrose do fígado de desenvolvimento insidioso pode resultar em insuficiência hepática. A deposição de cobre no limbo da córnea produz uma faixa marrom-dourado visível, o *anel de Kayser-Fleischer* (ver Cap. 29).

No exame macroscópico, os núcleos lenticulados do cérebro exibem uma leve coloração dourada e, em 25% dos casos, pequenos cistos ou fendas são evidentes macroscopicamente, no putâmen ou nas camadas profundas do neocórtex. Histologicamente, uma pequena perda de neurônios e gliose caracterizam a doença.

DISTÚRBIOS METABÓLICOS

O Alcoolismo Está Associado a Diversas Manifestações do SNC

Os problemas causados pelo alcoolismo refletem nutrição inadequada e intoxicação. Quatro lesões cerebrais merecem consideração (Fig. 28.114):

- Síndrome de Wernicke (ver Fig. 28.115)
- Mielinólise central pontina (ver Fig. 28.113)
- Atrofia cortical
- Atrofia da face superior do verme do cerebelo (Fig. 28.116)

Síndrome de Wernicke

A síndrome de Wernicke é secundária a deficiência de tiamina (vitamina B$_1$), caracterizada clinicamente por uma perturbação súbita na regulação térmica, consciência alterada, oftalmoplegia e nistagmo, e, patologicamente, por lesões no hipotálamo e corpos mamilares, regiões periaquedutais do mesencéfalo e o tegumento da ponte (Fig. 28.114). A síndrome surge mais comumente associada ao alcoolismo crônico, mas pode aparecer em pacientes cuja nutrição seja mantida por infusões sem tiamina.

A síndrome de Wernicke pode progredir rapidamente até a morte, mas, na maioria dos casos, é prontamente reversível com a administração de tiamina. Nos casos fatais, ocorrem petéquias ao redor de capilares nos corpos mamilares, no hipotálamo, na região periaquedutal e no assoalho do quarto ventrículo. Com o tempo, a deposição de hemossiderina identifica regiões onde ocorreram petéquias. Os neurônios e a mielina são poupados, mas os corpos mamilares tornam-se atróficos.

A *síndrome de Wernicke-Korsakoff* refere-se a um estado de memória perturbada para eventos recentes, freqüentemente compensada com confabulação. As alterações histológicas são diferenciadas daquelas da síndrome de Wernicke por degeneração de neurônios no núcleo medial-dorsal do tálamo. Assim, a síndrome de Wernicke e a psicose de Korsakoff ocorrem concomitantemente no alcoolismo crônico, mas suas causas podem ser diferentes.

Muitos alcoólatras crônicos exibem atrofia cerebral, mas a causa dessa associação ainda não está completamente explicada, e a importância relativa da toxicidade do álcool, da desnutrição e de outros fatores ainda precisa ser definida. As mesmas incertezas prevalecem com relação à atrofia das células de Purkinje e células granulares do cerebelo. Essas alterações constituem o corolário mais comum do alcoolismo crônico e são ostensivamente a causa de ataxia troncular, que persiste durante períodos de sobriedade. Conforme previamente observado, a mielinólise central pontina é, presumivelmente, uma complicação iatrogênica causada pela rápida correção da hiponatremia.

A Encefalopatia Hepática Ocorre na Hepatopatia Terminal

A encefalopatia hepática é uma expressão clínica comum da insuficiência hepática, manifesta como delírio, convulsões e coma (ver Cap. 14). Em geral, os sintomas clínicos excedem seus correlatos morfológicos, que estão restritos ao surgimento de astróglia alterada (denominada *astrócitos de Alzheimer do tipo II*). Nessas células, os núcleos estão aumentados e o material da cromatina está marginado, especialmente no tálamo.

A Degeneração da Medula Espinhal Combinada Subaguda É uma Complicação da Anemia Perniciosa

A degeneração da medula espinhal combinada subaguda é uma conseqüência da deficiência de vitamina B$_{12}$ (anemia perniciosa) e provoca lesões nas porções póstero-laterais da medula espinhal (ver Caps. 14 e 20). A lesão inicial é uma perda simétrica de mielina e de axônios no nível torácico da medula espinhal (ver Fig. 28.121). A astrogliose é leve nas lesões agudas, mas, com o tempo, a medula espinhal afetada exibe gliose e atrofia, especialmente nas áreas póstero-laterais da medula. Uma sensação de queimação na sola dos pés, junto a outras parestesias, anuncia o início desse distúrbio neurológico rapidamente progressivo e apenas

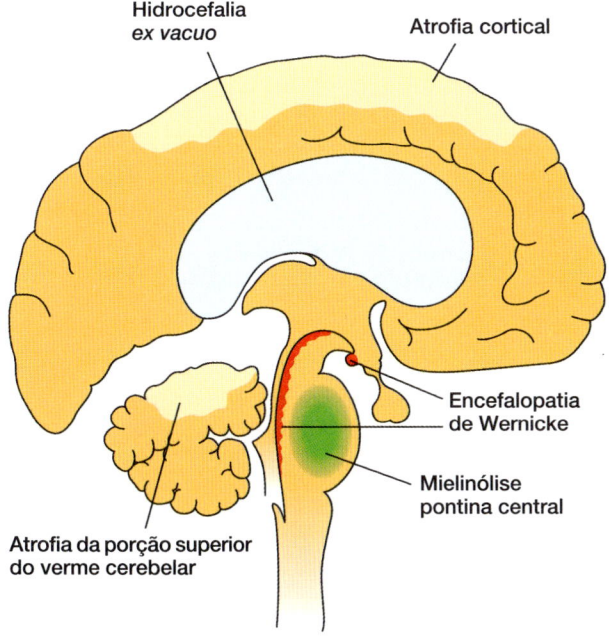

FIGURA **28.114**
Regiões do cérebro com lesões associadas ao alcoolismo crônico.

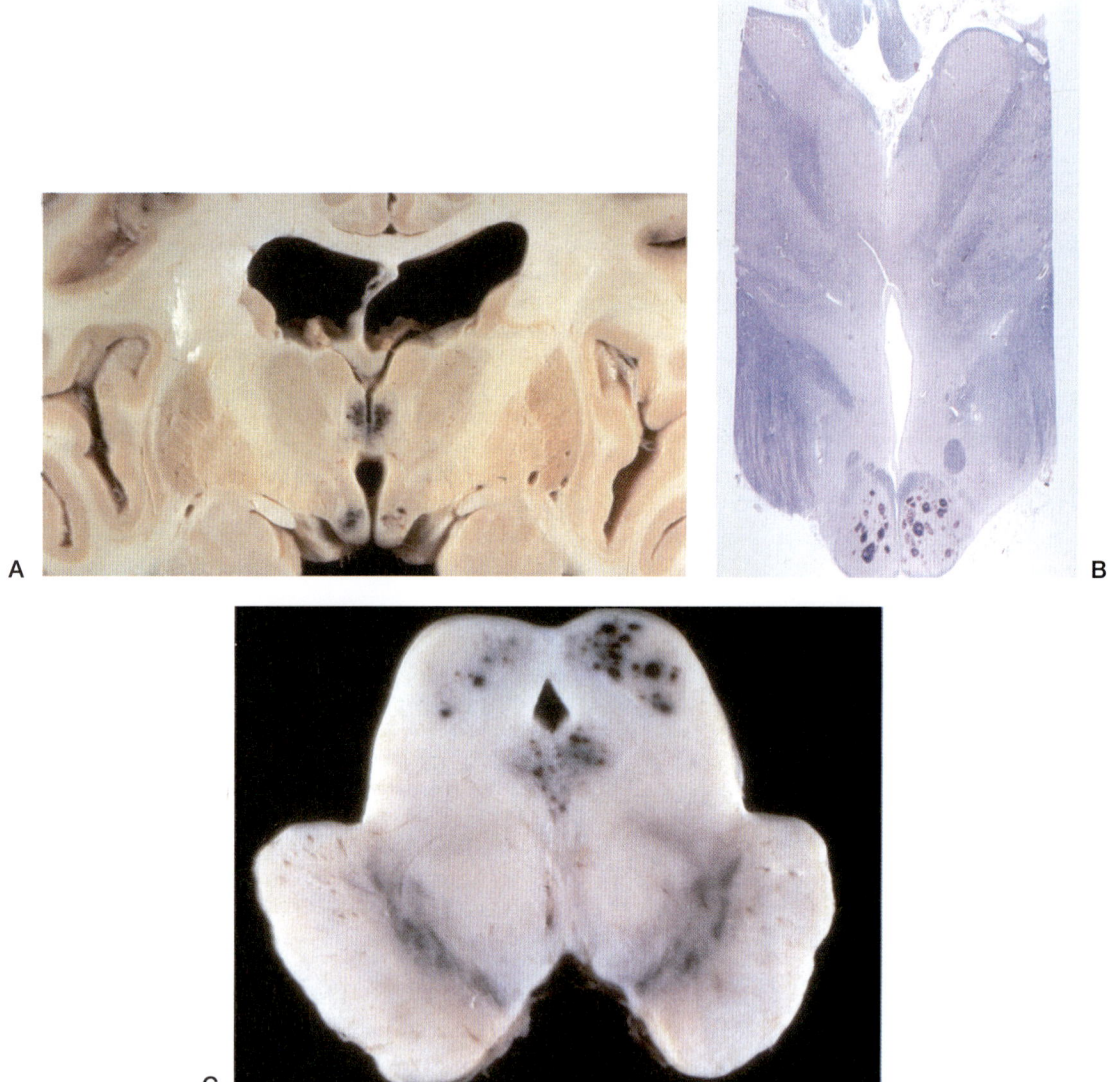

FIGURA 28.115
Encefalopatia de Wernicke. A. Os corpos mamilares e as regiões paraventriculares exibem petéquias. B. Um corte histológico de A, corado com Luxol fast blue, mostra a seletividade para os corpos mamilares. C. A placa quadrigêmea e as regiões periaqueductais exibem petéquias evidentes.

parcialmente reversível. A fraqueza está presente nos quatro membros, seguida por sensibilidade postural defeituosa, incoordenação e ataxia. Além da anemia perniciosa, a degeneração combinada subaguda pode complicar um caso raro de ressecção gástrica extensa e outras síndromes de má absorção. Como a vitamina B_{12} não é encontrada nos vegetais, alguns vegetarianos radicais que evitam todos os produtos animais, até mesmo leite e ovos, desenvolvem degeneração combinada subaguda após muitos anos de dieta restrita.

DOENÇAS NEURODEGENERATIVAS

O grupo heterogêneo de doenças neurodegenerativas inclui a doença de Parkinson, a esclerose lateral amiotrófica, a doença de Huntington, as ataxias espinocerebelares, a doença de Alzheimer e diversos outros distúrbios menos freqüentes. Algumas dessas afecções envolvem basicamente sistemas neuro-anatômicos específicos (doença de Parkinson e de Huntington, esclerose lateral amiotrófica) ou regiões mais amplas do sistema nervoso (doença de Alzheimer). Contudo, dados recentes implicam muitas proteínas anormais diferentes que formam agregados com as propriedades de amilóide (congofílica e fibrilar, com uma estrutura de lâminas pregueadas em β). O depósito de amilóide é um fator comum no início e evolução de muitos distúrbios neurodegenerativos esporádicos e hereditários, conforme resumido no Quadro 28.3.

Por exemplo, emaranhados neurofibrilares contendo tau (ENF) além de amilóide-β (Aβ) em placas senis definem a doença de Alzheimer. Os corpúsculos de Lewy são formados por fibrilas de α-sinucleína e são marcos da doença de Parkinson. Conforme observado anteriormente, príons anormais formam

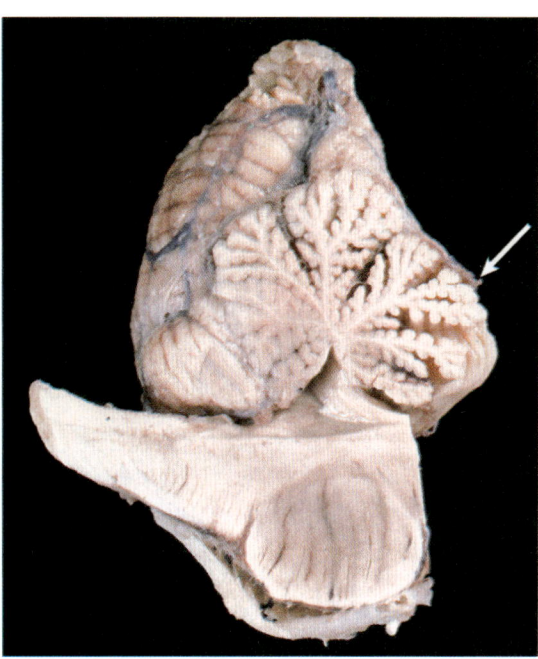

FIGURA 28.116
Alcoolismo crônico. As porções anterior e posterior do verme do cerebelo (*seta*) estão atróficas.

depósitos de amilóide. Assim, evidências crescentes proporcionam uma ligação quanto ao mecanismo entre agregados filamentosos de depósitos de amilóide no SNC e a degeneração de regiões cerebrais acometidas em distúrbios neurodegenerativos (Fig. 28.117). Inexplicavelmente, quase todos esses distúrbios neurodegenerativos compartilham uma simetria intrigante. Mutações de sentido incorreto no gene que codifica a proteína da doença provocam um distúrbio familiar de início precoce e bastante agressivo e também o marco de lesões cerebrais da doença. Contudo, as mesmas lesões cerebrais também caracterizam a proteína do tipo selvagem correspondente em variantes esporádicas dessas afecções. É interessante observar que muitas das formas familiares dessas doenças são autossômicas dominantes, o que significa que o portador de uma mutação desenvolverá a doença se viver até a idade do início da doença, e que existem poucas, se é que existem, pessoas que "escapam". Não se sabe como os agregados de proteínas filamentosas provocam a doença. Talvez ela seja conseqüente a seqüestro da proteína mórbida ou de outras macromoléculas e organelas nos agregados, desse modo conferindo-lhes indisponibilidade para realizarem suas funções normais. Embora a agregação da proteína da doença possa ser uma resposta inicialmente protetora, à medida que os agregados aumentam, podem ocluir fisicamente axônios e dendritos ou bloquear o movimento de material dentro do citoplasma de células afetadas. Com base em equivalências entre as amiloidoses cerebrais em muitos desses distúrbios neurodegenerativos, o esclarecimento dessa misteriosa simetria em uma doença pode ter um impacto importante sobre a compreensão dos mecanismos subjacentes a todos esses distúrbios (Fig. 28.117).

A Doença de Parkinson É um Distúrbio Comum do Movimento

Primeiramente descrita em 1817, a doença de Parkinson (DP) é um distúrbio neurológico caracterizado patologicamente pela perda de neurônios, basicamente na substância negra, e pelo acúmulo de corpúsculos de Lewy, formados por agregados filamentosos de α-sinucleína. Clinicamente, a DP manifesta tremores em repouso, rigidez muscular, semblante sem expressão, labilidade emocional e, com menor freqüência, comprometimentos cognitivos, incluindo demência numa fase tardia da doença.

 Epidemiologia: A DP tipicamente aparece na sexta até a oitava década de vida. A doença é comum, e mais de 2% da população norte-americana vêm a desenvolver DP. A prevalência manteve-se inalterada durante, pelo menos, os últimos 40 anos, e não há diferenças raciais evidentes, porém os homens são mais afetados do que as mulheres. Embora a maioria dos casos seja esporádica, mutações de sentido incorreto no gene da α-sinucleína são responsáveis pelos raros casos de DP familiar

QUADRO 28.3 Doenças Neurodegenerativas Representativas com Lesões Amilóides Filamentosas

Doença	Lesão	Componentes	Localização
Atrofia de múltiplos sistemas	Inclusões gliais	tau	Intracitoplasmáticas
Demência com corpúsculos de Lewy	Corpúsculos de Lewy	α-Sinucleína	Intracitoplasmáticos
Demências frontotemporais	Emaranhados neurofibrilares	tau	Intracitoplasmáticos
Doença de Alzheimer	Placas senis	Amilóide-β	Extracelular
	Emaranhados neurofibrilares	tau	Intracitoplasmáticos
Doença de Parkinson	Corpúsculos de Lewy	α-Sinucleína	Intracitoplasmáticos
Doenças de repetição de trinucleotídios	Inclusões	Tratos de poliglutamina	Intracelulares
Doenças pelo príon	Depósitos de príon	Príons	Extracelulares
Esclerose lateral amiotrófica	Esferóides	Subunidades de neurofilamentos/superóxido dismutase (SOD-1)	Intracitoplasmáticos

As doenças neurodegenerativas esporádicas e hereditárias caracterizam-se por lesões cerebrais filamentosas proeminentes. As demências frontotemporais (como exemplificado pela doença de Pick e degeneração córtico-basal) formam um grupo de distúrbios conhecidos como taupatias porque inclusões de tau filamentosas são os marcos dessas doenças. A demência com corpúsculos de Lewy, atrofia de múltiplos sistemas e doença de Parkinson (além de outros distúrbios raros) formam um grupo de distúrbios conhecidos como α-sinucleinopatias porque as inclusões de α-sinucleína filamentosas são marcos neuropatológicos dessas doenças.

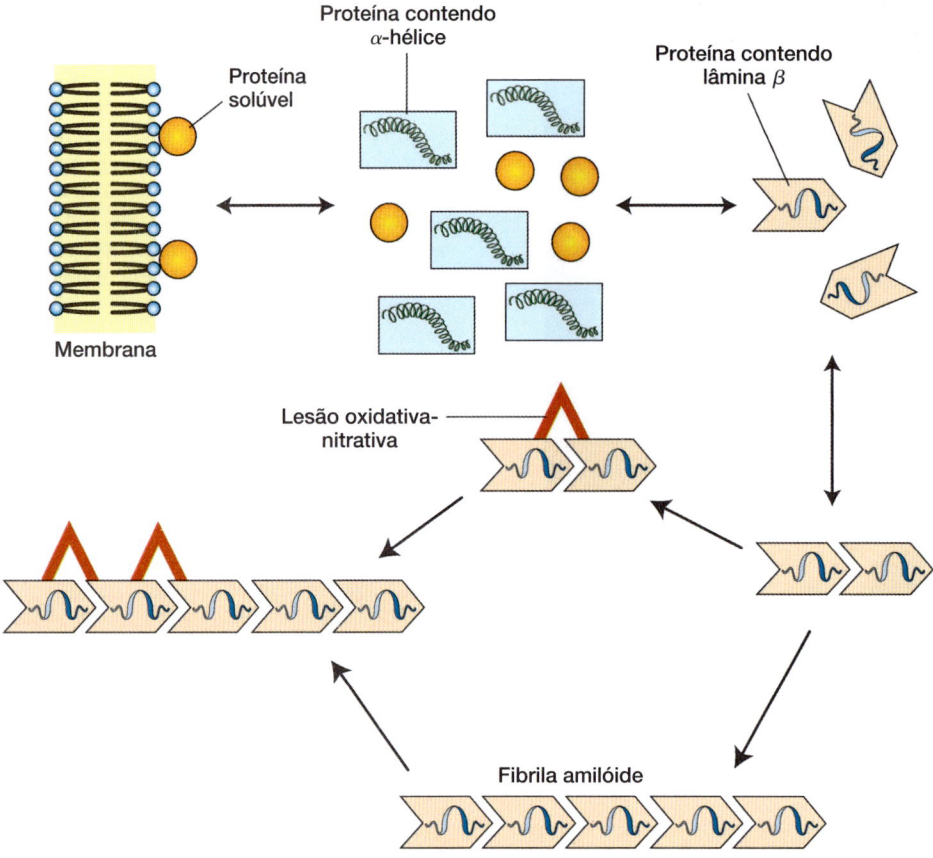

FIGURA 28.117
Agregados protéicos filamentosos: Alvos de novas terapias para doenças neurodegenerativas do SNC. O diagrama esquemático mostra a conversão gradual de proteínas solúveis normais que não possuem estrutura secundária (*bolas laranja*) ou apresentam uma estrutura secundária α-helicoidal (*caixas azuis*). Eles podem interagir normalmente com outras estruturas, como membranas de organelas (*caixa à esquerda acima*). Espontaneamente ou devido a mutações, as proteínas podem adotar uma estrutura em lâminas β (*cabeças de seta não ligadas*), que é reversível. Contudo, se as proteínas prosseguirem formando dímeros, trímeros, tetrâmeros e assim por diante, então vão se montar formando fibrilas de amilóide (*cabeças de seta conectadas*). Esse processo também pode ser dirigido por modificações pós-tradução, como lesão oxidativa/nitrativa (*triângulos vermelhos*). Essas alterações podem atuar de diversos modos, promovendo fibrilogênese, inclusive ligação cruzada de proteínas ou indução de alterações na conformação que estabilizam os polímeros protéicos em fibrilas, dessa maneira promovendo a formação de depósitos de amilóide, placas senis, emaranhados neurofibrilares, inclusões citoplasmáticas gliais de corpúsculos de Lewy e lesões de amilóide de príon.

autossômica dominante, de início precoce. Além disso, a demonstração de que a α-sinucleína do tipo selvagem (uma proteína sináptica de função desconhecida) é o principal bloco constituinte dos filamentos agregados nos corpúsculos de Lewy levou a uma mudança no paradigma do entendimento sobre os mecanismos subjacentes a DP familiar e esporádica. Também levou ao reconhecimento de que muitas outras doenças (por exemplo, atrofia de múltiplos sistemas, demência com corpúsculos de Lewy, insuficiência autônoma progressiva, distúrbio do comportamento no sono REM) também se caracterizavam pelo acúmulo de inclusões filamentosas de α-sinucleína. Atualmente, esses distúrbios são denominados *α-sinucleinopatias* e são considerados amiloidoses cérebro-específicas. Os corpúsculos de Lewy e outras inclusões de α-sinucleína compartilham propriedades comuns a depósitos de amilóide no interior e fora do cérebro.

 Patogenia: A grande maioria dos casos de DP é idiopática, mas a doença tem sido diagnosticada após encefalite viral (encefalite de von Economo) e após a ingestão do produto químico tóxico 1-metil-4-fenil-1,2,3,6-tetraidropiridina (MPTP). A substância negra é um componente do sistema extrapiramidal que transmite informação para os gânglios basais através das sinapses dopaminérgicas. O envelhecimento normal está associado a uma perda de neurônios na substância negra e a uma redução do conteúdo de dopamina em tal região, mas essas características são mais exageradas na DP. Os corpúsculos de Lewy, compostos de agregados filamentosos de α-sinucleína, são encontrados não apenas nos neurônios e seus processos (neurite de Lewy) na substância negra, mas também em outras regiões do cérebro.

Evidências crescentes sugerem que o estresse oxidativo produzido pela auto-oxidação de catecolaminas durante a formação de melanina lesa os neurônios na substância negra por meio da promoção do dobramento anormal da α-sinucleína e da formação de inclusões filamentosas. O produto intermediário da síntese irregular de um análogo da meperidina, MPTP, induziu uma síndrome semelhante a DP nos usuários de drogas intravenosas. Como a MPTP inibe o transporte eletrônico mitocondrial, pode produzir parkinsonismo por meio de mecanismos semelhantes aos da DP de ocorrência natural.

Patologia: O exame macroscópico do cérebro na DP revela perda de pigmentação na substância negra e no *locus ceruleus* (Fig. 28.118A). Outras regiões cerebrais são afetadas em um grau menor. No exame microscópico, os neurônios pigmentados são escassos, e há pequenos depósitos extracelulares de melanina, com origem em neurônios necróticos. Algumas células nervosas residuais são atróficas e outras poucas contêm *corpúsculos de Lewy*, visualizados como inclusões citoplasmáticas eosinofílicas esféricas (Fig. 28.118B). À microscopia eletrônica, os corpúsculos de Lewy exibem filamentos semelhantes a amilóide formados por α-sinucleína insolúvel.

 Manifestações Clínicas: A DP caracteriza-se por lentidão de todos os movimentos voluntários e rigidez muscular em toda a gama de variação de movimentos. A maioria dos pacientes apresenta um tremor grosseiro das extremidades distais, presente em repouso e que desaparece com o movimento voluntário. A face é sem expressão (semelhante a máscara) e o paciente baba por deglutir menos. Existe uma incidência maior de depressão e demência. No início do parkinsonismo, a terapia de reposição com levodopa é benéfica. Entretanto, essa terapia não melhora o distúrbio subjacente e, com a passagem de vários anos, torna-se ineficaz. Uma outra terapia sintomática recente que se mostra promissora para o tratamento de pacientes com DP que não respondem mais a levodopa é a estimulação cerebral profunda. Dados de experimentos clínicos preliminares sugerem que os transplantes de células dopaminérgicas podem se tornar terapias viáveis para DP no futuro.

A **degeneração estriado-negra** é um distúrbio raro que mimetiza tanto a DP que raramente é diagnosticada durante a vida. À necropsia, o corpo estriado (caudado e putâmen) encontra-se visivelmente atrofiado, e o exame microscópico mostra grave perda de neurônios nessa região. Ocorrem alterações menos graves na substância negra e no *locus ceruleus*. Essa alteração também é diagnosticada na doença de Shy-Drager e na atrofia olivopontocerebelar como parte de um complexo de síndromes conhecido como *atrofia de múltiplos sistemas*. Essa síndrome caracteriza-se por inclusões filamentosas de α-sinucleína basicamente na oligodendróglia da substância branca, conhecidas como inclusões citoplasmáticas gliais. Também ocorrem numa proporção menor em neurônios, onde exibem as características morfológicas de corpúsculos de Lewy semelhantes aos da DP.

A **paralisia supranuclear progressiva** é um outro distúrbio neurológico incomum que é semelhante clinicamente à DP, mas acrescenta uma paralisia progressiva dos movimentos verticais do olho. O curso da doença é progressivo, com a morte ocorrendo entre 5 e 10 anos. As alterações patológicas no cérebro são mais disseminadas que aquelas da DP, com perda de neurônios no *globus pallidus*, núcleo subtalâmico, núcleo vermelho, teto, substância cinzenta periaquedutal e núcleos denteados. São observados emaranhados neurofibrilares (ENF) formados por agregados filamentosos de tau. Assim, essa doença associa manifestações clínicas de DP com demência e é uma forma prototípica de *taupatia neurodegenerativa*, já que as únicas inclusões são ENF ricos em tau.

A Esclerose Lateral Amiotrófica Provoca Fraqueza Profunda e Morte

A esclerose lateral amiotrófica (ELA) é uma doença degenerativa de neurônios motores do cérebro e da medula espinhal, que resulta em fraqueza progressiva e debilidade das extremidades e, finalmente, comprometimento dos músculos respiratórios.

  Epidemiologia e Patogenia: A ELA é uma doença mundial com incidência de 1 em 100.000. A freqüência da doença alcança seu pico na quinta década de vida, e é rara em pessoas com menos de 35 anos de idade. Existe maior acometimento de homens, na proporção de 1,5 a 2 vezes mais. Existem áreas geográficas restritas com incidência particularmente alta de ELA em Guam e em partes do Japão e da Papua-Nova Guiné, mas esses casos diferem da ELA que ocorre no resto do mundo. Casos no povo Chamorro separados de Guam caracterizam-se por acúmulos abundantes de ENF ricos em tau e atualmente são classificados como *taupatias neurodegenerati-*

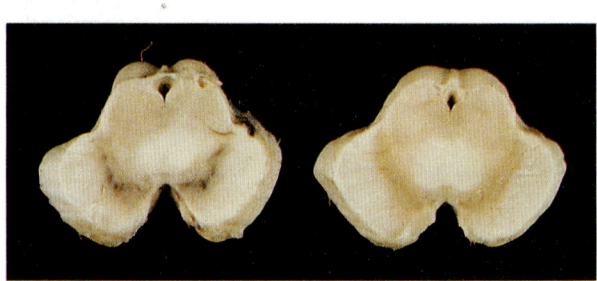
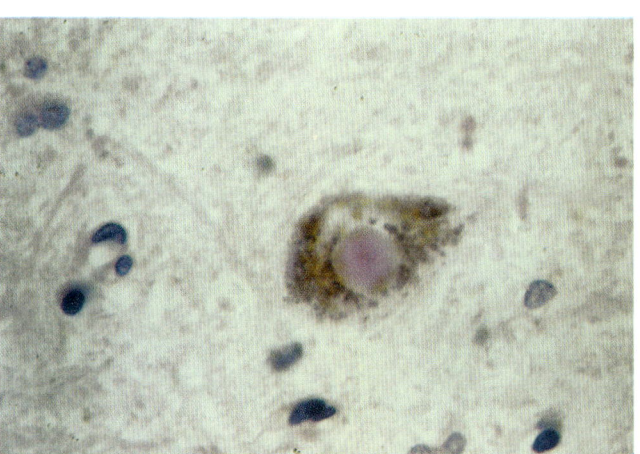

FIGURA 28.118
Doença de Parkinson. **A.** A substância negra normal do mesencéfalo (*esquerda*) está intensamente pigmentada, enquanto a mesma região de um paciente com DP prolongada (*direita*) perdeu neurônios e neuromelanina. **B.** Um corte microscópico da substância negra do paciente com parkinsonismo mostra um corpúsculo de Lewy (inclusão eosinofílica esférica, circundada por um halo dentro do citoplasma de um neurônio dopaminérgico pigmentado).

vas. Além disso, a ELA em Guam é parte de um espectro de distúrbios que inclui demência e parkinsonismo.

Casos familiares de ELA, com um padrão autossômico dominante, contribuem com 5% de todos os casos de ELA. O gene para a ELA familiar localiza-se no cromossomo 21q e foi associado a mutações de sentido incorreto no gene que codifica superóxido-dismutase-1 (*SOD1*). É interessante observar que a ELA familiar causada por mutações em *SOD1* não é a conseqüência de atividade de SOD deficiente. Camundongos transgênicos que apresentam duas cópias normais do gene SOD murino e que, além disso, expressam a proteína SOD1 mutante humana, desenvolvem uma síndrome que se assemelha bastante a ELA. Esses achados indicam que o gene mutante *SOD1* na ELA resulta em ganho de função tóxica. A agregação de SOD1 e outras proteínas, como subunidades de neurofilamentos, presumivelmente compromete a sobrevida de neurônios motores.

Patologia: A ELA afeta neurônios motores em três localizações: (1) células de corno anterior da medula espinhal; (2) núcleos motores do tronco cerebral, particularmente núcleos hipoglossos; e (3) neurônios motores superiores do córtex cerebral. A lesão dos neurônios motores provoca a degeneração de seus axônios, visualizada em alterações surpreendentes das vias piramidais laterais na medula espinhal.

A alteração histológica de definição na ELA é uma perda de neurônios motores grandes, acompanhada por gliose leve (Fig. 28.119A). Esta alteração é mais evidente nos cornos anteriores da medula lombar, nos aumentos cervicais da medula espinhal e nos núcleos hipoglossos, onde neurofilamentos também podem se agregar em axônios, formando inclusões denominadas *esferóides*. Também existe perda das células de Betz piramidais gigantes no córtex motor do cérebro. A alteração secundária mais surpreendente na medula espinhal é a perda de fibras mielinizadas nos tratos corticoespinhais laterais (ver Fig. 28.121), que confere uma palidez a essas áreas quando elas são vistas com corantes de mielina. As raízes nervosas anteriores são atróficas (Fig. 28.119B), e os músculos afetados são pálidos e enrugados.

Manifestações Clínicas: A ELA começa como fraqueza e debilidade dos músculos de uma das mãos, freqüentemente acompanhadas por cãibras dolorosas dos músculos do braço. Contrações rápidas irregulares dos músculos que não movem o membro (fasciculações) são características. A doença é inexoravelmente progressiva, com fraqueza crescente dos membros, até a incapacidade total. A fala pode tornar-se ininteligível, e sobrevém fraqueza respiratória. Apesar da dramática debilidade do corpo, a capacidade intelectual tende a ser preservada até o fim, embora alguns pacientes com ELA também sofram de demência. O curso clínico geralmente não se estende além de uma década.

As Síndromes de Expansão da Repetição de Trinucleotídios Compreendem um Grupo Heterogêneo de Doenças Neurodegenerativas Hereditárias

Um grande grupo de doenças neurológicas pode ser classificado atualmente, do ponto de vista genético, como síndromes de expansão da repetição de trinucleotídios (Quadro 28.4). O primeiro desses distúrbios a ser identificado foi a síndrome do X frágil, em 1991, seguido pela atrofia muscular espinhal e bulbar e distrofia miotônica. Os distúrbios de mutação da repetição do códon incluem atualmente a doença de Huntington e a ataxia de Friedreich, mas o número de distúrbios incluídos nessa categoria continua a aumentar à medida que novas mutações levam à identificação de variantes adicionais dessas doenças.

As repetições de trinucleotídios são uma característica normal de muitos genes, e a expansão do número de repetições do códon confere patogenicidade. Algumas doenças de repetição do trio mostram apenas uma pequena expansão quando se compara ao equivalente normal (p. ex., doença de Huntington), enquanto, em outras, a expansão é razoavelmente grande (p. ex., síndrome do X frágil e ataxia de Friedreich). Essa classe de doenças engloba exemplos de todas as formas de herança, incluindo a ligada ao X, a autossômica dominante e a autossômica recessiva. Em alguns desses distúrbios, a mutação de expansão reside dentro da região codificadora de um segmento do gene e resulta na

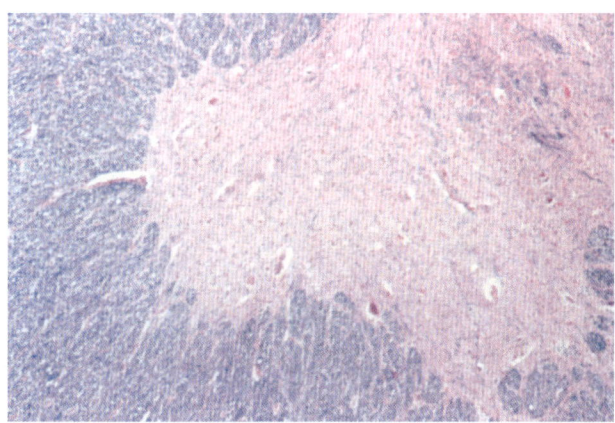
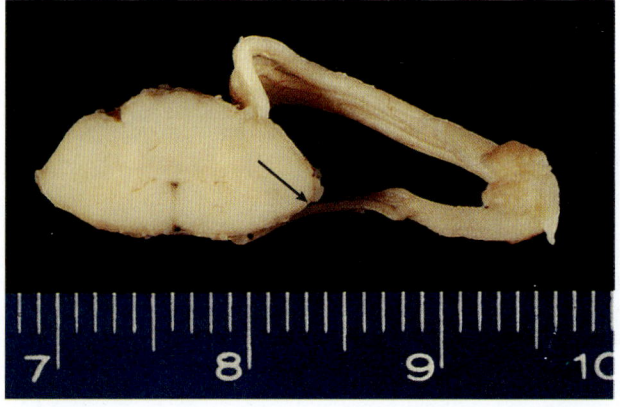

FIGURA *28.119*
Esclerose lateral amiotrófica. **A.** Uma fotomicrografia de perda intensa de neurônios motores no corno anterior da medula espinhal sem evidências de inflamação. **B.** A raiz ventral (*seta*) encontra-se macroscopicamente atrófica como conseqüência de perda neuronal no corno anterior.

QUADRO 28.4 Doença de Charcot-Marie-Tooth (CMT) e Neuropatias Hereditárias Relacionadas

Tipo de CMT	Hereditariedade	Gene	Mutação	Patologia
Neuropatias desmielinizantes				
1A	Dominante	Proteína da mielina periférica 22 (*PMP22*)	Duplicação ou mutação pontual	Neuropatia por desmielinização; também há perda axonal
1B	Dominante	Proteína zero de mielina (*P0*)	Mutação pontual	Neuropatia desmielinizante; também há perda axonal
X	Ligada ao X	Conexina 32 (proteína de sinapse β1)	Mutação pontual	Neuropatia desmielinizante; também há perda axonal
DSS	Dominante	*PMP22* ou *P0*	Mutações pontuais	Neuropatia desmielinizante; também há perda axonal
HNPP	Dominante	*PMP22*	Deleção ou mutação pontual	Neuropatia desmielinizante com tomácula
Neuropatias axonais				
2A	Dominante	Cinesina 1B (*KIF1B*)	Mutação pontual	Neuropatia axonal
2E	Dominante	Cadeia leve de neurofilamentos (*NEFL* [neurofilament light chain])	Mutação pontual	Neuropatia axonal

produção de uma proteína anormal ("tóxica"), como parece ser o caso da maioria dos distúrbios de expansão do CAG autossômicos dominantes. Em outros, a expansão ocorre em uma região não-codificante do gene e, presumivelmente, interfere na transcrição ou no processamento da mensagem. O resultante nível reduzido de produção de proteínas constitui uma mutação de perda da função (conforme parece ser o caso com a expansão do GAA da ataxia de Friedreich). Nosso conhecimento ainda é embrionário, mas a descoberta das mutações estabelece o cenário para a caracterização da função da proteína normal e elucidação das etapas seqüenciais na patogenia da doença, o que então poderia levar a melhores tratamentos.

Doença de Huntington

A doença de Huntington (DH) é um distúrbio genético autossômico dominante caracterizado por movimentos involuntários de todas as partes do corpo, deterioração das funções cognitivas e, com freqüência, grave perturbação emocional. Primeiramente descrito por um estudante de medicina em 1872, o distúrbio afeta principalmente brancos de ancestralidade do noroeste europeu, entre os quais a incidência é de 1 em 20.000. Estudos genealógicos indicam que todos os casos de DH derivam da disseminação de um foco original no norte europeu; a doença é notavelmente rara na Ásia e na África.

Patogenia: O gene *HD* localiza-se no cromossomo 4 (4p16.3) e codifica uma proteína nova, a *huntingtina*. Em 1993, descobriu-se que a alteração genética nesse *locus* consiste em uma expansão da repetição de um trinucleotídio (CAG). A repetição localiza-se dentro da região de codificação do gene e resulta na produção de uma proteína alterada, que contém um trato de poliglutamina próximo do terminal N. Em concordância com o modo dominante de herança, a expansão do códon provavelmente resulta em um ganho tóxico de função. A DH é um exemplo de distúrbio autossômico dominante verdadeiro, já que um alelo anormal é suficiente para provocar a doença.

O produto do gene da huntingtina está amplamente expresso em tecidos por todo o organismo e em todas as regiões do SNC, tanto por meio de neurônios quanto por meio da glia. Entretanto, sua função não é conhecida. Acredita-se que proteínas críticas possam interagir especificamente com o trato de poliglutamina expandido, tornando-se disfuncionais nas células afetadas. Outra alternativa seria agregados de huntingtina mutante semelhantes a amilóides poderem impedir o tráfego intracelular.

Como em outras doenças de expansão da repetição de CAG, encontra-se uma forte correlação inversa entre a magnitude da expansão e a idade do início clínico, e as repetições mais numerosas são encontradas nos casos de início juvenil. É interessante observar que o comprimento de CAG é mais instável e tende a ser mais longo quando herdado do pai, em comparação com a transmissão materna. Como conseqüência, a mutação do *HD* transmitida do pai resulta em uma doença clínica cerca de 3 anos antes da transmitida pela mãe. Além disso, a relação de crianças com DH de início juvenil que herdam o alelo CAG expandido de seu pai, em comparação com a herança materna, é de 10:1.

Acreditava-se que os casos esporádicos (mutação nova) de DH fossem raros. Entretanto, a testagem genética atualmente está revelando números crescentes desses pacientes. A maioria das mutações novas surge da transmissão instável das repetições do códon a partir de um genitor assintomático cujos alelos exibem comprimentos repetidos na zona entre a variação normal (< 30) e as variações de DH (> 36) (denominados "alelos intermediários").

Patologia: Macroscopicamente, o cérebro dos pacientes que morreram de DH apresenta o córtex frontal simétrico e moderadamente atrófico, enquanto os ventrículos laterais parecem desproporcionalmente aumentados, por causa da perda da curvatura convexa normal dos núcleos caudados (Fig. 28.120). Existe uma atrofia simétrica dos núcleos caudados, com envolvimento menor do putâmen. Microscopicamente, a população neuronal do caudado e do putâmen, em particular os neurônios pequenos, está bastante diminuída e existe, concomitantemente, astrogliose moderada. Os neurônios corticais

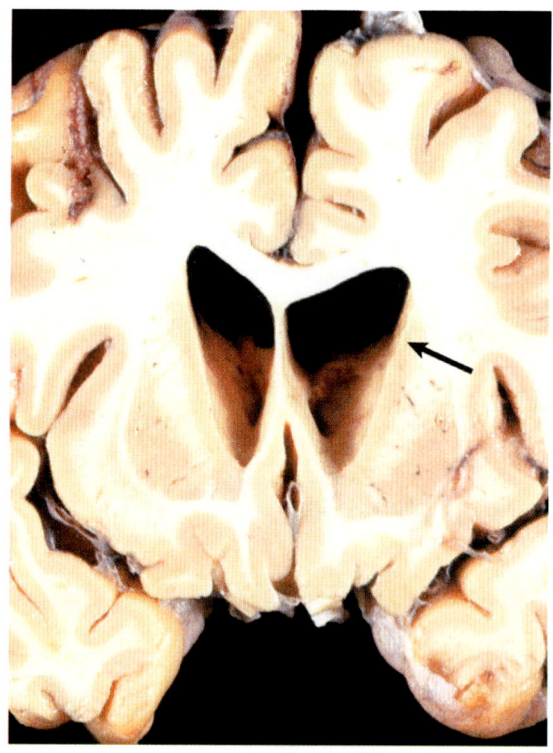

FIGURA 28.120
Doença de Huntington. Os núcleos caudados (*seta*) encontram-se acentuadamente atróficos, provocando aumento dos ventrículos laterais.

também encontram-se em menor número, porém, de forma menos grave. Os agregados de huntingtina semelhantes a amilóide foram detectados em neurônios, especialmente nos núcleos. Acúmulos da proteína mutante também ocorrem em processos neuronais, o que poderia comprometer a comunicação entre os neurônios através de seus axônios e dendritos. Os testes bioquímicos na fase terminal da doença mostram uma diminuição acentuada do ácido γ-aminobutírico (GABA) e da descarboxilase do ácido glutâmico.

 Manifestações Clínicas: Geralmente, os sintomas da DH são vistos primeiramente com cerca de 40 anos de idade, mas 5% das pessoas com o distúrbio desenvolvem sinais neurológicos antes de 20 anos de idade, e uma proporção comparável desenvolve manifestações após 60 anos de idade. Distúrbios cognitivos e emocionais precedem, em vários anos, o desenvolvimento de movimentos anormais em mais da metade dos pacientes. Por causa do envolvimento bastante evidente do sistema extrapiramidal, os movimentos corioatetóides progridem até a incapacitação total. O envolvimento subseqüente do córtex ocasiona uma perda grave da função cognitiva e deterioração intelectual, freqüentemente acompanhadas por paranóia e delírios. O intervalo a partir do início dos sintomas até a morte é, em média, de 15 anos.

Ataxias Espinocerebelares Hereditárias

As ataxias espinocerebelares representam uma categoria heterogênea de doença que apresenta (1) uma topografia ampla, porém baseada em sistema, (2) uma contribuição genética e (3) uma perda precoce de neu-rônios e de tratos neurais no cerebelo, tronco cerebral e medula espinhal. Os sintomas refletem a topografia das lesões. Dessa forma, a ataxia e o tremor de intenção sugerem o envolvimento do cerebelo; a rigidez e o tremor refletem degeneração do tronco cerebral; e a perda dos reflexos tendinosos profundos, do sentido de vibração e da sensação de dor é provocada pela doença da medula espinhal.

Como existe uma deformidade anatômica e clínica maior entre os casos oriundos de uma família particular do que entre casos aleatórios de diferentes famílias, os relatos clínicos geralmente têm focalizado famílias específicas, e os nomes dos autores originais têm sido relacionados com as diferentes síndromes. Por exemplo, uma forma hereditária de degeneração cerebelo-olivar é denominada "degeneração cerebelo-olivar de Holmes"; esta distingue-se da degeneração "cerebelo-olivar de Marie" esporádica. Por sua vez, esses casos compartilham muitos aspectos anatômicos com a "degeneração olivopontocerebelar de Menzel". Uma complexidade semelhante ocorre na nosologia da degeneração da medula espinhal. Atualmente, essa nosologia complexa está sendo esclarecida pela identificação dos defeitos genéticos que causam esses distúrbios, e muitas ataxias hereditárias, incluindo a doença de Machado-Joseph e a ataxia de Friedreich, mostraram ser distúrbios de expansão da repetição do códon.

Ataxia de Friedreich

A ataxia de Friedreich é a ataxia hereditária mais comum, com prevalência nas populações européias de aproximadamente 1 em 50.000. Embora o padrão de herança seja autossômico recessivo, muitos casos surgem esporadicamente como mutações novas, sem história familiar. Em geral, o início dos sintomas ocorre antes de 25 anos de idade, seguido por um curso contínuo e progressivo de até 30 anos antes da morte. O marco da ataxia de Friedreich é ataxia combinada dos membros superiores e inferiores. Disartria, arreflexia de membro inferior, reflexos plantares extensores e perda sensorial também ocorrem na maioria dos pacientes. As alterações sistêmicas freqüentemente associadas incluem deformidades do sistema esquelético (p. ex., escoliose, pé cavo), cardiomiopatia hipertrófica (que é uma causa comum de morte) e diabetes melito.

 Patogenia: O defeito genético na ataxia de Friedreich foi mapeado no cromossomo 9 em 1988. O gene candidato (*X25*), localizado no cromossomo 9, codifica uma proteína mitocondrial (*frataxina*) com 210 resíduos de aminoácidos, que está provavelmente envolvida no transporte de ferro para dentro das mitocôndrias. Em 1996, uma mutação consistindo numa expansão instável de uma repetição do trinucleotídio (GAA) foi encontrada no primeiro intron do gene da frataxina (9q13.3-21.1). O padrão recessivo de herança sugere que esta expansão resulta em uma perda da função, que é compatível com a ausência de transcrições de RNAm de frataxina nos casos de ataxia de Friedreich. A mutação da expansão provavelmente interfere na transcrição ou no processamento de RNA. Em pessoas normais, os níveis mais altos de expressão do gene da frataxina são encontrados no coração e na medula espinhal. Portanto, é provável que a ausência de frataxina seja responsável tanto pelas manifestações neuropatológicas da ataxia de Friedreich quanto pela cardiomiopatia. Há uma forte correlação inversa entre a magnitude da expansão do códon e a idade na qual os sintomas surgem, e uma relação direta entre o índice de progressão clínica e a freqüência de cardiomiopatia hipertrófica.

O espectro clínico da ataxia de Friedreich é mais amplo do que se pensava anteriormente. Muitos pacientes apresentam ataxia esporádica, na qual as características clínicas típicas da ataxia de Friedreich não estão completamente expressas ou nas quais existem sinais ou sintomas atípicos. Nesses casos, a identificação de uma expansão da repetição do GAA no gene da frataxina confirma o diagnóstico de ataxia de Friedreich. Em um estudo, uma parcela significativa de pacientes (14%) com expansão comprovada de GAA do gene da frataxina apresentou um início com mais de 25 anos de idade (de 26 a 51), e 12% mantiveram reflexos nos membros inferiores.

 Patologia: Os achados *post-mortem* mais proeminentes na ataxia de Friedreich são encontrados na medula espinhal. A lesão clássica consiste em degeneração de três vias principais: As colunas posteriores, as vias corticospinhais e os tratos espinocerebelares (Fig. 28.121). A degeneração posterior da coluna contribui para a perda sensorial experimentada pelos pacientes com ataxia de Friedreich e ocorre como conseqüência da perda dos corpos celulares neuronais geradores, localizados nos gânglios das raízes dorsais. Nos casos avançados, essa degeneração pode ser apreciada macroscopicamente como encolhimento das raízes espinhais dorsais e dos funículos posteriores. Da mesma forma, a atrofia dos tratos espinocerebelares, com ataxia de intenção, sucede a degeneração neuronal no núcleo dorsal de Clarke. Os tratos corticospinhais mostram a degeneração mais pronunciada na parte mais distal da medula, com atrofia gradualmente menos pronunciada à medida que a medula é acompanhada proximalmente em direção ao tronco cerebral. Esse processo é denominado fenômeno de "morte retrógrada".

A Doença de Alzheimer É a Principal Causa da Assim Chamada Senilidade

A doença de Alzheimer (DA) é um distúrbio neurológico insidioso e progressivo, caracterizado clinicamente por perda da memória, comprometimento cognitivo e, por fim, demência, e, patologicamente, por placas senis contendo β-amilóide (Aβ) e emaranhados neurofibrilares [ENF] formados por filamentos de tau. Embora os pacientes anteriores da doença de Alzheimer estivessem restritos a indivíduos com menos de 65 anos de idade e fossem considerados como apresentando "demência pré-senil", o termo *doença de Alzheimer* atualmente refere-se a demências que exibem alterações patológicas características.

 Epidemiologia: Embora a DA seja uma doença mundial, sua distribuição tem sido mais bem estudada nos países ocidentais. **É a causa mais comum de demência em idosos, contribuindo com mais da metade de todos os casos.** A prevalência dessa condição está intimamente relacionada com a idade. Antes dos 65 anos de idade, a prevalência da DA é, no máximo, de 1 a 2%, enquanto é de 10% ou mais após 85 anos de idade. As mulheres são afetadas duas vezes mais que os homens. A maioria dos casos de doença de Alzheimer é esporádica, mas se reconhece uma variante familiar.

 Patogenia: Embora a causa da DA não esteja completamente elucidada, houve avanços importantes na compreensão da origem tanto do amilóide associado à DA quanto dos ENF.

β-PROTEÍNA AMILÓIDE (Aβ): Evidências crescentes apontam para a importância da deposição da proteína Aβ nas placas neuríticas da DA. Essas placas localizam-se em áreas do córtex cerebral associadas à função intelectual e são um aspecto constante da DA. Contudo, há exemplos de idosos, sem alterações em termos cognitivos, em cujo cérebro encontrou-se a mesma carga de placas senis como as encontradas na DA, dessa maneira levantando questões quanto às placas senis extracelulares ou algum processo intracelular envolvendo o metabolismo de Aβ comprometerem a função neuronal na DA. O núcleo dessas placas contém uma forma distinta de peptídio Aβ, que tem predominantemente 42 aminoácidos de extensão. A Aβ é derivada, por proteólise, de uma proteína precursora de amilóide (PPA) da membrana e muito maior (695 aminoácidos). A PPA de comprimento completo exibe uma região extracelular, uma seqüência transmembrana e um domínio citoplasmático. A região compreendendo Aβ serve para ancorar a porção aminoterminal da PPA à membrana. A função fisiológica da PPA e do Aβ ainda é obscura.

Normalmente, a degradação da PPA envolve a clivagem proteolítica no meio do domínio Aβ, com a liberação de um fragmento estendendo-se do meio do domínio Aβ até o terminal amino da PPA. Esse fragmento não é amiloidogênico. A proteólise ocorre em qualquer uma das extremidades do domínio Aβ e, a seguir, libera Aβ íntegro e bastante amiloidogênico, que se acumula em placas senis sob a forma de fibrilas de amilóide.

A deposição de Aβ parece ser necessária, porém não suficiente para a patogenia de DA devido às seguintes considerações:

- Os pacientes com **síndrome de Down** (trissomia do 21) desenvolvem as características clínicas e histopatológicas da DA, inclusive a deposição de Aβ em placas neuríticas, geralmente em torno de 40 anos de idade. O gene para PPA localiza-se no cromossomo 21 e, acredita-se, a dose adicional do produto no gene da trissomia do 21 pode predispor ao acúmulo precoce do Aβ.
- Alguns pacientes com a forma familiar de DA transportam genes de PPA mutantes ou genes de presenilina mutantes. Essas mutações acarretam o aumento da produção de Aβ, o fragmento amiloidogênico da PPA.
- Camundongos transgênicos expressando genes para PPA humano mutantes desenvolvem lesões no cérebro que são semelhantes às da DA. Contudo, esses camundongos não apresentam as manifestações críticas de DA, como os ENF, e as evidências de neurodegeneração, como perda significativa de neurônios.

Os neurônios e as células gliais são locais de síntese de PPA no cérebro, mas o Aβ também se acumula nas paredes de vasos sangüíneos cerebrais (Fig. 28.122).

EMARANHADOS NEUROFIBRILARES: Os emaranhados neurofibrilares compõem-se de filamentos helicoidais pareados que consistem em uma forma anormal de uma proteína associada a microtúbulos (PAM) denominada *tau*. Na DA, a fosforilação da tau em sítios aberrantes resulta em uma proteína que não se associa a microtúbulos, mas, em vez disso, agrega-se na forma de filamentos helicoidais pareados. A liberação de tau dos microtúbulos priva as células de seus efeitos estabilizadores de microtúbulos, dessa maneira comprometendo o transporte axonal e a função neuronal. De fato, mutações no gene *tau* no cromossomo 17 provocam demência frontotempo-

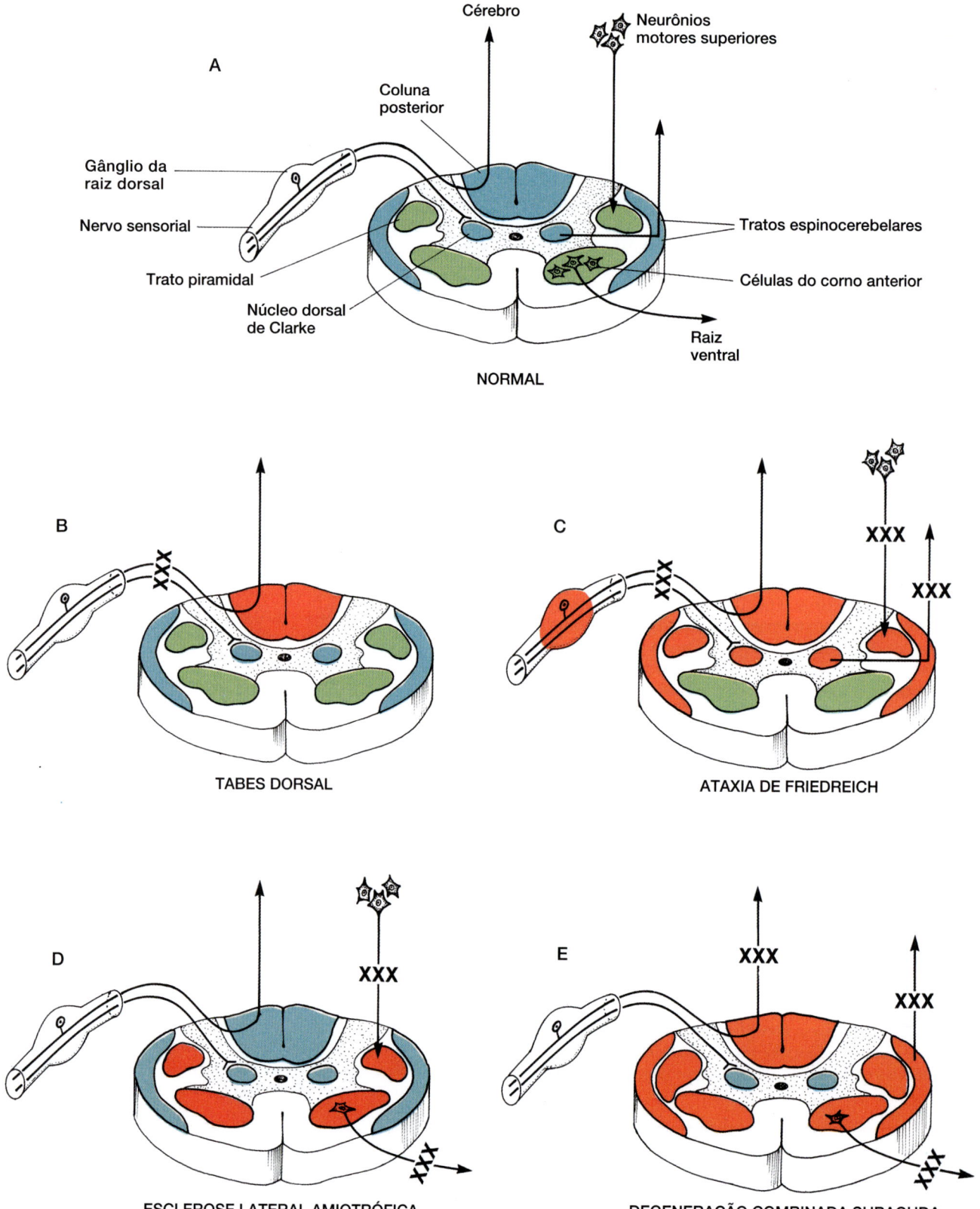

FIGURA 28.121
Distúrbios degenerativos da medula espinhal. Muitas vias ascendentes (*azul*) e descendentes (*verde*) atravessam a medula espinhal. As quatro doenças ilustradas produzem padrões diferentes de ruptura (*vermelho*) dessas vias, dependendo da localização do processo patológico primário.

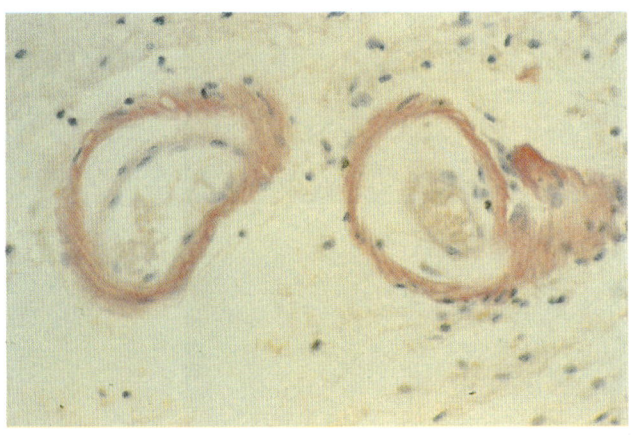

FIGURA 28.122
Angiopatia congofílica. Os vasos sangüíneos cerebrais coram-se pelo vermelho congo, indicando a presença de amilóide.

QUADRO 28.5 Fatores Genéticos na Doença de Alzheimer (DA)

Gene	Cromossomo	Associação Mórbida
Proteína precursora de amilóide (*PPA*)	21	As mutações do gene *PPA* estão associadas a DA familiar de início precoce
Presenilina 1 (*PS1*)	14	As mutações do gene *PS1* estão associadas a DA familiar de início precoce
Presenilina 2 (*PS2*)	1	As mutações do gene *PS2* estão associadas a DA familiar do Volga alemão
Apolipoproteína E (*apoE*)	19	A presença do alelo ε4 está associada a maior risco e idade mais jovem no início, tanto nas formas hereditárias quanto nas esporádicas de DA de início tardio

ral familiar com parkinsonismo. É interessante notar que os modelos de camundongos transgênicos que hiperexpressam tau mutante ou do tipo selvagem desenvolvem um fenótipo neurodegenerativo, com perda neuronal e transporte axonal defeituoso.

Ademais, é importante dizer que a maioria dos casos de DA também se associa a corpúsculos de Lewy abundantes. Assim, a DA manifesta uma amiloidose cerebral "tríplice", devido aos acúmulos de tau filamentosa, Aβ e α-sinucleína.

FATORES GENÉTICOS: Conforme mencionado anteriormente, as mutações do gene da *PPA* foram associadas a certas variantes familiares de início precoce de DA. Associações genéticas adicionais (Quadro 28.5) envolvem o genótipo da apolipoproteína E (apoE) e os genes para PS-1 e PS-2.

APOLIPOPROTEÍNA E: A apoE é conhecida há muito tempo por sua participação no metabolismo de colesterol. Sua relevância para a demência foi descoberta em 1993, quando se relatou que alelos de apoE específicos eram fatores de suscetibilidade para subtipos de DA esporádicos e familiares de início tardio. O gene da apoE humano é encontrado no cromossomo 19 (19q13.2). Os três alelos comuns, ε2, ε3 e ε4, ocorrem em genótipos de apoE norte-americanos. Um risco aumentado de DA familiar de início tardio e DA esporádica está associado à herança do alelo ε4, particularmente o genótipo ε4/ε4 homozigótico, que ocorre em 2% da população. Ao contrário, o alelo ε2 pode conferir alguma proteção. A idade em que os sintomas surgem na DA de início tardio também se correlaciona com o alelo ε4; os homozigóticos ε4/ε4 exibem a idade mais precoce de início (< 70 anos), enquanto os pacientes com alelo ε2 experimentam o início mais tardio (acima de 90 anos). A presença do alelo ε4 também esteve correlacionada com um número aumentado de placas senis em pacientes com DA, mas o genótipo apoE não é determinante absoluto de DA e não pode ser empregado para prognosticar quem desenvolverá DA. Os mecanismos pelos quais esses diferentes alelos de apoE influenciam o risco de DA ainda não são bem compreendidos.

PRESENILINA: Dois genes com homologias importantes estão associados a tipos diferentes de DA familiar. As mutações do gene *PS1*, localizado no cromossomo 14, estão associadas à forma mais comum de DA autossômica dominante de início precoce. O gene *PS2* reside no cromossomo 1 e está associado a linhagens de DA no Volga alemão. É importante notar que as mutações de presenilina ocorrem em metade de todas as DA hereditárias, comparadas com apenas uma pequena percentagem para genes de PPA mutantes. Ambos os genes de presenilina codificam proteínas caracterizadas por múltiplos domínios transmembrana. Há algumas evidências sugerindo que as proteínas mutantes PS1 e PS2 alteram o processamento da β-PPA, favorecendo, dessa maneira, o aumento da produção e da deposição de Aβ. O processamento celular de PPA libera fragmentos Aβ de diferentes comprimentos, mas a variante Aβ42 (ver anteriormente) parece ser particularmente amiloidogênica. É precisamente a molécula Aβ que tem sua produção estimulada pela *PS1* mutante.

 Patologia: Na evolução da DA, neurônios são perdidos e ocorre gliose. Os giros se estreitam, os sulcos se alargam, e a atrofia cortical torna-se evidente. O cérebro perde aproximadamente 200 g em um intervalo de 3 até 8 anos (Fig. 28.123). A atrofia é bilateral e simétrica e tem por objetivo o córtex frontal e hipocampal (Fig. 28.124).

As alterações microscópicas na DA (Fig. 28.125) são dominadas pela presença de (1) placas senis, (2) ENF e (3) perda neuronal. Outras lesões como corpúsculos de Lewy e degeneração granulovacuolar também estão presentes. Alterações morfológicas idênticas ocorrem em menor intensidade no cérebro de uma grande proporção de idosos com sintomas menores, como esquecimento, e uma fase prodrômica de DA conhecida como comprometimento cognitivo leve (CCL) mostra menos alterações do que aquelas na DA franca.

PLACAS NEURÍTICAS (SENIS): A lesão histológica mais evidente, a placa senil ou neurítica, é um depósito esférico de Aβ com algumas centenas de μm de diâmetro. Na doença terminal, as placas senis convergem, ocupando grandes volumes de substância cinzenta cerebral acometida (Fig. 28.126). As placas são positivas para vermelho congo e tioflavina S (corantes de ligação com o amilóide), argentofílicas e imunorreativas para Aβ no centro e na periferia. São circundadas por astrócitos, micróglia e tau reativos e exibem processos neuronais imunorreativos de α-sinucleína (neurite distrófica).

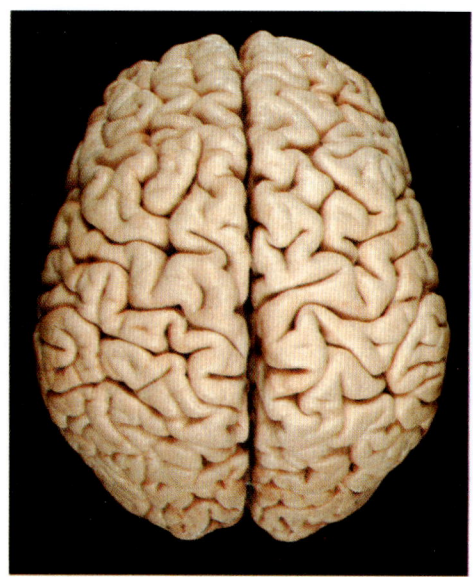 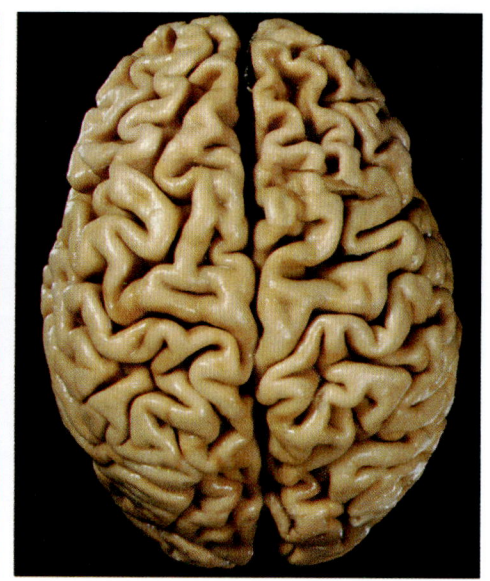

FIGURA 28.123
Doença de Alzheimer. A. Cérebro normal. B. O cérebro de um paciente com doença de Alzheimer mostra atrofia cortical com giros delgados estreitos e sulcos proeminentes.

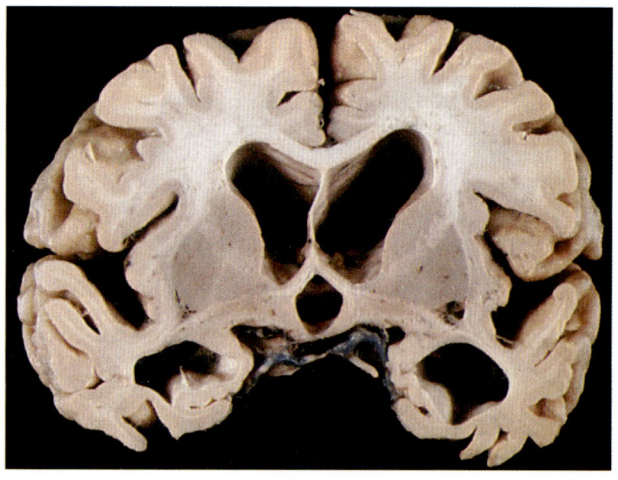

FIGURA 28.124
Doença de Alzheimer. A atrofia grave do hipocampo e córtex faz com que as fissuras se abram e os ventrículos aumentem (hidrocefalia *ex vacuo*).

EMARANHADOS NEUROFIBRILARES: Assim como as placas senis, ENF abundantes são necessários para o diagnóstico definitivo de DA. Essas estruturas são formadas por grandes massas intracitoplasmáticas de filamentos de tau (Fig. 28.127). Os processos neuronais abrigam mais de 90% da carga de tau anormal. Assim, mesmo sem ENF, um neurônio pode estar desconectado de outros neurônios devido a patologia de tau anormal em seus processos. À microscopia óptica, os ENF contêm feixes irregulares de fibrilas que são positivas para o vermelho congo e a tioflavina S, são argentofílicas e imunorreativas para tau. A microscopia eletrônica revela que os emaranhados são compostos de filamentos helicoidais pareados, com 10 nm de espessura. Os Western blot demonstram proteínas tau insolúveis em abundância.

Os ENF também ocorrem em doenças neurodegenerativas além da DA, como *demência pugilística*, parkinsonismo pós-encefalítico, complexo de demência ELA Guam/parkinsonismo, doença de Pick, degeneração corticobasal, demências frontotemporais esporádicas, FTDP-17 hereditário etc. De fato, as doenças neurodegenerativas hereditárias e esporádicas caracterizam-se por formas anormais de tau e agora são classificadas como *taupatias,* já que podem compartilhar mecanismos comuns de degeneração cerebral.

DEGENERAÇÃO GRANULOVACUOLAR: Essa alteração morfológica não é diagnóstica de DA e é bastante restrita ao citoplasma de células piramidais do hipocampo, onde é evidente como zonas claras circulares contendo grânulos basofílicos e argentofílicos (Fig. 28.128).

CORPÚSCULOS DE HIRANO: Semelhante à degeneração granulovacuolar, essas estruturas são encontradas quase exclusivamente dentro de neurônios piramidais do hipocampo, especialmente nos seus processos. Os corpúsculos de Hirano são bastonetes eosinofílicos, com 10 a 15 µm de espessura. Essas estruturas não são exclusivas da DA, mas são vistas em muitos cérebros envelhecidos e em outras alterações neurológicas.

Os mecanismos subjacentes propostos ao desenvolvimento da DA estão ilustrados na Fig. 28.129.

 Manifestações Clínicas: Os pacientes com DA chamam a atenção médica por causa da perda gradual da memória e das funções cognitivas, dificuldade com a linguagem e alterações no comportamento. Os indivíduos com comprometimento cognitivo leve são cada vez mais identificados, já que evoluem para demência franca numa proporção de cerca de 15% por ano. A doença é inexoravelmente progressiva e, nos estágios posteriores, pessoas anteriormente inteligentes e produtivas ficam reduzidas a pacientes dementes, emudecidos, inconti-

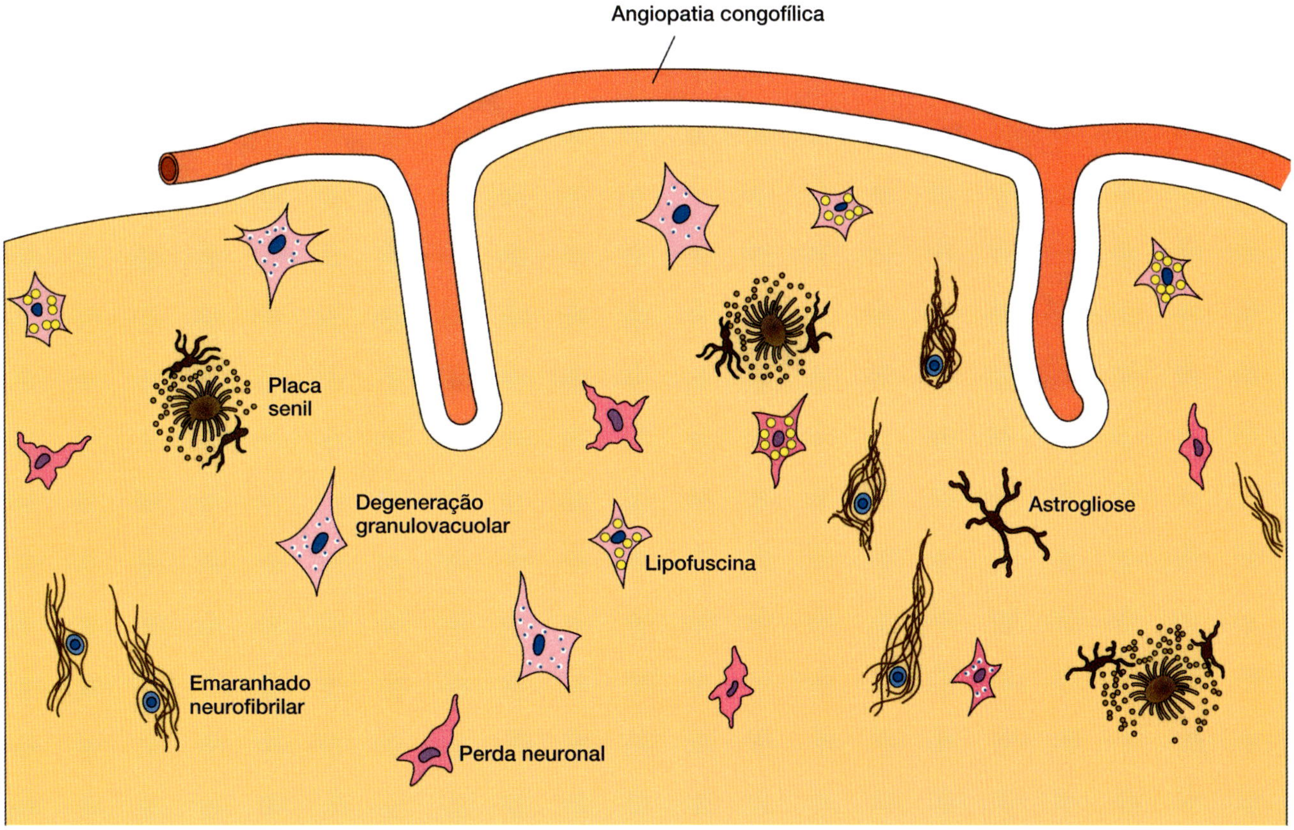

FIGURA 28.125
Lesões microscópicas da doença de Alzheimer.

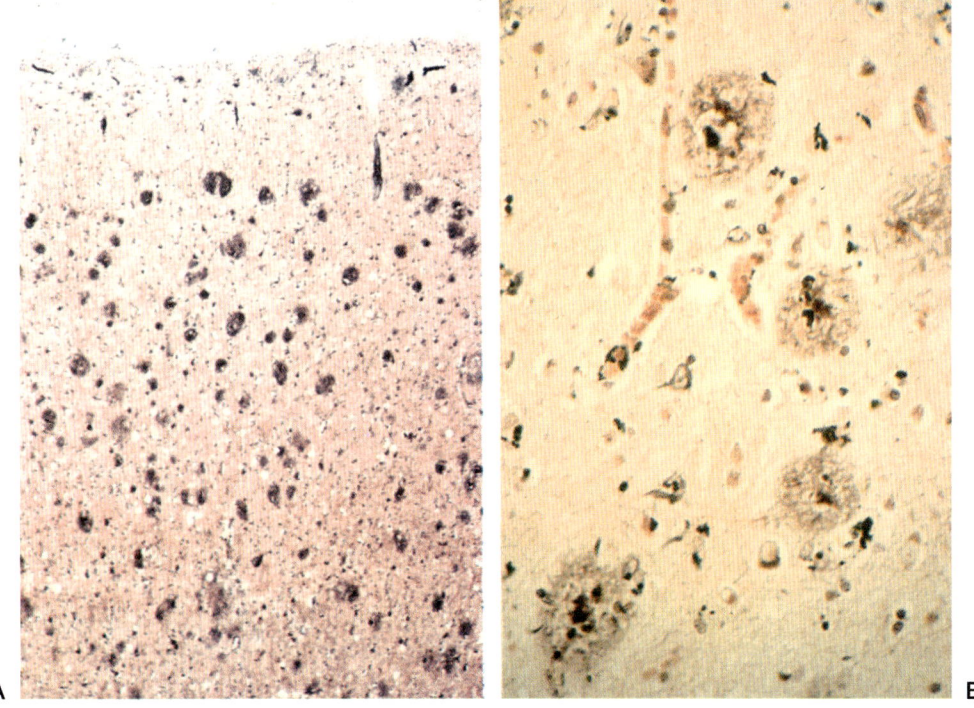

FIGURA 28.126
Doença de Alzheimer. A. Um corte do córtex cerebral corado pela prata revela a presença de placas neuríticas em abundância. B. O maior aumento de A mostra o tamanho irregular e o formato esférico das placas senis, formadas por depósitos fibrilares de Aβ.

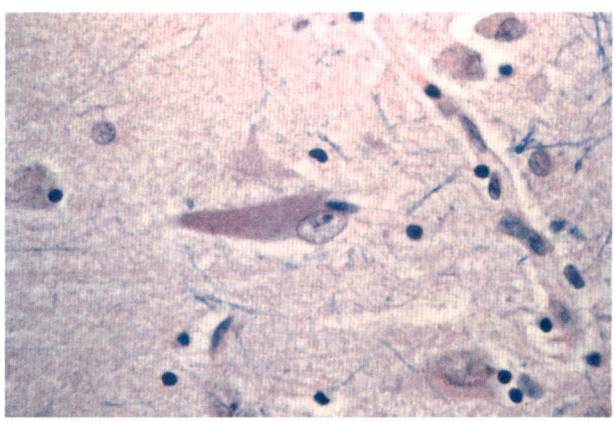
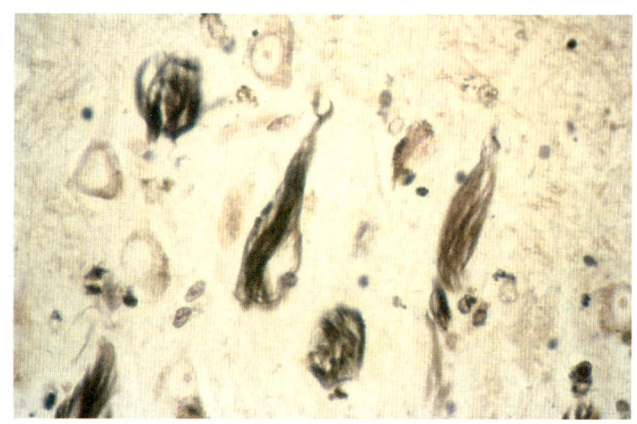

FIGURA 28.127
Doença de Alzheimer. A. O citoplasma de um neurônio no cérebro com DA encontra-se distendido por um emaranhado neurofibrilar. B. A coloração pela prata de A demonstra o caráter fibrilar dos ENF.

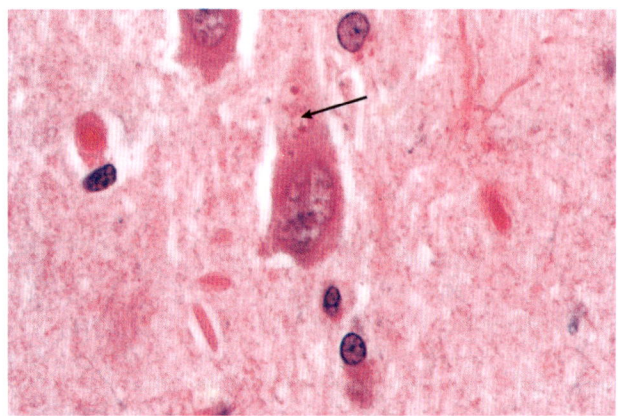

FIGURA 28.128
Doença de Alzheimer. O corte do hipocampo na DA mostra degeneração granulovacuolar (*seta*) de um neurônio piramidal.

nentes e restritos ao leito. Uma broncopneumonia terminal é o desfecho comum da DA.

Doença de Pick

A doença de Pick (*esclerose lobar*) é expressa clinicamente como uma demência indistinguível daquela da DA. Esse distúrbio é prototípico de demências frontotemporais, e a maioria dos casos é esporádica, embora tenham sido descritos grupos familiares com a doença de Pick. A doença de Pick esporádica torna-se assintomática na meia-idade, e evolui de modo constante até a morte durante um período de 3 a 10 anos.

A atrofia cortical na doença de Pick é inicialmente unilateral e, em geral, localiza-se nas regiões frontotemporais, mas se torna bilateral com a evolução da doença. A atrofia pode alcançar proporções extremas, de forma que os giros ficam reduzidos a uma borda fina (*atrofia em lâmina de faca*). Histologicamente, o córtex envolvido encontra-se acentuadamente desprovido de neurônios e exibe astrogliose conspícua. Muitos neurônios residuais contêm inclusões citoplasmáticas intensamente argentofílicas e imunorreativas para *tau*, denominadas *corpúsculos de Pick*. Na microscopia eletrônica, essas estruturas são formadas por filamentos de tau retilíneos densamente agregados.

TUMORES DO SISTEMA NERVOSO CENTRAL

Os tumores dentro do compartimento intracraniano podem ser classificados de acordo com cinco origens:

- **Neuroectoderma,** principalmente gliomas
- **Estruturas mesenquimatosas,** notavelmente meningiomas e schwannomas
- **Tecidos ectópicos,** como craniofaringiomas, cistos dermóides e epidermóides, e lipomas e disgerminomas
- **Estruturas embrionárias retidas** (p. ex., cistos parafisários)
- **Metástases**

Os tumores intracranianos constituem apenas 2% de todas as neoplasias "agressivas", e a maioria acomete idosos. No entanto, a freqüência de diversos tipos de tumores cerebrais na infância confere importância clínica a seu surgimento no jovem. Os gliomas são responsáveis por 60% das neoplasias intracranianas primárias, os meningiomas por 20% e todos os outros, por 20% (Fig. 28.130). Os tumores de origem neuroectodérmica são predominantemente gliais, e presume-se que derivam de astrócitos (astrocitomas), oligodendróglia (oligodendrogliomas), ou epêndima (ependimomas). Cada um desses tumores exibe graus diferentes de anaplasia, desde tumores bem diferenciados, de difícil distinção do tecido normal, até tumores anaplásicos sem qualquer semelhança com SNC.

BENIGNO CONTRA MALIGNO: As expressões descritivas *benigno* e *maligno* devem ser explicadas quando utilizadas com referência a tumores cerebrais, sobretudo gliomas. Por exemplo, mesmo um astrocitoma muito bem diferenciado infiltra-se livremente através do tecido cerebral circunvizinho e apresenta uma margem mal definida. A expressão *benigno* pode ser aplicada a essa lesão, porque seu crescimento é indolente e permite a sobrevida por 5 a 10 anos. Não obstante, diferentemente das neoplasias "benignas" em outros locais, muitos astrocitomas são fatais, devido, em parte, a sua transformação com o passar do tempo

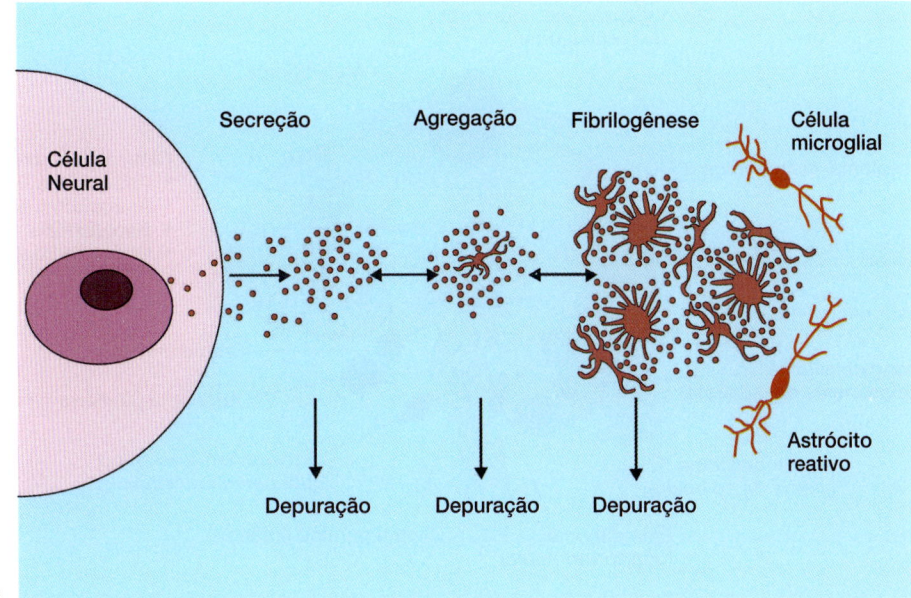

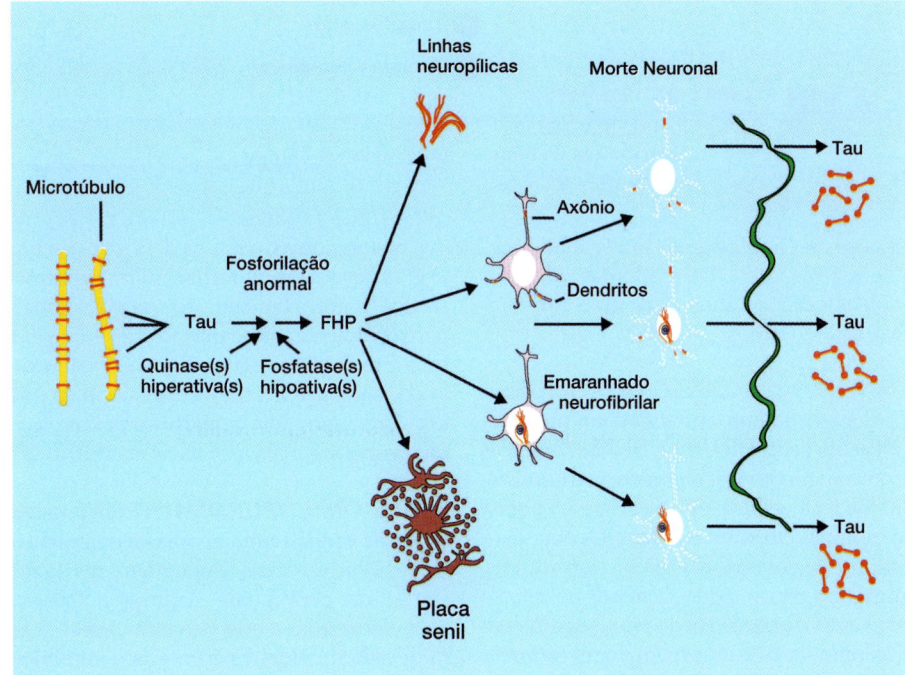

FIGURA 28.129
Mecanismos de amiloidose e degeneração cerebral na doença de Alzheimer. A. Este diagrama esquemático ilustra um mecanismo hipotético para a formação de placas senis (PS) a partir de peptídios Aβ solúveis (*bolas vermelhas*) produzidos no interior de células (*esfera laranja, esquerda*) e secretados no espaço extracelular. O Aβ amiloidogênico pode encontrar co-fatores indutores de fibrila (*perfis curvilíneos verdes*) e continuar formando fibrilas A (*perfis lineares amarelos*), depositando em PS (*extrema direita*). As PS são circundadas por astrócitos reativos e células microgliais, que secretam citocinas que podem contribuir para sua toxicidade. Essas etapas podem ser reversíveis. O aumento da depuração de Aβ ou a redução de sua produção, além da modulação da resposta inflamatória, podem ser intervenções terapêuticas eficazes na DA, associados a terapias que têm por alvo a degeneração cerebral causada por ENF. B. Este diagrama esquemático ilustra um mecanismo hipotético que provoca a conversão de tau do SNC normal (*retângulos sólidos*) cobrindo 2 microtúbulos (*perfis curvilíneos, esquerda*) em filamentos helicoidais pareados (FHP). Os FHP são gerados em pericários neuronais e seus processos. Quinase(s) hiper-reativa(s) ou fosfatase(s) hipo-reativa(s) podem contribuir para esse efeito. Tau fosforilada de modo anormal forma FHP em processos neuronais (linhas neuropílicas) e pericários neuronais (ENF). A tau nos FHP perde a habilidade de se ligar a microtúbulos, desse modo provocando sua despolimerização, interrupção do transporte axonal e degeneração de neurônios. O acúmulo de FHP em neurônios pode exacerbar esse processo por meio do bloqueio físico do transporte em neurônios. A morte dos neurônios afetados (*neurônios desenhados com linhas interrompidas à direita*) liberaria tau e aumentaria seus níveis no LCR dos pacientes com DA. A formação de ENF pode ser reversível, e as drogas que bloqueiam essa formação, a revertem, ou estabilizam MT podem ser intervenções terapêuticas eficazes na DA.

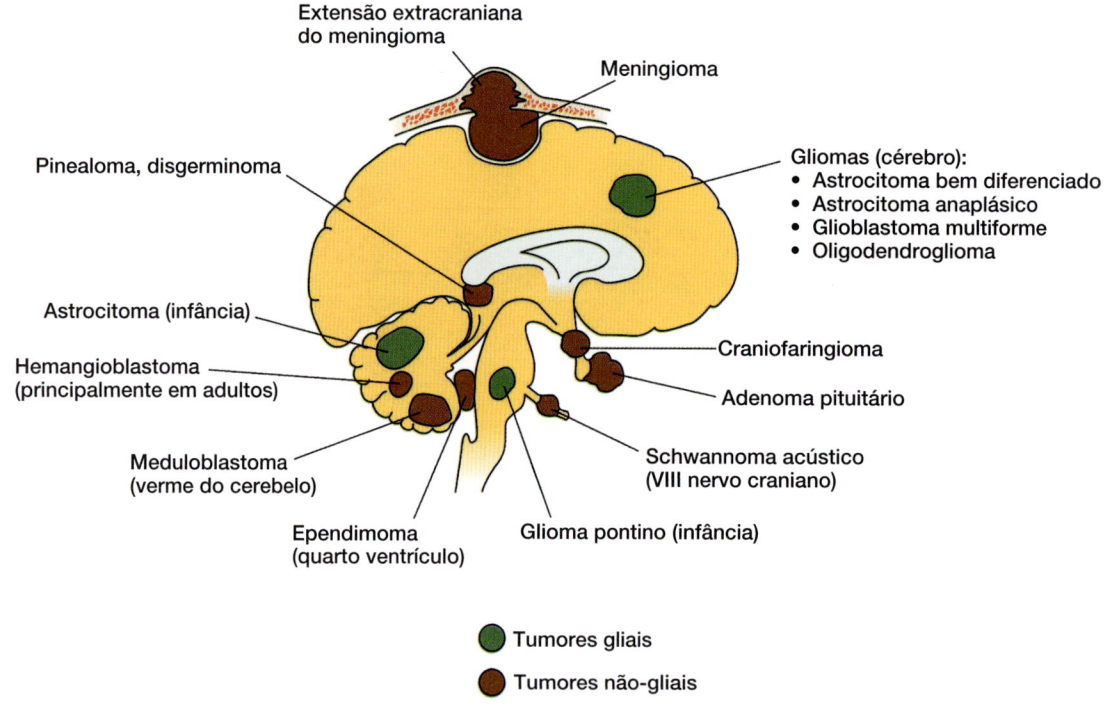

FIGURA 28.130
Distribuição de tumores intracranianos comuns.

em astrocitomas anaplásicos ou glioblastomas mais "malignos" e, em parte, a invasão de centros vitais. De modo diferente dos tumores malignos em outros locais, os gliomas de grau alto raramente formam metástase fora do SNC.

IDADE DO PACIENTE E LOCALIZAÇÃO DO TUMOR: A maioria dos tumores no compartimento intracraniano ou intra-espinhal apresenta localizações geográficas previsíveis. Assim, as neoplasias astrocíticas ocorrem predominantemente nos hemisférios cerebrais na meia-idade e na velhice; no cerebelo e na ponte, na infância; e na medula espinhal, em adultos jovens. Os oligodendrogliomas predominantemente envolvem o cérebro em adultos, ao passo que os ependimomas têm incidência maior no quarto ventrículo durante as primeiras três décadas de vida, seguido em freqüência por lesões intramedulares que surgem do revestimento ependimário do canal espinhal e do filo terminal. Inexplicavelmente, os ependimomas são menos comuns nos ventrículos laterais, que apresentam a superfície ependimária maior.

Alguns tumores, como os craniofaringiomas, meduloblastomas e germinomas apresentam sítios de origem bastante específicos. Alguns tumores, notadamente o cisto do terceiro ventrículo, estão muito restritos a uma única posição no septo pelúcido, no qual a lesão regularmente projeta-se contra o forame de Monro, levanta o fórnice e comprime as faces mediais das cápsulas internas. Dessa forma, os sintomas de pressão intracraniana (hidrocefalia), alterações de personalidade, fraqueza bilateral nas pernas e incontinência urinária relacionam-se com a posição da massa expansível que é citologicamente benigna, mas pode levar à morte devido à localização e falta de acesso cirúrgico. Os meningiomas surgem de vilosidades aracnóides amplamente distribuídas, mas exibem locais de origem preferenciais (ver adiante).

Dentro do volume rigidamente definido do compartimento intracraniano, um crescimento novo compromete o espaço. No caso dos meningiomas, a massa desloca o cérebro, em vez de infiltrá-lo. O glioblastoma multiforme infiltra e destrói tecido neural. A maioria dos tumores também se associa a edema regional, que é desproporcionalmente abundante nos meios imediatamente próximos a um tumor metastático e contribui adicionalmente para o efeito de massa da metástase. Os tumores posicionados adjacentes aos ventrículos, particularmente o quarto ventrículo ou o aqueduto de Sylvius, são propensos a obstruir esses condutos e provocar hidrocefalia.

TUMORES NEURONAIS: Com pouca freqüência, o neuroectoderma origina uma neoplasia de linhagem neuronal. Esses tumores ocorrem mais freqüentemente na infância, e sua composição celular geralmente é primitiva. Um exemplo importante é o meduloblastoma, que surge no cerebelo, geralmente na primeira década de vida. Essa entidade geralmente situa-se no verme; seu crescimento é rápido e a infiltração regional é extensa.

Embora os tumores, até mesmo bastante anaplásicos, raramente originem metástase fora da cavidade craniana, certas neoplasias, principalmente o meduloblastoma e, com menor freqüência, o ependimoma e o tumor parenquimatoso pineal, apresentam uma propensão acentuada à disseminação ou à "semeadura", por meio do LCR, pelo SNC. Em geral, os implantes envolvem o compartimento subaracnóide sobre a medula espinhal e a cauda eqüina. De acordo com o princípio de que uma célula deve ser capaz de replicação para sofrer transformação neoplásica, os meduloblastomas e os tumores ganglionares bem diferenciados ocorrem tipicamente na lactância ou na infância. De fato, muitos tumores provavelmente têm sua origem durante o desenvolvimento embrionário. É intrigante considerar que as células progenitoras neurais embrionárias residuais ou as células-tronco do cérebro adulto sofrem transformação neoplásica, que então culmina na emergência de gliomas e tumores neuronais. É interessante observar que, embora os estesioneuroblastomas da mucosa olfatória ocorram em adultos, o epitélio olfatório é uma estrutura neural que retém seu potencial de proliferação durante a vida adulta para repor os neurônios olfativos que se regeneram continuamente.

SINTOMAS DE TUMORES INTRACRANIANOS: Uma neoplasia infiltrativa que destrói tecido neuronal funcional cria um déficit neurológico, que pode ser sensorial ou motor, ou ambos, dependendo da função da região cerebral afetada. As funções cognitivas com freqüência estão prejudicadas. Alternativamente, uma neoplasia que "irrita" uma área funcional pode iniciar a liberação involuntária de atividade neuronal, que se manifesta como convulsões. Essas incluem: (1) convulsões motoras, (2) convulsões visuais e olfativas sutis ("crises uncinadas") e (3) distúrbios convulsivos que se originam de centros vegetativos do cérebro. Os meningiomas e os gliomas bem diferenciados, como os astrocitomas, oligodendrogliomas e gangliomas, têm mais probabilidade de estarem associados a convulsões.

A massa de uma neoplasia, combinada a edema ou a hidrocefalia, provoca pressão intracraniana elevada, desencadeando cefaléias e vômitos. Um efeito de massa, se progressivo, acaba provocando diferentes herniações do tecido neural:

- **Herniação transtentorial:** A face medial do hipocampo (unco) produz hérnia na abertura do tentório (ver Fig. 28.38), onde interfere na dinâmica circulatória do mesencéfalo. Esse efeito causa diminuição do nível de consciência em decorrência do comprometimento da função da formação reticular. Essa herniação pode comprimir o terceiro nervo contra o tentório e provocar paralisia do terceiro nervo, evidenciada como pupila dilatada fixa. Logo após, necrose do mesencéfalo e hemorragia levam à perda permanente da consciência e à morte (ver Fig. 28.39).
- **Herniação do forame magno:** Como conseqüência da pressão elevada na fossa posterior, as tonsilas cerebelares produzem hérnia no forame magno. A compressão dos centros cardíaco e respiratório é letal.
- **Herniação subfalcina:** O giro cingulado produz hérnia abaixo da foice, podendo resultar, em raras ocasiões, em infarto nos territórios supridos pelos vasos pericalosos, com fraqueza ou perda sensorial nas pernas.

Os Tumores Derivados de Astrócitos Exibem Graus Histológicos Variados

As neoplasias derivadas de astrócitos mostram um amplo espectro de diferenciação, variando desde tumores cuja estrutura histológica é acentuadamente semelhante ao tecido cerebral normal até crescimentos altamente agressivos que mal são identificados como de origem glial. Esses tumores podem ser divididos, em ordem crescente de anaplasia, em três categorias amplas: astrocitoma, astrocitoma anaplásico e glioblastoma multiforme. O diagnóstico dessas neoplasias gliais é facilitado por sua imunopositividade para GFAP, porém a abundância de GFAP diminui com o aumento dos aspectos malignos.

Astrocitoma

O astrocitoma é um glioma composto de astrócitos bem diferenciados. Compõe 20% das neoplasias intracranianas primárias. Ocorre em (1) hemisférios cerebrais em adultos (Fig. 28.131); (2) nervo óptico, paredes do terceiro ventrículo, mesencéfalo, ponte e cerebelo nas duas primeiras décadas de vida (Fig. 28.132); e (3) medula espinhal, predominantemente nos segmentos torácicos e cervicais, em adultos jovens.

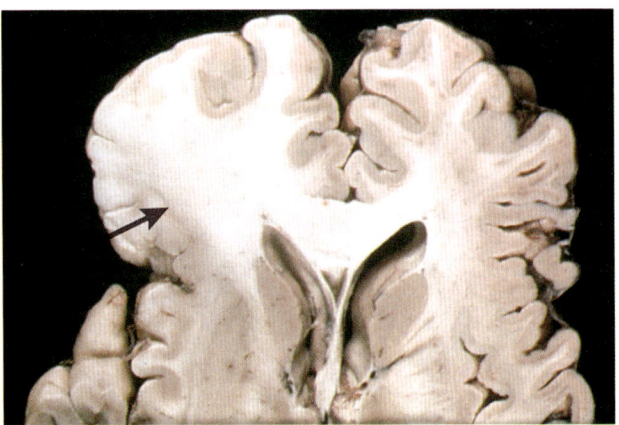

FIGURA *28.131*
Astrocitoma. Uma massa expansível mal demarcada ocupa o lobo frontal esquerdo (*seta*).

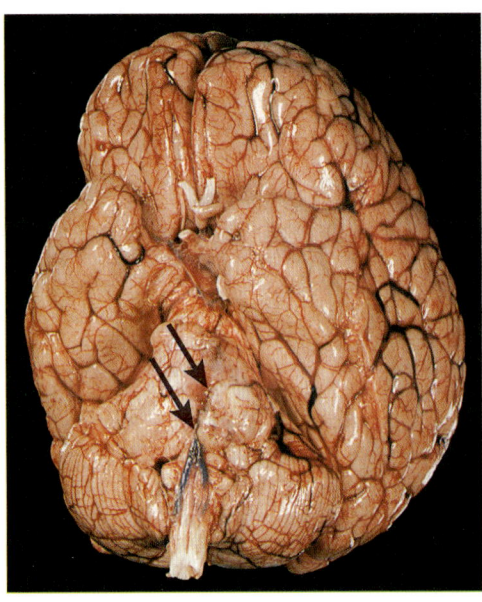

FIGURA *28.132*
Astrocitoma. Durante a infância, o tronco cerebral é um local comum de astrocitomas. Observe o aprisionamento da artéria basilar (*setas*).

 Patologia: Macroscopicamente, o astrocitoma é mal demarcado e infiltra o cérebro circundante de modo insidioso. Os astrocitomas da infância dos hemisférios cerebelares são freqüentemente císticos. Os astrocitomas do cérebro geralmente contêm microcistos, e alguns contêm calcosferitos suficientes a ponto de serem visíveis radiograficamente. À microscopia, os astrocitomas manifestam pequenas células gliais com núcleo e processos citoplasmáticos sem alterações dignas de nota (Fig. 28.133). As variantes de astrocitoma são:

- **Astrocitoma fibrilar:** Esse tumor, particularmente nos hemisférios cerebrais de adultos, apresenta processos gliais proeminentes.
- **Astrocitoma gemistocítico:** Citoplasma eosinofílico abundante engloba os núcleos das células tumorais.

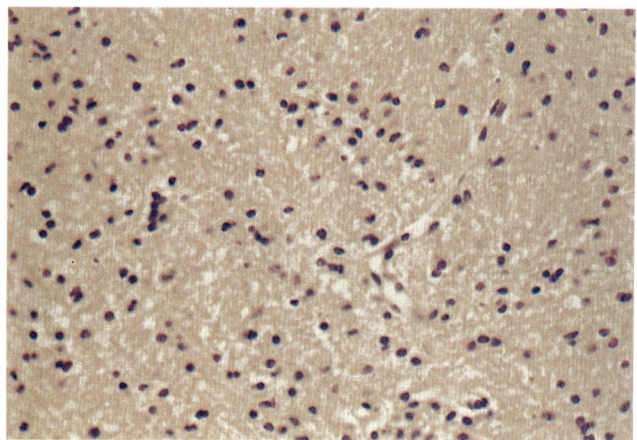

FIGURA 28.133
Astrocitoma. Um corte microscópico mostra um astrocitoma bem diferenciado e moderadamente celular, exibindo pleomorfismo mínimo.

- **Astrocitoma pilocítico juvenil:** Esse tumor ocorre em crianças e caracteriza-se por processos gliais abundantes, semelhantes a fios de cabelo. As células tipicamente contêm fibras de Rosenthal, semelhantes às encontradas na doença de Alexander, embora menos abundantes.

A expectativa de vida dos pacientes com astrocitoma é bastante variável, mas aproxima-se de 5 anos. A transformação para um grau maior de anaplasia, freqüentemente para glioblastoma multiforme, ocorre em 10% dos casos ou mais, em cujo caso encurta a expectativa de vida consideravelmente.

Astrocitoma Anaplásico

O astrocitoma anaplásico é distinto de outros astrocitomas por (1) celularidade maior, (2) pleomorfismo celular e (3) anaplasia (Fig. 28.134). A distribuição topográfica equivale à do astrocitoma. O crescimento do tumor é rápido, e a expectativa de vida fica em torno de 3 anos.

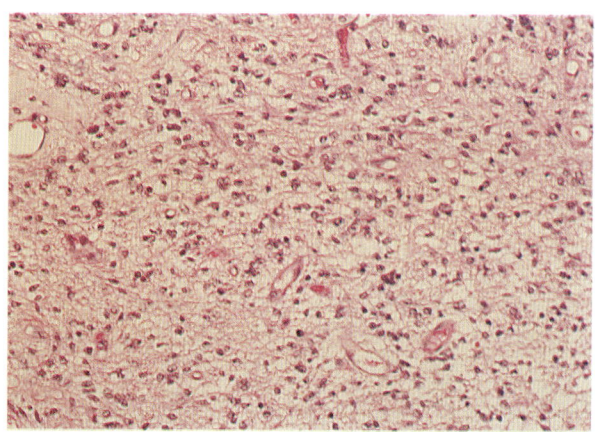

FIGURA 28.134
Astrocitoma anaplásico. A anaplasia introduz hipercelularidade de astrócitos, com pleomorfismo nuclear e vascularidade aumentada.

Glioblastoma Multiforme

O glioblastoma multiforme é a expressão extrema de anaplasia entre as neoplasias gliais e soma 40% de todos os tumores intracranianos primários.

 Patologia: A maioria dos glioblastomas apresenta células constitucionais com propriedades astrocíticas reconhecíveis, inclusive positividade para GFAP, mas exibe (1) pleomorfismo acentuado, (2) mitoses freqüentes, (3) zonas de necrose regional e (4) proliferação endotelial. Essa última característica provavelmente reflete a liberação de fatores de crescimento angiogênicos por esses tumores de grau alto. Hiperplasia de fibroblastos também é produzida por glioblastomas localizados nas meninges, ou próximo a elas, que podem verdadeiramente atingir proporções malignas. Nesses casos, o crescimento sarcomatoso mistura fibrossarcoma com glioma, resultando em *gliossarcoma*.

Caracteristicamente, o glioblastoma infiltra bastante, com freqüência atravessando o corpo caloso e produzindo uma lesão bilateral semelhante a uma borboleta na sua configuração macroscópica e em sua coloração matizada de vermelho e amarelo (Fig. 28.135). Essas cores representam múltiplas áreas de hemorragia recente (vermelho) e antiga (amarelo). As características histológicas principais do glioblastoma multiforme são as seguintes:

- **Celularidade acentuada,** com graus variáveis de pleomorfismo celular e de células multinucleadas (Fig. 28.136).
- **Áreas serpentiformes de necrose** circundadas por zonas de células tumorais aglomeradas ("necrose em paliçada"; Fig. 28.137).
- **Proliferação de células endoteliais,** formada por aglomerados de pequenos vasos, denominados formações "glomerulóides" (Fig. 28.138).

Os glioblastomas predominam nas últimas décadas de vida, com freqüência duas vezes maior do que a de astrocitomas. A evolução clínica raramente excede 18 meses a partir do momento do diagnóstico, independentemente da intervenção terapêutica.

O Oligodendroglioma Surge na Substância Branca e Cresce Lentamente

Os oligodendrogliomas ocorrem predominantemente na substância branca dos hemisférios cerebrais de adultos.

 Patologia: À histologia, os tumores apresentam pequeno núcleo arredondado como os oligodendrócitos normais (Fig. 28.139), mas também exibem aumento da densidade celular e pleomorfismo celular. As calcosferitas, que algumas vezes são visualizadas à radiologia, estão dispersas ao acaso pela lesão. O crescimento lento reflete-se nas poucas figuras mitóticas e necrose, embora marcadores de proliferação celular demonstrem que células em divisão não são raras nos oligodendrogliomas. A perda do caráter de heterozigose (LOH [loss

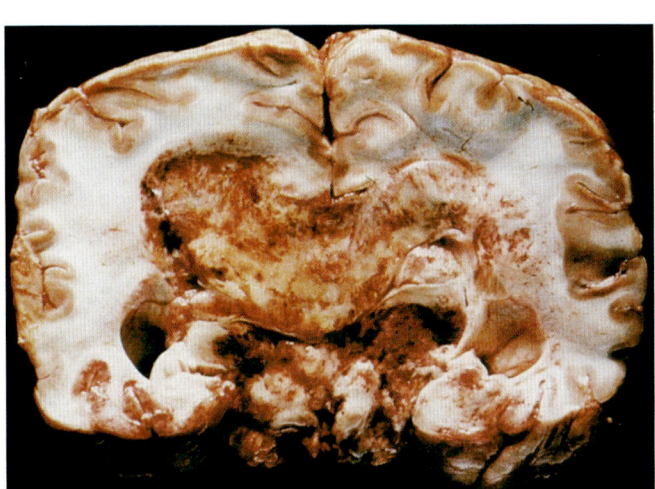
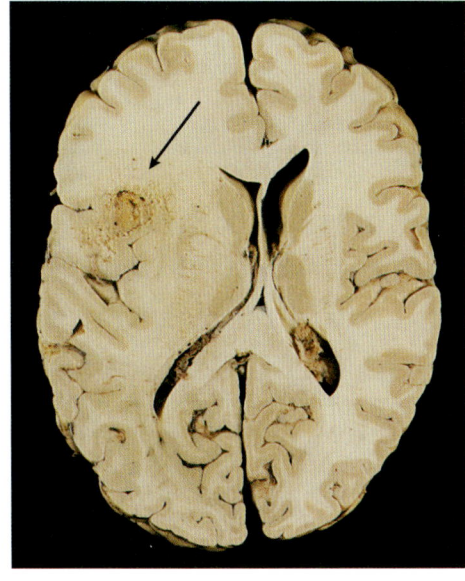

FIGURA 28.135
Glioblastoma multiforme. A. O tumor ocupa o esplênio do corpo caloso com extensão bilateral na substância branca, à qual confere sombras matizadas de vermelho e amarelo ("tumor em borboleta"). B. Um corte horizontal do cérebro de um outro paciente com glioblastoma multiforme revela massa parcialmente necrótica e edematosa na ínsula esquerda (*seta*).

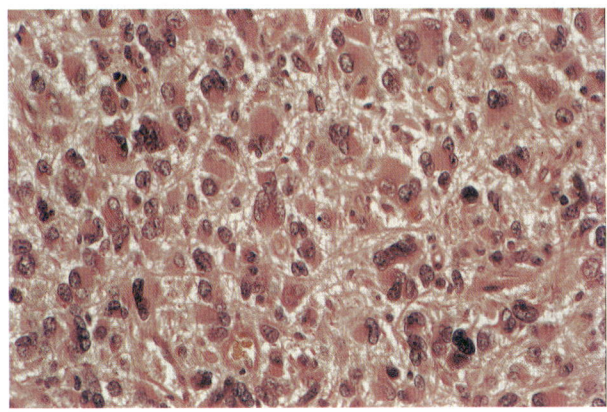

FIGURA 28.136
Glioblastoma multiforme. Os gliomas malignos mostram pleomorfismo nuclear acentuado e células gliais multinucleadas bizarras.

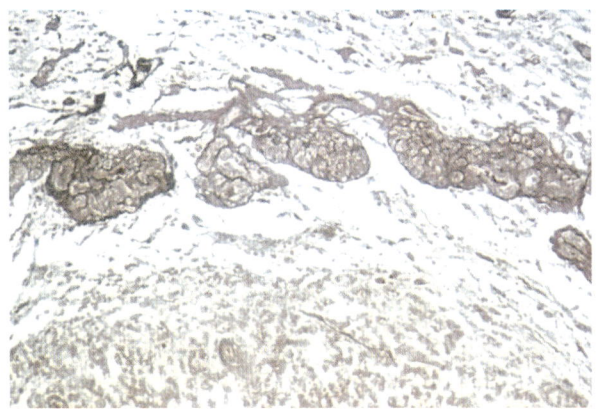

FIGURA 28.138
Glioblastoma multiforme. A coloração pela prata mostra células endoteliais proliferadas em estruturas glomerulóides próximo do tumor.

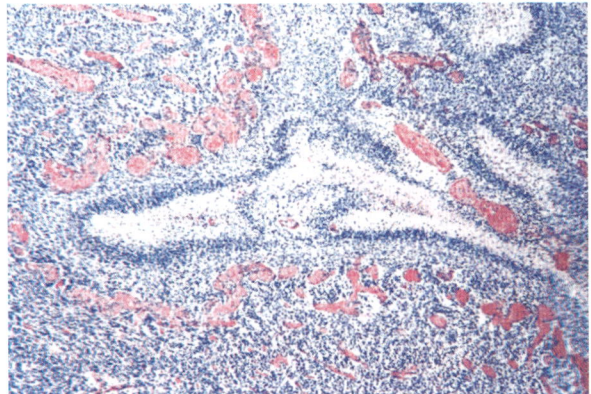

FIGURA 28.137
Glioblastoma multiforme. Uma fotomicrografia demonstra um tumor bastante vascularizado com áreas serpentiformes de necrose, marginadas por zonas hipercelulares (paliçada).

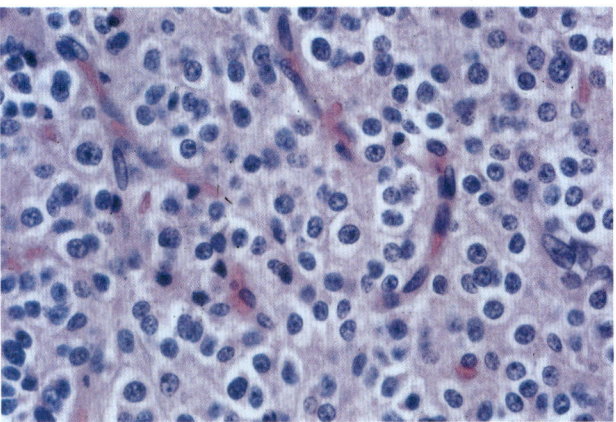

FIGURA 28.139
Oligodendroglioma. O tumor compõe-se de células que se assemelham a oligondendrócitos normais.

of heterozygosity]) para os cromossomos 1p ou 19q pode se tornar um marcador molecular útil para esses tumores.

Os sintomas do oligodendroglioma freqüentemente resumem-se a convulsões. Embora a lesão seja infiltrativa, seu crescimento lento permite a sobrevida por 5 até 10 anos.

O Ependimoma Origina-se no Revestimento das Cavidades que Contêm Líquido Cefalorraquidiano

O ependimoma é mais comum no quarto ventrículo (Fig. 28.140A), *produzindo obstrução e resultando em hidrocefalia.* É o segundo tumor intramedular mais freqüente na medula espinhal, superado apenas pelo astrocitoma. Nessa localização, surge do revestimento ependimário do canal central ou do *filo terminal*. Os ependimomas espinhais são encontrados com maior freqüência no nível lombossacro, ao passo que o astrocitoma intramedular geralmente localiza-se na região cérvico-torácica.Não há marcadores de células ependimárias específicas, mas LOH para o cromossomo 22q fornece um marcador molecular.

Caracteristicamente, as células de um ependimoma apresentam um aspecto "epitelial" semelhante ao de células ependimárias normais. Elas apresentam núcleos ovóides, com material cromatínico grosseiro e membranas plasmáticas bem definidas. As células de um ependimoma formam fendas ou podem organizar-se ao redor de vasos sangüíneos, criando um manto anuclear de processos gliais ao redor da adventícia (ver Fig. 28.140B). Em geral, o tumor cresce lentamente, mas pode semear o espaço subaracnóide.

PAPILOMA DO PLEXO CORÓIDE: Essa variante benigna de ependimoma é suficientemente distintiva para garantir uma classificação separada. O papiloma coróide ocorre com maior freqüência em meninos novos e, em geral, surge em um ventrículo lateral. A hidrocefalia é a principal complicação. Macroscopicamente, o papiloma coróide parece uma massa papilar intraventricular. Microscopicamente, duplica a estrutura do plexo coróide normal. A imunorreatividade da transtirretina é um marcador confiável para esses tumores. Os papilomas do plexo coróide também podem se transformar em carcinomas se não forem excisados.

O Meduloblastoma É um Tumor Cerebelar da Infância

O meduloblastoma, a lesão neuroblástica intracraniana mais comum, deriva da camada transitória de células granulares externas cerebelares progenitoras de neurônios, ou de seus derivados, que migraram de modo aberrante para regiões mais profundas do córtex cerebelar. Surge exclusivamente no cerebelo e apresenta sua maior freqüência perto do fim da primeira década de vida. O tumor infiltra-se agressivamente e, com freqüência, dissemina-se através do LCR.

Os meduloblastomas caracterizam-se por células com núcleos hipercromáticos, de arredondados a ovais, e citoplasma escasso. As células aglomeram-se sem um padrão estrutural. O caráter neuroblástico das células é expresso ocasionalmente na formação de rosetas, uma característica distintiva de neuroblastos embrionários e neoplásicos. A detecção de marcadores neuronais e de células progenitoras (proteínas de neurofilamentos, sinaptofisina, nestina) pode fornecer informações diagnósticas na diferenciação entre esses tumores e tumores epiteliais metastáticos (freqüentemente positivos para queratinas epiteliais), linfomas (em geral positivos para marcadores de leucócitos) ou outros processos malignos neuroectodérmicos. Muitas anormalidades genéticas foram detectadas em meduloblastomas (por exemplo, amplificação de c-*myc* e N-*myc*, LOH para o cromossomo 17q etc), porém nenhuma é específica.

As crianças com meduloblastoma são vistas primeiramente com disfunção cerebelar ou com hidrocefalia. Semelhante aos neuroblastos embrionários, o tumor é bastante sensível à radiação ionizante, mas, infelizmente, a disseminação subaracnóide é freqüente. A taxa de sobrevida em 10 anos é de apenas 50%.

O Ganglioglioma Compõe-se de Neurônios Maduros e Imaturos em um Estroma de Glia

O ganglioglioma é um tumor cerebral raro, que comumente expressa sua presença por meio de convulsões nas duas primei-

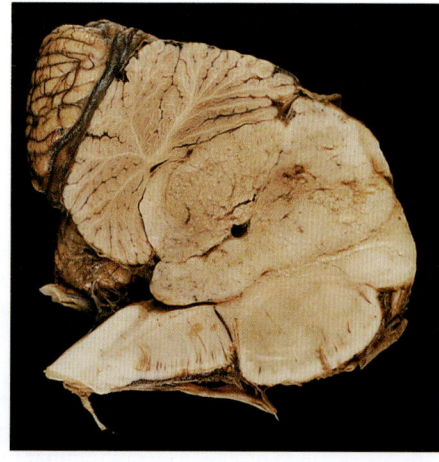
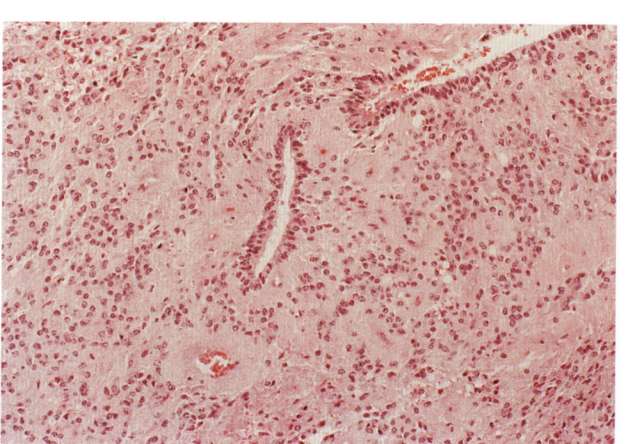

FIGURA *28.140*
Ependimoma. A. O quarto ventrículo encontra-se bastante distendido por uma massa bem demarcada que achata a ponte e eleva o cerebelo. B. O corte microscópico do tumor em *A* mostra células organizadas ao acaso, matriz fibrilar e fendas revestidas por células tumorais.

ras décadas de vida. Os constituintes neuronais são representados por (1) pequenos núcleos arredondados de neuroblastos, (2) formas intermediárias e (3) grandes núcleos com nucléolos proeminentes e citoplasma bem definido de neurônios e (4) expressão de múltiplas proteínas marcadoras neuronais. A matriz do ganglioglioma é conferida pelos astrócitos. A lesão tipicamente cresce de forma indolente, e com freqüência é curada por remoção cirúrgica.

As Neoplasias de Origem Mesenquimatosa São Externas ao Cérebro

Meningioma

Os meningiomas são tumores intracranianos que surgem das vilosidades aracnóides e produzem sintomas pela compressão do tecido cerebral adjacente. Contribuem com quase 20% de todas as neoplasias intracranianas primárias. Os meningiomas ocorrem em quase qualquer localização intracraniana, mas são mais comuns nas regiões parassagitais dos hemisférios cerebrais, no sulco olfatório e na asa lateral do esfenóide. Os meningiomas ocorrem com uma incidência de sexo feminino:masculino de 60:40, mas, no canal espinhal, esse índice aproxima-se de 10:1. O pico de freqüência encontra-se na quarta até a quinta década de vida, mas existe uma incidência significativa em adultos jovens. Em alguns casos, o tumor produz uma massa discóide (meningioma *en plaque*) (Fig. 28.141). O tumor tende a provocar erosão do osso contíguo (Fig. 28.142). A posição superficial dos meningiomas, associada a deslocamento neural, e não a infiltração, convida à excisão cirúrgica total. Entretanto, os tumores na base do cérebro freqüentemente invadem o crânio, desse modo limitando a ressecção completa, e tornando comum uma recidiva.

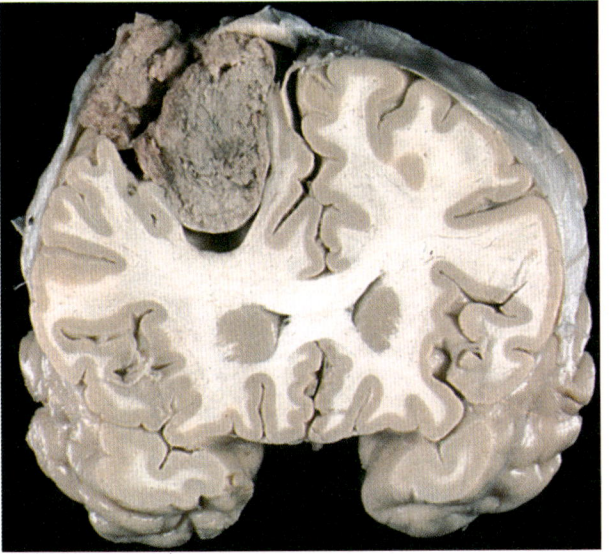

FIGURA *28.141*
Meningioma. Um tumor que surge da aracnóide indenta o córtex subjacente.

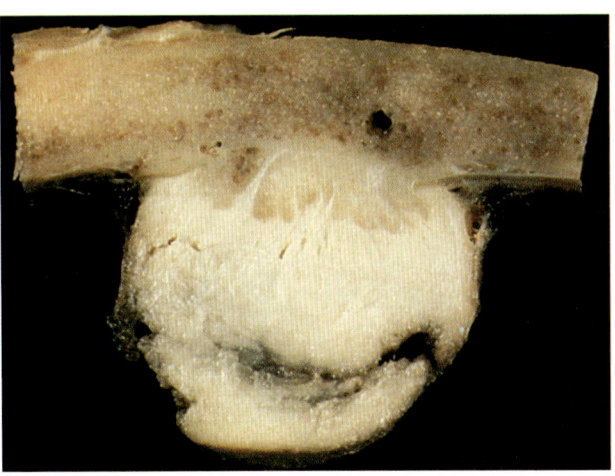

FIGURA *28.142*
Meningioma. O osso na calvária sobrejacente está infiltrado por um meningioma localmente agressivo.

 Patogenia: Tipicamente, os meningiomas surgem em um desses três cenários:

- Casos esporádicos (mais comum)
- Casos iatrogênicos provocados por radioterapia prévia no crânio
- Em associação com um distúrbio genético, especialmente neurofibromatose do tipo 2 (NF2)

A maioria dos meningiomas surge esporadicamente. Muitos desses tumores exibem perda, deleção parcial ou mutação do *locus NF2* (22q12), sugerindo que perturbações desse gene supressor de tumor estão envolvidas não apenas em NF2 (ver adiante), mas também na origem de muitos meningiomas esporádicos (e schwannomas).

A indução de meningiomas por radioterapia envolve um período latente de uma década ou mais e relaciona-se diretamente com a dosagem da radiação. A irradiação com doses baixas no couro cabeludo para o tratamento de tinha foi amplamente utilizada até 1960. Para esses pacientes, o intervalo médio entre o tratamento e a detecção do meningioma foi de 35 anos. Com doses mais altas de radiação, como a que seria administrada para cânceres de cabeça e pescoço, intervalos de até 5 anos foram relatados. Os meningiomas também ocorrem junto a diferentes síndromes genéticas, principalmente NF2. Também se relatou uma associação com a síndrome do nevo basocelular (síndrome de Gorlin), e raras síndromes de meningioma múltiplo familiar foram documentadas.

 Patologia: Macroscopicamente, a maioria dos meningiomas parece massas bosseladas firmes e bem circunscritas, de tamanho variável. A superfície de corte apresenta um aspecto cinza, semelhante ao de leiomiomas uterinos. O marco histológico dos meningiomas é um padrão espiralado de células "meningoteliais" (Fig. 28.143), em associação a corpúsculos de psamoma (calcosferitas laminadas e esféricas). Embora esse aspecto morfológico seja diferenciador, em muitos meningiomas está obscurecido por uma proliferação predominantemente fibroblástica. Alguns meningiomas são dominados por vasos sangüíneos (*meningioma angiomatoso*); outros apresentam um aspecto papilar (*meningiomas papilares*); uma lesão rara apresenta formações

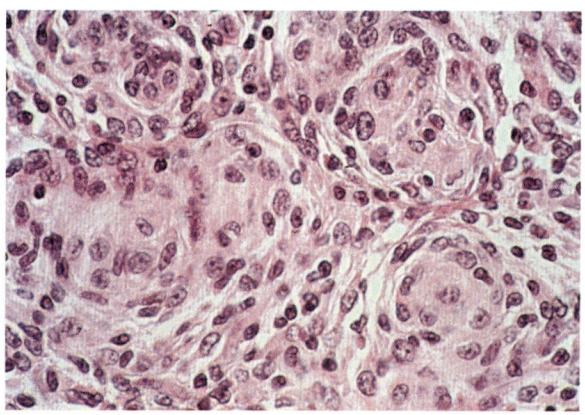

FIGURA 28.143
Meningioma. Um corte microscópico mostra células meningoteliais espiraladas.

microcísticas (*meningioma microcístico*). Os diferentes subtipos de meningioma não diferem significativamente em seu comportamento biológico. Os meningiomas são negativos para GFAP e queratinas, mas são positivos para antígeno de membrana epitelial.

 Manifestações Clínicas: O crescimento lento dos meningiomas os capacita a aumentar de volume vagarosamente durante anos até se tornarem sintomáticos; durante esse período, deslocam o cérebro, mas não o infiltram. Dessa forma, convulsões, e não déficits neurológicos, freqüentemente caracterizam a apresentação clínica. Esse fato é particularmente verdadeiro para os meningiomas posicionados em locais parassagitais sobre a convexidade dos hemisférios. Em outras localizações, os meningiomas comprimem diversas estruturas funcionais. Assim, os tumores do sulco olfatório produzem anosmia; aqueles na região supra-selar ocasionam déficits visuais; os meningiomas no ângulo cerebelopontino criam paralisias de nervos cranianos; e aqueles na coluna espinhal provocam disfunção das raízes nervosas espinhais e da medula espinhal.

Como as meninges são inervadas por fibras de dor, as cefaléias são comuns. A penetração da calota craniana pode criar uma massa tumoral sobre a tábua externa do crânio. Os meningiomas que não são completamente excisados tendem a recidivar e alguns podem se transformar em meningiomas malignos e invasivos, embora essas variantes mais agressivas raramente surjam *de novo*.

Schwannoma

O schwannoma é um tumor derivado de células de Schwann, uma espécie de célula que produz colágeno e mielina. Esse tumor também é conhecido como neurilemoma, fibroblastoma perineural e neurinoma. Histologicamente, os schwannomas apresentam fascículos entrelaçados de células fusiformes. Ocasionalmente, padrões de células enfileiradas e em paralelo são observados nas extremidades de um feixe fibrilar, uma organização denominada *corpos de Verocay*. Felizmente, é raro os schwannomas serem malignos, e o pleomorfismo nuclear, quando limitado a células ocasionais, não prediz crescimento acelerado.

Os *neuromas acústicos* são schwannomas intracranianos restritos ao oitavo nervo (Fig. 28.144). É interessante notar que o tumor invariavelmente começa no local de transição de oligodendróglia para células de Schwann ao longo de axônios do SNC que formam nervos periféricos. Essa junção corresponde anatomicamente à posição do meato auditivo interno. Assim, a ocorrência da lesão não apenas inicia zumbido no ouvido e surdez, conforme expande o meato ósseo. Esses neurinomas também podem se projetar no ângulo cerebelopontino e comprimir outros nervos.

Os schwannomas também surgem sobre raízes nervosas espinhais. Ocasionalmente, encontram-se completamente dentro do canal espinhal, embora, em outros momentos, ocupem um forame ósseo com uma configuração de "halteres". Junto com os meningiomas, os schwannomas compõem a maioria das neoplasias intradurais-extramedulares. Os tumores das células de Schwann também ocorrem em nervos periféricos sob a forma de schwannomas e neurofibromas. Conforme mencionado anteriormente, alguns schwannomas esporádicos exibem deleções ou mutações do gene *NF2*.

As Neoplasias Derivadas de Tecidos Ectópicos Comprimem Estruturas Adjacentes

Craniofaringioma

Os craniofaringiomas são lesões sólidas localizadas acima da sela turca que surgem do epitélio da bolsa de Rathke. Essa estrutura é uma parte da nasofaringe embrionária que migra cefalicamente e origina o lobo anterior da hipófise (Fig. 28.145A). Algumas lesões císticas são revestidas por epitélio escamoso, enquanto outras, denominadas *adamantinomas*, são sólidas e lembram tumores de origem dentígera (ver Fig. 28.145B). Em geral, os craniofaringiomas tornam-se sintomáticos nas duas primeiras décadas de vida, criando déficits visuais e cefaléias. Podem causar insuficiência hipofisária, inclusive diabetes insípido.

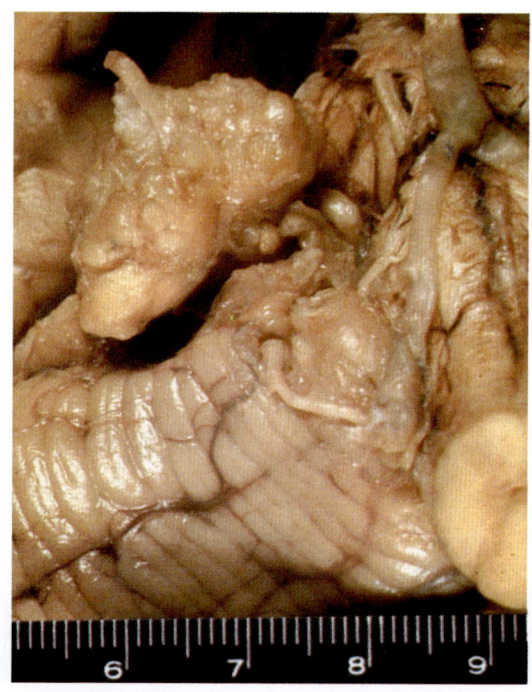

FIGURA 28.144
Neuroma acústico. Um tumor no ângulo cerebelopontino surge do oitavo nervo craniano.

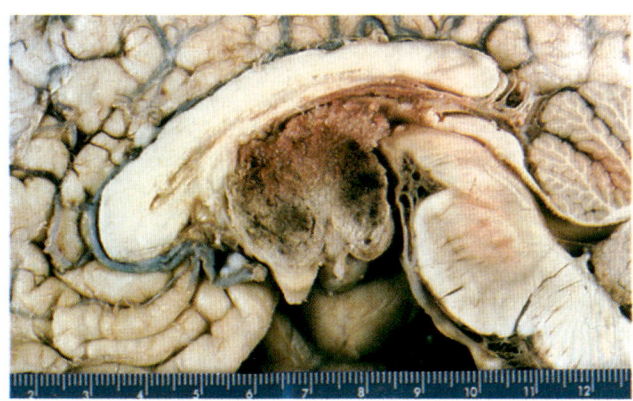
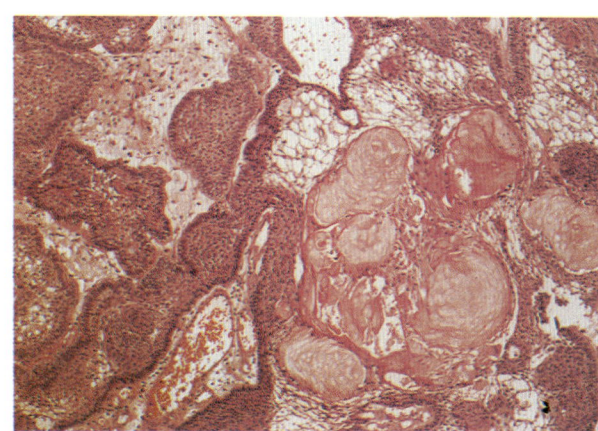

FIGURA 28.145
Craniofaringioma. A. O tumor surge acima da sela turca, produzindo uma massa esférica que comprime o quiasma óptico, o hipotálamo e o terceiro ventrículo. B. Um corte microscópico mostra cordões de células epiteliais entremeadas com fragmentos de queratina.

Cistos Dermóides e Epidermóides

Os cistos dermóides e epidermóides originam-se de eventos mal direcionados do desenvolvimento embrionário. O termo *dermóide* refere-se aos cistos revestidos por epitélio escamoso, anexos cutâneos e cabelo. Esses cistos estendem-se para ossos do crânio e, ocasionalmente, para o compartimento intracraniano. As células escamosas deslocadas proliferam e desenvolvem-se até o cisto, cujo epitélio orientado para dentro descama fragmentos queratóticos, semelhantes a "madrepérola". As lesões intracranianas tendem a ocorrer na fossa posterior ou próximo da sela turca. Embora esses cistos não sejam neoplasias verdadeiras, o acúmulo de fragmentos provoca expansão da massa intracraniana, desse modo, provocando os sintomas.

Lipoma

Os lipomas surgem de rudimentos de tecido adiposo, transportados para dentro conforme o cérebro se forma durante a embriogênese. Os lipomas estão localizados (1) ao longo da face superior do corpo caloso (Fig. 28.146), (2) dorso da placa quadrigêmea e (3) plano sagital dorsal da medula espinhal próximo da cauda eqüina. Eles aumentam lentamente, se é que o fazem, mas podem entrelaçar-se em nervos cranianos ou espinhais e interferir na condução nervosa. A maioria dos lipomas do SNC é encontrada ocasionalmente durante o exame *post-mortem* e, do ponto de vista histológico, mimetizam adipócitos normais.

Os Tumores de Origem em Células Germinativas São Semelhantes a Neoplasias Gonadais

As neoplasias consideradas com origem em células germinativas deslocadas ocorrem dentro da cavidade craniana e, menos comumente, na medula espinhal. Esses tumores localizam-se, quase invariavelmente, nas estruturas da linha média, em especial na área da glândula pineal, mas também em sítios imediatamente adjacentes a esta glândula, no ângulo cerebelopontino e ao redor da sela turca. Os tumores de células germinativas intracranianos exibem muitos fenótipos que equivalem a neoplasias gonadais, incluindo seminoma, coriocarcinoma, carcinoma embrionário, tumor do seio endodérmico e teratoma.

Os tumores de células germinativas intracranianos são vistos primariamente em adultos jovens do sexo masculino, e os sintomas dependem da localização da massa em expansão. A destruição da glândula pineal por um tumor de células germinativas pode produzir puberdade precoce, particularmente em meninos. Em tal localização, pode comprimir o colículo superior e restringir o movimento ocular. A compressão do aqueduto de Sylvius ocasiona hidrocefalia.

O Hemangioblastoma É um Tumor Cerebelar Freqüentemente Sindrômico

O hemangioblastoma é um tumor bastante vascularizado que se origina predominantemente no cerebelo. Embora seu nome sugira

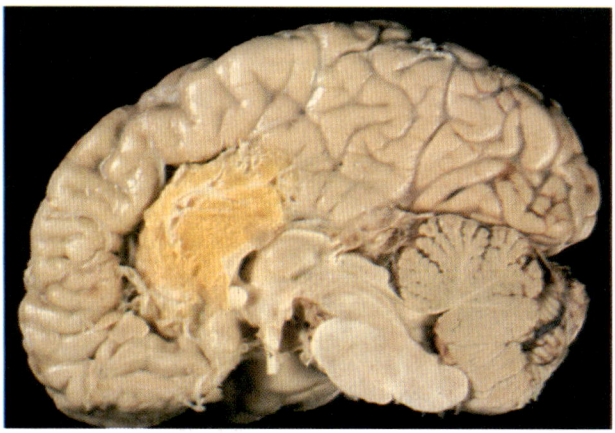

FIGURA 28.146
Lipoma. Uma massa amarela mole é vista no eixo mesossagital dorsal do cérebro.

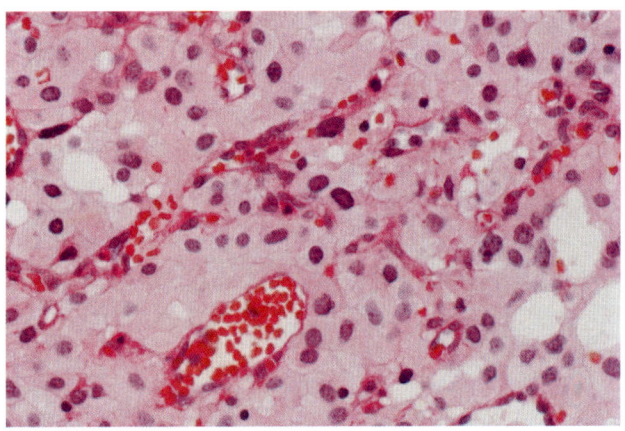

FIGURA 28.147
Hemangioblastoma. O tumor compõe-se de células que exibem citoplasma róseo abundante e está atravessado por canais vasculares de parede delgada.

uma origem de células endoteliais, a célula verdadeira de origem ainda é controvertida. O hemangioblastoma apresenta canais revestidos por endotélio e entremeados com células globosas (Fig. 28.147). **Em 20% dos casos, essas células secretam eritropoetina e induzem policitemia.** Um raro hemangioblastoma surge na medula espinhal e, às vezes, origina-se acima do tentório. Em geral, o hemangioblastoma torna-se clinicamente aparente como uma massa em expansão entre 20 e 40 anos de idade.

A *síndrome de Lindau* refere-se à ocorrência hereditária de um hemangioblastoma cerebelar que não está associado a outras lesões.

A *síndrome de von Hippel-Lindau* é uma variante hereditária na qual o hemangioblastoma cerebelar está associado a hemangiomas retinianos e outros tumores, devido a mutações no gene supressor tumoral *VHL* (ver Cap. 5).

O Linfoma Pode se Originar no SNC

O linfoma origina-se como uma lesão primária de células B no cérebro de uma forma semelhante à sua ocorrência no estômago, intestino delgado ou testículo, mas a grande maioria dos linfomas é metastática para o cérebro, oriunda de outros sítios. No cérebro, o linfoma primário com freqüência surge profundamente nos hemisférios cerebrais, comumente em posições periventriculares bilaterais (Fig. 28.148A, B). Uma mistura de pequenos e grandes linfócitos exibe angiocentricidade (ver Fig. 28.148C). É comum aparecerem linfomas no contexto de imunossupressão e também AIDS. Em alguns casos, foram associados etiologicamente ao vírus Epstein-Barr.

Os linfomas extracranianos podem envolver secundariamente o SNC, em geral posteriormente no curso da doença. As meninges, o espaço epidural e as raízes nervosas são afetados mais comumente.

Os Tumores Metastáticos São as Neoplasias Intracranianas mais Comuns

Os tumores metastáticos alcançam o compartimento intracraniano através da corrente sangüínea, em geral nos pacientes com câncer avançado. Os tumores de diferentes órgãos variam em incidência de metástases intracranianas. Por exemplo, um paciente com melanoma disseminado apresenta uma probabilidade acima de 50% de adquirir metástases intracranianas, enquanto a incidência dessas metástases para carcinoma de mama e de pulmão é de aproximadamente 35% e para câncer do rim ou do cólon, de apenas 5%. Certos carcinomas, como aqueles da próstata, fígado e supra-renais, e sarcomas de todos os tipos, raramente estabelecem metástases intracranianas. A maioria das lesões metastáticas semeia na junção cinzento-branca, refletindo o rico leito capilar nessa área. Os carcinomas podem se disseminar para a calvária e estender-se para o compartimento intracraniano.

Uma metástase contrasta com um glioma primário em seu aparecimento individualizado, forma globóide e halo proeminente de edema (Fig. 28.149). As metástases para as leptomeninges permitem que células tumorais cresçam no LCR, suspensas como se estivessem em cultura de tecidos.

O Cisto Colóide Exerce Efeitos de Pressão

Os cistos colóides (cisto parafisário, cisto do terceiro ventrículo) são distintivos por sua localização anterior e média na porção tegumentar do terceiro ventrículo (Fig. 28.150). Nessa localização, (1) ocluem os forames de Monro, (2) elevam e comprimem o fórnice e (3) pressionam a parede lateral do terceiro ventrículo. Esses efeitos resultam em hidrocefalia, alterações da personalidade, fraqueza dos membros inferiores e perda do controle vesical. Os cistos colóides são revestidos por epitélio cuboidal ciliado. As lesões aumentam lentamente, em geral durante décadas, pelo acúmulo de produtos descamados e secretórios. A origem de um cisto colóide ainda é duvidosa.

As Neoplasias Intracranianas Hereditárias Estão Freqüentemente Associadas a Tumores Extracranianos

Muitos distúrbios hereditários estão associados a tumores do SNC e as bases genéticas das principais síndromes estão relacionadas no Quadro 28.6. Outras doenças hereditárias, nas quais as neoplasias de órgãos sistêmicos figuram de modo proeminente, incluem a expressão variável de tumores do sistema nervoso. Por exemplo, gliomas malignos surgem em pacientes com síndrome de Li-Fraumeni e meduloblastomas estão associados aos tumores gastrintestinais da síndrome de Turcot.

Neurofibromatose (Doença de von Recklinghausen)

A neurofibromatose ocorre de duas formas distintas, ambas herdadas de traços autossômicos dominantes (ver Cap. 6). A neurofibromatose do tipo 2 caracteriza-se, geralmente, por neuromas acústicos bilaterais. Entretanto, a doença pode ser diagnosticada em pacientes com um tumor unilateral do oitavo nervo se houver dois dos seguintes fatores: neurofibroma, meningioma, glioma ou schwannoma.

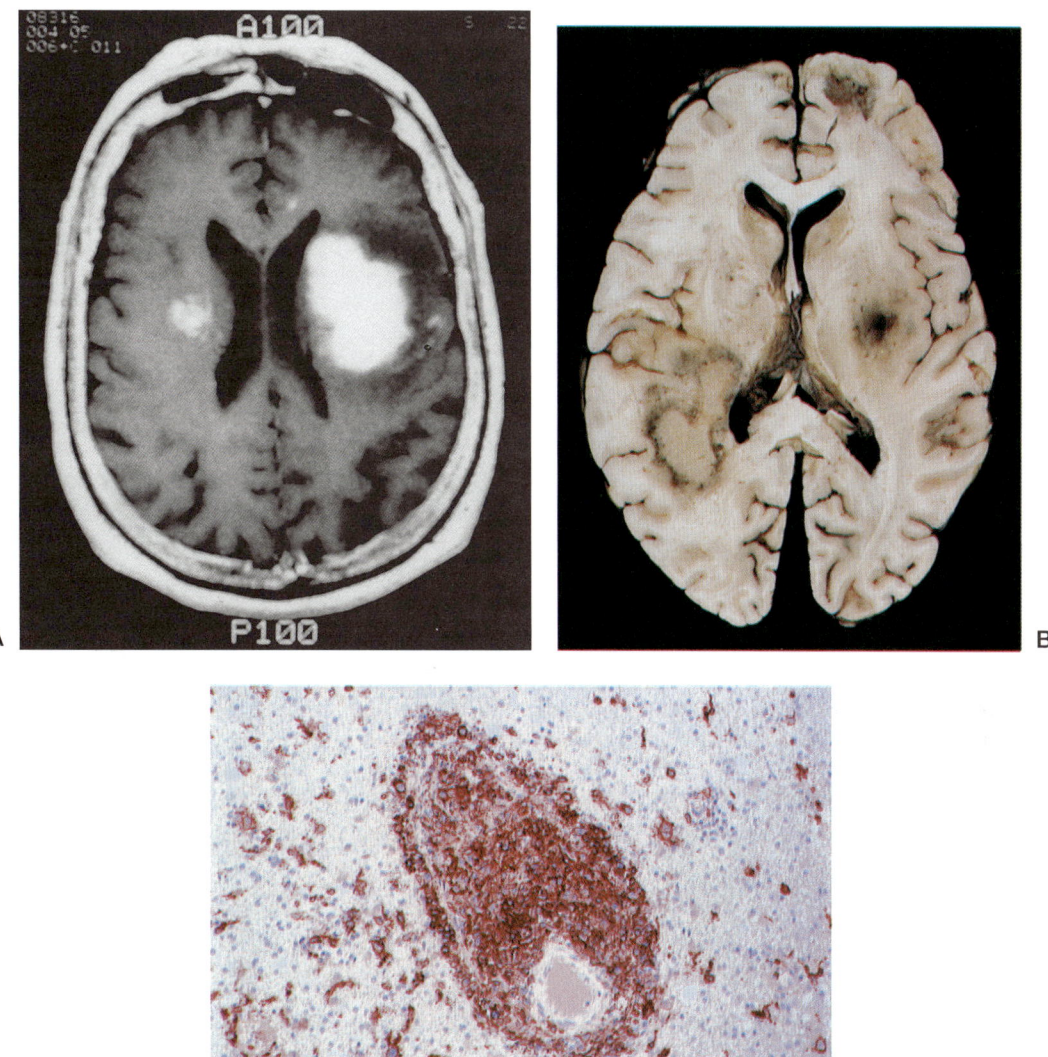

FIGURA 28.148
Linfoma primário do cérebro. A. A ressonância magnética mostra um linfoma multicêntrico localizado próximo dos ventrículos. B. Muitas lesões variegadas cinza-negras distribuem-se pelos dois hemisférios em um paciente com AIDS. C. Um corte microscópico do tumor revela foco angiocêntrico de linfócitos neoplásicos corados para um antígeno de células B.

Esclerose Tuberosa (Doença de Bourneville)

A esclerose tuberosa é uma doença autossômica dominante caracterizada por hamartomas (tubérculos) do cérebro, retina e vísceras. Nessa entidade, a migração desordenada e a maturação interrompida do neuroectoderma resultam no aparecimento de "tubérculos" no córtex cerebral e de nódulos astrocíticos subependimários (Fig. 28.151A). Os tubérculos são áreas corticais individualizadas, compostas de células bizarras que possuem tanto características neuronais como gliais. Os nódulos subependimários foram comparados a "gotas que escorrem de uma vela", e propiciam o substrato para astrocitomas gemistocíticos (ver Fig. 28.151B). Além das lesões intracranianas, a síndrome inclui (1) angiofibromas da face (adenoma sebáceo), (2) rabdomiomas cardíacos e (3) tumores mesenquimatosos do rim (angiomiolipomas). A maioria dos pacientes com esclerose tuberosa apresenta convulsões e encontra-se mentalmente retardada. Mutações ocorridas em dois genes foram associadas à esclerose tuberosa. O *TSC1* (9q34) codifica uma proteína denominada *hamartina*. O *TSC2* (16p13) codifica a *tuberina*, uma proteína com homologia com uma outra proteína ativadora de GTPase. Ambos os genes parecem agir como supressores de tumor.

Síndrome de Lindau

Conforme mencionado previamente, alguns hemangioblastomas do cerebelo possuem um padrão hereditário (síndrome de Lindau). Um tumor idêntico pode ocorrer na retina (síndrome de von Hippel-Lindau). Nesta última síndrome, cistos também ocorrem nos rins e no pâncreas.

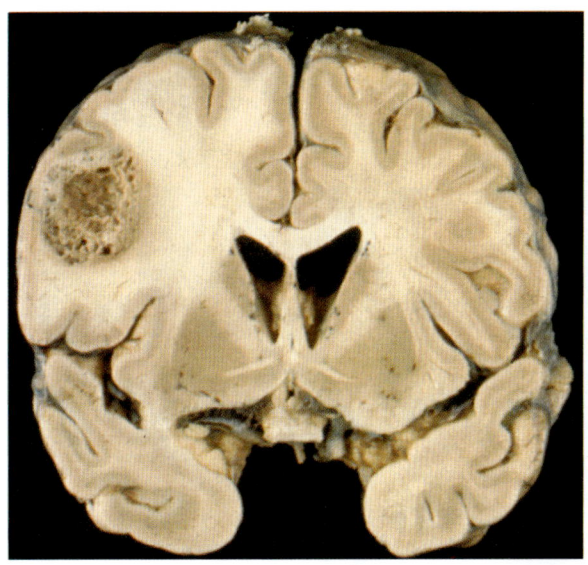

FIGURA 28.149
Carcinoma metastático. Uma lesão esférica individualizada no córtex cerebral (*esquerda*) está circundada por parênquima edematoso.

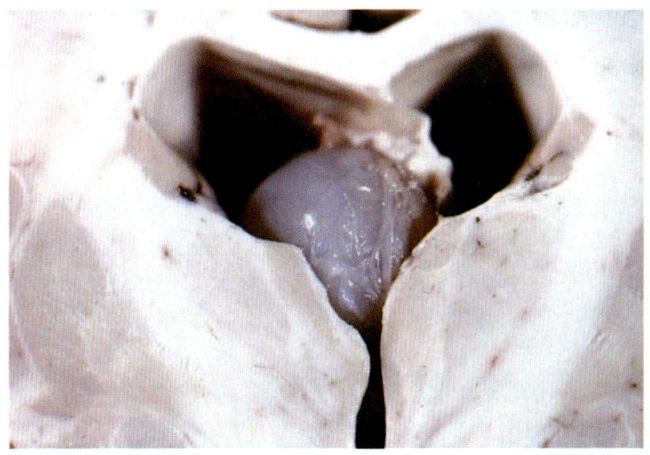

FIGURA 28.150
Cisto colóide. A lesão surge no teto do terceiro ventrículo e obstrui o forame de Monro, produzindo hidrocefalia.

Síndrome de Sturge-Weber (Angiomatose Encefalofacial)

A síndrome de Sturge-Weber é um distúrbio congênito não-familiar raro, caracterizado por angiomas do cérebro e da face. A lesão facial, em geral, é unilateral e denominada *mancha em vinho-do-porto* (*nevo flâmeo*). As leptomeninges exibem angiomas grandes, os quais, nos casos graves, podem ocupar um hemisfério inteiro. A calcificação e a atrofia cerebrais freqüentemente estão subjacentes a angiomas intracranianos. A ligação entre angiomas da face e do cérebro foi atribuída à continuidade do suprimento vascular embriológico do telencéfalo, do olho e da pele sobrejacente. Na maioria dos casos, a síndrome de Sturge-Weber está associada a deficiência mental.

Sistema Nervoso Periférico

ANATOMIA

O sistema nervoso periférico é externo em relação ao cérebro e à medula espinhal, e inclui (1) nervos cranianos, (2) raízes espinhais dorsais e ventrais, (3) nervos espinhais e suas continuações, e (4) gânglios. Os nervos periféricos transportam fibras motoras somáticas, sensoriais somáticas, sensoriais viscerais e autônomas.

As fibras motoras somáticas e autônomas pré-ganglionares surgem de corpos celulares neuronais dentro do SNC. As fibras sensoriais e autônomas pós-ganglionares originam-se de corpos celulares neuronais dentro de gânglios localizados nos nervos cranianos, nas raízes dorsais e nos nervos autônomos. Os neurônios e as células satélites dos gânglios e todas as células de Schwann derivam da crista neural.

Os nervos periféricos, mas não seus gânglios, apresentam uma barreira hematovenosa análoga à barreira hematoencefálica. O tecido conjuntivo endoneural circunda as fibras nervosas individuais, que são agrupadas em feixes formando fascículos pelo tecido conjuntivo perineural. O tecido conjuntivo epineural mantém os fascículos juntos e contém as artérias nutrientes.

As fibras nervosas periféricas ou são mielinizadas ou são não-mielinizadas (Fig. 28.152). As fibras mielinizadas variam de 1 a 20 μm de diâmetro, enquanto as não-mielinizadas são consideravelmente menores, medindo de 0,4 a 2,4 μm. A mie-

QUADRO 28.6 Síndromes Hereditárias Associadas a Tumores Intracranianos

Doença	*Locus* do Cromossomo	Gene (Proteína)	Tumor(es) do Sistema Nervoso
Neurofibromatose 1	17q11	*NF1* (neurofibromina)	Neurofibroma
			Neurofibrossarcoma
			Astrocitoma pilocítico juvenil dos nervos ópticos ("glioma óptico")
Neurofibromatose 2	22q12	*NF2* (schwannomina/merlina)	Schwannoma
			Meningioma
			Ependimoma (medula espinhal)
Esclerose tuberosa	9q34	*TSC1* (hamartina)	Célula gigante subependimária
	16p13.3	*TSC2* (tuberina)	Astrocitoma
Síndrome de von Hipel-Lindau	3p25	*VHL*	Hemangioblastoma

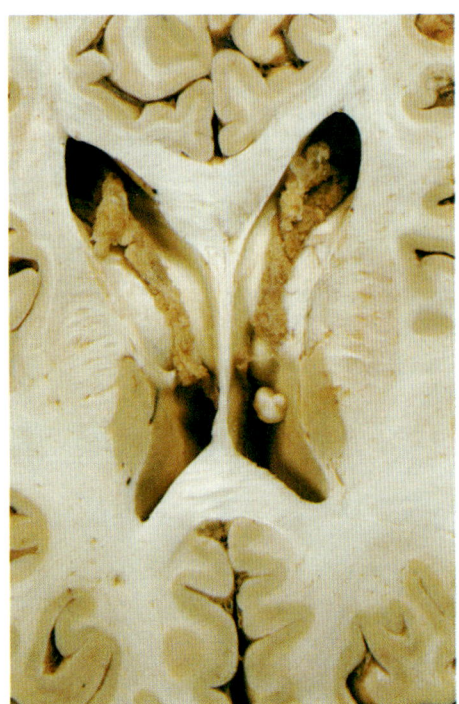
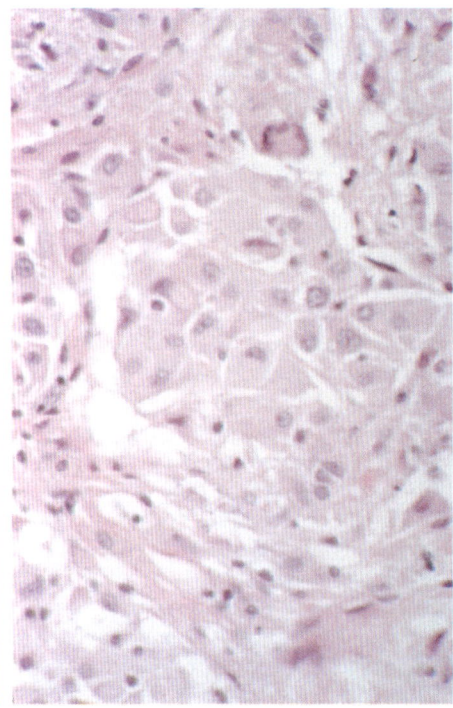

FIGURA 28.151
Esclerose tuberosa. A. Um corte horizontal do cérebro mostra nódulos astrocíticos subependimários nos ventrículos laterais ("pingos de vela"). B. Um astrocitoma de células gigantes desenvolveu-se a partir de um dos hamartomas subependimários.

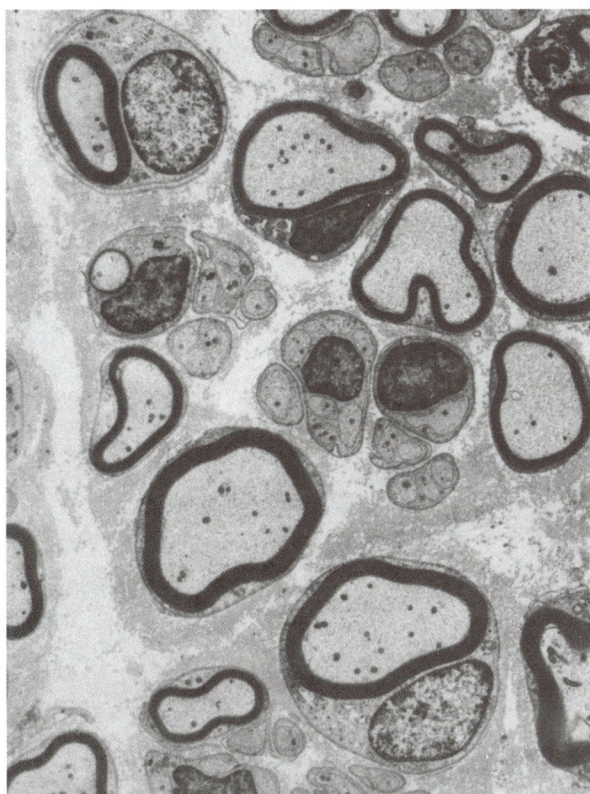

FIGURA 28.152
Estrutura do nervo periférico. A micrografia eletrônica de um nervo periférico mostra fibras mielinizadas entremeadas com grupos de fibras não-mielinizadas. Observe que, em contraste com axônios mielinizados, diversos axônios não-mielinizados podem compartilhar uma célula de Schwann.

lina é uma elaboração do plasmalema das células de Schwann e é necessária para a condução nervosa saltatória. As células de Schwann formam a bainha tanto das fibras mielinizadas quanto das não-mielinizadas. O axônio determina se a célula de Schwann formadora de bainha irá se diferenciar em uma célula formadora de mielina. A espessura da bainha de mielina, o comprimento internodular (ou seja, a distância entre os dois nós de Ranvier) e a velocidade de condução são proporcionais ao diâmetro do axônio.

REAÇÕES A LESÃO

As fibras nervosas periféricas exibem um número apenas limitado de reações a lesão. Os principais tipos de lesão de fibra nervosa são degeneração axonal e desmielinização segmentar. O sistema nervoso periférico difere do SNC por ter a capacidade de regeneração e remielinização axonal significativa funcionalmente.

A Degeneração Axonal Pode Ser Sucedida por Regeneração

A degeneração (necrose) do axônio ocorre em muitas neuropatias e reflete lesão significativa do corpo celular neuronal ou de seu axônio. A degeneração axonal é seguida rapidamente pela quebra da bainha de mielina e pela proliferação das células de Schwann. A degradação da mielina é iniciada pelas células de Schwann e completada pelos macrófagos que infiltram o nervo em 3 dias após a degeneração axonal. Se a degeneração ficar restrita ao axônio distal, os axônios em regeneração podem brotar dentro de 1 semana a partir do coto axonal proximal íntegro. Há vários tipos de degeneração axonal.

DEGENERAÇÃO AXONAL DISTAL: Em muitas neuropatias, a degeneração axonal está restrita inicialmente às extremidades distais das fibras mais longas, maiores (Fig. 28.153). As neuropatias periféricas caracterizadas pela degeneração seletiva de axônios distais são conhecidas como *neuropatias de morte retrógrada* (axonopatias distais) e, tipicamente, são vistas como neuropatias distais ("luva-e-meia").

Na degeneração axonal distal, o corpo celular neuronal e o axônio proximais permanecem intactos. Portanto, a regeneração axonal e o retorno da função nervosa podem ocorrer se a causa da degeneração axonal distal puder ser identificada e removida. Isto deve ocorrer antes que a degeneração de morte retrógrada estenda-se centripetamente o suficiente a ponto de envolver o axônio e o corpo celular proximais. A recuperação também está limitada em algumas neuropatias de morte retrógrada, porque a degeneração axonal distal envolve não apenas o axônio direcionado perifericamente no neurônio do gânglio da raiz dorsal, mas também seu axônio direcionado centralmente e que atravessa as colunas dorsais da medula espinhal. Esses axônios direcionados para o centro, assim como outros axônios dentro do SNC, têm pouca capacidade de regeneração

NEURONOPATIA: A degeneração axonal também pode ser decorrente da morte do corpo celular neuronal, como o que ocorre na ganglionite das raízes dorsais. As neuropatias que mostram lesão seletiva do corpo celular neuronal são denominadas *neuronopatias* e são muito menos comuns que as axonopatias distais. Há pouco potencial de recuperação de função na neuronopatia porque a morte do corpo celular neuronal impede a regeneração axonal.

DEGENERAÇÃO WALLERIANA: Essa expressão refere-se à degeneração axonal que ocorre em um nervo distal a uma transecção ou a esmagamento. Em alguns casos, o nervo distal se regenera.

A Desmielinização Segmentar É Comum em Muitas Neuropatias

A perda de mielina de um ou mais internós (segmentos) ao longo de uma fibra mielinizada é comum em muitas neuropatias e reflete disfunção das células de Schwann (ver Fig. 28.153). Esta disfunção pode ser causada por lesão direta da célula de Schwann ou da bainha de mielina (*desmielinização primária*), ou pode ser o resultado de alterações axonais subjacentes (*desmielinização secundária*).

A perda da bainha de mielina não é acompanhada pela degeneração do axônio subjacente. Os macrófagos infiltram o nervo e limpam os fragmentos de mielina. A degeneração da bainha de mielina internós é seguida seqüencialmente por (1) proliferação das células de Schwann, (2) remielinização dos segmentos desmielinizados e (3) recuperação da função. Os internós remielinizados apresentam comprimentos internós encurtados. Episódios repetidos de desmielinização e remielinização segmentar de nervos periféricos, como o que ocorre nas neuropatias desmielinizantes crônicas, provocam o acúmulo de células de Schwann supranumerárias ao redor dos axônios (*bulbos de*

A. FIBRA MIELINIZADA ÍNTEGRA

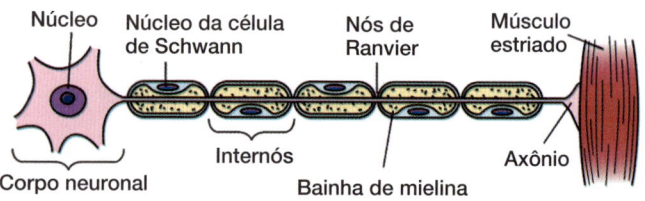

B. DEGENERAÇÃO AXONAL DISTAL

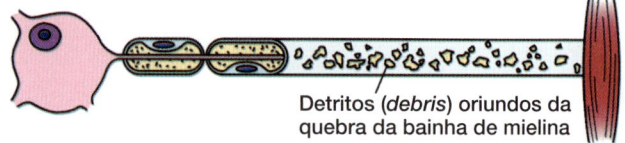

C. DEGENERAÇÃO DO CORPO CELULAR E DO AXÔNIO

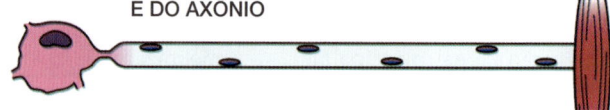

D. DESMIELINIZAÇÃO SEGMENTAR

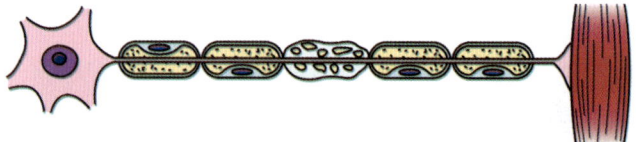

E. REMIELINIZAÇÃO

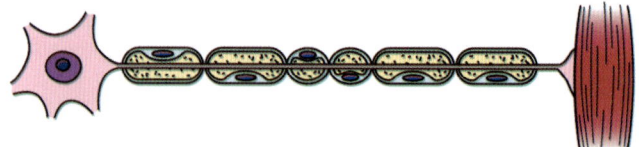

F. AXÔNIO EM REGENERAÇÃO

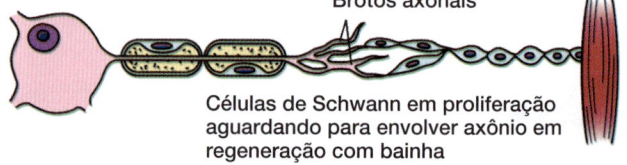

G. FIBRA NERVOSA REGENERADA

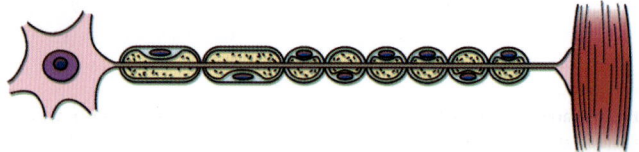

FIGURA 28.153
Respostas básicas de fibras nervosas periféricas à lesão.

cebola) e, clinicamente, mostram aumento do nervo (*neuropatia hipertrófica*; Fig. 28.154).

NEUROPATIAS PERIFÉRICAS

A neuropatia periférica é um processo que afeta a função de um ou mais nervos periféricos. A doença pode estar restrita ao sistema nervoso periférico, pode envolver tanto o sistema nervoso periférico quanto o central, ou pode afetar múltiplos sistemas de órgãos. As neuropatias periféricas são encontradas em todas as faixas etárias e podem ser hereditárias ou adquiridas.

As causas da neuropatia periférica são diversas (Quadro 28.7). A neuropatia diabética é a neuropatia adquirida mais comum nos Estados Unidos. Outras causas comuns de neuropatia incluem alcoolismo, insuficiência renal, drogas neurotóxicas, doenças auto-imunes, gamopatia monoclonal, doença de Charcot-Marie-Tooth e infecção pelo HIV.

 Patologia: Os achados patológicos na maioria das neuropatias estão limitados principalmente a degeneração axonal, principalmente desmielinização segmentar, ou a uma combinação de ambas. Quando predomina degenera-

QUADRO 28.7 Classificação Etiológica de Neuropatia

Auto-imune
Polineuropatia desmielinizante inflamatória aguda
Neuropatia axonal motora aguda
Neuropatia axonal sensorimotora aguda
Polineuropatia desmielinizante inflamatória crônica
Neuropatia motora multifocal
Ganglionite de raízes dorsais (neuropatia sensorial)
Neuropatias associadas a gamopatia monoclonal
Neuropatia vasculítica
Metabólica
Polineuropatia e mononeuropatias diabéticas
Neuropatia urêmica
Neuropatia hepática
Neuropatia hipotireóidea
Neuropatia porfírica
Polineuropatia da doença crítica
Neuropatia por deficiência de vitamina B_1, B_6, B_{12} ou E
Neuropatia alcoólica
Neuropatias tóxicas e fármaco-induzidas
Neuropatia amilóide
Neuropatia amilóide AL
Neuropatia amilóide familiar
Neuropatias hereditárias
Neuropatias associadas a infecções
Hanseníase
Vírus da imunodeficiência humana
Citomegalovírus
Herpes zoster
Doença de Lyme
Difteria (toxina)
Neuropatias paraneoplásicas
Neuropatia sarcóide
Neuropatia por radiação
Neuropatia traumática
Neuropatia axonal idiopática crônica

ção axonal, a neuropatia é classificada como *neuropatia axonal*; quando predomina a desmielinização segmentar, a neuropatia é classificada como *neuropatia desmielinizante*. A maioria das neuropatias (80-90%) é axonal. Estudos eletrofisiológicos freqüentemente ajudam a estabelecer as diferenças entre neuropatias axonais e as desmielinizantes. A velocidade de condução nervosa está tipicamente próximo da normal nas neuropatias axonais, mas bastante diminuída nas neuropatias desmielinizantes.

Muitas neuropatias não mostram características histológicas adicionais específicas para a doença além da perda de axônios ou da desmielinização, de forma que é necessária a correlação clinicopatológica para estabelecer a etiologia. Uma pequena quantidade de neuropatias apresenta características histológicas específicas, como arterite necrosante (neuropatia vasculítica), inflamação granulomatosa (hanseníase, sarcóide), depósitos amilóides (neuropatia amilóide), anormalidades na bainha de mielina (neuropatia paraprotcinêmica de IgM, neuropatia hereditária com labilidade a paralisias por compressão), ou acúmulos anormais nas células de Schwann (leucodistrofia) ou em axônios (neuropatia axonal gigante).

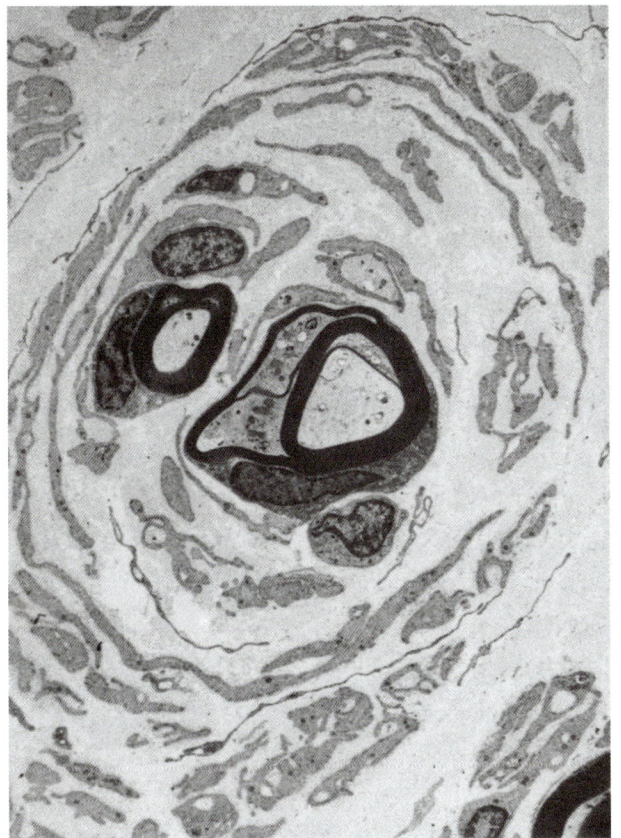

FIGURA 28.154
Formação em bulbo de cebola em nervo periférico. Uma micrografia eletrônica mostra múltiplas camadas de processos de células de Schwann achatadas, circundando dois axônios mielinizados. As formações em bulbo de cebola são comuns na forma desmielinizante da doença de Charcot-Marie-Tooth.

 Manifestações Clínicas: As principais manifestações clínicas de neuropatia periférica são fraqueza muscular, atrofia muscular, alterações de sensação e disfunção autônoma. As funções motora, sensorial e autônoma podem estar igualmente ou preferencialmente afetadas. Alterações sensoriais podem refletir o envolvimento predominante de fibras de diâmetro grande (sentido de posição e de vibração) ou fibras de diâmetro pequeno (dor e temperatura). A evolução da neuropatia pode ser aguda (dias a semanas), subaguda (semanas a meses) ou crônica (meses a anos). A doença pode estar localizada em um nervo (*mononeuropatia*) ou diversos nervos (*mononeuropatia múltipla*), ou pode ser difusa e simétrica (*polineuropatia*).

As Neuropatias Diabéticas Refletem Lesão Metabólica ou Isquêmica

A neuropatia periférica é uma complicação comum do diabetes melito. A neuropatia pode manifestar-se como uma polineuropatia sensorial ou sensorimotora distal, neuropatia autônoma, mononeuropatia ou mononeuropatia múltipla. As mononeuropatias podem envolver nervos cranianos (neuropatia craniana), raízes nervosas (radiculopatia), ou nervos periféricos proximais. **A polineuropatia distal, predominantemente sensorial, é a forma mais comum de neuropatia diabética.**

 Patogenia: A patogenia da lesão da fibra nervosa no diabetes não é conhecida. Há muito tempo afirma-se que as alterações metabólicas do diabetes são responsáveis pela polineuropatia simétrica distal, e que a isquemia nervosa provocada pela doença de pequenos vasos é responsável pelas mononeuropatias. Entretanto, há algumas evidências sugestivas de que o local da isquemia do nervo também pode participar da patogenia da polineuropatia simétrica.

 Patologia: A polineuropatia simétrica distal do diabetes caracteriza-se patologicamente por uma mistura de degeneração axonal e desmielinização segmentar, com degeneração axonal predominando. A perda axonal envolve fibras de todos os tamanhos, mas, ocasionalmente, afeta de forma preferencial as grandes fibras mielinizadas (*neuropatia de fibras grandes*) ou as pequenas fibras mielinizadas e não-mielinizadas (*neuropatia de fibras pequenas*). Também pode haver perda de neurônios nos gânglios das raízes dorsais e nos cornos anteriores, mas esse fato parece ser uma conseqüência da progressão centrípeta da degeneração axonal de morte retrógrada, e não uma neuropatia.

A Neuropatia Urêmica Pode Complicar Insuficiência Renal Crônica

A neuropatia urêmica é uma polineuropatia axonal sensorimotora distal. Não se conhece a patogenia da lesão na fibra nervosa, mas a doença geralmente estabiliza-se ou melhora mediante diálise crônica. A neuropatia urêmica caracteriza-se patologicamente por degeneração axonal distal e desmielinização segmentar, com a predominância de degeneração axonal e o envolvimento preferencial de fibras de diâmetro grande. A neuropatia é curada após transplante renal.

A Polineuropatia da Doença Crítica Está Associada a Sepse e Falência Múltipla de Órgãos

A polineuropatia da doença crítica é uma neuropatia axonal distal que se desenvolve em pacientes gravemente enfermos. A patogenia da afecção é obscura. A neuropatia aguda, predominantemente motora, pode tornar-se evidente pela primeira vez quando o paciente não puder ser retirado do suporte ventilatório. Também ocorre nesses pacientes uma *miopatia da doença crítica*.

A Neuropatia Alcoólica Geralmente É Conseqüente a Deficiências Nutricionais

A neuropatia alcoólica é uma polineuropatia axonal sensorimotora distal, geralmente atribuída a deficiências nutricionais, e possivelmente a um efeito tóxico direto do etanol sobre o sistema nervoso periférico. Os nervos periféricos mostram perda de fibras nervosas a partir da degeneração axonal do tipo morte retrógrada. A neuropatia axonal também está associada à carência de vitaminas B_1, B_6, B_{12} ou E, mas é muito menos comum nos Estados Unidos que a neuropatia alcoólica. A neuropatia axonal tóxica associada à terapia com isoniazida para a tuberculose deve-se à interferência da droga no metabolismo da vitamina B_6.

A Polineuropatia Desmielinizante Inflamatória Aguda (Síndrome de Guillain-Barré) É Imunomediada

A polineuropatia desmielinizante inflamatória aguda (PDIA) é uma neuropatia imunomediada adquirida que, com freqüência, sucede imunização ou infecções por vírus, bactérias e micoplasmas. Também pode ser esporádica ou complicar cirurgia, câncer ou infecção por HIV. A PDIA é a causa mais comum de polineuropatia aguda em crianças e adultos. Em geral, a disfunção motora predomina sobre distúrbios sensoriais ou autônomos. Cerca de 5% dos casos são diagnosticados com oftalmoplegia, ataxia e arreflexia (*síndrome de Fisher*). A paralisia muscular pode causar comprometimento respiratório, e o envolvimento autônomo pode resultar em arritmias cardíacas, hipotensão ou hipertensão. A resolução da neuropatia começa 2 a 4 semanas após o início, e a maioria dos pacientes apresenta uma boa recuperação. A punção lombar caracteristicamente revela aumento do nível protéico no LCR e nenhuma pleocitose. O aumento do nível de proteína é atribuível à inflamação das raízes espinhais. Evidências correntes sugerem que a desmielinização é mediada imunologicamente, e a plasmaférese e a gamaglobulina administrada por via intravenosa têm se mostrado benéficas.

A PDIA pode envolver todos os níveis do sistema nervoso periférico, incluindo raízes espinhais (polirradiculoneuropatia), gânglios, nervos cranioespinhais e nervos autônomos. A distribuição das lesões varia de caso a caso. As regiões envolvidas mostram infiltrados endoneurais de linfócitos e macrófagos, desmielinização segmentar e relativo pouco acometimento de axônios. Com freqüência, os infiltrados linfóides são perivasculares, mas não existe vasculite verdadeira. Freqüentemente os macrófagos são encontrados adjacentes às bainhas de mielina em degeneração e observou-se que desgastam e fagocitam as lamelas de mielina superficiais. Essa desmielinização mediada por macrófagos é raramente observada em outras neuropatias.

A **neuropatia axonal motora aguda** e a **neuropatia axonal sensorial motora aguda** manifestam-se clinicamente como a síndrome de Guillain-Barré e, freqüentemente, estão associadas a infecção prévia por *Campylobacter jejuni*.

A **polineuropatia desmielinizante inflamatória crônica (PDIC)** é semelhante à síndrome de Guillain-Barré, mas tem uma evolução crônica caracterizada por múltiplas recidivas ou uma evolução lentamente contínua. Os nervos na PDIC podem mostrar muitos bulbos de cebola, devido a episódios recorrentes de desmielinização, proliferação de células de Schwann e remielinização. A terapia com corticosteróides é eficaz na PDIC, mas não na síndrome de Guillain-Barré, sugerindo que as duas neuropatias apresentam uma patogenia imunomediada diferente.

A **neuropatia motora multifocal** é uma mononeuropatia múltipla rara, de evolução lenta, que pode ser confundida clinicamente com doença neuronal motora. A neuropatia caracteriza-se patologicamente por desmielinização, sugerindo que está relacionada com PDIC. Freqüentemente, ocorre um aumento associado do título de anticorpos anti-GM_1, mas não foi demonstrada a participação desses anticorpos na patogenia do distúrbio. A neuropatia responde a gamaglobulina administrada por via intravenosa.

A Ganglionite de Raízes Dorsais (Neuropatia Sensorial) É Idiopática ou Paraneoplásica

Essa neuropatia manifesta-se quase sempre como polineuropatia sensorial crônica ou subaguda e ataxia sensorial. Embora a patogenia da degeneração neuronal não seja conhecida, é provável um mecanismo imunológico, e o distúrbio tem ocorrido associado a síndrome de Sjögren. Com freqüência, a neuropatia sensorial paraneoplásica está associada a anticorpos anti-Hu (auto-anticorpos antineuronais). Os gânglios das raízes dorsais mostram infiltração por linfócitos e perda de neurônios sensoriais.

A Neuropatia Vasculítica É Isquêmica

A vasculite pode envolver as artérias nutrientes de nervos como uma manifestação de uma doença multiórgão mais disseminada, como a poliarterite nodosa, artrite reumatóide, crioglobulinemia, infecção por HIV ou câncer. Em cerca de um terço dos casos, a arterite necrosante mostra-se limitada ao sistema nervoso periférico (*neuropatia vasculítica não-sistêmica*). A neuropatia vasculítica caracteriza-se patologicamente por degeneração axonal e é vista, tipicamente, como uma mononeuropatia ou mononeuropatia múltipla (Fig. 28.155).

As Neuropatias Podem Estar Associadas a Gamopatia Monoclonal

A gamopatia monoclonal pode causar uma neuropatia por amilóide, uma neuropatia vasculítica associada a crioglobulinemia, uma polineuropatia axonal crônica ou uma polineuropatia desmielinizante crônica. A gamopatia monoclonal pode ser de importância indeterminada (GMII) ou devido a neoplasia de plasmócitos. A patogenia da polineuropa-

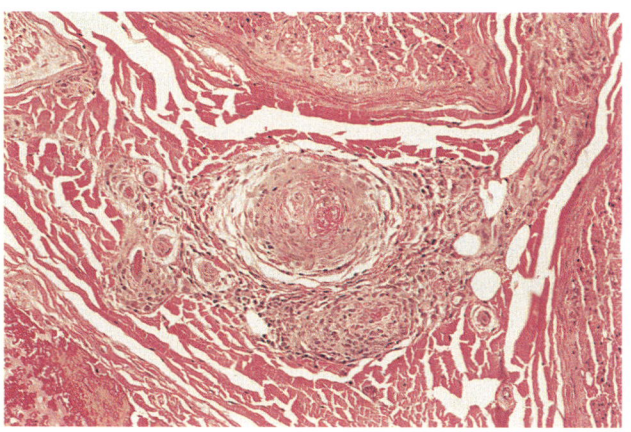

FIGURA 28.155
Neuropatia vasculítica em paciente com poliarterite nodosa. A fotomicrografia de um corte transversal de nervo sural revela uma artéria epineural inflamada com parede desorganizada e trombose em sua luz.

tia axonal associada a paraproteinemia é desconhecida. A polineuropatia desmielinizante crônica freqüentemente ocorre com uma GMII de IgM ou com macroglobulinemia de Waldenström, em que a paraproteína se liga a glicoproteína associada a mielina (MAG [*myelin-associated glycoprotein*]), sugerindo que anticorpos anti-MAG estão envolvidos na patogenia da desmielinização. A neuropatia por anticorpos anti-MAG caracteriza-se patologicamente por desmielinização segmentar extensa, quantidade variável de bulbos de cebola, perda axonal e alargamento característico das lamelas de mielina (Fig. 28.156). A neuropatia paraproteinêmica

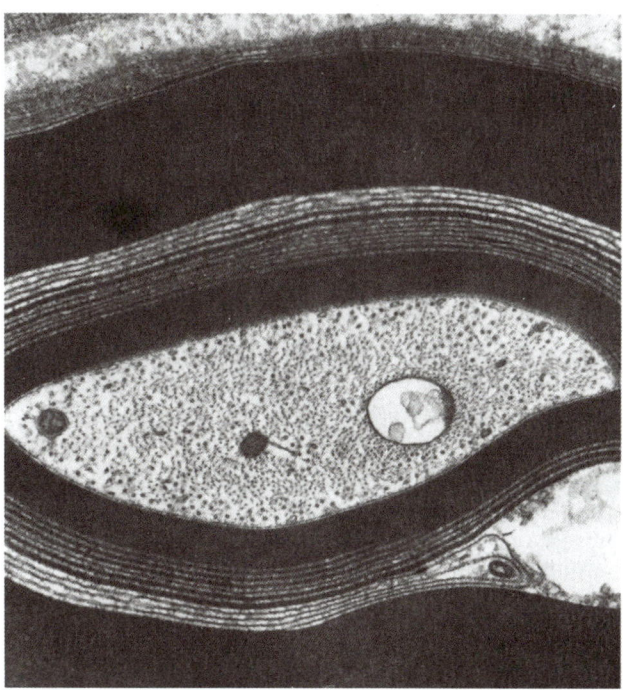

FIGURA 28.156
Neuropatia paraproteinêmica. A micrografia eletrônica mostra uma fibra mielinizada com múltiplas lamelas de mielina, com espaços anormalmente ampliados, de um paciente com gamopatia monoclonal de IgM de importância desconhecida e uma neuropatia desmielinizante crônica.

pode se manifestar raramente como a síndrome POEMS ([*polyneuropathy, organomegaly, endocrinopathy, monoclonal gammopathy, skin changes*]: polineuropatia, organomegalia, endocrinopatia, gamopatia monoclonal e alterações cutâneas).

A Neuropatia Amilóide Caracteriza-se por Polineuropatia Axonal Sensorimotora

Além de seus efeitos sobre nervos sensoriais e motores, a infiltração amilóide do sistema nervoso periférico freqüentemente acarreta disfunção autônoma proeminente. Embora o distúrbio possa ser hereditário, com maior freqüência complica a amiloidose de cadeias leves (AL) associada a amiloidose sistêmica primária ou mieloma múltiplo. Uma mutação pontual no gene da transtirretina (pré-albumina) é responsável pela maioria dos casos de polineuropatia amilóide familiar predominantemente hereditária. Patologicamente, a neuropatia por amilóide caracteriza-se pela deposição de amilóide nos nervos periféricos, gânglios das raízes dorsais e gânglios autônomos. Os depósitos de amilóide intersticiais são endoneurais e epineurais e, com freqüência, envolvem as paredes dos vasos sangüíneos. A deposição de amilóide é acompanhada por perda de fibras mielinizadas e não-mielinizadas. Os mecanismos postulados para o dano à fibra nervosa incluem lesão mecânica direta de fibras nervosas e células ganglionares pelos depósitos de amilóide e isquemia de nervo provocada pela infiltração amilóide dos vasos dos nervos.

A *síndrome do túnel do carpo* é uma neuropatia por aprisionamento crônico do nervo mediano do pulso e representa uma outra complicação da amiloidose sistêmica. O aprisionamento do nervo é a conseqüência da infiltração de amilóide no retináculo flexor. Muitas outras afecções, inclusive lesões ocupacionais, também estão associadas à síndrome do túnel do carpo.

As Neuropatias Paraneoplásicas Freqüentemente Precedem o Diagnóstico de Câncer

Além das neuropatias, outras doenças paraneoplásicas do sistema nervoso incluem encefalomielite crônica, mielopatia necrosante, degeneração cerebelar e a síndrome de Eaton-Lambert. Foram definidos vários tipos clínico-patológicos diferentes de neuropatia paraneoplásica.

- **Polineuropatia sensorimotora paraneoplásica:** Essa polineuropatia distal caracteriza-se por degeneração e desmielinização axonal, com predominância de perda axonal.
- **Neuronopatia sensorial paraneoplásica:** Com muito menos freqüência, a neuropatia paraneoplásica pode se manifestar como uma neuronopatia sensorial subaguda devido a ganglionite de raízes dorsais. Alterações histológicas semelhantes também podem ocorrer no SNC (*encefalomielite paraneoplásica*). Anticorpos anti-Hu freqüentemente estão presentes nesses pacientes, e a causa comum é o carcinoma de células pequenas do pulmão.
- **Polineuropatia desmielinizante inflamatória:** Guillain-Barré e a polineuropatia desmielinizante inflamatória crônica podem estar associadas a câncer.
- **Neuropatia vasculítica paraneoplásica:** A neuropatia vasculítica pode, em casos raros, complicar o câncer.

Nem todas as neuropatias associadas a câncer resultam de efeitos remotos da neoplasia no sistema nervoso. O câncer também pode provocar neuropatia por compressão direta ou por infiltração de nervos ou de raízes nervosas. Os pacientes com câncer também podem desenvolver neuropatia tóxica induzida por quimioterapia ou neuropatia induzida por radiação (plexopatia braquial ou lombossacra).

A Neuropatia Tóxica É Principalmente Iatrogênica

Uma grande variedade de agentes ambientais e compostos industriais provoca neuropatia periférica (Quadro 28.8), mas a maioria das neuropatias tóxicas é provocada por drogas. A maior parte das neuropatias tóxicas caracteriza-se por degeneração axonal, geralmente do tipo morte retrógrada. A amiodarona, a toxina do espinheiro e a toxina diftérica são notáveis por produzirem neuropatias desmielinizantes. Os indivíduos com neuropatia hereditária podem ser especialmente vulneráveis a neuropatia periférica fármaco-induzida.

As Neuropatias Hereditárias São a Forma Mais Comum de Neuropatia Crônica em Crianças

A neuropatia periférica é a manifestação de uma variedade de doenças hereditárias (Quadro 28.9) e, com freqüência, é de etiologia desconhecida em adultos.

DOENÇA DE CHARCOT-MARIE-TOOTH (CMT): A CMT é um grupo heterogêneo, genética e patologicamente, de polineuropatias sensorimotoras distais lentamente progressivas que se manifestam na

QUADRO 28.8 Agentes Associados à Neuropatia Tóxica

Drogas	Agentes Ambientais e Industriais
Amiodarona	Acrilamida
Análogos de nucleosídios (anti-retrovirais)	Arsênico
Cloranfenicol	Bifenilas policloradas
Colchicina	Brometo de metila
Dapsona	Chumbo
Dissulfiram	Clordecona
Etambutol	Cloreto de alila
Fenitoína	Dimetilaminopropionitrila
Isoniazida	Dissulfeto de carbono
Metronidazol	Mercúrio
Misonidazol	Metil-*n*-butil-cetona
Nitrofurantoína	*n*-Hexano (cheirar cola)
Ouro	Organofosfatos
Paclitaxel (taxanos)	Óxido de etileno
Platina	Tálio
Piridoxina (vitamina B_6)	Toxina de espinheiro
Suramina	Toxina diftérica
Talidomida	Tricloroetileno
Vincristina	Vacor

QUADRO 28.9 Doenças Hereditárias Associadas a Neuropatia

Abetalipoproteinemia
Doença de Fabry (deficiência de α-galactosidase A)
Polineuropatias amilóides familiares
Amiloidose com apolipoproteína A1
Amiloidose por gelsolina
Amiloidose por transtiretina
Ataxia de Friedreich
Neuropatia axonal gigante
Neuropatias motoras e sensoriais hereditárias (doença de Charcot-Marie-Tooth)
Neuropatias motoras hereditárias (atrofias musculares espinhais)
Neuropatias sensoriais e autônomas hereditárias
Leucodistrofias
Adrenoleucodistrofia
Leucodistrofia de células globóides
Leucodistrofia metacromática
Porfirias
Doença de Refsum (doença de depósito de ácido fitânico)
Doença de Tangier

infância ou no início da vida adulta. É a neuropatia hereditária mais comum e está entre os distúrbios neurológicos hereditários mais comuns. A CMT pode ser dividida amplamente nas formas desmielinizantes e axonais. A *CMT1*, o tipo mais comum, apresenta herança autossômica dominante e uma polineuropatia desmielinizante crônica com bulbos de cebola e perda de axônios. A *CMT2*, menos comum, mostra herança autossômica dominante e neuropatia axonal de morte retrógrada. Os tipos ligados ao X *(CMTX)* e autossômico recessivo *(CMT4)* também foram descritos. Mutações em um número crescente de genes foram associadas ao fenótipo CMT. Os subtipos de CMT são definidos pelos seus defeitos genéticos específicos (Quadro 28.10).

A *síndrome de Dejerine-Sottas* assemelha-se à CMT1, mas é muito mais grave, com início na lactância. Os nervos periféricos mostram uma neuropatia desmielinizante grave com bulbos de cebola e perda axonal.

A *neuropatia hereditária com risco de paralisias por compressão* tipicamente manifesta-se com mononeuropatias recorrentes. Os nervos mostram desmielinização, espessamentos diferenciadores em forma de salsicha (tomácula) das bainhas de mielina e perda axonal.

As Neuropatias São uma Complicação da AIDS

A neuropatia periférica é uma queixa freqüente em indivíduos infectados pelo HIV. Clinicamente, a neuropatia pode se manifestar como uma polineuropatia simétrica distal, uma mononeuropatia ou uma polirradiculopatia lombossacra.

- A **polineuropatia sensorial distal** é o tipo mais comum de neuropatia associada à infecção pelo HIV. Caracteriza-se por degeneração axonal distal e, em geral, ocorre durante os estágios tardios da AIDS. A patogenia da degeneração axonal é obscura, e não existe terapia eficaz.
- A **polineuropatia desmielinizante inflamatória** associada à AIDS pode ser aguda ou crônica. Acredita-se que o distúrbio seja mediado imunologicamente. Caracteristicamente, a neuropatia ocorre no início do curso da infecção pelo HIV, antes da manifestação da AIDS. A neuropatia freqüentemente responde a plasmaférese, à gamaglobulina endovenosa ou a corticosteróides.
- A **infecção** do sistema nervoso periférico **pelo citomegalovírus** tem sido responsável por algumas das mononeuropatias e polirradiculopatias associadas à AIDS.
- A **neuropatia vasculítica** pode causar mononeuropatia e mononeuropatia múltipla em alguns pacientes com AIDS.
- A **neuropatia tóxica** é provocada por diversas drogas utilizadas na terapia da AIDS. Essas neuropatias axonais fármaco-induzidas são semelhantes clinicamente à polineuropatia sensorial distal associada à AIDS.

Neuropatia Axonal Idiopática Crônica

Em 10 a 20% dos pacientes que apresentam neuropatia periférica, nenhuma etiologia é aparente, apesar de pesquisas cuidadosas e extensas. Essas neuropatias criptogênicas tipicamente ocorrem em idosos, sob a forma de polineuropatia axonal sensorimotora distal crônica, de evolução lenta.

QUADRO 28.10 Doença de Charcot-Marie-Tooth (CMT) e Neuropatias Hereditárias Motoras e Sensoriais

Doença	Herança	Ligação	Gene Candidato	Patologia
CMT1A (NHMS IA)	Dominante	Cromossomo 17	Proteína 22 da mielina periférica (PMP22)	Polineuropatia desmielinizante crônica com numerosos bulbos de cebola e hipertrofia de nervo; degeneração axonal distal também está presente
CMT1B (NHMS IB)	Dominante	Cromossomo 1	Proteína zero da mielina (P_0) (uma proteína da mielina PNS)	
CMTX1	Dominante	Cromossomo X	Conexina-32 (uma proteína da junção comunicante)	
CMT2 (NHMS II)	Dominante	Cromossomo 1	Desconhecido	Degeneração axonal distal
Síndrome de Dejerine-Sottas (NHMS III)	Recessiva ou dominante	Cromossomo 17 ou 1	PMP22 ou P_0	Neuropatia desmielinizante crônica com bulbos de cebola e hipertrofia de nervo; degeneração axonal distal também está presente
Propensão hereditária a paralisias por compressão	Dominante	Cromossomo 17	PMP22	Neuropatia desmielinizante crônica com bainhas de mielina espessadas focalmente (tomácula) e degeneração axonal

TRAUMATISMO DOS NERVOS

O Neuroma Traumático É uma Massa de Axônios em Regeneração e Tecido Cicatricial

O neuroma traumático forma-se na extremidade do coto proximal de um nervo que foi rompido fisicamente. Após a transecção de um nervo periférico, surgem brotos axonais de regeneração, em uma semana, a partir das extremidades distais dos axônios íntegros no coto nervoso proximal. Se as extremidades seccionadas dos cotos nervosos proximal e distal estiverem bastante aproximadas, os brotos axonais em regeneração podem encontrar-se e reinervar o coto distal. Os axônios em regeneração avançam no coto distal em uma velocidade de cerca de 1 mm/dia. Contudo, em muitos casos, as extremidades seccionadas dos nervos não estão bem aproximadas, e existe considerável tecido cicatricial entre os cotos proximal e distal. O amplo espaço entre os cotos proximal e distal impede que os brotos em regeneração reinervem, com sucesso, o coto distal. Nessa situação, os axônios em regeneração crescem ao acaso no tecido cicatricial na extremidade do coto proximal, formando uma tumefação dolorosa conhecida como *neuroma por amputação* ou traumático.

O Neuroma Interdigital Plantar (Neuroma de Morton) É uma Lesão Dolorosa do Pé

O neuroma plantar é uma tumefação dolorosa, em forma de salsicha, do nervo digital plantar entre o segundo e o terceiro ou o terceiro e o quarto ossos metatarsos. Provavelmente, é causado por compressão repetida do nervo. A tumefação não é um neuroma verdadeiro, porque é a conseqüência de fibrose endoneural, perineural e epineural, e não de uma massa de axônios em regeneração. O nervo fibrosado também mostra perda de fibras nervosas e áreas de degeneração mixóide. O neuroma de Morton é particularmente comum em mulheres que usam salto alto.

TUMORES

Os tumores primários do sistema nervoso periférico são de origem neuronal ou da bainha do nervo. Os tumores neuronais (p. ex., neuroblastoma e ganglioneuroma) geralmente surgem da medula supra-renal ou de gânglios simpáticos. Os tumores comuns da bainha de nervos são o schwannoma e o neurofibroma.

O Schwannoma Pode Surgir em Qualquer Nervo

O schwannoma é uma neoplasia benigna das células de Schwann, tipicamente encapsulada e de crescimento lento, que surge em nervos cranianos, raízes espinhais ou nervos periféricos. Em geral, esses tumores são encontrados em adultos e apenas muito raramente sofrem degeneração maligna.

SCHWANNOMA VESTIBULAR (SCHWANNOMA ACÚSTICO): Os schwannomas intracranianos totalizam 8% de todos os tumores intracranianos. Com poucas exceções, os schwannomas intracranianos surgem do oitavo nervo craniano dentro do canal auditivo interno ou no meato, e provocam perda da audição sensorineural unilateral e zumbido no ouvido. O tumor de crescimento lento aumenta o meato, estende-se medialmente para o espaço subaracnóide do ângulo cerebelopontino (*tumor do ângulo cerebelopontino*) e comprime o quinto e o sétimo nervos cranianos, o tronco cerebral e o cerebelo. A massa na fossa posterior também pode ocasionar aumento da pressão intracraniana, hidrocefalia e herniação tonsilar. A maioria dos schwannomas vestibulares é unilateral e não está associada a neurofibromatose. Os schwannomas vestibulares bilaterais são uma característica de definição de NF2.

SCHWANNOMAS INTRA-ESPINHAIS E PERIFÉRICOS: Os schwannomas intra-espinhais são tumores intradurais ou extramedulares que se originam, com maior freqüência, das raízes espinhais dorsais (sensoriais). Produzem dor radicular (raiz) e compressão da medula espinhal. Os schwannomas mais periféricos comumente surgem em nervos da cabeça, pescoço e extremidades.

Patologia: Os schwannomas tendem a ser ovais e bem demarcados e variam em diâmetro desde alguns milímetros até vários centímetros. O nervo de origem, se suficientemente grande, pode ser identificável. A superfície de corte é firme, de castanha a cinza, e mostra freqüentemente focos de hemorragia, necrose, alteração xantomatosa e degeneração cística. Microscopicamente, as células de Schwann em proliferação formam dois padrões histológicos distintivos (Fig. 28.157).

O **padrão Antoni tipo A** caracteriza-se por fascículos entrelaçados de células fusiformes com núcleos alongados, citoplasma eosinofílico e bordas citoplasmáticas indistintas. Os núcleos podem formar paliçada em áreas, originando estruturas conhecidas como *corpúsculos de Verocay.*

O **padrão Antoni tipo B** apresenta células fusiformes ou ovais com citoplasma indistinto em um fundo frouxo vacuolizado.

As alterações degenerativas nos schwannomas são comuns e incluem coleções de células espumosas, hemorragia recente ou antiga, focos de fibrose e vasos sangüíneos hialinizados. Núcleos atípicos dispersos são encontrados com freqüência nos schwannomas, porém as figuras mitóticas são incomuns.

O Neurofibroma Exibe Diversos Tipos Celulares

O neurofibroma é um tumor benigno de nervo periférico, com crescimento lento, composto de células de Schwann, células de tipo perineural e fibroblastos. É preciso estabelecer a diferença entre neurofibroma e schwannoma por causa da associação íntima entre neurofibroma e neurofibromatose 1 (NF1) e de seu potencial de degeneração sarcomatosa para tumor de bainha de nervo periférico.

Os neurofibromas podem ser solitários ou múltiplos e podem surgir em qualquer nervo. São encontrados tanto em crianças quanto em adultos. Mais comumente, os neurofibromas envol-

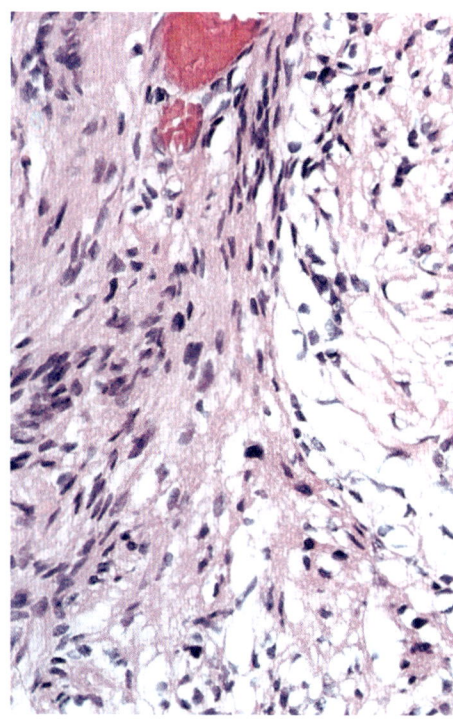

FIGURA 28.157
Schwannoma. A fotomicrografia mostra a transição caracteristicamente abrupta entre o padrão histológico compacto de Antoni do tipo A (*esquerda*) e o padrão histológico esponjoso de Antoni do tipo B (*direita*).

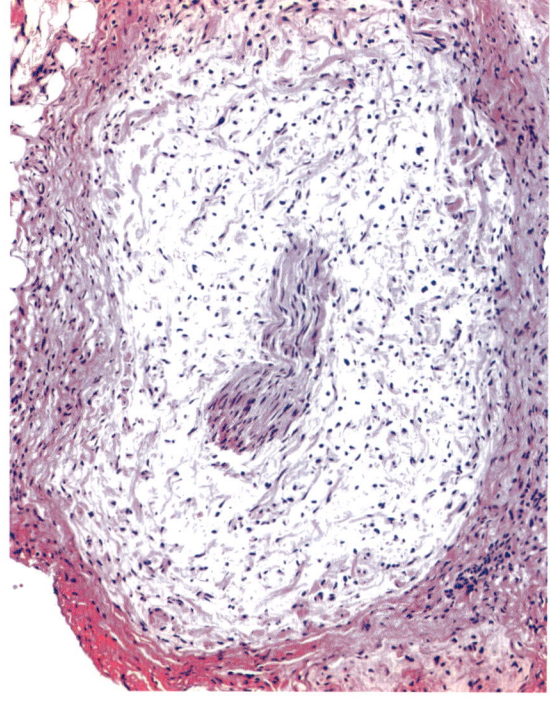

FIGURA 28.158
Neurofibroma. A fotomicrografia mostra que as células de Schwann fusiformes em proliferação originam pequenas faixas que correm ao acaso através da matriz mixóide.

vem a pele, os principais plexos nervosos, os grandes troncos nervosos profundos, o retroperitônio e o trato gastrintestinal. A maioria dos *neurofibromas cutâneos solitários* ocorre fora do contexto de neurofibromatose e não apresenta o potencial de degeneração sarcomatosa. A presença de neurofibromas múltiplos ou de um grande neurofibroma plexiforme é praticamente diagnóstica de NF1 e deve levar a uma pesquisa cuidadosa imediata de outros sinais da doença.

 Patologia: Macroscopicamente, um neurofibroma surgindo em um nervo grande aparece como um aumento fusiforme mal circunscrito. O crescimento intrafascicular difuso do tumor dentro dos múltiplos fascículos do nervo pode, assim, aumentar tanto os fascículos do nervo de forma a parecerem macroscopicamente cordões de um plexo nervoso (*neurofibroma plexiforme*). O neurofibroma pode envolver segmentos longos do nervo, tornando impossível a excisão cirúrgica completa. Quando os neurofibromas originam-se em nervos pequenos, o nervo de origem pode não ser aparente. Os neurofibromas cutâneos originam-se de nervos dermais e são vistos como tumores cutâneos moles, nodulares ou pedunculados.

A superfície de corte do neurofibroma é mole e cinza-claro, e os fascículos nervosos aumentados do neurofibroma plexiforme podem ser proeminentes. Microscopicamente, um tumor que surge em um nervo grande caracteriza-se por uma proliferação endoneural de células fusiformes com núcleos alongados, citoplasma eosinofílico e bordos celulares indistintos (Fig. 28.158). Entremeadas nas células fusiformes estão uma matriz mixóide extracelular, faixas onduladas de colágeno e fibras nervosas residuais. O trajeto das fibras nervosas através do neurofibroma constrasta com o padrão no schwannoma, no qual as fibras nervosas são empurradas perifericamente para a cápsula do tumor. A proliferação neurofibromatosa freqüentemente se estende além do fascículo nervoso no tecido adjacente.

Cerca de 2 a 5% dos neurofibromas associados a NF1 exibem transformação sarcomatosa para tumor maligno na bainha de nervo periférico. A presença de celularidade aumentada e figuras mitóticas marca a transformação maligna.

Tumor da Bainha de Nervos Periféricos Maligno (Schwannoma Maligno, Neurofibrossarcoma)

O tumor maligno da bainha de nervo periférico é um sarcoma de nervo periférico de células fusiformes e mal diferenciado, com histogenia incerta. O tumor pode surgir *de novo* ou da transformação maligna de um neurofibroma. O tumor maligno da bainha de nervo periférico é mais comum em adultos e quase sempre surge em grandes nervos do tronco ou dos membros proximais. **Cerca de metade desses sarcomas ocorre em pacientes com neurofibromatose.** Há maior incidência de tumores malignos da bainha de nervo periférico em sítios de irradiação prévia.

Esse tumor apresenta-se macroscopicamente como um aumento fusiforme e não encapsulado de um nervo. Microscopicamente, a neoplasia assemelha-se a fibrossarcoma. O tumor é propenso a recidiva local e metástases hematogênicas.

LEITURAS SUGERIDAS

Sistema Nervoso Central

Alison MR (ed): *Cancer handbook.* London: Nature Publishing Group, 2001.

Clark CM, Trojanowski JQ (eds): *Neurodegenerative dementias: Clinical features and pathological mechanisms.* New York: McGraw-Hill, 2000.

Esiri M, Lee VM-Y, Trojanowski JQ (eds): *The neuropathology of dementia.* Cambridge: Cambridge University Press, In press, 2002.

Geschwind D, Gregg J (eds): *Microarrays for the neuroscience: an essential guide,* Boston: MIT Press, 2002.

Graham DI, Lantos PL (eds): *Greenfield's neuropathology,* 7th ed. London: Hodder Arnold Press, 2002.

Kleihues P, Cavenee WK (eds): *Pathology and genetics of tumors of the nervous system,* 2nd ed. Lyon: International Agency for Cancer Research, 2000.

Rosenberg RN, Prusiner SB, Di Mauro S, et al. (eds): *The molecular and genetic basis of neurological and psychiatric disease,* 3rd ed, Woburn: Butterworth Heineman Press, In press, 2002.

Sistema Nervoso Periférico

Asbury AK, Thomas PK (eds): *Peripheral nerve disorders 2.* Oxford: Butterworth-Heinemann, 1995.

Dyck PJ, Thomas PK, Griffin JW, et al. (eds): *Peripheral neuropathy,* 3rd ed. Philadelphia: WB Saunders, 1993.

Enzinger FM, Weiss SW: *Soft tissue tumors,* 3rd ed. St. Louis: Mosby-Year Book, 1995.

Midroni G, Bilbao JM: *Biopsy diagnosis of peripheral neuropathies.* Boston: Butterworth-Heinemann, 1995.

Ouvrier RA: Peripheral neuropathies. In: Berg BO (ed): *Principles of child neurology.* New York: McGraw-Hill, 1996: 1607–1655.

Schaumburg HH, Berger AR, Thomas PK: *Disorders of peripheral nerves,* 2nd ed. Philadelphia: FA Davis, 1992.

CAPÍTULO 29

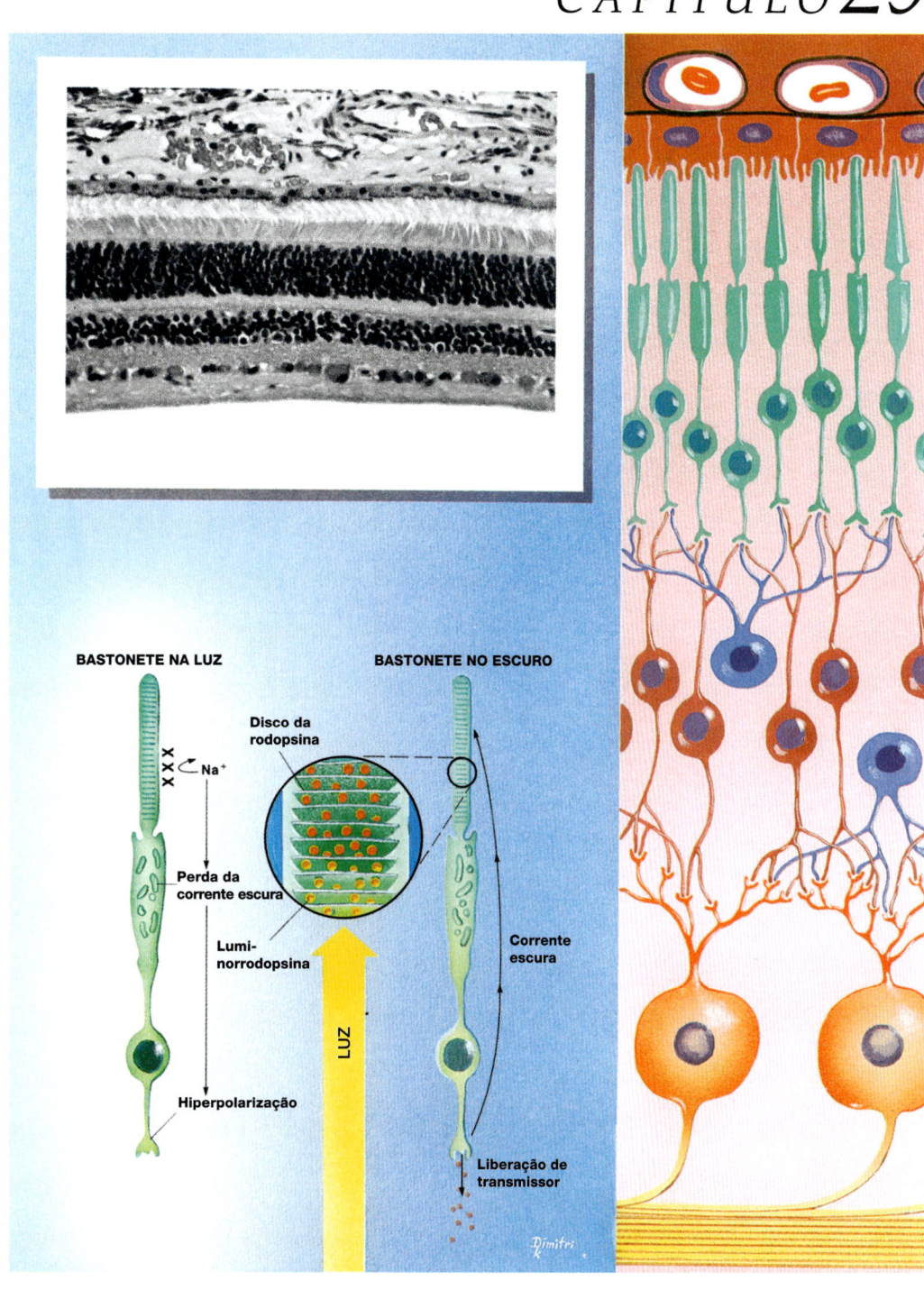

Olho

Gordon K. Klintworth

Lesões Físicas e Químicas

Pálpebras

Órbita
Exoftalmia do Hipertireoidismo

Conjuntiva
Hemorragia
Conjuntivite
Pinguécula e Pterígio

Córnea
Herpes Simples
Oncocercose
Arco Lipóide (Arco Senil)
Ceratopatia em Faixa
Distrofias Corneanas
Catarata
Presbiopia

Úvea
Oftalmite Simpática
Sarcoidose

Retina
Hemorragia Retiniana
Doença Vascular Oclusiva da Retina
Retinopatia Diabética
Retinite Pigmentar
Degeneração Macular
Mancha Vermelho-cereja na Mácula
Estrias Angióides
Retinopatia da Prematuridade

Nervo Óptico
Edema do Disco Óptico
Atrofia Óptica

Glaucoma
Tipos de Glaucoma
Efeitos da Pressão Intra-ocular Aumentada

Miopia

Phthisis Bulbi

Neoplasias
Melanoma Maligno
Retinoblastoma
Neoplasias Intra-oculares e Orbitais Metastáticas

FIGURA 29.1 *(ver página anterior)*
Base retiniana da visão. A retina, tecido especializado que responde à luz, contém neurônios organizados em camadas distintas. Na retina dos vertebrados, a luz atravessa todo o olho antes de alcançar os fotorreceptores (cones e bastonetes). O segmento externo de cada fotorreceptor é sua região sensível à luz. O segmento externo do bastonete contém uma densa pilha de membranas de discos nas quais a fotoproteína, rodopsina, está imersa. A transdução bioquímica da luz nos impulsos neurais depende de fluxos de íons.

A posição desprotegida dos olhos torna-os vulneráveis a lesões advindas de traumatismo físico, substâncias químicas tóxicas, radiação solar, condições climáticas adversas e efeitos lesivos da luz. Inúmeros antígenos e muitos microrganismos provocam doença ocular em indivíduos suscetíveis. O olho também é afetado em muitas doenças sistêmicas, e o reconhecimento de manifestações oculares nesses distúrbios ajuda no diagnóstico clínico de muitas alterações. Embora as neoplasias com risco de morte não sejam comuns, muitas aflições oculares acarretam comprometimento visual grave e, com freqüência, cegueira.

LESÕES FÍSICAS E QUÍMICAS

O traumatismo físico do olho comumente provoca equimose das pálpebras bastante vascularizadas (olho roxo); quando isso ocorre, outras partes do olho também podem ser lesadas. Rupturas superficiais do epitélio corneano seguem abrasões traumáticas, uso prolongado de lentes de contato, corpos estranhos no olho, exposição à luz ultravioleta, exposição a produtos químicos cáusticos. O traumatismo não penetrante aumenta a pressão intra-orbitária momentaneamente, fazendo com que os ossos no assoalho da órbita fraturem dentro do seio maxilar (*fratura por explosão*). O músculo reto inferior pode ficar preso na fratura, provocando o afundamento do olho na órbita (*enoftalmia*).

Uma variedade quase infinita de materiais estranhos é capaz de lesar o olho. Enquanto pequenas partículas freqüentemente alojam-se nos tecidos oculares superficiais, algumas penetram o olho ou o atravessam. Uma partícula estranha pode lesar o olho durante sua penetração ou pela infecção secundária após a introdução de microrganismos. Alguns corpos estranhos provocam reação inflamatória aguda ou granulomatosa proeminentes. Outros, como os que contêm ferro, provocam degeneração da retina e mesmo descoloração dos tecidos oculares (*siderose bulbar*), efeitos que podem não ser evidentes durante vários anos. Outras complicações de lesões oculares incluem catarata, descolamento da retina e glaucoma.

Comumente, o olho é lesado por uma variedade de produtos químicos domésticos e industriais, que entram no olho acidentalmente ou como conseqüência de um ato intencional. A lesão criada depende da natureza do composto químico.

PÁLPEBRAS

As patologias mais importantes que afetam as pálpebras incluem:

A **blefarite** é uma inflamação das pálpebras. É comum e algumas vezes produz uma massa inflamatória sensível, vermelha e aguda.

O **hordéolo (ou terçol)** refere-se a uma lesão focal da pálpebra, inflamatória e aguda. A inflamação aguda envolvendo as glândulas de Meibom é denominada *hordéolo interno*, enquanto a foliculite aguda das glândulas de Zeis é um *hordéolo externo*.

O **calázio** é uma inflamação granulomatosa localizada ao redor das glândulas de Meibom ou das glândulas de Zeis. Acredita-se que represente uma reação a secreções lipídicas expelidas. Um calázio geralmente produz tumefação indolor da pálpebra.

O **pseudotumor inflamatório da órbita** descreve uma reação inflamatória crônica idiopática associada a um grau variável de fibrose. É uma causa comum de proptose e de imobilidade parcial do globo ocular.

O **xantelasma** refere-se a uma placa amarela de macrófagos contendo lipídios, geralmente envolvendo a face nasal das pálpebras. Freqüentemente, é visto em idosos e nos pacientes com distúrbios do metabolismo de lipídios (por exemplo, hipercolesterolemia familiar, cirrose biliar primária).

ÓRBITA

A **exoftalmia** *ou* **proptose** *é uma protrusão anormal para a frente do globo ocular.* O termo *exoftalmia* é utilizado principalmente quando a condição é bilateral; a *proptose* refere-se a uma protrusão unilateral do olho. Muitas condições provocam uma protrusão para a frente do olho. A causa mais comum é a doença da tireóide, seguida por cistos dermóides orbitários e hemangiomas. Outros distúrbios orbitários podem provocar proptose: diversas lesões inflamatórias, linfomas, anomalias de desenvolvimento, problemas vasculares e neoplasias contribuem para o problema. A proptose também resulta de lesões dos seios paranasais e da cavidade intracraniana.

A Exoftalmia do Hipertireoidismo Persiste Apesar de Tratamento

A exoftalmia provocada pela doença de Graves pode preceder ou seguir outras manifestações da disfunção tireoidiana. A exoftalmia resultante de doença da tireóide geralmente ocorre no início da vida adulta, especialmente em mulheres (relação sexo feminino/masculino igual a 4:1). Pode ser grave e progressiva, particularmente na meia-idade, quando a exoftalmia não mais se correlaciona bem com o estado da função tireoidiana. A exoftalmia por disfunção tireoidiana pode estar associada a edema das pálpebras, quemose (edema da conjuntiva) e movimento ocular limitado. A patogenia da exoftalmia é discutida no Cap. 21.

 Manifestações Clínicas: Embora seja geralmente bilateral, um olho pode estar envolvido mais precocemente ou pode estar envolvido de forma mais intensa que o outro. Outras manifestações oculares de hipertireoidismo incluem retração da pálpebra superior (devido ao aumento do tônus simpático) e um olhar fixo característico ou proptose aparente como conseqüência da exposição da conjuntiva acima do limbo corneoescleral.

As complicações da exoftalmia grave incluem diversas complicações que potencialmente levam à cegueira: exposição corneana com ulceração subseqüente e compressão do nervo óptico.

Paradoxalmente, a tireoidectomia pode aumentar a incidência e a gravidade da exoftalmia associada ao hipertireoidismo.

CONJUNTIVA

Hemorragia

A hemorragia conjuntival sucede traumatismo não penetrante, anoxia, ou fortes acessos de tosse. Também ocorre espontaneamente, com freqüência sendo observada pela primeira vez quando se desperta do sono. As hemorragias conjuntivais não se estendem para a córnea por causa da barreira imposta pela estreita justaposição do epitélio corneano à substância própria subjacente.

A Conjuntivite É Infecciosa ou Alérgica

Os microrganismos que se abrigam na superfície do olho freqüentemente provocam conjuntivite, ceratite (inflamação da córnea) ou úlcera corneana. O olho também pode tornar-se infectado por disseminação hematógena por um foco de infecção em outro local. As infecções iatrogênicas do olho são sempre uma possibilidade distinta de procedimentos cirúrgicos oftálmicos, como enxertos corneanos e a instilação intra-ocular de prótese de cristalino. Os adenovírus e outros patógenos podem ser introduzidos no olho por um médico utilizando colírio infectado ou um tonômetro (instrumento para medir a pressão intra-ocular) contaminado.

Em algum momento da vida, praticamente todas as pessoas apresentam uma conjuntivite viral ou bacteriana. Essa doença mais comum do olho caracteriza-se por vasos sangüíneos conjuntivais hiperêmicos (olho vermelho). O exsudato inflamatório que se acumula no saco conjuntival comumente forma crostas, fazendo com que as pálpebras fiquem coladas pela manhã. A secreção conjuntival pode ser purulenta, fibrinosa, serosa ou hemorrágica e contém células inflamatórias que variam com o agente etiológico. Acompanhando a natureza sazonal de muitos alérgenos, a conjuntivite alérgica algumas vezes ocorre apenas durante um determinado momento do ano.

Tracoma

O tracoma é uma conjuntivite contagiosa crônica provocada por Chlamydia trachomatis. Diferentes sorotipos de *C. trachomatis* provocam infecções oculares, genitais e sistêmicas (tracoma, conjuntivite de inclusão e linfogranuloma venéreo) em milhões de pessoas (ver Cap. 9).

Epidemiologia: Cerca de 500 milhões de pessoas são acometidas por tracoma, uma ceratoconjuntivite cicatrizante infecciosa aguda, provocada por *C. trachomatis* (sorotipos A, B e C). **Essa infecção é a causa mais comum de cegueira no mundo, e é especialmente prevalente na Ásia, no Oriente Médio e em partes da África.** O tracoma não é muito contagioso, mas a superpopulação e condições precárias de higiene favorecem sua transmissão pelos dedos, fômites e moscas. A cicatrização espontânea é comum em crianças, mas, em adultos, a doença progride mais rapidamente e raras vezes cura-se sem tratamento.

Patologia: O tracoma quase sempre é bilateral e envolve a metade superior da conjuntiva mais amplamente que a inferior (Fig. 29.2). O infiltrado celular é predominantemente linfocítico, e são característicos os folículos linfóides com centros germinativos necróticos. Por fim, os linfócitos e os vasos sangüíneos invadem a porção superior da córnea entre o epitélio e a zona de Bowman (*pano tracomatoso*). A cicatrização da conjuntiva e das pálpebras distorce as pálpebras. No exame microscópico, o epitélio conjuntival descamado exibe corpúsculos de inclusão intracitoplasmáticos ricos em glicogênio e macrófagos grandes contendo fragmentos nucleares (*células de Leber*). A infecção bacteriana secundária é uma complicação comum.

Outras Infecções por Clamídias

A *Chlamydia* é responsável por uma conjuntivite purulenta (*blenorréia de inclusão*) que se desenvolve no neonato, o qual se torna infectado durante o parto natural. A infecção também é adquirida quando se nada em piscinas não-cloradas (conjuntivite de água de piscina) ou por secreções de lesões da conjuntiva, uretra ou cérvice uterina.

Em adultos e crianças maiores, a *Chlamydia* provoca uma conjuntivite folicular crônica com hiperplasia linfóide focal (*conjuntivite de inclusão*) e corpúsculos de inclusão intracitoplasmáticos indistinguíveis daqueles do tracoma. Entretanto, ao contrário do tracoma, a conjuntiva tarsal inferior está envolvida. A formação de tecido cicatricial e a necrose não se desenvolvem, e a ceratite é rara e leve.

Oftalmia Neonatal

A oftalmia neonatal é uma conjuntivite aguda e grave com secreção purulenta copiosa, especialmente no neonato, provocada por Neisseria gonorrhoeae. A infecção, uma causa comum de cegueira em algumas partes do mundo, é complicada por ulceração, perfuração e cicatrização da córnea, e por panoftalmite. O lactente geralmente infecta-se ao passar pela vagina da mãe infectada. Além da gonorréia, a oftalmia neonatal tem outras causas, incluindo outras bactérias piogênicas e a *C. trachomatis*. Atualmente, os neonatos são tratados rotineiramente com colírio à base de penicilina.

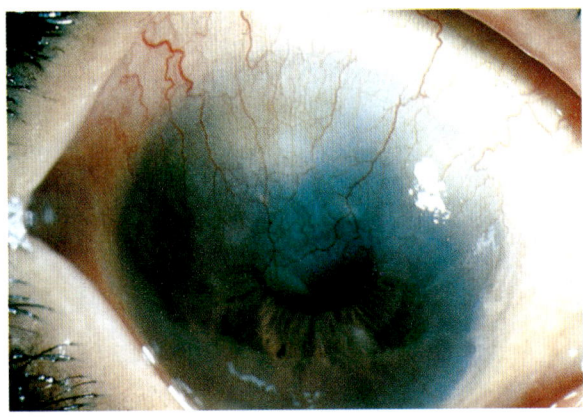

FIGURA 9.2

Tracoma. A fotografia clínica da córnea de um paciente com tracoma grave mostra opacidade fibrovascular (*pano*) extensa na córnea superior.

Pinguécula e Pterígio

A **pinguécula** é um nódulo conjuntival amarelado, geralmente localizado nasal ao limbo corneoescleral. É o nódulo conjuntival mais comum. Apesar de seu aspecto amarelado, a lesão não contém gordura; em vez disso, consiste em tecido conjuntival lesado pelo sol, idêntico àquele em uma pele lesada da mesma forma (elastose actínica).

O **pterígio** é uma prega de conjuntiva vascularizada que cresce horizontalmente para dentro da córnea com a forma de uma asa de insetos (daí o nome). Em geral associa-se a uma pinguécula e, com freqüência, recidiva após a excisão.

CÓRNEA

O Herpes Simples Causa Ulcerações Corneanas

O herpesvírus (VHS) apresenta uma predileção pelo epitélio corneano, no qual provoca ceratite, mas pode invadir o estroma corneano e, ocasionalmente, outros tecidos oculares.

INFECÇÃO PRIMÁRIA PELO VHS TIPO I: Lesões oculares localizadas, subclínicas ou não diagnosticadas, são causadas por VHS tipo 1 na infância. Essas infecções são acompanhadas por linfadenopatia regional, infecção sistêmica e febre. O VHS tipo 2 raramente provoca infecção ocular, mas, quando o faz, pode produzir lesões disseminadas da córnea e da retina. Uma exceção ocorre no neonato, que se infecta durante o parto natural da mãe que abriga herpes genital. A maioria das lesões corneanas provocadas pelo VHS são placas assintomáticas de células epiteliais doentes que contêm vírus em replicação. Geralmente cicatrizam sem ulceração, mas pode ocorrer conjuntivite folicular unilateral aguda. As úlceras corneanas aparecem após os níveis de anticorpos séricos tornarem-se elevados.

REATIVAÇÃO DA INFECÇÃO PELO VHS: Latente no gânglio trigêmeo, o VHS pode descer pelos nervos e reativar a infecção. Ao contrário da infecção primária pelo vírus, a recidiva da doença caracteriza-se por ulceração da córnea e reação inflamatória mais grave.

A recidiva de úlceras corneanas provocadas pelo VHS pode ser precipitada por luz ultravioleta, traumatismo, menstruação, estresse emocional e físico, exposição à luz ou à luz solar, vacinação e outros fatores.

 Patologia: O VHS causa múltiplas úlceras corneanas intra-epiteliais minúsculas e individualizadas (*ceratopatia pontilhada superficial*). Embora algumas dessas lesões curem, outras aumentam e finalmente coalescem, formando fissuras ramificadas ou lineares (úlceras dendríticas, do grego, *dendron*, "árvore"). O epitélio entre as fissuras descama-se, produzindo úlceras geográficas irregulares e bem demarcadas. As úlceras das córneas são vistas prontamente no paciente após a córnea ter sido corada com fluoresceína. As células epiteliais afetadas, que podem tornar-se multinucleadas, contêm corpúsculos de inclusão intranucleares eosinofílicos (*corpúsculos de Lipschütz*).

As lesões do estroma corneano variam na infecção do VHS reativada. Tipicamente, desenvolve-se uma opacidade da córnea central, em forma de disco, abaixo do epitélio, decorrente de edema e infiltrado celular inflamatório mínimo (*ceratite disciforme*). O estroma corneano pode tornar-se acentuadamente delgado, e a membrana de Descemet pode projetar-se para dentro dele (*descemetocele*). Também pode ocorrer perfuração corneana.

A Oncocercose Causa Cegueira em Regiões Tropicais

O nematóide *Onchocerca volvulus*, transmitido por picada de borrachudos infectados, é, de longe, a infecção helmíntica mais importante do olho (ver Cap. 9). **Esse parasita é responsável por cegueira em, pelo menos, 500.000 pessoas em regiões da África e da América Latina, onde é endêmico.** As microfilárias liberadas pelas fêmeas adultas fertilizadas migram para a córnea superficial, a conjuntiva bulbar, o humor aquoso e outros tecidos oculares. Após a eliminação das microfilárias intracorneanas, uma resposta inflamatória provoca opacificação da córnea e comprometimento da visão (*cegueira do rio*). Com menor freqüência, ocorrem endoftalmite, lesões da retina e atrofia óptica. O tratamento com ivermectin é bastante eficaz.

Arco Lipóide (Arco Senil)

O *arco lipóide* (anteriormente denominado arco senil *por sua freqüência em idosos*) é um arco branco devido à deposição de lipídios na córnea periférica. Também pode formar um anel inteiro, em cujo caso o termo *anel lipóide* é mais adequado. Embora não esteja necessariamente associado a níveis séricos aumentados de lipídios, o arco lipóide acompanha certos distúrbios do metabolismo lipídico e sua presença alerta o clínico atento para o distúrbio sistêmico.

A Ceratopatia em Faixa Consiste em uma Faixa Horizontal Através da Córnea

A *ceratopatia em faixa* refere-se a uma faixa horizontal opaca através da *superfície corneana central*. A opacificação pode conter fosfato de cálcio (ceratopatia de faixa calcificada) ou proteína não-calcificada (ceratopatia actínica crônica).

Na **ceratopatia em faixa calcificada,** o fosfato de cálcio deposita-se em uma faixa horizontal através da córnea central superficial em alterações associadas a hipercalcemia. Entretanto, o distúrbio ocorre com maior freqüência sem concentração sérica aumentada de cálcio, como na uveíte crônica e em outros distúrbios oculares.

A **ceratopatia actínica crônica** ocorre no mundo todo, mas é mais grave em regiões em que as pessoas passam uma considerável parte do tempo ao ar livre. Seus olhos desprotegidos são expostos à luz ultravioleta excessiva, como aquela refletida do deserto, da água ou da neve.

As Distrofias Corneanas Compreendem Vários Distúrbios Genéticos

As distrofias corneanas englobam um grupo heterogêneo de doenças não-inflamatórias hereditárias da córnea. A maioria das distrofias corneanas é autossômica ou recessiva, mas alguns casos raros estão ligados ao X e são recessivos. As distrofias corneanas são classificadas tradicionalmente de acordo com a camada primária envolvida: (1) a camada mais externa composta de epitélio, membrana basal e camada de Bowman, (2) estroma e (3) endotélio e membrana de Descemet. Um problema desta classificação é sua artificialidade, porque muitas das afecções envolvem mais de uma camada.

DISTROFIAS EPITELIAIS: As diferentes distrofias epiteliais caracterizam-se por uma variedade de alterações distintas, incluindo (1) microcistos ou acúmulos de material anômalo dentro do citoplasma do epitélio corneano, (2) defeitos da membrana basal epitelial e (3) deposição de uma substância delicadamente fibrilar na camada de Bowman. Em algumas distrofias epiteliais, desmossomos defeituosos podem permitir a separação de células epiteliais adjacentes, levando ao acúmulo de microcistos cheios de líquido. A perda de hemidesmossomos entre o epitélio e a camada de Bowman provoca erosões recidivantes dolorosas que começam no início da infância. Embora possa haver uma diminuição lenta da acuidade visual, as distrofias epiteliais comumente não provocam cegueira. Os pacientes com uma distrofia corneana do epitélio corneano (*distrofia de Meesmann*) apresentam mutações dominantes nos genes *KRT3* ou *KRT12*, que codificam queratina 3 e queratina 12, respectivamente. As mutações resultam em agregados de filamentos anormais de citoqueratina e comprometem intensamente a função citosquelética nas células acometidas.

DISTROFIAS ESTROMAIS: As distrofias estromais são entidades distintas nas quais diferentes substâncias (por exemplo, amilóide, glicosaminoglicanos, proteínas não identificadas e uma variedade de lipídios) acumulam-se dentro do estroma corneano por causa de um distúrbio metabólico hereditário. Cada distrofia do estroma provoca uma forma característica de opacificação corneana. A idade de início e o índice de progressão variam com o distúrbio específico. Embora as manifestações clínicas possam estar limitadas à córnea, outros tecidos estão envolvidos em algumas dessas distrofias. Diversos distúrbios corneanos hereditários, como distrofia corneana granular e distrofia corneana entrelaçada, são mutações distintamente diferentes no mesmo gene, a saber, o gene *TFGBI (BIGH3)* no cromossomo 5 (5q). Uma outra distrofia corneana predominantemente do estroma (*distrofia corneana macular*) é decorrente de um defeito no gene CHST6 no cromossomo 16 (16q), que codifica uma sulfotransferase que catalisa a transferência de grupamentos sulfato para porções de N-acetil glicosamina e galactose no sulfato de queratano.

DISTROFIAS ENDOTELIAIS: Várias distrofias endoteliais diferentes são reconhecidas, geralmente acompanhadas por alterações na membrana de Descemet, a membrana basal do endotélio corneano. Em uma distrofia do endotélio corneano (*distrofia de Fuchs*), excrescências semelhantes a verrugas formam-se na membrana de Descemet, e perda visual progressiva sucede a edema corneano e degeneração das células endoteliais. As mutações de sentido incorreto no gene *COL8A2* codificando a cadeia α_2 do colágeno do tipo VIII foram identificadas em alguns pacientes com distrofia de Fuchs de início precoce e distrofia corneana polimorfa posterior, essas duas entidades acometendo o endotélio corneano e sua membrana basal (membrana de Descemet).

CRISTALINO

A Catarata É a Opacificação do Cristalino

A catarata é a principal causa de comprometimento visual e cegueira no mundo todo e constitui-se no desfecho de muitos distúrbios.

Patogenia: A catarata pode ser causada por diabetes ou por deficiências de riboflavina ou triptofano. Uma variedade de cataratas resulta de distúrbios genéticos. Outras estão relacionadas com a ação de toxinas, drogas ou agentes físicos. Exemplos de substâncias que podem provocar cataratas incluem dinitrofenol, naftaleno, ergotina, iodeto de fosfolina (tópico), corticosteróides e fenotiazinas. Agentes físicos que causam catarata são calor, luz ultravioleta, traumatismo, cirurgia intra-ocular e ultra-som.

As doenças oculares que podem ser complicadas por cataratas incluem uveíte, neoplasias intra-oculares, glaucoma, retinite pigmentar e descolamento da retina. As cataratas também se associam a infecção congênita pelo vírus da rubéola, envelhecimento, algumas doenças de pele (dermatite atópica, esclerodermia) e várias doenças sistêmicas. Uma ampla variedade de cataratas é hereditária e algumas delas estão associadas a outras anormalidades oculares ou sistêmicas. A catarata pode resultar de mutações no gene do fator de transcrição de choque térmico-4 (*HSF4*), e também em genes que codificam muitas proteínas específicas do cristalino.

Patologia: A catarata mais comum nos Estados Unidos está associada ao envelhecimento (catarata relacionada com a idade). Surgem fendas entre as fibras do cristalino, e o material do cristalino degenerado acumula-se nesses espaços (corpúsculos morgagnianos, catarata incipiente). O material degenerado do cristalino exerce uma pressão osmótica, fazendo com que o cristalino danificado aumente de volume por absorção de água. Este cristalino edemaciado pode obstruir a pupila e provocar glaucoma (*glaucoma facomórfico*).

Numa catarata madura (Fig. 29.3) todo o cristalino sofre degeneração, e seu volume diminui porque os restos lenticulares escapam pelo humor aquoso através de uma cápsula do cristalino degenerada (catarata hipermadura). Após ser engolfado por macrófagos, o material lenticular eliminado pode obstruir o fluxo de saída do humor aquoso e produzir glaucoma (glaucoma facolítico). As fibras do cristalino comprimidas no centro do cristalino normalmente endurecem com a idade (catarata esclerótica nuclear simples) e podem tornar-se marrons ou negras. Se a porção periférica do cristalino, ou o córtex do cristalino, tornar-se liquefeita (*catarata morgagniana*), o núcleo esclerótico pode afundar no cristalino por gravidade.

Felizmente, o cristalino com catarata pode ser removido cirurgicamente, e aparatos ópticos podem ser providenciados para

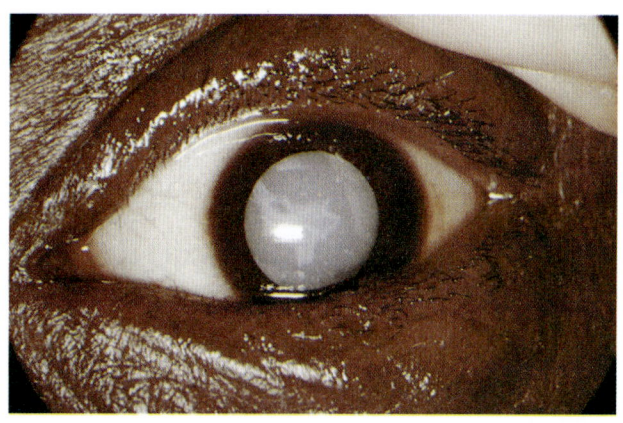

FIGURA 29.3
Catarata. O aspecto branco da pupila neste olho deve-se à opacificação completa do cristalino ("catarata madura").

permitir o foco da luz na retina (óculos, lentes de contato, implantação de lentes prostéticas).

A Presbiopia Reflete Falha da Acomodação

A presbiopia é um comprometimento da visão associado ao envelhecimento, no qual o ponto próximo da visão individualizada localiza-se além do olho. No equador do cristalino, as células subcapsulares cuboidais diferenciam-se em fibras alongadas do cristalino durante toda a vida. Uma vez formadas, essas fibras do cristalino persistem indefinidamente. Fibras mais antigas deslocam-se para o centro do cristalino, levando-o a aumentar com a idade. Após esse processo ocorrer durante muitos anos, o cristalino perde sua elasticidade, um efeito que interfere em sua tendência normal de tornar-se esférico, dessa forma diminuindo o poder de acomodação. Como conseqüência, a maioria das pessoas com mais de 40 anos de idade começa a ter dificuldade para ler e necessita de óculos para visão de perto.

A Endoftalmite Facoanafilática É um Distúrbio Auto-imune

A endoftalmite facoanafilática é uma resposta granulomatosa imunológica contra as proteínas do cristalino. A lesão inflamatória ocorre ao redor ou dentro do cristalino (ou seu remanescente) em um olho com o cristalino traumatizado ou com catarata, ou após a remoção cirúrgica do cristalino com catarata. Uma reação semelhante pode ocorrer espontaneamente no olho contralateral meses ou anos depois. Essa reação auto-imune contra as proteínas exclusivas do cristalino, normalmente seqüestradas do sistema imunológico, pode ser provocada experimentalmente pela imunização com material autólogo de cristalino.

ÚVEA

Diferentes alterações inflamatórias afetam o trato uveal. A inflamação da úvea (*uveíte*) também engloba a inflamação da íris (*irite*), do corpo ciliado (*ciclite*) e da íris mais o corpo ciliado (*iridociclite*). A inflamação da íris e do corpo ciliado tipicamente provoca um olho vermelho, fotofobia, dor moderada, visão embaçada, halo pericorneano, rubor ciliar e leve miose. É comum um brilho na câmara anterior quando submetida a biomicroscopia de lâmpada em fenda, e desenvolvem-se precipitados ceráticos ou um *hipópio*.

As **sinéquias posteriores** são aderências que se desenvolvem entre a íris e o cristalino.

As **sinéquias anteriores periféricas** são aderências entre a íris e o ângulo da câmara anterior. Os dois tipos de sinéquias são complicações de irite e podem causar glaucoma.

A Oftalmite Simpática É uma Uveíte Auto-imune

Na oftalmite simpática, a úvea inteira desenvolve inflamação granulomatosa após um período latente em resposta a uma lesão no outro olho. A lesão ocular perfurante e o prolapso do tecido uveal freqüentemente ocasionam uma inflamação granulomatosa, difusa, bilateral e progressiva da úvea. Essa uveíte desenvolve-se no olho primeiramente lesado (olho excitante) após um período latente de 4 a 8 semanas. Entretanto, o período latente pode ser de apenas 10 dias ou de até muitos anos. O olho que não foi lesado (o olho simpatizante) torna-se afetado no mesmo momento que o olho lesado ou logo após. Vitiligo e acinzentamento dos cílios algumas vezes acompanham a uveíte. Comumente, nódulos contendo epitélio pigmentar retiniano reativo, macrófagos e células epitelióides surgem entre a membrana de Bruch e o epitélio pigmentar retiniano (*nódulos de Dalen-Fuchs*). Estudos experimentais sugeriram que o antígeno responsável pela oftalmite simpática reside nos fotorreceptores da retina (arrestina).

A Sarcoidose Acomete o Olho com Freqüência

Ocorre envolvimento ocular em um quarto a um terço dos pacientes com sarcoidose, e freqüentemente é a manifestação clínica inicial. Embora qualquer tecido ocular e orbitário possa estar envolvido, essa doença granulomatosa apresenta uma predileção pelo segmento anterior do olho. Em geral, o envolvimento ocular é bilateral e, mais freqüentemente, assume a forma de uveíte granulomatosa. Outras manifestações oculares da sarcoidose incluem ceratopatia em faixa calcificada, catarata, vascularização da retina, hemorragia do vítreo e aumento bilateral das glândulas lacrimais e salivares (*síndrome de Mikulicz*).

RETINA

A Hemorragia Retiniana Tem Etiologia Diversa

As hemorragias retinianas são uma característica de muitos distúrbios, incluindo hipertensão, diabetes melito e oclusão da veia central da retina. O aspecto varia com a localização. A hemorragia na camada de fibras nervosas dissemina-se entre axônios e produz um aspecto em forma de chama na fundoscopia, enquanto hemorragias profundas da retina tendem a ser redondas. Quando se localiza entre o epitélio pigmentar da retina e a membrana de Bruch, o sangue aparece como uma massa escura e pode se assemelhar clinicamente ao melanoma.

Após perfuração acidental ou cirúrgica do globo, hemorragias coróides podem destacar a coróide e deslocar a retina, o corpo vítreo e o cristalino através da ferida.

A Doença Vascular Oclusiva da Retina É uma Causa Importante de Cegueira

A oclusão vascular resulta de trombose, embolismo, estenose (como na aterosclerose), compressão vascular, sedimentação ou coagulação intravascular ou vasoconstrição (por exemplo, na retinopatia hipertensiva ou na enxaqueca). A trombose dos vasos oculares pode acompanhar doença primária desses vasos, como na arterite de células gigantes.

Certos distúrbios do coração e dos grandes vasos, como as artérias carotídeas, predispõem a êmbolos que se alojam na retina e são evidentes no exame fundoscópico em pontos de bifurcação vascular. Dentro do nervo óptico, os êmbolos na artéria central da retina freqüentemente se alojam no vaso onde ele atravessa as perfurações da esclerótica (lâmina cribriforme).

Patologia: O efeito da oclusão vascular depende do tamanho do vaso envolvido, do grau de isquemia resultante e da natureza do êmbolo. Freqüentemente, êmbolos pequenos não interferem na função da retina, enquanto êmbolos sépticos podem provocar focos de infecção ocular. A isquemia da retina de qualquer causa freqüentemente resulta no aparecimento de manchas brancas flocosas que se assemelham a algodão no exame oftalmoscópico (*manchas algodonosas*). Essas manchas redondas, raramente mais amplas que o disco óptico, consistem em agregados de axônios edemaciados na camada de fibras nervosas da retina. Os axônios afetados contêm muitas mitocôndrias degeneradas e corpúsculos densos relacionados com o sistema lisossômico, que se acumulam por causa do fluxo axoplasmático comprometido. Histologicamente, em corte transversal, os axônios edemaciados individuais assemelham-se a células (*corpos citóides*). As manchas algodonosas são reversíveis se a circulação for restabelecida a tempo.

Oclusão da Artéria Central da Retina

Como os outros neurônios do sistema nervoso, aqueles na retina (Fig. 29.4) são extremamente suscetíveis a hipoxia. A oclusão da artéria central da retina (Figs. 29.5 e 29.6) pode seguir-se à trombose da artéria da retina, como na aterosclerose ou na arterite de células gigantes, ou na embolização para aquele vaso. O edema intracelular, manifesto por palidez da retina, é proeminente, especialmente na mácula, onde as células ganglionares são mais numerosas. A fovéola (a coróide vascularizada abaixo do centro da mácula) evidencia-se em contraste bem definido, como uma proeminente *mancha vermelho-cereja*.

A insuficiência de circulação da retina reduz as arteríolas da retina a linhas delicadas (ver Fig. 29.6).

A cegueira permanente sucede obstrução da artéria central da retina, a menos que a isquemia seja de curta duração. Visão embaçada unilateral, durante alguns minutos (*amaurose fugaz*), ocorre com pequenos êmbolos da retina.

Oclusão da Veia Central da Retina

A oclusão da veia central da retina resulta em hemorragias em forma de chama na camada de fibras nervosas da retina, especialmente ao redor do disco óptico. As hemorragias refletem a pressão intravascular alta que dilata e rompe as veias e os vasos colaterais (Fig. 29.7). O edema do disco óptico e da retina ocorre por causa da absorção prejudicada de líquido intersticial.

A visão é perturbada, porém pode recuperar-se surpreendentemente bem, considerando-se a gravidade das alterações fundoscópicas. Um glaucoma de ângulo fechado intratável, com dor intensa e hemorragias repetidas, comumente ocorre 2 a 3 meses após a oclusão da veia central da retina (glaucoma dos 100 dias, glaucoma trombótico, glaucoma neovascular). Essa complicação perturbadora é provocada pela neovascularização da íris e por aderências entre a íris e o ângulo da câmara anterior (*sinéquias anteriores periféricas*).

A Retinopatia Hipertensiva Relaciona-se com a Gravidade da Hipertensão

A pressão arterial elevada comumente afeta a retina, provocando alterações que podem ser vistas prontamente com o oftalmoscópio (Figs. 29.8 e 29.9).

Patologia: Os aspectos da retinopatia hipertensiva incluem o seguinte:

- Estreitamento arteriolar
- Hemorragias na camada de fibras nervosas da retina (hemorragias em forma de chama)
- Exsudatos, incluindo alguns que se irradiam a partir do centro da mácula (estrela macular)
- Corpúsculos brancos flocosos na retina superficial (manchas algodonosas)
- Microaneurismas

No olho, a arteriolosclerose acompanha hipertensão crônica e comumente afeta os vasos da retina e da coróide. Os lumens das arteríolas da retina espessadas tornam-se estreitos, cada vez mais tortuosos e com calibre irregular. Nos locais em que as arteríolas cruzam veias, estas aparecem torcidas (*entalhe arteriovenoso*). Entretanto, o diâmetro venoso antes do local da compressão não está mais amplo do que depois dele. Dessa forma, o aspecto torcido da veia não se deve à compressão por uma artéria esclerótica tensa. Em vez disso, reflete esclerose dentro das paredes venosas, porque as artérias e as veias da retina compartilham uma adventícia comum nos locais de cruzamentos arteriovenosos.

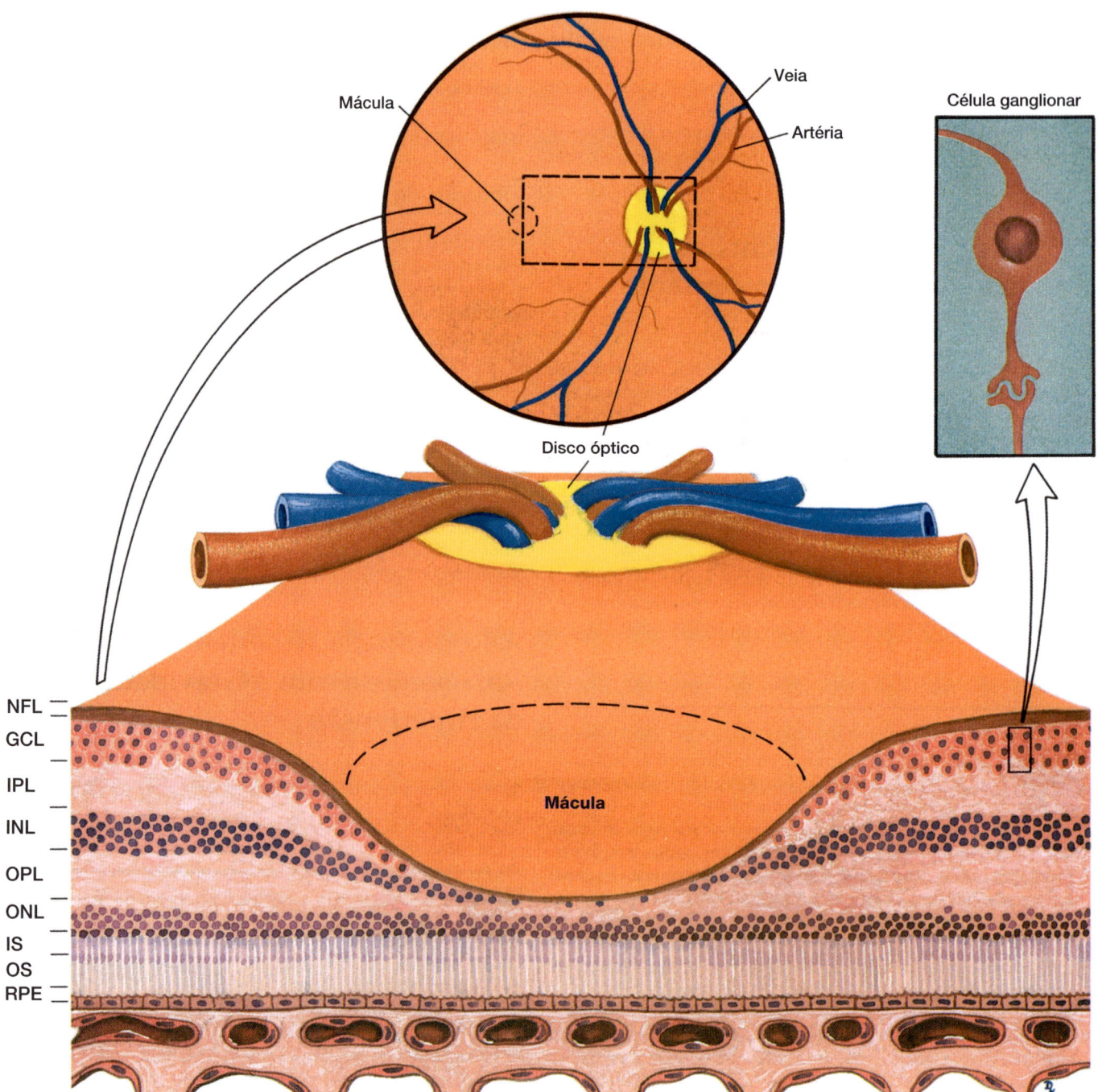

FIGURA 29.4
Retina normal. Os constituintes da retina normal estão organizados em camadas distintas. Estas incluem as camadas de fibras nervosas (*NFL*), as camadas de células ganglionares (*GCL*), camada plexiforme interna (*IPL*), camada nuclear interna (*INL*), camada plexiforme externa (*OPL*), camada nuclear externa (*ONL*), segmentos internos (*IS*) e segmentos externos (*OS*) dos fotorreceptores, e o epitélio pigmentar retiniano (*RPE*). Os axônios oriundos das células ganglionares penetram na camada de fibras nervosas e convergem na direção do disco óptico. A retina interna contém artérias e veias. A retina é mais delgada no centro da mácula, onde fotorreceptores não revestidos descansam sobre o epitélio pigmentar retiniano. A camada de células ganglionares, composta de uma única camada de células de espessura na maior parte da retina, é multicamadas na mácula.

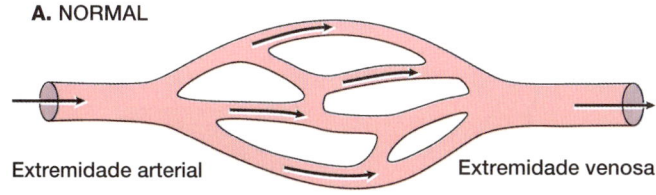
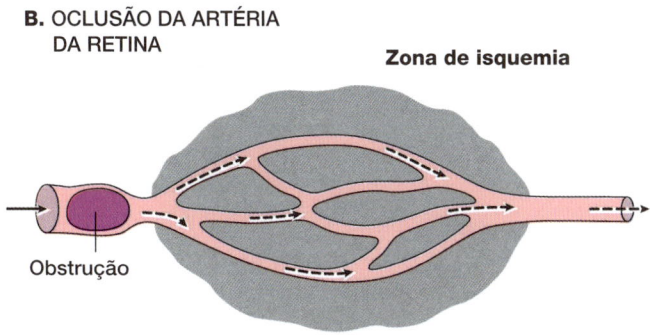
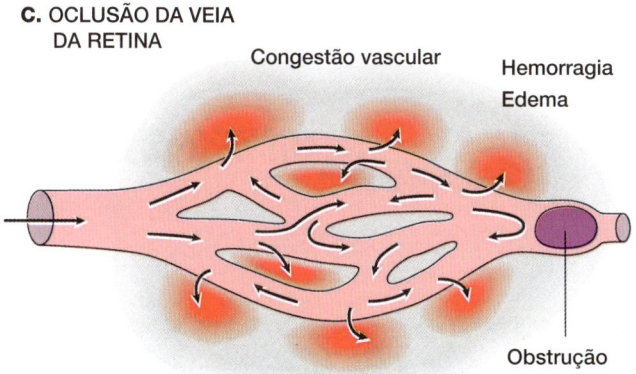

FIGURA 29.5
Oclusão da artéria e da veia retinianas. A. Na retina, como nas outras partes do corpo, o sangue normalmente flui através de uma rede capilar. B. Quando as artérias retinianas tornam-se ocluídas, como no caso de um êmbolo, segue-se uma zona de isquemia retiniana. Esta é acompanhada por alteração da função neuronal e por perda da visão, e a retina isquêmica torna-se pálida. Como a pressão intravascular dentro do tecido isquêmico é baixa, a hemorragia é insignificante. C. Com a oclusão da veia retiniana, congestão vascular, hemorragia e edemas são proeminentes, enquanto a isquemia é leve e a função neuronal permanece intacta.

Na fundoscopia, as arteríolas anormais da retina aparecem como linhas brancas paralelas nos locais dos cruzamentos vasculares (*embainhamento arterial*). Inicialmente, o lúmen estreitado dos vasos retinianos diminui a visibilidade da coluna de sangue e faz com que ela apareça alaranjada durante o exame oftalmoscópico (*fio de cobre*). Entretanto, à medida que a coluna de sangue torna-se totalmente obscurecida, a luz refletida dos vasos escleróticos aparece como linhas de fio de prata (*fio de prata*).

Com freqüência, pequenas hemorragias da retina, superficiais ou profundas, acompanham a arteriolosclerose retiniana.

A **hipertensão maligna** caracteriza-se por arteriolite necrosante, com necrose fibrinóide e trombose das arteríolas retinianas pré-capilares.

A Retinopatia Diabética É Basicamente uma Vasculopatia

Com freqüência, o olho está envolvido no diabetes melito, e sintomas oculares ocorrem em 20 a 40% dos diabéticos, até mesmo no início clínico da doença. Praticamente todos os pacientes com diabetes do tipo 1 (insulino-dependente) e muitos daqueles com o tipo 2 (não-insulino-dependente) desenvolvem algum grau de retinopatia (ver adiante) 5 a 15 anos após o início do diabetes (Figs. 29.10 a 29.12). A retinopatia proliferativa mais perigosa não ocorre até, pelo menos, 10 anos de diabetes, após o que a incidência aumenta rapidamente, mantendo-se alta durante muitos anos. **A freqüência de retinopatia proliferativa correlaciona-se com o grau de controle glicêmico; quanto melhor o controle, menor o índice de retinopatia.**

A isquemia retiniana pode ser responsável pela maioria dos aspectos da retinopatia diabética, incluindo as manchas algodonosas, o fechamento capilar, os microaneurismas e a neovascularização da retina. A isquemia resulta do estreitamento ou da oclusão das arteríolas retinianas (provocadas por arteriolosclerose ou por trombos de plaquetas e lipídios) ou da aterosclerose das artérias central da retina ou oftálmica.

 Patologia: A retinopatia do diabetes caracteriza-se pelos estágios de fundo e proliferativo.

RETINOPATIA DIABÉTICA DE FUNDO (NÃO-PROLIFERATIVA): Esse estágio exibe ingurgitamento venoso, microaneurismas capilares, pequenas hemorragias (*hemorragias em pontos e manchas*) e exsudatos. Essas lesões, em geral, não prejudicam a visão, a menos que associadas a edema macular. A retinopatia começa no pólo posterior, mas acaba envolvendo toda a retina.

Na fundoscopia, a primeira alteração clínica discernível na retinopatia de fundo são veias retinianas ingurgitadas, com distensões localizadas em forma de salsicha, espirais e alças. A essa alteração seguem-se pequenas hemorragias nas mesmas áreas, principalmente nas camadas nuclear interna e plexiforme externa. Com o tempo, exsudatos "céreos" acumulam-se, principalmente na vizinhança dos microaneurismas. A retinopatia do diabético idoso freqüentemente exibe muito exsudato (*retinopatia diabética exsudativa*), enquanto essa não é uma característica em diabéticos com a doença do tipo 1. Por causa da hiperlipoproteinemia do diabético, os exsudatos são ricos em lipídios e, dessa forma, têm o aspecto amarelado (*exsudatos cerosos*).

RETINOPATIA PROLIFERATIVA: Após muitos anos, a retinopatia diabética torna-se proliferativa. Novos vasos sangüíneos delicados crescem junto a tecido fibroso e glial em direção ao corpo vítreo. A neovascularização da retina é o aspecto proeminente da retinopatia diabética e de outras afecções provocadas por isquemia retiniana. Surgem novos vasos tortuosos primeiro na superfície da retina e disco óptico e, então,

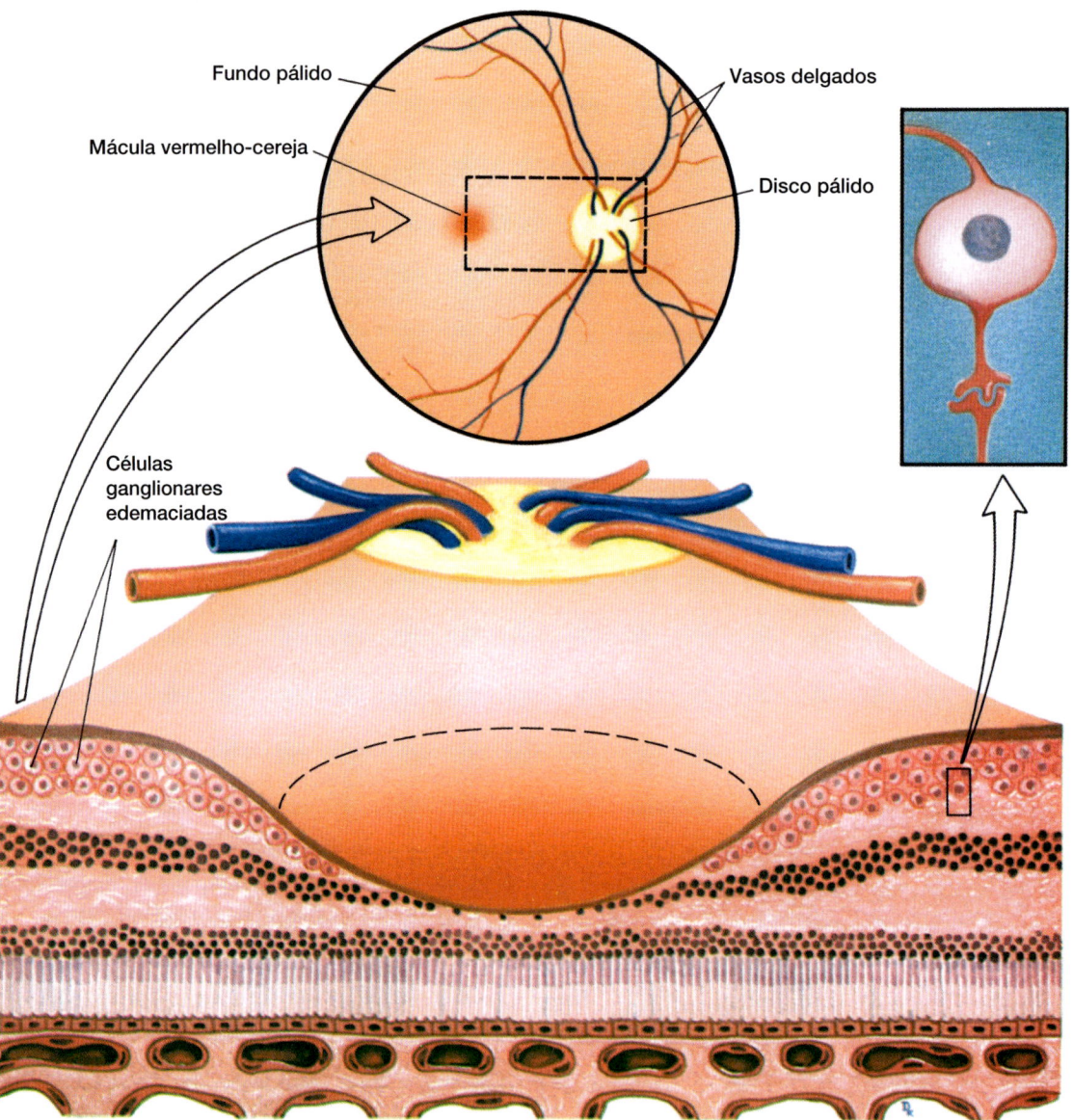

FIGURA 29.6
Oclusão da artéria central da retina. Quando a artéria central da retina torna-se ocluída, como no caso de um êmbolo, toda a retina torna-se edematosa e pálida. O fluxo sangüíneo diminuído torna os vasos retinianos menos visíveis no exame fundoscópico. A mácula torna-se de coloração vermelho-cereja, devido à vasculatura subjacente da coróide proeminente, porém normal.

crescem para dentro da cavidade vítrea. Os vasos friáveis recém-formados sangram facilmente, e as hemorragias vítreas resultantes obscurecem a visão. A neovascularização está associada à proliferação e à migração de astrócitos, que crescem ao redor dos vasos novos, formando delicados véus brancos (gliose). Os tecidos fibrovascular e glial em proliferação se contraem, freqüentemente provocando descolamento da retina e cegueira. Com freqüência, aspectos da retinopatia hipertensiva e da retinopatia arteriolosclerótica estão associados à retinopatia diabética.

A retinopatia diabética, o glaucoma e a maculopatia relacionada à idade são as principais causas de cegueira irreversível nos Estados Unidos. A cegueira da retinopatia diabética ocorre quando a mácula está envolvida, mas também segue hemorragia vítrea, descolamento da retina e glaucoma. Uma vez estabelecida a cegueira, o futuro do paciente é sombrio, porque, com freqüência, segue-se a morte provocada por doença cardíaca isquêmica ou por insuficiência renal. De fato, a expectativa de vida média nesses casos é inferior a 6 anos, e apenas um quinto dos diabéticos cegos sobrevive por 10 anos. A fototerapia a laser e o controle rígido da glicemia no início do curso da retinopatia proliferativa mostram-se eficazes no monitoramento dessa complicação.

Iridopatia Diabética

No diabético com retinopatia grave, freqüentemente uma camada fibrovascular cresce ao longo da superfície anterior da íris e no ângulo da câmara anterior. Como essa neovascularização da íris (*rubeose da íris*) é uma característica de diferentes condições associadas a isquemia da retina, acredita-se que deva ser um fator angiogênico produzido pela retina isquêmica.

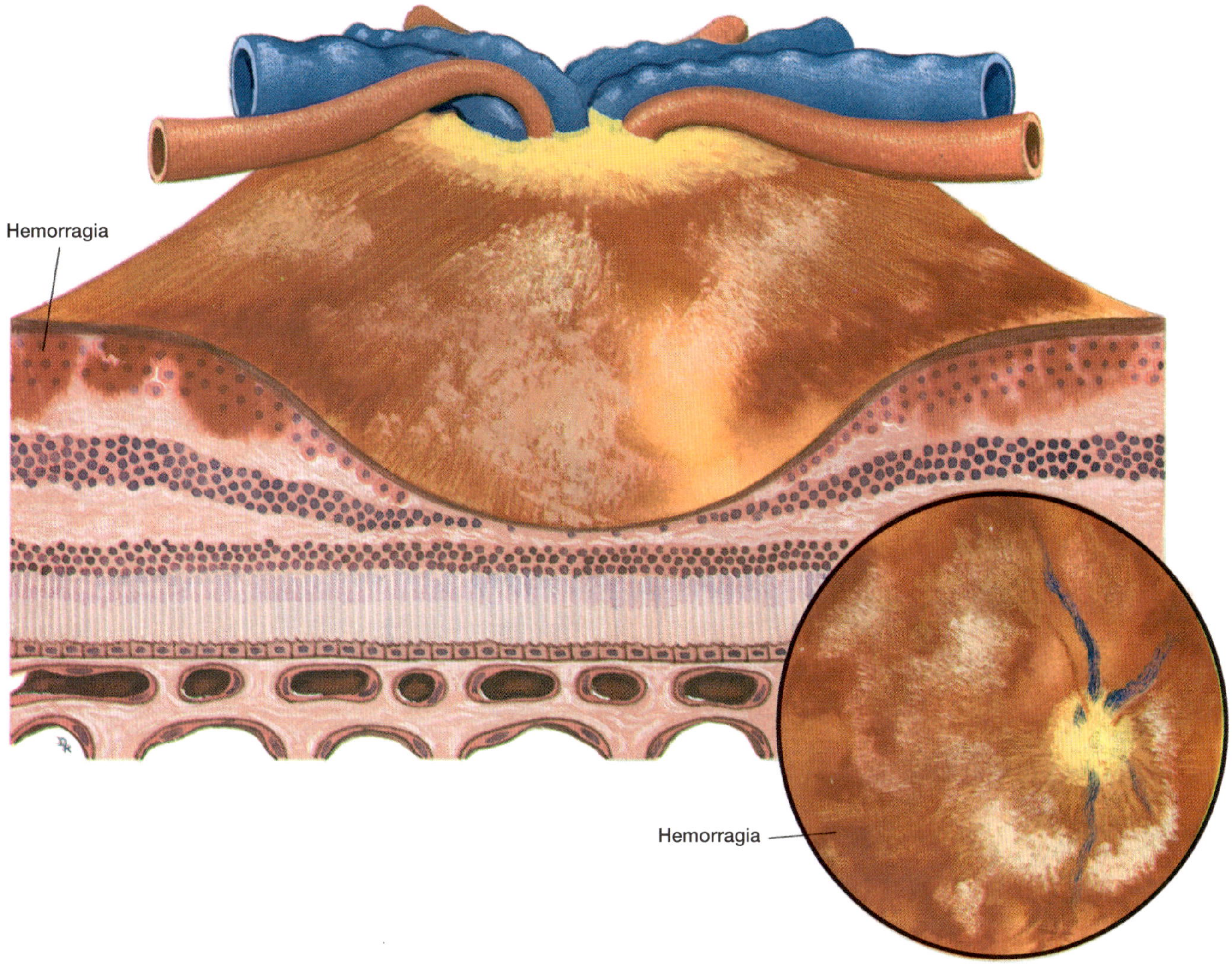

FIGURA 29.7
Oclusão da veia central da retina. Ao contrário da oclusão da artéria central da retina, a oclusão da veia central da retina produz ingurgitamento vascular considerável e hemorragia retiniana como conseqüência do aumento da pressão intravascular.

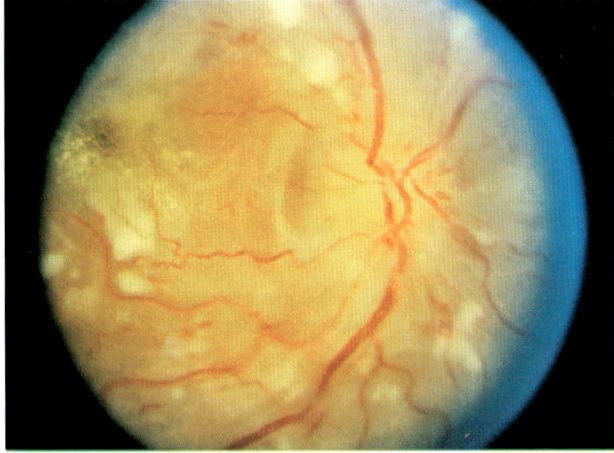

FIGURA 29.8
Retinopatia hipertensiva. Fotografia do fundo do olho de um paciente com retinopatia extensa. O disco óptico encontra-se edematoso; a retina contém numerosos exsudatos e manchas algodonosas.

 Patologia: A membrana fibrovascular ocasiona aderências entre a íris e a córnea (*sinéquias anteriores periféricas*) e entre a íris e o cristalino (*sinéquias posteriores*), ao mesmo tempo em que a tração exercida pela membrana fibrovascular puxa o epitélio pigmentar da íris ao redor da margem pupilar (*ectrópio uveal*). Os vasos novos friáveis na íris sangram com facilidade e causam *hifema* (hemorragia dentro da câmara anterior do olho). A neovascularização da íris é importante clinicamente porque, com freqüência, culmina em um olho doloroso e cego, por causa do glaucoma secundário (*glaucoma neovascular*).

A hiperglicemia leva ao depósito de glicogênio no epitélio pigmentado da íris, um fenômeno análogo ao produzido nos túbulos renais pela glicosúria (*fenômeno de Armanni-Ebstein*). Quando cortes de tecido de olhos diabéticos são processados da maneira rotineira, o epitélio pigmentar da íris algumas vezes contém numerosos vacúolos, o que lhe confere um aspecto rendilhado. Os vacúolos resultam da perda de glicogênio na preparação de cortes de tecido. Acredita-se que o armazenamen-

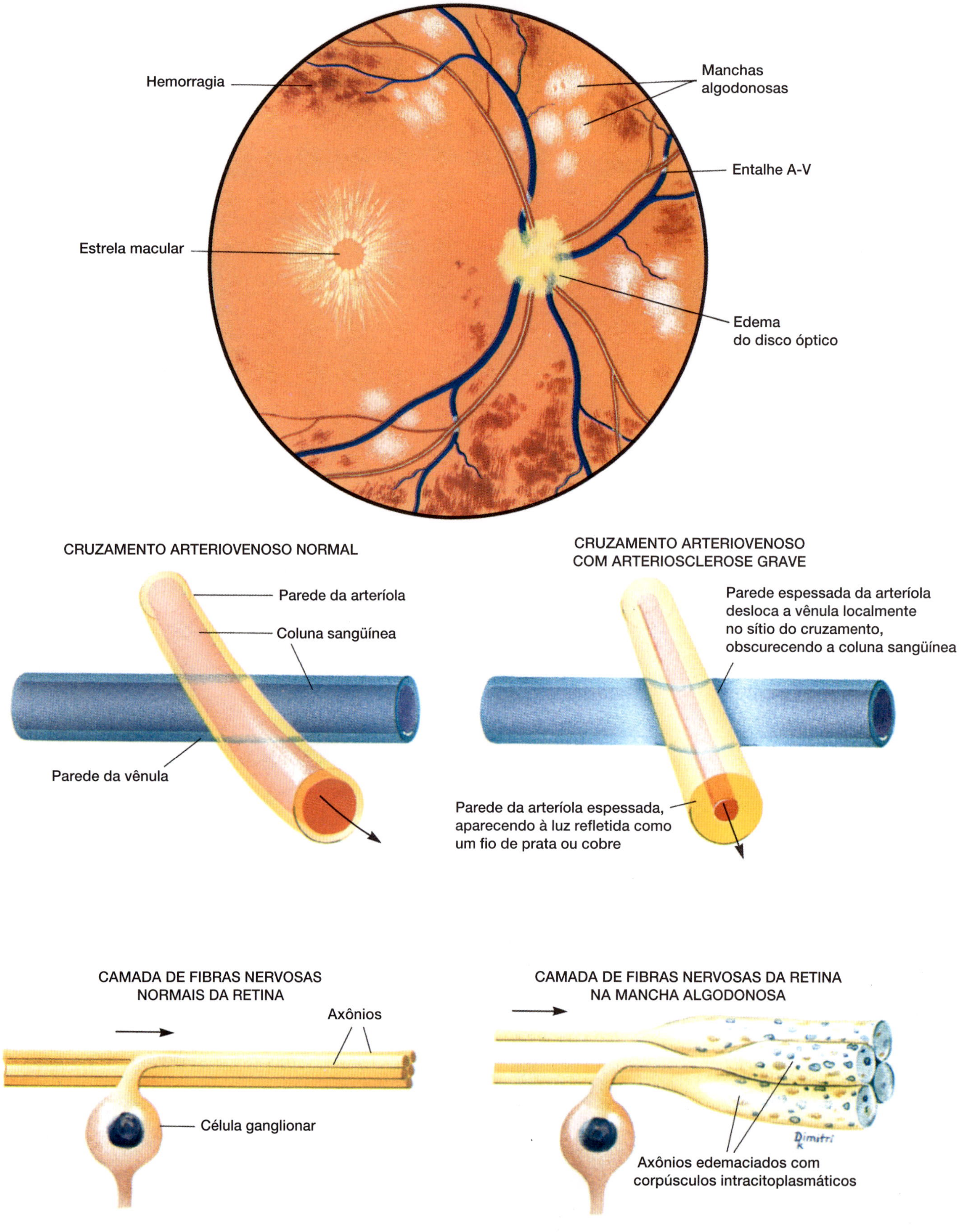

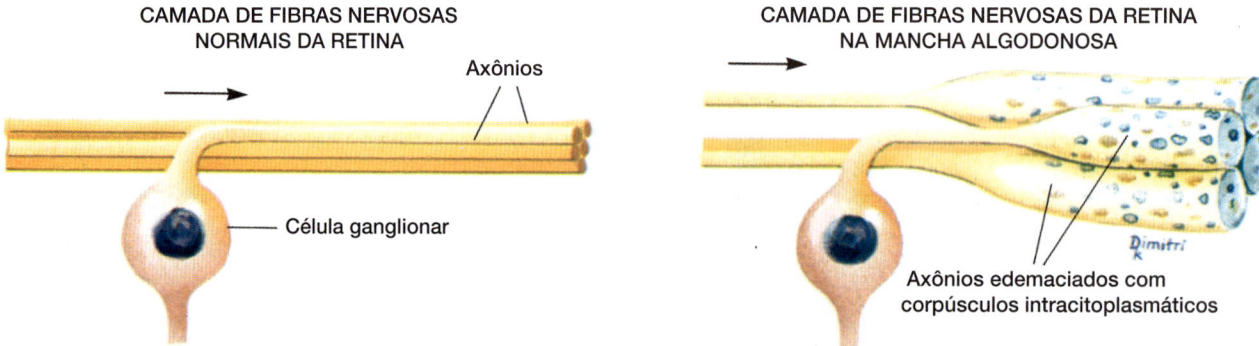

FIGURA 29.9
Retinopatia hipertensiva. Diversas alterações desenvolvem-se dentro da retina na hipertensão. A arteriolosclerose comumente associada afeta o aspecto da microvasculatura retiniana. A luz refletida nas paredes arteriolares espessadas mimetiza fio de prata ou de cobre. O fluxo sangüíneo através das vênulas retinianas não é bem visualizado nos locais de cruzamentos arteriolovenulares. Esse efeito deve-se a um espessamento da parede venular, e não a um impedimento ao fluxo sangüíneo provocado por compressão; a coluna de sangue proximal à compressão não é mais larga do que a parte distal ao cruzamento. O fluxo axoplasmático alterado dentro da camada de fibras nervosas, provocado por isquemia, resulta em axônios edemaciados com corpúsculos citoplasmáticos. Essas estruturas assemelham-se a algodão na fundoscopia ("manchas algodonosas"). São comuns as hemorragias na retina e, em conseqüência, os exsudatos freqüentemente formam uma estrela ao redor da mácula.

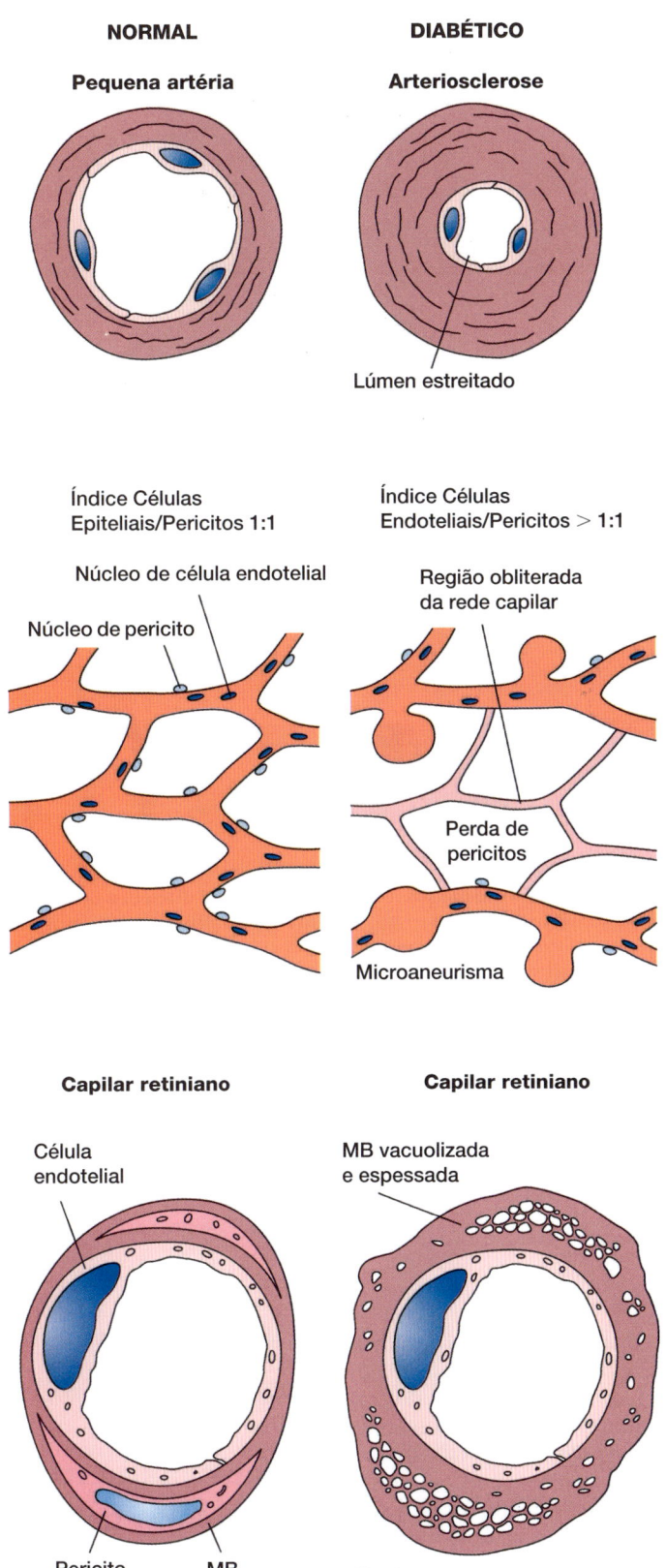

FIGURA 29.10
Retinopatia diabética. Na retinopatia diabética, a microvasculatura está anormal. A arteriosclerose estreita a luz das pequenas artérias. São perdidos pericitos e o índice células endoteliais/pericitos está acima de 1. Os microaneurismas capilares são proeminentes, e porções da rede capilar tornam-se acelulares e não demonstram fluxo sangüíneo. A membrana basal dos capilares da retina encontra-se espessada e vacuolizada.

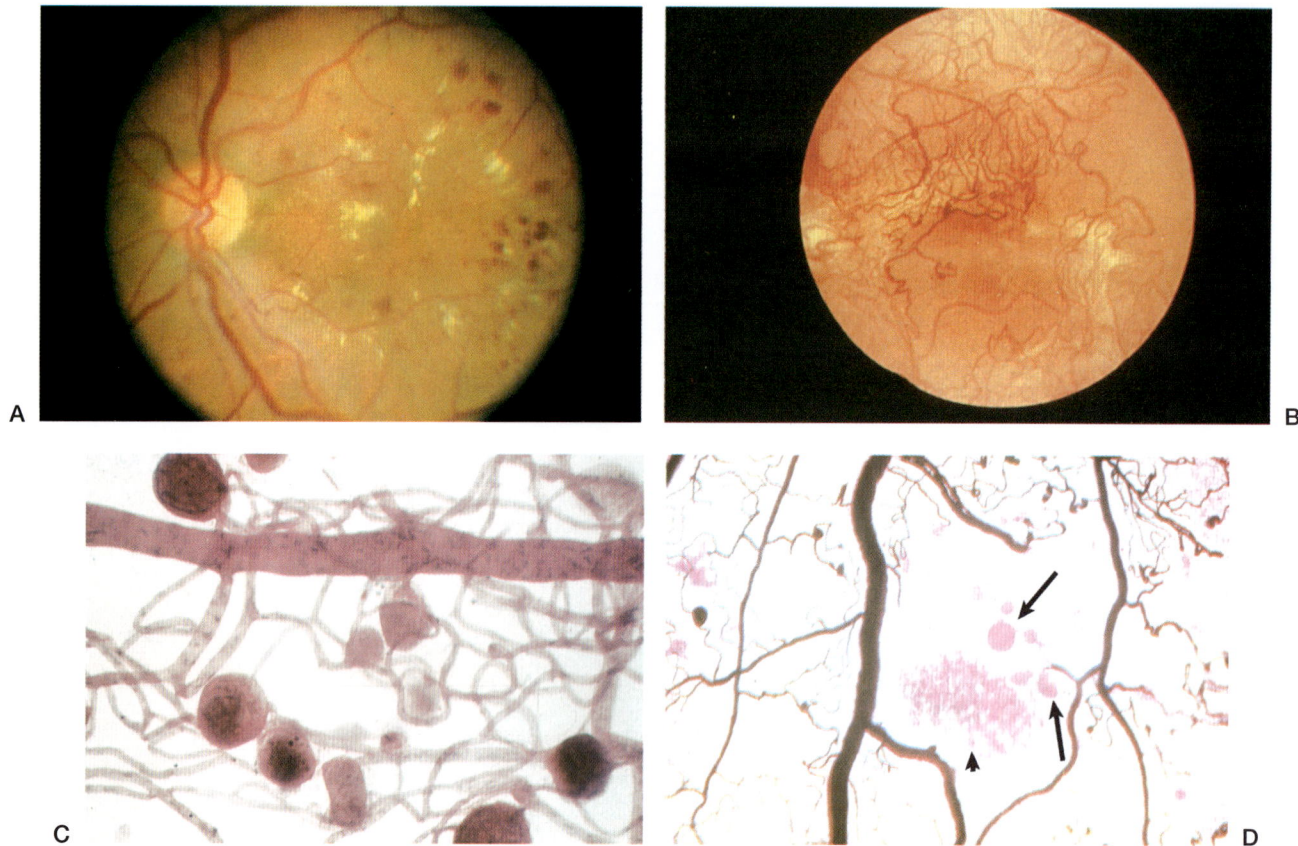

FIGURA 29.11
Retinopatia diabética. A. Visão do fundo do olho em um paciente com retinopatia diabética de fundo. Vários exsudatos amarelados "duros", ricos em lipídios, são evidentes, junto a várias hemorragias retinianas relativamente pequenas. B. Uma franja vascular estende-se anteriormente à retina no olho com retinopatia diabética proliferativa. C. Há numerosos microaneurismas neste preparado plano de uma retina diabética. D. Este preparado plano de um diabético foi corado com ácido periódico de Schiff (PAS) após os vasos retinianos terem sido perfundidos com tinta nanquim. Microaneurismas (*setas*) e um exsudato (*cabeça da seta*) são evidentes em uma região de não-perfusão retiniana.

to de glicogênio dentro do epitélio pigmentar da íris contribua para a dispersão do pigmento da íris observada clinicamente nos pacientes diabéticos.

Catarata Diabética

Os pacientes com diabetes do tipo 1 com freqüência desenvolvem catarata bilateral "em flocos de neve". Esse tipo de catarata consiste em um manto de opacidades brancas em forma de agulha no cristalino, imediatamente abaixo da cápsula do cristalino anterior e posterior. As opacidades coalescem em algumas semanas em adolescentes e em alguns dias em crianças, até todo o cristalino tornar-se opaco. A catarata em flocos de neve pode ser produzida experimentalmente em animais jovens e resulta em um efeito osmótico provocado pelo acúmulo de sorbitol, o álcool derivado da glicose (ver Cap. 22). O conteúdo aumentado de sorbitol no cristalino provoca a embebição de água e seu aumento.

A catarata relacionada com a idade ocorre em diabéticos em uma idade mais precoce do que na população geral e progride mais rapidamente para a maturidade. Uma miopia temporária súbita, provocada pelo aumento do poder refrativo do cristalino, pode ser a manifestação clínica do diabetes.

Outras Manifestações Oftálmicas do Diabetes

Os diabéticos encontram-se sob maior risco de inflamação do segmento anterior do olho, ficomicose (mucormicose) da órbita e glaucoma primário de ângulo aberto. Também são propensos à *pupila de Argyll Robertson* (pupilas de forma irregular e desiguais que reagem à acomodação, mas não à luz). Ocorrem paralisias de nervos cranianos, especialmente do nervo oculomotor. Alguns pacientes com diabetes de longa duração desenvolvem erosões da córnea recorrentes, que se acredita sejam conseqüência da inervação prejudicada da córnea.

O Descolamento da Retina Separa a Retina Sensorial do Epitélio Pigmentar

Durante o desenvolvimento fetal, o espaço entre a retina sensorial e o epitélio pigmentar retiniano está obliterado quando essas duas camadas tornam-se apostas. Entretanto, a retina sensorial logo se separa do epitélio pigmentar retiniano quando há acúmulo de líquido (líquido vítreo, hemorragia ou exsudato) dentro do espaço potencial entre essas estruturas. Tal

FIGURA 29.12
O efeito do diabetes sobre o olho.

separação é uma causa comum de cegueira. O tratamento a laser melhorou muito o prognóstico dos pacientes com descolamento da retina.

Patogenia: Fatores predisponentes ao descolamento da retina incluem defeitos da retina (provocados por traumatismo ou por certas degenerações retinianas), tração vítrea, pressão diminuída sobre a retina (como após a perda vítrea) e o enfraquecimento da fixação da retina. Os fotorreceptores e o epitélio pigmentar retiniano normalmente funcionam como uma unidade. Após sua separação no descolamento da retina, o oxigênio e os nutrientes que normalmente alcançam a retina externa a partir da coróide precisam difundir-se por uma distância maior. Essa situação ocasiona degeneração dos fotorreceptores, após o que surgem espaços extracelulares semelhantes a cistos dentro da retina.

Patologia: Três variedades de descolamento da retina são reconhecidas — regmatógena, tracional e exsudativa.

DESCOLAMENTO DA RETINA REGMATÓGENO: Essa condição está associada a uma laceração retiniana e, com freqüência, a alterações degenerativas no corpo vítreo ou na retina periférica. Orifícios na espessura completa da retina não são complicados por descolamento da retina, a menos que líquido vítreo ganhe acesso ao espaço potencial entre a retina e o epitélio pigmentar retiniano. Ainda assim, parece ser necessária alguma tração vitreorretiniana para o descolamento da retina. O descolamento da retina resulta de hemorragia intra-ocular (como após traumatismo) e é uma complicação potencial das extrações de catarata e de várias outras cirurgias oculares.

DESCOLAMENTO DA RETINA TRACIONAL: Em alguns casos, a retina é descolada ao ser puxada em direção ao centro do olho pelas aderências vitreorretinianas, como o que ocorre na retinopatia diabética proliferativa, na retinopatia da prematuridade, e após infecção intra-ocular.

DESCOLAMENTO DA RETINA EXSUDATIVO: Um acúmulo de líquido no espaço potencial entre a retina sensorial e o epitélio pigmentar retiniano provoca um descolamento da retina em distúrbios como coroidite, hemangioma coroidal e melanoma coroidal.

A Retinite Pigmentar É uma Causa Hereditária de Cegueira

Retinite pigmentar *(retinopatia pigmentar)* é uma expressão genérica que se refere a uma variedade de retinopatias degenerativas progressivas e bilaterais, caracterizadas clinicamente por cegueira noturna e por constrição de campos visuais periféricos e, patologicamente, pela perda de fotorreceptores da retina (cones e bastonetes) e pelo acúmulo de pigmento dentro da retina.

Patogenia: Muitos distúrbios genéticos resultam em retinite pigmentar. Alguns são distúrbios oculares isolados, com herança autossômica dominante, autossômica recessiva ou recessiva ligada ao X; em outros, a retinopatia pigmentar está associada a distúrbios neurológicos e sistêmicos. Mutações em muitos genes provocam retinite pigmentar. Alguns dos genes responsáveis codificam membros da cascata de fototransdução de bastonetes, incluindo rodopsina, fosfodiesterase de bastonetes e periferina. Outros genes que sofreram mutação e que produzem retinite pigmentar codificam proteína de fotorreceptor regulado por oxigênio (*RP1*) e uma proteinoquinase C expressa na retina (*PRKCG*). A retinite pigmentar também é uma manifestação da doença de Refsum, um distúrbio peroxissômico causado por mutações em diversos genes que codificam peroxinas.

Como múltiplas mutações diferentes resultam em retinite pigmentar, uma única proteína defeituosa não explica a morte de células fotorreceptoras que é característica da condição. Presumivelmente, as vias metabólicas anormais que resultam de todas as mutações acabam convergindo num ponto final comum.

Patologia: Na retinite pigmentar, a destruição dos bastonetes e, posteriormente, dos cones é seguida pela migração de células epiteliais pigmentares retinianas para a retina sensorial (Fig. 29.13). A melanina surge dentro de processos delgados de células em aranha e acumula-se principalmente ao redor de pequenos vasos sangüíneos retinianos ramificantes (especialmente na porção equatorial da retina), como se fossem espículas ósseas. Segue-se uma atenuação gradual dos vasos sangüíneos da retina, e o disco óptico adquire uma palidez cérea característica.

Manifestações Clínicas: As manifestações clínicas da retinite pigmentar, bem como o surgimento e a distribuição da pigmentação retiniana, variam com as causas da retinopatia. Metade dos pacientes com retinite pigmentar apresenta uma história familiar da doença. Os pacientes com doença autossômica recessiva e doença ligada ao X são acometidos de forma mais grave e, em geral, são vistos na infância com cegueira noturna e defeitos no campo periférico. As formas autossômicas dominantes de retinite pigmentar tendem a ser menos graves, e os sintomas surgem em uma fase posterior da vida. À medida que a alteração progride, a contração dos campos visuais acaba levando à visão em túnel. Em geral, a visão central é preservada até mais tarde na evolução da doença. Em alguns casos, a mácula torna-se envolvida e segue-se cegueira.

A Degeneração Macular Está Relacionada Principalmente com a Idade

O centro da mácula, a fovéola, é o ponto de maior acuidade visual. Nessa área, existe uma alta concentração de cones repousando sobre o epitélio pigmentar retiniano. Circundando a mácula, a retina apresenta uma concentração multicamadas de células ganglionares. Com o envelhecimento, em certos efeitos tóxicos de drogas (por exemplo, cloroquina) e em vários distúrbios hereditários, a mácula degenera, e a visão central fica prejudicada.

A causa mais comum de visão reduzida nos Estados Unidos é a maculopatia relacionada com a idade. Essa condição algumas vezes associa-se a tecido fibrovascular sub-retiniano e, às vezes, a sangramento para o espaço sub-retiniano (degeneração macular hemorrágica). A fotocoagulação a laser se mostrou benéfica. É interessante notar que, em uma série de pacientes com

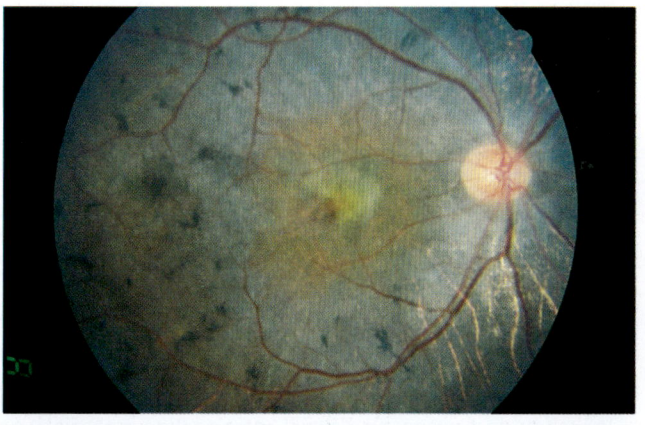 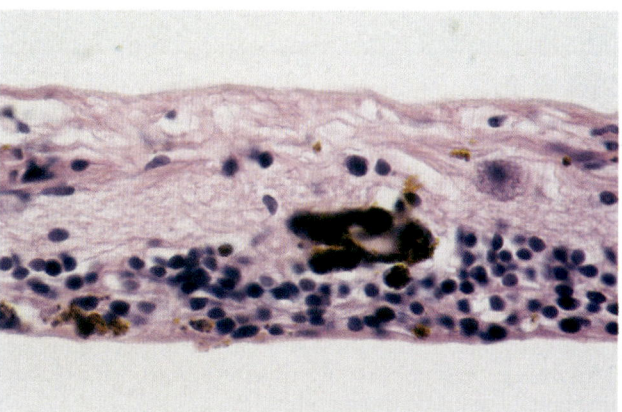

FIGURA 29.13
A. Fotografia de fundo de olho da retina de um paciente com retinopatia pigmentar (retinite pigmentar) exibindo vasos retinianos atenuados e focos de pigmentação retiniana. B. Aspecto microscópico de uma retina intensamente degenerada, na retinopatia pigmentar. Observe os acúmulos focais de células pigmentadas (derivadas do epitélio pigmentado retiniano) dentro da retina.

degeneração macular relacionada com a idade, foram encontradas mutações no gene *ABCR* (transportador de epítope compartilhado ligado ao ATP da retina). O *ABCR* codifica uma proteína da célula em bastonete (proteína da borda), que se acredita seja um transportador envolvido na reciclagem molecular. As mutações nesses genes podem permitir que material degradado (drusas) se acumule e interfira na função da retina.

A Mancha Vermelho-cereja na Mácula Descreve uma Fovéola Central Brilhante

Nas doenças de depósito lisossômicas, incluindo as gangliosidoses, milhares de inclusões lisossômicas intracitoplasmáticas dentro da camada celular ganglionar multicamada da mácula conferem uma palidez acentuada à retina afetada. Como conseqüência, a fovéola central aparece vermelho-brilhante por causa da vasculatura coroidal subjacente (Fig. 29.14). Uma mancha vermelho-cereja também ocorre na mácula após oclusão da artéria central da retina, mas por uma razão diferente. O edema faz com que a retina inteira assuma um aspecto pálido, uma situação que acentua a coróide vascular subfoveolar.

Estrias Angióides

As estrias angióides referem-se ao surgimento de fraturas com o aspecto de vasos na membrana de Bruch quando o segmento posterior do olho é examinado clinicamente. Em uma variedade de distúrbios sistêmicos, a membrana de Bruch sofre fraturas espontâneas, dessa forma provocando as linhas irregulares características que se irradiam abaixo da retina a partir do disco óptico (estrias angióides).

A Retinopatia da Prematuridade É Decorrente de Efeitos Tóxicos do Oxigênio

A retinopatia da prematuridade, também denominada fibroplasia retrolenticular, *é um distúrbio retiniano iatrogênico e bilateral que ocorre predominantemente nos lactentes prematuros tratados com oxigênio após o nascimento.* A entidade foi denominada originalmente *fibroplasia retrolenticular* por causa da massa de tecido cicatrizado por trás do cristalino nos casos avançados. Nos Estados Unidos e em alguns outros países, há mais de 50 anos, a retinopatia da prematuridade (Fig. 29.15) era a causa principal de cegueira em lactentes. Esse distúrbio ocular iatrogênico está quase restrito a lactentes prematuros que receberam concentrações altas de oxigênio. Quando um lactente prematuro é exposto a quantidades excessivas de oxigênio, como em uma incubadora, os vasos sangüíneos retinianos em desenvolvimento obliteram-se, e a retina periférica, que é normalmente avascular até o final da vida fetal, não se vasculariza. Quanto mais madura a retina, menor o efeito vasobliterador da hiperoxia. Quando o lactente finalmente retorna ao ar ambiente, uma proliferação intensa de endotélio vascular e de células da glia inicia-se na junção das porções avascular e vascularizada da retina. Esse processo torna-se aparente 5 a 10 semanas após a remoção do lactente da incubadora e, como na retinopatia diabética, acredita-se que resulte da liberação de um fator angiogênico produzido pela retina periférica avascular e isquêmica. Acredita-se também que este fator angiogênico seja responsável pela neovascularização da íris que algumas vezes acompanha a retinopatia da prematuridade. Em 25% dos casos, a retinopatia progride até uma fase cicatricial, caracterizada por descolamento da retina, massa fibrovascular por trás do cristalino (retrolenticular) e cegueira.

NERVO ÓPTICO

O Edema do Disco Óptico Reflete, com Freqüência, Aumento da Pressão Intracraniana

O edema do disco óptico refere-se à tumefação da cabeça do nervo óptico no local em que ele penetra o globo. A alteração também é conhecida pela designação incorreta de *papiledema*, que é imprecisa porque não existe papila óptica. O edema da cabeça do nervo óptico pode resultar de diferentes causas, sendo a mais importante delas a **pressão intracraniana aumentada**. O termo *papiledema* ainda é bastante utilizado nesse contexto. Outras causas importantes de edema do disco óptico são (1) obstrução à drenagem venosa do olho (como o que pode ocorrer nas lesões compressivas da órbita), (2) infarto do nervo óptico (neuropatia óptica isquêmica), (3) inflamação do nervo óptico próximo do globo ocular (neurite óptica, papilite) e (4) esclerose múltipla.

O edema do disco óptico caracteriza-se clinicamente por disco óptico inchado, exibindo margens indefinidas e vasos dilatados (Fig. 29.16). Freqüentemente, hemorragias (Fig. 29.17), exsudatos e manchas algodonosas são encontrados, e pregas concêntricas da coróide e da retina circundam o disco. A curto prazo, o edema do disco óptico resulta em nenhum ou poucos sintomas visuais. Conforme a condição se estabelece, o edema do disco óptico aumenta o ponto cego normal. Após muitos meses, as alterações atróficas ocasionam perda da acuidade visual.

A Atrofia Óptica É Decorrente de Perda de Axônios no Nervo

A atrofia óptica é um adelgaçamento do nervo óptico, provocado pela perda de axônios dentro de sua substância. Os axônios dos nervos dentro do nervo óptico são perdidos em muitas afecções. As possíveis causas incluem (1) edema prolongado do disco óptico, (2) neurite óptica, (3) compressão do nervo óptico, (4) glaucoma e (5) degeneração da retina. A atrofia óptica também pode ser causada por algumas drogas, como o etambutol e a isoniazida. Em geral, o disco óptico encontra-se aplainado e pálido na atrofia óptica (Fig. 29.18), mas quando esse distúrbio segue o glaucoma, o disco encontra-se escavado (*escavação glaucomatosa*). A atrofia óptica pode suceder mutações nos genes *OPA1*, *OPA3* e *WFS1*. Múltiplas mutações no genoma mitocondrial estão associadas a *neuropatia óptica hereditária de Leber*.

GLAUCOMA

O glaucoma refere-se a um conjunto de distúrbios que apresentam neuropatia óptica acompanhada por escavação característica do dis-

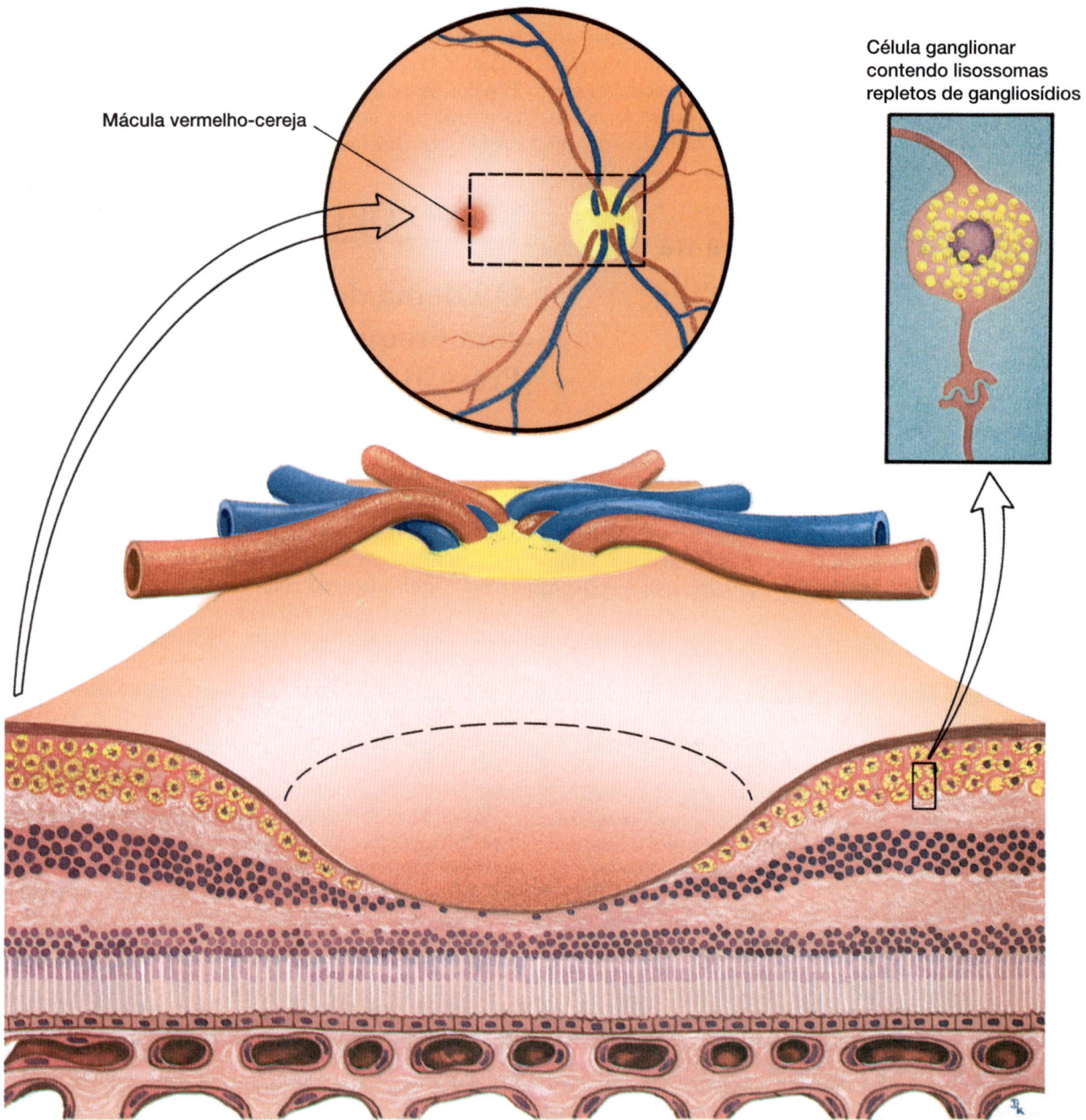

FIGURA 29.14
Mácula vermelho-cereja. Um ponto vermelho-cereja aparece na mácula em várias doenças de depósito lisossômicas que são caracterizadas por acúmulos intracitoplasmáticos dentro das células ganglionares retinianas, como a gangliosidose do tipo II granulócito-macrófago-2 (GM_2) (doença de Tay-Sachs). A mácula desenvolve esse aspecto porque a descoloração criada pelos depósitos dentro das células ganglionares em multicamadas estimula a visibilidade da vasculatura coróide normal subjacente.

co óptico e perda progressiva da sensibilidade do campo visual. Na maioria dos casos, o glaucoma é produzido por aumento da pressão intra-ocular (*hipertensão ocular*); contudo, o aumento da pressão intra-ocular não causa necessariamente glaucoma.

Após ser produzido pelo corpo ciliado, o humor aquoso penetra a câmara posterior (o espaço entre a íris e as zônulas) antes de atravessar a pupila em direção à câmara anterior (entre a íris e a córnea). A partir desse ponto, drena para veias através da malha trabecular e do canal de Schlemm (Fig. 29.19). Um equilíbrio delicado entre a produção e a drenagem do humor aquoso mantém a pressão intra-ocular dentro de sua variação fisiológica (de 10 a 20 mm Hg). Em certos estados patológicos, o humor aquoso acumula-se dentro do olho, e a pressão intra-ocular aumenta. O comprometimento temporário ou permanente da visão resulta de alterações degenerativas induzidas pela pressão na retina e no disco óptico (Fig. 29.20) e de edema e opacificação da córnea.

O glaucoma quase sempre sucede uma lesão congênita ou adquirida do segmento anterior do olho, que obstrui mecanicamente a drenagem aquosa. A obstrução pode estar localizada entre a íris e o cristalino no ângulo da câmara anterior, na malha trabecular, no canal de Schlemm ou na drenagem venosa do olho.

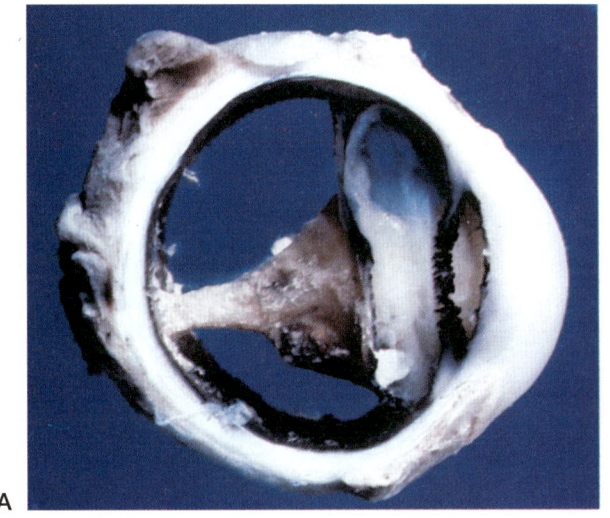
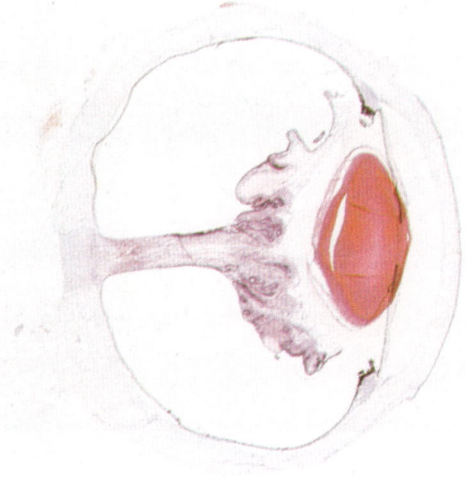
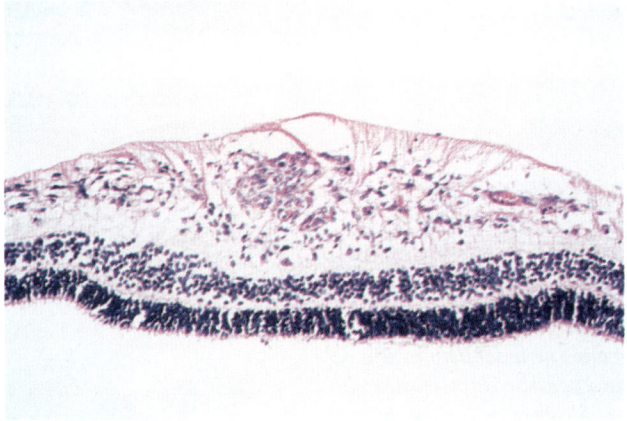

FIGURA 29.15
Retinopatia da prematuridade. A. O corte transversal através do olho com retinopatia avançada da prematuridade (fibroplasia retolental) mostra uma retina completamente descolada aderida a uma massa fibrovascular por trás do cristalino. B. Uma montagem inteira do olho com retinopatia da prematuridade avançada proporciona uma visão correspondente ao olho macroscópico ilustrado em A. C. Visão à microscopia óptica de um foco angiogênico inicial na retina com retinopatia da prematuridade.

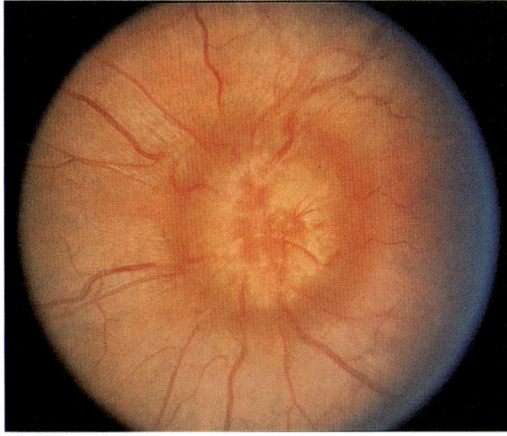

FIGURA 29.16
Papiledema crônico. O disco óptico está congesto e projeta-se anteriormente na direção do interior do olho. Apresenta margens embaçadas, e os vasos dentro dele são mal visualizados. Ao contrário do papiledema agudo, as veias não estão tão congestas e a hemorragia não é uma característica.

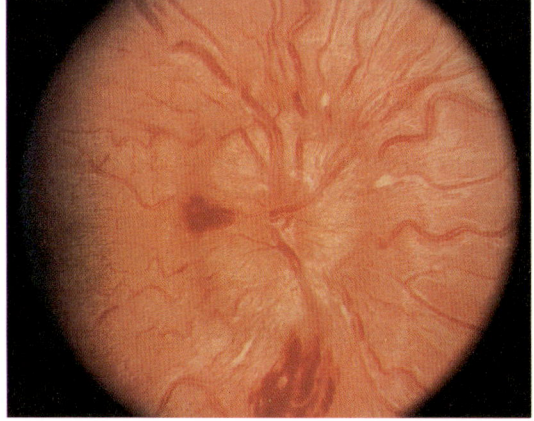

FIGURA 29.17
O disco óptico apresenta-se acentuadamente congesto, com veias dilatadas e margem embaçada. Uma pequena hemorragia é evidente dentro do disco óptico na sua junção com a retina. Pequenas manchas aldogonosas estão presentes dentro da retina adjacente.

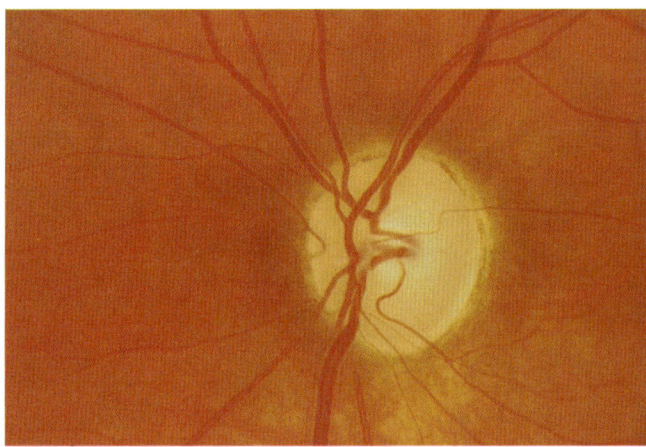

FIGURA 29.18
Atrofia óptica. A margem do disco óptico está bem demarcada a partir da retina adjacente. Como os axônios mielinizados do nervo óptico estão bastante diminuídos, o disco óptico assume um aspecto muito mais branco que o normal.

Tipos de Glaucoma

Glaucoma Congênito (Glaucoma Infantil, Buftalmia)

O glaucoma congênito refere-se ao glaucoma provocado por uma obstrução da drenagem aquosa por anomalias de desenvolvimento. O distúrbio desenvolve-se mesmo que a pressão intra-ocular não aumente até o início da lactância ou da infância. A maioria dos casos de glaucoma congênito ocorre em meninos (65%), e o modelo de herança recessiva associada ao X é comum. Em geral, a anomalia de desenvolvimento envolve ambos os olhos e, embora freqüentemente limitada ao ângulo da câmara anterior, pode acompanhar-se de uma variedade de outras malformações oculares. O glaucoma congênito associa-se a uma câmara anterior profunda, embaçamento corneano, sensibilidade a luzes brilhantes (*fotofobia*), lacrimejamento excessivo e buftalmia. O termo *buftalmia* (do grego *bous*, "boi"; *ophthalmos*, "olho") designa os olhos aumentados do glaucoma congênito que resultam de uma expansão provocada por pressão intra-ocular aumentada abaixo de uma esclerótica complacente. Diversos genes para glaucoma congênito foram identificados. Mutações homozigóticas no gene do citocromo P4501B1 (*CYP1B1*) contribuem para alguns casos de glaucoma infantil primário autossômico recessivo. O glaucoma congênito associado a anomalias de desenvolvimento do olho (glaucoma congênito secundário) é decorrente de mutações no gene do fator de transcrição da cabeça da forquilha [*forkhead*] (*FKHL7*), gene [*homeobox*] hipofisário 2 (*PTX2*) ou gene 6 [*box*] pareado (*PAX6*).

Glaucoma Primário de Ângulo Aberto

O glaucoma primário desenvolve-se no paciente sem doença ocular subjacente evidente. O distúrbio é subdividido em *glaucoma de ângulo aberto*, no qual o ângulo da câmara anterior encontra-se aberto e tem o aspecto normal, e *glaucoma de ângulo fechado*,

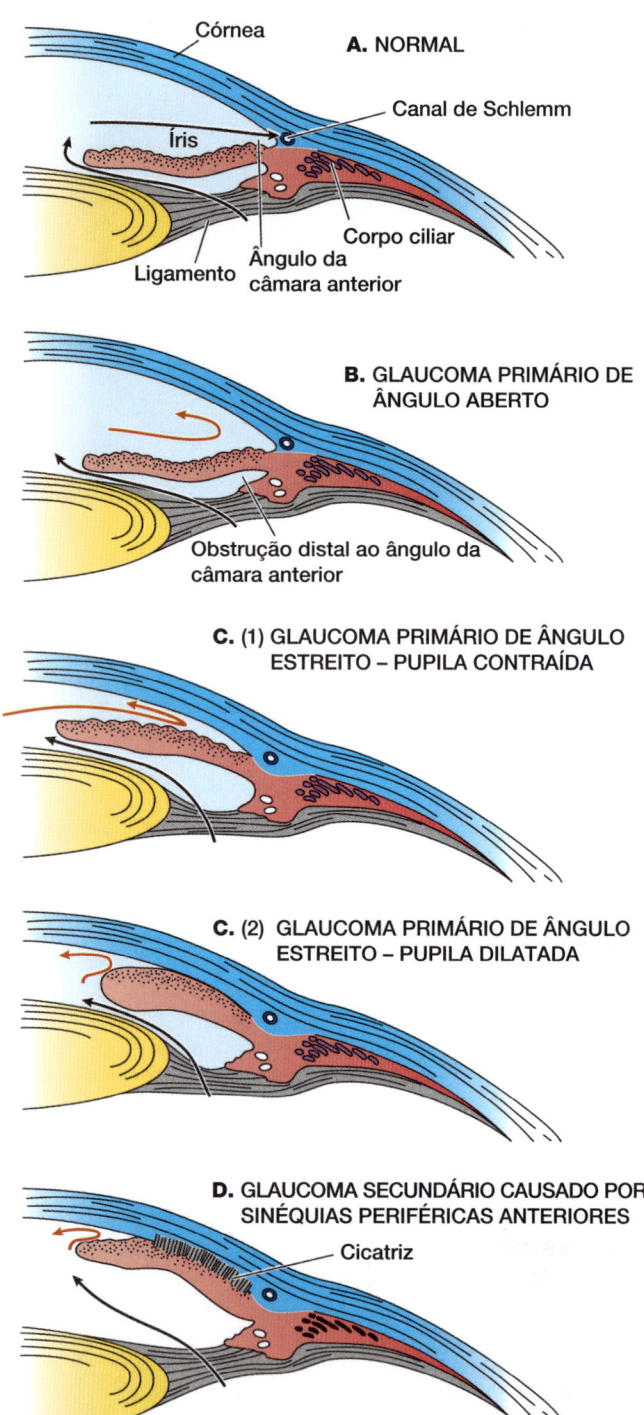

FIGURA 29.19
Patogenia do glaucoma. O segmento anterior do olho é afetado diferentemente nas várias formas de glaucoma. A. Estrutura do olho normal. B. No glaucoma primário de ângulo aberto, a obstrução ao fluxo de saída aquoso é distal ao ângulo da câmara anterior, e o segmento anterior assemelha-se ao do olho normal. C. No glaucoma primário de ângulo estreito, o ângulo da câmara anterior está aberto, porém mais estreito que o normal quando a pupila está contraída (C1). Quando a pupila se dilata num olho assim, a íris espessada obstrui o ângulo da câmara anterior (C2), provocando aumento da pressão intra-ocular. D. O ângulo da câmara anterior pode tornar-se obstruído por uma variedade de processos patológicos, incluindo aderência entre a íris e a superfície posterior da córnea (sinéquia anterior periférica).

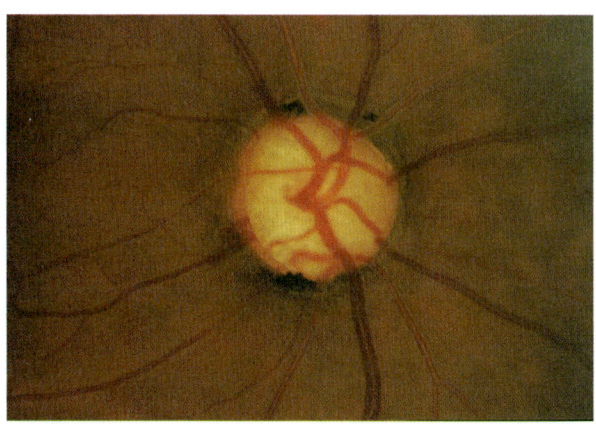

FIGURA 29.20
Disco óptico no glaucoma. A parte anterior do nervo óptico está deprimida ("disco óptico em forma de taça") e os vasos sangüíneos que atravessam a margem do disco óptico estão deslocados nasalmente. O fundo do olho aparece escuro porque o olho deste paciente negro contém numerosos melanócitos pigmentados na coróide.

no qual a câmara anterior é menos profunda que o normal e o ângulo encontra-se anormalmente estreito.

O glaucoma de ângulo aberto primário é o tipo de glaucoma mais freqüente e uma causa importante de cegueira nos Estados Unidos. Acomete 1 a 3% da população com mais de 40 anos de idade e ocorre principalmente na sexta década de vida. A pressão intra-ocular torna-se aumentada de forma insidiosa e assintomática e, embora quase sempre bilateral, um olho pode ser afetado de forma mais grave do que o outro. Com o tempo, a lesão da retina e do nervo óptico provoca perda irreversível da visão periférica.

 Patogenia: O ângulo da câmara anterior encontra-se aberto e tem o aspecto normal, mas há maior resistência ao fluxo de saída do humor aquoso na vizinhança do canal de Schlemm. As pessoas com diabetes melito e com miopia apresentam maior risco de glaucoma primário de ângulo aberto.

O glaucoma primário de ângulo aberto foi mapeado em diferentes *loci* nos cromossomos 1, 2, 3, 7 e 8. Alguns casos de glaucoma primário de ângulo aberto devem-se a mais de uma dúzia de diferentes mutações no gene *MYOC (TGRR)* no cromossomo 1 (1q21-q31). Quando ocorre glaucoma primário de ângulo aberto associado à síndrome unha-patela, as mutações envolvem o gene do fator de transcrição [*homeobox*] de Lim 1 (*LMX1B*). Uma suscetibilidade para glaucoma de tensão normal está associada a polimorfismo intrônico do gene *OPA1*, e também a uma mutação no gene *OPTN*.

Glaucoma Primário de Ângulo Fechado

O glaucoma primário de ângulo fechado ocorre após os 40 anos de idade.

 Patogenia: O distúrbio aflige pessoas cuja íris periférica esteja deslocada anteriormente na direção da malha trabecular, criando assim um ângulo anormalmente estreito. Quando a pupila está contraída (*miótica*), a íris permanece tracionada, de forma que o ângulo da câmara não é ocluído. Entretanto, quando a pupila se dilata (*midríase*), a íris obstrui o ângulo da câmara anterior, prejudicando a drenagem aquosa e resultando em episódios súbitos de hipertensão intra-ocular. Nesse caso, ocorre dor ocular e halos ou anéis são vistos ao redor das luzes. Nessas pessoas, a pressão intra-ocular também pode tornar-se aumentada se a pupila ficar bloqueada (por exemplo, por um cristalino edemaciado) e o humor aquoso acumula-se na câmara posterior.

 Manifestações Clínicas: **O glaucoma agudo de ângulo fechado é uma emergência ocular, e é essencial iniciar o tratamento hipotensivo ocular nas primeiras 24 a 48 horas para a manutenção da visão.** O glaucoma primário de ângulo fechado afeta ambos os olhos, mas pode tornar-se aparente em um olho 2 a 5 anos antes de ser observado no outro. A pressão intra-ocular é normal entre as crises, mas após muitos episódios, formam-se aderências entre a íris e a malha trabecular e a córnea (*sinéquias anteriores periféricas*), acentuando o bloqueio ao fluxo de saída do humor aquoso.

Glaucoma Secundário

As causas do glaucoma secundário são muitas e incluem inflamação, hemorragia, neovascularização da íris e aderências. No glaucoma secundário, os ângulos da câmara anterior podem estar abertos ou fechados. Como o distúrbio subjacente em geral encontra-se limitado a um olho, o glaucoma secundário tende a ser unilateral.

Glaucoma de Tensão Baixa

O glaucoma de tensão baixa refere-se a uma entidade na qual o defeito característico do campo visual e todos os aspectos oftalmoscópicos de glaucoma de ângulo aberto crônico ocorrem sem aumento da pressão intra-ocular. O defeito característico do campo visual e todos os aspectos oftalmoscópicos do glaucoma simples (ângulo aberto) crônico ocorrem no idoso sem aumento da pressão intra-ocular. Embora alguns olhos possam ser hipersensíveis à pressão intra-ocular normal, a maioria dos casos de glaucoma de tensão baixa provavelmente representa um infarto do disco óptico.

Efeitos da Pressão Intra-ocular Aumentada

A hipertensão ocular prolongada apresenta vários efeitos sobre o olho:

- Nos adultos, a pressão intra-ocular aumentada leva a uma escavação em forma de taça característica do disco óptico (escavação glaucomatosa), acompanhada de deslocamento nasal dos vasos sangüíneos retinianos. Em lactentes, a escavação do disco óptico tende a ser menos proeminente.
- A córnea ou a esclerótica projetam-se em pontos enfraquecidos, como os sítios de cicatrizes na cobertura externa do olho.
- Atrofia óptica, com perda de axônios, gliose e espessamento dos septos da pia-máter seguem-se à degeneração e à lesão das fibras nervosas no disco óptico.

- A camada celular ganglionar da retina degenera-se, dessa forma comprometendo a visão. A retina externa, cuja nutrição deriva da coróide subjacente, permanece íntegra.
- Quando a pressão intra-ocular está aumentada antes de 3 anos de idade, o olho flexível algumas vezes aumenta de forma extensa (*buftalmia*). Após os primeiros anos de vida, a esclerótica rígida impede que os olhos glaucomatosos aumentem sob a pressão elevada.

MIOPIA

A miopia é uma alteração ocular refrativa na qual a luz oriunda do objeto visualizado enfoca em um ponto na frente da retina, por causa de um diâmetro ântero-posterior do olho maior do que o usual. A miopia afeta mais de 70 milhões de pessoas nos Estados Unidos, necessitando de correção com óculos ou com lentes de contato. Procedimentos conhecidos bastante controversos para correção de miopia incluem formas de cirurgias refrativas utilizando-se um "excimer" a laser como o LASIK (*laser-assisted in situ keratomileusis*). Em geral, a miopia inicia-se em pessoas jovens e varia em gravidade. Uma forma leve (*miopia estacionária ou simples*) é, em geral, não-progressiva após a parada do crescimento corporal, enquanto a "miopia progressiva" determinada geneticamente é mais grave. As causas de miopia são complexas, mas alguns tipos hereditários foram mapeados em diferentes cromossomos (Xq28, 12q21-q23, e 18p11.31). A miopia é uma característica da *síndrome de Stickler*, um distúrbio autossômico dominante caracterizado por miopia progressiva com começo na infância a qual acarreta descolamento da retina e cegueira. Variantes genéticas separadas desse distúrbio são decorrentes de mutações em três genes de colágeno (*COL11A2, COL11A1 e COL11A2*).

PHTHISIS BULBI

Phthisis bulbi refere-se a olho em estágio terminal, inespecífico, desorganizado e atrófico. Essa condição (Fig. 29.21) é mais comum após traumatismo no olho ou inflamação. O olho encontra-se pequeno e mole, e a coróide e o corpo ciliar estão separados da esclerótica. A esclerótica está espessada, enrugada e edentada por causa da perda da pressão intra-ocular. A córnea encontra-se achatada, encolhida e opaca. O conteúdo intra-ocular está desorganizado pela cicatrização difusa, e invariavelmente encontra-se descolamento da retina sensorial. O cristalino está deslocado e, com freqüência, calcificado. Um achado típico de *phthisis bulbi* é a formação óssea intra-ocular, que parece derivar do epitélio pigmentar hiperplásico. Os olhos afetados pelo *phthisis bulbi* freqüentemente são enucleados.

NEOPLASIAS

O olho e as estruturas adjacentes contêm uma grande variedade de tipos de células e, como se poderia esperar, neoplasias benignas e malignas surgem delas. **As neoplasias intra-oculares surgem principalmente de neurônios retinianos imaturos (retinoblastoma) e de melanócitos uveais (melanoma).** Embora o epitélio pigmentar retiniano freqüentemente sofra proliferação reativa, raramente torna-se neoplásico.

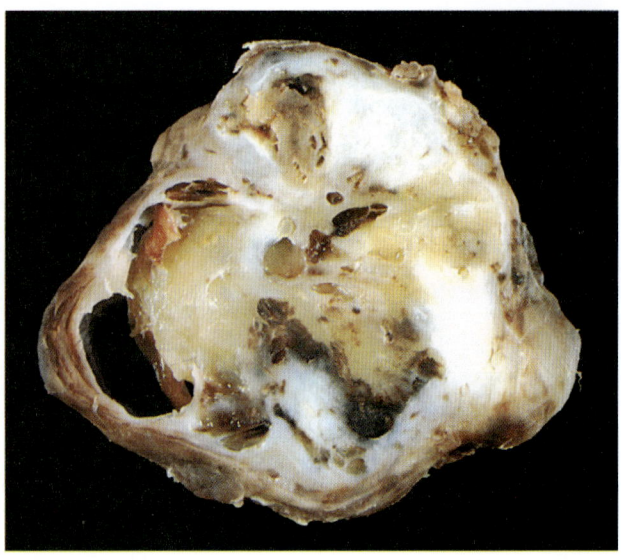

FIGURA 29.21
Corte transversal de olho com *phthisis bulbi*, exemplificando a natureza bastante desorganizada do conteúdo intra-ocular desses globos desordenados e atróficos.

O Melanoma Maligno Origina-se em Melanócitos na Úvea

O melanoma uveal é uma neoplasia maligna que se origina de melanócitos ou de nevos da úvea. O melanoma maligno é a malignidade intra-ocular primária mais comum. Pode originar-se de melanócitos em qualquer parte do olho, sendo a coróide o lugar mais comum.

 Patologia: Os melanomas coroidais são principalmente circunscritos e invadem a membrana de Bruch, provocando uma massa em forma de botão de colarinho ou de cogumelo (Fig. 29.22). Por outro lado, alguns tumores são achatados (melanoma difuso) e provocam deterioração gradual da visão durante muitos anos. Alguns não se tornam evidentes até que tenha ocorrido a disseminação extra-ocular. O pigmento de lipofuscina laranja é evidente na superfície de alguns melanomas na coróide.

Microscopicamente, os melanomas uveais podem ser compostos principalmente de quantidades variáveis de células fusiformes sem nucléolos (células fusiformes A), células fusiformes com nucléolos proeminentes (células fusiformes B) e células poligonais com bordas celulares distintas e nucléolos proeminentes (células epitelióides). As células variam na quantidade de pigmentação, e algumas células podem conter lipídio citoplasmático abundante ("degeneração celular em balão"). Quantidades variáveis de necrose são comuns em melanomas uveais.

Os melanomas do corpo ciliar e da íris podem estender-se circunferencialmente ao redor do globo (melanoma em anel). Na íris, os melanomas são vistos clinicamente uma a duas décadas antes dos melanomas na coróide e no corpo ciliar, talvez porque sejam visualizados mais facilmente.

Além da disseminação hematógena, os melanomas uveais disseminam-se atravessando a esclerótica para penetrar os te-

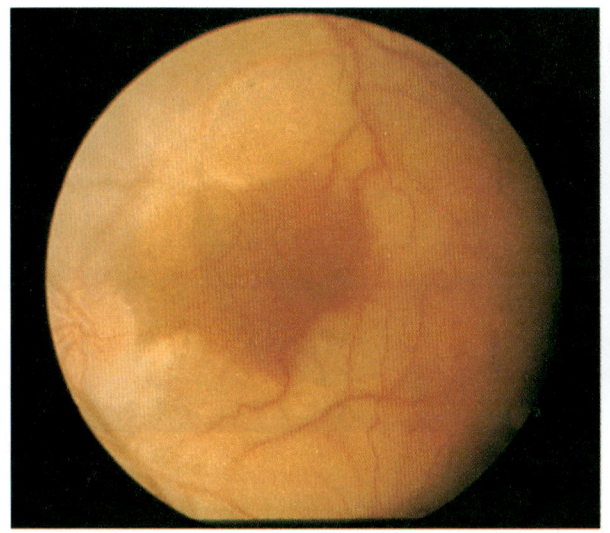 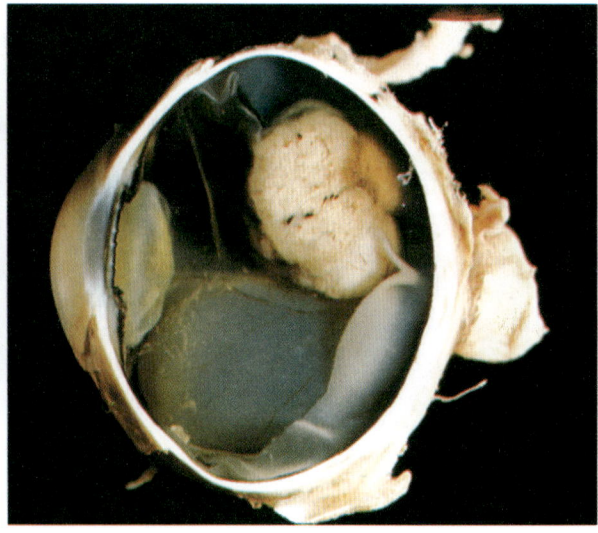

FIGURA 29.22
Melanoma maligno. A. Um melanoma maligno da coróide aparece como uma massa escura visível abaixo dos vasos sangüíneos retinianos. **B.** Um melanoma em forma de cogumelo da coróide está presente no olho. Os melanomas coróides comumente invadem a membrana de Bruch e resultam nesse aspecto.

cidos orbitários, geralmente em locais onde os vasos sangüíneos e os nervos atravessam a esclerótica. Diferentemente dos melanomas da pele, os da úvea não se disseminam pelos linfáticos, porque os olhos não possuem essas estruturas. Os melanomas intra-oculares algumas vezes provocam catarata, glaucoma, descolamento da retina, inflamação e, até mesmo, hemorragia.

O tratamento usual para a maioria dos melanomas uveais é a enucleação do olho, mas alguns são tratados por outros métodos, como radioterapia ou excisão local. Mais de metade dos pacientes com melanomas uveais sobrevive durante 15 anos após a enucleação. Foram relatadas mortes em 5 anos provocadas por melanomas fusiformes A, mas os tumores compostos unicamente de células epitelióides apresentam o pior prognóstico. De acordo com relatos, o diagnóstico de melanoma ocular metastático foi feito intuitivamente por médicos perspicazes que descobriram fígado aumentado em um paciente com um "olho de vidro".

O Retinoblastoma Origina-se de Neurônios Imaturos

O retinoblastoma é a neoplasia maligna intra-ocular mais comum da infância (Fig. 29.23), afetando de 1:20.000 até 1:34.000 crianças. Com maior freqüência o tumor é visto nos primeiros 2 anos de vida e, algumas vezes, até mesmo ao nascimento. Os sinais ao diagnóstico incluem pupila branca (leucocoria), estrabismo, visão deficiente, hifema espontâneo ou olho doloroso e vermelho. O glaucoma secundário é uma complicação freqüente. A luz que penetra no olho comumente reflete uma coloração amarelada semelhante à do *tapetum* do gato (reflexo do olho de gato). A maioria dos retinoblastomas ocorre esporadicamente e é unilateral. Cerca de 6 a 8% dos retinoblastomas são hereditários. Até 25% dos retinoblastomas esporádicos e a maioria dos retinoblastomas hereditários são bilaterais.

Os retinoblastomas estão relacionados com deleções ou com mutações no gene supressor de tumor de retinoblastoma (*Rb*), herdadas ou adquiridas, localizadas no braço longo do cromossomo 13 (13q14) (ver Cap. 5).

 Patologia: Alguns retinoblastomas crescem em direção ao corpo vítreo e podem ser vistos com um oftalmoscópio (retinoblastoma endofítico). Outros crescem entre a retina sensorial e o epitélio pigmentar retiniano, dessa forma descolando a retina (retinoblastoma exofítico). Alguns retinoblastomas são endofíticos e exofíticos ao mesmo tempo. Com freqüência a retina contém vários focos distintos de tumor no mesmo olho, alguns dos quais representam origem multifocal, enquanto outros refletem implantações de tumor oriundas de disseminação através do corpo vítreo.

O retinoblastoma é um tumor de cor creme que contém manchas dispersas calcificadas, brancas como giz, dentro de zonas necróticas amarelas, que podem ser detectadas radiologicamente. Os tumores são bastante celulares e exibem vários padrões morfológicos. Em alguns casos, células neoplásicas redondas e bastante compactadas, com núcleo hipercromático, citoplasma escasso e mitoses abundantes estão distribuídas ao acaso. Em outros retinoblastomas, as células estão organizadas radialmente em torno de uma cavidade central (*rosetas de Flexner-Wintersteiner*), conforme diferenciam-se em fotorreceptores. Em alguns casos, a organização celular assemelha-se a *flor-de-lis* (*fleurette*). As células tumorais viáveis alinham-se ao redor dos vasos sangüíneos, e são vistas áreas necróticas com calcificação a uma curta distância das regiões vascularizadas.

Os retinoblastomas disseminam-se por diversas rotas. Comumente, estendem-se para dentro do nervo óptico, do qual disseminam-se intracranialmente. Também invadem vasos sangüíneos, especialmente na coróide bastante vascular, antes de metastizarem hematogenicamente pelo corpo. A medula óssea é um sítio comum de metástases oriundas do sangue, mas, surpreendentemente, raras vezes o pulmão é envolvido.

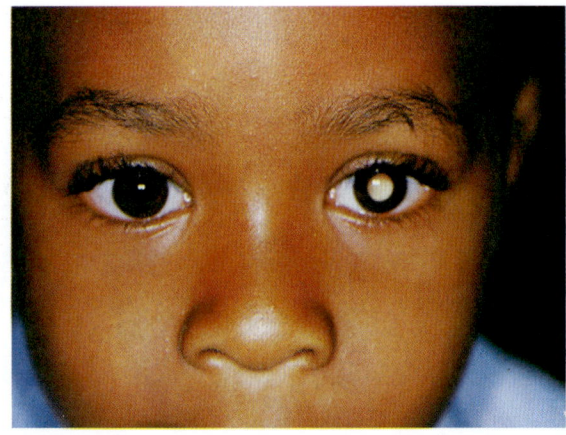
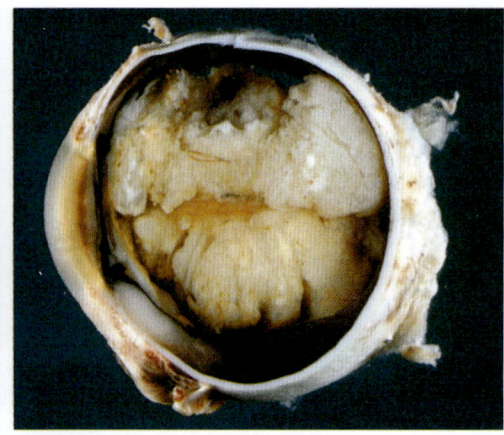

FIGURA 29.23
Retinoblastoma. A. A pupila branca (leucocoria) no olho esquerdo é o resultado de um retinoblastoma intra-ocular. B. Este olho excisado cirurgicamente está quase preenchido por retinoblastoma intra-ocular de cor creme com flocos calcificados.

Os retinoblastomas são quase sempre fatais se não forem tratados. Entretanto, com o diagnóstico precoce e a terapia moderna, a sobrevida é alta (cerca de 90%). Raramente ocorre regressão espontânea, por motivos ainda desconhecidos. Os pacientes com retinoblastoma hereditários, presumivelmente como conseqüência da perda da função do gene *Rb*, apresentam maior suscetibilidade para outros tumores malignos, incluindo sarcoma osteogênico, sarcoma de Ewing e pinealoblastoma.

Neoplasias Intra-oculares e Orbitais Metastáticas

As neoplasias metastáticas no olho são mais comuns que aquelas que surgem dentro dos tecidos oculares. Algumas vezes, a metástase ocular é a manifestação clínica inicial de câncer, mas a maioria dos casos só é diagnosticada após a morte. As leucemias e os cânceres de mama e de pulmão são responsáveis pela maioria dos casos de metástases intra-oculares, geralmente para a coróide posterior. Com freqüência, o neuroblastoma dá metástase para a órbita na lactância e na infância. A órbita pode ser invadida por neoplasias malignas da pálpebra, da conjuntiva, dos seios paranasais, do nariz, da nasofaringe e da cavidade intracraniana.

LEITURAS SUGERIDAS

Eagle RC Jr: Eye pathology: An atlas and basic Text. Philadelphia: WB Saunders, 1999.

Garner A, Klintworth GK (eds): *Pathobiology of ocular disease: A dynamic approach*, 2nd ed. New York: Marcel Dekker, 1994.

Klintworth GK: The eye pathologist, an eye pathology tutor and disease database. http://emsweb.mc.duke.edu/eyepath.nsf

Klintworth GK, Eagle RC Jr: Eye and ocular adnexa. In: Damjanov I, Linder J (eds). *Anderson's pathology*, 10th ed. St. Louis: Mosby, 1996: 2832–2875.

Scroggs MW, Klintworth GK: The eye and ocular adnexa. In: Sternberg SS (ed): *Diagnostic surgical pathology*, 2nd ed. New York: Raven Press, 1994:949–980.

Spencer WH (ed): *Ophthalmic pathology: An atlas and textbook*, 4th ed, 3 vols. Philadelphia: WB Saunders, 1996.

Yanoff M, Fine BS: *Ocular pathology*, 5th ed. St. Louis: Mosby-Year Book, 2002.

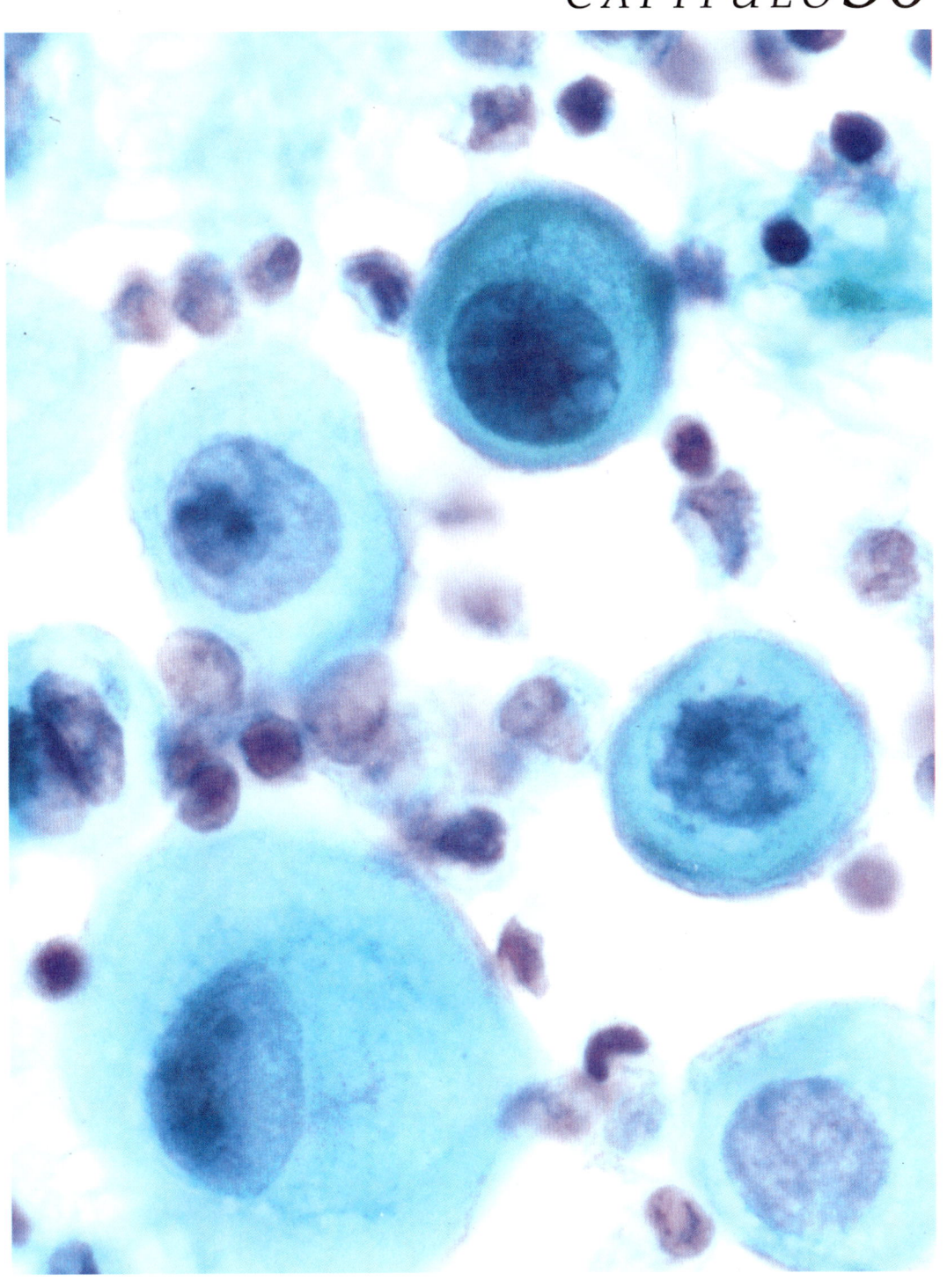

CAPÍTULO 30

Citopatologia

Marluce Bibbo

Aplicações da Citopatologia
Detecção Precoce de Câncer Assintomático
Cânceres Sintomáticos
Recorrência Tumoral

Métodos Citológicos
Células em Líquidos Corporais
Citologia Abrasiva
Citologia por Aspiração com Agulha Fina

Vantagens da Citopatologia

Limitações da Citopatologia

Precisão dos Métodos Citológicos

Causas de Erro na Citologia

Parâmetros Morfológicos Utilizados na Avaliação Citológica
Celularidade do Espécime
Arranjo Celular
Variações nos Tamanhos e Formas Celulares
Características Citoplasmáticas
Características de Malignidade no Núcleo
Material Extracelular e Fundo

Sistemas de Relato de Laudos

FIGURA *30.1 (ver página anterior)*
Preparado citológico de líquido pleural de um paciente com mesotelioma.

A citopatologia refere-se às técnicas diagnósticas utilizadas no exame de células oriundas de vários pontos do organismo para determinar a causa ou a natureza de uma doença. Os métodos citológicos datam da metade do século XIX, quando os pesquisadores detectaram células anormais nos líquidos corporais, como a urina, o escarro, as efusões e as secreções gástricas. Em 1928, George Papanicolaou, enquanto estudava os efeitos dos hormônios do ciclo menstrual sobre as células escamosas esfoliadas da cérvice uterina humana, iniciou a era moderna da citologia diagnóstica ao descobrir anormalidades celulares associadas ao câncer uterino. Apesar do ceticismo inicial, o exame citológico, popularmente denominado **"preventivo"**, foi amplamente aceito como o teste de triagem mais confiável para a detecção precoce de câncer e de afecções pré-cancerosas da cérvice humana. Tentativas esporádicas de colher amostras diagnósticas a partir de tumores por meio de agulha foram documentadas já no meio do século XIX, mas foi apenas na década de 1920 que esse método passou a ser empregado de modo sistemático. Apesar do sucesso notável dessa técnica, a aspiração por agulha só se tornou popular na década de 1970. Os últimos 30 anos testemunharam uma onda tremenda na aplicação da citologia a numerosos órgãos humanos. Atualmente é considerada uma modalidade de rotina no diagnóstico e vigilância do câncer.

APLICAÇÕES DA CITOPATOLOGIA

A Triagem É Importante para Detecção Precoce de Câncer Assintomático

A aplicação mais importante da citopatologia na área da prevenção de câncer é o exame de raspados e escovações da cérvice. A triagem ampla da população feminina pelos esfregaços de Papanicolaou resultou em uma redução importante da incidência de câncer cervical nos Estados Unidos e em muitos outros países. Por exemplo, a Islândia alcançou um declínio de 80% na mortalidade por câncer cervical. Da mesma forma, em um estudo canadense, a incidência relatada de câncer cervical foi de 4,5 casos por 100.000 nas populações submetidas a triagem, comparadas com 29 casos nas não triadas.

Bexiga, pulmão, esôfago e endométrio são outros órgãos nos quais a citopatologia é útil para a detecção de cânceres em seus estágios iniciais. Entretanto, considerações econômicas impedem a triagem em massa para esses tumores. Em vez disso, populações específicas com alto risco de desenvolvimento de certos cânceres são triadas. Exemplos dessas pesquisas incluem a citologia do escarro em trabalhadores de minas de urânio, que apresentam uma incidência alta de câncer de pulmão; citologia urinária em trabalhadores da indústria expostos a carcinógenos químicos, os quais encontram-se com alto risco de câncer de bexiga. Na China, onde a incidência de câncer esofágico é muito alta, a triagem citológica pela técnica de balão atingiu uma exatidão de 90% na detecção desse tumor.

Muitos Cânceres Sintomáticos São Diagnosticados por Citologia

A amostra citológica por meio de aspiração com agulha é, em geral, mais conveniente e menos complicada que uma biopsia a céu aberto, e a maioria dos órgãos atualmente é acessível a esses exames. O diagnóstico por testes citológicos é particularmente importante nos tumores malignos de estágio avançado, que não são corrigidos por tratamento cirúrgico. Exemplos dessas neoplasias incluem carcinoma pancreático com metástases, carcinoma hepatocelular e carcinoma de células pequenas do pulmão. Um diagnóstico definitivo nesses casos evita a necessidade da intervenção cirúrgica.

Os Métodos Citológicos Detectam a Recorrência Tumoral

Para alguns tipos de câncer, a citologia é o método mais plausível de investigação para detecção de recidiva. O melhor exemplo é a citologia urinária periódica, em geral a cada 3 meses, para monitorar a recorrência de câncer do trato urinário. Nas pacientes com carcinoma ovariano, após a cirurgia inicial e o término da quimioterapia, realiza-se uma laparotomia exploratória para avaliação da resposta do tumor ao tratamento (operação de "segunda visão"). Mesmo na ausência de tumor residual macroscopicamente visível ou recorrente, os esfregaços realizados a partir de lavados peritoneais são examinados para avaliar a existência de células malignas. Os métodos citológicos também são utilizados na avaliação de pacientes com câncer que desenvolvem efusão, sintomas neurológicos, linfadenopatia, ou nódulos da pele, pulmão ou fígado.

MÉTODOS CITOLÓGICOS

Células Descamadas Espontaneamente nos Líquidos Corporais Podem ser Detectadas

Os exemplos incluem escarro, líquido cefalorraquidiano, urina, derrames nas cavidades corporais (pleura, pericárdio, peritônio), secreção do mamilo e humor vítreo e aquoso dos olhos. Geralmente, o número de células nessas amostras não é suficiente para permitir uma avaliação adequada pela feitura direta do esfregaço do líquido sobre uma lâmina de vidro. Por conseguinte, os laboratórios de citologia utilizam diferentes técnicas de concentração de células, como centrifugação ou filtração por membrana, para preparar as amostras.

A Citologia Abrasiva Desaloja Células das Superfícies Corporais

Os esfregaços do colo uterino são obtidos por meio de uma espátula ou de uma escova pequena. Outros métodos abrasivos incluem a escovação endoscópica das superfícies mucosas dos tratos gastrintestinal, respiratório e urinário; a técnica de balão para a obtenção de células do esôfago; e o raspado de lesões cutâneas, orais, vaginais ou conjuntivais para a detecção de inclusões por herpesvírus. A lavagem (ou o lavado) de superfícies mucosas ou serosas durante endoscopia ou uma cirurgia a céu aberto pode ser considerada um método esfoliativo e abrasivo combinado, porque colhe amostras tanto de células descamadas espontaneamente quanto daquelas deslocadas de forma mecânica.

A Triagem de Nódulos e Protuberâncias É Realizada com Citologia por Aspiração com Agulha Fina

Praticamente qualquer órgão ou tecido pode ter uma amostra colhida por aspiração com agulha fina que usa aspiração sob pressão negativa através de uma agulha de pequeno calibre. Órgãos superficiais (por exemplo, tireóide, mama, linfonodos, próstata, pele e tecidos moles) são facilmente alcançados. Órgãos profundos (por exemplo, pulmão mediastino, fígado, pâncreas, rim, glândula suprarenal e retroperitônio) são aspirados com a orientação da fluoroscopia, tomografia computadorizada ou ultra-sonografia.

Uma associação de esfregaços secos ao ar e corados por Romanowsky, e fixados com álcool, corados pelo método de Papanicolaou, constituem a preferência da maioria dos citopalogistas norte-americanos. Uma etapa separada pode ser realizada para o preparo de "cell block", que permite a caracterização dos aspectos arquitetônicos do tumor nos fragmentos de tecido. As colorações imunocitoquímicas são realizadas prontamente em cortes do bloco embebido em parafina.

Alguns exemplos de preparados citológicos de diferentes órgãos são ilustrados nas Figs. 30.1 até 30.14.

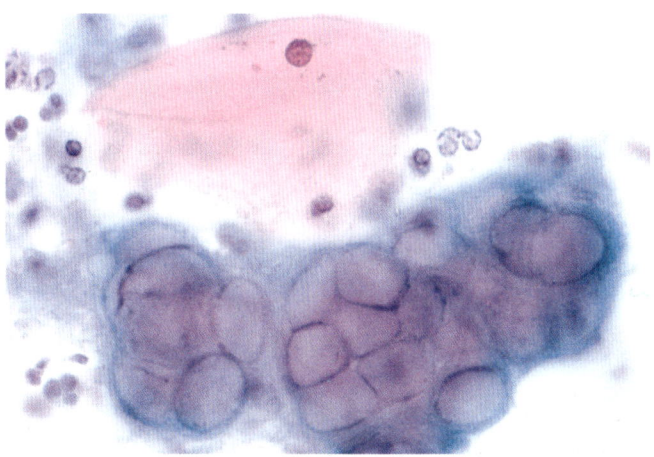

FIGURA 30.3
Infecção por herpesvírus simples em um esfregaço de colo uterino. Observar a multinucleação de células escamosas, moldagem nuclear, marginação da cromatina e aspecto dos núcleos de "vidro despolido". Uma célula escamosa superficial normal serve para comparação.

VANTAGENS DA CITOPATOLOGIA

A citologia apresenta tanto vantagens quanto limitações quando comparada ao exame de amostras histológicas (biopsia).

Menor traumatismo é produzido pelas técnicas citológicas do que pela biopsia. Assim, há menos complicações, como hemorragia ou perfuração. Por exemplo, a aspiração de líquido pleural com uma agulha fina é muito menos traumática que a obtenção de um pedaço da pleura por meio de biopsia a céu aberto ou com uma agulha grande. Da mesma forma, a escovação da superfície de um tumor endobrônquico ou de uma lesão do cólon tem menos probabilidade de provocar hemorragia que a remoção de um pedaço do tecido. Por causa do pequeno diâmetro da agulha utilizada para aspiração com agulha fina, o risco de hemorragia, infecção ou disseminação

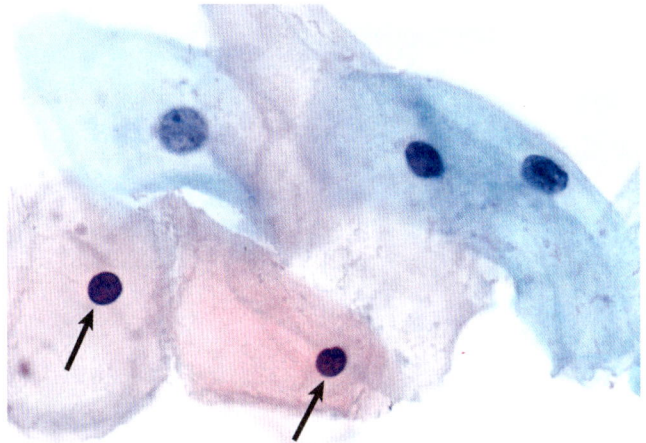

FIGURA 30.2
Esfregaço de Papanicolaou (preventivo) do colo uterino normal. Células escamosas grandes oriundas das camadas superficial e intermediária do epitélio estão ilustradas. As células apresentam citoplasma abundante, que varia em coloração desde rosado até azul. Os núcleos são pequenos, e a relação do núcleo e do citoplasma é baixa. As células mais superficiais apresentam núcleo picnótico (*setas*).

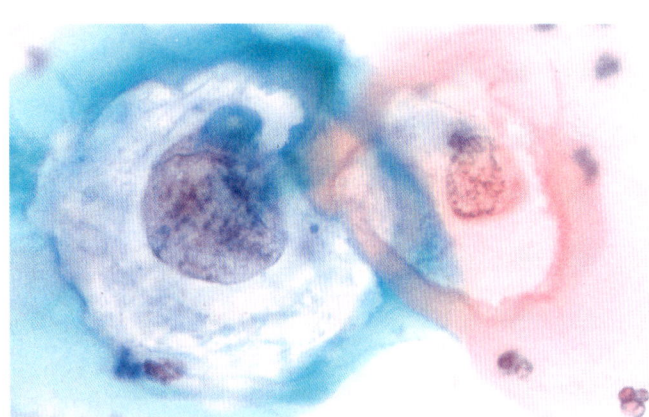

FIGURA 30.4
Infecção por papilomavírus em esfregaço cervical. Duas células escamosas superficiais exibem "*atipia coilocitótica*", uma expressão que denota a presença de vacúolos periféricos grandes, bem demarcados, combinados a alterações no padrão de cromatina.

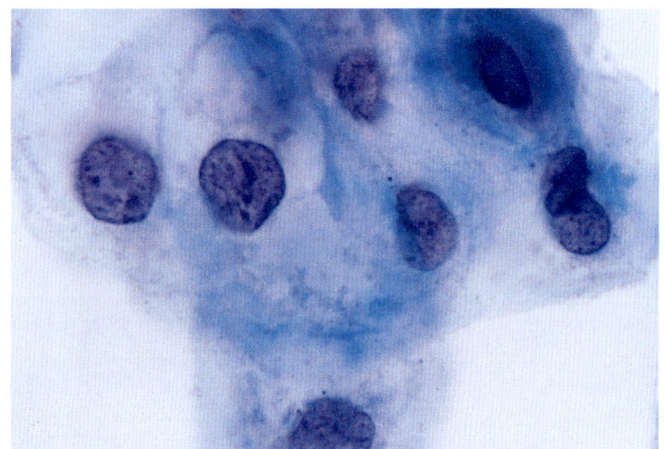
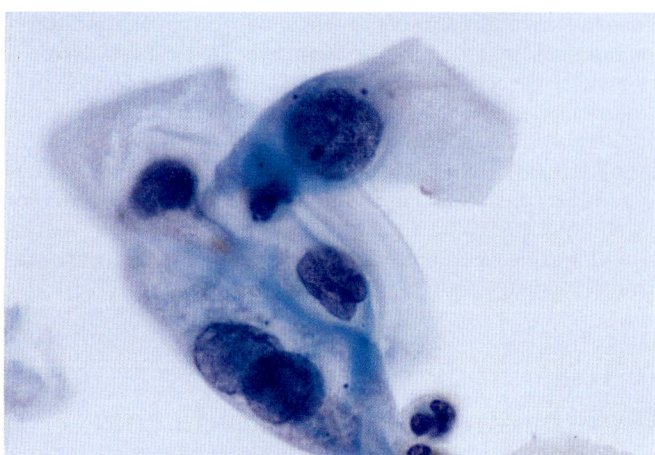
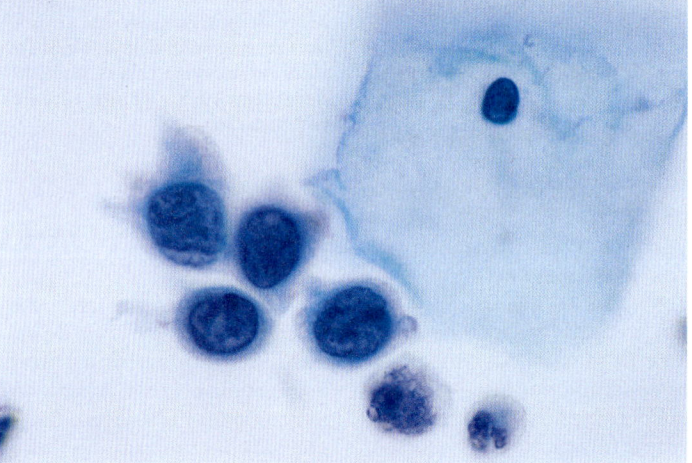

FIGURA 30.5
Espectro de lesões intra-epiteliais escamosas (LIE) em esfregaços da cérvice. A. LIE de grau baixo (displasia leve, NIC1). A célula displásica apresenta citoplasma abundante. O núcleo é maior e hipercromático. B. LIE de grau alto (displasia moderada, NIC2). As células displásicas apresentam uma relação do núcleo e do citoplasma maior do que a das células levemente displásicas. C. LIE de grau alto (displasia grave, NIC3)/carcinoma *in situ*). Observam-se células escamosas displásicas múltiplas com citoplasma escasso e as relações do núcleo e do citoplasma muito altos. Observar a célula escamosa superficial normal.

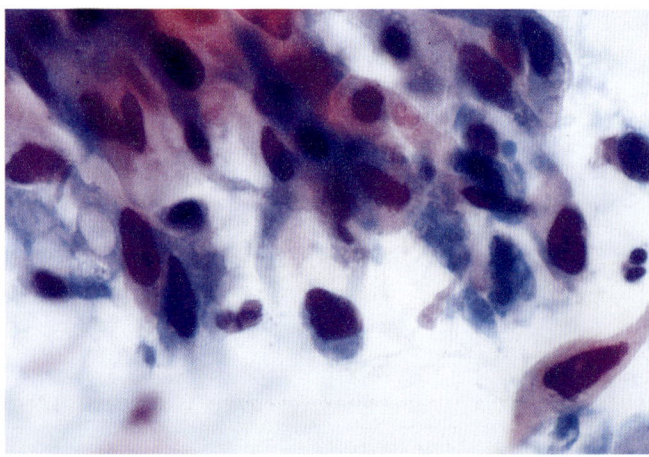

FIGURA 30.6
Carcinoma de células escamosas invasivo da cérvice. Células escamosas alongadas pleomórficas, com núcleos irregulares, aumentados e hipercromáticos estão presentes.

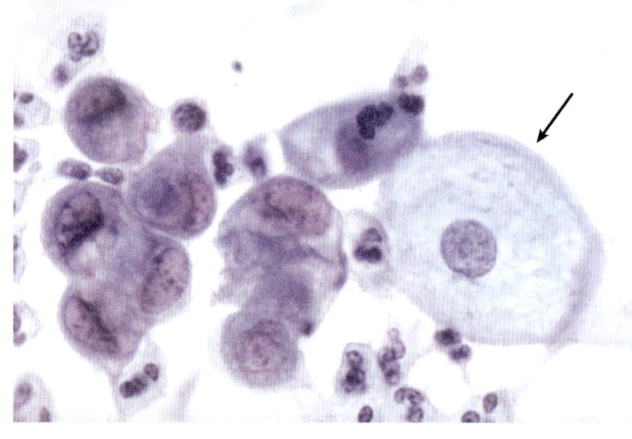

FIGURA 30.7
Adenocarcinoma endometrial em um esfregaço de cérvice. Um agrupamento de células malignas de tamanho médio mostra vacúolos citoplasmáticos. Os núcleos são excêntricos e apresentam membranas nucleares irregulares e cromatina distribuída de forma anormal. Observar a célula escamosa benigna (*seta*).

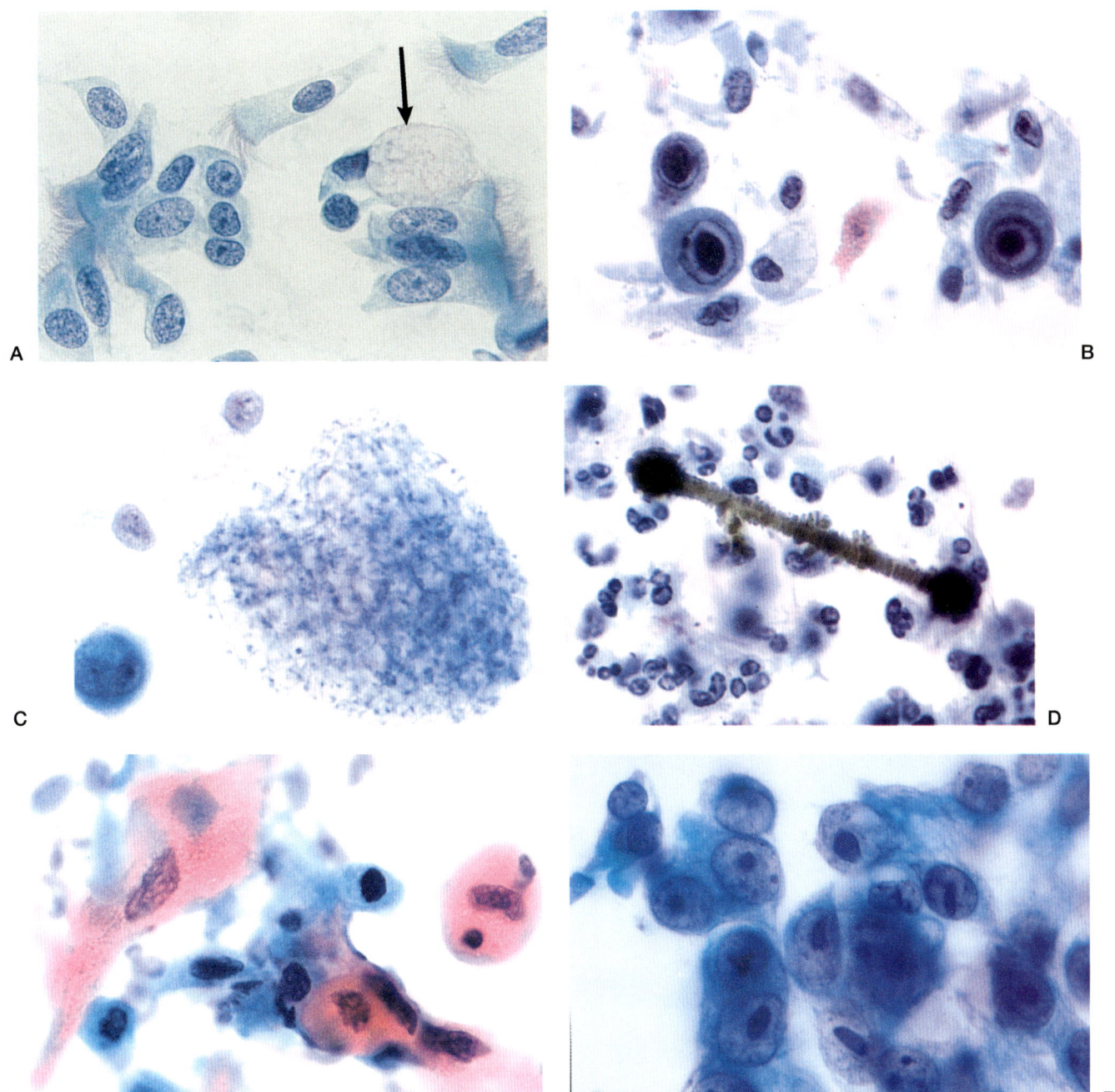

FIGURA 30.8
Citologia do trato respiratório. A. São mostradas células epiteliais brônquicas normais em uma amostra obtida por escovação brônquica. Observar as células colunares ciliadas com núcleos uniformes e localizados na base. A cromatina é finamente granular e dispersa uniformemente, a membrana nuclear é lisa e regular. Observar a célula caliciforme (*seta*). B. Infecção por citomegalovírus (CMV) em lavado brônquico. Observar as grandes inclusões nucleares basofílicas circundadas por um halo e cromatina marginada, formando o aspecto típico de forma de alvo. C. *Pneumocystis carinii* em uma amostra de lavado broncoalveolar. Este molde alveolar espumoso composto de cistos pequenos, cada um deles com um ponto excêntrico, é característico de *P. carinii*. Células brônquicas e um macrófago alveolar são evidentes. D. Corpúsculo ferruginoso no escarro. Esta estrutura longa, amarela, em contas, com extremidades em baqueta, é formada pela precipitação de ferro e de complexos protéicos sobre fibras de amianto (asbesto). E. Carcinoma de células escamosas em uma amostra de escovação brônquica. Observar as células escamosas bastante atípicas com variação acentuada de tamanho e forma. Os núcleos são hipercromáticos e irregulares. A cor laranja em algumas células é provocada pela presença de queratina. F. Células de adenocarcinoma em espécime de escovação brônquica. Vê-se um grupo de células epiteliais com núcleo bastante atípico, nucléolos proeminentes e vacúolos citoplasmáticos.

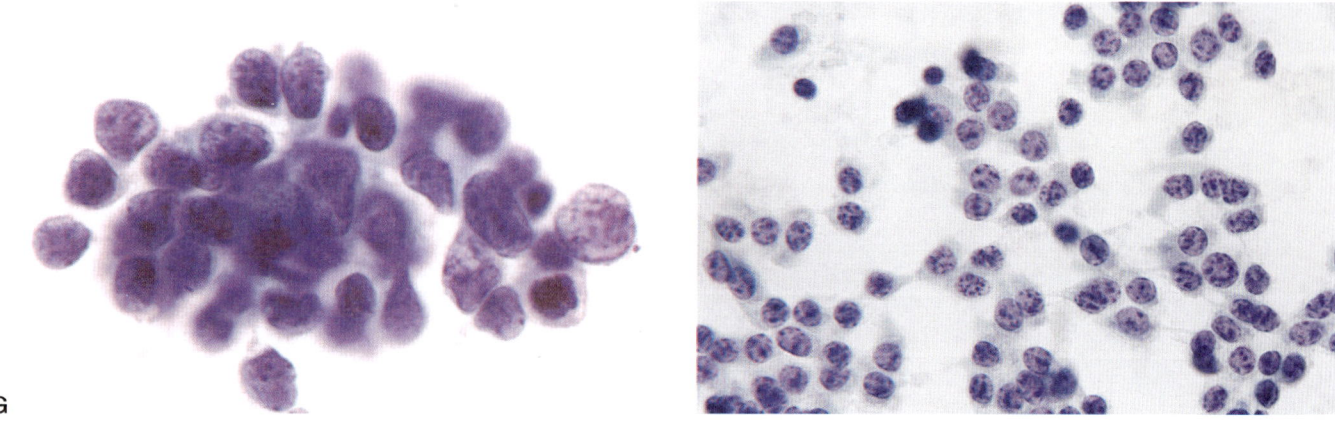

FIGURA 30.8 *(continuação)*
G. Carcinoma de células pequenas em uma amostra de escovação brônquica. As células são pequenas, o citoplasma é escasso e os núcleos são moldados onde encontram núcleos adjacentes próximos. H. Tumor carcinóide em um aspirado do pulmão com agulha fina. Essas células pequenas estão arranjadas em lâminas frouxamente coesas. As células possuem citoplasma granular e núcleos redondos e uniformes. A cromatina é dispersa uniformemente.

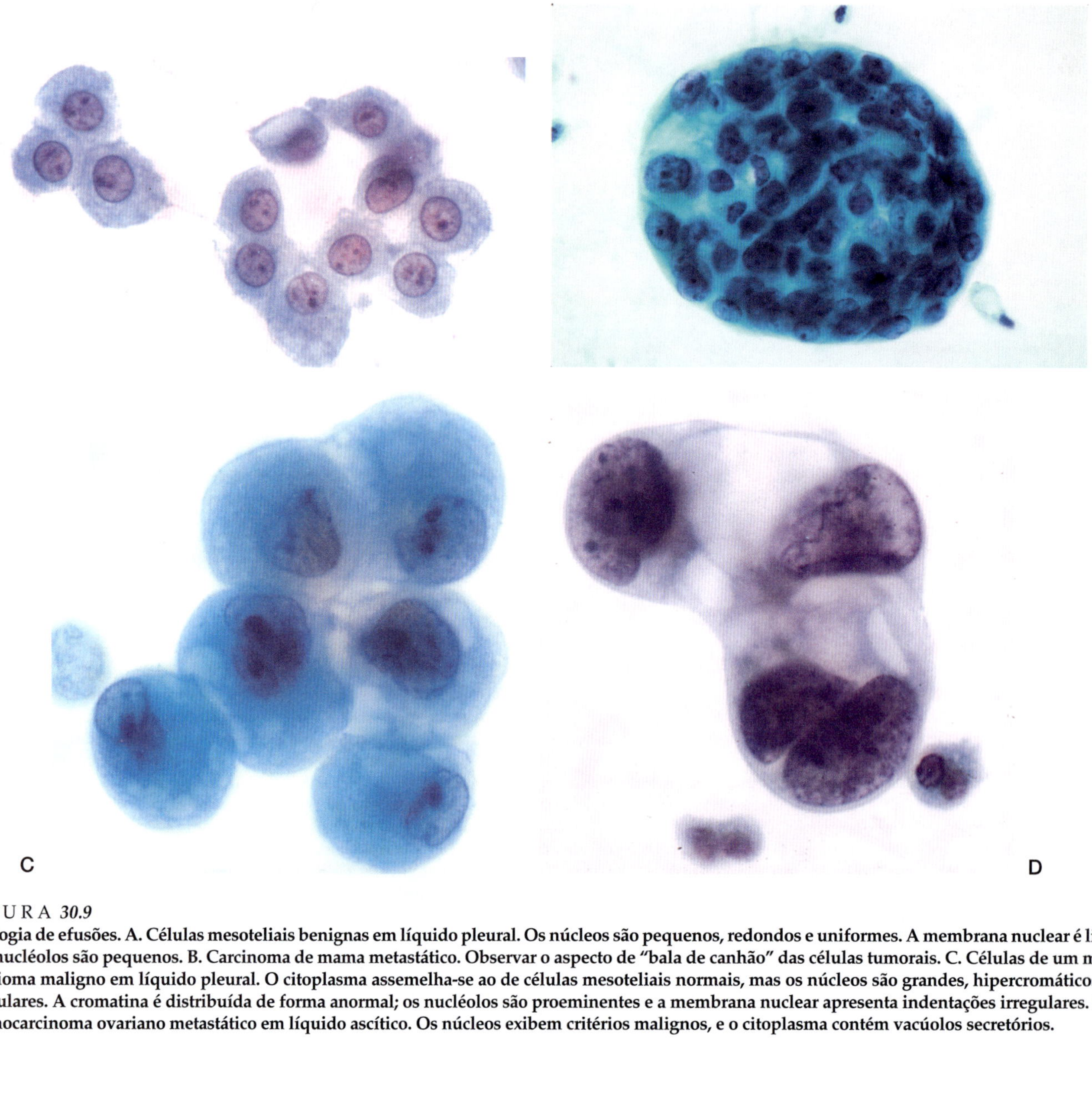

FIGURA 30.9
Citologia de efusões. A. Células mesoteliais benignas em líquido pleural. Os núcleos são pequenos, redondos e uniformes. A membrana nuclear é lisa e os nucléolos são pequenos. B. Carcinoma de mama metastático. Observar o aspecto de "bala de canhão" das células tumorais. C. Células de um mesotelioma maligno em líquido pleural. O citoplasma assemelha-se ao de células mesoteliais normais, mas os núcleos são grandes, hipercromáticos e irregulares. A cromatina é distribuída de forma anormal; os nucléolos são proeminentes e a membrana nuclear apresenta indentações irregulares. D. Adenocarcinoma ovariano metastático em líquido ascítico. Os núcleos exibem critérios malignos, e o citoplasma contém vacúolos secretórios.

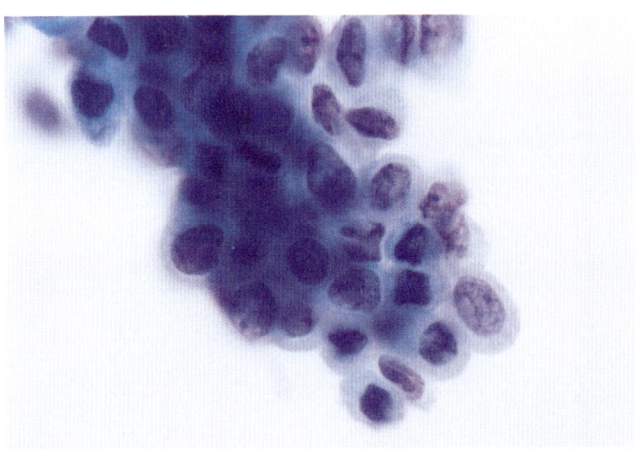 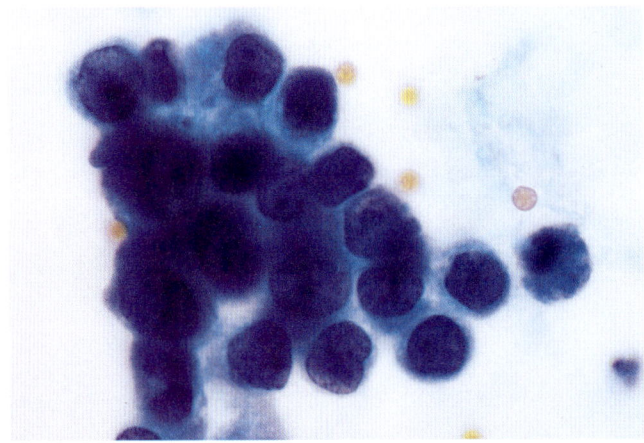

FIGURA 30.10
Citologia do trato urinário. A. Carcinoma de células transicionais papilar de grau baixo da pelve renal. Em termos de arquitetura, as células formam uma estrutura papilar, e os núcleos estão aglomerados e hipercromáticos. B. Carcinoma de células transicionais de grau alto na urina. Células bastante pleomórficas com núcleos de tamanhos variados, hipercromáticos e irregulares são evidentes.

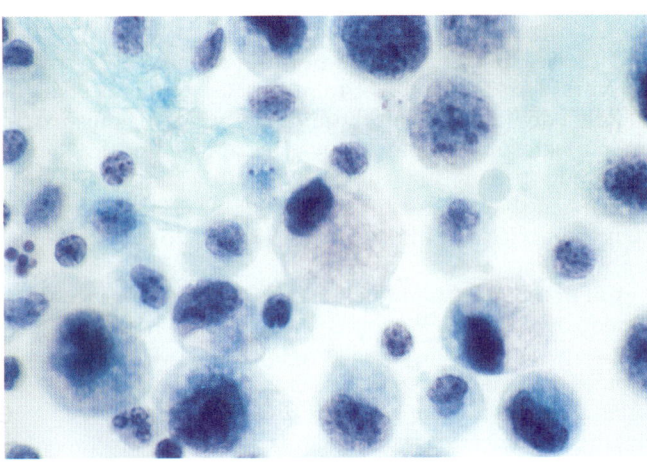 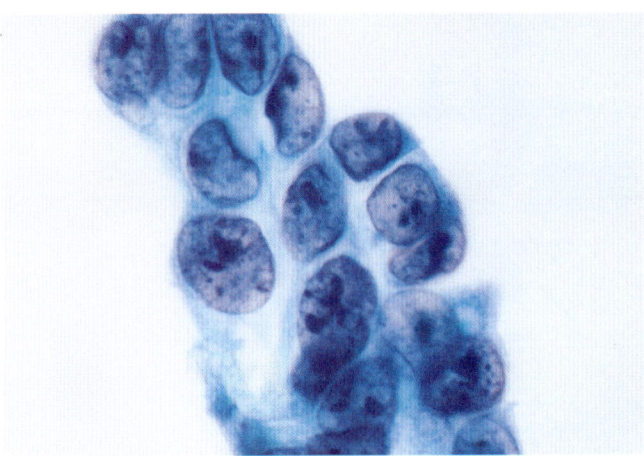

FIGURA 30.11
Citologia do trato digestivo. A. Carcinoma gástrico em amostra obtida por escovação. Observar vacúolos citoplasmáticos nas células tumorais. B. Adenocarcinoma do cólon. Os núcleos malignos exibem variação no tamanho e na forma e nucléolos proeminentes.

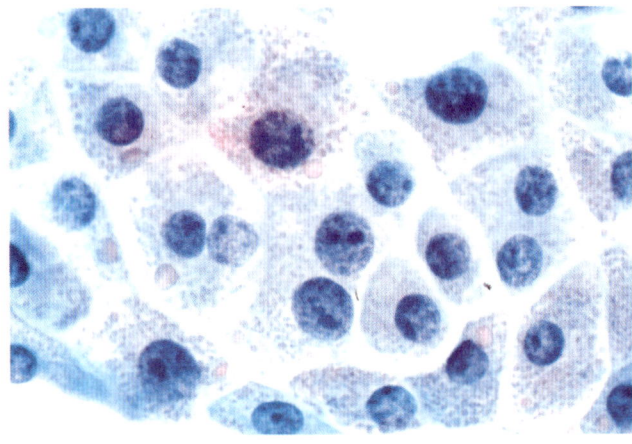 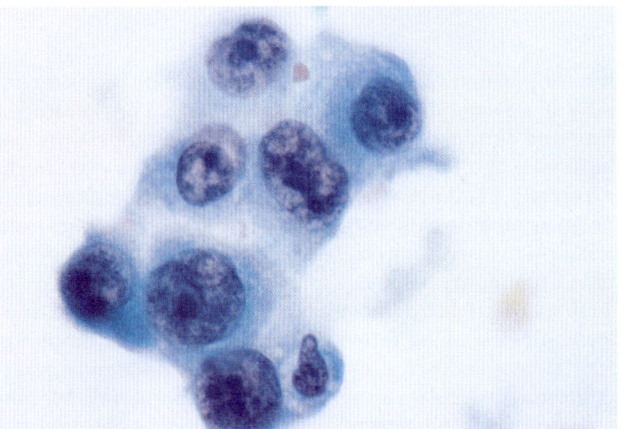

FIGURA 30.12
Citologia da mama por aspiração com agulha fina. A. Metaplasia apócrina. Essas células benignas apresentam citoplasma abundante e granular. B. Carcinoma ductal mamário. As células variam em tamanho e forma e são pouco coesas. Os núcleos são hipercromáticos, com membranas irregulares e aglutinação da cromatina. Os nucléolos são proeminentes.

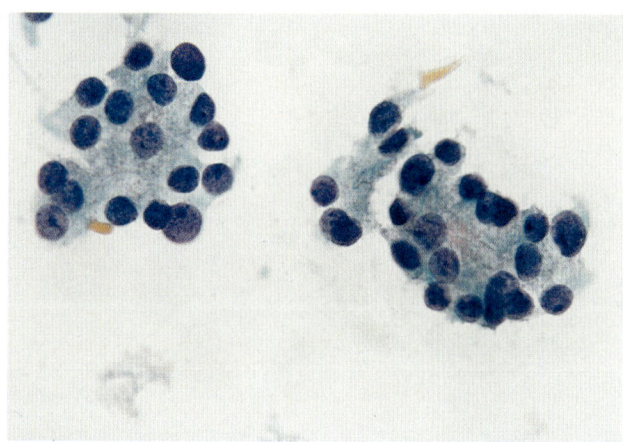 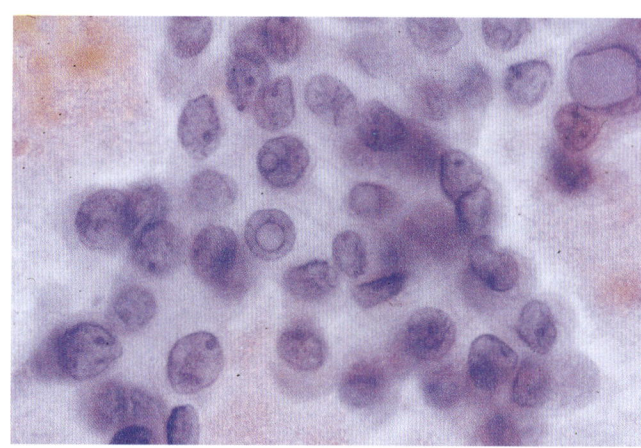

FIGURA 30.13
Citologia da tireóide por aspiração com agulha fina. A. Neoplasia folicular. As células tumorais formam folículos pequenos com colóide escasso e leve atipia nuclear. B. Carcinoma papilar. Uma fronde papilar do tumor mostra núcleos com entalhes nucleares e inclusões intranucleares.

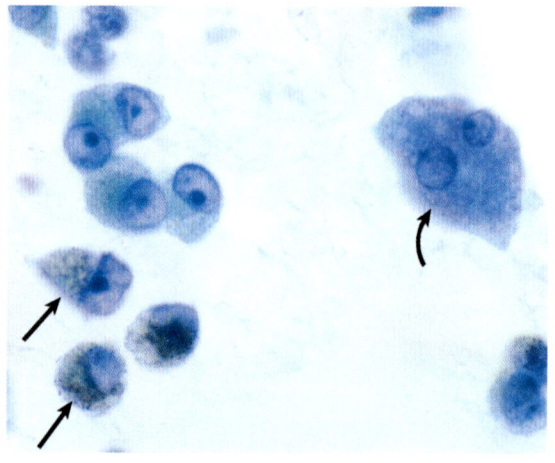

FIGURA 30.14
Melanoma maligno metastático em aspirado por agulha fina do fígado. Células tumorais pouco coesas com núcleos excêntricos e nucléolos proeminentes estão presentes. O citoplasma contém grânulos finos de melanina (*setas retas*). Um hepatócito binucleado benigno é evidente (*seta curva*).

do tumor é insignificante, comparado àquele da biopsia com agulha de grosso calibre ou biopsia por *punch*. Por exemplo, a pancreatite aguda, uma complicação séria de biopsia por aspiração com agulha de grosso calibre ou biopsia a céu aberto do pâncreas, é cada vez mais rara com a utilização da aspiração com agulha de calibre fino. As complicações da anestesia não são preocupantes, porque a colheita das amostras citológicas normalmente não exige anestesia geral ou local.

Maior superfície de amostragem está disponível para os métodos citológicos. Esse fato é particularmente importante nos procedimentos endoscópicos e na avaliação da disseminação intraperitoneal de células cancerosas durante laparotomia. Nos lavados peritoneais, uma grande área do peritônio é obtida como amostra, enquanto as amostras de biopsias ficam limitadas a poucos focos pequenos, macroscopicamente visíveis. Um foco de carcinoma plano *in situ* da bexiga que não é evidente na citoscopia tem mais probabilidade de ser descoberto pelo exame citológico da urina ou de lavados da bexiga do que por algumas amostras de biopsia ao acaso.

Tumores de difícil acesso por biopsia podem ter amostras colhidas por métodos citológicos. Os exemplos incluem citologia do líquido cefalorraquidiano para o diagnóstico de carcinomatose meníngea, escovações ou lavados de estenose do trato gastrintestinal que não permite a passagem do instrumento de biopsia, e aspiração com agulha fina de um carcinoma periférico do pulmão que esteja além do alcance de um broncoscópio.

Um diagnóstico rápido é uma das maiores vantagens dos métodos citológicos. O esfregaço direto e os aspirados com agulha fina podem ser lidos em alguns minutos após a colheita. Os líquidos que exigem preparação laboratorial podem ser processados, se necessário, em menos de uma hora.

Em comparação com a biopsia, a colheita de amostras citológicas é **mais conveniente**. Na maioria dos casos, não é necessária a preparação prévia do paciente, e a amostragem é feita como um procedimento de consultório. Para as amostras colhidas endoscopicamente, não são necessárias preparações além daquelas rotineiramente necessárias para visualização.

Maior índice de detecção de malignidade nos procedimentos endoscópicos é alcançado combinando-se amostragem citológica (escovação ou lavado) à biopsia. Por sua vez, essa combinação reduz a possibilidade da necessidade de repetição do procedimento diagnóstico.

Melhor relação de custo-eficácia da citologia como método de detecção de câncer tem sido amplamente demonstrada. Com freqüência, a citologia elimina exames, procedimentos e operações cirúrgicas desnecessários.

LIMITAÇÕES DA CITOPATOLOGIA

A classificação do tipo de tumor é, em geral, mais difícil com as amostras citológicas que com as amostras de biopsia, por causa do tamanho pequeno das amostras citológicas e da perda do padrão do tecido. A interpretação citológica baseia-se muito nas alterações morfológicas de células individuais e, em menor grau, na relação entre as células (por exemplo, formação de ácinos ou de pérolas escamosas, moldagem de células, arranjo papilar). Os padrões de infiltração e invasão do tumor nas estruturas adjacentes e canais vasculares são parâmetros histológicos importantes na determinação da malignidade, mas não podem ser avaliados pela citologia. Por exemplo, o diagnóstico diferencial entre adenoma folicular e carcinoma folicular bem diferenciado da tireóide depende da existência ou não de invasão capsular e vascular, e não do aspecto das células tumorais. Como essa invasão não pode ser determinada por aspiração da lesão, um diagnóstico de "neoplasia folicular" é oferecido pelo citopatologista; a classificação ulterior do tumor demanda o exame histológico do tumor excisado.

O tamanho pequeno da amostra pode impedir a classificação precisa de algumas neoplasias com elementos mistos, como carcinoma adenoescamoso, carcinossarcoma, ou sarcoma sinovial, se apenas um componente do tumor for colhido. Na citologia esfoliativa, os carcinomas são mais prontamente diagnosticados que os sarcomas, porque neoplasias epiteliais apresentam maior tendência a descamar células tumorais. Pela mesma razão, o tumor mesodérmico misto maligno do trato genital feminino é diagnosticado freqüentemente como adenocarcinoma no exame do líquido peritoneal ou dos esfregaços cervicovaginais.

A extensão e a profundidade da invasão não podem ser avaliadas pelo exame citológico. Por exemplo, pelo exame citológico da urina, não é possível fazer a distinção exata entre carcinoma de células transicionais da bexiga *in situ* e invasivo, bem como diferenciar carcinoma escamoso da cérvice profundamente invasivo de microinvasivo por esfregaços do colo uterino ou, por meio de aspiração com agulha, distinguir carcinoma intraductal da mama de carcinoma ductal invasivo da mama.

PRECISÃO DOS MÉTODOS CITOLÓGICOS

A precisão do diagnóstico citológico depende de diversos fatores, inclusive a experiência do coletor da amostra, o método de obtenção, a adequação da amostra, o órgão objetivado e o conhecimento do examinador. Raramente são feitos diagnósticos falso-positivos por citopatologistas experientes; dessa forma, a especificidade de um diagnóstico maligno aproxima-se de 100%. Entretanto, a sensibilidade do teste encontra-se em torno de 80 a 90% para a maioria dos tipos de amostras. A existência de resultados falso-negativos indica que a ausência de células malignas em amostras citológicas não elimina completamente a possibilidade de malignidade. A menos que uma causa benigna para uma lesão possa ser estabelecida pelo exame citológico (por exemplo, fibroadenoma da mama, cisto benigno da tireóide, abscesso hepático, granuloma do pulmão), justifica-se a pesquisa mais aprofundada, incluindo biopsia histológica, para excluir a possibilidade de uma etiologia maligna.

Maior sensibilidade é alcançada em alguns métodos de escovação endoscópica, particularmente para malignidades do trato digestivo, enquanto, para alguns tipos de amostra, a sensibilidade é menor. Por exemplo, o exame citológico do líquido cefalorraquidiano detecta apenas um terço das neoplasias primárias do sistema nervoso central e somente metade dos cânceres metastáticos, porque apenas tumores que se comunicam com os ventrículos ou as meninges podem descamar células. Para os cânceres do trato urinário, a sensibilidade da citologia depende do tipo e do grau do tumor. Carcinomas de células transicionais de grau baixo, os quais, por definição, apresentam pouca ou nenhuma atipia nuclear, são difíceis de detectar, enquanto neoplasias de grau alto são normalmente diagnosticadas de forma correta.

CAUSAS DE ERRO NA CITOLOGIA

Vários fatores contribuem para interpretações citológicas incorretas:

- **Amostragem inadequada** é uma das principais causas de diagnóstico falso-negativo em citologia. Por exemplo, na obtenção de um esfregaço da cérvice uterina, é crítico colher amostra da zona de transformação, porque a maioria das lesões pré-cancerosas surge nessa área. Assim, um esfregaço cervical adequado deve conter células escamosas, bem como material endocervical (células colunares, muco e células escamosas metaplásicas). A adequação de uma amostra de escarro é avaliada pela presença de macrófagos pulmonares, o que indica uma amostra de tosse profunda. Exemplos de amostras inadequadas para citologia incluem (1) amostra de lavado peritoneal que não contenha células mesoteliais, (2) esfregaço de vesícula cutânea obtido para pesquisas de alterações virais, mas que não possui células escamosas, (3) amostra de escovação gástrica com sangue e células inflamatórias, mas sem células epiteliais.
- **A fixação inadequada dos esfregaços ou preservação inadequada de um líquido** é outra causa prevenível de erro em citologia. Para o método de coloração Papanicolaou, as células devem ser fixadas em etanol a 95% ou por um *spray* fixador imediatamente após a feitura do esfregaço sobre a lâmina. Alguns segundos de demora na fixação podem provocar artefatos de secagem pelo ar, que criam dificuldades substanciais na interpretação. Para evitar os problemas da fixação inadequada, foram introduzidos recentemente preventivos com base líquida, os quais estão se tornando bastante usados. Os raspados do colo uterino são enxaguados em soluções de fixação especiais, melhorando assim a preservação celular e a sensibilidade do teste.

As células nos líquidos corporais sofrem degeneração, cujo índice varia de acordo com o tipo de líquido. Em geral, as células são mais bem protegidas em líquidos com uma concentração alta de proteínas, como efusões, do que em líquidos que contêm pouca proteína (por exemplo, urina ou líquido cefalorraquidiano). Para evitar a degeneração celular, os líquidos devem ser transportados para o laboratório e processados rapidamente. A refrigeração reduz em algumas horas ou um dia a degeneração celular e o crescimento bacteriano, mas, se a demora for inevitável, deve-se utilizar um conservante. A adição de um volume igual de etanol a 50% é um bom método para a preservação de líquidos. O formaldeído, um fixador utilizado comumente em amostras histológicas, não é adequado para preparações citológicas.

Preparação laboratorial e coloração subótimas podem provocar dificuldade considerável na interpretação dos esfregaços citológicos. Os exemplos incluem (1) concentração celular inadequada ou fraca adesão à lâmina de vidro, (2) esfregaços espessos contendo múltiplas camadas de células, (3) má fixação e (4) exposição inadequada ou excessiva das células a diferentes reagentes de coloração.

PARÂMETROS MORFOLÓGICOS UTILIZADOS NA AVALIAÇÃO CITOLÓGICA

A Celularidade do Espécime É Influenciada por Diversos Fatores

Em geral, os métodos abrasivos produzem mais células do que as amostras esfoliadas espontaneamente. Por exemplo, amostras de uma neoplasia pulmonar obtidas por lavado brônquico ou escovação têm mais probabilidade de apresentar um número grande de células tumorais que uma amostra de escarro.

Na aspiração com agulha fina, agulhas de calibre maior produzem amostras com mais celularidade que as agulhas muito finas. São fatores importantes para a obtenção apropriada de amostras celulares: (1) posicionamento correto da agulha ou escova; (2) aplicação de pressão ou aspiração ideais; (3) movimento adequado do dispositivo dentro do tecido-alvo; e (4) evitar a diluição de células com sangue em excesso.

O tipo de tecido a ter uma amostra colhida influencia bastante a celularidade da amostra. Células epiteliais em geral destacam-se com maior facilidade do que células do estroma ou tecido fibroso. Células malignas apresentam menor grau de coesão do que suas contrapartes benignas; assim, têm mais probabilidade de esfoliar espontânea ou mecanicamente. Neoplasias malignas que apresentam pouco suporte de tecido conjuntivo (por exemplo, carcinoma de células pequenas do pulmão, linfoma, melanoma maligno) produzem amostras mais celulares que aquelas com um estroma fibroso generoso (por exemplo, carcinoma cirrótico da mama). Em geral, os carcinomas têm maior tendência a esfoliar células do que sarcomas.

O Arranjo Celular É um Parâmetro Citológico Importante

Embora o padrão tissular seja geralmente perdido nas preparações citológicas, a relação entre as células é um critério útil para o diagnóstico citológico. As células podem surgir individualizadas, em pequenos grupos, em lâminas de monocamadas ou em grumos tridimensionais. Algumas células podem fundir-se, formando uma célula grande multinucleada, denominada *sincício*. Os grumos celulares podem formar (1) configurações papilares com centros fibrovasculares (carcinoma papilar de células transicionais, adenocarcinoma papilar, mesotelioma maligno); (2) estruturas glandulares ou tubulares (adenocarcinoma); (3) folículos (adenoma folicular da tireóide); (4) rosetas (neuroblastoma); ou (5) pérolas (carcinoma de células escamosas) (Quadro 30.1).

Variações nos Tamanhos e Formas Celulares Ocorrem nas Neoplasias

O tamanho das células tumorais varia muito, dependendo do tipo de neoplasia. Carcinoma de células pequenas do pulmão, alguns tipos de linfoma e muitos tumores da infância compõem-se de células regulares pequenas. Em contrapartida, carcinoma de células escamosas, carcinoma de células gigantes, sarcomas pleomórficos, alguns carcinomas endócrinos e coriocarcinoma mostram células muito grandes. As neoplasias malignas tendem a apresentar uma variabilidade maior no tamanho celular do que os tumores benignos, uma característica denominada *anisocitose*. Entretanto, essa regra não se aplica a todas as neoplasias. Adenocarcinomas e carcinomas de células transicionais de grau baixo bem diferenciados, por exemplo, apresentam pouca anisocitose. Por outro lado, anisocitose acentuada pode ser vista em algumas afecções benignas, como hiperplasia de linfonodos ou efeitos da radiação.

A forma da célula pode variar muito de um tecido para outro, mas células do mesmo tipo em tecidos normais e em neoplasias benignas são, em geral, uniformes (monomórficas). Por outro lado, a maioria dos tumores malignos exibe variação acentuada da forma celular (pleomórficas).

Características Citoplasmáticas Podem Revelar a Origem Tissular ou a Etiologia

O citoplasma é avaliado para cor, textura, presença de inclusões, vacúolos, pigmentos e outros produtos celulares (Quadro 30.2). Com o método Papanicolaou, o citoplasma adquire várias tonalidades de rosa até azul; a queratina caracteriza-se por cor laranja. O citoplasma pode variar em textura desde homogêneo até granular ou espumoso. A presença de pigmentos, inclusive melanina, hemossiderina, bile, lipofuscina e partículas de carvão é útil na identificação do tipo celular. Vacúolos únicos ou múltiplos no citoplasma indicam alterações degenerativas, atividade secretora ou fagocitose. Infecções virais e por clamídia podem formar inclusões no citoplasma. Células escamosas infectadas pelo papilomavírus humano mostram alterações características, denominadas *atipia coilocitótica*, que consiste em um halo perinuclear grande e alterações nucleares. O acúmulo de imunoglobulina no citoplasma de plasmócitos neoplásicos ou reativos forma um glóbulo eosinofílico denominado *corpúsculo de Russell*. Pequenas concreções citoplasmáticas, denominadas *corpúsculos de Michaelis-Gutmann*, são encontradas na malacoplaquia.

As Características Mais Importantes de Malignidade Residem no Núcleo

O tamanho e a forma do núcleo e as alterações da membrana e da cromatina nucleares, a proeminência do nucléolo e a atividade mitótica são parâmetros importantes na avaliação citológica (Quadro 30.3). Os núcleos de células normais mostram

QUADRO 30.1 Organização Celular

Solitária	Estruturas glandulares
Pequenos grupos	Folículos
Lâminas	Rosetas
Aglomerados em 3D[a]	Pérolas
Configuração papilar	

[a]3D, tridimensional.

QUADRO 30.2 Citoplasma

Cor	Vacúolos
Textura	Pigmentos
Halos	Outros produtos celulares
Inclusões	

pouca variação em tamanho e forma. Ocorre pequeno aumento nuclear em células normais durante a fase S do ciclo celular e em células reativas ou em regeneração. Normalmente, as células malignas exibem aumento nuclear significativo, com freqüência, desproporcional ao aumento da célula e que resulta em uma relação do núcleo e do citoplasma aumentada. Além disso, são comuns variações significativas no tamanho nuclear (*anisocariose*) e na forma nuclear nas neoplasias malignas. O núcleo da maioria das células cancerosas, com exceção de alguns tumores bem diferenciados, possui forma anormal e apresenta contorno irregular, com protrusões, indentações e sulcos. A moldagem do núcleo contra um outro é observada em alguns tumores (classicamente nos carcinomas de células pequenas), provavelmente devido a rápido índice de crescimento e citoplasma escasso.

O núcleo de células cancerosas é, em geral, mais escuro (*hipercromático*) que o de células normais, e a cromatina tende a ser mais grosseira e distribuída ao acaso. A multinucleação por si não é útil no diagnóstico de malignidade, porque essa característica pode ser encontrada em (1) células normais (por exemplo, células uroteliais superficiais, osteoclastos, sinciciotrofoblastos), (2) condições inflamatórias (por exemplo, células gigantes multinucleadas em granulomas), (3) neoplasias benignas (por exemplo, tumor de células gigantes da bainha do tendão) ou (4) neoplasias malignas (por exemplo, carcinoma de células gigantes, fibro-histiocitoma maligno, coriocarcinoma).

Os nucléolos de células cancerosas, particularmente em tumores mal diferenciados, em geral são maiores e mais numerosos que aqueles em suas contrapartes benignas. Entretanto, nucléolos proeminentes também podem ser vistos em células benignas metabolicamente ativas. Além disso, em alguns tipos de câncer (por exemplo, carcinoma de células pequenas do pulmão), as células tumorais não possuem nucléolos evidentes. A invaginação citoplasmática para dentro do núcleo, vista em corte transversal como uma inclusão intranuclear pálida, pode ocorrer em algumas neoplasias benignas e malignas e pode ser útil em sua classificação. Por exemplo, a presença dessas "inclusões" citoplasmáticas em um aspirado de tireóide é uma forte indicação de carcinoma papilar.

Embora possa ocorrer atividade mitótica aumentada tanto em tumores benignos quanto em malignos, as células cancerosas, em geral, apresentam um índice maior de mitoses. Além disso, a presença de mitoses anormais (distribuição anormal de cromossomos ou presença de mais de dois pólos mitóticos) é um critério confiável para o diagnóstico de malignidade.

QUADRO 30.3 Núcleo

Tamanho	Inclusão intranuclear
Forma	Nucléolo
Cromatina alterada	Atividade mitótica

O Material Extracelular e o Fundo que Circundam as Células

O fundo do esfregaço é avaliado em busca de inflamação, sangue, várias substâncias extracelulares, produtos celulares, restos necróticos e microrganismos. O tipo de inflamação (aguda, crônica, granulomatosa) e algumas variedades de microrganismos, inclusive bactérias, fungos, protozoários e helmintos, podem ser identificados. A necrose celular pode ocorrer em diferentes afecções benignas (por exemplo, em infecções, traumatismo, isquemia e irradiação), mas também pode ser um aspecto proeminente de muitas neoplasias malignas. Dessa forma, na ausência de células íntegras reconhecíveis, não é possível fazer um diagnóstico definitivo com base em uma amostra composta completamente de restos necróticos. Entretanto, quando presente em associação a células malignas, em geral a necrose é uma indicação de câncer invasivo. Dessa forma, a necrose pode ajudar a distinguir um carcinoma de células escamosas invasivo da cérvice uterina de um carcinoma *in situ*. Entretanto, esse critério não pode ser generalizado para todos os tipos de câncer. Por exemplo, o carcinoma *in situ* da mama também pode conter focos de necrose (comedocarcinoma). Entidades comuns encontradas no fundo do esfregaço estão relacionadas no Quadro 30.4

SISTEMAS DE RELATO DE LAUDOS

São utilizados vários métodos para o relato dos resultados dos testes citológicos. Papanicolaou criou um sistema de classificação numérica, que variava de classe I, para a ausência de células anormais, até classe V, para evidência conclusiva de câncer. Nos primeiros anos da citopatologia, essa classificação foi amplamente adotada, mas revelou-se inadequada à medida que o campo expandiu-se. A maioria dos laboratórios substituiu a classificação Papanicolaou **por laudos de citologia não-ginecológica narrativos**, semelhantes à terminologia utilizada nos laudos histopatológicos.

Em 1988, um grupo de patologistas e ginecologistas reuniu-se em Bethesda, Maryland, numa tentativa de padronizar os **lau-**

QUADRO 30.4 Fundo do Esfregaço nas Amostras Citológicas

Inflamação (aguda, crônica, granulomatosa)
  Microrganismos
  Bactérias
  Fungos
  Helmintos
  Protozoários (*Trichomonas vaginalis, Pneumocystis carinii,* amebas)
Restos necróticos
Sangue, hemossiderina
Mucina
Amilóide
Colóide
Corpúsculos de psammoma
Corpúsculos ferruginosos
Espirais de Curschmann
Cristais de Charcot-Leyden
Cilindros renais
Cristais urinários

QUADRO 30.5 Sistema de Bethesda 2001

Adequação do espécime
  Satisfatório para avaliação
  Insatisfatório para avaliação... (especificar o motivo)
Interpretação/resultado:
Negativo para lesão ou malignidade intra-epitelial
Outros
  Células endometriais (em uma mulher ≥ 40 anos de idade)
Anormalidades de células epiteliais
  Células escamosas atípicas de importância indeterminada (CEAII)
    não podem excluir LIEA (CEAA)
  Lesão intra-epitelial escamosa de grau baixo (LIEB) envolvendo:
    HPV/displasia leve/NIC1
  Lesão intra-epitelial escamosa de grau alto (LIEA) envolvendo:
    displasia moderada e grave, CIS/NIC2 e NIC3
    com aspectos de suspeita de invasão (se houver suspeita de invasão)
  Carcinoma de células escamosas
  Atipia de
    células endocervicais (sem outra especificação [SOE] ou especificar nos comentários)
    células endometriais (SOE ou especificar nos comentários)
    células glandulares (SOE ou especificar nos comentários)
  Atipia de
    células endocervicais, favorecendo neoplasia
    células glandulares, favorecendo neoplasia
  Adenocarcinoma endocervical *in situ*
  Adenocarcinoma
    endocervical
    endometrial
    extra-uterino
    sem outra especificação (SOE)
Outras neoplasias malignas (especificar)

CEAII, células escamosas atípicas de importância indeterminada; CEAA, células escamosas atípicas de alta importância; LIEB, lesão intra-epitelial escamosa de grau baixo; LIEA, lesão intra-epitelial escamosa de grau alto; NIC, neoplasia intra-epitelial cervical; CIS, carcinoma *in situ*.

dos citológicos ginecológicos. O grupo concluiu que a classificação Papanicolaou era inaceitável na prática moderna da citopatologia e propôs um novo sistema de classificação, que, desde então, tornou-se conhecido como o **sistema de Bethesda**. Este sistema de laudo com revisões foi adotado pela maioria dos laboratórios nos Estados Unidos (Quadro 30.5).

Cada laudo de citologia deve incluir os seguintes elementos:

- Uma assertiva em relação à adequação da amostra para avaliação diagnóstica
- Uma classificação geral (opcional) (p. ex., "Negativo para lesão ou características malignas intra-epiteliais" ou "Anormalidade de células epiteliais")
- Interpretação/resultado

LEITURAS SUGERIDAS

Livros

Atkinson BF (ed): *Atlas of diagnostic cytopathology*. Philadelphia: WB Saunders, 1992.
Bibbo M (ed): *Comprehensive cytopathology*, 2nd ed. Philadelphia: WB Saunders, 1997.
DeMay RM: *The art and science of cytopathology*. Chicago: ASCP Press, 1996.
Koss LG: *Diagnostic cytology and its histopathologic bases*, 4th ed. Philadelphia: JB Lippincott, 1997.
Koss LG, Woyke S, Olszewski W: *Aspiration biopsy: Cytologic interpretation and histologic bases*, 2nd ed. Tokyo: Igaku-Shoin, 1992.
Kurman RJ, Solomon D: *The Bethesda System for reporting cervical/vaginal cytologic diagnoses: Definitions, criteria, and explanatory notes for terminology and specimen adequacy*. New York: Springer-Verlag, 1994.
Silverberg SG, DeLellis RA, Frable WJ (eds): *Principles and practice of surgical pathology and cytopathology*, 3rd ed. New York: Churchill Livingstone, 1997.

Artigos de Periódicos

Bigner SH, Johnston WW: The cytopathology of cerebrospinal fluid: II. Metastatic cancer, meningeal carcinomatosis and primary central nervous system neoplasms. *Acta Cytol* 25:461–479, 1981.
Christopherson WM: Cytologic detection and diagnosis of cancer: Its contributions and limitations. *Cancer* 51:1201–1208, 1983.
Ehya H: Effusion cytology: The value and limitations of cytologic examination. *Clin Lab Med* 11:443–467, 1991.
Frable WJ: Needle aspiration biopsy: Past, present, and future. *Hum Pathol* 20:504–517, 1989.
Gharib H, Goellner JR. Fine needle aspiration biopsy of the thyroid: An appraisal. *Ann Intern Med* 118:282–289, 1993.
Hajdu SI: Cytology from antiquity to Papanicolaou. *Acta Cytol* 21:668–676, 1977.
Hajdu SI, Ehya H, Frable WJ, et al.: The value and limitations of aspiration cytology in the diagnosis of primary tumors: A symposium. *Acta Cytol* 33:741–790, 1989.
Hajdu SI, Melamed MR: Limitations of aspiration cytology in the diagnosis of primary neoplasms. *Acta Cytol* 28:337–345, 1984.
Kline TS: Survey of aspiration biopsy cytology of the breast. *Diagn Cytopathol* 7:98–105, 1991.
Koss LG: Cytology: Accuracy of diagnosis. *Cancer* 64(suppl): 249–252, 1989.
Solomon D: Bethesda System 2001. *Acta Cytol* 45:1077-1078, 2001.
Wakely PE, Kneisl JS: Soft tissue aspiration cytopathology. *Cancer Cytopathol* 90:292-298, 2000.
Zakowski MF: Fine needle aspiration cytology of tumors: Diagnostic accuracy and potential pitfalls. *Cancer Invest* 12:505–515, 1994.

Agradecimentos pelas Figuras

Especial agradecimento é feito pela permissão para utilizar o seguinte material:

Capítulo 1, Fig. 2. Okazaki H, Scheithauer BW: Atlas of Neuropathology. New York, Gower Medical Publishing, 1988. Com permissão do autor.

Capítulo 3, Fig. 19. Okazaki H, Scheithauer BW: Atlas of Neuropathology. New York, Gower Medical Publishing, 1988. Com permissão do autor.

Capítulo 5, Fig. 6. Reproduzida de Bullough PG, Vigorita VJ: Atlas of Orthopaedic Pathology. New York, Gower Medical Publishing, 1984 com permissão da Elsevier.

Capítulo 5, Fig. 18. Reproduzida de Bullough PG, Boachie-Adjei O: Atlas of Spinal Diseases. New York, Gower Medical Publishing, 1988 com permissão da Elsevier.

Capítulo 6, Fig. 33. Reproduzida de Bullough, PG, Vigorita VJ: Atlas of Orthopedic Pathology. New York, Gower Medical Publishing, 1988 com permissão da Elsevier.

Capítulo 7, Fig. 1. Cortesia de Dr. David C. Walker, The iCAPTURE Centre/UBC Pulmonary Research, St. Paul's Hospital.

Capítulo 7, Figs. 4, 19, 31. Cortesia de UBC Pulmonary Registry, St. Paul's Hospital.

Capítulo 7, Figs. 6, 7, 13. Cortesia de Dr. Greg J. Davis, Dept. of Pathology, University of Kentucky College of Medicine.

Capítulo 7, Fig. 23. Cortesia de Dr. Ken Berry, Dept. of Pathology, St. Paul's Hospital.

Capítulo 7, Fig. 27. Cortesia de Dr. Kevin C. Kain, Centre for Travel and Tropical Medicine, Toronto General Hospital.

Capítulo 7, Fig. 36. Cortesia de Dr. Alex Magil, Dept. of Pathology, St. Paul's Hospital.

Capítulo 8, Fig. 14. Okazaki H, Scheithauer BW: Atlas of Neuropathology. New York, Gower Medical Publishing, 1988. Com permissão do autor.

Capítulo 8, Fig. 16. Reproduzida de McKee PH: Pathology of the Skin. Copyright Gower Medical Publishing, 1989 com permissão da Elsevier.

Capítulo 9, Figs. 21A, 21B, 28, 54A, 71, 83, 89, 90, 98A e 98B. Reproduzidas de Farrar WE, Wood MJ, Innes JA, Tubbs H: Infectious Diseases Text and Color Atlas, 2nd ed. Copyright Gower Medical Publishing, 1992 com permissão da Elsevier.

Capítulo 12, Fig. 40. Travis WB, Colby TV, Koss MN, Muller NL, Rosado-de-Christenson ML, and King, TE: Non-neoplastic Disorders of the Lower Respiratory Tract, Washington DC: American Registry of Pathology, 2002.

Capítulo 12, Fig. 55. Cortesia de Armed Forces Institute of Pathology.

Capítulo 12. Os autores gostariam de agradecer sinceramente ao Dr. Bruce Wenig pela colaboração da Fig. 5 e ao Dr. Anthony Gal pela colaboração da Fig. 70.

Capítulo 13, Figs. 6A, 10A, 12, 15, 16, 24, 26, 28, 45, 47, 54A, 63, 64. Reproduzidas de Mitros FA: Atlas of Gastrointestinal Pathology. New York, Gower Medical Publishing, 1988 com permissão da Elsevier.

Capítulo 13, Fig. 12. Cortesia da Dra. Cecilia M. Fenoglio-Preiser.

Capítulo 14, Fig. 47. Yanoff M: Ocular Pathology: A Color Atlas. New York, Gower Medical Publishing, 1988.

Capítulo 14, Fig. 63. Thung SN, Gerber MA: Histopathology of liver transplantation. In Fabry TL, Klion FM (eds): Guide to Liver Transplantation. New York, Igaku-Shoin Medical Publishers, 1992.

Capítulo 17, Figs. 4 e 10. Weiss MA, Mills SE: Atlas of Genitourinary Tract Diseases. New York, Gower Medical Publishing, 1988.

Capítulo 17, Fig. 46. Blackwell KL, Bostwick DG, Zincke H, et al: J. Urol 1994; 151(6):1565-1570. Reproduzida com permissão.

Capítulo 18, Figs. 5, 6, 17, 18, 23, 30, 32, 35, 37, 38, 43, 51, 65, 71, 72 e 78. Reproduzidas com permissão de Stanley J. Robboy, MD, and Gynecologic Pathology Associates, Durham and Chapel Hill, North Carolina.

Capítulo 18, Figs. 14, 18, 19, 23, 25, 28, 33, 36. Robboy SJ, Anderson MC, and Russell P (eds): Pathology of the Female Reproductive Tract. London, Churchill-Livingstone, 2002, pp. 111-112, 140, 147, 167, 203, 248, 322, 354.

Capítulo 18, Figs. 66A e 66B. Reproduzidas de Woodruff JD, Parmley TH: Atlas of Gynecologic Pathology. New York, Gower Medical Publishing, 1988 com permissão da Elsevier.

Capítulo 20, Fig. 41. Cortesia de Becton-Dickinson.

Capítulo 21, Fig. 13. Sandoz Pharmaceutical Corporation.

Capítulo 22, Fig. 3. Reproduzida de Atkinson and Eisenbarth: Lancet 2001; 358:221, com permissão da Elsevier.

Capítulo 22, Fig. 9. Cortesia de American Diabetes Association.

Capítulo 24, Figs. 9A, 23A, 26A (Cortesia de W. Witmer), 27, 33A, 36A, 39A, 41A, 45, 46A, 47, 48, 49, 72A, 73, 74, 75, 81A, 85A. Elder AD, Elenitsas R, Johnson BL, et al: Synopsis and Atlas of Lever's Histopathology of the Skin. Lippincott Williams & Wilkins, Philadelphia, 1999, p 2, clin. fig IA1; p 163, clin. fig. IVE3; p 167, clin. fig. IVE4.b; p 124, clin. fig. IIIH1.a; p 105, clin. fig. IIIF1.a; p 115, clin. fig. IIIG1.a; p 85, clin. fig. IIIB1a.a; p 219, clin. fig. VE3.a; clin. fig. IVA2.b; p 7, clin. fig. IC1; p 212, fig. VD1.d; p 51, clin. fig. IIE1.f and IIE1.1; p 226, clin. fig. VE5.f; p 283, clin. fig. VIB3.g; p 280, clin. fig. VIB3.q and VIB3.s; p 10, clin. fig. ID1.b; p 31, clin. fig. IIC1.a; clin. fig. IIF2.a; p 96, clin. fig. IIID1.d.

Capítulo 26, Figs. 22A, 22B, 43, 55B, 60 e 71A. Reproduzidas de Bullough PG: Atlas of Orthopaedic Pathology, 2nd ed. New York, Gower Medical Publishing, 1992 com permissão da Elsevier.

Capítulo 28, Figs. 57 e 135A. Okazaki H, Scheithauer BW: Atlas of Neuropathology. New York, Gower Medical Publishing, 1988. Com permissão do autor.

Índice Alfabético

A

α_1-antitripsina, deficiência de, 10
Abetalipoproteinemia, 715
ABO, grupos sangüíneos, 893
Aborto espontâneo, 1009
Abrasão, 346
Abscesso(s), 25, 415
- amébico hepático, 457, 805
- cerebral, 1477
- das criptas, 729
- de Brodie, 1356
- em múltiplos órgãos, 406
- hepáticos, 725
- - piogênicos, 804
- periapendiculares, 745
- peritonsilar, 1319
- pileflebíticos do fígado, 804
- pulmonar(es), 604, 616
- - múltiplos, 612
Acalasia, 677, 684
Acantocitose, 1060
Acantose *nigricans*, 216
Acetaldeído, 330
Acetaminofeno, 22
Acetilação e desacetilação das histonas, 200
Acidente vascular cerebral, 1205
- causas de, 1465
- isquêmico, 1205
Ácido(s)
- araquidônico, 55
- ascórbico (v. Vitamina C)
- biliares, 710
- clorídrico, 680, 692, 747
- etilenodiaminotetraacético, 340
- fenilpirúvico, 266
- fólico, 229, 1056
- - deficiência de, 360
- gástrico, 686
- - hipersecreção de, 686
- - secreção de, 836
- graxos de cadeia curta, 768
- hipocloroso, 76
- homogentísico, 268
- lisérgico, dietilamida do, 331
- periódico de Schiff, 261, 1418
- - coloração, 1207
- sulfúrico, 680
- úrico, 60
- - cálculos de, 892
Ácino, 755
- hepático, 755
- pancreático, 828
Acloridria, 688, 838
Acne vulgar, 1264
Acondroplasia, 1344
Acromegalia, manifestações clínicas da, 1154
Actina, 580
Actinomicose, 415, 612, 952
Actinomyces israelii, 612, 952
Addison, doença de, 687
Adenocarcinoma(s), 660
- da próstata, 937
- da vagina de células claras, 959

- de rim, 324
- difuso, 698
- do cólon e do reto, 739
- - fatores de risco, 740
- - genética molecular do câncer colorretal, 739
- - síndrome de câncer colorretal não-polipose hereditária, 742
- do endométrio, 976, 978
- - com diferenciação escamosa, 978
- - em um esfregaço de cérvice, 1562
- *in situ*, 970
- invasivo, 970
- no intestino delgado, 718
- polipóide, 698
- seroso, 1004
- ulcerado, 698
Adenoma(s)
- das paratireóides, 1173
- do fígado, 334
- folicular da tireóide, 1166
- hepáticos, 808
- hipofisários, 1152
- - corticotrófico, 1154
- - gonadotrófico, 1154
- - lactotrófico, 1153
- - não-funcionantes, 1155
- - somatotróficos, 1153
- - tireotróficos, 1155
- monomórfico, 1309
- no intestino delgado, 717
- pleomórfico, 1307
- renal, 895
- serrilhado, 737
- supra-renal, 1183
- tóxico, 1163
- tubulares, 696, 734
- tubulovilosos, 735
- vilosos, 735
Adenomiose do útero, 971
Adenose, 958
- esclerosante, 1024
- vaginal, 958
Adenossarcoma uterino, 981
Adenovírus, 374, 602, 706
- pneumonia por, 616
Aderências, 591
- intra-uterinas, 973
- pericárdicas, 591
Adesão, 68
- de leucócitos ao endotélio, 68
- - moléculas de adesão, 68
- - - adressinas, 69
- - - imunoglobulinas, 69
- - - integrinas, 69
- - - selectinas, 68
- - recrutamento de leucócitos, 70
- e agregação plaquetária, 493
- - leucocitária deficiente, 76
Adrenoleucodistrofia, 1490
Adressinas, 69
Adventícia, 486
Afecções
- da cérvice tumoriformes, 961

- da vagina não-neoplásicas e tumores benignos, 957
- - adenose vaginal, 958
- - anomalias congênitas raras, 957
- - mesenquimatosos, tumores, 958
- - pólipo fibroepitelial, 958
- - vaginite atrófica, 958
- da vulva, pré-malignas, 955
- - carcinoma de células escamosas, 955
- - doença de Paget extramamária, 956
- - melanoma maligno, 956
- - neoplasia intra-epitelial vulvar, 955
Aflatoxina, 207
- B, 810
Agamaglobulinemia de Bruton, 1319
- ligada ao X, 148
Agenesia, 227
- renal, 847
Agentes, 64
- alquilantes, 207
- antitireóideos, bócio induzido por, 1160
- exógenos, hipersensibilidade celular a, 1259
- protrombóticos, 64
- tóxicos e infecciosos, 1262
Água contaminada, enterite contraída a partir da, 401
AIDS, 152, 332, 372, 437, 609, 1241
- encefalopatia da, 1486
- epidemiologia, 152
- HIV-2, 158
- imunologia, 155
- manifestações clínicas, 156
- neuropatias periféricas e, 1527
- patogenia, 153
- terapia para infecção pelo HIV, 157
Alagille, síndrome de, 808
Albers-Schönberg, doença de, 1347
Albinismo, 12, 269
- oculocutâneo, 1084
Alcaptonúria, 268
Alcian blue, corante, 1213
Álcool, 683
- abuso crônico de, 827
- consumo de, 786
- - excessivo, 683
Alcoólicos, 1493
Alcoolismo, 327, 830, 1495
- órgãos e tecidos afetados pela ingestão de álcool, 328
- - coração, 328
- - fígado, 328
- - músculo esquelético, 328
- - osso, 329
- - pâncreas, 328
- - sangue, 329
- - sistema, 329
- - - endócrino, 329
- - - imunológico, 329
- - - nervoso, 329
- - trato gastrintestinal, 329
- síndrome alcoólica fetal, 329
Aldose-redutase, via da, 1204
Aldosteronismo, 513
- primário, 1185

Alexander, doença de, 1491
Alimentos, ingestão de, contendo neurotoxinas pré-formadas, 410
Aloenxerto renal, categorias de rejeição a, 894
Alopecia, 1234
Alport, síndrome de, 864
Alteração(ões), 38
- fibrocística da mama, 1021
- - histologia da, 1023
- hereditárias associadas a aumento do risco de câncer, 202
- microcirculatórias do estômago, 686
- no fluxo sangüíneo, 295
- oxidativas nas proteínas, 38
Alucinógenos, 331
Alumínio, 341
Alveolite alérgica extrínseca (v. Pneumonite por hipersensibilidade)
Alvéolos, 599
Alzheimer, doença de, 5, 243, 1215, 1496
- amilóide cerebrovascular em um caso de, 1223
- epidemiologia, 1503
- manifestações clínicas, 1506
- patogenia, 1503
α_2-macroglobulina, 75
Ambliopia, 329
Amebíase, 457
- abscesso amébico hepático, 457
- intestinal, 457
Amelia, 231
Ameloblastoma, 1305
Amenorréia primária, 246
Ames, teste de, 205
Amilóide (v.tb. Amiloidose)
- aspecto microscópico de, 1222
- cerebrovascular em um caso de doença de Alzheimer, 1223
- glomerular, fotomicrografia eletrônica de, 1222
- miocárdico, 1223
- rim contendo, AA corado com a reação de iodo, 1222
- transtirretina, 1220
Amiloidogênese, 1220
- esquema geral de, 1221
Amiloidose(s), 216, 586, 677, 711, 1211-1224
- características, 1221
- - clínicas das, 1221
- - morfológicas das, 1221
- classificação clínica das, 1214
- - familiar, 1215
- - isolada, 1215
- - - aterosclerose aórtica e inflamações arteriais, 1215
- - - cardíaca senil, 1216
- - - diabetes, 1216
- - - doença de Alzheimer, 1215
- - primária, 1214
- - secundária, 1214
- classificação pelo tipo de proteína, 1216
- - amilóide, 1216
- - - AA, 1218
- - - Aβ2M, 1216
- - - AL, 1216
- - - APrP, 1218
- - - ATTR, 1220
- componentes comuns nos amilóides, 1212
- de uma ilhota no pâncreas de paciente com diabete melito tipo II, 1204
- definição de amilóides, 1213
- esquema geral de amiloidogênese, 1220
- estratégias do tratamento de amilóide, 1223
- estrutura do amilóide, 1213
- formas sistêmicas de, 1223
- hereditária, 251

- propriedades de coloração dos depósitos de amilóide, 1212
- renal, 861
- - manifestações clínicas, 862
- - patogenia, 862
- - patologia, 862
- suspeita de, 1223
Aminas aromáticas, 207
Aminoácidos, erros inatos do metabolismo de, 266
- albinismo, 269
- alcaptonúria, 268
- fenilcetonúria, 266
- tirosinemia, 268
Amônia, 603, 768
Ampola de Vater, carcinoma da, 820
Anafilatoxina, 50
Anafilaxia, substâncias de reação lenta da, 136
Analgésicos, nefropatia por, 889
Anatomia, 536
- apêndice, 744
- baço, 1139
- cavidade oral, 1296
- coração, 536
- - artérias coronárias, 538
- - miócito cardíaco, 536
- - sistema de condução, 536
- córtex supra-renal, 1175
- esôfago, 675
- estômago, 684
- fígado, 755
- hipófise, 1150
- intestino, 702
- - delgado, 702
- - grosso, 721
- medula supra-renal, 1186
- nariz e seios paranasais, 1311
- nasofaringe, 1319
- ossos, 1335
- ouvido interno, 1325
- ovários, 985
- paratireóide, 1171
- pele, 1228
- pineal, 1192
- placenta, 1005
- rim, 844
- - aparelho justaglomerular, 846
- - glomérulo, 844
- - - células endoteliais, 845
- - - membrana basal glomerular, 844
- - - mesângio, 846
- - - podócitos, 845
- - interstício, 846
- - túbulo renal, 846
- - vasos sangüíneos, 844
- sistema respiratório, 598
- - alvéolos, 599
- - bronquíolos, 598
- - mecanismos de defesa, 599
- - traquéia e brônquios, 598
- - vasculatura pulmonar, 599
- timo, 1192
- tireóide, 1156
- trato urinário inferior, 904
- tuba de Falópio, 983
- útero, 970
- vesícula biliar e ductos biliares extra-hepáticos, 814
ANCA, 853
- vasculite por, 875
Ancilostomídeos, 469, 708
Andersen, doença de, 266
Anel(éis), 553
- da valva, 553
- - mitral, calcificação do, 575
- de Schatzki, 676
- de Waldeyer, 1319

- - linfoma do, 1321
- e membranas que causam disfagia, 676
Anemia, 339, 469, 558, 1048
- aguda, 415
- classificação, 1048
- de Fanconi, 244
- e maior destruição de hemácias, 1058
- - defeitos, 1059
- - - da membrana, 1059
- - - enzimáticos, 1060
- - doença(s), 1065
- - - hemolítica do recém-nascido, 1066
- - - por crioaglutinina, 1065
- - hemoglobinopatias, 1061
- - hemoglobinúria paroxística noturna, 1067
- - hemolíticas imunes, 1064
- - hiperesplenismo, 1067
- - outras anemias hemolíticas, 1068
- - reações transfusionais hemolíticas, 1066
- - síndromes de fragmentação mecânica dos eritrócitos, 1066
- ferropriva, 741
- hemolítica, 329
- - aloimune, 1066
- - auto-imune, 215
- - macroangiopática, 1066
- - microangiopática, 1080
- megaloblástica, 327
- perda aguda de sangue ou anemia normocrômica normocítica, 1068
- perniciosa, 687, 701, 1055, 1495
- produção ineficaz de hemácias e, 1054
- - megaloblásticas, 1054
- - talassemia, 1057
- refratária, 1096
- - com excesso de blastos, 1098
- - com sideroblastos anelados, 1097
- tipos de, e menor produção de hemácias, 1051
- - aplásica, 1051
- - associada com infiltração da medula óssea ou mielotísica, 1053
- - da doença, 1053
- - - crônica, 1053
- - - renal, 1053
- - da intoxicação pelo chumbo, 1053
- - eritrocitária pura, 1052
- - ferropriva, 1052
Anencefalia, 1449
- e outros defeitos do tubo neural, 229
Aneurisma(s), 489, 502, 563
- cerebrais, 1462
- - ateroscleróticos, 1465
- - micóticos, 1465
- - saculares, 1462
- da aorta abdominal, 522
- das artérias cerebrais, 524
- dissecante, 524
- - da aorta, 558
- micóticos, 525
- sifilíticos, 525
Anfetaminas, 331, 544
Angelman, síndrome de, 274
Angiíte de hipersensibilidade, 517
Angina, 554
- de Ludwig, 1298
- de peito, 554
- - de Prinzmetal, 554
- - instável, 555
- intestinal, 709
Angiodisplasia, 733, 746
Angioedema, 1257
- hereditário, 54
Angiofibroma nasofaringiano juvenil, 1320
Angiogênese, 83, 108
- tumoral, 189
Angiomatose bacilar, 1288

Angiomiolipoma, 896
Angiopericitoma, 530
Angioplastia, 494, 502
- coronária, 565
- - e colocação de *stent*, 591
- - transluminal percutânea, 565
Angiossarcoma, 529
Angiotensina, 488
- I, 488
- II, 488, 541
Angústia respiratória no lactente, 609
Animais domésticos, doença febril crônica contraída de, 410
Ânion superóxido, 76
Anitschkow, células de, 568
Anomalias, 233
- cardíacas, 233
- congênitas, 375
- - da mama, 1020
- - da tireóide, 1157
- - da vesícula biliar, 814
- - do útero, 972
- - dos pulmões, 599
- - - atresia brônquica, 599
- - - cisto broncogênico, 600
- - - hipoplasia pulmonar, 599
- - - malformação adenomatóide cística congênita, 600
- - - seqüestração extralobar, 600
- - - seqüestração intralobar, 601
- congênitas do rim, 847
- - agenesia renal, 847
- - displasia renal, 847
- - doença, 848
- - - autossômica dominante do rim policístico, 848
- - - autossômica recessiva do rim policístico, 850
- - - glomerulocística, 850
- - hipoplasia renal, 847
- - nefrotísica, 850
- - rim, 847
- - - ectópico, 847
- - - em ferradura, 847
- - - esponjoso medular, 850
- - seqüência de Potter, 847
- da vagina congênitas raras, 957
- de desenvolvimento da cavidade oral, 1297
- disráficas, 227
- monogênicas, 247
- - mutações, 247
- - - ataxia de Friedrich, 249
- - - conseqüências funcionais das, 249
- - - de ponto, 247
- - - distrofia miotônica, 249
- - - doença de Huntington, 249
- - - grandes deleções, 248
- - - mudança de matriz de leitura, 248
- - - síndrome do X frágil, 249
- - pontos quentes mutacionais, 249
- numéricas de cromossomos sexuais, 244
- - cromossomo, 244
- - - X, 245
- - - Y, 244
- - homem XYY, 246
- - síndrome, 245
- - - de Klinefelter, 245
- - - de Turner, 246
- - - em mulheres com vários cromossomos X, 247
Anomalias cromossômicas, 233, 1451
- causas dos números anormais de cromossomos, 238
- - anomalias cromossômicas em vários estágios da gestação, 238
- - efeitos das anomalias cromossômicas, 239
- - não-disjunção, 238

- - nomenclatura das anomalias cromossômicas, 239
- - patogenia das anomalias numéricas, 238
- - conjunto cromossômico normal, 234
- - bandeamento cromossômico, 234
- - estrutura do cromossomo, 234
- - hibridização *in situ* com fluorescência, 234
- distúrbio ligado ao X, 269
- - características, 269
- - - dominantes ligadas ao X, 269
- - - recessivas ligadas ao X, 270
- - distrofias musculares ligadas ao X, 270
- - doença de Fabry, 273
- - hemofilia A, 272
- - síndrome do X frágil, 272
- distúrbios autossômicos, 250
- - dominantes, 250
- - - bases bioquímicas dos distúrbios dominantes, 251
- - - novas mutações *versus* mutações herdadas, 250
- - recessivos, 255
- - - bases bioquímicas dos, 256
- - doenças do armazenamento lisossômico, 259
- - - de Gaucher, 259
- - - de Niemann-Pick, 262
- - - de Tay-Sachs, 261
- - - glicogenoses, 261
- - - mucopolissacaridoses, 263
- - doenças herdáveis do tecido conjuntivo, 251
- - hipercolesterolemia familiar, 254
- - nanismo acondroplásico, 254
- - neurofibromatose, 253
- - osteogênese imperfeita, 253
- - síndrome, 251
- - - de Ehlers-Danlos, 252
- - - de Marfan, 251
- erros inatos do metabolismo de aminoácidos, 266
- - albinismo, 269
- - alcaptonúria, 268
- - fenilcetonúria, 266
- - tirosinemia, 268
- - estruturais, 235
- - cromossomos em anel, 236
- - deleções cromossômicas, 236
- - inversões cromossômicas, 236
- - isocromossomos, 238
- - translocações, 235
- - - recíprocas, 235
- - - robertsonianas, 236
- fibrose cística, 256
- - manifestações clínicas, 258
- - patogenia, 257
- - patologia, 257
- - monogênicas, 247
- - mutações, 247
- - pontos quentes mutacionais, 249
- - numéricas de cromossomos sexuais, 244
- - cromossomo, 244
- - - X, 245
- - - Y, 244
- - homem XYY, 246
- - síndrome, 245
- - - de Klinefelter, 245
- - - de Turner, 246
- - - em mulheres com vários cromossomos X, 247
- síndromes dos cromossomos autossômicos, 239
- - de deleção cromossômica, 243
- - de quebra cromossômica, 244
- - de translocação, 243
- - síndrome de Down, 240
- - trissomias dos cromossomos 13, 18 e 22, 243
Anorexia, 214
Anormalidades, 686

- citogenéticas, 1112
- congênitas raras do estômago, 686
- da coagulação, 1123
- da diferenciação sexual, 923
- genéticas do desenvolvimento hipofisário, 1151
Anotia, 231
Anovulação crônica, 987
Antagonistas dos receptores da histamina, 687
Antibióticos, bactérias resistente a, 405
Anticoagulantes, 1078
Anticorpos, 872
- a frio, 1064
- a quente, 1064
- antifosfolipídio, síndrome dos, 1082
- antimembrana basal glomerular, glomerulonefrite por, 872
- - manifestações clínicas, 873
- - patogenia, 872
- - patologia, 873
- contra queratinócitos, 1241
- glomerulonefrite mediada por, 854
Antidiurese, 214
Antígeno(s), 131
- carcinoembrionário, 701
- de leucócitos humanos, 893
- não-digeríveis, resposta a, 1261
- principais de histocompatibilidade, 131
- virais, 516
- - respostas imunológicas a, 1493
Antiinflamatórios não-esteróides, 56
Antioxidantes exógenos, 739
Antitrombina, deficiência de, 1081
Antraciclinas, 582
Antracose, 12
Antracossilicose, 639
Antraz, 413, 610
Ânus imperfurado, 723
Aorta, 504
- aneurisma dissecante da, 558
- torácica, 504
Aortite, 525
- sifilítica, 558
Aparelho, 79
- de Golgi, 79
- justaglomerular, 846
Apêndice(s), 744
- anatomia, 744
- apendicite, 744
- cutâneos, 1285
- mucocele, 745
- neoplasias, 745
Apendicite, 744
Apgar, escore, 278
Aplasia, 227
- da medula óssea, 336
- eritróide pura, 215
Apolipoproteína, 506
- E ou apoE, 507, 1212
Apoplexia hipofisária, 1151
Apoproteína B, 716
Apoptose, 21, 28
- ativada pelo *p53*, 33
- defende contra a disseminação de infecção, 30
- deleta células mutantes, 30
- eliminação de células que estão caindo em desuso, 30
- endotelial, 108
- iniciada por interações receptor-ligante na membrana celular, 30
- manipulação de, 22
- mediada por proteínas mitocondriais, 30
- morfologia, 29
- nos processos de desenvolvimento e fisiológicos, 29
- provas quantitativas para, 33

- sinais pró-apoptóticos e antiapoptóticos, 31
- sinalizada por diversos estímulos, 30
Aqueduto de Sylvius, 1450
Aracnodactilia, 252
Arco(s), 548
- aórtico(s), 548
- - derivados dos, 548
- - direito, 548
- lipóide, 1536
Argyll Robertson, pupila de, 1546
Arias-Stella, 972
- células de, 985
- reação de, 972
Arilsulfatase B, 65
Armanni-Ebstein, fenômeno de, 1543
Arnold-Chiari, malformações de, 1450
Arranhadura do gato, doença da, 414
Arranjo celular, 1568
Arrinencefalia, 1453
Arritmias, 563
- cardíacas, 330
Arsênico, 341
Artéria(s), 489
- celíaca, 702
- central da retina, oclusão da, 1539
- coronária, 538, 559
- distal, 551
- elásticas, 489
- mesentérica superior, 707
- musculares, 489
- poplítea, 522
- pulmonar, sarcoma da, 666
- renal, estenose de uma, 879
- retiniana, trombose da, 333
Arteriografia mesentérica, 733
Arteríola(s), 44, 290, 489
- pré-capilares, vasodilatação das, 47
- vasoconstrição transitória das, 47
Arterioloesclerose hialina, 1204
Arteriosclerose, 514
- benigna, 514
Arterite, 295
- coronária, 557
- de células gigantes, 518
- de Takayasu, 516, 520, 875
Arthus, reação de, 140
Articulações, 1388-1405
- artrite reumatóide, 1392
- - espondiloartropatia, 1398
- - - artrite enteropática, 1399
- - - artrite psoriática, 1399
- - - espondilite anquilosante, 1398
- - - síndrome de Reiter, 1399
- - juvenil, 1399
- - manifestações clínicas, 1397
- - nódulos reumatóides, 1395
- - patogenia, 1394
- - patologia, 1395
- doença de depósito, 1403
- - de diidrato de pirofosfato cálcico, 1403
- - de hidroxiapatita de cálcio, 1403
- gota, 1400
- - primária, 1400
- - provocada por erros inatos do metabolismo, 1400
- - secundária, 1401
- hemofilia, hemocromatose e ocronose, 1404
- osteoartrite, 1391
- sinoviais, 1389
- - classificação das, 1389
- - estruturas das, 1389
- - - características histológicas, 1390
- - - cartilagem articular, 1390
- - - sinóvia, 1390
- - tumores e lesões articulares tumoriformes, 1404
- - cisto sinovial, 1405

- - condromatose sinovial, 1405
- - sinovite vilonodular pigmentada, 1405
Artrite, 61, 730
- degenerativa, 1154
- enteropática, 1399
- psoriática, 1399
- reumatóide, 572, 639, 1392
- - espondiloartropatia, 1398
- - - artrite enteropática, 1399
- - - artrite psoriática, 1399
- - - espondilite anquilosante, 1398
- - - síndrome de Reiter, 1399
- - juvenil, 1399
- - manifestações clínicas, 1397
- - nódulos reumatóides, 1395
- - patogenia, 1394
- - patologia, 1395
- - soronegativa, 1398
- - tuberculosa, 1359
Artrópodes, 1268
- encefalite viral transmitida por, 1484
- infestações por, 1268
Árvore biliar, 807
Asbesto, 210
Asbestose, 640
- pulmonar, 210
Ascaridíase, 468, 806
Ascaris lumbricoides, 626
Aschoff, corpúsculo de, 568
Ascite, 311, 600, 741, 772
Ascorbato, 20
Asfixia perinatal, 279
Asherman, síndrome de, 973
Asma, 441, 633
Aspártico proteinases, 75
Aspergillus, 207
- *flavus*, 207
- *fumigatus*, 614
Aspergiloma, 441, 612
Aspergilose, 440, 614
- aspergiloma, 441, 614
- broncopulmonar, 615
- - alérgica, 441
- invasiva, 441, 614
Aspiração, 278
- com agulha fina, citologia por, 1024, 1561
- de líquido meconial, 278
Aspirina, 517, 687
Astrocitoma, 1511
- anaplásico, 1512
Astrócitos, 1444, 1511
Ataques, 553
- de Stokes-Adams, 553
- recorrentes de febre reumática, 570
Ataxia(s)
- de Friedrich, 249, 1502
- espinocerebelares hereditárias, 1502
- telangiectasia, 1192
Ataxia-telangiectasia, 200
Atelectasia, 604
- arredondada, 641
Ateroembolia renal, 879
Aterogênese, processos celulares na, 509
Ateroma, 496
- desestabilização do, 501
Aterosclerose, 275, 295, 489, 495, 1205
- aórtica, 879, 1215
- coronariana, 1206
- e trombose, 556
- epidemiologia, 496
- fatores de risco, 504
- metabolismo lipídico, 505
- - distúrbios hereditários, 507
- oclusiva, 1206
- patogenia, 496
- - hipótese, 496
- - - da incrustação, 496

- - - da insudação, 496
- - - da massa celular na íntima e formação de uma neo-íntima, 497
- - - da reação a uma lesão, 496
- - - hemodinâmica, 497
- - - monoclonal, 497
- - - unificadora, 497
- patologia, 500
- - complicações da, 502
- - - lesão, 500
- - - característica da, 500
- - - inicial da, 500
- - placas ateroscleróticas complicadas, 501
- reestenose, 502
Atividade bactericida oxidativa e não-oxidativa, 76
- defeitos da função leucocitária, 77
- morte bacteriana, 76
- - não-oxidativa, 76
- - pelas formas de oxigênio, 76
α-tocoferol, 20
Atresia(s), 228, 703
- biliar, 807
- - extra-hepática, 807
- - intra-hepática, 808
- brônquica, 599
- congênita do aqueduto de Sylvius, 1450
- da artéria pulmonar, 548
- folicular, 987
- gástricas parciais, 686
- tricúspide, 550
- vaginal, 957
Atrofia, 4
- das fibras tipo II, 1436
- envelhecimento, 5
- gástrica, 688
- interrupção dos sinais tróficos, 5
- lesão celular persistente, 5
- muscular espinhal, 1435
- nutrientes insuficientes, 5
- óptica, 1549
- redução da demanda funcional, 5
- senil, 6
- suprimento inadequado de oxigênio, 5
- testicular, 245, 349
Auerbach, plexo nervoso mioentérico de, 702
Auto-anticorpos, 869
- anticitoplasma neutrofílico (v. ANCA)
- - glomerulonefrite por, 874
Auto-imunidade e doenças auto-imunes, 158
- doença(s)
- - lúpus-símile, 162
- - - cutâneo subagudo, 163
- - - discóide crônico, 163
- - - induzido por drogas, 162
- - mista do tecido conjuntivo, 167
- - esclerodermia, 164
- - manifestações clínicas, 166
- - patogenia, 164
- - patologia, 165
- lesão tissular, 159
- lúpus eritematoso sistêmico, 159
- polimiosite e dermatomiosite, 166
- síndrome de Sjögren, 163
- teorias da auto-imunidade, 158
Axônios, 1528
- massa de, em regeneração, 1528
- perda de, no nervo óptico, 1549
Azia, 678
Azzopardi, efeito, 663

B

Babesiose, 453
Bacillus anthracis, 610
Bacilo da hanseníase, 435
Baço, 1139-1141

- anatomia e função, 1139
- distúrbios do, 1140
- - esplenomegalia, 1140
- - - congestiva, 1141
- - - devida a cistos e tumores, 1141
- - - infiltrativa, 1141
- - - reativa, 1140
Bacteremia, 608
Bactérias, 404
- anaeróbias, 739
- Gram-negativas, infecções pulmonares por, 404
- - doença dos legionários, 405
- - *Klebsiella* e *Enterobacter*, 404
- - melioidose, 406
- - *Pseudomonas aeruginosa*, 405
- resistentes a antibióticos, 405
Bactérias, infecções por, 385-416
- cocos piogênicos Gram-positivos, 386
- - estafilococos coagulase-negativos, 387
- - estreptococos do grupo B, 390
- - *Staphylococcus aureus*, 386
- - *Streptococcus pneumoniae*, 390
- - *Streptococcus pyogenes*, 388
- - - celulite estreptocócica, 390
- - - erisipela, 388
- - - escarlatina, 388
- - - faringite estreptocócica, 388
- - - impetigo, 389
- - - sepse puerperal, 390
- com reservatórios animais ou insetos vetores, 410
- - antraz, 413
- - bartonelose, 415
- - brucelose, 410
- - doença da arranhadura do gato, 414
- - listeriose, 413
- - mormo, 414
- - peste, 411
- - tularemia, 412
- da infância, 391
- - coqueluche, 391
- - difteria, 391
- - *Haemophilus influenzae*, 392
- - *Neisseria meningitidis*, 393
- - enteropatogênicas, 397
- - *Campylobacter jejuni*, 401
- - cólera, 401
- - *Escherichia coli*, 397
- - - diarréia por, 397
- - - meningite e sepse neonatal por, 399
- - - pneumonia por, 398
- - - sepse por, 398
- - - trato urinário, 397
- - *Salmonella*, 399
- - - enterocolite por, 399
- - - febre tifóide, 399
- - shigelose, 400
- - *Yersinia*, 404
- por clostrídios, 406
- - botulismo, 410
- - colite por *Clostridium difficile*, 410
- - enterite necrosante, 407
- - gangrena gasosa, 407
- - intoxicação alimentar por, 407
- - tétano, 409
- por microrganismos filamentosos ramificados, 415
- - actinomicose, 415
- - nocardiose, 416
- pulmonares por bactérias Gram-negativas, 404
- - doença dos legionários, 405
- - *Klebsiella* e *Enterobacter*, 404
- - melioidose, 406
- - *Pseudomonas aeruginosa*, 405
- transmitidas sexualmente, 394

- - cancróide, 394
- - gonorréia, 394
- - granuloma inguinal, 396
Baker, cisto de, 1405
Balanite, 919
Bandeamento cromossômico, 234
Barr, corpúsculo de, 245
Barreira de células endoteliais, 71
- diapedese, 71
- interação tissular, 72
Barrett, esôfago de, 578
Bartholin, glândula de, cisto da, 953
Bartonelose, 415
Basofilia, 1085
Basófilos, 64, 1046
Becker, distrofia muscular de, 271, 1419
Beckwith-Wiedemann, síndrome de, 896
Behçet, doença de, 516, 521
Bejel, 421
Benzaldeído, 337
Benzeno, 336
Berger, doença de, 871
Beribéri, 358, 579
Beriliose, 641
Bernard-Soulier, síndrome de, 1076
Bexiga, 904
- anatomia, 904
- câncer de, 324
- cistite, 908
- distúrbios congênitos, 907
- doenças da, 474
- lesões uroteliais proliferativas e metaplásicas benignas, 910
- tumores, 912
- - carcinoma de células transicionais, 914
- - - *in situ*, 913
- - formas raras de câncer, 915
- - papiloma de células transicionais, 913
Bezoares, 701
- fitobezoar, 701
- tricobezoar, 702
11β-hidroxilase, deficiência de, 1177
Bile, 711
- excreção deteriorada da, 711
- refluxo de, 828
Bilirrubina, 759
- depuração hepática inadequada de, 767
- metabolismo da, e mecanismos de icterícia, 759
- - bilirrubina, 759
- - comprometimento do fluxo biliar canalicular acompanhado de pigmento biliar visível, 764
- - diminuição, 760
- - - da captação hepática de bilirrubina, 760
- - - da conjugação de bilirrubina, 760
- - - do transporte de bilirrubina conjugada, 762
- - icterícia neonatal, 763
- - produção excessiva de bilirrubina, 760
- - sepse, 763
Biologia do sistema imune, 124
- complexo de histocompatibilidade principal, 131
- componentes celulares, 124
- - células-tronco hematopoéticas, 124
- - destino e recirculação de linfócitos, 130
- - fagócitos mononucleares, 128
- - linfócitos, 127
- - linfopoese e hematopoese, 125
- respostas imunes celular e humoral integradas, 132
- - atividades fagocíticas mononucleares, 133
- - interações de linfócitos, 132
- - - B, 133
- - - T, 132
Biópsia, 15

- hepática, 15
- muscular, 1418
- renal, 871
Birbeck, grânulos de, 1086, 1230
Bismuto, 689
Blastoma pulmonar, 666
Blastomicose, 447
- norte-americana, 614
- sul-americana, 447
Blastomyces dermatitidis, 614
Blastos, anemia refratária com excesso de, 1098
Blefarite, 1534
Bloodgood, cistos de cúpula azul de, 1021
Bloom, síndrome de, 201
Bloqueio cardíaco, 553
β-miosina, 542
Bócio, 1157
- atóxico, 1157
- endêmico, 1159
- induzido, 1160
- - por agentes antitireóideos, 1160
- - por iodo, 1160
- multinodular tóxico, 1163
Boerhaave, síndrome de, 682
Bomba de balão intra-aórtico, 563
Bombesina, 178
Bordetella pertussis, 602
Botões de Brunn, 910
Botulismo, 410
Bouba, 420
Bourneville, doença de, 1519
Bowen, doença de, 743, 921
Bowman, cápsula de, 850
Bradicinina, 51, 633
Brenner, tumor de, 175, 990
Brodie, abscesso de, 1356
Broncoespasmo, 633, 720
Broncopneumonia, 610
Bronquiectasia, 441, 604, 619
- cilíndrica, 605
- generalizada, 605
- não-obstrutiva, 604
- obstrutiva, 604
- sacular, 605
- varicosa, 605
Bronquiolite, 602
- constritiva, 603
- respiratória, 649
Bronquíolos, 598
Brônquios e bronquíolos, doenças dos, 601
- bronquiectasia, 604
- - cilíndrica, 605
- - generalizada, 605
- - não-obstrutiva, 604
- - obstrutiva, 604
- - sacular, 605
- - varicosa, 605
- - bronquiolite constritiva, 603
- gases irritantes, 602
- - cloro e amônia, 603
- - dióxido, 602
- - - de enxofre, 603
- - - de nitrogênio, 602
- - granulomatose broncocêntrica, 603
- - infecções das vias aéreas, 601
- - obstrução brônquica, 604
Bronquite crônica, 627
- e enfisema, 324
Brucelose, 410
Brugia malayi, 626
Brunn, 910
- botões de, 910
- ninhos de, 911
Brunner, glândulas de, 695
Brushfield, manchas de, 242
Bruton, agamaglobulinemia de, 148, 1319

ÍNDICE ALFABÉTICO 1577

Buerger, doença de (v. Tromboangiíte obliterante)
Buftalmia, 1552
Bulbo duodenal, pH do, 692
Burkholderia cepacia, 258
Burkitt, linfoma de, 204, 1128
Buschke-Löwenstein, tumor de, 922
Byler, síndrome de, 763

C

Cabeça e pescoço, 1295-1330
- cavidade oral, 1296
- - anatomia, 1296
- - anomalias de desenvolvimento, 1297
- - carcinoma de células escamosas, 1301
- - cáries dentárias, 1302
- - cistos e tumores odontogênicos, 1305
- - doença(s), 1301
- - - benignas da língua, 1302
- - - benignas dos lábios, 1301
- - - da polpa e dos tecidos periapicais, 1303
- - - periodontal, 1304
- - infecções, 1297
- - - bacterianas, 1297
- - - fúngicas 1297
- - - virais, 1299
- - tumores benignos, 1299
- - - leucoplasia e eritroplasia, 1300
- glândulas salivares, 1306
- - adenoma, 1306
- - - monomórfico, 1309
- - - pleomórfico, 1307
- - síndrome de Sjögren, 1306
- - tumores malignos das, carcinoma, 1309
- - - adenóide cístico, 1310
- - - de células acinares, 1310
- - - mucoepidermóide, 1309
- nariz e seios paranasais, 1311
- - anatomia, 1311
- - doenças da cavidade nasal e dos seios paranasais, 1311
- - - granulomatose de Wegener, 1316
- - - hanseníase, 1314
- - - infecções fúngicas, 1314
- - - leishmaniose, 1316
- - - linfoma de células T destruidoras naturais, 1316
- - - pólipos nasais, 1312
- - - rinite, 1311
- - - rinoscleroma, 1314
- - - sífilis, 1314
- - - sinusite, 1313
- - - tumores benignos do nariz, 1317
- - - tumores malignos do nariz, 1317
- - doenças do nariz externo e do vestíbulo nasal, 1311
- nasofaringe, 1319
- - anatomia e função, 1319
- - hipoplasia e hiperplasia de tecido linfóide faringiano, 1319
- - inflamação, 1319
- - tumores da, 1320
- - - angiofibroma nasofaringiano juvenil, 1320
- - - carcinoma de células escamosas, 1320
- - - carcinoma nasofaringiano, 1320
- - - cordoma, 1322
- - - linfoma do anel de Waldeyer, 1321
- - - malignos, 1322
- - - plasmocitoma, 1321
- ouvido, 1322
- - externo, 1322
- - interno, 1325
- - - anatomia, 1325
- - - doença de Meniere, 1326
- - - labirintite viral, 1327

- - - otosclerose, 1326
- - - toxicidade labiríntica, 1327
- - - traumatismo acústico, 1327
- - - tumores, 1327
- - médio, 1323
- - - otite média, 1323
- - - paraganglioma jugulotimpânico, 1325
Cabelo, ciclo do, 1234
Caderinas, 183
Cádmio, 341
Caenorhabditis elegans, 36
Calafrios, 84
Calázio, 1534
Calcificação, 14
- distrófica, 14
- do anel da valva mitral, 575
- heterotópica, 1355
- metastática, 14
- pancreática, 832
Calcineurina, 542
Cálcio, 536
- cálculo de, 892
- citosólico, 536
- depósito de, no parênquima renal, 891
- extracelular, 1370
- hidroxiapatita de, doença do depósito de, 1403
- homeostase do, 542
Cálculo(s)
- biliar(es), 333, 828
- - mais comuns, 814
- - manifestações clínicas de, 817
- de ácido úrico, 892
- de cálcio, 892
- de cistina, 892
- de colesterol, 814
- de infecção, 892
- de pigmentos, 816
- pancreáticos, 328
- renais, 892
Calicreína, conversão da pré-calicreína em, 50
Camada mucociliar, 599
Campylobacter jejuni, 401, 706
Canal(is), 113
- atrioventricular, 547
- de Havers, 1336
- de Hering, 113
- de Volkmann, 1336
Canalículos secretórios, 685
Câncer(es)
- cervical invasivo, 968
- colorretal, 698
- como processo alterado de diferenciação, 187
- - carcinoma de células escamosas, 187
- - leucemias e linfomas, 188
- - retinóides, 188
- - teratocarcinoma, 187
- crescimento dos, 188
- - angiogênese tumoral, 189
- - dormência tumoral, 189
- - taxas de crescimento tumoral, 188
- da laringe, 324
- da tireóide, 1167
- - anaplásico, 1170
- - folicular, 1169
- - linfoma, 1171
- - medular, 1169
- - papilar, 1167
- da vagina, 958
- de bexiga, 324
- - formas raras de, 915
- de cólon não-polipose hereditário, 200
- de mama, 1028
- - expressão genômica e prognóstico de, 1034
- - invasivo, freqüência dos subtipos histológicos do, 1028
- - masculina, 1034

- - padrões metastáticos do, 1031
- de ovário, 988
- de pâncreas, 324, 831
- - epidemiologia, 831
- - manifestações clínicas, 833
- - patogenia, 832
- - patologia, 833
- de rim, 7
- - mais comum, 898
- de uretra, 921
- de útero, 980
- do canal anal, 743
- do escroto, 922
- do pênis, 921
- efeitos sistêmicos do, sobre o hospedeiro, 213
- - amiloidose, 216
- - anorexia e perda de peso, 214
- - febre, 214
- - síndrome(s), 214
- - - cutâneas, 216
- - - do músculo esquelético, 215
- - - endócrinas, 214
- - - gastrintestinais, 216
- - - hematológicas, 215
- - - nefrótica, 216
- - - neurológicas, 214
- genética molecular do, 189
- - células transformadas, 190
- - genes de reparação de DNA, 200
- - - ataxia-telangiectasia, 200
- - - câncer de cólon não-polipose hereditário, 200
- - - síndrome de Bloom, 201
- - - xerodermia pigmentosa, 201
- - genes supressores de tumor, 197
- - e vírus de DNA oncogênicos, 199
- - - papel dos genes supressores de tumor na carcinogênese, 197
- - metilação de DNA, 200
- - oncogenes, 190
- - - mecanismos de ação dos oncogenes, 192
- - - mecanismos de ativação de oncogenes celulares, 190
- - síndromes cancerígenas hereditárias, 201
- - telomerase, 201
- graduação e estadiamento dos, 185
- induzidos por radiação, 351
- metastático do fígado, 813
- origem clonal do, 186
Cancro, 417
Cancróide, 394, 949
Candida, 439
- *albicans*, 152, 602
Candidíase, 952
- esofagiana, 679
Capilar(es), 290, 489
- arterial, 44
- muscular, micrografia eletrônica de, de uma mulher, portadora de diabete, 1197
- venoso, 44
Capilarite neutrofílica, 654
Caplan, síndrome de, 639
Cápsula de Bowman, 850
Carboidratos, erros inatos do metabolismo dos, 800
Carbono, 22
- monóxido de, 558
- tetracloreto de, 22
Carcinogênese, 205
- física, 209
- - asbesto, 210
- - corpos estranhos, 210
- - radiação ultravioleta, 209
- química, 205
- - carcinógenos químicos, 205
- - etapas, 205
- - fatores endógenos e ambientais, 209

Carcinógenos químicos, 832
Carcinoma(s), 178
- adenóide cístico, 1310
- basocelular, 1283
- colônico, 746
- da ampola de Vater, 820
- da cavidade nasal e dos seios paranasais, 1317
- da cérvice, 968
- - invasivo, 968
- - microinvasivo, 968
- da vagina, de células escamosas, 958
- de células, 187
- - acinares, 1310
- - de Merkel, 1285
- - de transição, 899
- - escamosas, 187, 1284
- - - cavidade oral, 1301
- - - invasivo da cérvice, 1562
- - - nasofaringe, 1320
- - - renais, 898
- de ductos biliares, 812
- de orofaringe, 676
- de vulva de células escamosas, 955
- do esôfago, 683
- - adenocarcinoma, 684
- do estômago, 697
- - câncer gástrico, 698
- - - avançado, 698
- - - inicial, 698
- - fatores, 697
- - - dietéticos, 697
- - - genéticos, 698
- - *Helicobacter pylori*, 698
- - idade e sexo, 698
- - nitrosaminas, 697
- do pulmão, 641
- hepatocelular, 334, 810
- linfangítico, 666
- medular, 698
- familiar da tireóide, 1187
- metastático, 749
- mucinoso, 698
- mucoepidermóide, 1309
- - e carcinoma adenóide cístico, 666
- nasofaríngeo, 204, 1320
- paratireóideo, 1173
- peritoneal primário, 749
- testicular *in situ*, 929
Carcinoma de mama, 1025
- câncer de mama masculina, 1034
- epidemiologia, 1025
- fatores prognósticos, 1032
- - capacidade proliferativa e ploidia, 1033
- - estágio no momento do diagnóstico, 1032
- - expressão oncogênica, 1033
- - gradação histológica, 1032
- - invasão linfática e vascular, 1033
- - receptores de estrogênio e progesterona, 1033
- - relacionados com invasão e metástase, 1033
- *in situ*, 1028
- - intraductal, 1028
- - lobular, 1028
- - papilar, 1028
- invasivo, 1029
- - ductal, 1029
- - lobular, 1029
- - tipos incomuns, 1030
- padrões metastáticos do câncer de mama, 1031
- patogenia, 1026
- - alteração fibrocística, 1027
- - câncer prévio, 1027
- - estado hormonal, 1027
- - fatores hereditários, 1026
- - radiação, 1027

- patologia, 1027
- tratamento, 1033
Carcinoma de pulmão, 659
- adenocarcinoma, 660
- bronquioloalveolar, 661
- carcinóides, 664
- de células escamosas, 660
- de grandes células, 663
- de pequenas células, 662
- epidemiologia, 659
- granulomatose linfomatóide, 666
- manifestações clínicas, 660
- metástases pulmonares, 666
- patogenia, 659
- patologia, 659
- tumores pulmonares raros, 665
- - blastoma pulmonar, 666
- - carcinoma mucoepidermóide e carcinoma adenóide cístico, 666
- - carcinossarcoma, 665
- - hemangioendotelioma epitelióide pulmonar, 665
- - pseudotumor inflamatório, 665
- - sarcoma da artéria pulmonar, 666
Carcinossarcoma, 665
Cárdia, 684
Cardiomiopatia alcoólica, 328
Cardiopatia, 554
- aterosclerótica, 1205
- carcinóide, 577
- hipertensiva, 565
- hipotireóidea, 579
- isquêmica, 554
- - causas de, 556
- - condições que limitam o suprimento de sangue ao coração, 556
- - - aterosclerose e trombose, 556
- - - circulação colateral coronária, 557
- - - tromboêmbolos, 557
- - crônica, 565
- - infartos do miocárdio, 558
- - - características macroscópicas dos, 559
- - - características microscópicas dos, 559
- - - complicações, 563
- - - diagnóstico, 562
- - - expansão dos, 564
- - - intervenções terapêuticas que limitam o tamanho dos, 565
- - - localização dos, 558
- - maiores necessidades de oxigênio, 558
- - situações que limitam a disponibilidade de oxigênio, 558
- por deficiência de tiamina, 579
- reumática, 568
- - crônica, 570
- - complicações da, 571
- - febre reumática aguda, 568
Cardiopatia congênita, 543
- classificação da, 544
- derivação inicial da esquerda para a direita, 544
- - defeito(s) septal(is), 544
- - - atriais, 545
- - - ventricular, 544
- - drenagem venosa pulmonar anômala, 549
- - ducto arterial pérvio, 547
- - síndrome do coração esquerdo hipoplásico, 548
- - *truncus arteriosus*, 548
- sem derivações, 550
- - bloqueio cardíaco, 553
- - coarctação da aorta, 551
- - dextrocardia, 554
- - estenose aórtica congênita, 552
- - - subvalvar, 553
- - - supravalvar, 553
- - - valvar, 552

- - estenose pulmonar, 551
- - fibroelastose endocárdica, 553
- - - primária, 554
- - - secundária, 553
- - malformação de Ebstein, 553
- - origem de uma artéria coronária da artéria pulmonar, 553
- - transposição das grandes artérias, 550
- tetralogia de Fallot, 549
Cardiotropismo, 227
Cáries dentárias, 1302
Cariólise, 25
Cariorrexe, 25
Cariotipagem espectral, 234
Carne de porco, larvas da tênia da, infecção sistêmica pela, 478
Carnitina, deficiência de, 1431
- palmitoiltransferase, 1431
Caroli, doença de, 814
Cartilagem, 1340
- articular, 1390
- hialina, 1340, 1381
- nódulos de, em uma articulação, 1405
Carúnculas uretrais, 921
Catalase, 20
Catapora, 379
Catarata, 325, 1537
- diabética, 1546
Catecolaminas, 315, 582
Cateninas, 183
Cavalos, infecção granulomatosa adquirida de, 414
Cavidade(s)
- corporais, acúmulo de líquido nas, 311
- endometrial, 975
- nasal, doenças da, e dos seios paranasais, 1311
- - granulomatose de Wegener, 1316
- - hanseníase, 1314
- - infecções fúngicas, 1314
- - leishmaniose, 1316
- - linfoma de células T destruidoras naturais, 1316
- - pólipos nasais, 1312
- - rinite, 1311
- - rinoscleroma, 1314
- - sífilis, 1314
- - sinusite, 1313
- - tumores, 1317
- - - benignos do nariz, 1317
- - - malignos do nariz, 1317
- oral, 1296
- - anatomia, 1296
- - anomalias de desenvolvimento, 1297
- - carcinoma de células escamosas, 1301
- - cáries dentárias, 1302
- - cistos e tumores odontogênicos, 1305
- - doença(s), 1301
- - - benignas da língua, 1302
- - - benignas dos lábios, 1301
- - - da polpa e dos tecidos periapicais, 1303
- - - periodontal, 1304
- - infecções, 1297
- - - bacterianas, 1297
- - - fúngicas, 1297
- - - virais, 1299
- - tumores benignos, 1299
- - - leucoplasia e eritroplasia, 1300
- pulmonares, 441
Caxumba, vírus da, 376
Cefaloematoma, 283
Cegueira, 1205
- causa, 425, 467
- - hereditária de, 1548
- - importante de, em muitos países em desenvolvimento, 425
- doença vascular oclusiva, 1539

- oncocercose, 1536
Célula(s)
- acinar(es), 825
- - carcinoma de, 1310
- - pancreática, síntese das proteínas na, 825
- alveolares pulmonares, 69
- apresentadoras de antígeno, 128
- argirófilas, 685
- B, 863
- - função das, 1203
- - maduras, linfoma maligno de, 1114
- - - com derrame primário, 1127
- - - da zona marginal extranodal do tecido linfóide associado a mucosa, 1124
- - - difuso de grandes células B, 1126
- - - do manto, 1126
- - - folicular, 1125
- - - leucemia de células pilosas, 1119
- - - leucemia linfocítica crônica/linfoma de pequenos linfócitos, 1115
- - - linfoma linfoplasmacítico/macroglobulinemia de Waldenström, 1118
- - - mediastinal difuso de grandes células B, 1127
- - - neoplasia de plasmócitos, 1119
- - neoplasia de, 863
- - tumores de, 1171
- - - difusos, 1321
- caliciformes, 703
- da granulosa, tumores de, 999
- da inflamação, 61
- - células inflamatórias e células tissulares residentes, 61
- - - endoteliais, 61
- - - eosinófilos, 65
- - - mastócitos e basófilos, 64
- - - monócitos e macrófagos, 64
- - - neutrófilos, 61
- - - plaquetas, 66
- - vias intracelulares comuns, 66
- - - da proteína C, 66
- - - JAK-STAT, 67
- - - TNF, 67
- da musculatura lisa, 488
- das ilhotas do pâncreas, tumores de, síndromes associadas aos, 838
- das superfícies corporais, 1560
- de Anitschkow, 568
- de Arias-Stella, 985
- de Clara, 598
- de Hodgkin, 1131
- de Kulchitsky, 598
- de Kupffer, 12, 756, 1217
- de Langerhans, 1230
- - histiocitose de, 651, 1085, 1360
- - - doença de Hand-Schüller-Christian, 1360
- - - doença de Letterer-Siwe, 1361
- - - granuloma eosinofílico, 1360
- de Leydig, 246
- - tumores de, 933
- de Merkel, 1231
- - carcinoma de, 1285
- de Paneth, 679, 703
- de proliferação, 179
- de Reed-Sternberg, 1131
- de Schwann, 254
- de Sertoli, 905
- - tumores de, 933
- de Sertoli-Leydig, tumores de, 990
- de xantoma, 888
- dendríticas foliculares, 128
- descamadas espontaneamente nos líquidos corporais, detecção de, 1560
- do osso, 1337
- do sistema nervoso central, 1443
- - astrócitos, 1444

- - epêndima, 1446
- - micróglia, 1447
- - neurônios, 1443
- - oligodendróglia, 1446
- embrionárias, 930
- endócrinas, 685, 703
- endoteliais, 90, 486, 845, 1070
- - funções das, 488
- - moléculas de adesão, 486
- - - do substrato celular, 486
- - - intercelular, 487
- - - no leucócito, 487
- - neoplásicas, 529
- enterocromafins, 685
- - tumores de, 837
- envolvidas na inflamação crônica, 78
- - dendríticas, 80
- - fibroblastos, 80
- - inflamatórias agudas, 81
- - linfócitos, 79
- - monócitos e macrófagos, 78
- - plasmócitos, 79
- epidérmicas, 110
- epiteliais, 90
- - glomerulares, 1222
- escamosas, 660
- - carcinoma de, 660, 1284
- - - cavidade oral, 1301
- - - da vagina, 958
- - - da vulva, 955
- - - invasivo da cérvice, 1562
- - - nasofaringe, 1320
- - neoplasia de, da cérvice, 962
- - - carcinoma invasivo, 968
- - - carcinoma microinvasivo, 968
- - - intra-epitelial cervical, 962
- - neoplásicas, 1309
- esteróides, tumores de, 1000
- germinativas, 1517
- - do ovário, tumores de, 995
- - - coriocarcinoma, 998
- - - disgerminoma, 995
- - - do saco vitelino, 997
- - - gonadoblastoma, 998
- - - teratoma, 996
- gigantes, 81
- - arterite de, 518
- - tipo, 81
- - - corpo estranho, 82
- - - Langhans, 81
- - tumores de, 1386
- *helper*, 132
- hepática, ultra-estrutura de tumefação hidrópica de uma, 15
- inflamatórias, 48
- - fagocitárias, 18
- insulares, produtos secretórios das, e suas ações fisiológicas, 835
- lábeis, 112
- mediadores da inflamação derivados de, 54
- - ácido araquidônico, 55
- - citocinas, 57
- - fator ativador de plaquetas, 55
- - formas de oxigênio reativas, 60
- - leucotrienos, 56
- - lipoxinas, 56
- - neurocininas, 60
- - prostanóides, 56
- - proteínas do estresse, 60
- - quimiocinas, 57
- - - ancoragem e atividade, 59
- - - estrutura e nomenclatura, 59
- - - na doença, 60
- - mesangiais extraglomerulares, 846
- - miocárdica normal, 541
- - monomorfas, 929
- - mucosas, 627

- - hipertrofia de, 627
- - o colo, 685
- neurossecretórias, tumor agressivo de, 1285
- NK, 128 (v.tb. Linfoma maligno maduro de células T e de células NK)
- - leucemia agressiva de, 1129
- ósseas e mielopoéticas normais, 1040-1046
- - embriologia, 1040
- - medula óssea, 1040
- - - cinética funcional, 1044
- - - exame por biópsia e esfregaço do aspirado, 1043
- - periféricas, 1045
- - - basófilos, 1046
- - - granulócitos, 1045
- - - monócitos, 1046
- - parietais, 685
- - permanentes, 112
- - pilosas, leucemia de, 1119
- - precursora, 1043
- - - eritróide, 1043
- - - granulocítica, 1043
- - - monocítica, 1043
- - - progenitoras, 1042
- - renais, carcinoma de, 898
- - secretoras, 1309
- - - de muco, 1309
- - - epiteliais, 1310
- - TCD4$^+$, 165
- - transicionais ovarianas, tumores de, 990
- - tumorais, 1029
- - zimogênicas, 685
Células T, 1111
- citotóxicas, dano muscular mediado por, 1426
- destruidoras naturais, linfoma de, 1316
- linfoma cutâneo de, 1287
- linfoma maligno maduro de, e de células NK, 1128
- - associados a enteropatia, 1129
- - de células T, 1130
- - - angioimunoblástico, 1130
- - - hepatoesplênico, 1130
- - - periféricas não especificado, 1131
- - - semelhante a paniculite subcutânea, 1130
- - de grandes células anaplásicas, 1131
- - extranodal de células NK/T tipo nasal, 1131
- - leucemia, 1129
- - - agressiva de células NK, 1129
- - - de grandes linfócitos granulares da célula T, 1129
- - - linfoma de células T do adulto, 1129
- - - pró-linfocítica de células T, 1129
- - micose fungóide e síndrome de Sezary, 1130
- precursoras, linfoma maligno de, 1112
- proliferação paracortical de, 1111
Células-tronco, 112, 1042
- distúrbios clonais das, 1090
- hematopoéticas, 124
- ou células estáveis, 113
Celulite facial, 393
Centrômero, 234
Ceratoconjuntivite, 232
Ceratomalacia, 357
Ceratopatia em faixa, 1536
Cérebro, excesso de cobre no, 1494
Cérvice, 959-970
- anatomia, 959
- - zona de transformação/local de carcinoma escamoso, 960
- carcinoma de células escamosas invasivo da, 1562
- cervicite, 961
- esfregaço de, 1562
- - adenocarcinoma endometrial em um, 1562
- - lesões intra-epiteliais escamosas em, 1562

- hiperplasia microglandular da, 961
- leiomioma da, 961
- neoplasia de células escamosas, 962
- - carcinoma, 968
- - - invasivo, 968
- - - microinvasivo, 968
- - intra-epitelial cervical, 962
- tumores benignos e afecções tumoriformes, 961
Cervicite, 961
- aguda, 961
Cesariana, 1208
Cestódeos, 478
- cisticercose, 478
- equinococose, 479
Chagas, doença de, 461, 677
- aguda, 463
- crônica, 463
Chaperona, 11
Charcot-Marie-Tooth, doença de, 251
Chédiak-Higashi, síndrome de, 76, 1084
Chlamydia, 424
- *pneumoniae*, 505
- - infecções por, 426
- *psittaci*, 610
- *trachomatis*, infecções por, 424
- - genitais e neonatais, 424
- - linfogranuloma venéreo, 425
- - tracoma, 425
Choque, 84, 312, 804, 882
- anafilático, 313
- avassalador, 393
- cardiogênico, 312, 563
- endotóxico, 622
- hipovolêmico, 312
- neurogênico, 313
- séptico, 312
- síndrome, 313
- - da disfunção de múltiplos órgãos, 315
- - - cérebro, 317
- - - coração, 315
- - - defesa do hospedeiro, 317
- - - fígado, 317
- - - mecanismos compensatórios vasculares, 315
- - - pâncreas, 317
- - - pulmão, 316
- - - rim, 315
- - - supra-renais, 317
- - - trato gastrointestinal, 317
- - da resposta inflamatória sistêmica, 313
- tóxico, síndrome do, 952
Chumbo, 338
- efeitos da exposição crônica a níveis baixos de chumbo, 340
- intoxicação pelo, anemia da, 1053
- metabolismo, 339
- toxicidade, 339
Churg-Strauss, síndrome de, 518, 655, 875
Cianeto, 337
Cianose, 720
Cicatrização
- regeneração, 111
- - células-tronco ou células estáveis, 113
- - ciclo celular, 111
- - classificação das células por seu potencial proliferativo, 112
- reparação, 113
- - fatores locais que podem retardar a, 113
- - padrões diferentes de, 114
- - - coração, 116
- - - efeitos da fibrose, 118
- - - ferida fetal, 118
- - - fígado, 114
- - - pele, 114
- - - pulmão, 114
- - - rim, 114

- - - sistema nervoso, 118
- - subótima, 119
- - - contração excessiva, 120
- - - formação deficiente de cicatriz, 119
- - - formação excessiva de cicatriz, 119
- - - regeneração e reparação excessivas, 120
Cicatrização da ferida, processos básicos de, 90
- famílias de proteínas, 103
- - fosfatidilinositol-3 quinase, 103
- - fosfolipase C, 103
- - GTPases, 103
- matriz extracelular, 92
- - componentes da, 96
- - - colágenos, 96
- - - elastina e fibras elásticas, 96
- - - glicoproteínas da matriz, 97
- - - glicosaminoglicanos, 99
- - - hialuronano, 99
- - - organização macromolecular do colágeno, 96
- - - proteoglicanos, 99
- - do estroma, 94
- - membranas basais, 92
- - provisória, 94
- - migração das células, 90
- - mecanismos de, 92
- - proliferação celular, 101
- - remodelagem, 99
- - metaloproteinases e degradação da matriz, 99
- sinais moleculares integrados, 102
- - receptores, 102
- - - associados à proteína G, 103
- - - de integrina, 103
- - - protéicos de tirosina quinase, 102
Cicatrizes subpleurais, 660
Ciclinas, 196
Ciclo, 111
- celular, 111
- do cabelo, 1234
- menstrual, 971
Ciclofosfamida, 517, 583
Ciclosporina, 653
- nefrotoxicidade da, 894
- - e do tacrolimo, 894
Cicloxigenação, 55
Cifose, 1346
Cilindroma, 1286
Cilindros leucocitários, 887
Cininas, 51
Cininases, 77
Circulação, 290
- colateral coronária, 557
- normal, 290
- - aorta e artérias, 290
- - coração, 290
- - endotélio, 290
- - interstício, 291
- - linfáticos, 291
- - microcirculação, 290
- - veias e vênulas, 291
Círculo de Willis, 524, 1470
Cirrose, 693, 765
- alcoólica, 790
- biliar, 258
- - primária, 10, 791
- - secundária, 258
- cardíaca, 293
- causas hereditárias de, 800
- distúrbios hereditários associados a, 798
- - deficiência de α_1-antitripsina, 799
- - doença de Wilson, 798
- - erros inatos do metabolismo de carboidratos, 800
- - fibrose cística, 799
- edema na, 310

- hepática, 266
- infantil indiana, 800
- lesão nodular semelhante a, 809
- macronodular, 766
- micronodular, 766, 794
Cirurgia, 1076
- cesariana, 1208
- com desvio cardiopulmonar, 1076
Cistadenocarcinoma, 745
Cistadenoma(s), 831
- mucinosos, 831
- ovariano, 990
- pancreático, 831
Cisteína proteinases, 75
Cisticercose, 478
Cistina, cálculos de, 892
Cistite, 908
- crônica, formas especiais de, 908
Cisto(s), 479
- broncogênico, 600
- colóide, 1518
- da glândula de Bartholin, 953
- de Baker, 1405
- de cúpula azul de Bloodgood, 1021
- dermóides e epidermóides, 1517
- do corpo lúteo, 986
- do ducto tireoglosso, 1157
- do fígado e dos pulmões, 479
- entéricos, 704
- folicular, 953, 986
- medulares, 850
- mesentéricos e omentais, 748
- mucinosos, 953
- na cavidade oral, 1305
- nas papilas, 850
- ósseo, 1379
- - aneurismático, 1380
- - solitário, 1379
- pancreáticos, 826
- renais simples, 851
- sinovial, 1405
- supra-renais, 1186
- teca luteínico, 986
Citocinas, 57, 64, 77, 499
- inflamatórias, 21
Citocromo C, 28
- oxidase, 1418
Citogenética, 233, 1090
Citologia, 1560 (v.tb. Citopatologia)
- abrasiva, 1560
- da mama, 1565
- da tireóide, 1566
- de efusões, 1564
- do trato, 1563
- - digestivo, 1565
- - respiratório, 1563
- - urinário, 1565
- por aspiração com agulha fina, 1024, 1561
Citomegalovírus, 232, 384, 616, 706, 950
- esofagite infecciosa por, 680
- linfadenite por, 1109
Citometria de fluxo, 146, 1088
Citopatologia, 1559-1570
- aplicações da, 1560
- causas de erro na citologia, 1567
- limitações da, 1566
- métodos citológicos, 1560
- - precisão dos, 1567
- parâmetros morfológicos utilizados na avaliação citológica, 1568
- - arranjo celular, 1568
- - características, 1568
- - - citoplasmáticas, 1568
- - - mais importantes de malignidade, 1568
- - celularidade do espécime, 1568
- - material extracelular e o fundo que circundam as células, 1569

- - variações nos tamanhos e formas celulares, 1568
- vantagens da, 1561
Citopenia refratária com displasia de múltiplas linhagens, 1098
Citosol, 20
Citotoxicidade, 22
- mediada por células T, 212
- viral, 22
Clamídias, infecções por, 424, 1535
- *Chlamydia*, 424
- - *pneumoniae*, 426
- - *trachomatis*, 424
- - - genitais e neonatais, 424
- - - linfogranuloma venéreo, 425
- - - tracoma, 425
- psitacose, 426
Clara, células de, 598
Clinodactilia, 247
Cloasma, 334
Clonorquíase, 475
- do fígado, 477
Cloro, 603
Clorofórmio, 336
Clostrídios, doenças por, 406
- botulismo, 410
- colite por *Clostridium difficile*, 410
- enterite necrosante, 407
- gangrena gasosa, 407
- intoxicação alimentar por, 407
- tétano, 409
Clostridium, 410
- *difficile*, 723
- - colite por, 410
- *perfringens*, 706
Coagulação, 491
- anormalidades da, 1123
- cascata da, ativação da, e formação do coágulo sangüíneo, 1071
- defeitos da, 768
- fatores de, 1077
- - deficientes ou anormais, 1077
- - inibidores dos, 1078
- intravascular disseminada, 215, 1078
- sangüínea, 491
Coágulo, 495
- lise do, 495
- sangüíneo, formação do, 1071
Coagulopatias, 1077
- coagulação intravascular disseminada, 1078
- deficiência(s), 1078
- - de outros fatores de coagulação, 1078
- - de vitamina K, 1078
- doença, 1077
- - de von Willebrand, 1077
- - hepática, 1078
- fibrinólise e sangramento, 1081
- hemofilia B, 1077
- inibidores dos fatores de coagulação, 1078
Coarctação da aorta, 551
Cobalto, 341, 582
Cobre, 363
- deficiência de, 363
- excesso de, no cérebro, 1494
- metabolismo do, distúrbio do, 798
Cocaína, 330, 583
- overdose de, 330
Coccidioides immitis, 613
Coccidioidomicose, 445, 613
Cocos piogênicos Gram-positivos, infecções por, 386
- estafilococos coagulase-negativos, 387
- estreptococos do grupo B, 390
- *Staphylococcus aureus*, 386
- *Streptococcus*, 388
- - *pneumoniae*, 390
- - *pyogenes*, 388

- - - celulite estreptocócica, 390
- - - erisipela, 388
- - - escarlatina, 388
- - - faringite estreptocócica, 388
- - - impetigo, 389
- - - sepse puerperal, 390
Coelhos, doença granulomatosa febril aguda contraída de, 412
Colágeno(s), 96
- anormal do tipo 1, 1349
- doenças vasculares do, 572
- organização macromolecular do, 96
Colangiocarcinoma, 812
Colangite esclerosante primária, 793
Colecistite, 817
- aguda, 817
- crônica, 818
Colectinas, 52
Colelitíase, 334, 814, 838
- cálculos, 814
- - de colesterol, 814
- - de pigmentos, 816
Cólera, 401
Colestase intra-hepática, 763
- aguda, 802
- da gravidez, 763
- familiar, 763
- recorrente benigna, 763
Colesterol, 10
- cálculos de, 814
- transporte reverso de, 507
Colesterolose, 819
Cólica, 14
- biliar, 14
- plúmbica, 339
- renal, 14
Colite, 723
- cística profunda, 734
- colagenosa e colite linfocítica, 731
- isquêmica, 732
- por *Clostridium difficile*, 410
- pseudomembranosa, 723
- ulcerativa, 727
- - avançada, 729
- - diagnóstico diferencial, 730
- - e câncer colorretal, 730
- - grave, 730
- - leve, 730
- - manifestações extra-intestinais, 730
- - moderada, 730
- - precoce, 729
- - progressiva, 729
Colo, 685
- da glândula, 685
- uterino, esfregaço de, 1561
- - infecção por herpesvírus simples em um, 1561
- - Papanicolaou do, normal, 1561
Coloboma, 232
Cólon, 183
- defeitos da parede do, 724
- doença ulcerativa do, 457
Cólon e reto, pólipos do, 734
- adenoma serrilhado, 737
- adenomatosos, 183, 734
- - adenomas, 734
- - - tubulares, 734
- - - tubulovilosos, 735
- - - vilosos, 735
- - e câncer colorretal, 735
- - não-neoplásicos, 737
- - pólipos, 737
- - - hiperplásicos, 737
- - - juvenis, 738
- - - linfóides, 739
- polipose adenomatosa familial, 737
Coloração, 416

- ácido periódico de Schiff, 1207
- pela prata de exsudato necrótico, 416
- tricrômica de Gomori, 1418
Coluna vertebral, fechamento defeituoso da face dorsal da, 1447
Complexo, 51
- ácido γ-aminobutírico (v. GABA)
- de ataques à membrana, 51
- - via, 51
- - - alternativa, 52
- - - clássica, 51
- - - de ligação de lectina à manose, 52
- de demência da AIDS, 157
- de Eisenmenger, 545
- de Gohn, 613
- de Golgi, 255
- de histocompatibilidade principal, 22, 64, 131
- de Potter, 228
- de protrombinase, 492
- de Ranke, 611
- de von Meyenburg, 809
- desmossômico, 110
- *Mycobacterium avium-intracellulare*, 437
- TORCH, 232
Componentes da matriz extracelular, 96
- colágenos, 96
- elastina e fibras elásticas, 96
- glicoproteínas da matriz, 97
- - fibronectinas, 99
- - lamininas, 97
- glicosaminoglicanos, 99
- hialuronano, 99
- organização macromolecular do colágeno, 96
- proteoglicanos, 99
Condiloma, 233
- acuminado, 950, 1280
- lata, 233, 418
Condroblastoma, 173, 1381
Condrocalcinose, 1403
Condrócitos, 1341
Condroma solitário, 1381
Condromatose sinovial, 1405
Condrossarcoma, 1383
- central, 1384
- justacortical, 1385
- periférico, 1384
Congestão, 543
- hepática, 543, 803
- passiva, 803
- - aguda, 803
- - crônica, 803
- - - do fígado, 804
Conjuntiva, 1535
- infecção por clamídias, 1535
- oftalmia neonatal, 1535
- pinguécula e pterígio, 1536
- tracoma, 1535
Conjuntivite, 1535
- contagiosa crônica, 1535
Conn, síndrome de, 514, 1185
Consolidação óssea, 1351
Constrição justaductal, 551
Contraceptivos orais, 333
- benefícios, 334
- complicações, 333
- - neoplásicas, 333
- - vasculares, 333
Controle glicêmico inadequado, 1208
Contusão, 346
- cerebral, 1458
Coproporfirina urinária, excreção de, 762
Coqueluche, 391
Cor pulmonale, 566
Coração, 536-593
- anatomia, 536
- - artérias coronárias, 538

- - miócito cardíaco, 536
- - sistema de condução, 536
- cardiopatia, 543
- - congênita, 543
- - - classificação da, 544
- - - derivação inicial da esquerda para a direita, 544
- - - sem derivações, 550
- - - tetralogia de Fallot, 549
- - hipertensiva, 565
- - isquêmica, 554
- - - causas de, 556
- - - condições que limitam o suprimento de sangue ao coração, 556
- - - crônica, 565
- - - infartos do miocárdio, 558
- - - maiores necessidades de oxigênio, 558
- - - situações que limitam a disponibilidade de oxigênio, 558
- *cor pulmonale*, 566
- doenças, 577
- - metabólicas do, 579
- - primárias do miocárdio, 577
- - - miocardite, 577
- doenças do pericárdio, 589
- - derrame pericárdico, 589
- - pericardite, 589
- - - aguda, 589
- - - constritiva, 591
- doenças valvares e endocárdicas adquiridas, 567
- - calcificação do anel da valva mitral, 575
- - cardiopatia, 568
- - - carcinóide, 577
- - - reumática, 568
- - disfunção do músculo papilar, 577
- - doenças vasculares do colágeno, 572
- - endocardite, 572
- - - bacteriana, 572
- - - trombótica não-bacteriana, 574
- - estenose aórtica calcária, 574
- - prolapso da valva mitral, 575
- hipertrofia miocárdica e insuficiência cardíaca, 538
- - manifestações clínicas, 543
- - patogenia, 540
- - patologia, 543
- miocardiopatia, 580
- - dilatada, 580
- - - primária, 580
- - - secundária, 582
- - hipertrófica, 583
- - restritiva, 584
- patologia das terapias intervencionistas, 591
- - angioplastia coronária e colocação de *stent*, 591
- - enxertos arteriais coronários, 591
- - próteses valvares, 592
- - transplante cardíaco, 592
- tumores cardíacos, 588
- - fibroelastoma papilar, 589
- - mixoma cardíaco, 588
- - rabdomioma, 588
Corante(s), 207
- *alcian blue*, 1213
- azo, 207
- tioflavina T, 1213
Cordão sexual, tumores do, 998
- de células, 990
- - da granulosa, 999
- - de Sertoli-Leydig, 990
- - do hilo, 1000
- - esteróides, 1000
- fibroma, 998
- tecoma, 999
Cordoma, 1322
Cori, doença de, 1430

Corioamnionite, 1006
Coriocarcinoma, 218, 1012
- de ovário, 998
Coristoma, 174, 285
Córnea, 1536
- arco lipóide, 1536
- ceratopatia em faixa, 1536
- distrofias corneanas, 1537
- herpes simples e ulcerações, 1536
- oncocercose, 1536
Coronariopatia, 1206
Coronavírus, 374, 706
Corpo(s), 293
- de Gamna-Gandy, 293
- lúteo, cisto do, 986
Corpúsculo(s), 10
- de Aschoff, 568
- de Barr, 245
- de Creola, 635
- de Hassall, 1192
- de Howell-Jolly, 1061
- de Lewy, 10
- de Mallory, 11
- de Odland, 1229
Córtex supra-renal, 1175-1186
- aldosteronismo primário, 1185
- anatomia, 1175
- características clínicas da síndrome de Cushing, 1184
- hiperfunção supra-renal, 1181
- - ACTH-dependente, 1181
- - ACTH-independente, 1181
- hiperplasia supra-renal congênita, 1176
- insuficiência cortical supra-renal, 1177
- tumores, 1186
Corticosteróides, 687
- administração crônica de, 1183
- supra-renais, vias biossintéticas na síntese dos, 1178
Corticotrofina, 662
Courvoisier, vesícula biliar de, 834
Crânio, feridas penetrantes do, 1458
Craniofaringioma, 1516
Craniorraquisquise, 229
Creatinina sérica, elevação da, 1207
Creola, corpúsculos de, 635
Crescimento, hormônio do, insensibilidade ao, 1151
CREST, 166
Cretinismo, 1343, 1494
- endêmico, 1160
Creutzfeldt-Jakob, doença de, 1220, 1488
Crigler-Najjar, síndrome de, 760
Crioaglutinina, doença por, 1065
Crioemoglobinúria paroxística, 1065
Criptas de Lieberkuhn, 703
Criptococose, 442, 614
Criptorquidismo, 228, 922
Criptosporidiose, 459
Crise, 1376
- de Gaucher, 1376
- isquêmica transitória, 1469
Crisotila, 640
Cristais, 501
- de colesterol, 501
- de urato, 891
Cristalino, 1537
- catarata, 1537
- endoftalmite facoanafilática, 1538
- presbiopia, 1538
Crohn, doença de, 710, 725
Cromatina, 79
Cromomicose, 449
Cromossomo(s), 234
- causas dos números anormais de, 238
- - anomalias cromossômicas em vários estágios da gestação, 238

- - efeitos das anomalias cromossômicas, 239
- - não-disjunção, 238
- - nomenclatura das anomalias cromossômicas, 239
- - patogenia das anomalias numéricas, 238
- em anel, 236
- estrutura do, 234
- Philadelphia, 191
- X, 239, 245
- Y, 244
Crupe, 373
Cryptococcus neoformans, 614
Curling, úlcera de, 686
Curschmann, espirais de, 635
Curva de sobrevida ideal, 34
Cushing, 686
- reflexo de, 1454
- síndrome de, 214
- - características clínicas da, 1184
- - principais manifestações clínicas da, 1185
- - vias patogenéticas da, 1182
- úlcera de, 686

D

Dano muscular mediado por células T citotóxicas, 1426
Darier, doenças de, 1237
Débito cardíaco, 290, 511, 558
Decomposição espontânea, 53
Defeito(s), 77
- da coagulação, 768
- da função leucocitária, 77
- da membrana, 1059
- da parede do cólon, 724
- disráficos do tubo neural, 230
- do septo atrial, 544
- do tubo neural, 1447
- - anencefalia, 1449
- - espinha bífida, 1447
- enzimáticos, 1060
- gênicos associados a miocardiopatia hipertrófica, 584
- moleculares das dislipoproteinemias, 509
- na função de linfócitos T, 150
- oculares, 232
- septal, 545
- - atrial, 547
- - ventricular, 544
Defensinas, 77
Defesas celulares contra radicais livres de oxigênio, 20
Deficiência(s), 53
- crônica de zinco, 363
- de α_1-antitripsina, 10, 628, 694, 799
- de adenosina desaminase, 151
- de amilo-1,6-glicosidase, 1430
- de antitrombina, 1081
- de 11β-hidroxilase, 1177
- de carnitina, 1431
- - palmitoiltransferase, 1431
- de cobre, 363
- de complemento, 54
- de enzimas desramificadoras, 1430
- de folato, 716
- de fosfofrutocinase, 1431
- de G6PD, 1060
- de hidrolases ácidas específicas, 259
- de 21-hidroxilase, 1176
- de lactase, 712
- de maltase ácida, 1429
- de manganês, 363
- de mieloperoxidase, 76, 1084
- de mioadenilato desaminase, 1433
- de miofosforilase, 1430
- de prostaglandinas, 687

- de proteína, 1081
- - C, 1081
- - S, 1081
- de vitamina, 360
- - A, 357
- - B_{12} e de ácido fólico, 360
- - C, 1345
- - D, 361
- - E, 363
- - K, 363, 1078
- dietética da vitamina D, 1366
- hereditárias de complemento, 53
- mental, 231
- nutricionais, 1524
- seletiva de IgA, 148
Deformação, 229
Deformidades, 264
- esqueléticas, 264
- valvares residuais, 568
Degeneração, 329
- axonal, 1521
- cerebelar alcoólica, 329
- da medula espinhal combinada subaguda, 1495
- hepatolenticular, 798
- macular, 1548
Deleções cromossômicas, 236
Demência, 358
Dentes de Hutchinson, 233
Denys-Drash, síndrome de, 896
Depósito(s), 9
- de cálcio no parênquima renal, 891
- intracelular, 9
- - colesterol, 10
- - doenças de depósito lisossômico herdadas, 10
- - ferro e outros metais, 12
- - glicogênio, 10
- - gordura, 10
- - lipofuscina, 12
- - melanina, 12
- - pigmentos exógenos, 12
- - proteínas anormais, 10
- neuronal, doenças de, 1493
- - de Gaucher, 1494
- - de Niemann-Pick, 1494
- - de Tay-Sachs, 1493
- - síndrome de Hurler, 1494
- tissulares proteináceos, 1212
Dermatite, 216
- de contato alérgica, 1259
- de estase, 526
- exfoliativa, 216
- granulomatosa, 1261
- herpetiforme, 1250
Dermatofibroma, 1286
Dermatofibrossarcoma protuberante, 1286
Dermatófitos, infecções por, 449
- fúngicas superficiais por, 1267
Dermatomiosite, 166, 677, 1427
Dermatoses, 919, 953
- dermatite, 953
- - aguda, 953
- - crônica, 954
Derme, 1232
- papilar, 1232
- reticular, 1232
Derrame(s), 48
- completo, 1469
- em evolução, 1469
- pericárdico, 589
- pleural, 310, 608, 667, 832
- - benigno, 641
Desenvolvimento embrionário e estrutura dos vasos sanguíneos, 486
- artérias, 489
- capilares, 489

- linfáticos, 491
- parede vascular, 486
- - células da musculatura lisa, 488
- - células endoteliais, 486
- - - funções das, 488
- - - moléculas de adesão
- - - - do substrato celular, 486
- - - - intercelular, 487
- - - - no leucócito, 487
- veias, 491
Desestabilização do ateroma, 501
Desidratação, 311
Desmina, 179, 580
Desnutrição protéico-calórica, 356
Dextrinose limítrofe, 1430
Dextrocardia, 554
Dextroposição da aorta, 549
Diabetes, 1216
- melito, 1197-1208
- - complicações do, 1203
- - - aterosclerose, 1205
- - - secundárias, 1206
- - - na gravidez, 1208
- - - sinais e sintomas de hiperglicemia sem controle no, 1199
- - tipo I, 1198
- - - auto-imunidade, 1199
- - - estágios patogênicos do desenvolvimento de, 1200
- - - fatores ambientais, 1201
- - - fatores genéticos, 1199
- - - insulite no, e infiltrado inflamatório mononuclear, 1200
- - - manifestações clínicas, 1201
- - - mecanismos imunológicos celulares fundamentais para a patogenia do, 1201
- - - ou diabetes insulino-dependente ou diabetes juvenil, 1198
- - - patogenia, 1201
- - tipo II, 1201
- - - amiloidose de uma ilhota no pâncreas de paciente com, 1204
- - - fatores genéticos, 1201
- - - função das células B, 1203
- - - metabolismo da glicose, 1203
- - - micrografia eletrônica de capilar muscular de uma mulher com 56 anos, portadora de, 1197
- - - ou diabetes não-insulino-dependente ou diabetes da maturidade, 1198
- - - patogenia, 1201
- - - resistência à insulina, 1203
- - - síndrome metabólica/resistência à insulina, 1203
- ocorrência de, em relação ao peso corporal em adultos jovens e mais velhos, 1202
Diafragma, 678
Diálise, 746
- peritoneal, 746
- renal, 1216
Diapedese, 71
- paracelular, 72
- transcelular, 72
Diarréia(s), 377
- bacteriana, 705
- - causada por bactérias invasivas, 705
- - - *Campylobacter jejuni*, 706
- - - cepas de *Escherichia coli* enteroinvasivas e êntero-hemorrágicas, 706
- - - enterocolite por *Yersinia*, 706
- - - febre tifóide, 705
- - - salmonelose não-tifóide, 706
- - - shigelose, 705
- - intoxicação alimentar, 706
- - no mundo desenvolvido, etiologia, 401
- - toxigênica, 705

- com dor, 404
- crônica, 731
- por *Escherichia coli*, 397
- viral(is), 377
- - grave, 377
Diazepam, 679
Dietas ricas em vegetais, 739
Dietilamida do ácido lisérgico, 331
Dietilestilbestrol, 958
Difteria, 391
DiGeorge, síndrome de, 544, 1192
Diidrato de pirofosfato cálcico, doença do depósito de, 1403
Dióxido, 351
- de enxofre, 603
- de nitrogênio, 602
- de tório, 351
Disco óptico, 1540
- edema do, 1549
Discrasia de plasmócitos, 1217
Disenteria bacteriana aguda, 400
Disfagia, 676
- anéis e membranas que causam, 676
Disfunção, 342
- do músculo, 577
- - estriado, 677
- - papilar, 577
- erétil, 917
- extravascular, 1071
- múltipla de órgãos, 84
- pancreática, 711
- reguladora térmica, 342
- - hipertermia, 343
- - - queimaduras
- - - - cutâneas, 344
- - - - por eletricidade, 345
- - - - por inalação, 344
- - - sistêmica, 343
- - hipotermia, 342
- - - alterações térmicas focais, 343
- - - generalizada, 342
- sistólica, 566
- vascular, 1071
Disgenesia reticular, 1192
Disgerminoma do ovário, 995
Dislipoproteinemias, defeitos moleculares das, 509
Dismotilidade esofagiana, 680
Dispepsia, 687
Displasia, 9, 228
- broncopulmonar, 280, 623
- diafisária progressiva, 1349
- epitelial, 730
- fibromuscular, 516
- fibrosa, 1377
- melanocítica, 1271
- renal, 847
- - aplásica, 848
- - cística difusa, 848
- - multicística, 848
- - obstrutiva, 848
- tímica, 1192
Dispnéia, 307
- paroxística, 543
- - noturna, 307
- progressiva, 633
Dispositivo intra-uterino (v. DIU)
Disse, espaço de, 756
Distopia, 228
Distrofia(s), 270
- corneanas, 1537
- muscular(es), 1418
- - de Becker, 1419
- - de Duchenne, 1419
- - ligadas ao X, 270
Distrofina, 580
Distúrbio(s), 25

- associados à pneumonia intersticial linfocítica, 652
- autossômicos, 250
- - dominantes, 250
- - - bases bioquímicas dos distúrbios dominantes, 251
- - - novas mutações *versus* mutações herdadas, 250
- - recessivos, 255
- - - bases bioquímicas dos, 256
- circulatórios, 1461
- - aneurismas cerebrais, 1462
- - - ateroscleróticos, 1465
- - - micóticos, 1465
- - - saculares, 1462
- - doença cerebrovascular oclusiva regional, 1469
- - hemorragia cerebral, 1465
- - isquemia, 1466
- - - global, 1466
- - - regional e infarto cerebral, 1467
- - malformações vasculares, 1461
- - pênis, uretra e escroto, 917
- clonais, 1090
- - das células-tronco, 1090
- - que causam hematopoese ineficaz, 1096
- cutâneo, 1241
- da placa de crescimento, 1343
- - acondroplasia, 1344
- - assimétrico da cartilagem, 1345
- - cretinismo, 1343
- - escorbuto, 1345
- - síndrome de Morquio, 1343
- de hemorragia pulmonar, 624
- do baço, 1140
- - esplenomegalia, 1140
- - - congestiva, 1141
- - - devida a cistos e tumores, 1141
- - - infiltrativa, 1141
- - - reativa, 1140
- do equilíbrio iônico, 25
- do metabolismo, 795
- - da vitamina D, 1366
- - do cobre, 798
- - do ferro, 795
- do sistema respiratório, 161
- do tecido conjuntivo dérmico, 1262
- - esclerodermia, 1262
- dos giros cerebrais, 1451
- genético(s), 276
- - de queratinização, 1237
- - diagnóstico pré-natal de, 276
- - que produzem efeitos variáveis sobre o músculo, 1429
- - triagem de portadores de, 276
- hematológicos, 243
- hereditários, 798
- - associados a cirrose, 798
- - deficiência de α₁-antitripsina, 799
- - - doença de Wilson, 798
- - - erros inatos do metabolismo de carboidratos, 800
- - - fibrose cística, 799
- - na formação e na preservação da mielina, 1490
- inflamatórios
- - do panículo, 1263
- - - eritema indurado, 1264
- - - eritema nodoso, 1263
- - dos vasos sangüíneos, 516
- - pênis, uretra e escroto, 917
- ligado ao X, 269
- - características, 269
- - - dominantes ligadas ao X, 269
- - - recessivas ligadas ao X, 270
- - distrofias musculares ligadas ao X, 270
- - - manifestações clínicas, 272

- - - patogenia, 271
- - doença de Fabry, 273
- - hemofilia A, 272
- - síndrome do X frágil, 272
- - - manifestações clínicas, 273
- - - patogenia, 272
- linfoproliferativo, 653
- - pós-transplante, 1137
- mecânicos do estômago, 701
- metabólicos, 1495
- - alcoolismo, 1495
- - degeneração da medula espinhal combinada subaguda, 1495
- - e imunológicos, 783
- - encefalopatia hepática, 1495
- - extra-ósseos, 1365
- motores do esôfago, 677
- - acalasia, 677
- - esclerodermia, 678
- não-neoplásicos do esôfago, 682
- neurológicos, 243
- plaquetários (v. Plaquetas)
- proliferativos dos mastócitos, 1087
- qualitativos dos neutrófilos, 1083
- renais do metabolismo do fosfato, 1368
- tumoriformes de origem fibrosa, tumores de tecidos moles e, 1406
- - fasciíte nodular, 1406
- - fibromatose, 1406
- - fibrossarcoma, 1407
- - histiocitoma fibroso maligno, 1407
- vasculares, 803
- - choque, 804
- - infarto do fígado, 804
- - insuficiência cardíaca congestiva, 803
Distúrbios congênitos, 675
- da bexiga, 907
- da pelve renal, 905
- do esôfago, 675
- - anéis e membranas que causam disfagia, 676
- - divertículos esofagianos, 676
- - - de tração, 677
- - - de Zenker, 676
- - - epifrênicos, 677
- - - pseudodiverticulose intramural, 677
- - fístula traqueoesofágica, 675
- - estenose esofagiana congênita, 675
- - - malformação do intestino anterior broncopulmonar, 676
- do estômago, 685
- - anormalidades congênitas raras, 686
- - estenose pilórica congênita, 685
- - hérnia diafragmática congênita, 686
- do intestino, 703
- - delgado, 703
- - - divertículo de Meckel, 704
- - - duplicações, 704
- - - íleo meconial, 704
- - - má rotação, 704
- - grosso, 721
- - - malformações anorretais, 723
- - - megacólon adquirido, 723
- - - megacólon congênito, 721
- - do pênis, 915
- - do ureter, 905
Distúrbios da perfusão, 291
- hemorragia, 294
- hiperemia, 291
- - ativa, 291
- - passiva, 292
- - - baço, 293
- - - edema e ascite, 294
- - - fígado, 293
- - - pulmão, 292
Distúrbios das hemácias, 1048-1068
- anemia, 1048

- - classificação, 1048
- - maior destruição de hemácias e, 1058
- - - defeitos da membrana, 1059
- - - defeitos enzimáticos, 1060
- - - doença hemolítica do recém-nascido, 1066
- - - doença por crioaglutinina, 1065
- - - hemoglobinopatias, 1061
- - - hemoglobinúria paroxística noturna, 1067
- - - hemolíticas imunes, 1064
- - - hiperesplenismo, 1067
- - - outras anemias hemolíticas, 1068
- - - reações transfusionais hemolíticas, 1066
- - - síndromes de fragmentação mecânica dos eritrócitos, 1066
- - menor produção de hemácias e tipos de, 1051
- - - aplásica, 1051
- - - associada com infiltração da medula óssea ou mielotísica, 1053
- - - da doença crônica, 1053
- - - da doença renal, 1053
- - - da intoxicação pelo chumbo, 1053
- - - eritrocitária pura, 1052
- - - ferropriva, 1052
- - perda aguda de sangue ou anemia normocrômica normocítica, 1068
- - produção ineficaz de hemácias e, 1054
- - - megaloblástica, 1054
- - - talassemia, 1057
Distúrbios do sistema linfopoético, 1103-1139
- benignos, 1105
- - hiperplasia reativa dos linfonodos, 1106
- - - folicular, 1108
- - - interfolicular, 1108
- - - padrões mistos de, 1109
- - - histiocitose sinusal, 1110
- - - com linfadenopatia maciça, 1110
- - linfadenopatia dermatopática, 1111
- - linfocitopenia, 1106
- - linfocitose, 1105
- - plasmocitose, 1106
- - síndrome hemofagocítica induzida por infecção – linfoma maligno, 1111
- linfócitos normais, 1103
- linfoma maligno, 1112
- - de células T precursoras, 1112
- - de Hodgkin, 1131
- - - classificação histológica do, 1135
- - distúrbio linfoproliferativo pós-transplante, 1137
- - leucemia linfoblástica aguda B, 1112
- linfoma maligno, de células B maduras, 1114
- - com derrame primário, 1127
- - da zona marginal extranodal do tecido linfóide associado a mucosa, 1124
- - difuso de grandes células B, 1126
- - do manto, 1126
- - folicular, 1125
- - leucemia, 1115
- - - de células pilosas, 1119
- - - linfocítica crônica/linfoma de pequenos linfócitos, 1115
- - linfoplasmacítico/macroglobulinemia de Waldenström, 1118
- - mediastinal difuso de grandes células B, 1127
- - neoplasia de plasmócitos, 1119
- linfoma maligno, maduro de células T e de células NK, 1128
- - associado a enteropatia, 1129
- - de células T, 1130
- - - angioimunoblástico, 1130
- - - hepatoesplênico, 1130
- - - periféricas não especificado, 1131
- - - semelhante à paniculite subcutânea, 1130
- - de grandes células anaplásicas, 1131
- - extranodal de células NK/T tipo nasal, 1129

- - leucemia, 1129
- - - agressiva de células NK, 1129
- - - de grandes linfócitos granulares da célula T, 1129
- - - linfoma de células T do adulto, 1129
- - - pró-linfocítica de células T, 1129
- - micose fungóide e síndrome de Sezary, 1130
- linfonodos, 1104
- tecido linfóide do intestino e do brônquio, 1104
Distúrbios hemodinâmicos, 289-318
- choque, 312
- - anafilático, 313
- - cardiogênico, 312
- - hipovolêmico, 312
- - neurogênico, 313
- - séptico, 312
- - síndrome da disfunção de múltiplos órgãos, 315
- - - cérebro, 317
- - - coração, 315
- - - defesa do hospedeiro, 317
- - - fígado, 317
- - - mecanismos compensatórios vasculares, 315
- - - pâncreas, 317
- - - pulmão, 316
- - - rim, 315
- - - supra-renais, 317
- - - trato gastrointestinal, 317
- - síndrome da resposta inflamatória sistêmica, 313
- circulação normal, 290
- - aorta e artérias, 290
- - coração, 290
- - endotélio, 290
- - interstício, 291
- - linfáticos, 291
- - microcirculação, 290
- - veias e vênulas, 291
- distúrbios da perfusão, 291
- hemorragia, 294
- hiperemia, 291
- - ativa, 291
- - passiva, 292
- edema, 304
- - acúmulo de líquido nas cavidades corporais, 311
- - causado, 306
- - - por aumento da pressão hidrostática, 306
- - - por diminuição de pressão oncótica, 306
- - - por obstrução linfática, 306
- - cerebral, 310
- - filtração capilar normal, 306
- - insuficiência cardíaca congestiva, 307
- - metabolismo de sódio e água, 306
- - na cirrose, 310
- - pulmonar, 307
- - síndrome nefrótica, 310
- embolia, 297
- - arterial pulmonar, 297
- - - destino dos tromboêmbolos pulmonares, 299
- - - infarto pulmonar, 299
- - - maciça, 297
- - - paradoxal, 299
- - - sem infarto, 299
- - arterial sistêmica, 299
- - - de líquido amniótico, 300
- - - de medula óssea, 301
- - - gasosa, 300
- - - gordurosa, 301
- - outros êmbolos pulmonares, 302
- - infarto, 303
- - em locais específicos, 304
- - perda e sobrecarga de líquido, 311
- - desidratação, 311

- - hiper-hidratação, 312
- trombose, 294
- - no coração, 296
- - no sistema, 295
- - - arterial, 295
- - - venoso, 296
Distúrbios nutricionais, 353
- desnutrição protéico-calórica, 356
- - *kwashiorkor*, 356
- - marasmo, 356
- - obesidade, 353
- - complicações da, 355
- oligoelementos minerais essenciais, 363
- vitaminas, 357
- - A, 357
- - - deficiência de, 357
- - - metabolismo, 357
- - - toxicidade, 358
- - C, 361
- - complexo B, 358
- - - deficiência de vitamina B_{12} e de ácido fólico, 360
- - - niacina, 359
- - - piridoxina, 360
- - - riboflavina, 359
- - - tiamina, 358
- - D, 361
- - - deficiência de, 361
- - - hipervitaminose, 362
- - E, 362
- - K, 363
DIU, 973
Diverticulite, 704
Divertículo(s)
- de Meckel, 702, 704
- do estômago, 701
- esofagianos, 676
- - de tração, 677
- - de Zenker, 676
- - epifrênicos, 677
- - pseudodiverticulose intramural, 677
Diverticulose, 746
DNA, 1432
- telomérico, 36
- vírus de, 203
Doença(s)
- africana fatal, 378
- aguda das montanhas, 346
- alveolares raras, 623
- - pneumonia eosinofílica, 625
- - - idiopática, 625
- - - secundária, 626
- - pneumonia lipídica, 626
- - - endógena, 626
- - - exógena, 626
- - proteinose alveolar, 623
- - síndromes de hemorragia pulmonar difusa, 623
- - - hemorragia pulmonar idiopática, 624
- - - síndrome de Goodpasture, 624
- - auto-imune com formação de bolhas, 1246
- - autossômica, 848
- - - dominante do rim policístico, 848
- - - recessiva do rim policístico, 850
- - biliar contraída de ovinos, 478
- - cardiovascular, 1205
- - causadas por imunocomplexos, 1253
- - celíaca, 712
- - - associação com dermatite herpertiforme, 713
- - - fatores, 712
- - - - genéticos, 712
- - - - imunológicos, 713
- - - papel das proteínas existentes nos cereais, 712
- cerebrovascular oclusiva regional, 1469
- cística(s), 809

- - do fígado, 809
- - medulares, 850
- crônica, anemia da, 1053
- cutânea crônica, 415
- da arranhadura do gato, 414
- da cavidade nasal e dos seios paranasais, 1311
- - granulomatose de Wegener, 1316
- - hanseníase, 1314
- - infecções fúngicas, 1314
- - leishmaniose, 1316
- - linfoma de células T destruidoras naturais, 1316
- - pólipos nasais, 1312
- - rinite, 1311
- - rinoscleroma, 1314
- - sífilis, 1314
- - sinusite, 1313
- - tumores, 1317
- - - benignos do nariz, 1317
- - - malignos do nariz, 1317
- da descompressão aguda, 300
- da membrana hialina, 279, 623
- da polpa e dos tecidos periapicais, 1303
- da vaca louca, 1220
- de Addison, 687
- de Albers-Schönberg, 1347
- de Alexander, 1491
- de Alzheimer, 5, 243, 1215, 1496, 1503
- - amilóide cerebrovascular em um caso de, 1223
- de Andersen, 266
- de armazenamento, 587
- - de glicogênio (v. Glicogenoses)
- de Behçet, 516, 521
- de Berger, 871
- de Bourneville, 1519
- de Bowen, 743, 921
- de Buerger (v. Tromboangiíte obliterante)
- de Caroli, 814
- de Chagas, 461, 677
- - aguda, 463
- - crônica, 463
- de Charcot-Marie-Tooth, 251
- de Cori, 1430
- de Creutzfeldt-Jakob, 1220, 1488
- de Crohn, 710, 725
- de Darier, 1237
- de depósito, 10
- - de diidrato de pirofosfato cálcio, 1403
- - de glicogênio, 800
- - de hidroxiapatita de cálcio, 1403
- - lisossômico herdadas, 10
- - neuronal, 1493
- - - de Gaucher, 1494
- - - de Niemann-Pick, 1494
- - - de Tay-Sachs, 1493
- - - síndrome de Hurler, 1494
- de Fabry, 273
- de Gaucher, 10, 259, 587, 1376, 1494
- - manifestações clínicas, 261
- - patogenia, 259
- - patologia, 261
- de Gerstmann-Sheinker, 1220
- de Gierke, von, 266
- de Graves, 325, 1160
- de Grover, 1244
- de Hailey-Hailey, 1244
- de Hand-Schüller-Christian, 1086, 1360
- de Hartnup, 359
- de hemoglobina, 1063
- - C, 1063
- - E, 1064
- de Hippel-Lindau, von, 898
- de Hirschsprung (v. Megacólon congênito)
- de Huntington, 249, 1501
- de Kawasaki, 520, 875

- de Kikuchi, 1109
- de Kimmelstiel-Wilson, 1207
- de Krabbe, 1490
- de Kugelberg-Welander, 1436
- de Legg-Calvé-Perthes, 1354
- de Letterer-Siwe, 651, 1361
- de McArdle, 266
- de Ménétrier, 690
- de Meniere, 1326
- de Milroy, 527, 716
- de Minamata, 340
- de Niemann-Pick, 262, 1494
- de OXPHOS, 274
- de Paget, 1372
- - epidemiologia, 1372
- - extramamária, 956
- - manifestações clínicas, 1376
- - no mamilo, 1030
- - patologia, 1373
- de Parkinson, 10, 1496
- de Peyronie, 919
- de Pick, 1508
- de Pompe, 266, 1429
- de Pott, 1359, 1475
- de Recklinghausen, von, 1518
- de Rosai-Dorfman, 1110
- de Sandhoff, 262
- de Tay-Sachs, 10, 261, 1493
- de Waldenström, 1118
- de Weil, 806
- de Werdnig-Hoffmann, 1436
- de Whipple, 711
- de Willebrand, von, 251, 1077
- de Wilson, 12, 798, 1494
- desmielinizantes, 1490
- - encefalomielite pós-infecciosa e pós-vacinal, 1493
- - esclerose múltipla, 1491
- - leucodistrofias, 1490
- - - adrenoleucodistrofia, 1490
- - - doença de Alexander, 1491
- - - doença de Krabbe, 1490
- - - metacromática, 1490
- - mielinólise pontina central, 1493
- diverticular, 724
- - fatores ambientais e estruturais, 724
- - inflamação na base de um divertículo, 725
- do caixão, 300
- do envelhecimento prematuro, 37
- do inalador de pó hipofisário, 642
- do nariz externo e do vestíbulo nasal, 1311
- do osso marmóreo, 1347
- do pericárdio, 589
- - derrame pericárdico, 589
- - pericardite, 589
- - - aguda, 589
- - - constritiva, 591
- do soro, 139, 516
- dos brônquios e bronquíolos, 601
- - bronquiectasia, 604
- - - cilíndrica, 605
- - - generalizada, 605
- - - não-obstrutiva, 604
- - - obstrutiva, 604
- - - sacular, 605
- - - varicosa, 605
- - bronquiolite constritiva, 603
- - gases irritantes, 602
- - - cloro e amônia, 603
- - - dióxido de enxofre, 603
- - - dióxido de nitrogênio, 602
- - granulomatose broncocêntrica, 603
- - infecções das vias aéreas, 601
- - obstrução brônquica, 604
- dos lábios, benignas, 1301
- dos legionários, 405
- endomiocárdica, 587

- enxerto-*versus*-hospedeiro, 145, 681
- falciforme, 1061
- - manifestação orgânica mais comum da, 881
- febril crônica contraída de animais domésticos, 410
- fibrocística da mama, 1021
- glomerulocística, 850
- granulomatosa febril aguda contraída de coelhos, 412
- helmínticas, 806
- hemolítica do recém-nascido, 1066
- hepática, 1078
- - alcoólica, 328
- hidática cística, 806
- imunoproliferativa do intestino delgado, 718
- inflamatória pélvica, 747, 951
- intestinal inflamatória, 725, 746
- - colite colagenosa e colite linfocítica, 731
- - colite ulcerativa, 727
- - - avançada, 729
- - - diagnóstico diferencial, 730
- - - e câncer colorretal, 730
- - - grave, 730
- - - leve, 730
- - - manifestações extra-intestinais, 730
- - - moderada, 730
- - - precoce, 729
- - - progressiva, 729
- - doença de Crohn, 725
- - linfoproliferativas de células B, 157
- - lúpus-símiles, 162
- - mieloproliferativas crônicas, 1090
- - - leucemia, 1091
- - - eosinofílica crônica e síndrome hipereosinofílica, 1096
- - - mielógena crônica, 1091
- - - neutrofílica, 1096
- - - mielofibrose idiopática crônica, 1094
- - - policitemia vera, 1093
- - - trombocitemia essencial, 1095
- - mista do tecido conjuntivo, 167
- - mitocondriais, 274
- - neurodegenerativas, 1496
- - de Alzheimer, 1503
- - - epidemiologia, 1503
- - - manifestações clínicas, 1506
- - - patogenia, 1503
- - de Parkinson, 1497
- - - epidemiologia, 1497
- - - manifestações clínicas, 1499
- - - patogenia, 1498
- - - patologia, 1499
- - esclerose lateral amiotrófica, 1499
- - hereditárias, 1500
- - síndromes de expansão da repetição de trinucleotídios, 1500
- neurológicas e vasculares, 419
- parasitárias (v. Doenças infecciosas e parasitárias)
- pelo príon, 10, 1487
- periodontal, 1304
- por crioaglutinina, 1065
- por imunocomplexos, 857
- - crônica, 867
- - infantil, 865
- por imunodeficiência, 148
- - AIDS, 152
- - - epidemiologia, 152
- - - HIV-2, 158
- - - imunologia, 155
- - - manifestações clínicas, 156
- - - patogenia, 153
- - - terapia para infecção pelo HIV, 157
- - - combinada, 150
- - - deficiência de adenosina desaminase, 151
- - - grave, 150
- - de purina-nucleosídeo fosforilase, 151

- - primária, 148
- - - de anticorpos, 148
- - - de células T, 150
- - síndrome de Wiskott-Aldrich, 151
- - - anormalidades imunológicas na, 151
- - por protozoários, 805
- - primárias do miocárdio, 577
- - miocardite, 577
- - - causas, 578
- - - de células gigantes, 579
- - - infecciosa, 579
- - - por hipersensibilidade, 579
- - - viral, 577
- - relacionadas, 345
- - com as altitudes, 345
- - com asbesto, 640
- - renal, 851
- - anemia da, 1053
- - cística adquirida, 851
- - potencialmente fatal, 877
- sexualmente transmissíveis, 918
- - mais comuns, 424
- sistêmicas, 677
- - com lesões renais semelhantes, 879
- - do músculo esquelético, 677
- - trofoblástica gestacional, 1010
- - coriocarcinoma, 1012
- - mola hidatiforme, 1010
- - - completa, 1010
- - - invasiva, 1012
- - - parcial, 1011
- - tumor trofoblástico em sítio placentário, 1013
- ulcerativa, 396
- - do cólon, 457
- - tropical, 396
- ulcerosa péptica, 691
- - ácido clorídrico, 692
- - doenças associadas com úlceras pépticas, 693
- - - cirrose, 693
- - - deficiência de α_1-antitripsina, 694
- - - doença pulmonar crônica, 694
- - - insuficiência renal crônica, 694
- - - síndromes endócrinas hereditárias, 694
- - fatores, 691
- - - ambientais, 691
- - - genéricos, 691
- - fatores fisiológicos nas úlceras, 692
- - - duodenais, 692
- - - gástricas, 692
- - papel do *Helicobacter pylori*, 693
- venoclusiva pulmonar, 658
Doença(s) de pele, 1235
- da epiderme, 1235
- - de Darier, 1237
- - ictioses, 1235
- - - hiperqueratose epidermolítica, 1236
- - - lamelar, 1236
- - - ligada ao X, 1236
- - - vulgar, 1235
- - pênfigo vulgar, 1241
- - - distúrbios relacionados com, 1244
- - - manifestações clínicas, 1244
- - - patogenia, 1241
- - - patologia, 1242
- - psoríase, 1238
- da zona da membrana basal, 1245
- - dermatite herpetiforme, 1250
- - epidermólise bolhosa, 1245
- - - dermolítica, 1246
- - - epidermolítica, 1245
- - - juncional, 1246
- - eritema multiforme, 1251
- - líquen plano, 1255
- - - manifestações clínicas, 1257
- - - patogenia, 1255

- - - patologia, 1255
- - lúpus eritematoso sistêmico, 1253
- - penfigóide bolhoso, 1246
- - - manifestações clínicas, 1248
- - - patogenia, 1248
- - - patologia, 1248
- - inflamatórias do leito vascular superficial e profundo, 1257
- - - dermatite, 1259
- - - de contato alérgica, 1259
- - - granulomatosa, 1261
- - - granuloma anular, 1261
- - - sarcoidose, 1261
- - - urticária e o angioedema, 1257
- - - vasculite necrosante cutânea, 1258
Doença(s) dos túbulos e do interstício, 883-892
- necrose tubular aguda, 883
- nefrite tubulointersticial aguda fármaco-induzida, 889
- nefrocalcinose, 891
- nefropatia, 889
- - por analgésicos, 889
- - por cilindros de cadeia leve, 890
- - por uratos, 891
- - pielonefrite, 884
- - aguda, 884
- - - manifestações clínicas, 887
- - - patogenia, 884
- - - patologia, 886
- - - crônica, 887
- - - manifestações clínicas, 888
- - - patogenia, 887
- - - patologia, 887
Doença(s) genética(s) e do desenvolvimento, 223-286
- anomalias cromossômicas, 233
- - causas dos números anormais de cromossomos, 238
- - conjunto cromossômico normal, 234
- - distúrbio(s), 255
- - - autossômicos dominantes, 250
- - - autossômicos recessivos, 255
- - - ligado ao X, 269
- - doença(s), 251
- - - do armazenamento lisossômico, 259
- - - herdáveis do tecido conjuntivo, 251
- - erros inatos do metabolismo de aminoácidos, 266
- - estruturais, 235
- - fibrose cística, 256
- - monogênicas, 247
- - numéricas de cromossomos sexuais, 244
- - síndromes dos cromossomos autossômicos, 239
- diagnóstico pré-natal de distúrbios genéticos, 276
- doença(s), 227
- - da lactância e da infância, 276
- - mitocondriais, 274
- - erros de morfogênese, 227
- - malformações clinicamente importantes, 229
- - fundamentos de teratologia, 226
- - herança multifatorial, 275
- - fenda labial e fenda palatina, 275
- *imprinting* genético, 274
- neoplasias da lactância e infância, 284
- - cânceres no grupo etário pediátrico, 286
- - tumores benignos e condições similares a tumorais, 284
- - prematuridade e retardo do crescimento intra-uterino, 277
- - eritroblastose fetal, 280
- - imaturidade de órgãos, 277
- - lesões de nascimento, 283
- - síndrome, 278

- - - da angústia respiratória do neonato, 278
- - - da morte súbita infantil, 283
- triagem de portadores de distúrbios genéticos, 276
Doença gestacional e placenta, 1005
- aborto espontâneo, 1009
- anatomia, 1005
- desenvolvimento, 1005
- doença trofoblástica gestacional, 1010
- - coriocarcinoma, 1012
- - mola hidatiforme, 1010
- - - completa, 1010
- - - invasiva, 1012
- - - parcial, 1011
- - tumor trofoblástico em sítio placentário, 1013
- gestações múltiplas, 1009
- hematoma retroplacentário, 1008
- infecções, 1006
- placenta acreta, 1008
- pré-eclâmpsia e eclâmpsia, 1006
Doença(s) glomerular(es), 851-875
- amiloidose renal, 861
- - manifestações clínicas, 862
- - patogenia, 862
- - patologia, 862
- de depósito de cadeia leve e cadeia pesada, 863
- glomerulonefrite, 867
- - lúpica, 869
- - - manifestações clínicas, 871
- - - patogenia, 869
- - - patologia, 870
- - membranoproliferativa do tipo, 867
- - - I, 867
- - - II, 868
- - por anticorpos antimembrana basal glomerular, 872
- - - manifestações clínicas, 873
- - - patogenia, 872
- - - patologia, 873
- - por auto-anticorpos anticitoplasma neutrofílico, 874
- - pós-infecciosa aguda, 865
- - - manifestações clínicas, 867
- - - patogenia, 865
- - - patologia, 865
- glomerulopatia, 857
- - membranosa, 857
- - - manifestações clínicas, 859
- - - patogenia, 857
- - - patologia, 858
- - por lesão mínima, 853
- - glomerulosclerose, 855
- - - diabética, 855
- - - segmentar focal, 855
- - - manifestações clínicas, 857
- - - patogenia, 856
- - - patologia, 856
- - nefrite hereditária, 864
- - nefropatia, 865
- - - da membrana basal glomerular fina, 865
- - - por IgA, 871
- - síndrome, 851
- - - nefrítica, 851
- - - patogenia, 852
- - - patologia, 853
- - - nefrótica, 851
Doença(s) infecciosa(s), 1473
- abscesso cerebral, 1477
- encefalomielite viral, 1478
- encefalite, 1482
- - letárgica ou de von Economo, 1485
- - por herpes simples e infecções relacionadas, 1482
- - - viral transmitida por artrópodes, 1484
- - encefalopatia da AIDS, 1486

- - leucoencefalopatia multifocal progressiva, 1485
- - panencefalite esclerosante subaguda, 1485
- - poliomielite, 1479
- - raiva, 1481
- meningite, 1473
- - bacteriana, 1473
- - criptocócica, 1475
- - meningoencefalite amebiana, 1476
- - sifilítica e lesões relacionadas, 1477
- - viral, 1475
- pelo príon, 1487
Doença(s) infecciosa(s) e parasitária(s), 367-481
- bacterianas, 385-416
- - bactérias com reservatórios animais ou insetos vetores, 410
- - - antraz, 413
- - - bartonelose, 415
- - - brucelose, 410
- - - doença da arranhadura do gato, 414
- - - listeriose, 413
- - - mormo, 414
- - - peste, 411
- - - tularemia, 412
- - cocos piogênicos Gram-positivos, 386
- - - estafilococos coagulase-negativos, 387
- - - estreptococos do grupo B, 390
- - - *Staphylococcus aureus*, 386
- - - *Streptococcus pneumoniae*, 390
- - - *Streptococcus pyogenes*, 388
- - da infância, 391
- - - coqueluche, 391
- - - difteria, 391
- - - *Haemophilus influenzae*, 392
- - - *Neisseria meningitidis*, 393
- - enteropatogênicas, 397
- - - *Campylobacter jejuni*, 401
- - - cólera, 401
- - - *Escherichia coli*, 397
- - - *Salmonella*, 399
- - - shigelose, 400
- - - *Yersinia*, 404
- - por clostrídios, 406
- - - botulismo, 410
- - - colite por *Clostridium difficile*, 410
- - - enterite necrosante, 407
- - - gangrena gasosa, 407
- - - intoxicação alimentar por, 407
- - - tétano, 409
- - por microrganismos filamentosos ramificados, 415
- - - actinomicose, 415
- - - nocardiose, 416
- - pulmonares por bactérias Gram-negativas, 404
- - - doença dos legionários, 405
- - - *Klebsiella* e *Enterobacter*, 404
- - - melioidose, 406
- - - *Pseudomonas aeruginosa*, 405
- - transmitidas sexualmente, 394
- - - cancróide, 394
- - - gonorréia, 394
- - - granuloma inguinal, 396
- fatores do hospedeiro nas infecções, 370
- - comportamento, 371
- - defesas comprometidas do hospedeiro, 372
- - diferenças hereditárias, 371
- - efeito da idade sobre a resposta a infecção, 371
- fúngicas, 438-450
- - aspergilose, 440
- - - aspergiloma, 441
- - - broncopulmonar alérgica, 441
- - - invasiva, 441
- - blastomicose, 447
- - *Candida*, 439

- - coccidioidomicose, 445
- - criptococose, 442
- - cromomicose, 449
- - esporotricose, 448
- - histoplasmose, 444
- - micetoma, 449
- - mucormicose, 442
- - paracoccidioidomicose, 447
- - por dermatófitos, 449
- helmíntica, 466-481
- - cestódeos, 478
- - - cisticercose, 478
- - - equinococose, 479
- - nematódeos filariformes, 466
- - - filariose linfática, 466
- - - loíase, 468
- - - oncocercose, 467
- - nematódeos intestinais, 468
- - - ancilostomídeos, 469
- - - ascaridíase, 468
- - - estrongiloidíase, 470
- - - oxiúros, 471
- - - tricuríase, 469
- - nematódeos tissulares, 471
- - - dracunculíase, 473
- - - larva migrans cutânea, 473
- - - larva migrans visceral, 473
- - - triquinose, 471
- - trematódeos, 474
- - - clonorquíase, 475
- - - esquistossomose, 474
- - - fasciolíase, 478
- - - fasciolopsíase, 478
- - - paragonimíase, 477
- infectividade e virulência, 370
- por clamídias, 424
- - *Chlamydia pneumoniae*, 426
- - *Chlamydia trachomatis*, 424
- - - genitais e neonatais, 424
- - - linfogranuloma venéreo, 425
- - - tracoma, 425
- - psitacose, 426
- por espiroquetas, 416
- - de Lyme, 421
- - febre recorrente, 422
- - leptospirose, 422
- - por fusoespiroquetas, 423
- - sífilis, 417
- - - congênita, 420
- - - primária, 417
- - - secundária, 418
- - - terciária, 419
- - treponematoses não-venéreas, 420
- - - bejel, 421
- - - bouba, 420
- - - pinta, 421
- por micobactérias, 430-438
- - atípicas, 438
- - complexo *Mycobacterium avium-intracellulare*, 437
- - - AIDS, 437
- - - doença pulmonar granulomatosa por, 437
- - hanseníase, 435
- - - lepromatosa, 435
- - - tuberculóide, 435
- - tuberculose, 431
- - - primária, 431
- - - secundária, 433
- por micoplasmas, 430
- por protozoários, 450-466
- - amebíase, 457
- - - abscesso amébico hepático, 457
- - - intestinal, 457
- - babesiose, 453
- - criptosporidiose, 459
- - de Chagas, 461
- - - aguda, 463

- - - crônica, 463
- - giardíase, 460
- - leishmaniose, 460
- - - cutânea localizada, 460
- - - mucocutânea, 461
- - - visceral, 461
- - malária, 450
- - meningoencefalite amebiana primária, 465
- - pneumonia por *Pneumocystis carinii*, 456
- - toxoplasmose, 454
- - - em hospedeiros imunocomprometidos, 455
- - - infecções congênitas por *Toxoplasma*, 455
- - - síndrome da linfadenopatia por *Toxoplasma*, 454
- - tripanossomíase africana, 464
- por riquétsias, 426-429
- - febre, 427
- - - maculosa das Montanhas Rochosas, 427
- - - Q, 429
- - tifo, 427
- - - endêmico, 429
- - - epidêmico, 427
- - - rural, 429
- virais, 372-386
- - caxumba, 376
- - exantemas virais, 374
- - - parvovírus B19, 375
- - - rubéola, 375
- - - sarampo, 374
- - - varíola, 376
- - febres hemorrágicas virais, 377
- - - amarela, 377
- - - do Nilo Ocidental, 378
- - - por Ebola, 378
- - herpesvírus, 379
- - - citomegalovírus, 384
- - - Epstein-Barr, 382
- - - simples, 380
- - - varicela-zoster, 379
- - HPV, 385
- - intestinais, 377
- - - rotavírus, 377
- - - vírus Norwalk, 377
- - respiratórios, 372
- - - adenovírus, 374
- - - coronavírus, 374
- - - da parainfluenza, 373
- - - gripe, 373
- - - resfriado comum, 372
- - - sincicial, 373
Doença(s) metabólica(s), 579
- do coração, 579
- neuronais, 1494
- - cretinismo, 1494
- - de Wilson, 1494
- - fenilcetonúria, 1494
- ósseas, 1362
- - osteoporose, 1362
- - - epidemiologia, 1362
- - - manifestações clínicas, 1364
- - - patogenia, 1362
- - - patologia, 1364
- - - secundária, 1365
Doença(s) metabólica(s) hereditária(s), 1429
- deficiência de mioadenilato desaminase, 1433
- do armazenamento do glicogênio, 1429
- - glicogenose tipo, 1429
- - - II, 1429
- - - III, 1430
- - - V, 1430
- - - VII, 1431
- miopatias lipídicas, 1431
- mitocondriais, 1432
- paralisia periódica familial, 1433
Doença(s) pulmonar(es), 437
- crônica, 694

- granulomatosa por complexo *Mycobacterium avium-intracellulare*, 437
- intersticial, 642
- - bronquiolite respiratória, 649
- - histiocitose de células de Langerhans, 651
- - padrão de pneumonia em organização, 650
- - pneumonia intersticial, 646
- - - descamativa, 647
- - - habitual, 646
- - - linfóide, 650
- - pneumonite por hipersensibilidade, 642
- - sarcoidose, 644
- obstrutiva(s), 627
- - asma, 633
- - bronquite crônica, 627
- - enfisema, 628
- - - centrolobular, 629
- - - localizado, 632
- - - panacinar, 629
Doença(s) valvar(es) e endocárdica(s) adquirida(s), 567
- calcificação do anel da valva mitral, 575
- cardiopatia, 568
- - carcinóide, 577
- - reumática, 568
- - - crônica, 570
- - - febre reumática aguda, 568
- disfunção do músculo papilar, 577
- doenças vasculares do colágeno, 572
- endocardite, 572
- - bacteriana, 572
- - - epidemiologia, 573
- - - manifestações clínicas, 574
- - - patogenia, 573
- - - patologia, 574
- - trombótica não-bacteriana, 574
- estenose aórtica calcária, 574
- prolapso da valva mitral, 575
Doença(s) vascular(es), 875-883
- ateroembolia renal, 879
- do intestino delgado, 707
- - isquemia intestinal aguda, 707
- - - não-oclusiva, 709
- - - oclusão arterial, 707
- - - trombose das veias mesentéricas, 709
- - isquemia intestinal crônica, 709
- do intestino grosso, 732
- - angiodisplasia, 733
- - colite isquêmica, 732
- - hemorróidas, 733
- hipertensão renovascular, 879
- infartos renais, 881
- microangiopatia trombótica, 879
- necrose cortical, 882
- nefropatia, 877
- - falciforme, 881
- - hipertensiva maligna, 877
- nefrosclerose hipertensiva, 876
- oclusiva da retina, 1539
- pré-eclâmpsia, 881
- vasculite renal, 875
Dolicocefalia, 252
Dor, 84
- abdominal, 727, 834
- - recorrente, 709
- pleurítica, 299
Dormência tumoral, 189
Dosagem excessiva crônica de fármacos, 889
Down, síndrome de, 238, 722, 1215
DPC4, gene, 199
Dracunculíase, 473
Drenagem venosa, 549
- do esôfago, 675
- pulmonar, 549
- - anômala, 549
Dressler, síndrome de, 565
Drogas, 330 (v.tb. Fármacos)

- proteínas de resistência a múltiplas, 762
- uso abusivo de, 330
- - complicações clínicas do uso abusivo de drogas intravenosas, 331
- - drogas ilícitas, 330
- - - alucinógenos, 331
- - - anfetaminas, 331
- - - cocaína, 330
- - - solventes orgânicos, 331
- - heroína, 330
- - vício em drogas na gestante, 332
Dubin-Johnson, síndrome de, 762
Duchenne, distrofia muscular de, 271, 1419
Ducto(s), 547
- alveolares, 599
- arterial, 547
- - pérvio, 547
- biliares extra-hepáticos e vesícula biliar, 814
- - anatomia, 814
- - anomalias congênitas, 814
- - colecistite, 817
- - - aguda, 817
- - - crônica, 818
- - colelitíase, 814
- - - cálculos de colesterol, 814
- - - cálculos de pigmentos, 816
- - colesterolose, 819
- - tumores, 819
- - - adenocarcinoma, 820
- - - benignos, 819
- - - carcinoma da ampola de Vater, 820
- lactíferos, 1024
- tireoglosso, cisto do, 1157
Duodeno, 691
- proximal, 691
- retroperitoneal, 702
Duplicações gastrintestinais, 704
Dura-máter, 1454

E

Eaton-Lambert, síndrome de, 662
Ebola, febre hemorrágica por, 378
Ebstein, malformação de, 553
Eclâmpsia, 1006
Ecliptocitose hereditária, 1059
Economo, von, encefalite de, 1485
Ectasia, 733
- ductal, 1021
- vascular, 733
Ectima, 1266
- gangrenoso, 406
Ectopia, 228
Edema, 304
- acúmulo de líquido nas cavidades corporais, 311
- causado, 306
- - por aumento da pressão hidrostática, 306
- - por diminuição de pressão oncótica, 306
- - por obstrução linfática, 306
- cerebral, 310
- do disco óptico, 1549
- escrotal, 917
- filtração capilar normal, 306
- inflamatório, 47
- insuficiência cardíaca congestiva, 307
- metabolismo de sódio e água, 306
- na cirrose, 310
- não-inflamatório, 47
- pulmonar, 307
- - das grandes altitudes, 346
- sarcoplasmático, 559
- síndrome nefrótica, 310
Efeito(s), 213
- Azzopardi, 663
- de Lyon, 245

- sistêmicos do câncer sobre o hospedeiro, 213
- - amiloidose, 216
- - anorexia e perda de peso, 214
- - febre, 214
- - síndrome(s), 214
- - - cutâneas, 216
- - - do músculo esquelético, 215
- - - endócrinas, 214
- - - gastrintestinais, 216
- - - hematológicas, 215
- - - nefrótica, 216
- - - neurológicas, 214
Efusões, citologia de, 1564
Ehlers-Danlos, síndrome de, 252, 724
Eisenmenger, complexo de, 545
Eixo hipotálamo-hipofisário, 1155
Eixo hipotálamo-pituitária-adrenal, 83
Elastase de leucócito humano, 75
Elastina, 75, 551
- e fibras elásticas, 96
Elefantíase, 306, 466
Eliptocitose hereditária, 251
Emaranhados neurofibrilares, 10
Embolia, 297, 502
- arterial pulmonar, 297
- - destino dos tromboêmbolos pulmonares, 299
- - infarto pulmonar, 299
- - maciça, 297
- - paradoxal, 299
- - sem infarto, 299
- arterial sistêmica, 299
- - de líquido amniótico, 300
- - de medula óssea, 301
- - gasosa, 300
- - gordurosa, 301
- - outros êmbolos pulmonares, 302
- - tromboembolia, 299
- pulmonar, 333, 526
Embolização, 297
- dos ramos interlobares, 881
- pulmonar, 297
Êmbolos, 298
- de talco, 302
- venosos, 298
Empiema, 608, 667
Encefalite, 455
- letárgica ou de von Economo, 1485
- por herpes simples e infecções relacionadas, 1482
- viral transmitida por artrópodes, 1484
Encefalomielite, 1478
- pós-infecciosa e pós-vacinal, 1493
- viral, 1478
- - encefalite, 1482
- - - letárgica ou de von Economo, 1485
- - - por herpes simples e infecções relacionadas, 1482
- - - viral transmitida por artrópodes, 1484
- - encefalopatia da AIDS, 1486
- - leucoencefalopatia multifocal progressiva, 1485
- - panencefalite esclerosante subaguda, 1485
- - poliomielite, 1479
- - raiva, 1481
Encefalopatia(s), 329
- da AIDS, 1486
- das grandes altitudes, 346
- de Wernicke, 329
- espongiforme, 1218, 1487
- - bovina, 1220
- - hepática, 767, 1495
- - por chumbo, 339
Encondromatose, 1350
Endarterite, 525
Endocardite, 296, 570
- bacteriana, 294, 571

- - epidemiologia, 573
- - manifestações clínicas, 574
- - patogenia, 573
- - patologia, 574
- de Libman-Sacks, 296
- de Löffler, 587
- marântica, 296
- trombótica não-bacteriana, 216, 574
Endocrinopatia(s), 1153
- hipofisária, 1153
- poliglandulares, 1179
Endoftalmite facoanafilática, 1538
Endométrio, 972
- adenocarcinoma do, 976
- atrófico, 972
- da gravidez, 972
Endometriomas, 743
Endometriomas, 743, 1001
Endometrite, 972
- aguda, 972
- crônica, 972
- tuberculosa, 952
Endostatina, 94
Endotelinas, 64
Endotélio, 44, 486
- adesão de leucócitos ao, 68
- - moléculas de adesão, 68
- - - adressinas, 69
- - - imunoglobulinas, 69
- - - integrinas, 69
- - - selectinas, 68
- - recrutamento de leucócitos, 70
Endotoxinas bacterianas, 386
Enfermidade, miopatia da, crítica, 1437
Enfisema, 628
- centrolobular, 629
- localizado, 632
- panacinar, 629
Enterite, 350
- actínica, 712
- contraída a partir da água contaminada, 401
- necrosante, 407
Enterobacter, 404
Enterobíase, 471
Enterocolite, 280
- actínica, 733
- necrosante, 280
- neonatal, 724
- por Salmonella, 399
- por Yersinia, 706
Enteropatia, 1129
- com perda de proteína, 716
Envelhecimento biológico, 34
- alterações funcionais e estruturais, 35
- base celular, 35
- - telomerase e senescência, 36
- fatores genéticos, 36
- - doenças do envelhecimento prematuro, 37
- hipótese de envelhecimento, 38
- lesão somática acumulada, 37
- tempo máximo de vida, 34
Envenenamento pelo chumbo, 340
Enxerto arterial coronário, 565, 591
Enxofre, dióxido de, 603
Enzimas, 73
- de neutrófilos, 73
- - grânulos de neutrófilos, 74
- - proteinases, 75
- desramificadoras, deficiência de, 1430
- pancreáticas, 710
- - ativadas, 827
- trombolíticas, 565
Eosinofilia, 84, 215, 518, 1084
Eosinófilos, 65, 1045
Epêndima, 1446
Ependimoma, 1514
Epidemia, 411

- de hepatite em países subdesenvolvidos, 781
- devastadora denominada morte negra, 411
Epiderme, doenças da, 1235
- de Darier, 1237
- ictioses, 1235
- - hiperqueratose epidermolítica, 1236
- - lamelar, 1236
- - ligada ao X, 1236
- - vulgar, 1235
- pênfigo vulgar, 1241
- distúrbios relacionados com, 1244
- - manifestações clínicas, 1244
- - patogenia, 1241
- - patologia, 1242
- - psoríase, 1238
Epidermodisplasia verruciforme, 203, 1281
Epidermólise bolhosa, 99, 680, 1245
- dermolítica, 1246
- epidermolítica, 1245
- juncional, 1246
Epididimite, 925
Epidídimo, testículo e ducto deferente, 922
- anormalidades da diferenciação sexual, 923
- criptorquidismo, 922
- epididimite, 925
- infertilidade masculina, 924
- orquite, 926
- tumores do testículo, 927
- - adenomatóide, 934
- - da lactância e da infância, 932
- - de células germinativas não-seminomatosos, 930
- - do estroma gonadal, 933
- - linfoma maligno, 934
- - neoplasia de células germinativas intratubulares, 929
- - seminoma, 929
Epiglotite, 393
Epilepsia, 1454
Epispádias, 917
Epitélio, 9
- biliar, 812
- metaplásico, 9
Epstein-Barr, vírus, 204, 382
Equimose, 294
Equinococose, 479, 806
Erdheim, necrose de, 524
Eritema, 216
- *gyratum repens*, 216
- indurado, 1264
- multiforme, 1251
- nodoso, 730, 1263
Eritroblastose fetal, 280
- incompatibilidade, 280
- - ABO, 282
- - de Rh, 280
Eritrócitos, 44
- síndromes de fragmentação mecânica dos, 1066
Eritrocitose, 215
Eritroleucemia, 336
Eritroplasia, 1300
- de Queyrat, 921
Eritropoetina, 1044
Eritropoiese, 375
Erosões de estresse, 686
Erros inatos do metabolismo, 266
- de aminoácidos, 266
- - albinismo, 269
- - alcaptonúria, 268
- - fenilcetonúria, 266
- - tirosinemia, 268
- de carboidratos, 800
- gota provocada por, 1400
Erupção pruriginosa, 473
Escabiose, 1268
Escarlatina, 1297

Escherichia coli, 24, 397, 705
- diarréia por, 397
- infecção do trato urinário por, 397
- meningite e sepse neonatal por, 399
- pneumonia por, 398
- sepse por, 398
Esclerodermia, 164, 572, 678, 711, 1262
- manifestações clínicas, 166
- patogenia, 164
- patologia, 165
Esclerose, 215
- lateral amiotrófica, 215, 677, 1499
- medial de Mönckeberg, 515
- múltipla, 1491
- tuberosa, 652, 1519
Escoliose, 1346
Escorbuto, 361, 1345
Escore Apgar, 278
Escovação brônquica, 1563
Escroto, uretra, pênis e, 915
- distúrbios, 915
- - circulatórios, 917
- - congênitos do pênis, 915
- - inflamatórios, 917
- - - balanite, 919
- - - doença de Peyronie, 919
- - - doenças sexualmente transmitidas, 918
- - massas escrotais, 917
- - tumores, 921
- - - câncer, 921
- - - de escroto, 922
- - - de pênis, 921
- - - de uretra, 921
- uretrite e distúrbios relacionados, 919
E-selectina, 69
Esferocitose hereditária, 251, 1059
Esfíncter, 675
- de Oddi, 828
- esofagiano, 678
- - inferior, 675
- pilórico, 684
Esfingolipidoses, 259, 587
Esfingomielina, acúmulo de, 1494
Esfingomielinase, 263
Esforço respiratório, 391
Esfregaço(s), 1093
- cervical, 1561
- da cérvice, 1562
- - adenocarcinoma endometrial em um, 1562
- - lesões intra-epiteliais escamosas em, 1562
- de colo uterino, infecção por herpesvírus simples em um, 1561
- de Papanicolaou do colo uterino normal, 1561
- de sangue periférico, 1093
Esmalte dentário, 1305
Esofagite, 678
- agentes físicos, 681
- de refluxo, 329, 678
- esôfago de Barrett, 578
- infecciosa, 679
- - herpética, 679
- - por *Candida*, 679
- - por citomegalovírus, 680
- química, 680
Esôfago, 675-684
- anatomia, 675
- distúrbios congênitos, 675
- - anéis e membranas que causam disfagia, 676
- - divertículos esofagianos, 676
- - - de tração, 677
- - - de Zenker, 676
- - - epifrênicos, 677
- - - pseudodiverticulose intramural, 677
- - fístula traqueoesofágica, 675
- - - estenose esofagiana congênita, 675

- - - malformação do intestino anterior broncopulmonar, 676
- distúrbios motores, 677
- - acalasia, 677
- - esclerodermia, 678
- - esofagite, 678
- - - agentes físicos, 681
- - - de refluxo, 678
- - - esôfago de Barrett, 578
- - - infecciosa, 679
- - - herpética, 679
- - - por *Candida*, 679
- - - por citomegalovírus, 680
- - - química, 680
- - hérnia hiatal, 678
- - lacerações e perfurações, 682
- - neoplasias, 683
- - carcinoma do esôfago, 683
- - - adenocarcinoma, 684
- - tumores benignos, 683
- varizes esofagianas, 681
Espaço(s), 261
- de Disse, 756
- de Virchow-Robin, 261
- pleural, 311
- subaracnóide, sangramento no, 1458
- subdural, 1456
Espasmo esofagiano difuso, 677
Espermatocele, 917
Espermatogônia, 929
Espinha bífida, 229, 1447
Espirais de Curschmann, 635
Espiroquetas, infecções por, 416-424
- doença de Lyme, 421
- febre recorrente, 422
- leptospirose, 422
- por fusoespiroquetas, 423
- sífilis, 417
- - congênita, 420
- - primária, 417
- - secundária, 418
- - terciária, 419
- treponematoses não-venéreas, 420
- - bejel, 421
- - bouba, 420
- - pinta, 421
Esplenomegalia, 772, 1140
- congestiva, 1141
- devida a cistos e tumores, 1141
- infiltrativa, 1141
- reativa, 1140
Espondilite, 572
- anquilosante, 572, 1398
- tuberculosa, 1359
Espondiloartropatia, 1398
- artrite, 1399
- - enteropática, 1399
- - psoriática, 1399
- - espondilite anquilosante, 1398
- - síndrome de Reiter, 1399
Esporotricose, 448
Espru, 684
- celíaco, 684, 712
- colagenoso, 714
- tropical, 716
Esquistossomose, 302, 474
- hepática, 770
Estadiamento, sistema de, Ann Arbor, 1135
Estado imune, avaliação do, 146
Estafilococos, 387
- coagulase-negativos, infecções por, 387
- infecção por, 1266
- intoxicação alimentar por, 387
Estatinas, 504
Esteato-hepatite, 355
Esteatorréia, 838
Esteatose, 10

- hepática, 10, 801
- - e lesões associadas, 786
- - não-alcoólica, 790
- macrovesicular, 801
- microvesicular, 802
Estenose, 703
- anal, 723
- aórtica, 552
- - bicúspide congênita, 575
- - calcária, 574
- - congênita, 552
- - - subvalvar, 553
- - - supravalvar, 553
- - - valvar, 552
- - senil, 575
- de uma artéria renal, 879
- esofagiana, 349
- - congênita, 675
- pilórica congênita, 685
- pulmonar, 549
- valvar, 567
Esterilidade, 394
Esteróides, 974
- anticoncepcionais, 974
- miopatia induzida por, 1436
Estimulação, 958
- antigênica crônica, 1120
- estrogênica, 958
- hormonal, 7
- progestacional, 961
Estômago, 684-702
- anatomia, 684
- bezoares, 701
- - fitobezoar, 701
- - tricobezoar, 702
- distúrbios, 685
- - congênitos, 685
- - - anormalidades congênitas raras, 686
- - - estenose pilórica congênita, 685
- - - hérnia diafragmática congênita, 686
- - mecânicos, 701
- - doença ulcerosa péptica, 691
- - ácido clorídrico, 692
- - doenças associadas com úlceras pépticas, 693
- - - cirrose, 693
- - - deficiência de α₁-antitripsina, 694
- - - doença pulmonar crônica, 694
- - - insuficiência renal crônica, 694
- - - síndromes endócrinas hereditárias, 694
- - fatores, 691
- - - ambientais, 691
- - - genéricos, 691
- - fatores fisiológicos nas úlceras, 692
- - - duodenais, 692
- - - gástricas, 692
- - papel do *Helicobacter pylori*, 693
- gastrite, 686
- - crônica, 687
- - - atrófica
- - - - auto-imune e anemia perniciosa, 687
- - - - e câncer do estômago, 689
- - - - multifocal, 688
- - - eosinofílica, 690
- - - gastropatia reativa, 689
- - - granulomatosa idiopática, 690
- - - pelo *Helicobacter pylori*, 689
- - doença de Ménétrier, 690
- - hemorrágica aguda, 686
- neoplasias benignas, 696
- - pólipos epiteliais, 696
- - - adenomas tubulares, 696
- - - das glândulas fúndicas, 697
- - - hiperplásicos, 696
- - - tratamento, 696
- - tumores estromais no estômago, 696
- tumores malignos, 697

- - carcinoma do estômago, 697
- - - câncer gástrico avançado, 698
- - - câncer gástrico inicial, 698
- - - fatores dietéticos, 697
- - - fatores genéticos, 698
- - - *Helicobacter pylori*, 698
- - - idade e sexo, 698
- - - nitrosaminas, 697
- - linfoma gástrico, 701
- - manifestações clínicas, 700
- - tumor(es), 701
- - - carcinóides, 701
- - - estromal gastrintestinal, 701
Estomatite aftosa, 1297
Estrato córneo, 1268
Estreitamento crônico da luz do vaso, 502
Estreptococos, 390
- do grupo B, infecções por, 390
- infecção por, 1266
Estresse, 16
- erosões de, 686
- fratura óssea por, 1353
- oxidativo, 16, 60
- - defesas celulares contra radicais livres de oxigênio, 20
- - formas de oxigênio reativas, 16
- - peróxido de hidrogênio, 18
- - peroxinitrito, 20
- - radical hidroxila, 19
- - superóxido, 18
Estrias, 500
- angióides, 1549
- gordurosas, 500
Estrogênio, 6, 1033
Estroma, 734
- de Glia, 1514
- endometrial, 980
- - sarcoma do, 980
- - tumores do, 980
- fibrovascular, 734
- ovariano, hipertecose do, 988
Estromelisinas, 185
Estrongiloidíase, 470
Esvaziamento gástrico, 694
Etanol, 827
- metabolismo do, 786
Etilenoglicol, 336
Eustáquio, trompa de, obstrução da, 1323
Ewing, sarcoma de, 1387
Exantemas virais, 374
- parvovírus B19, 375
- rubéola, 375
- sarampo, 374
- varíola, 376
Exoftalmia do hipertireoidismo, 1534
Exotoxinas bacterianas, 386
Explosão respiratória, 76
Exposição a substâncias químicas, 812
Expressão oncogênica, 1033
Exsudato necrótico, coloração pela prata de, 416

F

Fabry, doença de, 273
Face, lesão destrutiva da, 423
Facomatose, 201
Fagócitos, 16, 72
- mononucleares, 128, 1219
Fagocitose, 72
- leucocitária, sinalização intracelular durante, 74
Fagolisossomo, 72
Fagossomo, 72
Falência, 307
- congestiva do coração, 307
- múltipla de órgãos, 1524

Fallot, tetralogia de, 544
Faloidina, 24
Falópio, tuba de, 983
- gestação ectópica, 985
- salpingite, 984
- tumores, 985
Fanconi, anemia de, 244
Faringite, 1319
Fármacos, 332 (v.tb. Drogas)
- dosagem excessiva crônica de, 889
- hepatotóxicos, 802
- lesão iatrogênica por, 332
Fasciíte nodular, 1406
Fasciolíase, 478
Fasciolopsíase, 478
Fator(es), 64
- ativador de plaquetas, 55, 136
- de coagulação, 1077
- - deficientes ou anormais, 1077
- - inibidores dos, 1078
- de contração derivados do ácido araquidônico, 64
- de crescimento, 108
- - de ceratinócito, 108
- - 1 semelhante à insulina, 542
- de Fletcher, 492
- de motilidade autócrina, 184
- de relaxamento derivado do endotélio, 60
- de V de Leiden, 1083
- de von Willebrand, 62, 493
- estimulador amilóide, 1219
- fibrinolíticos, 64
- Hageman, 50
- tissular, 491
Febre(s), 84, 214
- de Pontiac, 609
- do feno, 135
- familiar do mediterrâneo, 1215
- hemorrágica(s), 377
- - familial (v. Polisserosite paroxística familial)
- - virais, 377
- - - amarela, 377
- - - do Nilo Ocidental, 378
- - - por Ebola, 378
- maculosa das Montanhas Rochosas, 427
- Pontiac, 405
- Q, 429
- recorrente, 422
- reumática aguda, 568
- tifóide, 399, 705
Fecalomas, 723, 744
Feixe de His, 538
Feminização testicular, 1020
Fenciclidina, 331
Fenda(s), 275
- faciais, 1297
- labial e fenda palatina, 275
Fenilalanina, 266
- retenção de, 1494
Fenilcetonúria, 256, 266, 1494
Fenitoína, 544
- linfadenopatia induzida por, 1109
Fenômeno, 515
- de Armanni-Ebstein, 1543
- de Raynaud, 515, 554
Feocromocitoma, 514, 1186
- manifestações clínicas, 1189
- paraganglioma, 1190
- patogenia, 1187
- patologia, 1188
Ferida(s), 347
- cirúrgicas, 387
- localização da, 113
- penetrantes, 407
- - do crânio, 1458
- reparação de, 103

- - - cicatrização da ferida, 103
- - - angiogênese, 108
- - - contração da ferida, 111
- - - fatores de crescimento e fibroplastia, 107
- - - força da ferida, 111
- - - inflamação, 104
- - - proliferação de fibroblastos e acúmulo de matriz, 106
- - - reepitelização, 110
- - - tecido de granulação, 104
- - - trombose, 104
- - destinos da lesão, 103
Ferida, processos básicos de cicatrização da, 90
- famílias de proteínas, 103
- - fosfatidilinositol-3 quinase, 103
- - fosfolipase C, 103
- - GTPases, 103
- matriz extracelular, 92
- - componentes da, 96
- - - colágenos, 96
- - - elastina e fibras elásticas, 96
- - - glicoproteínas da matriz, 97
- - - glicosaminoglicanos, 99
- - - hialuronano, 99
- - - organização macromolecular do colágeno, 96
- - - proteoglicanos, 99
- - do estroma, 94
- - membranas basais, 92
- - provisória, 94
- - migração das células, 90
- - mecanismos de, 92
- - proliferação celular, 101
- - remodelagem, 99
- - metaloproteinases e degradação da matriz, 99
- sinais moleculares integrados, 102
- - receptores, 102
- - - associados à proteína G, 103
- - de integrina, 103
- - - protéicos de tirosina quinase, 102
Ferradura, rim em, 847
Ferritina, 12, 640
Ferro, 12, 341
- metabolismo do, 795
- distúrbio do, 795
- síndromes de sobrecarga de, 795
- - diagnóstico laboratorial, 797
- - hemocromatose hereditária, 795
- - metabolismo do ferro, 795
- - secundárias, 797
FHIT, gene, 199
Fibras, 251
- dietéticas, 739
- microfibrilares, 251
Fibrilação atrial, 296
Fibrilas de colágeno, 80
Fibrina, 491, 705
Fibrinogênio, 491
Fibrinólise, 50
- e sangramento, 1081
Fibroadenoma da mama, 1024
Fibroblastos, 35, 80, 90
Fibrocartilagem, 1340
Fibroelastoma papilar, 589
Fibroelastose endocárdica, 553
- primária, 554
- secundária, 553
Fibroma, 998
- condromixóide, 1382
- medular, 896
- não-ossificante, 1379
Fibromatose, 1407
Fibronectina, 81, 99, 106
Fibroplastia, 107
Fibrosamento glomerular, 855

Fibrose, 256
- cística, 256, 704, 799, 830
- - manifestações clínicas, 258
- - patogenia, 257
- - patologia, 257
- da tireóide, 1166
- endomiocárdica, 587
- intensa da pele, 1262
- intersticial, 303
- periportal, 784
- pleural difusa, 641
- pulmonar, 608
- retroperitoneal, 748
- - idiopática, 906
Fibrossarcoma, 173, 1407
Fibroxantoma atípico, 1287
Fígado, 283
- abscesso(s)
- - amébico do, 805
- - pileflebíticos do, 804
- adenomas do, 334
- cistos do, e dos pulmões, 479
- clonorquíase do, 477
- congestão passiva crônica do, 804
- doenças do, 474
- em noz-moscada, 804
- formação da bile no, 814
- rompimento do, 283
- transplante de, 813
Fígado e sistema biliar, 753-822
- anatomia, 755
- - ácino hepático, 755
- - hepatócito, 755
- - lóbulo hepático, 755
- - sinusóide hepático, 756
- cirrose, 765
- - biliar primária, 791
- - infantil indiana, 800
- colangite esclerosante primária, 793
- distúrbios, 798
- - hereditários associados a cirrose, 798
- - deficiência de α_1-antitripsina, 799
- - doença de Wilson, 798
- - erros inatos do metabolismo de carboidratos, 800
- - fibrose cística, 799
- - vasculares, 803
- - - choque, 804
- - - infarto do fígado, 804
- - - insuficiência cardíaca congestiva, 803
- esteatose hepática não-alcoólica, 790
- funções do fígado, 753
- regeneração, 758
- hepatite, 774
- - auto-imune, 784
- - hepática alcoólica, 785
- - - consumo de álcool, 786
- - - metabolismo do etanol, 786
- - viral, 774
- - - aguda, 781
- - - crônica, 783
- - - tipo
- - - - A, 774
- - - - B, 776
- - - - C, 779
- - - - D, 779
- - - - E, 781
- hipertensão porta, 769
- - complicações sistêmicas, 772
- - - ascite, 772
- - - esplenomegalia, 772
- - - peritonite bacteriana espontânea, 774
- - - varizes esofágicas, 772
- - intra-hepática, 770
- - pós-hepática, 771
- - pré-hepática, 771
- infecções bacterianas, 804

- infestações parasitárias, 805
- - doenças, 805
- - - helmínticas, 806
- - - por protozoários, 805
- - leptospirose, 806
- - sífilis, 806
- insuficiência hepática, 766
- - complicações, 769
- - - endócrinas, 769
- - - pulmonares, 769
- - defeitos da coagulação, 768
- - depuração hepática inadequada de bilirrubina, 767
- - encefalopatia hepática, 767
- - hipoalbuminemia, 769
- - síndrome hepatorrenal, 769
- lesão hepatotóxica, 801
- - colestase intra-hepática aguda, 802
- - esteatose hepática, 801
- - hepatite, 802
- - - crônica, 802
- - - granulomatosa, 802
- - lesões vasculares, 803
- - necrose hepatocelular zonal, 801
- - neoplásicas, 803
- - semelhantes a hepatite viral, 802
- metabolismo da bilirrubina e mecanismos de icterícia, 759-765
- - bilirrubina, 759
- - comprometimento do fluxo biliar canalicular acompanhado de pigmento biliar visível, 764
- - diminuição, 760
- - - da captação hepática de bilirrubina, 760
- - - da conjugação de bilirrubina, 760
- - - do transporte de bilirrubina conjugada, 762
- - icterícia neonatal, 763
- - produção excessiva de bilirrubina, 760
- - sepse, 763
- obstrução biliar extra-hepática, 793
- porfirias, 803
- síndromes, 795
- - colestáticas da lactância, 806
- - - atresia biliar, 807
- - - hepatite neonatal, 806
- - de sobrecarga de ferro, 795
- - - diagnóstico laboratorial, 797
- - - hemocromatose hereditária, 795
- - - metabolismo do ferro, 795
- - - secundárias, 797
- transplante de fígado, 813
- tumores, 808
- - benignos e lesões tumoriformes, 808
- - - adenomas hepáticos, 808
- - - doença cística, 809
- - - hemangiomas hepáticos, 809
- - - hiperplasia nodular focal, 809
- - - hiperplasia regenerativa nodular, 809
- - malignos, 810
- - - câncer metastático, 813
- - - carcinoma hepatocelular, 810
- - - colangiocarcinoma, 812
- - - hemangiossarcoma, 812
- - - hepatoblastoma, 812
- vesícula biliar e ductos biliares extra-hepáticos, 814
- - anatomia, 814
- - anomalias congênitas, 814
- - colecistite, 817
- - - aguda, 817
- - - crônica, 818
- - colelitíase, 814
- - - cálculos de colesterol, 814
- - - cálculos de pigmentos, 816
- - - colesterolose, 819
- - tumores, 819

- - - adenocarcinoma, 820
- - - benignos, 819
- - - carcinoma da ampola de Vater, 820
Filariose linfática, 466
Filipódios, 92
Filtração glomerular, taxa de, 1207
Filtro, 844
- glomerular, 846
- renal, 844
Fimose, 917
Fissura anal, 746
Fístula(s), 415, 704
- broncopleural, 608
- traqueoesofágica, 675, 682
- - estenose esofagiana congênita, 675
- - malformação do intestino anterior broncopulmonar, 676
Flatos por grandes altitudes, 345
Flebotrombose, 527
Fletcher, fator de, 492
Flexura hepática, 721
Fluorescência, hibridização *in situ* com, 1034
Fluoreto, 1303
Fluxo, 47
- biliar canalicular, comprometimento do, acompanhado de pigmento biliar visível, 764
- citometria de, 1088
- linfático, 47
- sangüíneo, 771
Focomelia, 231
Folato, deficiência de, 716
Foliculite eosinofílica, 1289
Folículos, 1234
- pilosos, 1234
- sebáceos, 1235
Forame oval, 545
Fosfatase, 77
- ácida, 65
- alcalina placentária humana, 179
Fosfatidilinositol-3 quinase, 103
Fosfato, 337
- de triortocresil, 337
- metabolismo do, distúrbios renais do, 1368
Fosfofrutocinase, deficiência de, 1431
Fosfolamban, 542
Fosfolipase, 28
- A, ativação da, 28
- C, 103
- intraductal, 828
Fosfolipídios, 10
- da membrana, 55
- degradados, 10
Fossa oval, 545
Fotofobia, 1552
Frank-Starling, mecanismo de, 538
Fraqueza muscular, 1185
- congênita, 1422
Fratura(s), 283
- craniana(s), 283
- dos ossos, 1351
- - consolidação da, 1351
- - - considerações especiais, 1353
- - - fase
- - - - de remodelagem, 1353
- - - - de reparação, 1352
- - - - inflamatória, 1352
- - por estresse, 1353
Friedrich, ataxia de, 249, 1502
Frutose, intolerância hereditária a, 800
Fumo, 832
Fungos, 438
- infecções por, 438-450
- - aspergilose, 440
- - - aspergiloma, 441
- - - broncopulmonar alérgica, 441
- - - invasiva, 441

- - blastomicose, 447
- - *Candida*, 439
- - coccidioidomicose, 445
- - criptococose, 442
- - cromomicose, 449
- - esporotricose, 448
- - histoplasmose, 444
- - micetoma, 449
- - mucormicose, 442
- - paracoccidioidomicose, 447
- - por dermatófitos, 449
- intestinais, 707
Furúnculos, 386
Fusoespiroquetas, infecções por, 423

G

GABA, 768
Galactosemia, 256, 800
Galanina, 354
Galvanoplastia, 602
Gamna-Gandy, corpos de, 293
Gamopatia monoclonal, 1525
Ganglioglioma, 1514
Ganglioneuroma, 179, 1191
Ganglionite de raízes dorsais, 1525
Gangliosídio, acúmulo neuronal de um, 1493
Gangrena, 303
- gasosa, 407
- seca, 303, 1206
Gardner, síndrome de, 737
Gardnerella, infecções por, 949
Gases irritantes, 602
- cloro e amônia, 603
- dióxido, 602
- - de enxofre, 603
- - de nitrogênio, 602
Gastrectomia subtotal, 696
Gastrina, 178, 685, 838
Gastrinoma(s), 711, 838
- pancreáticos, 836
Gastrite, 686
- crônica, 5, 687
- - atrófica, 688
- - - e câncer do estômago, 689
- - - multifocal, 688
- - atrófica auto-imune e anemia perniciosa, 687
- - - anticorpos citotóxicos, 687
- - - anticorpos para o fator intrínseco, 688
- - eosinofílica, 690
- - gastropatia reativa, 689
- - granulomatosa idiopática, 690
- - pelo *Helicobacter pylori*, 689
- - doença de Ménétrier, 690
- - hemorrágica, 746
- - aguda, 686
Gastroenterite, 690
- alérgica, 690
- viral, 706
Gastropatia reativa, 689
Gato, doença da arranhadura do, 414
Gaucher, 10
- crise de, 1376
- doença de, 10, 259, 587, 1376, 1494
Geladura, 342
Gêmeos, 1009
- dizigóticos, 1009
- monozigóticos, 1009
Gene(s), 195
- *APC*, 740
- *BRCA1*, 1026
- *BRCA2*, 1026
- *CHEK2*, 1026
- *DCC*, 740
- de competência, 195

- de reparação de DNA, 200
- - ataxia-telangiectasia, 200
- - câncer de cólon não-polipose hereditário, 200
- - síndrome de Bloom, 201
- - xerodermia pigmentosa, 201
- *p53*, 913, 1026
- *PAX6*, 896
- supressores de tumor, 190, 197
- - e vírus de DNA oncogênicos, 199
- - papel dos, na carcinogênese, 197
- - - gene do retinoblastoma, 197
- - - gene *p53*, 198, 740
- *VHL*, 898
Genética molecular do câncer, 189
- células transformadas, 190
- genes de reparação de DNA, 200
- - ataxia-telangiectasia, 200
- - câncer de cólon não-polipose hereditário, 200
- - síndrome de Bloom, 201
- - xerodermia pigmentosa, 201
- genes supressores de tumor, 197
- - genes supressores tumorais e vírus de DNA oncogênicos, 199
- - papel dos, na carcinogênese, 197
- - - gene do retinoblastoma, 197
- - - gene *p53*, 198
- metilação de DNA, 200
- oncogenes, 190
- - mecanismos de ação dos oncogenes, 192
- - mecanismos de ativação de oncogenes celulares, ativação, 190
- - - por amplificação gênica, 192
- - - por mutação, 190
- - - por translocação cromossômica, 191
- síndromes cancerígenas hereditárias, 201
- telomerase, 201
Gengivite ulcerativa necrosante aguda, 1298
Gerstmann-Sheinker, doença de, 1220
Gerstmann-Straussler-Scheinker, síndrome de, 1488
Gestação(ões), 985
- e mama, 1020
- ectópica, 985
- múltiplas, 1009
Giárdia, 708
Giardia lamblia, 716
Giardíase, 460
Giasbock, síndrome de, 1068
Gilbert, síndrome de, 760
Ginecomastia, 7, 1020
Giros cerebrais, distúrbios dos, 1451
Glande, inflamação da, 919
Glândula(s)
- cárdicas, 685
- de Bartholin, cisto da, 953
- de Brunner, 695
- fúndicas, pólipos das, 697
- gástricas, 694
- parietais, 685
- pilóricas, 685
Glândulas salivares, 1306
- adenoma, 1306
- - monomórfico, 1309
- - pleomórfico, 1307
- - de Sjögren, 1306
- tumores malignos das, 1309
- - carcinoma, 1309
- - - adenóide cístico, 1310
- - - de células acinares, 1310
- - - mucoepidermóide, 1309
Glanzmann, trombastenia de, 1076
Glaucoma, 1549
- congênito, 1552
- de tensão baixa, 1553

- efeitos da pressão intra-ocular aumentada, 1553
- infantil, 1552
- primário de ângulo, 1552
- - aberto, 1552
- - fechado, 1553
- secundário, 1553
Gleason, sistema de graduação de, 940
Glia, estroma de, 1514
Gliadina, 712
Glicina, 96
Glicocerebrosídios, depósito de, 1494
Glicocorticóides, 77
Glicogênio, 10
- doenças de depósito de, 800
- doenças do armazenamento do, 1429
- - glicogenose tipo, 1429
- - - II, 1429
- - - III, 1430
- - - V, 1430
- - - VII, 1431
- dos hepatócitos, 4
Glicogenose, 264
- tipo, 1429
- - II, 1429
- - III, 1430
- - V, 1430
- - VII, 1431
Glicólise anaeróbica, 27
Glicoproteínas da matriz extracelular, 97
- fibronectinas, 99
- lamininas, 97
Glicosaminoglicanos, 10, 99
Glicose, 1185
- intolerância à, 1185
- metabolismo da, 1203
Glicosilação protéica, 1204
Glioblastoma multiforme, 1512
Glomangioma (v. Tumor glômico)
Glomérulo, 844
- células endoteliais, 845
- membrana basal glomerular, 844
- mesângio, 846
- podócitos, 845
Glomerulonefrite, 574
- lúpica, 869
- - manifestações clínicas, 871
- - patogenia, 869
- - patologia, 870
- mediada por anticorpos, 854
- membranoproliferativa do tipo, 867
- - I, 867
- - II, 868
- por anticorpos antimembrana basal glomerular, 872
- - manifestações clínicas, 873
- - patogenia, 872
- - patologia, 873
- por auto-anticorpos anticitoplasma neutrofílico, 874
- pós-infecciosa aguda, 865
- - manifestações clínicas, 867
- - patogenia, 865
- - patologia, 865
- segmentar focal, 574
Glomerulopatia, 857
- membranosa, 857
- - manifestações clínicas, 859
- - patogenia, 857
- - patologia, 858
- por lesão mínima, 853
Glomérulos, 114
- obliteração de, 876
Glomerulosclerose, 855, 1206
- diabética, 859
- nodular, 1207
- segmentar focal, 855

- - manifestações clínicas, 857
- - patogenia, 856
- - patologia, 856
Glossite, 359, 1302
Glucagon, secreção de, 837
Glucagonoma, 838
Glutationa peroxidase, 18
Glúten, 712
Gohn, complexo de, 613
Golgi, 79
- aparelho de, 79
- complexo de, 255
Gomas, 233
- na pele, vias aéreas e ossos, 421
Gomori, coloração tricrômica de, 1418
Gônadas, 350
Gonadoblastoma de ovário, 998
Gonadotrofinas, níveis elevados de, 986
Gonorréia, 394, 947
Goodpasture, síndrome de, 624
Gordura, 10
- dietética, 739
- má absorção de, 832
- metabolismo defeituoso, 1431
Gota, 1400
- primária, 1400
- provocada por erros inatos do metabolismo, 1400
- secundária, 1401
G6PD, deficiência de, 1060
Grânulo(s), 19, 825
- castanho-escuro, 762
- de Birbeck, 1230, 1086
- de enxofre, 612
- de neutrófilos, 19, 74
- de zimogênio, 825
- queratoialinos, 1229
Granulócitos, 1045
- destruição periférica de, 1083
- hipogranulares, 1098
Granulocitose paraneoplásica, 215
Granuloma(s), 81, 396
- anular, 1261
- apical, 1303
- eosinofílico, 1360
- - pulmonar, 651
- inguinal, 396, 948
- não-caseificados, 641
- parenquimatoso periférico, 613
Granulomatose, 516
- alérgica, 518
- broncocêntrica, 603
- de Wegener, 516, 603, 654, 875, 1316
- linfomatóide, 666
- sarcóide necrosante, 655
Graves, doença de, 325, 687, 1160
Gravidez, 763
- colestase intra-hepática da, 763
- e diabete, 1208
- endométrio da, 972
- trombocitopenia associada a, 1074
Grelina, 354
Gripe, 373, 602
Grover, doença de, 1244
Grupos sangüíneos ABO, 893
GTPases, 103
Guillain-Barré, síndrome de, 1524

H

Haemophilus influenzae, 54, 602
- infecções por, 392
Hageman, fator, 50
Hailey-Hailey, doença de, 1244
Hamartoma, 173, 284
- pulmonar, 659

Hand-Schüller-Christian, doença de, 1086, 1360
Hanseníase, 119, 435, 1314
- bacilo da, 435
- lepromatosa, 435
- tuberculóide, 435
Haptotaxia, 59, 108
Hartnup, doença de, 359
Hashimoto, tireoidite de, 646, 1164
Hassall, corpúsculos de, 1192
Havers, canais de, 1336
Helicobacter pylori, 505, 688
- gastrite crônica pelo, 690
Helmintos, infecções por, 466-481
- cestódeos, 478
- - cisticercose, 478
- - equinococose, 479
- nematódeos
- - filariformes, 466
- - - filariose linfática, 466
- - - loíase, 468
- - - oncocercose, 467
- - intestinais, 468
- - - ancilostomídeos, 469
- - - ascaridíase, 468
- - - estrongiloidíase, 470
- - - oxiúros, 471
- - - tricuríase, 469
- - tissulares, 471
- - - dracunculíase, 473
- - - larva migrans cutânea, 473
- - - larva migrans visceral, 473
- - - triquinose, 471
- trematódeos, 474
- - clonorquíase, 475
- - esquistossomose, 474
- - fascioliíase, 478
- - fasciolopsíase, 478
- - paragonimíase, 477
Hemácias, 1046
- estrutura e função normais, 1046
Hemácias, distúrbios das, 1048-1068
- anemia, 1048
- - classificação, 1048
- - maior destruição de hemácias e, 1058
- - - defeitos da membrana, 1059
- - - defeitos enzimáticos, 1060
- - - doença hemolítica do recém-nascido, 1066
- - - doença por crioaglutinina, 1065
- - - hemoglobinopatias, 1061
- - - hemoglobinúria paroxística noturna, 1067
- - - hemolíticas imunes, 1064
- - - hiperesplenismo, 1067
- - - outras anemias hemolíticas, 1068
- - - reações transfusionais hemolíticas, 1066
- - - síndromes de fragmentação mecânica dos eritrócitos, 1066
- - menor produção de hemácias e tipos de, 1051
- - - aplásica, 1051
- - - associada com infiltração da medula óssea ou mielotísica, 1053
- - - da doença crônica, 1053
- - - da doença renal, 1053
- - - da intoxicação pelo chumbo, 1053
- - - eritrocitária pura, 1052
- - - ferropriva, 1052
- - perda aguda de sangue ou anemia normocrômica normocítica, 1068
- - produção ineficaz de hemácias e, 1054
- - - megaloblásticas, 1054
- - - talassemia, 1057
Hemangioblastoma, 1517
Hemangioendotelioma, 529
- epitelióide pulmonar, 665
- infantil, 809
Hemangiomas, 285, 528

- hepáticos, 809
- senis, 955
Hemangiossarcoma, 812
Hemartrose, 294
Hematocele, 917
Hematoma, 346
- epidural, 1454
- retroplacentário, 1008
- subdural, 1456
Hematopatologia, 1039-1144
- células ósseas e mielopoéticas normais, 1040-1046
- - embriologia, 1040
- - medula óssea, 1040
- - - cinética funcional, 1044
- - - exame por biópsia e esfregaço do aspirado, 1043
- - periféricas, 1045
- - - basófilos, 1046
- - - granulócitos, 1045
- - - monócitos, 1046
- timo, 1141
- - hiperplasia, 1141
- - timoma, 1142
- - - maligno incomum, 1143
Hematopatologia, baço, 1139-1141
- anatomia e função, 1139
- distúrbios do, 1140
- - esplenomegalia, 1140
- - - congestiva, 1141
- - - devida a cistos e tumores, 1141
- - - infiltrativa, 1141
- - - reativa, 1140
Hematopatologia, distúrbios das hemácias, 1048-1068
- anemia, 1048
- - classificação, 1048
- - maior destruição de hemácias e, 1058
- - - defeitos da membrana, 1059
- - - defeitos enzimáticos, 1060
- - - doença hemolítica do recém-nascido, 1066
- - - doença por crioaglutinina, 1065
- - - hemoglobinopatias, 1061
- - - hemoglobinúria paroxística noturna, 1067
- - - hemolíticas imunes, 1064
- - - hiperesplenismo, 1067
- - - outras anemias hemolíticas, 1068
- - - reações transfusionais hemolíticas, 1066
- - - síndromes de fragmentação mecânica dos eritrócitos, 1066
- - menor produção de hemácias e tipos de, 1051
- - - aplásica, 1051
- - - associada com infiltração da medula óssea ou mielotísica, 1053
- - - da doença crônica, 1053
- - - da doença renal, 1053
- - - da intoxicação pelo chumbo, 1053
- - - eritrocitária pura, 1052
- - - ferropriva, 1052
- - perda aguda de sangue ou anemia normocrômica normocítica, 1068
- - produção ineficaz de hemácias e, 1054
- - - megaloblásticas, 1054
- - - talassemias, 1057
Hematopatologia, distúrbios do sistema linfopoético, 1103-1139
- benignos, 1105
- - hiperplasia reativa dos linfonodos, 1106
- - - folicular, 1108
- - - interfolicular, 1108
- - - padrões mistos de, 1109
- - - histiocitose sinusal, 1110
- - - com linfadenopatia maciça, 1110
- - linfadenopatia dermatopática, 1111
- - linfocitopenia, 1106
- - linfocitose, 1105

- - plasmocitose, 1106
- linfócitos normais, 1103
- linfoma maligno, 1112
- - de células T precursoras, 1112
- - distúrbio linfoproliferativo pós-transplante, 1137
- - leucemia linfoblástica aguda B, 1112
- linfoma maligno, de células B maduras, 1114
- - com derrame primário, 1127
- - da zona marginal extranodal do tecido linfóide associado a mucosa, 1124
- - difuso de grandes células B, 1126
- - do manto, 1126
- - folicular, 1125
- - leucemia, 1115
- - - de células pilosas, 1119
- - - linfocítica crônica/linfoma de pequenos linfócitos, 1115
- - linfoplasmacítico/macroglobulinemia de Waldenström, 1118
- - mediastinal difuso de grandes células B, 1127
- - neoplasia de plasmócitos, 1119
- linfoma maligno de Hodgkin, 1131
- - classificação histológica do, 1135
- - - clássico, 1135
- - - nodular com predominância de linfócitos, 1135
- linfomas malignos, maduros de células T e de células NK, 1128
- - associados a enteropatia, 1129
- - de células T, 1130
- - - angioimunoblástico, 1130
- - - hepatoesplênico, 1130
- - - periféricas não especificado, 1131
- - - semelhante à paniculite subcutânea, 1130
- - - de grandes células anaplásicas, 1131
- - extranodal de células NK/T tipo nasal, 1129
- - leucemia, 1129
- - - agressiva de células NK, 1129
- - - de grandes linfócitos granulares da célula T, 1129
- - - linfoma de células T do adulto, 1129
- - - pró-linfocítica de células T, 1129
- - micose fungóide e síndrome de Sezary, 1130
- linfonodos, 1104
- tecido linfóide do intestino e do brônquio, 1104
Hematopatologia, leucócitos, 1082-1103
- distúrbios não-malignos, 1082-1090
- - basofilia, 1085
- - eosinofilia, 1084
- - histiocitose das células de Langerhans, 1085
- - monocitose, 1085
- - neutrofilia, 1083
- - neutropenia, 1082
- - proliferativos dos mastócitos, 1087
- - qualitativos dos neutrófilos, 1083
- - técnicas acessórias de diagnóstico, 1088
- - - citogenética, 1090
- - - citometria de fluxo, 1088
- - - imunoistoquímica, 1090
- - - moleculares, 1090
- - leucemias e síndromes mielodisplásicas, 1090
- - - anemia refratária, 1096
- - - - com excesso de blastos, 1098
- - - - com sideroblastos anelados, 1097
- - - - citopenia refratária com displasia de múltiplas linhagens, 1098
- - - definição, 1096
- - - doenças mieloproliferativas crônicas, 1090
- - - - leucemia
- - - - - eosinofílica crônica e síndrome hipereosinofílica, 1096
- - - - - mielógena crônica, 1091
- - - - - neutrofílica, 1096

- - - mielofibrose idiopática crônica, 1094
- - - policitemia vera, 1093
- - - trombocitemia essencial, 1095
- - - leucemia mielóide aguda, 1099
- - - com anormalidades genéticas recorrentes, 1099
- - - sarcoma mielóide, 1103
Hematopatologia, plaquetas e hemostasia, 1068
- coagulopatias, 1077
- - coagulação intravascular disseminada, 1078
- - deficiência(s), 1078
- - - de outros fatores de coagulação, 1078
- - - de vitamina K, 1078
- - doença, 1077
- - - de von Willebrand, 1077
- - - hepática, 1078
- - fibrinólise e sangramento, 1081
- - hemofilia B, 1077
- - inibidores dos fatores de coagulação, 1078
- distúrbios hemostáticos dos vasos sangüíneos, 1071
- - disfunção, 1071
- - - extravascular, 1071
- - - vascular, 1071
- - púrpura alérgica, 1072
- - telangiectasia hemorrágica hereditária, 1072
- distúrbios hemostáticos plaquetários, 1072-1077
- - causas de trombocitopenia, 1075
- - hereditários, 1076
- - púrpura, 1073
- - - pós-transfusional, 1074
- - - trombocitopênica idiopática, 1073
- - - trombocitopênica trombótica, 1074
- - qualitativos adquiridos, 1076
- - seqüestração esplênica de plaquetas, 1075
- - síndrome hemolítica-urêmica, 1075
- - trombocitopenia, 1073
- - - associada à gravidez, 1074
- - - induzida por medicamentos, 1074
- - - neonatal, 1074
- - trombocitose, 1076
- hipercoagulabilidade, 1081
- - adquirida, 1081
- - função plaquetária comprometida, 1082
- - hereditária, 1081
- - lesão vascular, 1082
- normal, 1068
- - ativação, 1069
- - - da cascata da coagulação e formação do coágulo sangüíneo, 1071
- - - das plaquetas, 1069
- - morfologia e função, 1069
- - trombólise, 1071
- - vasos sangüíneos e células endoteliais, 1070
Hematopoese, 1041
- em vários órgãos antes e após o nascimento, 1041
- ineficaz, distúrbios clonais que causam, 1096
Hematúria, causa benigna de, 865
Hemi-hipertrofia, 1346
Hemitórax, 632
Hemocromatose, 587, 1404
- hereditária, 14, 795
Hemofilia, 1404
- A, 272
- B, 1077
- hemocromatose e ocronose, 1404
Hemoglobina, 1063
- C, doença da, 1063
- E, doença da, 1064
- S, 1063
Hemoglobinopatias, 1061
Hemoglobinúria paroxística noturna, 1067
Hemopericárdio, 589

Hemoperitônio, 294
Hemoptise, 612, 624
Hemorragia, 294, 695
- cerebral, 1465
- - intraventricular, 279
- conjuntival, 1535
- intracraniana, 283
- pulmonar, 872
- - distúrbios de, 624
- - idiopática, 624
- retiniana, 1538
- subaracnóide, 283, 1458
Hemorróidas, 527, 733
Hemorroidectomia, 743
Hemossiderina, 12
Hemossiderose, 12
Hemostasia, 491
- e plaquetas, 1068
- - coagulopatias, 1077
- - - coagulação intravascular
  disseminada, 1078
- - - deficiência de vitamina K, 1078
- - - deficiências de outros fatores de
  coagulação, 1078
- - - doença de von Willebrand, 1077
- - - doença hepática, 1078
- - - fibrinólise e sangramento, 1081
- - - hemofilia B, 1077
- - - inibidores dos fatores de coagulação, 1078
- - distúrbios hemostáticos, 1071
- - - dos vasos sangüíneos, 1071
- - - plaquetários, 1072-1077
- - hipercoagulabilidade, 1081
- - - adquirida, 1081
- - - função plaquetária comprometida, 1082
- - - hereditária, 1081
- - - lesão vascular, 1082
- - normal, 1068
- - - ativação da cascata da coagulação e
  formação do coágulo sangüíneo, 1071
- - - ativação das plaquetas, 1069
- - - morfologia e função, 1069
- - - trombólise, 1071
- - - vasos sangüíneos e células
  endoteliais, 1070
- e trombose, 491
- - adesão e agregação plaquetárias, 493
- - coagulação sangüínea, 491
- - fatores endoteliais, 493
- - lise do coágulo, 495
Hemotórax, 294, 667
Henoch-Schönlein, púrpura de, 875, 1072
Heparan, sulfato de, 263
Hepatite, 774
- auto-imune, 784
- crônica, 779, 802
- epidemia de, em países
  subdesenvolvidos, 781
- granulomatosa, 802
- hepática alcoólica, 785
- - consumo de álcool, 786
- - metabolismo do etanol, 786
- neonatal, 806
- viral, 774
- - aguda, 781
- - crônica, 783
- - tipo
- - - A, 774
- - - B, 776
- - - C, 779
- - - D, 779
- - - E, 781
Hepatização vermelha, 608
Hepatoblastoma, 812
Hepatócitos, 10, 755
- glicogênio dos, 4
- tumores benignos de, 808

Hepatoesplenomegalia, 264
Hepatopatia, 776
- aguda, 776
- crônica, 776
- espectro de, 786
- fármaco-induzida, 802
- terminal, 1495
Herança multifatorial, 275
- e multigênica, 1201
Hering, canal de, 113
Hermafroditismo, 923
Hermansky-Pudlak, síndrome de, 646
Hérnia, 119
- diafragmática congênita, 686
- hiatal, 678
- incisional, 119
- inguinal, 717
- - escrotal, 917
Herniação das amígdalas cerebrais, 311
Heroína, 330
Herpes, 379
- simples, 616
- - e ulcerações corneanas, 1536
- - encefalite por, e infecções
  relacionadas, 1482
- zoster, 379
Herpesvírus, 232, 379, 950
- citomegalovírus, 384
- Epstein-Barr, 382
- humano 8, 205
- simples, 380
- - infecção por, em um esfregaço de colo
  uterino, 1561
- varicela-zoster, 379
Heterotopia, 1451
Hialina alcoólica, 14
Hialuronano, 80, 99
Hidantoína fetal, síndrome da, 231
Hidradenoma, 954
Hidrocarbonetos, 207
- aromáticos policíclicos, 207
- halogenados aromáticos, 337
Hidrocefalia, 1471
- congênita, 1450
Hidrocele, 917
Hidrogênio, peróxido de, 18, 76
Hidrolases, 66
- ácidas, 66
- lisossômicas, 77
Hidropericárdio, 306
Hidropisia fetal, 282, 1058
Hidrossalpinge, 952
Hidrotórax, 667
Hidroxiapatita de cálcio, doença do
  depósito de, 1403
21-hidroxilase, deficiência de, 1176
Hifema, 1543
Higroma cístico, 530
Hiloprosencefalia, 1452
Hímen imperfurado, 957
Hiperbilirrubinemia não-conjugada, 760
Hipercalcemia, 14, 214, 362, 828
Hiperceratose folicular, 357
Hipercoagulabilidade, 1081
- adquirida, 1081
- função plaquetária comprometida, 1082
- hereditária, 1081
- lesão vascular, 1082
Hipercolesterolemia, 355
- familiar, 10, 250, 507
Hipercromasia, 701
Hiperdistensão do parênquima pulmonar, 602
Hiperemia, 47, 291
- ativa, 291
- passiva, 292
Hipereosinofilia idiopática, 587
Hiperesplenismo, 329, 1067

Hiperfenilalaninemia maligna, 267
Hiperfiltração renal, 1207
Hiperfunção supra-renal, 1181
- ACTH-dependente, 1181
- ACTH-independente, 1181
Hiperglicemia, sinais e sintomas de, sem
  controle no diabete melito, 1199
Hiper-hidratação, 312
Hiperinsuflação dos pulmões, 628
Hiperlipidemia, 504, 828
Hiperparatireoidismo, 14
- causa rara de, 1173
- primário, 1173, 1370
- - adenoma das paratireóides, 1173
- - características clínicas variáveis, 1174
- - carcinoma paratireóideo, 1173
- - hiperplasia paratireóidea primária, 1173
Hiperplasia, 7
- da íntima, 522
- da medula óssea, 8
- do timo, 1141
- dos folículos linfóides, 601
- dos mastócitos, 1087
- endometrial, 976
- epidérmica, 8
- estimulação hormonal, 7
- lesão celular crônica, 8
- linfóide, 701
- - nodular, 739
- maior demanda funcional, 7
- microglandular da cérvice, 961
- nodular, 809
- - da próstata, 935
- - focal, 809
- paratireóidea primária, 1173
- reativa dos linfonodos, 1106
- - folicular, 1108
- - interfolicular, 1108
- - padrões mistos de, 1109
- regenerativa nodular, 809
- supra-renal, 1176
- - congênita, 1176
- - nodular, 1181
Hiperprolactinemia, 1153
Hiperqueratose epidermolítica, 1236
Hipersecreção de ácido gástrico, 686
Hipersensibilidade
- ao leite de vaca, 624
- celular a agentes exógenos, 1259
- reação de, com infiltrados linfocíticos na
  junção dermo-epidérmica, 1255
Hipertecose do estroma ovariano, 988
Hipertensão, 293
- genética molecular da, 511
- maligna, 514
- ocular, 1549
- porta, 769, 809
- - complicações sistêmicas, 772
- - - ascite, 772
- - - esplenomegalia, 772
- - - peritonite bacteriana espontânea, 774
- - - varizes esofágicas, 772
- - intra-hepática, 770
- - pós-hepática, 771
- - pré-hepática, 771
- - pulmonar, 293, 656
- - causas cardíacas de, 658
- - doença venoclusiva, 658
- - pré-capilar *versus* pós-capilar, 656
- - - desvios da esquerda para a direita, 656
- - - êmbolos pulmonares recorrentes, 658
- - - primária, 658
- - resistência funcional ao fluxo arterial, 658
- renovascular, 879
Hipertermia, 343
- queimaduras, 344
- - cutâneas, 344

- - por eletricidade, 345
- - por inalação, 344
- sistêmica, 343
Hipertireoidismo, 579, 677, 1160
- adenoma tóxico, 1163
- bócio multinodular tóxico, 1163
- doença de Graves, 1160
- exoftalmia do, 1534
- transitório, 1166
Hipertrofia, 6
- cardíaca, 680
- da mama, 1020
- de células mucosas, 627
- fisiológica, 6
- maior demanda funcional, 6
- mecanismos celulares de, 7
- miocárdica, 7
- renal, 1207
Hipertrofia miocárdica e insuficiência cardíaca, 538
- manifestações clínicas, 543
- patogenia, 540
- - angiotensina II, 541
- - dessensibilização β-adrenérgica, 542
- - endotelina-1, 541
- - expressão de genes fetais, 542
- - fator de crescimento 1 semelhante à insulina, 542
- - homeostase do cálcio, 542
- - matriz extracelular, 542
- - protoncogenes e hipertrofia cardíaca, 542
- patologia, 543
Hiperuricemia idiopática, 1400
Hiperviscosidade, síndrome de, 1123
Hipervitaminose, 362
Hipoalbuminemia, 769
Hipocalcemia, 214
Hipocalemia, 1185
Hipocloridria, 688
Hipófise, 1150-1156
- adenomas hipofisários, 1152
- - corticotrófico, 1154
- - gonadotrófico, 1154
- - lactotrófico, 1153
- - não-funcionantes, 1155
- - somatotróficos, 1153
- - tireotróficos, 1155
- anatomia, 1150
- hipopituitarismo, 1151
- posterior, 1155
Hipogamaglobulinemia, 716
- tipo suíço, 1192
- transitória do lactente, 148
Hipoglicemia, 214
Hipoparatireoidismo, 1172
Hipopituitarismo, 1151
- iatrogênico, 1151
Hipoplasia, 227
- e hiperplasia de tecido linfóide faringiano, 1319
- maxilar, 231
- pulmonar, 599
- renal, 847
- valvar mitral, 548
Hipospádias, 915
Hipotermia, 342
- alterações térmicas focais, 343
- generalizada, 342
Hipotireoidismo, 1158
- bocioso, 1159, 1164
- congênito, 1160
- infantil, 1494
- manifestações clínicas dominantes do, 1159
- primário, 1159
Hipoxantina, 60
Hipoxemia, 625
- crônica, 567

Hipoxia, 315, 567
Hippel-Lindau, 528
- doença de von, 898
- síndrome de, 528
His, feixe de, 538
Histamina, 633
- antagonistas dos receptores da, 687
Histaminase, 65
Histiocitoma fibroso maligno, 1407
Histiocitose, 651
- de células de Langerhans, 651, 1085, 1360
- - doença, 1360
- - - de Hand-Schüller-Christian, 1360
- - - de Letterer-Siwe, 1361
- - granuloma eosinofílico, 1360
- sinusal, 1110
- - com linfadenopatia maciça, 1110
- X, 651
Histonas, acetilação e desacetilação das, 200
Histoplasma capsulatum, 603
Histoplasmose, 444, 613
HIV, 152, 394, 1071
- infecções pelo, 1287
- - angiomatose bacilar, 1288
- - foliculite eosinofílica, 1289
- - sarcoma de Kaposi, 1287
- nefropatia associada ao, 857
Hodgkin, 1131
- células de, 1131
- linfoma de, 1131
- - classificação histológica do, 1135
- - - clássico, 1135
- - - nodular com predominância de linfócitos, 1135
Homans, sinal de, 297
Homeostase, 33
- do cálcio, 542
- do *p53*, 33
Homocisteína, 504
Homocistinúria, 504
Hormônio(s), 5
- adrenocorticotrópico, 5
- das ilhotas pancreáticas, localização dos, por anticorpos específicos, 835
- do crescimento, insensibilidade ao, 1151
- estimulante da tireóide, 5
- sexuais, 333
- - contraceptivos orais, 333
- - - benefícios, 334
- - - complicações neoplásicas, 333
- - - complicações vasculares, 333
- - terapia de reposição hormonal, 334
- tireóideo, 353
- - secreção inadequada de, 1159
Hospedeiro(s), 370
- fatores do, nas infecções, 370
- - comportamento, 371
- - defesas comprometidas do hospedeiro, 372
- - diferenças hereditárias, 371
- - efeito da idade sobre a resposta a infecção, 371
- imunocomprometidos, 470
- - toxoplasmose em, 455
Hospitais, patógenos adquiridos em, 405
Howell-Jolly, corpúsculo de, 1061
HPV, 203, 385, 743, 950, 1279
Hunner, úlcera de, 908
Hunter, síndrome de, 10
Huntington, doença de, 249, 1501
Hurler, síndrome de, 10, 587, 1494
Hutchinson, dentes de, 233

I

Icterícia, 333
- causa de, 760
- colestática, 333

- e sepse, 763
- metabolismo da bilirrubina e mecanismos de, 759
- - bilirrubina, 759
- - comprometimento do fluxo biliar canalicular acompanhado de pigmento biliar visível, 764
- - diminuição, 760
- - - da captação hepática de bilirrubina, 760
- - - da conjugação de bilirrubina, 760
- - - do transporte de bilirrubina conjugada, 762
- - icterícia neonatal, 763
- - produção excessiva de bilirrubina, 760
- - sepse, 763
- obstrutiva, 820, 834
Ictiose(s), 1235
- hiperqueratose epidermolítica, 1236
- lamelar, 1236
- ligada ao X, 1236
- vulgar, 1235
Ileíte, 729
Íleo, 702
- meconial, 258, 704
Ilhota(s) pancreática(s), 834
- amiloidose de uma, de paciente com diabete melito tipo II, 1204
- células das, tumores de, síndromes associadas aos, 838
- hormônios das, localização dos, por anticorpos específicos, 835
Impactação fecal (v. Fecaloma)
Impetigo, 1266
Imprinting genético, 274
Imunidade dependente de anticorpos, 146
Imunocomplexos, 857
- de IgA, 871
- doença por, 857, 1253
- - crônica, 867
- - infantil, 865
Imunodeficiência, 148
- combinada severa, 1192
- doenças por, 148
- - AIDS, 152
- - - epidemiologia, 152
- - - HIV-2, 158
- - - imunologia, 155
- - - manifestações clínicas, 156
- - - patogenia, 153
- - - terapia para infecção pelo HIV, 157
- - combinada, 150
- - - deficiência de adenosina desaminase, 151
- - grave, 150
- - de purina-nucleosídeo fosforilase, 151
- - primária, 148
- - - de anticorpos, 148
- - - de células T, 150
- - síndrome de Wiskott-Aldrich, 151
- - - anormalidades imunológicas na, 151
Imunoglobulinas, 69, 1216
- distúrbio primário da produção de, 1217
- IgA, 1120, 1394
- - imunocomplexos de, 871
- - nefropatia por, 871
- IgD, 1120, 1142
- IgE, 1120, 1122
- IgG, 1120, 1394
- IgH, 1121
- IgM, 791, 1120, 1140, 1394
- níveis de, 146
Imunoistoquímica, técnica de, 1090
Imunologia tumoral, 210
- defesas imunológicas contra o câncer, 210
- - antígenos tumorais, 212
- - contra o câncer em seres humanos, 213
- - evasão da citotoxicidade imunológica, 213

- - mecanismos de citotoxicidade imunológica, 212
- - vigilância imunológica, 213
Imunopatologia, 123-168
- auto-imunidade e doenças auto-imunes, 158
- - doença mista do tecido conjuntivo, 167
- - doenças lúpus-símiles, lúpus, 162
- - - cutâneo subagudo, 163
- - - discóide crônico, 163
- - - induzido por drogas, 162
- - - esclerodermia, 164
- - - manifestações clínicas, 166
- - - patogenia, 164
- - - patologia, 165
- - lesão tissular, 159
- - lúpus eritematoso sistêmico, 159
- - polimiosite e dermatomiosite, 166
- - síndrome de Sjögren, 163
- - teorias da auto-imunidade, 158
- avaliação do estado imune, 146
- biologia do sistema imune, 124
- - complexo de histocompatibilidade principal, 131
- - componentes celulares, 124
- - - células-tronco hematopoéticas, 124
- - - destino e recirculação de linfócitos, 130
- - - fagócitos mononucleares, 128
- - - linfócitos, 127
- - - linfopoese e hematopoese, 125
- - respostas imunes celular e humoral integradas, 132
- - - atividades fagocíticas mononucleares, 133
- - - interações de linfócitos B, 133
- - - interações de linfócitos T, 132
- doenças por imunodeficiência, 148
- - AIDS, 152
- - - epidemiologia, 152
- - - HIV-2, 158
- - - imunologia, 155
- - - manifestações clínicas, 156
- - - patogenia, 153
- - - terapia para infecção pelo HIV, 157
- - - combinada, 150
- - - deficiência de adenosina desaminase, 151
- - - grave, 150
- - deficiência de purina-nucleosídeo fosforilase, 151
- - por deficiência primária de anticorpos, 148
- - primária de células T, 150
- - síndrome de Wiskott-Aldrich, 151
- - - anormalidades imunológicas na, 151
- lesão tissular imunologicamente mediada, 134
- reações de hipersensibilidade do tipo, 135
- - - I ou imediatas, 135
- - - II ou mediadas por anticorpos não-IgE, 136
- - - III ou por imunocomplexos, 139
- - - IV ou mediadas por células, 142
- reações imunes contra tecidos transplantados, 144
- - doença enxerto-*versus*-hospedeiro, 145
- - rejeição, 145
- - - aguda, 145
- - - crônica, 145
- - - hiperaguda, 145
Inativação, 33
- do *p53*, 33
- proteolítica, 53
Índice cardíaco, 290
Inervação sensorial e autônoma, 1207
Infância, 391
- infecção(ões)
- - bacterianas da, 391
- - - coqueluche, 391
- - - difteria, 391
- - - *Haemophilus influenzae*, 392

- - - *Neisseria meningitidis*, 393
- - catastrófica da, na Nova Guiné, 407
- leucemia mais comum na, 1112
Infarto(s), 303
- cerebral, 296, 1467
- de Zahn, 804
- do fígado, 804
- do miocárdio, 296, 333, 555
- - características, 559
- - - macroscópicas dos, 559
- - - microscópicas dos, 559
- - complicações, 563
- - diagnóstico, 562
- - expansão do, 564
- - intervenções terapêuticas que limitam o tamanho do, 565
- - localização dos, 558
- em locais específicos, 304
- intestinais, 304
- pulmonar, 299, 667
- renais, 881
Infecção(ões) (v.tb. Doenças infecciosas)
- acidental de uma zoonose, 806
- actinomicóticas, 745
- bacteriana, 804
- - crônica do nariz, 1314
- - da mama, 1020
- - do osso, 1356
- - do rim, 884
- catastrófica da infância na Nova Guiné, 407
- da cavidade oral, 1297
- - bacterianas, 1297
- - fúngicas, 1297
- - virais, 1299
- das valvas cardíacas, 572
- das vias aéreas, 601
- de pele, 1267
- - fúngicas, 1267
- - - profunda, 1267
- - - superficiais, 1267
- - virais, 1267
- do intestino delgado, 705
- - diarréia bacteriana, 705
- - - causada por bactérias invasivas, 705
- - - intoxicação alimentar, 706
- - - toxigênica, 705
- - fungos intestinais, 707
- - gastroenterite viral, 706
- - parasitas, 707
- - tuberculose intestinal, 706
- do intestino grosso, 723
- - colite pseudomembranosa, 723
- - enterocolite necrosante neonatal, 724
- do trato urinário, 397
- dos ossos, 1356
- - osteomielite, 1356
- - - complicações, 1357
- - - hematógena, 1356
- - - penetração direta, 1356
- - - vertebral, 1356
- - sífilis, 1359
- - - adquirida, 1360
- - - congênita, 1359
- - tuberculose, 1359
- estafilocócica vaginal, 952
- fatores do hospedeiro nas, 370
- - comportamento, 371
- - defesas comprometidas do hospedeiro, 372
- - diferenças hereditárias, 371
- - efeito da idade sobre a resposta a infecção, 371
- fúngicas superficiais de pele, 1267
- genitais, 947-952
- - não transmitidas sexualmente, 952
- - - actinomicose, 952
- - - candidíase, 952
- - - tuberculose, 952

- - por *Chlamydia*, infecções por, 950
- - - linfogranuloma venéreo, 950
- - - *trachomatis*, 950
- - sexualmente transmissíveis, 951
- - - doença inflamatória pélvica, 951
- - - tricomoníase, 951
- - sexualmente transmissíveis, bacterianas, 947
- - - cancróide, 949
- - - *Gardnerella*, 949
- - - gonorréia, 947
- - - granuloma inguinal, 948
- - - *Mycoplasma*, 949
- - - sífilis, 947
- - sexualmente transmissíveis, virais, 950
- - - citomegalovírus, 950
- - - condiloma acuminado, 950
- - - herpesvírus, 950
- - - HPV, 950
- - - molusco contagioso, 951
- - síndrome do choque tóxico e associação a infecção estafilocócica vaginal, 952
- granulomatosa adquirida de cavalos, 414
- intestinais, 399
- necrosante, 380
- - do trato respiratório superior, 391
- nosocomiais, 404
- pelo HIV, 1287
- - angiomatose bacilar, 1288
- - foliculite eosinofílica, 1289
- - sarcoma de Kaposi, 1287
- piogênicas em crianças pequenas, 392
- por espiroquetas, 416-424
- - doença de Lyme, 421
- - febre recorrente, 422
- - leptospirose, 422
- - por fusoespiroquetas, 423
- - sífilis, 417
- - - congênita, 420
- - - primária, 417
- - - secundária, 418
- - - terciária, 419
- - treponematoses não-venéreas, 420
- - - bejel, 421
- - - bouba, 420
- - - pinta, 421
- por estafilococos, 1266
- por estreptococos, 1266
- por helmintos, 466-481
- - cestódeos, 478
- - - cisticercose, 478
- - - equinococose, 479
- - nematódeos filariformes, 466
- - - filariose linfática, 466
- - - loíase, 468
- - - oncocercose, 467
- - nematódeos intestinais, 468
- - - ancilostomídeos, 469
- - - ascaridíase, 468
- - - estrongiloidíase, 470
- - - oxiúros, 471
- - - tricuríase, 469
- - nematódeos tissulares, 471
- - - dracunculíase, 473
- - - larva migrans cutânea, 473
- - - larva migrans visceral, 473
- - - triquinose, 471
- - trematódeos, 474
- - - clonorquíase, 475
- - - esquistossomose, 474
- - - fasciolíase, 478
- - - fasciolopsíase, 478
- - - paragonimíase, 477
- por herpesvírus simples em um esfregaço de colo uterino, 1561
- por varicela, 616
- por *Yersinia*, 745

- respiratória, 374
- - de indivíduos imunocomprometidos, 416
- - letal, 374
- sistêmica de múltiplos órgãos com uma alta taxa de mortalidade, 413
- supurativas, 386
Infecção(ões) pulmonar(es), 477, 606, 1267
- abscesso pulmonar, 616
- actinomicose, 612
- fúngicas, 613
- - aspergilose, 614
- - - aspergiloma, 614
- - - broncopulmonar, 615
- - - invasiva 614
- - blastomicose norte-americana, 614
- - coccidioidomicose, 613
- - criptococose, 614
- - histoplasmose, 613
- - *Pneumocystis carinii*, 615
- *Mycoplasma pneumoniae*, 610
- pneumonia bacteriana, 606
- - estafilocócica, 608
- - estreptocócica, 609
- - oportunista por bactérias Gram-negativas, 609
- - - *Escherichia coli*, 609
- - - *Pseudomonas aeruginosa*, 610
- - pneumocócica, 607
- - por antraz e peste pneumônica, 610
- - por *Klebsiella*, 608
- - por *Legionella*, 609
- - por microrganismos anaeróbicos, 610
- - psitacose, 610
- pneumonia viral, 616
- tuberculose, 611
- - *Mycobacterium avium-intracellulare*, 612
- - primária, 611
- - secundária, 611
Infectividade e virulência, 370
Infertilidade, 923, 1002
- masculina, 924
- pós-testicular, 924
- testicular, 924
Infestações, 805
- parasitárias, 805
- - doenças, 805
- - - helmínticas, 806
- - - por protozoários, 805
- - leptospirose, 806
- - sífilis, 806
- por artrópodes, 1268
Infiltração da medula óssea, anemia associada com, ou mielotísica, 1053
Infiltrado(s), 1200
- inflamatório mononuclear, 1200
- linfocíticos na junção dermo-epidérmica, reação de hipersensibilidade com, 1255
Inflamação(ões), 42-85, 104
- aguda, desfecho da, 77
- arteriais, 1215
- células da, 61
- - inflamatórias e células tissulares residentes, 61
- - - células endoteliais, 61
- - - eosinófilos, 65
- - - mastócitos e basófilos, 64
- - - monócitos e macrófagos, 64
- - - neutrófilos, 61
- - - plaquetas, 66
- - vias intracelulares comuns, 66
- - - da proteína C, 66
- - - JAK-STAT, 67
- - - TNF, 67
- crônica, 78
- - células envolvidas na, 78
- - - dendríticas, 80
- - - fibroblastos, 80

- - - inflamatórias agudas, 81
- - - linfócitos, 79
- - - monócitos e macrófagos, 78
- - - plasmócitos, 79
- - e malignidade, 82
- - lesão e reparo na, 81
- - - mecanismos de reparo alterados, 81
- - - resposta inflamatória prolongada, 81
- da nasofaringe, 1319
- eventos vasculares, 47
- - líquidos vasculares e tissulares, 47
- - - edema inflamatório, 47
- - - edema não-inflamatório, 47
- funções dos leucócitos na inflamação aguda, 72
- - atividade bactericida oxidativa e não-oxidativa, 76
- - - defeitos da função leucocitária, 77
- - - morte bacteriana não-oxidativa, 76
- - - morte bacteriana pelas formas de oxigênio, 76
- - enzimas de neutrófilos, 73
- - - grânulos de neutrófilos, 74
- - - proteinases, 75
- - leucócitos fagocitam microrganismos e detritos tissulares, 72
- granulomatosa, 81
- manifestações sistêmicas da, 83
- - choque, 84
- - dor, 84
- - eixo hipotálamo-pituitária-adrenal, 83
- - febre, 84
- - leucocitose, 83
- - leucopenia, 84
- - resposta da fase aguda, 84
- mediadores da inflamação derivados de células, 54
- - ácido araquidônico, 55
- - citocinas, 57
- - fator ativador de plaquetas, 55
- - formas de oxigênio reativas, 60
- - leucotrienos, 56
- - lipoxinas, 56
- - neurocininas, 60
- - prostanóides, 56
- - proteínas do estresse, 60
- - quimiocinas, 57
- - - ancoragem e atividade, 59
- - - estrutura e nomenclatura, 59
- - - na doença, 60
- mediadores da inflamação derivados do plasma, 50
- - cininas, 51
- - complemento ativado por três vias, formando o complexo de ataques à membrana, via, 51
- - - alternativa, 52
- - - clássica, 51
- - - de ligação de lectina à manose, 52
- - fator Hageman, 50
- - sistema complemento, 52
- - - atividades biológicas dos componentes do complemento, 52
- - - e doença, 53
- - - regulação do, 53
- mediadores da matriz extracelular, 61
- - interação das células com a, 61
- neutrofílica, reação imunológica que manifesta, 1258
- recrutamento de leucócitos na inflamação aguda, 67
- - adesão de leucócitos ao endotélio, 68
- - moléculas de adesão, 68
- - recrutamento de leucócitos, 70
- - leucócitos atravessam a barreira de células endoteliais, 71
- - - diapedese, 71

- - - interação tissular, 72
- - moléculas quimiotáticas, 70
- regulação da, 77
Ingestão, 410
- de alimentos contendo neurotoxinas pré-formadas, 410
- de lixívia, 684
Inibidores, 75
- da protease, 77, 827
- de ativador de plasminogênio, 75
- de proteinase, 75
- dos fatores de coagulação, 1078
- tissulares de metaloproteinases, 75
Insetos vetores, bactérias com reservatórios animais ou, 410
- antraz, 413
- bartonelose, 415
- brucelose, 410
- doença da arranhadura do gato, 414
- listeriose, 413
- mormo, 414
- peste, 411
- tularemia, 412
Insônia familiar fatal, 1488
Insuficiência, 14
- cortical supra-renal, 1177
- hematopoética, 348
- hepática, 766
- - complicações, 769
- - - endócrinas, 769
- - - pulmonares, 769
- - - defeitos da coagulação, 768
- - - depuração hepática inadequada de bilirrubina, 767
- - - encefalopatia, 767
- - - fulminante, 377
- - - hipoalbuminemia, 769
- - - síndrome hepatorrenal, 769
- renal, 861, 1205
- - crônica, 14, 694, 830, 1524
- - progressiva, 859
- valvar, 567
Insuficiência cardíaca, 463
- congestiva, 307, 803
- - crônica, 555
- de débito alto, 1376
- e hipertrofia miocárdica, 538
- - manifestações clínicas, 543
- - patogenia, 540
- - - angiotensina II, 541
- - - dessensibilização β-adrenérgica, 542
- - - endotelina-1, 541
- - - expressão de genes fetais, 542
- - - fator de crescimento 1 semelhante à insulina, 542
- - - homeostase do cálcio, 542
- - - matriz extracelular, 542
- - - protoncogenes e hipertrofia cardíaca, 542
- - patologia, 543
Insulina, resistência à, 1203
Insulinoma, 838
Integrinas, 69, 92, 183
Intermação, 343
Interstício, doenças dos túbulos renais e, 883-892
- necrose tubular aguda, 883
- nefrite tubulointersticial aguda fármaco-induzida, 889
- nefrocalcinose, 891
- nefropatia, 889
- - por analgésicos, 889
- - por cilindros de cadeia leve, 890
- - por uratos, 891
- pielonefrite, 884
- - aguda, 884
- - - manifestações clínicas, 887

- - - patogenia, 884
- - - patologia, 886
- - crônica, 887
- - - manifestações clínicas, 888
- - - patogenia, 887
- - - patologia, 887
Intestino, 377
- infecções virais do, 377
- tecido linfóide do, e do brônquio, 1104
Intestino delgado, 702-721
- anatomia, 702
- distúrbios congênitos, 703
- - divertículo de Meckel, 704
- - duplicações, 704
- - íleo meconial, 704
- - má rotação, 704
- - doença de Crohn, 710
- doenças vasculares, 707
- - isquemia intestinal aguda, 707
- - - isquemia intestinal não-oclusiva, 709
- - - oclusão arterial, 707
- - - trombose das veias mesentéricas, 709
- - isquemia intestinal crônica, 709
- infecções, 705
- - diarréia bacteriana, 705
- - - causada por bactérias invasivas, 705
- - - intoxicação alimentar, 706
- - - toxigênica, 705
- - fungos intestinais, 707
- - gastroenterite viral, 706
- - parasitas do intestino delgado, 707
- - tuberculose intestinal, 706
- má absorção, 710
- - abetalipoproteinemia, 715
- - avaliação laboratorial, 712
- - da fase, 711
- - - intestinal, 711
- - - luminal, 711
- - deficiência de lactase, 712
- - doença celíaca, 712
- - - associação com dermatite herpetiforme, 713
- - - fatores genéticos, 712
- - - fatores imunológicos, 713
- - - papel das proteínas existentes nos cereais, 712
- - doença de Whipple, 714
- - enterite actínica, 716
- - espru tropical, 716
- - hipogamaglobulinemia, 716
- - linfangiectasia congênita, 716
- neoplasias, 717
- - tumores benignos, 717
- - - adenomas, 717
- - - estromais gastrintestinais, 717
- - - lipomas, 717
- - - síndrome de Peutz-Jeghers, 717
- - tumores malignos, 718
- - - adenocarcinoma, 718
- - - carcinóide, 719
- - - estromais gastrintestinais malignos, 720
- - - linfoma intestinal primário, 718
- - - metastáticos, 720
- obstrução mecânica, 717
- pneumatose cistóide intestinal, 720
Intestino grosso, 721-744
- anatomia, 721
- distúrbios congênitos, 721
- - malformações anorretais, 723
- - megacólon, 721
- - - adquirido, 723
- - - congênito, 721
- doença diverticular, 724
- - fatores ambientais e estruturais, 724
- - inflamação na base de um divertículo, 725
- doença intestinal inflamatória, 725

- - colite colagenosa e colite linfocítica, 731
- - colite ulcerativa, 727
- - - avançada, 729
- - - diagnóstico diferencial, 730
- - - e câncer colorretal, 730
- - - grave, 730
- - - leve, 730
- - - manifestações extra-intestinais, 730
- - - moderada, 730
- - - precoce, 729
- - - progressiva, 729
- - doença de Crohn, 725
- doenças vasculares, 732
- - angiodisplasia, 733
- - colite isquêmica, 732
- - hemorróidas, 733
- - enterocolite actínica, 733
- infecções, 723
- - colite pseudomembranosa, 723
- - enterocolite necrosante neonatal, 724
- outros distúrbios, 743
- - doenças gastrintestinais, 744
- - endometriose, 743
- - melanose do cólon, 743
- - úlceras estercorais, 744
- pólipos do cólon e do reto, 734
- - adenoma serrilhado, 737
- - adenomatosos, 734
- - - adenomas
- - - - tubulares, 734
- - - - tubulovilosos, 735
- - - - vilosos, 735
- - - pólipos adenomatosos e câncer colorretal, 735
- - não-neoplásicos, pólipos, 737
- - - hiperplásicos, 737
- - - juvenis, 738
- - - linfóides, 739
- - polipose adenomatosa familial, 737
- síndrome da úlcera retal solitária, 733
- tumores malignos, 739
- - adenocarcinoma do cólon e do reto, 739
- - - fatores de risco, 740
- - - genética molecular do câncer colorretal, 739
- - - síndrome de câncer colorretal não-polipose hereditária, 742
- - cânceres do canal anal, 743
- - carcinóides, 743
- - linfoma, 743
Intolerância hereditária à frutose, 800
Intoxicação, 14
- alimentar, 407, 706
- - por estafilococos, 387
- por álcool, 607
- por alumínio, 341
- por chumbo, anemia da, 1053
- por vitamina D, 14
Inversões cromossômicas, 236
Iodo, bócio induzido por, 1160
Iridopatia diabética, 1542
Íris, rubeose da, 1542
Isocromossomos, 238
Isquemia intestinal
- aguda, 707
- - não-oclusiva, 709
- - oclusão arterial, 707
- - trombose das veias mesentéricas, 709
- crônica, 709

J

JAK-STAT, 67
Janela aortopulmonar, 547
Junção
- corticomedular, 126
- dermatoepidérmica, 167

- - reação de hipersensibilidade com infiltrados linfocíticos na, 1255
- gastroesofágica, 681

K

Kallmann, síndrome de, 1152
Kaposi, sarcoma de, 82, 193, 530, 1287
Kartagener, síndrome de, 605
Kawasaki, doença de, 520, 875
Kerley, linhas B de, 310
Kernicterus, 282
Kikuchi, doença de, 1109
Kimmelstiel-Wilson, nódulos de, 859, 1207
Klebsiella pneumoniae, 608
Klinefelter, síndrome de, 239, 245, 1020
- manifestações clínicas, 246
- patogenia, 245
- patologia, 246
Korsakoff, psicose de, 329
Krabbe, doença de, 1490
Krukenberg, tumor de, 700, 1001
Kugelberg-Welander, doença de, 1436
Kulchitsky, células de, 598
Kupffer, células de, 12, 756, 1217
Kuru, 1220
Kwashiorkor, 356

L

Lábios, doenças benignas dos, 1301
Labirintite viral, 1327
Laceração, 346
Lactação, 1020
Lactância, síndromes colestáticas da, 806
- atresia biliar, 807
- hepatite neonatal, 806
Lactase, deficiência de, 712
Lactoferrina, 77
Lactose, teste de tolerância à, 712
Lambert-Eaton, síndrome de, 1429
Lamina A, 34
Lamininas, 97
Langerhans, células de, 81, 1230
- histiocitose de, 651, 1360
- - doença, 1360
- - - de Hand-Schüller-Christian, 1360
- - - de Letterer-Siwe, 1361
- - granuloma eosinofílico, 1360
L-arginina, 60
Larin, síndrome de, 1151
Laringe, câncer da, 324
Laringite tuberculosa, 612
Larva(s)
- da tênia da carne de porco, infecção sistêmica pela, 478
- *migrans*, 473
- - cutânea, 473
- - visceral, 473
Leber, neuropatia de, 274
- óptica hereditária, 1549
Lecitina, vias de ligação da, à manose, 52
Legg-Calvé-Perthes, doença de, 1354
Legionários, doença dos, 405
Legionella pneumophila, 609
Legionelose, 405
Lei de Starling, 47
Leiden, fator de V de, 1083
Leiomioma, 961
- da cérvice, 961
- do útero, 982
Leiomiomatose do útero, intravenosa, 983
Leiomiossarcoma do útero, 983
Leishmaniose, 460, 1316
- cutânea localizada, 460
- mucocutânea, 461

- visceral, 461, 805
Leito capilar, 1470
Lentigo, 1273, 1281
- sarda e, 1279
Lentivírus, 156
Leptina, 353
Leptomeningite, 1473
Leptospirose, 422, 806
Lesão(ões)
- alveolar difusa, 619
- - causas específicas, 622
- - - aspiração, 622
- - - choque, 622
- - - induzida por fármacos, 622
- - - oxigênio, 622
- - - paraquat, 623
- - - pneumonite por radiação, 622
- - - síndrome da angústia respiratória do recém-nascido, 623
- - manifestações clínicas, 621
- - patogenia, 619
- - patologia, 621
- articulares tumoriformes, tumores e, 1404
- - cisto sinovial, 1405
- - condromatose sinovial, 1405
- - sinovite vilonodular pigmentada, 1405
- cardíacas, 264
- císticas de ovários, 986
- cutânea, 1261
- - pigmentada benigna, 1269
- - por infecção viral, 1267
- - pruriginosa, 1268
- da medula espinhal, 1460
- da perna, 423
- de nascimento, 283
- destrutiva da face, 423
- do cérebro, 232
- do endotélio, 295
- do olho, 1534
- do trato porta, 783
- do útero, traumáticas, 973
- e reparo na inflamação crônica, 81
- - mecanismos de reparo alterados, 81
- - resposta inflamatória prolongada, 81
- físicas, 346
- hepatotóxica, 801
- - colestase intra-hepática aguda, 802
- - esteatose hepática, 801
- - hepatite, 802
- - - crônica, 802
- - - granulomatosa, 802
- - necrose hepatocelular zonal, 801
- - neoplásicas, 803
- - semelhantes à hepatite viral, 802
- - vasculares, 803
- iatrogênica por fármacos, 332
- induzida por neutrófilos, 874
- inflamatória mediada por leucócitos, 74
- intra-epiteliais escamosas em esfregaços da cérvice, 1562
- intralobulares, 783
- nodular semelhante a cirrose, 809
- osteoscleróticas, 1377
- penianas distintas, 918
- renais, doenças sistêmicas com, semelhantes, 879
- respiratórias necrosantes, 374
- tissular, 45, 159
- tissular imunologicamente mediada, 134
- - reações de hipersensibilidade, do tipo, 135
- - - I ou imediatas, 135
- - - II ou mediadas por anticorpos não-IgE, 136
- - - III ou por imunocomplexos, 139
- - - IV ou mediadas por células, 142
- tubulointersticial, 850
- uroteliais proliferativas e metaplásicas benignas, 910

- vascular, 803, 1082
- - da medula, 350
Lesão(ões) celular(es), 3-39
- envelhecimento biológico, 34
- - alterações funcionais e estruturais, 35
- - base celular, 35
- - - telomerase e senescência, 36
- - fatores genéticos, 36
- - - doenças do envelhecimento prematuro, 37
- - hipótese de envelhecimento, 38
- - somática acumulada, 37
- - tempo máximo de vida, 34
- mecanismos e morfologia de, 15
- - alterações subcelulares, 16
- - atividade anormal da proteína G, 24
- - celular isquêmica, 16
- - citotoxicidade viral, 22
- - estresse oxidativo, 16
- - - defesas celulares contra radicais livres de oxigênio, 20
- - - formas de oxigênio reativas, 16
- - - peróxido de hidrogênio, 18
- - - peroxinitrito, 20
- - - radical hidroxila, 19
- - - superóxido, 18
- - por isquemia/reperfusão, 20
- - - citocinas inflamatórias, 21
- - - participação de neutrófilos, 20
- - - participação do óxido nítrico, 21
- - - xantina oxidase, 20
- - - radiação ionizante, 21
- - - substâncias químicas, 22
- - - necrose hepática causada pela metabolização de, 22
- - tumefação hidrópica, 15
- - morte celular, 24
- - apoptose, 28
- - - ativada pelo p53, 33
- - - defende contra a disseminação de infecção, 30
- - - deleta células mutantes, 30
- - - eliminação de células que estão caindo em desuso, 30
- - - iniciada por interações receptor-ligante na membrana celular, 30
- - - mediada por proteínas mitocondriais, 30
- - - morfologia, 29
- - - nos processos de desenvolvimento e fisiológicos, 29
- - - provas quantitativas para, 33
- - - sinais pró-apoptóticos e antiapoptóticos, 31
- - - sinalizada por diversos estímulos, 30
- - necrose, 24
- - - caseosa, 26
- - - de coagulação, 25
- - - de liquefação, 25
- - - fibrinóide, 26
- - - gordurosa, 26
- reações ao estresse persistente e à, 4
- - atrofia, 4
- - - celular persistente, 5
- - - envelhecimento, 5
- - - interrupção dos sinais tróficos, 5
- - - nutrientes insuficientes, 5
- - - redução da demanda funcional, 5
- - - suprimento inadequado de oxigênio, 5
- - calcificação, 14
- - depósito intracelular, 9
- - - colesterol, 10
- - - doenças de depósito lisossômico herdadas, 10
- - - ferro e outros metais, 12
- - - glicogênio, 10
- - - gordura, 10
- - - lipofuscina, 12
- - - melanina, 12

- - - pigmentos exógenos, 12
- - - proteínas anormais, 10
- - displasia, 9
- - hialina, 14
- - hiperplasia, 7
- - - celular crônica, 8
- - - estimulação hormonal, 7
- - - maior demanda funcional, 7
- - hipertrofia, 6
- - - fisiológica, 6
- - - maior demanda funcional, 6
- - - mecanismos celulares de, 7
- - metaplasia, 8
Lesch-Nyhan, síndrome de, 1400
Letterer-Siwe, doença de, 651, 1361
Leucemia(s), 83, 175, 254
- agressiva de células NK, 1129
- de células pilosas, 1119
- de grandes linfócitos granulares da célula T, 1129
- de mastócitos, 1088
- eosinofílica crônica e síndrome hipereosinofílica, 1096
- linfoblástica aguda B, 1112
- linfocítica crônica, 219, 1115
- mais comum na infância, 1112
- mieloblástica aguda, 336
- mielógena crônica, 1091
- - causa de, 1091
- - fase
- - - alterada da, 1092
- - - crônica da, 1092
- - - de blasto da, 1093
- mielóide aguda, 324, 1099
- - com anormalidades genéticas recorrentes, 1099
- - sarcoma mielóide, 1103
- neutrofílica, 1096
- pró-linfocítica de células T, 1129
- pró-mielocítica, 188
- síndromes mielodisplásicas e, 1090, 1099
- - anemia refratária, 1096
- - - com excesso de blastos, 1098
- - - com sideroblastos anelados, 1097
- - citopenia refratária com displasia de múltiplas linhagens, 1098
- - definição, 1096
- - doenças mieloproliferativas crônicas, 1090
- - - eosinofílica crônica e síndrome hipereosinofílica, 1096
- - - mielofibrose idiopática crônica, 1094
- - - mielógena crônica, 1091
- - - neutrofílica, 1096
- - - policitemia vera, 1093
- - - trombocitemia essencial, 1095
- - mielóide aguda, 1099
- - - com anormalidades genéticas recorrentes, 1099
- - - sarcoma mielóide, 1103
Leucócitos, 90, 1082-1103
- distúrbios não-malignos, 1082-1090
- - basofilia, 1085
- - eosinofilia, 1084
- - histiocitose das células de Langerhans, 1085
- - monocitose, 1085
- - neutrofilia, 1083
- - neutropenia, 1082
- - proliferativos dos mastócitos, 1087
- - qualitativos dos neutrófilos, 1083
- - técnicas acessórias de diagnóstico, 1088
- - - citogenética, 1090
- - - citometria de fluxo, 1088
- - - imunoistoquímica, 1090
- - - moleculares, 1090
- funções dos, na inflamação aguda, 72
- - atividade bactericida oxidativa e não-oxidativa, 76

- - - defeitos da função leucocitária, 77
- - - morte bacteriana não-oxidativa, 76
- - - morte bacteriana pelas formas de oxigênio, 76
- - enzimas de neutrófilos, 73
- - - grânulos de neutrófilos, 74
- - - proteinases, 75
- leucemias e síndromes mielodisplásicas, 1090, 1099
- - anemia refratária, 1096
- - - com excesso de blastos, 1098
- - - com sideroblastos anelados, 1097
- - citopenia refratária com displasia de múltiplas linhagens, 1098
- - definição, 1096
- - doenças mieloproliferativas crônicas, 1090
- - mielóide aguda, 1099
- - - com anormalidades genéticas recorrentes, 1099
- - - sarcoma mielóide, 1103
- mecanismos de adesão de, 68
- polimorfonucleares, 90
- recrutamento de, 67
- - e ativação, 68
- - na inflamação aguda, 67
Leucocitose, 83, 625, 725
Leucodistrofias, 1490
- adrenoleucodistrofia, 1490
- doença
- - de Alexander, 1491
- - de Krabbe, 1490
- metacromática, 1490
Leucoencefalopatia multifocal progressiva, 1485
Leucopenia, 84
Leucoplasia, 679, 1300
Leucotrienos, 56, 57, 633
Lewy, corpúsculos de, 10
Leydig, células de, 246
- tumores de, 933
Libman-Sacks, endocardite de, 296
Liddler, síndrome de, 513
Lieberkuhn, criptas de, 703
Li-Fraumeni, síndrome de, 199
Ligamento de Treitz, 702
Lindau, síndrome de, 1519
Linfadenite, 78
- granulomatosa, 414
- necrosante histiocítica, 1109
- por citomegalovírus, 1109
- supurativa aguda, 1106
- tuberculosa, 677
- viral, 1109
Linfadenopatia, 454, 1111
- dermatopática, 1111
- generalizada persistente, 156
- induzida por fenitoína, 1109
- maciça, histiocitose sinusal com, 1110
- por toxoplasma, síndrome da, 454
Linfangiectasia, 527
- congênita, 711, 716
Linfangioleiomiomatose, 652
Linfangioma, 285
- capilar, 530
- cístico, 530
Linfangiossarcoma, 531
Linfangite, 78, 527
Linfáticos, 491
Linfedema, 47, 527
- maciço, 466
Linfócito(s), 44, 127
- B, 127
- leucemia de grandes, granulares da célula T, 1129
- linfoma de pequenos, 1115
- normais, 1103
- T, 127, 1106

- - auxiliares, 1106
Linfocitopenia, 1106
Linfocitose, 1105
Linfogranuloma venéreo, 425, 950
Linfoma(s), 1518
- cutâneo de células T, 1287
- de Burkitt, 204, 1128
- de células T destruidoras naturais, 1316
- de pequenos linfócitos, 1115
- do anel de Waldeyer, 1321
- do intestino grosso, 743
- gástrico, 701
- imunoblástico, 1217
- intestinal primário, 718
- linfoblásticos, 1112
- MALT, 689, 1124
Linfoma maligno, 179, 1111
- de células, 1112
- - B maduras, 1114
- - - com derrame primário, 1127
- - - da zona marginal extranodal do tecido linfóide associado a mucosa, 1124
- - - difuso de grandes células B, 1126
- - - do manto, 1126
- - - folicular, 1125
- - - leucemia de células pilosas, 1119
- - - leucemia linfocítica crônica, 1115
- - - linfoplasmacítico/macroglobulinemia de Waldenström, 1118
- - - mediastinal difuso de grandes células B, 1127
- - - neoplasia de plasmócitos, 1119
- - T precursoras, 1112
- de Hodgkin, 1131
- - classificação histológica do, 1135
- - - clássico, 1135
- - - nodular com predominância de linfócitos, 1135
- distúrbio linfoproliferativo pós-transplante, 1137
- leucemia linfoblástica aguda B, 1112
- maduro de células T e de células NK, 1128
- - angioimunoblástico, 1130
- - associado a enteropatia, 1129
- - de grandes células anaplásicas, 1131
- - extranodal de células NK/T tipo nasal, 1129
- - hepatoesplênico, 1130
- - leucemia, 1129
- - - agressiva de células NK, 1129
- - - de grandes linfócitos granulares da célula T, 1129
- - - do adulto, 1129
- - - pró-linfocítica de células T, 1129
- - micose fungóide e síndrome de Sezary, 1130
- - periféricas não especificado, 1131
- - semelhante a paniculite subcutânea, 1130
Linfonodo(s), 1104
- axilares, 1018
- de Virchow, 700
- hiperplasia reativa do, 1106
- - folicular, 1108
- - interfolicular, 1108
- - padrões mistos de, 1109
- mamários, 1018
- paraesternais, 1018
Linfopoese e hematopoese, 125
Língua, doenças benignas da, 1302
Linhas
- B de Kerley, 310
- de Zahn, 295
Linite plástica, 698
Lipofuscina, 10, 12
Lipoma(s), 1517
- no intestino delgado, 717
Lipopolissacarídeo, 57
Lipoproteína(s)

- de alta densidade, 507, 555
- de baixa densidade, 12, 496, 507
- oxidadas, 498
Lipoxigenação, 55
Lipoxinas, 56, 57, 77
Líquen plano, 1255
- manifestações clínicas, 1257
- patogenia, 1255
- patologia, 1255
Líquido(s)
- amniótico, 229
- - embolia de, 300
- - insuficiente, 847
- cefalorraquidiano, 1471
- corporais, células descamadas espontaneamento nos, detecção de, 1560
- intersticial, 291, 491
- meconial, aspiração de, 278
- pleural, 1564
- vasculares e tissulares, 47
- - edema, 47
- - - inflamatório, 47
- - - não-inflamatório, 47
Lisch, nódulos de, 254
Lise do coágulo, 495
Lisolecitina, 828
Lisossomos, 64, 80
Lisozima, 77
Lissencefalia, 1451
Listeria monocytogenes, 57
Listeriose, 413
Lixívia, 680
- ingestão de, 684
Lóbulo(s)
- hepático, 755, 771
Löeffler, síndrome de, 518, 625
Loíase, 468
L-selectina, 69
Ludwig, angina de, 1298
Lúpus eritematoso, 159, 1254
- cutâneo crônico, 1253
- sistêmico, 159, 572, 624, 869, 1253
- - agudo, 1254
Lutembacher, síndrome de, 547
Luz intestinal, 726
Lyme, doença de, 421
Lyon, efeito de, 245

M

Má absorção, 710
- abetalipoproteinemia, 715
- avaliação laboratorial, 712
- da fase intestinal, 711
- da fase luminal, 711
- de gordura, 832
- deficiência de lactase, 712
- doença(s), 712
- - celíaca, 712
- - - associação com dermatite herpetiforme, 713
- - - fatores genéticos, 712
- - - fatores imunológicos, 713
- - - papel das proteínas existentes nos cereais, 712
- - de Whipple, 714
- enterite actínica, 716
- espru tropical, 716
- hipogamaglobulinemia, 716
- intestinal, 1366
- linfangiectasia congênita, 716
MacCallum, placa de, 571
Macrófagos, 90
- acúmulo de, na inflamação crônica, 79
- alveolares, 599
- ativados, 1111
- aumento no número de, 1110

Macroglossia, 1302
Mácula, mancha vermelho-cereja na, 1549
Mães diabéticas, 1208
Malária, 450, 804
Malformação(ões)
- adenomatóide cística congênita, 600
- anorretais, 723
- congênitas do sistema nervoso central, 1447
- - anomalias cromossômicas, 1451
- - da medula espinhal, 1449
- - de Arnold-Chiari, 1450
- - distúrbios dos giros cerebrais, 1451
- - do tubo neural, 1447
- - - anencefalia, 1449
- - - espinha bífida, 1447
- - epilepsia, 1454
- - hidrocefalia congênita, 1450
- de Arnold-Chiari, 1450
- de Ebstein, 553
- de Taussig-Bing, 551
- do intestino anterior broncopulmonar, 676
- induzidas por talidomida, 231
- vasculares, 1461
Malignidades hematológicas, 1076
- diagnóstico das, 1088
Mallory, corpúsculos de, 11
Mallory-Weiss, síndrome de, 329, 682
MALT, linfoma, 689, 1124
Maltase ácida, deficiência de, 1429
Mama(s), 1017-1036
- alteração fibrocística, 1021
- - não-proliferativa, 1021
- - proliferativa, 1022
- anatomia e desenvolvimento, 1018
- anomalias congênitas, 1020
- arquitetura da, normal em várias idades, 1019
- canais linfáticos da, 1018
- câncer de, 1028
- - expressão genômica e prognóstico de, 1034
- - invasivo, freqüência dos subtipos histológicos do, 1028
- - masculina, 1034
- - padrões metastáticos do, 1031
- carcinoma de, 1025
- - epidemiologia, 1025
- - fatores prognósticos, 1032
- - - capacidade proliferativa e ploidia, 1033
- - - estágio no momento do diagnóstico, 1032
- - - expressão oncogênica, 1033
- - - gradação histológica, 1032
- - - invasão linfática e vascular, 1033
- - - receptores de estrogênio e progesterona, 1033
- - - relacionados com invasão e metástase, 1033
- - *in situ*, 1028
- - - intraductal, 1028
- - - lobular, 1028
- - - papilar, 1028
- - invasivo, 1029
- - - ductal, 1029
- - - lobular, 1029
- - - tipos incomuns, 1030
- - padrões metastáticos do câncer de mama, 1031
- - patogenia, 1026
- - - alteração fibrocística, 1027
- - - câncer prévio, 1027
- - - estado hormonal, 1027
- - - fatores hereditários, 1026
- - - radiação, 1027
- - patologia, 1027
- - tratamento, 1033
- citologia da, 1565
- - por aspiração com agulha fina, 1024, 1561

- controle hormonal do desenvolvimento e da função, 1018
- ectasia ductal, 1021
- gestação e, 1020
- ginecomastia, 1020
- hipertrofia juvenil, 1020
- mamografia, 1025
- masculina, 1020
- mastite, 1020
- - aguda, 1020
- - granulomatosa, 1021
- necrose gordurosa, 1021
- pós-menopausa, 1019
- pós-puberal, 1019
- tumor(es) da, 1024
- - benignos, 1024
- - filodes, 1034
Mamilo, doença de Paget no, 1030
Mamografia, 1025
Manchas
- *café au lait*, 254
- de Brushfield, 242
Manganês, deficiência de, 363
Manose, vias de ligação de lecitina à, 52
Marasmo, 356
Marcadores tumorais, 180
Marfan, síndrome de, 251, 524
Massa(s)
- celular na íntima, 500
- de axônios em regeneração, 1528
- escrotais, 917
- renal, redução congênita da, 847
Mastectomia, 1027
Mastite, 1020
- aguda, 1020
- granulomatosa, 1021
Mastócitos, 64
- distúrbios proliferativos dos, 1087
- hiperplasia dos, 1087
- leucemia de, 1088
- sarcoma de, 1088
Mastocitose, 1087
- localizada, 1087
- reativa, 1087
- sistêmica, 1087
Matrixinas, 75
Matriz
- cartilaginosa, 1340
- óssea, 1337
Matriz extracelular, 92
- componentes da, 96
- - colágenos, 96
- - - organização macromolecular, 96
- - elastina e fibras elásticas, 96
- - glicoproteínas da matriz, 97
- - - fibronectinas, 99
- - - lamininas, 97
- - glicosaminoglicanos, 99
- - hialuronano, 99
- - proteoglicanos, 99
- do estroma, 94
- membranas basais, 92
- provisória, 94
Maturação óssea tardia, 1349
- encondromatose, 1350
- osteogênese imperfeita, 1349
McArdle, doença de, 266, 1430
McCune-Albright, síndrome de, 1377
Mecanismo(s)
- compensatórios vasculares, 315
- de ação dos oncogenes, 192
- - *Bcl-2* e apoptose, 197
- - controle do ciclo celular, 196
- - e fatores de crescimento, 192
- - e proteínas, 194
- - - quinases de não-receptores, 194
- - - reguladoras nucleares, 194

- - e receptores de fatores de crescimento, 193
- - *Ras*, 194
- de ativação de oncogenes celulares, 190
- - por amplificação gênica, 192
- - por mutação, 190
- - por translocação cromossômica, 191
- de Frank-Starling, 538
- e morfologia de lesão celular, 15
- - alterações subcelulares, 16
- - atividade anormal da proteína G, 24
- - citotoxicidade viral, 22
- - estresse oxidativo, 16
- - - defesas celulares contra radicais livres de oxigênio, 20
- - - formas de oxigênio reativas, 16
- - - peróxido de hidrogênio, 18
- - - peroxinitrito, 20
- - - radical hidroxila, 19
- - - superóxido, 18
- - isquêmica, 16
- - por isquemia/reperfusão, 20
- - - citocinas inflamatórias, 21
- - - participação de neutrófilos, 20
- - - participação do óxido nítrico, 21
- - - xantina oxidase, 21
- - - radiação ionizante, 21
- - - substâncias químicas, 22
- - - acetaminofeno, 22
- - - necrose hepática causada pela metabolização de, 22
- - - tetracloreto de carbono, 22
- - - tumefação hidrópica, 15
- pelos quais a radiação ionizante provoca morte celular, 21
- pelos quais o álcool lesa os tecidos, 330
Meckel, divertículo de, 702,
Mediadores
- da matriz extracelular, 61
- - interação das células, 61
- de resposta inflamatória, 45
- inflamatórios, 1087
- vasoativos, 45
- - que aumentam a permeabilidade vascular, 49
Mediadores da inflamação, 50
- derivados de células, 54
- - ácido araquidônico, 55
- - citocinas, 57
- - fator ativador de plaquetas, 55
- - formas de oxigênio reativas, 60
- - leucotrienos, 56
- - lipoxinas, 56
- - neurocininas, 60
- - prostanóides, 56
- - proteínas do estresse, 60
- - quimiocinas, 57
- - - ancoragem e atividade, 59
- - - estrutura e nomenclatura, 59
- - - na doença, 60
- derivados do plasma, 50
- - cininas, 51
- - complemento ativado por três vias, formando o complexo de ataques à membrana, via, 51
- - - alternativa, 52
- - - clássica, 51
- - - de ligação de lectina à manose, 52
- - fator Hageman, 50
- - sistema complemento, 52
- - - atividades biológicas dos componentes do complemento, 52
- - - regulação do, 53
- - sistema complemento e doença, 53
- - - complexos imunológicos, 54
- - - deficiências de complemento, 54
- - - infecciosa, 54
- - - inflamação e necrose, 54

ÍNDICE ALFABÉTICO

Medicamentos
- esofagite relacionada aos, 680
- trombocitopenia induzida por, 1074
Mediterrâneo, febre familiar do, 1215
Medula
- espinhal, 215
- - defeito da, 1449
- - degeneração da, combinada subaguda, 1495
- - lesões na, 1460
- óssea, 1040, 1335
- - adulta normal, 1045
- - aplasia da, 336
- - cinética funcional, 1044
- - embolia de, 301
- - exame por biópsia e esfregaço do aspirado, 1043
- - infiltração da, anemia associada com, ou mielotísica, 1053
- - plasmocitose reativa da, 1106
- supra-renal e paragânglios, 1186-1192
- - anatomia e função, 1186
- - feocromocitoma, 1186
- - - manifestações clínicas, 1189
- - - paraganglioma, 1190
- - - patogenia, 1187
- - - patologia, 1188
- - neuroblastoma, 1190
- - - ganglioneuroma, 1191
Meduloblastoma, 1514
Megacólon, 721
- adquirido, 723
- congênito, 721
Meissner, plexo de, 702
Melanina, 10, 12
Melanócitos, 1230
- na úvea, 1554
- tumores benignos dos, 1279
- - de Spitz, 1279
- - nevo melanocítico, 1279
- - - azul, 1279
- - - congênito, 1279
- - sarda e lentigo, 1279
Melanocortinas, 353
Melanoma, 12
- maligno, 179, 1271
- - acral lentiginoso, 1275
- - da vulva, 956
- - em fase de crescimento, 1271
- - estadiamento e prognóstico, 1276
- - - espessura do tumor, 1276
- - - estágios, 1278
- - - localização, 1276
- - - níveis de invasão, 1278
- - - regressão, 1277
- - - resposta linfocítica, 1276
- - - sexo, 1277
- - - taxa mitótica dérmica, 1276
- - - ulceração, 1278
- - lentigo, 1273
- - metastático, 1273
- - nodular, 1273
- - ocular, 1554
Melanose do cólon, 743
Melioidose, 406
Membrana(s)
- basal, 44, 1231
- - capilar, espessamento da, 1205
- - glomerular, 844
- - - fina, nefropatia da, 865
- defeitos da, 1059
- esofagianas, 676
- hialinas, 310, 620
- plasmática, 16
Menarca precoce, 1027
Ménétrier, doença de, 690
Meniere, doença de, 1326
Meningioma, 173, 1515

Meningite, 233, 390, 1473
- bacteriana, 1473
- criptocócica, 1475
- meningoencefalite amebiana, 1476
- piogênica, 393
- por *Escherichia coli*, 399
- sifilítica e lesões relacionadas, 1477
- viral, 1475
Meningocele, 231
Meningococcemia, 393
Meningoencefalite amebiana, 1476
- primária, 465
Menopausa tardia, 1027
Menstruação, 1018
Mercúrio, 340
- nefrotoxicidade, 340
- neurotoxicidade, 340
Merkel, células de, 1231
- carcinoma de, 1285
Merlina, 254
Mesângio, 846
Mesênquima, 486
Mesotelioma, 210, 641, 749
- maligno, 669
- - difuso, 1004
- papilar, 1003
Metabolismo
- da bilirrubina e mecanismos de icterícia, 759-765
- - comprometimento do fluxo biliar canalicular acompanhado de pigmento biliar visível, 764
- - diminuição
- - - da captação hepática de bilirrubina, 760
- - - da conjugação de bilirrubina, 760
- - - do transporte de bilirrubina conjugada, 762
- - - icterícia neonatal, 763
- - - produção excessiva de bilirrubina, 760
- - - sepse, 763
- da glicose, 1203
- da vitamina, 357
- - A, 357
- - D, 1366
- - - distúrbios do, 1366
- de aminoácidos, 266
- de carboidratos, 800
- de carcinógenos, 209
- de sódio e água, 306
- do ácido araquidônico, 57
- do chumbo, 339
- do cobre, distúrbio do, 798
- do etanol, 786
- do ferro, 795
- - distúrbio do, 795
- do fosfato, distúrbios renais do, 1368
- erros inatos do, 266
- - de aminoácidos, 266
- - de carboidratos, 800
- - gota provocada por, 1400
- - lipídico, 505
- - distúrbios hereditários, 507
Metabólitos do ácido araquidônico, atividades biológicas dos, 54
Metáfise, 1343
Metais, 209, 338
Metaloproteínas, 75
Metanol, 336
Metaplasia, 8
- apócrina, 1021
- celômica, 1001
- das células de Paneth, 729
- intestinal, 679, 688
- mielóide, mielofibrose pós-policitêmica com, 1094
Metástases, 179, 666
- e invasão, 179
- - disseminação metastática, 179

- - - hematógenas, 181
- - - linfáticas, 182
- - - para cavidades corporais, 183
- etapas, 183
- - órgãos-alvo na doença metastática, 185
- extensão direta, 179
- hepáticas, 664
- pulmonares, 666
Metilação de DNA, 200
Métodos citológicos, 1560
- precisão dos, 1567
Metronidazol, 716
Meyenburg, complexos de von, 809
Miastenia grave, 677, 1142, 1428
Micetoma, 449
Micobactérias, doenças por, 430-438
- atípicas, 438
- complexo *Mycobacterium avium-intracellulare*, 437
- - AIDS, 437
- - doença pulmonar granulomatosa por, 437
- hanseníase, 435
- - lepromatosa, 435
- - tuberculóide, 435
- tuberculose, 431
- - primária, 431
- - secundária, 433
Micoplasmas, infecções por, 430
Micose fungóide, 1130, 1287
Microaneurismas, 1206
Microangiopatia, 879
- de mediação imune, 1427
- diabética, 1205
- trombótica, 879
Microcefalia, 232
Microcirculação e componentes do sangue, 44
Microemorragias, 292
Microfilias, 251
Microfraturas, acúmulo de, 1353
Microftalmia, 232
Micróglia, 1447
Micrognatia, 231
Micropinocitose, 491
Microrganismos filamentosos ramificados, infecções causadas por, 415
- actinomicose, 415
- nocardiose, 416
Microscopia eletrônica de tumores indiferenciados, 177
Microtia, 231
Mielina, distúrbios hereditários na formação e na preservação da, 1490
Mielinólise pontina central, 329, 1493
Mielite transversa, 349
Mieloblastos, 1099
Mielofibrose, 1094
- idiopática crônica, 1094
- pós-policitêmica com metaplasia mielóide, 1094
Mielolipoma supra-renal, 1186
Mieloma, 219, 1388
- em estágio terminal, 1106
- IgA, 1122
- IgD, 1122
- IgE, 1122
- IgG, 1122
- múltiplo, 219, 336, 890, 1217, 1388
- ósseo solitário, 1124
Mielomeningocele, 231
Mieloperoxidase, 76
- deficiência de, 1084
Milroy, doença de, 527, 716
Mimetismo molecular, 159
Minamata, doença de, 340
Mineralização óssea, 1366
- defeituosa, 1268

Mineralocorticóide, síndrome do excesso aparente de, 513
Mioadenilato desaminase, deficiência de, 1433
Miocárdio, 333
- atordoado, 559
- infarto do, 333
Miocardiopatia, 565, 580
- dilatada, 580
- - primária, 580
- - - manifestações clínicas, 582
- - - patogenia, 580
- - - patologia, 581
- - secundária, 582
- - - da gravidez, 583
- - - tóxica, 582
- hipertrófica, 583
- restritiva, 584
- - amiloidose, 586
- - doenças, 587
- - - de armazenamento, 587
- - - endomiocárdica, 587
- - sarcoidose, 588
Miocardite, 568, 577
- aguda, 568
- causas, 578
- de células gigantes, 579
- fatal, 463
- infecciosa, 579
- na AIDS, 578
- por hipersensibilidade, 579
- viral, 577
Miócito(s), 543
- cardíaco, 536
- - hipertrófico, 541
Miofibras, 1416
Miofibroblastos, 90
Miofosforilase, deficiência de, 1430
Mioglobinúria, 328
Miopatia(s)
- congênita(s), 1422
- - centronuclear ou miotubular, 1424
- - doença da zona central, 1422
- - dos bastonetes, 1423
- da enfermidade crítica, 1437
- induzida por esteróide, 1436
- inflamatória(s), 1425
- - dermatomiosite, 1427
- - miosite, 1426
- - - com corpúsculo de inclusão, 1426
- - - granulomatosa, 1428
- - polimiosite, 1426
- - vasculite, 1428
- lipídicas, 1431
- não-inflamatórias hereditárias, 1419
Miopia, 1554
Miose estromal endolinfática, 981
Miosite, 471, 1428
- adquirida, 471
- com corpúsculo de inclusão, 1426
- granulomatosa, 1428
- ossificante, 1355
Mitocôndrias, 16
Mixedema, 677
Mixoma cardíaco, 588
Mola hidatiforme, 1010
- completa, 1010
- invasiva, 1012
- parcial, 1011
Moléculas
- associadas à membrana celular, 53
- de adesão, 68
- - adressinas, 69
- - do leucócito e da célula endotelial, 70
- - do substrato celular, 486
- - imunoglobulinas, 69
- - integrinas, 69
- - intercelular, 487

- - no leucócito, 487
- - selectinas, 68
- - pró-inflamatórias, 52
- - quimiotáticas, 70
Molusco contagioso, 951, 1267
Mönckeberg, esclerose medial de, 515
Mongolismo, 242
Monócitos, 44, 1046
- e macrófagos, 64
Monocitose, 1085
Monofosfato cíclico de guanosina, 488
Mononucleose infecciosa, 382
Monossomia, 238
Monóxido de carbono, 338, 558
Morfina, 679
Morfogênese, erros de, 227
- malformações clinicamente importantes, 229
- - anencefalia e outros defeitos do tubo neural, 229
- - complexo TORCH, 232
- - induzidas por talidomida, 231
- - sífilis congênita, 233
- - síndrome, 231
- - - da hidantoína fetal, 231
- - - do álcool fetal, 231
Mormo, 414
Morquio, síndrome de, 1343
Morte(s)
- bacteriana, 76
- - não-oxidativa, 76
- - pelas formas de oxigênio, 76
- celular, 24, 1221
- - apoptose, 28
- - - ativada pelo p53, 33
- - - defesa contra a disseminação de infecção, 30
- - - deleta células mutantes, 30
- - - eliminação de células que estão caindo em desuso, 30
- - - iniciada por interações receptor-ligante na membrana celular, 30
- - - mediada por proteínas mitocondriais, 30
- - - morfologia, 29
- - - nos processos de desenvolvimento e fisiológicos, 29
- - - provas quantitativas para, 33
- - - sinais pró-apoptóticos e antiapoptóticos, 31
- - - sinalizada por diversos estímulos, 30
- - necrose, 24
- - - caseosa, 26
- - - de coagulação, 25
- - - de liquefação, 25
- - - fibrinóide, 26
- - - gordurosa, 26
- súbita, 297, 555
Morton, neuroma de, 1528
Mosaicismo, 239, 240
Motilidade da vesícula biliar, 815
Mucocele, 745
Mucopolissacarídeos, depósito de, 1343, 1494
Mucopolissacaridoses, 259, 263, 587
Mucormicose, 442
Musculatura lisa, 1410
Músculo
- cardíaco, 4
- estriado, 677
- papilar, 577
Músculo esquelético, 1415-1438
- biopsia muscular, 1418
- desnervação, 1434
- - atrofia, 1435
- - - das fibras tipo II, 1436
- - - espinhal, 1435
- - miopatia da enfermidade crítica, 1437
- distrofia muscular, 1418
- - de Becker, 1419

- - de Duchenne, 1419
- - doenças metabólicas hereditárias, 1429
- - deficiência de mioadenilato desaminase, 1433
- - do armazenamento do glicogênio, 1429
- - - glicogenose tipo
- - - - II, 1429
- - - - III, 1430
- - - - V, 1430
- - - - VII, 1431
- - miopatias lipídicas, 1431
- - mitocondriais, 1432
- - paralisia periódica familial, 1433
- - doenças sistêmicas do, 677
- - embriologia e anatomia, 1416
- - histoquímica, 1417
- - miastenia grave, 1428
- miopatia(s), 1422
- - congênita(s), 1422
- - - centronuclear ou miopatia miotubular, 1424
- - - doença da zona central, 1422
- - - dos bastonetes, 1423
- - inflamatória(s), 1425
- - - dermatomiosite, 1427
- - - miosite com corpúsculo de inclusão, 1426
- - - miosite granulomatosa, 1428
- - - polimiosite, 1426
- - - vasculite, 1428
- - rabdomiólise, 1434
- reações patológicas gerais, 1418
- síndrome de Lambert-Eaton, 1429
Mycobacterium tuberculosis, 54, 82, 1264
Mycoplasma, infecções por, 949
- *pneumoniae*, 430, 610

N

N-acetilexosamina, 263
Nanismo
- acondroplásico, 254
- hereditário, 1344
Nariz
- em sela, 233
- seios paranasais e, 1311
- - anatomia, 1311
- - doença(s), 1311
- - - da cavidade nasal e dos seios paranasais, 1311
- - - do nariz externo e do vestíbulo nasal, 1311
- - - granulomatose de Wegener, 1316
- - - hanseníase, 1314
- - - infecções fúngicas, 1314
- - - leishmaniose, 1316
- - - linfoma de células T destruidoras naturais, 1316
- - - pólipos nasais, 1312
- - - rinite, 1311
- - - rinosclesoma, 1314
- - - sífilis, 1314
- - - sinusite, 1313
- - - tumores do nariz, 1317
Nasofaringe, 1319
- anatomia e função, 1319
- hipoplasia e hiperplasia de tecido linfóide faringiano, 1319
- inflamação, 1319
- tumor(es) da, 1320
- - angiofibroma nasofaringiano juvenil, 1320
- - carcinoma, 1320
- - - de células escamosas, 1320
- - - nasofaringiano, 1320
- - cordoma, 1322
- - linfoma do anel de Waldeyer, 1321
- - malignos, 1322
- - plasmocitoma, 1321

Necrose, 21, 24
- asséptica, 1353
- - da cabeça do fêmur, 329
- avascular, 1353
- caseosa, 26
- confluente submaciça, 782
- cortical, 882
- de coagulação, 25
- de Erdheim, 524
- de liquefação, 25
- dos folículos linfóides, 705
- em ponte, 782
- em saca-bocado, 783
- fibrinóide, 26, 515
- gordurosa, 26
- - na mama, 1021
- hemorrágica centrilobular do fígado, 316
- hepática, 22, 783
- - confluente, 782
- - maciça, 783
- - pela metabolização de substâncias químicas, 22
- - - acetaminofeno, 22
- - - tetracloreto de carbono, 22
- hepatocelular zonal, 801
- laminar, 1467
- tubular, 340
- - aguda, 883
- - proximal, 340
Nefrite, 349
- hereditária, 864
- lúpica, 161
- - membranosa, 161
- - mesangial, 161
- - proliferativa focal, 161
- tubulointersticial aguda fármaco-induzida, 889
Nefroblastoma, 896
Nefrocalcinose, 362, 891
Nefrolitíase, 362, 892
Nefroma mesoblástico, 896
Néfron, 844
Nefropatia, 340, 1207
- associada ao HIV, 857
- da membrana basal glomerular fina, 865
- diabética, 1205, 1207
- - história natural da, 1207
- falciforme, 881
- hipertensiva maligna, 877
- por analgésicos, 889
- por chumbo, 340
- por cilindros de cadeia leve, 890
- por IgA, 871
- por uratos, 891
Nefrosclerose, 514
- benigna, 514, 876
- hipertensiva, 876
- maligna, 515
Nefrose lipóide, 216
Nefrotoxicidade
- da ciclosporina, 894
- do tacrolimo, 894
Neisseria meningitidis, infecções por, 393
Nematelmintos, 707
Nematódeos, 466
- filariformes, 466
- - filariose linfática, 466
- - loíase, 468
- - oncocercose, 467
- intestinais, 468
- - ancilostomídeos, 469
- - ascaridíase, 468
- - estrongiloidíase, 470
- - oxiúros, 471
- - tricuríase, 469
- tissulares, 471
- - dracunculíase, 473

- - larva *migrans*, 473
- - - cutânea, 473
- - - visceral, 473
- - triquinose, 471
Neoplasia(s), 171-220
- câncer como processo alterado de diferenciação, 187
- - carcinoma de células escamosas, 187
- - leucemias e linfomas, 188
- - retinóides, 188
- - teratocarcinoma, 187
- carcinogênese, 209
- - física, 209
- - - asbesto, 210
- - - corpos estranhos, 210
- - - radiação ultravioleta, 209
- - química, 205
- - - carcinógenos químicos, 205
- - - etapas, 205
- - - fatores endógenos e ambientais, 209
- classificação das, 173
- - tumores, 173
- - - benignos, 173
- - - malignos, 174
- crescimento dos cânceres, 188
- - angiogênese tumoral, 189
- - dormência tumoral, 189
- - taxas de crescimento tumoral, 188
- da cérvice, de células escamosas, 962
- - carcinoma, 968
- - - invasivo, 968
- - - microinvasivo, 968
- - intra-epitelial cervical, 962
- da lactância e infância, 284
- - cânceres no grupo etário pediátrico, 286
- - tumores benignos e condições similares a tumorais, 284
- de células B, 863
- de plasmócitos, 1119
- diagnóstico histológico dos processos malignos, 175
- - marcadores tumorais imuno-histoquímicos 177
- - microscopia eletrônica de tumores indiferenciados, 177
- - tumores, 176
- - - benignos, 176
- - - malignos, 176
- do apêndice, 745
- do esôfago, 683
- - carcinoma, 683
- - - adenocarcinoma, 684
- - tumores benignos, 683
- do estômago, benignas, 696
- - pólipos epiteliais, 696
- - - adenomas tubulares, 696
- - - das glândulas fúndicas, 697
- - - hiperplásicos, 696
- - - tratamento, 696
- - tumores estromais, 696
- do olho, 1554
- - intra-oculares e orbitais metastáticas, 1556
- - melanoma maligno, 1554
- - retinoblastoma, 1555
- do pâncreas endócrino, 834
- - gastrinomas pancreáticos, 836
- - ilhotas pancreáticas, 834
- - manifestações clínicas, 836
- - patologia, 835
- - síndromes, 839
- - - endócrina múltipla tipo I, 839
- - - hormonais ectópicas, 839
- - tumores, 835
- - - de células
- - - - alfa, 837
- - - - beta, 835
- - - - delta, 837

- - - - enterocromafins, 837
- - - que secretam o polipeptídio pancreático, 837
- do peritônio, 748
- - carcinoma, 749
- - - metastático, 749
- - - primário, 749
- - cistos mesentéricos e omentais, 748
- - mesotelioma, 749
- efeitos sistêmicos do câncer sobre o hospedeiro, 213
- - amiloidose, 216
- - anorexia e perda de peso, 214
- - febre, 214
- - síndrome(s), 214
- - - cutâneas, 216
- - - do músculo esquelético, 215
- - - endócrinas, 214
- - - gastrintestinais, 216
- - - hematológicas, 215
- - - nefrótica, 216
- - - neurológicas, 214
- endócrina múltipla, 694, 719
- - tipo I, 839
- epidemiologia do câncer, 216
- - diferenças geográficas e étnicas, 217
- - estudos de populações migrantes, 219
- genética molecular do câncer, 189
- - células transformadas, 190
- - genes de reparação de DNA, 200
- - - ataxia-telangiectasia, 200
- - - câncer de cólon não-polipose hereditário, 200
- - - síndrome de Bloom, 201
- - - xerodermia pigmentosa, 201
- - genes supressores de tumor, 197
- - - na carcinogênese, 197
- - - vírus de DNA oncogênicos e, 199
- - metilação de DNA, 200
- - oncogenes, 190
- - - mecanismos de ação dos, 192
- - - mecanismos de ativação de, celulares, 190
- - síndromes cancerígenas hereditárias, 201
- - telomerase, 201
- graduação e estadiamento dos cânceres, 185
- imunologia tumoral, 210
- - defesas imunológicas contra o câncer, 210
- - antígenos tumorais, 212
- - - em seres humanos, 213
- - - evasão da citotoxicidade imunológica, 213
- - - mecanismos de citotoxicidade imunológica, 212
- - - vigilância imunológica, 213
- intracranianas hereditárias, 1518
- - esclerose tuberosa, 1519
- - neurofibromatose, 1518
- - síndrome, 1519
- - - de Lindau, 1519
- - - de Sturge-Weber, 1520
- intra-epitelial vulvar, 955
- invasão e metástase, 179
- - disseminação metastática, 179
- - - hematógenas, 181
- - - linfáticas, 182
- - - para cavidades corporais, 183
- - - etapas, 183
- - - órgãos-alvo na doença metastática, 185
- - extensão direta, 179
- origem clonal do câncer, 186
- tumores benignos *versus* malignos, 172
- vírus e câncer humano, 201
- - da leucemia de células T humana-1, vírus, 201
- - de DNA, 203
- - - da hepatite B, 204
- - - Epstein-Barr, 204
- - - herpesvírus humano 8, 205

- - - papilomavírus humanos, 203
Neoplasia(s) de pele, primárias, 1269
- carcinoma, 1283
- - basocelular, 1283
- - de células, 1284
- - - de Merkel, 1285
- - - escamosas, 1284
- displasia melanocítica, 1271
- infecção pelo HIV, 1287
- - angiomatose bacilar, 1288
- - foliculite eosinofílica, 1289
- - sarcoma de Kaposi, 1287
- melanoma maligno, 1271
- - acral lentiginoso, 1275
- - em fase de crescimento, 1271
- - estadiamento e prognóstico, 1276
- - - espessura do tumor, 1276
- - - estágios, 1278
- - - localização, 1276
- - - níveis de invasão, 1278
- - - regressão, 1277
- - - resposta linfocítica, 1276
- - - sexo, 1277
- - - taxa mitótica dérmica, 1276
- - - ulceração, 1278
- - lentigo, 1273
- - metastático, 1273
- - nodular, 1273
- micose fungóide, 1287
- nevo, 1269
- - displásico, 1270
- - melanocítico adquirido, 1269
- queratose, 1282
- - actínica, 1282
- - queratoacantoma, 1283
- - seborréica, 1282
- tumores, 1279
- - benignos dos melanócitos, 1279
- - - de Spitz, 1279
- - - nevo azul, 1279
- - - nevo melanocítico congênito, 1279
- - - sarda e lentigo, 1279
- - dos anexos, 1285
- - - cilindroma, 1286
- - - poroma, 1286
- - - siringoma, 1286
- - - tricoepitelioma, 1286
- - fibro-histiocíticos cutâneos, 1286
- - - dermatofibroma, 1286
- - - dermatofibrossarcoma protuberante, 1286
- - - fibroxantoma atípico, 1287
- verrugas, 1279
- - condiloma acuminado, 1280
- - epidermodisplasia verruciforme, 1281
- - papulose bowenóide, 1281
- - planas, 1280
- - plantares, 1280
- - vulgar, 1279
Neoplasia(s) do intestino delgado, 717
- tumores benignos, 717
- - adenomas, 717
- - estromais gastrintestinais, 717
- - síndrome de Peutz-Jeghers, 717
- tumores malignos, 718
- - adenocarcinoma, 718
- - carcinóide, 719
- - estromais gastrintestinais malignos, 720
- - linfoma intestinal primário, 718
- - - mediterrâneo, 718
- - - tipo ocidental, 719
- - metastáticos, 720
Nervo(s)
- frênico, paralisia do, 283
- óptico, 1549
- - perda de axônios no, 1549
- periféricos, 1529
Neuroblastoma, 179, 1190

- ganglioneuroma, 1191
- olfatório, 1318
Neurocininas, 50, 60
Neurofibroma, 254, 1528
Neurofibromatose, 253, 1518
- tipo I, 253
- tipo II, 254
Neuroma, 1528
- de Morton, 1528
- interdigital plantar, 1528
- traumático, 1528
Neurônios, 4, 1443
Neuropatia(s)
- crônica em crianças, 1526
- motora, 215
- - periférica, 339
- - subaguda, 215
- óptica hereditária de Leber, 274, 1549
- periféricas, 677, 1523
- - alcoólica, 1524
- - amilóide, 1526
- - associada a gamopatia monoclonal, 1525
- - axonal idiopática crônica, 1527
- - diabéticas, 1524
- - e AIDS, 1527
- - ganglionite de raízes dorsais, 1525
- - hereditárias, 1526
- - paraneoplásicas, 1526
- - polineuropatia, 1524
- - - da doença crítica, 1524
- - - desmielinizante inflamatória aguda, 1524
- - tóxica, 1526
- - urêmica, 1524
- - vasculítica, 1525
- puramente sensorial, 215
Neuropeptídeo Y, 354
Neurotoxina(s), 409
- bacteriana, 409
- pré-formadas, ingestão de alimentos contendo, 410
Neurotransmissores falsos, 768
Neurotropismo, 227
Neutrofilia, 1083
Neutrófilos, 20, 61, 1045
- distúrbios qualitativos dos, 1083
- enzimas de, 73
- - grânulos de neutrófilos, 74
- - proteinases, 75
- lesão induzida por, 874
Neutropenia, 1082
Nevo
- azul, 1279
- displásico, 1270
- melanocítico, 1269
- - adquirido, 1269
- - congênito, 1279
Nezelof, síndrome de, 1192
Niacina, 359
Nicotinamida adenina dinucleotídeo fosfato reduzida, 60
Niemann-Pick, doença de, 262, 1494
Nilo Ocidental, febre hemorrágica do, 378
Ninhos de Brunn, 911
Níquel, 341
Nitrogênio, dióxido de, 602
Nitrosaminas, 207, 683, 697
Nocardia, 613
Nocardiose, 416
Nódulo(s)
- de Caplan, 639
- de cartilagem em uma articulação, 1405
- de Kimmelstiel-Wilson, 859
- de Lisch, 254
- linfóides, 703
- reumatóides, 1395
- tireóideo(s), 1163
- - lingual, 1297

Noma, 423
Norepinefrina, 541
Norwalk, vírus, 377, 706
Notocórdio embrionário, 1322
Nutrientes, 10

O

Obesidade, 353
- complicações da, 355
- *kwashiorkor*, 356
- marasmo, 356
- patogenia do diabete melito tipo II relacionado com a, 1202
Obstrução(ões)
- biliar, 475, 799
- - extra-hepática, 793
- - intra-hepática, 764
- brônquica, 604
- da trompa de Eustáquio, 1323
- fibrótica de pequenas veias, 658
- intestinal, 704
- linfática, 527
- - edema causado por, 306
- mecânica do intestino, 717
- pilórica, 696
- ureteral, 906
- venosa pulmonar, 549
Ocronose, 1404
Oddi, esfíncter de, 828
Odinofagia, 677
Odland, corpúsculo de, 1229
Oftalmia neonatal, 1535
Oftalmite simpática, 1538
Oftalmoplegia, 358
Olho(s), 1533-1556
- conjuntiva, 1535
- - conjuntivite infecciosa ou alérgica, 1535
- - hemorragia conjuntival, 1535
- - infecções por clamídias, 1535
- - oftalmia neonatal, 1535
- - pinguécula e pterígio, 1536
- - tracoma, 1535
- córnea, 1536
- - arco lipóide, 1536
- - ceratopatia em faixa, 1536
- - distrofias corneanas, 1537
- - herpes simples e ulcerações, 1536
- - oncocercose, 1536
- cristalino, 1537
- - catarata, 1537
- - endoftalmite facoanafilática, 1538
- - presbiopia, 1538
- glaucoma, 1549
- - congênito, 1552
- - de tensão baixa, 1553
- - efeitos da pressão intra-ocular aumentada, 1553
- - primário, 1552
- - - de ângulo aberto, 1552
- - - de ângulo fechado, 1553
- - secundário, 1553
- lesões físicas e químicas, 1534
- miopia, 1554
- neoplasias, 1554
- - intra-oculares e orbitais metastáticas, 1556
- - melanoma maligno, 1554
- - retinoblastoma, 1555
- nervo óptico, 1549
- órbita, 1534
- pálpebras, 1534
- *phthisis bulbi*, 1554
- retina, 1538
- - degeneração macular, 1548
- - descolamento da, 1546
- - doença vascular oclusiva da, 1539

- - estrias angióides, 1549
- - hemorragia retiniana, 1538
- - mancha vermelho-cereja na mácula, 1549
- - retinite pigmentar, 1548
- - retinopatia, 1539
- - - da prematuridade, 1549
- - - hipertensiva, 1539
- - - retinopatia diabética, 1541
- - - catarata diabética, 1546
- - - de fundo ou não-proliferativa, 1541
- - - iridopatia diabética, 1542
- - - patologia, 1543
- - - proliferativa, 1541
- úvea, 1538
Oligodendróglia, 1446
Oligodendroglioma, 1512
Oligoelementos minerais essenciais, 363
Oligoidrâmnio, 600
Oligomenorréia, 355
Oligospermia, 245
Oligúria, 312
Oncocercose, 467, 1536
Oncocitoma renal, 896
Oncogenes, 190
- mecanismos de ação dos, 192
- - *Bcl-2* e apoptose, 197
- - celulares, ativação, 190
- - - por amplificação gênica, 192
- - - por mutação, 190
- - - por translocação cromossômica, 191
- - controle do ciclo celular, 196
- - e fatores de crescimento, 192
- - e proteínas, 194
- - - quinases de não-receptores, 194
- - - reguladoras nucleares, 194
- - e receptores de fatores de crescimento, 193
- - *Ras*, 194, 740
Opsoninas, 52
Órbita, 1534
Orelhas em couve-flor, 1322
Órgão(s)
- abscessos em múltiplos, 406
- e tecidos afetados pela ingestão de álcool, 328
- - coração, 328
- - fígado, 328
- - músculo esquelético, 328
- - osso, 329
- - pâncreas, 328
- - sangue, 329
- - sistema(s), 329
- - - endócrino, 329
- - - imunológico, 329
- - - nervoso, 329
- - trato gastrintestinal, 329
- falência múltipla de, 1524
- infecção sistêmica de múltiplos, com uma alta taxa de mortalidade, 413
Ornitose, 426
Orquite, 926
Ortopnéia, 307, 543
Osso(s), 1333-1388
- anatomia, 1335
- - células do osso, 1337
- - matriz óssea, 1337
- - medula óssea, 1335
- - organização microscópica do tecido ósseo, 1338
- - periósteo, 1337
- - suprimento sangüíneo, 1336
- anormalidade(s) da modelagem, 1347
- - displasia diafisária progressiva, 1349
- - osteopetrose, 1347
- - displasia fibrosa, 1377
- distúrbio(s) da placa de crescimento, 1343
- - acondroplasia, 1344
- - assimétrico da cartilagem, 1345

- - cretinismo, 1343
- - escorbuto, 1345
- - síndrome de Morquio, 1343
- - formação e crescimento ósseos, 1341
- - metáfise, 1343
- - obliteração da placa de crescimento, 1343
- - ossificação, 1341
- - - primária, 1341
- - - secundária, 1342
- - formação óssea reativa, 1354
- - calcificação heterotópica, 1355
- - miosite ossificante, 1355
- fratura, 1351
- - consolidação da, 1351
- - - considerações especiais, 1353
- - - de remodelagem, fase, 1353
- - - de reparação, fase, 1352
- - - inflamatória, fase, 1352
- - por estresse, 1353
- hiperparatireoidismo primário, 1370
- histiocitose de células de Langerhans, 1360
- - doenças, 1360
- - - de Hand-Schüller-Christian, 1360
- - - de Letterer-Siwe, 1361
- - granuloma eosinofílico, 1360
- - infecção(ões), 1356
- - bacteriana, 1356
- - osteomielite, 1356
- - - complicações, 1357
- - - hematógena, 1356
- - - penetração direta, 1356
- - - vertebral, 1356
- - sífilis, 1359
- - - adquirida, 1360
- - - congênita, 1359
- - tuberculose, 1359
- lamelar, 1338
- longos, 1349
- - epífises dos, 1381
- - espessados, 1349
- - osteomielite tuberculosa dos, 1359
- - maturação óssea tardia, 1349
- - encondromatose, 1350
- - osteogênese imperfeita, 1349
- - osteodistrofia renal, 1371
- - osteomalácia e raquitismo, 1366
- - deficiência dietética da vitamina D, 1366
- - distúrbios, 1366
- - - do metabolismo da vitamina D, 1366
- - - renais do metabolismo do fosfato, 1368
- - má absorção intestinal, 1366
- - metabolismo da vitamina D, 1366
- - mineralização defeituosa, 1268
- - osteonecrose, 1353
- - reticulado, 1339
- tumores benignos, 1379
- - cisto ósseo, 1379
- - - aneurismático, 1380
- - - solitário, 1379
- - condroblastoma, 1381
- - condroma solitário, 1381
- - fibroma, 1379
- - - condromixóide, 1382
- - - não-ossificante, 1379
- - osteoblastoma, 1381
- - osteoma osteóide, 1380
- tumores malignos, 1382
- - condrossarcoma, 1383
- - - central, 1384
- - - justacortical, 1385
- - - periférico, 1384
- - de células gigantes, 1386
- - metastáticos, 1388
- - mieloma múltiplo, 1388
- - osteossarcoma, 1382
- - - justacortical, 1383
- - sarcoma de Ewing, 1387

Ossos, doenças dos, 1362
- de Paget, 1372
- - epidemiologia, 1372
- - manifestações clínicas, 1376
- - patologia, 1373
- Gaucher, 1376
- metabólicas ósseas, 1362
- - osteoporose, 1362
- - - epidemiologia, 1362
- - - manifestações clínicas, 1364
- - - patogenia, 1362
- - - patologia, 1364
- - - secundária, 1365
Osteoartrite, 1391
Osteoblastoma, 1381
Osteocondroma, 1346
Osteocondromatose hereditária múltipla, 1347
Osteodistrofia renal, 1371
Osteogênese imperfeita, 253, 1349
Osteoma osteóide, 1380
Osteomalácia e raquitismo, 1366
- deficiência dietética da vitamina D, 1366
- distúrbios, 1366
- - do metabolismo da vitamina D, 1366
- - renais do metabolismo do fosfato, 1368
- má absorção intestinal, 1366
- metabolismo da vitamina D, 1366
- mineralização defeituosa, 1268
Osteomielite, 1356
- complicações, 1357
- hematógena, 1356
- penetração direta, 1356
- tuberculosa dos ossos longos, 1359
- vertebral, 1356
Osteonecrose, 1353
- corticomedular, 1377
Osteopetrose, 1347
Osteopontina, 61
Osteoporose, 325, 329, 1362
- epidemiologia, 1362
- manifestações clínicas, 1364
- patogenia, 1362
- patologia, 1364
- secundária, 1365
Osteossarcoma, 1382
- justacortical, 1383
Ostium, 547
- *primum*, 547
- *secundum*, 547
Otite média, 1323
Otosclerose, 1326
Ouvido, 1322
- externo, 1322
- interno, 1325
- - anatomia, 1325
- - doença de Meniere, 1326
- - labirintite viral, 1327
- - otosclerose, 1326
- - toxicidade labiríntica, 1327
- - traumatismo acústico, 1327
- - tumores, 1327
- médio, 1323
- - otite média, 1323
- - paraganglioma jugulotimpânico, 1325
Ovário(s), 985-1001
- anatomia e embriologia, 985
- câncer de, 988
- hipertecose do estroma, 988
- lesões císticas, 986
- síndrome do ovário policístico, 986
- tumor(es), 988
- - de Brenner, 175
- - de células germinativas, 995
- - - coriocarcinoma, 998
- - - disgerminoma, 995
- - - do saco vitelino, 997
- - - gonadoblastoma, 998

- - - teratoma, 996
- - do cordão sexual, 998
- - - de células
- - - - da granulosa, 999
- - - - de Sertoli-Leydig, 990
- - - - do hilo, 1000
- - - - esteróides, 1000
- - - fibroma, 998
- - - tecoma, 999
- - epiteliais, 988
- - - cistadenomas, 990
- - - de células transicionais ou de Brenner, 990
- - - malignos, 992
- - - marginais ou proliferativos atípicos, 991
- - metastáticos, 1000
Overdose de cocaína, 330
Ovinos, doença biliar contraída de, 478
Óxido nítrico, 21, 50, 60, 64, 76, 488
Oxigênio, 5
- defesas celulares contra radicais livres de, 20
- efeitos tóxicos do, 1549
- suprimento inadequado de, 5
Oxiúros, 471
OXPHOS, doenças de, 274

P

Pacientes imunocomprometidos, infecção respiratória de, 516
Paget, doença de, 1372
- epidemiologia, 1372
- extramamária, 956
- manifestações clínicas, 1376
- no mamilo, 1030
- patologia, 1373
Pálpebras, 1534
Pancardite, 568
Pancitopenia, 336
Pancolite, 730
Pâncreas, 825-839
- aberrante, 826
- anatomia e fisiologia, 826
- anomalias congênitas, 826
- anular, 826
- câncer de, 324, 831
- - epidemiologia, 831
- - manifestações clínicas, 833
- - patogenia, 832
- - patologia, 833
- cistadenoma pancreático, 831
- dividido, 826
- ilhota no, amiloidose de uma, de paciente com diabete melito tipo II, 1204
- neoplasias do, endócrino, 834
- - gastrinomas pancreáticos, 836
- - ilhotas pancreáticas, 834
- - manifestações clínicas, 836
- - patologia, 835
- - síndromes, 839
- - - de neoplasia endócrina múltipla tipo I, 839
- - - hormonais ectópicas, 839
- - tumores, 837
- - - de células
- - - - alfa, 837
- - - - beta, 835
- - - - delta, 837
- - - - enterocromafins, 837
- - - que secretam o polipeptídio pancreático, 837
- pancreatite, 826
- - aguda, 826
- - - definição, 826
- - - manifestações clínicas, 829
- - - patogenia, 827
- - - patologia, 828
- - crônica, 830

Pancreatite
- aguda, 747, 826
- - definição, 826
- - manifestações clínicas, 829
- - patogenia, 827
- - patologia, 828
- causas de, 827
- crônica, 258, 830
- - auto-imune, 830
- - calcificada, 831
- - complicações da, 832
- hemorrágica aguda, 829
- hereditária familial, 830
- idiopática, 828
Panencefalite esclerosante subaguda, 1485
Paneth, células de, 679, 703
- metaplasia das, 729
Paniculite, 1263
- lobular, 1263
- septal, 1263
- subcutânea, 1130
Panículo, distúrbios inflamatórios do, 1263
- eritema, 1263
- - indurado, 1264
- - nodoso, 1263
Papanicolaou, esfregaço de, do colo uterino normal, 1561
Papila(s), 718
- cistos nas, 850
- de Vater, 718
Papilite necrosante, pielonefrite com, 1206
Papiloma intraductal, 1024
Papilomavírus humano (v. HPV)
Papulose bowenóide, 1281
Paquigiria, 1451
Paquimeningite, 1473
Paracoccidioidomicose, 447
Paraganglioma, 1190
- jugulotimpânico, 1325
Paragânglios, 1191
- do ouvido médio, 1325
- medula supra-renal e, 1186-1192
- - anatomia e função, 1186
- - feocromocitoma, 1186
- - - manifestações clínicas, 1189
- - - paraganglioma, 1190
- - - patogenia, 1187
- - - patologia, 1188
- - - neuroblastoma, 1190
- - - ganglioneuroma, 1191
Paragonimíase, 477
Parainfluenza, vírus, 373
Paralisia, 283
- braquial, 283
- do nervo, 283
- - facial, 283
- - frênico, 283
- periódica familial, 1433
- supranuclear progressiva, 1499
Paraplegia, 1460
Paraquat, 623
Parasitas do intestino delgado, 707
Parasitemias agudas e crônicas, 1140
Paratireóides, 1171-1175
- adenoma das, 1173
- anatomia e fisiologia, 1171
- hiperparatireoidismo primário, 1173
- - adenoma das paratireóides, 1173
- - características clínicas variáveis, 1174
- - carcinoma paratireóideo, 1173
- - hiperplasia paratireóidea primária, 1173
- - hipoparatireoidismo, 1172
Paratormônio, 1370
- secreção de, 1172
Parede
- do cólon, defeitos da, 724
- do estômago, 684

- vascular, 486
- - células da musculatura lisa, 488
- - células endoteliais, 486
- - funções das, 488
- - moléculas de adesão
- - - - do substrato celular, 486
- - - - intercelular, 487
- - - - no leucócito, 487
Parênquima, 602
- pulmonar, hiperdistensão do, 602
- renal, depósito de cálcio no, 891
Parkinson, doença de, 10, 1496
- epidemiologia, 1497
- manifestações clínicas, 1499
- patogenia, 1498
- patologia, 1499
Parotidite, 1306
Parto, trabalho de, difícil, 1208
Parvovírus B19, 375
PAS (v. Ácido periódico de Schiff)
Patógeno adquirido em hospitais, 405
Patologia ambiental e nutricional, 321-364
- alcoolismo, 327
- - mecanismos pelos quais o álcool lesa os tecidos, 330
- - órgãos e tecidos afetados pela ingestão de álcool, 328
- - - coração, 328
- - - fígado, 328
- - - músculo esquelético, 328
- - - osso, 329
- - - pâncreas, 328
- - - sangue, 329
- - - sistema
- - - - endócrino, 329
- - - - imunológico, 329
- - - - nervoso, 329
- - - trato gastrintestinal, 329
- - síndrome alcoólica fetal, 329
- disfunção reguladora térmica, 342
- - hipertermia, 343
- - queimaduras
- - - - cutâneas, 344
- - - - por eletricidade, 345
- - - - por inalação, 344
- - - sistêmica, 343
- - hipotermia, 342
- - alterações térmicas focais, 343
- - - generalizada, 342
- distúrbios nutricionais, 353
- - desnutrição protéico-calórica, 356
- - - complicações da, 355
- - - *kwashiorkor*, 356
- - - marasmo, 356
- - obesidade, 353
- - oligoelementos minerais essenciais, 363
- - vitaminas, 357
- - - A, 357
- - - C, 361
- - - complexo B, 358
- - - D, 361
- - - E, 362
- - - K, 363
- doenças relacionadas com as altitudes, 345
- hormônios sexuais, 333
- - contraceptivos orais, 333
- - - benefícios, 334
- - - complicações neoplásicas, 333
- - - complicações vasculares, 333
- - terapia de reposição hormonal, 334
- - lesão(ões)
- - - físicas, 346
- - - - abrasão, 346
- - - - contusão, 346
- - - - feridas, 347
- - - - laceração, 346
- - iatrogênica por fármacos, 332

- - radiação, 347
- - - de microondas, campos eletromagnéticos e ultra-som, 352
- - doses altas de, 350
- - irradiação do corpo inteiro, 348
- - lesão por, localizada, 349
- - substâncias químicas ambientais, 334
- - efeitos tóxicos, 335
- - toxicidade química, 335
- - - cianeto, 337
- - - elementos radioativos, 341
- - - hidrocarbonetos halogenados aromáticos, 337
- - - metais, 338
- - - monóxido de carbono, 338
- - - poluidores do ar, 337
- - - produtos químicos da agricultura, 336
- - - solventes e vapores orgânicos voláteis, 336
- tabagismo, 322
- - câncer do pulmão, 323
- - comprometimento da função reprodutiva feminina, 325
- - - síndrome fetal do tabaco, 325
- - doença cardiovascular, 322
- - doenças não-neoplásicas, 324
- - - bronquite crônica e enfisema, 324
- - - osteoporose, 325
- - - úlcera péptica, 325
- - passivo, 326
- uso abusivo de drogas, 330
- - complicações clínicas do, intravenosas, 331
- - heroína, 330
- - ilícitas, 330
- - - alucinógenos, 331
- - - anfetaminas, 331
- - - cocaína, 330
- - - solventes orgânicos, 331
- - vício em drogas na gestante, 332
Pé, lesão dolorosa do, 1528
Pedicelos, perda de, 860
Pelagra, 359
Pele, 1227-1292
- acne vulgar, 1264
- anatomia e fisiologia da, 1228
- - alopecia, 1234
- - células, 1230
- - - de Langerhans, 1230
- - - de Merkel, 1231
- - ciclo do cabelo, 1234
- - derme, 1232
- - - papilar, 1232
- - - reticular, 1232
- - folículos, 1234
- - - pilosos, 1234
- - - sebáceos, 1235
- - melanócitos, 1230
- - membrana basal, 1231
- - penugem, 1235
- - queratinócitos, 1228
- - vasculatura cutânea, 1232
- - distúrbios, 1262
- - do tecido conjuntivo dérmico, 1262
- - - esclerodermia, 1262
- - inflamatórios do panículo, 1263
- - - eritema indurado, 1264
- - - eritema nodoso, 1263
- - fibrose intensa da, 1262
- - impetigo, 1266
- - infecções, 1267
- - - fúngicas, 1267
- - - profundas, 1267
- - - superficiais, 1267
- - virais, 1267
- - infestações por artrópodes, 1268
Pele, doenças da, 1235
- da epiderme, 1235
- - de Darier, 1237

- - ictioses, 1235
- - - hiperqueratose epidermolítica, 1236
- - - lamelar, 1236
- - - ligada ao X, 1236
- - - vulgar, 1235
- - pênfigo vulgar, 1241
- - - distúrbios relacionados com, 1244
- - - manifestações clínicas, 1244
- - - patogenia, 1241
- - - patologia, 1242
- - psoríase, 1238
- da zona da membrana basal, 1245
- - dermatite herpetiforme, 1250
- - epidermólise bolhosa, 1245
- - - dermolítica, 1246
- - - epidermolítica, 1245
- - - juncional, 1246
- - eritema multiforme, 1251
- - líquen plano, 1255
- - - manifestações clínicas, 1257
- - - patogenia, 1255
- - - patologia, 1255
- - lúpus eritematoso sistêmico, 1253
- - penfigóide bolhoso, 1246
- - - manifestações clínicas, 1248
- - - patogenia, 1248
- - - patologia, 1248
- inflamatórias do leito vascular superficial e profundo, 1257
- - dermatite, 1259
- - - de contato alérgica, 1259
- - - granulomatosa, 1261
- - granuloma anular, 1261
- - sarcoidose, 1261
- - urticária e o angioedema, 1257
- - vasculite necrosante cutânea, 1258
Pele, neoplasias primárias da, 1269
- carcinoma, 1283
- - basocelular, 1283
- - de células, 1284
- - - de Merkel, 1285
- - - escamosas, 1284
- - displasia melanocítica, 1271
- - infecção pelo HIV, 1287
- - angiomatose bacilar, 1288
- - foliculite eosinofílica, 1289
- - sarcoma de Kaposi, 1287
- melanoma maligno, 1271
- - acral lentiginoso, 1275
- - em fase de crescimento, 1271
- - estadiamento e prognóstico, 1276
- - - espessura do tumor, 1276
- - - estágios, 1278
- - - localização, 1276
- - - níveis de invasão, 1278
- - - regressão, 1277
- - - resposta linfocítica, 1276
- - - sexo, 1277
- - - taxa mitótica dérmica, 1276
- - - ulceração, 1278
- - lentigo, 1273
- - metastático, 1273
- - nodular, 1273
- - micose fungóide, 1287
- nevo, 1269
- - displásico, 1270
- - melanocítico adquirido, 1269
- queratose, 1282
- - actínica, 1282
- - queratoacantoma, 1283
- - seborréica, 1282
- tumores, 1279
- - benignos dos melanócitos, 1279
- - - de Spitz, 1279
- - - nevo azul, 1279
- - - nevo melanocítico congênito, 1279
- - - sarda e lentigo, 1279

- - dos anexos, 1285
- - - cilindroma, 1286
- - - poroma, 1286
- - - siringoma, 1286
- - - tricoepitelioma, 1286
- - fibro-histiocíticos cutâneos, 1286
- - - dermatofibroma, 1286
- - - dermatofibrossarcoma protuberante, 1286
- - - fibroxantoma atípico, 1287
- verrugas, 1279
- - condiloma acuminado, 1280
- - epidermodisplasia verruciforme, 1281
- - papulose bowenóide, 1281
- - planas, 1280
- - plantares, 1280
- - vulgar, 1279
Pelve renal, 1565
- e ureter, 905
- - distúrbios congênitos, 905
- - tumores, 907
- - uretrite e obstrução ureteral, 906
Pênfigo vulgar, 1241, 1244
- distúrbios relacionados com, 1244
- manifestações clínicas, 1244
- patogenia, 1241
- patologia, 1242
Penfigóide, 681
- bolhoso, 1246
- - manifestações clínicas, 1248
- - patogenia, 1248
- - patologia, 1248
Penicilamina, 604
Penicilina, 517
Pênis, 915
- induração do, 919
- uretra e escroto, 915
- - circulatórios, distúrbios, 917
- - congênitos, distúrbios, 915
- - inflamatórios, distúrbios, 917
- - - balanite, 919
- - - doença de Peyronie, 919
- - - doenças sexualmente transmitidas, 918
- - massas escrotais, 917
- - tumores, câncer, 921
- - - da uretra, 921
- - - do escroto, 922
- - - do pênis, 921
- - uretrite e distúrbios relacionados, 919
Pentaclorofenol, 337
Penugem, 1235
Pepsinogênio I, 691
Peptídio intestinal vasoativo, 837
Perda
- aguda de sangue ou anemia normocrômica normocítica, 1068
- auditiva sensorial, 1326
- de axônios no nervo óptico, 1549
- de pedicelos, 860
- de peso, 214
- de sangue intestinal, 469
- óssea localizada e difusa, 1377
Perfuração
- do esôfago, 682
- gástrica espontânea, 701
Perfusão, distúrbios da, 291
- hemorragia, 294
- hiperemia, 291
- - ativa, 291
- - passiva, 292
- - - baço, 293
- - - edema e ascite, 294
- - - fígado, 293
- - - pulmão, 292
Periarterite, 525
Pericárdio, 311
- doenças do, 589
Pericardite, 558, 564, 568

- aguda, 589
- constritiva, 350, 591
- fibrinosa, 48
Pericitos, 90, 491
Periósteo, 1337
Peristalse, 702
Peritônio, 311, 745, 1001
- endometriose, 1001
- fibrose retroperitoneal, 748
- neoplasia(s), 748
- - carcinoma, 749
- - - metastático, 749
- - - peritoneal primário, 749
- - cistos mesentéricos e omentais, 748
- - mesotelioma, 749
- peritonite, 746
- - bacteriana, 746
- - polisserosite paroxística familial, 748
- - química, 747
- - pseudomixoma peritoneal, 1005
- tumor(es), 1002
- - mesotelial(is), 1002
- - - adenomatóide, 1003
- - - mesotelioma maligno difuso, 1004
- - - mesotelioma papilar, 1003
- - seroso(s), 1004
- - - adenocarcinoma seroso, 1004
- - - de malignidade marginal, 1004
Peritonite, 695, 746
- bacteriana, 746
- - diálise peritoneal, 746
- - espontânea, 746, 774
- - tuberculosa, 747
- difusa e septicemia, 745
- polisserosite paroxística familial, 748
- química, 747
Perna, lesão dolorosa da, 423
Peroxidação lipídica, 19
Peróxido de hidrogênio, 18, 76
Peroxinitrito, 20
Peroxissomos citoplasmáticos, 18
Pescoço, cabeça e (v. Cabeça e pescoço)
Peste, 411
- pneumônica, 610
Petéquias, 294
Peutz-Jeghers, síndrome de, 717
Peyer, placas de, 702
Peyronie, doença de, 919
pH
- do bulbo duodenal, 692
- intramural, 687
Phthisis bulbi, 1554
Pick, doença de, 1508
Pickwick, síndrome de, 355
Picnose, 25
Pielonefrite, 884
- aguda, 884
- - manifestações clínicas, 887
- - patogenia, 884
- - patologia, 886
- com papilite necrosante, 1206
- crônica, 887
- - manifestações clínicas, 888
- - patogenia, 887
- - patologia, 887
Pigmento(s)
- biliar visível, 764
- cálculos de, 816
- exógenos, 12
Pileflebite, 725, 745
Pineal, 1192
- anatomia e função, 1192
- neoplasias, 1193
Pinguécula, 1536
Pinta, 421
Pioderma gangrenoso, 730
Piolho, 427

Piometra, 973
Piossalpinge, 952
Piotórax, 608, 667
Piridoxina, 360
Pirofosfato cálcico, diidrato de, doença do depósito de, 1403
Placa(s)
- ateroscleróticas complicadas, 501, 881
- de MacCallum, 571
- de Peyer, 702
- pleurais, 641
Placenta, 1005
- acreta, 1008
- e doença gestacional, 1005
- - aborto espontâneo, 1009
- - anatomia, 1005
- - desenvolvimento, 1005
- - gestações múltiplas, 1009
- - hematoma retroplacentário, 1008
- - infecções, 1006
- - pré-eclâmpsia e eclâmpsia, 1006
- - trofoblástica gestacional, 1010
- - - coriocarcinoma, 1012
- - - mola hidatiforme
- - - - completa, 1010
- - - - invasiva, 1012
- - - - parcial, 1011
- - - tumor trofoblástico em sítio placentário, 1013
- increta, 1008
- percreta, 1008
Plaquetas, 66
- seqüestração esplênica de, 1075
Plaquetas e hemostasia, 1068
- coagulopatias, 1077
- - coagulação intravascular disseminada, 1078
- - deficiência(s)
- - - de fatores de coagulação, 1078
- - - de vitamina K, 1078
- - doenças, 1077
- - - de von Willebrand, 1077
- - - hepática, 1078
- - fibrinólise e sangramento, 1081
- - hemofilia B, 1077
- - inibidores dos fatores de coagulação, 1078
- distúrbios hemostáticos, 1071
- - dos vasos sangüíneos, 1071
- - - disfunção extravascular, 1071
- - - disfunção vascular, 1071
- - - púrpura alérgica, 1072
- - - telangiectasia hemorrágica hereditária, 1072
- - plaquetários, 1072-1077
- - - causas de trombocitopenia, 1075
- - - hereditários, 1076
- - - púrpura
- - - - pós-transfusional, 1074
- - - - trombocitopênica idiopática, 1073
- - - - trombocitopênica trombótica, 1074
- - - qualitativos adquiridos, 1076
- - - seqüestração esplênica de plaquetas, 1075
- - - síndrome hemolítica-urêmica, 1075
- - - trombocitopenia, 1073
- - - - associada a gravidez, 1074
- - - - induzida por medicamentos, 1074
- - - - neonatal, 1074
- - - trombocitose, 1076
- hipercoagulabilidade, 1081
- - adquirida, 1081
- - função plaquetária comprometida, 1082
- - hereditária, 1081
- - lesão vascular, 1082
- - normal, 1068
- - ativação da cascata da coagulação e formação do coágulo sangüíneo, 1071
- - ativação das plaquetas, 1069
- - morfologia e função, 1069

- - trombólise, 1071
- - vasos sangüíneos e células endoteliais, 1070
Plasma, mediadores da inflamação derivados do, 50
- cininas, 51
- complemento ativado por três vias, formando o complexo de ataques à membrana, via, 51
- - alternativa, 52
- - clássica, 51
- - de ligação de lectina à manose, 52
- fator Hageman, 50
- sistema complemento, 52
- - atividades biológicas dos componentes do complemento, 52
- - e doença, 53
- - - complexos imunológicos, 54
- - - deficiências de complemento, 54
- - - doença infecciosa, 54
- - - inflamação e necrose, 54
- - regulação do, 53
Plasmina, 495
- conversão do plasminogênio em, 50
Plasminogênio, ativação do, 1071
Plasmocitoma, 1321
Plasmócitos, 1119
- discrasia de, 1217
- neoplasia de, 1119
Plasmocitose, 1106
- reativa da medula óssea, 1106
Platelmintos, 707
Pleura, 667-669
- derrame pleural, 667
- pleurite, 667
- pneumotórax, 667
- tumores da, 668
- - fibroso solitário, 668
- - mesotelioma maligno, 669
Pleurite, 608, 667
- fibrinosa, 48
Plexo
- coróide, 1471
- de Meissner, 702
- mioentérico do esôfago, 677
- nervoso mioentérico de Auerbach, 702
Plicas circulares, 702
Ploidia, 1033
Plummer-Vinson, síndrome de, 676
Pneumatoceles, 609
Pneumatose cistóide intestinal, 720
Pneumoconioses, 636
- beriliose, 641
- doenças relacionadas com asbesto, 640
- dos mineradores de carvão, 639
- silicose, 638
- talcose, 642
Pneumocystis carinii, 615
- pneumonia por, 456
Pneumonia
- alba, 233
- bacteriana, 373, 606
- - estafilocócica, 608
- - estreptocócica, 609
- - oportunista por bactérias Gram-negativas, 609
- - - *Escherichia coli*, 609
- - - *Pseudomonas aeruginosa*, 610
- - pneumocócica, 607
- - por antraz e peste pneumônica, 610
- - por *Klebsiella*, 608
- - por *Legionella*, 609
- - por microrganismos anaeróbicos, 610
- - psitacose, 610
- em organização, 650
- eosinofílica, 625
- - idiopática, 625
- - secundária, 626

- estreptocócica no recém-nascido, 609
- intersticial, 646
- - descamativa, 647
- - habitual, 646
- - - manifestações clínicas, 647
- - - patogenia, 646
- - - patologia, 646
- - linfóide, 650
- lipídica, 626
- - endógena, 626
- - exógena, 626
- lobar, 390
- - necrosante, 404
- neonatal, 390
- por aspiração, 675
- por *Escherichia coli*, 398
- por *Pneumocystis carinii*, 456
- viral, 616
Pneumonite, 618
- intersticial, 618
- por hipersensibilidade, 642
- por radiação, 622
Pneumoperitônio, 696
Pneumotórax, 667
Podócitos, 845
Poliangiíte microscópica, 875
Poliarterite nodosa, 517, 572, 875
Poliartralgia, 161
Policitemia, 1068
- absoluta, 1068
- reativa, 1068
- secundária, 1068
- vera, 1068, 1093
Policondrite recidivante, 1322
Polimicrogiria, 1451
Polimiosite, 166, 1426
Polineuropatia, 329
- amiloidótica familiar, 1215
- axonal sensorimotora, 1526
- da doença crítica, 1524
- desmielinizante inflamatória aguda, 1524
Poliomielite, 1479
Polipeptídio pancreático, tumores que secretam o, 837
Pólipo(s)
- auriculares, 1323
- do cólon e do reto, 183, 734
- - adenomas, 173, 734
- - - serrilhado, 737
- - - tubulares, 734
- - - tubulovilosos, 735
- - - vilosos, 735
- - não-neoplásicos, 737
- - hiperplásicos, 737
- - - juvenis, 738
- - - linfóides, 739
- - polipose adenomatosa familial, 737
- endocervical, 961
- endometrial, 975
- epiteliais no estômago, 696
- - adenomas tubulares, 696
- - das glândulas fúndicas, 697
- - hiperplásicos, 696
- - tratamento, 696
- inflamatórios, 729
- nasais, 1312
- vaginal fibroepitelial, 958
Polisserosite paroxística familial, 748
Pompe, doença de, 266, 1429
Pontiac, febre de, 609
Porco, carne de, larvas da tênia da, infecção sistêmica pela, 478
Porencefalia, 232
Porfiria(s), 803
- aguda intermitente, 251
Poroma, 1286
Pott, doença de, 1359, 1475

Potter
- complexo de, 228
- seqüência de, 847
Prader-Willi, síndrome de, 274
Prata, coloração pela, de exsudato necrótico, 416
Predisposição genética, 1120, 1164
Pré-eclâmpsia, 881
- e eclâmpsia, 1006
Pregas epicânticas, 247
Prematuridade, retinopatia da, 1549
Presbiopia, 1538
Pressão
- de perfusão, 290
- hidrostática, 47
- intracraniana, aumento da, 1549
- intraluminal aumentada, 724
- intra-ocular, efeitos da, aumentada, 1553
- oncótica, 47
- osmótica, 47
Priapismo, 917
Prinzmetal, angina de, 554
Príon, doenças pelo, 1487
Pró-acelerina, 492
Proctite ulcerativa, 729
Proctossigmoidite, 729
Pródromo, 655
Produtos químicos da agricultura, 336
Progeria, 37
Progesterona, 1033
- defeito da fase lútea relacionado com, inadequada, 974
Prolactinomas, 1153
Prolapso, 733
- da valva mitral, 575
- retal, 733
Proliferação
- celular, 101
- - anormal, 1239
- neoplásica juvenil, 1085
- paracortical de células T, 1111
Promielócito, 1043
Properdina, 52
Prostaglandinas, 57
- deficiência de, 687
Prostanóides, 62, 56
Próstata, 934
- adenocarcinoma da, 937
- hiperplasia nodular da, 935
- prostatite, 934
Prostatite, 934
Protease, inibidores da, 77, 827
Proteassomo, 11
Proteína(s)
- ácida fibrilar glial, 179
- amilóide, 1218
- - A, 1218
- - Aβ2M, 1216
- - AL, 1216
- - APrP, 1218
- - ATTR, 1220
- anormais, 10
- bactericidas, 77
- dos eosinófilos, 77
- C, 66
- ativada, resistência a, 1083
- deficiência de, 1081
- reativa, 502
- catiônica do eosinófilo, 65
- de resistência a múltiplas drogas, 762
- do estresse, 60
- fibrilogênica, 1212
- G, 102, 542
- - atividade anormal da, 24
- natriurética cerebral, 542
- PARP, 34
- príon (PrPs), 1218

- S, 1081
- secretoras, retenção de, 12
- síntese das, na célula acinar pancreática, 825
Proteinases, 75
Proteinoquinase C, ativação da, 1205
Proteinose alveolar, 623
Proteinúria, 859
- intensa, 851
- macroscópica, 1207
Proteoglicanos, 99
Próteses valvares, 592
Proteus, síndrome de, 253
Protoncogenes, 190, 542
- e hipertrofia cardíaca, 542
- RET, 1188
Protozoários, doenças por, 450-466, 850
- amebíase, 457
- - abscesso amébico hepático, 457
- - intestinal, 457
- babesiose, 453
- criptosporidiose, 459
- de Chagas, 461
- - aguda, 463
- - crônica, 463
- giardíase, 460
- leishmaniose, 460
- - cutânea localizada, 460
- - mucocutânea, 461
- - visceral, 461
- malária, 450
- meningoencefalite amebiana primária, 465
- pneumonia por *Pneumocystis carinii*, 456
- toxoplasmose, 454
- - em hospedeiros imunocomprometidos, 455
- - infecções congênitas por *Toxoplasma*, 455
- - síndrome da linfadenopatia por *Toxoplasma*, 454
- tripanossomíase africana, 464
Provas de função pulmonar, 644
Prurido perianal, 471
Pseudocisto pancreático, 829
Pseudodiverticulose intramural, 677
Pseudogota, 1403
Pseudo-hermafroditismo, 924
Pseudo-hipoparatireoidismo, 1172
Pseudomixoma peritoneal, 1005
Pseudomonas aeruginosa, 405
Pseudopseudo-hipoparatireoidismo, 1171
Pseudotumor inflamatório, 665
Psicose de Korsakoff, 329
Psitacose, 426, 610
Psoríase, 1238
PTEN, gene, 199
Pterígio, 1536
Pulmões, 599-666
- anomalias congênitas, 599
- - atresia brônquica, 599
- - cisto broncogênico, 600
- - hipoplasia pulmonar, 599
- - malformação adenomatóide cística congênita, 600
- - seqüestração, 600
- - - extralobar, 600
- - - intralobar, 601
- carcinoma de, 659
- - adenocarcinoma, 660
- - bronquioloalveolar, 661
- - carcinóides, 664
- - de células, 660
- - - escamosas, 660
- - - grandes, 663
- - - pequenas, 662
- - epidemiologia, 659
- - granulomatose linfomatóide, 666
- - manifestações clínicas, 660
- - metástases pulmonares, 666
- - patogenia, 659

- - patologia, 659
- - tumores pulmonares raros, 665
- - - blastoma pulmonar, 666
- - - carcinoma mucoepidermóide e carcinoma adenóide cístico, 666
- - - carcinossarcoma, 665
- - - hemangioendotelioma epitelióide pulmonar, 665
- - - pseudotumor inflamatório, 665
- - - sarcoma da artéria pulmonar, 666
- cistos do fígado e dos, 479
- doenças alveolares raras, 623
- - pneumonia eosinofílica, 625
- - - idiopática, 625
- - - secundária, 626
- - pneumonia lipídica, 626
- - - endógena, 626
- - - exógena, 626
- - proteinose alveolar, 623
- - síndromes de hemorragia pulmonar difusa, 623
- - - de Goodpasture, 624
- - - hemorragia pulmonar idiopática, 624
- doenças dos brônquios e bronquíolos, 601
- - bronquiectasia, 604
- - - cilíndrica, 605
- - - generalizada, 605
- - - não-obstrutiva, 604
- - - obstrutiva, 604
- - - sacular, 605
- - - varicosa, 605
- - bronquiolite constritiva, 603
- - gases irritantes, 602
- - - cloro e amônia, 603
- - - dióxido de enxofre, 603
- - - dióxido de nitrogênio, 602
- - granulomatose broncocêntrica, 603
- - infecções das vias aéreas, 601
- - obstrução brônquica, 604
- doenças pulmonares intersticiais, 642
- - bronquiolite respiratória, 649
- - histiocitose de células de Langerhans, 651
- - pneumonia, 646
- - - descamativa, intersticial, 647
- - - habitual, intersticial, 646
- - - linfóide, intersticial, 650
- - - padrão de, em organização, 650
- - - pneumonite por hipersensibilidade, 642
- - sarcoidose, 644
- - - aguda, 645
- - - crônica, 645
- doenças pulmonares obstrutivas, 627
- - asma, 633
- - bronquite crônica, 627
- - enfisema, 628
- - - centrolobular, 629
- - - localizado, 632
- - - panacinar, 629
- hamartoma pulmonar, 659
- hipertensão pulmonar, 656
- - causas cardíacas de, 658
- - doença venoclusiva pulmonar, 658
- - pré-capilar *versus* pós-capilar, 656
- - - desvios da esquerda para a direita, 656
- - - êmbolos pulmonares recorrentes, 658
- - - primária, 658
- - - resistência funcional ao fluxo arterial, 658
- infecção(ões), 606
- - abscesso pulmonar, 616
- - actinomicose, 612
- - fúngica(s), 613
- - - aspergilose, 614
- - - blastomicose norte-americana, 614
- - - coccidioidomicose, 613
- - - criptococose, 614
- - - histoplasmose, 613
- - - *Pneumocystis carinii*, 615

- - *Mycoplasma pneumoniae*, 610
- - pneumonia bacteriana, 606
- - - estafilocócica, 608
- - - estreptocócica, 609
- - - oportunista por bactérias Gram-negativas, 609
- - - pneumocócica, 607
- - - - por antraz e peste pneumônica, 610
- - - - por *Klebsiella*, 608
- - - - por *Legionella*, 609
- - - - por microrganismos anaeróbicos, 610
- - - psitacose, 610
- - pneumonia viral, 616
- - tuberculose, 611
- - - *Mycobacterium avium-intracellulare*, 612
- - - primária, 611
- - - secundária, 611
- - lesão alveolar difusa, 619
- - causas específicas, 622
- - - aspiração, 622
- - - choque, 622
- - - lesão alveolar difusa induzida por fármacos, 622
- - - oxigênio, 622
- - - paraquat, 623
- - - pneumonite por radiação, 622
- - - síndrome da angústia respiratória do recém-nascido, 623
- - manifestações clínicas, 621
- - patogenia, 619
- - patologia, 621
- - pneumoconioses, 636
- - - beriliose, 641
- - - doenças relacionadas com asbesto, 640
- - - dos mineradores de carvão, 639
- - - silicose, 638
- - - - aguda, 638
- - - - fibrose maciça progressiva, 638
- - - - nodular simples, 638
- - - talcose, 642
- transplante de, 653
- vasculite e granulomatose, 654
- - de Wegener, 654
- - sarcóide necrosante, 655
- - síndrome de Churg-Strauss, 655
Pulpite, 1303
Pupila de Argyll Robertson, 1546
Purina-nucleosídeo fosforilase, deficiência de, 151
Púrpura
- alérgica, 1072
- de Henoch-Schönlein, 875, 1072
- pós-transfusional, 1074
- trombocitopênica, 881
- - idiopática, 1073
- - trombótica, 881, 1074

Q

Quadriplegia, 1460
Queilose, 360
Queimaduras, 344
- cutâneas, 344
- por eletricidade, 345
- por inalação, 344
Quelóide, 119, 1322
Queratinização, distúrbio genético de, 1237
Queratinócitos, 1228, 1282
- anticorpos contra, 1241
Queratose, 1282
- actínica, 1282
- queratoacantoma, 1283
- seborréica, 1282
Querosene, 336
Quervain, tireoidite de de, 1165
Queyrat, eritroplasia de, 921

Quilotórax, 667
Quimiocinas, 57
- ancoragem e atividade, 59
- estrutura e nomenclatura, 59
- na doença, 60
Quimiotaxia, 71, 108

R

Rabdomiólise, 1434
- alcoólica aguda, 328
Rabdomioma, 588
Rabdomiossarcoma, 1409
- embrionário, 959
Radiação, 347
- de microondas, campos eletromagnéticos e ultra-som, 352
- doses altas de, 350
- ionizante, 21
- irradiação do corpo inteiro, 348
- lesão por, localizada, 349
- ultravioleta, 209
- vasculite por, 522
Radical hidroxila, 19, 76
Radiodermatite, 349
Radixina, 254
Radônio, 352
Raiva, 1481
Raízes dorsais, ganglionite de, 1525
Ramos interlobares, embolização dos, 881
Ranke, complexo de, 611
Rapunzel, síndrome de, 702
Raquitismo, osteomalácia e, 1366
- deficiência dietética da vitamina D, 1366
- distúrbios, 1366
- - do metabolismo da vitamina D, 1366
- - renais do metabolismo do fosfato, 1368
- má absorção intestinal, 1366
- metabolismo da vitamina D, 1366
- mineralização defeituosa, 1268
Raynaud, fenômeno de, 515, 554
Reação(ões)
- anafiláticas, 1257
- ao estresse persistente e à lesão celular, 4
- - atrofia, 4
- - - envelhecimento, 5
- - - interrupção dos sinais tróficos, 5
- - - lesão celular persistente, 5
- - - nutrientes insuficientes, 5
- - - redução da demanda funcional, 5
- - - suprimento inadequado de oxigênio, 5
- - calcificação, 14
- - depósito intracelular, 9
- - - colesterol, 10
- - - doenças de depósito lisossômico herdadas, 10
- - - ferro e outros metais, 12
- - - glicogênio, 10
- - - gordura, 10
- - - lipofuscina, 12
- - - melanina, 12
- - - pigmentos exógenos, 12
- - - proteínas anormais, 10
- - displasia, 9
- - hialina, 14
- - hiperplasia, 7
- - - estimulação hormonal, 7
- - - lesão celular crônica, 8
- - - maior demanda funcional, 7
- - hipertrofia, 6
- - - fisiológica, 6
- - - maior demanda funcional, 6
- - - mecanismos celulares de, 7
- - metaplasia, 8
- de Arias-Stella, 972
- de Arthus, 140

- de hipersensibilidade com infiltrados
      linfocíticos na junção
      dermo-epidérmica, 1255
- imunes contra tecidos transplantados, 144
- - aguda, 145
- - crônica, 145
- - doença enxerto-*versus*-hospedeiro, 145
- - hiperaguda, 145
- - imunológicas, 388
- - que manifestam inflamação neutrofílica, 1258
- - supurativas, 388
- leucemóide, 1083
- transfusionais hemolíticas, 1066
Recém-nascido, doença hemolítica do, 1066
Receptor(es)
- adrenérgicos, 24
- associados à proteína G, 103
- de estrogênio e progesterona, 1033
- de integrina, 103
- protéicos de tirosina quinase, 102
Recklinghausen, doença de von, 1518
Reed-Sternberg, células de, 1131
Reepitelização, 110
Reflexo de Cushing, 1454
Refluxo
- de bile, 828
- vesicoureteral, 888, 908
Regulação da inflamação, 77
Regurgitação mitral, 577
Reiter, síndrome de, 921, 1399
Rendu-Osler-Weber, síndrome de, 1072
Renina, tumores secretores de, 514
Renovação celular do intestino delgado, 703
Reparação de feridas, 103
- cicatrização, 103
- - angiogênese, 108
- - contração da ferida, 111
- - fatores de crescimento e fibroplastia, 107
- - força da ferida, 111
- - inflamação, 104
- - proliferação de fibroblastos e acúmulo de
      matriz, 106
- - reepitelização, 110
- - tecido de granulação, 104
- - trombose, 104
- destinos da lesão, 103
Reservatórios animais, bactérias com, ou
      insetos vetores, 410
- antraz, 413
- bartonelose, 415
- brucelose, 410
- doença da arranhadura do gato, 414
- listeriose, 413
- mormo, 414
- peste, 411
- tularemia, 412
Resfriado comum, 372
Resistência vascular periférica, 290
Resposta imunológica celular, 889
Restos nefrogênicos, 897
Restrição calórica, 38
Retardo
- anafásico, 238
- do crescimento intra-uterino e
      prematuridade, 277
- - eritroblastose fetal, 280
- - - incompatibilidade ABO, 282
- - - incompatibilidade de Rh, 280
- - imaturidade de órgãos, 277
- - lesões de nascimento, 283
- - síndrome, 278
- - - da angústia respiratória do neonato, 278
- - - da morte súbita infantil, 283
- mental, 1451
Retículo
- endoplasmático, 16, 255
- - agranular, 6

- - esparso, 80
- sarcoplasmático, 541
Retina, 1538
- degeneração macular, 1548
- descolamento da, 1546
- doença vascular oclusiva da, 1539
- estrias angióides, 1549
- hemorragia retiniana, 1538
- mancha vermelho-cereja na mácula, 1549
- retinite pigmentar, 1548
- retinopatia, 1541
- - da prematuridade, 1549
- - diabética, 1541
- - - catarata diabética, 1546
- - - de fundo ou não-proliferativa, 1541
- - - iridopatia diabética, 1542
- - - patologia, 1543
- - - proliferativa, 1541
- - hipertensiva, 1539
Retinite pigmentar, 1548
Retinoblastoma, 236, 251, 1555
- gene do, 197
Retinóides, 20
Retinopatia, 1541
- da prematuridade, 1549
- diabética, 1204, 1541
- - catarata diabética, 1546
- - de fundo ou não-proliferativa, 1541
- - iridopatia diabética, 1542
- - patologia, 1543
- - proliferativa, 1206, 1541
- hipertensiva, 1539
Reto e cólon, pólipos do, 734
- adenoma(s), 734
- - serrilhado, 737
- - tubulares, 734
- - tubulovilosos, 735
- - vilosos, 735
- não-neoplásicos, 737
- - pólipos, 737
- - - hiperplásicos, 737
- - - juvenis, 738
- - - linfóides, 739
- pólipos adenomatosos e câncer
      colorretal, 735
- polipose adenomatosa familial, 737
Reye, síndrome de, 802
Rianodina, 542
Riboflavina, 359
Ribossomos desagregados, 17
Richter, síndrome de, 1118
Riedel, tireoidite de, 1166
Rim(ns), 843-900
- adenocarcinoma de, 324
- anatomia, 844
- - aparelho justaglomerular, 846
- - glomérulo, 844
- - - células endoteliais, 845
- - - membrana basal glomerular, 844
- - - mesângio, 846
- - - podócitos, 845
- - interstício, 846
- - túbulo renal, 846
- - vasos sangüíneos, 844
- anomalias congênitas do, 847
- - agenesia renal, 847
- - displasia renal, 847
- - doença autossômica do rim policístico, 848
- - - dominante, 848
- - - recessiva, 850
- - doença glomerulocística, 850
- - ectópico, 847
- - em ferradura, 847
- - esponjoso medular, 850
- - hipoplasia renal, 847
- - nefrotísica, 850
- - seqüência de Potter, 847

- cálculos renais, 892
- câncer de, 7
- - mais comum, 898
- contendo amilóide AA corado com a reação
      de iodo, 1222
- doença cística adquirida, 851
- doenças dos túbulos e do interstício, 883-892
- - necrose tubular aguda, 883
- - nefrite tubulointersticial aguda
      fármaco-induzida, 889
- - nefrocalcinose, 891
- - nefropatia, 889
- - - por analgésicos, 889
- - - por cilindros de cadeia leve, 890
- - - por uratos, 891
- - pielonefrite, 884
- - pielonefrite aguda, 884
- - - manifestações clínicas, 887
- - - patogenia, 884
- - - patologia, 886
- - pielonefrite crônica, 887
- - - manifestações clínicas, 888
- - - patogenia, 887
- - - patologia, 887
- doenças glomerulares, 851-875
- - amiloidose renal, 861
- - - manifestações clínicas, 862
- - - patogenia, 862
- - - patologia, 862
- - de depósito de cadeia leve e cadeia
      pesada, 863
- - glomerulonefrite lúpica, 869
- - - manifestações clínicas, 871
- - - patogenia, 869
- - - patologia, 870
- - glomerulonefrite
      membranoproliferativa, 867
- - - do tipo I, 867
- - - do tipo II, 868
- - glomerulonefrite por anticorpos
      antimembrana basal glomerular, 872
- - - patogenia, 872
- - - patologia, 873
- - - manifestações clínicas, 873
- - glomerulonefrite por auto-anticorpos
      anticitoplasma neutrofílico, 874
- - glomerulonefrite pós-infecciosa aguda, 865
- - - manifestações clínicas, 867
- - - patogenia, 865
- - - patologia, 865
- - glomerulopatia membranosa, 857
- - - manifestações clínicas, 859
- - - patogenia, 857
- - - patologia, 858
- - glomerulopatia por lesão mínima, 853
- - glomerulosclerose diabética, 859
- - glomerulosclerose segmentar focal, 855
- - - manifestações clínicas, 857
- - - patogenia, 856
- - - patologia, 856
- - nefrite hereditária, 864
- - nefropatia, 865
- - - da membrana basal glomerular fina, 865
- - - por IgA, 871
- - síndrome nefrítica, 851
- - - patogenia, 852
- - - patologia, 853
- - síndrome nefrótica, 851
- doenças vasculares, 875-883
- - ateroembolia renal, 879
- - hipertensão renovascular, 879
- - infartos renais, 881
- - microangiopatia trombótica, 879
- - necrose cortical, 882
- - nefropatia, 881
- - - falciforme, 881
- - - hipertensiva maligna, 877

- - nefrosclerose hipertensiva, 876
- - pré-eclâmpsia, 881
- - vasculite renal, 875
- ectópico, 847
- em ferradura, 847
- esponjoso medular, 850
- infecções bacterianas do, 884
- multicísticos e aumentados, 848
- policístico, 848
- - doença autossômica dominante do, 848
- - doença autossômica recessiva do, 850
- transplante de, 893
- - em adultos, 1205
- - nefrotoxicidade da ciclosporina e do tacrolimo, 894
- - recorrência de doença renal, 894
- - rejeição, 893
- - - celular aguda, 893
- - - crônica, 894
- - - humoral aguda, 893
- - - humoral hiperaguda, 893
- tumores benignos do, 895-899
- - adenoma renal, 895
- - angiomiolipoma, 896
- - fibroma medular, 896
- - nefroma mesoblástico, 896
- - oncocitoma renal, 896
- tumores malignos do, 896
- - carcinoma, 898
- - - de células de transição, 899
- - - de células renais, 898
- - de Wilms, 896
- - - manifestações clínicas, 897
- - - patogenia, 896
- - - patologia, 897
- uropatia obstrutiva e hidronefrose, 892
Rinite, 1311
Rinoscleroma, 1314
Rinosporidiose, 1315
Riquétsias, 522
- infecções por, 426-429
- - febre, 427
- - - maculosa das Montanhas Rochosas, 427
- - - Q, 429
- - tifo, 427
- - - endêmico, 429
- - - epidêmico, 427
- - - rural, 429
- vasculite por, 522
RNA defeituoso, 779
Rokitansky-Aschoff, seios de, 690
Rosai-Dorfman, doença de, 1110
Rotavírus, 377, 706
Rotor, síndrome de, 763
Rubéola, 232
- vírus da, 375
Ruptura
- da parede livre do miocárdio, 563
- do estômago, 701
- tubária, 985

S

Sacarina, 335
Saco vitelino, 702
- tumores do, 932, 997
Sais biliares deficientes, 711
Salmonella, 399
- enterocolite por, 399
- febre tifóide, 399
Salmonelose não-tifóide, 706
Salpingite, 984
- tuberculosa, 952
Sandhoff, doença de, 262
Sangramento
- anovulatório, 974

- colônico, 727
- prolongado, tempo de, 1084
- uterino disfuncional, 974
Sangue, 44, 1068
- fecal, 730
- microcirculação e componentes do, 44
- perda de, 469
- - aguda, ou anemia normocrômica normocítica, 1068
- intestinal, 469
- periférico, esfregaço de, 1093
Sapinho, 440
Sarampo, 602
- vírus do, 374
Sarcoidose, 588, 644, 1261, 1538
- aguda, 645
- crônica, 645
Sarcoma, 82, 1407
- botrióide, 959
- da artéria pulmonar, 666
- de Ewing, 1387
- de Kaposi, 82, 193, 530, 1287
- de mastócitos, 1088
- de tecido mole, 179, 1407
- do estroma endometrial, 980
- mielóide, 1103
- sinovial, 1410
Sarcômero, 536
Sarda, 1281
- e lentigo, 1279
Schatzki, anel de, 676
Scheie, síndrome de, 587
Schiff, ácido periódico de, 1418
Schilling, teste de, 712, 1055
Schistosoma, 475
- *haematobium*, 475
- *japonicum*, 475
- *mansoni*, 475
Schwann, células de, 254
Schwannoma, 254, 1516, 1528
- maligno, 1529
Scrapie, 1220
Secreção(ões)
- de ácido gástrico, 836
- de glucagon, 837
- de paratormônio, 1172
- inadequada de hormônio tireóideo, 1159
Seios
- de Rokitansky-Aschoff, 690
- de Valsalva, 549
- paranasais, nariz e, 1311
- - anatomia, 1311
- - doenças da cavidade nasal e dos seios paranasais, 1311
- - - granulomatose de Wegener, 1316
- - - hanseníase, 1314
- - - infecções fúngicas, 1314
- - - leishmaniose, 1316
- - - linfoma de células T destruidoras naturais, 1316
- - - pólipos nasais, 1312
- - - rinite, 1311
- - - rinoscleroma, 1314
- - - sífilis, 1314
- - - sinusite, 1313
- - - tumores benignos do nariz, 1317
- - - tumores malignos do nariz, 1317
- - doenças do nariz externo e do vestíbulo nasal, 1311
Sela vazia, síndrome da, 1152
Selectinas, 68
Sepse, 390, 1524
- e icterícia, 763
- por *Escherichia coli*, 398
- - neonatal, 399
Septicemia, 313
Seqüência de Potter, 847

Seqüestração, 1075
- esplênica de plaquetas, 1075
- pagético, seqüestro, 1376
SERCA, 542
Serina proteinases, 75
Serotonina, 66, 837
Serpinas, 75
Sertoli, células de, 905
- tumores de, 933
Sezary, síndrome de, 1130
Sheehan, síndrome de, 1151
Shigelose, 400, 705
Sialolitíase, 1306
Sialorréia, 1306
Sideroblastos anelados, anemia refratária com, 1097
Sífilis, 417, 806, 947, 1314, 1359
- adquirida, 1360
- congênita, 233, 420, 1359
- primária, 417
- secundária, 418
- terciária, 419
Silicoproteinose, 638
Silicose, 638
- aguda, 638
- fibrose maciça progressiva, 638
- nodular simples, 638
Sinal de Homans, 297
Sindecanos, 61
Síndrome(s)
- alcoólica fetal, 329
- auto-imune poliglandular, 1179
- - tipo I, 1179
- - tipo II, 1179
- cancerígenas hereditárias, 201
- colestáticas da lactância, 806
- - atresia biliar, 807
- - hepatite neonatal, 806
- da angústia respiratória, 278
- - aguda, 301
- - do neonato, 278
- - do recém-nascido, 623
- da disfunção de múltiplos órgãos, 315, 709
- - cérebro, 317
- - coração, 315
- - defesa do hospedeiro, 317
- - fígado, 317
- - mecanismos compensatórios vasculares, 315
- - pâncreas, 317
- - pulmão, 316
- - rim, 315
- - supra-renais, 317
- - trato gastrointestinal, 317
- da hidantoína fetal, 231
- da imunodeficiência adquirida (v. AIDS)
- da linfadenopatia por *Toxoplasma*, 454
- da morte súbita infantil, 283
- da resposta
- - antiinflamatória mista, 315
- - inflamatória sistêmica, 84, 313
- da sela vazia, 1152
- da úlcera retal solitária, 733
- de Alagille, 808
- de Alport, 864
- de Angelman, 274
- de aniridia, 236
- de Asherman, 973
- de Beckwith-Wiedemann, 896
- de Bernard-Soulier, 1076
- de Bloom, 201
- de Boerhaave, 682
- de Byler, 763
- de câncer colorretal não-poliposo hereditária, 742
- de Caplan, 639
- de cepacia, 258

- de Chédiak-Higashi, 76, 1084
- de Churg-Strauss, 518, 655, 875
- de compressão celíaca, 709
- de Conn, 514, 1185
- de Crigler-Najjar, 760
- de Cushing, 1184
- - características clínicas da, 1184
- - principais manifestações clínicas da, 1185
- - vias patogenéticas da, 1182
- de Denys-Drash, 896
- de DiGeorge, 544, 1192
- de Down, 238, 722, 1215
- de Dressler, 565
- de Dubin-Johnson, 762
- de Ehlers-Danlos, 252, 724
- de expansão da repetição de trinucleotídios, 1500
- de fragmentação mecânica dos eritrócitos, 1066
- de Gaisbock, 1068
- de Gardner, 737
- de Gerstmann-Straussler-Scheinker, 1488
- de Gilbert, 760
- de Goodpasture, 624
- de Guillain-Barré, 1524
- de hemorragia pulmonar difusa, 623
- de Hermansky-Pudlak, 646
- de hiper-IgM, 148
- de hiperviscosidade, 1123
- de Hippel-Lindau, 528
- de Hunter, 10
- de Hurler, 10, 587, 1494
- de Kallmann, 1152
- de Kartagener, 605
- de Klinefelter, 239, 245, 1020
- - manifestações clínicas, 246
- - patogenia, 245
- - patologia, 246
- de Lambert-Eaton, 662, 1429
- de Laron, 1151
- de Lesch-Nyhan, 1400
- de Liddle, 513
- de Li-Fraumeni, 199
- de Lindau, 1519
- de Loeffler, 518
- de Löffler, 625
- de Lutembacher, 547
- de Mallory-Weiss, 329, 682
- de Marfan, 251, 524
- de McCune-Albright, 1377
- de Morquio, 1343
- de neoplasia endócrina múltipla tipo I, 839
- de Nezelof, 1192
- de Peutz-Jeghers, 717
- de Pickwick, 355
- de Plummer-Vinson, 676
- de Prader-Willi, 274
- de Proteus, 253
- de Rapunzel, 702
- de Reiter, 921, 1399
- de Rendu-Osler-Weber, 1072
- de Reye, 802
- de Richter, 1118
- de Rotor, 763
- de Scheie, 587
- de Sezary, 1130
- de Sheehan, 1151
- de Sipple, 1187
- de Sjögren, 163, 1306
- de sobrecarga de ferro, 14, 795
- - diagnóstico laboratorial, 797
- - hemocromatose hereditária, 795
- - metabolismo do ferro, 795
- - secundárias, 797
- de Sturgess, 605
- de Sturge-Weber, 528, 1520
- de Turcot, 737
- de Turner, 238, 246, 544, 685
- de Verner-Morrison, 837
- de Waterhouse-Friderichsen, 317, 393, 1180
- de Wermer, 37, 1187
- de Wernicke, 1495
- de Williams, 551
- de Wiskott-Aldrich, 151, 1074, 1192
- de Wolff-Parkinson-White, 538
- do álcool fetal, 231
- do choque tóxico, 952
- do coração esquerdo hipoplásico, 548
- do excesso aparente de mineralocorticóide, 513
- do linfonodo mucocutâneo (v. Doença de Kawasaki)
- do lobo médio direito, 604
- do ovário policístico, 986
- do X frágil, 249, 272
- dos anticorpos antifosfolipídio, 1082
- dos cromossomos autossômicos, 239
- - de deleção cromossômica, 243
- - de Down, 240
- - de quebra cromossômica, 244
- - de translocação, 243
- - trissomias dos cromossomos 13, 18 e 22, 243
- em mulheres com vários cromossomos X, 247
- endócrinas hereditárias, 694
- fetal do tabaco, 325
- gonadotróficas, 214
- hemangiomatosas múltiplas, 528
- hemolítica-urêmica, 880, 1075
- hepatorretal, 769
- hipereosinofílica, 1096
- - idiopática, 1085
- hormonais ectópicas, 839
- metabólica, 1203
- mielodisplásicas, leucemias e, 1090, 1099
- - anemia refratária, 1096
- - - com excesso de blastos, 1098
- - - com sideroblastos anelados, 1097
- - citopenia refratária com displasia de múltiplas linhagens, 1098
- - definição, 1096
- - doenças mieloproliferativas crônicas, 1090
- - - leucemia
- - - - eosinofílica crônica e hipereosinofílica, 1096
- - - - mielógena crônica, 1091
- - - - neutrofílica, 1096
- - - mielofibrose idiopática crônica, 1094
- - - policitemia vera, 1093
- - - trombocitemia essencial, 1095
- - mielóide aguda, 1099
- - - com anormalidades genéticas recorrentes, 1099
- - - sarcoma mielóide, 1103
- nefrítica, 851
- - patogenia, 852
- - patologia, 853
- nefrótica, 310, 747, 851, 861
- paraneoplásicas, 213
- pós-pericardiotomia, 311
- respiratória aguda grave, 374
- vasculítica pulmonar-renal, 875
- WAGR, 896
Sinóvia, 1390
Sinovite vilonodular pigmentada, 1405
Sintropia, 229
Sinusite, 605, 1313
Sinusóide hepático, 756, 804
Sipple, síndrome de, 1187
Siringoma, 954, 1286
Siringomielia, 1449
Sistema(s)
- capilar e mecanismos de formação de edema, 308
- complemento, 52
- - atividades biológicas dos componentes do complemento, 52
- - e doença, 53
- - - complexos imunológicos, 54
- - - deficiências de complemento, 54
- - - doença infecciosa, 54
- - - inflamação e necrose, 54
- - regulação do, 53
- de coagulação, ativação do, 50
- de estadiamento, 186
- - Ann Arbor, 1135
- - de TNM do câncer, 186
- - de graduação de Gleason, 940
- - de Purkinje, 538
- imune, biologia do, 124
- - complexo de histocompatibilidade principal, 131
- - componentes celulares, 124
- - - células-tronco hematopoéticas, 124
- - - destino e recirculação de linfócitos, 130
- - - fagócitos mononucleares, 128
- - - linfócitos, 127
- - - linfopoese e hematopoese, 125
- - respostas imunes celular e humoral integradas, 132
- - - atividades fagocíticas mononucleares, 133
- - - interações de linfócitos B, 133
- - - interações de linfócitos T, 132
- linfático, tumores do, 530
- - linfangioma, 530
- - - capilar, 530
- - - cístico, 530
- - linfangiossarcoma, 531
- - monócito/macrófago, 461
- M-PIRE, 1046
- nervoso, 1441-1530
- renina-angiotensina, 511
- renina-angiotensina-aldosterona, 315
Sistema biliar, fígado e, 753-822
- anatomia, 755
- - ácino hepático, 755
- - hepatócito, 755
- - lóbulo hepático, 755
- - sinusóide hepático, 756
- cirrose, 765
- biliar primária, 791
- infantil indiana, 800
- colangite esclerosante primária, 793
- distúrbios, 798
- - hereditários associados a cirrose, 798
- - - deficiência de α_1-antitripsina, 799
- - - doença de Wilson, 798
- - - erros inatos do metabolismo de carboidratos, 800
- - - fibrose cística, 799
- - vasculares, 803
- - - choque, 804
- - - infarto do fígado, 804
- - - insuficiência cardíaca congestiva, 803
- - esteatose hepática não-alcoólica, 790
- funções do fígado, 753
- - regeneração, 758
- hepatite, 774
- - auto-imune, 784
- - hepática alcoólica, 785
- - - consumo de álcool, 786
- - - metabolismo do etanol, 786
- - viral, 774
- - - aguda, 781
- - - crônica, 783
- - - tipo
- - - - A, 774
- - - - B, 776
- - - - C, 779
- - - - D, 779
- - - - E, 781

- hipertensão porta, 769
- - complicações sistêmicas, 772
- - - ascite, 772
- - - esplenomegalia, 772
- - - peritonite bacteriana espontânea, 774
- - - varizes esofágicas, 772
- - intra-hepática, 770
- - pós-hepática, 771
- - pré-hepática, 771
- infecções bacterianas, 804
- infestações parasitárias, 805
- - doenças helmínticas, 806
- - doenças por protozoários, 805
- - leptospirose, 806
- - sífilis, 806
- insuficiência hepática, 766
- complicações, 769
- - - endócrinas, 769
- - - pulmonares, 769
- - defeitos da coagulação, 768
- - depuração hepática inadequada de bilirrubina, 767
- - encefalopatia hepática, 767
- - hipoalbuminemia, 769
- - síndrome hepatorretal, 769
- lesão hepatotóxica, 801
- - colestase intra-hepática aguda, 802
- - esteatose hepática, 801
- - hepatite, 802
- - - crônica, 802
- - - granulomatosa, 802
- - lesões vasculares, 803
- - necrose hepatocelular zonal, 801
- - neoplásicas, 803
- - semelhantes a hepatite viral, 802
- metabolismo da bilirrubina e mecanismos de icterícia, 759-765
- - bilirrubina, 759
- - comprometimento do fluxo biliar canalicular acompanhado de pigmento biliar visível, 764
- - diminuição
- - - da captação hepática de bilirrubina, 760
- - - da conjugação de bilirrubina, 760
- - - do transporte de bilirrubina conjugada, 762
- - icterícia neonatal, 763
- - produção excessiva de bilirrubina, 760
- - sepse, 763
- obstrução biliar extra-hepática, 793
- porfirias, 803
- síndromes, 806
- - colestáticas da lactância, 806
- - - atresia biliar, 807
- - - hepatite neonatal, 806
- - de sobrecarga de ferro, 795
- - - diagnóstico laboratorial, 797
- - - hemocromatose hereditária, 795
- - - metabolismo do ferro, 795
- - - secundárias, 797
- transplante de fígado, 813
- tumores benignos, 810
- - e lesões tumoriformes, 808
- - - adenomas hepáticos, 808
- - - doença cística, 809
- - - hemangiomas hepáticos, 809
- - - hiperplasia nodular focal, 809
- - - hiperplasia regenerativa nodular, 809
- tumores malignos, 810
- - câncer metastático, 813
- - carcinoma hepatocelular, 810
- - colangiocarcinoma, 812
- - hemangiossarcoma, 812
- - hepatoblastoma, 812
- vesícula biliar e ductos biliares extra-hepáticos, 814
- - anatomia, 814

- - anomalias congênitas, 814
- - colecistite, 817
- - - aguda, 817
- - - crônica, 818
- - colelitíase, 814
- - - cálculos de colesterol, 814
- - - cálculos de pigmentos, 816
- - colesterolose, 819
- - tumores, 819
- - - adenocarcinoma, 820
- - - benignos, 819
- - - carcinoma da ampola de Vater, 820
Sistema endócrino, 1147-1194
- córtex supra-renal, 1175-1186
- - aldosteronismo primário, 1185
- - anatomia, 1175
- - características clínicas da síndrome de Cushing, 1184
- - hiperfunção supra-renal, 1181
- - - ACTH-dependente, 1181
- - - ACTH-independente, 1181
- - hiperplasia supra-renal congênita, 1176
- - insuficiência cortical supra-renal, 1177
- - tumores, 1186
- hipófise, 1150-1156
- - adenomas hipofisários, 1152
- - - corticotrófico, 1154
- - - gonadotrófico, 1154
- - - lactotrófico, 1153
- - - não-funcionantes, 1155
- - - somatotróficos, 1153
- - - tireotróficos, 1155
- - anatomia, 1150
- - hipopituitarismo, 1151
- - posterior, 1155
- medula supra-renal e paragânglios, 1186-1192
- - anatomia e função, 1186
- - feocromocitoma, 1186
- - - manifestações clínicas, 1189
- - - paraganglioma, 1190
- - - patogenia, 1187
- - - patologia, 1188
- - - neuroblastoma, 1190
- - - ganglioneuroma, 1191
- paratireóides, 1171-1175
- - anatomia e fisiologia, 1171
- - hiperparatireoidismo primário, 1173
- - - adenoma das paratireóides, 1173
- - - características clínicas variáveis, 1174
- - - carcinoma paratireóideo, 1173
- - - hiperplasia paratireóidea primária, 1173
- - hipoparatireoidismo, 1172
- pineal, 1192
- - anatomia e função, 1192
- - neoplasias, 1193
- timo, 1192
- - agenesia e displasia, 1192
- - anatomia e função, 1192
- tireóide, 1156-1171
- - adenoma folicular da, 1166
- - anatomia, 1156
- - anomalias congênitas, 1157
- - bócio atóxico, 1157
- - câncer da, 1167
- - - anaplásico, 1170
- - - folicular, 1169
- - - linfoma, 1171
- - - medular, 1169
- - - papilar, 1167
- - função, 1156
- - hipertireoidismo, 1160
- - - adenoma tóxico, 1163
- - - bócio multinodular tóxico, 1163
- - - doença de Graves, 1160
- - hipotireoidismo, 1158
- - - bocioso, 1159

- - - congênito, 1160
- - - primário, 1159
- - tireoidite, 1164
- - - auto-imune crônica ou de Hashimoto, 1164
- - - de Riedel, 1166
- - - silenciosa, 1166
- - - subaguda ou de Quervain, 1165
Sistema linfopoético, distúrbios do, 1103-1139
- benignos, 1105
- - hiperplasia reativa dos linfonodos, 1106
- - - folicular, 1108
- - - interfolicular, 1108
- - - padrões mistos de, 1109
- - histiocitose sinusal, 1110
- - - com linfadenopatia maciça, 1110
- - linfadenopatia dermatopática, 1111
- - linfocitopenia, 1106
- - linfocitose, 1105
- - plasmocitose, 1106
- - síndrome hemofagocítica induzida por infecção – linfoma maligno, 1111
- linfócitos normais, 1103
- maligno, 1112
- - de células B maduras, 1114
- - - com derrame primário, 1127
- - - da zona marginal extranodal do tecido linfóide associado a mucosa, 1124
- - - difuso de grandes células B, 1126
- - - do manto, 1126
- - - folicular, 1125
- - - leucemia de células pilosas, 1119
- - - leucemia linfocítica crônica/linfoma de pequenos linfócitos, 1115
- - - linfoplasmacítico/macroglobulinemia de Waldenström, 1118
- - - mediastinal difuso de grandes células B, 1127
- - - neoplasia de plasmócitos, 1119
- - de células T e de células NK, maduros, 1128
- - - angioimunoblástico, 1130
- - - associados a enteropatia, 1129
- - - de grandes células anaplásicas, 1131
- - - extranodal de células NK/T tipo nasal, 1129
- - - hepatoesplênico, 1130
- - - leucemia
- - - - agressiva de células NK, 1129
- - - - de grandes linfócitos granulares da célula T, 1129
- - - - pró-linfocítica de células T, 1129
- - - leucemia/linfoma de células T do adulto, 1129
- - - micose fungóide e síndrome de Sezary, 1130
- - - periféricas não especificado, 1131
- - - semelhante a paniculite subcutânea, 1130
- - de células T precursoras, 1112
- - de Hodgkin, 1131
- - - clássico, 1135
- - - classificação histológica do, 1135
- - - nodular com predominância de linfócitos, 1135
- - distúrbio linfoproliferativo pós-transplante, 1137
- - leucemia linfoblástica aguda B, 1112
- linfonodos, 1104
- tecido linfóide do intestino e do brônquio, 1104
Sistema nervoso central, 1442-1520
- células do, 1443
- - astrócitos, 1444
- - epêndima, 1446
- - micróglia, 1447
- - neurônios, 1443
- - oligodendróglia, 1446
- distúrbios circulatórios, 1461

- - aneurismas cerebrais, 1462
- - - ateroscleróticos, 1465
- - - micóticos, 1465
- - - saculares, 1462
- - doença cerebrovascular oclusiva regional, 1469
- - hemorragia cerebral, 1465
- - isquemia, 1466
- - - global, 1466
- - - regional e infarto cerebral, 1467
- - malformações vasculares, 1461
- - distúrbios metabólicos, 1495
- - alcoolismo, 1495
- - degeneração da medula espinhal combinada subaguda, 1495
- - encefalopatia hepática, 1495
- - doenças de depósito neuronal, 1493
- - - de Gaucher, 1494
- - - de Niemann-Pick, 1494
- - - de Tay-Sachs, 1493
- - - síndrome de Hurler, 1494
- - doenças desmielinizantes, 1490
- - - adrenoleucodistrofia, 1490
- - - de Alexander, 1491
- - - de Krabbe, 1490
- - - encefalomielite pós-infecciosa e pós-vacinal, 1493
- - - esclerose múltipla, 1491
- - - leucodistrofias, 1490
- - - metacromática, 1490
- - - mielinólise pontina central, 1493
- - doenças infecciosas, 1473
- - - abscesso cerebral, 1477
- - - encefalomielite viral, 1478
- - - - encefalite
- - - - - letárgica ou de von Economo, 1485
- - - - - por herpes simples e infecções relacionadas, 1482
- - - - - viral transmitida por artrópodes, 1484
- - - - encefalopatia da AIDS, 1486
- - - - leucoencefalopatia multifocal progressiva, 1485
- - - - panencefalite esclerosante subaguda, 1485
- - - - poliomielite, 1479
- - - - raiva, 1481
- - - meningite, 1473
- - - - bacteriana, 1473
- - - - criptocócica, 1475
- - - - meningoencefalite amebiana, 1476
- - - - sifilítica e lesões relacionadas, 1477
- - - - viral, 1475
- - - pelo príon, 1487
- - doenças metabólicas neuronais, 1494
- - - cretinismo, 1494
- - - de Wilson, 1494
- - - fenilcetonúria, 1494
- - doenças neurodegenerativas, 1496
- - - de Alzheimer, 1503
- - - - epidemiologia, 1503
- - - - manifestações clínicas, 1506
- - - - patogenia, 1503
- - - de Parkinson, 1497
- - - - epidemiologia, 1497
- - - - manifestações clínicas, 1499
- - - - patogenia, 1498
- - - - patologia, 1499
- - - esclerose lateral amiotrófica, 1499
- - - hereditárias, 1500
- - - síndromes de expansão da repetição de trinucleotídios, 1500
- - líquido cefalorraquidiano, 1471
- - hidrocefalia, 1471
- - malformações congênitas, 1447
- - - anomalias cromossômicas, 1451
- - - da medula espinhal, 1449
- - - de Arnold-Chiari, 1450
- - - distúrbios dos giros cerebrais, 1451

- - - do tubo neural, 1447
- - - anencefalia, 1449
- - - espinha bífida, 1447
- - epilepsia, 1454
- - hidrocefalia congênita, 1450
- - toxicidade do, 341
- - traumatismo, 1454
- - - contusão cerebral, 1458
- - - feridas penetrantes, 1458
- - - hematoma, 1454
- - - - epidural, 1454
- - - - subdural, 1456
- - - hemorragia subaracnóide, 1458
- - - lesões na medula espinhal, 1460
- - tumores do, 1442
- - - cisto colóide, 1518
- - - de origem em células germinativas, 1517
- - - derivados de astrócitos, 1511
- - - - astrocitoma, 1511
- - - - astrocitoma anaplásico, 1512
- - - - glioblastoma multiforme, 1512
- - - ependimoma, 1514
- - - ganglioglioma, 1514
- - - hemangioblastoma, 1517
- - - linfoma, 1518
- - - meduloblastoma, 1514
- - - metastáticos, 1518
- - - neoplasias de origem mesenquimatosa, 1515
- - - - meningioma, 1515
- - - - schwannoma, 1516
- - - neoplasias derivadas de tecidos ectópicos, 1516
- - - - cistos dermóides e epidermóides, 1517
- - - - craniofaringioma, 1516
- - - - lipoma, 1517
- - - neoplasias intracranianas hereditárias, 1518
- - - - esclerose tuberosa, 1519
- - - - neurofibromatose, 1518
- - - - síndrome de Lindau, 1519
- - - - síndrome de Sturge-Weber, 1520
- - - oligodendroglioma, 1512
Sistema nervoso periférico, 1520-1529
- anatomia, 1520
- neuropatia(s) periférica(s), 1523
- - alcoólica, 1524
- - amilóide, 1526
- - associada a gamopatia monoclonal, 1525
- - axonal idiopática crônica, 1527
- - diabéticas, 1524
- - e AIDS, 1527
- - ganglionite de raízes dorsais, 1525
- - hereditárias, 1526
- - paraneoplásicas, 1526
- - polineuropatia, 1524
- - - da doença crítica, 1524
- - - desmielinizante inflamatória aguda, 1524
- - tóxica, 1526
- - urêmica, 1524
- - vasculítica, 1525
- - reações a lesão, 1521
- - - degeneração axonal, 1521
- - - desmielinização segmentar, 1522
- - traumatismo dos nervos, 1528
- - tumor(es), 1528
- - - da bainha de nervos periféricos maligno, 1529
- - - neurofibroma, 1528
- - - schwannoma, 1528
Sistema reprodutivo feminino, 947-1014
- cérvice, 959-970
- - anatomia, 959
- - - zona de transformação/local de carcinoma escamoso, 960
- - cervicite, 961
- - neoplasia de células escamosas, 962
- - - carcinoma invasivo, 968

- - - carcinoma microinvasivo, 968
- - - intra-epitelial cervical, 962
- - tumores benignos e afecções tumoriformes, 961
- embriologia, 947
- infecções genitais, 947-952
- - não transmitidas sexualmente, 952
- - - actinomicose, 952
- - - candidíase, 952
- - - tuberculose, 952
- - por *Chlamydia*, infecções por, 950
- - - linfogranuloma venéreo, 950
- - - *trachomatis*, 950
- - sexualmente transmissíveis, 947
- - - bacterianas, 947
- - - cancróide, 949
- - - citomegalovírus, 950
- - - condiloma acuminado, 950
- - - doença inflamatória pélvica, 951
- - - *Gardnerella*, 949
- - - gonorréia, 947
- - - granuloma inguinal, 948
- - - herpesvírus, 950
- - - HPV, 950
- - - linfogranuloma venéreo, 950
- - - molusco contagioso, 951
- - - por *Chlamydia trachomatis*, 950
- - - por *Mycoplasma*, 949
- - - sífilis, 947
- - - tricomoníase, 951
- - - virais, 950
- - síndrome do choque tóxico e associação a infecção estafilocócica vaginal, 952
- ovários, 985-1001
- - anatomia e embriologia, 985
- - hipertecose do estroma, 988
- - lesões císticas, 988
- - síndrome do ovário policístico, 986
- - tumores, 988
- - tumores de células germinativas, 995
- - - coriocarcinoma, 998
- - - disgerminoma, 995
- - - do saco vitelino, 997
- - - gonadoblastoma, 998
- - - teratoma, 996
- - tumores do cordão sexual, 998
- - - de células
- - - - da granulosa, 999
- - - - de Sertoli-Leydig, 990
- - - - do hilo, 1000
- - - - esteróides, 1000
- - - fibroma, 998
- - - tecoma, 999
- - tumores epiteliais, 988
- - - cistadenomas, 990
- - - de células transicionais ou de Brenner, 990
- - - malignos, 992
- - - marginais ou proliferativos atípicos, 991
- - tumores metastáticos para o ovário, 1000
- peritônio, 1001
- - endometriose, 1001
- - pseudomixoma peritoneal, 1005
- - tumores mesoteliais, 1002
- - - adenomatóide, 1003
- - - mesotelioma maligno difuso, 1004
- - - mesotelioma papilar, 1003
- - - tumores serosos, 1004
- - - adenocarcinoma seroso, 1004
- - - de malignidade marginal, 1004
- placenta e doença gestacional, 1005
- - aborto espontâneo, 1009
- - anatomia, 1005
- - desenvolvimento, 1005
- - gestações múltiplas, 1009
- - hematoma retroplacentário, 1008
- - infecções, 1006
- - placenta acreta, 1008

- - pré-eclâmpsia e eclâmpsia, 1006
- - trofoblástica gestacional, 1010
- - - coriocarcinoma, 1012
- - - mola hidatiforme
- - - - completa, 1010
- - - - invasiva, 1012
- - - - parcial, 1011
- - - tumor trofoblástico em sítio placentário, 1013
- tuba de Falópio, 983
- - anatomia, 983
- - gestação ectópica, 985
- - salpingite, 984
- - tumores, 985
- útero, 970-983
- - adenomiose, 971
- - anatomia, 970
- - anomalias congênitas, 972
- - ciclo menstrual, 971
- - efeitos hormonais, 974
- - endométrio da gravidez, 972
- - endometrite, 972
- - lesões traumáticas, 973
- - tumores, 975
- - - do estroma endometrial, 980
- - - hiperplasia e o adenocarcinoma do endométrio, 976
- - - leiomioma, 982
- - - leiomiomatose intravenosa, 983
- - - leiomiossarcoma, 983
- - - pólipo endometrial, 975
- vagina, 957-959
- - afecções não-neoplásicas e tumores benignos, 957
- - - adenose vaginal, 958
- - - anomalias congênitas raras, 957
- - - mesenquimatosos, 958
- - - pólipo fibroepitelial, 958
- - - vaginite atrófica, 958
- - anatomia, 957
- - tumores malignos, 958
- - - adenocarcinoma de células claras, 959
- - - carcinoma de células escamosas, 958
- - - rabdomiossarcoma embrionário, 959
- vulva, 952-957
- - anatomia, 952
- - anomalias do desenvolvimento e cistos, 953
- - dermatoses, 953
- - - dermatite aguda, 953
- - - dermatite crônica, 954
- - tumores benignos, 954
- - tumores malignos e afecções pré-malignas, 955
- - - carcinoma de células escamosas, 955
- - - doença de Paget extramamária, 956
- - - melanoma maligno, 956
- - - neoplasia intra-epitelial vulvar, 955
Sistema reprodutivo masculino, trato urinário inferior e, 903-942
- anatomia, 904
- bexiga, 904, 907
- - cistite, 908
- - distúrbios congênitos, 907
- - lesões uroteliais proliferativas e metaplásicas benignas, 910
- - tumores, 912
- - - carcinoma de células transicionais, 913
- - - formas raras de câncer, 915
- - - papiloma de células transicionais, 913
- - características histológicas, 904
- - embriologia, 905
- - pelve renal e ureter, 905
- - distúrbios congênitos, 905
- - tumores, 907
- - uretrite e obstrução ureteral, 906
- pênis, uretra e escroto, 915
- - distúrbios circulatórios, 917

- - distúrbios congênitos do pênis, 915
- - distúrbios inflamatórios, 917
- - - balanite, 919
- - - doença de Peyronie, 919
- - - doenças sexualmente transmitidas, 918
- - - massas escrotais, 917
- - tumores, câncer, 921
- - - de uretra, 921
- - - do escroto, 922
- - - do pênis, 921
- - uretrite e distúrbios relacionados, 919
- próstata, 934
- - adenocarcinoma da, 937
- - hiperplasia nodular da, 935
- - prostatite, 934
- testículo, epidídimo e ducto deferente, 922
- - anormalidades da diferenciação sexual, 923
- - criptorquidismo, 922
- - epididimite, 925
- - infertilidade masculina, 924
- - orquite, 926
- - tumores do testículo, 927
- - - adenomatóide, 934
- - - da lactância e da infância, 932
- - - de células germinativas não-seminomatosos, 930
- - - do estroma gonadal, 933
- - - linfoma maligno, 934
- - - neoplasia de células germinativas intratubulares, 929
- - - seminoma, 929
- ureteres, 904
- uretra, 904
Sistema respiratório, 597-670
- anatomia, 598
- - alvéolos, 599
- - bronquíolos, 598
- - mecanismos de defesa, 599
- - traquéia e brônquios, 598
- - vasculatura pulmonar, 599
- embriologia, 698
- pleura, 667-669
- - derrame pleural, 667
- - pleurite, 667
- - pneumotórax, 667
- - tumores da, 668
- - pulmões, 599-666
- - anomalias congênitas, 599
- - carcinoma de pulmão, 659
- - doença(s)
- - - alveolares raras, 623
- - - dos brônquios e bronquíolos, 601
- - - intersticial, 642
- - - obstrutivas, 627
- - - hamartoma pulmonar, 659
- - - hipertensão pulmonar, 656
- - - infecções, 606
- - - lesão alveolar difusa, 619
- - - pneumoconioses, 636
- - - transplante de, 653
- - - vasculite e granulomatose, 654
Situs inversus, 686
Sjögren, síndrome de, 1306
Solventes, 331
- orgânicos, 331
- vapores orgânicos voláteis e, 336
Somatostatina, 837
Somatostatinoma, 838
Spitz, tumores de, 1279
Staphylococcus
- aureus, 332, 706
- - infecções por, 386
- epidermidis, 572
- viridans, 572
Starling, lei de, 47
Stokes-Adams, ataques de, 553
Streptococcus, 54, 609

- pneumoniae, 54, 602, 607
- - infecções por, 390
- pyogenes, 568, 609
- - infecções por, 388
- - - celulite estreptocócica, 390
- - - erisipela, 388
- - - escarlatina, 388
- - - faringite estreptocócica, 388
- - - impetigo, 389
- - - sepse puerperal, 390
Sturgess, síndrome de, 605
Sturge-Weber, síndrome de, 1520
Substância(s)
- branca, 1491, 1512
- de reação lenta da anafilaxia, 136
Substâncias químicas, 22, 801
- ambientais, 334
- - efeitos tóxicos, 335
- - toxicidade química, 335
- - - alumínio, 341
- - - arsênico, 341
- - - cádmio, 341
- - - chumbo, 338
- - - cianeto, 337
- - - cobalto, 341
- - - elementos radioativos, 341
- - - ferro, 341
- - - hidrocarbonetos halogenados aromáticos, 337
- - - mercúrio, 340
- - - metais, 338
- - - monóxido de carbono, 338
- - - níquel, 341
- - - poluidores do ar, 337
- - - produtos químicos da agricultura, 336
- - - solventes e vapores orgânicos voláteis, 336
- exposição a, 812
- necrose hepática causada pela metabolização de, 22
- - acetaminofeno, 22
- - tetracloreto de carbono, 22
Succinato desidrogenase, 1418
Sulfato de heparan, 263
Superóxido, 18, 60
- dismutase, 20
Surdez, 1326
- congênita, 1327
- fármaco-induzida, 1327
- progressiva, 1326
Surfactante pulmonar, 278
Sylvius, aqueduto de, atresia congênita do, 1450

T

Tabagismo, 322
- câncer do pulmão, 323
- comprometimento da função reprodutiva feminina, 325
- - síndrome fetal do tabaco, 325
- doença(s)
- - cardiovascular, 322
- - não-neoplásicas, 324
- - - bronquite crônica e enfisema, 324
- - - osteoporose, 325
- - - úlcera péptica, 325
- passivo, 326
Tabes dorsalis, 419
Tacrolimo, 144
- nefrotoxicidade do, 894
Takayasu, arterite de, 520, 875
Talassemia, 1057
- major, 797
Talcose, 642
Talidomida, malformações induzidas por, 231
Talina, 254

Tamponamento cardíaco, 311, 589
Tatuagens, 12
Taussig-Bing, malformação de, 551
Taxa
- de crescimento tumoral, 188
- de filtração glomerular, 1207
- mitótica dérmica, 1276
Taxol, 24
Tay-Sachs, doença de, 10, 261, 1493
Tecido(s)
- de granulação, 104
- linfóide, 1104
- - da zona marginal extranodal, associado a mucosa, 1124
- - do intestino e do brônquio, 1104
- - faringiano, hipoplasia e hiperplasia de, 1319
- mamário ectópico, 953
- ósseo, organização microscópica do, 1338
- pancreático ectópico, 686
- periapicais, doenças da polpa e dos, 1303
- renal, 847
- tireóideo heterotópico, 1157
- transplantados, reações imunes contra, 144
- - doença enxerto-*versus*-hospedeiro, 145
- - rejeição, 145
- - - aguda, 145
- - - crônica, 145
- - - hiperaguda, 145
- vasculares, disfunção dos, ou extravasculares, 1071
Tecido conjuntivo, 253, 1262
- dérmico, distúrbios do, 1262
- - esclerodermia, 1262
- - doenças herdáveis do, 251
- - hipercolesterolemia familiar, 254
- - nanismo acondroplásico, 254
- - neurofibromatose, 253
- - - tipo I, 253
- - - tipo II, 254
- - osteogênese imperfeita, 253
- - síndromes, 251
- - - de Ehlers-Danlos, 252
- - - de Marfan, 251
- tumores de, 955
Tecido(s) mole(s), 1355
- sarcoma de, 1407
- tumores de, 1405
- - adiposo, 1408
- - da musculatura lisa, 1410
- - e distúrbios tumoriformes de origem fibrosa, 1406
- - - fasciíte nodular, 1406
- - - fibromatose, 1407
- - - fibrossarcoma, 1407
- - - histiocitoma fibroso maligno, 1407
- - rabdomiossarcoma, 1409
- - sarcoma sinovial, 1410
- - vasculares, 1410
Técnicas acessórias de diagnóstico, 1088
- citogenética, 1090
- citometria de fluxo, 1088
- imunoistoquímica, 1090
- moleculares, 1090
Tecoma, 999
Telangiectasia, 720
- hemorrágica hereditária, 1072
Telomerase, 201
- e senescência, 36
Telômeros, 36
Tempo de vida humana ideal, 34
Tenascinas, 61
Tênia(s)
- da carne de porco, infecção sistêmica pelas larvas da, 478
- intestinais, 478
Terapia

- corticosteróidea, 1437
- de reposição hormonal, 334, 803
Teratocarcinoma, 187
Teratologia, fundamentos de, 226
Teratoma(s), 173
- do ovário, 996
- sacrococcígeos, 285
Terçóis, 386
Teste(s)
- ANA, 163
- de Ames, 205
- de Schilling, 712, 1055
- de sensibilidade cutânea, 146
- de tolerância à lactose, 712
Testículo(s)
- carcinoma *in situ* do, 929
- epidídimo e ducto deferente, 922
- - anormalidades da diferenciação sexual, 923
- - criptorquidismo, 922
- - epididimite, 925
- - infertilidade masculina, 924
- - orquite, 926
- - tumores do testículo, 927
- - - adenomatóide, 934
- - - da lactância e da infância, 932
- - - de células germinativas não-seminomatosos, 930
- - - do estroma gonadal, 933
- - - linfoma maligno, 934
- - - neoplasia de células germinativas intratubulares, 929
- - - seminoma, 929
Tétano, 409
Tetracloreto de carbono, 22
Tetralogia de Fallot, 544, 548
Tiamina, 358
Tíbia de sabre, 233
Tifo, 427
- endêmico, 429
- epidêmico, 427
- rural, 429
Timo, 1141, 1192
- agenesia e displasia, 1192
- anatomia e função, 1192
- hiperplasia, 1141
- incomuns, 1143
- timoma, 1142
- - maligno, 1142
Timoma, 1142
Tioflavina T, corante, 1213
Tipagem tissular clínica, 132
Tireóide, 1156-1171
- adenoma folicular da, 1166
- anatomia, 1156
- anomalias congênitas, 1157
- bócio atóxico, 1157
- câncer da, 1167
- - anaplásico, 1170
- - folicular, 1169
- - linfoma, 1171
- - medular, 1169
- - papilar, 1167
- carcinoma medular familiar da, 1187
- citologia da, 1566
- fibrose da, 1166
- função, 1156
- hipertireoidismo, 1160
- - adenoma tóxico, 1163
- - bócio multinodular tóxico, 1163
- - doença de Graves, 1160
- - hipotireoidismo, 1158
- - bocioso, 1159
- - congênito, 1160
- - primário, 1159
- - tireoidite, 1164
- - auto-imune crônica ou de Hashimoto, 1164
- - de Riedel, 1166

- - silenciosa, 1166
- - subaguda ou de de Quervain, 1165
Tireoidite (v. Tireóide)
Tirosinemia, 268, 800
Titina, 580
Tonsilite, 1319
Tórax em barril, 633, 1154
TORCH, complexo, 232
Tosse paroxística, 391
Toxicidade, 337, 1327
- cianeto, 337
- da vitamina A, 358
- do sistema nervoso central, 341
- elementos radioativos, 341
- hidrocarbonetos halogenados aromáticos, 337
- labiríntica, 1327
- metais, 338
- - alumínio, 341
- - arsênico, 341
- - cádmio, 341
- - chumbo, 338
- - - efeitos da exposição crônica a níveis baixos de chumbo, 340
- - - metabolismo, 339
- - cobalto, 341
- - ferro, 341
- - mercúrio, 340
- - níquel, 341
- - monóxido de carbono, 338
- poluidores do ar, 337
- produtos químicos da agricultura, 336
- solventes e vapores orgânicos voláteis, 336
Toxinas, 388
- exógenas, 227
Toxocaríase, 473
Toxoplasma, 454
- infecções congênitas por, 455
- síndrome da linfadenopatia por, 454
Toxoplasmose, 232, 454
- em hospedeiros imunocomprometidos, 455
Trabalho de parto difícil, 1208
Tracoma, 425
- grave, 1535
Translocações robertsonianas, 236
Transplante
- de coração, 592
- de fígado, 813
- de pulmão, 653
- de rim, 893
- - em adultos, 1205
- - nefrotoxicidade da ciclosporina e do tacrolimo, 894
- - recorrência de doença renal, 894
- - rejeição, 893
- - - celular aguda, 893
- - - crônica, 894
- - - humoral aguda, 893
- - - humoral hiperaguda, 893
Transporte reverso de colesterol, 507
Transtirretina, 1215
Traquéia e brônquios, 598
Trato
- digestivo, citologia do, 1565
- porta, lesões do, 783
- respiratório, 391
- - citologia do, 1563
- - superior, infecção necrosante do, 391
Trato gastrintestinal, 673-750
- apêndice, 744
- - anatomia, 744
- - apendicite, 744
- - mucocele, 745
- - neoplasias, 745
- esôfago, 675-684
- - anatomia, 675
- - distúrbios congênitos, 675

ÍNDICE ALFABÉTICO 1621

- - - anéis e membranas que causam disfagia, 676
- - - divertículos esofagianos, 676
- - - fístula traqueoesofágica, 675
- - distúrbios motores, 677
- - - acalasia, 677
- - - esclerodermia, 678
- - esofagite, 678
- - - agentes físicos, 681
- - - de refluxo, 678
- - - esôfago de Barrett, 578
- - - infecciosa, 679
- - - química, 680
- - hérnia hiatal, 678
- - lacerações e perfurações, 682
- - neoplasias, 683
- - - carcinoma do esôfago, 683
- - - tumores benignos, 683
- - - varizes esofagianas, 681
- estômago, 684-702
- - anatomia, 684
- - bezoares, 701
- - - fitobezoar, 701
- - - tricobezoar, 702
- - distúrbios congênitos, 685
- - - anormalidades congênitas raras, 686
- - - estenose pilórica congênita, 685
- - - hérnia diafragmática congênita, 686
- - distúrbios mecânicos, 701
- - doença ulcerosa péptica, 691
- - - epidemiologia, 691
- - - manifestações clínicas, 695
- - - patogenia, 691
- - - patologia, 694
- - gastrite, 686
- - - crônica, 687
- - - doença de Ménétrier, 690
- - - hemorrágica aguda, 686
- - neoplasias benignas, 696
- - - pólipos epiteliais, 696
- - - tumores estromais no estômago, 696
- - tumores malignos, 697
- - - carcinóides, 701
- - - carcinoma do estômago, 697
- - - estromal gastrintestinal, 701
- - - linfoma gástrico, 701
- - - manifestações clínicas, 700
- intestino delgado, 702-721
- - anatomia, 702
- - distúrbios congênitos, 703
- - - divertículo de Meckel, 704
- - - duplicações, 704
- - - íleo meconial, 704
- - - má rotação, 704
- - doença de Crohn, 710
- - doenças vasculares, 707
- - - isquemia intestinal aguda, 707
- - - isquemia intestinal crônica, 709
- - infecções, 705
- - - diarréia bacteriana, 705
- - - fungos intestinais, 707
- - - gastroenterite viral, 706
- - - parasitas do intestino delgado, 707
- - - tuberculose intestinal, 706
- - má absorção, 710
- - - abetalipoproteinemia, 715
- - - avaliação laboratorial, 712
- - - da fase intestinal, 711
- - - da fase luminal, 711
- - - deficiência de lactase, 712
- - - doença celíaca, 712
- - - doença de Whipple, 714
- - - enterite actínica, 716
- - - espru tropical, 716
- - - hipogamaglobulinemia, 716
- - - linfangiectasia congênita, 716
- - neoplasias, 717

- - - tumores benignos, 717
- - - tumores malignos, 718
- - - obstrução mecânica, 717
- - - pneumatose cistóide intestinal, 720
- intestino grosso, 721-744
- - anatomia, 721
- - distúrbios, 743
- - - doenças gastrintestinais, 744
- - - endometriose, 743
- - - melanose do cólon, 743
- - - úlceras estercorais, 744
- - distúrbios congênitos, 721
- - - malformações anorretais, 723
- - - megacólon adquirido, 723
- - - megacólon congênito, 721
- - doença diverticular, 724
- - - fatores ambientais e estruturais, 724
- - - inflamação na base de um divertículo, 725
- - doença intestinal inflamatória, 725
- - - colite colagenosa e colite linfocítica, 731
- - - colite ulcerativa, 727
- - - doença de Crohn, 725
- - doenças vasculares, 732
- - - angiodisplasia, 733
- - - colite isquêmica, 732
- - - hemorróidas, 733
- - enterocolite actínica, 733
- - infecções, 723
- - - colite pseudomembranosa, 723
- - - enterocolite necrosante neonatal, 724
- - pólipos do cólon e do reto, 734
- - - adenoma serrilhado, 737
- - - adenomatosos, 734
- - - não-neoplásicos, 737
- - - polipose adenomatosa familial, 737
- - - síndrome da úlcera retal solitária, 733
- - tumores malignos, 739
- - - adenocarcinoma do cólon e do reto, 739
- - - cânceres do canal anal, 743
- - - linfoma, 743
- - - tumores carcinóides, 743
- peritônio, 745
- - fibrose retroperitoneal, 748
- - neoplasias, 748
- - - carcinoma metastático, 749
- - - carcinoma peritoneal primário, 749
- - - cistos mesentéricos e omentais, 748
- - - mesotelioma, 749
- - peritonite, 746
- - - bacteriana, 746
- - - polisserosite paroxística familial, 748
- - - química, 747
Trato urinário, 397
- citologia do, 1565
- infecções do, 397
- - por *Escherichia coli*, 397
Trato urinário inferior e sistema reprodutivo masculino, 903-942
- anatomia, 904
- bexiga, 904, 907
- - cistite, 908
- - distúrbios congênitos, 907
- - lesões uroteliais proliferativas e metaplásicas benignas, 910
- - tumores, 912
- - - carcinoma de células transicionais, 913
- - - formas raras de câncer, 915
- - - papiloma de células transicionais, 913
- - características histológicas, 904
- - embriologia, 905
- - pelve renal e ureter, 905
- - - distúrbios congênitos, 905
- - - tumores, 906
- - - uretrite e obstrução ureteral, 906
- - pênis, uretra e escroto, 915
- - - distúrbios
- - - - circulatórios, 917

- - - congênitos do pênis, 915
- - distúrbios inflamatórios, 917
- - - balanite, 919
- - - doença de Peyronie, 919
- - - doenças sexualmente transmitidas, 918
- - - massas escrotais, 917
- - tumores, câncer, 921
- - - de uretra, 921
- - - do escroto, 922
- - - do pênis, 921
- - uretrite e distúrbios relacionados, 919
- próstata, 934
- - adenocarcinoma da, 937
- - hiperplasia nodular da, 935
- - prostatite, 934
- testículo, epidídimo e ducto deferente, 922
- - anormalidades da diferenciação sexual, 923
- - criptorquidismo, 922
- - epididimite, 925
- - infertilidade masculina, 924
- - orquite, 926
- - tumores do testículo, 927
- - - adenomatóide, 934
- - - da lactância e da infância, 932
- - - de células germinativas não-seminomatosos, 930
- - - do estroma gonadal, 933
- - - linfoma maligno, 934
- - - neoplasia de células germinativas intratubulares, 929
- - - seminoma, 929
- ureteres, 904
- uretra, 904
Traumatismo(s)
- acústico, 1327
- do sistema nervoso
- - central, 686, 1454
- - - contusão cerebral, 1458
- - - feridas penetrantes, 1458
- - - hematoma epidural, 1454
- - - hematoma subdural, 1456
- - - hemorragia subaracnóide, 1458
- - - lesões na medula espinhal, 1460
- - periférico, dos nervos, 1528
Treitz, ligamento de, 702
Trematódeos, 474
- clonorquíase, 475
- esquistossomose, 474
- fasciolíase, 478
- fasciolopsíase, 478
- hepáticos, 806
- paragonimíase, 477
Treponema pallidum, 233
Treponematoses não-venéreas, 420
- bejel, 421
- bouba, 420
- pinta, 421
Tríade de vertigem, 1326
Trichomonas vaginalis, 951
Trichophyton rubrum, 1267
Tricloroetileno, 336
Tricoepitelioma, 1286
Tricomoníase, 951
Tricuríase, 469
Trifosfato de adenosina, 15
Triglicerídios, 10
Trinucleotídios, síndrome de expansão da repetição de, 1500
Tripanossomíase, 461
- africana, 464
- americana, 461
Triquinose, 471
Trissomia, 238, 243
- de 13-15, 1452
- do 21 (v. Síndrome de Down)
Trombastenia de Glanzmann, 1076
Tromboangiíte obliterante, 520

Trombocitemia essencial, 1095
Trombocitopenia, 329, 1073
- aloimune neonatal, 1074
- amegacariocítica, 1074
- associada à gravidez, 1074
- causas de, 1075
- induzida por medicamentos, 1074
- neonatal, 1074
Trombocitose, 215, 1076
Tromboembolia, 299
Tromboêmbolos, 557
Tromboflebite, 527
- migratória, 834
Trombólise, 1071
Trombomodulina, 495, 504
Tromboplastina plasmática, 492
Trombose, 104, 215, 294, 771
- da artéria retiniana, 333
- da(s) veia(s), 771
- - hepática, 771
- - mesentéricas, 709
- - porta, 771
- dos pequenos vasos, 680
- e hemostasia, 491
- - adesão e agregação plaquetárias, 493
- - coagulação sanguínea, 491
- - fatores endoteliais, 493
- - lise do coágulo, 495
- generalizada, 1081
- mural, 501, 554, 571, 881
- - e embolia, 564
- no coração, 296
- no sistema arterial, 295
- no sistema venoso, 296
- venosa, 215
- - profunda, 527
Trombospondinas, 61
Tromboxano, 57, 66
Trompa de Eustáquio, obstrução da, 1323
Tropheryma whippelii, 714
Troponina T, 580
Trypanosoma cruzi, 677
Tuba de Falópio, 983, 985
- anatomia, 983
- gestação ectópica, 985
- salpingite, 984
- tumores, 985
Tuberculose, 431, 611, 952, 1359
- estágios da, 432
- intestinal, 706
- *Mycobacterium avium-intracellulare*, 612
- primária, 431, 611
- secundária, 433, 611
Tubo(s)
- nasogástricos, 681
- neural, 229
- - defeito do, 1447
- - - anencefalia, 1449
- - - espinha bífida, 1447
Tubulorrexe, 114
Túbulos renais, 846
- doenças dos, e interstício, 883-892
- - necrose tubular aguda, 883
- - nefrite tubulointersticial aguda fármaco-induzida, 889
- - nefrocalcinose, 891
- - nefropatia, 889
- - - por analgésicos, 889
- - - por cilindros de cadeia leve, 890
- - - por uratos, 891
- - pielonefrite, 884
- - - aguda, 884
- - - crônica, 887
- - - manifestações clínicas, 887, 888
- - - patogenia, 884, 887
- - - patologia, 886, 887
Tularemia, 412, 1109

Tumefação hidrópica, 15
Tumor(es)
- agressivo de células neurossecretórias, 1285
- benignos
- - da cavidade oral, 1299
- - da cérvice, 961
- - da mama, 1024
- - da vesícula biliar e ductos biliares extra-hepáticos, 819
- - da vulva, 954
- - do esôfago, 683
- - do intestino delgado, 717
- - - adenomas, 717
- - - estromais gastrintestinais, 717
- - - síndrome de Peutz-Jeghers, 717
- - do nariz, 1317
- - do rim, 895-899
- - dos melanócitos, 1279
- - - de Spitz, 1279
- - - nevo azul, 1279
- - - nevo melanocítico congênito, 1279
- - - sarda e lentigo, 1279
- - dos vasos sanguíneos, 527
- - - glômico, 528
- - - hemangioendotelioma, 529
- - - hemangiomas, 528
- - - e condições similares, 284
- - - hepáticos, 808
- - *versus* malignos, 172
- - carcinóides, 743
- - atípicos, 664
- - cardíacos, 588
- - - fibroelastoma papilar, 589
- - - mixoma cardíaco, 588
- - - rabdomioma, 588
- - cartilaginosos, 1350
- - da cavidade oral, 1299
- - leucoplasia e eritroplasia, 1300
- - da cérvice, e afecções tumoriformes, 961
- - da mama, 1024
- - filodes, 1034
- - da nasofaringe, 1320
- - angiofibroma nasofaringiano juvenil, 1320
- - carcinoma, 1320
- - - de células escamosas, 1320
- - - nasofaringiano, 1320
- - cordoma, 1322
- - linfoma do anel de Waldeyer, 1321
- - malignos, 1322
- - plasmocitoma, 1321
- - da pelve renal, 907
- - da pleura, 668
- - fibroso solitário, 668
- - mesotelioma maligno, 669
- - da tuba de Falópio, 985
- - da uretra, 921
- - da vagina, 958
- - adenocarcinoma de células claras, 959
- - carcinoma de células escamosas, 958
- - rabdomiossarcoma embrionário, 959
- - da vesícula biliar e ductos biliares extra-hepáticos, 819
- - adenocarcinoma, 820
- - benignos, 819
- - carcinoma da ampola de Vater, 820
- - da vulva, 954
- - e afecções pré-malignas, 955
- - - carcinoma de células escamosas, 955
- - - doença de Paget extramamária, 956
- - - melanoma maligno, 956
- - - neoplasia intra-epitelial vulvar, 955
- - das glândulas salivares, malignos, 1309
- - - carcinoma, 1309
- - - adenóide cístico, 1310
- - - de células acinares, 1310
- - - mucoepidermóide, 1309
- - de bexiga, 912

- - carcinoma de células transicionais, 913
- - formas raras de câncer, 915
- - papiloma de células transicionais, 913
- de Brenner do ovário, 175
- de Buschke-Löwenstein, 922
- de células, 838, 1171
- - B, 1171
- - das ilhotas do pâncreas, síndromes associadas aos, 838
- - de Leydig, 933
- - de Sertoli, 933
- de Krukenberg, 700, 1001
- de Spitz, 1279
- de tecido(s)
- - conjuntivo, 955
- - moles, 1405
- - - adiposo, 1408
- - - da musculatura lisa, 1410
- - - rabdomiossarcoma, 1409
- - - sarcoma sinovial, 1410
- - - vasculares, 1410
- - moles e distúrbios tumoriformes de origem fibrosa, 1406
- - - fascíite nodular, 1406
- - - fibromatose, 1407
- - - fibrossarcoma, 1407
- - - histiocitoma fibroso maligno, 1407
- de Warthin, 1309
- de Wilms, 236
- do escroto, 921
- do nariz, 1317
- - malignos, 1317
- do ouvido interno, 1327
- do(s) ovário(s), 988
- - de células germinativas, 995
- - - coriocarcinoma, 998
- - - disgerminoma, 995
- - - do saco vitelino, 997
- - - gonadoblastoma, 998
- - - teratoma, 996
- - do cordão sexual, 998
- - - de células
- - - - da granulosa, 999
- - - - de Sertoli-Leydig, 990
- - - - do hilo, 1000
- - - - esteróides, 1000
- - - fibroma, 998
- - - tecoma, 999
- - epiteliais, 988
- - - cistadenomas, 990
- - - de células transicionais ou de Brenner, 990
- - - malignos, 992
- - - marginais ou proliferativos atípicos, 991
- - metastáticos para o ovário, 1000
- do pâncreas, 837
- - de células, 837
- - - alfa, 837
- - - beta, 835
- - - delta, 837
- - - enterocromafins, 837
- - que secretam o polipeptídio pancreático, 837
- do pênis, 921
- do rim, 895-899
- - benignos do, 895-899
- - - adenoma renal, 895
- - - angiomiolipoma, 896
- - - fibroma medular, 896
- - - nefroma mesoblástico, 896
- - - oncocitoma renal, 896
- - malignos do, 896
- - - carcinoma de células de transição, 899
- - - carcinoma de células renais, 898
- - - de Wilms, 896
- do saco vitelino, 932
- do sistema linfático, 530
- - linfangioma, 530

- - - capilar, 530
- - - cístico, 530
- - linfangiossarcoma, 531
- do sistema nervoso central, 1442
- - astrocitoma, 1511
- - cisto colóide, 1518
- - de origem em células germinativas, 1517
- - derivados de astrócitos, 1511
- - ependimoma, 1514
- - ganglioglioma, 1514
- - glioblastoma multiforme, 1512
- - hemangioblastoma, 1517
- - linfoma, 1518
- - meduloblastoma, 1514
- - metastáticos, 1518
- - neoplasias de origem mesenquimatosa, 1515
- - - meningioma, 1515
- - - schwannoma, 1516
- - neoplasias derivadas de tecidos ectópicos, 1516
- - - cistos dermóides e epidermóides, 1517
- - - craniofaringioma, 1516
- - - lipoma, 1517
- - neoplasias intracranianas hereditárias, 1518
- - - esclerose tuberosa, 1519
- - - neurofibromatose, 1518
- - - síndrome de Lindau, 1519
- - - síndrome de Sturge-Weber, 1520
- - - oligodendroglioma, 1512
- do sistema nervoso periférico, 1528
- - da bainha de nervos periféricos maligno, 1529
- - neurofibroma, 1528
- - schwannoma, 1528
- do testículo, 927
- - adenomatóide, 934
- - da lactância e da infância, 932
- - de células germinativas não-seminomatosos, 930
- - do estroma gonadal, 933
- - linfoma maligno, 934
- - neoplasia de células germinativas intratubulares, 929
- - seminoma, 929
- do ureter, 907
- do útero, 975
- - do estroma endometrial, 980
- - hiperplasia e o adenocarcinoma do endométrio, 976
- - leiomioma, 982
- - leiomiomatose intravenosa, 983
- - leiomiossarcoma, 983
- - pólipo endometrial, 975
- endobrônquico, 660
- estromais, 683
- - gastrintestinal, 683, 701
- - no estômago, 696
- fibro-histiocíticos cutâneos, 1286
- - dermatofibroma, 1286
- - dermatofibrossarcoma protuberante, 1286
- - fibroxantoma atípico, 1287
- glômico, 528
- hepáticos, 808
- - benignos e lesões tumoriformes, 808
- - - adenomas hepáticos, 808
- - - doença cística, 809
- - - hemangiomas hepáticos, 809
- - - hiperplasia nodular focal, 809
- - - hiperplasia regenerativa nodular, 809
- - malignos, 810
- - - câncer metastático, 813
- - - carcinoma hepatocelular, 810
- - - colangiocarcinoma, 812
- - - hemangiossarcoma, 812
- - - hepatoblastoma, 812
- malignos

- - da vagina, 958
- - do estômago, 697
- - - câncer gástrico avançado, 698
- - - câncer gástrico inicial, 698
- - - carcinóides, 697, 701
- - - estromal gastrintestinal, 701
- - - fatores dietéticos, 697
- - - fatores genéticos, 698
- - - *Helicobacter pylori*, 698
- - - idade e sexo, 698
- - - linfoma gástrico, 701
- - - manifestações clínicas, 700
- - - nitrosaminas, 697
- - do intestino delgado, 718
- - - adenocarcinoma, 718
- - - carcinóide, 719
- - - estromais gastrintestinais malignos, 720
- - - linfoma intestinal primário, 718
- - - metastáticos, 720
- - do intestino grosso, 739
- - - adenocarcinoma do cólon e do reto, 739
- - - cânceres do canal anal, 743
- - - carcinóides, 743
- - - fatores de risco, 740
- - - genética molecular do câncer colorretal, 739
- - - linfoma, 743
- - - síndrome de câncer colorretal não-polipose hereditária, 742
- - do rim, 896
- - dos vasos sangüíneos, 529
- - - angiopericitoma, 530
- - - angiossarcoma, 529
- - - sarcoma de Kaposi, 530
- - hepáticos, 810
- mesoteliais, 1002
- - adenomatóide, 1003
- - mesotelioma, 1003
- - - maligno difuso, 1004
- - - papilar, 1003
- neuroendócrinos, 178
- odontogênicos, 1305
- ósseos, 1379
- - benignos, 1379
- - - cisto ósseo aneurismático, 1380
- - - cisto ósseo solitário, 1379
- - - condroblastoma, 1381
- - - condroma solitário, 1381
- - - fibroma condromixóide, 1382
- - - fibroma não-ossificante, 1379
- - - osteoblastoma, 1381
- - - osteoma osteóide, 1380
- - malignos, 1382
- - - condrossarcoma, 1383
- - - - central, 1384
- - - - justacortical, 1385
- - - - periférico, 1384
- - - de células gigantes, 1386
- - - metastáticos, 1388
- - - mieloma múltiplo, 1388
- - - osteossarcoma, 1382
- - - osteossarcoma justacortical, 1383
- - - sarcoma de Ewing, 1387
- pulmonares raros, 665
- - blastoma pulmonar, 666
- - carcinoma mucoepidermóide e carcinoma adenóide cístico, 666
- - carcinossarcoma, 665
- - hemangioendotelioma epitelióide pulmonar, 665
- - pseudo-inflamatório, 665
- - sarcoma da artéria pulmonar, 666
- - secretores de renina, 514
- - serosos, 1004
- - adenocarcinoma seroso, 1004
- - de malignidade marginal, 1004
- - supra-renais, 1181, 1186

- trofoblástico em sítio placentário, 1013
Túnica adventícia, 489
Turcot, síndrome de, 737
Turner, síndrome de, 238, 246, 544, 685

U

Ubiquitina, 11
Úlcera(s), 686
- corneanas, 1536
- crônicas, 1206
- de Cushing, 686
- de estresse do estômago, 316
- de Hunner, 908
- duodenais, 691, 695, 746
- - fatores fisiológicos nas, 692
- estercorais, 744
- fagedênica tropical, 423
- gástrica, 746
- gástricas, fatores fisiológicos nas, 692
- genitais, 394
- pépticas, 325, 838
- - doenças associadas com, 693
- - - cirrose, 693
- - - deficiência de α_1-antitripsina, 694
- - - doença pulmonar crônica, 694
- - - insuficiência renal crônica, 694
- - - síndromes endócrinas hereditárias, 694
Urato(s)
- cristais de, 891
- nefropatia por, 891
Uremia, 723
Ureter(es), 904
- anatomia, 904
- pelve renal e, 905
- - distúrbios congênitos, 905
- - tumores, 907
- - uretrite e obstrução ureteral, 906
Uretra, 904
- anatomia, 904
- pênis, escroto e, 915
- - distúrbios
- - - circulatórios, 917
- - - congênitos do pênis, 915
- - - inflamatórios, 917
- - - balanite, 919
- - - doença de Peyronie, 919
- - - doenças sexualmente transmitidas, 918
- - massas escrotais, 917
- - tumores, câncer, 921
- - - de uretra, 921
- - - do escroto, 922
- - - do pênis, 921
- - uretrite e distúrbios relacionados, 919
Uretrite, 906
- e distúrbios relacionados, 919
- infecciosa inespecífica, 920
- sexualmente transmitida, 919
Urolitíase, 892
Uropatia obstrutiva e hidronefrose, 892
Urticária, 1257
- pigmentosa, 1087
Útero, 970-983
- adenomiose, 971
- anatomia, 970
- anomalias congênitas, 972
- ausência congênita do, 972
- bicorne, 972
- câncer de, 980
- ciclo menstrual, 971
- didelfo, 972
- duplo bicorne, 972
- efeitos hormonais, 974
- endométrio da gravidez, 972
- endometrite, 972
- leiomioma do, 982

- lesões traumáticas, 973
- septado, 972
- tumores, 975
- - do estroma endometrial, 980
- - hiperplasia e o adenocarcinoma do endométrio, 976
- - leiomioma, 982
- - leiomiomatose intravenosa, 983
- - leiomiossarcoma, 983
- - pólipo endometrial, 975
Úvea, 1538
- melanócitos na, 1554
Uveíte, 730
- auto-imune, 1538

V

Vaca louca, doença da, 1220
Vacúolo fagocitário, 64
Vagina, 957
- afecções não-neoplásicas e tumores benignos, 957
- - adenose vaginal, 958
- - anomalias congênitas raras, 957
- - mesenquimatosos, 958
- - pólipo fibroepitelial, 958
- - vaginite atrófica, 958
- anatomia, 957
- ausência congênita da, 957
- câncer da, 958
- septada, 957
- tumores malignos, 958
- - adenocarcinoma de células claras, 959
- - carcinoma de células escamosas, 958
- - rabdomiossarcoma embrionário, 959
Vaginite atrófica, 958
Vagotomia, 701
Valsalva, seios de, 549
Valva(s)
- aórtica bicúspide, 551
- infectadas, 881
- mecânicas, 592
- mitral, prolapso da, 575
- teciduais, 592
- tricúspide atrésica, 550
Valvopatia aórtica reumática, 575
Válvula ileocecal, 721
Varicela-zoster, vírus, 379
Varicocele, 527, 917
Varíola, vírus da, 376
Varizes esofágicas, 527, 681, 746, 772
Vasa vasorum, 489
Vasculatura
- cutânea, 1232
- pulmonar, 599
Vasculite, 516, 1428
- angiíte de hipersensibilidade, 517
- arterite, 518
- - de células gigantes, 518
- - de Takayasu, 520
- crioglobulinêmica, 875
- de vasos, 875
- - de tamanho médio, 875
- - grandes, 875
- - pequenos, 875
- doença, 521
- - de Behçet, 521
- - de Kawasaki, 520
- granulomatose, 654
- alérgica, 518
- - de Wegener, 519, 654
- - sarcóide necrosante, 655
- - síndrome de Churg-Strauss, 655
- necrosante cutânea, 1258
- poliarterite nodosa, 517
- por ANCA, 875

- por radiação, 522
- por riquétsias, 522
- renal, 875
- tromboangiíte obliterante, 520
Vasculogênese, 108
Vasculopatia, 1541
- cerebral e periférica, 1206
- hipertensiva, 509
- - arteriosclerose, 514
- - causas adquiridas, 514
- - genética molecular, 511
Vaso(s)
- de resistência, 489
- sangüíneos, 486-531, 844, 1070
- - aneurismas, 522
- - - da aorta abdominal, 522
- - - das artérias cerebrais, 524
- - - dissecante, 524
- - - micóticos, 525
- - - sifilíticos, 525
- - aterosclerose, 495
- - - complicações, 502
- - - epidemiologia, 496
- - - fatores de risco, 504
- - - hipótese
- - - - da incrustação, 496
- - - - da insudação, 496
- - - - da massa celular na íntima e formação de uma neo-íntima, 497
- - - - da reação a uma lesão, 496
- - - - hemodinâmica, 497
- - - - monoclonal, 497
- - - - unificadora, 497
- - - lesão, 500
- - - metabolismo lipídico, 505
- - - patogenia, 496
- - - patologia, 500
- - - placas ateroscleróticas complicadas, 501
- - - reestenose, 502
- - desenvolvimento embrionário e estrutura, 486
- - displasia fibromuscular, 516
- - distúrbios hemostáticos dos, 1071
- - - disfunção extravascular, 1071
- - - disfunção vascular, 1071
- - - púrpura alérgica, 1072
- - - telangiectasia hemorrágica hereditária, 1072
- - esclerose medial de Mönckeberg, 515
- - fenômeno de Raynaud, 515
- - hemostasia e trombose, 491
- - - adesão e agregação plaquetárias, 493
- - - artérias, 489
- - - capilares, 489
- - - coagulação sangüínea, 491
- - - fatores endoteliais, 493
- - - linfáticos, 491
- - - lise do coágulo, 495
- - - parede vascular, 486
- - - veias, 491
- - linfáticos, 527
- - - linfangite, 527
- - - obstrução linfática, 527
- - - tumores benignos, 527
- - - hemangioendotelioma, 529
- - - hemangiomas, 528
- - - tumor glômico, 528
- - tumores do sistema linfático, 530
- - - linfangioma capilar, 530
- - - linfangioma cístico, 530
- - - linfangiossarcoma, 531
- - tumores malignos, 529
- - - angiopericitoma, 530
- - - angiossarcoma, 529
- - - sarcoma de Kaposi, 530
- - vasculite, 516
- - - angiíte de hipersensibilidade, 517

- - - arterite de células gigantes, 518
- - - arterite de Takayasu, 520
- - - de vasos
- - - - de tamanho médio, 875
- - - - grandes, 875
- - - - pequenos, 875
- - - doença de Behçet, 521
- - - doença de Kawasaki, 520
- - - granulomatose alérgica, 518
- - - granulomatose de Wegener, 519
- - - poliarterite nodosa, 517
- - - por radiação, 522
- - - por riquétsias, 522
- - - tromboangiíte obliterante, 520
- - vasculopatia hipertensiva, 509
- - - arteriosclerose, 514
- - - causas adquiridas de hipertensão, 514
- - - genética molecular da hipertensão, 511
- - veias, 526
- - - trombose venosa profunda, 527
- - - varicosas das pernas, 526
- - - varicosas de outros locais, 527
Vasoconstrição transitória das arteríolas, 47
Vasodilatação das arteríolas pré-capilares, 47
Vasopressina, 24
Vater
- ampola de, carcinoma da, 820
- papila de, 718
Veia(s), 491, 526
- central da retina, oclusão da, 1539
- cerebrais, 1470
- esofagianas, 681
- hepática, trombose da, 771
- porta, trombose da, 771
- trombose venosa profunda, 527
- varicosas, 526
- - das pernas, 526
- - de outros locais, 527
Vênula(s), 44, 290, 491
- endoteliais altas, 130
Vermes adultos, 473
Verner-Morrison, síndrome de, 837
Verruga(s), 1279
- comuns, 385
- condiloma acuminado, 1280
- epidermodisplasia verruciforme, 1281
- papulose bowenóide, 1281
- planas, 1280
- plantares, 1280
- vulgar, 1279
Vertigem, tríade de, 1326
Vesícula biliar, 814
- de Courvoisier, 834
- e ductos biliares extra-hepáticos, 814
- - anatomia, 814
- - anomalias congênitas, 814
- - colecistite, 817
- - - aguda, 817
- - - crônica, 818
- - colelitíase, 814
- - - cálculos de colesterol, 814
- - - cálculos de pigmentos, 816
- - colesterolose, 819
- - tumores, 819
- - - adenocarcinoma, 820
- - - benignos, 819
- - - carcinoma da ampola de Vater, 820
- motilidade da, 815
Vestíbulo nasal, doenças do nariz externo e do, 1311
VHL, gene, 199
Via(s)
- aéreas, 61
- - infecções das, 601
- - inflamação das, 61
- da aldose-redutase, 1204
Vibrio, 24

- *cholerae*, 24, 705
- *parahaemolyticus*, 401
Vício em drogas na gestante, 332
Vilite, 1006
Vipoma, 838
Virchow, linfonodo de, 700
Virchow-Robin, espaços de, 261
Virulência, infectividade e, 370
Vírus
- adenovírus, 374
- citomegalovírus, 384
- coronavírus 374
- da caxumba, 376
- da gripe, 373
- da hepatite, 774
- - A, 774
- - B, 204, 776
- - C, 779
- - D, 779
- - E, 781
- da imunodeficiência humana (v. HIV)
- da leucemia de células T humana-1, 201
- da parainfluenza, 373
- da rubéola, 375
- da varíola, 376
- de DNA, 203
- de Norwalk, 377, 706
- do sarampo, 374
- e câncer humano, 201
- Epstein-Barr, 204, 382
- exantemas, 374
- febres hemorrágicas, 377
- - amarela, 377
- - do Nilo Ocidental, 378
- - por Ebola, 378
- gripe, 373
- herpes simples, 380
- herpesvírus, 379
- - humano 8, 205
- HPV, 385
- infecções por, 372-386
- intestinais, 377
- papilomas humanos, 203
- parvovírus B19, 375
- resfriado comum, 372
- respiratórios, 372
- rotavírus, 377
- sincicial, 373, 601
- varicela-zoster, 379
Víscera abdominal, 746
Vitamina(s), 357
- A, 357
- - deficiência de, 357
- - metabolismo, 357
- - toxicidade, 358
- B$_{12}$, absorção de, 712

- C, 20, 361
- - deficiência de, 1345
- complexo B, 358
- - deficiência de vitamina B$_{12}$ e de ácido fólico, 360
- - niacina, 359
- - piridoxina, 360
- - riboflavina, 359
- - tiamina, 358
- D, 361, 711
- - deficiência de, 361
- - - dietética, 1366
- - hipervitaminose, 362
- - intoxicação por, 14
- - metabolismo da, 1366
- - - distúrbios do, 1366
- - E, 20, 362
- - K, 363, 711
- - deficiência de, 1078
Vitronectina, 110
Volkmann, canais de, 1336
Vólvulo, 747
- cecal, 717
- do estômago, 701
- do intestino médio, 717
- sigmóide, 717
Vômitos em projétil na primeira infância, 685
Von Gierke, doença de, 266
Von Willebrand
- doença de, 251
- fator de, 62, 493
Vulva, 952-957
- anatomia, 952
- anomalias do desenvolvimento e cistos, 953
- dermatoses, 953
- - dermatite aguda, 953
- - dermatite crônica, 954
- tumores, 954
- - benignos, 954
- - malignos e afecções pré-malignas, 955
- - - carcinoma de células escamosas, 955
- - - doença de Paget extramamária, 956
- - - melanoma maligno, 956
- - - neoplasia intra-epitelial vulvar, 955

W

WAGR, síndrome, 896
Waldenström
- doença de, 1118
- linfoma linfoplasmacítico/ macroglobulinemia de, 1118
Waldeyer, anel de, 1319
- linfoma do, 1321
Warthin, tumor de, 1309

Waterhouse-Friderichsen, síndrome de, 317, 393, 1180
Wegener, granulomatose de, 526, 603, 654, 875, 1316
Weil, doença de, 806
Werdnig-Hoffmann, doença de, 1436
Wermer, síndrome de, 37, 1187
Wernicke
- encefalopatia de, 329
- síndrome de, 1495
Whipple, doença de, 711, 714
Willebrand, doença de von, 1077
Williams, síndrome de, 551
Willis, círculo de, 524, 1470
Wilms, tumor de, 236, 896
- manifestações clínicas, 897
- patogenia, 896
- patologia, 897
Wilson, doença de, 12, 798, 1494
Wiskott-Aldrich, síndrome de, 151, 1074, 1192
Wolff-Parkinson-White, síndrome de, 538
WT-1, gene, 199
Wuchereria bancrofti, 626

X

Xantelasma, 1534
Xantina, 60
- oxidase, 20
Xantoma(s), 10, 255
- células de, 888
Xerodermia pigmentosa, 201, 210
Xeroftalmia, 357
Xerostomia, 1306

Y

Yersinia, 404
- enterocolite por, 706
- infecção por, 745
- *pestis*, 610

Z

Zahn
- infarto de, 804
- linhas de, 295
Zenker, divertículo de, 676
Zigomicose, 442
- subcutânea, 442
Zimogênio, grânulos de, 825
Zinco, deficiência crônica de, 363
Zollinger-Ellison, síndrome de, 692, 836
Zoonose, infecção acidental de uma, 806

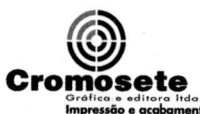

Cromosete
Gráfica e editora ltda.
Impressão e acabamento
Rua Uhland, 307
Vila Ema-Cep 03283-000
São Paulo - SP
Tel/Fax: 011 2154-1176
adm@cromosete.com.br

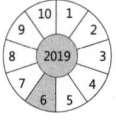